GINECOLOGIA
de WILLIAMS

COORDENAÇÃO TÉCNICA DESTA EDIÇÃO

Suzana Arenhart Pessini
Médica ginecologista com áreas de atuação em ginecologia oncológica e cirurgia minimamente invasiva.
Professora adjunta de Ginecologia da Universidade Federal de Ciências da Saúde de Porto Alegre (UFCSPA).
Chefe do Serviço de Ginecologia da Santa Casa de Porto Alegre.
Mestre em Ciências Médicas pela UFCSPA. Doutora em Patologia pela UFCSPA.
Título de Especialista em Ginecologia e Obstetrícia (TEGO).

REVISÃO TÉCNICA DESTA EDIÇÃO

Ana Paula Moura Moreira
Médica ginecologista e obstetra. Preceptora do Serviço de Residência Médica em Ginecologia da UFCSPA.
Especialista em Ginecologia Oncológica pela UFCSPA.

Gustavo Py Gomes da Silveira
Professor titular de Ginecologia da UFCSPA.
Líder do Grupo de Pesquisa em Ginecologia Oncológica do CNPq.
Doutor em Medicina pela UFCSPA.
TEGO. TEMa.

Karina Pederiva Mazzarino Bassols
Preceptora da Residência Médica em Ginecologia e Obstetrícia do
Complexo Hospitalar Santa Casa de Porto Alegre.
Especialista em Oncologia Ginecológica pela UFCSPA.
Mestre em Patologia pela UFCSPA.
TEGO.

Maria Cristina Barcellos Anselmi
Médica ginecologista e mastologista. Preceptora da Residência Médica em Ginecologia do Complexo
Hospitalar Santa Casa de Porto Alegre. Especialista em Ginecologia Oncológica pela UFCSPA.
Mestre em Patologia pela UFCSPA.

Mila de Moura Behar Pontremoli Salcedo
Professora adjunta do Departamento de Ginecologia e Obstetrícia da UFCSPA.
Mestre e Doutora em Patologia pela UFCSPA.
Certificado de atuação na área de Ultrassonografia em Ginecologia e
Obstetrícia pelo Colégio Brasileiro de Radiologia (CBR). TEGO.

Raquel Papandreus Dibi
Professora adjunta do Departamento de Ginecologia e Obstetrícia da UFCSPA.
Preceptora da Residência Médica em Ginecologia e Obstetrícia do Complexo Hospitalar Santa Casa de Porto Alegre,
no Serviço de Ginecologia da Santa Casa de Porto Alegre.
Professora da Pós-Graduação em Endoscopia Ginecológica da UNIFESO, RJ.
Doutora em Patologia pela UFCSPA. TEGO.

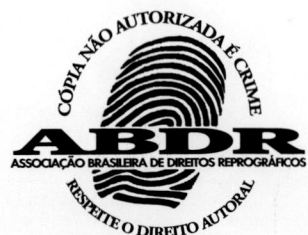

```
G492    Ginecologia de Williams / Hoffman ... [et al.] ; tradução:
        Ademar Valadares Fonseca ... [et al.] ; [coordenação
        técnica: Suzana Arenhart Pessini ; revisão técnica: Ana
        Paula Moura Moreira ... et al.]. – 2. ed. – Porto Alegre :
        AMGH, 2014.
        xxi; 1402 p. : il. color. ; 28 cm.

        ISBN 978-85-8055-310-9

        1. Ginecologia. I. Hoffman, Barbara L.

                                                    CDU 618.1
```

Catalogação na publicação: Ana Paula M. Magnus – CRB 10/2052

HOFFMAN • SCHORGE • SCHAFFER
HALVORSON • BRADSHAW • CUNNINGHAM

Department of Obstetrics and Gynecology
University of Texas Southwestern Medical Center at Dallas

Parkland Health and Hospital System
Dallas, Texas

Lewis E. Calver, MS, CMI, FAMI
Biomedical Communications Graduate Program
University of Texas Southwestern Medical Center at Dallas

GINECOLOGIA
de WILLIAMS

2ª Edição

Tradução:

Ademar Valadares Fonseca

Celeste Inthy

Gilson Matos

Luís Fernando Marques Dorvillé

Marina Fodra

Paulo Machado

Renate Müller

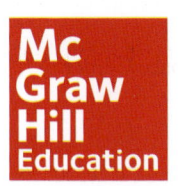 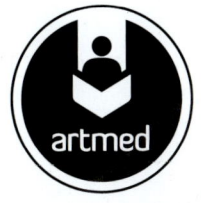

AMGH Editora Ltda.

2014

Obra originalmente publicada sob o título
Williams Gynecology, Second Edition
ISBN 978-0-07-171672-7

Original edition copyright ©2012, The McGraw-Hill Global Education Holdings, LLC., New York, New York 10020.
All rights reserved.

Portuguese language translation copyright ©2014, AMGH Editora Ltda., a Grupo A Educação S.A. Company.
All rights reserved.

Gerente editorial: *Letícia Bispo de Lima*

Colaboraram nesta edição:

Editora: *Daniela de Freitas Louzada*

Assistente editorial: *Mirela Favaretto*

Capa: *Márcio Monticelli* (arte sobre capa original)

Leitura final: *Sandro Waldez Andretta, Magda Regina Chaves, Alda Rejane Barcelos, Heloísa Stefan*

Editoração: *Techbooks*

NOTA

A medicina é uma ciência em constante evolução. À medida que novas pesquisas e a própria experiência clínica ampliam o nosso conhecimento, são necessárias modificações na terapêutica, onde também se insere o uso de medicamentos. Os autores desta obra consultaram as fontes consideradas confiáveis, num esforço para oferecer informações completas e, geralmente, de acordo com os padrões aceitos à época da publicação. Entretanto, tendo em vista a possibilidade de falha humana ou de alterações nas ciências médicas, os leitores devem confirmar estas informações com outras fontes. Por exemplo, e em particular, os leitores são aconselhados a conferir a bula completa de qualquer medicamento que pretendam administrar, para se certificar de que a informação contida neste livro está correta e de que não houve alteração na dose recomendada nem nas precauções e contraindicações para o seu uso. Essa recomendação é particularmente importante em relação a medicamentos introduzidos recentemente no mercado farmacêutico ou raramente utilizados.

Reservados todos os direitos de publicação, em língua portuguesa, à
AMGH EDITORA LTDA., uma parceria entre GRUPO A EDUCAÇÃO S.A. e McGRAW-HILL EDUCATION
Av. Jerônimo de Ornelas, 670 – Santana
90040-340 – Porto Alegre – RS
Fone: (51) 3027-7000   Fax: (51) 3027-7070

É proibida a duplicação ou reprodução deste volume, no todo ou em parte, sob quaisquer
formas ou por quaisquer meios (eletrônico, mecânico, gravação, fotocópia, distribuição na Web
e outros), sem permissão expressa da Editora.

Unidade São Paulo
Av. Embaixador Macedo Soares, 10.735 – Pavilhão 5 – Cond. Espace Center
Vila Anastácio – 05095-035 – São Paulo – SP
Fone: (11) 3665-1100   Fax: (11) 3667-1333

SAC 0800 703-3444 – www.grupoa.com.br

IMPRESSO NO BRASIL
PRINTED IN BRAZIL

ORGANIZADORES

Barbara L. Hoffman, MD
Associate Professor, Department of Obstetrics and Gynecology
University of Texas Southwestern Medical Center at Dallas

John O. Schorge, MD
Director, Division of Gynecologic Oncology Fellowship
Associate Professor, Department of Obstetrics and Gynecology
 Massachusetts General Hospital–Harvard Medical School

Joseph I. Schaffer, MD
Holder, Frank C. Erwin, Jr. Professorship in Obstetrics
 and Gynecology
Director, Division of Gynecology
Director, Division of Female Pelvic Medicine and
 Reconstructive Surgery
Professor, Department of Obstetrics and Gynecology
University of Texas Southwestern Medical Center at Dallas
Chief of Gynecology, Parkland Memorial Hospital, Dallas

Lisa M. Halvorson, MD
Professor, Department of Obstetrics and Gynecology
University of Texas Southwestern Medical Center at Dallas

Karen D. Bradshaw, MD
Holder, Helen J. and Robert S. Strauss and Diana K. and
 Richard C. Strauss Distinguished Chairmanship in
 Women's Health
Director, Lowe Foundation Center for Women's Preventative
 Health Care
Associate Residency Program Director, Department of Obstetrics
 and Gynecology
Professor, Department of Obstetrics and Gynecology
Professor, Department of Surgery
University of Texas Southwestern Medical Center at Dallas

F. Gary Cunningham, MD
Holder, Beatrice and Miguel Elias Distinguished Chair in
 Obstetrics and Gynecology
Professor, Department of Obstetrics and Gynecology
University of Texas Southwestern Medical Center at Dallas

Diretor de Arte do Atlas

Lewis E. Calver, MS, CMI, FAMI
Chairman, Biomedical Communications Graduate Program
Director, Biomedical Illustration Graduate Studies
Associate Professor, Department of Biomedical Communications
University of Texas Southwestern Medical Center at Dallas

COAUTORES

Alison Brooks Heinzman, MD
Assistant Professor, Department of Obstetrics and Gynecology
University of Texas Southwestern Medical Center at Dallas
Capítulo 9

Anna R. Brandon, PhD, MCS, ABPP
Women's Mood Disorders Center
Department of Psychiatry
University of North Carolina at Chapel Hill School of Medicine
Capítulo 13

Barbara L. Hoffman, MD
Associate Professor, Department of Obstetrics and Gynecology
University of Texas Southwestern Medical Center at Dallas
Capítulos 1, 8, 9, 11, 40, 41 e 43

Bruce R. Carr, MD
Holder, Paul C. MacDonald Distinguished Chair in Obstetrics and Gynecology
Director, Division of Reproductive Endocrinology and Infertility Fellowship Program
Professor, Department of Obstetrics and Gynecology
University of Texas Southwestern Medical Center at Dallas
Capítulo 10

Cherine A. Hamid, MD
Assistant Professor, Department of Obstetrics and Gynecology
University of Texas Southwestern Medical Center at Dallas
Capítulo 40

Claudia L. Werner, MD
Medical Director of Dysplasia Services
Co-Director Vulvology Clinic
Parkland Health and Hospital System, Dallas, Texas
Associate Professor, Department of Obstetrics and Gynecology
University of Texas Southwestern Medical Center at Dallas
Capítulo 29

Clifford Y. Wai, MD
Director, Fellowship Program in Female Pelvic Medicine and Reconstructive Surgery Associate
Professor, Department of Obstetrics and Gynecology
University of Texas Southwestern Medical Center at Dallas
Capítulos 23 e 26

David D. Rahn, MD
Assistant Professor, Department of Obstetrics and Gynecology
University of Texas Southwestern Medical Center at Dallas
Capítulo 23

David E. Rogers, MD, MBA
Assistant Professor, Department of Obstetrics and Gynecology
University of Texas Southwestern Medical Center at Dallas
Capítulo 11

David L. Hemsell, MD
Clinical Professor, Department of Obstetrics and Gynecology
University of Texas Southwestern Medical Center at Dallas
Capítulo 3

David M. Euhus, MD
Holder, Marilyn R. Corrigan Distinguished Chair in Breast Cancer Surgery
Director of Clinical Cancer Genetics in the Simmons Comprehensive Cancer Center
Professor, Department of Surgery
University of Texas Southwestern Medical Center at Dallas
Capítulo 12

David Scott Miller, MD, FACOG, FACS
Holder, Dallas Foundation Chair in Gynecologic Oncology
Medical Director of Gynecology Oncology
Parkland Health and Hospital System, Dallas, Texas
Director, Gynecologic Oncology Fellowship Program
Director of Gynecologic Oncology
Professor, Department of Obstetrics and Gynecology
University of Texas Southwestern Medical Center at Dallas
Capítulos 33 e 34

Debra L. Richardson, MD, FACOG
Assistant Professor, Department of Obstetrics and Gynecology
University of Texas Southwestern Medical Center at Dallas
Capítulos 31 e 32

Diane M. Twickler, MD, FACR
Holder, Fred Bonte Professorship in Radiology
Vice-Chairman of Academic Affairs
Professor, Department of Radiology
Professor, Department of Obstetrics and Gynecology
University of Texas Southwestern Medical Center at Dallas
Capítulo 2
Responsável pelas imagens de radiologia

Eddie H. McCord, MD
Assistant Professor, Department of Obstetrics and Gynecology
University of Texas Southwestern Medical Center at Dallas
Responsável pela arte do Atlas de Ginecologia Benigna

Ellen E. Wilson, MD
Director of Pediatric and Adolescent Gynecology Program
Children's Medical Center, Dallas, Texas
Associate Professor, Department of Obstetrics and Gynecology
University of Texas Southwestern Medical Center at Dallas
Capítulos 14 e 17

Elysia Moschos, MD
Associate Professor, Department of Obstetrics and Gynecology
University of Texas Southwestern Medical Center at Dallas
Capítulo 2
Responsável pelas imagens de radiologia

F. Gary Cunningham, MD
Holder, Beatrice and Miguel Elias Distinguished Chair in Obstetrics and Gynecology
Professor, Department of Obstetrics and Gynecology
University of Texas Southwestern Medical Center at Dallas
Capítulos 5, 6 e 38

Geetha Shivakumar, MD, MS
Mental Health Trauma Services, Dallas VA Medical Center
Assistant Professor, Department of Psychiatry
University of Texas Southwestern Medical Center at Dallas
Capítulo 13

Gretchen S. Stuart, MD, MPHTM
Director, Family Planning Program
Director, Fellowship in Family Planning
Assistant Professor, Department of Obstetrics and Gynecology
University of North Carolina at Chapel Hill
Capítulo 5

Jayanthi S. Lea, MD
Assistant Professor, Department of Obstetrics and Gynecology
University of Texas Southwestern Medical Center at Dallas
Capítulo 31

John O. Schorge, MD, FACOG, FACS
Director, Division of Gynecologic Oncology
Associate Professor, Department of Obstetrics and Gynecology
Massachusetts General Hospital – Harvard Medical School
Capítulos 27, 33, 34, 35, 36, 37 e 43

Joseph I. Schaffer, MD
Holder, Frank C. Erwin, Jr. Professorship in Obstetrics and Gynecology
Chief of Gynecology
Parkland Health and Hospital System, Dallas, Texas
Director, Division of Gynecology
Director, Division of Female Pelvic Medicine and Reconstructive Surgery
Professor, Department of Obstetrics and Gynecology
University of Texas Southwestern Medical Center at Dallas
Capítulos 24 e 43

Karen D. Bradshaw, MD
Holder, Helen J. and Robert S. Strauss and Diana K. and Richard C. Strauss Chairmanship in Women's Health
Director, Lowe Foundation Center for Women's Preventative Health Care
Associate Residency Program Director, Department of Obstetrics and Gynecology
Professor, Department of Obstetrics and Gynecology
Professor, Department of Surgery
University of Texas Southwestern Medical Center at Dallas
Capítulos 13, 18, 21 e 22

Kelley S. Carrick, MD
Associate Professor, Department of Pathology
University of Texas Southwestern Medical Center at Dallas
Responsável pelas imagens de cirurgia patológica

Kevin J. Doody, MD
Director, Center for Assisted Reproduction, Bedford, TX
Director, In Vitro Fertilization Laboratory at the University of Texas Southwestern
Associate Professor, Department of Obstetrics and Gynecology
University of Texas Southwestern Medical Center at Dallas
Capítulo 20

Kimberly A. Kho, MD, MPH
Assistant Professor, Department of Obstetrics and Gynecology
University of Texas Southwestern Medical Center at Dallas
Capítulo 42

Larry E. Word, MD
Professor, Department of Obstetrics and Gynecology
University of Texas Southwestern Medical Center at Dallas
Capítulo 41

Lisa M. Halvorson, MD
Professor, Department of Obstetrics and Gynecology
University of Texas Southwestern Medical Center at Dallas
Capítulos 6, 15, 16 e 19

Manisha Sharma, MD
Assistant Professor, Department of Obstetrics and Gynecology
University of Texas Southwestern Medical Center at Dallas
Capítulo 8

Marlene M. Corton, MD
Associate Residency Program Director, Department of Obstetrics and Gynecology
Associate Professor, Department of Obstetrics and Gynecology
University of Texas Southwestern Medical Center at Dallas
Capítulos 25 e 38

Mary Jane Pearson, MD
Director, Resident Continuity Clinic
Director, Fourth-year Medical Student Programs
Associate Professor, Department of Obstetrics and Gynecology
University of Texas Southwestern Medical Center at Dallas
Capítulo 1

Mayra J. Thompson, MD, FACOG
Associate Professor, Department of Obstetrics and Gynecology
University of Texas Southwestern Medical Center at Dallas
Capítulo 42

Phuc D. Nguyen, MD
Former Associate Professor, Department of Radiation Oncology
University of Texas Southwestern Medical Center at Dallas
Capítulo 28

Rajiv B. Gala, MD, FACOG
Residency Program Director, Department of Obstetrics and Gynecology
Ochsner Clinic Foundation
Associate Professor of Obstetrics and Gynecology
University of Queensland
Ochsner Clinical School
Capítulos 7 e 39

Siobhan M. Kehoe, MD
Assistant Professor, Department of Obstetrics and Gynecology
University of Texas Southwestern Medical Center at Dallas
Capítulo 44

Victor E. Beshay, MD
Assistant Professor, Department of Obstetrics and Gynecology
University of Texas Southwestern Medical Center at Dallas
Capítulo 10

William F. Griffith, MD
Medical Director, Intermediate Care Center
Director, Vulvology Clinic
Co-Director, Dysplasia Services
Parkland Health and Hospital System, Dallas, Texas
Associate Professor, Department of Obstetrics and Gynecology
University of Texas Southwestern Medical Center at Dallas
Capítulo 29

ARTE

As ilustrações artísticas do nosso atlas cirúrgico foram criadas pelo corpo docente do Biomedical Communications Graduate Program e por estudantes matriculados no referido programa.

O primeiro curso de graduação em ilustração médica do mundo foi criado pela Southwestern Medical School, em 1947. Atualmente, é um dos cinco programas de ilustração médica credenciados na América do Norte. Para os egressos, o título de Master of Arts in Biomedical Communications – Biomedical Illustration é conferido pela Southwestern School of Health Professions do University of Texas Southwestern Medical Center, em Dallas. Atualmente, o programa tem duração de dois anos e seleciona no máximo sete participantes por ano.

Oferecido pelo Department of Biomedical Communications, os cursos são ministrados pelos docentes da University of Texas Southwestern Medical School, Southwestern Graduate School of Biomedical Sciences e Southwestern School of Health Professions. Além disso, o programa é reconhecido e aprovado pela Commission on Accreditation of Allied Health Education Programs e pela Association of Medical Illustrators, tendo Lewis E. Calver como diretor desde 1980.

O programa é interdisciplinar, oportunizando conhecimentos e habilidades especiais na aplicação das artes e da tecnologia da comunicação nas ciências da saúde. O estudo de anatomia humana, biologia celular, neurobiologia e patologia é combinado com a experiência em anatomia, em cirurgia e em ilustrações editoriais e publicitárias; computação e animação gráficas; desenho gráfico; produção de multimídia; instrução assistida por computador; e desenho instrucional. Habilidades adicionais também podem ser desenvolvidas em ilustração para biologia, produção de mídia tridimensional, *design* de exposição e fotografia.

Principais Ilustradores do Atlas

Lewis E. Calver, MS, CMI, FAMI
Chairman, Biomedical Communications Graduate Program
Director, Biomedical Illustration Graduate Studies
Associate Professor, Department of Biomedical Communications
University of Texas Southwestern Medical Center at Dallas

Alexandra Gordon
Graduate, Biomedical Communications Graduate Program
University of Texas Southwestern Medical Center at Dallas

Amanda Tomasikiewicz
Graduate, Biomedical Communications Graduate Program
University of Texas Southwestern Medical Center at Dallas

Erin Frederikson
Graduate, Biomedical Communications Graduate Program
University of Texas Southwestern Medical Center at Dallas

Jennie Swensen
Graduate, Biomedical Communications Graduate Program
University of Texas Southwestern Medical Center at Dallas

Jordan Pietz
Graduate, Biomedical Communications Graduate Program
University of Texas Southwestern Medical Center at Dallas

Kristin Yang
Graduate, Biomedical Communications Graduate Program
University of Texas Southwestern Medical Center at Dallas

Marie Sena
Graduate, Biomedical Communications Graduate Program
University of Texas Southwestern Medical Center at Dallas

Maya Shoemaker
Graduate, Biomedical Communications Graduate Program
University of Texas Southwestern Medical Center at Dallas

SangEun Cha
Graduate, Biomedical Communications Graduate Program
University of Texas Southwestern Medical Center at Dallas

Ilustradores Colaboradores do Atlas

Anne Matuskowitz
Graduate, Biomedical Communications Graduate Program
University of Texas Southwestern Medical Center at Dallas

Belinda Klein
Graduate, Biomedical Communications Graduate Program
University of Texas Southwestern Medical Center at Dallas

Katherine Brown
Graduate, Biomedical Communications Graduate Program
University of Texas Southwestern Medical Center at Dallas

Kimberly Hoggatt-Krumwiede
Associate Professor, Biomedical Communications Graduate Program
University of Texas Southwestern Medical Center at Dallas

Kimberly VanExel
Graduate, Biomedical Communications Graduate Program
University of Texas Southwestern Medical Center at Dallas

Lindsay Oksenberg
Graduate, Biomedical Communications Graduate Program
University of Texas Southwestern Medical Center at Dallas

Richard P. Howdy, Jr.
Former Instructor, Biomedical Communications Graduate Program
University of Texas Southwestern Medical Center at Dallas

T. J. Fels
Graduate, Biomedical Communications Graduate Program
University of Texas Southwestern Medical Center at Dallas

DEDICATÓRIA

Esta 2ª edição de *Ginecologia de Williams* é dedicada ao estimado Dr. Steven L. Bloom, diretor do departamento de ginecologia e obstetrícia do University of Texas Southwestern Medical Center em Dallas. Em sua gestão, Steve foi um entusiasta de ambas as edições desta obra. Sua visão sobre as necessidades dos autores sem dúvida tem origem no seu trabalho como um dos organizadores de nosso livro-texto patriarca – *Obstetrícia de Williams*. Como diretor, sua visão e liderança criaram um ambiente no qual é possível levar adiante projetos acadêmicos críticos com base em evidências. Nos beneficiamos do seu uso efetivo dos recursos disponíveis, de seu compromisso com a excelência e de sua dedicação à evolução da educação médica.

AGRADECIMENTOS

Durante a criação e a produção do nosso livro-texto, tivemos a sorte de poder contar com a assistência e o apoio de inúmeros profissionais talentosos, tanto de nosso como de outros departamentos.

Primeiro, uma obra deste porte não poderia ser concluída sem o efetivo suporte do diretor e do vice-diretor do departamento – neste caso, Drs. Steven Bloom e Barry Schwarz. O apoio financeiro e acadêmico aos nossos esforços foi essencial: sem sua visão acadêmica e sua habilidade na alocação dos recursos do departamento, este empreendimento não teria sido possível.

Na organização de uma obra deste porte, a experiência dos médicos dos vários departamentos é fundamental para somar informações contemporâneas essenciais. Dra. Diane Twickler, do departamento de radiologia e do departamento de obstetrícia e ginecologia, contribuiu com *insights* e conhecimento como especialista em radiologia ginecológica. Do departamento de patologia contamos com a Dra. Kelley Carrick, que generosamente compartilhou imagens de seu impressionante acervo: ela foi capaz de exprimir seu extenso conhecimento de patologia ginecológica em conceitos relevantes para o ginecologista generalista. Agradecemos também ao Dr. Phuc Nguyen, recentemente aposentado do departamento de radioterapia oncológica, que traduziu magistralmente conceitos complexos da física e contribuiu com seu grande entusiasmo pelo projeto. Adicionalmente, agradecemos as ideias e críticas valiosas de Dr. William Hittson para o mesmo capítulo. Do departamento de cirurgia, citamos o Dr. David Euhus, que emprestou seu conhecimento notável sobre doenças mamárias, contribuindo não só com informações clássicas, mas também com a atualização sobre o estado da arte do conhecimento nessa área: sua ampla experiência como pesquisador e como clínico foi definitiva para a formidável abrangência do seu capítulo. Do departamento de psiquiatria do University of Texas Southwestern Medical Center e da University of North Carolina Chapel Hill School of Medicine, tivemos a sorte de contar com as Dras. Geetha Shivakumar e Anna Brandon, que abordaram de forma abrangente as questões psicossociais: elas foram capazes de, com grande habilidade, condensar um tópico abrangente em uma apresentação logicamente organizada, prática e completa. Além disso, Dra. Gretchen Stuart, originalmente do nosso departamento e atualmente membro do departamento de obstetrícia e ginecologia da University of North Carolina, empregou seu talento no resumo dos métodos de contracepção e das técnicas de esterilização. Com a hábil reorganização que promoveu nesse capítulo, puderam ser incluídas as novas tendências na orientação para contracepção. Nosso caloroso agradecimento é extensivo ao Dr. Rajiv Gala, que também fez parte do nosso departamento e atualmente atua na Ochsner Clinic: responsável pela brilhante organização e resumo dos capítulos sobre gravidez ectópica e prática perioperatória, sua extensa revisão da literatura e seus trabalhos com base em evidências se destacam em ambos os capítulos. Nossa gratidão ao Dr. Richard Penson, diretor clínico do Medical Gynecologic Oncology do Massachusetts General Hospital, cuja contribuição foi muito importante para nosso capítulo sobre os fundamentos da quimioterapia. Dr. Stephen Heartwell é diretor adjunto dos Domestic Programs da Fundação Susan Thompson Buffett, e nele encontramos uma fonte inestimável para a discussão sobre os serviços que realizam abortos de primeiro trimestre.

As belas e detalhadas ilustrações do nosso atlas foram criadas pelos talentosos alunos da graduação e pelo corpo docente do Biomedical Communications Graduate Program, aqui no University of Texas Southwestern Medical Center, em Dallas. Os estudantes SangEun Cha, Alexandra Gordon, Jennie Swensen, Amanda Tomasikiewicz e Kristin Yang passaram incontáveis horas observando procedimentos cirúrgicos, fazendo esboços de etapas das cirurgias e consultando cirurgiões. Com seu talento, agregaram um conteúdo inestimável aos capítulos do atlas. Agradecemos ainda o talento dos artistas que trabalharam no atlas da 1ª edição: Erin Frederikson, Jordan Pietz, Marie Sena e Maya Shoemaker. Além disso, outros alunos do programa compuseram fragmentos embrionários – entre eles, Katherine Brown, Thomas "TJ" Fels, Belinda Klein, Anne Matuskowitz, Linday Oksenberg, Constance Tilden, Kimberly VanExel e o membro do corpo docente Richard P. Howdy Jr. Além disso, Kimberly Hoggatt-Krumwiede nos agraciou com diversas sequências de imagens que ajudaram a esclarecer as etapas e possíveis falhas no desenvolvimento do trato reprodutivo. A supervisão dessa tarefa monumental esteve a cargo do diretor do programa, Sr. Lewis Calver. Na 1ª edição, Lew dedicou inúmeras horas na realização dos esboços para a seção uroginecológica do atlas. Para esta edição, ele associou seus talentos acadêmicos aos da Dra. Marlene Corton, elaborando um capítulo abrangente e único sobre anatomia. Esses dois anatomistas passaram muitas horas junto a cadáveres e em pesquisa bibliográfica para criar representações academicamente inéditas sobre a anatomia do sistema reprodutor feminino. Esses trabalhos foram criados e adaptados tendo em vista as necessidades do cirurgião ginecológico e com o objetivo de ilustrar a anatomia relevante para essas cirurgias. Lew também associou seus talentos aos das Dras. Mayra Thompson e Kimberly Kho, criando ilustrações complementares às suas descrições de procedimentos minimamente invasivos. Suas habilidades artísticas foram rivalizadas apenas por sua dedicação ao ensino. Lew dedicou muitas horas extras orientando e supervisionando as revisões junto a seus talentosos estudantes.

Em nosso departamento, a lista seria muito longa e as palavras insuficientes para transmitir nossos agradecimentos sinceros a todos os membros, por suas generosas contribuições. Primeiro, aos Drs. Bruce Carr, David Hemsell, David Miller e Larry Word, todos com carreiras reconhecidas e de sucesso, e que contribuíram generosamente e sem hesitação com sua qualificação. Somos gratos a eles por seu altruísmo para com nosso projeto. No serviço de ginecologia, nosso agradecimento é direcionado às Dras. Diane Twickler e Elysia Moschos, que fizeram uma síntese clara e detalhada dos exames de imagem tradicionais e modernos em ginecologia. Para a presente edição, elas atualizaram as imagens radiológicas sempre que necessário, trazendo exemplos definitivos da anatomia normal e das patologias ginecológicas. Tivemos ainda a sorte de contar com a participação dos Drs. Claudia Werner e William Griffith, especialistas em lesões pré-invasivas do trato genital inferior, que sintetizaram a discussão contemporânea sobre o tema. Além disso, Dr. Griffith, grande incentivador do nosso projeto, acrescentou fotografias em muitos capítulos. Dr. Eddie McCord cooperou com nossos artistas na criação de novo conteúdo para nosso atlas cirúrgico: sua experiência clínica e grande conhecimento de anatomia agregaram grande valor acadêmico a essas ilustrações. Tivemos ainda a sorte de contar com o talento das Dras. Mayra Thompson e Kimberly Who, que produziram um excelente e elucidativo texto sobre cirurgia minimamente invasiva. Nesta 2ª edição, novos autores do serviço de ginecologia agregaram sua experiência acadêmica a muitos dos capítulos sobre a clínica ginecológica benigna. Nosso livro-texto foi extremamente beneficiado pelas informações clínicas e baseadas em evidências incluídas pelos Drs. Mary Jane Pearson, Alison Brooks Heinzman, David Rogers e Manisha Sharma em seus capítulos.

A Reproductive Endocrinology and Infertility Division também nos proporcionou uma grande equipe de escritores talentosos: Dr. Kevin Doody contribuiu com sua renomada experiência clínica e acadêmica no tratamento da infertilidade. Em seu capítulo, descreve com clareza o estado da arte nesse campo. Dr. Doody também nos agraciou com fotografias clínicas espetaculares sobre o tema, além de ter generosamente contribuído com seu acervo para diversos outros capítulos. Dra. Ellen Wilson participou com sua experiência clínica no capítulo sobre ginecologia pediátrica e excesso de androgênio. Com sua habilidade, produziu capítulos com discussões práticas e abrangentes sobre esses tópicos. Agradecemos ainda as contribuições de um novo membro da equipe de escritores, Dr. Victor Beshay, que se associou ao Dr. Bruce Carr para sintetizar de forma abrangente, ainda que sucinta, os fundamentos da endometriose.

Dra. Marlene Corton, uroginecologista experiente com produção extensa sobre a anatomia pélvica, proporcionou-nos maravilhosos capítulos sobre anatomia e incontinência anal. Também da Urogynecology and Female Pelvic Reconstruction Division, os Drs. Clifford Wai e David Rahn agregaram conteúdos e ilustrações excelentes sobre incontinência urinária. Dr. Wai atualizou seu capítulo sobre fístula vesicovaginal e divertículo uretral. Somos gratos à Dra. Ann Word por suas contribuições ao capítulo sobre prolapso de órgãos pélvicos. Sua experiência em remodelamento da matriz extracelular do trato reprodutivo feminino agregou conteúdo fundamental à discussão sobre a fisiologia do prolapso.

Além dos Drs. Miller e Schorge, o Medical Ginecologic Oncology participou com dois outros médicos e escritores talentosos: o tema câncer vulvar foi totalmente preparado pela Dra. Jayanthi Lea. Sua experiência na prática clínica e na supervisão de residentes evidencia-se na organização do seu capítulo e na preocupação com as evidências. Também ficamos honrados com a participação da Dra. Debra Richardson, que nos brindou com discussões clínicas abrangentes sobre câncer de colo uterino e de vagina nos dois capítulos sob sua responsabilidade. Dra. Siobhan Kehoe utilizou sua qualificação em cirurgia para descrever e ilustrar com clareza as novas seções sobre cirurgia laparoscópica e robótica no atlas cirúrgico de oncologia ginecológica.

Neste livro, as imagens agregam muito às nossas palavras, motivo pelo qual agradecemos muito àqueles que doaram fotografias cirúrgicas e clínicas – muitas delas produzidas por David Gresham, fotógrafo-chefe em Medicina do University of Texas Southwestern Medical Center. O olhar de Dave para detalhes, sombras e composição permitiu que mesmo objetos simples fossem ilustrados em toda sua riqueza. Desde os meses iniciais deste projeto, ele foi um incentivador e consultor valioso. As imagens de patologia foram muito bem apresentadas graças a Mark Smith, desenhista gráfico do University of Texas Southwestern Medical Center. Por sua habilidade com microfotografias foi possível melhorar a nitidez e o visual estético de muitas de nossas imagens microscópicas.

Na preparação desta obra, fomos beneficiados pela equipe especializada da biblioteca do Dallas South Campus do University of Texas Southwestern Medical Center. Assim como na 1ª edição, nosso "muito obrigado" especial a Herldine Radley, que se mostrou uma auxiliar inestimável em sua área de atuação.

Muitas das fotografias utilizadas no livro foram produzidas no centro cirúrgico do Parkland Hospital, cujas equipes nos ajudaram em sua obtenção em diferentes ocasiões. Além disso, gentilmente receberam os estudantes de arte como observadores de cirurgias para suas ilustrações. Nossos agradecimentos são extensivos a Karin Cooper – como é de seu feitio, ela foi além do que esperávamos, auxiliando-nos a manter as fotografias necessárias para ilustrar muitos dos nossos capítulos. Nosso apreço também à equipe do centro cirúrgico do University Hospital St. Paul, que recebeu nossos estudantes de arte de braços abertos: eles observaram, fotografaram e fizeram perguntas enquanto cirurgiões experientes operavam. Generosamente, Mack Holmes e a enfermeira Erlinda Yenchai nos auxiliaram na coordenação de artistas e cirurgiões. Moses Walker foi nosso especialista em audiovisual, permitindo que obtivéssemos imagens cirúrgicas espetaculares para nossos capítulos.

Citamos, ainda, nossos colegas no Intermediate Care Center at Parkland Hospital, grandes aliados na tarefa de obter imagens para ilustrar achados ginecológicos normais e anormais. Vera Bell, Saron Irvin, Mercedes Pineda e Rebecca Winn, todas enfermeiras com prática em ginecologia, apoiaram verdadeiramente nossos esforços, motivo pelo qual somos sinceramente gratos.

Agradecemos aos membros da nossa equipe administrativa, que incansável e meticulosamente digitaram e organizaram os originais. Para este projeto, tivemos a sorte de contar com Connie Utterback como nossa assistente administrativa: ela fez parte da 1ª edição desta obra e de várias edições do *Obstetrícia de Williams*. Sra. Utterback participou com sua incontestável experiência, seu talento e atenção aos detalhes, além do compromisso inabalável para com o sucesso desta edição. Somos muito gratos por seu esforço e capacidade. Acrescentamos também Melinda Epstein, Barbara Moore e Eureka Pinkney, que contribuíram com seu talento. Dina Trujillo foi uma valiosa assistente na obtenção de artigos de periódicos: ela realmente nos ajudou a manter o projeto atualizado e baseado em evidências. Nenhuma imagem ou texto produzido teria sido possível sem nossa brilhante equipe de tecnologia da informação. Nesse particular, Charles Richards e Thomas Ames apoiaram nosso projeto desde a 1ª edição, sempre colaborando com sua experiência.

Ginecologia de Williams foi finalizado pelo talentoso e dedicado grupo da McGraw-Hill. A editora Alyssa Fried agregou sua inteligência, ética no trabalho e criatividade ao nosso projeto. Sua atenção aos detalhes e capacidade de organização o manteve no rumo certo, atravessando os obstáculos com eficiência. Todas as palavras seriam insuficientes para expressar nossa gratidão. Dra. Anne Sydor tem sido uma defensora obstinada do *Ginecologia de Williams* desde a edição inaugural, e a ela estendemos nossos agradecimentos por seu apoio fundamental. Sarah Granlund merece agradecimentos por sua organização com olhos de águia de milhares de resmas de permissões. Peter Boyle acompanhou nosso livro no processo de produção; apreciamos muito sua calma e estilo eficiente. Sem os esforços cuidadosos e criativos de muitos profissionais, nosso livro-texto seria um deserto de palavras inférteis e improdutivas. Membros integrantes desse processo foram Armen Ovsepyan e John Williams, da McGraw-Hill, e Alan Barnett, da Alan Barnett Design. Agradecimentos especiais são dedicados a Joseph Varghese e ao Dr. Shetoli Zhimoni, da Thompson Digital: ele e sua equipe de criação nos auxiliaram na revisão de muitas das imagens do livro. A atenção aos detalhes e a revisão que fizeram agregaram suporte acadêmico às nossas palavras. O texto contou ainda com a colaboração da Aptara, Inc.

Agradecemos sinceramente aos residentes em treinamento, cuja curiosidade nos mantém energizados para buscar meios novos e efetivos de compatibilizar conceitos antigos e modernos. Seus questionamentos lógicos nos levaram a descobrir falhas em nosso texto e, portanto, sempre representaram uma forma de aprimorar o trabalho. Nossos agradecimentos especiais à Dra. Emily Bradbury: seus comentários a diversos dos nossos capítulos sobre ginecologia benigna nos ajudaram a identificar pontos fortes e fracos para melhor servir às necessidades dos leitores.

Além disso, os colaboradores desta obra têm um débito significativo com as mulheres que nos permitiram participar dos seus cuidados. As imagens e as habilidades clínicas aqui apresentadas não seriam possíveis sem seu espírito de colaboração para nos ajudar a levar o conhecimento médico adiante.

Por fim, oferecemos um "muito obrigado" fervoroso e sincero às nossas famílias e amigos. Sem sua paciência, generosidade e estímulo, essa tarefa teria sido impossível. As muitas horas com "o livro" legaram-lhes novas responsabilidades. E, muito importante, o tempo fora de casa fez com que recordações familiares preciosas não acontecessem. Sinceramente agradecemos pelo amor e pelo apoio.

PREFÁCIO

A 1ª edição do *Obstetrícia de Williams* foi publicada há mais de um século. Desde então, os organizadores desse influente trabalho têm apresentado uma discussão abrangente e baseada em evidências sobre a obstetrícia. Padronizado à semelhança do nosso patriarca, o livro *Ginecologia de Williams* apresenta uma descrição completa, tanto em profundidade quanto em extensão, da ginecologia. Os tópicos gerais são abordados na Seção 1. A Seção 2 inclui os capítulos que tratam de endocrinologia reprodutiva e infertilidade. O crescente campo da cirurgia reconstrutiva e medicina da pelve feminina é apresentado na Seção 3. Na Seção 4 é discutida a oncologia ginecológica.

Tradicionalmente, as informações sobre ginecologia são oferecidas no formato de texto didático ou de atlas cirúrgico. No entanto, durante as atividades diárias do ginecologista, essas formas se misturam, razão pela qual também o fizemos aqui. As quatro seções iniciais do livro descrevem a avaliação e o tratamento clínico dos problemas ginecológicos. As outras duas seções estão concentradas na paciente cirúrgica. A Seção 5 descreve a anatomia em detalhes e discute as questões perioperatórias. A Seção final é formada por um atlas ilustrado para a correção cirúrgica dos problemas descritos nas Seções 1 a 4. Embora as discussões sobre a avaliação e o tratamento da doença sejam baseadas em evidências, o texto está voltado a auxiliar o ginecologista clínico e o residente. Para tanto, os capítulos são complementados por ilustrações, fotografias, algoritmos diagnósticos e tabelas de tratamento.

SUMÁRIO

SEÇÃO 1

GINECOLOGIA GERAL BENIGNA

1. Atenção Preventiva à Mulher............2
2. Técnicas de Imagem em Ginecologia......33
3. Infecção Ginecológica.................64
4. Distúrbios Benignos do Trato Reprodutivo Inferior................110
5. Contracepção e Esterilização..........132
6. Abortamento no Primeiro Trimestre.....170
7. Gravidez Ectópica....................198
8. Sangramento Uterino Anormal 219
9. Massa Pélvica........................246
10. Endometriose.......................281
11. Dor Pélvica........................304
12. Doença Mamária....................333
13. Questões Psicossociais e Sexualidade Feminina........................356
14. Ginecologia Pediátrica..............382

SEÇÃO 2

ENDOCRINOLOGIA REPRODUTIVA, INFERTILIDADE E MENOPAUSA

15. Endocrinologia Reprodutiva...........400
16. Amenorreia.........................440
17. Síndrome do Ovário Policístico e Hiperandrogenismo.................460
18. Distúrbios Anatômicos...............481
19. Avaliação do Casal Infértil............506
20. Tratamento do Casal Infértil.........529
21. Transição Menopáusica..............554
22. A Mulher Madura...................581

SEÇÃO 3

MEDICINA DA PELVE FEMININA E CIRURGIA RECONSTRUTIVA

23 Incontinência Urinária 606
24 Prolapso de Órgão Pélvico 633
25 Incontinência Anal e Distúrbios Anorretais Funcionais.................659
26 Fístula Geniturinária e Divertículo Uretral...677

SEÇÃO 4

ONCOLOGIA GINECOLÓGICA

27 Princípios da Quimioterapia 692
28 Princípios da Radioterapia 712
29 Lesões Pré-Invasivas do Trato Genital Inferior 730
30 Câncer de Colo Uterino...............769
31 Câncer Invasivo de Vulva 793
32 Câncer de Vagina 808
33 Câncer de Endométrio 817
34 Sarcoma Uterino....................839
35 Câncer Epitelial de Ovário.............853
36 Tumores de Células Germinativas Ovarianas e Estromais do Cordão Sexual...879
37 Doença Trofoblástica Gestacional........898

SEÇÃO 5

ASPECTOS DA CIRURGIA GINECOLÓGICA

38 Anatomia 918
39 Considerações Perioperatórias..........948
40 Considerações Intraoperatórias 979

SEÇÃO 6

ATLAS DE CIRURGIA GINECOLÓGICA

41 Cirurgias para Quadros Ginecológicos Benignos **1020**

- 41-1 Incisão vertical na linha média 1020
- 41-2 Incisão de Pfannenstiel............1022
- 41-3 Incisão de Cherney 1024
- 41-4 Incisão de Maylard 1025
- 41-5 Cistectomia ovariana ou ooforoplastia....................1026
- 41-6 Ooforectomia 1028
- 41-7 Salpingectomia parcial de intervalo ..1030
- 41-8 Salpingectomia e salpingostomia 1033
- 41-9 Cornuostomia e ressecção cornual em cunha 1035
- 41-10 Miomectomia abdominal 1039
- 41-11 Miomectomia vaginal em caso de prolapso de leiomioma...........1043
- 41-12 Histerectomia abdominal 1045
- 41-13 Histerectomia vaginal............1051
- 41-14 Traquelectomia..................1055
- 41-15 Dilatação e curetagem 1057
- 41-16 Dilatação e aspiração 1059
- 41-17 Himenectomia...................1062
- 41-18 Incisão e drenagem do ducto da glândula de Bartholin 1063
- 41-19 Marsupialização do ducto da glândula de Bartholin 1065
- 41-20 Cistectomia ou Bartholinectomia da glândula de Bartholin 1066
- 41-21 Incisão e drenagem de abscesso vulvar 1068
- 41-22 Vestibulectomia 1070
- 41-23 Redução dos pequenos lábios.......1072
- 41-24 Excisão de septo vaginal transverso ..1073
- 41-25 Procedimento de McIndoe 1075
- 41-26 Tratamento de lesões ectocervicais pré-invasivas....................1078
- 41-27 Conização do colo uterino 1083
- 41-28 Tratamento de neoplasia intraepitelial vulvar................1086

42 Cirurgia Minimamente Invasiva **1094**

- 42-1 Fundamentos da laparoscopia.......1094
- 42-2 Laparoscopia diagnóstica 1121
- 42-3 Esterilização laparoscópica 1123
- 42-4 Salpingectomia laparoscópica.......1129
- 42-5 Salpingostomia laparoscópica.......1131
- 42-6 Cistectomia ovariana ou ooforoplastia por via laparoscópica...1133
- 42-7 Salpingo-ooforectomia por via laparoscópica 1137
- 42-8 Perfuração ovariana ou *drilling* 1139
- 42-9 Miomectomia laparoscópica 1140
- 42-10 Histerectomia laparoscópica 1145
- 42-11 Histerectomia supracervical laparoscópica 1149
- 42-12 Histerectomia total por via laparoscópica 1152

42-13	Fundamentos da histeroscopia 1157
42-14	Histeroscopia diagnóstica 1162
42-15	Polipectomia histeroscópica 1164
42-16	Miomectomia histeroscópica. 1166
42-17	Procedimentos para ablação do endométrio 1169
42-18	Esterilização transcervical 1172
42-19	Septoplastia histeroscópica.........1174
42-20	Canulação proximal da tuba uterina por via histeroscópica 1176
42-21	Lise de aderências intrauterinas 1178

43 Cirurgias para Distúrbios do Soalho Pélvico 1185

43-1	Cistoscopia e uretroscopia diagnóstica e operatória 1185
43-2	Colpossuspensão de Burch 1189
43-3	Fita vaginal livre de tensão (TVT) 1191
43-4	*Sling* transobturatório 1194
43-5	*Sling* pubovaginal 1196
43-6	Injeções periuretrais 1198
43-7	Uretrólise.......................1200
43-8	Liberação de *sling* de uretra média...1202
43-9	Reparo de divertículo uretral.......1203
43-10	Fístula vesicovaginal: técnica de Latzko 1206
43-11	Retalho de Martius 1210
43-12	Neuromodulação sacral. 1212
43-13	Colporrafia anterior...............1214
43-14	Reparo abdominal de defeito paravaginal.....................1217
43-15	Colporrafia posterior 1219
43-16	Perineorrafia....................1223
43-17	Sacrocolpopexia abdominal 1225
43-18	Sacrocolpopexia minimamente invasiva........................1230
43-19	Suspensão de ligamento uterossacral por via abdominal................1234
43-20	Suspensão de ligamento uterossacral por via vaginal 1236
43-21	Fixação de ligamento sacroespinal ...1238
43-22	Culdoplastia de McCall. 1242
43-23	Procedimentos abdominais de culdoplastia....................1244
43-24	Colpocleise parcial de LeFort.......1246
43-25	Colpocleise total 1250
43-26	Esfincteroplastia anal 1252
43-27	Reparo de fístula retovaginal 1255

44 Cirurgias para Quadros Malignos em Ginecologia 1259

44-1	Histerectomia abdominal radical (tipo III)........................1259
44-2	Histerectomia abdominal radical modificada (Tipo II)...............1265
44-3	Histerectomia radical laparoscópica ..1267
44-4	Histerectomia radical robótica......1272
44-5	Exenteração pélvica total 1276
44-6	Exenteração pélvica anterior.......1282
44-7	Exenteração pélvica posterior 1283
44-8	Derivação urinária externa incontinente 1284
44-9	Derivação urinária externa continente......................1288
44-10	Reconstrução vaginal 1292
44-11	Linfadenectomia pélvica...........1296
44-12	Linfadenectomia para-aórtica 1299
44-13	Estadiamento cirúrgico laparoscópico para malignidades ginecológicas...................1302
44-14	Estadiamento cirúrgico robótico para malignidades ginecológicas 1306
44-15	Ressecção pélvica em bloco ou exenteração pélvica 1309

44-16	Omentectomia 1313	44-24	*Bypass* intestinal.................1331
44-17	Esplenectomia...................1315	44-25	Apendicectomia 1333
44-18	Cirurgia diafragmática...........1317	44-26	Vulvectomia cutânea.............1335
44-19	Colostomia 1319	44-27	Vulvectomia parcial radical.........1337
44-20	Ressecção do intestino grosso.......1322	44-28	Vulvectomia completa radical.......1340
44-21	Ileostomia......................1324	44-29	Linfadenectomia inguinofemoral 1343
44-22	Ressecção do intestino delgado 1325	44-30	Enxertos e retalhos reconstrutores ...1346
44-23	Ressecção anterior baixa..........1327		

ÍNDICE 1353

SEÇÃO 1
GINECOLOGIA GERAL BENIGNA

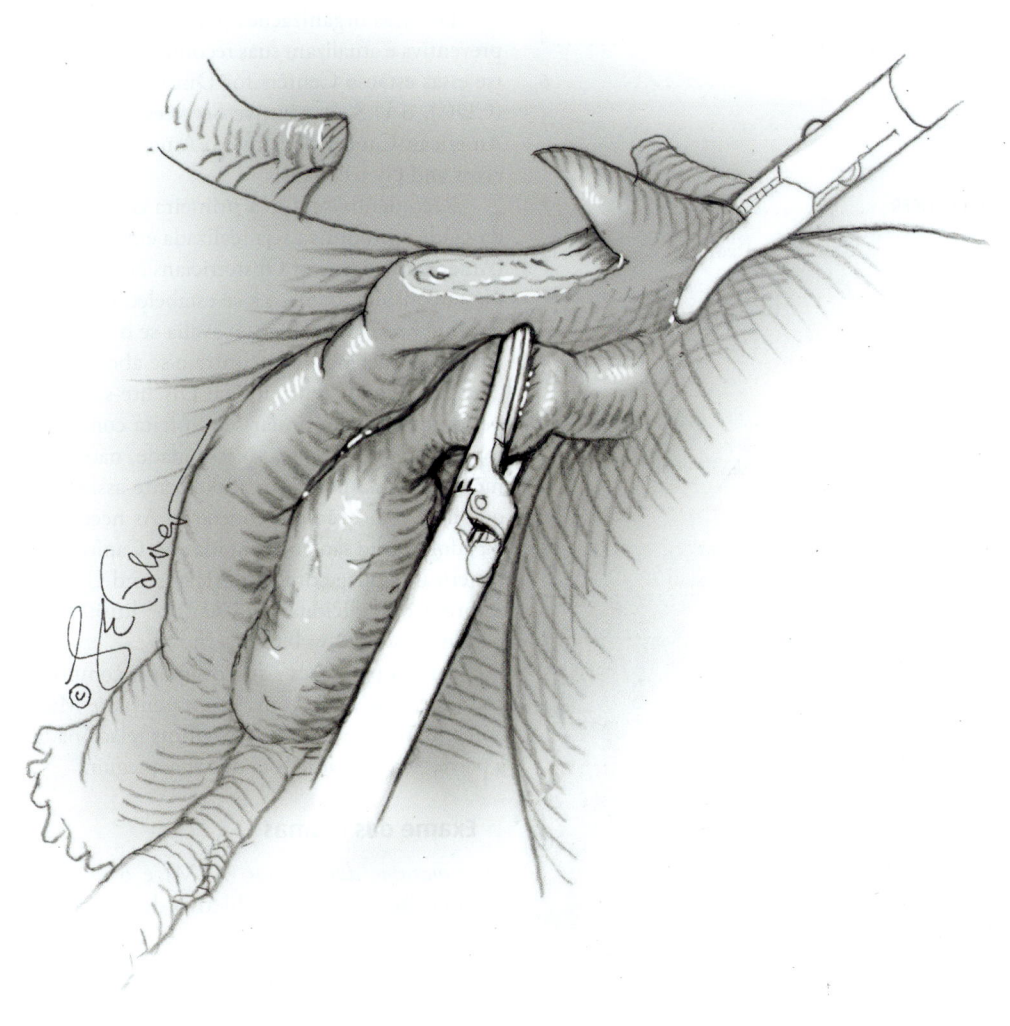

CAPÍTULO 1

Atenção Preventiva à Mulher

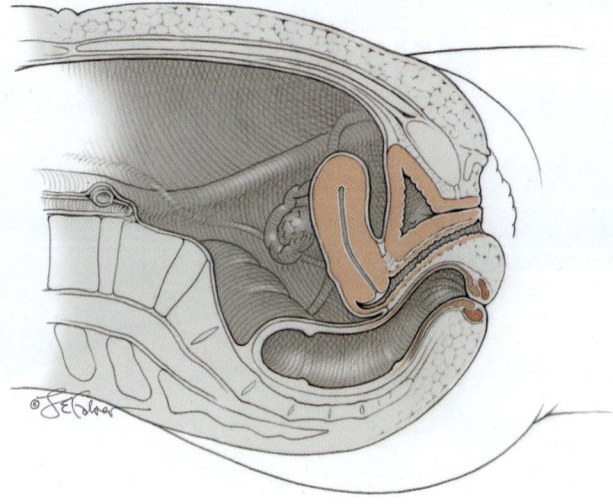

HISTÓRIA CLÍNICA E EXAME FÍSICO.................... 2
EXAME DAS MAMAS... 2
EXAME PÉLVICO.. 4
CUIDADO PREVENTIVO... 6
PREVENÇÃO DE INFECÇÃO................................... 7
CONTRACEPÇÃO... 7
RASTREAMENTO PARA CÂNCER........................... 7
OSTEOPOROSE... 13
OBESIDADE.. 13
HIPERTENSÃO CRÔNICA...................................... 16
DIABETES MELITO.. 20
DOENÇA CARDIOVASCULAR................................ 21
SÍNDROME METABÓLICA..................................... 21
DISLIPIDEMIA... 23
ACIDENTE VASCULAR ENCEFÁLICO...................... 23
EXERCÍCIOS... 23
DOENÇA DA TIREOIDE... 25
RASTREAMENTO EM GERIATRIA.......................... 25
SAÚDE MENTAL... 27
DEPRESSÃO E VIOLÊNCIA DOMÉSTICA................ 27
INSÔNIA.. 29
REFERÊNCIAS.. 30

HISTÓRIA CLÍNICA E EXAME FÍSICO

Para muitas mulheres os ginecologistas servem tanto como especialistas quanto como clínicos gerais. Sendo assim, os ginecologistas têm a oportunidade de prevenir e tratar uma grande variedade de doenças. A incidência dessas doenças pode variar muito dependendo da faixa etária da paciente. Sendo assim, a anamnese médica deve refletir essa variação nos riscos. Além das questões relativas às queixas específicas, uma história detalhada, incluindo os antecedentes familiares completos, ajuda a determinar que exames preventivos de rastreamento devem ser realizados.

Diversas organizações publicam diretrizes para a atenção preventiva e atualizam suas recomendações regularmente. Dentre essas estão o Centers for Disease Control and Preventions (CDC), o U.S. Preventive Services Task Force (USPSTF), a American Cancer Society e o American College of Obstetricians and Gynecologists.

Recomenda-se que a primeira consulta com profissional da saúde reprodutiva seja realizada entre 13 e 15 anos de idade (American College of Obstetricians and Gynecologists, 2011). Nesta consulta, começa a se estabelecer a relação entre a adolescente e seu ginecologista, avalia-se o estágio da adolescência em que a paciente se encontra e se abordam os cuidados necessários à saúde reprodutiva. Discute-se se a atenção médica periódica deve continuar sendo feita com o pediatra ou com o próprio ginecologista. Nessa idade, não se preconiza o exame interno da pelve em adolescente assintomática a não ser que haja indicação em contrário. As necessidades específicas da adolescente são apresentadas no Capítulo 14 (p. 382), e o American College of Obstetricians and Gynecologists oferece informações adicionais em seu *site*: http://www.acog.org/departements/dept_web.cfm?recno=7.

Para as pacientes adultas, após a composição do histórico, um exame físico completo é realizado. Muitas mulheres se apresentam com queixas específicas relacionadas às mamas ou à pelve. Sua avaliação está descrita a seguir.

■ Exame das mamas

O autoexame das mamas (AEM) é o exame realizado pela própria paciente com o objetivo de detectar anormalidades. As pesquisas demonstraram que o AEM aumenta as taxas de diagnóstico para doenças da mama benignas e que não é uma prática efetiva para redução da taxa de mortalidade por câncer de mama (Körsters, 2008; Thomas, 2002). Entretanto, o American College of Obstetricians and Gynecologists (2011a), a American Cancer Society (2011a) e o National Comprehensive Cancer Network (Bevers, 2009) recomendam o autoconhecimento das mamas, o que inclui o autoexame (American College of Obstetricians and Gynecologists, 2011a).

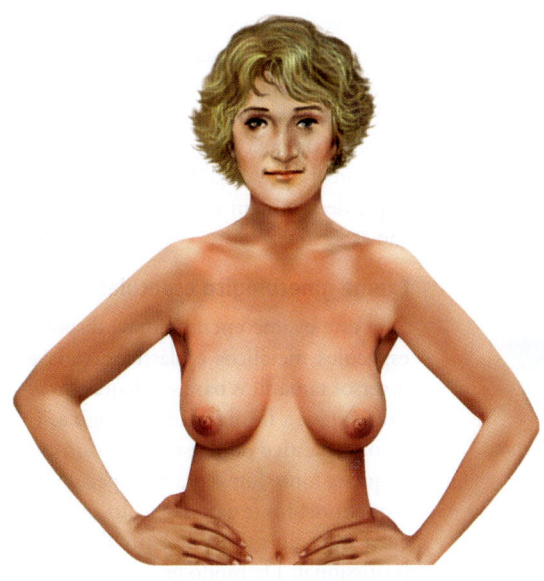

FIGURA 1-1 Desenho reproduzindo a inspeção visual das mamas. O roupão da paciente é brevemente abaixado para permitir a inspeção. Suas mãos devem estar pressionando a cintura a fim de flexionar os músculos peitorais. Com a paciente ligeiramente inclinada para frente, as mamas são inspecionadas para identificar eventuais assimetrias no contorno ou enrugamento na pele.

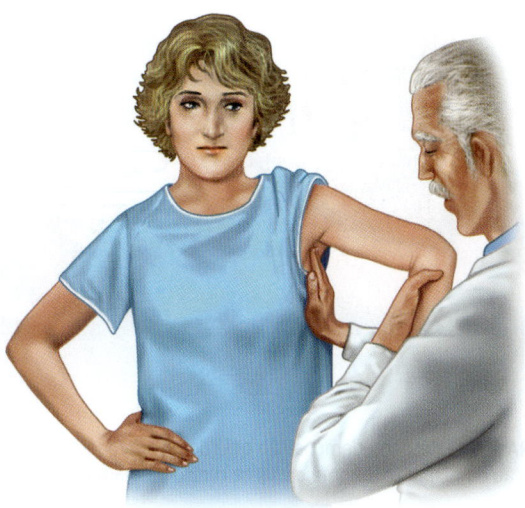

FIGURA 1-2 O desenho retrata um método para palpação de linfonodos axilares. As pontas dos dedos atingem o ápice axilar e comprimem os tecidos contra a parede torácica com movimentos circulares conforme mostra a Figura 1-4. O braço da paciente é apoiado pelo examinador.

Por outro lado, o exame clínico das mamas (ECM) deve ser realizado por um profissional de saúde treinado e é capaz de identificar uma pequena porcentagem de cânceres de mama não revelados por mamografia. Além disso, o ECM pode identificar câncer em mulheres jovens, que não são candidatas preferenciais à mamografia (McDonald, 2004). O ECM pode ser realizado por vários métodos. No entanto, na tentativa de padronizar esse procedimento, um comitê da American Cancer Society descreveu um ECM que inclui inspeção visual combinada com palpação axilar e mamária e que será descrito a seguir (Saslow, 2004).

Inspeção das mamas

Primeiro, as mamas devem ser inspecionadas com a paciente sentada à beira do leito, com as mãos apoiadas nos quadris e com os músculos peitorais flexionados (Fig. 1-1). Essa posição, por si só, acentua a assimetria. Outros posicionamentos complementares para os braços, como levantá-los acima da cabeça, não agregam informações importantes. A pele da mama deve ser inspecionada buscando-se por eritema mamário; retração; escamação, em especial sobre o mamilo, e edema, cuja presença é indicada pelo sinal denominado *peau d'orange* (pele em casca de laranja). Além disso, a mama e a axila devem ser inspecionadas para detectar qualquer assimetria no contorno.

Avaliação dos linfonodos

Após a inspeção, os linfonodos das cadeias axilares, supra e infraclaviculares são palpados, sendo mais fácil o exame com a paciente sentada com os braços apoiados pelo examinador (Fig. 1-2). A axila está localizada entre o músculo peitoral maior, ventralmente, e o músculo latíssimo do dorso, dorsalmente. Os linfonodos são detectados à medida que a mão do examinador desliza desde o ápice até a parte inferior da axila e momentaneamente comprime os linfonodos contra a parede lateral do tórax. Em uma paciente magra, um ou mais linfonodos normais, móveis, medindo < 1 cm de diâmetro, são comumente detectados. O primeiro nódulo linfático a ser comprometido com metástase de câncer de mama (o nódulo sentinela) está quase sempre localizado na parte posterior da porção média do músculo peitoral maior.

Palpação da mama

Após a inspeção, a palpação da mama é realizada com a mulher em posição supina, com uma das mãos acima da cabeça, para estirar o tecido da mama ao longo da parede torácica (Fig. 1-3). O exame deve incluir o tecido mamário limitado pela clavícula, a borda do esterno, prega inframamária e linha média axilar. A palpação da mama dentro dessa área pentagonal é realizada de forma linear. A técnica correta é utilizar as polpas digitais em movimentos contínuos e circulares (Fig. 1-4). Em cada ponto de palpação, os tecidos devem ser avaliados superficial e profundamente (Fig. 1-5). Durante o ECM, as tentativas intencionais de expressão do mamilo em busca de descarga não são exigidas, exceto se uma descarga *espontânea* for relatada pela paciente.

Se forem observadas condições anormais na mama, elas devem ser descritas de acordo com sua localização na mama direita ou esquerda, por quadrante, distância da aréola e tamanho. A avaliação e o tratamento das doenças da mama e do mamilo são descritos em detalhes no Capítulo 12 (p. 333).

Durante o exame, as pacientes devem ser informadas de que o surgimento de novas massas axilares ou mamárias, dor mamária não relacionada com o ciclo menstrual, descarga mamilar espontânea, inversão mamilar e alterações na pele da mama, tais como retração, descamação, ulceração, edema ou eritema, deve ser imediatamente investigado. As pacientes que

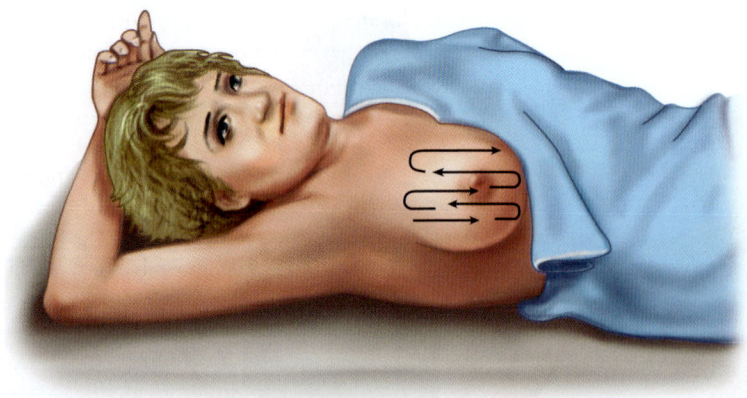

FIGURA 1-3 O desenho demonstra a posição recomendada para a paciente assim como a direção da palpação durante o exame clínico da mama.

manifestem desejo de realizar AEM devem ser orientadas sobre seus benefícios, limitações e possíveis malefícios e instruídas a realizá-lo uma semana após o final da menstruação.

Exame pélvico

Este exame costuma ser realizado com a paciente em posição supina, com as pernas na posição de litotomia dorsal e os pés apoiados nos estribos. A cabeceira da cama é elevada em 30°, relaxando os músculos da parede abdominal para exame bimanual. A paciente deve estar ciente de que poderá interromper ou pedir uma pausa no exame a qualquer momento. Além disso, cada etapa da avaliação deve ser informada ou descrita antes da sua realização.

Linfonodos inguinais e inspeção perineal

Os cânceres e as infecções pélvicas podem drenar para os linfonodos inguinais, que devem ser palpados durante o exame. A seguir, deve ser realizada uma inspeção metódica do períneo, desde o monte do púbis, ventralmente, e as pregas genitocrurais, lateralmente, até o ânus. Como as infecções e as neoplasias que comprometem a vulva também podem envolver a pele perianal, essa área deve ser inspecionada de forma semelhante. Alguns médicos adicionalmente procedem à palpação para avaliar a presença de patologia nas glândulas parauretral e de Bartholin. Entretanto, na maioria dos casos, os sintomas da paciente e a presença de assimetria nessas áreas é que determinam a necessidade de investigação específica.

Exame ginecológico especular

Para este exame encontram-se disponíveis os espéculos metálicos e plásticos, cada um em diversos tamanhos para se adequarem ao comprimento e a flexibilidade da vagina. O espéculo de plástico pode estar equipado com uma pequena fonte luminosa. O espéculo de metal requer uma fonte externa de luz. A preferência entre esses dois tipos de espéculo depende do profissional. De modo geral, a vagina e a cérvice são examinadas após a colocação do espéculo de Graves ou de Pederson (Fig. 1-6). Antes da inserção, o espéculo pode ser amornado em água corrente ou utilizando luz de aquecimento instalada dentro da gaveta da mesa de exame. Além disso, a lubrificação pode acrescentar conforto a esse procedimento. Griffith

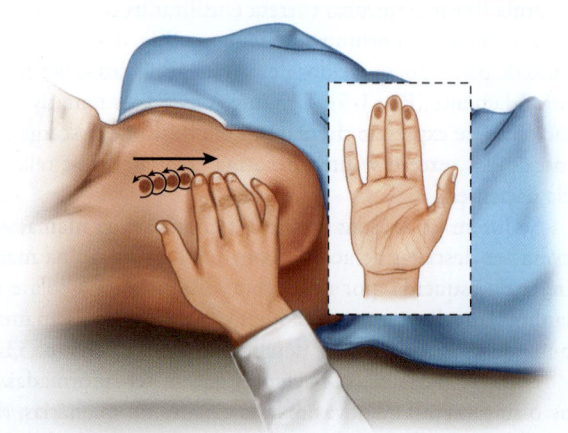

FIGURA 1-4 Desenho retratando a técnica de palpação recomendada utilizando as polpas digitais em movimentos circulares para a palpação de toda a mama.

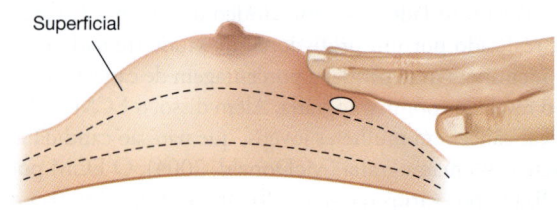
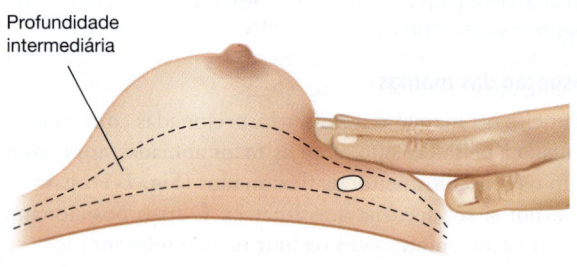
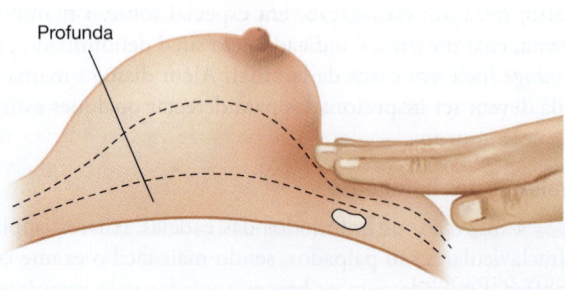

FIGURA 1-5 O desenho retrata a palpação passando por vários planos em cada ponto ao longo do percurso linear.

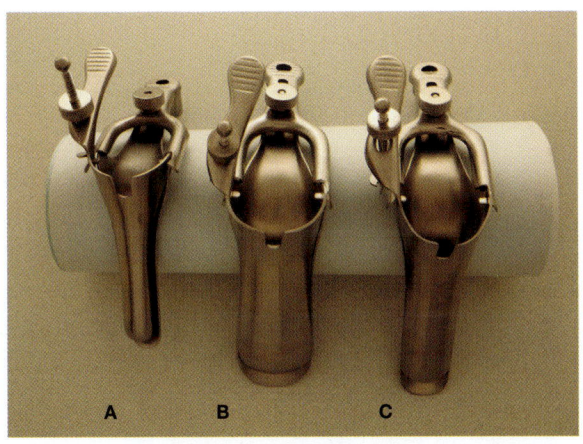

FIGURA 1-6 Fotografia mostrando os espéculos vaginais **A**. Espéculo pediátrico de Pederson. Utilizado para exame de crianças, adolescentes e adultas virgens. **B**. Espéculo de Graves. Utilizado para exame de multíparas com paredes vaginais relaxadas e colapsadas. **C**. Espéculo de Pederson. Utilizado em pacientes sexualmente ativas com tônus da parede vaginal adequado. (*Fotografias cedidas por US. Surgitech, Inc.*)

e colaboradores (2005) verificaram que os géis lubrificantes não aumentam a taxa de citologias insatisfatórias do esfregaço convencional de Papanicolaou ou reduzem as taxas de detecção de *Chlamydia trachomatis*, em comparação com a lubrificação com água. Se for utilizada a lubrificação com gel, deve-se aplicar uma porção de tamanho comparável ao de uma moeda de dez centavos sobre a superfície externa das lâminas do espéculo.

Antes da inserção, os lábios menores são delicadamente separados, e a uretra é examinada. Em razão da sensibilidade uretral, o espéculo é inserido abaixo do canal. Alternativamente, antes da colocação do espéculo, posiciona-se o dedo indicador na vagina e aplica-se pressão no sentido posterior. Depois, solicita-se à paciente que relaxe os músculos da parede posterior para aumentar o conforto durante a inserção do espéculo. Essa prática pode ser especialmente útil para as mulheres que estejam sendo submetidas ao seu primeiro exame e para aquelas com atividade sexual pouco frequente, com dispareunia ou com ansiedade intensa.

Com a inserção do espéculo, a vagina se contrai e a mulher pode sentir pressão ou desconforto. Uma pausa nesse momento costuma ser seguida de relaxamento do músculo vaginal. Quando o bico do espéculo estiver totalmente inserido, procede-se a sua inclinação com angulação de aproximadamente 30° para baixo a fim de alcançar o colo uterino (cérvice). Em geral, a posição do útero é antevertida e a ectocérvice encontra-se apoiada contra a parede vaginal posterior.

À medida que o espéculo é aberto, a ectocérvice é visualizada. As paredes vaginais e o colo uterino devem ser examinadas buscando por massa, ulceração, despigmentação ou descarga incomum. Conforme apresentado no Capítulo 29 (p. 740), obtém-se esfregaço de Papanicolaou, e material adicional para avaliação por cultura ou microscopia também pode ser coletado.

Exame bimanual

Na maioria dos casos, o exame bimanual é realizado após o exame com espéculo. Alguns médicos preferem realizar o exame bimanual antes, para localizar melhor o colo uterino antes da introdução do espéculo. Ambas as práticas são consideradas adequadas. O tamanho, a mobilidade e a consistência do útero e das suas estruturas anexas podem ser avaliados durante o exame bimanual. Para mulheres com histórico de histerectomia e de anexectomia, o exame bimanual continua sendo muito importante, podendo ser usado para excluir outra patologia pélvica.

Durante esse exame, os dedos médio e indicador, enluvados, são inseridos juntos na vagina até que o colo uterino seja alcançado. Para os casos de alergia ao látex, luvas produzidas com outros materiais devem estar disponíveis. Para uma inserção fácil, um lubrificante à base de água pode ser aplicado aos dedos enluvados. Uma vez alcançado o colo uterino, a posição uterina pode ser avaliada pelo toque do dedo indicador no interior, ao longo da extensão anterior do colo uterino. Nas mulheres com útero antevertido, o istmo uterino é tocado em trajeto ascendente, e naquelas com útero retrovertido, palpa-se a superfície macia da bexiga. No entanto, nas mulheres com útero retrovertido, se o dedo percorrer a extensão posterior do colo uterino, o istmo será percebido em trajeto descendente (Fig. 1-7). Com o útero retrovertido, o mesmo dedo prossegue posteriormente até o fundo e, movimentando-o de um lado a outro, pode-se avaliar o tamanho e a consistência do útero.

Para determinar o tamanho de um útero antevertido, os dedos são colocados sob o colo uterino e, aplicando-se pressão ascendente, eleva-se o fundo de encontro à parede abdominal anterior. A mão oposta do médico é colocada sobre a parede abdominal para localizar essa pressão (Fig. 1-8).

Para avaliar os anexos, o médico deve usar os dois dedos inseridos no canal vaginal para elevar os anexos do fundo de saco posterior, ou fossa ovariana, contra a parede abdominal anterior. Os anexos são apreendidos entre os dedos na vagina e a outra mão do médico, que deve estar exercendo pressão descendente contra o abdome inferior. Para aquelas mulheres com útero de tamanho normal, a mão que está sobre o abdome normalmente fica mais bem posicionada imediatamente acima do ligamento inguinal.

Exame retovaginal

A decisão de realizar o exame retovaginal varia entre os médicos. Embora alguns prefiram realizar essa avaliação em todas as pacientes adultas, outros realizam o exame apenas em mulheres com indicações específicas, como dor pélvica, massa pélvica identificada ou sintomas retais.

As luvas devem ser trocadas entre os exames bimanual e retovaginal para evitar contaminação do reto com potenciais patógenos vaginais. Outra razão para a troca de luvas seria a indicação para teste de sangue oculto fecal, a fim de evitar resultados falso-positivos em razão de contaminação com eventual sangue vaginal. Inicialmente, o dedo indicador é introduzido na vagina, e o dedo médio, no reto (Fig. 1-9). Esses dedos são aproximados um do outro, no sentido horizontal, como uma tesoura, para avaliar o septo retovaginal em busca de cicatrizes ou saliências peritoneais. O dedo indicador é retirado, e o dedo médio conclui o toque circular da cavidade anal para excluir a existência de massa. Se houver indicação de teste imediato de sangue oculto fecal, ele pode ser realizado com uma amostra dessa parte do exame.

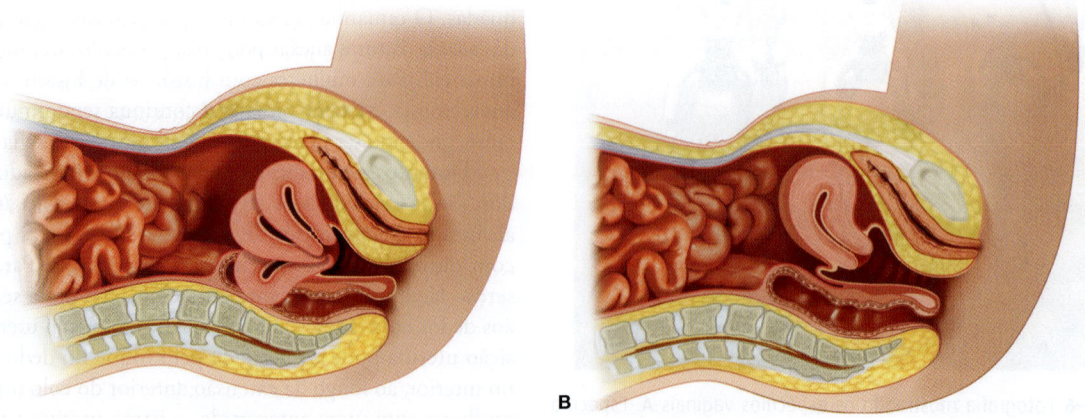

FIGURA 1-7 Desenho retratando as posições do útero. **A.** O útero pode estar inclinado nas posições antevertida, mediana ou retrovertida. **B.** Como mostrado, o fundo do útero pode estar flexionado para frente, naquilo que se denomina anteflexão. De forma semelhante, o fundo pode estar flexionado para trás no útero dito retrofletido.

CUIDADO PREVENTIVO

Como profissionais de assistência à saúde feminina, os ginecologistas têm a oportunidade de avaliar suas pacientes buscando por indícios das principais causas de morbidade e mortalidade femininas para orientá-las corretamente. Por essa razão, a familiaridade com as diversas normas gerais para rastreamento e tratamento é essencial. As recomendações do American College of Obstetricians and Gynecologists (2011c) para atenção primária e preventiva foram atualizadas em 2011. Além disso, a U.S. Preventive Services Task Force (2009a) atualiza regularmente suas diretrizes para rastreamento e esta informação está disponível em http://www.ahrq.gov/clinic/prevenix.htm. Tais diretrizes, além de recomendações específicas para a especialidade, fornecem informações valiosas ao médico clínico que trabalha em serviços que prestam atenção preventiva.

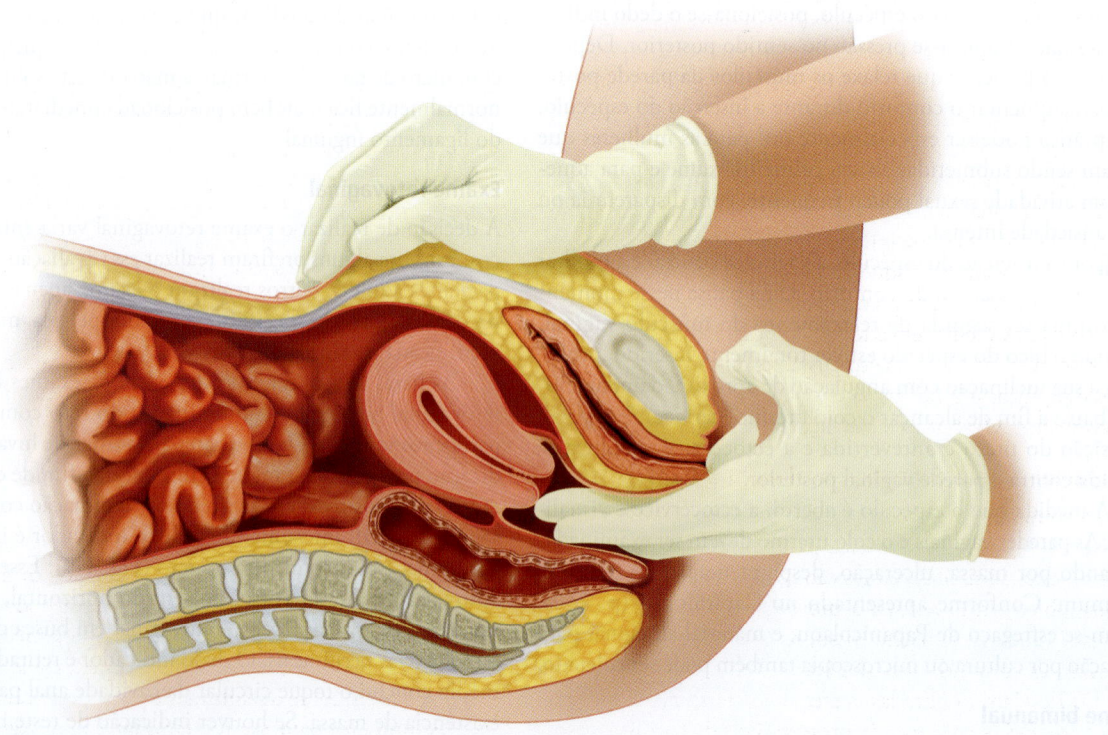

FIGURA 1-8 O desenho retrata o exame bimanual. Os dedos embaixo do colo uterino elevam o útero na direção da parede anterior do abdome. A mão posicionada sobre o abdome detecta a pressão exercida pelo fundo uterino. O exame permite avaliar tamanho, mobilidade e consistência do útero.

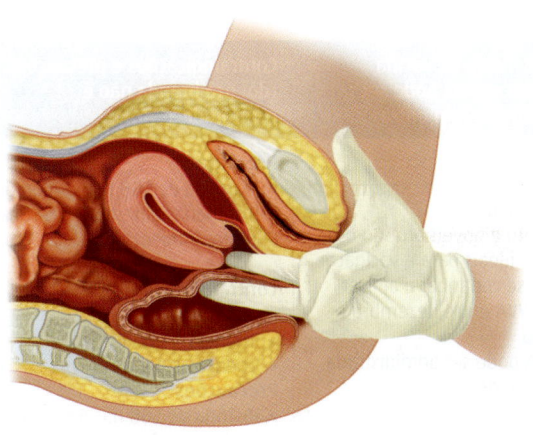

FIGURA 1-9 Desenho retratando o exame retovaginal com avaliação do septo retovaginal.

Prevenção de infecção

Vacinação

Embora grande parte da vacinação rotineira esteja completa por ocasião da adolescência, a necessidade de novas vacinas ou de reforço de outras deve ser avaliada nas mulheres adultas. Algumas vacinas são recomendadas a todas as pacientes adultas, e outras são indicadas, em razão de comorbidades ou de exposição ocupacional. Para a maioria das adultas saudáveis que tenham completado o esquema de vacinação recomendado durante a infância e a adolescência, devem ser consideradas para doses adicionais as seguintes vacinas: difteria, tétano, *pertussis* acelular (DTPa), herpes-zóster e vacinas sazonais para influenza. Contra o papilomavírus humano (HPV), há duas vacinas aprovadas pela U.S Food and Drug Administration (FDA) para serem usadas em pacientes do sexo feminino com idade entre 9 e 26 anos. Embora a idade ideal recomendada para vacinação seja aos 11 ou 12 anos, os fornecedores devem discutir os benefícios de vacinação para HPV e oferecer a vacina para mulheres entre 13 e 26 anos (American College of Obstetricians and Gynecologists, 2006a). Não se recomenda rastreamento para HPV antes de vacinação naquelas que já tenham vida sexual ativa. Essas vacinas, Gardasil e Cervarix, serão discutidas em mais detalhes no Capítulo 29 (p. 737). A Tabela 1-1 resume o esquema de imunização recomendado para adultas em 2011 e as precauções e contraindicações relacionadas com essas vacinas em adultas (Centers for Disease Control and Prevention, 2011). Uma discussão completa sobre as orientações específicas e gerais pode ser encontrada no site do CDC em www.cdc.gov/vaccines/recs/schedules/adult-schedule.htm.

Rastreamento para doenças sexualmente transmissíveis

O rastreamento de rotina para doenças sexualmente transmissíveis (DST) não se justifica para todas as mulheres. Entretanto, determinados exames são recomendados para certos grupos, objetivando reduzir a morbidade e a transmissão de doenças (Tabela 1-2). Além disso, recomenda-se que todas as adolescentes com vida sexual ativa e adultas com maior risco para DSTs sejam orientadas acerca dos fatores de risco e prevenção das DSTs com uso de preservativos de barreira e escolha de parceiros. Essas e outras infecções do trato reprodutivo serão abordadas no Capítulo 3 (p. 64).

Contracepção

Para as mulheres em idade reprodutiva, as necessidades contraceptivas ou a gravidez programada devem ser discutidas anualmente. O aconselhamento contraceptivo será abordado no Capítulo 5 (p. 132), mas, em regra, deve incluir a instrução sobre os métodos, seu uso, eficácia, efeitos colaterais, benefícios não contraceptivos e contraindicações. No entanto, independentemente dos esforços para proporcionar contracepção, quase metade das gestações não é programada. Por isso, justifica-se uma discussão sobre as opções contraceptivas emergenciais. Além disso, costuma-se sugerir a todas as mulheres em idade reprodutiva a ingestão de um suplemento diário de 400 μg de ácido fólico para prevenir defeitos do tubo neural (DTNs) fetal, caso venha a ocorrer gravidez. As mulheres com fetos com DTN devem ingerir 4 mg orais de suplemento por dia (American College of Obstetricians and Gynecologists, 2003).

Para as mulheres que desejam engravidar, os tópicos constantes da Tabela 1-3 devem ser discutidos para otimizar a saúde materna e fetal (American College of Obstetricians and Gynecologists, 2005; Jack, 2008).

Rastreamento para câncer

No caso das mulheres que se submetem a exames médicos periódicos, o rastreamento para certos tipos de câncer é indicado para sua detecção precoce.

Câncer do colo uterino

Nas últimas décadas tanto a incidência quanto a taxa de mortalidade do câncer do colo uterino foram reduzidas nos EUA com o exame rotineiro do esfregaço de Papanicolaou. O American College of Obstetricians and Gynecologists (2009a) publicou recomendações acerca do rastreamento citológico do colo uterino. Tais recomendações serão discutidas no Capítulo 29 (p. 742).Em resumo, as técnicas convencional e com base líquida são consideradas apropriadas e o rastreamento deve ser iniciado aos 21 anos. Os exames devem ser repetidos a cada dois anos até os 30 anos de idade. Nas pacientes com 30 anos ou mais o intervalo pode ser aumentado para três anos desde que não haja histórico de neoplasia intraepitelial cervical (NIC) 2 ou 3, comprometimento imune ou exposição uterina ao dietilestilbestrol. O rastreamento pode ser interrompido nas mulheres com 65 a 70 anos de idade com três resultados negativos no esfregaço nos 10 anos precedentes. O rastreamento pode ser descontinuado em mulheres com 65 a 70 anos com três exames citopatológicos negativos nos 10 anos anteriores. Além disso, os exames de rastreamento podem ser suspensos após histerectomia nas mulheres cuja indicação cirúrgica tenha sido benigna e que não tenham histórico de displasia de alto grau.

Câncer de endométrio

Para as mulheres consideradas de risco médio, não se recomenda rastreamento rotineiro para câncer de endométrio com biópsia ou ultrassonografia. No entanto, os médicos devem orientar suas pacientes, em especial aquelas que apresentam fatores de risco, sobre os sintomas típicos deste câncer.

As mulheres com muitos familiares com câncer de colo podem apresentar câncer de colo hereditário não polipoide (HNPCC), também conhecido como síndrome de Lynch

TABELA 1-1 Resumo das recomendações para a imunização de adultos

Vacina e via	Motivo da vacinação	Administração da vacina (qualquer vacina pode ser administrada com outra)	Contraindicações e precauções[a,b] (doença branda não é contraindicação)
Influenza Vacina inativada trivalente anti-influenza (VIT) Via IM	• Todos os adultos a não ser que haja contraindicação*	• Anualmente • Outubro e novembro são os meses ideais para a vacinação • Pode-se continuar a aplicar VIT e VVA entre dezembro e março • A VVA pode ser administrada no início de fevereiro	**Precaução** • Histórico de SGB no período de 6 semanas anteriores à vacina contra influenza
Influenza Vacina vírus vivo atenuado anti-influenza (VVA) Via intranasal	• Pessoas saudáveis, não grávidas < 50 anos**		**Contraindicação** • Gravidez • Imunossupressão • Doenças crônicas graves **Precauções** • História de SGB nas 6 semanas posteriores à vacinação prévia contra influenza • Se possível, suspenda o uso de antivirais da família "ciclovir"[d] 24 horas antes até 14 dias após a vacina
Vacina de polissacarídeo pneumocócico (VPP) Via IM ou SC	• Aqueles ≥65 anos*** • Aqueles com doenças crônicas, asplenia ou imunossupressão • Tabagistas; residentes em instituições de cuidados crônicos	• Dose única • Revacinação em dose única recomendada 5 anos depois para aqueles com risco mais alto e para aqueles ≥65 anos se a primeira dose tiver sido administrada antes de 65 anos e se houver intervalo de 5 anos desde a 1ª dose	
Hepatite B Via IM	• Qualquer adulto que deseje obter imunidade**** • Contatos familiares e parceiros HBsAg-positivos; usuários de drogas IV; heterossexuais com mais de 1 parceiro sexual; HSH; pessoas com DSTs; usuários de hemoderivados; profissionais da saúde; clientes e equipe profissional em instituições de cuidados a pacientes com problemas no desenvolvimento e instituições correcionais; viajantes para regiões endêmicas[c] • Indivíduos com doença hepática crônica; DRET; infecção por HIV	• Três doses são necessárias no esquema 0, 1 a 2, e 6 meses • Para a combinação de vacinas para hepatite A e B, 3 doses são necessárias no esquema de 0, 1, 6 meses	**Precaução** • Gravidez
Hepatite A*** Via IM	• Viajantes para regiões endêmicas[c] • Doença hepática crônica; usuários de drogas IV; HSH; Indivíduos tratados com concentrados de fatores da coagulação • Contato recente com indivíduos vindos de região endêmica • Qualquer pessoa que deseje obter imunidade à hepatite A	• Duas doses são necessárias. • O intervalo mínimo entre a 1ª e 2ª dose é de 6 meses	**Precaução** • Gravidez

* N. de R.T. No Brasil, a vacina contra Influenza é oferecida anualmente durante a Campanha Nacional de Vacinação do Idoso, para pessoas de 60 anos ou mais, nos meses de abril e maio.
** N. de R.T. No Brasil, essa vacina pode ser administrada a partir dos 6 meses de idade.
*** N. de R.T. No Brasil, a vacina contra pneumococo é aplicada durante a Campanha Nacional de Vacinação do Idoso nas pessoas de 60 anos ou mais e que convivem em instituições fechadas, como casas geriátricas, hospitais, asilos e casas de repouso, com apenas um reforço 5 anos após a dose inicial.
**** N. de R.T. No Brasil, o esquema básico é recomendado a partir das primeiras 12 horas de vida do recém-nascido.
***** N. de R.T. Essa vacina não faz parte do programa oficial de vacinação oferecido pelo Ministério da Saúde.

(continua)

TABELA 1-1 Resumo das recomendações para a imunização de adultos   (*Continuação*)

Vacina e via	Motivo da vacinação	Administração da vacina (qualquer vacina pode ser administrada com outra)	Contraindicações e precauções[a,b] (doença branda não é contraindicação)
dT, (Tétano, difteria) Via IM	• Todos os adultos que não tenham histórico de vacinação da série primária com pelo menos 3 doses da vacina de tétano e de difteria* • Gestantes podem receber vacina Td durante o 2º ou o 3º trimestres, caso a última vacinação tenha ocorrido há > 10 anos	• Para as pessoas que não tenham sido vacinadas, completar a série primária com dT (com intervalos de 0, 1 a 2 meses, e 6 a 12 meses). Uma dose de dTpa pode ser administrada com uma dessas doses • Administrar a dose de reforço da dT a cada 10 anos depois da conclusão da série primária	**Contraindicação** • Apenas para dTpa, histórico de encefalopatia nos 7 dias seguintes à DTP/DTPa **Precaução** • SGB no período de 6 semanas após ter recebido 1 dose anterior de vacina contendo toxoide tetânico • Condição neurológica instável
dTpa (difteria, tétano, *pertussis*) Administrar IM	• Uma dose assim que possível para aqueles listados a seguir que não tenham sido vacinados previamente • Puérperas • Contactantes próximos de lactentes com < 12 meses • Profissionais da saúde	• Recomenda-se uma dose de Tdap aos adultos entre 19 e 64 anos em algum momento em substituição a uma dose de dT	
Varicela* *** Via SC	• Todos os adultos sem evidência de imunidade, definida por histórico de vacinação, diagnóstico anterior de varicela, diagnóstico anterior de herpes-zóster, nascidos nos EUA antes de 1980, ou evidência laboratorial de imunidade	• Duas doses são necessárias no esquema de 0 e 1 ou 2 meses. A 2ª dose pode ser administrada mesmo com atraso	**Contraindicações** • Gravidez ou possibilidade de gravidez nas 4 semanas seguintes • Indivíduos imunocomprometidos **Precaução** • Prescrição de hemoderivados contendo anticorpos ao longo do último ano • Se possível, suspender o uso de antivirais da família "ciclovir"[d] nas 24 horas anteriores e 14 dias posteriores à vacinação
Herpes-zóster Via IM	• Adultos ≥ 60 anos	• Dose única	**Contraindicações** • Imunossupressão grave • Gravidez ou possibilidade de gravidez nas 4 semanas seguintes **Precaução** • Se possível, suspender o uso de antivirais da família "ciclovir"[d] nas 24 horas anteriores e 14 dias posteriores à vacinação
Meningocócica Vacina conjugada (MCV4) Via IM Vacina polissacarídea (MPSV4) Via SC	• Asplenia anatômica ou funcional ou deficiência de componentes do complemento • Viajantes a regiões endêmicas[c] • Universitários morando em alojamentos	• Necessária 1 dose. • Há necessidade de 2 doses com intervalo de 2 meses nos casos com asplenia, deficiência de complemento e nos portadores de HIV que necessitem de vacinação • Indivíduos ≤55 anos, use MCV4 • Indivíduos ≥56 anos, use MPSV4. • Revacinar com MCV4 após 5 anos se o risco persistir	**Precaução** • Apenas para MCV4: histórico de SGB

* N. de R.T. No Brasil, a partir dos 20 anos, gestantes, não gestantes, homens e idosos que não tiverem comprovação de vacinação anterior devem seguir o seguinte esquema: dois meses após realizar a primeira dose contra difteria e tétano, realizar a segunda dose, e dois meses depois, realizar a terceira dose.
** N. de R.T. No Brasil, essa vacina não faz parte do programa oficial de vacinação do Ministério da Saúde, por não ser uma doença de notificação compulsória e os dados existentes não serem representativos.

(*continua*)

TABELA 1-1 Resumo das recomendações para a imunização de adultos (*Continuação*)

Vacina e via	Motivo da vacinação	Administração da vacina (qualquer vacina pode ser administrada com outra)	Contraindicações e precauções[a,b] (doença branda não é contraindicação)
MMR (Sarampo, caxumba, rubéola) Via SC	• Pessoas nascidas a partir de 1957 devem receber, pelo menos, uma dose da MMR, se não houver prova sorológica ou comprovação clínica de imunidade** • Mulheres em idade fértil que não apresentem evidência aceitável de imunidade ou vacinação para rubéola	• São necessárias 1 ou 2 doses Recomendam-se 2 doses em casos de: exposição ou em situação de surto; estudantes universitários; profissional da saúde; viajantes internacionais. Intervalo de 4 semanas entre as doses • Se uma gestante apresentar-se suscetível à rubéola, administrar a MMR no pós-parto	**Contraindicações** • Imunossupressão grave • Gravidez ou possibilidade de gravidez nas 4 semanas seguintes **Precaução** • Histórico de trombocitopenia ou púrpura trombocitopênica • Prescrição de hemoderivados contendo anticorpos ao longo do último ano
Papilomavírus humano (HPV)* Via IM	• Todas as mulheres entre 9 e 26 anos de idade não vacinadas anteriormente	• Três doses são necessárias no esquema de 0, 1 a 2, e 6 meses • Utilize a vacina bivalente ou tetravalente	**Precaução** • Durante gravidez postergar a vacinação para o pós-parto

[a] Reação anafilática anterior a qualquer um dos componentes da vacina serve como contraindicação para qualquer vacina.
[b] Doença de moderada a grave exige precaução para vacinação.
[c] Listagem disponível em http://wwwnc.cdc.gov/travel/yellowbook/2010/table-of-contents.aspx.
[d] Estão incluídos aciclovir, fanciclovir, valaciclovir.
DTP = vacina contra difteria, tétano e *pertussis*; DRET = doença renal em estágio terminal; SGB, síndrome de Guillain-Barré; HBsAg = antígeno superficial da hepatite B; IV = intravenosa; HSH = homens que têm relações sexuais com homens; DST = doença sexualmente transmissível.
Compilada de Centers for Disease Control and Prevention, 2011, e Fiore, 2010.
* N. de R. T. A vacina para HPV no Brasil não fazia parte do calendário vacinal até maio de 2013.
** N. de R.T. No Brasil, a vacina tríplice viral é administrada em mulheres de 20 a 49 anos que não tiverem comprovação de vacinação anterior e em homens de 20 a 39 anos.

(Cap. 33, p. 818). Para as mulheres sabidamente com HNPCC ou para aquelas com alto risco genético, deve-se propor rastreamento anual com biópsia para câncer do endométrio com início aos 35 anos (Smith, 2011).

Câncer de ovário

Não se recomenda rastreamento rotineiro, com dosagem de antígeno do câncer 125 (CA-125) ou ultrassonografia, de mulheres assintomáticas e baixo risco para câncer de ovário (American College of Obstetricians and Gynecologists, 2011d). Atualmente, o exame pélvico anual é a principal ferramenta preventiva para essas mulheres. No entanto, para as mulheres que apresentam mutações no gene *BRCA1* ou *BRCA2* e recusam a ooforectomia profilática, essas duas ferramentas de rastreamento podem ser utilizadas. Aquelas com histórico familiar significativo de câncer de ovário e de mama também podem ser consideradas de alto risco com indicação para rastreamento. Uma discussão completa sobre o rastreamento para câncer de ovário é apresentada no Capítulo 35 (p. 856).

Câncer de mama

O U.S. Preventive Services Task Force (2009b) publicou novas recomendações acerca de rastreamento de câncer de mama no que se refere a ECM, AEM e técnicas de imagem das mamas. Conforme apresentado na Tabela 1-4, as recomendações do American College of Obstetricians and Gynecologists (2011a), da American Cancer Society (Smith, 2011) e da USPSTF variam no que refere à frequência de rastreamento com exames de imagem para mulheres com idade entre 40 e 49 anos e no que se refere a ECM e AEM. Todos concordam que os exames de imagem devem ser realizados nas pacientes com idade igual ou superior a 50 anos e, à medida que se aproximem de 75 anos, o rastreamento de câncer de mama deva ser individualizado. Especificamente, o estado de saúde da paciente, a morbidade associada à terapia e estimativa de ganho na qualidade de vida com o tratamento contra câncer são fatores a serem considerados junto aos esquemas de rastreamento para essa faixa etária. Uma discussão completa sobre câncer de mama e rastreamento será apresentada no Capítulo 12 (p. 347).

Câncer de colo

O câncer colorretal ocorre em 74 mil mulheres por ano nos EUA sendo a terceira principal causa de morte por câncer em mulheres, atrás dos cânceres de pulmão e mama (Levin, 2008). Várias organizações recomendam o rastreamento de pacientes a partir dos 50 anos, com risco médio para câncer colorretal, por qualquer um dos métodos apresentados na Tabela 1-5 (American College of Obstetricians and Gynecologists, 2011b). Para a maioria, o método preferencial é a colonoscopia, e as limitações e benefícios de cada método estão assinalados. A aderência das pacientes às diretrizes para rastreamento de câncer colorretal geralmente é inferior a 50% (Meissner, 2006). Assim, os ginecologistas têm papel ativo na orientação das pacientes acerca da importância do rastreamento adequado.

TABELA 1-2 Orientações para rastreamento de doença sexualmente transmissível em mulheres assintomáticas não grávidas e sexualmente ativas

Agente infeccioso	Recomendações	Fatores de risco
Chlamydia trachomatis + Neisseria gonorrhoeae	Rastrear mulheres < 25 anos de idade Rastrear mulheres com mais idade, se houver fatores de risco	Parceiro novo ou múltiplos; uso inconsistente de preservativo; sexo como trabalho; DST atual ou prévia
Treponema pallidum	Rastrear mulheres com fatores de risco	Sexo como trabalho; confinamento em instituições de correção para adultos; HSH
Vírus HIV	Rastrear todas as mulheres entre 13 e 64 anos[a] Rastrear todas as mulheres entre 19 e 64 anos[b] Rastrear aquelas com fatores de risco[c]	Múltiplos parceiros; uso de droga injetável; sexo como trabalho; DST concorrente; HSH; transfusão entre 1978 e 1985; parceiros de risco; diagnóstico inicial de TB
Vírus da hepatite C	Rastrear mulheres com fatores de risco	Uso de droga injetável; diálise; parceiro com hepatite C; múltiplos parceiros; recebeu produtos sanguíneos antes de 1990
Vírus da hepatite B	Sem rastreamento de rotina	
Vírus herpes simples tipo 2	Sem rastreamento de rotina	

[a] Centers for Disease Control and Prevention (2006) recomenda rastreamento independentemente da presença de fatores de risco a não ser que a prevalência de infecção por HIV não diagnosticada seja < 0,1%. Recomendam-se exames anuais subsequentes para aquelas com fatores de risco.
[b] American College of Obstetricians and Gynecologists (2008) recomenda rastreamento independentemente da presença de fatores de risco e rastreamento para aquelas fora dessa faixa etária desde que tenham fatores de risco.
[c] U.S. Preventive Services Task Force (2005c) recomenda rastreamento daquelas com fatores de risco.
HIV = vírus da imunodeficiência humana; HSH = homens que têm relações sexuais com homens; DST = doença sexualmente transmissível; TB = tuberculose.
Compilada dos dados citados e Centers for Disease Control and Prevention, 2010a, and U.S. Preventive Services Task Force, 2004a,b,d; 2005a,b; 2007.

A pesquisa de sangue oculto nas fezes (PSOF) é um teste anual adequado quando duas ou três amostras são coletadas pela própria paciente e retornadas para análise. Este método é baseado em reação de oxidação química entre a porção heme do sangue e o ácido alfa guaiacônico, um componente dopapel de guáiaco. O heme catalisa a oxidação do ácido alfa guaicônico pelo peróxido de hidrogênio, o componente ativo no reagente. Esta oxidação produz uma coloração azul (Sanford, 2009). Carnes vermelhas, couve-flor crua, brócolis, vegetais da família do rabanete e melão apresentam propriedade oxidativa semelhante e podem induzir resultados falso-positivos. A vitamina C pode antecipar-se na reação levando a resultado falso-negativo. Todos esses elementos devem ser eliminados três dias antes do exame. Além disso, as mulheres devem evitar o uso de agentes anti-inflamatórios não esteroides (AINEs) sete dias antes do teste para reduzir o risco de irritação e sangramento gástricos. Essas restrições são desagradáveis para alguns pacientes e podem levar a não aderência.

Alternativamente, o teste imunoquímico fecal (TIF) baseia-se em uma reação imune à hemoglobina humana. Assim como a PSOF, o TIF é realizado para rastreamento anual em duas a três amostras de fezes coletadas pela própria paciente, mas não requer limitações dietéticas pré-teste. Dentre as vantagens do TIF estão maior especificidade para sangue humano e, consequentemente, menos resultados falso-positivos causados por contaminação dietética por carne e vegetais e menos resultados falso-negativos causados por vitamina C. Todos os resultados positivos obtidos com PSOF ou TIF indicam avaliação complementar com colonoscopia.

Finalmente, o rastreamento pode ser completado com teste de DNA nas fezes (fDNA) que identifica diversas mutações específicas de DNA relacionadas com tumor em células eliminadas de neoplasia colônica no conteúdo intestinal. Esse teste atualmente não é amplamente usado, e uma desvantagem significativa é seu alto custo em comparação com outros testes de rastreamento.

Não é raro que o ginecologista realize PSOF ou TIF em amostra única de fezes obtida por ocasião do exame da pelve. Entretanto, a amostra de fezes obtida com toque retal não é considerada substitutiva para os métodos de rastreamento de câncer colorretal recomendados.

Alguns indivíduos devem ser rastreados com maior frequência. Neste grupo estão incluídas aquelas com antecedente pessoal de câncer colorretal ou com familiar de primeiro grau portador de câncer de colo; aquelas com doença intestinal inflamatória crônica; com pólipos adenomatosos prévios ou com alguma síndrome de câncer de colo hereditário conhecida ou suspeita, como câncer não polipoide hereditário (HNPCC) (Levin, 2008).

Câncer de pele

O aumento nos casos de câncer de pele (melanoma e não melanoma) nos EUA durante os últimos anos determinou o interesse no rastreamento regular para este tipo de câncer. Entretanto, o U.S. Preventive Services Task Force (2009a) observou evidências insuficientes para recomendar rastreamento em todo o corpo para câncer de pele na população geral adulta. Nesta publicação, os médicos são orientados a utilizar o sistema "ABCD" – assimetria, bordas irregulares, cor e diâmetro (> 6 mm) para avaliar as lesões cutâneas. O American College of Obstetricians and Gynecologists (2011c) recomenda orientar todas as pacientes acerca dos riscos de câncer de pele, in-

Ginecologia Geral Benigna

TABELA 1-3 Tópicos para orientação pré-concepcional

Condição	Recomendações
Peso anormal	Calcular IMC anualmente (Ver Tabela. 1-7, p. 17) IMC ≥ 25 kg/m^2. Aconselhamento dietético. Exame para diabetes e síndrome metabólica se houver indicação. IMC ≤ 18,5 kg/m^2: Investigar distúrbios alimentares
Doença cardiovascular	Orientação acerca de riscos cardíacos durante a gravidez. Otimizar a função cardíaca e oferecer MCC durante este período e para aquelas que não desejem conceber. Discutir a teratogenicidade de varfarina, inibidor da ECA e BRAs e, se possível, trocar para medicamentos menos perigosos quando se estiver planejando gravidez. Sugerir aconselhamento genético àquelas com anomalias cardíacas congênitas
Hipertensão arterial crônica	Orientação sobre riscos específicos durante a gravidez. Avaliar aquelas com HAS de longa duração quanto à possível hipertrofia ventricular, retinopatia e doença renal. Orientar aquelas que fazem uso de inibidor da ECA e BRAs sobre a teratogenicidade dos fármacos, sobre MCCs efetivos durante seu uso e sobre a necessidade de modificar a prescrição antes da concepção
Asma	Orientação sobre os riscos da asma durante a gravidez. Otimizar a função respiratória e orientar sobre MCC durante esse período
Trombofilia	Pesquisar antecedentes pessoais ou familiares de episódios tromboembólicos ou gestações prévias mal-sucedidas. Se houver, orientar e proceder a rastreamento daquelas que estiverem considerando engravidar. Sugerir aconselhamento genético para aquelas com trombofilia reconhecida. Discutir a teratogenicidade da varfarina, orientar sobre MCC durante seu uso e, se possível, trocar para um agente menos teratogênico antes da concepção
Doença renal	Orientação sobre riscos específicos durante a gravidez. Otimizar o controle da pressão arterial e orientar sobre MCCs efetivos durante esse período. Orientar sobre teratogenicidade dos inibidores da ECA e BRAs, MCCs efetivos durante seu uso e necessidade de trocar a medicação antes da concepção
Doenças gastrintestinais	*Doença inflamatória intestinal:* Orientar as pacientes afetadas sobre os riscos de menor fertilidade e riscos de resultados adversos em caso de gravidez. Orientar sobre a teratogenicidade do MTX e de outros imunomoduladores, acerca dos quais pouco se sabe, p.ex., micofenolato de mofetila etc. Orientar sobre MCCs efetivos durante seu uso e, se possível, trocar de agentes antes da concepção
Doença hepatobiliar	*Hepatite B:* Vacinar todas as mulheres em risco antes da concepção (ver Tabela 1-1, p. 8 à 10). Orientar as portadoras crônicas sobre prevenção de transmissão aos parceiros e ao feto. Hepatite C: Rastreamento das pacientes de alto risco. Orientar as portadoras sobre os riscos da doença e de transmissão. Encaminhar para tratamento, discutir as implicações do tratamento durante a gestação e orientar sobre MCCs efetivos
Doenças hematológicas	*Doença falciforme:* Rastreamento de todas as mulheres negras. Orientar aquelas com traço ou com doença falciforme Testar o parceiro *Talassemias*: Rastreamento das mulheres com ancestrais do sudeste asiático ou do mediterrâneo
Diabetes melito	Buscar controle adequado da glicemia, particularmente no período pré-concepcional para reduzir a teratogenicidade reconhecida do diabetes franco. Investigar retinopatia, nefropatia, hipertensão arterial etc
Doença tireoidiana	Rastrear aquelas com sintomas de doença tireoidiana. Assegure-se de que há iodo suficiente na dieta. Tratar hipo ou hipertireoidismo francos antes da concepção. Orientar sobre os risco para o resultado da gestação
Doenças do tecido conectivo	*AR:* orientação sobre risco de crise após a gravidez. Discutir a teratogenicidade do MTX e da leflunomida, assim como os possíveis efeitos de outros imunomoduladores. Oferecer MCCs efetivos durante seu uso e trocar os agentes antes da concepção. Interromper os AINEs em torno da 27ª semana de gestação *LES:* Orientar sobre riscos durante a gravidez. Otimizar o estado do paciente e oferecer MCCs efetivos durante este período e para aquelas que não desejem conceber. Discutir a teratogenicidade do micofenolato de mofetila e da ciclofosfamida assim como os possíveis efeitos dos novos imunomoduladores. MCCs efetivos durante seu uso. Se possível, trocar os agentes antes da concepção
Transtornos neurológicos e psiquiátricos	*Depressão:* Rastreamento para sintomas de depressão. Naquelas que estejam afetadas, orientar sobre os riscos do tratamento e da doença sem tratamento e sobre o risco elevado de agravamento durante a gravidez e no puerpério. *Distúrbios convulsivos:* Otimizar o controle das crises convulsivas se possível com monoterapia
Doenças dermatológicas	Informar sobre teratogenicidade da isotretinoína e do etretinato, com MCCs efetivos durante seu uso e necessidade de trocar de medicamentos antes da concepção

(continua)

TABELA 1-3 Tópicos para orientação pré-concepcional (*Continuação*)

Condição	Recomendações
Câncer	Informações sobre opções para preservar a fertilidade antes da terapia do câncer e sobre redução da fertilidade após o uso de determinados agentes. Aconselhamento genético àquelas com cânceres ligados à mutação. Avaliar a função cardíaca naquelas tratadas com agentes cardiotóxicos como adriamicina. Solicitar mamografia para aquelas tratadas com radioterapia do tórax. Discutir os possíveis efeitos teratogênicos dos MSREs, com MCCs efetivos durante seu uso e necessidade de troca de agentes antes da concepção. Revisar a quimioterapia e discutir possíveis efeitos teratogênicos caso seja mantida durante a gestação
Doenças infecciosas	*Bacteriúria assintomática:* Nenhuma importância no rastreamento pré-concepcional *Vaginose bacteriana:* Nenhuma importância no rastreamento pré-concepcional *Influenza:* Vacinar todas as mulheres antes do período de influenza *Malária:* Orientação para evitar viagens para regiões endêmicas durante o período de concepção. Caso inevitável, sugerir MCCs efetivos durante a viagem ou prescrever quimioprofilaxia a quem esteja planejando engravidar *Rubéola:* Investigar imunidade para rubéola. Caso não seja imune, proceder à vacinação e informar sobre a necessidade de uso de MCCs efetivos durante os três meses seguintes *Tuberculose:* Rastreamento em mulheres de alto risco e tratar antes da concepção *Tétano:* Atualizar vacinação, se necessário, em todas as mulheres em idade fértil *Varicela:* Investigar imunidade específica. Se não for imune, proceder à vacinação
DSTs	*Gonorrreia, sífilis, infecção por clamídia:* Rastreamento das pacientes de alto risco e tratar se indicado *HIV:* Rastrear aquelas com idade entre 19 e 64 anos e todas consideradas de alto risco em qualquer faixa etária (ver Tabela 1-2, p. 11). Orientar as pacientes soropositivas sobre os riscos durante a gravidez e sobre transmissão perinatal Discutir iniciar o tratamento antes da gravidez para reduzir o risco de transmissão. Indicar MCCs efetivos para aquelas que não desejarem conceber. *HPV:* Proceder a rastreamento com esfregaço de Papanicolaou. Vacinar pacientes com indicação *HSV:* Realizar rastreamento sorológico nas pacientes assintomáticas com parceiros contaminados. Orientar as pacientes contaminadas sobre os riscos de transmissão perinatal e sobre medidas preventivas durante o terceiro trimestre e no trabalho de parto

ECA = enzima conversora de angiotensina; BRA, bloqueador do receptor de angiotensina; MCC = método contraceptivo; IMC = índice de massa corporal; HIV = vírus da imunodeficiência humana; HPV = papilomavírus humano; HSV = vírus herpes simples; HAS = hipertensão arterial sistêmica; MTX = metotrexato; AINE = anti-inflamatório não esteroide; AR = artrite reumatoide; MRSE = modulador do receptor seletivo de estrogênio; LES = lúpus eritematoso sistêmico; DST = doença sexualmente transmissível.
Adaptada do *American College of Obstetricians and Gynecologists*, 2008; Fiore, 2010; e Jack, 2008.

---

cluindo exposição prolongada ao sol ou à radiação ultravioleta, história familiar ou pessoal, pele clara, cabelo claro ou sardas, imunossupressão, xeroderma pigmentoso e idade.

■ Osteoporose

Nos Estados Unidos, quase 15% das mulheres com mais de 50 anos apresentam osteoporose, e 35 a 50%, osteopenia (Ettinger, 2003).* Essas condições com debilidade óssea levam ao aumento das taxas de fraturas, e a densidade da massa óssea é inversamente proprocional ao risco de fraturas. Por isso, ferramentas que aferem a densidade óssea, como a absorciometria de dupla emissão de raios X (DEXA, de *dual-energy x-ray absorptiometry*), são usadas para identificar perda óssea e predizer o risco de fratura. A Tabela 1-6 lista as recomendações práticas publicadas pela National Osteoporosis Foundation (2010) para pacientes pós-menopáusicas. A osteoporose, sua prevenção e tratamento serão discutidos em mais detalhes no Capítulo 21 (p. 563).

■ Obesidade

Diagnóstico e riscos

Entre 2007 e 2008, 35% das mulheres nos EUA foram consideradas obesas, e 64% estavam com sobrepeso ou obesidade (Flegal, 2010).** O índice de massa corporal, embora não seja uma medida direta do conteúdo de gordura do organismo, é uma ferramenta valiosa na avaliação do risco dos pacientes para problemas médicos relacionados com o peso (Tabela 1-7). Utilizando libras e polegadas, o IMC é calculado dividindo-se o peso (em libras) pelo quadrado da estatura (em polegadas) e multiplicando-se o resultado pelo fator 703. Utilizando o sistema métrico, o IMC é calculado dividindo-se o peso (em quilos) pelo quadrado da estatura (em metros). Obtém-se um calculador de IMC para adultos em: http://www.cdc.gov/healthyweight/assessing/bmi/adult_bmi/english_bmi_calculator/bmi_calculator.html. Para adolescentes (e crianças) o IMC é expresso de forma diferente. Idade e sexo são considerados e o IMC é calculado em percentis. O calculador para IMC de adolescentes pode ser obtido em: http://apps.nccd.cdc.gov/dnpabmi/. A Tabela 1-8 apresenta as definições de subpeso, sobrepeso e obesidade para adolescentes e adultos.

Além do IMC, a circunferência abdominal está diretamente relacionada com a quantidade de gordura abdominal, que, quando aumentada, pode ser considerada um fator de risco independente de comorbidade. Para as mulheres considera-se aumentada a circunferência abdominal acima de 0,88 m (35 polegadas) (National Heart, Lung, and Blood Institu-

---

*N. de R.T. No Brasil, 30% das mulheres na pós-menopausa e 15% dos homens com mais de 50 anos sofrem de osteoporose.

**N. de R. T. No Brasil, em 2003, a obesidade afetava 8,9% dos homens e 13,1% das mulheres adultas (IBGE).

TABELA 1-4 Diretrizes para rastreamento de câncer de mama

Organização	Rastreamento mamográfico	Exame clínico das mamas	Autoexame das mamas	Interrupção do rastreamento mamográfico
American College of Obstetricians and Gynecologists	Idade ≥ 40: anual	Entre 20 e 39 anos: a cada 1 a 3 anos Idade ≥ 40: anual	Recomenda-se autoconhecimento da mama; considere ensinar o exame para as pacientes de alto risco	Individualizar com 75 anos ou mais, considere comorbidades e riscos/benefícios
American Cancer Society	Idade ≥ 40: anual	Entre 20 e 39 anos: a cada 1 a 3 anos Idade ≥ 40: anual	Opcional ≥ 20	Nenhuma idade especificamente recomendada; individualizar
U.S. Preventive Services Task Force	Entre 40 e 49 anos: nenhum rastreamento de rotina; pode-se recomendar a cada 2 anos em pacientes específicas Entre 50 e 74 anos: a cada 2 anos	Evidências insuficientes de benefício adicional	Não	Nenhuma idade especificamente recomendada; individualizar

Compilada a partir de American College of Obstetricians and Gynecologists, 2011a; Smith, 2011; U.S. Preventive Services TaskForce, 2009b.

te, 2000). A circunferência abdominal é medida no nível das cristas ilíacas ao final da expiração normal. A fita métrica deve estar próxima à pele, mas não apertada.

Além do estigma social que geralmente acompanha o aumento do peso corporal, as mulheres com sobrepeso e obesas apresentam maior risco de desenvolver hipertensão arterial, hipercolesterolemia, diabetes melito tipo 2, doença da vesícula biliar, osteoartrite no joelho, apneia do sono, doença cardíaca coronariana (DCC) e certos cânceres (Must, 1999; National Task Force on the Prevention and Treatment of Obesity, 2000). Por essa razão, em geral, o tratamento dessas mulheres está direcionado para a perda de peso e para o controle de outros fatores de risco de comorbidades (Tabela 1-9). Dentre as questões ginecológicas possivelmente influenciadas por obesidade estão padrões menstruais, risco de hiperplasia do endométrio e de câncer do endométrio, síndrome do ovário policístico e escolha do método contraceptivo. Não há exame isolado ou painel laboratorial-padrão recomendado para pacientes obesas. A avaliação de comorbidades deve ser individualizada considerando-se os antecedentes familiares e a história social. Aferição da pressão arterial, testes rápidos para perfil lipídico e glicemia e exame da função tireoidiana devem ser considerados para pacientes obesas durante a avaliação inicial.

Uma vez que se tenha identificado uma paciente com IMC acima do nível desejado, o médico deve avaliar sua disposição para mudanças nos hábitos de vida e dar-lhe orientações, apoio e encaminhamentos apropriados (Tabela 1-10). Essas orientações individualizadas podem ser usadas não apenas para controle do peso, mas também para outras questões comportamentais, incluindo uso abusivo de substâncias, tabagismo e contracepção. O desenvolvimento de uma relação de confiança com a paciente auxiliando-a a passar por essas etapas é importante para que haja mudanças comportamentais duradouras (American College of Obstetricians and Gynecologists, 2009b).

Tratamento

Mudanças no estilo de vida. A Tabela 1-11 apresenta as diretrizes recomendadas para a terapia direta de pacientes identificadas como portadoras de sobrepeso ou obesidade (National Heart, Lung, and Blood Institute, 1998). As comorbidades, definidas na Tabela 1-9, têm papel significativo na escolha do tratamento. Uma discussão detalhada sobre perda de peso com dieta está além do escopo deste capítulo, mas informações clínicas úteis aos pacientes podem ser encontradas no *site*: www.nhlbi.nih.gov/guidelines.

Em geral, nas pacientes adultas com IMC entre 27 e 35, é possível conseguir perda de 10% do peso corporal em seis meses com redução de 300 a 500 kcal na ingestão diária. Para as mulheres com IMC mais elevado, uma perda similar pode ser obtida com redução de 500 a 1.000 kcal. Para as adolescentes com IMC acima do 85º percentil para a faixa etária, o médico deve determinar se é possível fazer o tratamento no consultório ou se há necessidade de encaminhamento a nutricionista. Para as adolescentes, mais do que para as adultas, o objetivo deve ser simplesmente retardar a velocidade de ganho de peso a fim de evitar interferir com o crescimento e o desenvolvimento normais.

Medicamentos. Além da dieta e dos exercícios, opções farmacológicas ou cirúrgicas podem ser adotadas para determinadas pacientes obesas. O orlistate (Xenical) é o único agente aprovado pela Food and Drug Administration (FDA) para tratamento de obesidade. Como inibidor reversível da lipase gástrica e pancreática, o orlistate impede a absorção de 30% da gordura ingerida (Henness, 2006). Este medicamento é utilizado sob prescrição médica na dosagem de 120 mg por via oral três vezes ao dia durante as refeições, mas também está disponível em

TABELA 1-5 Diretrizes de rastreamento para detecção precoce de câncer e adenomas colorretais em mulheres de risco médio com 50 anos ou mais

Exames para detectar pólipos adenomatosos e câncer[a]		
Exame	**Intervalo**	**Questões-chave para decisões informadas**
Colonoscopia	A cada 10 anos	Necessidade de preparo completo do intestino A maioria dos centros usa sedação consciente; as pacientes perdem um dia de trabalho e necessitam de acompanhante para transportá-la do local do exame Dentre os riscos estão perfuração e sangramento, raros, mas potencialmente graves; boa parte dos risco está associada à polipectomia
SCF com inserção por 40 cm ou até a flexura esplênica	A cada 5 anos	Necessário preparo completo ou parcial do intestino Geralmente não se utiliza sedação e, portanto, é possível haver desconforto durante o procedimento O efeito protetor da sigmoidoscopia fica limitado à porção examinada do colo As pacientes devem entender que achados positivos à sigmoidoscopia geralmente resultam em encaminhamento para colonoscopia
Enema baritado com duplo contraste (EBDC)	A cada 5 anos	Necessário preparo total do intestino Se as pacientes apresentarem 1 ou mais pólipos ≥ 6 mm, há indicação para colonoscopia Os riscos associados ao EBDC são pequenos; foram relatados casos raros de perfuração
Colonografia por tomografia computadorizada (CTC)	A cada 5 anos	Necessário preparo total do intestino Se as pacientes apresentarem 1 ou mais pólipos ≥ 6 mm, há indicação para colonoscopia Os riscos associados à CTC são pequenos; foram relatados casos raros de perfuração É possível que sejam identificadas anormalidades extracolônicas com necessidade de investigação complementar
Exames para detecção de câncer[a]		
Exame	**Intervalo**	**Questões-chave para decisões informadas**
PSOF	Anual	Há necessidade de 2 a 3 amostras de fezes coletadas em casa para realizar o exame; uma amostra coletada durante toque retal no consultório não é aceita como exame
TIF	Anual	Exames positivos estão associados a maior risco de câncer de colo e neoplasia avançada; deve-se recomendar colonoscopia em caso de resultado positivo Se o exame for negativo, deve ser repetido anualmente As pacientes devem compreender que o exame realizado uma única vez provavelmente não é eficaz
Teste de DNA nas fezes (fDNA)	Intervalo indeterminado	Uma amostra adequada de fezes deve ser obtida e preservada com os agentes apropriados para o envio ao laboratório O custo unitário do teste atualmente disponível é significativamente mais alto do que o de outras formas de exame das fezes Se o teste for positivo, há indicação para colonoscopia Se negativo, o intervalo adequado até novo teste não foi determinado

[a] Deve-se selecionar um método deste grupo.
TIF = teste imunoquímico fecal; SCF = sigmoidoscopia flexível; PSOF = pesquisa de sangue oculto nas fezes com base em guáiaco.
Adaptada a partir de Levin, 2008, com permissão; American College of Obstetricians and Gynecologists, 2011b.

TABELA 1-6 Orientações gerais para prevenção da osteoporose em mulheres pós-menopáusicas

Orientar sobre o risco de osteoporose e fraturas relacionadas Verificar se há causas secundárias (Tabela 21-6, p. 568)
Orientar sobre as quantidades adequadas de cálcio (pelo menos 1.200 mg/dia) e vitamina D (800 a 1.000 UI por dia), incluindo suplementos, se necessário, para mulheres com 50 anos ou mais
Recomendar exercícios regulares com pesos e alongamento muscular, para redução do risco de quedas e de fraturas
Orientar as mulheres contra o tabagismo e a ingestão excessiva de álcool
Para as pacientes com ≥ 65 anos, recomendar exame de densidade mineral óssea de DMO
Para mulheres pós-menopáusicas com idade entre 50 e 69 anos, recomendar exame de DMO quando houver indicação com base no perfil de fatores de risco (Tabela 21-7, p. 568)
Recomendar o exame de DMO para mulheres que tenham sofrido fratura para graduação da doença
Para monitoramento de perda óssea considera-se apropriado o exame de DMO realizado em centros com DEXA que utilizem medidas aceitas para avaliação da qualidade Para as pacientes submetidas à farmacoterapia, o exame normalmente é realizado 2 anos após o início do tratamento e a cada 2 anos a partir de então. Contudo, em determinadas situações clínicas é possível que haja indicação de exames mais frequentes

DMO = densidade mineral óssea;
DEXA = absorciometria de dupla emissão de raios X
Resumida a partir de National Osteoporosis Foundation, 2010.

cápsulas de 60 mg para venda sem receita médica, também a ser tomado três vezes ao dia. Em razão do seu mecanismo de ação o orlistate pode causar distensão, flatulência, diarreia ou esteatorreia, sendo que todos esses sintomas e sinais podem ser reduzidos com dieta com baixo teor de gordura. A má-absorção associada pode levar à deficiência de vitaminas lipossolúveis, A, D, E e K, e todos os pacientes tratados devem receber suplementos diários dessas vitaminas. Há relatos raros de lesões hepáticas graves e os rótulos mais recentes apontam esse risco (Food and Drug Administration, 2010a).

A sibutramina é um fármaco inibidor seletivo da recaptação de serotonina e norepinefrina, que atua em nível central primariamente como inibidor do apetite. Este medicamento foi voluntariamente retirado do mercado dos EUA em 2010 em razão de preocupações quanto a possíveis eventos adversos cardiovasculares (Food and Drug Administration, 2010b).

Cirurgia bariátrica. Como adjunto da dieta e dos exercícios, a cirurgia bariátrica pode ser indicada para mulheres com IMC ≥ 40 ou ≥ 35, com outras comorbidades presentes (Buchwald, 2005). Dos procedimentos disponíveis, dois são mais realizados. Nas bandas gástricas aplicam-se anéis plásticos ajustáveis por laparoscopia ao redor do estômago para limitar a ingestão de alimentos. No *bypass* gástrico com técnica emY-de-Roux cria-se uma pequena bolsa estomacal com grampeamento vertical reduzindo a ingestão. O estômago reduzido é conectado diretamente ao jejuno para evitar o duodeno e reduzir a absorção de calorias e nutrientes. Ambas as cirurgias levam à perda de peso substancial nos indivíduos com obesidade mórbida e estão relacionadas à melhora nos fatores de risco de comorbidades e à redução das taxas de mortalidade (Christou, 2004; Sjostrom, 2004). Entretanto, as complicações cirúrgicas podem ser graves e incluem embolia pulmonar, vazamentos gastrintestinais nos grampos ou nas linhas de sutura, obstrução estomal ou estenose e sangramento (Steinbrook, 2004).

Após cirurgia bariátrica, os pacientes são orientados a postergar gestações por 12 a 18 meses. A perda acelerada de peso durante este período implica riscos teóricos de restrição ao crescimento fetal e privação nutricional intrauterina. Entretanto, à medida que se perde peso, aumentam as taxas de fertilidade assim como o risco de engravidar (Merhi, 2009). Sendo assim, há necessidade de contracepção efetiva (Centers for Disease Control and Prevention, 2010b). Muitos métodos contraceptivos parecem ser tão efetivos em mulheres com IMC elevado quanto nas controles de peso normal. Contudo, o adesivo contraceptivo (OrthoEvra) é menos efetivo nas pacientes com peso > 90 kg. O uso de contraceptivos subdérmicos não foi avaliado pelos fabricantes com mais de 130% do seu peso corporal ideal, e as pacientes devem ser orientadas a esse respeito. Além disso, a eficácia das pílulas anticoncepcionais talvez seja prejudicada em mulheres com sobrepeso ou obesas. Especificamente nas pacientes submetidas à cirurgia bariátrica, a eficácia da contracepção oral talvez seja menor com as técnicas cirúrgicas associadas à má-absorção (Society of Family Planning, 2009). Finalmente, em razão do risco de aumento do peso, o uso de acetato de medroxiprogesterona de depósito (DepoProvera) talvez seja uma opção pouco popular para mulheres tentando perder peso.

■ Hipertensão crônica

A hipertensão crônica é comum e estima-se que 39 milhões de mulheres norte-americanas sejam hipertensas (American Heart Association, 2010). O risco de hipertensão aumenta com a idade, e mais de 65% das mulheres acima de 60 anos apresentam pressão arterial elevada (Ong, 2007; Vasan, 2002). A hipertensão arterial é um problema de saúde significativo e aumenta os riscos de infarto do miocárdio, acidente vascular encefálico, insuficiência cardíaca congestiva, doença renal e doença vascular periférica. Para minimizar esses efeitos, os ginecologistas devem estar familiarizados com os critérios usados

TABELA 1-7 Tabelas do índice de massa corporal

IMC	19	20	21	22	23	24	25	26	27	28	29	30	31	32	33	34	35
Altura (metros)							Peso corporal (quilos)										
1,47	41,2	43,5	45,3	47,6	49,8	52,1	53,9	56,2	58,5	60,7	62,5	64,8	67,1	69,4	71,6	73,4	75,7
1,49	42,6	44,9	47,1	49,4	51,7	53,9	56,2	58,0	60,3	62,5	64,8	67,1	69,4	71,6	73,9	76,2	78,4
1,52	43,9	46,2	48,5	50,8	53,5	55,7	58	60,3	62,5	64,8	67,1	69,4	71,6	73,9	76,2	78,9	81,1
1,54	45,3	48	50,3	52,6	55,3	57,6	59,8	62,1	64,8	67,1	69,4	71,6	74,3	76,6	78,9	81,6	83,9
1,57	47,1	49,4	52,1	54,4	57,1	59,4	61,6	64,4	66,6	69,4	71,6	74,3	76,6	81,6	84,3	86,6	86,6
1,60	48,5	51,2	53,5	56,2	58,9	61,2	63,9	66,2	68,9	71,6	73,9	76,6	79,3	81,6	84,3	86,6	89,3
1,62	49,8	52,6	55,3	58	60,7	63,5	65,7	68,4	71,2	73,9	76,6	78,9	81,6	84,3	87	89,3	92,5
1,65	51,7	54,4	57,1	59,8	62,5	65,3	68	70,7	73,4	76,2	78,9	81,6	84,3	87	89,8	92,5	95,2
1,67	53,5	56,2	58,9	61,6	64,4	67,1	70,3	73	75,7	78,4	81,1	84,3	87	89,8	92,5	95,2	97,9
1,70	54,8	57,6	60,7	63,5	66,2	69,4	72,1	75,2	78	80,7	83,9	86,6	89,8	92,5	95,7	98,4	101,1
1,72	56,6	59,4	62,5	65,3	68,4	71,6	74,3	77,5	80,2	83,4	86,1	89,3	92	95,2	97,9	101,1	104,3
1,75	58	61,2	64,4	67,5	70,3	73,4	76,6	79,8	82,5	85,7	88,9	92	94,8	97,9	101,1	104,3	107
1,77	59,8	63	66,2	69,4	72,5	75,7	78,9	82,1	85,2	88,4	91,6	94,8	97,9	100,7	103,8	107	110,2
1,80	61,6	64,8	68	71,2	74,8	78	81,1	84,3	87,5	90,7	94,3	97,5	100,7	103,8	107	110,2	113,4
1,82	63,5	66,6	69,8	73,4	76,6	80,2	83,4	86,6	90,2	93,4	96,6	100,2	103,4	106,5	109,7	113,4	117
1,85	65,3	68,4	72,1	75,2	78,9	82,5	85,7	89,3	92,5	96,1	99,3	102,9	106,5	109,7	113,4	116,5	120,2
1,87	67,1	70,3	73,9	77,5	81,1	84,3	87,9	91,6	95,2	98,8	102	105,6	109,3	112,9	116,1	119,7	123,3
1,90	68,9	72,5	76,2	79,8	83,4	87	90,7	94,3	97,9	101,6	105,2	108,8	112,4	116,1	119,7	123,3	126,5
1,93	70,7	74,3	78	81,6	85,7	89,3	92,9	96,6	100,2	104,3	107,9	111,5	115,2	119,2	122,9	126,6	130,1

IMC	36	37	38	39	40	41	42	43	44	45	46	47	48	49	50	51	52	53	54
Altura (metros)									Peso corporal (quilos)										
1,47	78	80,2	82,1	84,3	86,6	88,9	91,1	92,9	95,2	97,5	99,7	101,6	103,8	106,1	108,4	110,6	112,4	114,7	117
1,49	80,7	83	85,2	87,5	89,8	92	94,3	96,1	98,4	100,7	102,9	105,2	107,5	109,7	112	114,3	116,5	118,8	121,1
1,52	83,4	85,7	87,9	90,2	92,5	94,8	97,5	99,7	102	104,3	106,5	108,8	111,1	113,4	115,6	118,3	120,6	122,9	125,1
1,54	86,1	88,4	91,1	93,4	95,7	98,4	100,7	102,9	105,2	107,9	110,2	112,4	115,2	117,4	119,7	122	124,7	127	129,2
1,57	88,9	91,6	93,8	96,6	98,8	101,6	103,8	106,5	108,8	111,5	113,8	116,1	118,8	121,1	123,8	126,1	128,8	131	133,8
1,60	92	94,3	97	99,7	102	104,7	107,5	109,7	112,4	115,2	117,4	120,2	122,4	126,1	127,9	130,1	132,9	135,6	137,8
1,62	94,8	97,5	100,5	102,9	105,2	107,9	110,6	113,4	116,1	118,8	121,1	123,8	126,5	129,2	132	134,2	136,9	139,7	142,4
1,65	97,9	100,7	103,4	106,1	108,8	111,5	114,3	117,2	119,7	122,4	125,1	127,9	130,6	133,3	136	138,8	141,5	144,2	146,9
1,67	101,1	103,8	106,5	109,3	112	114,7	117,9	120,6	123,3	126,1	128,8	132	134,7	137,4	140,1	142,8	146	148,7	151,5
1,70	104,3	107	109,7	112,9	115,6	118,3	121,5	124,2	127	130,1	132,9	135,6	138,8	141,5	144,7	147,4	150,1	153,3	156
1,72	107	110,2	112,9	116,1	118,8	122	125,1	127,9	131	133,8	136,9	139,7	142,8	146	148,7	151,9	154,6	159,8	160,5
1,75	110,2	113,4	116,5	119,2	122,4	125,6	128,8	132	134,7	137,8	141	144,2	146,9	150,1	153,3	156,4	159,2	162,3	165,5
1,77	113,4	116,5	119,7	122,9	126,1	129,2	132,4	135,6	138,8	141,9	145,1	148,3	151,5	154,6	159,8	161	164,2	167,3	170,5
1,80	116,5	120,2	126,1	126,6	129,7	132,9	136,5	139,7	142,8	146	149,2	153,3	155,5	159,2	162,3	165,5	168,7	171,9	175
1,82	120,2	123,3	126,5	130,1	133,3	136,9	140,1	143,3	146,9	150,1	153,3	156,9	160,1	163,7	166,9	170,1	173,7	176,9	180
1,85	123,3	127	130,6	133,8	136,9	140,6	144,2	147,4	151	154,2	157,8	161	164,6	168,2	171,4	175	178,2	181,8	185
1,87	127	130,1	133,8	137,4	141	144,7	147,7	151,5	155,1	158,7	162,3	165,5	169,1	172,8	176,4	179,6	183,2	186,8	190,5
1,90	130,1	133,8	137,4	141	144,7	148,3	151,9	155,5	159,2	162,8	166,4	170,1	173,7	177,3	180,9	184,6	188,2	191,8	195,5
1,93	133,8	137,8	141,5	145,1	148,7	152,4	156	160,1	163,7	167,3	171	174,6	178,7	182,3	185,9	189,6	193,2	197,3	200,9

TABELA 1-8 Definições de peso anormal em adultos e adolescentes

Faixa etária	Subpeso	Sobrepeso	Obesidade
Adolescentes	IMC < percentil 5 para a idade	IMC entre os percentis 85 e 95 para a idade	IMC > percentil 95 para a idade
Adultos	IMC < 18,5	IMC entre 25 e 29,9	IMC ≥ 30

TABELA 1-9 Fatores de risco da obesidade para comorbidades

DCC estabelecida
Outra doença aterosclerótica concomitante
    Doença vascular periférica
    Aneurisma aórtico abdominal
    Doença arterial coronariana sintomática
Diabetes melito tipo 2
Apneia do sono
Tabagismo
Hipertensão arterial crônica
Níveis lipídicos abdominais
    Níveis de colesterol LDL elevados
    Níveis de triglicerídeos elevados
    Níveis de colesterol HDL baixos
Histórico familiar de DCC
Anormalidades ginecológicas
    Menorragia ou metrorragia
    Hiperplasia endometrial
    Câncer endometrial
Osteoartrite
Cálculos biliares

DCC = doença cardíaca coronariana; HDL = lipoproteína de alta densidade; LDL = lipoproteína de baixa densidade.
Retirada do National Heart, Lung, and Blood Institute, 2000.

TABELA 1-10 Estágios da disposição para mudar

Estágio para a mudança	Exemplo de comportamento
Pré-contemplativo	Nenhum interesse na perda de peso; não percebe o problema
Contemplativo	Reconhece o problema; considera alguma dieta específica
Preparação	Identifica os benefícios da mudança; planeja mudanças, p. ex., estoca sua dispensa de forma adequada
Ação	Inicia tratamento ou alteração comportamental
Manutenção	As mudanças são incorporadas ao modo de vida

TABELA 1-11 Recomendações de tratamento de acordo com o IMC

Tratamento	IMC 25 a 26,9	IMC 27 a 29,9	IMC 30 a 34,9	IMC 35 a 39,9	IMC ≥ 40
Dieta, atividade física e terapia comportamental	CC	CC	+	+	+
Farmacoterapia	–	CC	+	+	+
Cirugia	–	–	CC	CC	CC

+ representa o uso do tratamento indicado independentemente de haver comorbidades; IMC = índice de massa corporal; CC = com comorbidades.
Segundo National Heart, Lung, and Blood Institute, 2000.

TABELA 1-12 Classificação e tratamento da hipertensão

Classificação	PAS (mmHg)		PAD (mmHg)	Sem indicação forte[a]	Com indicação forte[a]
Normal	< 120	e	< 80	Sem medicamento anti-hipertensivo	Sem medicamento anti-hipertensivo
Pré-hipertensão	120-139	ou	80-89	Sem medicamento anti-hipertensivo	Medicamentos para indicação(ões) forte(s)
Hipertensão no estágio 1	140-159	ou	90-99	Para a maioria, diuréticos do tipo tiazida. Podem ser considerados inibidores da ECA, BRAs, BCCs ou combinação	Medicamentos para indicação(ões) forte(s). Inibidores da ECA, BRAs, BCCs, conforme a necessidade
Hipertensão no estágio 2	≥ 160	ou	≥ 100	Para a maioria, combinação de dois medicamentos, em geral diurético do tipo tiazida e inibidores da ECA ou BB ou BCC	Medicamentos para indicação(ões) forte(s). Incluir diuréticos, inibidores da ECA, BRAs, BBs, BCCs, conforme a necessidade

[a] Indicações fortes incluem: (1) insuficiência cardíaca congestiva, (2) infarto do miocárdio, (3) diabetes, (4) insuficiência renal crônica, (5) acidente vascular encefálico anterior. Alterações no estilo de vida são sugeridas a todos e abrangem (1) redução do peso, se houver sobrepeso, (2) limitação da ingestão de álcool, (3) aumento da atividade física aeróbia (30 a 45 minutos/dia), (4) redução da ingestão de sódio (< 2,34 g/dia), (5) cessação do tabagismo e (6) abordagens nutricionais para evitar hipertensão (DASH, de *dietary approaches to stop hypertension*) (Ver Tabela 1-14, p. 20).
ECA = enzima conversora da angiotensina; BRA = bloqueador do receptor da angiotensina; BB = β-bloqueador; BCC = bloqueador do canal de cálcio; PAD = pressão arterial diastólica; PAS = pressão arterial sistólica.
Retirada do National Heart, Lung, and Blood Institute, 2003.

para o diagnóstico de hipertensão. Embora muitos prefiram encaminhar suas pacientes para tratamento de hipertensão, os ginecologistas devem estar cientes dos objetivos-alvo e dos riscos a longo prazo associados a essa doença.

Diagnóstico

Exame físico. A pressão sanguínea deve ser aferida com a paciente sentada em uma cadeira com o braço-teste apoiado sobre uma mesa. Um manguito de tamanho adequado deve ser selecionado, e a bolsa de borracha do manguito deve envolver, pelo menos, 80% do braço. A hipertensão é diagnosticada se as leituras das pressões estiverem elevadas em pelo menos duas visitas distintas ao consultório.

Conforme observado na Tabela 1-12, as categorias de hipertensão incluem a pré-hipertensão diagnosticada quando as leituras variam entre 120 e 139/80-89 mmHg. Essa faixa é importante, uma vez que as mulheres com pré-hipertensão apresentam risco significativamente maior de desenvolver hipertensão posteriormente (Wang, 2004). Além disso, comparada com as leituras normais da pressão arterial, a pré-hipertensão está associada a riscos maiores de doenças cardiovasculares (Mainous, 2004).

Se for diagnosticada hipertensão, outros exames devem ser realizados para excluir causas subjacentes de hipertensão e doença em órgão-alvo (Tabela 1-13). Consequentemente, o exame deve incluir a confirmação da pressão arterial por comparação com o braço contralateral; exame de fundo de olho; cálculo do IMC e medida da circunferência abdominal; ausculta para sopros anormais na carótida, no abdome e femorais; palpação da glândula tireoide; ausculta do coração e dos pulmões; exame abdominal para aumento renal e pulsação da aorta abdominal e inspeção dos membros para presença de edema e avaliação dos pulsos periféricos.

Exames laboratoriais e outros procedimentos diagnósticos. Os exames laboratoriais de rotina recomendados antes do início da terapia incluem eletrocardiograma, exame de urina, glicemia, hematócrito, perfil lipídico, exame da função tireoidiana e dosagem de potássio e creatinina séricos. Em geral, não há indicação de pesquisa mais abrangente para causa indefinida, exceto se a hipertensão não tiver sido controlada com o tratamento inicial (Chobanian, 2003).

Tratamento

A intervenção no estilo de vida é uma forma eficaz de reduzir a pressão arterial, podendo ser usada para evitar e tratar hipertensão (Tabela 1-14). Entretanto, se a pressão sanguínea estiver significativamente elevada, se houver resistência às alte-

TABELA 1-13 Causas identificáveis de hipertensão

Doença renal crônica
Terapia crônica com esteroide e síndrome de Cushing
Coarctação de aorta
Induzida ou relacionada a medicamentos
Medicamentos não esteroides e anti-inflamatórios
Cocaína e anfetaminas
Simpatomiméticos (descongestionantes, anoréxicos)
Contraceptivos orais combinados
Esteroides suprarrenais
Ciclosporina e tacrolimo
Eritropoietina
Licorice
Fitoterápicos (ephedra, ma huang)
Feocromocitoma
Aldosteronismo primário
Doença renovascular
Apneia do sono
Doença da tireoide ou da paratireoide

TABELA 1-14 Controle da pré-hipertensão

Estratégia	Recomendação	Redução aproximada na PAS	Efeito na incidência ou na prevalência de hipertensão
Padrão dietético DASH	4-5 frutas/dia 4-5 vegetais/dia 2-3 laticínios com baixo teor de gordura/dia < 25% de gordura	3,5 mmHg	Diminuição de 62% (prevalência)
Perda de peso	Eficaz na redução da PA, mesmo sem atingir o IMC normal	1 mmHg/kg de perda de peso	Diminuição de 42% (incidência)
Ingestão de sódio reduzida	< 2.400 mg/dia	Redução de 2 mmHg por 76 mmol/L/dia	Diminuição de 38% (incidência)
Atividade física	Exercício moderado ≥ 30 minutos na maioria dos dias	3-4 mmHg	N/D
Consumo moderado de álcool	≤ 0,0591 L/dia (homens); ≤ 0,0296 L/dia (mulheres)	3,5 mmHg	N/D

IMC = índice de massa corporal; PA = pressão arterial; DASH = abordagem nutricional para evitar hipertensão (*dietary approaches to stop hypertension*); N/D = não disponível; PAS = pressão arterial sistólica.
Retirada de Svetkey, 2005, com permissão.

rações no estilo de vida, ou se outras comorbidades estiverem presentes, o tratamento farmacológico pode ser necessário para reduzir as complicações a longo prazo. Os medicamentos usados para o tratamento são numerosos, e uma relação pode ser encontrada no relatório sobre hipertensão do National Heart, Lung, and Blood Institutes (2003) em: www.nhlbi.nih.gov/guidelines/hypertension/express.pdf.

■ Diabetes melito

O diabetes é comum, e aproximadamente 11 milhões de adultos nos Estados Unidos são diabéticos (National Institute of Diabetes and Digestive and Kidney Disease, 2007).* As consequências a longo prazo desse distúrbio endócrino são sérias e abrangem doença cardíaca coronariana, acidente vascular cerebral, doença vascular periférica, doença periodontal, nefropatia, neuropatia e retinopatia.

Rastreamento

Atualmente, o U.S. Preventive Services Task Force (2008) afirma que não há evidências suficientes para recomendar rastreamento de rotina para diabetes tipo 2 em adultas assintomáticas, exceto se houver hipertensão arterial concomitante. No entanto, a American Diabetes Association (2010) recomenda que o rastreamento seja considerado em intervalos de três anos a partir dos 45 anos, em especial para as mulheres com IMC ≥ 25. Além disso, os exames devem ser realizados com mais frequência nas pacientes mais jovens ou adultas que estejam com sobrepeso ou que apresentem um ou mais dos fatores de risco relacionados na Tabela 1-15. À parte do rastreamento, as mulheres com sintomas evidentes de hiperglicemia, como poliúria, polidipsia e borramento da visão, devem se submeter ao teste diagnóstico para diabetes. Finalmente, o American College of Obstetricians and Gynecologists (2009c) recomenda que todas as mulheres que tenham tido diabetes gestacional sejam triadas para diabetes 6 a 12 semanas após o parto. Se o exame estiver normal, recomenda-se nova avaliação a cada três anos.

O diabetes pode ser diagnosticado de diferentes maneiras, que estão relacionadas na Tabela 1-16, p. 21. A aferição laboratorial da concentração de glicose plasmática é realizada com amostras venosas, e os valores mencionados têm como base o uso desses métodos. Valores elevados, na ausência de hiperglicemia evidente, devem ser confirmados no dia seguinte por um desses métodos. Em contraste, o teste da glicose sanguínea capilar usando o glicômetro é uma ferramenta eficaz de

TABELA 1-15 Fatores de risco do diabetes tipo 2

Idade ≥ 45 anos
Sobrepeso (IMC ≥ 25)
Histórico familiar de diabetes (pais ou irmãos portadores)
Inatividade física habitual
Raça/etnia (afro-, hispano-, nativo- e ásio-americanos, e nativos das Ilhas do Pacífico)
GJ alterada, IGT ou HbA$_{1c}$ ≥ 5,7% identificadas anteriormente
Histórico de DMG ou parto de bebê pesando > 4,08 kg
Hipertensão (≥ 140/90 mmHg em adultos)
Colesterol HDL ≤ 35 mg/dL e/ou nível de triglicerídeo ≥ 250 mg/dL
Síndrome do ovário policístico
Outros quadros clínicos associados à resistência à insulina
Histórico de doença vascular

IMC = índice de massa corporal; DMG = diabetes melito gestacional; HDL = lipoproteína de alta densidade; GJ alterada = glicemia de jejum alterada; HbA$_{1c}$ = hemoglobina A$_{1c}$; IGT = intolerância à glicose (de *impaired glucose tolerance*).
Retirada da American Diabetes Association, 2010.

---

*N. de R.T. No Brasil, 7,6% da população de 30 a 69 anos apresentam diabetes melito, segundo estudo realizado pelo Ministério da Saúde e CNPq sobre a prevalência de diabetes no país, em 1988.

TABELA 1-16 Critérios diagnósticos do diabetes melito

HbA$_{1c}$ ≥ 6,5%. O exame deve ser realizado em laboratório usando um método certificado pela NGSP
ou
GJ ≥ 126 mg/dL. Define-se jejum como nenhuma ingestão de caloria no mínimo nas últimas 8 horas
ou
Glicemia ≥ 200 mg/dL 2 horas após sobrecarga durante TTGO. O exame deve ser realizado conforme descrito pela OMS, usando sobrecarga de glicose contendo o equivalente a 75 g de glicose anidro dissolvidos em água
ou
Sintomas do diabetes mais concentração plasmática de glicose casual ≥ 200 mg/dL. Os sintomas clássicos do diabetes incluem poliúria, polidipsia e perda de peso inexplicada

Critérios diagnósticos para glicemia de jejum alterada
GJ: 100 a 125 mg/dL

Critérios diagnósticos para intolerância à glicose
Glicemia em 2 horas durante TTGO-75 g: 140 a 199 mg/dL
ou
HbA$_{1c}$: 5,7 a 6,4%

GJ = glicemia em jejum; HbA$_{1c}$ = hemoglobina A$_{1c}$; NGSP = National Glycohemoglobin Standardization Program; TTGO = teste de tolerância à glicose oral; OMS = Organização Mundial de Saúde.
Retirada da American Diabetes Association, 2010.

monitoramento, mas atualmente não é recomendada para o diagnóstico de diabetes melito.

Tratamento

Para aquelas com diagnóstico de diabetes melito há indicação de encaminhamento a especialista. Demonstrou-se que o controle dos níveis elevados de glicose sanguínea tem como consequência retardo no início e progressão lenta de muitas complicações do diabetes (Cleary, 2006; Fioretto, 2006; Martin, 2006). O controle pode ser obtido apenas com a modificação da dieta ou com a associação de agentes orais hipoglicemiantes ou de insulina injetável. Para reduzir a morbidade diabética, os objetivos da terapia incluem níveis de hemoglobina A$_{1c}$ <7%, pressão arterial <130/80 mmHg, níveis de lipoproteína de baixa densidade (LDL, de *low-density lipoprotein*) <100 mg/dL, níveis de lipoproteína de alta densidade (HDL) > 50 mg/dL, níveis de triglicerídeos < 150 mg/dL, perda de peso e cessação do tabagismo (National Diabetes Education Program, 2009).

Há um grupo intermediário no qual os níveis de glicose ficam abaixo dos critérios para diabetes melito, mas são altos demais para serem considerados normais. Esse grupo é definido como tendo *glicemia de jejum alterada* ou *intolerância à glicose* dependendo do teste empregado (ver Tabela 1-16). Esses indivíduos têm maior risco de evoluir para diabetes melito. Para evitar ou retardar o surgimento do diabetes, esse grupo deve ser acompanhado com modificações nos hábitos de vida para aumentar a atividade física e perder peso, uso de medicamentos como metformina, orientação nutricional e rastreamento regular para diabetes (American College of Obstetricians and Gynecologists, 2009c; American Diabetes Association, 2010).

■ Doença cardiovascular

Em 2006, quase 36% da população feminina estavam afetados por doença cardiovascular (DCV) e mais de 430 mil mulheres morreram em razão de complicações (American Heart Association, 2010). As diretrizes da American Heart Association estimulam a vigilância e a avaliação inicial do risco da mulher para DCV (Mosca, 2011). De forma bastante simples, o risco da mulher pode ser calculado pelo total de pontos designados para tabagismo, idade, níveis de lipídeos e hipertensão. Um calculador *online* está disponível no *site*: http://hp2010.nhlbihin.net/atpiii/calculator.asp?usertype=prof. Na *escala de Framingham de risco para DCC em 10 anos*, o total dos pontos é classificado em níveis de risco, como se segue: risco alto (> 20% de risco de DCC), em risco (10 a 20% de risco em 10 anos) e risco ideal (< 10% de risco). As recomendações para a prevenção de DCV estão relacionadas na Tabela 1-17 e organizadas de acordo com esses níveis de risco.

■ Síndrome metabólica

Diagnóstico e prevalência

Essa síndrome representa um conjunto importante de fatores de risco para DCV (Tabela 1-18). Até o momento, não foi identificada uma única causa-padrão da síndrome metabólica, que possa ser precipitada por múltiplos fatores subjacentes de risco. Dentre esses fatores, parece que a obesidade abdominal e a resistência à insulina são os mais importantes (Grundy, 2005). Atualmente, o conceito de síndrome metabólica tem sido debatido. Entretanto, esta síndrome é reconhecida como um grande risco à saúde pela Organização Mundial de Saúde (OMS), pela American Heart Association e pelo International Diabetes Federation (Alberti, 2009; Despres, 2006; Grundy, 2006).

A síndrome metabólica é comum e cerca de 20 a 25% dos adultos norte-americanos preenchem os critérios diagnósticos. Embora os gêneros aparentem ser igualmente afetados, os norte-americanos de origem mexicana demonstram maior prevalência, e sua incidência parece aumentar em todas as etnias com a idade (Ford, 2002). As sequelas associadas à síndrome metabólica são significativas e incluem aumento do risco de diabetes tipo 2 e da mortalidade causada por coronariopatia ou DCV e por qualquer causa (Lorenzo, 2003; Malik, 2004; Sattar, 2003). Entre os portadores da síndrome metabólica, os

Ginecologia Geral Benigna

TABELA 1-17 Recomendações para prevenção de doença cardiovascular (DCV) em mulheres

Risco alto (> 20% de risco de DCV)	Risco intermediário (10 a 20% de risco)	Risco baixo (< 10% de risco)
Força das recomendações[a]		
Cessação do tabagismo	Cessação do tabagismo	
Atividade física/reabilitação cardíaca	Atividade física	Atividade física
Dieta DASH	Dieta DASH	Dieta DASH
Peso saudável	Peso saudável	Peso saudável
Controle da pressão arterial	Controle da pressão arterial	
Controle/tratamento do colesterol (meta < 100 mg/dL)	Terapia redutora de LDL caso ≥ 190 mg/dL	
Terapia com β-bloqueador		
Terapia com inibidor da ECA ou BRA		
Força das recomendações[b]		
Tratamento para redução do LDL (meta < 70 mg/dL nas mulheres com risco muito alto)	Terapia com ácido acetilsalicílico	
Controle da glicemia	Tratamento para outras elevações no colesterol ou TG	
Ácido acetilsalicílico/agentes antiplaquetários		
Ácido graxo ômega-3		

ECA = enzima conversora da angiotensina; BRA = bloqueador do receptor da angiotensina; DASH = abordagem dietética para reduzir a hipertensão; LDL = lipoproteína de baixa densidade; TG = triglicerídeos.
[a] Evidência consistente e de boa qualidade.
[b] Evidência inconsistente ou de baixa qualidade.
Retirada de Mosca, 2011.

TABELA 1-18 Critérios diagnósticos da síndrome metabólica

Qualquer conjunto de 3 dos 5 critérios constitui diagnóstico de síndrome metabólica	Pontos de corte definidos
Circunferência abdominal aumentada[a]	≥ 102 cm para homens ≥ 88 cm para mulheres
Níveis de TG elevados	≥ 150 mg/dL **ou** Farmacoterapia para níveis de TG elevados[b]
Níveis de HDL reduzidos	< 40 mg/dL para homens < 50 mg/dL para mulheres **ou** Farmacoterapia para níveis de HDL reduzidos[b]
PA elevada	≥ 130 mmHg PA sistólica **ou** ≥ 85 mmHg PA diastólica **ou** Farmacoterapia para hipertensão
Níveis de glicose em jejum elevados	≥ 100 mg/dL **ou** Farmacoterapia para níveis de glicose elevados

[a] As diretrizes para circunferência abdominal variam entre as populações e países e limites específicos devem ser utilizados. Os valores aqui apresentados referem-se aos EUA.
[b] Fibratos e ácido nicotínico são os fármacos mais empregados para TGs elevados e HDLs reduzidas. Presume-se que os pacientes tratados com esses agentes tenham níveis de TG elevados e de HDL baixos.
PA = pressão arterial; HDL = lipoproteína de alta densidade; TG = triglicerídeo.
Adaptada de Alberti, 2009; Grundy, 2005.

riscos são potencializados pelo tabagismo e por níveis elevados de colesterol LDL.

Tratamento

Dentre os objetivos do controle clínico estão redução dos riscos de doença aterosclerótica clínica e de diabetes melito tipo 2. Por isso, a terapia primária para a síndrome metabólica concentra-se em modificar os hábitos de vida, em especial na redução do peso e no aumento da prática de exercícios. Durante a avaliação, cada componente dessa síndrome deve ser identificado e tratado de acordo com as diretrizes vigentes. A farmacoterapia deve seguir as orientações determinadas para o tratamento de cada componente individual (Eberly, 2006; Grundy, 2006; National Cholesterol Education Program, 2001).

■ Dislipidemia

Hipercolesterolemia

Rastreamento e diagnóstico. Os dados sustentam que o colesterol LDL é o principal agente aterogênico. Embora, no passado, tenha-se acreditado que ficasse retido passivamente nas paredes vasculares, atualmente o LDL é considerado um agente pró-inflamatório potente e gerador de respostas inflamatórias crônicas características da aterosclerose. É lógico que níveis elevados de colesterol total e LDL estejam associados a aumento das taxas de doença arterial coronariana, acidente vascular encefálico isquêmico e outras complicações vasculares ateroscleróticas (Horenstein, 2002; Law, 1994).

Como prevenção, o National Cholesterol Education Program Adult Treatment Panel-III (ATP-III) (2001) recomenda que todos os adultos com 20 anos de idade ou mais tenham seu perfil lipoproteico sérico avaliado após 9 a 12 horas de jejum, a cada cinco anos. Esse perfil inclui dosagem das concentrações do colesterol total, LDL e HDL e dos triglicerídeos. A Tabela 1-19 descreve a interpretação desses níveis. No entanto, se houver outros fatores de riscos comórbidos para DCC, as exigências quanto aos níveis ideais de LDL serão mais estritas.

Tratamento. A redução dos níveis de LDL está associada à redução das taxas de infarto do miocárdio e de AVE isquêmico (Goldstein, 2011; Sever, 2003; Thavendiranathan, 2007). O tratamento pode incluir alterações no estilo de vida com ou sem a adição de medicamentos (Tabela 1-20).

Para aqueles com níveis de HDL abaixo do recomendado, devem-se direcionar esforços para alcançar as metas para LDL. Além disso, controle do peso e aumento da atividade física devem ser considerados.

Hipertrigliceridemia

Os triglicerídeos são levados aos tecidos pela lipoproteína de densidade muito baixa (VLDL, de *very-low-density lipoprotein*), que é sintetizada e secretada pelo fígado. Essa lipoproteína rica em triglicerídeos é absorvida pelo tecido adiposo e pelos músculos, onde os triglicerídeos são degradados a partir da VLDL. Por fim, um resíduo aterogênico de VLDL é gerado. Por essa razão, os níveis de triglicerídeos podem ser usados como um marcador das lipoproteínas aterogênicas, e esses níveis altos foram relacionados com aumento das DCV (Assmann, 1996; Austin, 1998). Além disso, sua importância clínica foi enfati-

TABELA 1-19 Interpretação dos níveis de colesterol e de triglicerídeos

Lipoproteína (mg/dL)	Interpretação
Colesterol total	
< 200	Ideal
200-239	Limítrofe elevado
≥ 240	Elevado
Colesterol LDL	
< 100	Ideal
100-129	Desejável
130-159	Limítrofe elevado
160-189	Elevado
≥ 190	Muito elevado
Colesterol HDL	
< 40	Baixo
≥ 60	Elevado
Triglicerídeos	
< 150	Ideal
150-199	Limítrofe elevado
200-499	Elevado
≥ 500	Muito elevado

HDL = lipoproteína de alta densidade; LDL = lipoproteína de baixa densidade.
Compilada a partir do National Cholesterol Education Program, 2001.

zada por sua inclusão como um dos critérios para a síndrome metabólica (Dunbar, 2005).

A hipertrigliceridemia é diagnosticada com base nos critérios constantes da Tabela 1-19. Para a maioria das pessoas com elevação média a moderada de triglicerídeos, a recomendação do ATP-III é procurar reduzir os níveis de LDL e de VLDL. De forma alternativa, para as pessoas com níveis de triglicerídeos acima de 500 mg/dL, os objetivos do tratamento visam principalmente à redução dos níveis de triglicerídeo para evitar pancreatite.

■ Acidente vascular encefálico

O acidente vascular cerebral (AVE) é a terceira causa mais importante de óbito nos Estados Unidos. Em 2006, aproximadamente 425 mil mulheres norte-americanas sofreram um AVE novo ou recorrente.* A prevenção primária é importante, uma vez que mais de 75% dos AVEs são o primeiro evento (American Heart Association, 2010). Os clínicos gerais devem conhecer os fatores de risco de AVE suscetíveis à modificação e tratar ou encaminhar as pacientes para o tratamento desses fatores (Tabela 1-21).

■ Exercícios

Os exercícios são conhecidos por seus benefícios na prevenção da doença arterial coronariana, do diabetes tipo 2, da osteoporose, da obesidade, da depressão, da insônia e dos cânceres de mama e de colo (Brosse, 2002; Knowler, 2002; Lee, 2003;

---
*N. de R. T. Em 2008, o Sistema Único de Saúde (SUS) registrou, em todo o Brasil, 200 mil internações por AVE. Desse total, 33 mil casos evoluíram para o óbito.

Ginecologia Geral Benigna

TABELA 1-20 Agentes orais redutores de lipídeos

Classe do fármaco e agentes	Nome comercial	Indicações importantes	Dose inicial	Dose máxima	Contraindicações
Inibidores da HMG-CoA-redutase ("estatinas")		LDL elevada			Absoluta: Doença hepática ativa ou crônica Gravidez, lactação
Lovastatina	Mevacor, Altocor		20 mg/dia	80 mg/dia	
Pravastatina	Pravachol		40 mg/tn	80 mg/tn	
Sinvastatina	Zocor		20 mg/tn	80 mg/tn	
Fluvastatina	Lescol		20 mg/tn	80 mg/tn	
Atorvastatina	Lipitor		10 mg/tn	80 mg/tn	
Rosuvastatina	Crestor		10 mg/tn	40 mg/tn	
Sequestrantes de ácidos biliares		LDL elevada			Absoluta: Disbetalipoproteinemia TG > 400 mg/dL
Colestiramina	Questran		4 g/dia	32 g/dia	
Colestipol	Colestid		5 g/dia	40 g/dia	
Colesevelam	Welchol		3.750 mg/dia	4.375 mg/dia	
Ácido nicotínico		LDL elevada, HDL baixa, TG elevada			Absoluta: Doença hepática crônica Úlcera péptica Gota severa
Liberação imediata			100 mg 3×/dia	1 g 3×/dia	
Liberação sustentada			250 mg 2×/dia	1,5 g 2×/dia	
Liberação prolongada	Niaspan		500 mg/tn	2 g/tn	
Derivados do ácido fíbrico		TG elevado, resíduos elevados			Absoluta: Doença renal ou hepática severa Doença da vesícula biliar Gravidez, lactação
Genfibrozila	Lopid, Gemcor		600 mg 2×/dia	600 mg 2×/dia	
Fenofibrato	Tricor		145 mg/dia	145 mg/dia	
Inibidores da absorção do colesterol		LDL elevada			Relativa: Doença hepática moderada ou severa
Ezetimibe	Zetia		10 mg/dia	10 mg/dia	
Agentes combinados		LDL elevada			Absoluta: Doença hepática Gravidez, lactação
Ezetimibe/Sinvastatina	Vytorin		10 mg/10 mg/dia	10 mg/80 mg/dia	
Ácidos graxos ômega-3	–	TG elevados	3 g/dia	6 g/dia	

HDL = lipoproteína de alta densidade; HMG-CoA = 3-hidroxi-3-metilglutaril-coenzima A; LDL = lipoproteína de baixa densidade; TG = triglicerídeo; tn = todas as noites
Ciclosporina, antibióticos macrolídeos, vários agentes antifúngicos e inibidores do citocromo P450 devem ser empregados com cautela em conjunto com os fibratos e a niacina.
Retirada do National Cholesterol Education Program, 2001, e de Rader, 2012.

Vuori, 2001; Youngstedt, 2005). Muitas dessas associações podem ser resultantes dos efeitos dos exercícios na redução da pressão arterial, na diminuição do colesterol LDL e dos níveis de triglicerídeos, no aumento dos níveis de colesterol HDL, na melhora do controle da glicemia e na diminuição do peso (Braith, 2006; Pescatello, 2004; Sigal, 2004).

Independentemente desses benefícios, com base nas estatísticas norte-americanas de 2008, 64% das mulheres são consi-

TABELA 1-21 Fatores de risco e resultados do tratamento do acidente vascular encefálico

Fator de risco	Risco relativo	Redução do risco relativo com tratamento
Hipertensão	8	32%
Fibrilação atrial	1,8-2,9	64% com varfarina, 19% com aspirina
Diabetes	1,8-6	Sem efeito provado
Tabagismo	1,8-2,9	50% em um ano, risco basal em 5 anos após cessação
Hiperlipidemia	1,8-2,6	16-30%
Estenose de carótida	2	50%

Resumida de Goldstein, 2011, Smith, 2012.

deradas inativas e apenas 10% exercitam-se mais de cinco vezes na semana (Pleis, 2009). As recomendações U.S. Departement of Health and Human Services (2008) abrangem atividades de intensidade moderada, como caminhadas, hidroginástica ou jardinagem, por, no mínimo, 150 minutos por semana *ou* atividades de intensidade vigorosa, como corridas, natação ou dança aeróbica por 75 minutos por semana. As atividades devem ser realizadas em episódios de no mínimo 10 minutos distribuídos ao longo da semana. A prática de exercícios além desses valores proporciona benefícios adicionais à saúde. Embora os programas de exercícios tradicionalmente enfatizem o exercício dinâmico e aeróbico de membros inferiores, as pesquisas crescentemente sugerem que o treinamento complementar de resistência aumenta a força e a rigidez muscular, melhora a função cardiovascular, a taxa de metabolismo, os fatores de risco coronarianos e o bem-estar psicossocial (Pollock, 2000). Consequentemente, as diretrizes governamentais também estimulam atividades de fortalecimento muscular duas vezes por semana com atividades que envolvam todos os principais grupos musculares. Uma relação completa das atividades físicas gerais e a descrição de suas intensidades está disponível no *site* do CDC: http://www.health.gov/paguidelines/pdf/paguide.pdf.

Doença da tireoide

A disfunção da glândula tireoide pode levar ao aumento ou à diminuição da atividade glandular. Como resultado, os sintomas da doença da tireoide podem variar amplamente, mas, em geral, incluem alterações no peso, na tolerância à temperatura, na menstruação, no nível de energia, no humor, na pele e no cabelo, e na motilidade gastrintestinal. O risco da doença da tireoide aumenta com a idade, e a disfunção é mais comum nas mulheres. Consequentemente, a American Thyroid Association recomenda que adultos, em especial as mulheres, sejam rastreados para disfunção da tireoide com dosagem da concentração sérica do hormônio estimulante da tireoide (TSH, de *thyroid-stimulating hormone*), a partir dos 35 anos de idade e a cada cinco anos (Ladenson, 2000). O American College of Obstetricians and Gynecologists (2011c) recomenda o início do rastreamento aos 50 anos de idade com o mesmo intervalo de cinco anos. Além disso, os indivíduos com manifestações clínicas potencialmente atribuíveis à disfunção da tireoide e aqueles com fatores de risco para seu desenvolvimento podem necessitar de exames mais frequentes. As pessoas com risco mais elevado para disfunção da tireoide incluem os idosos e as mulheres no período pós-parto, aquelas com exposição anterior a níveis altos de radiação (> 20 mGy) e aquelas com síndrome de Down. Em contraste, o U.S. Preventive Services Task Force (2004c) não encontrou evidências suficientes para a recomendação a favor ou contra o rastreamento de rotina.

Rastreamento em geriatria

Em 1996, a geração do *baby boom* nos EUA, totalizando aproximadamente 78 milhões de indivíduos, começou a ultrapassar os 50 anos de idade. As mulheres estão vivendo mais; nos EUA, sua expectativa de vida atual é 80 anos (National Center for Health Statistics, 2010). Para descrever esses indivíduos, os pesquisadores utilizam as categorias *idosos-jovens* (entre 65 a 74 anos), *idosos-médios* (75 a 84) e *idosos-idosos* (85 em diante). À medida que uma mulher percorre esses estágios, muitos de suas necessidades de saúde deixam de ser ginecológicas. Contudo, o ginecologista talvez seja o médico procurado por um familiar para opinar sobre a perda de memória da paciente ou o primeiro a perceber sinais de abuso contra a idosa. Consequentemente, os profissionais de atenção à saúde da mulher devem estar familiarizados com o rastreamento em geriatria. O rastreamento para desnutrição, estado funcional e disfunção cognitiva pode ser incluído na rotina ambulatorial e realizado pelo próprio médico ou pela equipe de apoio. Outros tópicos a serem rastreados são depressão, abuso do idoso, risco de queda, disfunção sexual, incontinência urinária, osteoporose, doença cardiovascular e os cânceres mais comuns. Esses tópicos serão discutidos em outras seções desta obra, e o cuidados preventivos preconizados aos idosos são descritos pelo American College of Obstetricians and Gynecologists (2011c).

Ao discutir o rastreamento dessa população surgem questões acerca de quando se devem suspender os exames de rotina. Diversos desses pontos finais foram estabelecidos por cada especialidade. Em geral, a decisão sobre a manutenção do rastreamento pode ser modificada pelos riscos associados ao próprio exame, pelo estado de saúde e comorbidades do paciente que possam limitar a investigação ou o tratamento de uma nova doença, e pela expectativa de vida atual do paciente.

Nutrição

À medida que a mulher envelhece, sua composição corporal se altera. Comumente, o aumento no peso se inicia a partir de 30 anos. Na fase geriátrica, é possível haver perda de peso resultante de depressão, problemas dentários, alguns medicamentos, neoplasia ou traumatismo craniano após queda. A perda de peso também pode refletir questões sociais, como dificuldade de transporte e tristeza após a perda de um ente querido. Demonstrou-se relação direta entre perda de peso em idosos recentemente hospitalizados e mortalidade no ano subsequente (Flodin, 2000). Além disso, nas mulheres idosas que necessitam de cirurgia ginecológica, a nutrição inadequada pode levar a dificuldades de cicatrização e retardo na recuperação. Assim, a avaliação nutricional é útil para identificar as pacientes em risco.

Um teste simples de usar, o MNA®-SF (de *Mini-Nutritional Assessment Short Form*) desenvolvido pela Nestlé Nutrition Institute, pode ser usado como ferramenta de rastreamento em ambiente ambulatorial. A forma resumida do MNA utiliza cinco questões e o IMC do paciente ou a circunferência da panturrilha para avaliar o risco de desnutrição (Kaiser, 2009; Rubenstein, 2001; Vellas, 2006). Pontuações < 12 determinam avaliação mais detalhada com a forma completa do MNA. Ambas as versões encontram-se disponíveis em http://www.mna-elderly.com/mna_forms.html.

Estado funcional

O estado funcional refere-se à capacidade do paciente de realizar atividades básicas e mais complexas para uma vida independente. As atividades básicas da vida diária (ABVD) representam as funções de autocuidado como cuidar da aparência e do asseio pessoal (Katz, 1963). As atividades instrumentais da vida diá-

TABELA 1-22 Questionário para vulnerabilidade de idosos-13 (VES-13)

1. Idade	**Pontuação**: 1 ponto para idade entre 75 e 84 anos 3 pontos para idade ≥ 85

2. Em geral, comparando-se com outros indivíduos da mesma idade, você diria que sua saúde está:

☐ Ruim* (1 ponto)
☐ Regular* (1 ponto)   **Pontuação:** 1 ponto para cada regular ou ruim
☐ Boa
☐ Muito boa ou
☐ Excelente

3. Estime a dificuldade que encontra, em média, para realizar as seguintes atividades:

	Nenhuma dificuldade	Pequena dificuldade	Alguma dificuldade	Muita dificuldade	Incapaz de realizar
a. Inclinar-se, agachar-se ou ajoelhar?	☐	☐	☐	☐*	☐*
b. Levantar ou carregar objetos com 4,5 kg?	☐	☐	☐	☐*	☐*
c. Alcançar objetos ou estender os braços acima do ombro?	☐	☐	☐	☐*	☐*
d. Escrever ou manusear ou segurar objetos pequenos?	☐	☐	☐	☐*	☐*
e. Caminhar 400 metros?	☐	☐	☐	☐*	☐*
f. Realizar tarefas domésticas pesadas como varrer o chão ou lavar as janelas?	☐	☐	☐	☐*	☐*

Pontuação: 1 ponto para cada resposta com * em 3a até f. Máximo de 2 pontos.

4. Em razão do seu estado de saúde ou físico, você tem alguma dificuldade para:

a. Comprar itens pessoais (produtos de asseio ou medicamentos)?
☐ Sim → Tem ajuda para comprar?   ☐ SIM*   ☐ NÃO
☐ Não
☐ Não faço compras → Devido à sua saúde?   ☐ SIM*   ☐ NÃO

b. Lidar com dinheiro (como manter as despesas sob controle ou pagar as contas)?
☐ Sim → Tem ajuda para lidar com dinheiro?   ☐ SIM*   ☐ NÃO
☐ Não
☐ Não lido → Devido à sua saúde?   ☐ SIM*   ☐ NÃO

c. Andar pela casa? OK SE USAR BENGALA OU ANDADOR.
☐ Sim → Tem ajuda para caminhar?   ☐ SIM*   ☐ NÃO
☐ Não
☐ Não caminho → Devido à sua saúde?   ☐ SIM*   ☐ NÃO

d. Fazer serviços domésticos leves (lavar pratos, arrumar a casa ou limpeza leve)?
☐ Sim → Tem ajuda para os serviços domésticos?   ☐ SIM*   ☐ NÃO
☐ Não
☐ Não faço → Devido à sua saúde?   ☐ SIM*   ☐ NÃO

e. Tomar banho?
☐ Sim → Tem ajuda para tomar banho?   ☐ SIM*   ☐ NÃO
☐ Não
☐ Não tomo banho → Devido à sua saúde?   ☐ SIM*   ☐ NÃO

Pontuação: 4 pontos para um ou mais *

Segundo Saliba, 2001, com permissão.

ria (AIVD) refletem funcionamento independente e incluem controle de canhoto de cheque, pagamento de contas e tarefas domésticas (Lawton, 1969). O declínio nesse estado funcional tem sido associado a maior risco de hospitalização, institucionalização e morte (Walston, 2006). Assim, as ferramentas para avaliar ABVD e AIVD permitem identificação, avaliação e intervenção precoces. Uma delas, o questionário para vulnerabilidade de idosos-13 (VES-13, de Vulnerable Elders Survey-13), inclui questões relativas a limitações físicas e funcionais e estado de saúde autoavaliado (Tabela 1-22). Os pacientes com pontuação > 3 têm risco quatro vezes maior de morte ou de declínio funcional ao longo dos dois anos subsequentes (Saliba, 2001). Esse teste pode ser administrado por pessoal não médico e preenchido em menos de cinco minutos. Ferramentas como essa ajudam o ginecologista a identificar as pacientes com maior risco de declínio funcional e, consequentemente, a encaminhá-las para avaliação complementar, caso indicada.

Função cognitiva

A demência é uma condição crônica adquirida na qual células cerebrais são destruídas e ocorre deterioração da cognição. Tais alterações podem se apresentar na forma de perda de memória recente ou de longo prazo, dificuldade para solucionar problemas ou desatenção à higiene pessoal. Embora não sejam especialistas para diagnosticar ou tratar esses problemas cognitivos, os ginecologistas podem realizar um rastreamento inicial e obter resultados que ou tranquilizem a paciente e seus familiares ou determinem uma investigação mais formal feita por neurologista ou geriatra. Nos pacientes geriátricos, pode ser difícil diagnosticar demência e depressão separadamente ou como comorbidades. Assim, as ferramentas de rastreamento para ambas estão indicadas. As ferramentas para diagnóstico de depressão são encontradas nas Tabelas 13-5 e 13-6 (p. 361).

Para demência, o Miniexame do Estado Mental (Mini Mental Status Exam) ou, mais recentemente, o teste mini-Cog, são instrumentos para rastreamento de déficit cognitivo no ambiente de atenção primária (Borson 2000, 2006; Folstein, 1975). O Mini-Cog requer aproximadamente três minutos para ser aplicado e se inicia dando ao paciente no início da entrevista três itens para guardar na memória. Mais tarde durante a entrevista a paciente será solicitada a lembrar esses três itens. No teste do desenho de relógio, solicita-se à paciente que desenhe um relógio marcando uma hora determinada, p. ex., 8h30. O relógio correto deve ter os números 1 a 12 corretamente distribuídos no sentido horário, com dois braços (de qualquer tamanho) apontando os números corretos para a hora solicitada. É improvável que uma paciente com demência relembre os três itens mencionados no início do teste. A Figura 1-10 apresenta uma algoritmo para pontuação do Mini-Cog. Para um teste sugestivo de demência, indica-se encaminhamento a geriatra, neurologista ou clínico geral de acordo com o que houver disponível na comunidade.

■ Saúde mental

Depressão e violência doméstica

Para mulheres de todas as idades, esses problemas são difusos e responsáveis por morbidade e mortalidade significativas. Cada um deles será discutido em detalhes no Capítulo 13 (p. 356) e devem ser rastreados, de forma rotineira, nas consultas anuais.

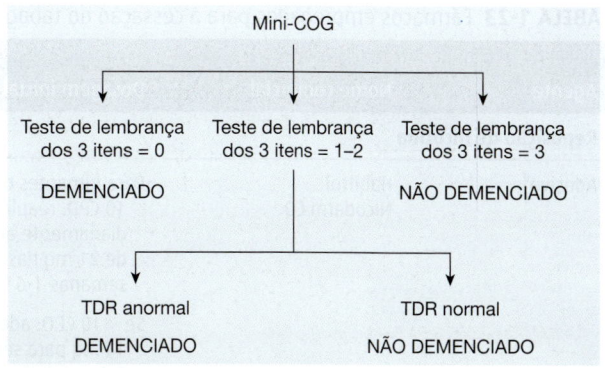

FIGURA 1-10 Teste Mini-Cog. TDR = teste do desenho de relógio. (*De Borson, 2000, com permissão.*)

Para a depressão, poucos dados corroboram o uso de um método específico de rastreamento, e perguntas simples como "Nas últimas duas semanas você se sentiu abatida, deprimida ou desanimada?" e "Você sentiu pouco interesse ou prazer em fazer as coisas?" são, em regra, eficazes (Whooley, 1997). Essas duas perguntas constituem o Questionário de Saúde Pessoal-2 (PHQ-2, de Personal Health Questionnaire-2), uma ferramenta validada para rastreamento de depressão. Todos os testes positivos para rastreamento devem ser imediatamente avaliados para depressão conforme delineado na Tabela 13-5 (p. 361).

As diretrizes do American College of Obstetricians and Gynecologists (2002) sobre violência doméstica recomendam que os médicos façam perguntas específicas e diretas às mulheres, de forma rotineira, sobre abuso. Pode-se experimentar introduzir o assunto com comentários simples, como "considerando que o abuso e a violência são comuns na vida das mulheres, passei a fazer essas perguntas rotineiramente". Além disso, o número do National Domestic Safety Hotline, 1-800-799-SAFE (7233) pode ser fornecido às pacientes (American Medical Association, 1992)*.

Tabagismo. O tabagismo é isoladamente a causa de óbito mais prevenível nos Estados Unidos e está relacionado a determinados cânceres, DCV, doenças pulmonares crônicas e AVE.** Especificamente no que se refere à ginecologia, o tabagismo está relacionado à redução da fertilidade, complicações gestacionais e complicações pós-operatórias. Tais complicações serão discutidas em detalhes nos respectivos capítulos. Apesar do conhecimento desses efeitos, em 2003, apenas 64% dos fumantes norte-americanos que se submeteram a exames de rotina foram advertidos pelo médico para renunciarem ao tabagismo (Torrijos, 2006). O American College of Obstetricians and Gynecologists (2011e) observou que cada consulta é uma oportunidade de intervir. As diretrizes do U.S. Department of Health and Human Services estimulam uma breve intervenção denomina-

---

*N. de R. T. No Brasil, o telefone da Central de Atendimento à Mulher é 180.

**N. de R. T. No Brasil, o valor estatístico de óbitos por doenças relacionadas ao tabagismo ainda é elevado. Em 1989, 32% da população com mais de 15 anos era de fumantes; em 2003, apenas 19% (IBGE). O Brasil é reconhecido internacionalmente pela luta e controle do tabagismo.

TABELA 1-23 Fármacos empregados para a cessação do tabagismo

Agente	Nome comercial	Dosagem inicial	Manutenção	Redução do fármaco	Duração da terapia
Reposição de nicotina					
Adesivo[d]	Habitrol Nicoderm CQ	Para fumantes de > 10 CPD: reaplica-se diariamente adesivo de 21 mg nas semanas 1-6	Adesivo de 14 mg nas semana 7 e 8	adesivo de 7 mg nas semanas 9-10	8-12 semanas
		Se <10 CPD: adesivo de 14 mg para semanas 1-6	→	adesivo de 7 mg nas semanas 7-8	
Goma[d]	Nicorette 2 mg 4 mg (se ≥25 CPD)	1 goma a cada 1-2 horas nas semanas 1-6 (máximo 24 pedaços/dia)	1 goma a cada 2-4 horas nas semanas 7-9	1 goma a cada 4-8 horas nas semanas 10-12	12 semanas
Lozenge[b]	Commit 2 mg 4 mg (se fumar < 30 min após acordar)	1 pedaço a cada 1-2h nas semanas 1-6 (máximo de 20 pedaços/dia)	1 pedaço a cada 2-4 horas nas semanas 7-9	1 goma a cada 4-8 horas nas semanas 10-12	12 semanas
Inalante[d]	Nicotrol		De 6 (uso médio) a 16 tubos inalados/dia por 12 semanas	O uso do tubo é reduzido	12-24 semanas
Spray nasal[d]	Nicotrol		1 dose = 1-2 jatos em cada narina a cada hora (máximo 40 doses/dia)	O uso é reduzido com início na semana 9	12-24 semanas
Agonistas da nicotina					
Vareniclina[c]	Chantix	0,5 mg/dia, VO, por 3 dias, depois 0,5 mg/dia, VO 2×/dia, pelos próximos 4 dias	1 mg, VO, 2×/dia		12 semanas
Agentes do SNC					
Bupropiona[c]	Wellbutrin SR Zyban	1-2 semanas antes da cessação: 150 mg VO 1×/dia	Então, 150 mg VO, 2×/dia		7-12 semanas; podendo usar por 6 meses
Nortriptilina[a,d]		25 mg VO, 1 ×/dia com aumento gradual	75-100 mg/dia, VO		12 semanas; podendo usar por 6 meses
Clonidina[a,c]	Catapres	0,1 mg VO 2 ×/dia, aumentando 0,10 mg/d a cada semana, conforme a necessidade	0,15-0,75 mg/dia, VO		3-10 semanas
	Catapres-TTS	0,1 mg, adesivo transdérmico trocado semanalmente	0,1-0,2 mg, adesivo transdérmico semanal		

[a] Recomendados como agentes de segunda linha, de acordo com orientações clínicas do U.S. Public Health Service, 2008.
[b] Não avaliado pela FDA durante a gravidez.
[c] Considerado fármaco na categoria C da FDA para uso durante a gravidez.
[d] Considerado fármaco na categoria D da FDA para uso durante a gravidez.
SNC = sistema nervoso central; VO = via oral; CPD = cigarros por dia.
Compilada a partir de Fiore, 2008.

TABELA 1-24 Medicamentos para insônia aprovados pelo U.S. Food and Drug Administration

Medicamento	Nome comercial	Dose	Indicações
Benzodiazepínicos			
Temazepam	Restoril	7,5-30 mg	Para insônia com dificuldade de manter o sono
Estazolam	ProSom	0,5-2 mg	Para insônia com dificuldade de manter o sono
Triazolam	Halcion	0,125-0,25 mg	Para insônia inicial
Flurazepam	Dalmane	15 a 30 mg	Para insônia com dificuldade de iniciar ou de manter o sono
Quazepam	Doral	7,5 a 15 mg	Para insônia com dificuldade de iniciar ou de manter o sono
Agonistas do receptor benzodiazepínico			
Eszopiclone	Lunesta	1-3 mg	Para insônia com dificuldade de manter o sono
Zolpidem	Ambien	5-10 mg	Para insônia com dificuldade de iniciar o sono
Zolpidem (liberação lenta)	Ambien CR	6,25 a 12,5 mg	Para insônia com dificuldade de iniciar ou de manter o sono
Zolpidem (sublingual)	Intermezzo	1,75 mg	Para insônia após o meio da noite
Zaleplon	Sonata	5-20 mg	Para insônia com dificuldade de iniciar o sono ou de manter o sono
Agonista do receptor de melatonina			
Ramelteon	Rozerem	8 mg	Para insônia com dificuldade de iniciar o sono

da os cinco "As": pergunte (*ask*) sobre uso de tabaco; aconselhe (*advise*) a cessação; avalie (*asses*) o desejo de deixar de fumar; assista (*assist*) o paciente com medicamentos ou encaminhamento para tratamento; acompanhe (*arrange*) (Fiore, 2008). As estratégias para cessação podem incluir orientação e farmacoterapia, e ambas produzem aumento nas taxas de abstinência (Ranney, 2006). As pacientes também podem ser encaminhadas ao *site* de combate ao tabagismo do National Cancer Institute: http://www.smokefree.gov. Neste *site* encontram-se informações obtidas com base em evidências, fornecidas gratuitamente, além de assistência profissional para auxiliar nas necessidades imediatas e de longo prazo àqueles interessados em deixar de fumar.

Farmacoterapia para o tabagismo. A nicotina é o componente aditivo-chave do tabaco e se liga ao receptor nicotínico de acetilcolina (Coe, 2005; Tapper, 2004). A ligação aumenta os níveis de dopamina no sistema nervoso central (SNC). Com a cessação do hábito de fumar, os níveis de dopamina no SNC são imediatamente reduzidos e segue-se a ânsia e o desejo.

Para abrandar os sintomas de abstinência, vários produtos foram desenvolvidos. Esses agentes farmacológicos podem ser genericamente divididos em (1) agentes de reposição da nicotina, (2) agentes do SNC e (3) agonistas da nicotina (Tabela 1-23). Desses, os agentes de reposição da nicotina reduzem gradualmente os níveis de nicotina, por isso abrandam os sintomas de abstinência e aumentam a probabilidade de cessação do tabagismo. Dos agentes do SNC, a bupropiona (Zyban, Wellbutrin) é um inibidor da recaptação da dopamina. Esse agente mantém os níveis centrais de dopamina durante a cessação e reduz os sintomas de abstinência de dopamina. Por fim, a vareniclina (Chantix) é um agonista parcial do receptor nicotínico da acetilcolina. Na teoria, a vareniclina liga-se a esse receptor para aliviar os sintomas de abstinência. Todos esses produtos são eficazes. Wu e colaboradores (2006), entretanto, na sua metanálise de estudos controlados, verificaram taxas mais elevadas de cessação depois de um ano do uso da vareniclina.

Em 2011, a FDA publicou um aviso de segurança acerca da possibilidade de aumento do risco de eventos adversos cardiovasculares em pacientes com doença cardiovascular diagnosticada usando vareniclina. A FDA observou que o fármaco é efetivo e que os riscos devem ser ponderados contra os benefícios da cessação do tabagismo em cada paciente. Além disso, a FDA (2009) relatou que o uso de vareniclina ou hidrocloreto de bupropiona foi associado a relatos de problemas no humor ou alterações comportamentais. Foi adicionada uma tarja preta como advertência ao rótulo do produto.

Uso abusivo de substâncias. Perguntas simples e diretas sobre o uso podem ser ferramentas rápidas e eficazes para identificar o consumo potencial do álcool. Há um guia para avaliação clínica e acompanhamento de pacientes elaborado pelo U.S. Departmentof Health and Human Services (2005), disponível em http://pubs.niaaa.nih.gov/publications/Practitioner/CliniciansGuide2005/guide.pdf. Se os padrões de consumo sugerirem abuso, justificam-se outras avaliações ou encaminhamento. Os critérios do *Manual Diagnóstico e Estatístico de Transtornos Mentais, Quarta Edição* (DSM-IV-TR) para dependência ou uso abusivo de substância estão relacionados nas Tabelas 13-9 e 13-10 (p. 363).

Insônia

A insônia é comum, e sua definição inclui: (1) dificuldade de iniciar o sono (2) problemas para manter o sono e (3) despertar precoce. A insônia pode ser primária ou pode ser secundária a outras condições, como depressão, mudanças no fuso horário por viagens, síndrome das pernas inquietas, uso de estimulantes e apneia do sono (National Institutes of Health, 2005). Por isso, a obtenção do histórico deve ser realizada para investigar essas queixas, e o tratamento deve ser direcionado para essas e outras causas secundárias (Becker, 2005).

Em geral, o tratamento da insônia primária é cognitivo-comportamental ou farmacológico. A terapia cognitiva visa a alterar as crenças do paciente e suas atitudes relacionadas com o sono. As terapias comportamentais são variadas e incluem aquelas que controlam o horário e a duração do sono, as que tentam melhorar o ambiente do quarto ou as que se concentram nas técnicas de relaxamento ou de *biofeedback* (Morgenthaler, 2006; Silber, 2005). Os medicamentos podem ser usados para ajudar a dormir, e a maioria dos agentes é da família dos benzodiazepínicos (Tabela 1-24) (National Institutes of Health).

REFERÊNCIAS

Alberti KG, Eckel RH, Grundy SM, et al: Harmonizing the metabolic syndrome: a joint interim statement of the International Diabetes Federation Task Force on Epidemiology and Prevention; National Heart, Lung, and Blood Institute; American Heart Association; World Heart Federation; International Atherosclerosis Society; and International Association for the Study of Obesity. Circulation 120(16):1640, 2009

American Cancer Society: American Cancer Society Guidelines for the Early Detection of Cancer. 2011. Available at: http://www.cancer.org/Healthy/FindCancerEarly/CancerScreeningGuidelines/american-cancer-society-guidelines-for-the-early-detection-of-cancer. Accessed August 26, 2011

American College of Obstetricians and Gynecologists: Cervical cytology screening. Practice Bulletin No. 109, December 2009a

American College of Obstetricians and Gynecologists: Breast cancer screening. Practice Bulletin No. 122, August 2011a

American College of Obstetricians and Gynecologists: Colonoscopy and colorectal cancer screening strategies. Committee Opinion No. 482, March 2011b

American College of Obstetricians and Gynecologists: Guidelines for Women's Health Care, 2nd ed. Washington, DC, ACOG, 2002

American College of Obstetricians and Gynecologists: Human papillomavirus vaccination. Committee Opinion No. 344, September 2006a

American College of Obstetricians and Gynecologists: Motivational interviewing: a tool for behavior change. Committee Opinion No. 423, January 2009b

American College of Obstetricians and Gynecologists: Neural tube defects. Practice Bulletin No. 44, July 2003

American College of Obstetricians and Gynecologists: Postpartum screening for abnormal glucose tolerance in women who had gestational diabetes mellitus. Committee Opinion No. 435, June 2009c

American College of Obstetricians and Gynecologists: Primary and preventive care: periodic assessments. Committee Opinion No. 483, April 2011c

American College of Obstetricians and Gynecologists: Routine cancer screening. Committee Opinion No. 356, December 2006b

American College of Obstetricians and Gynecologists: Routine human immunodeficiency virus screening. Committee Opinion No. 411, August 2008

American College of Obstetricians and Gynecologists: The importance of preconception care in the continuum of women's health care. Committee Opinion No. 313, September 2005.

American College of Obstetricians and Gynecologists: The role of the obstetrician-gynecologist in the early detection of epithelial ovarian cancer. Committee Opinion No. 477, March 2011d

American College of Obstetricians and Gynecologists: Tobacco use and women's health. Committee Opinion No. 503, September 2011e

American College of Obstetricians and Gynecologists (ACOG) and American College of Allergy, Asthma and Immunology (ACAAI): The use of newer asthma and allergy medications during pregnancy. Ann Allergy Asthma Immunol 84(5):475, 2000

American Diabetes Association: Standards of medical care in diabetes—2010. Diabetes Care 33:S11, 2010

American Heart Association: Heart disease and stroke statistics-2010 update. Available at: http://www.americanheart.org/downloadable/heart/1265665152970DS-3241%20HeartStrokeUpdate_2010.pdf. Accessed August 18, 2010

American Medical Association: Diagnosis and treatment guidelines on domestic violence, 1992. Available at: http://archfami.ama-assn.org/cgi/reprint/1/1/39. Accessed August 17, 2010

Assmann G, Schulte H, von Eckardstein A: Hypertriglyceridemia and elevated lipoprotein(a) are risk factors for major coronary events in middle-aged men. Am J Cardiol 77(14):1179, 1996

Austin MA, Hokanson JE, Edwards KL: Hypertriglyceridemia as a cardiovascular risk factor. Am J Cardiol 81(4A):7B, 1998

Becker PM: Pharmacologic and nonpharmacologic treatments of insomnia. Neurol Clin 23(4):1149, 2005

Bevers TB, Anderson BO, Bonaccio E, et al: NCCN clinical practice guidelines in oncology: breast cancer screening and diagnosis. J Natl Compr Canc Netw 7(10):1060, 2009

Borson S, Scanlan J, Brush M, et al: The Mini-Cog: a cognitive "vital signs" measure for dementia screening in multi-lingual elderly. Int J Geriatr Psychiatry 15:1021, 2000

Borson S, Scanlan J, Watanabe J, et al: Improving identification of cognitive impairment in primary care. Int J Geriatr Psychiatry 21:349, 2006

Braith RW, Stewart KJ: Resistance exercise training: its role in the prevention of cardiovascular disease. Circulation 113(22):2642, 2006

Brosse AL, Sheets ES, Lett HS, et al: Exercise and the treatment of clinical depression in adults: recent findings and future directions. Sports Med 32:741, 2002

Buchwald H: Bariatric surgery for morbid obesity: health implications for patients, health professionals, and third-party payers. J Am Coll Surg 200(4):593, 2005

Centers for Disease Control and Prevention: Recommended adult immunization schedule—United States, 2011. MMWR 60(4):1, 2011

Centers for Disease Control and Prevention: Revised recommendations for HIV testing of adults, adolescents, and pregnant women in health-care settings. MMWR 55(14):1, 2006

Centers for Disease Control and Prevention: Sexually transmitted diseases treatment guidelines, 2010. MMWR 59(12):1, 2010a

Centers for Disease Control and Prevention: U.S. medical eligibility criteria for contraceptive use, 2010. Adapted from the World Health Organization Medical Eligibility Criteria for Contraceptive Use, 4th ed. MMWR Early Release 59 (May 28):1, 2010b

Chobanian AV, Bakris GL, Black HR, et al: The seventh report of the Joint National Committee on Prevention, Detection, Evaluation, and Treatment of High Blood Pressure: the JNC 7 report. JAMA 289(19):2560, 2003

Christou NV, Sampalis JS, Liberman M, et al: Surgery decreases long-term mortality, morbidity, and health care use in morbidly obese patients. Ann Surg 240:416, 2004

Cleary PA, Orchard TJ, Genuth S, et al: The effect of intensive glycemic treatment on coronary artery calcification in type 1 diabetic participants of the Diabetes Control and Complications Trial/Epidemiology of Diabetes Interventions and Complications (DCCT/EDIC) Study. Diabetes 55(12):3556, 2006

Coe JW, Brooks PR, Vetelino MG, et al: Varenicline: an alpha4 beta2 nicotinic receptor partial agonist for smoking cessation. J Med Chem 48(10):3474, 2005

Despres JP, Lemieux I: Abdominal obesity and metabolic syndrome. Nature 444(7121):881, 2006

Dunbar RL, Rader DJ: Demystifying triglycerides: a practical approach for the clinician. Cleve Clin J Med 72(8):661, 2005

Eberly LE, Prineas R, Cohen JD, et al: Metabolic syndrome: risk factor distributing and 18-year mortality in the Multiple Risk Factor Intervention Trial. Diabetes Care 29(1):123, 2006

Ettinger MP: Aging bone and osteoporosis: strategies for preventing fractures in the elderly. Arch Intern Med 163(18):2237, 2003

Fiore AE, Uyeki TM, Broder K, et al: Prevention and control of influenza with vaccines: recommendations of the Advisory Committee on Immunization Practices (ACIP), 2010. MMWR 59(RR-8):1, 2010

Fiore MC, Jaen CR, Baker TB, et al: Treating tobacco use and dependence: 2008 update. Rockville, U.S. Department of Health and Human Services, 2008

Fioretto P, Bruseghin M, Berto I, et al: Renal protection in diabetes: role of glycemic control. J Am Soc Nephrol 17(4 Suppl 2):S86, 2006

Flegal KM, Carroll MD, Ogden CL, et al: Prevalence and trends in obesity among U.S. adults, 1999-2008. JAMA 303(3):235, 2010

Flodin L, Svensson S, Cederholm T: Body mass index as a predictor of 1 year mortality in geriatric patients. Clin Nutr 19(2):121, 2000

Folstein M, Folstein S, McHugh P: "Mini-mental state." A practical method for grading the cognitive state of patients for the clinician. J Psychiatr Res 12:189, 1975

Food and Drug Administration: Chantix (varenicline) may increase the risk of certain cardiovascular adverse events in patients with cardiovascular disease. 2011. Available at: http://www.fda.gov/Drugs/DrugSafety/ucm259161.htm. Accessed August 14, 2011

Food and Drug Administration: Completed safety review of Xenical/Alli (orlistat) and severe liver injury. 2010a. Available at: http://www.fda.gov/Drugs/DrugSafety/PostmarketDrugSafetyInformationforPatientsandProviders/ucm213038.htm. Accessed August 15, 2010

Food and Drug Administration: FDA Requires New Boxed Warnings for the Smoking Cessation Drugs Chantix and Zyban. 2009. Available at: http://www.fda.gov/Drugs/DrugSafety/PostmarketDrugSafetyInformationforPatients andProviders/DrugSafetyInformationforHeathcareProfessionals/PublicHealthAdvisories/ucm169988.htm. Accessed August 27, 2011

Food and Drug Administration: Meridia (sibutramine hydrochloride) Information. 2010b. Available at :http://www.fda.gov/Drugs/DrugSafety/PostmarketDrugSafetyInformationforPatientsandProviders/ucm191652.htm. Accessed August 26, 2011

Ford ES, Giles WH, Dietz WH: Prevalence of the metabolic syndrome among us adults: findings from the Third National Health and Nutrition Examination Survey. JAMA 287(3):356, 2002

Goldstein LB, Bushnell CD, Adams RJ, et al: Guidelines for the primary prevention of stroke: a guideline for healthcare professionals from the American Heart Association/American Stroke Association. Stroke 42(2):517, 2011

Griffith WF, Stuart GS, Gluck KL, et al: Vaginal speculum lubrication and its effects on cervical cytology and microbiology. Contraception 72(1):60, 2005

Grundy SM: Metabolic syndrome: connecting and reconciling cardiovascular and diabetes worlds. J Am Coll Cardiol 47(6):1093, 2006

Grundy SM, Cleeman JI, Daniels SR, et al: Diagnosis and management of the metabolic syndrome: An American Heart Association/National Heart, Lung, and Blood Institute scientific statement: executive summary. Circulation 112(17):e285, 2005

Hayes SN: Preventing cardiovascular disease in women. Am Fam Physician 74:1331, 2006

Henness S, Perry CM: Orlistat: a review of its use in the management of obesity. Drugs 66(12):1625, 2006

Horenstein RB, Smith DE, Mosca L: Cholesterol predicts stroke mortality in the Women's Pooling Project. Stroke 33(7):1863, 2002

Jack BW, Atrash H, Coonrod DV, et al: The clinical content of preconception care: an overview and preparation of this supplement. Am J Obstet Gynecol 199(6 Suppl 2):S266, 2008

Kahn R, Buse J, Ferrannini E, et al: The metabolic syndrome: time for a critical appraisal: joint statement from the American Diabetes Association and the European Association for the Study of Diabetes. Diabetes Care 28(9):2289, 2005

Kaiser MJ, Bauer JM, Ramsch C, et al: Validation of the Mini Nutritional Assessment short-form (MNA-SF): a practical tool for identification of nutritional status. J Nutr Health Aging 13(9):782, 2009

Katz S, Ford, AB, Moskowitz RW, et al: Studies of illness in the aged. The index of ADL: a standardized measure of biological and psychosocial function. JAMA 185:914, 1963

Knowler WC, Barrett-Connor E, Fowler SE, et al: Reduction in the incidence of type 2 diabetes with lifestyle intervention or metformin. N Engl J Med 346:393, 2002

Kösters JP, Gøtzsche PC: Regular self-examination or clinical examination for early detection of breast cancer. Cochrane Database Syst Rev 3:CD003373, 2008

Kroenke K, Spitzer RL, Williams JB: The Patient Health Questionnaire-2: validity of a two-item depression screener. Med Care 41(11):1284, 2003

Ladenson PW, Singer PA, Ain KB, et al: American Thyroid Association guidelines for detection of thyroid dysfunction. Arch Intern Med 160(11):1573, 2000

Law MR, Wald NJ, Thompson SG: By how much and how quickly does reduction in serum cholesterol concentration lower risk of ischaemic heart disease? BMJ 308(6925):367, 1994

Lawton MP, Brody EM: Assessment of older people: self-monitoring and instrumental activities of daily living. Gerontologist 9:179, 1969

Lee IM: Physical activity and cancer prevention—data from epidemiologic studies. Med Sci Sports Exerc 35(11):1823, 2003

Levin B, Lieberman DA, McFarland B, et al: Screening and surveillance for the early detection of colorectal cancer and adenomatous polyps, 2008: a joint guideline from the American Cancer Society, the U.S. Multi-Society Task Force on Colorectal Cancer, and the American College of Radiology. CA Cancer J Clin 58(3):130, 2008

Lorenzo C, Okoloise M, Williams K, et al: The metabolic syndrome as predictor of type 2 diabetes: the San Antonio heart study. Diabetes Care 26(11):3153, 2003

Mainous AG III, Everett CJ, Liszka H, et al: Prehypertension and mortality in a nationally representative cohort. Am J Cardiol 94(12):1496, 2004

Malik S, Wong ND, Franklin SS, et al: Impact of the metabolic syndrome on mortality from coronary heart disease, cardiovascular disease, and all causes in United States adults. Circulation 110(10):1245, 2004

Martin CL, Albers J, Herman WH, et al: Neuropathy among the diabetes control and complications trial cohort 8 years after trial completion. Diabetes Care 29(2):340, 2006

McDonald S, Saslow D, Alciati MH: Performance and reporting of clinical breast examination: a review of the literature. CA Cancer J Clin 54:345, 2004

Meissner HI, Breen N, Klabunde CN, et al: Patterns of colorectal cancer screening uptake among men and women in the United States. Cancer Epidemiol Biomarkers Prev 15(2):389, 2006

Merhi ZO: Impact of bariatric surgery on female reproduction. Fertil Steril 92(5):1501, 2009

Morgenthaler T, Kramer M, Alessi C, et al: Practice parameters for the psychological and behavioral treatment of insomnia: an update. An American Academy of Sleep Medicine report. Sleep 29(11):1415, 2006

Mosca L, Benjamin EJ, Berra K, et al: Effectiveness-based guidelines for the prevention of cardiovascular disease in women–2011 update: a guideline from the American Heart Association. J Am Coll Cardiol 57(12):1404, 2011

Must A, Spadano J, Coakley EH, et al: The disease burden associated with overweight and obesity. JAMA 282(16):1523, 1999

National Cancer Institute: Breast cancer screening: summary of evidence. 2010. Available at: http://www.cancer.gov/cancertopics/pdq/screening/breast/HealthProfessional/page2#Section_188. Accessed August 12, 2010

National Center for Health Statistics: Health, United States, 2009: with special feature on medical technology. Hyattsville, MD, U.S. Department of Health and Human Services, 2010

National Cholesterol Education Program: Detection, evaluation, and treatment of high blood cholesterol in adults (Adult Treatment Panel III). National Institutes of Health Publication No.01-3670, 2001. Available at: http://www.nhlbi.nih.gov/guidelines/cholesterol/atp3xsum.pdf. Accessed August 12, 2010

National Diabetes Education Program: Guiding principles for diabetes care: for health care providers. National Institutes of Health Publication No.99-4343, 2009. Available at: http://ndep.nih.gov/media/GuidPrin_HC_Eng.pdf. Accessed August 17, 2010

National Heart, Lung, and Blood Institute: Clinical guidelines on the identification, evaluation, and treatment of overweight and obesity in adults. National Institutes of Health Publication No. 98-4083, 1998. Available at: http://www.nhlbi.nih.gov/guidelines/obesity/ob_gdlns.pdf Accessed August 16, 2010

National Heart, Lung, and Blood Institute: The practical guide: identification, evaluation, and treatment of overweight and obesity in adults. National Institutes of Health Publication No. 98-4084, 2000. Available at: http://www.nhlbi.nih.gov/guidelines/obesity/prctgd_c.pdf. Accessed August 16, 2010

National Heart, Lung, and Blood Institute: The seventh report of the Joint National Committee on Prevention, Detection, Evaluation, and Treatment of Hypertension. National Institutes of Health Publication No. 03-5233, 2003. Available at: http://www.nhlbi.nih.gov/guidelines/hypertension/express.pdf. Accessed August 18, 2010

National Institute of Diabetes and Digestive and Kidney Disease: National Diabetes Statistics, 2007. Available at: http://diabetes.niddk.nih.gov/dm/pubs/statistics/index.htm#y_people. Accessed August 18, 2010

National Institutes of Health: NIH state-of-the-science conference statement on manifestations and management of chronic insomnia in adults, NIH Consens State Sci Statements 22(2):1, 2005

National Osteoporosis Foundation: Clinician's guide to prevention and treatment of osteoporosis. Washington, DC, National Osteoporosis Foundation, 2010, p 1

National Task Force on the Prevention and Treatment of Obesity: Overweight, obesity, and health risk. Arch Intern Med 160(7):898, 2000

Nestlé Nutrition Institute: Mini-Nutritional Assessment Short Form (MNA®-SF). 2009. Available at: http://www.mna-elderly.com/forms/mini/mna_mini_english.pdf. Accessed August 17, 2010

Ong KL, Cheung BMY, Man YB, et al: Prevalence, awareness, treatment, and control of hypertension among United States adults 1999-2004. Hypertension 49(1):69, 2007

Pescatello LS, Franklin BA, Fagard R, et al: American College of Sports Medicine position stand. Exercise and hypertension. Med Sci Sports Exerc 36(3):533, 2004

Pleis JR, Lucas JW, Ward BW: Summary health statistics for U.S. adults: National Health Interview Survey, 2008. National Center for Health Statistics. Vital Health Stat 10(242):1, 2009

Pollock ML, Franklin BA, Balady GJ, et al: Resistance exercise in individuals with and without cardiovascular disease: benefits, rationale, safety, and prescription. An advisory from the Committee on Exercise, Rehabilitation, and Prevention, Council on Clinical Cardiology, American Heart Association. Circulation 101(7):828, 2000

Rader DJ, Hobbs HH: Disorders of lipoprotein metabolism. In Longo DL, Kasper DL, Jameson JL, et al (eds): Harrison's Principles of Internal Medicine, 18th ed. New York, McGraw-Hill, 2012

Ranney L, Melvin C, Lux L, et al: Systematic review: smoking cessation intervention strategies for adults and adults in special populations. Ann Intern Med 145(11):845, 2006

Rubenstein LZ, Harker JO, Salva A, et al: Screening for undernutrition in geriatric practice: developing the short-form Mini Nutritional Assessment (MNA-SF). J Geront 56A:M366, 2001

Saliba D, Elliott, M, Rubenstein L, et al: The vulnerable elders' survey: a tool for identifying vulnerable older people in the community. J Am Geriatr Soc 49:1691, 2001

Sanford KW, McPherson RA: Fecal occult blood testing. Clin Lab Med 29(3):523, 2009

Saslow D, Hannan J, Osuch J, et al: Clinical breast examination: practical recommendations for optimizing performance and reporting. CA Cancer J Clin 54:327, 2004

Sattar N, Gaw A, Scherbakova O, et al: Metabolic syndrome with and without C-reactive protein as a predictor of coronary heart disease and diabetes in the West of Scotland Coronary Prevention Study. Circulation 108(4):414, 2003

Sever PS, Dahlof B, Poulter NR, et al: Prevention of coronary and stroke events with atorvastatin in hypertensive patients who have average or lower--than-average cholesterol concentrations, in the Anglo-Scandinavian Cardiac Outcomes Trial—Lipid Lowering Arm (ASCOT-LLA): a multicentre randomised controlled trial. Lancet 361:1149, 2003

Sigal RJ, Kenny GP, Wasserman DH, et al: Physical activity/exercise and type 2 diabetes. Diabetes Care 27(10):2518, 2004

Silber MH: Clinical practice. Chronic insomnia. N Engl J Med 353(8):803, 2005

Sjostrom L, Lindroos AK, Peltonen M, et al: Lifestyle, diabetes, and cardiovascular risk factors 10 years after bariatric surgery. N Engl J Med 351:2683, 2004

Smith RA, Cokkinides V, Brooks D, et al: Cancer Screening in the United States, 2011: a review of current American Cancer Society Guidelines and issues in cancer screening. CA Cancer J Clin 60:99, 2011

Smith WS, English JD, Johnston SC: Cerebrovascular diseases. In Longo DL, Kasper DL, Jameson JL, et al (eds): Harrison's Principles of Internal Medicine, 18th ed. New York, McGraw-Hill, 2012

Society of Family Planning, Higginbotham S: Contraceptive considerations in obese women. Contraception 80(6):583, 2009

Steinbrook R: Surgery for severe obesity. N Engl J Med 350(11):1075, 2004

Svetkey LP: Management of prehypertension. Hypertension 45:1056, 2005

Tapper AR, McKinney SL, Nashmi R, et al: Nicotine activation of alpha4 receptors: sufficient for reward, tolerance, and sensitization. Science 306(5698):1029, 2004

Thavendiranathan P, Bagai A, Brookhart MA, et al: Primary prevention of cardiovascular diseases with statin therapy: a meta-analysis of randomized controlled trials. Arch Intern Med 166:2307, 2006

Thomas DB, Gao DL, Ray RM: Randomized trial of breast self-examination in Shanghai: final results. J Natl Cancer Inst 94(19):1445, 2002

Torrijos RM, Glantz SA: The U.S. Public Health Service "Treating Tobacco Use and Dependence Clinical Practice Guidelines" as a legal standard of care. Tob Control 15(6):447, 2006

U.S. Department of Health and Human Services: Helping patients who drink too much: a clinician's guide, updated 2005 edition. Available at: http://pubs.niaaa.nih.gov/publications/Practitioner/CliniciansGuide2005/guide.pdf. Accessed August 15, 2010

U.S. Department of Health and Human Services: 2008 physical activity guidelines for Americans. Available at: http://www.health.gov/PAGuidelines/pdf/paguide.pdf. Accessed August 15, 2010

U.S. Preventive Services Task Force: Guide to clinical preventive services. 2009a. Available at: http://www.ahrq.gov/clinic/pocketgd09/pocketgd09.pdf. Accessed August 17, 2010

U.S. Preventive Services Task Force: Screening for breast cancer. 2009b. Available at: http://www.ahrq.gov/clinic/uspstf/uspsbrca.htm. Accessed August 12, 2010

U.S. Preventive Services Task Force: Screening for chlamydial infection. 2007. Available at: http://www.ahrq.gov/clinic/uspstf07/chlamydia/chlamydiars.htm. Accessed August 12, 2010

U.S. Preventive Services Task Force: Screening for genital herpes. 2005a. Available at: http://www.uspreventiveservicestaskforce.org/uspstf05/herpes/herpesrs.htm. Accessed August 17, 2010

U.S. Preventive Services Task Force: Screening for gonorrhea. 2005b. Available at: http://www.ahrq.gov/clinic/uspstf/uspsgono.htm. Accessed August 12, 201

U.S. Preventive Services Task Force: Screening for hepatitis B virus infection. 2004a. Available at: http://www.uspreventiveservicestaskforce.org/ 3rduspstf/hepbscr/hepbrs.htm. Accessed August 17, 2010

U.S. Preventive Services Task Force: Screening for hepatitis C in adults. 2004b. Available at: http://www.uspreventiveservicestaskforce.org/3rduspstf/hepcscr/hepcrs.htm. Accessed August 17, 2010

U.S. Preventive Services Task Force: Screening for HIV. 2005c. Available at: http://www.ahrq.gov/clinic/uspstf05/hiv/hivrs.htm. Accessed August 12, 2010

U.S. Preventive Services Task Force: Screening for syphilis Infection. 2004d. Available at: http://www.uspreventiveservicestaskforce.org/3rduspstf/syphilis/syphilrs.htm. Accessed August 17, 2010

U.S. Preventive Services Task Force: Screening for thyroid disease, 2004c. Available at: http://www.ahrq.gov/clinic/uspstf/uspsthyr.htm. Accessed February 22, 2007

U.S. Preventive Services Task Force: Screening for type 2 diabetes mellitus in adults. 2008. Available at: http://www.uspreventiveservicestaskforce.org/uspstf08/type2/type2rs.htm. Accessed August 17, 2010

Vasan RS, Beiser A, Seshadri S, et al: Residual lifetime risk for developing hypertension in middle-aged women and men: the Framingham heart study. JAMA 287(8):1003, 2002

Vellas B, Villars H, Abellan G, et al: Overview of MNA® - its history and challenges. J Nutr Health Aging 10:456, 2006

Vuori IM: Dose-response of physical activity and low back pain, osteoarthritis, and osteoporosis. Med Sci Sports Exerc 33(6 Suppl):S551, 2001

Walston J, Hadley EC, Ferrucci L, et al: Research agenda for frailty in older adults: toward a better understanding of physiology and etiology: summary from the American Geriatrics Society/National Institute on Aging Research Conference on Frailty in Older Adults. J Am Geriatr Soc 54(6):991, 2006

Wang Y, Wang QJ: The prevalence of prehypertension and hypertension among U.S. adults according to the new joint national committee guidelines: new challenges of the old problem. Arch Intern Med 164(19):2126, 2004

Whooley MA, Avins AL, Miranda J, et al: Case-finding instruments for depression. Two questions as good as many. J Gen Intern Med 12(7):439, 1997

Wu P, Wilson K, Dimoulas P, et al: Effectiveness of smoking cessation therapies: a systematic review and meta-analysis. BMC Public Health 6(1):300, 2006

Youngstedt SD: Effects of exercise on sleep. Clin Sports Med 24:355, 2005

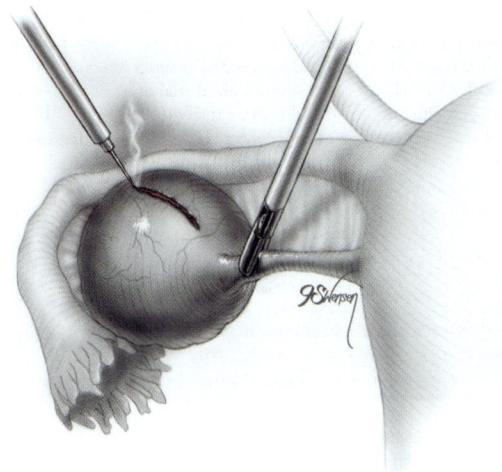

CAPÍTULO 2

Técnicas de Imagem em Ginecologia

ULTRASSONOGRAFIA 33
FÍSICA 33
TÉCNICAS DE EXAME 34
ULTRASSONOGRAFIA TRANSVAGINAL 34
ULTRASSONOGRAFIA COM INFUSÃO SALINA 35
ACHADOS ULTRASSONOGRÁFICOS NORMAIS 36
APLICAÇÕES CLÍNICAS 38
HISTEROSSALPINGOSSONOGRAFIA COM CONTRASTE
(SONOSSALPINGOGRAFIA) 46
ULTRASSONOGRAFIA TRIDIMENSIONAL 47
ULTRASSONOGRAFIA COM COMPRESSÃO DOS MEMBROS INFERIORES . . 48
RADIOGRAFIA 49
PIELOGRAFIA INTRAVENOSA 49
CISTOURETROGRAFIA MICCIONAL (CUGM) E URETROGRAFIA COM
PRESSÃO POSITIVA (UPP) 50
HISTEROSSALPINGOGRAFIA 50
DENSITOMETRIA ÓSSEA 51
EMBOLIZAÇÃO DAS ARTÉRIAS UTERINAS 51
TOMOGRAFIA COMPUTADORIZADA 51
ANATOMIA PÉLVICA NORMAL 51
MALIGNIDADES GINECOLÓGICAS 52
TOMOGRAFIA POR EMISSÃO DE PÓSITRONS (PET) 52
IMAGEM POR RESSONÂNCIA MAGNÉTICA 53
ACHADOS NORMAIS 54
IMAGEM POR RESSONÂNCIA MAGNÉTICA EM GINECOLOGIA 55
REFERÊNCIAS 58

Por várias décadas observamos uma série de avanços tecnológicos que hoje permitem imagens magníficas das estruturas da pelve feminina. Dentre as modalidades de técnicas de imagens estão ultrassonografia, radiografia, tomografia computadorizada (TC), ressonância magnética (RM) e, menos comumente, tomografia por emissão de pósitron (PET). Entre estas, a evolução da ultrassonografia possibilitou seu uso em ginecologia equivalente ao da obstetrícia. Além disso, a evolução nas técnicas de imagem em três dimensões agregou tamanho valor ao exame ultrassonográfico a ponto de rivalizá-la com a TC e a RM para diversos quadros ginecológicos. O uso da RM foi expandido com o surgimento da cirurgia com ultrassom focalizado guiada por RM (MRgFUS) a ser usada no tratamento de leiomiomas uterinos.

ULTRASSONOGRAFIA

Física

Na ultrassonografia, a imagem exibida na tela é produzida por ondas sonoras que sofreram reflexão ao encontrarem a estrutura a ser visualizada. Uma corrente alternada é aplicada em um transdutor construído a partir de cristais piezoelétricos, que transformam a energia elétrica em ondas sonoras de alta frequência. Um gel solúvel em água é aplicado na pele ou na ponta do transdutor da sonda transvaginal e age como agente de acoplamento acústico. As ondas sonoras transpassam as camadas teciduais, encontram uma interface entre os tecidos de densidades diferentes e são refletidas, retornando ao transdutor. Transformadas de novo em energia elétrica, elas são exibidas na tela. Um material denso, como osso, ou um material sintético, como um dispositivo intrauterino, produz ondas refletidas de alta velocidade, também chamadas de *eco*, que são exibidas na tela na cor branca. Esses materiais são descritos como *ecogênicos*. De modo inverso, o fluido é anecoico, gera poucas ondas refletidas e aparece na tela na cor preta. Os tecidos com densidades médias refletem ondas que criam diversos matizes de cinza, e as imagens são descritas como hipoecoicas ou hiperecoicas em relação aos tecidos imediatamente adjacentes. As imagens são geradas muito rápido – mais de 40 quadros/segundo – fazendo com que a foto na tela pareça mover-se em tempo real (Cunningham, 2010d).

A reflexão do som é maior quando existe uma grande diferença entre as impedâncias acústicas de duas estruturas, o que explica por que os cistos são tão bem visualizados na ultrassonografia. Ecos intensos são produzidos das paredes do cisto, mas nenhum eco surge do fluido dentro do cisto. Quanto mais som atravessar o cisto, mais ecos serão recebidos da área atrás do cisto, uma característica conhecida como transmissão direta ou reforço acústico posterior (Fig. 2-1). De modo inverso, com uma estrutura calcificada é mínima a quantidade de ondas acústicas que atravessam, o que cria uma faixa de ecos reduzidos posteriores, conhecida como região de sombra acústica (Fig. 2-2) (Armstrong, 2001).

■ Técnicas de exame

As diretrizes para o exame ultrassonográfico da pelve feminina foram estabelecidas pelo American Institute of Ultrasound in Medicine (2009). Elas foram elaboradas para servir de padrão de garantia de qualidade para o tratamento da paciente e para auxiliar os profissionais que realizam ultrassonografias. As diretrizes descrevem o equipamento e a documentação e podem ser acessadas pelo *site* http://www.aium.org/publications/guidelines/pelvis.pdf.

Todas as sondas devem ser limpas após cada exame, e as sondas vaginais devem ser cobertas com um preservativo protetor, ou bainha semelhante a um preservativo, antes da inserção. Um membro feminino da equipe sempre deve acompanhar a ultrassonografia transvaginal (UTV). As orientações descrevem o exame para cada órgão e região anatômica da pelve feminina. Por exemplo, na avaliação do útero, deve ser registrado o seguinte: tamanho, forma e posição do útero, assim como descrição do endométrio, do miométrio e do colo uterino. Um registro permanente do exame e de sua interpretação deve ser adequadamente etiquetado e juntado à ficha médica. Uma cópia também deve ser mantida pela instituição que realiza o exame.

Ultrassonografia transabdominal

Diversas técnicas de exame podem ser usadas para o estudo ultrassonográfico da pelve feminina. A avaliação transabdominal, usando um transdutor curvo de 3 a 5 MHz, ainda é considerada a primeira abordagem, pois fornece identificação global dos órgãos pélvicos e suas relações espaciais com outros órgãos (American Institute of Ultrasound in Medicine, 2009). Nas pacientes não grávidas, para uma visualização adequada, geralmente é necessário que a bexiga esteja cheia a fim de que o útero seja deslocado para cima, tirando-o de trás da sínfise púbica, e deslocando o intestino delgado do campo de visão. Além disso, a bexiga age como uma *janela acústica* para melhorar a transmissão das ondas sonoras. Nas pacientes com lesões ou massas extensas localizadas na parte superior da cúpula da bexiga, as características panorâmicas fornecidas pela ultrassonografia transabdominal permitem uma avaliação mais completa do processo da doença (Fleischer, 1997a). Entretanto, a avaliação da cavidade endometrial pode ser problemática com a abordagem transabdominal, frequentemente indicando o uso da técnica transvaginal.

Ultrassonografia transvaginal

Nessa modalidade utilizam-se transdutores de alta frequência (5 a 10 MHz), o que aumenta a sensibilidade e a resolução espacial da imagem. A sonda é posicionada no fórnice vaginal, permitindo que o transdutor fique bem próximo da área de interesse e com menor atenuação do feixe nos tecidos moles superficiais. Diferentemente da técnica transabdominal, a bexiga deve estar vazia antes da realização do estudo transvaginal.

Técnicas transretal e transperineal

As sondas transretais ou os transdutores convencionais colocados acima da região perineal são pouco empregados hoje. São usados para determinadas indicações, como as que serão discutidas adiante na seção de imagem do soalho pélvico (p. 38).

Imagem de harmônica

Essa recente modificação da ultrassonografia foi projetada para melhorar a visualização e a qualidade da imagem dos tecidos, utilizando diversas frequências simultâneas com origem no feixe de ultrassom transmitido, em vez de em uma única frequência (Armstrong, 2001). As novas sondas e as técnicas de pós-processamento aumentam a resolução da imagem, particularmente nas superfícies de interface. Além disso, reduzem-se os artefatos que surgem das estruturas superficiais, como o tecido adiposo.

Terapia com ultrassom focalizado

A energia ultrassônica utilizada durante o uso de técnica de imagem convencional propaga-se de forma inofensiva pelos tecidos, com pouca absorção de energia. Essa energia é depositada na forma de calor, mas é dissipada pelos efeitos de refrige-

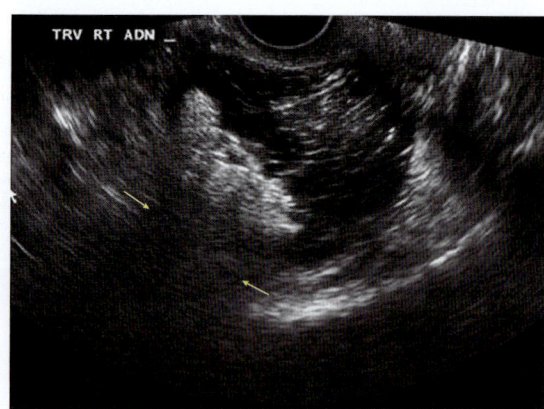

FIGURA 2-2 Ultrassonografia transvaginal de um teratoma ovariano apresentando região de sombra acústica posterior (*setas*).

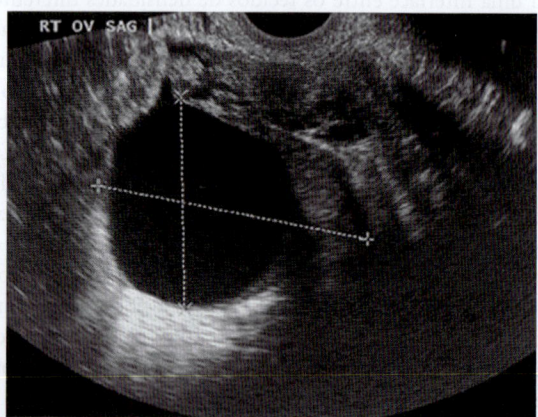

FIGURA 2-1 Ultrassonografia transvaginal de um ovário na pré-menopausa contendo um cisto folicular. O fluido cístico aparece em preto ou anecoico. Observe a área branca ou hiperecoica sob o cisto, uma característica da ultrassonografia chamada de reforço acústico posterior ou transmissão direta.

ração da perfusão e condução. Ao longo de mais de 50 anos de uso, nenhum efeito prejudicial foi registrado nas intensidades utilizadas para diagnóstico (American Institute of Ultrasound in Medicine, 1991).

Entretanto, se o feixe de ultrassom contiver um nível alto de energia e for direcionado para um foco compacto, a energia carregada pelo feixe será rapidamente convertida em calor (ter Haar, 1999). Quando as temperaturas no alvo superam 55°C, as proteínas são desnaturadas, células morrem e ocorre necrose de coagulação (Lele, 1977). De forma inversa, os tecidos vizinhos são aquecidos, mas não até temperaturas letais.

Tecnologia Doppler

Essa técnica pode ser associada à ultrassonografia transabdominal ou à transvaginal para determinar o fluxo sanguíneo pelos órgãos pélvicos, com base na velocidade dos glóbulos vermelhos dentro dos vasos, especialmente das artérias. As primeiras tentativas com essa técnica obtiveram e caracterizaram as ondas espectrais de determinados vasos identificados em imagens em tempo real. Dentre os parâmetros de ondas espectrais arteriais ao Doppler, os mais calculados são o índice de resistência e o índice de pulsatilidade. Estes índices quantitativos estimam a impedância da velocidade dos glóbulos vermelhos dentro da artéria e para o órgão de interesse, expressando as diferenças entre as velocidades de pico sistólico e diastólico final.

A segunda aplicação foi o mapeamento com Doppler colorido, no qual a informação da velocidade do pulso Doppler codificado em cores é superposta à imagem em escala de cinza em tempo real. A cor é produzida em escala e, assim, o brilho da cor é proporcional à velocidade do fluxo. Além disso, o Doppler colorido também fornece informações sobre a direção do fluxo sanguíneo e a cor está associada à direção do fluxo. O fluxo que vai em direção ao transdutor é representado em vermelho e o que se afasta, em azul. As aplicações do Doppler colorido na ginecologia incluem avaliação da massa ovariana para investigação de torção ou de malignidade, maior probabilidade de detecção de vascularização extrauterina associada à gravidez ectópica e avaliação da perfusão uterina nas pacientes com leiomiomas e distúrbios endometriais.

A técnica de imagem com *power* Doppler é um tipo diferente de mapeamento do movimento dos glóbulos vermelhos. Com ele, detecta-se a energia dos sinais Doppler gerados pelos glóbulos vermelhos em movimento utilizando as características sinal-ruído dos vasos comparadas as dos tecidos vizinhos. Com esta modalidade não se obtém informações acerca da direção do fluxo sanguíneo e, portanto, os dados são apresentados com uma única cor, geralmente o amarelo. Entretanto, o *power* Doppler é mais sensível para as velocidades baixas de fluxo, como nas veias e pequenas artérias. A técnica pode ser usada para obter informações adicionais acerca de alterações no endométrio.

Ultrassonografia com infusão salina

Também conhecida como histerossonografia, a ultrassonografia com infusão salina (UIS) foi desenvolvida com o objetivo de se ter uma visão mais detalhada da cavidade endometrial (Hill, 1997). Após urinar, a mulher é submetida a uma avaliação abrangente por UTV. Um espéculo vaginal é introduzido, procede-se à assepsia da vagina e do colo uterino com solução antisséptica, e um cateter-balão é introduzido no canal cervical e ultrapassa o orifício cervical interno. Não se costuma utilizar a pinça para isso. Deve-se evitar tocar o fundo uterino ao introduzir o cateter, pois isso pode induzir dor ou resposta vasovagal, podendo ainda lesionar o endométrio, causando resultados falso-positivos. O espéculo é cuidadosamente retirado para evitar deslocar o cateter, a sonda transvaginal é reintroduzida, e uma solução salina estéril é injetada pelo cateter em volume de acordo com a tolerância da paciente. Em geral, não são necessários mais de 20 a 40 mL para distender o lúmen endometrial (Fig. 2-3). Durante esse procedimento, a cavidade é observada pela UTV. São feitos cortes longitudinais de corno a corno, e transversais do fundo ao colo uterino. As irregularidades da superfície endometrial ficam bem delineadas pelo contraste anecoico da solução salina. Ao final do procedimento, o cateter é retirado sob controle ecográfico direto, para avaliação ecográfica completa do istmo uterino e do canal endocervical. Após a retirada do cateter, mas antes da remoção da sonda transvaginal, é possível avaliar a parte superior da vagina e os fundos de saco vaginais. Esta técnica é denominada vaginossonografia. Em média, todo o procedimento é realizado em 5 a 10 minutos.

Há diferentes sistemas de cateter disponíveis, como os cateteres rígidos e flexíveis, com ou sem balão. Utilizamos o conjunto de cateter-balão 7F para HSG (Cooper Surgical), que, ao obstruir o orifício cervical interno do colo, evita que haja refluxo do meio usado para distensão proporcionando preenchimento estável e distensão adequada. Em nossa experiência este conjunto é de fácil colocação e bem tolerado (Fig. 2-4). Inúmeras soluções foram descritas, incluindo soro fisiológico, Ringer lactato e glicina a 1,5%. O soro fisiológico estéril tem custo muito baixo e produz imagens excelentes. Alternativamente, os resultados obtidos em dois estudos-piloto que investigaram a viabilidade do uso de substância em gel foram muito promissores. No primeiro estudo, utilizou-se gel de hidroxietil glicerina, em vez de de soro fisiológico para distensão da cavidade uterina (Exalto, 2004). Os resultados preliminares demonstraram distensão excelente e preenchimento estável sem problemas de refluxo. No outro estudo, utilizou-se um meio especialmente criado com propriedades alteradas em função da fase e consistência de gel quando instilado. Sua propriedade de

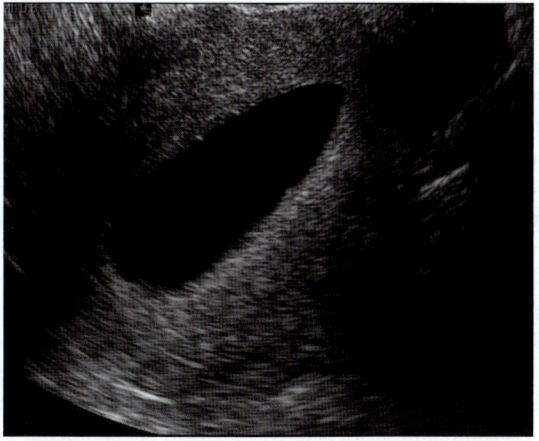

FIGURA 2-3 Ultrassonografia com infusão salina de uma cavidade endometrial normal.

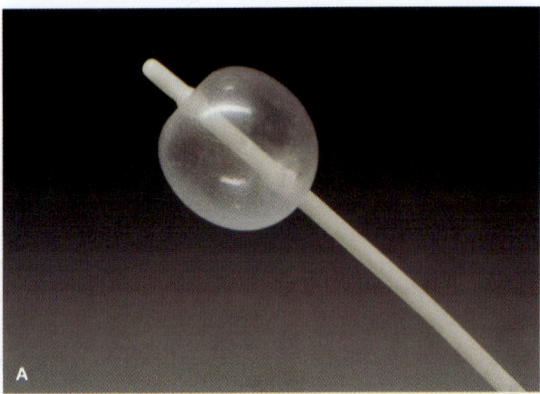
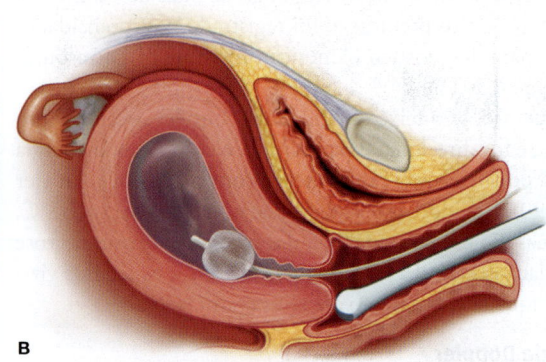

FIGURA 2-4 A. Cateter para ultrassonografia com infusão salina. **B.** Ultrassonografia com infusão de solução salina.

mudança tardia de características determina sua liquefação e eliminação uma vez terminado o exame ultrassonográfico (de Ziegler, 2009). Embora tecnicamente semelhante à UIS, considerando que não utiliza solução salina para distender a cavidade endometrial, esse procedimento foi denominado "ultrassonografia com contraste". Projetada para ser muito mais simples do que a UIS convencional, a ultrassonografia com contraste não requer a presença persistente de instrumento dentro do útero ou infusão adicional durante o exame ultrassonográfico. Além disso, produz intensificação de contraste semelhante e imagens da cavidade uterina comparáveis àquelas obtidas com a UIS. Há pesquisas complementares sobre produtos com mudança de fase em andamento.

No caso de mulheres na pré-menopausa, a UIS deve ser realizada nos primeiros 10 dias do ciclo idealmente nos dias 4, 5 ou 6, quando o revestimento endometrial é mais delgado. Esses períodos são recomendados para evitar a interpretação errônea dos coágulos sanguíneos menstruais como patologia intrauterina ou, ao contrário, para evitar que não se perceba a patologia obscurecida pelo aumento da espessura endometrial (Hill, 1997). Além disso, esse período, em regra, elimina a possibilidade de gravidez. Para as mulheres na pós-menopausa, a melhor oportunidade para a realização do procedimento não depende do ciclo.

As complicações da UIS são mínimas, e o risco de infecção é inferior a 1% (Bonnamy, 2002). A maioria recomenda antibioticoterapia profilática para as mulheres com histórico de doença inflamatória pélvica e para aquelas com indicação de profilaxia para endocardite bacteriana. Embora sem base em evidências, administramos rotineiramente uma dose única de doxiciclina, 200 mg, VO, após a UIS nas pacientes imunocomprometidas, como aquelas com diabetes melito, câncer ou portadoras do vírus da imunodeficiência humana. Também optamos por tratamento profilático das pacientes inférteis em razão do risco de lesão tubária caso haja infecção pélvica. Em geral, a dor é mínima. Em nossa experiência, as mulheres submetidas à ligadura tubária sentem mais desconforto, provavelmente porque o fluido não pode passar pelas tubas uterinas. Um agente anti-inflamatório não esteroide (AINE) administrado 30 minutos antes do procedimento, normalmente reduz qualquer possível desconforto.

As contraindicações para UIS incluem hematometra, gravidez, infecção pélvica ativa ou obstrução do tipo estenose cervical ou vagina atrófica. Nas mulheres na pós-menopausa com esteno-

se cervical, as seguintes técnicas se mostraram úteis: misoprostol, 200 μg por via oral na noite anterior e na manhã do procedimento; bloqueio paracervical com lidocaína a 1% sem epinefrina; uma pinça para tração no colo uterino e dilatação cervical sequencial guiada ecograficamente com dilatadores do ducto lacrimal. Pisal e colaboradores (2005) propuseram o uso de uma agulha espinal calibre 20, a ser inserida na cavidade uterina sob direcionamento ultrassonográfico, nos casos com estenose intensa do colo uterino.

Achados ultrassonográficos normais
Órgãos do trato reprodutivo

Durante os anos reprodutivos, um útero normal mede aproximadamente 7,5 × 5,0 × 2,5 cm, mas é menor nas fases pré-puberal, pós-menopausa e nas mulheres hipoestrogenizadas. O estroma uterino normal retorna aos ecos de baixa intensidade e uniformes. A posição dos canais endometriais e endocervicais é indicada pelas faixas ecogênicas lineares, que representam as interfaces entre muco e mucosa (Fig. 2-5). O colo uterino é mais bem visualizado por via transvaginal com a ponta da sonda a cerca de 2 a 3 cm de distância. O canal endocervical é uma continuação da cavidade endometrial e aparece como uma linha ecogênica estreita (Fig. 2-6). A vagina é vista como uma es-

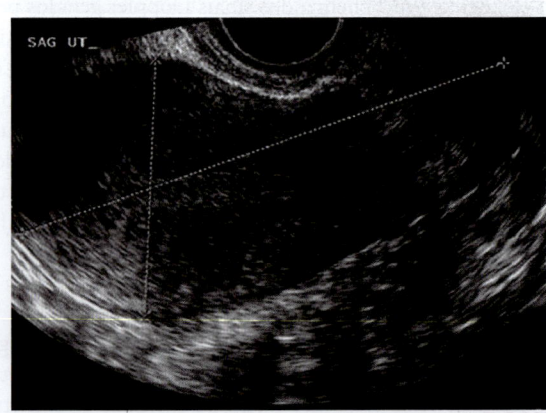

FIGURA 2-5 Ultrassonografia transvaginal no plano sagital de corpo uterino antevertido. Os marcadores apresentam a medida do comprimento (+) e a dimensão anteroposterior (×) do útero.

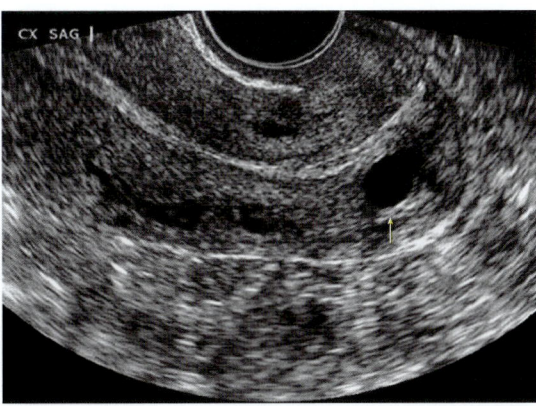

FIGURA 2-6 Ultrassonografia transvaginal no plano sagital do colo uterino. A seta aponta para um cisto endocervical observado posteriormente ao canal endocervical ecogênico fino.

trutura tubular hipoecoica, com um lúmen ecogênico curvado inferiormente sobre o corpo perineal muscular no introito. Os ovários são elipsoides e, em geral, alojam-se na fossa ovariana com seus eixos longitudinais paralelos aos vasos ilíacos internos e ureteres, que se alojam posteriormente (Fig. 2-7). O volume ovariano varia de 4 a 10 cm³, dependendo do estado hormonal (Cohen, 1990). Este volume é calculado utilizando-se a fórmula para volume de uma elipse: $(\pi/6) \times (A \times B \times C)$, onde A, B e C representam os diâmetros ovarianos em centímetros, medidos em três planos distintos. Os folículos ovarianos aparecem como estruturas anecoicas esféricas dentro do ovário e podem alcançar um tamanho normal de 2,5 cm. As tubas uterinas (de Falópio) normais não são visíveis. Uma pequena quantidade de líquido no fundo de saco posterior é um achado normal frequentemente observado com a ovulação.

Endométrio

Sob o aspecto funcional, o endométrio possui duas camadas principais: a camada basal, que contém estroma celular denso e não sofre modificações significativas durante o ciclo menstrual, e a camada funcional, que prolifera a cada ciclo menstrual e descama parcialmente durante a menstruação. Essas camadas cobrem toda a cavidade uterina.

O aspecto ultrassonográfico do endométrio durante o ciclo menstrual correlaciona-se com as alterações fásicas em sua anatomia histológica. Durante a fase folicular, quando o endométrio está sob a influência do estrogênio oriundo da foliculogênese ovariana, a camada basal tem aspecto ecogênico em razão das reflexões espectrais das glândulas repletas de muco. De forma inversa, a camada funcional é relativamente hipoecoica em razão da disposição ordenada das glândulas que liberam secreção. As superfícies centrais opostas dessas duas camadas endometriais apresentam-se como uma faixa estreita mediana altamente reflexiva, e as três linhas ecogênicas produzem a aparência trilaminar característica do endométrio proliferativo (Fig. 2-8). A espessura endometrial é medida desde a interface ecogênica da camada basal anterior até a interface ecogênica da camada basal posterior, representando uma "espessura dupla". O halo hipoecoico externo e adjacente ao endométrio não deve ser incluído na medição, uma vez que de fato representa a camada interna compacta do miométrio. Sonograficamente, o endométrio deve ser medido a partir da imagem no plano sagital ou no eixo longitudinal uterino no nível em que o eco endometrial central é identificado contíguo ao canal endocervical e separado do miométrio. A espessura endometrial correlaciona-se aproximadamente com o dia do ciclo, até o dia 7 ou 8 (Richenberg, 2000).

Com a ovulação e a produção de progesterona pelo corpo lúteo durante a fase secretora, inicia-se o aumento glandular e surgem os vacúolos secretores. Essas alterações são observadas na ultrassonografia (Fig. 2-9). Nessa fase, o endométrio adquire sua espessura máxima à medida que o estroma se torna mais vascular e edematoso.

Na menstruação, o endométrio aparece como uma interface levemente ecogênica e irregular formado por tecido esfoliado e sangue. As medidas mais finas do endométrio são obtidas no final da menstruação (Fig. 2-10).

Com o início da cessação da estimulação do estrogênio na menopausa, o endométrio atrofia, e cessam as esfoliações cíclicas. O endométrio na pós-menopausa tem aspecto fino e uniforme (Fig. 2-11).

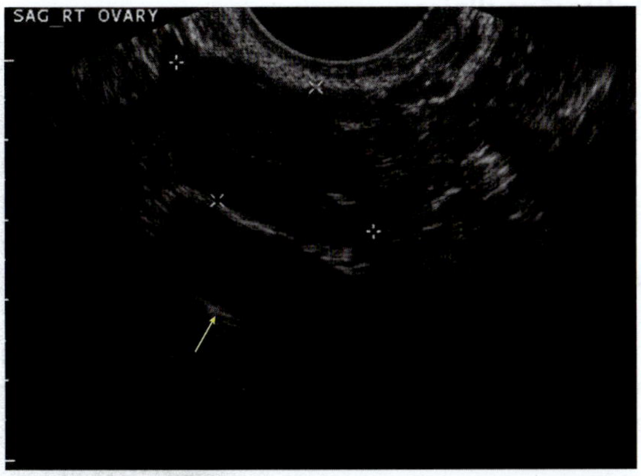

FIGURA 2-7 Ultrassonografia transvaginal no plano sagital do ovário esquerdo de uma mulher na pré-menopausa. Em geral, o ovário aloja-se na fossa ovariana, anterior aos vasos ilíacos internos, localizados acima das setas.

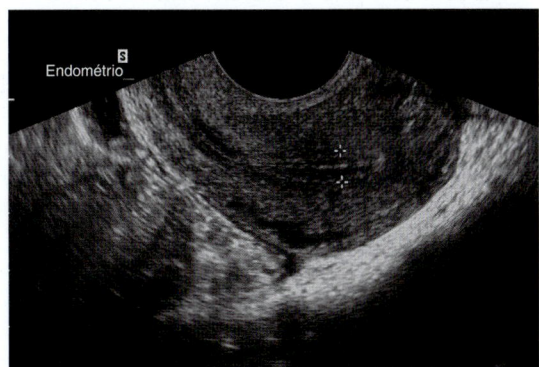

FIGURA 2-8 Ultrassonografia transvaginal no plano sagital do endométrio proliferativo trilaminar característico. Os marcadores apresentam a medida própria da espessura da "camada dupla" feita das linhas alternadas hiper-hipo-hiperecogênicas.

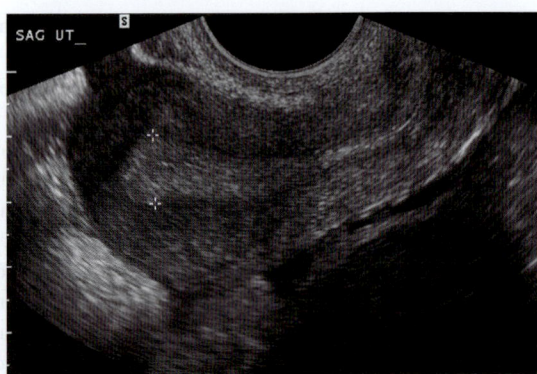

FIGURA 2-9 Ultrassonografia transvaginal no plano sagital de um endométrio secretor. O endométrio, cujos limites estão assinalados, torna-se uniformemente ecogênico.

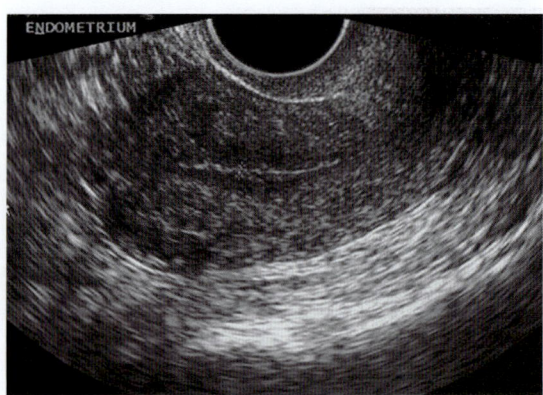

FIGURA 2-11 Ultrassonografia transvaginal no plano sagital de um endométrio atrófico pós-menopausa.

Soalho pélvico

Com o advento da uroginecologia como uma especialidade, a ultrassonografia passou a ser amplamente utilizada para avaliar a anatomia e o funcionamento do soalho pélvico. Para investigar a anatomia uretral, diversas técnicas bidimensionais (2-D), incluindo a ultrassonografia transvaginal, a transretal, a transperineal e a intrauretral, são empregadas.

A ultrassonografia transretal foi a primeira técnica usada para avaliar morfologicamente o esfíncter anal depois do parto. Esse método requer equipamento especial, bem como distensão do canal anal. A técnica tem valor limitado durante o pós-parto imediato e apenas fornece informações sobre a morfologia do esfíncter anal. Por isso, sem a avaliação do músculo levantador do ânus, a técnica não pode ser empregada para avaliar por completo o compartimento posterior (Wisser, 2001). Alternativamente, a morfologia anorretal e o soalho pélvico podem ser avaliados com ultrassonografia vaginal usando uma sonda endorretal rotatória ou uma sonda transvaginal-padrão (Sandridge, 1995; Sultan, 1994). Esses métodos serão descritos em detalhes no Capítulo 25 (p. 666).

O uso da ultrassonografia perineal para avaliar o soalho pélvico é mais recente. A técnica requer enchimento da bexiga com aproximadamente 300 mL de solução salina. Com a paciente em posição supina ou de pé, um transdutor curvo de 5 MHz é posicionado no plano sagital em relação ao períneo. Isso permite uma imagem em tempo real da sínfise, da uretra, do colo da bexiga e da bexiga. As medidas foram padronizadas por Schaer e colaboradores (1995).

A ultrassonografia tridimensional atualmente vem sendo usada para o exame da anatomia do soalho pélvico (Coyne, 2008). Seu uso foi proposto para obtenção de imagem do suporte paravaginal, identificação de prolapso e avaliação de implantes utilizados para reconstrução do soalho pélvico e para cirurgia anti-incontinência. Além disso, esta modalidade permite reconstrução do volume no plano coronal com técnica de pós-processamento. Com isto, melhora-se a visualização da uretra e do tecido periuretral, inacessíveis com as técnicas ultrassonográficas em 2-D (Dietz, 2004). Embora os exames iniciais fossem realizados com abordagem transretal para adquirir um volume em 3-D, as evoluções técnicas já permitem o uso de transdutores abdominais para obtenção de imagem translabial-transperineal em 3-D, o que é mais aceitável para as pacientes (Dietz, 2007; Huang, 2007; Lee, 2007). A reconstrução de imagens ultrassonográficas com tomografia, possível com a ultrassonografia 3-D, mostrou-se particularmente útil para quantificar o grau de insuficiência no levantador do ânus em mulheres que se apresentam com sintomas de disfunção do soalho pélvico (Dietz, 2007).

Aplicações clínicas

A ultrassonografia transvaginal é preferida para a avaliação de útero e anexos normais e para o diagnóstico de doenças ginecológicas. As utilizações incluem diagnóstico e controle de gravidez ectópica, apoio a práticas de tratamento de infertilidade e detecção precoce de câncer de ovário e de endométrio.

A ultrassonografia transvaginal tem poucas limitações. As duas únicas contraindicações são hímen não perfurado e recusa da paciente. Uma contraindicação relativa é a paciente com um introito virginal ou com estenose. Entretanto, essas mulheres podem ser submetidas ao exame, de forma confortável, com aconselhamento adequado.

Útero

Leiomiomas Em geral, os leiomiomas, quando visualizados pela ultrassonografia, aparecem como massa sólida, isolada, bem-definida, com uma borda fina hipoecoica (Fig. 2-12). Embora, na

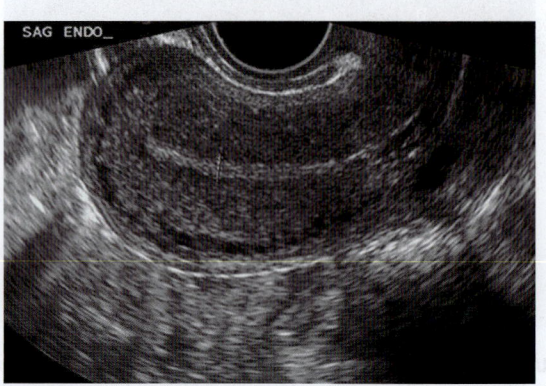

FIGURA 2-10 Ultrassonografia transvaginal no plano sagital de um endométrio na fase menstrual, assinalado com os marcadores.

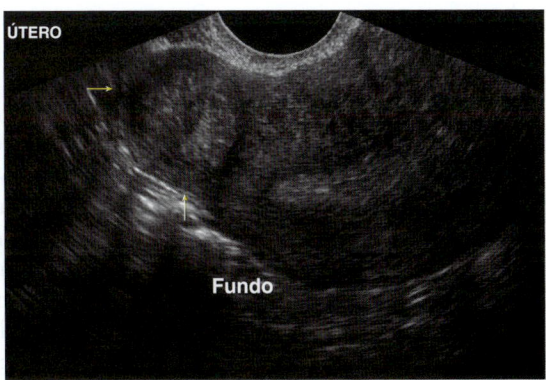

FIGURA 2-12 Ultrassonografia transvaginal de um leiomioma subseroso no fundo do útero (*setas*).

maioria dos casos sejam hipoecoicos em relação ao miométrio, eles também podem se apresentar hiper ou isoecogênicos, especialmente se tiver havido degeneração dentro do tumor (Lyons, 2000). Sombreados nas bordas laterais são comuns.

Para a avaliação pré-operatória das mulheres a serem submetidas à embolização das artérias uterinas (EAU) para tratamento de leiomiomas sintomáticos, a ultrassonografia é o exame de imagem preferencial. Nessas pacientes, a ultrassonografia 3-D com Doppler colorido retrata com precisão a vascularização do tumor e, em alguns casos, detecta-se fluxo colateral não visibilizado com arteriografia uterina (Muniz, 2002). As medidas do fluxo por Doppler também são úteis para prognosticar os resultados da EAU, o que inclui redução do útero e dos leiomiomas ou falha do tratamento (McLucas, 2002). Na maioria dos casos, a obtenção de imagem por RM também é realizado antes da EAU para agregar informações. Após embolização ou terapia com agonista do hormônio liberador das gonadotrofinas (GnRH, de *gonadotropin-releasing hormone*), a ultrassonografia também pode ser usada para comprovar a redução do volume do tumor (Fleischer, 2000).

Adenomiose. A avaliação ultrassonográfica da adenomiose tornou-se mais fácil e mais precisa com o advento da UTV, técnicas de alta resolução e Doppler colorido (Andreotti, 2005). O útero afetado tem formato globular, mas regular, e o miométrio encontra-se assimetricamente espessado com regiões heterogêneas (Fig. 2-13). Embora seja possível haver uma massa miometrial, denominada adenomioma, em geral ela é mal definida e não produz alterações no contorno uterino. Frequentemente, observam-se áreas anecoicas consistentes com cistos do miométrio e correspondem a glândulas endometriais dilatadas (Lyons, 2002). Também são identificadas estrias lineares hipoecoicas em toda a musculatura lisa (Kepkep, 2007). O limite entre endométrio e miométrio é mal definido em razão da presença de tecido endometrial heterotópico estendendo-se a partir do estrato basal. Quando avaliadas com Doppler, as lesões da adenomiose são vascularizadas e os vasos parecem menos bem organizados do que no miométrio normal (Atri, 2000; Reinhold, 1999). Em um trabalho recente publicado por Exacoustos e colaboradores (2011), demonstrou-se que a incidência coronal do útero obtida com ultrassonografia transvaginal 3-D permite melhores visualização e avaliação da zona juncional do miométrio, aumentando a acurácia diagnóstica da ultrassonografia para adenomiose. Quando são utilizados critérios específicos, a sensibilidade da ultrassonografia nos trabalhos publicados aproxima-se de 85%, e a especificidade varia entre 50 e 96%. No total, a acurácia fica entre 68 e 86%, equivalente à da RM (Brosens, 1995; Fedele, 1992; Mark, 1987; Reinold, 1995; Togashi, 1988, 1989). A obtenção de imagem por RM pode ser útil nos casos com resultados inconclusivos usando UTV (p. 55).

Anormalidades do endométrio A UTV é utilizada para avaliar com precisão a espessura e a aparência do endométrio, e, junto com a UIS, desempenha papel importante no manejo de pacientes com distúrbios do endométrio. Pode ser empregada para auxiliar a: (1) determinar quais pacientes devem ser submetidas à biópsia endometrial, (2) analisar o endométrio para detectar pólipos ou leiomiomas submucosos e (3) avaliar localmente se há invasão miometrial de câncer endometrial (Fleischer, 1997b).

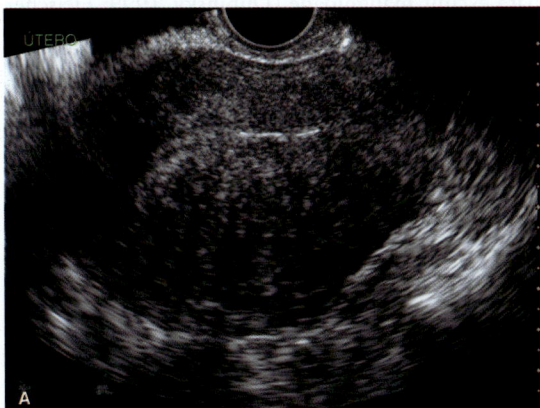
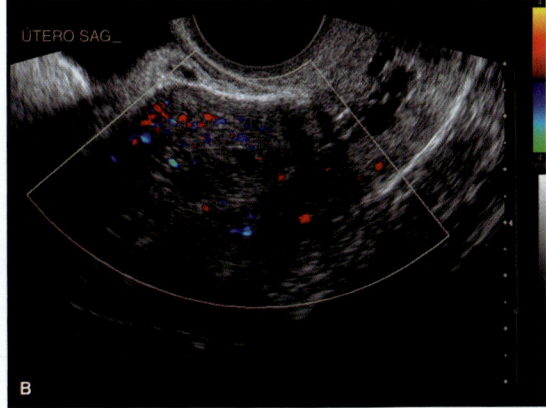

FIGURA 2-13. Adenomiose. **A.** Ultrassonografia transvaginal no plano sagital de útero globoso. O miométrio posterior mostra-se assimétrico, espessado e heterogêneo e apresenta estrias lineares hipoecoicas. **B.** Avaliação de outro caso de adenomiose com Doppler colorido transvaginal revelando segmento anterior do miométrio bem-vascularizado e áreas avasculares anecoicas consistentes com cistos. Estes cistos no miométrio correspondem a glândulas endometriais dilatadas.

Ultrassonografia transvaginal. A utilidade clínica da ultrassonografia nas mulheres com sangramento pós-menopausa baseia-se na sua capacidade de medir com precisão a espessura do endométrio (Cap. 8, p. 227). A medição é feita no ponto mais espesso ao longo do endométrio, no sentido anteroposterior da junção endométrio-miométrio. Nas mulheres pós-menopáusicas com medidas endometriais iguais ou inferiores a 4 mm, os estudos patológicos por ultrassonografia demonstraram que sangramentos podem ser atribuídos à atrofia do endométrio (Ferrazzi, 1996; Goldstein, 1990; Granberg, 1991; Gull, 2000, 2003; Karlsson, 1995). Hiperplasia do endométrio, pólipos e carcinoma costumam evoluir com endométrio mais espesso.

Diversos estudos avaliaram a capacidade da ultrassonografia de identificar, não apenas a espessura, mas também alterações ecoestruturais normais e patologias no endométrio após a menopausa. Embora alterações císticas do endométrio sugiram pólipos, a presença de endométrio espessado de forma homogênea sugere hiperplasia, e padrão estrutural heterogêneo é suspeito de malignidade. Esses achados ultrassonográficos apresentam muita sobreposição e não podem ser usados isoladamente (Atri, 1994; Doubilet, 2000; Hulka, 1994; Levine, 1995). Além disso, os estudos quantitativos com Doppler colorido da vasculatura do endométrio não são informativos, pois não existem diferenças significativas entre os índices de resistência e de pulsatilidade de causas benignas *versus* malignas de espessamento do endométrio (Bourne, 1995; Sheth, 1993).

Por outro lado, a avaliação de endométrio espessado com *power* Doppler parece mais promissora. Nos poucos trabalhos que estudaram o papel qualitativo da ultrassonografia transvaginal com *power* Doppler na discriminação entre patologias malignas e benignas do endométrio em pacientes que se apresentam com sangramento após a menopausa e espessamento do endométrio, os pesquisadores concluíram que a presença de padrões irregulares de ramificação de vasos seria um bom preditor de malignidade (Alcazar, 2003a; Epstein, 2006; Opolskiene, 2007). Alguns levaram adiante esse conceito e avaliaram se o exame quantitativo do endométrio com *power* Doppler seria capaz de diagnosticar corretamente malignidade endometrial (Epstein, 2002; Merce, 2007). Índices como o de vascularização – definido como a área vascularizada dividida pela área total do endométrio – podem contribuir para o diagnóstico correto de câncer em pacientes com espessamento de endométrio. Estão sendo estudados modelos regressivos que incluem resultados de *power* Doppler para estimar o risco de câncer endometrial (De Smet, 2006; Mandic, 2006).

Uma vez feito o diagnóstico, a determinação da extensão local do carcinoma endometrial é possível com o uso da UTV (Ozdemir, 2009; Savelli, 2008). A extensão miometrial direta pode ser avaliada; entretanto achados falso-positivos podem ser causados por compressão e afinamento do miométrio causados por lesões benignas extensas. A ultrassonografia com Doppler colorido dos vasos endometriais pode ajudar a identificar um carcinoma endometrial invasivo. Embora útil na avaliação da profundidade da invasão miometrial, a ultrassonografia não é usada para estadiamento de câncer endometrial, em razão da pouca capacidade de avaliar a doença para além do corpo uterino.

Ultrassonografia com infusão salina. Além da UTV convencional, a ultrassonografia com infusão salina (UIS) também pode ser usada para avaliar o endométrio em várias situações clínicas (Lindheim, 2003a). Entre outras, sangramento uterino anormal, causa de espessamento do endométrio ou de outras lesões endometriais, visualização do endométrio central quando a imagem é precária em razão da posição uterina ou da patologia, avaliação durante terapia com tamoxifeno e algumas investigações em caso de infertilidade.

Definindo lesões endometriais. Na definição mais detalhada do espessamento endometrial, a UIS é o melhor procedimento não operatório para diagnosticar pólipos. Essas lesões são focais e contrastam com o espessamento endometrial difuso observado na hiperplasia endometrial. Além disso, os pólipos e os leiomiomas submucosos frequentemente podem ser diferenciados com base em dois achados (Jorizzo, 2001). Primeiro, a diferença na ecotextura – o leiomioma é hipoecoico, similar ao miométrio, e o pólipo é hiperecogênico (Fig. 2-14). A segunda característica é a detecção de uma faixa de endométrio sobreposta ao leiomioma e separando-o do lúmen do endométrio (Jorizzo, 2001).

É óbvio que a UIS não pode ser usada para diferenciar lesões benignas de malignas com absoluta certeza, e qualquer paciente que apresente algum aspecto atípico ou uma massa endoluminal suspeita deve ser submetida à avaliação histológica para excluir malignidade (Dubinsky, 1999; Fleischer, 1997c; Jorizzo, 1999, 2001).

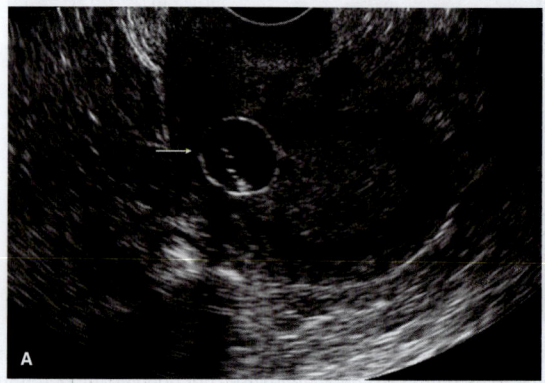 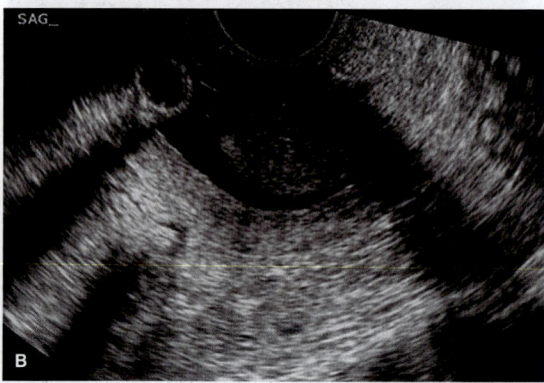

FIGURA 2-14 Pólipo endometrial. **A.** Ultrassonografia transvaginal do endométrio depois da colocação do cateter-balão de UIS. Observe a aparência homogênea do endométrio espessado. **B.** A UIS realizada na mesma paciente revela pólipo hiperecogênico dentro da cavidade endometrial.

Entretanto a UIS pode ser usada para direcionar biópsia de patologia intrauterina (Fig. 2-15) (Dubinsky, 2000; Lindheim, 2003b; Moschos, 2009; Wei, 2006). As limitações envolvem principalmente viabilidade técnica, tais como estenose do colo uterino ou visualização inadequada em razão de extravasamento da solução salina com a inserção do instrumento de biópsia. Em nossa instituição compararam-se prospectivamente as amostras de endométrio obtidas com ultrassonografia com infusão salina com a biópsia endometrial cega (BEC), tradicional para diagnóstico de patologias endometriais benignas e malignas em mulheres peri e pós-menopáusicas com sangramento uterino anormal. As primeiras se mostraram superiores para o diagnóstico da patologia endometrial. Especificamente, a BEC subestimou a incidência de patologia, particularmente nos casos com lesões focais e malignidades presente.

A UIS é mais precisa do que UTV ou histeroscopia para identificar tamanho, localização e profundidade do envolvimento do miométrio de pacientes com leiomiomas submucosos (Cicinelli, 1995; Farquhar, 2003; Salim, 2005). Estas informações são úteis para predizer resultados e complicações da ressecção histeroscópica (Bradley, 2000; Emanuel, 1995; Salim, 2005).

Monitoramento da terapia com tamoxifeno. Nas mulheres tratadas com tamoxifeno, a UIS é mais informativa do que a UTV. A UIS ajuda a delinear condições hiperplásicas em mulheres que apresentam sangramento uterino quando tratadas com tamoxifeno. Observe-se que a UIS agrega pouco valor nas pacientes assintomáticas, e não se recomenda vigilância rotineira de pacientes assintomáticas fazendo uso de tamoxifeno (Bertelli, 2000; Hann, 2001).

Outras utilizações. Foram descritas outras aplicações diagnósticas e terapêuticas para a UIS. O exame é empregado para localizar um dispositivo intrauterino (DIU) "perdido" e determinar se está incrustado no miométrio (Bussey, 1996). Também é utilizado para diagnosticar resíduos pós-abortamento, inclusive acretismo placentário, e para avaliar cicatrizes cesarianas anteriores a fim de predizer placentação anormal futura, além de sangramento uterino anormal (Monteagudo, 2001; Tal, 1997). Coccia e colaboradores (2001) utilizaram lavagem sob pressão guiada por ultrassonografia (PLUG, de *pressure lavage under ultrasound guidance*) para tratar sinéquias intrauterinas em sete mulheres. Essa técnica usa acúmulo contínuo de solução salina para remoção mecânica das sinéquias.

Ovário

Caracterização da lesão. Em geral, a ultrassonografia é o procedimento inicial e frequentemente o único realizado na avaliação de massas pélvicas e ovarianas. Destas, os cistos simples são uma das mais comuns, e os achados ultrassonográficos clássicos são bordas lisas e regulares, ausência de ecos internos e aumento da transmissão ou reforço acústico (ver Fig. 2-1). Os cistos repletos de sangue, como os cistos hemorrágicos e os endometriomas, têm aparências variáveis em razão de coágulo, lise e retração. É possível observar ecos internos, septos, nódulos murais, componentes sólidos, níveis líquidos e retração do coágulo. Alguns cistos repletos de sangue podem parecer sólido sinicialmente, com padrão interno formado por muitos ecos de pequena intensidade. Entretanto, em caso de cisto, observa-se aumento da transmissão. A característica ultrassonográfica que se mostrou mais importante para o diagnóstico de cisto hemorrágico *versus* endometrioma é a alteração da estrutura interna do cisto ao longo do tempo (ver Fig. 9-17, p. 266) (Derchi, 2001).

Nos casos com neoplasia ovariana, alguns achados ultrassonográficos são indicativos. Por exemplo, um cistadenoma seroso benigno aparece como uma massa cística contendo líquido límpido com septações internas finas. Os nódulos murais são raros. Os cistadenomas mucinosos em geral também são císticos, e comparados ao seu congênere seroso, tendem a apresentar múltiplas septações internas, líquido mais ecogênico e níveis líquidos dentro do cisto. Não há distinção clara entre o aspecto ultrassonográfico de um cistadenoma e o de um cistadenocarcinoma. Entretanto, como regra geral, quanto maior a quantidade de tecido sólido dentro da massa, maior a probabilidade de malignidade. Os critérios sugestivos de câncer são

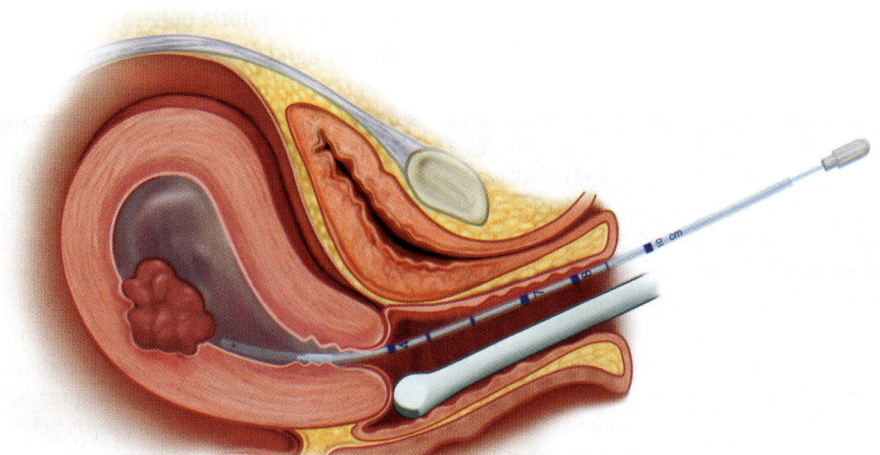

FIGURA 2-15 Amostra de endométrio obtida com ultrassonografia com infusão salina. A cavidade inicialmente é distendida com solução salina. A seguir, utiliza-se cateter Pipelle para obter a biópsia de endométrio com direcionamento ultrassonográfico direto.

presença de septações espessas, projeções papilares múltiplas, porções sólidas dentro da massa e ascite (Tabela 9-4, p. 264).

Os teratomas císticos maduros (tumores dermoides) têm um aspecto ultrassonográfico clássico (ver Fig. 2-2). Conforme descrito no Capítulo 9 (p. 267), essa aparência inclui uma massa acentuadamente hiperecogênica, com estrutura similar àquela do tecido adiposo adjacente; áreas císticas circundadas por nódulos murais ecogênicos e calcificações, tufos de cabelo e níveis de gordura no fluido. Esses achados refletem os contrastes teciduais peculiares encontrados nesses tumores benignos.

Características malignas. A ultrassonografia é a melhor técnica diagnóstica para determinação pré-operatória de potencial maligno para uma massa ovariana (Twickler, 2010). Com essa finalidade, foram propostos sistemas de pontuação morfológicos com base em número e espessura dos septos, presença e número de papilas e proporção de tecido sólido dentro da massa para padronizar a interpretação dos achados (DePriest, 1993; Sassone, 1991). Quando tamanho, morfologia e estrutura das massas anexiais são combinadas com Doppler colorido e análise espectral dos sinais de fluxo, aumentam a especificidade e o valor prognóstico positivo do diagnóstico ultrassonográfico (Buy, 1996; Fleischer, 1993; Jain, 1994; Twickler, 1999; Valentin, 1997). Em uma metanálise de 46 estudos com 5.159 pacientes, Kinkel e colaboradores (2000) relataram precisão significativamente maior para as técnicas ultrassonográficas combinadas, em comparação com cada técnica isolada. Recentemente, o grupo International Ovarian Tumor Analysis (IOTA), uma iniciativa colaborativa incluindo nove centros de cinco países europeus, iniciou uma pesquisa prospectiva, multicêntricas a partir da qual foi desenvolvido o modelo matemático mais acurado até o momento para cálculo do risco de malignidade em uma massa anexial com base nas características ultrassonográficas (Timmerman, 2005).

A neovascularização secundária à angiogênese dentro de uma neoplasia maligna produz aumento significativo nos sinais do fluxo no Doppler colorido. Enquanto a maioria dos tumores benignos aparece pouco vascularizada, a maioria das lesões malignas aparece bem vascularizada, com sinais de fluxo em ambas as regiões periférica e central, incluindo o interior das áreas de septação e de tumor sólido. Entretanto, não é possível firmar um diagnóstico seguro com base apenas nestes dados. Há relatos tanto de tumores malignos avascularizados quanto de massas hipervascularizadas benignas (Brown, 1994; Kawai, 1992).

A neovascularização nos tumores malignos é formada por vasos anormais que não têm músculo liso e contêm diversos *shunts* arteriovenosos. Em consequência, espera-se fluxo de impedância baixa nessas massas, conforme apresentado na Figura 2-16 (Fleischer, 1993; Kurjak, 1992; Weiner, 1992). No entanto, outros trabalhos demonstraram sobreposição significativa entre os valores das lesões benignas e malignas (Jain, 1994; Levine, 1994; Stein, 1994).

Dentre os parâmetros do Doppler, o conteúdo colorido provavelmente reflete a vascularização do tumor melhor que qualquer outro. A impressão global dessa vascularização reflete tanto o número quanto o tamanho dos vasos e sua capacidade funcional. O sistema de pontuação do grupo IOTA utiliza essa avaliação semiquantitativa subjetiva do fluxo para descrever as características vasculares das massas ovarianas (Ameye, 2009;

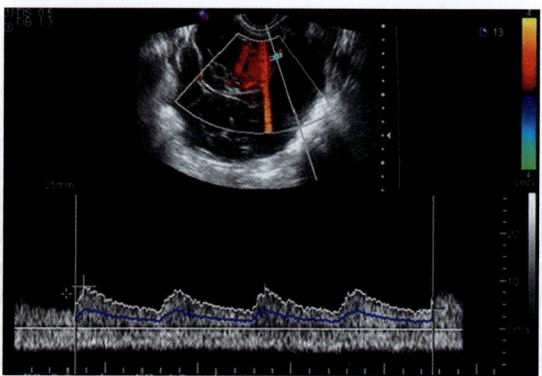

FIGURA 2-16 Massa ovariana complexa com áreas císticas irregulares demonstrando fluxo de impedância baixa (PI = 0,87) em um septo espesso. Na cirurgia, essa massa foi reconhecida como um cistadenocarcinoma mucinoso.

Timmerman, 2005). Um escore em cores de quatro pontos é usado para descrever o fluxo sanguíneo tumoral apenas dentro dos septos e partes sólidas da massa (Timmerman, 2000).

Essas observações levaram muitos investigadores a avaliar presença, distribuição espacial e prevalência dos sinais de fluxo dentro das massas ovarianas para fazer distinção entre neoplasias malignas e benignas. Contudo, considerando a sobreposição de parâmetros vasculares entre neoplasias malignas e benignas, não é possível definir o diagnóstico diferencial com base apenas na avaliação com Doppler espectral (Valentin, 1997).

Torção. Embora a torção de ovário seja um diagnóstico clínico, o Doppler colorido pode ser útil. Conforme descrito no Capítulo 9 (p. 271), o aspecto ultrassonográfico varia de acordo com o grau do comprometimento vascular e com a presença de massa anexial. O Doppler colorido dos vasos no ligamento infundibulopélvico pode ajudar o diagnóstico específico pela demonstração de ausência de fluxo arterial ou venoso. É importante ressaltar que a presença de fluxo não exclui o diagnóstico, mas sinais venosos centrais na torção ovariana/tubária são considerados indicadores de viabilidade de tecido ovariano (Fleischer, 1995).

Doença inflamatória pélvica

Infecção aguda. Embora seja comum a realização de ultrassonografia pélvica nas mulheres com salpingite aguda, faltam estudos de grande porte para avaliar suas sensibilidade, especificidade ou utilidade geral (Boardman, 1997; Cacciatore, 1992; Patten, 1990). Os achados ultrassonográficos variam de acordo com a gravidade da doença. Nos casos com infecção recente, a anatomia pode parecer normal. Com a evolução, os sinais iniciais inespecíficos incluem líquido livre na cavidade pélvica, espessamento endometrial, distensão da cavidade endometrial por líquido ou gás e bordas de útero e ovários indefinidas. Demonstrou-se correlação entre aumento no tamanho dos ovários com grande número de cistos pequenos – o "aspecto de ovário policístico" – e doença inflamatória pélvica (DIP). Cacciatore e colaboradores (1992) encontraram volumes ovarianos maiores do que o normal em mulheres com DIP comprovada por biópsia endometrial ou laparoscopia. Estes autores também comprovaram redução no tamanho do ovário com o tratamento.

Os achados ultrassonográficos nas tubas uterinas representam os pontos de referência mais impressionantes e específicos da DIP (Fig. 2-17). Embora tubas normais raramente sejam visibilizadas, a menos que circundadas por ascite, a inflamação de suas paredes permite sua visualização à ultrassonografia. À medida que o lúmen é obstruído distalmente, a tuba sofre dilatação e enche-se de líquido. Os aspectos resultantes podem variar (Timor-Tritsch, 1998). A tuba pode se tornar ovoide ou piriforme, repleta de líquido que pode ser anecoico ou ecogênico. A parede tubária torna-se espessa, passando a medir ≥ 5 mm, e são comuns os septos incompletos à medida que a tuba dobra sobre si mesma. Se a tuba dilatada for observada em corte transversal, é possível identificar o sinal de roda dentada, em razão do espessamento das pregas da endossalpinge (Timor-Tritsch, 1998). É comum que as tubas uterinas se estendam predominantemente no sentido posterior para dentro do fundo de saco, e não para os planos superior e anterior na direção do útero como tendem a fazer os grandes tumores ovarianos. Frequentemente é possível visibilizar níveis líquidos nas tubas dilatadas e raramente se observam níveis gasosos no líquido ou bolhas ecogênicas de gás. O Doppler colorido e o *power* Doppler revelam aumento do fluxo causado por hiperemia nas paredes, bem como septação incompleta nas tubas inflamadas (Tinkanen, 1993).

Infecção tubo-ovariana. À medida que a doença evolui, o ovário pode ser envolvido. Quando o ovário adere à tuba uterina, mas ainda é visualizado, o sinal recebe o nome de complexo tubo-ovariano. Por outro lado, o abscesso tubo-ovariano resulta de ruptura completa da arquitetura ovariana e tubária, de forma que as duas estruturas não são mais individualizadas (Fig. 2-18). Se a face contralateral não for atingida inicialmente, é possível que seja com a evolução. Quando ambas as tubas estão inflamadas e obstruídas, o complexo como um todo caracteristicamente assume a forma de U à medida que preenche o fundo de saco, expandindo-se de uma região anexial para outra (Horrow, 2004). As bordas lateral e posterior do útero ficam obscurecidas, e as trompas e os ovários não podem ser distinguidos isoladamente. Nas pacientes que não respondam à terapia medicamentosa, a ultrassonografia poderá ser usada para guiar a drenagem transvaginal dessas lesões (Kaakaji, 2000; Patten, 1990).

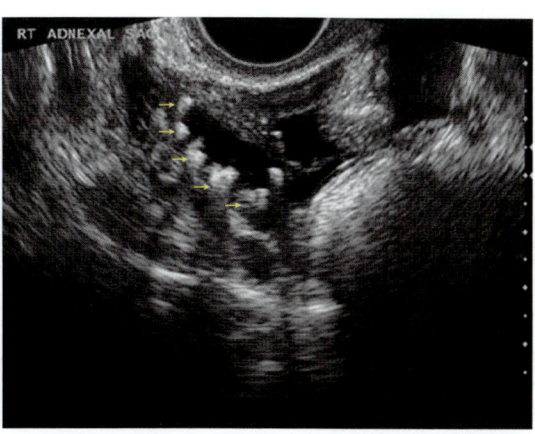

FIGURA 2-18 Sinal do "colar de contas". Acredita-se que os nódulos murais ecogênicos aqui mostrados (*setas*) dentro desse abscesso tubo-ovariano representem pregas da endossalpinge achatadas e fibróticas da tuba uterina inflamada.

Achados de infecção prévia. Dentre os achados da DIP crônica está a hidrossalpinge. Conforme discutido no Capítulo 9 (p. 273), vários achados ultrassonográficos, como sua forma tubular, septo incompleto e nódulos murais hiperecoicos, podem ajudar a distinguir entre hidrossalpinge e lesões anexiais císticas (ver Fig. 9-26, p. 273). Se for detectado fluxo colorido em uma hidrossalpinge, ele tenderá a ser menos saliente do que o observado na DIP aguda. Molander e colaboradores (2002) identificaram um índice de pulsatilidade mais alto nas pacientes com hidrossalpinge crônica (1,5 ± 0,1) do que naquelas com DIP aguda (0,84 ± 0,04).

Em um pequeno número de mulheres com DIP prévia será possível observar um cisto de inclusão peritoneal. Esses cistos se foram quando o líquido de um cisto ovariano rompido ficou aprisionado em aderências ao redor do ovário. Esse diagnóstico deve ser suspeito quando o ovário estiver circundado por uma coleção líquida loculada com septações finas (Horrow, 2002).

Gravidez ectópica

A ultrassonografia desempenha um papel vital no controle clínico em casos de suspeita de gravidez ectópica. Como a gravidez uterina e ectópica simultânea – uma gravidez heterotópica – é rara sem que se tenha utilizado tecnologias de reprodução assistida, a identificação de uma gravidez uterina é o achado mais importante para a exclusão de gestação ectópica. A gravidez intrauterina pode ser garantida se for encontrado embrião ou saco gestacional com o sinal de duplo contorno dentro da cavidade endometrial. Todas as gestações podem induzir reação decidual endometrial. Entretanto, o sinal de duplo contorno, ou seja, duas camadas externas ecogênicas ao redor do contorno anecoico, sempre é causado pelas decíduas parietal e capsular da placenta em desenvolvimento (Fig. 2-19).

A gravidez ectópica pode se apresentar com uma grande variedade de padrões ultrassonográficos e localizações (Fig. 7-5, p. 204) (Coundous, 2007; Moschos, 2008; Valsky, 2008). Um saco gestacional extrauterino contendo um embrião é um achado inequívoco. Entretanto, massas anexiais sólidas e complexas em conjunto com um útero vazio e resultado de teste de gravidez po-

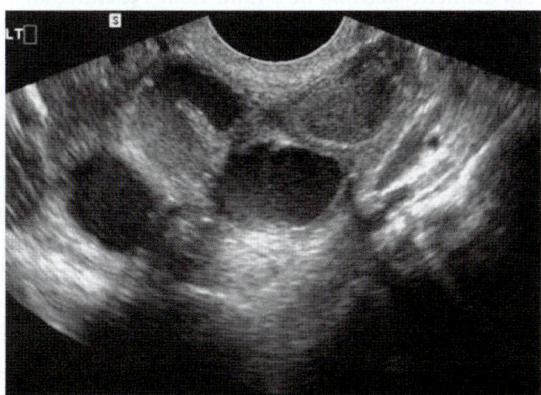

FIGURA 2-17 Ultrassonografia transvaginal em corte transversal de uma tuba dilatada e inflamada, revelando espessamento das paredes tubárias, septo incompleto e líquido ecogênico.

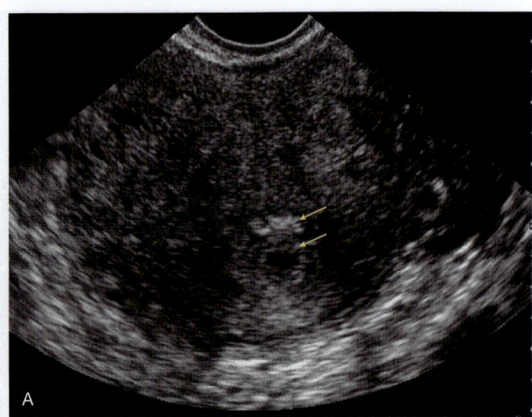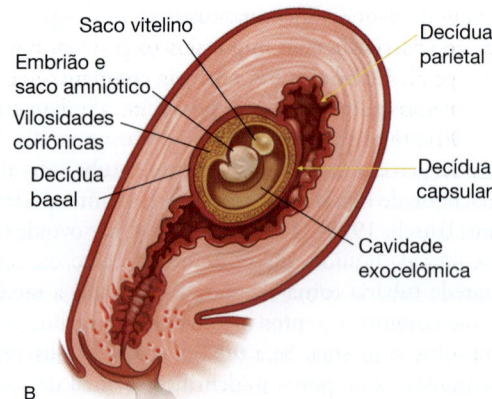

FIGURA 2-19 Ultrassonografia transvaginal e ilustração demonstrando o sinal de duplo contorno. **A**. A ultrassonografia revela duas camadas ecogênicas concêntricas ao redor do saco gestacional anecoico, que representam a decídua capsular interna (*seta inferior*) e a decídua periférica (*seta superior*). **B**. A ilustração mostra as camadas da decídua no início da gravidez. A decídua capsular e a decídua parietal criam o sinal de dupla decídua. (Segundo Cunningham, 2010b, com permissão.)

sitivo são encontrados com frequência. Uma massa anexial complexa, em regra, é causada por hemorragia dentro do saco ectópico, ou por gravidez ectópica com rompimento dentro da tuba. Líquido complexo livre ou coágulos de sangue estão frequentemente associados (Filly, 1987; Fleischer, 1990; Nyberg, 1987). O fluxo sanguíneo placentário dentro da periferia da massa anexial complexa – o anel de fogo – pode ser observado na imagem obtida com Doppler colorido transvaginal (ver Fig. 7-7, p. 205). Embora possa ajudar no diagnóstico, esse sinal também pode ser encontrado com o corpo lúteo da gravidez (Pellerito, 1992b).

Líquido intra-abdominal

Durante a ultrassonografia pélvica rotineira é comum visualizar um pequeno volume de líquido livre, em torno de 10 mL, no fundo de saco posterior (Khalife, 1998). Considera-se que o volume é moderado quando o líquido for encontrado estendendo-se ao fundo do útero. A presença de líquido em volume moderado ao exame transvaginal determina investigação complementar imediata das goteiras parietocólicas e bolsa de Morison no quadrante superior direito para avaliar a extensão do líquido livre. Observa-se líquido intraperitoneal livre nas goteiras parietocólicas e na bolsa de Morison quando há volume mínimo de 500 mL (Abrams, 1999; Branney, 1995; Rodgerson, 2001). Volumes maiores de líquido peritoneal anecoico livre sugerem etiologia infecciosa ou inflamatória, como ocorre em caso de ascite. Líquido livre contendo ecos de baixa intensidade ou debris ecogênicos indica hemoperitônio com coágulos, como ocorre com cisto hemorrágico roto ou gravidez ectópica.

A sensibilidade da ultrassonografia para detecção de líquido livre levou a sua maior utilização no campo do trauma. A avaliação ultrassonográfica focalizada para trauma (FAST, *focused assessment with sonography for trauma*) é um exame ultrassonográfico restrito direcionado unicamente para a identificação de líquido livre para diagnóstico de lesão intraperitoneal. Em quadros de traumatismo, a presença de líquido livre geralmente indica hemorragia. Quatro regiões específicas são avaliadas: peri-hepática (quadrante superior direito), periesplênica (quadrante superior esquerdo), pelve e pericárdio. A FAST apresenta vantagens significativas sobre o lavado peritoneal diagnóstico (LPD) e sobre a TC para avaliação de líquido intraperitoneal livre, por ser rápida, não invasiva e realizada à beira do leito. Entretanto, a taxa de resultados falso-negativos é significativa para a FAST (Scalea, 1999). Isto em parte pode ser explicado pelo fato de o exame ser realizado precocemente no processo de reanimação, quando talvez seja menor o volume de líquido nas regiões dependentes da cavidade peritoneal. Além disso, à medida que seu uso se tornou mais amplo passaram a ocorrer conflitos acerca de credenciamento e sobre se radiologistas, médicos da emergência ou cirurgiões traumatológicos devam realizar esta técnica ultrassonográfica.

Doença trofoblástica gestacional

A ultrassonografia desempenha um papel importante no estabelecimento do diagnóstico de mola hidatiforme. Nos casos com mola hidatiforme completa observa-se tecido entremeado por numerosos pontos brilhantes (Fig. 37-5, p. 902). O aspecto varia de acordo com a idade gestacional e está correlacionado com o tamanho das vilosidades hidrópicas (Jones, 1975). Por exemplo, molas com idade calculada pela data da última menstruação de 8 a 12 semanas, em geral, aparecem como tecido ecogênico homogêneo intraluminal, e as vilosidades apresentam um diâmetro máximo de 2 mm. Com a maturação, as vesículas podem chegar a aproximadamente 10 mm de diâmetro, sendo facilmente observadas como espaços císticos sonolucentes. Essas vilosidades maiores criam uma imagem transabdominal clássica conhecida como padrão em "tempestade de neve". Os tecidos fetais e as membranas amnióticas estão ausentes.

Em contraste, dentre as características de uma mola parcial estão degeneração placentária hidrópica e presença concomitante de feto ou de partes fetais. As vilosidades estão focalmente inchadas e edemaciadas Fleischer, 2001). Infelizmente, essas alterações hidrópicas nas vilosidades são observadas ultrassonograficamente em 20 a 40% das placentas de gestações não molares abortadas (Reid, 1983). Por isso, em regra, a análise histológica, genética e imunológica do tecido é necessária para diferenciar entre gravidez molar parcial e não molar (Cap. 37, p. 899).

Os *cistos tecaluteínicos* dentro do ovário, que aumentam sob a influência dos altos níveis séricos da gonadotrofina coriônica humana β (β-hCG, de *human chorionic gonadotropin* β), também são observados com frequência na gravidez molar completa. Em geral, são bilaterais e aparecem como massas císticas multiloculadas que medem entre 4 e 8 cm de diâmetro (Fig. 37-4, p. 901) (Fleischer, 2001).

A ultrassonografia com Doppler substituiu a angiografia do útero para detecção de doença trofoblástica invasiva (Desai, 1991). À ultrassonografia, o tecido trofoblástico se apresenta como uma região irregular ecogênica dentro do miométrio. A ultrassonografia com Doppler pode revelar a presença de implantes no miométrio e sua relativa agressividade pela constatação do aumento característico de fluxo turbulento para esses tumores a partir das artérias uterinas (Long, 1990; Oquz, 2004; Taylor, 1987). As análises feitas com ultrassonografia e Doppler também podem ser utilizadas para avaliar a resposta do tumor à quimioterapia (Hammond, 1980; Maymon, 1996; Ong, 1992; Zhou, 2005). Embora a avaliação de fígado e rins para doença metastática geralmente seja feita com TC, a ultrassonografia abdominal pode auxiliar (Munyer, 1981).

Infertilidade

Na abordagem da infertilidade feminina, a ultrassonografia é empregada com quatro objetivos principais: (1) identificação de anormalidades na anatomia pélvica; (2) detecção da patologia causal ou contribuinte para a infertilidade; (3) avaliação das alterações cíclicas fisiológicas uterinas e ovarianas e (4) supervisão e controle visual durante o tratamento da infertilidade (Ekerhovd, 2004; Parsons, 2001).

A ultrassonografia pode demonstrar com facilidade as malformações anatômicas uterinas que podem afetar a passagem dos gametas e a implantação do ovo. Conforme discutido, a UTV convencional pode ser usada para visualizar os leiomiomas submucosos e os pólipos; no entanto, as relações dessas lesões com a superfície endometrial é mais bem observada pela UIS. (Figs. 8-9 e 9-8, p. 228 e 253). Naquelas pacientes com história de abortamentos recorrentes, a UIS tem sido usada para demonstrar não apenas anomalias müllerianas, mas também diversas outras anormalidades na cavidade uterina em até 50% das pacientes (Keltz, 1997). Como ferramenta de rastreamento para avaliação da cavidade nesse cenário, esse exame parece ser duas vezes mais preciso que histerossalpingografia (HSG) e UTV (Soares, 2000). As sinéquias intrauterinas podem ser vistas como linhas hipoecoicas cortando o endométrio ecogênico na ultrassonografia convencional. Elas são mais bem visualizadas durante a UIS como faixas ecogênicas que se estendem de uma superfície a outra do endométrio (Fig. 2-20).

A ultrassonografia transvaginal é utilizada, a princípio, para detectar anomalias uterinas congênitas, que causem infertilidade ou abortamento espontâneo precoce. Com o uso adicional de técnicas 3-D é possível diagnosticar anormalidades congênitas com desempenho de exame semelhante ao de HSG, laparoscopia e RM (Ekerhovd, 2004; Jurkovic, 1995; Salim, 2003). Além disso, a imagem por RM é usada para caracterizar e avaliar os casos complicados ou duvidosos, especialmente no pré-operatório.

Uma anomalia com duplicação completa, como o útero didelfo, é diagnosticada com precisão com ultrassonografia. Neste cenário, observam-se dois cornos uterinos independentes

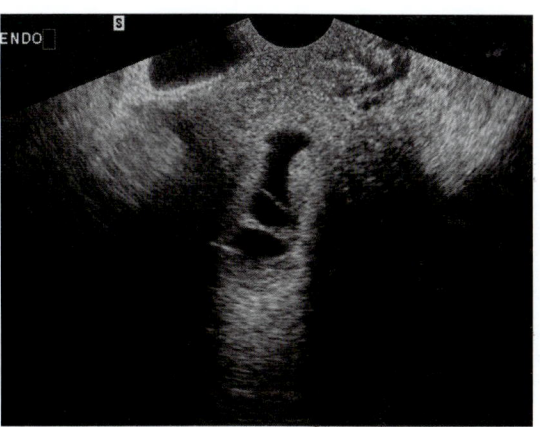

FIGURA 2-20 Síndrome de Asherman. Ultrassonografia transvaginal com infusão salina revelando sinéquia intrauterina ecogênica.

e divergentes com uma fenda profunda entre os dois hemiúteros e com grande angulação entre as cavidades endometriais (Fig. 2-21). Por outro lado, a distinção das anomalias com útero bicorno e septado é menos confiável com as técnicas 2-D tradicionais da ultrassonografia transvaginal. Idealmente, o ângulo entre as duas cavidades endometriais deve ser ≥ 105° nos úteros bicornos, mas ≤ 75° no útero septado. Além disso, o formato do fundo apresenta uma incisura > 1 cm no útero bicorno e < 1 cm no septado (Reuter, 1989). A combinação dos achados obtidos com UTV e UIS permite acurácia de até 90% na distinção entre as duas anomalias. Embora a RM seja empregada com frequência, a ultrassonografia 3-D é considerada por muitos como o melhor método não invasivo para diagnóstico diferencial entre essas duas anomalias uterinas (Fig. 2-22) (Bermejo, 2012; Kupesic, 2001a; Salim, 2003).

O útero unicorno sem corno rudimentar é identificado como um útero pequeno, bem-formado, elíptico, que sofre desvio para um lado com um único corno (Salim, 2003). O fundo apresenta contorno côncavo. Na imagem 3-D, o útero unicorno apresenta a clássica configuração em forma de "banana" (Fig. 2-23). Contudo, em 65% dos casos o útero unicorno está associado a corno rudimentar, o que é difícil de reconhecer com

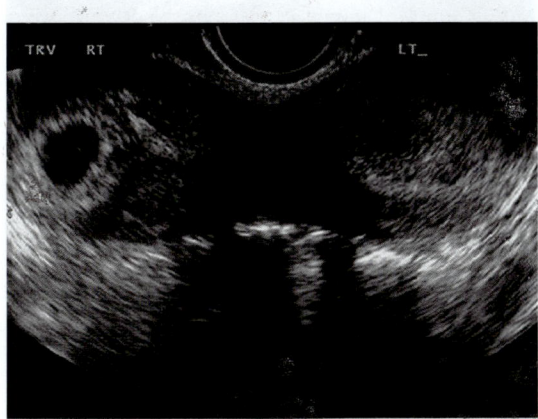

FIGURA 2-21 Útero didelfo. Ultrassonografia transvaginal no plano transverso ilustra melhor os dois cornos uterinos totalmente separados. Um saco gestacional é evidente no lado direito do útero.

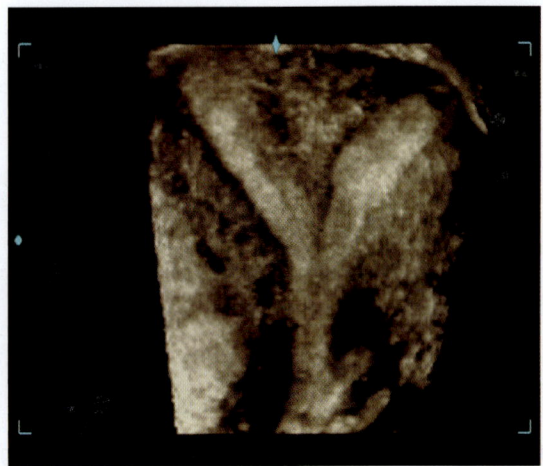

FIGURA 2-22 Útero septado. Ultrassonografia tridimensional no plano coronal revelando o contorno seroso uterino normal e o ângulo agudo entre as duas pequenas cavidades endometriais características do útero septado. Como o septo termina no istmo uterino e não se estende até o colo uterino, esta anomalia é apropriadamente denominada *subseptada*.

ultrassonografia (Fig. 18-16, p. 498) (Jayasinghue, 2005). Frequentemente um corno rudimentar dilatado é equivocadamente diagnosticado como massa uterina ou anexial (Hall, 1994). A investigação completa desses casos em geral requer imagem com RM. Em todas as anomalias uterinas, especialmente as unilaterais, o posicionamento apropriado dos rins deve ser comprovado com imagem transabdominal, em razão do grande índice de associação a anomalias geniturinárias. Finalmente, nas mulheres com anomalias complexas associadas à agenesia vaginal ou a hímen imperfurado, é comum a constatação de hematocolpos, em geral associados à hematometra ou à hematossalpinge (Hall, 1994).

A endometriose pélvica é outra causa frequente de infertilidade. A ultrassonografia é o procedimento por imagem mais comumente usado para investigar suspeita de endometriose, embora seja mais usada para a avaliação de cistos endometri-

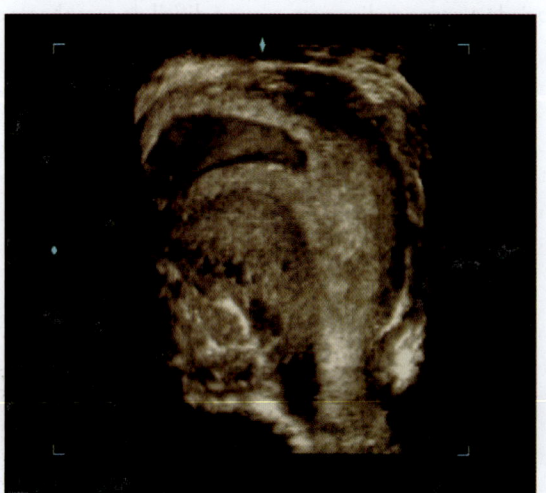

FIGURA 2-23 Útero unicorno. A ultrassonografia tridimensional no plano coronal revela bem a clássica configuração em forma de "banana". Observa-se saco gestacional dentro da cavidade endometrial.

óticos. Sua capacidade de detectar pequenos implantes e aderências também é limitada. Os endometriomas apresentam diversos aspectos ultrassonográficos, o mais frequente sendo de massa pélvica com parede espessa e ecos difusos de baixo nível no interior do cisto (Fig. 10-6, p. 290). A imagem por RM mostrou-se mais específica que a ultrassonografia para identificar endometriomas e, portanto, é indicada nos casos com indefinição anatômica à ultrassonografia (Fig. 10-8, p. 291).

Uma das utilizações mais eficientes da ultrassonografia na paciente infértil é a supervisão do tratamento. A ultrassonografia é usada para monitorar a foliculogênese nos ciclos normais e nos estimulados. Nos ciclos normais, a observação do desenvolvimento de um folículo e a previsão da ovulação permitem determinar a oportunidade ideal para teste pós-coito, administração de hCG, relação sexual, inseminação e coleta de óvulos. Na ovulação, o folículo em geral desaparece, e observa-se a presença de líquido no fundo de saco. No local do folículo, o corpo lúteo aparece como uma estrutura oval irregular contendo uma pequena quantidade de líquido, ecos internos e parede espessa (Dill-Macky, 2000). Nos ciclos estimulados, a detecção por ultrassonografia de muitos folículos permite suspender a indução com hCG para evitar a síndrome da hiperestimulação ovariana. Caso ela venha a ocorrer, a ultrassonografia é usada para graduar a gravidade da doença por meio de medidas do tamanho do ovário, detecção de ascite e análise das resistências ao fluxo renal (Fig. 20-4, p. 538) (Barnhart, 2000; Parsons, 2001).

Em geral, o fluxo sanguíneo no ovário que está ovulando reduz-se ao longo do ciclo menstrual. Na ovulação, ocorre aumento dramático da velocidade do fluxo sanguíneo nos vasos ao redor do corpo lúteo, em razão da neovascularização, com formas ondulatórias de impedância baixa. Nas mulheres submetidas à fertilização *in vitro* (FIV), a impedância baixa dos vasos ovarianos pode estar diretamente correlacionada às taxas de gravidez (Baber, 1988). Muitos especialistas em infertilidade atualmente estão incorporando a UIS como ferramenta de primeira linha na avaliação do útero antes da transferência do embrião em pacientes submetidas à FIV, ovo-doação e FIV em substituta (Gera, 2008; Kim, 1998; Lindheim, 1998; Serafini, 1998; Yauger, 2008). Por fim, a ultrassonografia pode ser usada para guiar as manobras de intervenção, como recuperação de oócito e transferência de embrião para o interior da cavidade endometrial (Fig. 20-10 e 20-12, p. 546).

Histerossalpingossonografia com contraste (Sonossalpingografia)

No passado, a tuba uterina só podia ser detectada por ultrassonografia quando distendida por líquido, como nos casos de obstrução. A injeção de material de contraste ecogênico em tempo real durante ultrassonografia, a chamada sonossalpingografia, sono-histerossalpingografia, ou histerossalpingossonografia com contraste, é considerada como um procedimento de primeira linha acurado para avaliação da patência tubária sem necessidade de HSG. Muitos estudos demonstraram que a histerossalpingossonografia com contraste é equivalente à HSG para detecção de patologia tubária (Degenhardt, 1996; Heikinen, 1995; Schlief, 1991; Strandell, 1999). O exame pode ser realizado em ambiente ambulatorial, tem boa aceitação por parte das pacientes, não oferece risco de exposição a raio X e fornece informações sobre a morfologia da cavidade uterina e dos ovários (Campbell, 1994; Savelli, 2009).

A histerossalpingossonografia com contraste é realizada de forma similar à UIS. O líquido que tende a sair da cavidade uterina é bloqueado por um cateter-balão dentro do canal cervical. A localização aproximada das tubas uterinas em sua inserção no corno uterino é identificada com a sonda transvaginal. A patência tubária é confirmada pela visualização da passagem do meio de contraste sonográfico hiperecoico (Echovist, Albunex, Infoson, ar ou solução salina estéril) pelas tubas. Isto lhes confere um aspecto hiperecoico. As técnicas de Doppler colorido ou pulsado aumentam a precisão diagnóstica da histerossalpingossonografia com contraste (Ekerhovd, 2004; Kupesic, 1997). Contudo, a patência da tuba nem sempre está correlacionada com funcionamento normal. Talvez haja necessidade de histerossalpingografia para delinear de forma mais acurada a anatomia das tubas em determinadas indicações e este exame ainda é considerado como ferramenta de primeira linha para avaliação da patência das tubas em mulheres inférteis (Cundiff, 1995; Mol, 1996).

Ultrassonografia tridimensional

Novos aparelhos de ultrassom permitem a captura de dados 3-D e sua representação em uma tela 2-D (Kurjak, 2001). Isto permite uma avaliação mais detalhada do objeto estudado, sem restrição do número e da orientação dos planos escaneados (Aruh, 1997; Umek, 2002). Em ginecologia, essa ferramenta auxilia na avaliação de cavidade uterina, massas ovarianas complexas, reserva ovariana, anomalias uterinas e gestações cornuais (Fig. 2-24) (Izquierdo, 2003).

Embora seja possível mapear a localização exata dos leiomiomas em relação à cavidade endometrial e às estruturas vizinhas no pré-operatório usando técnica de imagem convencional com UIS ou RM, também pode-se utilizar a ultrassonografia 3-D e a UIS 3-D (Fig. 19-9, p. 519). Isto é extremamente importante no rastreamento de pacientes para cirurgia, que depende do posicionamento exato do leiomioma e extensão do envolvimento endometrial (Sylvestre, 2003; Wamsteker, 1993).

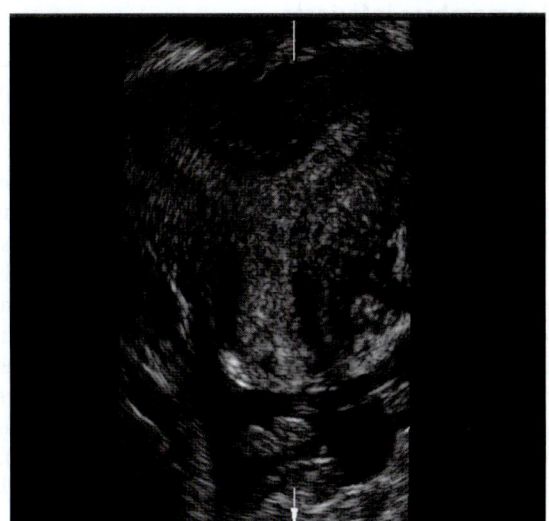

FIGURA 2-24 Útero arqueado. O plano coronal da ultrassonografia tridimensional ilustra muito bem essa variante uterina normal.

Essas ferramentas ultrassonográficas também são usadas para monitorar a redução do volume do leiomioma nas pacientes sendo tratadas com agonistas de GnRH ou após EAU, embora a imagem com RM seja usada com maior frequência após EAU (Chia, 2006).

Com a tecnologia 3-D, é possível obter imagens melhores e mais definidas de anormalidades do endométrio e do miométrio adjacente, especialmente espessamentos focais de endométrio, como pólipos, hiperplasia e câncer (Andreotti, 2006; Benacerraf, 2008; Bomilla-Musoles, 1997). Em seu estudo comparativo com 36 pacientes com hemorragia pós-menopáusica, Bonilla-Musoles e colaboradores (1997) compararam os resultados obtidos com UIS 3-D com os achados com UTV, UIS transvaginal, Doppler colorido transvaginal e histeroscopia. A visualização da cavidade uterina e de espessamento endometrial com UIS 3-D foi comparável à da histeroscopia e melhor do que a de outras técnicas ultrassonográficas. Hoje realizamos rotineiramente técnicas de imagem 3-D para investigação de anormalidades endometriais durante os exames transvaginais e em todos os procedimentos de UIS. Na linha de frente das investigações, a angiografia ultrassonográfica 3-D com *power* Doppler (3D-PDA) tem sido usada para diferenciar entre doença endometrial maligna e benigna em pacientes pós-menopáusicas com sangramento e endométrio espessado (Alcazar, 2009). A angiografia ultrassonográfica com *power* Doppler permite avaliar o volume do endométrio com representação mais precisa da quantidade real de tecido em comparação com as medidas da espessura endometrial realizadas com técnica 2-D. Ultimamente, técnicas de imagem 3-D com *power* Doppler e intensificação por contraste intravenoso têm sido investigadas para ser usadas na diferenciação entre pólipos endometriais benignos e câncer do endométrio (Lieng, 2008; Song, 2009). Embora a UTV tradicional comprove adequadamente a posição de DIU na maioria dos casos, a ultrassonografia 3-D proporciona melhor visualização, especialmente dos dispositivos contendo levonorgestrel (Bomilla-Musoles, 1996; Lee, 1997; Moschos, 2011). As imagens obtidas em plano coronal, o que é impossível com exame 2-D, proporcionam a visão tanto dos braços quanto da haste do dispositivo e sua relação com a cavidade endometrial (Andreotti, 2006; Benacerraf, 2009; Moschos, 2011). Assim, em nossa instituição as pacientes de ultrassonografia ginecológica com DIU *in situ*, independentemente da indicação do exame, são submetidas à avaliação-padrão 2-D e aquisição de volume em 3-D do útero, com reconstrução da visão coronal da cavidade endometrial para estabelecer tipo, localização e posicionamento do DIU (Fig. 2-25). Outra utilidade para a ultrassonografia 3-D é a confirmação do procedimento de esterilização transcervical. Embora a Food and Drug Administration (FDA) ainda determine uma HSG pós-procedimento para comprovação da localização dos microimplantes em forma de mola Essure, diversos pesquisadores demonstraram que UTV 2-D e 3-D são métodos aceitáveis para a confirmação (Fig. 2-26) (Conceptus, 2009; Thiel, 2005).

A maioria dos autores concorda que a ultrassonografia 3-D permite uma avaliação detalhada da estrutura interna das massas ovarianas (Alcazar, 2003b, 2009; Bonilla-Musoles, 1995; Hata, 1999). Além disso, com a adição do Doppler colorido à avaliação 3-D há exibição da arquitetura interna e da neovascularização, também características de neoplasias malignas (Kurjak, 2001).

Ginecologia Geral Benigna

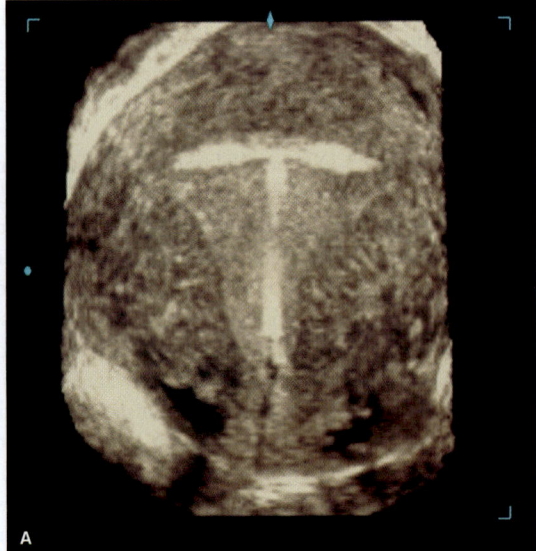

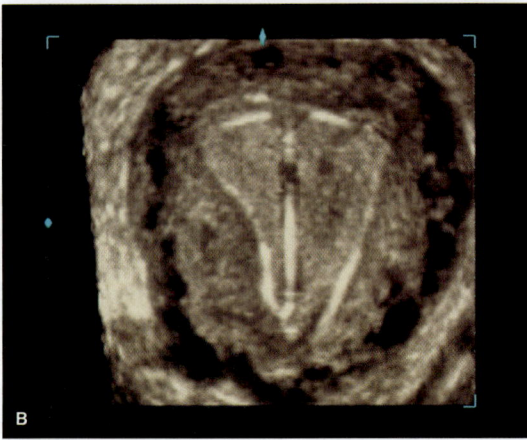

FIGURA 2-25 Dispositivos intrauterinos. Os planos coronais da ultrassonografia 3-D mostram melhor o tipo e o posicionamento dos dispositivos intrauterinos dentro da cavidade uterina (**A**) de cobre T 380A (ParaGard) e (**B**) contendo levonorgestrel (Mirena).

Entretanto, até o momento, a ultrassonografia 3-D com *power* Doppler não demonstrou maior acurácia diagnóstica em comparação com a imagem em escala de cinza e com power Doppler 2-D (Geomini, 2007; Jokubkiene, 2007; Sladkevicius, 2007).

Uma nova técnica 3-D visando à diferenciação entre massas ovarianas benignas e malignas utiliza UTV com acentuação por contraste para detectar a microvasculatura do tumor. Para o exame, as pacientes com massas anexiais complexas recebem contraste de microbolhas por via intravenosa ao mesmo tempo em que são submetidas à UTV harmônica com pulso invertido. Os dados iniciais indicam diferença significativa nos parâmetros cinéticos da intensificação por contraste comparando-se massas ovarianas benignas e malignas (Fleischer, 2008, 2009, 2010).

Na medicina reprodutiva, a imagem 3-D proporciona avaliações mais precisas do volume ovariano e da quantidade de folículos em comparação com as estimativas feitas a partir de imagens em 2-D e prevê-se que se torne a técnica ultrassonográfica preferencial para avaliação dos ovários de pacientes inférteis (Coyne, 2008; Deutch, 2009; Raine-Fenning, 2008). Além disso, a ul-

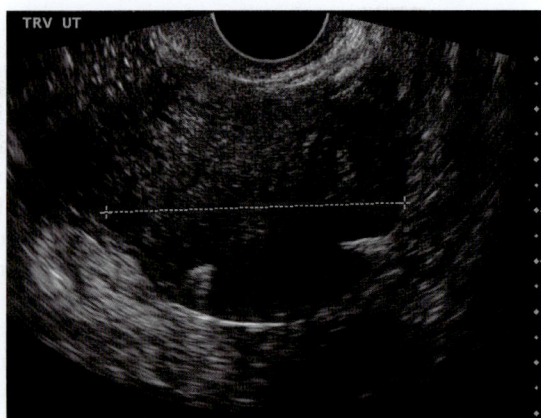

FIGURA 2-26 Contracepção com Essure. Ultrassonografia transvaginal em plano transversal revelando as minimolas inseridas no segmento lateral posterior do útero, que é a localização apropriada para os dispositivos nos cornos bilaterais.

trassonografia 3-D pode ser usada para exame da vascularização endometrial e para determinar a receptividade do endométrio antes de estimulação ovariana (Kupesic, 2001b; Wu, 2003).

A ultrassonografia 3-D atualmente é uma ferramenta precisa comumente usada para investigação de anormalidades uterinas congênitas müllerianas (Ghi, 2009; Jurkovic, 1995; Raga, 1996; Salim, 2003). Este exame é tão sensível quanto a histeroscopia e tão acurado quanto a imagem obtida com RM e fornece imagens detalhadas tanto da forma da cavidade endometrial quanto do contorno externo do fundo. (Bermejo, 2010). Assim, as anormalidades müllerianas podem ser diferenciadas, uma vez que os cornos uterinos e o contorno do fundo são exibidos com clareza no mesmo plano (Troiano, 2004). É importante ressaltar que as informações obtidas com as imagens em 3-D fornecem detalhes úteis para o planejamento pré-operatório e podem até mesmo ajudar na predição probabilística do resultado de metroplastia (Wu, 1997).

■ Ultrassonografia com compressão dos membros inferiores

A ultrassonografia com compressão, em geral combinada com o Doppler colorido, é o teste inicial utilizado atualmente para detectar trombose venosa profunda (TVP) (Greer, 2003). A avaliação ultrassonográfica das veias das pernas é dividida em três partes: (1) a região inguinal e a coxa são examinadas com a paciente na posição supina; (2) a região poplítea é examinada com a paciente deitada de lado ou sentada e (3) as veias da panturrilha são examinadas com a paciente sentada. Visibilidade deficiente, incompressibilidade e o padrão característico do eco de uma veia trombosada confirmam o diagnóstico (Fig. 2-27) (Andrews, 2005). Em pacientes sintomáticas, o exame das veias da trifurcação femoral, poplítea e panturrilha tem sensibilidade acima de 90% e especificidade superior a 99% para TVP proximal (Davis, 2001; Schellong, 2004). O exame tem valor preditivo negativo de 98% (American College of Obstetricians and Gynecologists, 2000a,b).

Além disso, Lensing e colaboradores (1989) compararam ultrassonografia de compressão e venografia com contraste, o

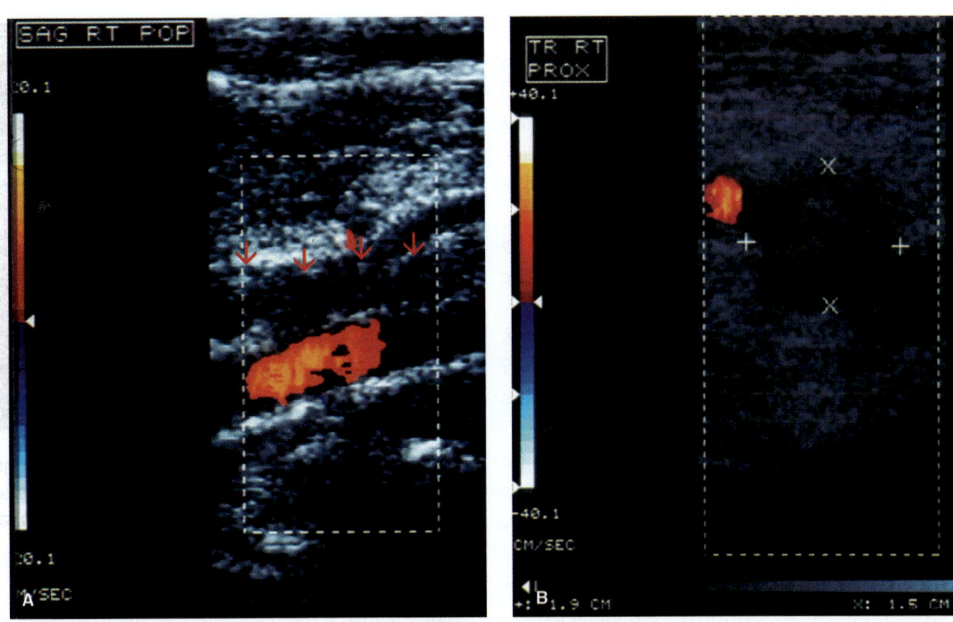

FIGURA 2-27 Imagens no plano sagital (**A**) e no plano transverso (**B**) de um membro inferior. Exame de ultrassonografia com Doppler colorido em uma paciente com trombose venosa poplítea. **A**. As setas vermelhas demarcam a veia poplítea sem fluxo, sugerindo coágulo no lúmen, localizada acima da artéria, que tem fluxo normal evidenciado pela cor vermelha no mapa. **B**. A imagem transversa mostra o aumento no tamanho da veia em razão do trombo (*cursores*), além de fluxo normal na artéria, evidenciado pela cor vermelha no mapa.

exame padrão-ouro para diagnóstico de TVP, em 220 pacientes sob suspeita de TVP. Os autores observaram que tanto as veias femorais quanto as poplíteas comuns estavam totalmente compressíveis – sem trombose – em 142 das 143 pacientes que apresentaram venografia normal (99% específico). Todas as 66 pacientes com trombose de veia proximal apresentaram incompressibilidade de veias femorais, poplíteas ou ambas (100% sensível).

Contudo, a ultrassonografia de compressão é significativamente menos confiável para detecção de trombose em veia da panturrilha (Bates, 2004). As tromboses isoladas de panturrilha, no entanto, finalmente se estendem às veias proximais em até 25% dos casos. Esta evolução ocorre uma a duas semanas após a instalação dos sintomas, quando a trombose passa a ser detectada por meio de exames seriados com ultrassonografia de compressão (Cunningham, 2010c). Comprovou-se ser segura a interrupção da anticoagulação para as pacientes com exames seriados de compressão normais ao longo de acompanhamento por uma semana (Birdwell, 1998; Friera, 2002; Heijboer, 1993. É importante observar que achados ultrassonográficos normais em veias não necessariamente excluem embolia pulmonar, considerando que a trombose talvez já tenha embolizado ou os êmbolos tenham tido origem nas veias pélvicas profundas, inacessíveis à avaliação ultrassonográfica (Goldhaber, 2004).

RADIOGRAFIA

As radiografias simples são usadas na prática ginecológica de forma semelhante à das demais especialidades médicas. Com frequência são solicitadas radiografias de abdome e pelve para avaliar pacientes sob suspeita clínica de obstrução intestinal. Essas radiografias também podem ser usadas para identificar a localização extrauterina de um DIU "perdido". As radiografias simples ainda podem fornecer informações em mulheres com malignidade ginecológica (Soper, 2001). São exemplos as radiografias do tórax para rastreamento de metástases pulmonares durante o estadiamento da malignidade, incluindo doença trofoblástica gestacional, e para vigilância após o tratamento inicial. Como discutiremos nas seções seguintes, diversos procedimentos radiográficos especializados são particularmente úteis ou específicos para a avaliação de quadros ginecológicos.

Pielografia intravenosa

A urografia excretora, ou pielografia intravenosa (PIV), é um estudo radiográfico que permite visualizar o trato urinário. Comparativamente, as imagens da TC mostram mais detalhes da anatomia pelvicaliceal e dos ureteres, mas menos informações sobre o parênquima renal e a bexiga (Webb, 2001).

Após a radiografia simples inicial, denominada exame de reconhecimento, para identificar cálculos urinários, administra-se um agente de contraste intravenoso. Logo após, a função de concentração dos túbulos proximais tornar radiodenso o parênquima renal – a fase do nefrograma – e permite a avaliação de tamanho, contorno e eixo renais. Uma radiografia obtida após cinco minutos revela o contraste sendo excretado para o sistema coletor – a fase do pielograma – e o sistema coletor deve ser avaliado quanto à simetria e rapidez de excreção. Uma radiografia final realizada após a micção conclui a avaliação.

Dentre as indicações para PIV pré-operatória estão suspeita de anomalia concomitante no trato urinário em pacientes com anomalia no trato reprodutivo e confirmação de patência no trato urinário inferior em cenário de compressão pélvica por neoplasia.

Entretanto, muitas situações em que havia indicação pré-operatória de pielograma atualmente são resolvidas com protocolos urografia com TC multifásica realizada com tomografia com multidetector (Beyersdorff, 2008). Por exemplo, embora não faça parte do protocolo formal de estadiamento do câncer do colo uterino, muitos médicos nos Estados Unidos substituíram a TC por PIV para avaliação do câncer do colo uterino. A TC permite a visualização do colo uterino, do paramétrio, do útero, dos anexos, dos linfonodos retroperitoneais, do fígado e dos ureteres (International Federation of Obstetricians and Gynecologists, 1998).

Até 5 a 10% das mulheres apresentam reação alérgica ao iodo durante PIV, e de 1 a 2% dessas reações implicam risco de morte. O pré-tratamento com corticosteroides orais reduz significativamente a incidência de reações alérgicas (Lasser, 1987). Os meios de contraste iodados não iônicos apresentam incidência 5 a 30 vezes menor de reações alérgicas, mas são mais caros do que os meios de contraste iônicos tradicionais (Mishell, 1997).

Também ocorre nefrotoxicidade significativa em razão de contraste iônico hiperosmolar que, se acredita, cause danos tubulares diretos e lesões isquêmicas. As pacientes diabéticas, com insuficiência renal ou com insuficiência cardíaca congestiva são as que apresentam maior risco de nefrotoxicidade causada por contraste. Os materiais de contraste com baixa osmolaridade e não iônicos são menos nefrotóxicos e seu uso deve ser considerado em casos especiais como esses (Mishell, 1997).

■ Cistouretrografia miccional (CUGM) e uretrografia com pressão positiva (UPP)

Esses procedimentos radiográficos, discutidos no Capítulo 26 (p. 687), são utilizados para avaliar a uretra feminina. Contudo, a obtenção de imagem por RM permite visualização superior de anormalidades na uretra e é mais sensível do que CUGM e UPP para identificar divertículos com estruturas complexas (Chou, 2008; Daneshgari, 1999; Elsayes, 2006; Neitlich, 1998). Por este motivo, a CUGM atualmente é mais utilizada para avaliar traumatismo de trato urinário inferior, como fístulas, e ver retenção urinária prolongada. A UPP tem sido menos usada em razão de redução no número de técnicos treinados para realizar o exame, dificuldade de encontrar equipamento apropriado e maior sensibilidade da RM.

■ Histerossalpingografia

Essa técnica de imagem radiográfica é utilizada para avaliar canal endocervical, cavidade endometrial e lúmen da tuba uterina por meio de injeção de contraste radiopaco pelo canal cervical (Cap. 19, p. 516). A princípio empregada na avaliação da infertilidade, a HSG consome em média 10 minutos para ser realizada, com aproximadamente 90 segundos de tempo fluoroscópico e exposição média dos ovários à radiação de 1 a 2 rads. (de *roentgen absorved dose*, dose absorvida de radiação ionizante).

A HSG é realizada entre o dia 5 e 10 do ciclo. Neste período a cessação do fluxo menstrual reduz os riscos de infecção e de remoção de um óvulo da tuba uterina após a ovulação. O exame causa cólicas, e o uso de AINE 30 minutos antes do procedimento talvez reduza o desconforto. Um trocarte com ponta romba, um cateter de Foley pediátrico ou um cateter específico para injeção é introduzido precisamente dentro da abertura externa do colo uterino, e o meio de contraste é injetado. Em determinadas pacientes há indicação de bloqueio paracervical, como naquelas com estenose cervical. Como a injeção rápida pode causar espasmo tubário, preconiza-se injeção lenta de, no máximo, 3 a 4 mL de contraste, que permite delinear com nitidez o contorno da cavidade uterina. Em geral, apenas três imagens radiográficas são necessárias – uma preliminar antes da injeção de contraste, uma da cavidade uterina preenchida e uma terceira mostrando o extravasamento do contraste das tubas para a cavidade peritoneal.

Há muitas variações no aspecto normal de uma HSG (Fig. 19-6, p. 517). A cavidade endometrial é, em regra, triangular ou, às vezes, assume a forma de T na projeção anteroposterior. Na visão lateral, ela é alongada. O contorno do endométrio costuma ser liso, mas, ocasionalmente, identificam-se falhas de enchimento polipoides que podem estar isoladas ou difusas e que podem ser difíceis de distinguir de pólipos ou hiperplasia endometriais (Lindheim, 2003a). A injeção inadvertida de bolhas de ar produz artefatos. Nesses casos, procede-se à UIS posteriormente para avaliação complementar da cavidade endometrial.

Dentre as contraindicações para HSG estão infecção pélvica aguda, sangramento uterino ativo, gravidez e alergia ao iodo. As complicações relacionadas com HSG são raras, mas podem ser graves. O risco geral de infecção pélvica aguda séria o suficiente para exigir hospitalização é inferior a 1%, mas pode chegar a 3% em mulheres com infecção pélvica anterior (Stumpf, 1980). Em pacientes sem antecedentes de infecção pélvica, a HSG pode ser feita sem antibioticoterapia profilática. Se a HCG revela tubas uterinas dilatadas, deve-se administrar doxiciclina oral, 100 mg, duas vezes ao dia, durante três dias para reduzir a incidência de doença inflamatória pélvica pós-HSG. Nas pacientes com antecedentes de infecção pélvica, a doxiciclina pode ser administrada antes do procedimento e mantida após, caso se constate dilatação das tubas uterinas (American College of Obstetricians and Gynecologists, 2009). Dor pélvica, perfuração uterina e reações vasovagais também podem ocorrer. Dentre as possíveis reações ao contraste estão processos alérgicos e injeção com entrada em alta pressão no sistema vascular. É raro haver fenômenos embólicos, pelviperitonite e formação de granuloma com o uso de agentes de contraste à base de óleo.

■ Salpingografia seletiva

Em alguns casos, não é possível distinguir se a obstrução tubária observada na HSG é causada por oclusão anatômica ou por espasmo tubário. A canulação tubária histeroscópica pode esclarecer melhor e tratar casos de oclusão tubária proximal, conforme descrito na Seção 42-20 (p. 1.176). Alternativamente, a salpingografia seletiva transcervical e cateterização tubária (SS-TC, de *selective salpingography and tubal catheterization*) assistida por fluoroscopia é outro procedimento que pode ser usado. Ele é realizado durante a fase folicular do ciclo, com cateter introduzido através do colo uterino e avançado por sensação tátil até o óstio tubário. A posição do cateter é verificada por fluoroscopia e, se satisfatória, o contraste solúvel em água ou óleo é injetado. Se a obstrução for superada, o contorno tubário será delineado com o agente de contraste. Se a obstrução tubária proximal persistir, um fio-guia é introduzido pelo trocarte do cateter, avançando na direção da obstrução e manipulando de forma suave para transpor o bloqueio. O fio-guia é então retirado, e o meio de contraste injetado pelo cateter para confirmar a desobstrução. Essa ferramenta fluoroscópica é eficaz no diagnóstico e no tratamento da obstrução tubária proximal e será discutida no

Cap. 20 (p. 540) (Capitanio, 1991; Das, 2007; Ferraiolo, 1995; Thurmond, 1991; Woolcott, 1995).

■ Densitometria óssea

Dependendo da sua densidade mineral, o osso absorve raios X em diferentes graus. Por este motivo, é possível avaliar a densidade óssea e, em sua maioria, as medições fornecem informações específicas para o local analisado. Contudo, tais estudos não avaliam as taxas atuais ou pretéritas de remodelação óssea. Assim, há necessidade de medições sequenciais da densidade para avaliar a taxa de perda óssea ao longo do tempo (Kaplan, 1995).

Atualmente, dois métodos costumam ser usados: a absorciometria de dupla emissão de raios X (DEXA, de *dual-energy x-ray absorptiometry*), que avalia a densidade mineral óssea integral (cortical e trabecular) no quadril e na coluna vertebral, e a tomografia computadorizada quantitativa (TCQ), que avalia a densidade mineral no osso trabecular com *turnover* elevado.

Desses dois métodos, a DEXA é a melhor técnica para avaliar osteopenia axial (Fig. 21-10, p. 567). O método emprega dois feixes de raios X com níveis de energia diferentes e mede com precisão a densidade óssea no quadril e na coluna vertebral – áreas mais vulneráveis a fraturas por osteoporose. A coluna vertebral é escaneada entre a primeira e a quarta vértebras lombares. As medições com DEXA são precisas e acuradas; a dose de radiação é baixa – menos de 5 mrem (de milliroentgen, um milésimo da dose de radiação ionizante) – e a aceitação pelas pacientes é alta em razão da duração do procedimento, em geral, apenas 5 a 15 minutos (Jergas, 1993). A reprodutibilidade das mensurações da densidade óssea com DEXA é excelente para identificação da população com alto risco para fratura. Embora estejam disponíveis instrumentos para DEXA que medem a massa óssea em regiões periféricas, como o antebraço, estes exames talvez não sejam capazes de prognosticar fraturas de quadril com tanta precisão quanto as medições feitas diretamente do quadril. Dentre as demais vantagens da DEXA estão comprovada efetividade no monitoramento de tratamento antifratura e o fato de ser o padrão contra o qual outras medidas de imagem óssea são comparadas (Blake, 2007). Como desvantagem, a DEXA é uma técnica em 2-D incapaz de distinguir entre osso cortical e trabecular. Além disso esporões ósseos, calcificações aórticas e artrite podem elevar de forma falsa a densidade óssea relatada.

A tomografia computadorizada quantitativa (TCQ) usa tanto raios X quanto raios gama para proporcionar uma visão transversal do corpo vertebral. Como a taxa de *turnover* no osso trabecular é quase oito vezes maior do que no osso cortical, essa técnica detecta precocemente alterações metabólicas neste tipo de osso altamente vulnerável. A densidade identificada é volumétrica, o que é uma vantagem em situação nas quais a DEXA talvez subestime a densidade mineral óssea (Damilakis, 2007). Sua precisão é excelente, mas pode ser reduzida em casos com osteopenia e cifose intensas, aumento do conteúdo de gordura na medula óssea por obesidade ou por infiltração gordurosa em pacientes idosas e por aspectos técnicos no posicionamento (Kaplan, 1995; Miller, 1999).

Outra técnica, ainda não validada, é a ultrassonografia quantitativa (USQ) (Pejovic, 1999). Esta técnica proporciona informações sobre a organização estrutural do osso e maior acesso potencial à avaliação da massa óssea à comunidade (American Association of Endocrinologists, 1996; Philipov, 2000; Organização Mundial da Saúde, 1994). Pequenas unidades portáteis de ultrassom estão disponíveis para medições rápidas da massa óssea do calcanhar, com leituras realizadas em 10 segundos. A ultrassonografia quantitativa é consideravelmente mais barata que a DEXA e não implica exposição à radiação. Entretanto, sua utilidade talvez esteja limitada aos pacientes mais jovens, entre 35 e 55 anos, uma vez que os ossos dos pacientes de maior idade frequentemente são compactos demais para permitir a penetração do ultrassom (Pafumi, 2002). Consequentemente, a análise com USQ do osso calcâneo pode ser útil para quantificar o risco de fratura como ferramenta pré-rastreamento, para monitorar a resposta ao tratamento e para identificar alterações ósseas adversas associada à doença ou à medicação (Philipov, 2000). Entretanto, no momento, não é possível recomendar a USQ para a avaliação da densidade mineral óssea e para o diagnóstico de osteoporose (Pocock, 2000).

Foram feitos progressos consideráveis no desenvolvimento de técnicas de RM para avaliação de osteoporose. Além das técnicas de relaxometria, a imagem de alta resolução por RM, a imagem de difusão por RM e a espectroscopia por RM *in vivo* são capazes de quantificar a arquitetura óssea trabecular e sua composição mineral (Damilakis, 2007).

■ Embolização das artérias uterinas

Esse tratamento independente e definitivo de leiomiomas uterinos utiliza a angiografia para visualizar e obstruir por embolia a vasculatura uterina. Como discutido e ilustrado mais completamente no Capítulo 9 (p. 256), o fluxo sanguíneo pelas artérias uterinas é interrompido, resultando em isquemia e necrose preferenciais do leiomioma.

TOMOGRAFIA COMPUTADORIZADA

Esse procedimento envolve exposições múltiplas de feixes finos de raios X, que são traduzidos em imagens axiais 2-D, denominadas fatias (*slices*), de determinada área de interesse. Obtêm-se múltiplas fatias da região-alvo do corpo ao longo do seu comprimento. A TC helicoidal de canal múltiplo, também denominada TC espiral, permite a obtenção contínua de imagens em espiral e potencial para reconstrução da imagem em vários planos. Essa técnica é muito mais rápida e permite que as imagens sejam manipuladas para análise depois de terem sido obtidas. Muitas variáveis afetam a dose de radiação, em especial espessura das fatias e número de cortes realizados. Se um exame for realizado com contraste, serão obtidas duas vezes mais imagens, e a dose de radiação na região examinada também será dobrada.

■ Anatomia pélvica normal

O útero é identificado como uma estrutura de tecido mole, homogêneo, de forma ovalada ou triangular, situada posteriormente à bexiga (Fig. 2-28). As paredes uterinas são mais bem visualizadas depois da administração do meio de contraste intravenoso. Diferentemente da imagem por ultrassonografia e por RM, o endométrio não é identificável na imagem por TC. As margens laterais lisas do colo uterino são bem definidas em razão do contraste que fazem com a gordura parametrial adja-

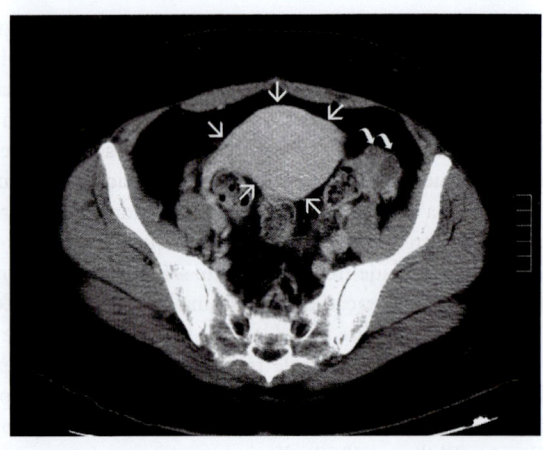

FIGURA 2-28 Tomografia computadorizada da pelve feminina no plano axial demonstrando útero normal (setas), bem como cistos no ovário esquerdo (setas curvas).

cente. Após a administração do meio de contraste intravenoso, obtém-se um realce uniforme do colo uterino. O canal endocervical, identificado na imagem por RM, não consegue ser distinguido na imagem por TC. As imagens da vagina e da vulva ficam intensamente realçadas pelo meio de contraste (Constant, 1989). É comum que os ovários sejam relativamente hipodensos, variáveis na aparência e na posição e, em geral, estão situados na região posterolateral ao útero (Friedman, 1992).

Com as imagens obtidas por tomografia computadorizada visualiza-se o paramétrio e, sendo assim, este exame é usado para avaliação de malignidades ginecológicas. O paramétrio contém uma grande extensão de tecido adiposo assim como tecido fibroso, vasos sanguíneos e linfáticos. Os ligamentos cardinais são vistos na varredura axial como estruturas triangulares de tecido mole, que se estendem das bordas laterais do colo uterino e parte superior da vagina até o fuso de fáscia profunda, que cobre o músculo levantador do ânus. Os ligamentos redondos podem ser visualizados na borda superior do paramétrio, estendendo-se anterolateralmente na direção do anel inguinal (Friedman, 1992). Os ligamentos uterossacros são identificados com facilidade nas visões axial e coronal, passando pelas margens laterais do colo uterino e fórnices vaginais até o sacro. Por fim, o ureter e as artérias uterinas podem ser visualizadas dentro do ligamento largo (Constant, 1989).

Exame de imagem após cirurgia ginecológica

A tomografia computadorizada é um exame adequado para diagnosticar possíveis complicações de histerectomia e outros procedimentos ginecológicos. No que se refere a lesões ureterais e vesicais, a TC com contraste intravenoso é particularmente útil para detectar obstrução ou ruptura de ureter e formação de urinoma (Titton, 2003). Contudo, níveis elevados de creatinina em muitas dessas pacientes operadas impedem o seu uso. A cistografia por tomografia computadorizada é uma técnica que emprega enchimento retrógrado da bexiga via gotejamento por gravidade de 300 a 400 mL de contraste iodado diluído, seguido por TC helicoidal da bexiga com reformatações multiplanares (Chan, 2006). Esta técnica é sensível e específica para o diagnóstico de ruptura vesical extraperitoneal e intraperitoneal e também pode ser usada para demonstrar a presença de fístula entre a bexiga e a vagina ou entre a bexiga e o intestino (Jankowski, 2006; Yu, 2004). A TC também se mostrou superior à radiografia convencional e aos estudos baritados para diagnosticar complicações intestinais, tais como obstrução do intestino delgado (Maglinte, 1993). Para caracterizar uma coleção líquida em abdome ou pelve como abscesso ou hematoma, a tomografia computadorizada com contraste intravenoso e enteral talvez seja mais útil do que outras modalidades de técnicas de imagem (Gjelsteen, 2008).

Malignidades ginecológicas

Na maioria dos casos, a ultrassonografia é o método inicial preferencial para avaliar a pelve feminina (Fleischer, 1989; O'Brien, 1984). Na presença de patologia pélvica, atualmente a imagem por RM é o método preferido em detrimento da TC porque não emprega radiação e produz imagens de excelente qualidade das estruturas pélvicas em vários planos (Carr, 2002). Por essas razões, a literatura sobre imagens de TC de distúrbios pélvicos benignos é relativamente escassa.

No entanto, é provável que a imagem por TC seja a técnica de uso mais frequente para avaliação e vigilância das malignidades ginecológicas (Soper, 2001). Os contrastes oral e retal permitem a visualização do trato gastrintestinal, considerando que o contraste intravenoso realça os vasos sanguíneos e as vísceras. O exame de TC de rápida resolução tem grande sensibilidade e pode ser usado para detectar lesões de 2 a 3 mm nos pulmões e em vísceras sólidas. Os exames com contraste produzem informações de alta qualidade sobre linfonodos retroperitoneais e ureteres. A TC espiral registra imagens durante as fases arterial, capilar e venosa do realce tecidual durante a administração de contraste, permitindo melhor obtenção de imagem dos vasos pequenos e das interfaces teciduais dentro do parênquima visceral. Conquanto a sensibilidade para metástases intraperitoneais de pequeno porte seja limitada, a TC pode dar uma estimativa útil sobre metástases de grande porte, como nas mulheres com câncer ovariano avançado. As desvantagens incluem exposição à radiação, artefatos criados por grampos metálicos ou juntas protéticas e complicações relacionadas ao material de contraste intravenoso iodado (Soper, 2001).

TOMOGRAFIA POR EMISSÃO DE PÓSITRONS (PET)

Essa técnica utiliza compostos radioquímicos de vida curta para servirem de rastreadores para medição de processos metabólicos específicos sugestivos de malignidade ou de infecção (Juweid, 2006). Isso possibilita a detecção precoce de anomalias bioquímicas do câncer, que precedem as alterações estruturais identificadas por outras técnicas de imagem. Sendo assim, a PET (de *positron emission tomograph*) tornou-se uma ferramenta clínica vital, particularmente para diagnóstico e acompanhamento de câncer. O traçador radioquímico mais comumente utilizado clinicamente é o 2-[^{18}F]fluoro-2-desoxi-D-glicose (FDG). Este traçador destaca regiões com glicólise acelerada, o que é comum em células neoplásicas (Goh, 2003).

Há dados corroborando o uso de FDG-PET para obtenção de imagem de malignidades ginecológicas. Diversos trabalhos demonstraram altas sensibilidade e especificidade da FDG-

-PET para estadiamento inicial de câncer do colo uterino, especialmente em pacientes sem evidências de metástase extrapélvica por imagem com RM ou TC (Gjelsteen, 2008; Park, 2005). A capacidade da FDG-PET de avaliar o estado de linfonodos em casos de câncer da cérvice tem implicações diagnósticas e terapêuticas. Demonstrou-se correlação direta entre extensão de envolvimento linfonodal e taxa de mortalidade (Singh, 2003). Na fase de planejamento da radioterapia de linfonodos, os dados anatômicos adicionais obtidos com PET podem ser usados para direcionar a radioterapia de intensidade modulada (Cap. 28, p. 720). Com isso, reduz-se significativamente a quantidade de radiação a que as estruturas normais adjacentes são submetidas (Havrilesky, 2003; Weber, 1995; Wong, 2004).

Além disso, a FDG-PET também pode ser empregada no monitoramento pós-cirúrgico das pacientes com câncer endometrial e ovariano. Especificamente, demonstrou-se correlação direta com os achados de cirurgia de *second look** em pacientes com câncer endometrial e ovariano que estejam em remissão clínica (Fig. 2-29) (Belhocine, 2002; Delbeke, 2001; Drieskens, 2003; Lyer, 2012; Kim, 2004; Nanni, 2005; Saga, 2003).

IMAGEM POR RESSONÂNCIA MAGNÉTICA

Essa tecnologia constrói as imagens com base nos sinais de radiofrequência emitidos por núcleos de hidrogênio depois de serem "excitados" por pulsos de radiofrequência, na presença de um campo magnético forte. O sinal de radiofrequência emitido possui características chamadas de tempos de relaxamento. Estes incluem o tempo de relaxamento T1 (longitudinal) e o tempo de relaxamento T2 (transversal).

Em um campo magnético, os prótons irão se alinhar na mesma direção à medida que o campo passa pelo centro do magneto. Se um pulso de radiofrequência for aplicado, esses prótons perdem o alinhamento e passam a girar em fase entre si. O tempo de relaxamento T1 é o tempo para que os prótons se realinhem com o campo magnético após a aplicação de cada pulso de radiofrequência. O tempo de relaxamento T2 é o tempo para que os prótons saiam de fase, após aplicação de cada pulso de radiofrequência.

Como essas propriedades variam entre os tecidos, são elas os fatores especialmente responsáveis pelo contraste entre os tecidos. A intensidade do sinal de um tecido comparada com o de outro, ou contraste, pode ser regulada variando-se o tempo entre as aplicações dos pulsos de radiofrequência, o chamado *tempo de repetição*. A regulagem posterior do tempo entre o pulso de radiofrequência e a amostra do sinal emitido é chamada tempo de eco. As sequências com *tempo de repetição* curto e *tempo de eco curto* são chamadas ponderadas em T1. As sequências com tempo de repetição longo e tempo de eco longo são chamadas ponderadas em T2. Como exemplo, as moléculas de hidrogênio em uma área contendo água, como a urina na bexiga, apresentam tempos de relaxamento mais longos do que aquelas em tecido sólido, como o fígado. Nas imagens ponderadas em T1, a urina na bexiga aparece escura ou com sinal baixo. Nas imagens ponderadas em T2, a mesma urina aparece brilhante ou com sinal alto. A força do campo magnético do magneto é medida em uma unidade chamada de tesla (T) (1 tesla = 10.000 gauss).

■ Técnica

A técnica-padrão de obtenção de imagem inclui tanto sequências T1 quanto T2, obtidas em dois planos, em geral, axial e

---
*N. de R.T. Cirurgia de *second look* = tentativa de remoção de resíduo tumoral após tratamento primário – cirúrgico e/ou quimioterápico.

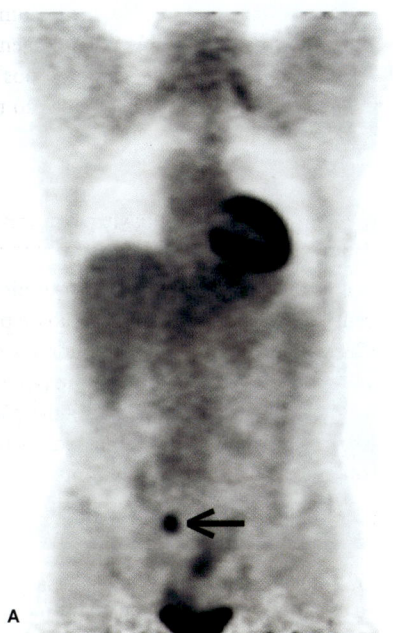 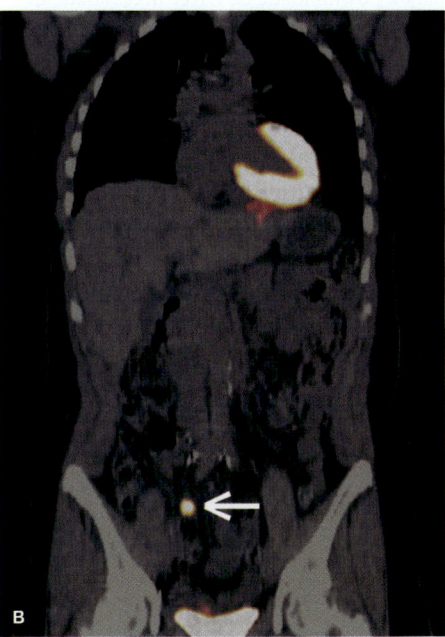

FIGURA 2-29 Imagens por tomografia por emissão de pósitrons (PET) (**A**) e fusão de PET-TC (**B**) de uma paciente com recorrência de câncer de ovário. As setas demarcam captação anormal de FDG na pelve, que representava um nódulo linfático de 1 cm. A biópsia desse nódulo linfático revelou câncer ovariano recorrente. *(Imagens fornecidas pela Dra. Dana Mathews.)*

sagital. A sequência T1 delineia mais claramente os limites do órgão com a gordura ao redor, permite uma excelente visualização dos linfonodos e é necessária para a caracterização do tecido e de líquidos, como lesões hemorrágicas ou contendo gordura (Nurenberg, 1995). A sequência T2 fornece definição detalhada da arquitetura interna do órgão, como a anatomia regional do útero e da vagina, e ajuda na identificação de ovários normais. As imagens de T2, em geral, são superiores na demonstração das condições patológicas do útero e dos ovários. A capacidade multiplanar das imagens por RM permite que o estudo seja individualizado para uma questão clínica específica. O plano transversal costuma ser obtido em todos os casos, com obtenção de sequências adicionais nos planos sagital e coronal. O plano sagital otimiza a visualização do útero, e o plano coronal é preferido para a avaliação dos ovários.

Algumas imagens por RM apresentam melhor resolução quando um agente de contraste paramagnético, como o gadolínio-DTPA*, é administrado. O gadolínio é usado rotineiramente para avaliação de carcinoma endometrial e ovariano. Nos EUA, o Gd-DTPA é o único material de contraste aprovado para obtenção de imagem por RM**. Os agentes de contraste para RM alteram o campo magnético local dos tecidos em estudo. Os tecidos normais e anormais reagem ao contraste de forma diferente, e essas diferenças podem ser exibidas. Os efeitos adversos são raros, e esses agentes podem ser usados mesmo se houver histórico de alergia a outros agentes de contraste (American College of Radiology, 2004). Os agentes de contraste para RM são utilizados em concentrações e dosagens significativamente mais baixas em comparação com os agentes de contraste para obtenção de imagens por TC, sofrem excreção renal em 24 horas e são muito seguros para pacientes com função renal comprometida. Contudo, em seu mais recente informe de saúde sobre contraste para RM, a FDA recomenda cautela ao administrar meio de contraste com base em gadolínio a pacientes com doença renal moderada a grave com previsão para a possibilidade de haver necessidade de hemodiálise imediatamente após a administração desse agentes a pacientes com esse grau de comprometimento renal.

■ Segurança

Os efeitos dos campos magnéticos estáticos e dos gradientes de campos magnéticos foram estudados extensivamente. Até o momento, não há relatos de efeitos prejudiciais, incluindo efeitos mutagênicos, relacionados com a RM nos campos de força utilizados clinicamente, ou seja, inferiores a 2 tesla (American College of Radiology, 1998; Kanal, 2007; Wagner, 1997).

Alguns dispositivos (não todos) impedem a realização de imagens por RM. Por exemplo, mulheres com DIUs, microdispositivos Essure ou clipes Filshie podem realizar o exame com segurança. No entanto, as contraindicações incluem implantes ou dispositivos ativados mecânica, elétrica ou magneticamente, como marca-passos cardíacos internos, neuroestimuladores, desfibriladores cardíacos implantáveis, bombas de infusão eletrônica implantáveis e implantes cocleares, entre outros dispositivos semelhantes. Alguns grampos de aneurisma intracraniano e qualquer corpo estranho metálico no globo ocular contraindicam o escaneamento por RM (Cunningham, 2010a).

■ Uso em ginecologia

A ultrassonografia é o exame preferencial para a avaliação inicial de pacientes com suspeita de doença ginecológica.

A obtenção de imagem por RM frequentemente é usada quando os achados ultrassonográficos são ambíguos. As indicações comuns incluem anatomia pélvica distorcida, massas extensas que podem ser difíceis de delinear com ultrassonografia, casos indeterminados de adenomiose e distúrbios endometriais em pacientes não candidatas à cirurgia (Javitt, 2001). Imagem multiplanar, maior contraste de tecidos moles e grande campo de visão são vantagens evidentes da RM para investigação de anormalidades ginecológicas (Leung, 2000). Uma das principais utilidades da RM é a investigação de malignidades pélvicas. A RM também é o exame preferencial para acompanhamento de pacientes com câncer, considerando que não emprega radiação ionizante.

■ Achados normais

Os órgãos pélvicos geralmente se apresentam com baixa intensidade de sinal nas imagens ponderadas em T1. As imagens ponderadas em T2 do útero menstruando mostram um endométrio com alta intensidade de sinal; baixa intensidade de sinal ao entrar no miométrio, que é a região de junção, e intensidade moderada de sinal no miométrio externo (Fig. 2-30) (Mc-

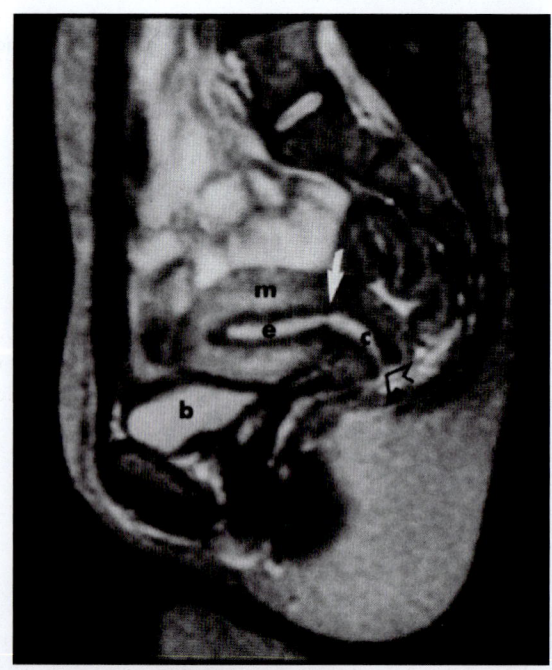

FIGURA 2-30 Imagem de RM no plano sagital ponderada em T2 de útero e colo uterino normais. A anatomia regional do útero é apresentada, consistindo em endométrio (**e**) e miométrio (**m**), separados pela região de junção escura com baixa intensidade de sinal. O colo uterino (**c**) estende-se desde o nível de abertura interna (*seta branca*) até a abertura externa (*seta vazada*). **b** = bexiga.

---

*N. de T. Gadolínio com DTPA = complexo de gadolínio com ácido dietilenotriamina penta-acético.

** N. de T. No Brasil, o único material de contraste para uso da RM também é o gadolínio-DTPA.

Carthy, 1986). O colo uterino pode ser distinguida do corpo do útero por seu estroma fibroso proeminente que, em geral, possui baixa intensidade de sinal. A arquitetura interna do colo uterino é vista nas imagens ponderadas em T2 com sinal central de alta intensidade (glândulas endocervicais e muco) circundado por sinal de baixa intensidade (estroma fibroso) e sinal moderado periférico (músculo liso intercalado com estroma fibroso) (Lee, 1985). As imagens ponderadas em T2 da vagina revelam mucosa e muco com sinal de alta intensidade central circundados por parede muscular com sinal de baixa intensidade (Hricak, 1988). Os ovários costumam ser vistos na sequência T2 como estroma de sinal de intensidade moderadamente alta, contendo folículos com sinal de intensidade muito alta (Dooms, 1986). As tubas uterinas não costumam ser visualizadas. O estado hormonal influencia a aparência de todas as estruturas na RM e reflete alterações fisiológicas associadas.

■ Imagem por ressonância magnética em ginecologia

Útero

Leiomiomas. A imagem por RM é a ferramenta mais precisa para a avaliação de leiomiomas (Ascher, 2003). Embora a UTV permaneça sendo a técnica de imagem inicial para avaliação de pacientes com suspeita de leiomioma, a taxa de resultados falso-negativos chega a 20% (Gross, 1983). Campo de visão limitado, menor resolução da imagem em função de aumento da gordura corporal da paciente e distorção da anatomia em razão de leiomiomas grandes ou múltiplos são fatores potencialmente limitantes (Wolfman, 2006). Leiomiomas com menos de 2 cm normalmente não são identificados na UTV, mesmo quando sintomáticos. Consequentemente, a RM também é empregada quando a UTV é inconclusiva ou não diagnóstica (Ascher, 2003). Além disso, a RM está indicada antes de EAU e pode ser utilizada antes de ressecção histeroscópica. Ademais, os efeitos da terapia com agonista GnRH para redução do volume do leiomioma podem ser quantificados com as imagens por RM (Lubich, 1991).

Conforme demonstrado na Figura 2-31, os leiomiomas têm um aspecto específico na RM e, consequentemente, podem ser diferenciados da adenomiose ou do adenomioma com 90% de precisão (Mark, 1987; Togashi, 1989). Isso é importante quando a miomectomia está sendo considerada, especialmente nos casos com massa intramural única e volumosa. Os leiomiomas, mesmo aqueles com 0,5 cm, são mais bem observados nas imagens ponderadas em T2 e aparecem como massas redondas, de limites precisos e com baixa intensidade de sinal em relação ao miométrio (Hricak, 1986). As visões multiplanares permitem uma localização precisa: subserosa, intramural ou submucosa. Embora não seja necessário para acompanhamento da maioria dos casos, a base de um leiomioma submucoso prolapsado pode ser identificada com certeza pela RM e confirma sua acessibilidade à ressecção histeroscópica. Leiomiomas intramurais ou subserosos em geral estão limitados por uma borda com alta intensidade de sinal, que representa edema de veias e vasos linfáticos dilatados. Tumores maiores que 3 cm, em regra, são heterogêneos em razão da variação dos graus e tipos de degeneração (Cap. 9, p. 247) (Hricak, 1986; Yamashita, 1993).

Conforme afirmado, técnica de imagem por RM é o método diagnóstico preferencial para avaliação pré-operatória e após

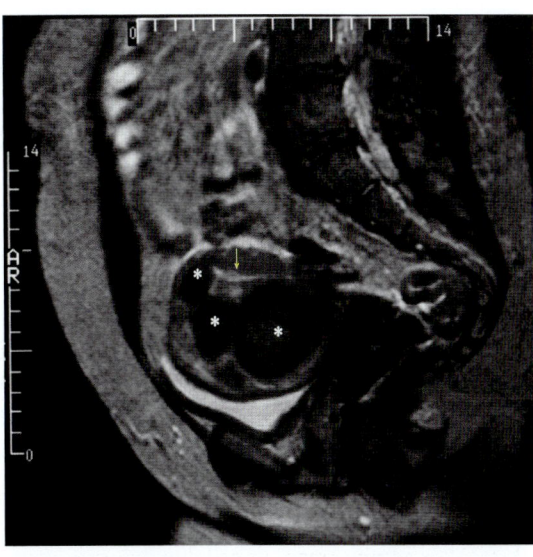

FIGURA 2-31 Imagem sagital de RM ponderada em T2 de útero apresentando três leiomiomas. Os leiomiomas (*) aparecem como massas redondas, de bordas delineadas, cor escura, com baixa intensidade de sinal, e localizadas no miométrio posterior. O endométrio é identificado como uma linha brilhante, com alta intensidade de sinal, localizada anteriormente aos leiomiomas (*seta*).

o procedimento de EAU (Usadi, 2007). Tamanho, número e localização do leiomioma são preditores críticos para sucesso e segurança do procedimento. Além disso, A RM revela essas variáveis com maior acurácia e menor variabilidade interobservadores em comparação com a ultrassonografia (Cura, 2006). A hipervascularização, observada como um sinal brilhante nas imagens ponderadas em T2, após a administração intravenosa de gadolínio, correlaciona-se com boa resposta à EAU (Jha, 2000). Por outro lado, os leiomiomas com realce desprezível e alta intensidade de sinal nas sequências ponderadas em T1 não respondem à EAU. A imagem por RM com contraste também é útil no monitoramento da resposta tumoral após EAU. Os leiomiomas embolizados com sucesso apresentam redução no tamanho e nenhuma acentuação com contraste, o que é consistente com sua degeneração (Fig. 2-32) (DeSouza, 1999).

A terapia com ultrassom focalizado (FUS, de *focused ultrasound therapy*) guiada por imagem de RM (MR gFUS) é usada para tratar leiomiomas sintomáticos (Cline, 1992). Sem a orientação da RM, a FUS fica prejudicada pela dificuldade no posicionamento preciso do feixe e de ter informações sobre o dano térmico gerado. Felizmente, a excelente resolução da RM no tecido mole permite o direcionamento preciso no tecido. Além disso, com a RM é possível medir com precisão, próxima da termometria em tempo real, a temperatura, permitindo que o dano térmico eventualmente gerado pelo ultrassom focalizado possa ser avaliado imediatamente (Hindley, 2004).

Uma sequência de pulsos ultrassônicos de alto poder é direcionada para o leiomioma, e a intensidade é ajustada até que se alcancem temperatura e dose térmica adequadas. Em regra, a duração do pulso é cerca de 15 segundos, e o intervalo entre os pulsos é de 3 minutos, o que permite aos tecidos esfriarem entre os tratamentos. A duração média do procedimento é de aproximadamente 3,5 horas (Hindley, 2004).

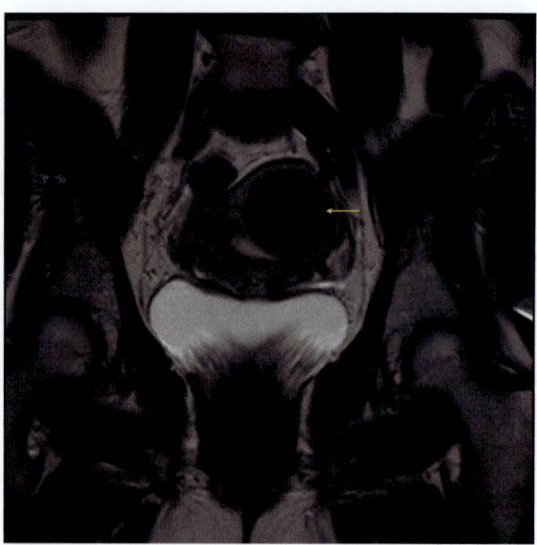

FIGURA 2-32 Imagem coronal de RM ponderada em T2 mostrando útero após embolização de artéria uterina (EAU). O fibroide mural (*seta*), tendo sofrido degeneração após a embolização, aparece em cor escura e não é realçado após a administração de gadolínio. (*Imagem fornecida pelo Dr. Samuel C. Chao.*)

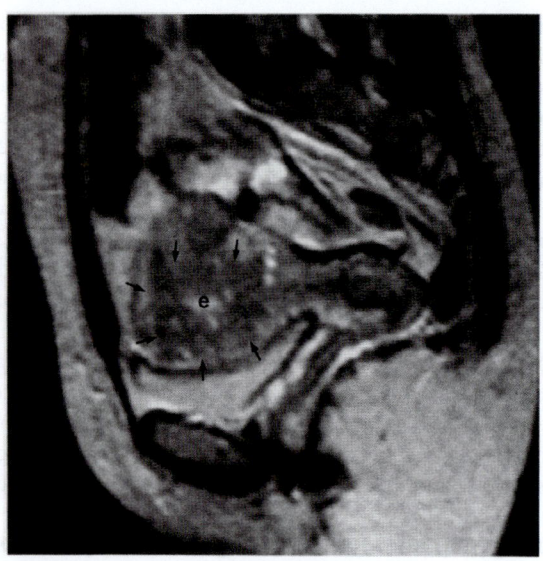

FIGURA 2-33 Imagem de RM ponderada em T2 no plano sagital de útero com adenomiose difusa. A adenomiose aparece como uma circunferência espessa na região de junção (*setas*). **e** = endométrio.

A terapia com MRgFUS mostrou-se uma alternativa segura e minimamente invasiva para o tratamento de leiomioma (Chen, 2005; Hesley, 2008; Hudson, 2008; Stewart, 2003). Diversos estudos demonstraram melhora relativamente rápida nos sintomas, redução continuada no tamanho do leiomioma ao longo do tempo, recuperação mais rápida e poucos eventos adversos importantes em comparação com EAU ou miomectomia (Fennessy, 2007; Hindley, 2004; Stewart, 2006, 2007). Entretanto, há poucas informações sobre custos e resultados a longo prazo, comparados com outros tratamentos intervencionistas. Além disso, nem todas as pacientes são candidatas adequadas. Obstruções na passagem do feixe de energia, como cicatrizes em parede abdominal ou clipes intra-abdominais, volume uterino total > 24 semanas, desejo por gravidez no futuro ou contraindicações gerais para RM são limitações. Além disso, características do leiomioma, como tamanho, qualidades da perfusão sanguínea ou localização próxima de órgãos adjacentes, podem limitar a viabilidade. Outras áreas de pesquisa ginecológica em curso utilizando essa técnica incluem pacientes com tumores fibroides sintomáticos que pretendam engravidar no futuro, tumores > 10 cm e adenomiose (Hesley, 2008).

Adenomiose. A RM tem-se mostrado equivalente ou superior à ultrassonografia para diagnosticar adenomiose, com sensibilidade de 88 a 93% e especificidade de 66 a 91% (Ascher, 1994; Reinhold, 1996). As principais vantagens da RM sobre a ultrassonografia incluem confiabilidade da RM para o diagnóstico de adenomiose, particularmente adenomiomas focais, em cenário de patologia concomitante, como leiomioma, e a reprodutibilidade da RM que permite o monitoramento acurado do tratamento (Reinhold, 1995).

A diferença entre adenomiose e o aspecto bem-definido e homogêneo do leiomioma na imagem de RM é mostrada na Figura 2-33. As áreas com adenomiose contêm focos pontilhados internos de sinal aumentado nas imagens ponderadas em T1 e T2 e têm formato oval com limites mal definidos (Togashi, 1988, 1989). Os focos com alta intensidade de sinal representam o endométrio ectópico e as glândulas endometriais cisticamente dilatadas, com ou sem hemorragia (Reinhold, 1995, 1996). As áreas difusas da adenomiose ficam evidentes pelo aumento da zona juncional com sinal de baixa intensidade (miométrio interno) para ≥ 12 mm e pela presença de estrias lineares com sinal de alta intensidade nas imagens ponderadas em T2 irradiadas a partir da superfície endometrial. Supõe-se que essas estrias representem invasão direta da camada basal do endométrio para o miométrio adjacente. A administração de contraste não aumenta a precisão do diagnóstico para adenomiose (Outwater, 1998).

Anormalidades congênitas. Como discutido em detalhes no Capítulo 18 (p. 495), as anomalias nos ductos müllerianos compreendem um espectro de malformações de desenvolvimento associadas a vários graus de resultados reprodutivos adversos. No passado, a avaliação completa requeria laparoscopia, laparotomia, HSG e histeroscopia. Essas técnicas invasivas foram em grande parte substituídas pela RM, que apresenta acurácia de até 100% (Carrington, 1990; Doyle, 1992; Fielding, 1996; Pellerito, 1992a; Troiano, 2003). Conforme discutido, com os avanços das técnicas de ultrassonografia em 3-D, pode-se utilizar a avaliação ultrassonográfica com reconstrução de imagens em 3-D, com ou sem infusão de solução salina, para diagnosticar as anomalias müllerianas (Coyne, 2008).

Um dos exemplos para os quais a imagem por RM é particularmente adequada é a diferenciação entre útero septado e útero bicorno, que é essencial em relação às suas implicações clínicas e tratamento cirúrgico. Em um útero bicorno, o septo divisor é composto de miométrio e, na imagem de RM, ele é definido pela intensidade de sinal, compatível com a do miométrio. O endométrio de um útero bicorno possui uma extensão normal e alinha duas cavidades uterinas que se comunicam, como se demonstra pela confluência na intensidade dos seus sinais (Carrington, 1990; Fedele, 1989; Pellerito, 1992a).

O contorno do fundo é côncavo, como se vê nas sequências verdadeiramente coronais. Por fim, o útero bicorno caracteristicamente apresenta uma incisura significativa – maior que 1 cm – entre os dois cornos, e a distância intercornos é maior que 4 cm (Carrington, 1990; Fedele, 1989; Pellerito, 1992a).

O útero septado é resultado da reabsorção incompleta do septo fibroso final entre os dois cornos uterinos. Ele é composto de colágeno, que apresenta sinal baixo nas imagens ponderadas em T1 e T2 (Fig. 2-34). O contorno do fundo do útero septado pode ser convexo, achatado ou levemente côncavo, mas a incisura fúndica deve ser menor que 1 cm (Leung, 2000). Outra diferença para o útero bicorno é a distância intercornos que, no útero septado, não está aumentada, e por isso cada cavidade uterina é menor do que o normal (Carrington, 1990; Forstner, 1994).

A RM também é usada para investigar mais detalhadamente o unicorno e seu corno rudimentar O exame também pode determinar se o endométrio está contido no corno rudimentar e se o corno comunica-se com a cavidade uterina principal, um achado de considerável importância clínica (ver Capítulo 18, p. 497) (Leung, 2000). A RM também pode identificar o útero didelfo (Fig. 2-35). Finalmente, a resolução superior da RM também é importante para planejar o tratamento cirúrgico das anomalias cloacais (Nurenberg, 1995; Pena, 1990).

Massas anexiais

A ultrassonografia é a modalidade de imagem preferencial para avaliação inicial de massas anexiais, e a RM é útil para caracterizar melhor as massas anexiais cuja investigação com ultrassonografia não tenha chegado a diagnóstico ou tenha sido inconclusiva. (Adusumilli, 2006). A RM frequentemente fornece informações adicionais na composição dos tecidos moles, por exemplo, diferenciação anexial de massas uterinas pedunculadas. A RM também permite imagem multiplanar com maior campo de visão, o que é útil para definir origem e extensão de patologia pélvica que talvez tenha origem não ginecológica (Foshager, 1996). Como a RM não utiliza radiação ionizante, o exame pode ser muito útil em gestantes para caracterizar massas anexiais sintomáticas ou incidentalmente encontradas com diagnóstico ultrassonográfico inconclusivo (Rajkotia, 2006). Embora tanto a ultrassonografia quanto a RM sejam altamente sensíveis para detecção de malignidades anexiais, a

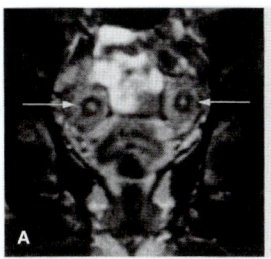
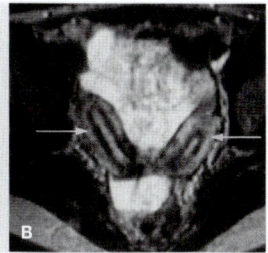

FIGURA 2-35 Útero didelfo. **A**. Imagem de RM ponderada em T2, no plano coronal, demonstrando duas cavidades endometriais distintas e extensamente separadas (*setas*). **B**. Imagem de RM ponderada em T2, no plano transaxial, revelando dois cornos uterinos distintos (*setas*).

RM é ligeiramente mais específica (Adusumilli, 2006; Funt, 2002; Jeong, 2000; Sohaib, 2005; Yamashita, 1995).

Lesões endometriais

A ultrassonografia transvaginal e a UIS são os exames preferenciais para caracterização de lesões endometriais, tais como pólipos e hiperplasia endometrial. A RM poderá ser útil quando essas modalidades não forem diagnósticas em paciente que não seja candidata adequada à cirurgia para coleta direta de amostra do endométrio.

Malignidades ginecológicas

Câncer do colo uterino. Embora não seja utilizada para rastreamento, a RM é excelente para avaliação pré-operatória das neoplasias ginecológicas. Sua maior resolução por contraste com o tecido mole e sua capacidade de gerar diretamente imagens em múltiplos planos permitem a avaliação de linfadenopatia e da extensão local do tumor.

Embora a TC normalmente seja usada para avaliação de doença em linfonodos e de metástases a distância, a RM supera as avaliações clínica e com TC na avaliação da extensão local do tumor (Choi, 2004; Durfee, 2000; Hricak, 1996, 2007; Narayan, 2003). As recomendações atuais para realização de RM em pacientes com câncer do colo uterino incluem tumor com diâmetro transverso > 2 cm ao exame físico, tumores endocervicais ou predominantemente infiltrativos que não possam ser avaliados clinicamente com precisão e gestantes ou mulheres que apresentem lesões uterinas concomitantes, como leiomiomas, o que dificulta a avaliação (Ascher, 2001; Hricak, 2007). Quando a extensão da invasão parametrial e para a parede lateral for clinicamente imprecisa, a RM pode desempenhar um papel importante na avaliação (Ascher, 2001). A RM apresenta de 95 a 98% de valor preditivo negativo para invasão parametrial, o que significa ser possível determinar com segurança a ausência de invasão parametrial (Hricak, 2007; Subak, 1995).

Carcinoma endometrial. Atualmente, a cirurgia é o método de estadiamento mais preciso. Com as mesmas vantagens citadas para o câncer do colo uterino, a RM tem ganhado aceitação como meio para avaliar o carcinoma endometrial (Ascher, 2001). O conhecimento sobre o grau da extensão miometrial e cervical afeta a escolha do tipo de histerectomia a ser realizada, dissecção de linfonodos e decisão sobre o emprego pré-operatório de radiação intracavitária (Boronow, 1984; Frei, 2000; Larson, 1996). A RM tem acurácia de 92% no estadiamento

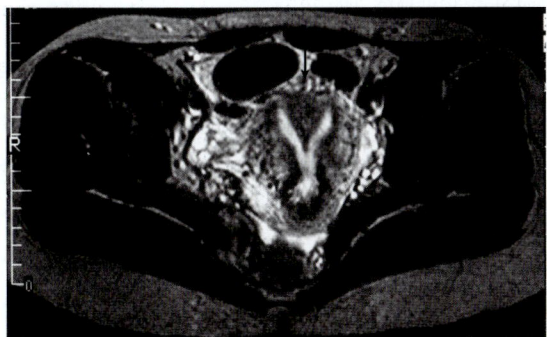

FIGURA 2-34 Imagem transaxial de RM ponderada em T2, mostrando útero septado. O septo fibroso com intensidade de sinal baixa separa as duas cavidades endometriais com intensidade de sinal alta (*seta*), e o contorno do fundo é normal, sem indentação.

do câncer do endométrio e de 82% na avaliação da profundidade da invasão do miométrio (Hricak, 1987). Portanto, a RM é recomendada se houver alta probabilidade de metástase para linfonodo, ou seja, tumor de alto grau; histologia de células papilares ou claras; com invasão do colo uterino ou se houver necessidade de avaliação multifatorial de envolvimento miometrial, cervical e de linfonodo (Ascher, 2001).

Câncer de ovário. A RM para neoplasias ovarianas fica reservada para avaliação quando os resultados da UTV ou da TC forem inconclusivos ou não diagnósticos. Esta diretriz tem origem em maior custo na comparação com as duas outras modalidades, menor disponibilidade e maior gasto de tempo para realizar e interpretar o exame (Javitt, 2007; Nurenberg, 1995). A imagem por RM é especialmente útil na avaliação da origem da massa anexial – uterina, ovariana ou não ginecológica – e, quando de origem ovariana, na definição se a massa é neoplásica ou não neoplásica e se é maligna ou benigna (Ascher, 2001). A RM também está indicada em gestantes e nas pacientes com contraindicação para uso de meios de contraste iodados.

A sensibilidade da RM para detectar patologias anexiais varia de 87 a 100% e, portanto, é similar àquela da ultrassonografia e da TC (Siegelman, 1999). As vantagens da RM na comparação com a TC para avaliação de casos sob suspeita de câncer de ovário são capacidade multiplanar, maior resolução de contraste e maior sensibilidade para detecção de invasão uterina, metástases peritoneais extrapélvicas ou para linfonodos e extensão do tumor para omento, intestino, osso e vasos (Low, 1995; Tempany, 2000).

A avaliação por RM de uma massa anexial deve incluir imagens realçadas com gadolínio, para avaliar a vascularização do tumor, e técnicas de saturação de gordura para diferenciar sangue de gordura nas lesões de alta intensidade ponderadas em T1 (Ascher, 2001). Embora não seja possível o diagnóstico histológico, os achados suspeitos de malignidade incluem intensificação de componentes sólidos, septações espessas, nódulos e/ou projeções papilares.

Uroginecologia

A imagem por RM com sequências muito rápidas, denominada imagem dinâmica, permite o delineamento em detalhes da uretra feminina, músculos levantadores do ânus e estruturas pélvicas circundantes nas mulheres com incontinência urinária de esforço ou prolapso de bexiga, de útero ou de reto (Pannu, 2002). A RM pode ser usada na avaliação inicial de pacientes com descenso de órgão pélvico. O exame é especialmente útil naquelas com sintomas de envolvimento de vários compartimentos e que estejam sendo avaliadas antes de reconstrução complexa do soalho pélvico ou naquelas em que reparo anterior tenha sido malsucedido (Macura, 2006). Foram desenvolvidos sistemas de classificação de prolapso de órgão pélvico e de relaxamento do soalho pélvico, com base na imagem dinâmica (Barbaric,2001; Fielding, 2000, 2003). Outras técnicas de imagem por RM também foram desenvolvidas para avaliação de prolapso (Fielding, 1998). Entre elas citamos imagem com a paciente ereta para maior semelhança com as posições para evacuar, aplicação de vários materiais de contraste, dentro da vagina e do reto para avaliar prolapso de cúpula vaginal e retocele, e substituição adequada de defecografia para avaliar o prolapso (Bo, 2001; Fielding, 1998; Kelvin, 2000; Lienemann, 2000; Schoenenberger, 1998). Recentemente, a imagem com RM e reconstrução em 3-D foi utilizada para descrever a morfometria do músculo levantador em gestantes nulíparas para avaliar o efeito da gravidez sobre o soalho pélvico (Boreham, 2005). Para o futuro há expectativa de maior capacidade de avaliação de disfunção do soalho pélvico com RM, com a implementação rotineira de técnicas de imagem dinâmicas em posição ereta com sistemas de RM de configuração aberta, melhor visualização de detalhes anatômicos obtida com magnetos de maior intensidade de campo magnético e uso padronizado de imagens do soalho pélvico reconstruídas em 3-D (Macura, 2006).

REFERÊNCIAS

Abrams BJ, Sukmvanich P, Seibel R, et al: Ultrasound for the detection of intraperitoneal fluid: the role of Trendelenburg position. Am J Emerg Med 17:117, 1999

Adusumilli S, Hussain HK, Caoili EM, et al: MR imaging of sonographically indeterminate adnexal masses. AJR Am J Roentgenol 187:732, 2006

Alcazar JL, Castillo G, Minquez JA, et al: Endometrial blood flow mapping using transvaginal power Doppler sonography in women with postmenopausal bleeding and the thickened endometrium. Ultrasound Obstet Gynecol 21:583, 2003a

Alcazar JL, Galan MJ, Garcia-Manero M, et al: Three-dimensional sonographic morphologic assessment in complex adnexal masses: preliminary experience. J Ultrasound Med 22:249, 2003b

Alcazar JL, Galvan R: Three-dimensional power Doppler ultrasound scanning for the prediction of endometrial cancer in women with postmenopausal bleeding and thickened endometrium. Am J Obstet Gynecol 200:44.e1, 2009

American Association of Endocrinologists: AACE clinical practice guidelines for the prevention and treatment of postmenopausal osteoporosis. Endo Pract 2:157, 1996

American College of Obstetricians and Gynecologists: Antibiotic prophylaxis for gynecologic procedures. Practice Bulletin No. 104, May 2009

American College of Obstetricians and Gynecologists: Prevention of deep vein thrombosis and pulmonary embolism. Practice Bulletin No. 21, October 2000a

American College of Obstetricians and Gynecologists: Thromboembolism in pregnancy. Practice Bulletin No. 19, June 2000b

American College of Radiology: Committee on drugs and contrast media. Manual on contrast media, 5.0 ed. Reston, VA: American College of Radiology Standards, 2004

American College of Radiology: MR safety and sedation. American College of Radiology Standards 457, 1998

American Institute of Ultrasound in Medicine: Guidelines for performance of the ultrasound examination of the female pelvis. 2009. Available at: http://www.aium.org/publications/guidelines/pelvis.pdf. Accessed October 24, 2010

American Institute of Ultrasound in Medicine: Safety considerations for diagnostic ultrasound. AIUM Bioeffects Committee, 1991

Ameye L, Valentin L, Testa AC, et al: A scoring system to differentiate malignant from benign masses in specific ultrasound-based subgroups of adnexal tumors. Ultrasound Obstet Gynecol 33:92, 2009

Andreotti R, Fleischer AC: The sonographic diagnosis of adenomyosis. Ultrasound Q 21:167, 2005

Andreotti RF, Fleischer AC, Mason LE Jr: Three-dimensional sonography of the endometrium and adjacent myometrium: preliminary observations. J Ultrasound Med 25(10):1313, 2006

Andrews E, Jr, Fleischer A: Sonography for deep venous thrombosis: current and future applications. Ultrasound Q 21:213, 2005

Armstrong P, Hawnaur JM, Reznek RH, et al: Imaging techniques. In Armstrong P, Wastie ML (eds): A Concise Textbook of Radiology. London, Arnold, 2001, p 1

Aruh I, Uran B, Demir N: Conservative approach in unruptured cornual pregnancy with a live fetus. Int J Gynecol Obstet 59:43, 1997

Ascher SM, Arnold LL, Patt RH, et al: Adenomyosis: prospective comparison of MR imaging and transvaginal sonography. Radiology 190:803, 1994

Ascher SM, Jha RC, Reinhold C: Benign myometrial conditions: leiomyomas and adenomyosis. Top Magn Reson Imaging 14:281, 2003

Ascher SM, Takahama J, Jha RC: Staging of gynecologic malignancies. Top Magn Reson Imaging 12:105, 2001

Atri M, Nazarnia S, Aldis AE, et al: Transvaginal US appearance of endometrial abnormalities. Radiographics 14:483, 1994

Atri M, Reinhold C, Mehio AR, et al: Adenomyosis: US features with histologic correlation in an in-vitro study. Radiology 215:783, 2000

Baber RJ, McSweeney MB, Gill RW, et al: Transvaginal pulsed Doppler ultrasound assessment of blood flow to the corpus luteum in IVF patients following embryo transfer. Br J Obstet Gynaecol 95:1226, 1988

Barbaric ZL, Marumoto AL, Raz S: Magnetic resonance imaging of the perineum and pelvic floor. Top Magn Reson Imaging 12:83, 2001

Barnhart K, Coutifaris C: The use of ultrasound in the evaluation and treatment of the infertile woman. In Bluth EI, Arger PH, Benson CB, et al (eds): Ultrasound: a practical approach to clinical problems. Stuttgart, Thieme, 2000, p 257

Bates SM, Ginsberg JS: Treatment of deep-vein thrombosis. N Engl J Med 351:268, 2004

Belhocine T, De Barsy C, Hustinx R, et al: Usefulness of (18)F-FDG PET in the posttherapy surveillance of endometrial carcinoma. Eur J Nucl Med Mol Imaging 29:1132, 2002

Benacerraf BR, Shipp TD, Bromley B: Three-dimensional ultrasound detection of abnormally located intrauterine contraceptive devices which are a source of pelvic pain and abnormal bleeding. Ultrasound Obstet Gynecol 34:110, 2009

Benacerraf BR, Shipp TD, Bromley B: Which patients benefit from a 3D reconstructed coronal view of the uterus added to standard routine 2D pelvic sonography? AJR Am J Roentgenol 190(3):626, 2008

Bermejo C, Martinez Ten P, Cantarero R, et al: Three-dimensional ultrasound in the diagnosis of Müllerian duct anomalies and concordance with magnetic resonance imaging. Ultrasound Obstet Gynecol 35:593, 2010

Bertelli G, Valenzano M, Costantini S, et al: Limited value of sonohysterography for endometrial screening in asymptomatic, postmenopausal patients treated with tamoxifen. Gynecol Oncol 78:275, 2000

Beyersdorff D, Zhang J, Schoder H, et al: Bladder cancer: can imaging change patient management? Curr Opin Urol 18:98, 2008

Birdwell BG, Raskob GE, Whitsett TL, et al: The clinical validity of normal compression ultrasonography in outpatients suspected of having deep venous thrombosis. Ann Intern Med 128(1):1, 1998

Blake GM, Fogelman I: Role of dual-energy X-ray absorptiometry in the diagnosis and treatment of osteoporosis. J Clin Densitom 10:102, 2007

Bo K, Lilleas F, Talseth T, et al: Dynamic MRI of the pelvic floor muscles in an upright sitting position. Neurourol Urodyn 20:167, 2001

Boardman LA, Peipert JF, Brody JM, et al: Endovaginal sonography for the diagnosis of upper genital tract infection. Obstet Gynecol 90:54, 1997

Bonilla-Musoles F, Raga F, Osborne NG, et al: Control of intrauterine device insertion with three-dimensional ultrasound: is it the future? J Clin Ultrasound 24:263, 1996

Bonilla-Musoles F, Raga F, Osborne NG, et al: Three-dimensional hysterosonography for the study of endometrial tumors: comparison with conventional transvaginal sonography, hysterosalpingography, and hysteroscopy. Gynecol Oncol 65:245, 1997

Bonilla-Musoles F, Raga F, Osborne NG: Three-dimensional ultrasound evaluation of ovarian masses. Gynecol Oncol 59:129, 1995

Bonnamy L, Marret H, Perrotin F, et al: Sonohysterography: a prospective survey of results and complications in 81 patients. Eur J Obstet Gynecol Reprod Biol 102:42, 2002

Boreham MK, Zaretsky MV, Corton MM, et al: Appearance of the levator ani muscle in pregnancy as assessed by 3-D MRI. Am J Obstet Gynecol 193:2159, 2005

Boronow RC, Morrow CP, Creasman WT, et al: Surgical staging in endometrial cancer: clinical-pathologic findings of a prospective study. Obstet Gynecol 63:825, 1984

Bourne TH: Evaluating the endometrium of postmenopausal women with transvaginal ultrasonography. Ultrasound Obstet Gynecol 6:75, 1995

Bradley LD, Falcone T, Magen AB: Radiographic imaging techniques for the diagnosis of abnormal uterine bleeding. Obstet Gynecol Clin North Am 27:245, 2000

Branney SW, Wolfe RE, Moore EE, et al: Quantitative sensitivity of ultrasound in detecting free intraperitoneal fluid. J Trauma 39:375, 1995

Brosens JJ, de Souza NM, Barker FG, et al: Endovaginal ultrasonography in the diagnosis of adenomyosis uteri: identifying the predictive characteristics. Br J Obstet Gynaecol 102:471, 1995

Brown DL, Frates MC, Laing FC, et al: Ovarian masses: can benign and malignant lesions be differentiated with color and pulsed Doppler US? Radiology 190:333, 1994

Bussey LA, Laing FC: Sonohysterography for detection of a retained laminaria fragment. J Ultrasound Med 15:249, 1996

Buy JN, Ghossain MA, Hugol D, et al: Characterization of adnexal masses: combination of color Doppler and conventional sonography compared with spectral Doppler analysis alone and conventional sonography alone. AJR Am J Roentgenol 166:385, 1996

Cacciatore B, Leminen A, Ingman-Friberg S, et al: Transvaginal sonographic findings in ambulatory patients with suspected pelvic inflammatory disease. Obstet Gynecol 80:912, 1992

Campbell S, Bourne TH, Tan SL, et al: Hysterosalpingocontrast sonography (HyCoSy) and its future role within the investigation of infertility in Europe. Ultrasound Obstet Gynecol 4:245, 1994

Capitanio GL, Ferraiolo A, Croce S, et al: Transcervical selective salpingography: a diagnostic and therapeutic approach to cases of proximal tubal injection failure. Fertil Steril 55:1045, 1991

Carr MW, Grey ML: Magnetic resonance imaging. Am J Nurs 102:26, 2002

Carrington BM, Hricak H, Nuruddin RN, et al: Müllerian duct anomalies: MR imaging evaluation. Radiology 176:715, 1990

Chan DP, Abujudeh HH, Cushing GL Jr, et al: CT cystography with multiplanar reformation for suspected bladder rupture: experience in 234 cases. AJR Am J Roentgenol 187:1296, 2006

Chen S: MRI-guided focused ultrasound treatment of uterine fibroids. Issues Emerg Health Technol 2005, p 1

Chia CC, Huang SC, Chen SS et al: Ultrasonographic evaluation of the change in uterine fibroids induced by treatment with a GnRH analog. Taiwan J Obstet Gynecol 45:124, 2006

Choi SH, Kim SH, Choi HJ, et al: Preoperative magnetic resonance imaging staging of uterine cervical carcinoma: results of prospective study. J Comput Assist Tomogr 28:620, 2004

Chou CP, Levenson RB, Elsayes KM, et al: Imaging of female urethral diverticulum: an update. Radiographics 28(7):1917, 2008

Cicinelli E, Romano F, Anastasio PS, et al: Transabdominal sonohysterography, transvaginal sonography, and hysteroscopy in the evaluation of submucous myomas. Obstet Gynecol 85:42, 1995

Cline HE, Schenck JF, Hynynen K, et al: MR-guided focused ultrasound surgery. J Comput Assist Tomogr 16:956, 1992

Coccia ME, Becattini C, Bracco GL, et al: Pressure lavage under ultrasound guidance: a new approach for outpatient treatment of intrauterine adhesions. Fertil Steril 75:601, 2001

Cohen HL, Tice HM, Mandel FS: Ovarian volumes measured by US: bigger than we think. Radiology 177:189, 1990

Conceptus: Essure. 2009. Available at: http://www.essuremd.com/portals/essuremd/PDFs/TopDownloads/L3002%2009_09_09%20smaller.pdf. Accessed November 28, 2010

Condous G: Ultrasound diagnosis of ectopic pregnancy. Semin Reprod Med 2:85, 2007

Constant O, Cooke J, Parsons CA: Reformatted computed tomography of the female pelvis: normal anatomy. Br J Obstet Gynaecol 96:1047, 1989

Coyne L, Kannamannadiar J, Raine-Fenning N: 3D ultrasound in gynecology and reproductive medicine. Women's Health 4(5):501, 2008

Cundiff G, Carr BR, Marshburn PB: Infertile couples with a normal hysterosalpingogram. Reproductive outcome and its relationship to clinical and laparoscopic findings. J Reprod Med 40:19, 1995

Cunningham FG, Leveno KL, Bloom SL, et al (eds): General considerations and maternal evaluation. In Williams Obstetrics, 23rd ed. New York, McGraw-Hill, 2010a, p 973

Cunningham FG, Leveno KL, Bloom SL, et al (eds): Implantation, embryogenesis, and placental development. In Williams Obstetrics, 23rd ed. New York, McGraw-Hill, 2010b, p 45

Cunningham FG, Leveno KL, Bloom SL, et al (eds): Thromboembolic disorders. In Williams Obstetrics, 23rd ed. New York, McGraw-Hill, 2010c, p 1020

Cunningham FG, Leveno KL, Bloom SL, et al (eds): Ultrasound and Doppler. In Williams Obstetrics, 23rd ed. New York, McGraw-Hill, 2010d, p 390

Cura M, Cura A, Bugnone A: Role of magnetic resonance imaging in patient selection for uterine artery embolization. Acta Radiol 47:1105, 2006

Damilakis J, Maris T, Karantanas A: An update on the assessment of osteoporosis using radiologic techniques. European Radiology 17:1591, 2007

Daneshgari F, Zimmern PE, Jacomides L: Magnetic resonance imaging detection of symptomatic noncommunicating intraurethral wall diverticula in women. J Urol 161:1259, 1999

Das S, Nardo LG, Seif MW: Proximal tubal disease: the place for tubal cannulation. Reprod Biomed Online 15:383, 2007

Davis JD: Prevention, diagnosis, and treatment of venous thromboembolic complications of gynecologic surgery. Am J Obstet Gynecol 184:759, 2001

Degenhardt F, Jibril S, Eisenhauer B: Hysterosalpingo-contrast-sonography (HyCoSy) for determining tubal patency. Clin Radiology 51:15, 1996

Delbeke D, Martin WH: Positron emission tomography imaging in oncology. Radiol Clin North Am 39:883, 2001

DePriest PD, Shenson D, Fried A, et al: A morphology index based on sonographic findings in ovarian cancer. Gynecol Oncol 51:7, 1993

Derchi LE, Serafini G, Gandolfo N, et al: Ultrasound in gynecology. Eur Radiol 11:2137, 2001

Desai RK, Desberg LD: Diagnosis of gestational trophoblastic disease: value of endovaginal color flow Doppler sonography. AJR Am J Roentgenol 157:787, 1991

De Smet F, De Brabanter J, Van den Bosch T, et al: New models to predict depth of infiltration in endometrial carcinoma based on transvaginal sonography. Ultrasound Obstet Gynecol 27:664, 2006

DeSouza NM, Williams AD, Larkman DJ, et al: Uterine arterial embolization for leiomyomas: Monitoring of immediate and late perfusion changes with MRI. Proc Int Soc Magn Reson Med 1999, p 1119

Deutch TD, Joergner I, Matson DO, et al: Automated assessment of ovarian follicles using a novel three-dimensional ultrasound software. Fertil Steril 92(5):1562, 2009

de Ziegler D: Contrast ultrasound: a simple-to-use phase-shifting medium offers saline infusion sonography-like images. Fertil Steril 92:369, 2009

Dietz HP: Quantification of major morphological abnormalities of the levator ani. Ultrasound Obstet Gynecol 29:329, 2007

Dietz HP: Ultrasound imaging of the pelvic floor. Part II: three-dimensional or volume imaging. Ultrasound Obstet Gynecol 23:615, 2004
Dill-Macky MJ, Atri M: Ovarian sonography. In Callen PW (eds): Ultrasonography in Obstetrics & Gynecology, 4th ed., Philadelphia, Saunders, 2000, p 857
Dooms GC, Hricak H, Tscholakoff D: Adnexal structures: MR imaging. Radiology 158:639, 1986
Doubilet PM: Vaginal bleeding — postmenopausal. In Bluth EI, Arger PH, Benson CB, et al (eds): Ultrasound: A Practical Approach to Clinical Problems. New York, Thieme, 2000, p 237
Doyle MB: Magnetic resonance imaging in müllerian fusion defects. J Reprod Med 37:33, 1992
Drieskens O, Stroobants S, Gysen M, et al: Positron emission tomography with FDG in the detection of peritoneal and retroperitoneal metastases of ovarian cancer. Gynecol Obstet Invest 55:130, 2003
Dubinsky TJ, Reed S, Mao C, et al: Hysterosonographically guided endometrial biopsy: technical feasibility. AJR Am J Roentgenol 174:1589, 2000
Dubinsky TJ, Stroehlein K, Abu-Ghazzeh Y, et al: Prediction of benign and malignant endometrial disease: hysterosonographic-pathologic correlation. Radiology 210:393, 1999
Durfee SM, Zou KH, Muto MG, et al: The role of magnetic resonance imaging in treatment planning of cervical carcinoma. J Women's Imaging 2:63, 2000
Ekerhovd E, Fried, G, Granberg, S: An ultrasound-based approach to the assessment of infertility, including the evaluation of tubal patency. Best Pract Res Clin Obstet Gynaecol 18(1):13, 2004
Elsayes KM, Mukundan G, Narra VR, et al: Endovaginal magnetic resonance imaging of the female urethra. J Comput Assist Tomogr 30:1, 2006
Emanuel MH, Verdel MJ, Wamsteker K, et al: A prospective comparison of transvaginal ultrasonography and diagnostic hysteroscopy in the evaluation of patients with abnormal uterine bleeding: clinical implications. Am J Obstet Gynecol 172:547, 1995
Epstein E, Skoop L, Isburg PE, et al: An algorithm including results of gray-scale and power Doppler ultrasound examination to predict endometrial malignancy in women with postmenopausal bleeding. Ultrasound Obstet Gynecol 20:370, 2002
Epstein E, Valentin L: Gray-scale ultrasound morphology in the presence of absence of intrautrine fluid and vascularity as assesses by color Doppler for discimation between benign and maligant end ometrium in women with postmenopausal bleeding. Ultrasound Obstet Gynecol 28:89, 2006
Exacoustos C, Brienza L, Di Giovanni A, et al: Adenomyosis: three-dimensional sonographic findings of the junctional zone and correlation with histology. Ultrasound Obstet Gynecol 37(4):471, 2011
Exalto N, Stappers C, Emanuel MH, et al: Gel instillation, a new technique for sonohysterography. Hum Reprod 19:I206, 2004
Farquhar C, Ekeroma A, Furness S, et al: A systematic review of transvaginal ultrasonography, sonohysterography and hysteroscopy for the investigation of abnormal uterine bleeding in premenopausal women. Acta Obstet Gynecol Scand 82:493, 2003
Fedele L, Bianchi S, Dorta M, et al: Transvaginal ultrasonography in the diagnosis of diffuse adenomyosis. Fertil Steril 58:94, 1992
Fedele L, Dorta M, Brioschi D, et al: Magnetic resonance evaluation of double uteri. Obstet Gynecol 74(6):844, 1989
Fennessy FM, Tempany CM, McDannold NJ, et al: Uterine leiomyomas: MR imaging-guided focused ultrasound surgery-results of different treatment protocols. Radiology 243:885, 2007
Ferraiolo A, Ferraro F, Remorgida V, et al: Unexpected pregnancies after tubal recanalization failure with selective catheterization. Fertil Steril 63:299, 1995
Ferrazzi E, Torri V, Trio D, et al: Sonographic endometrial thickness: a useful test to predict atrophy in patients with postmenopausal bleeding. An Italian multicenter study. Ultrasound Obstet Gynecol 7:31, 1996
Fielding JR: MR imaging of Müllerian anomalies: impact on therapy. AJR Am J Roentgenol 167:1491, 1996
Fielding JR: MR imaging of pelvic floor relaxation. Radiol Clin North Am 41:747, 2003
Fielding JR, Dumanli H, Schreyer AG, et al: MR-based three-dimensional modeling of the normal pelvic floor in women: quantification of muscle mass. AJR Am J Roentgenol 174:657, 2000
Fielding JR, Griffiths DJ, Versi E, et al: MR imaging of pelvic floor continence mechanisms in the supine and sitting positions. AJR Am J Roentgenol 171:1607, 1998
Filly RA: Ectopic pregnancy: the role of sonography. Radiology 162:661, 1987
Fleischer AC: Gynecologic sonography: instrumentation and techniques. In Fleischer AC, Javitt MC, Jeffrey RB, et al (eds): Clinical Gynecologic Imaging. Lippincott-Raven, 1997a, p 1
Fleischer AC, Cullinan JA, Jones HW: Transvaginal sonography and sonohysterography of endometrial disorders. In Fleischer AC, Javitt MC, Jeffrey RB, Jones HW (eds): Clinical Gynecologic Imaging. Philadelphia, Lippincott-Raven, 1997b, p 150
Fleischer AC, Cullinan JA, Parsons AK: Sonohysterography and sonohysterosalpingography. In Fleischer AC, Javitt MC, Jeffrey RB, et al (eds): Clinical Gynecologic Imaging. Philadelphia, Lippincott-Raven, 1997c, p 315
Fleischer AC, Donnelly EF, Campbell MG, et al: Three-dimensional color Doppler sonography before and after fibroid embolization. J Ultrasound Med 19:701, 2000

Fleischer AC, Gordon AN, Entman SS: Transabdominal and transvaginal sonography of pelvic masses. Ultrasound Med Biol 15:529, 1989
Fleischer AC, Jones HW: Sonography of trophoblastic diseases. In Fleischer AC, Manning FA, Jeanty P, et al (eds): Sonography in Obstetrics & Gynecology, 6th ed. New York, McGraw-Hill, 2001, p 843
Fleischer AC, Lyshchik A, Andreotti RF, et al: Advances in sonographic detection of ovarian cancer: depiction of tumor neovascularity with microbubbles. AJR Am J Roentgenol 194(2):343, 2010
Fleischer AC, Lyshchik A, Jones HW Jr, et al: Contrast-enhanced transvaginal sonography of benign versus malignant ovarian masses: preliminary findings. J Ultrasound Med 27(7):1011, 2008
Fleischer AC, Lyshchik A, Jones HW 3rd, et al: Diagnostic parameters to differentiate benign from malignant ovarian masses with contrast-enhanced transvaginal sonography. J Ultrasound Med 28(10):1273, 2009
Fleischer AC, Pennell RG, McKee MS, et al: Ectopic pregnancy: features at transvaginal sonography. Radiology 174:375, 1990
Fleischer AC, Rodgers WH, Kepple DM, et al: Color Doppler sonography of ovarian masses: a multiparameter analysis. J Ultrasound Med 12:41, 1993
Fleischer AC, Stein SM, Cullinan JA, et al: Color Doppler sonography of adnexal masses. J Ultrasound Med 14:523, 1995
Food and Drug Administration Center for Drug Evaluation and Research. Public health advisory. Update on magnetic resonance imaging (MRI) contrast agents containing gadolinium and nephrogenic fibrosing dermopathy. 2006, Updated 2007. Available at: www.fda.gov/cder/drug/advisory/gadolinium_agents_20061222.htm. Accessed November 28, 2010
Foshager MC, Hood LL, Walsh JW: Masses simulating gynecologic diseases at CT and MR imaging. Radiographics 16:1085, 1996
Forstner R, Hricak H: Congenital malformations of uterus and vagina. Radiology 34:397, 1994
Frei KA, Kinkel K, Bonel HM, et al: Prediction of deep myometrial invasion in patients with endometrial cancer: clinical utility of contrast-enhanced MR imaging-a meta-analysis and Bayesian analysis. Radiology 216:444, 2000
Friedman WN, Rosenfield AT: Computed tomography in obstetrics and gynecology. J Reprod Med 37:3, 1992
Friera A, Gimenez NR, Caballero P, et al: Deep vein thrombosis: can a second sonographic examination be avoided? AJR Am J Roentgenol 178:1001, 2002
Funt SA, Hann LE: Detection and characterization of adnexal masses. Radiol Clin North Am 40:591, 2002
Geomini PM, Coppus SF, Kluivers KB, et al: Is three-dimensional ultrasonography of additional value in the assessment of adnexal masses? Gynecol Oncol 106:153, 2007
Gera PS, Allemand MC, Tatpati LL, et al: Role of saline infusion sonography in uterine evaluation before frozen embryo transfer cycle. Fertil Steril 89:562, 2008
Ghi T, Casadio P, Kuleva M, et al: Accuracy of three-dimensional ultrasound in diagnosis and classification of congenital uterine anomalies. Fertil Steril 92:808, 2009
Gjelsteen A, Ching BH, Meyermann MW, et al: CT, MRI, PET, PET/CT, and ultrasound in the evaluation of obstetric and gynecologic patients. Surg Clin N Am 88:361, 2008
Goh AS, Ng DC: Clinical positron emission tomography imaging–current applications. Ann Acad Med Singapore 32:507, 2003
Goldhaber SZ: Pulmonary embolism. Lancet 363:1295, 2004
Goldstein SR, Nachtigall M, Snyder JR, et al: Endometrial assessment by vaginal ultrasonography before endometrial sampling in patients with postmenopausal bleeding. Am J Obstet Gynecol 163:119, 1990
Granberg S, Wikland M, Karlsson B, et al: Endometrial thickness as measured by endovaginal ultrasonography for identifying endometrial abnormality. Am J Obstet Gynecol 164:47, 1991
Greer IA: Prevention and management of venous thromboembolism in pregnancy. Clin Chest Med 24:123, 2003
Gross BH, Silver TM, Jaffe MH: Sonographic features of uterine leiomyomas: analysis of 41 proven cases. J Ultrasound Med 2:401, 1983
Gull B, Carlsson S, Karlsson B, et al: Transvaginal ultrasonography of the endometrium in women with postmenopausal bleeding: is it always necessary to perform an endometrial biopsy? Am J Obstet Gynecol 182:509, 2000
Gull B, Karlsson B, Milsom I, et al: Can ultrasound replace dilation and curettage? A longitudinal evaluation of postmenopausal bleeding and transvaginal sonographic measurement of the endometrium as predictors of endometrial cancer. Am J Obstet Gynecol 188:401, 2003
Hall DA, Yoder IC: Ultrasound evaluation of the uterus. In Callen PW (ed): Ultrasonography in Obstetrics and Gynecology, 3rd ed. Philadelphia, W.B. Saunders, 1994
Hammond CB, Weed JC, Jr, Currie JL: The role of operation in the current therapy of gestational trophoblastic disease. Am J Obstet Gynecol 136:844, 1980
Hann LE, Gretz EM, Bach AM, et al: Sonohysterography for evaluation of the endometrium in women treated with tamoxifen. AJR Am J Roentgenol 177:337, 2001
Hata T, Yanagihara T, Hayashi K, et al: Three-dimensional ultrasonographic evaluation of ovarian tumours: a preliminary study. Hum Reprod 14:858, 1999
Havrilesky LJ, Wong TZ, Secord AA, et al: The role of PET scanning in the detection of recurrent cervical cancer. Gynecol Oncol 90:186, 2003

Heijboer H, Büller HR, Lensing AW, et al: A comparison of real-time compression ultrasonography with impedance plethysmography for the diagnosis of deep-vein thrombosis in symptomatic outpatients. N Engl J Med 329(19):1365, 1993

Heikinen H, Tekay A, Volpi E, et al: Transvaginal salpingosonography for the assessment of tubal patency in infertile women: methodological and clinical experiences. Fertil Steril 64:293, 1995

Hesley GK, Gorny KR, Henrichsen TL, et al: A clinical review of focused ultrasound ablation with magnetic resonance guidance an option for treating uterine fibroids. Ultrasound Q 24:131, 2008

Hill A: Sonohysterography in the office: instruments and technique. Contemp Obstet Gynecol 42:95, 1997

Hindley J, Gedroyc WM, Regan L, et al: MRI guidance of focused ultrasound therapy of uterine fibroids: early results. AJR Am J Roentgenol 183:1713, 2004

Horrow MM: Ultrasound of pelvic inflammatory disease. Ultrasound Q 20:171, 2004

Horrow MM, Brown KJ: Femscan. Multiloculated pelvic cyst. J Women's Imaging 4:89, 2002

Hricak H, Chang YCF, Thurnher S: Vagina: evaluation with MR imaging. I. Normal anatomy and congenital anomalies. Radiology 169:169, 1988

Hricak H, Gatsonis C, Conkley F, et al: Early invasive cervical cancer: CT and MRI imaging in preoperative evaluation-ACRIN/GOG comparative study of diagnostic performance and interobserver variability. Radiology 245:491, 2007

Hricak H, Powell CB, Yu KK, et al: Invasive cervical carcinoma: Role of MR imaging in pretreatment work-up-cost minimization and diagnostic efficacy analysis. Radiology 198:403, 1996

Hricak H, Stern JL, Fisher MR, et al: Endometrial carcinoma staging by MR imaging. Radiology 162:297, 1987

Hricak H, Tscholakoff D, Heinrichs L, et al: Uterine leiomyomas: correlation of MR histopathologic findings, and symptoms. Radiology 158:385, 1986

Hulka CA, Hall DA, McCarthy K, et al: Endometrial polyps, hyperplasia and carcinoma in postmenopausal women: differentiation with endovaginal sonography. Radiology 191:755, 1994

Huang WC, Yang SH, Yang JM: Three-dimensional transperineal sonographic characteristics of the anal sphincter complex in nulliparous women. Ultrasound Obstet Gynecol 30:210, 2007

Hudson SBA, Stewart, EA: Resonance-guided Focused Ultrasound Surgery. Clin Obstet Gynecol 1:159, 2008

International Federation of Obstetricians and Gynecologists: FIGO annual report on the results of treatment in gynecologic cancer. FIGO 31, 1998

Iyer V, Lee S: MRI, CT and PET/CT for ovarian cancer detection and adnexal lesion characterization. AJR Am J Roentgenol 194:311, 2010

Izquierdo LA, Nicholas C: Three-dimensional transvaginal sonography of interstitial pregnancy. J Clin Ultrasound 31:484, 2003

Jain KA: Prospective evaluation of adnexal masses with endovaginal gray-scale and duplex and color Doppler US: correlation with pathologic findings. Radiology 191:63, 1994

Jankowski JT, Spirnak JP: Current recommendations for imaging in the management of urologic traumas. Urol Clin N Am 33:365, 2006

Javitt MC, Fleischer AC: MRI of the female pelvis: problem solving sonographic uncertainties. In Fleischer AC, Manning FA, Jeanty P, et al (eds): Sonography in Obstetrics & Gynecology, 6th ed. New York, McGraw-Hill, 2001, p 1019

Javitt MC, Fleischer AC, Andreotti RF, et al: Expert panel on women's imaging. Staging and follow-up of ovarian cancer. Reston (VA): Am College of Radiology (ACR) 2007, p 1

Jayasinghe Y, Rane A, Stalewski H, et al: The presentation and early diagnosis of the rudimentary uterine horn. Obstet Gynecol 105(6):1456, 2005

Jeong Y, Outwater EK, Kang HK: Imaging evaluation of ovarian masses. Radiographics 20:144, 2000

Jergas M, Genant HK: Current methods and recent advances in the diagnosis of osteoporosis. Arthritis Rheum 36:1649, 1993

Jha RC, Ascher SM, Imaoka I, et al: Symptomatic fibroleiomyomata: MR imaging of the uterus before and after uterine arterial embolization. Radiology 217:228, 2000

Jokubkiene L, Sladkevicius P, Valentin L: Does three-dimensional power Doppler ultrasound help in discrimination between benign and malignant ovarian masses? Ultrasound Obstet Gynecol 29:215, 2007

Jones W, Lauerson N: Hydatidiform mole with coexistent fetus. Am J Obstet Gynecol 122:267, 1975

Jorizzo JR, Chen MYM, Riccio GJ: Endometrial polyps: sonohysterographic evaluation. AJR Am J Roentgenol 176:617, 2001

Jorizzo JR, Riccio GJ, Chen MYM, et al: Sonohysterography. The next step in the evaluation of the abnormal endometrium. Radiographics 19:S117, 1999

Jurkovic D, Giepel A, Gruboeck K, et al: Three-dimensional ultrasound for the assessment of uterine anatomy and detection of congenital anomalies: a comparison with hysterosalpingography and two-dimensional sonography. Ultrasound Obstet Gynecol 5:233, 1995

Juweid ME, Cheson BD: Positron-emission tomography and assessment of cancer therapy. N Engl J Med 354:496, 2006

Kaakaji Y, Nghiem HV, Nodell C, et al: Sonography of obstetric and gynecologic emergencies. Part II. AJR Am J Roentgenol 174:651, 2000

Kanal E, Barkovich AJ, Bell C, et al: ACR guidance document for safe MR practices: 2007. AJR Am J Roentgenol 188(6):1447, 2007

Kaplan FS: Prevention and management of osteoporosis. Clin Symp 1995, p 47

Karlsson B, Granberg S, Wikland M, et al: Transvaginal ultrasonography of the endometrium in women with postmenopausal bleeding-a Nordic multicenter study. Am J Obstet Gynecol 172:1488, 1995

Kawai M, Kano T, Kikkawa F, et al: Transvaginal Doppler ultrasound with color flow imaging in the diagnosis of ovarian cancer. Obstet Gynecol 79:163, 1992

Keltz MD, Olive DL, Kim AH, et al: Sonohysterography for screening in recurrent pregnancy loss. Fertil Steril 67:670, 1997

Kelvin FM, Maglinte DDT, Hale DS, et al: Female pelvic organ prolapse: a comparison of triphasic dynamic MR imaging and triphasic fluoroscopic cystocolpography. AJR Am J Roentgenol 174:81, 2000

Kepkep K, Tuncay YA, Göynümer G, et al: Transvaginal sonography in the diagnosis of adenomyosis: which findings are most accurate? Ultrasound Obstet Gynecol 3:341, 2007

Khalife S, Falcone T, Hemmings R, et al: Diagnostic accuracy of transvaginal ultrasound in detecting free pelvic fluid. J Reprod Med 43:795, 1998

Kim AH, McKay H, Keltz MD, et al: Sonohysterographic screening before in vitro fertilization. Fertil Steril 69:841, 1998

Kim S, Chung JK, Kang SB, et al: [18F]FDG PET as a substitute for second-look laparotomy in patients with advanced ovarian carcinoma. Eur J Nucl Med Mol Imaging 31:196, 2004

Kinkel K, Hricak H, Lu Y, et al: US characterization of ovarian masses: a meta-analysis. Radiology 217:803, 2000

Kupesic A: Evaluation of Infertile Patients Using Transvaginal Color Doppler and 3-D Imaging. Madrid, Marban, 1997

Kupesic S, Bekavac I, Bjelos D, et al: Assessment of endometrial receptivity by transvaginal color Doppler and three-dimensional power Doppler ultrasonography in patients undergoing in vitro fertilization procedures. J Ultrasound Med 20:125, 2001a

Kupesic S, Kurjak A: Transvaginal color Doppler sonography in the assessment of infertility. In Fleischer AC, Manning FA, Jeanty P, et al (eds): Sonography in Obstetrics & Gynecology, 6th ed. New York, McGraw-Hill, 2001b, p 1078

Kurjak A, Kupesic S: Three-dimensional color power sonography in gynecology. In Fleischer AC, Manning FA, Jeanty P, et al (eds): Sonography in Obstetrics & Gynecology, 6th ed. New York, McGraw-Hill, 2001, p 1225

Kurjak A, Schulman H, Sosic A, et al: Transvaginal ultrasound, color flow, and Doppler waveform of the postmenopausal adnexal mass. Obstet Gynecol 80:917, 1992

Larson DM, Connor GP, Broste SK, et al: Prognostic significance of gross myometrial invasion with endometrial cancer. Obstet Gynecol 88:394, 1996

Lasser EC, Berry CC, Talner LB, et al: Pretreatment with corticosteroids to alleviate reactions to intravenous contrast material. N Engl J Med 317:845, 1987

Lee A, Eppel W, Sam C, et al: Intrauterine device localization by three-dimensional transvaginal sonography. Ultrasound Obstet Gynecol 10:289, 1997

Lee JH, Pretorius DH, Weinstein M, et al: Transperineal three-dimensional ultrasound in evaluating anal sphincter muscles. Ultrasound Obstet Gynecol 30:201, 2007

Lee JKT, Gersell DJ, Balfe DM, et al: The uterus: in vitro MR anatomic correlation of normal and abnormal specimens. Radiology 157:175, 1985

Lele PP, Hazzard DG, Litz ML: Thresholds and mechanisms of ultrasonic damage to "organized" animal tissues. Symposium on Biological Effects and Characterizations of Ultrasound Sources. US Department of Health, Education, and Welfare HEW Publication (FDA) 78-8048:224, 1977

Lensing AWA, Prandoni P, Brandjes D, et al: Detection of deep-vein thrombosis by real-time B-mode ultrasonography. N Engl J Med 320:342, 1989

Leung JWT, Hricak H: Role of magnetic resonance imaging in the evaluation of gynecologic disease. In Callen PW (eds): Ultrasonography in Obstetrics and Gynecology, 4th ed. Philadelphia, W.B. Saunders Company, 2000, p 935

Levine D, Feldstein VA, Babcook CJ, et al: Sonography of ovarian masses: poor sensitivity or resistive index for identifying malignant lesions. AJR Am J Roentgenol 162:1355, 1994

Levine D, Gosink BB, Johnson LA: Change in endometrial thickness in postmenopausal women undergoing hormone replacement therapy. Radiology 197(3):603, 1995

Lienemann A, Anthuber C, Baron A, et al: Diagnosing enteroceles using dynamic magnetic resonance imaging. Dis Colon Rectum 43:205, 2000

Lieng M, Qvigstad E, Dahl GF, et al: Flow differences between endometrial polyps and cancer: a prospective study using intravenous contrast-enhanced transvaginal color flow Doppler and three-dimensional power Doppler ultrasound. Ultrasound Obstet Gynecol 32(7):935, 2008

Lindheim SR, Adsuar N, Kushner DM, et al: Sonohysterography: a valuable tool in evaluating the female pelvis. Obstet Gynecol Surv 58:770, 2003a

Lindheim SR, Morales AJ: Operative ultrasound using an echogenic loop snare for intrauterine pathology. J Am Assoc Gynecol Laparosc 10:107, 2003b

Lindheim SR, Sauer MV: Upper genital-tract screening with hysterosonography in patients receiving donated oocytes. Int J Gynaecol Obstet 60:47, 1998

Long MG, Boulbee JE, Begent RH, et al: Preliminary Doppler studies on the uterine artery and myometrium in trophoblastic tumors requiring chemotherapy. Br J Obstet Gynecol 97:686, 1990

Low RN, Carter WD, Saleh F, et al: Ovarian cancer: comparison of findings with perfluorocarbon-exchanged MR imaging, In-111-CYT-103 immunoscintigraphy, and CT. Radiology 195:391, 1995

Lubich LM, Alderman MG, Ros PR: Magnetic resonance imaging of leiomyomata uteri: Assessing therapy with the gonadotropin-releasing hormone agonist leuprolide. Magn Reson Imaging 9:331, 1991

Lyons EA: Abnormal premenopausal vaginal bleeding: from menarche to menopause. In Bluth EI, Arger PH, Benson CB, et al (eds): Ultrasound: A Practical Approach to Clinical Problems. New York, Thieme, 2000, p 220

Lyons EA: Ultrasound evaluation of bleeding in the non-pregnant patient. Presented at the 102nd Annual Meeting of the American Roentgen Ray Society. Atlanta, Georgia, 2002.

Macura KJ: Magnetic resonance imaging of pelvic floor defects in women. Top Magn Reson Imaging 17:417, 2006

Maglinte DD, Gage SN, Harmon BH, et al: Obstruction of the small intestine: accuracy and role of CT in diagnosis. Radiology 188:61, 1993

Mandic A, Vujkov T, Novakovic P, et al: Clinical-sonographic scoring system in noninvasive diagnosis of endometrial cancer. J BUON 11:197, 2006

Mark AS, Hricak H, Heinrichs LW: Adenomyosis and leiomyoma: differential diagnosis by means of magnetic resonance imaging. Radiology 163:527, 1987

Maymon R, Schneider D, Shulman A, et al: Serial color Doppler flow of uterine vasculature combined with serum b-hCG measurements for improved monitoring of patients with gestational trophoblastic disease. Gynecol Obstet Invest 42:201, 1996

McCarthy S, Tauber C, Gore J: Female pelvic anatomy: MR assessment of variations during the menstrual cycle and with use of oral contraceptives. Radiology 160:119, 1986

McLucas B, Perrella R, Goodwin S, et al: Role of uterine artery Doppler flow in fibroid embolization. J Ultrasound Med 21:113, 2002

Merce LT, Alcazar JL, Lopez C, et al: Clinical references of 3-dimensional sonography and power Doppler angiography for diagnosis of endometrial carcinoma. J Ultrasound Med 26:1279, 2007

Miller PD, Zapalowski C, Kulak CA, et al: Bone densitometry: the best way to detect osteoporosis and to monitor therapy. J Clin Endocrinol Metab 84:1867, 1999

Mishell DR Jr, Stenchever MA, Droegemueller W, et al (eds): Comprehensive Gynecology, 3rd ed. St. Louis, MO, Mosby, 1997, p 691

Mol BW, Swart P, Bossuyt PM, et al: Reproducibility of the interpretation of hysterosalpingography in the diagnosis of tubal pathology. Hum Reprod 11:1204, 1996

Molander P, Sjoberg J, Paavonen J, et al: Transvaginal power Doppler findings in laparoscopically proven acute pelvic inflammatory disease. Ultrasound Obstet Gynecol 17:233, 2002

Monteagudo A, Carreno C, Timor-Tritsch IE: Saline infusion sonohysterography in nonpregnant women with previous cesarean delivery: the "niche" in the scar. J Ultrasound Med 20:1105, 2001

Moschos E, Ashfaq R, McIntire DD, et al: Saline-infusion sonography endometrial sampling compared with endometrial biopsy in diagnosing endometrial pathology. Obstet Gynecol 113:881, 2009

Moschos E, Sreenarasimhaiah S, Twickler DM: First trimester diagnosis of cesarean scar ectopic pregnancies. J Clin Ultrasound 36:504, 2008

Moschos E, Twickler DM: Does the type of intrauterine device affect conspicuity on 2D and 3D ultrasound? AJR Am J Roentgenol 196(6):1439, 2011

Muniz CJ, Fleischer AC, Donnelly EF, et al: Three-dimensional color Doppler sonography and uterine artery arteriography of fibroids: assessment of changes in vascularity before and after embolization. J Ultrasound Med 21:129, 2002

Munyer T, Callen PW, Filly RA, et al: Further observations on the sonographic spectrum of gestational trophoblastic disease. J Clin Ultrasound 9:349, 1981

Nanni C, Rubello D, Farsad M, et al: (18)F-FDG PET/CT in the evaluation of recurrent ovarian cancer: a prospective study on forty-one patients. Eur J Surg Oncol 31:79, 2005

Narayan K, McKenzie A, Fisher R, et al: Estimation of tumor volume in cervical cancer by magnetic resonance imaging. Am J Clin Oncol 26:163, 2003

Neitlich JD, Foster HE, Glickman MG, et al: Detection of urethral diverticula in women: comparison of a high resolution fast spin echo technique with double balloon urethrography. J Urol 159:408, 1998

Nurenberg P, Twickler DM: Magnetic resonance imaging in obstetrics and gynecology. In Cunningham FG, MacDonald PC, Gant NF, et al (eds): Williams Obstetrics, 19th ed. New York, Appleton & Lange, 1995, p 987

Nyberg DA, Mack LA, Jeffrey RB, et al: Endovaginal sonographic evaluation of ectopic pregnancy: prospective study. AJR Am J Roentgenol 149:1181, 1987

O'Brien WF, Buckner DR, Nash JD: Evaluation of sonography in the initial assessment of the gynecologic patient. Am J Obstet Gynecol 149:598, 1984

Oguz S, Sargin A, Aytan H, et al: Doppler study of myometrium in invasive gestational trophoblastic disease. Int J Gynecol Cancer 14:972, 2004

Ong MG, Boultbee JE, Langley R, et al: Doppler assessment of the uterine circulation and the clinical behaviour of gestational trophoblastic tumors requiring chemotherapy. Br J Cancer 66:883, 1992

Opolskiene G, Sladkevicius P, Valentin L: Ultrasound assessment of endometrial morphology and vascularity to predict endometrial malignancy in women with postmenopausal bleeding and sonographic endometrial thickness >or= 4.5 mm. Ultrasound Obstet Gynecol 30:332, 2007

Outwater EK, Siegelman ES, Van Deerlin V: Adenomyosis: current concepts and imaging considerations. AJR Am J Roentgenol 170:437, 1998

Ozdemir S, Celik C, Emlik D, et al: Assessment of myometrial invasion in endometrial cancer by transvaginal sonography, Doppler ultrasonography, magnetic resonance imaging and frozen section. Int J Gynecol Cancer 19(6):1085, 2009

Pafumi C, Zizza G, Farina M, et al: Comparison of DEXA and ultrasonometry in the measurement of bone density. Arch Gynecol Obstet 266:152, 2002

Pannu HK: Magnetic resonance imaging of pelvic organ prolapse. Abdom Imaging 27:660, 2002

Park W, Park YJ, Huh SJ, et al: The usefulness of MRI and PET imaging for the detection of parametrial involvement and lymph node metastasis in patients with cervical cancer. Jpn J Clin Oncol 35:260, 2005

Parsons JH, Steer CV: Infertility. In Dewbury K, Meire H, Cosgrove D, et al (eds): Ultrasound Obstetrics and Gynaecology, 2nd ed. London, Churchill Livingstone, 2001, p 99

Patten RM: Pelvic inflammatory disease: endovaginal sonography with laparoscopic correlation. J Ultrasound Med 9:681, 1990

Pejovic T, Olive DL: Contemporary use of bone densitometry. Clin Obstet Gynecol 42:876, 1999

Pellerito JS, McCarthy S, Doyle MB, et al: Diagnosis of uterine anomalies: relative accuracy of MR imaging, endovaginal ultrasound, and hysterosalpingography. Radiology 183:795, 1992a

Pellerito JS, Taylor KJW, Quedens-Case C, et al: Ectopic pregnancy: evaluation with endovaginal color flow imaging. Radiology 183:407, 1992b

Pena A: Atlas of surgical management of anorectal malformations. New York, Springer-Verlag, 1990

Philipov G, Holsman M, Philips PJ: The clinical role of quantitative ultrasound in assessing fracture risk and bone status. Med J Aust 173:208, 2000

Pisal N, Sindos M, O'Riordian J, et al: The use of spinal needle for transcervical saline infusion sonohysterography in presence of cervical stenosis. Acta Obstet Gynecol Scand 84:1019, 2005

Pocock NA, Culton NL, Gilbert GR, et al: Potential roles for quantitative ultrasound in the management of osteoporosis. Med J Aust 173:355, 2000

Raga F, Bonilla-Musoles F, Blanes J, et al: Congenital müllerian anomalies: diagnostic accuracy of three-dimensional ultrasound. Fertil Steril 65:523, 1996

Raine-Fenning N, Jayaprakasan K, Clewes J, et al: SonoAVC: a novel method of automatic volume calculation. Ultrasound Obstet Gynecol 31(6):691, 2008

Rajkotia K, Veeramani M, Katarzyna J: Magnetic resonance imaging of adnexal masses. Top Magn Reson Imag 17:379, 2006

Reid M, McGahan JP, Oi R: Sonographic evaluation of hydatidiform mole and its look-alike. AJR Am J Roentgenol 140:307, 1983

Reinhold C, Atri M, Mehio AR, et al: Diffuse uterine adenomyosis: morphologic criteria and diagnostic accuracy of endovaginal sonography. Radiology 197:609, 1995

Reinhold C, McCarthy S, Bret PM, et al: Diffuse adenomyosis: comparison of endovaginal US and MR imaging with histopathologic correlation. Radiology 199:151, 1996

Reinhold C, Tafazoli F, Mehio AR, et al: Uterine adenomyosis: endovaginal US and MR imaging features with histopathologic correlation. Radiographics 19:S147, 1999

Reuter KL, Daly DC, Cohen SM: Septate versus bicornuate uteri: errors in imaging diagnosis. Radiology 172:749, 1989

Richenberg J, Copperberg P: Ultrasound of the uterus. In Callen PW (ed): Ultrasonography in Obstetrics and Gynecology, 4th ed. Philadelphia, Saunders, 2000, p 814

Rodgerson JD, Heegaard WG, Plummer D, et al: Emergency department right upper quadrant ultrasound is associated with a reduced time to diagnosis and treatment of ruptured ectopic pregnancies. Acad Emerg Med 8(4):331, 2001

Saga T, Higashi T, Ishimori T, et al: Clinical value of FDG-PET in the follow up of postoperative patients with endometrial cancer. Ann Nucl Med 17:197, 2003

Salim R, Lee C, Davies A, et al: A comparative study of three-dimensional saline infusion sonohysterography and diagnostic hysteroscopy for the classification of submucous fibroids. Hum Reprod 20:253, 2005

Salim R, Woelfer B, Backos M, et al: Reproducibility of three-dimensional ultrasound diagnosis of congenital uterine anomalies. Ultrasound Gynecol Obstet 21(6):578, 2003

Sandridge DA, Thorp JM: Vaginal endosonography in the assessment of the anorectum. Obstet Gynecol 86:1007, 1995

Sassone AM, Timor-Tritsch IE, Artner A, et al: Transvaginal sonographic characterization of ovarian disease: evaluation of a new scoring system to predict ovarian malignancy. Obstet Gynecol 78:70, 1991

Savelli L, Ceccarini M, Ludovisi M, et al: Preoperative local staging of endometrial cancer: transvaginal sonography vs. magnetic resonance imaging. Ultrasound Obstet Gynecol 5:560, 2008

Savelli L, Pollastri P, Guerrini M, et al: Tolerability, side effects, and complications of hysterosalpingocontrast sonography (HyCoSy). Fertil Steril 4:1481, 2009

Scalea TM, Rodriquez A, Chiu WC, et al: Focused assessment with sonography for trauma (FAST): results from an international consensus conference. J Trauma 46:466, 1999

Schaer GN, Koechli OR, Schuessler B, et al: Perineal ultrasound for evaluating the bladder neck in urinary stress incontinence. Obstet Gynecol 85:220, 1995

Schellong SM: Complete compression ultrasound for the diagnosis of venous thromboembolism. Curr Opin Pulm Med 10:350, 2004

Schlief R, Deichert U: Hysterosalpingo-contrast sonography of the uterus and fallopian tubes. Results of a clinical trial of a new contrast medium in 120 patients. Radiology 178:213, 1991

Schoenenberger AW, Debatin JF, Guldenschuh I, et al: Dynamic MR defecography with a superconducting, open-configuration MR system. Radiology 206:641, 1998

Serafini P, Nelson J, Batzofin J: IVF-surrogates of donated oocytes. In Sauer MV (ed): Principles of Oocyte and Embryo Donation. New York, Springer-Verlag, 1998, p 313

Sheth S, Hamper UM, Kurman RJ: Thickened endometrium in the postmenopausal woman: sonographic-pathologic correlation. Radiology 187:135, 1993

Siegelman ES, Outwater EK: Tissue characterization in the female pelvis by means of MR imaging. Radiology 212:5, 1999

Singh AK, Grigsby PW, Dehdashti F, et al: FDG-PET lymph node staging and survival of patients with FIGO stage IIIb cervical carcinoma. Int J Radiat Oncol Biol Phys 56:489, 2003

Sladkevicius P, Jokubkiene L, Valentin L: Contribution of morphological assessment of the vessel tree by three-dimensional ultrasound to a correct diagnosis of malignancy in ovarian masses. Ultrasound Obstet Gynecol 30:874, 2007

Soares SR, Barbosa dos Reis MM, Camargos AF: Diagnostic accuracy of sonohysterography, transvaginal sonography, and hysterosalpingography in patients with uterine cavity diseases. Fertil Steril 73:406, 2000

Sohaib SA, Mills TD, Sahdev A, et al: The role of magnetic resonance imaging and ultrasound in patients with adnexal masses. Clin Radiol 60:340, 2005

Song Y, Yang J, Liu Z, et al: Preoperative evaluation of endometrial carcinoma by contrast-enhanced ultrasonography. Br J Obstet Gyneacol 116:294, 2009

Soper JT: Radiographic imaging in gynecologic oncology. Clin Obstet Gynecol 44:485, 2001

Stein SM, Laifer-Narin S, Johnson MB, et al: Differentiation of benign and malignant adnexal masses: relative value of gray-scale, color Doppler and spectral Doppler sonography. AJR Am J Roentgenol 164:381, 1994

Stewart EA, Gedroyc WM, Tempany CMC, et al: Focused ultrasound treatment of uterine fibroid tumors: safety and feasibility of a noninvasive thermoablative technique. Am J Obstet Gynecol 189:48, 2003

Stewart EA, Gostout B, Rabinovici J, et al: Sustained relief of leiomyoma symptoms by using focused ultrasound surgery. Obstet Gynecol 110:279, 2007

Stewart EA, Rabinovici J, Tempany CMC, et al: Clinical outcomes of focused ultrasound surgery for the treatment of uterine fibroids. Fertil Steril 85:22, 2006

Strandell A, Bourne T, Bergh C, et al: The assessment of endometrial pathology and tubal patency: a comparison between the use of ultrasonography and X-ray hysterosalpingography for the investigation of infertility patients. Ultrasound Obstet Gynecol 14:200, 1999

Stumpf PG, March CM: Febrile morbidity following hysterosalpingography: identification of risk factors and recommendations for prophylaxis. Fertil Steril 33:487, 1980

Subak LL, Hricak H, Powell CB, et al: Cervical carcinoma: computed tomography and magnetic resonance imaging for preoperative staging. Obstet Gynecol 86:43, 1995

Sultan AH, Loder PB, Bartram CI: Vaginal endosonography. New approach to image the undisturbed anal sphincter. Dis Colon Rectum 37:1296, 1994

Sylvestre C, Child TJ, Tulandi T, et al: A prospective study to evaluate the efficacy of two- and three-dimensional sonohysterography in women with intrauterine lesions. Fertil Steril 79:1222, 2003

Tal J, Timor-Tritsch IE, Degani S: Accurate diagnosis of postabortal placental remnant by sonohysterography and color Doppler sonographic studies. Gynecol Obstet Invest 43:131, 1997

Taylor KJW, Schwartz PE, Kohorn EI: Gestational trophoblastic neoplasia: diagnosis with Doppler US. Radiology 165:445, 1987

Tempany C, Dou K, Silverman S, et al: Staging of advanced ovarian cancer: comparison of imaging modalities report from the Radiological Diagnostic Oncology Group. Radiology 215:761, 2000

ter Haar G: Therapeutic ultrasound. Eur J Ultrasound 9:3, 1999

Thiel JA, Suchet IB, Lortie K: Confirmation of Essure microinsert tubal coil placement with conventional and volume-contrast imaging three--dimensional ultrasound. Fertil Steril 84(2):504, 2005

Thurmond AS: Selective salpingography and fallopian tube recanalization. AJR Am J Roentgenol 156:33, 1991

Timmerman D, Testa AC, Bourne T, et al: Logistic regression model to distinguish between the benign and malignant adnexal mass before surgery: a multicenter study by the International Ovarian Tumor Analysis Group. J Clin Oncol 23:8794, 2005

Timmerman D, Valentin L, Bourne T, et al: Terms, definitions and measurements to describe the sonographic features of adnexal tumors: a consensus opinion from the International Ovarian Tumor Analysis (IOTA) group. Ultrasound Obstet Gynecol 16:500, 2000

Timor-Tritsch IE, Lerner JP, Monteagudo A, et al: Transvaginal sonographic markers of tubal inflammatory disease. Ultrasound Obstet Gynecol 12:56, 1998

Tinkanen H, Kujansuu E: Doppler ultrasound findings in tubo-ovarian infectious complex. J Clin Ultrasound 21:175, 1993

Titton RL, Gervais DA, Hahn PF, et al: Urine leaks and urinomas: diagnosis and imaging guided intervention. Radiographics 23:1133, 2003

Togashi K, Nishimura K, Itoh K, et al: Adenomyosis: diagnosis with MR imaging. Radiology 166:111, 1988

Togashi K, Ozasa H, Konishi I: Enlarged uterus: differentiation between adenomyosis and leiomyoma with MRI. Radiology 171:531, 1989

Troiano RN: Magnetic resonance imaging of Müllerian duct anomalies of the uterus. Top Magn Reson Imaging 14:269, 2003

Troiano R, McCarthy S: Müllerian duct anomalies: imaging and clinical issues. Radiology 233:19, 2004

Twickler DM, Forte TB, Santos-Ramos R, et al: The Ovarian Tumor Index predicts risk for malignancy. Cancer 86:2280, 1999

Twickler DM, Moschos E: Ultrasound and assessment of ovarian cancer risk. Am J of Roentgenol 194:322, 2010

Umek WH, Laml T, Stutterecker D, et al: The urethra during pelvic floor contraction: observations on three-dimensional ultrasound. Obstet Gynecol 100:796, 2002

Usadi RS, Marshburn PB: The impact of uterine artery embolization on fertility and pregnancy outcome. Curr Opin Obstet Gynecol 19:279, 2007

Valentin L: Gray scale sonography, subjective evaluation of the color Doppler image and measurement of blood flow velocity for distinguishing benign and malignant tumor of suspected adnexal origin. Eur J Obstet Gynecol Reprod Biol 72:63, 1997

Valsky DV, Yagel S: Ectopic pregnancies of unusual location: management dilemmas. Ultrasound Obstet Gynecol 31:245, 2008

Wagner LK, Lester RG, Saldana LR: Exposure of the Pregnant Patient to Diagnostic Radiation, Philadelphia, Medical Physics Publishing, 1997

Wamsteker K, Emanuel MH, de Kruif JH: Transcervical hysteroscopic resection of submucous fibroids for abnormal uterine bleeding: results regarding the degree of intramural extension. Obstet Gynecol 82(5):736, 1993

Webb JAW: Urinary tract: imaging techniques, kidneys and ureters. In Armstrong P, Wastie ML (eds): A Concise Textbook of Radiology. New York, Arnold, 2001, p 189

Weber TM, Sostman HD, Spritzer CE, et al: Cervical carcinoma: determination of recurrent tumor extent versus radiation changes with MR imaging. Radiology 194:135, 1995

Wei AY, Schink JC, Pritts EA, et al: Saline contrast sonohysterography and directed extraction, resection and biopsy of intrauterine pathology using a Uterine Explora curette. Ultrasound Obstet Gynecol 27(2):202, 2006

Weiner Z, Thaler I, Beck D, et al: Differentiating malignant from benign ovarian tumors with transvaginal color flow imaging. Obstet Gynecol 79:159, 1992

Wisser J, Ochsenbein-Imhof N: Sonographic evaluation of the pelvic floor after childbirth. In Fleischer AC, Manning FA, Jeanty P, et al (eds): Sonography in Obstetrics & Gynecology, 6th ed. New York, McGraw-Hill, 2001, p 1195

Wolfman DJ, Ascher SM: Magnetic resonance imaging of benign uterine pathology. Top Magn Reson Imaging 17(6):399, 2006

Wong TZ, Jones EL, Coleman RE: Positron emission tomography with 2-deoxy-2--[^{18}F]fluoro-D-glucose for evaluating local and distant disease in patients with cervical cancer. Mol Imaging Biol 6:55, 2004

Woolcott R, Petchpud A, O'Donnel P, et al: Differential impact on pregnancy rate of selective salpingography, tubal catheterization and wire-guide recanalization in the treatment of proximal fallopian tube obstruction. Hum Reprod 10:1423, 1995

World Health Organization: Assessment of fracture risk and its application to screening for postmenopausal osteoporosis. WHO Reference No. WHO/TSR/843, 1994

Wu HM, Chiang CH, Huang HY, et al: Detection of the subendometrial vascularization flow index by three-dimensional ultrasound may be useful for predicting the pregnancy rate for patients undergoing in vitro fertilization-embryo transfer. Fertil Steril 79:507, 2003

Wu MH, Hsu CC, Huang KE: Detection of congenital müllerian duct anomalies using three-dimensional ultrasound. J Clin Ultrasound 25:487, 1997

Yamashita Y, Torashima M, Hatanaka Y, et al: Adnexal masses: accuracy of characterization with transvaginal US and precontrast and postcontrast MR imaging. Radiology 194:557, 1995

Yamashita Y, Torashima M, Takahashi M: Hyperintense uterine leiomyoma at T2--weighted MR imaging: differentiation with dynamic enhanced MR imaging and clinical implications Radiology 189:721, 1993

Yauger BJ, Feinberg EC, Levens ED, et al: Pre-cycle saline infusion sonography minimizes assisted reproductive technologies cycle cancellation due to endometrial polyps. Fertil Steril 90:1324, 2008

Yu NC, Raman SS, Patel M, et al: Fistulas of the genitourinary tract: a radiologic review. Radiographics 24:1331, 2004

Zhou Q, Lei XY, Xie Q, et al: Sonographic and Doppler imaging in the diagnosis and treatment of gestational trophoblastic disease: a 12-year experience. J Ultrasound Med 24: 15, 2005

CAPÍTULO 3

Infecção Ginecológica

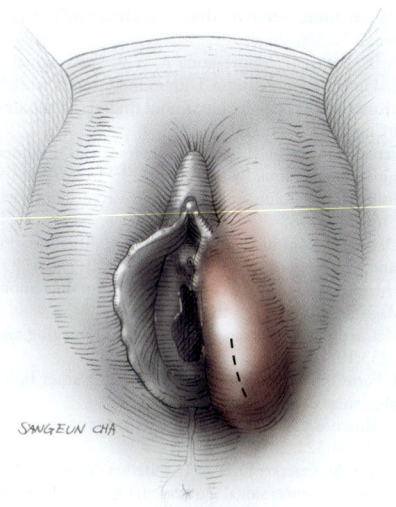

FLORA VAGINAL NORMAL	64
VAGINOSE BACTERIANA	65
ANTIBIÓTICOS	67
INFECÇÕES POR PATÓGENOS CAUSADORES DE ÚLCERA GENITAL	75
INFECÇÃO PELO VÍRUS HERPES SIMPLES	75
SÍFILIS	77
CANCRO MOLE	79
PATÓGENOS CAUSADORES DA VAGINITE INFECCIOSA	81
INFECÇÃO POR FUNGO	82
PATÓGENOS CAUSADORES DE CERVICITE SUPURATIVA	85
NEISSERIA GONORRHOEAE	85
CHLAMYDIA TRACHOMATIS	86
PATÓGENOS CAUSADORES DE LESÕES DE MASSA	87
MOLLUSCUM CONTAGIOSUM	87
PATÓGENOS CAUSADORES DE PRURIDO	88
ESCABIOSE	88
PEDICULOSE	89
INFECÇÕES DO TRATO URINÁRIO	90
DOENÇA INFLAMATÓRIA PÉLVICA	93
INFECÇÃO PÓS-OPERATÓRIA	98
ABSCESSO VULVAR	106
ABSCESSO EM DUCTO DA GLÂNDULA DE BARTHOLIN	106
REFERÊNCIAS	107

FLORA VAGINAL NORMAL

A flora vaginal de uma mulher normal, em idade reprodutiva, assintomática, inclui várias espécies aeróbias ou facultativas, bem como espécies anaeróbias obrigatórias (Tabela 3-1). As anaeróbias predominam e superam as espécies aeróbias na proporção aproximada de 10 para 1 (Bartlett, 1977). Essas bactérias mantêm uma relação simbiótica com o hospedeiro e sofrem modificações dependendo do microambiente. Localizam-se onde suas necessidades são supridas, e a evolução do processo infeccioso depende da capacidade destrutiva do hospedeiro humano. Contudo, a função desta colonização bacteriana da vagina permanece desconhecida.

Dentro desse ecossistema vaginal, alguns microrganismos produzem substâncias, como o ácido láctico e o peróxido de hidrogênio, que inibem os organismos não nativos (Marrazzo, 2006). Vários outros componentes antibacterianos, denominados *bacteriocinas*, desempenham um papel similar e incluem peptídeos, como acidocina e lactacina. Além disso, algumas espécies microbianas têm a capacidade de produzir aderências proteicas e de se prender às células epiteliais vaginais.

Para proteção contra muitas dessas substâncias tóxicas, a vagina secreta o inibidor da protease dos leucócitos. Essa proteína protege os tecidos locais contra produtos inflamatórios tóxicos e infecções.

Determinadas espécies bacterianas normalmente encontradas na flora vaginal têm acesso ao trato reprodutivo superior. Em um estudo realizado com 55 mulheres assintomáticas em idade reprodutiva foram encontradas em média 4,2 espécies bacterianas da ectocérvice, e 2,1 da cavidade endometrial (Hemsell, 1989). Das espécies recuperadas, 17% foram encontradas apenas no endométrio, 50% apenas na ectocérvice e as restantes em ambos os locais.

Também há relatos de bactérias encontradas no líquido peritoneal do fundo de saco de mulheres assintomáticas sendo submetidas à ligadura tubária eletiva (Spence, 1982). Esses e outros estudos demonstram como o trato reprodutor superior feminino não é estéril, mas a presença dessas bactérias não indica infecção ativa. Juntos, esses achados ilustram o potencial para infecção após cirurgia ginecológica e a necessidade de antibioticoterapia profilática (Cap. 39, p. 958). Eles também explicam a possível aceleração de uma infecção aguda se um patógeno, como a *Neisseria gonorrhoeae*, ganha acesso ao trato superior.

TABELA 3-1 Flora bacteriana do trato reprodutivo inferior

Espécies ou grupos de organismos
Aeróbios
Gram-positivos
Lactobacillus spp.
Difteroides
Staphylococcus aureus
Staphylococcus epidermidis
Estreptococos do Grupo B
Enterococcus faecalis
Staphylococcus spp.
Actinomyces israelii
Gram-negativos
Escherichia coli
Klebsiella spp.
Proteus spp.
Enterobacter spp.
Acinetobacter spp.
Citrobacter spp.
Pseudomonas spp.
Anaeróbios
Cocos gram-positivos
Peptostreptococcus spp.
Clostridium spp.
Bacilos gram-positivos
Lactobacillus spp.
Propionibacterium spp.
Eubacterium spp.
Bifidobacterium spp.
Gram-negativos
Prevotella spp.
Bacteroides spp.
Grupo dos *Bacteroides fragilis*
Fusobacterium spp.
Veillonella spp.
Leveduras
Candida albicans e outras spp.

pH Vaginal

Normalmente o pH vaginal varia entre 4 e 4,5. Embora não seja totalmente compreendido, acredita-se que tal pH resulte da produção de ácido láctico, ácidos graxos e outros ácidos orgânicos por espécies de *Lactobacillus*. Outras bactérias também podem contribuir com ácidos orgânicos produzidos com o catabolismo de proteínas, e bactérias anaeróbias contribuem com a fermentação de aminoácidos.

O glicogênio presente na mucosa vaginal saudável fornece nutrientes para muitas espécies no ecossistema vaginal e é metabolizado produzindo ácido láctico (Boskey, 2001). Portanto, à medida que o conteúdo de glicogênio dentro das células epiteliais vaginais diminui após a menopausa, essa redução do substrato para a produção de ácido leva à elevação do pH vaginal. Especificamente, Caillouette e colaboradores (1997) demonstraram que, na ausência de sintomas, o pH vaginal de 6 a 7,5 é bastante sugestivo de menopausa. Além disso, níveis séricos do hormônio folículo-estimulante (FSH, de *follicle-stimulating hormone*) e do pH vaginal mostraram-se diretamente relacionados. Contudo, observou-se relação inversamente proporcional entre pH e FSH e níveis séricos de estradiol.

Flora alterada

A alteração em qualquer elemento dessa ecologia pode modificar a prevalência de várias espécies. Por exemplo, meninas jovens e mulheres pós-menopáusicas que não fazem reposição de estrogênio apresentam menor prevalência de espécies de *Lactobacillus* comparadas com mulheres em idade reprodutiva. Devillard e colaboradores (2004) relataram que a terapia com reposição hormonal restaurou as populações de lactobacilos vaginais, que têm efeito protetivo contra os patógenos do trato reprodutivo.

Há outros eventos que previsivelmente alteram a flora do trato reprodutivo e podem induzir infecção na paciente. Com o ciclo menstrual, observam-se alterações transitórias na flora. Tais alterações são observadas predominantemente nos primeiros dias do ciclo menstrual, e presume-se que estejam associadas a alterações hormonais (Keane, 1997). O fluxo menstrual também pode servir como fonte de nutrientes para várias espécies de bactérias, resultando em aumento do seu crescimento. O papel que esse fato desempenha no desenvolvimento de infecção no trato reprodutivo superior após a menstruação é obscuro, mas é possível que haja associação. Por exemplo, pacientes sintomáticas com infecção gonocócica aguda do trato reprodutivo superior normalmente estão menstruadas ou acabaram de terminar a menstruação. O papel exato desta sequência ou da abertura do canal cervical não foi esclarecido. Finalmente, o tratamento com antibióticos de amplo espectro pode produzir sintomas atribuídos à infecção por *Candida albicans* ou outras espécies de *Candida* ao eliminar outras espécies competitivas da flora.

A histerectomia com remoção do colo uterino altera a flora do trato reprodutivo inferior, com ou sem administração profilática de antimicrobianos. Em geral, mais espécies anaeróbias são identificadas na vagina no período pós-operatório, com aumento particular na prevalência de *Bacteroides fragilis*. Entre as aeróbias, observa-se aumento da prevalência de *Escherichia coli* e *Enterococcus*. Essas três espécies são constantemente encontradas em culturas obtidas de mulheres que desenvolveram infecções pélvicas após histerectomia. Entretanto, aumentos similares também são encontrados nas culturas vaginais obtidas após histerectomia em pacientes assintomáticas (Hemsell, 1988; Ohm, 1975).

Vaginose bacteriana

Essa síndrome clínica comum, complexa e mal compreendida reflete anormalidade na flora vaginal. Tem recebido diversas denominações, e os termos originais incluem vaginite por *Haemophilus*, vaginite por *Corynebacterium*, vaginite por *Gardnerella* ou anaeróbia e vaginite inespecífica.

66 Ginecologia Geral Benigna

TABELA 3-2 Fatores de risco de vaginose bacteriana

Sexo oral
Duchas
Raça negra
Tabagismo
Sexo durante a menstruação
Dispositivo intrauterino
Relação sexual em idade precoce
Múltiplos ou novos parceiros sexuais
Atividade sexual com outras mulheres

Por razões desconhecidas, a relação simbiótica da flora vaginal se altera, passando a haver supercrescimento de espécies anaeróbias, incluindo *Gardnerella vaginalis, Ureaplasma urealyticum, Mobiluncus* spp., *Mycoplasma hominis* e *Prevotella* spp. A vaginose bacteriana (VB) também está associada à ausência ou redução significativa de espécies normais de *Lactobacillus* produtores de peróxido de hidrogênio. Não foi esclarecido se o ecossistema alterado leva ao desaparecimento de lactobacilos ou se o seu desaparecimento resulta nas alterações observadas na VB.

Fatores de risco

Essa síndrome não é considerada pelo grupo de consenso do Centers for Disease Control and Prevention (CDC) como doença sexualmente transmissível (DST) e tem sido observada em mulheres sem experiência sexual prévia. Muitos fatores de risco, entretanto, estão associados à atividade sexual, e um aumento do risco de adquirir DSTs tem sido relatado em mulheres afetadas (Tabela 3-2) (Atashili, 2008; Wiesenfeld, 2003). Além disso, um possível papel da transmissão sexual na patogênese da VB recorrente foi proposto por Bradshaw e colaboradores (2006). Medidas preventivas para VB têm tido pou-co sucesso, mas a eliminação ou a redução do uso de duchas vaginais pode ser benéfica (Brotman, 2008; Klebanoff, 2010).

Diagnóstico

A VB é relatada por alguns especialistas como a causa mais frequente dos sintomas vaginais que resultam em consultas médicas. Entre os sintomas, descarga vaginal sem irritação e com mau cheiro é característica, mas nem sempre está presente. Em regra, a vagina não se encontra eritematosa, e o exame do colo uterino não revela anormalidades.

Os critérios diagnósticos clínicos foram inicialmente propostos por Amsel e colaboradores (1983) e incluem: (1) avaliação microscópica de uma preparação salina da secreção vaginal, (2) liberação de aminas voláteis produzidas pelo metabolismo anaeróbio e (3) determinação do pH vaginal. No primeiro, a preparação salina da secreção vaginal, para o exame conhecido como "*a fresco*", contém uma amostra coletada da secreção misturada a gotas de soro fisiológico em uma lâmina de microscópio. As *clue cells* são as indicadoras mais confiáveis de VB e foram originalmente descritas por Gardner e Dukes (1955) (Fig. 3-1). Essas células epiteliais vaginais contêm muitas bactérias aderidas, que criam uma borda celular pontilhada mal definida. O valor preditivo positivo desse teste para VB é de 95%.

A adição de hidróxido de potássio (KOH) a 10% a uma amostra fresca de secreção vaginal libera aminas voláteis com odor de peixe. Na linguagem informal, isso é referido como *whiff test*. Em regra, o odor é evidente, mesmo sem o KOH. De forma similar, a alcalinidade do fluido seminal e a do sangue são responsáveis pela queixa de odor ofensivo após relação sexual e durante a menstruação. O achado de *clue cells* e um *whiff test* positivo são patognomônicos, mesmo em pacientes assintomáticas.

Nas pacientes com VB, o pH vaginal caracteristicamente está > 4,5 e resulta da redução na produção de ácido pelas bac-

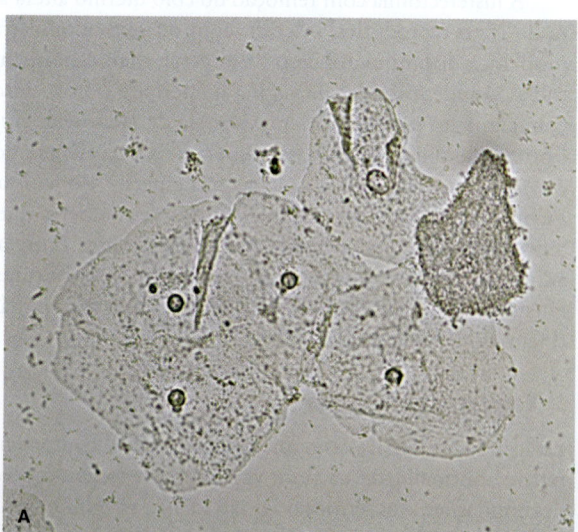 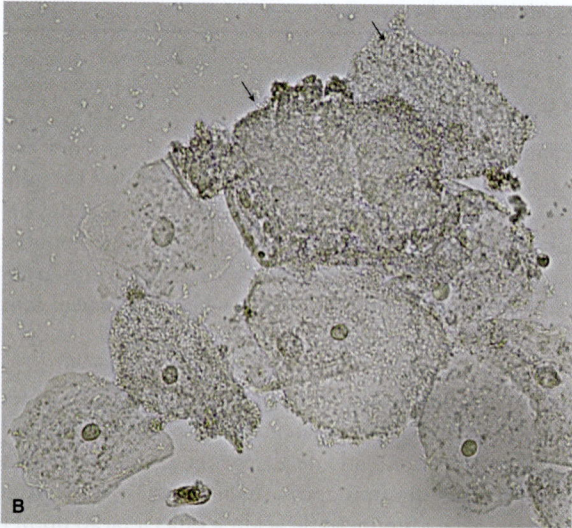

FIGURA 3-1 Fotografias de preparações para exame a fresco revelando *clue cells*. **A.** Uma única *clue* cell entre células escamosas normais. **B.** Várias dessas células escamosas estão cobertas por bactérias. As *clue cells* estão cobertas a ponto de suas bordas estarem borradas e o núcleo invisível (*setas*). (*Fotografias cedidas pelas Dras. Lauri Campagna e Mercedes Pineda, WHNP.*)

TABELA 3-3 Tratamento recomendado para vaginose bacteriana

Agente	Dosagem
Metronidazol (Flagyl)	500 mg, VO, 2×/dia, por 7 dias
Metronidazol gel a 0,75% (Metrogel vaginal)	5 g (1 aplicador inteiro) intravaginal, 1×/dia, por 5 dias
Clindamicina creme a 2% (Cleocin, Clindesse[a])	5 g (1 aplicador inteiro) intravaginal, na hora de deitar, por 7 dias

[a] Medicamento recolhido em 2009 em razão de a produção não respeitar suficientemente as recomendações de boas práticas.
Modificada a partir de Centers for Disease Control and Prevention, 2010b.

térias. De forma similar, a infecção por *Trichomonas vaginalis* também está associada a supercrescimento anaeróbio e produção de aminas. Por isso, as mulheres diagnosticadas com VB não devem apresentar evidência microscópica de tricomoníase.

O escore de Nugent é um sistema empregado para diagnosticar VB utilizando o exame microscópico de esfregaço de secreção vaginal corado pelo Gram. Utilizado mais em pesquisa do que na prática clínica, a pontuação é calculada avaliando-se a predominância de três tipos de morfologia e coloração bacterianas: (1) grandes bastonetes gram-positivos (*Lactobacillus spp.*), (2) pequenos bastonetes com resultado variável pelo Gram (*G. vaginalis* ou *Bacteroides spp.*) e (3) bastonetes curvos de Gram variável (*Mobiluncus spp.*). Pontuações entre 7 e 10 são consistentes com VB.

Vários desfechos ginecológicos adversos são observados em mulheres com VB, incluindo vaginite, endometrite, endometrite pós-abortamento, doença inflamatória pélvica (DIP) não associada à *N. gonorrhoeae* ou à *Chlamydia trachomatis* e infecções pélvicas agudas após cirurgia pélvica, em especial histerectomia. (Larsson, 1989, 1991, 1992; Soper, 1990).

Tratamento

Três esquemas foram propostos pelo grupo de trabalho em VB do CDC, em 2010, e destinam-se a mulheres não grávidas (Tabela 3-3). Entre as alternativas estão tinidazol 2 g por via oral, diariamente, durante três dias ou clindamicina 300 mg por via oral durante sete dias. As taxas de cura com esses esquemas variam de 80 a 90% em um semana, mas, em três meses, 30% das mulheres apresentaram recorrência de flora alterada. Pelo menos metade apresentou outro episódio de sintomas associados a essas alterações da flora, com frequência correlacionado a contatos heterossexuais (Amsel, 1983; Gardner, 1955; Wilson, 2004). No entanto, o tratamento de parceiros sexuais masculinos não beneficia mulheres com essa condição recorrente e não é recomendado. Além disso, outras formas de terapia, como introdução de lactobacilos, gel vaginal acidificante e uso de probióticos, apresentaram eficácia inconsistente (Senok, 2009).

ANTIBIÓTICOS

Esses fármacos são usados com frequência em ginecologia para restaurar a flora alterada ou tratar infecções variadas. O antibiótico ideal seria aquele que apresentasse biodisponibilidade quase total tanto com administração oral quanto com parenteral, agisse de imediato para erradicar uma grande variedade de bactérias aeróbias e anaeróbias, não induzisse resistência bacteriana, não fosse tóxico, não sensibilizasse, tivesse baixo custo e fácil produção. O problema é que ele não existe. Independentemente disso, existem muitos antibióticos eficazes disponíveis para o tratamento da infecção ginecológica.

Como grupo farmacológico, os antibióticos foram implicados na redução da eficácia de contraceptivos orais. Felizmente, essa possibilidade foi comprovada em poucos dos que estão listados na Tabela 5-11 (p. 155).

Penicilinas
Estrutura

O núcleo de todas as penicilinas é um anel β-lactâmico com uma cadeia lateral e um anel tiazolidínico (Fig. 3-2). O núcleo β-lactâmico proporciona a atividade antibacteriana – principalmente contra bactérias aeróbias gram-positivas. Em razão das numerosas substituições em R_1, vários antibióticos com espectros antibacterianos e propriedades farmacológicas alterados foram sintetizados (Tabela 3-4).

Algumas bactérias produzem uma enzima (β-lactamase) que é capaz de abrir o anel β-lactâmico e inativar o fármaco como mecanismo de defesa contra elas. Ácido clavulânico, sulbactam e tazobactam são inibidores da β-lactamase e têm sido associados a diversas penicilinas para aumentar o espectro de ação contra uma variedade mais ampla de bactérias aeróbias e anaeróbias. Além disso, a probenecidora pode ser prescrita em conjunto com as penicilinas. Este fármaco reduz a taxa de secreção tubular renal desses antibióticos e é usado para aumentar os níveis séricos de penicilina ou cefalosporina.

Reações adversas

A Tabela 3-5 relaciona as reações adversas às penicilinas (Mayo Clinic, 1991). Até 10% da população geral pode manifestar reação alérgica às penicilinas. O risco mais baixo está associado aos preparados orais, e o mais alto aos preparados combinados com procaína e administrados por via intramuscular. As verda-

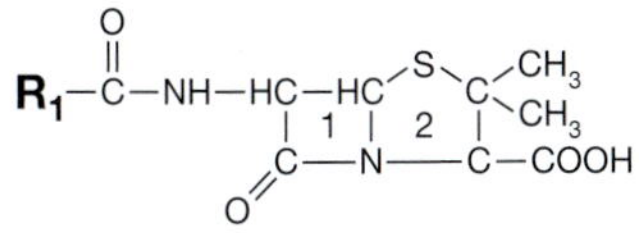

FIGURA 3-2 Estrutura química básica das penicilinas. Substituições na posição R_1 levaram a alterações na atividade bacteriana. Nesta figura, o anel β-lactâmico está assinalado com o numeral 1, e o anel tiazolidínico, com o numeral 2.

Ginecologia Geral Benigna

TABELA 3-4 Classificação da família das penicilinas[a]

Nome genérico	Via de administração	Posologia	Utilidade clínica do grupo	Cobertura do grupo[b]
Naturais				
Penicilina G	Oral IV, IM	1-2 milhões de unidade de 6-6 h	Sífilis[c] Celulite superficial Infecção por *Actinomyces*	*Treponema pallidum, Streptococcus* dos grupos A e B e *Enterococcus* spp. Ineficazes contra *Staphylococcus* spp.
Penicilina G benzatina	IM	2,4 milhões de unidades		Nenhuma bactéria gram-negativa Alguns anaeróbios: *Actinomyces Peptostreptococcus* e *Clostridium* spp.
Penicilina V	Oral	250 a 500 mg de 6-6 h		Ineficazes contra *C. difficile* ou *B. fragilis*
Resistentes à penicilinase				
Dicloxacilina	Oral	125 a 500 mg 6-6 h	Celulite de mama e abscesso mamário	*Streptococcus* dos grupos A e B Ineficazes contra SARM ou *Enterococcus* spp.
Nafcilina sódica	IV	1-2 g a cada 4-6 h		Nenhum gram-negativo
Oxacilina sódica	IV, IM	1-2 g a cada 4-6 h		Poucos anaeróbios: *Peptostreptococcus* spp.
Aminopenicilinas				
Amoxicilina	Oral	500-1.000 mg de 8-8 h	Tratamento oral de abscessos de Bartholin ou vulvar simples Ampicilina IV: em tratamento associado para infecção pélvica adquirida na comunidade ou pós-operatória[d] Ampicilina sulbactam IV para infecção pélvica adquirida na comunidade ou pós-operatória[d]	*Streptococcus* dos grupos A e B e *Enterococcus* spp. Ineficazes contra *Staphylococcus* spp. Algumas bactérias gram-negativas: *E. coli, P. mirabilis, H. influenza, Salmonella* spp. e *Shigella* spp. Muitos anaeróbios: *Actinomyces, Bacteroides, Peptostreptococcus* e *Clostridium* spp. Ineficazes contra *C. difficile* **Cobertura adicional com amoxicilina-ácido clavulânico ou ampicilina-sulbactam:** Muitas bactérias gram-negativas, incluindo *N. gonorrhoeae* Ineficazes contra *Serratia, Citrobacter, Pseudomonas* ou *Acinetobacter* spp.
Ampicilina	Oral IV	250-500 mg 6-6 h 2 g 6-6 h		
Amoxicilina-ácido clavulânico	Oral	500-875 mg a cada 8-12 h		
Ampicilina--sulbactam	IV	1,5-3g 6-6 h		
Carboxicilinas				
Ticarcilina	IV	200-300 mg/kg/dia fracionados e administrados a cada 4-6 h	Infecção pélvica adquirida na comunidade ou pós-operatória[d] ISC complicada	*Streptococcus* dos grupos A e B e *Enterococcus* spp. Ineficazes contra *Staphilococcus* spp. Muitas bactérias gram-negativas, incluindo *N. gonorrhoeae* e excluindo *Klebsiella* spp. e *Acinetobacter* spp. Poucos anaeróbios: *Clostridium* spp. e *Peptostreptococcus* spp. Ineficazes contra *C. difficile* **Cobertura adicional com ticarcilina-ácido clavulânico:** *S. aureus* e *S. epidermidis* Ineficaz para SARM *Klebsiella* spp. e *Acinetobacter* spp. *B. fragilis*
Ticarcilina-ácido clavulânico	IV, IM	300 mg/kg/dia fracionados e administrados 4-4 h		
Uredopenicilinas				
Piperacilina	IV, IM	200-300 mg/kg/dia fracionados e administrados a cada 4-6 h, ou 3-4 g a cada 4-6 h	Infecção pélvica adquirida na comunidade ou pós-operatória[d] ISC complicada	*Streptococcus* dos grupos A e B e *Enterococcus* spp. Ineficazes contra *Staphilococcus* spp. Muitas bactérias gram-negativas, incluindo *N. gonorrhoeae* e excluindo *Serratia* spp. e *Acinetobacter* spp.
Piperacilina--tazobactam	IV	3,375 mg a cada 4-6 h		Muitos anaeróbios: *Actinomyces, Peptostreptococcus* e *Clostridium* spp. Ineficazes contra *C. difficile* **Cobertura adicional com piperacilina-tazobactam:** *S. aureus, S. epidermidis* Ineficaz contra SARM *Serratia* spp. e *Acinetobacter* spp. *B. fragilis*

[a] As penicilinas são fármacos classificados na categoria B da FDA para uso durante a gestação.
[b] Escritos na cor púrpura = bactérias gram-positivas; cor vermelha = bactérias gram-negativas; pretas = anaeróbias.
[c] Para posologia ver a Tabela 3-12.
[d] Para posologia ver a Tabela 3-31.
B. fragilis = *Bacteroides fragilis*; *C. difficile* = *Clostridium difficile*; *E. coli* = *Escherichia coli*; *H. influenza* = *Haemophilus influenzae*; IM – intramuscular; IV = intravenosa; SARM, *Staphylococcus aureus* resistente à meticilina; *N. gonorrhoeae* = *Neisseria gonorrhoeae*; *P. mirabilis* = *Proteus mirabilis*; *S. aureus* = *Staphylococcus aureus*; *S epidermidis* = *Staphylococcus epidermidis*; ISC, infecção de sítio cirúrgico; spp. = espécies.

deiras reações anafiláticas (hipersensibilidade tipo I) são raras, e a taxa de mortalidade aproxima-se de 1 em cada 50.000 tratamentos aplicados. Se for observada alergia à penicilina e o tratamento ainda for necessário, é possível realizar o processo de dessensibilização conforme descrito por Wendel e colaboradores (1985) e apresentado no *site* do CDC: http://www.cdc.gov/std/treatment/2006/penicillin-allergy.htm.

Aplicações clínicas

Obtém-se penetração excelente com esses agentes. A penicilina continua sendo o antibiótico primário para tratamento da sífilis, e esta família de antibióticos também é útil no tratamento de infecções da pele e de celulite e abscesso de mama. A associação de amoxicilina e ácido clavulânico proporciona a melhor cobertura de amplo espectro. Além disso, as ureidopenicilinas e as penicilinas associadas a um inibidor da enzima β-lactamase são eficazes contra as infecções pélvicas agudas, adquiridas na comunidade ou pós-operatórias. Ademais, as infecções por *Actinomyces israelii*, uma complicação rara do uso de dispositivo intrauterino (DIU), são tratadas com penicilinas (American College of Obstetricians and Gynecologists, 2005).

■ Cefalosporinas

Estrutura

As cefalosporinas também são antimicrobianos β-lactâmicos. As substituições nos sítios R_1 ou R_2 dos núcleos da cefalosporina alteram significativamente o espectro de atividade, a potência, a toxicidade e a meia-vida desses antibióticos (Fig. 3-3). A organização dessas qualidades resulta na sua divisão em cefalosporinas de primeira, segunda ou terceira geração. Embora tenha sido introduzida como ferramenta de *marketing*, essa classificação permite o agrupamento com base nos espectros gerais de atividade. As denominações que costumam ser utilizadas pelos ginecologistas estão relacionadas na Tabela 3-6.

Reações adversas

Rash e outras reações de hipersensibilidade são as mais comuns, podendo ocorrer em até 3% das pacientes. As cefalosporinas são antibióticos β-lactâmicos e, se usadas em pessoas alérgicas à penicilina, podem produzir uma resposta igual ou acentuada. Em teoria, isso poderia acontecer em até 16% das pacientes (Saxon, 1987). Assim, se uma pessoa apresentou anafilaxia com o tratamento com penicilina, a administração de cefalosporina é contraindicada.

Aplicações clínicas

As cefalosporinas de primeira geração são usadas, a princípio, para profilaxia em casos de cirurgia e no tratamento da celulite superficial da pele. Seu espectro de ação é maior contra cocos aeróbios gram-positivos, com alguma atividade contra bastonetes gram-negativos adquiridos na comunidade. Entretanto, existe uma pequena atividade contra os organismos produtores de β-lactamase ou bactérias anaeróbias. Apesar dessa inatividade contra muitos dos patógenos relacionados com infecção pélvica potencialmente adquiridos durante cirurgia, as cefalosporinas de primeira geração apresentam eficácia profilática.

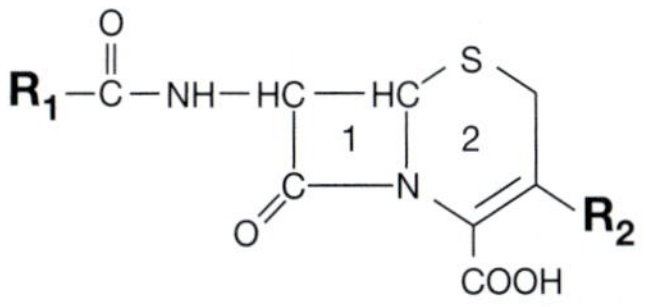

As cefalosporinas de segunda geração apresentam atividade aumentada contra as bactérias aeróbias e anaeróbias gram-negativas, com alguma redução na eficácia contra os cocos aeróbios gram-positivos. Sua principal utilização é na profilaxia cirúrgica ou como monoterapia para infecções pélvicas importantes, adquiridas na comunidade ou pós-operatórias, incluindo abscessos.

As cefalosporinas de terceira geração são eficazes no tratamento de infecções pélvicas pós-operatórias importantes, incluindo abscessos. No entanto, são usadas, em princípio, no tratamento de infecções pós-operatórias do trato respiratório. Esses agentes têm eficácia documentada como profiláticos, mas devem ser reservados para o tratamento.

TABELA 3-5 Reações adversas à penicilina

Reação adversa	Penicilina
Alérgica	
Anafilaxia	Qualquer penicilina
Urticária	Qualquer penicilina
Febre medicamentosa	Qualquer penicilina
Doença do soro	Penicilina G
Hipersensibilidade tardia	Ampicilina
Dermatite esfoliativa	Qualquer penicilina
Neurológica	
Convulsão	Penicilina G
Tontura, parestesia	Penicilina G procaína
Irritabilidade neuromuscular	Penicilina G
Hematológica	
Anemia hemolítica	Penicilina G
Neutropenia	Oxacilina, piperacilina, penicilina G
Trombocitopenia	Piperacilina
Disfunção plaquetária	Carbenicilina
Renal	
Nefrite intersticial	Qualquer penicilina
Hepática	
Aumento das transaminases	Qualquer penicilina
Gastrintestinal	
Náuseas, vômitos	Ampicilina
Diarreia	Ampicilina
Colite pseudomembranosa	Qualquer penicilina
Anormalidades de eletrólitos	
Sobrecarga de sódio	Carbenicilina
Hipocalemia	Carbenicilina
Tromboflebite	Nafcilina, oxacilina

FIGURA 3-3 Estrutura química básica das cefalosporinas. As substituições nas posições R_1 e R_2 levam a variações na atividade antibacteriana.

Aminoglicosídeos

Estrutura e aplicações clínicas

Essa família de compostos inclui gentamicina, tobramicina, netilmicina e amicacina. Eles diferem na atividade antimicrobiana com base nos vários açúcares amino que formam as cadeias laterais do núcleo central aminoglicosídeo. Dos aminoglicosídeos, a gentamicina é a primeira a ser selecionada em razão do seu custo baixo e eficácia clínica para patógenos identificados nas infecções pélvicas (Tabela 3-7). Em ginecologia, ela pode ser combinada com clindamicina, com ou sem ampicilina, como esquema de tratamento de infecções pélvicas graves. De forma alternativa, a gentamicina pode estar associada à ampicilina e ao metronidazol. Por fim, ela pode ser usada como monoterapia para a pielonefrite. A atividade antibacteriana dos aminoglicosídeos está relacionada com suas concentrações sérica e tecidual, e quanto mais alta for a concentração maior será sua potência.

Reações adversas

Os aminoglicosídeos apresentam potencial para toxicidade significativa do paciente, que inclui ototoxicidade, neurotoxicidade e bloqueio neuromuscular. A orelha interna apresenta suscetibilidade especial a aminoglicosídeos em razão do acúmulo seletivo dentro das células ciliadas e da meia-vida prolongada nos fluidos da orelha interna. As pessoas com toxicidade vestibular queixam-se de cefaleia, náuseas, zumbido no ouvido e perda do equilíbrio. A toxicidade coclear resulta em perda da audição de ondas de alta frequência. Se isso acontecer, a administração de aminoglicosídeo deve ser interrompida imediatamente. A ototoxicidade pode ser permanente, e o risco está diretamente correlacionado com a dose e a duração da terapia.

A nefrotoxicidade é reversível e pode ocorrer em até 25% dos pacientes (Bertino, 1993). Os fatores de risco incluem idade avançada, insuficiência renal, hipotensão, depleção de volume, intervalos reduzidos entre as doses, tratamento por três dias ou mais, administração múltipla de antibióticos ou doença multissistêmica. A toxicidade leva à redução não oligúrica na depuração da creatinina, além de elevação resultante nos níveis séricos de creatinina.

O bloqueio neuromuscular é uma complicação dose-relacionada rara, mas potencialmente letal. Essa família de antibióticos inibe a liberação de acetilcolina pré-sináptica, bloqueia os receptores de acetilcolina e evita a absorção pré-sináptica de cálcio. Por essa razão, as contraindicações dos aminoglicosídeos incluem miastenia grave ou uso concorrente de succinilcolina. Em geral, o bloqueio ocorre após infusão intravenosa rápida. Por isso, a administração intravenosa de aminoglicosídeos deve ser feita preferencialmente ao longo de, no mínimo, 30 minutos. A toxicidade costuma ser detectada antes de haver parada respiratória e, nos seus sinais iniciais, o gluconato de cálcio intravenoso deve ser administrado para reverter essa forma de toxicidade por aminoglicosídeo.

Dosagem

Doses múltiplas. Nos indivíduos com função renal normal, os aminoglicosídeos podem ser administrados por via parenteral a cada oito horas. Nos pacientes em estado crítico, recomenda-se uma dose inicial entre 1,5 e 2 mg/kg de gentamicina, tobramicina e netilmicina, e entre 7,5 e 15 mg/kg de amicacina. Depois, as doses de manutenção são calculadas para liberação de 3 a 5 mg/kg/dia, de peso corporal ideal, dos três primeiros aminoglicosídeos mencionados anteriormente, e de 15 mg/kg/dia de amicacina.

Nos pacientes com função renal reduzida deve haver redução da dose ou alongamento do intervalo, ou ambos. Os cálculos para essas reduções podem ser encontrados em documentos com informações sobre prescrições em: http://www.drugs.com/pro/gentamicin-sulfate.html e em: http://www.tevausa.com/assets/base/products/pi/Amikacin_PI.pdf. A fórmula descrita a seguir permite um cálculo aproximado da depuração da creatinina para que os ajustes adequados possam ser realizados. Essa fórmula é para pacientes do sexo masculino. O resultado multiplicado por 0,85 indicará o valor para pacientes do sexo feminino.

$$\text{Depuração da creatinina (mL/min)} = (140 - \text{idade}) \times \text{peso (kg)} \div \text{creatinina sérica} \times 72$$

Para monitorar a concentração sérica, fornecer níveis terapêuticos adequados e evitar toxicidade em pacientes que recebem múltiplas doses diárias; as concentrações séricas de aminoglicosídeo devem ser aferidas em dois momentos. O primeiro é no pico, 30 minutos após a conclusão da infusão feita em 30 minutos ou uma hora após a injeção intramuscular. Para gentamicina, tobramicina e netilmicina esses valores devem estar entre 4 e 6 μg/mL. Para amicacina, deve estar entre 20 e 30 μg/mL. Para o segundo (vale) a amostra de sangue deve ser coletada imediatamente antes do início da próxima dose 7,5 ou 8 horas depois. As concentrações mais baixas devem estar entre 1 e 2 μg/mL, para os três primeiros aminoglicosídeos, e entre 5 e 10 μg/mL para a amicacina. Esse procedimento deve ser repetido se a terapia for prolongada (3 a 4 dias) ou se os níveis séricos de creatinina aumentarem. Picos e vales elevados são indicadores de aumento do risco de toxicidade.

Dose única diária. O aumento da concentração de aminoglicosídeos eleva a atividade antibacteriana, mas também a toxicidade. A dosagem diária única foi avaliada, e sua toxicidade foi considerada menor ou igual à de dosagem múltipla diária, sem sacrificar a eficácia clínica (Bertino, 1993). Tulken e colaboradores (1988) relataram que uma dose única diária de netilmicina foi menos tóxica do que as administrações três vezes ao dia, sem prejuízo da eficácia no tratamento de mulheres com DIP. Em 1992, Nicolau e colaboradores apresentaram dados farmacocinéticos e um nomograma para administração de aminoglicosídeos uma vez ao dia (Fig. 3-4).

As recomendações para uma dose inicial de 7 mg/kg têm como base a depuração da creatinina do paciente. Para aqueles com depuração de creatinina acima de 60 mL/min, a administração deve ser feita a cada 24 horas. Se a depuração estiver entre 40 e 60 mL/min, a dose recomendada deve ser administrada a cada 36 horas. Se a depuração estiver abaixo de 40 mL/min, recomenda-se a multidosagem tradicional.

TABELA 3-6 Classificação das cefalosporinas[a]

Nome genérico	Via	Uso clínico	Cobertura bacteriana[b]
Primeira geração			
Cefadroxila	Oral	Celulite cutânea superficial não complicada	Maioria das gram-positivas
Cefalexina	Oral		Ineficazes para *Enterococcus* spp. ou SARM
Cefazolina	IV	IV para profilaxia cirúrgica[c]	Poucas gram-negativas; *E. coli*, *P. mirabilis* e *Klebsiella* spp.
			Ineficazes para anaeróbios
Segunda geração			
Cefaclor	Oral	IV para infecção[d] pélvica adquirida na comunidade ou pós-operatória	Maioria das gram-positivas
Cefprozila	Oral		Ineficazes para *Enterococcus* spp. ou SARM
Cefotetana	IV, IM		Poucas gram-negativas; *E. coli*, *P. mirabilis*, *Klebsiella* spp. e *H. influenzae*.
Cefoxitina	IV, IM		Poucos anaeróbios: *Peptostreptococcus* spp. e *Clostridium* spp.
Cefuroxima	IV, IM		
Axetilcefuroxima	Oral, IV, IM		Ineficazes contra *C. difficile* ou *B. fragilis*
Terceira geração			
Cefditorena	Oral	Formas IV para infecções pélvicas[d] ou pulmonar pós-operatórias Ceftriaxona para profilaxia de DST após agressão sexual[e]	Maioria das gram-positivas
Cefdinir	Oral		Ineficazes para *Enterococcus* spp. ou SARM
Cefixima	Oral		Gram-negativas, incluindo *N. gonorrhoeae*.
Cefpodoxima	Oral		Ineficazes contra *Serratia*, *Pseudomonas*, *Morganella* ou *Acinetobacter* spp.
Cefoperazona	IV, IM		Poucos anaeróbios: *Peptostreptococcus* spp.
Cefotaxima	IV, IM		
Ceftazidima	IV, IM		
Ceftizoxima	IV, IM		**Cobertura adicional com agentes IV:**
Ceftriaxona	IV, IM		Maioria das gram-negativas, incluindo *N. gonorrhoeae* e excluindo *Acinetobacter* spp.
			Anaeróbias: *Actinomyces*, *Clostridium* e *Peptostreptococcus* spp.
			Ineficácia contra *C. difficile* ou *Bacteroides* spp.
Quarta geração			
Cefepima	IV, IM	Para infecção pélvica pós-operatória	*Streptococcus* dos grupos A e B, *S. aureus* e *S. epidermidis*
			Ineficaz contra SARM
			Maioria das gram-negativas incluindo *N. gonorrhoeae*
			Poucas aeróbias: *Peptostreptococcus* spp.

[a] As cefalosporinas estão classificadas na categoria B da FDA para uso durante a gestação.
[b] Escritos na cor púrpura = bactérias gram-positivas; cor vermelha = bactérias gram-negativas; pretas = anaeróbios.
[c] Para posologia ver a Tabela 39-6.
[d] Para posologia ver a Tabela 3-31.
[e] Para posologia e recomendações completas para profilaxia após agressão sexual, ver a Tabela 13-16, p. 372.
B. fragilis = *Bacteroides fragilis*; *C. difficile* = *Clostridium difficile*; *E. coli* = *Escherichia coli*; *H. influenzae* = *Haemophilus influenzae*; IM = intramuscular; IV = intravenoso; SARM = *Staphylococcus aureus* resistente à meticilina; *N. gonorrhoeae* = *Neisseria gonorrhoeae*; *P. mirabilis* = *Proteus mirabilis*; *S. aureus* = *Staphylococcus aureus*; *S. epidermidis* = *Staphylococcus epidermidis*; spp. = espécies; DST = doenças sexualmente transmissíveis.

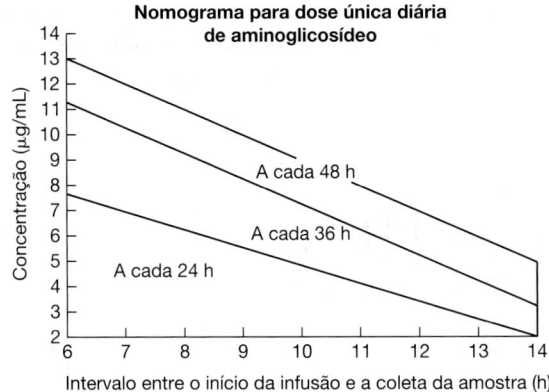

FIGURA 3-4 Nomograma para dose única diária de aminoglicosídeo.

Para empregar o nomograma apresentado na Figura 3-4, obtém-se uma concentração sérica aleatória entre 8 e 12 horas após o começo da infusão da dose inicial. A seguir, o valor obtido deve ser plotado no gráfico contra o tempo decorrido desde o início da infusão para encontrar o intervalo indicado para as doses. Isso se aplica à gentamicina, à tobramicina e à netilmicina. Para a amicacina, a dose inicial é de 15 mg/kg, e a concentração resultante em 8 a 12 horas deve ser dividida por dois e depois plotada no nomograma para determinação do intervalo da dose.

Com essa abordagem de cálculo de dosagem, os níveis-padrão máximos e mínimos são desnecessários. Uma segunda amostra aleatória deve ser obtida se o tratamento continuar por mais de quatro dias. Teoricamente a dose única diária é preferível uma vez que com ela se obtém maior concentração de pico.

TABELA 3-7 Outros antibióticos comumente usados em ginecologia

Nome genérico	Via	Posologia	Uso clínico	Cobertura bacteriana[a]
Clindamicina[a]	Oral IV Vaginal tópica	300-600 mg VO 8-8 h 600-900 mg 8-8 h Creme vaginal a 2% Gel ou loção a 1% aplicados 2×/dia	Associada a aminoglicosídeo[e] para profilaxia cirúrgica em pacientes alérgicas a β-lactâmicos Terapia combinada para infecção pélvica adquirida na comunidade ou pós-operatória[f] Infecção complicada por SARM Forma vaginal de VB[g] Formas tópica ou oral para hidradenite supurativa	Bactérias gram-positivas incluindo SARM Poucas gram-negativas: *C. trachomatis*, alguma ação contra *N. gonorrhoeae* Anaeróbios
Trimetoprima--sulfametoxazol	Oral IV	160/800 mg VO 12/12 h 2,5 mg/kg IV 12/12h	Infecção por SARM ITU não complicada quando por *E. coli* de alta sensibilidade[h]	Bactérias gram-positivas incluindo SARM Alguma atividade contra a maioria das gram-negativas excluindo *P. mirabilis* ou *P. aeruginosa* Ineficaz contra anaeróbios
Vancomicina[c]	IV	15-20 mg/kg 12/12 h	Em associação, profilaxia cirúrgica para pacientes com infecção prévia por SARM[e] Infecção complicada por SARM Quando há necessidade de cobertura contra gram-positivos em pacientes alérgicas a β-lactâmicos	Bactérias aeróbias gram-positivas, incluindo SARM
Doxiciclina[d]	Oral, IV	100 mg 2×/dia	Infecção por *C. trachomatis*, incluindo DIP, LGV, granuloma inguinal (medicamento alternativo)[i] Por via oral para hidradenite supurativa Infecção não complicada por SARM Profilaxia cirúrgica[e]	Gram-positivas, incluindo SARM excluindo *Enterococcus* spp. Poucas gram-negativas: *E. coli*, *Chlamydia* spp. e *Mycoplasma* spp. Poucas anaeróbias: *Clostridium* spp. e *Actinomyces* spp. Ineficaz contra *C. difficile* ou *Bacteroides* spp.
Gentamicina[d]	IV	Multidose: 2 mg/kg como dose de ataque, seguidos por 1,5 mg/kg 8/8 h Dose única diária: 7 mg/kg/dia	Em associação para infecção pélvica adquirida na comunidade[f] Pielonefrite[h] Profilaxia cirúrgica[e]	Ineficaz contra gram-positivas Maioria das gram-negativas exceto *N. gonorrhoeae* ou *Acinetobacter* spp. Ineficaz contra anaeróbios
Metronidazol[b]	Oral, IV Vaginal	500 mg por via oral 2×/dia por 7 dias Dose IV de ataque: 15 mg/kg; manutenção: 7,5 mg/kg 6-6 h.	Em associação para infecção pélvica adquirida na comunidade[f] Formulações por via oral ou vaginal para VB[g] Tricomoníase[j] Em associação para DIP[k] Profilaxia cirúrgica[e]	Infecção por *C. difficile* Tricomoníase Patógenos da vaginose bacteriana Apenas anaeróbios
Azitromicina[b]	Oral	1 g por dia	Infecção por *Chlamydia* spp., incluindo: DIP, cancroide e granuloma inguinal[i] Profilaxia de DST após agressão sexual[l]	*Streptococcus* dos grupos A e B Ineficaz contra *Enterococcus* spp., SARM ou *S. epidermidis* Ineficaz contra gram-negativas Alguns anaeróbios: *Actinomyces*, *Peptostreptococcus* e *Clostridium* spp. Ineficaz contra *C. difficile* ou *B. fragilis*

[a] Escritos na cor púrpura = bactérias gram-positivas; cor vermelha = bactérias gram-negativas; pretas = anaeróbias.
[b] Classificadas na categoria B da FDA para uso durante a gestação.
[c] Classificadas na categoria C da FDA para uso durante a gestação.
[d] Classificadas na categoria D da FDA para uso durante a gestação.
[e] Para posologia ver a Tabela 39-6, p. 959.
[f] Para posologia ver a Tabela 3-31.
[g] Para posologia ver a Tabela 3-3.
[h] Para posologia ver a Tabela 3-24.
[i] Ver a tabela para tratamento de infecções específicas neste capítulo.
[j] Ver a Tabela 3-18 para posologia.
[k] Ver a Tabela 3-27 para posologia.
[l] Para posologia e recomendações completas para profilaxia após agressão sexual ver a Tabela 13-16, p. 372.

B. fragilis = *Bacteroides fragilis*; *C. trachomatis* = *Chlamydia trachomatis*; *C. difficile* = *Clostridium difficile*; *E. coli* = *Escherichia coli*; *H. influenzae* = *Haemophilus influenzae*; IM = intramuscular; IV = intravenosa; LGV = linfogranuloma venéreo; SARM = *Staphylococcus aureus* resistente à meticilina; *N. gonorrhoeae* = *Neisseria gonorrhoeae*; DIP = doença inflamatória pélvica; *P. mirabilis* = *Proteus mirabilis*; *P. aeruginosa* = *Pseudomonas aeruginosa*; *S. aureus* = *Staphylococcus aureus*; *S. epidermidis* = *Staphylococcus epidermidis*; spp. = espécies; DST = doenças sexualmente transmissíveis; ITU = infecção do trato urinário.

Carbapenemas

Estrutura

As carbapenemas são a terceira classe de antibióticos β-lactâmicos. Diferem das penicilinas pela substituição de um carbono por um átomo de enxofre no quinto membro do anel e pela adição de uma ligação dupla (Fig. 3-5). Os três antibióticos dessa família são imipenem, meropenem e ertapenem.

Reações adversas

As reações adversas são comparáveis àquelas de outros antibióticos β-lactâmicos. Se os pacientes vivenciarem uma reação de hipersensibilidade do tipo 1 para a penicilina ou para a cefalosporina, o carbapenem não deve ser administrado.

Aplicações clínicas

Esses antibióticos são indicados para tratamento de infecções bacterianas polimicrobianas, principalmente aquelas causadas por bactérias aeróbias gram-negativas resistentes e não suscetíveis a outros agentes β-lactâmicos. Seu uso deve ser criterioso para preservar sua eficácia evitando o desenvolvimento de resistência.

Monobactam

O monobactam comercializado, aztreonam, é um β-lactâmico sintético que possui um espectro de ação similar ao dos aminoglicosídeos, ou seja, espécies aeróbias gram-negativas. Da mesma forma que outros antibióticos β-lactâmicos, esse composto inibe a síntese da parede celular bacteriana pela ligação às proteínas ligantes de penicilina ou causando lise celular. Tem afinidade apenas com as proteínas ligantes de bactérias gram-negativas e não possui atividade com outras bactérias ou organismos anaeróbios. Para o ginecologista, o aztreonam fornece cobertura para bactérias aeróbias gram-negativas, o mesmo espectro de ação produzido por aminoglicosídeos, e está indicado para pacientes com insuficiência renal significativa ou alergia a aminoglicosídeos.

Clindamicina

Este antibiótico foi introduzido em meados da década de 1960 e tem sido amplamente utilizado no tratamento de infecções ginecológicas graves. A clindamicina é ativa principalmente contra bactérias aeróbias gram-positivas e bactérias anaeróbias, com pouca atividade contra as bactérias aeróbias gram-negativas. Também é ativa contra a *C. trachomatis*. A *N. gonorrhoeae* é moderadamente sensível e a *G. vaginalis* é bastante suscetível à clindamicina. Pode ser administrada por uma das três vias: oral, vaginal (creme a 2%) ou intravenosa.

Em ginecologia, a principal aplicação da clindamicina tem sido em combinação com gentamicina para profilaxia cirúrgica ou no tratamento de casos graves de infecção de tecido mole ou abscesso pélvico pós-operatórios ou adquiridos na comunidade. Sua atividade contra *Staphilococcus aureus* resistente à meticilina (SARM) aumentou sua utilização nesses casos assim como nos abscessos vulvares. A clindamicina também é usada em monoterapia aplicada por via vaginal no tratamento de mulheres com VB. Além disso, nos estágios iniciais de hidradenite supurativa, algumas pacientes melhoram com o uso tópico ou oral, em longo prazo, de clindamicina. Como o medicamento está disponível nas formas parenteral e oral, a conversão de terapia parenteral, de maior custo, para oral pode ocorrer precocemente.

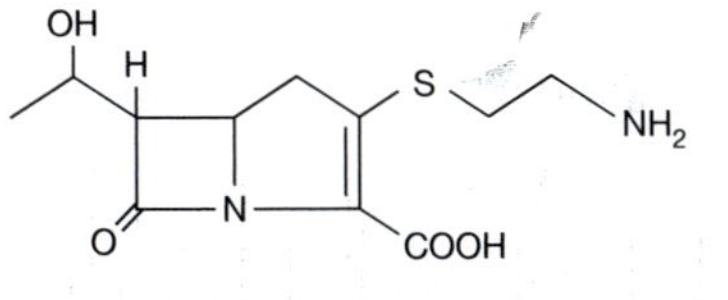

Vancomicina

Trata-se de antibiótico glicopeptídeo ativo apenas contra bactérias aeróbias gram-positivas. Em ginecologia seu principal emprego é no tratamento de pacientes que não podem ser tratadas com β-lactâmicos em razão de antecedente de reação de hipersensibilidade tipo 1. Além disso, indica-se uma dose oral de 120 mg a cada seis horas aos pacientes que tenham desenvolvido colite por *Clostridium difficile* associada ao uso de antibiótico e que não tenham respondido ao metronidazol oral. Finalmente, a vancomicina frequentemente é o antibiótico selecionado para tratar pacientes com frequente infecção por SARM.

Reações adversas

As reações adversas são apresentadas na Tabela 3-8. Entre elas, a mais preocupante é a síndrome do "homem vermelho", uma reação cutânea que costuma se desenvolver minutos após o início de uma infusão rápida. A reação, uma resposta à liberação da histamina, é um *exantema* eritematoso pruriginoso

TABELA 3-8 Efeitos adversos da vancomicina

Reações de hipersensibilidade
 Febre medicamentosa (rara)
 Erupção alérgica (rara)

Efeitos colaterais relacionados à infusão
 Hipotensão
 Síndrome do "homem vermelho"
 Síndrome da "dor e espasmo"

Nefrotoxicidade
 Rara
 Reversível
 Há aumento do risco com terapia concomitante com aminoglicosídeo

Neutropenia
 Reversível
 Desenvolve-se com uso prolongado

Ototoxicidade
 Perda de audição: em geral irreversível; rara, associada a níveis do fármaco > 30 μg/mL
 Há aumento do risco com terapia concomitante com aminoglicosídeo

Trombloflebite
 Associada a cânulas venosas periféricas

FIGURA 3-5 Estrutura química básica das carbapenemas.

que pode ocorrer em pescoço, face e parte superior do tronco. Também pode haver hipotensão. A administração intravenosa por período superior auma hora ou a administração de anti-histamínico antes da infusão são medidas preventivas. Dor nas costas e espasmos musculares torácicos podem ocorrer associados à administração rápida.

O efeito colateral mais importante da vancomicina é a nefrotoxicidade, que, assim como a ototoxicidade, é acentuada com tratamento concomitante com aminoglicosídeo. Ambos os efeitos tóxicos estão associados a altas concentrações séricas de vancomicina. Por essa razão, recomenda-se controle das concentrações séricas de pico e mínimas que devem ser mantidas entre 20 e 40 μg/mL e 5 e 10 μg/mL, respectivamente. A dose inicial deve ser de 15 mg/kg do peso corporal ideal.

■ Metronidazol

Esse antibiótico foi aprovado pela Food and Drug Administration (FDA) no início da década de 1960 para tratamento de infecções por tricomonas e é o principal tratamento para esse tipo de infecção. Além disso, é um dos eixos na associação antimicrobiana administrada em mulheres com infecções pélvicas graves, adquiridas na comunidade ou pós-operatórias, incluindo abscesso pélvico. Uma vez que tem atividade apenas contra os anaeróbios obrigatórios, o metronidazol deve ser combinado com agentes eficazes contra as espécies bacterianas aeróbias gram-positivas e gram-negativas, como ampicilina e gentamicina. Esse antibiótico é útil no tratamento da VB e também é tão eficaz quanto a vancomicina no tratamento da colite pseudomembranosa associada à *C. difficile*.

O tinidazol é outro nitroimidazol aprovado para tratamento de tricomoníase e vaginose bacteriana em pacientes adultas não grávidas. Embora com maior custo que o metronidazol, pode ser vantajoso nos casos de tricomoníase resistente ao metronidazol (Mammen-Tobin, 2005; Sober, 2001).

Reações adversas

Até 12% das pacientes que recebem metronidazol oral podem apresentar náuseas e gosto metálico desagradável na boca. As pacientes devem abster-se do consumo de álcool para evitar um efeito do tipo dissulfiram e vômitos. Neuropatia periférica e convulsões foram relatadas, provavelmente são dose-relacionadas, e raras.

■ Fluoroquinolonas

Essa classe de antibióticos. também é conhecida simplesmente com a denominação *quinolonas*. As fluoroquinolonas tornaram-se os agentes de primeira linha para o tratamento de uma variedade de infecções, em razão de sua excelente biodisponibilidade com a administração oral, penetração tecidual, atividade antibacteriana de amplo espectro, meias-vidas prolongadas e bom perfil de segurança. Assim como as cefalosporinas, as fluoroquinolonas estão divididas em gerações pelo seu desenvolvimento, atividade antibacteriana e propriedades farmacocinéticas (Tabela 3-9).

Reações adversas

As quinolonas estão contraindicadas para crianças, adolescentes e mulheres grávidas ou que estejam amamentando, pois podem afetar o desenvolvimento da cartilagem. Como família, elas são seguras, e reações adversas graves são raras. A taxa de efeitos colaterais varia de 4 a 8%, afetando principalmente o trato gastrintestinal (GI) após administração oral. Foram relatados sintomas do sistema nervoso central, como cefaleia, confusão, tremores e convulsões, mais frequentes em pacientes com distúrbios cerebrais subjacentes.

Aplicações clínicas

Esses agentes são amplamente utilizados pelos ginecologistas para tratar infecções agudas do trato urinário inferior, doenças sexualmente transmissíveis e infecções intestinais bacterianas. Entretanto, não devem ser usados com exagero. Se houver uma

TABELA 3-9 Quinolonas selecionadas[a]

Nome genérico	Via	Uso clínico	Cobertura bacteriana[b]
Segunda geração			
Norfloxacino	Oral	ITU inferior e superior aguda[c]	S. aureus
Ciprofloxacino	Oral, IV	Cancroide, granuloma inguinal[d]	Ineficaz contra Enterococcus spp.
Ciprofloxacino de liberação estendida	Oral	C. trachomatis (medicamento alternativo)[e]	Maioria das gram-negativas
		Em associação, para profilaxia cirúrgica[f]	Ineficaz para N. gonorrhoeae
			Ineficaz para anaeróbios
Terceira geração			
Levofloxacino	Oral, IV	ITU inferior e superior aguda[c]	Gram-positivas incluindo alguma atividade contra SARM, além de Enterococcus spp.
Moxifloxacino	Oral, IV	C. trachomatis (medicamento alternativo)[d]	A maioria das gram-negativas
Gemifloxacino	Oral	Em associação, para profilaxia cirúrgica[f]	Ineficazes contra N. gonorrhoeae

[a] As fluoroquinolonas estão classificadas na categoria C da FDA para uso durante a gravidez.
[b] Escritos na cor púrpura = bactérias gram-positivas; cor vermelha = bactérias gram-negativas; pretas = anaeróbias.
[c] Para posologia ver a Tabela 3-24.
[d] Para posologia de ciprofloxacino, ver as Tabelas 3-13 e 3-14.
[e] Para posologia de ofloxacino ou levofloxacino, ver a Tabela 3-20.
[f] Para posologia de ciprofloxacino, ofloxacino, moxifloxacino, ver a Tabela 39-6, p. 959.
C. trachomatis = *Chlamydia trachomatis*; *C. difficile* = *Clostridium difficile*; IV = Intravenoso; SARM = *Staphylococcus aureus* resistente à meticilina; *N. gonorrhoeae* = *Neisseria gonorrhoeae*; *S. aureus* = *Staphylococcus aureus*; ITU = infecção do trato urinário.

alternativa menos dispendiosa, mais segura e igualmente efetiva disponível para tratar uma determinada infecção, deve ser utilizada para preservar a eficácia da fluoroquinolona.

Tetraciclinas

Esses bacteriostáticos são comumente usados por via oral e inibem a síntese proteica bacteriana. Doxiciclina, tetraciclina e minociclina são ativos contra muitas bactérias gram-positivas e gram-negativas, embora sejam mais ativos contra espécies gram-positivas. Entre os organismos suscetíveis ainda estão anaeróbios, espécies de *Chlamydia* e de *Mycoplasma* e algumas espiroquetas. Consequentemente, cervicite, DIP, sífilis, cancroide, linfogranuloma venéreo e granuloma inguinal respondem a esses agentes. Além disso, as tetraciclinas estão entre as opções terapêuticas para infecções comunitárias cutâneas e de tecidos moles causadas por SARM. Para essas infecções especificamente, minociclina e doxiciclina são superiores à tetraciclina. A tetraciclina é ativa contra espécies de *Actinomyces* e é uma alternativa para o tratamento de actinomicose. Finalmente, esses antibióticos se ligam a alvos não microbianos específicos, como metaloproteinases da matriz (MMPs), e são inibidores potentes de MMP. Como tal, proporcionam ação anti-inflamatória assim como atividade antimicrobiana em quadros como acne vulgar e hidradenite supurativa.

Reações adversas

Quando administradas por via oral, as tetraciclinas produzem irritação gastrintestinal local que se manifesta na forma de desconforto abdominal, náusea, vômitos ou diarreia. Nos dentes e nos ossos em crescimento, as tetraciclinas rapidamente se ligam ao cálcio, produzindo deformidades, inibição do crescimento ou descoloração. Consequentemente, as tetraciclinas não são prescritas para gestantes, pacientes que estejam amamentando ou para crianças com menos de 8 anos. Com o uso, é possível que a paciente desenvolva sensibilidade à luz do sol ou aos raios ultravioleta. Com doses maiores é possível haver tontura leve, vertigem franca, náusea e vômitos. Além disso, é frequente haver tromboflebite no local de administração intravenosa (IV). As tetraciclinas modificam a flora GI normal, o que pode resultar em distúrbios funcionais intestinais. Especificamente, o crescimento excessivo de *C. difficile* pode levar à colite pseudomembranosa. Assim como ocorre com penicilinas e cefalosporinas, a flora vaginal também pode ser alterada com o uso de tetraciclinas causando crescimento de espécies de *Candida* e vulvovaginite sintomática.

INFECÇÕES POR PATÓGENOS CAUSADORES DA ÚLCERA GENITAL

Define-se ulceração como a perda completa da cobertura epidérmica com invasão para a derme subjacente. Já o termo *erosão* descreve a perda parcial de epiderme sem penetração da derme. A distinção é feita ao exame clínico. Em geral, as biópsias não auxiliam, mas podem ser úteis se realizadas nas bordas de uma nova lesão (Fig. 4-2, p. 112). É importante ressaltar que a biópsia é obrigatória se houver suspeita de carcinoma.

Nos Estados Unidos, as mulheres jovens sexualmente ativas com úlcera genital apresentam infecção por herpes simples, sífilis ou cancroide, mas algumas são portadoras de linfogranuloma venéreo ou granuloma inguinal. Essencialmente, todas são doenças sexualmente transmissíveis e estão associadas a aumento do risco de infecção pelo vírus da imunodeficiência humana (HIV, de *human immunodeficiency virus*). Por essa razão, os testes para HIV e outras doenças sexualmente transmissíveis devem ser sugeridos a essas pacientes. Os parceiros sexuais necessitam de exame e de tratamento, e todos os indivíduos envolvidos requerem reavaliação após o tratamento.

Infecção pelo vírus herpes simples

O herpes genital é a doença ulcerosa genital de maior prevalência e é uma infecção crônica. O vírus penetra nas terminações dos nervos sensoriais e é transportado retrogradamente pelo axônio para as raízes dos gânglios dorsais, onde fica potencialmente latente por toda a vida. A reativação espontânea por várias causas resulta no transporte anterógrado de partículas/proteínas do vírus para a superfície, onde se dissemina, com ou sem formação de lesões. Postulou-se que mecanismos imunológicos controlariam a latência e a reativação (Cunningham, 2006).

Há dois tipos do vírus herpes simples (HSV, de *herpes simplex virus*), o HSV-1 e o HSV-2. O HSV-1 é a causa mais frequente das lesões orais. O HSV-2 costuma ser encontrado nas lesões genitais, embora ambos os tipos possam causar herpes genital. Estima-se que das mulheres norte-americanas entre 14 e 49 anos de idade, 21% tenham sido infectadas por HSV-2, e 60 % das mulheres são soropositivas para HSV-1 (Centers for Disease Control and Prevention, 2010; Xu, 2006).

Muitas mulheres infectadas com HSV-2 carecem desse diagnóstico em razão de infecções leves ou não reconhecidas. As pacientes infectadas podem transmitir o vírus quando assintomáticas, e muitas infecções são sexualmente transmitidas por pacientes que desconhecem sua infecção. O maior número (65%) com infecção ativa é de mulheres.

Sintomas

Os sintomas do paciente na apresentação inicial dependem basicamente de o paciente, durante o episódio atual, apresentar ou não anticorpos em função de exposição prévia. A taxa de ataque para indivíduos expostos sem anticorpos prévios é 70%. O período médio de incubação é de aproximadamente uma semana. Até 90% das pessoas sintomáticas em sua infecção inicial terão outro episódio em um ano.

O vírus infecta células epidermais viáveis, e a resposta à infecção é formada por eritema e pápulas. Com a morte celular e a lise da parede celular, formam-se bolhas. A cobertura rompe-se, levando, em regra, à úlcera dolorosa. Essas lesões desenvolvem uma crosta e cicatrizam, mas podem ser infectadas secundariamente. As três fases das lesões são: (1) vesícula com ou sem formação de pústula, com duração de aproximadamente uma semana, (2) ulceração e (3) crosta. Pode-se predizer que o vírus se dissemina durante as duas primeiras fases do surto infeccioso.

Queimação e dor intensas acompanham as lesões vesiculares iniciais, e os sintomas urinários, como frequência e/ou disúria, podem estar presentes em caso de lesões na vulva (Fig. 3-6). É possível haver edema local causado por lesões vulvares levando à obstrução uretral. De forma alternativa ou adicional, as lesões por herpes podem envolver vagina, colo uterino, bexiga, ânus e reto. É comum a paciente apresentar outros sinais de viremia, como febre baixa, mal-estar e cefaleia.

Não há dúvidas de que a carga viral contribui para o número, o tamanho e a distribuição das lesões. Os mecanismos normais de defesa do hospedeiro inibem o crescimento viral, e a cicatrização se inicia em 1 a 2 dias. O tratamento inicial com um medicamento antiviral reduz a carga viral. Pacientes imunodeficientes apresentam maior suscetibilidade, menor resposta e cicatrização retardada.

Para um paciente não infectado anteriormente, a fase vesicular ou inicial é mais longa. Há aumento no período de formação da nova lesão e a cicatrização é mais demorada. A dor persiste pelos primeiros 7 a 10 dias, e a cicatrização da lesão requer 2 a 3 semanas.

Se um paciente tiver sofrido exposição anterior ao HSV-2, o episódio inicial será significativamente menos grave. A duração da dor e da sensibilidade dolorosa será menor, e o tempo de cicatrização será de aproximadamente duas semanas. Em geral, o vírus dissemina-se apenas durante a primeira semana.

É comum haver recorrência após infecção por HSV-2, e quase dois terços dos pacientes apresentam sintomas prodrômicos ao surgimento da lesão. As parestesias precursoras, em geral, são descritas como prurido ou formigamento na região, antes da formação da lesão. Entretanto, os sintomas prodrômicos podem ocorrer sem que haja formação de lesão. As manifestações clínicas de pacientes com recorrência são mais limitadas, com sintomas perdurando apenas aproximadamente uma semana.

Diagnóstico

O padrão-ouro para o diagnóstico de lesão(ões) herpética(s) é a cultura tecidual. A especificidade é alta, mas a sensibilidade é baixa e declina à medida que as lesões cicatrizam. Na doença recorrente, menos de 50% das culturas são positivas. O teste da reação em cadeia da polimerase (PCR, de *polymerase chain reaction*) é de 1,5 a 4 vezes mais sensível do que a cultura, sendo provável que venha a substituí-la. É importante observar que uma cultura negativa não significa inexistência de infecção herpética. Há testes sorológicos tipo-específicos para glicoproteína-G disponíveis para detectar anticorpos específicos para glicoproteína-G2 (HSV-2) e para glicoproteína-G1 (HSV-1). A especificidade do ensaio é ≥ 96%, e a sensibilidade do teste de anticorpos anti--HSV-2 varia entre 80 e 98 por cento. Embora esses testes sejam utilizados para confirmar a infecção por herpes simples, o tratamento e o rastreamento-padrão adicional podem ser iniciados nos casos clinicamente evidentes logo após o exame físico.

Tratamento

Visão geral do tratamento. O controle clínico é realizado com a terapia antiviral disponível atualmente. Há indicação para analgesia com fármacos anti-inflamatórios não esteroides ou com um narcótico leve, como a associação paracetamol e codeína. Além disso, anestésicos tópicos, como pomada de lidocaína, podem produzir alívio. O cuidado local para prevenir infecção bacteriana secundária é importante.

A educação do paciente é obrigatória, e tópicos específicos devem incluir o histórico natural da doença, sua transmissão sexual, métodos para reduzir a transmissão e consequências obstétricas. A aquisição dessa infecção pode representar impacto psicológico significativo, e vários *sites* fornecem informações e apoio aos pacientes. O *site* do CDC pode ser acessado em http://www.cdc.gov/std/Herpes/STDFact-Herpes.htm.

As mulheres portadoras de herpes vaginal devem abster-se de atividade sexual com parceiros não infectados quando na fase dos sintomas prodrômicos ou com lesões aparentes. O uso de preservativos de látex potencialmente reduz o risco de transmissão herpética (Martin, 2009; Wald, 2005).

Terapia antiviral. A terapia antiviral disponível inclui aciclovir, fanciclovir e valaciclovir. Os esquemas de medicamentos orais recomendados pelo CDC estão relacionados na Tabela 3-10. Embora esses agentes possam acelerar a cicatrização e reduzir os sintomas, a terapia não erradica o vírus latente nem afeta a história futura de infecções recorrentes.

Para as mulheres com infecção estabelecida por HSV-2, talvez a terapia não seja necessária, caso seus sintomas sejam mínimos e tolerados. A terapia episódica para doença recorrente deve ser iniciada, no máximo, no primeiro dia de eclosão da lesão ou durante a fase prodrômica, se houver. As pacientes devem ter a prescrição antecipadamente para que tenham a medicação disponível para começar a terapia assim que se iniciem os sintomas prodrômicos.

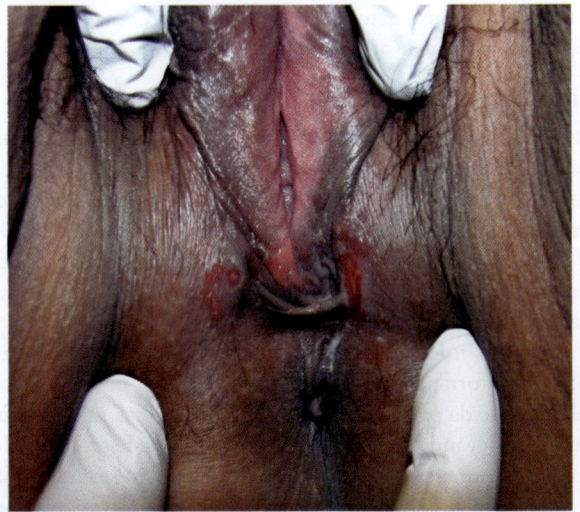

FIGURA 3-6 Úlceras herpéticas genitais. (*Fotografia cedida pelo Dr. William Griffith.*)

TABELA 3-10 Esquemas medicamentosos orais recomendados para o tratamento da infecção genital por herpes simples

Primeiro episódio clínico de herpes genital
Aciclovir 400 mg, 3×/dia, por 7-10 dias
ou
Aciclovir 200 mg, 5×/dia, por 7-10 dias
ou
Fanciclovir 250 mg, 3×/dia, por 7-10 dias
ou
Valaciclovir 1 g, 2×/dia, por 7-10 dias
Terapia episódica para doença recorrente
Aciclovir 400 mg, 3×/dia, por 5 dias
ou
Aciclovir 800 mg, 2×/dia, por 5 dias
ou
Aciclovir 800 mg, 3×/dia, por 2 dias
ou
Fanciclovir 125 mg, 2×/dia, por 5 dias
ou
Fanciclovir 1 g, 2×/dia, por 1 dia
ou
Valaciclovir 500 mg, 2×/dia, por 3 dias
ou
Valaciclovir 1 g, 1×/dia, por 5 dias
Opções de terapia supressiva
Aciclovir 400 mg, 2×/dia
ou
Fanciclovir 250 mg, 2×/dia
ou
Valaciclovir de 0,5-1 g, 1×/dia

Modificada de Centers for Disease Control and Prevention, 2010b.

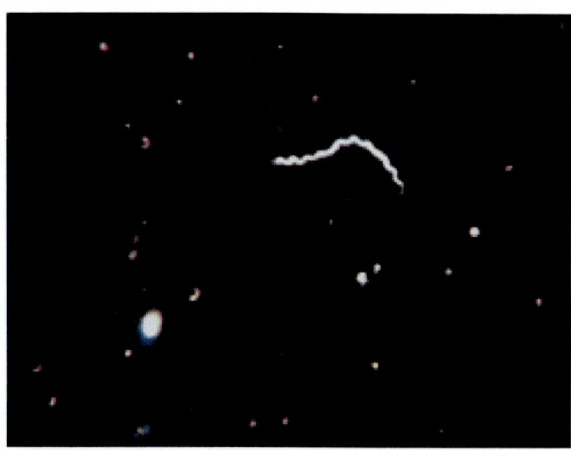

FIGURA 3-7 Visão microscópica do *Treponema pallidum*. Com microscopia de fundo escuro, as espiroquetas aparecem como saca-rolhas móveis, brilhantes, contra o fundo escuro. (*Retirada de Cox, 2003, com permissão.*)

Se os episódios recorrerem em intervalos frequentes, a paciente pode optar pela terapia diária supressiva, que reduz as recorrências em 70 a 80%. Estão disponíveis dados de segurança e de eficácia com o uso de aciclovir nessas pacientes com até seis anos de acompanhamento. A terapia supressiva pode eliminar as recorrências e reduzir a transmissão sexual do vírus em cerca de 50% (Corey, 2004). A dose única diária resulta em aumento da adesão e redução do custo.

Sífilis

Fisiopatologia

A sífilis é uma infecção sexualmente transmissível causada pela espiroqueta *Treponema pallidum*, que é um organismo fino com forma de espiral e terminações afiladas (Fig. 3-7). As mulheres com maior risco são aquelas pertencentes a grupos socioeconômicos desfavorecidos, as adolescentes, aquelas com início precoce da vida sexual e aquelas com um número grande de parceiros sexuais ao longo da vida. A taxa de acometimento para essa infecção é de aproximadamente 30%. Em 2009, mais de 44 mil casos de sífilis foram notificados aos departamentos de saúde dos EUA (Centers for Disease Control and Prevention, 2009).

Sífilis primária. A história natural de sífilis em pacientes *não tratados* pode ser dividida em quatro fases. A lesão indicadora dessa infecção é chamada de *cancro*, onde as espiroquetas são abundantes. É uma úlcera clássica, isolada, firme ao toque, com bordas arredondadas levemente elevadas e uma base integrada não infectada. No entanto, pode se tornar infectada secundariamente e dolorosa. Em geral, os cancros são encontrados no colo uterino, na vagina ou na vulva, mas também podem se formar na boca ou ao redor do ânus (Fig. 3-8). Essa lesão pode se desenvolver em 10 dias a 12 semanas após a exposição, com um período médio de incubação de três semanas. O período de incubação está diretamente relacionado ao grau de inoculação. Sem tratamento, essas lesões cicatrizam espontaneamente em até seis semanas.

Sífilis secundária. Esta fase está associada à bacteriemia e desenvolve-se em seis semanas a seis meses após o surgimento do cancro. Sua manifestação é um exantema maculopapular que pode envolver todo o corpo e inclui palmas, plantas e mucosas (Fig. 3-9). Assim como no cancro, esse exantema dissemina ativamente as espiroquetas. Nas áreas corporais quentes e úmidas, esse exantema pode produzir placas grandes, rosadas ou cinzas esbranquiçadas, altamente infecciosas, denominadas *condylomata lata* (Fig. 3-10). Como a sífilis é uma infecção sistêmica, outras manifestações podem incluir febre e mal-estar. Além disso, sistemas orgânicos, como renal, hepático, osteoarticular e o nervoso central (SNC) (meningite), podem ser envolvidos.

Sífilis latente. Denomina-se *sífilis latente secundária* o período de um ano após o surgimento de sífilis secundária sem tratamento, durante o qual podem surgir sinais e sintomas secundários. Entretanto, as lesões associadas a essas manifestações, em geral, não são contagiosas. A *sífilis latente tardia* é definida

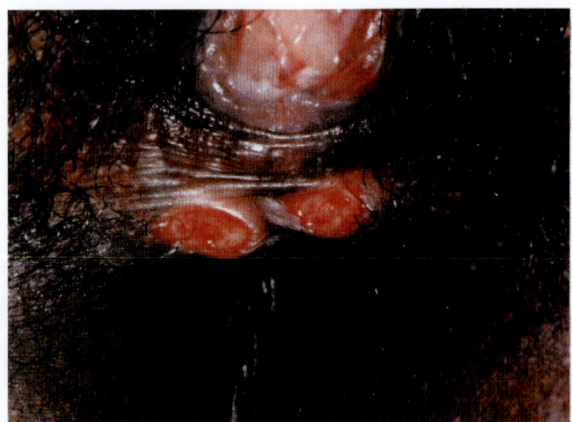

FIGURA 3-8 Cancros sifilíticos vulvares sobre o períneo. (*De Wilkinson, 1995, com permissão.*)

como aquela na qual se tenha passado um ano desde a infecção inicial.

Sífilis terciária. Esta fase da sífilis não tratada pode surgir até 20 anos após a latência. Durante essa fase, evidencia-se o envolvimento cardiovascular, do SNC e do sistema musculoesquelético. No entanto, a neurossífilis e a sífilis cardiovascular são 50% menos comuns nas mulheres.

Diagnóstico

As espiroquetas são finas demais para reter a coloração pelo Gram. A sífilis precoce é diagnosticada principalmente pelo exame em campo escuro ou pelo teste de imunofluorescência direta do líquido da lesão. Na ausência de diagnóstico positivo, o diagnóstico suposto pode ser confirmado com os testes sorológicos não treponêmicos: (1) teste VDRL (*Venereal disease Research Laboratory*) ou (2) teste da reagina plasmática rápida (RPR) (Tabela 3-11). Como alternativa, pode-se optar pelos testes treponêmicos: (1) teste de absorção de anticorpo de treponema fluorescente (FTA-ABS, de *fluorescent treponemal antibody-abscryption*) ou (2) teste de aglutinação passiva para

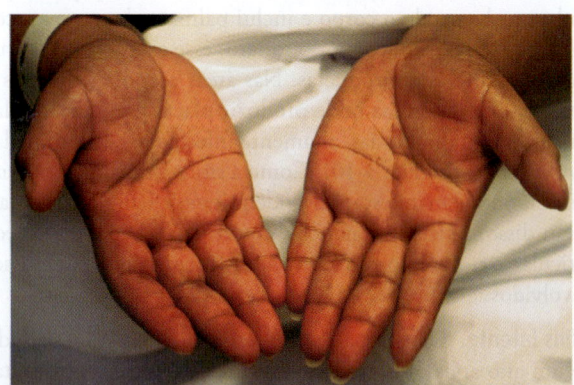

FIGURA 3-9 Fotografia de uma mulher com múltiplas pápulas ceratóticas nas palmas das mãos (*setas*). Na sífilis secundária, erupções papuloescamosas disseminadas podem ser observadas em palmas, solas e tronco. (*Fotografia cedida pelo Dr. William Griffith.*)

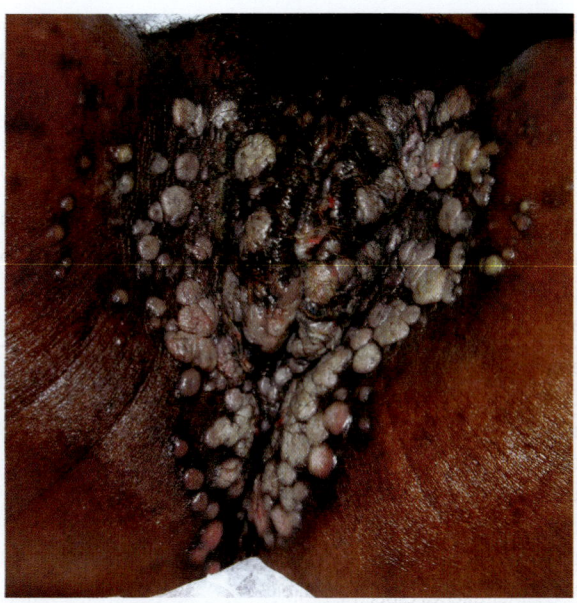

FIGURA 3-10 Fotografia de uma mulher com múltiplos condilomas planos sobre o períneo. As pápulas e os nódulos moles, planos, úmidos e avermelhados no períneo e na área perineal são típicos dessa manifestação dermatológica da sífilis secundária. (*Fotografia cedida pelo Dr. George Wendel.*)

anticorpo contra *Treponema pallidum* (TP-PA, de *Treponema pallidum particle agglutination*). Os médicos devem estar familiarizados com o uso dos testes sorológicos para sífilis. Para rastreamento na população, os testes RPR ou VDRL são apropriados. Para aferições quantitativas dos títulos de anticorpos para avaliar a resposta ao tratamento, costuma-se utilizar os testes RPR ou VDRL. O resultado positivo em uma paciente que tenha sido tratada pra sífilis ou o aumento de quatro vezes no título (duas diluições) em paciente previamente tratada para sífilis determina a necessidade de confirmação com testes específicos para treponema. Assim, para a confirmação do diagnóstico em uma paciente com resultado positivo para teste não treponêmico de anticorpo ou com suspeita clínica de sífilis, as melhores opções são FTA-ABS ou TP-PA. Finalmente, para as *medições quantitativas* de títulos de anticorpos para avaliar a resposta ao tratamento, os testes mais utilizados são RPR ou VDRL.

Após o tratamento, testes sequenciais não treponêmicos devem ser realizados. Durante a fase de vigilância, o mesmo tipo de teste deve ser utilizado para maior consistência – RPR ou VDRL. Exige-se redução de quatro vezes no título ao longo dos seis meses seguintes ao tratamento de sífilis primária ou secundária, ou nos 12 a 24 meses seguintes para aquelas com sífilis latente ou com títulos iniciais > 1:32 (Larsen, 1998). Em geral, esses testes negativam após o tratamento e com o passar do tempo. Entretanto, algumas mulheres podem apresentar uma dosagem baixa persistente, o que é descrito como *cicatriz sorológica* (reação sorológica constante). É importante observar que as mulheres com teste específico para treponema reativo provavelmente apresentarão teste positivo por toda a vida, mas até 25% podem negativar o exame após vários anos.

TABELA 3-11 Sensibilidade dos testes sorodiagnósticos na sífilis não tratada

Teste[b]	Percentual médio positivo (variação) na fase indicada da doença[a]			
	Primária	Secundária	Latente	Terciária
VDRL, RPR	78 (74-87)	100	95 (88-100)	71 (37-94)
FTA-ABS	84 (70-100)	100	100	96
TP-PA[c]	89	100	100	ND

FTA-ABS = teste de absorção de anticorpo de treponema fluorescente; RPR = teste da reagina plasmática rápida; VDRL = *veneral disease research laboratory*; TP-PA = teste de aglutinação passiva para anticorpo contra *Treponema pallidum*; ND = não diponível
[a] Em estudos do CDC.
[b] A especificidade para cada um desses testes é de 94-99%.
[c] Números limitados de soros avaliados com TP-PA.
Retirada de Lukehart, 2007, com permissão.

Tratamento

Desde 1943, a penicilina é o agente terapêutico de primeira linha para essa infecção, e a escolha primária é a penicilina benzatina. As recomendações específicas do CDC (2010b) para a terapia estão relacionadas na Tabela 3-12. Com o tratamento, pode haver uma resposta aguda e febril autolimitada, chamada de *reação de Jarisch-Herxheimer*, dentro das primeiras 24 horas após o tratamento da doença inicial, acompanhada de cefaleia e mialgia.

Assim como com todas as DSTs, as pacientes tratadas para sífilis e seus contatos sexuais devem ser testadas para outras DSTs. As pacientes com envolvimento neurológico ou cardíaco evidente devem ser tratadas por um especialista em doenças infecciosas. Após o tratamento inicial, as mulheres devem ter consultas agendadas em intervalos de seis meses para avaliação clínica e novos testes sorológicos. Espera-se redução de quatro vezes na titulação. Caso isso não ocorra, o tratamento terá fracassado ou a paciente foi reinfectada. Nesse caso deve ser reavaliada e retratada. A recomendação para retratamento é penicilina G benzatina, 2,4 milhões de unidades IM/semana, por três semanas. Assim, no caso de não ser possível acompanhar de perto as pacientes alérgicas à penicilina ou quando sua adesão ao tratamento for questionável, recomenda-se teste cutâneo, dessensibilização e tratamento com penicilina benzatina IM (Wendel Jr., 1985).

TABELA 3-12 Tratamento recomendado para sífilis

Sífilis primária, secundária, latente precoce (< 1 ano)
Esquema recomendado:
  Penicilina G benzatina, 2,4 milhões de unidades, IM dose única
Esquemas orais alternativos (mulheres alérgicas à penicilina, não grávidas):
  Doxiciclina 100 mg, VO, 2×/dia, por 2 semanas

Sífilis latente tardia, terciária e cardiovascular
Esquema recomendado:
Penicilina G benzatina, 2,4 milhões de unidades, IM, semanalmente, por 3 semanas
Esquema oral alternativo (mulheres alérgicas à penicilina, não grávidas):
Doxiciclina 100 mg, VO, 2×/dia, por 4 semanas

Retirada do Centers for Disease Control and Prevention, 2010b.

Cancro mole

Cancro mole é uma das DSTs clássicas, mas é rara nos Estados Unidos.[2] Aparece como erupção local, predominantemente em homens negros e hispânicos.

É causada por um bacilo sem motilidade, não formador de esporos, facultativo, gram-negativo, o *Haemophilus ducreyi*. Em geral, o período de incubação é de 3 a 10 dias, e o acesso ao hospedeiro requer a presença de fissura na pele ou na mucosa. O cancro mole não causa reação sistêmica, e não há síndrome prodrômica descrita.

Sintomas

A paciente com a doença se apresenta inicialmente com uma pápula eritematosa que evolui para pústula que sofre ulceração em 48 horas. As bordas dessas úlceras dolorosas, em geral, são irregulares, com limites eritematosos sem enduração. A base da úlcera costuma ser avermelhada e granular e, em contraste com o cancro sifilítico, tem consistência amolecida. Em regra, as lesões são recobertas com material purulento e, quando secundariamente infectadas, exalam odor fétido.

Nas mulheres as localizações mais comuns são a fúrcula vulvar, o vestíbulo, o clitóris e os grandes lábios. As úlceras no colo uterino ou na vagina podem ser duras. Simultaneamente, quase metade das pacientes desenvolverá linfadenopatia inguinal mole unilateral ou bilateral. Quando as úlceras são grandes e flutuantes, são chamadas de *bubão*. Às vezes podem supurar e formar fístulas, e sua drenagem resultará na formação de outra úlcera.

Diagnóstico

O diagnóstico definitivo requer crescimento do *H. ducreyi* em meio específico, mas a sensibilidade para cultura é inferior a 80%. O diagnóstico é confirmado com a identificação de bastonetes gram-negativos, sem motilidade, em esfregaço coletado da lesão e corado pelo Gram. Antes de se obter a amostra, o pus superficial ou a crosta devem ser removidos com gaze esterilizada embebida em solução salina.

Tratamento

Os regimes recomendados pelo CDC (2006) para mulheres não grávidas estão na Tabela 3-13. O tratamento bem-sucedido resultará em melhora sintomática em três dias e evidência

TABELA 3-13 Tratamento recomendado para cancro mole

Azitromicina 1 g, VO, dose única
ou
Ceftriaxona 250 mg, IM, dose única
ou
Ciprofloxacina 500 mg, VO, 2×/dia por 3 dias
ou
Eritromicina base 500 mg, VO, 3×/dia por 7 dias

Modificada de Centers for Disease Control and Prevention, 2010b.

TABELA 3-14 Tratamento oral recomendado para granuloma inguinal

Doxiciclina 100 mg, 2×/dia, no mínimo por 3 semanas e até que as lesões tenham cicatrizado completamente
ou
Azitromicina 1 g, 1×/semana, conforme acima
ou
Ciprofloxacina 750 mg, 2×/dia, conforme acima
ou
Eritromicina base 500 mg, 4×/dia, conforme acima
ou
Trimetoprima-sulfametoxazol DS, VO, 2×/dia, conforme acima

DS = dose dobrada (de *double strength*).
Modificada de Centers for Disease Control and Prevention, 2010b.

objetiva de melhora em uma semana. A linfadenopatia cura mais devagar e, se flutuante, podem ser necessárias uma incisão e uma drenagem. Aquelas mulheres com infecção por HIV coexistente podem precisar de um tratamento mais prolongado, e as falhas de tratamento são mais comuns. Portanto, alguns regimes mais longos são recomendados para o tratamento inicial de pacientes sabidamente infectadas com HIV.

■ Granuloma inguinal

A doença ulcerativa genital granuloma inguinal também é conhecida como donovanose, e é causada por uma bactéria intracelular gram-negativa, *Calymmatobacterium (Klebsiella) granulomatis*. Essa bactéria é encapsulada e tem uma aparência característica na biópsia do tecido ou nos espécimes citológicos (Fig. 3-12). Parece que o grau de contágio dessa doença é apenas médio, requerendo exposições repetidas, e possui um período longo de incubação, de semanas a meses.

Sintomas

A paciente com granuloma inguinal apresenta-se com nódulos inflamatórios indolores, que progridem para úlceras altamente vascularizadas, avermelhadas e carnudas, que sangram com facilidade ao contato. Se secundariamente infectadas, podem se tornar dolorosas. Essas úlceras cicatrizam por fibrose, o que pode resultar em cicatrizes semelhantes a queloides. Os linfonodos, em geral, não estão envolvidos, mas podem aumentar de tamanho, e novas lesões surgirem junto aos canais de drenagem linfática. Há relatos de lesões a distância.

Diagnóstico

O diagnóstico é confirmado pela identificação de corpúsculos de Donovan ao exame microscópico de amostra corada com Wright-Giemsa. No momento, não há testes de PCR para DNA de *C. granulomatis* aprovados pela FDA.

Tratamento

O tratamento interrompe o progresso da lesão e pode ser demorado, sem formação de tecido de granulação na base da úlcera e reepitelização (Tabela 3-14). Há relatos de recidivas até 18 meses após tratamento "eficaz". Alguns ensaios prospectivos avaliando o tratamento foram publicados, mas são limitados. Se o tratamento for bem-sucedido, a melhora será evidente nos primeiros dias.

■ Linfogranuloma venéreo (LGV)

Essa doença genital ulcerativa é causada pela *Chlamydia trachomatis*, sorotipos L1, L2 e L3, e é rara nos Estados Unidos. Assim como outras DSTs, essa infecção é encontrada em grupos socioeconômicos desfavorecidos, entre os indivíduos com múltiplos parceiros sexuais.

O ciclo de vida da clamídia é formado por três fases. Inicialmente, partículas infectantes (corpos elementares) penetram na célula do hospedeiro, onde se desenvolvem, evoluindo para corpos reticulares metabolicamente ativos. A divisão binária dentro da célula permite que os corpos reticulares se transformem em múltiplos corpos elementares. Finalmente, estes corpos são liberados por exocitose.

Sintomas

Em geral, a infecção divide-se em três fases, como se segue: (1) vesícula ou pápula pequena; (2) linfadenopatia inguinal ou femoral; e (3) síndrome anogenitorretal. Seu período de incubação varia entre três dias e duas semanas. As pápulas iniciais cicatrizam rapidamente e não deixam cicatrizes. Surgem principalmente na fúrcula vulvar e na parede vaginal posterior até o colo uterino. A inoculação repetida pode resultar em lesões em várias regiões.

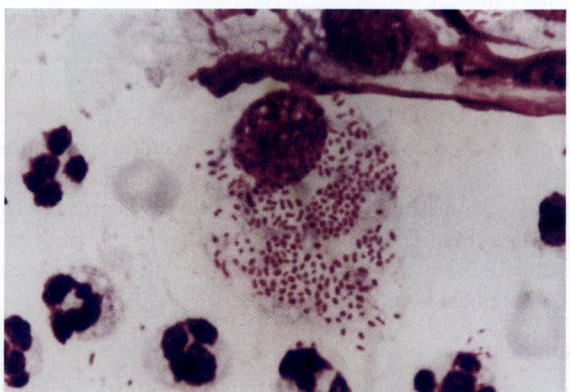

FIGURA 3-11 Microfotografia de uma célula mononuclear contendo corpos de Donovan. O corante Wright-Giemsa produz uma aparência de "cápsula totalmente fechada". (*De Bowden, 2003, com permissão.*)

Durante a segunda fase, algumas vezes denominada síndrome inguinal, observa-se o aumento progressivo dos linfonodos inguinal e femoral. Os linfonodos aumentados e dolorosos podem fundir-se em qualquer lado do ligamento inguinal, criando um "bubão" característico, que aparece em até 20% das mulheres infectadas (Fig. 3-12). Além disso, os linfonodos aumentados podem romper completamente a pele, resultando em drenagem crônica por fístulas. É possível haver febre antes do rompimento. É comum as mulheres com LGV desenvolverem infecção sistêmica e manifestarem mal-estar e febre. Além disso, pneumonia, artrite e hepatite são relatadas com essa infecção.

Na terceira fase do LGV, a paciente desenvolve prurido retal e descarga mucoide pelas úlceras retais. Se forem infectadas, a descarga tornar-se-á purulenta. Essa apresentação é resultado da obstrução linfática que sucede a linfangite e que, em princípio, pode resultar em elefantíase da genitália externa e fibrose do reto. O sangramento retal é comum, e a paciente pode se queixar de cólicas, dores abdominais com distensão abdominal, dor retal e febre. É possível haver peritonite em consequência de perfuração intestinal. Também há relatos de estenose da uretra e da vagina.

Diagnóstico

O LGV pode ser diagnosticado depois da avaliação clínica com exclusão de outras etiologias e teste positivo para clamídia. Uma sorologia com título ≥ 1:64 corrobora o diagnóstico. Além disso, pode ser realizada cultura para *C. trachomatis* ou teste por imunofluorescência ou PCR de amostras obtidas nos linfonodos por esfregaço ou aspiração.

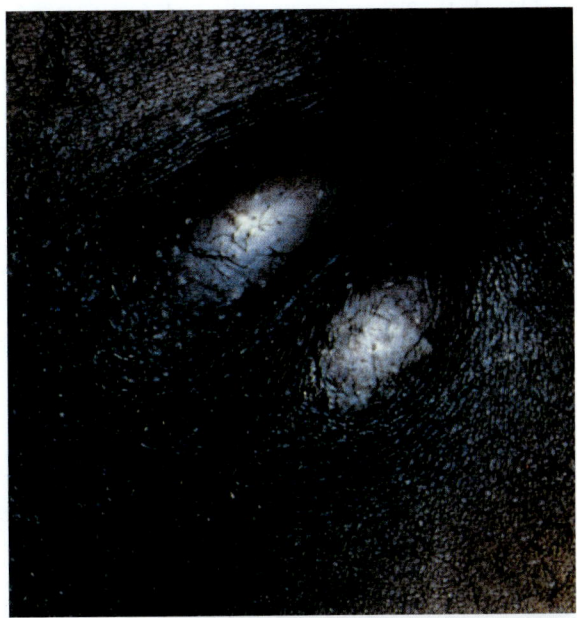

FIGURA 3-12 Fotografia do "bubão" observado no linfogranuloma venéreo. Linfonodos aumentados fundidos em ambos os lados do ligamento inguinal criam essa característica ondulada. (*De Schachter, 2003, com permissão.*)

Tratamento

O esquema recomendado pelo CDC (2010b) é doxiciclina, 100 mg, por via oral (VO), duas vezes ao dia, por 21 dias. Como alternativa, eritromicina base, 500 mg, VO, quatro vezes ao dia, pelo mesmo período. Recomenda-se que parceiros sexuais dos 60 dias anteriores sejam testados para infecção uretral ou cervical e tratados de modo idêntico com o esquema-padrão anticlamídia.

PATÓGENOS CAUSADORES DA VAGINITE INFECCIOSA

O termo *vaginite* é o diagnóstico dado às mulheres que se apresentam com queixas de leucorreia vaginal anormal acompanhada de queimação, irritação ou prurido vulvar. Essa é uma das razões mais comuns das consultas ao ginecologista (American College of Obstetricians and Gynecologists, 2008b). As principais causas da leucorreia vaginal sintomática são vaginose bacteriana, candidíase e tricomoníase.

De 7 a 70% das mulheres que se queixam de leucorreia vaginal não terão diagnóstico definitivo (Anderson, 2004). Para aquelas sem infecção identificável, não se deve firmar diagnóstico de processo inflamatório ou prescrever tratamento para infecção. Nessas circunstâncias, uma paciente que esteja preocupada com uma recente exposição sexual pode se tranquilizar realizando testes para DST. É importante que, durante a avaliação, o médico obtenha um histórico completo em relação às infecções vaginais anteriores e aos tratamentos; duração dos sintomas; se a paciente usou ou não preparados *over-the-counter* (OTC) e, em caso afirmativo, que tipo e quando; além de um histórico completo menstrual e sexual. Os principais componentes da história menstrual estão descritos no Cap. 8 (p. 222). A história sexual deve abordar idade da primeira relação sexual, data da atividade sexual mais recente, número de parceiros recentes, sexo desses parceiros, utilização de preservativos de barreira, método de contracepção, antecedentes de DST e tipo de atividade sexual – anal, oral ou vaginal.

Além disso, deve ser realizado exame físico completo de vulva, vagina e colo uterino. Várias etiologias podem ser identificadas no consultório pelo exame microscópico de amostra vaginal (Tabela 3-15). Primeiro, uma amostra em solução salina, descrita anteriormente, deve ser avaliada (p. 66). A "KOH-prep" contém uma amostra da leucorreia coletada misturada a várias gotas de solução de KOH a 10%. O teste do *whiff* para VB pode ser realizado antes de aplicar a lamínula. A solução de KOH produz inchaço osmótico seguido de lise das membranas das células escamosas. Assim, a visão microscópica fica nítida, o que ajuda na identificação de hifas ou brotos fúngicos. Finalmente, a análise do pH vaginal agrega informações auxiliares. O pH vaginal pode ser estimado por meio de tiras de papel próprias. As leituras são obtidas pressionando-se essas tiras contra a parede vaginal superior e mantendo-as ali por alguns segundos a fim de que absorvam o líquido vaginal. Uma vez removida a tira, determina-se sua cor para que seja comparada ao padrão existente no invólucro do produto. É importante ressaltar que sangue e sêmen são alcalinos e com frequência elevam artificialmente o pH. No entanto, testes laboratoriais de baixo custo como esses não

TABELA 3-15 Resumo das características das infecções vaginais comuns

Categoria	Fisiológica (normal)	Vaginose bacteriana	Candidíase	Tricomoníase	Bacteriana (estreptococos, estafilococos, *Escherichia coli*)
Queixa principal	Nenhuma	Odor fétido, aumentado depois da relação sexual e/ou menstruação	Prurido, queimação, corrimento	Corrimento espumoso, odor fétido, disúria, prurido, manchas	Corrimento fino, aquoso, prurido
Corrimento	Branco, claro	Fino, cinza ou branco, aderente, em geral aumentado	Branco, "tipo queijo *cottage*"	Verde-amarelado, espumoso, aderente, aumentado	Purulento
KOH *whiff test*	Ausente	Presente (peixe)	Ausente	Pode estar presente	Ausente
pH vaginal	3,8-4,2	> 4,5	< 4,5	> 4,5	> 4,5
Achados microscópicos	NA	*Clue cells*, aumento discreto nos leucócitos, colônias de bactérias (preparação úmida salina)	Hifas e gêmulas (solução de KOH a 10%, preparação úmida salina para exame direto)	*Trichomonas* movendo-se (na preparação úmida salina)	Muitos leucócitos

KOH = hidróxido de potássio; NA = não aplicável.

são tão precisos como se gostaria (Bornstein, 2001; Landers, 2004).

■ Infecção por fungo

Na maioria das vezes, essa infecção é caudada por *Candida albicans*, que pode ser encontrada na vagina de pacientes assintomáticas e é um comensal de boca, reto e vagina. Ocasionalmente, outras espécies de *Candida* estão envolvidas, como *C. tropicalis* e *C. glabrata*, entre outras. É comum a candidíase ser observada em climas quentes e em pacientes obesas. Além disso, imunossupressão, diabetes melito, gravidez e uso recente de antibiótico de amplo espectro predispõem as mulheres à infecção clínica. Ela pode ser sexualmente transmissível, e vários estudos relatam associação entre candidíase e sexo oral (Bradshaw, 2005; Geiger, 1996).

Diagnóstico

Os sintomas mais comuns da candidíase são prurido, dor, eritema vulvar e edema com escoriações (Fig. 3-13). O corrimento vaginal característico é descrito como semelhante ao queijo *cottage*. O pH vaginal é normal (< 4,5), e o exame microscópico da leucorreia vaginal, após aplicação de solução salina ou KOH a 10%, permite a identificação da levedura (Fig. 3-15). A *Candida albicans* é dimórfica, apresentando tanto leveduras quanto hifas. Pode estar presente na vagina como um fungo filamentoso (pseudo-hifas) ou como levedura germinada com micélios. A cultura para cândida vaginal não é recomendada como rotina. Entretanto, pode-se justificar nas pacientes cujo tratamento empírico tenha fracassado e naquelas com evidência de infecção, mesmo com ausência de levedura microscópica.

Tratamento

A classificação do CDC para candidíase vulvovaginal (2010b) é apresentada na Tabela 3-16. As várias formulações que são eficazes no tratamento da infecção complicada e da não complicada são apresentadas na Tabela 3-17. Para as infecções não complicadas, os azóis são muito eficazes, mas as pacientes devem ser orientadas a retornar se a terapia não for bem-sucedida.

As mulheres com quatro ou mais infecções por cândida durante um ano são classificadas como portadoras da doença complicada, e culturas devem ser obtidas para confirmar o diagnóstico. As espécies de *Candida* não *albicans* não são responsivas à terapia tópica com azóis. Por isso, os esquemas terapêuticos locais intravaginais prolongados e a adição de fluconazol oral, 1 a 3 vezes por semana, podem ser necessários para a cura clínica. O tratamento primário para a prevenção de infecção recorrente é feito com fluconazol oral, 100 a 200

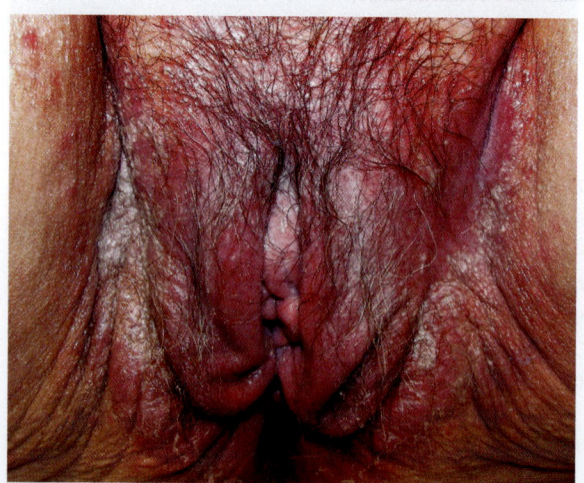

FIGURA 3-13 Leucorreia branca densa, eritema e edema nos grandes lábios que podem ser observados na candidíase. (*Fotografia cedida pelo Dr. William Griffith.*)

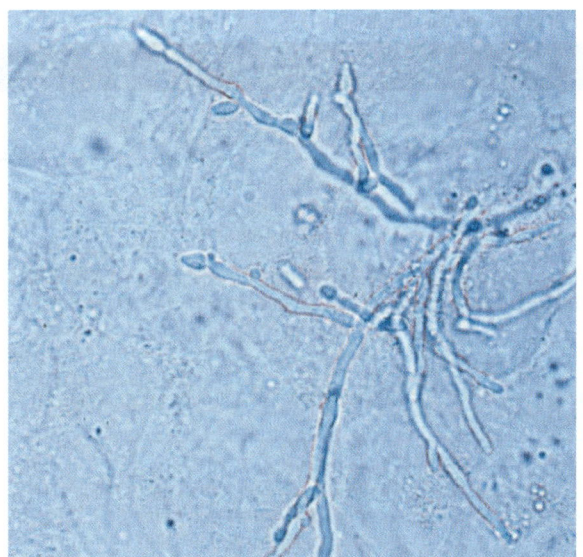

FIGURA 3-14 Microfotografia de *Candida albicans* em preparação de hidróxido de potássio. Observam-se pseudo-hifas serpenginosas. (*Retirada de Hansfield, 2001, com permissão.*)

mg/semana, por seis meses. Para a infecção recorrente por não *albicans*, uma cápsula contendo 600 mg de gelatina de ácido bórico por via intravaginal diariamente durante duas semanas tem sido eficaz.

A terapia oral com azóis foi associada à elevação nas enzimas hepáticas. Assim, o tratamento oral prolongado talvez não seja viável, por esse motivo ou em razão de interações com outros medicamentos da paciente, como bloqueadores do canal de cálcio, varfarina, inibidores da protease, trimetrexato, terfenadina, ciclosporina A, fenitoína e rifampicina. Nesses casos, o tratamento tópico uma ou duas vezes por semana talvez ofereça uma resposta clínica similar.

TABELA 3-16 Classificação da candidíase vulvovaginal

Não complicada
Esporádica ou infrequente
e
Leve a moderada
e
Provável agente infectante é a *Candida albicans*
e
Mulher não imunocomprometida
Complicada
Infecção recorrente por cândida
ou
Infecção grave
ou
Candidíase não *albicans* (*C. tropicalis*, *C. glabrata* etc.)
ou
Diabetes não controlado, imunossupressão, debilidade, gravidez

Retirada do Centers for Disease Control and Prevention, 2010b.

Infecção Ginecológica

■ Tricomoníase

Epidemiologia

Essa infecção é a DST não viral com maior prevalência nos Estados Unidos (Van der Pol, 2005, 2007). Diferentemente de outras DSTs, alguns estudos mostram que sua incidência parece aumentar com a idade da paciente. A tricomoníase é mais comumente diagnosticada em mulheres, uma vez que a maioria dos homens é assintomática. No entanto, até 70% dos parceiros masculinos de mulheres com tricomoníase vaginal terão tricomonas no seu trato urinário.

Em geral, esse parasita é um marcador do comportamento sexual de alto risco, e a coinfecção com patógenos sexualmente transmissíveis é comum, em especial *N. gonorrhoeae*. O *Trichomonas vaginalis* tem predileção pelo epitélio escamoso, e as lesões podem facilitar o acesso para outras espécies sexualmente transmissíveis. A transmissão vertical durante o parto é possível, podendo persistir por um ano.

Diagnóstico

O período de incubação do *T. vaginalis* varia de três dias a quatro semanas, e vagina, uretra, ectocérvice e bexiga podem ser afetadas. Até 50% das mulheres com tricomoníase se mantêm assintomáticas e, em alguns casos, tal colonização pode persistir por meses ou anos. Entretanto, naquelas pacientes com queixas, a leucorreia vaginal costuma ser descrita como mal cheirosa, fina e amarela ou verde. Além disso, disúria, dispareunia, prurido vulvar e dor podem ser observados. Às vezes, a sintomatologia e os achados físicos são idênticos àqueles da DIP aguda.

Com a tricomoníase, a vulva pode estar eritematosa, edemaciada e escoriada. A vagina elimina a leucorreia mencionada anteriormente e hemorragias subepiteliais ou "manchas vermelhas" podem ser observadas na vagina e no colo uterino. A tricomoníase costuma ser diagnosticada com a identificação microscópica de parasitas em um preparado salino da secreção. Os tricomonas são protozoários anaeróbios com flagelo anterior e, portanto, móveis. São ovais e ligeiramente maiores que um leucócito (Fig. 3-15). Os tricomonas tornam-se menos móveis com o frio, e as lâminas devem ser observadas no prazo de 20 minutos. O exame direto do preparado salino é altamente específico, ainda que a sensibilidade não seja tão alta quanto seria desejável (60 a 70%). Além dos achados microscópicos, o pH vaginal frequentemente está elevado. A técnica diagnóstica mais sensível é a cultura, que é impraticável, porque um meio especial (meio Diamante) é necessário, e poucos laboratórios estão equipados. Além disso, os testes de amplificação de ácidos nucleicos (NAATs, de *nucleic acid amplification tests*) para DNA de tricomonas são sensíveis e específicos, mas não estão amplamente disponíveis. Como alternativa, o teste rápido para tricomonas (OSOM Genzyme, Cambridge, MA) é um exame imunocromatográfico com 88% de sensibilidade e 99% de especificidade. Está disponível para uso em consultório, e os resultados ficam prontos em 10 minutos (Huppert, 2005, 2007). Os tricomonas também podem ser observados no rastreamento por esfregaço de Papanicolaou, e a sensibilidade é de quase 60% (Wiese, 2000). Se houver descrição de tricomonas na lâmina do exame preventivo, sugere-se que se proceda

TABELA 3-17 Agentes tópicos (primeira linha de tratamento) para tratamento de candidíase

Fármaco	Formulação	Posologia
Butoconazol[a,b]	Creme vaginal a 2%	1 aplicação por 1 dia 1 aplicação durante 3 dias
Clotrimazol	Creme vaginal a 1% Creme vaginal a 2% Óvulo vaginal com 200 mg	1 aplicação durante 7 dias 1 aplicação durante 3 dias 1 óvulo ao dia durante 3 dias
Clotrimazol em formas combinadas	Óvulo de 200 mg + creme tópico a 1% Óvulo de 100 mg + creme tópico a 1%	1 óvulo ao dia por 3 dias + uso externo do creme se necessário 1 óvulo ao dia por 7 dias + uso externo do creme se necessário
Clotrimazol + betametasona[a]	Clotrimazol a 1% com creme de betametasona a 0,05%	Aplicar topicamente duas vezes ao dia[c]
Miconazol	Óvulo vaginal com 100 mg Creme tópico a 2% Creme vaginal a 4% Creme vaginal a 2%	1 óvulo/dia por 7 dias Aplicar externamente se necessário 1 aplicação vaginal por 3 dias 1 aplicação vaginal por 7 dias
Miconazol em formas combinadas	Óvulo vaginal com 200 mg + creme tópico a 2% Óvulo vaginal com 100 mg + creme tópico a 2% Óvulo vaginal com 1,2 g + creme tópico a 2%	1 óvulo ao dia/3 dias. Creme externamente 2×/dia, se necessário[c] 1 óvulo ao dia/7 dias. Creme externamente 2×/dia, se necessário[c] 1 óvulo ao dia/1 dia. Creme externamente 2×/dia, se necessário
Terconazol	Óvulo vaginal com 80 mg Creme vaginal a 0,4% Creme vaginal a 0,8%	1 óvulo ao dia/3 dias 1 aplicação vaginal por 7 dias 1 aplicação vaginal por 3 dias
Tioconazol	Pomada vaginal a 6,5%	1 única aplicação vaginal
Nitrato de econazol	Creme tópico a 1%	Aplicar 2×/dia
Nistatina	Comprimido vaginal com 100.000 unidades	Aplicar 1 comprimido/dia – 14 dias (melhor opção no 1º trimestre de gestação)
Nistatina em talco	100.000 unidades/g	Aplicar à vulva 2×/dia – 14 dias
Violeta de genciana	Solução a 1%	Aplicar às regiões afetadas uma única vez

[a] Há necessidade de prescrição.
[b] Fármaco recolhido em 2009 porque a produção não atendeu às normas de boas práticas.
[c] Período máximo recomendado de uso = 2 semanas.

a exame microscópico para confirmação antes de iniciar o tratamento.

As pacientes com infecção por tricomonas devem ser testadas para outras doenças sexualmente transmissíveis. Além disso, o(s) contato(s) sexual(is) deve(m) ser avaliado(s) ou encaminhado(s) para exames.

Tratamento

Os esquemas orais recomendados pelo CDC (2010b) estão descritos na Tabela 3-18. Embora cada um seja eficaz, alguns especialistas relatam que o esquema com sete dias de tratamento usando metronidazol talvez seja mais eficaz nas pacientes que aderem ao tratamento. No entanto, a adesão talvez seja insuficiente em razão da duração prolongada do tratamento e dos efeitos colaterais do metronidazol. Os efeitos adversos incluem gosto metálico na boca e reação do tipo dissulfiram (náusea e vômitos), se combinado com álcool. Consequentemente, as pacientes devem abster-se do consumo de álcool nas 24 horas seguintes à terapia com metronidazol e por 72 horas após tinidazol.

As pacientes que se tornem ou estejam assintomáticas não precisam da reavaliação de rotina. No entanto, há recorrência em quase 30% dos casos. O uso de preservativos pode ser preventivo.

TABELA 3-18 Tratamento recomendado para tricomoníase

Terapia primária
Metronidazol 2 g, dose única, VO
ou
Tinidazol 2 g, dose única, VO
Regime alternativo
Metronidazol 500 mg, VO, 2×/dia, por 7 dias

Modificada de Centers for Disease Control and Prevention, 2010b.

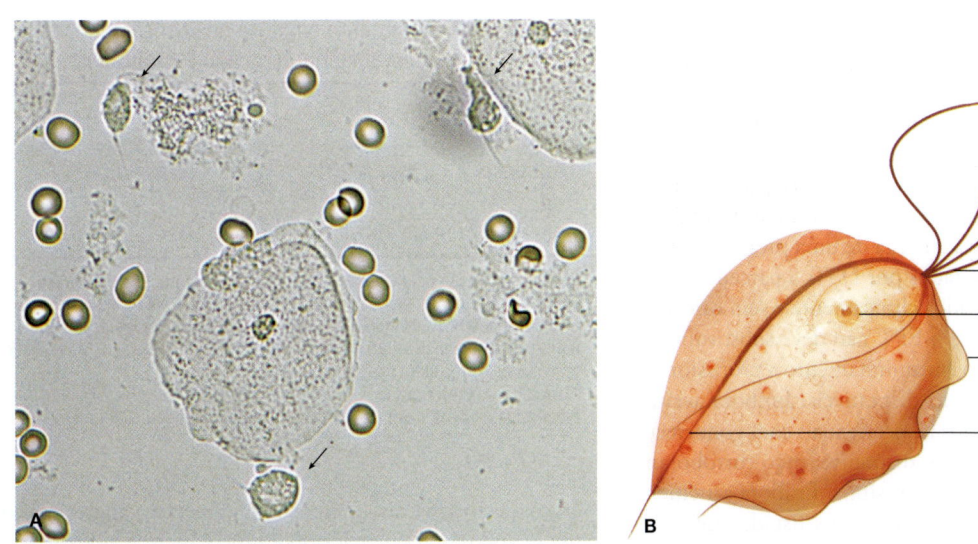

FIGURA 3-15 Tricomonas. **A**. Microfotografia de esfregaço vaginal em preparação salina contendo tricomonas (*setas*). Os tricomonas encontram-se entre células escamosas maiores e células sanguíneas menores. (*Fotografia cedida pelas Dras. Lauri Capagna e Rebecca Winn, WHNP, de Honsfield, 1992, com permissão.*) **B**. Desenho ilustrando as características anatômicas dos tricomonas. Os flagelos possibilitam a mobilidade do parasita.

É raro as pacientes apresentarem cepas altamente resistentes ao metronidazol, mas estes organismos em geral são sensíveis ao tinidazol. Há indicação de cultura e teste de sensibilidade nas amostras obtidas de pacientes com infecções recorrentes frequentes ou daquelas que, tendo aderido ao tratamento, não tenham respondido à terapia inicial. O tinidazol, na dose de 500 mg, VO, três vezes ao dia, por sete dias, ou quatro vezes ao dia, por 14 dias, tem sido eficaz na cura de pacientes com organismos resistentes (Sobel, 2001). Para as pacientes alérgicas aos nitroimidazólicos, tem-se recomendado procedimento de dessensibilização para permitir a utilização desses agentes no tratamento da tricomoníase (Helms, 2008).

PATÓGENOS CAUSADORES DE CERVICITE SUPURATIVA

Neisseria gonorrhoeae

Muitas mulheres com *N. gonorrhoeae* no colo uterino são assintomáticas. Por essa razão, as mulheres em grupo de risco devem ser rastreadas periodicamente (ver Tabela 1-2, p. 11). Os fatores de risco para pacientes portadoras de gonococos com infecção potencial do trato reprodutivo superior são as seguintes: idade igual ou inferior a 25 anos, presença de outras infecções sexualmente transmissíveis, antecedente de infecção por gonococos, parceiro sexual recente ou múltiplos parceiros, prática sexual sem preservativos, compartilhamento de seringas ou objetos cortantes com resíduo de sangue e profissionais do sexo. O rastreamento de mulheres não gestantes e de baixo risco não é recomendado (U.S. Preventive Services Task Force, 2005).

Sintomas

A gonorreia sintomática do trato reprodutivo inferior feminino pode se apresentar na forma de vaginite ou de cervicite. Em geral, as mulheres portadoras de cervicite descrevem uma secreção vaginal profusa sem odor, não irritante e de cor branca-amarelada. Os gonococos também podem infectar as glândulas de Bartholin e de Skene e a uretra, e ascender para o endométrio e as tubas uterinas, causando infecção no trato reprodutivo superior (p. 95).

Diagnóstico

Neisseria gonorrhoeae é um cocobacilo gram-negativo que invade as células epiteliais colunares e transicionais, passando para o meio intracelular. Por essa razão, o epitélio vaginal não é envolvido. Para a identificação do gonococo estão disponíveis os testes NAAT que substituíram a cultura na maioria dos laboratórios. Anteriormente as amostras ideais eram coletadas da ectocérvice ou da uretra. Entretanto, novos testes NAAT estão disponíveis para coletas específicas de vagina, ectocérvice ou urina. Para as mulheres submetidas à histerectomia (sem colo uterino), coleta-se amostra da primeira urina da manhã. Para aquelas com colo uterino, amostras coletadas por *swab* vaginal são tão sensíveis e específicas quanto aquelas obtidas com *swab* cervical. Amostras do colo uterino são aceitáveis nos casos em que se esteja realizando exame físico da pelve. As amostras de urina, embora aceitáveis, não são preferenciais nas pacientes com colo uterino uterina (Association of Public Health Laboratories, 2009). Contudo, se esta for a opção, deve-se coletar o jato inicial de urina, e não o intermediário. Observe-se que esses testes não culturais não estão habilitados pela FDA para a identificação diagnóstica da doença no reto ou na faringe. Assim, nos pacientes que estejam sendo pesquisados para esses locais anatômicos, devem ser realizadas culturas.

Todas as pacientes investigadas para gonorreia devem ser testadas para outras infecções sexualmente transmissíveis, e seus parceiros sexuais avaliados e tratados ou encaminhados para exame e tratamento. Deve haver abstinência sexual até que a terapia tenha sido concluída e até que a paciente e os parceiros tratados tenham seus sintomas resolvidos.

Em um esforço para prevenir e controlar as DSTs, o CDC criou um programa com diretrizes para promoção do tratamento de parceiro (EPT, de *expedited partner therapy*) com apoio do American College of Obstetricians and Gynecologists (2011). O EPT prevê a entrega de uma prescrição diretamente pelos pacientes infectados por DSTs a parceiros sexuais sem que tenham sido avaliados clinicamente e sem orientação por profissional. Idealmente o EPT não deve substituir as estratégias tradicionais, como encaminhamento a profissional de saúde, quando estas estiverem disponíveis. Embora aceitável para o tratamento de contatos heterossexuais com gonorreia ou infecção por clamídia, os dados disponíveis não corroboram o uso de EPT para tricomoníase ou sífilis. Embora sancionado pelo CDC, o EPT não é legal em vários Estados nos EUA. Além disso, o risco de processos legais em caso de eventos adversos talvez seja elevado quando uma prática tem *status* legal incerto ou se afasta das práticas padronizadas aceitas formalmente pela comunidade (Centers for Disease Control and Prevention, 2006). O *status* legal do EPT em cada um dos 50 Estados norte-americanos pode ser encontrado em: http://www.cdc.gov/std/ept/legal/default.htm.

Tratamento

As recomendações do CDC para o tratamento de infecções gonocócicas não complicadas em dose única estão descritas na Tabela 3-19. É importante ressaltar que a disseminação de gonococos resistentes às quinolonas nos EUA determinou a retirada dessa classe de antibióticos das diretrizes para DST do CDC (2010b). Recentemente, o CDC (2011) também apresentou evidências sugerindo declínio na sensibilidade às cefalosporinas entre as *N. gonorrhoeae* isoladas. Após, o órgão publicou a recomendação de tratar as infecções gonocócicas não complicadas com uma dose única IM de 250 mg de ceftriaxona em combinação com 2 g de azitromicina por via oral. Culturas para comprovação de cura não são necessárias, entretanto, a reinfecção é comum. Alguns especialistas recomendam novo teste três meses após a terapia inicial.

■ Chlamydia trachomatis

Este organismo é a segunda espécie mais prevalente entre as DSTs nos Estados Unidos, e sua maior prevalência está entre os jovens com menos de 25 anos de idade. Uma vez que muitas pessoas com esses organismos são assintomáticas, recomenda-se rastreamento anual nas mulheres sexualmente ativas com idade ≤25 anos e naquelas consideradas de risco (ver Tabela 1-2, p. 11).

Sintomas

Esse parasita intracelular obrigatório depende de células do hospedeiro para sobreviver. Ele causa infecção do epitélio colunar e, assim, os sintomas refletem a infecção de glândulas ectocervicais, com resultante descarga mucopurulenta ou secreções ectocervicais. Se infectado, o tecido ectocervical costuma se apresentar edemaciado e hiperêmico. A uretrite é outra infecção do trato genital inferior que pode ocorrer com intensa disúria.

TABELA 3-19 Tratamento em dose única recomendado para infecção gonocócica não complicada[a]

Ceftriaxona 250 mg, IM[b]
mais
Azitromicina 1 g dose única[b]
ou
Doxiciclina 100 mg 2×/dia por 7 dias

[a] Não há indicação para comprovação de cura por exames rotineiros em pacientes com gonorreia não complicada que tenham sido tratados com os esquemas descritos. Os indivíduos com sintomas persistentes de infecção gonocócica, ou aqueles com recorrência logo após o tratamento, devem ser reavaliados com cultura para *N. gonorrhoeae*.
[b] Combinação preferencial.
Modificada de Centers for Disease Control and Prevention, 2011.

Diagnóstico

A análise microscópica das secreções em preparado salino em geral revela 20 ou mais leucócitos por campo microscópico. Como exames mais específicos, cultura, NAAT e ensaio imunoenzimático (Elisa) estão disponíveis para amostras ectocervicais. A alternativa mais utilizada é um teste combinado para gonococo e clamídia. Assim como ocorre para gonorreia, surgiram novos *kits* de NAAT que permitem coletas seletivas de vagina, endocérvice ou urina. Os *swabs* com material de vagina são tão sensíveis e específicos quanto os de colo uterino. Amostras de colo uterino são aceitas quando a paciente estiver sendo submetida a exame físico da pelve, mas amostras obtidas da vagina são consideradas adequadas mesmo nos casos de exame físico completo da pelve. As amostras de urina, embora aceitas, são menos utilizadas em mulheres que tenham colo uterino. Contudo, para pacientes histerectomizadas dá-se preferência ao primeiro jato de urina. Novamente, estes testes diagnósticos sem cultura não estão aprovados pela FDA para confirmação de doença retal ou faríngea e, para estes locais, há indicação de cultura. Se for diagnosticada *C. trachomatis* ou houver suspeita, recomenda-se rastreamento para outras DSTs.

Tratamento

A Tabela 3-20 descreve a terapia recomendada para infecção por *C. trachomatis*. A azitromicina tem a óbvia vantagem de garantir a adesão ao tratamento por permitir ao médico observar a ingestão do medicamento no momento do diagnóstico. Após o tratamento, não há necessidade de novo teste caso os sintomas tenham sido resolvidos. Para evitar outras infecções, recomenda-se abstinência sexual até que a paciente e seu(s) parceiro(s) tenham sido tratados e estejam assintomáticos. Os parceiros sexuais devem ser encaminhados para investigação ou examinados, orientados, testados e tratados. Assim como para a gonorreia, o CDC sancionou o uso de EPT para pacientes selecionados (p. 87).

TABELA 3-20 Tratamentos por via oral recomendados para infecção por *Chlamydia*

Tratamento primário
Azitromicina 1 g, dose única
ou
Doxiciclina 100 mg, 2×/dia, por 7 dias
Esquemas alternativos
Eritromicina base 500 mg, 4×/dia, por 7 dias
ou
Etilsuccinato de eritromicina 800 mg, 4×/dia, por 7 dias
ou
Ofloxacino 300 mg, 2×/dia, por 7 dias
ou
Levofloxacino 500 mg, 1×/dia, por 7 dias

Modificada de Centers for Disease Control and Prevention, 2010b.

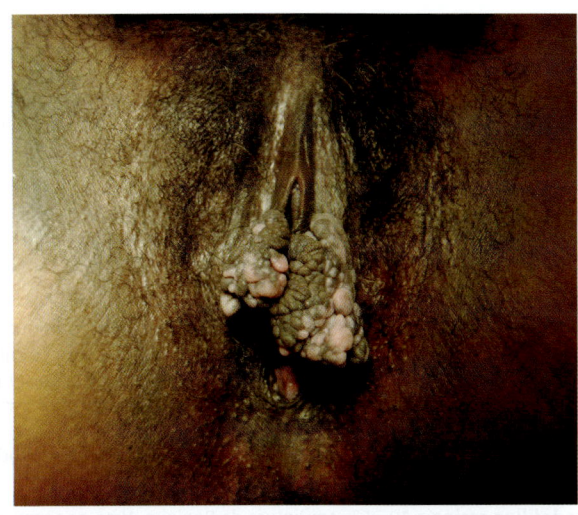

FIGURA 3-16 Fotografia de condiloma acuminado vulvar. Múltiplas verrugas exofíticas são observadas bilateralmente nos pequenos lábios.

PATÓGENOS CAUSADORES DE LESÕES DE MASSA

Verrugas genitais externas

Essas lesões desenvolvem-se a partir da infecção pelo papilomavírus humano (HPV, de *human papillomavirus*), e uma discussão completa sobre a fisiopatologia desse vírus pode ser encontrada no Capítulo 29 (p. 733). As verrugas genitais apresentam morfologias diferentes, e o aspecto externo varia desde pápulas planas até as clássicas lesões exofíticas verrucosas, denominadas condiloma acuminado (*condyloma acuminata*) (Fig. 3-16) (Beutner, 1998). Os tecidos envolvidos variam e as verrugas genitais externas podem ocorrer em áreas do trato reprodutivo inferior, uretra, ânus ou boca. Costumam ser diagnosticadas pelo exame clínico, e a biópsia não é necessária, exceto se houver suspeita de neoplasia coexistente (Beutner, 1998; Wiley, 2002). Da mesma forma, a sorotipagem para HPV não é necessária para diagnóstico de rotina.

Tratamento

O *condiloma acuminado* pode permanecer inalterado ou desaparecer espontaneamente, e o efeito do tratamento sobre a possibilidade de transmissão viral futura é obscuro (Centers for Disease Control and Prevention, 2010b). No entanto, muitas mulheres preferem a remoção, e as lesões podem ser extirpadas com bisturi ou eletrocirurgia, crioterapia ou ablação por *laser*. Além disso, lesões muito volumosas podem ser tratadas com aspiração cirúrgica ultrassônica cavitacional (CUSA, de *cavitacional ultrasonic surgical aspiration*) (Seção 41-28, p.1.087).

Alternativamente, pode-se aplicar agentes tópicos para resolver as lesões por meio de diversos mecanismos (Tabela 3-21). Desses agentes, o creme de imiquimode serve como tratamento tópico modulador da resposta imunitária aplicado pela própria paciente às verrugas genitais. Esse agente induz os macrófagos a secretar várias citocinas, e é provável que o interferon-γ seja a mais importante. Na remoção dessas verrugas genitais, essa citocina estimula uma resposta imune mediada por célula contra o HPV (Scheinfeld, 2006). Outro agente tópico imunomodulador é a pomada de sinecatequina a 15%, derivada de extratos das folhas do chá verde. A podofilina em tintura a 10 a 25% em solução de Benjoim é um agente antimitótico que interrompe a atividade viral por indução de necrose tecidual local. Um extrato biologicamente ativo de podofilina, *podofilox*, também chamado de *podofilotoxina*, está disponível em solução a 0,5% ou em gel autoaplicado. Como alternativa, o ácido tricloroacético e o ácido dicloroacético são agentes proteolíticos aplicados periodicamente nas verrugas pelo médico. A injeção intralesional de interferon é um tratamento eficaz para as verrugas (Eron, 1986). No entanto, em razão de seu alto custo, da dor que provoca e da inconveniência de sua aplicação, essa terapia não é recomendada como modalidade de primeira escolha, devendo ser reservada para casos resistentes.

Em relação à escolha da terapia, nenhum dado sugere a superioridade de qualquer tratamento. Por isso, em geral, o tratamento deve ser escolhido com base nas circunstâncias clínicas e preferências da paciente e d profissional. É importante ressaltar que nenhum opção de tratamento, inclusive a excisão cirúrgica, apresenta taxas de cura de 100%. De fato, estas taxas variam entre 30 e 80%. Consequentemente, as recorrências após tratamento não são raras.

Molluscum contagiosum

O molusco contagioso é causado por um poxvírus de DNA transmitido por contato direto entre humanos ou por fômites infectados. Normalmente o período de incubação varia entre 2 e 7 semanas, mas pode ser maior. A resposta do hospedeiro à invasão viral é uma pápula com umbilicação central, criando uma aparência característica (Fig. 3-17). A apresentação pode ser de pápula única ou várias e costuma ser observada na vulva, na vagina, nas coxas e/ou nas nádegas. O molusco é contagioso até que as lesões desapareçam.

TABELA 3-21 Tratamento recomendado para verrugas genitais externas

Aplicado pelo paciente:

Podofilox solução ou gel a 0,5%. Os pacientes devem aplicar a solução de podofilox com um cotonete, ou o gel de podofilox com os dedos, nas verrugas genitais visíveis, 2×/dia, por 3 dias, seguido de 4 dias de intervalo. Esse ciclo pode ser repetido, conforme a necessidade, por até quatro ciclos. A área total de verrugas tratada não deve exceder a 10 cm^2, e a quantidade total de podofilox deve ser de, no máximo, 0,5 mL/dia.

ou

Imiquimode creme a 5%. Aplicar o creme de imiquimode 1×/dia, na hora de dormir, 3×/semana por até 16 semanas.
Creme a 3,75%. Aplicar uma vez ao dia na hora de dormir por até 8 semanas.
Com ambas as concentrações, a área tratada deve ser lavada com água e sabão 6-10 horas após a aplicação.

ou

Sinecatequina pomada a 15%. Este extrato de chá verde contém catequinas e deve ser aplicado três vezes ao dia (faixa de 0,5 cm para cada verruga) usando um dedo para assegurar que toda a verruga é coberta. O uso deve ser mantido até que as verrugas tenham desaparecido, mas não mais que 16 semanas. O local da aplicação não deve ser lavado e deve-se evitar contato sexual quando a pomada estiver presente.

Administrado pelo profissional de saúde:

Crioterapia com nitrogênio líquido ou criossonda. Aplicações repetidas a cada 1 a 2 semanas.

ou

Podofilina resina a 10-25% em tintura de Benjoim. Uma pequena quantidade deve ser aplicada em cada verruga, deixando secar ao ar. O tratamento pode ser repetido semanalmente, se necessário. A aplicação deve ser limitada a < 0,5 mL de podofilina ou área < 10 cm^2 de verrugas por sessão. Não pode haver nenhuma lesão ou ferida aberta na área de administração do tratamento. Alguns especialistas sugerem lavagem 1 a 4 horas após a aplicação para reduzir a irritação local.

ou

Ácido tricloroacético (TCA) ou **ácido dicloroacético** (BCA) a 80-90%. Uma pequena quantidade deve ser aplicada apenas nas verrugas, deixando secar ao ar; durante essa espera, uma camada "cristalizada" irá se formar. Esse tratamento pode ser repetido semanalmente se necessário. Se uma quantidade excessiva de ácido for aplicada, a área tratada deve ser pulverizada com talco, bicarbonato de sódio ou preparações com sabão líquido para remover o ácido não reagente.

ou

Remoção cirúrgica por excisão tangencial com tesoura, excisão por raspagem tangencial, curetagem ou eletrocirurgia.

Esquemas alternativos:
Interferon intralesional, terapia fotodinâmica, cidofovir tópico.

Modificada de Centers for Disease Control and Prevention, 2010b.

Em regra, essas lesões são diagnosticadas apenas por inspeção visual. No entanto, o material de uma lesão pode ser coletado com *swab*, aplicado a uma lâmina e submetido ao laboratório para diagnóstico em corante de Giemsa, Gram ou Wright. Os corpos moluscos, que são grandes estruturas intracitoplasmáticas, são diagnósticos.

A maioria das lesões regride espontaneamente em 2 a 3 meses. Se a opção for por remoção, as lesões podem ser tratadas por crioterapia, coagulação por agulha eletrocirúrgica ou curetagem com agulha de ponta cortante a partir do centro umbilicado da lesão. Como alternativa, a aplicação tópica de agentes usados no tratamento das verrugas genitais também é eficaz para tratar o molusco contagioso (ver Tabela 3-21).

PATÓGENOS CAUSADORES DE PRURIDO

■ Escabiose

Etiologia

O *Sarcoptes scabiei* infecta a pele, resultando em *erupção* com prurido intenso. O ácaro que causa essa infecção tem forma achatada, e a fêmea cava um túnel sob a pele, onde permanece por aproximadamente 30 dias, alongando esse túnel. A postura de ovos é diária, e o período de incubação demora 3 a 4 dias (Fig. 3-18). As ninfas cavam seus próprios túneis, tornando-se adultas em aproximadamente 10 dias. O número médio de ácaros adultos presentes em um paciente afetado é de uma dúzia, mas, na teoria, pode chegar a centenas. Os ácaros movem-se na ordem de 2,5 cm por minuto, e a transmissão sexual é a causa mais provável da infecção inicial, embora possa ser observada em contatos familiares.

Diagnóstico

Ocorre reação de hipersensibilidade retardada do tipo IV aos ácaros, aos ovos e às fezes resultando em pápulas, vesículas ou nódulos eritematosos além dos túneis concomitantes na pele. Entretanto, é possível haver instalação, desenvolvimento e ocultação de infecção secundária nesses túneis. As áreas de infecção mais comuns são mãos, punho, cotovelos, regiões inguinais e tornozelos. A coceira é o sintoma predominante nessas áreas.

Os túneis são trilhas finas elevadas na pele, medindo de 5 a 10 mm de comprimento. O teste definitivo é realizado pela raspagem do túnel com uma lâmina de bisturi, misturando esses fragmentos em óleo mineral e submetendo-os posteriormente ao exame microscópico. A identificação de ácaros, de ovos, de fragmentos de ovos ou de bolinhas de fezes é diagnóstica.

Tratamento

Uma vez feito o diagnóstico, o agente mais utilizado no tratamento é o creme de lindano a 1% (Kwell). Deve ser aplicada

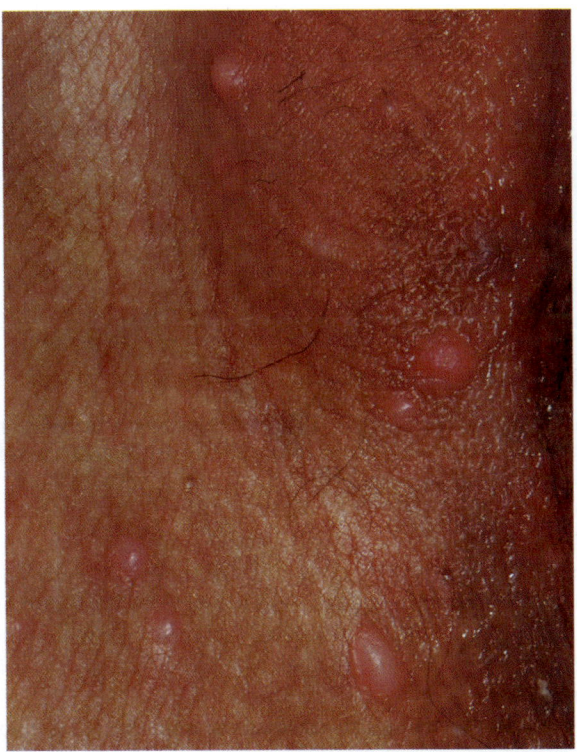

FIGURA 3-17 Fotografia do molusco contagioso. Podem ser observadas pápulas rosadas com pedículo e umbilicadas na parte central.

uma camada fina em todas as áreas do corpo abaixo do pescoço, com especial atenção àquelas com prurido, nas mãos, nos pés e nas regiões genitais. Recomenda-se que todos os membros da família sejam tratados, exceto mulheres grávidas ou em aleitamento, além de crianças com menos de 2 anos de idade. O tratamento é efetivo em quatro horas. De 8 a 12 horas após a aplicação, o medicamento deve ser removido por lavagem. Apenas uma aplicação é necessária, e os lençóis da cama e as roupas recém-usadas devem ser lavados para evitar reinfecção.

Para as gestantes e as crianças pequenas, recomenda-se tratamento com creme ou loção de crotamitona a 10%, considerando que não é tóxico. Esse creme ou loção deve ser aplicado à noite, por duas noites, e nem banho nem lavagem devem ser permitidos antes de 48 horas. Outro regime de tratamento é o creme de permetrina a 5%, eficaz após uma única aplicação. O creme deve ser removido por lavagem em 8 a 12 horas e é seguro em crianças com mais de 2 meses e em gestantes.

O uso de anti-histamínico ajuda a reduzir o prurido, que, em adultos, também pode ser tratado com creme contendo hidrocortisona e, nas crianças, com agentes emolientes ou lubrificantes. Se ocorrer infecção nessas lesões, talvez haja necessidade de antibioticoterapia.

■ Pediculose

Etiologia

Piolhos são ectoparasitas que medem aproximadamente 1 mm de comprimento (Fig. 3-19). Três espécies infestam os humanos: o piolho do corpo (*Pediculus humanus*), o piolho chato (*Phthirus pubis*) e o piolho da cabeça (*Pediculus humanus capitis*). Os piolhos usam garras para se fixar na base do fio de cabelo humano, e o diâmetro dessas garras varia entre as espécies. É o diâmetro que determina o local de infestação. Por isso, o piolho chato é encontrado nos pelos pubianos e em outros fios de diâmetro similar, como os das axilas e da barba, além de cílios e sobrancelhas.

Os piolhos dependem do sangue humano para sobreviver, e o piolho pubiano pode andar até 10 cm em busca de local escuro e uma nova área para fixar-se e sorver sangue. Eles se retiram voluntariamente se a vítima ficar febril, morrer ou se houver contato íntimo com outro ser humano. Portanto, em geral, os piolhos pubianos são sexualmente transmissíveis, e os piolhos da cabeça e do corpo podem ser transmitidos pelo compartilhamento de objetos pessoais, como pentes, escovas e roupas.

Sintomas e diagnóstico

O sintoma mais importante da fixação e da picada do piolho é o prurido. O ato de coçar resulta em eritema e inflamação, o que aumenta o suprimento de sangue na área. Os pacientes podem desenvolver piodermite e febre se ocorrer infecção secundária. Assim como os ácaros, o número médio de piolhos parasitando um paciente é de uma dúzia.

Cada fêmea adulta do piolho pubiano deposita cerca de quatro ovos por dia, que são colados na base dos pelos. O período médio de incubação é de aproximadamente um mês. Seus ovos agarrados, chamados de lêndeas, podem ser vistos presos na haste do pelo afastados da linha da pele conforme o crescimento progride (ver Fig. 3-19). Em geral, há necessidade de lente de aumento para identificação das lêndeas. Além disso, pontos suspeitos nos pelos pubianos ou na roupa podem ser examinados microscopicamente para visualizar o piolho característico. Outros membros da família devem ser avaliados, assim como os parceiros sexuais.

Tratamento

Pediculicidas matam não apenas os piolhos adultos como também os ovos. Em regra, uma única aplicação é suficiente, mas recomenda-se uma segunda aplicação em 7 a 10 dias para eliminar novas crias. Xampus sem receita médica contendo piretrina e butóxido de piperonil devem permanecer na pele por pelo menos uma hora.[6]

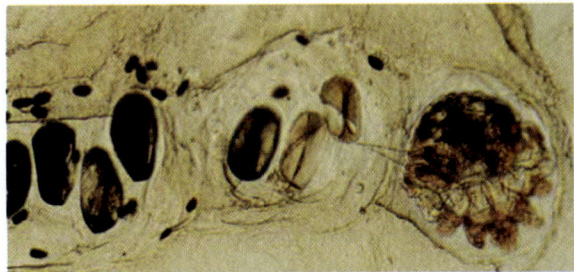

FIGURA 3-18 Microfotografia do túnel do *Sarcoptes scabiei*. Pode-se observar um ácaro no final do túnel (*mais à direita*) com sete ovos e partículas fecais menores. (*Segundo Wolff, 2009, com permissão.*)

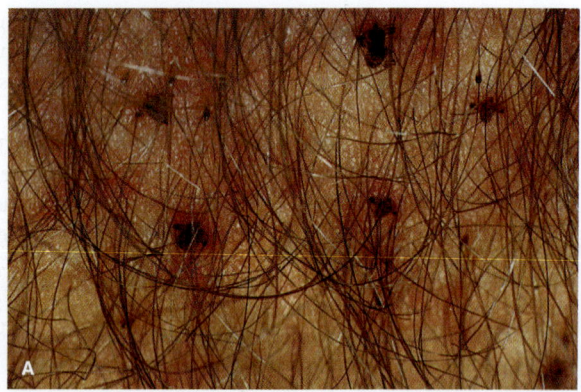 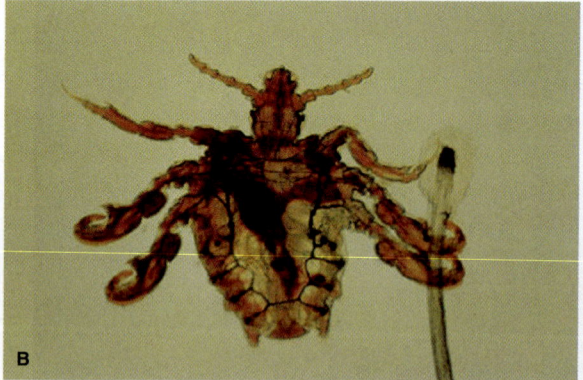

FIGURA 3-19 *Phthirus pubis*. **A**. Piolhos púbicos podem ser encontrados agarrados aos pelos. Também são observadas lêndeas como pontos escuros fixadas aos pelos pubianos. (De *Morse, 2003, com permissão*.) **B**. Microfotografia do *Phthirus pubis*. Pernas como garras perfeitamente adaptadas para aderir às hastes dos pelos. (*Retirada de Birnbaum, 2010, com permissão*.)

Como alternativa, o xampu de lindano a 1% pode ser recomendado, mas apenas para o tratamento do piolho pubiano. Cremes e loções ficam reservados para a escabiose. O tratamento é aplicado na região pubiana por quatro minutos e depois enxaguado. Esse composto é absorvido por via percutânea na pele escoriada, e há relatos de convulsões se for aplicado com muita frequência e não removido por lavagem.

O tratamento nos cílios e nas sobrancelhas é problemático. Essas áreas são mais bem tratadas com a aplicação de petrolato (vaselina) com algodão úmido à noite e remoção por lavagem na manhã seguinte. Roupas íntimas, de cama e outras infestadas devem ser lavadas e borrifadas com o desinfetante Lisol. Para matar o piolho, a temperatura da água deve estar acima de 52°C.

Apesar do tratamento, o prurido pode persistir e talvez seja atenuado com administração de anti-histamínicos por via oral, creme ou unguento anti-inflamatório, ou ambos. O paciente deve ser reavaliado após uma semana para comprovar a erradicação do piolho. A natureza sexualmente transmissível dessa doença deve ser discutida, e testes para outras infecções sexualmente transmissíveis devem ser sugeridos aos pacientes.

INFECÇÕES DO TRATO URINÁRIO

As infecções agudas e sintomáticas do trato urinário (ITUs) estão entre as infecções bacterianas mais comuns tratadas pelos médicos. Nos Estados Unidos, estima-se que mais de oito milhões de consultas médicas anuais sejam para essas infecções.[7] A cistite é responsável pela maioria delas, e mais de cem mil pacientes são admitidos nos hospitais anualmente para tratamento de pielonefrite. Em razão da alta incidência de ITU, a Infectious Diseases Society of America criou diretrizes para o seu tratamento (Warren, 1999).

■ Patogênese

Em razão da anatomia de sua pelve, as mulheres apresentam mais ITUs. As bactérias ascendem da uretra colonizada e entram na bexiga e às vezes nos rins. O pequeno comprimento da uretra feminina facilita o acesso da bactéria à bexiga. Contribuem para a contaminação a vulva e o reto, que são úmidos e quentes e estão bem próximos. De forma similar, a relação sexual aumenta a inoculação na bexiga.

As infecções resultam da interação entre bactérias e hospedeiro. Os fatores de virulência bacteriana são importantes, uma vez que aumentam a colonização e a invasão do trato urinário inferior e superior. Os principais fatores de virulência são aumento da aderência nas células da vagina e uroepiteliais, e produção de hemolisina. A espécie bacteriana encontrada com maior frequência nas culturas positivas de urina é a *E. coli* (Tabela 3-22).

Uma vez no interior da bexiga, as bactérias podem ascender pelos ureteres, favorecidas por refluxo vesicouretral, para a pelve renal e causar infecção no trato superior. Alternativamente, o parênquima renal pode ser infectado por organismos transportados pelo sangue, em especial durante bacteriemia por estafilococos. O *Mycobacterium tuberculosis* acessa os rins por essa via e talvez também por ascensão.

TABELA 3-22 Patógenos etiológicos mais comuns em pacientes ambulatoriais com cistite aguda não complicada

Patógeno bacteriano	Percentual por patógeno
Gram-negativos	
Escherichia coli	50–80
Klebsiella spp.	6–12
Proteus spp.	4–6
Enterobacter spp.	1–6
Morganella spp.	3–4
Gram-positivos	
Enterococcus spp.	2–12
Estafilococo coagulase-negativo (*S. saprophyticus*)	5–15
Estafilococos do Grupo B	2–5

Adaptada de Fihn, 2003; Wilson, 2004.

CISTITE BACTERIANA AGUDA NÃO COMPLICADA

Diagnóstico

As queixas de apresentação mais frequentes em mulheres hígidas, imunocompetentes e não grávidas são disúria, frequência, urgência e incontinência.

Estudos conduzidos pelo National Institutes of Health (NIH) e pela Mayo Clinic, entre outras instituições demonstraram que a maioria das pacientes com um episódio isolado de cistite bacteriana aguda não complicada pode ser tratada com um curso curto de antibiótico sem necessidade de exame de urina ou cultura de urina. Deve ser enfatizado que uma paciente nessa categoria sempre pode ser examinada caso prefira. Além disso, as mulheres devem ser orientadas sobre as alterações clínicas que justificam maior atenção, como febre $\geq 38°C$, persistência ou recorrência de hematúria, disúria e frequência, a despeito do tratamento.

As pacientes com essas alterações, entre outras, necessitam de avaliação para descartar outras causas potenciais para seus sintomas (Tabela 3-23). Por exemplo, hematúria em paciente pós-menopáusica talvez indique sangramento, uterino ou colônico que se evidencie na hora de urinar, e não ITU superior ou inferior. De forma similar, a queimação ao urinar pode indicar vulvite.

Cistite complicada ou recorrente

Até 50% das mulheres que apresentam um episódio de cistite bacteriana aguda não complicada terão outra infecção em um ano. Até 5% apresentam sintomas logo após o tratamento. Quando os sintomas surgem nessas mulheres, a probabilidade é de que uma infecção real esteja presente em mais de 80%.

Diagnóstico

Por essa razão, para mulheres selecionadas com infecções complicadas ou recorrentes, ou com sintomas persistentes ou novos durante o tratamento, o exame de urina e a cultura de urina são enfaticamente recomendadas. Para que uma amostra de cultura seja informativa, ela deve ser corretamente coletada. Uma amostra de "coleta limpa" do jato médio, em geral, é suficiente. A paciente deve compreender as razões e as etapas associadas à coleta da amostra de urina, que são destinadas a evitar a contaminação por outras bactérias oriundas da vulva, da vagina e/ou do reto. A presença de mais de uma espécie bacteriana na cultura de urina geralmente indica contaminação da amostra.

Primeiro, a paciente separa seus grandes lábios e limpa a área periuretral, no sentido de frente para trás, com uma gaze antisséptica. Ainda com os grandes lábios separados, começa a urinar, mas não coleta o jato inicial. A amostra deve ser acondicionada em um recipiente estéril, a ser manuseado pela paciente de forma que não haja contaminação. O frasco deve ser levado imediatamente ao laboratório, e a amostra deve ser plantada em meio de cultura no prazo de duas horas a partir da coleta, a não ser que esteja sob refrigeração.

Cultura. A urocultura permite a identificação precisa do patógeno causador e teste de sensibilidade para diversos antibióticos. Em geral, define-se como significativa a bacteriúria com $\geq 10^5$ bactérias (unidades formadoras de colônias [CFU, de *colony-forming units*]) por mililitro de urina. Se a urina foi coletada por aspiração suprapúbica ou por cateterização, as contagens de colônia $\geq 10^2$ cfu/mL são consideradas diagnósticas. Embora as espécies bacterianas possam ser identificadas preliminarmente, o laudo final da cultura de urina não costuma estar disponível antes de 48 horas. Por isso, o tratamento empírico é, em princípio, iniciado e modificado conforme a necessidade depois da disponibilização dos resultados da cultura.

Embora as bactérias anaeróbias façam parte da flora vaginal, colônica e da pele, raramente causam ITUs. Por isso, dos resultados da cultura de urina não constam bactérias anaeróbias, exceto em raras circunstâncias, quando o laboratório tiver sido alertado e especificamente solicitado a procurar por uma espécie anaeróbia. Os fungos podem ser identificados no meio de rotina para bactérias e são relatados, mas raramente são a causa da cistite aguda.

A cultura é o padrão-ouro para identificar o agente etiológico de uma ITU, mas nenhuma técnica laboratorial de cultura ajuda a identificar rapidamente uma bacteriúria significativa. Entretanto, existem testes rápidos que identificam de imediato uma infecção e entre estes estão microscopia, teste de nitrito e teste de esterase leucocitária.

Microscopia. O exame microscópico de uma amostra de urina permite a identificar a presença tanto de piúria quanto de bactérias. Para identificação dos leucócitos, uma amostra deve ser examinada de imediato, pois estas células deterioram-se rapidamente em urina que não tenha sido preservada de maneira adequada. Os padrões para definir piúria são inadequados, exceto as contagens totais. Portanto, o teste rápido para esterase dos leucócitos tornou-se um substituto para a contagem de leucócitos por microscopia.

O corante Gram é um método simples, rápido e sensível para detecção de concentração $\geq 10^5$ cfu/mL de uma espécie bacteriana. A identificação rápida permite a escolha apropriada da terapia empírica antimicrobiana. No entanto, na prática, esses testes costumam restringir-se a pacientes com infecções complicadas do trato urinário ou com pielonefrite aguda.

TABELA 3-23 Exclusões para cistite não complicada

Sintomas persistentes apesar de > 3 dias de tratamento para ITU
Sintomas de vaginite (corrimento vaginal/irritação vulvar)
Dor abdominal e/ou pélvica, náuseas, vômitos
Temperatura registrada acima de 38°C
Alta hospitalar ou de cuidado domiciliar de enfermagem recentes
Anormalidades urológicas comprovadas
ITU ou cirurgia urológica recentes
Hematúria pós-menopausa
Sintomas > 7 dias
Imunossupressão
Gravidez
Diabetes melito

Esterase leucocitária. Esse teste dosa a enzima esterase encontrada nos leucócitos urinários e a enzima liberada de amostras precariamente preservadas. Se empregado isoladamente para diagnóstico, é útil principalmente por seu alto valor preditivo negativo, em especial quando associado à contagem de unidades formadoras de colônias $\geq 10^5$ cfu/mL. Se houver a combinação do teste de nitrito com a esterase dos leucócitos para uma amostra não contaminada, a especificidade dos testes positivos chega a 100%, com contagens de colônias de patógenos urinários $\geq 10^5$ cfu/mL. O valor preditivo negativo é comparável. No entanto, se essas amostras tiverem sido contaminadas com bactérias vaginais ou colônicas, o teste pode ser falso-positivo na ausência de um verdadeiro patógeno urinário. *Trichomonas* spp. também produzem esterases. Além disso, o teste perde acurácia quando a urina está muito concentrada ou com proteinúria ou glicosúria significativas.

Nitritos. Em seu metabolismo as bactérias produzem nitritos a partir de nitratos. Este fenômeno é observado com maior frequência nas bactérias Enterobacteriaceae, a família dos patógenos aeróbios gram-negativos mais comumente responsáveis por ITUs agudas nas mulheres. A maior desvantagem desse teste é que ele não identifica a presença de patógenos gram-positivos, como estafilococos, estreptococos, enterococos ou *Pseudomonas*. O teste também exige *amostra da primeira urina da manhã*, uma vez que são necessárias mais de quatro horas para as bactérias converterem nitratos em nitritos em níveis detectáveis pelo método. Considerando-se sua simplicidade, a especificidade de um teste de nitrito positivo é muito alta para contagens $\geq 10^5$ cfu/mL de patógeno urinário. Seu valor preditivo negativo é mais alto do que seu valor preditivo positivo.

Tratamento

Os patógenos causadores de cistite aguda alteraram-se progressivamente, assim como sua sensibilidade aos esquemas de antibióticos. Ao longo das duas últimas décadas, houve aumento na frequência de infecções causadas por estreptococos do grupo B e *Klebsiella*, ao mesmo tempo em que diminuíram as taxas de infecção por *E. coli*. Em muitas localidades, os padrões de sensibilidade para *E. coli* determinaram a mudança no tratamento empírico inicial, que passou de trimetoprima-sulfametoxazol para uma fluoroquinolona (Tabela 3-24).

Se a paciente tiver alergia à sulfa, poderá ser tratada apenas com trimetoprima. Os cursos de qualquer tratamento superiores a três dias resultam em quase o dobro de eventos adversos, não são mais efetivos no tratamento de casos de cistite não complicada, são mais onerosos e apresentam taxas mais altas de não aderência. No entanto, o tratamento com dose única mostrou-se menos eficaz do que os esquemas de três dias. Em geral, o tratamento com nitrofurantoína dura sete dias e costuma ser associado a sintomas de desconforto gastrintestinal.

Para disúria significativa, a administração de um analgésico vesical por até dois dias, como fenazopiridina (*piridium*), 200 mg, VO, até três vezes ao dia, pode produzir alívio significativo. No entanto, desconforto gastrintestinal, alteração na cor da urina e roupas manchadas de amarelo-alaranjado e hemólise nos pacientes com deficiência em glicose-6-fosfato-desidrogenase (G6PD) são possíveis efeitos colaterais.

Muitas recorrências ocorrem após relação sexual; nesses casos, uma dose baixa após relação sexual ou esquemas contínuos de três dias costumam ser eficazes na prevenção de recorrências de infecção. As mulheres com dois ou mais episódios de cistite ao longo de seis meses ou três infecções em um ano devem ser consideradas para encaminhamento a urologista para avaliação do trato urinário.

Bacteriúria assintomática

Define-se bacteriúria assintomática como o isolamento de uma contagem quantitativa específica de bactérias em amostra de urina coletada corretamente, obtida de uma pessoa sem sintomas ou sinais atribuíveis à infecção urinária (Rubin, 1992). Em mulheres saudáveis, não grávidas, a prevalência dessa condição aumenta com a idade. Está associada à atividade sexual e é mais comum nas diabéticas. Além disso, entre 25 e 50% das idosas em instituições geriátricas apresentam bacteriúria, observada principalmente naquelas com doença neurológica crônica e deficiência funcional.

A Infectious Disease Society of America recomenda que mulheres não grávidas pré-menopáusicas não sejam rastreadas para bacteriúria assintomática (Nicolle, 2005). Em estudos prospectivos randomizados e controlados, as mulheres que receberam aleatoriamente antibiótico ou placebo por uma semana apresentaram prevalências de bactérias e incidências de infecção sintomática similares um ano após a terapia. O mesmo se aplica às mulheres diabéticas, para as quais há evidências de danos com o tratamento de bacteriúria assintomática. Além disso, o rastreamento de rotina não é recomendado para pessoas idosas que vivem em comunidade.

Pielonefrite aguda não complicada

Diagnóstico

Essa infecção pode ser classificada como leve (sem náusea ou vômitos, contagem de leucócitos normal a ligeiramente alta e febre ausente ou baixa) ou grave (vômitos, desidratação, evidências de sepse, elevação da contagem de leucócitos e febre alta). Outros possíveis sintomas são os de ITU baixa e graus variados de dor lombar e aumento da sensibilidade à percussão sobre a loja renal (punho percussão).

Tratamento

A terapia tradicional para essa infecção inclui hospitalização e tratamento intravenoso com antibióticos por até duas semanas. Entretanto, pesquisas realizadas em mulheres jovens saudáveis, com trato urinário normal, indicam que 7 a 14 dias de terapia oral são suficientes para mulheres com aderência ao tratamento, portadoras de infecção branda (ver Tabela 3-24) (Warren, 1999). Em um estudo com mais de 50 mulheres universitárias com pielonefrite aguda não complicada, a resistência a trimetoprima-sulfametoxazol foi de 30% (Hooton, 1997). Portanto, fluoroquilona oral é o tratamento recomendado, exceto se o patógeno for suscetível a trimetoprima-sulfametoxazol. No

TABELA 3-24 Tratamento para infecção do trato urinário

Categoria da infecção	Esquema antimicrobiano
Cistite não complicada Resistência local à *E. coli* < 20%	VO, por 3 dias Trimetoprima-sulfametoxazol DS, 160/800 mg, 2×/dia **ou** Trimetoprima 100 mg 2×/dia **ou** Nitrofurantoína (macrocristais) 50-100 mg 4×/dia Nitrofurantoína (macrocristais/monoidratada) 100 mg 2×/dia **ou** Fosfomicina-trometamol 3 g em dose única
Resistência local à *E. coli* ≥ 20%	Ciprofloxacino 250 mg, 2×/dia **ou** Norfloxacino 400 mg, 2×/dia **ou** Levofloxacino 250 mg, 1×/dia
Cistite complicada/recorrente Pós-coito	Mesmos esquemas, exceto se cultura e sensibilidade exigirem alteração Apenas VO: Trimetoprima-sulfametoxazol SS 80/400 mg 0,5 a 1 comprimido **ou** Ciprofloxacino 250 mg **ou** Levofloxacino 250 mg
Intermitente	Mesmos esquemas descritos para cistite aguda não complicada; iniciar o tratamento com a instalação dos sintomas
Pielonefrite leve Gram-negativas	VO por 7-14 dias: Ciprofloxacino 500 mg 2×/dia **ou** Norfloxacino 400 mg 2×/dia **ou** Levofloxacino 250 mg/dia
Gram-positivas	Amoxicilina-ácido clavulânico 875/125 mg 2×/dia
Pielonefrite grave Gram-negativas	Tratamento IV até que afebril por 24-48 h, prosseguir com VO até completar 7-14 dias: Ciprofloxacino 400 mg 2×/dia **ou** Levofloxacino 500 mg/dia **ou** Cefoxitina 2 g 8-8 h com ou sem aminoglicosídeo **ou** Cefotaxima 1-2 g 2-4 ×/dia com ou sem aminoglicosídeo
Gram-positivas	Ampicilina 3 g 6-6 h **ou** Piperacilina-tazobactam 3,375 g 6-6h **ou** Ampicilina-sulbactam 3/1,2 g 6-6 h

DS = dose dobrada (de *double strength*); *E. coli* = *Escherichia coli*; SS = dose simples (do inglês *single strength*).
Adaptada de American College of Obstetricians and Gynecologists, 2008a; de Fihn, 2003 e Warren, 1999.

momento do diagnóstico inicial, os médicos também podem administrar uma dose parenteral antes de iniciar a terapia oral. Nos casos em que o organismo causador é um gram-positivo a recomendação é tratar com amoxicilina ou amoxicilina/ácido clavulânico.

A hospitalização é preconizada para pacientes com indicações clínicas na avaliação inicial ou que não apresentem melhoras com o tratamento ambulatorial.

DOENÇA INFLAMATÓRIA PÉLVICA

Trata-se de infecção nos órgãos do trato reprodutivo superior feminino. Outra denominação atribuída a essa doença é salpingite aguda. Embora todos os órgãos estejam envolvidos, os de maior importância, com ou sem formação de abscesso, são as tubas uterinas. Em razão da dificuldade para diagnosticar com precisão essa infecção, sua real magnitude é desconhecida. Muitas mulheres relatam que foram tratadas para DIP sem terem a doença e vice-versa. A importância clínica do diagnóstico de DIP é revelada por suas sequelas conhecidas, que incluem infertilidade por problemas tubários, gravidez ectópica e dor pélvica crônica. Assim, os médicos devem manter alto índice de suspeição para diagnosticar e tratar a DIP.

■ Microbiologia e patogênese

Os patógenos microbiológicos exatos nas tubas uterinas não podem ser identificados em nenhuma paciente. Estudos demonstraram que a cultura dos conteúdos transvaginais da ectocérvice, do endométrio e do fundo de saco revela organismos diferentes para cada sítio na mesma paciente. Em estudos laparoscópicos, os patógenos cervicais e aqueles recolhidos das tubas uterinas ou do fundo de saco não são idênticos. Por essa razão, os protocolos de tratamento são criados de forma a que o esquema de antibiótico cubra os patógenos mais prováveis.

A salpingite clássica está associada e é secundária à infecção por *N. gonorrhoeae*, mas a *C. Trachomatis* também é comumente isolada (Tabela 3-25). Outra espécie frequentemente isolada é a *T. vaginalis*. Na flora do trato reprodutivo inferior de pacientes com DIP e daquelas com VB predominam as espécies anaeróbias. As alterações no microambiente produzidas pela VB talvez auxiliem na ascensão dos organismos causadores da DIP (Soper, 2010). Entretanto, Ness e colaboradores (2004) e outros autores demonstraram que a VB não é fator de risco para o desenvolvimento de DIP.

Acredita-se que a infecção do trato superior seja causada por bactérias oriundas do trato reprodutivo inferior que logrem ascendem para o trato superior. Por este motivo, a ligadura tubária talvez tenha efeito protetor contra progressão de infecção (Levgur, 2000). Parece que a ascensão das bactérias para o trato superior é favorecida durante a menstruação em razão da perda de barreiras ectocervicais. Os gonococos podem causar uma resposta inflamatória direta na ectocérvice, no endométrio e nas tubas uterinas, sendo um dos patógenos verdadeiros das células epiteliais das tubas uterinas. Se células normais cultivadas de tuba uterina forem expostas a patógenos potenciais, como *E. coli*, *B. fragilis* ou *Enterococcus faecalis*, não haverá qualquer resposta inflamatória. Se essas bactérias forem introduzidas em uma cultura de células tubárias onde haja gonococos presentes e tenham causado danos inflamatórios, o resultado será uma resposta inflamatória exagerada.

Por outro lado, a *C. trachomatis* intracelular não causa resposta inflamatória aguda, e a infecção tubária por clamídia produz pouca ou nenhuma lesão direta permanente às tubas (Patton, 1983). Entretanto, os mecanismos imunes mediados por células podem ser responsáveis por lesão tecidual. Especificamente, a persistência de antígenos de clamídias pode desencadear uma reação de hipersensibilidade retardada com fibrose e destruição tubárias contínuas.

Finalmente, as pacientes com tuberculose pulmonar podem evoluir com salpingite e endometrite. Considera-se que esse patógeno utilize a via hematogênica, mas a via ascendente também é possível. As tubas uterinas também podem ser infectadas por extensão direta de doença inflamatória gastrintestinal, em especial perfuração de abscesso de apêndice ou de divertículo.

■ Diagnóstico

A DIP pode ser dividida em DIP "silenciosa" e DIP, sendo que a DIP pode ser subdividida em aguda e crônica.

Doença inflamatória pélvica silenciosa

Acredita-se que essa condição resulte de múltiplas ou contínuas infecções de baixo grau em mulheres assintomáticas. A DIP silenciosa não é um diagnóstico clínico, mas sim o diagnóstico final para mulheres com infertilidade por fator tubário e que apresentem histórico compatível com infecção do trato superior. Muitas dessas pacientes apresentam anticorpos para *C. trachomatis* e/ou *N. gonorrhoeae*. Na laparoscopia ou laparotomia, essas pacientes podem apresentar evidência de infecção tubária anterior, como aderências, mas, na maioria delas, as tubas uterinas estão totalmente normais. Internamente, entretanto, existem pregas mucosas planas, decilações extensas do epitélio e degeneração das células epiteliais secretoras (Patton, 1989). Alternativamente, é possível encontrar hidrossalpinge. Grosso modo, essas tubas uterinas encontram-se distendidas em toda a sua extensão. Suas extremidades distais estão dilatadas e aderidas e as fímbrias foram substituídas ou estão enclausuradas por aderências (Fig. 9-25, p. 273). À ultrassonografia, a hidrossalpinge tende a ser anecoica, tubular, serpentina e, frequentemente, com septos incompletos (Fig. 9.26, p. 273). Finalmente a presença de aderências finas entre a cápsula hepática e a parede anterior do abdome pode indicar doença silenciosa prévia.

■ Doença inflamatória pélvica aguda

Critérios diagnósticos da doença aguda. Os sintomas surgem caracteristicamente durante ou logo após a menstruação. Os critérios diagnósticos mais recentes, publicados pelo CDC (2010b) são mulheres sexualmente ativas com risco para DSTs, que se apresentem com dor pélvica ou no abdome inferior e para as quais outras etiologias tenham sido excluídas ou sejam improváveis. O diagnóstico deve ser DIP se estiverem presentes dor uterina, dor em topografia de anexos ou dor à mobilização do colo uterino. A presença de um ou mais dos critérios

TABELA 3-25 Fatores de risco para doença inflamatória pélvica

Duchas
Ser solteira
Uso abusivo de substâncias
Múltiplos parceiros sexuais
Situação socioeconômica desfavorável
Parceiro(s) sexual(is) recente(s)
Juventude (10 a 19 anos de idade)
Outras infecções sexualmente transmissíveis
Parceiro sexual com uretrite ou gonorreia
Diagnóstico anterior de DIP
Não usar preservativo ou método de barreira
Teste endocervical positivo para *Neisseria gonorrhoeae* ou *Chlamydia trachomatis*

a seguir aumenta a especificidade diagnóstica: (1) temperatura oral > 38,3°C, (2) secreção mucopurulenta no colo uterino ou na vagina, (3) leucócitos em abundância na microscopia direta com solução salina das secreções cervicais, (4) velocidade de hemossedimentação (VHS) elevada ou proteína C-reativa, aumentada e (5) isolamento de *N. gonorrhoeae* ou *C. trachomatis* cervical. Assim, o diagnóstico de DIP é baseado em achados clínicos.

Sintomas e sinais físicos. Entre os sintomas de apresentação estão dor abdominal baixa e/ou pélvica, secreção vaginal amarela, menorragia, febre, calafrios, anorexia, náuseas, vômitos, diarreia, dismenorreia e dispareunia. As pacientes também podem apresentar sintomas de infecção urinária. No entanto, nenhum sintoma isolado está associado a um achado físico que seja específico para esse diagnóstico. Portanto, outras fontes possíveis de dor pélvica aguda devem ser consideradas (Tabela 11-1, p. 306).

Nas mulheres com DIP, a ocorrência de leucorreia ou ectocervicite mucopurulenta é comum, sendo diagnosticada visual e microscopicamente.

Em geral, durante o exame pélvico bimanual, as mulheres com DIP aguda apresentam sensibilidade à palpação dos órgãos pélvicos. A dor à mobilização cervical (DMC) é caracteristicamente induzida pelo deslocamento rápido do colo uterino, no sentido lateral, feito pelos dedos durante o exame vaginal. Este sinal indica pelviperitonite e pode ser considerado como a "descompressão brusca" vaginal. Se a paciente apresentar peritonite pélvica secundária a bactéria e resíduos purulentos originados das fímbrias das tubas uterinas, a movimentação rápida do do colo uterino e do peritônio provocada pela manobra provavelmente irá causar resposta dolorosa acentuada. Encostar o(s) dedo(s) de leve no fundo de saco também dará ao examinador informação similar. Essa manobra costuma causar bem menos dor à paciente, porque envolve menos peritônio inflamado.

A peritonite abdominal pode ser identificada por palpação profunda seguida por liberação rápida da mão sobre o abdome – o teste da descompressão brusca. Uma forma alternativa é posicionar a palma da mão contra o abdome mediano da mulher e gentil e rapidamente movê-la para trás e para a frente (sacudir). Esse procedimento identificará a peritonite abdominal, em geral, com menos desconforto para a paciente. Nas mulheres com DIP e peritonite, apenas o abdome inferior costuma estar envolvido. Contudo, a inflamação da cápsula hepática, que pode ocorrer na DIP, pode levar a dor no quadrante superior direito, no que se convencionou chamar síndrome de Fitz-Hugh-Curtis. Classicamente, o sintoma da peritonite é dor aguda, tipo pleurítica, no quadrante superior direito acompanhando a dor pélvica. A dor no quadrante superior direito pode ser referida ao ombro ou ao segmento proximal do braço. À ausculta, talvez seja possível identificar um ruído de atrito ao longo da borda costal anterior direita. É importante ressaltar que, se durante o exame, todos os quadrantes se mostrarem envolvidos, o médico deverá suspeitar de ruptura de abscesso tubo-ovariano.

Exames laboratoriais. Nas pacientes com dor abdominal baixa, devem ser solicitados exames direcionados ao diagnóstico de infecção pélvica ou à exclusão de outra causa para a dor. Complicações gestacionais podem ser identificadas por dosagem sérica ou urinária de gonadotrofina coriônica humana-beta. O hemograma completo é solicitado como exame base para excluir hemoperitônio como causa dos sintomas e identificar eventuais elevações na contagem de leucócitos. Nas pacientes com náuseas e vômitos significativos ou com síndrome de Fitz-Hugh-Curtis, as enzimas hepáticas podem estar normais ou ligeiramente aumentadas. Se corretamente coletado, o exame da urina afastará a possibilidade de infecção urinária. O exame direto da secreção vaginal ou do do colo uterino revelará uma cobertura de leucócitos. Nas pacientes em que houver suspeita de DIP aguda, devem ser realizados testes ectocervicais para *N. gonorrhoeae* e *C. trachomatis*, conforme descritos anteriormente (p. 86). Também deve ser realizado rastreamento para outras DSTs.

Laparoscopia. Nos países escandinavos, as mulheres com suspeita de DIP aguda são submetidas à laparoscopia para diagnóstico. Hiperemia na serosa tubária, edema da parede tubária e exsudatos purulentos com origem nas fímbrias acumulados no fundo de saco confirmam o diagnóstico.

Em razão dessa prática rotineira, Hadgu e colaboradores (1986) reuniram critérios clínicos preditivos de DIP aguda na fase pré-operatória e avaliaram sua validade pela ausência ou presença da doença à laparoscopia. Os critérios utilizados foram: (1) ser solteira, (2) massa anexial, (3) idade inferior a 25 anos, (4) temperatura axilar > 38°C, (5) *N. gonorrhoeae* cervical, (6) secreção vaginal purulenta e (7) VHS ≥ 15 mm/h. O diagnóstico clínico pré-operatório de DIP mostrou-se 97% preciso quando a paciente satisfez os sete critérios, o que permite evitar a cirurgia. Portanto, em razão do custo da laparoscopia, é razoável iniciar terapia antimicrobiana com base no diagnóstico clínico em pacientes com antecedentes e sinais físicos sugestivos de DIP aguda.

Ultrassonografia. Nas mulheres com dor e sensibilidade abdominal acentuadas, a avaliação dos órgãos do trato reprodutivo superior, durante o exame bimanual, pode ser limitada e, nesses casos, a ultrassonografia é a principal ferramenta para obtenção de imagens. É raro que se consiga obter imagens de tubas uterinas normais. Entretanto, nos casos com inflamação aguda, as tubas incham, seu lúmen é obstruído distalmente, ocorre distensão e suas paredes e dobras internas ficam espessadas (Fig. 2-17, p. 43). Os achados característicos são: (1) tuba distendida de formato ovoide repleta de líquido anecoico ou ecogênico, (2) espessamento da parede tubária, (3) septação incompleta e (4) aspecto em roda dentada quando são obtidas imagens em corte transversal de tubas inflamadas (Timor-Tritsch, 1998). A ultrassonografia também pode ser usada para identificar abscesso tubo-ovariano (ATO) ou para excluir outra patologia como fonte da dor (Molander, 2001). Nos casos com piossalpinge ou com ATO, o *power* Doppler e o Doppler colorido demonstrarão aumento do fluxo nas paredes e septos. Se a ultrassonografia não levar a um diagnóstico preciso, a tomografia computadorizada (TC) pode ser indicada (Sam, 2002). Nas pacientes com dor no quadrante superior direito sugestiva de inflamação peri-hepática, talvez haja necessidade de radiografia do tórax ou ultrassonografia do abdome superior para excluir outras patologias.

Biópsia endometrial. Nas mulheres sob suspeita de DIP aguda, alguns autores recomendam biópsia endometrial para o diagnóstico de endometrite. A presença de leucócitos polimorfonucleares na superfície endometrial correlaciona-se com endometrite aguda e de plasmócitos, com endometrite crônica. No entanto, as pacientes com leiomiomas uterinos ou pólipos endometriais e sem DIP, em geral, também apresentam plasmócitos no endométrio à biópsia endometrial, assim como praticamente todas as mulheres no quando se examina o segmento inferior do útero. Na opinião de muitos autores a biópsia de endométrio em pacientes com secreções mucopurulentas não acrescenta informações úteis capazes de alterar o diagnóstico ou o tratamento (Achilles, 2005).

Abscesso tubo-ovariano

Nos casos com infecção, a tuba uterina inflamada e supurada pode aderir ao ovário. Do ponto de vista ultrassonográfico, se tuba e ovário forem identificados e distinguidos, utiliza-se a denominação *complexo tubo-ovariano*. Se houver inflamação, perdem-se os planos teciduais e a distinção entre os dois órgãos e passa-se a utilizar a denominação *abscesso tubo-ovariano*. Os abscessos tubo-ovarianos são caracteristicamente unilaterais e podem envolver estruturas adjacentes incluindo intestino, bexiga e anexos contralaterais. Com a evolução do abscesso, o enfraquecimento da estrutura pode levar ao seu rompimento, o que causa peritonite aguda potencialmente letal. Embora a DIP seja uma causa importante de ATO, esses quadros podem se seguir à apendicite, diverticulite, doença inflamatória intestinal ou cirurgia.

Classicamente, as pacientes apresentam sinais de DIP com massa anexial ou em fundo de saco. À ultrassonografia, observa-se massa cística complexa em anexo ou no fundo de saco com paredes espessadas e irregulares, áreas de ecogenicidade mista, septações e ecos internos produzidos por debris (Figs. 2-18, p. 43 e 9-27, p. 274). Se o quadro clínico for obscuro, a TC pode agregar informações. Neste caso, é característico o achado de massa anexial com paredes espessadas e septações internas além de alterações inflamatórias circundantes (Fig. 3-20). Embora não seja usada rotineiramente como exame de imagem de ATO, a ressonância magnética geralmente revela massa pélvica complexa com baixa intensidade de sinal nas sequências ponderadas em T1 e sinal heterogêneo de alta intensidade nas sequências ponderadas em T2.

Entre os microrganismos frequentemente isolados nas culturas estão *E. coli*, *Bacteroides* spp., *Peptostreptococcus* spp., e espécies aeróbias de *Streptococcus* (Landers, 1983). Assim, para tratamento inicial de pacientes com ATO íntegro, deve-se selecionar antibioticoterapia de amplo espectro. A maioria das pacientes com ATO responde apenas à antibioticoterapia IV sem necessidade de drenagem. Em ensaios clínicos comprovou-se que muitos esquemas utilizando um único agente são efetivos para tratar DIP complicada por ATO. Entre esses esquemas estão as cefalosporinas de segunda e terceira gerações (cefoxitina, cefotetana, cefotaxima, ceftizoxima) e algumas penicilinas (piperacilina, ampicilina/sulbactam, piperacilina/tazobactam). Os esquemas combinando antibióticos são mais bem-sucedidos, Os mais empregados são clindamicina/gentamicina, com ou sem ampicilina, e ampicilina/gentamicina/metronidazol. O tratamento de uma paciente com abscesso deve incluir antibiótico parenteral até que se mantenha apirética no mínimo por 24 horas, preferencialmente, por 48 a 72 horas.

Para aquelas que não apresentarem melhora com 2 a 3 dias de tratamento, há indicação de alterar o esquema de antibióticos antes da tentativa de drenar o abscesso. Para os abscessos mais volumosos (≥ 8 cm) pode-se considerar drenagem associada à antibioticoterapia como abordagem inicial. A drenagem com assistência radiológica é um procedimento minimamente invasivo e evita os riscos elevados associados à anestesia geral e à cirurgia. Em geral, as coleções pélvicas podem ser drenadas pelas vias transabdominal, transvaginal, transglútea ou transretal sob direcionamento por TC ou por ultrassonografia além de analgesia adequada. Dependendo de tamanho e características do abscesso, seu conteúdo poderá ser retirado com aspiração por agulha ou com instalação de cateter e drenagem em curto prazo. Nos casos refratários ou não acessíveis a essas medidas mais conservadoras, há indicação de laparoscopia ou laparotomia exploratórias. Naquelas com ruptura de ATO, há necessidade de cirurgia de emergência. Os objetivos da cirurgia são drenagem do abscesso, excisão de tecidos necróticos e irrigação da cavidade peritoneal.

Como ocorre com todos os abscessos, a drenagem é chave para a melhora clínica. Embora talvez tentadora durante laparoscopia, a remoção do abscesso não é necessária a não ser que o parênquima ovariano esteja envolvido, o que é raro. A abertura eletiva do peritônio protetor e de outros planos teciduais para remoção de tecidos – particularmente do útero – na presença de infecção aguda não melhora a evolução das pacientes quando se compara à drenagem percutânea. Como

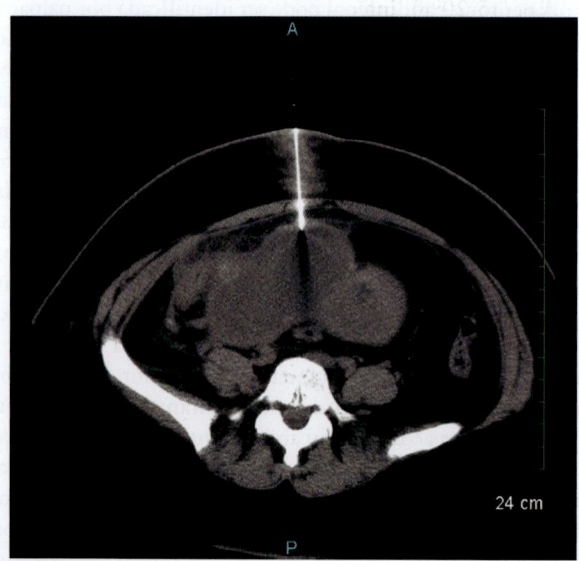

FIGURA 3-20 Tomografia computadorizada (TC) de abscesso tubo-ovariano sendo drenado por via percutânea.

comparação clínica, as glândulas de Bartholin infectadas não são removidas, mas sim drenadas e, se necessário, tratadas definitivamente mais tarde quando não estiverem infectadas.

A infecção restrita a um órgão, como na piossalpinge, responde mais favoravelmente à antibioticoterapia em razão de suprimento sanguíneo e drenagem linfática adequados. Isto é verdade mesmo quando a tuba está aderida ao ovário adjacente. Entretanto, o abscesso em fundo de saco ou entre alças provavelmente necessitará de drenagem em razão de suprimento sanguíneo e drenagem linfática deficientes e de resposta mais lenta à antibioticoterapia.

Após tratamento conservador bem-sucedido, abscessos anexiais bilaterais não equivalem a garantia de infertilidade. Em um ensaio clínico que avaliou essas pacientes, 25% delas engravidaram subsequentemente (Hemsell, 1993).

Doença inflamatória pélvica crônica

Esse diagnóstico é dado para mulheres com histórico de DIP aguda e que subsequentemente apresentam dor pélvica. A precisão desse diagnóstico, em termos clínicos, é muito menor do que para a DIP aguda. A hidrossalpinge poderia ser qualificada como um critério para esse diagnóstico. Entretanto, trata-se de diagnóstico histológico (inflamação crônica) feito por patologista. Por isso, sua utilidade clínica é restrita.

■ Tratamento da doença inflamatória crônica

Os melhores resultados são obtidos com diagnóstico precoce e tratamento rápido e apropriado. O principal objetivo da terapia é erradicar as bactérias, aliviar os sintomas e evitar sequelas. Lesão ou oclusão da tuba resultante da infecção pode causar infertilidade. A taxa após um episódio é de aproximadamente 15%; após dois episódios, 35% e após três episódios, 75% (Westrom, 1975). O risco de gravidez ectópica também aumenta em 6 a 10 vezes, podendo chegar a ser de 10% para aquelas que engravidem. Outras sequelas incluem dor pélvica crônica (15-20%), infecção recorrente (20-25%) e formação de abscessos (5-15%). Infelizmente, as mulheres com sintomas leves podem demorar dias ou semanas para se apresentar para diagnóstico ou tratamento.

Ainda é polêmico o local exato onde uma paciente deva ser tratada. Existem critérios propostos que predizem resultado melhor para determinadas pacientes com terapia antimicrobiana parenteral, no regime de internação hospitalar (Tabela 3-26). No entanto, o alto custo do tratamento hospitalar impede a hospitalização rotineira para todas as mulheres com esse diagnóstico.

Tratamento oral

Nas mulheres com apresentação leve a moderada, o tratamento ambulatorial e a terapia hospitalar produzem resultados similares. O tratamento clínico por via oral também é adequado para as mulheres com HIV e DIP. Essas pacientes apresentam as mesmas espécies bacterianas comparadas com aquelas não infectadas por HIV e a resposta à terapia é similar.

Entretanto, as mulheres que apresentam a doença em grau acima de moderado necessitam de hospitalização.

TABELA 3-26 Recomendações de hospitalização para tratamento parenteral de doença inflamatória pélvica

Adolescentes
Drogadição
Doença grave
Suspeita de abscesso
Diagnóstico duvidoso
Peritonite generalizada
Temperatura axilar > 38,3°C
Tratamento ambulatorial ineficaz
Instrumentação intrauterina recente
Contagem de leucócitos > 15.000/mm³
Náuseas/vômitos impedindo tratamento oral

Dunbar-Jacob e colaboradores (2004) demonstraram que as mulheres tratadas em regime ambulatório necessitaram de 70% das doses prescritas, por menos de 50% dos dias. Se as pacientes tiverem indicação para tratamento ambulatorial, a aplicação de uma dose parenteral inicial talvez seja benéfica. As pacientes tratadas em regime ambulatorial devem ser reavaliadas em aproximadamente 72 horas, por telefone ou pessoalmente. Se a paciente não responder à terapia oral em 72 horas, a terapia parenteral deve ser iniciada tanto para pacientes hospitalizadas quanto para aquelas em tratamento ambulatorial, se houver disponibilidade de cuidados de enfermagem domiciliar. Isto pressupõe que o diagnóstico tenha sido confirmado na reavaliação.

As recomendações do CDC para tratamento específico são encontradas na Tabela 3-27. Alguns pesquisadores supõem que os anaeróbios desempenhem um papel importante na infecção do trato superior e devam ser tratados. Assim, o metronidazol pode ser adicionado para aumentar a cobertura anaeróbia. Se a paciente apresentar VB ou tricomoníase, a adição de metronidazol será necessária, embora talvez não por 14 dias.

Tratamento parenteral

Qualquer mulher que apresente os critérios apresentados na Tabela 3-26 deve ser hospitalizada para tratamento parenteral, pelo período mínimo de 24 horas. Após este prazo, se houver disponibilidade prática, o tratamento parenteral domiciliar poderá ser uma opção razoável. Como alternativa, se a paciente responder clinicamente e houver possibilidade de que seja tratada adequadamente com algum dos esquemas apresentados na Tabela 3-27, poderá receber alta com prescrição dos medicamentos.

As recomendações para antibioticoterapia parenteral para DIP se encontram na Tabela 3-28. Dos antibióticos listados, as vias oral e parenteral de doxiciclina têm biodisponibilidade quase idêntica, mas a doxiciclina é cáustica às veias. Muitos ensaios clínicos prospectivos demonstraram que a administração isolada de qualquer uma das cefalosporinas relacionadas, sem uso de doxiciclina, resulta em cura clínica. Por essa razão, a administração de doxiciclina deve ser evitada até que a paciente

TABELA 3-27 Tratamento ambulatorial recomendado para doença inflamatória pélvica

Ceftriaxona 250 mg, IM, dose única
mais
Doxiciclina 100 mg VO, 2×/dia, por 14 dias
com ou sem
Metronidazol, 500 mg 2×/dia, por 14 dias
OU
Cefoxitina 2 g, IM com probenecida 1 g, VO, dose única
mais
Doxiciclina 100 mg, conforme acima
com ou sem
Metronidazol, conforme acima
OU
Outra cefalosporina de terceira geração IM em dose única
mais
Doxiciclina 100 mg, conforme acima
com ou sem
Metronidazol, conforme acima

Exemplos incluem ceftizoxima ou cefotaxima.
IM = intramuscular; VO = oral.
Modificada de Centers for Disease Control and Prevention, 2010b.

TABELA 3-28 Tratamento parenteral recomendado para doença inflamatória pélvica

Esquema A
Cefotetana 2 g, IV, a cada 12 h
ou
Cefoxitina 2 g, IV, a cada 6 h
mais
Doxiciclina 100 mg, VO ou IV, a cada 12 h
Esquema B
Clindamicina 900 mg, IV, a cada 8 h
mais
Gentamicina dose de ataque 2 mg/kg IM seguida por dose de manutenção de 1,5 mg/kg, a cada 8 h. É possível substituir por dose única diária de 3-5 mg/kg
Esquemas parenterais alternativos
Ampicilina/sulbactam 3 g, IV, a cada 6 h
mais
Doxiciclina 100 mg, VO ou IV, conforme acima

IV = intravenoso; VO = via oral.
Modificada a partir de Centers for Disease Control and Prevention, 2010b.

possa passar para a via oral. A recomendação é para manter a terapia parenteral até 24 horas após a paciente ter apresentado melhora clínica, e o tratamento deve prosseguir com doxiciclina oral até que se completem 14 dias. Como alternativa, se a principal razão para a administração de doxiciclina for a erradicação de *C. trachomatis*, uma dose oral de 1 g de azitromicina, administrada durante a internação hospitalar, também alcançará o objetivo.

INFECÇÃO PÓS-OPERATÓRIA

Importância e riscos clínicos

As infecções de sítios cirúrgicos continuam a ser responsáveis por grande porcentual das infecções hospitalares. A evolução com infecção pós-operatória pode resultar em período de internação dobrado ou triplicado em relação ao previsto, com morbidade significativa e aumento nos custos com a atenção à saúde. Os fatores de risco para infecção pós-operatória são variados (Tabela 3-29). Entre estes estão os relacionados ao paciente e à cirurgia, e estratégias preventivas são encontradas na Tabela 39-17 (p. 973). Entre os fatores de risco, o grau de contaminação da ferida no momento da cirurgia desempenha papel importante na gênese dessas infecções.

Como a maioria dos procedimentos cirúrgicos ginecológicos é eletiva, o ginecologista tem tempo para reduzir a inoculação microbiana. Assim, o ideal é que VB, vaginite por tricomonas, cervicite e qualquer infecção ativa dos tratos urinário ou respiratório sejam tratadas e erradicadas antes da cirurgia.

Classificação da ferida

Desde 1964, as feridas cirúrgicas são classificadas de acordo com o grau de contaminação bacteriana do sítio operatório no momento da cirurgia. À medida que o número de bactérias no sítio operatório (inoculação) aumenta, aumenta a taxa de infecção pós-operatória.

Feridas limpas

As cirurgias eletivas, realizadas por indicação não traumática, que não apresentem inflamação no sítio operatório e que evitem os tratos respiratório, alimentar e geniturinário, estão incluídas nessa categoria. Não há contaminação quando se usa técnica cirúrgica adequada. Consequentemente, a maioria das cirurgias laparoscópicas e anexiais está nessa categoria

TABELA 3-29 Fatores de risco para infecções de sítio cirúrgico pós-operatórias

Tabagismo
Perda sanguínea excessiva
Anemia pré-operatória
Situação de desvantagem socioeconômica
Paciente imunocomprometido
Cirurgia recente no sítio operatório
Obesidade (histerectomia abdominal)
Ser jovem (histerectomia vaginal)
Idosa (histerectomia abdominal)
Procedimento cirúrgico prolongado ($\geq 3,5$ h)
Instalação de corpo estranho (cateter, dreno etc.)
$HbA_{1c} > 7\%$ no pré-operatório ou TGC > 250 em diabéticos

TGC = teste de glicemia capilar; HbA_{1c} = hemoglobina A_{1c}

e, rigorosamente, a histerectomia supracervical também pode ser incluída. Sem profilaxia, as taxas de infecção variam entre 1 e 5%. A antibioticoterapia profilática *não reduz* as taxas de infecção após esses procedimentos e normalmente não deve ser realizada.

Feridas limpas contaminadas

São feridas cirúrgicas em que o trato respiratório, gastrintestinal, genital ou urinário é atingido, porém em condições controladas e sem contaminação bacteriana incomum. Os critérios ajudam a definir como a técnica cirúrgica asséptica deve ser realizada de forma adequada. As taxas de infecção variam de 5 a 15%. Neste grupo está a maioria dos procedimentos ginecológicos, incluindo histerectomia total, conização cervical e dilatação e curetagem (D&C). Desses procedimentos ginecológicos, a histerectomia é o mais frequentemente seguido por infecção do sítio cirúrgico. Esses procedimentos costumam ser eletivos, e apenas a histerectomia requer profilaxia antimicrobiana para reduzir as taxas de infecção pós-operatória (Tabela 39-6, p. 959) (American College of Obstetricians and Gynecologists, 2009).

Feridas contaminadas

Os casos clássicos desta categoria incluem feridas acidentais, recentes e abertas, além de cirurgias em que a técnica asséptica não foi realizada adequadamente ou houve grande derramamento do conteúdo gastrintestinal, e em incisões onde é encontrada inflamação aguda e não purulenta (Mangram, 1999). As taxas de infecção aproximam-se de 10 a 25%. Por esse motivo, é necessário um mínimo de 24 horas de antibioticoterapia perioperatória e possibilidade de optar por fechamento tardio da ferida. A laparoscopia ou a laparotomia realizada para tratamento de salpingite aguda deve ser incluída nessa categoria. Se houver abscesso, a ferida é considerada suja.

Feridas sujas

São, de modo geral, feridas traumáticas antigas ou aquelas que envolvem infecção clínica já existente ou víscera perfurada. Esses sítios cirúrgicos são clinicamente infectados na hora da cirurgia, e as taxas de infecção variam de 30 a 100%. Portanto, é necessária antibioticoterapia terapêutica.

■ Classificação das infecções de sítio cirúrgico

Em 1992, o CDC definiu as infecções de sítio cirúrgico (ISCs) adquiridas em hospital. Elas foram modificadas por Horan e outros pesquisadores no mesmo ano. A Joint Commission (JC) atualmente está enfatizando essa morbidade durante seu processo de credenciamento dos hospitais. Por isso, os hospitais estão mais atentos para as taxas de infecção e para as taxas individuais dos cirurgiões. Na classificação das ISCs, existem duas categorias, incisional e de órgão/cavidade (Fig. 3-21). O grupo incisional está subdividido em classes: superficial e profunda. Os critérios para cada categoria estão detalhados na Tabela 3-30.

Órgão/cavidade

Essas infecções desenvolvem-se em cavidades ou órgãos diferentes daqueles abertos pela incisão original ou manipulados durante o procedimento cirúrgico. Entre os locais específicos estão cúpula vaginal, trato urinário e sítios intra-abdominais. É importante observar que as infecções da cúpula vaginal estão inseridas na classe incisional superficial, e a parametrite é classificada como infecção incisional profunda (Figs. 3-22 e 3-23). Por outro lado, as infecções pélvicas, como infecção anexial, abscesso pélvico ou hematoma pélvico infectado, estão na categoria de infecção de órgão/cavidade (Figs. 3-24 e 3-25).

■ Diagnóstico

Morbidade febril

A definição mais frequente para morbidade febril é temperatura oral ≥ 38°C em duas ou mais ocasiões, com quatro horas ou mais de intervalo e 24 horas ou mais após a cirurgia. Essa condição é observada na maioria das vezes após histerectomia, em especial histerectomia abdominal; em geral, não está associada a outros sintomas ou sinais de infecção e não necessita de terapia antimicrobiana. Ela tem sido relatada em até 40% das mulheres após histerectomia abdominal e em quase 30% após histerectomia vaginal com antibioticoterapia profilática. Na ausência de outros sintomas ou sinais de infecção, o quadro se resolve espontaneamente sem necessidade de tratamento com antibióticos.

Um sítio não cirúrgico remoto também pode ser a origem da febre. Aqui estão incluídas complicações pulmonares, flebite em sítio IV e infecção em trato urinário. Assim, as mulheres que evoluem com elevação recorrente da tem-

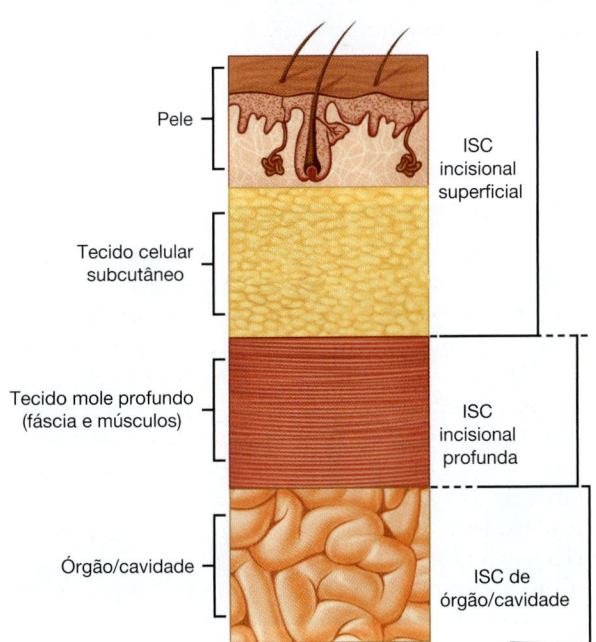

FIGURA 3-21 Anatomia e classificação das infecções de sítio cirúrgico (ISC). (*Redesenhada a partir de Mangram, 1999.*)

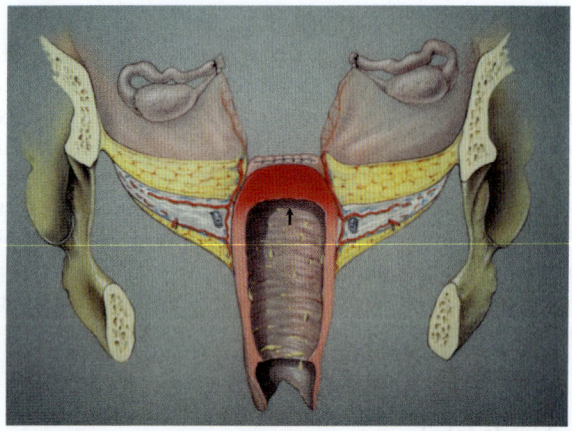

FIGURA 3-22 Celulite de cúpula vaginal. A margem vaginal cirúrgica (*seta*) está edemaciada, hiperemiada e dolorida, com secreção purulenta na vagina. Paramétrios e anexos são normais durante exame bimanual realizado com delicadeza.

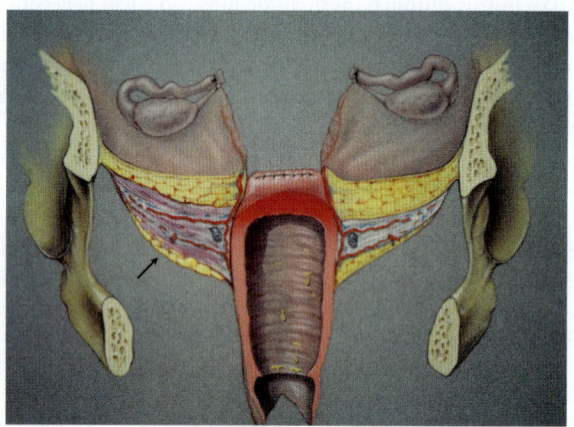

FIGURA 3-23 Celulite pélvica no paramétrio direito (*seta*). O paramétrio encontra-se endurecido e doloroso à palpação; sem presença de massa.

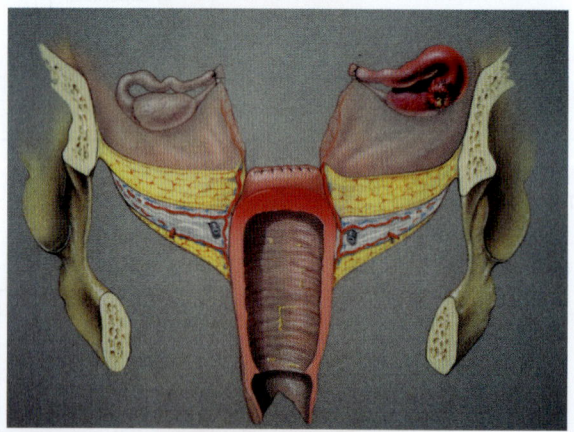

FIGURA 3-24 Infecção anexial após histerectomia. Os paramétrios estão normais. Identifica-se sensibilidade dolorosa sem que haja massa na região do anexo, e sua localização depende do procedimento cirúrgico.

peratura requerem a coleta da história de todo o período e exame físico cuidadoso realizado pelo cirurgião, buscando não apenas causas cirúrgicas, mas também não cirúrgicas (Cap. 39, p. 971).

Dor

Dor no sítio cirúrgico (incisional, abdominal inferior, pélvica e/ou lombar) após a cirurgia é normal. Pacientes que desenvolvem uma infecção no sítio cirúrgico relatam aumento da dor nessa área e aumento da dor durante o exame físico. Para a maioria das pacientes ginecológicas com infecção pélvica, a dor é descrita como abdominal inferior profunda e/ou pélvica. Os sítios de infecção mais comuns que exigem terapia antimicrobiana são os paramétrios e a margem cirúrgica vaginal. Abscesso pélvico ou hematoma pélvico infectado são menos comuns, e a dor é central. A dor associada à infecção da incisão abdominal está localizada na incisão.

Exame físico

A palpação abdominal é parte integrante do diagnóstico de ISC em ginecologia. O cirurgião procura evitar a incisão abdominal, se houver, apalpando gentil e profundamente o abdome inferior acima do sítio cirúrgico de histerectomia e normalmente revela o desconforto da paciente. A presença de dor não significa abdome cirúrgico agudo ou infecção. No período pós-operatório imediato, essa dor é esperada e deve se reduzir com rapidez. As mulheres que evoluem com celulite pélvica ou celulite de cúpula sentirão mais dor com a compressão suave da parede abdominal inferior sobre a área infectada. A dor pode ser bilateral, mas é mais comum e mais acentuada em um lado do que no outro. Os sinais peritoneais não estão presentes. A celulite envolvendo paramétrio, anexos ou cúpula vaginal não está associada a uma massa.

Na ausência de sensibilidade ao toque e de dor abdominal inferior crescente, o exame bimanual não é necessário em caso de elevação de temperatura assintomática. No entanto, com a combinação de febre, desconforto crescente e dor de instalação recente o exame bimanual é necessário para identificar com precisão o sítio da infecção e para excluir ou diagnosticar uma massa. Em geral, o exame especular não é necessário, e os achados visuais são similares com ou sem infecção. Assim como para o exame pélvico, a maioria das informações no exame bimanual é obtida pelos dedos na vagina.

Se a paciente estiver com sensibilidade a ponto de impedir o exame adequado, há indicação para ultrassonografia vaginal. A função intestinal, em geral, não é alterada por celulite de tecido mole, mas pode ser por abscesso pélvico ou hematoma pélvico infectado.

Cultura

As infecções pélvicas após histerectomia são polimicrobianas, e, sendo assim, é difícil identificar os verdadeiros patógenos. Pesquisas demonstraram que as bactérias coletadas por via transvaginal da pelve de mulheres clinicamente infectadas e não infectadas são similares. Portanto, a cultura transvaginal de rotina em mulheres com celulite de cúpula ou pélvica não acrescenta informação útil. Além disso, o cirurgião não deve

TABELA 3-30 Critérios para definição das infecções de sítio cirúrgico

Incisional superficial
Envolve apenas os tecidos superficiais
Ocorre nos primeiros 30 dias após o procedimento cirúrgico
Características:
  Drenagem purulenta ou bactérias em cultura de tecido ou líquido
  Sinais ou sintomas
    Aumento da sensibilidade ou dor
    Calor ou rubor
    Edema localizado
    Necessidade de abertura da incisão superficial
  O diagnóstico de infecção superficial é feito pelo cirurgião
Abscessos nos pontos da sutura não estão incluídos nessa categoria
Celulite de cúpula vaginal deve ser incluída aqui (ver Fig. 3-22)

Incisional profunda
Envolve músculo da parede abdominal e fáscia
Ocorre nos primeiros 30 dias após o procedimento cirúrgico
Características:
  Drenagem purulenta a partir de incisão profunda, mas não de órgão ou cavidade, no sítio cirúrgico
  Deiscência espontânea da incisão profunda ou necessidade de abertura da ferida feita pelo cirurgião, quando a paciente apresentar, pelo menos, um dos seguintes sinais ou sintomas:
    Temperatura axilar ≥ 38°C
    Dor ou sensibilidade à palpação localizadas
  Presença de abscesso ou de outra infecção identificada por reoperação, exame histopatológico ou por imagem
  Diagnóstico é feito pelo cirurgião
Parametrite (celulite pélvica) deve ser incluída nesta categoria (ver Fig. 3-23)

Órgão/cavidade
Ocorre nos primeiros 30 dias após o procedimento cirúrgico
Características:
  Drenagem purulenta por meio de dreno colocado na ferida do órgão/cavidade
  Bactérias coletadas do tecido ou de líquido do órgão/cavidade
  Presença de abscesso ou de outra infecção identificada por reoperação, exame histopatológico ou por imagem
  Diagnóstico feito pelo cirurgião

Modificada de Mangram, 1999, com permissão.

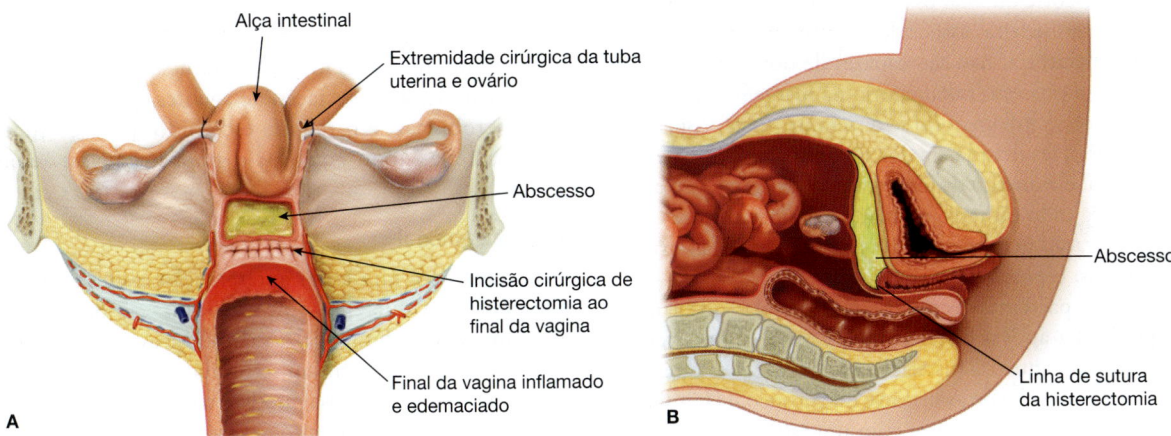

FIGURA 3-25 Ilustração de abscesso ou hematoma infectado extraperitoneal e localizado na parte superior das margens da vagina. Um abscesso anexial ou intraperitoneal pode estar presente, embora isso seja raro. **A**. Corte coronal. **B**. Corte sagital.

esperar pelos resultados da cultura para iniciar a terapia empírica com antibiótico de amplo espectro. Entretanto, se a terapia inicial foi parcialmente eficaz ou foi ineficaz, a cultura identificará com maior precisão o(s) patógeno(s), uma vez que a terapia terá erradicado outras espécies. O esquema antibiótico deve ser alterado, e os resultados da cultura podem direcionar essa mudança.

Em contrapartida, o líquido obtido de abscesso ou de hematoma infectado deve ser enviado para cultura, já que essas espécies têm menor chance de serem contaminantes com origem vaginal. O mesmo se aplica para qualquer líquido ou material purulento presente em uma incisão abdominal.

Infecções específicas

Celulite de cúpula vaginal

Essencialmente essa infecção sempre ocorre na margem cirúrgica vaginal após histerectomia. A reação cicatricial normal é caracterizada por dilatação dos pequenos vasos, o que resulta em eritema e calor. Ocorre estase vascular com extravasamento endotelial, resultando em edema intersticial, o que causa induração. Essa região fica dolorida, a avaliação microscópica direta com preparação salina revela numerosos leucócitos e observa-se leucorreia purulenta na vagina. Em geral, esse processo regride espontaneamente e não exige tratamento.

As poucas mulheres que necessitam de tratamento, em geral, são aquelas que se apresentam após a alta hospitalar com dor no abdome inferior, leve mas crescente, de início recente, além de secreção vaginal amarela. Os achados citados são acompanhados pela impressão de que a cúpula vaginal está mais dolorida do que seria esperado para esse momento da evolução após o procedimento cirúrgico. Nestes casos, há indicação de antibioticoterapia por via oral com um único agente de amplo espectro (Tabela 3-31). A paciente deve ser reavaliada em alguns dias para verificação da eficácia terapêutica. A reavaliação pode ser feita por telefone ou com exame presencial, se necessário.

Celulite pélvica

Essa é a infecção mais comum após histerectomia vaginal ou abdominal. Ocorre quando os mecanismos de defesa humoral e celular da hospedeira, associados à antibioticoterapia profilática pré-operatória, não são capazes de dominar o inóculo bacteriano e o processo inflamatório na margem cirúrgica vaginal. O processo inflamatório se dissemina pela(s) região(ões) parametrial(is), resultando em dor abdominal inferior, desconforto regional e aumento da temperatura. Em geral, isso acorre durante o segundo ou terceiro dia de pós-operatório. Não há sinais de irritação peritoneal, e o intestino e a função urinária estão normais. É possível haver anorexia.

Como as pacientes recebem alta hospitalar no primeiro ou segundo dia após a histerectomia vaginal, é possível que estejam em casa antes da instalação dos sintomas, o que as faz retornar para consulta de avaliação e diagnóstico. Há indicação de hospitalização e tratamento com um esquema de antibiótico intravenoso de amplo espectro até que a paciente esteja sem febre por 24 a 48 horas, quando poderá receber alta e voltar para casa (ver Tabela 3-31).

TABELA 3-31 Esquemas antimicrobianos empíricos para as infecções após cirurgias ginecológicas

Esquema	Posologia
Agente intravenoso único	
Cefalosporinas	
Cefoxitina	2 g, a cada 6 h
Cefotetana	2 g, a cada 12 h
Cefotaxima	1-2 g, a cada 8 h
Penicilina com ou sem inibidor da β-lactamase	
Piperacilina	4 g, a cada 6 h
Piperacilina/tazobactam	3,375 g, a cada 6 h
Ampicilina/sulbactam	3 g, a cada 6 h
Ticarcilina/clavulanato	3,1 g, a cada 4-6 h
Carbapenemas	
Imipeném/cilastatina	500 mg, a cada 8 h
Meropenem	500 mg, a cada 8 h
Ertapenem	1 g, 1×/dia
Agentes intravenosos associados	
Metronidazol	Dose de ataque: 15 mg/kg; dose de manutenção: 7,5 mg/kg, a cada 6 h
Ampicilina	2 g, a cada 6 h
Gentamicina	3-5 mg/kg, 1×/dia
ou	
Clindamicina	900 mg, a cada 8 h
Gentamicina	3-5 mg/kg, 1×/dia
com ou sem ampicilina	2 g a cada 6h
Monoterapia oral	
Amoxicilina/clavulanato	875 mg, 2×/dia
Levofloxacina	500 mg, 1×/dia
Clindamicina	300 mg, a cada 6 h
Metronidazol	500 mg, a cada 6 h

A maioria das pacientes que necessitam de hospitalização para antibioticoterapia intravenosa recebe alta com a prescrição de 5 a 7 dias de antimicrobiano por via oral. Em ensaios prospectivos randomizados, os esquemas terapêuticos com um único agente mostraram-se tão eficazes quanto os esquemas com associação de agentes. Essas infecções são polimicrobianas, e o regime escolhido deve ter cobertura para bactérias gram-positivas e gram-negativas, aeróbias e anaeróbias.

Infecção anexial

Essa infecção é rara e sua apresentação é similar à da celulite pélvica. A diferença está na localização da dor durante o exame pélvico bimanual. A cúpula e as áreas parametriais geralmente não apresentam sensibilidade dolorosa, mas a região dos anexos, sim. Essa infecção também pode ocorrer após ligadura tubária, tratamento cirúrgico para gravidez ectópica ou outra cirurgia anexial. Os esquemas empíricos de antibioticoterapia são idênticos àqueles descritos para celulite pélvica (ver Tabela 3-31).

Abscesso ovariano

Uma complicação rara, mas potencialmente letal, principalmente após histerectomia vaginal, é o abscesso ovariano. É possível que essa infecção ocorra quando a cirurgia é realizada na fase proliferativa de ciclo menstrual ovulatório, em que os ovários estão bem próximos da margem cirúrgica vaginal. Como esperado, a celulite de cúpula ocorre normalmente; contudo, quando há a ovulação, as bactérias na área ganham acesso ao sítio da ovulação e ao corpo lúteo. Normalmente o corpo lúteo torna-se hemorrágico, e o sangue nesse cisto funcional é um meio ideal para o crescimento bacteriano.

As pacientes que desenvolvem esse abscesso apresentam um curso pós-operatório essencialmente normal até aproximadamente 10 dias após a cirurgia. A partir daí, passam a sentir dor abdominal baixa unilateral aguda, que se torna generalizada. Esses sintomas refletem ruptura do abscesso e desenvolvimento de peritonite abdominal generalizada. É comum a evolução com septicemia, que é uma emergência ginecológica. Há indicação para laparotomia exploratória imediata, com administração pré-operatória e continuada de antibióticos de amplo espectro, esvaziamento do abscesso e remoção do ovário afetado e da tuba uterina adjacente, caso estejam facilmente acessíveis. Após a alta hospitalar, a antibioticoterapia normalmente é mantida por via oral por mais cinco dias. Este prazo pode variar em função do quadro clínico.

Da mesma forma, raramente as mulheres desenvolvem abscesso tubo-ovariano (em geral, uma piossalpinge) idêntico àquele observado como resultado final de DIP aguda. Esse processo pode ser tratado clinicamente com antimicrobianos intravenosos, quase sempre sem necessidade de cirurgia, exceto se houver ruptura durante a evolução. A antibioticoterapia combinada deve ser mantida até que a paciente se mantenha sem febre por 48 a 72 horas. Nesse momento, é possível a troca para agentes por via oral, a serem mantidos em regime ambulatorial até completar duas semanas de tratamento. As pacientes diagnosticadas com ATO devem ser reavaliadas aproximadamente três dias após a alta hospitalar e, novamente, 1 e 2 semanas depois, para comprovar a resolução do abscesso.

Abscesso pélvico/hematoma pélvico infectado

O abscesso pélvico sem envolvimento de estrutura anexial também é raro. Há décadas, antes de ser rotina a administração profilática de antimicrobianos, as margens cirúrgicas vaginais eram suturadas de maneira a criar uma cúpula aberta. Esse método eliminava o espaço fechado entre a vagina e o peritônio. Caso não fosse realizado, este espaço permitiria acúmulo de até 200 mL de sangue, de soro e/ou de linfa entre a margem vaginal e o peritônio após histerectomia. Esses líquidos propiciavam um meio excelente para o supercrescimento de bactérias inoculadas nos tecidos adjacentes durante o procedimento cirúrgico. Como resultado, antes da introdução de antibioticoterapia profilática, as taxas de infecção pélvica após histerectomia eram altas, cerca de 60%, e até 10% dessas infecções eram abscessos de cúpula. Entretanto, a administração profilática pré-operatória de antibióticos, reduziu essas taxas de infecção após histerectomia, independentemente de a cúpula ficar aberta ou fechada.

A histerectomia também pode ser complicada por hematoma pélvico infectado. Nesses casos, a dosagem de hemoglobina no primeiro dia de pós-operatório geralmente está significativamente abaixo do previsto para a perda sanguínea intraoperatória. Na maioria dos casos, não há necessidade de reoperação, sendo suficiente repor líquidos ou hemoderivados, conforme descrito no Cap. 40 (p. 1.006). Este grupo de pacientes tem maior risco de evoluir com infecção de hematoma pélvico.

As pacientes com hematoma infectado evoluem com febre baixa (> 37,8°C) como sinal inicial, de modo diferente do que ocorre nas mulheres que desenvolvem celulite tecidual após cirurgia, cujo sintoma precoce da infecção é dor e não febre. Por este motivo, as pacientes com redução inexplicável da hemoglobina no pós-operatório devem receber alta com instruções para monitorar sua temperatura duas vezes ao dia por aproximadamente uma semana. Essas pacientes são orientadas a retornar para avaliação caso sua temperatura esteja ≥ 37,8°C. A dor é um sintoma tardio nesses casos.

Os sinais e sintomas de abscessos pélvicos ou de hematoma infectado localizam-se na linha média, e é possível identificar uma massa na região central. A ultrassonografia transvaginal pode dimensionar as massas com precisão (Fig. 3-26). Faz-se necessária a reinternação hospitalar para tratamento em ambos os casos. Também há indicação para antibioticoterapia com associação de agentes, e o esquema selecionado deve cobrir aeróbios e anaeróbios gram-positivos e gram-negativos. Além disso, se possível, a abertura da margem cirúrgica vaginal para drenagem, ajuda no tratamento e acelera a resposta da paciente. Em geral, em princípio, isso pode ser feito na sala de curativos, evitando o retorno à sala de cirurgia. Se necessário, os abscessos podem ser drenados com direcionamento por ultrassonografia transvaginal ou no centro cirúrgico. Esses abscessos ou hematomas infectados costumam ficar restritos à cavidade extraperitoneal, e a paciente geralmente não desen-

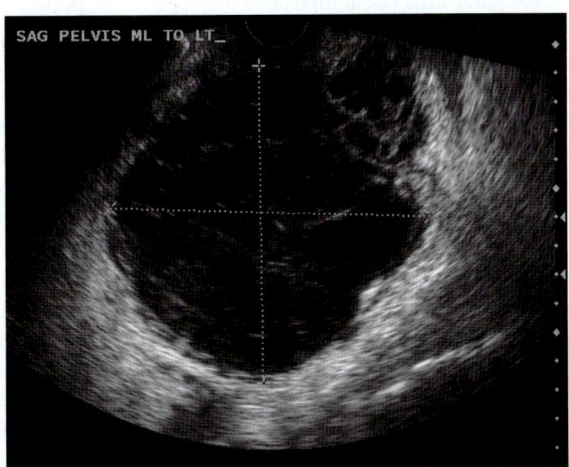

FIGURA 3-26 Ultrassonografia transvaginal de hematoma pélvico infectado após histerectomia. Essa coleção de sangue e coágulos com 11 × 12 cm foi drenada por via vaginal no centro cirúrgico. (*Imagem cedida pela Dra. Elysia Moschos.*)

volve peritonite. Algumas delas podem apresentar diarreia em razão da proximidade com o reto, que, em geral, encontra-se adjacente à cavidade infectada.

Ambas as infecções normalmente não se apresentam antes que a paciente receba alta hospitalar. Há indicação para antibioticoterapia com associação de agentes até que a paciente se mantenha apirética por 48 a 72 horas. Só então é possível substituir antibióticos IV por agentes administrados por via oral, que devem ser mantidos até que se completem duas semanas de tratamento, nos casos em que o abscesso não tenha sido drenado. Nos casos drenados, os agentes administrados por VO podem ser mantidos por 5 a 7 dias após o uso de antibióticos IV. Em geral as pacientes são reavaliadas três dias após a alta hospitalar e novamente após 1 a 2 semanas para comprovar a resolução da infecção.

Infecção na incisão abdominal

A localização superficial e facilmente acessível dessa infecção ajuda no seu diagnóstico. Embora a infecção na incisão abdominal possa se desenvolver isoladamente ou associada à infecção pélvica após histerectomia abdominal, raramente ocorre após outros procedimentos ginecológicos. Diferentemente da infecção pélvica, a incidência dessa infecção não é alterada pela profilaxia antimicrobiana. Os fatores de risco incluem obesidade, uso excessivo de eletrocirurgia com coagulação, drenagens passivas e inflamação concomitante na pele no momento da incisão.

As incisões abdominais costumam ser as mais desconfortáveis imediatamente após cirurgia ginecológica, mas a dor deve diminuir a cada dia. Rubor e calor são os primeiros sinais físicos dessa infecção, que, em geral, é diagnosticada no quarto ou quinto dia de pós-operatório – novamente, depois da alta hospitalar. É possível o desenvolvimento de hematoma ou seroma na incisão da parede abdominal sem que haja infecção. Se essas coleções forem grandes, há indicação de abertura da incisão e esvaziamento para evitar infecção nesses fluidos. Assim como com seromas ou hematomas, o pus requer abertura da incisão para assegurar uma fáscia intacta.

Drenagem e cuidados locais costumam ser a base do tratamento bem-sucedidao para infecção, hematoma ou seroma de incisão abdominal. A ferida deve ser irrigada com soro fisiológico. Iodopovidona, gaze iodoformada, peróxido de hidrogênio e solução diluída de hipoclorito de sódio (solução de Dakin) devem ser evitados por serem cáusticos aos tecidos em cicatrização. Entretanto, alguns autores recomendam seu uso precocemente seguido por irrigação com soro fisiológico. Umedecer as bandagens secas estimula a proliferação de fibroblastos e o desenvolvimento de tecido granular saudável. Molhar o curativo antes da sua retirada, além de facilitar a remoção, reduz o desconforto da paciente. Nessa fase, se não houver infecção, pode-se considerar a cicatrização por segunda intenção. Há dispositivos de fechamento de ferida a vácuo (VAC, de *vacuum-assisted closure*) (Wound VAC, Kinetic Concepts International, San Antonio, TX) disponíveis para áreas mais extensas de lesão ou lesões mais graves que respondem mais lentamente (ver Capítulo 39, p. 974).

Se houver celulite de tecidos moles adjacente à incisão, há indicação de antibioticoterapia. Se a cirurgia inicial foi um procedimento limpo, o predomínio é de *Staphilococcus* sp. Após procedimentos limpos-contaminados ou sujos, entre os microrganismos isolados estão bactérias gram-negativas – *E. coli, P. aeruginosa* e espécies de *Enterobacter* – e gram-positivas, particularmente, espécies de *Staphilococcus* e de *Enterococcus* Kirby, 2009). Nessas infecções, os anaeróbios em geral não se destacam como patógenos, mas podem estar presentes, especialmente após histerectomia. Assim, essas infecções com frequência são polimicrobianas. Os esquemas de antibióticos encontrados na Tabela 3-31 são adequados. É importante ressaltar que o número de infecções causadas por SARM aumentou drasticamente, e deve-se considerar a cobertura para esse patógeno. Entre os antibióticos adequados para tratar SARM estão vancomicina ou clindamicina para as infecções complicadas, e trimetoprima-sulfametoxazol, clindamicina, doxiciclina ou minociclina, para as infecções não complicadas. Os novos agentes aprovados pela FDA para tratamento de infecções complicadas por SARM são linezolida, daptomicina, telavancina, quinupristina/dalfopristina e tigeciclina. Esses novos fármacos têm custo elevado e prescrição restrita de especialistas em doenças infecciosas.

Síndrome do choque tóxico

Esta condição, causada por uma toxina (TSS toxina-1) produzida pelo *Staphylococcus aureus*, aparece aproximadamente dois dias após a cirurgia ou no início da menstruação. O surgimento associado à menstruação foi inicialmente relacionado aos tampões superabsorventes. A vagina precisará estar colonizada por uma cepa toxigênica de estafilococos e a paciente deverá carecer de anticorpo específico que possa bloquear o superantígeno.

As síndromes clássicas de choque tóxico menstrual ou não menstrual têm sintomas clínicos, achados físicos e resultados laboratoriais idênticos. As mulheres se queixam de febre, mal-estar e diarreia. Além dos sinais mínimos de infecção na ferida, se pós-operatória, a paciente apresenta hiperemia conjuntival e de faringe sem purulência. Em geral, a língua encontra-se avermelhada e observa-se eritema da pele sobre o tronco sem dor ou prurido. A temperatura axilar costuma estar acima de 38,8°C, e hipotensão ortostática ou choque podem estar presentes. Essa síndrome resulta de citocinas do hospedeiro liberadas em resposta às propriedades superantigênicas da toxina. Os critérios para esse diagnóstico estão relacionados na Tabela 3-32.

A ferida, se presente, deve ser tratada como qualquer outra. Especificamente, deve ser realizada cultura para confirmar a presença de *S. aureus*. No entanto, outras culturas (p. ex., sangue, orofaringe e líquido cerebrospinal) terão resultado negativo. Para satisfazer critérios específicos, a paciente deve apresentar todos os critérios maiores e pelo menos três critérios menores. Se houver suspeita precoce e o tratamento for iniciado, é possível que a síndrome não se desenvolva em toda a sua plenitude.

Embora haja indicação de tratamento com um antibiótico específico para estafilococo, a principal característica da terapia

TABELA 3-32 Critérios para diagnóstico da síndrome do choque tóxico

Critérios maiores
- Hipotensão
- Síncope ortostática
- PA sistólica < 90 mmHg para adultos
- Eritroderma macular difuso
- Temperatura axilar ≥ 38,8°C
- Descamação tardia da pele, em especial nas mãos, palmas e plantas (1-2 semanas depois)

Critérios menores (envolvimento do sistema orgânico)
- Gastrintestinal: diarreia ou vômitos
- Membranas mucosas: eritema oral, faringeano, conjuntival e/ou vaginal
- Muscular: mialgia ou nível de creatinina-fosfoquinase duas vezes acima do normal
- Renal: ureia e creatinina duas vezes acima do normal ou > 5 leucócitos/HPF na urina, sem ITU concorrente
- Hematológico: contagem de plaquetas < 100.000/mm^3
- Hepático: níveis séricos de AST, ALT e/ou bilirrubina duas vezes acima do normal
- Sistema nervoso central: consciência alterada ou desorientação sem sinais de localização focal

PA = pressão arterial; HPF = campo microscópico de alta resolução (de *high-powered field*); AST = aspartato transaminase; ALT = alanina transaminase; ITU = infecção do trato urinário.

é suporte global sistêmico com reposição de grandes volumes e eletrólitos intravenosos para substituir as perdas hidreletrolíticas corporais maciças decorrentes de diarreia, derrame capilar e perdas insensíveis. Essas pacientes podem desenvolver edema significativo e são mais bem tratadas em uma unidade de terapia intensiva. Mesmo com tratamento adequado, a taxa relatada de óbito tem sido alta, em torno de 5%, em razão de síndrome do desconforto respiratório agudo (SDRA), coagulação intravascular disseminada (CIVD) ou hipotensão não responsiva à terapia, causando insuficiência do miocárdio. Essa síndrome também pode surgir após procedimentos cirúrgicos ginecológicos, como D&C, histerectomia, suspensão uretral e ligadura tubária.

A sorologia para febre maculosa das Montanhas Rochosas, sarampo e leptospirose deve ser negativa. Infecções virais e por estafilococo do grupo A podem ter apresentação similar.

Fasceíte necrosante

Embora descrita na década de 1870, esta patologia só foi nomeada em 1952 por um cirurgião do Parkland Hospital (Wilson, 1952). Recebeu várias denominações, inclusive gangrena hospitalar, gangrena cutânea aguda, gangrena estreptocócica aguda, gangrena de Meleney, erisipela gangrenosa e erisipela necrosante. Os fatores de risco para essa infecção de incisão pós-operatória são os seguintes: idade acima de 50 anos, cardiopatia esclerótica, diabetes melito, obesidade, doença debilitante, tabagismo e terapia por radiação anterior, todos associados à redução da perfusão tecidual. Também tem sido relatada depois de esterilização tubária, no sítio do cateter suprapúbico após histerectomia e até mesmo sem cirurgia, em especial nas infecções da vulva de mulheres diabéticas obesas. Apenas cerca de 20% dos casos acontecem após cirurgia, e a maioria ocorre após lesões menores ou picadas de insetos. As bactérias isoladas em mulheres com essa infecção após cirurgia são similares àquelas obtidas em qualquer sítio com infecção ginecológica pós-operatória, ou seja, predominantemente *E. coli*, *E. faecalis*, *Bacteroides spp*, *Peptostreptococcus spp*, *S. aureus*, estreptococos hemolíticos dos grupos A e B e Enterobacteriaceae.

Embora essa infecção incisional superficial se inicie como qualquer outra infecção pós-operatória com dor e eritema, a característica para sua identificação é a necrose subcutânea e fascial superficial, manifestada por edema tecidual excessivo nas áreas adjacentes (Tabela 3-33). Há formação de vesículas ou bolhas no tecido que se tornou avascular e perdeu a cor. É comum o surgimento de transudato cinza-claro. A destruição tecidual é mais extensa do que a evidenciada pelo exame superficial. A pele desliza sobre o tecido subjacente e, se incisada, como não há vascularização, não se observa sangramento. É possível haver quadro toxêmico sistêmico. Deve-se radiografar a área infectada antes do tratamento para excluir a presença de gás no tecido, produzido pelo *Clostridium perfringens* ou outras espécies clostridiais. A presença dessas bactérias, em geral, está associada à mionecrose.

Embora seja necessária a administração de antibióticos; o fundamental para o tratamento é o reconhecimento rápido do

TABELA 3-33 Critérios para o diagnóstico de fasceíte necrosante

- Trombose microvascular sem oclusão dos vasos maiores
- Necrose extensa da fáscia superficial debilitando a pele normal
- Ausência de clostrídeo na ferida e/ou na cultura sanguínea
- Sem envolvimento muscular
- Infiltração intensa de leucócitos no tecido subcutâneo necrótico
- Reação tóxica sistêmica de moderada a grave

problema com remoção cirúrgica imediata do tecido desvitalizado até alcançar tecido que sangre normalmente. Isso pode resultar em excisão de áreas extensas de tecido, com desfiguração significativa. No entanto, postergar a cirurgia para esperar pela atividade antimicrobiana apenas aumentará o volume de tecido morto. As taxas de fatalidade iniciais para as pacientes com essa infecção chegam a 80%, de acordo com Stone e Martin (1972).

As feridas são deixadas abertas e tratadas como infecções em feridas, conforme descrito anteriormente, com hidroterapia local ou utilização do sistema VAC. Muitas vezes é necessária a assistência de um cirurgião geral para possível enxerto.

OUTRAS INFECÇÕES GINECOLÓGICAS

Abscesso vulvar

Essas infecções surgem de forma similar a de outros abscessos superficiais, mas têm potencial para expansão significativa em razão do tecido conectivo frouxo nas camadas subcutâneas dessa região. Entre os fatores de risco estão diabetes melito, obesidade, raspagem perineal e imunossupressão. As bactérias mais isoladas são *Staphilococcus*, estreptococos do grupo B e *Enterococcus* spp., assim como *E. coli* e *P. mirabilis*. É importante ressaltar que Thurman (2008) e Kilpatrick (2010) e seus colaboradores isolaram SARM em 40 a 60% dos abscessos vulvares examinados por cultura.

Nos estágios iniciais, a celulite circundante pode ser o achado mais evidente sem que se identifique qualquer abscesso. Nesses casos, banhos de assento e antibióticos orais são considerados opções aceitáveis. Quando presentes, os abscessos pequenos podem ser tratados com incisão e drenagem, enchimento (*packing*) do abscesso, se indicado, e antibioticoterapia por via oral para tratar a celulite circundante. Para infecções não complicadas, os medicamentos a serem escolhidos devem ter amplo espectro e cobertura para SARM. Trimetoprima-sulfametoxazol pode ser usado isoladamente. A associação de dois antibióticos, como clindamicina ou doxiciclina com uma cefalosporina de segunda geração ou uma fluoroquinolona, também é uma opção aceita, entre outras. Entretanto, para as pacientes imunossuprimidas ou com diabetes melito, há indicação frequente de hospitalização e antibioticoterapia intravenosa em razão dos riscos aumentados de evolução para fasceíte necrosante nessas pacientes.

Os abscessos volumosos normalmente requerem admissão hospitalar para drenagem sob anestesia. Com isso, obtém-se controle adequado da dor para a drenagem do abscesso e para exploração de sua cavidade para rompimento de áreas loculadas de pus, conforme descrito na Seção 41-21 (p. 1.068). A antibioticoterapia IV deve ser de amplo espectro e incluir cobertura para SARM (Tabela 3-31).

Abscesso em ducto da glândula de Bartholin

Essa infecção é tratada primariamente por drenagem (Fig. 3-27). A drenagem normalmente pode ser realizada em regime ambulatorial e será descrita em detalhes na Seção 41-18 (p. 1.063). É frequente a associação de antibióticos para tratamento da celulite em tecidos circundantes. As bactérias mais comumente isoladas desses abscessos são os anaeróbios *Bacteroides* e *Peptostreptococcus* spp e os aeróbios *E. coli*, *S. aureus* e *E. faecalis*. *N. gonorrhoeae* e *C. trachomatis* também podem ser identificadas (Patil, 2007; Pundir, 2008). A cobertura polimicrobiana deve ser escolhida de acordo, e o tratamento com fármaco único por via oral em regime ambulatorial aceitável inclui, entre outros, trimetoprima-sulfametoxazol, amoxicilina-clavulanato, cefalosporinas de segunda geração ou fluoroquinolonas, tal como ciprofloxacino. Na maioria dos casos, envia-se material para cultura e procede-se a rastreamento para doenças sexualmente transmissíveis.

Infecção por *Actinomyces*

Actinomyces israelii é uma bactéria anaeróbia, gram-positiva, de crescimento lento, que raramente causa infecção ou abscesso. Faz parte da flora normal da genitália de mulheres saudáveis (Persson, 1984). Alguns autores a encontraram com maior frequência na flora vaginal de pacientes com DIU, e as taxas de colonização aumentam com a duração do uso do DIU (Curtis, 1981). Os *Actinomyces* também são encontrados em exames de Papanicolaou, e Fiorino (1996) citou incidência de 7% o em usuárias de DIU comparada com menos de 1% em não usuárias. Na ausência de sintomas, a descoberta incidental de *Actinomyces* no exame citológico é problemática. Primeiro porque a infecção é rara, mesmo entre aquelas portadoras da bactéria. Revisões realizadas por Lippes (1999) e Westhoff (2007) sugerem que mulheres assintomáticas podem manter o DIU e não necessitam de tratamento com antibiótico. O American College of Obstetricians and Gynecologists (2005) listou quatro possíveis condutas para mulheres assintomáticas: (1) conduta expectante, (2) antibioticoterapia

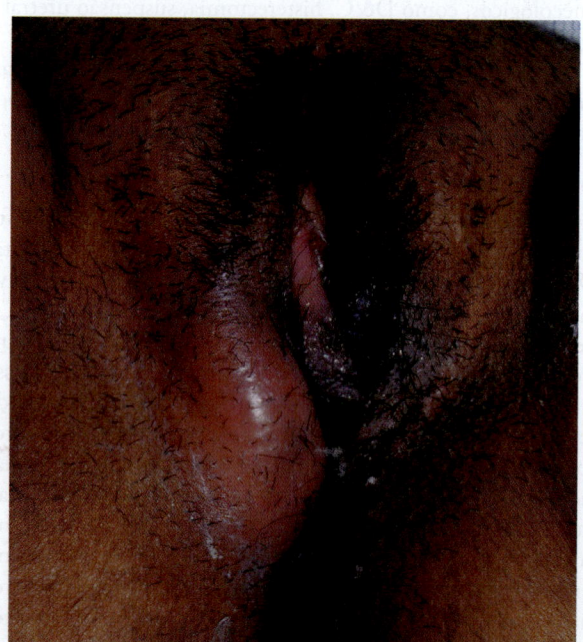

FIGURA 3-27 Fotografia de abscesso de ducto da glândula de Bartholin do lado direito.

oral estendida com DIU no lugar, (3) retirada do DIU ou (4) retirada do DIU seguida por antibioticoterapia. É importante ressaltar que, se mulheres portadoras de *Actinomyces* evoluírem com sintomas de infecção, o dispositivo deve ser retirado e instituída antibioticoterapia. Os achados precoces incluem febre, perda de peso, dor abdominal e sangramento ou corrimento vaginal. O *Actinomyces* é sensível aos antibióticos que cobrem gram-positivos, particularmente as penicilinas.

REFERÊNCIAS

Achilles SL, Amortegui AJ, Wiesenfeld HC: Endometrial plasma cells: do they indicate subclinical pelvic inflammatory disease? Sex Transm Dis 32:185, 2005

American College of Obstetricians and Gynecologists: Antibiotic prophylaxis for gynecologic procedures. Practice Bulletin No. 104, May 2009

American College of Obstetricians and Gynecologists: Expedited partner therapy in the management of gonorrhea and Chlamydia by obstetriciangynecologists. Committee Opinion No. 506, September 2011

American College of Obstetricians and Gynecologists: Intrauterine device. Practice Bulletin No. 59, January 2005

American College of Obstetricians and Gynecologists: Treatment of urinary tract infections in nonpregnant women. Practice Bulletin No. 91, March 2008a

American College of Obstetricians and Gynecologists: Vaginitis. Practice Bulletin No. 72. Obstet Gynecol 107:1195, May 2006, Reaffi rmed 2008b

Amsel R, Totten PA, Spiegel CA, et al: Nonspecific vaginitis. Diagnostic criteria and microbial and epidemiologic associations. Am J Med 74:14, 1983

Anderson MR, Klink K, Kohrssen A: Evaluation of vaginal complaints. JAMA 291:1368, 2004

Association of Public Health Laboratories: Laboratory diagnostic testing for *Chlamydia trachomatis* and *Neisseria gonorrhoeae*. Expert Consultation Meeting Summary Report. Atlanta, 2009

Atashili J, Poole C, Ndumbe PM, et al: Bacterial vaginosis and HIV acquisition: a meta-analysis of published studies. AIDS 22(12):1493, 2008

Bartlett JG, Onderdonk AB, Drude E, et al: Quantitative bacteriology of the vaginal flora. J Infect Dis 136(2):271, 1977

Bertino JS Jr., Booker LA, Franck PA, et al: Incidence of and significant risk factors for aminoglycoside-associated nephrotoxicity in patients dosed by using individualized pharmacokinetic monitoring. J Infect Dis 167:173, 1993

Beutner KR, Reitano MV, Richwald GA, et al: External genital warts: report of the American Medical Association Consensus Conference. AMA Expert Panel on External Genital Warts. Clin Infect Dis 27:796, 1998

Birnbaum DM: Microscopic findings. In Knoop KJ, Stack LB, Storrow AB (eds): Atlas of Emergency Medicine, 2nd ed. New York, McGraw-Hill, 2010. Available at: http://www.accessmedicine.com/popup.aspx?aID=6008 948&searchStr=pubic lice infestation. Accessed September 29, 2010

Bornstein J, Lakovsky Y, Lavi I, et al: The classic approach to diagnosis of vulvovaginitis: a critical analysis. Infect Dis Obstet Gynecol 9:105, 2001

Boskey ER, Cone RA, Whaley KJ, et al: Origins of vaginal acidity: high d/l lactate ratio is consistent with bacteria being the primary source. Hum Reprod 16(9):1809, 2001

Bowden F: Donovanosis. In Morse S, Ballard RC, Holmes KK, et al (eds): Atlas of Sexually Transmitted Diseases, 3rd ed. Edinburgh, Mosby, 2003, p 103

Bradshaw CS, Morton AN, Garland SM, et al: Higher-risk behavioral practices associated with bacterial vaginosis compared with vaginal candidiasis. Obstet Gynecol 106:105, 2005

Bradshaw CS, Morton AN, Hocking J, et al: High recurrence rates of bacterial vaginosis over the course of 12 months after oral metronidazole therapy and factors associated with recurrence. J Infect Dis 193:1478, 2006

Brotman RM, Klebanoff MA, Nansel TR, et al: A longitudinal study of vaginal douching and bacterial vaginosis—a marginal structural modeling analysis. Am J Epidemiol 168(2):188, 2008

Caillouette JC, Sharp CF, Jr., Zimmerman GJ, et al: Vaginal pH as a marker for bacterial pathogens and menopausal status. Am J Obstet Gynecol 176:1270, 1997

Centers for Disease Control and Prevention: Cephalosporin susceptibility among Neisseria gonorrhoeae isolates—United States, 2000-2010. MMWR 60(26):873, 2011

Centers for Disease Control and Prevention: Expedited partner therapy in the management of sexually transmitted diseases. Atlanta, U.S. Department of Health and Human Services, 2006

Centers for Disease Control and Prevention: Seroprevalence of herpes simplex virus type 2 among persons aged 14-49 years—United States, 2005-2008. MMWR 59(15):456, 2010a

Centers for Disease Control and Prevention: Sexually transmitted disease surveillance, 2009. Atlanta, U.S. Department of Health and Human Services, available at: http://www.cdc.gov/std/stats09/Syphilis.htm. Accessed September 10, 2011

Centers for Disease Control and Prevention: Sexually transmitted diseases treatment guidelines, 2010. MMWR 59(12):1, 2010b

Centers for Disease Control and Prevention: Update to CDC's sexually transmitted diseases treatment guidelines, 2006: fluoroquinolones no longer recommended for treatment of gonococcal infections. MMWR 56(14):332, 2007

Corey L, Wald A, Patel R, et al: Once-daily valacyclovir to reduce the risk of transmission of genital herpes. N Engl J Med 350:11, 2004

Cox D, Liu H, Moreland AA, et al: Syphilis. In Morse S, Ballard RC, Holmes KK, et al (eds): Atlas of Sexually Transmitted Diseases, 3rd ed. Edinburgh, Mosby, 2003, p 42

Cunningham AL, Diefenbach RJ, Miranda-Saksena M, et al: The cycle of human herpes simplex virus infection: virus transport and immune control. J Infect Dis 194(Suppl 1):S11, 2006

Curtis EM, Pine L: Actinomyces in the vaginas of women with and without intrauterine contraceptive devices. Am J Obstet Gynecol 140:880, 1981

Devillard E, Burton JP, Hammond JA, et al: Novel insight into the vaginal microflora in postmenopausal women under hormone replacement therapy as analyzed by PCR-denaturing gradient gel electrophoresis. Eur J Obstet Gynecol Reprod Biol 117:76, 2004

Dunbar-Jacob J, Sereika SM, Foley SM, et al: Adherence to oral therapies in pelvic inflammatory disease. J Womens Health 13:285, 2004

Eron LJ, Judson F, Tucker S, et al: Interferon therapy for condylomata acuminata. N Engl J Med 315:1059, 1986

Fihn SD: Clinical practice: acute uncomplicated urinary tract infection in women. N Engl J Med 349:259, 2003

Fiorino AS: Intrauterine contraceptive device-associated actinomycotic abscess and *Actinomyces* detection on cervical smear. Obstet Gynecol 87:142, 1996

Gardner HL, Dukes CD: *Haemophilus vaginalis* vaginitis: a newly defi ned specific infection previously classifi ed non-specific vaginitis. Am J Obstet Gynecol 69:962, 1955

Geiger AM, Foxman B: Risk factors for vulvovaginal candidiasis: a case-control study among university students. Epidemiology 7:182, 1996

Hadgu A, Westrom L, Brooks CA, et al: Predicting acute pelvic infl ammatory disease: a multivariate analysis. Am J Obstet Gynecol 155:954, 1986

Haefner HK: Current evaluation and management of vulvovaginitis. Clin Obstet Gynecol 42(2):184, 1999

Hansfield HH: Vaginal infections. In Color Atlas and Synopsis of Sexually Transmitted Diseases. New York, McGraw-Hill, 2001, p 169

Helms DJ, Mosure DJ, Metcalf CA, et al: Management of trichomonas vaginalis in women with suspected metronidazole hypersensitivity. Sex Transm Dis 35(5):484, 2008

Hemsell DL, Heard MC, Hemsell PG, et al: Alterations in lower reproductive tract flora after single-dose piperacillin and triple-dose cefoxitin at vaginal and abdominal hysterectomy. Obstet Gynecol 72:875, 1988

Hemsell DL, Hemsell PG, Wendel G Jr, et al: Medical management of severe PID avoiding operations. In Pelvic Inflammatory Disease (PID) Diagnosis and Th erapy. Grafelfing, E.R. Weissenbacher, 1993, p 142

Hemsell DL, Obregon VL, Heard MC, et al: Endometrial bacteria in asymptomatic, nonpregnant women. J Reprod Med 34:872, 1989

Hooton TM, Stamm WE: Diagnosis and treatment of uncomplicated urinary tract infection. Infect Dis Clin North Am 11:551, 1997

Huppert JS, Batteiger BE, Braslins P, et al: Use of an immunochromatographic assay for rapid detection of *Trichomonas vaginalis* in vaginal specimens. J Clin Microbiol 43:684, 2005

Huppert JS, Mortensen JE, Reed JL, et al: Rapid antigen testing compares favorably with transcription-mediated amplification assay for the detection of *Trichomonas vaginalis* in young women. Clin Infect Dis 15;45(2):194, 2007

Keane FE, Ison CA, Taylor-Robinson D: A longitudinal study of the vaginal flora over a menstrual cycle. Int J STD AIDS 8:489, 1997

Kilpatrick CC, Alagkiozidis I, Orejuela FJ, et al: Factors complicating surgical management of vulvar abscess. J Reprod Med 55(3-4):139, 2010

Kirby JP, Mazuski JE: Prevention of surgical site infection. Surg Clin North Am 89(2):365, 2009

Klebanoff MA, Nansel TR, Brotman RM, et al: Personal hygienic behaviors and bacterial vaginosis. Sex Transm Dis 37(2):94, 2010

Landers DV, Sweet RL: Tubo-ovarian abscess: contemporary approach to management. Rev Infect Dis 5(5):876, 1983

Landers DV, Wiesenfeld HC, Heine RP, et al: Predictive value of the clinical diagnosis of lower genital tract infection in women. Am J Obstet Gynecol 190:1004, 2004

Larsen SA, Johnson RE: Diagnostic tests. In Larsen SA, Pope V, Johnson RE, et al (eds): Manual of Tests for Syphilis, 9th ed. Washington, DC, Centers for Disease Control and Prevention and American Public Health Association, 1998

Larsson P-G, Bergman B, Försum U, et al: Mobiluncus and clue cells as predictors of pelvic inflammatory disease after first trimester abortion. Acta Obstet Gynecol Scand 68:217, 1989

Larsson P-G, Platz-Christensen J-J, Försum U, et al: Clue cells in predicting infections after abdominal hysterectomy. Obstet Gynecol 77:450, 1991

Larsson P-G, Platz-Christensen J-J, Thejls H, et al: Incidence of pelvic inflammatory disease after first-trimester legal abortion in women with bacterial vaginosis after treatment with metronidazole: a double-blind, randomized study. Am J Obstet Gynecol 166:100, 1992

Levgur M, Duvivier R: Pelvic inflammatory disease after tubal sterilization: a review. Obstet Gynecol Surv 55(1):41, 2000

Lippes J: Pelvic actinomycosis: a review and preliminary look at prevalence. Am J Obstet Gynecol 180:265, 1999

Lukehart SA: Syphilis. In Kasper DL, Braunwald E, Fauci A, et al (eds): Harrison's Internal Medicine Online. Available at: http://www.accessmedicine.com/ popup.aspx?aID=2869184. Accessed January 16, 2011

Mammen-Tobin A, Wilson JD: Management of metronidazole-resistant Trichomonas vaginalis–a new approach. Int J STD AIDS 16(7):488, 2005

Mangram AJ, Horan TC, Pearson ML, et al: Guideline for prevention of surgical site infection, 1999. Hospital Infection Control Practices Advisory Committee. Infect Control Hospital Epidemiol 20:250, 1999

Marrazzo JM: A persistent(ly) enigmatic ecological mystery: bacterial vaginosis. J Infect Dis 193:1475, 2006

Martin ET, Krantz E, Gottlieb SL, et al: A pooled analysis of the effect of condoms in preventing HSV-2 acquisition. Arch Intern Med 169(13):1233, 2009

Mayo Clinic: Symposium on Antimicrobial Agents. Mayo Clin Proc 66:931, 1991

Molander P, Sjöberg J, Paavonen J: Transvaginal power Doppler findings in laparoscopically proven acute pelvic inflammatory disease. Ultrasound Obstet Gynecol 17:233, 2001

Morse S, Long J: Infestations. In Morse S, Ballard RC, Holmes KK, et al (eds): Atlas of Sexually Transmitted Diseases, 3rd ed. Edinburgh, Mosby, 2003, p 362

Ness RB, Hillier SL, Kip KE, et al: Bacterial vaginosis and risk of pelvic inflammatory disease. Obstet Gynecol 104:761, 2004

Nicolau D, Quintiliani R, Nightingale CH: Once-daily aminoglycosides. Conn Med 56:561, 1992

Nicolle LE, Bradley S, Colgan R, et al: Infectious Diseases Society of America guidelines for the diagnosis and treatment of asymptomatic bacteriuria in adults. Clin Infect Dis 40:643, 2005

Ohm MJ, Galask RP: The effect of antibiotic prophylaxis on patients undergoing vaginal operations. II. Alterations of microbial flora. Am J Obstet Gynecol 123:597, 1975

Patil S, Sultan AH, Thakar R: Bartholin's cysts and abscesses. J Obstet Gynaecol 27(3):241, 2007

Patton DL, Halbert SA, Kuo CC, et al: Host response to primary *Chlamydia trachomatis* infection of the fallopian tube in pig-tailed monkeys. Fertil Steril 40:829, 1983

Patton DL, Moore DE, Spadoni LR, et al: A comparison of the fallopian tube's response to overt and silent salpingitis. Obstet Gynecol 73:622, 1989

Persson E, Holmberg K: A longitudinal study of Actinomyces israelii in the female genital tract. Acta Obstet Gynecol Scand 63:207, 1984

Pundir J, Auld BJ: A review of the management of diseases of the Bartholin's gland. J Obstet Gynaecol 28(2):161, 2008

Rubin RH, Shapiro ED, Andriole VT, et al: Evaluation of new anti-infective drugs for the treatment of urinary tract infection. Infectious Diseases Society of America and the Food and Drug Administration. Clin Infect Dis 15(Suppl 1):S216, 1992

Sam JW, Jacobs JE, Birnbaum BA: Spectrum of CT findings in acute pyogenic pelvic inflammatory disease. Radiographics 22:1327, 2002

Saxon A, Beall GN, Rohr AS, et al: Immediate hypersensitivity reactions to beta-lactam antibiotics. Ann Intern Med 107:204, 1987

Schachter J, Stephens R: Infections caused by chlamydia trachomatis. In Morse S, Ballard RC, Holmes KK, et al (eds): Atlas of Sexually Transmitted Diseases, 3rd ed. Edinburgh, Mosby, 2003, p 80

Scheinfeld N, Lehman DS: An evidence-based review of medical and surgical treatments of genital warts. Dermatol Online J 12:5, 2006

Senok AC, Verstraelen H, Temmerman M, et al: Probiotics for the treatment of bacterial vaginosis. Cochrane Database Syst Rev 4:CD006289, 2009

Sobel JD, Nyirjesy P, Brown W: Tinidazole therapy for metronidazole-resistant vaginal trichomoniasis. Clin Infect Dis 33:1341, 2001

Soper DE: Pelvic inflammatory disease. Obstet Gynecol 116(2 Pt 1):419, 2010

Soper DE, Bump RC, Hurt WG: Bacterial vaginosis and trichomoniasis vaginitis are risk factors for cuff cellulitis after abdominal hysterectomy. Am J Obstet Gynecol 163:1016, 1990

Spence MR, Blanco LJ, Patel J, et al: A comparative evaluation of vaginal, cervical and peritoneal flora in normal, healthy women: a preliminary report. Sex Transm Dis 9(1):37, 1982

Stone HH, Martin JD Jr: Synergistic necrotizing cellulitis. Ann Surg 175:702, 1972

Thurman AR, Satterfield TM, Soper DE: Methicillin-resistant *Staphylococcus aureus* as a common cause of vulvar abscesses. Obstet Gynecol 112:538, 2008

Timor-Tritsch IE, Lerner JP, Monteagudo A, et al: Transvaginal sonographic markers of tubal inflammatory disease. Ultrasound Obstet Gynecol 12(1):56, 1998

Toth M, Patton DL, Campbell LA, et al: Detection of chlamydial antigenic material in ovarian, prostatic, ectopic pregnancy and semen samples of culture-negative subjects. Am J Reprod Immunol 43(4):218, 2000

Tulkens PM, Clerckx-Braun F, Donnez J: Safety and efficacy of aminoglycosides once-a-day: experimental data and randomized, controlled evaluation in patients suffering from pelvic inflammatory disease. J Drug Dev 1:71, 1988

U.S. Preventive Services Task Force: Screening for gonorrhea: recommendation statement. Ann Family Med 3:263, 2005

Van der Pol B: *Trichomonas vaginalis* infection: the most prevalent nonviral sexually transmitted infection receives the least public health attention. Clin Infect Dis 44:23, 2007

Van der Pol B, Williams JA, Orr DP, et al: Prevalence, incidence, natural history, and response to treatment of *Trichomonas vaginalis* infection among adolescent women. J Infect Dis 192:2039, 2005

Wald A, Langenberg AG, Krantz E, et al: The relationship between condom use and herpes simplex virus acquisition. Ann Intern Med 143(10):707, 2005

Warren JW, Abrutyn E, Hebel JR, et al: Guidelines for antimicrobial treatment of uncomplicated acute bacterial cystitis and acute pyelonephritis in women. Infectious Diseases Society of America (IDSA). Clin Infect Dis 29:745, 1999

Wendel GD Jr, Stark BJ, Jamison RB, et al: Penicillin allergy and desensitization in serious infections during pregnancy. N Engl J Med 312:1229, 1985

Westhoff C: IUDs and colonization or infection with *Actinomyces*. Contraception 75:S48, 2007

Westrom L: Effect of acute pelvic inflammatory disease on fertility. Am J Obstet Gynecol 121:707, 1975

Wiese W, Patel SR, Patel SC, et al: A meta-analysis of the Papanicolaou smear and wet mount for the diagnosis of vaginal trichomoniasis. Am J Med 108(4):301, 2000

Wiesenfeld HC, Hillier SL, Krohn MA, et al: Bacterial vaginosis is a strong predictor of *Neisseria gonorrhoeae* and *Chlamydia trachomatis* infection. Clin Infect Dis 36(5):663, 2003

Wiley DJ, Douglas J, Beutner K, et al: External genital warts: diagnosis, treatment, and prevention. Clin Infect Dis 35(Suppl 2):S210, 2002

Wilkinson EJ, Stone IK: Ulcers. In Atlas of Vulvar Disease. Baltimore, Williams & Wilkins, 1995, p 173

Wilson B: Necrotizing fasciitis. Am Surg 18:416, 1952

Wilson J: Managing recurrent bacterial vaginosis. Sex Transm Infect 80:8, 2004

Wolff K, Johnson RA: Arthropod bites, stings, and cutaneous infections. In Fitzpatrick's Color Atlas and Synopsis of Clinical Dermatology, 6th ed. New York, McGraw-Hill, 2009. Available at: http://www.accessmedicine.com/ popup.aspx?aID=5196863&searchStr=scabies. Accessed September 29, 2010

Xu F, Sternberg MR, Kottiri BJ, et al: Trends in herpes simplex virus type 1 and type 2 seroprevalence in the United States. JAMA 296(8):964, 2006

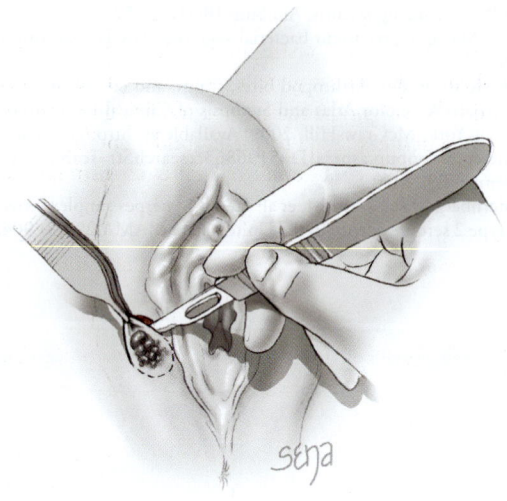

CAPÍTULO 4

Distúrbios Benignos do Trato Reprodutivo Inferior

LESÕES DE VULVA 110
LÍQUEN ESCLEROSO 113
DERMATOSES INFLAMATÓRIAS 116
LÍQUEN PLANO 117
HIDRADENITE SUPURATIVA 118
MANIFESTAÇÕES VULVARES DE DOENÇAS SISTÊMICAS 119
DISTÚRBIOS DA PIGMENTAÇÃO 120
TUMORES VULVARES SÓLIDOS 121
TUMORES VULVARES CÍSTICOS 122
VULVODÍNIA 124
TRAUMA VULVOVAGINAL 127
LESÕES VAGINAIS 128
LESÕES CERVICAIS 129
REFERÊNCIAS 130

O trato reprodutivo inferior – formado por vulva, vagina e colo uterino – é suscetível a uma grande variedade de doenças benignas e neoplásicas. Os distúrbios característicos frequentemente se sobrepõem e, assim, diferenciar variantes normais, doenças benignas e lesões potencialmente graves pode ser um desafio. As lesões benignas do trato reprodutivo inferior são comuns, e a capacidade de identificá-las e tratá-las é essencial. Este capítulo destaca as doenças mais comumente encontradas.

LESÕES DE VULVA

A pele da vulva é mais permeável do que os tecidos ao seu redor em razão de diferenças na estrutura, hidratação, oclusão e suscetibilidade à fricção (Farage, 2004). Consequentemente, as patologias envolvendo a vulva são comuns, mas estimativas são difíceis em razão de desinformação de pacientes e diagnósticos inadequados feitos pelos médicos. As lesões podem ser resultantes de infecção, trauma, neoplasia ou respostas imunes. Como resultado, os sintomas podem ser agudos ou crônicos e incluem dor, prurido, dispareunia, sangramento e corrimento. Há terapias eficazes disponíveis para a maioria dos distúrbios, porém constrangimento e medo podem ser obstáculos ao tratamento de muitas mulheres.

■ Abordagem geral às queixas vulvares

Na consulta inicial o médico deve assegurar à paciente que suas queixas serão investigadas criteriosamente. As mulheres frequentemente minimizam e podem se sentir desconfortáveis para descrever seus sintomas. Aquelas com problemas crônicos talvez relatem longas histórias de diagnósticos e tratamentos variados por diversos profissionais de saúde e manifestem frustração e dúvida de que o alívio de fato seja possível. A essas pacientes não se deve prometer cura, mas sim que todos os esforços serão envidados para aliviar seus sintomas. Para isso talvez haja necessidade de muitas consultas e tentativas de tratamento e, talvez, abordagem multidisciplinar. A parceria entre paciente e profissional de saúde no desenvolvimento de uma estratégia para o manejo do problema aumenta a confiança e a satisfação com a atenção recebida.

As orientações devem incluir discussão sobre os possíveis diagnósticos, plano atual de tratamento e cuidados necessários com a vulva. Materiais impressos que explicam os problemas mais comuns, o uso de medicamentos e os cuidados com a pele são úteis. As pacientes frequentemente se sentem aliviadas ao verificar que suas queixas e quadros não são exclusivos. Assim, as referências a *sites* nacionais na internet e a grupos de apoio em geral são bem-vindos.

■ Diagnóstico

Anamnese

Agendar a paciente de primeira consulta com tempo suficiente para a avaliação inicial é um investimento sensato, considerando que informações detalhadas são essenciais. A caracterização do sintoma deve incluir descrições quanto à duração, à localização, a sensações anormais e a prurido ou corrimento vaginais associados. A história clínica completa deve incluir doenças sistêmicas, medicamentos e alergias conhecidas. Os dados obstétricos, sexuais e psicossociais e quaisquer eventos desencadeantes na ocasião da instalação do sintoma podem sugerir etiologias. As práticas higiênicas e sexuais devem ser investigadas detalhadamente.

Prurido vulvar. Trata-se de sintoma vulvar frequente comum a diversas dermatoses, e a causa subjacente geralmente pode ser descoberta na consulta inicial. As pacientes podem ter sido previamente diagnosticadas como portadoras de psoríase, eczema ou dermatite em outros locais do corpo. O prurido vulvar isolado pode estar associado ao início de uma nova medicação. As pacientes talvez possam identificar alimentos que provocam ou intensificam os sintomas e, nesses casos, um diário de alimentos pode ser útil. Na maioria dos casos o prurido vulvar é causado por dermatite de contato ou por alergia. Os causadores mais comuns são sabões com fragrância muito forte e produtos usados na lavagem de roupas. Lavagem excessiva e uso de esponjas podem resultar em secura da pele e em trauma mecânico. A lavagem durante o banho muitas vezes se torna mais agressiva com o prurido, na medida em que as pacientes presumem que não estejam sendo suficientemente higiênicas. Qualquer dessas práticas pode criar um ciclo de prurido-fricção ascendente ou agravar os sintomas de outra dermatose preexistente. Finalmente, as pacientes com frequência utilizam remédios de venda livre para alívio do prurido vulvovaginal ou do odor percebido. Tais produtos comumente contêm múltiplos alérgenos de contato notórios e seu uso deve ser desaconselhado (Tabela 4-1).

Exame físico

O exame da vulva e dos tecidos circundantes deve ser realizado com iluminação adequada, posicionamento ideal da paciente e lente de aumento ou colposcópio. Alterações focais e generalizadas na pele devem ser cuidadosamente inspecionadas, considerando que é possível o surgimento de neoplasia dentro do campo de uma dermatose generalizada. Devem ser avaliadas as anormalidades em pigmentação, textura, nodularidade ou vascularização cutâneas. Uma pequena sonda, como um *swab* de algodão, é utilizada para definir os limites anatômicos dos sintomas genéricos e para precisar a localização de queixas focais (Fig. 4-1). Um diagrama descrevendo os sinais e sintomas vulvares é útil para avaliação do tratamento ao longo do tempo.

Queixas vaginais ou quadros vulvares sem etiologia evidente determinam exame vaginal imediato. A inspeção meticulosa pode revelar inflamação ou atrofia generalizadas, descargas anormais ou lesões focais na mucosa, como úlceras. Nesses casos, devem ser coletadas amostras para exame direto em solução salina (*wet prep*), determinação do pH vaginal e cultura para aeróbios a fim de detectar crescimento excessivo de bactérias específicas, tais como estreptococos do grupo B ou de leveduras. Finalmente, procede-se ao exame bimanual.

O exame global da pele, incluindo mucosa oral e axilas, pode sugerir a causa de alguns sintomas vulvares. Além disso, o exame neurológico focalizado para avaliar sensibilidade e força de membros inferiores assim como sensibilidade e tônus do períneo talvez ajude a investigar as disestesias vulvares.

Biópsia vulvar

As alterações cutâneas vulvares frequentemente são inespecíficas e normalmente há necessidade de biópsia para um diagnóstico

TABELA 4-1 Irritantes e alérgenos vulvares comuns

Categorias gerais	Exemplos de agentes específicos
Antissépticos	Iodopovidona, hexaclorofeno
Fluidos corporais	Sêmen, fezes, urina, saliva
Papel higiênico colorido ou perfumado	
Preservativos	Látex, lubrificantes, espermicida
Contraceptivos-cremes, geleias, espumas	Nonoxinol-9, lubrificantes
Corantes	4-fenilenodiamina
Emolientes	Lanolina, jojoba, óleo, glicerina
Detergentes de limpeza, amaciantes industriais e toalhas de secar	
Produtos de borracha	Látex
Lenços umedecidos	
Absorventes ou tampões	
Sabonetes, espumas e sais de banho, xampu e condicionadores	
Anestésicos tópicos	Benzocaína, lidocaína
Antibacterianos tópicos	Neomicina, bacitracina, polimixina, framicetina, óleo de chá verde
Corticosteroides tópicos	Propionato de clobetasol
Cremes antifúngicos tópicos	Etilenodiamina, metabissulfito de sódio

Compilada de American College of Obstetricians and Gynecologists, 2008; Crone, 2000; Fisher, 1973 e Marren, 1992.

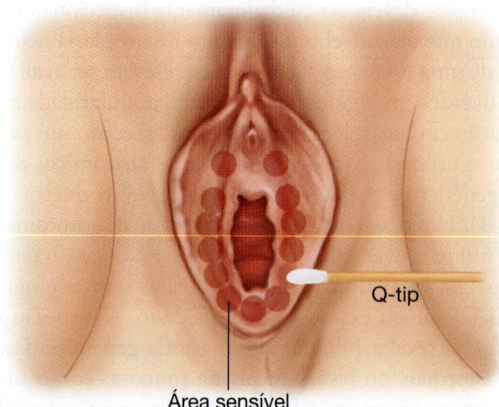

FIGURA 4-1 A dor pode ser avaliada e mapeada pelo toque sistemático com cotonete aplicado na vulva.

As etapas para biópsia vulvar estão ilustradas na Figura 4-2. Primeiro, o local deve ser limpo com agente antisséptico e infiltrado com lidocaína a 1 ou 2%. A biópsia é realizada com maior facilidade utilizando-se *punch* Keyes para biópsia de pele. A lâmina aberta e circular é projetada para retirar a parte central do tecido quando pressionada suavemente contra a pele e girada. Os *punches* Keyes estão disponíveis em diversos diâmetros, entre 2 e 6 mm, e a seleção do tamanho é feita com base nas dimensões da lesão e considerando se o objetivo é coletar uma amostra ou remover a lesão. A espessura da pele e das lesões vulvares é variável e é importante evitar pressão excessiva ou rotação desnecessária ao *punch* Keyes. Uma biópsia muito profunda deixará uma cicatriz deprimida. Rotação e pressão devem ser interrompidas quando se sente redução da resistência ao atingir a derme. A amostra de tecido deve ser liberada em sua base com uma tesoura adequada.

Como alternativa, pode-se utilizar um instrumento cortante Tischler para biópsia de colo uterino para coletar amostra da vulva (Fig. 29-15, p. 750). Com este instrumento, evita-se coleta excessivamente profunda utilizando sua parte lateral para abordagem tangencial da lesão vulvar ao mesmo tempo em que a pele é suspensa por pinça. Para lesões elevadas ou pedunculadas, pode-se utilizar tesoura. Ocasionalmente, utiliza-se bisturi nº 15 para lesões focais e maior porte. O tecido preciso. A biópsia deve ser enfaticamente considerada se a causa dos sinais e sintomas não estiver evidente; se estiverem presentes lesões focais, hiperpigmentadas ou exofíticas, ou se o tratamento empírico inicial fracassar. Durante a biópsia, são coletadas amostras das lesões ulcerativas em suas margens e, nas regiões pigmentadas, nas áreas mais espessas (Mirowski, 2004).

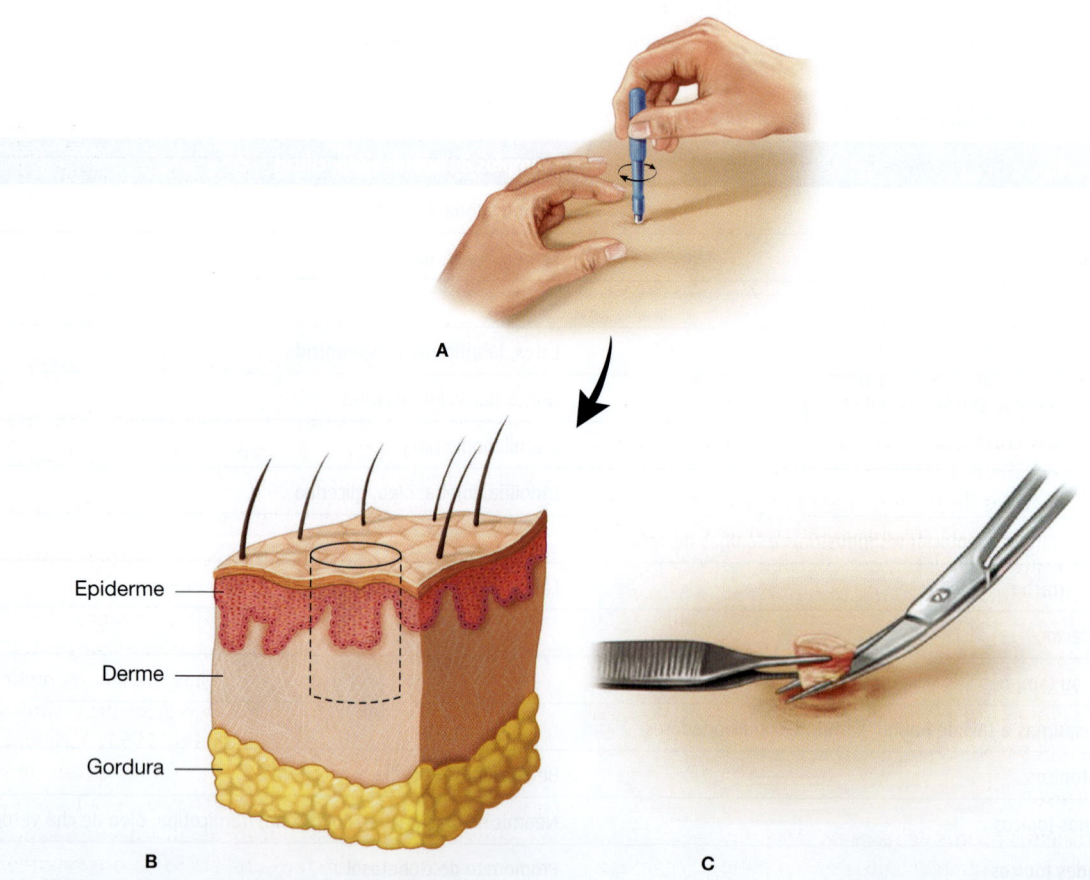

FIGURA 4-2 Etapas para biópsia de vulva. **A.** Um *punch* Keyes para biópsia de pele é posicionado contra o local a ser biopsiado. Aplica-se leve pressão para baixo ao mesmo tempo em que o *punch* é girado. **B.** Obtém-se amostra que se estende por toda a epiderme e parcialmente na derme. **C.** Uma pinça é utilizada para elevar a amostra enquanto uma tesoura secciona sua base.

é removido em paralelo às pregas cutâneas naturais da vulva a fim de auxiliar a cicatrização e reduzir a fibrose.

Após a biópsia, o sangramento pode ser controlado com pressão direta, nitrato de prata ou solução de Monsel. O nitrato de prata pode deixar uma descoloração permanente na pele, que pode ser desagradável para a paciente e fator de confusão em futuros exames. Se necessário, a sutura com pontos simples utilizando fio absorvível é eficaz para hemostasia além de aumentar a aproximação das bordas. Os analgésicos não narcóticos em geral são suficientes para aliviar o desconforto após o procedimento.

Dermatoses vulvares

Em 2006, a International Society for the Study of Vulvovaginal Disease (ISSVD) adotou a atual nomenclatura das dermatoses vulvares com base nas alterações histopatológicas e macroscópicas (Tabela 4-2) (Lynch, 2007). Para aquelas doenças que podem apresentar quadros histológicos variáveis, múltiplas biópsias de vulva podem ser necessárias para uma classificação correta.

Líquen simples crônico

O ciclo prurido-fricção normalmente leva a traumatismo crônico causado pelo ato de esfregar ou coçar (Lynch, 2004). O exame na fase inicial revela escoriações sobre região de pele eritematosa. Com o traumatismo crônico, a pele reage com espessamento, a chamada liquenificação. Assim, nas pacientes com quadro de longa duração, a pele da vulva encontra-se espessada, acinzentada e semelhante a couro com marcas cutâneas exageradas. As alterações cutâneas geralmente são bilaterais e simétricas e podem se estender além dos grandes lábios.

O prurido vulvar intenso causa sofrimento psicológico e disfunção, sendo comum os problemas no sono. Entre os possíveis desencadeantes do prurido estão fatores ambientais (irritação causada por roupas, calor ou transpiração), substâncias químicas contidas em produtos de higiene e medicamentos tópicos, produtos usados na lavagem das roupas e, até mesmo, alimentos (Virgili, 2003). Normalmente os dados obtidos com a anamnese são suficientes para se chegar ao diagnóstico.

O tratamento consiste na interrupção do ciclo prurido-fricção. Primeiro, o estímulo desencadeante deve ser eliminado. Unguentos corticosteroides tópicos ajudam a reduzir a inflamação. Além disso, lubrificantes, como vaselina pura ou óleo vegetal, e banhos de assento ajudam a pele a recuperar a função de barreira. Uso de anti-histamínicos por via oral, manutenção das unhas cortadas e luvas de algodão para uso noturno ajudam a reduzir a coçadura durante o sono. Se os sintomas não desaparecerem em 1 a 3 semanas, há indicação de biópsia para excluir outra patologia. Se a biópsia for realizada, o quadro histológico clássico encontrado nas pacientes com líquen simples crônico é espessamento de epiderme (acantose) e estrato córneo (hiperceratose).

Líquen escleroso

Desde os primeiros relatos de casos no final dos anos 1800, o líquen escleroso tem sido marcado por terminologias confusas. A ISSVD adotou formalmente o termo *líquen escleroso* para definir essa condição inflamatória crônica da pele, que afeta predominantemente a pele anogenital (Moyal-Barracco, 2004b).

TABELA 4-2 Classificação da ISSVD para dermatoses vulvares: subgrupos patológicos e seus correlatos clínicos

Padrão espongiótico
Dermatite atópica
Dermatite alérgica de contato
Dermatite irritativa de contato
Padrão acantótico (antigamente, hiperplasia de célula escamosa)
Psoríase
Líquen simples crônico
Primário (idiopático)
Secundário (superposto a líquen escleroso, líquen plano etc.)
Padrão liquenoide
Líquen escleroso
Líquen plano
Homogeneização dérmica/padrão de esclerose
Líquen escleroso
Padrão vesiculobolhoso
Penfigoide, tipo cicatricial
Doença da IgA linear
Padrão acantolítico
Doença de Hailey-Hailey
Doença de Darier
Acantólise papular genitocrural
Padrão granulomatoso
Doença de Crohn
Síndrome de Melkersson-Rosenthal
Padrão vasculopático
Úlceras aftosas
Doença de Behçet
Vulvite de plasmócitos

ISSVD = International Society for the Study of Vulvovaginal Disease; IgA = imunoglobulina A.

O líquen escleroso classicamente se apresenta em mulheres após a menopausa, embora possa ocorrer com menor frequência em mulheres na pré-menopausa, crianças e homens ((Fig. 14-9, p. 388). Em um estudo realizado em uma clínica dermatológica, o líquen escleroso foi encontrado em 1:300 a 1:1.000 pacientes com tendência de predomínio em indivíduos brancos (Wallace, 1971). Outros pesquisadores estimam a incidência de líquen escleroso na infância em 1:900 (Powell, 2001).

Fisiopatologia. A causa do líquen escleroso permanece obscura, embora as etiologias infecciosa, hormonal genética e autoimune tenham sido sugeridas. Aproximadamente 20 a 30% dos pacientes com líquen escleroso apresentam outros distúrbios autoimunes, tais como doença de Graves, diabetes melito tipos 1 e 2, lúpus eritematoso sistêmico e acloridria, com ou sem anemia perniciosa (Bor, 1969; Helm, 1991; Kahana, 1985; Poskitt, 1993). Consequentemente, há indicação de realizar testes para esses distúrbios caso haja outros achados indicativos.

Investigou-se a possibilidade de distúrbios hormonais serem causadores. Friedrich e Kalra (1984) compararam os níveis séricos de androgênio e estrogênio de mulheres com líquen escleroso com os níveis do grupo-controle organizado por idade. Os níveis de di-hidrotestosterona (DHT, de *dihydrotestostero-*

ne) e de androstenediona foram significativamente mais baixos nas mulheres com líquen escleroso, e foi observada redução na atividade local da 5α-redutase. Como resultado desse estudo, no passado utilizou-se amplamente tratamento tópico com pomada de testosterona a 2% para tratamento de líquen escleroso (Friedrich, 1985; Kaufman, 1974). Esses resultados não foram replicados em ensaios subsequentes e atualmente a testosterona não é mais recomendada para tratamento de líquen escleroso (Bornstein, 1998; Cattaneo, 1996; Sideri, 1994).

Anamnese. Embora algumas mulheres afetadas sejam assintomáticas, a maioria dos indivíduos portadores de líquen escleroso queixa-se de sintomas anogenitais que frequentemente pioram à noite. Suspeita-se de inflamação de fibras nervosas terminais locais. A coçadura induzida por prurido cria um ciclo vicioso que pode levar a escoriações e espessamento da pele vulvar. Entre os sintomas tardios estão queimação e dispareunia causados por fragilidade da pele e por alterações na arquitetura local.

Diagnóstico. Conforme mencionado, observa-se envolvimento vulvar e perianal em quase 85% dos casos. As pápulas atróficas branquicentas características podem coalescer formando placas semelhantes à porcelana, que distorcem a anatomia normal. Como resultado, é possível observar regressão dos pequenos lábios, encobrimento do clitóris, obstrução uretral e estenose do introito vaginal. A pele geralmente parece fina e enrugada. Com o tempo, a lesão pode se estender ao períneo e ao ânus assumindo a forma de um "8" ou formato de "ampulheta" (Fig. 4-3) (Clark, 1969). Placas ou nódulos espessados branquicentos devem ser submetidos à biópsia para excluir lesões pré-invasivas e malignas. Esse quadro clínico e histológico característico confirma o diagnóstico. Infelizmente, nos casos de longa duração, a avaliação histológica pode ser inespecífica e o julgamento clínico com vigilância estrita direciona o tratamento.

Tratamento e vigilância. Não há opções curativas para o líquen escleroso. Assim, as metas do tratamento são controle dos sintomas e prevenção de distorções anatômicas. Apesar da classificação como dermatose não neoplásica, as pacientes com líquen escleroso têm maior risco de malignidade vulvar. Ocorre transformação maligna de líquen escleroso em 4 a 6% das pacientes com diagnóstico estabelecido. A atipia celular comprovada por biópsia pode preceder o diagnóstico de carcinoma escamoso invasivo. Consequentemente, recomenda-se vigilância por toda a vida para mulheres com líquen escleroso com exames a cada 6 a 12 meses. As lesões persistentemente sintomáticas, novas ou alteradas devem ser submetidas à biópsia (American College of Obstetricians and Gynecologists, 2008; Goolamali, 1974).

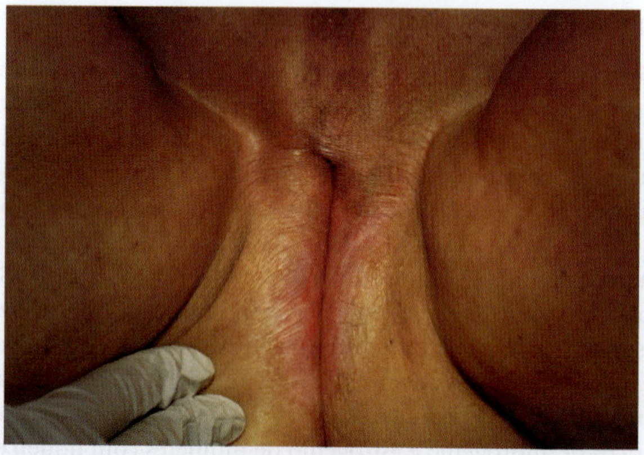

Orientações à paciente. Assim como com todos os distúrbios vulvares, as recomendações higiênicas concentram-se em reduzir a irritação química ou mecânica da pele (Tabela 4-3). A cronicidade do líquen escleroso e a ausência de cura definitiva desencadeiam um conjunto de emoções. Grupos de apoio para lidar com a doença, tais como o encontrado em www.lichensclerosous.org, oferecem o suporte psicológico necessário.

Corticosteroides. A terapia de primeira linha para o líquen escleroso é composta de preparados de corticosteroides tópicos ultrapotentes, como propionato de clobetasol a 0,05% ou propionato de halobetasol a 0,05%. As fórmulas de unguentos são mais bem toleradas em razão de serem minimamente alergênicas (Tabela 4-4). Apesar dos riscos teóricos de supressão adrenocortical suprarrenal e de síndrome de Cushing iatrogênica, se usado em grandes doses por períodos extensos, o propionato de clobetasol oferece propriedades anti-inflamatórias, antipruriginosas e vasoconstritoras efetivas (Paslin, 1996).

O início do tratamento nos primeiros dois anos após o surgimento dos sintomas geralmente previne a ocorrência significativa de cicatrizes. Nenhum esquema de tratamento com corticosteroide tópico é universalmente aceito. Contudo, o esquema de dosagem atualmente recomendado pela British Association of Dermatologists é propionato de clobetasol a 0,05% uma vez à noite, por quatro semanas, depois em noites alternadas, por mais quatro semanas e, por fim, reduzido para duas vezes por semana, durante quatro semanas (Neill. 2002). Após esse tratamento inicial, as recomendações para tratamento de manutenção variam desde retirada progressiva dos corticosteroides para uso "em caso de necessidade", até aplicações permanentes uma ou duas vezes por semana. Durante o tratamento inicial, algumas pacientes podem necessitar de anti-histamínicos por via oral ou lidocaína tópica a 2%, especialmente à noite, para controle do prurido.

FIGURA 4-3 Líquen escleroso vulvar. Observe a pele vulvar pálida e fina e a perda da arquitetura dos pequenos lábios.

TABELA 4-3 Recomendações para o cuidado da vulva

Evitar o uso de géis, produtos perfumados para banho, lenços umedecidos e sabões, uma vez que eles podem conter irritantes
Usar cremes aquosos para limpar a vulva
Evitar o uso de esponjas para limpar a vulva
Secar a vulva gentilmente
Evitar usar calças justas
Preferir roupas íntimas de algodão branco
Evitar lavar as roupas íntimas com detergentes perfumados ou em excesso. Realizar múltiplos enxagues com água fria para remover qualquer detergente remanescente
Considerar o uso de saias, sem roupa íntima, quando em casa e na cama, para evitar fricção e ajudar a secar

TABELA 4-4 Guia de medicamentos tópicos

Classe de corticosteroide	Nome genérico	Nome comercial e formas disponíveis	Dosagem (aplicar camada fina)
Potência baixa	Dipropionato de alclometasona a 0,05%	Aclovate (creme, unguento)	2 ou 3×/dia
	Valerato de betametasona a 0,01%	Valisone (creme, loção)	1 ou 2×/dia
	Fluocinolona acetonida a 0,01%	Synalar (solução)	2 ou 3×/dia
	Hidrocortisona base ou acetato a 1%, 2,5%	Cortaid ou outros OTC a 1% ou Hytone, Hycort ou Caldecort a 1%, 2,5% (creme, unguento, loção)	3 ou 4×/dia
Potência média	Valerato de betametasona a 0,1%	Valisone (creme, loção, unguento)	1 ou 2×/dia
	Desonida a 0,05%	DesOwen (creme, unguento, loção)	2 ou 3×/dia
	Fluocinolona acetonida a 0,025%	Synalar (creme, unguento)	2 ou 3×/dia
	Flurandrenolida a 0,025%, 0,05%	Cordran (creme, unguento)	2 ou 3×/dia
	Fluticasona a 0,005%, 0,05%	Cultivate a 0,005% (unguento), 0,05% (creme)	1 ou 2×/dia
	Butirato de hidrocortisona a 0,1%	Locoid (creme, unguento, solução)	2 ou 3×/dia
	Valerato de hidrocortisona a 0,2%	Westcort (creme, unguento)	2 ou 3×/dia
	Furoato de mometasona a 0,1%	Elocon (creme, unguento, loção)	1×/dia
	Prednicarbato a 0,1%	Dermatop (creme, unguento)	2×/dia
	Triancinolona a 0,025%, 0,1%	Aristocort, Kenalog (creme, unguento, loção)	2×/dia
Potência alta	Ancinonida a 0,1%	Cyclocort (creme, unguento, loção)	2 ou 3×/dia
	Dipropionato de betametasona a 0,05%	Diprolene, Diprosone (creme)	1 ou 2×/dia
	Desoximetasona a 0,05%, 0,25%	Topicort (creme)	2×/dia
	Diacetato de diflorasona a 0,05%	Maxiflor, Florone (creme)	2 a 4×/dia
	Fluocinonida a 0,05%	Lidex (creme, gel, unguento)	2 ou 3×/dia
	Fluocinolona acetonida a 0,2%	Synalar-HP (creme)	2 ou 3×/dia
	Halcinonida a 0,1%	Halog (creme, unguento, solução)	1 a 3×/dia
	Triancinolona a 0,5%	Aristocort, Kenalog (creme, unguento)	3 ou 4×/dia
Ultrapotente	Dipropionato aumentado de betametasona a 0,05%	Diprolene (unguento, gel)	1 ou 2×/dia
	Propionato de clobetasol a 0,05%	Temovate (creme, gel, unguento)	2×/dia
	Diflorasona a 0,05%	Psorcon (unguento)	2 a 4×/dia
	Propionato de halobetasol a 0,05%	Ultravate (creme, unguento)	2×/dia

OTC = *over-the-counter*, medicamento de venda livre.

Os corticosteroides também podem ser injetados nas regiões afetadas. Em um estudo com oito pacientes avaliou-se a eficácia da infiltração intralesional mensal de 25 a 30 mg de triancinolona hexacetonida, dividida bilateralmente em partes iguais por um total de três meses. Os índices de gravidade diminuíram em todas as categorias, incluindo sintomas, aparência geral e achados histopatológicos (Mazdisnian, 1999).

Outros agentes tópicos. O creme de estrogênio não é considerado fármaco de primeira linha para tratamento de líquen escleroso. Contudo, está indicado como adicional para as alterações atróficas da menopausa, fusão labial e dispareunia.

Os retinoides devem ser reservados para os casos graves e não responsivos de líquen escleroso ou para pacientes que sejam intolerantes aos corticosteroides ultrapotentes. A tretinoína tópica reduz a hiperceratose, melhora as alterações displásicas, estimula a síntese de colágeno e os glicosaminoglicanos e induz a angiogênese local (Eichner, 1992; Kligman, 1986a, 1986b; Varani, 1989). Virgili e colaboradores (1995) avaliaram os efeitos da tretinoína tópica a 0,025%, aplicada uma vez ao dia, cinco dias por semana, por um ano. Observou-se remissão completa dos sintomas em mais de 75% das mulheres. No entanto, mais de 25% das pacientes apresentaram irritação na pele, o que é comum com retinoides.

Tacrolimo e pimecrolimo são inibidores tópicos da calcineurina com ação anti-inflamatória e imunomoduladora indicados para tratamento de eczema moderado a grave, e com os quais se obteve sucesso no tratamento de líquen escleroso (Goldstein, 2011; Hengge, 2006). Além disso, comparados com os corticosteroides tópicos, teoricamente têm menor risco de produzir atrofia cutânea bem-sucedida, uma vez que a síntese do colágeno não é afetada (Assmann, 2003; Kunstfeld, 2003). No entanto, ante as recentes preocupações da Food and Drug Administration (FDA) em relação à ligação desses agentes com diversos cânceres, os médicos devem ter cautela quando prescreverem esses medicamentos para uso em longa duração (U.S. Food and Drug Administration, 2010).

Terapia fotodinâmica. Pesquisadores avaliaram os efeitos da fototerapia após pré-tratamento com o ácido 5-aminolevulínico, em uma série pequena de 12 mulheres na pós-menopausa com diagnóstico de líquen escleroso avançado. Observaram-se reduções significativas nos sintomas das pacientes, com melhora contínua durante acompanhamento de nove meses (Hillemanns, 1999).

Cirurgia. A intervenção cirúrgica deve ser reservada às sequelas significativas, não havendo indicação para tratamento primário de líquen escleroso não complicado. Para estenose do introito, Rouzier e colaboradores (2002) descreveram melhora acentuada na dispareunia e na qualidade da relação sexual, com a realização de perineoplastia (Seção 41-22, p. 1.070). Recomendam-se dilatação vaginal e tratamento com corticosteroides após as correções cirúrgicas de estenose do introito.

Para aderência de clitóris, pode-se realizar dissecção cirúrgica para liberar o prepúcio da glande. Recidivas podem ser prevenidas com a aplicação noturna de pomada de corticosteroide tópico ultrapotente (Goldstein, 2007).

Dermatoses inflamatórias

Dermatite de contato. Um irritante primário ou um substrato alérgico podem levar à inflamação da pele da vulva denominada dermatite de contato (Fig. 4-4). Trata-se de quadro comum e, nos casos de prurido e de inflamação vulvar sem outra explicação, a dermatite irritativa de contato é diagnosticada em até 54% das pacientes (Fischer, 1996).

As pacientes com *dermatite de contato irritativa* classicamente se apresentam com queimação e ardência causadas por exposição a um agente ofensor. Por outro lado, as pacientes com *dermatite de contato alérgica* apresentam-se com início tardio e curso intermitente de prurido e eritema localizados, edema e vesículas ou bolhas (Margesson, 2004). Um histórico detalhado ajudará a diferenciar entre as duas. Perguntas sobre novas rotinas de higiene, produtos de cuidados pessoais, duchas, métodos contraceptivos, medicamentos tópicos ou perfumes podem ajudar a identificar uma nova fonte de álcoois, antissépticos ou surfactantes (ver Tabela 4-4) (Crone, 2000; Fischer, 1973; Marren, 1992).

Na dermatite de contato alérgica, o teste com adesivo pode ajudar a identificar o(s) alérgeno(s) responsável(eis). Condições associadas, como candidíase, psoríase, dermatite seborreica e carcinoma espinocelular, podem ser excluídas pelo uso adequado de culturas e biópsia.

O tratamento para ambas envolve eliminação do agente ofensor, restauração da função de barreira natural da pele, redução da inflamação e cessação do ato de coçar (Tabela 4-5) (Farage, 2004; Margesson, 2004).

Intertrigo. A fricção entre superfícies opostas de pele úmida produz essa condição crônica. Embora sejam observadas com maior frequência nas dobras genitocrurais, as alterações na pele também podem ser encontradas nas regiões inguinal e interglútea. Infecções bacterianas e fúngicas superpostas podem complicar o processo da doença.

A fase inicial eritematosa, se não tratada, pode evoluir para inflamação intensa com erosões, exsudato, fissuras, maceração e crostas (Mistiaen, 2004). Os sintomas típicos são queimação e prurido. Nos casos de longa duração é possível que ocorram hiperpigmentação e alterações verrugosas.

O tratamento requer o uso de agentes secantes, como o amido de milho, e a aplicação de corticosteroides tópicos de baixa potência no local da inflamação. Se as alterações na pele não responderem, dermatite seborreica, psoríase, dermatite atópica, pênfigo vegetante e até mesmo escabiose devem ser considerados. Se ocorrer superinfecção por bactérias ou leveduras, haverá indicação de tratamento direcionado por cultura.

Para prevenir a recorrência das erupções, indica-se perda de peso às pacientes obesas, se possível. Outras recomendações preventivas incluem uso de roupas leves e largas fabricadas com fibras naturais (Janniger, 2005).

Eczema atópico. Com instalação clássica nos primeiros cinco anos de vida, a dermatite atópica se apresenta como uma der-

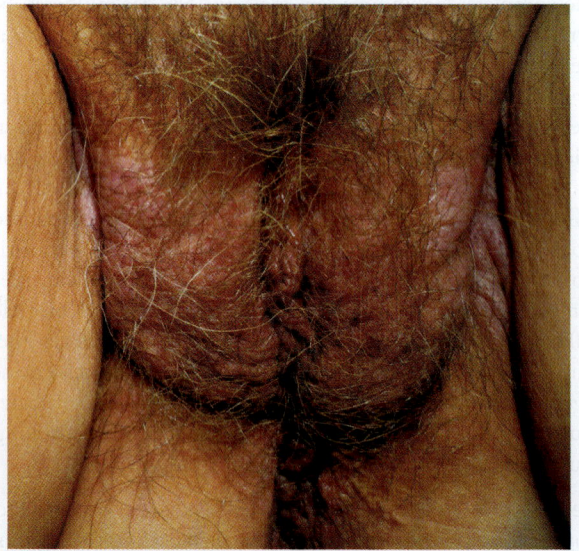

FIGURA 4-4 Dermatite vulvar de contato. Os locais de contato do agente ofensor são identificados como eritemas simétricos na vulva.

TABELA 4-5 Tratamento para dermatite vulvar de contato

1. Eliminar agentes e/ou práticas ofensores
2. Recuperar a função de barreira da pele vulvar
    a. Banhos de assento, 2×/dia, com água natural
    b. Aplicação de vaselina
3. Tratar qualquer infecção subjacente
    a. Terapia antifúngica, VO
    b. Administração de antibiótico, VO
4. Reduzir inflamação
    a. Corticosteroides tópicos 2×/dia, por 1-3 semanas
        i. unguento de propionato de clobetasol a 0,05%
        ii. unguento de triancinolona a 0,1%
    b. Corticosteroides sistêmicos para irritação grave
5. Quebrar o ciclo prurido-fricção
    a. Compressas frias (não geladas porque poderiam ferir a pele)
    b. Iogurte natural, frio, em um absorvente por 5-10 minutos
    c. Considerar um ISRS (sertralina [zoloft] 50-100 mg VO 1×/dia) ou um anti-histamínico (hidroxizina [vistaril] 25 mg VO 3-4 ×/dia)

ISRS = inibidor seletivo da recaptação da serotonina; VO = via oral.
Adaptada de Margesson, 2004, com permissão.

matite pruriginosa intensa, com evolução crônica e recorrente. Placas escamosas com fissuras são evidentes ao exame. Os indivíduos com eczema atópico podem mais tarde desenvolver rinite alérgica e asma (Spergel, 2003).*

Corticoides tópicos e, mais raramente, imunomoduladores, como o tacrolimo, podem ser usados para controlar os sintomas (Leung, 2004). Na presença de pele seca, a hidratação local, usando emolientes e óleos para banhos, pode oferecer alívio.

Psoríase. Aproximadamente 1 a 2% da população dos EUA é afetada pela psoríase (Gelfand, 2005). Os pacientes se apresentam com placas espessas e hiperemiadas cobertas por escamas prateadas localizadas na superfície extensora dos membros. Ocasionalmente, as lesões surgem no monte pubiano ou nos grandes lábios (Fig. 4-5). A psoríase pode ser agravada por estresse nervoso e durante a menstruação, com remissão nos meses de verão e durante a gravidez. O prurido pode ser mínimo ou estar ausente, e a doença frequentemente é diagnósticada somente com base nos sinais cutâneos.

Vários tratamentos estão disponíveis para a psoríase, e os corticosteroides tópicos são amplamente utilizados em razão da rápida eficácia. Corticosteroides de alta potência são aplicados às regiões afetadas duas vezes ao dia durante 2 a 4 semanas, para então serem reduzidos a aplicações semanais. Respostas decrescentes e atrofia de pele são as possíveis desvantagens do tratamento em longo prazo. Os casos resistentes devem ser encaminhados a um(a) dermatologista. Análogos da vitamina D, como calcipotrieno, embora com efetividade semelhante a dos corticosteroides potentes, frequentemente são associados à irritação local, mas evitam atrofia de pele (Smith, 2006). A fototerapia oferece alívio em curto prazo, mas os planos de tratamento em longo prazo requerem abordagem multidisciplinar (Griffiths, 2000). A psoríase é um processo autoimune mediado por células-T em que citocinas inflamatórias induzem a proliferação de queratinócitos e de células endoteliais. Há diversos agentes biológicos imunomoduladores aprovados pela FDA disponíveis, incluindo, infliximabe, adalimumabe, etanercepte, alefacepte e ustequinumabe (Smith, 2009).

Líquen plano

Incidência e etiologia. O líquen plano, uma doença incomum que envolve as superfícies tanto cutâneas quanto mucosas, acomete igualmente homens e mulheres com idades entre 30 e 60 anos (Mann, 1991). Embora a etiologia do líquen plano não esteja inteiramente compreendida, acredita-se que a autoimunidade mediada por células-T direcionada contra queratinócitos basais componha sua patogênese (Goldstein, 2005). O líquen plano pode se apresentar com três variantes: (1) erosiva, (2) papuloescamosa ou (3) hipertrófica. Destas, o líquen plano erosivo é a forma vulvovaginal mais comum e a variante mais difícil de tratar. O líquen plano pode ser induzido por fármaco, e anti-inflamatórios não esteroides, betabloqueadores, metildopa, penicilamina e quinidínicos foram implicados.

---
* N. de R.T. No Brasil, o método ISAAC, aplicado em cinco regiões, demonstrou prevalência de eczema atópico em 8,2% das crianças entre os 6 e 7 anos de idade e em 5% dos adolescentes com idades entre 13 e 14 anos. (Fonte: Jornal de pediatria, RJ, 82(5):341-346, set/out 2006.)

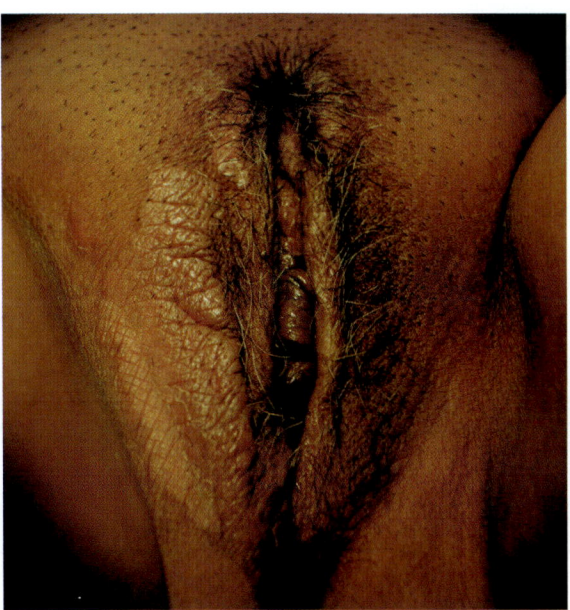

FIGURA 4-5 Psoríase. Placas elevadas, visualizadas sobre a vulva. (*Fotografia cedida pelo Dr. Soly Thomas.*)

Diagnóstico. A Tabela 4-6 resume os principais quadros que se assemelham ao líquen plano. À inspeção, as pápulas classicamente são polígonos eritematosos ou violáceos brilhantes, achatados, mais encontrados sobre tronco, mucosa bucal ou superfícies flexoras dos membros. (Goldstein, 2005; Zellis, 1996). Além disso, estrias brancas (estrias de Wickham) são observadas com frequência em conjunto com as pápulas e também podem estar presentes na mucosa bucal (Fig. 4-6). As pacientes tipicamente se queixam de descarga vaginal crônica, com prurido vulvovaginal intenso, queimação, dispareunia e sangramento após relação sexual. Erosões profundas e dolorosas no vestíbulo posterior podem se estender aos lábios vaginais causando aderência. Com a inserção do espéculo, pele e mucosa da vulva sangram com facilidade. As lesões erosivas podem produzir aderências e sinéquias, com risco de obstrução vaginal.

As mulheres sob suspeita de diagnóstico de líquen plano requerem investigação dermatológica completa buscando por lesões extragenitais. Quase 25% das mulheres com lesões orais apresentarão envolvimento vulvovaginal, e a maioria com líquen plano erosivo vulvovaginal apresentará envolvimento oral (Pelisse, 1989). O diagnóstico é confirmado por biópsia.

Tratamento do líquen plano vulvar. A farmacoterapia permanece como abordagem de primeira linha para o líquen plano. Adicionalmente, recomendações acerca dos cuidados com a vulva, apoio psicológico e suspensão de medicamentos associados a alterações liquenoides devem ser instituídos.

O líquen plano erosivo vulvar é inicialmente tratado com pomada de corticosteroide ultrapotente, como de propionato de clobetasol a 0,05%, aplicada diariamente por até três meses para, então, ser reduzida gradualmente. Cooper e Wojnarowska (2006), em um estudo prospectivo, avaliaram a evolução clínica de 114 mulheres com líquen plano erosivo, tratadas com corticosteroides tópicos ultrapotentes. Apesar de mais de 70% das

TABELA 4-6 Diagnóstico diferencial de líquen plano

Classificação do líquen plano	Condição de mimetismo	Características-chave da condição de mimetismo
Líquen plano erosivo	Líquen escleroso	Sem envolvimento vaginal; confirmado pela histologia
	Pênfigo vulgar ou penfigoide benigno de membrana mucosa	Ulcerações erosivas superficiais raramente com envolvimento vaginal; confirmação com histologia por teste imunofluorescente (Observação: biópsia do epitélio adjacente normal)
	Doença de Behçet	Sem envolvimento vaginal; haverá envolvimento ocular; inflamação é perivascular
	Vulvite de células plasmáticas	Rara, sem lesões orais
	Eritema multiforme maior/Síndrome de Stevens-Johnson	Sintomas sistêmicos
	Vaginite inflamatória descamativa	Descarga vaginal com pH elevado, fragmentos de células brancas e células parabasais
Líquen plano papuloescamoso	Molusco contagioso	Confirmação por biópsia
	Verrugas genitais	Confirmação por biópsia
Líquen plano hipertrófico	Carcinoma espinocelular	Confirmação por biópsia

Compilada de Goldstein, 2005, Kaufman, 1974, e Moyal-Barracco, 2004a.

mulheres terem apresentado boa resposta à terapia duas vezes ao dia, por três meses, seguida de terapia de manutenção, apenas 9% obtiveram remissão completa. No regime alternativo, os mesmos autores concluíram que uma preparação contendo butirato de clobetasol a 0,05%, oxitetraciclina a 3% e nistatina 100.000 U/g seria efetiva. Embora a observação tenha sido feita em uma coorte menor, mais de 90% das pacientes assim tratadas mostraram-se livres de sintomas após o tratamento inicial.

Outros agentes que se mostraram benéficos em séries pequenas de casos incluem corticosteroides sistêmicos, unguento tópico de tacrolimo, ciclosporina tópica e retinoides orais (Byrd, 2004; Eisen, 1990; Hersle, 1982; Morrison, 2002).

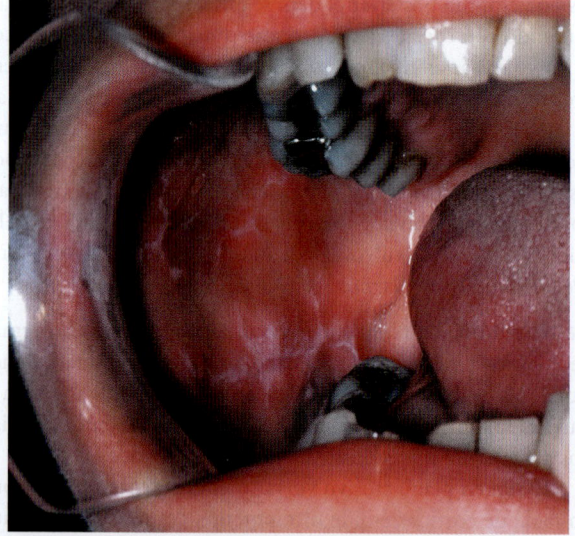

FIGURA 4-6 Líquen plano oral. As lesões em mucosa manifestam-se como estrias brancas (estrias de Wickham), embora seja possível encontrar pápulas ou placas branquicentas, erosões ou bolhas. As lesões orais afetam predominantemente mucosa bucal, língua e gengiva. (*Fotografia cortesia do Dr. Edward Ellis.*)

Tratamento do líquen plano vaginal. Anderson e colaboradores (2002) observaram resultados positivos com o uso vaginal de supositórios contendo 25 mg de hidrocortisona, comumente prescritos para tratamento de hemorroidas. Especificamente, se utilizado duas vezes ao dia, com redução progressiva da dose, 75% das mulheres tratadas apresentaram melhora clínica e sintomática. Para as pacientes que respondam mal, é possível utilizar supositórios com 100 mg de hidrocortisona. Corticosteroides potentes devem ser prescritos com cautela, considerando que a absorção sistêmica pode levar à supressão do córtex suprarrenal (Moyal-Barracco, 2004a). O tratamento combinando corticosteroide local com dilatadores vaginais pode ajudar a recuperar a função de coito nas pacientes com sinéquia vaginal moderada. Se os medicamentos tópicos fracassarem, o tratamento sistêmico com prednisona, 40 a 60 mg diariamente por até quatro semanas, talvez produza alívio dos sintomas (Moyal-Barracco, 2004a). Embora nenhum esquema alternativo sistêmico tenha sido completamente estudado, metotrexato, hidroxicloroquina e micofenolato mofetila administrados por profissionais de saúde familiarizados com seu uso se mostraram efetivos em uma abordagem multidisciplinar (Eisen, 1993; Frieling, 2003; Lundqvist, 2002). A adesiólise cirúrgica é o último recurso. O líquen plano vulvovaginal é uma doença crônica recorrente com possibilidade de melhora sintomática, mas é improvável que se consiga controle total.

Hidradenite supurativa. Esta doença crônica se manifesta na forma de lesões papulares recorrentes que podem levar a abscesso, formação de fístula e fibrose, predominantemente em regiões cutâneas com glândulas apócrinas (Fig. 4-7). Em ordem de frequência, as áreas mais afetadas são regiões axilar, inguinal perianal e perineal; regiões inflamatórias e pele retroauricular. Caracteriza-se por inflamação crônica e obstrução de folículos cutâneos com subsequente formação de abscesso subcutâneo, espessamento de pele e deformidade. Os abscessos caracteristicamente fistulizam, embora a superinfecção polimicrobiana pela flora normal da pele pareça ser independente do processo de doença primária (Brook, 1999; Jemec, 1996). A

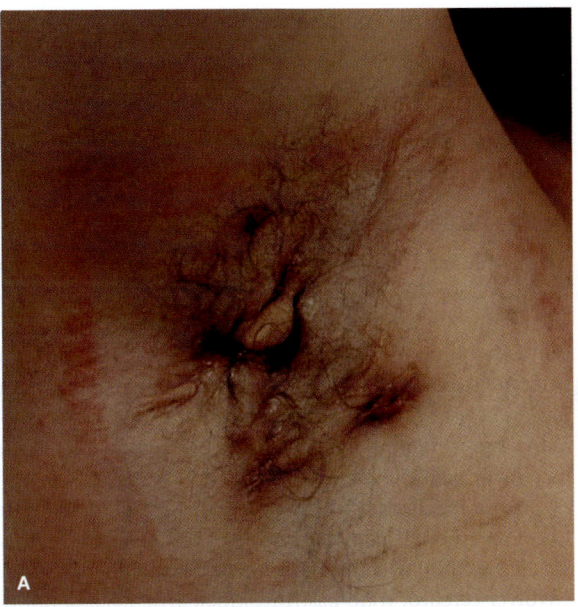 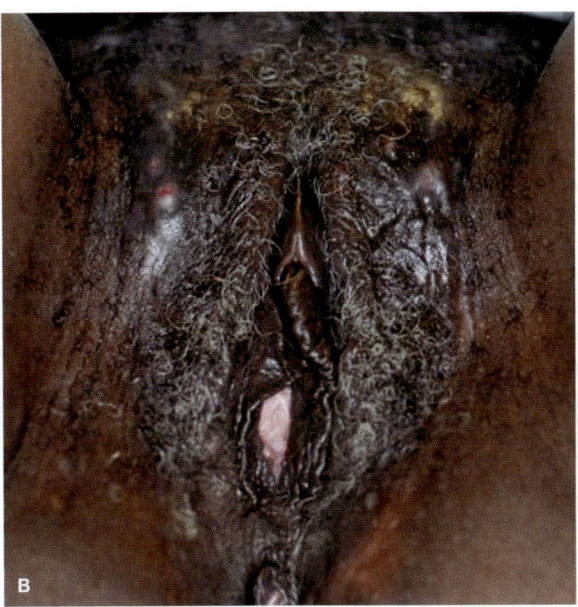

FIGURA 4-7 Hidradenite supurativa. **A**. A axila com pele enrugada criada por cicatrização de infecções e inflamações prévias. (*De Wolff, 2009, com permissão*) **B**. Monte pubiano com múltiplas pústulas drenando e pele fibrótica espessada.

desfiguração e a drenagem crônica de material purulento podem ser física, emocional e sexualmente devastadoras.

A etiologia de hidradenite supurativa é desconhecida. Mais de 25% das pacientes relatarão antecedentes familiares da doença, e foi proposta a possibilidade de transmissão autossômica dominante (der Werth, 2000). Embora Mortimer e colaboradores (1986) tenham encontrado concentrações aumentadas de androgênios em mulheres com hidradenite supurativa, outros autores não replicaram esses achados (Barth, 1996).

O tratamento dos casos iniciais inclui antibióticos tópicos ou orais e compressas quentes. Para uso isolado, os antibióticos para uso por via oral e sua posologia para tratamento em longo prazo são tetraciclina, 500 mg duas vezes ao dia; eritromicina, 500 mg duas vezes ao dia; doxiciclina, 100 mg duas vezes ao dia ou minociclina, 100 mg duas vezes ao dia. A clindamicina em solução tópica a 1% aplicada duas vezes ao dia também pode ser efetiva (Jemec, 1998). Recentemente, demonstrou-se eficácia com um curso de 10 semanas de clindamicina, 300 mg duas vezes ao dia, mais rifampicina, 600 mg duas vezes ao dia (Gener, 2009).

Conforme revisão realizada por Rhode e colaboradores (2008), outras modalidades de tratamento foram relatadas com eficácia variável. Entre essas estão acetato de ciproterona (um antiandrogênio disponível na Europa), corticosteroides, isotretinoína, ciclosporina e infliximabe. Entre os tratamentos não medicamentosos estão *laser* e fototerapia. Os casos graves e refratários talvez requeiram excisão cirúrgica, que frequentemente envolve ressecção extensiva da vulva e das regiões circundantes. Frequentemente são necessárias técnicas de cirurgia plástica para fechamento de grandes anormalidades. No entanto, é possível ocorrer recidivas locais.

Úlcera aftosa Quase 25% das mulheres nas segunda e terceira décadas de vida experimentarão essas lesões autolimitadas da mucosa. As úlceras aftosas costumam ser vistas na mucosa oral não queratinizada, podendo também ocorrer nas superfícies vulvovaginais. As lesões são dolorosas e podem recidivar com intervalo de meses.

Embora a etiologia das úlceras aftosas seja desconhecida, alguns pesquisadores teorizam que possam ter origem em danos imunomediados nas células epiteliais (Rogers, 1997). Outros fatores desencadeantes seriam trauma, infecção, variação hormonal e deficiências nutricionais de vitamina B_{12}, folato, ferro ou zinco (Torgerson, 2006). Independentemente de sua natureza normalmente autolimitada, as lesões persistentes podem levar à cicatrização dolorosa.

Podem ser utilizados corticosteroides tópicos de alta potência no início do processo. Corticosteroides orais podem ser usados para reduzir a inflamação nos casos resistentes aos corticosteroides tópicos. Por fim, colchicina, dapsona e talidomida* também demonstraram efetividade.

■ Manifestações vulvares de doenças sistêmicas

Doenças sistêmicas podem se manifestar inicialmente na mucosa vulvar ou vaginal na forma de lesões bolhosas, sólidas ou ulcerativas. Entre os exemplos estão lúpus eritematoso sistêmico, eritema multiforme (síndrome de Stevens-Johnson), pênfigo, penfigoide e sarcoidose. Anamnese e exame físico minuciosos geralmente são suficientes para relacionar as lesões genitais a doenças preexistentes. Contudo, a biópsia das lesões vulvovaginais podem revelar um diagnóstico novo e inesperado caso a doença não se tenha evidenciado em outra parte.

---

* N. de R. T. A aplicação clínica da talidomida é restrita a algumas doenças, e sua segurança é pequena. O Ministério da Saúde recomenda sua exclusão da RENAME (Relação Nacional de Medicamentos Essenciais, Ministério da Saúde do Brasil), para facilitar o controle das prescrições médicas e minimizar o possível uso indevido do medicamento. (Fonte: – http://portal.saude.gov.br/portal/arquivos/pdf/talidomida.pdf.)

Acantose nigricante

Esta doença é caracterizada por placas de limites mal definidos, aveludadas a verrugosas e de cor marrom a negra. Ocorrem predominantemente em pregas cutâneas, especialmente no pescoço, nas axilas e nas dobras genitocrurais (Fig. 17-6, p. 467).

A acantose nigricante mantém associação frequente com obesidade, diabetes melito e síndrome do ovário policístico. Assim, se houver sinais e sintomas compatíveis acompanhando acantose nigricante, haverá indicação para rastreamento apropriado. Comum aos três quadros, supõe-se que a resistência à insulina com hiperinsulinemia compensatória promova o espessamento cutâneo da acantose nigricante. A insulina se liga ao receptor do fator de crescimento tipo insulina (IGF, de *insulin-like growth factor*) estimulando a proliferação de queratinócitos e de fibroblastos da derme (Cruz, 1992; Hermanns-Le, 2004). Mais raramente a acantose nigricante é causada por outros distúrbios ligados à resistência à insulina ou ao fator de crescimento de fibroblastos (Higgins, 2008).

O tratamento da acantose nigricante não foi avaliado em ensaios randomizados. Contudo, a perda de peso reduz a resistência à insulina, o que pode levar à melhora das lesões. Além disso, demonstrou-se melhora da acantose nigricante em pacientes tratadas com metformina para controle da glicemia (Romo, 2008).

Doença de Crohn

Até 33% das pacientes com doença de Crohn apresentam envolvimento anogenital, que normalmente afeta as dobras inguinal, genitocrural e interlabial. Essas lesões podem preceder os sintomas gastrintestinais, sendo o edema a primeira manifestação vulvar. Entre as possíveis lesões subsequentes estão as características úlceras em "corte de faca", abscessos, assim como fístulas com origem nessas lesões do trato genital inferior em direção ao ânus e ao reto (Fig. 4-8).

O tratamento para a doença de Crohn gastrintestinal geralmente beneficia as lesões externas. As lesões vulvares não relacionadas com a atividade da doença gastrintestinal talvez respondam a corticosteroides tópicos ou intralesionais ou ao metronidazol tópico. Cirurgias extensas na vulva muitas vezes podem ser evitadas ou postergadas com cuidados apropriados da vulva, nutrição e colaboração estrita do gastrenterologista. Na eventualidade de ser necessária intervenção cirúrgica, a primeira opção é a excisão dos tratos fistulosos um a um. A vulvectomia total é reservada para os casos com doença extensiva. Independentemente do tratamento, as recorrências são comuns.

Doença de Behçet

Trata-se de vasculite sistêmica crônica rara que acomete pacientes entre 20 e 40 anos de idade e aqueles com ascendência asiática ou do Oriente Médio. A doença de Behçet caracteriza-se por lesões cutaneomucosas (ocular, oral e genital) associadas à vasculite sistêmica. As úlceras orais e genitais assemelham-se a úlceras aftosas e, em geral, cicatrizam em 7 a 10 dias. Todavia, a dor associada pode ser debilitante. O tratamento das lesões espelha-se naquele descrito para as úlceras aftosas.

A etiologia exata da doença de Behçet permanece desconhecida, embora haja suspeita de causas genéticas e infecciosas. A vasculite predomina no processo de doença, podendo envolver cérebro, trato gastrintestinal, articulações, pulmões e grandes vasos. Consequentemente, as pacientes sob suspeita de doença de Behçet devem ser encaminhadas a reumatologista para exames complementares e tratamento.

■ Distúrbios da pigmentação

O estado de pigmentação da pele deve ser cuidadosamente inspecionado a cada exame da pelve. Variações benignas são comumente encontradas na prática clínica, especialmente nas pacientes de pele escura. Essas áreas com maior pigmentação geralmente encontram-se nos pequenos lábios e na fúrcula vulvar. Tendem a ser bilaterais, simétricas e regulares em tonalidade e textura. Com fricção suave ocorre atenuação regular da cor. Anormalidades focais devem levantar suspeita de lesão pré-maligna ou maligna com indicação de biópsia imediata para evitar postergar o diagnóstico desnecessariamente. Conforme será discutido no Cap. 29 (p. 758), a neoplasia intraepitelial de alto grau e o câncer invasivo podem se apresentar como lesões hipo ou hiperpigmentadas, com ou sem sintomas. O melanoma é o segundo câncer mais comum na vulva e será discutido no Cap. 31 (p. 803).

Nevo

Em geral, o nevo adquirido surge na adolescência em áreas expostas ao sol, embora a pele vulvar não seja imune (Krengel, 2005). Por outro lado, o nevo congênito pode ser encontrado em qualquer superfície da pele em qualquer idade. O nevo pigmentado justifica acompanhamento atento, já que mais da metade de todos os melanomas surge a partir de um nevo preexistente.

Os nevos são classificados em três grupos: juncional, composto e intradérmico. Os nevos juncionais medem menos de 1 cm de diâmetro, são planos com um mínimo de superfície elevada e derivam de melanócitos dentro da epiderme. Sua coloração é uniforme e as margens da lesão são bem demarcadas. Estes nevos são os mais prováveis de tornarem-se malignos. Os nevos compostos envolvem tanto a derme quanto a epiderme. As lesões apresentam margens regulares e variam em tamanho de 4 a 10 mm. Com o passar do tempo essas lesões podem progredir para nevos intradérmicos, que se

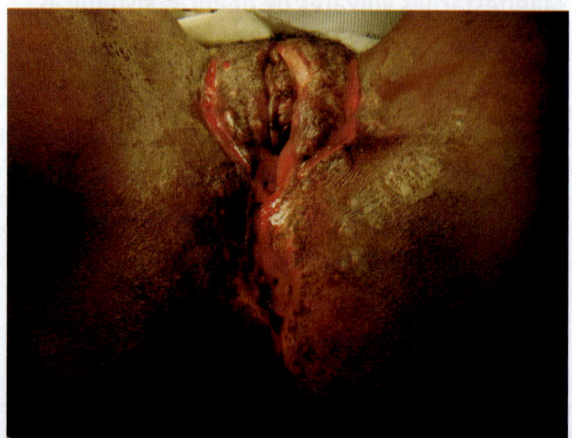

FIGURA 4-8 Doença de Crohn vulvar. As úlceras em corte de faca nas dobras genitocrurais e no períneo são comumente encontradas com a doença de Crohn vulvar. (*Fotografia cedida pelo Dr. F. Gary Cunningham.*)

alojam totalmente dentro da derme e podem se tornar papulares ou pediculados.

Os nevos vulvares devem ser submetidos à biópsia de acordo com as diretrizes preconizadas para nevos localizados em qualquer região do organismo. Assim, assimetria, pigmentação desigual, bordas irregulares, diâmetro > 6 mm e presença de erosão ou fissura devem determinar biópsia imediata. Sintomas como queimação ou prurido também devem levantar suspeita. Os nevos imperceptíveis devem ser acompanhados cuidadosamente com descrição detalhada ou registro fotográfico mantidos na ficha da paciente e vigilância no mínimo anual até que se considere que a lesão é estável. O autoexame deve ser estimulado com orientação para que relatem alterações na lesão ou nos sintomas associados.

A terapia para o nevo simples é, a princípio, conservadora com observação constante das pacientes assintomáticas. Se as lesões passarem a ser palpáveis com subsequente irritação e sangramento, a excisão cirúrgica servirá tanto como diagnóstico quanto como tratamento.

Vitiligo

A perda de melanócitos epidérmicos pode resultar em áreas despigmentadas da pele, o chamado *vitiligo* (Fig. 4-9). A prevalência global dessa doença é, em média, 0,1%, com pico de incidência na segunda década de vida. Nenhuma raça ou etnia apresenta maior risco, mas a doença pode ser mais desfigurante e aflitiva nos indivíduos de pele escura (Grimes, 2005).

Embora não totalmente esclarecidos, os fatores genéticos surgiram como a causa mais comum do vitiligo (Zhang, 2005). Aproximadamente 20% dos pacientes têm, pelo menos, um familiar em primeiro grau acometido. O vitiligo também pode compartilhar a patogênese com outros distúrbios autoimunes, como tireoidite de Hashimoto, doença de Graves, diabetes melito, artrite reumatoide, psoríase e líquen escleroso vulvar (Boissy, 1997).

Na maioria das vezes, a despigmentação é generalizada e simétrica, embora a distribuição também possa ser acral (membros e orelhas), acrofacial, localizada e segmentada. Testemunhamos muitos casos de vitiligo vulvar isolado. Há diversos avanços terapêuticos para o vitiligo, incluindo fototerapia com ultravioleta B de banda estreita, e imunomoduladores tópicos (Grimes, 2005). Em sua maioria, os casos são autolimitados e é suficiente explicar ao paciente o que está acontecendo.

Tumores vulvares sólidos

A maioria dos tumores vulvares sólidos é benigna e origina-se do tecido local. Lesões mais raras, malignas, surgem na vulva e costumam ter origem em células epiteliais escamosas. É raro o desenvolvimento de tumores vulvares sólidos como lesões metastáticas. Portanto, muitos tumores justificam biópsia se não forem obviamente identificados por inspeção visual.

Lesões epidérmicas e dérmicas

Acrocórdon. Comumente conhecidos como pápulas pedunculares na pele, os acrocórdons são pólipos fibroepiteliais benignos. São mais frequentes nas laterais do pescoço, axilas ou região inguinal, geralmente com diâmetro variando entre 1 e 6 mm, mas podendo atingir dimensões maiores (Fig. 4-10). Os acrocórdons foram associados ao diabetes melito, e a proliferação de fibroblastos mediada pela insulina talvez explique essa relação (Demir, 2002).

Clinicamente, o acrocórdon é uma massa mole séssil ou pedunculada, geralmente cor da pele e sem pelos. Edema ou ulceração podem seguir-se à fricção traumática. A remoção cirúrgica é recomendada para irritação crônica ou por razões cosméticas. As lesões menores, quando sintomáticas, são facilmente removidas sob anestesia local no consultório.

Ceratose seborreica. Ocasionalmente observam-se manifestações vulvares de ceratose seborreica em pacientes com lesões concomitantes em pescoço, face ou tronco. As lesões típicas são lesões bem circunscritas, ligeiramente elevadas, com super-

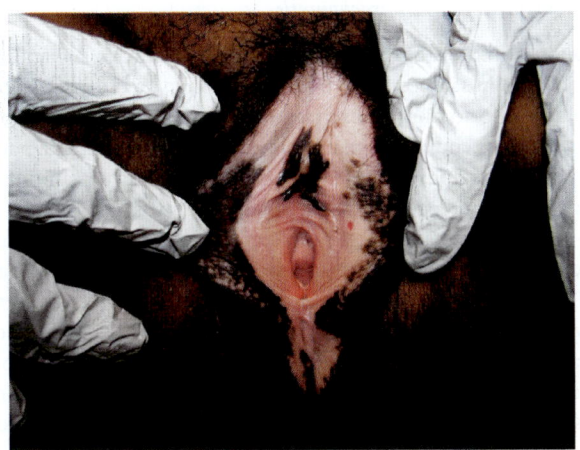

FIGURA 4-9 Vitiligo vulvar.

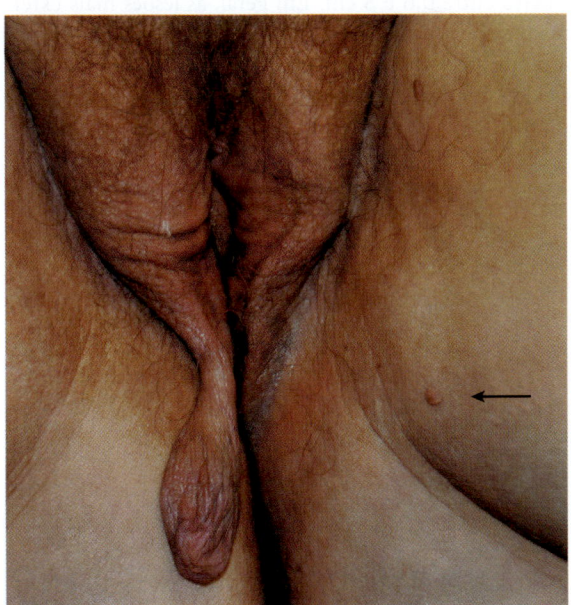

FIGURA 4-10 Acrocórdons vulvares (pápulas pedunculares na pele). As lesões características são pequenas (*seta*) e não requerem intervenção. O acrocórdon de grande porte aqui mostrado foi removido em razão de sintomas mecânicos causados por seu tamanho.

fície áspera e gordurosa. O potencial maligno dessas lesões de crescimento lento é mínimo e, portanto, a excisão deve ser sugerida apenas em caso de desconforto.

Ceratoacantoma. Trata-se de lesão de crescimento rápido e de baixo grau de malignidade, com origem em glândulas pilossebáceas. As lesões surgem como pápulas firmes, redondas, que evoluem para nódulos de forma arredondada com crateras centrais. Se não forem tratadas, as lesões geralmente são autolimitadas. Contudo, dado o seu potencial maligno e sua semelhança com o carcinoma escamoso, recomenda-se excisão cirúrgica com margens de 3 a 5 mm.

Siringoma. Esses tumores écrinos (glândulas sudoríparas) benignos são encontrados com maior frequência sobre pálpebras inferiores, pescoço e face. Raramente a vulva está envolvida bilateralmente com múltiplas pápulas com 1 a 4 mm e consistência firme (Fig. 4-11). O aspecto clínico do siringoma vulvar não é patognomônico e a biópsia por *punch* definirá o diagnóstico e excluirá a possibilidade de câncer. Não há necessidade de tratamento. Contudo, para as pacientes com prurido, corticosteroides tópicos de baixa potência e anti-histamínicos pode ser úteis. Para aquelas com prurido refratário pode-se indicar excisão cirúrgica ou ablação com *laser*.

Leiomioma

Os leiomiomas vulvares são tumores raros, que se supõe sejam originados do músculo liso dentro do tecido erétil da vulva ou da transmigração pelo ligamento redondo. Justifica-se excisão cirúrgica para excluir leiomiossarcoma (Nielsen, 1996).

Fibroma

Trata-se de tumor benigno raro da vulva com origem no tecido conectivo profundo por proliferação de fibroblastos. As lesões são encontradas principalmente nos grandes lábios, com diâmetro entre 0,6 e 8 cm. Em geral, as lesões mais extensas tornam-se pedunculares com uma haste longa e podem causar dor ou dispareunia. Há indicação de excisão cirúrgica para as lesões sintomáticas ou quando o diagnóstico é incerto.

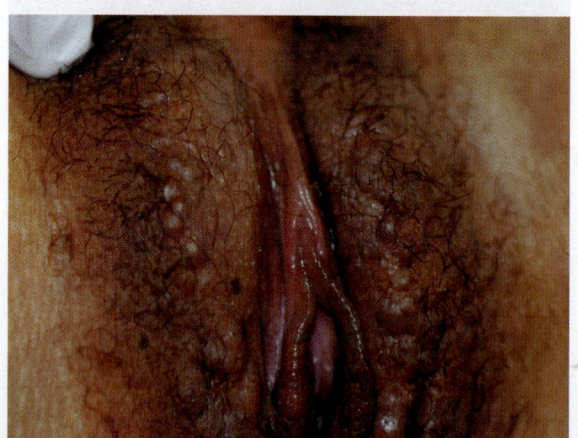

FIGURA 4-11 Siringoma vulvar. As pápulas caracteristicamente organizam-se em grupos, podendo se estender por todo comprimento dos grandes lábios. Os siringomas têm cor de pele ou são amarelos e não apresentam relação anatômica com os folículos pilosos púbicos adjacentes.

Lipoma

Os lipomas são massas volumosas, de consistência mole, sésseis ou pedunculadas, compostas por células adiposas maduras. Assim como com os fibromas, considera-se razoável a conduta expectante, desde que não haja queixas da paciente, ou excisão cirúrgica em caso de sintomas. Essas lesões carecem de cápsula de tecido conectivo fibroso. Assim, sua dissecção completa pode ser complicada por sangramento, exigindo uma incisão maior.

Tecido mamário ectópico

O tecido mamário ectópico pode ocorrer ao longo das linhas lácteas imaginárias, que se estendem bilateralmente da axila, passando pela mama até o monte do púbis (Fig. 4-12). Raramente encontrado na vulva, o tecido mamário ectópico é sensível a hormônio e pode crescer em resposta à gravidez ou a hormônios exógenos. É importante observar que nesses sítios ectópicos também é possível ocorrer patologias mamárias, incluindo fibroadenoma, tumor filodes, doença de Paget e adenocarcinoma invasivo.

■ Tumores vulvares císticos

Cisto e abscesso dos ductos da glândula de Bartholin

Fisiopatologia. O muco produzido para umedecer a vulva origina-se, em parte, das glândulas de Bartholin. É comum haver obstrução dos ductos dessa glândula seguindo-se à infecção, trauma e alterações na consistência do muco ou como consequência de ductos congenitamente estreitos. Entretanto, a causa subjacente frequentemente permanece sem esclarecimento.

Em alguns casos, o conteúdo do cisto pode ser infectado, levando à formação de abscesso. Esses abscessos tendem a ocorrer nas populações com perfis demográficos similares àqueles das populações de alto risco para doenças sexualmente transmissíveis (Aghajanian, 1994). Historicamente, considerava-se que as mulheres com cistos bilaterais dos ductos da glândula de Bartholin tivessem sido infectadas por *Neisseria gonorrhoeae*. No entanto, estudos recentes demonstraram um espectro muito amplo de organismos responsáveis por esses cistos e abscessos. Especificamente, Tanaka e colaboradores (2005) examinaram 224 pacientes e isolaram aproximadamente duas espécies bacterianas por caso. A maioria dos casos foi causada por bactérias aeróbias, das quais a *Escherichia coli* foi a mais comumente isolada. Apenas cinco casos envolveram *N. gonorrhoeae* ou *Chlamydia trachomatis*.

Quadro clínico. Em sua maioria, os cistos de ducto da glândula de Bartholin são pequenos e assintomáticos, exceto por pequeno desconforto durante excitação sexual (Fig. 4-13). Entretanto, nos casos com cistos maiores ou infectados, a paciente pode se queixar de dor intensa na vulva, que a impede de caminhar, sentar ou manter relação sexual (Fig. 3-27, p. 106).

Ao exame, os cistos são caracteristicamente unilaterais, arredondados ou ovoides e flutuantes ou com tensão superficial. Se infectados, apresentam eritema circundante e tornam-se sensíveis. A massa geralmente é localizada na região inferior dos grandes lábios ou no vestíbulo inferior. Embora cistos e abscessos, em sua maioria, produzam assimetria labial, os menores talvez só possam ser detectados à palpação. Os abscessos de Bartholin próximos de drenagem espontânea exibem uma área de amolecimento, na qual é mais provável ocorrer a ruptura.

Distúrbios Benignos do Trato Reprodutivo Inferior

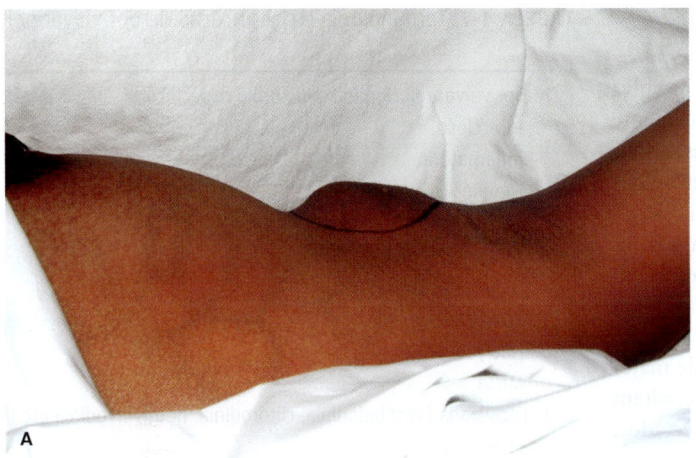
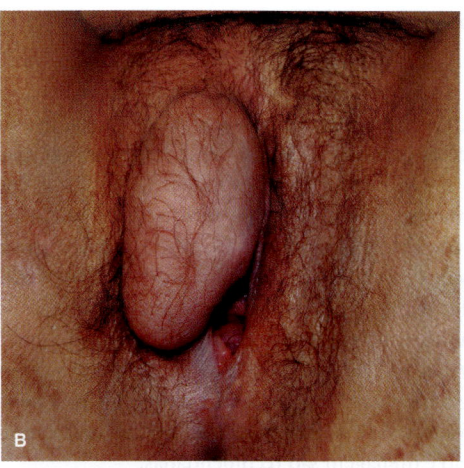

FIGURA 4-12 Tecido mamário ectópico em duas pacientes no pós-parto. **A**. Nesta paciente, o tecido mamário ectópico axilar não necessitou de qualquer intervenção. Houve regressão após o fim do período de amamentação. **B**. Tecido mamário ectópico vulvar. Essa lesão foi removida considerando o desconforto causado à paciente e em razão de incerteza quanto ao diagnóstico. (*Fotografias cedidas pelo Dr. Joseph Fitzwater.*)

Tratamento. Os cistos do ducto da glândula de Bartholin pequenos e assintomáticos não necessitam de intervenção, exceto para excluir a possibilidade de neoplasia nas pacientes com mais de 40 anos. Os cistos sintomáticos devem ser abordados com uma de diversas técnicas: incisão e drenagem (I&D), marsupiliazação e excisão da glândula de Bartholin, ilustradas nas Seções 41-18 a 41-20 (p. 1.063). Os abscessos são tratados com I&D ou marsupiliazação.

Malignidade. Após a menopausa, os cistos e os abscessos dos ductos da glândula de Bartholin são raros e devem levantar suspeita de neoplasia. Entretanto, o carcinoma da glândula de Bartholin é raro, e sua incidência aproxima-se de 0,1:100.000 mulheres (Visco, 1996). Predominam carcinomas escamosos ou adenocarcinomas (Copeland, 1986).

Em razão da raridade desses cânceres, a excisão da glândula de Bartholin não costuma ser indicada. Como alternativa, nas mulheres com mais de 40 anos, drenagem do cisto e biópsia dos sítios suspeitos da parede do cisto excluem de forma satisfatória a possibilidade de malignidade (Visco, 1996).

Cisto e abscesso da glândula de Skene

A oclusão dos ductos da glândula de Skene pode levar a aumento cístico e possível formação de abscesso. Classicamente, essas lesões podem ser identificadas durante o exame físico. Os cistos da glândula de Skene não se comunicam com o lúmen uretral e seu conteúdo não pode ser eliminado por expressão. Em geral, esses cistos estão localizados no segmento distal da uretra e frequentemente produzem distorção do meato uretral. Este fato contrasta com a maioria dos divertículos uretrais que são mais comumente encontrados na uretra medial e proximal.

A etiologia ainda é desconhecida, embora muitos pesquisadores especulem que infecção e trauma seriam fatores predisponentes. Os principais sintomas incluem obstrução urinária, dispareunia e dor. O tratamento primário para as lesões crônicas é excisão. Para os abscessos agudos, dá-se preferência à marsupiliazação ou à I&D.

Divertículo uretral

As glândulas parauretrais encontram-se ao longo da parede uretral inferior e a dilatação cística de uma dessas glândulas forma um divertículo. Esses sacos frequentemente se comunicam diretamente com a uretra e crescem na direção da parede vaginal anterior (Fig. 26-3, p. 683) (Lee, 2005). Embora o gotejamento pós-miccional seja uma queixa clássica, as pacientes também podem apresentar dor, dispareunia ou sintomas urinários. No exame físico, o divertículo uretral pode ser palpado como uma região ligeiramente esponjosa ao longo da extensão da uretra. Frequentemente é possível provocar drenagem de urina ou pus com compressão. Os divertículos uretrais serão discutidos com detalhes no Capítulo 26 (p. 683), e o tratamento cirúrgico, que normalmente envolve sua excisão, está ilustrado na Seção 43-9 (p. 1.203).

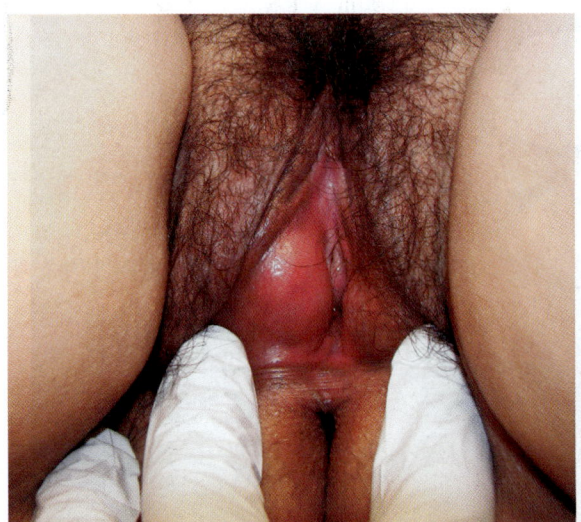

FIGURA 4-13 Cisto do ducto da glândula de Bartholin visto como uma protuberância assimétrica no vestíbulo inferior direito.

Cistos epidermoides

Esses cistos, também conhecidos como *cistos de inclusão epidérmica* ou *cistos sebáceos*, frequentemente são encontrados na vulva e menos frequentemente na vagina. Embora histologicamente semelhantes e revestidos por epitélio escamoso, não está definido se são entidades independentes. Os cistos epidermoides vulvares geralmente formam-se a partir de unidades pilossebáceas obstruídas (Fig. 4-14). Contudo, também podem ocorrer em sequência a implante traumático de células epidérmicas em tecidos mais profundos. Os cistos epidermoides são variáveis em tamanho, tipicamente arredondados ou ovoides e da cor da pele, amarelos ou brancos. Geralmente os cistos são cheios de material viscoso, arenoso e caseoso, assintomáticos e não necessitam de avaliação; se sintomáticos, ou secundariamente infectados, incisão e drenagem são recomendadas.

Vulvodínia

Em 2003, a ISSVD definiu vulvodínia como "desconforto vulvar, mais frequentemente descrito como dor ardente, ocorrendo na ausência de achados visíveis relevantes ou de distúrbio neurológico específico, clinicamente identificável" (Tabela 4-7) (Moyal-Barracco, 2004b). O termo *vestibulite* foi eliminado da terminologia da ISSVD desde que se constatou a impossibilidade de comprovar de forma consistente a presença de alterações inflamatórias. A dor vulvar pode ser descrita como espontânea (não provocada) ou desencadeada por pressão física (provocada). Contato sexual, inserção de tampão ou pressão com a ponta do dedo podem provocar dor vulvar. A dor vulvar ainda é caracterizada como localizada ou generalizada. Assim como ocorre com outros quadros de dor crônica, a vulvodínia tem etiologia incerta e seu tratamento representa um desafio.

Incidência

Há poucos estudos que indicam a prevalência de 3 a 11% de vulvodínia na população geral (Lavy, 2007; Reed, 2004). Em um estudo estimou-se que 1 em 50 mulheres desenvolvem vulvodínia a cada ano (Reed, 2008a). Caracteristicamente, a avaliação e a terapêutica são retardadas por anos em razão de constrangimento da paciente e tentativas de autotratamento. É comum haver atraso no diagnóstico e no tratamento, frequentemente por diversos profissionais de saúde (Buchan, 2007; Graziottin, 2004; Harlow, 2003). A vulvodínia afeta mulheres de todas as etnias em uma ampla faixa etária que inclui as pré-adolescentes (Haefner, 2005; Lavy, 2007; Reed, 2008b).

Etiologia

A causa subjacente à vulvodínia provavelmente é multifatorial e variável entre as pacientes afetadas. As tentativas de identificar fatores de risco específicos, como uso de contraceptivos orais ou infecção (leveduras crônicas ou papilomavírus humano),

TABELA 4-7 Terminologia e classificação de dor vulvar pela ISSVD

A. Dor vulvar relacionada a distúrbio específico
  Infeccioso
  Inflamatório
  Neoplásico
  Neurológico
B. Vulvodínia
  Generalizada
    Provocada
    Não provocada
    Mista
C. Localizada (vestibulodínia, clitorodínia, hemivulvodínia etc.)
    Provocada
    Não provocada
    Mista

ISSVD, International Society for the Study of Vulvovaginal Disease

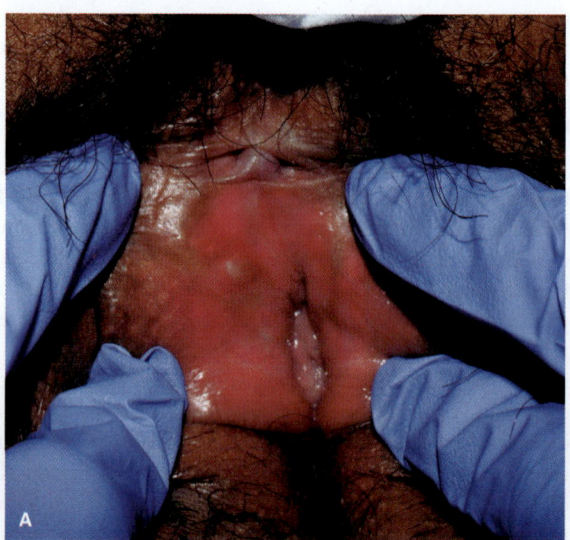 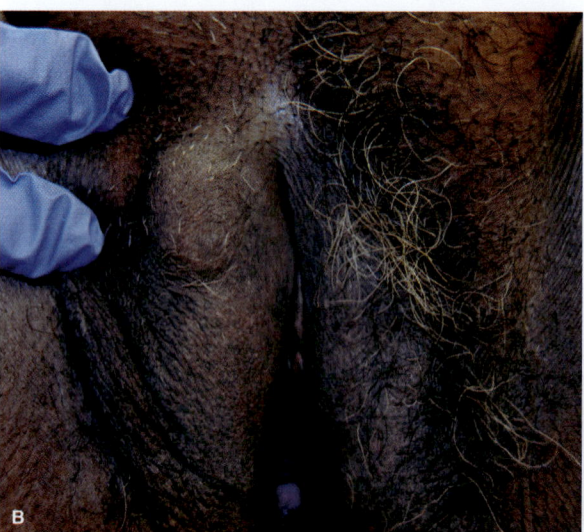

FIGURA 4-14 Cistos de inclusão epidérmica. **A.** Esta pequena lesão no interior do pequeno lábio direito não reque, intervenção. **B.** Esta lesão do grande lábio direito foi incisada e o conteúdo expresso devido ao desconforto da paciente. Ela estava cheia de material tipo argiloso.

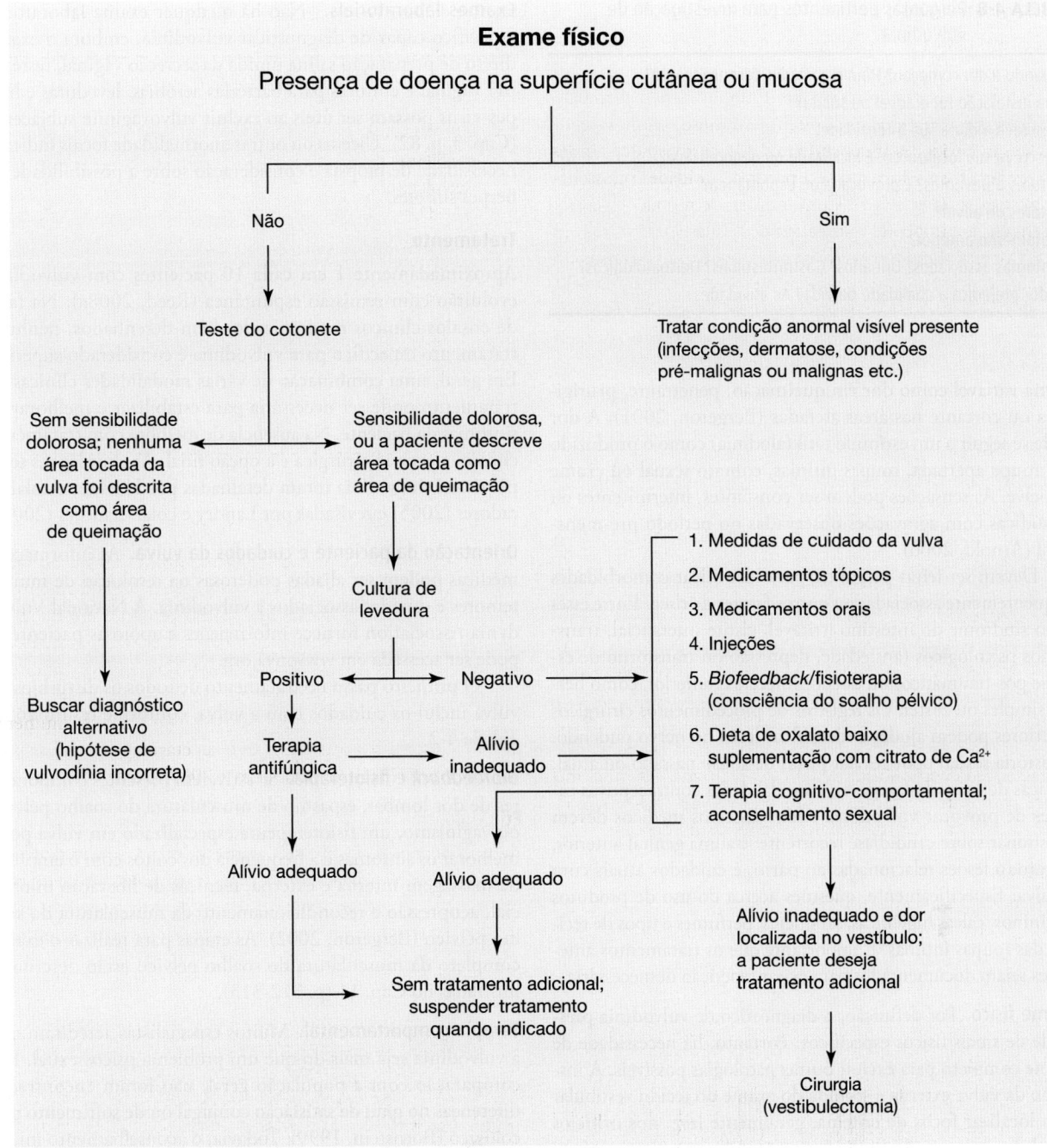

FIGURA 4-15 Algoritmo para o diagnóstico de vulvodínia. (*Retirada de Haefner, 2005, com permissão.*)

produziram resultados não convincentes. Há controvérsia se fatores físicos ou emocionais predominam como desencadeantes da dor, com argumentos fortes para ambos os lados (Gunter, 2007; Lynch, 2008). Em sua maioria, as teorias propõem que uma agressão ou um estímulo nocivo locais resultem em respostas inadequadas do sistema nervoso local ou central, levando a uma síndrome de dor neuropática (Cap. 11, p. 306). É interessante observar que pacientes com vulvodínia apresentam maior prevalência de outros distúrbios de dor crônica, incluindo cistite intersticial, síndrome do intestino irritável, fibromialgia e dor temporomandibular (Kennedy, 2005; Zolnoun, 2008).

Diagnóstico

Um algoritmo com base em evidências para o diagnóstico da vulvodínia é apresentado na Figura 4-15 (Haefner, 2005). Uma vez que vulvodínia é um diagnóstico de exclusão, uma anamnese abrangente é fundamental para a certeza de um diagnóstico correto (Tabela 4-8) (American College of Obstetricians and Gynecologists, 2006).

Anamnese. O termo vulvodínia refere-se a desconforto vulvar com no mínimo três a seis meses de duração sem causa identificável. A vulvodínia generalizada ou localizada é descrita de

TABELA 4-8 Perguntas pertinentes para investigação de vulvodínia

Quando a dor começou? Houve episódio desencadeante?
Sua instalação foi gradual ou súbita?
Descreva a dor e sua intensidade.
Descreva sua localização. É localizada ou generalizada?
Fatores agravantes? É provocada ou espontânea?
Fatores de alívio?
Tratamento anterior?
Sintomas associados? Urinários? Gastrintestinais? Dermatológicos?
A dor prejudica a qualidade de vida? As atividades?

forma variável como dor em queimação, penetrante, pruriginosa ou cortante nas áreas afetadas (Bergeron, 2001). A dor pode se seguir a um estímulo tátil (alodinia) como o produzido por roupa apertada, roupas íntimas, contato sexual ou exame da pelve. As sensações podem ser constantes, intermitentes ou episódicas com agravações observadas no período pré-menstrual (Arnold, 2006).

Devem ser feitas perguntas para identificar comorbidades frequentemente associadas ou outros fatores de risco. Entre esses estão síndrome do intestino irritável, cistite intersticial, transtornos psicológicos (ansiedade, depressão ou transtorno de estresse pós-traumático) ou doença infecciosa anterior, como herpes simples ou zóster. Os registros de procedimentos cirúrgicos anteriores podem ajudar a identificar lesão no nervo pudendo. A história sexual pode revelar pistas de abuso passado ou atual, práticas de coito desfavoráveis e modalidades contraceptivas capazes de provocar vulvodínia. Além disso, os médicos devem questionar sobre candidíase recorrente; trauma genital anterior, incluindo lesões relacionadas ao parto, e cuidados atuais com a vulva. Especificamente, questões acerca do uso de produtos femininos, calças higiênicas, sabonetes, perfumes e tipos de tecidos das roupas íntimas. É importante que os tratamentos anteriores sejam documentados para evitar repetição desnecessária.

Exame físico. Por definição, o diagnóstico de vulvodínia prescinde de sinais físicos específicos. Portanto, há necessidade de exame completo para excluir outras patologias possíveis. A inspeção da vulva externa é seguida do exame do tecido vestibular para localizar focos de eritema, geralmente leve, nos orifícios glandulares do vestíbulo. Embora não seja essencial, o exame colposcópico da vulva e biópsias direcionadas podem ser úteis. Bowen e colaboradores (2008) observaram dermatoses clinicamente significativas em 61% das pacientes com vulvodínia refratária encaminhadas à sua clínica ginecológica terciária.

Deve-se realizar mapeamento sistemático da dor em vestíbulo, períneo e face interna da coxa para servir como referência e avaliar o sucesso do tratamento (ver Fig. 4-1). Uma haste com algodão na extremidade (*swab*) é utilizada para verificar alodinia e hiperestesia. A extremidade pode ser primeiro desenrolada para formar um tufo de fibra de algodão. Depois, a haste de madeira é quebrada para formar uma ponta aguda para testar novamente as mesmas áreas. A gravidade da dor em uma escala de zero a cinco pontos deve ser registrada e acompanhada ao longo do tempo.

Exames laboratoriais. Não há qualquer exame laboratorial específico capaz de diagnosticar vulvodínia, embora o exame direto de preparação salina úmida da secreção vaginal, teste do pH vaginal e culturas para bactérias aeróbias, leveduras e herpes-vírus possam ser úteis ao excluir vulvovaginite subjacente (Cap. 3, p. 82). Úlceras ou outras anormalidade focais indicam necessidade de biópsia e consideração sobre a possibilidade de herpes simples.

Tratamento

Aproximadamente 1 em cada 10 pacientes com vulvodínia evoluirão com remissão espontânea (Reed, 2008a). Na falta de ensaios clínicos randomizados bem-desenhados, nenhum tratamento específico para vulvodínia é considerado superior. Em geral, uma combinação de várias modalidades clínicas de tratamento pode ser necessária para estabilizar e melhorar os sintomas da paciente. Na ausência de melhora com tratamento clínico, a excisão cirúrgica é a opção final. As abordagens terapêuticas à vulvodínia foram detalhadas por Haefner e colaboradores (2005) e revisadas por Landry e colaboradores (2008).

Orientação da paciente e cuidados da vulva. As informações médicas podem ser aliadas poderosas na resolução de muitos temores e dúvidas associados à vulvodínia. A National Vulvodynia Association fornece informações e apoio às pacientes e pode ser acessada em www.nva.org.

O primeiro passo no tratamento de todos os distúrbios de vulva inclui os cuidados com a vulva, conforme resumido na Tabela 4-2.

***Biofeedback* e fisioterapia.** Se estiverem presentes componentes de dor lombar, espasmo de musculatura do soalho pélvico ou vaginismo, um fisioterapeuta especializado em vulva pode melhorar os sintomas e a frequência dos coitos com o emprego de massagem interna e externa, técnicas de liberação miofascial, acupressão e recondicionamento da musculatura do soalho pélvico (Bergeron, 2002). As etapas para realizar o exame completo da musculatura do soalho pélvico estão descritas e ilustradas no Cap. 11 (p. 312-313).

Terapia comportamental. Muitos especialistas acreditam que a vulvodínia seja mais do que um problema psicossexual. Em comparação com a população geral, não foram encontradas diferenças no grau de satisfação conjugal ou de sofrimento psicológico (Bornstein, 1999). Todavia, o aconselhamento inicial deve incluir uma avaliação básica do relacionamento íntimo com o parceiro e da função sexual. Quando apropriado, devem ser oferecidas medidas educacionais sobre estímulos sexuais preliminares, posições sexuais, lubrificação e alternativas para a relação sexual vaginal.

Medicamentos tópicos. Volumes moderados de pomada de lidocaína a 5% aplicados ao vestíbulo, 30 minutos antes da relação sexual, reduzem significativamente a dispareunia (Zolnoun, 2003). O uso em longo prazo pode levar à cura pela redução da amplificação da dor por *feedback*. Várias outras formulações tópicas de anestésicos foram relatadas com sucesso variável. No entanto, deve-se ter cautela ao utilizar a benzocaína, que foi associada a aumento das taxas de dermatite de contato.

Eva e colaboradores (2003) verificaram redução na expressão do receptor de estrogênio nas mulheres com vulvodínia. No entanto, a terapia com estrogênio tópico ou intravaginal produziu resultados ambíguos.

Conforme relato de Boardman e colaboradores (2008), o creme de gabapentina para uso tópico é bem tolerado, efetivo no tratamento de vulvodínia localizada e generalizada, além de evitar os possíveis efeitos colaterais do tratamento sistêmico com gabapentina. Em seu trabalho, aplicou-se 0,5 mL de creme de gabapentina a 2, 4 ou 6% três vezes ao dia, por no mínimo 8 semanas, às regiões afetadas da vulva.

Medicamentos orais. As duas principais classes de medicamentos orais com dados publicados favoráveis a seu uso no tratamento de vulvodínia são os antidepressivos e os anticonvulsivantes. Os antidepressivos tricíclicos (ADTs) tornaram-se os agentes de primeira linha no tratamento da vulvodínia, e as taxas de resposta relatadas podem chegar a 47% (Munday, 2001). Em nossa experiência, os melhores resultados foram obtidos com amitriptilina, iniciada com doses de 5 a 25 mg, VO, todas as noites, a serem aumentadas conforme a necessidade para 10 a 25 mg por semana. As doses diárias finais não devem exceder 150 a 200 mg. É importante que as pacientes mantenham aderência ao tratamento, apesar de serem necessárias quase quatro semanas para obter alívio significativo da dor.

Casos resistentes aos ADTs podem ser tratados com os anticonvulsivantes gabapentina ou carbamazepina (ver Tabela 11-5, p. 315) (Ben David, 1999). A gabapentina oral é iniciada na dosagem de 100 mg três vezes ao dia, a ser aumentada gradualmente ao longo de 6 a 8 semanas até uma dose diária máxima de 3.600 mg. Uma vez alcançada esta dosagem, a dor deverá ser reavaliada após 1 a 2 semanas (Haefner, 2005).

Injeções intralesionais. Nos casos de vulvodínia localizada, têm-se utilizado injeções de uma combinação de corticosteroide e anestésico local (Mandal, 2010; Murina, 2001). Alternativamente, há relatos de que o uso de infiltração de toxina botulínica A nos músculos levantadores do ânus seria efetivo nos casos de vulvodínia relacionada com vaginismo (Bertolasi, 2009).

Tratamento cirúrgico. As mulheres com vulvodínia que não obtiverem melhora, apesar de tratamento clínico agressivo, serão candidatas à intervenção cirúrgica. As opções incluem excisão local do sítio exato da dor; ressecção total do vestíbulo, a chamada vestibulectomia, ou ressecção do vestíbulo e do períneo, conhecida como perineoplastia (Seção 41-22, p. 1.070). Traas e colaboradores (2006) relataram taxas altas de sucesso com a vestibulectomia entre mulheres com menos de 30 anos de idade. Considerando os três procedimentos, a perineoplastia é o mais extenso. Esse procedimento pode ser selecionado se houver suspeita de fibrose perineal significativa contribuindo para a dispareunia. As taxas globais de melhora para pacientes apropriadamente selecionadas são altas após procedimentos de excisão vulvar. Entretanto, a cirurgia deve ser reservada para aquelas com dor vestibular localizada intensa de longa duração que não tenham obtido sucesso com tratamento conservador.

LESÕES INFECCIOSAS

A infecção é uma causa frequente de doença vulvar benigna e pode envolver bactérias, fungos, vírus ou parasitas. É possível encontrar lesões ulcerativas, proliferativas ou supurativas, que foram discutidas no Cap. 3 (p. 64).

LESÕES CONGÊNITAS

As anormalidades estruturais congênitas do trato reprodutivo inferior são raras e incluem aquelas causadas por atresia de órgão, falha na regressão ou na fusão normal do tecido e sinalização hormonal anormal. Esses tipos de lesões serão abordados em detalhes no Capítulo 18 (p. 481).

TRAUMA VULVOVAGINAL

Hematoma

Em razão da localização anatômica e do coxim adiposo dos grandes lábios de adultas, as lesões traumáticas de vulva e vagina são raras. De modo inverso, como as crianças ainda não possuem esse coxim bem-desenvolvido na área dos grandes lábios, atividades como andar de bicicleta, praticar ginástica em aparelhos e brincar no encosto de bancos aumentam o risco de lesões a cavaleiro (Virgili, 2000). Como causas mais raras de lesão do trato genital inferior estão trauma por coito e agressão sexual. Uma possível sequela do trauma confuso da vulva relativamente bem-vascularizada é o hematoma.

Em casos com hematoma vulvar volumoso é possível haver necessidade de anestesia geral para realização de um exame completo da vulva e da vagina. A avaliação permite estimar se o hematoma mantém tamanho estável além da integridade dos órgãos adjacentes, como bexiga, uretra e reto. Se não houver lesão associada a outros órgãos, a natureza venosa da maioria dos hematomas vulvares torna-os candidatos a tratamento conservador com compressas frias, drenagem da bexiga por sonda Foley e controle adequado da dor (Propst, 1998).

De maneira geral, os hematomas vaginais volumosos devem ser explorados cirurgicamente buscando por vasos que estejam sangrando para que sejam ligados. A causa da instabilidade de uma paciente pode ser sangramento retroperitoneal oriundo de um vaso retraído (Gianini,1991). No pós-operatório a aplicação de tampão vaginal ajuda a controlar qualquer extravasamento venoso persistente.

Laceração

Os traumas penetrantes são responsáveis pela maioria das lesões vaginais. As causas mais comuns de trauma incluem fratura pélvica, objetos inanimados forçados, coito e forças da água, como aquelas relacionadas com a prática de esqui aquático (Smith, 1996). As alterações atróficas vaginais predispõem à lesão.

Nos casos com laceração extensa frequentemente há necessidade de realizar o exame sob anestesia para permitir uma avaliação completa e para excluir dano intraperitoneal. Além disso, se a cavidade peritoneal tiver sido violada, há indicação para exploração transabdominal via laparotomia ou laparoscopia a fim de excluir lesão de víscera.

Os objetivos do tratamento incluem hemostasia e restauração da anatomia normal. Irrigação, debridamento e reparo primário são etapas-chave. Raramente, a ocorrência de infecção determina que a laceração seja fechada por segunda intenção. Por fim, as técnicas para o reparo de trauma vulvovaginal são similares àquelas utilizadas para as lacerações obstétricas.

■ Lesões sexuais

Em lactentes e crianças a diferenciação entre lesão a cavaleiro e abuso sexual costuma ser um desafio, uma vez que os padrões da lesão não confirmam ou excluem trauma sexual com precisão. O diagnóstico requer questionamento cuidadoso e correlação entre os mecanismos descritos para a lesão e os achados no exame físico.

Determinadas características podem servir como alertas para um possível abuso sexual. Conforme listado na Tabela 13-18 (p. 373), esses avisos incluem secreções genitais, lesão concomitante em região extragenital, ausência de correlação entre a história e o exame físico ou presença de condiloma acuminado (Dowd, 1994; Emans, 1987). Além disso, lesões na fúrcula posterior; aquelas de hímen que se estendam no sentido horário das 3 às 9 h ou perfuração vaginal, retal ou peritoneal devem aumentar a suspeita de abuso sexual (Bond, 1995).

Por outro lado, uma única laceração estrelada ou contusão unilateral, no mesmo formato do objeto não cortante relatado, corrobora o diagnóstico de lesão não intencional a cavaleiro. Lacerações ou abrasões de pequenos lábios, monte pubiano e clitóris, que sejam anteriores ou laterais ao hímen, são típicas de lesão a cavaleiro.

LESÕES VAGINAIS

Corpos estranhos

Traumas ou irritação crônica podem ser causados por um corpo estranho colocado dentro da vagina. Mulheres de todas as idades podem ser afetadas, embora os objetos envolvidos variem com a faixa etária. Por exemplo, objetos pequenos podem se alojar na vagina de crianças durante as brincadeiras ou a autoexploração, ao passo que uma adolescente pode se queixar de não ser capaz de retirar um tampão esquecido ou um preservativo rompido. Abuso ou desventura sexual costumam explicar a etiologia de objetos encontrados em mulheres adultas. Dois itens em especial justificam alguns comentários: o tampão esquecido e o pessário vaginal.

As mulheres com um tampão esquecido irão se queixar de descarga vaginal de odor fétido com algum prurido, desconforto ou sangramento extemporâneo associados. Após outros questionamentos, é possível que a paciente revele história de múltiplas tentativas de retirada sem sucesso. Na ausência de leucocitose, febre ou evidência de endometrite ou salpingite, a remoção simples do tampão será suficiente. Não há indicação de lavagem vaginal para limpar a vagina em razão de aumento do risco de infecção ascendente.

Os pessários vaginais normalmente são usados para tratamento conservador de prolapso de órgão pélvico ou de incontinência, e os cuidados relativos ao seu uso serão descritos no Capítulo 24, p. 648. Epitélio vaginal atrófico e dispositivos de tamanho inadequado são fatores que aumentam o risco de complicações ulcerativas ou erosivas. O uso de creme intravaginal de estrogênio para tratar a atrofia, monitoramento por um profissional de saúde e remoção periódica ajudam a evitar esse tipo de lesão. Queixas de corrimento com sangue ou odor fétido determinam inspeção imediata de paredes e cúpula vaginais.

■ Vaginite descamativa inflamatória

Trata-se de forma rara de vaginite inflamatória que ocorre principalmente em mulheres no período peri ou pós-menopausa. Embora sua etiologia seja desconhecida, alguns autores acreditam que represente uma variante de líquen plano erosivo vaginal (Edwards, 1988). Outros observaram desencadeantes na história clínica, como diarreia ou uso de antibióticos (Bradford, 2010). As pacientes caracteristicamente se queixam de descarga vaginal abundante, queimação no introito vaginal e dispareunia, todos sintomas refratários aos tratamentos convencionais. Ao exame, observam-se leucorreia difusa, exsudativa, purulenta, de cor amarelada ou esverdeada e graus variáveis de eritema vestibular-vaginal. O exame microscópico revela a presença de muitos polimorfonucleares e células parabasais, mas sem isolamento concomitante de bactérias ou tricomonas. O pH vaginal encontra-se elevado e os resultados de exames específicos para gonorreia e infecção por clamídia são negativos. Embora não estejam disponíveis ensaios clínicos randomizados, Sobel e colaboradores (2011) relataram sucesso terapêutico com 4 a 5 g de creme de clindamicina a 2% ou creme de hidrocortisona a 10% por via intravaginal diariamente durante 4 a 6 semanas. Resta esclarecer se a eficácia da clindamicina é explicada por sua ação antibacteriana ou por efeitos anti-inflamatórios. Entretanto, a recidiva é comum.

■ Anormalidades do trato reprodutivo induzidas pelo dietilestilbestrol

Em meados do século XX, o dietilestilbestrol (DES), um estrogênio não esteroide sintético, foi prescrito nos Estados Unidos para diversos problemas relacionados com a gestação. As filhas dessas mulheres expostas *in utero* a esse agente apresentaram taxas aumentadas de adenocarcinoma de células claras de vagina e anomalias congênitas no trato reprodutivo (Herbst, 1971). Essas alterações incluíam septos vaginais transversos, sulcos circunferenciais envolvendo a vagina e o colo uterino e colar cervical de mucosa redundante. Além disso, observa-se epitélio colunar no interior da mucosa vaginal escamosa nessas mulheres, no quadro denominado *adenose vaginal*. A adenose vaginal tem aspecto hiperemiado, pontilhado e granular. Os sintomas e sinais clássicos são irritação vaginal, descarga e metrorragia, em especial sangramento pós-coito. Para uma discussão mais detalhada sobre as malformações associadas ao DES, veja o Capítulo 18 (p. 502).

Cisto do ducto de Gartner

Esses cistos vaginais raros desenvolvem-se a partir de resíduos dos ductos mesonéfricos (Wolff) (ver Cap. 18, p. 481). Costumam ser assintomáticos e, em geral, são encontrados dentro da parede lateral vaginal durante exame de rotina. No entanto, os sintomas podem incluir dispareunia, dor vaginal e dificuldade para inserir tampões ou outros dispositivos vaginais. O exame revela um cisto rijo que é palpável ou visualizado como uma protuberância na parede lateral da vagina. Na maioria dos casos, é suficiente manter a paciente em observação, embora a marsupilização ou a excisão possam ser adequadas para cistos do ducto de Gartner sintomáticos.

LESÕES CERVICAIS

Eversão

A junção escamocolunar (JEC) é o limite entre o epitélio colunar da endocérvice e o epitélio escamoso da ectocérvice. Conforme descrito no Cap. 29 (p. 732), em algumas mulheres o tecido ectocervical pode se deslocar do canal ectocervical e resultar em um quadro denominado eversão ou ectrópio. Como resultado, a JEC aloja-se mais distante do orifício cervical externo. Para fazer um esfregaço de Papanicolaou, o médico deve identificar a JEC antes de coletar a amostra. Embora a eversão da JEC seja um achado normal, a assimetria do epitélio colunar ao redor do orifício cervical pode ser confundida com lesão erosiva.

Cisto de Naboth

As células colunares que secretam muco revestem o canal ectocervical e segmentos variáveis da ectocérvice. Em caso de metaplasia escamosa, o epitélio escamoso pode cobrir as invaginações dessas células glandulares, podendo haver acúmulo de secreção. À medida que esse processo benigno prossegue, formam-se elevações arredondadas lisas, claras, brancas ou amarelas visíveis durante exame de rotina (Fig. 4-16). Os cistos de Naboth normalmente não requerem tratamento. Contudo, se crescerem demasiadamente a ponto de dificultarem a coleta de amostras para exame de Papanicolaou do colo uterino, causarem sintomas ou, ainda, se houver necessidade de confirmação diagnóstica, eles podem ser abertos com pinça de biópsia e drenados.

Pólipos ectocervicais

O pólipo ectocervical, uma projeção hiperplásica das dobras ectocervicais, é uma das neoplasias benignas mais comuns do colo uterino (Fig. 8-14, p. 231). As lesões geralmente são encontradas durante a exame preventivo de rotina do colo uterino. Geralmente são assintomáticas, mas podem estar associadas à leucorreia ou pequeno sangramento pós-coito. Raramente são malignos, mas são submetidos rotineiramente à biópsia para remoção de todo o pólipo para avaliação anatomopatológica. Uma discussão completa sobre o tratamento dessas lesões pode ser encontrada no Cap. 8 (p. 231).

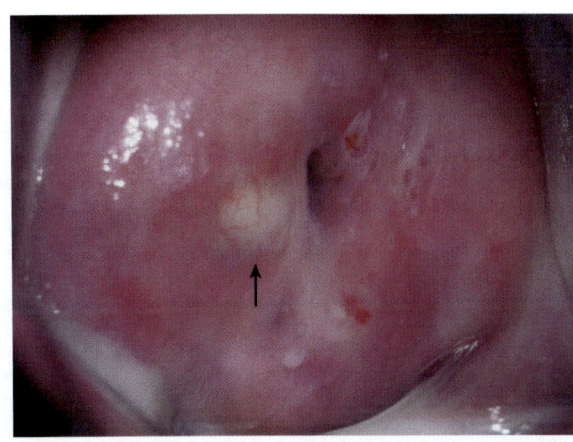

FIGURA 4-16 Cisto de Naboth no colo uterino (*seta*) visualizado como lesão elevada, simétrica, lisa e de cor amarelada sobre a ectocérvice. Pequenos ramos de vasos sanguíneos delgados frequentemente são encontrados sobre a superfície.

Estenose do colo uterino

A estenose congênita ou adquirida do colo uterino comumente envolve o orifício interno. A estenose congênita provavelmente é causada por hipoplasia mülleriana segmentar. Por outro lado, fibrose e estenose pós-operatórias podem se seguir a D&C, conização do colo uterino, procedimento de excisão eletrocirúrgica, infecção e neoplasia. Alterações atróficas ou radioterápicas graves também podem causar estenose do colo uterino.

Os sintomas de estenose em mulheres que menstruam são dismenorreia, sangramento anormal, amenorreia e infertilidade. As pacientes pós-menopáusicas geralmente se mantêm assintomáticas até que se acumulem líquidos, exsudatos ou sangue. Os termos *hidrométrio* (líquidos), *piométrio* (pus) ou *hematométrio* (sangue) são usados para descrever esses quadros e serão discutidos em mais detalhes no Cap. 9 (p. 259). A impossibilidade de introduzir um dilatador na cavidade uterina é diagnóstica para estenose. Se a obstrução for total, será palpado útero aumentado de consistência amolecida.

O tratamento da estenose cervical envolve dilatação do colo uterino com dilatadores de diâmetro sequencialmente crescentes. O uso pré-operatório de misoprostol talvez ajude a amolecer a cérvice (Seção 42-13 – p. 1.157). Nas pacientes pós-menopáusicas, o pré-tratamento com creme vaginal de estrogênio por várias semanas ajuda na dilatação. Além disso, o direcionamento ultrassonográfico pode ser útil para evitar perfuração uterina, especialmente em pós-menopáusicas (Christianson, 2008). Frequentemente há indicação de coleta de amostras de endométrio e endocérvice para excluir câncer uterino ou do colo uterino.

A estenose do colo uterino e seu impacto no transporte de espermatozoides e na fertilidade não estão bem pesquisados. Conforme será descrito no Cap. 20 (p. 545), o uso de inseminação intrauterina (IIU) atravessa o colo uterino e é um procedimento simples e minimamente invasivo para tratamento da infertilidade. A IIU é possível para a maioria dos casais, exceto nos casos de estenose grave.

REFERÊNCIAS

Aghajanian A, Bernstein L, Grimes DA: Bartholin's duct abscess and cyst: a case-control study. South Med J 87(1):26, 1994

American College of Obstetricians and Gynecologists: Diagnosis and management of vulvar skin disorders. Practice Bulletin No. 93, May 2008

American College of Obstetricians and Gynecologists: Vulvodynia. Committee Opinion No. 345, October 2006

Anderson M, Kutzner S, Kaufman RH: Treatment of vulvovaginal lichen planus with vaginal hydrocortisone suppositories. Obstet Gynecol 100(2):359, 2002

Arnold LD, Bachmann GA, Rosen R, et al: Vulvodynia: characteristics and associations with comorbidities and quality of life. Obstet Gynecol 107(3): 617, 2006

Assmann T, Becker-Wegerich P, Grewe M, et al: Tacrolimus ointment for the treatment of vulvar lichen sclerosus. J Am Acad Dermatol 48(6):935, 2003

Barth JH, Layton AM, Cunliffe WJ: Endocrine factors in pre- and postmenopausal women with hidradenitis suppurativa. Br J Dermatol 134(6):1057, 1996

Ben David B, Friedman M: Gabapentin therapy for vulvodynia. Anesth Analg 89(6):1459, 1999

Bergeron S, Binik YM, Khalife S, et al: Vulvar vestibulitis syndrome: reliability of diagnosis and evaluation of current diagnostic criteria. Obstet Gynecol 98(1):45, 2001

Bergeron S, Brown C, Lord MJ, et al: Physical therapy for vulvar vestibulitis syndrome: a retrospective study. J Sex Marital Ther 28(3):183, 2002

Bertolasi L, Frasson E, Cappelletti JY, et al: Botulinum neurotoxin type A injections for vaginismus secondary to vulvar vestibulitis syndrome. Obstet Gynecol 114:1008, 2009

Boardman LA, Cooper AS, Blais LR, et al: Topical gabapentin in the treatment of localized and generalized vulvodynia. Obstet Gynecol 112:579, 2008

Boissy RE, Nordlund JJ: Molecular basis of congenital hypopigmentary disorders in humans: a review. Pigment Cell Res 10(1-2):12, 1997

Bond GR, Dowd MD, Landsman I, et al: Unintentional perineal injury in prepubescent girls: a multicenter, prospective report of 56 girls. Pediatrics 95(5):628, 1995

Bor S, Feiwel M, Chanarin I: Vitiligo and its aetiological relationship to organ-specific autoimmune disease. Br J Dermatol 81(2):83, 1969

Bornstein J, Heifetz S, Kellner Y, et al: Clobetasol dipropionate 0.05% versus testosterone propionate 2% topical application for severe vulvar lichen sclerosus. Am J Obstet Gynecol 178(1 Pt 1):80, 1998

Bornstein J, Zarfati D, Goldik Z, et al: Vulvar vestibulitis: physical or psychosexual problem? Obstet Gynecol 93(5 Pt 2):876, 1999

Bowen AR, Vester A, Marsden L, et al: The role of vulvar skin biopsy in the evaluation of chronic vulvar pain. Am J Obstet Gynecol 199(5):467.e-1, 2008

Bradford J, Fischer G: Desquamative inflammatory vaginitis: differential diagnosis and alternate diagnostic criteria. J Low Genit Tract Dis 14(4): 306, 2010

Brook I, Frazier EH: Aerobic and anaerobic microbiology of axillary hidradenitis suppurativa. J Med Microbiol 48(1):103, 1999

Buchan A, Munday P, Ravenhill G, et al: A qualitative study of women with vulvodynia. J Reprod Med 52:15, 2007

Byrd JA, Davis MDP, Rogers RS III: Recalcitrant symptomatic vulvar lichen planus. Arch Dermatol 140(6):715, 2004

Cattaneo A, Carli P, De Marco A, et al: Testosterone maintenance therapy. Effects on vulvar lichen sclerosus treated with clobetasol propionate. J Reprod Med 41(2):99, 1996

Christianson MS, Barker MA, Lindheim SR: Overcoming the challenging cervix: techniques to access the uterine cavity. J Low Genit Tract Dis 12(1):24, 2008

Clark JA, Muller SA: Lichen sclerosus et atrophicus in children. A report of 24 cases. Arch Dermatol 95(5):476, 1967

Copeland LJ, Sneige N, Gershenson DM, et al: Bartholin gland carcinoma. Obstet Gynecol 67(6):794, 1986

Cooper SM, Wojnarowska F: Influence of treatment of erosive lichen planus of the vulva on its prognosis. Arch Dermatol 142(3):289, 2006

Crone AM, Stewart EJ, Wojnarowska F, et al: Aetiological factors in vulvar dermatitis. J Eur Acad Dermatol Venereol 14(3):181, 2000

Cruz PD Jr, Hud JA Jr: Excess insulin binding to insulin-like growth factor receptors: proposed mechanism for acanthosis nigricans. J Invest Dermatol 98(Suppl 6):82S, 1992

Demir S, Demir Y: Acrochordon and impaired carbohydrate metabolism. Acta Diabetol 39(2):57, 2002

der Werth JM, Williams HC: The natural history of hidradenitis suppurativa. J Eur Acad Dermatol Venereol 14(5):389, 2000

Dowd MD, Fitzmaurice L, Knapp JF, et al: The interpretation of urogenital findings in children with straddle injuries. J Pediatr Surg 29(1):7, 1994

Edwards L, Friedrich EG Jr: Desquamative vaginitis: lichen planus in disguise. Obstet Gynecol 71:832, 1988

Eichner R, Kahn M, Capetola RJ, et al: Effects of topical retinoids on cytoskeletal proteins: implications for retinoid effects on epidermal differentiation. J Invest Dermatol 98(2):154, 1992

Eisen D: The therapy of oral lichen planus. Crit Rev Oral Biol Med 4:141, 1993

Eisen D, Ellis CN, Duell EA, et al: Effect of topical cyclosporine rinse on oral lichen planus. A double-blind analysis. N Engl J Med 323(5):290, 1990

Emans SJ, Woods ER, Flagg NT, et al: Genital findings in sexually abused, symptomatic and asymptomatic, girls. Pediatrics 79(5):778, 1987

Eva LJ, MacLean AB, Reid WM, et al: Estrogen receptor expression in vulvar vestibulitis syndrome. Am J Obstet Gynecol 189(2):458, 2003

Farage M, Maibach HI: The vulvar epithelium differs from the skin: implications for cutaneous testing to address topical vulvar exposures. Contact Dermatitis 51(4):201, 2004

Fischer GO: The commonest causes of symptomatic vulvar disease: a dermatologist's perspective. Australas J Dermatol 37(1):12, 1996

Fisher AA: Allergic reaction to feminine hygiene sprays. Arch Dermatol 108(6):801, 1973

Friedrich EG Jr: Vulvar dystrophy. Clin Obstet Gynecol 28(1):178, 1985

Friedrich EG Jr, Kalra PS: Serum levels of sex hormones in vulvar lichen sclerosus, and the effect of topical testosterone. N Engl J Med 310(8):488, 1984

Frieling U, Bonsmann G, Schwarz T, et al: Treatment of severe lichen planus with mycophenolate mofetil. J Am Acad Dermatol 49:1063, 2003

Gelfand JM Stern RS, Nijsten T: The prevalence of psoriasis in African Americans: results from a population-based study. J Am Acad Dermatol 52(1):23, 2005

Gener G, Canoui-Poitrine F, Revuz JE, et al: Combination therapy with clindamycin and rifampicin for hidradenitis suppurativa: a series of 116 consecutive patients. Dermatology 219(2):148, 2009

Gianini GD, Method MW, Christman JE: Traumatic vulvar hematomas. Assessing and treating nonobstetric patients. Postgrad Med 89(4):115, 1991

Goldstein AT, Burrows LJ: Surgical treatment of clitoral phimosis caused by lichen sclerosus. Am J Obstet Gynecol 196(2):126.e-1, 2007

Goldstein AT, Creasey A, Pfau R et al: A double-blind, randomized controlled trial of clobetasol versus pimecrolimus in patients with vulvar lichen sclerosus. J Am Acad Dermatol 64(6):e99, 2011

Goldstein AT, Metz A: Vulvar lichen planus. Clin Obstet Gynecol 48(4):818, 2005

Goolamali SK, Barnes EW, Irvine WJ, et al: Organ-specific antibodies in patients with lichen sclerosus. Br Med J 4(5936):78, 1974

Graziottin A, Brotto LA: Vulvar vestibulitis syndrome: a clinical approach. J Sex Marital Ther 30(3):125, 2004

Griffiths CE, Clark CM, Chalmers RJ, et al: A systematic review of treatments for severe psoriasis. Health Technol Assess 4(40):1, 2000

Grimes PE: New insights and new therapies in vitiligo. JAMA 293(6):730, 2005

Gunter J: Vulvodynia: new thoughts on a devastating condition. Obstet Gynecol Surv 62(12):812, 2007

Haefner HK, Collins ME, Davis GD, et al: The vulvodynia guideline. J Low Genit Tract Dis 9(1):40, 2005

Harlow BL, Stewart EG: A population-based assessment of chronic unexplained vulvar pain: have we underestimated the prevalence of vulvodynia? J Am Med Womens Assoc 58(2):82, 2003

Helm KF, Gibson LE, Muller SA: Lichen sclerosus et atrophicus in children and young adults. Pediatr Dermatol 8(2):97, 1991

Hengge UR, Krause W, Hofmann H, et al: Multicentre, phase II trial on the safety and efficacy of topical tacrolimus ointment for the treatment of lichen sclerosus. Br J Dermatol 155(5):1021, 2006

Herbst AL, Ulfelder H, Poskanzer DC: Adenocarcinoma of the vagina. Association of maternal stilbestrol therapy with tumor appearance in young women. N Engl J Med 284:878, 1971

Hermanns-Le T, Scheen A, Pierard GE: Acanthosis nigricans associated with insulin resistance: pathophysiology and management. Am J Clin Dermatol 5(3):199, 2004

Hersle K, Mobacken H, Sloberg K, et al: Severe oral lichen planus: treatment with an aromatic retinoid (etretinate). Br J Dermatol 106(1):77, 1982

Higgins SP, Freemark M, Prose NS: Acanthosis nigricans: a practical approach to evaluation and management. Dermatol Online J 14(9):2, 2008

Hillemanns P, Untch M, Prove F, et al: Photodynamic therapy of vulvar lichen sclerosus with 5-aminolevulinic acid. Obstet Gynecol 93(1):71, 1999

Janniger CK, Schwartz RA, Szepietowski JC, et al: Intertrigo and common secondary skin infections. Am Fam Physician 72(5):833, 2005

Jemec GB, Faber M, Gutschik E, et al: The bacteriology of hidradenitis suppurativa. Dermatology 193(3):203, 1996

Jemec GB, Wendelboe P: Topical clindamycin versus systemic tetracycline in the treatment of hidradenitis suppurativa. J Am Acad Dermatol 39(6):971, 1998

Kahana M, Levy A, Schewach-Millet M, et al: Appearance of lupus erythematosus in a patient with lichen sclerosus et atrophicus of the elbows. J Am Acad Dermatol 12(1 Pt 1):127, 1985

Kaufman RH, Gardner HL, Brown D Jr, et al: Vulvar dystrophies: an evaluation. Am J Obstet Gynecol 120(3):363, 1974

Kennedy CM, Nygaard IE, Saftlas A, et al: Vulvar disease: a pelvic floor pain disorder? Am J Obstet Gynecol 192:1829, 2005

Kligman AM, Grove GL, Hirose R, et al: Topical tretinoin for photoaged skin. J Am Acad Dermatol 15(4 Pt 2):836, 1986a

Kligman LH: Effects of all-*trans*-retinoic acid on the dermis of hairless mice. J Am Acad Dermatol 15(4 Pt 2):779, 1986b

Krengel S: Nevogenesis—new thoughts regarding a classical problem. Am J Dermatopathol 27(5):456, 2005

Kunstfeld R, Kirnbauer R, Stingl G, et al: Successful treatment of vulvar lichen sclerosus with topical tacrolimus. Arch Dermatol 139(7):850, 2003

Landry T, Bergeron S, Dupuis MJ, et al: The treatment of provoked vestibulodynia. Clin J Pain 24:155, 2008

Lavy RJ, Hynan LS, Haley RW: Prevalence of vulvar pain in an urban, minority population. J Reprod Med 52:59, 2007

Lee JW, Fynes MM: Female urethral diverticula. Best Pract Res Clin Obstet Gynaecol 19 (6):875, 2005

Leung DY, Boguniewicz M, Howell MD, et al: New insights into atopic dermatitis. J Clin Invest 113(5):651, 2004

Lundqvist EN, Wahlin YB, Hofer PA: Methotrexate supplemented with steroid ointments for the treatment of severe erosive lichen ruber. Acta Derm Venereol 82:63, 2002

Lynch PJ: Lichen simplex chronicus (atopic/neurodermatitis) of the anogenital region. Dermatol Ther 17(1):8, 2004

Lynch PJ: Vulvodynia as a somatoform disorder. J Reprod Med 53:390, 2008

Lynch PJ, Moyal-Barracco M, Bogliatto F, et al: 2006 ISSVD classification of vulvar dermatoses: pathological subsets and their clinical correlates. J Reprod Med 52(1):3, 2007

Mandal D, Nunns D, Byrne M, et al: Guidelines for the management of vulvodynia. Br J Dermatol 162(6):1180, 2010

Mann MS, Kaufman RH: Erosive lichen planus of the vulva. Clin Obstet Gynecol 34(3):605, 1991

Margesson LJ: Contact dermatitis of the vulva. Dermatol Ther 17(1):20, 2004

Marren P, Wojnarowska F, Powell S: Allergic contact dermatitis and vulvar dermatoses. Br J Dermatol 126(1):52, 1992

Mazdisnian F, Degregorio F, Mazdisnian F, et al: Intralesional injection of triamcinolone in the treatment of lichen sclerosus. J Reprod Med 44(4):332, 1999

Mirowski GW, Edwards L: Diagnostic and therapeutic procedures. In Edwards L, (ed): Genital Dermatology Atlas. Philadelphia, Lippincott Williams and Wilkins, 2004, p 9

Mistiaen P, Poot E, Hickox S, et al: Preventing and treating intertrigo in the large skin folds of adults: a literature overview. Dermatol Nurs 16(1):43, 2004

Morrison L, Kratochvil FJ III, Gorman A: An open trial of topical tacrolimus for erosive oral lichen planus. J Am Acad Dermatol 47(4):617, 2002

Mortimer PS, Dawber RP, Gales MA, et al: Mediation of hidradenitis suppurativa by androgens. Br Med J (Clin Res Ed) 292(6515):245, 1986

Moyal-Barracco M, Edwards L: Diagnosis and therapy of anogenital lichen planus. Dermatol Ther 17(1):38, 2004a

Moyal-Barracco M, Lynch PJ: 2003 ISSVD terminology and classification of vulvodynia: a historical perspective. J Reprod Med 49(10):772, 2004b

Munday PE: Response to treatment in dysaesthetic vulvodynia. J Obstet Gynaecol 21(6):610, 2001

Murina F, Tassan P, Roberti P, et al: Treatment of vulvar vestibulitis with submucous infiltrations of methylprednisolone and lidocaine. An alternative approach. J Reprod Med 46(8):713, 2001

Neill SM, Tatnall FM, Cox NH: Guidelines for the management of lichen sclerosus. Br J Dermatol 147(4):640, 2002

Nielsen GP, Rosenberg AE, Koerner FC, et al: Smooth-muscle tumors of the vulva. A clinicopathological study of 25 cases and review of the literature. Am J Surg Pathol 20(7):779, 1996

Paslin D: Androgens in the topical treatment of lichen sclerosus. Int J Dermatol 35(4):298, 1996

Pelisse M: The vulvo-vaginal-gingival syndrome. A new form of erosive lichen planus. Int J Dermatol 28(6):381, 1989

Poskitt L, Wojnarowska F: Lichen sclerosus as a cutaneous manifestation of thyroid disease. J Am Acad Dermatol 28(4):665, 1993

Powell J, Wojnarowska F: Childhood vulvar lichen sclerosus: an increasingly common problem. J Am Acad Dermatol 44(5):803, 2001

Propst AM, Thorp JM Jr: Traumatic vulvar hematomas: conservative versus surgical management. South Med J 91(2):144, 1998

Reed BD, Crawford S, Couper M, et al: Pain at the vulvar vestibule: a web-based survey. J Low Genit Tract Dis 8:48, 2004

Reed BD, Haefner HK, Sen A, et al: Vulvodynia incidence and remission rates among adult women. Obstet Gynecol 112:231, 2008a

Reed DR, Cantor LE: Vulvodynia in preadolescent girls. J Low Genit Tract Dis 12(4):257, 2008b

Rhode JM, Burke WM, Cederna PS, et al: Outcomes of surgical management of stage III vulvar hidradenitis suppurativa. J Reprod Med 53:420, 2008

Rogers RS III: Complex aphthosis. Adv Exp Med Biol 528:311, 2003

Rogers RS III: Recurrent aphthous stomatitis: clinical characteristics and associated systemic disorders. Semin Cutan Med Surg 16(4):278, 1997

Romo A, Benavides S: Treatment options in insulin resistance obesity-related acanthosis nigricans. Ann Pharmacother 42(7):1090, 2008

Rouzier R, Haddad B, Deyrolle C, et al: Perineoplasty for the treatment of introital stenosis related to vulvar lichen sclerosus. Am J Obstet Gynecol 186(1):49, 2002

Sideri M, Origoni M, Spinaci L, et al: Topical testosterone in the treatment of vulvar lichen sclerosus. Int J Gynaecol Obstet 46(1):53, 1994

Smith BL: Vaginal laceration caused by water skiing. J Emerg Nurs 22(2):156, 1996

Smith CH, Anstey AV, Barker JN, et al: British Association of Dermatologists' guideline for biologic interventions for psoriasis 2009. Br J Dermatol 161(5):987, 2009

Smith CH, Barker JN: Psoriasis and its management. BMJ 333(7564):380, 2006

Sobel JD, Reichman O, Misra D, et al: Prognosis and Treatment of Desquamative Inflammatory Vaginitis. Obstet Gynecol 117(4):850, 2011

Spergel JM, Paller AS: Atopic dermatitis and the atopic march. J Allergy Clin Immunol 112(Suppl 6):S118, 2003

Tanaka K, Mikamo H, Ninomiya M, et al: Microbiology of Bartholin's gland abscess in Japan. J Clin Microbiol 43(8):4258, 2005

Torgerson RR, Marnach ML, Bruce AJ, et al: Oral and vulvar changes in pregnancy. Clin Dermatol 24(2):122, 2006

Traas MA, Bekkers RL, Dony JM, et al: Surgical treatment for the vulvar vestibulitis syndrome. Obstet Gynecol 107(2 Pt 1):256, 2006

U.S. Food and Drug Administration: Tacrolimus (marketed as Protopic Ointment) Information, 2010. Available at: http://www.fda.gov/Drugs/DrugSafety/PostmarketDrugSafetyInformationforPatientsandProviders/ucm107845.htm. Accessed May 1, 2010

Varani J, Nickoloff BJ, Dixit VM, et al: All-*trans* retinoic acid stimulates growth of adult human keratinocytes cultured in growth factor-deficient medium, inhibits production of thrombospondin and fibronectin, and reduces adhesion. J Invest Dermatol 93(4):449, 1989

Virgili A, Bacilieri S, Corazza M: Evaluation of contact sensitization in vulvar lichen simplex chronicus. A proposal for a battery of selected allergens. J Reprod Med 48(1):33, 2003

Virgili A, Bianchi A, Mollica G, et al: Serious hematoma of the vulva from a bicycle accident. A case report. J Reprod Med 45(8):662, 2000

Virgili A, Corazza M, Bianchi A, et al: Open study of topical 0.025% tretinoin in the treatment of vulvar lichen sclerosus. One year of therapy. J Reprod Med 40(9):614, 1995

Visco AG, Del Priore G: Postmenopausal Bartholin gland enlargement: a -hospital-based cancer risk assessment. Obstet Gynecol 87(2):286, 1996

Wallace HJ: Lichen sclerosus et atrophicus. Trans St Johns Hosp Dermatol Soc 57(1):9, 1971

Wolff K, Johnson RA: Disorders of sebaceous and apocrine glands. In Fitzpatrick's Color Atlas & Synopsis of Clinical Dermatology, 6th ed. New York, McGraw-Hill, 2009. Available at: http://www.accessmedicine.com/popup.aspx?aID=5185916. Accessed May 22, 2010

Zellis S, Pincus SH: Treatment of vulvar dermatoses. Semin Dermatol 15(1):71, 1996

Zhang XJ, Chen JJ, Liu JB: The genetic concept of vitiligo. J Dermatol Sci 39(3):137, 2005

Zolnoun DA, Hartmann KE, Steege JF: Overnight 5% lidocaine ointment for treatment of vulvar vestibulitis. Obstet Gynecol 102(1):84, 2003

Zolnoun DA, Rohl J, Moore CG, et al: Overlap between orofacial pain and vulvar vestibulitis syndrome. Clin J Pain 24:187, 2008

CAPÍTULO 5
Contracepção e Esterilização

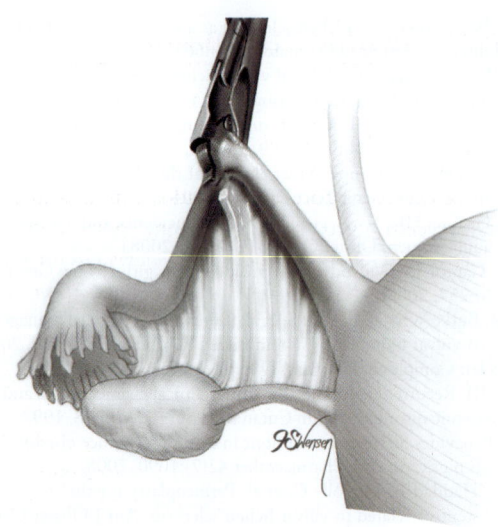

CRITÉRIOS CLÍNICOS DE ELEGIBILIDADE 133

SISTEMA INTRAUTERINO COM LIBERAÇÃO DE
LEVONORGESTREL (SIU-LNG) 136

DISPOSITIVO INTRAUTERINO DE COBRE EM FORMA DE T-380A 137

IMPLANTES DE PROGESTOGÊNIO 143

ESTERILIZAÇÃO TUBÁRIA 145

ESTERILIZAÇÃO MASCULINA 147

CONTRACEPTIVOS HORMONAIS COMBINADOS 148

SISTEMA TRANSDÉRMICO 152

ANEL TRANSVAGINAL 153

CONTRACEPÇÃO HORMONAL COMBINADA E DISTÚRBIOS CLÍNICOS .. 154

CONTRACEPTIVOS CONTENDO APENAS PROGESTOGÊNIO 157

PRESERVATIVO MASCULINO 159

PRESERVATIVO FEMININO 159

DIAFRAGMA COMBINADO COM ESPERMICIDA 160

MÉTODOS COM BASE EM CONSCIÊNCIA DO PERÍODO DE FERTILIDADE .. 161

ESPERMICIDAS E MICROBICIDAS 161

CONTRACEPÇÃO DE EMERGÊNCIA 162

REFERÊNCIAS 164

Atualmente temos disponível uma grande e crescente variedade de métodos efetivos para controle da fertilidade. Embora nenhum seja totalmente livre de efeitos colaterais ou de riscos potenciais, permanece sendo axiomático que a contracepção implica menos riscos do que a gravidez (Tabela 5-1). A disponibilidade de métodos contraceptivos é essencial para a atenção à saúde da mulher considerando-se que até 50% das gravidezes nos EUA são indesejadas. Além disso, em metade desses casos a mulher estava fazendo uso de método contraceptivo no momento da concepção (Henshaw, 1998). Esses dados estatísticos determinaram o reexame do aconselhamento contraceptivo para prevenção de gravidez não planejada (American College of Obstetricians and Gynecologists, 2009b; Grimes, 2009a; Steiner, 2006).

Os métodos atualmente estão agrupados de acordo com sua efetividade e não mais em função do tipo de contracepção. Os considerados de *primeira linha* são aqueles mais efetivos e caracterizados pela facilidade de uso (Fig. 5-1). Esses métodos requerem mínima motivação da usuária ou intervenção e apresentam índice de gravidez não desejada inferior a 2 em 100 durante o primeiro ano de uso (Tabela 5-2). Como esperado, esses métodos de primeira linha proporcionam a maior duração de efeito contraceptivo e requerem o menor número de consultas de retorno. Entre os métodos de primeira linha estão dispositivos intrauterinos, implantes contraceptivos e diversos métodos de esterilização feminina e masculina. A redução do número de gravidezes indesejadas é mais facilmente obtida aumentando-se o uso desses métodos de primeira linha. Assim, embora o aconselhamento deva incluir todas as formas de contracepção, parte das impressões equivocadas acerca de alguns desses métodos de primeira linha – particularmente sobre os dispositivos intrauterinos – pode ser esclarecida (Picardo, 2003).

Os *métodos de segunda linha* incluem contraceptivos hormonais sistêmicos disponíveis em comprimidos orais, injeção intramuscular, adesivos transdérmicos ou anéis transvaginais. Somados, a taxa de fracasso esperado varia entre 3 e 9% durante o primeiro ano. Esta taxa alta provavelmente é reflexo de uso inadequado sem nova dosagem no intervalo apropriado. Os sistemas automatizados de lembrete para esses métodos de segunda linha têm se mostrado ineficazes (Halpern, 2006; Hou, 2010).

Os *métodos de terceira linha* incluem métodos de barreira para homens e mulheres, assim como métodos de consciência corporal, como as tabelas com base no ciclo menstrual. A taxa de fracasso esperada varia entre 10 e 20% no primeiro ano de uso. Contudo, a eficácia aumenta com o uso consistente e correto (American College of Obstetricians and Gynecologists, 2009).

Entre os *métodos de quarta linha* estão as formulações espermicidas, com taxa de insucesso entre 21 e 30% no primeiro ano de uso. O coito interrompido é tão imprevisível que alguns autores concluíram que não faz parte dos métodos contraceptivos (Doherty, 2009).

Contracepção e Esterilização

TABELA 5-1 Óbitos relacionados à gravidez ou ao método por 100.000 mulheres férteis classificadas por faixa etária

Método	15-24 anos	25-34 anos	35-44 anos
Gravidez	5,1	5,5	13,4
Abortamento	2	1,8	13,4
Dispositivo intrauterino	0,2	0,2	0,4
Ritmo, coito interrompido	1,3	1	1,3
Método de barreira	1	1,3	2
Espermicidas	1,8	1,7	2,1
Contraceptivos orais	1,1	1,5	1,4
Implantes/injetáveis	0,4	0,6	0,5
Laqueadura tubária	1,2	1,1	1,2
Vasectomia	0,1	0,1	0,1

Modificada de Harlap, 1991, com permissão.

CRITÉRIOS CLÍNICOS DE ELEGIBILIDADE

A Organização Mundial da Saúde (2010) publicou orientações com base em evidências para o uso de todos os métodos contraceptivos reversíveis altamente efetivos, por mulheres, considerando os diversos fatores relacionados com a saúde. Essas diretrizes preveem o uso em cada país que, por sua vez, deve desenvolver recomendações específicas às suas circunstâncias. O Centers for Disease Control and Prevention (2010b, 2011) publicou o United States Medical Eligibility Criteria (US MEC) para uso de contraceptivos nos EUA. Essas diretrizes estão disponíveis no *site* do CDC em http://www.cdc.gov/reproductivehealth/UnintendedPregnancy/USMEC.htm. No US MEC, muitos métodos contraceptivos estão classificados em seis grupos em função de similaridade: contraceptivos orais combinados (COC), contraceptivos apenas com progestogênio (COP), depósito de acetato de medroxiprogesterona (DMPA), implantes, dispositivo intrauterino com levonorgestrel (DIU-LNG) e dispositivo intrauterino de cobre (DIU-Cu). Para um dado estado de saúde, cada um desses métodos é ranqueado ou

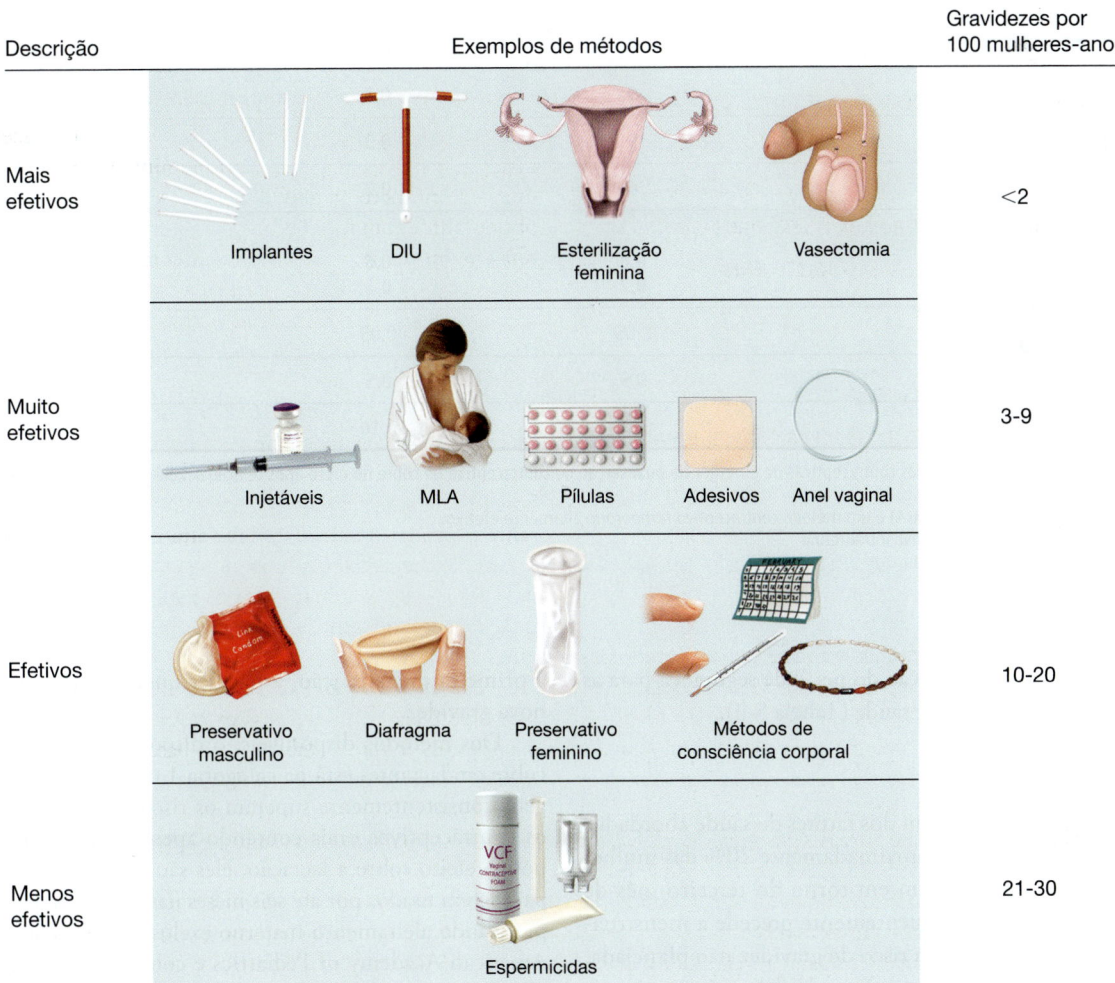

FIGURA 5-1 Quadro agrupando os métodos contraceptivos por efetividade; MLA = método de lactação-amenorreia. (*Adaptada da Organização Mundial da Saúde, 2007.*)

TABELA 5-2 Percentual de mulheres com gravidez indesejada durante o primeiro ano de uso regular e durante o primeiro ano de uso perfeito de contracepção e percentual de mulheres que continuavam a usar o método ao final do primeiro ano. Estados Unidos

Método	% de mulheres com gravidez indesejada no primeiro ano de uso		% de mulheres que continuavam a usar após 1 ano
	Uso regular	Uso perfeito	
Nenhum	85	85	
Espermicida	28	18	42
Métodos com base em consciência corporal	24		47
Tabela		5	
Método dos 2 dias		4	
Método da ovulação		3	
Método da temperatura		0,4	
Coito interrompido	22	4	46
Esponja			36
Com parto anterior	24	20	
Nulíparas	12	9	
Preservativo			
Feminino	21	5	41
Masculino	18	2	43
Diafragma	12	6	57
Pílulas combinadas e apenas de progestogênio	9	0,3	67
Adesivo	9	0,3	67
Anel vaginal	9	0,3	67
Depo-Provera	6	0,2	56
DIUs			
T de cobre	0,8	0,6	78
LNG	0,2	0,2	80
Implante	0,05	0,05	84
Esterilização feminina	0,5	0,5	100
Esterilização masculina	0,15	0,10	

Contraceptivos emergenciais: As pílulas contraceptivas de emergência ou inserção de contraceptivo de cobre no útero após relação sexual sem proteção reduzem substancialmente o risco de gravidez.
O método de lactação-amenorreia (MLA) é um método contraceptivo *temporário* altamente efetivo.
LNG = levonorgestrel; DIU = dispositivo intrauterino
Segundo Trussel, 2011, com permissão.

categorizado (1 a 4) em função do perfil de segurança para as mulheres com esse estado de saúde (Tabela 5-3).

Lactação

Entre outros, a lactação é um dos fatores de saúde abordados nas diretrizes US MEC. Aproximadamente 20% das mulheres que amamentam ovulam em torno do terceiro mês de pós-parto. A ovulação frequentemente precede a menstruação e essas mulheres correm risco de gravidez não planejada. Para as mulheres que amamentam de forma intermitente deve-se iniciar contracepção efetiva como se não estivessem amamentando. Além disso, a contracepção é essencial após a primeira menstruação, a não ser que se esteja planejando nova gravidez.

Dos métodos disponíveis, o dispositivo intrauterino de cobre em lactantes está na categoria 1 ou 2, ou seja, as vantagens consistentemente superam os riscos. Considerando que os contraceptivos orais contendo apenas progestogênio têm pouco efeito sobre a lactação, eles são preferidos por alguns para serem usados por até seis meses nas mulheres que estejam praticando aleitamento materno exclusivo. De acordo com a American Academy of Pediatrics e com o American College of Obstetricians and Gynecologists (2007), a contracepção apenas com progestogênio pode ser iniciada com seis semanas de pós-parto para aquelas que estejam praticando aleitamento

TABELA 5-3 Categorias dentro dos critérios clínicos de elegibilidade nos EUA

Categoria	Definição
1	Estado de saúde sem qualquer restrição para o uso do método contraceptivo
2	Estado de saúde no qual as vantagens de usar o método em geral superam os riscos teóricos ou comprovados
3	Estado de saúde no qual os riscos teóricos ou comprovados superam as vantagens de usar o método
4	Estado de saúde que implica risco de saúde inaceitável com o método contraceptivo considerado

Centers for Disease Control and Prevention, 2010b.

materno exclusivo, ou com três semanas, caso o aleitamento não seja exclusivo. A contracepção com combinação de hormônios pode ser iniciada seis semanas após o nascimento, caso o aleitamento esteja bem estabelecido e o estado nutricional do lactente esteja sendo acompanhado. Também pode ser iniciada com quatro semanas de parto se a aderência ao acompanhamento previsto para o pós-parto for uma preocupação e se não houver risco de tromboembolismo venoso (TEV). O CDC (2011) revisou as diretrizes US MEC com relação ao uso de contracepção hormonal combinada durante o puerpério em razão do risco aumentado de TEV durante essas semanas. As novas diretrizes estão descritas na Tabela 5-4.

As preocupações acerca do uso de contraceptivos orais durante aleitamento estão baseadas em possibilidades teóricas e biologicamente plausíveis – mas não comprovadas – de que os progestogênios sistêmicos interfeririam com a produção de leite. É importante ressaltar que os contraceptivos hormonais não parecem afetar a qualidade do leite materno. Quantidades mínimas dos hormônios são excretadas no leite materno, mas não há relatos de efeitos adversos nos lactentes. Na revisão Cochrane, Truitt e colaboradores (2010) sintetizaram a falta de evidência em corroborar um impacto negativo da contracepção hormonal sobre a lactação. Dos cinco trabalhos analisados, todos apresentavam baixa qualidade metodológica. O único trabalho que relatou impacto negativo de contraceptivos orais combinados teve suas conclusões prejudicadas pela grande perda de pacientes durante a fase de seguimento. Os autores concluíram que haveria necessidade de ensaios randomizados.

■ Adolescência e perimenopausa

Em ambos os extremos no espectro reprodutivo, as mulheres apresentam necessidades contraceptivas específicas, que serão discutidas em detalhes nos Caps. 14 (p. 396) e 21 (p. 558).

No caso das adolescentes, desde meados do século XIX, a idade da menarca vem caindo. Assim, a função reprodutora estabelece-se muitos anos antes de haver compreensão psicossocial acerca das consequências da atividade sexual. Este desenvolvimento sexual precoce pode resultar em encontros sexuais intermitentes espontâneos com percepção ingênua sobre os riscos de gravidez e de doenças sexualmente transmissíveis (Cromer, 1996; Sulax, 1993). É importante ressaltar que as adolescentes apresentam taxas de gravidez indesejada que se aproximam de 85% (Finer, 2006). Além disso, as adolescentes do sexo feminino que não utilizam algum método contraceptivo no seu primeiro encontro sexual têm probabilidade dobrada de engravidar durante a adolescência em comparação com aquelas que de início usam contracepção (Abma, 2010). Assim, o aconselhamento sobre métodos contraceptivos deve idealmente ser realizado *antes* do início da atividade sexual. Na maioria dos Estados norte-americanos, as menores de idade têm autoridade legal explícita para consentir em frequentar serviços de contracepção e, em muitas regiões, há clínicas mantidas com fundos públicos para proporcionar contracepção gratuita para adolescentes (Guttmacher Institute, 2011). Além disso, é possível prescrever contracepção sem necessidade de exame físico da pelve ou sem rastreamento para câncer do colo uterino.

Na perimenopausa, a ovulação se torna irregular e a fertilidade oscila. Entretanto, é possível haver gravidez e, em mulheres com idade ≥ 40 anos, mais de 33% das gestações não são intencionais (Finer, 2006). É importante ressaltar que a gravidez em idade materna avançada implica riscos aumentados de morbidade e mortalidade relacionadas com a gestação. As mulheres nesse grupo também podem apresentar problemas clínicos coexistentes capazes de contraindicar alguns métodos. Finalmente, os sintomas da perimenopausa podem estar presentes nesse grupo e talvez sejam aliviados com os métodos hormonais.

MÉTODOS CONTRACEPTIVOS DE PRIMEIRA LINHA – OS MAIS EFETIVOS

Há diversos métodos de primeira linha disponíveis nos EUA. Entre esses estão: (1) dispositivo intrauterino contendo cobre, o DIU ParaGard T 380A, (2) DIU com liberação de progestogênio, sistema intrauterino liberador de levonorgestrel Mirena (DIU-LNG), (3) sistema de implante subdérmico e (4) diversos métodos de esterilização para homens e mulheres.

■ Contracepção intrauterina

No passado, não mais que 7% das mulheres norte-americanas sexualmente ativas usavam dispositivo intrauterino (DIU) para contracepção. Temores e preocupações desnecessários e questões relacionadas com responsabilização fizeram com que esses métodos contraceptivos altamente efetivos se tornassem quase obsoletos. Entretanto, a contracepção intrauterina (CIU) está novamente ganhando popularidade, e esses métodos cresceram de 2% em 2002 para 10% em 2008 (Fig. 5-2) (Mosher, 2010). Ainda assim, esse percentual é muito inferior quando comparado aos 15% de uso de CIU em todo o mundo e, particularmente, com os 45% da China e 10% na Europa Setentrional (Nações Unidas, 2007).

TABELA 5-4 Critérios clínicos de elegibilidade dos EUA para uso dos diversos métodos contraceptivos durante amamentação

Método	Categoria[b]	Comentários
CHCs		
Lactantes		
<21 dias pp	4	Os ensaios clínicos demonstram resultados conflitantes em mulheres expostas a CHCs durante a lactação; nenhum efeito consistente sobre os lactentes foi relatado. Não foram demonstrados resultados adversos para a saúde nem manifestações do estrogênio exógeno em lactentes expostos a CHCs por meio do leite materno
21 a <30 dias pp com riscos[a]	3[c]	
21 a < 30 dias pp sem riscos	3	
30 a 42 dias pp com riscos[a]	3[c]	
30 a 42 dias pp sem riscos	2	
>42 dias pp	2	
Não lactantes		Não há evidências diretas de risco de TEV entre mulheres no pós-parto usando CHCs. O risco de TEV é maior durante a gravidez e no pós-parto; este risco é maior nas primeiras semanas após o nascimento, declinando aos níveis basais em torno do 42º dia de pós-parto. O uso de CHCs, que aumenta o risco de TEV em mulheres saudáveis em idade fértil, talvez represente risco adicional se usado nesse período
< 21 dias pp	4	
21 a 42 dias pp com riscos[a]	3[c]	
21 a 42 dias pp sem riscos	2	
> 42 dias pp	1	
DMPA, COPs, implantes		
Lactantes		
<30 dias pp	2	As preocupações teóricas sobre se o uso precoce reduziria a produção de leite materno não foram corroboradas por evidências. Dados insuficientes
>30 dias pp	1	
Não lactantes		Evidências insuficientes sugerem não haver efeitos colaterais adversos
<30 dias pp	1	
>30 dias pp	1	
SIU-LNG		Risco teórico de redução na produção de leite materno. Evidências mínima
Lactantes ou não		
<10 min pp	2	
10 min a ≤ 4 sem. pp	2	
≥ 4 sem.	1	
Sepse puerperal	4	A inserção do DIU pode agravar o quadro
DIU-Cu		
Lactantes		
<10 min pp	1	A instalação de DIU < 10 min pp está associada a taxas menores de expulsão comparada com instalação tardia até > 72 h pp. Não há dados comparativos sobre inserção > 72 h pp
10 min a ≤ 4 sem. pp	2	Após cesariana, a inserção pós-placentária está associada à taxa menor de expulsão do que após parto vaginal
≥ 4 sem.	1	Nenhum risco de infecção ou perfuração associado à inserção pp
Sepse puerperal	4	A inserção do DIU pode agravar o quadro

[a] Entre os fatores de risco estão idade ≥ 35 anos, tromboembolismo venoso prévio, trombofilia, imobilização, transfusão na hora do parto, índice de massa corporal ≥ 30, hemorragia pós-parto, parto após cesariana, pré-eclâmpsia, tabagismo ou miocardiopatia periparto.
[b] Explicação das categorias: ver Tabela 5-3.
[c] Para mulheres com outros fatores de risco para TEV, tais fatores podem aumentar a classificação para 4.
CHCs = contraceptivos hormonais combinados; DIU-Cu = dispositivo intrauterino com cobre; DMPA = acetato de medroxiprogesterona em depósito; SIU-LNG = sistema intrauterino com levonorgestrel; COPs = contraceptivos orais apenas com progestogênio; pp = pós-parto.
Adaptada a partir do Centers for Disease Control and Prevention, 2010b, 2011.

Algumas barreiras contra o uso de contraceptivos intrauterinos nos EUA incluem custo, questões políticas e desinteresse dos profissionais em oferecer ou estimular o uso desse método contraceptivo altamente efetivo. No esforço para reduzir a alta proporção de gestações não planejadas, o American College of Obstetricians and Gynecologists (2007a, 2009b, 2011) estimula o uso de métodos contraceptivos reversíveis de longa atuação (LARC, de *long acting reversible contraceptives*) a todas as candidatas apropriadas, inclusive adolescentes. A despeito do custo inicial maior, a ação efetiva prolongada desses contraceptivos resulta em relação custo/efetividade competitiva em relação a outras formas de contracepção.

Sistema intrauterino com liberação de levonorgestrel (SIU-LNG)

Comercializado como Mirena, este DIU libera levonorgestrel a uma taxa relativamente constante de 20 mg/dia. A dose pequena reduz os efeitos sistêmicos de progestogênio. Esse dispositivo possui estrutura de polietileno em forma de "T", sendo que a haste vertical é envolvida por um cilindro contendo uma mistura de polidimetilsiloxano e levonorgestrel (Fig. 5-3) O cilindro possui uma membrana permeável, que regula a taxa de liberação do hormônio. Cada dispositivo tem prazo de validade de cinco anos após sua inserção, mas há dados que corroboram seu uso por sete anos (Thonneau, 2008).

Mecanismos de ação. Há diversos mecanismos de ação mediados por progestogênio por meio dos quais o SIU-LNG

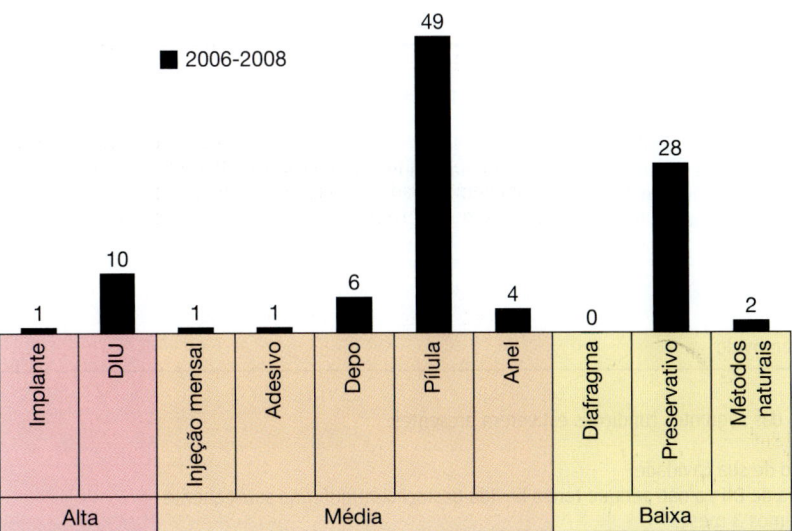

FIGURA 5-2 Gráfico ilustrando as taxas de uso de contraceptivo por método e por efetividade do método para o período 2006-2008 nos Estados Unidos. (*Dados de Masher, 2010.*)

pode atuar como contraceptivo. O progestogênio torna o endométrio atrófico; estimula a produção de muco cervical espesso que bloqueia a penetração dos espermatozoides no útero e talvez reduza a motilidade das tubas, o que evitaria a união de óvulo e espermatozoide. O progestogênio talvez também iniba a ovulação, mas para essa afirmativa não há dados consistentes (Nilsson, 1984).

Contraindicações. Na Tabela 5-5 encontram-se as contraindicações do fabricante para o uso do SIU-LNG. As mulheres que tenham tido gravidez ectópica têm maior risco de outra gestação ectópica em razão da redução na motilidade das tubas por ação do progestogênio. Nas pacientes com leiomiomas uterinos, a instalação de SIU-LNG pode ser problemática caso a cavidade uterina esteja distorcida. Em sua metanálise, Zapata e colaboradores (2010b) relataram que a taxa de expulsão seria de aproximadamente 10% nas mulheres com leiomiomas. Contudo, esses autores também observaram que, na maioria dessas pacientes, a perda sanguínea menstrual tende a se reduzir após a instalação do dispositivo.

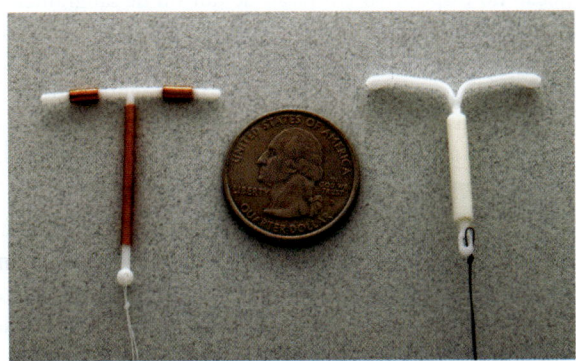

FIGURA 5-3 Dispositivos intrauterinos contraceptivos disponíveis nos EUA: ParaGard T 380A contendo cobre (*à esquerda*) e Mirena com liberação de levonorgestrel (*à direita*).

Dispositivo intrauterino de cobre em forma de T-380A

Comercializado com o nome ParaGard, este dispositivo é composto por uma haste envolvida por 314 mm^2 de fio de cobre, e cada braço contém um bracelete com 33 mm^2 de cobre – a soma conforma 380 mm^2 de cobre. Como mostra a Figura 5-3, há dois fios que se estendem desde a base da haste. O Cu-T 380A está aprovado com prazo de validade de 10 anos de uso contínuo, embora se tenha comprovado que é capaz de evitar a gravidez em uso contínuo por até 20 anos (Bahamondes, 2005).

Mecanismo de ação A intensa reação inflamatória local induzida dentro do útero pelos dispositivos que contêm cobre leva à ativação de lisossomos e outras ações inflamatórias que têm ação espermicida (Alvarez, 1988; Ortiz, 1987). Na improvável possibilidade de haver fertilização, a mesma reação inflamatória passa a ser dirigida ao blastocisto. E, por fim, o endométrio se torna hostil à implantação.

Contraindicações. Na Tabela 5-5 encontram-se as contraindicações segundo o fabricante para o uso de Cu-T 380A. Na metanálise citada para o uso de SIU-LNG em pacientes com leiomiomas, Zapata e colaboradores (2010b) não encontraram trabalhos relevantes sobre o uso de DIUs contendo cobre em mulheres com tumores significativos.

Aconselhamento

Durante o renascimento moderno do DIU, diversas melhorias resultaram em métodos mais seguros e efetivos. Isto posto, ainda há alguns efeitos colaterais indesejados, assim como equívocos acerca de seu uso.

Infecção. Historicamente, as infecções associadas ao uso de DIU impediam seu uso por mulheres jovens e naquelas de baixa paridade. A evolução no *design* dos dispositivos reduziu muito essa preocupação. Além disso, um bom número de ensaios bem-desenhados demonstrou que o comportamento sexual e as doenças sexualmente transmissíveis são fatores de risco importantes.

Com os dispositivos atuais, a inserção geralmente não aumenta o risco de infecção pélvica. Não há evidências de que a antibioticoterapia profilática seja necessária para inserção em mulheres com baixo risco para doenças sexualmente transmissíveis (American College of Obstetricians and Gynecologists, 2009a; Walsh, 1998). Das menos de 10% de pacientes que desenvolvem infecção nos 20 dias seguintes à inserção de DIU, a maioria apresenta infecção do colo uterino não diagnosticada no momento do procedimento. Consequentemente, as mulheres com maior risco para doenças do trato genital inferior sexualmente transmissíveis devem ser rastreadas antes ou no momento da inserção do DIU (Centers for Disease Control and Prevention, 2010a; Faúndes, 1998; Grimes, 2000). Alternativamente,

TABELA 5-5 Contraindicações segundo o fabricante para uso de dispositivo intrauterino

ParaGard T 380
O ParaGard não deve ser instalado quando uma ou mais das seguintes condições estiverem presentes:
1. Gravidez ou suspeita de gravidez
2. Anormalidades uterinas que resultem em distorção de sua cavidade
3. Doença inflamatória pélvica aguda, ou comportamento atual sugerindo maior risco de doença inflamatória pélvica
4. Endometrite pós-parto ou endometrite após aborto nos últimos 3 meses
5. Câncer de útero ou do colo uterino diagnosticado ou suspeitado
6. Sangramento genital de etiologia desconhecida
7. Cervicite mucopurulenta
8. Doença de Wilson
9. Alergia a qualquer componente do ParaGard
10. DIU previamente instalado e que não tenha sido removido

Mirena
O Mirena não deve ser instalado quando uma ou mais das seguintes condições estiverem presentes:
1. Gravidez ou suspeita de gravidez
2. Anormalidades uterinas que resultem em distorção de sua cavidade
3. Doença inflamatória pélvica (DIP) aguda ou história de DIP, a não ser que tenha havido gestação intrauterina subsequente
4. Endometrite pós-parto ou aborto infectado nos últimos 3 meses
5. Câncer de útero ou do colo uterino diagnosticado ou suspeitado ou colpocitológico alterado
6. Sangramento genital de etiologia desconhecida
7. Cervicite ou vaginite agudas não tratadas ou outras infecções ginecológicas
8. Hepatopatia aguda ou tumor hepático (benigno ou maligno)
9. Maior suscetibilidade a infecções pélvicas
10. DIU previamente instalado e que não tenha sido removido
11. Hipersensibilidade a qualquer componente do Mirena
12. Carcinoma de mama diagnosticado ou suspeitado
13. Gravidez ectópica prévia

DIU = dispositivo intrauterino
Segundo Bayer HealthCare, 2009, e Duramed, 2011.

presume-se que um pequeno número de infecções pélvicas seja causado por contaminação intrauterina pela flora normal no momento da inserção. Assim, os antibióticos selecionados para tratar qualquer infecção pélvica nas primeiras semanas após inserção de DIU devem ter amplo espectro de atuação para cobrir adequadamente todos esses microrganismos.

O uso de DIU em longo prazo não está associado a aumento na taxa de infecções pélvicas em comparação com as usuárias de contraceptivos orais. Qualquer infecção pélvica após 45 a 60 dias deve ser considerada sexualmente transmissível e assim tratada, conforme descrito no Cap. 3 (p. 97). Para as mulheres que desenvolvam infecção associada ao DIU, os dados existentes são insuficientes para recomendar remoção do dispositivo, embora esta seja a conduta mais comum. Contudo, há indicação para acompanhamento clínico estrito caso o DIU seja mantido (Centers for Disease Control and Prevention, 2010b). Nas pacientes que evoluírem com abscesso tubo-ovariano, o dispositivo deve ser removido imediatamente após ter-se iniciado cobertura sistêmica de antibióticos.

Deve-se ter atenção especial com as pacientes nas quais sejam identificadas espécies de *Actinomyces* no trato genital inferior, na maioria das vezes em exame citológico. Fiorino (1996) observou incidência de 7% nos esfregaços de usuárias de DIU em comparação com menos de 1% de incidência nas não usuárias. A actinomicose pélvica sintomática é rara, mas tende a ser indolor e grave. Atualmente, na ausência de sintomas, a identificação incidental de espécies de *Actinomyces* em amostras de citologia tem significado incerto. As opções de tratamento revisadas pelo American College of Obstetricians and Gynecologists (2005) incluem conduta expectante, curso estendido de antibióticos, remoção do DIU ou antibioticoterapia mais remoção do DIU. Para pacientes com infecção sintomática, o DIU deve ser removido e administrada antibioticoterapia intensiva. O *Actinomyces* é suscetível aos antibióticos com cobertura para gram-positivos, particularmente as penicilinas.

Baixa paridade e adolescentes. As nulíparas eram impedidas de utilizar DIU em razão de temores de infecção pélvica e esterilidade induzida. Os trabalhos atuais indicam que a taxa de infecção pélvica não é diferente daquela discutida anteriormente (Lee, 1998; Society of Family Planning, 2010). Além disso, as taxas de expulsão em nulíparas são similares às das multíparas. Uma porcentagem maior de nulíparas solicitará remoção do dispositivo em razão de dor ou de sangramento, mas em geral essa população relata altos níveis de satisfação com o uso de DIU. Especificamente, após o primeiro ano, 75 a 90% continuam o uso. Os rótulos atualmente não fazem restrições ao uso do DIU com base em paridade. Além disso, pelas mesmas razões, as adolescentes também são consideradas candidatas ao uso de DIU (American College of Obstetricians and Gynecologists, 2007a).

Pacientes infectadas pelo vírus da imunodeficiência humana (HIV). A contracepção intrauterina é adequada para pacientes HIV-positivas que sejam candidatas à instalação de DIU. Nenhum dispositivo está associado a taxas maiores de complicação relacionada com DIU nem parece afetar de forma adversa a disseminação do vírus ou a terapia antirretroviral (American College of Obstetricians and Gynecologists, 2010b).

Instalação de DIU pós-aborto e pós-parto. O momento ideal para aumentar o sucesso da contracepção é imediatamente após aborto ou parto. Para mulheres com abortamento induzido ou espontâneo de primeiro ou segundo trimestre, o DIU pode ser instalado imediatamente após a evacuação do útero.

A técnica de inserção depende do tamanho uterino. Após evacuação uterina de abortamento de primeiro trimestre, a cavidade uterina raramente excede 12 cm. Nesses casos, o DIU pode ser instalado utilizando o colocador fornecido na embalagem do produto. Se a cavidade uterina estiver maior, o DIU pode ser instalado com o auxílio de fórceps e direcionamento ultrassonográfico. Nas pacientes em que o DIU será instalado imediatamente após aborto induzido, a taxa de repetição de aborto induzido é apenas de um terço daquela encontrada em mulheres que optam por não instalar DIU imediatamente (Goodman, 2008; Heikinheimo, 2008). Conforme seria esperado, o risco de expulsão do DIU é ligeiramente mais alto quando o dispositivo é instalado imediatamente após aborto, mas as vantagens da prevenção de gravidez não planejada parecem superar esse risco (Bednarek, 2011; Fox, 2011; Grimes, 2010b).

A inserção de DIU imediatamente após nascimento a termo ou próximo do termo também foi estudada. A instalação manual e com auxílio de instrumento apresentam taxas de expulsão similares (Grimes, 2010c). Assim como ocorre com a inserção pós-aborto, as taxas de expulsão ao final de seis meses são mais altas em comparação com as de mulheres cujo DIU é instalado após ter-se completado a involução uterina. Em um trabalho, a taxa de expulsão no primeiro grupo aproximou-se de 25% (Chen, 2010). Mesmo nessas circunstâncias, a instalação imediata pode ser benéfica considerando que em algumas populações até 40% das mulheres nessa situação não retornam para consulta (Ogburn, 2005). Finalmente, a inserção pósparto está classificada na categoria 1 ou 2 pelo US MEC, ou seja, suas vantagens superam de forma consistente os riscos, caso não haja infecção puerperal (ver Tabela 5-4).

Alterações menstruais. É comum que o DIU esteja associado a alterações menstruais. As pacientes que optem pelo Cu-T 380A devem ser informadas sobre a possibilidade de haver aumento de dismenorreia e de sangramento menstrual. Objetivamente, essas mulheres podem apresentar redução na concentração de hemoglobina com o uso do DIU (Gassan, 1999). O tratamento com anti-inflamatórios não esteroides (AINEs) geralmente reduz o volume de sangramento – mesmo de volumes normais –, assim como a dismenorreia. Em uma revisão Cochrane que incluiu 15 ensaios com 2.702 mulheres, diversas formulações de AINEs mostraram-se efetivas, incluindo naproxeno, ibuprofeno e ácido mefenâmico (Grimes, 2009b). Com o SIU-LNG as pacientes devem ser orientadas a esperar irregularidades menstruais por até seis meses após a instalação e, daí em diante, por redução ou ausência de sangramento (Bayer HealthCare, 2009). Especificamente, o dispositivo Mirena está associado à amenorreia progressiva, relatada por 30% das usuárias após dois anos e por 60% após 12 anos (Ronnerdag, 1999). Conforme será discutido no Cap. 8 (p. 238), o SIU-LNG reduz a perda sanguínea menstrual e é um meio efetivo de tratamento para algumas pacientes com menorragia (American College of Obstetricians and Gynecologists, 2006, 2010d). Frequentemente há associação com melhora de dismenorreia.

Expulsão. Aproximadamente 5% das mulheres irão expelir espontaneamente seu DIU durante o primeiro ano de uso. A expulsão é mais provável durante o primeiro mês. Por este motivo, a paciente deve ser instruída a periodicamente palpar-se a fim de localizar o fio marcador que passa pelo orifício do colo uterino. Isto pode ser feito com a paciente sentada na beira de uma cadeira ou de cócoras e introduzindo o dedo médio na vagina até encontrar o colo uterino. Após a inserção do DIU, as pacientes devem ter uma consulta agendada em algumas semanas, em geral após o final da próxima menstruação. Nesta consulta, qualquer efeito colateral deverá ser abordado, e o posicionamento do DIU confirmado por meio de visualização do fio marcador. Alguns autores recomendam o uso de contraceptivos de barreira durante o primeiro mês – conduta particularmente desejável caso tenha havido expulsão prévia de DIU.

Perfuração uterina. O útero pode ser perfurado por sonda uterina ou pelo DIU. As perfurações podem ser clinicamente evidentes ou silenciosas. Sua frequência depende das habilidades do operador e estima-se que seja de 1 a cada 1.000 inserções (Organização Mundial da Saúde, 1987). Em alguns casos, uma perfuração parcial no momento da inserção é seguida por migração do dispositivo atravessando toda a parede uterina. Ocasionalmente a perfuração se inicia espontaneamente.

Fio marcador do DIU não palpável ou visualizável

Diagnóstico. Em alguns casos, os fios marcadores não podem ser palpados ou visualizados com exame feito com espéculo. Entre as possíveis explicações estão as seguintes: o dispositivo foi expelido silenciosamente; o dispositivo perfurou parcial ou totalmente o útero; a paciente está grávida e o aumento do útero levou o dispositivo para cima; ou os fios marcadores estão temporariamente ocultos dentro do canal endocervical. O DIU não deve ser considerado expelido a não ser que tenha sido visto pela paciente.

Inicialmente, uma escova endocervical, ou instrumento semelhante, pode ser usada para retirar gentilmente o fio do canal do colo uterino. Em caso de insucesso, há pelo menos duas opções disponíveis. Após ter-se excluído a possibilidade de gravidez, a cavidade uterina é suavemente sondada com um instrumento como uma pinça Randall para cálculo renal ou um bastão com extremidade em gancho. Em alguns casos, o fio ou o dispositivo serão encontrados com esse método. Se não houver sucesso, nesse momento ou, possivelmente, já como primeira escolha, procede-se à ultrassonografia transvaginal (UTV). Conforme descrito no Cap. 2 (p. 47), a UTV em 3D proporciona melhor visualização (Moschos, 2011). Assim, as pacientes no Parkland Hospital com indicação para ultrassonografia ginecológica com DIU *in situ*, independentemente da causa da solicitação, são submetidas a exame 2D e 3D para determinar tipo, localização e posicionamento do DIU (Fig. 2-25, p. 48). Se o dispositivo não for encontrado dentro da cavidade ou das paredes uterinas, a radiografia do abdome, com ou sem sonda uterina, talvez possa localizá-lo.

Como uma das possíveis opções está a histeroscopia (Seção 42-14, p. 1.162).

Manejo do caso. Essas decisões dependem de localização do dispositivo e de ocorrência ou não de gravidez intrauterina. Nesse meio tempo, as pacientes que não estejam grávidas devem usar outro método contraceptivo.

Primeiro, o dispositivo pode penetrar a parede uterina em vários graus. Deve ser removido e para tal a abordagem varia em função da localização do DIU. Os dispositivos com localização predominantemente intrauterina em geral são removidos via histeroscopia. Aqueles que tenham quase perfurado completamente a parede uterina são mais facilmente retirados via laparoscopia.

Em relação às pacientes com DIU intra-abdominal, um objeto inerte fora do útero pode causar dano, mas isso não é obrigatório. Há relatos de perfuração intestinal, tanto pequena quanto grande, assim como de fístulas intestinais. Uma vez identificado por laparoscopia, o dispositivo inerte pode ser removido no mesmo procedimento ou, mais raramente, via colpotomia. Por outro lado, um dispositivo extrauterino de cobre induz reação inflamatória intensa com formação de aderências. Assim, estão mais aderidos e talvez haja necessidade de laparotomia (Balci, 2010).

Naquelas pacientes grávidas e com DIU, a identificação precoce da gestação é importante. Até aproximadamente 14 semanas de gestação, a extremidade final do dispositivo pode estar visível no colo uterino e, se estiver, deverá ser removido. Essa prática reduz complicações subsequentes, como aborto tardio, sepse e parto prematuro (Alvior, 1973). Tatum e colaboradores (1976) relataram taxa de abortamento de 54% com o dispositivo deixado *no lugar*, em comparação com 25% entre aquelas que tiveram remoção imediata. Recentemente, Ganer e colaboradores (2009) relataram os resultados das gestações entre 1988 e 2007 em 292 mulheres que conceberam com um DIU de cobre instalado. Foram comparadas as evoluções de mulheres com e sem remoção do DIU assim como com a população obstétrica geral. Como mostra a Tabela 5-6, em geral, o grupo de mulheres com o DIU mantido no lugar foi o que apresentou os piores resultados. Entretanto, é importante ressaltar que no grupo de mulheres em que o DIU foi removido, os resultados foram significativamente piores do que aqueles observados na população geral. É preciso destacar que Vessey e colaboradores (1979) haviam relatado que não haveria aumento de malformações fetais nas gestações em que o dispositivo fosse deixado no lugar. No trabalho de Ganer é particularmente preocupante que essa taxa tenha dobrado em comparação com as mulheres que tiveram o dispositivo removido. Não foram observadas anomalias cromossomiais nos fetos nascidos das mulheres nos dois grupos com DIU e a distribuição foi incomum porque 12% das crianças apresentaram malformações esqueléticas.

Em razão desses dados, se houver desejo de prosseguir com a gravidez, recomenda-se que, no início da gestação, o DIU seja removido. Contudo, se a extremidade final do DIU não estiver visível, as tentativas de localização e remoção do dispositivo podem resultar em perda da gestação Esse risco deve ser ponderado contra o risco de deixar o dispositivo no lugar. Caso se opte por remoção, deve-se utilizar ultrassonografia transvaginal. Se as tentativas de retirada forem seguidas por evidências de infecção, inicia-se antibioticoterapia seguida por evacuação uterina imediata.

Gravidez ectópica. O risco de gravidez ectópica associada foi esclarecido nos últimos anos. A contracepção intrauterina é efetiva para prevenção de qualquer gravidez. Especificamen-

TABELA 5-6 Resultados da gravidez em mulheres que conceberam com um DIU de cobre instalado

Resultado[a]	DIU *in situ* (n = 98)	DIU removido (n = 194)	Sem DIU (n = 141, 191)	Valor de *p*
RPM	10,2	7,7	5,7	0,021
PP	18,4	14,4	7,3	< 0,001
Corioamnionite	7,1	4,1	0,7	< 0,001
RCF	1	0,5	1,7	NS
Descolamento de placenta	4,1	0,5	0,5	< 0,001
Placenta prévia	32	21	13	< 0,001
Cesariana	32	21	13	< 0,001
Baixo peso < 2.500 g < 1.500 g	11,2 5,1	13,4 3,6	6,7 1,1	< 0,001 < 0,001
Mortalidade perinatal	1	1,5	1,2	NS
Malformações	10,2	5,7	5,1	< 0,041

[a] Resultados apresentados em percentual.
RCF = restrição ao crescimento fetal; DIU = dispositivo intrauterino; NS = não significativo; RPM = ruptura prematura de membranas; PP = parto prematuro.
Dados de Garner, 2009.

te, o efeito contraceptivo da contracepção intrauterina reduz em 50% o número absoluto de gestações ectópicas em comparação com a taxa encontrada entre mulheres que não fazem contracepção (Organização Mundial da Saúde, 1985, 1987). Entretanto, se a contracepção intrauterina falhar, o percentual de gestações ectópicas será maior (Furlong, 2002). Por este motivo, o fabricante do SIU-LNG considera que gravidez ectópica prévia seja uma contraindicação para seu uso.

Procedimentos para inserção

A Food and Drug Administration (FDA) exige que, antes de o DIU ser implantado, a mulher receba informações por escrito detalhadas sobre efeitos colaterais e riscos potenciais com a sua utilização. A época da inserção influencia a facilidade de colocação, bem como as taxas de expulsão e gravidez. Quando realizada no período próximo ao final da menstruação normal, quando o colo uterino talvez esteja mais amolecida e um pouco mais dilatada, a inserção pode ser mais fácil e é possível excluir a possibilidade de gravidez inicial. No entanto, a inserção não precisa estar limitada a esse período. Para as mulheres que estão certas de não estarem grávidas e não desejem engravidar, a inserção pode ser realizada a qualquer momento durante o ciclo menstrual.

A inserção imediatamente no pós-parto é mais popular em outros países. Conforme discutido na página 139, os índices de expulsão e de perfuração são maiores e, assim, muitos optam por postergar a inserção várias semanas. A inserção após duas semanas é bastante satisfatória e, no Parkland System Family Planning Clinicas, a inserção é agendada para seis semanas após o parto a fim de assegurar que tenha havido involução total do útero. Para as mulheres que tenham tido abortamento espontâneo ou induzido no início da gestação, se não houver infecção, o dispositivo deve ser inserido imediatamente.

Controle da dor

Não há trabalhos publicados avaliando adequadamente a analgesia para a dor associada à inserção. Isto posto, acredita-se que os AINEs e o misoprostol possam reduzir a dor causada por dilatação do colo uterino e inserção do DIU em nulíparas. Entretanto, há poucos trabalhos avaliando adequadamente o procedimento. O gel de lidocaína aplicado topicamente talvez reduza a dor relacionada com a inserção, o que justifica a realização de pesquisas complementares (Allen, 2009).

Técnica para inserção de Cu-T 380A

(1) Determine se há contraindicações e informe a paciente sobre os problemas associados ao uso do dispositivo e obtenha seu consentimento por escrito.
(2) Administre um agente AINE, com ou sem codeína, para suavizar as cólicas.
(3) Realize um exame da pelve para identificar posição e tamanho do útero e dos anexos. Eventuais anormalidades deverão ser avaliadas, pois podem contraindicar o dispositivo. Evidências de infecção, como descarga mucopurulenta ou vaginite significativa, devem ser apropriadamente tratadas e resolvidas antes da inserção.
(4) O Cu-T 380A não deve ser colocado dentro do tubo próprio para inserção mais de cinco minutos antes do procedimento. Se permanecer mais tempo, os braços maleáveis tendem a incorporar a "memória" do introdutor e a se manter dobrado no interior do útero. Os braços do DIU devem ser mantidos no mesmo plano do maior diâmetro da guia azul que se encontra do lado de fora do tubo introdutor.
(5) Limpe a superfície cervical com solução antisséptica e instale uma pinça na margem cervical. Após a histerometria, posicione a guia de plástico azul mantendo distância para a extremidade do dispositivo carregado a fim de refletir esta profundidade.
(6) Introduza o tubo de inserção, já com o DIU carregado, na cavidade endometrial. Interrompa a inserção quando a guia azul encostar no colo uterino.
(7) Para liberar os braços, mantenha firme o bastão sólido branco e retire o tubo introdutor não mais que 1 cm. Isso irá liberar os braços em posição alta no fundo uterino.
(8) Ao mesmo tempo em que segura o bastão branco com firmeza, mova suave e cuidadosamente o tubo introdutor para cima em direção à parte mais alta do útero até sentir uma leve resistência. Isso assegurará a colocação do T na posição mais elevada possível dentro do útero.
(9) Mantenha o tubo introdutor imóvel e remova o bastão sólido branco.
(10) Suave e lentamente, retire o tubo introdutor do canal cervical. Apenas os fios marcadores deverão estar visíveis saindo do colo uterino. Corte os fios de forma que 3 a 4 cm fiquem projetados para o interior do canal vaginal. Observe o comprimento dos fios no quadro.
(11) Se houver suspeita de que o dispositivo não está na posição correta, verifique a instalação usando ultrassonografia, se necessário. Se não estiver totalmente posicionado dentro do útero, remova-o e substitua-o por novo dispositivo. Não reinserir um dispositivo Cu-T 380A que tenha sido total ou parcialmente expelido.
(12) Remova a pinça e observe se há sangramento com origem nas áreas puncionadas por esse instrumento. Se não houver sangramento, remova o espéculo.
(13) Oriente a paciente a relatar imediatamente quaisquer efeitos adversos.

Técnica para inserção do SIU-LNG

As primeira cinco etapas são idênticas àquelas descritas para o Cu-T 380A. A técnica para inserção do SIU-LNG, detalhada em sua embalagem, é resumida a seguir:

(6) Selecione o tubo de inserção contendo o SIU-LNG e libere cuidadosamente os fios na peça corrediça na parte posterior, para que fiquem soltos.
(7) Confirme que a peça corrediça está posicionada distalmente a você – na parte mais alta do cabo mais próximo do dispositivo.
(8) Ao examinar o tubo de inserção, alinhe os braços do sistema no plano horizontal.

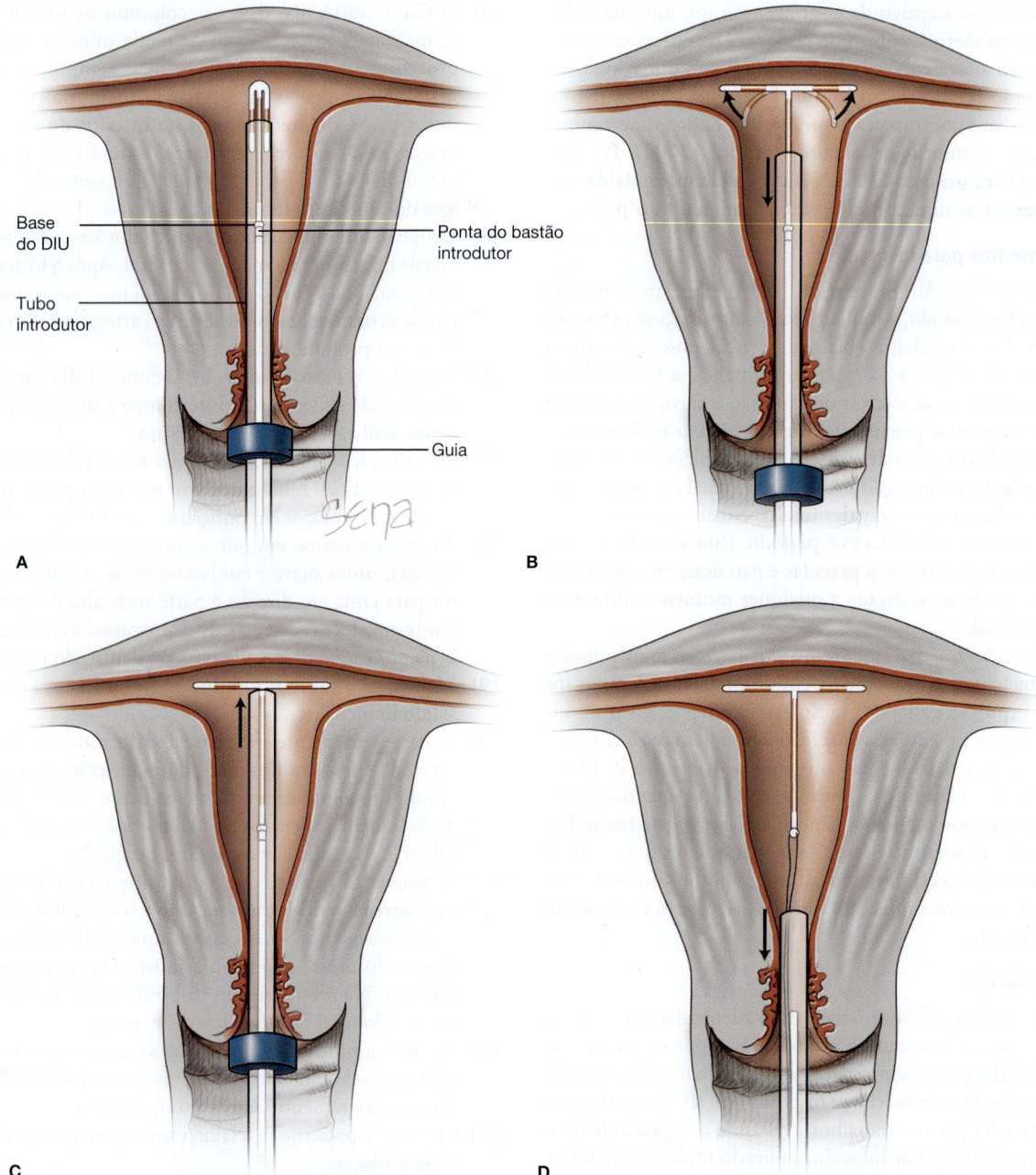

FIGURA 5-4 Inserção do ParaGard T 380A. O útero é sondado e o DIU é carregado dentro do tubo introdutor não mais que cinco minutos antes da inserção. O plástico guia azul do lado de fora no tubo introdutor é posicionado a partir da extremidade do DIU para refletir a profundidade do útero. Os braços do DIU devem ser mantidos no mesmo plano do maior diâmetro da guia azul. **A.** O tubo introdutor, com o DIU já carregado, é introduzido na cavidade endometrial. Quando a guia azul chega no colo uterino, interrompe-se a introdução. **B.** Para liberar os braços do DIU, o bastão branco sólido dentro do tubo introdutor é mantido firme em posição enquanto o tubo é tracionado não mais que 1 cm. **C.** O tubo introdutor é então cuidadosamente movido para cima em direção à parte mais alta do útero, até que se sinta uma resistência. **D.** Primeiro o bastão branco sólido e, a seguir, o tubo introdutor são retirados, um de cada vez. Ao final, apenas os fios devem estar visíveis passando pelo colo uterino. Os fios são cortados deixando 3 a 4 cm no interior do canal vaginal.

(9) Puxe ambos os fios para retrair o SIU-LNG para dentro do tubo introdutor. Observe que as saliências nas extremidades dos braços agora cobrem a extremidade da abertura do aplicador (Fig. 5-5).
(10) Fixe os fios firmemente na fenda na extremidade do cabo.
(11) Colocar a guia na profundidade aferida pela sonda uterina.
(12) Para inserir o dispositivo Mirena mantenha a peça corrediça firme na posição mais afastada – no alto do cabo. Segure o colo uterino com a pinça e aplique uma leve tração para alinhar o canal do colo uterino com a cavidade uterina. Insira suavemente o tubo introdutor no canal cervical e avance-o em direção ao útero até que a guia esteja situada a uma distância de 1,5 a 2 cm do orifício externo do colo uterino, a fim de que haja espaço suficiente para a abertura dos braços dentro da cavidade endometrial. Não force o introdutor.
(13) Mantendo o introdutor firme, libere os braços do dispositivo puxando a peça corrediça para trás até que o alto da peça alcance a marca, a linha horizontal em relevo no cabo. Mantenha esta posição por 15 a 20 segundos para permitir que os braços se abram totalmente.
(14) Empurre o aplicador suavemente para a cavidade uterina até que sua guia toque o colo uterino. O dispositivo agora deverá estar no fundo uterino.
(15) Mantendo o aplicador firmemente na posição, libere o dispositivo puxando toda a peça corrediça para baixo. Os fios serão liberados automaticamente.
(16) Remova lentamente o aplicador, corte os fios deixando 2 a 3 cm visíveis fora do colo uterino e registre o comprimento deixado na ficha da paciente.
(17) Se houver preocupação quanto ao posicionamento correto do DIU, verifique-o, se necessário, por meio de ultrassonografia. Remova o dispositivo caso não esteja inteiramente posicionado dentro do útero. Não reinserir um sistema removido.

Implantes de progestogênio

Pode-se obter contracepção por meio de dispositivo contendo progestogênio a ser implantado abaixo da derme para liberação do hormônio ao longo de muitos anos. Os dispositivos são cobertos por um polímero a fim de evitar fibrose. Diversos sistemas foram desenvolvidos, mas apenas um se encontra disponível nos EUA. O implante inicial, o Norplant System (Wyeth), libera levonorgestrel a partir de seis bastões de silicone. O implante foi retirado do mercado norte-americano e o fabricante criou um fundo para assegurar acesso às pacientes para sua remoção. Supostamente, os bastões de silicone causaram sintomas maldefinidos revertidos com sua remoção. O Jadelle (Bayer Schering Pharma Oy) foi aprovado pela FDA, mas não é comercializado nem distribuído nos EUA (Sivin, 2002). O Sino-Implant II (Shaghai Dahua Pharmaceutical Co.) é um sistema estrutural e farmacologicamente semelhante ao Jadelle. É fabricado na China e foi aprovado para uso em muitos países da Ásia e da África (Steiner, 2010).

O outro tipo de implante é o Implanon System (Organon). Trata-se de um único bastão subdérmico contendo 68 mg de um progestogênio – *etonogestrel* – e recoberto por um copolímero de etileno vinil acetato. Será discutido a seguir por se encontrar amplamente disponível nos EUA (Fig. 5-6). O nexplanon (Organon) é o mesmo implante, mas em forma radiopaca e com dispositivo de inserção atualizado.

Mecanismo de ação

O progestogênio liberado continuamente suprime a ovulação, aumenta a viscosidade do muco do colo uterino e promove alterações atróficas no endométrio (Organon, 2006).

Contraindicações

Suas contraindicações são semelhantes àquelas citadas para outros métodos que contêm progestogênio. Especificamente, gravidez, trombose ou distúrbios tromboembólicos, tumores hepáticos benignos ou malignos, doença hepática em atividade, sangramento genital anormal não diagnosticado ou câncer de mama (Organon, 2006).

Orientações

O implante subdérmico de etonogestrel proporciona contracepção por até três anos. Ao final deste período, o dispositivo é removido e outro bastonete pode ser implantado na mesma incisão. É importante informar a paciente de que o Implanon causa *sangramento irregular* que não se normaliza com o tempo. Assim, as mulheres que não tolerem sangramento imprevisível e irregular devem optar por outro método.

Inserção

O Implanon é inserido em plano subdérmico ao longo do sulco do bíceps na região interna do braço a 6 ou 8 cm do cotovelo. Imediatamente após a inserção, o profissional e a paciente devem comprovar que o dispositivo se encontra palpável sob a pele. Quando da remoção do Implanon, sua localização superficial permite que o procedimento seja realizado em regime ambulatorial. Por meio de uma pequena incisão, suficientemente grande para permitir a passagem de pinça hemostática, o implante é seguro e retirado. Se esta for a opção, um novo bastão pode ser implantado usando a mesma incisão.

Se o dispositivo não estiver palpável, indica-se solicitar imagem ultrassonográfica com transdutor de 10 a 15 MHz. Se ainda assim o dispositivo não for identificado, a ressonância magnética auxilia na sua localização (Shulman, 2006). Nexplanon, Norplant e Jadelle são radiopacos, ao passo que o Implanon não é. Assim, a radiografia não é um exame útil para encontrar o dispositivo.

Contracepção permanente – esterilização

Em 2006, nos Estados Unidos, a esterilização cirúrgica foi a forma de contracepção mais relatada para mulheres em idade fértil. Esse procedimento não pode ser rastreado com precisão, porque a maioria das esterilizações por intervalo tubário e por vasectomia é realizada em centros cirúrgicos ambulatoriais. Contudo, de acordo com o National Survey of Family Growth, aproximadamente 643 mil esterilizações tubárias são realizadas anualmente nos EUA (Chan, 2010). As duas formas mais empregadas nesse país são ligadura tubária bilateral – frequentemente via laparoscopia – e esterilização tubária histeroscópica. Esta última tor-

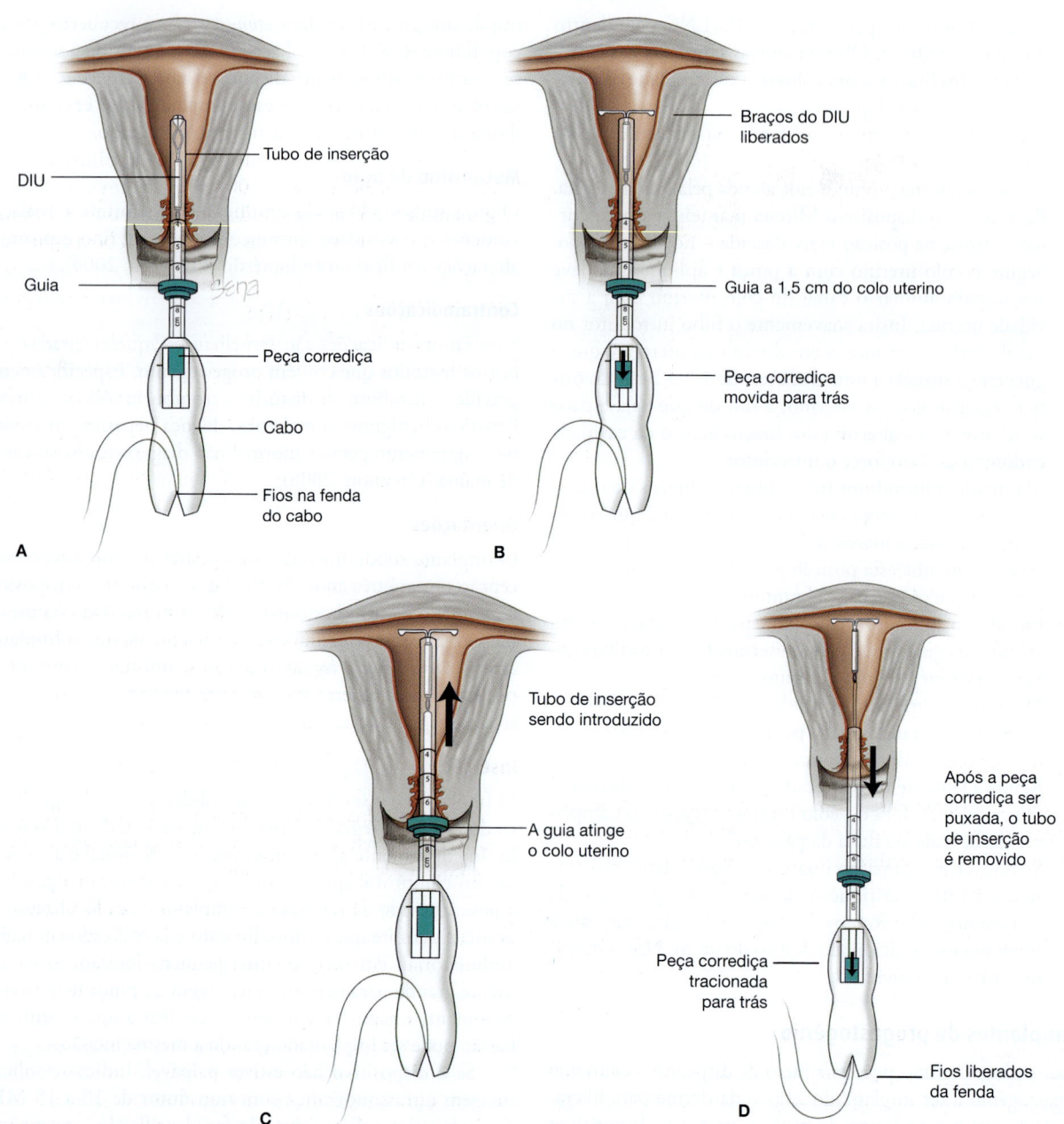

FIGURA 5-5 Inserção do sistema intrauterino Mirena. Os fios existente atrás da peça corrediça são liberados. A peça corrediça de cor verde-azulada que se encontra no cabo deve ser posicionada na parte superior do cabo mais próximo do dispositivo. Os braços do DIU devem ser posicionados horizontalmente. **A.** Os fios liberados são puxados para fora e o DIU Mirena é introduzido no tubo de inserção. Os fios são então movidos para cima e fixados na fenda do cabo. O guia existente do lado de fora do tubo de inserção é posicionado na extremidade do DIU a fim de refletir a profundidade encontrada com a sonda uterina. **B.** O tubo de inserção é suavemente introduzido no útero até que a guia esteja 1,5 a 2 cm do orifício externo do colo uterino. Enquanto mantém o tubo de inserção fixo, os braços do DIU são liberados puxando-se a peça corrediça até a linha horizontal elevada no cabo. **C.** O tubo de inserção é então suavemente introduzido na cavidade uterina até que a guia atinja o colo uterino. **D.** O dispositivo é liberado mantendo-se o tubo de inserção firme na posição e tracionando a peça corrediça todo o caminho de volta. Os fios são liberados automaticamente. O tubo de inserção é removido. Os fios do DIU são cortados deixando aproximadamente 3 cm visíveis para fora do colo uterino.

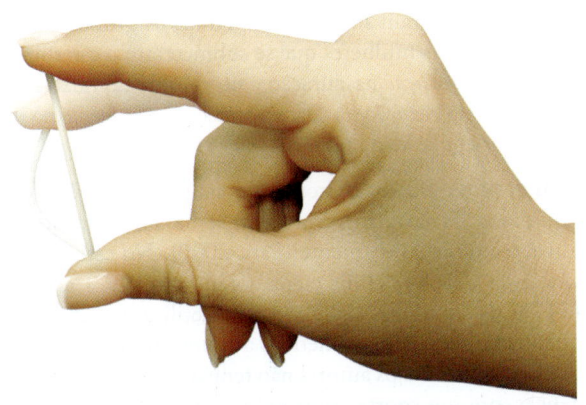

FIGURA 5-6 Sistema de bastão simples Implanon. A imagem de fundo mostra a flexibilidade do bastão. *(Reproduzida com permissão de N.V. Organon, uma subsidiária da Merck & Co, Inc. Todos os direitos reservados. Implanon é uma marca registrada de N.V. Organon.)*

nou-se popular e, em alguns cenários, é utilizada em até metade das esterilizações em não puérperas (Shavell, 2009).

Ao longo dos últimos 20 anos, foram realizados diversos ensaios multicêntricos importantes sobre esterilização por pesquisadores do Collaborative Review of Sterilization (CREST) e do Centers of Disease Control and Prevention. Dados desses estudos estão descritos a seguir.

Esterilização tubária

Procedimento geralmente realizado com obstrução ou secção das tubas uterinas para impedir a passagem do óvulo e, consequentemente, sua fertilização. De acordo com o American College of Obstetricians and Gynecologists (2003), 27% dos casais nos EUA optam por este método. Aproximadamente metade das esterilizações tubárias é realizada junto com cesariana ou logo após parto vaginal (MacKay, 2001). Coerentemente, o procedimento recebe o nome *esterilização puerperal*. A outra metade das esterilizações tubárias é realizada em período não relacionado a uma gestação recente, ou seja, são denominadas esterilizações tubárias não puerperais, também chamada de esterilização de intervalo. Em sua maioria, essas esterilizações tubárias são realizadas via laparoscopia ou histeroscopia.

Métodos para ligadura tubária. Há três métodos, e suas modificações, utilizados para ligadura tubária. Tais métodos incluem aplicação de diversos anéis ou clipes permanentes às tubas uterinas, eletrocoagulação de um segmento ou ligadura propriamente dita com fio de sutura, com ou sem remoção adicional de um segmento da tuba. As etapas para esse procedimento estão descritas nas Seções 41-7 (p. 1030) e 42-3 (p. 1.123) do atlas cirúrgico. Em uma revisão Cochrane, Nardin e colaboradores (2003) concluíram que todas essas técnicas são efetivas para evitar gravidez.

A *eletrocoagulação* é utilizada para destruição de um segmento da tuba e pode ser realizada com corrente elétrica unipolar ou bipolar. Embora apresente taxa de insucessos mais baixa a longo prazo, a coagulação unipolar produz taxas de complicações mais altas. Por essa razão, a coagulação bipolar é a preferida (American College of Obstetricians and Gynecologists, 2003).

Os *métodos mecânicos* de oclusão tubária podem empregar (1) anel de silicone, como *Anel de Falópio* e o *Anel Tubário*; (2) clipe de mola *Hulka-Clemens Clip,* também conhecido como *Wolf Clip* ou (3) clipe de titânio revestido de silicone *Filshie Clip*. Sokal e colaboradores (2000) compararam o Anel Tubário e o Filshie Clip em um estudo randomizado de 2.746 mulheres e relataram taxas similares de segurança, bem como taxa de gravidez de 1,7:1.000 mulheres em um ano. Todos esses métodos apresentam taxa de sucesso favorável em longo prazo.

Abordagens cirúrgicas. A ligadura tubária laparoscópica é o principal método utilizado nos EUA para esterilização de não puérperas (American College of Obstetricians and Gynecologists, 2003). Frequentemente isto é feito em ambiente cirúrgico ambulatorial sob anestesia geral, e a paciente recebe alta algumas horas depois. Alternativamente, alguns preferem realizar minilaparotomia com incisão suprapúbica de 3 cm. Este procedimento é particularmente comum nos países com escassez de recursos. Com laparoscopia ou minilaparotomia, é raro que haja morbidades maiores. Contudo, segundo o trabalho de Kulier e colaboradores (2002), as morbidades menores são duas vezes mais frequentes com minilaparotomia. Finalmente, a cavidade peritoneal também pode ser abordada via colpotomia por meio do fórnice vaginal posterior, embora essa via raramente seja usada.

Orientações. Entre as indicações para esse procedimento eletivo está o pedido de esterilização com entendimento claro de seu caráter permanente e irreversível. Todas as pacientes devem ser orientadas acerca das alternativas para contracepção. O risco cirúrgico individual deve ser avaliado e, ocasionalmente, o procedimento será contraindicado.

Arrependimento. Invariavelmente algumas mulheres manifestarão arrependimento após a esterilização. A partir do ensaio CREST, Jamieson e colaboradores (2002) relataram que, após cinco anos, 7% das mulheres submetidas à ligadura tubária manifestaram arrependimento. Isto não se limita à esterilização feminina, uma vez que 6% das mulheres cujos maridos haviam feito vasectomia manifestaram arrependimento semelhante. A probabilidade acumulada de arrependimento no prazo de 14 anos de esterilização foi de 20% para mulheres com 30 anos ou menos no momento da esterilização comparada com apenas 6% para aquelas com mais de 30 anos (Hills, 1999).

Insucesso do método. As razões de insucesso da ligadura tubária nem sempre são evidentes, mas algumas foram identificadas. Em primeiro lugar, podem ocorrer erros cirúrgicos que provavelmente são responsáveis por 30 a 50% dos casos de insucesso. Segundo, fístulas tubárias podem complicar os métodos obstrutivos. Embora geralmente ocorram com procedimentos de eletrocoagulação, as fístulas atualmente são menos prováveis em razão do uso rotineiro de amperímetro. Em alguns casos, o insucesso da esterilização pode se seguir à reanastomose espontânea dos segmentos tubários. Falha do equipamento, como defeito na corrente elétrica do dispositivo de eletrocoagulação, também pode ser a causa. Com clipes defeituosos a obstrução não é total. Finalmente, é possível haver gravidez de fase lútea descrita como a situação em que uma

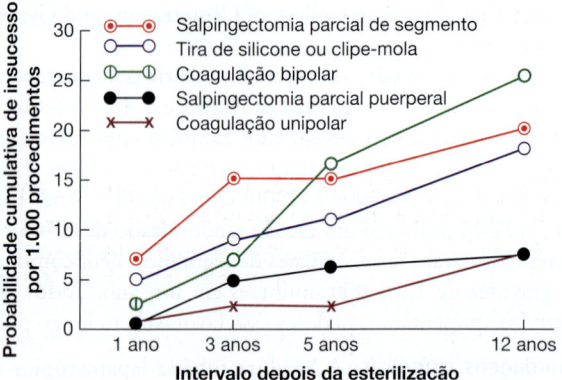

FIGURA 5-7 Os dados do U.S. Collaborative Review of Sterilization (CREST) ilustram a probabilidade cumulativa de gravidez por 1.000 procedimentos pelos cinco métodos de esterilização tubária. (*Dados retirados de Peterson, 1996.*)

mulher já grávida é submetida ao procedimento. Esta possibilidade em geral pode ser evitada agendando a cirurgia para um dia durante a fase folicular do ciclo menstrual e realizando dosagem de gonadotrofina coriônica humana (hCG).

A taxa global de insucesso de acordo com o ensaio CREST foi 1,3% para 10.685 cirurgias para esterilização tubária realizadas. Como mostra a Figura 5-7, essas taxas variam para os diversos procedimentos. E mesmo para a mesma operação, as taxas de insucesso variam. Por exemplo, com eletrocoagulação, quando menos de três sítios tubários são coagulados, a taxa acumulada de gravidezes em cinco anos é de aproximadamente 12 a cada 1.000 procedimentos. Contudo, a taxa cai para 3 em 1.000 quando três ou mais sítios são coagulados (Peterson, 1999).

O fato de as taxas cumulativas de insucesso aumentarem com o passar do tempo indica que aqueles ocorridos após um ano provavelmente não são causados por erros técnicos. De fato, Soderstrom (1985) comprovou que a maioria dos insucessos de esterilização não seria evitável.

Gravidez ectópica. As gravidezes que ocorrem após esterilização tubária têm alta incidência de implante ectópico em comparação com a taxa encontrada na população geral. Essas taxas são particularmente altas após procedimento de eletrocoagulação, com 65% de gravidezes ectópicas. Com os insucessos que se seguem a outros métodos – anel, clipe, ressecção tubária – a porcentagem é de apenas 10% (Hatcher, 1990; Hendrix, 1999; Peterson, 1999). É importante ressaltar que é imperativo afastar a possibilidade de gravidez ectópica sempre que ocorrerem sintomas de gravidez em mulher que tenha sido submetida à esterilização tubária.

Irregularidades menstruais. Diversos trabalhos avaliaram o risco de menorragia e sangramento intermenstrual após esterilização tubária e diversos deles concluíram não haver qualquer ligação. (DeStefano, 1985; Shy, 1992). Dados do ensaio CREST acrescentaram informações. Peterson e colaboradores (2000) compararam resultados em longo prazo de 9.514 mulheres submetidas à laqueadura tubária com um grupo de 573 mulheres cujos companheiros haviam se submetido à vasectomia. Os riscos de menorragia, sangramento intermenstrual

e dismenorreia foram similares em ambos os grupos. Surpreendentemente, as mulheres que se submeteram à esterilização apresentaram *redução* na duração e no volume do fluxo menstrual, relataram *redução* na dismenorreia, mas *aumento* na incidência de irregularidade no ciclo.

Outros efeitos. Outros efeitos em longo prazo também foram pesquisados. Há controvérsia sobre se há aumento no risco de histerectomia subsequente (Pati, 2000). No estudo de vigilância da CREST, Hillis e colaboradores (1997) relataram que 17% das mulheres submetidas à esterilização tubária subsequentemente foram submetidas à histerectomia no período de 14 anos. Embora os autores não tenham comparado essa incidência com um coorte-controle, as indicações para histerectomia foram similares àquelas para mulheres não esterilizadas submetidas à histerectomia.

É muito improvável que as pacientes evoluam com salpingite após esterilização (Levgur, 2000). A esterilização tubária parece ter efeito de proteção contra câncer ovariano, mas não para câncer de mama (Westhoff, 2000). A incidência de *cistos ovarianos funcionais* aumenta quase duas vezes após laqueadura tubária (Holt, 2003).

Algumas sequelas psicológicas da esterilização foram avaliadas em um estudo da CREST realizado por Costello e colaboradores (2002). Esses autores relataram que a laqueadura tubária não alterou *o interesse ou o prazer sexual* em 80% das mulheres. Nos 20% restantes que relataram alguma mudança, 8 a 10 descreveram tais alterações como positivas.

Reversão da esterilização tubária Nenhuma mulher deve ser submetida à esterilização tubária acreditando que sua fertilidade estará garantida no futuro, seja por reanastomose cirúrgica, seja por técnicas de reprodução assistida. Esses procedimentos são tecnicamente difíceis, de alto custo e nem sempre bem-sucedidos. As taxas de gravidez variam muito dependendo da idade da mulher, quantidade de trompa remanescente e tecnologia empregada. Van Voorhis (2000) revisou uma série de relatos e constatou que as taxas de gravidez variaram entre 45 e 90% com as reversões cirúrgicas. Entretanto, quando é realizada a neossalpingostomia para reversão de fimbriectomia, a taxa de sucesso com gravidez bem-sucedida é de apenas 30% (Tourgeman, 2001). É importante observar que as gestações que ocorrem após reanastomose de tuba apresentam risco elevado de serem ectópicas.

Histerectomia

Para as mulheres com doença uterina ou outra doença pélvica, para as quais a histerectomia pode estar indicada, esta talvez seja a forma ideal de esterilização.

Esterilização transcervical

Diversos métodos de esterilização podem ser realizados utilizando abordagem transcervical para alcançar os óstios tubários. Em cada óstio, a obstrução é obtida instalando-se dispositivos mecânicos ou compostos químicos.

Obstrução mecânica da tuba. Nesses métodos insere-se um dispositivo no segmento proximal das tubas uterinas via histeroscopia. Há dois sistemas aprovados pela FDA para serem usados nos EUA.

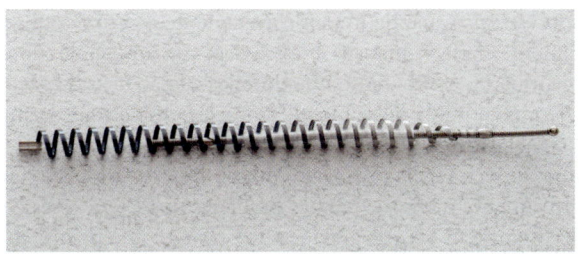

FIGURA 5-8 Microimplante usado no sistema permanente de controle de natalidade Essure.

Sistema permanente de controle de natalidade *Essure* O sistema Essure (Conceptus) foi aprovado pela FDA em 2002. O dispositivo é um microimplante que tem uma mola interna de aço inoxidável, envolvida por fibras de poliéster, e uma mola externa expansível de *nitinol* – uma liga de níquel e titânio usada nos *stents* de artéria coronária (Fig. 5-8). A proliferação de fibroblastos no interior das fibras causa obstrução tubária.

Contracepção permanente Adiana. Aprovado pela FDA em 2009, o sistema Adiana (Hologic) é aplicado inicialmente com 60 segundos de lesão térmica por radiofrequência da porção intramural do segmento proximal da tuba uterina. Segue-se inserção de matriz de elastômero não absorvível de silicone com 1,5 × 3,5 mm no lúmen das tubas. A lesão térmica tem profundidade de 0,5 mm e, durante a cicatrização, o crescimento de fibroblastos para dentro da matriz obstrui o óstio tubário. Ambos os sistemas são instalados utilizando técnicas similares e estão descritos na Seção 42-18 (p. 1.172). A analgesia é obtida por sedação intravenosa ou bloqueio paracervical para controle adequado da dor (Cooper, 2003). Em algumas mulheres haverá necessidade de anestesia geral. Três meses após a inserção do dispositivo, haverá necessidade de histerossalpingografia (HSG) para confirmar a obstrução total. Em alguns casos, a obstrução não estará completa então, e novo exame deverá ser realizado seis meses após o procedimento. Até que a obstrução esteja estabelecida, outro método de contracepção deverá ser usado. A ultrassonografia transvaginal foi investigada como método alternativo para confirmação, mas atualmente a HSG ainda é requerida pela FDA (Kerin, 2005; Weston, 2005).

Orientações. A maior vantagem desses dois métodos é a possibilidade de serem realizados no consultório. Além disso, a duração média do procedimento é inferior a 20 minutos. Anormalidades anatômicas podem impedir o procedimento. Entretanto, em 88 a 95% dos casos, os dispositivos podem ser instalados com sucesso bilateralmente. Uma vez instalados com sucesso, em ambos os métodos as taxas de sucesso relatadas são ≥ 95% (Castaño, 2010; Gariepy, 2011).

A maior desvantagem é a necessidade de HSG três meses após para confirmar a obstrução das tubas (American College of Obstetricians and Gynecologists, 2010c). Nessa ocasião, aproximadamente 10% das mulheres apresentarão obstrução incompleta.

De fato, a razão mais comum para ocorrência de gravidez nesses casos é não aderência à confirmação com HSG (Guihai, 2010; Veersema, 2010). Insucessos do método também têm sido atribuídos à interpretação incorreta da HSG e a gravidez já em curso antes do procedimento (Levy, 2007).

Métodos químicos de obstrução tubária. É possível aplicar agentes na cavidade uterina ou nos óstios tubários para incitar uma reação inflamatória que cause obstrução tubária. Um desses métodos utilizado em todo o mundo em mais de 100.000 mulheres consiste no uso de um introdutor de DIU para aplicar comprimidos de quinacrina no fundo uterino. O método é eficiente, principalmente considerando sua simplicidade. As taxas de gravidez relatadas por Sokal e colaboradores (2008) foram de 1 e 12% em 1 e 10 anos, respectivamente. Embora a Organização Mundial da Saúde não recomende seu uso, em razão de preocupações quanto a possível carcinogênese, esse método continua sendo importante em países com escassez de recursos (Castaño, 2010; Lippes, 2002).

Esterilização masculina

A cada ano, quase meio milhão de homens são submetidos à vasectomia nos Estados Unidos (Magnani, 1999).* O procedimento é realizado em consultório com analgesia local e geralmente demora 20 minutos ou menos. Conforme ilustrado na Figura 5-9, uma pequena incisão é feita no saco escrotal e o lúmen do ducto deferente é seccionado para bloquear a passagem dos espermatozoides oriundos dos testículos. Comparada com a esterilização tubária feminina, a vasectomia tem

---

*N. de R. T. Segundo o Ministério da Saúde, em 2006, o Sistema Único de Saúde realizou, em todo o Brasil, 22 mil cirurgias de esterilização masculina. Em 2007, o número foi 57 vezes maior.

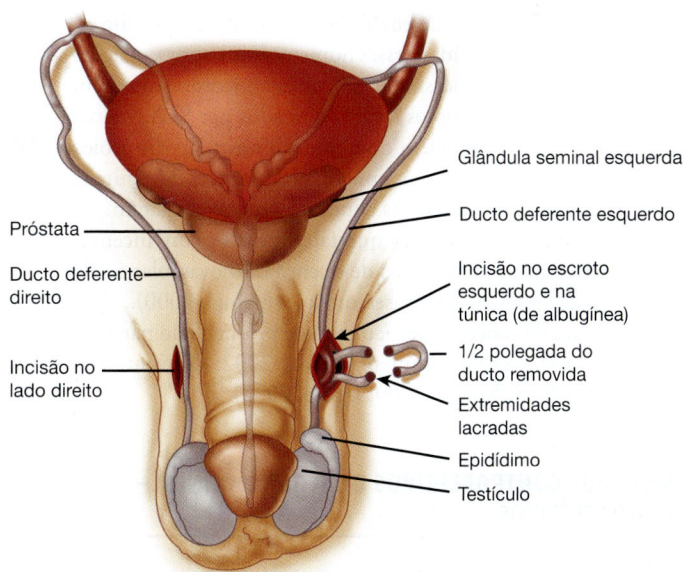

FIGURA 5-9 Desenho esquemático da anatomia e do procedimento para vasectomia. Dentro da maior incisão de vasectomia (*à direita*) o ducto deferente é desenhado como aparece antes de sua secção (*vermelho*) e após (*púrpura clara*).

probabilidade 30 vezes menor de insucesso e 20 vezes menor de complicações pós-operatórias (Adams, 2009).

A esterilidade pós-vasectomia não é imediata nem seu início pode ser previsto com segurança. O período para que se complete a eliminação de todos os espermatozoides acumulados distalmente à interrupção do ducto deferente é variável e requer aproximadamente três meses ou 20 ejaculações (American College of Obstetricians and Gynecologists, 2003). Portanto, outra forma de contracepção deve ser utilizada até que a azoospermia seja comprovada. Embora a maioria dos autores recomende que o sêmen deva ser examinado duas vezes consecutivas com contagem zero de espermatozoides, Bradshaw e colaboradores (2011) relataram que apenas uma contagem zero seria suficiente.

Orientações

Fracasso do método. A taxa de insucesso da vasectomia é inferior a 1% (Michielsen, 2010). Entre as causas estão relação sexual sem proteção cedo demais após a vasectomia, obstrução incompleta do ducto deferente ou recanalização após seccionamento adequado.

Restauração da fertilidade. Após vasectomia, a restauração da fertilidade pode ser tentada via reanastomose cirúrgica ou por retirada de espermatozoides diretamente dos testículos. A técnica de reversão cirúrgica evoluiu desde os anos 1970 e foi revisada por Kim e Goldstein (2009). A retirada de espermatozoides combinada com técnicas de fertilização *in vitro* evita as cirurgias de reversão e é descrita no Cap. 20 (p. 546). A partir de sua revisão, Schridhani e Sandlow (2010) concluíram que a microcirurgia de reversão é custo-efetiva, mas há necessidade de ensaios comparando-a com a retirada de espermatozoides.

Efeitos em longo prazo. O arrependimento com a esterilização foi discutido na página 145. Além desta, são raras as consequências em longo prazo (Amundsen, 2004). Entretanto, considerando que é frequente o desenvolvimento de anticorpos dirigidos contra espermatozoides nesses homens, houve preocupações inicialmente quanto à possibilidade desses anticorpos causarem doenças sistêmicas. Os riscos foram analisados por Köhler e colaboradores (2009) e incluem doença cardiovascular, distúrbios de imunocomplexos, alterações psicológicas, câncer da genitália e demência frontotemporal. As conclusões a que chegaram, assim como outros autores, são que faltam dados convincentes que possam atribuir maior risco de doença cardiovascular ou de aceleração de aterosclerose à vasectomia (Schwingl, 2000). Além disso, as taxas de câncer de testículo ou de próstata não parecem aumentar com esse procedimento (Cox, 2002; Giovannucci, 1992; Holt, 2008; Köhler, 2009; Lynge, 2002).

MÉTODOS CONTRACEPTIVOS DE SEGUNDA LINHA – MUITO EFETIVOS

As formulações contendo hormônios, incluindo contraceptivos orais combinados (COCs), contraceptivos contendo apenas progestogênio (COPs) e contraceptivos com estrogênios e/ou progestogênios de uso sistêmico por injeção, adesivo transdérmico ou anel intravaginal são consideradas contraceptivos *muito efetivos*. Quando usados corretamente, esses métodos são altamente efetivos, mas sua eficácia depende fundamentalmente da usuária. Assim, o uso *ideal* implica adesão de cada paciente a tomar a pílula diariamente, trocar o adesivo transdérmico ou o anel e dispor-se a apresentar-se para que seja administrada a injeção (ver Tabela 5-2). No "mundo real", a eficácia é significativamente menor, e para as mulheres nos EUA, esses contraceptivos têm taxa de gravidez no primeiro ano de uso entre 3 e 9 por 100 usuárias.

Contraceptivos hormonais combinados

São contraceptivos que contêm um estrogênio e um progestogênio. Os contraceptivos hormonais combinados (CHCs) estão disponíveis nos Estados Unidos em três formatos – pílulas contraceptivas de uso oral, adesivo transdérmico e anel intravaginal. Em razão de dados comparativos insuficientes entre os métodos transdérmico e transvaginal e COCs, seu uso geralmente é considerado em conjunto com o dos contraceptivos orais. Por exemplo, os Critérios Clínicos de Elegibilidade dos EUA (U.S. Medical Eligibility Criteria) apresentados na Tabela 5-4 incluem o adesivo e o anel em conjunto com os COCs.

Mecanismo de ação

Os CHCs produzem múltiplas ações contraceptivas. A mais importante é a inibição da ovulação por supressão dos fatores liberadores de gonadotrofina hipotalâmica, o que impede a secreção hipofisária do hormônio folículo-estimulante (FSH) e do hormônio luteinizante (LH). Os estrogênios suprimem a liberação de FSH e estabilizam o endométrio impedindo a metrorragia – processo que nesse cenário é conhecido como *sangramento breakthrough*. Os progestogênios inibem a ovulação suprimindo o LH, além de produzirem espessamento do muco cervical para retardar a passagem dos espermatozoides, tornando o endométrio desfavorável à implantação. Assim, os CHCs produzem efeitos contraceptivos por meio dos dois hormônios e, quando tomados diariamente por 3 de 4 semanas consecutivas, proporcionam proteção virtualmente absoluta contra concepção.

Farmacologia

Até recentemente, havia apenas dois estrogênios disponíveis como contraceptivos orais nos EUA. *Etinilestradiol* e seu 3-metil-éter menos usado, *mestranol*. Em 2010, o terceiro estrogênio – *valerato de estradiol* – foi aprovado pela FDA.

Os progestogênios mais utilizados são derivados de *19-nortestosterona*. Entretanto, a drospirenona é um análogo da espironolactona, e sua dose nos COCs atualmente comercializados possui propriedades semelhantes a 25 mg do diurético (Seager, 2007). Apresenta atividade antiandrogênica e sua propriedade antimineralocorticoide pode, teoricamente, causar retenção de potássio e levar à hipopotassemia. Assim, a drospirenona não deve ser prescrita para pacientes com insuficiência renal ou suprarrenal ou com disfunção hepática. Além disso, recomenda-se monitoramento do potássio sérico no primeiro mês para as pacientes cronicamente tratadas com qualquer fármaco associado à retenção de potássio (Bayer HealthCare Pharmaceuticals, 2007). Diversos trabalhos demonstraram melhora nos sintomas para mulheres com transtorno disfórico pré-menstrual (TDPM) que utilizem COC contendo drospirenona (Lopez, 2009; Yonkers, 2005). A FDA aprovou sua indicação para tratamento da síndrome pré-menstrual e de acne vulgar moderada em mulheres que solicitem a contracepção oral.

Os progestogênios foram inicialmente selecionados em razão de sua potência progestacional. Contudo, sem qualquer base científica, frequentemente são comparados, propagandeados e prescritos com base em seus presumidos efeitos estrogênicos, antiestrogênicos e androgênicos (Wallach, 2000). Observa-se que todos os progestogênios reduzem os níveis séricos de testosterona livre e, consequentemente, limitam a atividade da 5α-redutase, a enzima necessária para a conversão de testosterona a sua forma ativa, di-hidrotestosterona. Por este motivo, espera-se que os progestogênios tenham efeitos salutares sobre quadros relacionados com androgênio, como a acne.

Por ocasião do seu lançamento há mais de 50 anos, os COCs continham o que hoje se conhece como quantidades *maciças* de estrogênios e progestogênios sintéticos. Como a maior parte dos efeitos adversos é dose-dependente, os efeitos colaterais das primeiras formulações eram muito mais comuns do que os observados atualmente com os modernos CHCs com "doses baixas". Para a maioria das formulações atuais, a dose mínima suficiente é determinada pela capacidade de evitar sangramento inaceitável por colapso endometrial.

Contraindicações

Considerando a ampla disponibilidade de métodos contraceptivos alternativos efetivos, diversos quadros são considerados contraindicações para o uso de CHC (Tabela 5-7).

Pílulas contraceptivas orais combinadas

As pílulas contraceptivas contendo hormônios recentemente completaram 50 anos de uso nos EUA. As diversas formulações – utilizadas por 12 milhões de mulheres nos EUA em 2010 – são popularmente conhecidas por diversas denominações. Entre essas estão *contraceptivos orais combinados (COCs), pílulas anticoncepcionais, contraceptivos orais, pílulas contraceptivas orais* ou, simplesmente, *pílula*.

Atualmente, o conteúdo diário de estrogênio na maioria das COCs varia entre 20 e 50 μg de etinilestradiol, e a maioria contém 35 μg ou menos. Em 2011, a FDA aprovou a primeira pílula contendo apenas 10 μg de etinilestradiol – *Lo Loestrin Fe* (Warner Chilcott). Com os COCs, a dose de progestogênio pode ser constante ao longo de todo o ciclo – *pílulas monofásicas* – mas a dose frequentemente varia – *pílulas bifásicas* ou *trifásicas* (Fig. 5-10). Em algumas dessas, a dose de estrogênio também varia ao longo do ciclo. Os *contraceptivos orais combinados* são comercializados em grande variedade e estão listados na Tabela 5-8). Há também formulações genéricas e seu uso tem aumentado. Um resumo dos benefícios para a saúde associados aos contraceptivos hormonais combinados é encontrado na Tabela 5-9.

As *pílulas monofásicas* foram desenvolvidas na tentativa de reduzir a quantidade total de progestogênio por ciclo sem sacrificar a eficácia contraceptiva ou o controle do ciclo. A redução é obtida iniciando-se com uma dose baixa de progestogênio que é aumentada mais tarde ao longo do ciclo. Teoricamente, a dose total menor reduz a intensidade das alterações metabólicas induzidas por progestogênio e os efeitos adversos. Em algumas dessas formulações a dose de estrogênio é mantida constante, mas em outras, varia. Conforme mostra a Tabela 5-8, na maioria delas, a dose do estrogênio varia entre 20 e 40 μg de etinilestradiol, ao passo que em outras a dose de valerato de estradiol varia entre 1 e 3 mg. As desvantagens das

TABELA 5-7 Contraindicações para o uso de contraceptivos orais combinados

Gravidez
Hipertensão arterial não controlada
Tabagistas com mais de 35 anos de idade
Diabetes melito com comprometimento vascular
Arritmias cardíacas trombogênicas
Valvopatias cardíacas trombogênicas
Doença arterial coronariana ou vascular encefálica
Enxaqueca com déficit neurológico focal associado
Tromboflebite ou distúrbio tromboembólico
Antecedentes de tromboflebite ou distúrbio trombótico em veia profunda
Sangramento genital anormal sem diagnóstico
Carcinoma de mama diagnosticado ou suspeito
Icterícia colestática da gravidez ou ictérica com o uso de pílula
Adenoma ou carcinoma hepáticos, ou doença hepática em atividade com alteração da função
Carcinoma de endométrio ou outra neoplasia dependente de estrogênio diagnosticada ou suspeita

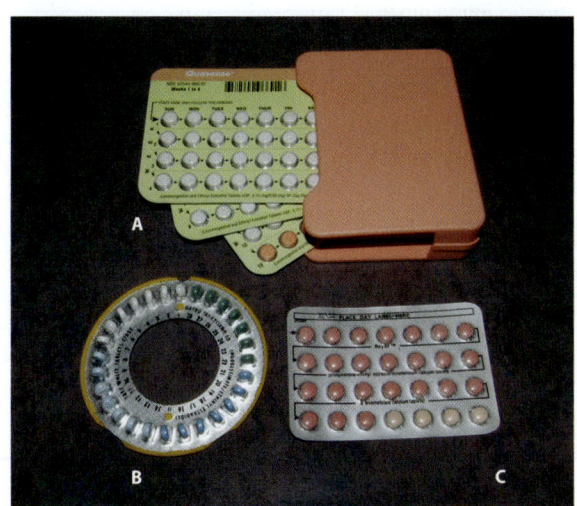

FIGURA 5-10 Diversas pílulas contraceptivas orais combinadas (COC). **A**. COCs de uso estendido. Devem-se tomar as três cartelas de pílulas em sequência. Pílulas placebo (cor de pêssego) são encontradas na última cartela. **B**. COCs trifásicas 21/7. As pílulas ativas são tomadas por três semanas sendo seguidas por sete pílulas placebo (verdes). Com as pílulas trifásicas, a combinação de estrogênio e progestogênio varia com as alterações na cor. Neste caso, variam de branco a azul e a azul-marinho. **C**. COCs monofásicas 24/4. As pílulas monofásicas contêm uma dose constante de estrogênio ao longo de toda a cartela. Com os esquemas 24/4, o número de pílulas placebo é reduzido para quatro.

TABELA 5-8 Contraceptivos orais combinados

Nome do produto[a]	Estrogênio	μg (dias)[b]	Progestogênio	mg (dias)
Preparados monofásicos				
20 μg de estrogênio				
Yaz	EE	20 (24)	Drospirenona	3 (24)
Beyaz[c]	EE	20 (24)	Drospirenona	3
Alesse, Aviane, Lutera; Levlite, Lessina, Sronyx	EE	20	Levonorgestrel	0,10
Loestrin 1/20[d], Junel 1/20[d], Microgestin 1/20[d]	EE	20	Acetato de noretindrona	1
Loestrin 24 Fe[d]	EE	20 (24)	Acetato de noretindrona	1 (24)
Generesse Fe[d]	EE	25 (24)	Noretindrona	0,80 (24)
Estrogênio 30 a 35 μg				
Desogen, Ortho-Cept, Apri, Reclipesen, Solia	EE	30	Desogestrel	0,15
Yasmin	EE	30	Drospirenona	3
Safyral[c]	EE	30	Drospirenona	3
Demulen 1/35, Kelnor, Zovia 1/35	EE	35	Diacetato de etinodiol	1
Levlen, Nordette, Levora, Portia, Altavera, Introvale	EE	30	Levonorgestrel	0,15
Lo/Ovral; Cryselle, Low-Ogestrel	EE	30	Norgestrel	0,30
Ovcon-35, Balziva, Zenchent	EE	35	Noretindrona	0,40
Femcon Fe[d]	EE	35	Noretindrona	0,40
Brevicon, Modicon, Nedcon 0,5/35, Nortrel 0,5/35, Nelova 0,5/35	EE	35	Noretindrona	0,50
Ortho-Novum 1/35, Norynil 1 + 35, Necon 1/35, Nortrel 1/35, Norethin 1/35, Nelova 1/35, Cyclafem 1/35	EE	35	Noretindrona	1
Loestrin 1,5/30[d], Microgestin 1,5/30[d] Junel 1,5/30[d]	EE	30	Acetato de noretindrona	1,50
Ortho-cyclen, Sprintec, Mononessa, Previfem	EE	35	Norgestimato	0,25
50 μg de estrogênio				
Ovral, Ogestrel	EE	50	Norgestrel	0,50
Demulen 1/50, Zovia 1/50	EE	50	Diacetato de etinodiol	1
Nelova 1/50M	Mes	50	Noretindrona	1
Norinyl 1+50; Ortho-Novum 1/50, Necon 1/50	Mes	50	Noretindrona	1
Ovcon 50	EE	50	Noretindrona	1
Preparados multifásicos				
10 μg de estrogênio				
Lo Loestrin Fe[d]	EE	10 (24) 10 (2)	Acetato de noretindrona	1 (24)
20 μg de estrogênio				
Mircette (Kariva)	EE	20 (21) 0 (2) 10 (5)	Desogestrel	0,15
25 mg de estrogênio				
Ortho Tri-Cyclen Lo, Tri Lo Sprintec	EE	25	Norgestimato	0,18 (7) 0,215 (7) 0,25 (7)
Cyclessa, Velivet	EE	25	Desogestrel	0,1 (7) 0,125 (7) 0,15 (7)

(continua)

TABELA 5-8 Contraceptivos orais combinados   *(Continuação)*

Nome do produto[a]	Estrogênio	μg (dias)[b]	Progestogênio	mg (dias)
Preparados multifásicos				
30-35 μg de estrogênio				
Ortho Tri-Cyclen, Tri-Sprintec, Trinessa, Tri-Previfem	EE	35	Norgestimato	0,18 (7) 0,215 (7) 0,25 (7)
Tri-Levlen, Triphasil, Trivora, Enpresse, Levonest	EE	30 (6) 40 (5) 30 (10)	Levonorgestrel	0,05 (6) 0,075 (5) 0,125 (10)
Estrostep[d], Tri-Legest[d], Tilia Fe	EE	20 (5) 30 (7) 35 (9)	Acetato de noretindrona	1
Jenest	EE	35	Noretindrona	0,50 (7) 1 (14)
Ortho-Novum 10/11, Necon 10/11, Nelova 10/11	EE	35	Noretindrona	0,50 (10) 1 (11)
Ortho-Novum 7/7/7, Necon 7/7/7, Nortrel 7/7/7, Cyclafem 7/7/7	EE	35	Noretindrona	0,50 (7) 0,75 (7) 1 (7)
Tri-Norinyl, Aranelle, Leena	EE	35	Noretindrona	0,50 (7) 1 (9) 0,50 (5)
Natazia	EV	3 (2) 2 (5) 2 (17) 1 (2)	Dienogest	– 2 (5) 3 (17)
Preparados apenas com progestogênios				
Ovrette	Nenhum		Norgestrel	0,075 (c)
Micronor, Nor-QD, Errin, Camila, Nor-BE, Jolivette, Heather	Nenhum		Noretindrona	0,35 (c)
Preparados de ciclo estendido				
20 μg de estrogênio				
Loseasonique[e]	EE	20 (84) 10 (7)	Levonorgestrel	0,10 (84)
30 μg de estrogênio	EE			
Seasonale[f], Quasense[f], Jolessa[f]	EE	30 (84)	Levonorgestrel	0,15 (84)
Seasonique[e]	EE	30 (84) 10 (7)	Levonorgestrel	0,15 (84)
Preparados de uso contínuo				
Lybrel[g]	EE	20 (28)	Levonorgestrel	0,09

EE = etinilestradiol; EV = valerato de estradiol; LC = levomefolato de cálcio; Mes = mestranol.
Números entre parênteses = número de dias com uma dosagem particular.
(c) = uso contínuo
[a] Caracteres em azul indicam o nome comercial original. Em preto, os genéricos subsequentes.
[b] Administrado por 21 dias, com variações listadas entre parênteses.
[c] Existe 0,451 mg de levomefolato de cálcio em cada pílula.
[d] Encontra-se disponível em formulações contendo doses de 75 mg de fumarato ferroso com as pílulas placebo.
[e] 12 semanas com pílulas ativas, 1 semana apenas com etinilestradiol.
[f] 12 semanas com pílulas ativas, 1 semana com pílulas inertes.
[g] Uma pílula todos os dias, 365 dias por ano.
Compilada da U.S. Food and Drug Administration, 2010.
Nota: Os mesmos produtos são utilizados nos EUA.

TABELA 5-9 Alguns benefícios dos contraceptivos orais combinando estrogênio e progestogênio

Aumentam a densidade óssea
Reduzem a perda sanguínea menstrual e a anemia
Reduzem o risco de gravidez ectópica
Melhoram a dismenorreia oriunda de endometriose
Reduzem as queixas pré-menstruais
Reduzem o risco de câncer endometrial e ovariano
Reduzem a incidência de várias doenças benignas da mama
Inibem a progressão do hirsutismo
Melhoram a acne
Previnem contra a aterogênese
Reduzem a incidência e a gravidade de salpingite aguda
Reduzem a atividade da artrite reumatoide

formulações multifásicas incluem a possibilidade de confusão causada pelas diversas cores das pílulas – em algumas marcas são cinco cores – assim como sangramento por colapso endometrial ou gotejamento de sangue, provavelmente com maior incidência do que com as pílulas monofásicas (Woods, 1992).

Em poucas COCs, as pílulas contendo placebo inerte foram substituídas por tabletes contendo ferro. Estas têm o sufixo Fe adicionado a seu nome. Além disso, a Beyaz (Bayer HealthCare) contém uma forma de folato – levomefolato de cálcio – tanto nas pílulas ativas quanto nas placebo.

Administração. Idealmente, devem-se iniciar as COCs no primeiro dia do ciclo menstrual e, neste caso, não há necessidade de utilizar outro método contraceptivo. Um esquema mais tradicional – *início aos domingos* – determina iniciar a administração no primeiro domingo após o início da menstruação. Se a menstruação se iniciar em um domingo, a pílula é iniciada neste dia. Finalmente, é possível usar um método de *início rápido* no qual a pílula é iniciada em qualquer dia do ciclo, geralmente o dia em que é prescrita. Com esta abordagem aumenta-se a aderência em curto prazo (Westhoff, 2002, 2007a). Tanto o método de início no domingo quanto o de início rápido implicam o uso de outro método contraceptivo durante uma semana para segurança de anticoncepção.

Para obter proteção máxima e estimular o uso regular, a maioria dos fabricantes oferece embalagens com 21 pílulas sequenciais codificadas por cores contendo os hormônios (ver Fig. 5-10B). Algumas pílulas recentes com esquema de doses baixas mantêm hormônios ativos por 24 dias, seguidos por quatro dias com pílulas inertes (ver Fig. 5-10C). O objetivo desse esquema 24/4 é aumentar a eficácia das COCs com doses baixas. É importante ressaltar que para máxima eficiência contraceptiva, cada mulher deve adotar um esquema efetivo que assegure autoadministração diária ou noturna.

Pílula esquecida. Durante o uso de COC, se uma pílula for esquecida, é improvável que ocorra gravidez com pílulas monofásicas com doses maiores de estrogênio e progestogênio. Quando a paciente percebe o esquecimento, o uso da pílula do dia além daquela esquecida minimiza o sangramento por colapso endometrial. O restante da cartela deve ser consumido com uma pílula por dia.

Se várias doses forem esquecidas, ou quando uma pílula com dose baixa de hormônios é esquecida, a dose seguinte deve ser dobrada e utilizada uma técnica de barreira efetiva pelos sete dias subsequentes. O restante da cartela é finalizado com uma pílula por dia. Alternativamente, pode-se iniciar uma nova cartela com um método de barreira como contracepção adicional por uma semana. Se não ocorrer sangramento após a suspensão durante a fase de placebo, a pílula deve ser mantida, mas a paciente deve procurar atenção médica para excluir gravidez.

Sistema transdérmico

Há um sistema transdérmico disponível nos EUA – o *Ortho Evra* (Ortho-McNeil Pharmaceutical). O adesivo possui uma camada interna contendo a matriz hormonal e uma camada externa resistente à água. O adesivo é aplicado às nádegas, região inferior do segmento proximal do braço, abdome inferior ou região superior do dorso, evitando as mamas. O adesivo fornece uma dose diária de 150 μg de progestogênio norelgestromina e 20 μg de etinilestradiol. Um novo adesivo deve ser aplicado a cada semana durante três semanas, seguindo-se uma semana sem adesivo para que haja descolamento do endométrio.

Em um ensaio randomizado conduzido por Audet e colaboradores (2001), o adesivo mostrou-se ligeiramente mais efetivo do que um contraceptivo oral de dose baixa –1,2 contra 2,2 gestações a cada 100 mulheres, mas dismenorreia e sensibilidade mamária foram mais frequentes no grupo tratado com adesivo, assim como foi o sangramento por colapso endometrial nos primeiros dois ciclos. A substituição do adesivo foi necessária por descolamento total – 1,8%, ou parcial – 2,8%. Em aproximadamente 3% das mulheres estudadas, uma reação local intensa impediu a continuação do uso.

Os dados acumulados sugerem que as mulheres que pesam 90 kg ou mais apresentam maior risco de gravidez com o adesivo (Zieman, 2002). Outros efeitos metabólicos e fisiológicos são aqueles encontrados com COCs de dose baixa com a advertência de que há pouca experiência acumulada. O adesivo é adequado para as mulheres que preferem aplicações semanais à dosagem diária e que reúnam os demais critérios para administração de CHC.

Há preocupação quanto à possibilidade de que a CHC administrada por adesivo possa estar associada a maior risco de tromboembolismo venoso e outras complicações vasculares. Tal preocupação surgiu em função de relatos de que o uso de adesivos estaria associado a aumento na síntese hepática de pró-coagulantes sensíveis ao estrogênio em comparação com COC ou anel vaginal (Jensen, 2008; White, 2006). Este fato ocorre em razão da farmacocinética distinta entre os métodos de administração. Embora o pico de estrogênio sérico fosse menor com adesivo em comparação com COC, a exposição total foi maior – aumento relativo no efeito resultante do estrogênio (Kluft, 2008; van der Heuvel, 2005). Apesar da falta de evidências clínicas convincentes, em 2008, a FDA determinou a colocação de aviso na embalagem dos adesivos com os dizeres de que a usuária *talvez* possa estar correndo maior risco de tromboembolismo venoso. Foram iniciadas ações judiciais que culminaram com restrição ao uso dos adesivos (Phelps, 2009). Até o momento, não há dados conclusivos acerca de aumento da morbidade com o uso de adesivos em comparação com outros métodos de CHC (Jick, 2006, 2010a,b).

Anel transvaginal

Há um contraceptivo hormonal intravaginal disponível nos EUA – o *NuvaRing* (Organon). Trata-se de anel flexível de polímero com diâmetro externo de 54 mm e interno de 50 mm (Fig. 5-11). Seu núcleo libera uma dose diária de 15 μg de etinilestradiol e 120 μg do progestogênio etonogestrel. Tais doses inibem de forma muito efetiva a ovulação, e a taxa de insucesso publicada é de 0,65 gestação a cada 100 mulheres-ano (Mulders, 2001; Roumen, 2001).

Antes da dispensação, as farmácias devem manter os anéis sob refrigeração. Uma vez dispensados, o período em que podem ser mantidos na prateleira é de quatro meses (Burkman, 2002). A inserção inicial é feita no prazo de cinco dias após o início da menstruação. O anel é removido após três semanas e a paciente assim permanece durante uma semana para permitir que haja sangramento. A seguir, um novo anel é inserido. É raro haver sangramento por colapso endometrial. Até 20% das mulheres e 35% dos homens relatam serem capazes de perceber a presença do anel durante a relação sexual. Se houver incômodo o anel pode ser retirado durante a relação, mas deve ser reintroduzido no prazo de três horas.

Administração intramuscular

A única formulação para uso intramuscular – *Lunelle* – foi retirada do mercado dos EUA pelo fabricante. Cada ampola continha 25 mg de acetato de medroxiprogesterona e 5 mg de cipionato de estradiol.

Ciclo estendido de contraceptivo

O uso contínuo de CHC por mais de 28 dias vem se popularizando nos EUA. Entre seus benefícios estão redução nos episódios cíclicos de sangramento, menos sintomas menstruais e menor custo. Há diversas formulações disponíveis (ver Tabela 5-8). Embora essas formulações pré-embaladas estejam disponíveis, pode-se administrar contraceptivo em ciclo estendido de outras formas. As cartelas-padrão com 21 ou 28 pílulas podem ser usadas continuamente, com o descarte das pílulas inertes (Lin, 2007). Além disso, tanto o adesivo transdérmico quanto o anel vaginal podem ser usados sem os intervalos de uma semana.

Características específicas. Diversos fatores específicos dos ciclos estendidos de CHCs são importantes. Alguns desses fatores são compartilhados com os métodos contínuos usando progestogênios, como implantes e injeções.

A principal mudança é a perda da normalidade menstrual que passa a ter episódios de sangramento menos frequentes, menores e imprevisíveis. Por exemplo, há relatos de amenorreia por seis meses ou mais em 8 a 63% das usuárias de ciclo estendido. Embora seja considerado um benefício pela maioria das mulheres, está longe de ser algo garantido. Com maior frequência, as mulheres passam a apresentar menos episódios mensais de sangramento. Com isso é possível tratar a anemia naquelas que tenham tido menorragia antes de iniciar o ciclo estendido (Edelman, 2010). Mas são também essas características que deixam algumas mulheres relutantes com o método, uma vez que consideram "não natural" que lhes faltem as menstruações mensais. Algumas preocupam-se que a amenorreia possa ser sinal de gravidez ou afetar sua fertilidade futura. Para essas, pode-se assegurar que o uso contínuo de progestogênio mantém saudável o endométrio.

As mulheres que utilizam CHC contínuo relatam menos sintomas menstruais, incluindo cefaleia, fadiga, distensão abdominal e dismenorreia, em comparação com aquelas que utilizam contraceptivos cíclicos (Machado, 2010). Além disso, a supressão do eixo hipotálamo-hipófise-ovário é maior com o uso contínuo, o que reduz a possibilidade de ovulação causada por início retardado de um novo ciclo contraceptivo.

Quaisquer efeitos imputados ao uso contínuo de CHC relacionados ao câncer endometrial parecem ser infundados. Há dados indicando *redução* do risco de câncer de endométrio com o uso de CHC cíclico. Assim, desde o ponto de vista biológico, parece razoável concluir que esse efeito protetor pode ser estendido ao uso contínuo de CHC.

Interações medicamentosas

As interações entre CHCs e diversos outros medicamentos assumem duas formas. Primeira, os contraceptivos hormonais podem interferir na ação de alguns fármacos apresentados na Tabela 5-10. Por outro lado, alguns fármacos apresentados na Tabela 5-11 podem reduzir a efetividade contraceptiva dos CHCs. Os mecanismos envolvidos são múltiplos e frequentemente não identificados. Um dos principais provavelmente é a estimulação ou a supressão de genes que codificam a expressão de enzimas dos sistemas da citocromo-oxidase.

As alterações farmacocinéticas resultam em menores concentrações séricas dos esteroides contraceptivos. Mas o efeito final sobre a supressão da ovulação não foi esclarecido uma vez que faltam trabalhos. Entretanto, com a informação disponível, os efeitos dessas interações talvez impliquem aumento ou redução da dosagem dos contraceptivos ou dos fármacos, conforme mostram as Tabelas 5-10 e 5-11 para assegurar a eficácia.

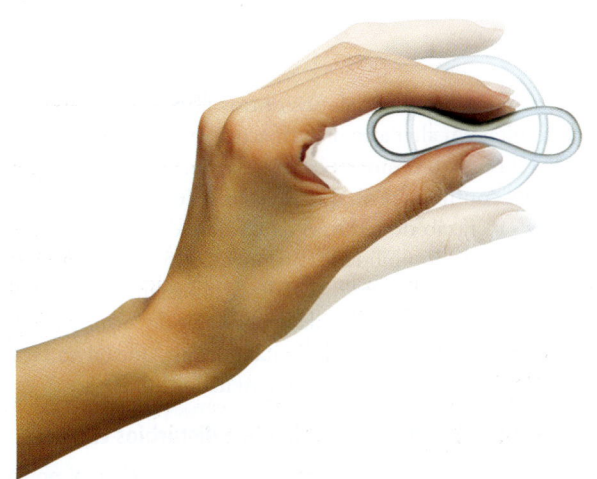

FIGURA 5-11 O NuvaRing é um anel contraceptivo vaginal que libera estrogênio e progestogênio. A imagem de fundo demonstra sua flexibilidade. (*Reproduzida com permissão de N.V. Organon, subsidiária da Merck & Co, Inc. Todos os direitos reservados. NuvaRing é uma marca de fantasia registrada por N.V. Organon.*)

TABELA 5-10 Medicamentos cuja eficácia é influenciada pelos contraceptivos orais combinados

Medicamento interagindo	Evidência	Conduta quanto ao fármaco interagindo
Analgésicos		
Paracetamol	Adequada	Talvez seja necessário aumentar a dose
Ácido acetilsalicílico	Presumível	Talvez seja necessário aumentar a dose
Meperidina	Duvidosa	Talvez seja necessário diminuir a dose
Morfina	Presumível	Talvez seja necessário aumentar a dose
Anticoagulantes		
Dicumarol, varfarina	Controversa	
Antidepressivos		
Imipramina	Suspeita	Reduzir a dose em aproximadamente 30%
Anticonvulsivantes		
Monoterapia com lamotrigina	Adequada	Evitar CHCs porque os níveis de anticonvulsivante são significativamente reduzidos
Tranquilizantes		
Diazepam, alprazolam	Suspeita	Reduzir a dose
Temazepam	Possível	Pode precisar aumentar a dose
Outros benzodiazepínicos	Suspeita	Observar para aumento do efeito
Anti-inflamatórios		
Corticoides	Adequada	Observar para potencialização dos efeitos, reduzir a dose conforme a necessidade
Broncodilatadores		
Aminofilina, teofilina, cafeína	Adequada	Reduzir a dose inicial em 30%
Anti-hipertensivos		
Ciclopentiazida	Adequada	Aumentar a dose
Metoprolol	Suspeita	Talvez haja necessidade de reduzir a dose
Outros		
Troleandomicina	Suspeita de lesão hepática	Evitar
Ciclosporina	Possível	Pode usar doses mais baixas
Antirretrovirais	Variável	Ver fabricante ou outros[a]

[a] University of California at San Francisco (UCSF): HIV Insite, 2011.
CHC = contraceptivos hormonais combinados.
Segundo o Centers for Disease Control and Prevention, 2010b; Gaffield, 2011; Wallach, 2000.

Considerações específicas

Risco de morte. A mortalidade associada ao uso de CHCs é rara em mulheres com menos de 35 anos, sem doenças sistêmicas e que não sejam tabagistas (ver Tabela 5-1). Em um relato inicial de uma cooperativa de saúde, Porter e colaboradores (1987) atribuíram apenas uma morte ao uso de COCs para quase 55 mil mulheres-ano.

Ganho de peso. O ganho de peso em excesso é uma preocupação com o uso de contraceptivos hormonais. Na sua revisão Cochrane mais recente do banco de dados de ensaios randomizados, Gallo e colaboradores (2008) concluíram novamente que as evidências disponíveis eram insuficientes para determinar com precisão que efeitos os CHCs podem produzir sobre o peso corporal, mas nenhum grande efeito ficou evidente.

Mulheres com sobrepeso e obesas. Em geral, os CHCs são altamente efetivos em mulheres obesas (Lopez, 2010). Contudo, assim como ocorre com alguns outros fármacos, a obesidade pode resultar em alteração da farmacocinética em alguns métodos de CHC. Isto posto, os dados relacionados com mulheres obesas são conflitantes no que se refere a aumento no risco de gravidez em razão de redução da eficácia de CHC em razão de menor biodisponibilidade (Brunner, 2005; Edelman, 2009; Holt, 2002, 2005; Westhoff, 2010). É importante ressaltar que em algumas mulheres a obesidade pode agir de forma sinérgica com algumas das condições descritas a seguir, que talvez façam dos CHCs um método contraceptivo não ideal.

Contracepção hormonal combinada e distúrbios clínicos

As interações entre CHCs e distúrbios clínicos crônicos podem representar contraindicações relativas ou absolutas ao uso de CHC. Tais interações serão descritas nas seções que se seguem.

Diabetes melito. Os COCs com doses baixas foram associados a propriedades antagônicas à insulina, particularmente

TABELA 5-11 Medicamentos que podem reduzir a eficácia dos contraceptivos hormonais combinados

Medicamento interagindo	Evidência
Antituberculose	
Rifampicina	Estabelecida; eficácia reduzida se for utilizada pílula com < 50 μg EE
Antifúngicos	
Griseofulvina	Altamente suspeita
Anticonvulsivantes e sedativos	
Fenitoína, mefenitoína, fenobarbital, primidona, carbamazepina, etossuximida, topiramato, oxcarbazepina	Altamente suspeita; eficácia reduzida se for usada pílula com < 50 μg EE; faltam estudos
Antibióticos	
Tetraciclina, doxiciclina	Dois estudos de pequeno porte não encontraram associação
Penicilinas	Nenhuma associação documentada
Ciprofloxacina	Nenhum efeito na eficácia de pílulas com 30 μg EE + desogestrel
Ofloxacina	Nenhum efeito na eficácia de pílulas com 30 μg EE + levonorgestrel
Antirretrovirais	Efeitos variados; ver fabricante ou outros[a]

EE = etinilestradiol.
[a]University of California at San Francisco (UCSF): HIV Insite, 2011.
Segundo Centers for Disease Control and Prevention, 2010b; Wallach, 2000.

aquelas mediadas por progestogênios. Contudo, com os atuais CHCs de dose baixa essas preocupações foram reduzidas (Speroff, 2001). Em mulheres saudáveis, os ensaios prospectivos de longo prazo revelaram que os COCs não aumentam o risco de diabetes melito (Rimm, 1992). Além disso, esses agentes não parecem aumentar o risco de diabetes franco em mulheres com diabetes gestacional prévio (Kjos, 1998). Finalmente, o uso desses contraceptivos está aprovado para mulheres diabéticas não tabagistas com menos de 35 anos de idade e que não tenham doença vascular associada (American College of Obstetricians and Gynecologists, 2008b).

Doença cardiovascular. Em geral, diversas doenças cardiovasculares graves limitam o uso de CHCs, conforme mostra a Tabela 5-7. Entretanto, para os distúrbios menos graves e muito mais comuns as formulações atuais não aumentam os riscos associados.

Os CHCs com dose baixa não aumentam consideravelmente o risco absoluto de hipertensão arterial clinicamente significativa (Chasan-Taber, 1996). Contudo, é prática comum solicitar à paciente que retorne em 8 a 12 semanas após iniciar CHC para avaliação da pressão arterial e outros sintomas. Para aquelas com hipertensão arterial estabelecida, admite-se o uso de CHC naquelas com pressão controlada sem complicações (American College of Obstetricians and Gynecologists, 2008b). As formas graves de hipertensão arterial, especialmente aquelas com comprometimento de órgão-alvo, em geral impedem o uso de CHC.

As mulheres que tenham tido *infarto do miocárdio* comprovado não devem utilizar CHCs. Esses contraceptivos não aumentam o risco de novo episódio de isquemia do miocárdio em mulheres não tabagistas com menos de 35 anos (Margolis, 2007; Mishell, 2000; Estudo Colaborativo da Organização Mundial da Saúde, 1997). O tabagismo, por si só, é um fator de risco potente para cardiopatia isquêmica e, em mulheres com mais de 35 anos, os CHCs atuam de forma sinérgica para aumentar este risco.

Doenças vasculares encefálicas. As mulheres que tenham tido acidente vascular encefálico (AVE) hemorrágico ou isquêmico não devem fazer uso de CHCs. Mas a incidência de AVE em mulheres jovens não tabagistas é baixa, e o uso de CHCs não aumenta o risco para qualquer tipo de AVE (Estudo Colaborativo da Organização Mundial da Saúde, 1996). Esta forma de distúrbio vascular é encontrada mais comumente naquelas mulheres tabagistas, com hipertensão arterial ou com enxaqueca com aura visual e que façam uso de CHCs (MacClellan, 2007).

O quadro de *enxaqueca* pode ser um fator de risco para AVE em mulheres jovens, e seu diagnóstico é um tanto preocupante em mulheres que planejem usar CHCs. No trabalho publicado por Curtis e colaboradores (2002), as mulheres usuárias de COCs que apresentavam *enxaqueca com aura* tiveram risco 2 a 4 vezes maior de AVE em comparação com não usuárias. Em razão disto, a Organização Mundial da Saúde (2010) contraindicou o uso de CHC nesse subgrupo de mulheres com enxaqueca. Alternativamente, o American College of Obstetricians and Gynecologists (2008b), avaliando que o risco absoluto é baixo, concluiu que os CHCs podem ser considerados em mulheres jovens não tabagistas que apresentem enxaqueca sem alterações neurológicas focais. Para muitas dessas mulheres, um método contraceptivo intrauterino ou o uso de pílula apenas com progestogênio seria mais apropriado (Organização Mundial da Saúde, 2010).

Tromboembolismo venoso. Desde o início da história de uso de COCs com altas doses de hormônios, ficou evidente que os riscos de *trombose venosa profunda* e de *embolia pulmonar* eram significativamente maiores nas mulheres que usavam esses contraceptivos (Realini, 1985; Stadel, 1981). Conclui-se que esses riscos estavam relacionados com a dose de estrogênio e foram consideravelmente reduzidos com as formulações usando doses baixas entre 20 e 35 μg de etinilestradiol (Westhoff, 1998). Observe-se que em dois estudos demonstrou-se aumento do risco de TVP com COCs contendo drospirenona e a FDA passou a recomendar a ponderação do risco de TVP contra os benefícios dessas pílulas (Food and Drug Administration, 2011; Jick, 2011; Parkin, 2011).

A partir da revisão que fizeram, Mishell e colaboradores (2000) concluíram que, de forma geral, houve aumento de 3 a 4 vezes no risco de TVP nas usuárias atuais de COC, mas este risco não se confirmou nas usuárias anteriores. Contudo, o risco sem uso de contracepção é bastante baixo – aproximadamente 1 a cada 10.000 mulheres-ano – e, portanto, a incidência com CHC é de apenas 3 a 4 por 10.000 mulheres-ano. É importante assinalar que o aumento do risco associado aos CHCs parece desaparecer rapidamente com a interrupção do tratamento contraceptivo. E, igualmente importante, os riscos de trombose venosa e de embolia pulmonar são menores do que os estimados para o período de gestação, com incidência de 5 a 6 por 10.000 mulheres-ano.

Diversos cofatores aumentam a incidência de tromboembolismo venoso em mulheres que usam contraceptivos contendo estrogênio ou naquelas que estejam grávidas ou no pós-parto. Entre esses estão algumas das trombofilias descritas nos últimos 25 anos. São exemplos *deficiência das proteínas C ou S* ou a *mutação no fator V de Leiden* (Cap. 39, p. 960) (Comp, 1996; Mohllajee, 2006). Outros fatores que aumentam o risco de tromboembolismo são hipertensão arterial, obesidade, diabetes melito, tabagismo e vida sedentária (Pomp, 2007, 2008).

Trabalhos mais antigos indicaram aumento de duas vezes no risco de *tromboembolismo perioperatório* nas usuárias de CHC (Robinson, 1991). Não há dados relativos às preparações com doses baixas de hormônios e, assim, o American College of Obstetricians and Gynecologists (2007b, 2008b) recomenda que se considerem os riscos de tromboembolismo contra os riscos de gravidez não intencional durante as 4 a 6 semanas necessárias para dissipar os efeitos trombogênicos pré-operatórios dos CHCs.

Lúpus eritematoso sistêmico. O uso de contracepção hormonal combinada em mulheres com lúpus eritematoso sistêmico (LES) não complicado é o "exemplo vivo" da pesquisa clínica com base em evidências. No passado, e com boas razões, os CHCs eram considerados contraindicados nas mulheres com LES. Isto em razão do alto risco subjacente à doença de trombose venosa e arterial junto com os efeitos trombogênicos dos antigos contraceptivos orais com altas doses de hormônio. A segurança dos COCs modernos com doses baixas de hormônios em mulheres com LES foi demonstrada em dois ensaios randomizados (Petri, 2005; Sánchez-Guerrero, 2005). O uso de CHCs em mulheres com lúpus foi revisado por Culwell e colaboradores (2009). É importante ressaltar que os CHCs não são recomendados para mulheres com LES que tenham teste positivo para anticorpos antifosfolipídeos ou que tenham alguma outra contraindicação conhecida para o uso de CHC.

Transtornos convulsivos. Aproximadamente 1 milhão de mulheres em idade fértil nos EUA têm diagnóstico de alguma forma de epilepsia. Conforme mostram as Tabelas 5-10 e 5-11, o metabolismo e a depuração de alguns dos CHCs são significativamente alterados por alguns, mas não por todos, os anticonvulsivantes mais usados. Um dos mecanismos com diversos fármacos antiepilépticos é a indução potente de enzimas do sistema do citocromo P450. Com isso, observa-se aumento do metabolismo dos esteroides contraceptivos com redução à metade dos seus níveis séricos (American College of Obstetricians and Gynecologists, 2008b; Zupanc, 2006).

Com poucas exceções, essas interações metabólicas geralmente não resultam em aumento da atividade convulsiva. Uma possível exceção é o uso combinado de CHCs e monoterapia com o anticonvulsivante lamotrigina. Os níveis séricos de anticonvulsivante reduzem-se para até 50%, com aumento do risco de convulsão (Gaffield, 2011).

As diretrizes com base em evidências para o uso de contraceptivos por mulheres com epilepsia estão listadas no US MEC (Centers for Disease Control and Prevention, 2010b). O uso de CHCs em mulheres com epilepsia está classificado na categoria 3, ou seja, os riscos teóricos ou comprovados geralmente superam as vantagens de usar o método. É possível haver redução da efetividade contraceptiva ou anticonvulsivante. Assim, as mulheres epiléticas utilizando anticonvulsivantes que estimulem a atividade das enzimas do citocromo P450 devem ser orientadas sobre outros métodos contraceptivos. Se não houver esta possibilidade, deve-se optar por COC contendo pelo menos 30 μg de etinilestradiol. Para aquelas com monoterapia usando lamotrigina, não se recomenda o uso de CHCs.

Embora não sejam CHCs, as formulações contendo apenas progestogênios também são afetadas pelo uso de anticonvulsivantes que induzam as enzimas do citocromo P450. Os níveis séricos de progestogênios são reduzidos e caem as taxas de supressão efetiva da ovulação, o que representa um risco inaceitável de gravidez não planejada.

Doença hepática. Estrogênios e progestogênios têm efeitos conhecidos sobre a função hepática. Encontradas mais comumente em gestantes, a colestase e icterícia colestática também podem ser induzidas, embora raramente, pelo uso de CHC. Considerando que a suscetibilidade provavelmente é causada por uma mutação genética herdada no transporte da bilirrubina, a colestase com CHC é mais provável em mulheres que tenham sido afetadas durante a gravidez. A suspensão do CHC resulta em resolução dos sintomas.

Há resultados conflitantes sobre se os efeitos colestáticos dos CHCs aumentam os riscos de colelitíase e de colecistectomia subsequentes. Qualquer aumento no risco, se houver, provavelmente será pequeno, e os efeitos conhecidos da maior paridade sobre a incidência de colelitíase também devem ser considerados.

Para as mulheres com hepatite viral ou cirrose, a Organização Mundial da Saúde publicou recomendações (Kapp, 2009). Naquelas com hepatite em atividade, não se deve iniciar o uso de CHCs, mas essas pílulas podem ser mantidas nas mulheres que apresentem uma exacerbação de sua doença hepática enquanto já estejam fazendo uso de CHCs. O uso de contraceptivo contendo apenas progestogênios não é restrito nessas mulheres. Naquelas com cirrose, os casos leves e compensados não impedem o uso de CHCs. Contudo, nas pacientes com doença grave e descompensada, todos os métodos hormonais devem ser evitados.

Doenças neoplásicas. Os efeitos estimulantes dos esteroides sexuais sobre alguns cânceres são preocupantes. Contudo, parece que, de forma geral, esses hormônios não *causam* câncer (Hannaford, 2007). O relatório do grupo de trabalho sobre estudos epidemiológicos de câncer de ovário (Collaborative Group on Epidemiological Studies of Ovarian Cancer, 2008) confirmou estudos anteriores que demonstraram um efeito protetivo contra câncer de endométrio e de ovário (Cancer and Steroid Hormone Study, 1987a, b). Esta proteção decai quanto maior for a duração da suspensão da pílula (Tworoger, 2007). Os resultados de trabalhos acerca do possível aumento nos riscos de alterações pré-malignas e malignas no fígado, colo uterino e nas mamas são conflitantes e serão apresentados a seguir.

Neoplasia hepática. Alguns COCs mais antigos com doses elevadas de estrogênio foram relacionados com risco de hiperplasia focal nodular hepática e adenomas hepáticos benignos. Os trabalhos realizados para avaliar mulheres fazendo uso dos COCs atuais com baixas dosagens hormonais não encontraram essa associação (Hannaford, 1997; Heinemann, 1998). De forma semelhante, as associações iniciais entre CHCs e carcinoma hepatocelular foram refutadas por um ensaio multicêntrico da Organização Mundial da Saúde (1989), assim como por Maheshwari e colaboradores (2007).

Displasia e carcinoma do colo uterino. Com o uso de COC, observa-se aumento no risco de displasia do colo uterino e de carcinoma do colo uterino. Esses riscos aumentam com a duração do uso. Mas, de acordo com a International Collaboration of Epidemiological Studies of Cervical Cancer (2007), se o uso do COC for suspenso, em 10 anos os riscos voltam a ser comparáveis ao das mulheres que jamais fizeram uso do fármaco. As razões são especulativas e talvez estejam relacionadas com maior frequência de exposição ao papilomavírus humano (HPV) em razão de menor uso de métodos de barreira. Também é possível que haja relação com maior frequência de rastreamento citológico nas mulheres em uso de COC. Além disso, os COCs podem aumentar a persistência de infecção por HPV e expressão do oncogene HPV (de Villiers, 2003). É importante ressaltar que se a displasia cervical for tratada, a taxa de recidiva não é maior em usuárias de CHCs.

Câncer de mama. Independentemente dos conhecidos efeitos estimuladores dos hormônios esteroides sexuais sobre o câncer de mama, ainda não está claro se os CHCs têm efeito adverso sobre o crescimento ou o desenvolvimento tumorais. O Collaborative Group on Hormonal Factors in Breast Cancer (1996) analisou dados de estudos que incluíram mais de 53 mil mulheres com câncer de mama e 100 mil mulheres sem câncer. Os autores concluíram ter havido aumento significativo no risco de 1,24 vez nas usuárias atuais de COC. O risco decaiu para 1,16 naquelas mulheres com suspensão do uso entre 1 e 4 anos antes e para 1,07 naquelas após 5 a 9 anos. Os riscos não foram influenciados por faixa etária quando do uso inicial, duração do uso, história familiar de câncer de mama, uso antes de gravidez ou dose ou tipo de hormônio usado. A inexistência de correlação serve para questionar qualquer papel causal dos COCs na tumorigênese mamária.

Os pesquisadores do Collaborative Group concluíram que os tumores associados ao uso de COC tendem a ser menos agressivos e que são diagnosticados em estádios iniciais. Os autores sugeriram que o aumento no número de casos diagnosticados teria ocorrido em função de rastreamento mais intensivo entre as usuárias. Em um estudo de caso-controle – 4.575 casos e 4.682 controles – não se observou qualquer relação entre uso presente ou passado de COC e câncer de mama (Marchbanks, 2002). Finalmente, as mulheres heterozigotas para mutações nos genes *BRCA1* ou *BRCA2* não apresentaram maior incidência de câncer de mama ou de ovário com o uso de COC (Brohet, 2007). No que se refere à doença mamária benigna, Vessey e Yeates (2007) relataram que o uso de COC aparentemente *reduziu* o risco relativo.

Infecção por HIV e terapia antirretroviral. As mulheres com infecção por HIV ou com síndrome de imunodeficiência adquirida (Aids) requerem considerações específicas na atenção ginecológica que são particularmente importantes no que se refere ao uso de contraceptivos. Como delineado pelo American College of Obstetricians and Gynecologists (2010b), essas mulheres necessitam de contracepção altamente efetiva que deve ser compatível com a *terapia antirretroviral altamente ativa* (*HAART*), para que tenham baixo risco de adquirir doenças sexualmente transmissíveis e que não aumentem o risco de transmitir o HIV a seus parceiros.

Embora os CHCs tenham se mostrado seguros para serem usados em pacientes HIV-positivas, seu metabolismo pode ser afetado de forma variável por alguns dos esquemas de HAART utilizados atualmente. Detalhes sobre as diversas interações dos esquemas HAART com os CHCs estão disponíveis no site http://hivinsite.ucsf.edu/insite?page=ar-00-02 da University of California, San Francisco HIV InSite.

Outros distúrbios. Em sua metanálise, Zapata e colaboradores (2010a) relataram que dados restritos sugerem que o uso de COC não aumenta o risco de agravamento de doença inflamatória intestinal. Em outra metanálise desenhada para estudar o uso de contraceptivos em mulheres com transplante de órgão sólido ou naquelas diagnosticadas com miocardiopatia periparto, os dados foram considerados insuficientes (Paulen, 2010; Tepper, 2010).

Contraceptivos contendo apenas progestogênio

Foram desenvolvidos contraceptivos contendo apenas progestogênios para evitar os efeitos colaterais indesejados dos estrogênios. Os progestogênios podem ser administrados por diversos mecanismos, incluindo comprimidos, dispositivos intrauterinos (p. 137) e implantes subdérmicos (p. 143).

Pílulas apenas com progestogênio

Mecanismo de ação. As pílulas apenas com progestogênio – também chamadas *minipílulas* – devem ser tomadas diariamente. Elas não inibem efetivamente a ovulação; sua efetividade depende mais de alterações no muco cervical e de seus efeitos sobre o endométrio. Como as alterações no muco não perduram além de 24 horas para que a efetividade seja máxima, uma pílula deve ser tomada no mesmo horário todos os dias. Seu uso não obteve ampla popularidade em razão de incidência muito maior de sangramento irregular e de uma taxa ligeiramente mais alta de gravidez em comparação com a observada com os COCs (ver Tabela 5-2).

As pílulas apenas com progestogênio têm efeito mínimo ou ausente sobre o metabolismo dos carboidratos e sobre os fatores da coagulação. Não causam nem agravam hipertensão arterial e, consequentemente, talvez sejam ideais para mulheres com maior risco de complicações cardiovasculares. Neste grupo estão as mulheres com história de trombose ou de enxaqueca ou tabagistas com mais de 35 anos de idade. As minipílulas são adequadas às lactantes já que não produzem efeito sobre a produção de leite. Quando usadas em combinação com aleitamento materno, as pílulas apenas com progestogênio são praticamente 100% efetivas por até seis meses (Betrabet, 1987; Shikary, 1987).

Contraindicações. As pílulas apenas com progestogênio não devem ser tomadas por mulheres com sangramento uterino sem explicação, câncer de mama, neoplasia hepática, gravidez ou doença hepática grave em atividade (Janssen-Ortho, 2010).

Orientações. Conforme discutido, a principal desvantagem dessas pílulas é a necessidade de serem tomadas no mesmo horário todos os dias. É importante observar que se uma pílula apenas com progestogênio for tomada com atraso de quatro horas, deve-se acrescentar algum outro método contraceptivo nas 48 horas seguintes. Essa necessidade talvez contribua para outro grande problema, ou seja, o maior risco de insucesso na contracepção em comparação com os CHCs. E junto com a possibilidade de insucesso há aumento relativo na proporção de gestações ectópicas (Sivin, 1991). A irregularidade no sangramento uterino é outra desvantagem específica. Pode ocorrer na forma de amenorreia, sangramento intermenstrual ou períodos prolongados de menorragia. Assim como ocorre com outros métodos contraceptivos contendo progestogênio, ocorrem cistos ovarianos funcionais com maior frequência nas mulheres que utilizam esses agentes, embora tais cistos geralmente não requeiram intervenção (Hidalgo, 2006; Inki, 2002).

A efetividade das pílulas contendo apenas progestogênio é reduzida por alguns medicamentos, que estão listados nas Tabelas 5-10 e 5-11. Em alguns casos, as mulheres que fazem uso desses fármacos devem evitar o uso de formulações orais contendo apenas progestogênio.

Progestogênios injetáveis

Há três formulações de progesterona injetáveis para depósito utilizadas em todo o mundo. Este método é popular nos EUA e é usado por aproximadamente 6% das mulheres que optam por contracepção. Os progestogênios injetáveis têm mecanismos de ação semelhantes àqueles descritos para os progestogênios orais, incluindo aumento da viscosidade do muco cervical, criação de endométrio desfavorável à implantação e supressão incerta da ovulação.

Entre as formulações disponíveis está o acetato de depomedroxiprogesterona (DMPA) – comercializado como *Depo-Provera* (Pfizer). Uma dose de 150 mg é administrada por via intramuscular a cada 90 dias. Um derivado do DMPA é comercializado como *depo-subQprovera 104* (Pfizer) e uma dose de 104 mg é administrada por via subcutânea a cada 90 dias. Como a absorção por via subcutânea é mais lenta, os 104 mg equivalem aos 150 mg usados por via intramuscular (Jain, 2004). Com qualquer método, se a dose inicial for administrada nos primeiros cinco dias após o início da menstruação, não há necessidade de contracepção complementar (Haider, 2007). A terceira formulação de depósito, que não está disponível atualmente nos EUA, é o enantato de noretindrona, comercializado com o nome *Norgest*, e que deve ser administrado por via intramuscular a cada dois meses.

Os progestogênios injetáveis têm eficácia contraceptiva equivalente ou superior à dos COCs. Se utilizado com perfeição, o DMPA tem taxa de gravidez de 0,3%, mas as taxas de insucesso com uso comum chegam a 7% em 12 meses (Kost, 2008; Said, 1986). A progesterona de depósito não suprime a lactação e há menor probabilidade de anemia ferropriva nas usuárias em longo prazo em razão da redução no sangramento menstrual.

Contraindicações. Os progestogênios injetáveis não devem ser administradas a pacientes gestantes, com sangramento uterino sem explicação, câncer de mama, doença tromboembólica ativa ou passada, doença vascular encefálica ou doença hepática significativa (Pfizer, 2010).

Orientações

Padrão de sangramento. As pacientes interessadas no uso de DMPA devem ser informadas sobre seus possíveis efeitos principais e colaterais. Primeiro, assim como ocorre nos contraceptivos orais apenas com progestogênio, o DMPA geralmente causa *irregularidades no sangramento menstrual*. Cromer e colaboradores (1994) relataram que 25% das mulheres interromperam o uso no primeiro ano em razão de sangramento irregular. É possível que haja amenorreia após uso estendido e as mulheres devem ser orientadas acerca desse efeito benigno.

Retorno retardado da fertilidade após a suspensão do uso. O DMPA também pode causar supressão prolongada da ovulação após a interrupção das injeções. Em um estudo anterior conduzido por Gardner e Mishell (1970), 25% das mulheres não retomaram menstruações regulares por até um ano após a suspensão. Consequentemente, o DMPA não deve ser considerado a melhor opção para mulheres que estejam planejando utilizar contracepção por período breve antes de engravidar.

Densidade óssea. O DMPA causa redução significativa na densidade mineral óssea em razão da redução nos níveis de estrogênios. Contudo, o American College of Obstetricians and Gynecologists (2008a) concluiu que as preocupações acerca da perda de densidade óssea não devem impedir ou limitar o uso desse método contraceptivo.

A perda de densidade mineral óssea é mais preocupante nas usuárias de longo prazo (Scholes, 1999). Além disso, esta perda é relevante para adolescentes porque a densidade óssea aumenta mais rapidamente na faixa entre 10 e 30 anos (Sulak, 1999). Ademais, a redução da densidade mineral óssea é preocupante nas mulheres na perimenopausa que em breve passarão pela menopausa e entrarão em um período de perda óssea acelerada. Tais preocupações levaram a FDA a exigir a partir de 2004, uma tarja preta na embalagem alertando que o DMPA "só deve ser utilizado como método contraceptivo de longo prazo – acima de dois anos – se outros métodos contraceptivos forem considerados inadequados."

Com relação a esta preocupação há alguns fatores atenuadores que devem ser considerados. O primeiro é que a perda óssea é maior durante os dois primeiros anos de uso e, a seguir, reduz-se significativamente. O segundo é que a maior parte da perda óssea havida no período de contracepção é recuperada no prazo de cinco anos após sua suspensão (Clark, 2006; Harel, 2010; Kaunitz, 2006). Finalmente, não há evidências de que fraturas sejam mais frequentes nessas mulheres (Lopez, 2009a).

Riscos de câncer. Possivelmente o risco de carcinoma *in situ* do colo uterino aumenta com o uso de DMPA, embora não haja aumento no risco de câncer do colo uterino ou de neoplasia hepática com este método (Thomas, 1995). É importante ressaltar que foi demonstrada *redução* no risco de cânceres de ovário e endométrio (Earl, 1994; Kaunitz, 1996). Além disso, Skegg e colaboradores (1995) reuniram os resultados dos estudos de caso-controle da Nova Zelândia e da Organização Mundial da Saúde, que incluíram quase 1.800 mulheres com câncer de mama. Comparado com 14 mil controles, o uso de DMPA como contraceptivo foi associado a risco duas vezes maior de câncer nos primeiros cinco anos de uso. Entretanto, o risco global não aumentou.

Outros efeitos. Algumas mulheres relatam sensibilidade dolorosa das mamas com o uso de DMPA. Também há relatos de depressão, mas não se comprovou ligação de causa-efeito. Finalmente, embora com frequência atribua-se ganho ponderal ao uso de progestogênios de depósito, nem todos os ensaios realizados comprovaram esta hipótese (Bahamondes, 2001; Mainwaring, 1995; Moore, 1995; Taneepanichskul, 1998). Beksinska e colaboradores (2010) relataram que adolescentes que usaram DMPA intramuscular ganharam mais 2,3 kg de peso ao longo de 4 a 5 anos comparando com o ganho de peso de adolescentes que usaram COCs. O DMPA subcutâneo também causou aumento modesto no peso na maioria das mulheres (Westhoff, 2007b). Como as mulheres que ganham peso nos primeiros seis meses de uso têm maior probabilidade de ganho de peso em longo prazo, Le e colaboradores (2009) sugerem que essas mulheres talvez sejam beneficiadas por aconselhamento precoce.

CONTRACEPTIVOS DE TERCEIRA LINHA – MODERADAMENTE EFETIVOS

Há duas categorias de métodos contraceptivos considerados moderadamente efetivos. Métodos de barreira, criados para evitar que espermatozoides alcancem e fertilizem o óvulo, e os métodos de consciência corporal e identificação da fase fértil do ciclo. Mais do que com outros métodos contraceptivos, os moderadamente efetivos apresentam as maiores taxas de sucesso quando aplicados por casais dedicados ao seu uso.

Métodos de barreira

Nesta categoria estão os diafragmas vaginais e os preservativos masculinos e femininos. Conforme mostra a Tabela 5-2, a taxa publicada de gravidez para esses métodos varia entre 2 e 6% no primeiro ano de uso e é altamente dependente do seu uso correto e consistente.

Preservativo masculino

A maioria dos preservativos é feito de látex e há vários tamanhos fabricados para acomodar a anatomia. Menos comumente, há preservativos feitos de poliuretano e ceco de carneiro. Os preservativos são contraceptivos efetivos e sua taxa de insucesso quando utilizado por casais bastante motivados tem sido tão baixa quanto 3 a 4% por 100 casais-ano (Vessey, 1982). Em geral, e especialmente no primeiro ano de uso, a taxa de insucesso é muito mais alta.

Uma vantagem específica dos preservativos é que, quando usados adequadamente, proporcionam proteção considerável – mas não absoluta – contra doenças sexualmente transmissíveis. Os preservativos também previnem alteração pré-malignas no colo uterino, provavelmente ao bloquear a transmissão do papilomavírus humano (HPV) (Winer, 2006).

Orientações. A eficácia dos preservativos aumenta consideravelmente com a manutenção do reservatório na sua extremidade. Os lubrificantes devem ser a base de água porque os produtos à base de óleo destroem o látex de preservativos e do diafragma (Waldron, 1989). Speroff e Darney (2001) enfatizaram as seguintes etapas para assegurar efetividade máxima aos preservativos:

- Devem ser usados em todos os contatos com penetração.
- Devem ser colocados antes de haver contato entre pênis e vagina.
- A retirada deve ser feita com o pênis ainda ereto.
- A base do preservativo deve ser segura durante a retirada.
- Deve-se empregar um espermicida intravaginal ou um preservativo lubrificado com espermicida.

Sensibilidade ao látex. Há alternativas para indivíduos com sensibilidade ao látex. Os preservativos fabricados com intestino de carneiro são efetivos, mas não garantem proteção contra doenças sexualmente transmissíveis. Os preservativos não alergênicos são fabricados com um elastômero termoplástico sintético, como o poliuretano, que também é usado em algumas luvas cirúrgicas. São efetivos contra doenças sexualmente transmissíveis, mas têm índices significativamente maiores de rompimento e de deslizamento em comparação com os preservativos de látex (Gallo, 2006). Em um ensaio randomizado com 901 casais, Steiner e colaboradores (2003) comprovaram rompimento e deslizamento em 8,4% dos preservativos de poliuretano contra apenas 3,2% dos preservativos de látex. Esses autores também relataram que a probabilidade de gravidez em seis meses foi de 9% contra 5,4%, respectivamente para preservativos de poliuretano e de látex.

Preservativo feminino

Fabricado por várias companhias com nomes distintos, os preservativos femininos evitam gravidez e doenças sexualmente transmissíveis. Uma marca disponível nos EUA é a *FC Female*

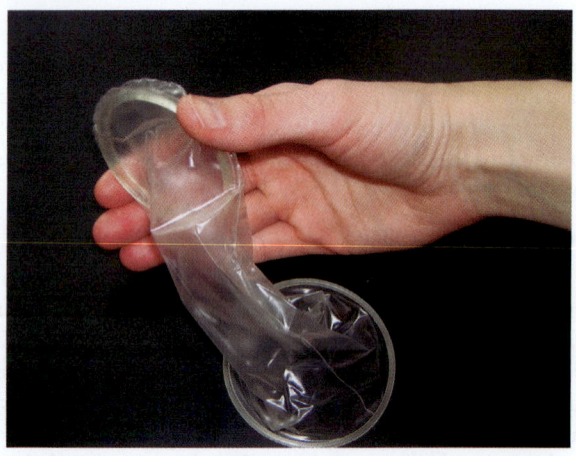

FIGURA 5-12 Preservativo feminino. (*Reproduzida com permissão de Cervical Barrier Advancement Society e Ibis Reproductive Health.*)

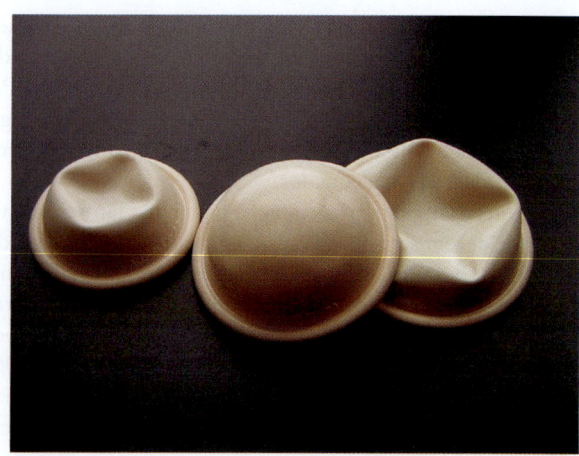

FIGURA 5-14 Grupo de três diafragmas. (*Reproduzida com permissão de Cervical Barrier Advancement Society e Ibis Reproductive Health.*)

Condom (Mayer Laboratories) – com revestimento de poliuretano e um anel de poliuretano flexível em cada extremidade (Fig. 5-12). O anel aberto permanece fora do canal vaginal e o anel fechado interno é colocado no espaço entre a sínfise e o colo uterino, assim como o diafragma (Fig. 5-13). Não deve ser usado junto com o preservativo masculino em razão da possibilidade de rompimento, deslizamento ou deslocamento. Testes *in vitro* demonstraram que o preservativo feminino é impermeável a vírus da imunodeficiência humana, citomegalovírus e vírus da hepatite B. Como mostra a Tabela 5-2, a taxa de gravidez é mais alta do que com o preservativo masculino.

Diafragma combinado com espermicida

O diafragma nada mais é que uma cúpula circular de borracha de diversos diâmetros apoiada por um aro de metal (Fig. 5-14). Quando usado em combinação com gel ou creme espermicida, pode ser muito efetivo. O espermicida deve ser aplicado centralmente na cúpula na superfície em contato com o colo uterino e ao redor do aro. O dispositivo é então colocado na vagina de forma que o colo uterino, os fórnices vaginais e a parede anterior da vagina fiquem efetivamente separados do restante da vagina e do pênis. Ao mesmo tempo, o agente espermicida centralmente localizado é mantido de encontro ao colo uterino pelo diafragma. Quando adequadamente posicionado, o aro fica alojado inferior e profundamente no fundo de saco posterior. No plano superior, o aro fica em contato próximo com a superfície interior da sínfise imediatamente abaixo da uretra (Fig. 5-15). Se o diafragma for pequeno demais, não ficará no lugar. Se grande demais, causará desconforto quando em posição. Considerando-se que o tamanho e a flexibilidade elástica devem ser especificados, o diafragma encontra-se disponível apenas sob prescrição (Allen, 2004).

Em razão das dificuldades de posicionamento, o diafragma talvez não seja uma opção efetiva para mulheres com prolapso significativo de órgão pélvico. O mau posicionamento do útero pode causar instabilidade no posicionamento do diafragma, resultando em sua expulsão.

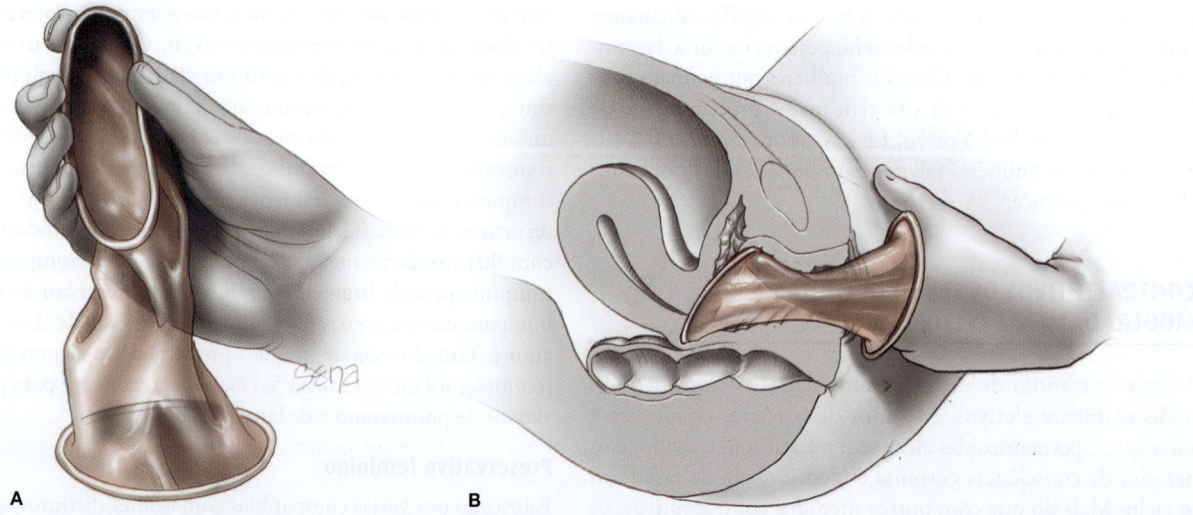

FIGURA 5-13 Inserção e posicionamento do preservativo feminino FC. **A.** O anel interno é comprimido para inserção e posicionado de forma semelhante à do diafragma. **B.** O anel interno é pressionado para dentro da vagina com o dedo indicador.

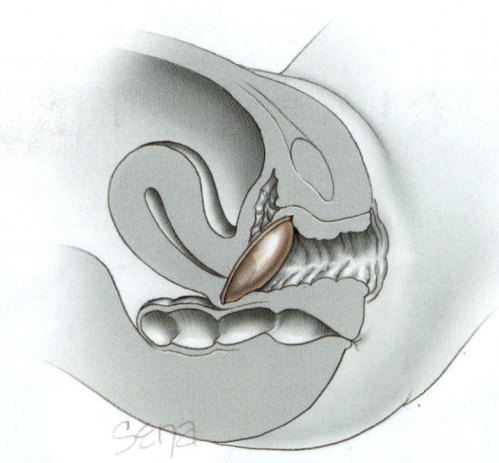

FIGURA 5-15 O diafragma instalado cria uma barreira física entre a vagina e o colo uterino.

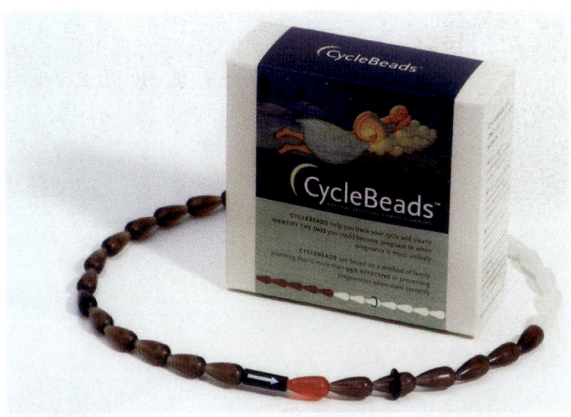

FIGURA 5-16 CycleBeads. (*Reproduzida com permissão de Cycle Technologies.*)

Orientações. O diafragma e o agente espermicida devem ser inseridos bem antes do ato sexual, mas se tiverem se passado mais de duas horas, deve-se aplicar mais espermicida na região superior da vagina para proteção máxima. O espermicida também deve ser reaplicado a cada ato sexual. O diafragma não deve ser retirado até o mínimo de seis horas após a relação. Como há descrição de síndrome do choque tóxico após seu uso, o diafragma não deve ser deixado em posição por mais de 24 horas.

O uso apropriado do diafragma requer um alto nível de motivação. Vessey e colaboradores (1982) relataram índices de gravidez de apenas 1,9 a 2,4 por 100 mulheres-ano em usuárias motivadas. Em um pequeno ensaio, Bounds e colaboradores (1995) relataram taxas de insucesso bem maiores, 12,3 por 100 mulheres-ano. A taxa de gravidez indesejada é menor em mulheres com mais de 35 anos de idade em comparação com mais jovens. Com o uso do diafragma a incidência de doenças sexualmente transmissíveis é menor em comparação com o uso de preservativo (Rosenberg, 1992). Por outro lado, o índice de infecções urinárias femininas é um pouco maior (Cates, 2007).

Escudo de Lea

Trata-se de dispositivo de barreira reutilizável, lavável, feito de silicone, a ser instalado contra o colo uterino. O dispositivo é oferecido em tamanho único, o que simplifica o processo de encaixe. O *escudo de Lea* protege contra gravidez e doenças sexualmente transmissíveis. Pode ser inserido a qualquer momento antes do ato sexual e deve ser mantido no local por pelo menos oito horas após a relação. Quando utilizado com espermicida com ajuste para idade, a taxa de gravidez em seis meses relatada foi de 5,6 por 100 usuárias (Mauck, 1996).

Métodos com base em consciência do período de fertilidade

De acordo com a Organização Mundial da Saúde (2007) esta forma de contracepção envolve a identificação do período fértil durante o ciclo menstrual (Fig. 5-16). O casal pode então evitar manter relações sexuais ou utilizar um método de barreira nesses dias.

A eficácia comparativa dos métodos com base em consciência do período fértil não foi determinada (Grimes, 2010a). Evidentemente, instruções apropriadas são essenciais e envolvem um tabelamento complexo. Essas tabelas, assim como orientações detalhadas, foram disponibilizadas pelo National Fertility Awareness and Natural Family Planning Service do Reino Unido, em http://www.fertilityuk.org, e pelo site Natural Family, em http://www.bygpub.com/natural.

MÉTODOS CONTRACEPTIVOS DE QUARTA LINHA – MENOS EFETIVOS

Esses métodos apresentam taxa extremamente alta de insucesso. Os métodos de quarta linha são os espermicidas administrados de diversas formas, incluindo a esponja de barreira.

Espermicidas e microbicidas

Esses contraceptivos são comercializados na forma de cremes, géis, supositórios, filmes e espumas em aerossol (Fig. 5-17). São utilizados amplamente em todos os EUA e a maioria encontra-se disponível sem necessidade de prescrição. Entre as prováveis usuárias estão as mulheres que consideram os demais métodos inaceitáveis. São úteis particularmente para as mulheres que necessitam de proteção temporária, por exemplo, durante a primeira semana após iniciar CHC ou enquanto amamentam.

Além de sua ação química espermicida esses agentes representam uma barreira à penetração dos espermatozoides. O componente ativo é o monoxinol-9 ou o octoxinol-9. É importante ressaltar que os espermicidas devem ser depositados na parte profunda da vagina em contato com o colo uterino pouco antes da relação sexual. Sua efetividade máxima geralmente não dura mais que uma hora. Daí em diante, há necessidade de nova aplicação antes da relação. A lavagem vaginal com ducha, se for praticada, deve ser evitada pelo período mínimo de seis horas.

As taxas altas de gravidez são atribuídas principalmente à inconsistência no uso e não ao mau funcionamento do espermicida. Contudo, mesmo quando aplicado regular e

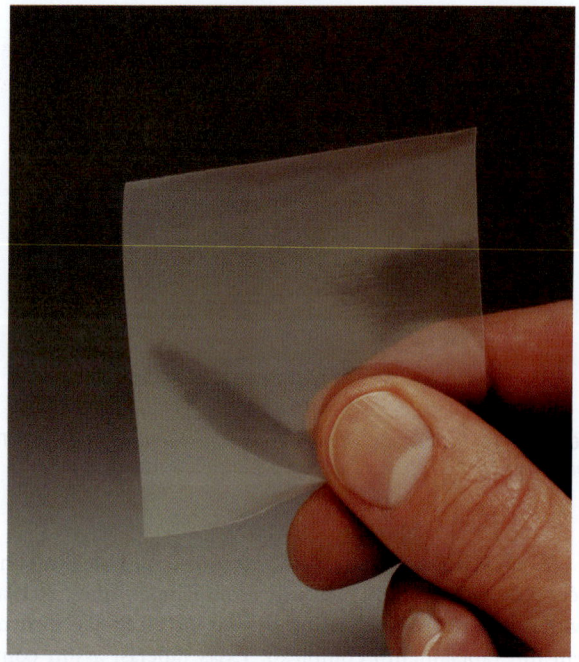

FIGURA 5-17 Filme contraceptivo vaginal. O filme é primeiro dobrado no meio e novamente dobrado para cima sobre o dedo que irá inseri-lo. Uma vez inserido próximo do colo uterino, o filme se dissolverá liberando espermicida.

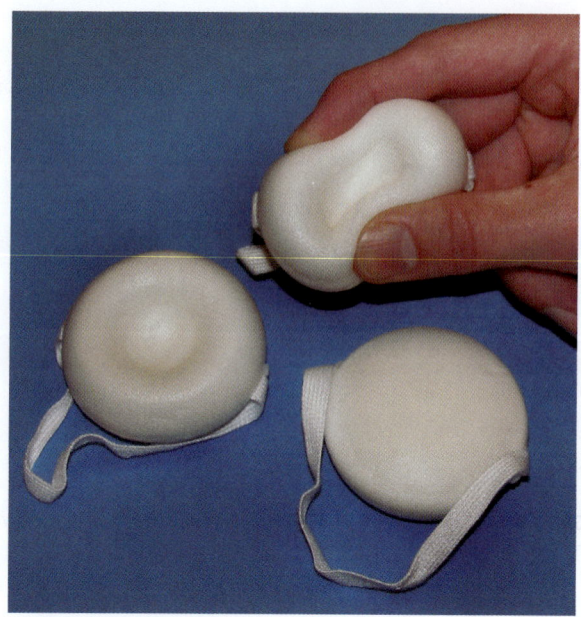

FIGURA 5-18 Esponja vaginal da marca Today. Quando em posição, sua cavidade justapõe-se à superfície do colo uterino e a alça fica para fora para facilitar sua retirada com o dedo.

corretamente, as taxas de insucesso relatadas com o uso de espuma chegam a 5 a 12 ocorrências de gravidez para cada 100 mulheres-ano de uso (Trussell, 1990). Se houver gravidez apesar do uso, os espermicidas não são teratogênicos (Briggs, 2002).

Os espermicidas que contêm monoxinol-9 não conferem proteção contra doenças sexualmente transmissíveis. Em ensaios randomizados, Roddy e colaboradores (1998) compararam o monoxinol-9 com e sem uso de preservativo e não encontraram qualquer efeito protetivo adicional contra infecção por clamídia ou por HIV ou gonorreia. O uso em longo prazo do monoxinol-9 foi associado a efeitos mínimos sobre a flora vaginal (Schreiber, 2006).

■ Combinações espermicida-microbicida

Atualmente é grande o interesse em agentes espermicidas e microbicidas combinados. Esses agentes têm a vantagem de serem controlados pela mulher e conferirem proteção contra doenças sexualmente transmissíveis, incluindo HIV (Weber, 2005). Os da classe dos surfactantes têm ação dupla – destroem a membrana dos espermatozoides e rompem os envelopes externos ou as membranas de patógenos virais e bacterianos.

Os microbicidas de segunda geração fortalecem as defesas naturais mantendo ácido o pH ou a presença de anticorpos além de estimular os peptídeos antimicrobianos. Também servem para manter hostil o ambiente vaginal. Os microbicidas de terceira geração atuam como agentes antirretrovirais tópicos. Outra possibilidade seria o uso de interferência em RNA (RNAi) para o desenvolvimento de microbicidas (Palliser, 2006).

■ Esponja contraceptiva

A esponja contraceptiva *Today* (Allendale Pharmaceuticals) foi reintroduzida nos EUA em 2005. Vendida *sem receita médica*, consiste em um disco de poliuretano impregnado de monoxinol-9, que pode ser inserido até 24 horas antes do ato sexual (Fig. 5-18). Após ser umedecida, é colocada diretamente contra o colo uterino. Enquanto instalada, proporciona contracepção, independentemente da frequência dos atos sexuais. Deve ser mantida no local por seis horas após a relação sexual. Embora talvez seja mais conveniente, é menos eficaz do que o diafragma e o preservativo (ver Tabela 5-2).

CONTRACEPÇÃO DE EMERGÊNCIA

Inicialmente popularizada nos anos 1970 como "pílula do dia seguinte", a contracepção de emergência (CE) tornou-se amplamente disponível em outras formas ao longo da última década. Esses métodos são apropriados para mulheres que se apresentem buscando cuidados contraceptivos após sexo consensual, mas sem proteção ou após agressão sexual. Há diversos métodos que, se usados corretamente, reduzem substancialmente a probabilidade de gravidez indesejada nessas mulheres. De acordo com o American College of Obstetricians and Gynecologists (2010a), os métodos atualmente disponíveis incluem compostos contendo esteroides sexuais; compostos antiprogesterona e DIU contendo cobre (Tabela 5-12). É importante ressaltar que considerando o uso de curta duração, as mulheres com quadros que normalmente contraindicariam o uso de hormônios podem fazer uso desses medicamentos para CE.

Informações acerca de CE estão disponíveis a profissionais de saúde ou pacientes em diversas fontes 24 horas por dia:

TABELA 5-12 Métodos disponíveis para uso como contracepção de emergência

Método	Formulação	Pílulas por dose
Pílulas apenas com progestogênio		
Plano B[a]	0,75 mg de levonorgestrel	1
Plano B em uma etapa[b]	1,5 mg de levonorgestrel	1
Pílula de MSRP		
Ella[b]	30 mg de acetato de ulipristal	1
Pílulas de COC[a,c]		
Ogestrel, Ovral	0,05 mg de etinilestradiol + 0,5 mg de norgestrel	2
Low-Ogestrel, Lo/Ovral, Nordette, Levlen, Levora	0,03 mg de etinilestradiol + 0,3 mg de norgestrel	4
TriLevlen (amarela), Triphasil (amarela), Trivora (rosa)	0,03 mg de etinilestradiol + 0,125 mg de levonorgestrel	4
Alesse, Levlite	0,02 mg de etinilestradiol + 0,1mg de levonorgestrel	5
DIU contendo cobre		
ParaGard T 380A		

[a] O tratamento consiste em duas doses com intervalo de 12 horas.
[b] O tratamento consiste em uma dose única tomada somente uma vez.
[c] O uso de antiemético antes de tomar o medicamento reduz o risco de náusea, que é um efeito colateral comum.
COC = contraceptivo oral combinado; MSRP = modulador seletivo do receptor de progesterona.

- American Congress of Obstetricians and Gynecologists: www.acog.org
- Emergency contraception hotline: 1-888-NOT-2-LATE (888-668-2528)
- Emergency contraception web site: www.not-2-late.com
- Reproductive health technologies project: www.rhtp.org/contraception/emergency
- Pastillas anticonceptivas de emergencia: www.en3dias.org.mx

Contracepção de emergência com base em hormônios

Mecanismo de ação

Os contraceptivos hormonais têm mecanismos de ação diferentes dependendo do dia do ciclo menstrual em que ocorre a relação sexual e do dia em que as pílulas são administradas (Croxatto, 2003). Um dos principais mecanismos é inibição ou retardo da ovulação (Marions, 2004). Outros mecanismos sugeridos são alterações endometriais que previnem a implantação, interferência com o transporte ou penetração de espermatozoides e prejuízo ao funcionamento do corpo lúteo (American College os Obstetricians and Gynecologists, 2010a). Não há evidências de que as gestações que ocorram a despeito da contracepção hormonal de emergência sejam afetadas. Além disso, a contracepção hormonal de emergência não é uma forma de aborto. O método impede a ovulação ou a implantação. Não é capaz de romper um zigoto que se tenha implantado.

Combinação de estrogênio e progestogênio

Também conhecidos como *método Yuzpe*, os esquemas contendo COC e apresentados na Tabela 5-12 foram aprovados pela FDA para serem usados em CE (Yuzpe, 1974). Embora mais efetivos quanto mais cedo forem tomadas após a relação sexual sem proteção, as pílulas devem ser tomadas até 72 horas após o ato sexual, mas podem ser administradas até 120 horas depois. A dose inicial é seguida 12 horas mais tarde por uma segunda dose.

Define-se a eficácia pelo número de gravidezes observadas após o tratamento dividido pelo número estimado de gravidezes que teriam ocorrido sem o tratamento. Esta *fração de prevenção* varia amplamente entre os trabalhos publicados e em média se aproxima de 75% com os esquemas usando COC (American College os Obstetricians and Gynecologists, 2010a).

Náusea e vômitos são comuns com os esquemas COC em razão da alta dose de estrogênio (Trussell, 1998a). Um antiemético por via oral, administrado no mínimo uma hora antes de cada dose talvez reduza esses sintomas incômodos. Em ensaios randomizados, concluiu-se que uma dose de 50 mg de meclizina, ou de 10 mg de metoclopramida, administrada uma hora antes do tratamento seria efetiva (Ragan, 2003; Raymond, 2000). Se houver vômitos no prazo de duas horas após o uso, deve-se administrar outra dose para reposição.

Esquemas apenas com progestogênio

O método de CE apenas com progestogênio é comercializado com o nome *Plan B* e *Plan B One-Step* (plano B e plano B em uma etapa) (Barr Pharmaceuticals). O plano B consiste em duas pílulas, cada uma contendo 0,75 mg de levonorgestrel. A primeira dose deve ser tomada no prazo de 72 horas após a relação sexual sem proteção, mas pode ser tomada até 120 horas depois, e a segunda dose é administrada 12 horas mais tarde (ver Tabela 5-12). Ngai e colaboradores (2005) demonstraram que o intervalo de 24 horas entre as doses também é efetivo. O plano B em uma etapa consiste em uma dose única de 1,5 mg de levonorgestrel, que deve ser tomada idealmente até 72 horas, mas possivelmente até 120 horas, após a relação sexual.

A maioria dos trabalhos, incluindo o ensaio multicêntrico patrocinado pela Organização Mundial da Saúde (von Hertzen, 2002), indica que os esquemas apenas com progestogênio são mais efetivos do que aqueles usando COC para evitar gravidez nesse cenário. O American College of Obstetricians and Gynecologists (2010a) cita redução de aproximadamente 50% na taxa de gravidez em comparação com os COCs. Finalmente, Ellertson e colaboradores (2003) relataram taxa de prevenção de gravidez de 55%, mesmo quando o plano B foi administrado até 4 a 5 dias após relação sexual sem proteção.

Antiprogestogênios e moduladores seletivos do receptor de progesterona

Foram desenvolvidos compostos cuja atividade contraceptiva decorre de sua ação preventiva da maturação para a implantação, mediada por progesterona, do endométrio previamente preparado por estrogênio. Há vários mecanismos por meio dos quais os compostos antiprogestogênios atuam.

Um dos mecanismos de ação é a modulação do receptor de progesterona, e há dois compostos disponíveis. Primeiro, a mifepristona (RU 486) – *Mifeprex* (Danco Laboratories) – é um antagonista da progesterona (AP). O composto retarda a ovulação ou impede o desenvolvimento do endométrio secretor. Cheng e colaboradores (2008) em sua revisão Cochrane, observaram que a mifepristona em doses únicas de 25 ou 50 mg, mostrou-se mais efetiva que outros esquemas hormonais para CE. A mifepristona também apresenta poucos efeitos colaterais. Nos EUA, a mifepristona não é utilizada para CE em razão de seu alto custo e por não ser formulada nem comercializada em doses adequadas para esta indicação.

Um modulador seletivo do receptor de progesterona (MSRP) foi aprovado pela FDA em 2010 para contracepção de emergência. O acetato de ulipristal – Ella (Watson) – deve ser tomado em dose única de 30 mg até 120 horas após a relação sexual sem proteção (Brache, 2010; Russo, 2010; Watson, 2010). Os efeitos colaterais incluem náusea e prolongamento da duração da próxima menstruação.

Dispositivos intrauterinos contendo cobre

A inserção de DIU contendo cobre é um método efetivo para contracepção de emergência. Fazoli e colaboradores (1989) sintetizaram nove trabalhos com resultados obtidos em 879 mulheres que optaram por este como único método de contracepção de emergência. No único caso de gravidez relatado, houve abortamento espontâneo. Trussell e Stewart (1998b) relataram que quando o DIU foi inserido até cinco dias após a relação sem proteção, a taxa de insucesso foi de 1%. Uma vantagem secundária é que a instalação garante 10 anos de contracepção efetiva.

Insucesso com a contracepção de emergência

É possível haver insucesso com qualquer dos métodos usados para contracepção de emergência. É importante ressaltar que esses métodos não são capazes de prevenir gravidez resultante de relações sexuais subsequentes durante o mesmo ciclo menstrual. Por tais motivos, recomenda-se o uso de um método de barreira até a chegada da próxima menstruação. Se a menstruação atrasar mais de três semanas, a probabilidade de gravidez aumenta e há indicação de realizar os exames apropriados

REFERÊNCIAS

Abma JC, Martinez GM, Copen CE: Teenagers in the United States: sexual activity, contraceptive use, and childbearing, National Survey of Family Growth 2006-2008. National Center for Health Statistics. Vital Health Stat 23(30), 2010

Adams CE, Wald M: Risks and complications of vasectomy. Urol Clin North Am 36(3):331, 2009

Allen RE: Diaphragm fitting. Am Fam Physician 69(1):97, 2004

Allen RH, Bartz D, Grimes DA, et al: Interventions for pain with intrauterine device insertion. Cochrane Database Syst Rev 3:CD007373, 2009

Alvarez F, Brache V, Fernandez E, et al: New insights on the mode of action of intrauterine contraceptive devices in women. Fertil Steril 49(5):768, 1988

Alvior GT Jr: Pregnancy outcome with removal of intrauterine device. Obstet Gynecol 41(6):894, 1973

American Academy of Pediatrics, American College of Obstetricians and Gynecologists: Intrapartum and postpartum care of the mother. In Lockwood CJ, Lemons JA (eds): Guidelines for Perinatal Care, 6th ed. Washington, DC, AAP/ACOG, 2007, p 169

American College of Obstetricians and Gynecologists: Antibiotic prophylaxis for gynecologic procedures. Practice Bulletin No. 104, May 2009a

American College of Obstetricians and Gynecologists: Benefits and risks of sterilization. Practice Bulletin No. 46, September 2003

American College of Obstetricians and Gynecologists: Clinical management guidelines for obstetrician-gynecologists. Practice Bulletin No. 59, January 2005

American College of Obstetricians and Gynecologists: Depot medroxyprogesterone acetate and bone effects. Committee Opinion No. 415, September 2008a

American College of Obstetricians and Gynecologists: Emergency oral contraception. Practice Bulletin No. 112, May 2010a

American College of Obstetricians and Gynecologists: Gynecologic care for women with human immunodeficiency virus. Practice Bulletin No. 117, December 2010b

American College of Obstetricians and Gynecologists: Hysterosalpingography after tubal sterilization. Committee Opinion No. 458, June 2010c

American College of Obstetricians and Gynecologists: Increasing use of contraceptive implants and intrauterine devices to reduce unintended pregnancy. Committee Opinion No. 450, December 2009b

American College of Obstetricians and Gynecologists: Intrauterine device and adolescents. Committee Opinion No. 392, December 2007a

American College of Obstetricians and Gynecologists: Long-acting reversible contraception: Implants and intrauterine devices. Practice Bulletin No. 121, July 2011

American College of Obstetricians and Gynecologists: Noncontraceptive uses of hormonal contraceptives. Practice Bulletin No. 110, January 2010d

American College of Obstetricians and Gynecologists: Noncontraceptive uses of the levonorgestrel intrauterine system. Committee Opinion No. 337, June 2006

American College of Obstetricians and Gynecologists: Prevention of deep vein thrombosis and pulmonary embolism. Practice Bulletin No. 84, August 2007b

American College of Obstetricians and Gynecologists: Use of hormonal contraception in women with coexisting medical conditions. Practice Bulletin No. 73, June 2006, reaffirmed 2008b

Amundsen GA, Ramakrishnan K: Vasectomy: a "seminal" analysis. South Med J 97:54, 2004

Audet MC, Moreau M, Koltun WD, et al: Evaluation of contraceptive efficacy and cycle control of a transdermal contraceptive patch vs an oral contraceptive: a randomized controlled trial. JAMA 285:2347, 2001

Bahamondes L, Del Castillo S, Tabares G, et al: Comparison of weight increase in users of depot medroxyprogesterone acetate and copper IUD up to 5 years. Contraception, 64(4):223, 2001

Bahamondes L, Faundes A, Sobreira-Lima B, et al: TCu 380A: a reversible permanent contraceptive method in women over 35 years of age. Contraception 72(5):337, 2005

Balci O, Mahmoud AS, Capar M, et al: Diagnosis and management of intra-abdominal, mislocated intrauterine devices. Arch Gynecol Obstet 281(6):1019, 2010

Bayer HealthCare Pharmaceuticals: Mirena (levonorgestrel-releasing intrauterine system): full prescribing information. 2009. Available at: http://www.berlex.com/html/products/pi/Mirena_PI.pdf. Accessed January 15, 2011

Bayer HealthCare Pharmaceuticals: Yasmin, drospirenone and ethinyl estradiol tablets, Physician labeling, 2007. Available at: http:// berlex.bayerhealthcare.com/html/products/pi/fhc/Yasmin_PI.pdf. Accessed February 22, 2008

Bednarek PH, Creinin MD, Reeves MF, et al: Immediate versus delayed IUD insertion after uterine aspiration. N Engl J Med 364(23):2208, 2011

Beksinska ME, Smit JA, Kleinschmidt I, et al: Prospective study of weight change in new adolescent users of DMPA, NET-EN, COCs, nonusers and discontinuers of hormonal contraception. Contraception 81(1):30, 2010

Betrabet SS, Shikary ZK, Toddywalla VS, et al: ICMR Task Force Study on hormonal contraception. Transfer of norethindrone (NET) and levonorgestrel (LNG) from a single tablet into the infant's circulation through the mother's milk. Contraception 35:517, 1987

Bounds W, Guillebaud J, Dominik R, et al: The diaphragm with and without spermicide. A randomized, comparative efficacy trial. J Reprod Med 40:764, 1995

Brache V, Cochon L, Jesam C, et al: Immediate pre-ovulatory administration of 30 mg ulipristal acetate significantly delays follicular rupture. Hum Reprod 25(9):2256, 2010

Bradshaw HD, Rosario DJ, James MJ, et al: Review of current practice to establish success after vasectomy. Br J Surg 88:290, 2001

Briggs GG, Freeman RK, Yaffe SJ: Drugs in Pregnancy and Lactation, 6th ed. Baltimore, Williams & Wilkins, 2002

Brohet RM, Goldgar DE, Easton DF, et al: Oral contraceptives and breast cancer risk in the international BRCA 1/2 carrier cohort study: A report from EMBRACE, GENEPSO, GEO-HEBON, and the IBCCS Collaborating Group. J Clin Oncol 25:5327, 2007

Brunner LR, Hogue CJ: The role of body weight in oral contraceptive failure: results from the 1995 national survey of family growth. Ann Epidemiol 15:492, 2005

Burkman RT: Rationale for new contraceptive methods. The Female Patient (Suppl), August 2002

Cancer and Steroid Hormone Study of the Centers for Disease Control and the National Institute of Child Health and Development: Combination oral contraceptive use and the risk of endometrial cancer. JAMA 257:796, 1987a

Cancer and Steroid Hormone Study of the Centers for Disease Control and the National Institute of Child Health and Development: The reduction in risk of ovarian cancer associated with oral-contraceptive use. N Engl J Med 316:650, 1987b

Castaño PM, Adekunle L: Transcervical sterilization. Semin Reprod Med 28(2):103, 2010

Cates W, Raymond EG: Vaginal barriers and spermicides. In Hatcher RA, Trussell J, Nelson AL, et al (eds): Contraceptive Technology, 19th ed. New York, Ardent Media, 2007, p 326

Centers for Disease Control and Prevention: Sexually transmitted diseases treatment guidelines, 2010. MMWR 59(12), 2010a

Centers for Disease Control and Prevention: Update to CDC's U.S. Medical Eligibility Criteria for Contraceptive Use, 2010: revised recommendations for the use of contraceptive methods during the postpartum period. MMWR 60(26):878, 2011

Centers for Disease Control and Prevention: U.S. medical eligibility criteria for contraceptive use, 2010. MMWR 59(4), 2010b

Cha SH, Lee MH, Kim JH, et al: Fertility outcome after tubal anastomosis by laparoscopy and laparotomy. J Am Assoc Gynecol Laparosc 8:348, 2001

Chan LM, Westhoff CL: Tubal sterilization trends in the United States. Fertil Steril 94(1):1, 2010

Chasan-Taber L, Willett WC, Manson JE, et al: Prospective study of oral contraceptives and hypertension among women in the United States. Circulation 94:483, 1996

Chen BA, Reeves MF, Hayes JL, et al: Postplacental or delayed insertion of the levonorgestrel intrauterine device after vaginal delivery: a randomized controlled trial. Obstet Gynecol 116(5):1079, 2010

Cheng L, Gülmezoglu AM, Piaggio GGP, et al: Interventions for emergency contraception. Cochrane Database Syst Rev 2:CD001324, 2008

Clark MK, Sowers M, Levy B, et al: Bone mineral density loss and recovery during 48 months in first-time users of depot medroxyprogesterone acetate. Fertil Steril 86(5):1466, 2006

Collaborative Group on Epidemiological Studies of Ovarian Cancer: Ovarian cancer and oral contraceptives: collaborative reanalysis of data of 45 epidemiological studies including 23,257 women with ovarian cancer and 87,303 controls. Lancet 371:303, 2008

Collaborative Group on Hormonal Factors in Breast Cancer: Breast cancer and hormonal contraceptives: collaborative reanalysis of individual data on 53,297 women with breast cancer and 100,239 women without breast cancer from 54 epidemiological studies. Lancet 347:1713, 1996

Comp PC: Coagulation and thrombosis with OC use: physiology and clinical relevance. Dialogues Contracept 5:1, 1996

Cooper JM, Carignan CS, Cher D, et al: Microinsert nonincisional hysteroscopic sterilization. Obstet Gynecol 102:59, 2003

Costello, C, Hillis S, Marchbanks P, et al: The effect of interval tubal sterilization on sexual interest and pleasure. Obstet Gynecol 100:3, 2002

Cox B, Sneyd MJ, Paul C, et al. Vasectomy and risk of prostate cancer. JAMA 23(287):3110, 2002

Cromer BA, Blair JM, Mahan JD, et al: A prospective comparison of bone density in adolescent girls receiving depot medroxyprogesterone acetate (Depo-Provera), levonorgestrel (Norplant), or oral contraceptives. J Pediatr 129:671, 1996

Cromer BA, Smith RD, Blair JM, et al: A prospective study of adolescents who choose among levonorgestrel implant (Norplant), medroxyprogesterone acetate (Depo-Provera), or the combined oral contraceptive pill as contraception. Pediatrics 94:687, 1994

Croxatto HB, Ortiz ME, Muller AL: Mechanisms of action of emergency contraception. Steroids 68:1095, 2003

Culwell KR, Curtis KM, del Carmen Cravioto M: Safety of contraceptive method use among women with systemic lupus erythematosus: a systematic review. Obstet Gynecol 114(2 Pt 1):341, 2009

Curtis KM, Chrisman CE, Peterson HB: Contraception for women in selected circumstances. Obstet Gynecol 99:1100, 2002

DeStefano F, Perlman JA, Peterson HB, et al: Long term risk of menstrual disturbances after tubal sterilization. Am J Obstet Gynecol 152:835, 1985

de Villiers EM: Relationship between steroid hormone contraceptives and HPV, cervical intraepithelial neoplasia and cervical carcinoma. Int J Cancer 103(6):705, 2003

Doherty IA, Stuart GS: Coitus interruptus is not contraception. Sex Transm Dis 36(12), 2009

Duramed Pharmaceuticals: ParaGard T 380A intrauterine copper contraceptive: prescribing information. Available at: http://www.paragard.com/health_care_professional/global/pdf/Prescribing-Info.pdf. Accessed January 15, 2011

Earl DT, David DJ: Depo-Provera: An injectable contraceptive. Am Fam Physician 49:891, 1994

Edelman A, Gallo MF, Jensen JT, et al: Continuous or extended cycle vs cyclic use of combined hormonal contraceptives for contraception. Cochrane Database Syst Rev 3:CD004695, 2010

Edelman AB, Carlson NE, Cherala G, et al: Impact of obesity on oral contraceptive pharmacokinetics and hypothalamic-pituitary-ovarian activity. Contraception, 80(2):119, 2009

Ellertson C, Evans M, Ferden S, et al: Extending the time limit for starting the Yuzpe regimen of emergency contraception to 120 hours. Obstet Gynecol 101:1168, 2003

Fasoli M, Parazzini F, Cecchetti G, et al: Post-coital contraception: an overview of published studies. Contraception 39:459, 1989

Faúndes A, Telles E, Cristofoletti ML, et al: The risk of inadvertent intrauterine device insertion in women carriers of endocervical Chlamydia trachomatis. Contraception 58(2):105, 1998

Finer LB, Henshaw SK: Disparities in rates of unintended pregnancy in the United States, 1994 and 2001. Perspect Sex Reprod Health 38(2):90, 2006

Fiorino AS: Intrauterine contraceptive device–associated actinomycotic abscess and Actinomyces detection on cervical smear. Obstet Gynecol 87:142, 1996

Food and Drug Administration: Drug safety communication: safety review update on the possible increased risk of blood clots with birth control pills containing drospirenone. 9-26-11. Available at: http://www.fda.gov/Drugs/DrugSafety/ucm273021.htm. Accessed September 27, 2011

Fox MC, Oat-Judge J, Severson K, et al: Immediate placement of intrauterine devices after first and second trimester pregnancy termination. Contraception 83(1):34, 2011

Furlong LA: Ectopic pregnancy risk when contraception fails. J Reprod Med 47:881, 2002

Gaffield ME, Culwell KR, Lee CR: The use of hormonal contraception among women taking anticonvulsant therapy. Contraception 83(1):16, 2011

Gallo MF, Grimes DA, Lopez LM, et al: Non-latex versus latex male condoms for contraception. Cochrane Database Syst Rev 1:CD003550, 2006

Gallo MF, Lopez LM, Grimes DA, et al: Combination contraceptives: effects on weight. Cochrane Database Syst Rev 4:CD003987, 2008

Ganer H, Levy A, Ohel I, et al: Pregnancy outcome in women with an intrauterine contraceptive device. Am J Obstet Gynecol 201:381.e1, 2009

Gardner JM, Mishell DR Jr: Analysis of bleeding patterns and resumption of fertility following discontinuation of a long-acting injectable contraceptive. Fertil Steril 21:286, 1970

Gariepy AM, Creinin MD, Schwarz EB, et al: Reliability of laparoscopic compared with hysteroscopic sterilization at 1 year: a decision analysis. Obstet Gynecol 118(2 Pt 1):273, 2011

Giovannucci E, Tosteson TD, Speizer FE, et al: A long-term study of mortality in men who have undergone vasectomy. N Engl J Med 326:1392, 1992

Goodman S, Henlish SK, Reeves MF, et al: Impact of immediate postabortal insertion of intrauterine contraception on repeat abortion. Contraception 78:143, 2008

Grimes DA: Forgettable contraception. Contraception 80:497, 2009a

Grimes DA: Intrauterine device and upper-genital-tract infection. Lancet 356:1013, 2000

Grimes DA, Gallo MF, Halpern V, et al: Fertility awareness-based methods for contraception. Cochrane Database Syst Rev 1:CD004860, 2010a

Grimes DA, Hubacher D, Lopez LM, et al: Non-steroidal anti-inflammatory drugs for heavy bleeding or pain associated with intrauterine-device use. Cochrane Database Syst Rev 3:CD006034, 2009b

Grimes DA, Lopez LM, Schulz KF, et al: Immediate postabortal insertion of intrauterine devices. Cochrane Database Syst Rev 6:CD001777, 2010b

Grimes DA, Lopez LM, Schulz KF, et al: Immediate post-partum insertion of intrauterine devices. Cochrane Database Syst Rev 5:CD003036, 2010c

Guiahi M, Goldman KN, McElhinney MM, et al: Improving hysterosalpingogram confirmatory test follow-up after Essure hysteroscopic sterilization. Contraception 81(6):520, 2010

Guttmacher Institute: State policies in brief. An overview of minors' consent law. 2011. Available at: http://www.guttmacher.org/statecenter/spibs/spib_OMCL.pdf. Accessed January 14, 2011

Haider S, Darney PD: Injectable contraception. Clin Obstet Gynecol 50(4):898, 2007

Halpern V, Grimes DA, Lopez L, et al: Strategies to improve adherence and acceptability of hormonal methods of contraception. Cochrane Database Syst Rev 1:CD004317, 2006

Hannaford PC, Kay CR, Vessey MP, et al: Combined oral contraceptives and liver disease. Contraception 55:145, 1997

Hannaford PC, Selvaraj S, Elliott AM, et al: Cancer risk among users of oral contraceptives: Cohort data from the Royal College of General Practitioners' oral contraception study. BMJ 335:651, 2007

Harel Z, Johnson CC, Gold MA, et al: Recovery of bone mineral density in adolescents following the use of depot medroxyprogesterone acetate contraceptive injections. Contraception 81(4):281, 2010

Harlap S, Kost K, Forrest JD: Preventing pregnancy, protecting health: a new look at birth control choices in the US. New York, The Alan Guttmacher Institute, 1991

Hassan EO, El-Husseini M, El-Nahal N: The effect of 1-year use of the CuT 380A and oral contraceptive pills on hemoglobin and ferritin levels. Contraception 60(2):101, 1999

Hawkins J, Dube D, Kaplow M, et al: Cost analysis of tubal anastomosis by laparoscopy and by laparotomy. J Am Assoc Gynecol Laparosc 9:120, 2002

Heikinheimo O, Gissler M, Suhonen S: Age, parity history of abortion and contraceptive choices affect the risk of repeat abortion. Contraception 78:149, 2008

Heinemann LA, Weimann A, Gerken G, et al: Modern oral contraceptive use and benign liver tumors: The German Benign Liver Tumor Case-Control Study. Eur J Contracept Reprod Health Care 3:194, 1998

Hendrix NW, Chauhan SP, Morrison JC: Sterilization and its consequences. Obstet Gynecol Surv 54:766, 1999

Henshaw SK: Unintended pregnancy in the United States. Fam Plann Perspect 30:24, 1998

Hidalgo MM, Lisondo C, Juliato CT, et al: Ovarian cysts in users of Implanon and Jadelle subdermal contraceptive implants. Contraception 73(5):532, 2006

Hillis SD, Marchbanks PA, Tylor LR, et al: Poststerilization regret: findings from the United States Collaborative Review of Sterilization. Obstet Gynecol 93:889, 1999

Hillis SD, Marchbanks PA, Tylor LR, et al: Tubal sterilization and long-term risk of hysterectomy: findings from the United States Collaborative Review of Sterilization. Obstet Gynecol 89:609, 1997

Holt SK, Salinas CA, Stanford JL: Vasectomy and the risk of prostate cancer. J Urol 180(6):2565, 2008

Holt VL, Cushing-Haugen KL, Daling JR: Body weight and risk of oral contraceptive failure. Obstet Gynecol 99:820, 2002

Holt VL, Cushing-Haugen KL, Daling JR: Oral contraceptives, tubal sterilization, and functional ovarian cyst risk. Obstet Gynecol 102:252, 2003

Holt VL, Scholes D, Wicklund KG, et al: Body mass index, weight, and oral contraceptive failure risk. Obstet Gynecol 105:46, 2005

Hou MY, Hurwitz S, Kavanagh E: Using daily text-messaging reminders to improve adherence with oral contraceptives. Obstet Gynecol 116:633, 2010

Inki P, Hurskainen R, Palo P, et al: Comparison of ovarian cyst formation in women using the levonorgestrel-releasing intrauterine system vs. hysterectomy. Ultrasound Obstet Gynecol 20(4):381, 2002

International Collaboration of Epidemiological Studies of Cervical Cancer: Cervical cancer and hormonal contraceptives: collaborative reanalysis of individual data for 16,573 women with cervical cancer and 35,509 women without cervical cancer from 24 epidemiological studies. Lancet 370:1609, 2007

Jain J, Dutton C, Nicosia A, et al: Pharmacokinetics, ovulation suppression and return to ovulation following a lower dose subcutaneous formulation of Depo-Provera. Contraception 70(1):11, 2004

Jamieson DJ, Kaufman SC, Costello C, et al: A comparison of women's regret after vasectomy versus tubal sterilization. Obstet Gynecol 99:1073, 2002

Janssen-Ortho: Micronor: product monograph. 2010. Available at: http://www.janssen-ortho.com/JOI/pdf_files/Micronor_E.pdf. Accessed January 10, 2011

Jensen JT, Burke AE, Barnhart KT, et al: Effects of switching from oral to transdermal or transvaginal contraception on markers of thrombosis. Contraception 78(6):451, 2008

Jick SS, Hagberg KW, Hernandez RK, et al: Postmarketing study of ORTHO EVRA and levonorgestrel oral contraceptives containing hormonal contraceptives with 30 mcg of ethinyl estradiol in relation to nonfatal venous thromboembolism. Contraception 81(1):16, 2010a

Jick SS, Hagberg KW, Kaye JA: ORTHO EVRA and venous thromboembolism: an update. Contraception 81(5):452, 2010b

Jick SS, Hernandez RK: Risk of non-fatal venous thromboembolism in women using oral contraceptives containing drospirenone compared with women using oral contraceptives containing levonorgestrel: case-control study using United States claims data. BMJ 342:d2151, 2011

Jick SS, Kaye JA, Russmann S, et al: Risk of nonfatal venous thromboembolism in women using a contraceptive transdermal patch and oral contraceptives containing norgestimate and 35 µg of ethinyl estradiol. Contraception 73(3):223, 2006

Kapp N, Tilley IB, Curtis KM: The effects of hormonal contraceptive use among women with viral hepatitis or cirrhosis of the liver: a systematic review. Contraception 80(4):381, 2009

Kaunitz AM: Depot medroxyprogesterone acetate contraception and the risk of breast and gynecologic cancer. J Reprod Med 45:419, 1996

Kaunitz AM, Miller PD, Rice VM, et al: Bone mineral density in women aged 25-35 years receiving depot medroxyprogesterone acetate: recovery following discontinuation. Contraception 74(2):90, 2006

Kerin JF, Levy BS: Ultrasound: an effective method for localization of the echogenic Essure sterilization micro-insert: correlation with radiologic evaluations. J Minim Invasive Gynecol 12:50, 2005

Kim HH, Goldstein M: History of vasectomy reversal. Urol Clin North Am 36(3):359, 2009

Kjos SL, Peters RK, Xiang A, et al: Contraception and the risk of type 2 diabetes mellitus in Latina women with prior gestational diabetes mellitus. JAMA 280:533, 1998

Kluft C, Meijer P, LaGuardia KD, et al: Comparison of a transdermal contraceptive patch vs. oral contraceptives on hemostasis variables. Contraception 77(2):77, 2008

Köhler TS, Fazili AA, Brannigan RE: Putative health risks associated with vasectomy. Urol Clin North Am 36(3):337, 2009

Kost K, Singh S, Vaughan B, et al: Estimates of contraceptive failure from the 2002 National Survey of Family Growth. Contraception 77:10, 2008

Kulier R, Boulvain M, Walker D, et al: Minilaparotomy and endoscopic techniques for tubal sterilization. Cochrane Database Syst Rev 3:CD001328, 2002

Le YC, Rahman M, Berenson AB: Early weight gain predicting later weight gain among depot medroxyprogesterone acetate users. Obstet Gynecol 114(2 Pt 1):279, 2009

Lee NC, Rubin GL, Borucki R: The intrauterine device and pelvic inflammatory disease revisited: new results from the Women's Health Study. Obstet Gynecol 72(1):1, 1988

Levgur M, Duvivier R: Pelvic inflammatory disease after tubal sterilization: a review. Obstet Gynecol Surv 55:41, 2000

Levy B, Levie MD, Childers ME: A summary of reported pregnancies after hysteroscopic sterilization. J Minim Invasive Gynecol 2007 14(3):271, 2007

Lin K, Barnhart K: The clinical rationale for menses-free contraception. J Womens Health (Larchmt) 16:1171, 2007

Lippes J: Quinacrine sterilization: the imperative need for clinical trials. Fertil Steril 77:1106, 2002

Lopez LM, Grimes DA, Chen-Mok M, et al: Hormonal contraceptives for contraception in overweight or obese women. Cochrane Database Syst Rev 7:CD008452, 2010

Lopez LM, Grimes DA, Schulz KF, et al: Steroidal contraceptives: effect on bone fractures in women. Cochrane Database Syst Rev 2:CD006033, 2009a

Lopez LM, Kaptein AA, Helmerhorst FM: Oral contraceptives containing drospirenone for premenstrual syndrome. Cochrane Database Syst Rev 2:CD006586, 2009b

Lynge E: Prostate cancer is not increased in men with vasectomy in Denmark. J Urol 168:488, 2002

MacClellan LR, Giles W, Cole J, et al: Probable migraine with visual aura and risk of ischemic stroke: the stroke prevention in young women study. Stroke 38(9):2438, 2007

Machado RB, de Melo NR, Maia H Jr: Bleeding patterns and menstrual-related symptoms with the continuous use of a contraceptive combination of ethinylestradiol and drospirenone: a randomized study. Contraception 81:215, 2010

MacKay AP, Kieke BA, Koonin LM, et al: Tubal sterilization in the United States, 1994-1996. Fam Plann Perspect 33:161, 2001

Magnani RJ, Haws JM, Morgan GT, et al: Vasectomy in the United States, 1991 and 1995. Am J Pub Health 89:92, 1999

Maheshwari S, Sarraj A, Kramer J, et al: Oral contraception and the risk of hepatocellular carcinoma. J Hepatol 47:506, 2007

Mainwaring R, Hales HA, Stevenson K, et al: Metabolic parameters, bleeding, and weight changes in U.S. women using progestin only contraceptives. Contraception 51:149, 1995

Marchbanks PA, McDonald JA, Wilson HG, et al: Oral contraceptives and the risk of breast cancer. N Engl J Med 346:2025, 2002

Margolis KL, Adami HO, Luo J, et al: A prospective study of oral contraceptive use and risk of myocardial infarction among Swedish women. Fertil Steril 88(2):310, 2007

Marions L, Cekan SZ, Bygdeman M, et al: Effect of emergency contraception with levonorgestrel or mifepristone on ovarian function. Contraception 69:373, 2004

Mauck C, Glover LH, Miller E, et al: Lea's Shield: a study of the safety and efficacy of a new vaginal barrier contraceptive used with and without spermicide. Contraception 53:329, 1996

Michielsen D, Beerthuizen R: State-of-the art of non-hormonal methods of contraception: VI. Male sterilization. Eur J Contracept Reprod Health Care 15(2):136, 2010

Mishell DR Jr: Oral contraceptives and cardiovascular events: summary and application of data. Int J Fertil 45:121, 2000

Mohllajee AP, Curtis KM, Martins SL, et al: Does use of hormonal contraceptives among women with thrombogenic mutations increase their risk of venous thromboembolism? A systemic review. Contraception 73:166, 2006

Moore LL, Valuck R, McDougall C, et al: A comparative study of one-year weight gain among users of medroxyprogesterone acetate, levonorgestrel implants, and oral contraceptives. Contraception 52:215, 1995

Moschos E, Twickler DM: Does the type of intrauterine device affect conspicuity on 2D and 3D ultrasound? AJR Am J Roentgenol 196(6):1439, 2011

Mosher WD, Jones J: Use of contraception in the United States: 1982-2008. National Center for Health Statistics. Vital Health Stat 23 (29), 2010

Mulders TM, Dieben T: Use of the novel combined contraceptive vaginal ring NuvaRing for ovulation inhibition. Fertil Steril 75:865, 2001

Nardin JM, Kulier R, Boulvain M: Techniques for the interruption of tubal patency for female sterilisation. Cochrane Database Syst Rev 4:CD003034, 2003

Ngai SW, Fan S, Li S, et al: A randomized trial to compare 24 h versus 12 h double dose regimen of levonorgestrel for emergency contraception. Hum Reprod 20:307, 2005

Nilsson CG, Lahteenmaki P, Luukkainen T: Ovarian function in amenorrheic and menstruating users of a levonorgestrel-releasing intrauterine device. Fertil Steril 41:52, 1984

Ogburn JA, Espey E, Stonehocker J: Barriers to intrauterine device insertion in postpartum women. Contraception 72(6):426, 2005

Organon: Implanon (etonogestrel implant). Package insert. 2006. Available at: http://www.implanon-usa.com/Authfiles/Images/543_174733.pdf. Accessed January 1, 2011

Ortiz ME, Croxatto HB: The mode of action of IUDs. Contraception 36:37, 1987

Palliser D, Chowdhury D, Wang QY, et al: An siRNA-based microbicide protects mice from lethal herpes simplex virus 2 infection. Nature 439:89, 2006

Parkin L, Sharples K, Hernandez RK, et al: Risk of venous thromboembolism in users of oral contraceptives containing drospirenone or levonorgestrel: nested case-control study based on UK General Practice Research Database. BMJ 342:d2139, 2011

Pati S, Cullins V: Female sterilization: evidence. Obstet Gynecol Clin North Am 27:859, 2000

Paulen ME, Folger SG, Curtis KM, et al: Contraceptive use among solid organ transplant patients: a systematic review. Contraception 82(1):102, 2010

Peterson HB, Jeng G, Folger SG, et al: The risk of menstrual abnormalities after tubal sterilization. N Engl J Med 343:1681, 2000

Peterson HB, Xia Z, Hughes JM, et al: The risk of pregnancy after tubal sterilization: findings from the U.S. Collaborative Review of Sterilization. Am J Obstet Gynecol 174(4):1161, 1996

Peterson HB, Xia Z, Wilcox LS, et al: Pregnancy after tubal sterilization with bipolar electrocoagulation. U.S. Collaborative Review of Sterilization Working Group. Obstet Gynecol 94:163, 1999

Peterson HB, Xia Z, Wilcox LS, et al: Pregnancy after tubal sterilization with silicone rubber band and spring clip application. Obstet Gynecol 97:205, 2001

Petri M, Kim MY, Kalunian, KC, et al: Combined oral contraceptives in women with systemic lupus erythematosus. N Engl J Med 353:2550, 2005

Pfizer: Depo-Provera Full Prescribing Information. 2010. Available at: http://media.pfizer.com/files/products/uspi_depo_provera_contraceptive.pdf. Accessed January 10, 2011

Phelps JY, Kelver ME: Confronting the legal risks of prescribing the contraceptive patch with ongoing litigation. Obstet Gynecol 113(3):712, 2009

Picardo CM, Nichols M, Edelman A, et al: Women's knowledge and sources of information on the risks and benefits of oral contraception. J Am Med Womens Assoc 58:112, 2003

Pomp ER, le Cessie S, Rosendaal FR, et al: Risk of venous thrombosis: obesity and its joint effect with oral contraceptive use and prothrombotic mutations. Br J Haematol 139(2):289, 2007

Pomp ER, Rosendaal FR, Doggen CJ: Smoking increases the risk of venous thrombosis and acts synergistically with oral contraceptive use. Am J Hematol 83:97, 2008

Porter JB, Jick H, Walker AM: Mortality among oral contraceptive users. Obstet Gynecol 70:29, 1987

Ragan RE, Rock RW, Buck HW: Metoclopramide pretreatment attenuates emergency contraceptive-associated nausea. Am J Obstet Gynecol 188:330, 2003

Raymond EG, Creinin MD, Barnhart KT, et al: Meclizine for prevention of nausea associated with use of emergency contraceptive pills: a randomized trial. Obstet Gynecol 95:271, 2000

Realini JP, Goldzieher JW: Oral contraceptives and cardiovascular disease: a critique of the epidemiologic studies. Am J Obstet Gynecol 152:729, 1985

Rimm EB, Manson JE, Stampfer MJ, et al: Oral contraceptive use and the risk of type 2 (non-insulin-dependent) diabetes mellitus in a large prospective study of women. Diabetologia 35:967, 1992

Robinson GE, Burren T, Mackie IJ, et al: Changes in haemostasis after stopping the combined contraceptive pill: Implications for major surgery. BMJ 302:269, 1991

Roddy RE, Zekeng L, Ryan KA, et al: A controlled trial of nonoxynol-9 film to reduce male-to-female transmission of sexually transmitted diseases. N Engl J Med 339:504, 1998

Ronnerdag M, Odlind V: Health effects of long-term use of the intrauterine levonorgestrel-releasing system. Acta Obstet Gynecol Scand 78:716, 1999

Rosenberg MJ, Davidson AJ, Chen JH, et al: Barrier contraceptives and sexually transmitted diseases in women: a comparison of female-dependent methods and condoms. Am J Pub Health 82:669, 1992

Roumen F, Apter D, Mulders TM, et al: Efficacy, tolerability and acceptability of a novel contraceptive vaginal ring releasing etonogestrel and ethinyl estradiol. Hum Reprod 16:469, 2001

Russo JA, Creinin MD: Ulipristal acetate for emergency contraception. Drugs Today (Barc) 46(9):655, 2010

Said S, Omar K, Koetsawang S, et al: A multicentred phase III comparative clinical trial of depot-medroxyprogesterone acetate given three-monthly at doses of 100 mg or 150 mg: 1. Contraceptive efficacy and side effects. World Health Organization Task Force on Long-Acting Systemic Agents for Fertility Regulation. Special Programme of Research, Development and Research Training in Human Reproduction. Contraception 34(3):223, 1986

Sánchez-Guerrero J, Uribe AG, Jiménez-Santana L, et al: A trial of contraceptive methods in women with systemic lupus erythematosus. N Engl J Med 353:2539, 2005

Scholes D, Lacroix AZ, Ott SM, et al: Bone mineral density in women using depot medroxyprogesterone acetate for contraception. Obstet Gynecol 93:233, 1999

Schreiber CA, Meyn LA, Creinin MD, et al: Effects of long-term use of nonoxynol-9 on vaginal flora. Obstet Gynecol 107:136, 2006

Schwingl PJ, Guess HA: Safety and effectiveness of vasectomy. Fertil Steril 73:923, 2000

Seeger JD, Loughlin J, Eng PM, et al: Risk of thromboembolism in women taking ethinylestradiol/drospirenone and other oral contraceptives. Obstet Gynecol 110:587, 2007

Shavell VI, Abdallah ME, Shade GH Jr, et al: Trends in sterilization since the introduction of Essure hysteroscopic sterilization. J Minim Invasive Gynecol 16(1):22, 2009

Shikary ZK, Betrabet SS, Patel ZM, et al: ICMR Task Force Study on hormonal contraception. Transfer of levonorgestrel (LNG) administered through different drug delivery systems from the maternal circulation via breast milk. Contraception 35:477, 1987

Shridharani A, Sandlow JL: Vasectomy reversal versus IVF with sperm retrieval: which is better? Curr Opin Urol 20(6):503, 2010

Shulman LP, Gabriel H: Management and localization strategies for the nonpalpable Implanon rod. Contraception 73(4):325, 2006

Shy KK, Stergachis A, Grothaus LG, et al: Tubal sterilization and risk of subsequent hospital admission for menstrual disorders. Am J Obstet Gynecol 166:1698, 1992

Sivin I: Alternative estimates of ectopic pregnancy risks during contraception. Am J Obstet Gynecol 165:1900, 1991

Sivin I, Nash H, Waldman S: Jadelle levonorgestrel rod implants: a summary of scientific data and lessons learned from programmatic experience. New York, Population Council, 2002

Skegg DCG, Noonan EA, Paul C, et al: Depot medroxyprogesterone acetate and breast cancer. JAMA 273:799, 1995

Society of Family Planning: Use of the Mirena™ LNG-IUS and ParaGard™ CuT380A intrauterine devices in nulliparous women. Contraception 81:367, 2010

Soderstrom RM: Sterilization failures and their causes. Am J Obstet Gynecol 152:395, 1985

Sokal D, Gates D, Amatya R, et al: Two randomized controlled trials comparing the Tubal Ring and Filshie Clip for tubal sterilization. Fertil Steril 74:3, 2000

Sokal DC, Hieu do T, Loan ND, et al: Contraceptive effectiveness of two insertions of quinacrine: results from 10-year follow-up in Vietnam. Contraception 78(1):61, 2008

Speroff L, Darney PD: A Clinical Guide for Contraception, 3rd ed. Philadelphia, Lippincott Williams & Wilkins, 2001, pp 66, 99, 240, 284

Stadel BV: Oral contraceptives and cardiovascular disease. N Engl J Med 305:612, 1981

Steiner M, Lopez M, Grimes D, et al: Sino-implant (II)—a levonorgestrel-releasing two-rod implant: systematic review of the randomized controlled trials. Contraception 81(3)197, 2010

Steiner MJ, Dominik R, Rountree W, et al: Contraceptive effectiveness of a polyurethane condom and a latex condom: a randomized controlled trial. Obstet Gynecol 101:539, 2003

Steiner MJ, Trussell J, Mehta N, et al: Communicating contraceptive effectiveness: a randomized controlled trial to inform a World Health Organization family planning handbook. Am J Obstet Gynecol 195(1):85, 2006

Sulak PJ, Haney AF: Unwanted pregnancies: understanding contraceptive use and benefits in adolescents and older women. Am J Obstet Gynecol 168:2042, 1993

Sulak PJ, Kaunitz AM: Hormonal contraception and bone mineral density. Dialogues Contracept 6:1, 1999

Taneepanichskul S, Reinprayoon D, Khaosaad P: Comparative study of weight change between long-term DMPA and IUD acceptors. Contraception 58:149, 1998

Tatum HJ, Schmidt FH, Jain AK: Management and outcome of pregnancies associated with Copper-T intrauterine contraceptive device. Am J Obstet Gynecol 126:869, 1976

Tepper NK, Paulen ME, Marchbanks PA, et al: Safety of contraceptive use among women with peripartum cardiomyopathy: a systematic review. Contraception 82(1):95, 2010

Thomas DB, Ye Z, Ray RM, et al: Cervical carcinoma in situ and use of Depo-medroxyprogesterone acetate (DMPA). Contraception 51:25, 1995

Thonneau PF, Almont T: Contraceptive efficacy of intrauterine devices. Am J Obstet Gynecol 198(3):248, 2008

Tourgeman DE, Bhaumik M, Cooke GC, et al: Pregnancy rates following fimbriectomy reversal via neosalpingostomy: a 10-year retrospective analysis. Fertil Steril 76:1041, 2001

Truitt ST, Fraser AB, Gallo MF, et al: Combined hormonal versus nonhormonal versus progestin-only contraception in lactation. Cochrane Database Syst Rev 2:CD003988, 2010

Trussell J: Contraceptive efficacy. In Hatcher RA, Trussell J, Nelson AL, et al (eds): Contraceptive Technology, 20th ed. New York, Ardent Media, 2011, p 791

Trussell J, Ellertson C, Stewart F: Emergency contraception. A cost-effective approach to preventing pregnancy. Womens Health Primary Care 1:52, 1998a

Trussell J, Hatcher RA, Cates W Jr, et al: Contraceptive failure in the United States: an update. Stud Fam Plann 21(1):51, 1990

Trussell J, Stewart F: An update on emergency contraception. Dialogues Contracept 5:1, 1998b

Tworoger SS, Fairfield KM, Colditz GA, et al: Association of oral contraceptive use, other contraceptive methods, and infertility with ovarian cancer risk. Am J Epidemiol 166(8):894, 2007

United Nations, Department of Economic and Social Affairs Population Division: World contraceptive use, 2007. Available at: http://www.un.org/esa/population/publications/contraceptive2007/contraceptive2007.htm. Accessed January 11, 2011

University of California at San Francisco: HIV Insite: Database of antiretroviral drug interactions. 2011. Available at: http://hivinsite.ucsf.edu/insite?page=ar-00-02. Accessed January 10, 2011

U.S. Food and Drug Administration: Approved drug products with therapeutic equivalence evaluations. 2010. Available at: http://www.accessdata.fda.gov/scripts/cder/ob/default.cfm. Accessed January 15, 2011

van den Heuvel MW, van Bragt A, Alnabawy AK, et al: Comparison of ethinylestradiol pharmacokinetics in three hormonal contraceptive formulations: the vaginal ring, the transdermal patch and an oral contraceptive. Contraception 72(3):168, 2005

Van Voorhis BJ: Comparison of tubal ligation reversal procedures. Clin Obstet Gynecol 43:641, 2000

Veersema S, Vleugels MPH, Moolenaar LM, et al: Unintended pregnancies after Essure sterilization in the Netherlands. Fertil Steril 93(1):35, 2010

Vessey M, Yeates D: Oral contraceptives and benign breast disease: an update of findings in a large cohort study. Contraception 76(6):418, 2007

Vessey MP, Lawless M, Yeates D: Efficacy of different contraceptive methods. Lancet 1:841, 1982

Vessey MP, Meisler L, Flavel R, et al: Outcome of pregnancy in women using different methods of contraception. Br J Obstet Gynaecol 86:548, 1979

von Hertzen H, Piaggio G, Ding J, et al: Low dose mifepristone and two regimens of levonorgestrel for emergency contraception: a WHO multicentre randomized trial. Lancet 360:1803, 2002

Waldron T: Tests show commonly used substances harm latex condoms. Contracept Tech Update 10:20, 1989

Wallach M, Grimes DA (eds): Modern Oral Contraception. Updates from The Contraception Report. Totowa, NJ, Emron, 2000, pp 26, 90, 194

Walsh T, Grimes D, Frezieres R, et al: Randomized controlled trial of prophylactic antibiotics before insertion of intrauterine devices. Lancet 351:1005, 1998

Watson: Ella prescribing information. 2010. Available at: http://www.accessdata.fda.gov/drugsatfda_docs/label/2010/022474s000lbl.pdf. Accessed January 9, 2011

Weber J, Desai K, Darbyshire J: The development of vaginal microbicides for the prevention of HIV transmission. PLoS Med 2(5):e142, 2005

Westhoff C, Davis A: Tubal sterilization: focus on the U.S. experience. Fertil Steril 73:913, 2000

Westhoff C, Heartwell S, Edwards S, et al: Initiation of oral contraceptive using a quick start compared with a conventional start: a randomized controlled trial. Obstet Gynecol 109:1270, 2007a

Westhoff C, Jain JK, Milsom I, et al: Changes in weight with depot medroxyprogesterone acetate subcutaneous injection 104 mg/0.65 mL. Contraception 75(4):261, 2007b

Westhoff C, Kerns J, Morroni C, et al: Quick start: novel oral contraceptive initiation method. Contraception 66:141, 2002

Westhoff CL: Oral contraceptives and thrombosis: an overview of study methods and recent results. Am J Obstet Gynecol 179:S38, 1998

Westhoff CL, Torgal AH, Mayeda ER, et al: Pharmacokinetics of a combined oral contraceptive in obese and normal-weight women. Contraception, 81(6):474, 2010

Weston G, Bowditch J: Office ultrasound should be the first-line investigation for confirmation of correct ESSURE placement. Aust N Z J Obstet Gynaecol 45:312, 2005

White T, Ozel B, Jain JK, et al: Effects of transdermal and oral contraceptives on estrogen-sensitive hepatic proteins. Contraception 74(4):293, 2006

Winer RL, Hughes JP, Feng Q, et al: Condom use and the risk of genital human papillomavirus infection in young women. N Engl J Med 354:2645, 2006

Woods ER, Grace E, Havens KK, et al: Contraceptive compliance with a levonorgestrel triphasic and a norethindrone monophasic oral contraceptive in adolescent patients. Am J Obstet Gynecol 166:901, 1992

World Health Organization: Combined oral contraceptives and liver cancer. Int J Cancer 43:254, 1989

World Health Organization: Mechanism of action, safety and efficacy of intrauterine devices. Technical Report No. 753, Geneva, Switzerland, WHO, 1987

World Health Organization: Medical Eligibility for Contraceptive Use, 4th ed. Geneva, World Health Organization, 2010

World Health Organization Collaborative Study of Cardiovascular Disease and Steroid Hormone Contraception: Acute myocardial infarction and combined oral contraceptives: results of an international multi-center case-control study. Lancet 349:1202, 1997

World Health Organization Collaborative Study of Cardiovascular Disease and Steroid Hormone Contraception: Ischaemic stroke and combined oral contraceptives: results of an international, multi-center case-control study. Lancet 348:498, 1996

World Health Organization/Department of Reproductive Health and Research (WHO/RHR), Johns Hopkins Bloomberg School of Public Health (SHSPH): Family Planning Handbook for Providers. Baltimore and Geneva, 2007

World Health Organization Special Programme of Research, Development and Research Training in Human Reproduction, Task Force on Intrauterine Devices for Fertility Regulation: A multinational case- control study of ectopic pregnancy. Clin Reprod Fertil 3:131, 1985

Yonkers KA, Brown C, Pearlstein TB, et al: Efficacy of a new low-dose oral contraceptive with drospirenone in premenstrual dysphoric disorder. Obstet Gynecol 106:492, 2005

Yuzpe AA, Thurlow HJ, Ramzy I, et al: Post coital contraception—a pilot study. J Reprod Med 13:53, 1974

Zapata LB, Paulen ME, Cansino C, et al: Contraceptive use among women with inflammatory bowel disease: a systematic review. Contraception 82(1):72, 2010a

Zapata LB, Whiteman MK, Tepper NK, et al: Intrauterine device use among women with uterine fibroids: a systematic review. Contraception 82(1):41, 2010b

Zieman M, Guillebaud J, Weisberg E, et al: Contraceptive efficacy and cycle control with the Ortho Evra^{TM}/Evra^{TM} transdermal system: the analysis of pooled data. Fertil Steril 77:S13, 2002

Zupanc M: Antiepileptic drugs and hormonal contraceptives in adolescent women with epilepsy. Neurology 66(Suppl 3):S37, 2006

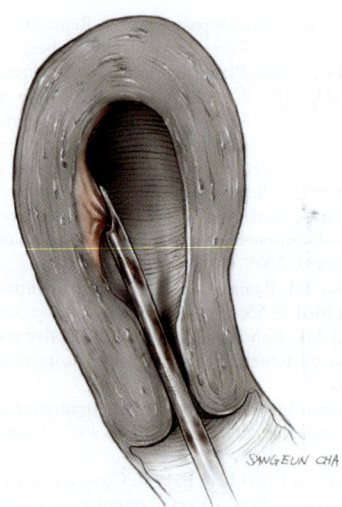

CAPÍTULO 6

Abortamento no Primeiro Trimestre

ABORTAMENTO ESPONTÂNEO 170
INCIDÊNCIA 171
FATORES FETAIS..................................... 171
FATORES MATERNOS................................... 172
FATORES PATERNOS 175
CLASSIFICAÇÃO CLÍNICA DO ABORTAMENTO ESPONTÂNEO 175
MANEJO DO ABORTAMENTO ESPONTÂNEO 178
ABORTAMENTO RECORRENTE 178
ANORMALIDADES CROMOSSÔMICAS PARENTAIS................ 180
FATORES ANATÔMICOS 181
FATORES IMUNOLÓGICOS................................ 183
FATORES ENDOCRINOLÓGICOS............................ 185
AVALIAÇÃO E TRATAMENTO.............................. 187
ABORTAMENTO INDUZIDO................................ 187
CLASSIFICAÇÃO DO ABORTAMENTO INDUZIDO................ 188
ABORTAMENTO NOS ESTADOS UNIDOS 188
TÉCNICAS PARA ABORTAMENTO CIRÚRGICO 189
ABORTAMENTO CLÍNICO 191
CONSEQUÊNCIAS DO ABORTAMENTO ELETIVO 192
RETOMADA DA OVULAÇÃO APÓS ABORTAMENTO 192
REFERÊNCIAS.. 193

Abortamento é a interrupção da gravidez de forma espontânea ou induzida antes da viabilidade fetal. Como esta definição engloba a interrupção deliberada da gravidez, alguns especialistas preferem o termo *abortamento espontâneo* para se referir à perda natural da gravidez. A expressão *abortamento recorrente* é utilizada para descrever perdas consecutivas de gestações que podem ter uma causa comum. A duração da gestação ou o peso do feto capazes de definir o que seja abortamento varia entre as organizações. Por exemplo o National Center for Health Statistics, o Centers for Disease Control and Prevention (CDC) e a Organização Mundial de Saúde definem como *abortamento* qualquer gravidez interrompida antes de 20 semanas de gestação ou com um feto nascido pesando < 500 g. Esses critérios são de certa forma contraditórios, porque o peso médio de um feto de 20 semanas com desenvolvimento normal é 320 g, enquanto 500 g seria o peso médio ao nascer de fetos com 22 a 23 semanas (Moore, 1977). A confusão aumenta quando se considera que as definições variam amplamente entre os diversos Estados norte-americanos.

O desenvolvimento tecnológico também resultou em evolução significativa, culminando com a atual terminologia relacionada com os abortamentos. A ultrassonografia transvaginal (USTV) e a capacidade de dosar com precisão a gonadotrofina coriônica humana (hCG) sérica permitem identificar prematuramente as gestações, assim como distinguir entre implantação intrauterina e ectópica. Sua aplicação generalizada na prática cotidiana determinou a criação de diversos outros termos. Por exemplo, atualmente é possível distinguir entre gestação *química* e *clínica*. Outro exemplo, um grupo internacional de consenso propôs definições para esclarecer as possíveis evoluções das *gestações com localização desconhecida* (PUL, de *pregnancy of unkown location*) (Barnhart, 2011). O objetivo é a identificação precoce de gestações ectópicas, que têm opções de conduta específicas. As gestações intrauterinas teriam então sua condução determinada em função de haver evidências de viabilidade fetal. Aquelas que terminam com abortamento espontâneo precoce também são chamadas *perda precoce da gravidez*.

ABORTAMENTO ESPONTÂNEO

Como descrito, o abortamento espontâneo de primeiro trimestre também é conhecido como abortamento natural ou perda prematura da gravidez. Desses, mais de 80% ocorrem nas primeiras 12 semanas de gestação. Neste estágio, aproximadamente metade resulta de anormalidades cromossômicas (Fig. 6-1). Entre aqueles com feto presente, existe uma proporção de gênero de 1,5 homem:mulher (Benirschke, 2000). Após 12 semanas, tanto a taxa de abortamento quanto a de incidência de anormalidades cromossômicas associadas diminuem.

Durante os três primeiros meses de gestação, a morte do embrião ou do feto quase sempre precede a expulsão espontâ-

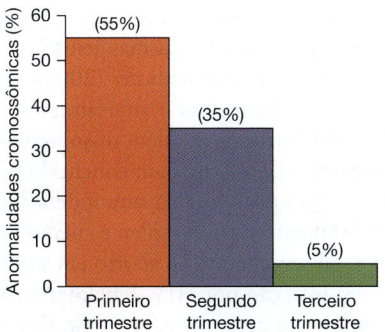

FIGURA 6-1 Frequência das anormalidades cromossômicas em abortamentos e natimortos por trimestre. As porcentagens aproximadas de cada grupo são mostradas. (*Dados retirados de Eiben, 1990, Fantel, 1980, e Warburton, 1980.*)

nea. A morte precoce do concepto geralmente é acompanhada por hemorragia na decídua basal, seguida de necrose dos tecidos adjacentes. Assim, o embrião ou feto sofrem descolamento estimulando as contrações uterinas, que resultam na sua expulsão. Em metade dos casos encontra-se um saco gestacional intacto geralmente repleto de líquido e contendo um pequeno feto macerado. Na outra metade, não há feto visível – o chamado *ovo cego*. Assim, para encontrar a causa de um abortamento prematuro há necessidade de determinar a causa da morte fetal. Esta situação é diferente da que ocorre com as perdas tardias de gravidez nas quais o feto geralmente não morre antes de ser expulso e, consequentemente, outras explicações devem ser encontradas.

Incidência

A incidência relatada de abortamento espontâneo varia com a sensibilidade do método para identificação. Em uma pesquisa meticulosa com 221 mulheres saudáveis, estudadas por 707 ciclos menstruais, Wilcox e colaboradores (1988) identificaram gestações usando ensaios precisos para variações muito baixas nas concentrações de β-hCG. Esses autores relataram que 31% das gestações foram perdidas *após a implantação*. Ao se considerar a incidência, é extremamente importante ressaltar que aproximadamente 66% dos abortamentos foram *clinicamente silenciosos*.

Sabe-se que diversos fatores influenciam a taxa de abortamentos clinicamente evidentes. Contudo, não se sabe se tais fatores têm algum papel nas perdas clinicamente silenciosas. Por exemplo, a proporção de abortamentos clinicamente evidentes aumenta com a paridade, bem como com as idades materna e paterna (Gracia, 2005; Kleinhaus, 2006; Warburton, 1964; Wilson, 1986). Sua frequência aumenta de 12% nas mulheres com menos de 20 anos para 26% naquelas com mais de 40 anos. Comparando-se as mesmas faixas etárias nos pais, a frequência aumenta de 12 para 20%. Embora possa parecer intuitivo que essas diferenças se reproduzam nos abortamentos clinicamente silenciosos, não há estudos comprovadores.

Fatores fetais

Em geral, os abortamentos espontâneos prematuramente apresentam uma anormalidade no desenvolvimento do zigoto, do embrião, do feto inicial ou da placenta. De 1.000 abortamentos espontâneos estudados por Hertig e Sheldon (1943), metade tinha um embrião degenerado ou ausente – *o ovo cego* descrito anteriormente. A outra metade na qual foi identificado um feto ou um embrião, aproximadamente metade apresentava quadro cromossomial normal. Os demais eram aneuploides com diversos números anormais de cromossomos, como aqueles apresentados na Tabela 6-1.

Abortamento aneuploide

Em geral, os fetos aneuploides sofrem abortamento mais precoce do que aqueles abortados com número normal de cromossomos. Kajii (1980) relatou que 75% dos fetos aneuploides sofrem aborto antes de oito semanas, mas as taxas de abortamento de euploides não atingem o máximo antes de 13 semanas. Quase 95% das anormalidades cromossômicas em fetos aneuploides são causadas por erros na gametogênese materna. Assim, apenas 5% são causadas por cromossomos paternos aberrantes (Jacobs, 1980).

Conforme mostra a Tabela 6-1, *a trissomia autossômica* é a aneuploidia encontrada com maior frequência nos abortamentos prematuros. Embora a maioria das trissomias resulte de *não disjunção isolada*, as reorganizações estruturais cromossômicas balanceadas estão presentes em um dos parceiros em 2 a 4% dos casais com abortamento recorrente (American College of Obstetricians and Gynecologists, 2008). Exceto para o cromossomo número 1, todas as demais trissomias foram identificadas, e aquelas envolvendo os cromossomos 13, 16, 18, 21 e 22 são as mais comuns. Bianco e colaboradores (2006) estudaram quase 47 mil mulheres e relataram que um abortamento anterior aumenta o risco de aneuploidia fetal subsequente de 1,39 para 1,67%. Dois ou três abortamentos anteriores aumentam este risco para 1,84% e 2,18%, respectivamente.

A monossomia do X (45,X) é a anormalidade cromossômica individual específica mais comum, sendo conhecida como síndrome de Turner. A maioria dos fetos afetados sofre abortamento espontâneo, mas alguns sobrevivem com fenótipo feminino (Capítulo 18, p. 489). Por outro lado, a *monossomia autossômica* é rara e incompatível com a vida.

A triploidia frequentemente está associada à degeneração hidrópica (molar) da placenta, conforme será discutido em detalhes no Capítulo 37, p. 899. Das molas hidatiformes, as

TABELA 6-1 Achados cromossômicos nos abortamentos precoces

Estudos cromossômicos	Variação na Incidência relatada (%)
Normal (euploide)	
46,XY e 46,XX	45-55
Anormal (aneuploide)	
Trissomia autossômica	22-32
Monossomia X (45,X)	5-20
Triploidia	6-8
Tetraploidia	2-4
Anomalia estrutural	2
Trissomia dupla ou tripla	0,7-2

Dados de Eiben, 1990; Kajii, 1980; Simpson, 1980, 2007

molas parciais são caracteristicamente triploides. Os fetos triploides frequentemente abortam prematuramente, e aqueles nascidos com maior tempo de gestação apresentam malformações grosseiras. Para as triploidias em geral a idade avançada da mãe e do pai não aumenta a incidência.

Os fetos *tetraploides* raramente resultam em nativivos e costumam ser abortados no início da gestação.

Anormalidades cromossômicas estruturais raramente causam abortamento. Lactentes nascidos vivos com uma translocação equilibrada geralmente têm aparência normal conforme será discutido na página 180.

Abortamento euploide

Como já discutido, fetos cromossomicamente normais geralmente são abortados mais tardiamente na gestação do que aqueles com aneuploidia, e a incidência é máxima em torno de 13 semanas (Kajii, 1980). A incidência de abortamentos euploides aumenta dramaticamente em gestantes com mais de 35 anos de idade (Stein, 1980).

Fatores maternos

Embora presuma-se que haja um grande número de causas de abortamentos euploides, tais causas não estão bem especificadas nem compreendidas. A bem-conhecida influência da idade materna discutida anteriormente foi revisada por Franz e Husslein (2010). Além disso, entre as demais possíveis causas implicadas estão diversos quadros clínicos e cirúrgicos; condições ambientais, nutricionais e relacionadas com o estilo de vida; doenças mediadas imunologicamente; anormalidades de coagulação e anomalias no desenvolvimento genital. Algumas dessas serão discutidas a seguir, mas sem qualquer ordem específica de incidência ou importância.

Infecções

Poucos organismos comprovadamente são causadores específicos de abortamento. Muitas infecções que causam abortamento são sistêmicas e, consequentemente, infectam a unidade fetoplacentária via contaminação sanguínea. Em outras a contaminação se dá localmente via infecção ou colonização geniturinária materna. Entretanto, as infecções raramente causam abortamentos prematuros (American College of Obstetricians and Gynecologists, 2008). Até mesmo as mulheres diabéticas insulino-dependentes, com maior risco *a priori* de abortamento e mais suscetíveis a infecções, raramente apresentam abortamento causado por infecção (Simpson,1996).

A maioria dos organismos específicos não foi associada a abortamentos. As infecções causadas por *Brucella abortus, Campylobacter fetus* e *Toxoplasma gondii* causam abortamento em animais (pecuária), mas não em humanos (Feldman, 2010; Hide, 2009; Sauerwein, 1993). Também é provável que não haja efeitos abortivos das infecções causadas por *Listeria monocytogenes, Chlamydia trachomatis*, parvovírus, citomegalovírus ou vírus herpes simples (Brown, 1997; Feist, 1999; Feldman, 2010; Osser, 1996; Paukku, 1999).

Os dados em relação a possíveis efeitos abortivos de algumas outras infecções são conflitantes. Quinn e colaboradores (1983a,b) obtiveram evidências sorológicas em apoio a um papel para o *Mycoplasma hominis* e para a *Ureaplasma urealyticum*. Por outro lado, Temmerman e colaboradores (1992) não encontraram ligação entre micoplasmas genitais e abortamento espontâneo. Oakeshott e colaboradores (2002) relataram associação entre *vaginose bacteriana* e abortamentos de segundo, mas não de primeiro trimestre. Além disso, embora Temmerman e colaboradores (1992) tenham concluído por uma associação entre infecção por vírus da imunodeficiência humana (HIV)-1 e abortamento, van Benthlen e colaboradores (2000) encontraram risco semelhante de aborto em mulheres antes e após contraírem infecção por HIV. Finalmente, a doença periodontal é comum em gestantes e foi implicada como causa de diversas evoluções adversas em gestantes (Xiong, 2007). Dois estudos de coorte britânicos *sugeriram* uma associação entre doença periodontal a aumento de duas a quatro vezes no risco de abortamento espontâneo (Holbrook, 2004; Moore, 2004).

Imunizações

Em sua maioria, as imunizações rotineiras podem ser administradas com segurança durante a gravidez (Cunningham, 2010d). Não há evidências de que a imunização ativa, mesmo com vacinas com vírus vivos, causem abortamento. Um exemplo recente foi a análise combinada de quase 3.600 mulheres que receberam vacina contra HPV no início da gravidez (Wacholder, 2010).

Distúrbios clínicos

O aumento de abortamentos em pacientes com diabetes melito, doença tireoidiana e outros distúrbios endócrinos será discutido nas seções que se seguem. De forma geral, no que se refere a doenças agudas ou crônicas, até mesmo os países em desenvolvimento relatam que abortamentos raramente são causados por tuberculose, câncer ou outras doenças graves.

Há alguns distúrbios específicos possivelmente associados a aumento na incidência de abortamentos precoces. Um exemplo é a doença celíaca, que foi associada à infertilidade masculina e feminina, assim como a abortamentos recorrentes (Sher, 1994). Os distúrbios da nutrição – *anorexia nervosa* e *bulimia* – foram associados à subfertilidade, parto pré-termo e restrição ao crescimento fetal. Entretanto, sua associação a abortamentos espontâneos foi menos estudada (Andersen, 2009; Sollid, 2004). A *hipertensão arterial crônica* é um quadro comum associado a aumento nas taxas de pré-eclâmpsia e de restrição ao crescimento fetal, mas há poucos dados relativos ao abortamento prematuro (August, 2009; Seely, 2011). Catov e colaboradores (2008) relataram aumento do risco de restrição ao crescimento fetal em mulheres hipertensas crônicas que também haviam tido abortamentos recorrentes. Outra possível ligação com doença vascular subjacente é a observação de que mulheres que tenham tido múltiplos abortamentos têm probabilidade significativamente maior de evoluir com infarto do miocárdio em algum momento futuro (Kharazmi, 2011).

Distúrbios cirúrgicos e procedimentos cirúrgicos durante a gravidez

De forma geral, quaisquer supostos efeitos abortivos da maioria dos distúrbios cirúrgicos, assim como dos distúrbios clínicos discutidos anteriormente, não estão bem estudados. Aqui estão incluídos os efeitos dos procedimentos cirúrgicos mais comuns realizados antes ou durante a gravidez. Um exemplo de grande interesse é a evolução da gestação após *cirurgia bariátrica*. A obesidade é um fator de risco incontestável para aumento no risco de abortamento. A questão sem resposta é se este risco é reduzido com as cirurgias para redução de peso (Guelinckx, 2009).

Os procedimentos cirúrgicos *não complicados* – incluindo as cirurgias abdominais ou pélvicas – realizados no início da gestação, não parecem estar associados a aumento no risco de abortamento (Mazze, 1989). Tumores ou cistos ovarianos geralmente podem ser retirados com segurança sem causar perda de gravidez. Uma exceção importante é a remoção prematura do corpo lúteo ou do ovário que o contém. Se realizada antes de 10 semanas de gestação, haverá necessidade de administrar progesterona suplementar. Entre 8 e 10 semanas de gestação, uma única injeção intramuscular de caproato de 17-hidroxiprogesterona, 150 mg, é administrada no momento da cirurgia. Se o corpo lúteo for removido entre 6 e 8 semanas de gestação, haverá indicação para mais duas injeções de 150 mg, 1 e 2 semanas após a primeira. Outros esquemas adequados de reposição de progesterona são (1) progesterona micronizada (Prometrium) 200 ou 300 mg por via oral diariamente ou (2) gel vaginal de progesterona a 8% (Crinone), um aplicador vaginal pré-medido diariamente mais progesterona micronizada, 100 ou 200 mg por via oral por dia. A medicação deve ser mantida até 10 semanas de gestação.

Embora os *grandes traumas* particularmente o abdominal, possam causar perda fetal, isso é mais comum nas gestações mais avançadas. Traumas raramente causam aborto de primeiro trimestre e, embora o Parkland Hospital seja um concorrido centro de tratamento de trauma, esta associação é rara. Os efeitos dos traumas menores são ainda mais difíceis de determinar.

Radioterapia e quimioterapia para câncer. As doses terapêuticas de radiação são indubitavelmente abortivas, mas os limiares que causam abortamento não foram determinados com precisão. De acordo com Brent (2009), a exposição a < 5 rads não aumenta o risco de abortamento.

Pacientes que sobrevivem a câncer tendo recebido radioterapia abdominal ou pélvica têm maior risco de abortamento. Wo e Viswanathan (2009) concluíram primeiro que a fertilidade seria prejudicada em razão da destruição pela radiação da reserva de ovócitos levando à insuficiência ovariana precoce. E segundo, que o dano da radiação ao útero resultaria em redução de volume, prejuízo à distensibilidade e lesão vascular e endotelial. Eles relataram aumento associado de duas a oito vezes no risco de abortamento, baixo peso ao nascer e lactentes com restrição do crescimento, parto pré-termo e mortalidade perinatal em mulheres tratadas com radioterapia. Hudson (2010) também resumiu os efeitos de radioterapia, quimioterapia, ou ambas, para tratamento de cânceres da infância, sobre a reprodução subsequente. Também foi observado aumento no risco de abortamento.

Anormalidades endócrinas

Os *distúrbios tireoidianos* há muito são suspeitos de causar perda prematura de gestação. A deficiência grave de iodo – rara nos países desenvolvidos – está associada a taxas elevadas de abortamento (Castañeda, 2002). Nos EUA, há vários graus de insuficiência de hormônio tireoidiano que são comuns nas mulheres. Embora o hipotireoidismo estabelecido seja raro na gravidez, o hipotireoidismo subclínico tem incidência de aproximadamente 2 por cento (Casey, 2005). Geralmente é causado por *tireoidite de* Hashimoto, uma doença autoimune, na qual tanto a incidência quanto a intensidade decorrem da idade. Apesar dessa alta prevalência, não foram esclarecidos eventuais efeitos do hipotireoidismo sobre perda precoce de gravidez (Krassas, 2010; Negro, 2010). Isto posto, De Vivo (2010) relatou recentemente que a deficiência subclínica de hormônio tireoidiano pode estar associada a perda muito precoces de gravidez.

Autoanticorpos antitireoidianos são comumente encontrados em mulheres em idade fértil. Em dois grandes estudos de rastreamento pré-natal, a prevalência de anticorpos antiperoxidade tireoidiana ou antitireoglobulina aproximou-se de 15% (Abbassi-Ghanavati, 2010; Haddow, 2011). Suas incidência e concentração são muito maiores em mulheres com insuficiência tireoidiana. Níveis séricos elevados foram associados a aumento na incidência de abortamento, mesmo em mulheres eutireóideas (Abramson, 2001; Benhadi, 2009; Chen, 2011; Lazarus, 2005). Dois ensaios prospectivos confirmaram taxas maiores de abortamento, e dados preliminares obtidos em um deles sugerem que a suplementação de tiroxina reduziria esse risco (Männistö, 2009; Negro, 2006). Os efeitos associados a distúrbios tireoidianos em mulheres com *abortamentos recorrentes* serão discutidos com mais detalhes na página 186.

O *diabetes insulino-dependente* notoriamente está associado a aumento substantivo nos riscos de abortamento espontâneo e de malformações congênitas. Também pode causar perda recorrente de gestação e será discutido na página 186.

Fatores nutricionais

A *obesidade* está associada à subfertilidade e a aumento do risco de abortamento e causa diversos outros desfechos adversos na gestação (Jarvie, 2010; Satpathy, 2008). Bellver e colaboradores (2010b) estudaram 6.500 mulheres com gestação por fertilização *in vitro* (FIV) e observaram que as taxas de gravidez e de nascidos vivos reduziam-se progressivamente a cada unidade de aumento do índice de massa corporal (IMC). A obesidade também está ligada a aumento na taxa de abortamentos recorrentes (Lashen, 2004). Finalmente, e conforme discutido na página 172, embora os riscos de muitos efeitos adversos sobre a fase tardia da gravidez sejam reduzidos após cirurgia bariátrica, os possíveis efeitos salutares sobre a taxa de abortamento ainda necessitam de confirmação (Guelinckx, 2009).

A deficiência na dieta de qualquer nutriente em particular ou a deficiência moderada de todos os nutrientes não parecem ser causas importantes de abortamento. Casos extremos podem ser exceção, e raramente a hiperêmese gravídica grave é seguida por abortamento (Maconochie, 2007). E, como discutido na página 172, acredita-se que a *anorexia nervosa* e a *bulimia* estejam associadas a aumento na taxa de abortamento (Andersen, 2009). O aconselhamento pré-gravidez é importante, já que Bulik e colaboradores (2010) relataram que metade das gestações em 62 mulheres com anorexia nervosa não foi planejada.

Uso de medicamentos e hábitos sociais

Além da lista de fármacos notoriamente teratogênicos, diversos outros agentes podem estar associados a aumento no risco de abortamento. Alguns desses, encontrados com maior frequência, serão aqui discutidos.

De acordo com o CDC (2011b), até 15% das gestantes admitem *fumar cigarros*. Os efeitos adversos do tabagismo sobre os resultados finais da gestação são bem conhecidos, mas, quanto a abortamento, as conclusões são conflitantes. Os estudos iniciais associaram o tabagismo a risco de abortamento euploide com variação linear crescente em função do número de cigarros consumidos diariamente (Armstrong, 1992; Chatenoud, 1998). Em um trabalho recente realizado com questionário, observou-se um possível pequeno aumento no risco de abortamento (Gallicchio, 2009). Por outro lado, outros trabalhos não confirmaram essa associação (Rasch, 2003; Wisborg, 2003). Certamente que é intuitivo que os cigarros causem perda prematura de gravidez por diversos mecanismos. Um exemplo é o aumento no risco de placentação anormal, conforme proposto por Catov e colaboradores (2008). Esses autores revisaram a coorte nacional de nascimentos da Dinamarca (Danish National Birth Cohort), com mais de 81 mil gestações, e concluíram que o tabagismo teria efeito aditivo sobre o risco de lactentes com restrição do crescimento em gestantes cronicamente hipertensas.

O *álcool* foi bem estudado por seus efeitos potentes tanto teratogênicos quanto adversos ao feto. As primeiras observações foram de que as taxas de abortamento e de anormalidades fetais aumentariam em proporção direta com as taxas de uso abusivo de bebidas alcoólicas durante as primeiras oito semanas de gestação (Armstrong, 1992; Floyd, 1999; Kline, 1980). Tais efeitos provavelmente são relacionados com a dose. Por exemplo, Maconochie (2007) observou aumento significativo no risco apenas com consumo regular ou alto de bebidas alcoólicas. Outros autores relataram que o consumo baixo de bebidas alcoólicas não aumenta significativamente o risco de abortamento (Cavallo, 1995; Kesmodel, 2002).

A *cafeína*, quando consumida "excessivamente" – sem definição precisa – foi associada a aumento no risco de abortamento em estudos observacionais. Armstrong (1992) e Cnattingius (2000) relataram que o consumo de cinco xícaras de café por dia, aproximadamente 500 mg de cafeína, estaria associado a um pequeno aumento no risco de abortamento; Klebanoff e colaboradores (1999) relataram que as mulheres com níveis extremamente elevados de paraxantina – um metabólito da cafeína – apresentavam risco duas vezes maior de abortamento. Recentemente, dois ensaios prospectivos foram realizados para estudar os efeitos adversos do consumo *moderado* de cafeína. Tanto Savitz (2008) quanto Weng (2008) relataram que o consumos de < 200 mg de cafeína por dia não aumentaria o risco de abortamento, mas em um dos grupos observou-se aumento de duas vezes no risco se fossem consumidos > 200 mg por dia. Com base nesses dados, o American College of Obstetricians and Gynecologists (2010a) concluiu que, até o momento, o consumo moderado de cafeína não parece ser um fator principal a contribuir para o risco de abortamento e que a correlação com consumo acima deste nível não está determinada.

Os *contraceptivos hormonais* comumente usados não estão associados a aumento na taxa de abortamento. Tampouco os *agentes espermicidas*. Quando *dispositivos intrauterinos* falham na prevenção de gravidez, o risco de abortamento, e em especial de abortamento séptico, aumenta substancialmente (Ganer, 2009; Moschos, 2011). Esses e outros efeitos de contraceptivos foram discutidos no Cap. 5 (p. 140).

Fatores químicos e ocupacionais

Algumas substâncias químicas – p. ex., o benzeno – foram implicadas com malformações fetais (Lupo, 2011). Independentemente das evidências, parece prudente limitar a exposição de mulheres grávidas a qualquer substância química potencialmente tóxica. Contudo, na maioria dos casos é difícil avaliar a possível relação entre agentes ambientais e abortamento. Entre aqueles que foram implicados com aumento no risco de abortamento estão *arsênico, chumbo, formaldeído, benzeno* e *óxido de etileno* (Barlow, 1982). Há muitas evidências de que o DDT (Dicloro-difenil-tricloroetano) cause abortamento (Eskenazi, 2009). O uso de inseticidas contendo DDT foi suspenso, mas desde 2006 tem sido novamente usado, com o endosso da Organização Mundial da Saúde, para controle do mosquito e prevenção da malária.

Há poucos estudos sobre exposição ocupacional e risco de abortamento. A exposição a *monitores dos terminais de computadores* e a seus campos eletromagnéticos, assim como ao *ultrassom*, não afeta de modo adverso as taxas de abortamento (Schnorr, 1991; Taskinem, 1990). Descreveu-se aumento no risco de abortamento para assistentes odontológicos expostos, durante três horas ou mais por dia, ao *óxido nitroso* nos consultórios sem equipamento de filtragem do gás (Boivin, 1997; Rowland, 1995). Em sua metanálise, Dranitsaris e colaboradores (2005) concluíram que haveria um pequeno aumento no risco de abortamento espontâneo em mulheres que trabalham com *agentes quimioterápicos citotóxicos antineoplásicos*. Em uma pesquisa recente, Gallicchio e colaboradores (2009) não encontraram aumento nos defeitos de nascimento em lactentes nascidos de *cosmetologistas*.

Fatores imunológicos

Uma série de distúrbios imunomediados está associada à perda prematura da gravidez. Um grande exemplo é o desenvolvimento de anticorpos antifosfolipídeos direcionados contra proteínas de ligação no plasma (Erkan, 2011). Relacionados com esses anticorpos, dados clínicos e laboratoriais compõem os critérios para o diagnóstico de *síndrome dos anticorpos antifosfolipídeo (SAF)* – que foi revisada pelo American College of Obstetricians and Gynecologists (2011a). Como a perda de gravidez nessas mulheres tende a ser repetitiva, este quadro será discutido na seção que trata dos abortamentos recorrentes (p. 182).

Trombofilias hereditárias

Dentro da estrutura complexa da cascata da coagulação encontram-se diversas mutações em genes isolados que afetam proteínas pró ou anticoagulação. Como tais proteínas controlam a coagulação sanguínea, qualquer alteração quantitativa ou qualitativa aumenta o risco de sangramento ou de trombose venosa e arterial. Algumas das mutações mais bem estudadas predispondo à trombose – coletivamente denominadas *trombofilias* – são causadas por mutações nos genes de fator V de Leiden, protrombina, antitrombina, proteína C e proteína S. Logo após sua descoberta, algumas trombofilias foram associadas a aumento no risco de resultados adversos na gravidez incluindo abortamento prematuro (Scifres, 2008). À medida que a qualidade dessas investigações aumentou nos últimos 10 a 15 anos, muitas dessas associações perderam força (Adelberg,

2002; Carp, 2002; Lockwood, 2010). Uma das grandes falhas é que a maioria dos ensaios de grande porte e maior qualidade arrolou pacientes após o período crítico de abortamento. Nesses ensaios prospectivos bem-desenhados, contudo, não foram encontradas ligações com efeitos adversos obstétricos tardios (Dizon-Townsend, 2005; Said, 2010; Silver, 2010). Atualmente, o American College of Obstetricians and Gynecologists (2011b) opina que não há ligação causal definitiva entre essas trombofilias e resultados obstétricos adversos em geral e com abortamento em particular. Uma advertência importante é que algumas trombofilias podem predispor todas as pacientes – inclusive as gestantes – a maiores riscos de tromboembolismo.

Defeitos anatômicos da genitália

Algumas anomalias relativamente comuns no trato genital – especialmente as do útero – podem impedir a implantação do óvulo fecundado ou interromper a gestação de óvulo já implantado. Dessas, as anomalias congênitas são as mais comumente implicadas, mas algumas adquiridas também podem causar perda de gravidez. A não ser que sejam corrigidos, esses defeitos normalmente resultam em abortamentos repetidos e, sendo assim, serão considerados na pág. 181.

■ Fatores paternos

Pouco se sabe a respeito dos fatores paternos que podem contribuir para a ocorrência de abortamento. Com certeza, algumas anormalidades cromossômicas nos espermatozoides podem resultar em abortamento (Carrell, 2003). Em um estudo de caso-controle com mais de 92 mil nascidos (Jerusalem Perinatal Study), Kleinhaus e colaboradores (2006) relataram que a idade paterna esteve significativamente associada a aumento na taxa de abortamento. As taxas foram menores com idade < 25 anos e aumentaram progressivamente com intervalos de cinco anos, chegando ao valor máximo após os 40 anos.

■ Classificação clínica do abortamento espontâneo

Desde o ponto de vista clínico, os abortamentos podem ser classificados de várias maneiras. Em geral, são usados subgrupos que incluem ameaça de abortamentos, inevitáveis, incompletos, completos e não percebidos. Diz-se que o aborto é séptico quando os produtos da concepção, o útero e outros órgãos pélvicos estão infectados.

Ameaça de abortamento

O diagnóstico clínico de ameaça de abortamento é presumido quando há descarga vaginal com sangue ou sangramento pelo orifício cervical fechado. Há muito se sabe que é comum haver sangramento no início da gravidez, e sua frequência e resultados associados foram recentemente quantificados por Hasan (2009). Das 4.510 mulheres prospectivamente incluídas para acompanhamento precoce de pré-natal, 27% apresentaram sangramento pequeno ou intenso, e 43% deste grupo evoluíram para abortamento. Conforme esperado, o risco foi maior naquelas com sangramento intenso. Em outro estudo, Tongsong (1995) relatou que, com qualquer volume de sangramento, o risco de abortamento foi substancialmente menor quando havia atividade cardíaca fetal.

Eddleman e colaboradores (2006) desenvolveram um modelo de avaliação de risco individualizado para perda espontânea da gravidez. Esses autores estudaram 35 mil gestações e relataram que o sangramento durante a gravidez em curso foi, de longe, o fator de risco com maior poder preditivo para perda de gravidez. Conforme mostra a Tabela 6-2, mesmo quando não há abortamento após sangramento inicial, os riscos de resultados adversos tardios na gravidez são maiores. No estudo realizado por Lykke (2010) foram analisadas quase 1,8 milhão de nascimentos a partir do banco de dados nacional da Dinamarca (Danish National Patient Registry). Entre as gestantes com sangramento vaginal de primeiro trimestre que não evoluíram com abortamento, observou-se aumento de três vezes no risco de várias das complicações tardias da gestação listadas na Tabela 6-2.

O sangramento fisiológico próximo à data esperada da menstruação é indolor. Já com o abortamento, o sangramento geralmente se inicia primeiro, mas a dor se instala poucas horas ou alguns dias depois. A dor pode se apresentar como cólicas baixas na linha média; como dor lombar baixa persistente, associada à sensação de pressão pélvica; ou como desconforto lento na linha média suprapúbica. Algumas gestantes apresentam mais de um tipo de dor. Independentemente da apresentação clínica, a combinação de sangramento e dor tem prognóstico desfavorável para a continuação da gravidez.

Diagnóstico. As mulheres com sangramento vaginal no início da gestação devem ser examinadas. Gravidez ectópica, torção ovariana e os outros tipos de abortamento podem ser confundidos com a ameaça de abortamento, e essas possibilidades devem ser excluídas. Para tanto, a dosagem sérica seriada de β-hCG, a dosagem de progesterona e a USTV, isoladas ou em combinação, ajudam a determinar se o feto está vivo e se está dentro do útero. Considerando que nenhum desses exames é 100% acurado para confirmar o óbito fetal no início da gravidez, avaliações repetidas são, frequentemente, necessárias. Dados obtidos em Barnhart (2004a), apresentados na Figura 6-2, mostram a curva de desaparecimento da hCG no soro de pacientes com sangramento que evoluíram com abortamento prematuro. A Figura 6-3 mostra os valores seriados crescentes da hCG nas mulheres com sangramento no início da gravidez que evoluíram para gestação normal. Foram descritos diversos modelos preditivos com base nos níveis séricos de hCG determinados com 48 horas de intervalo (Cap. 7, p. 203) (Barnhart, 2010; Condous, 2007). Especificamente, nos casos com gravidez uterina saudável os níveis de hCG devem aumentar no mínimo 53 a 66% a cada 48 horas (Barnhart, 2004a; Kadar, 1982). Para os níveis séricos de progesterona, concentrações <

TABELA 6-2 Algumas evoluções adversas com maior Incidência em mulheres com ameaça de abortamento

Materna	Perinatal
Placenta prévia	Ruptura prematura das membranas
Descolamento da placenta	Nascimento pré-termo
Remoção manual da placenta	Baixo peso ao nascer
Cesariana	Restrição ao crescimento fetal
	Morte perinatal

Segundo Johns, 2006; Lykke, 2010; Saraswat, 2010; Wijesiriwardana, 2006.

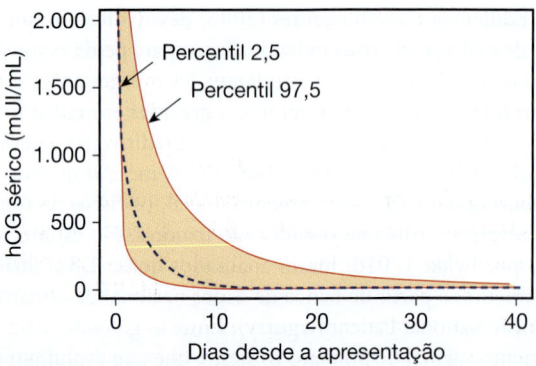

FIGURA 6-2 Curva composta descrevendo declínio seriado nos valores da gonadotrofina coriônica humana (hCG), iniciando no nível de 2.000 mUI/mL, após abortamento prematuro espontâneo. A linha tracejada representa a curva preditiva com base na síntese de dados de todas as mulheres. A área colorida representa o intervalor de confiança de 95%. (Dados de *Barnhart, 2004a.*)

5 ng/mL sugerem gestação terminal, enquanto valores > 20 ng/mL favorecem o diagnóstico de gravidez saudável.

Com a USTV pode-se comprovar localização e viabilidade da gestação. Um dos sinais mais precocemente identificáveis é o saco gestacional, que é uma coleção de líquido com imagem anecoica que representa a cavidade exocelômica (Fig. 2-19, p. 44). Com a USTV o saco gestacional pode ser visualizado em torno de 4,5 semanas de gestação e com níveis séricos maternos de β-hCG entre 1.500 e 2.000 mUI/mL (Barnhart, 1994; Bree, 1989; Timor-Trisch, 1988). É necessária uma palavra de cautela uma vez que o saco gestacional pode ter aspecto semelhante a outros acúmulos líquidos intrauterinos, ou seja, pseudossaco gestacional, conforme descrito no Capítulo 7 (p. 205).

A diferenciação entre saco gestacional e pseudossaco gestacional no início da gravidez é facilitada quando se encontra o saco vitelino. Além disso, o American College of Obstetricians and Gynecologists (2009a) pede cautela para o diagnóstico de gravidez intrauterina na ausência de saco vitelino ou embrião bem definidos. O saco vitelino é caracteristicamente visualizado no interior do saco gestacional com 5,5 semanas de gestação, com diâmetro médio do saco gestacional (DMSG) acima de 10 mm. O DMSG é obtido somando-se os três diâmetros e dividindo-se o resultado por 3. O saco gestacional cresce na velocidade aproximada de 1 mm por dia. Nyberg e colaboradores (1987) sugeriram que crescimento do DMSG inferior ou igual a 0,6 mm/dia indicaria desenvolvimento anormal.

Logo após o aparecimento do saco vitelino, aproximadamente na 5ª a 6ª semana de gestação, observa-se um embrião com 1 a 2 mm adjacente a ele (Daya, 1993). A ausência de embrião em um saco gestacional com DMSG igual ou superior a 16 a 20 mm é preditiva de inviabilidade (Levy, 1988; Nyberg, 1987). A atividade cardíaca pode ser detectada com 6 a 6,5 semanas, com comprimento embrionário de 1 a 5 mm, e DMSG de 13 a 18 mm. Os embriões medindo > 5 mm sem atividade cardíaca correlacionam-se positivamente com inviabilidade (Goldstein, 1992; Levi, 1990).

No Parkland Hospital, para assegurar que uma gestação uterina não seja interrompida, define-se um limiar de inviabilidade com base nos valores que representam dois desvios-padrão da média. Consequentemente, diagnostica-se gestação anembrionária nos casos com DMSG de 20 mm sem embrião visibilizado. Além disso, a inviabilidade é determinada quando um embrião medindo 10 mm ou mais é encontrado sem atividade cardíaca.

Conduta. Nos casos com ameaça de abortamento, se houver sangramento persistente ou intenso, deve-se dosar o hematócrito. Se a perda sanguínea for suficiente para causar anemia ou hipovolemia significativas, geralmente há indicação para evacuação da gestação. Nesses casos, quando o feto ainda está vivo, alguns preferem o tratamento com transfusão e observação por mais tempo.

Para as mulheres sem indicação de evacuação uterina, frequentemente recomenda-se repouso no leito, mas não há comprovação de resultados melhores. Tampouco há para tratamento com diversos medicamentos como gonadotrofina coriônica (Devaseelan, 2010). A analgesia com paracetamol ajuda a aliviar o desconforto.

Imunoglobulina anti-D A isoimunização de mulheres D-negativas por eritrócitos fetais D-positivos pode ser evitada com o uso de imunoglobulina anti-D. Esta conduta é recomendada pelo American College of Obstetricians and Gynecologists (2010b) considerando que, sem essa profilaxia, 2% das mulheres D-negativas com abortamento espontâneo e até 5% daquelas com aborto induzido serão isoimunizadas. Para administração de imunoglobulina anti-D há as seguintes opções: (1) 300 μg via intramuscular (IM) em todas as idades gestacionais ou (2) 50 μg IM para as gestações ≤ 12 semanas, mas 300 μg IM parta as gestações ≥ 13 semanas.

A profilaxia para ameaça de abortamento é controversa e as recomendações são limitadas pela escassez de dados com base em evidências (American College of Obstetricians and Gynecologists, 2010b; Hannafin, 2006; Weiss, 2002). Assim, a profilaxia até 12 semanas de gestação é opcional para mulheres com ameaça de abortamento e feto vivo.

Abortamento inevitável

Evidentemente, o extravasamento de líquido amniótico, por um orifício dilatado do colo uterino indica abortamento quase com certeza. Nesses casos, contrações uterinas iniciam-se imediatamente, resultando no abortamento, ou ocorre infecção. É raro

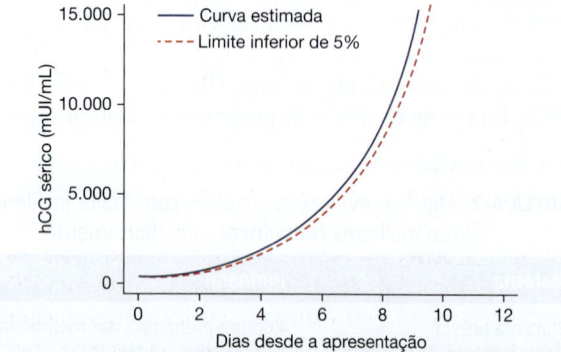

FIGURA 6-3 Curva composta dos níveis séricos crescentes de gonadotrofina coriônica humana-beta (β-hCG) em mulheres com sangramento inicial e gravidez subsequentemente normal (*curva azul*). O intervalo de confiança para o limite inferior de crescimento é mostrado pela linha vermelha. (*Dados de Barnhart, 2004b.*)

que um jato de líquido do útero, durante a primeira metade da gestação, possa ocorrer sem consequências graves. O fluido pode ter sido coletado previamente entre o âmnio e o córion. Por este motivo, se houver eliminação súbita de líquido no início da gestação com membranas aparentemente íntegras, sem que haja dor, febre ou sangramento é razoável manter a paciente sob observação. Se após 48 horas com redução das atividades, não tiver havido saída de qualquer líquido amniótico adicional nem sangramento, dor ou febre, a paciente poderá retornar às suas atividades normais, exceto quanto a qualquer forma de penetração vaginal. Contudo, se o jato de líquido for acompanhado ou seguido por extravasamento persistente, sangramento, dor ou febre, o abortamento deve ser considerado inevitável, e o útero esvaziado.

Abortamento incompleto

Quando o orifício cervical interno abre e permite a passagem de sangue e coágulos, presume-se que haja abortamento incompleto. Nesses casos, o sangramento é causado por descolamento total ou parcial da placenta, embora feto ou placenta permaneçam no útero, ou tenham sido parcialmente expulsos pelo orifício dilatado. Antes de 10 semanas, feto e placenta costumam ser expelidos juntos, mas, depois desse período geralmente são expulsos em separado. Em algumas mulheres, faz-se necessária dilatação cervical adicional para que se complete o processo de expulsão ou antes da curetagem. O tecido placentário retido pode simplesmente ficar solto no canal cervical, permitindo, assim, sua extração fácil com pinça fórceps em anel. A curetagem por sucção esvazia efetivamente o útero e será descrita oportunamente (p. 189) e ilustrada na Seção 41-16 (p. 1.059). Com o abortamento, os produtos da concepção retirados devem ser enviados para a patologia para análise histológica-padrão. Assim, confirma-se a presença de produtos da concepção e afasta-se a possibilidade de doença trofoblástica.

Abortamento completo

Em alguns casos, a expulsão de todos os produtos da gravidez ocorre totalmente antes que a paciente se apresente para exame. A história de sangramento intenso, cólica e passagem de tecido é comum, e o exame físico revela orifício do colo uterino fechado. As pacientes devem ser orientadas a levar consigo o tecido eliminado. À investigação, os tecidos podem de fato representar todos os produtos da gestação ou podem ser formados apenas por coágulos de sangue ou dejetos de decídua. Todas as gestações podem induzir reação da decídua endometrial, e o descarte da decídua pode ser semelhante a um saco gestacional eliminado. Assim, se não for possível identificar o saco gestacional a olho nu, há indicação de ultrassonografia para diagnóstico diferencial entre abortamento completo e ameaça de abortamento ou gravidez ectópica. Nos casos com abortamento completo, à ultrassonografia encontra-se endométrio espessado sem saco gestacional. A possibilidade de gravidez ectópica sempre deve ser considerada no diagnóstico diferencial de abortamento completo. Condous e colaboradores (2005) descreveram 152 mulheres com sangramento intenso que inicialmente foram diagnosticadas como abortamento completo e que apresentavam espessamento de endométrio < 15 mm. Apesar desses achados, em 6% dessas pacientes diagnosticou-se subsequentemente gravidez ectópica. Assim, a não ser que a gravidez intrauterina tenha sido previamente visibilizada com ultrassonografia, as pacientes com achados sugestivos de abortamento completo devem ser acompanhadas com dosagens seriadas de hCG e, talvez, com ultrassonografia, até que se possa definir o diagnóstico.

Abortamento retido – Perda de gravidez inicial

O uso atual do termo *abortamento retido* requer esclarecimento. Considerando que essa definição foi feita muitas décadas antes da evolução da tecnologia atual, a aplicação contemporânea do termo antigo frequentemente é imprecisa. Historicamente, o termo *abortamento retido* era usado para descrever produtos mortos da concepção que ficavam retidos por dias, semanas ou mesmo meses no útero com o orifício cervical fechado. Essas mulheres geralmente tinham achados de gravidez inicial como amenorreia, náusea matinal, alterações mamárias e algum grau de crescimento uterino. Como a morte fetal suspeita não podia ser confirmada, a única opção era conduta expectante eventualmente ocorrendo abortamento espontâneo. E como não era possível determinar clinicamente o tempo de morte fetal, a duração da gestação e consequentemente a idade fetal, eram erroneamente calculadas com base na data da última menstruação. Para esclarecer essas disparidades, Streeter (1930) estudou os fetos abortados e observou que o intervalo médio entre morte e abortamento era de aproximadamente seis semanas.

A descrição histórica do quadro de abortamento retido deve ser contrastada com aquela atualmente definida com o uso dos ensaios hormonais – particularmente β-hCG – combinado com USTV (Fig. 6-4). Há confirmação rápida de morte fetal ou embrionária – mesmo nas gestações iniciais – e muitas mulheres optam por evacuação uterina quando o diagnóstico é confirmado. Muitos classificam esse quadro como abortamento retido, embora o termo seja usado alternadamente com *perda prematura de gravidez*.

Abortamento séptico

Infecções graves e óbitos maternos associados a abortamentos sépticos criminosos tornaram-se raros nos EUA, desde a legalização dos abortamentos neste país. Ainda assim, as mulheres com ameaça de abortamento ou abortamento incompleto podem evoluir com infecção e sepse. O abortamento eletivo, seja cirúrgico ou clínico, ocasionalmente se complica com infecções graves e fatais (Barrett, 2002; Ho, 2009). As bactérias que colonizam os produtos da concepção mortos iniciam a infecção materna pelo útero com possibilidade de se estender, causando parametrite, peritonite, septicemia e endocardite (Vartian, 1991). São particularmente preocupantes as infecções necrosantes graves com síndrome de choque séptico causadas por estreptococos do grupo A (Daif, 2009).

O tratamento do abortamento infectado ou da sepse pós-abortamento inclui a administração imediata de antibióticos de amplo espectro, e os esquemas adequados podem ser encontrados na Tabela 3-31 (p. 103). Para as mulheres com abortamento incompleto séptico ou para aquelas com fragmentos retidos, há indicação de antibioticoterapia intravenosa imediata seguida de esvaziamento uterino. Na presença de sepse grave, é possível haver o desenvolvimento da síndrome respiratória aguda ou coagulopatia intravascular disseminada, e os cuidados de suporte são essenciais.

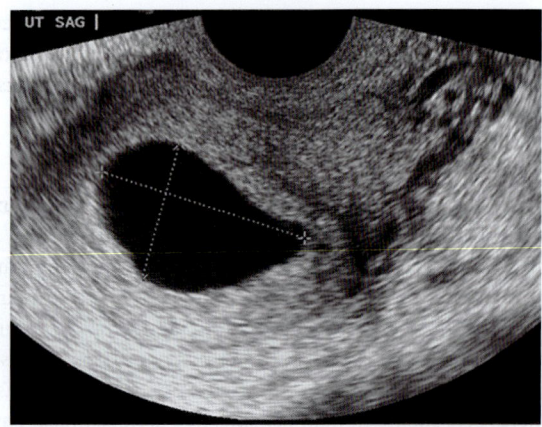

FIGURA 6-4 Ultrassonografia transvaginal revelando gestação anembrionária. (*Fotografia cortesia da Dra. Elysia Moschos.*)

Nos últimos anos, foram descritas infecções raras mas graves após abortamentos clínicos causadas por organismos normalmente de baixa virulência. O CDC (2005) relatou quatro óbitos associados a abortamentos clínicos relacionados com síndrome do choque tóxico produzida por infecção por *Clostridium sordellii*. Essas infecções, assim como outras similares causadas por *Clostridium perfringens*, apresentam manifestações clínicas que se iniciam poucos dias após abortamento espontâneo ou induzido. A marca registrada dessas infecções é que as mulheres se apresentam apiréticas quando examinadas pela primeira vez com lesão endotelial grave, edema capilar, hemoconcentração, hipotensão e leucocitose intensa (Cohen, 2007; Fisher, 2005; Ho, 2009). Estima-se que as mortes maternas por sepse causada por essas espécies de clostrídeo representem 0,58 por cem mil abortamentos médicos (Meites, 2010).

Recomenda-se antibioticoterapia profilática após condução cirúrgica ou clínica de abortamento espontâneo ou induzido. O American College of Obstetricians and Gynecologists (2009b) recomenda o uso de doxiciclina, 100 mg por via oral uma hora antes e 200 mg via oral após a evacuação cirúrgica do útero. Em nossa instituição, as pacientes são tratadas com doxiciclina, 100 mg por via oral duas vezes ao dia por 10 dias. Nas clínicas Planned Parenthood, para abortamentos clínicos, administra-se doxiciclina por via oral, 100 mg por dia durante sete dias com início junto com o abortivo (Fjerstad, 2009b).

■ Manejo do abortamento espontâneo

Como a morte do concepto é facilmente confirmada com a ultrassonografia, o manejo dos casos pode ser individualizado. De forma geral, qualquer uma das condutas – expectante, medicamentosa e cirúrgica – é razoável, exceto se houver infecção ou sangramento excessivo. Os resultados da conduta expectante para mulheres com suspeita de abortamento de primeiro trimestre foram relatados por Luise (2002). Das quase 1.100 pacientes estudadas, 81% tiveram resolução espontânea da gravidez. O principal problema da conduta expectante, compartilhado pela intervenção medicamentosa, é sua associação com sangramento imprevisível. Assim, algumas dessas mulheres subsequentemente necessitaram de curetagem que, frequentemente, não é agendada. Finalmente, embora o tratamento cirúrgico seja definitivo e previsível, é invasivo e desnecessário para algumas mulheres.

Foram realizados alguns ensaios randomizados comparando esses métodos de acompanhamento. Tais estudos foram revisados por Neilson (2010). O principal problema citado foi que as comparações entre os estudos não foram totalmente precisas em razão de diferentes critérios de inclusão e técnicas empregadas. Por exemplo, nos estudos que incluíram mulheres com sangramento vaginal, houve destaque para o sucesso da conduta medicamentosa em comparação com os estudos que excluíram essas pacientes (Creinin, 2006). Tendo em mente essas advertências, os ensaios selecionados publicados desde 2005 estão listados na Tabela 6-3. Esses ensaios permitem algumas generalizações. Primeira, o sucesso depende do tipo de perda precoce de gravidez, ou seja, incompleta *versus* abortamento retido. Segunda, a conduta expectante para os casos de abortamento incompleto tem taxa de insucesso chegando a 50%. O manejo medicamentoso com a prostaglandina E1 (PGE1) tem resultados que variam em função de dose, via de administração e forma de apresentação – comprimidos, gel – com diversas taxas de insucesso variando entre 5 e 40%. Finalmente, a curetagem resulta em resolução rápida com sucesso em 95 a 100% dos casos.

Uma consideração importante foi abordada por Smith (2009), que demonstrou que as taxas de gestações subsequentes não se alteram com a opção de conduta. Assim, qualquer uma das opções de conduta pode ser escolhida pela paciente e seu ginecologista com a advertência de que há indicação de intervenção clínica ou cirúrgica imediata quando houver hemorragia ou infecção perigosas. Dalton (2010) obteve evidências de que treinamento específico e medidas educacionais aumentam a utilização de procedimentos realizados em consultório nesses casos.

ABORTAMENTO RECORRENTE

Entre os termos usados para descrever os casos com perdas sucessivas de gravidez no primeiro trimestre estão *abortamento recorrente*, *abortamento espontâneo recorrente* e *perda recorrente de gravidez*. O termo *abortamento habitual* foi utilizado no passado, mas é evitado atualmente. Provavelmente 1 a 2% dos casais férteis vivem a experiência de abortos recorrentes, classicamente definidos pela perda sucessiva de três ou mais gestações com ≤ 20 semanas ou com peso fetal < 500 gramas. A maioria das pacientes com abortamento de primeiro trimestre apresenta morte fetal ou embrionária precoce. Abortamentos anembrionários recorrentes ou perdas consecutivas após 14 semanas são muito menos frequentes.

Como as definições foram alteradas, é difícil comparar estudos. A terminologia difere muito com respeito a número de abortamentos; se os abortamentos são consecutivos ou intercalados por gestações viáveis e se as gestações foram comprovadas com exame de β-hCG, exame ultrassonográfico e/ou exame patológico. Além disso, alguns estudos incluíram pacientes com apenas dois e não três perdas consecutivas, enquanto outros incluíram pacientes com três perdas consecutivas.

Os abortamentos recorrentes devem ser distinguidos das perdas esporádicas de gravidez que implicam gestação inter-

TABELA 6-3 Estudos randomizados controlados avaliando o manejo de pacientes com abortamento de primeiro trimestre

Estudo	Critérios de inclusão	Nº	Braços de tratamento	Resultados
Blohm (2005)	"Sinais de abortamento"	126	(1) Placebo (2) PGE$_1$, 400 µg por via vaginal	54% concluídos em 7 dias 81% concluídos em 7 dias necessária mais analgesia
Nguyen (2005)	AE incompleto	149	(1) PGE$_1$ 600 µg VO (2) PGE$_1$ 600 µg VO inicialmente e após 4 h	60% concluídos em 3 dias 95% em 7 dias; 3% com curetagem
Zhang (2005)	Falha na gravidez[a]	652	(1) PGE$_1$ 800 µg via vaginal (2) Aspiração a vácuo	71% concluídos em 3 dias 84% em 8 dias; 16% de insucesso 97% de sucesso; 3% insucesso
Trinder (2006) (ensaio MIST)	AE incompleto Aborto retido	1.200	(1) Expectante (2) PGE$_1$, 800 µg via vaginal ± 200 mg de mifepristona (3) Curetagem/sucção	50% curetagem 38% curetagem 5% curetagem repetida
Dao (2007)	AE incompleto	447	(1) PGE$_1$, 600 µg VO (2) Aspiração a vácuo	95% concluídos 100% concluídos
Shwekerela (2007)	AE incompleto	300	(1) PGE$_1$, 600 µg via oral (2) Aspiração a vácuo	99% concluídos 100% concluídos

AE = abortamento espontâneo; PGE$_1$ = prostaglandina E$_1$; VO = via oral.
[a] Inclui gestação anembrionária, morte de embrião ou feto, ou AE inevitável ou incompleto.

veniente viável com o nascimento de lactente normal. A este respeito, alguns pesquisadores fazem distinção entre *abortamento recorrente primário* – nenhuma gravidez bem-sucedida – e *abortamento recorrente secundário* – um ou mais nascidos vivos previamente. As mulheres com uma ou mais gestações intervenientes normais foram consideradas como portadoras de risco significativamente menor de abortamento recorrente. Entretanto, há relatos recentes que contradizem essa suposição.

Conforme mostra a Tabela 6-4, a taxa de sucesso para uma gestação subsequente reduz-se à medida que aumentam idade e número de perdas consecutivas, de dois até seis. A Tabela 6-5 apresenta as predições de perda recorrente de gravidez com nenhum até três abortamentos prévios. Em ambos os estudos, o risco de abortamento subsequente é semelhante após duas ou três gestações. Dados como esses levaram alguns autores a recomendar a investigação da paciente após dois abortamentos espontâneos em casais sem gestações normais prévias e após três abortamentos espontâneos nos casais com nascido vivo anterior (Harger, 1983; Poland, 1977).

A American Society of Reproductive Medicine (2008) propôs que se definisse como abortamentos espontâneos recorrentes os casos com duas ou mais gestações malsucedidas confirmadas por ultrassonografia ou por exame histopatológico. A sociedade também recomenda que cada perda deva ser considerada um estímulo à investigação complementar e que uma avaliação completa estaria indicada após três perdas. Outros fatores a serem considerados são idade materna e intervalo entre as gestações. A investigação e o tratamento devem ser iniciados precocemente nos casais com subfertilidade (Reddy, 2007). Esta conduta foi confirmada por um estudo recente com mais de mil mulheres no qual aquelas com duas gestações perdidas apresentaram prevalência de achados anormais nos exames similar ao daquelas com três ou mais perdas (Jaslow, 2010). Um dado significativo é que as chances de uma gestação bem-sucedida são superiores a 50% mesmo após cinco gestações perdidas em mulheres com menos de 45 anos (Brigham, 1999).

Etiologia

Das muitas causas supostas para abortamento recorrente de primeiro trimestre, talvez apenas três sejam amplamente aceitas: anomalias cromossomiais parentais, síndrome do anticorpo antifosfolipídeo e um subgrupo de anormalidades uterinas. Outras causas suspeitas, mas não comprovadas, seriam aloimunidade, endocrinopatias, infecções diversas e toxinas ambientais. Além disso, diversos polimorfismos na expressão de genes para

TABELA 6-4 Predição de taxa de sucesso de gestações subsequentes em função de idade e número de abortamentos espontâneos prévios em 325 mulheres com abortamento recorrente

Número de abortamentos prévios e idade (anos)	2	3	4	5
	Sucesso previsto para gestações subsequentes (em %)			
20	92	90	88	85
25	89	86	82	79
30	84	80	76	71
35	77	73	68	62
40+	69	64	58	52

Dados retirados de Brigham, 1999.

TABELA 6-5 Taxa prevista de abortamentos em mulheres escocesas nas gestações subsequentes em função de número de abortamentos espontâneos anteriores em mais de 150 mil casos de abortamento[a]

	Gestações anteriores perdidas			
	0	1	2	3
Gestações (n)	143.595	6.577	700	115
Risco de abortamento subsequente (%)	7	13,9	26,1	27,8

[a] Os abortamentos espontâneos não sucessivos demonstraram o mesmo padrão de risco dos sucessivos.
Dados de Bhattacharya, 2010.

inúmeros fatores hereditários provavelmente estão envolvidos. Eller e colaboradores (2011) descreveram polimorfismos que alteram a expressão do fator de crescimento do endotélio vascular A (VEGF-A) com maior frequência em mulheres com abortamentos recorrentes. Em outra pesquisa, verificou-se que as mulheres com aumento da agregação plaquetária tiveram maior probabilidade de ter perdas recorrentes (Flood, 2010). O tipo específico de resposta imune Th1 e Th2 também foi implicado (Calleja-Agius, 2011). Esses são apenas alguns exemplos de pesquisa genética com chances de identificar diversas causas hereditárias de abortamento recorrente de primeiro trimestre.

Até há poucos anos, acreditava-se que uma variedade de trombofilias causasse abortamento recorrente. Contudo, após alguns ensaios de grande porte, parece que tais trombofilias não estão associadas a aumento significativo no risco de perda de gravidez, incluindo abortamento espontâneo.

O momento da perda é um indicativo para a etiologia. Fatores genéticos na maioria dos casos resultam em morte precoce do embrião, enquanto as anormalidades autoimunes ou anatômicas têm maior probabilidade de resultar em perdas no segundo trimestre (Schust, 2002). De acordo com Heuser (2010), para uma dada paciente com perda gestacional idiopática recorrente, perdas futuras tendem a ocorrer aproximadamente na mesma idade gestacional.

Embora muitas causas de abortamento recorrente coincidam com aquelas dos abortamentos esporádicos, a incidência relativa é diferente comparando-se as duas categorias. Por exemplo, as perdas de primeiro trimestre em casos de abortamento recorrente apresentam incidência significativamente menor de anormalidades genéticas em comparação com as perdas esporádicas. Em uma série publicada, os produtos da concepção apresentaram cariótipo normal em 50% dos abortos recorrentes, mas apenas em 25% das perdas esporádicas (Sullivan, 2004).

Anormalidades cromossômicas parentais

Embora as anormalidades cromossômicas sejam responsáveis por apenas 2 a 4% das perdas recorrentes, a avaliação do cariótipo de ambos os pais é considerada pela maioria dos autores como parte essencial da investigação (American College of Obstetricians and Gynecologists, 2008). Isto posto, os resultados de um ensaio recentemente realizado no Reino Unido levantaram dúvidas acerca da relação custo/efetividade dessa prática (Barber, 2010).

Em uma revisão de 79 trabalhos realizada há mais de 25 anos foram incluídos dados de 8 mil casais com dois ou mais abortamentos (Tharapel, 1985). Foram detectadas anomalias estruturais de cromossomos em 3% – uma incidência cinco vezes maior do que aquela observada na população geral. As translocações recíprocas balanceadas representaram 50% das anormalidades identificadas; as translocações de Robertson, 24% e mosaicismos no cromossomo X, como 47,XXY – *síndrome de Klinefelter* – 12%. As inversões e outras anomalias diversas formaram o restante. As mulheres têm o dobro de probabilidade de serem portadoras de anomalia citogenética. A probabilidade de anormalidade cariotípica não é diferente quando se comparam perdas gestacionais consecutivas e não consecutivas (van den Boogaard, 2010).

As translocações balanceadas representam a anormalidade estrutural cromossomial mais comum e produz vários resultados genéticos possíveis. Tais resultados estão representados na Figura 6-5, e os cariótipos podem ser normais, a mesma translocação balanceada ou uma translocação não balanceada. Os descendentes que herdarem a translocação balanceada provavelmente apresentarão abortamentos recorrentes. O concepto resultante de translocação não balanceada sofrerá abortamento espontâneo ou se desenvolverá em feto anômalo frequentemente natimorto. Assim, o histórico de morte fetal no segundo trimestre de gestação ou de anomalia fetal deve levantar a suspeita de padrão cromossômico anormal presente em um dos pais.

Embora nesses casos a relação custo/efetividade para cariotipagem não seja universalmente aceita, alguns autores estão preconizando o uso de técnicas genéticas ainda mais complexas e dispendiosas para investigar esses casais. Entre essas técnicas estão hibridização genômica e tecnologia *microarray*, capazes de detectar alterações cromossomiais além do limiar de sensibilidade dos testes citogenéticos convencionais (Rajcan-Separovic, 2010). Até o momento, concorda-se com a recomendação do American College of Obstetricians and Gynecologists (2008) de que os casos de abortamento recorrente devem ser investigados com cariotipagem-padrão dos pais e que avaliações cromossomiais mais detalhadas devam se manter no ambiente das pesquisas.

Rastreamento dos produtos da concepção

Alguns autores recomendam que o tecido fetal seja rotineiramente analisado para detecção de anormalidade cromossômica após um segundo abortamento consecutivo (Stephenson, 2006). Uma razão citada é que a presença de cariótipo anormal sugere abortamento esporádico e, portanto, não prognostica aumento de risco de abortamento em gestações subsequentes. Por outro lado, um abortamento com cariótipo normal sugere uma causa alternativa e implica necessidade de avaliação inicial.

Os autores que se opõem à análise rotineira citam o custo elevado e a possibilidade de resultados enganosos. Isto é particularmente verdadeiro quando as células anormais são derivadas de uma gravidez com mosaicismo placentário. Além disso, a detecção de um cariótipo 46,XX pode refletir apenas contaminação com tecidos maternos.

Em resumo, a cariotipagem dos produtos da concepção pode não refletir com precisão o cariótipo fetal. Em razão dos custos elevados e da qualidade da informação fornecida, não se recomenda essa conduta.

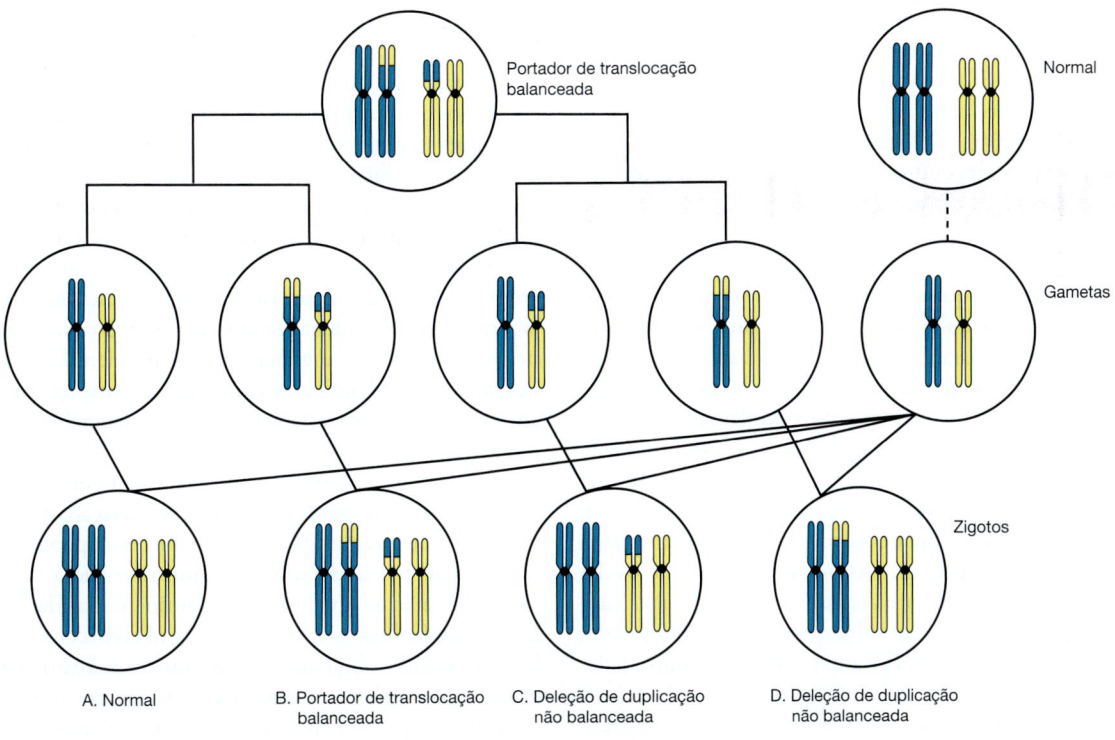

FIGURA 6-5 Gametas produzidos por portador de translocação balanceada. (*Segundo Cunningham, 2010c.*)

Teste de DNA dos espermatozoides

Tem-se dado atenção crescente à possibilidade de danos ao DNA do espermatozoide e à presença de espécies reativas de oxigênio como causa de infertilidade. Essas possibilidades serão discutidas em detalhes no Capítulo 19 (p. 524). Parece razoável predizer que tais anormalidades também possam contribuir para abortamentos espontâneos recorrentes. Carrell e colaboradores (2003) relataram taxa significativamente mais alta de aneuploidia e de apoptose em espermatozoides do parceiro de mulheres com abortamentos recorrentes sem explicação. Outras pesquisas não confirmaram esse achado (Bellver, 2010b). Os ensaios para avaliação da integridade do DNA atualmente não foram incorporados à rotina da investigação de abortamento.

Tratamento

Após aconselhamento genético completo, os casos de casais com cariótipo anormal geralmente podem ser conduzidos com fertilização *in vitro* seguida por diagnóstico genético pré-implantação (DGP). Essas técnicas serão descritas em detalhes no Capítulo 20 (p. 548). Em um estudo retrospectivo com casais sabidamente com translocações, concluiu-se que o DGP aumenta a taxa de gestações bem-sucedidas e reduz o período até a concepção (Fischer, 2010). Mesmo assim, o prognóstico geralmente é bom, sem necessidade de intervenção para casais com translocação balanceada. Franssen e colaboradores (2006) compararam duas coortes de casais com no mínimo dois abortamentos. Houve 278 casais com translocação balanceada e 427 não portadores. Em ambos os grupos, 85% dos casais tiveram uma criança saudável, embora o risco de abortamento fosse maior nos casais portadores.

Alguns autores recomendaram a realização de rastreamento com DGP mesmo em casais com cariótipo normal que tenham tido abortamentos espontâneos recorrentes idiopáticos. Isto porque há maior incidência de aneuploidia em embriões de mulheres com história de abortamento recorrente em comparação com os controles. Entretanto, os resultados obtidos em um grande estudo de coorte não deram suporte a esta prática (Platteau, 2005). Atualmente, a American Society for Reproductive Medicine (2008) não recomenda DGP em casais que tenham análise cromossomial normal.

Fatores anatômicos

Diversas anormalidades uterinas foram associadas a desfechos reprodutivos adversos. Embora tais anormalidades geralmente não afetem a fertilidade, algumas podem causar abortamento recorrente e complicações tardias da gravidez (Reischman, 2010). De acordo com Devi Wold e colaboradores (2006), 15% das mulheres com três ou mais abortamentos consecutivos serão diagnosticadas como portadoras de anormalidade uterina adquirida ou congênita.

Anormalidades adquiridas

Causas uterinas. Observa-se aumento nas perdas de gestação com algumas anormalidades uterinas adquiridas, inclusive sinéquia intrauterina, leiomioma e pólipos endometriais. Destas, as *sinéquias uterinas* – coletivamente conhecidas como *síndrome de Asherman* –, geralmente são causadas pela destruição de grandes áreas de endométrio por curetagem ou procedimentos de ablação. O diagnóstico é feito por histerossalpingografia ou ultrassonografia com infusão de solução salina (Fig. 2-20, p. 45 e Fig. 19-6, p. 517). Katz e colaboradores (1996) revisaram os casos de 90 pacientes com sinéquias uterinas com dois ou mais abortamentos prévios. Os autores relataram que a lise de sinéquias reduziu a taxa de abortamento de 79% para 22% e o índice de gestações bem-sucedidas aumentou de 18% para 69%. Outros ensaios tiveram resultados semelhantes, sendo que o prognóstico foi correlacionado com a gravidade do problema (Al-Inany, 2001; Goldenberg, 1995). A lise guiada por histeroscopia mostrou-se superior à curetagem, conforme discutido na Seção 42-21 do atlas (p. 1.178).

Encontram-se leiomiomas uterinos em grande porcentagem de mulheres adultas, com capacidade de causar abortamento, especialmente quando localizados próximo do local de implantação da placenta. É interessante ressaltar que, embora os leiomiomas intramurais possam alterar o padrão de expressão de diversos genes endometriais, eles não afetam a expressão de genes sabidamente envolvidos com a implantação (Horcajadas, 2008). O senso comum sugere que os leiomiomas submucosos produzem mais efeitos deletérios do que os intramurais, assim como os maiores em comparação com os menores. Entretanto, não há dados conclusivos. Em um trabalho com mulheres submetidas à fertilização *in vitro*, os resultados das gestações foram adversamente afetados por leiomiomas submucosos, mas não por aqueles subserosos ou intramurais com menos de 5 a 7 cm (Jun, 2001; Ramzy, 1998). Por outro lado, em uma metanálise observou-se aumento nos resultados adversos de gestações – incluindo abortamento – após fertilização *in vitro* em pacientes com mioma intramural sem distorção da cavidade uterina (Sunkara, 2010).

Atualmente, a maioria dos autores concorda que se deve considerar a hipótese de excisão dos leiomiomas submucosos e intracavitários nas mulheres com abortamentos recorrentes, conforme discutiremos no Capítulo 9 (p. 251). Ironicamente, Homer e Saridogan (2010) revisaram os resultados de 227 mulheres após embolização de artéria uterina para tratamento desses tumores e concluíram que o risco de abortamento foi *aumentado*.

Incompetência istmocervical. A *incompetência do colo uterino* é um problema obstétrico específico que não causa abortamento de primeiro trimestre, mas está associado a aumento do risco de perda de segundo trimestre. Geralmente se manifesta na forma de nasamento após dilatação indolor do colo uterino após 16 a 18 semanas de gestação. A insuficiência do colo uterino pode ocorrer seguindo-se a trauma cirúrgico ou de parto e também foi associada a defeitos moleculares na síntese do colágeno (Dukhony, 2009). A incompetência do colo uterino com frequência é tratada com cirurgia por meio de cerclagem. Os leitores interessados devem consultar o Capítulo 9 do livro *Obstetrícia de Williams*, 23ª edição (Cunningham, 2010a).

Malformações

É relativamente comum a ocorrência de anormalidade na formação ou fusão do ducto mülleriano resultando em anomalias uterinas. Dependendo de suas variações anatômicas, algumas dessas anomalias podem implicar aumento no risco de abortamento precoce, enquanto outras podem causar morte fetal tardia ou parto pré-termo. Os úteros, bicorno, unicorno e septado, estão associados a aumento no número de abortamentos de primeiro e segundo trimestres e de partos pré-termo (American College os Obstetricians and Gynecologists, 2008; Reischman, 2010).

As prevalências citadas para anomalias müllerianas variam amplamente nas populações gerais assim como nas mulheres com abortamento recorrente. Provavelmente isto ocorre em razão de diferenças na extensão das investigações e nos critérios estabelecidos para definir normalidade. Nahum (1998) revisou 47 artigos com mais de 573 mil mulheres rastreadas para malformações uterinas müllerianas. A incidência observada foi de 1 a cada 600 mulheres férteis e 1 em cada 30 inférteis, para uma incidência global de 1 em 200. A distribuição das anomalias e as taxas de abortamento associadas são apresentadas na Tabela 6-6.

As anomalias do desenvolvimento uterino são mais comuns em mulheres que tenham tido perdas de gestação. Salim e colaboradores (2003) descreveram quase 2.500 casos de pacientes por meio de ultrassonografia 3-D. Foram identificadas anomalias em 24% das mulheres com abortamento recorrente, mas em apenas 5% das controles. Em uma metanálise dos artigos publicados entre 1950 e 2007, Saravelos e colaboradores (2008) concluíram que as anomalias uterinas estão presentes em 17% das pacientes com perda recorrente de gestação, em 7,3% das mulheres inférteis e em 6,7% das mulheres na população geral.

Tem-se mostrado difícil demonstrar que a correção da anomalia uterina melhora a evolução inicial das gestações (American College os Obstetricians and Gynecologists, 2008). Em um estudo observacional, foram revisados os resultados das gestações após metroplastia histeroscópica em 59 mulheres com útero septado e mais de dois abortamentos espontâneos prévios (Saygili-Yilmaz, 2003). A taxa de abortamento foi reduzida de 96% para 10% após a cirurgia, e as gestações a termo aumentaram de zero para 70%. Em outro artigo publicado pelo mesmo grupo, a ressecção histeroscópica teria reduzido a incidência de abortamento de 65% para 15% (Saygili-Yilmaz, 2002). Com base nesses artigos e considerando a relativa segurança do procedimento de correção cirúrgica, a maioria dos especialistas recomenda a ressecção histeroscópica do septo uterino em mulheres com abortamento recorrente, conforme descrição apresentada na Seção 42-19 (p. 1.174).

Por outro lado, o reparo cirúrgico do útero bicorno requer laparotomia e incisão por toda a espessura da parede uterina com risco subsequente de deiscência uterina (Fig. 18-19, p. 500). Nessas mulheres, a cirurgia geralmente não é recomendada, exceto naquelas com número muito alto de gestações perdidas. Para uma discussão complementar acerca de incidên-

TABELA 6-6 Prevalência estimada de algumas malformações uterinas congênitas e respectivas taxas de abortamento espontâneo

Anomalia uterina[a]	Proporção (%)	Taxa de AE (%)[b]
Bicorno	39	40 a 70
Septado ou bicorno	14 a 24	34 a 88
Didelfo	11	40
Arqueado	7	
Hipoplásico ou aplásico	4	

[a] Prevalência geral estimada 1:200 mulheres (Nahum, 1998).
[b] Incluindo perdas de primeiro e segundo trimestres.
Dados de Buttram, 1979; Nahum, 1998; Reddy, 2007; Valli, 2001.

cia, impacto clínico e tratamento das anormalidades anatômicas congênitas, consultar o Capítulo 18 (p. 481).

Fatores imunológicos

Muita atenção tem sido dada à importância do sistema imune na perda recorrente de gravidez. Yetman e Kutteh (1996) estimaram que 15% de mais de mil mulheres com abortamento recorrente apresentavam fatores imunológicos comprovados. Dois modelos fisiopatológicos primários são a *teoria autoimune*, imunidade contra si mesma, e a *teoria aloimune*, imunidade contra antígenos de terceiro.

Fatores autoimunes

Anticorpos antifosfolipídeos. Observou-se que os abortamentos são mais comuns em mulheres com lúpus eritematoso sistêmico (Clowse, 2008; Warren, 2004). Subsequentemente, verificou-se que muitas pacientes com lúpus apresentavam anticorpos antifosfolipídeos, – uma família de autoanticorpos direcionados contra proteínas plasmáticas ligantes de fosfolipídeos (Erkan, 2011). O American College of Obstetricians and Gynecologists (2011a) revisou os artigos disponíveis e concluiu que ocorrem testes positivos para anticorpos antifosfolipídeos em uma proporção maior de mulheres com abortamento espontâneo recorrente em comparação com as controles. Entre 5 e 15% das mulheres com recorrência de perda de gestação apresentam anticorpos clinicamente significativos, contra apenas 2 a 5% das gestantes controle (Branch, 2010).

Quando são encontrados anticorpos antifosfolipídeos em conjunto com alguns sinais e sintomas clínicos, o quadro é denominado *síndrome do anticorpo antifosfolipídeo* (SAF). Os critérios para o diagnóstico de SAF encontram-se na Tabela 6-7. Tais critérios foram revisados em 2006 por consenso internacional e adotados pelo American College of Obstetricians and Gynecologists (2011a). Os testes positivos devem ser repetidos com intervalo mínimo de 12 semanas com exigências estritas para metodologia e interpretação laboratoriais (Miyakis, 2006). Este é o único distúrbio autoimune definitivamente associado à perda de gestação. A SAF pode causar abortamento recorrente, mas a maioria dos casos ocorre após 10 semanas de gestação e estão comumente associados à morte fetal, parto pré-termo, pré-eclâmpsia de instalação prematura e restrição ao crescimento fetal por insuficiência e trombose placentárias (Clark, 2007a,b).

Os mecanismos por meio dos quais os anticorpos antifosfolipídeos produzem abortamento espontâneo não estão esclarecidos, mas podem ser divididos em três categorias – trombose, inflamação e placentação anormal (Meroni, 2010). Inicialmente, supôs-se que a *trombose* fosse causada por inibição da secreção de prostaciclina pelo endotélio vascular e estimulação da produção de tromboxano A pelas plaquetas. Tais ações resultariam em vasoconstrição e aumento da agregação plaquetária. Recentemente, propôs-se que os anticorpos antifosfolipídeos pudessem atuar sobre os trofoblastos e a superfície endotelial, inibindo a função da anexina A5, um anticoagulante natural que evita a ativação do fator X e da protrombina (Rand, 2010). Os anticorpos antifosfolipídeos talvez também ativem o complemento intensificando o estado de hipercoagulabilidade, levando a tromboses placentárias recorrentes. As *reações inflamatórias agudas locais* na interface materno-placentária talvez também sejam induzidas por anticorpos antifosfolipídeos. Finalmente, a *placentação* pode ser afetada diretamente por esses anticorpos por meio de prejuízo à expressão de integrinas e caderinas na decídua. Isto levaria à inibição da proliferação placentária e do desenvolvimento do sincício. Este mecanismo é particularmente interessante porque a invasão trofoblástica da decídua – e não a trombose placentária – é o sinal histológico mais comumente identificado nas perdas de gestação precoces relacionadas com SAF (Di Simone, 2007).

Outros autoanticorpos. Foram descritos outros anticorpos anti-idiotípicos (Bick, 2006). Sua dosagem é dispendiosa, frequentemente mal controlada e de relevância duvidosa na investigação dos casos com abortamento espontâneo recorrente. Do mesmo modo, os resultados são inconclusivos em relação ao teste para outros anticorpos, incluindo *fator reumatoide*, *anticorpos antinucleares* e *anticorpos antitireoidianos*. Esses anticorpos foram discutidos na pág. 173. Em mulheres com *doença celíaca*, uma doença autoimune causada por intolerância ao glúten, são encontrados diversos autoanticorpos, mas

TABELA 6-7 Critérios clínicos e laboratoriais para diagnóstico de síndrome do anticorpo antifosfolipídeo[a]

Critérios clínicos
Obstétricos:
    Uma ou mais morte fetal sem explicação de feto morfologicamente normal com 10 ou mais semanas de gestação
    ou
    Pré-eclâmpsia grave ou insuficiência placentária com necessidade de interrupção da gestação antes de 34 semanas
    ou
    Três ou mais abortamentos espontâneos consecutivos sem explicação antes de 10 semanas de gestação
Vasculares: Um ou mais episódios de trombose arterial, venosa ou de pequenos vasos em qualquer tecido ou órgão

Critérios laboratoriais[b] Presença de anticoagulante lúpico de acordo com as diretrizes da International Society on Thrombosis and Hemostasis *ou* Níveis séricos médios ou elevados de anticorpos IgG oi IgM anticardiolipina *ou* Anticorpos IgG ou IgM antiglicoproteína β2

[a] Para o diagnóstico, há necessidade de pelo menos um critério clínico e um laboratorial.
[b] Os testes devem ser positivos em duas ou mais ocasiões, com intervalo mínimo de 12 semanas.
IgG = imunoglobulina G; IgM = imunoglobulina M.
Modificada de Branch, 2010; Erkan, 2011; Miyakis, 2006.

sua significância como causa de abortamento não foi determinada. As pacientes com doença celíaca apresentam incidência aumentada de perda de gravidez assim como menarca tardia, menopausa precoce, infertilidade e restrição ao crescimento fetal (Soni, 2010). Finalmente, embora tenha sido relatado que um polimorfismo no *gene inibidor do ativador de plasminogênio tipo 1 (PAI-1)* predisponha a abortamento, outros artigos não confirmaram esta associação (Ciacci, 2009; Goodman, 2009).

Tratamento da síndrome do anticorpo antifosfolipídeo. Em razão das dificuldades na sua identificação, as diretrizes terapêuticas para a SAF em mulheres com abortamento recorrente mantiveram-se sem controle por muitos anos. Isto porque diversos esquemas de tratamento foram usados em trabalhos com critérios de inclusão variáveis, e em poucos foi incluído um grupo de controle com placebo. Diversos trabalhos compararam tratamentos com agentes únicos ou combinados utilizando heparina não fracionada, heparina de baixo peso molecular, ácido acetilsalicílico em dose baixa, glicocorticoides ou imunoglobulina IV (IGIV). Conforme enfatizado por Vranch e Khamashta (2003), os relatos discrepantes geraram confusão e as diretrizes terapêuticas são obscuras.

Muitos adotam diretrizes terapêuticas com base em indicações individuais. Por exemplo, em pacientes com SAF o tratamento durante a gravidez é muito influenciado pela ocorrência prévia comprovada de fenômeno tromboembólico. Outras indicações incluem SAF com antecedentes pessoais de abortamento recorrente, restrição ao crescimento fetal, morte fetal ou pré-eclâmpsia de instalação prematura, especialmente se acompanhados da síndrome HELLP (hemólise, elevação de enzimas hepáticas [*hemolysis, elevated liver enzimes levels*], contagem baixa de plaquetas, [*low platelet count*]) (Soh, 2010). Para uma discussão mais detalhada acerca da terapia anticoagulante profilática para complicações na fase tardia da gestação e no pós-parto, o leitor deve consultar o Capítulo 54 do *Obstetrícia de Williams*, 23ª edição (Cunninhgam, 2010b).

Em razão da escassez de ensaios controlados com placebo, tem-se dado atenção aos esquemas usando heparina e/ou ácido acetilsalicílico. Ziakas e colaboradores (2010) realizaram uma revisão sistemática com metanálise dos esquemas usados para tratamento de mulheres com SAF e perda fetal recorrente (Fig. 6-6). Os autores concluíram que a combinação de heparina não fracionada e dose baixa de ácido acetilsalicílico produziram benefícios significativos nos resultados das gestações de pacientes com perdas de primeiro trimestre. Não foram observados benefícios com as associações entre heparina de baixo peso molecular (HBPM) e ácido acetilsalicílico. Chegou-se a conclusões semelhantes em uma revisão Cochrane de 2009 (Empson, 2010). O uso de HBPM mais ácido acetilsalicílico é atraente quando se consideram facilidade de uso e melhor perfil de segurança. Entretanto, até que a questão esteja esclarecida recomenda-se o uso de heparina não fracionada. Talvez sua maior efetividade seja explicada pela inibição direta da ligação de anticorpo antifosfolipídeo, além dos seus efeitos anticoagulantes (Franklin, 2003).

Nosso protocolo para tratamento de pacientes com SAF e abortamento espontâneo recorrente é semelhante àquele recomendado pelo American College of Obstetricians and Gynecologists (2011a). Ácido acetilsalicílico – 81 mg por via oral diariamente – administrado junto com heparina não fracionada – 5.000 a 10.000 unidades por via subcutânea diariamente. O tratamento é iniciado assim que a gravidez é confirmada, e é mantido até o parto. A extensão do tratamento por seis semanas após o parto é, em geral, recomendada para aquelas com antecedentes de episódio tromboembólico.

Fatores aloimunes

Uma teoria atual e atraente sugere que a gravidez normal requer a expressão de fatores de bloqueio que evitariam a rejeição materna de antígenos fetais estranhos, de origem paterna. A gestante aparentemente não produz esses fatores de bloqueio quando compartilha antígenos de leucócitos humanos (HLAs, de *Human Leukocyte Antigens*) com o pai da criança. Outros

Tipo de heparina, trabalho (ano)	Ácido acetilsalicílico + hep	Apenas ácido acetilsalicílico	Razão de probabilidade	Razão de probabilidade IC de 95%
Não fracionada				
Goel (2006)	4/33	13/39	0,28	
Kutteh (1996)	5/25	14/25	0,20	
Rai (1997)	11/45	24/45	0,28	
Subtotal			0,26 (0,14; 0,48)	
HBPM				
Farquharson (2002)	9/51	12/47	0,63	
Laskin (2009)	7/45	8/43	0,81	
Subtotal			0,7 (0,34; 1,45)	
Todas as heparinas	199	199	0,39 (0,24; 0,65)	

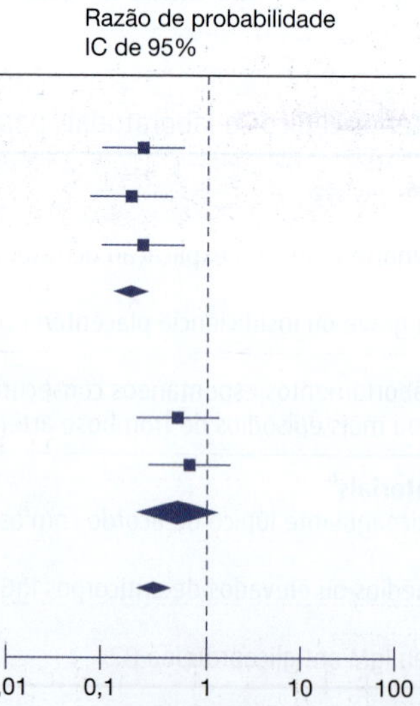

FIGURA 6-6 Resultados obtidos com heparina e ácido acetilsalicílico administradas isoladamente ou em combinação para prevenção do abortamento espontâneo de primeiro trimestre em mulheres com síndrome do anticorpo antifosfolipídeo. IC = intervalo de confiança; Hep = heparina. (*Dados obtidos nos trabalhos citados e na compilação de Ziakas, 2010.*)

distúrbios aloimunes postulados como causadores de abortamento recorrente incluem alteração na atividade da célula matadora natural (NK, de *natural killer*) e aumento de anticorpos linfocitotóxicos. Berger e colaboradores (2010) observaram que as mulheres com haplótipos causados por diversas mutações do gene *HLA-G* tinham maior tendência a abortamento recorrente do que aquelas com haplótipos normais.

Vários testes e opções de tratamento foram desenvolvidos para abordar esse problema. Nenhum foi submetido a uma análise rigorosa, e concorda-se com Reddy (2007) que devam ser considerados em fase experimental. Entre os tratamentos propostos estão imunização materna com leucócitos paternos ou de terceiros e IGIV na tentativa de corrigir a resposta desregulada a antígenos fetais. Três ensaios clínicos randomizados não demonstraram qualquer benefício com o uso de IGIV ou placebo em pacientes com abortamento idiopático (Stephenson, 2010). A American Society for Reproductive Medicine (2006) concluiu que o tratamento com IGIV não foi efetivo para abortamento recorrente. As revisões também chegaram a mesma conclusão (Ata, 2011; Porter, 2006). Considerando que esses tratamentos não foram adequadamente testados e que são potencialmente danosos, concorda-se com Scott (2003) e outros que no momento não se pode recomendar a imunoterapia.

Tratamento empírico para abortamento recorrente sem explicação

Os pesquisadores que conduziram alguns dos primeiros estudos observacionais descreveram similaridades entre mulheres com abortamento recorrente evidentemente associado a anticorpos antifosfolipídeos e trombofilias e mulheres que tinham perda de gestação sem explicação. Em razão disso, passou-se a indicar terapia empírica com heparina ou ácido acetilsalicílico, isoladas ou em combinação. Os ensaios desenhados para avaliar esses esquemas foram inconclusivos em razão de números insuficientes (Dolitzky, 2006; Kaandorp, 2009; Rodger, 2008). Subsequentemente, Kaandorp e colaboradores (2010) realizaram um ensaio randomizado que incluiu 364 holandesas com no mínimo dois abortamentos sem explicação. Entre os critérios de inclusão estavam cariótipo normal, nenhuma malformação uterina à ultrassonografia pélvica, nenhuma evidência de síndrome do anticorpo antifosfolipídeo e feto vivo comprovado por ultrassonografia no início da gestação de seis semanas. As mulheres foram randomicamente distribuídas para serem tradas com a heparina de baixo peso molecular, nadroparina, em conjunto com 80 mg de ácido acetilsalicílico; somente ácido acetilsalicílico ou placebo. Conforme mostra a Tabela 6-8, aproximadamente 65% de toda a coorte deu à luz um nascido vivo. É importante ressaltar que não houve diferenças significativas nos resultados perinatais pertinentes – incluindo abortamentos espontâneos – entre os três grupos. Esses resultados evidentemente argumentam contrariamente ao uso desses tratamentos empíricos para pacientes com perda de gravidez sem explicação.

Fatores endocrinológicos

Estudos de avaliação da relação entre abortamento recorrente e diversas anormalidades endocrinológicas são inconsistentes e, de modo geral, não têm expressão (American College of Obstetricians and Gynecologists, 2008). De acordo com Arredondo e Noble (2006), 8 a 12% dos abortamentos recorrentes são resultantes dos fatores endócrinos discutidos nas seções que se seguem.

Defeito de fase lútea (DFL)

O desenvolvimento inadequado do endométrio no momento da implantação é denominado *defeito de fase lútea (DFL)*. Há controvérsias se poderia ser causa de abortamento (Bukulmez, 2004). O DFL geralmente é atribuído à secreção insuficiente de progesterona pelo corpo lúteo. Isto talvez seja causado por disfunção endócrina que impede a foliculogênese normal e a função lútea. Esses distúrbios incluem hiperprolactinemia, distúrbios tireoidianos e síndrome do ovário policístico.

TABELA 6-8 Resultados em gestantes selecionadas obtidos em ensaio randomizado para avaliar três esquemas para tratamento de abortamento recorrente[a]

Resultado	Resultados do esquema de tratamento (%)			
	Heparina + ácido acetilsalicílico (n = 123)	Ácido acetilsalicílico (n = 120)	Placebo (n = 121)	Valor *p*
Gestação concluída	79	83	85	NI
Nascido vivo	69	62	67	0,52
Abortamento	22	31	26	0,29
Pré-eclâmpsia	2,9	1,6	1,4	0,84
PN < 10º percentil	8,7	11,5	7,17	0,69
Parto prematuro	10,1	1,6	4,3	0,11
Malformação congênita	4,3	8,2	2,9	0,39

[a] Pais com cariótipo normal, e as mulheres incluídas não apresentavam malformações uterinas à ultrassonografia, foram testadas negativas para anticorpos antifosfolipídeo e a ultrassonografia com início na 6ª semana de gestação comprovou a presença de feto vivo. Não foram identificadas diferenças entre os três grupos quando estratificados para ≥ 24 sem a < 28 sem, ≥ 28 sem a < 32 sem e ≥ 32 sem a < 37 sem.
PN = peso ao nascer; NI = não informado.
Dados de Kaandorp, 2010.

O exame padrão-ouro para diagnóstico de DFL é a avaliação histológica de amostra de endométrio coletada no meio da fase lútea. O DFL é diagnosticado quando há atrasos de pelo menos dois dias na datação histológica do endométrio em relação à data da menstruação. O diagnóstico formal também requer duas biópsias fora de fase. No entanto, essa avaliação é invasiva e dificultada por grande variabilidade de interpretação inter e intraobservador. Recentemente, pesquisadores começaram a caracterizar marcadores endometriais que são expressos no período peri-implantação. Um desses marcadores que tem sido objeto de estudo é a integrina $\alpha v \beta 3$. Atualmente, ainda não está provada a utilidade clínica de exames com base nessa proteína e em outros marcadores.

Alguns autores sugerem que o DFL possa ser diagnosticado quando a dosagem da progesterona sérica no meio da fase lútea for ≤ 10 ng/mL. Isto é improvável. Primeiro, as concentrações séricas de progesterona são altamente variáveis nas gestações normais. Segundo, é possível que a deficiência na produção de progesterona seja mais consequência do que causa da falência da gestação inicial (Salem, 1984). Além disso, até 50% das mulheres com DFL histologicamente comprovada apresentam progesterona sérica normal. No início da gravidez, a progesterona é secretada pelo corpo lúteo e pelo trofoblasto, o que complica a interpretação dos resultados. Finalmente, em diversos trabalhos publicados observou-se que as dosagens séricas de progesterona não apresentam correlação próxima com outros marcadores da função endometrial (Branch, 2010). É possível que a determinação da concentração de progesterona no tecido endometrial favoreça a pesquisa de DFL. Contudo, no momento, tal determinação não se encontra facilmente disponível.

O tratamento para um presumido DFL tem incluído suplemento de progesterona, administração de hCG para melhorar a função do corpo lúteo ou indução da ovulação com agentes, como o citrato de clomifeno, para gerar corpos lúteos adicionais. Após a revisão que fizeram, Haas e Ramsey (2008) concluíram que o tratamento com progesterona nas fases inicial e intermediária da gestação não reduz o risco de abortamento. O diagnóstico e o tratamento da DFL evidentemente requerem investigação mais rigorosa (American College of Obstetricians and Gynecologists, 2008). Embora a reposição de progesterona seja controversa para tratamento de DFL, sua indicação é inequívoca até 8 a 10 semanas nas pacientes com remoção cirúrgica do corpo lúteo, como ocorre para tratamento de tumor ovariano (p. 173).

Síndrome do ovário policístico (SOP)

Em geral considera-se que as mulheres com ovários policísticos teriam maior risco de abortamento. Contudo, esta associação foi recentemente questionada. Não há dados confiáveis sobre a frequência relativa de SOP em mulheres com abortamento recorrente em comparação com mulheres normais. Em um trabalho com pacientes com abortamento recorrente, 8 a 10% foram identificadas como portadoras de SOP com base nos critérios de Rotterdam (Cap. 17, p. 460). Esta frequência de SOP é semelhante àquela encontrada na população adulta feminina em geral (Cocksedge, 2009).

Foram propostos diversos mecanismos para explicar o risco potencial relacionando SOP e abortamento. As explicações atuais estão centradas nos efeitos sobre a função ovariana produzidos pelos níveis séricos aumentados de hormônio luteinizante (LH), androgênios ou insulina, encontrados com a SOP. O excesso de LH pode promover infertilidade por vários mecanismos. Por exemplo, é possível que receptores endometriais de LH sejam sobre-estimulados pelos níveis séricos aumentados de LH e prejudiquem diretamente a implantação. Outra possibilidade seria que níveis cronicamente elevados de LH afetassem adversamente o desenvolvimento do oócito (Homburg, 1998; Watson, 1993). Um terceiro mecanismo tem como base as observações de que o LH induz níveis de androgênio intraovariano, reconhecidos como causadores da atresia folicular e de desenvolvimento insatisfatório do oócito (Stanger, 1985; Tulppala, 1993). Assim, se concentrações séricas elevadas de LH de fato causarem abortamento, então sua inibição com gonadotrofina, durante um ciclo de ovulação induzida, poderia reduzir o risco de abortamento. Contudo, essa abordagem não melhorou os resultados das gestações em um estudo controlado realizado por Clifford (1996).

Os dados relacionando hiperinsulinemia com perda da gravidez são mais convincentes. A insulina modula as ações do fator de crescimento semelhante à insulina no ovário e, com isso, afeta a função ovariana. Em um estudo retrospectivo, foram comparados os resultados das gestações em mulheres com SOP antes e após tratamento com metrormina (Glueck, 2002). A metformina reduz a produção hepática de glicose e aumenta a sensibilidade à insulina e, consequentemente, reduz os níveis de insulina. Esses pesquisadores relataram que as taxas de abortamento foram reduzidas de 62 para 26% quando o tratamento com metformina foi iniciado antes ou durante a gravidez. Em um pequeno estudo de caso-controle com 137 mulheres inférteis, o tratamento com metformina durante a gestação resultou em redução do risco de abortamento (Nawaz, 2010). Por outro lado, contudo, em uma revisão sistemática dos ensaios randomizados e controlados publicados, não se encontrou redução no risco de abortamento com o tratamento com metformina (Palomba, 2009). No momento, não se recomenda o tratamento rotineiro com metformina para mulheres com SOP apenas para evitar perda de gestação, particularmente na ausência de resistência à insulina.

Diabetes melito

As taxas de abortamento espontâneo e de malformação congênita maior são mais elevadas nas mulheres com diabetes insulino-dependente (Greene, 1999). Esses riscos estão evidentemente relacionados com o grau de controle metabólico na fase de concepção e no início da gravidez. É importante ressaltar que esse risco é substancialmente reduzido com controle metabólico ideal. De fato, Mills e colaboradores (1988) observaram que a taxa de abortamento nas mulheres com controle excelente é semelhante à das não diabéticas. Embora o diabetes melito seja, *per se*, uma causa reconhecida de abortamento recorrente, é possível que as diabéticas com abortamento recorrente tenham também níveis de resistência à insulina maiores do que as diabéticas sem abortamentos (Craig, 2002). As causas podem ser semelhantes àquelas anteriormente discutidas para mulheres com síndrome do ovário policístico.

Hipotireoidismo

Conforme discutido na Pág. 173, os distúrbios autoimunes da tireoide são comuns em mulheres jovens. Em alguns deles, os anticorpos antitireoidianos estão associados a hipotireoidismo. Mas em muitos casos, sua presença indica insuficiência tireoidiana futura. Tanto a deficiência grave de iodo quanto o hipotireoidismo franco causam subfertilidade e aumento do risco de abortamento, mas os efeitos do hipotireoidismo subclínico não estão esclarecidos. A relação entre deficiência de hormônio da tireoide e abortamento recorrente não foi estudada (Abramson, 2001; Rusworth, 2000). Embora haja indicação de realizar testes de função tireoidiana em mulheres sintomáticas, o rastreamento rotineiro de todas as mulheres com abortamento recorrente é controverso (American College of Obstetricians and Gynecologists 2008).

Infecções

Conforme discutido na página 172, muito poucas infecções estão realmente associadas à perda precoce da gravidez. É ainda menos provável que infecções possam causar abortamento recorrente, considerando que a maioria é esporádica ou estimulam a produção de anticorpos protetores pela mãe. Não se recomenda rastreamento rotineiro para infecção em mulheres assintomáticas ou tratamento empírico com antimicrobianos (Branch, 2010).

■ Avaliação e tratamento

Na Tabela 6-9 encontram-se algumas considerações acerca de avaliação e conduta de mulheres com abortamento recorrente. Período e extensão da avaliação devem ter como base idade materna, coexistência de infertilidade, sintomas e nível de ansiedade da paciente. Do ponto de vista aqui apresentado, após anamnese e exame clínico completos, são poucos os testes a serem solicitados em função das possíveis causas. Os exames complementares gerais incluem cariotipagem parental, avaliação da cavidade uterina e teste para a síndrome do anticorpo antifosfolipídeo. Há progressivamente menos suporte na literatura médica para rastreamento de distúrbios endócrinos ou para trombofilias. O tratamento deve sempre ponderar morbidade potencial e força estatística dos dados sugestivos de provável benefício.

É possível que em metade dos casais com abortamento recorrente surja uma causa provável. Mas mesmo para aqueles casais sem dados positivos na investigação, deve-se assegurar com cautela que as chances de conseguir um nascido vivo são razoavelmente boas (Branch, 2010; Reddy, 2007). Os resultados anteriormente apresentados nas Tabelas 6-4 e 6-5 – embora dependentes da faixa etária – predizem prognóstico razoável para uma gestação subsequente bem-sucedida mesmo após cinco perdas sucessivas de gravidez. Embora esses casais estejam ansiosos para tentar qualquer tratamento, a ausência de benefício comprovado para muitos deles deve ser cuidadosamente considerada com aconselhamento apropriado ao casal.

ABORTAMENTO INDUZIDO

■ Definições e incidência

O *abortamento induzido* é definido como a interrupção por meios clínicos ou cirúrgicos de uma gravidez antes do tempo necessário

TABELA 6-9 Exames usados para avaliação de casais com abortamento espontâneo recorrente

Etiologia[a]	Avaliação diagnóstica	Possíveis terapias
Genética[a]	Cariótipos dos parceiros	Aconselhamento genético, doação de gametas
Anatômica[a]	Histerossonografia Histerossalpingografia RM	Transecção de septo, miomectomia ou adesiólise
Imunológicas[a]	Anticoagulante lúpico Anticorpos anticardiolipina Anticorpo anti β$_2$ glicoproteína-1	Heparina + ácido acetilsalicílico
Endocrinológicas[b]	Progesterona na fase lútea intermediária TSH Prolactina Insulina: glicose de jejum, HgbA$_{1c}$ FSH e estradiol de 3º dia	Progesterona Levotiroxina Agonista da dopamina Metformina Orientação
Trombofílicas[b]	Deficiência de antitrombina Deficiência de proteína C ou S Mutação no fator V de Leiden Mutação de protrombina Hiper-homocisteinemia	Nenhum tratamento comprovado Ácido fólico
Tóxicas	Consumo de tabaco ou álcool Exposição a toxinas, substâncias químicas	Eliminar exposição Modificação do comportamento

[a] Os exames para investigação desses distúrbios em geral são apoiados pela literatura e pela opinião de especialistas. É possível que haja necessidade de um ou de uma combinação de alguns desses exames.
[b] Há controvérsia atual sobre esses exames.
FSH = hormônio folículo-estimulante; RM = ressonância magnética; TSH = hormônio estimulante da tireoide.
Modificada de Kutteh, 2005; Reddy, 2007 e Speroff, 2005.

para a viabilidade fetal. As definições para descrição de incidência incluem a *proporção de abortamentos*, que é o número de abortos por mil nascidos vivos e a *taxa de abortamentos* que é o número de abortos por mil mulheres com idade entre 15 e 44 anos.

Nos EUA, as estatísticas de abortamento talvez sejam prejudicadas por subnotificação. Um dos motivos é que as clínicas relatam os abortamentos induzidos por meios clínicos de forma inconsistente. Por exemplo, foram relatados 827.609 abortamentos eletivos ao CDC (2011a) em 2007. Por outro lado, o Guttmacher Institute (2011) relatou 1,2 milhão de procedimentos realizados anualmente entre 2005 e 2008.

De acordo com o CDC (2011a) as mulheres com idade entre 20 e 29 anos representaram 57% dos abortamentos, embora as proporções de abortamentos sejam mais altas nos extremos da faixa etária reprodutiva. Em 2007, as mulheres negras apresentaram proporção de abortamentos de 455 comparada com 158 por 1.000 nascidos vivos para as mulheres brancas. Os procedimentos foram realizados nas primeiras oito semanas em 62% das mulheres e outros 29% durante o período entre a 9^a e a 13ª semanas, e apenas 5% $\geq$ 16 semanas de gestação.

Classificação do abortamento induzido

Os abortamentos são realizados por diversas indicações, que incluem razões sociais, econômicas ou emocionais. Tecnicamente, não há categorias complementares ao grupo dos abortos induzidos, mas alguns autores optam por defini-las como (1) abortamentos indicados ou terapêuticos e (2) abortamentos eletivos ou voluntários.

Abortamento terapêutico

Alguns distúrbios clínicos ou cirúrgicos capazes de representar uma indicação de interrupção da gravidez para proteção da saúde materna incluem descompensação cardíaca recalcitrante, hipertensão arterial pulmonar, doença vascular hipertensiva avançada, diabetes melito com insuficiência terminal de órgão-alvo e alguns tipos de câncer. Além disso, muitos abortamentos são realizados para evitar o nascimento de feto com deformidade anatômica ou mental significativa. A gravidade da deformidade fetal é subjetiva e variável e, em muitos casos, desafia a classificação social, legal ou política. Finalmente, em casos de estupro ou incesto, a maioria considera indicada a interrupção.

Abortamento eletivo

Em geral é definido como interrupção da gravidez antes da viabilidade fetal a pedido da paciente, por razões não relacionadas com a saúde materna ou fetal. Esses procedimentos representam a maioria dos abortamentos realizados atualmente, e, nos EUA, quase uma gravidez é eletivamente interrompida a cada quatro nascidos vivos (Ventura, 2008). Considerando esta taxa, Jones e Kavanaugh (2011) estimam que 30% das mulheres norte-americanas terão feito ao menos um aborto aos 45 anos de idade. Assim, trata-se de um dos procedimentos médicos mais realizados (Guttmacher Institute, 2008). O Conselho Executivo do American College of Obstetricians and Gynecologists (2010c) sustenta o direito legal das mulheres de fazerem abortamentos antes da viabilidade fetal e considera que esta seja uma questão a ser tratada entre a paciente e seu médico. O Conselho ratificou esta opinião em 2010 e enfatizou a prioridade do direito das mulheres a serem assistidas por serviços de atenção à reprodução sobre o eventual direito do médico de, por razões de consciência, recursar-se a prestar este tipo de assistência.

Abortamento nos Estados Unidos

Até 1973, o abortamentos era legal em 17 Estados. Em todos os EUA, contudo, o processo para conseguir realizar o procedimento era muito variado. Este quadro foi modificado em 1973 quando, ao julgar o caso de *Roe v. Wade,* a Corte Suprema dos Estados Unidos estabeleceu a legalidade do abortamento eletivo. A Corte definiu o âmbito em que os Estados poderiam regular o abortamento:

1. Para o estágio anterior ao final aproximado do primeiro trimestre, a decisão de abortar e o procedimento devem ser deixados a critério do médico atendente.
2. Para o estágio subsequente ao final aproximado do primeiro trimestre, o Estado, no interesse de promover a saúde materna poderá, se assim decidir, regular os procedimentos para o abortamento por meios que tenham relação lógica com a saúde materna.
3. Para o estágio subsequente à viabilidade, o Estado, no interesse de promover a vida humana potencial, se assim decidir, poderá regular e até mesmo proibir o abortamento, exceto quando necessário, segundo o julgamento médico, para a preservação da vida ou da saúde da mãe.

Desde a decisão de 1973 para o caso de *Roe v. Wade*, diversas outras decisões legais merecem citação. Em 1976, o Congresso dos Estados Unidos aprovou a *Hyde Amendment* (emenda *Hyde*), proibindo o uso de recursos federais para prover serviços de abortamentos, exceto em caso de estupro, incesto ou circunstâncias potencialmente ameaçadoras da vida. Em 1992, a Corte Suprema reviu o caso *Planned Partenthood vs. Casey* e manteve o direito fundamental ao abortamentos, mas estabeleceu que normas reguladoras antes da viabilidade seriam constitucionais desde que não impusessem "carga excessiva" sobre a mulher. Esta decisão levou alguns Estados a aprovar restrições de acesso aos serviços de abortamento.

Muitos Estados aprovaram uma legislação que impõe a necessidade de aconselhamento, períodos de espera, consentimento ou notificação dos pais em caso de paciente menor de idade, exigências para os serviços, restrição de acesso a fundos e restrições aos profissionais capacitados a realizar o procedimento. Outra decisão da Suprema Corte que implicou restrição parcial ao direito de escolha foi tomada em 2007, quando da revisão de *Gonzales v. Carhart* que manteve o Partial-Birth Abortion Ban Act de 2003 (em tradução livre, Lei de Banimento do Aborto com Nascimento Parcial). A decisão tornou-se problemática uma vez que, de acordo com a Diretoria Executiva do American College of Obstetricians and Gynecologists (2007), não há uma definição médica aprovada para abortamentos com nascimento parcial. A diretoria vai além ao afirmar: "A intervenção dos corpos legislativos nas decisões médicas é inapropriada, imprudente e perigosa".

Aconselhamento antes do abortamento eletivo

Há três opções básicas disponíveis para a mulher que esteja considerando a possibilidade de abortar(1): manter a gravidez com seus riscos e responsabilidades parentais; (2) manter a gravidez com seus riscos e a responsabilidade de providenciar adoção ou (3) optar por abortamento com seus riscos. Conselheiros bem informados e compassivos devem, de forma objetiva, descrever e fornecer informações sobre essas opções para que a mulher ou o casal possa tomar uma decisão informada (Baker, 2009).

Treinamento de residentes nas técnicas de abortamento

Em razão dos aspectos polêmicos inerentes, o treinamento em abortamentos de residentes em Obstetrícia e Ginecologia tem sido defendido e criticado. Entre outras organizações, o American College of Obstetricians and Gynecologists (2009a) apoia o treinamento nas técnicas de abortamento. Em 1996, o Accreditation Council for Graduate Medical Education determinou que os cursos de residência em Ginecologia e Obstetrícia incluíssem educação prática em indução de abortamentos. Em 1999, foi criado *o programa de treinamento para residência médica Kenneth J. Ryan*, na University of California, em São Francisco, para trabalhar com programas de residência com o objetivo de melhorar o treinamento nas técnicas de abortamento. Em 2010, haviam sido iniciados 59 programas Ryan em 28 Estados e no Canadá. Esses programas fornecem treinamento didático clínico abrangente, com base em evidências, de todos os métodos clínicos e cirúrgicos disponíveis para evacuação uterina, assim como em metodologia da contracepção. Outros programas, como o do Parkland Memorial Hospital, são menos sistematizados, mas ensinam os residentes sobre os aspectos técnicos com o acompanhamento de pacientes com abortamento de primeiro trimestre retido, bem como os casos com indicação de interrupção da gravidez por morte fetal, anomalias fetais graves e distúrbios maternos clínicos ou cirúrgicos que representem ameaça à vida.

Freedman (2010) enfatizou que, ao se considerar o treinamento em técnicas de abortamento, deveriam ser abordados os aspectos sociais, morais e éticos.

O American College of Obstetricians and Gynecologists (2010c) reconhece que os profissionais de saúde têm o direito e devem assumir a responsabilidade de determinar sua posição individual sobre o abortamento induzido. Também enfatiza a necessidade de aconselhamento padronizado e de encaminhamento oportuno caso o profissional se sinta moralmente impedido a participar da interrupção da gestação. Concorda-se com Steinauer e colaboradores (2005a,b) quando afirmam que qualquer médico com treinamento para prestar atenção à saúde da mulher deve estar familiarizado com as diversas técnicas de abortamento a fim de poder tratar eventuais complicações ou encaminhar a paciente para que receba os cuidados adequados.

Bolsas de estudo para treinamento

Foram criados programas para treinamento pós-residência de técnicas de abortamento e de contracepção. As bolsas de estudo formais em planejamento familiar são programas de pós-graduação com dois anos de duração localizados em 22 departamentos de ginecologia e obstetrícia em centros educacionais em todos os EUA. No treinamento estão incluídos métodos de pesquisa avançada e manejo clínico em todas as técnicas de prevenção e interrupção de gravidez.

Técnicas para abortamento inicial

Não havendo problemas clínicos graves com a gestante, o abortamento não requer hospitalização. Para os procedimentos realizados em regime ambulatorial há necessidade de equipamento para reanimação cardiopulmonar e possibilidade de transferência imediata para hospital.

Os abortamentos de primeiro ou segundo trimestre podem ser realizados com técnicas clínicas ou cirúrgicas por meio dos diversos métodos listados na Tabela 6-10. As carcaterísticas distintas de cada técnica foram revisadas pelo American College of Obstetricians and Gynecologists (2009c). Os resultados obtidos com os métodos cirúrgicos ou clínicos são comparáveis àqueles encontrados com abortamento espontâneo, conforme anteriormente apresentados na Tabela 6-3 e que passamos a sintetizar agora. As taxas de sucesso são altas – 95% para as técnicas clínicas e 99% para as cirúrgicas. Com a abordagem clínica, geralmente evita-se cirurgia e a necessidade de sedação. Entretanto, o abortamento clínico é mais demorado e não é possível predizer a evolução. Em casos extremos, o abortamento clínico pode demorar dias a semanas. O sangramento com o abortamento clínico costuma ser maior e sem possibilidade de predição, e hemorragia e abortamento incompleto são mais comuns com as técnicas clínicas do que com as cirúrgicas (Niinimäki, 2009; Robson, 2009). Apesar disso, o abortamento clínico tem menor custo médio. Finalmente, o número de mulheres com atitude positiva sobre o procedimento é maior com interrupção cirúrgica da gestação do que com abortamento clínico.

Técnicas para abortamento cirúrgico

Na maioria das pacientes, o preparo pré-operatório do colo uterino está associado a menos dor e é um procedimento tecnicamente mais fácil e realizado em menos tempo em comparação com os casos em que o colo uterino não é preparado (Kapp, 2010). De qualquer forma a interrupção da gravidez é feita com dilatação inicial do colo uterino seguida por esvaziamento do conteúdo uterino por curetagem feita com instrumento cortante, sucção ou ambos. Esses procedimentos estão descritos nas Seções 41-15 e 41-16, p. 1.057). A curetagem geralmente requer sedação ou analgesia. Além de sedativos administrados por via oral ou intravenosa, há relatos de sucesso com bloqueio paracervical com lidocaína, com ou sem analgésicos (Allen, 2009; Cansino, 2009). A aspiração a vácuo é a forma mais comumente usada de curetagem por sucção. Requer uma cânula rígida acoplada a uma bomba de vácuo elétrica. Como alternativa procede-se à aspiração manual a vácuo, com uma cânula semelhante conectada a seringa manual como fonte do vácuo (MacIsaac, 2000; Masch, 2005).

A curetagem – instrumental ou por sucção – é recomendada antes de 14 a 15 semanas de gestação. A probabilidade de complicações aumenta após o primeiro trimestre, e dentre as complicações encontram-se perfuração uterina, laceração cervical, hemorragia, remoção incompleta do feto ou da placenta, e infecção pós-operatória. Niinimäki e colaboradores (2009) relataram os resultados de 20 mil finlandesas submetidas à interrupção da gestação antes de 63 dias. Observou-se taxa de complicação de 5,6%. Hemorragia, abortamento incompleto e infecção foram responsáveis cada um por 33% das complicações. Uma segunda curetagem cirúrgica foi necessária em apro-

TABELA 6-10 Algumas técnicas para abortamento de primeiro e segundo trimestres[a]

Técnica	Primeiro trimestre	Segundo trimestre
Cirúrgicas	Dilatação e curetagem Aspiração a vácuo Aspiração menstrual	Dilatação e evacuação Dilatação e extração Laparotomia Histerotomia Histerectomia

Clínicas	Prostaglandinas E_2, $F_{2\alpha}$, E_1 e análogos
	  Inserção vaginal
	  Injeção parenteral
	  Ingestão oral
	Antiprogesterona – RU 486 (mifepristona) e epostana
	Metotrexato – intramuscular e oral
	Diversas combinações desses fármacos
		Ocitocina intravenosa
		Solução hiperosmótica intra-amniótica
		  salina a 20%
		  ureia a 30%
		Prostaglandinas E_2, $F_{2\alpha}$, E_1 e análogos
		  Injeção intra-amniótica
		  Injeção extraovular[b]
		  Inserção vaginal
		  Injeção parenteral
		  Ingestão oral

[a] Todos os procedimentos são auxiliados pelo uso de dilatadores cervicais higroscópicos pré-tratamento.
[b] O termo extraovular refere-se ao espaço potencial entre cório, âmnio e decídua.

ximadamente 2% dos casos. Por outro lado, 20% das mais de 22 mil mulheres submetidas à interrupção clínica da gestação tiveram alguma das complicações discutidas na página 191.

Dilatadores higroscópicos. O trauma proveniente da dilatação mecânica pode ser minimizado pelo uso de dispositivos que dilatam o colo uterino lentamente. Conforme mostram as Figuras 41-16.1 e 41-16.2 (p. 1.059), os dilatadores higroscópicos absorvem água dos tecidos cervicais, e com isso sofrem expansão, dilatando gradualmente o colo uterino. Um desses dispositivos é derivado de diversas espécies de *Laminaria algae* obtidas no ambiente marinho. Outro dispositivo é o *Dilapan-S*, composto por gel de base acrílica. Em uma recente revisão Cochrane, Kapp e colaboradores (2010) concluíram que os dilatadores mecânicos reduzem a duração dos procedimentos de primeiro trimestre, mas sua eficácia foi semelhante a dos agentes medicamentosos.

Ocasionalmente uma paciente portando um dilatador higroscópico preparatório para abortamento eletivo muda de ideia. Schneider e colaboradores (1991) relataram essa situação em 21 casos – sete gestações no primeiro trimestre e 14 no segundo trimestre. Das 17 grávidas que decidiram manter a gestação, 14 tiveram partos a termo, duas tiveram partos pré-termo e uma sofreu abortamento espontâneo duas semanas depois. Nenhuma sofreu morbidade relacionada com infecção, incluindo três não tratadas com culturas cervicais positivas para *Chlamydia trachomatis*. Apesar desse relato tranquilizador, parece prudente manter atitude de irrevogabilidade no que se refere à instalação de dilatador e abortamento.

Prostaglandinas e mifepristona. Diversas formulações farmacêuticas podem ser usadas no lugar dos dilatadores higroscópicos para auxiliar na fase pré-cirúrgica. Na metanálise realizada por Kapp (2010) e citada anteriormente, a eficácia desses medicamentos mostrou-se semelhante a dos dilatadores higroscópicos. Como discutiremos adiante, alguns desses esquemas são os mesmos usados para indução clínica de abortamento. O *misoprostol*, 400 a 600 μg, é administrado por via oral ou sublingual ou é aplicado ao fundo de saco posterior da vagina. A respeito da administração, Oppegaard e colaboradores (2006) concluíram que com o misoprostol a via oral seria insatisfatória para dilatação do colo uterino. A utilização de misoprostol como abortifaciente não está aprovada e as pacientes devem ser orientadas a esse respeito. O antagonista da progesterona, *mifepristona*, 200 a 600 μg administrados por via oral, também é um agente dilatador cervical efetivo ainda que dispendioso. Das demais opções, as *prostaglandinas* E_2 e $F_{2\alpha}$ apresentam efeitos colaterais inaceitáveis em comparação com o misoprostol (Kapp, 2010).

Aspiração manual a vácuo. Este procedimento para realização no consultório é feito manualmente com uma seringa de 60 mL e cânula. É empregado no tratamento cirúrgico de falhas no início da gravidez, bem como para interrupção eletiva de gestações até 12 semanas. Masch e Roman (2005) recomendaram que o término da gravidez nos consultórios com esse método seja limitado à gestação ≤ 10 semanas. Isto porque a perda sanguínea aumenta nos procedimentos realizados nas gestações entre 10 e 12 semanas (Westfall, 1998).

Nas gestações com ≤ 8 semanas, frequentemente não há necessidade de preparo do colo uterino. Após oito semanas recomenda-se tratamento pré-procedimento. Para anestesia, utiliza-se bloqueio paracervical com ou sem sedação intravenosa. No procedimento cria-se vácuo com a seringa acoplada à cânula. Primeiro, a cânula é inserida pelo colo uterino até o interior do útero. O vácuo é então criado produzindo até 60 mmHg de sucção. As complicações são similares àquelas de outros métodos cirúrgicos (Goldberg, 2004).

Aspiração menstrual. A aspiração da cavidade endometrial 1 a 3 semanas a partir da data esperada para a menstruação foi denominada *extração menstrual*, *indução menstrual*, *período imediato*, *abortamento traumático* e *miniaborto*. O procedimento é realizado com uma cânula Karman flexível de 5 a 6 mm acoplada a uma seringa. Um teste de gravidez positivo elimina a possibilidade de procedimento desnecessário em paciente que não esteja grávida e cuja menstruação tenha se atrasado por outros motivos. Os procedimentos realizados tão precocemente têm complicações específicas: gestação equivocadamente diagnosticada, não remoção do zigoto implantado pela cureta, possibilidade de não identificação de gravidez ectópica ou, raramente, perfuração uterina. Ainda assim, Paul e colaboradores (2002) relataram taxa de sucesso de 98% em mais de mil mulheres que se submeteram a esse procedimento.

Para confirmar a presença de tecido placentário no material aspirado, Maclsaac e Darney (2000) recomendam que os conteúdos da seringa sejam lavados em uma peneira para remover o sangue. Depois, devem ser colocados em um receptáculo limpo de plástico com solução salina e examinados contra a luz. O tecido placentário macroscopicamente parece mole, felpudo e leve. Lente de aumento, colposcópio ou microscópio são meios utilizados para melhorar a visualização.

Histerectomia. Em mulheres com doença uterina significativa, a histerectomia pode ser opção melhor do que curetagem ou indução medicamentosa mal-sucedida

Abortamento clínico

Ao longo da história, muitas substâncias que ocorrem naturalmente foram usadas como abortivos. Essas substâncias em geral eram ineficazes e perigosas. Mesmo hoje, poucos fármacos abortivos efetivos e seguros são usados.

De acordo com o American College of Obstetricians and Gynecologists (2009b), o abortamento clínico, realizado em ambiente ambulatorial, é uma alternativa aceitável ao abortamento cirúrgico em mulheres grávidas selecionadas apropriadamente com gestação ≤ 49 dias. Além desse ponto, os dados disponíveis, embora menos robustos, sustentam o abortamento cirúrgico como o método preferencial.

Três medicamentos para o abortamento clínico precoce têm sido amplamente utilizados. São eles o antiprogestogênio *mifepristona;* o antimetabólico *metotrexato* e a prostaglandina *misoprostol*. Esses agentes causam abortamento por aumento da contratilidade uterina, seja revertendo a inibição das contrações induzidas pela progesterona – mifepristona e metotrexato, seja estimulando diretamente o miométrio – misoprostol. Além disso, a mifepristona causa degradação do colágeno cervical, possivelmente em razão de aumento na expressão da metaloproteinase-2 (Clark, 2006).

É importante ressaltar que metotrexato e misoprostol são teratógenos e seu uso requer comprometimento da paciente e do profissional de saúde com a finalização do abortamento.

A Tabela 6-11 apresenta variados esquemas posológicos efetivos. O misoprostol é utilizado em todos os três regimes, seguindo-se à mifepristona ou ao metotrexato ou como monoterapia. Conforme discutido na página 178 e previamente apresentado na Tabela 6-3, qualquer um dos esquemas usados para "perda prematura de gravidez" provavelmente também será bem-sucedido para interrupção eletiva da gestação. Para as interrupções eletivas de gestações ≤ 63 dias, von Hertzen (2009, 2010), Winikoff (2008) e seus colaboradores relataram, a partir de ensaios randomizados, eficácia de 96% com um dos esquemas usando mifepristona/misoprostol citados. Fjerstad (2009a) relataram resultados semelhantes em 10 grandes clínicas urbanas de planejamento familiar. Eles estimaram que os esquemas usando mifepristona e misoprostol oral tiveram taxa de sucesso entre 87 e 98% para indução de abortamento em mulheres com < 10 semanas de gestação. Nas gestações no final do primeiro trimestre, como esperado, a taxa de sucesso é menor. Dalenda (2010) relatou taxa de sucesso de apenas aproximadamente 80% em 122 mulheres com gestação entre 9 e 12 semanas.

Contraindicações. Em sua maioria, as contraindicações ao abortamento clínico têm origem nos critérios de exclusão utilizados nos ensaios clínicos iniciais. Assim, algumas são contraindicações relativas e, além de hipersensibilidade específica, estão incluídas DIU *in situ*, anemia grave, coagulopatia ou uso de anticoagulante e condições médicas significativas, como doença hepática ativa, doença cardiovascular e transtorno convulsivo não controlado. Como o misoprostol reduz a atividade glicocorticoide, as mulheres com distúrbios que exijam terapia com glicocorticoide devem ser excluídas (American College of Obstetricians and Gynecologists, 2009d). Nas pacientes com insuficiência renal, a dose de metotrexato deve ser modificada e administrada com cautela (Kelly, 2006).

Administração. Com o regime mifepristona/misoprostol, a mifepristona é utilizada junto com misoprostol, administrado ao mesmo tempo ou até 72 horas depois, conforme mostra a Tabe-

TABELA 6-11 Regimes para interrupção clínica de gravidez inicial

Mifepristona/misoprostol
[a]Mifepristona, 100-600 mg, VO, seguidos de:
[b]Misoprostol, 200-600 μg, VO, ou 400-800 μg, via vaginal, oral ou sublingual administrados imediatamente ou em até 72 h
Metotrexato/misoprostol
[c]Metotrexato, 50 mg/m^2, IM ou VO, seguidos de:
[d]Misoprostol, 800 μg, via vaginal, em 3-7 dias. Repetir se necessário, uma semana depois da administração inicial de metotrexato
Misoprostol isolado
[e]800 μg, via vaginal ou sublingual; repetir por até 3 doses

VO = via oral; IM = intramuscular.
[a]Na comparação as doses de 200 e 600 μg apresentam eficácia similar.
[b]A via oral pode ser menos efetiva, possivelmente com mais efeitos colaterais, especificamente náusea e diarreia. A via sublingual apresenta mais efeitos colaterais. Intervalos menores (6 horas) com PGE$_1$ administrada após mifepristona talvez sejam menos efetivos do que a administração > 36 h.
[c]Eficácia similar para as vias de administração.
[d]Eficácia similar quando administrado no 3º dia *versus* 5º dia.
[e]Intervalos de 3 a 12 h quando administrado por via vaginal; 3 a 4 h para a via sublingual.
Dados retirados do American College of Obstetricians and Gynecologists, 2009d; Borgatta, 2001; Coyaji, 2007; Creinin, 2001, 2007; Fekih, 2010; Guest, 2007; Hamoda, 2005; Honkanen, 2004; Jain, 2002; Kulier, 2004; Pymar, 2001; Raghavan, 2009; Schaff, 2000; Shannon, 2006; Von Hertzen, 2003, 2007, 2009, 2010; Winikoff, 2008.

la 6-11. Alguns preferem administrar o misoprostol localmente e, nesses casos, a paciente é retida por quatro horas. Eventuais sintomas costumam acontecer no prazo de três horas e incluem dor abdominal baixa, vômitos, diarreia, febre e calafrios/tremores. Nas primeiras horas após a administração de misoprostol, se houver sinais de expulsão do concepto, procede-se a exame para confirmação. Se a expulsão da gravidez não se confirmar, procede-se a exame da pelve e a paciente é liberada e agendada para retornar em 1 a 2 semanas. Nesta ocasião, se a avaliação clínica ou ultrassonográfica não confirmar abortamento completo, geralmente recomenda-se procedimento de sucção. Há algumas complicações possíveis e algumas delas podem ser graves. São elas, hemorragia, abortamento incompleto e curetagem realizada em razão de hemorragia, abortamento incompleto ou infecção (Niinimäki, 2009; von Hertzen, 2010).

Nos regimes que empregam inicialmente metotrexato, o misoprostol é administrado 3 a 7 dias depois e as pacientes devem ser mantidas sob observação por pelo menos 24 horas após a administração do misoprostol. As pacientes devem ser avaliadas aproximadamente sete dias após a administração do metotrexato e realizado ultrassom. Se a imagem revelar gravidez intacta, outra dose de misoprostol é administrada, e a paciente deve ser examinada novamente em uma semana se houver atividade cardíaca fetal, ou em quatro semanas se não houver atividade cardíaca fetal. Se não tiver havido abortamento por ocasião da segunda consulta, o processo geralmente é concluído com curetagem por sucção.

O sangramento e as cólicas associadas ao abortamento clínico podem ser significativamente mais intensos do que os observados com as menstruações. Há indicação para analgesia, inclusive geralmente com narcótico. O American College of Obstetricians and Gynecologists (2009c) recomenda que a paciente seja orientada a fazer contato com seu médico se houver sangue suficiente para embeber dois ou mais absorventes por hora, no mínimo por duas horas, a fim de que o profissional avalie a necessidade de consulta.

Uma intervenção cirúrgica desnecessária, em mulheres submetidas a abortamento clínico, poderá ser evitada se os resultados da ultrassonografia de acompanhamento forem interpretados apropriadamente. De forma específica, se não houver saco gestacional nem sangramento intenso, a intervenção na maioria das mulheres é desnecessária. Isso é válido mesmo quando, como é habitual, o útero contiver resíduos evidenciados na ultrassonografia. Contudo, Clark e colaboradores (2010) obtiveram evidências de que o exame ultrassonográfico pós-procedimento não é necessário para a atenção pós-abortamento. Os autores recomendam avaliação da evolução clínica e exame bimanual da pelve.

Consequências do abortamento eletivo
Mortalidade materna
O abortamento legalmente induzido, realizado por ginecologistas treinados, em especial durante os dois primeiros meses de gestação, apresenta taxa de mortalidade inferior a 1:100.000 procedimentos (Centers for Disease Control and Prevention, 2001a; Grimes, 2006). Na série publicada de quase 43 mil abortamentos realizados antes de 63 dias de gestação registrados na Finlândia, houve apenas uma morte relacionada com o procedimento (Niinimäki, 2009). Quanto mais cedo o abortamento é realizado, maior a segurança. Estima-se que o risco relativo de morte relacionada com o procedimento dobre a cada duas semanas após a oitava semana de gestação. De acordo com Horon (2005), os óbitos relacionados com abortamento são subnotificados.

Impacto em gestações futuras
Os dados relacionando abortamento e resultados de gestações subsequentes são observacionais, e as conclusões devem ser interpretadas considerando esta limitação. Isto posto, a fertilidade não parece ser reduzida por abortamento eletivo, exceto raramente como consequência de infecção. De forma semelhante, os riscos de gravidez ectópica subsequente não aumentam, exceto talvez em mulheres com infecção por clamídia preexistente ou naquelas que evoluam com infecção pós-abortamento. Parece razoável comparar essas mulheres com aquelas que tenham tido abortamento espontâneo de primeiro trimestre (Smith, 2009). Naquelas com perda de primeiro trimestre, a taxa de nascidos vivos em cinco anos foi de aproximadamente 80% e semelhante quando tais perdas tenham sido tratadas com conduta expectante, cirúrgica ou com uso de medicamentos.

Há dados que sugerem que os abortamentos induzidos estão associados a aumento dos riscos de resultados adversos em gestações subsequentes. Maconochie (2007) relatou que abortamentos espontâneos de primeiro trimestre foram mais frequentes em mulheres que haviam tido um ou mais abortamentos eletivos. A partir do ensaio francês EPIPAGE (*Etude Epidemiologique sur les Petits Ages Gestationnels*), Morreau (2005) relatou aumento de 1,5 na incidência de parto pré-termo – 22 a 32 semanas – em mulheres que tenham tido abortamento induzido. Shah (2009) realizou uma revisão sistemática de 37 artigos e calculou aumento significativo de 1,35 no risco de nascimento de criança com baixo peso e de parto pré-termo após uma interrupção de gestação. Esses riscos aumentam em proporção direta ao número de procedimentos realizados. De acordo com Virk (2007), os resultados adversos são semelhantes em mulheres que tenham tido interrupções por meio clínico ou cirúrgico. Contudo, abortamentos múltiplos com curetagem feita com instrumento cortante aumentam o risco subsequente de placenta prévia, enquanto os procedimentos com aspiração a vácuo, não (Johnson, 2003).

RETOMADA DA OVULAÇÃO APÓS ABORTAMENTO

A ovulação já pode recomeçar duas semanas após a interrupção, espontânea ou induzida, de uma gravidez inicial. Lahteenmaki e Luukkainen (1978) detectaram oscilações no LH entre 16 e 22 dias após abortamento em 15 das 18 mulheres estudadas. Os níveis de progesterona plasmática, que haviam diminuído após o abortamento, aumentaram em seguida as oscilações de LH. Esses eventos hormonais concordam com as alterações histológicas observadas nas biópsias endometriais (Boyd, 1972). Esses dados são importantes porque na atenção pós-abortamento há que se incluir contracepção e orientações acerca de futuras gestações. Embora recomendada por alguns autores, não parece haver vantagens em postergar a concepção, se o casal desejar a gravidez. Love (2010) analisou a gestação seguinte em quase 31 mil mulheres após abortamento e concluiu que aquelas que conceberam no prazo de seis meses tiveram melhores resultados gestacionais do que as que engravidaram após seis meses de abortamento.

Se houver necessidade de prevenção de gravidez, deve-se iniciar contracepção efetiva logo após o abortamento, e as opções adequadas foram apresentadas no Capítulo 5 (p. 132). É importante ressaltar que não há razões ginecológicas que impeçam medidas contraceptivas imediatas (Love, 2010). Os contraceptivos hormonais podem ser iniciados no momento em que o abortamento se completa. Além disso, a inserção de DIU imediatamente após o abortamento é uma medida segura e prática (Bednarek, 2011; Cremer, 2011; Fox, 2011; Grimes, 2010). Conforme esperado, a taxa de expulsão é mais alta quando a inserção é imediata em comparação com os DIUs instalados em consulta subsequente. Contudo, nas populações com pouca aderência a consultas de acompanhamento, um número maior de DIUs pode ser providenciado para aquelas em que a inserção é imediata.

REFERÊNCIAS

Abbassi-Ghanavati M, Casey BM, Spong CY, et al: Pregnancy outcomes in women with thyroid peroxidase antibodies. Obstet Gynecol 116:381, 2010
Abramson J, Stagnaro-Green A: Thyroid antibodies and fetal loss: an evolving story. Thyroid 11:57, 2001
Adelberg AM, Kuller JA: Thrombophilias and recurrent miscarriage. Obstet Gynecol Surv 57:703, 2002
Al-Inany H: Intrauterine adhesions. An update. Acta Obstet Gynecol Scand 80:986, 2001
Allen RH, Fitzmaurice G, Lifford KL, et al: Oral compared with intravenous sedation for first-trimester surgical abortion: a randomized controlled trial. Obstet Gynecol 113(2 pt 1):276, 2009
American College of Obstetricians and Gynecologists: Abortion access and training. Committee Opinion No. 424, January 2009a
American College of Obstetricians and Gynecologists: Abortion policy. College Statement of Policy. January 1993, Reaffirmed July 2007
American College of Obstetricians and Gynecologists: Antibiotic prophylaxis for gynecologic procedures. Practice Bulletin No. 104, May 2009b
American College of Obstetricians and Gynecologists: Antiphospholipid syndrome. Practice Bulletin No. 118, January 2011a
American College of Obstetricians and Gynecologists: Inherited thrombophilias in pregnancy. Practice Bulletin No. 124, September 2011b
American College of Obstetricians and Gynecologists: Management of recurrent early pregnancy loss. Practice Bulletin No. 24, February 2001, Reaffirmed 2008
American College of Obstetricians and Gynecologists: Medical management of abortion. Practice Bulletin No. 67, October 2005, Reaffirmed 2009c
American College of Obstetricians and Gynecologists: Misoprostol for abortion care. Committee Opinion No. 427, February 2009d
American College of Obstetricians and Gynecologists: Moderate caffeine consumption during pregnancy. Committee Opinion No. 462, August 2010a
American College of Obstetricians and Gynecologists: Prevention of Rh D alloimmunization. Practice Bulletin No. 4, May 1999, Reaffirmed 2010b
American College of Obstetricians and Gynecologists: The limits of conscientious refusal in reproductive medicine. Committee Opinion No. 385, November 2007, Reaffirmed December 2010c
American College of Obstetricians and Gynecologists: Ultrasonography in pregnancy. Practice Bulletin No. 101, February 2009e
American Society for Reproductive Medicine: Definitions of infertility and recurrent pregnancy loss. Fertil Steril 90(Suppl 3):S60, 2008
American Society for Reproductive Medicine: Intravenous immunoglobulin (IVIG) and recurrent spontaneous pregnancy loss. Fertil Steril 86(5 Suppl 1): S226, 2006
Andersen AE, Ryan GL: Eating disorders in the obstetric and gynecologic patient population. Obstet Gynecol 114(6):1353, 2009
Armstrong BG, McDonald AD, Sloan M: Cigarette, alcohol, and coffee consumption and spontaneous abortion. Am J Public Health 82:85, 1992
Arredondo F, Noble LS: Endocrinology of recurrent pregnancy loss. Semin Reprod Med 1:33, 2006
Ata B, Tan SL, Shehata F, et al: A systematic review of intravenous immunoglobulin for treatment of unexplained recurrent miscarriage. Fertil Steril 95(3):1080, 2011
August P, Lindheimer MD: Chronic hypertension and pregnancy. In Lindheimer MD, Roberts JM, Cunningham FG (eds): Chesley's Hypertensive Disorders of Pregnancy, 3rd ed. New York, Elsevier, 2009, p 359

Baker A, Beresford T: Informed consent, patient education, and counseling. In Paul M, Lichtenberg ES, Borgatta L, et al (eds): Management of Unintended and Abnormal Pregnancy. West Sussex, UK, Wiley-Blackwell, 2009, p 48
Barber JCK, Cockwell AE, Grant E: Is karyotyping couples experiencing recurrent miscarriage worth the cost? BJOG 117:885, 2010
Barlow S, Sullivan FM: Reproductive Hazards of Industrial Chemicals: An Evaluation of Animal and Human Data. New York, Academic Press, 1982
Barnhart K, Mennuti MT, Benjamin I, et al: Prompt diagnosis of ectopic pregnancy in an emergency department setting. Obstet Gynecol 84(6):1010, 1994
Barnhart K, Sammel MD, Chung K, et al: Decline of serum human chorionic gonadotropin and spontaneous complete abortion: defining the normal curve. Obstet Gynecol 104:975, 2004a
Barnhart K, van Mello NM, Bourne T, et al: Pregnancy of unknown location: a consensus statement of nomenclature, definitions, and outcome. Fertil Steril 95(3):857, 2011
Barnhart KT, Sammel MD, Appleby D, et al: Does a prediction model for pregnancy of unknown location developed in the UK validate on a US population? Hum Reprod 25(10):2434, 2010
Barnhart KT, Sammel MD, Rinaudo PF: Symptomatic patients with an early viable intrauterine pregnancy: hCG curves redefined. Obstet Gynecol 104:50, 2004b
Barrett JP, Whiteside JL, Boardman LA: Fatal clostridial sepsis after spontaneous abortion. Obstet Gynecol 99:899, 2002
Bednarek PH, Creinin MD, Reeves MF: Immediate versus delayed IUD insertion after uterine aspiration. N Engl J Med 364(23):2208, 2011
Bellver J, Ayllón Y, Ferrando M, et al: Female obesity impairs in vitro fertilization outcome without affecting embryo quality. Fertil Steril 93(2):447, 2010a
Bellver J, Meseguer M, Muriel L, et al: Y chromosome microdeletions, sperm DNA fragmentation and sperm oxidative stress as causes of recurrent spontaneous abortion of unknown etiology. Hum Reprod 25(7):1713, 2010b
Benhadi N, Wiersinga WM, Reitsma JB, et al: Higher maternal TSH levels in pregnancy are associated with increased risk for miscarriage, fetal or neonatal death. Eur J Endocrinol 160:985, 2009
Benirschke K, Kaufmann P: Pathology of the Human Placenta, 4th ed. New York, Springer, 2000
Berger DS, Hogge WA, Barmada MM, et al: Comprehensive analysis of HLA-G: implications for recurrent spontaneous abortion. Reprod Sci 17(4):331, 2010
Bhattacharya S, Townend J, Bhattacharya S: Recurrent miscarriage: are three miscarriages one too many? Analysis of a Scottish population-based database of 151,021 pregnancies. Eur J Obstet Gynecol Reprod Biol 150:24, 2010
Bianco K, Caughey AB, Shaffer BL, et al: History of miscarriage and increased incidence of fetal aneuploidy in subsequent pregnancy. Obstet Gynecol 107:1098, 2006
Bick RL, Baker WF Jr: Hereditary and acquired thrombophilia in pregnancy. In Bick RL (ed): Hematological Complications in Obstetrics, Pregnancy, and Gynecology. United Kingdom, Cambridge University Press, 2006, p 122
Blohm F, Fridén BE, Milsom I, et al: A randomized double blind trial comparing misoprostol or placebo in the management of early miscarriage. BJOG 112:1090, 2005
Boivin JF: Risk of spontaneous abortion in women occupationally exposed to anaesthetic gases: a meta-analysis. Occup Environ Med 54:541, 1997
Borgatta L, Burnhill MS, Tyson J, et al: Early medical abortion with methotrexate and misoprostol. Obstet Gynecol 97:11, 2001
Boyd EF Jr, Holmstrom EG: Ovulation following therapeutic abortion. Am J Obstet Gynecol 113:469, 1972
Branch DW, Gibson M, Silver RM: Recurrent miscarriage. N Engl J Med 363:18, 2010
Branch DW, Khamashta MA: Antiphospholipid syndrome: obstetric diagnosis, management, and controversies. Obstet Gynecol 101(6):1333, 2003
Bree RL, Edwards M, Bohm-Velez M, et al: Transvaginal sonography in the evaluation of normal early pregnancy: correlation with HCG level. AJR Am J Roentgenol 153(1):75, 1989
Brent RL: Saving lives and changing family histories: appropriate counseling of pregnant women and men and women of reproductive age, concerning the risk of diagnostic radiation exposures during and before pregnancy. Am J Obstet Gynecol 200(1):4, 2009
Brigham SA, Conlon C, Farquharson RG: A longitudinal study of pregnancy outcome following idiopathic recurrent miscarriage. Hum Reprod 14(11):2868, 1999
Brown ZA, Selke S, Zeh J, et al: The acquisition of herpes simplex virus during pregnancy. N Engl J Med 337:509, 1997
Bukulmez O, Arici A: Luteal phase defect: myth or reality. Obstet Gynecol Clin North Am 31:727, 2004
Bulik CM, Hoffman ER, Von Holle A, et al: Unplanned pregnancy in women with anorexia nervosa. Obstet Gynecol 116:1136, 2010
Buttram VC Jr, Gibbons WE: Müllerian anomalies: a proposed classification (an analysis of 144 cases). Fertil Steril 32(1):40, 1979
Calleja-Agius J, Muttukrishna S, Pizzey AR, et al: Pro- and antiinflammatory cytokines in threatened miscarriages. Am J Obstet Gynecol Feb 23, 2011 [Epub ahead of print]
Cansino C, Edelman A, Burke A, et al: Paracervical block with combined ketorolac and lidocaine in first-trimester surgical abortion: a randomized controlled trial. Obstet Gynecol 114(6):1220, 2009

Carp H, Dolitzky M, Tur-Kaspa I, et al: Hereditary thrombophilias are not associated with a decreased live birth rate in women with recurrent miscarriage. Fertil Steril 78:58, 2002

Carrell DT, Wilcox AL, Lowy L, et al: Male chromosomal factors of unexplained recurrent pregnancy loss. Obstet Gynecol 101:1229, 2003

Casey BM, Dashe JS, Wells CE, et al: Subclinical hypothyroidism and pregnancy outcomes. Obstet Gynecol 105(2):239, 2005

Castañeda R, Lechuga D, Ramos RI, et al: Endemic goiter in pregnant women: utility of the simplified classification of thyroid size by palpation and urinary iodine as screening tests. BJOG 109:1366, 2002

Catov JM, Nohr EA, Olsen J, et al: Chronic hypertension related to risk for preterm and term small for gestational age births. Obstet Gynecol 112(2 pt 1): 290, 2008

Cavallo F, Russo R, Zotti C, et al: Moderate alcohol consumption and spontaneous abortion. Alcohol 30:195, 1995

Centers for Disease Control and Prevention: Abortion surveillance—United States, 2007. MMWR Surveill Summ 60(1):1, 2011a

Centers for Disease Control and Prevention: *Clostridium sordellii* toxic shock syndrome after medical abortion with mifepristone and intravaginal misoprostol—United States and Canada, 2001-2005. MMWR 54(29):724, 2005

Centers for Disease Control and Prevention: Tobacco use and pregnancy. Available at: http://www.cdc.gov/reproductivehealth/TobaccoUsePregnancy/ index.htm. Accessed March 22, 2011b

Chatenoud L, Parazzini F, Di Cintio E, et al: Paternal and maternal smoking habits before conception and during the first trimester: relation to spontaneous abortion. Ann Epidemiol 8:520, 1998

Chen L, Hu R: Thyroid autoimmunity and miscarriage: a meta-analysis. Clin Endocrinol (Oxf) 74(4):513, 2011

Ciacci C, Tortora R, Scudiero O, et al: Early pregnancy loss in celiac women: the role of genetic markers of thrombophilia. Dig Liver Dis 41:717, 2009

Clark CA, Spitzer KA, Crowther MA, et al: Incidence of postpartum thrombosis and preterm delivery in women with antiphospholipid antibodies and recurrent pregnancy loss. J Rheumatol 34(5):992, 2007a

Clark EAS, Silver RM, Branch DW: Do antiphospholipid antibodies cause preeclampsia and HELLP syndrome? Curr Rheumatol Rep 9:219, 2007b

Clark K, Ji H, Feltovich H et al: Mifepristone-induced cervical ripening: structural, biomechanical, and molecular events. Am J Obstet Gynecol 194:1391, 2006

Clark W, Bracken H, Tanenhaus J, et al: Alternatives to a routine follow-up visit for early medical abortion. Obstet Gynecol 115(2 Pt 1):264, 2010

Clifford K, Rai R, Watson H, et al: Does suppressing luteinizing hormone secretion reduce the miscarriage rate? Results of a randomized controlled trial. BMJ 312:1508, 1996

Clowse ME, Jamison M, Myers E, et al: A national study of the complications of lupus in pregnancy. Am J Obstet Gynecol 199:127.e1, 2008

Cnattingius S, Signorello LB, Anneren G, et al: Caffeine intake and the risk of first--trimester spontaneous abortion. N Engl J Med 343:1839, 2000

Cocksedge KA, Saravelos SH, Metwally M, et al: How common is polycystic ovary syndrome in recurrent miscarriage? Reprod Biomed Online 19(4):572, 2009

Cohen AL, Bhatnagar J, Reagan S, et al: Toxic shock associated with *Clostridium sordellii* and *Clostridium perfringens* after medical and spontaneous abortion. Obstet Gynecol 110:1027, 2007

Condous G, Okaro E, Khalid A, Bourne T: Do we need to follow up complete miscarriages with serum human chorionic gonadotrophin levels? BJOG 112:827, 2005

Condous G, Van Calster B, Kirk E, et al: Clinical information does not improve the performance of mathematical models in predicting the outcome of pregnancies of unknown location. Fertil Steril 88(3):572, 2007

Coyaji K, Krishna U, Ambardekar S, et al: Are two doses of misoprostol after mifepristone for early abortion better than one? BJOG 114(3):271, 2007

Craig TB, Ke RW, Kutteh WH: Increased prevalence of insulin resistance in women with a history of recurrent pregnancy loss. Fertil Steril 78:487, 2002

Creinin MD, Huang X, Westhoff C: et al: Factors related to successful misoprostol treatment for early pregnancy failure. Obstet Gynecol 107:901, 2006

Creinin MD, Pymar HC, Schwartz JL: Mifepristone 100 mg in abortion regimens. Obstet Gynecol 98:434, 2001

Creinin MD, Schreiber CA, Bednarek P, et al: Mifepristone and misoprostol administered simultaneously versus 24 hours apart for abortion: a randomized controlled trial. Obstet Gynecol 109(4):885, 2007

Cremer M, Bullard KA, Mosley RM: Immediate vs. delayed post-abortal copper T 380A IUD insertion in cases over 12 weeks of gestation. Contraception 83(6):522, 2011

Cunningham FG, Leveno KL, Bloom SL, et al (eds): Abortion. In Williams Obstetrics, 23rd ed. New York, McGraw-Hill, 2010a, p 215

Cunningham FG, Leveno KL, Bloom SL, et al (eds): Connective-tissue disorders. In Williams Obstetrics, 23rd ed. New York, McGraw-Hill, 2010b, p 1145

Cunningham FG, Leveno KL, Bloom SL, et al (eds): Genetics. In Williams Obstetrics, 23rd ed. New York, McGraw-Hill, 2010c, p 273

Cunningham FG, Leveno KL, Bloom SL, et al (eds): Prenatal care. In Williams Obstetrics, 23rd ed. New York, McGraw-Hill, 2010d, p 207

Daif JL, Levie M, Chudnoff S, et al: Group a *Streptococcus* causing necrotizing fasciitis and toxic shock syndrome after medical termination of pregnancy. Obstet Gynecol 113(2 Pt 2):504, 2009

Dalenda C, Ines N, Fathia B, et al: Two medical abortion regimens for late first-trimester termination of pregnancy: a prospective randomized trial. Contraception 81(4):323, 2010

Dalton VK, Harris LH, Gold KJ, et al: Provider knowledge, attitudes, and treatment preferences for early pregnancy failure. Am J Obstet Gynecol 202:531.e1, 2010

Dao B, Blum J, Thieba B, et al: Is misoprostol a safe, effective and acceptable alternative to manual vacuum aspiration for postabortion care? Results from a randomized trial in Burkina Faso, West Africa. BJOG 114(11):1368, 2007

Daya S: Accuracy of gestational age estimation by means of fetal crown-rump length measurement. Am Journal Obstet Gynecol 168(3 Pt 1):903, 1993

De Vivo A, Mancuso A, Giacobbe A, et al: Thyroid function in women found to have early pregnancy loss. Thyroid 20(6):633, 2010

Devaseelan P, Fogarty PP, Regan L: Human chorionic gonadotropin for threatened abortion. Cochrane Database Syst Rev 5:DC007422, 2010

Devi Wold AS, Pham N, Arici A: Anatomic factors in recurrent pregnancy loss. Semin Reprod Med 1:25, 2006

Di Simone N, Meroni PL, D'Asta M, et al: Pathogenic role of anti-beta2-glycoprotein I antibodies on human placenta: functional effects related to implantation and roles of heparin. Hum Reprod Update 13(2):189, 2007

Dizon-Townsend D, Miller C, Sibai B, et al: The relationship of the factor V Leiden mutation and pregnancy outcomes for mother and fetus. Obstet Gynecol 106:517, 2005

Dolitzky M, Inbal A, Segal Y, et al: A randomized study of thromboprophylaxis in women with unexplained consecutive recurrent miscarriages. Fertil Steril 86:362, 2006

Dranitsaris G, Johnston M, Poirier S, et al: Are health care providers who work with cancer drugs at an increased risk for toxic events? A systematic review and meta--analysis of the literature. J Oncol Pharm Pract 2:69, 2005

Dukhovny S, Zutshi P, Abbott JF: Recurrent second trimester pregnancy loss: evaluation and management. Curr Opin Endocrinol Diabetes Obes 16:451, 2009

Eddleman K, Sullivan L, Stone J, et al: An individualized risk for spontaneous pregnancy loss: a risk function model. J Soc Gynecol Investig 13:197A, 2006

Eiben B, Bartels I, Bahr-Prosch S, et al: Cytogenetic analysis of 750 spontaneous abortions with the direct-preparation method of chorionic villi and its implications for studying genetic causes of pregnancy wastage. Am J Hum Genet 47:656, 1990

Eller AG, Branch DW, Nelson L, et al: Vascular endothelial growth factor-A gene polymorphisms in women with recurrent pregnancy loss. J Reprod Immunol 88(1):48, 2011

Empson M, Lassere M, Craig J, et al: Prevention of recurrent miscarriage for women with antiphospholipid antibody or lupus anticoagulant. Cochrane Database Syst Rev (2):CD002859, 2005. Edited with no change in conclusions, Issue 1, 2010

Erkan D, Kozora E, Lockshin MD: Cognitive dysfunction and white matter abnormalities in antiphospholipid syndrome. Pathophysiology 18(1):93, 2011

Eskenazi B, Chevrier J, Rosas LG, et al: The Pine River statement: human health consequences of DDT use. Environ Health Perspect 117(9):1359, 2009

Fantel AG, Shepard TH, Vadheim-Roth C, et al: Embryonic and fetal phenotypes: Prevalence and other associated factors in a large study of spontaneous abortion. In Porter IH, Hook EM (eds): Human Embryonic and Fetal Death. New York, Academic Press, 1980, p 71

Farquharson RG, Quenby S, Greaves M: Antiphospholipid syndrome in pregnancy: a randomized, controlled trial of treatment. Obstet Gynecol 100:408, 2002

Feist A, Sydler T, Gebbers JJ, et al: No association of *Chlamydia* with abortion. J R Soc Med 92:237, 1999

Fekih M, Fathallah K, Ben Regaya L, et al: Sublingual misoprostol for first trimester termination of pregnancy. Int J Gynaecol Obstet 109(1):67, 2010

Feldman DM, Timms D, Borgida AF: Toxoplasmosis, parvovirus, and cytomegalovirus in pregnancy. Clin Lab Med 30(3):709, 2010

Fischer J, Colls P, Esudero T, et al: Preimplantation genetic diagnosis (PGD) improves pregnancy outcome for translocation carriers with a history of recurrent losses. Fertil Steril 94(1):283, 2010

Fischer M, Bhatnagar J, Guarner J, et al: Fatal toxic shock syndrome associated with *Clostridium sordellii* after medical abortion. N Engl J Med 353:2352, 2005

Fjerstad M, Sivin I, Lichtenberg ES, et al: Effectiveness of medical abortion with mifepristone and buccal misoprostol through 59 gestational days. Contraception 80(3):282, 2009a

Fjerstad M, Trussell, J, Sivin I: Rates of serious infection after changes in regimens for medical abortion. N Engl J Med 361:145, 2009b

Flood K, Peace A, Kent E, et al: Platelet reactivity and pregnancy loss. Am J Obstet Gynecol 203:281.e1, 2010

Floyd RL, Decoufle P, Hungerford DW: Alcohol use prior to pregnancy recognition. Am J Prev Med 17:101, 1999

Fox MC, Oat-Judge J, Severson K: Immediate placement of intrauterine devices after first and second trimester pregnancy termination. Contraception 83(1):34, 2011

Franklin RD, Kutteh WH: Effects of unfractionated and low molecular weight heparin on antiphospholipid antibody binding in vitro. Obstet Gynecol 101:455, 2003

Franssen MTM, Korevaar JC, van der Veen F, et al: Reproductive outcome after chromosome analysis in couples with two or more miscarriages: case-control study. BMJ 332:750, 2006

Franz MB, Husslein PW: Obstetrical management of the older gravida. Womens Health 6(3):463, 2010

Freedman L, Landy U, Steinauer J: Obstetrician-gynecologist experiences with abortion training: physician insights from a qualitative study. Contraception 81(6):525, 2010

Gallicchio L, Miller S, Greene T, et al: Cosmetologists and reproductive outcomes. Obstet Gynecol 113(5):1018, 2009

Ganer H, Levy A, Ohel I, et al: Pregnancy outcome in women with an intrauterine contraceptive device. Am J Obstet Gynecol 201:381.e1, 2009

Glueck CJ, Wang P, Goldenberg N, et al: Pregnancy outcomes among women with polycystic ovary syndrome treated with metformin. Hum Reprod 17:2858, 2002

Goel N, Tuli A, Choudhry R: The role of aspirin versus aspirin and heparin in cases of recurrent abortions with raised anticardiolipin antibodies. Med Sci Monit 12:CR132, 2006

Goldberg AB, Dean G, Kang MS, et al: Manual versus electric vacuum aspiration for early first-trimester abortion: a controlled study of complication rates. Obstet Gynecol 103:101, 2004

Goldenberg M, Sivan E, Sharabi Z, et al: Reproductive outcome following hysteroscopic management of intrauterine septum and adhesions. Hum Reprod 10:2663, 1995

Goldstein SR: Significance of cardiac activity on endovaginal ultrasound in very early embryos. Obstet Gynecol 80(4):670, 1992

Goodman C, Hur J, Goodman CS, et al: Are polymorphisms in the ACE and PAI-1 genes associated with recurrent spontaneous miscarriages? Am J Reprod Immunol 62(6):365, 2009

Gracia CR, Sammel MD, Chittams J, et al: Risk factors for spontaneous abortion in early symptomatic first-trimester pregnancies. Obstet Gynecol 106:993, 2005

Greene MF: Spontaneous abortions and major malformations in women with diabetes mellitus. Semin Reprod Endocrinol 17:127, 1999

Grimes DA: Estimation of pregnancy-related mortality risk by pregnancy outcome, United States, 1991 to 1999. Am J Obstet Gynecol 194:92, 2006

Grimes DA, Lopez LM, Schulz KF, et al: Immediate postabortal insertion of intrauterine devices. Cochrane Database Syst Rev 6:CD001777, 2010

Guelinckx I, Devlieger R, Vansant G: Reproductive outcome after bariatric surgery: a critical review. Hum Reprod Update 15(2):189, 2009

Guest J, Chien PF, Thomson MA, et al: Randomised controlled trial comparing the efficacy of same-day administration of mifepristone and misoprostol for termination of pregnancy with the standard 36 to 48 hour protocol. BJOG 114(2):207, 2007

Guttmacher Institute: State facts about abortion: Texas. September, 2008. Available at: http://www.guttmacher.org/pubs/sfaa/texas.html. Accessed March 23, 2011

Guttmacher Institute: US abortion rate levels off after 30-year decline. Reuters Health Information, January 12, 2011

Haas DM, Ramsey PS: Progesterone for preventing miscarriage. Cochrane Database Syst Rev 2:CD003511, 2008

Haddow JE, McClain MR, Palomaki GE, et al: Thyroperoxidase and thyroglobulin antibodies in early pregnancy and placental abruption. Obstet Gynecol 117:287, 2011

Hamoda H, Ashok PW, Flett GMM, Templeton A: A randomised controlled trial of mifepristone in combination with misoprostol administered sublingually or vaginally for medical abortion up to 13 weeks of gestation. BJOG 112:1102, 2005

Hannafin B, Lovecchio F, Blackburn P: Do Rh-negative women with first trimester spontaneous abortions need Rh immune globulin? Am J Obstet Gynecol 24:487, 2006

Harger JH, Archer DF, Marchese SG, et al: Etiology of recurrent pregnancy losses and outcome of subsequent pregnancies. Obstet Gynecol 62(5):574, 1983

Hasan R, Baird DD, Herring AH, et al: Association between first-trimester vaginal bleeding and miscarriage. Obstet Gynecol 114:860, 2009

Hertig AT, Sheldon WH: Minimal criteria required to prove prima facie case of traumatic abortion or miscarriage: an analysis of 1,000 spontaneous abortions. Ann Surg 117:596, 1943

Heuser C, Dalton J, Macpherson C, et al: Idiopathic recurrent pregnancy loss recurs at similar gestational ages. Am J Obstet Gynecol 203(4):343.e1, 2010

Hide G, Morley EK, Hughes JM, et al: Evidence for high levels of vertical transmission in *Toxoplasma gondii*. Parasitology 136(14):1877, 2009

Ho CS, Bhatnagar J, Cohen AL, et al: Undiagnosed cases of fatal *Clostridium*-associated toxic shock in Californian women of childbearing age. Am J Obstet Gynecol 201:459.e1-7, 2009

Holbrook WJ, Oskarsdottir A, Fridjonsson T, et al: No link between low-grade periodontal disease and preterm birth: a pilot study in a health Caucasian population. Acta Odontol Scand 62:177, 2004

Homburg R: Adverse effects of luteinizing hormone on fertility: fact or fantasy. Baillieres Clin Obstet Gynaecol 12:555, 1998

Homer H, Saridogan E: Uterine artery embolization for fibroids is associated with an increased risk of miscarriage. Fertil Steril 94(1):324, 2010

Honkanen H, Piaggio G, Hertzen H, et al: WHO multinational study of three misoprostol regimens after mifepristone for early medical abortion. BJOG 111(7):715, 2004

Horcajadas JA, Goyri E, Higón MA, et al: Endometrial receptivity and implantation are not affected by the presence of uterine intramural leiomyomas: a clinical and functional genomics analysis. J Clin Endocrinol Metab 93(9):3490, 2008

Horon IL: Underreporting of maternal deaths on death certificates and the magnitude of the problem of maternal mortality. Am J Public Health 95:478, 2005

Hudson MM: Reproductive outcomes for survivors of childhood cancer. Obstet Gynecol 116:1171, 2010

Jacobs PA, Hassold TJ: The origin of chromosomal abnormalities in spontaneous abortion. In Porter IH, Hook EB (eds): Human Embryonic and Fetal Death. New York, Academic Press, 1980, p 289

Jain JK, Harwood B, Meckstroth KR, et al: A prospective randomized, double-blinded, placebo-controlled trial comparing mifepristone and vaginal misoprostol to vaginal misoprostol alone for elective termination of early pregnancy. Hum Reprod 17:1477, 2002

Jarvie E, Ramsay JE: Obstetric management of obesity in pregnancy. Semin Fetal Neonatal Med 15(2):83, 2010

Jaslow CR, Carney JL, Kutteh WH: Diagnostic factors identified in 1020 women with two versus three or more recurrent pregnancy losses. Fertil Steril 93(4):1234, 2010

Johns J, Jauniaux E: Threatened miscarriage as a predictor of obstetric outcome. Obstet Gynecol 107:845, 2006

Johnson LG, Mueller BA, Daling JR: The relationship of placenta previa and history of induced abortion. Int J Gynaecol Obstet 81:191, 2003

Jones RK, Kavanaugh ML: Changes in abortion rates between 2000 and 2008 and lifetime incidence of abortion. Obstet Gynecol 117(6):1358, 2011

Jun SH, Ginsburg ES, Racowsky C, et al: Uterine leiomyomas and their effect on in vitro fertilization outcome: a retrospective study. J Assist Reprod Genet 18:139, 2001

Kaandorp S, Di Nisio M, Goddijn M, et al: Aspiring or anticoagulants for treating recurrent miscarriage in women without antiphospholipid syndrome. Cochrane Database Syst Rev 1:CD004734, 2009

Kaandorp SP, van der Post JAM, Verhoeve HR, et al: Aspirin plus heparin or aspirin alone in women with recurrent miscarriage. N Engl J Med 362:1586, 2010

Kadar N, DeCherney AH, Romero R: Receiver operating characteristic (ROC) curve analysis of the relative efficacy of single and serial chorionic gonadotropin determinations in the early diagnosis of ectopic pregnancy. Fertil Steril 37:542, 1982

Kajii T, Ferrier A, Niikawa N, et al: Anatomic and chromosomal anomalies in 639 spontaneous abortions. Hum Genet 55:87, 1980

Kapp N, Lohr PA, Ngo TD, et al: Cervical preparation for first trimester surgical abortion. Cochrane Database Syst Rev 2:CD007207, 2010

Katz A, Ben-Arie A, Lurie S, et al: Reproductive outcome following hysteroscopic adhesiolysis in Asherman's syndrome. Int J Fertil Menopausal Stud 41:462, 1996

Kelly H, Harvey D, Moll S: A cautionary tale. Fatal outcome of methotrexate therapy given for management of ectopic pregnancy. Obstet Gynecol 107:439, 2006

Kesmodel U, Wisborg K, Olsen SF, et al: Moderate alcohol intake in pregnancy and the risk of spontaneous abortion. Alcohol 37:87, 2002

Kharazmi E, Dossus L, Rohrmann S, et al: Pregnancy loss and risk of cardiovascular disease: a prospective population-based cohort study (EPIC-Heidelberg). Heart 97(1):49, 2011

Klebanoff MA, Levine RJ, DerSimonian R, et al: Maternal serum paraxanthine, a caffeine metabolite, and the risk of spontaneous abortion. N Engl J Med 341:1639, 1999

Kleinhaus K, Perrin M, Friedlander Y, et al: Paternal age and spontaneous abortion. Obstet Gynecol 108:369, 2006

Kline J, Stein ZA, Shrout P, et al: Drinking during pregnancy and spontaneous abortion. Lancet 2:176, 1980

Krassas GE, Poppe K, Glinoer D: Thyroid function and human reproductive health. Endocr Rev 31:702, 2010

Kulier R, Bulmezoglu AM, Hofmeyr GJ, et al: Medical methods for first trimester abortion. Cochrane Database Syst Rev 2:CD002855, 2004

Kutteh WH: Antiphospholipid antibody-associated recurrent pregnancy loss: treatment with heparin and low-dose aspirin is superior to low-dose aspirin alone. Am J Obstet Gynecol 174:1584, 1996

Kutteh WH: Recurrent pregnancy loss. In Carr BR, Blackwell RE, Azziz R (eds): Essential Reproductive Medicine. New York, McGraw-Hill, 2005, p 590

Lahteenmaki P, Luukkainen T: Return of ovarian function after abortion. Clin Endocrinol 2:123, 1978

Lashen H, Fear K, Sturdee DW: Obesity is associated with increased risk of first trimester and recurrent miscarriage: matched case-control study. Hum Reprod 19(7):1644, 2004

Laskin CA, Spitzer KA, Clark CA, et al: Low molecular weight heparin and aspirin for recurrent pregnancy loss: results from the randomized, controlled HepASA Trial. J Rheumatol 36:279, 2009

Lazarus JH: Thyroid disease in pregnancy and childhood. Minerva Endocrinol 30:71, 2005

Levi CS, Lyons EA, Lindsay DJ: Early diagnosis of nonviable pregnancy with endovaginal US. Radiology 167(2):383, 1988

Levi CS, Lyons EA, Zheng XH, et al: Endovaginal US: demonstration of cardiac activity in embryos of less than 5.0 mm in crown-rump length. Radiology 176(1):71, 1990

Lockwood, CJ: Stop screening for inherited thrombophilias in patients with adverse pregnancy outcomes. Contemp OB/GYN 55.5:11, 2010

Love ER, Bhattacharya S, Smith NC, et al: Effect of interpregnancy interval on outcomes of pregnancy after miscarriage: retrospective analysis of hospital episode statistics in Scotland. BMJ 341:c3967, 2010

Luise C, Jermy K, May C, et al: Outcome of expectant management of spontaneous first trimester miscarriage: observational study. BMJ 324:873, 2002

Lupo PJ, Symanski E, Waller DK, et al: Maternal exposure to ambient levels of benzene and neural tube defects among offspring, Texas, 1999-2004. Environ Health Perspect 119:397, 2011

Lykke JA, Dideriksen KL, Lidegaard Ø, et al: First-trimester vaginal bleeding and complications later in pregnancy. Obstet Gynecol 115:935, 2010

MacIsaac L, Darney P: Early surgical abortion: an alternative to and backup for medical abortion. Am J Obstet Gynecol 183:S76, 2000

Maconochie N, Doyle P, Prior S, et al: Risk factors for first trimester miscarriage—results from a UK-population-based case-control study. BJOG 114:170, 2007

Männistö T, Vääräsmäki M, Pouta A, et al: Perinatal outcome of children born to mothers with thyroid dysfunction or antibodies: a prospective population-based cohort study. J Clin Endocrinol Metab 94:772, 2009

Masch RJ, Roman AS: Uterine evacuation in the office. Contemp Obstet Gynecol 51:66-73, 2005

Mazze RI, Källén B: Reproductive outcome after anesthesia and operation during pregnancy: a registry study of 5405 cases. Am J Obstet Gynecol 161:1178, 1989

Meites E, Zane S, Gould C: Fatal *Clostridium sordellii* infections after medical abortions. N Engl J Med 363(14):1382, 2010

Meroni PL, Tedesco F, Locati M, et al: Anti-phospholipid antibody mediated fetal loss: still an open question from a pathogenic point of view. Lupus 19:453, 2010

Miyakis S, Lockshin MD, Atsumi T, et al: International consensus statement on an update of the classification criteria for definite antiphospholipid syndrome (APS). J Thromb Haemost 4:295, 2006

Mills JL, Simpson JL, Driscoll SG, et al: Incidence of spontaneous abortion among normal women and insulin-dependent diabetic women whose pregnancies were identified within 21 days of conception. N Engl J Med 319:1618, 1988

Moore KL: The Developing Human: Clinically Oriented Embryology, 2nd ed. Philadelphia, WB Saunders, 1977

Moore S, Ide M, Coward PY, et al: A prospective study to investigate the relationship between periodontal disease and adverse pregnancy outcome. Br Dent J 197:251, 2004

Moreau C, Kaminski M, Ancel PY, et al: Previous induced abortions and the risk of very preterm delivery: results of the EPIPAGE study. BJOG 112:430, 2005

Moschos E, Twickler DM: Intrauterine devices in early pregnancy: findings on ultrasound and clinical outcomes. Am J Obstet Gynecol 204:427.e1, 2011

Nahum GG: Uterine anomalies. How common are they, and what is their distribution among subtypes? J Reprod Med 43(10):877, 1998

Nawaz FH, Rizvi J: Continuation of metformin reduces early pregnancy loss in obese Pakistani women with polycystic ovarian syndrome. Gynecol Obstet Invest 69(3):184, 2010

Negro R, Formoso G, Mangieri T, et al: Levothyroxine treatment in euthyroid pregnant women with autoimmune thyroid disease: effects on obstetrical complications. J Clin Endocrinol Metab 91(7):2587, 2006

Negro R, Schwartz A, Gismondi R, et al: Universal screening versus case finding for detection and treatment of thyroid hormonal dysfunction during pregnancy. J Clin Endocrinol Metab 95(4):1699, 2010

Neilson JP, Gyte GM, Hickey M, et al: Medical treatments for incomplete miscarriage (less than 24 weeks). Cochrane Database Syst Rev 1:CD007223, 2010

Nguyen NT, Blum J, Durocher J, et al: A randomized controlled study comparing 600 versus 1200 μg oral misoprostol for medical management of incomplete abortion. Contraception 72:438, 2005

Niinimäki M, Pouta A, Bloigu A, et al: Immediate complications after medical compared with surgical termination of pregnancy. Obstet Gynecol 114:795, 2009

Nyberg DA, Mack LA, Laing FC, et al: Distinguishing normal from abnormal gestational sac growth in early pregnancy. J Ultrasound Med 6(1):23, 1987

Oakeshott P, Hay P, Hay S, et al: Association between bacterial vaginosis or chlamydial infection and miscarriage before 16 weeks' gestation: prospective, community based cohort study. BMJ 325:1334, 2002

Oppegaard KS, Qvigstad E, Hesheim BI: Oral versus self-administered vaginal misoprostol at home before surgical termination of pregnancy: a randomized controlled trial. BJOG 113:58, 2006

Osser S, Persson K: Chlamydial antibodies in women who suffer miscarriage. Br J Obstet Gynaecol 103:137, 1996

Palomba S, Falbo A, Orio F Jr, et al: Effect of preconceptional metformin on abortion risk in polycystic ovary syndrome: a systematic review and meta-analysis of randomized controlled trials. Fertil Steril 92(5):1646, 2009

Paukku M, Tulppala M, Puolakkainen M, et al: Lack of association between serum antibodies to *Chlamydia trachomatis* and a history of recurrent pregnancy loss. Fertil Steril 72:427, 1999

Paul ME, Mitchell CM, Rogers AJ, et al: Early surgical abortion: efficacy and safety. Am J Obstet Gynecol 187:407, 2002

Plateau V, Staessen C, Michiels A, et al: Preimplantation genetic diagnosis for aneuploidy screening in patients with unexplained recurrent miscarriages. Fertil Steril 83(2):393, 2005

Poland B, Miller J, Jones D, et al: Reproductive counseling in patients who have had a spontaneous abortion. Am J Obstet Gynecol 127:685, 1977

Porter TF, LaCoursiere Y, Scott JR: Immunotherapy for recurrent miscarriage. Cochrane Database Syst Rev 2:CD000112, 2006

Pymar HC, Creinin MD, Schwartz JL: Mifepristone followed on the same day by vaginal misoprostol for early abortion. Contraception 64:87, 2001

Quinn PA, Shewchuck AB, Shuber J, et al: Efficacy of antibiotic therapy in preventing spontaneous pregnancy loss among couples colonized with genital mycoplasmas. Am J Obstet Gynecol 145:239, 1983a

Quinn PA, Shewchuck AB, Shuber J, et al: Serologic evidence of *Ureaplasma urealyticum* infection in women with spontaneous pregnancy loss. Am J Obstet Gynecol 145:245, 1983b

Raghavan S, Comendant R, Digol I, et al: Two-pill regimens of misoprostol after mifepristone medical abortion through 63 days' gestational age: a randomized controlled trial of sublingual and oral misoprostol. Contraception 79(2):84, 2009

Rai R, Cohen H, Dave M: Randomised controlled trial of aspirin and aspirin plus heparin in pregnant women with recurrent miscarriage associated with phospholipid antibodies (or antiphospholipid antibodies). BMJ 314:253, 1997

Rajcan-Separovic E, Diego-Alvarez D, Robinson WP: Identification of copy number variants in miscarriages from couples with idiopathic recurrent pregnancy loss. Hum Reprod 25(11):2913, 2010

Ramzy AM, Sattar M, Amin Y, et al: Uterine myomata and outcome of assisted reproduction. Hum Reprod 13:198, 1998

Rand JH, Wu XX, Quinn AS, et al: The annexin A5-mediated pathogenic mechanism in the antiphospholipid syndrome: role in pregnancy losses and thrombosis. Lupus 19(4):460, 2010

Rasch V: Cigarette, alcohol, and caffeine consumption: risk factors for spontaneous abortion. Acta Obstet Gynecol Scand 82:182, 2003

Reddy UM: Recurrent pregnancy loss: nongenetic causes. Contemp OB Gynecol 52:63, 2007

Reichman DE, Laufer MR: Congenital uterine anomalies affecting reproduction. Best Pract Res Clin Obstet Gynecol 24(2):193, 2010

Robson SC, Kelly T, Howel D, et al: Randomised preference trial of medical versus surgical termination of pregnancy less than 14 weeks' gestation (TOPS). Health Technol Assess 13(53):1, 2009

Rodger MA, Paidas M, McLintock C, et al: Inherited thrombophilia and pregnancy complications revisited. Obstet Gynecol 112:320, 2008

Rowland AS, Baird DD, Shore DL, et al: Nitrous oxide and spontaneous abortion in female dental assistants. Am J Epidemiol 141:531, 1995

Rushworth FH, Backos M, Rai R, et al: Prospective pregnancy outcome in untreated recurrent miscarriages with thyroid autoantibodies. Hum Reprod 15:1637, 2000

Said JM, Higgins JR, Moses EK, et al: Inherited thrombophilia polymorphisms and pregnancy outcomes in nulliparous women. Obstet Gynecol 115(1):5, 2010

Salem HT, Ghaneimah SA, Shaaban MM, et al: Prognostic value of biochemical tests in the assessment of fetal outcome in threatened abortion. Br J Obstet Gynaecol 91:382, 1984

Salim R, Regan L, Woelfer B, et al: A comparative study of the morphology of congenital uterine anomalies in women with and without a history of recurrent first trimester miscarriage. Hum Reprod 18:162, 2003

Saraswat L, Bhattacharya S, Maheshwari A, et al: Maternal and perinatal outcome in women with threatened miscarriage in the first trimester: a systematic review. BJOG 117:245, 2010

Saravelos SH, Cocksedge KA, Li TC: Prevalence and diagnosis of congenital uterine anomalies in women with reproductive failure: a critical appraisal. Hum Reprod Update 14(5):415, 2008

Satpathy HK, Fleming A, Frey D, et al: Maternal obesity and pregnancy. Postgrad Med 120(3):E01, 2008

Sauerwein RW, Bisseling J, Horrevorts AM: Septic abortion associated with *Campylobacter fetus* subspecies *fetus* infection: case report and review of the literature. Infection 21:33, 1993

Savitz DA, Chan RL, Herring AH, et al: Caffeine and miscarriage risk. Epidemiology 19:55, 2008

Saygili-Yilmaz E, Yildiz S, Erman-Akar M, et al: Reproductive outcome of septate uterus after hysteroscopic metroplasty. Arch Gynecol Obstet 4:289, 2003

Saygili-Yilmaz ES, Erman-Akar M, Yildiz S, et al: A retrospective study on the reproductive outcome of the septate uterus corrected by hysteroscopic metroplasty. Int J Gynaecol Obstet 1:59, 2002

Schaff EA, Fielding SL, Westhoff C, et al: Vaginal misoprostol administered 1, 2, or 3 days after mifepristone for early medical abortion. A randomized trial. JAMA 284:1948, 2000

Schneider D, Golan A, Langer R, et al: Outcome of continued pregnancies after first and second trimester cervical dilatation by laminaria tents. Obstet Gynecol 78:1121, 1991

Schnorr TM, Grajewski BA, Hornung RW, et al: Video display terminals and the risk of spontaneous abortion. N Engl J Med 324:727, 1991

Schust D, Hill J: Recurrent pregnancy loss. In Berek J (eds): Novak's Gynecology, 13th ed. Philadelphia, Lippincott Williams & Wilkins, 2002

Scifres CM, Macones GA: The utility of thrombophilia testing in pregnant women with thrombosis: fact or fiction? Am J Obstet Gynecol 199:344.e1, 2008

Scott JR: Immunotherapy for recurrent miscarriage. Cochrane Database Syst Rev 2:CD000112, 2003

Seely EW, Ecker J: Clinical practice. Chronic hypertension in pregnancy. N Engl J Med 365(5):439, 2011

Shah PS, Zao J, Knowledge Synthesis Group of Determinants of Preterm/LBW Births: Induced termination of pregnancy and low birthweight and preterm birth: a systematic review and meta-analyses. BJOG 116(11):1425, 2009

Shannon C, Wiebe E, Jacot F: Regimens of misoprostol with mifepristone for early medical abortion: a randomized trial. BJOG 113:621, 2006

Sher KS, Jayanthi V, Probert CS, et al: Infertility, obstetric and gynaecological problems in coeliac sprue. Digest Dis 12:186, 1994

Shwekerela B, Kalumuna R, Kipingili R, et al: Misoprostol for treatment of incomplete abortion at the regional hospital level: results for Tanzania. BJOG 114(11):1363, 2007

Silver RM, Zhao Y, Spong CY, et al: Eunice Shriver National Institute of Child Health and Human Development Maternal-Fetal Medicine Units (NICHD-MFMU) Network. Prothrombin gene G20210A mutation and obstetric complications. Obstet Gynecol 115(1):14, 2010

Simpson JL: Causes of fetal wastage. Clin Obstet Gynecol 50(1):10, 2007

Simpson JL: Genes, chromosomes, and reproductive failure. Fertil Steril 33(2):107, 1980

Simpson JL, Mills JL, Kim H, et al: Infectious processes: an infrequent cause of first trimester spontaneous abortions. Hum Reprod 11:668, 1996

Smith LF, Ewings PD, Guinlan C: Incidence of pregnancy after expectant, medical, or surgical management of spontaneous first trimester miscarriage: long term follow-up of miscarriage treatment (MIST) randomized controlled trial. BMJ 339:b3827, 2009

Soh MC, Nelson-Piercy C: Antiphospholipid antibody syndrome in pregnancy. Expert Rev Obstet Gynecol 5(6):741, 2010

Sollid CP, Wisborg K, Hjort JH, et al: Eating disorder that was diagnosed before pregnancy and pregnancy outcome. Am J Obstet Gynecol 190:206, 2004

Soni S, Badawy SZA: Celiac disease and its effect on human reproduction: a review. J Reprod Med 55:3, 2010

Speroff L, Fritz MA (eds): Recurrent early pregnancy loss. In Clinical Gynecologic Endocrinology and Infertility, 7th ed. Philadelphia, Lippincott, Williams & Wilkins, 2005, p 1093

Stanger JD, Yovich JL: Reduced in-vitro fertilization of human oocytes from patients with raised basal luteinizing hormone levels during the follicular phase. Br J Obstet Gynaecol 92:385, 1985

Stein Z, Kline J, Susser E, et al: Maternal age and spontaneous abortion. In Porter IH, Hook EB (eds): Human Embryonic and Fetal Death. New York, Academic Press, 1980, p 107

Steinauer J, Darney P, Auerbach RD: Should all residents be trained to do abortions? Contemp Obstet Gynecol 51:56, 2005a

Steinauer J, Drey EA, Lewis R, et al: Obstetrics and gynecology resident satisfaction with an integrated, comprehensive abortion rotation. Obstet Gynecol 105:1335, 2005b

Stephenson MD: Management of recurrent early pregnancy loss. J Reprod Med 51:303, 2006

Stephenson MD, Kutteh WH, Purkiss S, et al: Intravenous immunoglobulin and idiopathic secondary recurrent miscarriage: a multicentered randomized placebo-controlled trial. Hum Reprod 25(9):2203, 2010

Streeter GL: Focal deficiencies in fetal tissues and their relation to intra-uterine amputation. Carnegie Institute of Washington, 1930, Publication No. 414, p 5

Sullivan AE, Silver RM, LaCoursiere DY, et al: Recurrent fetal aneuploidy and recurrent miscarriage. Obstet Gynecol 104:784, 2004

Sunkara SK, Khairy M, El-Toukhy T, et al: The effect of intramural fibroids without uterine cavity involvement on the outcome of IVF treatment: a systematic review and meta-analysis. Hum Reprod 25(2):418, 2010

Supreme Court of the United States: *Jane Roe et al v Henry Wade, District Attorney of Dallas County*. Opinion No. 70-18, January 22, 1973

Supreme Court of the United States: *Gonzales, Attorney General v. Carhart, et al*. Certiorari to the United States Court of Appeals for the Eighth Circuit. Opinion No. 05–380, April 18, 2007

Supreme Court of the United States: *Planned Parenthood v. Casey*. Certiorari to the United States Court of Appeals for the Third Circuit. Opinion No. 91-744, June 29, 1992

Taskinen H, Kyyrönen P, Hemminki K: Effects of ultrasound, shortwaves, and physical exertion on pregnancy outcome in physiotherapists. J Epidemiol Community Health 44:196, 1990

Tatum HJ, Schmidt FH, Jain AK: Management and outcome of pregnancies associated with Copper-T intrauterine contraceptive device. Am J Obstet Gynecol 126:869, 1976

Temmerman M, Lopita MI, Sanghvi HC, et al: The role of maternal syphilis, gonorrhoea and HIV-1 infections in spontaneous abortion. Int J STD AIDS 3:418, 1992

Tharapel AT, Tharapel SA, Bannerman RM: Recurrent pregnancy losses and parental chromosome abnormalities: a review. Br J Obstet Gynaecol 92:899, 1985

Timor-Tritsch IE, Farine D, Rosen MG: A close look at early embryonic development with the high-frequency transvaginal transducer. Am J Obstet Gynecol 159(3):676, 1988

Tongsong T, Srisomboon J, Wanapirak C, et al: Pregnancy outcome of threatened abortion with demonstrable fetal cardiac activity: a cohort study. J Obstet Gynaecol 21:331, 1995

Trinder J, Brocklehurst P, Porter R, et al: Management of miscarriage: expectant, medical, or surgical? Results of randomized controlled trial (miscarriage treatment (MIST) trial). BMJ 332(7552):1235, 2006

Tulppala M, Stenman UH, Cacciatore B, et al: Polycystic ovaries and levels of gonadotrophins and androgens in recurrent miscarriage: prospective study in 50 women. Br J Obstet Gynaecol 100:348, 1993

Valli E, Zupi E, Marconi D, et al: Hysteroscopic findings in 344 women with recurrent spontaneous abortion. J Am Assoc Gynecol Laparosc 8(3):398, 2001

van Benthem BH, de Vincenzi I, Delmas MD, et al: Pregnancies before and after HIV diagnosis in a European cohort of HIV-infected women. European study on the natural history of HIV infection in women. AIDS 14:2171, 2000

van den Boogaard E, Kaandorp SP, Franssen MT, et al: Consecutive or non-consecutive recurrent miscarriage: is there any difference in carrier status? Hum Reprod 25(6):1411, 2010

Vartian CV, Septimus EJ: Tricuspid valve group B streptococcal endocarditis following elective abortion. Rev Infect Dis 13:997, 1991

Ventura SJ, Abma JC, Mosher WD, et al: Estimated pregnancy rates by outcome for the United States, 1990-2004. Natl Vit Stat Rep 56(15), April 14, 2008

Virk J, Zhang J, Olsen J: Medical abortion and the risk of subsequent adverse pregnancy outcomes. N Engl J Med 16;357(7):648, 2007

von Hertzen H, Honkanen H, Piaggio G, et al: WHO multinational study of three misoprostol regimens after mifepristone for early medical abortion. I: Efficacy. BJOG 110:808, 2003

von Hertzen H, Huong NTM, Piaggio G, et al: Misoprostol dose and route after mifepristone for early medical abortion: a randomized controlled noninferiority trial. BJOG 117(10):1186, 2010

von Hertzen H, Piaggio G, Huong NT, et al: Efficacy of two intervals and two routes of administration of misoprostol for termination of early pregnancy: a randomised controlled equivalence trial. Lancet 369(9577):1938, 2007

von Hertzen H, Piaggio G, Wojdyla D, et al: Two mifepristone doses and two intervals of misoprostol administration for termination of early pregnancy: a randomized factorial controlled equivalence trial. BJOG 116(3):381, 2009

Wacholder S, Chen BE, Wilcox A, et al: Risk of miscarriage with bivalent vaccine against human papillomavirus (HPV) types 16 and 18: pooled analysis of two randomized controlled trials. BMJ 340:c712, 2010

Warburton D, Fraser FC: Spontaneous abortion risks in man: data from reproductive histories collected in a medical genetics unit. Am J Hum Genet 16:1, 1964

Warburton D, Stein Z, Kline J, et al: Chromosome abnormalities in spontaneous abortion: data from the New York City study. In Porter IH, Hook EB (eds): Human Embryonic and Fetal Death. New York, Academic Press, 1980, p 261

Warren JB, Silver RM: Autoimmune disease in pregnancy: systemic lupus erythematosus and antiphospholipid syndrome. Obstet Gynecol Clin North Am 31:345, 2004

Watson H, Kiddy DS, Hamilton-Fairley D, et al: Hypersecretion of luteinizing hormone and ovarian steroids in women with recurrent early miscarriages. Hum Reprod 8:829, 1993

Weiss J, Malone F, Vidaver J, et al: Threatened abortion: a risk factor for poor pregnancy outcome—a population based screening study (The FASTER Trial). Am J Obstet Gynecol 187:S70, 2002

Weng X, Odouki R, Li DK: Maternal caffeine consumption during pregnancy and the risk of miscarriage: a prospective cohort study. Am J Obstet Gynecol 198:279.e1, 2008

Westfall JM, Sophocles A, Burggraf H, et al: Manual vacuum aspiration for first-trimester abortion. Arch Fam Med 7:559, 1998

Wijesiriwardana A, Bhattacharya S, Shetty A, et al: Obstetric outcome in women with threatened miscarriage in the first trimester. Obstet Gynecol 107:557, 2006

Wilcox AF, Weinberg CR, O'Connor JF, et al: Incidence of early loss of pregnancy. N Engl J Med 319:189, 1988

Wilson RD, Kendrick V, Wittmann BK, et al: Spontaneous abortion and pregnancy outcome after normal first-trimester ultrasound examination. Obstet Gynecol 67:352, 1986

Winikoff B, Dzuba IG, Creinin MD, et al: Two distinct oral routes of misoprostol in mifepristone medical abortion: a randomized controlled trial. Obstet Gynecol 112(6):1303, 2008

Wisborg K, Kesmodel U, Henriksen TB, et al: A prospective study of maternal smoking and spontaneous abortion. Acta Obstet Gynecol Scand 82:936, 2003

Wo JY, Viswanathan AN: Impact of radiotherapy on fertility, pregnancy, and neonatal outcomes in female cancer patients. Int J Radiat Oncol Biol Phys 73(5):1304, 2009

Xiong X, Buekens P, Vastardis S, et al: Periodontal disease and pregnancy outcomes: state-of-the-science. Obstet Gynecol Surv 62(9):605, 2007

Yetman DL, Kutteh WH: Antiphospholipid antibody panels and recurrent pregnancy loss: prevalence of anticardiolipin antibodies compared with other antiphospholipid antibodies. Fertil Steril 66:540, 1996

Zhang J, Gilles JM, Barnhart K, et al: A comparison of medical management with misoprostol and surgical management for early pregnancy failure. N Engl J Med 353:761, 2005

Ziakas PD, Pavlou M, Voulgarelis M: Heparin treatment in antiphospholipid syndrome with recurrent pregnancy loss: a systematic review and meta-analysis. Obstet Gynecol 115(6):1256, 2010

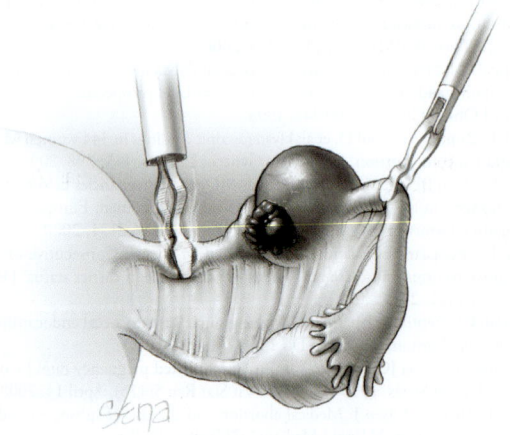

CAPÍTULO 7

Gravidez Ectópica

EPIDEMIOLOGIA... 198
SEQUELAS DA GRAVIDEZ ECTÓPICA........................... 199
FATORES DE RISCO... 200
FISIOPATOLOGIA.. 201
MANIFESTAÇÕES CLÍNICAS....................................... 201
DIAGNÓSTICO DIFERENCIAL..................................... 202
DIAGNÓSTICO... 203
RESUMO DA AVALIAÇÃO DIAGNÓSTICA...................... 206
TRATAMENTO... 207
GRAVIDEZ OVARIANA... 212
GRAVIDEZ CORNUAL.. 213
GRAVIDEZ CERVICAL.. 213
GRAVIDEZ HETEROTÓPICA...................................... 214
GRAVIDEZ NA CICATRIZ UTERINA DE CESARIANA........ 214
PREVENÇÃO... 215
REFERÊNCIAS... 215

A gravidez ectópica ou extrauterina é aquela em que o blastocisto fica implantado em qualquer lugar diferente do revestimento endometrial da cavidade uterina. Como tal, ocorrem em 1,3 a 2% das gestações relatadas nos Estados Unidos (Zane, 2002). Com o advento do radioimunoensaio sensível e específico para a subunidade β da gonadotrofina coriônica humana (β-hCG, de *human chorionic gonadotropin*), combinado com a ultrassonografia transvaginal (UTV) de alta resolução, a apresentação inicial de uma mulher com gravidez ectópica raramente é tão ameaçadora à vida como no passado. No entanto, a gravidez ectópica permanece sendo uma causa importante de morbidade e mortalidade nos Estados Unidos.

CLASSIFICAÇÃO

Quase 95% das gestações ectópicas implantam-se nas tubas uterinas. A Figura 7-1 ilustra as localizações de implantação de 1.800 gestações ectópicas tratadas cirurgicamente (Bouyer, 2002). As gestações ectópicas bilaterais são raras, e sua prevalência estimada é de 1:200.000 gestações (al-Awwad, 1999).

EPIDEMIOLOGIA

As taxas de incidência de gravidez ectópica relatadas não são tão confiáveis como no passado. Os avanços incríveis no diagnóstico e os protocolos de tratamento ambulatorial tornaram inválidas as estatísticas nacionais de altas hospitalares. De acordo com o Centers for Disease Control and Prevention (1995), a taxa de gravidez ectópica aumentou nos Estados Unidos quase quatro vezes, passando de 4,5 por 1.000 gestações em 1970 para 19,7 por 1.000 gestações em 1992. Essa taxa é similar àquela estimada recentemente pelo Kaiser Permanente of North California de 20,7 para 1.000 gestações, de 1997 a 2000 (Van Den Eeden, 2005). Recentemente, Hoover e colaboradores (2010) pesquisaram um grande banco de dados composto por declarações de mulheres com idade entre 15 e 44 anos com seguro de saúde privado nos Estados Unidos entre 2002 e 2007 e calcularam uma taxa de 6,4 para 1.000 gestações. Entretanto, esta redução na taxa de gestações ectópicas talvez não reflita de forma precisa os casos que ocorrem em populações de maior risco, menor poder socioeconômico e sem seguro de saúde.

Uma série de fatores ajuda a explicar o aumento na incidência de gestações ectópicas:

1. Maior prevalência de doenças sexualmente transmissíveis, em especial infecções por clamídia (Raikhowa, 2000).
2. Ferramentas diagnósticas com maior sensibilidade.
3. Infertilidade por fator tubário, incluindo aumento na restauração da patência tubária ou patologia tubária documentada (Ankum, 1996).
4. Maior prevalência de gravidez tardia acompanhada por aumento no uso de tecnologias para reprodução assistida, que acarretam aumento no risco de gravidez ectópica.
5. Aumento nas taxas de dispositivo intrauterino (DIU) e de laqueadura tubária, sendo que as falhas no método predispõem à gravidez ectópica (Mol, 1995).

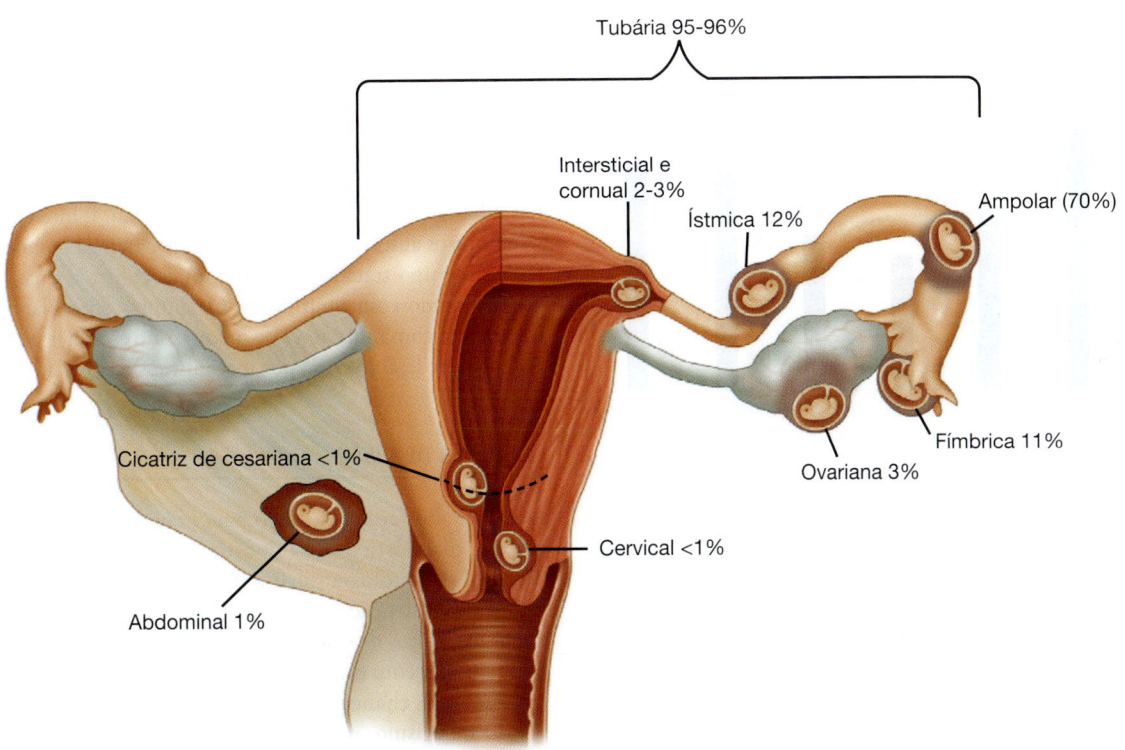

FIGURA 7-1 As várias localizações e frequências das gestações ectópicas. (*De Cunningham, 2010, com permissão.*)

SEQUELAS DA GRAVIDEZ ECTÓPICA

Mortalidade

A gravidez ectópica permanece sendo a principal causa dos óbitos relacionados à gravidez inicial. Ainda assim, os protocolos de diagnóstico e tratamento em uso resultaram na redução de 10 vezes na taxa de fatalidade de casos durante os últimos 35 anos. A taxa em 1970 era de 35 óbitos para 10.000 gestações ectópicas, em comparação com 4 para 10.000 gestações em 1989. Isto ocorreu apesar de ter havido aumento de cinco vezes na taxa de gravidez ectópica, passando de 17.800 em 1970 para 108.000 em 1992 (Fig. 7-2). As disparidades raciais afetam os óbitos relacionados à gravidez ectópica. As mulheres não brancas apresentaram risco geral de óbito 3,4 vezes mais alto que as mulheres brancas, para o período de 20 anos, entre 1970 e 1989 (Goldner, 1993). Essa diferença foi observada para todas as faixas etárias, conforme mostra a Figura 7-3. O acesso inadequado a tratamento ginecológico e aos cuidados de pré-natal pode explicar, em parte, essa tendência.

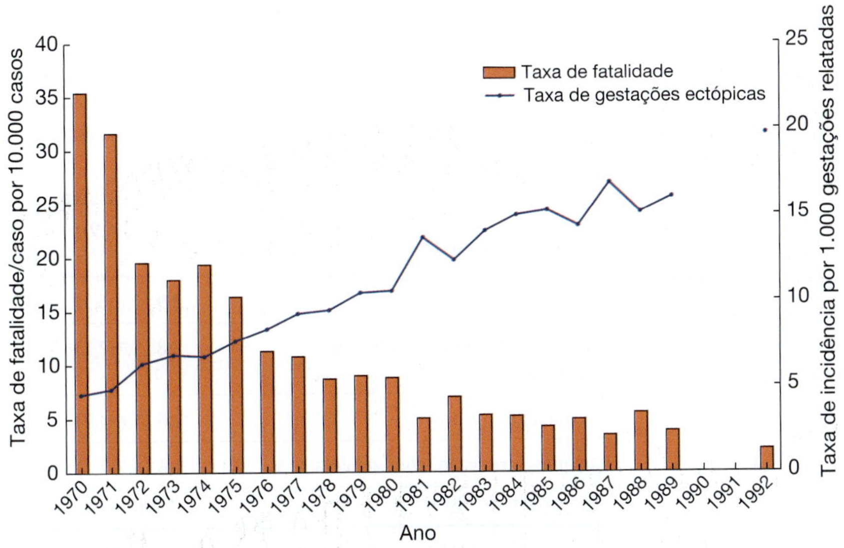

Ruptura tubária

A mortalidade está diretamente relacionada com a hemorragia grave causada pela ruptura da tuba. Durante as últimas duas décadas, a taxa de ruptura com gravidez ectópica variou entre 20 e 35% (Job-Spira, 1999; Saxon, 1997). Os três fatores de risco que aumentam a probabilidade de ruptura tubária são indução de ovulação, nível de β-hCG sérica acima de 10.000 UI/L, quando da suspeita inicial de gravidez ectópica, e histórico de nunca ter feito uso de contracepção. A consideração desses fatores de risco auxilia no diagnóstico oportuno para que haja intervenção cirúrgica imediata. É importante ressaltar que as opções de tratamento mi-

FIGURA 7-2 Taxa de casos fatais e incidência de gravidez ectópica distribuídas nos anos. (*Dados retirados do Centers for Disease Control and Prevention, 1995.*)

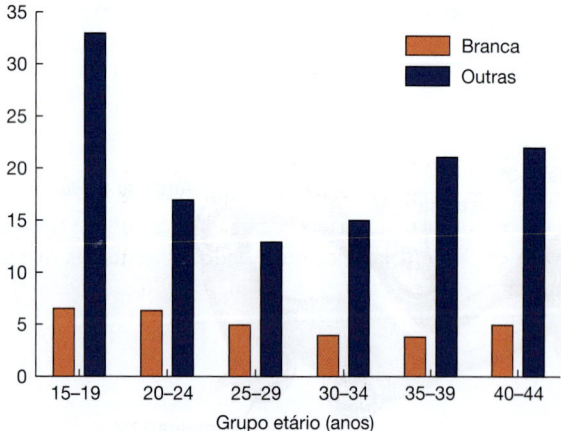

FIGURA 7-3 Taxas de fatalidade/caso para gravidez ectópica, distribuídas por raça e idade nos Estados Unidos entre 1970 e 1989. (*Retirada de Goldner, 1993, com permissão.*)

nimamente invasivo ficam reduzidas nas pacientes com instabilidade hemodinâmica após ruptura tubária.

No que se refere ao risco de ruptura tubária é possível que haja diferença entre gravidez ectópica "aguda" e "crônica". As gestações ectópicas agudas são aquelas com nível alto de β-hCG sérica na apresentação, com aumento rápido levando a diagnóstico imediato. Essas gestações ectópicas agudas implicam risco mais alto de ruptura tubária em comparação com crônicas, que produzem níveis estáticos ou negativos de β-hCG sérica (Barnhart, 2003c). Teoricamente, na gravidez ectópica aguda, os trofoblastos desenvolvem-se de forma saudável, não causam sangramento vaginal precoce, e as mulheres apresentam-se mais tarde para tratamento. Na variedade crônica, pequenas rupturas repetidas ou o abortamento tubário desencadeiam uma reação inflamatória que leva à formação de uma massa pélvica. Os trofoblastos anormais morrem precocemente e, assim, são detectados níveis séricos negativos ou baixos de β-hCG (Brennan, 2000).

A época da ruptura tubária depende, em parte, da localização da gravidez. Como regra, a ruptura tubária ocorre no início, quando a implantação é na porção ístmica ou ampolar da tuba uterina. A ruptura tardia é observada quando o óvulo está implantado dentro da porção intersticial. Em geral, a ruptura é espontânea, mas também pode ser causada por trauma, como o associado a exame pélvico bimanual ou a relações sexuais.

■ Lesão tubária

Basicamente, parece não haver correlação direta entre lesão tubária e prognóstico a longo prazo para gravidez subsequente. Job-Spira e colaboradores (1999) relataram que a ruptura não tem efeito independente sobre a frequência de gravidez uterina subsequente acumulada em um ano.

Elito e colaboradores (2005) avaliaram prospectivamente a patência tubária com histerossalpingografia (HSG) após tratamento conservador de gestações ectópicas – tratamento expectante ou metotrexato sistêmico. Embora níveis iniciais de β-hCG sérica > 5.000 UI/L representassem aumento de 12 vezes no risco de obstrução tubária subsequente, não se observou relação entre obstrução e tamanho da massa ectópica, ou imagens ultrassonográficas como anel tubário com o uso de Doppler colorido.

Guven e colaboradores (2007) relataram uma série de 61 casos de pacientes com gravidez ectópica tubária sem ruptura tratadas com metotrexato em dose única ou multidoses. O desfecho principal usado foi taxa de obstruções comprovadas por HSG nas tubas uterinas homolateral e contralateral. É interessante ressaltar que os autores observaram taxa de patência homolateral de 84% no grupo tratado com dose única contra apenas 57% no grupo tratado com multidoses. Os autores especularam que o tratamento com multidoses de metotrexato estaria ligado a maior potencial de lesão tubária por mecanismos não esclarecidos.

FATORES DE RISCO

A análise dos fatores de risco para gravidez ectópica talvez levea um diagnóstico mais oportuno. Conforme resumido na Tabela 7-1, patologia tubária documentada, cirurgia para restaurar desobstrução tubária ou laqueadura tubária acarretam riscos mais altos de obstrução e gravidez ectópica subsequente. Uma mulher com duas gestações ectópicas anteriores apresenta 10 vezes mais chances de que outra ocorra (Skjeldestad, 1998).

O tabagismo, que pode ser um marcador substituto para infecções sexualmente transmissíveis, aumenta o risco de gravidez ectópica em 3 a 4 vezes em mulheres que fumam mais de um maço de cigarros por dia (Saraiya, 1998). Além disso, há evidências obtidas em estudos com animais de que a tuba uterina é diretamente afetada pelo tabagismo. O tabagismo altera a captação do complexo *cumulus-oócito* e o transporte do embrião em razão dos efeitos que produz sobre a função ciliar e sobre a contração da musculatura lisa (Shaw, 2010; Talbot, 2005).

TABELA 7-1 Fatores de risco para gravidez ectópica

Fator	Razão de probabilidade (IC 95%)
Gravidez ectópica anterior	12,5 (7,5-20,9)
Cirurgia tubária anterior	4 (2,6-6,1)
Tabagismo > 20 cigarros por dia	3,5 (1,4-8,6)
DST anterior com DIP confirmada por laparoscopia e/ou teste positivo para *Chlamydia trachomatis*	3,4 (2,4-5)
Três ou mais abortamentos espontâneos anteriores	3 (1,3-6,9)
Idade ≥ 40 anos	2,9 (1,4-6,1)
Abortamento clínico ou cirúrgico anterior	2,8 (1,1-7,2)
Infertilidade > 1 ano	2,6 (1,6-4,2)
Parceiros sexuais ao longo da vida > 5	1,6 (1,2-2,1)
Uso anterior de DIU	1,3 (1-1,8)

DIU = dispositivo intrauterino; DIP = doença inflamatória pélvica; DST = doença sexualmente transmissível; IC = intervalo de confiança.
Dados retirados de Bouyer, 2003, Buster, 1999.

O uso da tecnologia para reprodução assistida em casais sub ou inférteis tem incidência de 0,8% de gravidez ectópica nos casos com transferência e de 2,2% para gravidez clínica (Coste, 2000). Os procedimentos que produzem as taxas mais altas são transferência intratubária de gametas (3,7%), transferência de embrião criopreservado (3,2%) e fertilização *in vitro* (FIV) (2,2%) (American Society for Reproductive Medicine e Society for Reproductive Technology, 2002). Nas mulheres submetidas à FIV, os principais fatores de risco para gravidez ectópica são infertilidade por fator tubário e hidrossalpinge (Strandell, 1999; Van Voorhis, 2006). Além disso, a implantação "atípica" – intersticial, abdominal, cervical, ovariana ou heterotópica – é mais comum apósprocedimentos de reprodução assistida. A gestação heterotópica é uma gravidez intrauterina coexistindo com outra extrauterina.

As mulheres com idade entre 35 e 44 anos apresentam risco três vezes maior de gravidez ectópica, em comparação com as aquelas entre 15 e 25 anos de idade (Goldner, 1993). Esse fato tem sido atribuído a alterações hormonais relacionadas à idade e que alteram a função tubária (Coste, 2000).

Muitas formas de contracepção reduzem as taxas globais de gravidez e, assim, reduzem as taxas de gestação ectópica. Contudo, quando ocorre gravidez, alguns métodos aumentam a incidência relativa de gestação ectópica. Por exemplo, a concepção com um DIU inserido é mais frequentemente ectópica em comparação com a gravidez sem DIU (Lavazzo, 2008). O sistema intrauterino com liberação de levonorgestrel (SIU-LNG) comercializado com o nome Mirena, tem taxa de gravidez acumulada em cinco anos de 0,5 para 100 usuárias, sendo que metade dessas gestações é ectópica (Backman, 2004). As pílulas anticoncepcionais apenas com progestogênios apresentam uma taxa levemente mais alta em razão dos seus efeitos redutores da motilidade tubária. A laqueadura tubária pode ser seguida por gravidez ectópica. Esse risco é dobrado nas mulheres com menos de 30 anos de idade na época da esterilização, em parte por causa da fecundidade relacionada à idade. A coagulação eletrocirúrgica bipolar apresenta taxa de insucesso de 3,2 para 1.000 procedimentos, em comparação com a salpingectomia parcial puerperal, com taxa de insucesso de 1,2 para 1.000 procedimentos (Peterson, 1997).

O abortamento prévio induzido farmacologicamente – mas não a interrupção cirúrgica de gestação – está associado a aumento no risco de gestação ectópica (Bouyer, 2003; Tharaux-Deneux, 1998). A antibioticoterapia profilática no momento do abortamento talvez tenha efeito protetor contra lesão tubária inflamatória relacionada com infecções. Por exemplo, em um trabalho conduzido por Sawayae colaboradores (1996), a administração de antibióticos periprocedimento reduziu em 42% o risco de infecção do trato genital superior.

FISIOPATOLOGIA

Histopatologia

A ausência de camada submucosa na parede da tuba uterina proporciona acesso fácil para que o óvulo fertilizado refugie-se no epitélio, permitindo sua implantação dentro da parede muscular. (Fig. 7-4). Além disso, a ausência de resistência permite a penetração precoce do trofoblasto. À medida que o trofoblasto prolifera rapidamente e desgasta a camada muscular subjacente, o sangue materno extravasa para o espaço no interior do trofoblasto ou para o tecido adjacente.

A localização anatômica da gravidez tubária tem valor prognóstico para a extensão da lesão. Senterman e colaboradores (1988) estudaram amostras histológicas de 84 gestações ístmicas e ampolares e concluíram que metade das gestações ampolares foi intraluminal, e a camada muscular estava preservada em 85% delas. Por outro lado, as gestações ístmicas ocorreram de forma tanto intra como extraluminal com mais rompimento da parede tubária.

Inflamação

A inflamação aguda participa da lesão tubária predispondo a gestações ectópicas. A salpingite crônica e a salpingite ístmica nodosa também desempenham papéis importantes no desenvolvimento da gravidez ectópica (Kutluay, 1994).

A infecção recorrente por clamídia causa inflamação intraluminal e subsequente deposição de fibrina com aderência tubária (Hillis, 1997). A persistência de antígenos clamidiais pode desencadear uma reação de hipersensibilidade retardada com fibrose contínua, apesar das culturas serem negativas (Toth, 2000). Enquanto a *Neisseria gonorrhoeae* causa inflamação pélvica virulenta com instalação clínica rápida, a resposta inflamatória à infecção por clamídia é crônica e alcança o pico em 7 a 14 dias.

Há evidências convincentes de que a inflamação dentro da tuba uterina pode levar a atraso na descida do embrião ao mesmo tempo em que fornece sinalização pró-implantação para os embriões ainda dentro da tuba (Shaw, 2010). As células intersticiais de Cajaldo ao oviduto são células marca-passo especializadas responsáveis pela motilidade da tuba e pelo transporte do ovo. Em camundongos, as infecções por *Chlamydia muridarum,* semelhante à *Chlamydia trachomatis* em humanos, levam ao desaparecimento espontâneo da atividade marca-passo que talvez explique como a infecção por *Chlamydia* aumenta a taxa de gestação ectópica em humanos (Dixon, 2009).

Outro fator envolvido com o transporte de embriões pela tuba é o receptor canabinoide (CB1), que é mediado por sinalização endocanabinoide. A exposição crônica à nicotina pode afetar os níveis de endocanabinoide e levar à disfunção tubária (Horne, 2008).

As taxas mais elevadas de gravidez tubária nas mulheres submetidas à tecnologia de reprodução assistida foi um enigma para os cientistas porque normalmente as tubas são evitadas. Revel e colaboradores (2008) tentaram estabelecer a relação entre E-caderina, uma molécula de adesão, e sítios tubários de implantação ectópica. Esses autores observaram presença intensa de E-caderina no sítio tubário de implantação do embrião apenas nas mulheres tratadas com FIV. Este fato sugere que um fator biológico, e não mecânico, seja responsável pelas gestações ectópicas associadas à FIV.

MANIFESTAÇÕES CLÍNICAS

Sintomas

Quando as mulheres procuram por atenção médica precocemente, aumenta a possibilidade de diagnosticar uma gravidez

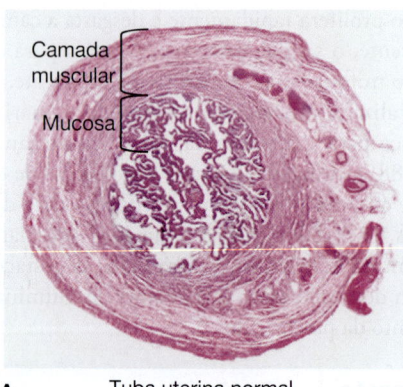
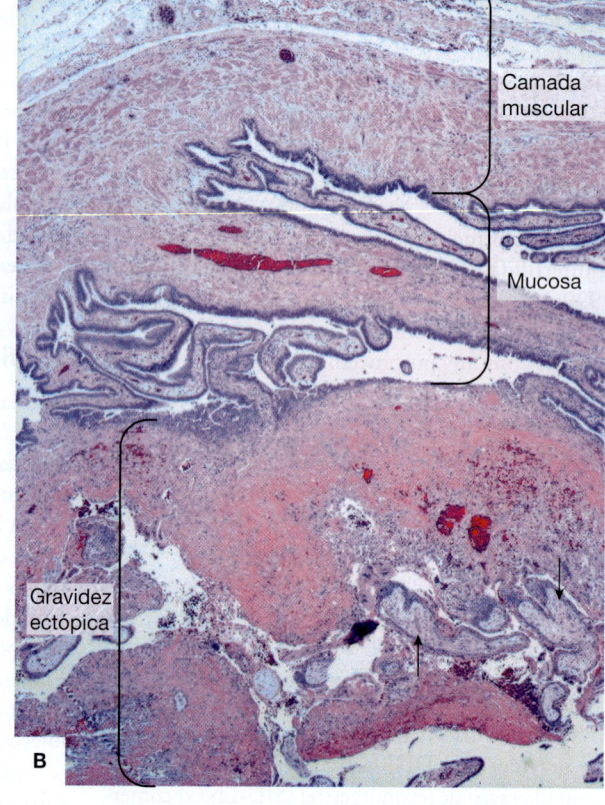

FIGURA 7-4 Microfotografia das tubas uterinas. **A**. Ampola normal de uma tuba uterina sob pequeno aumento (*Fotografia cedida pela Dra. KelleyCorrick*) **B**. Gravidez ectópica tubária. Sob maior aumento, é possível visualizar as vilosidades coriônicas (*setas*) dentro do lúmem tubário. Note a área de hemorragia entre as vilosidades e a mucosa tubária (*Fotografia cedida pela Dra. Raheela Ashfaq.*)

ectópica antes da ruptura – até mesmo antes do início dos sintomas. Além dos sintomas clássicos de amenorreia seguida de sangramento vaginal e dor abdominal no local afetado, não existe um conjunto de sintomas que assegure um diagnóstico preciso (Dart, 1999). Outros desconfortos da gravidez, como dor nas mamas, náusea e frequência urinária, podem acompanhar os achados que indicam mau presságio. Entre eles, citamos dor na porção superior das costas, piorando com a inspiração, causada por irritação do nervo frênico provocada pela presença de sangue subdiafragmático, ou distúrbios vasomotores, como vertigem e síncope, causados por hipovolemia hemorrágica.

Muitas mulheres com uma pequena gravidez ectópica não rota apresentam achados clínicos sutis. No entanto, recomenda-se enfaticamente que o diagnóstico deva ser considerado sempre que qualquer um dos sintomas mencionados for relatado por mulheres em idade reprodutiva, em especial por aquelas com fatores de risco para gravidez extrauterina.

Raramente, gestações ectópicas são responsáveis por dor abdominal em mulheres previamente submetidas à histerectomia (Fylstra, 2009). Presume-se que fístulas pós-operatórias permitam que os espermatozoides tenham acesso a um óvulo. Dentre as possibilidades estão coto cervical não obliterado após histerectomia supracervical, fístula após infecção da cúpula vaginal ou prolapso de tuba uterina.

Manifestações clínicas

Sinais vitais

Embora algumas pacientes apresentem quadro ortostático, sinais vitais normais não são confiáveis para exclusão de gravidez ectópica rota. Birkhahn e colaboradores (2003) empregaram o índice de choque para avaliar a possibilidade de gravidez ectópica rota. Esse índice pondera frequência cardíaca e pressão arterial sistólica e costuma ser usado para avaliar as pacientes vítimas de traumatismo que se apresentem com choque hipovolêmico ou séptico. A faixa normal está entre 0,5 e 0,7 para pacientes não grávidas. Esses pesquisadores relataram que índices de choque > 0,85 aumentaram em 15 vezes a probabilidade de gravidez ectópica rota.

Os achados abdominais e pélvicos são notoriamente discretos em muitas pacientes antes de haver ruptura tubária. Na presença de ruptura, no entanto, quase três quartos das pacientes apresentarão dores intensas tanto no exame abdominal quanto no pélvico, e a dor será agravada com a manipulação cervical. Uma massa pélvica, envolvendo volume posterolateral ao útero, pode ser palpada em aproximadamente 20% das mulheres. A princípio, a gravidez ectópica pode ser palpada com consistência mole e elástica, enquanto a hemorragia apresenta consistência mais firme. Muitas vezes, o desconforto impede a palpação da massa, e um exame restrito pode ajudar a evitar ruptura iatrogênica.

DIAGNÓSTICO DIFERENCIAL

Os sintomas de gravidez ectópica são comuns a múltiplas entidades (Tabela 7-2). As complicações do início da gravidez, como aborto iminente ou retido, ou cisto de corpo lúteo hemorrágico, podem ser difíceis de diferenciar (Barnhart, 2003b). Além disso, aproximadamente 20% das mulheres com gravidez normal apresentam sangramento no início da gravidez.

Alguns distúrbios não relacionados à gravidez também podem ser confundidos com gravidez ectópica. Em geral, um teste positivo para β-hCG exclui esses outros diagnósticos. Contudo, tais condições podem coexistir com uma gravidez, seja ela intrauterina ou ectópica.

DIAGNÓSTICO

A ultrassonografia transvaginal e a dosagem da β-hCG sérica são as principais ferramentas diagnósticas para confirmação da suspeita clínica de gravidez ectópica.

Achados laboratoriais

Dosagem da β-hCG Sérica

A gonadotrofina coriônica humana é uma glicoproteína produzida pelo sinciciotrofoblasto e que pode ser detectada no soro até oito dias após a onda de hormônio luteinizante (LH). Nas gestações normais, os títulos da β-hCG sérica ficam elevados de forma linear até 60 ou 80 dias após a última menstruação, período no qual o valor se estabiliza em aproximadamente 100.000 UI/L. Considerando uma variabilidade interensaios de 5 a 10%, a interpretação de valores seriados é mais confiável quando os exames são realizados pelo mesmo laboratório. Em uma gravidez uterina sadia, os níveis de β-hCG sérica deverão aumentar no mínimo 53 a 66% a cada 48 horas (Barnhart, 2004a; Kadar, 1982). A elevação insuficiente dos títulos de β-hCG sérica indica apenas uma gravidez em extinção, não sua localização.

Muitas mulheres apresentam-se sem ter certeza da data da última menstruação, e deve-se fazer uma estimativa da idade gestacional. Nesses casos, a correlação entre a concentração da β-hCG sérica e os achados da UTV torna-se especialmente importante.

Níveis séricos de progesterona

A determinação da concentração sérica de progesterona é utilizada por alguns especialistas como auxiliar no diagnóstico de gravidez ectópica, quando as determinações da β-hCG sérica e os achados ultrassonográficos forem inconclusivos (Carson, 1993; Stovall, 1992). Há variação mínima na concentração da progesterona sérica entre as semanas 5 e 10 da gestação e, portanto, uma única dosagem é suficiente. Mol e colaboradores (1998) realizaram uma metanálise de 22 artigos publicados para avaliar a precisão de uma única dosagem da progesterona sérica para diferenciar entre gravidez ectópica e uterina. Os autores confirmaram que os resultados foram mais precisos quando abordados desde o ponto de vista da diferenciação entre *gravidez saudável e gravidez em extinção*. Com níveis de progesterona sérica < 5 ng/mL, uma gravidez em extinção foi detectada com especificidade *quase perfeita* e com sensibilidade de 60%. Por outro lado, valores > 20 ng/mL tiveram sensibilidade de 95% com especificidade de aproximadamente 40% para identificar uma gravidez saudável. Concluindo, a dosagem de progestero-

TABELA 7-2 Condições que causam dor abdominal baixa

Causa	Localização	Características	Achados associados
Gravidez			
Abortamento	Linha mediana ou generalizada	Cólica, intermitente	(+) UCG; sangramento vaginal
Ectópica	Unilateral ou generalizada	Cólica, contínua	(+) UCG; sangramento vaginal
Útero e colo uterino			
Endometrite ± Cervicite	Dor abdominal inferior	Dor surda	Descarga vaginal, possível febre baixa
Endometriose	Linha mediana	Variável; piora com certas atividades e com a menstruação	Massa anexial, se houver endometrioma
Leiomioma em degeneração	Variável	Dor surda ou aguda	Irregular, útero aumentado e doloroso à palpação
Doença anexial			
Salpingite	Difusa	Intensa	Febre de moderada a alta
Abscesso tubo-ovariano	Unilateral	Intermitente	Geralmente febre alta
Torção anexial	Quadrante inferior	Aguda, cólica, início súbito e agudo	
Cisto de corpo lúteo	Unilateral	Dor surda ou aguda	(+/−) UCG
Outras			
Apendicite	Periumbilical, quadrante inferior direito		Anorexia, náuseas, vômitos
Diverticulite	Quadrante inferior esquerdo	Cólica	Febre, alterações no ritmo intestinal
Linfadenite mesentérica	Quadrante inferior direito		
Cistite	Linha mediana, suprapúbica	Aguda, espasmos	Disúria, frequência
Cólica renal	Flanco, irradiando para o abdome inferior	Intensa, intermitente	Hematúria

UCG = resultado da dosagem de gonadotrofina coriônica urinária, de *urinary chorionic gonadotropin*.

na sérica pode ser usada para corroborar uma impressão clínica, mas *não* para diferenciar entre gravidez ectópica e uterina.

Hemograma

A gravidez ectópica pode levar a sangramento que pode ser leve ou intenso e que inicialmente talvez não seja clinicamente evidente. Assim, o hemograma é um meio rápido e efetivo de rastreamento inicial. A avaliação e os procedimentos de reposição para aquelas pacientes com hemorragia será discutido no Capítulo 40 (p. 1.006).

Ultrassonografia

A ultrassonografia de alta resolução revolucionou o tratamento clínico das pacientes sob suspeita de gravidez ectópica. Entretanto, a ultrassonografia de rotina sem suspeita clínica de gravidez ectópica não aumenta as eficácias de diagnóstico e de rastreamento. Com a UTV, o saco gestacional geralmente está visível entre as semanas 4½ e 5, o saco vitelino aparece entre as semanas 5 e 6, e o polo fetal com atividade cardíaca é detectado inicialmente nas semanas 5½ a 6. Com a ultrassonografia transabdominal, essas estruturas são visualizadas um pouco mais tarde. O diagnóstico de gravidez ectópica baseia-se na visualização de massa anexial independente do ovário (Fig. 7-5).

Quando a data da última menstruação é desconhecida, utiliza-se a dosagem da β-hCG sérica para definir os achados ultrassonográficos esperados. Cada instituição deve definir um valor discriminatório para a β-hCG, isto é, o limite inferior no qual um examinador pode, de forma confiável, visualizar a gravidez. Na maioria das instituições, esse valor limite fica entre 1.500 e 2.000 UI/L. O diagnóstico ultrassonográfico acurado é três vezes mais provável se o nível inicial de β-hCG estiver acima desse valor. Dificuldades técnicas, como hemorragia ou leiomiomas, podem reduzir a capacidade de diagnosticar com precisão uma gestação intrauterina, mesmo com valores de β-hCG acima do valor discriminatório (Gurel, 2007). A ausência de gravidez intrauterina quando os níveis de β-hCG estiverem acima do valor discriminatório sugere gravidez anormal – ectópica, abortamento incompleto ou abortamento completo em processo de resolução. Por exemplo, apesar da eliminação total dos produtos da concepção em casos de abortamento completo, a dosagem de β-hCG ainda pode ser positiva enquanto sua metabolização e depuração não ocorrerem. Por outro lado, os achados ultrassonográficos obtidos quando os valores de β-hCG estão abaixo do valor discriminatório não são diagnósticos em quase dois terços dos casos (Barnhart, 1999). Nesses casos em que não se identifica gravidez intrauterina ou extrauterina, utiliza-se o termo *gravidez de localização desconhecida* até que informações clínicas adicionais permitam determinar sua localização.

Uma avaliação ultrassonográfica sistemática é essencial para estabelecer o diagnóstico correto. A maioria inicia o exame pela cavidade endometrial. Nas gestações concebidas espontaneamente, a identificação de gravidez uterina efetivamente exclui a possibilidade de implantação ectópica. Quando são empregadas tecnologias de reprodução assistida, no entanto, um exame cuidadoso das trompas e dos ovários deve ser realizado, mesmo quando há gravidez intrauterina, considerando que as taxas de gravidez heterotópica podem chegar a 1:100 (Tal, 1996).

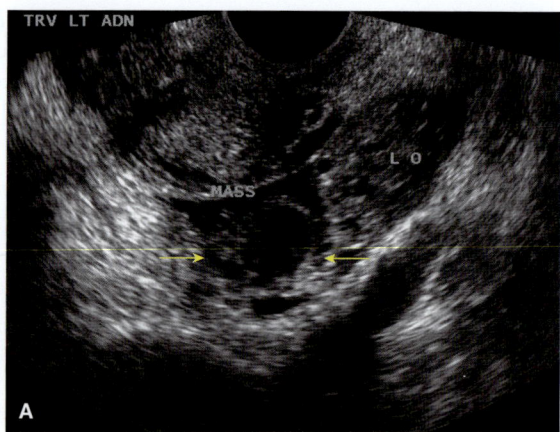

Massa não homogênea

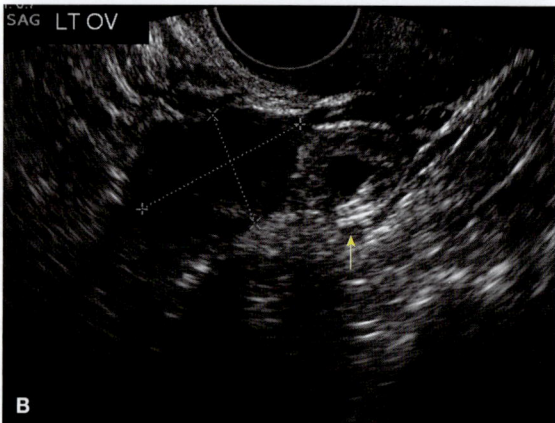

Massa com saco gestacional extrauterino vazio

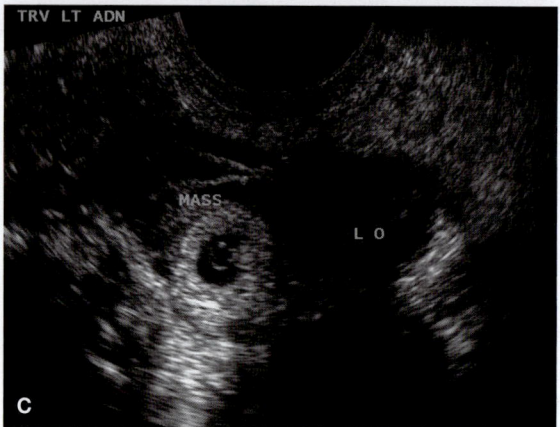

Massa com saco vitelino

FIGURA 7-5 Achados de ultrassonografia transvaginal com diversas gestações ectópicas. Para o diagnóstico ultrassonográfico, há necessidade de identificar uma massa ectópica no anexo independentemente do ovário, que pode ser visualizada como: (**A**) massa anexial não homogênea (*setas amarelas*), (**B**) saco gestacional extrauterino vazio com anel hiperecoico (*seta*) ou (**C**) saco vitelino e/ou polo fetal com ou sem atividade cardíaca dentro de um saco gestacional extrauterino. LO = ovário esquerdo. (*Imagens cedidas pela Dra. Elysia Moschos.*)

O acúmulo de líquido intracavitário causado pelo descolamento da decídua pode criar um saco *pseudogestacional*, ou *pseudossaco*. Conforme mostrado na Figura 7-6, é característico

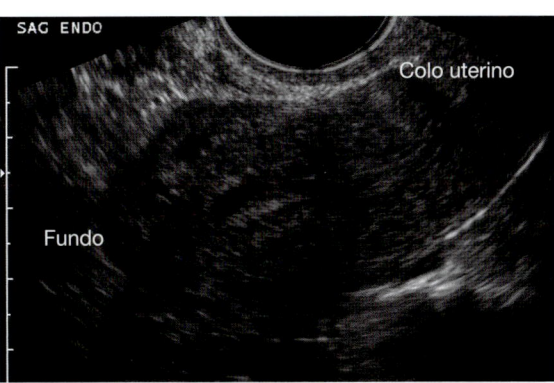

FIGURA 7-6 Ultrassonografia transvaginal de saco pseudogestacional dentro da cavidade endometrial. Observe sua forma ovoide e localização central, que são características dessa coleção líquida. (*Imagem cedida pela Dra. Elysia Moschos.*)

que essa coleção de camada única localize-se na linha mediana da cavidade uterina. Por outro lado, o saco gestacional normal tem localização excêntrica (Dashefsky, 1988). Outro sinal intracavitário é um padrão endometrial trilaminar que representa duas camadas adjacentes e edematosas de endométrio de fase proliferativa (Fig. 2-8, p. 37) (Lavie, 1996). Para o diagnóstico de gravidez ectópica, a especificidade desse achado é de 94%, mas com sensibilidade de apenas 38% (Hammoud, 2005). A espessura do endométrio não foi adequadamente correlacionada com gravidez ectópica. Entretanto, Moschos e Twickler (2008) determinaram que, nas mulheres com gestação de localização desconhecida à apresentação, nenhuma gestação intrauterina normal apresentou espessura endometrial < 8 mm.

As tubas uterinas e os ovários também são examinados. A visualização de saco vitelínico ou embrião extrauterino confirma de forma clara uma gravidez tubária, embora esses achados estejam presentes em apenas 15 a 30% dos casos (Paul, 2000). Em alguns casos, é possível visibilizar um *halo* ou anel tubário circundado por área hipoecoica estreita causada por edema subseroso. De acordo com Burry e colaboradores (1993), esse sinal tem valor preditivo positivo de 92% e sensibilidade de 95%. Brown e colaboradores (1994) conduziram uma metanálise de 10 artigos publicados para determinar o melhor critério ultrassonográfico transvaginal para diagnosticar gravidez ectópica. Os autores relataram que o achado de qualquer massa anexial, diferente de um cisto ovariano simples, foi o achado mais preciso, com sensibilidade de 84%, especificidade de 99%, valor preditivo positivo de 96% e valor preditivo negativo de 95%. Entretanto, nem toda massa anexial é uma gravidez ectópica, sendo necessária a integração dos achados ultrassonográficos com as informações clínicas disponíveis.

A diferenciação entre gravidez ectópica e cisto de corpo lúteo pode ser um desafio. Contudo, Swire e colaboradores (2004) observaram que a parede do corpo lúteo é menos ecogênica, em comparação com o *halo* e com o endométrio. Eles verificaram que a observação de padrão esponjoso ou reticular, dentro do cisto, seria uma indicação clássica de hemorragia (Fig. 9-17, p. 266). Além disso, encontra-se o corpo lúteo dentro do parênquima ovariano, enquanto um ovário assimétrico levanta suspeita de gravidez ectópica (Gurel, 2007). Com imagem por Doppler colorido transvaginal, é possível observar o fluxo sanguíneo placentário dentro da periferia da massa complexa anexial – o *anel de fogo* – (Fig. 7-7). Embora possa ser auxiliar no diagnóstico de gravidez ectópica, esse sinal também pode ser observado com o corpo lúteo da gravidez (Pellerito, 1992). As medições ultrassonográficas com Doppler colorido pulsado dos índices de resistência foram citadas como auxiliares na diferenciação entre cisto de corpo lúteo e gravidez ectópica, embora sua limitada sensibilidade reduza sua utilidade (Atri, 2003a). Finalmente, para auxiliar a caracterizar uma massa suspeita, o examinador pode palpar gentilmente um anexo que esteja posicionado entre a sonda vaginal e a mão do examinador sobre o abdome durante o exame em tempo real. Uma massa que se movimente independentemente do ovário sugere gravidez tubária, enquanto uma massa que se mova de forma sincrônica provavelmente representa um cisto de corpo lúteo (Levine, 2007).

Durante o exame ultrassonográfico da pelve, a presença de líquido livre na cavidade peritoneal sugere sangramento intra-abdominal. A UTV é capaz de detectar volumes tão pequenos quanto 50 mL no fundo de saco de Douglas. Além disso, o exame ultrassonográfico transabdominal do quadrante superior direito ajuda a avaliar a extensão do hemoperitônio. A presença de sangue nas goteiras parietocólicas e no espaço de Morrison normalmente indica hemoperitônio com mais de 400 a 700 mL (Branney, 1995; Rodgerson, 2001; Rose, 2004). A detecção de líquido peritoneal em conjunto com uma massa anexial é altamente preditiva de gravidez ectópica (Nyberg, 1991).

Apesar dos avanços tecnológicos, a ausência de achados sugestivos não exclui a possibilidade de gravidez ectópica. Além disso, a UTV não reduziu a prevalência de ruptura tubária ou a necessidade de transfusões durantea cirurgia (Atri, 2003b). No entanto, a ultrassonografia reduziu a necessidade de laparoscopia ou de curetagem diagnósticas, ou ambas, para estabelecer o diagnóstico de gravidez ectópica

Culdocentese

O procedimento é realizado com a inserção de uma agulha espinal, calibre 16 a 18, no fundo de saco através do fórnice vaginal posterior (Fig. 7-8). As características do aspirado junto com

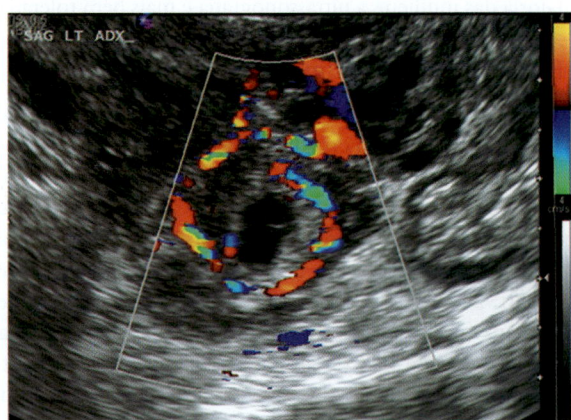

FIGURA 7-7 Ultrassonografia transvaginal com Doppler colorido de paciente com gravidez ectópica. O "anel de fogo" reflete o fluxo sanguíneo placentário na periferia da gravidez. Esse achado, no entanto, também pode ser visto com cistos de corpos lúteos. (*Imagem cedida pela Dra. Elysia Moschos.*)

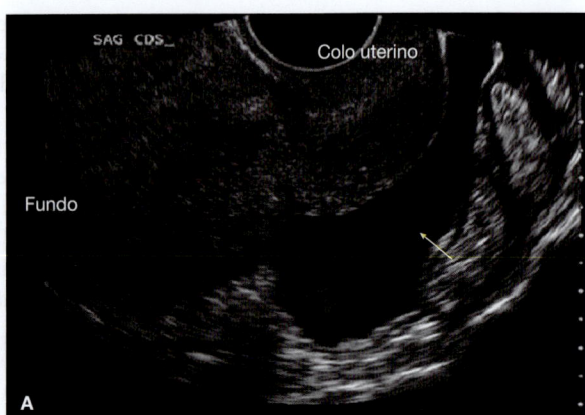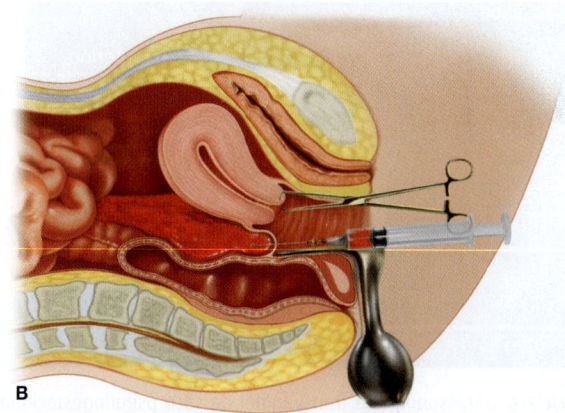

FIGURA 7-8 Técnicas para identificar sangramento intra-abdominal. **A**. Ultrassonografia transvaginal revelando coleção líquida (*seta*) no fundo de saco de Douglas. (*Imagem cedida pela Dr. Elysia Moschos.*) **B**. Culdocentese. Com uma agulha espinal calibre 16 a 18 acoplada a uma seringa, penetra-se o fundo de saco de Douglas através do fórnice posterior da vagina ao mesmo tempo em que se traciona o colo uterino para cima com a pinça.

os achados clínicos podem ajudar a esclarecer o diagnóstico. O líquido peritoneal de aparência normal é considerado como um teste negativo. Se, quando o aspirado for colocado em um tubo de ensaio limpo observarem-se fragmentos de coágulo antigo ou sangue não coagulado, confirma-se o diagnóstico de hemoperitônio. Se o sangue aspirado coagular após sua retirada, é possível que se esteja diante de sangramento intraperitoneal em atividade ou punção de vaso adjacente. Se não for possível aspirar líquido, o teste só poderá ser interpretado como inconclusivo. A aspiração de líquido purulento sugere diversas causas infecciosas, como salpingite ou apendicite. A aspiração de material feculento pode ter origem em colo perfurado ou rompido, ou em punção inadvertida de retossigmoide.

Historicamente, a culdocentese era considerada um teste simples de ser realizado à cabeceira do leito para diagnosticar hemoperitônio. Diversos trabalhos questionaram sua utilidade, e a culdocentese foi em grande parte substituída pela UTV (Glezerman, 1992; Vermesh, 1990). A ultrassonografia com achado de líquido ecogênico para definir a presença de hemoperitônio é um exame mais sensível e específico do que a culdocentese – 100 e 100% *versus* 66 e 80%, respectivamente. Além disso, para a maioria das mulheres a ultrassonografia é mais bem tolerada.

■ Biópsia de endométrio

Há várias alterações endometriais associadas à gravidez ectópica. Dentre essas estão reação decidual observada em 42% das amostras, endométrio secretor em 22% e endométrio proliferativo em 12%, todas sem que haja trofoblastos (Lopez, 1994). Muitos autores recomendam que a ausência de tecido trofoblástico sejaconfirmada por curetagem antes da administração de metotrexato (Barnhart, 2002; Chung, 2011; Shaunik, 2011). Esses autores verificaram que o diagnóstico presuntivo de gravidez ectópica é impreciso em quase 40% dos casos, sem que haja exclusão histológica de perda espontânea de gravidez. No entanto, a necessidade e o método de biópsia endometrial devem ser cuidadosamente avaliados contra os baixos riscos associados ao metotrexato.

A biópsia de endométrio com cateter de Pipelle foi estudada como uma alternativa para a curetagem e foi considerada inferior. A sensibilidade para obter vilosidades coriônicas variou entre 30 e 63% (Barnhart, 2003b; Ries, 2000). Em comparação, a técnica de congelação de fragmentos obtidos com curetagem para identificar produtos da concepção é precisa em mais de 90% dos casos (Barak, 2005; Spandorfer, 1996).

Foram identificadas vilosidades coriônicas em amostras de mulheres com diagnóstico de abortamento espontâneo em apenas metade dos casos pelo clínico e em outros 30% pelo patologista. Sendo assim, em 20% das mulheres, a possibilidade de gravidez ectópica continuou sendo considerada (Lindahl, 1986).

■ Novos marcadores séricos

Diversos trabalhos de pequeno porte avaliaram a utilidade de novos marcadores para detecção de gravidez ectópica. Desses, o fator de crescimento endotelial vascular (VEGF, de *vascular endothelial growth factor*), importante para o desenvolvimento placentário, foi investigado isoladamente ou em combinações (Daniel, 1999; Rausch, 2011). Além disso, as concentrações do antígeno de câncer 125 (CA-125, de *cancer antigen 125*), da creatinoquinase sérica e da fibronectina fetal foram pesquisadas (Ness, 1998; Predanic, 2000). Os níveis séricos da inibina A encontram-se significativamente reduzidos em mulheres com gestação ectópica em comparação com aquelas com gravidez normal ou com ameaça de abortamento. No futuro, é possível que esse marcador se mostre confiável (Segal, 2008). Finalmente, têm-se utilizado técnicas proteômicas com base na espectrometria de massa para determinar o mapeamento (*blue-print*) bioquímico da gravidez normal e de alguns dos seus distúrbios (Shankar, 2005).

RESUMO DA AVALIAÇÃO DIAGNÓSTICA

A confirmação por laparoscopia diagnóstica permanece sendo o padrão-ouro para o diagnóstico de gravidez ectópica (Fig. 7-9). Isto posto, com as modalidades sensíveis de diagnóstico atualmente disponíveis, a gravidez ectópica normalmente pode ser diagnosticada antes da cirurgia e um algoritmo com base em evidências pode ser útil. Após a avaliação clínica apropriada, todas as mulheres em idade reprodutiva com qualquer indício de gravidez deverão ser testadas usando um en-

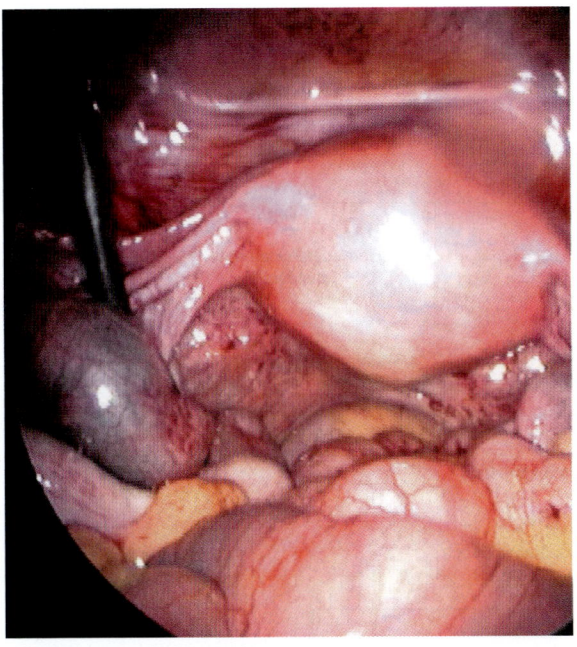

FIGURA 7-9 Fotografia laparoscópica. A pinça romba eleva a ampola azul distendida da tuba esquerda. (*Fotografia cedida pelo Dr. Kevin Doody.*)

saio sensível para β-hCG na urina. Após um teste positivo, se a gravidez intrauterina não for confirmada por ultrassonografia, se não houver sinais de hemorragia intra-abdominal aguda e se houver suspeita de gestação ectópica, então, uma avaliação como a apresentada na Figura 7-10 poderá ser realizada. Gracia e Barnhart (2001) realizaram uma análise de decisão de seis estratégias de diagnóstico para avaliar qual sequência de testes seria mais eficiente para que houvesse menos gestações ectópicas não identificada se menos gestações uterinas interrompidas. Esses autores verificaram que a melhor estratégia seria UTV para todas as mulheres com dor ou sangramento no primeiro trimestre. Se os achados não forem suficientes para o diagnóstico, então os níveis séricos de β-hCG seriam aferidos. Empregando essa estratégia, apenas 1% de todas as gestações uterinas potenciais foi interrompido, nenhuma gravidez ectópica passou despercebida e a média de tempo para o diagnóstico foi de 1,5 dia. Caso a sensibilidade geral da ultrassonografia disponível para detectar a gravidez uterina seja inferior a 93% – em razão de equipamento de ultrassonografia antigo, profissional inexperiente, obesidade ou desconforto da paciente, ou anatomia distorcida, recomenda-se realizar inicialmente as dosagens dos níveis séricos de β-hCG, reservando-se o exame ultrassonográfico para aquelas mulheres com níveis acima da zona discriminatória.

Recentemente, foi desenvolvido um sistema de pontuação usando apenas dados da história da paciente e os níveis séricos de β-hCG para auxiliar no manejo de gestações sem localização conhecida (Barnhart, 2008). Especificamente, pontuam-se idade, presença de sangramento, níveis séricos de β-hCG e antecedentes de abortamento espontâneo ou gravidez ectópica. A sensibilidade para intervir em gravidez inviável foi de 98%, e a especificidade para mandar para casa uma gestante com gravidez uterina foi de 96%. É importante ressaltar que os pesquisadores observaram que seu sistema de pontuação deve ser combinado com as estratégias atuais para diagnóstico de gravidez ectópica.

TRATAMENTO

Sem intervenção, uma gravidez ectópica tubária pode levar a abortamento tubário, ruptura tubária ou resolução espontânea. Define-se *abortamento tubário* como a expulsão dos produtos da concepção pelas fímbrias terminais. O tecido pode sofrer regressão ou reimplantar-se na cavidade abdominal. Nos casos com reimplantação, a necessidade de intervenção cirúrgica em razão de sangramento ou dor é uma complicação comum. A *ruptura tubária* está associada à hemorragia intra-abdominal significativa. Com a *resolução espontânea*, gestações ectópicas iniciais morrem e são absorvidas sem efeitos adversos para a paciente.

Tratamento clínico

Se viável, a terapia clínica medicamentosa é a preferida pela maioria dos médicos. Apenas o metotrexato foi amplamente estudado como alternativa para o tratamento cirúrgico (Barnhart, 2009). Outros agentes usados são prostaglandinas; o antagonista da progesterona, mifepristona; ervas medicinais tradicionais chinesas e cloreto de potássio ou glicose hiperosmolar injetados na massa ectópica (Dengfeng, 2007). A melhor candidata para o tratamento clínico é a paciente assintomática, motivada e com recursos para aderir à vigilância necessária. As contraindicações absolutas para a terapia clínica abrangem instabilidade hemodinâmica, impossibilidade de manter o monitoramento pós-terapia e contra indicações específicas para o metotrexato. No tratamento clínico, alguns indicadores clássicos de sucesso são:

1. Nível sérico inicial de β-hCG – Esse é o melhor indicador de sucesso no tratamento de mulheres que tenham recebido uma dose única de metotrexato. O valor prognóstico dos outros dois indicadores talvez esteja diretamente relacionado à sua relação com as concentrações séricas da β-hCG. De acordo com Lipscomb e colaboradores (1999), um valor sérico inicial < 5.000 UI/L esteve associado a uma taxa de sucesso de 92%, e uma concentração inicial > 15.000 UI/L, à taxa de sucesso de 68%. Em outro estudo, Menon e colaboradores (2007) concluíram que, em comparação com níveis séricos iniciais de β-hCG entre 2.000 e 4.999, níveis séricos de β-hCG entre 5.000 e 9.999 UI/L apresentaram probabilidade quase quatro vezes maior de estarem associados a insucesso no tratamento com metotrexato.

2. Dimensões da gravidez ectópica – Há poucos dados a respeito do efeito do tamanho da gravidez nas taxas de sucesso com o tratamento clínico, embora muitos ensaios anteriores tenham usado "grande dimensão" como critério de exclusão. Em um estudo publicado, a taxa de sucesso com dose única de metotrexato foi de 93% nos casos com massas ectópicas < 3,5 cm, enquanto as taxas de sucesso ficaram entre 87 e 90% nos casos com massas > 3,5 cm (Lipscomb, 1998).

3. Atividade cardíaca fetal – A identificação deatividade cardíaca pela ultrassonografia é uma contraindicação relativa

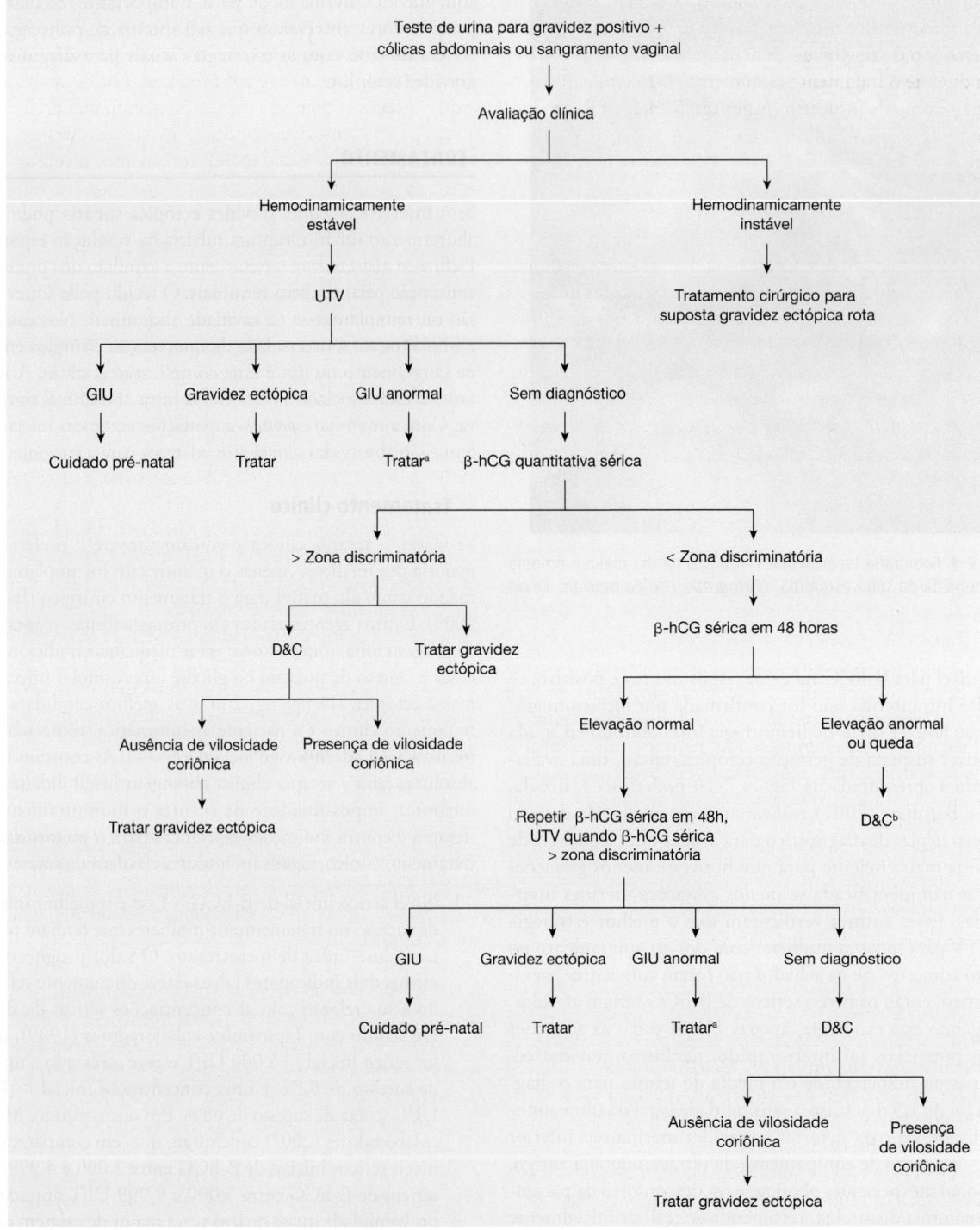

FIGURA 7-10 Algoritmo para avaliação de gravidez ectópica.
[a]GIU anormal pode ser tratada com D&C, esquemas medicamentosos ou conduta expectante, conforme descrito no Capítulo 6, p. 178.
[b]A conduta expectante pode ser apropriada em um pequeno grupo de pacientes selecionadas com níveis de β-hCG muito baixos que estejam com sangramento, conforme descrito na p. 212.
β-hCG = gonadotrofina coriônica humana β; D&C = dilatação e curetagem; GIU = gravidez intrauterina; UTV = ultrassonografia transvaginal.

para o tratamento clínico, embora com base em evidências escassas. A maioria dos trabalhos relata aumento no risco de insucesso quando há atividade cardíaca, embora tenha sido publicada taxa de sucesso de 87% (Lipscomb, 1998).

Pesquisadores avaliaram outros preditores de insucesso no tratamento. Há evidências conflitantes acerca da presença extrauterina de saco vitelino como preditor de insucesso do metotrexato. Em sua análise retrospectiva, Lipscomb e colaboradores (2009) observaram que este achado ultrassonográfico contribuía para o risco de insucesso do tratamento com dose única de metotrexato, mas não como preditor independente. A elevação rápida nos níveis de β-hCG tanto antes (>50%) quanto durante o tratamento com metotrexato também representa maior risco de insucesso (American Society of Reproductive Medicine, 2008; Dudley, 2004).

Metotrexato

O metotrexato é um antagonista do ácido fólico que inibe de forma competitiva a ligação do ácido di-hidrofólico à di-hidrofolato-redutase. Isso leva à redução na quantidade de purinas e timidilato e, consequentemente, à interrupção na síntese de DNA, RNA e proteínas (Cap. 27, p. 698). O fármaco inibe tecidos de crescimento rápido e é usado para quimioterapia contra câncer e para interrupção precoce da gravidez. Pode ser administrado por via oral, intravenosa ou intramuscular (IM), ou pode ser injetado diretamente no saco gestacional ectópico. Atualmente, a administração parenteral do metotrexato é a mais praticada.

Antes do tratamento com metotrexato, deve-se solicitar hemograma completo, dosagem de creatinina sérica e da β-hCG, tipo sanguíneo e fator Rh (American Society for Reproductive Medicine, 2008). Além disso, todos esses exames, exceto tipo sanguíneo, devem ser repetidos antes de doses adicionais (Lipscomb, 2007). Com a administração, as mulheres devem ser orientadas a reduzir os seguintes produtos: suplementos contendo ácido fólico, que, por competição, podem reduzir a ligação do metotrexato com di-hidrofolato-redutase; anti-inflamatórios não esteroides, que reduzem o fluxo sanguíneo renal e retardam a excreção do fármaco; bebidas alcoólicas, que podem predispor à elevação concomitante das enzimas hepáticas; raios solares, capazes de induzir dermatite relacionada com metotrexato e atividade sexual, que pode causar ruptura da gravidez ectópica (American College of Obstetricians and Gynecologists, 2008; Chabner, 2006). É importante ressaltar que o metotrexato é teratogênico, classificado pela Food and Drug Administration na categoria X para uso na gravidez e pode causar embriopatia grave (Nurmohamed, 2011; Poggi, 2011).

Os efeitos colaterais mais comuns do metotrexato são estomatite, conjuntivite e disfunção hepática transitória, embora mielossupressão, mucosite, lesão pulmonar e reações anafiláticas tenham sido relatadas com apenas uma dose de 50 a 100 mg (Isaacs, 1996; Straka, 2004). Embora os efeitos colaterais sejam observados em até um terço das mulheres tratadas, eles em geral são autolimitados. Em alguns casos, a leucovorina (ácido folínico) é administrada após o tratamento para abrandar ou reverter os efeitos colaterais do metotrexato (Tabela 7-3). Essa terapia é chamada de *resgate com leucovorina* (Cap. 27, p. 699).

Os protocolos de dose única ou de multidoses de metotrexato apresentados na Tabela 7-3 estão associados a taxas gerais de resolução para gravidez ectópica de aproximadamente 90%. Até o momento o único ensaio randomizado finalizado é o conduzido por Alleyassin e colaboradores (2006) comparando os esquemas com dose única e multidoses. Embora o ensaio tivesse pouco poder estatístico para detectar pequenas diferenças nas taxas de sucesso, os autores observaram que 89% do grupo com dose única e 93% do grupo multidoses foram tratados com sucesso.

Quando analisado a partir do ponto de vista de insucesso terapêutico, o esquema com dose única apresentou taxa de insucesso 50% maior em comparação com o esquema multidoses (6/54 contra 4/54). Lipscomb e colaboradores (2005) revisaram suas experiências institucionais com o tratamento usando metotrexato em 643 pacientes consecutivas. Eles não encontraram diferenças significativas em duração do tratamento, níveis de β-hCG sérica ou taxas de sucesso entre os protocolos usando multidoses ou dose única – 95 e 90%, respectivamente. Barnhart e colaboradores (2003a) realizaram uma metanálise de 26 artigos incluindo 1.327 mulheres tratadas com metotrexato para gravidez ectópica. A terapia com dose única foi mais utilizada em razão da sua simplicidade. O tratamento teve menor custo, aceitação mais fácil em razão de o monitoramento pós-terapia ser menos intensivo e não houve necessidade de resgate com leucovorina (Alexander, 1996). A principal limitação foi que o tratamento com multidoses apresentou probabilidade de sucesso cinco vezes maior que a terapia com dose única. Os casos de insucesso ocorreram em mulheres com ruptura tubária, hemorragia intra-abdominal massiva e necessidade de cirurgia urgente e de transfusões de sangue. Concluindo, a maioria das mulheres recebeu entre 1 a 4 doses de metotrexato. É interessante observar que a dosagem inicial da β-hCG sérica não se mostrou um indicador válido de quantas doses de metotrexato a paciente deveria receber para que tivesse resultado satisfatório (Nowak-Markwitz, 2009). Na ausência de ensaios randomizados com suficiente poder estatístico comparando os protocolos com dose única e multidoses, optamos por utilizar o metotrexato em dose única.

Metotrexato em dose única. O metotrexato intramuscular administrado em dose única é o tratamento clínico medicamentoso mais amplamente utilizado para a gravidez ectópica. Diversas doses foram estudadas, e a mais popular é o protocolo de 50 mg/m^2 de área de superfície corporal (ASC) definido pelo grupo de Memphis (Stovall, 1993). Em um ensaio de pequeno porte, randomizado, realizado por Hajenius e colaboradores (2000), o tratamento com 25 mg/m^2 foi tão eficaz quanto com 50 mg/m^2. A ASC pode ser calculada utilizando-se o nomograma da Figura 27-3 (p. 695) ou diversos calculadores disponíveis na internet, como o encontrado em http://www.globalrph.com/bsa2.htm.

É necessário monitoramento constante. Antes da administração do metotrexato deve-se dosar a β-hCG sérica, exame a ser repetido nos dias 4 e 7 após a injeção. Em geral, os níveis continuam a aumentar até o dia 4. A comparação deve ser feita entre os valores séricos dos dias 4 e 7. Se houver declínio de 15% ou mais, os níveis semanais de β-hCG sérica são aferidos até que estejam < 15 UI/L. Um declínio inferior a 15% é observado em aproximadamente 20% das mulheres tratadas. Nesses casos, uma segunda dose de 50 mg/m^2 é administrada e o protocolo, reiniciado. A média de tempo aproximado de resolução para todas as mulheres é 36 dias, mas, em alguns tratamentos, são necessários 109 dias (Lipscomb, 1998).

Outros autores tentaram, sem sucesso, desenvolver protocolos mais convenientes para monitoramento dos níveis séricos de β-hCG. Thurman e colaboradores (2010) propuseram a redução em 50% dos valores entre os dias 1 e 7 como preditor confiável de sucesso do tratamento com metotrexato. Esse protocolo teve sensibilidade de 100%, mas especificidade de apenas 38 a 58%, dependendo do valor inicial do nível séri-

TABELA 7-3 Protocolos de tratamento clínico para gravidez ectópica

	Dose única	Multidoses
Dosagem	Dose única; repetir se necessário	Até 4 doses de ambos os fármacos até a β-hCG sérica diminuir em 15%
Dosagem do medicamento Metotrexato Leucovorina	50 mg/m² de ASC (dia 1) NA	1 mg/kg, dias 1, 3, 5 e 7 0,1 mg/kg dias 2, 4, 6 e 8
Nível de β-hCG sérica	Dias 1 (basal), 4 e 7	Dias 0 (basal), 1, 3, 5 e 7
Indicação para dose adicional	• Se o nível de β-hCG sérica não declinar em 15% a partir do dia 4 até o dia 7 • Declínio inferior a 15% no acompanhamento semanal • Máximo de 4 doses	Se o nível de β-hCG sérica declinar <15%, administrar dose adicional; repetir β-hCG sérica em 48 horas e comparar com valor anterior; máximo de 4 doses
Observação pós-terapia	Semanalmente até o nível de β-hCG sérica ficar indetectável	
Contraindicações para metotrexato		
Hipesensibilidade ao MTX Ruptura tubária Amamentação	Gestação intrauterina Disfunção hepática, renal ou hematológica	Doença ulcerosa péptica Doença pulmonar ativa Evidência de imunodeficiência

ASC = área de superfície corporal; β-hCG= gonadotrofina coriônica humana β; MTX = metotrexato; NA = não aplicável.

co de β-hCG. Em tentativa de validação prospectiva da regra comparando os dias 4 e 7 ao mesmo tempo em que desenvolviam um nova norma, 69 pacientes tratadas com metotrexato tiveram dosados os níveis séricos de β-hCG e de progesterona nos dias 1, 2, 4, 5 e 7. Ao final, foi validada a norma original comparando os dias 4 e 7 (Kirk, 2007).

Durante os primeiros dias após a administração do metotrexato, até metade das mulheres experimentam dor abdominal que pode ser controlada com analgésicos leves. Presume-se que essa *dor de rompimento* resulte de distensão tubária causada por abortamento tubário, formação de hematoma, ou ambos (Stovall, 1993). Em alguns casos, a observação da paciente em regime de internação acompanhada com hematócritos séricos e exames abdominais cuidadosos ajuda a avaliar a necessidade de intervenção cirúrgica.

Multidoses de metotrexato. O regime mais comum é o encontrado na Tabela 7-3 e consiste em até quatro doses de metotrexato parenteral, seguidas de doses auxiliares de leucovorina 24 horas depois. Devem ser realizadas dosagens seriadas da concentração sérica de β-hCG. Se não houver redução de 15% em comparação com o valor anterior – por exemplo, dia 0 a 1 ou dias 1 a 3 –, uma dose adicional de metotrexato/leucovorina deve ser administrada, e a dosagem de β-hCG sérica é repetida dois dias depois. Preconiza-se o máximo de quatro doses e a supervisão semanal dos níveis séricos de β-hCG deve ser mantida até que os valores sejam indetectáveis.

Propôs-se um protocolo híbrido de "duas doses" na tentativa de contrabalançar eficácia e conveniência dos dois protocolos mais comumente utilizados (Barnhart, 2007). O esquema envolve a administração de 50 mg/m² de metotrexato nos dias 0 e 4 sem resgate de leucovorina. Embora o protocolo ainda seja considerado experimental, não foram observados problemas relacionados com segurança nas 101 pacientes tratadas, e a taxa de sucesso se aproximou de 87%.

Metotrexato oral

A biodisponibilidade do metotrexato pelas vias oral e parenteral é semelhante (Jundt, 1993). Há poucos estudos em que o metotrexato oral tenha sido avaliado. Korhonen e colaboradores (1996) distribuíram de forma randomizada mulheres com gravidez tubária sem atividade cardíaca e níveis de β-hCG sérica < 5.000 UI/L para manejo expectante ou tratamento com metotrexato oral em dose baixa, 2,5 mg/dia por cinco dias. Os autores não verificaram diferenças no sucesso primário dos dois grupos. Bengtsson e colaboradores (1992) administraram 15 mg de metotrexato oral nos dias 1, 3 e 5, com ácido fólico nos dias 2, 4 e 6. Essa abordagem foi bem-sucedida em 14 das 15 mulheres, com período médio até a resolução de 24 dias.

Mifepristona mais metotrexato. Pareceria lógico que a associação de 600 mg de mifepristona oral à dose única de metotrexato pudesse melhorar a eficácia e acelerar a resolução de gravidez ectópica não rota (Capítulo 6, p. 190). Contudo, em um estudo randomizado de 212 casos, Rozenberg e colaboradores (2003) não verificaram diferenças nas taxas de sucesso.

Injeção direta na gravidez ectópica

Metotrexato. No esforço para minimizar os efeitos colaterais sistêmicos do metotrexato, avaliou-se a injeção local no saco gestacional assistida por ultrassonografia ou laparoscopia. Estudos farmacocinéticos com 1 mg/kg de metotrexato injetado no saco gestacional sob assistência ultrassonográfica ou por meio da tradicional injeção IM demonstraram taxas de sucesso similares. Entretanto, foram observados menos efeitos colaterais relacionados com o fármaco com a injeção local (Fernandez, 1995).

Glicose hiperosmolar. Em um pequeno estudo prospectivo, Yeko e colaboradores (1995) relataram que a injeção direta de solução de glicose a 50%, assistida por laparoscopia, na massa ectópica apresentou 94% de sucesso nas mulheres com uma gravidez ectópica não rota, cujos níveis de β-hCG sérica eram < 2.500 UI/L. Gjelland e colaboradores (1995) relataram que o sucesso do tratamento foi significativamente maior em uma população similar quando se empregou injeção assistida por ultrassonografia e não por laparoscopia.

Acompanhamento

No monitoramento pós-terapia deve-se avaliar o sucesso do tratamento e proceder ao rastreamento para sinais de gravidez ectópica persistente. A maioria dos protocolos de tratamento clínico contém esquemas bem-definidos de acompanhamento. Na ausência de sintomas, os exames bimanuais devem ser reduzidos para evitar o risco teórico de ruptura tubária manual. É importante ressaltar que o monitoramento ultrassonográfico das dimensões da massa ectópica pode produzir interpretações equivocadas depois que o nível sérico de β-hCG tiver caído até < 15 UI/L. Brown e colaboradores (1991) descreveram que as massas persistentes seriam hematomas em processo de resolução e não tecido trofoblástico. Por este motivo, a ultrassonografia pós-terapia deve ser reservada aos casos suspeitos de complicação, como ruptura tubária. A maioria dos especialistas recomenda contracepção nos meses 3 a 6 após tratamento clínico bem-sucedido com metotrexato, já que esse fármaco pode persistir nos tecidos humanos por até oito meses após uma única dose (Warkany, 1978).

Tratamento cirúrgico

Laparotomia *versus* laparoscopia

Houve pelo menos três estudos prospectivos que compararam laparotomia aberta e cirurgia laparoscópica para tratamento de gestações ectópicas (Lundorff, 1991; Murphy, 1992; Vermesh, 1989). A seguir, o resumo dos achados:

1. Não houve diferenças significativas no índice geral de desobstrução tubária geral comprovada por laparoscopia de *second look*. Independentemente, ocorreram taxas mais altas de aderências ipsilaterais no grupo da laparotomia.
2. Cada método foi sucedido por número similar de gestações uterinas subsequentes.
3. Houve poucas gestações ectópicas recorrentes nas mulheres tratadas com laparoscopia, embora o dado não tenha sido significativo.
4. A laparoscopia resultou em tempo operatório menor, menor perda sanguínea, menos necessidade de analgésicos e menor período de internação hospitalar.
5. O sucesso da cirurgia laparoscópica foi significativamente menor na resolução da gravidez tubária, embora esse resultado tenha sido contrabalançado pelos benefícios da laparoscopia mencionados anteriormente.
6. Os custos da laparoscopia foram significativamente menores em relação à laparotomia, embora alguns pesquisadores argumentem que os custos são similares quando são considerados os casos convertidos para laparotomia (Foulk, 1996).

Desde a conclusão desses estudos, com as melhorias no equipamento laparoscópico e com o aprimoramento da experiência, os casos antes tratados com laparotomia, como ruptura tubária ou gravidez cornual intacta, podem agora ser abordados com maior segurança com laparoscopia (Sagiv, 2001).

A laparotomia oferece vantagem potencial sobre a laparoscopia caso se esteja planejando salpingostomia. Em uma metanálise utilizando os dados de dois ensaios concluiu-se que, comparada com a laparotomia, a salpingostomia laparoscópica levou a um caso de doença trofoblástica persistente a cada 12 mulheres tratadas com esta abordagem (Mol, 2008a).

Laparoscopia

Até o momento, não há estudos randomizados finalizados para orientar a escolha entre os procedimentos conservador – salpingostomia laparoscópica e definitivo – salpingectomia laparoscópica. Contudo, o grupo de estudo European Surgery in Ectopic Pregnancy (ESEP) atualmente está avaliando a questão (Mol, 2008b). No esforço para avaliar os resultados reprodutivos após a intervenção cirúrgica, Becker e colaboradores (2011) acompanharam 261 pacientes com e sem fatores de risco adicionais para redução da fertilidade, submetidas à salpingotomia ou salpingectomia. Independentemente da opção cirúrgica, as taxas de gravidez uterina subsequente variaram entre 92 e 100%, respectivamente, nas mulheres sem outros fatores de risco para redução da fertilidade. Contudo, entre aquelas com fatores de risco, as taxas de gravidez intrauterina foram maiores com a salpingotomia (75%) em comparação com a salpingectomia (40%).

Salpingectomia

Se a tuba uterina contralateral parecer normal, a salpingectomia é a opção de tratamento recomendada para evitar a taxa de complicação de 5 a 8% causada por gravidez ectópica persistente ou recorrente na mesma trompa (Rulin, 1995).

Foram descritas muitas técnicas para realização de salpingectomia laparoscópica, e a descrição da cirurgia pode ser encontrada na Seção 42-4 (p. 1.129). Lime colaboradores (2007) compararam a coagulação eletrocirúrgica de tuba e mesossalpinge durante salpingectomia laparoscópica com ligadura feita com sutura em alça (*Endoloop*) por via laparoscópica. A técnica com *Endoloop* foi associada à duração significativamente menor da cirurgia (48 contra 61 minutos) e a pontuações pós-operatórias menores nas escalas para avaliação de dor.

Salpingostomia

A mulher hemodinamicamente estável com desejo de preservação da fertilidade é uma candidata adequada para a salpingostomia. Além disso, os níveis séricos de β-hCG talvez sejam um fator a ser considerado na seleção das pacientes. Em um estudo retrospectivo conduzido por Milad e colaboradores (1998), observou-se que as taxas de resolução das gestações ectópicas foram menores nas mulheres com níveis séricos iniciais de β-hCG > 8.000 UI/L. O estudo de Natale e colaboradores (2003) forneceu dados de suporte, com níveis séricos de β-hCG > 6.000 mUI/L tendo sido relacionados com risco elevado de implantação na camada muscular da tuba.

Durante a salpingostomia todos os tecidos livres e placentários devem ser meticulosamente removidos, especialmente nos casos com ruptura tubária. O implante subsequente de tecido trofoblástico dentro do abdome pode explicar a persistência de níveis séricos de β-hCG (Bucella, 2009).

Terapia clínica versus terapia cirúrgica

Vários estudos randomizados comparam tratamento com metotrexato e cirurgia laparoscópica. Em um estudo multicêntrico comparou-se o protocolo de multidoses de metotrexato com salpingostomia laparoscópica e não foram encontradas diferenças no que se refere a preservação tubária e sucesso do tratamento primário (Hajenius, 1997). Entretanto, nesse mesmo estudo, fatores associados à qualidade de vida relacionada com a saúde, como dor, depressão pós-terapia e redução na percepção de saúde – foram significativamente impactados após metotrexato sistêmico, em comparação com cirurgia laparoscópica (Nieuwkerk, 1998).

Há evidências conflitantes quando se compara metotrexato em dose única e intervenção cirúrgica. Em dois ensaios independentes, o metotrexato em dose única foi, em geral, menos eficaz na resolução da gravidez do que a salpingostomia laparoscópica, embora as taxas de desobstrução tubária e de gravidez uterina subsequente tenham sido similares em ambos os grupos (Fernandez, 1998; Sowter, 2001). As mulheres tratadas com metotrexato apresentaram funcionamento físico significativamente melhor logo após o tratamento, mas não houve diferenças no funcionamento psicológico. Krag Moeller e colaboradores (2009) publicaram os resultados do ensaio randomizado prospectivo, com seguimento médio de 8,6 anos, no qual se avaliou a taxa de gravidez futura. As taxas de sucesso para resolução da gravidez ectópica não foram significativamente diferentes nas pacientes tratadas cirurgicamente e naquelas tratadas com metotrexato. Além disso, as taxas cumulativas de gestação intrauterina espontânea não foram significativamente diferentes no grupo tratado com metotrexato (73%) e no grupo cirúrgico (62%).

Com base nesses trabalhos, concluímos que, nas mulheres hemodinamicamente estáveis e naquelas em que há um pequeno diâmetro tubário, nenhuma atividade cardíaca fetal e concentrações séricas de β-hCG < 5.000 UI/L, os resultados são similares com os tratamentos clínico ou cirúrgico. Apesar das taxas menores de sucesso com a terapia clínica observadas em mulheres com tuba de maior tamanho, níveis séricos de β-hCG mais altos e atividade cardíaca fetal, o tratamento clínico pode ser oferecido para pacientes motivadas que compreendam os riscos de uma cirurgia emergencial no caso de haver falha de tratamento.

Tratamento expectante

Em casos selecionados, alguns especialistas preferem conduta expectante mantendo a paciente sob observação constante antecipando que haverá reabsorção espontânea da gravidez ectópica. Com base na intuição, é difícil predizer com precisão que mulher terá um curso não complicado com esse ou aquele tratamento. Embora se tenha demonstrado que a concentração inicial de β-hCG sérica prediz melhor o resultado, a faixa de valores é ampla. Por exemplo, valores iniciais < 200 UI/L predizem resolução espontânea bem-sucedida em 88 a 96% das tentativas, e com valores > 2.000 UI/L as taxas de sucesso foram de apenas 20 a 25% (Elson, 2004; Trio, 1995). Mesmo com valores decrescentes, quando a dosagem sérica inicial de β-hCG excede 2.000 UI/L, a taxa de sucesso foi de apenas 7% (Shalev, 1995). É interessante observar que, nesse artigo, não houve diferença nas taxas de gravidez tubária ipsilateral ou de fertilidade em um ano com sucesso ou falha do tratamento expectante.

Há indicação de monitoramento estrito considerando que o risco de ruptura tubária persiste apesar de níveis baixos e decrescentes de β-hCG. Pode-se argumentar com os efeitos colaterais mínimos do metotrexato para optar por este tratamento em detrimento de um acompanhamento prolongado associado com ansiedade da paciente.

Gravidez ectópica persistente

A erradicação incompleta do tecido trofoblástico e seu contínuo crescimento causam ruptura tubária em 3 a 20% das mulheres após tratamento conservador cirúrgico ou clínico da gravidez ectópica (Graczykowski, 1999). Assim, a presença de dor abdominal após tratamento cirúrgico conservador de gravidez tubária deve, de imediato, causar suspeita de proliferação trofoblástica persistente.

Após salpingostomia, é mais provável que haja persistência de gravidez ectópica nas gestações mais iniciais. Especificamente, nesses casos o tratamento cirúrgico é mais complicado porque as gestações com menos de 2 cm são mais difíceis de serem visualizadas e removidas completamente. Como medida preventiva, Graczykowski e colaboradores (1997) administraram uma dose profilática de 1 mg/m^2 de metotrexato no pós-operatório, o que reduziu a incidência de gravidez ectópica persistente e o tempo de acompanhamento.

O esquema ideal para identificar os casos com gravidez ectópica persistente após tratamento cirúrgico ainda não foi estabelecido. Os protocolos descrevem monitoramento da dosagem sérica de β-hCG a cada três dias ou a cada duas semanas. Spandorfer e colaboradores (1997) estimaram o risco de gravidez ectópica persistente com base nos níveis séricos de β-hCG dosados no primeiro dia de pós-operatório. Os autores observaram que, quando os níveis de β-hCG sérica caíram > 50%, em comparação com os valores pré-cirúrgicos, não houve insucesso no tratamento nos primeiros 9 dias e, portanto, seria suficiente realizar nova dosagem da β-hCG sérica uma semana após a cirurgia. Por outro lado, quando os níveis séricos caíram < 50%, observou-se aumento de 3,5 vezes no risco de insucesso na primeira semana, havendo, portanto, necessidade de avaliação pós-operatória mais precoce. É importante observar que, mesmo com dosagens séricas de β-hCG baixas e em declínio, ainda é possível ocorrer ruptura tubária (Tulandi, 1991).

Atualmente, o tratamento-padrão para gravidez ectópica persistente é metotrexato em dose única com 50 mg/m^2 de ASC. Embora considerada, existem poucos estudos para avaliar a terapia com metotrexato oral de baixa dose com essa indicação.

Isoimunização anti-Rh

Se a paciente for Rh-negativa e seu parceiro pertencer a um grupo sanguíneo Rh-positivo ou desconhecido, 300 μg de imunoglobulina anti-Rh deverão ser administrados para prevenir a isoimunização anti-Rh.

GRAVIDEZ OVARIANA

A implantação ectópica do óvulo fertilizado no ovário é rara e diagnosticada quando são cumpridos quatro critérios clínicos. Tais critérios foram descritos por Spiegelberg (1878) e incluem:

(1) a tuba ipsilateral está intacta e isolada do ovário; (2) a gravidez ectópica ocupa o ovário; (3) a gravidez ectópica está conectada ao útero pelo ligamento útero-ovárico e (4) é possível demonstrar histologicamente a presença de tecido ovariano no tecido placentário. O aumento recente da incidência de gravidez ovariana provavelmente é artificialmente causado pelo aprimoramento das modalidades de imagem. Os fatores de risco são similares àqueles descritos para gestações tubárias. Em um artigo publicado, as usuárias de DIU tiveram proporção mais alta de gestações ovarianas em comparação com as não usuárias – 5,5% *versus* zero (World Health Organization – Organização Mundial da Saúde, 1985). Quase um terço das mulheres com gravidez ovariana apresenta-se com instabilidade hemodinâmica em razão de ruptura. O diagnóstico tem como base a descrição ultrassonográfica clássica de cisto com um anel externo ecogênico amplo sobre ou dentro do ovário (Comstock, 2005).

GRAVIDEZ CORNUAL

A gravidez cornual implanta-se no segmento tubário proximal que se encontra dentro da parede uterina muscular. O achado anatômico característico é um inchaço lateral à inserção do ligamento redondo (Fig. 7-11). Algumas vezes esse tipo de gravidez é incorretamente denominado cornual, mas este termo se refere a estruturas que se desenvolvem para formar os cornos uterinos com anomalias müllerianas (Lau, 1999; Moawad, 2010). No passado, a ruptura de gravidez cornual ocorria após 8 a 16 semanas de amenorreia, em razão da grande distensão do miométrio cobrindo o segmento intersticial da tuba uterina.

Os fatores de risco são similares aos anteriormente discutidos, embora a salpingectomia ipsilateral prévia seja um fator de risco específico para gravidez cornual (Lau, 1999). Considerando a proximidade dessa gravidez das artérias uterinas e ovarianas, há risco de hemorragia grave, associada a taxa de mortalidade, que chega a 2,5% (Tulandi, 2004).

O tratamento cirúrgico é feito com ressecção do corno por laparotomia ou por laparoscopia (Seção 41-9, p. 1.035).

Conforme discutido para casos suspeitos de gravidez tubária, com o uso de UTV e as dosagens séricas de β-hCG, a gravidez intersticial pode ser diagnosticada de forma suficientemente precoce para permitir tratamento clínico conservador (Bernstein, 2001). Dada sua baixa incidência, não há consenso estabelecido com relação apredição de sucesso com o uso de metotrexato. Jermy e colaboradores (2004) relataram taxa de sucesso de 94% com o uso de metotrexato sistêmico usando dose de 50 mg/m^2 de ASC. Sua série incluiu quatro mulheres nas quais se confirmou a presença de atividade cardíaca fetal. Como essas pacientes apresentam níveis séricos iniciais altos de β-hCG no momento do diagnóstico, geralmente há necessidade de acompanhamento prolongado. Deruelle e colaboradores (2005) defendem a embolização seletiva da artéria uterina pós--metotrexato como auxiliar na prevenção de hemorragia e para acelerar a resolução da gravidez ectópica.

Foram descritas técnicas para ressecção histeroscópica, assim como para curetagem por sucção transcervical, de gravidez intersticial. Entretanto, os resultados em longo prazo dessas técnicas não foram determinados (Sanz, 2002; Zhang, 2004).

Não se conhece o risco de ruptura uterina em gestações subsequentes após tratamento clínico ou cirúrgico conservador. Consequentemente, justifica-se a observação cuidadosa dessas pacientes durante suas gestações, assim como consideração de indicação de cesariana eletiva.

GRAVIDEZ CERVICAL

A incidência relatada de gravidez cervical está entre 1 em 8.600 a 1 em 12.400 gestações (Ushakov, 1997). Parece que está crescendo em razão do maior uso de tecnologia de reprodução assistida, em especial fertilização *in vitro* e transferência de embrião (Ginsburg, 1994; Pattinson, 1994). Um fator de risco específico para gravidez cervical é antecedente pessoal de dilatação e curetagem em gestação prévia, observado em quase 70% dos casos (Hung, 1996; Pisarska, 1999). Dois critérios diagnósticos são necessários para confirmar gravidez cervical: (1) presença de glândulas cervicais em oposição ao sítio de im-

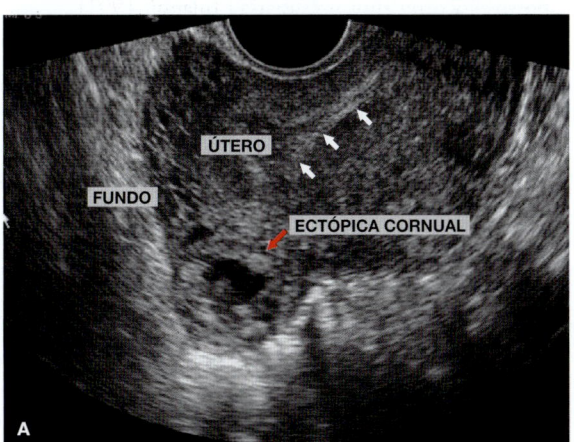
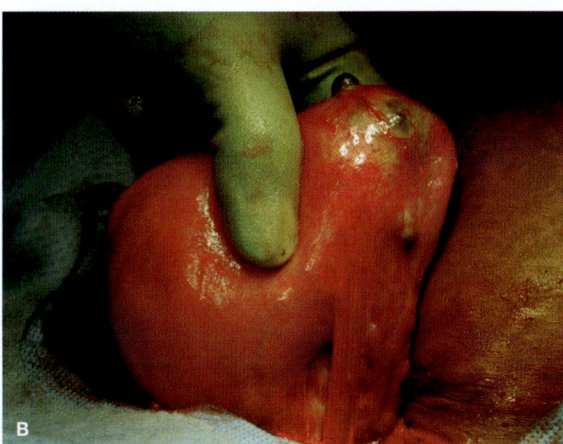

FIGURA 7-11 Gravidez cornual. **A**. Ultrassonografia transvaginal em visão parassagital revelando cavidade uterina vazia e uma massa lateral ao fundo uterino. (*Imagem cedida pela Dra. Elysia Moschos.*) **B**. Fotografia intraoperatória mostrando o fundo uterino e a gravidez cornual protuberante no corno uterino esquerdo antes da ressecção. (*Fotografia cedida pelo Dr. Mario Castellanos.*)

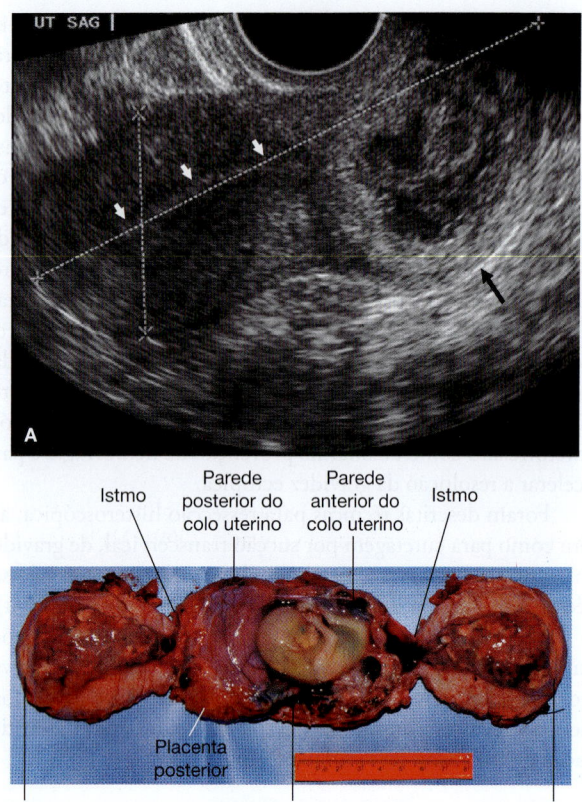

FIGURA 7-12 Gravidez cervical. **A**. Ultrassonografia transvaginal em visão sagital revelando gravidez cervical. Os achados ultrassonográficos podem incluir (1) útero em forma de ampulheta com canal cervical dilatado; (2) presença de tecido gestacional ao nível (*seta preta*); (3) ausência de tecido gestacional dentro do útero (*setas brancas*) e (4) um segmento do canal endocervical interposto entre o saco gestacional e o canal endometrial. (*Imagem cedida pela Dra. Elysia Moschos.*) **B**. Fotografia de peça de histerectomia contendo gravidez cervical. O colo uterino tinha 5 a 6 cm de comprimento. (*Fotografia cedida pelo Dr. David Rahn.*)

plantação placentário e (2) parte ou toda a placenta localizada abaixo tanto da entrada dos vasos uterinos quanto da reflexão peritoneal na superfície uterina anterior e posterior (Fig. 7-12).

Para a maior parte das pacientes hemodinamicamente estáveis com gravidez cervical de primeiro trimestre, há indicação de tratamento não cirúrgico com administração sistêmica de metotrexato, conforme descrito na Tabela 7-3. Jeng e colaboradores (2007) também descreveram 38 casos tratados com sucesso usando injeção local de metotrexato. Obtêm-se resolução da gravidez e preservação uterina com esquemas com base em metotrexato em 91% das gestações com < 12 semanas (Kung, 1997). Na seleção de candidatas apropriadas ao tratamento, Hung e colaboradores observaram que o risco de insucesso com o tratamento sistêmico usando metotrexato foi maior naquelas com idade gestacional > 9 semanas, níveis de β-hCG > 10.000 UI/L, comprimento cabeça-nádegas > 10 mm e presença de atividade cardíaca. Por este motivo, muitos induzem a morte do feto com injeção intracardíaca ou intratorácica de cloreto de potássio (Jeng, 2007; Verma, 2009). A embolização de artéria uterina, antes ou após a administração do metotrexato, é uma medida adjunta para reduzir as complicações hemorrágicas (Cipullo, 2008; Hirakawa, 2009).

Embora o tratamento conservador seja viável para muitas pacientes com gravidez cervical, a intervenção cirúrgica também é uma opção. Dentre os procedimentos estão curetagem por sucção ou histerectomia. Além disso, naquelas com gestação avançada ou com sangramento não controlado por métodos conservadores, a histerectomia normalmente está indicada. É importante ressaltar que as pacientes devem ser informadas sobre o maior risco de lesão do trato urinário em razão da proximidade dos ureteres do colo uterino aumentado. Antes de cada procedimento, deve-se considerar a possibilidade de proceder à embolização da artéria uterina para reduzir o sangramento intraoperatório e pós-operatório (Nakao, 2008; Trambert, 2005). Além disso, foram descritos alguns procedimentos a serem realizados antes de curetagem, como injeção local de metotrexato no interior do saco amniótico, ligadura dos ramos descendentes das artérias uterinas ou cerclagem do orifício cervical interno para compressão dos vasos nutridores (Davis, 2008; De La Vega, 2007; Mesogitis, 2005; Trojano, 2009). Após a curetagem, se houver hemorragia, um cateter de Foley 26-F com balão de 30 mL pode ser aplicado no espaço intracervical e inflado para hemostasia efetiva e para monitorar a drenagem uterina. O balão permanece inflado por 24 a 48 horas e é gradualmente desinflado nos dias seguintes (Ushakov, 1997). Complementarmente pode-se considerar a possibilidade de embolização da artéria uterina.

GRAVIDEZ HETEROTÓPICA

Uma gravidez uterina em conjunto com uma gravidez extrauterina é chamada heterotópica. No passado, as estimativas de incidência foram de 1 em 30.000 gestações, sendo a incidência de gêmeos dizigóticos e gravidez ectópica de 1% cada. Nas gestações que resultam de tecnologias de reprodução assistida, a taxa de gestações heterotópicas foi muito alta e se aproximam de 1 em 100 gestações (Habana, 2000). Os mecanismos propostos para explicar esse aumento incluem forças hidrostáticas transferindo o embrião para dentro da área cornual ou tubária, ponta do cateter direcionando a transferência ao óstio tubário ou refluxo das secreções uterinas levando à implantação tubária retrógrada.

Quando a gravidez tubária coexiste com a gravidez uterina, pode-se injetar cloreto de potássio no saco gestacional da gravidez tubária. O metotrexato é contraindicado em razão dos efeitos prejudiciais à gravidez normal. Casos de anomalias craniofacial, esquelética, cardiopulmonar e gastrintestinal foram descritos com exposição, ainda que limitada, ao metotrexato no primeiro trimestre (Nguyen, 2002).

GRAVIDEZ NA CICATRIZ UTERINA DE CESARIANA

A implantação na cicatriz de cesariana anterior, através de um trato microscópico formado no miométrio, é rara, mas implica risco significativo de morbidade grave e mortalidade materna por hemorragia massiva (Fig. 7-13). As revisões mais recentes citam incidência de gravidez em cicatriz de cesariana aproximando-se de 1 em 2.000 gestações (Sadegui, 2010). Esses tratos microscópicos também podem ter origem em outras intervenções uterinas – curetagem, miomectomia, histeroscopia cirúrgica – e talvez por remoção manual de placenta (Ash, 2007). A diferenciação entre gravidez istmo-cervical e gravidez na cicatriz uterina de cesariana pode ser difícil, e vários pesquisadores descreveram achados ultrassonográficos (Jurkovic, 2003; Moschos, 2008). De acordo com Godin (1997), há quatro critérios ultrassonográficos que devem ser satisfeitos para firmar o diagnóstico: (1) cavidade uterina vazia, (2) canal cervical vazio, (3) saco gestacional na parte anterior do istmo uterino e (4) ausência de miométrio saudável entre a bexiga e o saco gestacional. Não foram definidos os padrões de tratamento, mas as opções são injeção local ou sistêmica de metotrexato, isoladamente ou em combinação com curetagem por sucção ou remoção histeroscópica. Outro método seria a ressecção do istmo (Michener, 2009; Seow, 2004; Wang, 2009; Yang, 2009). A embolização de artéria uterina pode ser usada como método adjunto para reduzir o risco de hemorragia (Zhuang, 2009). Na maioria dos casos o útero pode ser preservado, embora a histerectomia seja uma opção aceitável e algumas vezes necessária (Sadegui, 2010).

PREVENÇÃO

A gravidez ectópica é difícil de ser evitada porque poucos fatores de risco são passíveis de modificação (Butts, 2003). A patologia tubária é um dos principais fatores de risco, e a doença inflamatória pélvica desempenha papel importante nas aderências e obstruções tubárias. As infecções por clamídia são responsáveis por quase metade dos casos de doença inflamatória pélvica e, consequentemente, têm-se feito esforços no sentido de rastrear as populações de alto risco para infecções assintomáticas. Estão incluídas mulheres sexualmente ativas com idade ≤25 anos ou mulheres com fatores de risco (Tabela 1-2, p. 11). Na Suécia, esses programas de rastreamento produziram declínio constante nas taxas de infecções por clamídia e de gravidez ectópica, em especial nas mulheres com idades entre 20 e 24 anos (Cates, 1999; Egger, 1998).

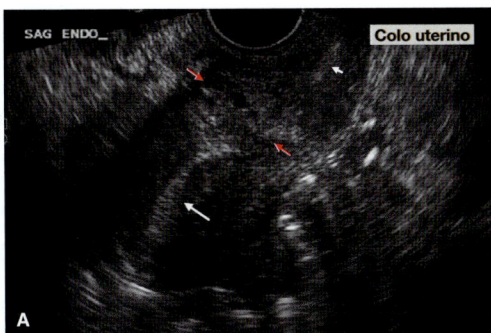
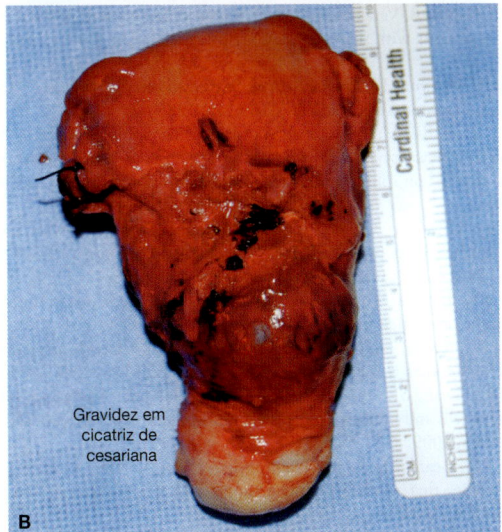
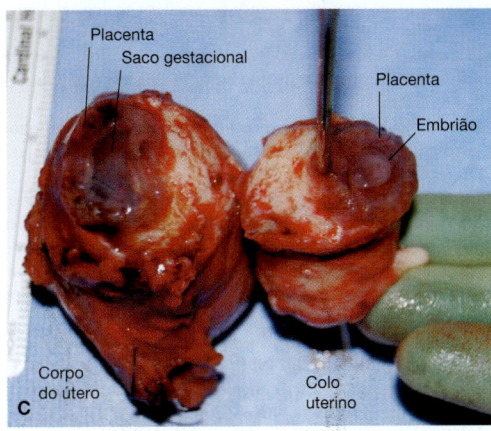

FIGURA 7-13 Gravidez em cicatriz de cesariana. **A.** Ultrassonografia em plano sagital de um útero com gravidez em cicatriz de cesariana (GCC). O diagnóstico é sugerido pelos critérios ultrassonográficos indicativos de GCC. Primeiro, a cavidade uterina vazia é identificada pela faixa endometrial hiperecoica brilhante (*seta branca longa*). O canal do colo uterino vazio é identificado de forma semelhante (*seta branca curta*). Finalmente, visualiza-se massa intrauterina na região anterior do istmo uterino (*setas vermelhas*). (*Imagem cedida pela Dra. ElysiaMoschos.*) **B.** Peça de histerectomia contendo gravidez em cicatriz de cesariana. **C.** Essa peça de histerectomia com gravidez em cicatriz de cesariana foi seccionada no plano transversal na altura do istmo uterino e através do saco gestacional. Apenas uma camada fina de miométrio superpõe-se à gravidez, que pressiona anteriormente a parede uterina. (*Fotografia cedida pelo Dr. SunilBalgobin.*)

REFERÊNCIAS

al-Awwad MM, al Daham N, Eseet JS: Spontaneous unruptured bilateral ectopic pregnancy: conservative tubal surgery. Obstet Gynecol Surv 54:543, 1999

Alexander JM, Rouse DJ, Varner E, et al: Treatment of the small unruptured ectopic pregnancy: a cost analysis of methotrexate versus laparoscopy. Obstet Gynecol 88:123, 1996

Alleyassin A, Khademi A, Aghahosseini M, et al: Comparison of success rates in the medical management of ectopic pregnancy with single-dose and multiple-dose administration of methotrexate: a prospective, randomized clinical trial. Fertil Steril 85(6):1661, 2006

American College of Obstetricians and Gynecologists: Medical management of ectopic pregnancy. Practice Bulletin No. 94, 2008

American Society for Reproductive Medicine: Medical treatment of ectopic pregnancy. Fertil Steril 90(5 Suppl):S206, 2008

American Society for Reproductive Medicine and Society for Assisted Reproductive Technology: Assisted reproductive technology in the United States: 1999 results generated from the American Society for Reproductive Medicine/Society for Assisted Reproductive Technology Registry. Fertil Steril 78:918, 2002

Ankum WM, Mol BW, Van der Veen F, et al: Risk factors for ectopic pregnancy: a meta-analysis. Fertil Steril 65:1093, 1996

Ash A, Smith A, Maxwell D: Caesarean scar pregnancy. BJOG 114(3):253, 2007

Atri M: Ectopic pregnancy versus corpus luteum cyst revisited: best Doppler predictors. J Ultrasound Med 22:1181, 2003a

Atri M, Valenti DA, Bret PM, et al: Effect of transvaginal sonography on the use of invasive procedures for evaluating patients with a clinical diagnosis of ectopic pregnancy. J Clin Ultrasound 31:1, 2003b

Backman T, Rauramo I, Huhtala S, et al: Pregnancy during the use of levonorgestrel intrauterine system. Am J Obstet Gynecol 190:50, 2004

Barak S, Oettinger M, Perri A, et al: Frozen section examination of endometrial curettings in the diagnosis of ectopic pregnancy. Acta Obstet Gynecol Scand 84:43, 2005

Barnhart K, Hummel AC, Sammel MD, et al: Use of "2-dose" regimen of methotrexate to treat ectopic pregnancy. Fertil Steril 87(2):250, 2007

Barnhart KT: Clinical practice. Ectopic pregnancy. N Engl J Med 361(4):379, 2009

Barnhart KT, Cassanova B, Sammel MD, et al: Prediction of location of a symptomatic early gestation based solely on clinical presentation. Obstet Gynecol 112(6):1319, 2008

Barnhart KT, Fay CA, Suescum M, et al: Clinical factors affecting the accuracy of ultrasonography in symptomatic first-trimester pregnancy. Obstet Gynecol 117(2 Pt 1):299, 2011

Barnhart KT, Gosman G, Ashby R, et al: The medical management of ectopic pregnancy: a meta-analysis comparing "single dose" and "multidose" regimens. Obstet Gynecol 101:778, 2003a

Barnhart KT, Gracia CR, Reindl B, et al: Usefulness of Pipelle endometrial biopsy in the diagnosis of women at risk for ectopic pregnancy. Am J Obstet Gynecol 188:906, 2003b

Barnhart KT, Katz I, Hummel A, et al: Presumed diagnosis of ectopic pregnancy. Obstet Gynecol 100:505, 2002

Barnhart KT, Rinaudo P, Hummel A, et al: Acute and chronic presentation of ectopic pregnancy may be two clinical entities. Fertil Steril 80:1345, 2003c

Barnhart KT, Sammel MD, Rinaudo PF, et al: Symptomatic patients with an early viable intrauterine pregnancy: HCG curves redefined. Obstet Gynecol 104:50, 2004

Barnhart KT, Simhan H, Kamelle SA: Diagnostic accuracy of ultrasound above and below the beta-hCG discriminatory zone. Obstet Gynecol 94:583, 1999

Becker S, Solomayer E, Hornung R, et al: Optimal treatment for patients with ectopic pregnancies and a history of fertility-reducing factors. Arch Gynecol Obstet 283:1, 2011

Bengtsson G, Bryman I, Thorburn J, et al: Low-dose oral methotrexate as second-line therapy for persistent trophoblast after conservative treatment of ectopic pregnancy. Obstet Gynecol 79:589, 1992

Bernstein HB, Thrall MM, Clark WB: Expectant management of intramural ectopic pregnancy. Obstet Gynecol 97:826, 2001

Birkhahn RH, Gaeta TJ, Van Deusen SK, et al: The ability of traditional vital signs and shock index to identify ruptured ectopic pregnancy. Am J Obstet Gynecol 189:1293, 2003

Bouyer J, Coste J, Fernandez H, et al: Sites of ectopic pregnancy: a 10 year population-based study of 1800 cases. Hum Reprod 17:3224, 2002

Bouyer J, Coste J, Shojaei T, et al: Risk factors for ectopic pregnancy: a comprehensive analysis based on a large case-control, population-based study in France. Am J Epidemiol 157:185, 2003

Branney SW, Wolfe RE, Moore EE, et al: Quantitative sensitivity of ultrasound in detecting free intraperitoneal fluid. J Trauma 40(6):1052, 1995

Brennan DF, Kwatra S, Kelly M, et al: Chronic ectopic pregnancy–two cases of acute rupture despite negative beta hCG. J Emerg Med 19(3):249, 2000

Brown DL, Doubilet PM: Transvaginal sonography for diagnosing ectopic pregnancy: positivity criteria and performance characteristics. J Ultrasound Med 13:259, 1994

Brown DL, Felker RE, Stovall TG, et al: Serial endovaginal sonography of ectopic pregnancies treated with methotrexate. Obstet Gynecol 77:406, 1991 Bucella D, Buxant F, Anaf V, et al: Omental trophoblastic implants after surgical management of ectopic pregnancy. Arch Gynecol Obstet 280(1):115, 2009

Burry KA, Thurmond AS, Suby-Long TD, et al: Transvaginal ultrasonographic findings in surgically verified ectopic pregnancy. Am J Obstet Gynecol 168:1796, 1993

Buster JE, Pisarska MD: Medical management of ectopic pregnancy. Clin Obstet Gynecol 42:23, 1999

Butts S, Sammel M, Hummel A, et al: Risk factors and clinical features of recurrent ectopic pregnancy: a case control study. Fertil Steril 80:1340, 2003

Carson SA, Buster JE: Ectopic pregnancy. N Engl J Med 329:1174, 1993

Cates W, Jr.: Chlamydial infections and the risk of ectopic pregnancy. JAMA 281:117, 1999

Centers for Disease Control and Prevention: Ectopic pregnancy—United States, 1990-1992. MMWR Morb Mortal Wkly Rep 44:46, 1995

Chabner BA, Amrein PC, Druker BJ: Antineoplastic agents. In Brunton LL, Lazo JS, Parker KL (eds): Goodman & Gilman's The Pharmacological Basis of Therapeutics, 11th ed. New York, McGraw-Hill, 2006, p 1335

Chung K, Chandavarkar U, Opper N, et al: Reevaluating the role of dilation and curettage in the diagnosis of pregnancy of unknown location. Fertil Steril 96(3):659, 2011

Cipullo L, Cassese S, Fasolino MC et al: Cervical pregnancy: a case series and a review of current clinical practice. Eur J Contracept Reprod Health Care 13(3):313, 2008

Comstock C, Huston K, Lee W: The ultrasonographic appearance of ovarian ectopic pregnancies. Obstet Gynecol 105:42, 2005

Coste J, Fernandez H, Joye N, et al: Role of chromosome abnormalities in ectopic pregnancy. Fertil Steril 74:1259, 2000

Cunningham FG, Leveno KJ, Bloom SL (eds): Ectopic pregnancy. In Williams Obstetrics, 23rd ed. New York, McGraw-Hill, 2010, p 239

Daniel Y, Geva E, Lerner-Geva L, et al: Levels of vascular endothelial growth factor are elevated in patients with ectopic pregnancy: is this a novel marker? Fertil Steril 72:1013, 1999

Dart RG, Kaplan B, Varaklis K: Predictive value of history and physical examination in patients with suspected ectopic pregnancy. Ann Emerg Med 33:283, 1999

Dashefsky SM, Lyons EA, Levi CS, et al: Suspected ectopic pregnancy: endovaginal and transvesical US. Radiology 169:181, 1988

Davis LB, Lathi RB, Milki AA, et al: Transvaginal ligation of the cervical branches of the uterine artery and injection of vasopressin in a cervical pregnancy as an initial step to controlling hemorrhage: a case report. J Reprod Med 53(5):365, 2008

De La Vega GA, Avery C, Nemiroff, et al: Treatment of early cervical pregnancy with cerclage, carboprost, curettage, and balloon tamponade. Obstet Gynecol 109(2 Pt 2):505, 2007

Dengfeng W, Taixiang W, Lina H, et al: Chinese herbal medicines in the treatment of ectopic pregnancy. Cochrane Database Syst Rev CD006224, 2007

Deruelle P, Lucot JP, Lions C, et al: Management of interstitial pregnancy using selective uterine artery embolization. Obstet Gynecol 106:1165, 2005

Dixon RE, Hwang SJ, Hennig GW, et al: Chlamydia infection causes loss of pacemaker cells and inhibits oocyte transport in the mouse oviduct. Biol Reprod 80(4):665, 2009

Dudley PS, Heard MJ, Sangi-Haghpeykar H, et al: Characterizing ectopic pregnancies that rupture despite treatment with methotrexate. Fertil Steril 82(5):1374, 2004

Egger M, Low N, Smith GD, et al: Screening for chlamydial infections and the risk of ectopic pregnancy in a county in Sweden: ecological analysis. BMJ 316:1776, 1998

Elito J, Jr., Han KK, Camano L: Values of beta-human chorionic gonadotropin as a risk factor for tubal obstruction after tubal pregnancy. Acta Obstet Gynecol Scand 84:864, 2005

Elson J, Tailor A, Banerjee S, et al: Expectant management of tubal ectopic pregnancy: prediction of successful outcome using decision tree analysis. Ultrasound Obstet Gynecol 23:552, 2004

Fernandez H, Pauthier S, Doumerc S, et al: Ultrasound-guided injection of methotrexate versus laparoscopic salpingotomy in ectopic pregnancy. Fertil Steril 63:25, 1995

Fernandez H, Yves Vincent SC, Pauthier S, et al: Randomized trial of conservative laparoscopic treatment and methotrexate administration in ectopic pregnancy and subsequent fertility. Hum Reprod 13:3239, 1998

Foulk RA, Steiger RM: Operative management of ectopic pregnancy: a cost analysis. Am J Obstet Gynecol 175:90, 1996

Fylstra DL: Ectopic pregnancy after hysterectomy: a review and insight into etiology and prevention. Fertil Steril 94:431, 2009

Ginsburg ES, Frates MC, Rein MS, et al: Early diagnosis and treatment of cervical pregnancy in an in vitro fertilization program. Fertil Steril 61:966, 1994

Gjelland K, Hordnes K, Tjugum J, et al: Treatment of ectopic pregnancy by local injection of hypertonic glucose: a randomized trial comparing administration guided by transvaginal ultrasound or laparoscopy. Acta Obstet Gynecol Scand 74:629, 1995

Glezerman M, Press F, Carpman M: Culdocentesis is an obsolete diagnostic tool in suspected ectopic pregnancy. Arch Gynecol Obstet 252:5, 1992

Godin PA, Bassil S, Donnez J: An ectopic pregnancy developing in a previous caesarian section scar. Fertil Steril 67:398, 1997

Goldner TE, Lawson HW, Xia Z, et al: Surveillance for ectopic pregnancy—United States, 1970-1989. Morb Mortal Wkly Rep CDC Surveill Summ 42:73, 1993

Gracia CR, Barnhart KT: Diagnosing ectopic pregnancy: decision analysis comparing six strategies. Obstet Gynecol 97:464, 2001

Graczykowski JW, Mishell DR, Jr.: Methotrexate prophylaxis for persistent ectopic pregnancy after conservative treatment by salpingostomy. Obstet Gynecol 89:118, 1997

Graczykowski JW, Seifer DB: Diagnosis of acute and persistent ectopic pregnancy. Clin Obstet Gynecol 42:9, 1999

Gurel S, Sarikaya B, Gurel K, et al: Role of sonography in the diagnosis of ectopic pregnancy. J Clin Ultrasound 35(9):509, 2007

Guven ES, Dilbaz S, Dilbaz B, et al: Comparison of the effect of single-dose and multiple-dose methotrexate therapy on tubal patency. Fertil Steril 88(5):1288, 2007

Habana A, Dokras A, Giraldo JL, et al: Cornual heterotopic pregnancy: contemporary management options. Am J Obstet Gynecol 182:1264, 2000

Hajenius PJ, Engelsbel S, Mol BW, et al: Randomised trial of systemic methotrexate versus laparoscopic salpingostomy in tubal pregnancy. Lancet 350:774, 1997

Hajenius PJ, Mol BW, Bossuyt PM, et al: Interventions for tubal ectopic pregnancy. Cochrane Database Syst Rev CD000324, 2000

Hammoud AO, Hammoud I, Bujold E, et al: The role of sonographic endometrial patterns and endometrial thickness in the differential diagnosis of ectopic pregnancy. Am J Obstet Gynecol 192:1370, 2005

Hillis SD, Owens LM, Marchbanks PA, et al: Recurrent chlamydial infections increase the risks of hospitalization for ectopic pregnancy and pelvic inflammatory disease. Am J Obstet Gynecol 176:103, 1997

Hirakawa M, Tajima T, Yoshimitsu K, et al: Uterine artery embolization along with the administration of methotrexate for cervical ectopic pregnancy: technical and clinical outcomes. AJR Am J Roentgenol 192(6):1601, 2009

Hoover KW, Tao G, Kent CK: Trends in the diagnosis and treatment of ectopic pregnancy in the United States. Obstet Gynecol 115(3):495, 2010

Horne AW, Phillips JA III, Kane N, et al: CB1 expression is attenuated in fallopian tube and decidua of women with ectopic pregnancy. PLoS One 3(12):e3969, 2008

Hung TH, Jeng CJ, Yang YC, et al: Treatment of cervical pregnancy with methotrexate. Int J Gynaecol Obstet 53:243, 1996

Iavazzo C, Salakos N, Vitoratos N: Intrauterine devices and extrauterine pregnancy. A literature review. Clin Exp Obstet Gynecol 35(2):103, 2008

Isaacs JD, Jr., McGehee RP, Cowan BD: Life-threatening neutropenia following methotrexate treatment of ectopic pregnancy: a report of two cases. Obstet Gynecol 88:694, 1996

Jeng CJ, Ko ML, Shen J: Transvaginal ultrasound-guided treatment of cervical pregnancy. Obstet Gynecol 109(5):1076, 2007

Jermy K, Thomas J, Doo A, et al: The conservative management of interstitial pregnancy. BJOG 111:1283, 2004

Job-Spira N, Fernandez H, Bouyer J, et al: Ruptured tubal ectopic pregnancy: risk factors and reproductive outcome: results of a population-based study in France. Am J Obstet Gynecol 180:938, 1999

Jundt JW, Browne BA, Fiocco GP, et al: A comparison of low dose methotrexate bioavailability: oral solution, oral tablet, subcutaneous and intramuscular dosing. J Rheumatol 20:1845, 1993

Jurkovic D, Hillaby K, Woelfer B, et al: First-trimester diagnosis and management of pregnancies implanted into the lower uterine segment cesarean section scar. Ultrasound Obstet Gynecol 21(3):220, 2003

Kadar N, DeCherney AH, Romero R: Receiver operating characteristic (ROC) curve analysis of the relative efficacy of single and serial chorionic gonadotropin determinations in the early diagnosis of ectopic pregnancy. Fertil Steril 37:542, 1982

Kirk E, Condous G, Van Calster B, et al: A validation of the most commonly used protocol to predict the success of single-dose methotrexate in the treatment of ectopic pregnancy. Hum Reprod 22(3):858, 2007

Korhonen J, Stenman UH, Ylostalo P: Low-dose oral methotrexate with expectant management of ectopic pregnancy. Obstet Gynecol 88:775, 1996

Krag Moeller LB, Moeller C, Thomsen SG, et al: Success and spontaneous pregnancy rates following systemic methotrexate versus laparoscopic surgery for tubal pregnancies: a randomized trial. Acta Obstet Gynecol Scand 88(12):1331, 2009

Kung FT, Chang SY, Tsai YC, et al: Subsequent reproduction and obstetric outcome after methotrexate treatment of cervical pregnancy: a review of original literature and international collaborative follow-up. Hum Reprod 12:591, 1997

Kutluay L, Vicdan K, Turan C, et al: Tubal histopathology in ectopic pregnancies. Eur J Obstet Gynecol Reprod Biol 57:91, 1994

Lau S, Tulandi T: Conservative medical and surgical management of interstitial ectopic pregnancy. Fertil Steril 72:207, 1999

Lavie O, Boldes R, Neuman M, et al: Ultrasonographic "endometrial threelayer" pattern: a unique finding in ectopic pregnancy. J Clin Ultrasound 24(4):179, 1996

Levine D: Ectopic pregnancy. Radiology 245(2):385, 2007

Lim YH, Ng SP, Ng PH, et al: Laparoscopic salpingectomy in tubal pregnancy: prospective randomized trial using endoloop versus electrocautery. J Obstet Gynaecol Res 33(6):855, 2007

Lindahl B, Ahlgren M: Identification of chorion villi in abortion specimens. Obstet Gynecol 67:79, 1986

Lipscomb GH: Medical therapy for ectopic pregnancy. Semin Reprod Med 25(2):93, 2007

Lipscomb GH, Bran D, McCord ML, et al: Analysis of three hundred fifteen ectopic pregnancies treated with single-dose methotrexate. Am J Obstet Gynecol 178:1354, 1998

Lipscomb GH, Givens VM, Meyer NL, et al: Comparison of multidose and single-dose methotrexate protocols for the treatment of ectopic pregnancy. Am J Obstet Gynecol 192:1844, 2005

Lipscomb GH, Gomez IG, Givens VM, et al: Yolk sac on transvaginal ultrasound as a prognostic indicator in the treatment of ectopic pregnancy with single-dose methotrexate. Am J Obstet Gynecol 200(3):338.e1-4, 2009

Lipscomb GH, McCord ML, Stovall TG, et al: Predictors of success of methotrexate treatment in women with tubal ectopic pregnancies. N Engl J Med 341:1974, 1999

Lopez HB, Micheelsen U, Berendtsen H, et al: Ectopic pregnancy and its associated endometrial changes. Gynecol Obstet Invest 38:104, 1994

Lundorff P, Thorburn J, Hahlin M, et al: Laparoscopic surgery in ectopic pregnancy. A randomized trial versus laparotomy. Acta Obstet Gynecol Scand 70:343, 1991

Menon S, Collins J, Barnhart KT: Establishing a human chorionic gonadotropin cutoff to guide methotrexate treatment of ectopic pregnancy: a systematic review. Fertil Steril 87(3):481, 2007

Mesogitis S, Pilalis A, Daskalakis G, et al: Management of early viable cervical pregnancy. BJOG 112:409, 2005

Michener C, Dickinson JE: Caesarean scar ectopic pregnancy: a single centre case series. Aust N Z J Obstet Gynaecol 49(5):451, 2009

Milad MP, Klein E, Kazer RR: Preoperative serum hCG level and intraoperative failure of laparoscopic linear salpingostomy for ectopic pregnancy. Obstet Gynecol 92:373, 1998

Moawad NS, Mahajan ST, Moniz MH, et al: Current diagnosis and treatment of interstitial pregnancy. Am J Obstet Gynecol 202(1):15, 2010

Mol BW, Ankum WM, Bossuyt PM, et al: Contraception and the risk of ectopic pregnancy: a meta-analysis. Contraception 52:337, 1995

Mol BW, Lijmer JG, Ankum WM, et al: The accuracy of single serum progesterone measurement in the diagnosis of ectopic pregnancy: a meta-analysis. Hum Reprod 13:3220, 1998

Mol F, Mol BW, Ankum WM, et al: Current evidence on surgery, systemic methotrexate and expectant management in the treatment of tubal ectopic pregnancy: a systematic review and meta-analysis. Hum Reprod Update 14(4):309, 2008a

Mol F, Strandell A, Jurkovic D, et al: The ESEP study: salpingostomy versus salpingectomy for tubal ectopic pregnancy, the impact on future fertility: a randomised controlled trial. BMC Womens Health 8:11, 2008b

Moschos E, Sreenarasimhaiah S, Twickler DM: First-trimester diagnosis of cesarean scar ectopic pregnancy. J Clin Ultrasound 36(8):504, 2008

Moschos E, Twickler DM: Endometrial thickness predicts intrauterine pregnancy in patients with pregnancy of unknown location. Ultrasound Obstet Gynecol 32(7):929, 2008

Murphy AA, Nager CW, Wujek JJ, et al: Operative laparoscopy versus laparotomy for the management of ectopic pregnancy: a prospective trial. Fertil Steril 57:1180, 1992

Nakao Y, Yokoyama M, Iwasaka T: Uterine artery embolization followed by dilation and curettage for cervical pregnancy. Obstet Gynecol 111(2 Pt 2): 505, 2008

Natale A, Candiani M, Merlo D, et al: Human chorionic gonadotropin level as a predictor of trophoblastic infiltration into the tubal wall in ectopic pregnancy: a blinded study. Fertil Steril 79:981, 2003

Ness RB, McLaughlin MT, Heine RP, et al: Fetal fibronectin as a marker to discriminate between ectopic and intrauterine pregnancies. Am J Obstet Gynecol 179:697, 1998

Nguyen C, Duhl AJ, Escallon CS, et al: Multiple anomalies in a fetus exposed to low-dose methotrexate in the first trimester. Obstet Gynecol 99:599, 2002

Nieuwkerk PT, Hajenius PJ, Ankum WM, et al: Systemic methotrexate therapy versus laparoscopic salpingostomy in patients with tubal pregnancy. Part I. Impact on patients' health-related quality of life. Fertil Steril 70:511, 1998

Nowak-Markwitz E, Michalak M, Olejnik M, et al: Cutoff value of human chorionic gonadotropin in relation to the number of methotrexate cycles in the successful treatment of ectopic pregnancy. Fertil Steril 92(4):1203, 2009

Nurmohamed L, Moretti ME, Schechter T, et al: Importance of timing of gestational exposure to methotrexate for its teratogenic effects when used in setting of misdiagnosis of ectopic pregnancy. Am J Obstet Gynecol Jul 20, 2011 [Epub ahead of print]

Nyberg DA, Hughes MP, Mack LA, et al: Extrauterine findings of ectopic pregnancy of transvaginal US: importance of echogenic fluid. Radiology 178:823, 1991

Paul M, Schaff E, Nichols M: The roles of clinical assessment, human chorionic gonadotropin assays, and ultrasonography in medical abortion practice. Am J Obstet Gynecol 183:S34, 2000

Pattinson HA, Dunphy BC, Wood S, et al: Cervical pregnancy following in vitro fertilization: evacuation after uterine artery embolization with subsequent successful intrauterine pregnancy. Aust N Z J Obstet Gynaecol 34:492, 1994

Pellerito JS, Taylor KJ, Quedens-Case C, et al: Ectopic pregnancy: evaluation with endovaginal color flow imaging. Radiology 193(2):407, 1992

Peterson HB, Xia Z, Hughes JM, et al: The risk of ectopic pregnancy after tubal sterilization. U.S. Collaborative Review of Sterilization Working Group. N Engl J Med 336:762, 1997

Pisarska MD, Carson SA: Incidence and risk factors for ectopic pregnancy. Clin Obstet Gynecol 42:2, 1999

Poggi SH, Ghidini A: Importance of timing of gestational exposure to methotrexate for its teratogenic effects when used in setting of misdiagnosis of ectopic pregnancy. Fertil Steril 96(3):669, 2011

Predanic M: Differentiating tubal abortion from viable ectopic pregnancy with serum CA-125 and beta-human chorionic gonadotropin determinations. Fertil Steril 73:522, 2000

Rajkhowa M, Glass MR, Rutherford AJ, et al: Trends in the incidence of ectopic pregnancy in England and Wales from 1966 to 1996. BJOG 107:369, 2000

Rausch ME, Sammel MD, Takacs P, et al: Development of a Multiple Marker Test for Ectopic Pregnancy. Obstet Gynecol 117(3):573, 2011

Revel A, Ophir I, Koler M, et al: Changing etiology of tubal pregnancy following IVF. Hum Reprod 23(6):1372, 2008

Ries A, Singson P, Bidus M, et al: Use of the endometrial pipelle in the diagnosis of early abnormal gestations. Fertil Steril 74:593, 2000

Rodgerson JD, Heegaard WG, Plummer D, et al: Emergency department right upper quadrant ultrasound is associated with a reduced time to diagnosis and treatment of ruptured ectopic pregnancies. Acad Emerg Med 8(4):331, 2001

Rose JS: Ultrasound in abdominal trauma. Emerg Med Clin North Am 22(3):581, 2004

Rozenberg P, Chevret S, Camus E, et al: Medical treatment of ectopic pregnancies: a randomized clinical trial comparing methotrexate-mifepristone and methotrexate-placebo. Hum Reprod 18:1802, 2003

Rulin MC: Is salpingostomy the surgical treatment of choice for unruptured tubal pregnancy? Obstet Gynecol 86:1010, 1995

Sadeghi H, Rutherford T, Rackow BW: Cesarean scar ectopic pregnancy: case series and review of the literature. Am J Perinatol 27(2):111, 2010

Sagiv R, Debby A, Sadan O, et al: Laparoscopic surgery for extrauterine pregnancy in hemodynamically unstable patients. J Am Assoc Gynecol Laparosc 8:529, 2001

Sanz LE, Verosko J: Hysteroscopic management of cornual ectopic pregnancy. Obstet Gynecol 99:941, 2002

Saraiya M, Berg CJ, Kendrick JS, et al: Cigarette smoking as a risk factor for ectopic pregnancy. Am J Obstet Gynecol 178:493, 1998

Sawaya GF, Grady D, Kerlikowske K, et al: Antibiotics at the time of induced abortion: the case for universal prophylaxis based on a meta-analysis. Obstet Gynecol 87:884, 1996

Saxon D, Falcone T, Mascha EJ, et al: A study of ruptured tubal ectopic pregnancy. Obstet Gynecol 90:46, 1997

Segal S, Gor H, Correa N, et al: Inhibin A: marker for diagnosis of ectopic and early abnormal pregnancies. Reprod Biomed Online 17(6):789, 2008

Senterman M, Jibodh R, Tulandi T: Histopathologic study of ampullary and isthmic tubal ectopic pregnancy. Am J Obstet Gynecol 159:939, 1988

Seow KM, Huang LW, Lin YH: Cesarean scar pregnancy: issues in management. Ultrasound Obstet Gynecol 23(3):247, 2004

Shalev E, Peleg D, Tsabari A, et al: Spontaneous resolution of ectopic tubal pregnancy: natural history. Fertil Steril 63:15, 1995

Shankar R, Gude N, Cullinane F, et al: An emerging role for comprehensive proteome analysis in human pregnancy research. Reproduction 129:685, 2005

Shaunik A, Kulp J, Appleby DH, et al: Utility of dilation and curettage in the diagnosis of pregnancy of unknown location. Am J Obstet Gynecol 204(2):130.e1, 2011

Shaw JL, Dey SK, Critchley HO, et al: Current knowledge of the aetiology of human tubal ectopic pregnancy. Hum Reprod Update 16:432, 2010

Skjeldestad FE, Hadgu A, Eriksson N: Epidemiology of repeat ectopic pregnancy: a population-based prospective cohort study. Obstet Gynecol 91:129, 1998 Sowter M, Farquhar C: Changing face of ectopic pregnancy. Each centre should validate diagnostic algorithms for its own patients. BMJ 315:1312, 1997

Spandorfer SD, Menzin AW, Barnhart KT, et al: Efficacy of frozen-section evaluation of uterine curettings in the diagnosis of ectopic pregnancy. Am J Obstet Gynecol 175:603, 1996

Spandorfer SD, Sawin SW, Benjamin I, et al: Postoperative day 1 serum human chorionic gonadotropin level as a predictor of persistent ectopic pregnancy after conservative surgical management. Fertil Steril 68:430, 1997

Spiegelberg O: Zur Casuistic der Ovarialschwangerschaft. Arch Gynaekol 13:73, 1878

Stovall TG, Ling FW: Single-dose methotrexate: an expanded clinical trial. Am J Obstet Gynecol 168:1759, 1993

Stovall TG, Ling FW, Andersen RN, et al: Improved sensitivity and specificity of a single measurement of serum progesterone over serial quantitative betahuman chorionic gonadotropin in screening for ectopic pregnancy. Hum Reprod 7:723, 1992

Straka M, Zeringue E, Goldman M: A rare drug reaction to methotrexate after treatment for ectopic pregnancy. Obstet Gynecol 103:1047, 2004

Strandell A, Thorburn J, Hamberger L: Risk factors for ectopic pregnancy in assisted reproduction. Fertil Steril 71:282, 1999

Swire MN, Castro-Aragon I, Levine D: Various sonographic appearances of the hemorrhagic corpus luteum cyst. Ultrasound Q 20:45, 2004

Tal J, Haddad S, Gordon N, et al: Heterotopic pregnancy after ovulation induction and assisted reproductive technologies: a literature review from 1971 to 1993. Fertil Steril 66:1, 1996

Talbot P, Riveles K: Smoking and reproduction: the oviduct as a target of cigarette smoke. Reprod Biol Endocrinol 3:52, 2005

Tharaux-Deneux C, Bouyer J, Job-Spira N, et al: Risk of ectopic pregnancy and previous induced abortion. Am J Public Health 88:401, 1998

Thurman AR, Cornelius M, Korte JE, et al: An alternative monitoring protocol for single-dose methotrexate therapy in ectopic pregnancy. Am J Obstet Gynecol 202(2):139.e1-6, 2010

Toth M, Patton DL, Campbell LA, et al: Detection of chlamydial antigenic material in ovarian, prostatic, ectopic pregnancy and semen samples of culture-negative subjects. Am J Reprod Immunol 43:218, 2000

Trambert JJ, Einstein MH, Banks E, et al: Uterine artery embolization in the management of vaginal bleeding from cervical pregnancy: a case series. J Reprod Med 50:844, 2005

Trio D, Strobelt N, Picciolo C, et al: Prognostic factors for successful expectant management of ectopic pregnancy. Fertil Steril 63:469, 1995

Trojano G, Colafiglio G, Saliani N, et al: Successful management of a cervical twin pregnancy: neoadjuvant systemic methotrexate and prophylactic high cervical cerclage before curettage. Fertil Steril 91(3):935.e17, 2009

Tulandi T, Al Jaroudi D: Interstitial pregnancy: results generated from the Society of Reproductive Surgeons Registry. Obstet Gynecol 103:47, 2004

Tulandi T, Hemmings R, Khalifa F: Rupture of ectopic pregnancy in women with low and declining serum beta-human chorionic gonadotropin concentrations. Fertil Steril 56:786, 1991

Ushakov FB, Elchalal U, Aceman PJ, et al: Cervical pregnancy: past and future. Obstet Gynecol Surv 52:45, 1997

Van Den Eeden SK, Shan J, Bruce C, et al: Ectopic pregnancy rate and treatment utilization in a large managed care organization. Obstet Gynecol 105:1052, 2005

Van Voorhis BJ: Outcomes from assisted reproductive technology. Obstet Gynecol 107:183, 2006

Verma U, Goharkhay N: Conservative management of cervical ectopic pregnancy. Fertil Steril 91(3):671, 2009

Vermesh M, Graczykowski JW, Sauer MV: Reevaluation of the role of culdocentesis in the management of ectopic pregnancy. Am J Obstet Gynecol 162:411, 1990

Vermesh M, Silva PD, Rosen GF, et al: Management of unruptured ectopic gestation by linear salpingostomy: a prospective, randomized clinical trial of laparoscopy versus laparotomy. Obstet Gynecol 73:400, 1989

Wang JH, Xu KH, Lin J, et al: Methotrexate therapy for cesarean section scar pregnancy with and without suction curettage. Fertil Steril 92(4):1208, 2009

Warkany J: Aminopterin and methotrexate: folic acid deficiency. Teratology 17:353, 1978

World Health Organization: A multinational case-control study of ectopic pregnancy. The World Health Organization's Special Programme of Research, Development and Research Training in Human Reproduction: Task Force on Intrauterine Devices for Fertility Regulation. Clin Reprod Fertil 3:131, 1985

Yang Q, Piao S, Wang G, et al: Hysteroscopic surgery of ectopic pregnancy in the cesarean section scar. J Minim Invasive Gynecol 16(4):432, 2009

Yeko TR, Mayer JC, Parsons AK, et al: A prospective series of unruptured ectopic pregnancies treated by tubal injection with hyperosmolar glucose. Obstet Gynecol 85:265, 1995

Zane SB, Kieke BA, Jr., Kendrick JS, et al: Surveillance in a time of changing health care practices: estimating ectopic pregnancy incidence in the United States. Matern Child Health J 6:227, 2002

Zhang X, Liu X, Fan H: Interstitial pregnancy and transcervical curettage. Obstet Gynecol 104(2):1193, 2004

Zhuang Y, Huang L: Uterine artery embolization compared with methotrexate for the management of pregnancy implanted within a cesarean scar. Am J Obstet Gynecol 201(2):152.e1, 2009

CAPÍTULO 8

Sangramento Uterino Anormal

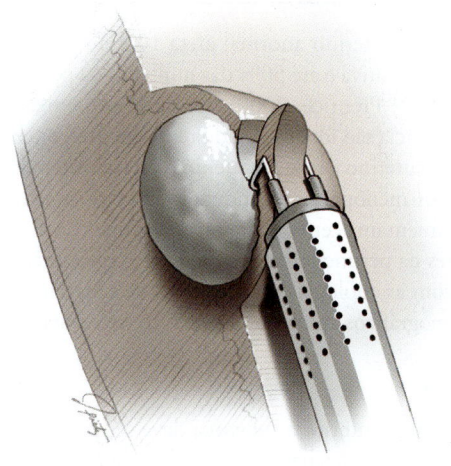

DEFINIÇÕES	219
INCIDÊNCIA	220
FISIOPATOLOGIA	221
SINTOMAS	222
DIAGNÓSTICO	223
EXAME FÍSICO	223
AVALIAÇÃO LABORATORIAL	223
ULTRASSONOGRAFIA	227
HISTEROSCOPIA	229
ETIOLOGIA E OPÇÕES DE CONDUTA	230
ASSOCIADO À GRAVIDEZ	230
ANORMALIDADES ESTRUTURAIS	230
FONTES EXTERNAS	232
INFECÇÃO	233
CAUSAS SISTÊMICAS	234
SANGRAMENTO UTERINO DISFUNCIONAL	236
REFERÊNCIAS	240

A menstruação cíclica regular resulta da relação coreografada entre o endométrio e seus fatores de regulação (Cap. 15, p. 430). As alterações nessa relação resultam, com frequência, em sangramento anormal. As causas de sangramento podem incluir crescimento neoplásico, disfunção hormonal, trauma, infecção, coagulopatias e complicações da gravidez (Tabela 8-1). Como resultado, o sangramento uterino anormal* é uma queixa ginecológica comum que afeta mulheres de todas as idades.

---

*N. de R. T. A classificação de sangramento uterino anormal da FIGO – Munro MG, Crichley hod., Broder ms, Fraser is. FIGO classification system (PALM-COIN) for causes of AUB. j. gynecol osted 2011 113:3-13.

DEFINIÇÕES

O sangramento anormal pode apresentar vários padrões. Define-se *menorragia* como uma menstruação cíclica prolongada ou intensa. De forma objetiva, os valores que definem o conceito são menstruação por mais de sete dias ou com perda sanguínea superior a 80 mL (Hallberg, 1966). O sangramento intermenstrual é denominado *metrorragia*. *Sangramento anormal (breakthrough bleeding)* é um termo mais informal para a metrorragia associada à administração de hormônios. É comum as mulheres se queixarem de ambos os padrões, a *menometrorragia*. Algumas mulheres apresentam redução no fluxo ou no período menstrual, a *hipomenorreia*. A menstruação normal ocorre a cada 28 dias ± 7 dias. Ciclos com intervalos acima de 35 dias caracterizam o estado de *oligomenorreia*. Concluindo, o termo *sangramento de privação* refere-se ao sangramento previsto decorrente da retirada súbita da progesterona.

A avaliação de sangramento intenso em ambiente clínico tem limitações. Por exemplo, vários estudos documentaram não haver correlação entre percepção da paciente e medições objetivas da perda sanguínea (Chimbira, 1980c; Fraser, 1984). Consequentemente, métodos de avaliação objetiva estão sendo pesquisados. Hallberg e colaboradores (1966) descreveram uma técnica para extrair a hemoglobina do absorvente íntimo usando hidróxido de sódio. A hemoglobina é convertida em hematina, o que permite a aferição por espectrofotometria. Os constrangimentos dessa abordagem em ambiente clínico são óbvios.

Outras ferramentas para estimar a perda de sangue menstrual incluem avaliação da hemoglobina e do hematócrito. Concentrações de hemoglobina abaixo de 12 g/dL estão associadas a maiores chances de identificar pacientes com menorragia. Níveis normais, no entanto, não excluem a possibilidade de menorragia, uma vez que mulheres com sangramento clinicamente significativo apresentaram valores normais.

Outro método consiste na estimativa do número e do tipo de absorvente ou tampão usado pela paciente durante as menstruações. Warner e colaboradores (2004) encontraram correlações positivas entre menorragia objetiva, com coágulos com mais de 2,7 cm de diâmetro, e troca de absorvente com intervalos inferiores a três horas. As tentativas de padronizar esse tipo de avaliação levaram ao desenvolvimento de um quadro

TABELA 8-1 Diagnóstico diferencial do sangramento anormal

Sangramento uterino disfuncional
Anovulatório
  Perimenarca – imaturidade do eixo hipotálamo-hipófise-ovário
  Perimenopausa – folículos ovarianos insensíveis
  Endocrinopatias – ver causas sistêmicas
  Fármacos – depressores do hipotálamo, esteroides sexuais
Ovulatório
Lesões orgânicas
Causas associadas à gravidez – sangramento de implantação, abortamento, gravidez ectópica, doença trofoblástica gestacional, infecção pós-abortamento ou pós-parto
Lesões uterinas anatômicas
  Neoplasia – leiomioma, pólipo, hiperplasia endometrial, câncer
  Endométrio atrófico
  Infecção – doença sexualmente transmissível, tuberculose, endometrite crônica
  Causas mecânicas – dispositivo intrauterino, perfuração
  Malformação arteriovenosa
  Obstrução parcial do fluxo – defeito mülleriano congênito, síndrome de Asherman
Lesões anatômicas não uterinas
  Lesões ovarianas – neoplasia produtora de hormônio
  Lesões nas tubas uterinas – salpingite, câncer
  Lesões no colo uterino e na vagina – câncer, pólipo, infecção, vaginite atrófica, corpo estranho, trauma
Anormalidades sistêmicas
Administração exógena de hormônio – esteroides sexuais, corticoides
Coagulopatias
Insuficiência hepática
Insuficiência renal crônica
Endocrinopatias – hipotireoidismo, hipertireoidismo, distúrbios suprarrenais, diabetes melito, distúrbio no eixo hipotálamo-hipófise-ovariano, síndrome do ovário policístico, obesidade

Adaptada de Leiserowitz, 1996, com permissão.

ilustrado para a avaliação de sangramento (PBAC, de *pictorial blood assessment chart*) (Fig. 8-1). As pacientes são orientadas a registrar diariamente o número de absorventes higiênicos ou de tampões utilizados, assim como se estão leve, moderada ou totalmente saturados. A pontuação é feita da seguinte maneira: 1 ponto para cada tampão levemente manchado, 5 pontos no caso de saturação moderada e 10 pontos para completamente encharcado. Os absorventes também recebem pontuação crescente semelhante: 1, 5 e 20, respectivamente. Coágulos pequenos recebem 1 ponto, coágulos grandes, 5. A pontuação total é calculada para cada ciclo menstrual. Um total acima de 100 pontos por ciclo menstrual indica > 80 mL de perda sanguínea objetiva (Higham, 1990; Jansen, 1995; Reid, 2000).

Comumente utilizam-se calendários menstruais para avaliação de quadros de sangramento anormal e seus padrões (Fig. 8-2). Como apresentado, as pacientes são orientadas a registrar datas e qualidade do fluxo sanguíneo ao longo do mês. Esses calendários podem ser usados para auxiliar no diagnóstico e para comprovação de melhora durante o tratamento clínico.

INCIDÊNCIA

O sangramento uterino anormal afeta 10 a 30% das mulheres em idade reprodutiva e até 50% das mulheres na perimenopausa (Haynes, 1977; Prentice, 2000). Os fatores que mais influenciam a incidência são idade e estado reprodutivo. Por exemplo, o sangramento uterino é raro em meninas na fase pré-puberal e em mulheres pós-menopáusicas, enquanto as taxas de sangramento anormal aumentam acentuadamente nos grupos de adolescentes, de mulheres na perimenopausa e em idade reprodutiva. A familiaridade com as etiologias mais comuns de sangramento nesses grupos demográficos ajuda no diagnóstico e no tratamento.

■ Infância

O sangramento anterior à menarca deve ser pesquisado como achado anormal. A avaliação inicial deve se concentrar na determinação do local do sangramento, porque os sangramentos vaginal, retal e uretral podem ser semelhantes. Nessa faixa etária, a vagina, mais do que o útero, é a fonte de sangramento mais comum. A vulvovaginite é a causa mais frequente, mas condições dermatológicas, crescimento neoplásico ou trauma por acidente, abuso sexual ou corpo estranho também podem ser as razões. Todos serão discutidos no Capítulo 14. Além da vagina, o sangramento também pode ter origem na uretra, secundário a prolapso uretral ou infecção.

Em geral, o sangramento uterino propriamente dito é causado por aumento nos níveis de estrogênio. Puberdade precoce, ingestão exógena acidental ou neoplasias ovarianas devem ser considerados nessas crianças. Em razão dos riscos associados, o exame pélvico é necessário para identificar a fonte, vaginal ou uterina (Quint, 2001). Assim, para avaliação adequada talvez haja necessidade de exame sob anestesia com ou sem vaginoscópio (Fig. 14-6, p. 386).

■ Adolescência

Nessa faixa etária, o sangramento uterino anormal resulta de anovulação e defeitos na coagulação em taxas desproporcionalmente mais altas, em comparação com as mulheres adultas em idade reprodutiva (Claessens, 1981; Oral, 2002; Smith, 1998). Por outro lado, crescimentos neoplásicos, como pólipos, leiomiomas e neoplasias ovarianas, são menos frequentes. É importante notar que as possibilidades de gravidez, doenças sexualmente transmissíveis e abuso sexual não devem ser desprezadas nessa população.

■ Idade reprodutiva

A menorragia é um problema frequente nas mulheres em idade reprodutiva. Estimou-se que a mulher tenha probabilidade de 1 em 20 de consultar seu médico em razão de menorragia (Bongers, 2004).

Passada a adolescência, o eixo hipotálamo-hipófise-ovário amadurece e o sangramento uterino anovulatório torna-se menos frequente. Com o aumento da atividade sexual, aumentam também as taxas de sangramento relacionado com gravidez e com doenças sexualmente transmissíveis. A incidência de leiomiomas e de pólipos endometriais também aumenta com a

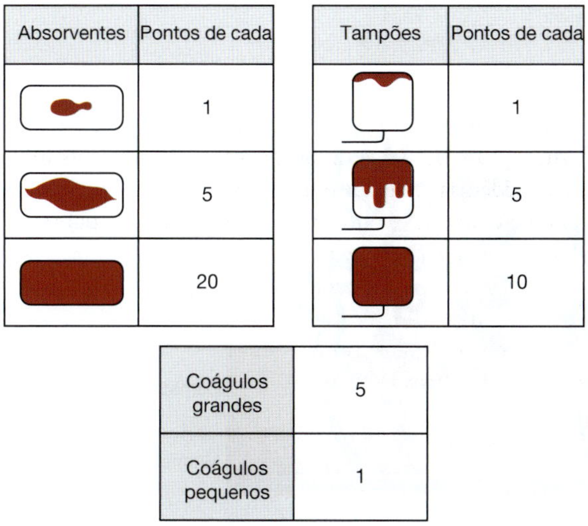

Absorventes	Pontos de cada
	1
	5
	20

Tampões	Pontos de cada
	1
	5
	10

Coágulos grandes	5
Coágulos pequenos	1

FIGURA 8-1 Pontuação usada no quadro ilustrado para avaliação de sangramento. As pacientes são orientadas a avaliar a saturação de cada absorvente usado durante a menstruação. O número total de pontos é calculado a cada menstruação. Pontuações acima de 100 indicam menorragia.

idade. Consequentemente, o sangramento com origem nessas lesões torna-se comum nas mulheres nessa faixa etária.

Perimenopausa

O sangramento uterino anormal é um problema clínico frequente, responsável por 70% de todas as consultas ginecológicas realizadas na peri e pós-menopausa. Da mesma maneira que na fase perimenarca, o sangramento uterino anovulatório, causado por disfunção do eixo hipotálamo-hipófise-ovário, torna-se um achado mais comum nesse grupo (Cap. 21, p. 555). Em contrapartida, reduz-se a incidência de sangramento relacionado com gravidez e com doenças sexualmente transmissíveis. Com o avanço da idade, aumentam os riscos de crescimento neoplásico benigno e maligno. Por exemplo, Seltzer e colaboradores (1990) revisaram as fichas de 500 mulheres na perimenopausa e caracterizaram alterações nos seus fluxos menstruais. Eles constataram que 18% apresentaram menorragia ou metrorragia, e em 20% dos casos a causa foi doença pré-maligna ou maligna.

Menopausa

O sangramento após a menopausa caracteristicamente é causado por doenças benignas. A maioria dos casos é causada por atrofia do endométrio ou da vagina. Os pólipos endometriais benignos também podem causar sangramento nessa população.

Mesmo assim, neoplasias malignas, em especial carcinoma endometrial, são encontradas com maior frequência nesse grupo etário. Menos comumente, o tumor ovariano produtor de estrogênio pode causar hiperplasia endometrial com sangramento uterino. Da mesma forma, os neoplasias ulcerativas vulvar, vaginal ou cervical também podem ser fontes. Embora rara, uma descarga serossanguinolenta com origem em cânceres das tubas uterinas pode aparecer como sangramento uterino.

Assim como nas mulheres na fase pré-puberal, como o sangramento com origem no reto, na vagina ou na uretra pode ter apresentação semelhante, é essencial esclarecer com precisão o local do sangramento.

FISIOPATOLOGIA

O endométrio é formado por duas zonas distintas, a camada funcional e a camada basal (Fig. 8-3). A camada basal encontra-se sob a camada funcional, em contato direto com o miométrio e responde menos a estímulos hormonais. A camada basal serve de reservatório para a regeneração da camada funcional após a menstruação (Cap. 15, p. 432). Por outro lado, a camada funcional reveste a cavidade uterina, sofre grande alteração durante o ciclo menstrual e, finalmente, desprende-se durante a menstruação. Histologicamente, a camada funcional apresenta endométrio superficial e plexo capilar subepitelial

Calendário menstrual

Mês vs. Data	1	2	3	4	5	6	7	8	9	10	11	12	13	14	15	16	17	18	19	20	21	22	23	24	25	26	27	28	29	30	31
Janeiro																															
Fevereiro																															
Março																															
Abril																															
Maio																															
Junho																															
Julho																															
Agosto																															
Setembro																															
Outubro																															
Novembro																															
Dezembro																															

Tipo de sangramento: Normal: X Leve: / Intenso: ■ Escape: S Provera: P

FIGURA 8-2 Exemplo de calendário menstrual. Os dias e as qualidades do sangramento são assinaladas de acordo com a legenda na base da tabela.

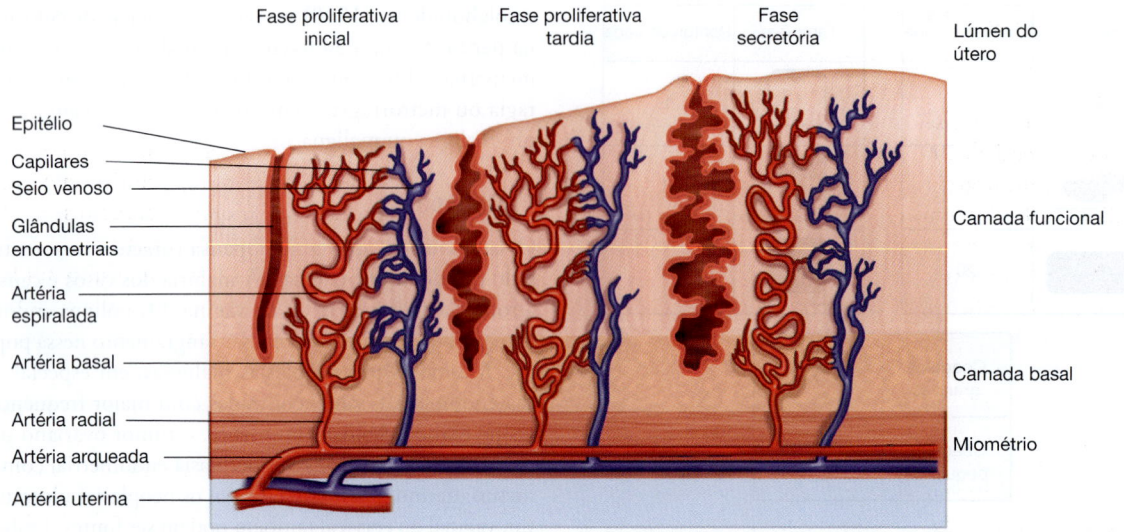

FIGURA 8-3 Ilustração mostrando as variações na anatomia endometrial durante o ciclo menstrual.

subjacente. Além disso, há estroma organizado e glândulas, com populações de leucócitos entremeadas.

O sangue alcança o útero via artérias uterina e ovariana. A partir desse ponto, as artérias arqueadas são formadas e nutrem o miométrio. Por sua vez, elas se ramificam em artérias radiais, que se estendem em direção ao endométrio em ângulos retos a partir das artérias arqueadas (Fig. 8-4). Em seu percurso, essas artérias radiais alcançam a transição com o endométrio/miométrio, onde se bifurcam dando origem às artérias basais e espiraladas. As artérias basais nutrem a camada basal do endométrio e são relativamente insensíveis às alterações hormonais (Abberton, 1999; Hickey, 2000b). As artérias espiraladas estendem-se para nutrir a camada funcional e terminam em um plexo capilar subepitelial.

Ao final de cada ciclo menstrual o nível de progesterona cai levando à liberação de metaloproteinases líticas da matriz. Essas enzimas promovem a quebra do estroma e da arquitetura vascular da camada funcional. O descolamento da camada e o sangramento subsequentes formam a menstruação (Jabbour, 2006). Inicialmente, a agregação plaquetária e os trombos formados controlam a perda sanguínea. Além disso, as artérias endometriais remanescentes, sob a influência de mediadores, sofrem vasoconstrição e limitam o sangramento (Ferenczy, 2003; Kelly, 2002).

SINTOMAS

Na avaliação inicial de sangramento anormal, deve-se obter um histórico completo dos ciclos menstruais. Devem ser incluídos idade da menarca, dada da última menstruação e método usado no controle da natalidade. Também devem ser determinados período de sangramento, volume de fluxo e sintomas associados. Distúrbios no ciclo regular de proliferação e descolamento endometriais levam a sangramento uterino aberrante. Clinicamente, há vários padrões de sangramento resultantes, que passam a ser descritos a seguir.

Menorragia e metrorragia

Ambos os termos foram definidos na página 219 e descrevem anormalidades em padrão, duração e fluxo de sangramento. Entretanto, muitos dos distúrbios ginecológicos não se apresentam com padrões de sangramento específicos. Assim, as pacientes podem se apresentar com menorragia ou metrorragia, ou ambos. Na maioria dos casos o padrão de sangramento em uma determinada paciente tem valor limitado para o diagnóstico da causa subjacente. Contudo, pode ser usado para avaliar a melhora com o tratamento.

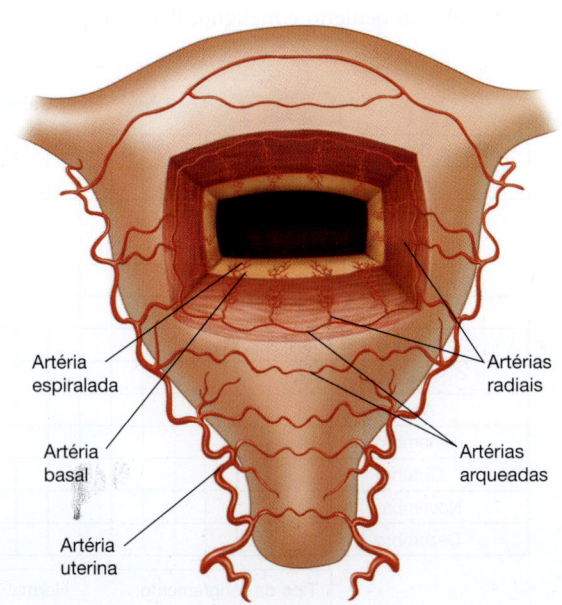

FIGURA 8-4 Suprimento sanguíneo para o útero.

Sangramento pós-coito

Em geral, o sangramento após relação sexual ocorre em mulheres com idade entre 20 e 40 anos e naquelas que são multíparas. Em até dois terços dos casos, não se identifica qualquer doença subjacente (Rosenthal, 2001; Selo-Ojeme, 2004). No entanto, se uma lesão identificável é encontrada, quase sempre é benigna (Shalini, 1998). Em uma revisão de 248 mulheres com sangramento pós-coito, Selo-Ojeme e colaboradores (2004) verificaram que 25% dos casos foram causados por eversão cervical (Cap. 29, p. 732). Outras causas identificadas foram pólipos endocervicais, cervicite e, mais raramente, pólipos endometriais. Nos casos de cervicite, o patógeno mais frequente foi a *Chlamydia trachomatis*. Bax e colaboradores (2002) constataram que o risco relativo de infecção por clamídia nas mulheres com sangramento pós-coito foi 2,6 vezes mais alto do que nas mulheres sem sangramento do grupo-controle.

Em algumas mulheres, o sangramento pós-coito pode ter origem em neoplasias cervicais ou outras do trato genital. O epitélio associado à neoplasia intraepitelial cervical (NIC) e ao câncer invasivo é fino e friável, além de descolar do colo uterino com facilidade. Nas mulheres com sangramento pós-coito, a NIC foi encontrada em 7 a 10%, o câncer invasivo em aproximadamente 5% e o câncer vaginal ou endometrial em menos de 1% (Sahu, 2007; Selo-Ojeme, 2004; Shalini, 1998). Além disso, algumas mulheres com sangramento pós-coito podem apresentar lesões patológicas identificadas no exame colposcópico que não tenham sido observadas no preventivo por esfregaço de Papanicolaou (Abu, 2006). Consequentemente, deve-se considerar a possibilidade de realizar colposcopia nas mulheres com sangramento pós-coito sem diagnóstico.

Dor pélvica

Considerando-se o papel das prostaglandinas na menorragia e na dismenorreia, parece lógico que dores em cólica acompanhem sangramento anormal (Bieglmayer, 1995; Ylikorkala, 1994). E, de fato, é frequente que haja dismenorreia concomitante a sangramento anormal causado por lesões, infecções e complicações de gravidez.

A relação sexual dolorosa e a dor não cíclica são menos frequentes em pacientes com sangramento anormal e, em geral, sugerem causa estrutural ou infecciosa. Por exemplo, Lippman e colaboradores (2003) relataram aumento nas taxas de dispareunia e de dor pélvica não cíclica em mulheres com leiomiomas uterinos.

DIAGNÓSTICO

O objetivo diagnóstico em casos com sangramento uterino anormal é excluir as possibilidade de gravidez ou de câncer e identificar a doença subjacente para permitir o tratamento ideal. Dosagem sérica de β-hCG, ultrassonografia (com ou sem infusão salina), biópsia endometrial e histeroscopia são os exames realizados inicialmente (Fig. 8-5). Em muitos quadros clínicos essas ferramentas podem ser utilizadas de forma intercambiável e a escolha da modalidade é baseada em variáveis ligadas à paciente, disponibilidade de recursos e/ou treinamento do profissional de saúde.

Exame físico

Inicialmente, deve-se confirmar a localização do sangramento, o qual pode ter origem no trato reprodutivo inferior, sistema gastrintestinal ou trato urinário. A localização será dificultada caso não haja sangramento ativo. Nesses casos, o exame qualitativo de urina e a pesquisa de sangue oculto nas fezes com teste do guáiaco podem ser úteis como auxiliares ao exame físico. Durante o exame, sinais isolados ou em conjunto podem sugerir a etiologia (Tabela 8-2).

Avaliação laboratorial

Gonadotrofina coriônica humana β e testes hematológicos

Abortamento, gravidez ectópica e mola hidatiforme podem causar hemorragia potencialmente letal. As complicações associadas à gravidez podem ser rapidamente excluídas com dosagem de gonadotrofina coriônica humana β (β-hCG) no sangue ou na urina.

Além disso, nas mulheres com sangramento uterino anormal, o hemograma completo identifica anemia assim como indica o grau de perda sanguínea. Nas perdas crônicas, os índices eritrocitários refletirão a presença de anemia microcítica e hipocrômica com reduções de volume corpuscular médio (VCM), hemoglobina corpuscular média (HCM) e concentração de hemoglobina corpuscular média (CHCM). Além disso, nas pacientes com anemia ferropriva clássica causada por perda crônica de sangue, é possível haver elevação na contagem de plaquetas (Schafer, 2006). Naquelas em que a causa da anemia não estiver clara, a anemia for profunda ou não melhorarem com terapia oral com ferro, as dosagens específicas de ferro podem ser indicadas. Na anemia ferropriva, a ferritina sérica está reduzida, assim como o ferro sérico, com elevação da capacidade total de ligação do ferro.

Nas pacientes com menorragia sem outra causa evidente, deve-se considerar proceder ao rastreamento para distúrbios da coagulação, especialmente nas adolescentes com menorragia. Além disso, há indicação de rastreamento nas pacientes que apresentem outros episódios pessoais ou familiares sugestivos de disfunção da coagulação (American College of Obstetricians and Gynecologists, 2009b). Esta avaliação inclui hemograma completo com contagem de plaquetas, tempo de tromboplastina parcial e tempo de protrombina e pode incluir teste para doença de von Willebrand (p. 235).

Exame em preparação úmida e cultura do colo uterino

Como discutido, a cervicite frequentemente causa sangramento inesperado (*spotting*) intermenstrual ou pós-coito (Lindner, 1988). Consequentemente, o exame microscópico de secreções coletadas do colo uterino e preparadas com solução salina (*wet prep*) é capaz de revelar a presença de camadas de neutrófilos e glóbulos vermelhos em mulheres com sangramento causado por cervicite. Por sua vez, a associação entre cervicite mucopurulenta e infecção do colo uterino por *Chlamydia trachomatis* e *Neisseria gonorrhoeae* está bem definida (Cap. 3, p. 86) (Marrazzo, 2002). O Centers for Disease Control and Prevention

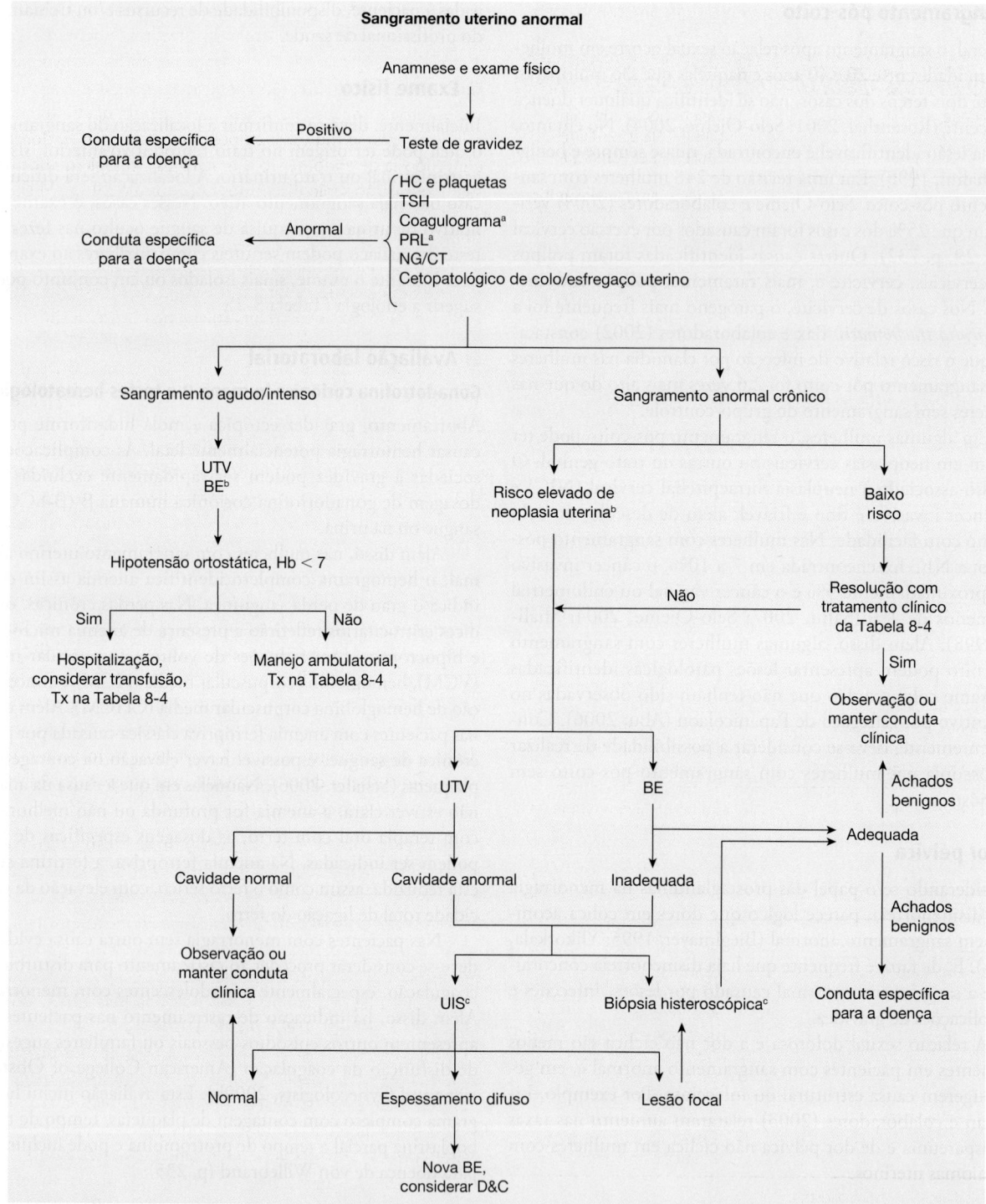

FIGURA 8-5 Algoritmo diagnóstico para identificar patologia endometrial em pacientes com sangramento uterino anormal.

[a] Exames solicitados conforme indicado pela história da paciente.
[b] Pacientes com ciclos anovulatórios crônicos, obesidade, ≥ 35 anos de idade, tratamento com tamoxifeno ou outros fatores de risco para câncer de endométrio (ver p. 228).
[c] Sensibilidade e especificidade comparáveis. Qualquer um ou ambos podem ser solicitados dependendo das características da paciente e da preferência do médico.
HC = hemograma completo; D&C = dilatação e curetagem; NG/CT = *Neisseria gonorrhoeae* e *Chlamydia trachomatis*; BE = biópsia endometrial; Hb = hemoglobina; PRL = prolactina sérica; UIS = ultrassonografia com infusão salina; TSH = dosagem do hormônio estimulante da tireoide; UTV = ultrassonografia transvaginal; Tx = tratamento.

TABELA 8-2 Sinais clínicos associados a sangramento uterino anormal

Sinal	Etiologia do sangramento
Obesidade	Sangramento anovulatório Hiperplasia do endométrio Câncer do endométrio

Sinais de SOP:
  Acne
  Hirsutismo
  Obesidade
  Acantose nigricante
	Sangramento anovulatório
	Hiperplasia do endométrio
	Câncer do endométrio

Sinais de hipotireoidismo:
  Bócio
  Ganho ponderal
	Sangramento anovulatório

Sinais de hipertireoidismo:
  Exoftalmia
  Perda ponderal
	Não classificada

Hematomas, sangramento gengival	Coagulopatia

Sinais de hiperprolactinemia:
  Galactorreia
  Hemianopsia bilateral
	Sangramento anovulatório

Septo vaginal longitudinal	Episódios de menstruação encarcerada
Cervicite	Endometrite

Sinais de gravidez:
  Colo uterino azulado
  Amolecimento do istmo
  Útero aumentado
	Abortamento
	Gravidez ectópica
	Doença trofoblástica gestacional

Massa endocervical	Prolapso de leiomioma ou sarcoma uterino Câncer do colo uterino Pólipo endocervical
Massa ectocervical	Ectrópio Câncer do colo uterino
Útero aumentado	Gravidez Leiomioma Adenomiose Hematometra Câncer endocervical Sarcoma uterino
Massa em anexial	Gravidez ectópica Câncer da tuba uterina Produção de hormônio

SOP = síndrome do ovário policístico.

(2006) recomendou que sejam realizados testes para ambas quando houver cervicite mucopurulenta. A cervicite pelo vírus herpes simples (HSV) também pode causar sangramento, e podem ser indicadas culturas diretas (Paavonen, 1988). Finalmente, a tricomoníase pode causar cervicite com ectocérvice friável.

Exame citológico

Os cânceres do colo uterino e de endométrio podem causar sangramento anormal. É possível encontrar evidências desses tumores no exame preventivo de Papanicolaou.

Os resultados citológicos anormais mais frequentes associados a sangramento anormal envolvem alterações de células escamosas e podem indicar cervicite, neoplasia intraepitelial ou câncer. Mais raramente são encontradas células glandulares ou endometriais atípicas. Portanto, dependendo dos resultados citológicos, estarão indicadas colposcopia, curetagem endocervical e/ou biópsia de endométrio. Os achados citológicos anormais e sua investigação serão discutidos no Capítulo 29 (p. 744).

Biópsia de endométrio

Indicações. Nas mulheres com sangramento anormal, a investigação histológica de endométrio é capaz de identificar infecção ou lesões neoplásicas como hiperplasia ou câncer de endométrio.

O sangramento anormal ocorre em 80 a 90% das mulheres com câncer de endométrio. A incidência e o risco desse câncer aumentam com a idades e 75% das mulheres portadoras estão na pós-menopausa. Assim, nas pacientes na pós-menopausa, há maior necessidade de excluir a possibilidade de câncer, e a biópsia endometrial pode ser o exame escolhido. Nos 25% remanescentes de mulheres na pré-menopausa com câncer endometrial, apenas 5% têm menos de 40 anos de idade (Peterson, 1968). Em sua maioria, essas mulheres mais jovens na pré-menopausa são obesas ou apresentam anovulação crônica, ou ambos (Rose, 1996). Consequentemente, as pacientes deste último grupo que se apresentem com sangramento anormal também devem ter excluída a possibilidade de câncer endometrial. Especificamente, o American College of Obstetricians and Gynecologists (2000) recomenda avaliação endometrial em qualquer mulher com mais de 35 anos de idade com sangramento anormal e naquelas com menos de 35 anos com suspeita de sangramento uterino anovulatório refratário a tratamento clínico.

Métodos de coleta. Durante vários anos, a dilatação e curetagem (D&C) foi usada para amostragem do tecido endometrial. Contudo, em razão de riscos cirúrgicos associados, custo elevado, dor pós-operatória e necessidade de anestesia operatória, métodos substitutos foram avaliados. Além disso, vários pesquisadores demonstraram taxas significativas de amostragem incompleta e patologia não revelada pela D&C (Goldstein, 1997; Grimes, 1982; Stock, 1975).

Inicialmente foram empregadas técnicas ambulatoriais usando curetas de metal. As amostras endometriais assim obtidas demonstraram correlação positiva significativa com os resultados histológicos das amostras de histerectomia (Ferenczy, 1979; Stovall, 1989). Consequentemente, o método foi considerado adequado para coleta de amostras. Entretanto, entre as principais desvantagens do método estavam desconforto para a paciente, custos e complicações do procedimento, como perfuração uterina e infecção.

Para reduzir essas desvantagens, vários tipos de instrumental fino, de plástico e flexível para biópsia de endométrio foram avaliados (Figs. 8-6 e 8-7). Os achados histológicos foram comparáveis aos dos tecidos obtidos por D&C, histerectomia ou cureta firme de metal (Stovall, 1991). Além disso, a técnica proporciona mais conforto à paciente.

Antes de realizar a biópsia de endométrio, deve-se excluir a possibilidade de gravidez nas mulheres em idade fértil. Após informar a paciente e obter seu consentimento, aplica-se espéculo

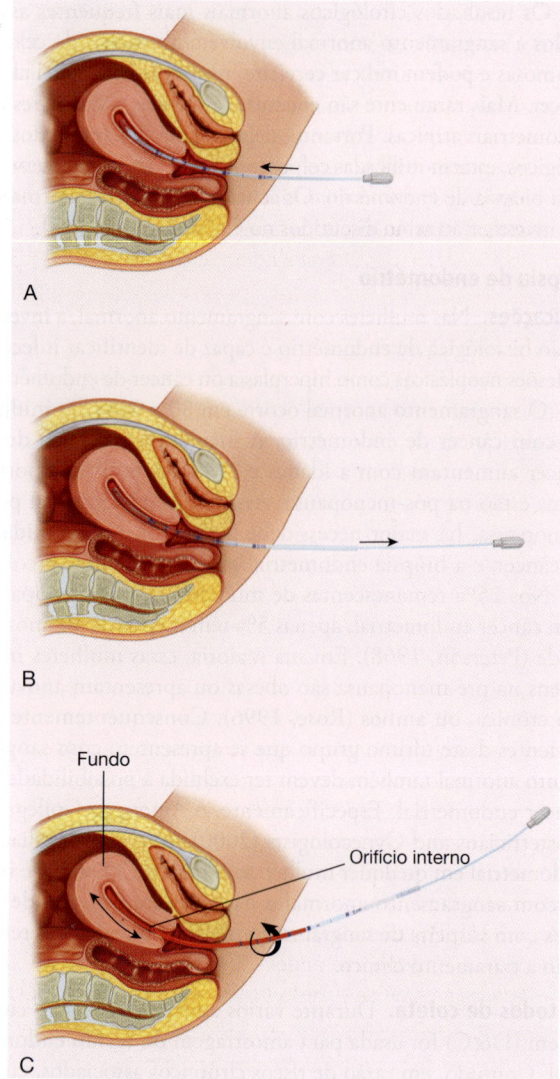

FIGURA 8-6 Etapas para biópsia de endométrio. **A.** Durante biópsia diagnóstica, a cânula de Pipelle é introduzida pelo orifício do colo uterino e dirigida ao fundo do útero. Marcações existentes no dispositivo permitem avaliar a profundidade do útero (**B**). O êmbolo da Pipelle é retraído para criar pressão de sucção dentro do cilindro. **C.** Diversas vezes a cânula de Pipelle é retraída ao nível do orifício cervical interno e avançada de volta ao fundo uterino. Durante esses movimentos para trás e para frente a Pipelle é gentilmente girada para permitir a coleta de amostras de toda a superfície endometrial.

e o colo uterino é preparado com solução antibacteriana, como iodopovidona. Em muitos casos há necessidade de usar instrumento ou pinça para estabilizar o colo uterino e permitir a passagem da cânula de Pipelle pelo orifício cervical até a cavidade endometrial. A preensão lenta e delicada do colo uterino talvez reduza o desconforto. As pacientes frequentemente queixam-se de cólica com a inserção da cânula de Pipelle. A Pipelle é dirigida ao fundo uterino até que seja sentida resistência. Marcações existentes no dispositivo permitem medir a profundidade do útero, e esse valor deve ser registrado nas anotações do procedimento. O êmbolo da Pipelle é então retraído para criar sucção dentro do cilindro. O tubo oco é retraído várias vezes até a altura do orifício cervical interno e novamente avançado ao fundo uterino. O dispositivo deve ser girado suavemente durante o novo avanço para permitir amostragem completa de toda a superfície do endométrio. Raramente observa-se reação vagal à entrada da Pipelle. Caso ocorra, o procedimento é suspenso e a paciente recebe tratamento de suporte.

Não obstante suas vantagens, há limitações para a amostragem endometrial com a cânula de Pipelle. Primeiro, amostras teciduais inadequadas para avaliação histológica ou impossibilidade de levar o cateter até o interior da cavidade endometrial ocorrem em até 28% das tentativas de biópsia (Smith-Bindman, 1998). Estenose cervical e leiomiomas submucosos volumosos são as causas mais comuns de obstrução. Uma avaliação incompleta requer outras pesquisas com D&C, ultrassonografia transvaginal com ou sem infusão de solução salina ou histeroscopia diagnóstica (Emanuel, 1995). Segundo, a biópsia endometrial possui uma taxa de falha na detecção de câncer de 0,9%. Assim, um resultado histológico positivo é preciso para o diagnóstico de câncer, mas um resultado negativo não exclui definitivamente a possibilidade de câncer. Portanto, se a biópsia endometrial for considerada normal, mas o sangramento anormal persistir apesar do tratamento conservador, ou se a suspeita de câncer endometrial for alta, outros esforços diagnósticos serão necessários (Clark, 2002; Hatasaka, 2005). Por fim, a amostragem endometrial está associada a uma porcentagem alta de resultados falso-negativos se a patologia for focal, como nos pólipos endometriais. Em seu artigo no qual foram avaliadas 639 pacientes com diagnóstico por histeroscopia ambulatorial e biópsia de endométrio, Svirsky e colaboradores (2008) concluíram que a sensibilidade da biópsia de endométrio para o diagnóstico de pólipos endometriais e de miomas submucosos foi de apenas 8,4% e 1,4%, respectivamente. Em razão dessas limitações relacionadas com a biópsia endometrial, os pesquisadores avaliaram o uso de

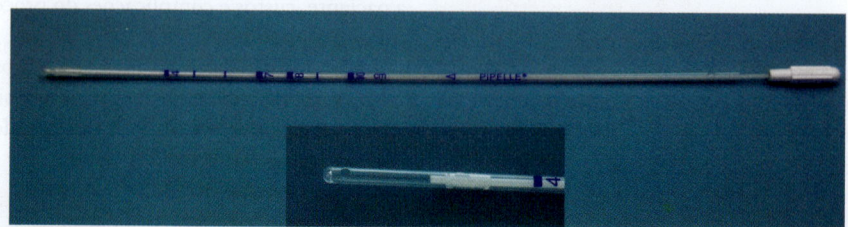

FIGURA 8-7 Fotografia de um dispositivo Pipelle para biópsia de endométrio. Observe a abertura sulcada (*suplemento*) na extremidade do dispositivo, que puxa tecido endometrial para dentro do cilindro estreito.

ultrassonografia, histeroscopia ou ambas para substituí-la ou complementá-la.

Ultrassonografia

Ultrassonografia transvaginal (UTV)

Com o aumento da resolução, essa tecnologia atualmente é escolhida por muitos especialistas em detrimento da biópsia endometrial como modalidade de primeira linha para investigação de sangramento anormal. Como vantagem, permite a avaliação de miométrio e endométrio. Assim, se a origem do sangramento anormal for uma patologia miometrial, como o leiomioma, a ultrassonografia proporciona informações anatômicas que não são obtidas por histeroscopia ou por biópsia endometrial. Além disso, a UTV, em comparação com essas outras duas técnicas, normalmente oferece maior conforto para a paciente e detecção adequada de hiperplasia endometrial e câncer (Ferrazzi, 1996; Karlssom, 1995; Van den Bosch, 2008).

Quando o endométrio é visibilizado em visão sagital, as superfícies endometriais opostas aparecem como uma *linha endometrial* hiperecoica abaixo do centro do corpo uterino (Fig. 8-8 e Fig. 2-8, p. 37). Nas pacientes pós-menopáusicas a espessura do endométrio foi correlacionada com risco de câncer do endométrio. Embora a espessura endometrial varie entre pacientes, os limites de normalidade foram estabelecidos. Granberg e colaboradores (1991) constataram espessura de 3,4 ± 1,2 mm em mulheres na pós-menopausa com endométrio atrófico, 9,7 ± 2,5 mm naquelas com hiperplasia endometrial e 18,2 ± 6,2 mm nas mulheres com câncer endometrial. Subsequentemente, várias pesquisas concentraram-se de forma semelhante na espessura endometrial e sua relação com o risco de hiperplasia e de câncer nas mulheres pós-menopáusicas. Relataram-se sensibilidades de 95 a 97% para exclusão de câncer de endométrio com medidas ≤ 4 mm. Essa orientação pode ser empregada em pacientes com ou sem terapia de reposição hormonal (Bakour, 1999; Karlsson, 1995; Tsuda, 1997). As mulheres com espessura endometrial > 4 mm normalmente necessitam de avaliação adicional por ultrassonografia com infusão salina (UIS), histeroscopia ou biópsia endometrial (American College of Obstetricians and Gynecologists, 2009a).

De forma semelhante, pesquisadores tentaram criar diretrizes para espessura endometrial para as mulheres antes da menopausa. Merz e colaboradores (1996) verificaram que a espessura endometrial normal nas mulheres na fase pré-menopausa não excedeu 4 mm no dia 4 do ciclo menstrual, nem ultrapassou 8 mm no dia 8. Entretanto, a espessura do endométrio pode variar consideravelmente entre as mulheres pré-menopáusicas, e os limites sugeridos com base em evidências variam desde ≥ 4 mm a > 16 mm (Breitkopf, 2004; Goldstein, 1997; Shi, 2008). Assim, não foram estabelecidos valores consensuais para espessura do endométrio para esse grupo de pacientes. Em nossa instituição, não há recomendação de investigação adicional para um endométrio de aparência normal medindo ≤ 10 mm em paciente pré-menopáusica com sangramento uterino se não houver qualquer outro fator de risco a determinar exames complementares. Dos fatores de risco para carcinoma de endométrio estão sangramento uterino anormal prolongado, anovulação crônica, diabetes melito, obesidade, hipertensão arterial e uso de tamoxifeno (Hatasaka, 2005).

Além da espessura endometrial, outros aspectos são considerados, uma vez que alterações na textura podem indicar patologia. Por exemplo, áreas císticas pontuais dentro do endométrio podem indicar pólipo (p. 230). Por outro lado, massas hipoecoicas que distorcem o endométrio e originam-se na camada interior do miométrio, na maioria das vezes, são miomas submucosos. Embora não haja achados ultrassonográficos específicos que sejam característicos de câncer endometrial, alguns foram relacionados com maior frequência de câncer (Fig. 33-4, p. 821). Por exemplo, áreas hipo e hiperecoicas mescladas dentro do endométrio podem indicar malignidade. Coleções líquidas na cavidade endometrial e junção endométrio-miométrio irregular são sinais que também foram implicados. Consequentemente, na presença desses achados, mesmo nos casos com linha endometrial de espessura normal em pacientes pós-menopáusicas, deve-se considerar biópsia endometrial ou histeroscopia com biópsia para excluir a possibilidade de câncer. (Dubinsky, 2004; Krissi, 1998; Sheikh, 2000).

Embora o uso desses critérios tenha reduzido com segurança a necessidade de biópsia endometrial para muitas pacientes, alguns autores consideram que as taxas de resultados falso-negativos são altas demais com essa estratégia para avaliação de mulheres após a menopausa (Timmermans, 2010). Esses autores defendem histeroscopia com biópsia direta ou D&C para avaliar o sangramento pós-menopausa (Litta, 2005; Tabor, 2002). Em outras populações de pacientes, a diretriz usando o limite de 4 mm também pode ser inadequada. Por exemplo, van Doorn e colaboradores (2004) relataram redução na precisão diagnóstica em mulheres obesas ou diabéticas e recomendam que seja considerada a possibilidade de biópsia endometrial.

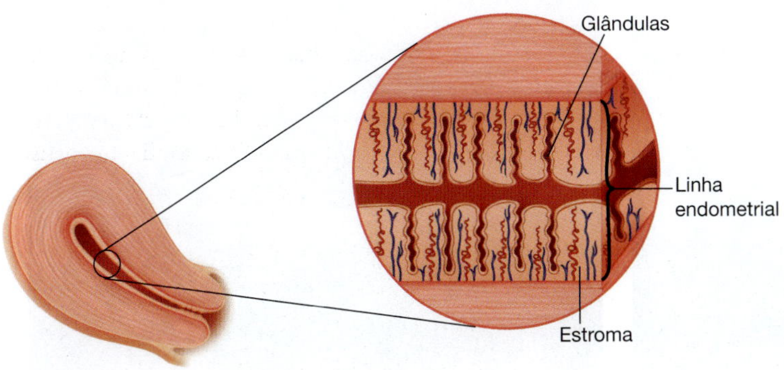

FIGURA 8-8 A linha endometrial na ultrassonografia em plano sagital representa a espessura criada pelas superfícies endometriais anterior e posterior justapostas. Nas mulheres antes da menopausa, esta espessura endometrial varia durante o ciclo menstrual à medida que o endométrio gradualmente se torna espesso e depois descama.

Uma limitação importante da UTV é a taxa alta de resultados falso-negativos no diagnóstico de patologia intrauterina focal. Esses resultados, em parte, são oriundos da incapacidade física da UTV de avaliar com clareza o endométrio quando existe patologia uterina concorrente, como leiomiomas ou pólipos. Nesses casos a ultrassonografia com infusão salina ou a histeroscopia podem ser mais informativas.

Ultrassonografia com infusão salina (UIS)

Esse procedimento ultrassonográfico efetivo e minimamente invasivo pode ser usado para avaliar visualmente o miométrio, o endométrio e a cavidade endometrial. Para realizar a UIS, um pequeno cateter é inserido no orifício cervical até a cavidade endometrial (Cap. 2, p. 35). Por esse cateter, infunde-se solução salina estéril e o útero é distendido. A ultrassonografia é, então, realizada usando a técnica transvaginal tradicional. A UIS está contraindicada em pacientes grávidas ou que possam estar grávidas, com infecção pélvica ou dor pélvica sem explicação (American College of Obstetricians and Gynecologists, 2008).

Esse método, também denominado *histerossonografia*, permite a visualização das massas comuns associadas a sangramento uterino anormal, como pólipos, leiomiomas submucosos e coágulos sanguíneos intracavitários. Essas massas frequentemente criam distorções não registradas ou espessamento do revestimento endometrial na UTV. A UIS normalmente permite a detecção das massas intracavitárias, bem como a diferenciação de lesões endometriais, submucosas ou intramurais (Fig. 8-9) (Pasrija, 2004; Ryu, 2004). Além disso, Moschos e colaboradores (2009) descreveram um método de biópsia endometrial com cânula de Pipelle assistida por ultrassonografia durante UIS (Fig. 2-15, p. 41). Embora ainda não seja amplamente utilizada, essa técnica permite coletar amostras diretamente da patologia endometrial e se mostrou superior à biópsia endometrial cega para diagnóstico de sangramento anormal em pacientes peri e pós-menopáusicas.

A UIS também foi comparada com histeroscopia na detecção de lesões focais cavitárias uterinas. De Kroon e colaboradores (2003) realizaram uma metanálise de 24 artigos e verificaram que a UIS iguala-se à histeroscopia em precisão diagnóstica. É importante observar que nem a histeroscopia nem a UIS podem, na realidade, discriminar entre lesões focais benignas e malignas. Por isso, considerando-se o potencial maligno de muitas lesões focais, recomenda-se excisão ou biópsia da maioria das lesões estruturais, quando identificadas, nas mulheres com fatores de risco. Para tanto, a histeroscopia cirúrgica é tradicionalmente usada.

A UIS de fato tem desvantagens. Primeiro, sua dependência da fase do ciclo, devendo ser realizada na fase proliferativa do ciclo para reduzir os resultados falso-negativos e falso-positivos. Por exemplo, lesões focais podem estar ocultas em um endométrio secretor espesso. Além disso, a quantidade de tecido endometrial potencialmente formada durante a fase secretora normal pode ser confundida com um pequeno pólipo ou com hiperplasia focal (Goldstein, 2004). Além disso, a UIS geralmente causa mais desconforto para a paciente do que a UTV, e cerca de 5% dos exames não podem ser concluídos em razão de estenose do colo uterino ou de desconforto da paciente. Conforme esperado, a estenose é mais prevalente nas mulheres na pós-menopausa (de Kroon, 2003). Essa taxa de exames incompletos é semelhante àquela da histeroscopia diagnóstica.

Embora precisa na identificação de lesões focais, a UIS talvez agregue valor à UTV na avaliação de lesões difusas, como hiperplasia e câncer. Assim, nas mulheres pós-menopáusicas com sangramento anormal e nas quais a exclusão de câncer é mais relevante do que a avaliação de lesões focais intracavitárias, o uso isolado de UIS como ferramenta inicial de diagnóstico não apresenta vantagens sobre a UTV.

Ultrassonografia transvaginal com Doppler colorido (UTV-DC)

Essa técnica foi avaliada para identificação e diferenciação de patologia endometrial no contexto de sangramento uterino (Alcazar, 2003, 2004; Jakab, 2005). Em um estudo, Fleischer e colaboradores (2003) usaram UTV-DC para distin-

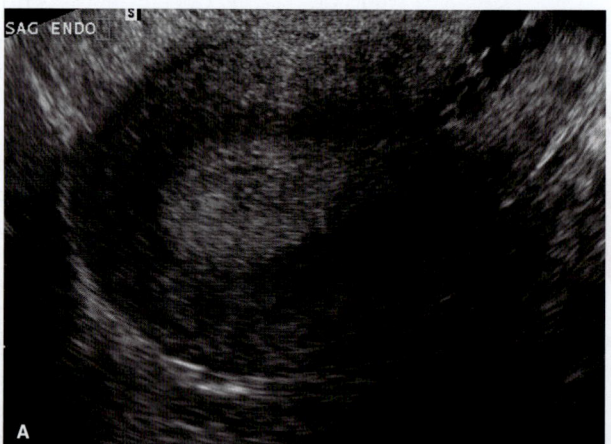
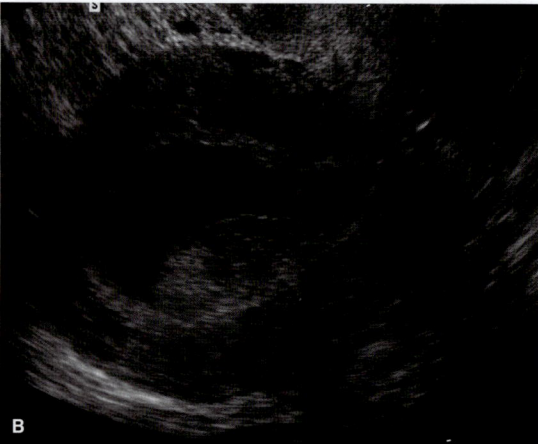

FIGURA 8-9 Ultrassonografia transvaginal do útero no plano sagital. **A**. O endométrio está espessado nesta paciente pós-menopáusica. **B**. A ultrassonografia com infusão salina revela massa endometrial posterior e define melhor seu tamanho e características. (*Imagens cedidas pela Dra. Elysia Moschos.*)

guir entre leiomiomas submucosos e pólipos endometriais. Os autores relataram que os pólipos endometriais geralmente apresentaram apenas um vaso arterial nutridor (Fig. 8-10). Por outro lado, os leiomiomas submucosos geralmente receberam fluxo sanguíneo de vários vasos oriundos do interior do miométrio.

A ultrassonografia tridimensional e a UIS 3-D foram avaliadas, mas sua contribuição para a investigação de casos com sangramento uterino anormal ainda não foi definida (ver Capítulo 2, p. 47) (Clark, 2004).

Histeroscopia

Este procedimento requer a inserção de endoscópio óptico, geralmente com 3 a 5 mm de diâmetro, na cavidade endometrial e será explicado em detalhes na Seção 42-13, p. 1.157). A cavidade uterina é então distendida com um meio salino ou outro para visualização (Fig. 8-11). Além da inspeção, é possível proceder à biópsia do endométrio, que permite o diagnóstico histológico da área anormal visível e que foi demonstrado ser um meio seguro e preciso de identificar a patologia. De fato, em muitos estudos realizados com o objetivo de avaliar a precisão de UTV ou de UIS no diagnóstico de patologia uterina intracavitária, a histeroscopia foi utilizada como o padrão-ouro para comparação.

A principal vantagem da histeroscopia é detectar lesões intracavitárias, como leiomiomas e pólipos, que podem passar despercebidas na UTV ou na biópsia de endométrio (Tahir, 1999). Alguns autores defendem a histeroscopia como a ferramenta primária de diagnóstico em casos de sangramento uterino anormal. Embora precisa na identificação de câncer endometrial, a histeroscopia é menos acurada na identificação de hiperplasia endometrial. Assim, alguns pesquisadores recomendam biópsia ou curetagem endometrial em conjunto com a histeroscopia (Ben Yehuda, 1998; Clark, 2002).

Há outras limitações da histeroscopia. Algumas vezes a estenose do colo uterino impede a introdução bem-sucedida do endoscópio, e sangramento intenso pode limitar a adequa-

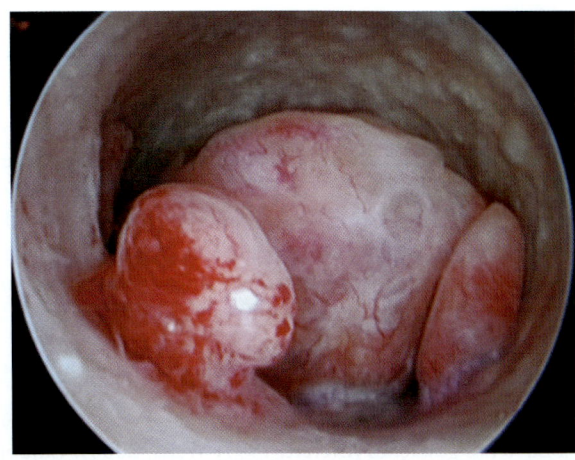

FIGURA 8-11 Histeroscopia mostrando pólipos endometriais. (*Fotografia cortesia da Dra. Catherine Chappell.*)

bilidade do exame (Beukenholdo, 2003). A histeroscopia tem custo mais elevado e é tecnicamente mais difícil do que a UTV ou a UIS. Embora a histeroscopia realizada em consultório possa ser dolorosa, o uso do mini-histeroscópio de 3,5 mm, em vez do endoscópio convencional de 5 mm, reduz significativamente o desconforto da paciente (Cicinelli, 2003). Há relatos de infecção e de perfuração uterina associadas à histeroscopia, mas felizmente suas incidências são baixas (Bradley, 2002; Vercellini, 1997).

Há preocupação com a possibilidade de haver implantação de células malignas no peritônio durante a histeroscopia em algumas mulheres subsequentemente diagnosticadas com câncer endometrial (Bradley, 2004; Zerbe, 2000). Assim, recomenda-se cautela com a histeroscopia em mulheres com alto risco de câncer endometrial (Oehler, 2003). Embora possa haver risco de contaminação peritoneal por células cancerosas na histeroscopia, o prognóstico global das pacientes não parece pior quando isso ocorre (Polyzos, 2010; Revel, 2004).

Resumo dos procedimentos diagnósticos

Não existe uma sequência clara para uso de biópsia endometrial, UTV, UIS e histeroscopia na avaliação de sangramento uterino anormal. Nenhuma dessas técnicas distingue todas as lesões anatômicas com alta sensibilidade e especificidade. Sendo assim, a UTV é, por várias razões, a primeira etapa lógica. É bem tolerada, custo-efetiva e requer relativamente pouca habilidade técnica. Além disso, apresenta a vantagem da determinação confiável se a lesão é difusa ou focal e se está localizada em endométrio ou miométrio. Uma vez identificadas lesões anatômicas, a etapa seguinte na avaliação é sua individualização. Se houver suspeita de hiperplasia ou de câncer endometrial, a biópsia endometrial pode oferecer vantagens. Alternativamente, possíveis lesões focais podem ser mais bem investigadas com histeroscopia ou com UIS. Em última análise, o objetivo da investigação diagnóstica é identificar e tratar a patologia e especificamente excluir a possibilidade de carcinoma do endométrio. Assim, a seleção dos testes apropriados depende de sua acurácia na caracterização das lesões anatômicas mais prováveis.

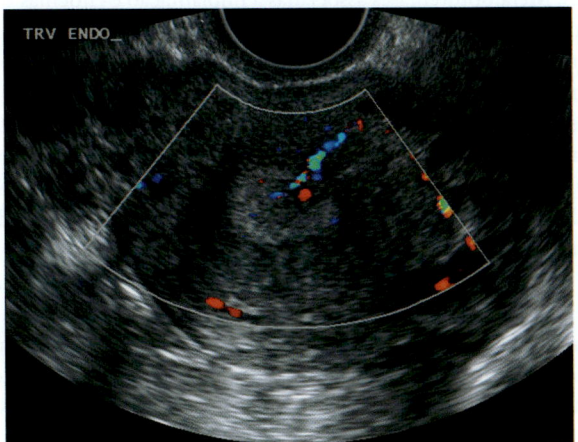

FIGURA 8-10 UTV-DC de um pólipo endometrial. O aspecto do fluxo colorido identifica um único vaso arterial nutridor, o que é característico de pólipos. (*Imagem cedida pela Dra. Elysia Moschos.*)

ETIOLOGIA E OPÇÕES DE CONDUTA

Como descrito anteriormente, o sangramento uterino pode resultar de anormalidades estruturais, alterações hormonais, coagulopatias, infecção, neoplasia ou complicações de gravidez. Os riscos e as incidências dessas etiologias mudam significativamente com a idade e o estado reprodutivo. Em aproximadamente metade dos casos, não se identifica qualquer patologia orgânica, e o sangramento uterino é dito disfuncional, um diagnóstico de exclusão (Rees, 1987).

■ Associado à gravidez

Sangramento anormal no início da gravidez é encontrado em 15 a 20% das gestações (Everett, 1997; Weiss, 2004). Embora seja frequente não encontrar qualquer razão, o sangramento pode indicar abortamento em fase inicial, gravidez ectópica, infecção do colo uterino, mola hidatiforme, eversão do colo uterino ou pólipo. Uma abordagem detalhada do sangramento associado à gravidez e à mola hidatiforme e encontrada nos Capítulos 6, 7 e 37.

■ Anormalidades estruturais

Patologias associadas a aumento do útero

Anormalidades estruturais são causas frequentes de sangramento anormal e, dessas, os leiomiomas são de longe as mais comuns. O impacto desses tumores na ginecologia clínica não pode ser subestimado. Outras causas estruturais menos frequentes de sangramento são adenomiose, hematometra e hipertrofia de miométrio. Uma discussão detalhada sobre todos esses distúrbios e seu tratamento será apresentada no Capítulo 9.

Pólipos endometriais

Esses tumores intrauterinos de consistência mole e carnuda são formados por glândulas endometriais e estroma fibrótico cobertos por epitélio superficial (Fig. 8-12). Os pólipos são comuns e sua prevalência na população geral se aproxima de 8% (Dreisler, 2009a). Entretanto, nas pacientes com sangramento anormal, as taxas variam entre 10 e 30% (Bakour, 2000; Goldstein, 1997). Os pólipos intactos podem ser isolados ou múltiplos, medir de alguns poucos milímetros até vários centímetros e sésseis ou pedunculados (Kim, 2004). Estrogênio e progestogênio foram implicados com seu crescimento. Esses hormônios alongam glândulas, estroma e artérias espiraladas endometriais, levando à formação do aspecto polipoide característico (Jakab, 2005.

Entre os fatores de risco da paciente estão idade avançada, obesidade e uso de tamoxifeno (Dibi, 2009; Reslova, 1999). Embora alguns trabalhos sugiram uma associação entre terapia de reposição hormonal e formação de pólipo, outros não a confirmam (Bakour, 2002; Dreisler, 2009a; Maia, 2004; Oguz, 2005). O uso de contraceptivos orais parece ter efeito protetor (Dreisler, 2009b). Além disso, para as mulheres tratadas com tamoxifeno, o uso de sistema intrauterino liberador de levonorgestrel (SIU-LNG) reduz a taxa de formação de pólipo endometrial (Chan, 2007; Chin, 2009; Gardner, 2009).

Mais de 70% das mulheres com pólipos endometriais irão se queixar de menorragia ou metrorragia (Preutthipan, 2005;

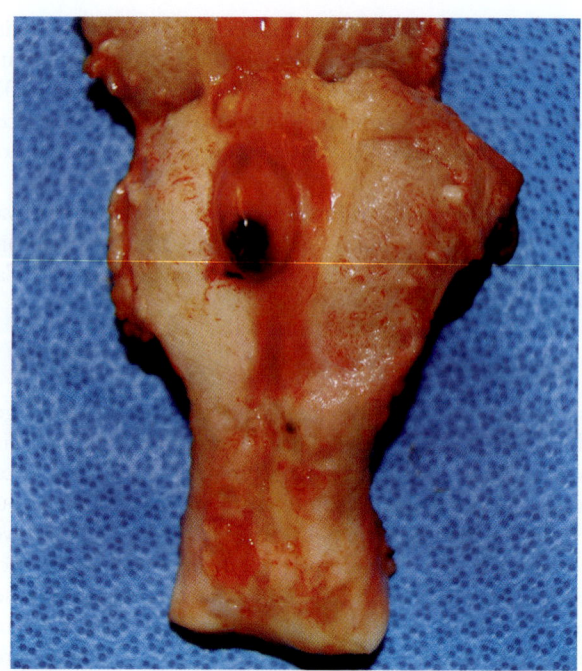

FIGURA 8-12 Pólipo endometrial isolado encontrado na cavidade endometrial de uma peça de histerectomia.

Reslova, 1999). Especificamente, acredita-se que a congestão estromal dentro do pólipo leve à estase venosa com necrose apical e sangramento (Jakab, 2005). Embora o sangramento seja comum, com a introdução da UTV, um grande número de mulheres com pólipos assintomáticos foi identificado durante exame de imagem com outras indicações (Goldstein, 2002).

A infertilidade foi indiretamente relacionada com pólipos endometriais. Por exemplo, em trabalhos de pequeno porte demonstrou-se aumento nas taxas de gravidez e menor número de perdas de gravidez inicial em mulheres inférteis após excisão histeroscópica (Pérez-Medina, 2005; Preutthipan, 2005; Varasteh, 1999). Embora os mecanismos exatos relacionados com infertilidade sejam desconhecidos, várias causas foram sugeridas. Metaloproteinases associadas à implantação e citocinas que influenciam o desenvolvimento do embrião foram implicadas. Ambas são encontradas em quantidades maiores nos pólipos em comparação com os tecidos uterinos normais circundantes (Inagaki, 2003). Alternativamente, os pólipos encontrados na proximidades dos óstios tubários talvez prejudiquem sua função e bloqueiem a migração dos espermatozoides (Shokeir, 2004; Yanaihara, 2008). Por esses motivos, muitos autores defendem a remoção dos pólipos nas mulheres inférteis.

As principais ferramentas diagnósticas para investigação de pólipos endometriais são ultrassonografia transvaginal, ultrassonografia com infusão salina e histeroscopia. Embora a biópsia endometrial possa identificar pólipos, sua sensibilidade para detectar lesões focais é menor em comparação com essas outras modalidades.

Nas mulheres pré-menopáusicas, a UTV é melhor realizada antes do dia 10 do ciclo, para reduzir o risco de achados falso-positivos. Na UTV, um pólipo endometrial pode aparecer como um espessamento endometrial inespecífico ou como

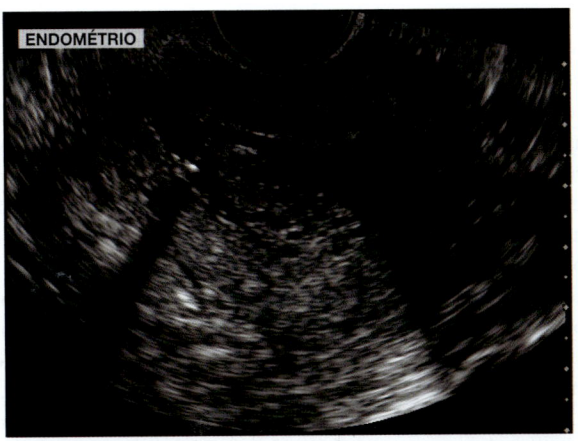

FIGURA 8-13 Ultrassonografia com infusão salina mostrando pólipo endometrial. As pequenas áreas sonoluscentes dentro dessa massa endometrial representam regiões císticas comumente encontradas no interior dos pólipos. (*Imagem cedida pela Dra. Elysia Moschos.*)

uma massa focal arredondada ou alongada dentro da cavidade endometrial. Áreas císticas sonoluscentes correspondendo às glândulas endometriais dilatadas podem ser observadas dentro de alguns pólipos (Nalaboff, 2001). A UTV pode ser ampliada com o uso de Doppler colorido. A visualização de um vaso único nutridor é característica de pólipos endometriais, conforme mostra a Figura 8-10 (Fleischer, 2003).

A UIS e a histeroscopia são altamente precisas na identificação de pólipos endometriais (Nanda, 2002; Soares, 2000). Na UIS, os pólipos aparecem como massas intracavitárias ecogênicas, de superfície lisa, com bases amplas ou hastes delgadas, e são limitadas por líquido (ver Fig. 8-9B) (Jorizzo, 2001). A histeroscopia identifica quase todos os casos de pólipos endometriais (ver Fig. 8-11). A principal vantagem da histeroscopia é sua capacidade de identificar e, com frequência, remover concomitantemente o pólipo.

O esfregaço de Papanicolaou não é uma ferramenta eficaz para identificar pólipos. No entanto, algumas vezes, este exame leva incidentalmente à sua identificação. Por exemplo, 5% das mulheres na pós-menopausa com células endometriais benignas identificadas no esfregaço de Papanicolaou apresentavam pólipos endometriais (Karim, 2002; Wu, 2001). Além disso, nas mulheres pós-menopáusicas com células glandulares atípicas de significado indeterminado (AGUS, de *atypical glandular cells of undetermined significance*), os pólipos endometriais foram a patologia subjacente mais comumente encontrada (Obenson, 2000).

Em sua maioria os pólipos são benignos e ocorre transformação pré-maligna ou maligna em apenas 4 a 5% dos casos (Baiocchi, 2009; Golan, 2010; Wang, 2010). Assim, recomenda-se polipectomia histeroscópica para as mulheres sintomáticas ou para aquelas com fatores de risco para transformação maligna (Machtinger, 2005; Savelli, 2003). Esses fatores de risco incluem período pós-menopausa, idade > 60 anos, pólipo com mais de 1,5 cm e uso de tamoxifeno (Baiocchi, 2009; Ferrazzi, 2009; Golan, 2010). Durante polipectomia histeroscópica, deve-se considerar a possibilidade de coletar amostras de endométrio naquelas com fatores de risco de câncer do endométrio (Rahimi, 2009).

Para as pacientes assintomáticas com pólipos, mas sem fatores de risco para transformação maligna, a conduta pode ser mais conservadora. Alguns defendem a retirada de todos os pólipos endometriais, considerando que foram identificadas transformações pré-malignas e malignas mesmo em pacientes assintomáticas em fase pré-menopáusica (Golan, 2010). Contudo, o risco de transformação nessas pacientes com lesões pequenas é baixo, e muitos desses pólipos resolvem-se espontaneamente ou sofrem descolamento (Ben-Arie, 2004; DeWaay, 2002).

Pólipos endocervicais

Essas lesões representam crescimento aumentado de estroma endocervical benigno coberto por epitélio. Também chamados pólipos cervicais, eles costumam aparecer como massa única, vermelha, alongada, de consistência mole, estendendo-se a partir do canal endocervical (Fig. 8-14). Os pólipos variam de tamanho desde poucos milímetros até 2 ou 3 centímetros. Esses tumores comuns são encontrados com maior frequência em multíparas e raramente em pré-púberes. Os pólipos endocervicais são caracteristicamente assintomáticos, mas podem causar hemorragia, sangramento pós-coito e leucorreia vaginal sintomática. Muitos pólipos endocervicais são identificados durante inspeção visual durante o exame da pelve. Em outros casos, a presença de AGUS no esfregaço de Papanicolaou determina investigação e identificação de pólipos endocervicais em posição mais alta no canal endocervical (Burja, 1999; Obenson, 2000).

Os pólipos endocervicais são, geralmente, benignos, e ocorre transformação pré-maligna ou maligna em menos de 1% dos casos (Buyukbayarak, 2011; Chin, 2008; Schnatz, 2009. Entretanto, o câncer do colo uterino pode se apresentar na forma de massas polipoides que talvez sejam confundidas com essas lesões benignas. Consequentemente, a maioria dos autores recomenda retirada e avaliação histológica de todos os pólipos. No entanto, diversos trabalhos estratificaram as pacientes afetadas por idade, sintomas e citologia e não observaram doença pré-invasiva ou câncer nos pólipos de pacientes jovens, assintomáticas e com citologia normal ao exame de Papanicolaou (Mackenzie, 2009; Younis, 2010).

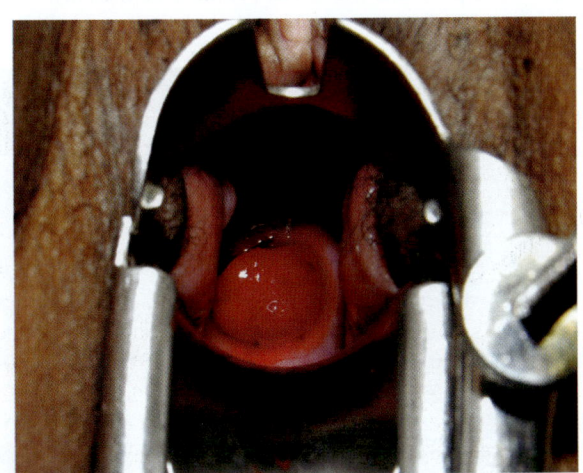

FIGURA 8-14 Fotografia de um pólipo endocervical. Esses tumores são pedunculados, carnudos e de consistência mole, que se estendem a partir do canal endocervical. (*Imagem cedida por Claudia Werner.*)

Se o pedúnculo for delgado, os pólipos endocervicais são removidos com uma pinça fórceps em anel ou uma pinça fórceps extratora de pólipos. O pólipo é torcido repetidamente junto à sua base de implantação para estrangular seus vasos supridores. Com repetidas torções, a base se solta. A solução de Monsel (sulfato férrico) pode ser aplicada com pressão direta no local da retirada da base para completar a hemostasia. Raramente, a ocorrência de pólipo com pedículo mais espesso indica excisão cirúrgica quando se antecipa à possibilidade de sangramento intenso. As pacientes devem ser orientadas sobre a possibilidade de recorrência, variando entre 6 e 15% (Berzolla, 2007; Younia, 2010).

Malformações müllerianas

Lesões estruturais congênitas do trato reprodutivo algumas vezes causam sangramento intermenstrual superposto ao ciclo menstrual normal. Na maioria dessas mulheres, há sítios de sequestro patentes que capturam o fluxo menstrual para liberá-lo lentamente produzindo sangramento episódico (Fig. 18-14, p. 495) (Hatasaka, 2005).

Malformações arteriovenosas (MAVs)

Trata-se de uma mistura de canais arteriais, venosos e capilares com ligações fistulosas. As MAVs uterinas podem ser congênitas ou adquiridas, e o tamanho dos vasos varia consideravelmente (Majmudar, 1998). As MAVs adquiridas geralmente são formadas por vasos únicos de grande calibre que se formam após trauma de cesariana ou associado a D&C ou que se desenvolvem concomitantemente com câncer do colo uterino ou de endométrio, doença trofoblástica gestacional ou com uso de dispositivo intrauterino (Ghosh, 1986). As MAVs uterinas são raras e com maior frequência envolvem o corpo, mas também podem ser encontradas no colo uterino (Lowestein, 2004).

As pacientes afetadas frequentemente se apresentam com menorragia ou menometrorragia após abortamento, curetagem ou outra cirurgia uterina intracavitária. O sinal de apresentação pode ser sangramento uterino intenso não associado a trauma do colo uterino ou à perfuração uterina. Os sintomas podem se instalar lentamente ou aparecer subitamente e com sangramento potencialmente letal (Timmerman, 2003).

Em alguns casos as MAVs são visualizadas inicialmente com ultrassonografia em razão da disponibilidade imediata e do uso disseminado do exame. As características ultrassonográficas são inespecíficas e podem incluir estruturas tubulares hipoecoicas dentro do miométrio (Fig. 8-15). A ultrassonografia com Doppler colorido permite imagens mais específicas com vasos de grande calibre e reversão do fluxo sanguíneo. A angiografia é usada para confirmação do diagnóstico de MAV podendo ser ao mesmo tempo terapêutica quando realizada com embolização (Cura, 2009). Tomografia computadorizada (TC) com contraste, ressonância magnética (RM), ultrassonografia com infusão salina e histeroscopia são utilizadas para obtenção de imagem dessas lesões (Lowestein, 2004; Timmerman, 2003).

As malformações arteriovenosas tradicionalmente eram tratadas com histerectomia. Contudo, abordagens menos invasivas têm sido usadas. Entre essas estão embolização arterial ou coagulação cirúrgica dos vasos arteriais nutridores da MAV (Corusic, 2009; Ghosh, 1986; Majmudar, 1998; Yokomine, 2009).

■ Fontes externas

Dispositivo intrauterino (DIU)

Dispositivos intrauterinos contendo cobre. Esses dispositivos intrauterinos há muito foram relacionados à menorragia e à metrorragia (Bilian, 2002; Milsom, 1995). Foram propostas várias explicações para esse sangramento. No nível celular, proporções desequilibradas de prostaglandinas e tromboxano foram propostas como possível causa da menorragia induzida por DIU (Zhang, 1992). Essa hipótese ganhou força com os ensaios clínicos que demonstram melhora do sangramento com o uso de inibidores da prostaglandina, como os anti-inflamatórios não esteroides (AINEs) (Roy, 1981).

No nível tecidual, há aumento de vascularização endometrial, congestão e degeneração nas usuárias de DIU. Essas alterações resultam em hemorragia cornual que pode levar à metrorragia (Shaw, 1979a,b). No nível do órgão, alguns pesquisadores sugeriram que a rotação, a fixação ou a perfuração do DIU podem causar sangramento excessivo. Existem estudos que sustentam e outros que contestam essa sugestão (Faundes, 1997; Pizarro, 1989).

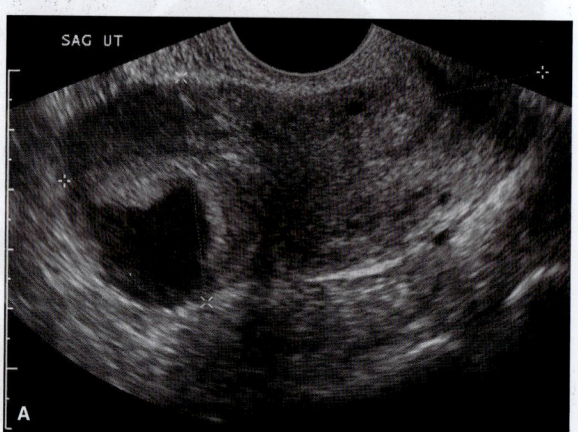
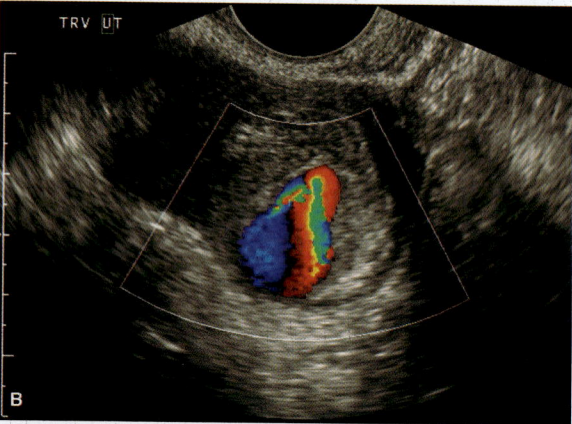

FIGURA 8-15 Ultrassonografia transvaginal de malformação arteriovenosa (MAV). **A.** Imagem sagital de útero com espaço anecoico de formato irregular (*marcações*) dentro do miométrio posterior do fundo uterino. **B.** Avaliação com Doppler colorido dessa região no plano transversal revela o padrão clássico de cores em mosaico da MAV. (*Imagens cedidas pela Dra. Elysia Moschos.*)

Após ter-se excluído as possibilidades de gravidez, infecção ou doença estrutural evidente, as pacientes com sangramento relacionado ao DIU podem ser tratadas inicial e empiricamente com AINEs. Contudo, o sangramento persistente ou refratário talvez reflita outra patologia ginecológica. Esses casos devem ser conduzidos da mesma forma que o de mulheres com queixa inicial de sangramento uterino anormal. Entretanto, a avaliação ultrassonográfica talvez seja limitada pelo sombreamento causado pelo DIU. A biópsia endometrial com cateteres pequenos pode ser realizada sem remoção do dispositivo (Grimes, 2007).

Sistema intrauterino liberador de levonorgestrel. Esse sistema, comercializado como Mirena, pode levar a sangramento uterino anormal em algumas usuárias. A causa do sangramento não está esclarecida, mas *down-regulation* do estrogênio e dos receptores de progesterona, aumento da população local de leucócitos e alterações na morfologia vascular endometrial, na hemostase e no reparo endometrial, foram propostos como possíveis causas (Oliveira-Ribeiro, 2004; Rhoton-Vlasak, 2005).

Supõe-se que os efeitos endometriais dos progestogênios sejam predominantes, e acumulam-se evidências de que os progestogênios em dose baixa aumentam a fragilidade vascular endometrial (Hickey, 2000a, 2002; Roopa, 2003). O sistema SIU-LNG está associado ao desenvolvimento de vasos superficiais com paredes finas e diâmetros aumentados. Em combinação com a irregularidade da superfície endometrial, podem causar sangramento de escape frequentemente observado. À medida que o endométrio se torna atrófico, essas anormalidades vasculares gradualmente resolvem-se no momento que se supõe coincida clinicamente com a amenorreia induzida por progestogênio (McGavigan, 2003).

O sangramento associado ao SIU-LNG pode ser tratado da mesma forma que aquele associado ao DIU contendo cobre, e os AINEs servem como tratamento de primeira linha. Às pacientes pode-se assegurar que, em sua maioria, as usuárias apresentam redução do fluxo menstrual e normalmente se mostram satisfeitas com o produto após três meses (Irvine, 1999).

Contracepção apenas com progestogênio

Os problemas com sangramento são comuns não apenas com o SIU-LNG, conforme exposto anteriormente, mas também com outros métodos de controle da natalidade usando apenas progestogênio. Esse sangramento é caracteristicamente irregular e leve, mas também pode ser frequente e prolongado.

Contracepção hormonal combinada

O sangramento associado a contraceptivos orais combinados (COCs) é comum. De 30 a 50% das mulheres experimentam sangramento uterino anormal no primeiro mês de uso dos COCs (Nelson, 2011). Presume-se que a causa desse sangramento seja a atrofia endometrial, que é induzida pelo componente progestogênio dos COCs. Durante esse processo, as arteríolas normalmente espiraladas não formam espiral, tornando-se mais finas e sinuosas. Além disso, as vênulas ficam dilatadas e propensas à trombose. Em geral, esse quadro leva ao infarto tecidual local, sendo considerado a causa do sangramento de escape (Deligdisch, 2000; Ober, 1977).

A incidência do sangramento diminui de forma significativa com o passar do tempo. Por exemplo, Rosenburg e Long (1992) verificaram que, depois de seis meses de uso de COC, apenas 10% das pacientes experimentaram sangramento de escape. Por isso, durante os primeiros meses de uso de pílula, apenas orientações e tranquilização são necessárias (Schrager, 2002). Se o sangramento persistir, talvez haja necessidade de escolher outra formulação de COC (Cap. 5, p.150). Se o sangramento persistir apesar da troca de pílula, deve-se considerar a possibilidade de outra patologia.

Terapia de reposição hormonal (TH)

O sangramento ou o escape irregular é um efeito colateral bem-conhecido da terapia de reposição hormonal, sendo uma razão comum para sua suspensão (Cap. 22, p. 585) (Reynolds, 2002). O sangramento pode ocorrer tanto nas mulheres submetidas à terapia contínua (diária) quanto naquelas com administração hormonal cíclica (sequencial), mas é menos provável no primeiro ano nas mulheres que usam o esquema cíclico (Furness, 2009). Demonstrou-se que uma patologia intrauterina é quatro vezes mais frequente em pacientes com sangramento anormal persistente após seis meses de uso de TH, assim como naquelas que apresentem sangramento anormal após amenorreia inicial. Assim, recomenda-se investigação do sangramento para esse subgrupo de pacientes (Leung, 2003).

Tamoxifeno

Esse modulador seletivo do receptor de estrogênio (MSRE) é utilizado como adjunto no tratamento do câncer de mama positivo para receptor de estrogênio. Embora reduza a ação do estrogênio no tecido mamário, o tamoxifeno estimula a proliferação no endométrio. O uso do tamoxifeno foi relacionado com hiperplasia, pólipos e carcinoma endometriais, e com sarcomas uterinos (Cohen, 2004).

O rastreamento de mulheres que usam tamoxifeno mas não apresentam sangramento anormal não se provou efetivo. Especificamente, os protocolos usando ultrassonografia ou biópsia endometrial para identificação eficiente de câncer endometrial em usuárias assintomáticas não foram bem-sucedidos (Barakat, 2000; Love, 1999). Assim, a não ser em pacientes que tenham sido identificadas como em risco elevado para câncer de endométrio, as mulheres tratadas com tamoxifeno somente devem ser submetidas à investigação para câncer endometrial quando houver sangramento (American College os Obstetricians and Gynecologists, 2006).

■ Infecção

Além de cervicite, o sangramento anormal também pode ser causado por endometrite crônica. O diagnóstico é confirmado pelo achado de plasmócitos em amostra de biópsia de endométrio. Greenwood e Moran (1981) observaram endometrite crônica em até 10% das biópsias endometriais realizadas para investigação de sangramento anormal. A endometrite crônica caracteristicamente tem evolução insidiosa. Embora o sangramento seja uma queixa frequente em mulheres com endometrite, também é possível que haja leucorreia vaginal e dor em abdome inferior.

A endometrite crônica foi associada a doenças infecciosas. Especificamente, foram implicados *Neisseria gonorrhoeae*, *Chla-*

mydia trachomatis, agentes de vaginose bacteriana e espécies de *Mycoplasma*, como causadores de inflamação endometrial de baixo grau (Crum, 2006; Gilmore, 2007; Haggerty, 2009). Pode-se observar sangramento uterino anormal causado por endometrite nas pacientes com doença inflamatória pélvica (DIP) aguda, assim como naquelas com doença subclínica ou silenciosa (Ness, 2004; Wiesenfeld, 2002). Em artigo publicado, Wiesenfeld e colaboradores (2002) observaram DIP subclínica e endometrite em 27% das mulheres com *C. trachomatis*, 26% das infectadas por *N. gonorrhoeae* e 15% daquelas com vaginose bacteriana. Consequentemente, é razoável solicitar cultura para esses dois patógenos nas pacientes sexualmente ativas. Entretanto, parece que em alguns casos a infecção não tem papel relevante e os achados histopatológicos derivam apenas de alterações inflamatórias. Por exemplo, a endometrite crônica pode estar associada a lesões estruturais, como pólipos endometriais ou leiomiomas submucosos, ou pode se seguir a episódios como abortamento ou gravidez. Assim, a decisão de tratar ou não com antibióticos pode ser difícil, mas o tratamento empírico com um curso de antibiótico mostrou-se capaz de melhorar os sintomas em mulheres com endometrite crônica (Eckert, 2004). Em nossa instituição, as pacientes normalmente recebem um curso de doxiciclina, 100 mg por via oral duas vezes ao dia durante 10 dias. Para o sangramento associado à DIP, o tratamento segue o descrito na Tabela 3-27 (p. 98).

Causas sistêmicas
Doença renal
A disfunção renal grave frequentemente é acompanhada de distúrbios endócrinos que, muitas vezes, resultam em hipoestrogenismo, amenorreia e infertilidade (Matuszkiewicz-Rowinska, 2004). Em um estudo de cem mulheres com insuficiência renal crônica em programa de diálise, Cochrane e Regan (1997) relataram que 80% das pacientes que menstruavam queixaram-se de menorragia. O fato é preocupante, considerando que o sangramento pode agravar a anemia crônica associada à insuficiência renal. O mecanismo responsável por essas anormalidades não está esclarecido, mas suspeita-se da desregulação hipotalâmica da secreção de gonadotrofina (Bry-Gauillard, 1999).

O tratamento do sangramento anormal causado por insuficiência renal crônica é problemático. Os AINEs são contraindicados, uma vez que causam vasoconstrição da artéria renal, com efeitos adversos sobre a função glomerular. A administração de progestógenios cíclicos costuma ser útil e, em seu lugar, Cochrane e Regan (1997) sugerem acetato de medroxiprogesterona em dose alta para causar amenorreia por atrofia endometrial. Eles também relataram que a maioria das mulheres com insuficiência renal responde a COCs em dose baixa, que oferecem o benefício adicional de melhorar o controle do ciclo. Entretanto, nas mulheres com hipertensão arterial greve ou lúpus eritematoso sistêmico, esses medicamentos geralmente são contraindicados. Fong e Singh (1999) relataram ter obtido sucesso com o uso de SIU-LNG em pacientes tratadas com transplante renal e menorragia secundária a leiomiomas uterinos.

Se as mulheres com insuficiência renal e menorragia grave não tiverem alguma contraindicação ou não responderem ao tratamento clínico, devem ser consideradas as opções cirúrgicas.

Jeong e colaboradores (2004) verificaram que a ablação endometrial foi bem-sucedida, e que 87% das mulheres tiveram melhora do sangramento anormal. Entretanto, em algumas pacientes há necessidade de histerectomia. Foram descritas abordagens cirúrgicas minimamente invasivas efetivas para histerectomia em cenário de insuficiência renal (Jeong, 2004; Kuzel, 2009; Raff, 2008).

Doença hepática
Dependendo da sua gravidade, a disfunção hepática pode causar anormalidades menstruais (Stellon, 1986). Em estudos de avaliação da menstruação em mulheres com doença hepática terminal antes do transplante, observou-se disfunção menstrual em 60% dos casos (de Koning, 1990; Mass, 1996). O mecanismo subjacente ao sangramento não está esclarecido, mas como na insuficiência renal, a disfunção do eixo hipotálamo-hipófise-ovário está envolvida. O fígado desempenha papel importante no metabolismo e na excreção dos hormônios sexuais, e a disfunção hepática está associada a níveis altos de estrogênio circulante. Isto, por sua vez, pode levar aos níveis séricos inapropriadamente baixos de hormônio luteinizante (LH, de *luteinizing hormone*) e de hormônio folículo-estimulante (de *follicle-stimulating hormone*) observados nessas pacientes (Bell, 1995; Cundy, 1991).

A disfunção hemostática também pode contribuir para o sangramento anormal. Com exceção do fator de von Willebrand, todas as demais proteínas de coagulação e a maioria dos seus inibidores são sintetizadas no fígado. A trombocitopenia também é comum nas mulheres com hipertensão portal e esplenomegalia.

Faltam estudos com base em evidências para orientar o tratamento das pacientes com disfunção hepática e menorragia. Conforme descrito pela Organização Mundial da Saúde (Kapp, 2009a,b), o tratamento hormonal talvez seja inadequado para algumas mulheres afetadas. Especificamente, naquelas com hepatite viral crônica ou com cirrose leve compensada, o uso de contraceptivos hormonais não é restrito. Naquelas com hepatite ativa ou agudização de doença viral crônica, o tratamento com contraceptivo apenas com progestógenio é razoável, devendo ser evitados os produtos contendo estrogênios. Naquelas com cirrose grave descompensada, deve-se evitar qualquer tipo de contracepção hormonal.

Doença tireoidiana
O hipertireoidismo e o hipotireoidismo podem causar distúrbios menstruais, variando de amenorreia a menorragia (Koutras, 1997). Em muitas mulheres essas anormalidades menstruais antecedem outros sinais e sintomas clínicos de doença da tireoide (Joshi, 1993). Assim, na maioria das mulheres com sangramento uterino anormal, recomenda-se a dosagem do nível sérico do hormônio estimulante da tireoide (TSH, de *thynoid-stimulating hormone*).

No hipertireoidismo, hipomenorreia e amenorreia são queixas mais frequentes, e amenorreia é observada em apenas 5% dos casos. As mulheres com hipotireoidismo grave em geral se apresentam com anovulação, amenorreia e SUD anovulatório (p. 236). Essas mulheres também podem apresentar defeitos na hemostasia. Isso pode ocorrer em razão de redução nos níveis de vários fatores de coagulação identificados em algumas pacientes com hipotireoidismo. O tratamento do hiper ou do hipotireoidismo subjacente costuma corrigir o problema de sangramento uterino (Krassas, 1999; Wilansky, 1989).

Coagulopatia

Muitos defeitos da coagulação que causam menorragia podem ser classificados genericamente em (1) disfunção da aderência das plaquetas ou (2) defeitos na estabilização da agregação plaquetária. Primeiro, durante as fases iniciais da hemostasia, as plaquetas aderem a falhas na parede do vaso por meio da ligação dos seus receptores ao colágeno exposto. A ligação depende do fator de von Willebrand (vWF), uma proteína plasmática. Uma vez ligadas, as plaquetas são ativadas e liberam um agonista potente para sua agregação, o tromboxano. Assim, redução no número de plaquetas ou inibidores do tromboxano pode levar à insuficiência na aderência das plaquetas e menorragia. Segundo, a cascata da coagulação leva à formação de fibrina que estabiliza as plaquetas agregadas. Falhas nos fatores da coagulação que formam essa cascata também predispõem a sangramento anormal (Ewestein, 1996).

Em geral, as coagulopatias são causas raras de sangramento ginecológico. Contudo, no subgrupo de mulheres com menorragia e anatomia normal, a incidência é significativamente mais alta (Kadir, 1998; Philipp, 2005). Além disso, a história pessoal de hematomas fáceis, complicações hemorrágicas com cirurgia ou parto obstétrico, cistos hemorrágicos recorrentes, epistaxe e sangramento gastrintestinal ou antecedentes familiares de distúrbios hemorrágicos devem levantar suspeita de coagulopatia. Ademais, o American College of Obstetricians and Gynecologists (2001) recomendou exames específicos para diagnóstico de doença de von Willebrand em adolescentes com menorragia grave e em mulheres com menorragia significativa sem outra causa identificável, além de ter recomendado considerar a possibilidade de exames antes de histerectomia naquelas com sangramento uterino intenso.

O rastreamento laboratorial para coagulopatias inclui hemograma completo com contagem de plaquetas, tempo de protrombina (TP) e tempo de tromboplastina parcial (TTP). O tempo de sangramento não se mostrou específico ou sensível e, portanto, não é recomendado como rotina. As coagulopatias mais comuns são doença de von Willebrand (vWD), trombocitopenia e distúrbios da função plaquetária. Deficiências nos fatores VII e IX (hemofilia A e B) e deficiências de outros fatores raramente estão envolvidas. O rastreamento específico para cada uma será discutido a seguir.

Trombocitopenia ou disfunção plaquetária. Conforme discutido, as plaquetas são parte integrante da formação de trombos, e contagens reduzidas podem levar a sangramento anormal. A trombocitopenia pode ser classificada genericamente como resultante de distúrbios que aumentam a destruição plaquetária, que reduzem a produção plaquetária ou que aumentem o sequestro plaquetário.

Alternativamente, é possível que a contagem de plaquetas esteja normal, mas a paciente apresente disfunção plaquetária e, consequentemente, os problemas na agregação podem ser subjacentes ao sangramento anormal. Primeiro, o uso prolongado de inibidores do tromboxano, como os AINEs e o ácido acetilsalicílico, pode levar à disfunção plaquetária. Esses fármacos são utilizados com frequência por mulheres com sangramento anormal em razão da associação frequente com dismenorreia. Consequentemente, as pacientes devem ser inquiridas sobre o uso crônico desses fármacos. Muito mais raramente, defeitos genéticos primários nos receptores plaquetários levam à disfunção de plaquetas e a sangramento anormal.

Em conjunto, os dados com base em evidências para orientar o tratamento da menorragia associada a disfunção plaquetária são limitados (Levens, 2007; Martin-Johnson, 2008). Com exceção dos AINEs, as opções de tratamento incluem aquelas descritas para sangramento uterino disfuncional.

Doença de von willebrand. O fator de von Willebrand (vWF) é uma glicoproteína sintetizada nas células endoteliais e nos megacariócitos e parte integrante do processo de aderência das plaquetas nos sítios de lesão endotelial. Também evita a eliminação do fator VIII que, sem a presença do vWF, é rapidamente depletado causando deficiência clinicamente evidente (McGrath, 2010). Quantidades reduzidas ou função inibida do vWF caracterizam as diversas variantes da vWD (Tabela 8-3). A vWD é um distúrbio herdado da coagulação, havendo padrões de transmissão autossômicos dominante e recessivo.

A doença é mais comum em mulheres brancas em comparação com afrodescendentes, e sua prevalência se aproxima de 1% na população geral (Miller, 2003; Nichos, 2008). Entretanto, em mulheres com sangramento anormal e anatomia pélvica normal, a taxa de prevalência da doença chega a 13% (Shankar, 2004). As pacientes afetadas comumente se queixam de menorragia, tendo sido observadas taxas de 60 a 70% (Kadir, 1998, 1999; Lak, 2000). Nessas pacientes, menstruações volumosas costumam iniciar junto a menarca.

TABELA 8-3 Classificação da vWD e valores laboratoriais

Doença	Descrição	vWF:RCo (UI/dL)	vWF:Ag (UI/dL)	Atividade FVIII
Tipo 1	Deficiência quantitativa parcial de vWF	<30	<30	↓ ou normal
Tipo 2	Deficiência qualitativa de vWF	<30	<30-200	↓ ou normal
Tipo 3	Deficiência virtualmente total de vWF	<3	<3	↓↓↓ (<10 UI/dL)
Normal		50-200	50-200	Normal

FVIII = fator VIII da coagulação; vWD = doença de von Willebrand; vWF = fator de von Willebrand; vWF:Ag = antígeno do fator de von Willebrand; vWF:RCo = fator de von Willebrand: atividade do cofator ristocetina.
Adaptada de Nichols, 2009.

No rastreamento para coagulopatia, as mulheres com doença de von Willebrand podem apresentar prolongamento do TTP. Os exames específicos são as dosagens da atividade do cofator Willebrand-ristocetina, da concentração do antígeno do fator de von Willebrand e da atividade do fator VIII (James, 2009b). É importante observar que os níveis do fator VIII e do vWF atingem o ponto mais baixo durante a menstruação e aumentam relativamente nas mulheres que usam COCs. Entretanto, os exames não devem ser remarcados nem os COCs suspensos até que se complete a investigação da paciente (James 2009a). Recomenda-se consulta a um hematologista porque o diagnóstico da doença de von Willebrand, especialmente na sua forma leve, pode ser difícil.

O tratamento para mulheres com menorragia e doença de von Willebrand inclui contraceptivo oral, desmopressina, concentrados plasmáticos, antifibrinolíticos ou cirurgia. Com frequência os contraceptivos orais combinados são usados como tratamento de primeira linha e observou-se que suspendem a hemorragia uterina em 88% das pacientes portadoras (Foster, 1995). Além disso, Kingman e colaboradores (2004) relataram quer o SIU-LNG efetivamente reduziram a perda sanguínea e induziram amenorreia em 56% das 16 mulheres com distúrbios hemorrágicos hereditários acompanhadas. Outras opções para tratamento de menorragia nessas pacientes são utilização de ciclo estendido de COC ou de acetato de medroxiprogesterona de depósito (American College of Obstetricians and Gynecologists, 2009b). O tratamento adicional também pode incluir os fármacos antifibrinolíticos ácido aminocaproico e ácido tranexâmico. Esses agentes inibem a conversão de plasminogênio em plasmina e, assim, reduzem a fibrinólise e estabilizam os coágulos formados (Nichols, 2008). É importante ressaltar que os agentes que bloqueiam a agregação plaquetária, como ácido acetilsalicílico ou AINEs, devem ser evitados nas pacientes portadoras da doença.

Para aquelas sem interesse em ter filhos, pode-se considerar a possibilidade de intervenção cirúrgica. Observou-se sucesso preliminar com a ablação de endométrio em mulheres com menorragia relacionada com doença de von Willebrand, mas as taxas de sucesso em longo prazo são menores do que naquelas sem distúrbio da coagulação (Rubin, 2004). O procedimento D&C não é efetivo em longo prazo no controle do sangramento em mulheres portadoras da doença e pode piorar a perda sanguínea (James, 2009a). A histerectomia é curativa, embora as taxas de complicações hemorrágicas da própria histerectomia em mulheres com doença de von Willebrand sejam maiores do que nas não portadoras (James, 2009c). Na preparação para procedimentos cirúrgicos, recomenda-se a consulta a um hematologista para uma ação coordenada para administração pré-operatória de desmopressina ou concentrado de fatores da coagulação (American College os Obstetricians and Gynecologists, 2009b).

Em casos de sangramento grave, ambos os fatores VIII e de von Willebrand são repostos com a administração do concentrado de derivados plasmáticos, Humate-P ou Alphanate. A reposição dos fatores é associada à administração de desmopressina. Este análogo da vasopressina promove a liberação do vWF por células endoteliais e está disponível em formulações para uso intravenoso, subcutâneo ou intranasal (Federici, 2008; Lee, 2005). Os efeitos colaterais da desmopressina incluem rubor, alterações transitórias na pressão arterial e cefaleia, mas tais efeitos raramente impedem seu uso. Entretanto, em razão de suas propriedades antidiuréticas, há indicação para monitoramento de hiponatremia caso sejam usadas diversas doses ou intervalos menores (Rodeghiero, 2008). Uma listagem abrangente de diretrizes para posologia e acompanhamento clínico nas diversas situações comuns a pacientes com vWD está disponível no *site* do The National Heart. Lung and Blood Institute em: http://www.nhlbi.nih.gov/guidelines/vwd.

Deficiências de fatores da coagulação. Essas coagulopatias geralmente se manifestam com prolongamento do tempo de protrombina ou do tempo de tromboplastina parcial ativada (TTPa). Assim como na doença de von Willebrand, as mulheres portadoras podem se apresentar com menorragia. As hemofilias A e B, ligadas ao X, são deficiências, respectivamente, dos fatores VIII e IX. Entretanto, as mulheres portadoras do gene podem apresentar níveis reduzidos do fator VIII ou IX. Em alguns casos, os níveis dos fatores são suficientemente baixos para causar hemofilia leve, que pode se manifestar na forma de sangramento anormal (Mannucci, 2001; Siegel, 2005).

As deficiências em outros fatores da coagulação são raras e com frequência herdadas como traço autossômico recessivo. Nesse grupo estão disfibrinogenemia, hipofibrinogenemia, deficiência de protrombina e deficiência dos fatores V, VII, X, XI e XIII. Menorragia foi relatada em até 50% das portadoras (Lukes, 2005). O tratamento desses distúrbios é feito com a reposição do fator (Mannucci, 2004). A menorragia pode ser abordada de forma semelhante à descrita para a doença de von Willebrand.

Terapia anticoagulante. Embora esse tratamento implique risco de episódios de grande sangramento, sangramentos menores, como de irregularidade menstrual, são encontrados com frequência. Inicialmente, devem ser realizados testes de coagulação incluindo TP, TTP e contagem de plaquetas, uma vez que o sangramento pode estar relacionado com excesso de atividade anticoagulante. As pacientes também devem ser inquiridas sobre alterações recentes na posologia. O exame físico deve ser completo e exames de imagem e biópsia de endométrio realizados de acordo com a indicação.

O manejo do caso pode ser difícil, uma vez que muitas das opções tradicionais de tratamento implicam risco aumentado nessas pacientes. A administração em longo prazo de agentes contendo estrogênio para manipulação do endométrio está contraindicada naquelas com risco de tromboembolismo. Além disso, as intervenções cirúrgicas estão associadas a taxas elevadas de sangramento intra e pós-operatório ou de complicações tromboembólicas. O SIU-LNG mostrou-se um tratamento efetivo para menorragia nessas pacientes (Pisoni, 2006; Vilos, 2009). Se houver interesse em abordagem cirúrgica, a ablação do endométrio pode ser considerada. Se houver necessidade de histerectomia, a anticoagulação deve ser revertida antes da cirurgia, conforme descrito no Capítulo 39 (p. 954).

■ Sangramento uterino disfuncional

Uma vez que as causas orgânicas já descritas de sangramento uterino anormal tenham sido excluídas, o termo *sangramento uterino disfuncional* (SUD) passa a ser usado. Até metade das mulheres com sangramento anormal são portadoras de SUD

(Hickey, 2000b). O termo é complementarmente classificado em SUD *anovulatório* e SUD *ovulatório*. Oitenta a 90% dos casos de SUD estão associados a anovulação. Nesta forma, os episódios de sangramento são irregulares e amenorreia, metrorragia e menorragia são comuns. Por exemplo, muitas mulheres com anovulação podem apresentar amenorreia de semanas a meses seguida de sangramento intenso, irregular e prolongado. Os demais 10 a 20% dos casos de SUD são descritos como ovulatórios. A ovulação ocorre em ciclos normais e acredita-se que a menorragia origine-se em falhas nos mecanismos de controle do sangramento menstrual.

Fisiopatologia

SUD anovulatório. Quando não há ovulação, não há produção de progesterona, e o endométrio proliferativo persiste. No nível tecidual, o endométrio proliferativo crônico normalmente está associado à decomposição do estroma, redução da densidade das arteríolas espiraladas e dilatação e instabilidade dos capilares venosos (Singh, 2005). Como os vasos endometriais dilatam-se intensamente, o sangramento pode ser grave. Em nível celular, a disponibilidade do ácido aracnoide fica reduzida, e a produção de prostaglandina é deficiente. Por essas razões, supõe-se que o sangramento associado à anovulação resulte de alterações na estrutura vascular do endométrio e na concentração de prostaglandina e de aumento na responsividade endometrial às prostaglandinas vasodilatadoras (Hickey, 2000b, 2003).

SUD ovulatório. Acredita-se que este tipo de SUD resulte predominantemente de dilatação vascular. Por exemplo, as mulheres com sangramento ovulatório perdem sangue três vezes mais rápido do que as mulheres com menstruações normais, mas o número de arteríolas espiraladas não aumenta (Abberton, 1999). Assim, nas mulheres com SUD ovulatório, supõe-se que os vasos nutridores do endométrio tenham menor tônus vascular e, consequentemente, maior velocidade de perda sanguínea causada por vasodilatação (Rogers, 2003). Várias causas que provocam essa alteração no tônus vascular foram sugeridas, e as prostaglandinas parecem estar fortemente envolvidas.

Tratamento

O tratamento clínico do SUD inclui AINEs, COCs, progestogênio, androgênios e agonistas do hormônio liberador da gonadotrofina (GnRH, de *gonadotropin-releasing hormone*). O uso de ácido tranexâmico (agente antifibrinolítico) foi aprovado em 2009 pela U.S. Food and Drug Administration (FDA) para tratamento de menorragia. O uso de etansilato foi descrito, mas esse agente não é usado comumente nos Estados Unidos.

Fármacos anti-inflamatórios não esteroides. Esses medicamentos são agentes orais efetivos e bem tolerados que costumam ser utilizados no tratamento do SUD (Tabela 8-4). A razão para seu uso está no papel suspeito das prostaglandinas na patogênese do SUD. Vários pesquisadores comprovaram a eficácia dos AINEs na redução da menorragia relacionada ao SUD (Makarainen, 1986b; Marchini, 1995). Entre os AINEs, não há diferenças no que se refere à eficácia clínica, embora a resposta a um agente em particular possa variar entre as pacientes (Lethaby, 2007).

TABELA 8-4 Tratamento clínico da menorragia[a,b]

Tratamento agudo[c]		
Premarin	25 mg IV a cada 4 h com máximo de 3 doses	DeVore, 1982
Premarin	Comprimidos 2,5 mg 6/6 h	DeVore, 1982
COCs	3×/dia até por 7 dias (e então retirar progressivamente)	Munro, 2006
Tratamento crônico		
AINEs		
Ácido mefenâmico	500 mg 3 ×/dia por 5 dias, iniciando junto com a menstruação	Bonnar, 1996
Naproxeno	550 mg no primeiro dia da menstruação, seguindo-se com 275 mg diariamente	Hall, 1987
Ibuprofeno	600 mg/dia ao longo da menstruação	Makarainen, 1986a
Flurbiprofeno	100 mg 2×/dia por 5 dias, iniciando com a menstruação	Andersch, 1988
Meclofenamato	100 mg, 3×/dia, iniciando com a menstruação	Vargyas, 1987
Outras classes		
COCs	1×/dia	Agarwal, 2001
Ácido tranexâmico	Comprimido 650 mg: 2 comprimidos 3×/dia por 5 dias, iniciando com a menstruação	Lukes, 2010
Noretindrona	5 mg, 3×/dia, do dia 5 ao 26 do ciclo (SUD ovulatório)	Irvine, 1998
	5 mg 3×/dia, do dia 15 ao 26 do ciclo (SUD anovulatório)	Higham, 1993
Danazol	100 mg ou 200 mg/dia, por todo o ciclo	Chimbira, 1980b
Agonistas do GnRH	3,75 mg, IM a cada mês (no máximo 6 meses de uso)	Shamonki, 2000
SIU-LNG	Colocação intrauterina	Reid, 2005

[a]Todos os agentes são administrados por via oral, exceto Premarin em dose alta, agonistas do GnRH e SIU-LNG.
[b]As pacientes anêmicas também devem receber suplementação oral de ferro.
[c]Com os esquemas usando doses altas de estrogênios talvez haja necessidade de usar antieméticos para controle de náusea e vômitos.
COCs = contraceptivos orais combinados; SUD = sangramento uterino disfuncional; GnRH = hormônio liberador da gonadotrofina; SIU-LNG = sistema intrauterino contendo levonorgestrel; AINEs = anti-inflamatórios não esteroides; IM = intramuscular; VO = via oral.

As mulheres perdem 90% do volume do sangue menstrual durante os primeiros três dias da menstruação (Haynes, 1977). Portanto, os AINEs são mais eficazes se usados no início da menstruação ou exatamente antes do seu início por todo o período de duração. Assim, uma vantagem dos AINEs é que são necessários apenas durante a menstruação. Outra vantagem é que a dismenorreia geralmente associada também melhora com os AINEs.

Os chamados AINEs "convencionais" não inibem especificamente a cicloxigenase-1 (COX-1), uma enzima essencial para a função plaquetária normal, e a COX-2, que medeia os mecanismos da resposta inflamatória. Os AINEs convencionais são analgésicos efetivos, mas seu uso em casos com sangramento pode não ser o ideal, considerando seus efeitos inibitórios da função plaquetária. Uma outra classe de AINEs inibe apenas a COX-2 e não interfere na agregação plaquetária e na hemostasia (Leese, 2000). Contudo, o uso em longo prazo dos inibidores COX-2 foi associado a aumento nas taxas de infarto do miocárdio, acidente vascular encefálico e insuficiência cardíaca (Farkouh, 2009; Solomon, 2006). Além disso, faltam dados comparando o controle de menorragia obtido com inibidores da COX-2 e com AINEs convencionais.

Progestogênios orais. Com anovulação, a estimulação por estrogênio sem oposição causa proliferação do endométrio e sangramento errático. Os progestogênios interrompem o crescimento endometrial e permitem descamação organizada após sua suspensão (Saarikoski, 1990). Por isso, o tratamento com progestogênio de mulheres com SUD anovulatório geralmente é bem sucedido. Entre os progestogênios, tanto a noretindrona – também chamada de noretisterona – quanto o acetato de medroxiprogesterona podem ser usados: a noretindrona, na posologia de 5 mg por via oral de 2 ou 3 vezes ao dia, o acetato de medroxiprogesterona, 10 mg por via oral uma vez ao dia, por 10 dias. O sangramento de privação ocorre 3 a 5 dias após o final do curso de 10 dias. É importante orientar as pacientes que a menstruação irá se iniciar *após* e não *durante* a administração da progesterona. Para regulação menstrual em longo prazo, dosagens similares desses fármacos devem ser administradas durante os dias 16 a 25 contados a partir do primeiro dia do ciclo em curso (Fraser, 1990).

Por outro lado, o SUD ovulatório não é causado por deficiência de progestogênio, mas pode ser resultante de síntese alterada de prostaglandina ou da inibição da hemostasia. Conforme esperado, a menorragia ovulatória é relativamente irresponsiva à administração cíclica de progestogênios orais (Cameron, 1987, 1990; Preston, 1995; Singh, 2005). Apesar disso, as mulheres com SUD ovulatório talvez respondam a regimes de tratamento mais prolongados. A administração, por via oral, de 5 mg de noretindrona ou de 10 mg de acetato de medroxiprogesterona, três vezes ao dia, nos dias 5 a 26 de cada ciclo menstrual, tem se mostrado eficaz (Fraser, 1990; Irvine, 1998). Infelizmente, o uso prolongado de progestogênios em altas doses em geral está associado a efeitos colaterais, como alterações no humor, ganho de peso, inchaços, cefaleia e alterações aterogênicas no perfil lipídico (Lethaby, 2008). Por essas razões, muitas mulheres consideram os progestogênios inaceitáveis para uso praticamente diário em longo prazo.

Pílulas contraceptivas orais combinadas. Há evidências que sugerem que esses contraceptivos hormonais sejam efetivos no tratamento do SUD e que, quando usados por longo prazo, reduzam o fluxo em 40 a 70% (Agarwal, 2001; Fraser, 1991). As vantagens do uso de COCs incluem benefícios adicionais na redução de dismenorreia, além de contracepção. Seu suposto modo de ação é atrofia endometrial. Também é possível que haja redução da síntese da prostaglandina e da atividade fibrinolítica endometrial (Irvine, 1999).

Além do uso crônico no tratamento do SUD, os COCs também podem ser empregados na fase aguda para tratamento da menorragia. Pílulas contendo, pelo menos, 30 μg de etinil-estradiol devem ser prescritas e a Tabela 5-8 (p. 150) apresenta uma lista completa das formulações de COC disponíveis. Se houver sangramento significativo, o esquema inicial deverá ser de uma pílula a cada oito horas, até que o sangramento tenha cessado no mínimo por 24 horas. Um antiemético pode ser necessário para controlar a náusea. Para a maioria das mulheres, o sangramento cessa em 24 a 48 horas. Quando o sangramento é retardado, a dosagem do COC é reduzida para uma pílula a cada 12 horas, pelos próximos 3 a 7 dias. Mantém-se uma dose diária por mais 21 dias a serem seguidos por sangramento de suspensão. Este tipo de esquema com redução da dose é conhecido coloquialmente nos EUA como "COC *taper*" (*taper*, retirada progressiva). Uma alternativa efetiva é a administração menos frequente ou com doses menores. Após a suspensão gradual, os COCs podem ser retirados ou mantidos por longo prazo para controle dos ciclos menstruais (Munro, 2006).

Estrogênio. A terapia com dose alta de estrogênio pode ser útil no controle de episódios agudos de sangramento intenso. Os estrogênios equinos conjugados (Premarin) são administrados por via oral em dosagens de até 10 mg/dia, em quatro doses. De forma similar, o fármaco pode ser administrado por via intravenosa, no máximo três doses de 25 mg por dia, com intervalos de quatro horas (DeVore, 1982). Uma vez abrandado o sangramento, as pacientes podem passar para administração oral com redução progressiva usando COCs.

Agonistas do hormônio liberador da gonadotrofina. O estado hipoestrogênico profundo criado por esses agentes induz atrofia endometrial e amenorreia na maioria das mulheres. No entanto, os efeitos colaterais podem ser dramáticos e incluem aqueles típicos da menopausa. Além disso, a perda óssea associada impede seu uso por período prolongado, e o tratamento normalmente é limitado a seis meses. Contudo, essa família de fármacos pode ser útil em curto prazo na indução de amenorreia, permitindo que as pacientes recuperem sua massa celular vermelha sanguínea. Desse grupo, em nossa instituição utilizamos o acetato de leuprolida. Dependendo do grau de anemia e de outros fatores associados, administram-se 3,75 mg mensalmente ou 11,25 mg a cada três meses, por via intramuscular.

Sistema intrauterino liberador de levonorgestrel. Os dispositivos intrauterinos inicialmente foram desenvolvidos com propósitos contraceptivos. Entretanto, demonstrou-se que a adição de progestogênios aos dispositivos intrauterinos inertes reduziria as taxas de expulsão, melhoraria a eficácia contraceptiva e, em alguns casos reduziria a menorragia. O SIU-LNG foi desenvolvido para tirar vantagem desses atributos e demonstra-se que é capaz de reduzir a perda sanguínea menstrual em 74% a 97% após três meses de uso (Singh, 2005; Stewart, 2001). O SIU-LNG pode ser empregado em praticamente todas as mulheres, incluindo adolescentes, como tratamento de primeira linha. As contraindicações encontram-se na Tabela 5-5 (p. 138). É particularmente útil às mulheres em idade fértil com menorragia que desejem manter a possibilidade de fertilidade.

Diversos trabalhos foram realizados para comparar SIU-LNG com tratamento medicamentoso, ablação de endométrio e histerectomia. Primeiro, comparado ao ácido mefenâmico administrado durante a menstruação ou com progesterona oral administrada durante 21 dias de cada ciclo, o SIU-LNG mostrou-se mais efetivo para redução da perda sanguínea (Irvine, 1998; Lethaby, 2005; Reid, 2005). Quando comparado com ablação do endométrio, o SIU-LNG apresentou efeitos terapêuticos semelhantes até dois anos após o tratamento (Kaunitz, 2009). Finalmente, Huskainem e colaboradores (2001, 2004), em seu ensaio randomizado e controlado com 236 mulheres, demonstraram tanto no grupo do SIU-LNG quanto no da histerectomia para tratamento de menorragia, após um ano e novamente após cinco anos, os dois tratamentos foram associados à melhora equivalente em estado de saúde, qualidade de vida e bem-estar psicossocial. Contudo, 42% daquelas incluídas no grupo do SIU-LNG finalmente foram submetidas à histerectomia.

Androgênios (danazol e gestrinona). O danazol é um derivado da testosterona sintética esteroide 17α-etinil. O efeito final do danazol cria um ambiente hipoestrogênico e hiperandrogênico, que induz atrofia endometrial. Como resultado, a perda menstrual é reduzida em aproximadamente 50%, podendo até mesmo induzir amenorreia em algumas mulheres (Beaumont, 2002; Chimbira, 1980a; Higham, 1993).

Para sangramentos menstruais intensos, a dose sugerida é de 100 a 200 mg, diariamente (Chimbira, 1980b). No entanto, esse agente produz efeitos colaterais androgênicos significativos, entre eles ganho de peso, pele oleosa e acne. Por isso, o danazol geralmente é considerado como agente de segunda linha para uso em curto prazo antes de cirurgia (Bongers, 2004).*

A gestrinona é sinteticamente derivada de um núcleo esteroide 19-nortestosterona. Mecanismo de ação, efeitos colaterais e indicações da gestrinona para tratamento de menorragia são similares àqueles do danazol. A dose recomendada para tratamento de menorragia é 2,5 mg/dia a cada 3 a 4 dias. O medicamento é usado na Grã-Bretanha e em outros países, mas seu uso não está aprovado nos Estados Unidos.**

Ácido tranexâmico. Trata-se de fármaco antifibrinolítico que exerce seus efeitos por meio de bloqueio reversível dos sítios de ligação da lisina no plasminogênio. Consequentemente há redução dos níveis de plasmina. Como resultado da redução nos níveis de plasmina, a fibrina não é decomposta e o sangramento é evitado.

Em mulheres com SUD, a atividade fibrinolítica dentro do endométrio está aumentada em comparação com a de mulheres com menstruação normal (Gleeson, 1994). Clinicamente, o ácido tranexâmico mostrou-se efetivo na redução do sangramento em mulheres com menorragia associada a SUD (Kriplani, 2006; Lethaby, 2000). Além disso, há necessidade de administrá-lo apenas durante a menstruação e foram relatados efeitos colaterais menores predominantemente gastrintestinais de dose-dependentes. A dose preconizada é dois comprimidos de 650 mg por via oral administrados três vezes ao dia por no máximo cinco dias durante a menstruação (Lukes, 2010).

Embora seja usado em outros países há muitos anos, o ácido tranexâmico somente em 2009 foi aprovado pela FDA para uso no tratamento de menorragia. O fármaco não tem ação sobre outros parâmetros da coagulação sanguínea, como contagem plaquetária, TTPa e TP (Wellington, 2003). Entretanto, seu uso nos EUA era limitado por preocupações acerca da possibilidade de o aumento na atividade trombótica sistêmica levar a aumento nas taxas de tromboembolismo. Entre as contraindicações para o seu uso estão histórico ou risco intrínseco de doença tromboembólica. Além disso, recomenda-se cautela extrema para prescrição concomitante de contraceptivos que também aumentem o risco tromboembólico.

Etansilato. Esse agente hemostático é o sal dietilamônio de di-hidroxi-2,5 benzeno sulfonato. Seu uso clínico data de mais de 30 anos, mas seu mecanismo de ação ainda não está completamente compreendido. Suspeita-se de que este agente atue na fase inicial da hemostasia, aumentando a adesão e a agregação das plaquetas (Hernandez, 2004). Sua efetividade variou nos estudos randomizados, desde nenhuma redução no fluxo até redução de 50% (Bonnar, 1996; Chamberlain, 1991). Nos EUA o etansilato não tem importância clínica no tratamento de menorragia (Irvine, 1999).***

Terapia com ferro. As pacientes com sangramento uterino anormal podem ficar anêmicas. Nesses casos, os cuidados médicos são dirigidos a reduzir o sangramento e repor ferro por via oral. Os sais de ferro variam no conteúdo de ferro elementar. Assim, os esquemas de reposição incluem sulfato ferroso 325 mg três vezes ao dia, ou fumarato de ferro, 200 mg três vezes ao dia (Adamson, 2008). A presença de ácido no duodeno aumenta a solubilidade e a absorção do ferro. Consequentemente, o ferro deve ser administrado entre as refeições ou na hora de dormir. Desconforto epigástrico e constipação intestinal são os efeitos colaterais mais comuns e são combatidos com redução da dose, uso de comprimidos com revestimento entérico e/ou dieta rica em fibra (Alleyne, 2008).

Embolização da artéria uterina. Esse procedimento é mais usado para tratar metrorragia secundária a leiomiomas uterinos (Cap. 9, p. 256). Naquelas pacientes que não respondam a medidas conservadoras, raramente essa intervenção pode

---

*N. de R. T. No Brasil, está aprovado e é comercializado. Por exemplo, Ladogal (Sanofi Synthelabo).

**N. de R. T. No Brasil, está aprovado e é comercializado. Por exemplo, Dimetrose (Sanofi Aventis).

***N. de R. T. No Brasil, está aprovado e é comercializado. Por exemplo, Dicinone® (Sanofi).

ser considerada para tratamento de sangramento uterino disfuncional em mulheres com perda sanguínea aguda excessiva, portadoras de coagulopatia ou que recusem tratamento com derivados de sangue (Salazar, 2009).

Cirurgia. Para muitas mulheres, o tratamento clínico conservador pode ser falho ou associado com perfeitos significativos. O tratamento cirúrgico de casos de menorragia inclui histerectomia e procedimentos para destruição do endométrio.

Dilatação e curetagem (D&C). Raramente a curetagem é usada para tratamento em longo prazo, uma vez que seus efeitos são apenas temporários. Em algumas mulheres, a D&C é realizada para deter sangramento grave refratário à administração de doses altas de estrogênio (American College of Obstetricians and Gynecologists, 2000; Stabinsky 1999).

Procedimentos destrutivos do endométrio. Embora a terapia clínica geralmente seja a primeira a ser utilizada, mais da metade das mulheres com menorragia é submetida à histerectomia no prazo de cinco anos após encaminhamento à ginecologia. Em pelo menos um terço delas, um útero anatomicamente normal é removido (Coulter, 1991; Roy, 2004). Como alternativa à histerectomia, têm-se estudado procedimentos menos invasivos para destruir ou remover o endométrio levando à amenorreia de forma semelhante ao que ocorre com a síndrome de Asherman (Cap. 16, p. 443).

Atualmente, os procedimentos aceitos para retirada ou ablação do endométrio empregam *laser*, radiofrequência, energia elétrica ou térmica (Oehler, 2003). Tais métodos estão descritos e ilustrados em detalhes na Seção 42-17 (p. 1.169). São considerados como técnicas de primeira ou segunda geração de acordo com sua introdução temporal no uso e com a necessidade de assistência histeroscópica. Diversos estudos compararam as técnicas de primeira e segunda geração e demonstraram igualdade na efetividade (Gervaise, 1999; Meyer, 1998).

Após ressecção ou ablação, 70 a 80% das mulheres experimentam redução significativa do fluxo e 15 a 35% delas desenvolvem amenorreia. Ocorre aumento na taxa de insucesso com o passar do tempo (após o procedimento) devido à regeneração do endométrio. Por exemplo, em um acompanhamento em longo prazo de 301 mulheres submetidas à ablação, Martyn e colaboradores (1998) relataram que a taxa acumulada de falhas aumentou de 13% em dois anos para 27% em cinco anos. Nessas mulheres, a taxa de amenorreia manteve-se relativamente constante em aproximadamente 40%. Vilos (2004) observou que a taxa de histerectomia aproximou-se de 12% no prazo de cinco anos após ablação.

Embora as taxas de sucesso para tratamento do sangramento intenso não sejam tão altas quanto às observadas com histerectomia, as taxas de satisfação foram surpreendentemente comparáveis. Além disso, os procedimentos de ressecção e de ablação apresentam taxas de complicação significativamente mais baixas em comparação com as da histerectomia.

Após ablação, a investigação do endométrio em caso de sangramento anormal recorrente pode ser difícil. A anatomia da cavidade uterina frequentemente é distorcida por sinéquias e aderências na parede uterina. A taxa publicada de insucesso de biópsia endometrial chega a 33%. Além disso, a avaliação da linha endometrial por ultrassonografia transvaginal ou o exame histeroscópico podem ficar limitados (Ahonkallio, 2009). Consequentemente, a ablação endometrial não é rotineiramente recomendada para pacientes com alto risco de câncer do endométrio (American Society for Reproductive Medicine, 2008). Outras contraindicações estão listadas na Tabela 8-5.

Histerectomia. A remoção do útero é o tratamento mais eficaz para sangramento, e as taxas gerais de satisfação das pacientes aproximam-se de 85%. Além disso, a melhora subjetiva da dismenorreia e dos sintomas pré-menstruais também são relatados após histerectomia (Aberdeen Endometrial Ablation Trials Group, 1999; Mousa, 2001). As desvantagens da histerectomia incluem complicações intraoperatórias e pós-operatórias mais frequentes e graves em comparação com os procedimentos conservadores clínicos ou cirúrgicos ablativos. O tempo cirúrgico, de hospitalização e, de recuperação e os custos também são maiores. O procedimento é abordado em detalhes na Seção 41-12 (p. 1.020).

TABELA 8-5 Considerações acerca de ablação endometrial

Contraindicações
Gravidez
Infecção pélvica aguda
Hiperplasia do endométrio ou câncer do trato genital
Mulheres que desejem manter a fertilidade
Mulheres pós-menopáusicas
Expectativa de amenorreia
Dispositivo intrauterino instalado

Preocupações
Mulheres com alto risco para câncer de endométrio[a]
Cavidade endometrial distorcida ou aumentada[b]
Cirurgia uterina prévia: cesariana clássica, miomectomia transmural[c]

[a] Entre os riscos estão obesidade, anovulação crônica, uso de tamoxifeno, uso de estrogênio sem oposição e diabetes melito.
[b] Cada dispositivo tem limitações específicas ligadas ao tamanho.
[c] Pode estar associada a maior risco de lesão aos tecidos circundantes.

REFERÊNCIAS

Abberton KM, Healy DL, Rogers PAW: Smooth muscle alpha actin and myosin heavy chain expression in the vascular smooth muscle cells surrounding human endometrial arterioles. Hum Reprod 14:3095, 1999

Aberdeen Endometrial Ablation Trials Group: A randomised trial of endometrial ablation versus hysterectomy for the treatment of dysfunctional uterine bleeding: outcome at four years. Aberdeen Endometrial Ablation Trials Group. Br J Obstet Gynaecol 106:360, 1999

Abu J, Davies Q, Ireland D: Should women with postcoital bleeding be referred for colposcopy? J Obstet Gynaecol 26(1):45, 2006

Adamson JW: Iron deficiency and other hypoproliferative anemias. In Fauci AS, Braunwald E, Kasper DL, et al (eds): Harrison's Principles of Internal Medicine, 17th ed. New York, McGraw-Hill, 2008, p 632

Agarwal N, Kriplani A: Medical management of dysfunctional uterine bleeding. Int J Gynecol Obstet 75:199, 2001

Ahonkallio SJ, Liakka AK, Martikainen HK, et al: Feasibility of endometrial assessment after thermal ablation. Eur J Obstet Gynecol Reprod Biol 147(1):69, 2009

Alcazar JL, Castillo G, Minguez JA, et al: Endometrial blood flow mapping using transvaginal power Doppler sonography in women with postmenopausal bleeding and thickened endometrium. Ultrasound Obstet Gynecol 21:583, 2003

Alcazar JL, Galan MJ, Minguez JA, et al: Transvaginal color Doppler sonography versus sonohysterography in the diagnosis of endometrial polyps. J Ultrasound Med 23:743, 2004

Alleyne M, Horne MK, Miller JL: Individualized treatment for iron-deficiency anemia in adults. Am J Med 121(11):943, 2008

American College of Obstetricians and Gynecologists: Management of anovulatory bleeding. Practice Bulletin No. 14, March 2000

American College of Obstetricians and Gynecologists: Sonohysterography. Technology Assessment No. 5, December 2008

American College of Obstetricians and Gynecologists: Tamoxifen and uterine cancer. Committee Opinion No. 336, June 2006

American College of Obstetricians and Gynecologists: The role of transvaginal sonography in the evaluation of postmenopausal bleeding. Committee Opinion No. 426, February, 2009a

American College of Obstetricians and Gynecologists: Von Willebrand's disease in gynecologic practice. Committee Opinion No. 263, December 2001

American College of Obstetricians and Gynecologists: Von Willebrand disease in women. Committee Opinion No. 451, December 2009b

American Society for Reproductive Medicine: Indications and options for endometrial ablation. Fertil Steril 90(5 Suppl):S236, 2008

Andersch B, Milsom I, Rybo G: An objective evaluation of flurbiprofen and tranexamic acid in the treatment of idiopathic menorrhagia. Acta Obstet Gynecol Scand 67:645, 1988

Baiocchi G, Manci N, Pazzaglia M, et al: Malignancy in endometrial polyps: a 12-year experience. Am J Obstet Gynecol 201(5):462.e1, 2009

Bakour SH, Dwarakanath LS, Khan KS, et al: The diagnostic accuracy of ultrasound scan in predicting endometrial hyperplasia and cancer in postmenopausal bleeding. Acta Obstet Gynecol Scand 78:447, 1999

Bakour SH, Gupta JK, Khan KS: Risk factors associated with endometrial polyps in abnormal uterine bleeding. Int J Gynecol Obstet 76(2):165, 2002

Bakour SH, Khan KS, Gupta JK: The risk of premalignant and malignant pathology in endometrial polyps. Acta Obstet Gynecol Scand 79:317, 2000

Barakat RR, Gilewski TA, Almadrones L, et al: Effect of adjuvant tamoxifen on the endometrium in women with breast cancer: a prospective study using office endometrial biopsy. J Clin Oncol 18:3459, 2000

Bax CJ, Oostvogel PM, Mutsaers JA, et al: Clinical characteristics of *Chlamydia trachomatis* infections in a general outpatient department of obstetrics and gynaecology in the Netherlands. Sex Transm Infect 78:E6, 2002

Beaumont H, Augood C, Duckitt K, et al: Danazol for heavy menstrual bleeding. Cochrane Database Syst Rev 2:CD001017, 2002

Bell H, Raknerud N, Falch JA, et al: Inappropriately low levels of gonadotrophins in amenorrhoeic women with alcoholic and non-alcoholic cirrhosis. Eur J Endocrinol 132:444, 1995

Ben-Arie A, Goldchmit C, Laviv Y, et al: The malignant potential of endometrial polyps. Eur J Obstet Gynecol Reprod Biol 115:206, 2004

Ben-Yehuda OM, Kim YB, Leuchter RS: Does hysteroscopy improve upon the sensitivity of dilatation and curettage in the diagnosis of endometrial hyperplasia or carcinoma? Gynecol Oncol 68:4, 1998

Berzolla CE, Schnatz PF, O'Sullivan DM, et al: Dysplasia and malignancy in endocervical polyps. J Womens Health 16(9):1317, 2007

Beukenholdt R, Guerrero K: An audit of a specialist registrar-run outpatient diagnostic hysteroscopy service in a district general hospital. J Obstet Gynaecol 23:294, 2003

Bieglmayer C, Hofer G, Kainz C, et al: Concentrations of various arachidonic acid metabolites in menstrual fluid are associated with menstrual pain and are influenced by hormonal contraceptives. Gynecol Endocrinol 9:307, 1995

Bilian X: Intrauterine devices. Best Pract Res Clin Obstet Gynaecol 16:155, 2002

Bongers MY, Mol BWJ, Brolmann HAM: Current treatment of dysfunctional uterine bleeding. Maturitas 47:159, 2004

Bonnar J, Sheppard BL: Treatment of menorrhagia during menstruation: randomised controlled trial of ethamsylate, mefenamic acid, and tranexamic acid. BMJ 313:579, 1996

Bradley LD: Complications in hysteroscopy: prevention, treatment and legal risk. Curr Opin Obstet Gynecol 14 (4):409, 2002

Bradley WH, Boente MP, Brooker D, et al: Hysteroscopy and cytology in endometrial cancer. Obstet Gynecol 104(5 Pt 1):1030, 2004

Breitkopf DM, Frederickson RA, Snyder RR: Detection of benign endometrial masses by endometrial stripe measurement in premenopausal women. Obstet Gynecol 104(1):2004

Bry-Gauillard H, Touraine P, Mamzer-Bruneel MF, et al: Complete regression of a major hyperprolactinaemia after renal transplantation. Nephrol Dial Transplant 14:466, 1999

Burja IT, Thompson SK, Sawyer WL Jr, et al: Atypical glandular cells of undetermined significance on cervical smears. A study with cytohistologic correlation. Acta Cytol 43:351, 1999

Buyukbayrak EE, Karsidag AYK, Kars B, et al: Cervical polyps: evaluation of routine removal and need for accompanying D&C. Arch Gynecol Obstet 283:581, 2011

Cameron IT, Haining R, Lumsden MA, et al: The effects of mefenamic acid and norethisterone on measured menstrual blood loss. Obstet Gynecol 76(1):85, 1990

Cameron IT, Leask R, Kelly RW, et al: The effects of danazol, mefenamic acid, norethisterone and a progesterone-impregnated coil on endometrial prostaglandin concentrations in women with menorrhagia. Prostaglandins 34:99, 1987

Centers for Disease Control and Prevention: Sexually transmitted diseases treatment guidelines—2006. MMWR 55:2006

Chamberlain G, Freeman R, Price F, et al: A comparative study of ethamsylate and mefenamic acid in dysfunctional uterine bleeding. Br J Obstet Gynaecol 98:707, 1991

Chan SS, Tam WH, Yeo W, et al: A randomised controlled trial of prophylactic levonorgestrel intrauterine system in tamoxifen-treated women. BJOG 114(12):1510, 2007

Chimbira TH, Anderson AB, Cope E, et al: Effect of danazol on serum gonadotrophins and steroid hormone concentrations in women with menorrhagia. Br J Obstet Gynaecol 87:330, 1980a

Chimbira TH, Anderson AB, Naish C, et al: Reduction of menstrual blood loss by danazol in unexplained menorrhagia: lack of effect of placebo. Br J Obstet Gynaecol 87:1152, 1980b

Chimbira TH, Anderson AB, Turnbull A: Relation between measured menstrual blood loss and patient's subjective assessment of loss, duration of bleeding, number of sanitary towels used, uterine weight and endometrial surface area. Br J Obstet Gynaecol 87:603, 1980c

Chin J, Konje JC, Hickey M: Levonorgestrel intrauterine system for endometrial protection in women with breast cancer on adjuvant tamoxifen. Cochrane Database Syst Rev 4:CD007245, 2009

Chin N, Platt AB, Nuovo GJ: Squamous intraepithelial lesions arising in benign endocervical polyps: a report of 9 cases with correlation to the Pap smears, HPV analysis, and immunoprofile. Int J Gynecol Pathol 27(4):582, 2008

Cicinelli E, Parisi C, Galantino P, et al: Reliability, feasibility, and safety of minihysteroscopy with a vaginoscopic approach: experience with 6,000 cases. Fertil Steril 80(1):199, 2003

Claessens EA, Cowell CA: Acute adolescent menorrhagia. Am J Obstet Gynecol 139:277, 1981

Clark TJ: Outpatient hysteroscopy and ultrasonography in the management of endometrial disease. Curr Opin Obstet Gynecol 16:305, 2004

Clark TJ, Voit D, Gupta JK, et al: Accuracy of hysteroscopy in the diagnosis of endometrial cancer and hyperplasia: a systematic quantitative review. JAMA 288:1610, 2002

Cochrane R, Regan L: Undetected gynaecological disorders in women with renal disease. Hum Reprod 12:667, 1997

Cohen I: Endometrial pathologies associated with postmenopausal tamoxifen treatment. Gynecol Oncol 94:256, 2004

Corusic A, Barisic D, Lovric H, et al: Successful laparoscopic bipolar coagulation of a large arteriovenous malformation due to invasive trophoblastic disease: a case report. J Minim Invasive Gynecol 16(3):368, 2009

Coulter A, Bradlow J, Agass M, et al: Outcomes of referrals to gynaecology outpatient clinics for menstrual problems: an audit of general practice records. Br J Obstet Gynecol 98:789, 1991

Crum CP, Lee KR (eds): Diagnostic Gynecologic and Obstetric Pathology. Philadelphia, Elsevier, 2006, p 466

Cundy TF, Butler J, Pope RM, et al: Amenorrhoea in women with non-alcoholic chronic liver disease. Gut 32:202, 1991

Cura M, Martinez N, Cura A, et al: Arteriovenous malformations of the uterus. Acta Radiol 50(7):823, 2009

de Koning ND, Haagsma EB: Normalization of menstrual pattern after liver transplantation: consequences for contraception. Digestion 46:239, 1990

de Kroon CD, de Bock GH, Dieben SW, et al: Saline contrast hysterosonography in abnormal uterine bleeding: a systematic review and meta-analysis. BJOG 110:938, 2003

Deligdisch L: Hormonal pathology of the endometrium. Mod Pathol 13:285, 2000

DeVore GR, Owens O, Kase N: Use of intravenous Premarin in the treatment of dysfunctional uterine bleeding—a double-blind randomized control study. Obstet Gynecol 59:285, 1982

DeWaay DJ, Syrop CH, Nygaard IE, et al: Natural history of uterine polyps and leiomyomata. Obstet Gynecol 100:3, 2002

Dibi RP, Zettler CG, Pessini SA, et al: Tamoxifen use and endometrial lesions: hysteroscopic, histological, and immunohistochemical findings in postmenopausal women with breast cancer. Menopause 16(2):293, 2009

Dreisler E, Sorensen SS, Ibsen PH, et al: Prevalence of endometrial polyps and abnormal uterine bleeding in a Danish population aged 20-74 years. Ultrasound Obstet Gynecol 33(1):102, 2009a

Dreisler E, Sorensen SS, Lose G: Endometrial polyps and associated factors in Danish women aged 36-74 years. Am J Obstet Gynecol 200(2):147. e1, 2009b

Dubinsky TJ: Value of sonography in the diagnosis of abnormal vaginal bleeding. J Clin Ultrasound 32:348, 2004

Eckert LO, Thwin SS, Hillier SL, et al: The antimicrobial treatment of subacute endometritis: a proof of concept study. Am J Obstet Gynecol 190:305, 2004

Emanuel MH, Verdel MJ, Wamsteker K, et al: A prospective comparison of transvaginal ultrasonography and diagnostic hysteroscopy in the evaluation of patients with abnormal uterine bleeding: clinical implications. Am J Obstet Gynecol 172:547, 1995

Everett C: Incidence and outcome of bleeding before the 20th week of pregnancy: prospective study from general practice. BMJ 315:32, 1997

Ewenstein BM: The pathophysiology of bleeding disorders presenting as abnormal uterine bleeding. Am J Obstet Gynecol 175(3 Pt 2):770, 1996

Farkouh ME, Greenberg BP: An evidence-based review of the cardiovascular risks of nonsteroidal anti-inflammatory drugs. Am J Cardiol 103(9):1227, 2009

Faundes D, Bahamondes L, Faundes A, et al: No relationship between the IUD position evaluated by ultrasound and complaints of bleeding and pain. Contraception 56:43, 1997

Federici AB: The use of desmopressin in von Willebrand disease: the experience of the first 30 years (1977-2007). Haemophilia 14 (Suppl 1):5, 2008

Ferenczy A: Pathophysiology of endometrial bleeding. Maturitas 45(1):1, 2003

Ferenczy A, Shore M, Guralnick M, et al: The Kevorkian curette. An appraisal of its effectiveness in endometrial evaluation. Obstet Gynecol 54:262, 1979

Ferrazzi E, Torri V, Trio D, et al: Sonographic endometrial thickness: a useful test to predict atrophy in patients with postmenopausal bleeding. An Italian multicenter study. Ultrasound Obstet Gynecol 7(5):315, 1996

Ferrazzi E, Zupi E, Leone FP, et al: How often are endometrial polyps malignant in asymptomatic postmenopausal women? A multicenter study. Am J Obstet Gynecol 200(3):235.e1, 2009

Fleischer AC, Shappell HW: Color Doppler sonohysterography of endometrial polyps and submucosal fibroids. J Ultrasound Med 22:601, 2003

Fong YF, Singh K: Effect of the levonorgesterol-releasing intrauterine system on uterine myomas in a renal transplant patient. Contraception 60(1):51, 1999

Foster PA: The reproductive health of women with von Willebrand disease unresponsive to DDAVP: results of an international survey. On behalf of the Subcommittee on von Willebrand Factor of the Scientific and Standardization Committee of the ISTH. Thromb Haemost 74(2):784, 1995

Fraser IS: Treatment of ovulatory and anovulatory dysfunctional uterine bleeding with oral progestogens. Aust N Z J Obstet Gynaecol 30(4):353, 1990

Fraser IS, McCarron G: Randomized trial of 2 hormonal and 2 prostaglandin-inhibiting agents in women with a complaint of menorrhagia. Aust N Z J Obstet Gynaecol 31:66, 1991

Fraser IS, McCarron G, Markham R: A preliminary study of factors influencing perception of menstrual blood loss volume. Am J Obstet Gynecol 149:788, 1984

Furness S, Roberts, H, Marjoribanks J, et al: Hormone replacement therapy in postmenopausal women and risk of endometrial hyperplasia. Cochrane Database Syst Rev 2:CD000402, 2009

Gardner FJ, Konje JC, Bell SC, et al: Prevention of tamoxifen induced endometrial polyps using a levonorgestrel releasing intrauterine system long-term follow-up of a randomised control trial. Gynecol Oncol 114(3):452, 2009

Gervaise A, Fernandez H, Capella-Allouc S, et al: Thermal balloon ablation versus endometrial resection for the treatment of abnormal uterine bleeding. Hum Reprod 14:2743, 1999

Ghosh TK: Arteriovenous malformation of the uterus and pelvis. Obstet Gynecol 68:40S, 1986

Gilmore H, Fleischhacker D, Hecht JL: Diagnosis of chronic endometritis in biopsies with stromal breakdown. Hum Pathol 28(4):581, 2007

Gleeson NC: Cyclic changes in endometrial tissue plasminogen activator and plasminogen activator inhibitor type 1 in women with normal menstruation and essential menorrhagia. Am J Obstet Gynecol 171:178, 1994

Golan A, Cohen-Sahar B, Keidar R, et al: Endometrial Polyps: Symptomatology, menopausal status and malignancy. Gynecol Obstet Invest 70(2):107, 2010

Goldstein SR: Menorrhagia and abnormal bleeding before the menopause. Best Pract Res Clin Obstet Gynaecol 18:59, 2004

Goldstein SR, Monteagudo A, Popiolek D, et al: Evaluation of endometrial polyps. Am J Obstet Gynecol 186:669, 2002

Goldstein SR, Zeltser I, Horan CK, et al: Ultrasonography-based triage for perimenopausal patients with abnormal uterine bleeding. Am J Obstet Gynecol 177(1):102, 1997

Granberg S, Wikland M, Karlsson B, et al: Endometrial thickness as measured by endovaginal ultrasonography for identifying endometrial abnormality. Am J Obstet Gynecol 164:47, 1991

Greenwood SM, Moran JJ: Chronic endometritis: morphologic and clinical observations. Obstet Gynecol 58:176, 1981

Grimes D: Intrauterine devices (IUDs). In Hatcher RA, Trussell J, Nelson AL (eds): Contraceptive Technology. New York, Ardent Media, 2007, p 123

Grimes DA: Diagnostic dilation and curettage: a reappraisal. Am J Obstet Gynecol 142:1, 1982

Haggerty CL, Totten PA, Ferris M, et al: Clinical characteristics of bacterial vaginosis among women testing positive for fastidious bacteria. Sex Transm Infect 85(4):242, 2009

Hall P, Maclachlan N, Thorn N, et al: Control of menorrhagia by the cyclo-oxygenase inhibitors naproxen sodium and mefenamic acid. Br J Obstet Gynaecol 94:554, 1987

Hallberg L, Hogdahl AM, Nilsson L, et al: Menstrual blood los—a population study. Variation at different ages and attempts to define normality. Acta Obstet Gynecol Scand 45:320, 1966

Hatasaka H: The evaluation of abnormal uterine bleeding. Clin Obstet Gynecol 48:258, 2005

Haynes PJ, Hodgson H, Anderson AB, et al: Measurement of menstrual blood loss in patients complaining of menorrhagia. Br J Obstet Gynaecol 84:763, 1977

Hernandez MR, Alvarez-Guerra M, Escolar G, et al: The hemostatic agent ethamsylate promotes platelet/leukocyte aggregate formation in a model of vascular injury. Fundam Clin Pharmacol 18:423, 2004

Hickey M, Dwarte D, Fraser IS: Superficial endometrial vascular fragility in Norplant users and in women with ovulatory dysfunctional uterine bleeding. Hum Reprod 15:1509, 2000a

Hickey M, Fraser I: Human uterine vascular structures in normal and diseased states. Microsc Res Tech 60:377, 2003

Hickey M, Fraser IS: Clinical implications of disturbances of uterine vascular morphology and function. Baillier's Best Pract Res Clin Obstet Gynaecol 14:937, 2000b

Hickey M, Fraser IS: Surface vascularization and endometrial appearance in women with menorrhagia or using levonorgestrel contraceptive implants. Implications for the mechanisms of breakthrough bleeding. Hum Reprod 17:2428, 2002

Higham JM, O'Brien PM, Shaw RW: Assessment of menstrual blood loss using a pictorial chart. Br J Obstet Gynaecol 97:734, 1990

Higham JM, Shaw RW: A comparative study of danazol, a regimen of decreasing doses of danazol, and norethindrone in the treatment of objectively proven unexplained menorrhagia. Am J Obstet Gynecol 169:1134, 1993

Hurskainen R, Teperi J, Rissanen P, et al: Clinical outcomes and costs with the levonorgestrel-releasing intrauterine system or hysterectomy for treatment of menorrhagia: randomized trial 5-year follow-up. JAMA 291:1456, 2004

Hurskainen R, Teperi J, Rissanen P, et al: Quality of life and cost-effectiveness of levonorgestrel-releasing intrauterine system versus hysterectomy for treatment of menorrhagia: a randomized trial. Lancet 357(9252):273, 2001

Inagaki N, Ung L, Otani T, et al: Uterine cavity matrix metalloproteinases and cytokines in patients with leiomyoma, adenomyosis or endometrial polyp. Eur J Obstet Gynecol Reprod Biol 111:197, 2003

Irvine GA, Cameron IT: Medical management of dysfunctional uterine bleeding. Best Pract Res Clin Obstet Gynaecol 13:189, 1999

Irvine GA, Campbell-Brown MB, Lumsden MA, et al: Randomised comparative trial of the levonorgestrel intrauterine system and norethisterone for treatment of idiopathic menorrhagia. BJOG 105:592, 1998

Jabbour HN, Kelly RW, Fraser HM, et al: Endocrine regulation of menstruation. Endocr Rev 27(1):17, 2006

Jakab A, Ovari L, Juhasz B, et al: Detection of feeding artery improves the ultrasound diagnosis of endometrial polyps in asymptomatic patients. Eur J Obstet Gynecol Reprod Biol 119:103, 2005

James AH, Kouides PA, Abdul-Kadir R, et al: Von Willebrand disease and other bleeding disorders in women: consensus on diagnosis and management from an international expert panel. Am J Obstet Gynecol 201(1):12.e1, 2009a

James AH, Manco-Johnson MJ, Yawn BP, et al: Von Willebrand disease: key points from the 2008 National Heart, Lung, and Blood Institute guidelines. Obstet Gynecol 114(3):674, 2009b

James AH, Myers ER, Cook C, et al: Complications of hysterectomy in women with von Willebrand disease. Haemophilia 15(4):926, 2009c

Janssen CA, Scholten PC, Heintz AP: A simple visual assessment technique to discriminate between menorrhagia and normal menstrual blood loss. Obstet Gynecol 85:977, 1995

Jeong KA, Park KH, Chung DJ, et al: Hysteroscopic endometrial ablation as a treatment for abnormal uterine bleeding in patients with renal transplants. J Am Assoc Gynecol Laparosc 11(2):252, 2004

Jorizzo JR, Chen MYM, Riccio GJ: Endometrial polyps: sonohysterographic evaluation. AJR Am J Roentgenol 176:617, 2001

Joshi JV, Bhandarkar SD, Chadha M, et al: Menstrual irregularities and lactation failure may precede thyroid dysfunction or goitre. J Postgrad Med 39:137, 1993

Kadir RA, Economides DL, Sabin CA, et al: Assessment of menstrual blood loss and gynaecological problems in patients with inherited bleeding disorders. Haemophilia 5:40, 1999

Kadir RA, Economides DL, Sabin CA, et al: Frequency of inherited bleeding disorders in women with menorrhagia. Lancet 351:485, 1998

Kapp N: WHO provider brief on hormonal contraception and liver disease. Contraception 80(4):325, 2009a

Kapp N, Tilley IB, Curtis KM: The effects of hormonal contraceptive use among women with viral hepatitis or cirrhosis of the liver: a systematic review. Contraception 80(4):381, 2009b

Karim BO, Burroughs FH, Rosenthal DL, et al: Endometrial-type cells in cervico-vaginal smears: clinical significance and cytopathologic correlates. Diagn Cytopathol 26:123, 2002

Karlsson B, Granberg S, Wikland M, et al: Transvaginal ultrasonography of the endometrium in women with postmenopausal bleeding—a Nordic multicenter study. Am J Obstet Gynecol 172:1488, 1995

Kaunitz AM, Meredith S, Inki P, et al: Levonorgestrel-releasing intrauterine system and endometrial ablation in heavy menstrual bleeding: a systematic review and meta-analysis. Obstet Gynecol 113:1104, 2009

Kelly RW, King AE, Critchley HO: Inflammatory mediators and endometrial function—focus on the perivascular cell. J Reprod Immunol 57:81, 2002

Kim KR, Peng R, Ro JY, et al: A diagnostically useful histopathologic feature of endometrial polyp: the long axis of endometrial glands arranged parallel to surface epithelium. Am J Surg Pathol 28:1057, 2004

Kingman CE, Kadir RA, Lee CA, et al: The use of levonorgestrel- releasing intrauterine system for treatment of menorrhagia in women with inherited bleeding disorders. BJOG 111(12):1425, 2004

Koutras DA: Disturbances of menstruation in thyroid disease. Ann NY Acad Sci 816:280, 1997

Krassas GE, Pontikides N, Kaltsas T, et al: Disturbances of menstruation in hypothyroidism. Clin Endocrinol 50:655, 1999

Kriplani A, Kulshrestha V, Agarwal N, et al: Role of tranexamic acid in management of dysfunctional uterine bleeding in comparison with medroxyprogesterone acetate. J Obstet Gynaecol 26(7):673, 2006

Krissi H, Bar-Hava I, Orvieto R, et al: Endometrial carcinoma in a post-menopausal woman with atrophic endometrium and intra-cavitary fluid: a case report. Eur J Obstet Gynecol Reprod Biol 77:245, 1998

Kuzel D, Toth D, Cindr J, et al: Minimally invasive and hysteroscopic diagnosis and treatment of patients after organ transplantation. J Obstet Gynaecol Res 35(2):339, 2009

Lak M, Peyvandi F, Mannucci PM: Clinical manifestations and complications of childbirth and replacement therapy in 385 Iranian patients with type 3 von Willebrand disease. Br J Haematol 111:1236, 2000

Lee CA, Abdul-Kadir R: Von Willebrand disease and women's health. Semin Hematol 42:42, 2005

Leese PT, Hubbard RC, Karim A, et al: Effects of celecoxib, a novel cyclooxygenase-2 inhibitor, on platelet function in healthy adults: a randomized, controlled trial. J Clin Pharmacol 40:124, 2000

Leiserowitz GS, Graves R: Abnormal uterine bleeding. In Steven CS, Sullivan ND, Tilton P (eds): Manual of Outpatient Gynecology. Boston, Little, Brown, 1996, p 83

Lethaby A, Augood C, Duckitt K: Nonsteroidal anti-inflammatory drugs for heavy menstrual bleeding. Cochrane Database Syst Rev 4:CD000400, 2007

Lethaby A, Cooke I, Rees MC: Progesterone or progestogen-releasing intrauterine systems for heavy menstrual bleeding. Cochrane Database Syst Rev 4:CD002126, 2005

Lethaby A, Farquhar C, Cooke I: Antifibrinolytics for heavy menstrual bleeding. Cochrane Database Syst Rev 4:CD000249, 2000

Lethaby A, Irvine G, Cameron I: Cyclical progestogens for heavy menstrual bleeding. Cochrane Database Syst Rev 1:CD001016, 2008

Leung PL, Tam WH, Kong WS, et al: Intrauterine pathology in women with abnormal uterine bleeding taking hormone replacement therapy. J Am Assoc Gynecol Laparosc 10(2):260, 2003

Levens ED, Scheinberg P, DeCherney AH: Severe menorrhagia associated with thrombocytopenia. Obstet Gynecol 110(4):913, 2007

Lindner LE, Geerling S, Nettum JA, et al: Clinical characteristics of women with chlamydial cervicitis. J Reprod Med 33:684, 1988

Lippman SA, Warner M, Samuels S, et al: Uterine fibroids and gynecologic pain symptoms in a population-based study. Fertil Steril 80:1488, 2003

Litta P, Merlin F, Saccardi C, et al: Role of hysteroscopy with endometrial biopsy to rule out endometrial cancer in postmenopausal women with abnormal uterine bleeding. Maturitas 50:117, 2005

Love CD, Muir BB, Scrimgeour JB, et al: Investigation of endometrial abnormalities in asymptomatic women treated with tamoxifen and an evaluation of the role of endometrial screening. J Clin Oncol 17:2050, 1999

Lowenstein L, Solt I, Deutsch M, et al: A life-threatening event: uterine cervical arteriovenous malformation. Obstet Gynecol 103:1073, 2004

Lukes AS, Kadir RA, Peyvandi F, et al: Disorders of hemostasis and excessive menstrual bleeding: prevalence and clinical impact. Fertil Steril 84:1338, 2005

Lukes AS, Moore KA, Muse KN: Tranexamic Acid Treatment for Heavy Menstrual Bleeding. Obstet Gynecol 116(4):865, 2010

Machtinger R, Korach J, Padoa A, et al: Transvaginal ultrasound and diagnostic hysteroscopy as a predictor of endometrial polyps: risk factors for premalignancy and malignancy. Int J Gynecol Cancer 15:325, 2005

MacKenzie IZ, Naish C, Rees CM, et al: Why remove all cervical polyps and examine them histologically? BJOG 116(8):1127, 2009

Maia H Jr, Maltez A, Studard E, et al: Effect of previous hormone replacement therapy on endometrial polyps during menopause. Gynecol Endocrinol 18:299, 2004

Majmudar B, Ghanee N, Horowitz IR, et al: Uterine arteriovenous malformation necessitating hysterectomy with bilateral salpingo-oophorectomy in a young pregnant patient. Arch Pathol Lab Med 122:842, 1998

Makarainen L, Ylikorkala O: Ibuprofen prevents IUCD-induced increases in menstrual blood loss. Br J Obstet Gynaecol 93:285, 1986a

Makarainen L, Ylikorkala O: Primary and myoma-associated menorrhagia: role of prostaglandins and effects of ibuprofen. Br J Obstet Gynaecol 93:974, 1986b

Mannucci PM, Duga S, Peyvandi F: Recessively inherited coagulation disorders. Blood 104:1243, 2004

Mannucci PM, Tuddenham EGD: The hemophilias—from royal genes to gene therapy. N Engl J Med 344:1773, 2001

Marchini M, Tozzi L, Bakshi R, et al: Comparative efficacy of diclofenac dispersible 50 mg and ibuprofen 400 mg in patients with primary dysmenorrhea. A randomized, double-blind, within-patient, placebo-controlled study. Int J Clin Pharmacol Ther 33:491, 1995

Marrazzo JM, Handsfield HH, Whittington WL: Predicting chlamydial and gonococcal cervical infection: implications for management of cervicitis. Obstet Gynecol 100:579, 2002

Martin-Johnston MK, Okoji OY, Armstrong A: Therapeutic amenorrhea in patients at risk for thrombocytopenia. Obstet Gynecol Surv 63(6):395, 2008

Martyn P, Allan B: Long-term follow-up of endometrial ablation. J Am Assoc Gynecol Laparosc 5:115, 1998

Mass K, Quint EH, Punch MR, et al: Gynecological and reproductive function after liver transplantation. Transplantation 62:476, 1996

Matuszkiewicz-Rowińska J, Skorzewska K, Radowicki S, et al: Endometrial morphology and pituitary-gonadal axis dysfunction in women of reproductive age undergoing chronic haemodialysis–a multicentre study. Nephrol Dial Transplant 19:2074, 2004

McGavigan CJ, Dockery P, Metaxa-Mariatou V, et al: Hormonally mediated disturbance of angiogenesis in the human endometrium after exposure to intrauterine levonorgestrel. Hum Reprod 18:77, 2003

McGrath RT, McRae E, Smith OP, et al: Platelet von Willebrand factor—structure, function and biological importance. Br J Haematol 148(6):834, 2010

Merz E, Miric-Tesanic D, Bahlmann F, et al: Sonographic size of uterus and ovaries in pre- and postmenopausal women. Ultrasound Obstet Gynecol 7(1):38, 1996

Meyer WR, Walsh BW, Grainger DA, et al: Thermal balloon and rollerball ablation to treat menorrhagia: a multicenter comparison. Obstet Gynecol 92:98, 1998

Miller CH, Haff E, Platt SJ, et al: Measurement of von Willebrand factor activity: relative effects of ABO blood type and race. J Thromb Haemost 1:2191, 2003

Milsom I, Andersson K, Jonasson K, et al: The influence of the Gyne-T 380S IUD on menstrual blood loss and iron status. Contraception 52:175, 1995

Moschos E, Ashfaq R, McIntire DD, et al: Saline-infusion sonography endometrial sampling compared with endometrial biopsy in diagnosing endometrial pathology. Obstet Gynecol 113(4):881, 2009

Mousa HA, Abou El Senoun GM, Mahmood TA: Medium-term clinical outcome of women with menorrhagia treated by rollerball endometrial ablation versus abdominal hysterectomy with conservation of at least one ovary. Acta Obstet Gynecol Scand 80:442, 2001

Munro MG, Mainor N, Basu R, et al: Oral medroxyprogesterone acetate and combination oral contraceptives for acute uterine bleeding: a randomized controlled trial. Obstet Gynecol 108(4):924, 2006

Nalaboff KM, Pellerito JS, Ben Levi E: Imaging the endometrium: disease and normal variants. Radiographics 21:1409, 2001

Nanda S, Chadha N, Sen J, et al: Transvaginal sonography and saline infusion sonohysterography in the evaluation of abnormal uterine bleeding. Aust N Z J Obstet Gynaecol 42:530, 2002

Nelson AL, Cwiak C: Combined oral contraceptives. In Hatcher RA, Trussell J, Nelson AL (eds): Contraceptive Technology, 20th ed. New York, Ardent Media, 2011, 313

Ness RB, Brunham RC, Shen C, et al: Associations among human leukocyte antigen (HLA) class II DQ variants, bacterial sexually transmitted diseases, endometritis, and fertility among women with clinical pelvic inflammatory disease. Sex Transm Dis 31:301, 2004

Nichols WL, Hultin MB, James AH, et al: Von Willebrand disease (VWD): evidence-based diagnosis and management guidelines, the National Heart, Lung, and Blood Institute (NHLBI) Expert Panel report (USA). Haemophilia 14(2):171, 2008

Nichols WL, Rick ME, Ortel TL, et al: Clinical and laboratory diagnosis of von Willebrand disease: a synopsis of the 2008 NHLBI/NIH guidelines. Am J Hematol 84(6):366, 2009

Obenson K, Abreo F, Grafton WD: Cytohistologic correlation between AGUS and biopsy-detected lesions in postmenopausal women. Acta Cytolog 44:41, 2000

Ober WB: Effects of oral and intrauterine administration of contraceptives on the uterus. Hum Pathol 8:513, 1977

Oehler MK, Rees MC: Menorrhagia: an update. Acta Obstet Gynecol Scand 82:405, 2003

Oguz S, Sargin A, Kelekci S, et al: The role of hormone replacement therapy in endometrial polyp formation. Maturitas 50(3):231, 2005

Oliveira-Ribeiro M, Petta CA, De Angelo Andrade LAL, et al: Correlation between endometrial histology, microvascular density and calibre, matrix metalloproteinase-3 and bleeding pattern in women using a levonorgestrel-releasing intrauterine system. Hum Reprod 19:1778, 2004

Oral E, Cagdas A, Gezer A, et al: Hematological abnormalities in adolescent menorrhagia. Arch Gynecol Obstet 266:72, 2002

Paavonen J, Stevens CE, Wolner-Hanssen P, et al: Colposcopic manifestations of cervical and vaginal infections. Obstet Gynecol Surv 43:373, 1988

Pasrija S, Trivedi SS, Narula MK: Prospective study of saline infusion sonohysterography in evaluation of perimenopausal and postmenopausal women with abnormal uterine bleeding. J Obstet Gynaecol Res 30:27, 2004

Pérez-Medina T, Bajo-Arenas J, Salazar F, et al: Endometrial polyps and their implication in the pregnancy rates of patients undergoing intrauterine insemination: a prospective randomised study. Hum Reprod 20:1632, 2005

Peterson EP: Endometrial carcinoma in young women. A clinical profile. Obstet Gynecol 31:702, 1968

Philipp CS, Faiz A, Dowling N, et al: Age and the prevalence of bleeding disorders in women with menorrhagia. Obstet Gynecol 105:61, 2005

Pisoni CN, Cuadrado MJ, Khamashta MA, et al: Treatment of menorrhagia associated with oral anticoagulation: efficacy and safety of the levonorgestrel releasing intrauterine device (Mirena coil). Lupus, 15(12):877, 2006

Pizarro E, Schoenstedt G, Mehech G, et al: Uterine cavity and the location of IUDs following administration of meclofenamic acid to menorrhagic women. A pilot study. Contraception 40:413, 1989

Polyzos NP, Mauri D, Tsioras S, et al: Intraperitoneal dissemination of endometrial cancer cells after hysteroscopy: a systematic review and meta-analysis. Int J Gynecol Cancer 20(2):261, 2010

Prentice A: When does heavy flow merit treatment? Practitioner 244:174, 2000

Preston JT, Cameron IT, Adams EJ, et al: Comparative study of tranexamic acid and norethisterone in the treatment of ovulatory menorrhagia. Br J Obstet Gynaecol 102:401, 1995

Preutthipan S, Herabutya Y: Hysteroscopic polypectomy in 240 premenopausal and postmenopausal women. Fertil Steril 83:705, 2005

Quint EH, Perlman SE: Premenarchal vaginal bleeding. J Pediatr Adolesc Gynecol 14:135, 2001

Raff GJ, Kasper KM, Hollinger EF Jr, et al: Laparoscopic hysterectomy in patients with prior renal transplantation. J Minim Invasive Gynecol 15(2):223, 2008

Rahimi S, Marani C, Renzi C, et al: Endometrial polyps and the risk of atypical hyperplasia on biopsies of unremarkable endometrium: a study on 694 patients with benign endometrial polyps. Int J Gynecol Pathol 28(6):522, 2009

Rees M: Menorrhagia. Br Med J (Clin Res Ed) 294:759, 1987

Reid PC, Coker A, Coltart R: Assessment of menstrual blood loss using a pictorial chart: a validation study. BJOG 107:320, 2000

Reid PC, Virtanen-Kari S: Randomised comparative trial of the levonorgestrel intrauterine system and mefenamic acid for the treatment of idiopathic menorrhagia: a multiple analysis using total menstrual fluid loss, menstrual blood loss and pictorial blood loss measurements. BJOG 112:1121, 2005

Reslova T, Tosner J, Resl M, et al: Endometrial polyps. A clinical study of 245 cases. Arch Gynecol Obstet 262:133, 1999

Revel A, Tsafrir A, Anteby SO, et al: Does hysteroscopy produce intraperitoneal spread of endometrial cancer cells? Obstet Gynecol Surv 59:280, 2004

Reynolds RF, Obermeyer CM, Walker AM, et al: The role of treatment intentions and concerns about side effects in women's decision to discontinue postmenopausal hormone therapy. Maturitas 43:183, 2002

Rhoton-Vlasak A, Chegini N, Hardt N, et al: Histological characteristics and altered expression of interleukins (IL) IL-13 and IL-15 in endometria of levonorgestrel users with different uterine bleeding patterns. Fertil Steril 83:659, 2005

Rodeghiero F: Management of menorrhagia in women with inherited bleeding disorders: general principles and use of desmopressin. Haemophilia 14 (Suppl 1):21, 2008

Rogers PA, Abberton KM: Endometrial arteriogenesis: vascular smooth muscle cell proliferation and differentiation during the menstrual cycle and changes associated with endometrial bleeding disorders. Microsc Res Tech 60:412, 2003

Roopa BA, Loganath A, Singh K: The effect of a levonorgestrel-releasing intrauterine system on angiogenic growth factors in the endometrium. Hum Reprod 18:1809, 2003

Rose PG: Endometrial carcinoma. N Engl J Med 335:640, 1996

Rosenberg MJ, Long SC: Oral contraceptives and cycle control: A critical review of the literature. Adv Contracept 8:35, 1992

Rosenthal AN, Panoskaltsis T, Smith T, et al: The frequency of significant pathology in women attending a general gynaecological service for postcoital bleeding. BJOG 108:103, 2001

Roy S, Shaw ST Jr: Role of prostaglandins in IUD-associated uterine bleeding–effect of a prostaglandin synthetase inhibitor (ibuprofen). Obstet Gynecol 58:101, 1981

Roy SN, Bhattacharya S: Benefits and risks of pharmacological agents used for the treatment of menorrhagia. Drug Saf 27:75, 2004

Rubin G, Wortman M, Kouides PA: Endometrial ablation for von Willebrand disease-related menorrhagia—experience with seven cases. Haemophilia 10:477, 2004

Ryu JA, Kim B, Lee J, et al: Comparison of transvaginal ultrasonography with hysterosonography as a screening method in patients with abnormal uterine bleeding. Korean J Radiol 5:39, 2004

Saarikoski S, Yliskoski M, Penttila I: Sequential use of norethisterone and natural progesterone in pre-menopausal bleeding disorders. Maturitas 12:89, 1990

Sahu B, Latheef R, Aboel Magd S: Prevalence of pathology in women attending colposcopy for postcoital bleeding with negative cytology. Arch Gynecol Obstet 276(5):471, 2007

Salazar GM, Petrozza JC, Walker TG: Transcatheter endovascular techniques for management of obstetrical and gynecologic emergencies. Tech Vasc Interv Radiol 12(2):139, 2009

Savelli L, De Iaco P, Santini D, et al: Histopathologic features and risk factors for benignity, hyperplasia, and cancer in endometrial polyps. Am J Obstet Gynecol 188:927, 2003

Schafer AI: Essential thrombocythemia and thrombocytosis. In Lichtman MA, Beutler E, Kipps TJ, et al (eds): Williams Hematology, 7th ed., New York, McGraw-Hill, 2006

Schnatz PF, Ricci S, O'Sullivan DM: Cervical polyps in postmenopausal women: is there a difference in risk? Menopause 16(3):524, 2009

Schrager S: Abnormal uterine bleeding associated with hormonal contraception. Am Fam Physician 65:2073, 2002

Selo-Ojeme DO, Dayoub N, Patel A, et al: A clinico-pathological study of postcoital bleeding. Arch Gynecol Obstet 270:34, 2004

Seltzer VL, Benjamin F, Deutsch S: Perimenopausal bleeding patterns and pathologic findings. J Am Med Womens Assoc 45:132, 1990

Shalini R, Amita S, Neera MA: How alarming is post-coital bleeding–a cytologic, colposcopic and histopathologic evaluation. Gynecol Obstet Invest 45:205, 1998

Shamonki MI, Ziegler WF, Badger GJ, et al: Prediction of endometrial ablation success according to perioperative findings. Am J Obstet Gynecol 182:1005, 2000

Shankar M, Lee CA, Sabin CA, et al: von Willebrand disease in women with menorrhagia: a systematic review. BJOG 111:734, 2004

Shaw ST Jr, Macaulay LK, Hohman WR: Morphological studies on IUD-induced metrorrhagia. I. Endometrial changes and clinical correlations. Contraception 19(1):47, 1979a

Shaw ST Jr, Macaulay LK, Hohman WR: Vessel density in endometrium of women with and without intrauterine contraceptive devices: a morphometric evaluation. Am J Obstet Gynecol 135:202, 1979b

Sheikh M, Sawhney S, Khurana A, et al: Alteration of sonographic texture of the endometrium in post-menopausal bleeding. A guide to further management. Acta Obstet Gynecol Scand 79:1006, 2000

Shi AA, Lee SL: Radiological reasoning: algorithmic workup of abnormal vaginal bleeding with endovaginal sonography and sonohysterography. AJR Am J Roentgenol 191(6 Suppl):S68, 2008

Shokeir TA, Shalan HM, El Shafei MM: Significance of endometrial polyps detected hysteroscopically in eumenorrheic infertile women. J Obstet Gynaecol Res 30:84, 2004

Siegel JE: Abnormalities of hemostasis and abnormal uterine bleeding. Clin Obstet Gynecol 48:284, 2005

Singh RH, Blumenthal P: Hormonal management of abnormal uterine bleeding. Clin Obstet Gynecol 48:337, 2005

Smith YR, Quint EH, Hertzberg RB: Menorrhagia in adolescents requiring hospitalization. J Pediat Adolesc Gynecol 11:13, 1998

Smith-Bindman R, Kerlikowske K, Feldstein VA, et al: Endovaginal ultrasound to exclude endometrial cancer and other endometrial abnormalities. JAMA 280:1510, 1998

Soares SR, dos Reis MMBB, Camargos AF: Diagnostic accuracy of sonohysterography, transvaginal sonography, and hysterosalpingography in patients with uterine cavity diseases. Fertil Steril 73:406, 2000

Solomon SD, Pfeffer MA, McMurray JJ, et al: Effect of celecoxib on cardiovascular events and blood pressure in two trials for the prevention of colorectal adenomas. Circulation 114:1028, 2006

Stabinsky SA, Einstein M, Breen JL: Modern treatments of menorrhagia attributable to dysfunctional uterine bleeding. Obstet Gynecol Surv 54:61, 1999

Stellon AJ, Williams R: Increased incidence of menstrual abnormalities and hysterectomy preceding primary biliary cirrhosis. Br Med J (Clin Res Ed) 293:297, 1986

Stewart A, Cummins C, Gold L, et al: The effectiveness of the levonorgestrel-releasing intrauterine system in menorrhagia: a systematic review. Br J Obstet Gynaecol 108:74, 2001

Stock RJ, Kanbour A: Prehysterectomy curettage. Obstet Gynecol 45:537, 1975

Stovall TG, Ling FW, Morgan PL: A prospective, randomized comparison of the Pipelle endometrial sampling device with the Novak curette. Am J Obstet Gynecol 165:1287, 1991

Stovall TG, Solomon SK, Ling FW: Endometrial sampling prior to hysterectomy. Obstet Gynecol 73:405, 1989

Svirsky R, Smorgick N, Rozowski U, et al: Can we rely on blind endometrial biopsy for detection of focal intrauterine pathology? Am J Obstet Gynecol 199(2):115.e1, 2008

Tabor A, Watt HC, Wald NJ: Endometrial thickness as a test for endometrial cancer in women with postmenopausal vaginal bleeding. Obstet Gynecol 99:663, 2002

Tahir MM, Bigrigg MA, Browning JJ, et al: A randomised controlled trial comparing transvaginal ultrasound, outpatient hysteroscopy and endometrial biopsy with inpatient hysteroscopy and curettage. Br J Obstet Gynaecol 106:1259, 1999

Timmerman D, Wauters J, Van Calenbergh S, et al: Color Doppler imaging is a valuable tool for the diagnosis and management of uterine vascular malformations. Ultrasound Obstet Gynecol 21:570, 2003

Timmermans A, Opmeer BC, Khan KS, et al: Endometrial thickness measurement for detecting endometrial cancer in women with postmenopausal bleeding: a systematic review and meta-analysis. Obstet Gynecol 116(1):160, 2010

Tsuda H, Kawabata M, Kawabata K, et al: Improvement of diagnostic accuracy of transvaginal ultrasound for identification of endometrial malignancies by using cutoff level of endometrial thickness based on length of time since menopause. Gynecol Oncol 64:35, 1997

Van den Bosch T, Verguts J, Daemen A, et al: Pain experienced during transvaginal ultrasound, saline contrast sonohysterography, hysteroscopy and office sampling: a comparative study. Ultrasound Obstet Gynecol 31(3):346, 2008

Van Doorn LC, Dijkhuizen FP, Kruitwagen RF, et al: Accuracy of transvaginal ultrasonography in diabetic or obese women with postmenopausal bleeding. Obstet Gynecol 104:571, 2004

Varasteh NN, Neuwirth RS, Levin B, et al: Pregnancy rates after hysteroscopic polypectomy and myomectomy in infertile women. Obstet Gynecol 94:168, 1999

Vargyas JM, Campeau JD, Mishell DR Jr: Treatment of menorrhagia with meclofenamate sodium. Am J Obstet Gynecol 157:944, 1987

Vercellini P, Cortesi I, Oldani S, et al: The role of transvaginal ultrasonography and outpatient diagnostic hysteroscopy in the evaluation of patients with menorrhagia. Hum Reprod 12(8):1768, 1997

Vilos GA: Hysteroscopic and nonhysteroscopic endometrial ablation. Obstet Gynecol Clin North Am 31:687, 2004

Vilos GA, Tureanu V, Garcia M, et al: The levonorgestrel intrauterine system is an effective treatment in women with abnormal uterine bleeding and anticoagulant therapy. J Minim Invasive Gynecol 16(4):480, 2009

Wang JH, Zhao J, Lin J: Opportunities and risk factors for premalignant and malignant transformation of endometrial polyps: management strategies. J Minim Invasive Gynecol 17(1):53, 2010

Warner PE, Critchley HO, Lumsden MA, et al: Menorrhagia I: measured blood loss, clinical features, and outcome in women with heavy periods: a survey with follow-up data. Am J Obstet Gynecol 190:1216, 2004

Weiss JL, Malone FD, Vidaver J, et al: Threatened abortion: a risk factor for poor pregnancy outcome, a population-based screening study. Am J Obstet Gynecol 190:745, 2004

Wellington K, Wagstaff AJ: Tranexamic acid: a review of its use in the management of menorrhagia. Drugs 63:1417, 2003

Wiesenfeld HC, Hillier SL, Krohn MA, et al: Lower genital tract infection and endometritis: insight into subclinical pelvic inflammatory disease. Obstet Gynecol 100:456, 2002

Wilansky DL, Greisman B: Early hypothyroidism in patients with menorrhagia. Am J Obstet Gynecol 160:673, 1989

Wu HH, Schuetz MJ III, Cramer H: Significance of benign endometrial cells in Pap smears from postmenopausal women. J Reprod Med 46:795, 2001

Yanaihara A, Yorimitsu T, Motoyama H: Location of endometrial polyp and pregnancy rate in infertility patients. Fertil Steril 90(1):180, 2008

Ylikorkala O: Prostaglandin synthesis inhibitors in menorrhagia, intrauterine contraceptive device-induced side effects and endometriosis. Pharmacol Toxicol 75(Suppl 2):86, 1994

Yokomine D, Yoshinaga M, Baba Y, et al: Successful management of uterine arteriovenous malformation by ligation of feeding artery after unsuccessful uterine artery embolization. J Obstet Gynaecol Res 35(1):183, 2009

Younis MTS, Iram S, Anwar B, et al: Women with asymptomatic cervical polyps may not need to see a gynaecologist or have them removed: An observational retrospective study of 1126 cases. Eur J Obstet Gynecol Reprod Biol 150(2):190, 2010

Zerbe MJ, Zhang J, Bristow RE, et al: Retrograde seeding of malignant cells during hysteroscopy in presumed early endometrial cancer. Gynecol Oncol 79(1):55, 2000

Zhang JY, Luo LL: [Intrauterine device-induced menorrhagia and endometrial content of prostacyclins]. [Chinese]. Chung-Hua Fu Chan Ko Tsa Chih [Chinese J Obstet Gynecol] 27:167, 1992

CAPÍTULO 9

Massa Pélvica

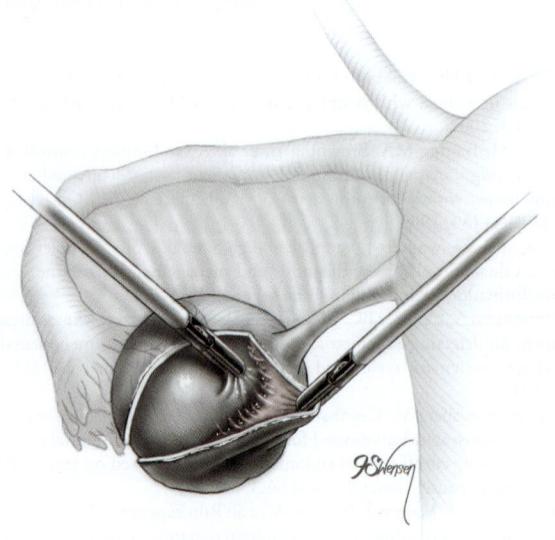

FATORES DEMOGRÁFICOS	246
LEIOMIOMAS	247
HEMATOMETRA	259
ADENOMIOSE	259
HIPERTROFIA MIOMETRIAL	261
DIVERTÍCULOS UTERINOS OU CERVICAIS	261
OVÁRIO	262
GRUPO DAS MASSAS CÍSTICAS OVARIANAS	262
CISTOS OVARIANOS FUNCIONAIS	265
CISTOS OVARIANOS NEOPLÁSICOS BENIGNOS	266
TUMORES OVARIANOS SÓLIDOS	269
SÍNDROME DO OVÁRIO RESTANTE	270
TORÇÃO DE MASSAS ANEXIAIS	270
MASSAS PARAOVARIANAS	272
PATOLOGIA DAS TUBAS UTERINAS	273
REFERÊNCIAS	274

As massas pélvicas são achados clínicos comuns e podem comprometer órgãos reprodutivos ou estruturas não ginecológicas. Podem ser identificadas em mulheres assintomáticas durante exame pélvico de rotina ou podem causar sintomas. As queixas típicas abrangem dor, sensações de pressão, dismenorreia ou sangramento uterino anormal. Embora a maioria das massas pélvicas seja uma lesão adquirida, algumas poucas surgem como anomalias congênitas. Na avaliação de massas pélvicas, os testes laboratoriais não são informativos, mas níveis séricos da gonadotrofina coriônica humana β (β-hCG, de β-*human chorionic gonadotropin*) ou marcadores tumorais podem ser bastante úteis. A princípio, as imagens de ultrassonografia são as preferidas, mas as imagens de tomografia computadorizada (TC) ou ressonância magnética (RM) podem ser importantes quando a natureza da massa ainda for incerta. O tratamento das massas pélvicas varia de acordo com os sintomas, a idade e os fatores de risco da paciente. Embora o tratamento clínico para muitas massas pélvicas seja possível, para outras o tratamento cirúrgico oferece taxas de sucesso mais altas.

FATORES DEMOGRÁFICOS

A maior influência na avaliação da massa pélvica é a idade. A patologia varia muito com o fator etário, e as neoplasias são mais prevalentes em mulheres com mais idade.

■ Meninas na fase pré-puberal

A maioria das massas pélvicas ginecológicas nesse grupo etário compromete o ovário. Mesmo durante a infância, os ovários estão ativos, e muitas dessas massas são cistos funcionais (de Silva, 2004; Deligeoroglou, 2004). Em geral, as lesões neoplásicas são tumores benignos de células germinativas, e os teratomas císticos maduros (cistos dermoides) são os mais comuns (Brown, 1993; Islam, 2008). Os tumores ovarianos malignos em crianças e adolescentes são raros e responsáveis por apenas 0,9% de todas as malignidades nesse grupo etário (Young, 1975). Conforme será discutido no Capítulo 14 (p. 389), os cistos simples assintomáticos inicialmente podem ser considerados funcionais e mantidos em observação. Para aqueles que se mostrarem complexos ou persistentes, normalmente há indicação de avaliação cirúrgica adicional. Nessa população, a laparoscopia e, em muitos casos, a cistectomia ovariana, em detrimento da ooforectomia, são as abordagens indicadas.

■ Adolescentes

Em grande parte, a incidência e o tipo da patologia ovariana encontrados nas adolescentes são similares àqueles nas meninas na fase pré-puberal. No entanto, a partir do início da função reprodutiva, as massas pélvicas nas adolescentes também podem incluir endometriomas, sequela de doença inflamatória pélvica (DIP) e gravidez. As massas ginecológicas representam um desafio diagnóstico especial em crianças e adolescentes, porque as neoplasias benignas ocorrem em número muito maior do que as malignas, e seus sinais e sintomas clínicos, em geral, são inespecíficos.

Mulheres em idade reprodutiva

Vários distúrbios do trato genital causam massas pélvicas em mulheres adultas. Aumento uterino produzido por gravidez, cistos ovarianos funcionais e leiomiomas são as causas mais comuns. Endometrioma, teratoma cístico maduro, abscessos tubo-ovarianos agudos ou crônicos e gestações ectópicas são outras causas frequentes. Em sua maioria, as massas pélvicas nessa faixa etária são benignas, mas as taxas de tumores malignos caracteristicamente aumentam com a idade.

Mulheres na pós-menopausa

Com o término da ovulação e da função reprodutiva, as causas de massas pélvicas também mudam. Cistos ovarianos simples e leiomiomas ainda são fontes comuns. Embora normalmente a menopausa resulte em atrofia dos leiomiomas, em muitas mulheres persiste o aumento do útero. É importante notar que a malignidade é uma causa mais frequente de massas pélvicas nesse grupo demográfico. Os tumores uterinos, inclusive o adenocarcinoma e o sarcoma, podem causar aumento uterino associado. Além disso, o câncer ovariano é responsável por quase 3% dos novos cânceres entre todas as mulheres, com estimativa de mais de 21.900 novos casos esperados nos Estados Unidos para 2011 (American Cancer Society, 2011).[1]

ÚTERO

O aumento uterino é comum e costuma ser o resultado de gravidez ou de leiomiomas. É mais raro o aumento ocorrer em razão de adenomiose, hematometra ou de massa anexial aderente.

Leiomiomas

Leiomiomas são neoplasias benignas do músculo liso que com frequência originam-se no miométrio. Em geral, são referidos como *miomas uterinos* e, como seu conteúdo considerável de colágeno produz uma consistência fibrosa, são erroneamente denominados *fibromas*. Sua incidência costuma ser citada como 20 a 25%, mas chegou a atingir 70 a 80% em estudos usando exames histológicos ou ultrassonográficos (Buttram, 1981; Cramer, 1990; Day Baird, 2003). Além disso, o valor comprovado varia dependendo da faixa etária e raça da população estudada (Day Baird, 2003).

Em muitas mulheres, os leiomiomas são clinicamente insignificantes. Por outro lado seu número, tamanho e localização dentro do útero podem provocar diversos sintomas. Em conjunto, esses sintomas constituem um segmento importante da prática ginecológica. Por exemplo, de todas as internações hospitalares por problemas ginecológicos havidas entre 1998 e 2005, leiomioma uterino foi o diagnóstico mais comum, representando 27% das admissões em ginecologia (Whiteman, 2010).

Patologia

Em geral, os leiomiomas são tumores redondos, brancos nacarados, firmes, elásticos e que, na superfície de corte, exibem um padrão espiralado (Fig. 9-1). Um útero caracteristicamente envolvido contém 6 a 7 tumores de tamanhos variados (Cramer, 1990). Os leiomiomas encontram-se autonomamente isolados do miométrio ao seu redor por uma camada tecidual fina, conectiva externa. Esse plano de clivagem é clinicamente importante por permitir que os leiomiomas sejam facilmente "separados" do útero durante a cirurgia.

Histologicamente, os leiomiomas contêm células alongadas de músculo liso agregadas em feixes. No entanto, a atividade mitótica é rara, sendo um ponto-chave na diferenciação do leiomiossarcoma.

A aparência característica dos leiomiomas pode ser alterada quando o tecido muscular normal é substituído por várias substâncias degenerativas após hemorragia e necrose. Esse processo é coletivamente chamado de *degeneração*, e as substâncias substitutivas determinam a denominação desses tipos degenerativos. Dentre as possíveis formas estão hialina, calcificada, cística, mixoide, carnosa ou vermelha e gordurosa. Tais alterações no aspecto macroscópico são reconhecidas como variantes normais pela maioria dos cirurgiões e patologistas. Necrose e degeneração desenvolvem-se com frequência nos leiomiomas em razão do suprimento limitado de sangue dentro desses tumores. Em comparação com o miométrio normal ao seu redor, os leiomiomas apresentam menor densidade arterial. (Fig. 9-2). Além disso, a falta de organização vascular intrínseca deixa alguns tumores vulneráveis à hipoperfusão e à isquemia (Farrer-Brown, 1970; Forssman, 1976). Como será discutido adiante, a degeneração pode ser acompanhada por dor aguda.

Citogenética

Cada leiomioma é derivado de um único miócito progenitor. Assim, cada tumor dentro de um útero com múltiplos tumores apresenta origem citogenética independente (Mashal, 1994; Townsend, 1970). A mutação primária que inicia a tumorigênese é desconhecida, mas encontram-se falhas cariotípicas identificáveis em aproximadamente 40% dos leiomiomas (Rein, 1998; Xing,1997). Foram identificados diversos defeitos singulares envolvendo os cromossomos 6, 7, 12 e 14 e, mais raramente, 1, 3, 10 e 13 correlacionados com a velocidade e o direcionamento do crescimento do tumor (Brosens, 1998; Hodge, 2007). Supõe-se que a caracterização complementar das funções específicas dessas alterações cariotípicas ajudará a definir as etapas importantes no desenvolvimento do leiomioma.

Efeitos dos estrogênios

Os leiomiomas uterinos são tumores sensíveis ao estrogênio e à progesterona (Tabela 9-1). Consequentemente, eles se desenvolvem durante os anos reprodutivos. Após a menopausa, os leiomiomas geralmente regridem e o desenvolvimento de novos tumores é raro. Assim, parece que muitos fatores de risco e de proteção dependem de circunstâncias que cronicamente alterem os níveis de estrogênio, progesterona ou ambos. Esse conceito é parte integrante da compreensão de muitos dos fatores de risco associados ao desenvolvimento e crescimento dos leiomiomas e da formulação dos planos de tratamento. É provável que os hormônios esteroides sexuais sejam mediadores desse efeito por estimulação ou inibição da transcrição e produção de fatores de crescimento celular.

Os próprios leiomiomas criam um ambiente hiperestrogênico, que parece ser requisito para seu crescimento e manu-

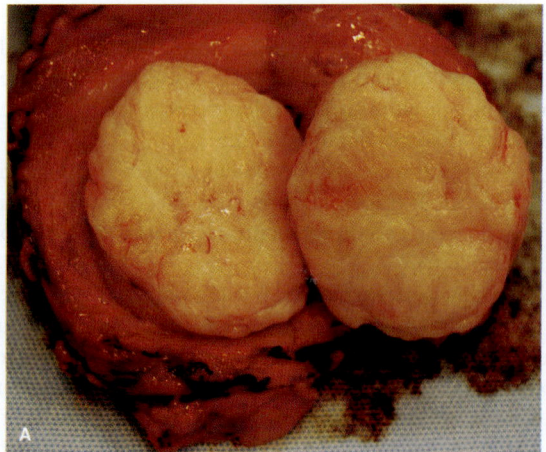

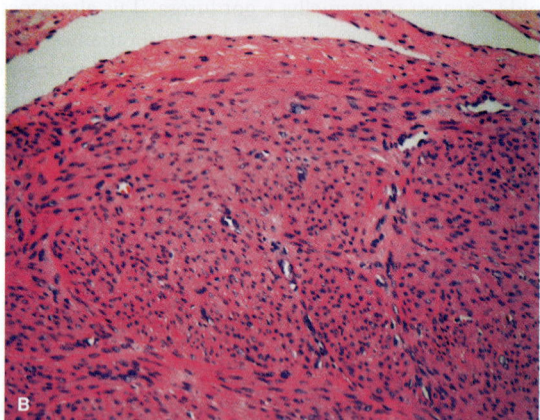

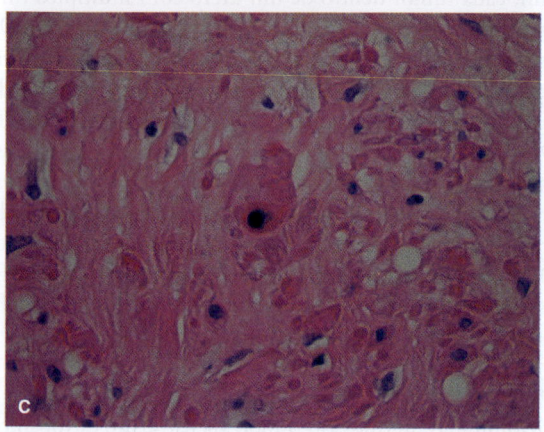

FIGURA 9-1 A. Este tumor brancacento, espiralado e seccionado, isolado e distinto do miométrio circundante no fundo de útero também seccionado, é um exemplo típico de leiomioma. **B.** Histologicamente os leiomiomas contêm células musculares lisas alongadas e interlaçadas com citoplasma eosinofílico. As células musculares lisas encontram-se mais firmemente compactadas dentro dos leiomiomas em comparação com o miométrio circundante, conferindo a esses tumores um aspecto microscópico mais celular. **C.** O aspecto do leiomioma varia em função do grau e do tipo de degeneração presente. Nos casos com degeneração hialina, encontram-se substância hialina vítrea em abundância dispersa entre as células musculares lisas. (*Fotografias cedidas pela Dra. Raheela Ashfaq.*)

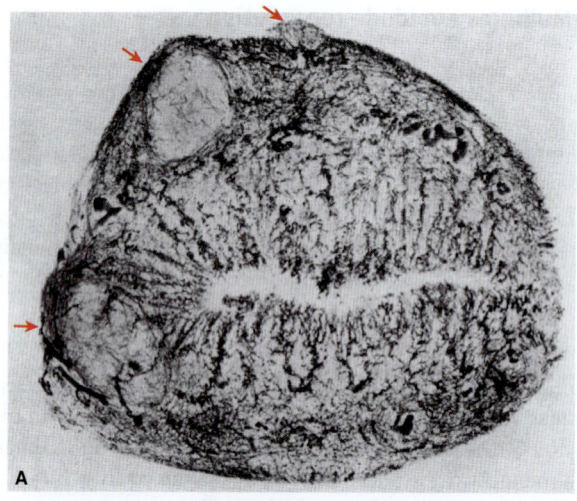

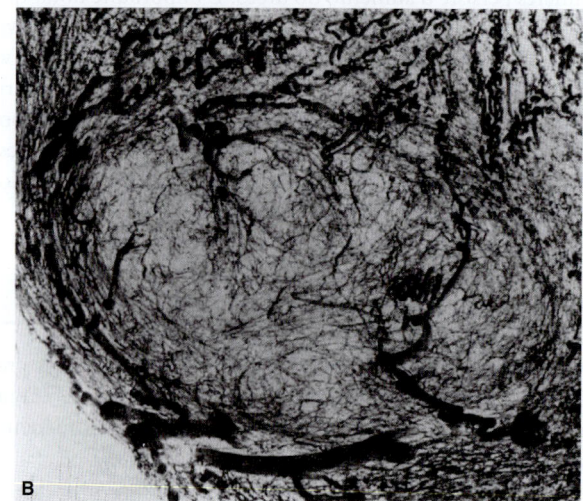

FIGURA 9-2 A. Corte transversal de útero após injeção arterial mostrando suprimento arterial reduzido em um leiomioma subseroso e em dois intramurais (*setas*). **B.** Maior ampliação do suprimento arterial no leiomioma intramural mais inferior. Os vasos são visualizados como linhas escuras grossas e irregulares circundando e penetrando no leiomioma. (*Retirada de Farrer-Brown, 1970, com permissão.*)

tenção. Primeiro, em comparação com o miométrio normal, as células dos leiomiomas contêm maior densidade de receptores de estrogênio, o que resulta em maior ligação de estradiol. Segundo, esses tumores convertem menos estradiol em estrona menos ativa (Englund, 1998; Otubu, 1982; Yamamoto, 1993). O terceiro mecanismo, descrito por Bulun e colaboradores (1994), envolve níveis mais altos da aromatase citocromo P450 nos leiomiomas, em comparação com os miócitos normais. Essa isoforma de citocromo específica catalisa a conversão dos androgênios em estrogênios em diversos tecidos (Cap. 15, p. 403).

Há várias condições associadas a exposição sustentada a estrogênio que estimulam a formação do leiomioma. Por exemplo, o aumento dos anos de exposição persistente ao estrogênio, encontrado com a menarca precoce, e o aumento do índice de massa corporal (IMC), estão relacionados a maior risco de leiomiomas (Marshall, 1998; Wise, 2005). Mulheres obesas produzem mais estrogênios sem função de maior conversão de androgênios em estrogênios no tecido adiposo e

TABELA 9-1 Relações entre fatores ligados à paciente, risco de leiomioma e hormônios esteroides

Fator	Efeito sobre o risco	Razão provável
Menarca precoce	Aumentado	Maior número de anos de exposição ao estrogênio
IMC aumentado	Aumentado	Aumento na conversão de androgênios em estrogênios
Familiar afetado	Aumentado	Diferenças genéticas na produção ou no metabolismo de hormônios
Afrodescendência	Aumentado	Diferenças genéticas na produção ou no metabolismo de hormônios
SOP	Aumentada	Estrogênios sem oposição em razão de anovulação
Pós-menopausa	Reduzido	Hipoestrogenismo
Aumento da paridade	Reduzido	Interrupção da exposição crônica ao estrogênio; remodelação uterina durante a involução pós-parto
Contraceptivos orais combinados	Reduzido ou inerte	Exposição ao estrogênio antagonizada pela progesterona
Tabagismo	Reduzido	Redução nos níveis séricos de estrogênio

IMC = índice de massa corporal; SOP = síndrome do ovário policístico.

apresentam redução da produção hepática da globulina de ligação ao hormônio sexual (Glass, 1989). Além disso, as pacientes com síndrome do ovário policístico (SOP) têm risco aumentado, que se acredita seja secundário à exposição mantida ao estrogênios que acompanha a anovulação crônica (Wise, 2007).

É provável que nas mulheres na pré-menopausa o tratamento com estrogênio e progesterona não tenha efeito indutivo sobre a formação de leiomiomas. Com poucas exceções os contraceptivos orais combinados (COCs) reduzem ou não apresentam qualquer efeito sobre o risco (Chiaffarino, 1999; Parazzini, 1992; Ross, 1986).

Entretanto, os trabalhos que avaliaram os efeitos da terapia de reposição hormonal demonstram pequeno aumento no risco de desenvolvimento de leiomiomas (Polatti, 2000; Reed, 2004). Nas mulheres com tumores preexistentes, Palomba e colaboradores (2002) avaliaram a relação entre crescimento de leiomiomas e doses diferentes de acetato de medroxiprogesterona (MPA, de *medroxyprogesterone acetate*) na terapia de reposição hormonal. Em razão de doses mais altas de MPA terem sido associadas a crescimento de leiomiomas, os autores recomendaram o uso da dose mais baixa possível de MPA nessas pacientes.

Por fim, o tabagismo altera o metabolismo do estrogênio e reduz os níveis séricos de estrogênio ativo fisiologicamente (Daniel, 1992; Michnovicz, 1986). Isso pode explicar por que mulheres que fumam em geral apresentam risco mais baixo para o desenvolvimento de leiomiomas (Parazzini, 1992).

Efeitos do progestogênio

O papel da progesterona nos leiomiomas não está claro e, na verdade, tanto efeitos estimulantes quanto inibidores são relatados. Por exemplo, demonstrou-se que os progestogênios exógenos reduziram o crescimento de leiomiomas em ensaios clínicos (Goldzieher, 1966; Tiltman, 1985). De forma similar, estudos epidemiológicos associaram o uso de medroxiprogesterona de depósito com incidência mais baixa de desenvolvimento de leiomiomas (Lumbiganon, 1996). Por outro lado, outros estudos relataram influência estimuladora dos progestogênios no crescimento de leiomiomas. Por exemplo, o antiprogestogênio, mifepristona (RU486), induziu atrofia na maioria dos leiomiomas (Murphy, 1993). Além disso, nas mulheres tratadas com agonistas do hormônio liberador da gonadotrofina (GnRH, de *gonadotropin-releasing hormone*), os leiomiomas costumam diminuir em tamanho. No entanto, se progestogênios forem administrados simultaneamente aos agonistas, é possível haver *aumento* no crescimento de leiomiomas (Cart, 1993; Friedman, 1994). Pesquisas mais recentes sugerem que a progesterona seja o mitógeno *primário* para crescimento do tumor e que o papel do estrogênio seria de suprarregulação (*upregulation*) dos receptores de progesterona (Ishikawa, 2010)

Fatores de risco

Durante o período reprodutivo, a incidência desse tumor aumenta com a idade. Em um estudo realizado por Day Baird e colaboradores (2003), a incidência cumulativa aos 50 anos foi de quase 70% nas mulheres brancas e mais de 80% nas afro-americanas. Relatos de casos esporádicos, como o publicado por Perkins e colaboradores (2009), documentam sua raridade nas adolescentes. Há associação entre gravidez e taxas mais baixas de leiomiomas, e as mulheres que dão à luz precocemente, aquelas com alta paridade e com gravidez recente apresentam incidência menor de formação de leiomioma (Wise, 2004). Supôs-se que essa associação resulte do remodelamento uterino que ocorre durante a involução do útero no pós-parto (Parker, 2007).

Os leiomiomas são mais comuns em mulheres afro-americanas, em comparação com brancas, asiáticas ou hispânicas. Poucos estudos foram realizados para apurar essas diferenças étnicas, mas alguns pesquisadores encontraram níveis significativamente mais altos de RNAm aromatase ou maior prevalência de polimorfismos no gene do receptor de estrogênio nos leiomiomas das afro-americanas, o que predisporia ao seu desenvolvimento (Al-Hendy, 2006; Ishikawa, 2009). É provável que a hereditariedade desempenhe papel importante na suscetibilidade para a mutação inicial envolvida com o desenvolvimento de leiomiomas. Por exemplo, estudos em famílias e em gêmeos revelaram risco de formação de leiomiomas aproximadamente duas vezes maior nas mulheres com familiares de primeiro grau afetados (Sato, 2002; Vikhlyaeva, 1995).

Classificação dos leiomiomas uterinos

Os leiomiomas são classificados com base em sua localização e orientação de crescimento (Fig. 9-3). Os *leiomiomas subserosos* originam-se dos miócitos adjacentes à serosa uterina, e seu crescimento está orientado para o exterior. Quando estão presos apenas por uma haste ao seu miométrio progenitor, são

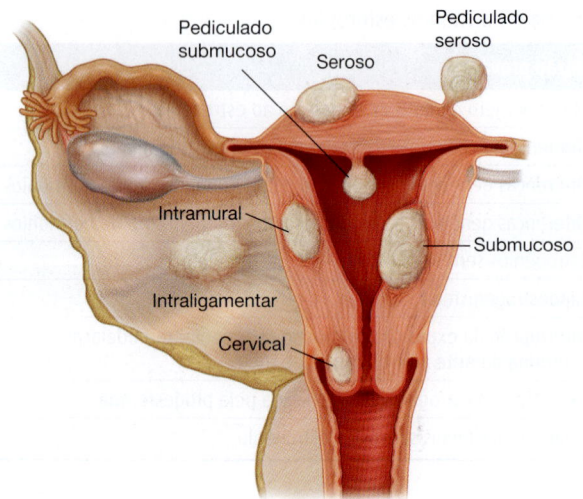

FIGURA 9-3 Os leiomiomas podem ser classificados como mostrado. Contudo, as bordas da maioria dos leiomiomas ultrapassam essas regiões específicas.

chamados *leiomiomas pediculados*. Os *leiomiomas parasíticos* são variantes subserosas que se prendem às estruturas pélvicas próximas, a partir das quais recebem suporte vascular, podendo ou não se soltar do miométrio progenitor. Os *leiomiomas intramurais* são aqueles com crescimento centrado dentro das paredes uterinas. Por fim, os *leiomiomas submucosos*, que estão próximos ao endométrio, crescem e projetam-se em direção ao interior da cavidade endometrial. Na avaliação para ressecção endoscópica, os leiomiomas submucosos ainda são classificados em função da profundidade do envolvimento. A European Society of Hysteroscopy define os leiomiomas como se segue: tipo 0, se a massa estiver totalmente localizada dentro da cavidade uterina; tipo I, se menos de 50% estiverem localizados dentro da cavidade uterina; e tipo II, quando mais de 50% da massa estiverem circundados por miométrio (Wamsteker, 1993). Apenas cerca de 0,4% dos leiomiomas desenvolve-se no colo uterino (Tiltman, 1998). De forma mais rara, os leiomiomas também foram encontrados em ovários, tubas uterinas, ligamento largo, vagina e vulva.

Leiomiomatose. Tumores externos formados por músculo liso, benignos embora infiltrativos, podem se desenvolver nas mulheres com leiomiomas uterinos concomitantes em condição que é denominada *leiomiomatose*. Nesses casos, o diagnóstico de metástase maligna de um leiomiossarcoma deve ser excluído.

A denominação *leiomiomatose intravenosa* refere-se a tumor raro e benigno do músculo liso que invade e estende-se de forma sinuosa para dentro da veia uterina e de outras veias pélvicas, da veia cava e até mesmo das câmaras cardíacas. Embora histologicamente benigno e geralmente acessível à ressecção, o tumor pode ser fatal como consequência de obstrução venosa ou envolvimento cardíaco (Uchida, 2004; Worley, 2009; Zhang, 2010).

A metástase de leiomioma benigno origina-se de leiomiomas uterinos morfologicamente benignos que se disseminam de forma hematogênica. As lesões são encontradas em pulmões, trato gastrintestinal e cérebro (Alessi, 2003). Classicamente, são observadas em mulheres com história recente ou remota de cirurgia pélvica (Zaloudek, 2002).

Leiomiomatose peritoneal disseminada aparece na forma de múltiplos nódulos pequenos nas superfícies peritoneais da cavidade abdominal, dos órgãos abdominais ou de ambos. Em geral, é encontrada nas mulheres em idade reprodutiva, e 70% estão associados à gravidez ou a COCs (Robboy, 2000).

Recentemente, relatos de casos descreveram a ocorrência de múltiplos pequenos leiomiomas peritoneais após miomectomia ou histerectomia laparoscópica. Esses casos foram descritos como leiomiomas parasitários ou como leiomiomatose peritoneal disseminada. O morcelamento do tumor com implantação de resíduos após a cirurgia inicial foram implicados (Kho, 2009; Miyake, 2009; Paul, 2006; Sinha, 2007).

O tratamento para essas condições benignas pode ser feito com histerectomia com ooforectomia, remoção do tumor e, recentemente, com uso de agonistas do GnRH, inibidores da aromatase, moduladores seletivos do receptor de estrogênio ou quimioterapia (Bodner, 2002; Lin, 2009; Rivera, 2004).

Sintomas

A maioria das mulheres com leiomiomas é assintomática. Entretanto, as pacientes sintomáticas costumam se queixar de sangramento, dor, sensação de pressão ou infertilidade. Em geral, quanto maior o leiomioma, maior a probabilidade de sintomas (Cramer, 1990). Embora a maioria dos sintomas seja crônica, a dor aguda pode acompanhar um leiomioma degenerativo ou o prolapso do tumor pelo útero. O sofrimento agudo também pode acompanhar complicações raras como torção de um leiomioma subseroso pedunculado, retenção urinária aguda, tromboembolismo de veia profunda ou hemorragia intraperitoneal (Gupta, 2009).

Sangramento. Esse é o sintoma mais comum e geralmente se apresenta na forma de menorragia (Olufowobi, 2004). A fisiopatologia subjacente a esse sangramento pode estar relacionada à dilatação das vênulas. Os tumores volumosos exercem pressão e afetam o sistema venoso uterino, o que provoca dilatação venosa dentro do miométrio e do endométrio (Figs. 9-4 e 9-5). Por este motivo, os tumores intramurais e subserosos apresentam a mesma propensão à menorragia que os submucosos (Wegienka, 2003).

A desregulação de fatores de crescimento vasoativos locais também é considerada responsável por promover vasodilatação. Quando as vênulas dilatadas se rompem durante o descolamento do endométrio na menstruação, o sangramento oriundo dessas vênulas intensamente dilatadas subjuga os mecanismos hemostáticos normais (Stewart, 1996).

Desconforto pélvico e dismenorreia. Um útero suficientemente aumentado pode causar sensação de pressão, frequência urinária, incontinências ou constipação. É raro os leiomiomas se estenderem no sentido lateral a ponto de comprimir o ureter e levar à obstrução e à hidronefrose. Embora a dismenorreia seja comum, em um estudo transversal cruzado de base populacional, Lippman e colaboradores (2003) relataram que as mulheres com leiomiomas apresentavam frequência maior de dispareunia ou dor pélvica não cíclica do que de dismenorreia.

Dor pélvica aguda. Trata-se de queixa menos frequente com esse tumor; é mais é mais encontrada em casos de degeneração ou prolapso do leiomioma. Como afirmamos anteriormente,

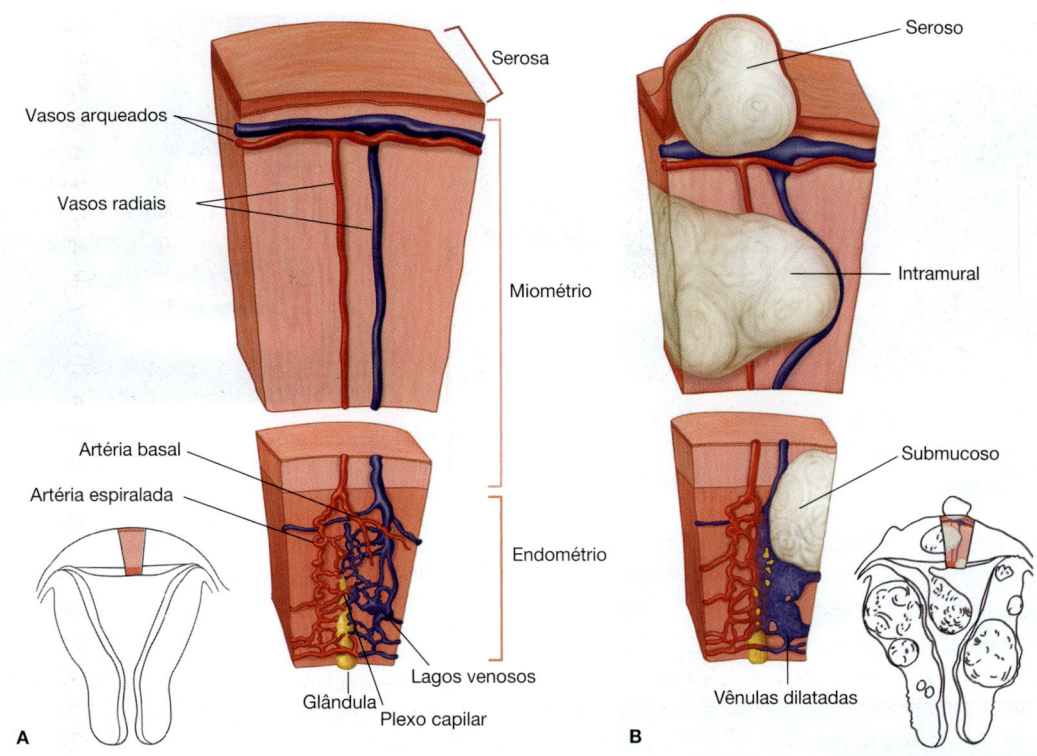

FIGURA 9-4 Um dos mecanismos por meio do qual os leiomiomas causam menorragia. Em ambas as imagens, a inserção mostra a região do útero da qual teria sido retirada a cunha representada na imagem principal. **A**. Vasculatura uterina normal. **B**. Em qualquer altura dentro do miométrio, os leiomiomas podem comprimir veias adjacentes causando dilatação das vênulas endometriais distais. Com o descolamento menstrual do endométrio, essas vênulas se rompem. Os mecanismos hemostáticos endometriais normais são incapazes de controlar totalmente o sangramento originado desses vasos dilatados, resultando em menorragia. (*Redesenhada a partir de Buttram, 1981.*)

os leiomiomas podem sofrer degeneração e essa necrose tecidual pode estar associada à dor aguda, febre e leucocitose. Esse quadro pode ser confundido com outras causas de dor pélvica aguda. Normalmente procede-se à ultrassonografia para auxiliar a identificar a causa e geralmente encontra-se o leiomioma. A tomografia computadorizada é outro exame que pode ser realizado para esclarecimento, especialmente se a interpretação da anatomia pélvica estiver dificultada por leiomiomas múltiplos e volumosos ou quando apendicite é uma das hipóteses diagnósticas. O tratamento de leiomioma degenerativo não é cirúrgico e inclui o uso de analgésicos e antipiréticos de acordo com a necessidade. Entretanto, com frequência são administrados antibióticos de amplo espectro, uma vez que o diagnóstico diferencial com endometrite pode ser difícil. Na maioria dos casos, os sintomas melhoram em 24 a 48 horas.

As mulheres com prolapso de um tumor a partir da cavidade endometrial se apresentam normalmente com queixa de cólica ou dor aguda à medida que o tumor se expande e atravessa o canal endocervical. É comum encontrar sangramento ou descarga serossanguinolenta. A inspeção geralmente é diagnóstica, embora com frequência seja realizada ultrassonografia para avaliar tamanho e número de leiomiomas uterinos e para excluir outras possíveis causas de dor (Fig. 9-6). Em casos de leiomiomas não retirados imediatamente, talvez haja indicação de biópsia pré-operatória já que alguns casos de sarcoma uterino ou de câncer do colo uterino podem ter apresentação semelhante. O tratamento cirúrgico envolve a secção do leiomioma a partir de sua base, conforme descrito detalhadamente na Seção 41-11 (p. 1.043).

Infertilidade e perda de gravidez. Embora os mecanismos não estejam claros, os leiomiomas podem estar associados à infertilidade. Estima-se que 2 a 3% dos casos de infertilidade decorram somente de leiomiomas (Buttram, 1981; Kupesic, 2002). Seus supostos efeitos incluem oclusão do óstio tubário e interrupção das contrações uterinas normais que impulsionam os espermatozoides ou o ovo. A distorção da cavidade endometrial também pode prejudicar a implantação e o transporte dos espermatozoides. É importante ressaltar que os leiomiomas estão associados à inflamação endometrial e a alterações vasculares que podem impedir a implantação (Brosens, 2003; Fahri, 1995; American Society for Reproductive Medicine, 2006).

Existe uma associação mais forte entre subfertilidade e leiomiomas submucosos do que com tumores localizados em qualquer outro lugar. O aumento das taxas de gravidez após ressecção histeroscópica forneceu grande parte das evidências indiretas dessa ligação (Vercellini, 1999). No trabalho que publicaram, Garcia e Tureck (1984) relataram taxas de gravidez de cerca de 50% após miomectomia em mulheres com leiomiomas submucosos como única causa da infertilidade.

A relação entre subfertilidade e leiomiomas intramurais e subserosos, que não distorçam a cavidade endometrial, é menos provável. Vários pesquisadores relataram taxas iguais de sucesso na fertilização *in vitro* (FIV) em mulheres com e sem leiomiomas, sem distorção da cavidade endometrial (Farhi, 1995; Oliveira, 2004). Outros pesquisadores, no entanto, relataram efeitos adversos para a fertilidade, mesmo dos leiomiomas intramurais e subserosos (Hart, 2001; Marchionni, 2004). É importante

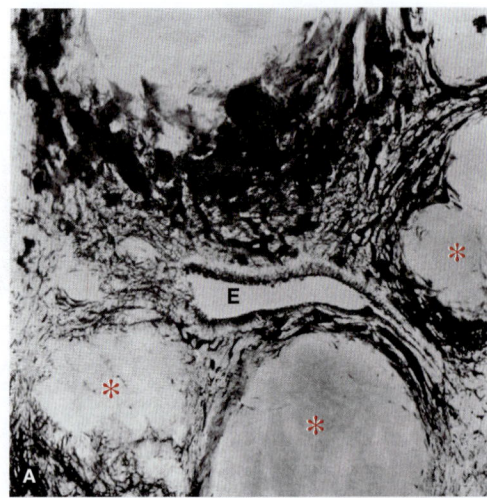
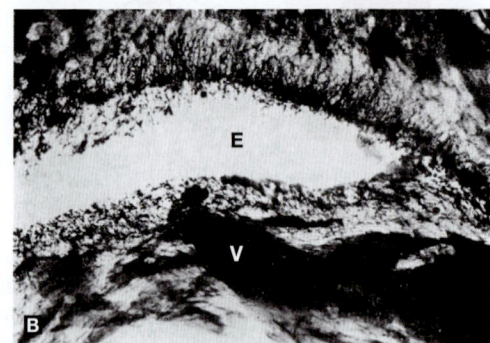
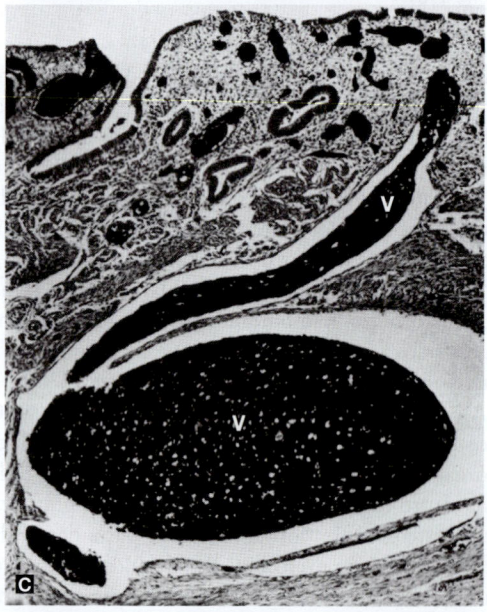

FIGURA 9-5 Micrografias da vasculatura uterina após injeção venosa de meio radiopaco. **A.** Os plexos venosos dilatados são visualizados como redes escuras. Observe os múltiplos leiomiomas (*asteriscos*) e a cavidade endometrial (*E*). **B.** Maior ampliação mostrando as veias dilatadas em preto na base do endométrio. **C.** Uma vênula dilatada do endométrio comunicando-se com um vaso aumentado mais profundamente no miométrio. (*Retirada de Farrer-Brown, 1970, 1971, com permissão.*)

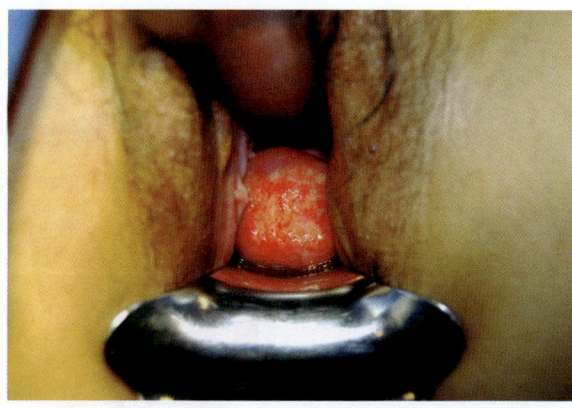

FIGURA 9-6 Fotografia pré-operatória da região do períneo com retratores vaginais posicionados ao longo das paredes superior e inferior da vagina. Com a retração, observa-se um leiomioma arredondado e hiperemiado. O tumor e sua base alongada sofreram prolapso da cavidade uterina, passando pelo colo uterino e atingindo a vagina (*Fotografia cedida pelo Dr. David Rogers.*)

ressaltar que a força das evidências deve ser ponderada contra a morbidade associada à miomectomia intramural (Klatsky, 2008).

Tanto o leiomioma uterino quanto o abortamento espontâneo são comuns, e a associação entre eles ainda não foi demonstrada de forma convincente. Benson e colaboradores (2001) demonstraram que as taxas de abortamentos espontâneos aumenta com o número de leiomiomas, mas não foram afetadas pelo tamanho ou pela localização do tumor. Outra evidência indireta vem de estudos que citaram taxas significativamente menores de abortamento após a ressecção dos tumores (Campo, 2003; Vercellini, 1999).

Outras manifestações clínicas. Raramente as mulheres com leiomiomas desenvolvem a *síndrome da eritrocitose miomatosa*. Esta síndrome pode ser o resultado da produção excessiva de eritropoietina pelos rins ou pelos próprios leiomiomas (Vlasveld, 2008; Yokoyama, 2003). Em ambos os casos, a massa de células vermelhas volta ao normal após histerectomia.

Ocasionalmente os leiomiomas causam a síndrome *pseudo-Meigs*. Tradicionalmente, a síndrome de Meigs é formada por ascite e derrame pleural que acompanham os fibromas benignos ovarianos. No entanto, qualquer tumor pélvico, inclusive leiomiomas císticos volumosos, ou outro cisto benigno ovariano, pode provocar essa síndrome. Presume-se que a etiologia esteja ligada à discordância entre o suprimento arterial e venoso e a drenagem linfática dos leiomiomas. Após histerectomia, há resolução da ascite e do hidrotórax.

Diagnóstico

Com frequência, os leiomiomas são detectados pelo exame pélvico, com achados como aumento do útero, contorno irregular, ou ambos. Nas mulheres em idade reprodutiva, o aumento do útero determina a necessidade de dosagem urinária ou sérica da β-hCG.

Imagem. A princípio, a ultrassonografia é realizada para definir a anatomia pélvica (Cap. 2, p. 38). O aspecto ultrassonográfico dos leiomiomas varia entre imagens hipo e hiperecoicas, dependendo da proporção de músculo liso para tecido conectivo

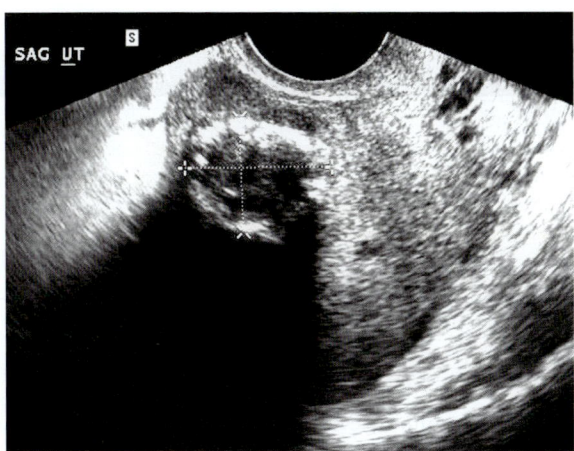

FIGURA 9-7 Ultrassonografia transvaginal de leiomioma intramural com bordas calcificadas. (*Imagem cedida pela Dra. Elysia Moschos.*)

e da existência de degeneração. A calcificação e a degeneração cística criam as alterações mais distintivas na ultrassonografia (Fig. 9-7). As calcificações têm aspecto hiperecoico e costumam circundar o tumor ou se apresentam distribuídas aleatoriamente (Kurtz, 1979). Em geral, a degeneração cística ou mixoide ocupa o leiomioma com múltiplas áreas hipoecoicas, arredondadas, de paredes lisas e tamanho irregular, mas geralmente pequeno.

Se menorragia, dismenorreia ou infertilidade acompanham uma massa pélvica, a cavidade endometrial deve ser investigada buscando por leiomiomas submucosos, pólipos endometriais, anomalias congênitas ou sinéquia. Conforme descrito em detalhes no Capítulo 8 (p. 228), se o endométrio estiver espessado ou irregular, a ultrassonografia com infusão salina (UIS) ou a histeroscopia podem fornecer informações adicionais (Figs. 9-8 e 9-9). Para as mulheres com infertilidade, a histerossalpingografia (HSG) pode ser usada durante a avaliação inicial para determinar se há patologia endometrial ou patência tubária. Weinraub e colaboradores (1996) relataram o uso de UIS tridimensional. Entretanto não foi demonstrada qualquer vantagem clara sobre a UIS bidimensional ou sobre a histeroscopia (de Kroon, 2004).

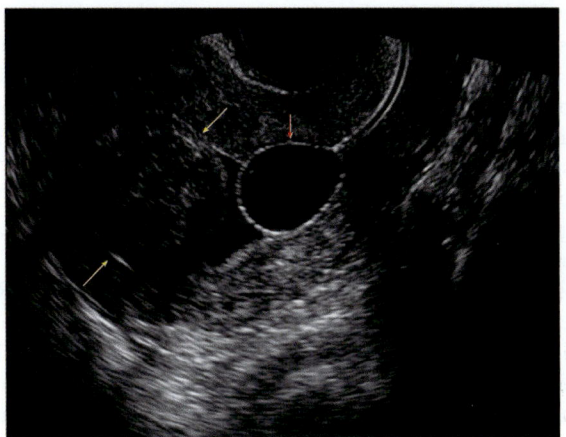

FIGURA 9-8 O leiomioma submucoso (*setas amarelas*) está claramente evidenciado pela ultrassonografia com infusão salina (UIS). O cateter-balão da UIS pode ser visualizado na região inferior da cavidade uterina (*seta vermelha*). (*Imagem cedida pela Dra. Elysia Moschos.*)

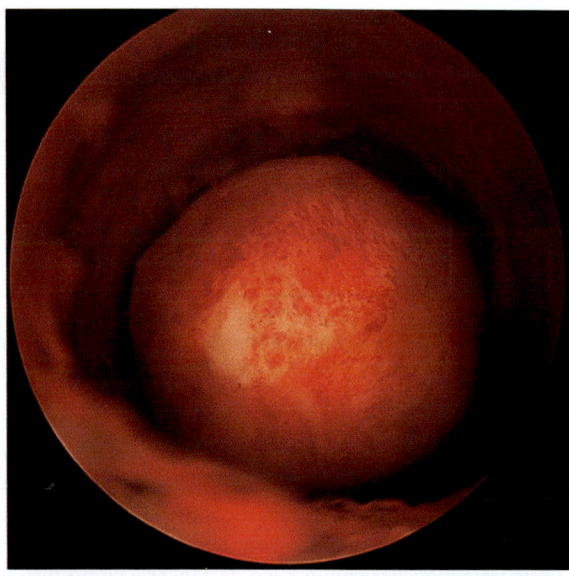

FIGURA 9-9 Fotografia histeroscópica de leiomioma submucoso antes da ressecção (Fotografia cedida pela Dra. Karen Bradshaw.)

Os leiomiomas apresentam padrões vasculares característicos que podem ser identificados pelo Doppler colorido. Tradicionalmente observa-se um contorno periférico da vascularização do qual poucos vasos emergem para entrar no centro do tumor. A imagem por Doppler pode ser usada para diferenciar um leiomioma extrauterino de outras massas pélvicas, ou um leiomioma submucoso de um pólipo endometrial ou adenomiose (Capítulo 2, p. 35) (Fleischer, 2003).

A RM pode ser necessária quando a imagem estiver prejudicada pela compleição física da paciente ou por anatomia distorcida. Essa ferramenta permite avaliar de forma mais precisa tamanho, número e localização dos leiomiomas, o que pode ajudar na identificação das pacientes adequadas para as alternativas à histerectomia, como miomectomia ou embolização das artérias uterinas (p. 256) (Zawin, 1990). É importante ressaltar que, para massas predominantemente em fundo uterino, a RM também pode ajudar a diferenciar entre leiomioma fúndico, uma indicação apropriada para miomectomia, e adenomiose, para a qual não há indicação para esse procedimento.

Tratamento

Observação. Independentemente do seu tamanho, em geral os leiomiomas assintomáticos podem ser mantidos em observação e acompanhados com o exame pélvico anual (American College of Obstetricians and Gynecologists, 2001). Contudo, a avaliação dos anexos pode ser dificultada pelo tamanho do útero ou por seu contorno, e a avaliação adequada de útero e anexos pode ser prejudicada por obesidade da paciente. Nesses casos alguns médicos optam por acrescentar acompanhamento ultrassonográfico anual (Cantuaria, 1998; Guarnaccia, 2001).

Em geral os leiomiomas crescem lentamente. Em um trabalho realizado com medições longitudinais por meio de ultrassonografia, demonstrou-se que o crescimento médio do diâmetro foi de apenas 0,5 cm/ano (DeWaay, 2002). Além disso, a velocidade de crescimento do leiomioma em cada paciente varia amplamente, e alguns tumores regridem espontaneamente

TABELA 9-2 Indicações para tratamento clínico de leiomioma uterino

Agentes	AINEs	COCs	DMPA	SIU-LNG	Agonista do GnRH
Sintomas					
Dismenorreia	+	+	+	+	+
Menorragia	−	+	+	+	+
Dispareunia	−	−	−	−	+
Pressão pélvica	−	−	−	−	+
Infertilidade	−	−	−	−	+

COCs = contraceptivos orais combinados; DMPA = acetato de depomedroxiprogesterona; GnRH = hormônio liberador de gonadotrofina; SIU-LNG = sistema intrauterino liberador de levonorgestrel (Mirena); AINEs = anti-inflamatórios não esteroides.

(Peddada, 2008). Portanto, é difícil predizer o crescimento do leiomioma ou o início dos sintomas, e a conduta expectante alerta talvez seja a melhor opção para pacientes assintomáticas.

No passado, a maioria dos médicos preferia a remoção cirúrgica do útero assintomático com leiomiomas grandes, em razão de preocupações com o risco de câncer e como possível aumento da morbidade operatória caso o tumor crescesse. Esses problemas foram refutados, e, as mulheres assintomáticas com leiomiomas volumosos também podem ser tratadas com conduta expectante (Parker, 1994; Stovall, 1994). Além disso, a maioria das mulheres inférteis com leiomiomas uterinos é inicialmente acompanhada com conduta expectante. Para aquelas com tumores sintomáticos, a cirurgia, se possível, deve ser marcada o mais próximo de uma eventual gravidez planejada, para reduzir o risco de recorrência do tumor.

Farmacoterapia. Em algumas mulheres com leiomiomas sintomáticos, a terapia clínica pode ser a melhor opção (Tabela 9-2). Além disso, em virtude de os leiomiomas com frequência regredirem na pós-menopausa, algumas mulheres optam por tratamento clínico para aliviar os sintomas até a menopausa. Em outras, a terapia clínica, com agonistas do GnRH, é usada como adjunto à cirurgia.

Fármacos anti-inflamatórios não esteroides (AINEs). Mulheres com dismenorreia apresentam níveis endometriais mais altos de prostaglandinas $F_{2\alpha}$ e E_2 do que as mulheres assintomáticas (Willman, 1976; Ylikorkala, 1978). Portanto, o tratamento da dismenorreia e da menorragia associadas aos leiomiomas tem como base o papel das prostaglandinas como mediadoras desses sintomas. Vários AINEs mostraram-se efetivos para tratamento de dismenorreia, mas nenhum deles foi considerado superior aos demais (Tabela 10-2, p. 285).

As prostaglandinas também estão associadas à menorragia. Isto posto, os benefícios dos AINEs para o sangramento relacionado ao leiomioma são menos evidentes. Os poucos trabalhos realizados apresentaram resultados conflitantes (Anteby, 1985; Mäkäräinen, 1986; Ylikorkala, 1986). Os dados disponíveis não sustentam sua utilização como agentes isolados para tratamento de menorragia relacionada a leiomioma.

Terapia hormonal. Tanto os COCs quanto os progestogênios têm sido usados para induzir atrofia endometrial e reduzir a produção de prostaglandinas em mulheres com leiomiomas. Friedman e Thomas (1995) estudaram 87 mulheres com leiomiomas e relataram que aquelas que receberam COCs em dose baixa apresentaram períodos de menstruação significativamente menores e nenhuma evidência de aumento uterino. Orsini e colaboradores (2002) relataram resultados similares. Embora os dados a corroborar seu uso não sejam fortes, o dispositivo intrauterino liberador de levonogestrel (SIU-LNG) também se mostrou capaz de melhorar a menorragia em mulheres com sangramento relacionado com leiomioma (Grigorieva, 2003; Kaunitz, 2007; Magalhães, 2007). É importante ressaltar que não é possível usar SIU-LNG quando os leiomiomas produzem distorção da cavidade endometrial (Bayer, 2009). Em comparação com mulheres sem leiomiomas, as portadoras de tumores apresentam taxas mais altas de expulsão de DIU. Com base nos trabalhos mencionados, os contraceptivos esteroides representam uma opção racional de tratamento para os sintomas menstruais relacionados com leiomiomas. Entretanto, em razão dos efeitos imprevisíveis dos progestogênios sobre o crescimento do leiomioma, o American College of Obstetricians and Gynceologists (2008) recomenda acompanhamento de perto da evolução no tamanho do leiomioma e do útero. Por outro lado, a American Society for Reproduction Medicine (2006) não recomenda o uso de progestogênios ou de COCs para o tratamento de sintomas relacionados a leiomioma.

Androgênios. Tanto o danazol quanto a gestrinona reduzem o volume do leiomioma e melhoram os sintomas de sangramento (Coutinho, 1989; De Leo, 1999). No entanto, seus efeitos colaterais relevantes, que incluem acne e hirsutismo, impedem seu uso como agentes de primeira linha (Cap. 10, p. 294).

Agonistas do GnRH. Esses compostos são derivados sintéticos do decapeptídeo GnRH. A substituição do aminoácido os torna resistentes à degradação, aumentando sua meia-vida e prolongando sua ligação ao receptor. São inativos quando administrados por via oral, mas há formulações para administração pelas vias intramuscular, subcutânea e intranasal. O acetato de leuprolida (Lupron Depot) foi aprovado pela FDA para tratamento de leiomioma e encontra-se disponível para administração intramuscular de doses mensais de 3,75 mg ou doses trimestrais de 11,25 mg. Dentre os agonistas de GnRH menos usados estão a goserelina, administrada em dose mensal de 3,6 mg ou em implante subcutâneo trimestral de depósito com 10,8 mg; triptorelina em injeção IM mensal de 3,75 mg e nafarelina em *spray* nasal com dose medida de 200 mg duas vezes ao dia. Os últimos três não foram aprovados pela FDA especificamente para tratamento de leiomioma, mas seu uso sem indicação (*off-label*) tem se mostrado efetivo.

Os agonistas de GnRH reduzem os leiomiomas porque inibem os efeitos de crescimento do estrogênio e da progesterona. Inicialmente, esses agonistas estimulam os receptores dos gonadotrofos hipofisários para causar uma liberação suprafisiológica do hormônio luteinizante (LH, de *luteinizing hormone*) e do hormônio folículo-estimulante (FSH, de *follicle-stimulating hormone*). Esse efeito, também chamado de *flare* (efeito estimulador), costuma durar uma semana. No entanto, em sua ação de longo prazo os agonistas promovem a infrarregulação (*downregulation*) dos receptores nos gonadotrofos, produzindo, assim, dessensibilização para estimulação adicional do GnRH. Como consequência, a redução da secreção de gonadotrofina leva à supressão dos níveis de estrogênio e progesterona 1 a 2 semanas após a administração inicial do agonista do GnRH (Broekmans, 1996). Outro mecanismo possível seria que os próprios leiomiomas contivessem receptores deGnRH, e os agonistas, assim, reduziriam diretamente o tamanho do leiomioma (Chegini, 1996; Wiznitzer, 1988).

Os resultados do tratamento com agonistas do GnRH incluem redução acentuada do volume uterino e do leiomioma. A maioria das mulheres experimenta redução significativa entre 40 e 50% do volume uterino, com a maior redução ocorrendo durante os primeiros três meses de tratamento. Os benefícios clínicos da redução do tamanho do leiomioma abrangem alívio da dor e redução da menorragia, em geral amenorreia. Durante essa fase, as mulheres anêmicas recebem terapia com ferro oral para recuperar sua massa de células vermelhas e aumentar a reserva de ferro (Filicori, 1983; Friedman, 1990). A maioria dos autores recomenda tratamento por um total de 3 a 6 meses. Após a suspensão do agonista de GnRH, as menstruações normais recomeçam em 4 a 10 semanas. Entretanto, os leiomiomas voltam a crescer e os volumes uterinos recuperam os tamanhos pré-tratamento em 3 a 4 meses (Friedman, 1990). Independentemente desse crescimento, Schlaff e colaboradores (1989) relataram alívio dos sintomas por aproximadamente um ano em metade das mulheres que receberam agonistas do GnRH.

Os agonistas do GnRH apresentam custos, riscos e efeitos colaterais significativos. Os efeitos colaterais são causados pela redução profunda nos níveis séricos de estrogênio e, segundo relatos publicados, ocorreriam em 95% das mulheres tratadas com este método (Letterie, 1989). Os efeitos colaterais incluem sintomas vasomotores, alterações na libido e ressecamento do epitélio vaginal, além de dispareunia associada. Apesar disso, menos de 10% das pacientes interromperam o tratamento em razão de efeitos colaterais (Parker, 2007). Uma observação importante é que seis meses de terapia com agonistas podem resultar em 6% de perda de osso trabecular e que nem toda essa porcentagem pode ser recuperada após a suspensão do tratamento (Scharla, 1990). Consequentemente, esses agentes não são recomendados para uso isolado por mais de seis meses.

Para prevenir a gravidade desses efeitos colaterais, vários medicamentos são adicionados ao tratamento com agonista do GnRH. O objetivo dessa "terapia de apoio" é conter os efeitos colaterais – especialmente os efeitos vasomotores e a perda óssea – sem atenuar os efeitos sobre a redução do volume uterino e do leiomioma. Isso é possível porque o nível de estrogênio necessário para melhorar os sintomas vasomotores e reduzir a perda óssea é inferior ao limiar de estrogênio para estimular o crescimento do leiomioma. Mizutani e colaboradores (1998) verificaram que os agonistas do GnRH suprimem a proliferação das células do leiomioma e induzem a apoptose celular em torno da quarta semana de terapia. Eles propuseram que a terapia de apoio não fosse adicionada até depois desse período. Em razão dessa e de outras observações, costuma-se iniciar a terapia de apoio 1 a 3 meses após começar o tratamento com o agonista do GnRH.

Em geral, a terapia de apoio inclui o uso de estrogênio combinado com progestogênio e os esquemas estudados normalmente usaram formulações com doses baixas equivalentes à terapia hormonal para menopausa. Pode-se empregar um regime de medroxiprogesterona (MPA), 10 mg (nos dias 16 a 25 de cada ciclo), combinado com estrogênio equino, 0,625 mg (dias 1 a 25), ou um regime diário por via oral de 2,5 mg de MPA e 0,625 mg de estrogênio.

Também foi demonstrado que a terapia de apoio com moduladores seletivos do receptor de estrogênio (MSREs), como tibolona e raloxifeno, evita a perda óssea. Entre as vantagens dos MSREs está a possibilidade de serem iniciados concomitantemente ao tratamento com agonista do GnRH, sem inibir seus efeitos redutores do leiomioma. Porém, um percentual alto de mulheres queixa-se de sintomas vasomotores durante o uso de MSREs (Palomba, 1998, 2004).

Em razão das limitações da terapia com agonista do GnRH, o American College of Obstetricians and Gynecologists (2008) recomenda que não seja adotada por período superior a seis meses sem terapia de apoio. A American Society for Reproductive Medicine (2006) afirma que o tratamento com agonista do GnRH pode ser utilizado por mais de seis meses em conjunto com terapia de apoio, mas com duração limitada, nas pacientes próximas da menopausa, mas não em jovens.

Na fase pré-operatória, os agonistas do GnRH oferecem várias vantagens. Seu uso reduz a menorragia e pode permitir correção da anemia. A redução do tamanho uterino como resultado do tratamento possibilita um procedimento cirúrgico menos complicado ou extenso. Por exemplo, é possível realizar histerectomia ou miomectomia por laparotomia com uma incisão bem pequena, ou histerectomia vaginal assistida por laparoscopia ou histeroscopia (Crosignani, 1996; Mencaglia, 1993; Stovall, 1994). Uma exposição mais detalhada do uso pré-operatório de agonista do GnRH para tratamento de leiomiomas encontra-se na Seção 41-10 (p. 1.039).

Antagonistas do GnRH. Existem dois agentes dessa classe, cetrorelix e ganirelix, que estão aprovados pela FDA para tratamento de infertilidade em mulheres sendo submetidas à hiperestimulação ovariana controlada. Esses fármacos também foram estudados para tratamento dos leiomiomas (Engel, 2007; Filerman, 2005). Seus efeitos hipoestrogênicos profundos são similares àqueles dos agonistas do GnRH, mas não se observa o *flare* inicial de gonadotrofina, e sua ação é mais rápida. Injeções subcutâneas diárias induzem redução do leiomioma comparável à obtida com os agonistas do GnRH (Gonzalez-Barcena, 1997; Kettel, 1993). A limitação desses fármacos é a necessidade de injeção diária e a formulação de depósito do cetrorelix não foi capaz de suprimir de forma adequada ou consistente a produção de estrogênio ou o crescimento do leiomioma (Felberbaum, 1998).

Antiprogestogênios. Fisiologicamente, a progesterona se liga aos seus receptores A ou B (PR-A ou PR-B). Destes, o PR-A é encontrado em maior quantidade nos leiomiomas (Viville, 1997). Agentes específicos ligam-se de forma competitiva a esses receptores e são classificados como *antiprogestogênios*, quando promovem efeitos universalmente antagônicos, ou como *moduladores seletivos do receptor de progestogênio* (MSRPs), quando apresentam efeitos antagônicos à progesterona em alguns tecidos, mas efeitos progestogênios em outros (Spitz, 2009). Embora atualmente nenhum esteja clinicamente disponível para uso com essa indicação, diversos ensaios corroboraram sua eficácia no tratamento de leiomiomas.

A mifepristona, também conhecida como RU486, é um progestogênio que tem sido usado no tratamento de leiomiomas. Esse agente reduz em aproximadamente 50% o volume do leiomioma. Várias doses foram empregadas incluindo 2,5 5, 10, ou 50 mg administrados diariamente, por 12 semanas (Eisinger, 2003, 2009; Murphy, 1993). Em sua revisão, Steinauer e colaboradores (2004) relataram que a mifepristona foi eficaz para melhora dos sintomas. Das pacientes tratadas, 91% desenvolveram amenorreia, 75% relataram maior alívio na dor e 70% apresentaram menos sintomas de pressão. Comparando os tratamentos com acetato de leuprolida e com mifepristona, Reinsch e colaboradores (1994) concluíram que houve reduções comparáveis no volume uterino mas a mifepristona foi mais bem tolerada.

No entanto, a terapia com mifepristona apresenta várias desvantagens. Aproximadamente 40% das mulheres tratadas queixam-se de sintomas vasomotores. Além disso, seus efeitos antiprogestogênicos expõem o endométrio a estrogênio sem oposição. O espectro de achados endometriais tem sido objeto de pesquisas e varia desde simples hiperplasia endometrial até uma nova categoria descrita como *alterações endometriais associadas a PRM* (Mutter, 2008). Além disso, a mifepristona está aprovada pela FDA apenas para interrupção precoce de gravidez. É produzida apenas em comprimidos de 200 mg, uma dose bem superior à necessária para tratar leiomioma. O Ulipristal (CDB-2914) é outro antiprogestogênio estruturalmente semelhante a mifepristona que também tem se mostrado promissor clinicamente (Levens, 2008).

Além dos antiprogestogênios, a utilização de SPRMs no tratamento de leiomiomas tem despertado interesse. Um desses SPRMs, o asoprisnil, mostrou-se capaz de suprimir sangramento uterino, reduzir o volume do leiomioma e ainda evitar os sintomas de deficiência de estrogênio e o sangramento tardio (Chwalisz, 2005, 2007; Wiliiams, 2007). Entretanto, algumas pacientes tratadas com asoprisnil desenvolveram alterações endometriais durante os ensaios de fase III, e a administração foi prematuramente suspensa para todas as mulheres (U.S. National Institutes of Health Clinical Trials, 2008).

Embolização das artérias uterinas (EAU). Trata-se de procedimento intervencionista angiográfico no qual injetam-se microesferas de álcool polivinílico (PVA, de *polyvinyl alcohol*) ou outro agente sintético particulado embólico em ambas as artérias uterinas. O fluxo sanguíneo uterino é, então, obstruído, produzindo isquemia e necrose. Como os vasos que nutrem os leiomiomas têm calibre maior, as microesferas são preferencialmente direcionadas para os tumores, poupando o miométrio adjacente.

Durante a EAU um cateter angiográfico é introduzido na artéria femoral e, por meio de orientação fluoroscópica, conduzido para cateterizar sequencialmente ambas as artérias uterinas (**Figs. 9-10 e 9-11**). O insucesso na embolização de ambas as artérias uterinas permite que a circulação colateral entre as duas artérias mantenha o fluxo sanguíneo para o leiomioma,

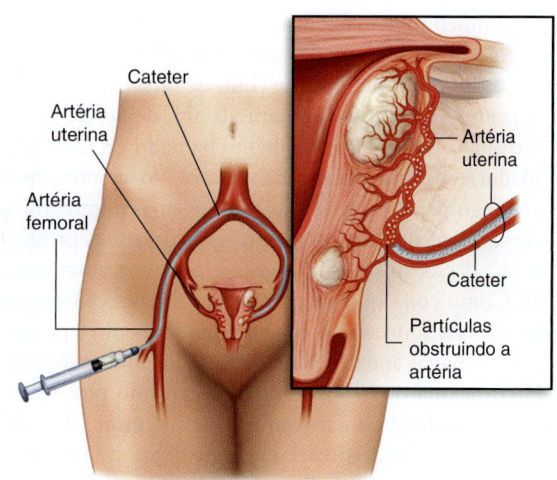

FIGURA 9-10 Diagrama representando a embolização da artéria uterina (EAU).

e está associado a taxas de sucesso significativamente menores (Bratby, 2008).

A EAU é uma opção de tratamento para mulheres com leiomiomas uterinos que tenham sintomas significativos apesar do tratamento clínico e que seriam consideradas candidatas à histerectomia ou à miomectomia. Em razão das possíveis complicações de gravidez após EAU, o procedimento não é considerado para mulheres que não tenham completado a maternidade (Hovsepian, 2009; Stokes, 2010). Outras limitações ligadas à paciente estão listadas na **Tabela 9-3**. Além disso, nem todos os leiomiomas podem ser tratados dessa forma. Especificamente, os tumores pedunculados submucosos ou subserosos são excluídos em razão depreocupações com necrose do tumor e subsequente descolamento.

Antes da EAU, a paciente deve ser submetida a uma avaliação completa por seu ginecologista (American College of Obstetricians and Gynecologists, 2004). As pacientes devem ter esfregaço de Papanicolaou recente, testes negativos para *Neisseria gonorrhoeae* e *Chlamydia trachomatis*, além de exame direto com preparação salina que afastem a possibilidade de infecção. Aquelas com fatores de risco para câncer de endométrio devem ser submetidas à biópsia do endométrio. Além disso, devem ser solicitados hemograma completo, creatinina sérica, tempo de protrombina e tempo de tromboplastina parcial (Andrews, 2009; Bradley, 2009).

Após EAU, normalmente há necessidade de internação hospitalar por 24 a 48 horas para controle da dor. Para controle subsequente da dor, a maioria das pacientes pode ser mantida com AINEs com retorno rápido a suas atividades cotidianas (Edwards, 2007). Contudo, como resultado da necrose do leiomioma, aproximadamente 10% das pacientes evoluem com sintomas significativos e requerem readmissão hospitalar. A *síndrome pós-embolização* geralmente dura 2 a 7 dias e é classicamente formada por dor e cólica pélvicas, náusea e vômitos, febre baixa e mal-estar. É comum haver leucocitose, encontrada em aproximadamente 20% dos casos (Ganguli, 2008). A intensidade desses sintomas varia e as estratégias para controle da dor incluem esquemas de analgesia orais, intravenosos, epidurais controlados ou não pelo paciente.

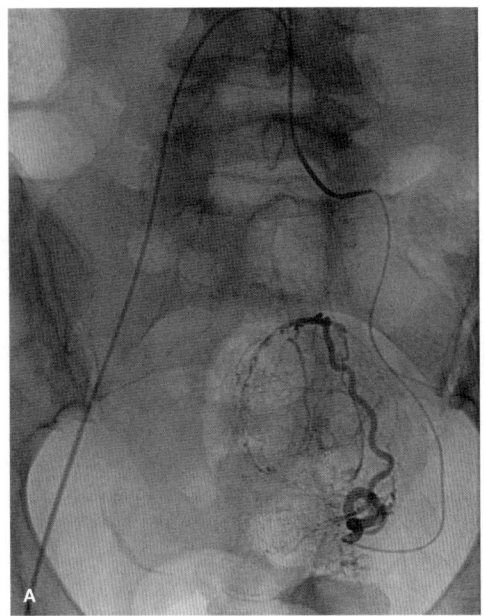 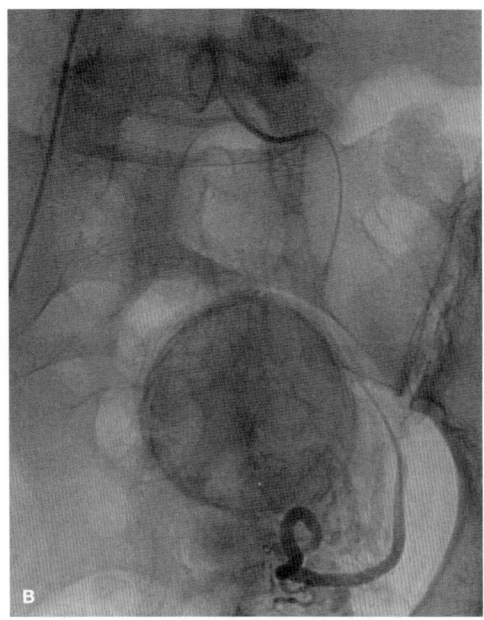

FIGURA 9-11 Imagens fluoroscópicas obtidas durante procedimento de embolização de artéria uterina (EAU). **A**. Antes da embolização, o leiomioma pode ser identificado por meio de suas numerosas artérias hipertrofiadas e tortuosas ao redor de sua periferia e estendendo-se para o seu interior. **B**. Após a embolização, em sua maioria, os vasos sanguíneos estão obstruídos por partículas e aparecem interrompidos. Os leiomiomas ainda são facilmente visualizados e parecem escuros e manchados uma vez que contraste/partículas permanecem estagnados dentro do tumor. (*Imagens cedidas pelo Dr. Samuel C. Chao.*)

Finalmente, a embolização é efetiva para os sintomas relacionados ao leiomioma. Diversos ensaios randomizados demonstraram taxas elevadas de melhora de sintomas e de satisfação das pacientes (Dutton, 2007; Edwards, 2007; Goodwin, 2008; Hehenkamp, 2008). Comparada com histerectomia, a EAU foi associada a hospitalizações mais curtas, escores reduzidos para dor em 24 horas e retorno precoce às atividades cotidianas. A EAU também teve comparação favorável com a miomectomia no que se refere à melhora de sintomas (Goodwin, 2006; Siskin, 2006). Entretanto, muitas pacientes não obtêm melhora suficiente, e o acompanhamento a longo prazo revela que aproximadamente 25% das pacientes tratadas com EAU requerem procedimento complementar subsequente (Dutton, 2007; Goodwin, 2008; Kooij, 2010).

Há diversas complicações associadas à EAU. A eliminação de tecido do leiomioma é comum, e provavelmente é observada apenas com leiomiomas que tenham contato com a superfície endometrial. Os leiomiomas necróticos eliminados pela vagina em geral podem ser retirados no consultório. Para aqueles tecidos que não sejam eliminados espontaneamente pela cavidade uterina ou que se mantenham firmemente fixos na parede uterina, talvez haja necessidade de proceder à dilatação e evacuação (Spies, 2002). Hematoma inguinal e descarga vaginal prolongada são outras complicações frequentes (Volkers, 2006). Após EAU, também é comum haver amenorreia transitória, que persiste, quando muito, por alguns ciclos menstruais e talvez esteja associada a aumento transitório nos níveis de FSH (Hovsepian, 2006; Tropeano, 2010). Entretanto, ocasionalmente ocorre amenorreia permanente, mais comum em pacientes mais velhas (Hehenkamp, 2007). Provavelmente essa complicação decorre de embolização concomitante dos ovários via anastomoses entre as artérias uterinas e ovarianas. Raramente a embolização pode afetar e produzir necrose em tecidos circundantes, como útero, anexos, bexiga e tecidos moles.

Várias complicações foram identificadas nas mulheres durante gravidez subsequente à EAU. Embora o número de gestações avaliadas seja pequeno, as complicações consistentes incluem aumento nas taxas de abortamento, hemorragia pósparto e parto cesariano (Homer, 2010). Outras complicações

TABELA 9-3 Contraindicações absolutas e relativas para EAU

Absolutas	
Gravidez	
Infecção ativa em útero ou anexos	
Suspeita de câncer no trato reprodutivo[a]	
Relativas	**Razões**
Coagulopatia	Complicações hemorrágicas
Disfunção renal	Efeitos renais do contraste
Desejo de gravidez futura	Complicações em gravidez
Tamanho de útero > 20 a 24 semanas	Dificuldade para embolizar
Salpingectomia ou salpingo-ooforectomia prévias	Anatomia arterial alterada
Radioterapia pélvica prévia	Anatomia arterial alterada
Uso concomitante de agonista de GnRH	Atrapalha a embolização
Leiomioma subseroso ou submucoso pedunculado	Necrose causa descolamento
Hidrossalpinge volumosa	Maior risco de infecção
Alergia intensa ao contraste	Risco de reação alérgica

[a]Pode ser usada paliativamente ou como adjunto à cirurgia.
GnRH = hormônio liberador de gonadotrofina; EAU = embolização de artéria uterina.
Compilada de American College of Obstetricians and Gynecologists, 2008; American Society of Reproductive Medicine, 2006; Hovsepian, 2009; Stokes, 2010.

observadas em alguns, mas não por todos os trabalhos, foram maiores taxas de parto prematuro, presença de anomalias, restrição ao crescimento fetal e placentação anormal (Goldberg, 2004; Pron, 2005; Walker, 2006).

Ultrassom focado guiado por ressonância magnética (FUSgMR) Os estudos preliminares indicam que esse tratamento é uma alternativa segura e minimamente invasiva para tratamento de leiomioma. Em 2004, a FDA aprovou o dispositivo para esse procedimento (Stewart, 2003). Conforme discutido no Capítulo 2 (p. 55), nessa técnica busca-se concentrar a energia ultrassônica a um grau capaz de aquecer os leiomiomas para produzir necrose em sessões com 2 a 3 horas de duração. Tem as vantagens de não ser invasivo, ser realizado com sedação consciente e estar associado à rápida recuperação e retorno às atividades normais. Contudo, há trabalhos que demonstram que 28% das mulheres buscam tratamentos alternativos para seus sintomas nos 12 meses seguintes ao FUSgMR (Fennessy, 2007; Stewart, 2006). Além disso, nem todas as pacientes são candidatas adequadas. Entre as contraindicações estão obstrução à passagem da energia, como cicatrizes na parede abdominal ou clipes intra-abdominais, útero com tamanho > 24 semanas, desejo de gravidez futura ou qualquer contraindicação para ressonância magnética. Além disso, características do leiomioma, como tamanho, qualidades da perfusão sanguínea e localização próxima de tecidos adjacentes são fatores capazes de limitar a viabilidade do procedimento (Hesley, 2008). Embora tenham sido comprovados poucos efeitos adversos importantes, os dados de longo prazo acerca da duração do alívio sintomático são insuficientes (Stewart, 2007).

Tratamento cirúrgico

Em muitas mulheres, os sintomas de sangramento e dor podem melhorar com tratamento clínico ou intervenções radiológicas. No entanto, para outras tantas há necessidade de tratamento cirúrgico para os leiomiomas, incluindo histerectomia, miomectomia e miólise.

Histerectomia. A remoção do útero é o tratamento cirúrgico definitivo e mais comumente realizado em casos de leiomioma. A histerectomia para tratamento de leiomiomas pode ser realizada por via vaginal, abdominal ou laparoscópica. Aproximadamente 600 mil histerectomias são realizadas todos os anos nos Estados Unidos. Embora a indicação mais comum sejam os leiomiomas, o porcentual de histerectomias realizadas com essa indicação apresentou viés de baixa, tendo passado de 44% em 2000 para 38% em 2004 (Whiteman, 2008)[2]. Em um trabalho em que foram incluídas 418 mulheres submetidas a histerectomia por doenças ginecológicas benignas, Carlson e colaboradores (1994) verificaram que a histerectomia em mulheres com leiomiomas sintomáticos resultou em taxas de satisfação de mais de 90%. Houve melhoras acentuadas na dor pélvica, nos sintomas urinários, na fadiga, nos sintomas psicológicos e na disfunção sexual.

A remoção dos ovários não é necessária, e a decisão de realizar a ooforectomia no momento da histerectomia deve ponderar idade e risco de câncer, entre outros fatores, conforme discutido integralmente na Seção 41-12 (p. 1.045).Outras considerações a serem feitas antes dehisterectomia incluemtamanho do útero e hematócrito no período pré-operatório. Em alguns casos, o uso de agonista do GnRH na fase pré-operatória pode servantajoso.

Miomectomia. A ressecção dos tumores é uma opção para as mulheres sintomáticas que tenham intenção de engravidar no futuro ou para aquelas que se oponham à histerectomia. O procedimento pode ser realizado por incisão laparoscópica ou histeroscópica ou por laparotomia e todas estão descritas detalhadamente no atlas cirúrgico.

Em geral, a miomectomia produz melhora na dor, na infertilidade ou no sangramento. Por exemplo, a menorragia melhora em aproximadamente 70 a 80% das pacientes após a remoção do tumor (Buttram, 1981; Olufowobi, 2004).

Miomectomia *versus* histerectomia. Historicamente, a histerectomia era recomendada para as mulheres que não desejassem engravidar. Muitos acreditavam que a miomectomia, em comparação com a histerectomia, acarretava risco maior de morbidade perioperatória. Com o acúmulo de experiência, a miomectomia mostrou-se efetiva e com riscos perioperatórios comparáveis aos da histerectomia. Em vários relatos, a perda sanguínea, as lesões intraoperatórias e a morbidade febril foram similares (Iverson, 1996; Sawin, 2000).

A desvantagem é que as aderências intra-abdominais no pós-operatório e a recorrência do leiomioma são mais comuns após miomectomia, em comparação com histerectomia (Stricker, 1994). As taxas de recorrência após miomectomia variam entre 40% e 50% (Acien, 1996; Fedele, 1995).O desenvolvimento de novo leiomioma parece ser menos provável nas mulheres que engravidam após a miomectomia, talvez em razão dos efeitos protetores do aumento da paridade (Candiani, 1991).

Miomectomia laparoscópica. A ressecção laparoscópica do leiomioma pode ser realizada com bons resultados (Hurst, 2005; Mais, 1996). Em um trabalho publicado, Seracchioli e colaboradores (2000) revisaram os resultados de 131 mulheres após miomectomia realizada em razão de pelo menos um leiomioma grande. Os autores relataram taxas equivalentes de gravidez com menos transfusões, menor tempo de hospitalização e menos morbidade febril nas mulheres submetidas à ressecção laparoscópica, em comparação com laparotomia. Além disso, parece que a miomectomia laparoscópica induz menos aderências do que a laparotomia (Bulletti, 1996; Dubuisson, 2000; Takeuchi, 2002).

Contudo, entre as limitações para a abordagem laparoscópica estão tamanho uterino e capacitação cirúrgica para laparoscopia, em especial para as técnicas de sutura. A maioria dos autores defende o fechamento em várias camadas dos leitos do leiomioma, após a enucleação, para que se assemelhe à realizada com a miomectomia abdominal (Agdi, 2010; Glasser, 2008; Parker, 2006). Além disso, vários pesquisadores recomendam realizar ressecção apenas dos tumores com menos de 8 a 10 cm, em razão da maior probabilidade de hemorragia e do prolongamento do tempo operatório com tumores maiores (Dubuisson, 2001; Takeuchi, 2003).

Histeroscopia. A ressecção histeroscópica de leiomiomas submucosos apresenta efetividade em longo prazo de 60 a 90% no tratamento de menorragia (Derman, 1991; Emanuel, 1999; Hallez, 1995). A excisão histeroscópica do leiomioma também aumenta as taxas de fertilidade, em especial quando os tumores são a única causa da infertilidade (Fernandez, 2001; Vercellini, 1999). Em sua revisão, Donnez e Jadoul (2002) calcularam taxa global de gravidez de 45% após ressecção histeroscópica do tumor nas mulheres em que o leiomioma foi considerado a única causa da infertilidade.

Ablação endometrial. Há várias modalidades de destruição tecidual capazes de remover o endométrio e que estão descritas em detalhes na Seção 42-17 (p. 1.169). Essas técnicas são efetivas nas mulheres com sangramento uterino disfuncional, mas quando usadas como técnica isolada para tratar casos de sangramento relacionado com leiomioma, a taxa de insucesso chega a 40% (Goldfarb, 1999; Yin, 1998). O uso dessa técnica também é limitado por tamanho e localização do leiomioma. Em alguns casos, a ablação é empregada como tratamento adjunto à excisão histeroscópica do leiomioma em mulheres com menorragia.

Abordagens experimentais. Há várias técnicas disponíveis para induzir necrose do leiomioma e reduzir seu tamanho. Entre elas estão eletrocirurgia mono ou bipolar, vaporização a *laser,* ou crioterapia. Todas são técnicas laparoscópicas que demandam tempo considerável no centro cirúrgico, determinam graus variados de necrose dentro do leiomioma e no miométrio normal adjacente e produzem dor pós-operatória significativa. Não há dados suficientes avaliando alívio sintomático a longo prazo, taxas de recorrência e efeito na fertilidade e em gestações futuras. (Agdi, 2008; Levy, 2008.

Também foram investigados métodos para obstruir a artéria uterina. Dentre esses métodos estão ligadura arterial bilateral por via laparoscópica e uma abordagem na qual pinças transvaginais temporariamente ligando as artérias uterinas (Hald, 2009; Holub, 2008; Vilos, 2010). Até que ensaios clínicos tenham sido realizados, essas técnicas atualmente são consideradas experimentais (Sharp, 2006).

■ Hematometra

Patogênese

Nesse quadro, há obstrução do fluxo menstrual com acúmulo de sangue e distensão do útero e, algumas vezes, do segmento proximal do colo uterino.

Muitos casos de hematometra ocorrem na menarca, se o fluxo menstrual for obstruído por anormalidades congênitas (Cap. 18, p. 492). Nesse cenário, é frequente que a vagina esteja distendida, o assim chamado *hematocolpos,* podendo haver ainda dilatação das tubas uterinas, denominada *hematossalpinge.*

Várias anormalidades adquiridas, como fibrose e neoplasias, também podem obstruir o fluxo menstrual. Por exemplo, o hematometra pode ocorrer após, radioterapia, hipoestrogenismo prolongado com atrofia ou cirurgias da cavidade endometrial ou do canal ectocervical. De forma similar, a obstrução pode ocorrer em mulheres portadoras da síndrome de Asherman ou com câncer de útero ou do colo uterino.

Diagnóstico

As mulheres com hematometra classicamente se queixam de dor cíclica na linha média. Mas também podem se apresentar com queixas vagas como dor na região lombar baixa e sensação de plenitude pélvica. Na obstrução total, ocorre amenorreia. A obstrução parcial causa dor acompanhada de sangramento escuro escasso, que pode ter odor fétido, e talvez não seja cíclico. Se a distensão uterina for significativa, a compressão pelo órgão aumentado pode causar retenção urinária ou constipação

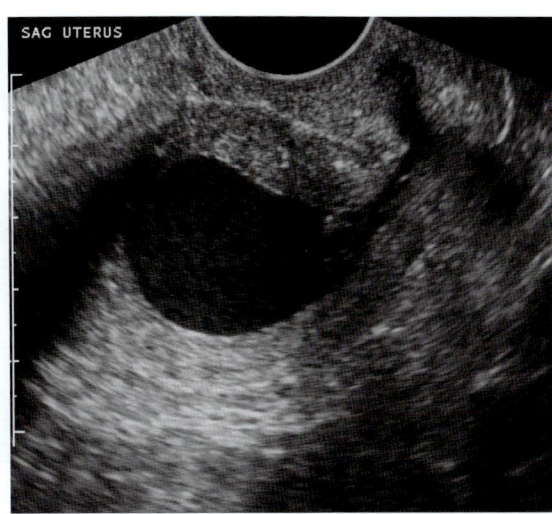

FIGURA 9-12 Imagem de hematometra obtida por ultrassonografia transvaginal sagital. As paredes uterinas e o segmento proximal do colo uterino estão dilatados pelo sangue retido, que tem aspecto hipoecoico (*Imagem cedida pela Dra. Elysia Moschos.*)

intestinal. Se houver infecção secundária e desenvolvimento de piometra, também podem ser observadas febre e leucocitose. Os achados no exame da pelve incluem corpo uterino aumentado na linha média, de consistência amolecida ou, até mesmo, cística que talvez esteja doloroso à palpação. Os achados clínicos podem ser semelhantes aos de gravidez inicial, degeneração cística de leiomiomas, leiomiossarcoma e doença trofoblástica gestacional. Por isso, a dosagem de β-hCG no soro ou na urina pode ser útil. É importante ressaltar que nos casos em que a causa subjacente for incerta, há indicação de biópsia endocervical e endometrial para excluir malignidade.

A ultrassonografia é a principal ferramenta diagnóstica. O exame revela aumento simétrico de cavidade uterina de superfície lisa e hipoecoica (Fig. 9-12). Ecos internos de baixa intensidade podem estar presentes de forma variável (Wu, 1999). Com menos frequência, pode-se observar hematossalpinge, sendo identificada como distensões tubulares hipoecoicas laterais aútero (Sailer, 1979). Exame de imagem por RM também pode ser usado para ajudar a determinar a localização exata da obstrução e para fornecer uma avaliação mais completa da anatomia.

Tratamento

Para a maioria dos casos de hematometra, o alívio da obstrução e o escoamento do sangue são os objetivos do tratamento. Em regra, a dilatação cervical alivia o acúmulo (Borten, 1984). Alguns autores descreveram a prática de histeroscopia após dilatação para acessar as bolsas de sangue e para lise de aderências (Cooper, 2000). As anormalidades congênitas podem requerer outros procedimentos mais abrangentes para corrigir a obstrução (Cap. 18, p. 492).

■ Adenomiose

A adenomiose é caracterizada por aumento uterino causado por resíduos ectópicos endometriais, tanto glandulares quanto de estroma, profundamente localizados dentro do miométrio. Esses resíduos podem estar distribuídos por todo o miométrio

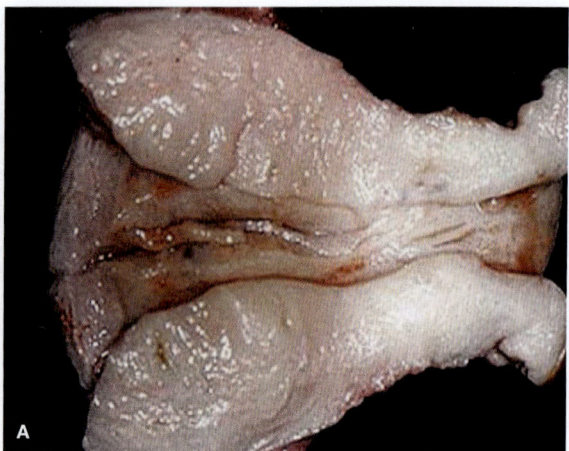
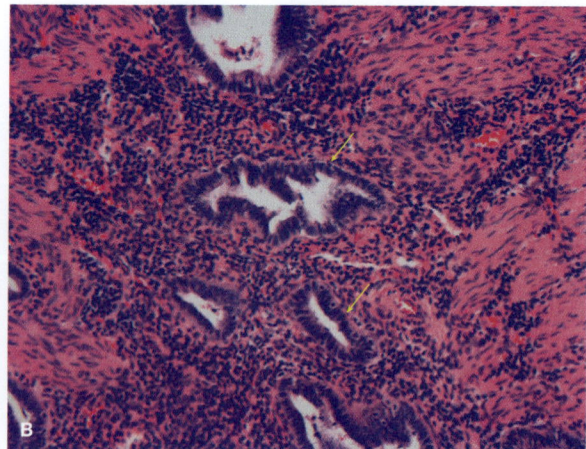

FIGURA 9-13 Adenomiose. **A**. Amostra de útero bivalve inteiro. Observe a textura esponjosa desse útero com adenomiose. **B**. Glândulas endometriais (*setas*) microscopicamente benignas e estroma com infiltração profunda no miométrio. (*Fotografias cedidas pela Dra. Raheela Asfaq.*)

– *adenomiose difusa* – ou formar um conjunto focal nodular circunscrito – *adenomiose focal*.

Embora qualquer das formas possa ser suspeitada clinicamente, o diagnóstico geralmente é feito com base nos achados histológicos da peça cirúrgica. Portanto, as incidências publicadas a partir das peças de histerectomias variam de acordo com os critérios histológicos, bem como com a quantidade de tecido retirado, mas variam entre 20 e 60% (Bird, 1972; Parazzini, 1997).

Fisiopatologia

Anatomia. No exame macroscópico, é comum haver aumento uterino global, mas é raro que esse aumento ultrapasse o de uma gravidez de 12 semanas. O contorno da superfície é liso e regular, sendo comum que haja amolecimento generalizado e hiperemia do miométrio. A superfície uterina seccionada tem aspecto macroscópico esponjoso com áreas focais de hemorragia (Fig. 9-13).

Os focos ectópicos das glândulas e do estroma, que são encontrados no miométrio na adenomiose, originam-se da camada basal do endométrio. Em razão de as células da camada basal não serem submetidas a alterações proliferativas e secretoras típicas durante o ciclo menstrual, a hemorragia dentro desses focos é mínima.

Patogênese. A teoria mais aceita a respeito do desenvolvimento da adenomiose propõe que sua gênese esteja ligada à invaginação da camada endometrial basal para o interior do miométrio. A interface endométrio-miométrio é única, diferente da maioria das interfaces mucosa-muscular, pois não possui uma submucosa interveniente. Portanto, mesmo no útero normal, o endométrio costuma invadir superficialmente o miométrio.

Os mecanismos que incitam a invasão profunda do miométrio não são conhecidos, mas, em alguns casos, há fragilidade miometrial causada por gravidez, cirurgia ou redução da atividade imunológica na interface endométrio-miométrio (Ferenczy, 1998; Levgur, 2000). É provável que o estrogênio e o progestogênio desempenhem um papel no seu desenvolvimento e manutenção. Por exemplo, a adenomiose evolui durante os anos reprodutivos e regride após a menopausa. Independentemente da causa, sabe-se que ocorrem migração e invasão de células.

Segundo uma teoria alternativa, a adenomiose seria causada por metaplasia do tecido mülleriano pluripotencial.

Fatores de risco

A paridade e a idade são fatores de risco significativos para adenomiose. Especificamente, quase 90% dos casos ocorrem em mulheres com filhos e 80% desenvolvem-se em mulheres entre 40 e 60 anos de idade (Lee, 1984).

A adenomiose está associada a outras patologias que são afetadas pela expressão de aromatase citocromo P450 e por níveis elevados de estrogênio no tecido. Entre essas patologias estão leiomiomas, endometriose e câncer endometrial (Azziz, 1989). Entretanto, conforme abordado no Capítulo 10, a endometriose possui características epidemiológicas muito diferentes e considera-se que seja causada por outro mecanismo. Os contraceptivos orais não estão associados à adenomiose, contudo ela é observada com mais frequência nas mulheres que fazem uso do MSRE tamoxifeno (Cohen, 1997; Parazzini, 1997). Outros potenciais fatores de risco identificados são história de endometrite crônica, abortamento, trauma uterino durante o parto e hiperestrogenismo.

Sintomas

Aproximadamente um terço das mulheres com adenomiose apresenta sintomas. Sua gravidade correlaciona-se com maior número de focos ectópicos e extensão da invasão (Levgur, 2000; Nishida, 1991; Sammour, 2002). A menorragia e a dismenorreia são comuns. É possível que a menorragia resulte de vascularização aumentada e anormal na linha endometrial. Considera-se que a dismenorreia seja causada por aumento na produção de prostaglandina verificado nos tecidos adenomióticos, em comparação com o do miométrio normal (Koike, 1992). Cerca de 10% das mulheres com adenomiose queixam-se de dispareunia. Considerando que a adenomiose ocorre caracteristicamente em mulheres com filhos e com idade entre 40 e 60 anos, infertilidade não é uma queixa frequente (Nikkanen, 1980).

Diagnóstico

CA-125. Há muitos anos, a maioria dos casos de adenomiose é diagnosticada retrospectivamente com a avaliação patológica da

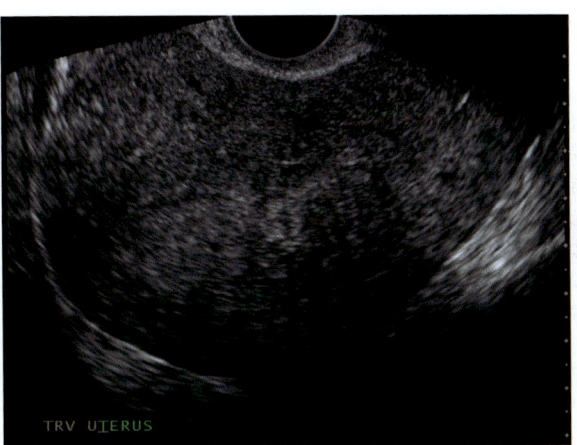

FIGURA 9-14 Imagem ultrassonográfica em plano sagital de útero com adenomiose. (*Imagem cedida pela Dra. Elysia Moschos.*)

peça de histerectomia. Os níveis séricos do marcador tumoral antígeno de câncer 125 (CA-125, de *cancer antigen 125*) foram investigados como possível ferramenta diagnóstica, mas não se provaram úteis. Embora os níveis de CA-125 estejam caracteristicamente elevados nas mulheres com adenomiose, também podem estar aumentados em pacientes com leiomiomas, endometriose, infecção pélvica e malignidades pélvicas (Menon, 1999).

Ultrassonografia. Em razão de a ultrassonografia transabdominal (UTA) não identificar de forma consistente as alterações miometriais muitas vezes sutis da adenomiose, dá-se preferência às imagens obtidas por ultrassonografia transvaginal (UTV), e as imagens por RM podem ser complementares (Bazot, 2001; Reinhold, 1998).

Nas mãos de ultrassonografistas experientes, os achados da adenomiose difusa podem incluir (1) parede anterior ou posterior do miométrio com espessura maior do que sua contraparte, (2) heterogeneidade na textura miometrial, (3) pequenos cistos miometriais hipoecoicos, representando glândulas císticas dentro de focos ectópicos endometriais, (4) projeções estriadas estendendo-se do endométrio para o interior do miométrio e (5) eco endometrial mal definido (Fig. 9-14) (Reinhold, 1999).

A adenomiose focal aparece como nódulos hipoecoicos isolados que podem ser diferenciados de leiomiomas por suas margens mal definidas, forma mais elíptica do que globular, efeito de massa mínimo nos tecidos adjacentes, ausência de calcificações e presença de cistos anecoicos de diâmetros variados (Fedele, 1992; Reinhold, 1998).

Como esses achados frequentemente são sutis, a experiência do operador influencia mais a acurácia diagnóstica do que na maioria das outras patologias pélvicas. Além disso, a presença de outra doença uterina concomitante, como leiomiomas ou câncer endometrial, também pode reduzir a acurácia. Nessas situações, a imagem por RM provou-se altamente acurada para o diagnóstico (Fig. 2-33, p. 56).

Tratamento

Tratamento clínico. O principal objetivo do tratamento é reduzir a dor e o sangramento. O tratamento conservador para a adenomiose sintomática é similar àquele descrito para menorragia primária ou dismenorreia (Cap. 8, p. 237). Primeiro, é frequente a administração de AINEs (Fraser, 1986; Marjoribanks, 2003). Podem ser empregados esquemas usando contraceptivos orais combinados ou regimes com anticoncepcionais contendo apenas progestogênio para induzir atrofia endometrial e reduzir a produção endometrial de prostaglandina, com o objetivo de reduzir a dismenorreia e a menorragia. O sistema intrauterino liberador de levonorgestrel, comercializado sob a marca Mirena, também mostrou-se efetivo no tratamento de sangramento relacionado com a adenomiose (Bragheto, 2007; Sheng, 2009).

Como a adenomiose e a endometriose compartilham origens endometriais, alguns autores utilizaram agonistas do GnRH ou danazol de forma similar ao tratamento da endometriose. No entanto, não foram realizados ensaios clínicos para avaliar essas práticas.

Tratamento intervencionista. A histerectomia é o tratamento definitivo, e, como acontece em outras condições, o tipo de procedimento cirúrgico depende do tamanho uterino e da patologia uterina ou abdominopélvica associada.

A ablação ou ressecção endometrial com o uso de histeroscopia tem sido empregada com sucesso para tratar a dismenorreia e a menorragia causadas por adenomiose (Molnar, 1997; Wortman, 2000). Entretanto, a erradicação completa da adenomiose profunda é problemática, e a doença residual responsável por um número significativo de insucessos do tratamentos. Por este motivo, McCausland e McCausland (1996) recomendaram ultrassonografia ou RM pré-operatória para identificar as lesões profundas e, assim, selecionar melhor as pacientes. Outra advertência é que qualquer lesão no revestimento endometrial, o que inclui a ablação, pode ser o dano inicial que ativa o tecido endometrial a crescer invadindo o miométrio, *causando,* assim, a adenomiose.

A embolização da artéria uterina (p. 256) também tem sido usada para aliviar os sintomas em algumas mulheres, embora as taxas de sucesso variem muito, entre 25 e 85%, e aproximadamente 50% das pacientes finalmente ainda necessitem de histerectomia (Jha, 2003; Kim, 2004; 2007; Toh, 2003).

Hipertrofia miometrial

Em algumas mulheres, em especial naquelas com alta paridade, há aumento global do útero, mas nenhuma patologia subjacente associada identificável é encontrada nas peças de histerectomia (Fraser, 1987). Também conhecida como hipertrofia gravídica, essa condição resulta do aumento das fibras endometriais e não de hiperplasia ou fibrose intersticial (Traiman, 1996). Outros autores definem a condição a partir do peso uterino, acima de 120 g para nulíparas e 210 g para multíparas (Zaloudek, 2002). Os sintomas são raros, mas podem incluir irregularidades menstruais, sendo a menorragia a queixa mais frequente.

Divertículos uterinos ou cervicais

São saliências em forma de saco, de ocorrência rara, que se comunicam e se estendem para além da cavidade endometrial ou do canal endocervical. Muitos divertículos desenvolvem-se após o parto por cesariana, e supõe-se que surjam em sítios de deiscência uterina. Outros podem ser oriundos de desenvolvimento anormal congênito a partir de duplicação localizada do ducto mülleriano distal em um dos lados (Engel, 1984).

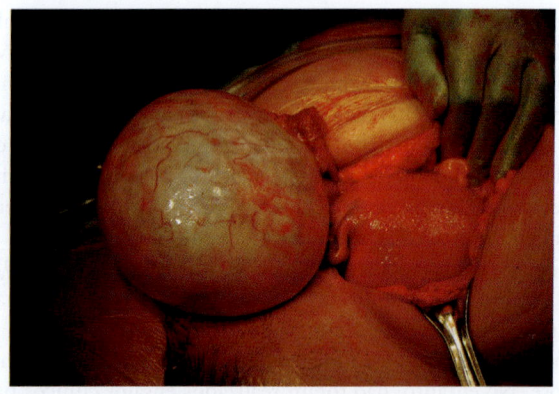

FIGURA 9-15 Fotografia intraoperatória de um volumoso cistadenoma mucinoso benigno. As fímbrias localizadas na extremidade da tuba uterina podem ser vistas acima do ovário e o útero se encontra à direita.

O divertículo pode servir de repositório passivo do fluxo menstrual, com expulsão intermitente de sangue, produzindo dor e sangramento intermenstrual. Além disso, esses sacos podem ser infectados secundariamente (Umezaki, 2004).

A ultrassonografia transvaginal (UTV) ou a ultrassonografia com infusão salina normalmente são utilizadas para investigação das mulheres com esses sintomas. Histerossalpingografia, histeroscopia e RM têm sido usadas para demonstrar a comunicação com o endométrio (Erickson, 1999). O tratamento é feito com excisão do divertículo ou histerectomia.

OVÁRIO

As massas ovarianas são achados frequentes na ginecologia em geral. Dessas massas, a maioria tem caráter cístico, e os cistos funcionais ovarianos representam uma grande proporção. As neoplasias são responsáveis por grande parte das demais, sendo a maioria benigna (Fig. 9-15). Entretanto, apesar do contínuo desenvolvimento dos métodos de diagnóstico, com frequência é impossível diferenciar clinicamente entre condições benignas e malignas. Assim, o tratamento deve ponderar a possibilidade de realizar uma cirurgia para um lesão inocente contra o risco de não retirar um câncer de ovário.

Grupo das massas císticas ovarianas

Histologicamente, as massas císticas ovarianas frequentemente são divididas em derivadas de crescimento neoplásico (*neoplasias císticas ovarianas*) e em produzidas por rompimento da ovulação normal (*cistos ovarianos funcionais*). A diferenciação entre elas nem sempre é clinicamente evidente, tanto com o uso de ferramentas de imagem quanto de marcadores tumorais. Portanto, é frequente que os cistos ovarianos sejam tratados como uma única entidade clínica.

Frequentemente esses cistos requerem excisão em razão dos sintomas que provocam ou da possibilidade de câncer e, como consequência, seu impacto econômico é significativo. Em sua revisão das pacientes hospitalizadas nos Estados Unidos em 2010, Whiteman e colaboradores (2010) relataram que aproximadamente 7% das admissões hospitalares ginecológicas tiveram como causa cistos ovarianos benignos.

Patogênese

A incidência dos cistos ovarianos muda pouco com fatores demográficos da paciente, variando entre 5 e 15% (Dorum, 2005; Millar, 1993; Porcu, 1994). Os mecanismos exatos que levam à formação de cistos não foram esclarecidos. A angiogênese é um componente essencial tanto da fase folicular quanto da fase lútea do ciclo ovariano. Também participa de vários processos ovarianos patológicos, incluindo formação de cisto folicular, síndrome do ovário policístico, síndrome da hiperestimulação ovariana e neoplasias ovarianos benignos e malignos. Há evidências de que o fator de crescimento endotelial vascular (VEGF) sirva como um mediador importante da angiogênese, especificamente como fator para o desenvolvimento de neoplasias ovarianas (Gómez-Raposo, 2009). Em conformidade, anticorpos monoclonais tendo como alvo o VEGF mostraram-se efetivos no tratamento de muitos cânceres ovarianos (Kumaran, 2009).

Sintomas

A maioria das mulheres portadoras de cistos ovarianos é assintomática. Na presença de sintomas, dor e sensação vaga de pressão são comuns. A dor cíclica com a menstruação pode indicar endometriose com endometrioma associado. A dor intermitente pode indicar torção em fase inicial, e dor intensa e aguda indica torção resultando em isquemia ovariana. Outras causas de dor aguda incluem ruptura de cisto ou abscesso tubo-ovariano. Por outro lado, sensação vaga de pressão ou dolorimento desagradável podem ser o único sintoma, resultante do estiramento da cápsula ovariana. Na presença de malignidades ovarianas avançadas, as pacientes se queixam de aumento da circunferência abdominal e de saciedade precoce provocadas por ascite ou por aumento do ovário.

Em algumas mulheres, é possível encontrar evidências de disfunção hormonal. Por exemplo, a produção de estrogênio em excesso, em razão de estimulação das células granulares, pode suspender as menstruações normais ou provocar sangramento em pacientes pré-púberes ou pós-menopáusicas. De forma similar, é possível haver virilização em razão de aumento dos androgênios produzidos por estimulação de células da teca.

Diagnóstico

Muitos cistos ovarianos são assintomáticos e descobertos incidentalmente no exame pélvico de rotina ou durante estudos por imagem por outra indicação. Os achados podem variar, mas, em regra, as massas são móveis, císticas, endurecidas e localizadas lateralmente ao útero.

Gonadotrofina coriônica humana. Na avaliação de patologia anexial, a dosagem sérica da β-hCG fornece informações valiosas. A detecção de β-hCG sérica pode indicar gravidez ectópica ou um corpo lúteo de gravidez. Ainda que seja menos comum, a β-hCG também pode atuar como marcador tumoral na definição de neoplasia ovariana.

Marcadores tumorais. Os marcadores tumorais são proteínas caracteristicamente produzidas por células tumorais ou pelo organismo em resposta a estas células. Vários dos marcadores tumorais são usados para identificar malignidades ovarianas.

O CA-125 é um determinante antigênico de uma glicoproteína de alto peso molecular produzida por células mesoteliais que revestem as cavidades peritoneal, pleural e pericárdica. É utilizado como marcador tumoral porque seus níveis séricos frequentemente estão elevados nas mulheres com câncer epitelial ovariano. No entanto, o CA-125 não é um antígeno tumoral específico, estando elevado em até 1% das pacientes saudáveis nos grupos-controle. Também pode estar elevado em mulheres com doenças benignas, como leiomioma, endometriose e salpingite. Independentemente dessas limitações, as dosagens séricas do CA-125 podem ser úteis, sendo usadas com frequência na avaliação dos cistos ovarianos. Os níveis séricos da alfa-fetoproteína (AFP) podem estar elevados nas raras pacientes portadoras de tumor do saco vitelino ou de carcinoma de células embrionárias. Níveis séricos aumentados de β-hCG podem indicar coriocarcinoma ovariano, tumor misto de células germinativas, ou carcinoma de células embrionárias. As inibinas A e B são marcadores de células tumorais da granulosa. Finalmente, os níveis de lactato-desidrogenase podem estar elevados em mulheres com disgerminoma, enquanto os níveis do antígeno carcinoembriônico e do antígeno de câncer 19-9 (CA-19-9) aumentam a partir de secreções dos carcinomas ovarianos epiteliais mucinosos.

Imagem. Tanto a ultrassonografia transvaginal (UTV) quanto a ultrassonografia transabdominal (UTA) são métodos excelentes, e o tamanho do cisto é o determinante mais importante para a escolha entre as duas. Para as lesões restritas à pelve verdadeira, a UTV fornece resolução superior, sendo que a UTA é mais útil para tumores grandes (Marret, 2001). Os achados característicos para os tipos específicos de cistos ovarianos foram descritos e também definidos para a diferenciação entre lesões malignas e benignas (Tabela 9-4) (Granberg, 1989; Minaretzis, 1994; Okugawa, 2001).

A ultrassonografia tradicional em escala de cinza também pode ser aprimorada com o fluxo do Doppler colorido. A ultrassonografia transvaginal com Doppler colorido (UTV-DC) pode agregar informações sobre natureza da lesão, potencial maligno e presença de torção (Emoto, 1997; Rosado, 1992; Wu, 1994). No entanto, para a avaliação de cistos ovarianos simples e risco de malignidade, a UTV-DC não proporciona qualquer vantagem significativa em comparação com a UTV convencional (Vuento, 1995).

O uso de RM para avaliação de cisto ovariano foi pesquisado. O valor agregado à ultrassonografia é limitado na maioria dos quadros clínicos. A RM pode ajudar a esclarecer o quadro em casos nos quais a compleição anatômica da paciente dificulte a imagem ultrassonográfica (Outwater, 1996).

Conduta

Observação. A maioria dos cistos ovarianos é funcional e regride espontaneamente em seis meses a partir da identificação. As pílulas anticoncepcionais orais de alta dose são usadas por alguns especialistas para acelerar a resolução dos cistos funcionais. Contudo, diversos pesquisadores não confirmaram benefícios adicionais com essa terapia adjunta (American College of Obstetricians and Gynecologists, 2010; Grimes, 2009; Turan, 1994). O risco de câncer ovariano aumenta com a idade. Independentemente disso, para pacientes pós-menopáusicas com cisto ovariano simples, a conduta expectante também é aceita. Vários pesquisadores confirmaram a segurança dessa abordagem quando diversos critérios são satisfeitos: (1) evidência ultrassonográfica de cisto unilocular, com paredes finas; (2) diâmetro do cisto menor que 5 cm; (3) nenhum aumento do cisto durante o período de observação e (4) níveis séricos de CA-125 normais (Menon, 1999; Nardo, 2003). Além disso, o American College of Obstetricians and Gynecologists (2007) assinala que os cistos simples com até 10 cm de diâmetro medido por exame ultrassonográfico podem ser acompanhados com segurança mesmo em pacientes pós-menopáusicas.

Excisão cirúrgica. Apesar dos esforços de pesquisadores para classificar as lesões em função de resultados radiológicos e sorológicos, há uma quantidade considerável de semelhanças morfológicas entre os tipos de cistos e entre cistos malignos e benignos. Portanto, para muitos casos, a excisão cirúrgica do cisto é a ferramenta diagnóstica definitiva.

Cistectomia *versus* ooforectomia. Entre essas opções, a cistectomia tem a vantagem de preservar o ovário, mas com risco de ruptura do cisto e derrame do tumor. Em caso de câncer do ovário, tal derrame, com a subsequente implantação de células malignas, agrava o prognóstico da paciente. Portanto, a escolha de uma técnica cirúrgica em detrimento da outra é influenciada por tamanho da lesão, idade da paciente e achados intraoperatórios. Por exemplo, nas mulheres pré-menopáusicas, as lesões de pequeno tamanho, em geral, requerem apenas cistectomia com preservação da função reprodutiva. As lesões maiores podem implicar necessidade de ooforectomia em razão de riscos maiores de ruptura do cisto durante a enucleação, dificuldade de reconstruir a anatomia ovariana após a remoção de um cisto de grandes proporções e maior risco de malignidade nesses cistos maiores. Entretanto, nas mulheres pós-menopáusicas, a ooforectomia é a conduta preferencial, porque o risco de câncer é maior e os benefícios da preservação dos ovários, menores (Okugawa, 2001).

Os sinais clínicos de malignidade observados durante a cirurgia determinarão outras ações complementares. As presenças de múltiplas lesões de pequeno tamanho espalhadas pela superfície peritoneal, de ascite e de tumores exofíticos para além da cápsula ovariana determinam a necessidade de estadiamento e tratamento cirúrgicos para câncer ovariano, conforme discutido nos Capítulos 35 e 36 (p. 868).

Laparoscopia. A abordagem cirúrgica para a excisão do cisto também é determinada por fatores clínicos. A laparoscopia apresenta muitas vantagens, mas, em geral, é subutilizada para o tratamento de cistos ovarianos. As referências a taxas elevadas de ruptura do cisto e derramamento do tumor fizeram com que muitos evitassem essa modalidade. Isto posto, muitos pesquisadores comprovaram a segurança da cistectomia e da ooforectomia laparoscópicas (Lin, 1995; Mais, 1995; Yuen, 1997).

Minilaparotomia. Para os cistos menores ou de tamanho moderado, a incisão da laparotomia geralmente pode ser minimizada. Como resultado, a maioria das pacientes submetidas à minilaparotomia recebe alta no dia da cirurgia (Berger, 1994; Flynn, 1999). Embora a minilaparotomia normalmente esteja associada a menor tempo cirúrgico, menores taxas de ruptura de cisto e maior economia de custos em comparação com a laparoscopia, essa abordagem pode reduzir a capacidade do cirurgião de proceder à lise de aderências e de inspecionar as superfícies peritoneais buscando por sinais de malignidade ovariana.

Laparotomia. As mulheres com maior potencial para malignidade são mais bem tratadas com laparotomia com incisão ver-

TABELA 9-4 Tratamento recomendado para massas ovarianas assintomáticas encontradas em imagens

Tipo de massa ovariana	Recomendação
Cistos com características benignas	
Cisto simples	Os cistos simples, independentemente da idade da paciente, são quase certamente benignos
Pré-menopausa	
≤ 3 cm de diâmetro	Achado anatômico normal
≤ 5 cm de diâmetro	Desnecessário qualquer tratamento adicional
> 5 cm mas ≤ 7 cm diâmetro[a]	Repetir a UTV em 6 a 12 semanas para comprovar a resolução; se persistente, UTV anual[b]
≤ 7 cm diâmetro[a]	RM ou avaliação cirúrgica
Pós-menopausa	
≤ 1 cm de diâmetro	Achado anatômico normal
≤ 5 cm de diâmetro[a]	Dosagem do CA-125; se estiver normal, repetir UTV em 6 a 12 semanas; se o cisto persistir, UTV anualmente[b]
> 7 cm de diâmetro[a]	RM ou avaliação cirúrgica
Cisto hemorrágico[c]	
Pré-menopausa	
Corpo lúteo ≤ 3 cm de diâmetro	Achado anatômico normal
≤ 5 cm de diâmetro	Desnecessário qualquer tratamento adicional
> 5 cm mas ≤ 7 cm de diâmetro	UTV repetida em 6 a 12 semanas; se persistir, considerar RM ou avaliação cirúrgica
Pós-menopausa precoce[d] Qualquer tamanho	Dosagem do CA-125; se normal, repetir UTV em 6 a 12 semanas; se o cisto persistir, considerar RM ou avaliação cirúrgica
Pós-menopausa tardia[d] Qualquer tamanho	Avaliação cirúrgica
Endometrioma	UTV repetida em 6 a 12 semanas; se persistir, UTV anual[b]
Teratoma cístico maduro (cisto dermoide)	Se não tiver sido removida cirurgicamente[e], UTV anual[b]
Hidrossalpinge	Possível manter em observação de acordo com a indicação clínica
Cisto de inclusão peritoneal	Possível manter em observação de acordo com a indicação clínica
Cistos com características indefinidas, mas provavelmente benignas	
Indefinido para: cisto hemorrágico, teratoma cístico maduro, endometrioma	
Pré-menopausa	Repetir UTV em 6 a 12 semanas; se o cisto persistir, considerar avaliação cirúrgica ou RM
Pós-menopausa	Considerar avaliação cirúrgica
Cisto de parede fina com septação única delgada ou calcificação focal da parede	Mesma conduta descrita para cisto simples
Múltiplas septações delgadas (< 3 mm)	Considerar avaliação cirúrgica
Nódulo (não hiperecoico) sem fluxo	Considerar avaliação cirúrgica ou RM
Cistos com características sugestivas de malignidade	
Septações espessas (> 3 mm)	Considerar avaliação cirúrgica
Nódulo com fluxo sanguíneo	Considerar avaliação cirúrgica

[a] O American College of Obstetricians and Gynecologists (2007) recomenda o limiar até 10 cm para cistos simples em qualquer faixa etária.
[b] Pode-se optar por intervalos menores de acompanhamento de acordo com a indicação clínica.
[c] Recomenda-se o Doppler colorido como exame adjunto para excluir componentes sólidos.
[d] Todas as pacientes pós-menopáusicas com massa anexa devem ser submetidas a exame das mamas, toque retal e mamografia, caso não tenham sido realizados no último ano, em razão do alto índice de metástase de outros tumores primários de ovário.
[e] Alguns trabalhos concluíram que os cistos dermoides estáveis pequenos podem ser mantidos sob observação nas pacientes pré-menopáusicas.
CA-125 = antígeno de câncer 125; RM = ressonância magnética UTV = ultrassonografia transvaginal.
Adaptada de American College of Obstetricians and Gynecologists (2007); Levine, 2010.

tical na linha média. Esta abordagem proporciona um campo cirúrgico suficientemente amplo para ooforectomia ou enucleação do cisto, sem ruptura do tumor, e para estadiamento cirúrgico se for verificada malignidade. Naquelas pacientes com baixo risco de malignidade e cisto de pequeno tamanho, considera-se adequada a laparotomia com incisão transversal baixa.

Aspiração do cisto. Historicamente, há dúvidas quanto a aspiração de cistos ovarianos em razão da possibilidade de semeadura intraperitoneal de câncer ovariano em estágio inicial. Além disso, é comum haver resultados inconclusivos, falso-positivos ou falso-negativos (Dejmek, 2003; Martinez-Onsurbe, 2001; Moran, 1993). Por essas razões, raramente há indicação para esse procedimento isoladamente.

Papel do ginecologista geral. Os cistos ovarianos com frequência implicam tratamento cirúrgico. Em sua maioria essas lesões são benignas e normalmente são removidas pelo ginecologista geral. No entanto, quando há câncer, o estadiamento formal deve acompanhar a excisão. Há trabalhos que sustentam que

TABELA 9-5 Diretrizes para encaminhamento de paciente com massa pélvica recentemente diagnosticada a oncologista ginecológico

Pré-menopáusicas (< 50 anos)
Nível muito alto de CA-125
Ascite
Evidência de metástase abdominal ou a distância (ao exame físico ou em estudo de imagem)

Pós-menopáusicas (≥ 50 anos)
CA-125 alto
Ascite
Massa pélvica nodular ou fixa
Evidência de metástase abdominal ou a distância (ao exame físico ou em estudo de imagem)

Compilada de American College of Obstetricians and Gynecologists e Society of Gynecologic Oncologists, 2011.

ressecção cirúrgica de excelência e estadiamento adequado por oncologistas ginecológicos durante a cirurgia primária para tratamento de câncer ovariano são fatores importantes na sobrevivência a longo prazo. Consequentemente, as pacientes com massas pélvicas e achados pré-operatórios suspeitos de malignidade, em geral, devem ser encaminhadas a oncologista ginecológico. O American College of Obstetricians and Gynecologists (2011) e a Society of Gynecologic Oncologists publicaram diretrizes conjuntas sobre os critérios clínicos para encaminhamento imediato a oncologista ginecológico (Tabela 9-5). Se um ou mais critérios dessa lista ou outros achados suspeitos forem identificados, recomenda-se encaminhamento (Im, 2005).

Outra ferramenta capaz de auxiliar na decisão de encaminhamento é o teste OVA1. Com descrição complementar no Capítulo 35 (p. 861), esse teste é usado para rastreamento sorológico a partir de cinco marcadores biológicos. Pode ser utilizado como auxiliar no rastreamento de pacientes que já tenham indicação cirúrgica para tratamento de patologia ovariana.

Cistos ovarianos funcionais

Os cistos ovarianos funcionais são comuns, têm origem em folículos ovarianos e são produzidos por disfunção hormonal durante a ovulação. São subclassificados como *cistos foliculares* ou *cistos de corpo lúteo* com base tanto na patogenia quanto nas características histológicas. Não são neoplasias e formam massa mais em função de acúmulo de líquidos intrafoliculares do que de proliferação celular. A disfunção hormonal antes da ovulação resulta em expansão do seio folicular por líquido seroso e formação de cisto folicular. Por outro lado, após a ovulação, a hemorragia em excesso pode preencher o corpo lúteo, criando o cisto de corpo lúteo. Embora esses cistos, em geral, tenham sintomas e tratamento similares, eles são distintos no que se refere aos possíveis hormônios produzidos, bem como nos aspectos histológicos.

Fatores de risco

Tabagismo. Vários estudos epidemiológicos relacionaram tabagismo e desenvolvimento de cisto funcional (Holt, 2005; Wyshak, 1988). Embora não se tenha esclarecido os mecanismos ou o mecanismo exato pelo qual o cigarro produz esse efeito, as alterações na secreção de gonadotrofina e na função ovariana são suspeitas (Michnovicz, 1986; Zumoff, 1990).

Contracepção. Contraceptivos hormonais orais de dose alta suprimem a atividade ovariana e protegem contra o desenvolvimento de cistos (Ory, 1974). Entretanto, estudos subsequentes demonstraram efeitos protetores apenas modestos dos contraceptivos monofásicos ou trifásicos de dose baixa (Chiaffarino, 1998; Holt, 2003). O American College of Obstetricians and Gynecologists (2010) não preconiza o uso de COCs para prevenção ou tratamento de cistos.

Por outro lado, foi relatado aumento na incidência de cistos foliculares relacionado com muitos contraceptivos contendo apenas progestogênio. É bom lembrar que os progestogênios contínuos de dose baixa não suprimem completamente a função ovariana. Como resultado, folículos dominantes podem se desenvolver em resposta à secreção de gonadotrofina, ainda que o processo ovulatório normal com frequência seja interrompido dando origem a cistos foliculares. Em ensaios clínicos, massas císticas foram encontradas no exame pélvico bimanual em 2 a 9% das pacientes usando implantes apenas com progestogênio (Brache, 2002). De forma similar, os dispositivos intrauterinos contendo levonorgestrel foram associados ao desenvolvimento de cistos ovarianos funcionais (Inki, 2002).

Tamoxifeno. As mulheres tratadas com tamoxifeno para câncer de mama – tanto na pré quanto na pós-menopausa – apresentam aumento no risco de formação de cisto ovariano. Muitos estudos relataram taxas de 15 a 30%, em comparação com os 7% referidos à população geral na pós-menopausa (Cohen, 2003; Mourits, 1999). As mulheres na pré-menopausa são afetadas de modo diferente, e 30 a 80% desenvolvem cistos (Mourits, 1999; Shushan, 1996).

A maioria dos cistos é considerada funcional, mas o mecanismo exato pelo qual o tamoxifeno estimula sua formação é desconhecido. A maioria se resolve com o tempo, com ou sem a continuação do tratamento com tamoxifeno (Lindahl, 1997; Shushan, 1996). Se forem encontrados cistos simples pequenos, essas mulheres deverão ser mantidas sob observação com ultrassonografia. No entanto, se sinais clínicos de malignidade estiverem presentes, haverá indicação de cirurgia exploratória e descontinuação do uso de tamoxifeno.

Diagnóstico e tratamento

Os cistos funcionais são tratados de maneira similar àquela de outras lesões císticas ovarianas. Como consequência, a ultrassonografia é a ferramenta de imagem preferida para a avaliação. Os cistos foliculares costumam ser lesões totalmente redondas anecoicas com paredes finas e regulares (Fig. 9-16).

Por outro lado, os cistos de corpo lúteo são chamados de "grandes imitadores" em razão de suas características ultrassonográficas variadas (Fig. 9-17). Em geral, logo após a hemorragia no interior da sua cavidade, o cisto aparece ecogênico, imitando uma massa sólida. Com a evolução do coágulo, desenvolve-se um padrão reticular rendilhado. À medida que ocorre hemólise do coágulo, uma linha distinta costuma se formar entre o soro e o coágulo em retração. Com as subsequentes retrações, o coágulo pode aparecer como um nódulo intramural. À imagem transvaginal com Doppler colorido identifica-se

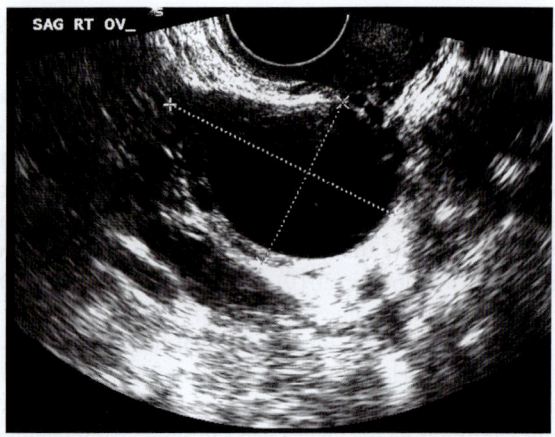

FIGURA 9-16 Ultrassonografia transvaginal no plano sagital de ovário contendo cisto folicular. Observe as paredes lisas e a ausência de ecos internos. (*Imagem cedida pela Dra. Elysia Moschos.*)

um anel colorido brilhante em razão da maior vascularização adjacente ao cisto (Swire, 2004; Yoffe, 1991). Esse *anel de fogo* também é comum nas gestações ectópicas (Fig. 7-7, p. 205).

Se assintomática, a paciente com achados de cisto ovariano funcional pode ser mantida em observação. Contudo, a avaliação cirúrgica frequentemente é necessária em caso de cistos persistentes.

Cistos teca luteínicos

Trata-se de um tipo raro de cisto folicular, caracterizado por luteinização e hipertrofia da camada interna da teca. Formam-se cistos múltiplos bilaterais de parede lisa com diâmetro variando de 1 a 4 cm (Russell, 2009). O quadro é denominado *hyperreactio lutealis*, e acredita-se que os cistos resultem de estimulação causada por aumento de LH ou de β-hCG. As situações mais comumente associadas são doença trofoblástica gestacional, gestação multifetal, diabetes melito, hidropsia fetal e hiperestimulação ovariana nas técnicas de reprodução assistida (Fig. 37-4, p. 901). Esses cistos normalmente se resolvem espontaneamente após a suspensão da estimulação hormonal. A torção pode complicar o quadro e deve ser tratada conforme descrito na p. 270.

Cistos ovarianos neoplásicos benignos

Essas lesões benignas, associadas a cistos ovarianos funcionais, formam a maioria das massas ovarianas. As neoplasias ovarianas podem ser diferenciadas histologicamente e são classificadas como tumores do estroma epitelial, tumores de células germinativas, tumores dos cordões sexuais-estroma e outros apresentados na Tabela 9-6, dependendo do tipo celular de origem. Dentre as neoplasias ovarianas benignas, os cistadenomas serosos e mucinosos e os teratomas císticos maduros são, de longe, os mais comuns (Pantoja, 1975b).

Tumores serosos e mucinosos benignos

Esses tumores pertencem ao grupo das neoplasias das células epiteliais-estromais superficiais. Os *tumores serosos benignos* caracteristicamente apresentam cistos uniloculares de parede fina, repletos de líquido seroso, revestidos por células semelhantes àquelas que revestem a tuba uterina. São bilaterais em até 20% dos casos. Os *tumores mucinosos benignos* caracteristicamente apresentam parede espessa e contêm muco, podendo ser pequenos, mas frequentemente atingindo grande diâmetro. Podem ser uni ou multiloculados e são revestidos por uma única camada de células colunares contendo grande quantidade de mucina (Fig. 9-18) (Prat, 2009).

Ao classificar os tumores da família epitelial-estromal, os tumores benignos são designados como *adenomas*, os malignos como *carcinomas* e aqueles com proliferação celular intensa sem comportamento invasivo como de *baixo potencial de malignidade* (Chen, 2003). O prefixo *cisto* descreve as neoplasias predominantemente císticas. Na maioria dos tumores epiteliais-estromais há predominância do componente epitelial. Assim, uma massa ovariana cística benigna com epitélio semelhante ao da tuba uterina é denominado cistadenoma seroso. Naqueles tumores em que o estroma se destaca, o sufixo *fibroma* é utilizado. Assim, o termo cistoadenofibroma seroso descreve um tumor ovariano benigno, predominantemente cístico, do grupo epitelial-estromal, no qual componentes sólidos do estroma também se destacam (Prat, 2009).

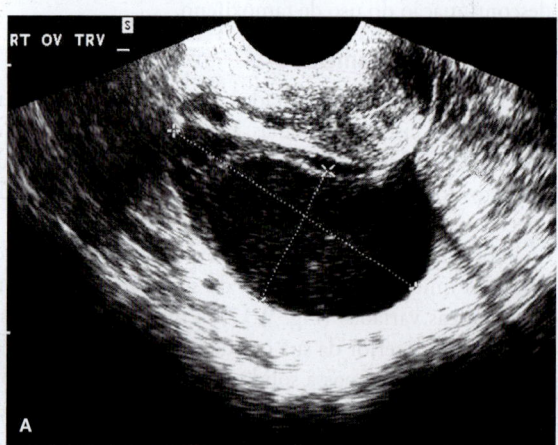 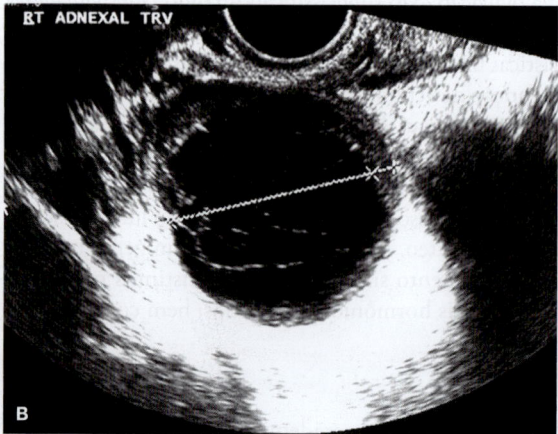

FIGURA 9-17 Ultrassonografia transvaginal em plano transversal de dois cistos hemorrágicos de corpo lúteo. **A.** Ecos difusos de baixa intensidade, comumente associados à hemorragia, são observados neste cisto de paredes lisas. **B.** Interfaces reticulares no interior de cisto hemorrágico são outro achado ultrassonográfico comum revelado dentro de um cisto hemorrágico em resolução. (*Imagens cedidas pela Dra. Elysia Moschos.*)

TABELA 9-6 Classificação histológica da Organização Mundial da Saúde para tumores ovarianos

Tumores superficiais epiteliais-estromais
  Tumores serosos
  Tumores mucinosos
  Tumores endometrioides
  Tumores de células claras
  Tumores de células transicionais; tumor de Brenner, carcinoma de células transicionais (tipo não Brenner)
  Tumores de células escamosas
  Tumores epiteliais mistos
  Carcinoma indiferenciado

Tumores do cordão sexual-estroma
  Tumores de células da granulosa-estroma: tumores de células da granulosa, grupo tecoma-fibroma
  Tumores de células Sertoli-estroma
  Tumor do cordão sexual com túbulos anulares
  Ginandroblastoma
  Não classificado
  Tumores de células esteroides (lipídicas): luteoma estromal, tumor de célula de Leydig, não classificado

Tumores de células germinativas
  Disgerminoma
  Tumores de saco vitelino (tumores do seio endodérmico)
  Carcinoma embrionário
  Poliembrioma
  Coriocarcinoma
  Teratomas: imaturo, maduro, monodérmico, misto de células germinativas

Outros
  Gonadoblastoma
  Tumor de célula germinativa do cordão sexual-estromal de tipo não gonadoblastoma
  Tumor da *rete ovarii*
  Tumores mesoteliais
  Tumor de origem indeterminada, miscelânea
  Doença trofoblástica gestacional
  Tumores de tecidos moles inespecíficos para o ovário
  Linfomas, leucemias, plasmocitomas malignos
  Tumores não classificados
  Tumores secundários (metastáticos)
  Lesões semelhantes a tumores

Adaptada de Chen, 2003; Scully, 1999.

Teratoma ovariano

Pertence à família das neoplasias ovarianas das células germinativas. Os teratomas surgem de uma única célula germinativa e por isso podem conter qualquer uma das três camadas germinativas – ectoderma, mesoderma ou endoderma. É característico essas camadas formarem tecidos que são estranhos ao ovário e que apresentam uma estrutura desorganizada. Como resultado, os teratomas costumam conter acúmulo casual de tecidos, como cabelo, gordura, osso e dentes. Sua denominação tem origem na palavra grega *teras*, que significada monstro. O termo "dermoide" foi cunhado mais tarde para descrever esses tumores em razão da prevalência de elementos dérmicos nesses cistos (Pantoja, 1975b).

Os teratomas são classificados em:

Teratoma imaturo – Essa neoplasia é maligna. Os tecidos imaturos de uma, duas ou de todas as três camadas das células germinativas estão presentes e com frequência coexistem com elementos maduros.

Teratoma maduro – Esse tumor benigno contém formas maduras das três camadas das células germinativas, e seus subgrupos são:

(1) Teratomas císticos maduros, que se desenvolvem em estruturas císticas e são conhecidos por vários nomes, inclusive *teratoma cístico maduro*, *teratoma cístico benigno* e *cisto dermoide*.
(2) Teratoma sólido maduro, com elementos formados dentro de uma massa sólida.
(3) Teratomas fetiformes ou homúnculos, em forma de boneca e contendo uma organização sólida das camadas de células germinativas, apresentando diferenciação espacial consideravelmente normal.

Teratoma monodermal – Este tumor benigno é composto apenas ou predominantemente por um único tipo de tecido altamente especializado. Dentre os teratomas monodermais, aqueles compostos principalmente por tecido da tireoide são chamados de *struma ovarii*.

Teratoma cístico maduro. Esse tumor comum representa aproximadamente 10 a 25% de todas as neoplasias ovarianas e 60% de todos os neoplasias ovarianas benignas (Katsube, 1982; Koonings, 1989; Peterson, 1955).

Patologia. Esses tumores císticos costumam crescer de forma lenta, e a maioria mede entre 5 e 10 cm (Comerci, 1994; Pantoja, 1975a). São bilaterais em quase 10% dos casos (Caruso, 1971; Katsube, 1982; Peterson, 1955). Quando seccionados, a maioria dos cistos tem aspecto unilocular e quase sempre contém uma área de crescimento localizada que avança para o interior da cavidade cística. Alternativamente designadas *protuberância de Rokitansky*, *nódulo dermoide*, *processo dermoide*, *mamilo dermoide* ou *rudimento embrionário*, tais protuberância podem estar ausentes ou serem múltiplas.

Microscopicamente, podem ser encontrados derivados endodérmicos ou mesodérmicos, mas os elementos ectodérmicos geralmente predominam. Em geral, o cisto é revestido por epitélio escamoso queratinizado e contém glândulas sebáceas e sudoríparas em abundância. Cabelos e secreções gordurosas são frequentes no seu interior (Fig. 9-19). A protuberância de Rokitansky geralmente é o sítio onde é encontrada a maioria dos diversos tipos de tecido e é também um local comum de transformação maligna.

A transformação maligna ocorre em apenas 1 a 3% dos casos, em geral nas mulheres com mais de 40 anos. Esses cânceres representam apenas 1% de todas as malignidades ovarianas (Kelley, 1961; Koonings, 1989; Peterson, 1957). Em razão da preponderância de revestimento com epitélio escamoso nesses cistos, parece lógico que o carcinoma de células escamosas perfaça 80% dos casos malignos.

Origem do tumor. Considera-se que os diversos tecidos encontrados nos teratomas não tenham origem na fertilização do óvulo pelo espermatozoide. Em vez disso, a teoria é que se desenvolvam a partir do material genético contido em um oócito primário. Consequentemente, quase todos os teratomas

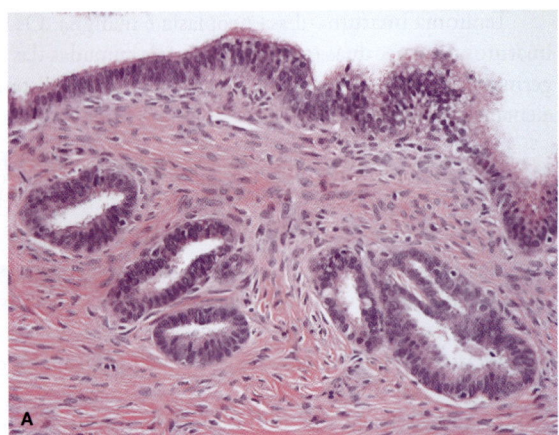
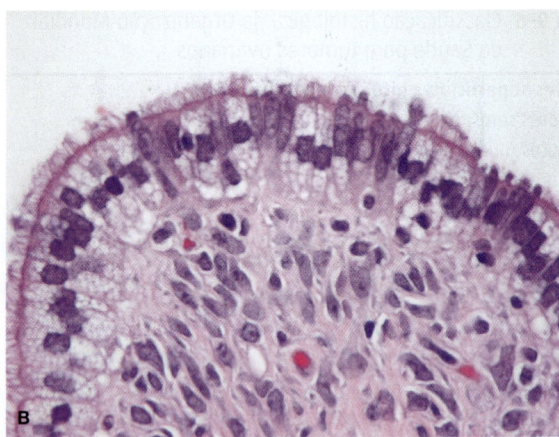

Cistadenoma seroso

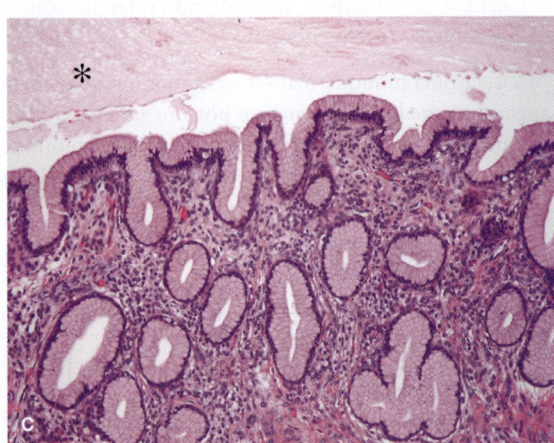
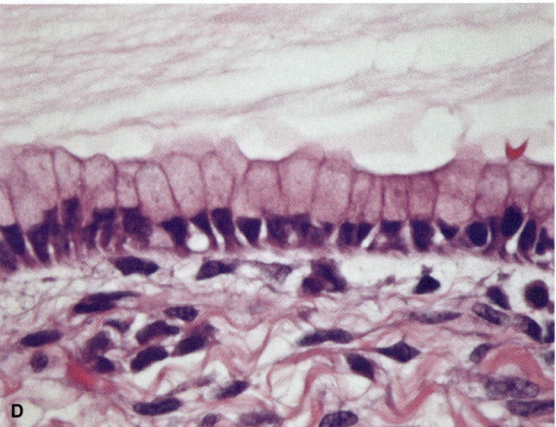

Cistadenoma mucinoso

FIGURA 9-18 Cistadenomas seroso (**A, B**) e mucinoso (**C, D**). **A**. O cisto simples apresenta parede fibrosa e é revestido por uma camada simples de epitélio colunar benigno de tipo tubário com cílios. O epitélio também pode ser simples cuboide ou delgado e achatado. **B**. Imagem com grande aumento visualizando o revestimento ciliado semelhante ao tubário. **C**. Os cistadenomas mucinosos são caracteristicamente cistos multiloculados revestidos por uma camada simples de epitélio benigno contendo mucina. O epitélio secreta líquido mucinoso que é contido dentro da massa cística. Nessa imagem, aparece como matéria amorfa acima do epitélio e está corado em rosa (*asterisco*). **D**. Imagem com grande aumento visualizando epitélio colunar simples contendo mucina. (*Fotografias cedidas pela Dra. Kelley Carrick.*)

císticos maduros apresentam cariótipo 46, XX (Eppig, 1977; Linder, 1975). O desenvolvimento embrionário completo a partir de reprodução assexual – *partenogênese* – é observado em organismos filogenéticos inferiores. Nos mamíferos, o processo termina bem no início da embriogênese, mas alguns tecidos embrionários se desenvolvem.

Complicações. Quase 15% dos teratomas císticos maduros sofrem torção, mas a ruptura é rara. Presume-se que a parede espessa do cisto resista à ruptura, em comparação com a de outras neoplasias ovarianas. Quando ocorre ruptura dos cistos, é comum haver peritonite aguda; Fielder e colaboradores (1996) atribuíram a peritonite ao conteúdo de pelos e gordura desses cistos. Esses autores demonstraram o benefício da lavagem intraoperatória para evitar peritonite e formação de aderências. Alternativamente, o derrame crônico do conteúdo do teratoma pode levar à peritonite granulomatosa que, frequentemente, pode ser inicialmente mal-interpretada visualmente como disseminação de malignidade (Phupong, 2004).

Diagnóstico. Os sintomas dos teratomas císticos maduros são similares àqueles de outros cistos ovarianos. Como resultado, a ultrassonografia é a principal ferramenta de imagem usada na sua identificação (Fig. 9-20). Os teratomas císticos maduros

FIGURA 9-19 Fotografia de teratoma cístico maduro seccionado após cistectomia. Observe as pelos e sebo abundantes característicos dessas neoplasias.

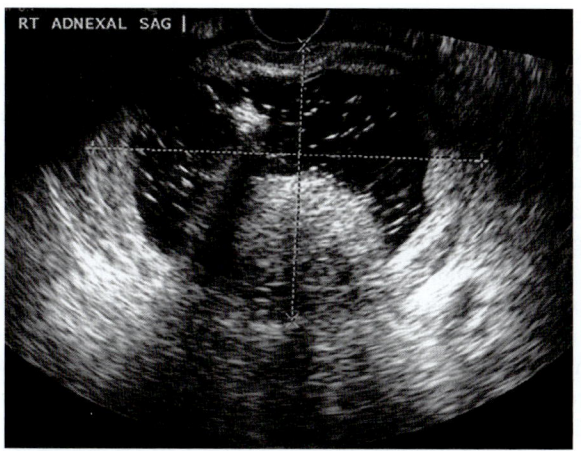

FIGURA 9-20 Ultrassonografia revelando características do teratoma cístico maduro. (*Imagem cedida pela Dra. Elysia Moschos.*)

– mais do que a maioria dos tumores ovarianos – apresentam uma série de características ultrassonográficas peculiares:

(1) Ponta de *iceberg* – Sinal criado pelas interfaces amorfas ecogênicas de gordura, cabelo e tecidos no primeiro plano, que criam sombra acústica posterior, obscurecendo as estruturas atrás delas (Guttman, 1977).
(2) Níveis formados por líquido-gordura ou pelo líquido – Uma demarcação linear distinta pode ser observada quando há interfaces livres entre líquido seroso apenas com a gordura ou com gordura misturada com pelo.
(3) Pelo – Esse componente frequente dos teratomas císticos maduros, quando misturado com gordura, forma linhas acentuadas e pontos que representam os pelos nos planos longitudinal e transverso (Bronshtein, 1991).
(4) Protuberância de Rokitansky – Nódulo mural encontrado na maioria dos teratomas maduros com aspecto ultrassonográfico característico. A protuberância redonda típica varia de tamanho entre 1 e 4 cm, é predominantemente hiperecoica e forma um ângulo agudo com a parede do cisto.

Embora esses achados normalmente sejam observados nos teratomas císticos maduros, também podem ser encontrados em outros cistos ovarianos. Por exemplo, Patel e colaboradores (1998) relataram valores preditivos positivos baixos para esses achados individualmente. Entretanto, esses autores descreveram valores de 100% quando dois ou mais desses achados foram encontrados em uma dada lesão.

Tratamento. Para a maioria das mulheres com teratoma cístico maduro, a excisão cirúrgica proporciona diagnóstico definitivo, alívio dos sintomas e prevenção contra complicações como torção, ruptura e degeneração maligna.

No passado, a maioria dos autores recomendava que o ovário contralateral fosse explorado em razão da alta frequência de lesões bilaterais. Comumente os cirurgiões exploravam o ovário contralateral com biópsia, em cunha ou biópsia alongada. Com a acurácia atual das imagens ultrassonográficas, esses procedimentos não são mais indicados quando o ovário contralateral tem aparência normal (Comerci, 1994).

Embora a maioria dessas massas seja cirurgicamente removida, alguns poucos trabalhos corroboraram conduta expectante vigilante para cistos medindo < 6 cm em pacientes pré-menopáusicas, especialmente para aquelas que tenham intenção de manter a fertilidade (Alcázar, 2005; Caspi, 1997; Hoo, 2010). Esses trabalhos documentaram crescimento lento do tumor com média inferior a 2 mm/ano. Se a massa não for removida, recomenda-se ultrassonografia a cada 6 a 12 meses (Levine, 2010).

■ Tumores ovarianos sólidos

Em geral, as massas ovarianas totalmente sólidas são benignas. Mesmo assim, devem ser removidas em razão da impossibilidade de excluir a malignidade desses tumores. Os tumores ovarianos que podem se apresentar como massa sólida são os seguintes: tumores do cordão sexual-estroma, tumor de Krukenberg, leiomioma e leiomiossarcoma ovarianos, carcinoide, linfoma primário e tumores de células transicionais, também chamados de tumores de Brenner (Fig. 9-21).

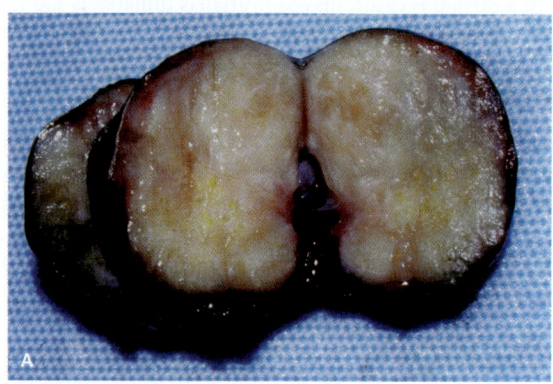

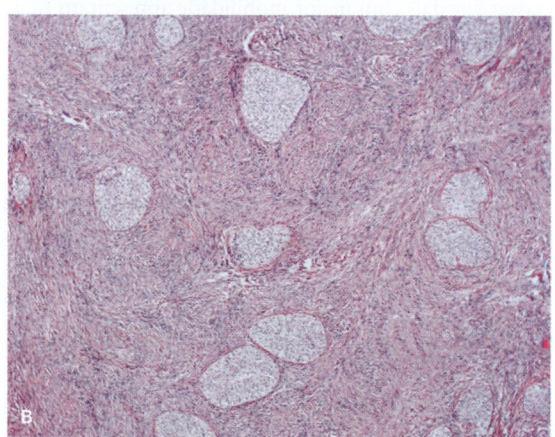

FIGURA 9-21 Fotografias de um tumor de Brenner obtidas após ooforectomia. **A**. Massa bem-delimitada, amarelada, de consistência elástica, com superfície de corte lisa ligeiramente protuberante característica desses tumores. Durante a preparação dessa peça para exame histológico, aplicou-se tinta (no caso, preta) à superfície externa da massa a fim de permitir a identificação das superfícies interna e externa durante o exame microscópico. **B**. Característicos desses tumores, observam-se ninhos bem-delimitados de células epiteliais transicionais no interior de estroma densamente fibroso. Essas células epiteliais apresentam limites definidos, citoplasma pálido a eosinofílico, e núcleos ovalados, sem atipia ou atividade mitótica. (*Fotografia cedida pelo Dr. Jason Mull.*)

Síndrome do ovário restante

Tecido ovariano funcional persistente após ooforectomia incompleta pode se apresentar como uma massa pélvica, se houver desenvolvimento de patologia ovariana. Na maioria dos casos há queixa de dor e este tema será abordado em detalhes no Capítulo 11 (p. 317) (Mahdavi, 2004). A presença de aderência densa no momento da ooforectomia é o maior fator de risco, e as mulheres com história de doença inflamatória pélvica, endometriose ou cirurgia pélvica são as mais comumente afetadas (Nezhat, 2005).

TORÇÃO DE MASSAS ANEXIAIS

A torção envolve o entrelaçamento dos componentes anexiais. A mais comum é a rotação do ovário e da tuba uterina, como uma entidade única ao redor do ligamento largo. Raramente, é possível haver torção isolada, respectivamente, de ovário em torno do mesovário, e da tuba uterina sobre a mesossalpinge (Lee, 1967). A torção pode ocorrer com anexos normais, mas, em 50 a 80% dos casos, massas ovarianas unilaterais são identificadas (Nichols, 1985; Warner, 1985).

Incidência

A torção anexial responde por 3% das emergências ginecológicas. Embora seja mais comum no período reprodutivo, as mulheres pós-menopáusicas também podem ser afetadas (Hibbard, 1985). Um número desproporcional de casos de torção anexial ocorre durante a gravidez, representando 20 a 25% de todos os casos.

Fisiopatologia

As massas anexiais com maior mobilidade apresentam maiores taxas de torção. Os ligamentos útero-ováricos congenitamente mais longos criam mobilidade excessiva de mesovário ou de tubas uterinas com aumento do risco, inclusive em anexos normais (Bellah, 1989; Graif, 1988). De forma similar, ovários patologicamente aumentados com diâmetro > 6 cm caracteristicamente saem da pelve verdadeira. Sem as restrições ósseas, a mobilidade e o risco de torção aumentam. Como consequência, as taxas de torção mais elevadas são verificadas nas massas anexiais com 6 a 10 cm (Houry, 2001). A torção de anexos mais comumente envolve o anexo direito, provavelmente em razão de menor mobilidade do ovário esquerdo causada pelo sigmoide (Hasiakos, 2008).

A princípio, dois pontos-chave auxiliam na manutenção do fluxo sanguíneo para as estruturas anexiais envolvidas, apesar da rotação dos seus pedúnculos vasculares. Primeiro, os anexos são nutridos pelos respectivos ramos anexiais dos vasos uterinos e dos vasos ovarianos. Durante a torção, um deles, mas não os dois, pode estar envolvido. Segundo, embora as veias com baixa pressão que drenam os anexos sejam comprimidas pelo pedúnculo torcido, a princípio as artérias de pressão alta resistem à compressão. Como resultado desse influxo contínuo, mas com a saída do sangue reprimida, os anexos tornam-se congestionados e edemaciados, mas não infartam. Por este motivo, é aceitável a conduta conservadora durante a cirurgia para casos de torção inicial. Entretanto, com a persistência do edema estromal, as artérias podem ser comprimidas, levando ao infarto e à necrose anexial e necessidade de anexectomia.

Anatomia

Macroscopicamente, os anexos com torção estão aumentados e frequentemente têm aspecto hemorrágico (Fig. 9-22). Com a superfície seccionada, microscopicamente, o tecido ovariano pode estar edemaciado, hemorrágico ou necrótico.

Sintomas e sinais físicos

Classicamente a paciente com torção anexial queixa-se de dor aguda no baixo ventre, de instalação súbita, que piora de forma intermitente ao longo de várias horas. Em geral, a dor está localizada no lado comprometido, com irradiação para flanco, região inguinal ou coxa. Febre baixa sugere necrose anexial. Náusea e vômitos frequentemente acompanham a dor.

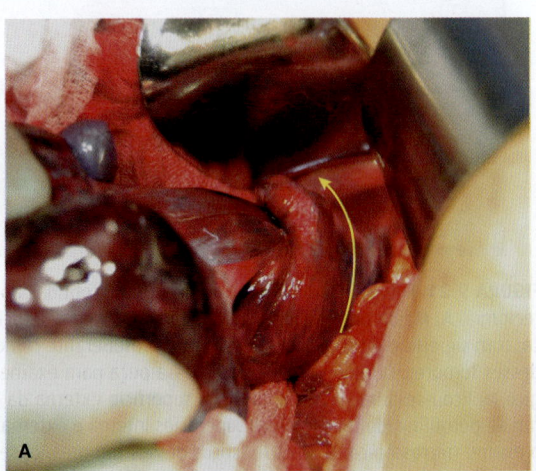 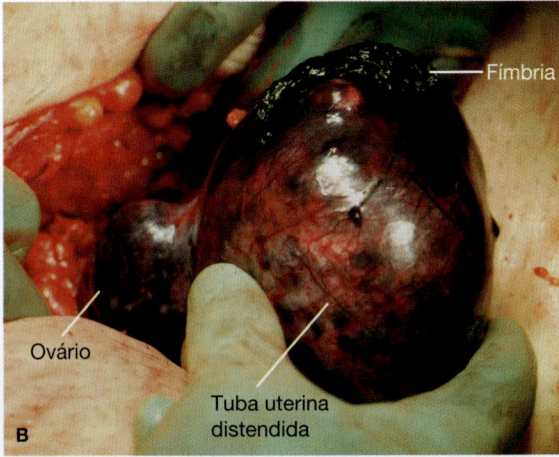

FIGURA 9-22 Fotografias intraoperatórias de torção de anexo. **A**. A torção do ligamento infundibulopélvico levou a estrangulamento dos vasos ovarianos que passam por ele. **B**. Ovário e tuba uterina cianóticos em consequência da torção. A hemorragia contida pelas paredes da tuba produziu a dilatação maciça da tuba uterina. Observam-se fímbrias escuras na extremidade da tuba. (*Fotografias cedidas pelo Dr. Jason Harn.*)

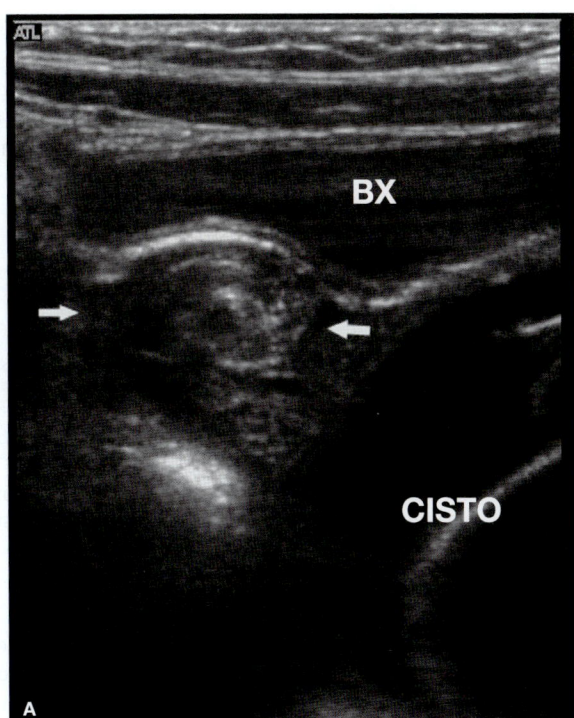 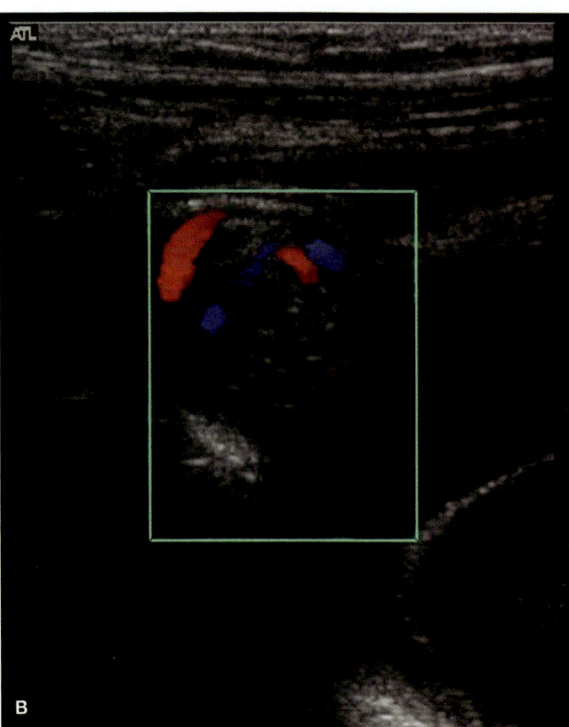

FIGURA 9-23 Sinal de redemoinho da torção ovariana observado na ultrassonografia transvaginal. **A**. Ultrassonografia transabdominal convencional. As setas brancas indicam a torção dos vasos ovarianos. Bx = bexiga. **B**. Ultrassonografia transvaginal com Doppler colorido mostrando a torção dos vasos. (*Vijayaraghavan, 2004, com permissão.*)

A ausência de sinais físicos evidentes pode dificultar o diagnóstico. Talvez não seja possível palpar massa anexial e durante os estágios iniciais a paciente pode não manifestar sensibilidade ou desconforto significativos durante o exame físico.

Diagnóstico

Imagem

A ultrassonografia desempenha um papel essencial na investigação. No entanto, os achados ultrassonográficos podem variar muito dependendo do grau de comprometimento vascular, das características de qualquer massa intraovariana ou intratubária associada e da presença ou ausência de hemorragia anexial. Ao exame ultrassonográfico, a torção pode ser confundida com gravidez ectópica, abscesso tubo-ovariano, cisto ovariano hemorrágico e endometrioma. Consequentemente, as taxas de diagnóstico ultrassonográfico correto variam de 50 a 70% (Graif, 1984; Helvie, 1989).

Apesar dessas limitações, foram descritos achados específicos associados à torção ovariana. Primeiro, demonstrou-se que a presença de folículos múltiplos margeando um ovário aumentado apresenta taxa de detecção de 64% (Farrell, 1982; Graif, 1988). Esse achado reflete a congestão ovariana e o edema descritos anteriormente. Conforme ilustrado na Figura 9-23, o pedúnculo torcido também pode se apresentar com o aspecto em olho-de-boi ou em alvo, redemoinho ou caracol, isto é, uma estrutura hiperecoica arredondada com múltiplos anéis largos hipoecoicos concêntricos no interior (Vijayaraghavan, 2004).

A ultrassonografia transvaginal com Doppler colorido (UTV-DC) pode acrescentar informações significativas para a avaliação clínica. Em muitas pacientes com o quadro é possível identificar a interrupção do fluxo sanguíneo anexial normal (Albayram, 2001). Contudo, em alguns casos com torção incompleta ou intermitente é possível encontrar fluxo venoso e arterial com achados variados e geradores de confusão. Assim, a interrupção do fluxo vascular é altamente sugestiva de torção, mas o diagnóstico não deve ser excluído com base apenas em um exame com Doppler normal, especialmente se houver sinais e sintomas sugestivos (Bar-On, 2010).

Os exames por TC ou RM podem ser úteisnos casos complicados, ou naqueles com apresentação clínica ambígua, como a observada com torção incompleta ou crônica (Rha, 2002).

Conduta

Os objetivos do tratamento são a recuperação dos anexos envolvidos, a excisão de qualquer cisto ou tumor associado e a possível ooforopexia. Entretanto, achados de necrose anexial ou ruptura com hemorragia podem requerer a remoção das estruturas anexiais.

A torção pode ser avaliada utilizando técnicas de laparoscopia ou laparotomia. No passado, geralmente se procedia à anexectomia para evitar a possível liberação de trombose subsequente embolia quando do destorcimento. Os dados de evidência não sustentam essa prática. McGovern e colaboradores (1999) revisaram quase 1.000 casos de torção e verificaram ocorrência rara de embolia pulmonar em apenas 0,2%. De fato, esses casos de embolia estiveram associados à excisão anexial e nenhum deles ocorreu após destorcimento do pedúnculo no tratamento conservador. Em um estudo com 94 mulheres com torção anexial, Zweizig e colaboradores (1993) não relataram aumento de morbidade nas mulheres submetidas a destorcimento inicial do anexo, em comparação com aquelas submetidas à anexectomia.

Por essas razões, em geral recomenda-se destorcer os anexos. Nos minutos seguintes ao destorcimento, a congestão é reduzida assim como a cianose e o volume ovariano. Para muitos autores, a ausência dessas alterações deve indicar remoção imediata do anexo. No entanto, a persistência de ovário preto-azulado não é patognomônica de necrose, e o ovário ainda pode se recuperar. Cohen e colaboradores (1999) revisaram 54 casos em que os anexos foram preservados apesar da sua aparência após o destorcimento. Esses autores relataram integridade funcional e gravidez subsequente bem-sucedida em quase 95% dos casos. Bider e colaboradores (1991) não observaram aumento de morbidade infecciosa pós-operatória nos casos tratados de forma similar. Em razão de persistir o risco de necrose, a conduta conservadora inclui vigilância pós-operatória com atenção para febre, leucocitose e sinais peritoneais.

Depois do destorcimento, não há consenso sobre ao condução dos anexos. Com o o crescimento da conduta conservadora, é provável que a incidência de torção repetida aumente. Lesões ovarianas específicas devem ser removidas. Contudo, a cistectomia em ovário isquêmico e edemaciado pode ser tecnicamente difícil. Assim, alguns autores recomendam cistectomia tardia, quando o cisto persistir após 6 a 8 semanas da intervenção primária (Rody, 2002). Foi descrita a ooforopexia unilateral ou bilateral para reduzir o risco de repetição de torção ipsilateral ou contralateral, particularmente na população pediátrica (Djavadian, 2004; Germain, 1996). Em relatos de caso e séries de casos-controle, foram descritas diversas técnicas para fixar o ovário e evitar nova torção. Dentre essas estão encurtamento do ligamento útero-ovárico com sutura contínua ao longo do ligamento, ou com sutura do ovário ou do ligamento útero-ovárico à face posterior do útero, à parede da pelve ou ao ligamento redondo (Fuchs, 2010; Weitzman, 2008).

O tratamento durante a gravidez não é diferente. Entretanto, se o corpo lúteo for removido antes da 10ª semana de gestação, recomenda-se a administração de progestogênio até que se completem 10 semanas para manutenção da gravidez. Os esquemas preconizados incluem (1) progesterona micronizada, 200 ou 300 mg por via oral uma vez ao dia; (2) gel vaginal de progesterona a 8%, com aplicador de dose medida uma vez ao dia mais progesterona micronizada 100 ou 200 mg por via oral uma vez ao dia, ou (3) caproato de 17-hidroxiprogesterona 150 mg por via intramuscular. Se a paciente estiver entre 8 e 10 semanas de gestação, apenas uma injeção será necessária logo após a cirurgia. Se o corpo lúteo for excisado entre 6 e 8 semanas, duas doses adicionais devem ser administradas, 1 e 2 semanas após a primeira.

MASSAS PARAOVARIANAS

Cistos paraovarianos e paratubários

A maioria desses cistos não é neoplásica, mas sim resíduos distendidos dos ductos paramesonéfricos ou cistos de inclusão

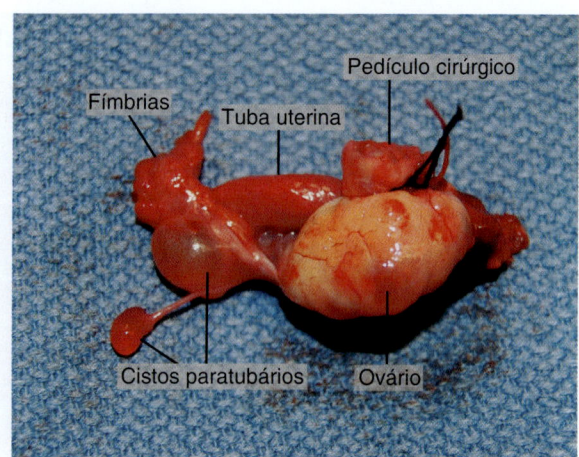

FIGURA 9-24 Peça cirúrgica contendo tuba uterina, ovário e cistos paratubários. A natureza pedunculada e de paredes finas desses cistos é característica.

mesotelial. O cisto paramesonéfrico mais comum é a *hidátide de Morgagni*, um apêndice pediculado, em geral pendurado em uma das fímbrias (Fig. 9-24). Foram observados em tamanhos extremos, mas em sua maioria medem menos de 3 cm (Genadry, 1977). A incidência relatada de cistos paraovarianos varia, mas em uma série de estudos de necropsias citou-se índice aproximado de 5% de cistos anexiais (Dorum, 2005). Os cistos paraovarianos neoplásicos são raros e histologicamente lembram tumores de origem ovariana. Em geral, são cistoadenomas ou cistoadenofibromas e raramente apresentam potencial limítrofe (*borderline*) ou maligno (Honore, 1980; Korbin, 1998).

Os cistos são identificados com mais frequência em mulheres assintomáticas no momento da cirurgia ou na ultrassonografia realizada por outros problemas ginecológicos. Se houver sintomas, eles tenderão a ser semelhantes aos de outras patologias ovarianas, como dor abdominal ou pélvica. É raro estarem associados a complicações como hemorragia, ruptura ou torção (Genadry, 1977).

A ultrassonografia transvaginal frequentemente é usada como ferramenta primária para a avaliação de mulheres sintomáticas, e, em sua maioria, esses cistos apresentam paredes finas e lisas, assim com centro anecoico. No entanto, o exame ultrassonográfico apresenta limitações na diferenciação entre patologia paraovariana e ovariana (Athey, 1985; Barloon, 1996). Além disso, a imagem por RM é ruim para diferenciar cistos ovarianos e paraovarianos (Ghossain, 2005). Consequentemente, muitas pacientes são tratadas de forma semelhante àquelas com diagnóstico de cisto ovariano. Quando tratadas cirurgicamente, a cistectomia ou, menos frequentemente, a drenagem e a fulguração da parede do cisto são realizadas. Quando identificados como achado incidental intraoperatório, esses cistos geralmente são removidos, embora esta conduta não tenha base em evidências.

Tumores sólidos paraovarianos

Os leiomiomas são os tumores sólidos paraovarianos mais comuns, com fisiopatologia idêntica àquela encontrada no miométrio. É raro encontrar anomalias congênitas, como ovário acessório ou supranumerário, corno uterino rudimentar, ou rim pélvico, como massa pélvica com ou sem sintomas. Um tumor sólido paraovariano raro surge a partir de remanescentes do ducto de Wolff tendo sido denominado *tumor de anexo feminino de provável origem wolffiana*. Outros tumores paraovarianos sólidos raros e malignos são sarcoma, linfoma, adenocarcinoma, feocromocitoma e coriocarcinoma.

A maioria dos tumores paraovarianos sólidos é assintomática e identificada no exame pélvico de rotina. Ocasionalmente, há dor unilateral pélvica ou abdominal. A ultrassonografia e a RM são usadas para visualizar essas massas, embora a diferenciação precisa entre lesões benignas e malignas em geral não seja possível. Consequentemente, a maioria das massas sólidas é removida por cirurgia.

PATOLOGIA DAS TUBAS UTERINAS

As principais patologias tubárias são gravidez ectópica ou sequelas de doença inflamatória pélvica (DIP). As neoplasias de tubas uterinas são raras.

■ Hidrossalpinge

Essa dilatação crônica da tuba uterina comumente é o resultado em longo prazo de uma DIP há muito estabelecida. Portanto, os fatores de risco são os mesmos da DIP. De modo geral, as fímbrias delicadas e o óstio tubário são destruídos e substituídos por uma extremidade lisa e maciça (Fig. 9-25). As paredes finas e distendidas da tuba alongada ficam esbranquiçadas e translúcidas, sendo comum que a tuba esteja distendida com líquido claro seroso. Dependendo do grau e da localização do ovário ipsilateral, a hidrossalpinge pode estar aderida a ele.

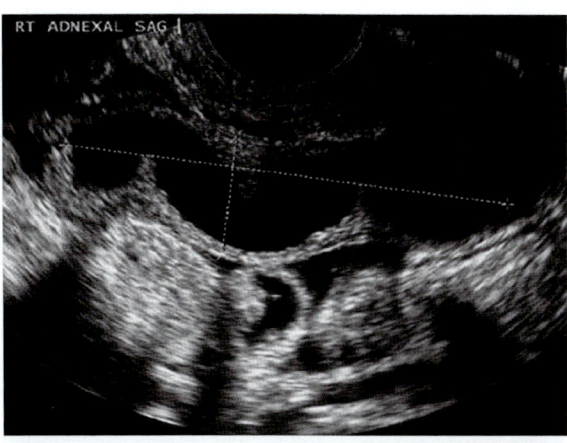

FIGURA 9-26 Ultrassonografia transvaginal de hidrossalpinge. Observam-se septos incompletos, que são dobras da tuba dilatada, dentro dessa estrutura fusiforme, cheia de líquido. (*Imagem cedida pela Dra. Elysia Moschos.*)

A hidrossalpinge pode ser observada em pacientes assintomáticas durante o exame da pelve ou durante ultrassonografia realizada por outras indicações. Algumas mulheres mencionam infertilidade ou dor pélvica crônica. O diagnóstico diferencial assemelha-se àquele para outras lesões pélvicas crônicas abordadas na página 262. Em geral, nenhum exame laboratorial é útil, sendo que a dosagem sérica do CA-125 para malignidade ovariana presumida costuma ser negativo.

A ultrassonografia tem sensibilidade baixa para a detecção de hidrossalpinge durante a avaliação da infertilidade. No entanto, em geral, nas mulheres com achados ultrassonográficos, existe uma estrutura cística de parede fina, hipoecoica e com septo incompleto (Fig. 9-18). Em algumas mulheres, nódulos murais hiperecoicos múltiplos, medindo de 2 a 3 mm, formam um arco ao redor da circunferência interna da trompa, criando o sinal de *colar de contas*. Esses nódulos representam pregas fibróticas da endossalpinge.

O tratamento varia de acordo com a certeza do diagnóstico, o desejo de preservar a fertilidade e os sintomas associados. Nas mulheres assintomáticas que não desejem mais filhos e naquelas com evidência ultrassonográfica que sustente o diagnóstico de hidrossalpinge, o tratamento expectante é característico. Nas mulheres com dor pélvica, infertilidade ou naquelas cujo diagnóstico é duvidoso, a laparoscopia diagnóstica geralmente é a opção escolhida.

Para as mulheres que não desejem preservar a fertilidade, o tratamento laparoscópico pode incluir lise das aderências e salpingectomia. Por outro lado, naquelas que desejem preservar a fertilidade, a intervenção cirúrgica depende do grau de lesão tubária. À medida que aumenta o grau da destorção tubária, as taxas de fertilidade diminuem (Schlaff, 1990). Nas mulheres com doença tubária moderada, a neossalpingostomia laparoscópica produz taxas de gravidez de 80%, sendo uma abordagem aceita (Fig. 20-7, p. 541). Nas mulheres com doença grave, a FIV talvez ofereça chance maior de fertilidade.

É interessante observar que as mulheres com hidrossalpinge submetidas à FIV apresentam taxa de gravidez correspondente a aproximadamente metade daquela observada nas

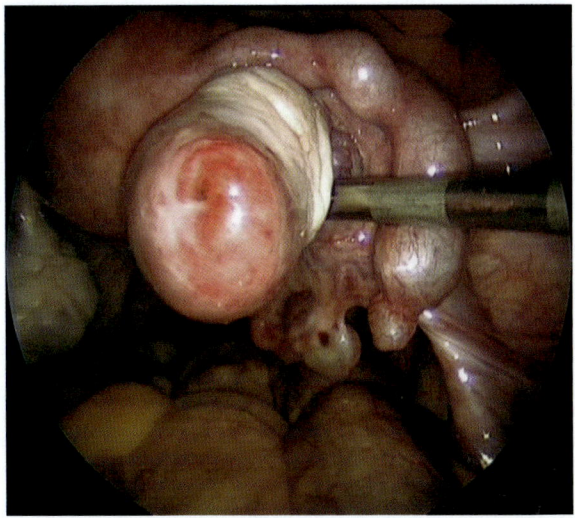

FIGURA 9-25 Fotografia de laparoscopia de hidrossalpinge. Observe a tuba uterina dilatada com paredes finas e extremidade maciça afastando-se do corno uterino por de trás da sonda. Observa-se um corpo lúteo característico na extremidade distal do ovário. (*Fotografia cedida pela Dra. Karen Bradshaw.*)

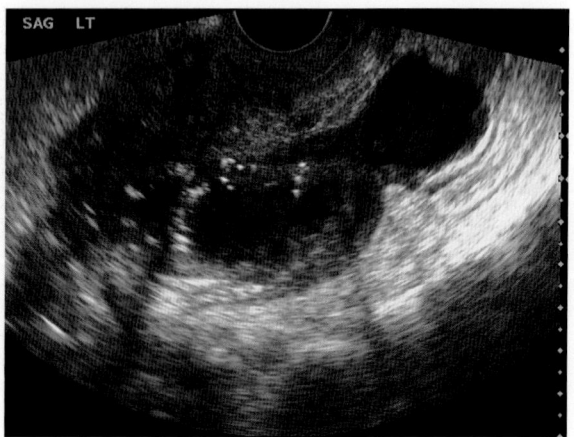

FIGURA 9-27 Imagem de ultrassonografia transvaginal em plano sagital de um complexo tubo-ovariano. (*Imagem cedida pela Dta. Elysia Moschos.*)

demais (American Society for Reproductive Medicine, 2004). Uma explicação teórica é que o líquido da hidrossalpinge banhe a cavidade endometrial com substâncias tóxicas contendo agentes bacteriológicos, resíduos, linfócitos, citocinas, linfocinas e prostaglandinas. Acredita-se que essa combinação reduza a taxa de implantação do blastocisto (Johnson, 2004; Strandell, 2002). Essa hipótese foi corroborada por estudos que demonstram aumento das taxas de gravidez subsequente, de implantação e de nativivos após excisão de hidrossalpinge antes da FIV (Dechaud, 1998; Johnson, 2004; Strandell, 1999). Por todas essas razões, a American Society for Reproductive Medicine (2004) recomenda essa cirurgia antes de FIV.

Neoplasias benignas

Esses tumores são raros na tuba uterina. O tumor benigno mais comum é o mesotelioma, encontrado em menos de 1% das peças de histerectomia (Pauerstein, 1968). Antes denominados tumores adenomatoides, esses nódulos sólidos, de limites precisos e com 1 a 2 cm, têm origem na parede da tuba (Salazar, 1972). Os leiomiomas tubários são raros e derivam da musculatura lisa do ligamento largo ou de vasos em qualquer localização. Além desses, raramente é possível encontrar hemangioma, lipoma, condroma, adenofibroma, cistoadenofibroma, angiomiolipoma e tumores neurais.

Abscesso tubo-ovariano

Trata-se de massa inflamatória envolvendo tuba uterina, ovário e frequentemente as estruturas circundantes. Se um dos ovários adere à tuba uterina, mas ainda é visibilizado, dá-se o nome de *complexo tubo-ovariano*. Por outro lado, o *abscesso tubo-ovariano* resulta da destruição total da arquitetura ovariana e tubária, de tal forma que passa a ser impossível distinguir as duas estruturas. Ambos os quadros geralmente ocorrem em consequência de DIP, embora ocasionalmente possam ser causados por diverticulite ou câncer pélvico. Essas pacientes geralmente se apresentam com dor no baixo ventre, febre, leucocitose e massas anexiais unilaterais ou bilaterais. Normalmente a ultrassonografia é diagnóstica. A anatomia anexial normal encontra-se unilateral ou bilateralmente destorcida e substituída por massa cística ou multisseptada contendo múltiplos ecos internos (Fig. 9-27). Além disso, nesse cenário, com a TC realizada com contraste oral e IV talvez se obtenha maior sensibilidade, embora com maior custo. O tratamento é feito com antibioticoterapia de amplo espectro, analgesia e antipiréticos. As pacientes com abscessos volumosos e isolados talvez sejam beneficiadas por drenagem percutânea. Raramente, há necessidade de cirurgia com histerectomia e anexectomia, ficando esta conduta reservada para os casos refratários às medidas conservadoras. A ruptura do abscesso causa dor intensa e peritonite progressiva, devendo ser tratada como emergência cirúrgica. Esses abscessos e seu tratamento foram mais completamente discutidos no Capítulo 3 (p. 96).

REFERÊNCIAS

Acien P, Quereda F: Abdominal myomectomy: results of a simple operative technique. Fertil Steril 65(1):41, 1996

Agdi M, Tulandi T: Endoscopic management of uterine fibroids. Best Pract Res Clin Obstet Gynaecol 22(4):707, 2008

Agdi M, Tulandi T: Minimally invasive approach for myomectomy. Semin Reprod Med 28(3):228, 2010

Albayram F, Hamper UM: Ovarian and adnexal torsion: spectrum of sonographic findings with pathologic correlation. J Ultrasound Med 20(10): 1083, 2001

Alcázar JL, Castillo G, Jurado M, et al: Is expectant management of sonographically benign adnexal cysts an option in selected asymptomatic premenopausal women? Hum Reprod 20(11):3231, 2005

Alessi G, Lemmerling M, Vereecken L, et al: Benign metastasizing leiomyoma to skull base and spine: a report of two cases. Clin Neurol Neurosurg 105(3):170, 2003

Al-Hendy A, Salama SA: Ethnic distribution of estrogen receptor-alpha polymorphism is associated with a higher prevalence of uterine leiomyomas in black Americans. Fertil Steril 86(3):686, 2006

American Cancer Society: Cancer facts and figures 2011. Atlanta, American Cancer Society, 2011

American College of Obstetricians and Gynecologists: Alternatives to hysterectomy in the management of leiomyomas. Practice Bulletin No. 96, August 2008

American College of Obstetricians and Gynecologists: Management of adnexal masses. Practice Bulletin No. 83, 2007

American College of Obstetricians and Gynecologists: Noncontraceptive uses of hormonal contraceptives. Practice Bulletin No. 110, 2010

American College of Obstetricians and Gynecologists: Surgical alternatives to hysterectomy in the management of leiomyomas. Practice Bulletin No. 16, 2001

American College of Obstetricians and Gynecologists: The role of the generalist obstetrician-gynecologist in the early detection of ovarian cancer. Committee Opinion No. 477, December 2011

American College of Obstetricians and Gynecologists: Uterine artery embolization. Committee Opinion No. 293, February 2004

American Society for Reproductive Medicine: Myomas and reproductive function. Fertil Steril 86(5 Suppl 1):S194, 2006

American Society for Reproductive Medicine: Salpingectomy for hydrosalpinx prior to in vitro fertilization. Fertil Steril 82(Suppl 1):117, 2004

Andrews RT, Spies JB, Sacks D, et al: Patient care and uterine artery embolization for leiomyomata. J Vasc Interv Radiol 20(7 Suppl)S307, 2009

Anteby SO, Yarkoni S, Ever Hadani P: Th e effect of a prostaglandin synthetase inhibitor, indomethacin, on excessive uterine bleeding. Clin Exp Obstet Gynecol 12(3-4):60, 1985

Athey PA, Cooper NB: Sonographic features of parovarian cysts. AJR Am J Roentgenol 144(1):83, 1985

Azziz R: Adenomyosis: current perspectives. Obstet Gynecol Clin North Am 16(1):221, 1989

Barloon TJ, Brown BP, Abu-Yousef MM, et al: Paraovarian and paratubal cysts: preoperative diagnosis using transabdominal and transvaginal sonography. J Clin Ultrasound 24(3):117, 1996

Bar-On S, Mashiach R, Stockheim D, et al: Emergency laparoscopy for suspected ovarian torsion: are we too hasty to operate? Fertil Steril 93(6):2012, 2010

Bayer HealthCare Pharmaceuticals: Mirena (levonorgestrel-releasing intrauterine system). Highlights of prescribing information, 2009. Available at: http://berlex.bayerhealthcare.com/html/products/pi/Mirena_PI.pdf. Accessed July 8, 2010

Bazot M, Cortez A, Darai E, et al: Ultrasonography compared with magnetic resonance imaging for the diagnosis of adenomyosis: correlation with histopathology. Hum Reprod 16(11):2427, 2001

Bellah RD, Griscom NT: Torsion of normal uterine adnexa before menarche: CT appearance. AJR Am J Roentgenol 152(1):123, 1989

Benson CB, Chow JS, Chang-Lee W, et al: Outcome of pregnancies in women with uterine leiomyomas identified by sonography in the first trimester. J Clin Ultrasound 29(5):261, 2001

Berger GS: Outpatient pelvic laparotomy. J Reprod Med 39(8):569, 1994

Bider D, Mashiach S, Dulitzky M, et al: Clinical, surgical and pathologic findings of adnexal torsion in pregnant and nonpregnant women. Surg Gynecol Obstet 173(5):363, 1991

Bird CC, McElin TW, Manalo-Estrella P: The elusive adenomyosis of the uterus—revisited. Am J Obstet Gynecol 112(5):583, 1972

Bodner K, Bodner-Adler B, Wierrani F, et al: Intravenous leiomyomatosis of the uterus. Anticancer Res 22(3):1881, 2002

Borten M, Friedman EA: Drainage of postabortion hematometra by Foley catheter. Am J Obstet Gynecol 149(8):908, 1984

Brache V, Faundes A, Alvarez F, et al: Nonmenstrual adverse events during use of implantable contraceptives for women: data from clinical trials. Contraception 65(1):63, 2002

Bradley LD: Uterine fibroid embolization: a viable alternative to hysterectomy. Am J Obstet Gynecol 201(2):127, 2009

Bragheto AM, Caserta N, Bahamondes L, et al: Effectiveness of the levonorgestrelreleasing intrauterine system in the treatment of adenomyosis diagnosed and monitored by magnetic resonance imaging. Contraception 76(3):195, 2007

Bratby MJ, Hussain FF, Walker WJ: Outcomes after unilateral uterine artery embolization: a retrospective review. Cardiovasc Intervent Radiol 31(2):254, 2008

Broekmans FJ: GnRH agonists and uterine leiomyomas. Human Reprod 11(Suppl 3):3, 1996

Bronshtein M, Yoffe N, Brandes JM, et al: Hair as a sonographic marker of ovarian teratomas: improved identification using transvaginal sonography and simulation model. J Clin Ultrasound 19(6):351, 1991

Brosens I, Deprest J, Dal Cin P, et al: Clinical significance of cytogenetic abnormalities in uterine myomas. Fertil Steril 69(2):232, 1998

Brosens J, Campo R, Gordts S, et al: Submucous and outer myometrium leiomyomas are two distinct clinical entities. Fertil Steril 79(6):1452, 2003

Brown MF, Hebra A, McGeehin K, et al: Ovarian masses in children: a review of 91 cases of malignant and benign masses. J Pediatr Surg 28(7):930, 1993

Bulletti C, Polli V, Negrini V, et al: Adhesion formation after laparoscopic myomectomy. J Am Assoc Gynecol Laparosc 3(4):533, 1996

Bulun SE, Simpson ER, Word RA: Expression of the CYP19 gene and its product aromatase cytochrome P450 in human uterine leiomyoma tissues and cells in culture. J Clin Endocrinol Metab 78(3):736, 1994

Buttram VC Jr, Reiter RC: Uterine leiomyomata: etiology, symptomatology, and management. Fertil Steril 36(4):433, 1981

Campo S, Campo V, Gambadauro P: Reproductive outcome before and after laparoscopic or abdominal myomectomy for subserous or intramural myomas. Eur J Obstet Gynecol Reprod Biol 110(2):215, 2003

Candiani GB, Fedele L, Parazzini F, et al: Risk of recurrence after myomectomy. Br J Obstet Gynaecol 98(4):385, 1991

Cantuaria GH, Angioli R, Frost L, et al: Comparison of bimanual examination with ultrasound examination with ultrasound examination before hysterectomy for uterine leiomyoma. Obstet Gynecol 92(1):109, 1998

Carlson KJ, Miller BA, Fowler FJ Jr: The Maine Women's Health Study: II. Outcomes of nonsurgical management of leiomyomas, abnormal bleeding, and chronic pelvic pain. Obstet Gynecol 83(4):566, 1994

Carr BR, Marshburn PB, Weatherall PT, et al: An evaluation of the effect of gonadotropin-releasing hormone analogs and medroxyprogesterone acetate on uterine leiomyomata volume by magnetic resonance imaging: a prospective, randomized, double blind, placebo-controlled, crossover trial. J Clin Endocrinol Metab 76(5):1217, 1993

Caruso PA, Marsh MR, Minkowitz S, et al: An intense clinicopathologic study of 305 teratomas of the ovary. Cancer 27(2):343, 1971

Caspi B, Appelman Z, Rabinerson D, et al: The growth pattern of ovarian dermoid cysts: a prospective study in premenopausal and postmenopausal women. Fertil Steril 68(3):501, 1997

Chegini N, Rong H, Dou Q, et al: Gonadotropin-releasing hormone (GnRH) and GnRH receptor gene expression in human myometrium and leiomyomata and the direct action of GnRH analogs on myometrial smooth muscle cells and interaction with ovarian steroids in vitro. J Clin Endocrinol Metab 81(9):3215, 1996

Chen VW, Ruiz B, Killeen JL, et al: Pathology and classification of ovarian tumors. Cancer 97(S10):2631, 2003

Chiaffarino F, Parazzini F, La Vecchia C, et al: Oral contraceptive use and benign gynecologic conditions. A review. Contraception 57(1):11, 1998

Chiaffarino F, Parazzini F, La Vecchia C, et al: Use of oral contraceptives and uterine fibroids: results from a case-control study. Br J Obstet Gynaecol 106(8):857, 1999

Chwalisz K, Larsen L, Mattia-Goldberg C, et al: A randomized, controlled trial of asoprisnil, a novel selective progesterone receptor modulator, in women with uterine leiomyomata. Fertil Steril 87(6):1399, 2007

Chwalisz K, Perez MC, Demanno D, et al: Selective progesterone receptor modulator development and use in the treatment of leiomyomata and endometriosis. Endocr Rev 26(3):423, 2005

Cohen I, Beyth Y, Shapira J, et al: High frequency of adenomyosis in postmenopausal breast cancer patients treated with tamoxifen. Gynecol Obstet Invest 44(3):200, 1997

Cohen I, Potlog-Nahari C, Shapira J, et al: Simple ovarian cysts in postmenopausal patients with breast carcinoma treated with tamoxifen: long-term follow-up. Radiology 227(3):844, 2003

Cohen SB, Oelsner G, Seidman DS, et al: Laparoscopic detorsion allows sparing of the twisted ischemic adnexa. J Am Assoc Gynecol Laparosc 6(2):139, 1999

Comerci JT Jr, Licciardi F, Bergh PA, et al: Mature cystic teratoma: a clinicopathologic evaluation of 517 cases and review of the literature. Obstet Gynecol 84(1):22, 1994

Cooper JM, Brady RM: Late complications of operative hysteroscopy. Obstet Gynecol Clin North Am 27(2):367, 2000

Coutinho EM, Gonçalves MT: Long-term treatment of leiomyomas with gestrinone. Fertil Steril 51(6):939, 1989

Cramer SF, Patel A: The frequency of uterine leiomyomas. Am J Clin Pathol 94(4):435, 1990

Crosignani PG, Vercellini P, Meschia M, et al: GnRH agonists before surgery for uterine leiomyomas. A review. J Reprod Med 41(6):415, 1996

Daniel M, Martin AD, Faiman C: Sex hormones and adipose tissue distribution in premenopausal cigarette smokers. Int J Obes Relat Metab Disord 16(4):245, 1992

Day Baird D, Dunson DB, Hill MC, et al: High cumulative incidence of uterine leiomyoma in black and white women: ultrasound evidence. Am J Obstet Gynecol 188(1):100, 2003

de Kroon CD, Louwe LA, Trimbos JB, et al: The clinical value of 3-dimensional saline infusion sonography in addition to 2-dimensional saline infusion sonography in women with abnormal uterine bleeding: work in progress. J Ultrasound Med 23(11):1433, 2004

De Leo V, la Marca A, Morgante G: Short-term treatment of uterine fibromyomas with danazol. Gynecol Obstet Invest 47(4):258, 1999

de Silva KS, Kanumakala S, Grover SR, et al: Ovarian lesions in children and adolescents—an 11-year review. J Pediatr Endocrinol 17(7):951, 2004

Dechaud H, Daures JP, Arnal F, et al: Does previous salpingectomy improve implantation and pregnancy rates in patients with severe tubal factor infertility who are undergoing in vitro fertilization? A pilot prospective randomized study. Fertil Steril 69(6):1020, 1998

Dejmek A: Fine needle aspiration cytology of an ovarian luteinized follicular cyst mimicking a granulosa cell tumor. A case report. Acta Cytol 47(6):1059, 2003

Deligeoroglou E, Eleftheriades M, Shiadoes V, et al: Ovarian masses during adolescence: clinical, ultrasonographic and pathologic findings, serum tumor markers and endocrinological profile. Gynecol Endocrinol 19(1):1, 2004

Derman SG, Rehnstrom J, Neuwirth RS: The long-term effectiveness of hysteroscopic treatment of menorrhagia and leiomyomas. Obstet Gynecol 77(4):591, 1991

DeWaay DJ, Syrop CH, Nygaard IE, et al: Natural history of uterine polyps and leiomyomata. Obstet Gynecol 100(1):3, 2002

Djavadian D, Braendle W, Jaenicke F: Laparoscopic oophoropexy for the treatment of recurrent torsion of the adnexa in pregnancy: case report and review. Fertil Steril 82(4):933, 2004

Donnez J, Jadoul P: What are the implications of myomas on fertility? A need for a debate? Human Reproduction 17(6):1424, 2002

Dorum A, Blom GP, Ekerhovd E, et al: Prevalence and histologic diagnosis of adnexal cysts in postmenopausal women: an autopsy study. Am J Obstet Gynecol 192(1):48, 2005

Dubuisson JB, Fauconnier A, Babaki-Fard K, et al: Laparoscopic myomectomy: a current view. Hum Reprod Update 6(6):588, 2000

Dubuisson JB, Fauconnier A, Fourchotte V, et al: Laparoscopic myomectomy: predicting the risk of conversion to an open procedure. Hum Reprod 16(8):1726, 2001

Dutton S, Hirst A, McPherson K, et al: A UK multicentre retrospective cohort study comparing hysterectomy and uterine artery embolization for the treatment of symptomatic uterine fibroids (HOPEFUL study): main results on medium-term safety and efficacy. BJOG 114(1):1340, 2007

Edwards RD, Moss JG, Lumsden MA, et al: Uterine-artery embolization versus surgery for symptomatic uterine fibroids. N Engl J Med 356(4):360, 2007

Eisinger SH, Fiscella J, Bonfiglio T, et al: Open-label study of ultra lowdose mifepristone for the treatment of uterine leiomyomata. Eur J Obstet Gynecol Reprod Biol 146(2):215, 2009

Eisinger SH, Meldrum S, Fiscella K, et al: Low-dose mifepristone for uterine leiomyomata. Obstet Gynecol 101(2):243, 2003

Emanuel MH, Wamsteker K, Hart AA, et al: Long-term results of hysteroscopic myomectomy for abnormal uterine bleeding. Obstet Gynecol 93(5 Pt 1):743, 1999

Emoto M, Iwasaki H, Mimura K, et al: Differences in the angiogenesis of benign and malignant ovarian tumors, demonstrated by analyses of color Doppler ultrasound, immunohistochemistry, and microvessel density. Cancer 80(5):899, 1997

Engel G, Rushovich AM: True uterine diverticulum. A partial mullerian duct duplication? Arch Pathol Lab Med 108(9):734, 1984

Engel JB, Audebert A, Frydman R, et al: Presurgical short term treatment of uterine fibroids with different doses of cetrorelix acetate: a double-blind, placebo-controlled multicenter study. Eur J Obstet Gynecol Reprod Biol 134(2):225, 2007

Englund K, Blanck A, Gustavsson I, et al: Sex steroid receptors in human myometrium and fibroids: changes during the menstrual cycle and gonadotropinreleasing hormone treatment. J Clin Endocrinol Metab 83(11):4092, 1998

Eppig JJ, Kozak LP, Eicher EM, et al: Ovarian teratomas in mice are derived from oocytes that have completed the first meiotic division. Nature 269(5628):517, 1977

Erickson SS, Van Voorhis BJ: Intermenstrual bleeding secondary to cesarean scar diverticuli: report of three cases. Obstet Gynecol 93(5 Pt 2):802, 1999

Farhi J, Ashkenazi J, Feldberg D, et al: Effect of uterine leiomyomata on the results of in-vitro fertilization treatment. Hum Reprod 10(10):2576, 1995

Farrell TP, Boal DK, Teele RL, et al: Acute torsion of normal uterine adnexa in children: sonographic demonstration. AJR Am J Roentgenol 139(6):1223, 1982

Farrer-Brown G, Beilby JO, Tarbit MH: The vascular patterns in myomatous uteri. J Obstet Gynaecol Br Commonw 77(11):967, 1970

Farrer-Brown G, Beilby JO, Tarbit MH: Venous changes in the endometrium of myomatous uteri. Obstet Gynecol 38(5):743, 1971

Fedele L, Bianchi S, Dorta M, et al: Transvaginal ultrasonography in the diagnosis of diff use adenomyosis. Fertil Steril 58(1):94, 1992

Fedele L, Parazzini F, Luchini L, et al: Recurrence of fibroids after myomectomy: a transvaginal ultrasonographic study. Hum Reprod 10(7):1795, 1995

Felberbaum RE, Germer U, Ludwig M, et al: Treatment of uterine fi broids with a slow-release formulation of the gonadotrophin releasing hormone antagonist cetrorelix. Hum Reprod 13(6):1660, 1998

Fennessy FM, Tempany CM, McDannold NJ, et al: Uterine leiomyomatas: MR imaging-guided focused ultrasound surgery—results of diff erent treatment protocols. Radiology 243(3):885, 2007

Ferenczy A: Pathophysiology of adenomyosis. Hum Reprod Update 4(4):312, 1998

Fernandez H, Sefrioui O, Virelizier C, et al: Hysteroscopic resection of submucosal myomas in patients with infertility. Hum Reprod 16(7):1489, 2001

Fielder EP, Guzick DS, Guido R, et al: Adhesion formation from release of dermoid contents in the peritoneal cavity and effect of copious lavage: a prospective, randomized, blinded, controlled study in a rabbit model. Fertil Steril 65(4):852, 1996

Filicori M, Hall DA, Loughlin JS, et al: A conservative approach to the management of uterine leiomyoma: pituitary desensitization by a luteinizing hormone-releasing hormone analogue. Am J Obstet Gynecol 147(6):726, 1983

Fleischer AC, Shappell HW: Color Doppler sonohysterography of endometrial polyps and submucosal fibroids. J Ultrasound Med 22(6):601, 2003

Flierman PA, Oberyé JJ, van der Hulst VP, et al: Rapid reduction of leiomyoma volume during treatment with the GnRH antagonist ganirelix. BJOG 112(5):638, 2005

Flynn MK, Niloff JM: Outpatient minilaparotomy for ovarian cysts. J Reprod Med 44(5):399, 1999

Forssman L: Distribution of blood flow in myomatous uteri as measured by locally injected 133Xenon. Acta Obstet Gynecol Scand 55(2):101, 1976

Fraser IS: Menorrhagia due to myometrial hypertrophy: treatment with tamoxifen. Obstet Gynecol 70(3 Pt 2):505, 1987

Fraser IS, McCarron G, Markham R, et al: Measured menstrual blood loss in women with menorrhagia associated with pelvic disease or coagulation disorder. Obstet Gynecol 68(5):630, 1986

Friedman AJ, Daly M, Juneau-Norcross M, et al: Long-term medical therapy for leiomyomata uteri: a prospective, randomized study of leuprolide acetate depot plus either oestrogen-progestin or progestin "add-back" for 2 years. Hum Reprod 9(9):1618, 1994

Friedman AJ, Lobel SM, Rein MS, et al: Efficacy and safety considerations in women with uterine leiomyomas treated with gonadotropin-releasing hormone agonists: the estrogen threshold hypothesis. Am J Obstet Gynecol 163(4 Pt 1):1114, 1990

Friedman AJ, Thomas PP: Does low-dose combination oral contraceptive use affect uterine size or menstrual flow in premenopausal women with leiomyomas? Obstet Gynecol 85(4):631, 1995

Fuchs N, Smorgick N, Tovbin Y, et al: Oophoropexy to prevent adnexal torsion: how, when, and for whom? J Minim Invasive Gynecol 17(2):205, 2010

Ganguli S, Faintuch S, Salazar GM, et al: Postembolization syndrome: changes in white blood cell counts immediately after uterine artery embolization. J Vasc Interv Radiol 19(3):443, 2008

Garcia CR, Tureck RW: Submucosal leiomyomas and infertility. Fertil Steril 42(1):16, 1984

Genadry R, Parmley T, Woodruff JD: The origin and clinical behavior of the parovarian tumor. Am J Obstet Gynecol 129(8):873, 1977

Germain M, Rarick T, Robins E: Management of intermittent ovarian torsion by laparoscopic oophoropexy. Obstet Gynecol 88(4 Pt 2):715, 1996

Ghossain MA, Braidy CG, Kanso HN, et al: Extraovarian cystadenomas: ultrasound and MR findings in 7 cases. J Comput Assist Tomogr 29(1):74, 2005

Glass AR: Endocrine aspects of obesity. Med Clin North Am 73(1):139, 1989

Glasser MH: Minimally invasive approaches to myomectomy. In Nezhat C, Nezhat F, Nezhat C (eds): Nezhat's Operative Gynecologic Laparoscopy and Hysteroscopy. New York, Cambridge University Press, 2008, p 319

Goldberg J, Pereira L, Berghella V, et al: Pregnancy outcomes after treatment for fibromyomata: uterine artery embolization versus laparoscopic myomectomy. Am J Obstet Gynecol 191(1):18, 2004

Goldfarb HA: Combining myoma coagulation with endometrial ablation/resection reduces subsequent surgery rates. JSLS 3(4):253, 1999

Goldzieher JW, Maqueo M, Ricaud L, et al: Induction of degenerative changes in uterine myomas by high-dosage progestin therapy. Am J Obstet Gynecol 96(8):1078, 1966

Gómez-Raposo C, Mendiola M, Barriuso J, et al: Angiogenesis and ovarian cancer. Clin Transl Oncol 11(9):564, 2009

Gonzalez-Barcena D, Alvarez RB, Ochoa EP, et al: Treatment of uterine leiomyomas with luteinizing hormone-releasing hormone antagonist cetrorelix. Hum Reprod 12(9):2028, 1997

Goodwin SC, Bradley LD, Lipman JC, et al: Uterine artery embolization versus myomectomy: a multicenter comparative study. Fertil Steril 85(1):14, 2006

Goodwin SC, Spies JB, Worthington-Kirsch R, et al: Uterine artery embolization for treatment of leiomyomata: long-term outcomes from the FIBROID Registry. Obstet Gynecol 111(1):22, 2008

Graif M, Itzchak Y: Sonographic evaluation of ovarian torsion in childhood and adolescence. AJR Am J Roentgenol 150(3):647, 1988

Graif M, Shalev J, Strauss S, et al: Torsion of the ovary: sonographic features. AJR Am J Roentgenol 143(6):1331, 1984

Granberg S, Wikland M, Jansson I: Macroscopic characterization of ovarian tumors and the relation to the histological diagnosis: criteria to be used for ultrasound evaluation. Gynecol Oncol 35(2):139, 1989

Grigorieva V, Chen-Mok M, Tarasova M, et al: Use of a levonorgestrel-releasing intrauterine system to treat bleeding related to uterine leiomyomas. Fertil Steril 79(5):1194, 2003

Grimes DA, Jones LB, Lopez LM, et al: Oral contraceptives for functional ovarian cysts. Cochrane Database Syst Rev 2:CD006134, 2009

Guarnaccia MM, Rein MS: Traditional surgical approaches to uterine fibroids: abdominal myomectomy and hysterectomy. Clin Obstet Gynecology 44(2): 385, 2001

Gupta S, Manyonda IT: Acute complications of fibroids. Best Pract Res Clin Obstet Gynaecol 23(5):609, 2009

Guttman PH Jr: In search of the elusive benign cystic ovarian teratoma: application of the ultrasound "tip of the iceberg" sign. J Clin Ultrasound 5(6):403, 1977

Hald K, Noreng HJ, Istre O, et al: Uterine artery embolization versus laparoscopic occlusion of uterine arteries for leiomyomas: long-term results of a randomized comparative trial. J Vasc Interv Radio 20(10):1303, 2009

Hallez JP: Single-stage total hysteroscopic myomectomies: indications, techniques, and results. Fertil Steril 63(4):703, 1995

Hart R, Khalaf Y, Yeong CT, et al: A prospective controlled study of the effect of intramural uterine fibroids on the outcome of assisted conception. Hum Reprod 16(11):2411, 2001

Hasiakos D, Papakonstantinou K, Kontoravdis A, et al: Adnexal torsion during pregnancy: report of four cases and review of the literature. J Obstet Gynaecol Res 34(4 Pt 2):683, 2008

Hehenkamp WJ, Volkers NA, Birnie E, et al: Symptomatic uterine fibroids: treatment with uterine artery embolization or hysterectomy—results from the randomized clinical Embolisation versus Hysterectomy (EMMY) trial. Radiology 246(3):823, 2008

Hehenkamp WJ, Volkers NA, Broekmans FJ, et al: Loss of ovarian reserve after uterine artery embolization: a randomized comparison with hysterectomy. Hum Reprod 22(7):1996, 2007

Helvie MA, Silver TM: Ovarian torsion: sonographic evaluation. J Clin Ultrasound 17(5):327, 1989

Hesley GK, Gorny KR, Henrichsen TL, et al: A clinical review of focused ultrasound ablation with magnetic resonance guidelines: an option for treating uterine fibroids. Ultrasound Q 24(2):131, 2008

Hibbard LT: Adnexal torsion. Am J Obstet Gynecol 152(4):456, 1985

Hodge JC, Morton CC: Genetic heterogeneity among uterine leiomyomata: insights into malignant progression. Hum Mol Genet 16(1):r7, 2007

Holt VL, Cushing-Haugen KL, Daling JR: Oral contraceptives, tubal sterilization, and functional ovarian cyst risk. Obstet Gynecol 102(2):252, 2003

Holt VL, Cushing-Haugen KL, Daling JR: Risk of functional ovarian cyst: effects of smoking and marijuana use according to body mass index. Am J Epidemiol 161(6):520, 2005

Holub Z, Mara M, Kuzel D, et al: Pregnancy outcomes after uterine artery occlusion: prospective multicentric study. Fertil Steril 90(5):1886, 2008

Homer J, Saridogan E: Uterine artery embolization for fibroids is associated with an increased risk of miscarriage. Fertil Steril 94(1):324, 2010

Honore LH, O'Hara KE: Serous papillary neoplasms arising in paramesonephric parovarian cysts. A report of eight cases. Acta Obstet Gynecol Scand 59(6): 525, 1980

Hoo W, Yazebek J, Holland T, et al: Expectant management of ultrasonically diagnosed ovarian dermoid cysts: is it possible to predict the outcome? Ultrasound Obstet Gynecol 36(2):235, 2010

Houry D, Abbott JT: Ovarian torsion: a fifteen-year review. Ann Emerg Med 38(2):156, 2001

Hovsepian DM, Ratts VS, Rodriquez M, et al: A prospective comparison of the impact of uterine artery embolization, myomectomy, and hysterectomy on ovarian function. J Vasc Interv Radiol 17(7):1111, 2006

Hovsepian DM, Siskin GP, Bonn J, et al: Quality improvement guidelines for uterine artery embolization for symptomatic leiomyomata. J Vasc Interv Radiol 20(7 Suppl):S193, 2009

Hurst BS, Matthews ML, Marshburn PB: Laparoscopic myomectomy for symptomatic uterine myomas. Fertil Steril 83(1):1, 2005

Im SS, Gordon AN, Buttin BM, et al: Validation of referral guidelines for women with pelvic masses. Obstet Gynecol 105(1):35, 2005

Inki P, Hurskainen R, Palo P, et al: Comparison of ovarian cyst formation in women using the levonorgestrel-releasing intrauterine system vs. hysterectomy. Ultrasound Obstet Gynecol 20(4):381, 2002

Ishikawa H, Ishi K, Serna VA, et al: Progesterone is essential for maintenance and growth of uterine leiomyomata. Endocrinology 151(6):2433, 2010

Ishikawa H, Reierstad S, Demura M, et al: High aromatase expression in uterine leiomyoma tissue of African-American women. J Clin Endocrinol Metab 94(5):1752, 2009

Islam S, Yamout SZ, Gosche JR: Management and outcomes of ovarian masses in children and adolescents. Am Surg 74(11):1062, 2008

Iverson RE Jr, Chelmow D, Strohbehn K, et al: Relative morbidity of abdominal hysterectomy and myomectomy for management of uterine leiomyomas. Obstet Gynecol 88(3):415, 1996

Jha RC, Takahama J, Imaoka I, et al: Adenomyosis: MRI of the uterus treated with uterine artery embolization. AJR Am J Roentgenol 181(3):851, 2003

Johnson NP, Mak W, Sowter MC: Surgical treatment for tubal disease in women due to undergo in vitro fertilisation. Cochrane Database Syst Rev 3:CD002125, 2004

Katsube Y, Berg JW, Silverberg SG: Epidemiologic pathology of ovarian tumors: a histopathologic review of primary ovarian neoplasms diagnosed in the Denver Standard Metropolitan Statistical Area, 1 July-31 December 1969 and 1 July-31 December 1979. Int J Gynecol Pathol 1(1):3, 1982

Kaunitz AM: Progestin-releasing intrauterine systems and leiomyoma. Contraception 75(Suppl):S130, 2007

Kelley RR, Scully RE: Cancer developing in dermoid cysts of the ovary. A report of 8 cases, including a carcinoid and a leiomyosarcoma. Cancer 14:989, 1961

Kettel LM, Murphy AA, Morales AJ, et al: Rapid regression of uterine leiomyomas in response to daily administration of gonadotropin-releasing hormone antagonist. Fertil Steril 60(4):642, 1993

Kho KA, Nezhat C: Parasitic myomas. Obstet Gynecol 114(3):611, 2009

Kim MD, Kim S, Kim NK, et al: Long-term results of uterine artery embolization for symptomatic adenomyosis. AJR Am J Roentgenol 188:176, 2007

Klatsky PC, Tran ND, Caughey AB, et al: Fibroids and reproductive outcomes: a systematic literature review from conception to delivery. Am J Obstet Gynecol 198(4):357, 2008

Koike H, Egawa H, Ohtsuka T, et al: Correlation between dysmenorrheic severity and prostaglandin production in women with endometriosis. Prostaglandins Leukot Essent Fatty Acids 46(2):133, 1992

Kooij SM, Hehenkamp WJ, Wolkers NA, et al: Uterine artery embolization vs hysterectomy in the treatment of symptomatic uterine fibroids: 5-year outcome from the randomized EMMY trial. Am J Obstet Gynecol 203:105. e1, 2010

Koonings PP, Campbell K, Mishell DR Jr, et al: Relative frequency of primary ovarian neoplasms: a 10-year review. Obstet Gynecol 74(6):921, 1989

Korbin CD, Brown DL, Welch WR: Paraovarian cystadenomas and cystadenofibromas: sonographic characteristics in 14 cases. Radiology 208(2):459, 1998

Kumaran GC, Jayson GC, Clamp AR: Antiangiogenic drugs in ovarian cancer. Br J Cancer 100(1):1, 2009

Kupesic S, Kurjak A, Skenderovic S, et al: Screening for uterine abnormalities by three-dimensional ultrasound improves perinatal outcome. J Perinat Med 30(1):9, 2002

Kurtz AB, Rubin CS, Kramer FL, et al: Ultrasound evaluation of the posterior pelvic compartment. Radiology 132(3):677, 1979

Lee NC, Dicker RC, Rubin GL, et al: Confirmation of the preoperative diagnoses for hysterectomy. Am J Obstet Gynecol 150(3):283, 1984

Lee RA, Welch JS: Torsion of the uterine adnexa. Am J Obstet Gynecol 97(7):974, 1967

Letterie GS, Coddington CC, Winkel CA, et al: Efficacy of a gonadotropinreleasing hormone agonist in the treatment of uterine leiomyomata: longterm follow-up. Fertil Steril 51(6):951, 1989

Levens ED, Potlog-Nahari C, Armstrong AY, et al: CDB-2914 for uterine leiomyomata treatment: a randomized controlled trial. Obstet Gynecol 111(5):1129, 2008

Levgur M, Abadi MA, Tucker A: Adenomyosis: symptoms, histology, and pregnancy terminations. Obstet Gynecol 95(5):688, 2000

Levine D, Brown DL, Andreotti RF, et al: Management of asymptomatic ovarian and other adnexal cysts imaged at US: Society of Radiologists in Ultrasound Consensus Conference Statement. Radiology 256(3):943, 2010

Levy BS: Modern management of uterine fibroids. Acta Obstet Gynaecol Scand 87(8):812, 2008

Lin P, Falcone T, Tulandi T: Excision of ovarian dermoid cyst by laparoscopy and by laparotomy. Am J Obstet Gynecol 173(3 Pt 1):769, 1995

Lin YC, Wei LH, Shun CT, et al: Disseminated peritoneal leiomyomatosis responds to systemic chemotherapy. Oncology 76(1):55, 2009

Lindahl B, Andolf E, Ingvar C, et al: Endometrial thickness and ovarian cysts as measured by ultrasound in asymptomatic postmenopausal breast cancer patients on various adjuvant treatments including tamoxifen. Anticancer Res 17(5B):3821, 1997

Linder D, McCaw BK, Hecht F: Parthenogenic origin of benign ovarian teratomas. N Engl J Med 292(2):63, 1975

Lippman SA, Warner M, Samuels S, et al: Uterine fibroids and gynecologic pain symptoms in a population-based study. Fertil Steril 80(6):1488, 2003

Lohle PN, De Vries J, Klazen CA, et al: Uterine artery embolization for symptomatic adenomyosis with or without uterine leiomyomas with the use of calibrated tris-acryl gelatin microspheres: midterm clinical and MR imaging follow-up. J Vasc Interv Radiol 18(7):835, 2007

Lumbiganon P, Rugpao S, Phandhu-fung S, et al: Protective effect of depot-medroxyprogesterone acetate on surgically treated uterine leiomyomas: a multicentre case-control study. Br J Obstet Gynaecol 103(9):909, 1996

Magalhães J, Aldrighi JM, de Lima GR: Uterine volume and menstrual patterns in users of the levonorgestrel-releasing intrauterine system with idiopathic menorrhagia or menorrhagia due to leiomyomas. Contraception 75(3):193, 2007

Mahdavi A, Berker B, Nezhat C, et al: Laparoscopic management of ovarian remnant. Obstet Gynecol Clin North Am 31(3):593, 2004

Mais V, Ajossa S, Guerriero S, et al: Laparoscopic versus abdominal myomectomy: a prospective, randomized trial to evaluate benefits in early outcome. Am J Obstet Gynecol 174(2):654, 1996

Mais V, Ajossa S, Piras B, et al: Treatment of nonendometriotic benign adnexal cysts: a randomized comparison of laparoscopy and laparotomy. Obstet Gynecol 86(5):770, 1995

Mäkäräinen L, Ylikorkala O: Primary and myoma-associated menorrhagia: role of prostaglandins and effects of ibuprofen. Br J Obstet Gynaecol 93(9):974, 1986

Marchionni M, Fambrini M, Zambelli V, et al: Reproductive performance before and after abdominal myomectomy: a retrospective analysis. Fertil Steril 82(1):154, 2004

Marjoribanks J, Proctor ML, Farquhar C: Nonsteroidal anti-inflammatory drugs for primary dysmenorrhoea. Cochrane Database Syst Rev 4:CD001751, 2003

Marret H: [Doppler ultrasonography in the diagnosis of ovarian cysts: indications, pertinence and diagnostic criteria]. [French]. J Gynecol Obstet Biol Reprod (Paris) 30(1 Suppl):S20, 2001

Marshall LM, Spiegelman D, Manson JE, et al: Risk of uterine leiomyomata among premenopausal women in relation to body size and cigarette smoking. Epidemiology 9(5):511, 1998

Martinez-Onsurbe P, Ruiz VA, Sanz Anquela JM, et al: Aspiration cytology of 147 adnexal cysts with histologic correlation. Acta Cytol 45(6):941, 2001

Mashal RD, Fejzo ML, Friedman AJ, et al: Analysis of androgen receptor DNA reveals the independent clonal origins of uterine leiomyomata and the secondary nature of cytogenetic aberrations in the development of leiomyomata. Genes Chromosomes Cancer 11(1):1, 1994

McCausland AM, McCausland VM: Depth of endometrial penetration in adenomyosis helps determine outcome of rollerball ablation. Am J Obstet Gynecol 174(6):1786, 1996

McGovern PG, Noah R, Koenigsberg R, et al: Adnexal torsion and pulmonary embolism: case report and review of the literature. Obstet Gynecol Surv 54(9):601, 1999

Mencaglia L, Tantini C: GnRH agonist analogs and hysteroscopic resection of myomas. Int J Gynaecol Obstet 43(3):285, 1993

Menon U, Talaat A, Jeyarajah AR, et al: Ultrasound assessment of ovarian cancer risk in postmenopausal women with CA125 elevation. Br J Cancer 80(10):1644, 1999

Michnovicz JJ, Hershcopf RJ, Naganuma H, et al: Increased 2-hydroxylation of estradiol as a possible mechanism for the anti-estrogenic effect of cigarette smoking. N Engl J Med 315(21):1305, 1986

Millar DM, Blake JM, Stringer DA, et al: Prepubertal ovarian cyst formation: 5 years' experience. Obstet Gynecol 81(3):434, 1993

Minaretzis D, Tsionou C, Tziortziotis D, et al: Ovarian tumors: prediction of the probability of malignancy by using patient's age and tumor morphologic features with a logistic model. Gynecol Obstet Invest 38(2):140, 1994

Miyake T, Enomoto T, Ueda Y, et al: A case of disseminated peritoneal leiomyomatosis developing after laparoscopic-assisted myomectomy. Gynecol Obstet Invest 67(2):96, 2009

Mizutani T, Sugihara A, Nakamuro K, et al: Suppression of cell proliferation and induction of apoptosis in uterine leiomyoma by gonadotropin-releasing hormone agonist (leuprolide acetate). J Clin Endocrinol Metab 83(4):1253, 1998

Molnar BG, Baumann R, Magos AL: Does endometrial resection help dysmenorrhea? Acta Obstet Gynecol Scand 76(3):261, 1997

Moran O, Menczer J, Ben Baruch G, et al: Cytologic examination of ovarian cyst fluid for the distinction between benign and malignant tumors. Obstet Gynecol 82(3):444, 1993

Mourits MJ, de Vries EG, Willemse PH, et al: Ovarian cysts in women receiving tamoxifen for breast cancer. Br J Cancer 79(11-12):1761, 1999

Murphy AA, Kettel LM, Morales AJ, et al: Regression of uterine leiomyomata in response to the antiprogesterone RU 486. J Clin Endocrinol Metab 76(2):513, 1993

Mutter GL, Bergeron C, Deligdisch L, et al: The spectrum of endometrial pathology induced by progesterone receptor modulators. Mod Pathol 21(5):591, 2008

Nardo LG, Kroon ND, Reginald PW: Persistent unilocular ovarian cysts in a general population of postmenopausal women: is there a place for expectant management? Obstet Gynecol 102(3):589, 2003

Nezhat C, Kearney S, Malik S, et al: Laparoscopic management of ovarian remnant. Fertil Steril 83(4):973, 2005

Nichols DH, Julian PJ: Torsion of the adnexa. Clin Obstet Gynecol 28(2):375, 1985

Nikkanen V, Punnonen R: Clinical significance of adenomyosis. Ann Chir Gynaecol 69(6):278, 1980

Nishida M: Relationship between the onset of dysmenorrhea and histologic findings in adenomyosis. Am J Obstet Gynecol 165(1):229, 1991

Okugawa K, Hirakawa T, Fukushima K, et al: Relationship between age, histological type, and size of ovarian tumors. Int J Gynaecol Obstet 74(1):45, 2001

Oliveira FG, Abdelmassih VG, Diamond MP, et al: Impact of subserosal and intramural uterine fibroids that do not distort the endometrial cavity on the outcome of in vitro fertilization-intracytoplasmic sperm injection. Fertil Steril 81(3):582, 2004

Olufowobi O, Sharif K, Papaionnou S, et al: Are the anticipated benefits of myomectomy achieved in women of reproductive age? A 5-year review of the results at a UK tertiary hospital. J Obstet Gynaecol 24(4):434, 2004

Orsini G, Laricchia L, Fanelli M: [Low-dose combination oral contraceptives use in women with uterine leiomyomas]. [Italian]. Minerva Ginecol 54(3):253, 2002

Ory H: Functional ovarian cysts and oral contraceptives. Negative association confirmed surgically. A cooperative study. J AM Med Assoc 228(1):68, 1974

Otubu JA, Buttram VC, Besch NF, et al: Unconjugated steroids in leiomyomas and tumor-bearing myometrium. Am J Obstet Gynecol 143(2):130, 1982

Outwater EK, Mitchell DG: Normal ovaries and functional cysts: MR appearance. Radiology 198(2):397, 1996

Palomba S, Affinito P, Tommaselli GA, et al: A clinical trial of the effects of tibolone administered with gonadotropin-releasing hormone analogues for the treatment of uterine leiomyomata. Fertil Steril 70(1):111, 1998

Palomba S, Orio F Jr, Russo T, et al: Gonadotropin-releasing hormone agonist with or without raloxifene: effects on cognition, mood, and quality of life. Fertil Steril 82(2):480, 2004

Palomba S, Sena T, Morelli M, et al: Effect of different doses of progestin on uterine leiomyomas in postmenopausal women. Eur J Obstet Gynecol Reprod Biol 102(2):199, 2002

Pantoja E, Noy MA, Axtmayer RW, et al: Ovarian dermoids and their complications. Comprehensive historical review. Obstet Gynecol Surv 30(1):1, 1975a

Pantoja E, Rodriguez-Ibanez I, Axtmayer RW, et al: Complications of dermoid tumors of the ovary. Obstet Gynecol 45(1):89, 1975b

Parazzini F, Negri E, La Vecchia C, et al: Oral contraceptive use and risk of uterine fibroids. Obstet Gynecol 79(3):430, 1992

Parazzini F, Vercellini P, Panazza S, et al: Risk factors for adenomyosis. Hum Reprod 12(6):1275, 1997

Parker WH: Etiology, symptomatology, and diagnosis of uterine myomas. Fertil Steril 87(4):725, 2007

Parker WH: Laparoscopic myomectomy and abdominal myomectomy. Clin Obstet Gynecol 49(4):789, 2006

Parker WH, Fu YS, Berek JS: Uterine sarcoma in patients operated on for presumed leiomyoma and rapidly growing leiomyoma. Obstet Gynecol 83(3):414, 1994

Patel MD, Feldstein VA, Lipson SD, et al: Cystic teratomas of the ovary: diagnostic value of sonography. AJR Am J Roentgenol 171(4):1061, 1998

Pauerstein CJ, Woodruff JD, Quinton SW: Development patterns in "adenomatoid lesions" of the fallopian tube. Am J Obstet Gynecol 100(7):1000, 1968

Paul PG, Koshy AK: Multiple peritoneal parasitic myomas after laparoscopic myomectomy and morcellation. Fertile Steril 85(2):492, 2006

Peddada SD, Laughlin SK, Miner, K, et al: Growth of uterine leiomyomata among premenopausal black and white women. Proc Natl Acad Sci USA 105(50):19887, 2008

Perkins JD, Hines RR, Prior DS: Uterine leiomyoma in an adolescent female. J Natl Med Assoc 101(6):611, 2009

Peterson WF: Malignant degeneration of benign cystic teratomas of the ovary; a collective review of the literature. Obstet Gynecol Surv 12(6):793, 1957

Peterson WF, Prevost EC, Edmunds FT, et al: Benign cystic teratomas of the ovary; a clinico-statistical study of 1,007 cases with a review of the literature. Am J Obstet Gynecol 70(2):368, 1955

Phupong V, Sueblinvong T, Triratanachat S: Ovarian teratoma with diffused peritoneal reactions mimicking advanced ovarian malignancy. Arch Gynecol Obstet 270(3):189, 2004

Polatti F, Viazzo F, Colleoni R, et al: Uterine myoma in postmenopause: a comparison between two therapeutic schedules of HRT. Maturitas 37(1):27, 2000

Porcu E, Venturoli S, Dal Prato L, et al: Frequency and treatment of ovarian cysts in adolescence. Arch Gynecol Obstet 255(2):69, 1994

Prat J: Ovarian serous and mucinous epithelial-stromal tumors. In Robboy SJ, Mutter GL, Prat J, et al (eds): Robboy's Pathology of the Female Reproductive Tract, 2nd ed. Churchill Livingstone Elsevier, 2009, p 611

Pron G, Mocarski E, Bennett J, et al: Pregnancy after uterine artery embolization for leiomyomata: the Ontario multicenter trial. Obstet Gynecol 105(1):67, 2005

Reed SD, Cushing-Haugen KL, Daling JR, et al: Postmenopausal estrogen and progestogen therapy and the risk of uterine leiomyomas. Menopause 11(2):214, 2004

Rein MS, Powell WL, Walters FC, et al: Cytogenetic abnormalities in uterine myomas are associated with myoma size. Mol Hum Reprod 4(1):83, 1998

Reinhold C, Tafazoli F, Mehio A, et al: Uterine adenomyosis: endovaginal US and MR imaging features with histopathologic correlation. Radiographics 19:S147-60, 1999

Reinhold C, Tafazoli F, Wang L: Imaging features of adenomyosis. Hum Reprod Update 4(4):337, 1998

Reinsch RC, Murphy AA, Morales AJ, et al: The effects of RU 486 and leuprolide acetate on uterine artery blood flow in the fibroid uterus: a prospective, randomized study. Am J Obstet Gynecol 170(6):1623; 1994

Rha SE, Byun JY, Jung SE, et al: CT and MR imaging features of adnexal torsion. Radiographics 22(2):283, 2002

Rivera JA, Christopoulos S, Small D, et al: Hormonal manipulation of benign metastasizing leiomyomas: report of two cases and review of the literature. J Clin Endocrinol Metab 89(7):3183, 2004

Robboy SJ, Bentley RC, Butnor K, et al: Pathology and pathophysiology of uterine smooth-muscle tumors. Environ Health Perspect 108 (Suppl 5):779, 2000

Rody A, Jackisch C, Klockenbusch W, et al: The conservative management of adnexal torsion—a case-report and review of the literature. Eur J Obstet Gynecol Reprod Biol 101(1):83, 2002

Rosado WM Jr, Trambert MA, Gosink BB, et al: Adnexal torsion: diagnosis by using Doppler sonography. AJR Am J Roentgenol 159(6):1251, 1992

Ross RK, Pike MC, Vessey MP, et al: Risk factors for uterine fibroids: reduced risk associated with oral contraceptives. Br Med J Clin Res Ed 293(6543):359, 1986

Russell P, Robboy SJ: Ovarian cysts, tumor-like, iatrogenic and miscellaneous conditions. In Robboy SJ, Mutter GL, Prat J, et al (eds): Robboy's Pathology of the Female Reproductive Tract, 2nd ed. Churchill Livingstone Elsevier, 2009, p 577

Sailer JF: Hematometra and hematocolpos: ultrasound findings. AJR Am J Roentgenol 132(6):1010, 1979

Salazar H, Kanbour A, Burgess F: Ultrastructure and observations on the histogenesis of mesotheliomas, "adenomatoid tumors," of the female genital tract. Cancer 29(1):141, 1972

Sammour A, Pirwany I, Usubutun A, et al: Correlations between extent and spread of adenomyosis and clinical symptoms. Gynecol Obstet Invest 54(4): 213, 2002

Sato F, Mori M, Nishi M, et al: Familial aggregation of uterine myomas in Japanese women. J Epidemiol 12(3):249, 2002

Sawin SW, Pilevsky ND, Berlin JA, et al: Comparability of perioperative morbidity between abdominal myomectomy and hysterectomy for women with uterine leiomyomas. Am J Obstet Gynecol 183(6):1448, 2000

Scharla SH, Minne HW, Waibel-Treber S, et al: Bone mass reduction after estrogen deprivation by long-acting gonadotropin-releasing hormone agonists and its relation to pretreatment serum concentrations of 1,25-dihydroxyvitamin D_3. J Clin Endocrinol Metab 70(4):1055, 1990

Schlaff WD, Hassiakos DK, Damewood MD, et al: Neosalpingostomy for distal tubal obstruction: prognostic factors and impact of surgical technique. Fertil Steril 54(6):984, 1990

Schlaff WD, Zerhouni EA, Huth JA, et al: A placebo-controlled trial of a depot gonadotropin-releasing hormone analogue (leuprolide) in the treatment of uterine leiomyomata. Obstet Gynecol 74(6):856, 1989

Scully R, Sobin L: Histological Typing of Ovarian Tumours, Vol 9. New York, Springer Berlin, 1999

Seracchioli R, Rossi S, Govoni F, et al: Fertility and obstetric outcome after laparoscopic myomectomy of large myomata: a randomized comparison with abdominal myomectomy. Hum Reprod 15(12):2663, 2000

Sharp HT: Assessment of new technology in the treatment of idiopathic menorrhagia and uterine leiomyomata. Obstet Gynecol 108(4):990, 2006

Sheng J, Zhang WY, Zhang JP, et al: The LNG-IUS study on adenomyosis: a 3-year follow-up study on the efficacy and side effects of the use of levonorgestrel intrauterine system for the treatment of dysmenorrhea associated with adenomyosis. Contraception 79(3):189, 2009

Shushan A, Peretz T, Uziely B, et al: Ovarian cysts in premenopausal and postmenopausal tamoxifen-treated women with breast cancer. Am J Obstet Gynecol 174(1 Pt 1):141, 1996

Sinha R, Sundaram M, Mahajan C, et al: Multiple leiomyomas after laparoscopic hysterectomy: report of two cases. J Minim Invasiv Gynecol 14(1): 123, 2007

Siskin GP, Shlansky-Goldberg RD, Goodwin SC, et al: A prospective multicenter comparative study between myomectomy and uterine artery embolization with polyvinyl alcohol microspheres: long-term clinical outcomes in patients with symptomatic uterine fibroids. J Vasc Interv Radiol 17(8):1287, 2006

Spies JB, Spector A, Roth AR, et al: Complications after uterine artery embolization for leiomyomas. Obstet Gynecol 100(5 Pt 1):873, 2002

Spitz IM: Clinical utility of progesterone receptor modulators and their effect on the endometrium. Curr Opin Obstet Gynecol 21(4):318, 2009

Steinauer J, Pritts EA, Jackson R, et al: Systematic review of mifepristone for the treatment of uterine leiomyomata. Obstet Gynecol 103(6):1331, 2004

Stewart EA, Gedroyc WM, Tempany CM, et al: Focused ultrasound treatment of uterine fibroid tumors: safety and feasibility of a noninvasive thermoablative technique. Am J Obstet Gynecol 189(1):48, 2003

Stewart EA, Gostout B, Rabinovici J, et al: Sustained relief of leiomyoma symptoms by using focused ultrasound surgery. Obstet Gynecol 110(2 pt 1):279, 2007

Stewart EA, Nowak RA: Leiomyoma-related bleeding: a classic hypothesis updated for the molecular era. Hum Reprod Update 2(4):295, 1996

Stewart EA, Rabinovici JU, Tempany CM, et al: Clinical outcomes of focused ultrasound surgery for the treatment of uterine fibroids. Fertil Steril 85(1): 22, 2006

Stokes LS, Wallace MJ, Godwin RB, et al: Quality improvement guidelines for uterine artery embolization for symptomatic leiomyomas. J Vasc Interv Radiol 21:1153, 2010

Stovall TG, Summit RL Jr, Washburn SA, et al: Gonadotropin-releasing hormone agonist use before hysterectomy. Am J Obstet Gynecol 170(6):1744; 1994

Strandell A, Lindhard A: Why does hydrosalpinx reduce fertility? The importance of hydrosalpinx fluid. Hum Reprod 17(5):1141, 2002

Strandell A, Lindhard A, Waldenstrom U, et al: Hydrosalpinx and IVF outcome: a prospective, randomized multicentre trial in Scandinavia on salpingectomy prior to IVF. Hum Reprod 14(11):2762, 1999

Stricker B, Blanco J, Fox HE: The gynecologic contribution to intestinal obstruction in females. J Am Coll Surg 178(6):617, 1994

Swire MN, Castro-Aragon I, Levine D: Various sonographic appearances of the hemorrhagic corpus luteum cyst. Ultrasound Q 20(2):45, 2004

Takeuchi H, Kinoshita K: Evaluation of adhesion formation after laparoscopic myomectomy by systematic second-look microlaparoscopy. J Am Assoc Gynecol Laparosc 9(4):442, 2002

Takeuchi H, Kuwatsuru R: The indications, surgical techniques, and limitations of laparoscopic myomectomy. J Soc Laparoendosc Surg 7(2):89, 2003

Tiltman AJ: Leiomyomas of the uterine cervix: a study of frequency. Int J Gynecol Pathol 17(3):231, 1998

Tiltman AJ: The effect of progestins on the mitotic activity of uterine fibromyomas. Int J Gynecol Pathol 4(2):89, 1985

Toh CH, Wu CH, Tsay PK, et al: Uterine artery embolization for symptomatic uterine leiomyoma and adenomyosis. J Formos Med Assoc 102(10):701, 2003

Townsend DE, Sparkes RS, Baluda MC, et al: Unicellular histogenesis of uterine leiomyomas as determined by electrophoresis by glucose-6-phosphate dehydrogenase. Am J Obstet Gynecol 107(8):1168, 1970

Traiman P, Saldiva P, Haiashi A, et al: Criteria for the diagnosis of diff use uterine myohypertrophy. Int J Gynaecol Obstet 54(1):31, 1996

Tropeano G, Di Stasi C, Amoroso S, et al: Long-term effects of uterine fi broid embolization on ovarian reserve: a prospective cohort study. Fertil Steril 94(6):2296, 2010

Turan C, Zorlu CG, Ugur M, et al: Expectant management of functional ovarian cysts: an alternative to hormonal therapy. Int J Gynecol Obstet 47(3):257, 1994

Uchida H, Hattori Y, Nakada K, et al: Successful one-stage radical removal of intravenous leiomyomatosis extending to the right ventricle. Obstet Gynecol 103(5 Pt 2):1068, 2004

Umezaki I, Takagi K, Aiba M, et al: Uterine cervical diverticulum resembling a degenerated leiomyoma. Obstet Gynecol 103(5 Pt 2):1130, 2004

U.S. National Institutes of Health Clinical Trials: Study to evaluate the safety of asoprisnil in the treatment of uterine fibroids. May, 2008. Available online through ClinicalTrialsFeeds.org at: http://clinicaltrials.gov/ct2/show/NCT00156208. Accessed July 3, 2010

Vercellini P, Zaina B, Yaylayan L, et al: Hysteroscopic myomectomy: long-term effects on menstrual pattern and fertility. Obstet Gynecol 94(3):341, 1999

Vijayaraghavan SB: Sonographic whirlpool sign in ovarian torsion. J Ultrasound Med 23(12):1643, 2004

Vikhlyaeva EM, Khodzhaeva ZS, Fantschenko ND: Familial predisposition to uterine leiomyomas. Int J Gynaecol Obstet 51(2):127, 1995

Vilos GA, Vilos EC, Abu-Rafea B, et al: Transvaginal Doppler-guided uterine artery occlusion for the treatment of symptomatic fi broids: summary results from two pilot studies. J Obstet Gynaecol Can 32(2):149, 2010

Viville B, Charnock-Jones DS, Sharkey AM, et al: Distribution of the A and B forms of the progesterone receptor messenger ribonucleic acid and protein in uterine leiomyomata and adjacent myometrium. Hum Reprod 12(4):815, 1997

Vlasveld LT, de Wit CW, Vermeij RA, et al: Myomatous erythrocytosis syndrome: further proof for the pathogenic role of erythropoietin. Neth J Med 66(7):283, 2008

Volkers NA, Hehenkamp WJ, Birnie E, et al: Uterine artery embolization in the treatment of symptomatic uterine fibroid tumors (EMMY trial): periprocedural results and complications. J Vasc Interv Radiol 17(3):471, 2006

Vuento MH, Pirhonen JP, Makinen JI, et al: Evaluation of ovarian fi ndings in asymptomatic postmenopausal women with color Doppler ultrasound. Cancer 76(7):1214, 1995

Walker WJ, McDowell SJ: Pregnancy after uterine artery embolization for leiomyomata: a series of 56 completed pregnancies. Am J Obstet Gynecol 195(5):1266, 2006

Wamsteker K, Emanuel MH, de Kruif JH: Transcervical hysteroscopic resection of submucous fibroids for abnormal uterine bleeding: results regarding the degree of intramural extension. Obstet Gynecol 82(5):736, 1993

Warner MA, Fleischer AC, Edell SL, et al: Uterine adnexal torsion: sonographic findings. Radiology 154(3):773, 1985

Wegienka G, Baird DD, Hertz-Picciotto I, et al: Self-reported heavy bleeding associated with uterine leiomyomata. Obstet Gynecol 101(3):431, 2003

Weinraub Z, Maymon R, Shulman A, et al: Three-dimensional saline contrast hysterosonography and surface rendering of uterine cavity pathology. Ultrasound Obstet Gynecol 8(4):277, 1996

Weitzman VN, DiLuigi AJ, Maier DB, et al: Prevention of recurrent adnexal torsion. Fertil Steril 90(5):2018.e1, 2008

Whiteman MK, Hillis SD, Jamieson DJ, et al: Inpatient hysterectomy surveillance in the United States, 2000-2004. Am J Obstet Gynecol 198(1):34.e1, 2008

Whiteman MK, Kuklina E, Jamieson DJ, et al: Inpatient hospitalization for gynecologic disorders in the United States. Am J Obstet Gynecol 202(6):541.e1, 2010

Williams AR, Critchley HO, Osei J, et al: Th e effects of the selective progesterone receptor modulator asoprisnil on the morphology of uterine tissues after 3 months treatment in patients with symptomatic uterine leiomyomata. Hum Reprod 22(6):1696, 2007

Willman EA, Collins WP, Clayton SG: Studies in the involvement of prostaglandins in uterine symptomatology and pathology. Br J Obstet Gynaecol 83(5):337, 1976

Wise LA, Palmer JR, Harlow BL, et al: Reproductive factors, hormonal contraception, and risk of uterine leiomyomata in African-American women: a prospective study. Am J Epidemiol 159(2):113, 2004

Wise LA, Palmer JR, Spiegelman D, et al: Influence of body size and body fat distribution on risk of uterine leiomyomata in U.S. black women. Epidemiology 16(3):346, 2005

Wise LA, Palmer JR, Stewart EA, et al: Polycystic ovary syndrome and risk of uterine leiomyomata. Fertil Steril 87(5):1108, 2007

Wiznitzer A, Marbach M, Hazum E, et al: Gonadotropin-releasing hormone specific binding sites in uterine leiomyomata. Biochem Biophys Res Commun 152(3):1326, 1988

Worley MJ Jr, Aelion A, Caputo TA, et al: Intravenous leiomyomatosis with intracardiac extension: a single-institution experience. Am J Obstet Gynecol 201(6):574.e1, 2009

Wortman M, Daggett A: Hysteroscopic endomyometrial resection. J Soc Laparoendosc Surg 4(3):197, 2000

Wu CC, Lee CN, Chen TM, et al: Incremental angiogenesis assessed by color Doppler ultrasound in the tumorigenesis of ovarian neoplasms. Cancer 73(4):1251, 1994

Wu MP, Wu CC, Chang FM, et al: Endometrial carcinoma presenting as hematometra mimicking a large pelvic cyst. J Clin Ultrasound 27(9):541, 1999

Wyshak G, Frisch RE, Albright TE, et al: Smoking and cysts of the ovary. Int J Fertil 33(6):398, 1988

Xing YP, Powell WL, Morton CC: The del(7q) subgroup in uterine leiomyomata: genetic and biologic characteristics. Further evidence for the secondary nature of cytogenetic abnormalities in the pathobiology of uterine leiomyomata. Cancer Genet Cytogenet 98(1):69, 1997

Yamamoto T, Noguchi T, Tamura T, et al: Evidence for estrogen synthesis in adenomyotic tissues. Am J Obstet Gynecol 169(3):734, 1993

Yin CS, Wei RY, Chao TC, et al: Hysteroscopic endometrial ablation without endometrial preparation. Int J Gynaecol Obstet 62(2):167, 1998

Ylikorkala O, Dawood MY: New concepts in dysmenorrhea. Am J Obstet Gynecol 130(7):833, 1978

Ylikorkala O, Pekonen F: Naproxen reduces idiopathic but not fi bromyomainduced menorrhagia. Obstet Gynecol 68(1):10, 1986

Yoffe N, Bronshtein M, Brandes J, et al: Hemorrhagic ovarian cyst detection by transvaginal sonography: the great imitator. Gynecol Endocrinol 5(2):123, 1991

Yokoyama Y, Shinohara A, Hirokawa M, et al: Erythrocytosis due to an erythropoietin-producing large uterine leiomyoma. Gynecol Obstet Invest 56(4):179, 2003

Young JL Jr, Miller RW: Incidence of malignant tumors in U. S. children. J Pediatr 86(2):254, 1975

Yuen PM, Yu KM, Yip SK, et al: A randomized prospective study of laparoscopy and laparotomy in the management of benign ovarian masses. Am J Obstet Gynecol 177(1):109, 1997

Zaloudek C, Hendrickson M: Mesenchymal tumors of the uterus. In Kurman RJ (eds): Blaustein's Pathology of the Female Genital Tract. New York, Springer, 2002, p 577

Zawin M, McCarthy S, Scoutt LM, et al: High-field MRI and US evaluation of the pelvis in women with leiomyomas. Magn Reson Imaging 8(4):371, 1990

Zhang C, Miao Q, Liu X, et al: Intravenous leiomyomatosis with intracardiac extension. Ann Thorac Surg 89(5):1641, 2010

Zumoff B, Miller L, Levit CD, et al: Th e effect of smoking on serum progesterone, estradiol, and luteinizing hormone levels over a menstrual cycle in normal women. Steroids 55(11):507, 199

Zweizig S, Perron J, Grubb D, et al: Conservative management of adnexal torsion. Am J Obstet Gynecol 168(6 Pt 1):1791, 1993

CAPÍTULO 10

Endometriose

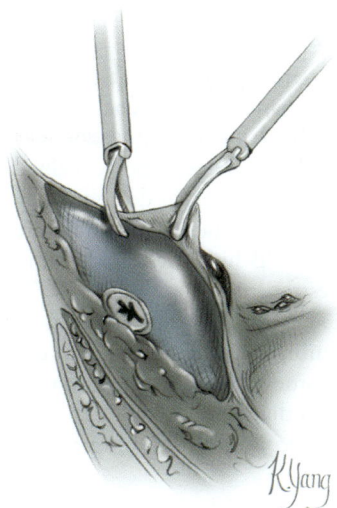

INCIDÊNCIA	281
FISIOPATOLOGIA	281
ETIOLOGIA	281
DEPENDÊNCIA HORMONAL	282
PAPEL DO SISTEMA IMUNE	282
FATORES DE RISCO	283
CLASSIFICAÇÃO E LOCALIZAÇÃO DA ENDOMETRIOSE	284
SINTOMAS DA PACIENTE	286
DOR	286
INFERTILIDADE	287
OBSTRUÇÃO INTESTINAL E URETERAL	288
DIAGNÓSTICO POR IMAGEM	290
TRATAMENTO	291
TRATAMENTO EXPECTANTE	291
TRATAMENTO CLÍNICO DA DOR	292
TRATAMENTO CIRÚRGICO DA DOR RELACIONADA À ENDOMETRIOSE	297
TRATAMENTO DA INFERTILIDADE RELACIONADA À ENDOMETRIOSE	298
REFERÊNCIAS	299

A endometriose é um distúrbio ginecológico benigno comum definido pela presença de glândulas e estroma endometriais fora do sítio normal. Foi inicialmente identificada em meados do século XIX e com frequência é encontrada no peritônio pélvico, mas também pode ser vista em ovários, septo retovaginal e ureter, sendo rara na bexiga, no pericárdio e na pleura (Comiter, 2002; Giudice, 2004; Von Rokitansky, 1860). A endometriose é uma doença hormônio-dependente, sendo por isso encontrada sobretudo nas mulheres em idade reprodutiva. As pacientes com endometriose podem ser assintomáticas, subférteis ou apresentar graus variáveis de dor pélvica. O quadro de tecido endometrial localizado dentro do miométrio é denominado adenomiose, ou, algumas vezes, endometriose *in situ,* e foi discutido em detalhes no Capítulo 9 (p. 259).

INCIDÊNCIA

A incidência de endometriose é difícil de quantificar, uma vez que as portadoras da doença quase sempre são assintomáticas e os exames de imagem apresentam sensibilidade baixa para o diagnóstico. O principal método de diagnóstico é a laparoscopia, com ou sem biópsia para diagnóstico histológico (Kennedy, 205; Marchino, 2005b). Empregando esse padrão, pesquisadores relataram incidência anual de endometriose diagnosticada cirurgicamente de 1,6 caso para cada 1.000 mulheres entre 15 e 49 anos (Houston, 1987). Nas mulheres assintomáticas, a prevalência de endometriose varia de 2 a 22%, dependendo da população estudada (Eskenazi, 1997; Mahmood, 1991; Moen, 1997). Entretanto, em razão de sua relação com infertilidade e dor pélvica, a endometriose é, com certeza, mais prevalente nas subpopulações de mulheres com essas queixas. Nas mulheres inférteis, a prevalência relatada está entre 20 e 50%, e naquelas com dor pélvica, entre 40 e 50% (Balasch, 1996; Eskenazi, 2001; Meuleman, 2009).

FISIOPATOLOGIA

Etiologia

Embora a causa definitiva de endometriose ainda seja desconhecida, várias teorias têm sido propostas.

Menstruação retrógrada

A teoria mais antiga e aceita propõe a ocorrência de menstruação retrógrada por meio das trompas de Falópio com subsequente disseminação do tecido endometrial no interior da cavidade peritoneal (Sampson, 1927). Os fragmentos endometriais do movimento de refluxo adeririam e invadiriam o mesotélio peritoneal com desenvolvimento de suprimento sanguíneo, levando à sobrevivência e ao crescimento do implante (Giudice, 2004).

Essa teoria, proposta na década de 1920, ganhou sustentação com os achados de maior volume de sangue de refluxo e tecido endometrial na pelve de mulheres com endometriose (Halme, 1984). Observaram-se hiperperistalse e disperistalse em mulheres com endometriose, que resultaram em aumento subsequente do refluxo endometrial (Leyendecker, 2004). Além disso, D'Hooghe (1997) demonstrou que a obliteração cirúrgica do canal do colo uterino em babuínos levou à indução de endometriose. As mulheres com amenorreia causada por obstrução do canal cervical também apresentam maior incidência de endometriose que, em geral, melhora com a correção da obstrução (Sanfilippo, 1986).

Propagação linfática ou vascular

As evidências também sustentam o conceito de endometriose causada por propagação anômala linfática ou vascular de tecido endometrial (Ueki, 1991). Os achados de endometriose em sítios incomuns, como peritônio ou região inguinal, corroboram essa teoria (Mitchell, 1991; Pollack, 1990). A região retroperitoneal tem circulação linfática abundante. Por isso, os casos em que não se encontram implantes peritoneais, mas apenas lesões retroperitoneais isoladas, sugerem propagação linfática (Moore, 1988). Além disso, a tendência do adenocarcinoma endometrial de propagar-se por via linfática indica a facilidade com que o endométrio pode ser transportado por esse método (McMeekin, 2003). Embora essa teoria permaneça cativante, poucos estudos avaliaram experimentalmente essa forma de transmissão da endometriose.

Metaplasia celômica

A teoria da metaplasia celômica sugere que o peritônio parietal seja um tecido pluripotencial que possa sofrer transformação metaplásica para tecido histologicamente indistinguível do endométrio normal. Como ovários e ductos müllerianos são derivados do epitélio celômico, a metaplasia poderia explicar o desenvolvimento de endometriose ovariana. Além disso, a teoria foi estendida ao peritônio em razão do potencial proliferativo e de diferenciação do mesotélio peritoneal. Essa teoria é considerada especialmente nos casos de endometriose sem que haja menstruação, como na pré-menarca e na pós-menopausa, e nos homens tratados com estrogênio e orquiectomia para carcinoma de próstata (Dictor, 1988; Pinkert, 1979). No entanto, a ausência de endometriose em outros tecidos derivados do epitélio celômico é um argumento contrário a essa teoria.

Teoria da indução

Finalmente, a teoria da indução propõe que algum(ns) fator(es) hormonal(is) ou biológico(s) possa(m) induzir a diferenciação de células indiferenciadas em tecido endometrial (Vinatier, 2001). Essas substâncias poderiam ser exógenas ou liberadas diretamente do endométrio (Bontis, 1997). Estudos *in vitro* demonstraram o potencial do epitélio superficial ovariano de, em resposta aos estrogênios, sofrerem transformação para formar lesões endometrióticas (Matsuura, 1999). Embora muitos outros fatores tenham sido identificados, a tendência a causar endometriose em algumas mulheres, mas não em outras, demonstra que a etiologia dessa doença ainda não foi identificada.

■ Dependência hormonal

Foi comprovado definitivamente que o estrogênio tem papel importante como causador de endometriose (Gurates, 2003).

Embora quase todo o estrogênio nas mulheres seja produzido diretamente pelos ovários, sabe-se que diversos tecidos periféricos produzem estrogênio por meio de aromatização de androgênios ovarianos e suprarrenais. Demonstrou-se que os implantes endometrióticos expressam aromatase e 17β-hidroxiesteroide-desidrogenase tipo 1, enzimas responsáveis, respectivamente, pela conversão de androstenediona em estrona e de estrona em estradiol. Os implantes, entretanto, são deficientes em 17β-hidroxiesteroide-desidrogenase tipo 2, que inativa o estrogênio (Kitawaki, 1997; Zeitoun, 1998). Essa combinação enzimática propicia que os implantes sejam expostos a um ambiente estrogênico. Além disso, os estrogênios localmente produzidos no interior das lesões endometrióticas podem produzir efeitos biológicos no mesmo tecido ou célula em que são produzidos, um processo chamado de *intracrinologia*.

Por outro lado, o endométrio normal não expressa aromatase e apresenta níveis elevados de 17β-hidroxiesteroide-desidrogenase tipo 2 em resposta à progesterona (Satyaswaroop, 1982). Como consequência, a progesterona antagoniza os efeitos do estrogênio no endométrio normal durante a fase lútea do ciclo menstrual. Entretanto, a endometriose apresenta um estado de resistência relativa à progesterona, que impede a atenuação da estimulação do estrogênio nesse tecido (Attia, 2000).

A prostaglandina E_2 (PGE_2) é o mais potente indutor da atividade aromatase nas células estromais endometriais, agindo por meio do subtipo EP_2 do receptor da prostaglandina (Noble, 1997; Zeitoun, 1999). O estradiol produzido em resposta ao aumento da atividade aromatase, subsequentemente, aumenta a produção de PGE_2 estimulando a enzima cicloxigenase tipo 2 (COX-2) nas células endoteliais uterinas (Fig. 10-1) (Bulun, 2002; Gurates, 2003). Com isso, cria-se um ciclo de retroalimentação positiva com potencialização dos efeitos estrogênicos na proliferação da endometriose. Esse conceito de produção local de estrogênio com ação intrácrina na endometriose é a base para o uso de inibidores da aromatase em casos de endometriose refratários à terapia-padrão.

■ Papel do sistema imune

Embora a maioria das mulheres apresente menstruação retrógrada, que talvez tenha papel relevante na disseminação e no estabelecimento de implantes, poucas desenvolvem endometriose. O tecido menstrual e o endométrio, que sofrem refluxo para o interior da cavidade peritoneal, em geral, são eliminados por células imunes, como macrófagos, células NK (*natural killer*) e linfócitos. Por essa razão, a disfunção do sistema imune é um mecanismo provável para a gênese de endometriose na presença de menstruação retrógrada (Seli, 2003). Foram identificadas alterações em fator de crescimento, citocinas, imunidade celular e imunidade humoral nos tecidos endometrióticos.

Os macrófagos atuam como células de limpeza (*scavenger cells*) em vários tecidos e foram encontrados em maior número na cavidade peritoneal de mulheres com endometriose (Haney, 1981; Olive, 1985b). Essa população aumentada logicamente deveria atuar para suprimir a proliferação endometrial. Entretanto, os macrófagos nessas mulheres apresentam efeito estimulador sobre o tecido endometriótico. Em um trabalho

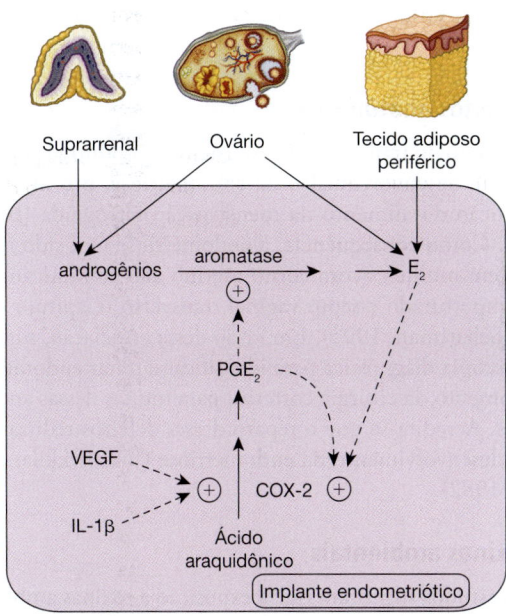

FIGURA 10-1 A ativação da COX-2 nas células estromais do endométrio resulta em suprarregulação da PGE$_2$, um simulador potente da aromatase nas células estromais do endométrio. A atividade da aromatase resulta em aromatização intracelular de androgênios para aumentar o estradiol intracelular via mecanismo parácrino. (*Reproduzido a partir de Gurates, 2003.*)

publicado, monócitos circulantes obtidos de mulheres com endometriose aumentaram a proliferação *in vitro* de células endometriais em cultura, e os monócitos de mulheres sem endometriose apresentaram efeito oposto (Braun, 1994). Portanto, parece que a disfunção dos macrófagos, e não o tamanho da população, é que permite a proliferação do tecido endometriótico.

As células NK são células imunes com atividade citotóxica contra as células estranhas. Embora o número de células NK esteja inalterado no líquido peritoneal de mulheres com endometriose, alguns estudos constataram redução de sua citotoxicidade contra o endométrio (Ho, 1995; Wilson, 1994). Especificamente, observou-se que o líquido peritoneal de mulheres com endometriose suprime a atividade das células NK, sugerindo que fatores solúveis possam desempenhar um papel na supressão das NK (Oosterlynck, 1993).

A imunidade celular também pode estar alterada nas mulheres com endometriose, com envolvimento dos linfócitos T. Por exemplo, comparando-se mulheres com e sem endometriose, os linfócitos totais e a razão entre as subpopulações de linfócitos auxiliares/supressores no sangue periférico não são diferentes, mas o número dos linfócitos no líquido peritoneal está aumentado naquelas com endometriose (Steele, 1984). Além disso, a atividade citotóxica dos linfócitos T contra endométrio autólogo está alterada nas mulheres afetadas (Gleicher, 1984).

A imunidade humoral também está alterada nas mulheres afetadas e sugeriu-se que tal alteração desempenhe um papel no desenvolvimento da endometriose. Anticorpos endometriais da classe IgG são detectados com maior frequência no soro de mulheres com endometriose (Odukoya, 1995). Em um artigo publicado também foram identificados autoanticorpos IgG e IgA contra os tecidos endometrial e ovariano no soro e nas secreções cervical e vaginal de mulheres afetadas (Mathur, 1982). Esses resultados sugerem que a endometriose pode ser, em parte, uma doença autoimune. Isso poderia explicar alguns dos fatores que influenciam as taxas baixas de implantação de gravidez e de fertilização *in vitro* (FIV) em mulheres com endometriose (Dmowski, 1995).

As citocinas são fatores imunes solúveis, envolvidos na sinalização parácrina e autócrina de outras células imunes. Várias citocinas, em especial as interleucinas, estão implicadas na patogênese da endometriose. Níveis elevados da interleucina-1β (IL-1β) foram identificados no líquido endometrial de mulheres com endometriose (Mori, 1991). Além disso, os níveis de IL-6 estão aumentados nas células estromais endometriais de mulheres afetadas (Tseng, 1996). Portanto, níveis séricos de IL-6 acima de 2 pg/mL e níveis do fator α de necrose tumoral (TNF-α, de *tumor necrosis factor* α) no líquido peritoneal acima de 15 pg/mL podem ser usados para diferenciar pacientes com ou sem endometriose (Bedaiwy, 2002). De forma similar, os níveis de IL-8 no líquido peritoneal estão elevados nos indivíduos afetados e estimulam a proliferação das células estromais endometriais (Arici, 1996, 1998; Ryan, 1995). A dosagem desses fatores é uma ferramenta de pesquisa que não é clinicamente usada para o diagnóstico de endometriose.

Outras citocinas além das interleucinas e fatores de crescimento estão associadas à patogênese da endometriose. Por exemplo, tanto a proteína quimiotática de monócito-1 (MCP-1, de *monocyte chemoattractant protein-1*) quanto a RANTES (regulada sob ativação, expressa e secretada por células T normais) são quimiotáticas para monócitos. Os níveis dessas citocinas estão aumentados no líquido peritoneal de mulheres com endometriose e correlacionados positivamente com a gravidade da doença (Arici, 1997; Khorram, 1993). Além disso, o fator de crescimento endotelial vascular (VEGF, de *vascular endothelial growth factor*) é um fator de crescimento angiogênico, estimulado pelo estradiol nas células estromais endometriais e pelos macrófagos no líquido peritoneal. Os níveis desse fator estão elevados no líquido peritoneal de mulheres afetadas (McLaren, 1996). Embora o papel exato dessas citocinas não esteja claro, as alterações em sua expressão e atividade corroboram adicionalmente a importância do sistema imunológico na patogênese da endometriose.

FATORES DE RISCO

Grupos familiares

Há evidências de um padrão hereditário familiar para a endometriose. Embora não se tenha identificado um padrão mendeliano evidente de transmissão genética, o aumento da incidência em familiares de primeiro grau sugere padrão hereditário poligênico/multifatorial. Por exemplo, em um estudo genético de mulheres com endometriose, Simpson e colaboradores (1980) observaram que 5,9% das irmãs e 8,1% das mães de mulheres afetadas tinham endometriose, em comparação com 1% das familiares de primeiro grau dos maridos das mulheres afetadas. Outras pesquisas revelaram que as mulheres com endometriose e uma familiar de primeiro grau afetada eram mais propensas à endometriose severa (61%) do que as mulheres sem familiar de primeiro grau afetada (24%) (Malinak, 1980). Além disso, Stefansson e colaboradores (2002), na sua análise de um grande estudo de base populacional da Islândia, demonstraram coeficiente de parentesco mais alto nas mulheres com endometriose, em comparação com aquelas do grupo-controle. Nesse estudo, as taxas de risco foram de 5,2 para irmãs e 1,56 para primas. Há estudos que também demonstraram concordância para endometriose em gêmeas monozigóticas, sugerindo uma base familiar/genética (Hadfield, 1997; Treloar, 1999).

Mutações genéticas e polimorfismos

As taxas de grupos familiares que acabamos de assinalar sugerem hereditariedade poligênica e vários genes candidatos foram pesquisados.

O maior estudo até o momento, com análise de mais de mil famílias com irmãs afetadas, identificou uma região no cromossomo 10q26 com ligação significativa nessas irmãs com endometriose (Treloar, 2005). Esse estudo também revelou uma ligação menor no cromossomo 20p13. Dois genes candidatos dentro ou perto desse *locus* foram identificados. Um deles é o gene *EMX2*, que codifica um fator de transcrição necessário para o desenvolvimento do trato reprodutivo. Demonstrou-se que sua expressão é aberrante no endométrio das mulheres com endometriose (Daftary, 2004). O segundo gene é o *PTEN*, um gene supressor tumoral envolvido na transformação maligna da endometriose ovariana (Bischoff, 2000). Atualmente, há estudos em curso para determinar com maior precisão o papel desses genes na endometriose.

A tecnologia de *microarray* foi usada para analisar as diferenças na expressão gênica no endométrio eutópico (endométrio normal revestindo a cavidade endometrial) de mulheres sem endometriose, em comparação com aquelas com endometriose (Kao, 2003). Os pesquisadores observaram que vários genes eram regulados de forma diferenciada no endométrio eutópico nas mulheres com endometriose. Isso inclui aqueles que codificam IL-15, glicodelina, Dickkopf-1, semaforina E, aromatase, receptor de progesterona e vários fatores angiogênicos. Demonstrou-se previamente que alguns desses genes estão implicados na endometriose. Outros não haviam sido envolvidos até recentemente, e seus papéis específicos permanecem desconhecidos.

Vários outros genes foram associados, por mutações genéticas, polimorfismos ou expressão diferenciada do gene, à endometriose. Fatores genéticos explicam parcialmente a suscetibilidade de alguns indivíduos ao desenvolvimento de endometriose. Aberrações genéticas também podem explicar por que a endometriose pode levar ao desenvolvimento de adenocarcinoma endometrioide de ovário. O mecanismo da transformação maligna não foi esclarecido, mas acredita-se que seja geneticamente determinado. Foram descritas perda de heterozigosidade em lesões endometrióticas e em alguns genes supressores tumorais, como o *p53*, assim como aberrações no número de cromossomos (Korner, 2006; Sainz de la Cuesta, 1996, 2004).

Defeitos anatômicos

A obstrução do trato de saída do sistema reprodutivo pode predispor ao desenvolvimento da endometriose, provavelmente em função do aumento da menstruação retrógrada (Breech, 1999). Como consequência, a endometriose tem sido identificada em mulheres com corno uterino não comunicante, hímen imperfurado e septo vaginal transverso (Capítulo 18, p. 492) (Schattman, 1995). Em razão dessa associação, sugere-se laparoscopia diagnóstica para identificar e tratar endometriose no momento da cirurgia corretiva para muitas dessas anormalidades. Acredita-se que o reparo desses defeitos reduza o risco de desenvolvimento da endometriose (Joki-Erkkila, 2003; Rock, 1982).

Toxinas ambientais

Vários estudos sugeriram que a exposição a toxinas ambientais pode desempenhar um papel relevante no desenvolvimento da endometriose. As toxinas mais comumente envolvidas são 2,3,7,8-tetraclorodibenzo-*p*-dioxina (TCDD) e outros compostos do tipo dioxina (Rier, 2003). Ao se ligar, a TCDD ativa o receptor aril-hidrocarboneto. Esse receptor funciona como fator de transcrição básico, e da mesma forma que a família do receptor hormonal esteroide de proteínas, leva à transcrição de vários genes. Como resultado, a TCDD e outros compostos do tipo dioxina podem estimular a endometriose aumentando os níveis de interleucina, ativando enzimas do citocromo P450, como a aromatase e alterando a remodelação tecidual. Além disso, a TCDD, em conjunto com o estrogênio, parece estimular a formação de endometriose, sendo que a TCDD parece bloquear a regressão da endometriose induzida por progesterona (Rier, 2003).

No ambiente, a TCDD e os compostos do tipo dioxina são subprodutos do processamento industrial. A ingestão ou o contato acidental com alimentos contaminados é o método mais comum de exposição. Apesar de, inicialmente, endometriose e TCDD terem sido relacionadas em primatas, estudos realizados em humanos também observaram prevalência mais alta de endometriose nas mulheres com concentrações mais elevadas de dioxina no leite materno (Koninckx, 1994; Rier, 1993). Além disso, estudos subsequentes demonstraram níveis mais altos de dioxina sérica em mulheres inférteis com endometriose, em comparação com aquelas nos grupos-controle de inférteis (Mayani, 1997).

CLASSIFICAÇÃO E LOCALIZAÇÃO DA ENDOMETRIOSE

Sistema de classificação

O principal método de diagnóstico da endometriose é a visualização das lesões endometrióticas por laparoscopia, com ou sem biópsia para confirmação histológica. Uma vez que a extensão da doença pode variar muito entre as pacientes, tentativas têm sido feitas no sentido de desenvolver uma classificação padronizada para avaliar de forma objetiva essa extensão. Após diversas revisões realizadas a partir de 1979, o sistema atual de classificação da American Society for Reproductive Medicine (ASRM) (1997) permite descrever a extensão da doença, diferenciar entre doença superficial e invasiva, correlacionar melhor os achados cirúrgicos e os resultados clínicos e descrever a morfologia da lesão endometriótica como branca, vermelha ou preta. Algumas atividades bioquímicas dentro dos implantes e, possivelmente, o prognóstico da doença, podem ser preditos a partir da morfologia dos implantes (Vernon, 1996). Contudo, esse sistema tem limitações e não é um preditor efetivo para gravidez após o tratamento além de não manter boa correlação com os sintomas de dor (American College of Obstetricians and Gynecologists, 1999). Nesse sistema, a endometriose é classificada como estágio I (mínima), estágio II (leve), estágio III (moderada) e estágio IV (grave) (Fig. 10-2). Nessa classificação mais recente não estão incluídas algumas localizações de endometriose, como o intestino, no estadiamento da doença.

Sítios anatômicos

A endometriose pode se desenvolver em qualquer sítio dentro da pelve e em outras superfícies peritoneais extrapélvicas. O mais comum é encontrar a endometriose nas áreas dependentes da pelve. Ovário, peritônio pélvico, fundo de saco anterior e posterior e ligamentos uterossacrais costumam estar comprometidos (Fig. 10-3). Além disso, septo retovaginal, ureter e, raramente, bexiga, pericárdio, cicatrizes cirúrgicas e pleura podem ser afetados. Em uma revisão patológica revelou-se que a endometriose foi identificada em todos os órgãos, exceto o baço (Markham, 1989). Os sítios raros de endometriose podem apresentar sintomas cíclicos atípicos. Por exemplo, mulheres com endometriose no trato urinário podem descrever sintomas cíclicos de irritação ao urinar e hematúria; aquelas com envolvimento retossigmoide podem relatar sangramento retal cíclico, e lesões pleurais foram associadas a pneumotórax menstrual e hemoptise (Price, 1996; Roberts, 2003; Ryu, 2007; Sciume, 2004).

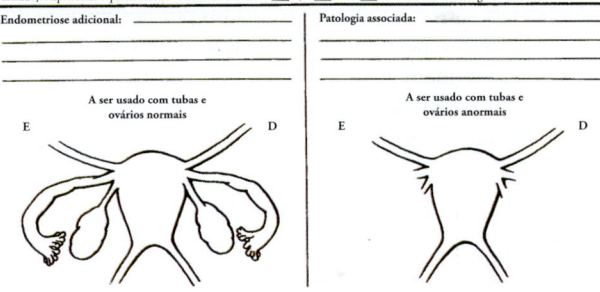

FIGURA 10-2 Classificação revisada de endometriose da American Society for Reproductive Medicine. (*Retirada da American Society for Reproductive Medicine, 1997, com permissão.*)

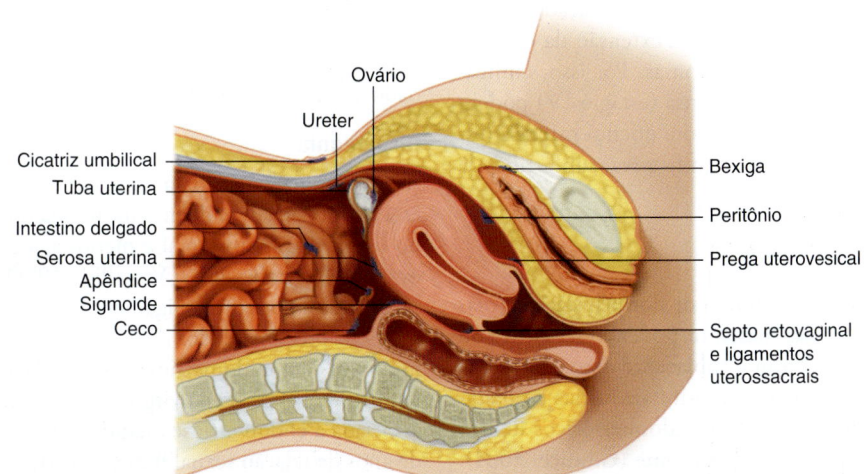

FIGURA 10-3 Possíveis localizações de endometriose no abdome e na pelve.

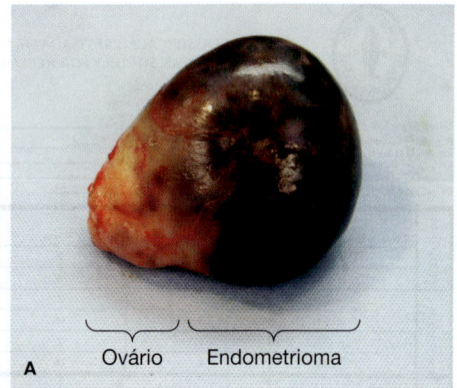 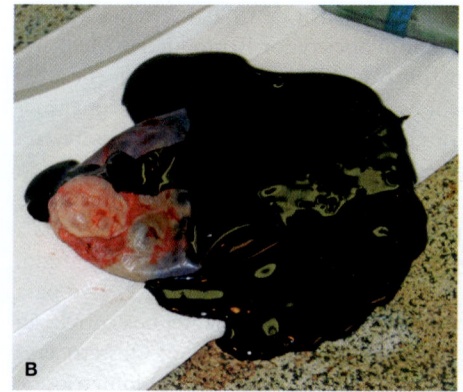

FIGURA 10-4 Fotografias de um endometrioma. **A**. Peça cirúrgica de ovário contendo endometrioma. **B**. Ao abrir o endometrioma, observa-se líquido cor de chocolate. (*Fotografias cedidas pela Dra. Roxanne Pero.*)

Os endometriomas ovarianos são uma manifestação comum da endometriose (Fig. 10-4). Esses cistos ovarianos apresentam paredes lisas, têm cor marrom-escura e são repletos de líquido com aspecto de chocolate, podendo ser uniloculares ou, quando muito grandes, multiloculares. Supõe-se que os endometriomas ovarianos sejam formados por invaginação do córtex ovariano e posterior incorporação de resíduos menstruais que se tenham aderido à superfície ovariana (Hughesdon, 1957). Outra teoria sugeriu que a endometriose ocorreria como resultado de metaplasia celômica de inclusões epiteliais invaginadas (Nisolle, 1997).

SINTOMAS DA PACIENTE

Embora as mulheres com endometriose possam ser assintomáticas, os sintomas são comuns e costumam incluir dor pélvica crônica (DPC) e infertilidade. Alguns pesquisadores sugeriram que determinadas alterações menstruais precoces podem estar associadas à endometriose. Em um ensaio do tipo caso-controle com 512 mulheres australianas, associou-se história de dismenorreia com diagnóstico subsequente de endometriose e correlação forte e inversa entre menarca após 14 anos de idade e endometriose (Treloar, 2010). A classificação atual da ASRM para endometriose, que define a extensão da doença, avalia de forma insatisfatória os sintomas. Por isso, clinicamente, as mulheres com doença extensa (estágio IV) podem apresentar poucas queixas, e aquelas com doença mínima (estágio I) podem se queixar de dor significativa, subfertilidade ou ambas.

■ Dor

A endometriose é uma causa comum de dor pélvica, que, nas mulheres afetadas, pode variar bastante, podendo ser cíclica ou crônica (Mathias, 1996). A causa subjacente dessa dor ainda não foi esclarecida, mas citocinas pró-inflamatórias e prostaglandinas, liberadas pelos implantes endometrióticos dentro do líquido peritoneal, podem ser uma fonte (Giudice, 2004). Além disso, há evidências a sugerir que a dor da endometriose correlaciona-se com a profundidade da invasão e que o sítio da dor pode indicar a localização da lesão (Chapron, 2003; Koninckx, 1991). A dor da endometriose pode resultar de invasão neuronal nos implantes endometrióticos que posteriormente passam a ter suprimento nervoso sensorial e simpático, suscetível à sensibilização central (Capítulo 11, p. 305) (Berkley, 2005). Isso leva à hiperexcitabilidade persistente dos neurônios e subsequente dor que se mantém apesar da excisão cirúrgica. A hiperinervação de endometriose profundamente infiltrada no intestino talvez explique por que esta lesão causa dor intensa (Wang, 2009). Qualquer que seja a causa, as mulheres com endometriose clinicamente experimentam manifestações diferentes de dor.

Dismenorreia

Dor cíclica com a menstruação é observada com frequência nas mulheres portadoras de endometriose. Normalmente, a dismenorreia associada à endometriose precede as menstruações em 24 a 48 horas e é menos responsiva aos medicamentos anti-inflamatórios não esteroides (AINEs) e aos contraceptivos orais combinados (COCs). Essa dor é considerada mais intensa em comparação com a dismenorreia primária. Cramer e colaboradores (1986) demonstraram haver correlação positiva entre intensidade da dismenorreia e risco de endometriose. Além disso, a endometriose de infiltração profunda, isto é, a doença que se estende por > 5 mm sob a superfície peritoneal, também parece correlacionar-se positivamente com a intensidade da dismenorreia (Chapron, 2003).

Dispareunia

A dispareunia associada à endometriose na maioria das vezes está relacionada com doença localizada no septo retovaginal ou no ligamento uterossacral e menos associada a envolvimento ovariano (Murphy, 2002; Vercellini, 1996b). Durante a relação sexual, a tensão sobre os ligamentos uterossacrais comprometidos pode precipitar a dor (Fauconnier, 2002). Embora algumas mulheres com endometriose possam relatar história de dispareunia desde a perda da virgindade, suspeita-se de dispareunia associada à endometriose quando a dor passa a ocorrer depois de anos de relação sexual indolor (Ferrero, 2005). Entretanto, parece que o grau de desconforto não depende da gravidade da doença (Fedele, 1992).

Disúria

Embora sejam sintomas menos comuns em casos de endometriose, queixas como disúria e frequência e urgência urinárias cíclicas podem ser observadas nas mulheres afetadas. A endometriose deve ser suspeitada se tais sintomas forem acompanhados de culturas negativas de urina (Vercellini, 1996a). Se forem observados hematúria ou sintomas vesicais significativos, a cistoscopia pode ser realizada para investigação complementar e confirmação diagnóstica.

Dor defecatória

A defecação dolorosa é mais rara do que os outros tipos de dor pélvica e normalmente reflete a presença de implantes de endometriose no retossigmoide (Azzena, 1998). Os sintomas podem ser crônicos ou cíclicos e estar associados à constipação, diarreia ou hematoquezia cíclica (Remorgida, 2007).

Dor pélvica não cíclica

A dor pélvica crônica (DPC) é o sintoma mais comumente associado à endometriose. Aproximadamente 40 a 60% das mulheres com DPC apresentam endometriose à laparoscopia (Eskenazi, 1997). Alguns trabalhos demonstraram correlação direta entre gravidade da dor e doença em estágio avançado, mas outros não confirmaram essa correlação (Fedele, 1992; Muzii, 1997).

O foco da dor crônica pode variar de uma mulher para a outra. Se o septo retovaginal ou os ligamentos uterossacrais estiverem comprometidos pela doença, a dor talvez irradie para o reto ou para a região lombar. Por outro lado, a irradiação da dor para as pernas, causando dor ciática cíclica, pode refletir endometriose peritoneal posterior ou envolvimento direto do nervo isquiático (Possover, 2007; Vercellini, 2003b; Vilos, 2002).

Algumas pacientes com queixa de dor abdominal apresentarão endometriose de parede abdominal. Em alguns casos, ocorrem endometriomas em cicatriz abdominal após procedimentos como cirurgia uterina ou cesariana, enquanto outros casos não se relacionam com cirurgia prévia surgindo espontaneamente (Fig. 10-5) (Papavramidis, 2009; Steck, 1966)

■ Infertilidade

A incidência da endometriose nas mulheres subférteis é de 20 a 30% (Waller, 1993). Além disso, embora haja relatos de grande variabilidade, as pacientes inférteis parecem ter maior incidência de endometriose do que as mulheres férteis do grupo-controle (13 a 33% *versus* 4 a 8%) (D'Hooghe, 2003; Strathy, 1982). Matorras e colaboradores (2001) observaram maior prevalência de estágios mais graves de endometriose nas mulheres inférteis. As aderências causadas pela endometriose talvez impeçam a captura e o transporte do oócito pela tuba uterina. Além do impedimento mecânico da ovulação e da fertilização, outras falhas sutis também parecem estar envolvidas na patogênese da infertilidade nas mulheres com endometriose. Essas falhas incluem alterações nas funções ovariana e imune, bem como na implantação.

Doença mínima ou leve

Existem evidências sugerindo que formas graves de endometriose estejam associadas à infertilidade; no entanto, os dados

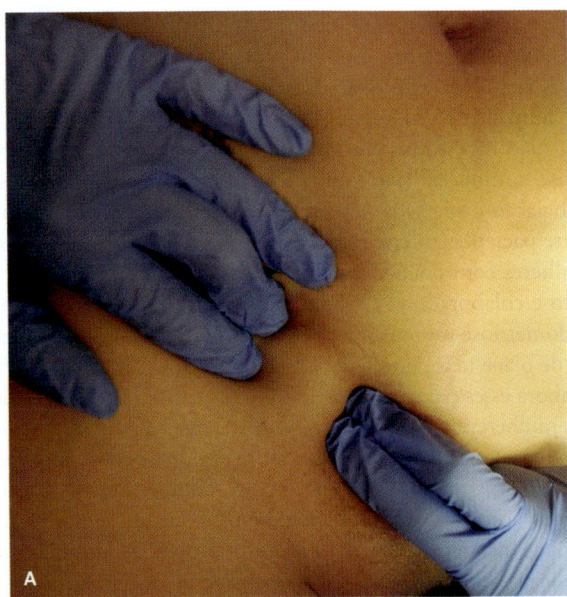
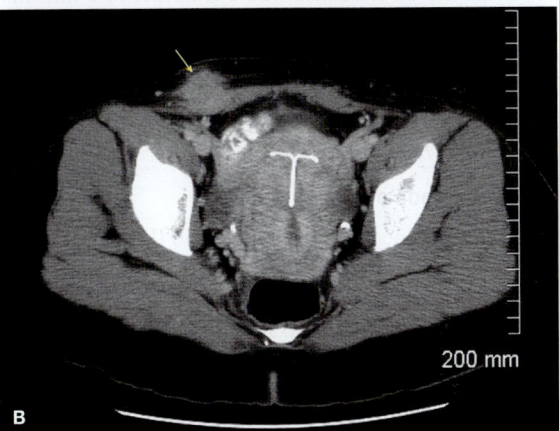
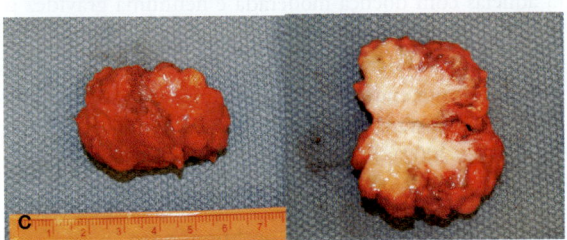

FIGURA 10-5 Endometriose em uma cicatriz de incisão de Pfannenstiel. **A**. Fotografia pré-operatória delineando os limites da massa. **B**. Tomografia computadorizada revelando massa subcutânea estendendo-se até a fáscia da parede abdominal anterior (*seta*). **C**. Massa retirada (*à esquerda*). A divisão da massa (*à direita*) revela a presença de cicatriz fibrótica de cor branca dentro da gordura subcutânea amarela. O exame patológico confirmou o diagnóstico de endometriose. (*Fotografias cedidas pelo Dr. Christi Capet.*)

de suporte à possibilidade de que formas mais leves sejam causadoras de infertilidade são menos abundantes. (D'Hooghe, 1996; Schenken, 1980). Estudos em primatas demonstraram que a endometriose induzida por cirurgia produziu taxa de gravidez de 35% nos animais com endometriose mínima, de

12% naqueles com endometriose avançada e nenhuma gravidez nos casos em que estavam presentes aderências ovarianas. Essas taxas foram comparadas com a taxa de gravidez de 42% nos animais do grupo-controle (Schenken, 1984).

Não há estudos em humanos demonstrando a endometriose mínima ou leve como causa de subfertilidade, mas essa associação é sugerida pelas diferentes prevalências da doença entre pacientes inférteis e férteis. Por exemplo, na avaliação de mulheres com doença mínima realizada por Rodriguez-Escudero e colaboradores (1988), relatou-se que as mulheres com endometriose mínima apresentaram taxa de fecundidade mensal de 6% e taxa cumulativa de gravidez em 12 meses de 47%. Embora esses percentuais estejam muito abaixo dos observados nas mulheres normais férteis, é provável que haja viés de participação nesses estudos. Além disso, um estudo de coorte prospectivo demonstrou que as mulheres com endometriose mínima ou branda apresentaram fecundidade similar à daquelas com infertilidade inexplicada. Em ensaios bem-desenhados, prospectivos, randomizados e controlados encontraram-se evidências conflitantes quanto ao tratamento de a endometriose mínima ou leve melhorar as taxas de fecundidade e as taxas cumulativas de gravidez nessas mulheres. Em um desses estudos demonstrou-se aumento da fertilidade, mas em um ensaio com número menor de mulheres não se obteve o mesmo resultado (Marcoux, 1997; Parazzini, 1999).

Doença moderada ou grave

Na endometriose moderada a grave (estágio III a IV), a anatomia tubária e ovariana, em geral, encontra-se distorcida. Como resultado, pode-se esperar deficiência na fertilidade. Infelizmente, poucos estudos relataram as taxas de fecundidade em mulheres com endometriose grave. Uma pesquisa comparando endometriose branda, moderada e grave revelou taxa de fecundidade mensal de 8,7% para as pacientes com doença branda, 3,2% para aquelas com doença moderada e nenhuma gravidez para as pacientes com doença grave (Olive, 1985a). Não há estudos bem desenhados avaliando a efetividade do tratamento cirúrgico em pacientes com endometriose grave, mas as taxas cumulativas de gravidez chegaram a 30% após excisão cirúrgica (Adamson, 1993; Osuga, 2002). Essa taxa parece ser mais alta do que a observada nas pacientes tratadas com conduta expectante.

Efeitos na foliculogênese e na embriogênese

Alguns pesquisadores sugeriram que a foliculogênese seria deficiente nas mulheres com endometriose. O desenvolvimento e a qualidade dos embriões em mulheres com endometriose submetidas à FIV foram comparados com os dos embriões de mulheres com infertilidade por fator tubário (Pellicer, 1995). O número de blastômeros por embrião foi significativamente menor e observou-se taxa maior de interrupções no desenvolvimento embrionário no grupo com endometriose. Este dado sugere possível redução da competência de desenvolvimento dos oócitos originários dos ovários de mulheres com endometriose. Em outra pesquisa verificou-se que o número de oócitos pode estar reduzido nas mulheres com a doença (Suzuki, 2005). Além disso, os pesquisadores tentaram determinar se o ambiente folicular seria diferente nas mulheres com endometriose. Contudo, os trabalhos que tentaram demonstrar alterações qualitativas e quantitativas na esteroidogênese tiveram resultados conflitantes (Garrido, 2002; Harlow, 1996; Pellicer, 1998). A apoptose é outra teoria atraente para a explicar a menor competência do oócito nas mulheres com endometriose, mas faltam trabalhos bem-desenhados.

Alterações endometriais

As anormalidades no desenvolvimento endometrial de mulheres com endometriose corroboram a possibilidade de que defeitos de implantação possam ser responsáveis pela subfertilidade associada à doença. Por exemplo, foram encontradas anormalidades nos perfis de expressão de genes no endométrio eutópico de mulheres com endometriose, em comparação com mulheres sem a doença (Kao, 2003). Especificamente, demonstrou-se deficiência da expressão da integrina $\alpha v \beta_3$ na peri-implantação no endométrio de mulheres com endometriose, podendo estar associada à redução da receptividade uterina (Lessey, 1994). O papel da apoptose no tecido endometrial na peri-implantação é outra área de pesquisa ainda bastante inexplorada.

Outros fatores

As anormalidades na atividade inflamatória e das citocinas em mulheres com endometriose podem desempenhar um papel na infertilidade associada à doença. A função dos espermatozoides pode estar alterada nas mulheres com endometriose, e os espermatozoides podem ser mais fagocitados por macrófagos nas mulheres afetadas. (Haney, 1981; Muscato, 1982). Além disso, a ligação do espermatozoide à zona pelúcida parece ser negativamente alterada (Qiao, 1998). Entretanto, pesquisas sobre os efeitos da endometriose na motilidade dos espermatozoides e sobre a reação acrossomal revelaram resultados conflitantes (Bielfeld, 1993; Curtis, 1993; Tasdemir, 1995).

Obstrução intestinal e ureteral

A endometriose pode envolver intestino delgado, ceco, apêndice ou colo retossigmoide e levar à obstrução intestinal em alguns casos (Cameron, 1995; Varras, 2002; Wickramasekera, 1999). A endometriose do trato gastrintestinal em geral está restrita à subserosa e muscular própria. Entretanto, os casos mais graves podem envolver a parede intestinal no aspecto transmural e levar a um quadro clínico e radiográfico consistente com malignidade (Decker, 2004). O diagnóstico e o tratamento pré-operatórios precisos são difíceis em razão da apresentação atípica. Normalmente, a laparoscopia leva ao diagnóstico definitivo. Em geral, o tratamento é cirúrgico, com ressecção e anastomose primária do segmento intestinal afetado. Entretanto, nas mulheres sem sintomas de obstrução, o tratamento conservador com terapia hormonal pode ser considerado.

Em uma grande série de casos publicada por Antonelli e colaboradores (2006), a prevalência de endometriose do trato urinário foi de 2,6%. Nessa série de 31 pacientes, 12 apresentaram endometriose vesical, 15 ureteral e 4 envolvimento vesical e ureteral. A endometriose do trato urinário tem apresentação variável, que inclui frequência, urgência e obstrução ureteral eventualmente evoluindo progressivamente para perda da função renal (Douglas, 2004). O tratamento pode ser clínico ou cirúrgico. O cirúrgico geralmente é feito com técnicas de ressecção específicas para aliviar a obstrução ureteral.

DIAGNÓSTICO

Exame físico

Inspeção

Em grande parte, a endometriose é uma doença restrita à pelve. Portanto, com frequência não são observadas anormalidades durante a inspeção. Algumas exceções incluem a endometriose em uma cicatriz de episiotomia ou em uma cicatriz cirúrgica, com frequência na incisão de Pfannenstiel (Koger, 1993; Zhu, 2002). É raro, mas a endometriose também pode se desenvolver espontaneamente no períneo ou na região perianal (Watanabe, 2003).

Exame com espéculo

Em geral, o exame da vagina e do colo uterino não revela sinais de endometriose. Ocasionalmente, lesões azuladas ou parecidas com queimadura por pólvora podem ser observadas no colo uterino ou no fórnice posterior da vagina. Essas lesões podem ser sensíveis ou sangrar ao contato. Em um estudo recente demonstrou-se que o exame com espéculo revela a doença em 14% das pacientes diagnosticadas com endometriose infiltrante profunda (Chapron, 2002).

Exame bimanual

A palpação de órgão pélvico pode revelar anormalidades anatômicas sugestivas de endometriose. A presença de nódulos e de sensibilidade ao toque no ligamento uterossacral podem refletir doença ativa ou fibrose ao longo do ligamento. Além disso, uma massa anexial cística extensa pode representar um endometrioma ovariano, que pode ser móvel ou aderente a outras estruturas pélvicas. O exame bimanual talvez revele útero retrovertido, fixo, sensível ao toque, ou um fundo de saco posterior firme e fixo. Contudo, o exame físico geralmente é impreciso na avaliação da extensão da endometriose, especialmente se as lesões forem extragenitais.

Embora a palpação de órgão pélvico possa auxiliar no diagnóstico, a sensibilidade e a especificidade dolorosa focal pélvica para detecção da endometriose são altamente variáveis, entre 36 e 90% e 32 e 92%, respectivamente (Chapron, 2002; Eskenazi, 2001; Koninckx, 1996; Ripps, 1992). Por exemplo, Chapron e colaboradores (2002) palparam nódulo doloroso em 43% das pacientes com endometriose infiltrante profunda. Em outro estudo com 91 mulheres portadoras de dor pélvica crônica e endometriose confirmada cirurgicamente, o exame bimanual havia sido normal em 47% das vezes (Nezhat, 1994). As nodularidades pélvicas secundárias à endometriose podem ser mais facilmente detectadas pelo exame bimanual durante as menstruações (Koninckx, 1996).

Exames laboratoriais

Os exames laboratoriais são solicitados para excluir outras causas de dor pélvica (Tabela 10-1). Inicialmente, hemograma completo, dosagem sérica ou urinária de gonadotrofina coriônica humana, exame e culturas de urina, culturas vaginais e esfregaços do colo uterino podem ser realizados para excluir infecções ou complicações da gestação.

TABELA 10-1 Diagnóstico diferencial da endometriose

Ginecológico
Doença inflamatória pélvica
   Abscesso tubo-ovariano
   Salpingite
   Endometrite
Cisto ovariano hemorrágico
Torção ovariana
Dismenorreia primária
Leiomioma em degeneração
Gravidez ectópica
Outras complicações da gravidez

Não ginecológico
Cistite intersticial
Infecção crônica do trato urinário
Cálculo renal
Doença inflamatória intestinal
Síndrome do intestino irritável
Diverticulite
Linfadenite mesentérica
Distúrbios musculoesqueléticos

CA-125 sérico

Numerosos marcadores séricos foram pesquisados como possíveis auxiliares no diagnóstico de endometriose. Nenhum marcador sérico foi mais estudado do que o antígeno de câncer 125 (CA-125, de *cancer antigen 125*). Estabelecido como determinante antigênico de uma glicoproteína, o CA-125 foi identificado em vários tecidos de adultos, como epitélio das tubas uterinas, endométrio, endocérvice, pleura e peritônio. Como será discutido no Capítulo 35 (p. 856), esse marcador é usado na investigação e acompanhamento de casos de câncer ovariano. Identificados por meio de ensaios com anticorpo monoclonal, níveis elevados de CA-125 apresentaram correlação positiva com a gravidade da endometriose (Hornstein, 1995a). Infelizmente, apesar de demonstrar especificidade adequada, o exame tem sensibilidade insuficiente para detecção de endometriose leve. Em uma metanálise de artigos para avaliação do CA-125 no diagnóstico de endometriose revelou-se sensibilidade de apenas 28% e especificidade de 90% (Mol, 1998). Esse marcador parece ser melhor como teste diagnóstico para a endometriose nos estágios III e IV. Embora o papel desse teste na prática clínica não tenha sido estabelecido, ele talvez possa ser útil nos casos de cisto ovariano detectado por ultrassonografia e imagem sugestiva de endometrioma.

Outros marcadores séricos

O antígeno de câncer 19-9 (CA-19-9), outra glicoproteína antigênica, é um marcador sérico que também demonstrou ter correlação positiva com a gravidade da endometriose (Harada, 2002). Inicialmente, demonstrou-se que a proteína placentária sérica 14 (PP-14; glicoproteína A) teria sensibilidade adequada (59%), mas isso não foi confirmado por outros estudos (Telimaa, 1989). Níveis séricos da IL-6 acima de 2 pg/mL (90% de sensibilidade e 67% de especificidade) e de fator de necrose tumoral alfa (TNF-α) no líquido peritoneal acima de 15 pg/mL (100% de sensibilidade e 89% de especificidade) podem ser usados para diferenciar entre pacientes com e sem endometriose (Bedaiwy, 2002). Vários outros marcadores séricos foram estudados, com acurácia diagnóstica limitada (Bedaiwy, 2004). Como mencionado anteriormente, a maioria desses testes raramente é usada fora do ambiente de pesquisa.

Diagnóstico por imagem

Ultrassonografia

Ambas as ultrassonografias transabdominal e transvaginal (UTV) são muito utilizadas para o diagnóstico de endometriose). A UTV é a principal ferramenta na avaliação dos sintomas associados à endometriose. O exame é acurado na detecção de endometriomas e ajuda a excluir outras causas de dor pélvica. Entretanto, as imagens obtidas de endometriose superficial ou das aderências endometrióticas não são satisfatórias. Ocasionalmente é possível visualizar as placas ou nódulos endometrióticos pequenos, mas esses achados são inconsistentes (Carbognin, 2004).

Mais recentemente, técnicas como sonovaginografia, que envolve instilação de solução salina na vagina para maior precisão na localização de endometriose retovaginal, e ultrassonografia transretal têm sido empregadas no diagnóstico e na avaliação da doença, particularmente da endometriose intestinal (Brosens, 2003; Menada, 2008). Aparentemente, a UTV é tão eficaz quanto a abordagem transretal para identificação de endometriose pélvica posterior. Contudo, a abordagem transretal é mais acurada para delinear o envolvimento retal e talvez seja apropriada para o planejamento cirúrgico (Bazot, 2003).

A sensibilidade da UTV para diagnosticar endometriomas é adequada na maioria das situações, principalmente com diâmetro igual ou superior a 20 mm. A sensibilidade e a especificidade da UTV para diagnóstico de endometriomas variam, respectivamente, entre 64 e 90% e entre 22 e 100% (Moore, 2002). Classicamente, os endometriomas apresentam-se como estruturas císticas com ecos internos de baixa intensidade (Fig. 10-6). Entretanto, de acordo com seu "apelido", "os grandes imitadores" também podem se apresentar com outras características ultrassonográficas, tais como septações espessas, paredes espessas e focos ecogênicos na parede (Athey, 1989; Patel, 1999). Frequentemente, a ultrassonografia com Doppler colorido demonstra fluxo pericístico, mas não intracístico (Carbognin, 2004).

Tomografia computadorizada (TC)

Essa modalidade de exame foi sugerida para diagnosticar e avaliar a extensão da endometriose intestinal. Biscaldi e colaboradores (2007) descreveram o uso de TC multicorte combinada com distensão do colo por enteróclise de água para determinar a presença e a profundidade de lesões endometrióticas intestinais. Essa técnica tem sensibilidade de 98,7% e especificidade de 100% na identificação de pacientes com endometriose intestinal (Fig. 10-7).

Imagem por ressonância magnética

Essa modalidade tem sido crescentemente usada como método não invasivo para diagnóstico da endometriose. Os nódulos pequenos podem ser identificados como lesões com alta intensidade de sinal nas sequências ponderadas em T1, e as lesões em placa têm aparência similar, com sinal variável nas sequências ponderadas em T2 (Carbognin, 2004). O endometrioma aparece como uma massa com alta intensidade de sinal nas sequências ponderadas em T1, com tendência para sinais de baixa intensidade nas sequências ponderadas em T2 (Fig. 10-8). As aderências geralmente apresentam sinais de baixa intensidade e obscuras interfaces com os órgãos (Choudhary, 2009).

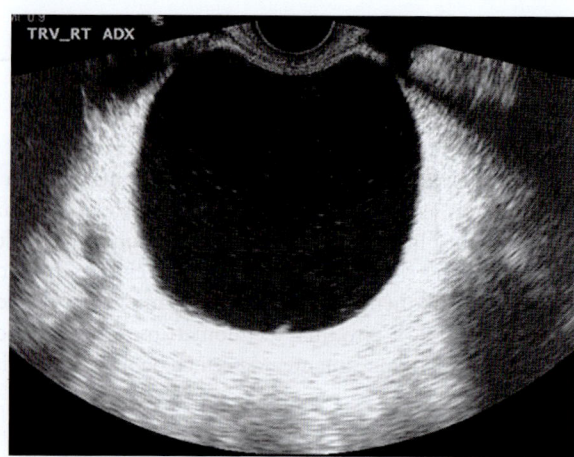

FIGURA 10-6 Ultrassonografia transvaginal demonstrando endometrioma ovariano. Observa-se cisto com ecos internos difusos de baixa intensidade. (*Imagem cedida pela Dra. Elysia Moschos.*)

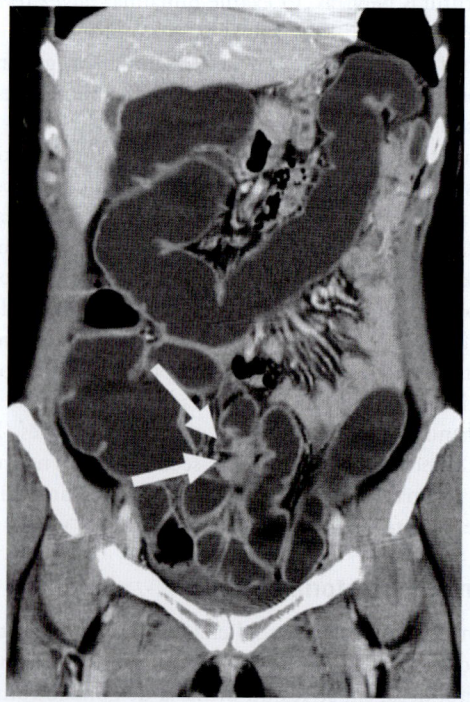

FIGURA 10-7 Corte coronal em TC multicorte com enteróclise. A seta indica um nódulo endometriótico localizado sobre o sigmoide que não alcança a profundidade da camada muscular própria. (*De Biscaldi, 2007, com permissão.*)

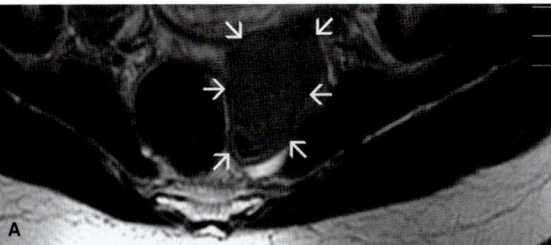
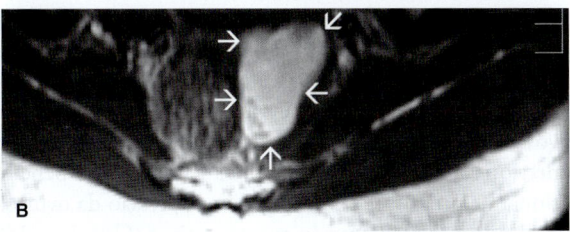

FIGURA 10-8 Imagens de ressonância magnética de um endometrioma (*setas*) imediatamente lateral ao reto. **A**. Consistentes com sangramento subagudo, observam-se sinais de baixa intensidade nas sequências ponderadas em T2 (**B**) Observam-se sinais de alta intensidade nas sequências ponderadas em T1. (*Imagens cedidas pela Dra. Diane Twickler.*)

■ Laparoscopia diagnóstica

Essa ferramente é o principal método usado para o diagnóstico de endometriose (Kennedy, 2005). Os achados laparoscópicos podem variar e incluem lesões endometrióticas discretas, endometrioma e aderências.

Os órgãos pélvicos e o peritônio pélvico são localizações típicas de endometriose. As lesões têm coloração variável incluindo vermelha (vermelha, vermelho-rosada e vermelho-clara), branca (branca ou marrom-amarelada) e preta (preto ou preto-azulada) (Fig. 10-9). As lesões escuras são pigmentadas por depósito de hemossiderina oriundo de resíduos menstruais não expelidos. As lesões brancas e vermelhas costumam estar correlacionadas aos achados histológicos de endometriose (Jansen, 1986). Além das diferenças nas cores, as lesões endometrióticas podem diferir em sua morfologia. Podem aparecer como bolhas lisas nas superfícies peritoneais, como buracos ou falhas no peritônio ou como lesões estreladas planas, cujos pontos são formados pelo tecido de cicatriz ao redor. As lesões endometrióticas podem ser superficiais ou profundas, invadindo o peritônio ou os órgãos pélvicos. Embora essas características possibilitem que a doença seja diagnosticada com precisão, os sintomas dolorosos correlacionam-se de forma insatisfatória aos achados na laparoscopia (Kennedy, 2005).

A visualização laparoscópica dos endometriomas ovarianos tem sensibilidade e especificidade de 97 e 95%, respectivamente (Vercellini, 1991). Consequentemente, é rara a necessidade de biópsia ovariana para o diagnóstico.

■ Análise patológica

Embora as diretrizes atuais não exijam biópsia e avaliação histológica para o diagnóstico da endometriose, alguns autores sugeriram que se basear apenas nos achados laparoscópicos sem que haja confirmação histológica, em geral, resulta em so-

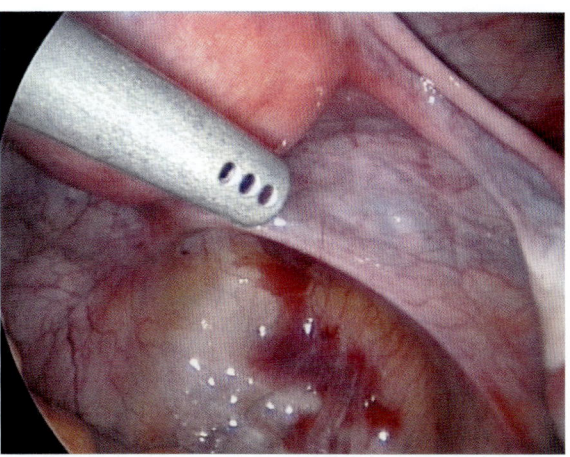

FIGURA 10-9 Lesão endometriótica vermelha e branca visualizada no peritônio pélvico durante laparoscopia. (*Fotografia cedida pela Dra. Karen Bradshaw.*)

brediagnóstico (American Society for Reproductive Medicine, 1997). Especificamente, a maior discordância entre achados laparoscópicos e histológicos ocorre nas lesões cicatrizadas (Marchino, 2005a; Walter, 2001). O diagnóstico histológico requer a presença de glândulas endometriais e estroma fora da cavidade uterina (Fig. 10-10). Além disso, é frequente a constatação de depósito de hemossiderina e metaplasia fibromuscular (Murphy, 2002). A aparência macroscópica das lesões endometrióticas quase sempre sugere determinados achados microscópicos. Por exemplo, ao exame microscópico, as lesões vermelhas costumam ser vascularizadas, enquanto as lesões brancas apresentam fibrose e poucos vasos (Nisolle, 1997).

TRATAMENTO

O diagnóstico e o tratamento da endometriose dependem dos sintomas específicos relatados pela paciente, sua gravidade, localização das lesões endometrióticas, objetivos do tratamento e desejo de conservar a fertilidade. Como mostra a Fig. 10-11, é essencial determinar se a paciente está buscando tratamento de infertilidade ou de dor, uma vez que a terapêutica para cada objetivo é diferente (Olive, 2001). Se a infertilidade for a queixa principal, a opção deverá ser por um tratamento que preserve a fertilidade, sem supressão da ovulação. Por outro lado, se a paciente apresentar sintomas dolorosos intensos e constantes e não desejar mais ter filhos, justifica-se a cirurgia definitiva.

■ Tratamento expectante

Para muitas mulheres, os sintomas impedirão que optem por tratamento expectante. Entretanto, para as mulheres com sintomas leves ou para aquelas assintomáticas diagnosticadas incidentalmente, o tratamento expectante pode ser o adequado. Por exemplo, Sutton e colaboradores (1997) optaram por tratamento expectante para as pacientes diagnosticadas inicialmente por laparoscopia com endometriose de mínima a leve. Na laparoscopia de controle (*second look*), um ano de-

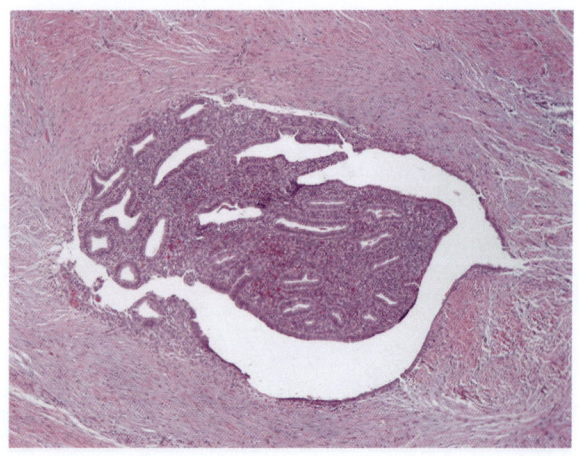

FIGURA 10-10 Endometriose. Esse foco contendo glândulas endometriais e estroma foi identificado na parede abdominal na face lateral de uma cicatriz de incisão de Pfannenstiel para cesariana. (*Fotografia cedida pela Dra. Kelley Carrick.*)

pois, 29% das mulheres apresentaram regressão da doença, 42% permaneceram inalteradas e 29% apresentaram progressão da doença. Outras pesquisas demonstraram taxas similares de regressão da doença com tratamento expectante (Thomas, 1987). No entanto, estudos de avaliação de mulheres inférteis demonstraram taxas de fecundidade menores após tratamento expectante em comparação com tratamento cirúrgico (Marcoux, 1997; Milingos, 2002;). Esses estudos foram limitados a pacientes com endometriose de mínima a moderada, e não há estudos bem-desenhados analisando o efeito do tratamento expectante na endometriose grave.

Tratamento clínico da dor

Medicamentos anti-inflamatórios não esteroides

Esses agentes inibem de forma não seletiva as isoenzimas COX-1 e COX-2 e, nesse grupo, os inibidores seletivos da COX-2 inibem de forma seletiva a isoenzima COX-2. Ambas enzimas são responsáveis pela síntese das prostaglandinas envolvidas na dor e na inflamação associadas à endometriose. Por exemplo, o tecido endometriótico expressa COX-2 em níveis mais elevados do que o endométrio eutópico (Cho, 2010; Ota, 2001). Consequentemente, um tratamento objetivando a redução dos níveis de prostaglandina pode desempenhar um papel no alívio da dor associada à endometriose.

Em geral, os AINEs foram a primeira linha de tratamento para as mulheres com dismenorreia primária ou dor pélvica, antes da confirmação laparoscópica de endometriose, e para as mulheres com sintomas de dor mínima ou leve associados à doença diagnosticada. Embora modelos em animais demonstrem regressão da doença com o tratamento com AINEs, poucos trabalhos avaliaram criticamente sua efetividade na regressão da endometriose com confirmação cirúrgica (Efstathiou, 2005). Entretanto, há evidência de sua efetividade em pacientes com dismenorreia e dor pélvica (Tabela 10-2) (Nasir, 2004). Em razão dos riscos cardiovasculares relacionados com o uso prolongado dos inibidores seletivos da COX-2, esses medicamentos devem ser usados na dose mais baixa e pelo menor tempo possível (Jones, 2005).

Contraceptivos orais combinados

Esses agentes têm sido a base para o tratamento da dor associada à endometriose. Apesar de não terem sido realizados ensaios randomizados controlados comparando COCs com placebo, há muitas evidências observacionais confirmando o papel dos COCs no alívio da dor relacionada à endometriose (Harada, 2008; Vercellini, 1993; Vessey, 1993). Parece que esses fármacos atuam inibindo a liberação de gonadotrofina, reduzindo o fluxo menstrual e decidualizando os implantes. Além disso, demonstrou-se que os COCs reduzem a densidade de fibras nervosas e a expressão do fator de crescimento nas lesões endometrióticas (Tokushige, 2009). Os COCs têm o benefício adicional de promover contracepção e supressão da ovulação, além de outros benefícios não contraceptivos (Cap. 5, p. 152).

Os COCs podem ser usados de forma convencional em regime cíclico ou podem ser empregados continuamente, sem parada para as menstruações de privação. O regime contínuo talvez seja preferível por reduzir a frequência de menstruações dolorosas nas mulheres que não obtenham alívio adequado da dor com a terapia cíclica com COC (Vercellini, 2003c; Wiegratz, 2004). Tradicionalmente os COCs monofásicos foram usados no tratamento da endometriose, mas nenhuma evidência sustenta sua superioridade clínica em relação aos COCs multifásicos. Além disso, os COCs de dose baixa (contendo 20 μg de etinilestradiol) não se mostraram superiores aos COCs de dose convencional no tratamento da endometriose, podendo levar a taxas mais altas de sangramento anormal (Gallo, 2005).

Progestogênios

Os agentes progestacionais são usados há muito tempo no tratamento da endometriose. Os progestogênios são conhecidos por seus efeitos antagônicos ao estrogênio no endométrio, causando decidualização inicial e posterior atrofia endometrial. De forma semelhante aos COCs, foi demonstrado que os progestogênios reduzem a densidade de fibras e a expressão do fator de crescimento de nervo nas lesões endometrióticas (Tokushige, 2009). Os progestogênios podem ser administrados de várias maneiras para o tratamento da endometriose, incluindo progestogênios orais, acetato de medroxiprogesterona (MPA) (Depo-Provera), dispositivo intrauterino liberador de levonorgestrel (DIU) e os novos moduladores seletivos do receptor de progesterona (MSRPs). Em um ensaio randomizado controlado bem-desenhado foram comparados os efeitos do MPA, 100 mg diariamente administrados por seis meses, com placebo. Na laparoscopia de controle, observou-se resolução total ou parcial dos implantes peritoneais em 60% das mulheres tratadas com progestogênios contra 18% do grupo-placebo. Além disso, houve redução significativa na dor pélvica e na dor evacuatória (Telimaa, 1987). Os efeitos colaterais do MPA em dose alta foram acne, edema, ganho de peso e sangramento menstrual irregular. Na prática, o MPA é administrado por via oral em dosagens que variam de 20 a 100 mg/dia. Alternativamente a MPA é administrada por via intramuscular utilizando formulação de depósito na dosagem de 150 mg a cada três meses. Com a formulação de depósito, a MPA talvez

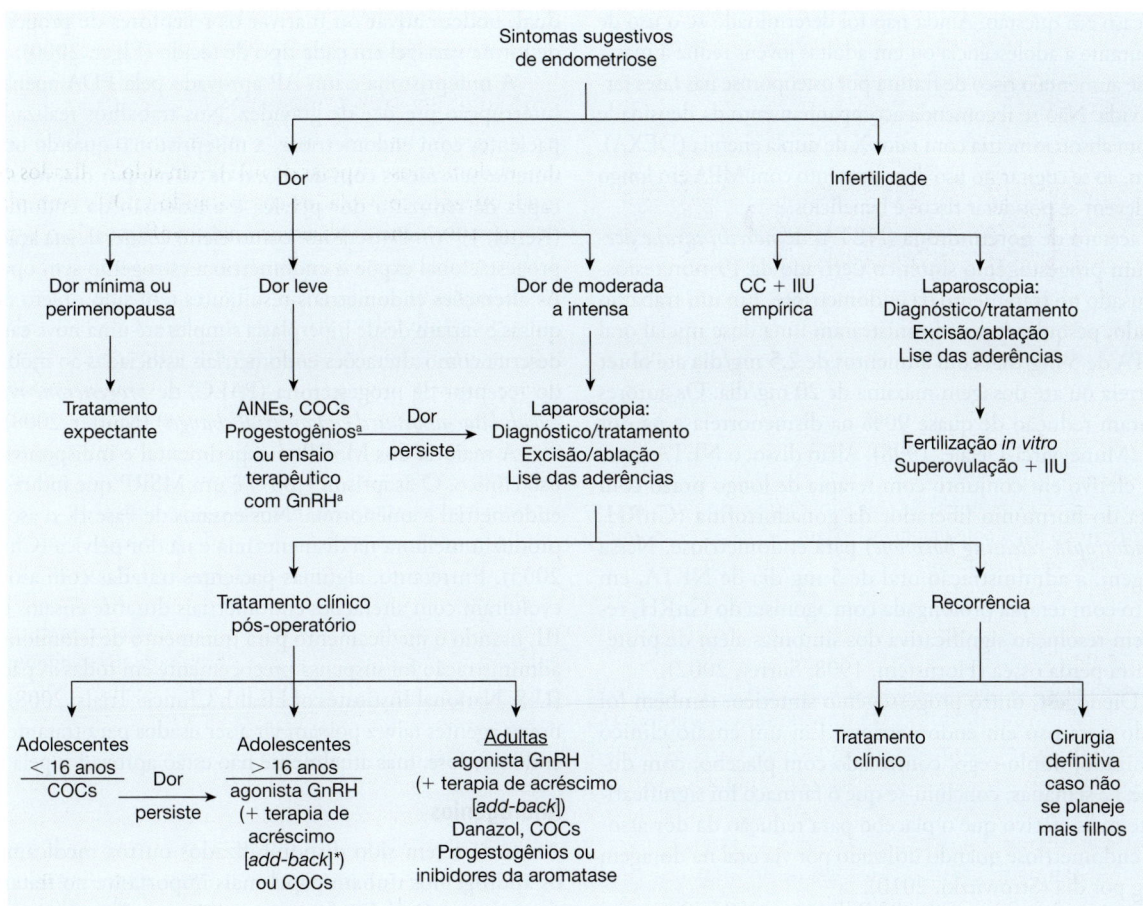

FIGURA 10-11 Algoritmo para diagnóstico e tratamento de mulheres com endometriose suspeita ou comprovada. CC = citrato de clomifeno; COCs = contraceptivos orais combinados; GnRH = hormônio liberador da gonadotrofina; IIU = inseminação intrauterina; AINEs = anti-inflamatórios não esteroides. [a] Agente não recomendado para adolescentes com menos de 16 anos.

* N. de T. *Terapia add-back* é aquela feita com uma pequena quantidade de progesterona ou com progesterona e estrogênio utilizada concomitantemente com os agonistas do GnRH.

retarde a retomada das menstruações e da ovulação, não devendo ser usada nas mulheres que estejam planejando engravidar em curto prazo.

Em 2004, A FDA determinou a inserção de uma "tarja preta de aviso" na embalagem da Depo-Provera destacando que o uso prolongado poderia causar perda de densidade óssea, que tal perda seria maior quanto maior fosse a duração do uso e que a perda talvez não fosse totalmente reversível. O aviso também afirma que o uso de Depo-Provera deve se limitar a dois anos a não ser que outros métodos contraceptivos sejam considerados inadequa-

TABELA 10-2 Medicamentos anti-inflamatórios não esteroides (AINEs) orais mais utilizados no tratamento da dismenorreia associada à endometriose

Nome genérico	Nome comercial	Dosagem	Efeitos adversos
Ibuprofeno	Motrin, Advil, Nuprin	400 mg a cada 4-6 h	Náusea, dor epigástrica, anorexia, constipação, sangramento gastrintestinal
Naproxeno	Naprosyn, Aleve	500 mg iniciais, depois 250 mg a cada 6-8 h	Conforme acima
Naproxeno sódico	Anaprox	550 mg iniciais, depois 275 mg a cada 6-8 h	Conforme acima
Ácido mefenâmico	Ponstel	500 mg iniciais, depois 250 mg a cada 6 h, iniciando com as menstruações e continuando por três dias	Conforme acima
Cetoprofeno	Orudis, Oruvail	50 mg a cada 6-8 h	Conforme acima

dos ao caso em questão. Ainda não foi determinado se o uso de MPA durante a adolescência ou em adultas jovens reduz a massa óssea e se aumenta o risco de fratura por osteoporose nas fases tardias da vida. Não se recomenda acompanhamento da densidade óssea com absorciometria com raios X de dupla energia (DEXA). Portanto, ao se cogitar no uso de tratamento com MPA em longo prazo, devem-se ponderar riscos e benefícios.

O acetato de noretindrona (NETA, de *norethindrone acetate*) é um progestogênio sintético derivado da 19-noretestosterona usado no tratamento da endometriose. Em um trabalho publicado, pesquisadores administraram uma dose inicial oral de NETA de 5 mg/dia, com aumentos de 2,5 mg/dia até obter amenorreia ou até dosagem máxima de 20 mg/dia. Os autores verificaram redução de quase 90% na dismenorreia e na dor pélvica (Muneyyirci-Delale, 1998). Além disso, o NETA mostrou-se efetivo em conjunto com terapia de longo prazo com agonista do hormônio liberador da gonadotrofina (GnRH, de *gonadotropin-releasing hormone*) para endometriose. Nessa abordagem, a administração oral de 5 mg/dia de NETA, em conjunto com terapia prolongada com agonista do GnRH, resultou em resolução significativa dos sintomas além de proteção contra perda óssea (Hornstein, 1998; Surrey, 2002).

O Dienogest, outro progestogênio sintético, também foi estudado para uso em endometriose. Em um ensaio clínico randomizado, duplo-cego, controlado com placebo, com duração de 12 semanas, concluiu-se que o fármaco foi significativamente mais efetivo que o placebo para redução da dor associada à endometriose quando utilizado por via oral na dosagem de 2 mg por dia (Strowitzki, 2010).

O sistema intrauterino liberador de levonorgestrel (SIU-LNG) (Mirena) tem sido usado tradicionalmente para contracepção e para tratamento de sangramento uterino disfuncional (Cap.. 5, p. 137). No entanto, o SIU-LNG também tem sido empregado no tratamento de endometriose. Esse DIU libera levonorgestrel diretamente no endométrio e é efetivo por até cinco anos. Em um ensaio observacional revelou-se melhora sintomática nas pacientes com endometriose usando SIU-LNG, com melhora contínua do sintoma por até 30 meses (Lockhat, 2005). A taxa de persistência no tratamento por até três anos, no entanto, foi de apenas 56%, principalmente em razão de sangramento intolerável, dor persistente e ganho de peso. Em um ensaio randomizado controlado, no qual comparou-se terapia com SIU-LNG com terapia com agonista do GnRH, foi demonstrada melhora equivalente nos sintomas de dor, sem o hipoestrogenismo que acompanha o tratamento com agonista do GnRH (Petta, 2005). Portanto, esses achados tornam o SIU-LNG uma opção interessante no tratamento de pacientes com endometriose. Contudo, nas pacientes com endometriose intestinal, o DIU com levonorgestrel talvez não seja efetivo para controle dos sintomas (Hinterholzer, 2007).

Antagonistas da progesterona e moduladores seletivos do receptor de progesterona

Uma nova opção para o tratamento da endometriose é o emprego de antagonistas da progesterona (APs) e de moduladores seletivos do receptor de progesterona (MSRPs). Os APs ligam-se aos receptores da progesterona e os inativam. Por outro lado os MSRPs, dependendo do perfil farmacológico individual, podem ativar ou inativar os receptores de progesterona de forma variável em cada tipo de tecido (Elger, 2000).

A mifepristona é um AP aprovado pela FDA apenas para interrupção precoce de gravidez. Nos trabalhos realizados em pacientes com endometriose, a mifepristona, quando utilizada durante seis meses com dose oral de 50 mg por dia, mostrou-se capaz de reduzir a dor pélvica e a extensão da endometriose (Kettel, 1996). Entretanto, como efeito colateral, sua ação antiprogestacional expõe o endométrio a estrogênio sem oposição. As alterações endometriais resultantes tem sido objeto de pesquisas e variam desde hiperplasia simples até uma nova categoria descrita como alterações endometriais associadas ao modulador do receptor de progesterona (PAEC, de *progesterone-receptor-modulator-associated endometrial changes*) (Mutter, 2008).

A maioria dos MSRPs é experimental e indisponível para uso clínico. O asoprisnil (J867) é um MSRP que induz atrofia endometrial e amenorreia. Nos ensaios de Fase II, o asoprisnil produziu melhora na dismenorreia e na dor pélvica (Chwalisz, 2005). Entretanto, algumas pacientes tratadas com asoprisnil evoluíram com alterações endometriais durante ensaios de fase III, usando o medicamento para tratamento de leiomiomas, e a administração foi suspensa precocemente em todas as pacientes (U.S. National Institutes of Health Clinical Trials, 2008). Esses novos agentes talvez possam vir a ser usados para tratamento de endometriose, mas atualmente não estão aprovados pela FDA.

Androgênios

Antes de terem sido disponibilizados outros medicamentos, os androgênios tinham papel mais importante no tratamento de endometriose. De fato, o primeiro medicamento aprovado para tratamento da endometriose nos Estados Unidos foi o androgênio danazol. Essa classe de medicamento atualmente está caindo em desuso, principalmente em razão de seus efeitos colaterais secundários androgênicos.

O danazol é um androgênio sintético derivado isoxazólico da 17-α-etinil testosterona. O mecanismo de ação predominante parece ser a supressão do aumento do hormônio luteinizante (LH) no meio do ciclo menstrual, criando um estado anovulatório crônico (Floyd, 1980). O danazol ocupa sítios receptores na globulina de ligação ao hormônio sexual (SHBG, de *sex-hormone biding globulin*) e aumenta os níveis séricos de testosterona livre e também se liga diretamente aos receptores do androgênio e da progesterona. Como resultado, o danazol cria um estado hipoestrogênico e hiperandrogênico que induz atrofia da endometriose nos implantes endometrióticos (Fedele, 1990). O danazol na dosagem de 200 mg por via oral, três vezes ao dia, mostrou-se superior ao placebo na redução de implantes endometrióticos e dos sintomas de dor pélvica após seis meses de tratamento (Telimaa, 1987). A dosagem recomendada de danazol é 600 a 800 mg/dia. Infelizmente, os efeitos colaterais androgênicos significativos desenvolvidos com essa posologia incluem acne, ondas de calor, hirsutismo, perfis lipídicos séricos adversos, tom grave de voz (possivelmente irreversível), elevação das enzimas hepáticas e alterações no humor. Além disso, em razão da possível teratogenicidade, esse medicamento deve ser administrado em conjunto com contracepção eficaz. Considerando esse perfil adverso de efeitos colaterais, o danazol raramente é prescrito e, se administrado, a duração do tratamento deve ser restrita.

A gestrinona (etilnorgestrienona; R2323) é um agente antiprogestacional prescrito na Europa para tratamento da endometriose. Embora possua efeitos antiprogestacionais, antiestrogênicos e androgênicos, o fármaco induz predominantemente um efeito de abstinência de progesterona e reduz o número de receptores de estrogênio e de progesterona. As alterações endocrinológicas durante o tratamento com gestrinona demonstram que as concentrações basais da gonadotrofina permanecem inalteradas, as concentrações de estradiol variam e os níveis de testosterona livre aumentam, com efeitos colaterais androgênicos concomitantes (Forbes, 1993). A gestrinona iguala-se em eficácia ao danazol e aos agonistas do GnRH no alívio da dor relacionada à endometriose (Prentice, 2000a). Além disso, ao longo de seis meses de tratamento, a gestrinona não esteve associada à perda de densidade óssea, observada com frequência com o uso do agonista do GnRH, tendo sido mais efetiva na redução persistente de dor pélvica moderada a intensa (Gestrinone Italian Study Group, 1996). Infelizmente, parece que a gestrinona reduz os níveis de lipoproteína de alta densidade (HDL). A gestrinona é administração por via oral, 2,5 a 10 mg por semana, em doses diárias ou três vezes por semana.

Agonistas do GnRH

A liberação endógena em picos do GnRH leva a picos de atividade secretora dos gonadotrofos na adeno-hipófise. Essa liberação em pulsos resulta em liberação de gonadotrofinas pela hipófise, com posterior esteroidogênese ovariana e ovulação. No entanto, a administração contínua não pulsátil do GnRH resulta em dessensibilização da hipófise e suspensão posterior da esteroidogênese ovariana (Rabin, 1980). Essas características permitem o uso farmacológico dos agonistas do GnRH para tratamento de endometriose. Com a suspensão da produção de estradiol ovariano, o ambiente hipoestrogênico remove a estimulação normalmente fornecida para os implantes endometrióticos e cria um estado de pseudomenopausa durante o tratamento. Além do efeito direto sobre a produção de estrogênio, demonstrou-se que os agonistas do GnRH reduzem os níveis da COX-2 nas pacientes com endometriose, o que significa um novo mecanismo para tratamento de endometriose (Kim, 2009).

Os agonistas do GnRH são inativos quando administrados por via oral, mas há formulações para uso intramuscular, subcutâneo e intranasal. O acetato de leuprolida está disponível para administração mensal de 3,75 mg, ou trimestral de 11,25 mg, ambas por via intramuscular (IM). Outros agonistas do GnRH usados são a goserelina, com administração mensal em preparação de depósito subcutânea de 3,6 mg, ou trimestral de 10,8 mg; triptorelina, administrada na forma de *spray* nasal de 200 mg duas vezes ao dia. Todos esses, exceto a triptorelina, estão aprovados pela FDA especificamente para tratamento de endometriose.

Melhora da dor

Os agonistas do GnRH podem ser usados empiricamente antes de laparoscopia nas mulheres com dor pélvica crônica e suspeita clínica de endometriose. Em um ensaio conduzido por Ling (1999), após três meses de tratamento com agonista do GnRH, os índices de dor foram significativamente reduzidos, em comparação com placebo. A laparoscopia posterior revelou que 93% dessas mulheres tiveram endometriose diagnosticada cirurgicamente. Portanto, muitos autores sugerem que, em pacientes com quadro semelhante, o acetato de leuprolida em preparação de depósito seja usado empiricamente em vez da laparoscopia, para melhora sintomática satisfatória. Os agonistas do GnRH também podem ser usados empiricamente para diagnosticar endometriose em pacientes no final da adolescência. O American College of Obstetricians and Gynecologists (2005), de acordo com a opinião do seu comitê para endometriose em adolescentes, recomenda o uso empírico de agonistas do GnRH em pacientes com mais de 18 anos caso haja persistência de dor após o uso de AINEs e COCs. Caso a dor se reduza com o uso de agonista do GnRH, é possível firmar o diagnóstico de endometriose. Um ensaio empírico geralmente não é sugerido a pacientes com menos de 18 anos, uma vez que os efeitos em longo prazo desses agonistas do GnRH sobre a formação dos ossos e a densidade óssea não foram adequadamente estudados.

Nas pacientes com endometriose *confirmada cirurgicamente*, vários ensaios demonstraram a efetividade da terapia com agonista do GnRH para melhora da dor. Por exemplo, no seu ensaio randomizado controlado, Dlugi e colaboradores (1990) compararam acetato de leuprolida de depósito com placebo e observaram reduções significativas na intensidade da dor pélvica no grupo tratado com agonista do GnRH. Achados similares foram obtidos quando se comparou buserelina, outro agonista do GnRH, e tratamento expectante durante um período de seis meses (Fedele, 1993). Esse ensaio sugere que os agonistas do GnRH proporcionam maior alívio quando administrados por seis meses, em comparação com o regime de três meses (Hornstein, 1995b).

Em ensaios com outros fármacos para tratamento de endometriose, os agonistas do GnRH produziram melhores resultados. Vercellini e colaboradores (1993) encontraram índices iguais de melhora da dor comparando a terapia com agonista do GnRH e um regime cíclico de COC em dose baixa. No entanto, a dispareunia foi menor no grupo tratado com agonista do GnRH. Além disso, uma metanálise revelou que os agonistas do GnRH foram igualmente efetivos na melhora dos índices de dor e na redução dos implantes endometrióticos, em comparação com o danazol (Prentice, 2000b).

Terapia de acréscimo (*add-back*).

As preocupações com os efeitos em longo prazo do hipoestrogenismo impedem o tratamento prolongado com agonistas do GnRH. Os sintomas hipoestrogênicos incluem fogachos, insônia, redução da libido, ressecamento vaginal e cefaleias. É de especial preocupação o efeito do estado hipoestrogênico sobre a densidade mineral óssea (DMO). A DMO da coluna e do quadril é reduzida em 3 e 6 meses de terapia com agonista do GnRH, com recuperação apenas parcial em 12 a 15 meses após o tratamento (Orwoll, 1994). Em razão do aumento no risco de osteoporose, o tratamento costuma ser limitado à menor duração possível (em geral, menos de seis meses).

O estrogênio pode ser adicionado ao tratamento com agonista do GnRH para contrabalançar a perda óssea, o que é chamado de *add-back therapy* (terapia de acréscimo) (Fig. 10-12) (Cart, 1995). Com esse tratamento hormonal de acréscimo, ocasionalmente é possível estender o uso de agonista do GnRH

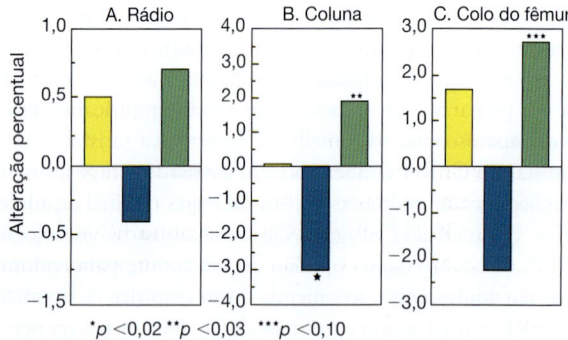

FIGURA 10-12 Alterações na densidade mineral óssea em rádio, coluna vertebral e colo do fêmur em mulheres tratadas por seis meses com COCs (*barra amarela*), agonista do GnRH (*barra azul*) ou agonista do GnRH mais COCs (*barra verde*). (Retirada de Carr, 1995.)

além de seis meses. Barbieri (1992) sugeriu que os tecidos apresentam sensibilidade variada ao estrogênio e que a concentração de estrogênio capaz de prevenir parcialmente a perda óssea talvez não estimule o crescimento de endométrio. Assim, o objetivo do tratamento de acréscimo é repor estrogênio em quantidade suficiente para minimizar os efeitos colaterais dos agonistas do GnRH ao mesmo tempo em que se mantém o estado hipoestrogênico capaz de suprimir a endometriose. O "limiar de estrogênio" não foi estabelecido, mas acredita-se que se aproxime de 30 a 40 pg/mL de estradiol. Portanto, o acréscimo de pequenas quantidades do hormônio como terapia *add-back* talvez reduza os efeitos colaterais ao mesmo tempo em que mantém a eficácia terapêutica.

O *add-back* pode ser feito com acetato de noretindrona, 5 mg por via oral diariamente, com ou sem estrogênio equino conjugado (Premarin), 0,625 mg por via oral diariamente por 12 meses. Esse esquema mostrou-se capaz de proporcionar alívio da dor além do período de tratamento e de preservar a densidade óssea (Surrey, 2002). Em outros esquemas, utilizou-se estradiol transdérmico, 25 μg com 5 mg diários de MPA por via oral, tendo o agonista do GnRH se mantido efetivo na redução da dor da endometriose (Edmonds, 1996). Além disso, os COCs tradicionais também podem ser usados efetivamente como *add-back*. Avaliou-se a extensão da perda óssea com o uso de tratamento *add-back*. Embora se tenha observado perda óssea em todas as pacientes tratadas com agonista de GnRH, a extensão da perda foi menor no grupo com *add-back* (Edmonds, 1994; Zupi, 2004).

O tratamento de *add-back* pode ser iniciado imediatamente com o agonista do GnRH ou após 3 a 6 meses de terapia com esse fármaco. Entretanto, diversos ensaios demonstraram pouco benefício adicional com a postergação do *add-back* e que as pacientes que receberam tratamento de acréscimo concomitantemente com o agonista de GnRH tiveram menor perda óssea (Al-Azemi, 2009; Kiesel, 1996).

Antagonistas do GnRH

Os antagonistas do GnRH formam outra categoria de análogos do GnRH capazes de suprimir a produção de gonadotrofina. Diferentemente dos agonistas do GnRH, os antagonistas não estimulam a liberação inicial de gonadotrofinas e, portanto, a supressão de gonadotrofinas e dos hormônios esteroides sexuais é imediata.

Os antagonistas do GnRH são usados principalmente para suprimir ovulação prematura nos ciclos de FIV e não foram suficientemente estudados no tratamento de endometriose. De qualquer forma, alguns pesquisadores avaliaram o tratamento de endometriose com antagonistas do GnRH utilizando modelos com ratas e concluíram que seria efetivo para regressão da doença (Altintas, 2008; Jones, 1987; Sharpe, 1990). Küpfer e colaboradores (2002) estudaram o efeito do antagonista cetrorelix em 15 pacientes com endometriose. Esses autores administraram injeções subcutâneas de cetrorelix na posologia de 3 mg semanais durante oito semanas. As pacientes ficaram livres de sintomas durante o tratamento e não ocorreram sintomas de abstinência ao estrogênio. O efeito colateral mais comum foi sangramento vaginal. A laparoscopia de acompanhamento demonstrou ter havido regressão da doença em 60% das participantes. Os antagonistas do GnRH são promissores no tratamento de endometriose, embora não haja formulações de depósito disponíveis atualmente. Parecem ser mais bem tolerados e talvez não haja necessidade de terapia de *add-back*. Atualmente, há antagonistas do GnRH não peptídicos bioativos para uso oral em desenvolvimento, e alguns foram estudados para endometriose. No atual estágio, há necessidade de mais ensaios antes que seja possível utilizar plenamente esses agentes na clínica diária.

Inibidores da aromatase

Conforme mencionado anteriormente, o tecido endometrial produz localmente a aromatase, a enzima responsável pela síntese do estrogênio. No tecido endometriótico, o estrogênio pode ser produzido localmente pela aromatização de androgênios circulantes. Talvez seja essa a razão de haver endometriose pós-menopausa e da intratabilidade dos sintomas em algumas mulheres. O inibidor da aromatase anastrozol foi inicialmente usado no tratamento da endometriose em uma mulher na pós-menopausa, após histerectomia total e salpingo-ooforectomia bilateral (Takayama, 1998). A paciente apresentou significativos alívio da dor e redução no tamanho da lesão endometriótica, assim como redução de 6% na DMO da coluna lombar, após nove meses de tratamento. Depois disso, outro estudo avaliou os inibidores da aromatase em conjunto com a terapia *add-back* contínua com COC em dose baixa, por seis meses. Esse ensaio de pequeno porte de Fase II usando anastrozol revelou redução significativa da dor em 14 das 15 mulheres com dor anterior intratável causada por endometriose (Amsterdam, 2005). Os inibidores da aromatase possuem perfis de efeito colateral hipoestrogênicos similares aos dos agonistas do GnRH, mas são promissores para casos de endometriose graves e refratários. Há necessidade de ensaios complementares para estabelecer a eficácia desses esquemas (American College of Obstetricians and Gynecologists, 2008).

Outros medicamentos

Foram tentados outros tratamentos clínicos para controlar os sintomas de endometriose. Dois agentes potencialmente promissores são a sinvastatina e a rosiglitazona. A sinvastatina é um inibidor da HMG-CoA redutase utilizada para reduzir os níveis de colesterol. Também produziu efeito inibidor sobre o desenvolvimento de endometriose em um modelo usando camundongos, além de inibir a proliferação de células do estroma endometriótico nos tecidos de mulheres com endometriose (Bruner-Tran, 2009; Nasu, 2009).

A rosiglitazona (Avardia) é uma sensibilizadora de insulina usada no tratamento de diabetes melito. Além disso, sua ligação a receptores específicos leva à imunomodulação, redução da atividade da aromatase e, consequentemente, redução da carga de endometriose em modelos animais (Aytan, 2007; Lebovic, 2007). Observou-se que as pacientes com endometriose tratadas com rosiglitazona tiveram melhora dos sintomas dolorosos (Moravek, 2009). Há necessidade de mais ensaios randomizados antes da utilização clínica desses agentes.

Tratamento cirúrgico da dor relacionada à endometriose

Remoção da lesão e adesiólise

Como o principal método de diagnóstico da endometriose é a laparoscopia, o tratamento cirúrgico durante o diagnóstico é uma opção vantajosa. Diversos ensaios avaliaram a remoção de lesões endometrióticas, tanto por excisão quanto por ablação. Infelizmente, muitos desses estudos não foram controlados ou foram retrospectivos. No entanto, um único ensaio randomizado e controlado comparou ablação laparoscópica de lesões endometrióticas mais ablação laparoscópica de nervos uterinos, com laparoscopia diagnóstica realizada isoladamente. No grupo tratado com ablação, 63% das pacientes tiveram alívio sintomático significativo, em comparação com 23% no grupo tratado com conduta expectante. Entretanto, a recorrência é comum após excisão cirúrgica. Jones (2001) demonstrou recorrência da dor em 74% das pacientes ao longo de 73 meses após a cirurgia. O período médio para recorrência foi 20 meses.

O método ideal para ablação do implante endometriótico a fim de obter alívio máximo do sintoma é controverso. A ablação da endometriose a *laser* não parece ser mais eficaz do que a eletrocirúrgica convencional (Blackwell, 1991). Em um ensaio randomizado controlado, no qual se comparou ablação e excisão das lesões endometrióticas em mulheres com endometriose em estágio I ou II, as reduções nos índices de dor após seis meses foram semelhantes (Wright, 2005). Para a endometriose infiltrante profunda, alguns autores defendem excisão cirúrgica radical, embora não haja ensaios com desenho adequado (Chapron, 2004).

A adesiólise é proposta como tratamento eficaz da dor em mulheres com endometriose uma vez que restaura a anatomia normal. No entanto, em sua maioria, os ensaios publicados são mal desenhados ou retrospectivos. Por esse motivo, não foi possível estabelecer uma relação definitiva entre aderência e dor pélvica (Hammoud, 2004). Por exemplo, em um estudo randomizado controlado não se demonstrou alívio da dor em geral com adesiólise, em comparação com tratamento expectante (Peters, 1992). No entanto, nesse estudo, uma mulher com aderências intensas, densas e vascularizadas no intestino apresentou alívio da dor após adesiólise.

Ressecção de endometrioma

Em geral, os endometriomas são tratados cirurgicamente, uma vez que as massas ovarianas requerem investigação cirúrgica imediata. Historicamente, os endometriomas eram tratados com cistectomia ovariana total ou por aspiração conjugada com ablação da cápsula cística. Em um ensaio randomizado e controlado comparou-se cistectomia mais drenagem cirúrgica com coagulação bipolar do revestimento interno do endometrioma (Beretta, 1998). A cistectomia levou a taxas menores de dor pélvica, em comparação com drenagem mais coagulação (10% *versus* 53%). Além disso, as taxas cumulativas de gravidez foram maiores após cistectomia com acompanhamento de 24 meses (67% *versus* 24%). Os endometriomas podem recorrer. Liu e colaboradores (2007) encontraram taxa de recorrência de 15% dois anos após a cirurgia inicial.

É importante observar que as pacientes submetidas à excisão de endometrioma podem apresentar redução da reserva ovariana (Almog, 2010; Ragni, 2006; Simigliana, 2003). Essa redução da reserva ovariana talvez seja problemática para fertilidade futura. Consequentemente, nas mulheres assintomáticas, com cistos pequenos e achados clássicos de endometrioma, a conduta expectante com acompanhamento vigilante é uma opção. Após o diagnóstico inicial, recomenda-se nova UTV em 6 a 12 semanas para excluir a possibilidade de cisto hemorrágico. Nas pacientes assintomáticas, os endometriomas poderão então ser acompanhados via ultrassonografia anualmente, ou com intervalos menores a critério médico (American College os Obstetricians and Gynecologists, 2007; Levine, 2010). Se houver indicação cirúrgica, a fim de reduzir a perda de função ovariana, os endometriomas devem ser removidos com o mínimo possível de tecido ovariano normal. Além disso, uma técnica que visa a reduzir dano ovariano é o uso limitado de eletrocoagulação.

Neurectomia pré-sacral

Para algumas mulheres, a transecção dos nervos pré-sacrais alojados dentro do triângulo interilíaco pode proporcionar alívio da dor pélvica crônica (Cap. 11, p. 316). Os resultados obtidos em um estudo randomizado controlado revelaram alívio significativamente maior da dor em 12 meses de pós-operatório nas mulheres tratadas com neurectomia pré-sacral (NPS) e excisão endometriótica, em comparação com o tratamento feito apenas com excisão endometriótica (86% vs. 57%) (Zullo, 2003). Entretanto, todas essas mulheres apresentavam dor na linha mediana. Em uma metanálise anterior concluiu-se que houve redução significativa na dor pélvica das pacientes após NPS, em comparação com aquelas tratadas com procedimentos mais conservadores, mas apenas nas pacientes com dor na linha mediana (Wilson, 2000). A neurectomia pode ser realizada por laparoscopia, mas é tecnicamente complexa. Por essas razões, a NPS não é muito utilizada e não é recomendada como rotina para o tratamento da dor relacionada com endometriose.

Ablação do nervo uterino por via laparoscópica

Não há evidências de que a ablação laparoscópica do nervo uterino (LUNA, de *laparoscopic uterine nerve ablation*) seja efetiva no tratamento da dor relacionada com endometriose (Vercellini, 2003a). Em um ensaio randomizado controlado, com 487 mulheres portadoras de dor pélvica crônica com duração superior a seis meses, com ou sem endometriose mínima, com o tratamento usando LUNA não se obteve melhora de dor, dismenorreia, dispareunia ou nos escores de avaliação de qualidade de vida em comparação com laparoscopia sem denervação pélvica (Daniels, 2009).

Abordagem abdominal *versus* laparoscópica

Todos os procedimentos cirúrgicos relacionados anteriormente podem ser realizados tanto com laparotomia quanto por laparoscopia. A laparoscopia operatória tem sido utilizada para tratamento de endometriomas ovarianos há mais de 20 anos, e há evidências robustas a sustentar seu emprego em detrimento de laparotomia no tratamento de massas ovarianas benignas (Mais, 1995; Reich, 1986; Yuen, 1997). Entretanto, um grande número de endometriomas ainda é tratado com laparotomia e, de acordo com um questionário aplicado a médicos no Reino Unido, 50% deles ainda utilizam essa abordagem na Grã-Bretanha (Jones, 2002). Embora o tratamento laparoscópico de endometrioma implique risco associado de 5% de conversão para laparotomia, considerando-se sua eficácia e as baixas taxas de morbidade pós-operatória, a laparoscopia deveria ser o procedimento preferencial (Canis, 2003).

Também há artigos que demonstram efetividade e taxas de morbidade baixas para excisão laparoscópica de implantes endometrióticos. Além disso, a NPS laparoscópica parece ser tão eficaz quanto a realizada com laparotomia (Nezhat, 1992; Redwine, 1991). Sempre que se considerar seguro, a adesiólise deve ser realizada via laparoscópica considerando que esse procedimento leva a menor formação de aderências *de novo* em comparação com a laparotomia (Gutt, 2004).

Histerectomia com salpingo-ooforectomia bilateral

Esse procedimento é o tratamento definitivo e mais efetivo para as mulheres com endometriose que não desejem manter a função reprodutiva. As mulheres que não realizam ooforectomia bilateral em conjunto com histerectomia para tratamento de endometriose apresentam risco seis vezes maior de recorrência de dor pélvica crônica e oito vezes maior de cirurgia adicional, em comparação com as mulheres submetidas à ooforectomia bilateral concomitante (Namnoum, 1995). Por essa razão, não há indicação de histerectomia isolada para tratamento de dor pélvica crônica secundária à endometriose.

Apesar de sua efetividade no tratamento da endometriose, as limitações da histerectomia associada à salpingo-ooforectomia bilateral incluem riscos cirúrgicos, recorrência da dor e efeitos do hipoestrogenismo. Das mulheres que se submeteram à histerectomia conjugada com a salpingo-ooforectomia bilateral para dor pélvica crônica, 10% apresentaram sintomas recorrentes e 3,7% necessitaram de cirurgia pélvica adicional. Portanto, a recomendação consensual de uma conferência realizada por um conselho formado por especialistas em ginecologia nos Estados Unidos é que a histerectomia associada à salpingo-ooforectomia bilateral seja reservada para as mulheres com endometriose sintomática, que não tenham mais interesse em engravidar e que estejam cientes e aceitem o risco de hipoestrogenismo prematuro, incluindo a possibilidade de haver osteoporose e redução da libido (Gambone, 2002).

Abordagem para histerectomia com ooforectomia Não há um procedimento que seja considerado o mais correto para a realização de histerectomia e salpingo-ooforectomia bilateral em pacientes com endometriose, e a cirurgia pode ser concluída por via laparoscópica, abdominal ou vaginal. Entretanto, as aderências e a anatomia distorcida secundária à endometriose muitas vezes tornam a abordagem laparoscópica ou vaginal mais difícil. Além disso, a necessidade de remover os ovários pode tornar a abordagem vaginal menos viável. Portanto, a escolha do procedimento dependerá de disponibilidade de equipamento, experiência do cirurgião e extensão da doença.

Reposição hormonal pós-operatória Em resposta às preocupações quanto a aumento do risco de doença cardiovascular e de câncer de mama com o uso da terapia de reposição hormonal (TH) pós-menopausa, foram envidados esforços no sentido de se evitar o uso indiscriminado de TH (Anderson, 2004; Rossouw, 2002). Entretanto, as mulheres com endometriose submetidas à histerectomia associada à ooforectomia representam um subgrupo de mulheres menopáusicas que podem ser melhores candidatas à TH do que aquelas com menopausa natural. Primeiro, as mulheres submetidas à menopausa cirúrgica costumam ser jovens e provavelmente se beneficiariam com a reposição do estrogênio perdido pela remoção dos ovários funcionais. A reposição de estrogênio deve ser considerada nas mulheres com menopausa cirúrgica precoce a fim de prevenir os efeitos colaterais hipoestrogênicos, tais como ondas de calor, osteoporose ou redução da libido. Embora as evidências sejam limitadas, alguns estudos sugerem que a terapia hormonal seja realizada até a época esperada para a menopausa natural.

Apesar da possibilidade de usar estrogênio sem oposição nas mulheres pós-menopáusicas que não tenham útero, houve relato de recorrência da doença com esse tratamento nas mulheres com endometriose grave tratadas inicialmente com a histerectomia e ooforectomia (Taylor, 1999). Os sintomas exigiram repetição da cirurgia, e não houve recorrência naquelas tratadas com esquemas combinando estrogênio e progestogênio. Além disso, foram relatados casos de carcinoma endometrial em mulheres com endometriose tratadas com estrogênio sem oposição após histerectomia associada à ooforectomia (Reimnitz, 1988; Soliman, 2004). O fato é raro e pode surgir a partir de endometriose pélvica parcialmente removida. Portanto, deve-se considerar a adição de um progestogênio ao estrogênio na terapia de reposição hormonal de mulheres com endometriose grave tratada cirurgicamente.

A oportunidade ideal para iniciar reposição hormonal após histerectomia com ooforectomia não está definida (American College of Obstetricians and Gynecologists, 1999). Alguns autores defendem retardo de seis semanas para permitir ablação hormonal de qualquer resíduo da doença. Contudo, as evidências a corroborar essa recomendação são insuficientes. Em um ensaio de pequeno porte não foram demonstradas diferenças significativas nas taxas de recorrência de dor pós-operatória quando os hormônios foram iniciados imediatamente após a cirurgia ou posteriormente a ela (Hickman, 1998).

Tratamento da infertilidade relacionada à endometriose

O tratamento clínico utilizado para dor relacionada à endometriose não se mostrou efetivo para aumentar a fecundidade em mulheres com endometriose (Hughes, 2003). A ablação cirúrgica foi sugerida como possivelmente benéfica para as mulheres com infertilidade e endometriose de mínima a leve, embora o efeito tenha sido mínimo (Marcoux, 1997). Outros pesquisadores não observaram benefícios para a fertilidade com a ablação cirúrgica em casos de endometriose leve a moderada. (Parazzini, 1999). A endometriose de moderada a grave pode ser tratada com cirurgia para restaurar a anatomia normal e a função tubária. No entanto, há carência de ensaios bem-desenhados para avaliar o papel da cirurgia na subfertilidade de mulheres com endometriose grave. Por outro lado, as pacientes com endometriose e infertilidade são candidatas a tratamentos para fertilidade, como hiperestimulação ovariana controlada, inseminação intrauterina e FIV (Capítulo 20, p. 545).

REFERÊNCIAS

Adamson GD, Hurd SJ, Pasta DJ, et al: Laparoscopic endometriosis treatment: is it better? Fertil Steril 59:35, 1993
Al-Azemi M, Jones G, Sirkeci F, et al: Immediate and delayed add-back hormonal replacement therapy during ultra long GnRH agonist treatment of chronic cyclical pelvic pain. BJOG 116:1646, 2009
Almog B, Sheizaf B, Shalom-Paz E, et al: Effects of excision of ovarian endometrioma on the antral follicle count and collected oocytes for in vitro fertilization. Fertil Steril 94(6):2340, 2010
Altintas D, Kokcu A, Tosun M, et al: Comparison of the effects of cetrorelix, a GnRH antagonist, and leuprolide, a GnRH agonist, on experimental endometriosis. J Obstet Gynaecol Res 34:1014, 2008
American College of Obstetricians and Gynecologists: Aromatase inhibitors in gynecology. Committee Opinion No. 412, August 2008
American College of Obstetricians and Gynecologists: Endometriosis in adolescents. Committee Opinion No. 310, April 2005
American College of Obstetricians and Gynecologists: Management of adnexal masses. Practice Bulletin No. 83, July 2007
American College of Obstetricians and Gynecologists: Medical management of endometriosis. Practice Bulletin No. 11, December 1999
American Society for Reproductive Medicine: Revised American Society for Reproductive Medicine classification of endometriosis: 1996. Fertil Steril 67:817, 1997
Amsterdam LL, Gentry W, Jobanputra S, et al: Anastrozole and oral contraceptives: a novel treatment for endometriosis. Fertil Steril 84:300, 2005
Anderson GL, Limacher M, Assaf AR, et al: Effects of conjugated equine estrogen in postmenopausal women with hysterectomy: the Women's Health Initiative randomized controlled trial. JAMA 291:1701, 2004
Antonelli A, Simeone C, Zani D, et al: Clinical aspects and surgical treatment of urinary tract endometriosis: our experience with 31 cases. Eur Urol 49:1093, 2006
Arici A, Oral E, Attar E, et al: Monocyte chemotactic protein-1 concentration in peritoneal fluid of women with endometriosis and its modulation of expression in mesothelial cells. Fertil Steril 67:1065, 1997
Arici A, Seli E, Zeyneloglu HB, et al: Interleukin-8 induces proliferation of endometrial stromal cells: a potential autocrine growth factor. J Clin Endocrinol Metab 83:1201, 1998
Arici A, Tazuke SI, Attar E, et al: Interleukin-8 concentration in peritoneal fluid of patients with endometriosis and modulation of interleukin-8 expression in human mesothelial cells. Mol Hum Reprod 2:40, 1996
Athey PA, Diment DD: The spectrum of sonographic findings in endometriomas. J Ultrasound Med 8:487, 1989
Attia GR, Zeitoun K, Edwards D, et al: Progesterone receptor isoform A but not B is expressed in endometriosis. J Clin Endocrinol Metab 85:2897, 2000
Aytan H, Caliskan AC, Demirturk F, et al: Peroxisome proliferator-activated receptor-gamma agonist rosiglitazone reduces the size of experimental endometriosis in the rat model. Aust N Z J Obstet Gynecol 47(4):321, 2007
Azzena A, Litta P, Ferrara A, et al: Rectosigmoid endometriosis: diagnosis and surgical management. Clin Exp Obstet Gynecol 25:94, 1998
Balasch J, Creus M, Fabregues F, et al: Visible and non-visible endometriosis at laparoscopy in fertile and infertile women and in patients with chronic pelvic pain: a prospective study. Hum Reprod 11:387, 1996

Barbieri RL: Hormone treatment of endometriosis: the estrogen threshold hypothesis. Am J Obstet Gynecol 166:740, 1992
Bazot M, Detchev R, Cortez A, et al: Transvaginal sonography and rectal endoscopic sonography for the assessment of pelvic endometriosis: a preliminary comparison. Hum Reprod 18:1686, 2003
Bedaiwy MA, Falcone T: Laboratory testing for endometriosis. Clin Chim Acta 340:41, 2004
Bedaiwy MA, Falcone T, Sharma RK, et al: Prediction of endometriosis with serum and peritoneal fluid markers: a prospective controlled trial. Hum Reprod 17:426, 2002
Beretta P, Franchi M, Ghezzi F, et al: Randomized clinical trial of two laparoscopic treatments of endometriomas: cystectomy versus drainage and coagulation. Fertil Steril 70:1176, 1998
Berkley KJ, Rapkin AJ, Papka RE: The pains of endometriosis. Science 308:1587, 2005
Bielfeld P, Graf M, Jeyendran RS, et al: Effects of peritoneal fluids from patients with endometriosis on capacitated spermatozoa. Fertil Steril 60:893, 1993
Biscaldi E, Ferrero S, Fulcheri E, et al: Multislice CT enteroclysis in the diagnosis of bowel endometriosis. Eur Radiol 17:211, 2007
Bischoff FZ, Simpson JL: Heritability and molecular genetic studies of endometriosis. Hum Reprod Update 6:37, 2000
Blackwell RE: Applications of laser surgery in gynecology. Hype or high tech? Surg Clin North Am 71:1005, 1991
Bontis JN, Vavilis DT: Etiopathology of endometriosis. Ann N Y Acad Sci 816:305, 1997
Braun DP, Muriana A, Gebel H, et al: Monocyte-mediated enhancement of endometrial cell proliferation in women with endometriosis. Fertil Steril 61:78, 1994
Breech LL, Laufer MR: Obstructive anomalies of the female reproductive tract. J Reprod Med 44:233, 1999
Brosens I, Puttemans P, Campo R, et al: Non-invasive methods of diagnosis of endometriosis. Curr Opin Obstet Gynecol 15:519, 2003
Bruner-Tran KL, Osteen KG, Duleba AJ: Simvastatin protects against the development of endometriosis in a nude mouse model. J Clin Endocrinol Metab 94:2489, 2009
Bulun SE, Yang S, Fang Z, et al: Estrogen production and metabolism in endometriosis. Ann N Y Acad Sci 955:75, 2002
Cameron IC, Rogers S, Collins MC, et al: Intestinal endometriosis: presentation, investigation, and surgical management. Int J Colorectal Dis 10:83, 1995
Canis M, Mage G, Wattiez A, et al: The ovarian endometrioma: why is it so poorly managed? Laparoscopic treatment of large ovarian endometrioma: why such a long learning curve? Hum Reprod 18:5, 2003
Carbognin G, Guarise A, Minelli L, et al: Pelvic endometriosis: US and MRI features. Abdom Imaging 29:609, 2004
Carr BR, Breslau NA, Givens C, et al: Oral contraceptive pills, gonadotropin-releasing hormone agonists, or use in combination for treatment of hirsutism: a clinical research center study. J Clin Endocrinol Metab 80:1169, 1995
Chapron C, Chopin N, Borghese B, et al: Surgical management of deeply infiltrating endometriosis: an update. Ann NY Acad Sci 1034:326, 2004
Chapron C, Dubuisson JB, Pansini V, et al: Routine clinical examination is not sufficient for diagnosing and locating deeply infiltrating endometriosis. J Am Assoc Gynecol Laparosc 9:115, 2002
Chapron C, Fauconnier A, Dubuisson JB, et al: Deep infiltrating endometriosis: relation between severity of dysmenorrhoea and extent of disease. Hum Reprod 18:760, 2003
Cho S, Park SH, Choi YS, et al: Expression of cyclooxygenase-2 in eutopic endometrium and ovarian endometriotic tissue in women with severe endometriosis. Gynecol Obstet Invest 69:93, 2010
Choudhary S, Fasih N, Papadatos D, et al: Unusual imaging appearances of endometriosis. AJR Am J Roentgenol 192:1632, 2009
Chwalisz K, Perez MC, Demanno D, et al: Selective progesterone receptor modulator development and use in the treatment of leiomyomata and endometriosis. Endocr Rev 26:423, 2005
Comiter CV: Endometriosis of the urinary tract. Urol Clin North Am 29:625, 2002
Cramer DW, Wilson E, Stillman RJ, et al: The relation of endometriosis to menstrual characteristics, smoking, and exercise. JAMA 255:1904, 1986
Curtis P, Lindsay P, Jackson AE, et al: Adverse effects on sperm movement characteristics in women with minimal and mild endometriosis. Br J Obstet Gynaecol 100:165, 1993

D'Hooghe TM: Clinical relevance of the baboon as a model for the study of endometriosis. Fertil Steril 68:613, 1997

D'Hooghe TM, Bambra CS, Raeymaekers BM, et al: The cycle pregnancy rate is normal in baboons with stage I endometriosis but decreased in primates with stage II and stage III-IV disease. Fertil Steril 66:809, 1996

D'Hooghe TM, Debrock S, Hill JA, et al: Endometriosis and subfertility: is the relationship resolved? Semin Reprod Med 21:243, 2003

Daftary GS, Taylor HS: EMX2 gene expression in the female reproductive tract and aberrant expression in the endometrium of patients with endometriosis. J Clin Endocrinol Metab 89:2390, 2004

Daniels J, Gray R, Hills RK, et al: Laparoscopic uterosacral nerve ablation for alleviating chronic pelvic pain: a randomized controlled trial. JAMA 302:955, 2009

Decker D, Konig J, Wardelmann E, et al: Terminal ileitis with sealed perforation—a rare complication of intestinal endometriosis: case report and short review of the literature. Arch Gynecol Obstet 269:294, 2004

Dictor M, Nelson CE, Uvelius B: Priapism in a patient with endometrioid prostatic carcinoma. A case report. Urol Int 43:245, 1988

Dlugi AM, Miller JD, Knittle J: Lupron depot (leuprolide acetate for depot suspension) in the treatment of endometriosis: a randomized, placebo-controlled, double-blind study. Lupron Study Group. Fertil Steril 54:419, 1990

Dmowski WP, Rana N, Michalowska J, et al: The effect of endometriosis, its stage and activity, and of autoantibodies on in vitro fertilization and embryo transfer success rates. Fertil Steril 63:555, 1995

Douglas C, Rotimi O: Extragenital endometriosis: a clinicopathological review of a Glasgow hospital experience with case illustrations. J Obstet Gynaecol 24:804, 2004

Edmonds DK: Add-back therapy in the treatment of endometriosis: the European experience. Br J Obstet Gynaecol 103(Suppl 14):10, 1996

Edmonds DK, Howell R: Can hormone replacement therapy be used during medical therapy of endometriosis? Br J Obstet Gynaecol 101 (Suppl 10):24, 1994

Efstathiou JA, Sampson DA, Levine Z, et al: Nonsteroidal antiinflammatory drugs differentially suppress endometriosis in a murine model. Fertil Steril 83:171, 2005

Elger W, Bartley J, Schneider B, et al: Endocrine pharmacological characterization of progesterone antagonists and progesterone receptor modulators with respect to PR-agonistic and antagonistic activity. Steroids 65:713, 2000

Eskenazi B, Warner ML: Epidemiology of endometriosis. Obstet Gynecol Clin North Am 24:235, 1997

Eskenazi B, Warner M, Bonsignore L, et al: Validation study of nonsurgical diagnosis of endometriosis. Fertil Steril 76:929, 2001

Fauconnier A, Chapron C, Dubuisson JB, et al: Relation between pain symptoms and the anatomic location of deep infiltrating endometriosis. Fertil Steril 78:719, 2002

Fedele L, Bianchi S, Bocciolone L, et al: Buserelin acetate in the treatment of pelvic pain associated with minimal and mild endometriosis: a controlled study. Fertil Steril 59:516, 1993

Fedele L, Bianchi S, Bocciolone L, et al: Pain symptoms associated with endometriosis. Obstet Gynecol 79:767, 1992

Fedele L, Marchini M, Bianchi S, et al: Endometrial patterns during danazol and buserelin therapy for endometriosis: comparative structural and ultrastructural study. Obstet Gynecol 76:79, 1990

Ferrero S, Esposito F, Abbamonte LH, et al: Quality of sex life in women with endometriosis and deep dyspareunia. Fertil Steril 83:573, 2005

Floyd WS: Danazol: endocrine and endometrial effects. Int J Fertil 25:75, 1980

Forbes KL, Thomas FJ: Tissue and endocrine responses to gestrinone and danazol in the treatment of endometriosis. Reprod Fertil Dev 5:103, 1993

Gallo MF, Nanda K, Grimes DA, et al: 20 mcg versus >20 mcg estrogen combined oral contraceptives for contraception. Cochrane Database Syst Rev 2:CD003989, 2005

Gambone JC, Mittman BS, Munro MG, et al: Consensus statement for the management of chronic pelvic pain and endometriosis: proceedings of an expert-panel consensus process. Fertil Steril 78:961, 2002

Garrido N, Krussel JS, Remohi J, et al: Expression and function of 3beta hydroxysteroid dehydrogenase (3beta HSD) type II and corticosteroid binding globulin (CBG) in granulosa cells from ovaries of women with and without endometriosis. J Assist Reprod Genet 19:24, 2002

Gestrinone Italian Study Group: Gestrinone versus a gonadotropin-releasing hormone agonist for the treatment of pelvic pain associated with endometriosis: a multicenter, randomized, double-blind study. Gestrinone Italian Study Group. Fertil Steril 66:911, 1996

Giudice LC, Kao LC: Endometriosis. Lancet 364:1789, 2004

Gleicher N, Dmowski WP, Siegel I, et al: Lymphocyte subsets in endometriosis. Obstet Gynecol 63:463, 1984

Gurates B, Bulun SE: Endometriosis: the ultimate hormonal disease. Semin Reprod Med 21:125, 2003

Gutt CN, Oniu T, Schemmer P, et al: Fewer adhesions induced by laparoscopic surgery? Surg Endosc 18:898, 2004

Hadfield RM, Mardon HJ, Barlow DH, et al: Endometriosis in monozygotic twins. Fertil Steril 68:941, 1997

Halme J, Hammond MG, Hulka JF, et al: Retrograde menstruation in healthy women and in patients with endometriosis. Obstet Gynecol 64:151, 1984

Hammoud A, Gago LA, Diamond MP: Adhesions in patients with chronic pelvic pain: a role for adhesiolysis? Fertil Steril 82:1483, 2004

Haney AF, Muscato J, Weinberg JB: Peritoneal fluid cell populations in infertility patients. Fertil Steril 35:696, 1981

Harada T, Kubota T, Aso T: Usefulness of CA19-9 versus CA125 for the diagnosis of endometriosis. Fertil Steril 78:733, 2002

Harada T, Momoeda M, Taketani Y, et al: Low-dose oral contraceptive pill for dysmenorrhea associated with endometriosis: a placebo-controlled, double-blind, randomized trial. Fertil Steril 90:1583, 2008

Harlow CR, Cahill DJ, Maile LA, et al: Reduced preovulatory granulosa cell steroidogenesis in women with endometriosis. J Clin Endocrinol Metab 81:426, 1996

Hickman TN, Namnoum AB, Hinton EL, et al: Timing of estrogen replacement therapy following hysterectomy with oophorectomy for endometriosis. Obstet Gynecol 91(5 Pt 1):673, 1998

Hinterholzer S, Riss D, Brustmann H: Symptomatic large bowel endometriosis in a woman with a hormonal intrauterine device: a case report. J Reprod Med 52:1055, 2007

Ho HN, Chao KH, Chen HF, et al: Peritoneal natural killer cytotoxicity and CD25+ CD3+ lymphocyte subpopulation are decreased in women with stage III-IV endometriosis. Hum Reprod 10:2671, 1995

Hornstein MD, Harlow BL, Thomas PP, et al: Use of a new CA 125 assay in the diagnosis of endometriosis. Hum Reprod 10:932, 1995a

Hornstein MD, Surrey ES, Weisberg GW, et al: Leuprolide acetate depot and hormonal add-back in endometriosis: a 12-month study. Lupron Add-Back Study Group. Obstet Gynecol 91:16, 1998

Hornstein MD, Yuzpe AA, Burry KA, et al: Prospective randomized double-blind trial of 3 versus 6 months of nafarelin therapy for endometriosis associated pelvic pain. Fertil Steril 63:955, 1995b

Houston DE, Noller KL, Melton LJ III, et al: Incidence of pelvic endometriosis in Rochester, Minnesota, 1970–1979. Am J Epidemiol 125:959, 1987

Hughes E, Fedorkow D, Collins J, et al: Ovulation suppression for endometriosis. Cochrane Database Syst Rev 3:CD000155, 2003

Hughesdon PE: The structure of endometrial cysts of the ovary. J Obstet Gynaecol Br Emp 64:481, 1957

Jansen RP, Russell P: Nonpigmented endometriosis: clinical, laparoscopic, and pathologic definition. Am J Obstet Gynecol 155:1154, 1986

Joki-Erkkila MM, Heinonen PK: Presenting and long-term clinical implications and fecundity in females with obstructing vaginal malformations. J Pediatr Adolesc Gynecol 16:307, 2003

Jones KD, Fan A, Sutton CJ: The ovarian endometrioma: why is it so poorly managed? Indicators from an anonymous survey. Hum Reprod 17:845, 2002

Jones KD, Haines P, Sutton CJ: Long-term follow-up of a controlled trial of laser laparoscopy for pelvic pain. JSLS 5:111, 2001

Jones RC: The effect of a luteinizing hormone-releasing hormone antagonist on experimental endometriosis in the rat. Acta Endocrinol (Copenh) 114:379, 1987

Jones SC: Relative thromboembolic risks associated with COX-2 inhibitors. Ann Pharmacother 39:1249, 2005

Kao LC, Germeyer A, Tulac S, et al: Expression profiling of endometrium from women with endometriosis reveals candidate genes for disease-based implantation failure and infertility. Endocrinology 144:2870, 2003

Kennedy S, Bergqvist A, Chapron C, et al: ESHRE guideline for the diagnosis and treatment of endometriosis. Hum Reprod 20:2698, 2005

Kettel LM, Murphy AA, Morales AJ, et al: Treatment of endometriosis with the antiprogesterone mifepristone (RU486). Fertil Steril 65:23, 1996

Khorram O, Taylor RN, Ryan IP, et al: Peritoneal fluid concentrations of the cytokine RANTES correlate with the severity of endometriosis. Am J Obstet Gynecol 169:1545, 1993

Kiesel L, Schweppe KW, Sillem M, et al: Should add-back therapy for endometriosis be deferred for optimal results? Br J Obstet Gynaecol 103(Suppl 14):15, 1996

Kim YA, Kim MR, Lee JH, et al: Gonadotropin-releasing hormone agonist reduces aromatase cytochrome P450 and cyclooxygenase-2 in ovarian endometrioma and eutopic endometrium of patients with endometriosis. Gynecol Obstet Invest 68:73, 2009

Kitawaki J, Noguchi T, Amatsu T, et al: Expression of aromatase cytochrome P450 protein and messenger ribonucleic acid in human endometriotic and adenomyotic tissues but not in normal endometrium. Biol Reprod 57:514, 1997

Koger KE, Shatney CH, Hodge K, et al: Surgical scar endometrioma. Surg Gynecol Obstet 177:243, 1993

Konincks PR, Braet P, Kennedy SH, et al: Dioxin pollution and endometriosis in Belgium. Hum Reprod, 9:1001, 1994

Konincks PR, Meuleman C, Demeyere S, et al: Suggestive evidence that pelvic endometriosis is a progressive disease, whereas deeply infiltrating endometriosis is associated with pelvic pain. Fertil Steril 55:759, 1991

Konincks PR, Meuleman C, Oosterlynck D, et al: Diagnosis of deep endometriosis by clinical examination during menstruation and plasma CA-125 concentration. Fertil Steril 65:280, 1996

Korner M, Burckhardt E, Mazzucchelli L: Higher frequency of chromosomal aberrations in ovarian endometriosis compared to extragonadal endometriosis: a possible link to endometrioid adenocarcinoma. Mod Pathol 19:1615, 2006

Küpker W, Felberbaum RE, Krapp M, et al: Use of GnRH antagonists in the treatment of endometriosis. Reprod Biomed Online 5:12, 2002

Lebovic DI, Mwenda JM, Chai DC, et al: PPAR-gamma receptor ligand induces regression of endometrial explants in baboons: a prospective, randomized, placebo-and-drug-controlled study. Fertil Steril 88(4 Suppl):1108, 2007

Lessey BA, Castelbaum AJ, Sawin SW, et al: Aberrant integrin expression in the endometrium of women with endometriosis. J Clin Endocrinol Metab 79:643, 1994

Levine D, Brown DL, Andreotti RF, et al: Management of asymptomatic ovarian and other adnexal cysts imaged at US: Society of Radiologists in Ultrasound Consensus Conference Statement. Radiology 256(3):943, 2010

Leyendecker G, Kunz G, Herbertz M, et al: Uterine peristaltic activity and the development of endometriosis. Ann N Y Acad Sci 1034:338, 2004

Ling FW: Randomized controlled trial of depot leuprolide in patients with chronic pelvic pain and clinically suspected endometriosis. Obstet Gynecol 93:51, 1999

Liu X, Yuan L, Shen F, et al: Patterns of and risk factors for recurrence in women with ovarian endometriomas. Obstet Gynecol 109(6):1411, 2007

Lockhat FB, Emembolu JO, et al: The efficacy, side-effects and continuation rates in women with symptomatic endometriosis undergoing treatment with an intra-uterine administered progestogen (levonorgestrel): a 3 year follow-up. Obstet Gynecol Surv 60:443, 2005

Mahmood TA, Templeton A: Prevalence and genesis of endometriosis. Hum Reprod 6:544, 1991

Mais V, Ajossa S, Piras B, et al: Treatment of nonendometriotic benign adnexal cysts: a randomized comparison of laparoscopy and laparotomy. Obstet Gynecol 86:770, 1995

Malinak LR, Buttram VC Jr, Elias S, et al: Heritage aspects of endometriosis. II. Clinical characteristics of familial endometriosis. Am J Obstet Gynecol 137:332, 1980

Marchino GL, Gennarelli G, Enria R, et al: Diagnosis of pelvic endometriosis with use of macroscopic versus histologic findings. Fertil Steril 84:12, 2005a

Marchino GL, Gennarelli G, Enria R, et al: Laparoscopic visualization with histologic confirmation represents the best available option to date in the diagnosis of endometriosis. Fertil Steril 84:38, 2005b

Marcoux S, Maheux R, Berube S: Laparoscopic surgery in infertile women with minimal or mild endometriosis. Canadian Collaborative Group on Endometriosis. N Engl J Med 337:217, 1997

Markham SM, Carpenter SE, et al: Extrapelvic endometriosis. Obstet Gynecol Clin North Am 16:193, 1989

Mathias SD, Kuppermann M, Liberman RF, et al: Chronic pelvic pain: prevalence, health-related quality of life, and economic correlates. Obstet Gynecol 87:321, 1996

Mathur S, Peress MR, Williamson HO, et al: Autoimmunity to endometrium and ovary in endometriosis. Clin Exp Immunol 50:259, 1982

Matorras R, Rodriguez F, Pijoan JI, et al: Women who are not exposed to spermatozoa and infertile women have similar rates of stage I endometriosis. Fertil Steril 76:923, 2001

Matsuura K, Ohtake H, Katabuchi H, et al: Coelomic metaplasia theory of endometriosis: evidence from in vivo studies and an in vitro experimental model. Gynecol Obstet Invest 47(Suppl 1):18, 1999

Mayani A, Barel S, Soback S, et al: Dioxin concentrations in women with endometriosis. Hum Reprod 12:373, 1997

McLaren J, Prentice A, Charnock-Jones DS, et al: Vascular endothelial growth factor is produced by peritoneal fluid macrophages in endometriosis and is regulated by ovarian steroids. J Clin Invest 98:482, 1996

McMeekin DS, Tillmanns T: Endometrial cancer: treatment of nodal metastases. Curr Treat Options Oncol 4:121, 2003

Menada MV, Remorgida V, Abbamonte LH, et al: Transvaginal ultrasonography combined with water-contrast in the rectum in the diagnosis of rectovaginal endometriosis infiltrating the bowel. Fertil Steril 89:699, 2008

Meuleman C, Vandenabeele B, Fieuws S, et al: High prevalence of endometriosis in infertile women with normal ovulation and normospermic partners. Fertil Steril 92:68, 2009

Milingos S, Mavrommatis C, Elsheikh A, et al: Fecundity of infertile women with minimal or mild endometriosis. A clinical study. Arch Gynecol Obstet 267:37, 2002

Mitchell AO, Hoffman AP, Swartz SE, et al: An unusual occurrence of endometriosis in the right groin: a case report and review of the literature. Mil Med 156:633, 1991

Moen MH, Schei B: Epidemiology of endometriosis in a Norwegian county. Acta Obstet Gynecol Scand 76:559, 1997

Mol BW, Bayram N, Lijmer JG, et al: The performance of CA-125 measurement in the detection of endometriosis: a meta-analysis. Fertil Steril 70:1101, 1998

Moore J, Copley S, Morris J, et al: A systematic review of the accuracy of ultrasound in the diagnosis of endometriosis. Ultrasound Obstet Gynecol 20:630, 2002

Moore JG, Binstock MA, et al: The clinical implications of retroperitoneal endometriosis. Am J Obstet Gynecol 158:1291, 1988

Moravek MB, Ward EA, Lebovic DI: Thiazolidinediones as therapy for endometriosis: a case series. Gynecol Obstet Invest 68:167, 2009

Mori H, Sawairi M, Nakagawa M, et al: Peritoneal fluid interleukin-1 beta and tumor necrosis factor in patients with benign gynecologic disease. Am J Reprod Immunol 26:62, 1991

Muneyyirci-Delale O, Karacan M: Effect of norethindrone acetate in the treatment of symptomatic endometriosis. Int J Fertil Womens Med 43:24, 1998

Murphy AA: Clinical aspects of endometriosis. Ann N Y Acad Sci 955:1, 2002

Muscato JJ, Haney AF, Weinberg JB: Sperm phagocytosis by human peritoneal macrophages: a possible cause of infertility in endometriosis. Am J Obstet Gynecol 144:503, 1982

Mutter GL, Bergeron C, Deligdisch L, et al: The spectrum of endometrial pathology induced by progesterone receptor modulators. Mod Pathol 21(5):591, 2008

Muzii L, Marana R, Pedulla S, et al: Correlation between endometriosis-associated dysmenorrhea and the presence of typical or atypical lesions. Fertil Steril 68:19, 1997

Namnoum AB, Hickman TN, Goodman SB, et al: Incidence of symptom recurrence after hysterectomy for endometriosis. Fertil Steril 64:898, 1995

Nasir L, Bope ET: Management of pelvic pain from dysmenorrhea or endometriosis. J Am Board Fam Pract 17(Suppl):S43, 2004

Nasu K, Yuge A, Tsuno A, et al: Simvastatin inhibits the proliferation and the contractility of human endometriotic stromal cells: a promising agent for the treatment of endometriosis. Fertil Steril 92:2097, 2009

Nezhat C, Nezhat F: A simplified method of laparoscopic presacral neurectomy for the treatment of central pelvic pain due to endometriosis. Br J Obstet Gynaecol 99:659, 1992

Nezhat C, Santolaya J, Nezhat FR: Comparison of transvaginal sonography and bimanual pelvic examination in patients with laparoscopically confirmed endometriosis. J Am Assoc Gynecol Laparosc 1:127, 1994

Nisolle M, Donnez J: Peritoneal endometriosis, ovarian endometriosis, and adenomyotic nodules of the rectovaginal septum are three different entities. Fertil Steril 68:585, 1997

Noble LS, Takayama K, Zeitoun KM, et al: Prostaglandin E2 stimulates aromatase expression in endometriosis-derived stromal cells. J Clin Endocrinol Metab 82:600, 1997

Odukoya OA, Wheatcroft N, Weetman AP, et al: The prevalence of endometrial immunoglobulin G antibodies in patients with endometriosis. Hum Reprod 10:1214, 1995

Olive DL, Pritts EA: Treatment of endometriosis. N Engl J Med 345:266, 2001

Olive DL, Stohs GF, Metzger DA, et al: Expectant management and hydrotubations in the treatment of endometriosis-associated infertility. Fertil Steril 44:35, 1985a

Olive DL, Weinberg JB, Haney AF: Peritoneal macrophages and infertility: the association between cell number and pelvic pathology. Fertil Steril 44:772, 1985b

Oosterlynck DJ, Meuleman C, Waer M, et al: Immunosuppressive activity of peritoneal fluid in women with endometriosis. Obstet Gynecol 82:206, 1993

Orwoll ES, Yuzpe AA, Burry KA, et al: Nafarelin therapy in endometriosis: long-term effects on bone mineral density. Am J Obstet Gynecol 171:1221, 1994

Osuga Y, Koga K, Tsutsumi O, et al: Role of laparoscopy in the treatment of endometriosis-associated infertility. Gynecol Obstet Invest 53(Suppl 1):33, 2002

Ota H, Igarashi S, Sasaki M, et al: Distribution of cyclooxygenase-2 in eutopic and ectopic endometrium in endometriosis and adenomyosis. Hum Reprod 16:561, 2001

Papavramidis TS, Sapalidis K, Michalopoulos N, et al: Spontaneous abdominal wall endometriosis: a case report. Acta Chir Belg 109:778, 2009

Parazzini F: Ablation of lesions or no treatment in minimal-mild endometriosis in infertile women: a randomized trial. Gruppo Italiano per lo Studio dell'Endometriosi. Hum Reprod 14:1332, 1999

Patel MD, Feldstein VA, Chen DC, et al: Endometriomas: diagnostic performance of US. Radiology 210:739, 1999

Pellicer A, Oliveira N, Ruiz A, et al: Exploring the mechanism(s) of endometriosis-related infertility: an analysis of embryo development and implantation in assisted reproduction. Hum Reprod 10(Suppl 2):91, 1995

Pellicer A, Valbuena D, Bauset C, et al: The follicular endocrine environment in stimulated cycles of women with endometriosis: steroid levels and embryo quality. Fertil Steril 69:1135, 1998

Peters AA, Trimbos-Kemper GC, Admiraal C, et al: A randomized clinical trial on the benefit of adhesiolysis in patients with intraperitoneal adhesions and chronic pelvic pain. Br J Obstet Gynaecol 99:59, 1992

Petta CA, Ferriani RA, Abrao MS, et al: Randomized clinical trial of a levonorgestrel-releasing intrauterine system and a depot GnRH analogue for the treatment of chronic pelvic pain in women with endometriosis. Hum Reprod 20:1993, 2005

Pinkert TC, Catlow CE, Straus R: Endometriosis of the urinary bladder in a man with prostatic carcinoma. Cancer 43:1562, 1979

Pollack R, Gordon PH, Ferenczy A, et al: Perineal endometriosis. A case report. J Reprod Med 35:109, 1990

Possover M, Chiantera V: Isolated infiltrative endometriosis of the sciatic nerve: a report of three patients. Fertil Steril 87(2):417.e17, 2007

Prentice A, Deary AJ, Bland E: Progestagens and anti-progestagens for pain associated with endometriosis. Cochrane Database Syst Rev 2:CD002122, 2000a

Prentice A, Deary AJ, Goldbeck-Wood S, et al: Gonadotrophin-releasing hormone analogues for pain associated with endometriosis. Cochrane Database Syst Rev 2:CD000346, 2000b

Price DT, Maloney KE, Ibrahim GK, et al: Vesical endometriosis: report of two cases and review of the literature. Urology 48:639, 1996

Qiao J, Yeung WS, Yao YQ, et al: The effects of follicular fluid from patients with different indications for IVF treatment on the binding of human spermatozoa to the zona pellucida. Hum Reprod 13:128, 1998

Rabin D, McNeil LW: Pituitary and gonadal desensitization after continuous luteinizing hormone-releasing hormone infusion in normal females. J Clin Endocrinol Metab 51:873, 1980

Ragni G, Somigliana E, Benedetti F, et al: Damage to ovarian reserve associated with laparoscopic excision of endometriomas: a quantitative rather than a qualitative injury. Am J Obstet Gynecol 193:1908, 2005

Redwine DB: Conservative laparoscopic excision of endometriosis by sharp dissection: life table analysis of reoperation and persistent or recurrent disease. Fertil Steril 56:628, 1991

Reich H, McGlynn F: Treatment of ovarian endometriomas using laparoscopic surgical techniques. J Reprod Med 31:577, 1986

Reimnitz C, Brand E, Nieberg RK, et al: Malignancy arising in endometriosis associated with unopposed estrogen replacement. Obstet Gynecol 71:444, 1988

Remorgida V, Ferrero S, Fulcheri E, et al: Bowel endometriosis: presentation, diagnosis, and treatment. Obstet Gynecol Surv 62(7):461, 2007

Rier S, Foster WG: Environmental dioxins and endometriosis. Semin Reprod Med 21: 145, 2003

Rier SE, Martin DC, Bowman RE, et al: Endometriosis in rhesus monkeys (Macaca mulatta) following chronic exposure to 2,3,7,8-tetrachlorodibenzo-p-dioxin. Fundam Appl Toxicol 21:433, 1993

Ripps BA, Martin DC: Correlation of focal pelvic tenderness with implant dimension and stage of endometriosis. J Reprod Med 37:620, 1992

Roberts LM, Redan J, Reich H: Extraperitoneal endometriosis with catamenial pneumothoraces: a review of the literature. JSLS 7:371, 2003

Rock JA, Zacur HA, Dlugi AM, et al: Pregnancy success following surgical correction of imperforate hymen and complete transverse vaginal septum. Obstet Gynecol 59:448, 1982

Rodriguez-Escudero FJ, Neyro JL, Corcostegui B, et al: Does minimal endometriosis reduce fecundity? Fertil Steril 50:522, 1988

Rossouw JE, Anderson GL, Prentice RL, et al: Risks and benefits of estrogen plus progestin in healthy postmenopausal women: principal results From the Women's Health Initiative randomized controlled trial. JAMA 288:321, 2002

Ryan IP, Tseng JF, Schriock ED, et al: Interleukin-8 concentrations are elevated in peritoneal fluid of women with endometriosis. Fertil Steril 63:929, 1995

Ryu JS, Song ES, Lee KH, et al: Natural history and therapeutic implications of patients with catamenial hemoptysis. Resp Med 101(5):1032, 2007

Sainz de la Cuesta R, Eichhorn JH, Rice LW, et al: Histologic transformation of benign endometriosis to early epithelial ovarian cancer. Gynecol Oncol 60:238, 1996

Sainz de la Cuesta R, Izquierdo M, Canamero M, et al: Increased prevalence of p53 overexpression from typical endometriosis to atypical endometriosis and ovarian cancer associated with endometriosis. Eur J Obstet Gynecol Reprod Biol 113:87, 2004

Sampson JA: Peritoneal endometriosis due to menstrual dissemination of endometrial tissue into the peritoneal cavity. Am J Obstet Gynecol 14:442, 1927

Sanfilippo JS, Wakim NG, Schikler KN, et al: Endometriosis in association with uterine anomaly. Am J Obstet Gynecol 154:39, 1986

Satyaswaroop PG, Wartell DJ, Mortel R: Distribution of progesterone receptor, estradiol dehydrogenase, and 20 alpha-dihydroprogesterone dehydrogenase activities in human endometrial glands and stroma: progestin induction of steroid dehydrogenase activities in vitro is restricted to the glandular epithelium. Endocrinology 111:743, 1982

Schattman GL, Grifo JA, Birnbaum S: Laparoscopic resection of a non-communicating rudimentary uterine horn. A case report. J Reprod Med 40:219, 1995

Schenken RS, Asch RH: Surgical induction of endometriosis in the rabbit: effects on fertility and concentrations of peritoneal fluid prostaglandins. Fertil Steril 34:581, 1980

Schenken RS, Asch RH, Williams RF, et al: Etiology of infertility in monkeys with endometriosis: luteinized unruptured follicles, luteal phase defects, pelvic adhesions, and spontaneous abortions. Fertil Steril 41:122, 1984

Sciume C, Geraci G, Pisello F, et al: [Intestinal endometriosis: an obscure cause of cyclic rectal bleeding]. Ann Ital Chir 75:379, 2004

Seli E, Arici A: Endometriosis: interaction of immune and endocrine systems. Semin Reprod Med 21:135, 2003

Sharpe KL, Bertero MC, Vernon MW: Rapid regression of endometriosis by a new gonadotropin-releasing hormone antagonist in rats with surgically induced disease. Prog Clin Biol Res 323:449, 1990

Simpson JL, Elias S, Malinak LR, et al: Heritable aspects of endometriosis. I. Genetic studies. Am J Obstet Gynecol 137:327, 1980

Soliman NF, Evans AJ: Malignancy arising in residual endometriosis following hysterectomy and hormone replacement therapy. J Br Menopause Soc 10:123, 2004

Somigliana E, Ragni G, Benedetti F, et al: Does laparoscopic excision of endometriotic ovarian cysts significantly affect ovarian reserve? Insights from IVF cycles. Hum Reprod 18:2450, 2003

Steck WD, Helwig EB: Cutaneous endometriosis. Clin Obstet Gynecol 9:373, 1966

Steele RW, Dmowski WP, Marmer DJ: Immunologic aspects of human endometriosis. Am J Reprod Immunol 6:33, 1984

Stefansson H, Geirsson RT, Steinthorsdottir V, et al: Genetic factors contribute to the risk of developing endometriosis. Hum Reprod 17:555, 2002

Strathy JH, Molgaard CA, Coulam CB, et al: Endometriosis and infertility: a laparoscopic study of endometriosis among fertile and infertile women. Fertil Steril 38:667, 1982

Strowitzki T, Faustmann T, Gerlinger C, et al: Dienogest in the treatment of endometriosis-associated pelvic pain: a 12-week, randomized, double-blind, placebo-controlled study. Eur J Obstet Gynecol Reprod Biol 151(2):193, 2010

Surrey ES, Hornstein MD: Prolonged GnRH agonist and add-back therapy for symptomatic endometriosis: long-term follow-up. Obstet Gynecol 99:709, 2002

Sutton CJ, Pooley AS, Ewen SP, et al: Follow-up report on a randomized controlled trial of laser laparoscopy in the treatment of pelvic pain associated with minimal to moderate endometriosis. Fertil Steril 68:1070, 1997

Suzuki T, Izumi S, Matsubayashi H, et al: Impact of ovarian endometrioma on oocytes and pregnancy outcome in in vitro fertilization. Fertil Steril 83:908, 2005

Takayama K, Zeitoun K, Gunby RT, et al: Treatment of severe postmenopausal endometriosis with an aromatase inhibitor. Fertil Steril 69:709, 1998

Tasdemir M, Tasdemir I, Kodama H, et al: Effect of peritoneal fluid from infertile women with endometriosis on ionophore-stimulated acrosome loss. Hum Reprod 10:2419, 1995

Taylor M, Bowen-Simpkins P, Barrington J: Complications of unopposed oestrogen following radical surgery for endometriosis. J Obstet Gynaecol 19:647, 1999

Telimaa S, Kauppila A, Ronnberg L, et al: Elevated serum levels of endometrial secretory protein PP14 in patients with advanced endometriosis. Suppression by treatment with danazol and high-dose medroxyprogesterone acetate. Am J Obstet Gynecol 161:866, 1989

Telimaa S, Puolakka J, Ronnberg L, et al: Placebo-controlled comparison of danazol and high-dose medroxyprogesterone acetate in the treatment of endometriosis. Gynecol Endocrinol 1:13, 1987

Thomas EJ, Cooke ID: Successful treatment of asymptomatic endometriosis: does it benefit infertile women? Br Med J (Clin Res Ed) 294:1117, 1987

Tokushige N, Markham R, Russell P, et al: Effect of progestogens and combined oral contraceptives on nerve fibers in peritoneal endometriosis. Fertil Steril 92:1234, 2009

Treloar SA, Bell TA, Nagle CM, et al: Early menstrual characteristics associated with subsequent diagnosis of endometriosis. Am J Obstet Gynecol 202:534, 2010

Treloar SA, O'Connor DT, O'Connor VM, et al: Genetic influences on endometriosis in an Australian twin sample. Fertil Steril 71:701, 1999

Treloar SA, Wicks J, Nyholt DR, et al: Genomewide linkage study in 1,176 affected sister pair families identifies a significant susceptibility locus for endometriosis on chromosome 10q26. Am J Hum Genet 77:365, 2005

Tseng JF, Ryan IP, Milam TD, et al: Interleukin-6 secretion in vitro is up-regulated in ectopic and eutopic endometrial stromal cells from women with endometriosis. J Clin Endocrinol Metab 81:1118, 1996

Ueki M: Histologic study of endometriosis and examination of lymphatic drainage in and from the uterus. Am J Obstet Gynecol 165:201, 1991

U.S. National Institutes of Health Clinical Trials: Study to evaluate the safety of asoprisnil in the treatment of uterine fibroids. May, 2008. Available online through ClinicalTrialsFeeds.org at: http://clinicaltrials.gov/ct2/show/NCT00156208. Accessed July 3, 2010

Varras M, Kostopanagiotou E, Katis K, et al: Endometriosis causing extensive intestinal obstruction simulating carcinoma of the sigmoid colon: a case report and review of the literature. Eur J Gynaecol Oncol 23:353, 2002

Vercellini P, Aimi G, Busacca M, et al: Laparoscopic uterosacral ligament resection for dysmenorrhea associated with endometriosis: results of a randomized, controlled trial. Fertil Steril 80:310, 2003a

Vercellini P, Chapron C, Fedele L, et al: Evidence for asymmetric distribution of sciatic nerve endometriosis. Obstet Gynecol 102:383, 2003b

Vercellini P, Frontino G, De Giorgi O, et al: Continuous use of an oral contraceptive for endometriosis-associated recurrent dysmenorrhea that does not respond to a cyclic pill regimen. Fertil Steril 80:560, 2003c

Vercellini P, Meschia M, De Giorgi O, et al: Bladder detrusor endometriosis: clinical and pathogenetic implications. J Urol 155:84, 1996a

Vercellini P, Trespidi L, Colombo A, et al: A gonadotropin-releasing hormone agonist versus a low-dose oral contraceptive for pelvic pain associated with endometriosis. Fertil Steril 60:75, 1993

Vercellini P, Trespidi L, De Giorgi O, et al: Endometriosis and pelvic pain: relation to disease stage and localization. Fertil Steril 65:299, 1996b

Vercellini P, Vendola N, Bocciolone L, et al: Reliability of the visual diagnosis of ovarian endometriosis. Fertil Steril 56:1198, 1991

Vernon MW, Beard JS, Graves K, et al: Classification of endometriotic implants by morphologic appearance and capacity to synthesize prostaglandin F. Fertil Steril 46:801, 1986

Vessey MP, Villard-Mackintosh L, Painter R: Epidemiology of endometriosis in women attending family planning clinics. BMJ 306:182, 1993

Vilos GA, Vilos AW, Haebe JJ: Laparoscopic findings, management, histopathology, and outcome of 25 women with cyclic leg pain. J Am Assoc Gynecol Laparosc 9:145, 2002

Vinatier D, Orazi G, Cosson M, et al: Theories of endometriosis. Eur J Obstet Gynecol Reprod Biol 96:21, 2001

Von Rokitansky C: Ueber Uterusdrusen-neubuildung in Uterus and Ovarilsarcomen. Z Ges Aerzte Wein 37:577, 1860

Waller KG, Lindsay P, Curtis P, et al: The prevalence of endometriosis in women with infertile partners. Eur J Obstet Gynecol Reprod Biol 48:135, 1993

Walter AJ, Hentz JG, Magtibay PM, et al: Endometriosis: correlation between histologic and visual findings at laparoscopy. Am J Obstet Gynecol 184:1407, 2001

Wang G, Tokushige N, Russell P, et al: Hyperinnervation in intestinal deep infiltrating endometriosis. J Minim Invasive Gynecol 16:713, 2009

Watanabe M, Kamiyama G, Yamazaki K, et al: Anal endosonography in the diagnosis and management of perianal endometriosis: report of a case. Surg Today 33:630, 2003

Wickramasekera D, Hay DJ, Fayz M: Acute small bowel obstruction due to ileal endometriosis: a case report and literature review. J R Coll Surg Edinb 44:59, 1999

Wiegratz I, Kuhl H: Long-cycle treatment with oral contraceptives. Drugs 64:2447, 2004

Wilson ML, Farquhar CM, Sinclair OJ, et al: Surgical interruption of pelvic nerve pathways for primary and secondary dysmenorrhoea. Cochrane Database Syst Rev 2:CD001896, 2000

Wilson TJ, Hertzog PJ, Angus D, et al: Decreased natural killer cell activity in endometriosis patients: relationship to disease pathogenesis. Fertil Steril 62:1086, 1994

Wright J, Lotfallah H, Jones K, et al: A randomized trial of excision versus ablation for mild endometriosis. Fertil Steril 83:1830, 2005

Yuen PM, Yu KM, Yip SK, et al: A randomized prospective study of laparoscopy and laparotomy in the management of benign ovarian masses. Am J Obstet Gynecol 177:109, 1997

Zeitoun KM, Bulun SE: Aromatase: a key molecule in the pathophysiology of endometriosis and a therapeutic target. Fertil Steril 72:961, 1999

Zeitoun K, Takayama K, Sasano H, et al: Deficient 17 beta-hydroxysteroid dehydrogenase type 2 expression in endometriosis: failure to metabolize 17 beta-estradiol. J Clin Endocrinol Metab 83:4474, 1998

Zhu L, Wong F, Lang JH: Perineal endometriosis after vaginal delivery—clinical experience with 10 patients. Aust N Z J Obstet Gynaecol 42:565, 2002

Zullo F, Palomba S, Zupi E, et al: Effectiveness of presacral neurectomy in women with severe dysmenorrhea caused by endometriosis who were treated with laparoscopic conservative surgery: a 1-year prospective randomized double-blind controlled trial. Am J Obstet Gynecol 189:5, 2003

Zupi E, Marconi D, Sbracia M, et al: Add-back therapy in the treatment of endometriosis-associated pain. Fertil Steril 82:1303, 2004

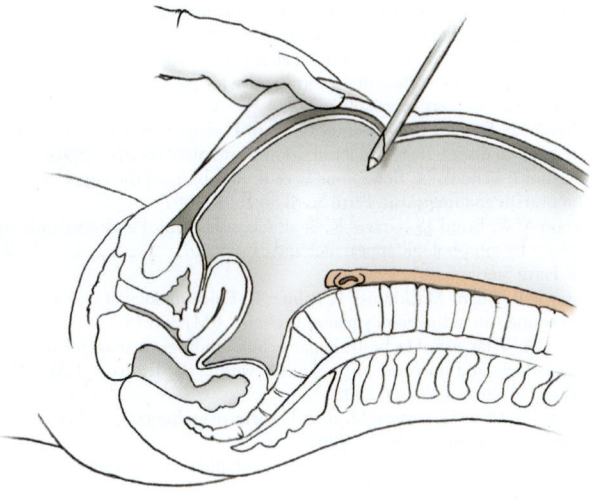

CAPÍTULO 11

Dor Pélvica

FISIOPATOLOGIA DA DOR 304
DOR AGUDA 306
DOR CRÔNICA 309
DISMENORREIA 318
DISPAREUNIA 319
DISÚRIA 320
DISTÚRBIOS FUNCIONAIS DO INTESTINO 322
ETIOLOGIAS MUSCULOESQUELÉTICAS 323
ETIOLOGIAS NEUROLÓGICAS 327
REFERÊNCIAS 328

A dor localizada no abdome e na pelve é uma das queixas mais comuns de pacientes. Além do custo humano relacionado com o sofrimento que causa, os resultados econômicos podem ser mensurados em bilhões de dólares em custos medicinais além de perda de produtividade. Diagnóstico acurado e tratamento efetivo são meios de reduzir esses custos.

A dor é subjetiva, frequentemente ambígua e, portanto, difícil de diagnosticar e tratar. Assim, os médicos devem conhecer os mecanismos subjacentes à percepção humana da dor, que envolvem interações complexas físicas, bioquímicas, emocionais e sociais. Os profissionais da saúde têm o dever de buscar fontes orgânicas para a dor, mas é igualmente importante evitar sobretratar doenças ou lesões menores ou de curta duração.

FISIOPATOLOGIA DA DOR

A dor é um mecanismo de proteção que alerta sobre uma ameaça imediata e determina o afastamento de algum estímulo nocivo. A dor geralmente é seguida por resposta emocional e por efeitos comportamentais inevitáveis, geralmente tão importantes quanto a própria dor. A mera ameaça de dor pode desencadear reações mesmo não havendo lesão de fato.

Quando classificada, a dor pode ser considerada *somática* ou *visceral*, dependendo do tipo de fibras nervosas aferentes envolvidas. Além disso, a dor é descrita em função das fases fisiológicas que a produzem e pode ser definida como *inflamatória* ou *neuropática* (Kehlet, 2006). Ambas as classificações são úteis no diagnóstico das causas subjacentes da dor e na escolha do tratamento eficaz.

▪ Dor somática

A dor somática origina-se de nervos aferentes do sistema nervoso somático que inerva peritônio parietal, pele, músculos e tecidos subcutâneos (Fig. 23-3, p. 611). A dor somática é caracteristicamente aguda e localizada. É encontrada tanto à direita quanto à esquerda dentro do dermátomo correspondendo à inervação dos tecidos envolvidos (Fig. 11-1).

▪ Dor visceral

A dor visceral tem origem em fibras aferentes do sistema nervoso autônomo que transmite informações das vísceras e do peritônio visceral. Os estímulos nocivos normalmente são estiramento, distensão, isquemia, necrose ou espasmos dos órgãos abdominais. As fibras aferentes viscerais que transferem esses estímulos são esparsas. Consequentemente, o estímulo sensorial difuso resultante leva à dor normalmente descrita como generalizada e obtusa.

A dor visceral com frequência localiza-se na linha mediana, uma vez que a inervação visceral dos órgãos abdominais geralmente é bilateral (Flasar, 2006). Além disso os aferentes viscerais seguem uma distribuição segmentar, e a dor visceral costuma ser localizada pelo córtex sensorial do cérebro em um nível aproximado da medula espinal determinado pela origem embriológica do órgão envolvido. Por exemplo, as patologias em órgãos viscerais medianos, como intestino delgado, apêndice e ceco, causam dor referida à região periumbilical. Por outro lado, as doenças em órgãos viscerais posteriores, como colo e porções intraperitoneais do trato geniturinário, causam dor na linha média das regiões suprapúbica ou hipogástrica (Gallagher, 2004).

As fibras viscerais aferentes são pouco mielinizadas, e os potenciais de ação se disseminam com facilidade para esti-

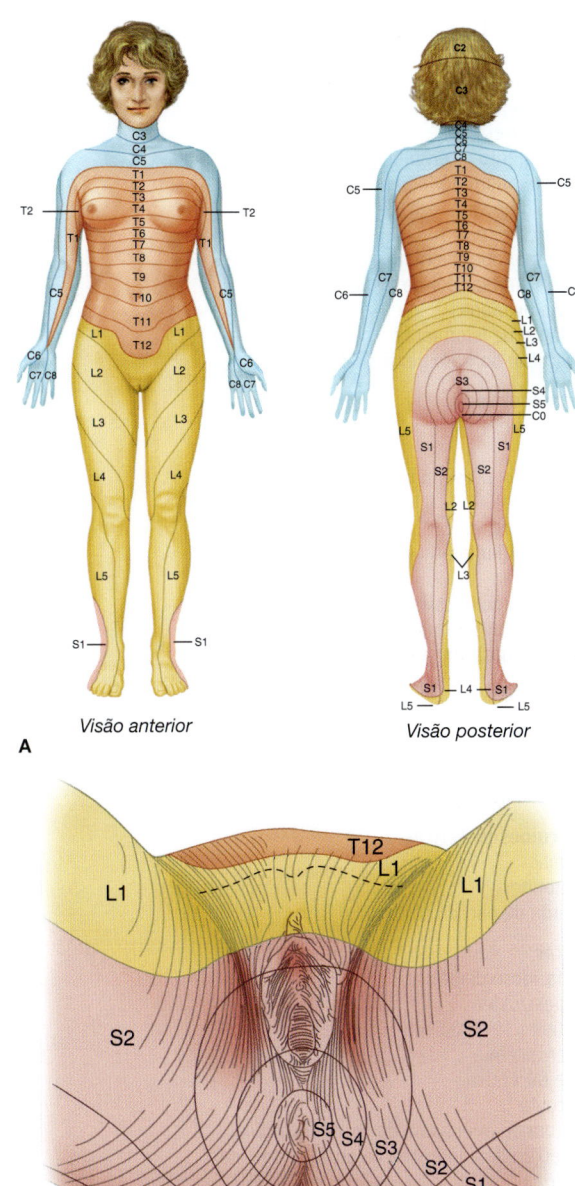

FIGURA 11-1 Diagrama de dermátomos. Dermátomo é uma área de pele inervada por um único nervo espinal. **A**. Dermátomos corporais. **B**. Dermátomos perineais. (*Redesenhada a partir de Rogers, 2000, com permissão.*)

mular os nervos somáticos adjacentes. Como resultado, a dor visceral algumas vezes é referida aos dermátomos que correspondem a essas fibras nervosas somáticas adjacentes (Giamberardino, 2003). Além disso, os nervos periféricos somáticos e viscerais frequentemente fazem sinapse com a medula espinal nos mesmos neurônios do corno dorsal. Esses neurônios, por sua vez, transmitem a informação sensorial para o cérebro. O córtex reconhece o sinal como vindo do mesmo dermátomo, independentemente de sua origem visceral ou somática. Esse fenômeno, denominado *convergência viscerossomática*, pode levar à dificuldade da paciente de distinguir entre dor de órgão interno e dor de parede abdominal ou de soalho pélvico (Fig. 11-2) (Perry, 2003).

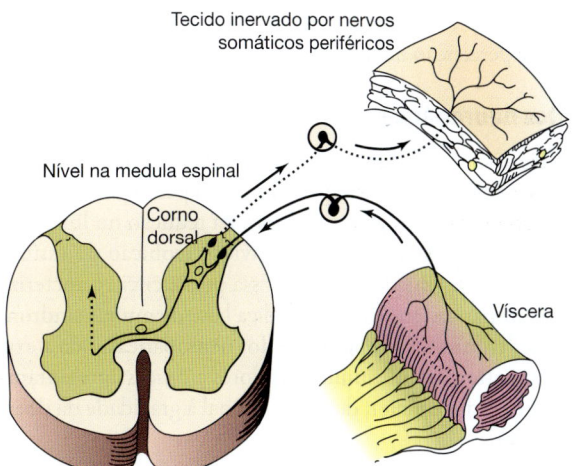

FIGURA 11-2 Convergência viscerossomática. Impulsos de dor com origem em uma víscera podem chegar a neurônios do corno dorsal que façam sinapse concomitante com nervos somáticos periféricos. Esses impulsos podem, então, ser percebidos pelo cérebro como originados de fonte somática periférica, como músculo ou pele, e não de uma víscera comprometida. (*Redesenhada a partir de Perry, 2000, com permissão*).

■ Dor inflamatória

Na dor aguda, o estímulo nocivo, como corte de faca, queimadura ou esmagamento, ativa os receptores sensoriais da dor, mais precisamente chamados de *nociceptores*. Os potenciais de ação cursam da periferia para os neurônios do corno dorsal na medula espinal. Nesse momento, os arcos reflexos podem levar à contração muscular imediata, que afasta e protege o corpo do dano. Além disso, dentro da medula espinal, a informação sensorial é amplificada ou atenuada, podendo então ser transmitida para o cérebro. No córtex, ela é reconhecida como dor (Janicki, 2003). Após a eliminação do estímulo agudo, a atividade do nociceptor reduz-se rapidamente.

Se houver lesão tecidual, normalmente ocorre inflamação. Líquidos corporais em conjunto com proteínas e células inflamatórias são levados ao local da lesão para reduzir o dano tecidual. Como as células e a maior parte das proteínas inflamatórias são grandes demais para atravessar o endotélio normal, há necessidade de vasodilatação e aumento da permeabilidade capilar para que se observe essa reação. Os mediadores químicos desse processo são as prostaglandinas, liberadas pelo tecido atingido, e as citocinas produzidas por leucócitos e células endoteliais. Entre as citocinas estão interleucinas, fatores de necrose de tecido e interferonas. Esses mediadores sensoriais são liberados nos tecidos afetados e reduzem o limiar de condução dos nociceptores nesses tecidos. Esse processo é denominado *sensibilização periférica*. De forma semelhante, os neurônios dentro da medula espinal apresentam aumento da excitabilidade, denominada *sensibilização central*. Como resultado, dentro dos tecidos inflamados, a percepção da dor é aumentada em relação à intensidade do estímulo externo (Kehler, 2006). À medida que a inflamação cede e ocorre o processo de cura, o aumento da sensibilidade aos estímulos e, consequentemente, a maior percepção de dor também cedem.

Dor neuropática

Em algumas indivíduos, o estímulo nocivo mantido pode levar à sensibilização central persistente e à perda permanente da inibição neuronal. Como resultado, há redução no limiar para o estímulo da dor apesar de ter havido resolução do estímulo desencadeante (Butrick, 2003). Essa persistência caracteriza a dor neuropática, que é considerada a base de muitas síndromes de dores crônicas. O conceito de dor neuropática ajuda a explicar, em parte, por que muitas das dores crônicas apresentam-se com intensidade maior, desproporcional à gravidade da doença coexistente.

Durante sensibilização central, os neurônios nos segmentos da medula espinal acima ou abaixo daqueles inicialmente afetados finalmente podem ser envolvidos. Esse fenômeno resulta em dor crônica que pode ser referida ao longo de vários segmentos da medula espinal.

Assim, ao avaliar pacientes com dor crônica, o médico pode encontrar uma reação inflamatória em curso. Nesses casos, a dor inflamatória predomina e o tratamento deve ser dirigido à resolução do quadro inflamatório subjacente. Entretanto, para muitos pacientes a investigação revela patologia mínima ou inexistente. Nesses casos a dor é dita neuropática e o tratamento deve se concentrar no controle dos sintomas dolorosos.

DOR AGUDA

As dores agudas no abdome inferior e na pelve são queixas comuns. A definição varia de acordo com a duração, mas, em geral, o desconforto está presente há menos de sete dias. As causas de dor aguda no abdome inferior e na pelve são inúmeras e anamnese completa com exame físico minucioso podem ajudar a reduzir as causas possíveis (Tabela 11-1).

Diagnóstico

O objetivo é chegar a um diagnóstico acurado e oportuno, o que assegura melhores resultado clínico e prognóstico à paciente. Consequentemente, deve-se tentar obter a história clínica enquanto se realiza a primeira etapa do exame físico, ou seja, a inspeção da paciente. Devem ser observados seu aspecto geral e características físicas e emocionais específicas. Embora anamnese e exame físico sejam descritos separadamente a seguir, no ambiente clínico devem ser realizados quase simultaneamente para que se obtenham os melhores resultados.

Anamnese

Além da história clínica e cirúrgica completa, é essencial obter a descrição oral da dor e seus fatores associados. Por exemplo, a duração pode ser informativa, e a dor com instalação súbita frequentemente está associada à torção, ruptura ou isquemia de órgão.

A natureza da dor talvez agregue valor. As pacientes com patologia aguda envolvendo vísceras pélvicas tendem a descre-

TABELA 11-1 Etiologias de dor aguda no abdome inferior e na pelve

Ginecológicas
Dismenorreia
Abortamento incompleto ou completo
Doença inflamatória pélvica
Torção de ovário
Gravidez ectópica
Abscesso tubo-ovariano
Mittelschmerz (dor da ovulação)
Massa ovariana
Prolapso de leiomioma
Obstrução do trato genital inferior

Gastrintestinais
Gastrenterite
Colite
Doença do intestino irritável
Apendicite
Diverticulite
Doença inflamatória intestinal
Constipação
Obstrução do intestino delgado
Isquemia mesentérica
Cânceres gastrintestinais

Urológicas
Cistite
Pielonefrite
Litíase urinária
Abscesso perinéfrico

Musculoesqueléticas
Hérnia
Peritonite
Trauma de parede abdominal

Outras
Cetoacidose diabética
Herpes-zóster
Abstinência de opioide
Hipercalcemia
Crise falcêmica
Vasculite
Ruptura de aneurisma da aorta abdominal
Dissecção de aneurisma da aorta abdominal
Porfiria
Toxicidade por metais pesados

ver a dor *visceral* na linha média como difusa, surda, constante ou espasmódica. As pacientes podem trocar repetidamente de posição para encontrar uma que seja confortável. Um exemplo seria a dor difusa periumbilical na linha média no início do quadro de apendicite.

A patologia pélvica subjacente pode se estender a partir da víscera ao peritônio parietal adjacente. Nesses casos, encontra-se dor somática aguda, frequentemente localizada, unilateral e concentrada em um dermátomo específico. Utilizando novamente a apendicite como exemplo, a migração clássica da dor para o local de irritação peritoneal no quadrante superior direito ilustra a dor somática aguda. Em outras circunstâncias, a dor aguda e localizada talvez não se origine no peritônio parietal, mas sim de patologia de músculos específicos ou em áreas isoladas da pele ou de tecidos subcutâneos. Em qualquer dos casos, na presença de dor somática, as pacientes classicamente se mantêm imóveis para evitar movimentar peritônio, músculo ou pele afetados.

A dor em cólica pode refletir obstrução intestinal por aderência, neoplasia, fezes ou hérnia. Também pode ser resultante de aumento da peristalse em pacientes com síndrome do intestino irritável (SII), doença intestinal inflamatória ou gastrenterite infecciosa. Alternativamente, as cólicas podem se seguir a contrações uterinas intensas para expulsão dos produtos da concepção, prolapso de leiomiomas submucosos ou pólipos endometriais. Além disso, cálculos nas vias urinárias inferiores podem produzir espasmos durante sua passagem.

Os sintomas associados também podem direcionar o diagnóstico. Por exemplo, ausência de disúria, de hematúria e de frequência ou urgência excluem patologia urinária, na maioria dos casos. Em geral, as causas ginecológicas estão associadas a sangramento vaginal, leucorreia, dispareunia ou amenorreia. A exclusão de diarreia, constipação ou sangramento gastrintestinal reduz a probabilidade de doença gastrintestinal.

Os vômitos, entretanto, são menos esclarecedores, embora a sequência de sua ocorrência em relação à dor possa ser útil. No abdome agudo cirúrgico, se houver vômitos, eles costumam ocorrer como resposta à dor e são resultantes de estimulação vagal. Em regra, esse vômito é intenso e evolui sem náuseas. Por exemplo, foram observados náusea e vômitos em aproximadamente 75% dos casos com torção de anexos (Descargues, 2001; Huchon, 2010). Portanto, a instalação aguda de dor unilateral intensa associada a uma massa dolorosa em topografia de anexo em paciente com náusea e vômitos deve alertar o médico para a possibilidade de torção de anexo. Por outro lado, se o vômito ocorre antes da instalação da dor, a probabilidade de abdome cirúrgico é menor (Miller, 2006).

Em geral, dor ou sensibilidade à palpação bem-localizadas, persistentes por mais de seis horas e sem alívio com uso de analgésicos, indicam maior probabilidade de patologia peritoneal aguda.

Exame físico

Aspecto geral. O exame se inicia com a observação da paciente enquanto se obtém a história clínica. A aparência geral da mulher, incluindo expressão facial, presença de diaforese, coloração da pele (palidez) e grau de agitação com frequência indicam a urgência do problema clínico.

Sinais vitais. Temperatura elevada, taquicardia e hipotensão definem a necessidade de avaliação imediata, uma vez que sua presença indica maior risco de patologia intra-abdominal. A febre baixa constante é comum nos quadros inflamatórios, como diverticulite e apendicite, e temperaturas mais altas são observadas na presença de doença inflamatória pélvica (DIP), peritonite avançada ou pielonefrite.

Na avaliação de frequência cardíaca e pressão arterial, quando houver suspeita de hipovolemia intravascular, deve-se testar se há alterações ortostáticas. Diz-se que há hipovolemia quando se detecta aumento de 30 batimentos por minuto, ou queda na pressão arterial sistólica de 20 mmHg, ou ambas, um minuto após a paciente ter passado de decúbito para a posição em pé. Caso o teste seja positivo, talvez haja necessidade de instalar acesso venoso e iniciar reidratação antes da conclusão do exame. No entanto, certos distúrbios neurológicos e medicamentos, como antidepressivos tricíclicos e anti-hipertensivos, também podem produzir alterações ortostáticas similares na pressão arterial.

Exame do abdome. A inspeção do abdome deve se concentrar na detecção de cicatrizes cirúrgicas, que aumentam a possibilidade de obstrução intestinal provocada por aderências ou hérnia incisional. Além disso, é possível observar distensão abdominal nos casos com obstrução ou perfuração intestinal, ou ascite. Após a inspeção, com a ausculta do abdome pode-se identificar sons intestinais hiperativos ou muito altos característicos de obstrução intestinal. Já os sons hipoativos proporcionam menos informações diagnósticas.

A palpação do abdome serve para explorar sistematicamente cada quadrante abdominal e deve iniciar-se longe da área indicada como dolorosa. A irritação peritoneal é sugerida por aumento da sensibilidade ou pela presença de rigidez abdominal que ocorre em razão de espasmo ou defesa reflexa involuntários dos músculos abdominais.

Exame da pelve. Em geral, o exame da pelve é realizado nas mulheres em idade fértil, uma vez que as patologias ginecológicas e as complicações de gravidez são causas comuns de dor nessa faixa etária. A decisão de realizar esse exame nas pacientes geriátricas e pediátricas deve ser tomada com base na informação clínica.

Entre os achados, descarga vaginal purulenta ou cervicite indicam a possibilidade de DIP (Capítulo 3, p. 93). O sangramento vaginal pode ter origem em complicações de gravidez, neoplasia benigna ou maligna do trato reprodutivo ou trauma vaginal agudo. Gravidez, leiomiomas e adenomiose são causas comuns de aumento uterino, e as duas últimas também podem gerar amolecimento uterino. A dor à mobilização do colo uterino indica irritação peritoneal, podendo ser encontrada na presença de DIP, apendicite, diverticulite e sangramento intra-abdominal. A presença de massa anexial sensível à palpação pode indicar gravidez ectópica, abscesso tubo-ovariano ou cisto ovariano com torção, hemorragia ou ruptura. Alternativamente, uma massa sensível à palpação pode ser um abscesso não ginecológico, tal como o que envolve o apêndice ou divertículos do colo. O exame retal pode agregar informações em relação à origem e ao tamanho das massas pélvicas, bem como a possibilidade de patologias colorretais. O teste de guáiaco para sangue oculto nas fezes, embora menos sensível quando não realizado em série, ainda está indicado em muitas pacientes (Rockey, 2005). São exemplos, aquelas que se queixem de sangramento retal, dor ao defecar ou alteração significativa no ritmo intestinal.

Nas unidades de atendimento emergencial, as mulheres com dor aguda talvez tenham que aguardar entre sua avaliação inicial e os exames complementares subsequentes. Para essas pacientes, a literatura recente preconiza a administração precoce de analgesia. O receio de que a analgesia pudesse mascarar os sintomas prejudicando um diagnóstico preciso não se confirmou (McHale, 2001; Pace, 1996). Por esse motivo, com exceção dos casos com hipotensão significativa ou alergia medicamentosa, o sulfato de morfina deve ser administrado judiciosamente nesses quadros.

Exames laboratoriais

Não obstante os benefícios de anamnese e exame físico completos, sua sensibilidade para diagnosticar a causa da dor abdominal é baixa (Gerhardt, 2005). Consequentemente, é comum a solicitação de exames laboratoriais diagnósticos. Nas mulheres com dor abdominal aguda, as complicações de gravidez são comuns. Recomenda-se dosagem urinária ou sérica da gonadotrofina coriônica humana β (β-hCG, de *human chorionic gonadotropin* β) nas pacientes em idade reprodutiva sem histórico de histerectomia. O hemograma completo pode ajudar a avaliar uma eventual hemorragia, tanto uterina quanto intra-abdominal, além de investigar a possibilidade de infecção. O exame de urina pode ser usado para investigar a possibilidade de urolitíase ou de cistite. Além disso, a avaliação microscópica e a cultura de descarga vaginal podem ajudar a confirmar casos clinicamente suspeitos de DIP.

Imagem radiológica

Ultrassonografia. Para as mulheres com dor pélvica aguda, há diversas opções de técnicas de imagem disponíveis. Entretanto, as ultrassonografias transvaginal e transabdominal são as modalidades preferenciais quando houver suspeita de causa obstétrica ou ginecológica (Andreotti, 2009). A ultrassonografia é um exame com alta sensibilidade para detecção de patologia estrutural pélvica. É amplamente disponível, pode ser realizada rapidamente, requer pouco preparo da paciente, é relativamente pouco invasiva e não implica radiação ionizante. Como desvantagem, a qualidade do exame é afetada pela habilidade e experiência do ultrassonografista (Angle, 2010).

Na maioria dos casos, a abordagem transvaginal oferece resolução superior dos órgãos reprodutivos (Cap. 2, p. 38). A ultrassonografia transabdominal ainda poderá ser necessária se útero ou anexos estiverem significativamente aumentados ou se estiverem além do campo de visão da sonda transvaginal. O Doppler colorido durante a ultrassonografia permite avaliar as características vasculares das estruturas pélvicas. Nas mulheres com dor aguda, o acréscimo de estudos com Doppler é particularmente útil quando houver suspeita de torção de anexo ou de gravidez ectópica (Twickler, 2010). A perfuração da parede uterina por dispositivo intrauterino (DIU) e hematômetra causada por obstrução do fluxo menstrual em razão de agenesia mülleriana são causas menos comuns de dor aguda. Para determinar localização do DIU e obter imagens de anomalias müllerianas, entre outras indicações, a ultrassonografia tridimensional (3D) tornou-se exame inestimável (Bermejo, 2010; Moschos, 2011).

Radiografia convencional. Embora com sensibilidade baixa para a maioria dos quadros ginecológicos, as radiografias simples ainda podem ser úteis quando houver suspeita de obstrução ou perfuração intestinal (Leschka, 2007). Alças de intestino delgado dilatadas, níveis hidroaéreos, presença ou ausência de gás no colo ou a identificação de ar livre sob o diafragma são sinais significativos quando se tenta diferenciar entre causas ginecológicas e gastrintestinais de dor aguda.

Tomografia computadorizada. A tomografia computadorizada (TC) e, recentemente, a tomografia computadorizada com multidetector (TCMD) têm sido cada vez mais usadas para avaliar os quadros de dor abdominal aguda em adultos. A TC proporciona a possibilidade de exame global capaz de identificar diversas patologias abdominais e pélvicas com alto grau de confiabilidade (Hsu, 2005). Comparada com outras ferramentas diagnósticas, a TC apresenta desempenho superior na identificação de causas gastrintestinais e urinárias de dor pélvica aguda e de dor no abdome inferior (Andreotti, 2009). A TC renal sem contraste substituiu em grande parte a pielografia intravenosa convencional para diagnóstico de obstrução ureteral. A combinação de contraste oral e intravenoso é preferencial na avaliação de anormalidades gastrintestinais, como apendicite.

A TC apresenta várias vantagens além de sua alta sensibilidade para a maioria dos distúrbios ginecológicos. Pode ser realizada rapidamente; não é prejudicada pela presença de gás, ossos ou obesidade e não depende do operador. Entre suas desvantagens estão indisponibilidade ocasional, custo elevado, impossibilidade de usar meio de contraste em pacientes alérgicos ou com disfunção renal e exposição, ainda que em níveis baixos, à radiação ionizante (Leschka, 2007).

Atualmente, tem-se debatido intensamente sobre a segurança e possível uso excessivo da TC. A maior preocupação é o aumento potencial no risco de câncer diretamente atribuível à radiação ionizante que, se estima, seja ainda maior em pacientes jovens e do sexo feminino (Einstein, 2007). Em geral, considera-se que as doses de radiação nos exames de TC cheguem a ser 100 a 500 vezes superiores àquelas das radiografias convencionais (Smith-Bidman, 2010). Pesquisadores, em uma análise multicêntrica, concluíram que a dose média de radiação para uma TC multifase de abdome e pelve seria de 31 mSv, correlacionada com risco, considerando todo o período de vida, de 4 cânceres a cada 1.000 pacientes (Smith-Bindman, 2009). Como medida de comparação, os profissionais de saúde expostos a risco de exposição repetida à radiação geralmente estão limitados a 100 mSv em cinco anos, sendo permitido o máximo de 50 mSv a cada ano individualmente (Fazel, 2009).

Em um cenário de quadro clínico agudo, os benefícios da TC frequentemente se sobrepõem a esses riscos. Em uma análise realizada na Holanda observou-se que a taxa de diagnósticos falso-positivos de apendicite entre adultos foram reduzidos de 24 para 3% entre 1996 e 2006. Os autores observaram que essa redução esteve correlacionada com a aumento no uso de TC no mesmo intervalo (Raman, 2008). A taxa de apêndices perfurados também foi reduzida de 18 para 5%. Considerando que o diagnóstico falso-positivo de apendicite em mulheres chegou a ser de 42%, certamente essa redução representa melhora nos resultados clínicos.

Ressonância magnética (RM). Se estiver disponível, a RM está se tornando uma ferramenta importante para o diagnóstico de mulheres com dor pélvica aguda caso a ultrassonografia inicial não seja conclusiva. As razões mais comuns para ultrassonografia inconclusiva são obesidade e distorção da anatomia pélvica secundária a leiomiomas volumosos, anomalias müllerianas ou crescimento de tumor exofítico,

Como ferramenta de primeira linha, a RM com frequência é escolhida em gestantes, cuja exposição à radiação ionizante deve ser ainda mais limitada. Entretanto, para a maioria dos quadros agudos, esse exame oferece poucas vantagens sobre a ultrassonografia 3-D ou sobre a TC (Bermejo, 2010; Brown, 2005). A relativa indisponibilidade pode ser uma desvantagem, fora do expediente de trabalho, nos finais de semana ou em hospitais e serviços de emergência de pequeno porte (Brown, 2005).

Laparoscopia

A laparoscopia cirúrgica é o tratamento primário para casos suspeitos de apendicite, torção de anexos ou gravidez ectópica e para casos de cisto ovariano associado à hemorragia sintomática. Além disso, a laparoscopia diagnóstica pode ser útil se nenhuma patologia tiver sido identificada pelos métodos diagnósticos convencionais. No entanto, nas pacientes estáveis com dor abdominal aguda, os exames não invasivos normalmente são totalmente explorados antes de se considerar essa abordagem (Sauerland, 2006).

Decisão de operar. A decisão de proceder à cirurgia nos quadros clínicos de dor pélvica aguda nem sempre é fácil. Se a paciente estiver clinicamente estável, a decisão pode ser tomada oportunamente, com avaliação e pareceres apropriados. Nas pacientes menos estáveis com sinais de irritação peritoneal, possível hemoperitônio, torção de órgão, choque e/ou sepse iminente. A decisão de operar deve ser absoluta a não ser que haja contraindicações clínicas para cirurgia imediata.

DOR CRÔNICA

A dor persistente pode ter origem visceral, somática ou mista. Consequentemente, pode se apresentar de várias formas nas mulheres, incluindo dismenorreia, dispareunia, vulvodínia, dor pélvica crônica (DPC), dor musculoesquelética, cólica intestinal ou disúria. A relação das patologias possivelmente subjacentes a essas formas de dor crônica é extensa, incluindo tanto distúrbios psicológicos quanto orgânicos (Tabela 11-2). Além disso, a patologia em um órgão costuma levar à disfunção em sistemas adjacentes. Portanto, uma mulher com dor crônica pode ter mais de uma causa de dor e sintomas sobrepostos. Assim, uma avaliação abrangente dos diversos sistemas orgânicos e do estado psicológico é essencial para o tratamento completo.

■ Dor pélvica crônica

A dor pélvica crônica é um problema ginecológico comum e Mathias e colaboradores (1996) estimaram em 15% sua prevalência nas mulheres em idade reprodutiva. Não há uma defini-

TABELA 11-2 Causas de dor pélvica crônica nas mulheres

Ginecológicas	Musculoesqueléticas
Endometriose	Hérnias
Adenomiose	Distensão muscular
Leiomiomas	Postura incorreta
Aderências intra-abdominais	Dor miofascial
Massa ovariana	Síndrome do levantador do ânus
Massas anexiais	Fibromiosite
Câncer do trato reprodutivo	Doença articular degenerativa
Prolapso de órgão pélvico	Compressão de vértebras lombares
Pontos-gatilho na musculatura pélvica	Hérnia ou ruptura de disco
Dispositivo contraceptivo intrauterino	Coccidínia
Pólipos endometriais ou endocervicais	Espondilose
Gravidez ectópica crônica	
Síndrome da retenção ovariana	
Síndrome do ovário remanescente	
Cisto peritoneal pós-operatório	
DIP crônica	
Endometrite crônica	
Obstrução do trato genital inferior	
Herniação do ligamento largo	
Síndrome de congestão pélvica	
Urológicas	**Neurológicas**
Infecção crônica do trato urinário	Disfunção neurológica
Dissinergia do detrussor	Encarceramento do nervo cutâneo abdominal
Cistite intersticial	Nevralgia de ílio-hipogástrico, ilioinguinal, cutâneo femoral lateral e/ou genitofemoral
Cistite actínica	Nevralgia do pudendo
Litíase das vias urinárias	Síndrome piriforme
Câncer das vias urinárias	Tumor de medula espinal ou de nervo sacro
Divertículo uretral	
Gastrintestinais	**Outras**
Síndrome do intestino irritável	Transtornos psiquiátricos
Constipação	Agressão física ou abuso sexual
Doença diverticular	Herpes-zóster
Colite	
Doença inflamatória intestinal	
Câncer do trato gastrintestinal	
Doença celíaca	
Obstrução intestinal intermitente crônica	

DIP = doença inflamatória pélvica.

ção universalmente aceita para dor pélvica crônica. No entanto, muitos pesquisadores distinguem-na da dismenorreia e da dispareunia, definindo-a como (1) dor não cíclica que persiste por seis meses ou mais; (2) dor localizada na pelve anatômica, parede anterior do abdome, sobre ou abaixo da cicatriz umbilical ou região lombossacra ou nádegas e (3) dor com intensidade suficiente para causar incapacidade funcional ou levar à intervenção médica (American College of Obstetricians and Gynecologists, 2008).

Etiologia

Há muitas causas de dor pélvica crônica, mas endometriose, leiomiomas sintomáticos e síndrome do intestino irritável são comumente diagnosticados. É importante ressaltar que a endometriose é uma causa frequente de DPC, mas nesse caso os sintomas associados são caracteristicamente cíclicos. O diagnóstico e o tratamento da dor relacionada à endometriose foram discutidos em detalhes no Capítulo 10 (p. 289). A avaliação e o tratamento da dor crônica secundária aos leiomiomas foram descritos no Capítulo 9 (p. 250).

Em muitas pacientes não é possível compreender a fisiopatologia da DPC, sendo possível que haja uma associação significativa com o quadro de dor neuropática, descrito anteriormente (p. 306). Os casos de dor pélvica crônica estão mais associados à síndrome do intestino irritado, cistite intersticial e vulvodínia. Muitos autores consideram que a DPC seja uma síndrome de dor visceral crônica com origem neuropática (Janicki, 2003).

Diagnóstico

Anamnese. Mais do que com muitas outras queixas ginecológicas, a anamnese e o exame físico detalhados são parte integrante do diagnóstico. Inicialmente, pode-se utilizar um questionário de dor pélvica para obter informações. Um modelo foi disponibilizado pela International Pelvic Pain Society e pode ser acessado em: http://www.pelvicpain.org/resources/handform.aspx. Além disso, é possível utilizar uma representação gráfica do corpo humano feminino para que as pacientes assinalem os locais específicos de dor. Um exemplo é o questionário de dor de McGill e sua forma reduzida (McGill Pain Questionnaire and Short Form) (MPQ, MPQ-SF), que combinam uma lista de descritores com um diagrama do corpo humano para marcação dos pontos de dor. Este questionário pode ser acessado em http://www.npcrc.org/usr_doc/adhoc/painsymptom/McGill%20Pain%20Inventory.pdf (Melzack, 1987). No mínimo, a série de perguntas apresentada na Tabela 11-3 pode fornecer informações valiosas.

Além dos questionários, as escalas de dor aprimoram a avaliação da dor, e há diversos tipos disponíveis (Herr, 2004). Dessas, a escala visual analógica (Visual Analog Scale), a classificação em escala numérica (Numerical Rating Scale) e a escala descritiva verbal (Verbal Descriptor Scale) são apresentadas na Figura 11-3.

História obstétrica. A gravidez e o parto podem ser traumáticos para as estruturas neuromusculares e foram associados a prolapso de órgão pélvico, a síndromes de dor miofascial da musculatura do soalho pélvico e à dor na região sinfisial ou na articulação sacroilíaca. Paterson (2009) relatou que 9% das pacientes continuam a sentir dor genital ou pélvica por mais de um ano após o parto. Além disso, lesões nos nervos ilioinguinal ou ílio-hipogástrico durante a incisão de Pfannenstiel no parto cesariano podem causar dor na parede abdominal inferior, mesmo anos após a lesão inicial (Whiteside, 2003). Após o parto, a ocorrência de dor recorrente cíclica e de inchaço na região de incisão de cesariana ou de episiotomia sugere endometriose na própria cicatriz (Fig. 10-5, p. 287). Por outro

TABELA 11-3 Perguntas relevantes na investigação de dor pélvica crônica

Qual é o tipo de sensação dolorosa, sua intensidade e localização?
Quando e como a dor se iniciou e que fatores a modificam?
O que agrava ou melhora sua dor?
Há outros sintomas ou problemas de saúde?
Você tem tido aumento na frequência ou urgência urinária? Notou sangue na sua urina?
Você tem tido náusea, vômitos, diarreia, constipação intestinal ou sangramento retal?
Você tem dor menstrual?
Sua dor teve início como cólica menstrual?
Você já foi operada? Por qual motivo?
Já esteve grávida? Quantas vezes?
Como foi o parto? Foi feita episiotomia?
Que método anticoncepcional você usa ou já usou?
Alguma doença sexualmente transmissível ou infecção pélvica?
Você sente dor com a penetração durante ato sexual?
Você está deprimida ou ansiosa?
Já foi submetida a algum tratamento para transtorno psiquiátrico?
Já sofreu ou está sofrendo algum abuso sexual ou físico?
Sua dor já foi investigada ou tratada de alguma forma?
Algum dos tratamentos prévios produziu qualquer melhora?
Que medicamentos está tomando atualmente?
Como a dor afetou sua qualidade de vida?
O que você imagina, ou teme, esteja causando sua dor?

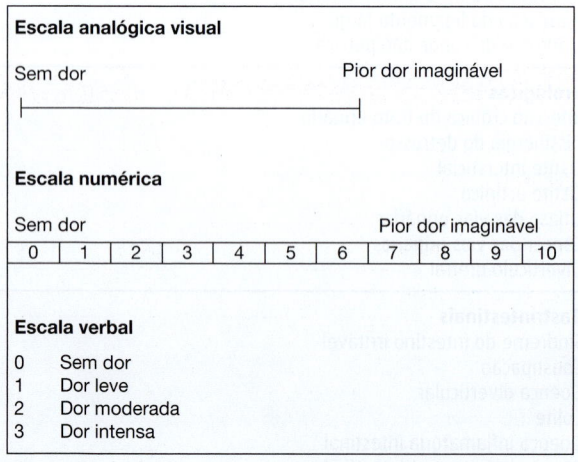

FIGURA 11-3 Escalas para classificação da dor. São apresentadas as escalas visual analógica, numérica e verbal.

lado, em mulheres nulíparas com infertilidade, a dor pode ter origem em endometriose, aderências pélvicas ou doença inflamatória pélvica crônica.

História cirúrgica. A existência de cirurgia abdominal anterior aumenta o risco de aderências pélvicas na mulher, especialmente se tiver havido infecção, sangramento ou exposição de grandes áreas de superfícies peritoneais. Foram encontradas aderências em 40% das pacientes submetidas à laparoscopia para tratamento de dor pélvica crônica com suspeita de origem ginecológica (Sharma, 2011). A incidência de aderências aumenta com o número de cirurgias prévias (Dubuisson, 2010). Finalmente, determinados distúrbios persistem ou recorrem com frequência e, consequentemente, devem ser obtidas informações acerca de cirurgias anteriores para tratamento de endometriose, doença por aderências ou câncer.

História psicossocial. Há associação significativa entre dor pélvica crônica e abuso físico, emocional e sexual (American College of Obstetricians and Gynecologists, 2011; Jamieson, 1997; Lampe, 2000). Em uma metanálise realizada por Paras e colaboradores (2009), demonstrou-se que o abuso sexual está associado a aumento na taxa de diagnóstico ao longo de toda a vida de distúrbios intestinais funcionais, fibromialgia, transtorno convulsivo psicogênico e dor pélvica crônica. Além disso, para algumas mulheres, a dor crônica é uma forma de lidar com o estresse social. Por essas razões, as pacientes devem ser questionadas sobre violência doméstica e satisfação com as relações familiares. Além disso, é essencial pesquisar sintomas de depressão, uma vez que a depressão pode causar ou ser causada por dor pélvica crônica (Tabela 13-5, p. 360).

Exame físico. A etiologia da dor crônica é variada e as informações obtidas com o exame físico com frequência esclarecem sua origem e orientam a solicitação de exames complementares. Em uma paciente com dor crônica, mesmo o exame de rotina pode ser extremamente doloroso. Por exemplo, naquelas com dor neuropática, um toque leve pode desencadear dor. Consequentemente, o exame deve ser realizado lentamente para permitira que haja relaxamento entre cada etapa. Além disso, a paciente deve ser tranquilizada de que poderá solicitar que o exame seja interrompido a qualquer momento.

Entre os termos usados para a descrição dos achados do exame estão *alodinia* e *hiperestesia*. A alodinia é a resposta dolorosa a um estímulo normalmente inofensivo, como o produzido por um cotonete. A hiperalgesia é um resposta extrema a um estímulo doloroso.

Postura e marcha. As mulheres com patologia intraperitoneal podem buscar compensação assumindo determinadas posturas. Essas adaptações podem provocar dor em estruturas musculoesqueléticas (p. 324). Alternativamente, estruturas musculoesqueléticas podem ser o local de dor referida com origem nesses órgãos (Tabela 11-4). Assim, a observação cuidadosa da postura e da marcha é parte integrante da investigação de dor pélvica crônica.

Inicialmente, a mulher é examinada de pé. A postura deve ser avaliada nas visões anterior, posterior e lateral. Na visão posterior, avalia-se escoliose e estabilidade horizontal de ombros, dobras glúteas e dobras dos joelhos. Qualquer assimetria pode refletir distúrbios musculoesqueléticos.

O exame visual lateral pode revelar lordose e cifose concomitantes. Tal combinação foi observada em algumas mulheres com DPC, tendo sido denominada *postura típica da dor pélvica* (PTDP) (Fig. 11-4) (Baker, 1993). Além disso, a ocorrência de desnível anormal dos ossos pélvicos pode ser avaliada pela colocação simultânea da mão espalmada, de ambos os lados, entre as espinhas ilíacas ântero e posterossuperiores (EIAS e EIPS). Em regra, a EIAS encontra-se cerca de 6,5 mm abaixo da altura da EIPS e distâncias maiores sugerem desvio anormal. Os desvios na pelve estão associados à osteoartrite de quadril e outros problemas ortopédicos (Labelle, 2005; Yoshimoto, 2005).

A inspeção anterior deve se concentrar na avaliação da simetria das EIASs, da cicatriz umbilical e dos pontos de apoio do peso. Quando o peso é apoiado predominantemente em uma perna, o membro inferior não dominante em geral apresenta-se com rotação externa e discretamente flexionado na altura do joelho. Além da postura corporal, a parede abdominal anterior e as regiões inguinais também deve ser inspecionadas

TABELA 11-4 Origens musculoesqueléticas da dor pélvica crônica

Estrutura	Inervação	Áreas de dor referida
Quadril	T12-S1	Abdome inferior; região média anterior da coxa; joelho
Ligamentos lombares, facetas/discos	T12-S1	Lombar inferior; região posterior de coxa e panturrilha; abdome inferior; região lateral do tronco; nádegas
Articulações sacroilíacas	L4-S3	Coxa posterior; nádegas; soalho pélvico
Músculos abdominais	T5-L1	Abdome; região anteromedial da coxa; esterno

Músculos pélvicos e lombares
  Iliopsoas
  Piriforme
  Pubococcígeo
  Obturador interno/externo
  Quadrado lombar
	
	L1-L4
	L5-S3
	S1-L4
	L3-S2
	T12-L3
		
		Tronco lateral; abdome inferior; lombar inferior; região anterior da coxa
		Lombar inferior, nádegas; soalho pélvico
		Soalho pélvico; vagina; reto; nádegas
		Soalho pélvico; nádegas; região anterior da coxa
		Tronco lateral anterior; região anterior da coxa; abdome inferior

Modificada de Baker, 1993, com permissão.

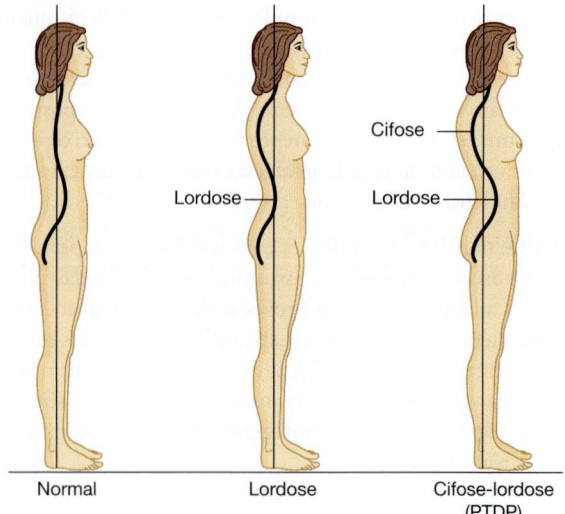

FIGURA 11-4 Lordose e cifose concomitantes são alterações posturais comumente associadas à dor pélvica crônica. PTDP = postura típica de dor pélvica. (*Redesenhada a partir de Howard, 2000, com permissão.*)

buscando por hérnias. Hérnias inguinais e femorais diretas e indiretas com frequência são observadas apenas quando a paciente está de pé. As hérnias que envolvem a parede abdominal anterior e o soalho pélvico estão mais comumente associadas à DPC. Com menos frequência, a *hérnia ciática*, que é a passagem de peritônio e de conteúdos peritoneais pelo forame isquiático maior, e a *hérnia do obturador*, através do canal obturador, também foram raramente descritas como causa de dor (Chang, 2005; Miklos, 1998; Moreno-Egea, 2006; Servant, 1998). A inspeção do peritônio e da vulva com a paciente de pé pode permitir a identificação de varicosidades. Tais lesões frequentemente são assintomáticas ou podem causar desconforto superficial. Também podem coexistir com varicosidades internas. Essas varicosidades internas podem produzir dolorimento pélvico profundo e são a causa subjacente da síndrome de congestão pélvica (p. 317).

Qualquer limitação na mobilidade também pode ser relevante. A paciente deve ser solicitada a curvar-se para frente flexionando a cintura. A limitação na flexão para frente pode indicar doença ortopédica primária ou encurtamento adaptativo dos músculos extensores posteriores. Esse encurtamento é observado com frequência nas mulheres com dor crônica e PTDP (Fig. 11-5). Nesses casos, as pacientes são incapazes de criar uma curva convexa normal com esse movimento.

Fraqueza muscular também pode indicar doença ortopédica. O teste de Trendelenburg, no qual a paciente é solicitada a equilibrar-se sobre um dos pés, pode indicar disfunção dos músculos abdutores do quadril ou da articulação do quadril. No teste positivo, quando a mulher eleva uma perna flexionando o quadril, a crista ilíaca ipsilateral sofre inclinação para baixo.

A marcha também pode ser avaliada solicitando-se à paciente que caminhe pela sala. A *marcha antálgica*, conhecida como claudicação, refere-se à postura ou marcha que reduz o apoio do peso sobre um membro inferior ou sobre uma de suas articulações e implica maior probabilidade de dor musculoesquelética.

Posição supina (decúbito dorsal). A parede abdominal anterior deve ser avaliada buscando-se por cicatrizes abdominais. Tais cicatrizes podem ser locais de hérnia ou de aprisionamento de nervo, além de indicarem a possibilidade de doença por aderência intra-abdominal. Em seguida, procede-se à ausculta para identificar sons e sopros anormais no intestino. A atividade intestinal aumentada pode refletir SII ou doenças inflamatórias. Os sopros devem ser investigados para patologia vascular.

Enquanto na posição supina, a paciente é solicitada a demonstrar com um dos dedos o ponto de dor máxima e depois circular a área total adjacente envolvida. A palpação superficial da parede abdominal anterior realizada pelo médico pode revelar áreas sensíveis ou de tensão muscular, que podem refletir aprisionamento de nervo ou síndromes de dor miofascial (p. 324). Além disso, a dor com a elevação da cabeça e dos ombros, enquanto a musculatura da parede abdominal é tensionada, *sinal de Carnett*, é típica de patologia da parede abdominal anterior. Por outro lado, se a dor tiver origem no interior da cavidade abdominal, o desconforto geralmente se reduz com essa elevação (Thomson, 1991). Ademais, a manobra de Valsalva durante a elevação da cabeça e dos ombros pode evidenciar diástase dos músculos retos abdominais ou hérnias. Na maioria dos casos, a diástase do reto pode ser diferenciada da hérnia ventral. Na diástase, as bordas do músculo reto abdominal podem ser palpadas bilateralmente ao longo de toda a extensão da protrusão. À palpação profunda do abdome inferior talvez seja possível identificar patologia com origem em víscera pélvica. A presença de macicez à percussão ou de onda líquida móvel são sinais que indicam ascite.

Os testes de mobilidade podem agregar informações. Na maioria dos casos, a mulher é capaz de elevar a perna até 80°, a partir da posição horizontal, em direção à cabeça, o que é chamado de *teste de elevação com a perna esticada*. A ocorrência de dor com a elevação da perna pode ser observada em paciente com hérnia de disco lombar, doença da articulação do quadril ou síndrome miofascial. Além disso, a dor sinfisial com esse teste pode indicar lassidão na sínfise púbica ou da

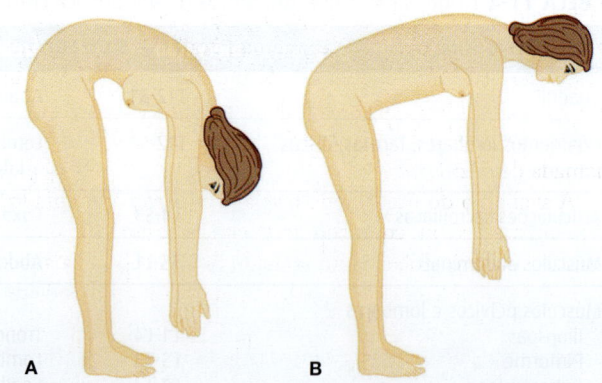

FIGURA 11-5 Teste de mobilidade. **A.** Flexão normal da coluna lombar inferior. **B.** A flexão limitada pode ser encontrada em pacientes com doença ortopédica ou naquelas com dor pélvica crônica. (*Retirada de Baker, 1998, com permissão.*)

cintura pélvica. Tanto os testes do obturador quanto do iliopsoas podem indicar síndrome de dor miofascial envolvendo esses músculos ou distúrbios na articulação do quadril. Com o teste do obturador a paciente, em posição supina, flexiona a coxa até 90º enquanto o pé permanece em flexão plantar. O tornozelo é imobilizado e o joelho é gentilmente empurrado lateral e depois medialmente para avaliação de dor. Com o teste iliopsoas, a paciente em posição supina tenta flexionar cada quadril separadamente contra a resistência da mão do examinador. Se a dor for descrita com a flexão, o resultado do teste será positivo.

Posição sentada. A postura da paciente quando sentada deve ser avaliada. A síndrome da dor miofascial envolvendo a musculatura do soalho pélvico costuma fazer com que as pacientes desloquem o peso para uma das nádegas ou sentem-se na beirada da cadeira.

Litotomia. O exame pélvico deve iniciar-se com a inspeção da vulva buscando por alterações gerais e lesões localizadas, conforme descrito no Capítulo 4 (p. 111). Especificamente, eritema pode indicar vulvite ou infecção fúngica crônica. Por outro lado, o afinamento da pele vulvar pode ser resultante de líquen escleroso ou de alterações atróficas. A região do vestíbulo deve ser cuidadosamente inspecionada. Uma ou mais regiões de hiperemia envolvendo os orifícios das glândulas vestibulares associadas à intensa sensibilidade dolorosa à palpação, indicam vestibulite vulvar.

Após a inspeção, procede-se à palpação sistemática com pressão pontual da vulva com um cotonete para mapear as áreas dolorosas (Fig. 4-1, p. 112). A palpação da vagina idealmente se inicia com um dedo, que deve ser gradualmente inserido 3 a 4 cm. A pressão sistemática de varredura aplicada sobre a musculatura do soalho pélvico, ao longo do seu comprimento, talvez possa identificar nós isolados de músculos tensionados nas pacientes com síndrome da dor miofascial do soalho pélvico. Normalmente, os músculos pubococcígeo, iliococcígeo e obturador interno podem ser alcançados com o toque vaginal (Fig. 11-6). Dores na uretra e na bexiga também são indicadoras potenciais de divertículo uretral ou cistite intersticial, respectivamente. Além disso, a presença de sensibilidade à palpação da uretra e da bexiga são indicadores, respectivamente, de divertículo uretral e de cistite intersticial. A presença de dor à palpação profunda dos fórnices vaginais pode indicar endometriose, e a dor à mobilização do colo uterino é observada com DIP aguda e crônica. Se houver dor com a mobilização suave do cóccix, então haverá suspeita de doença articular do cóccix, chamada de *coccidinia*.

A avaliação do útero pode revelar um órgão aumentado, frequentemente com contorno irregular, em razão de leiomiomas. O aumento global acompanhado por consistência amolecida é mais característico de adenomiose. A imobilidade do útero pode ser causada por cicatrizes de endometriose, DIP ou câncer ou por aderência causadas por cirurgias anteriores. A avaliação dos anexos pode revelar sensibilidade à palpação ou massa. Essa sensibilidade lateral pode refletir endometriose, doença diverticular ou síndrome de congestão pélvica.

O exame retal e a palpação retovaginal do septo retovaginal devem fazer parte da avaliação. A palpação de fezes endurecidas ou de hemorroidas pode indicar distúrbios gastrintestinais, e nódulos no septo retovaginal podem ser encontrados em casos de endometriose ou de neoplasia. A sensibilidade miofascial à palpação envolvendo os músculos puborretal e coccígeos pode ser constatada com toque em varredura usando o dedo indicador aplicando pressão sobre esses músculos (Fig. 11-6). Por fim, o teste de guáiaco para sangue oculto nas fezes pode ser realizado na consulta inicial. Alternativamente, há *kits* para exame domiciliar disponíveis na maioria das farmácias e em muitos consultórios médicos nos EUA,

Exames complementares

Avaliação laboratorial. Para as mulheres com dor pélvica crônica, os exames diagnósticos podem agregar informações valiosas. Os resultados do exame e da cultura de urina podem indicar cálculos no trato urinário, câncer do trato urinário ou infecção recorrente como causas de dor. A doença da tireoide pode afetar o funcionamento fisiológico, podendo ser encontrada em pacientes com sintomas intestinais ou vesicais. Consequentemente, é comum proceder-se à dosagem do hormônio estimulante da tireoide (TSH). O diabetes melito pode causar neuropatia; o rastreamento para essa doença pode ser feito com exame de urina ou avaliação sérica.

Imagem radiográfica e endoscopia. Essas modalidades podem agregar informações e, entre elas, a ultrassonografia transvaginal é a mais utilizada pelos ginecologistas na avaliação de dor pélvica crônica. A ultrassonografia dos órgãos pélvicos pode revelar endometriomas, leiomiomas, cistos ovarianos, dilatação de veias pélvicas e outras lesões estruturais. No entanto, apesar de poder ser utilizada em muitos distúrbios ginecológicos, esse exame possui pouca sensibilidade para identificação de implantes endometrióticos ou de aderências em geral. De forma similar, as imagens por TC ou ressonância magnética (RM) podem ser utilizadas, mas, em geral, adicionam poucas informações àquelas obtidas com ultrassonografia.

Nas pacientes com sintomas intestinais, o enema baritado pode indicar lesões obstrutivas internas ou externas, câncer e doença intestinal diverticular ou inflamatória. Entretanto, a sigmoidoscopia e a colonoscopia com fibroscópio flexível talvez proporcionem mais informações, considerando que a mucosa colônica pode ser diretamente inspecionada, e amostras para biópsia coletadas, se necessário. Nas mulheres com suspeita de síndrome de congestão pélvica, há relatos de uso de ultrassonografia transvaginal com Doppler colorido, TC e RM, mas a venografia pélvica é considerada a modalidade primária. Essa técnica requer punção da veia femoral para acessar os vasos ilíacos internos para injeção de contraste (p. 318).

Cistoscopia, laparoscopia, sigmoidoscopia e colonoscopia com fibroscópio flexível podem ser empregadas, e os sintomas da paciente determinarão qual dessas técnicas será utilizada. Para as pacientes com sintomas de dor crônica e sintomas urinários, a técnica mais comumente recomendada é a cistoscopia. Se as queixas gastrintestinais forem dominantes, a sigmoidoscopia flexível ou a colonoscopia poderá ser indicada. Para muitas mulheres sem causa óbvia de DPC, a laparoscopia frequentemente é indicada, e quase 40% de todas as laparoscopias ginecológicas são realizadas com essa indicação (Howard, 1993). É importante ressaltar que explicações para DPC em geral são

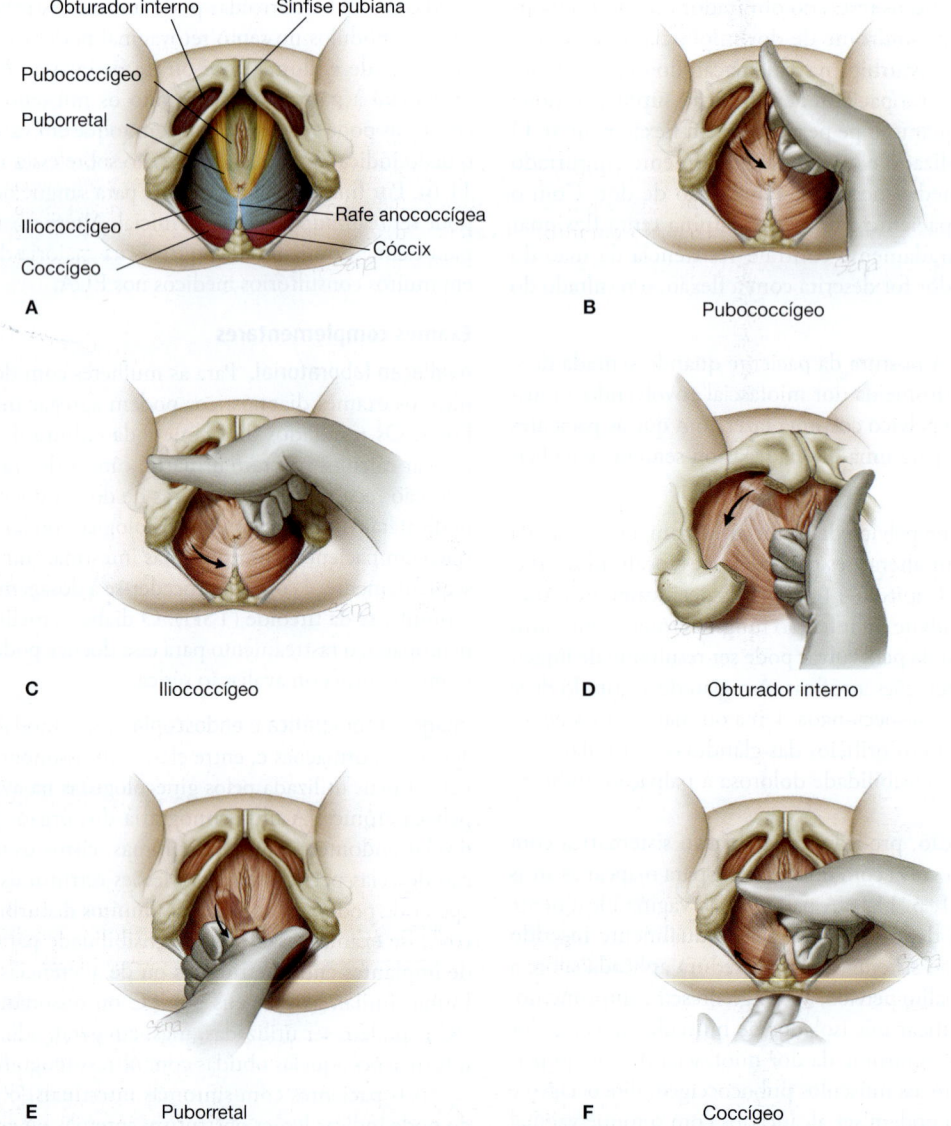

FIGURA 11-6 Exame da musculatura do soalho pélvico. (*Ilustrações cedidas pela Srta. Marie Sena.*)

encontradas durante a operação nas mulheres com exames pré-operatórios normais (Cunanan, 1983; Kang, 2007). A laparoscopia permite a identificação direta e, em muitos casos, o tratamento da patologia intra-abdominal. Portanto, a laparoscopia é considerada por muitos autores como o padrão-ouro para investigação de dor pélvica crônica (Sharma, 2011).

Em uma abordagem laparoscópica para DPC o procedimento é realizado sob anestesia local com a paciente consciente e apta a responder perguntas sobre os locais de dor (Howard, 2000; Swanton, 2006). A técnica, denominada *mapeamento consciente da dor*, permite tratamento mais localizado e melhores índices de dor pós-operatória. Contudo, sua utilização clínica, até o momento, é limitada.

Tratamento

Em muitas mulheres com DPC é possível identificar a causa, e o tratamento é determinado pelo diagnóstico. No entanto, em outros casos, a patologia pode não ter sido identificada e o tratamento será feito com base nos sintomas dominantes.

Analgésicos. O tratamento da dor normalmente se inicia com analgésicos orais, como paracetamol ou medicamentos anti-inflamatórios não esteroides (AINEs) (Tabela 10-2, p. 293). O paracetamol é um agente amplamente utilizado e um analgésico efetivo a despeito de não ter propriedades anti-inflamatórias significativas. Alternativamente, os AINEs são particularmente úteis se houver reação inflamatória subjacente à dor

Se não se obtiver melhora satisfatória, pode-se associar um opioide leve, como codeína, propoxifeno ou hidrocodona (Tabela 39-12, p. 965). Os opioides são mais efetivos e o risco de dependência é mínimo, se administrados de forma planejada e em doses que aliviem a dor de forma adequada. Se a dor persistir, opioides mais potentes, como morfina, metadona, fentanil, oxicodona e hidromorfina, podem substituir os mais brandos. É essencial manter a paciente sob acompanhamento próximo e regular (Gunter, 2003). Uma alternativa aos opioides clássicos é o hidrocloreto de tramadol que, além do seu efeito opioide central, também inibe a serotonina e a recaptação de norepinefrina.

Supressão hormonal. A endometriose é um distúrbio estrogênio-dependente comumente encontrado nas mulheres com DPC. Portanto, a supressão hormonal pode ser considerada, em especial nas pacientes com dismenorreia ou dispareunia coexistente, com ausência de sintomas dominantes da bexiga ou do intestino. Conforme discutido no Capítulo 10 (p. 292), contraceptivos orais combinados (COCs), progestogênios, agonistas do hormônio liberador da gonadotrofina (GnRH) e alguns androgênios já tiveram sua efetividade comprovada.

Antidepressivos e anticonvulsivantes. Para muitos autores, a DPC é uma dor neuropática, e o tratamento foi inferido a partir daquele utilizado para esse tipo de dor associada a outros distúrbios. Em diversos artigos os antidepressivos tricíclicos se mostraram efetivos na redução da dor neuropática, independentemente de seus efeitos antidepressivos (Saarto, 2005). Além disso, antidepressivos são uma opção lógica, uma vez que a depressão clinicamente significativa frequentemente ocorre concomitantemente com a dor. A amitriptilina (Elavil) e seu metabólito, nortriptilina (Pamelor), apresentam a maior eficácia comprovada no tratamento das síndromes de dor neuropática e não neuropática (Tabela 11-5) (Bryson, 1996). Os inibidores seletivos de recaptação da serotonina (ISRSs) não parecem ser tão efetivos quanto os antidepressivos tricíclicos (Gilron, 2006).

TABELA 11-5 Medicamentos antidepressivos e antiepilépticos usados na síndrome da dor pélvica

Medicamento (nome comercial)	Dosagem	Efeitos colaterais
Antidepressivos		
Antidepressivos tricíclicos		Boca seca, constipação, retenção urinária, sedação, ganho de peso
Amitriptilina (Elavil)[a] Imipramina (Tofranil)[a]	Para ambas, 10-25 mg na hora de dormir; aumento de 10-25 mg/semana até 75-150 mg na hora de dormir ou até nível terapêutico	Aminas terciárias produzem maiores efeitos colaterais anticolinérgicos
Desipramina (Norpramin)[a] Nortriptilina (Pamelor)[a]	Para ambas, 25 mg pela manhã ou na hora de dormir; aumento de 25 mg/semana até 150 mg/dia ou até nível terapêutico	Aminas secundárias produzem menores efeitos colaterais anticolinérgicos
Inibidores seletivos de recaptação da serotonina		
Fluoxetina (Prozac)[a] Paroxetina (Paxil)[a]	Para ambas, 10-20 mg por dia; até 80 mg/dia para fibromialgia	Náuseas, sedação, redução da libido, disfunção sexual, cefaleia, ganho de peso
Antidepressivos novos		
Bupropiona (Wellbutrin)[a]	100 mg/dia; aumento de 100 mg/semana até 200 mg, 2×/dia (400 mg/dia)	Ansiedade, insônia ou sedação, perda de peso, convulsões (nas dosagens acima de 450 mg/dia)
Venlafaxina (Effexor)[a]	37,5 mg/dia; aumento de 37,5 mg/semana até 300 mg/dia	Cefaleia, náusea, transpiração, sedação, hipertensão arterial, convulsões Propriedades serotoninérgicas nas dosagens abaixo de 150 mg/dia; propriedades serotoninérgicas e noradrenérgicas mescladas nas dosagens acima de 150 mg/dia
Medicamentos antiepilépticos		
Agentes de primeira geração		
Carbamazepina (Tegretol)	200 mg por dia; aumento de 200 mg por semana até 400 mg, 3×/dia (1.200 mg/dia)	Tontura, diplopia, náuseas, anemia aplásica
Fenitoína (Dilantin)[a]	100 mg na hora de dormir; aumento semanal até 500 mg na hora de dormir	Discrasias sanguíneas, hepatotoxicidade
Agentes de segunda geração		
Gabapentina (Neurontin)	100-300 mg na hora de dormir; aumento de 100 mg a cada três dias até 1.800-3.600 mg/dia administrados em doses fracionadas 3×/dia	Sonolência, tontura, fadiga, náuseas, sedação, ganho de peso
Pregabalina (Lyrica)	150 mg na hora de dormir para neuropatia diabética; 300 mg, 2×/dia para neuralgia pós-herpes	Sonolência, tontura, fadiga, náuseas, sedação, ganho de peso
Lamotrigina (Lamictal)[a]	50 mg por dia; aumento de 50 mg a cada duas semanas até 400 mg/dia	Tontura, constipação, náuseas; raramente *rashes* ameaçadores à vida

[a]Não aprovada pela U.S. Food and Drug Administration para o tratamento da dor neuropática.
Resumida de Maizels, 2005, com permissão.

Além dos antidepressivos, os anticonvulsivantes também são usados com sucesso no tratamento de DPC. Entre eles, a gabapentina e a carbamazepina são os mais empregados para reduzir a dor neuropática (Wiffen, 2005a, b).

Polifarmácia. Em geral, a combinação de fármacos com sítios ou mecanismos de ação diferentes melhora os resultados no alívio da dor. Por exemplo, um AINE e um opioide podem ser combinados, em especial nas situações em que a inflamação seja dominante. Se houver espasmo muscular sujacente à dor, a associação de tranquilizante ou de relaxante muscular a opioide ou a AINE talvez produza melhores resultados (Howard, 2003).

Cirurgia

Neurólise. A destruição da substância nervosa, denominada *neurólise*, envolve transecção do nervo ou injeção de agente químico neurotóxico no próprio nervo. A transecção nervosa pode ser realizada pelo corte de um nervo periférico específico ou de todo o plexo nervoso.

A neurectomia pré-sacral (PSN, de *presacral neurectomy*) envolve a secção das fibras de dor somática do útero que, se encontram dentro do plexo hipogástrico superior (Fig. 38-13, p. 929). Esse procedimento é realizado pela incisão do peritônio pélvico acima do sacro e identificação e transecção do plexo nervoso sacral. Nas pacientes tratadas dessa forma, em quase 75% dos casos observou-se redução acima de 50% na dor (American College of Obstetricians and Gynecologists, 2008).

Entretanto, a neurectomia pré-sacral é tecnicamente difícil e requer grande experiência em cirurgias no espaço pré-sacral. A cirurgia foi associada à constipação e retenção urinária pós-operatórias em longo prazo. É raro ocorrer hemorragia ameaçadora à vida, com origem nos vasos sacrais medianos que cursam no espaço pré-sacral.

Como alternativa, há a ablação do nervo uterossacral por laparoscopia (LUNA, de *laparoscopic uterosacral nerve ablation*), que envolve a destruição das fibras nervosas uterinas que ingressam no útero junto com o ligamento uterossacral. A maioria dos cirurgiões destrói cerca de 2 cm do ligamento uterossacral próximo à sua inserção no útero (Lifford, 2002). Com base na inervação pélvica, essas cirurgias são indicadas apenas para o tratamento de dor pélvica localizada centralmente, tendo sido realizadas para tratar DPC refratária relacionada à endometriose e dismenorreia. Contudo, em um ensaio, quase 500 mulheres com DPC foram randomizadas e distribuídas para laparoscopia com tratamento intraoperatório da patologia identificada ou o mesmo tratamento com o acréscimo de LUNA. A adição de LUNA não melhorou os escores de dor (Daniels, 2009). Além disso, as comparações entre LUNA e neurectomia pré-sacral demonstraram melhora da dor em longo prazo significativamente maior com a neurectomia pré-sacral (Proctor, 2005).

Histerectomia. Nos casos em que a investigação minuciosa tenha afastado uma causa orgânica e em que o tratamento clínico conservador tenha fracassado, deve-se considerar a possibilidade de indicar histerectomia total com salpingo-ooforectomia bilateral como forma definitiva de tratamento. Para muitas mulheres com DPC, a histerectomia é um método efetivo para resolução da dor e melhora da qualidade de vida (Kjerulff, 2000; Stovall, 1990). Entretanto, é possível que a histerectomia não resolva o quadro de DPC. Esse resultado negativo ocorre com maior frequência em mulheres com menos de 30 anos ou com transtornos mentais, ou patologia pélvica não identificada (Gunter, 2003). Quase 40% das mulheres com patologia pélvica não identificada apresentarão dor persistente após a histerectomia (Hillis, 1995).

Causas específicas da dor pélvica crônica

Conforme observado anteriormente, a endometriose e os leiomiomas são causas comuns de DPC, tendo sido discutidos em detalhes nos Capítulos 9 e 10. Entre as demais possíveis causas ginecológicas de dor crônica, destacam-se doença por aderência, síndrome dos ovários remanescentes e síndrome de congestão pélvica.

Aderências pélvicas. Aderências são conexões fibrosas entre superfícies opostas de órgãos ou entre um órgão e a parede abdominal, em locais onde não deveria haver ligação. As aderências variam em vascularização e espessura. As aderências anexiais podem ser classificadas de acordo com um sistema desenvolvido pela American Society of Reproductive Medicine (Tabela 11-6) (American Fertility Society, 1988).

As aderências são comuns, e nas laparoscopias realizadas para DPC são encontradas em cerca de 25% dos casos (Howard, 1993). No entanto, nem toda doença por aderência causa dor. Por exemplo, Thornton e colaboradores (1997) não encontraram relação entre dor pélvica e mulheres com aderências intra-abdominais.

Fisiopatologia. A relação entre a dor pélvica crônica e aderências não está completamente esclarecida. Nas mulheres com DPC, as aderências intraperitoneais são consideradas a causa da dor quando distorcem a anatomia normal ou quando o movimento produz estiramento do peritônio ou da serosa do órgão. Essa teoria é sustentada por estudos usando mapeamento consciente da dor. As aderências finas, que permitem movimento significativo entre duas estruturas, apresentaram a associação mais alta com dor, enquanto

TABELA 11-6 Sistema de pontuação da aderência anexial

	Aderências		Envolvendo < 1/3	Envolvendo 1/3 a 2/3	Envolvendo > 2/3
Ovário	D	Fina	1	2	4
		Densa	4	8	16
	E	Fina	1	2	4
		Densa	4	8	16
Tuba	D	Fina	1	2	4
		Densa	4[a]	8[a]	16
	E	Fina	1	2	4
		Densa	4[a]	8[a]	16

[a]Se a porção fimbrial da tuba uterina estiver completamente obstruída, alterar a pontuação para 16.
As pontuações de 0 a 5 refletem doença mínima; entre 6 e 10 indicam doença leve; entre 11 e 20, doença levemente moderada e entre 21 e 32, doença grave.
E = esquerda; D = direita.
Retirada de The American Fertility Society, 1988, com permissão.

as aderências que impedem os movimentos apresentaram os menores índices de dor. Além disso, as aderências que mantinham relação com o peritônio apresentaram associação elevada com dor (Demco, 2004). Foram identificadas fibras nervosas sensitivas por meios histológicos, ultraestruturais e imuno-histoquímicos em aderências peritoneais humanas obtidas por laparotomia, o que deu maior sustentação a essas teorias (Suleiman, 2001).

Diagnóstico. Os fatores de risco para aderência incluem cirurgia prévia, infecção intra-abdominal anterior e endometriose. Mais raramente, a inflamação causada por irradiação, irritação química ou reação a corpo estranho também pode causar aderência. Normalmente a dor é agravada por movimentos súbitos, relação sexual ou outras atividades específicas.

A laparoscopia é a ferramenta primária usada para diagnóstico de aderências. Em geral, a ultrassonografia apresenta pouca sensibilidade. Entretanto, Guerriero e colaboradores (1997) observaram correlação positiva com aderências ovarianas, quando as bordas da superfície ovariana apareciam borradas. Além disso, houve suspeita de aderências quando o ovário apresentava-se imediatamente adjacente ao útero e se esta posição persistisse apesar da manipulação desses órgãos com a ajuda do transdutor ultrassonográfico.

Tratamento. Em geral, utiliza-se lise cirúrgica para tratar os sintomas dolorosos, e vários estudos observacionais demonstraram melhora na dor (Fayez, 1994; Steege, 1991; Sutton, 1990). No entanto, dois estudos randomizados comparando lise de aderência com tratamento expectante não encontraram diferença nos índices de dor após um ano (Peters, 1992; Swank, 2003). Outros autores que defendem o uso judicioso de adesiólise no tratamento da dor pélvica questionaram os métodos estatísticos utilizados nesses trabalhos (Toman, 2009). Quando realizada, a adesiólise está associada a risco significativo de adesiogênese, em especial nos casos envolvendo endometriose (Parker, 2005). Assim, a decisão de indicar lise das aderências deve ser individualizada, e no caso da sua realização, devem ser tomadas medidas para minimizar a possibilidade de nova formação (Hammoud, 2004). Manuseio delicado do tecido, hemostasia adequada e barreiras para aderência são meios que se mostraram úteis (American Society for Reproductive Medicine, 2008).

Síndrome do resquício ovariano e síndrome do ovário remanescente.
Após ooforectomia, remanescentes do ovário retirado podem gerar sintomas, no quadro denominado *síndrome do resquício ovariano*. Deve-se fazer distinção entre essa síndrome e a *síndrome do ovário remanescente*, também conhecida como *síndrome do ovário residual*, que envolve sintomas provenientes de um ovário deixado intencionalmente durante cirurgia ginecológica anterior (El Minawi, 1999). Embora diferenciadas pela quantidade de tecido ovariano envolvido, ambas as síndromes apresentam sintomas bastante semelhantes, sendo diagnosticadas e tratadas de forma similar.

Apesar de ser uma causa rara de DPC, é muito frequente as mulheres com resíduos ovarianos sintomáticos queixarem-se de dor cíclica crônica ou dispareunia. O início dos sintomas é variável, podendo começar anos após a cirurgia (Nezhat, 2005).

As mulheres com essas síndromes podem apresentar massa pélvica palpável no exame bimanual (Orford, 1996). A ultrassonografia é esclarecedora em muitos casos, e naqueles com resíduos ovarianos, os ovários algumas vezes podem ser identificados como uma borda fina de córtex ovariano ao redor de cisto ovariano coexistente (Fleischer, 1998). Casos indeterminados podem necessitar de imagens por TC ou RM. Nos casos em que houver suspeita de compressão uretral, justifica-se a pielografia intravenosa. Exames laboratoriais, em especial a dosagem do hormônio folículo-estimulante (FSH) nas mulheres em idade reprodutiva com histórico de ooforectomia bilateral, podem ser úteis. A observação de níveis na faixa esperada para a pré-menopausa é sugestiva de tecido ovariano funcional residual (Magtibay, 2005).

Embora o tratamento médico inclua manipulação hormonal para suprimir o tecido funcional, a excisão cirúrgica é necessária em muitos casos sintomáticos (Lafferty, 1996). Em razão da frequência com que o ureter está envolvido com as aderências que revestem o tecido residual, a laparotomia é indicada em muitos casos. Entretanto, os profissionais com grande habilidade laparoscópica podem obter resultados positivos (Nezhat, 2000, 2005).

Síndrome da congestão pélvica.
O fluxo sanguíneo retrógrado em razão de incompetência valvar com frequência produz veias ovarianas ou pélvicas tortuosas ou congestas. Como resultado, é possível haver DPC, além de sensações de pressão e peso, e esse conjunto é denominado *síndrome da congestão pélvica* (Breard, 1988).

Fisiopatologia. Até o momento, não está claro se a congestão resulta de dilatação mecânica, disfunção hormonal ovariana ou ambas. Taxas altas de varizes pélvicas e de síndrome de congestão pélvica são observadas em multíparas. Uma teoria mecânica descreve um grande aumento no diâmetro da veia pélvica durante a fase final da gravidez, o que leva à incompetência valvar das veias ovarianas e a varicosidades pélvicas. Além disso, o estrogênio está envolvido na síndrome de congestão pélvica, na medida em que atua como dilatador venoso. A síndrome de congestão pélvica resolve-se após a menopausa, e a terapia clínica antiestrogênica mostrou-se efetiva nesses casos (Farquhar, 1989; Gangar, 1993). É bastante provável que ambos os fatores sejam importantes. A causa da dor associada à congestão pélvica permanece sem esclarecimento, mas sugeriu-se que a dilatação venosa, a estase concomitante e a liberação local de mediadores nociceptivos seriam causas possíveis (Giacchetto, 1989; Soysal, 2001).

Diagnóstico. Mulheres afetadas podem descrever dor ou sensação de peso na pelve, que podem se agravar no período pré-menstrual, após permanecer muito tempo sentadas ou de pé ou após relação sexual. Ao exame bimanual, será possível identificar sensibilidade à palpação na junção dos terços externo e médio de uma linha imaginária traçada entre a sínfise pubiana e a espinha ilíaca anterossuperior ou diretamente do ovário. Além disso, varicosidades em coxas, nádegas, períneo ou vagina podem estar associadas (Venbrux, 1999).

O plexo venoso ovariano esquerdo é tributário da veia ovariana esquerda, que desemboca na veia renal esquerda. Em

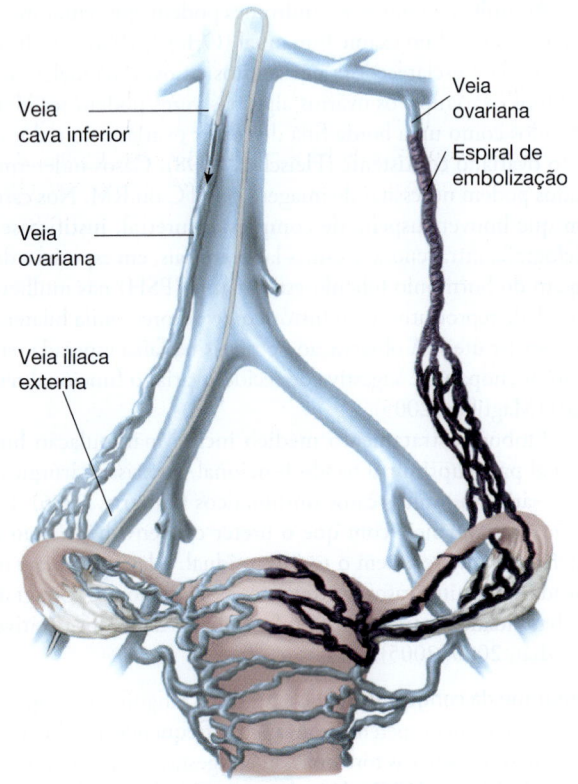

FIGURA 11-7 À direita da imagem as, varizes pélvicas já haviam sido tratadas por esclerose e espirais de embolização aplicadas na veia ovariana esquerda. À esquerda da imagem, um cateter-guia foi inserido dentro da veia ovariana direita para realizar venografia e embolização ovarianas. (*Retirada de Kim, 2006, com permissão.*)

geral, a veia ovariana direita é tributária direta da veia cava inferior. Ambas as veias ovarianas apresentam numerosos troncos (Fig. 11-7). A venografia pélvica dessa anatomia vascular é uma ferramenta diagnóstica primária nas mulheres com suspeita de síndrome de congestão pélvica, e a embolização pode ser realizada simultaneamente em casos selecionados. Alternativamente pode-se utilizar TC, RM, ultrassonografia e laparoscopia diagnóstica para identificar varicosidades. No entanto, como essas modalidades são realizadas com a paciente em posição pronada, algumas varicosidades sofrem compressão nesta posição e podem passar despercebidas (Park, 2004; Umeoka, 2004).

Tratamento. Os tratamentos para síndrome de congestão pélvica incluem administração crônica de progestogênios ou agonista do GnRH, embolização ou ligadura da veia ovariana e histerectomia com salpingo-ooforectomia bilateral (SOB), embora nenhum desses tratamentos seja definitivo. Por exemplo, Beard e colaboradores (1991) verificaram que quase um terço das mulheres apresentou alguma dor residual após histerectomia total com SOB para essa condição.

A embolização parece ser um tratamento efetivo, e os percentuais de mulheres com melhora da dor variam entre 65 e 95% (Kim, 2006; Maleux, 2000; Venbrux, 2002). A escleroterapia de veia ovariana proporcionou alívio sintomático em um ano em 17 de 20 pacientes tratadas (Tropeano, 2008). Chung e colaboradores (2003) compararam embolização com histerectomia e ooforectomia e verificaram que a embolização foi mais efetiva. Entretanto, faltam ensaios com acompanhamento em longo prazo para avaliação dos efeitos além de um ano.

Alternativamente, o tratamento clínico com agonista do GnRH ou com acetato de medroxiprogesterona, 30 mg/dia por via oral, mostrou-se efetivo em algumas mulheres com síndrome de congestão pélvica, embora os sintomas normalmente retornem após a suspensão do medicamento (Reginald, 1989).

■ Dismenorreia

A dor cíclica com a menstruação é comum e acompanha a maioria das menstruações (Balbi, 2000; Weissman, 2004). Essa dor é classicamente descrita como em cólica e, em geral, é acompanhada por dor lombar, náusea e vômitos, cefaleia ou diarreia.

O termo *dismenorreia primária* descreve a dor menstrual cíclica sem patologia associada identificada, e o termo *dismenorreia secundária* em geral relaciona-se com endometriose, leiomiomas, DIP, adenomiose, pólipos endometriais e obstrução do fluxo menstrual. Por essa razão, a dismenorreia secundária pode estar associada a outros sintomas ginecológicos, como dispareunia, disúria, sangramento anormal ou infertilidade.

Comparada com a dismenorreia secundária, a dismenorreia primária, em regra, inicia-se logo após a menarca. Entretanto, é raro que as características da dor sejam diferenciadas entre os dois tipos, sendo que a dismenorreia primária geralmente é diagnosticada após terem-se excluído as causas conhecidas associadas ao sintoma.

Riscos de dismenorreia primária

Quando outros fatores são removidos, a dismenorreia primária afeta mulheres sem distinção de raça e de *status* socioeconômico. No entanto, aumento da duração ou maior intensidade da dor foram positivamente associados com menarca precoce, períodos menstruais prolongados, tabagismo e maior índice de massa corporal (IMC). Por outro lado, a paridade parece melhorar os sintomas (Harlow, 1996; Sundell, 1990).

Fisiopatologia

Durante a descamação endometrial, as células endometriais liberam prostaglandinas no início da menstruação. As prostaglandinas estimulam as contrações miometriais e desencadeiam isquemia. As mulheres com dismenorreia mais intensa apresentam níveis mais altos de prostaglandinas no líquido menstrual, e esses níveis são muito altos durante os dois primeiros dias de menstruação. As prostaglandinas também estão implicadas na dismenorreia secundária. Entretanto também é possível identificar mecanismos anatômicos para a dismenorreia, dependendo do tipo da doença pélvica que a acompanha.

Diagnóstico

Nas mulheres com cólicas menstruais e nenhum outro sinal ou sintoma associado, não há necessidade de qualquer avaliação inicial adicional, desde que se tenha excluído a possibilidade de gravidez, sendo aceito o tratamento empírico (Proctor, 2006). Nas mulheres com risco de DIP, culturas para *Chlamydia trachomatis* e *Neisseria gonorrhoeae* são indicadas. Se a avaliação pélvica ficou incompleta em razão do biotipo da paciente, a ultrassonografia transvaginal pode ser útil para excluir patologia pélvica estrutural.

Tratamento

Medicamentos anti-inflamatórios não esteroides. Em razão de as prostaglandinas estarem implicadas na gênese da dismenorreia, a administração de AINEs é uma medida lógica, e há trabalhos que sustentam seu emprego (Marjoribanks, 2003; Zhang, 1998). Esses agentes e suas dosagens foram apresentados na Tabela 10-2 (p. 293).

Contracepção hormonal esteroide. Os métodos de controle da natalidade com hormônios combinados melhoram a dismenorreia pela redução da produção de prostaglandina, e estudos observacionais de COCs revelaram melhora na dismenorreia das usuárias (Brill, 1991; Gauthier, 1992; Hendrix, 2002; Milsom, 1990). Além disso, a administração prolongada ou contínua de COCs pode ser útil nas mulheres com dor não controlada pelo uso de pílulas tradicionais (Capítulo 5, p. 153) (Sulak, 1997).

Contraceptivos contendo apenas progestogênio também são efetivos no tratamento de dismenorreia. O sistema intrauterino de liberação de levonorgestrel (SIU-LNG), a injeção de acetato de medroxiprogesterona de depósito e os bastões implantados para liberação de progestogênio também demonstraram efetividade no tratamento de dismenorreia (Capítulo 5, pp. 137 e 157) (Baldaszti, 2003; Varma, 2006).

Agonistas do hormônio liberador da gonadotrofina e androgênios. Os efeitos redutores do estrogênio desses agentes levam a atrofia endometrial e redução na produção de prostaglandina. Embora os agonistas do GnRH e os androgênios, como o danazol, tenham se mostrado efetivos no tratamento da dismenorreia, seus efeitos colaterais substanciais impedem seu emprego a longo prazo e como rotina. Uma discussão detalhada e uma lista de dosagens para esses agentes e seus efeitos colaterais estão disponíveis no Capítulo 9 (p. 254).

Medicina complementar e alternativa. Alterações na dieta, fitoterapia e os tratamentos físicos foram pouco avaliados para tratamento de dismenorreia. Vitaminas orais E e B_1 (tiamina), magnésio, óleo de peixe, dieta com baixo teor de gordura e a planta *toki-shakuyaku-san* (TSS) mostraram-se capazes de melhorar a dismenorreia. Contudo, as evidências em geral foram obtidas em ensaios não randomizados com número pequeno de participantes (Barnard, 2000; Gokhale, 1996; Harel, 1996; Wilson, 2001; Ziaei, 2001). Além disso, os dados são limitados, mas positivos, para uso de exercícios, calor tópico, acupuntura e estimulação nervosa elétrica transcutânea (TENS, de *transcutaneous electrical nerve stimulation*) (Aklin, 2001, 2004; Fugh-Berman, 2003; Golub, 1968; Helms, 1987; Kaplan, 1994).

Cirurgia. Casos de dismenorreia refratária a tratamento conservador são raros e, nessas circunstâncias, pode-se indicar tratamento cirúrgico. A histerectomia é eficaz no tratamento de dismenorreia, mas pode ser rejeitada pelas mulheres que desejem manter a fertilidade. Para essas mulheres, a neurectomia pré-sacral ou usando LUNA pode ser indicada

■ Dispareunia

A dispareunia é uma queixa ginecológica frequente. Nas mulheres norte-americanas em idade reprodutiva, a prevalência em 12 meses é 15 a 20% (Glatt, 1990; Laumann, 1999). A relação sexual dolorosa pode estar associada a distúrbios vulvar, visceral, musculoesquelético, neurogênico ou psicossomático. Além disso, etiologias coexistentes podem levar a sintomas similares. Por exemplo, em muitos casos, mulheres com vulvodínia apresentam espasmo concomitante da musculatura do soalho pélvico, sendo que ambas podem causar dispareunia (Reissing, 2005). Em razão da associação habitual entre dispareunia e DPC e da frequente sobreposição de etiologias, exame físico e testes diagnósticos frequentemente são os mesmos realizados em mulheres com DPC (p. 311).

A dispareunia pode ser subclassificada em *de introito*, isto é, dor no início da penetração, ou *profunda*, associada à penetração profunda. Vulvodínia, vulvite e lubrificação inadequada formam grande parte dos casos de dispareunia de introito, e endometriose, aderências pélvicas e leiomiomas volumosos são causas frequentes de dispareunia profunda. Muitas mulheres apresentam tanto a dispareunia de introito quanto a profunda.

Outros termos incluem *dispareunia primária*, que descreve o início do problema desde a primeira relação sexual, e *dispareunia secundária*, que a relação sexual dolorosa que se inicia após período de atividade sexual sem dor. Abuso sexual, mutilação genital feminina e anomalias congênitas na maioria das vezes levam à dispareunia primária, enquanto as causas de dispareunia secundária são mais variadas. Finalmente, a dispareunia deve ser definida como *generalizada*, ocorrendo em todos os episódios de relação sexual, ou *situacional*, associada a parceiros ou posições específicas.

Diagnóstico

A anamnese de mulheres com dispareunia deve incluir perguntas sobre sintomas associados, como leucorreia, dor vulvar, dismenorreia, DPC ou lubrificação inadequada. A forma de instalação dos sintomas e sua relação temporal com parto obstétrico, cirurgia pélvica ou abuso sexual, em geral, são informações importantes. Além disso, é possível encontrar dispareunia em mulheres que estejam amamentando, provavelmente em razão da atrofia vaginal derivada do hipoestrogenismo observado na fase de lactação (Buhling, 2006; Signorello, 2001). Questões psicossociais, como satisfação no relacionamento ou depressão, também devem ser abordadas.

A inspeção da vulva é semelhante àquela para dor crônica. Em particular, deve-se ter atenção às presenças de eritema generalizado, cicatrizes de episiotomia ou atrofia. Eritema pode indicar dermatite de contato ou alérgica, assim como infecção, em especial fúngica. Consequentemente, deve-se proceder a inventário de possíveis irritantes da pele, exame direto com lâmina com preparação salina, determinação do pH vaginal e culturas vaginais. Em alguns casos será necessário solicitar cultura específica para fungos. Isto porque há várias espécies não cândidas difíceis de detectar apenas com análise microscópica (Edwards, 2003; Haefner, 2005).

Alguns pesquisadores, mas não todos, encontraram correlação positiva entre grau do prolapso de órgão pélvico e dispareunia (Burrows, 2004; Ellerkmann, 2001). Caso haja prolapso, seu grau deve ser quantificado por meio do processo denominado avaliação de prolapso de órgão pélvico (POP-Q, de *pelvic organ prolapse evaluation*)(Capítulo 24, p. 636).

Ao exame físico deve-se avaliar os terços distal, médio e proximal da vagina. A avaliação pode ser iniciada com palpação das glândulas de Bartholin e periuretrais. Além disso, deve-se proceder ao teste com cotonete para mapear as áreas dolorosas (Fig. 4-1, p. 112). A seguir, a introdução de um único dedo no segmento distal da vagina pode desencadear o *vaginismo*, que é a contração reflexa dos músculos associados à penetração vaginal distal (Basson, 2000). Essa resposta contrátil é considerada normal, mas o espasmo prolongado dos músculos bulbocavernoso, pubococcígeo, piriforme e obturador interno pode causar dor. Em alguns casos o espasmo pode ser uma reação condicionada a uma dor física atual ou pretérita. (Bachmann, 1998).

Com o aprofundamento do toque vaginal, é possível desencadear dor no terço médio da vagina. Isso ocorre em casos de cistite intersticial, anomalias congênitas ou após radioterapia ou cirurgias pélvicas reconstrutivas.

A dispareunia profunda é comumente causada por distúrbios que também causam DPC. Os pontos focais do exame foram abordados na página 311. Os exames diagnósticos para dispareunia profunda, em grande parte, são os mesmos descritos par DPC. As culturas de urina e vaginal indicam se há infecção, e os exames de imagem revelam qualquer doença visceral estrutural.

Tratamento

A resolução da dispareunia é altamente dependente da causa subjacente. Para as mulheres com vaginismo, a dessensibilização sistemática é uma técnica efetiva. De forma gradual, as pacientes adquirem controle sobre a situação com a introdução confortável de dilatadores de tamanho crescente no introito. Em geral, indica-se tratamento psicológico concomitante nesses casos. A lubrificação insatisfatória pode ser contornada com orientação direcionada para técnicas adequadas de excitamento e uso de lubrificantes externos.

O tratamento cirúrgico pode ser necessário para patologias estruturais e inclui ablação de endometriose, lise de aderências e restauração da anatomia normal. Para as mulheres com dispareunia relacionada à posição retrovertida do útero, a suspensão uterina mostrou-se efetiva em trabalhos de pequeno porte (Perry, 2005).

■ Disúria

A investigação de disúria inicia-se com inspeção cuidadosa da pelve para excluir vaginite, lesões vulvares e divertículos uretrais. O diário miccional pode ser esclarecedor, e para aquelas com dispareunia associada, deve-se obter a história sexual. A causa mais comum de disúria é infecção, e exame e cultura de urina são os exames iniciais. De forma similar, as infecções por *N. gonorrhoeae*, *C. trachomatis* e vírus herpes simples devem ser excluídas. Para as pacientes com disúria crônica, estudos urodinâmicos podem ser úteis na identificação daquelas com hiperatividade do detrussor, complacência significativamente reduzida ou obstrução no trato vesical inferior (Capítulo 23, p. 621). A cistoscopia é utilizada para identificar os sinais marcadores de cistite intersticial na mucosa e excluir tumores neoplásicos ou cálculos (Irwin, 2005). Ultrassonografia ou laparoscopia são exames adjuntos que podem ser solicitados para excluir patologia pélvica estrutural ou endometriose.

Cistite intersticial/Síndrome da bexiga dolorosa

Este distúrbio inflamatório crônico da bexiga é caracterizado pela presença de frequência e urgência urinárias e dor pélvica (Bogart, 2007). Na cistite intersticial (CI), essa tríade é encontrada em combinação com as alterações características da mucosa e com redução da capacidade vesical (Hanno, 1994). À cistoscopia, as *úlceras de Hunner* são lesões da mucosa de cor vermelho-amarronzada com pequenos vasos irradiando na direção da cicatriz central, encontradas em aproximadamente 10% dos casos (Fig. 11-8) (Messing, 1978; Nigro, 1997). O outro achado bastante comum são as *glomerulações*, que são petéquias pequenas ou hemorragias na submucosa. Além dos casos com achados característicos de CI, utiliza-se o nome *síndrome da bexiga dolorosa* para descrever os casos que, manifestando sintomas crônicos de CI não apresentem os achados cistoscópicos característicos da doença nem qualquer outra patologia vesical (Abrams, 2002).

Prevalência. A prevalência de CI nos Estados Unidos é variável e há publicações que citam entre 30 e 60 casos por 100.000 habitantes (Curhan, 1999; Jones, 1997)*. É diagnosticada com maior frequência em mulheres brancas, fumantes e naquelas na faixa dos 40 anos (Kennedy, 2006; Propert, 2000). Há associação com força estatística entre CI e endometriose. As duas condições têm sintomas em comum e muitas pacientes

---

* N. de R. T. Não se sabe a real prevalência da CI nos países em desenvolvimento, como o Brasil.

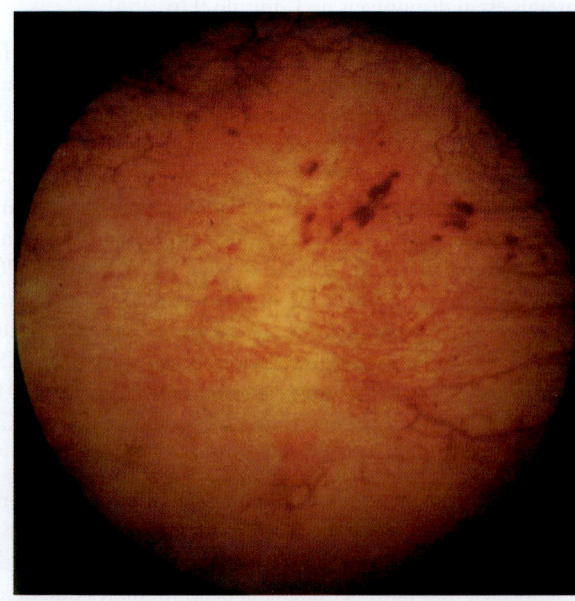

FIGURA 11-8 Fotografia de cistoscopia exibindo úlceras de Hunner. (*Retirada de Reuter, 1987, com permissão.*)

investigadas em razão de dor pélvica crônica foram diagnósticas com uma das duas ou com ambas (Butrick, 2007; Paulson, 2007). Além disso, a CI está associada a síndrome do intestino irritável, distúrbios dolorosos generalizados, fibromialgia, disfunção do soalho pélvico e depressão (Aaron, 2000; Clauw, 1997; Novi, 2005; Peters, 2007).

Fisiopatologia. A causa exata de CI é desconhecida, e entre as teorias atuais estão aumento da permeabilidade da mucosa ou ativação de mastócitos (Sant, 2007; Warren, 2002). Os glicosaminoglicanos são um componente importante da camada mucinosa que cobre e protege o urotélio da bexiga. Segundo uma teoria, os sintomas de CI teriam origem em um defeito no componente glicosaminoglicano protetor da bexiga. Isso levaria a aumento na permeabilidade da mucosa vesical. (Parsons, 2003).

Diagnóstico. Koziol (1994) relatou os sintomas observados em uma série de pacientes com CI e concluiu que frequência e urgência urinárias e dor pélvica seriam os mais comuns. O aumento da frequência urinária ocorre tanto de dia quanto de noite, havendo micção em média 16 vezes, podendo chegar a 40 vezes ao dia. A dor é descrita como vaginal, suprapúbica ou abdominal inferior e em geral se agrava na semana anterior à menstruação. Costuma ser exacerbada por alimentos condimentados; bebidas alcoólicas, ácidas, gaseificadas e contendo cafeína e por relação sexual, estresse e exercícios. Em regra, a dor é aliviada com a micção, mas normalmente retorna uma vez que a bexiga se encha novamente. Além disso, as mulheres costumam descrever dispareunia (Metts, 2001).

Muitas outras condições podem produzir sintomas similares aos de CI e, em sua maioria, os urologistas referem-se à CI como um diagnóstico de exclusão. Consequentemente, com frequência cultura de urina, e as pacientes com suspeita de CI comumente são submetidas à cistoscopia. Não há necessidade de biópsia de bexiga para o diagnóstico de CI, mas em geral é realizada para excluir outra patologia da bexiga, como câncer. O teste urodinâmico é indicado para mulheres com urgência urinária. Nas mulheres com CI, tanto capacidade quanto complacência vesicais estão reduzidas.

Tratamento. A cistite intersticial é um distúrbio crônico com exacerbações e remissões. Não há tratamento universalmente aceito e, para alguns autores, a conduta expectante é apropriada. Dos tratamentos propostos, restrição dietética a alimentos ácidos, administração oral de polissulfato sódico de pentosana, amitriptilina ou anti-histamínico, instilação intravesical de agentes como heparina ou dimetil sulfóxido (DMSO) ou hidrodistensão vesical estão entre os mais usados (Rovner, 2000). A Interstitial Cystitis Association é uma referência importante onde pacientes e médicos podem obter opções terapêuticas, entre outras necessidades, e pode ser acessada em: http://www.ichelp.org.

DOENÇA GASTRINTESTINAL

Em um número significativo de casos, a doença gastrintestinal é encontrada como causa subjacente de dor pélvica crônica. As causas gastrintestinais podem ser orgânicas ou funcionais (ver Tabela 11-2). Assim, o rastreamento inicial é semelhante ao descrito para DPC. Entretanto, sintomas como febre, sangramento gastrintestinais, perda de peso, anemia e massa abdominal indicam a necessidade de investigação mais ativa para patologia orgânica. A investigação deve incluir sigmoidoscopia ou colonoscopia para excluir inflamação, divertículos ou tumores. Para pacientes com diarreia, há indicação para pesquisa de leucócitos e de ovos e parasitas. Além disso, os testes sorológicos para doença celíaca podem ser esclarecedores. Quando indicada, a ultrassonografia pode ajudar a distinguir entre patologia gastrintestinal e ginecológica.

Doença diverticular do colo

Os divertículos colônicos são formados por pequenas falhas na camada muscular do colo por onde a mucosa e a submucosa sofrem herniação. A doença diverticular do colo é frequente em ambos os sexos. Ocorre em aproximadamente 10% dos adultos com menos de 40 anos e em mais de 50% daqueles com idade igual ou superior a 80 anos. A doença caracteristicamente compromete sigmoide e colo descendente.

Entre os sintomas crônicos da doença diverticular estão dor abdominal localizada no quadrante inferior esquerdo e plenitude retal. Nos casos mais graves, os divertículos podem causar sangramento gastrintestinal agudo ou crônico ou podem ser infectados. Talvez haja dificuldade para distinguir clinicamente entre infecção de divertículos e DIP ou abscesso tubo-ovariano. Nesses casos, a TC é o exame de imagem recomendado, com sensibilidade acima de 90% e especificidade próxima de 100% (Ambrosetti, 1997).

A doença diverticular crônica geralmente é tratada com dieta rica em fibras e antibioticoterapia supressiva de longo prazo. Nos casos com infecção aguda grave, hospitalização, antibioticoterapia parenteral, drenagem percutânea ou cirúrgica de abscessos ou colectomia parcial podem ser necessárias. A suspeita de ruptura de abscesso diverticular com peritonite é uma indicação para exploração cirúrgica imediata (Jacobs, 2007).

Doença celíaca

Trata-se de intolerância autoimune herdada ao glúten, um componente de trigo, cevada e centeio. Nos portadores, a ingestão de glúten provoca uma reação imunomediada que ataca os mucos do intestino delgado levando a graus variáveis de disabsorção. A doença celíaca é comum e sua incidência na população geral aproxima-se de 1% (Green, 2007). Suspeita-se de que a incidência é ainda maior quando se procede ao rastreamento de pacientes com sintomas gastrintestinais. A doença apresenta viés de gênero e afeta 2 a 3 vezes mais mulheres (Green, 2005).

Os sintomas de apresentação mais comuns são dor abdominal e diarreia. Outros sinais incluem perda de peso, osteopenia e fadiga provocada por anemia; todos causados por disabsorção. Além disso, a doença celíaca foi associada à infertilidade, embora os mecanismos não tenham sido esclarecidos. Deve-se suspeitar de doença celíaca nos pacientes com os sinais característicos e naqueles com história familiar do distúrbio.

O diagnóstico requer biópsia duodenal e resposta positiva à dieta sem glúten. Contudo, um número significativo de pacientes apresenta-se com dor abdominal e diarreia e não têm doença celíaca. Consequentemente, muitos médicos optam por rastreamento sorológico não invasivo para evitar biópsia desnecessária. Dos exames sorológicos diagnósticos disponíveis, a pesquisa para IgA antiendomísio e IgA antitransglutaminase tecidual apresenta acurácia superior a 90% (van der Windt, 2010).

Distúrbios funcionais do intestino

Também conhecidos como *distúrbios funcionais gastrintestinais*, esse grupo de distúrbios funcionais apresenta sintomas atribuíveis ao trato gastrintestinal inferior e inclui aqueles relacionados na Tabela 11-7. Para confirmação dessas condições, os sintomas devem ter começado há mais de seis meses e devem ter ocorrido mais de três dias por mês nos últimos três meses (Longstreth, 2006). O diagnóstico sempre pressupõe ausência de explicação estrutural ou bioquímica para os sintomas (Thompson, 1999).

Síndrome do intestino irritável

Definição e incidência. Este distúrbio funcional intestinal é definido como dor ou desconforto abdominal que melhora com a defecação e que está associado a mudança nos hábitos intestinais. Os subtipos são classificados em função do padrão de evacuação predominante, incluindo constipação, diarreia e categorias mistas. Não obstante os critérios de definição listados na Tabela 11-7, outros sintomas que podem corroborar o diagnóstico são frequência anormal de evacuações (menos de três movimentos intestinais por semana ou mais de três por dia), fezes de consistência anormal, esforço, urgência, eliminação de muco e distensão abdominal (Longstreth, 2006).

A síndrome do intestino irritável (SII) é comum, e sua prevalência na população geral é estimada em quase 10%. As prevalências de SII com predominância de diarreia ou constipação são equivalentes (Saito, 2002).

Fisiopatologia. Nos casos de SII, os fatores neuronais, hormonais, genéticos, ambientais e psicossociais estão envolvidos de forma variável (Drossman, 2002). No entanto, considera-se que o mecanismo fisiopatológico primário da SII envolva desregulação nas interações entre sistema nervoso central (SNC) e sistema nervoso entérico (SNE). Essa disfunção do eixo cérebro-intestino finalmente pode causar alterações na resposta imune da mucosa GI, na motilidade e na permeabilidade intestinais, assim como na sensibilidade visceral. Consequentemente ocorrem dor abdominal e alteração da função intestinal (Harris, 2006; Mayer, 2008). De forma específica, a serotonina (5-hidroxitriptamina, 5-HT) está envolvida com regulação da motilidade intestinal, sensibilidade intestinal e secreção intestinal, e acredita-se que tenha papel importante na SII (Atkinson, 2006; Gershon, 2005).

Diagnóstico. As doenças orgânicas, como as relacionadas na Tabela 11-2, devem ser excluídas antes de se confirmar o diagnóstico de SII. Contudo, para pacientes jovens com sintomas típicos de SII e sem sintomas de doença orgânica, poucos exames serão necessários. A investigação é individualizada e entre os fatores que determinam a necessidade de mais exames estão idade avançada da paciente, maiores duração e gravidade dos sintomas, ausência de fatores psicossociais, presença de sintomas de doença orgânica e história familiar de doença gastrintestinal.

Tratamento

Dieta. Tradicionalmente tem-se empregado tratamento com dieta rica em fibras. Embora o consumo de fibras na dieta

TABELA 11-7 Distúrbios funcionais gastrintestinais

Distúrbios funcionais intestinais	
Síndrome do intestino irritável (SII)	Dor ou desconforto abdominal recorrente por, pelo menos, três dias por mês nos últimos três meses associado a dois ou mais dos seguintes: (1) melhora com a evacuação; (2) início associado à alteração no ritmo intestinal; (3) início associado à alteração na consistência das fezes
Distensão funcional do abdome	Há necessidade da presença de ambos: (1) sensação recorrente de gases ou distensão abdominal visível por pelo menos três dias/mês durante três meses; (2) critérios insuficientes para diagnóstico de dispepsia funcional, SII ou outro distúrbio funcional gastrintestinal
Constipação funcional	Há necessidade da presença de dois ou mais dos seguintes: (1) esforço para defecar no mínimo em 25% vezes; (2) fezes fragmentadas ou duras em pelo menos 25% das evacuações; (3) sensação de evacuação incompleta em pelo menos 25% das defecações; (4) sensação de obstrução/bloqueio anorretal em pelo menos 25% das evacuações; (5) manobras de auxílio em pelo menos 25% das evacuações; (6) menos de três defecações por semana É rara a ocorrência de fezes amolecidas sem o uso de laxantes Critérios insuficientes para SII
Diarreia funcional	Fezes moles ou aquosas sem dor, ocorrendo em pelo menos 75% das defecações
Distúrbio funcional intestinal inespecífico	Sintomas intestinais não atribuíveis a uma etiologia orgânica e que não satisfaçam os critérios para as categorias definidas anteriormente.
Dor abdominal funcional	
Dor abdominal funcional	Ao menos seis meses de (1) dor abdominal contínua ou quase contínua e (2) ausência de relação, ou relação ocasional, entre dor e eventos fisiológicos (p. ex., comer, evacuar ou menstruar); (3) algum grau de disfunção diária; (4) dor verdadeira (ou seja, não simulada); (5) critérios insuficientes para outros distúrbios funcionais gastrintestinais que poderiam justificar a dor abdominal
Dor abdominal funcional inespecífica	

Adaptada de Longstreth, 2006, e Thompson, 1999.

seja uma medida efetiva no tratamento da constipação, não se mostrou efetiva nos casos de SII com predomínio de diarreia ou de dor associada à SII (Quartero, 2005). Outro tratamento adjunto potencialmente útil é o controle das intolerâncias alimentares (Alpers, 2006).

Medicamentos. Em geral, a terapia medicamentosa é voltada aos sintomas dominantes. Para aquelas pacientes com SII com predomínio de constipação, os análogos de fibras podem ajudar, se o aumento do consumo de fibras com a dieta não for suficiente (Tabela 11-8) (Ramkumar, 2005). Além disso, a estimulação do receptor de serotonina do subtipo 5-hidroxitriptamina-4 ($5-HT_4$) aumenta o tempo do trânsito colônico e reduz a sensibilidade visceral. Especificamente, o tegaserode, um agonista parcial do receptor de $5-HT_4$, aumenta a motilidade colônica e tem-se mostrado efetivo no alívio da SII com constipação predominante (Layer, 2005; Tack, 2005). Entretanto, em 2007, a Novartis suspendeu as vendas desse medicamento nos Estados Unidos atendendo a uma solicitação feita pela U.S. Food and Drug Administration (FDA). A iniciativa da FDA foi determinada por aumento na incidência de eventos cardiovasculares nos indivíduos usando esse agente. Atualmente encontra-se disponível apenas para casos especiais (U.S. Food and Drug Administration, 2010).

Para as pacientes com sintomas predominantemente diarreicos, a loperamida ou o difenoxilato são efetivos na redução da motilidade intestinal. Em virtude de as substâncias permanecerem mais tempo no intestino, mais água é absorvida do bolo fecal. Assim, para as pacientes com diarreia intensa, a alosetrona, um antagonista seletivo do receptor subtipo 3 da serotonina ($5-HT_3$), interage com receptores de neurônios do sistema nervoso entérico reduzindo a motilidade intestinal. Com a utilização desse fármaco, é possível reduzir dor, urgência e frequência de evacuações (Camilleri, 2000; Chey, 2004; Ford, 2009). Entretanto, em razão dos casos de colite isquêmica associada ao seu uso, a alosetrona atualmente tem seu uso estritamente regulado estando disponível apenas por meio de programa de prescrição da FDA (Chang, 2006; U.S. Food and Drug Administration, 2009).

Para as pacientes com dor secundária a espasmo intestinal, os agentes antiespasmódicos reduzem a atividade da musculatura lisa intestinal, e supõe-se que sejam capazes de reduzir o desconforto abdominal. Os agentes disponíveis nos Estados Unidos são a diciclomina e a hiosciamina (Levsin)*. Em geral, esses agentes são seguros, de baixo custo e demonstrou-se que são efetivos (Quartero, 2005). No entanto, são poucos os dados com base em evidências a sustentar seu uso, e os efeitos colaterais anticolinérgicos desses agentes costumam limitar seu emprego por longo prazo (Schoenfeld, 2005).

Os antidepressivos tricíclicos podem ajudar as pacientes com SII, tanto pelo efeito anticolinérgico no intestino quanto pela ação modificadora do humor. Os antidepressivos tricíclicos podem reduzir o tempo de trânsito intestinal e demonstraram ser efetivos no tratamento da SII com diarreia predominante (Hadley, 2005). Alternativamente, outra classe de antidepressivos, os inibidores seletivos da recaptação de serotonina (ISRSs), em estudos de pequeno porte, mostraram-se úteis no tratamento da SII (Tabas, 2004; Vahedi, 2005).

Psicoterapia. Os tratamentos psicológicos ou comportamentais podem ajudar algumas pacientes. Entre eles, a terapia cognitivo-comportamental e a hipnoterapia mostraram-se efetivas (Drossman, 2003; Gonsalkorale, 2003; Payne, 1995).

ETIOLOGIAS MUSCULOESQUELÉTICAS

As síndromes clínicas envolvendo músculos, nervos e sistema esquelético do abdome inferior e da pelve ocorrem com frequência, mas muitas vezes não são percebidas pelos ginecologistas em sua busca por identificar causas viscerais para a dor pélvica crônica.

Hérnia de parede abdominal

Falhas na parede anterior do abdome ou na fáscia femoral podem levar à herniação de intestino ou de outro conteúdo abdominal por essas brechas. Tais herniações podem causar dor. Além disso, se o suprimento sanguíneo do conteúdo da hérnia for agudamente comprometido, é possível que haja necessida-

---

*N. de R. T. No Brasil, diciclomina e hiosciamina também estão disponíveis.

TABELA 11-8 Agentes utilizados no tratamento da síndrome do intestino irritável (SII)

Sintoma	Medicamento	Dosagem oral
Diarreia	Loperamida	2-4 mg quando necessário; máximo de 12 g/dia
	Resina de colestiramina	4 g nas refeições
Constipação	Casca de Psyllium	3,4 g, 2×/dia nas refeições, depois ajustar
	Metilcelulose	2 g, 2×/dia, depois ajustar
	Policarbofila cálcica	1 g, 1-4×/dia
	Xarope de lactulose	10-20 g, 2×/dia
	Sorbitol a 70%	15 mL, 2×/dia
	Polietilenoglicol 3350	17 g em 236,5 mL de água, 1×/dia
	Hidróxido de magnésio	2-4 colheres de sopa, 1×/dia
Dor abdominal	Antidepressivos tricíclicos	Iniciar com 25-50 mg ao deitar, depois ajustar
	Inibidores seletivos da recaptação de serotonina	Iniciar com dose reduzida; aumentar conforme a necessidade

Modificada de Longstreth, 2006, com permissão.

de de intervenção cirúrgica imediata em razão de obstrução intestinal ou de isquemia intestinal.

As hérnias podem surgir em pontos com fragilidade anatômica inerente, e os tipos mais comuns nas mulheres são as hérnias ventral, umbilical e incisional. As hérnias inguinal indireta, inguinal direta e femoral são menos comuns nas mulheres. A hérnia de Spiegel é rara. Como mostra a Figura 11-9, as hérnias ventrais são causadas por falhas fasciais que ocorrem caracteristicamente na linha média. As hérnias umbilicais são aquelas que envolvem defeitos no anel umbilical. Nas hérnias inguinais indiretas, o conteúdo abdominal sofre herniação pelo anel inguinal interno para dentro do canal inguinal. Como mostra a Figura 11-10, o conteúdo pode então sair pelo anel inguinal externo. Por outro lado, o conteúdo da hérnia inguinal direta passa por uma falha existente na fáscia dentro do triângulo de Hesselbach. O triângulo é formado por ligamento inguinal, vasos epigástricos inferiores e borda lateral do músculo reto abdominal. As hérnias de Spiegel podem ocorrer em qualquer local ao longo da borda lateral do reto abdominal. Entretanto, a localização mais frequente é na altura da linha arqueada.

Situações que provocam aumento da pressão intra-abdominal, como gravidez, ascite, diálise peritoneal e tosse crônica são fatores de risco conhecidos para hérnia. Condições congênitas ou adquiridas com fragilidade anatômica ou doenças do tecido conectivo também foram associadas. Em razão dos riscos associados à herniação e estrangulação de órgãos, normalmente as hérnias são imediatamente reparadas quando descobertas. As hérnias umbilical, incisional e as pequenas hérnias ventrais podem ser reparadas por cirurgiões ginecológicos. Nesses casos, o saco herniário é seccionado e procede-se à reaproximação da fáscia. As pacientes com hérnias maiores, que geralmente requerem instalação de telas, e com hérnias inguinais normalmente são encaminhadas para o cirurgião geral.

■ Síndrome da dor miofascial

Muitas doenças musculoesqueléticas podem levar à DPC e estão listadas na Tabela 11-2. Além dessas, estados inflamatórios viscerais crônicos, tais como endometriose, cistite intersticial ou SII podem levar a alterações patológicas ao redor de músculos e/ou nervos. Por sua vez, essas alterações podem ser a causa das síndromes de dor miofascial da parede abdominal ou do soalho pélvico. O conhecimento e a consciência de tais associações complexas permitem ao médico abordar de forma mais efetiva todos os componentes determinantes da dor em vez de estreitar seu foco a um distúrbio visceral isolado. Como resultado, é menos provável que a paciente receba diagnóstico equivocado e tratamento inadequado, pois poderá ser encaminhada para tratamento fisioterápico ou receber medidas de controle da dor.

Uma área de hiperirritabilidade no músculo pode levar à contração persistente das fibras e causar dor, fraqueza ou reações autonômicas (Simons, 1999). A área reativa primária, localizada dentro da área de tensão do músculo, é chamada de *ponto de gatilho* (TrP, de *trigger point*), sendo identificada como uma faixa contraída com tensão palpável. Esses pontos de gatilho miofasciais podem afetar qualquer músculo, e aqueles envolvendo parede abdominal anterior, soalho pélvico e cintura pélvica podem ser as causas de dor pélvica crônica. Por essa razão, o American College of Obstetricians and Gynecologists (1997) recomenda uma avaliação do sistema musculoesquelético antes de laparoscopia ou de histerectomia para DPC.

Fisiopatologia

Supõe-se que os pontos de gatilho resultem de uma crise metabólica dentro do músculo. A disfunção de uma placa terminal neuromuscular pode levar à liberação sustentada de acetilcolina, despolarização persistente e redução sarcomérica, com criação de uma banda muscular tensa. As fibras afetadas comprimem os capilares e reduzem o fluxo sanguíneo local. A isquemia resultante leva à liberação de substâncias que ativam os nociceptores nervosos periféricos que, por sua vez, causam dor (McPartland, 2004).

O bombardeio persistente de sinais nociceptivos, com origem nos TrPs, pode

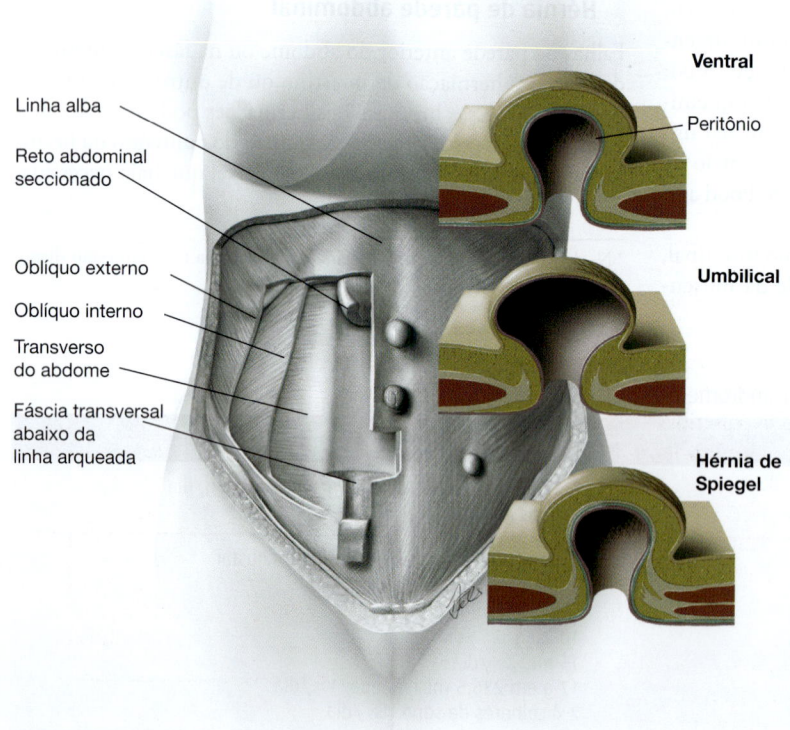

FIGURA 11-9 Entre as hérnias que podem envolver a parede anterior do abdome, estão a ventral, a umbilical e, mais raramente, a de Spiegel. (*Ilustração cedida pelo Sr. T. J. Fels.*)

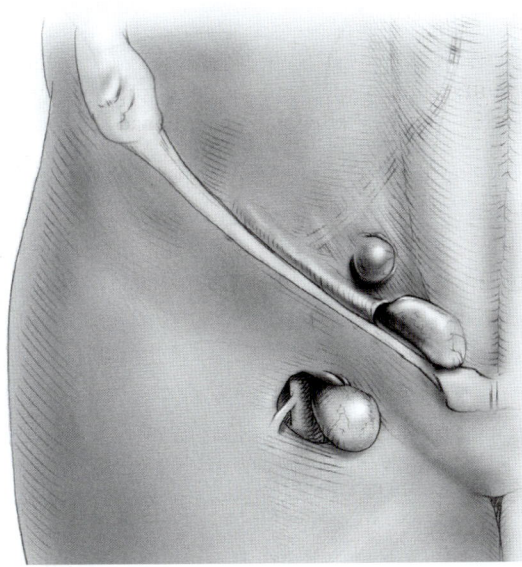

FIGURA 11-10 Hérnias inguinais indireta e direta e hérnia femoral. A hérnia direta é causada por uma falha na fáscia dentro do triângulo de Hesselbach. A hérnia indireta forma-se pela saída de conteúdo intra-abdominal pelo canal inguinal. As hérnias femorais formam-se com a saída de conteúdo pelo anel femoral. (*Ilustração cedida pela Srta. Kristin Yang.*)

finalmente levar à sensibilização central e à possibilidade de dor neuropática (p. 306). Os sinais podem se disseminar de forma segmentar na medula espinal, causando dor localizada ou referida (Gerwin, 2005). Os pontos de gatilho também podem iniciar respostas somatoviscerais, como vômitos, diarreia e espasmos na bexiga, o que pode confundir o diagnóstico.

Incidência e fatores de risco

A incidência da doença miofascial é desconhecida. Contudo, em uma avaliação de 500 pacientes com DPC, Carter (1998) verificou que 7% das pacientes apresentavam principalmente TrPs como fonte da dor. Além disso, das quase mil mulheres investigadas para DPC, em 22% encontrou-se sensibilidade significativa nos músculos levantadores do ânus e, em 14%, nos músculos piriformes (Gomel, 2007). A prevalência parece ser maior naquelas pacientes entre 30 e 50 anos de idade. Os fatores de risco são variados, embora muitos TrPs possam ser reconhecidos como resultantes de um trauma específico anterior, como lesão de esporte ou sobrecarga biomecânica crônica de um músculo (Sharp, 2003). Portanto, na avaliação de pacientes com dor crônica e suspeita de síndrome da dor miofascial, um inventário detalhado de lesões esportivas, lesões traumáticas, partos obstétricos, cirurgias e atividades laborais é essencial.

Diagnóstico

A marcação pelo paciente dos pontos dolorosos em uma ilustração representando o corpo humano pode ser uma primeira etapa esclarecedora. O envolvimento de músculos específicos com frequência irá determinar padrões característicos. Normalmente as pacientes descrevem a dor como agravada por movimentos ou atividades específicas e aliviada por determi-

nadas posições. A exposição ao frio úmido geralmente agrava a dor. A pressão aplicada sobre um ponto de gatilho causa dor e produz efeitos sobre uma região-alvo ou *zona referida*. Essa região específica e reprodutível raramente coincide com a distribuição dermatológica ou neuronal, sendo este o fator diferenciador entre síndrome de dor miofascial e fibromialgia (Lavelle, 2007).

O exame muscular é finalizado com as palpações plana tipo pinça e profunda, dependendo da localização do músculo. Na palpação plana utilizam-se as polpas digitais para movimentos de rolamento sobre os músculos superficiais, acessíveis

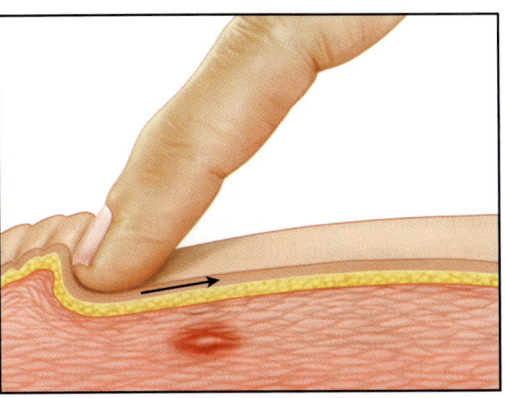

A

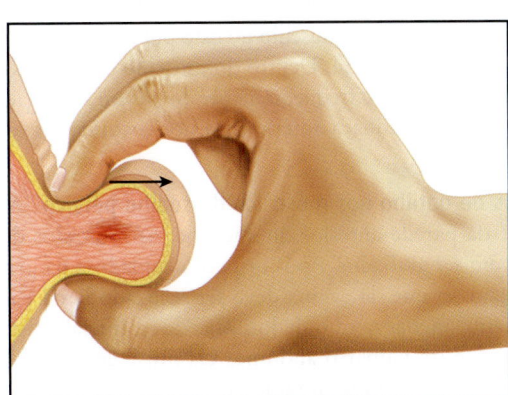

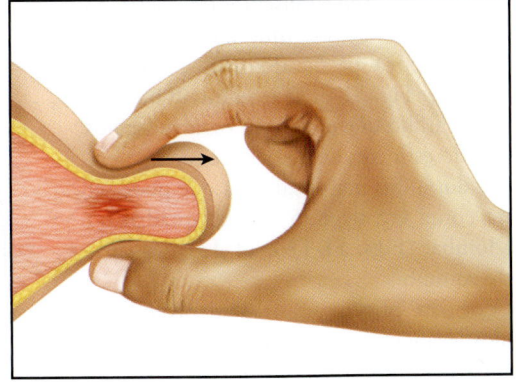

B

FIGURA 11-11 Técnicas para palpação dos pontos de gatilho. **A**. Na palpação plana, as pontas dos dedos deslizam sobre a superfície do músculo. **B**. Com a palpação em pinça, o músculo é pinçado, e a busca pelos pontos de gatilho prossegue à medida que o músculo desliza entre os dedos.

apenas superficialmente (Fig. 11-11). Esta técnica é comumente usada para avaliar os músculos da parede anterior do abdome. Nos músculos com maior acessibilidade, a palpação tipo pinça comprime o ventre do músculo entre o polegar e o indicador. Com qualquer uma das técnicas de palpação, frequentemente é possível identificar pontos sensíveis e faixas de tensão muscular nas pacientes com síndrome de dor miofascial. Classicamente, o músculo envolvido apresenta perda de força e alongamento restrito. Além disso, a pressão no TrP também pode induzir uma resposta de fasciculação muscular local, reproduzir uma dor referida, ou ambos.

Grupos musculares

Pontos de gatilho nos músculos da parede anterior do abdome. Os músculos reto abdominal, oblíquo e transverso do abdome podem desenvolver TrPs que levam à dor crônica. Os sintomas pélvicos somatoviscerais causados por esses músculos podem incluir diarreia ou frequência, urgência ou retenção urinárias.

Dentro do músculo reto do abdome, com frequência são encontrados TrPs dolorosos ao longo da linha semilunar, que é a denominação dada à borda desse músculo (Suleiman, 2001). Além disso, os TrPs no músculo reto abdominal costumam ocorrer na inserção do músculo no osso púbico e também abaixo da cicatriz umbilical. Dentro do músculo oblíquo externo, os pontos de gatilho frequentemente envolvem sua ligação lateral com a crista ilíaca anterior, e a dor costuma ser referida ao púbis.

Pontos de gatilho nos músculos do soalho pélvico. Após o exame da parede anterior do abdome, os músculos da pelve devem ser avaliados. Após inspeção cuidadosa da genitália externa, o exame da vagina deve ser realizado lenta e cautelosamente apenas com o dedo indicador e inicialmente sem a mão que irá palpar o abdome. Os músculos dentro da pelve são levantador do ânus, coccígeo, obturador interno e músculos transverso do períneo e piriforme. Esses músculos são avaliados na busca por espasmo doloroso ou pontos de gatilho (ver Fig. 11-6) (Varcellini, 2009). Os pontos de gatilho que envolvem esses músculos e aqueles do esfíncter anal estão frequentemente associados à dor mal-localizada que pode ser descrita como envolvendo cóccix, quadril ou região lombar (Figs. 11-12 e 11-13). A dispareunia é comum.

A dor com origem em TrPs envolvendo os músculos levantadores do ânus tiveram diversas denominações, entre elas *síndrome espasmódica do levantador do ânus* e *coccidinia*. Hoje, a *síndrome do levantador do ânus* é o termo preferido e coccidinia é o termo reservado para a dor originária de trauma esquelético do cóccix.

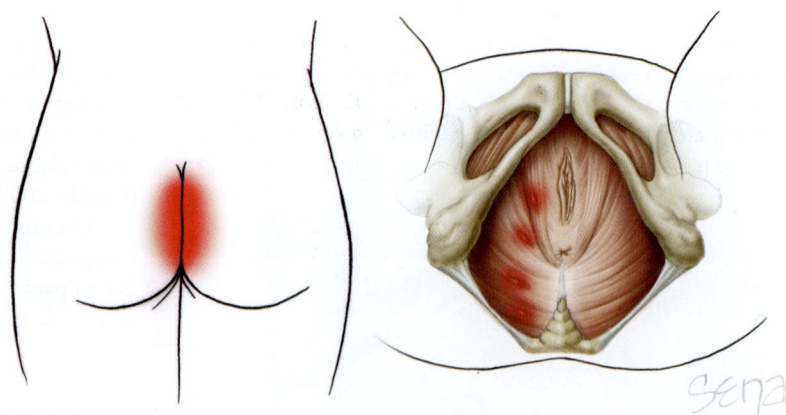

FIGURA 11-12 Padrão de dor referida (*sombreamento vermelho na ilustração à esquerda*) criado por pontos de gatilho nos músculos levantador do ânus e coccígeo (*ilustração à direita*). (*Ilustrações cedidas pela Srta. Marie Sena.*)

Tratamento

O objetivo do tratamento é a inativação dos TrPs, o que permite alongar a musculatura e liberar as bandas de tensão muscular. Os tratamentos são variados e incluem, entre outras, manobras de liberação do TrP, *biofeedback*, agulhamento seco ou injeção nos TrPs e calor local. Também são empregados agentes farmacológicos, como AINEs, outros analgésicos, relaxantes musculares e tranquilizantes.

■ Síndrome de dor referida no período periparto

Também conhecida como dor da cintura pélvica, esse quadro é caracterizado por dor persistente durante a gravidez ou no pós-parto imediato. A dor localiza-se principalmente ao redor da articulação sacroilíaca e na sínfise pubiana. Acredita-se que esteja relacionada com lesão ou inflamação de ligamentos na pelve e/ou na região inferior da coluna. Fraqueza muscular, ajustes posturais relacionados com a gravidez e alterações hormonais, assim como peso do feto e do útero gravídico são

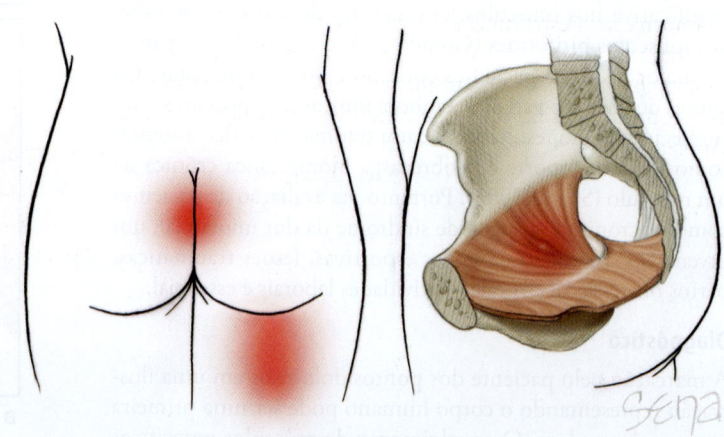

FIGURA 11-13 Pontos de gatilho no músculo obturador interno podem criar um padrão extenso de dor referida (*área sombreada de vermelho na ilustração à esquerda*). (*Ilustrações cedidas pela Srta. Marie Sena.*)

possíveis fatores contribuintes (Mens, 1996). A dor da cintura pélvica é comum. Estima-se que aproximadamente 20% das gestantes sofrem com essa dor, sendo 7% durante os três primeiros meses após o parto (Albert, 2002; Wu, 2004). O diagnóstico geralmente é clínico e feito com base em achados durante testes ortopédicos específicos de manipulação das articulações. Tais testes são feitos para reproduzir ou provocar a dor. O tratamento é feito com fisioterapia, exercícios além dos analgésicos normalmente usados para DPC, descritos anteriormente (p. 314) (Vermani, 2010; Vleeming, 2008).

ETIOLOGIAS NEUROLÓGICAS

A compressão de nervos pode levar à dor pélvica crônica e pode envolver nervos da parede anterior do abdome ou aqueles no interior da pelve.

Síndrome de compressão nervosa na parede anterior do abdome

Como discutido, a dor na parede anterior do abdome é frequentemente confundida com dor visceral. As causas neurológicas mais comuns são a compressão de ramos cutâneos anteriores de nervos intercostais ou de ramos dos nervos ilioinguinais, ílio-hipogástricos, genitofemorais e cutâneos femorais laterais (Greenbaum, 1994).

Fisiopatologia

Os nervos periféricos podem ser comprimidos tanto dentro de canais ou anéis anatômicos estreitos, quanto sob ligamentos apertados, bandas fibrosas ou suturas. Assim, as regiões comuns de compressão para um determinado nervo são em geral prognosticadas com base na sua anatomia.

Por exemplo, cada ramo cutâneo anterior de um nervo intercostal cruza anteriormente o músculo reto abdominal. Cada ramo, junto com seus vasos correspondentes, passa pelo anel fibroso localizado dentro do aspecto lateral do músculo reto abdominal (Fig. 11-14). Ao cruzar a bainha do reto anterior, cada ramo se divide e, então, cursa no interior dos tecidos subcutâneos. A gordura que circunda o feixe neurovascular parece amortecer as estruturas encerradas dentro do anel fibroso (Srinivasan, 2002). No entanto, se esse feixe for submetido à pressão intra ou extra-abdominal excessiva, a compressão do feixe contra o anel fibroso pode causar isquemia nervosa e dor (Applegate, 1997).

Alternativamente, é possível haver compressão e lesão de nervo ou formação de neuroma de ramos dos nervos ilioinguinal, ílio-hipogástrico, cutâneo femoral lateral ou genitofemoral (Cap. 40, p. 983), após reparo de hérnia inguinal, incisões abdominais transversas inferiores, como a incisão de Pfannenstiel, e incisões abdominais inferiores para instalação do trocarte laparoscópico. A hipoestesia é o achado mais comum na presença dessas lesões, mas, alternativamente, a paciente pode evoluir com dor meses ou anos após a cirurgia.

Diagnóstico e tratamento

Os critérios para o diagnóstico de compressão nervosa são clínicos e incluem (1) dor que se agrava com o movimento da

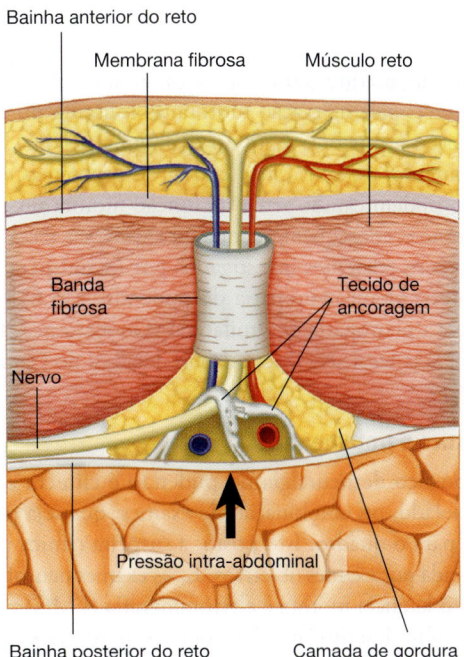

FIGURA 11-14 Representação esquemática da compressão de ramos cutâneos anteriores dos nervos intercostais. O nervo é comprimido enquanto cruza o músculo reto abdominal dentro de uma bainha fibrosa. (*Redesenhada a partir de Greenbaum, 1994, com permissão.*)

paciente ou com leve compressão na pele sobre a área afetada e (2) melhora da dor após injeção anestésica local. Em geral, a eletromiografia não é útil, uma vez que lhe falta sensibilidade adequada (Knockaert, 1996).

Na maioria dos casos a dor irá melhorar com a injeção local de agentes anestésicos com ou sem corticosteroides. Pode-se associar lidocaína a 1 ou 2% e triancinolona na concentração 40 mg/mL na proporção de 1:1. Menos de 0,5 mL é injetado de cada lado. Entre os possíveis tratamentos adicionais conhecidos estão analgésicos orais, *biofeedback* e gabapentina. Se as opções conservadoras não proporcionarem alívio suficiente, talvez haja indicação de neurólise, com injeção de álcool absoluto ou fenol a 5 a 6%, ou de neurectomia cirúrgica (Madura, 2005; Suleiman, 2001).

Neuralgia do pudendo

Fisiopatologia

Define-se neuralgia como dor aguda, intensa e lancinante que acompanha o curso do nervo afetado. A compressão do nervo pudendo pode causar esse tipo de dor na região do períneo. A neuralgia do pudendo é rara, geralmente ocorre após os 30 anos de idade, e é caracterizada por dor na distribuição sensitiva do nervo pudendo. Os três ramos desse nervo são os nervos perineais, anais inferiores e dorsal do clitóris (Fig. 38-28, p. 944). Assim, a dor envolve vagina, vulva, monte púbico, clitóris, grandes lábios, períneo, nádegas, face interna da coxa ou região anorretal e frequentemente é unilateral. Nos indivíduos afetados, a alodinia e a hiperestesia podem chegar a ser incapacitantes. A dor frequentemente se agrava ao sentar e alivia de pé ou sentada no vaso sanitário e pode aumentar ao longo do dia.

Além da distribuição sensitiva extensa, o nervo pudendo é responsável pela inervação motora do músculo do esfincter anal externo e por boa parte do diafragma pélvico, incluindo o levantador do ânus (Stav, 2009). Os problemas no nervo pudendo podem causar perda de função motora no esfincter anal externo e, consequentemente, incontinência fecal. Em um trabalho com pacientes investigados por incontinência fecal, 56% apresentaram neuropatia do pudendo. Em 67% desses pacientes, a neuropatia era unilateral (Gooneratne, 2007). A incontinência fecal será discutida em detalhes no Capítulo 25 (p. 659).

Diagnóstico e tratamento

O diagnóstico de neuralgia do pudendo é clínico, e não há exame isolado, ou combinação de exames, que seja patognomônico para o quadro. Isto posto, a suspeita clínica pode ser corroborada por exames objetivos. Esses exames neurofisiológicos, como latência motora e eletromiografia (EMG) do nervo pudendo, são descritos no Capítulo 25 (p. 668). Raramente, TC ou RM serão esclarecedoras, embora possam ser solicitadas para excluir outra patologia.

O tratamento pode ser feito com fisioterapia; terapias comportamentais; medicamentos como gabapentina ou antidepressivos tricíclicos; bloqueio do nervo pudendo, com ou sem corticosteroide associado; e descompressão cirúrgica do nervo. Finalmente, demonstrou-se que a estimulação do nervo pudendo produz efeitos benéficos em casos com disfunção e dor no soalho pélvico (Carmel, 2010; Spinelli, 2005). Contudo, há poucos dados acerca desta modalidade de tratamento.

Síndrome do piriforme

Fisiopatologia

A compressão do nervo isquiático pelo músculo piriforme pode causar dor nas regiões lombar inferior ou da nádega, na distribuição do nervo isquiático (Broadhurst, 2004; Fishman, 2002). Trata-se da *síndrome do piriforme*. Nos mecanismos propostos para explicar a compressão constam contratura ou espasmo do músculo piriforme causada por trauma, uso excessivo com hipertrofia e variações congênitas nas quais o nervo isquiático ou seus ramos passam por meio deste músculo (Hopayian, 2010).

Apesar de ter sido descrita há mais de 60 anos, ainda há controvérsia quanto a sua existência como uma verdadeira entidade clínica. Isto posto, Fishman e colaboradores (2002) estimaram que a síndrome do piriforme seja responsável por 6 a 8% dos casos de lombalgia inferior e dor ciática anualmente nos EUA.

Diagnóstico e tratamento

Os sintomas incluem dor e sensibilidade à palpação envolvendo nádegas, com ou sem irradiação para a região posterior da coxa. A dor se agrava com atividades, mantendo-se muito tempo sentada, caminhando e com a rotação interna do quadril (Kirschner, 2009). A associação com dispareunia é comum, porém variável, tendo sido demonstrada em 13 a 100% dos casos (Hopayian, 2010).

O diagnóstico de síndrome do piriforme é clínico e feito com base nos achados durante testes ortopédicos específicos com manipulação articular. Normalmente os testes de condução nervosa e a EMG não são diagnósticos. Raramente a RM pode ser útil para identificar um músculo piriforme edemaciado ou aumentado ou alguma variação anatômica no músculo (Petchprapa, 2010). O tratamento é conservador e inclui fisioterapia, AINEs, relaxantes musculares ou agentes utilizados para dor neuropática, como gabapentina, nortriptilina ou carbamazepina. Também se pode recorrer a infiltrações terapêuticas de anestésicos locais, associados ou não a corticosteroides, ou de toxina botulínica. O tratamento cirúrgico é reservado aos casos refratários.

REFERÊNCIAS

Aaron LA, Burke MM, Buchwald D: Overlapping conditions among patients with chronic fatigue syndrome, fibromyalgia, and temporomandibular disorder. Arch Intern Med 160:221, 2000

Abrams P, Cardozo L, Fall M, et al: The standardisation of terminology of lower urinary tract function: report from the Standardisation Sub-committee of the International Continence Society. Neurourol Urodyn 21:167, 2002

Akin M, Price W, Rodriguez G Jr, et al: Continuous, low-level, topical heat wrap therapy as compared to acetaminophen for primary dysmenorrhea. J Reprod Med 49:739, 2004

Akin MD, Weingand KW, Hengehold DA, et al: Continuous low-level topical heat in the treatment of dysmenorrhea. Obstet Gynecol 97:343, 2001

Albert HB, Godskesen M, Westergaard JG: Incidence of four syndromes of pregnancy-related pelvic joint pain. Spine 27(24):2831, 2002

Alpers DH: Diet and irritable bowel syndrome. Curr Opin Gastroenterol 22:136, 2006

Ambrosetti P, Grossholz M, Becker C, et al: Computed tomography in acute left colonic diverticulitis. Br J Surg 84:532, 1997

American College of Obstetricians and Gynecologists: Adult manifestations of childhood sexual abuse. Committee Opinion No. 498, August 2011

American College of Obstetricians and Gynecologists: Chronic pelvic pain. Practice Bulletin No. 51, March 2004, Reaffirmed May 2008

American College of Obstetricians and Gynecologists: Hysterectomy, abdominal or vaginal for chronic pelvic pain. Criteria Set No. 29, November 1997

American Fertility Society: The American Fertility Society classifications of adnexal adhesions, distal tubal occlusion, tubal occlusion secondary to tubal ligation, tubal pregnancies, mullerian anomalies and intrauterine adhesions. Fertil Steril 49:944, 1988

American Society for Reproductive Medicine, Society of Reproductive Surgeons: Pathogenesis, consequences, and control of peritoneal adhe-sions in gynecologic surgery. Fertil Steril 90(5 Suppl):S144, 2008

Andreotti RF, Lee SI, Choy G, et al: ACR appropriateness criteria on acute pelvic pain in the reproductive age group. JACR J Am Coll Radiol 6(4):235, 2009

Angle RH, Ackerman SJ, Irshad A: Practical imaging of acute pelvic pain in premenopausal women. Contemp Diagn Radiol 33(1):1, 2010

Applegate WV, Buckwalter NR: Microanatomy of the structures contributing to abdominal cutaneous nerve entrapment syndrome. J Am Board Fam Pract 10:329, 1997

Atkinson W, Lockhart S, Whorwell PJ, et al: Altered 5-hydroxytryptamine signaling in patients with constipation- and diarrhea-predominant irritable bowel syndrome. Gastroenterology 130(1):34, 2006

Bachmann GA, Phillips NA: Sexual dysfunction. In Steege JF, Metzger DA, Levy BS (eds): Chronic Pelvic Pain: An Integrated Approach. Philadelphia, WB Saunders, 1998, p 77

Baker PK: Musculoskeletal origins of chronic pelvic pain. Diagnosis and treatment. Obstet Gynecol Clin North Am 20:719, 1993

Baker PK: Musculoskeletal problems. In Steege JF, Metzger DA, Levy BS (eds): Chronic Pelvic Pain: An Integrated Approach. Philadelphia, WB Saunders, 1998, p 232

Balbi C, Musone R, Menditto A, et al: Influence of menstrual factors and dietary habits on menstrual pain in adolescence age. Eur J Obstet Gynecol Reprod Biol 91:143, 2000

Baldaszti E, Wimmer-Puchinger B, Loschke K: Acceptability of the long-term contraceptive levonorgestrel-releasing intrauterine system (Mirena): a 3-year follow-up study. Contraception 67:87, 2003

Barnard ND, Scialli AR, Hurlock D, et al: Diet and sex-hormone binding globulin, dysmenorrhea, and premenstrual symptoms. Obstet Gynecol 95:245, 2000

Basson R, Berman J, Burnett A, et al: Report of the international consensus development conference on female sexual dysfunction: definitions and classifications. J Urol 163:888, 2000

Beard RW, Kennedy RG, Gangar KF, et al: Bilateral oophorectomy and hysterectomy in the treatment of intractable pelvic pain associated with pelvic congestion. Br J Obstet Gynaecol 98:988, 1991

Beard RW, Reginald PW, Wadsworth J: Clinical features of women with chronic lower abdominal pain and pelvic congestion. Br J Obstet Gynaecol 95:153, 1988

Bermejo C, Martínez Ten P, Cantarero R, et al: Three-dimensional ultrasound in the diagnosis of müllerian duct anomalies and concordance with magnetic resonance imaging. Ultrasound Obstet Gynecol 35(5):593, 2010

Bogart LM, Berry SH, Clemens JQ: Symptoms of interstitial cystitis, painful bladder syndrome and similar diseases in women: a systematic review. J Urol 177(2):450, 2007

Brill K, Norpoth T, Schnitker J, et al: Clinical experience with a modern low-dose oral contraceptive in almost 100,000 users. Contraception 43:101, 1991

Broadhurst NA, Simmons DN, Bond MJ: Piriformis syndrome: correlation of muscle morphology with symptoms and signs. Arch Phys Med Rehabil 85(12):2036, 2004

Brown MA, Sirlin CB: Female pelvis. Magn Reson Imaging Clin North Am 13(2):381, 2005

Bryson HM, Wilde MI: Amitriptyline. A review of its pharmacological properties and therapeutic use in chronic pain states. Drugs Aging 8:459, 1996

Buhling KJ, Schmidt S, Robinson JN, et al: Rate of dyspareunia after delivery in primiparae according to mode of delivery. Eur J Obstet Gynecol Reprod Biol 124:42, 2006

Burrows LJ, Meyn LA, Walters MD, et al: Pelvic symptoms in women with pelvic organ prolapse. Obstet Gynaecol 104(5 Pt 1):982, 2004

Butrick CW: Interstitial cystitis and chronic pelvic pain: new insights in neuropathology, diagnosis, and treatment. Clin Obstet Gynecol 46:811, 2003

Butrick CW: Patients with chronic pelvic pain: endometriosis or interstitial cystitis/painful bladder syndrome? J Soc Laparoendosc Surg 11(2):182, 2007

Camilleri M, Northcutt AR, Kong S, et al: Efficacy and safety of alosetron in women with irritable bowel syndrome: a randomised, placebo-controlled trial. Lancet 355:1035, 2000

Carmel M, Lebel M, Tu le M: Pudendal nerve neuromodulation with neurophysiology guidance: a potential treatment option for refractory chronic pelvi-perineal pain. Int Urogynecol J Pelvic Floor Dysfunct 21(5):613, 2010

Carter JE: Surgical treatment for chronic pelvic pain. JSLS 2:129, 1998

Chang L, Chey WD, Harris L, et al: Incidence of ischemic colitis and serious complications of constipation among patients using alosetron: systematic review of clinical trials and post-marketing surveillance data. Am J Gastroenterol 101(5):1069, 2006

Chang SS, Shan YS, Lin YJ, et al: A review of obturator hernia and a proposed algorithm for its diagnosis and treatment. World J Surg 29:450, 2005

Chey WD, Chey WY, Heath AT, et al: Long-term safety and efficacy of alosetron in women with severe diarrhea-predominant irritable bowel syndrome. Am J Gastroenterol 99:2195, 2004

Chung MH, Huh CY: Comparison of treatments for pelvic congestion syndrome. Tohoku J Exp Med 201:131, 2003

Clauw DJ, Schmidt M, Radulovic D, et al: The relationship between fibromyalgia and interstitial cystitis. J Psychiatr Res 31:125, 1997

Cunanan RG Jr, Courey NG, Lippes J: Laparoscopic findings in patients with pelvic pain. Am J Obstet Gynaecol 146:589, 1983

Curhan GC, Speizer FE, Hunter DJ, et al: Epidemiology of interstitial cystitis: a population based study. J Urol 161:549, 1999

Daniels J, Gray R, Hills RK, et al: Laparoscopic uterosacral nerve ablation for alleviating chronic pelvic pain: a randomized controlled trial. JAMA 302(9):955, 2009

Demco L: Pain mapping of adhesions. J Am Assoc Gynecol Laparosc 11:181, 2004

Descargues G, Tinlot-Mauger F, Gravier A, et al: Adnexal torsion: a report on forty-five cases. Eur J Obstet Gynecol Reprod Biol 98:91, 2001

Drossman DA, Camilleri M, Mayer EA, et al: AGA technical review on irritable bowel syndrome. Gastroenterology 123:2108, 2002

Drossman DA, Toner BB, Whitehead WE, et al: Cognitive-behavioral therapy versus education and desipramine versus placebo for moderate to severe functional bowel disorders. Gastroenterology 125:19, 2003

Dubuisson J, Botchorishvili R, Perrette S, et al: Incidence of intraabdominal adhesions in a continuous series of 1000 laparoscopic procedures. Am J Obstet Gynecol 203(2):111.e1, 2010

Edwards L: New concepts in vulvodynia. Am J Obstet Gynecol 189(3, Suppl 1): S24, 2003

Einstein AJ, Henzlova MJ, Rajagopalan S: Estimating risk of cancer associated with radiation exposure from 64-slice computed tomography coronary angiography. JAMA 298(3):317, 2007

El Minawi AM, Howard FM: Operative laparoscopic treatment of ovarian retention syndrome. J Am Assoc Gynecol Laparosc 6:297, 1999

Ellerkmann RM, Cundiff GW, Melick CF, et al: Correlation of symptoms with location and severity of pelvic organ prolapse. Am J Obstet Gynecol 185:1332, 2001

Farquhar CM, Rogers V, Franks S, et al: A randomized controlled trial of medroxyprogesterone acetate and psychotherapy for the treatment of pelvic congestion. Br J Obstet Gynaecol 96:1153, 1989

Fayez JA, Clark RR: Operative laparoscopy for the treatment of localized chronic pelvic-abdominal pain caused by postoperative adhesions. J Gynecol Surg 10:79, 1994

Fazel R, Krumholz HM, Wang Y, et al: Exposure to low-dose ionizing radiation from medical imaging procedures. N Engl J Med 361(9):849, 2009

Fishman LM, Dombi GW, Michaelsen C, et al: Piriformis syndrome: diagnosis, treatment and outcome—a ten-year study. Arch Phys Med Rehabil 83:295, 2002

Flasar MH, Goldberg E: Acute abdominal pain. Med Clin North Am 90:481, 2006

Fleischer AC, Tait D, Mayo J, et al: Sonographic features of ovarian remnants. J Ultrasound Med 17:551, 1998

Ford AC, Brandt LJ, Young C, et al: Efficacy of 5-HT$_3$ antagonists and 5-HT$_4$ agonists in irritable bowel syndrome: systematic review and meta-analysis. Am J Gastroenterol 104(7):1831, 2009

Fugh-Berman A, Kronenberg F: Complementary and alternative medicine (CAM) in reproductive-age women: a review of randomized controlled trials. Reprod Toxicol 17:137, 2003

Gallagher EJ: Acute abdominal pain. In Tintinalli JE, Kelen GD, Stapczynski JS, et al (eds): Tintinalli's Emergency Medicine: A Comprehensive Study Guide. New York, McGraw-Hill, 2004

Gangar KF, Stones RW, Saunders D, et al: An alternative to hysterectomy? GnRH analogue combined with hormone replacement therapy. Br J Obstet Gynaecol 100:360, 1993

Gauthier A, Upmalis D, Dain MP: Clinical evaluation of a new triphasic oral contraceptive: norgestimate and ethinyl estradiol. Acta Obstet Gynecol Scand (Suppl 156):27, 1992

Gerhardt RT, Nelson BK, Keenan S, et al: Derivation of a clinical guideline for the assessment of nonspecific abdominal pain: the Guideline for Abdominal Pain in the ED Setting (GAPEDS) Phase 1 Study. Am J Emerg Med 23:709, 2005

Gershon MD: Nerves, reflexes, and the enteric nervous system: pathogenesis of the irritable bowel syndrome. J Clin Gastroenterol 39(4 Suppl 3):S184, 2005

Gerwin RD: A review of myofascial pain and fibromyalgia—factors that promote their persistence. Acupunct Med 23:121, 2005

Giacchetto C, Catizone F, Cotroneo GB, et al: Radiologic anatomy of the genital venous system in female patients with varicocele. Surg Gynecol Obstet 169:403, 1989

Giamberardino MA: Referred muscle pain/hyperalgesia and central sensitisation. J Rehab Med (41 Suppl):85, 2003

Gilron I, Watson CP, Cahill CM, et al: Neuropathic pain: a practical guide for the clinician. Can Med Assoc J 175:265, 2006

Glatt AE, Zinner SH, McCormack WM: The prevalence of dyspareunia. Obstet Gynecol 75:433, 1990

Gokhale LB: Curative treatment of primary (spasmodic) dysmenorrhoea. Indian J Med Res 103:227, 1996

Golub LJ, Menduke H, Lang WR: Exercise and dysmenorrhea in young teenagers: a 3-year study. Obstet Gynaecol 32:508, 1968

Gomel V: Chronic pelvic pain: a challenge. J Minim Invasive Gynecol 14(4):521, 2007

Gonsalkorale WM, Miller V, Afzal A, et al: Long term benefits of hypnotherapy for irritable bowel syndrome. Gut 52:1623, 2003

Gooneratne ML, Scott SM, Lunniss PJ: Unilateral pudendal neuropathy is common in patients with fecal incontinence. Dis Colon Rectum 50(4):449, 2007

Green PH: The many faces of celiac disease: clinical presentation of celiac disease in the adult population. Gastroenterology 128(4 Suppl):S74, 2005

Green PHR, Cellier C: Celiac disease. N Engl J Med 357(17):1731, 2007

Greenbaum DS, Greenbaum RB, Joseph JG, et al: Chronic abdominal wall pain. Diagnostic validity and costs. Dig Dis Sci 39:1935, 1994

Guerriero S, Ajossa S, Lai MP, et al: Transvaginal ultrasonography in the diagnosis of pelvic adhesions. Hum Reprod 12:2649, 1997

Gunter J: Chronic pelvic pain: an integrated approach to diagnosis and treatment. Obstet Gynecol Surv 58:615, 2003

Hadley SK, Gaarder SM: Treatment of irritable bowel syndrome. Am Fam Physician 72:2501, 2005

Haefner HK, Collins ME, Davis GD, et al: The vulvodynia guideline. J Lower Gen Tract Dis 9:40, 2005

Hammoud A, Gago LA, Diamond MP: Adhesions in patients with chronic pelvic pain: a role for adhesiolysis? Fertil Steril 82:1483, 2004

Hanno PM: Diagnosis of interstitial cystitis. Urol Clin North Am 21:63, 1994

Harel Z, Biro FM, Kottenhahn RK, et al: Supplementation with omega-3 polyunsaturated fatty acids in the management of dysmenorrhea in adolescents. Am J Obstet Gynecol 174:1335, 1996

Harlow SD, Park M: A longitudinal study of risk factors for the occurrence, duration and severity of menstrual cramps in a cohort of college women. Br J Obstet Gynaecol 103:1134, 1996

Harris LA, Chang L: Irritable bowel syndrome: new and emerging therapies. Curr Opin Gastroenterol 22:128, 2006

Helms JM: Acupuncture for the management of primary dysmenorrhea. Obstet Gynaecol 69:51, 1987

Hendrix SL, Alexander NJ: Primary dysmenorrhea treatment with a desogestrel-containing low-dose oral contraceptive. Contraception 66:393, 2002

Herr KA, Spratt K, Mobily PR, et al: Pain intensity assessment in older adults: use of experimental pain to compare psychometric properties and usability of selected pain scales with younger adults. Clin J Pain 20:207, 2004

Hillis SD, Marchbanks PA, Peterson HB: The effectiveness of hysterectomy for chronic pelvic pain. Obstet Gynaecol 86:941, 1995

Hopayian K, Song F, Riera R, et al: The clinical features of the piriformis syndrome: a systematic review. Eur Spine J 19(12):2095, 2010

Howard FM: Chronic pelvic pain. Obstet Gynecol 101:594, 2003

Howard FM: The role of laparoscopy in chronic pelvic pain: promise and pitfalls. Obstet Gynecol Surv 48:357, 1993

Howard FM, El Minawi AM, Sanchez RA: Conscious pain mapping by laparoscopy in women with chronic pelvic pain. Obstet Gynecol 96:934, 2000

Hsu CT, Rosioreanu A, Friedman RM, et al: Computed tomography imaging of the acute female pelvis. Contemp Diagn Radiol 28(18):1, 2005

Huchon C, Fauconnier A: Adnexal torsion: a literature review. Eur J Obstet Gynecol 150(1):8, 2010

Irwin P, Samsudin A: Reinvestigation of patients with a diagnosis of interstitial cystitis: common things are sometimes common. J Urol 174:584, 2005

Jacobs D: Diverticulitis. N Engl J Med 357(20):2057, 2007

Jamieson DJ, Steege JF: The association of sexual abuse with pelvic pain complaints in a primary care population. Am J Obstet Gynecol 177:1408, 1997

Janicki TI: Chronic pelvic pain as a form of complex regional pain syndrome. Clin Obstet Gynaecol 46:797, 2003

Jones CA, Nyberg L: Epidemiology of interstitial cystitis. Urology 49(5A Suppl):2, 1997

Kang SB, Chung HH, Lee HP, et al: Impact of diagnostic laparoscopy on the management of chronic pelvic pain. Surg Endosc 21(6):916, 2007

Kaplan B, Peled Y, Pardo J, et al: Transcutaneous electrical nerve stimulation (TENS) as a relief for dysmenorrhea. Clin Exp Obstet Gynaecol 21:87, 1994

Kehlet H, Jensen TS, Woolf CJ: Persistent postsurgical pain: risk factors and prevention. Lancet 367:1618, 2006

Kennedy CM, Bradley CS, Galask RP, et al: Risk factors for painful bladder syndrome in women seeking gynecologic care. Int Urogynecol J 17:73, 2006

Kim HS, Malhotra AD, Rowe PC, et al: Embolotherapy for pelvic congestion syndrome: long-term results. J Vasc Intervent Radiol 17:289, 2006

Kirschner JS, Foye PM, Cole JL: Piriformis syndrome, diagnosis and treatment. Muscle Nerve 40(1):10, 2009

Kjerulff KH, Rhodes JC, Langenberg PW, et al: Patient satisfaction with results of hysterectomy. Am J Obstet Gynecol 183:1440, 2000

Knockaert DC, Boonen AL, Bruyninckx FL, et al: Electromyographic findings in ilioinguinal-iliohypogastric nerve entrapment syndrome. Acta Clin Belg 51:156, 1996

Koziol JA: Epidemiology of interstitial cystitis. Urol Clin North Am 21:7, 1994

Labelle H, Roussouly P, Berthonnaud E, et al: The importance of spino-pelvic balance in L5-S1 developmental spondylolisthesis: a review of pertinent radiologic measurements. Spine 30(6 Suppl):S27, 2005

Lafferty HW, Angioli R, Rudolph J, et al: Ovarian remnant syndrome: experience at Jackson Memorial Hospital, University of Miami, 1985 through 1993. Am J Obstet Gynecol 174:641, 1996

Lampe A, Solder E, Ennemoser A, et al: Chronic pelvic pain and previous sexual abuse. Obstet Gynecol 96:929, 2000

Laumann EO, Paik A, Rosen RC: Sexual dysfunction in the United States: prevalence and predictors. JAMA 281:537, 1999

Lavelle ED, Lavelle W, Smith HS: Myofascial trigger points. Med Clin North Am 91(2):229, 2007

Layer P, Keller J, Mueller-Lissner S, et al: Tegaserod: long-term treatment for irritable bowel syndrome patients with constipation in primary care. Digestion 71:238, 2005

Leschka S, Alkadhi H, Wildermuth S, et al: Acute abdominal pain: diagnostic strategies. In Marincek B, Dondelinger RF (eds): Emergency Radiology. New York, Springer, 2007, p 411

Lifford KL, Barbieri RL: Diagnosis and management of chronic pelvic pain. Urol Clin North Am 29:637, 2002

Longstreth GF, Thompson WG, Chey WD, et al: Functional bowel disorders. Gastroenterology 130:1480, 2006

Madura JA, Madura JA, Copper CM, et al: Inguinal neurectomy for inguinal nerve entrapment: an experience with 100 patients. Am J Surg 189:283, 2005

Magtibay PM, Nyholm JL, Hernandez JL, et al: Ovarian remnant syndrome. Am J Obstet Gynecol 193:2062, 2005

Maizels M, McCarberg B: Antidepressants and antiepileptic drugs for chronic non-cancer pain. Am Fam Physician 71:483, 2005

Maleux G, Stockx L, Wilms G, et al: Ovarian vein embolization for the treatment of pelvic congestion syndrome: long-term technical and clinical results. J Vasc Intervent Radiol 11:859, 2000

Marjoribanks J, Proctor ML, Farquhar C: Nonsteroidal anti-inflammatory drugs for primary dysmenorrhoea. Cochrane Database Syst Rev 4:CD001751, 2003

Mathias SD, Kuppermann M, Liberman RF, et al: Chronic pelvic pain: prevalence, health-related quality of life, and economic correlates. Obstet Gynecol 87:321, 1996

Mayer E: Irritable bowel syndrome. N Engl J Med 358(16):1692, 2008

McHale PM, LoVecchio F: Narcotic analgesia in the acute abdomen—a review of prospective trials. Eur J Emerg Med 8:131, 2001

McPartland JM: Travell trigger points—molecular and osteopathic perspectives. J Am Osteopath Assoc 104:244, 2004

Melzack R: The short-form McGill Pain Questionnaire. Pain 30(2):191, 1987

Mens JM, Vleeming A, Stoeckart R, et al: Understanding peripartum pelvic pain: implications of a patient survey. Spine 21(11):1363, 1996

Messing EM, Stamey TA: Interstitial cystitis: early diagnosis, pathology, and treatment. Urology 12:381, 1978

Metts JF: Interstitial cystitis: urgency and frequency syndrome. Am Fam Physician 64:1199, 2001

Miklos JR, O'Reilly MJ, Saye WB: Sciatic hernia as a cause of chronic pelvic pain in women. Obstet Gynecol 91:998, 1998

Miller SK, Alpert PT: Assessment and differential diagnosis of abdominal pain. Nurse Pract 31:38, 2006

Milsom I, Sundell G, Andersch B: The influence of different combined oral contraceptives on the prevalence and severity of dysmenorrhea. Contraception 42:497, 1990

Moreno-Egea A, La Calle MC, Torralba-Martinez JA, et al: Obturator hernia as a cause of chronic pain after inguinal hernioplasty: elective management using tomography and ambulatory total extraperitoneal laparoscopy. Surg Laparosc Endosc Percutan Tech 16:54, 2006

Moschos E, Twickler DM: Does the type of intrauterine device affect conspicuity on 2D and 3D ultrasound? AJR Am J Roentgenol 196(6):1439, 2011

Nezhat C, Kearney S, Malik S, et al: Laparoscopic management of ovarian remnant. Fertil Steril 83:973, 2005

Nezhat CH, Seidman DS, Nezhat FR, et al: Ovarian remnant syndrome after laparoscopic oophorectomy. Fertil Steril 74:1024, 2000

Nigro DA, Wein AJ, Foy M, et al: Associations among cystoscopic and urodynamic findings for women enrolled in the Interstitial Cystitis Data Base (ICDB) Study. Urology 49(5A Suppl):86, 1997

Novi JM, Jeronis S, Srinivas S, et al: Risk of irritable bowel syndrome and depression in women with interstitial cystitis: a case-control study. J Urol 174:937, 2005

Orford VP, Kuhn RJ: Management of ovarian remnant syndrome. Aust N Z J Obstet Gynaecol 36:468, 1996

Pace S, Burke TF: Intravenous morphine for early pain relief in patients with acute abdominal pain. Acad Emerg Med 3:1086, 1996

Paras ML, Murad MH, Chen LP, et al: Sexual abuse and lifetime diagnosis of somatic disorders: a systematic review and meta-analysis. JAMA 302(5):550, 2009

Park SJ, Lim JW, Ko YT, et al: Diagnosis of pelvic congestion syndrome using transabdominal and transvaginal sonography. Am J Roentgenol 182:683, 2004

Parker JD, Sinaii N, Segars JH, et al: Adhesion formation after laparoscopic excision of endometriosis and lysis of adhesions. Fertil Steril 84:1457, 2005

Parsons CL: Prostatitis, interstitial cystitis, chronic pelvic pain, and urethral syndrome share a common pathophysiology: lower urinary dysfunctional epithelium and potassium recycling. Urology 62:976, 2003

Paterson LQ, Davis SN, Khalifé S, et al: Persistent genital and pelvic pain after childbirth. J Sex Med 6(1):215, 2009

Paulson JD, Delgado M: Relationship between interstitial cystitis and endometriosis in patients with chronic pelvic pain. J Soc Laparoendosc Surg 11(2):175, 2007

Payne A, Blanchard EB: Controlled comparison of cognitive therapy and self-help support groups in the treatment of irritable bowel syndrome. J Consult Clin Psychol 63:779, 1995

Perry CP: Peripheral neuropathies and pelvic pain: diagnosis and management. Clin Obstet Gynecol 46:789, 2003

Perry CP, Presthus J, Nieves A: Laparoscopic uterine suspension for pain relief: a multicenter study. J Reprod Med 50:567, 2005

Petchprapa CN, Rosenberg ZS, Sconfienza LM, et al: MR imaging of entrapment neuropathies of the lower extremity. Part 1. The pelvis and hip. Radiographics 30(4):983, 2010

Peters AAW, Trimbos-Kemper GCM, Admiraal C, et al: A randomized clinical trial on the benefit of adhesiolysis in patients with intraperitoneal adhesions and chronic pelvic pain. Br J Obstet Gynaecol 99:59, 1992

Peters KM, Carrico DJ, Kalinowski SE, et al: Prevalence of pelvic floor dysfunction in patients with interstitial cystitis. Urology. 70(1):16, 2007

Proctor M, Farquhar C: Diagnosis and management of dysmenorrhoea. BMJ 332:1134, 2006

Proctor ML, Latthe PM, Farquhar CM, et al: Surgical interruption of pelvic nerve pathways for primary and secondary dysmenorrhoea. Cochrane Database Syst Rev 4:CD001896, 2005

Propert KJ, Schaeffer AJ, Brensinger CM, et al: A prospective study of interstitial cystitis: results of longitudinal follow-up of the interstitial cystitis data base cohort. The Interstitial Cystitis Data Base Study Group. J Urol 163:1434, 2000

Quartero AO, Meineche-Schmidt V, Muris J, et al: Bulking agents, antispasmodic and antidepressant medication for the treatment of irritable bowel syndrome. Cochrane Database Syst Rev 2:CD003460, 2005

Raman SS, Osuagwu FC, Kadell B, et al: Effect of CT on false positive diagnosis of appendicitis and perforation. N Engl J Med 358(9):972, 2008

Ramkumar D, Rao SSC: Efficacy and safety of traditional medical therapies for chronic constipation: systematic review. Am J Gastroenterol 100:936, 2005

Reginald PW, Adams J, Franks S, et al: Medroxyprogesterone acetate in the treatment of pelvic pain due to venous congestion. Br J Obstet Gynaecol 96:1148, 1989

Reissing ED, Brown C, Lord MJ, et al: Pelvic floor muscle functioning in women with vulvar vestibulitis syndrome. J Psychosom Obstet Gynecol 26:107, 2005

Reuter HJ: Bladder. In Atlas of Urologic Endoscopy Diagnosis and Treatment. New York, Thieme Medical Publishers, 1987, p 85

Rockey DC: Occult gastrointestinal bleeding. Gastroenterol Clin North Am 34:699, 2005

Rogers RM Jr: Basic pelvic neuroanatomy. In Steege JF, Metzger DA, Levy BS (eds): Chronic Pelvic Pain: An Integrated Approach. Philadelphia, WB Saunders, 1998, p 46

Roman H, Hulsey TF, Marpeau L, et al: Why laparoscopic adhesiolysis should not be the victim of a single randomized clinical trial. Am J Obstet Gynecol 200(2):136.e1, 2009

Rovner E, Propert KJ, Brensinger C, et al: Treatments used in women with interstitial cystitis: the Interstitial Cystitis Data Base (ICDB) study experience. The Interstitial Cystitis Data Base Study Group. Urology 56:940, 2000

Saarto T, Wiffen PJ: Antidepressants for neuropathic pain. Cochrane Database Syst Rev 3:CD005454, 2005

Saito YA, Schoenfeld P, Locke GR, III: The epidemiology of irritable bowel syndrome in North America: a systematic review. Am J Gastroenterol 97:1910, 2002

Sant GR, Kempuraj D, Marchand JE, et al: The mast cell in interstitial cystitis: role in pathophysiology and pathogenesis. Urology 69(4 Suppl):34, 2007

Sauerland S, Agresta F, Bergamaschi R, et al: Laparoscopy for abdominal emergencies: evidence-based guidelines of the European Association for Endoscopic Surgery. Surg Endosc 20:14, 2006

Schoenfeld P: Efficacy of current drug therapies in irritable bowel syndrome: what works and does not work. Gastroenterol Clin North Am 34:319, 2005

Servant CT: An unusual cause of sciatica. A case report. Spine 23:2134, 1998

Sharma D, Dahiya K, Duhan N, et al: Diagnostic laparoscopy in chronic pelvic pain. Arch Gynecol Obstet 283(2):295, 2011

Sharp HT: Myofascial pain syndrome of the abdominal wall for the busy clinician. Clin Obstet Gynecol 46:783, 2003

Signorello LB, Harlow BL, Chekos AK, et al: Postpartum sexual functioning and its relationship to perineal trauma: a retrospective cohort study of primiparous women. Am J Obstet Gynecol 184:881, 2001

Simons DG, Travell JG: Travell and Simons' Myofascial Pain and Dysfunction: the Trigger Point Manual, 2nd ed. Baltimore, Williams & Wilkins, 1999

Smith-Bindman R: Is computed tomography safe? N Engl J Med 363(1):1, 2010

Smith-Bindman R, Lipson J, Marcus R, et al: Radiation dose associated with common computed tomography examinations and the associated lifetime attributable risk of cancer. Arch Intern Med 169(22):2078, 2009

Soysal ME, Soysal S, Vicdan K, et al: A randomized controlled trial of goserelin and medroxyprogesterone acetate in the treatment of pelvic congestion. Hum Reprod 16:931, 2001

Spinelli M, Malaguti S, Giardiello G, et al: A new minimally invasive procedure for pudendal nerve stimulation to treat neurogenic bladder: description of the method and preliminary data. Neurourol Urodyn 24(4):305, 2005

Srinivasan R, Greenbaum DS: Chronic abdominal wall pain: a frequently overlooked problem. Practical approach to diagnosis and management. Am J Gastroenterol 97:824, 2002

Stav K, Dwyer P, Roberts F, et al: Pudendal neuralgia fact or fiction? Obstet Gynecol Surv 64(3):190, 2009

Steege JF, Stout AL: Resolution of chronic pelvic pain after laparoscopic lysis of adhesions. Am J Obstet Gynecol 165:278, 1991

Stovall TG, Ling FW, Crawford DA: Hysterectomy for chronic pelvic pain of presumed uterine etiology. Obstet Gynecol 75:676, 1990

Sulak PJ, Cressman BE, Waldrop E, et al: Extending the duration of active oral contraceptive pills to manage hormone withdrawal symptoms. Obstet Gynecol 89:179, 1997

Suleiman S, Johnston DE: The abdominal wall: an overlooked source of pain. Am Fam Physician 64:431, 2001

Sundell G, Milsom I, Andersch B: Factors influencing the prevalence and severity of dysmenorrhoea in young women. Br J Obstet Gynaecol 7:588, 1990

Sutton C, MacDonald R: Laser laparoscopic adhesiolysis. J Gynecol Surg 6:155, 1990

Swank DJ, Swank-Bordewijk SCG, Hop WCJ, et al: Laparoscopic adhesiolysis in patients with chronic abdominal pain: a blinded randomised controlled multi-centre trial. Lancet 361:1247, 2003

Swanton A, Iyer L, Reginald PW: Diagnosis, treatment and follow up of women undergoing conscious pain mapping for chronic pelvic pain: a prospective cohort study. BJOG 113:792, 2006

Tabas G, Beaves M, Wang J, et al: Paroxetine to treat irritable bowel syndrome not responding to high-fiber diet: a double-blind, placebo-controlled trial. Am J Gastroenterol 99:914, 2004

Tack J, Muller-Lissner S, Bytzer P, et al: A randomised controlled trial assessing the efficacy and safety of repeated tegaserod therapy in women with irritable bowel syndrome with constipation. Gut 54:1707, 2005

Thompson WG, Longstreth GF, Drossman DA, et al: Functional bowel disorders and functional abdominal pain. Gut 45(Suppl 2):II43, 1999

Thomson WH, Dawes RF, Carter SS: Abdominal wall tenderness: a useful sign in chronic abdominal pain. Br J Surg 78:223, 1991

Thornton JG, Morley S, Lilleyman J, et al: The relationship between laparoscopic disease, pelvic pain and infertility; an unbiased assessment. Eur J Obstet Gynaecol Reprod Biol 74:57, 1997

Tropeano G, Di Stasi C, Amoroso S, et al: Ovarian vein incompetence: a potential cause of chronic pelvic pain in women. Eur J Obstet Gynecol Reprod Biol 139(2):215, 2008

Twickler DM, Moschos E: Ultrasound and assessment of ovarian cancer risk. AJR Am J Roentgenol 194(2):322, 2010

Umeoka S, Koyama T, Togashi K, et al: Vascular dilatation in the pelvis: identification with CT and MR imaging. Radiographics 24:193, 2004

U.S. Food and Drug Administration: Lotronex (alosetron hydrochloride) information. 2009. Available at: http://www.fda.gov/Drugs/DrugSafety/PostmarketDrugSafetyInformationforPatientsandProviders/ucm110450.htm. Accessed October 8, 2010

U.S. Food and Drug Administration: Zelnorm (tegaserod maleate) Information. 2010. Available at: http://www.fda.gov/Drugs/DrugSafety/PostmarketDrugSafetyInformationforPatientsandProviders/ucm103223.htm. Accessed October 8, 2010

Vahedi H, Merat S, Rashidioon A, et al: The effect of fluoxetine in patients with pain and constipation-predominant irritable bowel syndrome: a double-blind randomized-controlled study. Aliment Pharmacol Ther 22:381, 2005

Van der Windt DA, Jellema P, Mulder CJ, et al: Diagnostic testing for celiac disease among patients with abdominal symptoms: a systematic review. JAMA 303(17):1738, 2010

Varma R, Sinha D, Gupta JK: Non-contraceptive uses of levonorgestrel-releasing hormone system (LNG-IUS)—a systematic enquiry and overview. Eur J Obstet Gynecol Reprod Biol 125:9, 2006

Venbrux AC, Chang AH, Kim HS, et al: Pelvic congestion syndrome (pelvic venous incompetence): impact of ovarian and internal iliac vein embolotherapy on menstrual cycle and chronic pelvic pain. J Vasc Intervent Radiol 13:171, 2002

Venbrux AC, Lambert DL: Embolization of the ovarian veins as a treatment for patients with chronic pelvic pain caused by pelvic venous incompetence (pelvic congestion syndrome). Curr Opin Obstet Gynecol 11:395, 1999

Vercellini P, Somigliana E, Viganò P, et al: Chronic pelvic pain in women: etiology, pathogenesis and diagnostic approach. Gynecol Endocrinol 25(3):149, 2009

Vermani E, Mittal R, Weeks A: Pelvic girdle pain and low back pain in pregnancy: a review. Pain Pract 10(1):60, 2010

Vleeming A, Albert HB, Ostgaard HC, et al: European guidelines for the diagnosis and treatment of pelvic girdle pain. Eur Spine J 17(6):794, 2008

Warren JW, Keay SK: Interstitial cystitis. Curr Opin Urol 12:69, 2002

Weissman AM, Hartz AJ, Hansen MD, et al: The natural history of primary dysmenorrhoea: a longitudinal study. BJOG 111:345, 2004

Whiteside JL, Barber MD, Walters MD, et al: Anatomy of ilioinguinal and iliohypogastric nerves in relation to trocar placement and low transverse incisions. Am J Obstet Gynaecol 189:1574, 2003

Wiffen PJ, McQuay HJ, Edwards JE, et al: Gabapentin for acute and chronic pain. Cochrane Database Syst Rev 3:CD005452, 2005a

Wiffen PJ, McQuay HJ, Moore RA: Carbamazepine for acute and chronic pain. Cochrane Database Syst Rev 3:CD005451, 2005b

Wilson ML, Murphy PA: Herbal and dietary therapies for primary and secondary dysmenorrhoea. Cochrane Database Syst Rev 3:CD002124, 2001

Wu WH, Meijer OG, Uegaki K, et al: Pregnancy-related pelvic girdle pain (PPP), I: terminology, clinical presentation, and prevalence. Eur Spine J 13(7):575, 2004

Yoshimoto H, Sato S, Masuda T, et al: Spinopelvic alignment in patients with osteoarthrosis of the hip: a radiographic comparison to patients with low back pain. Spine 30:1650, 2005

Zhang WY, Li Wan PA: Efficacy of minor analgesics in primary dysmenorrhoea: a systematic review. Br J Obstet Gynaecol 105:780, 1998

Ziaei S, Faghihzadeh S, Sohrabvand F, et al: A randomised placebo-controlled trial to determine the effect of vitamin E in treatment of primary dysmenorrhoea. BJOG 108:1181, 2001

CAPÍTULO 12

Doença Mamária

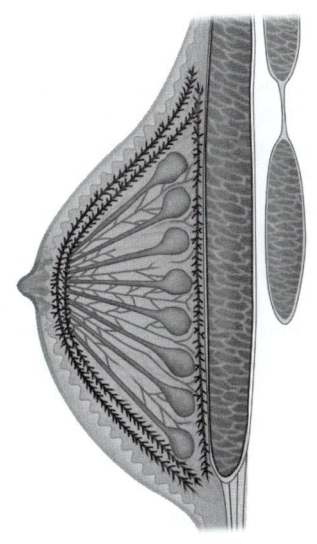

ANATOMIA	333
DESENVOLVIMENTO E FISIOLOGIA	334
AVALIAÇÃO DE MASSA MAMÁRIA	334
DESCARGA PAPILAR	338
INFECÇÕES MAMÁRIAS	339
MASTALGIA	341
ALTERAÇÃO FIBROCÍSTICA	342
HIPERPLASIA DUCTAL E LOBULAR	342
CARCINOMA LOBULAR *IN SITU*	343
CARCINOMA DUCTAL *IN SITU*	343
DOENÇA DE PAGET DO MAMILO	345
FATORES DE RISCO PARA CÂNCER DE MAMA	345
RASTREAMENTO DO CÂNCER DE MAMA	347
CÂNCER DE MAMA INVASIVO	348
CÂNCER DE MAMA INFLAMATÓRIO	351
PREVENÇÃO DO CÂNCER DE MAMA	351
REFERÊNCIAS	352

Nas mulheres, as doenças mamárias englobam um espectro de distúrbios benignos e malignos, que quase sempre se apresentam como dor na mama, descarga de papilas ou tumor palpável. As causas específicas desses sintomas variam de acordo com a idade da paciente. Os distúrbios benignos predominam nas mulheres jovens pré-menopáusicas, e as taxas de malignidade aumentam com o avanço da idade. Em regra, a avaliação dos distúrbios mamários requer a combinação de anamnese meticulosa, exame físico, exame de imagem e, quando indicado, biópsia.

ANATOMIA

Sistema ductal

A porção glandular da mama é composta por 12 a 15 sistemas de ductos independentes, sendo que cada um drena aproximadamente 40 lóbulos (Fig. 12-1). Cada lóbulo é formado por 10 a 100 ácinos produtores de leite que drenam em pequenos ductos terminais (Parks, 1959). Esses ductos convergem entre si formando ductos de maior calibre até constituírem outros maiores, que se alargam em um "reservatório" exatamente abaixo do mamilo, chamado de seio lactífero (Fig. 12-2).

Em geral, apenas 6 a 8 papilas são visíveis na superfície do mamilo. Essas papilas drenam os sistemas de canais dominantes, que são responsáveis por aproximadamente 80% do volume glandular da mama (Going, 2004). Os ductos menores terminam exatamente abaixo da superfície do mamilo ou se abrem na aréola perto da base do mamilo. Por sua vez, a aréola contém numerosas glândulas sebáceas lubrificantes, chamadas de glândulas de Montgomery, que costumam ser visualizadas como proeminências pontuais.

Além das estruturas epiteliais, a mama é composta de estroma colágeno e gordura em proporções variadas. A distribuição e a concentração desses componentes estromais são responsáveis pela consistência da mama quando palpada e por suas características externas.

Drenagem linfática

A drenagem linfática aferente da mama é realizada pelos sistemas dérmico, subdérmico, interlobar e pré-peitoral (Fig. 12-3) (Grant, 1953). Cada um deles pode ser visto como uma treliça de canais destituídos de valvas que se interconectam e drenam para um ou dois linfonodos axilares (linfonodos sentinelas). Em razão de esses sistemas estarem interconectados, a mama drena como uma unidade, e uma injeção de coloide corante em qualquer parte da mama, em qualquer nível, resultará no acúmulo do corante em um ou dois linfonodos axilares sentinelas. Os linfonodos axilares recebem a maior parte da drenagem linfática da mama, por isso são os mais envolvidos nas metástases de câncer de mama (Hultborn, 1955). No entanto, também existem vias alternativas de drenagem que não parecem estar interconectadas com outras redes e que drenam diretamente nas bacias internas de linfonodos mamários, subclávios, axilares contralaterais ou abdominais.

334 Ginecologia Geral Benigna

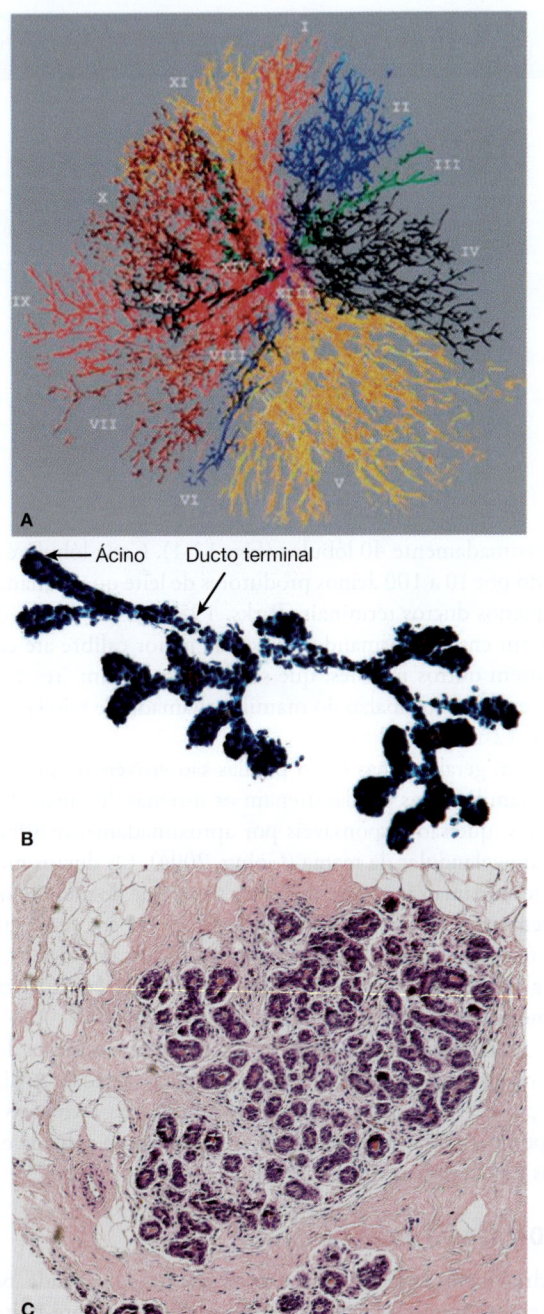

FIGURA 12-1 A. Anatomia ductal da mama. (*De Going, 2004, com permissão.*) **B.** Estrutura acinar do ducto terminal de uma biópsia por aspiração com agulha fina. **C.** Histologia de um lóbulo normal.

DESENVOLVIMENTO E FISIOLOGIA

Durante o desenvolvimento fetal, a mama primordial surge da camada basal da epiderme. Antes da puberdade, a mama é um botão rudimentar com poucos ramos de ductos cobertos por botões alveolares, botões terminais ou lóbulos pequenos (Osin, 1998). Na puberdade, em geral entre os 10 e os 13 anos, o estrogênio e a progesterona ovarianos cooperam no direcionamento da comunicação organizada entre as células epiteliais e as células mesenquimais da mama, resultando em ramificação extensa do sistema ductal e no desenvolvimento de lóbulos (Ismail, 2003). Os distúrbios específicos desse desenvolvimento são abordados no Capítulo 14 (p. 390). A diferenciação final da mama é mediada pela progesterona e pela prolactina, não sendo concluída até a primeira gravidez completa (Grimm, 2002; Ismail, 2003).

Durante os anos reprodutivos, os ductos terminais próximos aos ácinos e os próprios ácinos ficam mais sensíveis aos hormônios ovarianos e à prolactina. A maioria das formas benignas e malignas de doença da mama surge nessas estruturas ácino-ducto terminal. As células epiteliais mamárias proliferam durante a fase lútea do ciclo menstrual, quando os níveis de estrogênio e progesterona estão aumentados e também na fase da morte celular programada ao final da fase lútea, quando os níveis desses hormônios declinam (Anderson, 1982; Soderqvist, 1997). Esse efeito é mediado pela sinalização parácrina, induzida pela ativação do receptor de estrogênio e está associado ao aumento no conteúdo de água da matriz extracelular (Stoeckelhuber, 2002). Em regra, isso é percebido como maior volume e sensibilidade da mama na semana anterior à menstruação.

Na menopausa, quando a produção de estrogênio ovariano cessa, os lóbulos mamários atrofiam, e o estroma colágeno é substituído por gordura. Em razão de a expressão do receptor de estrogênio ser negativamente regulada pelo estrogênio, observa-se aumento na expressão desse receptor após a menopausa (Khan, 1997). Apesar do declínio na produção de estrogênio ovariano, as mulheres na pós-menopausa continuam a produzi-lo por ação da enzima aromatase, que converte androgênios suprarrenais em estrogênio (Bulun, 1994). A aromatase é encontrada na gordura, nos músculos e no tecido mamário.

AVALIAÇÃO DE MASSA MAMÁRIA

É impossível distinguir a massa mamária entre benigna e maligna, ou cística e sólida pelo exame clínico. Entretanto, os achados do exame, interpretados em conjunto com a imagem e o exame patológico (teste triplo), contribuem significativamente para as decisões sobre o tratamento (Hermansen, 1987).

■ Exame físico

A mama possui o formato de uma vírgula e seu prolongamento axilar corresponde à cauda de Spence. Essa extensão pode ser volumosa, em especial durante a gravidez e a lactação, e costuma ser confundida com uma massa axilar.

O exame clínico da mama começa com sua inspeção para determinar se há ondulação, retração do mamilo ou alterações na pele. Esse exame é descrito em detalhes no Capítulo 1 (p. 3). A presença e a característica de descarga mamilar são registradas. Além disso, a localização de uma massa deve ser especificamente documentada de acordo com sua posição no quadrante, e a distância desde seu centro até o centro do mamilo deve ser aferida com o uso de régua ou compasso (Fig. 12-4).

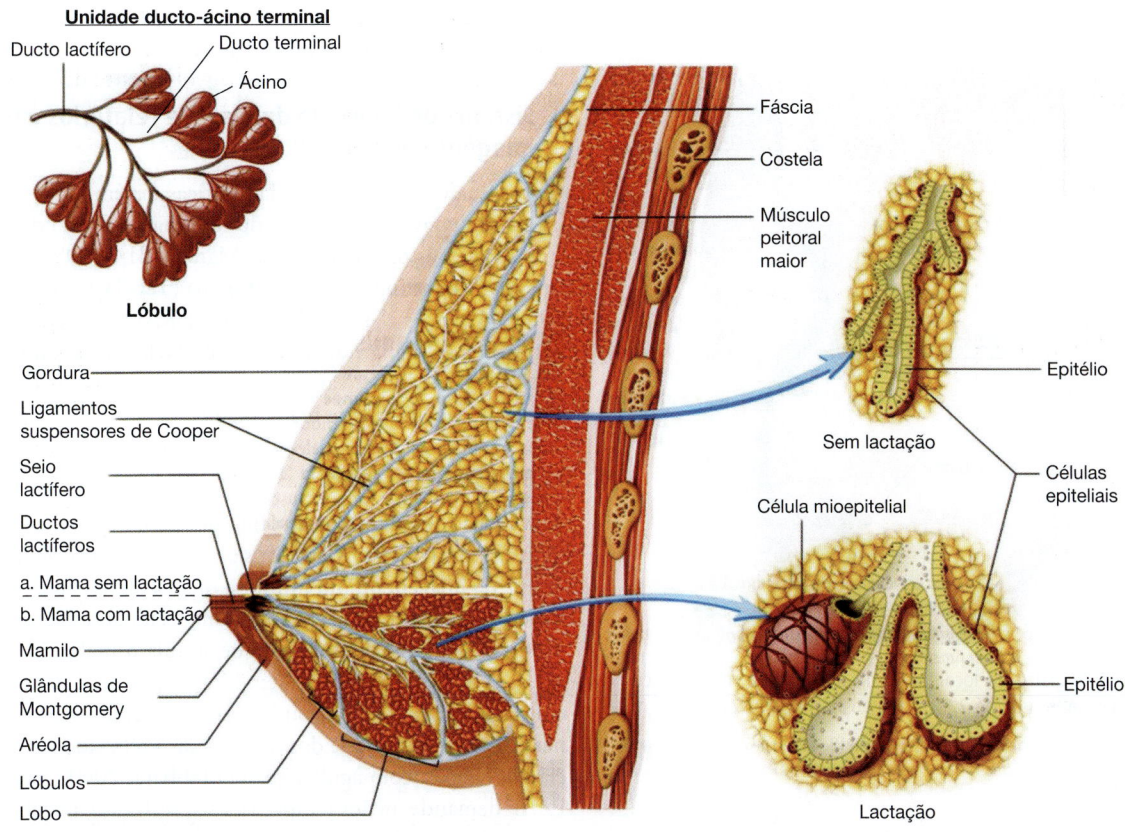

FIGURA 12-2 Anatomia da mama. (*Segundo Seeley, 2006, com permissão.*)

Uma vez que é comum o envolvimento de muitos profissionais de saúde na avaliação e no tratamento da mesma massa mamária, a anotação mais útil no registro clínico será a definição da localização e do tamanho da massa (p. ex., mama direita, 2 cm de massa, na posição de 3 horas, a 4 cm do mamilo). Embora apenas com o exame clínico não seja possível excluir a possibilidade de câncer, a observação de que a massa apresenta características benignas, como consistência macia, formato arredondado e mobilidade, influenciará a decisão final de extirpar ou observar a lesão. A avaliação também deverá incluir exame cuidadoso de axilas, fossa infraclavicular e fossa supraclavicular (ver Capítulo 1, p. 3).

Diagnóstico por imagem

O diagnóstico por imagem de uma massa suspeita pode ser iniciado com mamografia que inclui magnificação, compres-

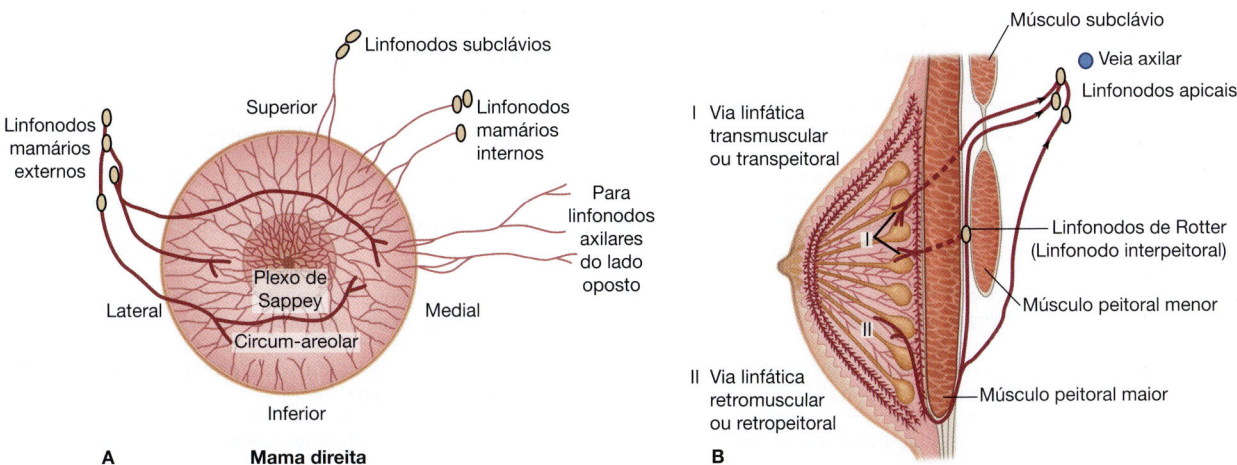

FIGURA 12-3 Drenagem linfática da mama. **A**. Vias auxiliares de drenagem. **B**. Vias clássicas de drenagem axilar. (*Segundo Grant, 1953, com permissão.*)

Ginecologia Geral Benigna

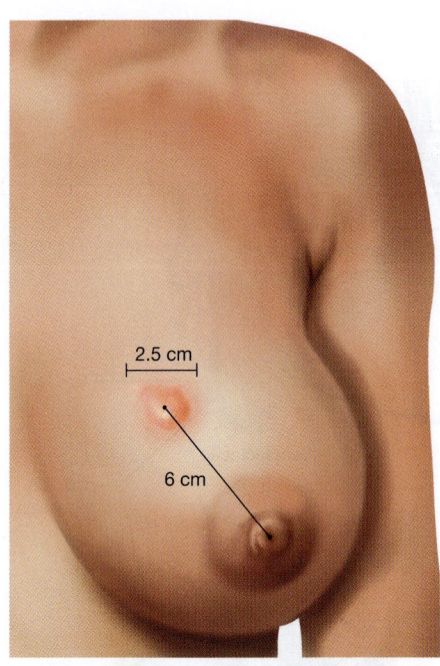

FIGURA 12-4 Registro da localização de uma massa mamária como "Mama esquerda, massa de 2,5 cm, na posição de 10 horas, a 6 cm do mamilo".

são extra ou visões extras, além das habituais incidências mediolaterais oblíquas e craniocaudais que costumam ser usadas para rastreamento. Diferentemente da mamografia de rastreamento, a mamografia diagnóstica pode ser adequada para mulheres de qualquer idade. Além disso, a ultrassonografia é inestimável para determinar se uma massa é cística ou sólida e faz parte da maioria dos algoritmos de imagem diagnóstica. Certas características das massas sólidas, como margens irregulares, ecos internos ou proporção entre largura e altura < 1,7, sugerem malignidade (Stavros, 1995).

■ Sistema de banco de dados e de relatórios das imagens das mamas

Os resultados das imagens diagnósticas devem ser resumidos de acordo com a classificação do Sistema de Banco de Dados e de Relatórios das Imagens das Mamas (BI-RADS, de Breast Imaging Reporting and Data System) (Tabela 12-1) (D'Orsi, 1998). As lesões classificadas como BI-RADS 5 são altamente sugestivas de malignidade, e ≥ 95% delas serão cancerosas. Classificações numericamente decrescentes estão associadas à menor probabilidade de malignidade.

■ Biópsia de mama

A avaliação de uma massa sólida de mama é finalizada com biópsia por agulha. Essas biópsias devem ser realizadas após exame de imagem ou, no mínimo, duas semanas antes do exame de imagem, uma vez que o trauma tecidual resultante pode produzir artefatos de imagem que simulam malignidade (Sickles, 1983). As opções incluem biópsia por punção aspirativa com agulha fina (PAAF) ou biópsia por agulha grossa (Boerner, 1999). A tendência dos últimos anos tem sido a preferência por biópsia com agulha grossa (Tabbara, 2000). Embora a PAAF demande menos tempo para sua realização e tenha custo menor do que a biópsia por agulha grossa, a probabilidade de que produza um diagnóstico específico é menor e apresenta taxa mais alta de amostragem insuficiente (Shannon, 2001). A PAAF extrai grupos de células epiteliais que podem ser interpretadas como benignas ou malignas, além de não permitir diferenciar, com certeza, entre lesões proliferativas benignas e neoplasias fibroepiteliais, ou entre carcinoma ductal *in situ* e câncer invasivo (Boerner, 1999; Ringberg, 2001).

TABELA 12-1 Sistema de banco de dados e de relatórios das imagens das mamas (BI-RADS)

Categorias BI-RADS	Descrição	Exemplos
0	Necessidade de incidência adicional ou ultrassonografia	Assimetria focal, microcalcificações ou massa identificada em mamografia de rastreamento
1	Sem anormalidades identificadas	Gordura e tecido fibroglandular normais
2	Achado não totalmente normal, mas definitivamente benigno	Necrose gordurosa em razão de excisão anterior, fibroadenoma estável confirmado por biópsia, cisto estável
3	Achado provavelmente benigno	Massa circunscrita acompanhada por < de 2 anos
4A	Baixo índice de suspeição para malignidade, mas com indicação de intervenção	Provável fibroadenoma, cisto complicado
4B	Índice de suspeição intermediário para malignidade. Indicada intervenção	Massa com margens parcialmente indistintas, mas de resto consistente com fibroadenoma
4C	Índice moderado de suspeição para malignidade, mas não há imagem clássica de carcinoma	Grupo recente de calcificações finas pleomórficas, massa sólida irregular mal definida
5	Altamente sugestivo de carcinoma	Massa espiculada, calcificações lineares e ramificações finas
6	Carcinoma confirmado por biópsia	Carcinoma confirmado por biópsia

Por outro lado, a biópsia por agulha grossa é realizada usando um dispositivo automatizado que retira um fragmento de cada vez, ou um dispositivo assistido a vácuo que, uma vez posicionado, coleta múltiplos fragmentos. A biópsia por agulha de massas sólidas é preferencialmente realizada antes da excisão, já que os resultados da biópsia contribuem de forma significativa para o planejamento cirúrgico (Cox, 1995).

Teste triplo

A combinação de exame clínico, de imagem e biópsia por agulha é denominada *teste triplo*. Quando todas essas avaliações sugerem lesão benigna ou câncer de mama, o teste triplo é considerado concordante. Um teste triplo concordante benigno é 99% acurado, e os nódulos mamários nessa categoria podem ser acompanhados apenas com exame clínico a cada seis meses (Tabela 12-2). Se qualquer uma das avaliações sugerir malignidade, o nódulo deve ser retirado independentemente dos resultados das outras duas avaliações. Considera-se apropriada a conduta de oferecer à paciente a possibilidade de retirada de um nódulo mamário avaliado por completo, mesmo com teste concordante benigno, já que esses nódulos podem ser fonte de ansiedade significativa.

Cistos

A maioria dos cistos mamários forma-se a partir de metaplasia apócrina de ácino lobular. Em geral, são revestidos por uma única camada de epitélio, que varia de plano a colunar. A partir de uma série de necropsias que incluiu 725 mulheres, pesquisadores relataram microcistos em 58% e cistos > 1 cm em 21% (Davies, 1964). A maior incidência ocorreu entre 40 e 50 anos de idade, e a incidência de cistos de mama palpáveis para todo o período de vida foi estimada em 7% (Haagensen, 1986b).

Os cistos de mama são diagnosticados e classificados a partir de exame ultrassonográfico. Existem três tipos de cistos: simples, complicado e complexo (Berg, 2003). Os cistos simples são sonoluscentes, com margem definida e reforço acústico posterior (Fig. 12-5). Essas lesões não exigem tratamento ou monitoramento especial, mas podem ser aspiradas, se forem dolorosas. Os cistos recorrentes podem ser ser submetidos a novos exames de imagem e à nova punção com aspiração, mas caso sejam sintomáticos a melhor conduta é sua excisão.

Os cistos complicados apresentam ecos internos à ultrassonografia e algumas vezes não é possível distingui-los de massas sólidas. Em geral, os ecos internos são causados por resíduos proteicos, mas todos os cistos complicados devem ser aspirados. O material aspirado pode ser submetido à cultura, se for purulento, ou à citologia, se houver características clínicas ou imagem preocupantes. Se a anormalidade ultrassonográfica não se resolver por completo com a aspiração, deve-se realizar biópsia por agulha grossa.

Os cistos complexos apresentam septações ou massas intracísticas ao exame ultrassonográfico. A massa intracística geralmente é um papiloma, mas carcinoma medular, carcinoma papilar e alguns carcinomas ductais infiltrantes podem se apresentar como cistos complexos. Embora alguns autores tenham defendido biópsia por agulha grossa para avaliação de cistos complexos, esse procedimento pode descomprimir o cisto, dificultando sua localização no momento da cirurgia. Além disso, as lesões papilares diagnosticadas por biópsia com agulha terão que ser removidas. Assim, parece razoável recomendar a excisão de todos os cistos complexos.

Fibroadenoma

Os fibroadenomas representam uma anormalidade focal no desenvolvimento de um lóbulo mamário e, como tal, não são neoplasias verdadeiras. Histologicamente, são constituídos por estruturas glandulares e epiteliais císticas envolvidas por estroma celular. Os fibroadenomas são responsáveis por 7 a 13% das consultas clínicas em mastologia, e em uma série de necropsias encontrou-se prevalência de 9% (Dent, 1988; Franyz, 1951). Em geral, os fibroadenomas surgem na adolescência, são identificados frequentemente na pré-menopausa e costumam sofrer involução espontânea após a menopausa.

Os fibroadenomas classificados como benignos no teste triplo concordante podem ser acompanhados com segurança sem excisão. Em razão de alguns fibroadenomas crescerem bastante e de os tumores filoides benignos frequentemente serem

TABELA 12-2 Características de desempenho para teste triplo concordante[a]

Citação	Número	Sensibilidade	Especificidade	Valor preditivo positivo	Valor preditivo negativo	Acurácia
Hermansen, 1987	458	1	0,74	0,64	1	0,82
Kreuzer, 1976	240	0,99	0,99	0,99	0,99	0,99
Kaufman, 1994	159	1	0,98	0,98	1	0,99
Hardy, 1990	116	0,98	0,53	0,68	0,97	0,76
Thomas, 2002	108	0,98	1	1	0,98	0,99
Butler, 1990	86	1	0,52	0,97	1	0,98
Du Toit, 1992	73	1	1	1	1	1

[a] Diagnósticos citológicos de "malignidade conclusiva" e de "malignidade suspeita" foram considerados positivos. O teste triplo compreende exame clínico, de imagem e biópsia por agulha. Apenas casos considerados malignos nos três testes ou benignos nos três testes foram incluídos nos cálculos.

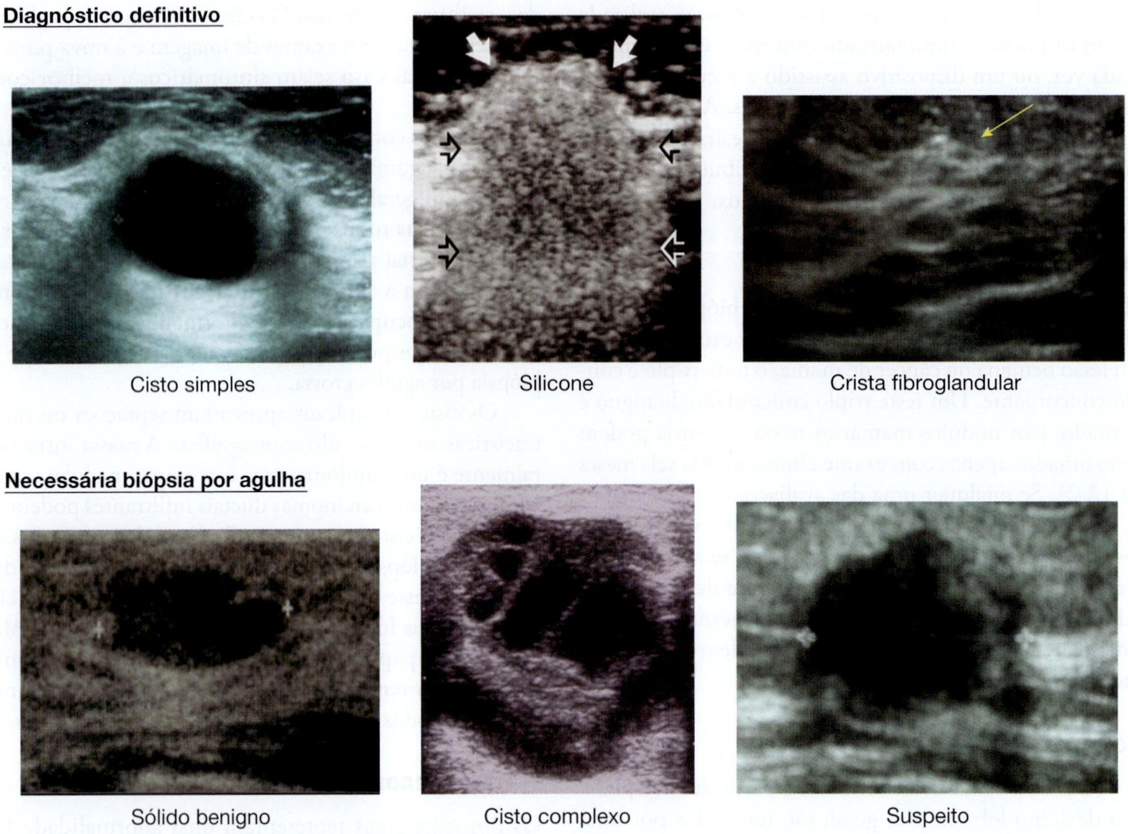

Diagnóstico definitivo

Cisto simples   Silicone   Crista fibroglandular

Necessária biópsia por agulha

Sólido benigno   Cisto complexo   Suspeito

FIGURA 12-5 Aspecto ultrassonográfico de nódulos mamários palpáveis.

indistinguíveis dos fibroadenomas por exame de imagem ou por biópsia com agulha, um fibroadenoma que esteja crescendo deve ser excisado.

■ Tumores filoides

Histologicamente, os tumores filoides são similares aos fibroadenomas uma vez que os espaços revestidos por epitélio também estão envoltos por estroma celular. No entanto, nos tumores filoides, as células estromais são monoclonais e neoplásicas. Esses tumores são classificados como benignos, intermediários ou malignos, com base em grau de atipia das células estromais, número de mitoses, características das margens do tumor e abundância de células estromais (Oberman, 1965). Os tumores filoides são responsáveis por menos de 1% dos neoplasias de mama, e a média de idade por ocasião do diagnóstico é 40 anos (Haagensen, 1986a; Reinfuss, 1996).

Os tumores filoides malignos podem produzir metástase para órgãos distantes, e o pulmão é o sítio primário. As radiografias simples ou a tomografia computadorizada do tórax fazem parte dos exames para estadiamento nos casos malignos. É raro os tumores filoides produzirem metástase para linfonodos e, portanto, não há necessidade de estadiamento axilar, exceto se houver linfonodos clinicamente envolvidos (Chaney, 2000).

O tratamento consiste na excisão local com margem mínima de 1 cm. A mastectomia pode ser necessária para que se obtenha essa margem, uma vez que o tamanho médio do tumor é 5 cm. As taxas de recorrência local para tumores totalmente excisados variam de 8%, para as lesões benignas, até 36%, para as lesões malignas (Barth, 1999).

DESCARGA PAPILAR

É possível obter líquido por expressão dos ductos mamilares em pelo menos 40% das mulheres na pré-menopausa, 55% das multíparas e 74% daquelas que tenham amamentado nos últimos dois anos (Wrensch, 1990). Em geral, o líquido tem origem em mais de um ducto e sua coloração pode variar de branca leitosa a verde-escura ou marrom. A cor esverdeada está relacionada à presença de diepóxido de colesterol, não sendo sugestiva de infecção ou de malignidade subjacente (Petrakis, 1988).

As descargas multiductais, que ocorrem apenas após expressão manual, são consideradas fisiológicas e não exigem avaliação adicional. Entretanto, as descargas espontâneas devem ser consideradas patológicas e merecem avaliação (Fig. 12-6). A descarga espontânea leitosa, também denominada galactorreia, pode ter várias causas (Tabelas 12-3 e 12-4). A gravidez é outra causa frequente de nova descarga espontânea, e descarga multiductal hemorrágica é comum durante a gravidez.

Define-se a descarga papilar como patológica quando é uniductal, espontânea, serosa ou hemorrágica. A taxa de malignidade subjacente varia de 2%, para mulheres jovens sem achados associados nos exames de imagem ou físicos, até 20%,

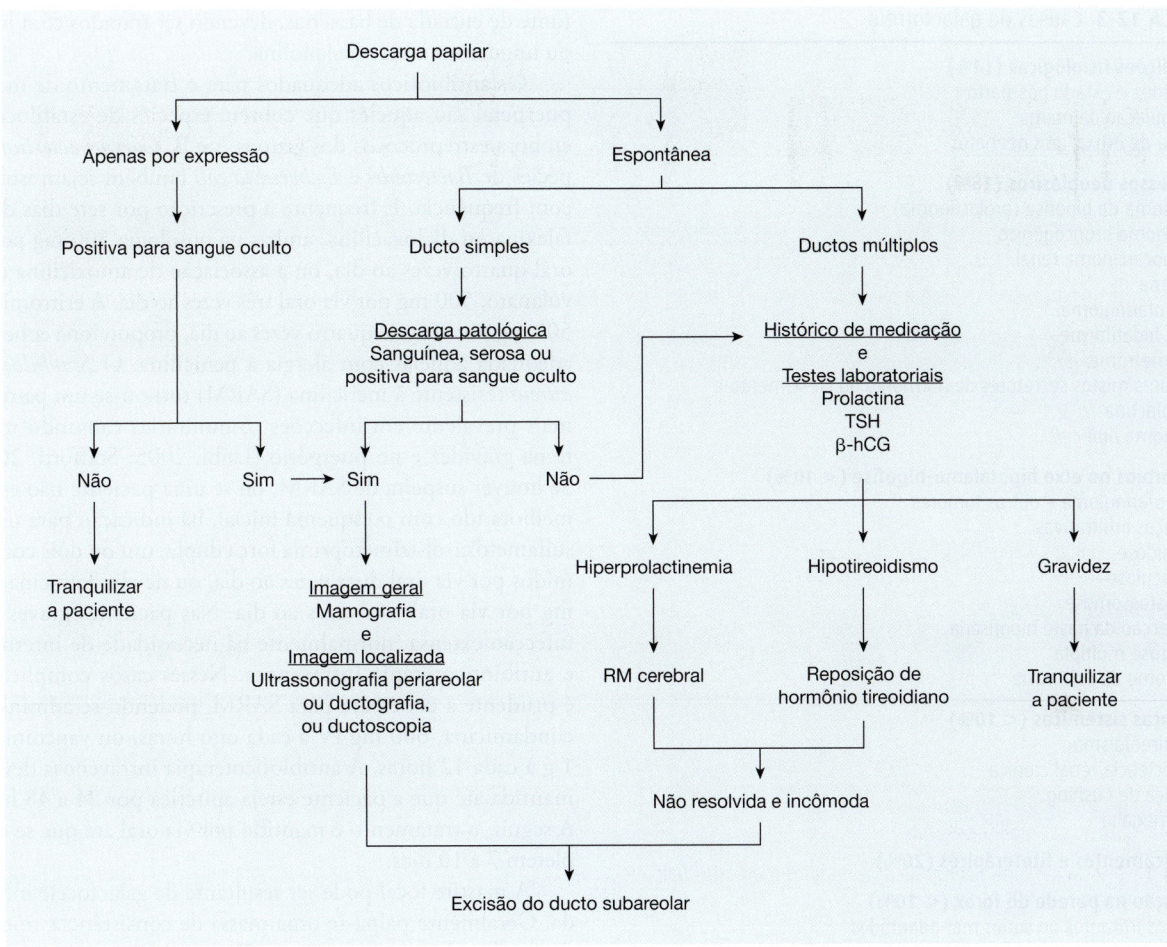

FIGURA 12-6 Algoritmo diagnóstico para avaliação de descarga papilar. hCG = gonadotrofina coriônica humana; RM = ressonância magnética; TSH = hormônio estimulante da tireoide.

para mulheres idosas com achados associados (Cabioglu, 2003; Lau, 2005). A maioria das descargas patológicas do mamilo é causada por papilomas intraductais benignos, que são pólipos simples nos ductos lactíferos (Urban, 1978). Esses papilomas surgem nos ductos lactíferos principais, em geral até 2 cm do mamilo, e contêm epitélio papilar aveludado sobre uma base fibrovascular central.

A avaliação de uma descarga patológica do mamilo se inicia com o exame da mama. Em geral, a avaliação cuidadosa pode localizar o ponto de gatilho no canto areolar que induz a descarga quando pressionado. O teste de sangue oculto e o exame microscópico da descarga podem fornecer informações adicionais. Uma lâmina com amostra da descarga e imediatamente fixa em álcool a 95% pode ser usada na avaliação citológica. As amostras do fluido do mamilo são acelulares em 25% dos casos, por isso não se pode excluir malignidade subjacente (Papanicolaou, 1958). No entanto, a identificação de células malignas mantém alta correlação com a presença de câncer subjacente (Gupta, 2004).

Após esses exames, há indicação de mamografia diagnóstica e de avaliação dos ductos subareolares por ductografia, ductoscopia ou ultrassonografia mamária. Em geral, a mamografia diagnóstica é negativa, mas, às algumas vezes, será possível identificar carcinoma ductal *in situ* (CDIS) subjacente. A ductografia mamária, também conhecida como galactografia, requer punção do ducto afetado, injeção de radiocontraste e, a seguir, mamografia (Fig. 12-7). Por outro lado, a ductoscopia envolve dilatação e punção do ducto mamário com descarga, seguidas da passagem de endoscópio medindo apenas 0,6 a 1,2 mm de diâmetro.

A avaliação dos ductos subareolares, como descrito, é necessária para localizar lesão intraductal para excisão subsequente. Entretanto, a descarga patológica do mamilo é diagnosticada e tratada definitivamente com a excisão do ducto subareolar, procedimento também conhecido como microductectomia (Locker, 1988). A retirada do ducto subareolar também pode ser usada para tratar as descargas multiductais incômodas não associadas a prolactinoma.

INFECÇÕES MAMÁRIAS

As infecções mamárias costumam ser divididas em puerperais, que ocorrem durante a gravidez e a lactação, e não puerperais.

TABELA 12-3 Causas de galactorreia

Condições fisiológicas (14%)
Gravidez e estado pós-parto
Estimulação da mama
"Leite de bruxa" em neonatos

Processos neoplásicos (18%)
Adenoma da hipófise (prolactinoma)
Carcinoma broncogênico
Adenocarcinoma renal
Linfoma
Craniofaringioma
Mola hidatiforme
Hipernefroma
Tumores mistos secretores de hormônio do crescimento e prolactina
Adenoma *null-cell*

Distúrbios no eixo hipotálamo-hipófise (< 10%)
Craniofaringioma e outros tumores
Doenças infiltrativas
Sarcoidose
Tuberculose
Esquistossomose
Ressecção da haste hipofisária
Esclerose múltipla
Síndrome da sela vazia

Doenças sistêmicas (< 10%)
Hipotireoidismo
Insuficiência renal crônica
Doença de Cushing
Acromegalia

Medicamentos e fitoterápicos (20%)

Irritação na parede do tórax (< 10%)
Roupas irritantes ou sutiãs mal-adaptados
Herpes-zóster
Dermatite atópica
Queimaduras
Cirurgia de mama
Lesão ou cirurgia na medula espinal
Tumor medular
Esofagite
Refluxo esofágico

Idiopáticas (35%)
Hiperprolactinemia
Euprolactinemia

Segundo Pena, 2001, com permissão.

Infecções puerperais

Essa infecção da mama é caracterizada por eritema difuso, sensível e quente da mama com sinais sistêmicos de infecção, como febre, mal-estar, mialgias e leucocitose. O tratamento com antibióticos orais ou intravenosos é bem-sucedido, dependendo da gravidade, mas a infecção também pode progredir formando abscessos parenquimatosos profundos que exigem drenagem cirúrgica. O exame ultrassonográfico é altamente sensível para identificação de abscessos subjacentes, se a mastite não melhorar rapidamente com os antibióticos. As mulheres com mastite puerperal deverão continuar a amamentar ou retirar o leite por bomba durante o tratamento para evitar estase do leite, o que poderia contribuir para a evolução da infecção (Thomsen, 1983). Mamilos rachados ou escoriados podem ser fonte de entrada de bactérias, devendo ser tratados com loções ou unguentos à base de lanolina.

Os antibióticos adequados para o tratamento de mastite puerperal são aqueles que cobrem espécies de estafilococos, embora estreptococos dos grupos A e B, *Corynebacterium*, espécies de *Bacteroides* e *Escherichia coli* também sejam isolados com frequência. É frequente a prescrição por sete dias de cefalexina ou dicloxacilina, ambas na posologia 500 mg por via oral quatro vezes ao dia, ou a associação de amoxicilina e clavulanato, 500 mg por via oral três vezes ao dia. A eritromicina, 500 mg por via oral quatro vezes ao dia, proporciona cobertura adequada àquelas com alergia à penicilina. O *Staphylococcus aureus* resistente à meticilina (SARM) tornou-se um patógeno mais prevalente em infecções comunitárias causando mastite na gravidez e no puerpério (Laibi, 2005; Stafford, 2008). Se houver suspeita de SARM, ou se uma paciente não estiver melhorando com o esquema inicial, há indicação para uso de sulfametoxazol-trimetoprima força dupla, um ou dois comprimidos por via oral duas vezes ao dia, ou de clindamicina, 300 mg por via oral três vezes ao dia. Nas pacientes graves com infecção extensa, normalmente há necessidade de internação e antibioticoterapia intravenosa. Nesses casos complicados, é prudente a cobertura para SARM, podendo-se administrar clindamicina, 600 mg IV a cada oito horas, ou vancomicina, 1 g a cada 12 horas. A antibioticoterapia intravenosa deve ser mantida até que a paciente esteja apirética por 24 a 48 horas. A seguir, o tratamento é mantido por via oral até que se completem 7 a 10 dias.

A mastite focal pode ser resultante de galactocele infectada. Geralmente palpa-se uma massa de consistência amolecida no sítio do eritema cutâneo. Em geral fazem-se necessárias aspiração da galactocele com agulha e antibioticoterapia, mas recorrência ou progressão podem determinar a indicação de drenagem cirúrgica.

Infecções não puerperais

Celulite

A celulite não complicada em uma mama não irradiada em um quadro não puerperal é rara. Portanto, se ocorrer, exames de imagem e biópsia devem ser realizados imediatamente para excluir câncer de mama inflamatório.

Abscesso

Os abscessos não puerperais da mama em geral são classificados como periféricos ou subareolares. Os abscessos periféricos costumam ser infecções cutâneas, como foliculite ou infecção de cistos de inclusão epidérmica, ou de glândulas de Montgomery. Todos esses abscessos são adequadamente tratados com drenagem além dos antibióticos discutidos na seção anterior.

Por outro lado, os abscessos subareolares originam-se de ductos lactíferos obstruídos por tampões de queratina imediatamente atrás do mamilo. O abscesso em si em geral se apresenta sob a aréola, sendo comum haver comunicações fistulosas entre múltiplos abscessos. A drenagem simples está associada a uma taxa de recorrência próxima de 40% e, assim, o tratamento para ser efetivo requer excisão do ducto subareolar e remoção total do complexo ductal subareolar. Em geral, a drenagem

TABELA 12-4 Medicamentos e fitoterápicos associados à galactorreia

| **Antidepressivos e ansiolíticos**
Alprazolam (Xanax)
Buspirona (BuSpar)
Inibidores da monoaminoxidase
Moclobemida (Manerix; disponível no Canadá)
Inibidores seletivos da recaptação da serotonina
Citalopram (Celexa)
Fluoxetina (Prozac)
Paroxetina (Paxil)
Sertralina (Zoloft)
Antidepressivos tricíclicos
Anti-hipertensivos
Atenolol (Tenormin)
Metildopa (Aldomet)
Reserpina (Serpasil)
Verapamil (Calan)
Antipsicóticos
Bloqueadores do receptor H$_2$ – histamina
Cimetidina (Tagamet)
Famotidina (Pepcid)
Ranitidina (Zantac)
Hormônios
Estrogênio conjugado com medroxiprogesterona (Premphase, Prempro)
Contraceptivo injetável de medroxiprogesterona (Depo-Provera)
Contraceptivo hormonal combinado | **Fenotiazinas**
Clorpromazina (Thorazine)
Proclorperazina (Compazine)
Outros medicamentos
Anfetaminas
Anestésicos
Arginina
Cannabis
Cisaprida (Prepulsid)
Ciclobenzaprina (Flexeril)
Danazol (Danocrine)
Di-hidroergotamina (DHE 45)
Domperidona
Isoniazida
Metoclopramida (Reglan)
Octreotida (Sandostatin)
Opioides
Rimantadina (Flumadine)
Sumatriptana (Imitrex)
Ácido valproico (Depakene)
Fitoterápicos
Anis
Cardo-Santo
Erva-Doce
Semente de feno-grego
Malvaísco
Urtiga
Trevo vermelho
Amora vermelha |

Segundo Pena, 2001, com permissão.

cirúrgica dos abscessos mamários não puerperais sempre deve ser acompanhada por biópsia da parede do abscesso, uma vez que cânceres de mama ocasionalmente se apresentam na forma de abscesso (Benson, 1989; Watt-Boolsen, 1987).

MASTALGIA

A dor na mama é comum e a prevalência é maior nas mulheres perto da menopausa em comparação com as mais jovens (Euhus, 1997; Maddox, 1989). A etiologia precisa da mastalgia não está determinada, mas é provável que esteja relacionada com alterações no conteúdo aquoso intersticial e, consequentemente, na pressão intersticial, mediadas por estrogênio e progesterona.

Em geral, a mastalgia é classificada como cíclica ou acíclica. A mastalgia acíclica costuma ser focal e não demonstra relação com o ciclo menstrual. Embora a mastalgia focal frequentemente seja causada por cisto simples, o câncer de mama ocasionalmente se apresenta na forma de dor focal na mama. Portanto, essa queixa deve ser investigada com exame físico cuidadoso, exame de imagem focado e biópsia por agulha de qualquer anormalidade palpável ou presente no exame de imagem.

Em contrapartida, a mastalgia cíclica costuma ser bilateral, difusa, mais intensa no final da fase lútea do ciclo menstrual

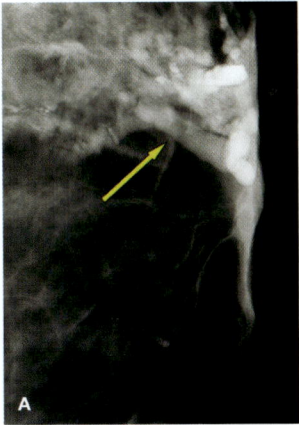
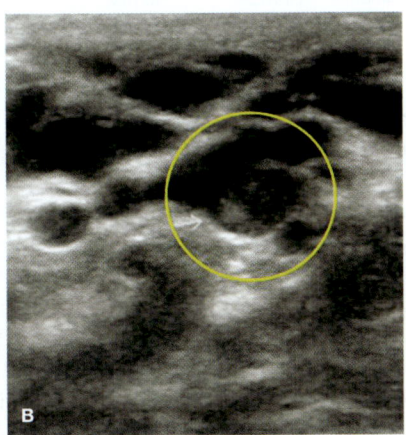

FIGURA 12-7 Imagem de descarga patológica de mamilo. **A**. Ductografia revelando ductos dilatados e falha de enchimento (*seta*). **B**. Ultrassonografia periareolar com massa intraductal, encontrada dentro do círculo amarelo.

(Gateley, 1990). Além disso, tende a sofrer remissão com o início da menstruação. A mastalgia cíclica não requer avaliação específica e, em geral, é tratada sintomaticamente com agentes anti-inflamatórios não esteroides (AINEs)(Fig. 12-8). Diversos outros tratamentos foram propostos, incluindo bromocriptina, vitamina E ou óleo das sementes da flor estrela-da-tarde, também conhecida como prímula (*Oenothera biennis*). Entretanto, em estudos clínicos randomizados, os resultados não se mostraram superiores aos obtidos com placebo, exceto com bromocriptina no subconjunto de mulheres com níveis elevados de prolactina (Kumar, 1989; Mansel, 1990). Para a maioria dos casos graves, vários agentes são efetivos quando administrados durante as últimas duas semanas do ciclo menstrual, sendo eles: (1) danazol, 200 mg/dia, VO; (2) o modulador seletivo do receptor de estrogênio, toremifeno, 20 mg/dia, VO, ou (3) tamoxifeno, 20 mg/dia, VO. Caso esses medicamentos sejam empregados, deve-se primeiramente excluir a possibilidade de gravidez e garantir o uso de contracepção efetiva.

DOENÇA MAMÁRIA PROLIFERATIVA BENIGNA

■ Alteração fibrocística

Os componentes teciduais primários da mama são gordura, estroma fibroso e estruturas epiteliais. O componente hormônio-responsivo é o epitélio, mas há comunicação parácrina considerável entre o epitélio e o estroma. O estímulo hormonal pode resultar em um ácino lobular dilatado repleto de fluido, interpretado como microcisto nos cortes histológicos e com frequência acompanhado de relativa abundância de estroma. Em geral, esse quadro é denominado alteração fibrocística. Dependendo do padrão particular das estruturas epiteliais e do estroma associado, a mama pode ter aspecto denso na mamografia, ser percebida como nodular à palpação, ou ambas. A alteração fibrocística costuma ser classificada como proliferativa ou não proliferativa, de acordo com as características epiteliais do processo.

■ Hiperplasia ductal e lobular

Na maioria das vezes, as alterações proliferativas desenvolvem-se nos ductos terminais e nos ácinos dos lóbulos. Em geral, essas estruturas são revestidas por uma camada interna de células epiteliais luminais cuboides e uma camada externa de células mioepiteliais. A proliferação das células epiteliais luminais resulta em ductos terminais ou em ácinos com várias camadas de células, o que é referido como hiperplasia ductal ou lobular, respectivamente. À medida que esse processo evolui, os ductos terminais ou os ácinos passam a ficar envoltos pelas células, que começam a apresentar atipia nuclear. Essa condição é referida, respectivamente, como hiperplasia ductal atípica (HDA) ou hiperplasia lobular atípica (HLA). Cada vez mais os ductos terminais ou os ácinos ficam envolvidos, e essa condição é reconhecida como carcinoma ductal *in situ* (CDIS) ou carcinoma lobular

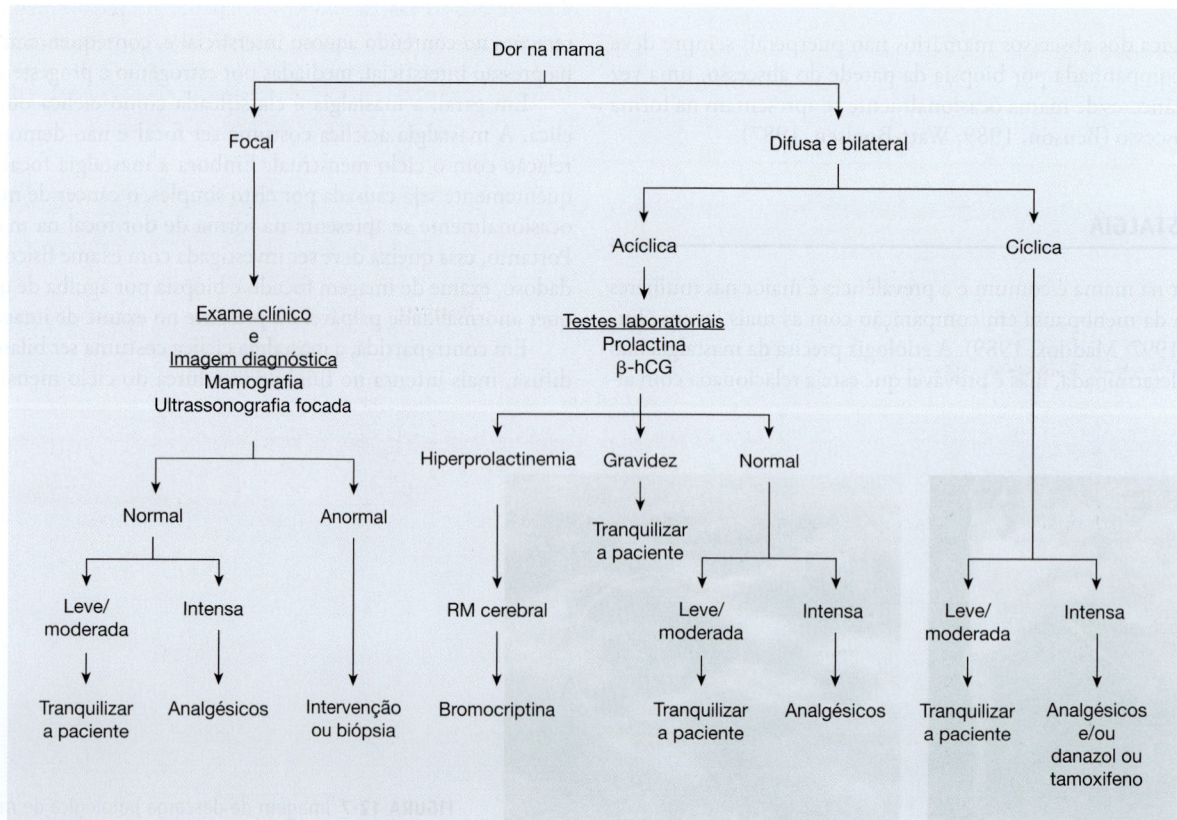

FIGURA 12-8 Algoritmo diagnóstico para avaliar mastalgia. Óleo das sementes da flor estrela-da-tarde ou vitamina E costumam ser usados para dor leve/moderada, mas os efeitos não são melhores que os do placebo. hCG = gonadotrofina coriônica humana; RM = ressonância magnética.

in situ (CLIS), dependendo de as células estarem surgindo, respectivamente, dos ductos ou dos ácinos (Fig. 12-9) (Ringberg, 2001). Em geral, as mulheres com hiperplasia epitelial típica apresentam risco relativo de câncer de mama de cerca de 1,5, e aquelas com hiperplasia atípica apresentam risco relativo de quase 4,5 (Dupont, 1993; Sneige, 2002).

Essas designações histológicas tradicionais estão aos poucos sendo substituídas por um sistema de índices padronizado, que reflete o risco para câncer de mama subsequente. Com base na célula de origem, na extensão e no grau, as categorias propostas incluem neoplasia intraepitelial ductal (NID) de baixo risco, 1, 2 e 3, e neoplasia intraepitelial lobular (NIL) 1, 2 ou 3 (Bratthauer, 2002; Tavassoli, 2005).

CARCINOMA LOBULAR *IN SITU*

O carcinoma lobular *in situ* não está associado a quaisquer características mamográficas ou palpáveis específicas, por isso só é diagnosticado incidentalmente. O CLIS clássico tradicionalmente não é visto como precursor direto de câncer de mama, mas sim como um marcador de risco aumentado. Isto porque os cânceres de mama subsequentes desenvolvem-se com frequência quase igual em ambas as mamas (Chuba, 2005). O risco de câncer de mama futuro é de cerca de 1% por ano, mas pode ser maior em função de idade prematura quando do diagnóstico, histórico familiar de câncer de mama e doença extensa (Bodian, 1996).

O carcinoma lobular *in situ* tende a ser multifocal e bilateral. Portanto, a excisão local com margens cirúrgicas livres de doença quase sempre é impossível e desnecessária. Consequentemente, as opções de tratamento incluem acompanhamento com reforço na vigilância, quimioprevenção ou mastectomia profilática bilateral. O acompanhamento deve incluir exames clínicos e mamografia duas vezes ao ano, alternando com imagem por ressonância magnética (RM) de rastreamento. Ainda não há dados demonstrando que a RM de rastreamento reduza a taxa de mortalidade relacionada com câncer de mama entre pacientes com CLIS, mas os cânceres lobulares infiltrantes, que podem se desenvolver, frequentemente não aparecem nas imagens mamográficas. Demonstrou-se que a administração de tamoxifeno por cinco anos reduziu em 56% a incidência do câncer de mama das pacientes com CLIS (Fisher, 1998). O modulador seletivo do receptor de estrogênio, raloxifeno (Evista), é uma opção para as mulheres pós-menopáusicas (Vogel, 2006). A maioria das pacientes com CLIS rejeita a mastectomia profilática bilateral. No entanto, para aquelas com CLIS e história familiar de câncer de mama, ou para aquelas que continuam necessitando de múltiplas biópsias, a opção por mastectomia frequentemente é bem-vinda.

CARCINOMA DUCTAL *IN SITU*

No carcinoma ductal *in situ* as células cancerosas preenchem porções de um sistema ductal mamário sem invadir sítios além da membrana basal do ducto (Ringberg, 2001). Embora as células do CDIS acumulem muitas das alterações do DNA comuns ao câncer de mama invasivo, elas não possuem certas alterações decisivas que possibilitariam sua permanência fora do ducto (Aubele, 2002). Hoje, o CDIS é classificado como câncer de mama de estádio 0.

A incidência do CDIS nos Estados Unidos aumentou em paralelo com a do câncer de mama invasivo nas últimas duas décadas. Mas, de modo semelhante ao que ocorreu com o câncer invasivo de mama, a incidência não se estabilizou nos últimos anos (Virnig, 2010). Atualmente, o carcinoma ductal *in situ* responde por 25 a 30% de todos os cânceres de mama nos Estados Unidos*. Na maioria das vezes é diagnos-

---

*N. de T. Não há dados disponíveis sobre a incidência de CDIS no Brasil.

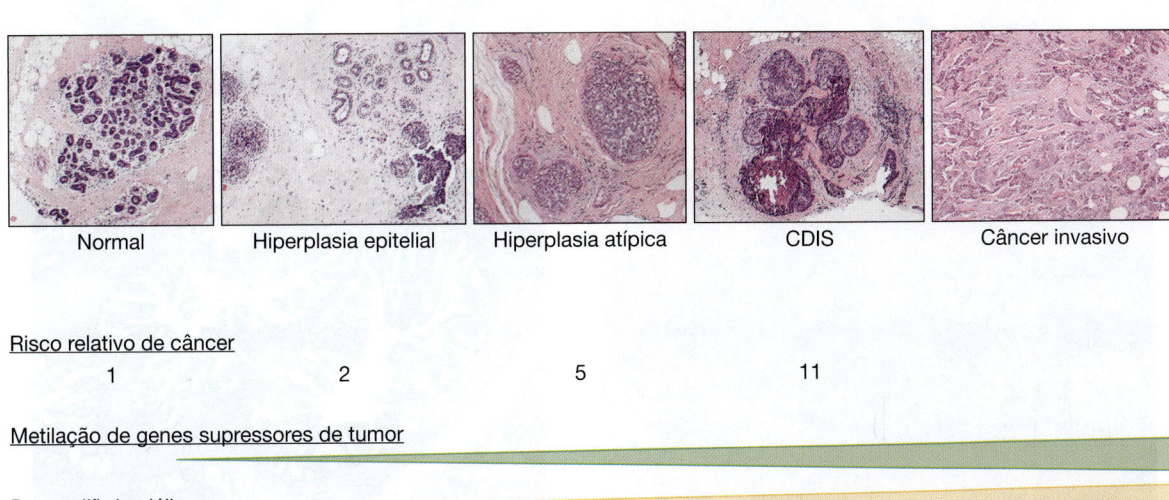

FIGURA 12-9 Progressão histológica de tecido mamário normal até câncer. CDIS = carcinoma ductal *in situ*.

344 Ginecologia Geral Benigna

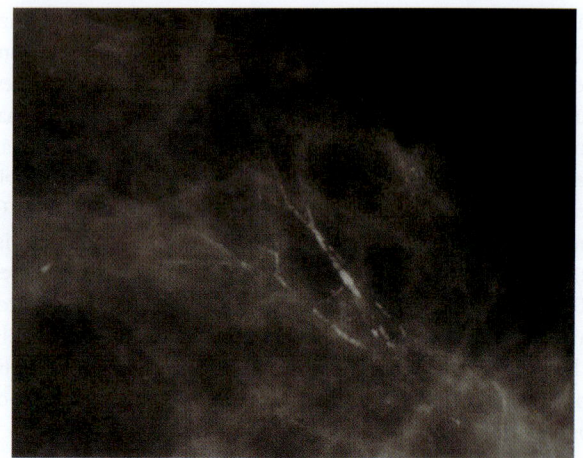

FIGURA 12-10 Calcificações lineares e ramificadas associadas ao carcinoma ductal *in situ*. (*Imagem cedida pelo Dr. Phil Evans.*)

ticado por mamografia de rastreamento e frequentemente está associado a calcificações pleomórficas, lineares ou ramificadas (Figura 12-10).

O carcinoma ductal *in situ* é classificado em função de tipo morfológico, presença ou ausência de comedonecrose e graduação nuclear. Os tipos morfológicos comuns incluem cribriforme, sólido, micropapilar e comedo (Fig. 12-11). A comedonecrose aparece como um núcleo necrótico eosinofílico abaixo do centro de um ducto envolto com células cancerígenas. De todas as variáveis classificatórias, o grau nuclear é a mais preditiva para câncer invasivo associado, extensão da doença e recorrência após o tratamento (Ringberg, 2001).

O CDIS sem tratamento completo pode recidivar localmente, e 50% das recorrências estão associadas a câncer de mama invasivo totalmente desenvolvido. O tratamento principal do CDIS é excisão ampla com margem negativa. Para tanto, talvez haja necessidade de mastectomia se o CDIS for extenso ou se houver outras contraindicações à conservação da mama. Quando for possível a conservação da mama, a irradiação pós-operatória da mama reduzirá a taxa de recorrência local de 18 para 9%, sendo este o tratamento adjuvante-padrão (Fisher, 1993). Para as pacientes tratadas com conservação da mama e radioterapia, a taxa de sobrevida específica para câncer de mama é 96% (Fig. 12-12) (Solin, 1996). O estadiamento axilar quase sempre não é feito no tratamento do CDIS, embora alguns autores tenham defendido biópsia do linfonodo sentinela para CDIS volumoso, de alto grau, diagnosticado com biópsia por agulha e tratado com quadrantectomia/setorectomia, considerando que em 10% dos casos é feito diagnóstico de câncer invasivo oculto

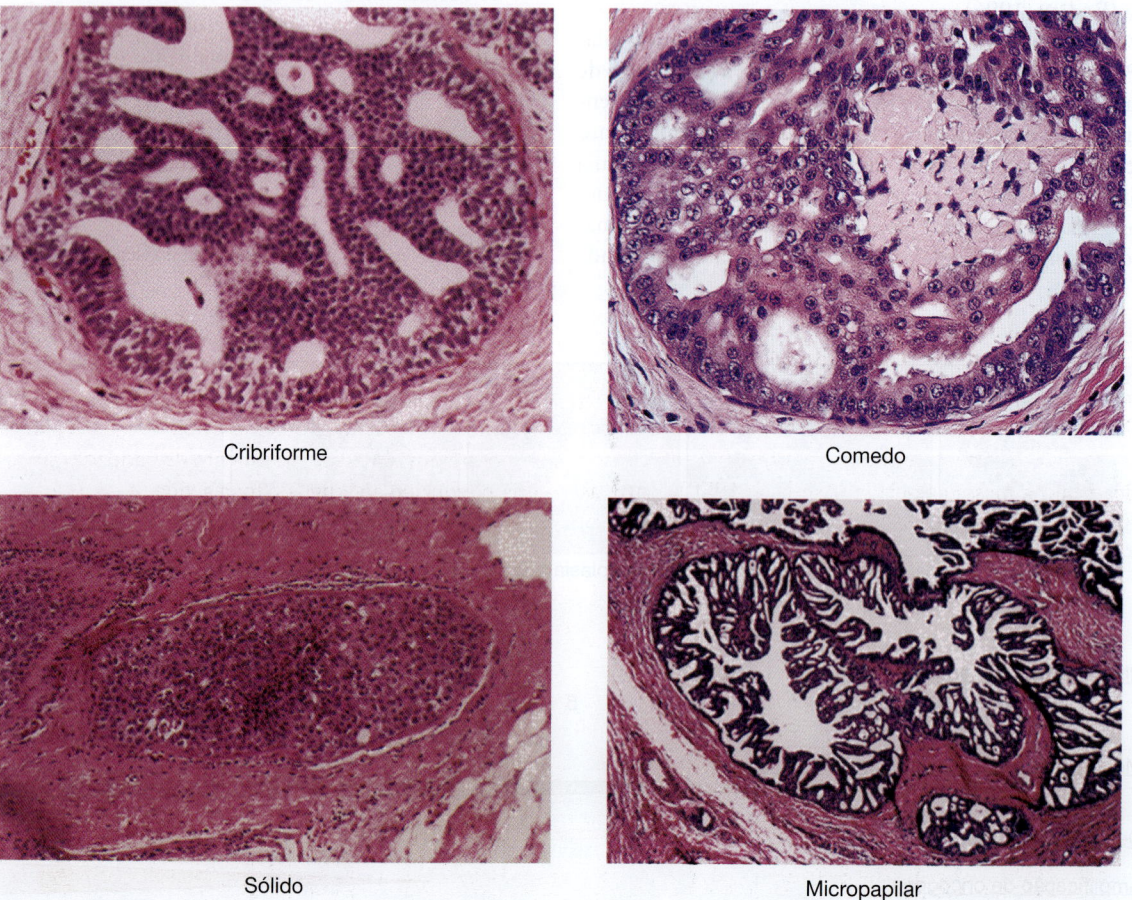

FIGURA 12-11 Tipos morfológicos do carcinoma ductal *in situ* (CDIS).

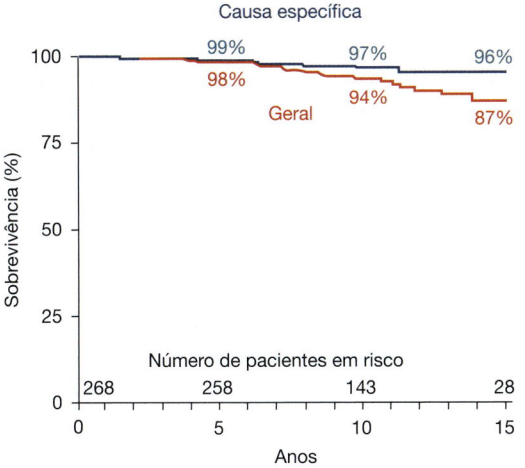

FIGURA 12-12 Sobrevivência geral e específica para a causa para o carcinoma ductal *in situ*. (*Segundo Solin, 1996, com permissão.*)

(Wilkie, 2005). A biópsia do linfonodo sentinela (LNS) no cenário de mastectomia é menos polêmica, já que não seria possível voltar e realizar a biópsia do LNS caso seja diagnosticado câncer invasivo oculto.

Recomendam-se cinco anos de administração de tamoxifeno para os casos de CDIS positivo para receptor de estrogênio, tratados com conservação da mama (Fisher, 1999). Embora o tamoxifeno não esteja associado a aumento estatisticamente significativo na taxa de sobrevivência geral, ele reduz de forma significativa a incidência de câncer invasivo ipsilateral e também reduz o risco de câncer de mama contralateral.

■ Doença de Paget do mamilo

Esse tipo de CDIS apresenta-se como *rash* eczematoso focal do mamilo (Fig. 12-13). Células do carcinoma ductal, em resposta a substâncias quimioatrativas secretadas por células da derme, migram para a superfície do mamilo provocando rachadura na pele (Schelfhout, 2000). A condição é de fácil diagnóstico histológico após a excisão da ponta do mamilo afetado sob bloqueio anestésico local de aréola/mamilo. A avaliação também deve incluir exame físico cuidadoso, considerando que em aproximadamente 60% dos casos identifica-se uma massa associada (Ashikari, 1970). Entre as pacientes sem anormalidades à palpação, a mamografia revelará densidades ou calcificações suspeitas em 21% (Ikeda, 1993). Identifica-se CDIS subjacente em cerca de dois terços dos casos e câncer invasivo em aproximadamente um terço (Ashikari, 1970).

O tratamento inclui excisão ampla com margens negativas. A conservação da mama, que requer ressecção central mamária incluindo o complexo mamilo-aréola e toda a área subjacente identificável como comprometida pela doença, é seguida por radioterapia pós-operatória na mama (Bijker, 2001). O estadiamento axilar por biópsia do LNS não é necessário, exceto se um componente invasivo for identificado ou tiver sido realizada mastectomia total.

FATORES DE RISCO PARA CÂNCER DE MAMA

O maior fator de risco para câncer de mama é o gênero feminino. Além disso, a incidência de câncer de mama, assim como a maioria dos outros tipos de cânceres, aumenta com o avanço da idade. Outros fatores de risco significativos estão relacionados a variáveis reprodutivas, doença mamária proliferativa benigna e história familiar de câncer de mama ou de ovário.

■ Fatores reprodutivos

Ciclos ovulatórios

Os ciclos menstruais ovulatórios produzem estresse sobre o epitélio mamário ao induzir sua proliferação no final da fase lútea. Se não houver concepção, a proliferação é seguida de morte celular programada (Anderson, 1982; Soderqvist, 1997). A menarca precoce está associada a início também precoce dos ciclos ovulatórios e aumento do risco de câncer de mama (den Tonkelaar, 1996; Vihko, 1986). Por outro lado, a menopausa precoce, natural ou cirúrgica, está associada à redução do risco de câncer de mama (Kvale, 1988). Na verdade, o número de ciclos ovulatórios ao longo da vida mantém relação linear direta com risco de câncer de mama (Clavel-Chapelon, 2002). A gravidez gera níveis muito altos de estradiol circulante, o que está associado a aumento transitório no risco em curto prazo. Contudo, a gravidez também proporciona uma pausa nos ciclos ovarianos. Portanto, o aumento de paridade está associado a risco reduzido ao longo de toda a vida.

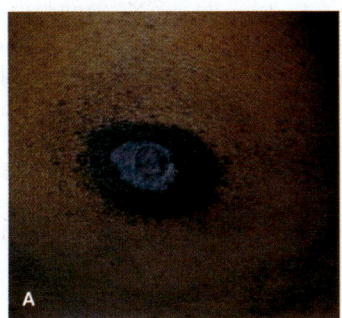
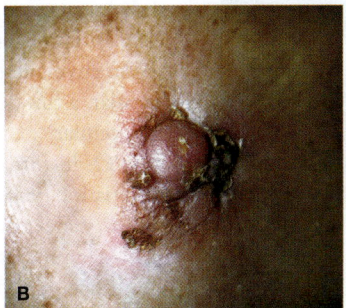
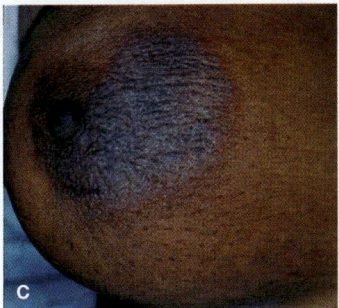

FIGURA 12-13 A. e **B.** Doença de Paget do mamilo. **C.** Dermatite reativa benigna. (*Fotografias cedidas pela Dra. Marilyn Leith.*)

Gravidez

A mama é peculiar na medida em que é o único órgão que permanece em estágio inicial por uma década ou mais, antes de entrar em estado altamente proliferativo na menarca e, ainda assim, não amadurecer por completo até o nascimento do primeiro filho. O epitélio mamário imaturo é mais suscetível aos carcinógenos do que o epitélio pós-lactacional (Russo, 1996). Consequentemente, quanto mais tarde for a vinda do primeiro filho, maior o risco de câncer de mama. Em relação à multiparidade, o nascimento dos primeiros filhos antes dos 28 anos está associado à redução no risco de câncer de mama, enquanto aqueles daí em diante estão associados a aumento do risco (Gail, 1989). As mulheres que tiveram o primeiro filho nativivo em idade jovem assim como aquelas com grande número de filhos nascidos vivos têm risco reduzido de câncer de mama (Layde, 1989; MacMahon, 1970; Pathak, 1986; Pike, 1983).

Doença mamária proliferativa benigna e história familiar

Conforme discutido anteriormente, a doença mamária proliferativa benigna é um marcador para risco de câncer de mama, sendo que os riscos relativos variam de 1,5 a 4,5 dependendo de as células epiteliais serem ou não atípicas (Dupont, 1993). A história familiar de câncer de mama também indica maior risco de câncer de mama, em especial se familiares de primeiro grau forem afetadas (mãe, irmãs ou filhas), se as familiares afetadas forem jovens por ocasião do diagnóstico ou se tiverem tido câncer de mama bilateral (Claus, 1994; Colditz, 1993).

Outros fatores

O aumento na densidade mamográfica está surgindo como fator de risco importante para câncer de mama. A incidência de câncer de mama entre mulheres com mamas quase totalmente densas é 3 a 6 vezes maior do que nas mulheres com alto teor de gordura nas mamas, um risco relativo que se aproxima daquele definido pelo diagnóstico de hiperplasia ductal atípica (Fig. 12-14) (Barlow, 2006; Boyd, 1995; Byrne, 1995; Ursin, 2003). Outros fatores de risco menores para câncer de mama são consumo de álcool (> 59,1 mL por dia), aumento do índice de massa corporal (apenas para mulheres pós-menopáusicas), estatura elevada e uso atual da terapia de reposição hormonal combinando estrogênio e progestogênio (Friedenreich, 2001; Lahmann, 2004; Macinnis, 2004; Smith-Warner, 1998; Writing Group for the Women's Health Initiative Investigators, 2002). O uso de terapia de reposição hormonal apenas com estrogênio não parece estar associado a aumento do risco de câncer de mama (LaCroix, 2011; The Women's Health Initiative Steering Committee, 2004). Em geral, todos esses fatores de risco são mais prevalentes nos países desenvolvidos do que naqueles menos desenvolvidos. Portanto, o câncer de mama é mais comum nas culturas industrializadas (Parkin, 2001).

Modelo de Gail

Em 1989, Gail avaliou mais de uma dúzia de possíveis fatores de risco de câncer de mama em uma população de mulheres submetidas a rastreamento por mamografia. Desses fatores, idade, idade na menarca, idade no nascimento do primeiro filho, número de biópsias de mama e número de familiares de primeiro grau com câncer de mama foram os fatores mais importantes. O modelo de Gail é uma ferramenta matemática para cálculo do risco de câncer de mama com base nesses fatores e tem sido validado de forma independente (Costantino, 1999; Rockhill, 2001). Um calculador de risco está disponível para médicos no site do National Cancer Institute, www.cancer.gov/bcrisktool/. No entanto, o modelo falha pela incapacidade de prever quais mulheres em um grupo grande realmente desenvolverão o câncer de mama, por não considerar outros fatores de risco (como CLIS) e por não tratar de forma adequada os fatores do histórico familiar. Embora modelos mais novos, como o de Tyrer-Cuzick, combinem fatores de risco genéticos com os estabelecidos por Gail e também incluam paridade, idade na menopausa, estatura e índice de massa corporal e histórico de CLIS ou de hiperplasia ductal atípica, nenhum foi validado de forma independente tanto quanto o modelo de Gail (Tyrer, 2004). Uma modificação recente no modelo de Gail incluiu um fator para densidade mamográfica (Chen, 2006).

Genética do câncer de mama

Quase 30% dos cânceres de mama apresentam algum componente familiar, mas pouco menos de 10% são causados por mutações hereditárias nos genes mais importantes de suscetibilidade para esse tipo de câncer (Antoniou, 2006; Lichtenstein, 2000). Esses genes atuam de forma autossômica dominante e estão envolvidos na correção do DNA ou no controle do ciclo celular, a fim de que o DNA possa ser reparado antes da divisão celular.

Os históricos familiares que sugerem suscetibilidade hereditária incluem surgimento precoce de câncer de mama (< 50 anos), câncer de mama bilateral, câncer de mama masculino, vários familiares afetados em uma geração, câncer de mama em múltiplas gerações, desenvolvimento de cânceres notoriamente associados a uma determinada síndrome e dois ou mais cânceres em um familiar, em especial se surgirem em idade jovem.

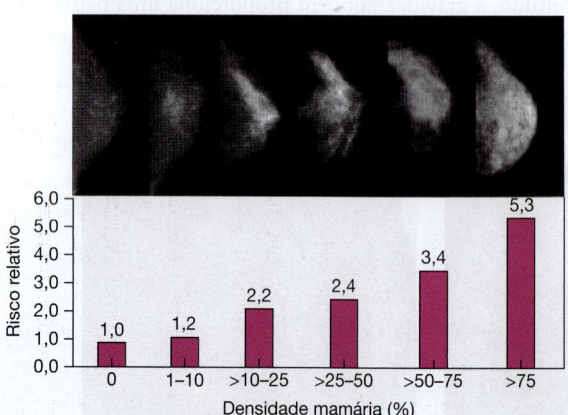

FIGURA 12-14 O risco relativo de câncer de mama aumenta com o aumento da densidade mamográfica da mama. (*De Santen, 2005, com permissão.*)

O CancerGene é um programa de computador amplamente utilizado para estimar as probabilidades de mutação genética com base nas informações do histórico familiar e está disponível em: http://www4.utsouthwestern.edu/breasthealth/cagene. Quando possível, o exame genético é uma ferramenta poderosa para determinar quem na família realmente tem risco elevado.

Síndrome do câncer de mama/ovário hereditária

Essa síndrome é responsável por 5 a 7% dos cânceres de mama (Malone, 2000). Aproximadamente 45% dos indivíduos com essa síndrome apresentam uma mutação no gene *BRCA1* e 35% no gene *BRCA2*. Vinte por cento das famílias com a síndrome do câncer de mama/ovário hereditária apresentam teste negativo para mutações nos genes *BRCA1* e *BRCA2*, sugerindo que outros genes ainda não foram identificados.

As marcas características da forma *BRCA1* são idade jovem na época do diagnóstico do câncer de mama (em média 44 anos); cânceres de mama de alto grau, negativos para receptor de estrogênio e progesterona e câncer ovariano associado (Foulkes, 2004). O risco ao longo de toda a vida para câncer de mama varia de 35 a 80% e para câncer de ovário, de 16 a 57% (Easton, 1995; Ford, 1994, 1998). As pacientes que tenham desenvolvido câncer tanto de mama quanto de ovário têm 86% de probabilidade para mutação no gene *BRCA* (Cvelbar, 2005).

As mulheres com mutações no gene *BRCA2* desenvolvem câncer de mama na mesma faixa etária que aquelas com câncer de mama esporádico e, consequentemente, a idade no momento do diagnóstico não é um bom critério de reconhecimento dessa síndrome. O câncer de ovário é um câncer associado e ocorre com menor frequência, exceto nas famílias BRCA1. Os homens com mutações no *BRCA2* desenvolvem câncer de mama com frequência aproximadamente igual à das mulheres sem mutações, e 4 a 40% dos cânceres de mama masculinos estão relacionados a mutações no *BRCA2* (Friedman, 1997; Thorlacius, 1996). Outros cânceres associados estão listados na Tabela 12-5. A ooforectomia bilateral precoce antes da menopausa reduz significativamente a incidência de câncer de mama e de ovário nas mulheres com a síndrome do câncer de mama/ovário hereditária e será mais bem discutida no Capítulo 35 (p. 857) (Domchek, 2010; Kauf, 2002; Rebbeck, 2002).

Outras síndromes genéticas reconhecidas estão associadas a aumento no risco de câncer de mama (ver Tabela 12-5). Suas mutações associadas afetam genes envolvidos em reparo do DNA, sinalização do fator de crescimento e interações célula-célula. Tem-se reconhecido crescentemente que mutações nesses genes, embora raras, podem causar síndromes de predisposição, que são muito similares àquelas causadas pelas mutações *BRCA1* e *BRCA2*.

As opções de tratamento para cânceres de mama que surgem no contexto de uma síndrome de predisposição hereditária são as mesmas para os cânceres de mama esporádicos. No entanto, muitas das mulheres vivendo nessa situação específica optam por mastectomia bilateral, já que o risco de um segundo câncer de mama primário ipsilateral em mama preservada é de 3 a 4% por ano, e o risco de câncer de mama contralateral é semelhante (Haffty, 2002; Seynaevea, 2004). A conservação da mama é, entretanto, uma opção aceitável para paciente bem-informada e altamente motivada (Pierce, 2010; Robson, 1999).

RASTREAMENTO DO CÂNCER DE MAMA

Mamografia de rastreamento

Esse exame radiográfico é atualmente o melhor e mais validado meio de rastreamento do câncer de mama. Foi avaliado

TABELA 12-5 Síndromes genéticas associadas a aumento do risco de câncer de mama

Síndromes	Mutação genética	Distúrbios associados
Câncer de mama/ovário hereditário	BRCA1, BRCA2	Cânceres de mama, ovário, pâncreas, estômago, sistema biliar e próstata e melanoma; câncer de mama masculino para BRCA2
Li-Fraumeni	p53	Sarcoma, leucemia, melanoma e cânceres de mama, cérebro, córtex suprarrenal, pâncreas, pulmão, colo uterino e próstata
Cowden	PTEN	Mama: adenose, fibrose, hamartoma, fibroadenoma e câncer (masculino e feminino); doença da tireoide; pólipos hamartomatosos do íleo e do colo; tricolemomas faciais; macrocefalia; e papilomatose oral
Peutz-Jeghers	LKB1	Pólipos hamartomatosos gastrintestinais; cânceres de mama, intestino delgado, colo/reto, pâncreas, ovário, endométrio, colo uterino, pulmão e testículo; e pigmentação melânica oral
p16INK4a e p14ARF	$p16^{INK4a}$, $p14^{ARF}$	Leucemia/linfoma, melanoma e cânceres de mama, pâncreas, colo uterino, vesícula biliar, pulmão, laringe, próstata, fígado e intestino
Ataxia telangiectasia mutante	ATM	Linfoma, leucemia e câncer de mama; ataxia cerebelar; telangiectasias; vitiligo e manchas café-com-leite
CHK2	CHK2	Sarcoma, leucemia, melanoma e cânceres de cérebro, córtex suprarrenal, pâncreas, pulmão, colo uterino e próstata; câncer de mama masculino e feminino

$p16^{INK4a}$ e $p14^{ARF}$ também são conhecidas como síndromes de nevo displásico.
Dados compilados de Borg, 2000; Concannon, 2002; the Breast Cancer Linkage Consortium, 1999; The CHEK2-Breast Cancer Consortium, 2002; Evans, 1997; Lim, 2003 e Schrager, 1998.

em oito estudos randomizados de grande porte, o mais recente deles conduzido no Canadá na década de 1980 (Begg, 2002). As controvérsias sobre os benefícios da mamografia de rastreamento se concentram em grande parte no impacto do exame sobre as taxas de mortalidade específica por câncer de mama e geral. No entanto, no momento aceita-se que, para mulheres com idade entre 50 e 69 anos, a mamografia de rastreamento reduz a mortalidade por câncer de mama. Permanecem consideráveis incertezas em relação às mulheres com 40 a 49 anos, mas várias organizações influentes, inclusive a American Cancer Society, o American College of Obstetricians and Gynecologists (2011a) e o American College of Radiology recomendam que a mamografia anual de rastreamento seja iniciada aos 40 anos de idade (Lee, 2010; Smith, 2011). Avanços recentes na mamografia de rastreamento, como mamografia digital e diagnóstico assistido por computador, aumentaram a sensibilidade do teste para alguns subgrupos, questionando a relevância atual de ensaios antigos sobre rastreamento (Pisano, 2005).

É importante reconhecer que a maioria das mulheres com anormalidades detectadas por rastreamento (~95%) não são portadoras de câncer de mama, embora a taxa real positiva aumente com o avanço da idade (Feig, 2000). Além disso, até 25% das mulheres diagnosticadas com câncer de mama terão tido mamografia normal nos 12 a 24 meses precedentes.

■ Ultrassonografia de rastreamento

Essa modalidade identifica câncer não percebido à mamografia em menos de 1% das mulheres. Contudo, em um ensaio de grande porte este porcentual foi traduzido em aumento de 42% nos cânceres detectados no rastreamento (Gordon, 2002; Kolb, 2002). A ultrassonografia de rastreamento, entretanto, é demorada e sua precisão é altamente dependente do operador.

■ Ressonância magnética de rastreamento

Essa opção de rastreamento foi avaliada recentemente entre mulheres geneticamente de alto risco. Esse exame é particularmente interessante nesse grupo de mulheres, que desenvolvem câncer de mama a uma taxa de 2% ao ano entre 25 e 50 anos de idade, período em que a sensibilidade da mamografia é reduzida pela densidade do tecido mamário. Em geral, a RM mostra-se mais sensível e específica do que a mamografia, mas o teste tem sido criticado por seu alto custo e alta taxa de resultados falso-positivos (Leach, 2005; Stoutjesdijk, 2001; Tilanus-Linthorst, 2000; Warner, 2001). Não obstante, para cem mulheres com histórico familiar muito expressivo de câncer de mama e mamografia negativa, seriam esperadas nove imagens por RM anormais, sendo que três delas representariam câncer de mama não identificado por mamografia.

A RM da mama requer radiologistas especialmente treinados, especializados no equipamento (uma bobina para mama e um magneto de alta resolução). Pode ser realizada com e sem contraste intravenoso de gadolínio (Orel, 2001). As áreas com realce suspeito, identificadas pela RM, são avaliadas por exame ultrassonográfico focado e submetidas à biópsia com assistência ultrassonográfica. Se a lesão não for visualizada durante a ultrassonografia, realiza-se biópsia de fragmento (*core biopsy*) guiada por RM.

■ Outras ferramentas radiológicas

Outras modalidades de rastreamento em desenvolvimento são tomossíntese da mama, rastreamento com sestamibi, rastreamento por impedância elétrica e termografia (Dobbins, 2003; Martin, 2002; Parisky, 2003; Sampalis, 2002). Dessas modalidades, a tomossíntese da mama merece especial menção, uma vez que é provável que seja adotada nas clínicas em futuro próximo. A tomossíntese é uma abordagem digital que obtém imagens múltiplas à medida que fonte e coletor de raios X são girados ao redor da mama. As fatias da imagem são reconstruídas por computador. Essa abordagem realça calcificações e densidades que normalmente ficariam obscurecidas pelo tecido denso interveniente.

■ Exame físico de rastreamento

O valor do exame clínico de mama (ECM) para rastreamento realizado por médicos não deve ser negligenciado (Jatoi, 2003). Quatro dos estudos randomizados de grande porte sobre mamografia compilaram informações sobre o ECM e verificaram que 44 a 74% dos cânceres de mama foram detectados por essa abordagem. A sensibilidade e a especificidade foram mais altas para o ECM do que para a mamografia entre mulheres jovens. O American College of Obstetricians and Gynecologists (2011b) recomenda a realização de ECM durante o exame ginecológico de rotina em todas as pacientes com idade igual ou superior a 19 anos.

O entusiasmo pelo autoexame da mama (AEM) diminuiu após a publicação de um estudo randomizado em grande escala realizado em Xangai, China, no qual não se encontrou redução na taxa de mortalidade (Thomas, 2002). Embora haja menos interesse na promoção sistemática do AEM, parece razoável encorajar as mulheres a se manterem conscientes sobre suas mamas. O American College of Obstetricians and Gynecologists (2011a) assinalou que o AEM tem potencial para detectar nódulos palpáveis e sua prática pode ser recomendada.

CÂNCER DE MAMA INVASIVO

Nos Estados Unidos, o câncer de mama é o mais comum nas mulheres e a segunda causa de morte relacionada com câncer (a primeira é o câncer de pulmão) (Siegel, 2011). Embora a incidência do câncer de mama nos Estados Unidos tenha aumentado de forma constante nas décadas de 1980 e 1990, atingiu o patamar de 125 casos por 100.000/ ano e está declinando em algumas etnias (Fig. 12-15).*

■ Características do tumor

Dos cânceres que afetam as mamas, 97% representam malignidades primárias, ao passo que 3% são metástases de outros sítios. Os mais comuns, em ordem decrescente, são mama contralateral, linfoma, pulmão e melanoma (Georgiannos, 2001).

---

*N. de T. No Brasil, o câncer de mama é o mais incidente e o mais frequente entre as mulheres. Em 2006, foram estimados 48.930 novos casos da doença. O câncer de pulmão também é a maior causa de mortalidade relacionada ao câncer (INCA, 2008).

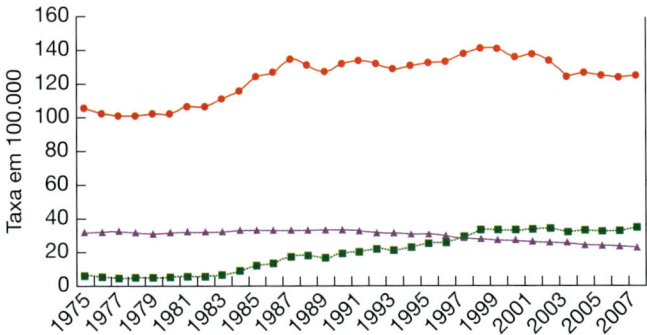

FIGURA 12-15 Tendências de incidência e mortalidade do câncer de mama nos Estados Unidos. Curva decrescente das taxas de câncer de mama nos Estados Unidos*. ● = incidência de câncer de mama invasivo; ■ = incidência *in situ*; ▲ = taxa de mortalidade. (*Dados de Altekruse, 2010.*)

*N. de R. T. A taxa de mortalidade por câncer de mama aumentou 38,6% de 1979 a 2004. Em 2007, foram registrados 11 mil óbitos (Ministério da Saúde/INCA).

Os cânceres de estruturas epiteliais mamárias são responsáveis pela maioria dos cânceres primários de mama. O carcinoma ductal infiltrante é a forma mais comum de câncer de mama invasivo (~80%), e o carcinoma lobular infiltrante é a segunda mais comum (~15%). Outras malignidades, como tumores filoides, sarcoma e linfoma, formam o restante.

Sem considerar o estádio, as características do tumor primário que mais influenciam o prognóstico e as decisões de tratamento são *status* de receptor hormonal, grau nuclear e expressão Her-2/neu (Bast, 2001). Quase dois terços dos cânceres de mama são positivos para o receptor de estrogênio-progesterona. Em geral, essa característica está associada a prognóstico melhor e a mais opções de tratamento.

Her-2/neu é uma membrana com atividade tirosinoquinase que coopera com outros receptores da família Her para gerar sinalização de proliferação e de sobrevivência nas células cancerosas de mama. Quase 25% dos cânceres de mama apresentam expressão aumentada de Her-2/neu (Masood, 2005). Esses cânceres costumam ser sensíveis ao anticorpo monoclonal humanizado, trastuzumabe, que é o primeiro medicamento de uma nova classe de terapias focadas (Plosker, 2006).

O perfil de expressão gênica foi usado para classificar os tumores de forma individual. Prevê-se que no futuro os tratamentos individuais serão selecionados com base no padrão dos receptores nucleares e do fator de crescimento que estejam ativos em cada tumor (Habel, 2006; van de Vijver, 2002).

Estadiamento do câncer de mama

Nos estudos clínicos, o estadiamento cuidadoso do câncer de mama é essencial para previsão de resultado, planejamento do tratamento e comparação dos efeitos dos tratamentos. Cada paciente é classificada em um estádio clínico e em um estádio patológico. O estádio clínico tem como base exame clínico e achados radiográficos, e o estádio patológico tem como base as medidas reais do tumor e as avaliações patológicas dos linfonodos após a cirurgia primária. O estadiamento cirúrgico do câncer de mama tem como base o sistema TNM, que inclui tamanho do tumor primário (T), ausência ou presença e extensão de metástase em linfonodos regionais (N, de *node*) e presença ou ausência de metástases a distância (M) (Tabela 12-6). Para as pacientes com axila clínica e ultrassonograficamente negativa, a biópsia do LNS tem substituído a dissecção axilar completa para o estadiamento nodal (Giuliano, 1995; Lyman, 2005). Por outro lado, metástases axilares podem ser diagnosticadas na fase pré-operatória por meio de biópsia com agulha guiada por ultrassonografia em 18% das pacientes com axilas clinicamente negativas (Sapino, 2003).

O sítio de metástase mais comum no câncer de mama é o osso, e a prática varia em relação ao rastreamento para doença metastática. No entanto, as modalidades de rastreamento comuns incluem TCs do tórax, do abdome e da pelve combinadas com cintilografia óssea ou com tomografia por emissão de pósitrons (PET, de *positron emission tomography*) de todo o corpo e TC (PET/TC) (Cap. 2, p. 52) (Kumar, 2005). Em ge-

TABELA 12-6 Estadiamento cirúrgico do câncer de mama (TNM)

T		Estádios			
Tis	In situ	0	Tis	N0	M0
T1	≤ 2 cm	I	T1	N0	M0
T2	> 2 cm, mas ≤ 5 cm	IIA	T0	N1	M0
T3	> 5 cm		T1	N1	M0
T4	Envolvimento da pele ou da parede do tórax, ou câncer inflamatório		T2	N0	M0
		IIB	T2	N1	M0
			T3	N0	M0
N		IIIA	T0	N2	M0
N0	Sem envolvimento de linfonodo		T1	N2	M0
N1	1-3 linfonodos		T2	N2	M0
N2	4-9 linfonodos		T3	N1	M0
N3	≥ 10 linfonodos ou qualquer linfonodo infraclavicular		T3	N2	M0
		IIIB	T4	N0	M0
			T4	N1	M0
M			T4	N2	M0
M0	Sem metástases a distância	IIIC	Qualquer T	N3	M0
M1	Com metástases a distância	IV	Qualquer T	Qualquer N	M1

ral, a cintilografia óssea é recomendada nas pacientes avaliadas por PET/TC, uma vez que esta última talvez não detecte as metástases ósseas osteolíticas.

Tratamento do câncer de mama

O câncer de mama é mais bem tratado em um ambiente multidisciplinar com cirurgiões, oncologistas clínicos e oncologistas radioterapeutas. A cirurgia e a radioterapia objetivam eliminar todo o tumor local ou regional de forma a maximizar a cosmética e minimizar o risco de recorrência local ou regional. Há evidências de que essas modalidades locais reduzam o risco de metástases subsequentes, influenciando assim a sobrevivência (Early Breast Cancer Trialists Collaborative Group, 2005). No entanto, uma proporção significativa de pacientes com doença aparentemente localizada tem células tumorais detectadas no sangue ou na medula óssea no momento do diagnóstico e fazem tratamento sistêmico com quimioterapia, manipulação hormonal ou terapias direcionadas quando da abordagem primária para redução do risco de metástases e óbito (Euhus, 2005).

Cirurgia

Embora Halstead (1894) tenha revolucionado o tratamento do câncer de mama demonstrando melhor resultado para pacientes tratadas com mastectomia radical, os resultados de estudos clínicos randomizados recentes estimularam corretamente a tendência a cirurgias menos agressivas. De forma específica, está amplamente comprovado que a quadrantectomia associada à radioterapia pós-operatória produz a mesma taxa de sobrevivência específica para câncer de mama que a mastectomia total (Fisher, 2002a,b). Durante a cirurgia, a dissecção mais extensa dos linfonodos axilares é indicada para as pacientes com achado positivo em linfonodo sentinela ou com doença axilar diagnosticada por meio de biópsia com agulha (Lyman, 2005). A dissecção axilar causa linfedema em 15 a 50% das pacientes, dependendo de como é feita a medição (Morrell, 2005). Também está associada a sintomas persistentes no ombro e nos braços em até 70% dos casos (Kuehn, 2000). Seguindo-se à quadrantectomia, a radioterapia em toda a mama é o procedimento-padrão, embora dados preliminares para irradiação acelerada parcial da mama tenham sido encorajadores (Jeruss, 2006; Zannis, 2005).

Quimioterapia

No passado, a quimioterapia auxiliar ficava reservada para pacientes com metástases nodais e, nesses casos, sempre era administrada após a cirurgia definitiva. Entretanto, estudos prospectivos randomizados demonstraram que a quimioterapia adjuvante também melhora a taxa de sobrevida para pacientes de alto risco com linfonodo negativo (Fisher, 2004; National Institutes of Health, 2000). Entretanto, cada vez mais a decisão de utilizar quimioterapia é influenciada por avaliações específicas da biologia tumoral.

Caso utilizada, a quimioterapia adjuvante em geral é administrada após a cirurgia primária, mas antes da radioterapia. A quimioterapia neoadjuvante é administrada antes da cirurgia definitiva e está ganhando popularidade. Ela permite a avaliação da sensibilidade de um determinado tumor a agentes selecionados e a redução do tumor, sendo que os resultados costumam possibilitar uma cirurgia menos agressiva.

Em geral, a quimioterapia moderna para câncer de mama inclui uma antraciclina, como a doxorrubicina, em conjunto com ciclofosfamida (Trudeau, 2005). Os taxanos podem substituir as antraciclinas em um futuro próximo, uma vez que são menos tóxicos e estão associados a resultados equivalentes ou superiores (Nabholtz, 2005). Os agentes quimioterápicos serão detalhados no Capítulo 27 (p. 692).

Terapia hormonal e terapias direcionadas

A terapia hormonal adjuvante é empregada para tumores positivos para receptor de estrogênio. Nas pacientes antes ou após a menopausa, uma opção é o modulador seletivo do receptor de estrogênio, tamoxifeno. Como será discutido no Capítulo 27 (p. 705), os efeitos colaterais mais importantes do tamoxifeno são sintomas de menopausa, risco aumentado de eventos tromboembólicos e aumento nas taxas de pólipos endometriais e de câncer de endométrio. Embora o risco desse câncer aumente, não há indicação formal de vigilância rotineira do endométrio com ultrassonografia transvaginal ou biópsia endometrial. A avaliação endometrial é reservada àquelas com sangramento anormal e segue o procedimento descrito no Capítulo 8 (p. 225).

Nas mulheres pós-menopáusicas, pode-se utilizar um inibidor da aromatase, tendo sido aprovados pela FDA os agentes anastrozol, letrozol e examestano (Jaiyesimi, 1995; Kudachadkar, 2005). Nas mulheres pós-menopáusicas, a maior parte do estradiol circulante origina-se da conversão periférica de androgênios pela enzima aromatase. Nessas pacientes, a administração de inibidores da aromatase reduz o estradiol circulante para níveis quase indetectáveis. A adição de um inibidor da aromatase após a administração de tamoxifeno está associada à melhora de 23 a 39% na taxa de sobrevida livre de doença e redução próxima de 50% na taxa de câncer de mama contralateral (Geisler, 2006).

Diferentemente do tamoxifeno, os inibidores da aromatase estão associados a taxas elevadas de perda óssea e fraturas. Por este motivo, recomenda-se a realização de densitometria óssea nas pacientes tratadas com esses medicamentos. Para aquelas com perda óssea leve a moderada, recomendam-se exercícios e suplementação de vitamina D e cálcio. Os bisfosfonados são recomendados para os casos com perda grave. Uma discussão completa sobre o uso desses fármacos pode ser encontrada no Capítulo 22 (p. 593) (Hilner, 2003).

Os bisfosfonados, como o ácido zoledrônico, estão indicados para o tratamento de metástases ósseas, e há muitas evidências a corroborar seu uso para prevenção de perda óssea induzida por tratamento de câncer. Atualmente tem havido interesse em pesquisas para determinar se o uso adjuvante desses fármacos é capaz de reduzir o risco de metástases ósseas. Há diversos ensaios em curso.

Terapias com alvo em vias biológicas específicas estão sendo disponibilizadas. O trastuzumabe é um anticorpo monoclonal humanizado muito efetivo contra os tumores com sobre expressão de Her-2/neu. Além disso, o bevacizumab, um antagonista do fator de crescimento endotelial vascular (VEGF, de *vascular endothelial growth factor*), está encontrando espaço na clínica (Gonzalez-Angulo, 2006; Rugo, 2004). Ainda, hoje estão sendo avaliados em ensaios clínicos diversos outros anticorpos e pequenas moléculas com alvo em fatores de cres-

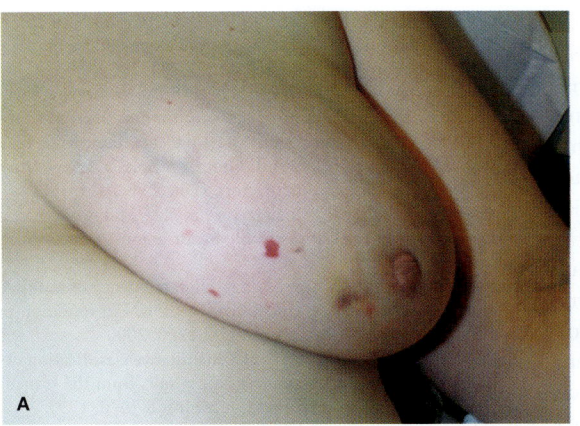 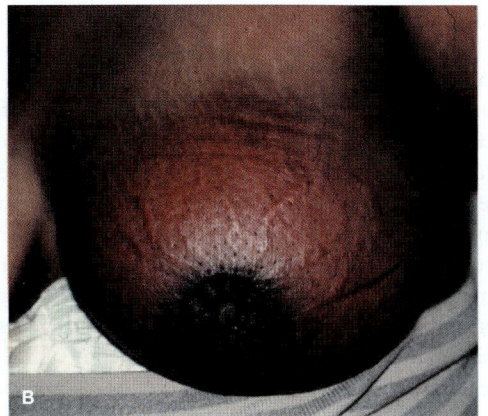

FIGURA 12-16 Fotografias de câncer de mama inflamatório. **A.** Rubor eritematoso sutil e edema no câncer de mama inflamatório. **B.** Câncer de mama inflamatório clássico. (*Cortesia da Dra. Marilyn Leitch.*)

cimento e no receptor de tirosina quinase ou seus intermediários, (Kaklamani, 2004). Esses agentes biológicos serão mais bem descritos no Capítulo 27 (p. 706).

Acompanhamento

O acompanhamento em longo prazo das pacientes com câncer de mama após o tratamento deve incluir anamnese e exame físico periódicos, tanto gerais quanto direcionados para a detecção de sinais ou sintomas de recorrência. As mulheres que tenham optado por conservar a mama devem estar cientes de que o tecido mamário remanescente requer acompanhamento por prazo indeterminado, já que segundos cânceres de mama primários ipsilaterais ocorrem a uma taxa de 1% ao ano e os cânceres de mama contralaterais a 0,7% ao ano (Fatouros, 2005; Fisher, 1984; Gao, 2003). Exames laboratoriais e de imagem são realizados para investigação complementar de sinais ou sintomas específicos. Não se recomenda o uso de outros testes de rastreamento, diferentes da mamografia, para identificar recorrências assintomáticas (Emens, 2003; Khatcheressian, 2006).

Câncer de mama inflamatório

O câncer de mama inflamatório é responsável por 1 a 5% dos cânceres de mama (Chang, 1998; Dawood, 2010). Esse câncer apresenta-se com alterações na pele que podem variar desde um rosado claro até um *rash* vermelho vivo associado a edema de pele (alteração em casca de laranja) (Fig. 12-16). Distingue-se do câncer de mama primário avançado sem tratamento por suas instalação e evolução rápidas, em poucas semanas. O câncer se espalha por toda a mama e cria endurações difusas. Como resultado, a mama pode aumentar em duas a três vezes o seu volume original em semanas (Taylor, 1938).

Embora a mastite ou mesmo a insuficiência cardíaca congestiva possam produzir um quadro clínico similar, a possibilidade de câncer de mama inflamatório deve ser excluída definitivamente. A investigação deve sempre incluir mamografia diagnóstica e biópsia por punção da pele, mas pode haver necessidade de biópsias múltiplas e exames adicionais de imagem, como RM ou rastreamento com sestamibi. O tratamento inicial inclui quimioterapia de indução, seguida de mastectomia radical modificada (mastectomia total e dissecção axilar) seguidas por radioterapia pós-operatória na parede do tórax com ou sem quimioterapia adicional (Cariati, 2005). A taxa de sobrevivência em cinco anos é de 30 a 55%, significativamente pior do que para câncer de mama primário avançado sem tratamento (Brenner, 2002; Harris, 2003).

PREVENÇÃO DO CÂNCER DE MAMA

Obesidade e vida sedentária são dois fatores de risco modificáveis que devem ser abordados com mulheres com alto e baixo risco. Embora alguns trabalhos tenham relatado redução no risco de câncer de mama nas mulheres que consomem cinco ou mais porções ao dia de frutas frescas e vegetais, estudos prospectivos não relacionaram de forma consistente qualquer prática dietética simples com incidência de câncer de mama (Gandini, 2000; Meskens, 2005). A atividade física regular está diretamente associada à redução do risco de câncer de mama em estudos tipo caso-controle e de coorte (Lee, 2003).

As mulheres com alto risco para câncer de mama têm três opções principais: (1) acompanhamento assíduo, (2) quimioprevenção ou (3) cirurgia profilática. Em regra, o acompanhamento assíduo consiste em exame clínico a cada seis meses, alternando mamografia com RM da mama ou ultrassonografia de rastreamento. Esse acompanhamento pode iniciar-se 10 anos antes da menor idade de diagnóstico de câncer de mama na família.

A FDA aprovou o uso de tamoxifeno para quimioprevenção do câncer de mama em mulheres pré ou pós-menopáusicas, com 35 anos ou mais, que tenham risco em cinco anos $\geq 1,7\%$ no modelo de Gail. O uso de tamoxifeno por cinco anos está associado à redução de 49% na incidência de câncer de mama, incluindo câncer de mama invasivo e CDIS (Fisher, 1998). Entretanto, o tamoxifeno está associado a aumento na incidência de câncer endometrial em mulheres pós-menopáusicas e a aumento no risco de doença tromboembólica, inclusive trombose venosa profunda, embolia pulmonar e acidente vascular encefálico.

O raloxifeno é outro modulador seletivo do receptor de estrogênio que reduz a incidência de câncer de mama invasivo na mesma proporção que o tamoxifeno, mas não reduz o risco de CDIS na mesma proporção (Vogel, 2006). O raloxifeno está associado a risco menor de câncer endometrial e de complicações tromboembólicas em comparação com o tamoxifeno. O raloxifeno, ao contrário do tamoxifeno, ainda não foi avaliado em mulheres na pré-menopausa.

A cirurgia profilática costuma ser reservada para as mulheres com risco muito elevado de câncer de mama. Nesse grupo estão as mulheres com mutações hereditárias nos genes de predisposição ao câncer de mama e algumas com CLIS, em especial se for extenso ou estiver associado à história familiar de câncer de mama. A ooforectomia bilateral profilática, realizada em mulheres na pré-menopausa com mutações no gene *BRCA*, reduz o risco de câncer de mama em 50% e o risco de câncer de ovário em mais de 90% (Eisen, 2005; Kauf, 2002; Rebbeck, 2002). A menopausa cirúrgica precoce frequentemente é acompanhada por sintomas de abstinência de estrogênio, capazes de causar impacto significativo na qualidade de vida. A terapia de reposição hormonal nesse cenário não parece reduzir os benefícios da ooforectomia no que se refere à redução no risco de câncer de mama (Rebbeck, 2005).

A mastectomia bilateral profilática em geral é realizada com preservação de pele e reconstrução imediata. O procedimento reduz o risco de câncer de mama em mais de 90%, mas ainda não está claro se produz aumento na taxa de sobrevivência geral ou específica para câncer de mama (Hartmann, 2001; Lostumbo, 2004; McDonnell, 2001; Peralta, 2000). Os cânceres de mama podem se desenvolver após mastectomia profilática se houver tecido mamário residual (em geral no quadrante superior externo ou no prolongamento axilar). Também podem se desenvolver na pele de um retalho da mastectomia.

REFERÊNCIAS

Altekruse SF, Kosary CL, Krapcho M, et al (eds): SEER Cancer Statistics Review, 1975-2007. Bethesda, National Cancer Institute, 2010. Available at: http://seer.cancer.gov/csr/1975_2007/. Accessed September 14, 2010

American College of Obstetricians and Gynecologists: Breast cancer screening. Practice Bulletin No. 122, August 2011a

American College of Obstetricians and Gynecologists: Primary and preventive care: periodic assessments. Committee Opinion No. 483, April 2011b

Anderson TJ, Ferguson DP, Raab G: Cell turnover within "resting" human breast: influence of parity, contraceptive pill, age and laterality. Br J Cancer 46:276, 1982

Antoniou AC, Easton DF: Models of genetic susceptibility to breast cancer. Oncogene 25:5898, 2006

Ashikari R, Park K, Huvos AG, et al: Paget's disease of the breast. Cancer 26:680, 1970

Aubele M, Werner M, Hofler H: Genetic alterations in presumptive precursor lesions of breast carcinomas. Anal Cell Pathol 24:69, 2002

Barlow W, White E, Ballard-Barbash R, et al: Prospective breast cancer risk prediction model for women undergoing screening mammography. J Natl Cancer Inst 98:1204, 2006

Barth RJ: Histologic features predict local recurrence after breast conserving therapy of phyllodes tumors. Breast Cancer Res Treat 57:291, 1999

Bast RC, Ravdin P, Hayes DF, et al: 2000 update of recommendations for the use of tumor markers in breast and colorectal cancer: Clinical Practice Guidelines of the American Society of Clinical Oncology. J Clin Oncol 19:1865, 2001

Begg CB: The mammography controversy. Oncologist 7:174, 2002

Benson EA: Management of breast abscesses. World J Surg 13:753, 1989

Berg WA, Campassi CI, Ioffe OB: Cystic lesions of the breast: sonographic-pathologic correlation. Radiology 227:183, 2003

Bijker N, Rutgers EJ, Duchateau L, et al: Breast-conserving therapy for Paget disease of the nipple: a prospective European Organization for Research and Treatment of Cancer study of 61 patients. Cancer 91:472, 2001

Bodian CA, Perzin KH, Lattes R: Lobular neoplasia. Long term risk of breast cancer and relation to other factors. Cancer 78:1024, 1996

Boerner S, Fornage BD, Singletary E, et al: Ultrasound-guided fine-needle aspiration (FNA) of nonpalpable breast lesions. Cancer (Cancer Cytopathol) 87:19, 1999

Borg A, Sandberg T, Nilsson K, et al. High frequency of multiple melanomas and breast and pancreas carcinomas in CDKN2A mutation-positive melanoma families. J Natl Cancer Inst 92:1260, 2000

Boyd NF, Byng JW, Jong RA, et al: Quantitative classification of mammographic densities and breast cancer risk: results from the Canadian National Breast Screening Study. J Natl Cancer Inst 87:670, 1995

Bratthauer GL, Tavassoli FA: Lobular intraepithelial neoplasia: previously unexplored aspects assessed in 775 cases and their clinical implications. Virchows Archiv 440:134, 2002

Brenner B, Siris N, Rakowsky E, et al: Prediction of outcome in locally advanced breast cancer by post-chemotherapy nodal status and baseline serum tumour markers. Br J Cancer 87:1404, 2002

Bulun SE, Simpson ER: Competitive RT-CR analysis indicates levels of aromatase cytochrome P450 transcripts in adipose tissue of buttocks, thighs, and abdomen of women increase with advancing age. J Clin Endocrinol Metab 78:428, 1994

Butler JA, Vargas HI, Worthen N, et al: Accuracy of combined clinical-mammographic-cytologic diagnosis of dominant breast masses. Arch Surg 125:893, 1990

Byrne C, Schairer C, Wolfe J, et al: Mammographic features and breast cancer risk: effects with time, age, and menopause status. J Natl Cancer Inst 87:1622, 1995

Cabioglu N, Hunt KK, Singletary S, et al: Surgical decision making and factors determining a diagnosis of breast carcinoma in women presenting with nipple discharge. J Am Coll Surg 196:354, 2003

Cariati M, Bennett-Britton TM, Pinder SE, et al: "Inflammatory" breast cancer. Surg Oncol 14:133, 2005

Chaney AW, Pollack A, Mcneese MD, et al: Primary treatment of cystosarcoma phyllodes of the breast. Cancer 89:1502, 2000

Chang S, Parker SL, Pham T, et al: Inflammatory breast carcinoma incidence and survival. The surveillance, epidemiology, and end results program of the National Cancer Institute, 1975–1992. Cancer 82:2366, 1998

Chen J, Pee D, Ayyagari R, et al: Projecting absolute invasive breast cancer risk in white women with a model that includes mammographic density. J Natl Cancer Inst 98:1215, 2006

Chuba PJ, Hamre MR, Yap J, et al: Bilateral risk for subsequent breast cancer after lobular carcinoma-in-situ: analysis of surveillance, epidemiology, and end results data. J Clin Oncol 23:5534, 2005

Claus EB, Risch N, Thompson WD: Autosomal dominant inheritance of early-onset breast cancer. Implications for risk prediction. Cancer 73:643, 1994

Clavel-Chapelon F, Group EN: Cumulative number of menstrual cycles and breast cancer risk: results from the E3N cohort study of French women. Cancer Causes Control 13:831, 2002

Colditz GA, Willett WC, Hunter DJ, et al: Family history, age and risk of breast cancer. Prospective data from the Nurses Health Study. JAMA 270:1563, 1993

Concannon P: ATM heterozygosity and cancer risk. Nat Genet 32:89, 2002

Costantino JP, Gail MH, Pee D, et al: Validation studies for models projecting the risk of invasive and total breast cancer incidence. J Natl Cancer Inst 91:1541, 1999

Cox CE, Reintgen DS, Nicosia SV, et al: Analysis of residual cancer after diagnostic breast biopsy: an argument for fine-needle aspiration cytology. Ann Surg Oncol 2:201, 1995

Cvelbar M, Ursic-Vrscaj M, Rakar S: Risk factors and prognostic factors in patients with double primary cancer: epithelial ovarian cancer and breast cancer. Eur J Gynaecol Oncol 26:59, 2005

Dawood S: Biology and management of inflammatory breast cancer. Expert Rev Anticancer Ther 10(2):209, 2010

Domchek SM, Friebel TM, Singer CF, et al: Association of risk-reducing surgery in BRCA1 or BRCA2 mutation carriers with cancer risk and mortality. JAMA 304(9):967, 2010

D'Orsi CJ, Bassett LW, Feig SA, et al: Illustrated Breast Imaging Reporting and Data System: illustrated BI-RADS, 3rd ed. Reston, VA, American College of Radiology, 1998

Davies HH, Simons M, Davis JB: Cystic disease of the breast. Relationship to carcinoma. Cancer 17:757, 1964

den Tonkelaar I, de Waard F: Regularity and length of menstrual cycles in women aged 41–46 in relation to breast cancer risk: results from the DOM-project. Breast Cancer Res Treat 38:253, 1996

Dent DM, Macking EA, Wilkie W: Benign breast disease clinical classification and disease distribution. Br J Clin Pract 42(Suppl 56):69, 1988

Dobbins JT, Godfrey DJ: Digital x-ray tomosynthesis: current state of the art and clinical potential. Phys Med Biol 48:R65, 2003

Du Toit RS, Grobler SP, Brink C, et al: The role of mammography to evaluate palpable breast tumors. S Afr Med J 30:15, 1992

Dupont WD, Parl FF, Hartman WH, et al: Breast cancer risk associated with proliferative breast disease and atypical hyperplasia. Cancer 71:1258, 1993

Early Breast Cancer Trialists Collaborative Group (EBCTG): Effects of radiotherapy and of differences in the extent of surgery for early breast cancer on local recurrence and 15-year survival: an overview of the randomized trials. Lancet 366:2087, 2005

Easton DF, Ford D, Bishop T, et al: Breast and ovarian cancer incidence in BRCA1-mutation carriers. Am J Hum Genet 56:265, 1995

Eisen A, Lubinski J, Klijn J, et al: Breast cancer risk following bilateral oophorectomy in BRCA1 and BRCA2 mutation carriers: an international case-control study. J Clin Oncol 23:7491, 2005

Emens LA, Davidson NE: The follow-up of breast cancer. Semin Oncol 30:338, 2003

Euhus DM: Clinical relevance of circulating tumor cells in the management of breast cancer. Biol Ther Breast Cancer 6:6, 2005

Euhus DM, Uyehara C: Influence of parenteral progesterones on the prevalence and severity of mastalgia in premenopausal women. A multi-institutional cross-sectional study. J Am Coll Surg 184:596, 1997

Evans SC, Lozano G: The Li-Fraumeni syndrome: an inherited susceptibility to cancer. Mol Med Today 3:390, 1997

Fatouros M, Roukos DH, Arampatzis I, et al: Factors increasing local recurrence in breast-conserving surgery. Expert Rev Anticancer Ther 5:737, 2005

Feig SA: Age-related accuracy of screening mammography: how should it be measured? Radiology 214:633, 2000

Fisher B, Anderson S, Bryant J, et al: Twenty-year follow-up of a randomized trial comparing total mastectomy, lumpectomy, and lumpectomy plus irradiation for the treatment of invasive breast cancer. N Engl J Med 347:1233, 2002a

Fisher B, Costantino J, Redmond C, et al: Lumpectomy compared with lumpectomy and radiation therapy for the treatment of intraductal breast cancer. N Engl J Med 328:1581, 1993

Fisher B, Costantino JP, Wickerham DL, et al: Tamoxifen for prevention of breast cancer: report of the National Surgical Adjuvant Breast and Bowel Project P-1 Study. J Natl Cancer Inst 90:1371, 1998

Fisher B, Dignam J, Wolmark N, et al: Tamoxifen in treatment of intraductal breast cancer: National Surgical Adjuvant Breast and Bowel Project B-24 randomised controlled trial. Lancet 353:1993, 1999

Fisher B, Jeong JH, Anderson S, et al: Twenty-year follow-up of a randomized trial comparing radical mastectomy, total mastectomy, and total mastectomy followed by irradiation. N Engl J Med 347:567, 2002b

Fisher ER, Fisher B, Sass R, et al: Pathologic findings from the National Surgical Adjuvant Breast Project (Protocol No. 4): XI. Bilateral breast cancer. Cancer 54:3002, 1984

Fisher ER, Land SR, Fisher B, et al: Pathologic findings from the National Surgical Adjuvant Breast and Bowel Project. Twelve-year observations concerning lobular carcinoma in situ. Cancer 100:238, 2004

Ford D, Easton DF, Bishop DT, et al: Risks of cancer in BRCA-1 mutation carriers. Lancet 343:692, 1994

Ford D, Easton DF, Stratton M, et al: Genetic heterogeneity and penetrance analysis of the BRCA1 and BRCA2 genes in breast cancer families. Am J Hum Genet 62:676, 1998

Foulkes WD, Metcalfe K, Sun P, et al: Estrogen receptor status in BRCA1- and BRCA2-related breast cancer: the influence of age, grade, and histological type. Clin Cancer Res 10:2029, 2004

Franyz VK, Pickern JW, Melcher GW, et al: Incidence of chronic cystic disease in so-called normal breast: a study based on 225 post-mortem examinations. Cancer 4:762, 1951

Friedenreich CM: Review of anthropometric factors and breast cancer risk. Eur J Cancer Prev 10:15, 2001

Friedman LS, Gayther SA, Kurosaki T, et al: Mutation analysis of BRCA1 and BRCA2 in a male breast cancer population. Am J Hum Genet 60:313, 1997

Gail MH, Brinton LA, Byar DP, et al: Projecting individualized probabilities of developing breast cancer for white females who are being examined annually. J Natl Cancer Inst 81:1879, 1989

Gandini S, Merzenich H, Robertson C, et al: Meta-analysis of studies on breast cancer risk and diet: the role of fruit and vegetable consumption and the intake of associated micronutrients. Eur J Cancer 36:636, 2000

Gao X, Fisher SG, Emami B: Risk of second primary cancer in the contralateral breast in women treated for early-stage breast cancer: a population-based study. Int J Radiat Oncol Biol Phys 56:1038, 2003

Gateley CA, Mansel RE: Management of cyclic breast pain. Br J Hosp Med 43:330, 1990

Geisler J, Lonning PE: Aromatase inhibitors as adjuvant treatment of breast cancer. Crit Rev Oncol Hematol 57:53, 2006

Georgiannos SN, Chin J, Goode AW, et al: Secondary neoplasms of the breast: a survey of the 20th century. Cancer 92:2259, 2001

Giuliano AE, Dale PS, Turner RR, et al: Improved axillary staging of breast cancer with sentinel lymphadenectomy. Ann Surg 222:394, 1995

Going JJ, Moffat DF: Escaping from Flatland: clinical and biological aspects of human mammary duct anatomy in three dimensions. J Pathol 203:538, 2004

Gonzalez-Angulo AM, Hortobagyi GN, Esteva FJ: Adjuvant therapy with trastuzumab for HER-2/neu-positive breast cancer. Oncologist 11:857, 2006

Gordon PB: Ultrasound for breast cancer screening and staging. Radiol Clin North Am 40:431, 2002

Grant RN, Tabah EJ, Adair FE: The surgical significance of the subareolar lymph plexus in cancer of the breast. Surgery 33:71, 1953

Grimm SL, Seagroves TN, Kabotyanski EB, et al: Disruption of steroid and prolactin receptor pattern in the mammary gland correlates with a block in lobuloalveolar development. Mol Endocrinol 16:2675, 2002

Gupta RK, Gaskell D, Dowle CS, et al: The role of nipple discharge cytology in the diagnosis of breast disease: a study of 1948 nipple discharge smears from 1530 patients. Cytopathology 15:326, 2004

Haagensen CD: Cystosarcoma phyllodes. In Diseases of the Breast. Philadelphia, WB Saunders, 1986a, p 284

Haagensen CD: Gross cystic disease. In Diseases of the Breast. Philadelphia, WB Saunders, 1986b, p 250

Habel LA, Shak S, Jacobs MK, et al: A population-based study of tumor gene expression and risk of breast cancer death among lymph node-negative patients. Breast Cancer Res 8:R25, 2006

Haffty BG, Harrold E, Khan AJ, et al: Outcome of conservatively managed early-onset breast cancer by BRCA1/2 status. Lancet 359:1471, 2002

Halstead W: The results of operations for cure of cancer of the breast performed at Johns Hopkins Hospital. Johns Hopkins Hosp Bull 4:497, 1894

Hardy JR, Powles TJ, Judson I, et al: How many tests are required in the diagnosis of palpable breast abnormalities? Clin Oncol 2:148, 1990

Harris EE, Schultz D, Bertsch H, et al: Ten-year outcome after combined modality therapy for inflammatory breast cancer. Int J Radiat Oncol Biol Phys 55:1200, 2003

Hartmann LC, Sellers TA, Schaid DJ, et al: Efficacy of bilateral prophylactic mastectomy in BRCA1 and BRCA2 gene mutation carriers. J Natl Cancer Inst 93:1633, 2001

Hermansen C, Skovgaard Poulsen H, Jensen J, et al: Diagnostic reliability of combined physical examination, mammography, and fine-needle puncture ("triple-test") in breast tumors. A prospective study. Cancer 60:1866, 1987

Hilner BE, Ingle JN, Chlebowski RT, et al: American Society of Clinical Oncology 2003 update on role of bisphosphonates and bone disease in women with breast cancer. J Clin Oncol 21(21):4042, 2003

Hultborn KA, Larsen LG, Raghnult I: The lymph drainage from the breast to the axillary and parasternal lymph nodes: studies with the aid of colloidal Au 198. Acta Radiol 45:52, 1955

Ikeda DM, Helvie MA, Frank TS, et al: Paget's disease of the nipple: radiologic-pathologic correlation. Radiology 189:89, 1993

Ismail PM, Amato P, Soyal SM, et al: Progesterone involvement in breast development and tumorigenesis—as revealed by progesterone receptor "knockout" and "knockin" mouse models. Steroids 68:779, 2003

Jaiyesimi IA, Buzdar AU, Decker DA, et al: Use of tamoxifen for breast cancer: twenty-eight years later. J Clin Oncol 13:513, 1995

Jatoi I: Screening clinical breast exam. Surg Clin North Am 83:789, 2003

Jeruss JS, Vicini FA, Beitsch PD, et al: Initial outcomes for patients treated on the American Society of Breast Surgeons MammoSite clinical trial for ductal carcinoma-in-situ of the breast. Ann Surg Oncol 13:967, 2006

Kaklamani V, O'Regan RM: New targeted therapies in breast cancer. Semin Oncol 31(2 Suppl 4):20, 2004

Kauf ND, Satagopan JM, Robson ME, et al: Risk-reducing salpingo-oophorectomy in women with a BRCA1 or BRCA2 mutation. N Engl J Med 346:1609, 2002

Kaufman Z, Shpitz B, Shapiro M, et al: Triple approach in the diagnosis of dominant breast masses: combined physical examination, mammography, and fine-needle aspiration. J Surg Oncol 56:254, 1994

Khan SA, Rogers MA, Khurana KK, et al: Estrogen receptor expression in benign breast epithelium and breast cancer risk. J Natl Cancer Inst 89:37, 1997

Khatcheressian JL, Wolff AC, Smith TJ, et al: American Society of Clinical Oncology 2006 Update of the Breast Cancer Follow-Up and Management Guidelines in the Adjuvant Setting. J Clin Oncol 24:1, 2006

Kolb TM, Lichy J, Newhouse JH: Comparison of the performance of screening mammography, physical examination, and breast US and evaluation of factors that influence them: an analysis of 27,825 patient evaluations. Radiology 225:165, 2002

Kreuzer G, Boquoi E: Aspiration biopsy, cytology, mammography and clinical exploration: a modern set up in diagnosis of tumors of the breast. Acta Cytol 20:319, 1976

Kudachadkar R, O'Regan RM: Aromatase inhibitors as adjuvant therapy for postmenopausal patients with early stage breast cancer. CA Cancer J Clin 55:145, 2005

Kuehn T, Klauss W, Darsow M, et al: Long-term morbidity following axillary dissection in breast cancer patients—clinical assessment, significance for life quality and the impact of demographic, oncologic and therapeutic factors. Breast Cancer Res Treat 64:275, 2000

Kumar R, Nadig MR, Chauhan A: Positron emission tomography: clinical applications in oncology. Part 1. Expert Rev Anticancer Ther 5:1079, 2005

Kumar S, Mansel RE, Scanlon F: Altered responses of prolactin, luteinizing hormone and follicle stimulating hormone secretion to thyrotropin releasing hormone/gonadotropin releasing hormone stimulation in cyclical mastalgia. Br J Surg 71:870, 1989

Kvale G, Heuch I: Menstrual factors and breast cancer risk. Cancer 62: 1625, 1988

LaCroix AZ, Chlebowski RT, Manson JE: Health outcomes after stopping conjugated equine estrogens among postmenopausal women with prior hysterectomy. JAMA 305(13):1305, 2011

Lahmann PH, Hoffmann K, Allen N, et al: Body size and breast cancer risk: findings from the European Prospective Investigation into Cancer and Nutrition (EPIC). Int J Cancer 111:762, 2004

Laibl VR, Sheffield JS, Roberts S, et al: Clinical presentation of community-acquired methicillin-resistant Staphylococcus aureus in pregnancy. Obstet Gynecol 106(3):461, 2005

Lau S, Küchenmeister, I, Stachs A, et al: Pathological nipple discharge: surgery is imperative in postmenopausal women. Ann Surg Oncol 12:246, 2005

Layde PM, Webster LA, Baughman LA, et al: The independent associations of parity, age at first full term pregnancy, and duration of breastfeeding with the risk of breast cancer. Cancer and Steroid Hormone Study Group. J Clin Epidemiol 42:963, 1989

Leach MO, Boggis CR, Dixon AK, et al: Screening with magnetic resonance imaging and mammography of a UK population at high familial risk of breast cancer: a prospective multicentre cohort study (MARIBS). Lancet 365:1769, 2005

Lee CH, Dershaw DD, Kopans D, et al: Breast cancer screening with imaging: recommendations from the Society of Breast Imaging and the ACR on the use of mammography, breast MRI, breast ultrasound, and other technologies for the detection of clinically occult breast cancer. J Am Coll Radiol 7(1):18, 2010

Lee IM: Physical activity and cancer prevention—data from epidemiologic studies. Med Sci Sports Exerc 35:1823, 2003

Lichtenstein P, Holm NV, Verkasalo PK, et al: Environmental and heritable factors in the causation of cancer—analyses of cohorts of twins from Sweden, Denmark, and Finland. N Engl J Med 343:78, 2000

Lim W, Hearle N, Shah B, et al: Further observations on LKB1/STK11 status and cancer risk in Peutz-Jeghers syndrome. Br J Cancer 89:308, 2003

Locker AP, Galea MH, Ellis IO, et al: Microdochectomy for single-duct discharge from the nipple. Br J Surg 75:700, 1988

Lostumbo L, Carbine N, Wallace J, et al: Prophylactic mastectomy for the prevention of breast cancer. Cochrane Database Syst Rev 4:CD002748, 2004

Lyman GH, Giuliano AE, Somerfield MR, et al: American Society of Clinical Oncology Guideline recommendations for sentinel lymph node biopsy in early-stage breast cancer. J Clin Oncol 23:7703, 2005

MacInnis RJ, English DR, Gertig DM, et al: Body size and composition and risk of postmenopausal breast cancer. Cancer Epidemiol Biomarkers Prev 13:2117, 2004

MacMahon B, Cole P, Lin TM, et al: Age at first birth and breast cancer risk. Bull World Health Organ 43:209, 1970

Maddox PR, Mansel RE: Management of breast pain and nodularity. World J Surg 13:699, 1989

Malone KE, Daling JR, Neal C, et al: Frequency of BRCA1/BRCA2 mutations in a population-based sample of young breast carcinoma cases. Cancer 88:1393, 2000

Mansel RE, Dogliotti L: European multicentre trial of bromocriptine in cyclical mastalgia. Lancet 335:190, 1990

Martin G, Martin R, Brieva MJ, et al: Electrical impedance scanning in breast cancer imaging: correlation with mammographic and histologic diagnosis. Eur Radiol 12:1471, 2002

Masood S: Prognostic/predictive factors in breast cancer. Clin Lab Med 25:809, 2005

McDonnell SK, Schaid DJ, Myers JL, et al: Efficacy of contralateral prophylactic mastectomy in women with a personal and family history of breast cancer. J Clin Oncol 19: 3938, 2001

Meskens FL, Szabo E: Diet and cancer: the disconnect between epidemiology and randomized clinical trials. Cancer Epidemiol Biomarkers Prev 14:1366, 2005

Morrell RM, Halyard MY, Schild SE, et al: Breast cancer-related lymphedema. Mayo Clin Proc 80:1480, 2005

Nabholtz JM, Gligorov J: Docetaxel in the treatment of breast cancer: current experience and future prospects. Expert Rev Anticancer Ther 5:613, 2005

National Institutes of Health: Adjuvant therapy for breast cancer. NIH Consensus Statement, National Institutes of Health. Available at: http://consensus.nih.gov/2000/2000AdjuvantTherapyBreastCancer114PDF.pdf. Accessed January 20, 2007

Oberman HA: Cystosarcoma phyllodes: a clinicopathologic study of hypercellular periductal neoplasms of the breast. Cancer 28:697, 1965

Orel SG, Schnall MD: MR imaging of the breast for the detection, diagnosis, and staging of breast cancer. Radiology 220:13, 2001

Osin PP, Anbazhagan R, Bartkova J, et al: Breast development gives insights into breast disease. Histopathology 33:275, 1998

Papanicolaou GN, Holmquist DG, Bader GM, et al: Exfoliative cytology in the human mammary gland and its value in the diagnosis of breast cancer and other diseases of the breast. Cancer 11:377, 1958

Parisky YR, Sardi A, Hamm R, et al: Efficacy of computerized infrared imaging analysis to evaluate mammographically suspicious lesions. Am J Roentgenol 180:263, 2003

Parkin DM: Global cancer statistics in the year. Lancet Oncol 2:533, 2001

Parks AG: The micro-anatomy of the breast. Ann R Coll Surg Engl 25:235, 1959

Pathak DR, Speizer FE, Willett WC, et al: Parity and breast cancer risk: possible effect on age at diagnosis. Int J Cancer 37:21, 1986

Pena KS, Rosenfeld JA: Evaluation and treatment of galactorrhea. Am Fam Physician 63:1763, 2001

Peralta E, Ellenhorn J, Wagman L, et al: Contralateral prophylactic mastectomy improves the outcome of selected patients undergoing mastectomy for breast cancer. Am J Surg 180:439, 2000

Petrakis NL, Miike R, King EB, et al: Association of breast fluid coloration with age, ethnicity and cigarette smoking. Breast Cancer Res Treat 11:255, 1988

Pierce LJ, Phillips KA, Griffith KA, et al: Local therapy in BRCA1 and BRCA2 mutation carriers with operable breast cancer: comparison of breast conservation and mastectomy. Breast Cancer Res Treat 121(2):389, 2010

Pike MC, Krailo MD, Henderson BE, et al: "Hormonal" risk factors, "breast tissue age" and the age-incidence of breast cancer. Nature 303:767, 1983

Pisano ED, Gatsonis C, Hendrick E, et al: Diagnostic performance of digital versus film mammography for breast-cancer screening. N Engl J Med 353:1773, 2005

Plosker GL, Keam SJ: Trastuzumab: a review of its use in the management of HER2-positive metastatic and early-stage breast cancer. Drugs 66:449, 2006

Rebbeck T, Friebel T, Wagner T, et al. Effect of short-term hormone replacement therapy on breast cancer risk reduction after bilateral prophylactic oophorectomy in BRCA 1 and BRCA 2 mutation carriers: the PROSE Study Group. J Clin Oncol 23:7804, 2005

Rebbeck TR, Lynch HT, Neuhausen SL, et al: Prophylactic oophorectomy in carriers of BRCA1 and BRCA2 mutations. N Engl J Med 346:1616, 2002

Reinfuss M, Mitus J, Duda K, et al: The treatment and prognosis of patients with phyllodes tumor of the breast: an analysis of 170 cases. Cancer 77:910, 1996

Ringberg A, Anagnostaki L, Anderson H, et al: Cell biological factors in ductal carcinoma in situ (DCIS) of the breast—relationship to ipsilateral local recurrence and histopathological characteristics. Eur J Cancer 37:1514, 2001

Robson M, Levin D, Federici M, et al: Breast conservation therapy for invasive breast cancer in Ashkenazi women with BRCA gene founder mutations. J Natl Cancer Inst 91:2112, 1999

Rockhill B, Spiegelman D, Byrne C, et al: Validation of the Gail et al model of breast cancer risk prediction and implications for chemoprevention. J Natl Cancer Inst 93:358, 2001

Rugo HS: Bevacizumab in the treatment of breast cancer: rationale and current data. Oncologist 9(Suppl):143, 2004

Russo IH, Russo J: Mammary gland neoplasia in long-term rodent studies. Environ Health Perspect 104:938, 1996

Sampalis FS, Denis R, Picard D, et al: International prospective evaluation of scintimammography with 99m technetium sestamibi. Am J Surg 185:544, 2002

Santen RJ, Mansel R: Benign breast disorders. N Engl J Med 353:275, 2005

Sapino A, Cassoni P, Zanon E, et al: Ultrasonographically-guided fine-needle aspiration of axillary lymph nodes: role in breast cancer management. Br J Cancer 88:702, 2003

Schelfhout VR, Coene ED, Delaey B, et al: Pathogenesis of Paget's disease: epidermal heregulin-alpha, motility factor, and the HER receptor family. J Natl Cancer Inst 92:622, 2000

Schrager CA, Schneider D, Gruener AC, et al: Clinical and pathological features of breast disease in Cowden's syndrome: an underrecognized syndrome with an increased risk of breast cancer. Hum Pathol 29:47, 1998

Seeley RR, Stephens TD, Tate P: Reproductive system. In Anatomy and Physiology, 7th ed. New York, McGraw-Hill, 2006, p 1058

Seynaevea C, Verhooga LC, van de Boscha LM, et al: Ipsilateral breast tumour recurrence in hereditary breast cancer following breast-conserving therapy. Eur J Cancer 40:1150, 2004

Shannon J, Douglas-Jones AG, Dallimore NS: Conversion to core biopsy in preoperative diagnosis of breast lesions: is it justified by results? J Clin Pathol 54:762, 2001

Sickles EA, Klein DL, Goodson WH, et al: Mammography after needle aspiration of palpable breast masses. Am J Surg 145:395, 1983

Siegel R, Ward E, Brawley O: Cancer statistics, 2011: the impact of eliminating socioeconomic and racial disparities on premature cancer deaths. CA Cancer J Clin 61(4):212, 2011

Smith RA, Cokkinides V, Brooks D, et al: Cancer screening in the United States, 2011: a review of current American Cancer Society Guidelines and issues in cancer screening. CA Cancer J Clin 61(1):8, 2011

Smith-Warner SA, Spiegelman D, Yaun SS, et al: Alcohol and breast cancer in women: a pooled analysis of cohort studies. JAMA 279:535, 1998

Sneige N, Wang J, Baker BA, et al: Clinical, histopathologic, and biologic features of pleomorphic lobular (ductal-lobular) carcinoma in situ of the breast: a report of 24 cases. Mod Pathol 15:1044, 2002

Soderqvist G, Isaksson E, von Schoultz B, et al: Proliferation of breast epithelial cells in healthy women during the menstrual cycle. Am J Obstet Gynecol 176:123, 1997

Solin LJ, Kurtz J, Fourquet A, et al: Fifteen-year results of breast-conserving surgery and breast irradiation for the treatment of ductal carcinoma in situ of the breast. J Clin Oncol 14:754, 1996

Stafford I, Hernandez J, Laibl V, et al: Community-acquired methicillin-resistant *Staphylococcus aureus* among patients with puerperal mastitis requiring hospitalization. Obstet Gynecol 112(3):533, 2008

Stavros AT, Thickman D, Rapp CL, et al: Solid breast nodules: use of sonography to distinguish between benign and malignant lesions. Radiology 196:123, 1995

Stoeckelhuber M, Stumpf P, Hoefter EA, et al: Proteoglycan-collagen associations in the non-lactating human breast connective tissue during the menstrual cycle. Histochem Cell Biol 118:221, 2002

Stoutjesdijk MJ, Boetes C, Jager GJ, et al: Magnetic resonance imaging and mammography in women with a hereditary risk of breast cancer. J Natl Cancer Inst 93:1095, 2001

Tabbara SO, Frost AR, Stoler MH, et al: Changing trends in breast fine-needle aspiration: results of the Papanicolaou Society of Cytopathology Survey. Diagn Cytopathol 22:126, 2000

Tavassoli FA: Breast pathology: rationale for adopting the ductal intraepithelial neoplasia (DIN) classification. Nature Clin Pract Oncol 2:116, 2005

Taylor G, Meltzer A: Inflammatory carcinoma of the breast. Am J Cancer 33:33, 1938

The Breast Cancer Linkage Consortium: Cancer risks in BRCA2 mutation carriers. J Natl Cancer Inst 91:1310, 1999

The CHEK2-Breast Cancer Consortium: Low-penetrance susceptibility to breast cancer due to CHEK2*1100delC in noncarriers of BRCA1 or BRCA2 mutations. Nat Genet 31:55, 2002

The Women's Health Initiative Steering Committee: Effects of conjugated equine estrogen in postmenopausal women with hysterectomy: The Women's Health Initiative randomized controlled trial. JAMA 291:1701, 2004

Thomas DB, Gao DL, Ray RM, et al: Randomized trial of breast self-examination in Shanghai: final results. J Natl Cancer Inst 94:1445, 2002

Thomsen AC, Hansen KB, Moller BR: Leukocyte counts and microbiological cultivation in the diagnosis of puerperal mastitis. Am J Obstet Gynecol 146:938, 1983

Thorlacius S, Olafsdottir G, Tryggvadottir L, et al: A single BRCA2 mutation in male and female breast cancer families from Iceland with varied cancer phenotypes. Nat Genet 13:117, 1996

Tilanus-Linthorst MM, Obdeijn IM, Bartels KC, et al: First experiences in screening women at high risk for breast cancer with MR imaging. Breast Cancer Res Treat 63:53, 2000

Trudeau M, Charbonneau F, Gelmon K, et al: Selection of adjuvant chemotherapy for treatment of node-positive breast cancer. Lancet Oncol 6:886, 2005

Tyrer J, Duffy SW, Cuzick J: A breast cancer prediction model incorporating familial and personal risk factors. Stat Med 23:1111, 2004

Urban J, Egeli R: Non-lactational nipple discharge. CA Cancer J Clin 283:3, 1978

Ursin G, Ma H, Wu AH, et al: Mammographic density and breast cancer in three ethnic groups. Cancer Epidemiol Biomarkers Prev 12:332, 2003

van de Vijver MJ, He YD, van't Veer L, et al: A gene expression signature as a predictor of survival in breast cancer. N Engl J Med 347:1999, 2002

Vihko RK, Apter DL: The epidemiology and endocrinology of the menarche in relation to breast cancer. Cancer Surv 5:561, 1986

Virnig BA, Tuttle TM, Shamliyan T, et al: Ductal carcinoma in situ of the breast: a systematic review of incidence, treatment, and outcomes. J Natl Cancer Inst 102(3):170, 2010

Vogel VG, Costantino JP, Wickerham DL, et al: Effects of tamoxifen vs raloxifene on the risk of developing invasive breast cancer and other disease outcomes. The NSABP Study of Tamoxifen and Raloxifene (STAR) P-2 Trial. JAMA 295:2727, 2006

Warner E, Plewes DB, Shumak RS, et al: Comparison of breast magnetic resonance imaging, mammography, and ultrasound for surveillance of women at high risk for hereditary breast cancer. J Clin Oncol 19:3524, 2001

Watt-Boolsen S, Rasmussen NR, Blichert-Toft M: Primary periareolar abscess in the non-lactating breast: risk of recurrence. Am J Surg 155:571, 1987

Wilkie C, White L, Dupont E, et al: An update of sentinel lymph node mapping in patients with ductal carcinoma in situ. Am J Surg 190:563, 2005

Wrensch WR, Petrakis NL, Gruenke LD, et al: Factors associated with obtaining nipple aspirate fluid: analysis of 1428 women and literature review. Breast Cancer Res Treat 15:39, 1990

Writing Group for the Women's Health Initiative Investigators: Risks and benefits of estrogen plus progestin in healthy post-menopausal women: principal results from the Women's Health Initiative randomized controlled trial. JAMA 288:321, 2002

Zannis V, Beitsch P, Vicini F, et al: Descriptions and outcomes of insertion techniques of a breast brachytherapy balloon catheter in 1403 patients enrolled in the American Society of Breast Surgeons MammoSite breast brachytherapy registry trial. Am J Surg 190:530, 2005

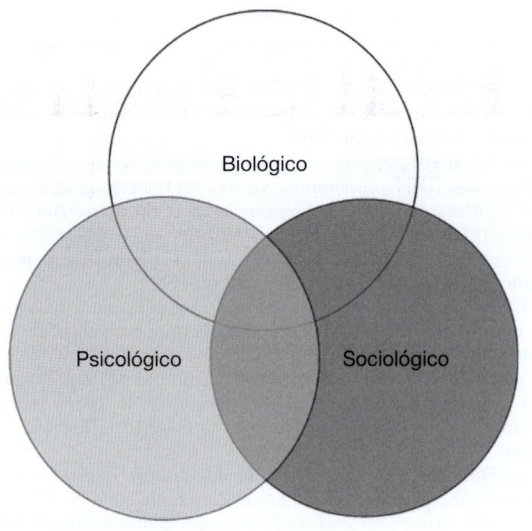

CAPÍTULO 13

Questões Psicossociais e Sexualidade Feminina

APRESENTAÇÕES PSIQUIÁTRICAS COMUNS 356
TRANSTORNOS DO HUMOR 356
TRANSTORNOS DE ANSIEDADE................................. 357
TRANSTORNOS DO USO ABUSIVO DE ÁLCOOL E SUBSTÂNCIAS 357
TRANSTORNOS DA ALIMENTAÇÃO 357
DISTÚRBIOS PRÉ-MENSTRUAIS 362
TRANSTORNOS NA GRAVIDEZ E NO PÓS-PARTO.................. 366
TRANSIÇÃO PARA A MENOPAUSA E INÍCIO DA MENOPAUSA 368
TERCEIRA IDADE 369
VIOLÊNCIA SEXUAL 370
ABUSO SEXUAL DE CRIANÇAS 372
VIOLÊNCIA DE PARCEIRO ÍNTIMO............................. 374
SEXUALIDADE FEMININA 375
TRANSTORNOS SEXUAIS 377
REFERÊNCIAS... 378

Há mais de trinta anos, o psiquiatra George Engel (1977) cunhou um termo para descrever um novo paradigma, então em desenvolvimento, para a atenção ao paciente, o "modelo biopsicossocial". O modelo estimulou a formulação de tratamentos que considerassem mente e corpo como dois sistemas entrelaçados influenciados por um terceiro sistema – a sociedade.

Vinte anos antes desse paradigma, Erik Erikson (1963) criara um modelo descritivo do processo de maturação psicológica ao longo da vida. A combinação desses dois modelos produziu uma perspectiva dimensional que auxilia a avaliar, diagnosticar e tratar qualquer paciente (Tabela 13-1).

As mulheres não apenas usam mais serviços de atenção à saúde em geral do que os homens nos Estados Unidos, mas também mais mulheres abordam seus médicos com queixas psiquiátricas, e mais mulheres apresentam comorbidades (Andrade, 2003; Burt, 2005; Kessler, 1994). Juntamente com o "reconhecimento quase universal" de que é na atenção primária que ocorre a avaliação inicial da maioria das pacientes com doença psiquiátrica, obstetras e ginecologistas com frequência serão os primeiros a avaliar uma mulher com transtorno psiquiátrico (Goldberg, 2003). Uma entrevista clínica, como a apresentada na Tabela 13-2, direciona a avaliação e inclui os três domínios do modelo biopsicossocial.

APRESENTAÇÕES PSIQUIÁTRICAS COMUNS

Transtornos do humor, de ansiedade e uso abusivo de álcool e substâncias são três famílias de transtornos psiquiátricos normalmente encontrados na forma de comorbidades associadas aos distúrbios reprodutivos (American Psychiatric Association, 2000a). Cada família é individualizada por um característica predominante, e cada distúrbio dentro dessa família é identificado por sintomas específicos dessa característica. Esses três grupos são definidos por critérios específicos descritos no *Manual Diagnóstico e Estatístico de Transtornos Mentais*, Quarta Edição, Texto Revisado (DSM-IV-TR), publicado pela American Psychiatric Association (2000a). O DSM-IV-TR foi atualizado, e o DSM-5* foi lançado em 2013 e descrito em http://www.dsm5.org/Pages/Default.aspx. O material produzido neste capítulo é baseado do DSM-IV.

Transtornos do humor

Os transtornos do humor estão divididos em depressivos (transtorno da depressão maior, transtorno distímico e transtorno depressivo não especificado), bipolares (bipolar I, bipolar II, transtorno ciclotímico e transtorno bipolar não especificado) e transtornos etiológicos (transtorno do humor causado por uma condição médica geral e transtorno do humor induzido por substância) (Tabelas 13-3). Os indivíduos com transtornos bipolares apresentam episódios tanto de depressão quanto de mania, descritos na Tabela 13-4.

---
*N. de R. T. A edição brasileira está prevista para ser lançada em 2014, pela Artmed.

TABELA 13-1 Desenvolvimento biopsicossocial

	Adolescência: 11-18 anos	Início da vida adulta: 18-34 anos	Metade da vida adulta: 35-60 anos	Vida adulta tardia: 61 anos-morte
Biológico	Alterações hormonais da puberdade Desenvolvimento do sistema reprodutivo Avanços no crescimento físico Menarca Início da atividade sexual	Atividade hormonal Atividade sexual Gravidez	Alterações hormonais Transição para a menopausa	Riscos da pós--menopausa Doença relacionada com a idade
Psicológico	Construção da identidade Funcionamento familiar Relações com os pares Conquista acadêmica	Transições de função Escolha do parceiro Maternidade Divórcio Escolha de carreira e sucesso *Status* econômico	*Status* marital Gravidez tardia ou "ninho vazio" Cuidado dos pais idosos Tornar-se avó Sucesso e/ou mudança na carreira Estabilidade econômica	Viuvez/divórcio Segundo casamento Perdas Família e amigos ampliados Aposentadoria Segurança econômica
Sociológico	Escola Casa Vizinhança Igreja	Faculdade Local de trabalho Casa Vizinhança Igreja	Casa Local de trabalho Vizinhança Igreja Comunidade	Casa Vizinhança Igreja Comunidade Tempo livre

Prevalência do transtorno do humor

A prevalência ao longo de toda a vida dos transtornos do humor na população geral norte-americana é cerca de 20% (Kessler, 2005).* A depressão é a segunda principal causa de incapacidade nas mulheres, cuja probabilidade de sofrer um episódio de depressão é 1,5 vez maior do que a dos homens (National Institute of Mental Health, 2010). As mulheres também costumam ter uma ou mais comorbidades psiquiátricas, sendo as mais comuns os transtornos de ansiedade e/ou o uso abusivo de substâncias.

Diagnóstico dos transtornos do humor

Questionários de autoavaliação são empregados frequentemente para identificar indivíduos que necessitem de avaliação psiquiátrica complementar (medidas de rastreamento). O Quick Inventory of Depressive Symptomatology-Self Report (QIDS-SR) é uma das ferramentas de fácil implementação para uso clínico (Tabelas 13-5 e 13-6) (Rush, 2003). Por meio de autopreenchimento, esse questionário avalia a gravidade do sintoma de acordo com os critérios do DSM-IV-TR para diagnóstico do transtorno da depressão maior. Outras informações acerca desse instrumento e sua tradução para 30 idiomas estão disponíveis em www.ids-qids.org.

■ Transtornos de ansiedade

Os transtornos de ansiedade apresentam as maiores taxas de prevalência nos Estados Unidos**. As taxas de prevalência ao longo de toda a vida chegam a 30%, e as mulheres têm probabilidade 1,6 vez maior de receber esse diagnóstico do que os homens (Kessler, 2005). Para as mulheres, as transições-chave da menarca, da gravidez e da menopausa podem causar sentimentos de ansiedade, em razão das alterações irreversíveis na vida originadas nessas transições (Bibring, 1959). Os critérios estabelecidos no DSM-IV fornecem orientações que podem ajudar a distinguir entre transtorno de ansiedade e preocupações normalmente esperadas (Tabelas 13-7 e 13-8).

■ Transtornos do uso abusivo de álcool e substâncias

Nos Estados Unidos, a prevalência ao longo da vida dos transtornos do uso abusivo de álcool e substâncias chega a 15%***. Esse diagnóstico é duas vezes mais provável nos homens, embora as taxas referentes às mulheres estejam crescendo (Kessler, 2005). Os indicadores de mau uso de substâncias estão apresentados nas Tabelas 13-9 e 13-10. É comum esses transtornos coexistirem com depressão e ansiedade. Uma discussão aprofundada desses tópicos está além do escopo deste capítulo, mas informações adicionais em relação ao uso comumente abusivo do álcool e de outras substâncias, incluindo medicamentos sob prescrição, está disponível em www.nida.nih.gov.

TRANSTORNOS DA ALIMENTAÇÃO

Os transtornos da alimentação estão classificados no DSM-IV como anorexia nervosa (AN), bulimia nervosa (BN) e transtorno da alimentação não especificado (Tabelas 13-11 e 13-12). Os sintomas principais, tanto da anorexia quanto da bulimia, são a preocupação com o ganho de peso e a autoavaliação exagerada do peso e da aparência corporal. Esses transtornos são 10 a 20 vezes mais comuns nas mulheres, em especial naquelas

---

*N. de R. T. No Brasil, o transtorno do humor é a terceira causa de internação, com uma incidência de 15,8% no período de janeiro a setembro de 2008 (DataSus Brasil, 2008).

**N. de R. T. No Brasil, não há dados oficiais disponíveis sobre a prevalência do transtorno de ansiedade na população em geral.

***N. de R. T. No Brasil, 10% da população dos centros urbanos apresentam esse tipo de transtorno, sendo a segunda causa de internação, com uma incidência de 33,2% no período de janeiro a setembro de 2008 (DataSus Brasil, 2008).

TABELA 13-2 Avaliação psiquiátrica das mulheres: considerações clinicamente significativas

Componente	Considerações
História de doença presente e história psiquiátrica anterior	Caracterizar sintomas em relação a: 1. Fase específica do ciclo menstrual 2. Uso de contraceptivos hormonais 3. Gravidez 4. Período pós-parto 5. Amamentação ou desmame 6. Abortamento 7. Tratamento para infertilidade 8. Histerectomia 9. Transição para a menopausa
Medicamentos	Hormônios exógenos e todas as medicações *over-the-counter** e suplementos
Avaliação alimentar	Padrões dietéticos ritualísticos ou restritivos, compulsão alimentar, vômitos autoinduzidos e uso de pílulas dietéticas, laxantes, eméticos e diuréticos
Uso de álcool e drogas	Uso escondido, em especial de medicamentos com prescrição
História psiquiátrica familiar	História de transtornos disfóricos pré-menstruais e transtornos do humor pós-parto
História médica	Doença autoimune (p. ex., lúpus, tireoidite ou fibromialgia) que possa se apresentar com sintomas psiquiátricos História de doença sexualmente transmissível que possa afetar o funcionamento sexual atual e a capacidade de engravidar
História menstrual	Gravidez, sintomas relacionados com a menstruação Sintomas da perimenopausa
História social e do desenvolvimento	Preferência sexual, estilos de relacionamentos, nível de satisfação com os relacionamentos atuais Tendência de assumir certos papéis nos relacionamentos (p. ex., papel de cuidadora, de educadora, ou de dependente ou desamparada) Abuso sexual ou emocional atual ou passado
Status socioeconômico	Nível de apoio econômico e capacidade de administrar as necessidades financeiras contínuas Se a paciente for mãe solteira, perguntar sobre apoio nos cuidados à criança

Adaptada de Burt, 2005, com permissão.
* N. de T. *Over-the-counter* = medicamentos de venda livre, sem receita médica.

com 15 a 24 anos (Michell, 2006). Durante a adolescência, estima-se que 4% das meninas apresentem algum tipo de transtorno da alimentação, e quase 0,3% sofre de anorexia nervosa. Em geral, a anorexia se inicia cedo na adolescência e se manifesta entre 17 e 18 anos. A bulimia nervosa é mais prevalente do que a anorexia, mas costuma iniciar-se mais tarde (Hoek, 1998, 2006).

■ Fisiopatologia

A etiologia exata dos transtornos da alimentação é desconhecida. No entanto, evidências sugerem uma forte agregação familiar para esses transtornos (Stein, 1999). No tipo específico de AN, a taxa de concordância entre gêmeos monozigóticos chega a 66%, e para gêmeos dizigóticos, 10% (Treasure, 1989).

Diversos fatores biológicos estão implicados no desenvolvimento dos transtornos da alimentação. Foram relatadas anormalidades em neuropeptídeos, neurotransmissores, eixo hipotálamo-hipófise-suprarrenal e eixo hipotálamo-hipófise-gônada (Stoving, 1999, 2001). Além disso, fatores psicológicos e psicodinâmicos relacionados com ausência de autonomia influenciam as preocupações obsessivas (Fassino, 2007). Embora os transtornos da alimentação sejam considerados um fenômeno da cultura ocidental, as taxas desses transtornos também estão aumentando em culturas não ocidentais (Fichter, 2004).

■ Diagnóstico
Anorexia nervosa

Esse transtorno está dividido em dois subtipos: (1) restritivo e (2) bulímico, que é diferente da bulimia nervosa. Os sintomas começam na forma do hábito de uma única refeição por dia, que se torna cada vez mais restritiva. Entre os sintomas dos quadros avançados estão ingestão de alimentos com extrema restrição e exercícios em excesso. Até 50% dos indivíduos com anorexia apresentam comportamento bulímico, e esses tipos podem se alternar durante o curso da doença anoréxica. Observou-se que os pacientes com anorexia do tipo bulímico se encaixam em dois padrões de comportamento: aquelas que comem por compulsão e vomitam e aquelas que apenas vomitam.

Os indivíduos com anorexia costumam defender seus comportamentos alimentares por meio de confrontação e é raro reconhecerem sua doença. À medida que a doença progri-

TABELA 13-3 Critérios diagnósticos para episódio depressivo maior

A. No mínimo cinco dos nove seguintes sintomas estiveram presentes durante o mesmo período de 2 semanas e representam uma alteração a partir do funcionamento anterior; pelo menos um dos sintomas é (1) humor deprimido ou (2) perda do interesse ou prazer.
Nota: Não incluir sintomas nitidamente devidos a uma condição médica geral ou alucinações ou delírios incongruentes com o humor.
  (1) humor deprimido na maior parte do dia, quase todos os dias, indicado por relato subjetivo (p. ex., sente-se triste ou vazio) ou observação feita por terceiros (p. ex., chora muito). Nota: Em crianças e adolescentes, pode ser humor irritável.
  (2) acentuada diminuição do interesse ou prazer em todas ou quase todas as atividades na maior parte do dia, quase todos os dias (indicado por relato subjetivo ou observação feita por terceiros)
  (3) perda ou ganho significativo de peso sem estar em dieta (p. ex., mais de 5% do peso corporal em 1 mês), ou diminuição ou aumento do apetite quase todos os dias. Nota: Em crianças, considerar incapacidade de apresentar os ganhos de peso esperados
  (4) insônia ou hipersonia quase todos os dias
  (5) agitação ou retardo psicomotor quase todos os dias (observáveis por outros, não meramente sensações subjetivas de inquietação ou de estar mais lento)
  (6) fadiga ou perda de energia quase todos os dias
  (7) sentimento de inutilidade ou culpa excessiva ou inadequada (que pode ser delirante), quase todos os dias (não meramente autorrecriminação ou culpa por estar doente)
  (8) capacidade diminuída de pensar ou concentrar-se, ou indecisão, quase todos os dias (por relato subjetivo ou observação feita por outros)
  (9) pensamentos de morte recorrentes (não apenas medo de morrer), ideação suicida recorrente sem um plano específico, tentativa de suicídio ou plano específico para cometer suicídio
B. Os sintomas não satisfazem os critérios para um episódio misto.
C. Os sintomas causam sofrimento clinicamente significativo ou prejuízo no funcionamento social ou ocupacional ou em outras áreas importantes da vida do indivíduo.
D. Os sintomas não se devem aos efeitos fisiológicos diretos de uma substância (p. ex., droga de abuso ou medicamento) ou de uma condição médica geral (p. ex., hipotireoidismo).
E. Os sintomas não são mais bem explicados por Luto, ou seja, após a perda de um ente querido, os sintomas persistem por mais de 2 meses ou são caracterizados por acentuado prejuízo funcional, preocupação mórbida com desvalia, ideação suicida, sintomas psicóticos ou retardo psicomotor.

Especificadores:
Leve, moderada ou grave com ou sem características psicóticas
Crônica
Com características catatônicas
Com características melancólicas
Com características atípicas
Com início no pós-parto

Segundo o *Manual Diagnóstico e Estatístico de Transtornos Mentais* (DSM-IV-TR). Artmed, 2002.

TABELA 13-4 Critérios diagnósticos para episódios maníacos

Critérios para episódio maníaco
A. Um período distinto de humor anormal e persistentemente elevado, expansivo ou irritável, com duração mínima de 1 semana (ou qualquer duração, se a hospitalização se fizer necessária).
B. Durante o período de perturbação do humor, três (ou mais) dos seguintes sintomas persistiram (quatro, se o humor é apenas irritável) e estiveram presentes em um grau significativo:
  (1) autoestima inflada ou grandiosidade
  (2) redução da necessidade de sono (p. ex., sente-se refeito depois de apenas 3 horas de sono)
  (3) mais loquaz do que o habitual ou pressão por falar
  (4) fuga de ideias ou experiência subjetiva de que os pensamentos estão correndo
  (5) distratibilidade (i. e., a atenção é desviada com excessiva facilidade por estímulos externos insignificantes ou irrelevantes)
  (6) aumento da atividade dirigida a objetivos (socialmente, no trabalho, na escola ou sexualmente) ou agitação psicomotora
  (7) envolvimento excessivo em atividades prazerosas com um alto potencial para conseqüências dolorosas (p. ex., envolvimento em surtos incontidos de compras, indiscrições sexuais ou investimentos financeiros insensatos)
C. Os sintomas não satisfazem os critérios para episódio misto
D. A perturbação do humor é suficientemente grave a ponto de causar prejuízo acentuado no funcionamento ocupacional, nas atividades sociais ou relacionamentos costumeiros com outros, ou de exigir a hospitalização, como um meio de evitar danos a si mesmo e a terceiros, ou existem características psicóticas.
E. Os sintomas não se devem aos efeitos fisiológicos diretos de uma substância (p. ex., uma droga de abuso, um medicamento ou outro tratamento) ou de uma condição médica geral (p. ex., hipertireoidismo).

Critérios para episódio hipomaníaco
A. Um período distinto de humor persistentemente elevado, expansivo ou irritável, durando todo o tempo ao longo de um período mínimo de 4 dias, nitidamente diferente do humor habitual não deprimido.
B. Durante o período da perturbação do humor, três (ou mais) dos sintomas anteriores (os mesmos para episódio maníaco) persistiram e estiveram presentes em um grau significativo:
C. O episódio está associado com uma inequívoca alteração no funcionamento, que não é característica do indivíduo quando assintomático.
D. A perturbação do humor e a alteração no funcionamento são observáveis por terceiros.
E. O episódio não é suficientemente grave a ponto de causar prejuízo acentuado no funcionamento social ou ocupacional, ou de exigir hospitalização, nem existem características psicóticas.
F. Os sintomas não se devem aos efeitos fisiológicos diretos de uma substância (p. ex., droga de abuso, medicamento, ou outro tratamento) ou de uma condição médica geral (p. ex., hipertireoidismo).

Segundo o *Manual Diagnóstico e Estatístico de Transtornos Mentais* (DSM-IV-TR). Artmed, 2002.

TABELA 13-5 Inventário rápido da sintomatologia depressiva (16 itens) (autoavaliação) (QIDS-SR$_{16}$)

Nome ou ID: _____ Data: _____

Marque s em uma resposta para cada item que melhor descreve você nos últimos sete dias.

Durante os últimos sete dias...

1. Adormecer:
- ☐ 0 Nunca levo mais de 30 minutos para adormecer
- ☐ 1 Levo pelo menos 30 minutos para adormecer, em menos da metade das vezes
- ☐ 2 Levo pelo menos 30 minutos para adormecer, em mais de metade das vezes
- ☐ 3 Levo mais de 60 minutos até adormecer, em mais de metade das vezes

2. Dormir durante a noite:
- ☐ 0 Não acordo durante a noite
- ☐ 1 Fico agitada, tenho sono leve com poucos e breves despertares toda noite
- ☐ 2 Acordo pelo menos uma vez à noite, mas volto a dormir facilmente
- ☐ 3 Acordo mais de uma vez à noite e fico acordada por 20 minutos ou mais, em mais da metade das vezes

3. Despertar muito cedo:
- ☐ 0 Na maioria das vezes, acordo 30 minutos antes da hora
- ☐ 1 Mais de metade das vezes, acordo mais de 30 minutos antes da hora
- ☐ 2 Quase sempre acordo pelo menos uma hora ou mais antes da hora que devo acordar, mas finalmente volto a dormir
- ☐ 3 Acordo pelo menos uma hora antes da hora que devo acordar, e não volto a dormir

4. Dormir muito:
- ☐ 0 Não durmo mais de 7 a 8 horas/noite, sem cochilar durante o dia
- ☐ 1 Não durmo mais de 10 horas em um período de 24 horas, incluindo os cochilos
- ☐ 2 Não durmo mais de 12 horas em um período de 24 horas, incluindo os cochilos
- ☐ 3 Durmo mais de 12 horas em um período de 24 horas, incluindo os cochilos

Durante os últimos sete dias

5. Sentimento de tristeza:
- ☐ 0 Não me sinto triste
- ☐ 1 Sinto tristeza em menos de metade das vezes
- ☐ 2 Sinto tristeza em mais de metade das vezes
- ☐ 3 Sinto tristeza quase todo o tempo

Por favor, complete o item 6 ou o 7 (não ambos)

6. Redução no apetite:
- ☐ 0 Não há alteração no meu apetite habitual
- ☐ 1 Como um pouco na maioria das vezes ou quantidades bem menores de alimentos do que o costume
- ☐ 2 Como muito menos do que de costume e apenas com esforço pessoal
- ☐ 3 Raramente como em um período de 24 horas, e apenas com extremo esforço pessoal ou quando outras pessoas me convencem a comer

–OU–

7. Aumento no apetite:
- ☐ 0 Não há alteração no meu apetite habitual
- ☐ 1 Sinto necessidade de comer com mais frequência do que o normal
- ☐ 2 Regularmente como com mais frequência e/ou maiores quantidades de alimento do que o habitual
- ☐ 3 Sinto compulsão por comer demais tanto na hora das refeições quanto entre as refeições

Por favor, complete o item 8 ou o 9 (não ambos)

8. Redução no peso (nas últimas duas semanas):
- ☐ 0 Não tive alteração no meu peso
- ☐ 1 Sinto como se tivesse tido uma discreta perda de peso
- ☐ 2 Perdi 56,7 g ou mais
- ☐ 3 Perdi 141,7 g ou mais

–OU–

9. Aumento no peso (nas últimas duas semanas):
- ☐ 0 Não tive alteração no meu peso
- ☐ 1 Sinto como se tivesse tido um discreto ganho de peso
- ☐ 2 Ganhei 900 g ou mais
- ☐ 3 Ganhei 2,2 kg ou mais

(continua)

de, cada vez mais se isolam socialmente. Várias queixas somáticas, como sintomas gastrintestinais e intolerância ao frio, são comuns. Nas fases mais avançadas do transtorno, a perda de peso torna-se mais evidente e as complicações médicas podem motivar os pacientes a buscarem ajuda. Essas pessoas costumam apresentar problemas dentários, deficiência nutricional geral, anormalidades nos eletrólitos (hipopotassemia e alcalose) e redução da função tireoidiana. Alterações no eletrocardiograma, como prolongamento do intervalo QT (bradicardia) e inversão ou achatamento das ondas T, podem ser observadas. Entre as complicações mais raras estão dilatação gástrica, arritmias, convulsões e óbito.

Bulimia nervosa (BN)

Esse transtorno é identificado por períodos de ingestão descontrolada de alimentos com alto teor calórico (compulsão alimentar), seguidos de vômitos autoinduzidos. Além disso, as mulheres em geral utilizam de forma errada os laxantes ou os diuréticos. Diferentemente do que ocorre com a anorexia, as pessoas com bulimia costumam reconhecer seus comportamentos inadequados.

A maioria das pessoas com bulimia tem peso normal, embora possa oscilar. Por isso, os achados físicos podem ser mais sutis. Um dos sinais característicos mais importantes é a calosidade nas articulações dos dedos na parte dorsal da mão dominante. Esses calos, chamados de *sinal de Russell*, formam-se em resposta ao contato repetitivo com os dentes superiores e com os conteúdos estomacais ácidos durante o vômito induzido (Strumia, 2005).

■ Comorbidade dos transtornos da alimentação

Anorexia nervosa e bulimia nervosa são transtornos complexos, que afetam os sistemas psicológico e físico (Klump, 2009). Frequentemente, esses transtornos alimentares são acompanhados por sintomas de depressão e ansiedade. As taxas de sin-

TABELA 13-5 Inventário rápido da sintomatologia depressiva (16 itens) (autoavaliação) (QIDS-SR$_{16}$)   *(Continuação)*

Durante os últimos sete dias...

10. Concentração/Tomada de decisão:
- ☐ 0 Não há mudança na minha capacidade de concentração ou tomada de decisão
- ☐ 1 Ocasionalmente sinto-me indecisa ou dispersa
- ☐ 2 Na maioria das vezes esforço-me para focar minha atenção ou tomar decisões
- ☐ 3 Não consigo concentrar-me o suficiente para ler ou tomar decisões mínimas

11. Como me vejo:
- ☐ 0 Vejo-me tão valorosa e digna como qualquer outra pessoa
- ☐ 1 Sinto-me mais culpada que o habitual
- ☐ 2 Realmente acredito que causo problemas aos outros
- ☐ 3 Quase sempre julgo meus menores e maiores defeitos

12. Pensamentos de morte ou suicídio:
- ☐ 0 Não penso em morte ou suicídio
- ☐ 1 Sinto que minha vida está vazia ou pergunto se vale a pena viver
- ☐ 2 Penso em suicídio ou morte várias vezes por semana por vários minutos
- ☐ 3 Penso em suicídio ou morte várias vezes por dia em detalhes, ou faço planos específicos para suicídio, ou realmente tento o suicídio

13. Interesse geral:
- ☐ 0 Não há mudança no meu interesse habitual em relação às outras pessoas ou atividades
- ☐ 1 Observo que estou menos interessada nas pessoas ou atividades
- ☐ 2 Tenho interesse apenas em uma ou duas das minhas atividades exercidas antes
- ☐ 3 Praticamente não tenho interesse nas atividades exercidas antes

Durante os últimos sete dias...

14. Nível de energia:
- ☐ 0 Não há mudança no meu nível de energia habituall
- ☐ 1 Fico cansada com mais facilidade que de costume
- ☐ 2 Preciso fazer um grande esforço para iniciar ou terminar minhas atividades diárias usuais (p. ex., fazer compras, trabalhos de casa, cozinhar ou ir ao trabalho)
- ☐ 3 Realmente não consigo realizar a maioria das minhas atividades diárias usuais porque simplesmente não tenho energia

15. Sensação de lentidão:
- ☐ 0 Penso, falo e movo-me na velocidade de costume
- ☐ 1 Sinto que meus pensamentos estão mais lentos ou minha voz soa vagarosa ou arrastada
- ☐ 2 Levo vários segundos para responder a maioria das perguntas e sinto que meus pensamentos estão lentos
- ☐ 3 Em geral, sou incapaz de responder a perguntas sem um esforço enorme

16. Sensação de agitação:
- ☐ 0 Não me sinto agitada
- ☐ 1 Em geral, estou inquieta, torcendo minhas mãos, ou preciso trocar de posição quando sentada
- ☐ 2 Tenho impulsos de mover-me continuamente e estou muito inquieta
- ☐ 3 Às vezes, sou incapaz de ficar sentada e preciso ficar andando de um lado para o outro

Retirada de Rush, 2003, com permissão.

---

tomas do humor chegam a 50%, e de sintomas de ansiedade, a 60% (Braun, 1994). A fobia simples e os comportamentos obsessivo-compulsivos também podem coexistir. Em muitos casos, os pacientes com anorexia parecem ter personalidade rígida e perfeccionista e baixo interesse sexual. Os pacientes com bulimia em geral apresentam conflitos sexuais, problemas com a intimidade e tendências suicidas impulsivas (American Psychiatric Association, 2000b).

Prognóstico dos transtornos da alimentação

Os dados sobre prognóstico físico e psicológico a longo prazo das mulheres com transtornos da alimentação são insuficientes. A maioria dos casos apresenta melhora sintomática com o avanço da idade. Entretanto, a recuperação completa da anorexia nervosa é rara, e muitas pacientes continuam a ter percepções distorcidas do corpo e, em especial, hábitos alimentares peculiares. Em geral, o prognóstico para bulimia é melhor do que para anorexia.

Tratamento dos transtornos da alimentação

O tratamento dos transtornos da alimentação envolve abordagem multidisciplinar. As orientações práticas da American Psychiatric Association para os transtornos da alimentação incluem (1) reabilitação nutricional, (2) tratamento psicossocial, incluindo as terapias individual e familiar, e (3) tratamento farmacológico dos sintomas psiquiátricos concorrentes (Ame-

---

TABELA 13-6 Instruções sobre a pontuação do inventário rápido da sintomatologia depressiva (autoavaliação) (QIDS-SR$_{16}$)

1. Considerar a pontuação mais alta de qualquer um dos quatro itens do sono (itens 1 a 4)
   Considerar a pontuação mais alta de qualquer um dos quatro itens do peso (itens 6 a 9)
   Considerar a pontuação mais alta dos dois itens psicomotores (itens 15 e 16)
2. Haverá apenas uma pontuação para cada um dos nove domínios de sintomas do Transtorno da Depressão Maior
3. Somar as pontuações dos nove itens (sono, peso, alterações psicomotoras, humor depressivo, redução do interesse, fadiga, culpa, concentração e ideação suicida) para obter a pontuação total; a pontuação total varia de 0 a 27
4. 0-5: sem sintomas depressivos; 6-10: sintomas leves; 11-15: sintomas moderados; 16-20: sintomas graves; 21-27: sintomas muito graves

Retirada de Rush, 2003.

TABELA 13-7 Transtornos de ansiedade

Ataque de pânico
Agorafobia
Fobia específica
Fobia social
Transtorno obsessivo-compulsivo
Transtorno do estresse pós-traumático
Transtorno do estresse agudo
Transtorno de ansiedade generalizada
Transtorno de ansiedade causada por uma condição médica geral
Transtorno de ansiedade induzido por substância
Transtorno de ansiedade não especificada

Segundo o *Manual Diagnóstico e Estatístico de Transtornos Mentais* (DSM-IV-TR). Artmed, 2002.

rican Psychiatric Association, 2000b). Informações e suporte *on-line* podem ser obtidos junto a National Eating Disorder Association, www.edap.org e a Academy for eating Disorders (www.aedweb.org). Os profissionais de saúde também devem estar cientes dos *sites* pró-transtornos da alimentação, que estimulam os comportamentos anoréxicos (Norris, 2006).

DISTÚRBIOS PRÉ-MENSTRUAIS

Frequentemente as mulheres em idade reprodutiva apresentam sintomas no final da fase lútea do seu ciclo menstrual, e essas queixas são chamadas de *síndrome pré-menstrual* (SPM) ou *tensão pré-menstrual* (TPM). Quase 300 sintomas foram relatados e costumam incluir queixas psiquiátricas e físicas (Tabela 13-13) (Endicott, 2006; Halbreich, 2003a). Para a maioria das mulheres, esses sintomas são autolimitados. Entretanto, quase 15% relatam sintomas moderados a intensos e que causam algum grau de incapacidade ou requerem consideração especial (Wittchen, 2002).

O *transtorno disfórico pré-menstrual* (TDPM) e a *disforia pré-menstrual* (DPM) são condições clínicas independentes identificadas pela detecção de incapacidade psicossocial ou funcional concomitante. (Yonkers, 2008). O TDPM provoca incapacidade funcional significativa, e este diagnóstico deve ser reservado para aquelas pacientes que satisfaçam os critérios específicos do DSM-IV (American Psychiatric Association, 2000a). No entanto, na prática, o diagnóstico de TDPM quase sempre é confundido com o de DPM, em especial se as queixas da mulher combinarem com algum dos critérios para TDPM. A prevalência do verdadeiro TDPM na população feminina geral é estimada em 3 a 8% (Wittchen, 2002).

Fisiopatologia da síndrome pré-menstrual

As causas exatas dos distúrbios pré-menstruais são desconhecidas, embora vários fatores biológicos tenham sido sugeridos. Entre eles, estrogênio, progesterona e os neurotransmissores, ácido gama-aminobutírico (GABA) e serotonina, têm sido pesquisados com frequência (Halbreich, 2003b).

Esteroides sexuais

A síndrome pré-menstrual é cíclica. Os sintomas começam após a ovulação e cessam com a menstruação. São menos comuns nas mulheres com ooforectomia cirúrgica ou com hipofunção ovariana induzida por medicamento, como os agonistas do hormônio liberador da gonadotrofina (GnRH). Além disso, mulheres com ciclos anovulatórios raramente relatam sintomas de SPM. Por essas razões, as pesquisas sobre a fisiopatologia da SPM estão focadas nos esteroides sexuais estrogênio e progesterona.

Interação com o sistema nervoso central. O estrogênio e a progesterona são esteroides neuroativos que influenciam os neurotransmissores do sistema nervoso central (SNC): serotonina, norepinefrina e GABA. O estrogênio é predominantemente um estimulador, enquanto os progestogênios têm ação inibidora (Halbreich, 2003b).

Especificamente, supõe-se que a SPM esteja, em parte, associada a metabólitos neuroativos da progesterona. Entre eles, a alopregnanolona é um modulador potente dos receptores de GABA, e seus efeitos são semelhantes àqueles observados com doses baixas de benzodiazepínicos, barbitúricos e álcool. Contudo, os sintomas de mau humor nas mulheres com TDPM

TABELA 13-8 Critérios diagnósticos para transtorno de ansiedade generalizada

A. Ansiedade e preocupação excessivas (expectativa apreensiva), ocorrendo na maioria dos dias pelo período mínimo de 6 meses, com diversos eventos ou atividades
B. O indivíduo considera difícil controlar a preocupação.
C. A ansiedade e a preocupação estão associadas com três (ou mais) dos seguintes seis sintomas
 (1) inquietação ou sensação de estar com os nervos à flor da pele
 (2) fatigabilidade
 (3) dificuldade em concentrar-se ou sensações de "branco" na mente
 (4) irritabilidade
 (5) tensão muscular
 (6) perturbação do sono
D. O foco da ansiedade ou preocupação não está confinado a aspectos de um transtorno do Eixo I; por exemplo, a ansiedade ou preocupação não se refere a ter um ataque de pânico (como no transtorno de pânico), ser envergonhada em público (como na fobia social), ganhar peso (como na anorexia nervosa)
E. A ansiedade, a preocupação ou os sintomas físicos causam sofrimento clinicamente significativo ou prejuízo no funcionamento social ou ocupacional ou em outras áreas importantes da vida do indivíduo.
F. A perturbação não se deve aos efeitos fisiológicos diretos de uma substância (droga de abuso, medicamento) ou de uma condição médica geral (p. ex., hipertireoidismo) nem ocorre exclusivamente durante um transtorno do humor ou transtorno psicótico.

Segundo o *Manual Diagnóstico e Estatístico de Transtornos Mentais* (DSM-IV-TR). Artmed, 2002.

TABELA 13-9 Critérios diagnósticos para dependência de substâncias

Um padrão mal adaptativo de uso de substância, levando a comprometimento ou sofrimento clinicamente significativo, manifestado por três (ou mais) dos seguintes critérios, ocorrendo em qualquer momento no mesmo período de 12 meses:

(1) tolerância, definida por qualquer um dos seguintes aspectos:
    (a) necessidade de quantidades progressivamente maiores da substância, para obter a intoxicação ou o efeito desejado
    (b) acentuada redução do efeito com o uso continuado da mesma quantidade de substância,
(2) abstinência, manifestada por qualquer dos seguintes aspectos:
    (a) síndrome de abstinência característica da substância
    (b) a mesma substância (ou uma substância estreitamente relacionada) é consumida para aliviar ou evitar sintomas de abstinência
(3) a substância é frequentemente consumida em maiores quantidades ou por um período mais longo do que o pretendido
(4) existe um desejo persistente ou esforços mal-sucedidos no sentido de reduzir ou controlar o uso da substância
(5) muito tempo é gasto em atividades necessárias para a obtenção da substância, na utilização da substância ou na recuperação de seus efeitos
(6) importantes atividades sociais, ocupacionais ou recreativas são abandonadas ou reduzidas em virtude do uso da substância
(7) o uso da substância continua, apesar da consciência de ter um problema físico ou psicológico persistente ou recorrente que tende a ser causado ou exacerbado pela substância

Segundo o *Manual Diagnóstico e Estatístico de Transtornos Mentais* (DSM-IV-TR). Artmed, 2002.

talvez sejam causados por um efeito paradoxal da alopregnanolona mediado via receptor GABA (Backstrom, 2003, 2011). Wang e colaboradores (1996) observaram variações na alopregnanolona sérica nas diversas fases do ciclo menstrual. Essas alterações foram implicadas com a intensidade dos sintomas da SPM. No entanto, esse achado não foi confirmado de forma consistente por outros pesquisadores (Rapkin, 1997; Schmidt, 1994; Sundstrom, 1998).

Serotonina

Há evidências a sustentar um papel para a desregulação do sistema serotonérgico na fisiopatologia da SPM. Observou-se redução da atividade serotonérgica na fase lútea. Além disso, ensaios de tratamentos serotonérgicos demonstraram redução dos sintomas nas mulheres com SPM (Cohen, 2004; Halbreich 2002a; Yonkers, 1996).

Sistema renina-angiotensina-aldosterona

Os esteroides sexuais também interagem com o sistema renina-angiotensina-aldosterona (RAAS) para alterar o equilíbrio hidreletrolítico. As propriedades antimineralocorticoides da progesterona e a possível ativação do sistema RAAS pelo estrogênio podem explicar sintomas como inchaço e ganho de peso na SPM.

■ Diagnóstico da síndrome pré-menstrual

As mulheres com SPM geralmente se apresentam com queixas de vários sistemas, e esses sintomas exibem associação temporal com a fase lútea do ciclo menstrual (ver Tabela 13-13). Os sintomas devem começar, no mínimo, cinco dias (critérios do American College of Obstetricians and Gynecologists [ACOG], 2000) ou uma semana (DSM-IV) antes da menstruação e desaparecer no prazo de quatro dias (critérios do ACOG) ou poucos dias (DSM-IV) após o início da menstruação. A investigação das mulheres com queixas de sintomas de SPM deve incluir avaliação prospectiva diária dos sintomas no mínimo por dois ou três ciclos menstruais.

Em certos casos, os sintomas de SPM podem ser a agravação de um transtorno psiquiátrico primário. Assim, durante a investigação, outros problemas psiquiátricos comuns, como depressão, distimia e transtornos de ansiedade, devem ser excluídos. Além disso, outras condições clínicas que tenham apresentação multissistêmica devem ser consideradas. Destas, ressalta-se hipotireoidismo, lúpus eritematoso sistêmico, endometriose, anemia, fibromialgia, síndrome da fadiga crônica, doença fibrocística da mama, síndrome do intestino irritável e enxaqueca.

■ Tratamento da síndrome pré-menstrual

O tratamento normalmente empregado na SPM tem como foco a redução dos sintomas e a modificação do desequilíbrio hormonal subjacente. Os médicos devem considerar as opções de tratamento para casos leves a moderados. No entanto, se o tratamento falhar ou se os sintomas forem severos, é possível que haja indicação para encaminhamento psiquiátrico (Cunningham, 2009).

TABELA 13-10 Critérios diagnósticos para abuso de substância

A. Um padrão mal adaptativo de uso de uma substância levando a prejuízo ou sofrimento clinicamente significativo, manifestado por um (ou mais) dos seguintes aspectos, ocorrendo dentro de um período de 12 meses:
    (1) uso recorrente da substância acarretando fracasso em cumprir obrigações importantes no trabalho, na escola ou em casa
    (2) uso recorrente da substância em situações nas quais isto representa perigo para a integridade física
    (3) problemas legais recorrentes relacionados à substância
    (4) uso continuado da substância, apesar de problemas sociais ou interpessoais persistentes ou recorrentes causados ou exacerbados pelos efeitos desta
B. Os sintomas jamais satisfizeram os critérios para dependência de substância relativos a esta classe de substância.

Segundo o *Manual Diagnóstico e Estatístico de Transtornos Mentais* (DSM-IV-TR). Artmed, 2002.

TABELA 13-11 Critérios diagnósticos para anorexia nervosa

A. Recusa a manter o peso corporal em um nível igual ou acima do mínimo normal adequado à idade e à altura (p. ex., perda de peso levando à manutenção do peso corporal abaixo de 85% do esperado; ou incapacidade de atingir o peso esperado durante o período de crescimento, levando a um peso corporal menor que 85% do esperado).
B. Medo intenso de ganhar peso ou de engordar, mesmo estando com peso abaixo do normal.
C. Perturbação no modo de vivenciar o peso ou a forma do corpo, influência indevida do peso ou da forma do corpo sobre a autoavaliação, ou negação do baixo peso corporal atual.
D. Nas mulheres pós-menarca, amenorreia, isto é, ausência de pelo menos três ciclos menstruais consecutivos.

Tipo restritivo: durante o episódio atual de anorexia nervosa, o indivíduo não se envolveu regularmente em um comportamento de comer compulsivamente ou de purgação (i. e., indução de vômito ou uso indevido de laxantes, diuréticos ou enemas).

Tipo compulsão periódica/purgativo: durante o episódio atual de anorexia nervosa, o indivíduo envolveu-se regularmente em um comportamento de comer compulsivamente ou de purgação (i. e., indução de vômito ou uso indevido de laxantes, diuréticos ou enemas).

Segundo o *Manual Diagnóstico e Estatístico de Transtornos Mentais* (DSM-IV-TR). Artmed, 2002.

Inibidores seletivos da recaptação da serotonina

Em sua maioria, os medicamentos psicotrópicos são efetivos na redução da intensidade dos sintomas psicológicos. Vários ensaios bem-controlados avaliando inibidores seletivos da recaptação da serotonina (ISRSs) demonstraram que esses fármacos são efetivos e bem tolerados (Cohen, 2002; Halbreich, 2002b; Yonkers, 1996, 1997). Os ISRSs, tanto na estratégia de administração intermitente (durante a fase lútea) quanto no esquema contínuo, atualmente são considerados o tratamento primário para os sintomas psicológicos de SPM (Tabela 13-14). Além disso, o uso em curto prazo de ansiolíticos, como alprazolam ou buspirona, produz benefícios para algumas mulheres com ansiedade proeminente. Entretanto, na prescrição de ansiolíticos, deve-se ter cuidado em relação às pacientes com histórico de uso abusivo de substâncias.

Estrogênio e progesterona

Considerando que o desequilíbrio hormonal gonadal está envolvido na gênese dos sintomas da SPM, as terapias usando estrogênio e progesterona foram investigadas. No entanto, a eficácia mostrou-se altamente variável com a progesterona e, de certo modo, com o estrogênio. Ford e colaboradores (2009) revisaram os ensaios controlados randomizados que avaliaram a efetividade do tratamento com progesterona para SPM. Apenas dois ensaios apresentaram os critérios de inclusão e os revisores concluíram em síntese que os ensaios não comprovaram nem refutaram que a progesterona seja um tratamento efetivo para SPM. Outros estudos que avaliaram a administração de estrogênio, progesterona e de agente bloqueador da progesterona durante a fase lútea relataram piora nos sintomas da SPM (Schmidt, 1998). Portanto, em razão das ações heterogêneas do estrogênio e da progesterona, é difícil predizer quais pacientes teriam maior probabilidade de serem beneficiadas com a administração exógena desses hormônios.

Além disso, são insuficientes os dados que corroboram o uso de contraceptivos orais combinados (COCs) com essa indicação. Entretanto, determinados COCs (Yaz, Beyaz), contendo o progestogênio semelhante à espironolactona, drospirenona, mostraram-se capazes de produzir benefícios terapêuticos em casos com sintomas de SPM e foram aprovados pela FDA para tratamento de TDPM (Cap. 5, p.148) (Rapkin, 2008).

Outros agentes

Os inibidores de prostaglandina, como ibuprofeno e naproxeno, produzem benefícios em razão dos seus efeitos anti-inflamatórios, melhorando cólicas e cefaleias associadas à SPM (Tabela 10-2, p. 293). Diuréticos, como espironolactona ou a

TABELA 13-12 Critérios diagnósticos para bulimia nervosa

A Crises bulímicas recorrentes. Uma crise bulímica é caracterizada por ambos os seguintes aspectos:
  (1) ingestão, em um período limitado de tempo (p. ex., dentro de um período de 2 horas) de uma quantidade de alimentos definitivamente maior do que a maioria das pessoas consumiria durante um período similar e sob circunstâncias similares
  (2) um sentimento de falta de controle sobre o comportamento alimentar durante o episódio (p. ex., um sentimento de incapacidade de parar de comer ou de controlar o tipo e a quantidade de alimento)
B. Comportamento compensatório inadequado e recorrente, com o fim de prevenir o aumento de peso, como indução de vômito, uso indevido de laxantes, diuréticos, enemas ou outros medicamentos, jejuns ou exercícios excessivos.
C. A crise bulímica e os comportamentos compensatórios inadequados ocorrem, em média, pelo menos duas vezes por semana, por 3 meses.
D. A autoimagem é indevidamente influenciada pela forma e pelo peso do corpo.
E. O distúrbio não ocorre exclusivamente durante episódios de Anorexia Nervosa.

Especificar tipo:
Tipo purgativo: durante o episódio atual de bulimia nervosa, o indivíduo envolveu-se regularmente na indução de vômitos ou no uso indevido de laxantes, diuréticos ou enemas.
Tipo não purgativo: durante o episódio atual de bulimia nervosa, o indivíduo usou outros comportamentos compensatórios inadequados, tais como jejuns ou exercícios excessivos, mas não se envolveu regularmente na indução de vômitos ou no uso indevido de laxantes, diuréticos ou enemas.

Segundo o *Manual Diagnóstico e Estatístico de Transtornos Mentais* (DSM-IV-TR). Artmed, 2002.

TABELA 13-13 Diário Endicott para registro de intensidade do problema

REGISTRO DIÁRIO DA INTENSIDADE DOS PROBLEMAS

Por favor, imprima quantas folhas forem necessárias para registro da pontuação de dois meses COMPLETOS.

Nome ou iniciais _____
Ano/mês _____

Todas as noites registre o grau de intensidade vivido para cada um dos problemas listados abaixo. Assinale com um "x" o espaço correspondente à intensidade: 1 – nenhuma, 2 – mínima, 3 – leve, 4 – moderada, 5 – grave, 6 – extrema.

Registre dia (Segunda-feira = "S", quinta-feira = "Qi" etc.) >
Registre gotejamento de sangue com a letra "G" >
Registre menstruação com a letra "M" >
Inicie a avaliação no dia correto do calendário > 1 2 3 4 5 6 7 8 9 10 11 12 13 14 15 16 17 18 19 20 21 22 23 24 25 26 27 28 29 30 31

1. Sentiu-se deprimida, triste, "cabisbaixa" ou "melancólica", ou desesperançada; ou inútil ou culpada

2. Sentiu-se ansiosa, tensa, "ligada" ou com nervos "a flor da pele"

3. Alterações no humor (i.e. subitamente sentiu-se triste ou lacrimoso) ou sentiu-se sensível a rejeição ou excessivamente suscetível a ofensas

4. Raiva ou irritação

5. Menos interesse nas atividades cotidianas (trabalho, escola, amigos, hobbies)

6. Dificuldade de concentração

7. Letargia, cansaço ou fadiga; ou falta de energia

8. Aumento do apetite ou comeu excessivamente; ou desejo por alimentos específicos

9. Dormiu mais, cochilou, achou difícil levantar na hora pretendida; ou problemas para adormecer ou para se manter no sono

10. Sentiu-se oprimida ou incapaz de enfrentar problemas; ou sentiu-se fora de controle

11. Sensibilidade mamária, inchaço das mamas, sensação de distensão, ganho de peso, cefaleia, dor muscular ou articular ou qualquer outro sintoma físico

Ao menos um dos problemas listados acima causou redução da produtividade ou ineficiência no trabalho, na escola, em casa, ou nas rotinas cotidianas

Ao menos um dos problemas listados acima causou menor ou nenhuma participação em atividades sociais ou de lazer.

Ao menos um dos problemas listados acima interferiu com o relacionamento com os demais

© pendente, Jean Endicott, PhD e Wilma Harrison, M.D.

TABELA 13-14 Lista dos psicotrópicos mais comumente utilizados

Classe do medicamento	Indicação	Exemplos[a]	Nome comercial	Efeitos colaterais relatados com frequência
Inibidores seletivos da recaptação da serotonina (ISRSs)	Depressão, ansiedade e distúrbios pré-menstruais	Fluoxetina[c] Citalopram[c] Escitalopram[c] Sertralina[c] Paroxetina[d] Fluvoxamina[c]	Prozac, Sarafem Celexa Lexapro Zoloft Paxil Luvox	Náuseas, cefaleia, insônia, diarreia, boca seca, disfunção sexual
Inibidores de recaptação da serotonina e da norepinefrina (IRSNs)	Depressão, ansiedade e distúrbios pré-menstruais	Venlafaxina XR[c] Duloxetina[c]	Effexor Cymbalta	Boca seca, ansiedade, agitação, tontura, sonolência, constipação
Antidepressivos tricíclicos e tetracíclicos	Transtornos de depressão e de ansiedade	Desipramina[c] Nortriptilina[d] Amitriptilina[c] Doxepina[c] Maprotilina[b]	Norpramin Pamelor, Aventyl Elavil Sinequan Ludiomil	Sonolência, boca seca, tontura, visão borrada, confusão, constipação, retenção e frequência urinárias
Benzodiazepínicos	Transtornos de ansiedade	Alprazolam[d] Clonazepam[d] Diazepam[d]	Xanax Klonopin Valium	Sonolência, ataxia, alterações no sono, memória deficiente, hipotensão
Outros	Transtornos de depressão e de ansiedade	Nefazodona[c] Trazodona[c] Bupropiona SR, XL[c]	Serzone Desyrel Wellbutrin	Cefaleia, boca seca, hipotensão ortostática, sonolência
	Transtornos de ansiedade	Buspirona[b] Hidroxizina[c]	Buspar Vistaril, Atarax	Tontura, sonolência, cefaleia
	Agentes soníferos	Zaleplon[c] Zolpidem[c] Ramelteon[c] Eszopiclone[c]	Sonata Ambien Rozerem Lunesta	Cefaleia, sonolência, amnésia, fadiga

[a] As letras sobrescritas indicam a categoria da Food and Drug Administration para uso durante a gravidez.
SR = liberação prolongada (de *sustained release*); XR/XL = liberação estendida (de *extended release*).

associação hidroclorotiazida trianterreno, podem ser ser prescritos para reduzir a retenção hídrica e o edema de membros inferiores. É essencial monitorar possíveis efeitos colaterais como hipotensão ortostática e hipopotassemia, uma vez que tais efeitos podem ser intensos.

Os agonistas do GnRH e os androgênios sintéticos, como o danazol, aliviam os sintomas suprimindo a ovulação. Entretanto, seus efeitos colaterais importantes devem ser ponderados contra os possíveis benefícios produzidos em mulheres com distúrbios pré-menstruais (ver Capítulo 10, p. 294). A dieta pode agravar a SPM, e é possível que alimentos e bebidas com alto teor de açúcar e cafeína piorem os sintomas (Johnson, 1995). Por outro lado, vitaminas, como piridoxina (vitamina B_6) e vitamina E, podem agregar benefícios. A piridoxina é um cofator da triptofano-hidroxilase, a enzima-chave na síntese de serotonina (Wyatt, 1999). A dose recomendada de piridoxina é 50 a 100 mg/dia, VO, mas devem-se evitar doses acima de 100 mg/dia para prevenir toxicidade por piridoxina. Em ensaios de pequeno porte, minerais como cálcio e magnésio demonstraram benefícios. O magnésio combinado com a vitamina B_6 parece reduzir os sintomas pré-menstruais de ansiedade (De Souza, 2000). É provável que os benefícios do cálcio estejam relacionados à melhora de sintomas causados por sua deficiência, como espasmos musculares (Thys-Jacobs, 2000).

TRANSTORNOS NA GRAVIDEZ E NO PÓS-PARTO

Embora a gravidez já tenha sido considerada como estado protetor contra depressão, não apenas algumas mulheres vivenciam a primeira crise de depressão durante esse período, como atualmente considera-se que a gravidez seja uma fase de vulnerabilidade para recidiva de transtornos psiquiátricos (Cohen, 2006a). O tratamento é essencial, considerando que o suicídio é a principal causa de morte materna nos países desenvolvidos (Lindahl, 2005). Os estudos etiológicos não foram conclusivos, mas tanto alterações hormonais quanto estressores psicossociais estão implicados na instalação e manutenção dos sintomas. (Bloch, 2006; Boyce, 2005). Consequentemente, sugeriu-se que os profissionais de saúde estejam capacitados a investigar as histórias psiquiátrica e psicossocial a fim de permitir identificação, prevenção e tratamento precoces da depressão perinatal (Moses-Kolko, 2004).

Em grande parte, os transtornos psiquiátricos durante a gravidez têm apresentação e curso similares aos mesmos transtornos em não grávidas. Por essa razão, não há critérios diagnósticos distintos para transtornos psiquiátricos vivenciados durante a gravidez e o puerpério. Contudo, episódios de abatimento que ocorrem relacionados com o parto podem ser benéficass e, assim, deve-se especificar "início no pós-parto" no diagnóstico.,

Transtornos do humor no período perinatal

Depressão durante a gravidez

Riscos de depressão na gravidez. Estimou-se que a prevalência de depressão durante a gravidez seja mais alta (11%) no primeiro trimestre, reduzindo-se para 8,5% no segundo e terceiro trimestres. Em trabalhos realizados especificamente para investigar depressão durante gravidez foi identificada associação com estresse cotidiano, episódios prévios de depressão, apoio social insuficiente (particularmente do parceiro) e ansiedade materna (Lancaster, 2010).

Diagnóstico de depressão no período perinatal. A Escala de Edinburgh para a depressão pós-parto (EPDS, de *Edinburgh Postnatal Depression Scale*) é uma medida para rastreamento especificamente desenvolvida para identificar e avaliar a gravidade dos sintomas depressivos durante gravidez e puerpério (Cox, 1987). Diferentemente de outros instrumentos de rastreamento que incluem sintomas também característicos da própria gravidez (apetite, alteração do peso, distúrbio do sono e fadiga), A EPDS questiona acerca de sintomas neurovegetativos, que são mais específicos da depressão. Disponível em vários idiomas, a EPDS é uma forma eficiente para o médico identificar pacientes que que estejam em risco de depressão na gravidez e no puerério. O instrumento encontra-se disponível por meio da American Academy of Pediatrics em http://www.aap.org/sections/scan/practicingsafety/Toolkit_Resources/Module2/EPDS.pdf. O American College of Obstetricians and Gynecologists (2010) considera que não há evidências suficientes para recomendar rastreamento universal.

Tratamento da depressão na gravidez. Nenhum antidepressivo foi aprovado pela FDA para uso durante a gravidez (Kornstein, 2001). A FDA classifica a maioria dos ISRSs como fármacos de categoria C. Entretanto, preocupações com aumento na taxa de malformações cardíacas congênitas em gestações com exposição à paroxetina no primeiro trimestre levaram o fabricante a alterar a categoria do fármaco de C para D (GlaxoSmithKline, 2008). Além disso, o American College of Obstetricians and Gynecologists recomendou que se evite o uso de paroxetina em mulheres grávidas ou planejando engravidar. Ademais, deve-se considerar solicitar ecocardiografia fetal para gestantes que tenham sido expostas à paroxetina no início da gravidez. Contudo, considerando o grande número de evoluções fetais analisado, o American College of Obstetricians and Gynecologists (2008) concluiu que o risco absoluto de qualquer malformação ao nascimento é pequeno e que os ISRSs não são teratogênicos maiores.

Foram descritos dois tipos de efeitos neonatais após o uso de ISRSs durante gravidez, e a FDA (2006a,b) editou um informe de saúde pública acerca desses efeitos. Primeiro, uma síndrome comportamental neonatal, denominada *síndrome serotoninérgica*, caracterizada por agitação transitória, aumento do tônus muscular, distúrbios alimentares ou digestivos, irritabilidade e desconforto respiratório. Mais grave, associou-se o uso de ISRSs durante a gravidez à hipertensão pulmonar persistente do recém-nato (HPPN). O risco absoluto entre lactentes expostos é pequeno – 6 a 12 por 1.000. Pode-se encontrar uma discussão mais aprofundada sobre esses e outros medicamentos psiquiátricos na gravidez no Capítulo 14 do *Obstetrícia de Williams*, 23ª edição (Cunningham, 2012). Duas fontes de consulta sobre teratogenicidade são Reprotox em www.reprotox.org e TERIS em http://depts.washington.edu/terisweb.

A ser considerado, as mulheres que descontinuam o medicamento antidepressivo durante a gravidez apresentam recaída da depressão com frequência significativamente maior que as mulheres que mantêm o tratamento farmacológico (Cohen, 2006a). Além disso, o suicídio permanece sendo uma causa significativa dos óbitos associados à gravidez. O American College of Obstetricians and Gynecologists (2008) enfatizou que os riscos potenciais relacionados ao uso de ISRSs durante a gravidez devem ser considerados no contexto do risco de recidiva de depressão caso a administração seja suspensa. Portanto, a decisão de usar esses medicamentos durante a gravidez deve ser individualizada. Para auxiliar os médicos a ponderar riscos e benefícios, a American Psychiatric Association (APA) e o American College of Obstetricians and Gynecologists (2008) publicaram diretrizes para o acompanhamento de depressão durante a gravidez (Field, 2006; Shadigian, 2005; Wisner, 2000; Yonkers, 2009).

Abordagens não farmacológicas e complementares também têm sido usadas como possíveis opções de tratamento durante a gravidez. Entre elas citamos suplementação com ácidos graxos ômega, acupuntura, massagens, manipulação do ciclo do sono, terapia cognitivo-comportamental e psicoterapia interpessoal (Brandon, 2011; Carter, 2005; Manber, 2004; Parry, 2000; Spinelli, 2003). As diretrizes publicadas por APA e ACOG sugerem que a psicoterapia, em particular, seria uma abordagem prática de primeira linha para depressão leve a moderada (Yonkers, 2009).

Depressão pós-parto

Riscos. A depressão após o nascimento é dividida em três categorias: "melancolia pós-parto", depressão pós-parto e psicose pós-parto. Os indicadores mais fortes de depressão pós-parto incluem história de depressão ou de ansiedade, história familiar de doença psiquiátrica, relação conjugal insatisfatória, suporte social insuficiente e eventos estressantes nos 12 meses anteriores (Boyce, 2005; Sayil, 2007).

Classificação

Melancolia pós-parto. Esse estado transitório de reatividade emocional acentuada pode se desenvolver em até 50% das parturientes. A instalação ocorre 2 a 14 dias após o parto, com duração inferior a duas semanas (Gaynes, 2005). Em geral, a melancolia não requer intervenção. Repouso e suporte social contribuem de forma significativa para a remissão. No entanto, a melancolia pós-parto é fator de risco significativo para depressão subsequente durante o puerpério.

Depressão pós-parto. De acordo com o DSM-IV, depressão pós-parto refere-se ao diagnóstico de transtorno de depressão maior no prazo de quatro semanas após o parto. Entretanto, nas pesquisas e na maioria dos quadros clínicos, qualquer depressão ocorrida nos 12 meses seguintes ao parto é considerada como iniciada no pós-parto. Com base nessa definição, a prevalência de depressão pós-parto chega a 15% em parturientes (Gaynes, 2005). A depressão pós-parto requer avaliação cuidadosa realizada por especialista em saúde mental, uma vez que o tratamento deve ser iniciado imediatamente para evitar prejuízo na atenção prestada ao bebê. Os lactentes de mães depressivas apresentaram diferenças cognitivas, temperamentais e de desenvolvimento em comparação com os lactentes de mães não depressivas (Kaplan, 2009; Newport, 2002). Em geral, os ISRSs são os agentes de primeira linha, embora seja necessária cautela nas mães que estejam amamentando. Além disso, várias intervenções psicossociais demonstraram eficácia no tratamento da depressão pós-parto. Entre elas, os efeitos mais significativos foram obtidos com as terapias interpessoal e cognitivo-comportamental (Clark, 2003; Dennis, 2005). Além disso, a Postpartum Support International é uma excelente fonte de informações, tanto para médicos quanto para pacientes. As informações podem ser obtidas em www.postpartum.net e na página da Internet da MedEd PPD em http://mededppd.org/default2.asp.

Psicose pós-parto. Essa condição desenvolve-se em menos de 2% das pacientes, e seu início costuma ocorrer em duas semanas contadas a partir do parto (Gaynes, 2005). O risco dessa forma grave de depressão é maior para as mulheres que já tenham tido transtornos do humor. Particularmente, a ocorrência prévia de psicose pós-parto aumenta em 30 a 50% o risco em partos subsequentes (American Psychiatric Association, 2000a). A avaliação e o tratamento farmacológico antipsicótico são essenciais para essas mulheres. Em regra, indica-se hospitalização até que a segurança da mãe e do lactente esteja assegurada.

Outros transtornos psiquiátricos no período perinatal

Os médicos costumam ter em foco os transtornos do humor durante o período perinatal. No entanto, outras doenças psiquiátricas, como transtornos de ansiedade, transtornos bipolares e esquizofrenia, também podem ocorrer. Entre elas, os transtornos bipolares e a esquizofrenia são doenças psiquiátricas recorrentes graves que requerem tratamento farmacológico. O plano de tratamento é essencial para essas pacientes, e as decisões sempre devem ser tomadas em colaboração com um psiquiatra. Deve-se ponderar cuidadosamente o risco da medicação para o feto e o risco da doença não tratada ou subtratada para a mãe.

Perda perinatal

A perda perinatal não foi foco de pesquisa até a década de 1970. Embora muitos estudos tenham objetivado identificar os fatores que modificam as formas de luto, poucos se concentraram nas intervenções em famílias após perda perinatal. Os resultados dos estudos mostram que os profissionais de saúde ajudam mais quando falam diretamente, utilizam linguagem compreensível e compartilham informações que possam dar aos pais sensação de controle sobre sua situação e para que possam lidar com seus temores. Para os pais, também é importante contar com maior disponibilidade de tempo dos profissionais de saúde e ter a sensação de que são prioritários (DiMarco, 2001).

Considerando que o luto é individual, não se pode generalizar quanto ao tratamento clínico nessas situações. Assim, o médico deve perguntar o que a paciente precisa e deseja. A terapia de casais pode ser útil, se mãe e pai estiverem tendo dificuldade de viver o luto em conjunto. A terapia familiar pode estar indicada se outros filhos estiverem necessitando de apoio para processarem a perda e o luto dos pais. Nas possíveis intervenções estão expressão livre do sofrimento, avaliação da possibilidade de nova gravidez imediata e encaminhamento dos casais a grupos de apoio e *sites* como o mantido pela Hygeia Foundation (http://www.hygeia.org).

TRANSIÇÃO PARA A MENOPAUSA E INÍCIO DA MENOPAUSA

Riscos de transtornos psiquiátricos durante a transição para a menopausa

A transição para a menopausa vem sendo há muito pesquisada como um período vulnerável para o surgimento de sintomas do humor. Ansiedade, humor irritável e problemas de sono são mais prováveis nas mulheres na perimenopausa do que naquelas na pré-menopausa (Brandon, 2008; Bromberger, 2001; Freeman, 2006). Além disso, dados recentes sugerem que as taxas de início de nova depressão durante a transição para a menopausa são quase duas vezes maiores do que as taxas na pré-menopausa (Cohen, 2006b). Esse risco persiste mesmo após ajustes para distúrbios do sono e sintomas vasomotores.

Outros possíveis fatores de riscos para depressão e ansiedade são histórico de depressão, desconforto pré-menstrual intenso, ondas de calor e sono interrompido. Os indicadores demográficos para aumento do risco durante o período da menopausa são *status* educacional baixo, etnia afro-americana, desemprego e estressores maiores da vida (Bromberger, 2001; Freeman, 2006; Maartens, 2002). Além disso, há questões psicossociais como o reconhecimento da mulher de que seus anos de reprodução estão terminando e que seus filhos irão embora viver suas próprias vidas. No aspecto do desenvolvimento, muitas mulheres estão vivendo a transição da passagem do foco sobre a família e tentando encontrar outros caminhos onde investir tempo e energia.

Supõe-se que a vulnerabilidade do humor durante a transição para a menopausa acompanhe flutuações fisiológicas erráticas nos hormônios reprodutivos. Uma discussão detalhada sobre esses hormônios e como se relacionam com as alterações do humor durante essa transição é apresentada no Capítulo 21 (p. 572).

Avaliação durante a transição para a menopausa

As mulheres com sintomas psicológicos devem ser submetidas a inventário psicossocial abrangente e avaliação dos fatores de risco. É importante notar que como quadros clínicos podem ocorrer simultaneamente a essa transição, a investigação deve excluir essa possibilidade antes que os sintomas possam ser considerados psicossomáticos. Especificamente, deve-se investigar a função tireoidiana.

Tratamento dos sintomas do humor durante a transição para a menopausa

A abordagem para o tratamento dos sintomas do humor envolve tanto farmacoterapia quanto psicoterapia (Brandon, 2008). Os medicamentos psicotrópicos recomendados são os ISRSs e os inibidores seletivos da recaptação de norepinefrina (ISRNs). Esses agentes são boas opções para as mulheres que não desejem terapia hormonal. Os benefícios adicionais incluem alívio dos sintomas vasomotores e melhora do sono (Cap. 22, p. 588).

Há estudos a sugerir que a administração de estrogênio em curto prazo é uma opção para as mulheres na perimenopausa com sintomas depressivos (Soares, 2001). No entanto, esse benefício deve ser ponderado contra as preocupações com a segurança enunciadas no ensaio Women's Health Initiative (WHI), entre outros (Capítulo 22, p. 583). O papel psicotrópico das formulações contendo estrogênio e progestogênio nas mulheres na pós-menopausa não foi esclarecido.

TERCEIRA IDADE

De acordo com as estimativas feitas pelo U.S. Census Bureau, o número de idosos nos EUA aumentará significativamente ao longo das próximas décadas, à medida que a geração *baby boomer* chega à terceira idade. Em 2030, quase 20% da população terá mais de 65 anos de idade (He, 2005)*. Para essas mulheres, as questões psicossociais abordadas são muito diferentes. Entre os estressores estão redução das funções mentais e físicas, assim como perda do parceiro, familiares ou amigos. Erikson identificou a missão nessa fase final do desenvolvimento da vida como de consolidação e integração. Nesse modelo, as mulheres analisam retrospectivamente suas vidas e vivem seus últimos anos com integridade e a satisfação de uma vida bem-vivida ou caem em desespero com a sensação de foi tudo em vão.

Transtornos mentais em idosos

De acordo com o censo 2000 nos Estados Unidos, os transtornos mentais com incapacidade funcional afetaram 11% dos adultos com 65 a 74 anos e 10% de todos os idosos com mais de 74 anos (He, 2005). Desses transtornos, depressão, ansiedade, transtornos psicóticos e paranoicos de início tardio e alcoolismo foram os mais observados na prática clínica (Zarit, 1998). No entanto, em geral supõe-se que a prevalência da depressão seja menor nas mulheres pós-menopáusicas em comparação com aquelas em idade reprodutiva. Além disso, a maioria dos estudos sugere que a lacuna entre as taxas de depressão masculina e feminina fica menor na idade mais avançada. Assim como na população em geral, a ansiedade é o transtorno psiquiátrico mais comum nos idosos (Zarit, 1998).

Avaliação dos transtornos psiquiátricos na idade avançada

Se há suspeita de transtorno psiquiátrico, faz-se necessária uma avaliação cuidadosa para excluir causas médicas subjacentes para essa alteração. Por exemplo, a depressão pode ser uma comorbidade ou um sintoma inicial do mal de Alzheimer e da doença de Parkinson (Polidori, 2001). Por outro lado, depressão, ansiedade e psicose também podem ser resultantes de medicamentos isolados ou de combinações de medicamentos.

Foram desenvolvidos questionários de rastreamento para depressão específicos para idosos, como a Geriatric Depression Scale (Brink, 1982). Essa ferramenta de rastreamento está disponível em vários idiomas em www.stanford.edu/~yesavage/GDS.html. Além disso, a avaliação neuropsicológica é útil para distinguir entre sintomas do humor e déficit cognitivo. No Capítulo 1 (p. 27) é possível encontrar uma discussão mais ampla com exemplos de testes de rastreamento cognitivo.

Tratamento dos transtornos psiquiátricos na idade avançada

Reconhecendo a queda natural nos níveis de serotonina com a idade, muitos gerontologistas prescrevem ISRSs para seus pacientes. No entanto, é de especial importância para os pacientes idosos a comunicação entre todos os médicos envolvidos no tratamento para que haja coordenação de prescrições e redução ao máximo das interações medicamentosas.

Em geral, os tratamentos psicossociais são úteis para a paciente e, quando aplicável, para seus cuidadores. A terapia cognitivo-comportamental e a terapia interpessoal mostraram-se efetivas em pacientes idosas. Além disso, a terapia familiar pode ser de grande valor para aquelas que estejam se deparando com os problemas do final da vida, deficiências funcionais, perdas diversas e carga dos cuidados pessoais. Os assistentes sociais também são de grande valor, no caso de a paciente e de seus familiares necessitarem de recursos adicionais para o cuidado.

Em uma metanálise de 89 estudos de tratamentos para depressão em idosos verificou-se que farmacoterapia e psicoterapia tiveram resultados comparáveis no tratamento da depressão. Por outro lado, uma análise de 32 trabalhos publicados sobre tratamento de ansiedade concluiu-se que a farmacoterapia foi ligeiramente mais efetiva que a psicoterapia (Pinquart, 2006, 2007). Assim, o plano de tratamento deve ser individualizado e levar em conta preferências da paciente, contraindicações e acesso ao tratamento (Pinquart, 2006).

TRANSTORNOS ADICIONAIS QUE SE APRESENTAM AO LONGO DA VIDA

Transtornos somatoformes

Sintomas físicos, recorrentes, múltiplos e quase sempre inexplicáveis são características típicas dos transtornos somatoformes, que são comuns e cuja prevalência estimada na prática

---

*N. de T. No Brasil, a expectativa de vida para as mulheres em 2030 é de 85,5 anos (IBGE, 2004).

clínica geral é de 16% (de Waal, 2004). A prevalência pode ser ainda maior em clínicas especializadas, como aquelas para tratamento de dor.

Os transtornos somatoformes são complexos e não estão esclarecidos. Entretanto, os sintomas causam desconforto e/ou deficiência significativos em vários campos da vida do indivíduo afetado. Além disso, uma em quatro pacientes somatoformes sofre de ansiedade e sintomas depressivos concomitantes. Portanto, com frequência há necessidade de abordagem multidisciplinar para tratar de maneira eficaz os sintomas dessas mulheres.

VIOLÊNCIA SEXUAL

A violência sexual é um crime, em geral motivado por agressividade e raiva, com o criminoso usando o contato sexual como arma de poder e controle. A violência sexual engloba uma variedade de comportamentos coercitivos, variando desde beijos, afagos e molestações até estupro e tentativa de estupro. Linden (1999) define a violência sexual como "evento que ocorreu sem o consentimento da vítima, envolvendo o uso de força ou de ameaça de força e penetração ou tentativa de penetração em vagina, boca ou ânus da vítima".

De acordo com estatísticas recentes, uma em seis ou uma em três mulheres será estuprada durante a vida (Anderson, 2009; Luce, 2010). Até 39% dessas mulheres terão sido sexualmente violentadas mais de uma vez (Kilpatrick, 1992). Muitos estupros não são denunciados em razão dos sentimentos de vergonha e de culpa da vítima. Com base em dados obtidos em questionários aplicados, Resnick (2000) relatou que apenas 54% das vítimas chegam a registrar queixa por terem sido sexualmente agredidas.

As sequelas bem-conhecidas de estupro são isolamento, depressão, ansiedade, sintomas somáticos, tentativas de suicídio e transtorno de estresse pós-traumático (TEPT). A experiência tem um efeito profundo na saúde da vítima, sendo, por isso, um problema importante de saúde pública. É fundamental que, no tratamento de vítimas de violência sexual, os médicos estejam familiarizados com o conjunto complexo de reações (emocionais e físicas), as lesões comuns e os elementos de avaliação e de tratamento apropriados para essas pacientes. A atenção imediata a uma mulher que tenha sofrido violência sexual deve abarcar três áreas: legal, médica e psicossocial. Os cuidados devem ser prestados de forma coordenada entre oficiais da lei, equipe médica e equipe de apoio psicossocial. É essencial que as pacientes que tenham sobrevivido recebam garantias de segurança e que não sejam responsabilizadas pelo episódio (Luce, 2010).

Achados físicos comuns com a violência sexual

Na avaliação inicial da vítima de violência sexual deve-se ter como foco a identificação de lesões graves ou potencialmente letais. Embora 70% das vítimas de estupro não apresentem lesões físicas evidentes, 24% apresentam lesões menores e até 5% apresentam lesões maiores não genitais. As lesões não genitais mais comuns nas vítimas de violência sexual incluem contusões, cortes, arranhões e edemas (81%); lesões internas e inconsciência (11%) e feridas por facas ou por arma de fogo (2%) (Sommers, 2001). Apesar de a morte ser rara (0,1% apresenta lesões fatais), o medo de morrer durante o episódio de agressão é uma das reações mais intensas (Deming, 1983; Marchbanks, 1990).

Uma vez que o profissional de saúde tenha excluído lesões potencialmente letais, a paciente deve ser levada para um lugar calmo e reservado a fim de que sejam feitas avaliações complementares. Uma abordagem sistemática, abrangente mas compreensiva, na obtenção da história e coleta de evidências é essencial para o tratamento adequado da paciente e futura acusação do seu agressor (American College of Obstetricians and Gynecologists, 2011c).

Exame de estupro/documentação legal

Embora evidências válidas possam ser coletadas até cinco dias após a violência sexual, o exame imediato aumenta a oportunidade de se obter evidências físicas valiosas (Tabela 13-15). Deve-se obter consentimento antes do exame físico e genital e da coleta de evidências. Essa etapa ajuda a restabelecer o senso de controle da vítima, sendo crucial para a apresentação de evidências em um processo judicial (Plaut, 2004). Os médicos devem enfatizar a possibilidade de serem perdidas informações vitais caso a evidência não seja coletada precocemente e que a coleta não obriga a vítima a fazer uma acusação criminal (Linden, 1999). Além disso, a paciente deve ser informada de que pode interromper o exame se estiver sendo muito doloroso física ou emocionalmente.

A maioria dos estados possui *kits*-padrão, conhecidos como "*kits* de estupro" para coleta de evidências. Primeiro, as roupas são coletadas à medida que a paciente se despe e guardadas em sacos apropriadamente rotulados. Quaisquer fragmentos, como pelos, fibras, lama ou folhas também devem ser recolhidos. É fundamental que todas as lesões físicas sejam documentadas, e qualquer evidência objetiva de trauma (mesmo

TABELA 13-15 Elementos importantes para exame físico e coleta de evidências após violência sexual

Exame físico
Estado geral
Estado afetivo/emocional
Exame completo de cabeça, tronco e membros; registro de lesões no diagrama corporal
Exame pélvico com colposcopia, se disponível, para excluir trauma no trato reprodutivo inferior

Elementos para coleta de evidências
Esfregaços dos orifícios e superfícies cutâneas envolvidos
Amostra oral da paciente, caso tenha havido sexo oral coercitivo
Raspagem das unhas da paciente, se a vítima arranhou a pele ou a roupa do agressor
As roupas são colocadas em sacos de papel rotulados
O cabelo da paciente é penteado; obtêm-se amostras do cabelo para comparação
Escovação dos pelos pubianos com coleta de amostra para comparação
Amostra de sangue da paciente para tipagem sanguínea e comparação com o tipo sanguíneo do agressor

que pequena) está associada a maiores chances de sucesso na acusação.

A coleta de evidências inclui uma amostra da saliva da paciente e esfregaços de todos os orifícios ou superfícies cutâneas envolvidos. Se a paciente tiver arranhado o agressor para se defender, devem ser coletadas amostras de suas unhas. É essencial realizar exame completo da pelve com coleta de evidências, mesmo que não haja queixas de dor na região genital. Até um terço das vítimas pode ter lesões genitais traumáticas sem sintomas. Nos padrões comuns de lesão genital constam cortes no fórnice posterior e na fossa, esfoladuras labiais e lesão no hímen. As lesões genitais significativas são mais comuns nas vítimas pós-menopáusicas ou pré-púberes (Jones, 2009). A colposcopia deve ser feita, se disponível, porque essa técnica aumenta a detecção de outras lesões sutis do colo uterino e da vagina. Lenahan e colaboradores (1998) relataram que o uso da colposcopia aumentou o reconhecimento de trauma genital de 6 para 53%. Utilizando colposcópio associado a azul de toluidina, Slaughter e colaboradores (1997) comprovaram taxa de lesão de até 94% em mulheres vítimas de agressão sexual examinadas no prazo de 48 horas. Além disso, a lâmpada de Wood pode auxiliar na identificação de sêmen na pele, que deve ser coletado com esfregaço de algodão úmido. Uma amostra de sangue é coletada para tipagem, a fim de diferenciar o tipo sanguíneo da vítima daquele do agressor. As evidências coletadas são seladas, com assinatura do responsável e mantidas trancadas em local seguro para assegurar que todas as exigências legais sejam respeitadas (Rambow, 1992). *Cadeia de evidências* é um conceito legal que define uma cadeia inquebrável de proteção de evidências e provas, desde sua coleta e obtenção até a apresentação à corte de justiça (Lowe, 2009).

Tratamento após violência sexual
Prevenção de gravidez

Deve-se fornecer medicação profilática para evitar gravidez e doenças sexualmente transmissíveis às mulheres após violência sexual. Aproxima-se de 5% o risco de gravidez em consequência de estupro entre as vítimas em idade reprodutiva (Holmes, 1996). Infelizmente, a maioria dos casos ocorre em adolescentes, frequentemente vítimas de incesto e que não relatam o incidente nem recebem cuidados médicos. Em razão da variação no ciclo menstrual da mulher, a profilaxia para gravidez, também chamada *contracepção de emergência*, deve ser oferecida a todas as vítimas (Tabela 5-12, p. 163). A profilaxia pode ser administrada até 72 horas após o estupro, mas é mais efetiva nas primeiras 24 horas (Tabela 13-16). Alguns trabalhos indicam que a profilaxia pode ser efetiva até cinco dias após a penetração peniana.

Deve-se ter um teste de gravidez negativo para excluir a possibilidade de gestação preexistente antes de se administrar contracepção de emergência. Os efeitos colaterais das combinações de estrogênio/progestogênio (método Yozpe) incluem náusea (em até 50% das pacientes) e vômitos (em até 20%), dor nas mamas e período menstrual intenso. Com o uso de levonorgestrel (plano B), o risco de náusea é reduzido para 23% e de vômitos para 6% (Arowojolu, 2002). Um antiemético por via oral, como fenergan 25 mg, pode ser prescrito 30 minutos antes da administração para reduzir a náusea.

As pacientes devem ser informadas de que a data da próxima menstruação pode ser alterada depois dessa profilaxia. Embora os esquemas atuais sejam 74 a 89% efetivos, as mulheres devem ser aconselhadas a retornar caso a próxima menstruação atrase mais de 1 a 2 semanas (Task Force on Postovulatory Methods of Fertility Regulation, 1998; Trussell, 1996; Yuzpe, 1982).

Prevenção de doenças sexualmente transmissíveis

O risco de contrair uma doença sexualmente transmissível (DST) com um estupro foi estimado. O risco de tricomoníase é de quase 12%; vaginose bacteriana, 12%; gonorreia, 4 a 12%; infecção por *Chlamydia*, 2 a 14%; sífilis, 5% e infecção pelo vírus da imunodeficiência humana (HIV), menos de 1% (Jenny, 1990; Katz, 1997; Schwarcz, 1990). Entretanto, esses riscos são difíceis de predizer e variam de acordo com localização geográfica, tipo do estupro, agressor, gravidade do traumatismo no local de possível exposição e presença de infecções preexistentes. As recomendações gerais descrevem antibioticoterapia profilática para gonorreia, tricomoníase e infecção por clamídia e vacinação contra hepatite B (ver Tabela 13-16).

O medo de contrair HIV depois de violência sexual é comum nas sobreviventes e, em geral, é a principal preocupação após estupro (Baker, 1990). Entretanto, a profilaxia pós-exposição (PPE) contra HIV permanece polêmica, dado o baixo risco de transmissão após uma única violência sexual (Gostin, 1994). O risco de transmissão de HIV por contato com indivíduo HIV-positivo e exposição anal ao pênis foi estimado entre 0,5 e 3,2% e, com exposição vaginal ao pênis, entre 0,05 e 0,15% (Wieczorek, 2010). Embora rara, há relato de transmissão de HIV associada à relação sexual oral. Os especialistas recomendam oferecer profilaxia para as pacientes que se comprometem a seguir o curso total de medicamentos e que concordem com os testes de vigilância. Os riscos e os efeitos colaterais desses medicamentos e a necessidade de monitoramento próximo devem ser discutidos com as pacientes (Wieczorek, 2010). A náusea é um efeito colateral comum com a PPE. Assim, pode-se considerar a prescrição de um antiemético por via oral, como fenergan, a ser usado de acordo com a necessidade (Tabela 39-10, p. 963). A PPE deve-se iniciar no prazo de 72 horas, se houver indicação (Tabela 13-17). As pacientes vítimas de violência sexual que se apresentem após esse período limite, devem ser informadas acerca dos exames de acompanhamento para anticorpos anti-HIV e sobre opções de encaminhamento.

Resposta psicológica à violência sexual

As sobreviventes de violência sexual apresentam diversas reações que comumente incluem ansiedade, agitação, choro ou afetividade reservada, abrandada e distante. Burgess e Holmstrom (1974) foram os primeiros a caracterizar a "síndrome do trauma por estupro". Esses autores descreveram duas fases de resposta ao trauma por violência sexual: (1) fase de desorganização aguda, com duração de várias semanas, e (2) fase de reorganização, com duração de várias semanas a anos. Durante a fase aguda, as reações emocionais iniciais comuns compreen-

TABELA 13-16 Prevenção de gravidez e de doença sexualmente transmissível após violência sexual

Teste
Teste de gravidez (urina ou soro)
Pesquisa de antígeno de superfície para hepatite B (HBsAg)
Venereal Disease Research Laboratory (VDRL)
Culturas para *Neisseria gonorrheae* e *Chlamydia trachomatis* de amostras de todos os locais com penetração
Avaliação microscópica da descarga vaginal em preparado salino
Se estiver sendo considerada PPE, deve-se realizar hemograma, testes de função hepática e dosagem da creatinina sérica
Tratamento
Plano B: levonorgestrel 0,75 mg, uma pílula, VO, a cada 12 h, 2 doses *ou* outros métodos (ver Tabela 5-12, p. 163)
Ceftriaxona 250 mg, IM, dose única
Azitromicina 1 g, VO, dose única
Metronidazol 2 g VO, dose única
Tratamento opcional
Vacinação contra hepatite B (ver Tabela 1-1, p. 11)
PPE oral para HIV por 4 semanas[a,b]:
Zidovudina 300 mg/lamivudina 150 mg, um comprimido duas vezes ao dia *ou*
Tenofovir 300 mg/entricitabina 200 mg, um comprimido uma vez ao dia *ou*
Ritonavir 50 mg/lopinavir 200 mg, 2 comprimidos diariamente mais
tenofovir 300 mg/entricitabina 200 mg, um comprimido uma vez ao dia

[a] Resumida a partir de Lanovitz, 2009.
[b] Esquemas adicionais encontrados nas diretrizes do CDC (Smith, 2005).
HIV = vírus da imunodeficiência humana; PPE = profilaxia pós-exposição; IM = intramuscular; VO = via oral

dem choque e descrença, medo, vergonha, autocensura, humilhação, raiva, isolamento, mágoa e perda de controle. As reações somáticas podem ser comuns (p. 370). Durante a fase de reorganização, os sentimentos de vulnerabilidade, desespero, culpa e vergonha podem persistir. Os sintomas podem incluir ansiedade inespecífica, queixas somáticas ou depressão.

Tratamento subsequente à violência sexual

As sobreviventes devem ser encaminhadas aos centros locais para acompanhamento de casos de estupro e estimuladas a uma visita em 1 a 2 dias. Demonstrou-se que as vítimas de violência sexual vivenciam diversos efeitos negativos sobre suas vidas. Desses rompimentos (p.ex., desemprego, divórcio), destaca-se deterioração no funcionamento interpessoal, risco elevado de suicídio e aumento na utilização de serviços médicos (Kelleher, 2009). Assim, orientações e suporte ativos são essenciais.

Todas as vítimas de violência sexual devem receber avaliação médica em 1 a 2 semanas. Caso tenha não tenha sido realizada profilaxia para DST, as culturas devem ser refeitas. Os testes sanguíneos para vigilância de HIV e sífilis (teste da reagina plasmática rápida [RPR, de *rapid plasma reagin*]) devem ser realizados em seis semanas, três meses e seis meses, caso os resultados iniciais tenham sido negativos. Se necessário, as vacinas remanescentes contra hepatite devem ser administradas durante as consultas.

ABUSO SEXUAL DE CRIANÇAS

Define-se este tipo de abuso sexual como o envolvimento de crianças em atividades sexuais que não possam compreender, para as quais não estejam preparadas ou capacitadas a consentir e/ou que violem leis sociais ou dogmas sociais (Kellogg, 2005). Esse tipo de abuso não é incomum nos EUA. Assim, os indicadores que devem alertar sobre a necessidade de investigação imediata são (1) afirmativas da criança ou de familiares sobre abuso cometido, (2) lesão genital ou anal sem história compatível de trauma não intencional, (3) identificação de sêmen ou de gravidez ou (4) doença sexualmente transmissível diagnosticada além

TABELA 13-17 PPE para HIV após violência sexual

Avaliar o risco de infecção por HIV no criminoso
Determinar as características que possam aumentar o risco de transmissão de HIV (isto é, traumatismo e sangramento de mucosa)
Considere consultar um especialista em HIV
Argumente sobre as taxas baixas de soroconversão segundo a abordagem de risco direcionado e destaque a toxicidade da prática de PPE com antirretrovirais
Se a paciente iniciar PPE, marque uma consulta de acompanhamento em 7 dias
Ao prescrever PPE, solicite hemograma, exames séricos para avaliação da função hepática e dosagem sérica de creatinina
Verifique a sorologia para HIV na linha de base em 6 semanas e 3 e 6 meses

HIV = vírus da imunodeficiência humana; PPE = profilaxia pós-exposição.
Adaptada de Centers for Disease Control and Prevention, 2010.

do período de incubação compatível com transmissão vertical (de mãe para filho durante o nascimento) (Bechtel, 2010). A determinação de os sinais identificados na genitália infantil serem variações da normalidade ou indicativos de violência sexual pode ser difícil, e tais sinais foram classificados de acordo com a probabilidade de estarem associados a abuso sexual. Adams e colaboradores (2007, 2008) reuniram uma lista exaustiva de sinais normais e indeterminados, e aqueles considerados diagnósticos estão listados na Tabela 13-18. O profissional de saúde que realiza o exame deve ter treinamento formal na avaliação de crianças sob suspeita de serem vítimas de abuso sexual, incluindo aulas didáticas e experiência prática. Uma lista de especialistas pode ser consultada na seção sobre abuso sexual e negligência de crianças da American Academy of Pediatrics, em http:www.aap.org/sections/childabuseneglect. É importante ressaltar que as lesões agudas associadas a abuso sexual de crianças curam-se e se resolvem rapidamente. Assim, o exame deve ser realizado assim que haja suspeita de violência sexual (McCann, 2007).

Nas meninas sendo avaliadas para DSTs durante o exame após abuso sexual, a prevalência dessas doenças é baixa (Girardet, 2009a). Assim, a decisão sobre obter ou não amostras de uma criança deve ser individualizada. Entre as situações que devem determinar testes imediatos estão (1) identificação de sinais ou queixas de DST; (2) se o criminoso suspeito é portador de DST ou considerado de alto risco; (3) se outra criança ou adulto na casa tiver DST; (4) se a paciente ou um dos pais requisitar o exame ou (5) se for encontrada evidência genital, oral ou anal de penetração ou de ejaculação (Centers for Disease Control and Prevention, 2010).

Entre os exames recomendados estão cultura de faringe, ânus e vagina para *Neisseria gonorrhoeae;* cultura de ânus e vagina para *Chlamydia trachomatis*; exame direto de amostra obtida por *swab* vaginal para *Trichomonas vaginalis* e vaginose bacteriana. A decisão sobre realizar sorologias para *Treponema pallidum*, HIV e hepatite B deve ser individualizada. Para as meninas pré-púberes, recomendam-se mostras obtidas com *swab* vaginal e não ectocervical. Além disso, o Centers for Disease Control and Prevention (CDC, 2010) preconiza a realização de cultura para *N. gonorrhoeae* e *C. trachomatis* em vez de testes com amplificação de ácido nucleico (NAATS, de *nucleic acid amplification tests*).

O conceito geral de que a observância de infecção sexualmente transmissível além do período neonatal seria evidência de abuso sexual tem exceções. Por exemplo, em alguns casos infecções por *C. trachomatis* contraídas no período perinatal persistiram até três anos em meninas. Foram diagnosticadas verrugas genitais em crianças sem qualquer outra evidência de abuso sexual. Finalmente, a maioria das infecções com o vírus da hepatite B (HBV) em crianças resulta de exposição domiciliar a indivíduos com infecção crônica por HBV (Centers for Disease Control and Prevention, 2010).

Em geral, não se recomenda profilaxia contra DST em crianças que tenham sofrido abuso sexual, em razão das baixas taxas de infecção associadas e da maior garantia de aderência ao acompanhamento programado. Entretanto, se o quadro clínico determinar, ou se os resultados forem positivos para infecção, há indicação para antibioticoterapia. Para *aquelas pesando menos de 45 kg*, o tratamento para gonorreia é feito com dose única de 125 mg de ceftriaxona por via intramuscular. Para infecção por *Chlamydia*, administra-se eritromicina oral, 50 mg/kg/dia, fracionados em quatro doses, durante 14 dias. Para as crianças com *mais de 45 kg*, o tratamento de gonorreia é feito com dose única de ceftriaxona, 250 mg IM, mais dose única de azitromicina, 1 g por via oral. Para infecção por clamídia, pode-se prescrever uma dose oral de 1 g de azitromicina, ou doxiciclina (para crianças com mais de 8 anos), 100 mg duas vezes ao dia durante sete dias (Centers for Disease Control and Prevention, 2010, 2011; Woods, 2005). As taxas de transmissão de HIV por abuso sexual são muito baixas em crianças, e a aderência aos esquemas de PPE é baixa (Girardet, 2009b). Contudo, o tratamento com antirretrovirais é bem tolerado por crianças, e a PPE pode ser sugerida com base no quadro clínico. Caso se esteja considerando prescrever PPE, seu início, assim como outras profilaxias, deve ser nas primeiras 72 horas, e o CDC (2010) recomenda a consulta a especialistas no tratamento de crianças infectadas por HIV.

Além do tratamento do trauma físico, a avaliação psicossocial deve fazer parte da atenção. É importante ressaltar que o abuso sexual em crianças pode ter sequelas psicológicas e/ou ginecológicas em longo prazo (American College of Obstetricians and Gynecologists, 2011a).

TABELA 13-18 Achados diagnósticos de contato sexual em crianças supostamente vítimas de abuso sexual

Lacerações genitais ou anais agudas ou hematomas extensivos[a]
Cicatriz perianal ou na fúrcula vaginal[a]
Uma região localizada nas posições de 4 ou 8 horas sobre a borda do hímen onde parece ter havido laceração total ou parcial até a base
Cultura positiva para *Neisseria gonorrhoeae* de material anal ou faríngeo[b]
Diagnóstico confirmado de sífilis[b]
Cultura ou exame direto positivos para *Trichomonas vaginalis* em criança com mais de 1 ano de idade
Cultura anal ou genital positiva para *Chlamydia trachomatis* em criança com mais de 3 anos de idade
Sorologia positiva para HIV[b]
Gravidez
Identificação de espermatozoides em amostras coletadas diretamente do corpo da criança

[a] Caso não haja outros quadros clínicos, tais como doença de Crohn, coagulopatia ou aderência de pequenos lábios para explicar os achados.
[b] Desde que se tenham excluídas transmissão perianal ou transmissão a partir de hemoderivados ou por agulhas contaminadas.
HIV = vírus da imunodeficiência humana.
Adaptada de Adams, 2007, 2008.

VIOLÊNCIA DE PARCEIRO ÍNTIMO

Definição

A expressão *violência de parceiro íntimo* (VPI) refere-se ao dano infligido por um parceiro íntimo, com a intenção de causar dor ou ter controle sobre o comportamento do outro. As mulheres correspondem a 89% dos casos de VPI relatados entre casais (Chambliss, 2008). Os termos VPI, *violência doméstica* (VD), *violência baseada no gênero* ou *violência contra as mulheres* englobam inúmeros abusos direcionados a mulheres e meninas. A declaração nas Nações Unidas para eliminação da violência contra as mulheres (United Nations Declaration on the Elimination of Violence Against Women, 1993) define violência como atos que causam, ou com potencial de causar, danos. A introdução da expressão "baseada no gênero" enfatiza que o ato está enraizado na desigualdade entre mulheres e homens (Krantz, 2005).

A violência contra as mulheres varia e inclui agressões, violência sexual, incesto e abuso de idosas (Burge, 1997; Straka, 2006). A maioria das vítimas conhece seus agressores e é agredida mais de uma vez. O tempo médio de vitimização antes da apresentação a profissionais de saúde é de quatro anos para mulheres vítimas de violência (Tjaden, 2000).

Estatística da violência de parceiro íntimo

O centro nacional para prevenção e controle de lesões (National Center for Injury Prevention and Control) do CDC (2000) estima que cerca de 5,3 milhões de incidentes de VPI ocorram a cada ano entre as mulheres norte-americanas com idade igual ou superior a 18 anos. Esses incidentes resultam em quase 2 milhões de lesões e 1.400 óbitos em todo o país a cada ano (Wilson, 2006). Três estudos conduzidos nas instituições de prática familiar verificaram que a prevalência, ao longo de toda a vida, de violência do marido contra a esposa (tapas ou pior) variou de 36 a 44% (Elliott, 1995; Hamberger, 1992; Pence, 1993). É possível que muitas mortes causadas por VPI passem despercebidas uma vez que os dados dos atestados de óbitos são notoriamente imprecisos. Mortes por outras causas, como suicídio ou uso abusivo de substâncias, talvez não sejam identificadas como tendo a VPI como causa subjacente.

Fatores de risco

Etnia

As mulheres brancas e afro-americanas apresentam taxas mais altas de VPI do que as hispânicas. Durante a gravidez a VPI é mais frequente, mais grave e com maior risco de homicídio nas brancas do que nas afro-americanas e nas hispânicas.

Adultas jovens

As jovens estão sob maior risco de VPI (Chambliss, 2008). Peters e colaboradores (2002) analisaram dados de 5.298 relatos de violência doméstica. Esses autores verificaram que as mulheres com 16 a 24 anos são as de maior risco de VPI, mais de duas vezes superior ao daquelas com 25 a 34 anos. As taxas da VPI sofrem redução ao longo do período reprodutivo das mulheres e alcançaram o ponto mais baixo naquelas com 65 anos ou mais.

Abuso de substâncias

O abuso de bebidas alcoólicas e substâncias continua a ter papel relevante na VPI tanto para agressores quanto para suas vítimas. As vítimas desenvolvem problemas com uso abusivo de substâncias na medida em que tentam tratar suas dores físicas e emocionais. A maioria das pacientes com transtorno de estresse pós-traumático e uso de substâncias tem história de violência física e abuso sexual. Kyriacou (1999) relatou que 45% dos homens e 20% das mulheres haviam bebido quando a VPI ocorreu.

Exposição prévia à violência

Hotaling e Sugarman (1986) observaram apenas um marcador consistente de risco para agressão de cônjuge. O testemunho de violência na infância foi um fator de risco significativo relatado em 11 dos 15 trabalhos analisados.

Violência de parceiro íntimo durante a gravidez

As mulheres devem ser rastreadas para VPI durante o período perinatal. De 7 a 20% das mulheres grávidas podem ser vítimas, e o homicídio é relatado como a principal causa de morte durante a gravidez. A maioria dos casos resulta de abuso do parceiro (Gazmararian, 1996; Shadigian, 2005). Portanto, o rastreamento para VPI é um componente importante do cuidado pré-natal. O Antenatal Psychosocial Health Assessment (ALPHA) é um questionário que avalia a saúde psicossocial durante a gravidez e contém seções que rastreiam para violência doméstica. Essa ferramenta pode ser encontrada em http://www.dfcm.utoronto.ca/Assets/DFCM+Digital+Assets/ALPHA_Guide_english.pdf.

Violência doméstica na terceira idade

Os problemas médicos e sociais do abuso de idosas estão aumentando com a crescente população de idosas. Atualmente, estima-se que 2 milhões de adultas idosas sejam maltratadas anualmente, e 84% dos casos não são comunicados (Jayawardena, 2006). O abuso de idosas foi dividido em sete categorias pelo National Center on Elder Abuse: físico, emocional e sexual; exploração financeira, negligência; autonegligência e outros (Tatara, 1997). Dessas, a negligência é a forma mais prevalente. Ocorre, na maioria das vezes, em casa, sendo cometida, com grande frequência, pelos familiares. Os fatores de risco identificados são estresse do cuidador, deficiência cognitiva da paciente e necessidade de assistência para as atividades diárias, relacionamentos familiares conflitantes e apoio social precário.

Diagnóstico

É mais provável que as mulheres agredidas procurem seus médicos para ajudá-las em vez de funcionários legais, profissionais em saúde mental ou advogados. As vítimas de violência apresentam índices muito altos de consumo de medicamento nos anos seguintes à violência, podendo se apresentar com queixas psiquiátricas e somáticas ao seu clínico geral (Koss, 1992). Embora alguns médicos possam se sentir desconfortáveis questionando suas pacientes, os pesquisadores concordam que *a única coisa realmente importante que um médico pode fazer para uma mulher agredida é perguntar sobre violência* (Linden, 1999). Ademais, os profissionais de saúde devem perguntar sobre VPI se identificarem sintomas ou comportamentos que possam estar associados à vitimização (Burge, 1997). Entre os sinais sugestivos estão contusões, lesões inexplicáveis, depressão ou ansiedade, uso abusivo de álcool ou substâncias, dor crônica sem explicação, isolamento, incapacidade de enfrentamento, acesso limitado aos cuidados de saúde, não aderência, marido com comportamento extremamente controlador ou ciúme intenso, ou marido que faz uso abusivo de substâncias.

O American Congress of Obstetricians and Gynecologists (2010) recomenda que os médicos procedam a rastreamento para VPI de todas as pacientes durante exame ginecológico de rotina, consultas de planejamento familiar, primeira consulta de pré-natal, no mínimo uma vez por trimestre e na consulta de pós-parto. O rastreamento pode ser feito com a seguinte declaração introdutória seguida por três perguntas simples: "Considerando que a violência é muito comum na vida de tantas mulheres, e considerando que há ajuda disponível para aquelas que estejam sendo vítimas de abuso, passei a perguntar a todas as pacientes sobre violência doméstica:

1. No último ano – ou desde sua gravidez – você foi vítima de tapas, chutes ou foi de alguma forma ferida por qualquer pessoa?
2. Você mantém relacionamento com alguém que a esteja ameaçando ou ferindo fisicamente?
3. Alguém a forçou a manter relações sexuais que a tenham deixado desconfortável?

Manejo dos casos de violência de parceiro íntimo

Reconhecimento e encaminhamento da paciente

Se uma paciente revela VPI, o médico deve reconhecer e normalizar a perspectiva da paciente. A paciente deve ser informada de que muitas mulheres passam por experiências de agressão, que a maioria tem medo de confidenciar isso, que as lembranças das experiências podem ser dolorosas e que o temor de agressões futuras é um medo razoável. Depois da revelação, o médico deve expressar preocupação com a segurança e a saúde da paciente e transmitir boa vontade para discutir as questões de relacionamento a qualquer momento. Além disso, informações sobre possíveis recursos comunitários devem ser oferecidas. O National Domestic Violence Hotline (1-800-799-SAFE[7233])* é um telefone para serviço de referência sem fins lucrativos, com acesso a mais de 5 mil abrigos para mulheres, nos EUA.[7] Também há recursos disponíveis em seu *site* na internet em http://www.ndvh.org/.

Documentação

Agressão é crime, no entanto, poucos Estados exigem comunicação de casos de VPI. Poucos estados exigem detenção obrigatória dos agressores, e poucas jurisdições investigam seriamente os casos de VPI. Consequentemente, os médicos devem conhecer as leis do seu Estado para informar adequadamente suas pacientes. Além disso, o profissional de saúde deve documentar todos os achados físicos de violência. Esses dados podem ser requisitados no caso de haver acusação criminal.

---

*N. de R. T. No Brasil, o telefone da Central de Atendimento à Mulher é 180.

SEXUALIDADE FEMININA

A sexualidade é um dos componentes mais complexos e básicos do comportamento humano. As expressões da sexualidade e da intimidade mantêm-se importantes ao longo de toda a vida. A expressão da sexualidade feminina é única em cada mulher e provavelmente se modifica com o tempo. O prazer ou a anedonia sexual produzem impacto considerável sobre a qualidade de vida (Wylie, 2009). A sexualidade inclui identidade sexual, função sexual e relacionamentos sexuais. Embora o impulso sexual básico seja biológico, sua expressão é determinada por uma variedade de fatores: psicológico, social, ambiental, espiritual e de aprendizagem. Por isso, a satisfação sexual, para as mulheres, em geral é menos dependente dos componentes físicos do sexo e mais da qualidade do relacionamento e do contexto em que o comportamento sexual está inserido.

Ciclo biológico

Na descrição do ciclo de respostas sexuais, o pressuposto de vários pesquisadores foi que as respostas sexuais seguiriam uma sequência de eventos previsíveis e lineares, desde a excitação até a resolução. O número de etapas desse ciclo de respostas varia; foram descritos ciclos com duas a quatro etapas (Fig. 13-1). A visão tradicional do ciclo de respostas sexuais descreve a evolução em etapas sequenciais isoladas passando por desejo, excitação, orgasmo e resolução. Entretanto, sabe-se atualmente que essas fases se sobrepõem e que sua sequência pode variar (Basson, 2006; Rosen, 2008). Nos modelos mais recentes, a mulher inicia o relacionamento em estado neutro de desejo. Se vivenciar uma intimidade emocional adequada em relação ao parceiro, talvez passe a buscar ou fique receptiva a estímulos sexuais. A receptividade aos estímulos sexuais permite que a mulher passe do estado de neutralidade ao estado de excitação sexual. Se a mente continua a processar os estímulos com excitação crescente, o desejo irá encorajar a mulher a buscar satisfação sexual e

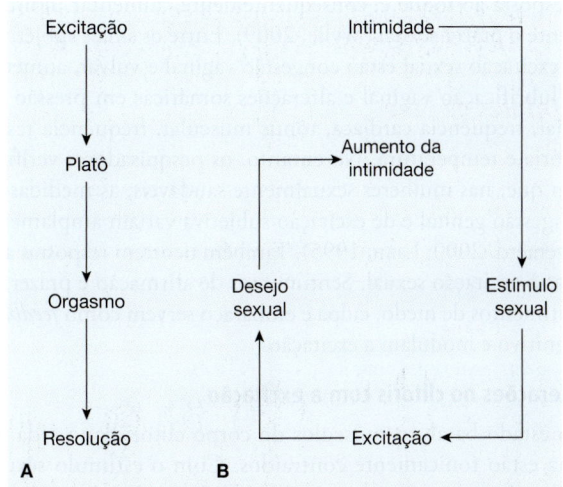

FIGURA 13-1 Modelos de resposta sexual feminina. *Modelo* (**A**), *adaptado de Masters, 1966. Modelo* (**B**) *adaptado de Basson, 2000.*)

orgasmo. Esse resultado positivo alimenta a intimidade e reforça a motivação sexual.

Impulso/desejo

A base do desejo e da percepção de excitação percebida pelas mulheres é pouco entendida, mas parece envolver interações entre múltiplos neurotransmissores, hormônios sexuais e ambiente. Inicialmente, no ciclo feminino de respostas sexuais, a estimulação erótica está associada ao desejo, também chamado de *libido*, para a interação sexual. A libido varia e é considerada o componente cerebral da sexualidade.

Vários outros fatores estão intimamente relacionados à satisfação sexual e à libido da mulher. Com base nos dados de pesquisas, esses fatores incluem saúde mental passada e atual estável, bem-estar emocional e autoimagem positivos, experiências sexuais passadas gratificantes, sentimentos positivos para com o parceiro e expectativas positivas em relação ao relacionamento (Bancroft, 2003; Dennerstein, 2005; Laumann, 2005).

Excitação

A excitação sexual da mulher é complexa e mantém correlação positiva com o estímulo sexual e seu contexto emocional. Esse reflexo do subconsciente é organizado pelo sistema nervoso autônomo e processado no sistema límbico em resposta aos estímulos mentais ou físicos reconhecidos como sexuais. Em 1998, Fisher descreveu o sistema emoção/motivação segundo o qual emoções básicas emergem de sistemas distintos de atividade neural. A autora propôs que os humanos teriam três circuitos ou sistemas motivacionais primários e que tais sistemas cerebrais teriam evoluído para direcionar o comportamento. O primeiro envolve os androgênios e influencia o desejo (impulso sexual e libido). O segundo envolve a dopamina com influência sobre a atração (romance). O terceiro envolve a ocitocina com influência sobre a ligação com o parceiro. Liberada após estimulação mamilar, a ocitocina produz efeitos empatogênicos, como sentimento de empatia, amor e proximidade emocional. Tais efeitos podem levar a maiores sensação de prazer e resposta ao toque e, consequentemente, aumentar indiretamente o prazer sexual (Wylie, 2009). Entre os sinais subjetivos de excitação sexual estão congestão vaginal e vulvar, aumento da lubrificação vaginal e alterações somáticas em pressão arterial, frequência cardíaca, tônus muscular, frequência respiratória e temperatura. No entanto, os pesquisadores verificaram que, nas mulheres sexualmente saudáveis, as medidas de congestão genital e de excitação subjetiva variam amplamente (Everaerd, 2000; Laan, 1995). Também ocorrem respostas afetivas à excitação sexual. Sentimentos de afirmação e prazer ou sentimentos de medo, culpa e embaraço servem como *feedback* cognitivo e modulam a excitação.

Alterações no clitóris com a excitação

No estado basal, os músculos do corpo clitoridiano e da vagina estão tonicamente contraídos. Com o estímulo sexual, a liberação neurogênica e endotelial de óxido nítrico leva a relaxamento da artéria cavernosa clitoridiana. Ocorre, então, influxo arterial, com aumento na pressão intracavernosa e intumescimento clitoridiano (Cellek, 1998). Como resultado há extrusão da glande do clitóris com aumento da sensibilidade.

Alterações vaginal e vulvar com a excitação

No estado basal, o epitélio vaginal reabsorve sódio do transudato plasmático capilar submucoso. No entanto, com a estimulação sexual, vários neurotransmissores, inclusive o óxido nítrico e o peptídeo intestinal vasoativo, são liberados. Esses neurotransmissores modulam o relaxamento da musculatura lisa vascular e não vascular vaginal (Palle, 1990). Segue-se aumento acentuado no fluxo capilar submucoso que se sobrepõe à reabsorção do sódio. Como consequência, são produzidos 3 a 5 mL de transudato vaginal, e essa lubrificação adicional é essencial para o coito prazeroso. O relaxamento do músculo liso vaginal aumenta o comprimento da vagina e o diâmetro do lúmen, em especial nos dois terços distais da vagina.

Liberação

Masters e Johnson (1966) propuseram que a liberação orgásmica é uma resposta do tipo reflexo que ocorre quando um platô de excitamento é alcançado ou excedido. Os indicadores fisiológicos e comportamentais do orgasmo envolvem todo o corpo – expressões faciais, miotonia generalizada, espasmo carpopedal e contrações dos músculos glúteos e abdominais. Para as mulheres, o orgasmo também é marcado por contrações rítmicas do útero, do tubo vaginal e do esfíncter anal. Essas contrações aos poucos diminuem de intensidade, duração e regularidade após o orgasmo. A experiência subjetiva do orgasmo inclui sensação de prazer intenso com pico rápido seguido por liberação prazerosa. Essas sensações são relatadas como singulares, independentemente da maneira como o orgasmo tenha sido alcançado (Newcomb, 1983). As mulheres são únicas na sua capacidade multiorgásmica, isto é, capazes de uma série de respostas orgásmicas distintas sem redução na excitação entre elas.

Resolução

Depois do orgasmo, as alterações anatômicas e fisiológicas do excitamento são revertidas. Nas mulheres, a vasocongestão genital reduz-se, e a vagina sofre encurtamento e estreitamento. Uma camada fina de suor cobre o corpo, e as frequências cardíaca e respiratória elevadas aos poucos retornam ao normal. Se houver orgasmo, há relaxamentos psicológico e físico concomitantes. Se não houver orgasmo, ocorre um processo fisiológico similar, mas com velocidade menor.

Variações normais na resposta fisiológica

A função sexual e a variabilidade das respostas fisiológicas podem ser afetadas por muitos aspectos biológicos e psicológicos ligados à reprodução e ao ciclo de vida.

Gravidez e sexualidade

Durante a gravidez, a função sexual pode mudar, e a redução no desejo sexual e na frequência do coito é normal (Hyde, 1996). Essas alterações podem ter origem no medo de causar algum dano ao feto durante a relação sexual ou o orgasmo.

Além disso, fadiga, desconforto físico ou sentimento de menor atratividade física são outras razões.

As mulheres que sofrem abortamentos recorrentes, infertilidade ou que se submetem a abortamento terapêutico e mesmo aquelas em puerpério normal terão alterações na resposta sexual fisiológica e psicológica. Hyde (1996) observou que as mulheres que amamentam relatam menos atividade sexual e menor satisfação do que aquelas que não amamentam. O estudo não demonstrou quaisquer diferenças relevantes em função do método do parto, embora as mulheres que tiveram parto por cesariana tenham tido maior probabilidade de retomarem as relações sexuais em quatro semanas após o parto em comparação com aquelas que tiveram parto vaginal. No puerpério a combinação de bebê muito pequeno, cansaço, alterações hormonais e cicatrização de episiotomia contribuem para a redução na frequência e no prazer com as relações sexuais (Srivastava, 2008). Entretanto, Klein e colaboradores (2009) concluíram que após 12 a 18 meses não é mais possível identificar qualquer diferença na função sexual comparando-se mulheres com parto vaginal sem episiotomia, com laceração perineal profunda, parto vaginal operatório a fórceps ou a vácuo e mulheres submetidas à cesariana eletiva.

Sexualidade na fase de transição para a menopausa

Os dados basais do Study of Women's Health Across the Nation (SWAN) abordaram o comportamento sexual de 3.262 mulheres, com 42 a 52 anos, que estavam na pré-menopausa ou no início da fase de transição para a menopausa. As evidências sugerem que, no início da transição para a menopausa, ocorreram poucas alterações nas práticas ou nas funções sexuais (Cain, 2003).

Entretanto, no final da fase de transição para a menopausa ou com ooforectomia em mulheres mais jovens, a queda nos níveis de estrogênio e, possivelmente, de androgênio pode interferir na resposta fisiológica (Avis, 2000; Gast, 2009). Masters e Johnson (1966) descreveram retardo no tempo de reação do clitóris, retardo ou ausência de lubrificação vaginal, redução na congestão vaginal e redução na duração das contrações com o orgasmo. Além disso, com a falta de estrogênio reduzem-se fluxo sanguíneo genital, lubrificação vaginal e integridade estrutural do tecido vaginal (Freedman, 2002; Pauls, 2005). Sarrel e colaboradores (1990) correlacionaram aumento da libido e do orgasmo com reposição de estrogênio nas mulheres pós-menopáusicas. Outros pesquisadores demonstraram melhora na lubrificação vaginal, no fluxo sanguíneo e na complacência vaginal em mulheres menopáusicas fazendo uso de reposição sistêmica de estrogênio (Berman, 1999; Semmens, 1982). Gast e colaboradores (2009) demonstraram que as mulheres tratadas com dose baixa de estrogênios conjugados apresentaram melhora significativa em dispareunia, vivência sexual e qualidade de vida, embora isto não se tenha traduzido em aumento da atividade sexual.

Sexualidade na terceira idade

Na terceira idade, a sexualidade continua a ter um papel importante na manutenção da saúde física e mental. Klausmann (2002) e Dennerstein (2001) sugeriram que, mesmo muitos anos após a menopausa, observam-se relatos consistentes de aumento no desejo e no interesse com uma nova relação. Entretanto, a oportunidade de atividade sexual na forma de relação sexual costuma depender do parceiro. Tanto a disponibilidade quanto a saúde do parceiro começam a moldar a frequência com que essa forma de atividade sexual ocorre. Como a disfunção erétil nos homens aumenta com a idade e como as mulheres vivem mais, a "lacuna do parceiro" torna-se uma causa importante de insatisfação sexual entre as idosas (Srivastava, 2008). Entre as mulheres idosas, 40 a 47% masturbam-se.

Em geral, a atividade sexual diminui com o aumento da idade. Há relato de atividade sexual em 30 a 78% das mulheres com 60 anos, em 11 a 74% daquelas com mais de 70 anos e em 8 a 43% daquelas com 80 anos (Morley, 2003). Há poucos dados sobre a função sexual nas mulheres com mais de 80 anos. Contudo, como a coorte do *baby boomer*, um grupo sexualmente mais aberto que as gerações anteriores continua a envelhecer, sendo possível que haja maior desejo de manter essa qualidade de vida (Morley, 1992).

TRANSTORNOS SEXUAIS

As disfunções sexuais psiquiátricas são caracterizadas por relação sexual dolorosa ou distúrbios no desejo, na excitação, no orgasmo ou na resolução, que causam desconforto significativo e dificuldade no relacionamento (Tabela 13-19). A disfunção sexual oriunda da dispareunia também pode se originar de doença ginecológica, tendo sido comentada de forma mais completa no Capítulo 11 (p. 319).

Incidência

Embora muitos estudos tenham pesquisado a disfunção sexual feminina, as taxas de prevalência são difíceis de serem estabelecidas considerando-se os critérios e as medidas diferentes do funcionamento sexual. No entanto, em uma revisão recente da literatura estimou-se que 64% das mulheres apresentam pouco ou nenhum desejo sexual, 35% relatam dificuldade de chegar ao orgasmo e 26% têm dor durante o sexo (Hayes, 2006). A maioria das dificuldades dura menos de seis meses, mas um terço pode persistir por mais tempo.

Fatores de risco

Os fatores de risco psicossociais para disfunção sexual incluem comorbidades psicológicas, emoções negativas, cognições mal-adaptadas (como expectativas irreais), fatores culturais, falta de conhecimento em relação ao funcionamento sexual, mágoas do casal e ausência de atração física (Bach, 2001). Desses fatores, os transtornos psiquiátricos, como depressão e ansiedade, com frequência são concomitantes com os transtornos sexuais. Assim, para a maioria das pacientes que sofrem de disfunção sexual, as avaliações não devem se limitar à explicação orgânica (Bach, 2001).

Avaliação da disfunção sexual

A anamnese sexual completa deve incluir registros das histórias clínica, cirúrgica, social e psiquiátrica da paciente (American

TABELA 13-19 Transtornos na função sexual

Transtorno de desejo sexual hipoativo
Deficiência (ou ausência) persistente ou recorrente de fantasias ou desejo de ter atividade sexual. O julgamento de deficiência ou ausência é feito pelo clínico, levando em consideração fatores que afetam o funcionamento sexual, como idade e contexto de vida do indivíduo.

Transtorno de aversão sexual
Extrema aversão ou esquiva persistente ou recorrente de todo (ou quase todo) contato sexual genital com um parceiro sexual.

Transtorno da excitação sexual feminina
Fracasso persistente ou recorrente para adquirir ou manter uma resposta de excitação sexual de lubrificação-turgescência até a consumação da atividade sexual.

Transtorno orgásmico feminino
Atraso ou ausência persistente ou recorrente do orgasmo após uma fase normal de excitação sexual, considerando fatores como idade, experiência sexual e adequação da estimulação sexual recebida.

Dispareunia
Dor genital recorrente ou persistente associada com a relação sexual em homem ou mulher.
Não é causada especificamente por vaginismo ou falta de lubrificação.

Vaginismo
Espasmo involuntário, recorrente ou persistente da musculatura do terço inferior da vagina, que interfere na relação sexual.

Em todos os transtornos acima
O transtorno causa desconforto acentuado ou dificuldade interpessoal
A disfunção sexual não pode ser atribuída a outro transtorno psiquiátrico e não é causada exclusivamente por efeitos fisiológicos diretos de uma substância ou de um quadro clínico geral

Tipos: Vitalício vs. adquirido; generalizado vs. situacional, causado por fatores psicológicos vs. causado por fatores combinados.

Segundo o *Manual Diagnóstico e Estatístico de Transtornos Mentais* (DSM-IV-TR). Artmed, 2002

College of Obstetricians and Gynecologists, 2011b). De acordo com a abordagem biopsicossocial, o diagnóstico dos distúrbios sexuais começa pela definição da disfunção, se causada exclusivamente por doença clínica geral, por uso abusivo de drogas, por medicação (p.ex., antidepressivos com frequência prejudicam a resposta sexual) ou por exposição a toxinas. Em seguida, deve-se investigar a possibilidade de um transtorno psiquiátrico primário. A avaliação normalmente considera fatores étnicos, culturais, religiosos e sociais da mulher, além de uma discussão franca sobre seu(s) atual(ais) parceiro(s) e expectativas sexuais. A avaliação clínica deve levar em consideração idade da paciente e sua experiência sexual, frequência e cronicidade dos sintomas e deve determinar se a paciente percebe os sintomas como inconvenientes ou incapacitantes (American Psychiatric Association, 2000a). É importante que a mulher seja questionada sobre a dificuldade sexual ter sempre estado presente ou se passou a ocorrer em determinado momento, e se persiste em todas as situações ou aparece apenas em determinadas circunstâncias. Finalmente, deve-se considerar a indicação de encaminhamento a psiquiatra ou psicólogo para uma avaliação completa.

Tratamento da disfunção sexual

O tratamento multidisciplinar é ideal para as pacientes com disfunção sexual. A equipe caracteristicamente deve ser formada por clínico geral, ginecologista, psicólogo e enfermeira especializada. Para os distúrbios orgânicos, talvez haja necessidade de incluir especialistas em urologia, gastrenterologia e anestesia. As abordagens psicológicas geralmente incluem alguma combinação de educação sexual, melhora na comunicação, identificação dos fatores emocionais e culturais, terapia cognitivo-comportamental e terapia de casais.

REFERÊNCIAS

Adams JA: Guidelines for medical care of children evaluated for suspected sexual abuse: an update for 2008. Curr Opin Obstet Gynecol 20:435, 2008

Adams JA, Kaplan RA, Starling SP, et al: Guidelines for medical care of children who may have been sexually abused. J Pediatr Adolesc Gynecol 20:163, 2007

American College of Obstetricians and Gynecologists: Adult manifestations of childhood sexual abuse. Committee Opinion No. 498, August, 2011a

American College of Obstetricians and Gynecologists: Female sexual dysfunction. Practice Bulletin No. 119, April 2011b

American College of Obstetricians and Gynecologists: Premenstrual syndrome. Practice Bulletin No. 15, April 2000

American College of Obstetricians and Gynecologists: Screening for depression during and after pregnancy. Committee Opinion No. 453, February 2010

American College of Obstetricians and Gynecologists: Sexual assault. Committee Opinion No. 499, August 2011c

American College of Obstetricians and Gynecologists: Use of psychiatric medications during pregnancy and lactation. Practice Bulletin No. 92, April 2008

American Congress of Obstetricians and Gynecologists: Screening tools—domestic violence. 2010. Available at: http://www.acog.org/departments/dept_notice.cfm?recno=17&bulletin=585. Accessed August 23, 2010

American Psychiatric Association: Diagnostic and Statistical Manual of Mental Disorders, Fourth Edition, Text Revision. Washington, DC, American Psychiatric Association, 2000a

American Psychiatric Association: Practice Guideline for the Treatment of Patients with Eating Disorders, 2nd ed. In Practice Guidelines for the Treatment of Psychiatric Disorders, Compendium 2000. Washington, DC, American Psychiatric Association, 2000b

Anderson SL, Parker BJ, Bourguignon CM: Predictors of genital injury after nonconsensual intercourse. Adv Emerg Nurs J 31(3):236, 2009

Andrade L, Caraveo-Anduaga JJ, Berglund P, et al: The epidemiology of major depressive episodes: results from the International Consortium of Psychiatric Epidemiology (ICPE) Surveys. Int J Methods Psychiatr Res 12(1):3, 2003

Arowojolu AO, Okewole IA, Adekunle AO: Comparative evaluation of the effectiveness and safety of two regimens of levonorgestrel for emergency contraception in Nigerians. Contraception 66(4):269, 2002

Avis NE, Stellato R, Crawford S, et al: Is there an association between menopause status and sexual functioning? Menopause 7(5):297, 2000

Bach AK, Wincze JP, Barlow DH: Sexual Dysfunction. New York, Guilford Press, 2001

Backstrom T, Andersson A, Andree L, et al: Pathogenesis in menstrual cycle-linked CNS disorders. Ann NY Acad Sci 1007(1):42, 2003

Bäckström T, Haage D, Löfgren M, et al: Paradoxical effects of GABA-A modulators may explain sex steroid induced negative mood symptoms in some persons. Neuroscience 191:46, 2011

Baker TC, Burgess AW, Brickman E, et al: Rape victims' concern about possible exposure to HIV infection. J Interpers Violence 549, 1990

Bancroft J, Loftus J, Long JS: Distress about sex: a national survey of women in heterosexual relationships. Arch Sex Behav 32(3):193, 2003

Basson R: Clinical practice. Sexual desire and arousal disorders in women. N Engl J Med 354(14):1497, 2006

Basson R: The female sexual response: a different model. J Sex Marital Ther 26(1):51, 2000

Bechtel, K: Sexual abuse and sexually transmitted infection in children and adolescents. Curr Opin Pediatr 22:94, 2010

Berman JR, Berman LA, Werbin TJ, et al: Clinical evaluation of female sexual function: effects of age and estrogen status on subjective and physiologic sexual responses. Int J Impot Res 11(Suppl 1):S31, 1999

Bibring GL: Some considerations of the psychological processes in pregnancy. Psychoanal Study Child 14:113, 1959

Bloch M, Rotenberg N, Koren D, et al: Risk factors for early postpartum depressive symptoms. Gen Hosp Psychiatry 28(1):3, 2006

Boyce P, Hickey A: Psychosocial risk factors to major depression after childbirth. Soc Psychiatry Psychiatr Epidemiol 40(8):605, 2005

Brandon AR, Freeman MP: When She Says "No" to Medication: Psychotherapy for Antepartum Depression. Curr Psychiatry Rep Aug 30, 2011 [Epub ahead of print]

Brandon AR, Shivakumar G, Freeman MP : Perimenopausal depression. Curr Psychiatr 7(10):38, 2008

Braun DL, Sunday SR, Halmi KA: Psychiatric comorbidity in patients with eating disorders. Psychol Med 24(4):859, 1994

Brink TL, Yesavage JA, Lum O, et al: Screening tests for geriatric depression. Clin Gerontol 1(1):37, 1982

Bromberger JT, Meyer PM, Kravitz HM, et al: Psychologic distress and natural menopause: a multiethnic community study. Am J Public Health 91(9):1435, 2001

Burge SK: Violence against women. Prim Care 24(1):67, 1997

Burgess AW, Holmstrom LL: Rape trauma syndrome. Am J Psychiatry 131(9):981, 1974

Burt VK, Hendrick VC: Clinical Manual of Women's Mental Health. Washington, DC, American Psychiatric Publishing, 2005, p 6

Cain VS, Johannes CB, Avis NE, et al: Sexual functioning and practices in a multi-ethnic study of midlife women: baseline results from SWAN. J Sex Res 40(3):266, 2003

Carter FA, Carter JD, Luty SE, et al: Screening and treatment for depression during pregnancy: a cautionary note. Aust N Z J Psych 39:255, 2005

Cellek S, Moncada S: Nitrergic neurotransmission mediates the non-adrenergic non-cholinergic responses in the clitoral corpus cavernosum of the rabbit. Br J Pharmacol 125(8):1627, 1998

Centers for Disease Control and Prevention: Cephalosporin susceptibility among Neisseria gonorrhoeae isolates—United States, 2000–2010. MMWR 60(26):873, 2011

Centers for Disease Control and Prevention: Full report of the prevalence, incidence, and consequences of violence against women. 2000. Available at: http://www.ncjrs.gov/pdffiles1/nij/183781.pdf. Accessed August 23, 2010

Centers for Disease Control and Prevention: Sexually transmitted diseases treatment guidelines, 2010. MMWR 59(12):1, 2010

Chambliss LR: Intimate partner violence and its implication for pregnancy. Clin Obstet Gynecol 51(2):385, 2008

Clark R, Tluczek A, Wenzel A: Psychotherapy for postpartum depression: a preliminary report. Am J Orthopsychiatry 73(4):441, 2003

Cohen LS, Altshuler LL, Harlow BL, et al: Relapse of major depression during pregnancy in women who maintain or discontinue antidepressant treatment. JAMA 295(5):499, 2006a

Cohen LS, Miner C, Brown EW, et al: Premenstrual daily fluoxetine for premenstrual dysphoric disorder: a placebo-controlled, clinical trial using computerized diaries. Obstet Gynecol 100(3):435, 2002

Cohen LS, Soares CN, Lyster A, et al: Efficacy and tolerability of premenstrual use of venlafaxine (flexible dose) in the treatment of premenstrual dysphoric disorder. J Clin Psychopharmacol 24(5):540, 2004

Cohen LS, Soares CN, Vitonis AF, et al: Risk for new onset of depression during the menopausal transition: the Harvard study of moods and cycles. Arch Gen Psychiatry 63(4):385, 2006b

Cox J, Holden J, Sagovsky R: Detection of postnatal depression: Development of the 10-item Edinburgh postnatal depression scale. Br J Psychiatry 150:782, 1987

Cunningham FG, Leveno KL, Bloom SL, et al (eds): Teratology and medications that affect the fetus. In Williams Obstetrics, 23rd ed. New York, McGraw-Hill, 2010

Cunningham J, Yonkers KA, O'Brien S, et al: Update on research and treatment of premenstrual dysphoric disorder. Harv Rev Psychiatry 17(2):120, 2009

De Souza MC, Walker AF, Robinson PA, et al: A synergistic effect of a daily supplement for 1 month of 200 mg magnesium plus 50 mg vitamin B_6 for the relief of anxiety-related premenstrual symptoms: a randomized, double-blind, crossover study. J Womens Health Gend Based Med 9(2):131, 2000

de Waal MW, Arnold IA, Eekhof A, et al: Somatoform disorders in general practice: prevalence, functional impairment and comorbidity with anxiety and depressive disorders. Br J Psychiatry 184:470, 2004

Deming JE, Mittleman RE, Wetli CV: Forensic science aspects of fatal sexual assaults on women. J Forensic Sci 28(3):572, 1983

Dennerstein L, Dudley E, Burger H: Are changes in sexual functioning during midlife due to aging or menopause? Fertil Steril 76(3):456, 2001

Dennerstein L, Lehert P, Burger H, et al: Sexuality. Am J Med 118(12, Suppl 2): 59, 2005

Dennis CL: Psychosocial and psychological interventions for prevention of postnatal depression: systematic review. BMJ 331(7507):1, 2005

DiMarco MA, Menke EM, McNamara T: Evaluating a support group for perinatal loss. MCN Am J Matern Child Nurs 26(3):135, 2001

Elliott BA, Johnson MM: Domestic violence in a primary care setting. Patterns and prevalence. Arch Fam Med 4(2):113, 1995

Endicott J, Nee J, Harrison W: Daily record of severity of problems (DRSP): reliability and validity. Arch Womens Ment Health 9(1):41, 2006

Engel GL: The need for a new medical model: a challenge for biomedicine. Science 196(4286):129, 1977

Erikson EH: Childhood and Society, 2nd ed. New York, Norton, 1963

Everaerd W, Laan E, Both S, et al: Female Sexuality. New York, Wiley, 2000

Fassino S, Daga GA, Pierò A, et al: Psychological factors affecting eating disorders. Adv Psychosom Med 28:141, 2007

Fichter MM, Xepapadakos F, Quadflieg N, et al: A comparative study of psychopathology in Greek adolescents in Germany and in Greece in 1980 and 1998—18 years apart. Eur Arch Psychiatry Clin Neurosci 254(1):27, 2004

Field T, Hernandez-Reif M, Diego M: Risk factors and stress variables that differentiate depressed from nondepressed pregnant women. Infant Behav Dev 29(2):169, 2006

Fisher HE: Lust, attraction, and attachment in mammalian reproduction. Hum Nat 9:23, 1998

Ford O, Lethaby A, Roberts H, et al: Progesterone for premenstrual syndrome. Cochrane Database Syst Rev 2:CD003415, 2009

Freedman MA: Female sexual dysfunction. Int J Fertil Womens Med 47(1):18, 2002

Freeman EW, Sammel MD, Lin H, et al: Associations of hormones and menopausal status with depressed mood in women with no history of depression. Arch Gen Psychiatry 63(4):375, 2006

Gast MJ, Freedman MA, Vieweg AJ, et al: A randomized study of low-dose conjugated estrogens on sexual function and quality of life in postmenopausal women. Menopause 16(2):247, 2009

Gaynes BN, Gavin N, Meltzer-Brody S, et al: Perinatal depression: prevalence, screening accuracy, and screening outcomes. Evid Rep Technol Assess(Summ) 119:1, 2005

Gazmararian JA, Lazorick S, Spitz AM, et al: Prevalence of violence against pregnant women. JAMA 275(24):1915, 1996

Girardet RG, Lahoti S, Howard LA, et al: Epidemiology of sexually transmitted infections in suspected child victims of sexual assault. Pediatrics 124(1):79. 2009a

Girardet RG, Lemme S, Biason TA, et al: HIV post-exposure prophylaxis in children and adolescents presenting for reported sexual assault. Child Abuse Negl 33:173, 2009b

GlaxoSmithKline: Paxil (paroxetine hydrochloride) prescribing information, January 2008. Available at: http://us.gsk.com/products/assets/us_paxil.pdf. Accessed July 25, 2010

Goldberg G: Psychiatry and primary care. World Psychiatry 2(3):153, 2003

Gostin LO, Lazzarini Z, Alexander D, et al: HIV testing, counseling, and prophylaxis after sexual assault. JAMA 271(18):1436, 1994

Halbreich U: The etiology, biology, and evolving pathology of premenstrual syndromes. Psychoneuroendocrinology 28(Suppl 3):55, 2003a

Halbreich U: The pathophysiologic background for current treatments of premenstrual syndromes. Curr Psychiatric Rep 4(6):429, 2002a

Halbreich U, Bergeron R, Yonkers KA, et al: Efficacy of intermittent, luteal phase sertraline treatment of premenstrual dysphoric disorder. Obstet Gynecol 100(6):1219, 2002b

Halbreich U, Borenstein J, Pearlstein T, et al: The prevalence, impairment, impact, and burden of premenstrual dysphoric disorder (PMS/PMDD). Psychoneuroendocrinology 28(Suppl 3):1, 2003b

Hamberger LK, Saunders DG, Hovey M: Prevalence of domestic violence in community practice and rate of physician inquiry. Fam Med 24(4):283, 1992

Hayes RD, Bennett CM, Fairley CK, et al: What can prevalence studies tell us about female sexual difficulty and dysfunction? J Sex Med 3(4):589, 2006

He W, Sengupta M, Velkoff VA, et al: 65+ in the United States: 2005. Available at: http://www.census.gov/prod/2006pubs/p23-209.pdf. Accessed August 23, 2010

Hoek HW: Incidence, prevalence and mortality of anorexia nervosa and other eating disorders. Curr Opin Psychiatry 19(4):389, 2006

Hoek HW, van Furth EF: [Anorexia nervosa and bulimia nervosa: I. Diagnosis and treatment]. Ned Tijdschr Geneeskd 142(33):1859, 1998

Holmes MM, Resnick HS, Kilpatrick DG, et al: Rape-related pregnancy: estimates and descriptive characteristics from a national sample of women. Am J Obstet Gynecol 175(2):320, 1996

Hotaling GT, Sugarman DB: An analysis of risk markers in husband to wife violence: the current state of knowledge. Violence Vict 1(2):101, 1986

Hyde JS, DeLamater JD, Plant EA, et al: Sexuality during pregnancy and the year postpartum. J Sex Res 33:143, 1996

Jayawardena KM, Liao S: Elder abuse at end of life. J Palliat Med 9(1):127, 2006

Jenny C, Hooton TM, Bowers A, et al: Sexually transmitted diseases in victims of rape. N Engl J Med 322(11):713, 1990

Johnson SR: Menstruation. In O'Hara MW, Reiter RC, Johnson SR, et al (eds): Psychological Aspects of Women's Reproductive Health. New York, Springer, 1995

Jones JS, Rossman L, Diegel R, et al: Sexual assault in postmenopausal women: epidemiology and patterns of genital injury. Am J Emerg Med 27(8):922, 2009

Kaplan PS, Burgess AP, Sliter JK, et al: Maternal sensitivity and the learning-promoting effects of depressed and nondepressed mothers' infant-directed speech. Infancy 14(2):143, 2009

Katz MH, Gerberding JL: Postexposure treatment of people exposed to the human immunodeficiency virus through sexual contact or injection-drug use. N Engl J Med 336(15):1097, 1997

Kelleher C, McGilloway S: "Nobody ever chooses this . . .": a qualitative study of service providers working in the sexual violence sector—key issues and challenges. Health Soc Care Community 17(3):295, 2009

Kellogg N: The evaluation of sexual abuse in children. Pediatrics 116:506, 2005

Kessler RC, Berglund P, Demler O, et al: Lifetime prevalence and age-of-onset distributions of DSM-IV disorders in the National Comorbidity Survey Replication. Arch Gen Psychiatry 62(6):593, 2005

Kessler RC, McGonagle KA, Zhao S, et al: Lifetime and 12-month prevalence of DSM-III-R psychiatric disorders in the United States. Results from the National Comorbidity Survey. Arch Gen Psychiatry 51(1):8, 1994

Kilpatrick DG, Edmunds C, Seymour A: Rape in America: a report to the nation. Arlington, VA, National Center for Victims of Crime; Charleston, SC, Medical University of South Carolina, National Crime Victim Research and Treatment Center, 1992

Klausmann D: Sexual motivation and the duration of the relationship. Arch Sex Behav 31:275, 2002

Klein K, Worda C, Leipold H, et al: Does the mode of delivery influence sexual function after childbirth? J Womens Health (Larchmt) 18(8):1227, 2009

Klump KL, Bulik CM, Kaye WK, et al: Academy for eating disorders position paper: eating disorders are serious mental illnesses. Int J Eat Disord 42(2):97, 2009

Kornstein SG: The evaluation and management of depression in women across the life span. J Clin Psychiatry 62(Supp l24):11, 2001

Koss MP, Heslet L: Somatic consequences of violence against women. Arch Fam Med 1(1):53, 1992

Krantz G, Garcia-Moreno C: Violence against women. J Epidemiol Community Health 59(10):818, 2005

Kyriacou DN, Anglin D, Taliaferro E, et al: Risk factors for injury to women from domestic violence against women. N Engl J Med 341(25):1892, 1999

Laan E, Everaerd W, van der Velde J, et al: Determinants of subjective experience of sexual arousal in women: feedback from genital arousal and erotic stimulus content. Psychophysiology 32(5):444, 1995

Lancaster CA, Gold KJ, Flynn HA, et al: Risk factors for depressive symptoms during pregnancy: a systematic review. Am J Obstet Gynecol 202(1):5, 2010

Landovitz RJ, Currier JS: Clinical practice. Postexposure prophylaxis for HIV infection. N Engl J Med 361(18):1768, 2009

Laumann EO, Nicolosi A, Glasser DB, et al: Sexual problems among women and men aged 40-80 y: prevalence and correlates identified in the global study of sexual attitudes and behaviors. Int J Impot Res 17(1):39, 2005

Lenahan LC, Ernst A, Johnson B: Colposcopy in evaluation of the adult sexual assault victim. Am J Emerg Med 16(2):183, 1998

Lindahl V, Pearson JL, Colpe L: Prevalence of suicidality during pregnancy and the postpartum. Arch Womens Ment Health 8(2):77, 2005

Linden JA: Sexual assault. Emerg Med Clin North Am 17 (3):685, 1999

Lowe SM, Rahman N, Forster G: Chain of evidence in sexual assault cases. Int J STD AIDS 20(11):799, 2009

Luce H, Schrager S, Gilchrist V: Sexual assault of women. Am Fam Physician 81(4):489, 2010

Maartens LWF, Knottnerus JA, Pop VJ: Menopausal transition and increased depressive symptomatology: a community based prospective study. Maturitas 42(3):195, 2002

Manber R, Schnyer RN, Allen JJB, et al: Acupuncture: a promising treatment for depression during pregnancy. J Affect Disord 83(1):89, 2004

Marchbanks PA, Lui KJ, Mercy JA: Risk of injury from resisting rape. Am J Epidemiol 132(3):540, 1990

Masters EH, Johnson VE: Human Sexual Response. Boston, Little, Brown, 1966

McCann J, Miyamoto S, Boyle C, et al: Healing of nonhymenal genital injuries in prepubertal and adolescent girls: a descriptive study. Pediatrics 120:1000, 2007

Mitchell AM, Bulik CM: Eating disorders and women's health: an update. J Midwifery Womens Health 51(3):193, 2006

Moore T, Parrish H, Black BP: Interconception care for couples after perinatal loss: a comprehensive review of the literature. J Perinat Neonatal Nurs 25(1):44, 2011

Morley JE: Sexual function and the aging woman. Ann Intern Med 307, 1992

Morley JE, Kaiser FE: Female sexuality. Med Clin North Am 87(5):1077, 2003

Moses-Kolko EL, Roth EK: Antepartum and postpartum depression: healthy mom, healthy baby. J Am Med Womens Assoc 59(3):181, 2004

National Institute of Mental Health: The numbers count: mental disorders in America. 2010. Available at: http://www.nimh.nih.gov/publicat/numbers.cfm. Accessed August 23, 2010

Newcomb MD, Bentler PM: Dimensions of subjective female orgasmic responsiveness. J Pers Soc Psychol 44(4):862, 1983

Newport DJ, Wilcox MM, Stowe ZN: Maternal depression: a child's first adverse life event. Semin Clin Neuropsychiatry 7(2):113, 2002

Norris ML, Boydell KM, Pinhas L, et al: Ana and the Internet: a review of pro-anorexia websites. Int J Eat Disord 39(6):443, 2006

Palle C, Bredkjaer HE, Ottesen B, et al: Vasoactive intestinal polypeptide and human vaginal blood flow: comparison between transvaginal and intravenous administration. Clin Exp Pharmacol Physiol 17(1):61, 1990

Parry B, Curran ML, Stuenkel CA, et al: Can critically timed sleep deprivation be useful in pregnancy and postpartum depression? J Affect Disord 60:201, 2000

Pauls RN, Kleeman SD, Karram MM: Female sexual dysfunction: principles of diagnosis and therapy. Obstet Gynecol Surv 60(3):196, 2005

Pence E, Paymar M: Education groups for men who batter: the Duluth Model. New York, Springer, 1993

Peters J, Shackelford TK, Buss DM: Understanding domestic violence against women: using evolutionary psychology to extend the feminist functional analysis. Violence Vict 17 (2):255, 2002

Pinquart M, Duberstein PR: Treatment of anxiety disorders in older adults: a meta-analytic comparison of behavioral and pharmacological interventions. Am J Geriatr Psychiatry 15(8):639, 2007

Pinquart M, Duberstein PR, Lyness JM: Treatments for later-Life depressive conditions: a meta-analytic comparison of pharmacotherapy and psychotherapy. Am J Psychiatry 163(9):1493, 2006

Plaut SM, Graziottin A, Heaton PW: Sexual Dysfunction. Oxford, UK, Health Press Limited, 2004

Polidori MC, Menculini G, Senin U, et al: Dementia, depression and parkinsonism: a frequent association in the elderly. J Alzheimer Dis 3(6):553, 2001

Rambow B, Adkinson C, Frost TH, et al: Female sexual assault: medical and legal implications. Ann Emerg Med 21:717, 1992

Rapkin AJ: YAZ in the treatment of premenstrual dysphoric disorder. J Reprod Med 53(9 Suppl):729, 2008

Rapkin AJ, Morgan M, Goldman L, et al: Progesterone metabolite allopregnanolone in women with premenstrual syndrome. Obstet Gynecol 90(5):709, 1997

Resnick H, Acierno R, Holmes M, et al: Emergency evaluation and intervention with female victims of rape and other violence. J Clin Psychol 56(10):1317, 2000

Rosen RC, Bachmann GA: Sexual well-being, happiness, and satisfaction, in women: the case for a new conceptual paradigm. J Sex Marital Ther 34(4):291, 2008

Rush AJ, Trivedi MH, Ibrahim HM, et al: The 16-item quick inventory of depressive symptomatology (QIDS), clinician rating (QIDS-C), and self--report (QIDS-SR): a psychometric evaluation in patients with chronic major depression. Biol Psychiatry 54(5):573, 2003

Sarrel PM: Sexuality and menopause. Obstet Gynecol 75(4 Suppl):26S, 1990

Sayil M, Gure A, Uçanok Z: First time mothers' anxiety and depressive symptoms across the transition to motherhood: associations with maternal and environmental characteristics. Women Health 44(3):61, 2007

Schmidt PJ, Nieman LK, Danaceau MA, et al: Differential behavioral effects of gonadal steroids in women with and in those without premenstrual syndrome. N Engl J Med 338(4):209, 1998

Schmidt PJ, Purdy RH, Moore PH Jr, et al: Circulating levels of anxiolytic steroids in the luteal phase in women with premenstrual syndrome and in control subjects. J Clin Endocrinol Metab 79(5):1256, 1994

Schwarcz SK, Whittington WL: Sexual assault and sexually transmitted diseases: detection and management in adults and children. Rev Infect Dis 12 (S6):682, 1990

Semmens JP, Wagner G: Estrogen deprivation and vaginal function in postmenopausal women. JAMA 248(4):445, 1982

Shadigian E, Bauer ST: Pregnancy-associated death: a qualitative systematic review of homicide and suicide. Obstet Gynecol Surv 60(3):183, 2005

Slaughter L, Brown CR, Crowley S, et al: Patterns of genital injury in female sexual assault victims. Am J Obstet Gynecol 176(3):609, 1997

Smith DK, Grohskopf LA, Black RJ, et al: Antiretroviral postexposure prophylaxis after sexual, injection-drug use, or other nonoccupational exposure to HIV in the United States: recommendations from the U.S. Department of Health and Human Services. MMWR 54(2):1, 2005

Soares CN, Almeida OP, Joffe H: Efficacy of estradiol for the treatment of depressive disorders in perimenopausal women: a double-blind, randomized, placebo-controlled trial. Arch Gen Psychiatry 58(6):529, 2001

Sommers MS, Schafer J, Zink T, et al: Injury patterns in women resulting from assault. Trauma Violence Abuse 2(3):240, 2001

Spinelli M, Endicott J: Controlled clinical trial of interpersonal psychotherapy versus parenting education for depressed pregnant women. Am J Psychiatry 160(3):555, 2003

Srivastava R, Thakar R, Sultan A: Female sexual dysfunction in obstetrics and gynecology. Obstet Gynecol Surv 63(8):527, 2008

Stein D, Kaye WH: Familial aggregation of eating disorders: results from a controlled family study of bulimia nervosa. Int J Eat Disord 26(2):211, 1999

Stoving RK, Hangaard J, Hagen C: Update on endocrine disturbances in anorexia nervosa. J Pediatr Endocrinol 14(5):459, 2001

Stoving RK, Hangaard J, Hansen-Nord M, et al: A review of endocrine changes in anorexia nervosa. J Psychiatr Res 33(2):139, 1999

Straka SM, Montminy L: Responding to the needs of older women experiencing domestic violence. Violence Against Women 12(3):251, 2006

Strumia R: Dermatologic signs in patients with eating disorders. Am J Clin Dermatol 6(3):165, 2005

Sundstrom I, Backstrom T: Citalopram increases pregnanolone sensitivity in patients with premenstrual syndrome: an open trial. Psychoneuro-endocrinology 23(1):73, 1998

Task Force on Postovulatory Methods of Fertility Regulation: Randomised controlled trial of levonorgestrel versus the Yuzpe regimen of combined oral contraceptives for emergency contraception. Lancet 352(9126):428, 1998

Tatara T, Kuzmekus LB: Summaries of statistical data on elder abuse in domestic settings for FY95 and FY 96. National Center on Elder Abuse, Elder Abuse Information Series No. 2, Washington, DC, 1997

Thys-Jacobs S: Micronutrients and the premenstrual syndrome: the case for calcium. J Am Coll Nutr 19(2):220, 2000

Tjaden P, Thoennes N: Extent, nature, and consequences of intimate partner violence: findings from the national Violence Against Women Survey. National Institute of Justice Centers for Disease Control and Prevention, 2000

Treasure J, Holland AJ: Genetic vulnerability to eating disorders: evidence from twin and family studies. In Remschmidt H (ed): Child and Youth Psychiatry: European Perspectives. New York, Hogrefe and Hubert, 1989, p 59

Trussell J, Ellertson C, Stewart F: The effectiveness of the Yuzpe regimen of emergency contraception. Fam Plann Perspect 28 (2):58, 1996

United Nations General Assembly (UNGA): Declaration on the elimination of violence against women. United Nations General Assembly (UNGA) 1993. Available at: http://www.un.org/documents/ga/res/48/a48r104.htm. Accessed August 23, 2010

U.S. Food and Drug Administration: Public Health Advisory—Combined use of 5-hydroxytryptamine receptor agonists (Triptans), selective serotonin reuptake inhibitors (SSRIs) or selective serotonin/norepinephrine reuptake inhibitors (SNRIs) may result in life-threatening serotonin syndrome, 2006a. Available at: http://www.fda.gov/Drugs/DrugSafety/PublicHealthAdvisories/ucm124349.htm. Accessed July 25, 2010

U.S. Food and Drug Administration: Public Health Advisory: Treatment challenges of depression in pregnancy and the possibility of persistent pulmonary hypertension in newborns, 2006b. Available at: http://www.fda.gov/Drugs/DrugSafety/PublicHealthAdvisories/ucm124348.htm. Accessed July 25, 2010

Wang M, Seippel L, Purdy RH, et al: Relationship between symptom severity and steroid variation in women with premenstrual syndrome: study on serum pregnenolone, pregnenolone sulfate, 5 alpha-pregnane-3,20-dione and 3 alpha-hydroxy-5 alpha-pregnan-20-one. J Clin Endocrinol Metab 81(3):1076, 1996

Wieczorek K: A forensic nursing protocol for initiating human immunodeficiency virus post-exposure prophylaxis following sexual assault. J Forensic Nurs 6(1):29, 2010

Wilson JS, Websdale N: Domestic violence fatality review teams: an interprofessional model to reduce deaths. J Interprof Care 20(5):535, 2006

Wisner KL, Zarin DA, Holmboe ES, et al: Risk-benefit decision making for treatment of depression during pregnancy. Am J Psychiatry 157(12):1933, 2000

Wittchen HU, Becker E, Lieb R, et al: Prevalence, incidence and stability of premenstrual dysphoric disorder in the community. Psychol Med 32(1):119, 2002

Woods CR: Sexually transmitted diseases in prepubertal children: mechanisms of transmission, evaluation of sexually abused children, and exclusion of chronic perinatal viral infections. Semin Pediatr Infect Dis 16(4):317, 2005

Wyatt KM, Dimmock PW, Jones PW, et al: Efficacy of vitamin B-6 in the treatment of premenstrual syndrome: systematic review. Br Med J 318:1375, 1999

Wylie K, Mimoun S: Sexual response models in women. Maturitas 63(2):112, 2009

Yonkers KA, Halbreich U, Freeman E, et al: Sertraline in the treatment of premenstrual dysphoric disorder. Psychopharmacol Bull 32(1):41, 1996

Yonkers KA, Halbreich U, Freeman E, et al: Symptomatic improvement of premenstrual dysphoric disorder with sertraline treatment. A randomized controlled trial. Sertraline Premenstrual Dysphoric Collaborative Study Group. JAMA 278(12):983, 1997

Yonkers KA, O'Brien PM, Eriksson E: Premenstrual syndrome. Lancet 371(9619):1200, 2008

Yonkers KA, Wisner KL, Stewart DE, et al: The management of depression during pregnancy: a report from the American Psychiatric Association and the American College of Obstetricians and Gynecologists. Gen Hosp Psychiatry 31(5):403, 2009

Yuzpe AA, Smith RP, Rademaker AW: A multicenter clinical investigation employing ethinyl estradiol combined with dl-norgestrel as postcoital contraceptive agent. Fertil Steril 37(4):508, 1982

Zarit SH, Zarit JM: Mental Disorders in Older Adults: Fundamentals of Assessment and Treatment. New York, Guilford Press, 1998

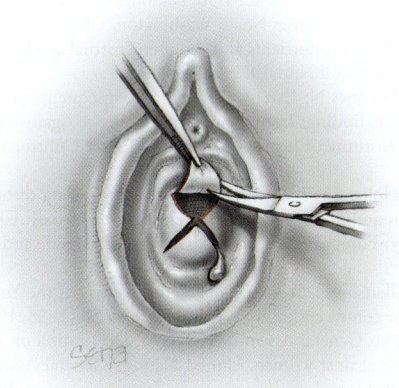

CAPÍTULO 14

Ginecologia Pediátrica

EIXO HIPOTÁLAMO-HIPÓFISE-OVÁRIOS 382
ANATOMIA 383
ALTERAÇÕES PUBERAIS 383
EXAME GINECOLÓGICO 384
ADERÊNCIA LABIAL 385
VULVITE 387
VULVOVAGINITE 388
TRAUMA GENITAL 389
TUMORES OVARIANOS 389
DESENVOLVIMENTO E DOENÇA DA MAMA 390
SANGRAMENTO VAGINAL 393
PUBERDADE PRECOCE 393
PUBERDADE TARDIA 395
SEXUALIDADE 395
REFERÊNCIAS 397

A ginecologia pediátrica é uma subespecialidade peculiar que abrange o conhecimento de várias especialidades, inclusive pediatria geral, ginecologia e endocrinologia reprodutiva, bem como endocrinologia e urologia pediátricas. Consequentemente, o tratamento de uma determinada paciente pode requerer a colaboração de médicos de um ou mais desses campos.

Os distúrbios ginecológicos nas crianças podem diferir daqueles encontrados na mulher adulta. Até mesmo o simples exame físico da genitália difere significativamente. Assim, o conhecimento completo dessas diferenças pode auxiliar no esclarecimento e diagnóstico das diversas anormalidades ginecológicas observadas nessa faixa etária.

FISIOLOGIA E ANATOMIA

Eixo hipotálamo-hipófise-ovários

Uma cascata de eventos cuidadosamente organizada forma-se no sistema neuroendócrino e regula o desenvolvimento subsequente do sistema reprodutivo feminino.

No útero, os neurônios do hormônio liberador de gonadotrofina (GnRH, de *gonadotropin-releasing hormone*) desenvolvem-se nos placoides olfatórios. Esses neurônios migram pelo prosencéfalo até o núcleo arqueado do hipotálamo na 11ª semana de gestação (Fig. 16-5, p. 448). Eles formam axônios que se estendem até a eminência mediana e ao plexo capilar do sistema portal hipofisário (Fig. 15-11, p. 414) (Ronnekliev, 1990; Schwanzel, 1989; Silverman, 1987). O GnRH, um decapeptídeo, é influenciado por centros corticais superiores, e é liberado por esses neurônios, de forma pulsátil, no plexo portal hipofisário. Como resultado, na metade da gestação, o "gerador de pulso" GnRH estimula a secreção de gonadotrofinas, isto é, do hormônio folículo-estimulante (FSH, de *follicle-stimulating hormone*) e do hormônio luteinizante (LH, de *luteinizing hormone*) da adeno-hipófise. Por sua vez, a liberação pulsátil de gonadotrofina estimula a síntese e a liberação de hormônios esteroides gonadais pelos ovários. Simultaneamente, iniciam-se a divisão acelerada das células germinativas e o desenvolvimento folicular, resultando na criação de 6 a 7 milhões de oócitos no quinto mês de gestação. No final da gravidez, os esteroides gonadais exercem *feedback* negativo tanto nas gonadotrofinas da hipófise quanto na secreção do GnRH pelo hipotálamo. Nesse momento, o número de oócitos é reduzido por meio de um processo gênico de apoptose, chegando a 1 a 2 milhões no momento do nascimento (Vaskivuo, 2001).

No nascimento, os níveis de FSH e de LH elevam-se subitamente em resposta à queda no nível do estrogênio placentário e atingem o máximo nos primeiros três meses de vida (Fig. 14-1 Essa elevação transitória nos níveis de gonadotrofina é seguida por aumento nos níveis dos esteroides gonadais, o que se acredita possa explicar fatos como botão mamário neonatal, sangramentos menores por descolamento endometrial e cistos ovarianos de curta duração. Após esses meses iniciais, a

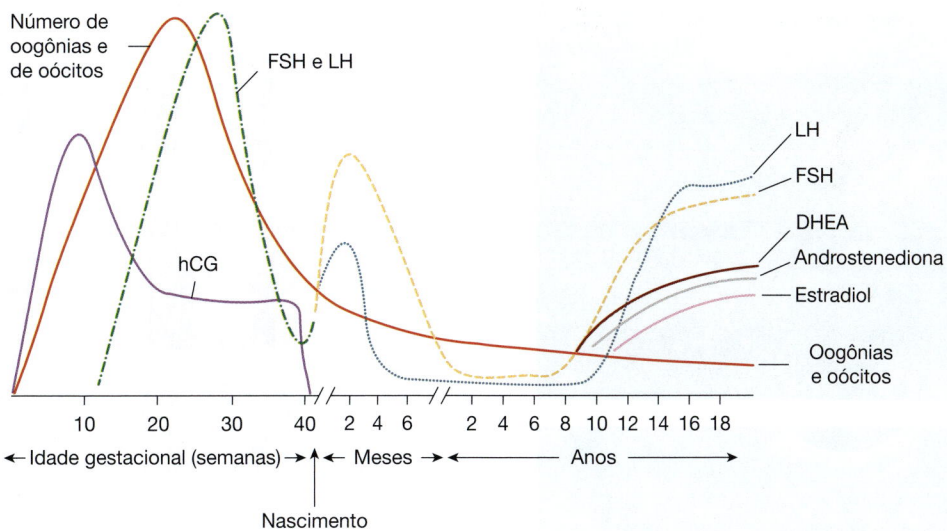

FIGURA 14-1 Variação no número de oócitos e nos níveis hormonais durante os períodos pré-natal e pós-natal. DHEA = desidroepiandrosterona; FSH = hormônio folículo-estimulante; hCG = gonadotrofina coriônica humana; LH = hormônio luteinizante. (*Adaptada de Speroff, 2005, com permissão.*)

concentração das gonadotrofinas reduz-se gradualmente para chegar aos níveis pré-puberais em torno de 1 a 4 anos de vida.

Assim, os anos de infância são caracterizados por níveis plasmáticos baixos de FSH, LH e estradiol. Os níveis de estradiol caracteristicamente ficam < 10 pg/mL e os de LH < 0,3 mUI/mL. Ambos podem ser dosados caso se esteja suspeitando de desenvolvimento precoce (Neely, 1995; Resende, 2007; Sathasivam, 2010). Durante a infância ocorre crescimento de folículos e atresia de oócitos nos ovários. A resultante é que na puberdade apenas 300.000 a 500.000 oócitos permanecem (Speroff, 2005).

Anatomia

A anatomia da pelve também sofre modificações durante o desenvolvimento infantil. Nos neonatos, à ultrassonografia, o útero mede aproximadamente 3,5 cm de comprimento e 1,5 cm de largura. Considerando que o colo uterino é maior que o fundo, o útero neonatal caracteristicamente tem forma do símbolo do naipe de espadas (Nussbaum, 1986; Ratani, 2004). É comum haver uma faixa endometrial central que reflete os níveis transitoriamente elevados dos esteroides gonadais já mencionados. Em 25% dos neonatos do sexo feminino observa-se líquido dentro da cavidade endometrial. Os ovários têm volume ≤ 1 cm^3, e frequentemente encontram-se cistos pequenos (Cohen, 1993; Garel, 2001).

Durante a infância, o útero mede 2,5 a 4 cm e tem formato tubular, já que colo uterino e fundo passam a ter tamanhos iguais (Fig. 14-2). Os ovários aumentam de tamanho à medida que o tempo passa e seu volume varia entre 2 e 4 cm^3 (Ziereisen, 2005).

Alterações puberais

A puberdade marca a transição fisiológica normal da infância para a maturidade sexual e reprodutiva. Cada marco das alterações hormonais e anatômicas, durante essa fase, representa o espectro do que é considerado "normal".

Com a puberdade, as características sexuais primárias do hipotálamo, da hipófise e dos ovários sofrem, inicialmente, um intrincado processo de maturação. Essa maturação leva ao desenvolvimento complexo das características sexuais secundárias, envolvendo mamas, pelos e genitália, além de aceleração limitada no crescimento corporal.

Marshall e Tanner (1969) registraram o desenvolvimento das mamas e dos pelos pubianos em 192 escolares inglesas e criaram os estágios de Tanner para o desenvolvimento puberal (Fig. 14-3). As alterações iniciais da puberdade ocorrem entre 8 e 13 anos na maioria das meninas norte-americanas (Tanner, 1985).* Alterações anteriores ou posteriores são categorizadas como puberdade precoce ou puberdade tardia e merecem avaliação. Na maioria das meninas, o surgimento do botão mamário, denominado *telarca*, é o primeiro sinal físico da puberdade o ocorre aproximadamente aos 10 anos (Aksglaede, 2009; Biro, 2006; Rosenfield, 2009). Na minoria dos casos, o crescimento dos pelos pubianos, conhecido como *pubarca*, começa primeiro.

Após o crescimento das mamas e dos pelos pubianos, as adolescentes, durante um período de três anos, dos 10,5 aos 13,5 anos de idade, passam por período de crescimento acelerado, o assim chamado *estirão da adolescência* (*growth spurt*). Desde a publicação dos estudos populacionais originais, as meninas nos EUA passaram a tender a ter telarca e menarca mais cedo. Também há diferenças relacionadas com etnia e maior índice de massa corporal (Euling, 2008; Rosenfield, 2009). Por exemplo, a média de idade para menarca nas meninas brancas é 12,7 anos e nas negras, 12,1 anos – seis meses antes (Tanner, 1973).

---

*N. de T. No Brasil, o início da puberdade nas meninas é entre 9 e 13 anos de idade (Ministério da Saúde).

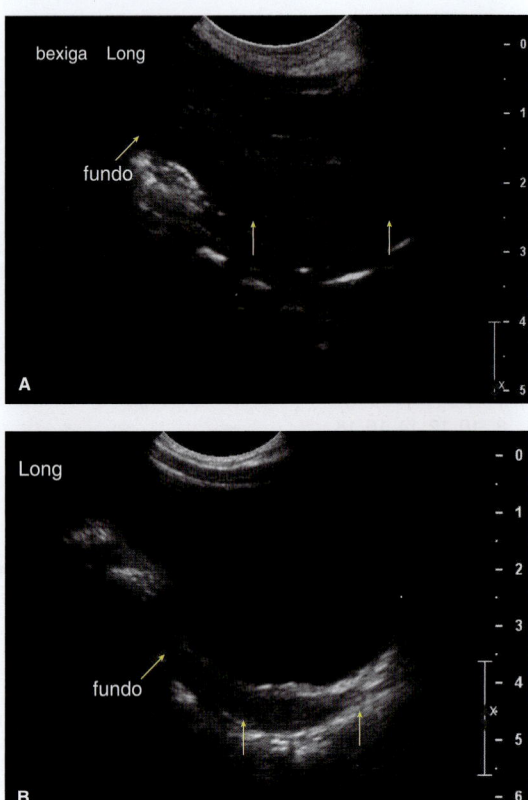

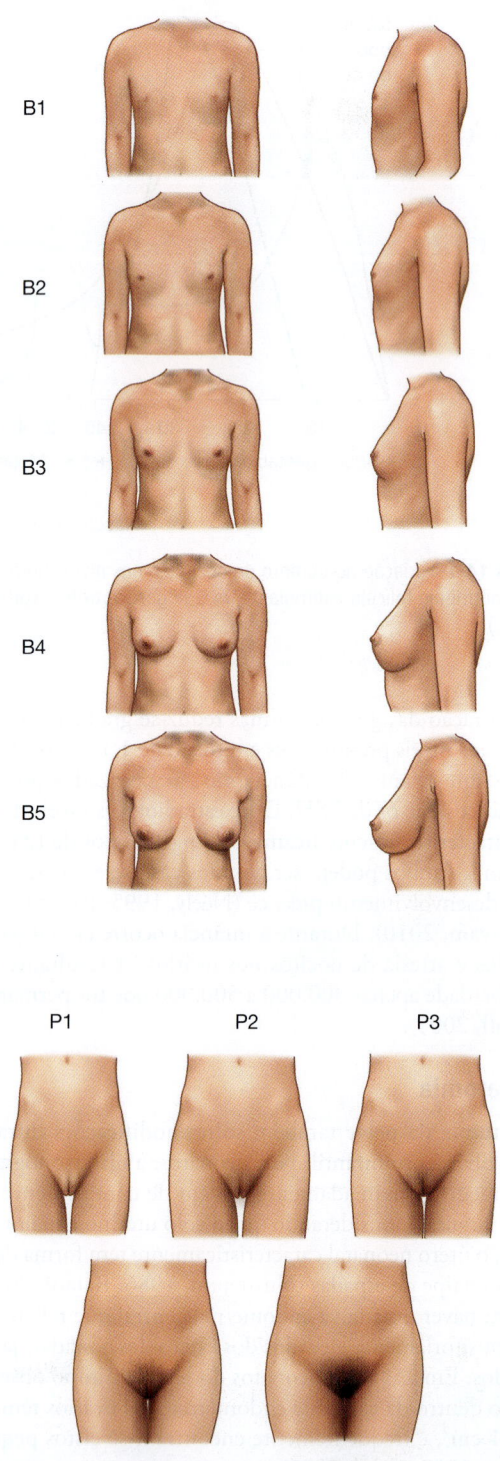

FIGURA 14-2 Ultrassonografias pélvicas transabdominais. **A**. Útero neonatal normal. Ultrassonografia da pelve no plano longitudinal (long) em linha média em neonato com três dias revelando útero em posição posterior à bexiga. As setas amarelas assinalam, respectivamente fundo, istmo e colo uterino. O diâmetro anteroposterior (AP) do colo uterino é maior que o do fundo fazendo com que o útero tenha formato do naipe de espadas. Em razão do efeito dos hormônios maternos e placentários, nota-se claramente uma faixa central ecogênica na cavidade endometrial. **B**. Útero pré-púbere normal. Ultrassonografia pélvica no plano longitudinal em linha média nessa menina de três anos revela útero em posição posterior à bexiga. As setas amarelas assinalam, respectivamente fundo, istmo e colo uterino. O útero é homogeneamente hipoecoico. O diâmetro AP do colo uterino é igual ao do fundo, o que dá ao útero um formato tubular. (*Imagens cedidas pelo Dr. Neil Fernandes.*)

EXAME GINECOLÓGICO

Uma adolescente de 18 anos pode consentir com o exame médico e com o tratamento. Antes dessa idade, é necessário que haja consentimento de um dos pais ou do responsável legal (exceto em casos de emergência) para exame e tratamento.

O exame anual de rotina de uma menina realizado pelo pediatra em geral inclui exame breve das mamas e da genitália externa. Se forem visíveis externamente, algumas anormalidades congênitas, como hímen imperfurado, podem ser identificadas durante esse exame. Alternativamente, se o responsável ou a menina tiverem uma queixa específica como dor vulvovaginal, erupção, sangramento, leucorreia ou lesões, o exame ginecológico será direcionado para a área de preocupação.

É importante que um dos pais ou o responsável esteja presente no momento do exame. Isso permite que a menina com-

FIGURA 14-3 Estágios de Tanner para o desenvolvimento das mamas e dos pelos pubianos no sexo feminino.

preenda que o exame está autorizado. Além disso, os médicos podem aproveitar essa oportunidade para informar ao responsável sobre os achados e possíveis tratamentos. Esse também pode ser um ótimo momento para enfatizar pontos relacionados à manipulação inadequada da genitália por terceiros e

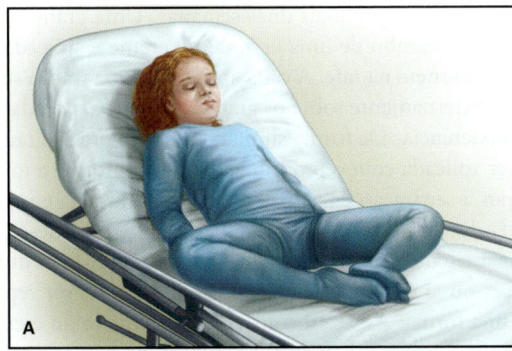
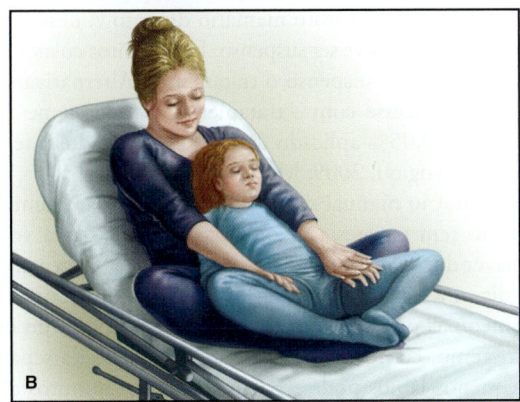
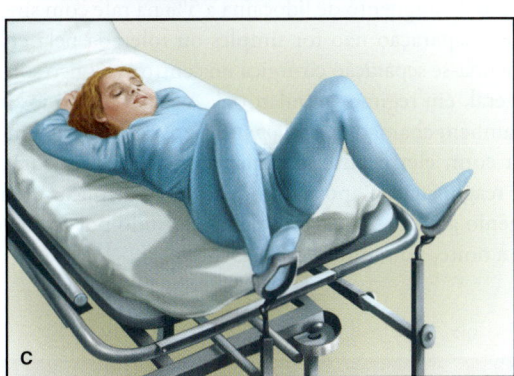
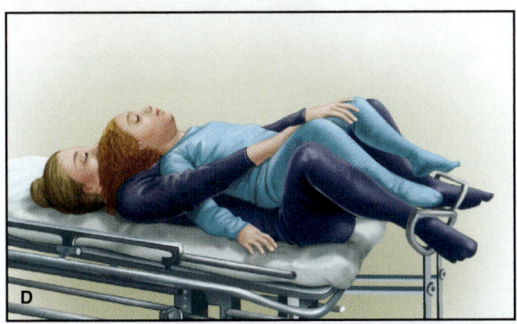

FIGURA 14-4 Posições para exame de paciente pediátrica. (**A–D**).

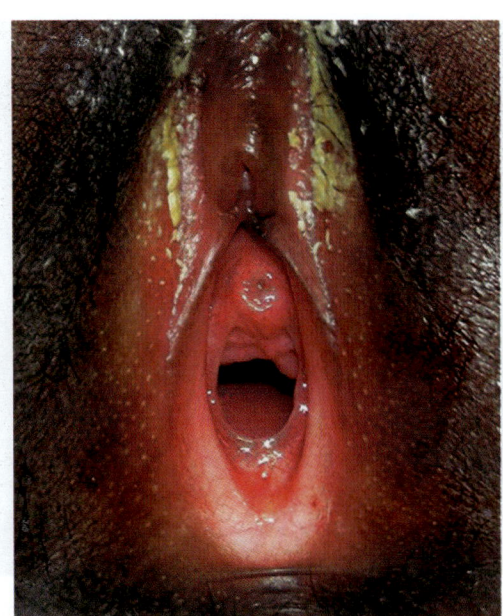

FIGURA 14-5 Fotografia de genitália pré-puberal normal.

medo e ajudar significativamente no exame das jovens. De forma similar, o uso de boneca anatomicamente apropriada para explicar o exame e fazer a criança repetir o procedimento na boneca pode reduzir a ansiedade.

O exame começa com uma abordagem menos ameaçadora: exame de ouvidos, garganta, coração e pulmões. As mamas também são inspecionadas. O exame da genitália externa é mais bem realizado com a menina em decúbito dorsal e com as pernas em abdução ou com os membros inferiores fletidos sobre o tronco para aumentar a visualização. Às vezes, a paciente pode se sentir mais confortável sentada no colo da responsável. Sentada em uma cadeira ou na mesa de exame, a responsável apoia a criança sobre seu ventre, com as pernas elevadas, fletidas e abduzidas, e posiciona da mesma forma as pernas da menina (Fig. 14-4).

Com a criança bem posicionada, os grandes lábios são gentilmente afastados, mantidos com o indicador e o dedo médio e puxados para fora e para trás. Dessa maneira, o introito, o hímen e a porção inferior da vagina podem ser examinados (Fig. 14-5). É rara a necessidade de um exame interno, exceto se houver suspeita de corpo estranho, tumor ou sangramento vaginal. Essa avaliação é mais bem efetuada sob anestesia geral em um centro de atendimento ambulatorial. A vaginoscopia pode ser realizada usando histeroscópio ou cistoscópio para iluminação e irrigação (Baldwin, 1995; Pokorny, 1997). Durante a vaginoscopia, solução salina normal é utilizada como meio de distensão (Fig. 14-6). Os grandes lábios são manualmente aproximados para fechar a vagina e obter a distensão vaginal.

PROBLEMAS NA GINECOLOGIA PEDIÁTRICA

Aderência labial

A aderência entre os pequenos lábios inicia-se como uma pequena fusão posterior na linha mediana, geralmente assintomática. Essa

a importância de notificação parental caso isso ocorra. Entretanto, do meio ao final da adolescência, a jovem pode preferir, por questões de privacidade, não ser examinada na presença do responsável.

Objetos infantis na sala de exame, como pôsteres, livros, brinquedos e quadros, e uma conversa amena podem aliviar o

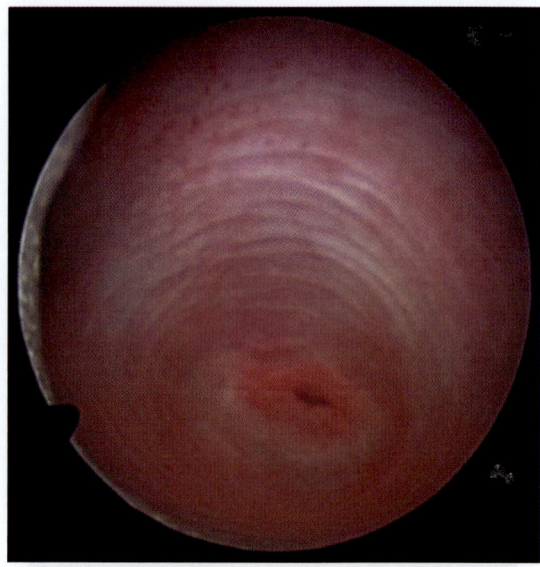

FIGURA 14-6 Fotografia tirada durante vaginoscopia em uma menina de 8 anos. Típico de meninas pré-púberes, o colo uterino está quase nivelado com o segmento proximal da vagina.

fusão pode permanecer como um achado menor isolado ou progredir em direção ao clitóris, fechando completamente o orifício vaginal. Também chamada de *aglutinação labial*, essa aderência desenvolve-se em 1 a 5% das meninas de qualquer idade na fase pré-puberal e em cerca de 10% dos lactentes do sexo feminino no primeiro ano de vida (Berenson, 1992; Christensen, 1971).

A causa da aderência labial é desconhecida, embora o hipoestrogenismo esteja envolvido. A fusão normalmente se desenvolve em ambiente com baixo nível de estrogênio – sendo encontrada em lactentes e meninas jovens, com tendência à resolução espontânea na puberdade (Jenkinson, 1984). Além disso, acredita-se que em alguns casos haja erosão do epitélio vulvar subjacente. Por exemplo, tem-se encontrado sinéquia associada à irritação vulvar, como as causadas por líquen escleroso, infecções por herpes simples e trauma vulvar por violência sexual (Berkowitz, 1987).

O diagnóstico é feito com a inspeção visual da vulva. Os grandes lábios parecem normais, e os pequenos lábios estão unidos por uma linha fina distinta de demarcação ou *rafe* entre eles (Fig. 14-7). Quando a aglutinação é extensa, é possível que haja apenas um canal ventral bem-pequeno entre os lábios. Localizada logo abaixo do clitóris, essa pequena abertura pode levar a gotejamento urinário à medida que ocorra acúmulo de urina atrás da sinéquia. Nesses casos, também é possível haver infecção do trato urinário ou uretrite.

O tratamento das sinéquias labiais varia de acordo com o grau de fibrose e os sintomas. Em muitos casos, se a paciente for assintomática, não será necessário qualquer tratamento, uma vez que a aderência costuma se resolver espontaneamente com o aumento dos níveis de estrogênio na puberdade. A sinéquia extensa com sintomas urinários precisará de tratamento com creme de estrogênio. Creme de estradiol ou, alternativamente, creme de estrogênio equino conjugado pode ser aplicado na rafe fina e delgada, duas vezes ao dia, por duas semanas. Seguem-se aplicações diárias por mais duas semanas. Uma grande quantidade (do tamanho de uma ervilha) de creme é aplicada com dedo ou cotonete na rafe. A cada aplicação, uma tração suave é exercida externamente sobre os grandes lábios para ajudar a separar a aderência. De forma similar, uma leve pressão também pode ser aplicada com o próprio cotonete, conforme a tolerância. Após a separação da sinéquia, aplica-se vaselina em gel ou pomada de vitaminas A e D à noite, durante seis meses, para reduzir o risco de recorrência. Se a sinéquia recidivar durante os meses ou anos subsequentes, o processo pode ser repetido da mesma forma. Às vezes, com o uso demasiado do creme de estrogênio, é possível haver irritação local, pigmentação vulvar e desenvolvimento de broto mamário discreto e, nesse caso, o tratamento tópico deve ser suspenso. Esses efeitos colaterais são reversíveis uma vez suspenso o tratamento. Alternativamente, há relatos de sucesso com o tratamento usando creme de betametasona a 0,05% aplicado duas vezes ao dia durante 4 a 6 semanas (Mayoglou, 2009; Meyers, 2006).

A separação manual da sinéquia labial em ambiente ambulatorial, sem analgesia, não é recomendada, uma vez que pode haver dor significativa e trauma emocional para a criança. Além disso, a recorrência é muito mais comum. Entretanto, se as sinéquias persistirem, apesar do uso contínuo do creme de estrogênio, conforme descrito anteriormente, a separação dos pequenos lábios pode ser tentada alguns minutos após a aplicação de unguento de lidocaína a 5% na rafe com sinéquia.

Se a separação não for simples ou tolerada pela criança, recomenda-se separação cirúrgica no centro cirúrgico sob anestesia geral, em regime ambulatorial. A secção de lábios fundidos, também chamada *introitoplastia*, envolve incisão em linha média com, eletrocautério sem necessidade de sutura. Para evitar reaglutinação após a cirurgia, deve-se aplicar creme de estrogênio à noite por duas semanas, seguido por creme emoliente à noite, no mínimo por seis meses.

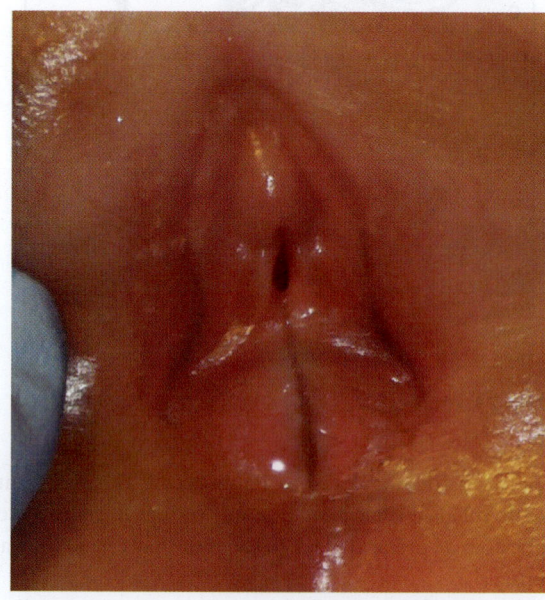

FIGURA 14-7 Aderência labial. Os pequenos lábios ficam aglutinados na linha mediana. *(Fotografia cedida pela Dra. Mary Jane Pearson.)*

Anomalias anatômicas congênitas

Diversas anomalias anatômicas e müllerianas se apresentam no início da adolescência na forma de obstrução do fluxo menstrual. Descritas no Capítulo 18, as mais comumente encontradas são hímen imperfurado, septo vaginal transverso, agenesia vaginal e do colo uterino com útero intacto e a síndrome OHVIRA (obstrução hemivaginal com agenesia renal ipsilateral) (Han, 2010; Reddy, 2009; Smith, 2007). Esses quadros frequentemente são diagnosticados em adolescentes com amenorreia primária e dor cíclica. Uma adolescente com OHVIRA apresentar-se-á com queixa de menstruações crescentemente dolorosas ao longo de 6 a 9 meses.

Vulvite

Dermatites alérgica e de contato

A inflamação da vulva pode ocorrer de forma isolada ou associada à vaginite. Nesses casos, as meninas na fase pré-puberal podem se queixar de desconforto vulvar e prurido. Embora a fisiopatologia das dermatites alérgica e de contato possam ser diferentes, o quadro clínico costuma ser semelhante. Nas mulheres afetadas, vesículas ou pápulas formam-se sobre a pele edemaciada e vermelha brilhante (Fig. 14-8). Entretanto, nos casos crônicos, esfoliação, fissuras na pele e liquenificação podem ser observadas. Em resposta, uma história detalhada deve ser coletada tendo como focos avaliação da higiene, grau de comprometimento e exposição a possíveis irritantes da pele. Em geral, as crianças desenvolvem dermatite por fralda, como resultado de exposição a urina e fezes. Entre as medidas corretivas estão manutenção da pele seca com trocas de fralda mais frequente ou aplicação de cremes emolientes, como vaselina ou unguento de vitaminas A e D (A&D), para criar uma barreira contra a umidade.

Também é possível haver prurido significativo em razão de vulvite por contato ou alérgica. Os agentes agressores característicos são sais de banho e sabonetes, sabão em pó, amaciantes e toalhas de secar, alvejantes e papel higiênico perfumado ou colorido (Tabela 4-1, p. 112). Cremes tópicos, loções e unguentos usados para suavizar a área também podem ser irritantes para algumas crianças. Para a maioria, a remoção do agente agressor e a prescrição de banhos de assento, uma ou duas vezes ao dia, são suficientes. Esses banhos consistem em diluir duas colheres de sopa de bicarbonato de sódio em água morna e deixar em imersão por 20 minutos. Se a coceira for intensa, um medicamento oral pode ser prescrito, como cloridrato de hidroxizina, 2 mg/kg/dia, fracionados em quatro doses, ou pode-se optar por aplicação tópica de pomada de hidrocortisona a 2,5%, duas vezes ao dia, por uma semana.

Líquen escleroso

A vulvite também pode ser causada por líquen escleroso. Nesses casos, a vulva apresenta hipopigmentação, pele atrófica com aspecto de pergaminho e fissuras ocasionais. As lesões geralmente são simétricas e podem apresentar aspecto de ampulheta ao redor da vulva e nas regiões perianais (Fig. 14-9). Ocasionalmente, a vulva pode evoluir com equimoses de cor púrpura escura, com possibilidade de sangramento.

Assim como as sinéquias labiais, o líquen escleroso pode ocorrer simultaneamente com hipoestrogenismo ou com in-

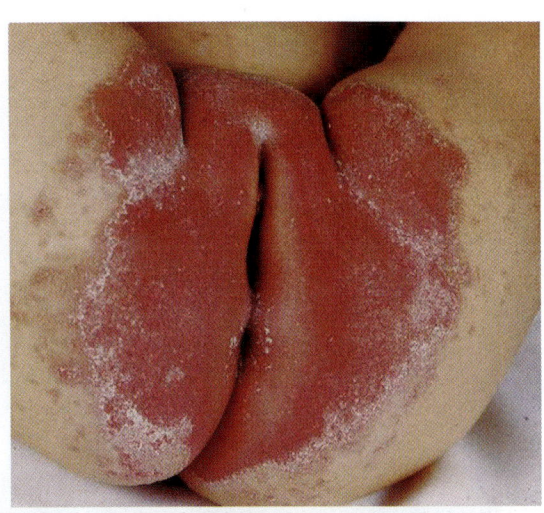

FIGURA 14-8 Dermatite exantemática de fralda com candidíase secundária em uma menina submetida à antibioticoterapia. *(Retirada de Wolff, 2005, com permissão.)*

flamação. O líquen escleroso é encontrado mais comumente nos anos que se seguem à menopausa e pode estar associado a câncer vulvar. Por outro lado, tal associação não existe nas pacientes pediátricas. A fisiopatologia exata é desconhecida, embora estudos com gêmeas e de coorte sugiram um fator genético (Meyrick Thomas, 1986; Sherman, 2010).

As pacientes podem se queixar de prurido intenso, desconforto, sangramento, escoriações e disúria. O diagnóstico normalmente é feito como base em inspeção visual. Contudo, raramente haverá indicação de biópsia vulvar se as alterações clássicas na pele não estiverem presentes.

O tratamento consiste em creme corticosteroide tópico, como hidrocortisona a 2,5%, aplicado à noite na vulva, por seis semanas. Se for observada melhora, a dose poderá ser reduzida para hidrocortisona a 1% mantida por 4 a 6 semanas. A partir de então, recomenda-se atenção estrita com a higiene e uso de pomadas à base de vaselina. Os casos refratários necessitarão de corticosteroide mais potente, como o propionato de clobetasol a 0,05%, a ser aplicado duas vezes ao dia, durante duas semanas. Essa dosagem inicial deve ser seguida por esquema individualizado, com redução progressiva da dose até uma aplicação na hora de dormir, uma vez por semana. O prognóstico em longo prazo para líquen escleroso em crianças é incerto. Embora alguns casos se resolvam na puberdade, há pequenas séries de casos a sugerir que até 75% das crianças afetadas evoluam com doença persistente ou recorrente após a puberdade (Berth-Jones, 1991; Powell, 2002; Smith, 2009).

Infecção

Alguns organismos infecciosos comuns, que podem causar vulvite pré-puberal, são estreptococos β-hemolítico do grupo A, espécies de *Candida* e oxiúros. A infecção por estreptococos β-hemolíticos do grupo A pode causar hiperemia de cor viva e brilhante em vulva e introito vaginal. A menina pode apresentar sintomas como disúria, dor vulvar, prurido ou sangramento. Na maioria dos casos, a cultura vulvovaginal e o quadro clínico levam ao diagnóstico. A infecção por *estreptococos*

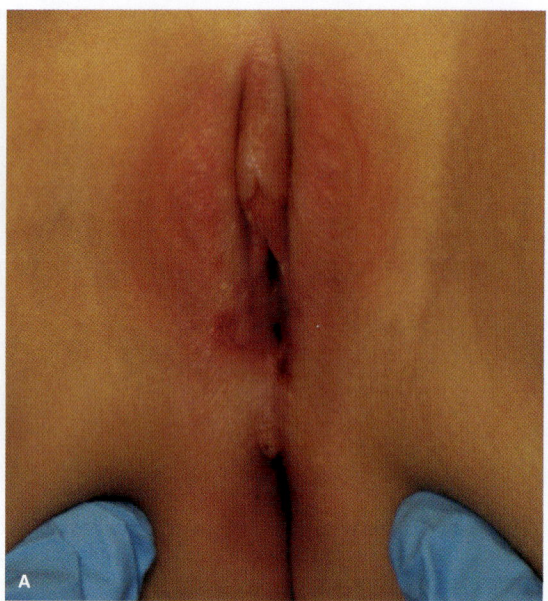 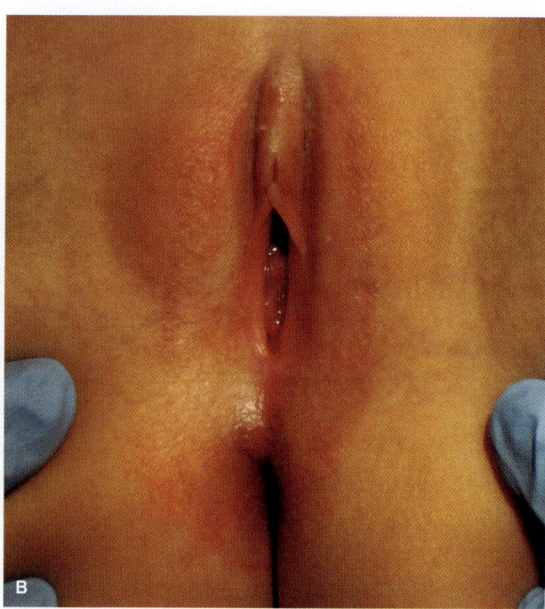

FIGURA 14-9 Fotografias de líquen escleroso antes e após o tratamento. **A.** Entre os sinais estão pele delgada com aspecto de pergaminho sobre os grandes lábios, equimoses sobre grandes e pequenos lábios e doença leve sobre a pele perianal. O envolvimento de vulva e pele perianal confere às regiões afetadas um aspecto em forma de oito. **B.** A textura da pele e as equimoses melhoram com o tratamento. (*Fotografias cedidas pela Dra. Mary Jane Pearson.*)

β-hemolítico do grupo A pode ser tratada por via oral com penicilina ou cefalosporina de primeira geração, ou outro antibiótico apropriado durante 2 a 4 semanas.

É raro encontrar candidíase em meninas na fase pré-puberal não estrogenizadas. Ocorre com maior frequência durante o primeiro ano de vida, após curso de antibiótico, em jovens com diabetes juvenil ou em pacientes em situação de imunocomprometimento. O diagnóstico é assistido por constatação visual de eritema elevado com bordas bem-definidas e lesões satélites ocasionais. O exame microscópico de amostra vaginal preparada com hidróxido de potássio (KOH) a 10% ajudará a identificar hifas (Fig. 3-14, p. 84). O tratamento consiste na aplicação de cremes antifúngicos, como clotrimazol, miconazol ou butoconazol, na região vulvar, duas vezes ao dia, por 10 a 14 dias, ou até o desaparecimento do eritema.

O Enterobius vermicularis, também conhecido como *oxiúro*, pode ser fonte de prurido vulvar intenso, em especial à noite. O prurido noturno resulta de infestação intestinal por esses vermes de 1 cm de comprimento, filiformes brancos, que costumam sair pelo ânus à noite (Pierce, 1992; Zeiguer, 1993). À inspeção dessa região com uma lanterna à noite, enquanto a criança estiver dormindo, permite aos pais identificar vermes na região perianal. O teste da fita gomada requer a pressão de um pedaço de fita gomada na área perianal pela manhã, com fixação da fita em uma lâmina e visualização dos ovos ao microscópio. O tratamento consiste em mebendazol, 100 mg, VO, dose única, a ser repetida uma semana depois.

Leucorreia fisiológica

Em geral, a leucorreia fisiológica é encontrada de forma transitória na recém-nascida como resultado da exposição na vida intrauterina ao estrogênio materno. É comum surgir como leucorreia de muco claro esbranquiçado. Também nos primeiros dias de vida, o endométrio pode sofrer descolamento transitório, que se manifesta como sangramento.

Vulvovaginite

A vulvovaginite é um dos problemas ginecológicos mais comuns nas meninas na fase pré-puberal. Três quartos dos casos de vulvovaginite nesse grupo etário são inespecíficos, com culturas apresentando flora normal. Por outro lado, vários agentes infecciosos, discutidos a seguir, podem ser identificados.

Vulvovaginite inespecífica

Vários meses após o nascimento, à medida que os níveis de estrogênio diminuem, o epitélio vulvovaginal torna-se fino e atrófico. Como resultado dessa alteração, vulva e vagina ficam mais suscetíveis aos irritantes e às infecções até a puberdade.

Muitas consultas com o ginecologista pediátrico estão relacionadas a queixas vulvovaginais. A patogênese não está bem definida, mas alguns fatores desencadeantes que reconhecidamente podem levar à vulvovaginite inespecífica estão relacionados na Tabela 14-1. Os sintomas incluem prurido, hiperemia vulvar, leucorreia, disúria e odor. A maioria das crianças e as adolescentes sexualmente ativas não toleram bem o exame com espéculo, mas o esfregaço vaginal para cultura bacteriana costuma ser obtido com facilidade. Em geral, nos casos de vulvovaginite inespecífica, as culturas isolam apenas flora vaginal normal. As culturas que revelam flora intestinal sugerem contaminação por aeróbios fecais.

O tratamento é direcionado para a correção da causa subjacente. O prurido e a inflamação podem ser aliviados com a aplicação tópica de corticosteroide de baixa potência (hidrocortisona a 1% ou a 2,5%). Às vezes o prurido intenso pode

TABELA 14-1 Causas de vulvovaginite em crianças

- Higiene vulvar precária
- Limpeza inadequada da frente para trás após evacuação
- Ausência de coxim adiposo labial e de pelos labiais
- Pequena distância entre ânus e vagina
- Epitélio vulvovaginal não estrogenizado
- Inserção de corpo estranho na vagina
- Irritantes químicos, como sabonetes, sais de banho ou xampus
- Eczema ou seborreia coexistentes
- Doença crônica e estado imune alterado
- Abuso sexual

levar à infecção bacteriana secundária, que requer antibioticoterapia oral por 7 a 10 dias. Os antibióticos mais usados são amoxicilina, a associação de amoxicilina e ácido clavulânico ou uma cefalosporina similar.

Vulvovaginite infecciosa

A vulvovaginite infecciosa costuma apresentar-se na forma de leucorreia com odor desagradável, de cor amarela ou verde, purulenta, e, nesses casos, o procedimento de rotina é a obtenção de culturas vaginais. O patógeno respiratório, estreptococo β-hemolítico do grupo A, é o agente infeccioso específico mais comum em meninas pré-púberes, sendo isolado em 7 a 20% dessas pacientes com vulvovaginite (Pierce, 1992; Piippo, 2000). O tratamento para estreptococo β-hemolítico do grupo A é feito com amoxicilina, 40 mg/kg, administrada três vezes ao dia, por 10 dias. Outros patógenos menos frequentes são *Haemophilus influenzae*, *Staphylococcus aureus* e *Streptococcus pneumoniae*. Patógenos entéricos, como espécies de *Shigella* e *Yersinia*, também podem ser encontrados em cultura de leucorreia vaginal. Classicamente, as espécies de *Shigella* produzem leucorreia sanguinolenta e mucopurulenta, que costuma suceder a diarreia causada pelo mesmo organismo. O tratamento é feito com trimetoprima-sulfametoxazol (TMP-SMZ), 6 a 10 mg/kg/dia, fracionados e administrados por via oral de 12 em 12 horas (Bogaerts, 1992).

Conforme discutido no Capítulo 13, a violência sexual pode resultar em infecções, inclusive as causadas por *Neisseria gonorrhoeae*, *Chlamydia trachomatis*, vírus do herpes simples (HSV, de *herpes simplex virus*), *Trichomonas vaginalis* e papilomavírus humano (HPV, de *human papillomavirus*) (Fig. 14-10). A apresentação clínica de cada infecção é semelhante aos achados descritos em adultas. Embora algumas possam ser resultante de transmissão vertical, o serviço de proteção à criança deve ser notificado sobre qualquer caso suspeito de abuso sexual (Cap. 13, p. 372).

Trauma genital

A vulva pré-puberal é menos protegida contra lesões fechadas considerando-se a ausência dos coxins adiposos labiais (Fig. 14-11). Além disso, as crianças são mais ativas fisicamente, o que aumenta o risco de trauma. Em sua maioria, as lesões de vulva são de tipo fechado, pequeno porte e acidentais. No entanto, a penetração por objetos pontiagudos pode causar lesões mais graves na área vulvovaginal. Em muitos casos de trauma genital deve-se considerar a possibilidade de violência física ou abuso sexual. O manejo dos casos de trauma vulvovaginal foi apresentado em mais detalhes no Capítulo 4 (p. 127).

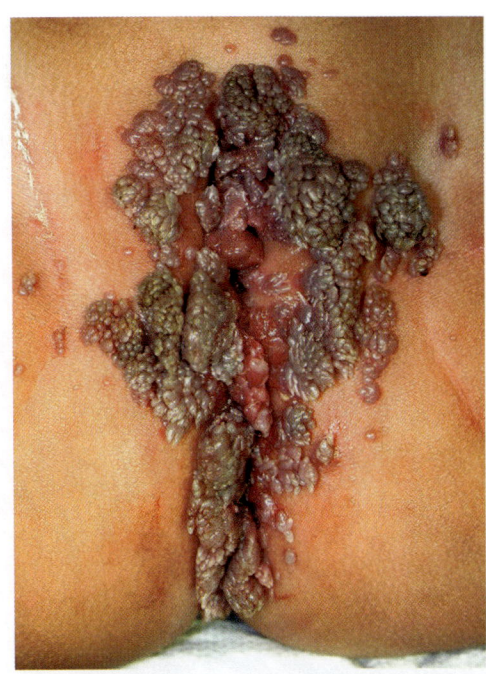

FIGURA 14-10 Condiloma vulvar em menina pré-púbere.

Tumores ovarianos

As massas ovarianas, geralmente cistos, são comuns na infância. Podem ser encontradas na fase pré-natal durante avaliação materna por ultrassonografia, bem como durante a fase pré-puberal e na adolescência. Embora a maioria seja benigna, quase 1% dos tumores malignos nessa faixa etária tem origem ovariana (Breen, 1977, 1981).

Cistos ovarianos fetais e neonatais

Quase todas as massas ovarianas nessa faixa etária são císticas normalmente identificadas incidentalmente durante exame ultrassonográfico materno no pré-natal. Embora a incidência real dos cistos ovarianos fetais seja desconhecida, há relato de algum grau de desenvolvimento cístico em 30 a 70% dos fetos (Brandt, 1991; Lindeque, 1988). A maioria dos cistos resulta da estimulação hormonal materna na vida intrauterina. Caracteristicamente são unilaterais, assintomáticos e com tendência a regredir espontaneamente aos quatro meses de idade, sejam eles simples ou complexos.

Durante período neonatal e lactância também é possível o desenvolvimento de cistos ovarianos. Nesse caso, os cistos resultam da onda de gonadotrofina pós-natal em razão da queda dos hormônios maternos após o nascimento. Em sua maioria, esses cistos são simples, assintomáticos e tendem a regredir ao longo dos meses seguintes.

O risco de malignidade nos cistos ovarianos fetais e neonatais é baixo, mas pode ocorrer ruptura, hemorragia intracística, compressão visceral e torção seguidas de autoamputação do ovário ou de anexos. Para os cistos fetais ou neonatais não complicados medindo menos de 5 cm de diâmetro, o tratamento considerado adequado é expectante com exame ultrassonográfico a cada 4 a 6 semanas (Bagolan, 2002; Murray, 1995; Nus-

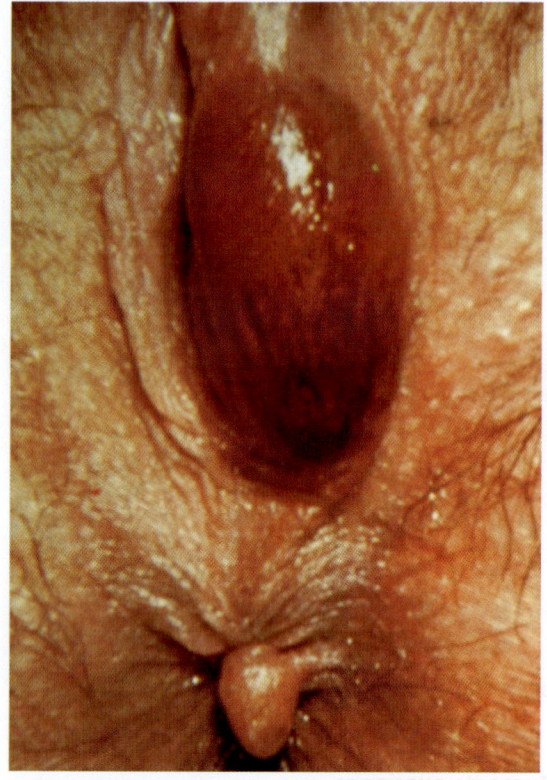

FIGURA 14-11 Lesão a cavaleiro da vulva com formação de hematoma. (Retirada de North American Society for Pediatric and Adolescent Gynecology, 2001, com permissão.)

sbaum, 1988; Spence, 1992). Para os cistos simples medindo mais de 5 cm, pode-se considerar proceder à aspiração percutânea do cisto para evitar torção (Bryant, 2004; Salkala, 1991). Os cistos ovarianos complexos volumosos que não regridam após o nascimento necessitam de remoção cirúrgica.

Massas ovarianas pré-puberais

Assim como ocorre nas neonatas, a maioria das massas ovarianas em crianças é de natureza cística, e os sintomas de apresentação variam.

Cistos assintomáticos podem ser descobertos incidentalmente durante exame abdominal ou ultrassonográfico por alguma outra indicação. Cistos volumosos podem causar aumento da circunferência abdominal ou dor crônica. Os cistos secretores de hormônio podem levar à puberdade precoce heterossexual ou isossexual e, consequentemente, há indicação para investigação em caso de sinais de desenvolvimento puberal precoce. Além disso, ruptura, hemorragia ou torção podem causar dor abdominal aguda, similar àquela encontrada em adultas (Cap. 9, p. 270).

Em adolescentes mais velhas e em adultas, a ultrassonografia transvaginal é a ferramenta preferencial para avaliar tumores ovarianos. Entretanto, uma criança na fase pré-puberal não tolera o exame com sonda transvaginal. Por isso, nessa faixa etária, a ultrassonografia pélvica transabdominal é mais utilizada. A tomografia computadorizada (TC) é útil se houver suspeita de teratoma cístico maduro (cisto dermoide), uma vez que o tecido gorduroso é mais bem avaliado com essa modalidade. Embora indicada para avaliação das anormalidades müllerianas, a ressonância magnética (RM) é menos informativa do que a ultrassonografia pélvica para esclarecimento de massa ovariana. Os cistos complexos mais comumente encontrados na infância e na adolescência são tumores de células germinativas, especificamente o teratoma cístico maduro benigno (Panteli, 2009). Raramente as massas são tumores malignos de células germinativas ou tumores epiteliais ovarianos (Schultz, 2006; Tapper, 1983).

Assim como os cistos dos períodos fetal e neonatal, os cistos ovarianos simples e pequenos, sem septação ou ecos internos, podem ser monitorados com exames seriais de ultrassonografia. A maioria com menos de 5 cm desaparecerá dentro de 1 a 4 meses (Thind, 1989). Há indicação de intervenção cirúrgica em casos de cistos persistentes ou em crescimento, e a laparoscopia é o método preferido. O tratamento ideal inclui cistectomia ovariana com preservação de tecido ovariano normal.

A presença de cistos ovarianos em adolescentes, assim como em adultas, é um achado frequente. O manejo desses casos é igual àquele descrito no Capítulo 9 (p. 262) para massas anexiais em adultas.

■ Desenvolvimento e doença da mama

Na puberdade, sob a influência dos hormônios ovarianos, o botão mamário cresce rapidamente. Os brotos epiteliais da glândula mamária ramificam-se mais e se separam em razão de aumento do depósito de gordura.

Os neonatos podem apresentar um pequeno desenvolvimento mamário em razão da passagem transplacentária de hormônios maternos na vida intrauterina. De forma similar, as mamas de recém-natos podem produzir o assim chamado *leite de bruxa*, que é uma descarga mamilar branca bilateral, também resultante de estimulação por hormônio materno. Ambos os efeitos são transitórios e, na maioria dos casos, desaparecem em semanas ou meses.

O desenvolvimento da mama, denominado *telarca*, inicia-se na maioria das meninas entre 8 e 13 anos de idade. Telarca antes de oito anos ou ausência de desenvolvimento das mamas aos 13 anos são consideradas anormais e devem ser investigadas (p. 391).

Exame das mamas

A avaliação das mamas inicia-se no período neonatal e se estende por todos os anos pré-puberais e da adolescência, uma vez que podem ocorrer anormalidades em qualquer faixa etária. A avaliação inclui inspeção para mamilos acessórios, infecção, lipoma, fibroadenoma e telarca precoce.

Politelia

Os mamilos acessórios, quadro também denominado *politelia*, são comuns e observados em 1% das pacientes. Com maior frequência observa-se uma pequena aréola e mamilo ao longo da linha mamária embrionária, que se estende desde a axila até a região inguinal bilateralmente.

Em geral, os mamilos supranumerários são assintomáticos e não há necessidade de excisão. Contudo, raramente, contêm tecido glandular, o que pode levar à dor e à descarga papilar ou ao desenvolvimento de fibroadenomas (Aughsteen, 2000; Oshida, 2003).

Telarca precoce

A telarca pode se iniciar antes dos 8 anos e é encontrada com maior frequência em meninas com menos de 2 anos (Fig. 14-12). Essa maturação prematura da mama é chamada *telarca precoce*. Difere da puberdade precoce por ser benigna, autolimitada e desenvolver-se isoladamente, sem outros sinais de desenvolvimento puberal. Suspeita-se de telarca precoce quando durante a consulta de acompanhamento se observa crescimento de tecido mamário ou maturação do mamilo mínimos, mas a estatura da menina mantém-se dentro do percentil estabelecido. O monitoramento do crescimento corporal e das alterações mamárias pode ser suficiente, mas, para aquelas com aumento de estatura ou de peso, ou com outras alterações puberais, recomendam-se exames adicionais para puberdade precoce. Portanto, talvez haja indicação de análise da curva de crescimento e do estágio de Tanner da paciente, assim como estudo radiográfico da idade óssea e dosagem das gonadotrofinas (p. 393). A idade óssea pode ser explicada considerando-se as alterações em tamanho e formato dos ossos à medida que a criança se desenvolve. Tais mudanças podem ser visualizadas radiograficamente e correlacionadas com a idade cronológica. Assim, a idade óssea radiográfica é a média de idade em que as crianças atingem um estágio particular de maturação óssea. As meninas com excesso prematuro de estrogênio em razão de puberdade precoce apresentam aceleração da taxa de crescimento, evolução rápida na idade óssea, cessação precoce do crescimento e, eventualmente, baixa estatura. A idade óssea pode ser determinada em muitos sítios do esqueleto, mas a mão e o punho esquerdos são os mais usados.

A telarca precoce é indicada por idade óssea sincrônica e até 1 ano da idade cronológica. No entanto, se a idade óssea estiver avançada em dois ou mais anos, a puberdade terá se iniciado e recomenda-se investigação para puberdade precoce. Naquelas com telarca prematura isolada, os níveis séricos de estradiol podem estar levemente elevados, o que é encontrado mais comumente em lactentes com peso muito baixo ao nascer (Escobar, 1976; Ilicki, 1984; Klein, 1999; Nelson, 1983). Além disso, os níveis séricos de gonadotrofina estão baixos. Na maioria dos casos, o desenvolvimento prematuro das mamas regride ou se estabiliza, e o tratamento consiste em tranquilização com vigilância cuidadosa buscando por outros sinais de puberdade precoce.

Assimetria mamária

Frequentemente observa-se crescimento assimétrico das mamas nos estágios iniciais do desenvolvimento mamário nas adolescentes entre 13 e 14 anos de idade. Um exame completo deve ser realizado para verificar a presença de massa mamária, como fibroadenoma ou cisto. Se nenhuma massa for identificada, indicam-se exames anuais das mamas para determinar persistência e extensão da assimetria.

A etiologia da assimetria mamária é desconhecida, embora tenha havido relatos de casos de lesões esportivas ou trauma cirúrgico ocorridos durante o desenvolvimento inicial das mamas, que poderiam ter causado assimetria (Goyal, 2003;

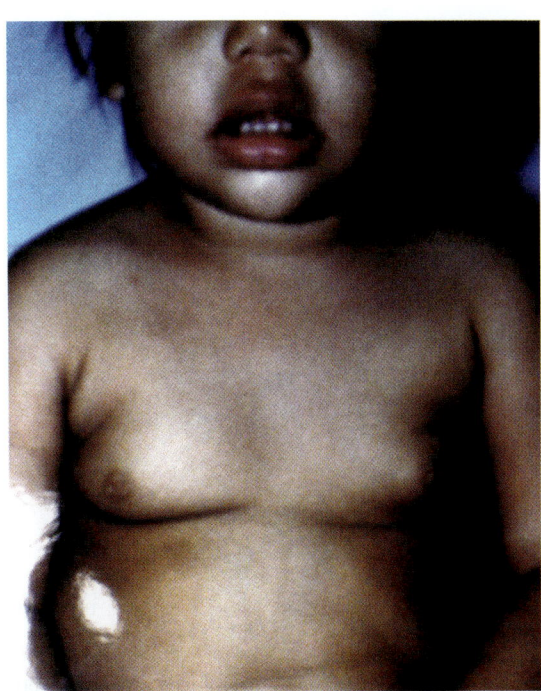

FIGURA 14-12 Telarca precoce. *(Retirada de North American Society for Pediatric and Adolescent Gynecology, 2001, com permissão.)*

Jansen, 2002). Além disso, observou-se associação com força estatística entre assimetria e formação de mama tuberosa (DeLuca-Pytell, 2005).

Na maioria dos casos, a assimetria se resolve ao final da fase de maturação mamária (Templeman, 2000). Portanto, a decisão de intervir com cirurgia com mamoplastia para aumento ou redução não deve ser tomada antes que haja crescimento total das mamas. Até então, as adolescentes podem usar sutiãs com espuma ou colocar enchimento para promover a simetria. Embora a maioria das adolescentes com pequena assimetria de mama prefira não ser submetida à intervenção cirúrgica, outras podem decidir consultar um cirurgião plástico para discutir as opções, em especial se a assimetria for pronunciada.

Hipertrofia da mama

Raramente adolescentes desenvolvem mamas muito grandes sem massas mamárias volumosas concomitantes. A hipertrofia mamária pode ser sintomática, e entre as possíveis queixas estão dor nas costas, desconforto nos ombros em razão da pressão produzida pela alça do sutiã, cifose e estresse psicológico. Em geral, essas jovens buscam mamoplastia para redução, mas a cirurgia deve ser adiada até que o crescimento da mama esteja concluído (normalmente entre 15 e 18 anos de idade).

Mamas tuberosas

No desenvolvimento normal da mama, o crescimento sobre a superfície ventral da mama projeta a aréola para frente, e o crescimento periférico aumenta a base da mama. Em algumas adolescentes, a fáscia é densamente aderida ao músculo subjacente e não se separa da sua camada muscular com a expansão lateral do tecido mamário (Fig. 14-13). Com isso, restringe-se

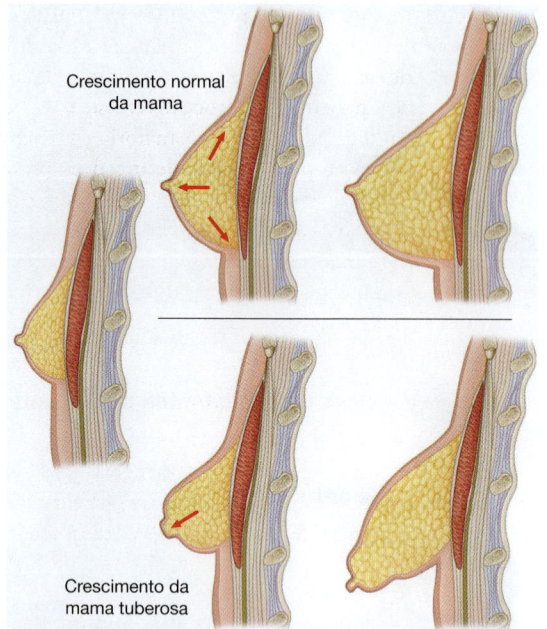

FIGURA 14-13 Comparação do desenvolvimento de mama normal e tuberosa. *(Redesenhada a partir de Grolleau, 1999, com permissão.)*

a expansão periférica da base da mama, cujo crescimento é direcionado para frente. Essas mamas são denominadas *mamas tuberosas*.

Essa aparência pode ser resultante de reposição hormonal exógena prescrita para meninas com ausência de desenvolvimento das mamas em razão de condições genéticas, metabólicas ou endócrinas. Para evitar o desenvolvimento tuberoso nesses casos, a reposição hormonal deve ser iniciada com dosagens pequenas a serem aumentadas gradualmente ao longo do tempo. Por exemplo, estrogênio equino conjugado, 0,3 mg, pode ser administrado oralmente todos os dias por seis meses, com aumentos sucessivos de 0,625 mg a 0,9 mg na dosagem a cada seis meses, até chegar a 1,25 mg/dia. Administra-se acetato de medroxiprogesterona, 10 mg, por via oral diariamente durante 12 dias, para estimular a menstruação. Uma vez que a dosagem tenha alcançado 1,25 mg/dia, a paciente pode alternativamente ser tratada com esquema de contraceptivo oral de dose baixa.

Ausência de desenvolvimento mamário

A ausência congênita do tecido glandular mamário, denominada *amastia*, é rara. Na maioria dos casos, a ausência de desenvolvimento da mama resulta de níveis baixos de estrogênio causados por atraso constitucional da puberdade, doença debilitante crônica, radiação ou quimioterapia, distúrbios genéticos, como disgenesia gonadal, ou atividade física extrema, como balé ou esportes de alta resistência. O tratamento tem como base a etiologia. Por exemplo, uma vez que a atleta tenha concluído sua carreira, o desenvolvimento mamário pode iniciar-se espontaneamente sem tratamento hormonal. Por outro lado, para induzir o desenvolvimento mamário e evitar osteoporose, as pacientes com disgenesia gonadal necessitarão de alguma forma de reposição hormonal, como aquela descrita para a prevenção das mamas tuberosas.

Descarga papilar

A descarga do mamilo pode se apresentar em várias cores, que indicam sua etiologia. Por exemplo, descarga branca leitosa é típica de galactorreia; líquido amarelo turvo ou verde-claro pode indicar infecção; descarga marrom-esverdeada em geral está associada à ectasia ductal, enquanto a saída de líquido serossanguinolento do mamilo pode indicar papiloma intraductal ou, raramente, câncer. Em geral, a fisiopatologia e o tratamento dessas descargas são semelhantes aos de uma mulher adulta (ver Cap. 12, p. 338).

Cistos mamários

Quando uma adolescente se apresenta com queixa de nódulo mamário, os achados frequentemente são consistentes com alterações fibrocísticas. Tais achados caracterizam-se por espessamentos em forma de faixa ou de nódulo desiguais ou difusos. A ultrassonografia talvez ajude a distinguir entre massa cística e sólida e a definir as qualidades do cisto (Garcia, 2000). Por outro lado, a mamografia possui papel limitado na avaliação do tecido mamário em crianças e adolescentes em razão da maior densidade do tecido. Suas sensibilidade e especificidade são limitadas em mamas jovens em desenvolvimento, e seu tecido mamário normalmente denso produz taxas elevadas de resultados falso-negativos (Williams, 1986).

Ocasionalmente encontram-se cistos mamários verdadeiros que, em geral, resolvem-se espontaneamente em poucas semanas a meses. Se o cisto for grande, persistente e sintomático, pode-se proceder à aspiração por agulha fina com analgesia local em ambiente ambulatorial.

Massas mamárias

A maioria das massas mamárias em crianças e adolescentes é benigna, e entre estas estão desenvolvimento de botão mamário normal, mas assimétrico, fibroadenoma, fibrocisto, linfonodo e abscesso. A massa mamária mais comumente identificada em adolescentes é o fibroadenoma, responsável por 68 a 94% de todos os casos (Daniel, 1968; Goldstein, 1982). Felizmente, o câncer de mama nas populações pediátricas é raro e complicou menos de 1% das massas mamárias identificadas nesse grupo (Gutierrez, 2008; Neinstein, 1994). Entretanto, o câncer primário de mama desenvolve-se mais frequentemente em pacientes pediátricas com histórico de radiação, em especial quando o tratamento é direcionado à parede do tórax. Além disso, a possibilidade de doença metastática deve ser considerada naquelas com história de malignidade.

Após a identificação de massa mamária ao exame físico em paciente jovem, a ultrassonografia é o método de imagem primário. Não se recomenda o exame de ressonância magnética rotineiramente em razão de seu alto custo e disponibilidade limitada.

O manejo dos casos com massas mamárias pode ser feito com observação, aspiração por agulha e excisão cirúrgica. A observação é apropriada para lesões pequenas e assintomáticas consideradas fibroadenomas. Por outro lado, em muitos casos, indica-se diagnóstico histológico com procedimento minimamente invasivo, como aspiração por agulha fina. Além disso, a biópsia de fragmentos guiada por ultrassonografia é outra opção com abordagem percutânea. Para qualquer caso de massa não submetido à excisão cirúrgica, recomenda-se vigilância clínica para confirmar a estabilidade da massa (Weinstein, 2003). As massas sintomáticas, volumosas ou em crescimento preferencialmente devem ser retiradas sob anestesia local ou geral em centro cirúrgico ambulatorial.

A mastite é rara na população pediátrica, e sua incidência apresenta distribuição bimodal no período neonatal e nas crianças com mais de 10 anos. A etiologia nesses casos é desconhecida, mas há relatos de associação com o aumento da mama que ocorre nesses dois períodos. O *Staphylococcus aureus* é o agente mais isolado, e a evolução com abscesso é mais frequente do que em adultas (Faden, 2005; Stricker, 2006). Em adolescentes, as infecções podem estar associadas à lactação e gravidez, a trauma relacionado a estímulos sexuais preliminares, à raspagem dos pelos periareolares e à colocação de *piercing* no mamilo (Templeman, 2000; Tweeten, 1998). As infecções são tratadas com antibióticos e drenagem ocasional quando houver formação de abscesso (Cap. 12, p. 340).

■ Sangramento vaginal

As neonatas podem apresentar sangramento vaginal durante a primeira semana de vida em razão da suspensão do estrogênio materno após o nascimento. Normalmente o sangramento se resolve após alguns dias. Contudo, o sangramento pré-puberal em uma criança requer avaliação cuidadosa (Tabela 14-2). Na maioria dos casos o sangramento vaginal em meninas pré-púberes tem origem em causas locais e pode ser esclarecido simplesmente com anamnese e exame físico. Ocasionalmente, haverá necessidade de exame com vaginoscópio sob anestesia para se firmar o diagnóstico, particularmente nos casos com corpo estranho no segmento superior da vagina.

■ Puberdade precoce

A puberdade precoce pode ser encontrada em ambos os sexos, mas o feminino é mais afetado, com uma proporção de 23:1 (Bridges, 1994). Para as meninas, a puberdade precoce historicamente foi definida como desenvolvimento de mamas ou de pelos pubianos em idade inferior a 8 anos. No entanto, Herman-Giddens e colaboradores (1997) observaram que as meninas nos Estados Unidos estão apresentando desenvolvimento puberal normal mais precocemente do que relatado anteriormente. Ademais, há diferenças raciais. A puberdade inicia-se mais cedo nas negras, seguidas por hispânicas e brancas. Portanto, para limitar a proporção de meninas que necessitam de investigação para puberdade precoce, alguns autores sugeriram reduzir a idade limite para indicação a essa investigação (Herman-Giddens, 1997; Kaplowitz, 1999).

TABELA 14-2 Causas de sangramento vaginal em crianças

Corpo estranho
Tumores genitais
Prolapso uretral
Líquen escleroso
Vulvovaginite
Condiloma acuminado
Trauma
Puberdade precoce
Uso de hormônio exógeno

O desenvolvimento puberal prematuro pode resultar de diversas etiologias. Essas causas foram categorizadas com base na patogênese e incluem puberdade precoce central, puberdade precoce periférica, puberdade precoce heterossexual e variações temporais da puberdade normal. A maioria das meninas submetidas à investigação para puberdade precoce apresenta desenvolvimento puberal normal, que apenas iniciou-se antes do período-padrão e não se origina em patologia subjacente. No entanto, como muitas das etiologias subjacentes à puberdade precoce produzem sequelas significativas, as meninas com desenvolvimento puberal precoce devem ser submetidas à avaliação completa quando identificadas.

Puberdade precoce central (gonadotrofina-dependente)

A ativação precoce do eixo hipotálamo-hipófise-ovário leva à secreção de GnRH, a aumento da síntese de gonadotrofina e, consequentemente, a aumento dos níveis dos esteroides sexuais gonadais. Com frequência denominada *puberdade precoce verdadeira*, trata-se de quadro raro que afeta 1 em cada 5.000 a 10.000 indivíduos na população geral (Partsch, 2002). A causa mais comum de puberdade precoce central é idiopática, entretanto lesões do sistema nervoso central devem ser excluídas (Tabela 14-3).

Os sintomas de puberdade precoce central são similares àqueles da puberdade normal, com desenvolvimento das mamas, pelos pubianos, crescimento rápido e menstruações eventuais – contudo, em idade precoce. Conforme apresentado na Tabela 14-4, os testes incluem avaliação da idade óssea com radiografia da mão e do punho esquerdos. Nas meninas afetadas, observa-se maturação óssea avançada. Além disso, os níveis séricos de FSH, LH e estradiol encontram-se aumentados para a idade cronológica e caracteristicamente estão na faixa esperada para a puberdade. Entretanto, no início do processo os níveis de FSH e LH possivelmente só estejam elevados à noite, e o teste de estimulação com GnRH talvez seja útil. Durante a estimulação com GnRH, procede-se à infusão intravenosa de GnRH (3,5 μg/kg, sem ultrapassar 100 μg), e os níveis da gonadotrofina são dosados antes e, em intervalos sequenciais, após a infusão. A puberdade precoce central é confirmada quando há elevação dos níveis séricos de LH após a infusão. Por outro lado, a ausência de elevação do nível de LH e FSH após a infusão de GnRH sugere puberdade precoce periférica. Naquelas com níveis elevados de gonadotrofina, a tomografia computadorizada e o exame de ressonância magnética do sistema nervoso central talvez identifiquem alguma anormalidade cerebral associada à puberdade precoce.

Os objetivos do tratamento são prevenir baixa estatura na idade adulta e limitar os efeitos psicológicos do desenvolvimento puberal precoce. A fusão das epífises é um processo estrogênio-dependente. Portanto, as meninas com puberdade precoce têm risco aumentado de fechamento precoce da placa de crescimento e baixa estatura na idade adulta.

O tratamento é feito com administração de um agonista do GnRH, que serve para infrarregular os gonadotrofos da hipófise e inibir a liberação de FSH e LH. Os níveis de estrogênio caem e, em geral, há regressão acentuada do tamanho das mamas e do útero. Se o tratamento for instituído após a menarca, as menstruações serão suspensas. A oportunidade

TABELA 14-3 Etiologias comuns para puberdade precoce

Central (GnRH-dependente)
Idiopática[a]
Tumores do sistema nervoso central (SNC)
   Astrocitomas, adenomas, gliomas, germinomas
Anomalias congênitas
   Hamartomas, hidrocefalia, cistos aracnoideos ou suprasselares, displasia septo-óptica, síndrome da sela vazia
Infecção do SNC
Traumatismo craniano
Isquemia
Iatrogênica
   Radioterapia, quimioterapia, cirurgia
Adoção em países em desenvolvimento

Periférica (GnRH-independente)
Tumores produtores de testosterona ou de estrogênio
   Carcinoma ou adenoma suprarrenal/ovariano
   Tumor de célula germinativa
Tumor de célula da granulosa
   Tumor de células da teca; tumor de células de Leydig
   Tumores produtores de gonadotrofina ou de hCG
Coriocarcinoma, disgerminoma, teratoma, gonadoblastoma
   Hepatoblastoma, corioepitelioma
Hiperplasia suprarrenal congênita
   Deficiência de 21-hidroxilase, deficiência de 11-hidroxilase
Exposição exógena a androgênio ou estrogênio
Síndrome de McCune-Albright
Cistos foliculares ovarianos
Hipotireoidismo primário
Síndrome de excesso de aromatase
Resistência a glicocorticoide

[a] A causa mais comum de puberdade precoce é idiopática.
SNC = sistema nervoso central; GnRH = hormônio liberador da gonadotrofina; hCG = gonadotrofina coriônica humana.
Compilada de Muir, 2006; Nathan, 2005.

TABELA 14-4 Avaliação da puberdade precoce

Para meninas que apresentem sinais de hiperestrogenismo:
   Idade óssea radiográfica
   Dosagem sérica de FSH, LH, estradiol, TSH
   Ultrassonografia pélvica
   RM do SNC com meio de contraste

Para meninas que apresentem sinais de virilização:
   Idade óssea radiográfica
   Dosagem sérica de FSH, LH, estradiol
   Dosagem sérica de SDHEA e testosterona
   Dosagem sérica de 17α-hidroxiprogesterona
   Dosagem sérica de androstenediona
   Dosagem sérica de 11-deoxicortisol

O teste de estimulação do GnRH pode ser útil na diferenciação entre telarca precoce e puberdade precoce periférica verdadeira.

SNC = sistema nervoso central; SDHEA = sulfato de desidroepiandrosterona; FSH = hormônio folículo-estimulante; GnRH = hormônio liberador da gonadotrofina; LH = hormônio luteinizante; RM = ressonância magnética; TSH = hormônio estimulante da tireoide.

para a suspensão do tratamento com GnRH e retomada do desenvolvimento puberal é determinada pelos objetivos da terapia primária: maximizar a estatura, sincronizar a puberdade com os pares e reduzir o estresse psicológico. A partir de uma revisão feita com diversos artigos, concluiu-se que a média de idade para suspensão do tratamento foi de aproximadamente 11 anos (Carel, 2009).

Puberdade precoce periférica (gonadotrofina-independente)

Mais raramente, os níveis elevados de estrogênio podem ter origem em fonte periférica, como um cisto ovariano. Denominado *puberdade precoce periférica*, esse quadro é caracterizado por ausência de liberação pulsátil de GnRH, níveis baixos de gonadotrofinas hipofisárias e, ainda assim, aumenta das concentrações séricas de estrogênio.

Embora a origem seja variável, a causa mais comum é o tumor de células da granulosa, responsável por mais de 60% dos casos. Outros tipos de cistos ovarianos, distúrbios suprarrenais, distúrbios iatrogênicos e hipotireoidismo primário são causas adicionais (ver Tabela 14-3). A síndrome de McCune-Albright é caracterizada por displasia fibrosa poliostótica, manchas café com leite irregulares e endocrinopatias. A puberdade precoce é um achado frequente e resulta da produção de estrogênio nos cistos ovarianos, que são comuns nessas meninas.

Nas meninas com puberdade precoce periférica, os níveis de estrogênio caracteristicamente estão elevados e os níveis séricos de LH e FSH estão reduzidos. A determinação da idade óssea demonstra idade avançada, e a estimulação do GnRH não apresenta elevação nos níveis séricos de LH.

O tratamento da puberdade precoce periférica consiste na eliminação do estrogênio. Para pacientes com exposição exógena, a suspensão da fonte de estrogênio, como pílulas ou cremes hormonais, é suficiente. Se for encontrado tumor ovariano ou suprarrenal secretores de estrogênio haverá indicação de excisão cirúrgica; o hipotireoidismo é tratado com reposição do hormônio da tireoide.

Puberdade precoce heterossexual

O excesso de androgênio com sinais de virilização é raro na infância (Capítulo 17, p. 469). Denominada *puberdade precoce heterossexual*, essa condição costuma ser causada por aumento da secreção de androgênio pela glândula suprarrenal ou pelo ovário. Entre as causas estão tumores ovarianos ou suprarrenais secretores de androgênio, hiperplasia suprarrenal congênita, síndrome de Cushing e exposição exógena a androgênios. O tratamento deve ser direcionado à correção da etiologia subjacente.

Variações da puberdade normal

Embora as diretrizes padronizadas em função da idade reflitam com precisão o período de desenvolvimento puberal na maioria das meninas, há quem inicie a puberdade mais cedo. Os termos telarca, adrenarca e menarca precoces descrevem o desenvolvimento puberal precoce de tecido mamário, pelos pubianos e menstruações, respectivamente. Cada uma se desenvolve de forma isolada e sem evidências de desenvolvimento puberal.

Conforme descrito anteriormente (p. 391) a *telarca precoce* é um diagnóstico de exclusão, e a investigação para puberdade precoce nessas meninas revela idade óssea compatível com a cronológica. Verificam-se níveis normais de FSH e LH, normais ou discretamente elevados de estradiol, exame ultrassonográfico da pelve normal e crescimento normal. O tratamento consiste em vigilância cuidadosa e tranquilização da paciente e sua família de que o restante do desenvolvimento puberal ocorrerá na idade normal.

Adrenarca é o início da produção de desidroepiandrosterona (DHEA) e de sulfato de DHEA (SDHEA) na zona reticular suprarrenal, que pode ser detectada ao redor dos 6 anos de idade. O resultado fenotípico da adrenarca é o desenvolvimento de pelos axilares e pubianos, denominado *pubarca*, que se inicia nas meninas aproximadamente aos 8 anos de idade (Auchus, 2004). A *adrenarca precoce* é definida, portanto, como presença de pelos pubianos antes dos 8 anos de idade, estando ausentes outros sinais de estrogenização ou virilização. A maioria das meninas apresentará aumento no nível de SDHEA, sugerindo que a glândula suprarrenal está sofrendo maturação precoce (Korth-Schutz, 1976). Algumas meninas com adrenarca precoce desenvolvem a síndrome dos ovários policísticos na adolescência (Ibanez, 1993; Miller, 1996). Outras apresentam deficiência parcial da 21-hidroxilase. Por isso, as meninas com adrenarca precoce devem ser rastreadas para puberdade precoce. O tratamento da adrenarca prematura inclui tranquilização e monitoramento para outros sinais de puberdade em intervalos de 3 a 6 meses.

O sangramento uterino que ocorre uma vez em vários dias ou mensalmente sem outros sinais de puberdade é denominado *menarca precoce*. Essa condição é rara, e outras causas de sangramento devem ser consideradas e excluídas primeiro.

Puberdade tardia

A puberdade é considerada tardia se nenhuma característica sexual secundária estiver presente aos 13 anos de idade, o que é mais do que dois desvios-padrão da média de idade, ou se as menstruações não tiverem sido iniciadas aos 16 anos de idade (Tabela 14-5). A puberdade tardia afeta 3% das adolescentes, e como causas estão anovulação crônica, retardo constitucional, anormalidades anatômicas, hipogonadismo hipergonadotrófico e hipogonadismo hipogonadotrófico. Com exceção do retardo constitucional, essas anormalidades serão discutidas em mais detalhes nos Capítulos 16 e 18.

O retardo constitucional é a forma mais comum de puberdade tardia, e essas adolescentes não apresentam características sexuais secundárias nem estirão de crescimento em torno dos 13 anos de idade (Albanese, 1995; Ghali, 1994; Malasanoa, 1997). A causa provável é retardo na reativação do sistema gerador de pulso de GnRH (Layman, 1994). As pacientes podem ser tratadas com dose baixa de estrogênio até que haja evolução da puberdade, momento em que o estrogênio pode ser suspenso. Durante o tratamento com dose baixa de estrogênio, não é necessário introduzir progesterona, uma vez que, na puberdade precoce, há um longo período similar de estrogênio sem oposição antes dos ciclos ovulatórios.

Sexualidade
Identidade de gênero

Muitos casais optam por saber o sexo do bebê antes do nascimento, enquanto outros preferem aguardar o nascimento. Normalmente, "meninas são criadas como meninas" e "meninos como meninos". Roupas e comportamentos apropriados ao gênero, conforme determinação social local, são adotados pela criança e estimulados pelos pais. Comportamentos conflitantes com o gênero da criança geralmente são desencorajados. Entretanto, as crianças menores com frequência exploram diversos comportamentos, masculinos e femininos, que conformam as experimentações normais no processo de socialização (Maccoby, 1974; Mischel, 1970; Serbin, 1980).

A tarefa de especificar o sexo é mais difícil nos casos de genitália ambígua nos recém-nascidos. Inicialmente, a possibilidade de doença ameaçadora à vida, como hiperplasia suprarrenal congênita, deve ser investigada. Conforme descrito no Capítulo 18, a especificação do gênero pode ser difícil e a melhor conduta é postergar a definição até que os resultados dos exames identifiquem o sexo genético e o problema subjacente.

A atribuição final do gênero nesses casos é denominada *sexo de criação* e reflete o padrão de comportamento do gênero a ser enfatizado. A determinação final do sexo de criação tem como base não apenas o cariótipo do indivíduo, mas tam-

TABELA 14-5 Causas da puberdade tardia

Constitucional (retardo fisiológico)[a]
Anovulação crônica (síndrome dos ovários policísticos)
Anatômica
Hímen imperfurado
Septo vaginal transverso
Agenesia vaginal e/ou cervical
Agenesia mülleriana
Síndrome de insensibilidade ao androgênio (feminização testicular)
Hipogonadismo hipergonadotrófico
Disgenesia gonadal (síndrome de Turner)
Disgenesia gonadal pura (46,XX ou 46,XY)
Insuficiência ovariana prematura
Idiopática
Síndrome do ovário resistente
Ooforite autoimune
Quimioterapia
Radiação
Deficiência em 17α-hidroxilase
Deficiência de aromatase
Galactosemia
Hipogonadismo hipogonadotrófico
Etiologias do sistema nervoso central
Tumores (p. ex., craniofaringioma)
Infecção
Trauma
Doença crônica (p. ex., doença celíaca ou doença de Crohn)
Deficiência em GnRH (síndrome de Kallmann)
Deficiência isolada de gonadotrofina
Hipotireoidismo
Hiperprolactinoma
Suprarrenal
Hiperplasia suprarrenal congênita
Síndrome de Cushing
Doença de Addison
Psicossocial
Transtornos da alimentação
Exercícios em excesso
Estresse, depressão

[a] A causa mais comum de puberdade tardia é o retardo constitucional.
GnRH = hormônio liberador de gonadotrofina.

bém a capacidade funcional da genitália externa. Por exemplo, meninos que nascem com ausência congênita de pênis, um distúrbio raro, em geral são criados como meninas após orquiectomia bilateral e reconstrução do escroto para aparentar os grandes lábios. Se as atitudes parentais em relação à determinação do gênero forem consistentes, a maioria das crianças assume o sexo de criação, independentemente do seu cariótipo.

Percepções da atividade sexual pelo adolescente

A sexualidade na adolescência desenvolve-se durante um período de mudanças rápidas que proporciona oportunidades de experimentar comportamentos tanto de risco como promotores de saúde. Dados obtidos em duas grandes pesquisas com adolescentes norte-americanos revelam que o percentual de sexualmente ativos aumenta constantemente após 13 anos de idade (Tabela 14-6) (Abma, 2010; Eaton, 2010).

Pesquisas sugerem que os adolescentes veem os profissionais de saúde como uma fonte importante de informação e educação em relação ao desenvolvimento sexual saudável. No entanto, muitos pais e educadores se opõem à educação sexual em razão de preocupações de que esse tipo de informação estimule o início da vida sexual ativa, denominado *sexarca*, e aumente a frequência de relações sexuais. Ao contrário, em vários trabalhos publicados observou-se que a educação na verdade retarda o início e a frequência da atividade sexual, aumenta o uso de contraceptivos e reduz as taxas de relação sexual sem proteção (Kirby, 1999, 2001). Em uma pesquisa realizada em 1999 nos EUA verificou-se que 75% dos adolescentes dos níveis fundamental e médio nas escolas públicas receberam aulas de educação sexual (Hoff, 2000). Um grande percentual manifestou desejo de mais informações sobre tópicos específicos, como contracepção, doenças sexualmente transmissíveis (DSTs), uso de preservativos e questões afetivas.

Atualmente, o sexo oral é uma prática mais comum entre adolescentes. No National Survey of Family Growth de 2005 publicou-se que um em quatro adolescentes, com idade entre 15 e 19 anos, e sem experiência com intercurso sexual, relata ter praticado sexo oral com parceiro do sexo oposto. Entre os adolescentes que tiveram relação sexual com penetração, 83% daqueles do sexo feminino e 88% do masculino tiveram sua iniciação sexual com sexo oral (Mosher, 2005). Os adolescentes podem ver o sexo oral como uma alternativa para manter "tecnicamente" sua virgindade, evitar gravidez e DSTs, ou podem interpretá-lo como uma etapa do caminho para a relação sexual com o parceiro afetivo.

Atividade sexual e violência do parceiro parece ser uma associação frequente nas populações de adolescentes (Capítulo 13, p. 374). Por exemplo, Kaestle e Halpern (2005) verificaram que houve maior probabilidade de violência nos relacionamentos românticos que incluíam relação sexual (37%) do que nos relacionamentos que não incluíam (19%). Abma e colaboradores (2010) relataram que, entre as meninas que perderam a virgindade antes dos 20 anos, 7% descreveram sua primeira relação sexual como não voluntária.

Contracepção

Apesar da disponibilidade de uma gama ampla de opções contraceptivas, quase 50% das gestações nos Estados Unidos não são intencionais (Finer, 2006). Entre os adolescentes, mais de 20% não usam método contraceptivo na primeira relação sexual e, em média, observa-se retardo de 22 meses desde a iniciação sexual até a adoção de método contraceptivo prescrito (Finer, 1998).

Entre as tendências recentes na tecnologia contraceptiva estão os métodos efetivos com maior aderência da paciente. Discutidos no Capítulo 5, esses novos métodos incluem adesivo contraceptivo, anel vaginal, sistema intrauterino liberador de levonorgestrel, pílulas anticoncepcionais orais de uso estendido e implante subdérmico liberador de etonogestrel. O método anticoncepcional mais usado por adolescentes é o contraceptivo oral combinado (COC). Dados obtidos com a National Survey on Family Growth entre 2006 e 2008, revelaram que das mulheres que fizeram controle de natalidade, 30% usaram pílulas COC; 10% utilizaram outros métodos hormonais e 54% utilizaram preservativos isoladamente ou como parte de associação de métodos (Abma, 2010). Os dispositivos intrauterinos, tanto de cobre quanto contendo progestogênio, são opções disponíveis para adolescentes que reúnam os critérios para uso de DIU (American College of Obstetricians and Gynecologists, 2007, 2009). O sistema intrauterino liberador de levonorgestrel (SIU-LNG) tem sido aceito mundialmente como um método contraceptivo seguro para nulíparas, incluindo as adolescentes (Yen, 2010). Em um estudo com 179 adolescentes observou-se taxa de persistência de 85% após um ano utilizando SIU-LNG (Paterson, 2009).

A responsabilidade do médico que cuida de adolescentes sexualmente ativas é dobrada: prevenir gravidez indesejada e proteger contra doenças sexualmente transmissíveis. Idealmente as orientações devem começar antes que se inicie a atividade sexual. A discussão também deve incluir orientação sobre o uso de contracepção de emergência.

As adolescentes comumente expressam preocupações em relação aos serviços de contracepção, incluindo necessidade de exame pélvico, efeitos colaterais dos contraceptivos em curto e longo prazos e confidencialidade. As adolescentes devem ser informadas de que o exame pélvico não é necessário quando da prescrição de método contraceptivo.

Muitos adolescentes têm informações erradas sobre a contracepção, inclusive a suposição de que possa causar infertilidade ou malformações fetais, e tais preocupações devem ser abordadas durante a orientação sobre contracepção (Clark, 2001).

TABELA 14-6 Porcentagens de adolescentes sexualmente ativos nos Estados Unidos em função do ano escolar

Ano escolar	Já teve relações	Atualmente ativo	≥ 4 parceiros até o momento
9	29,3	21,6	6,3
10	39,6	29,3	7,6
11	52,5	41,5	12,9
12	65	53,1	19,1

Resumido de Eaton, 2010.

De acordo com as diretrizes do American College of Obstetricians and Gynecologists (2009), não há indicação para iniciar exame preventivo com esfregaço de Papanicolaou antes de 21 anos de idade, independentemente de atividade sexual. As pacientes HIV-positivas são exceção, e todas as diretrizes recomendadas estão descritas no Capítulo 29 (p. 742). As adolescentes sexualmente ativas devem ser orientadas e rastreadas para gonorreia e infecção por *Chlamydia* (U.S. Preventive Services Task Force, 2005, 2007). Com esse propósito, a coleta simples de material vaginal é um exame acurado se forem utilizados testes específicos com amplificação de ácido nucleico (NAATs). Amostras de urina também são aceitas para NAATs, ainda que não seja o material preferencial (Association of Public Health Laboratories, 2009). Outras DSTs devem ser rastreadas de acordo com as indicações clínicas.

As pacientes também devem ser informadas sobre vacinação contra HPV. Há duas vacinas contra HPV (Cervarix e Gardasil) aprovadas pela FDA para pacientes do sexo feminino com idade entre 9 e 26 anos. O Centers for Disease Control and Prevention (2009) recomenda uma sequência de três doses para as meninas, com início aos 11 ou 12 anos. A segunda dose deve ser administrada um ou dois meses depois e a terceira dose seis meses após a inicial. Essas vacinas serão discutidas complementarmente no Capítulo 29 (p. 737).

A Supremo Corte decidiu que os indivíduos menores têm direito a acesso a contraceptivos (Carry vs. Population Services International, 431 U.S. 678, 1977). Além disso, a legislação atual determina que todos os estados consintam aos adolescentes tratamento de condições "medicamente emancipadas", como contracepção, DSTs, gravidez, uso abusivo de substâncias e saúde mental. Essas são situações médicas legalmente definidas em que o adolescente pode receber cuidados sem permissão ou conhecimento de pais ou responsáveis (Akinbami, 2003)*.

---

* N. de T. No Brasil, a Lei 9.263/96 regulamenta o direito ao planejamento familiar, incluindo a distribuição de contraceptivos e orientações sobre a contracepção pelo SUS (Ministério da Saúde).

REFERÊNCIAS

Abma JC, Martinez GM, Copen CE: Teenagers in the United States: Sexual activity, contraceptive use, and childbearing, National Survey of Family Growth 2006-2008. National Center for Health Statistics. Vital Health Stat 23:30, 2010

Akinbami LJ, Gandhi H, Cheng TL: Availability of adolescent health services and confidentiality in primary care practices. Pediatrics 111:394, 2003

Aksglaede L, Sørensen K, Petersen JH, et al: Recent decline in age at breast development: the Copenhagen Puberty Study. Pediatrics 123(5):e932, 2009

Albanese A, Stanhope R: Investigation of delayed puberty. Clin Endocrinol 43:105, 1995

American College of Obstetricians and Gynecologists: Increasing use of contraceptive implants and intrauterine devices to reduce unintended pregnancy. Committee Opinion No. 450, December 2009

American College of Obstetricians and Gynecologists: Intrauterine device and adolescents. Committee Opinion No. 392, December 2007

Association of Public Health Laboratories: Laboratory diagnostic testing for *Chlamydia trachomatis* and *Neisseria gonorrhoeae*. Expert Consultation Meeting Summary Report. Atlanta, GA, 2009

Auchus RJ, Rainey WE: Adrenarche—physiology, biochemistry and human disease. Clin Endocrinol 60(3):288, 2004

Aughsteen AA, Almasad JK, Al-Muhtaseb MH: Fibroadenoma of the supernumerary breast of the axilla. Saudi Med J 21:587, 2000

Bagolan P, Giorlandino C, Nahom A, et al: The management of fetal ovarian cysts. J Pediatr Surg 37:25, 2002

Baldwin DD, Landa HM: Common problems in pediatric gynecology. Urol Clin North Am 22:161, 1995

Berenson AB, Heger AH, Hayes JM, et al: Appearance of the hymen in prepubertal girls. Pediatrics 89:3878, 1992

Berkowitz CD, Elvik SL, Logan MK: Labial fusion in prepubescent girls: a marker for sexual abuse? Am J Obstet Gynecol 156(1):16, 1987

Berth-Jones J, Graham-Brown RA, Burns DA: Lichen sclerosus et atrophicus—a review of 15 cases in young girls. Clin Exp Dermatol 16(1):14, 1991

Biro FM, Huang B, Crawford PB, et al: Pubertal correlates in black and white girls. J Pediatr 148(2):234, 2006

Bogaerts J, Lepage P, De Clercq A, et al: *Shigella* and gonococcal vulvovaginitis in prepubertal central African girls. Pediatr Infect Dis J 11:890, 1992

Brandt ML, Luks FI, Filiatrault D, et al: Surgical indications in antenatally diagnosed ovarian cysts. J Pediatr Surg 26:276, 1991

Breen JL, Bonamo JF, Maxson WS: Genital tract tumors in children. Pediatr Clin North Am 28:355, 1981

Breen JL, Maxson WS: Ovarian tumors in children and adolescents. Clin Obstet Gynecol 20:607, 1977

Bridges NA, Christopher JA, Hindmarsh PC, et al: Sexual precocity: sex incidence and aetiology. Arch Dis Child 70:116, 1994

Bryant AE, Laufer MR: Fetal ovarian cysts: incidence, diagnosis and management. J Reprod Med 49:329, 2004

Carel JC, Eugster EA, Rogol A, et al: Consensus statement on the use of gonadotropin-releasing hormone analogs in children. Pediatrics 123:e752, 2009

Centers for Disease Control and Prevention: Vaccines and preventable diseases: HPV vaccine—questions and answers. 2009. Available at: http://www.cdc.gov/vaccines/vpd-vac/hpv/vac-faqs.htm. Accessed June 27, 2010

Christensen EH, Oster J: Adhesions of labia minora (synechia vulvae) in childhood: a review and report of fourteen cases. Acta Paediatr Scand 60:709, 1971

Clark LR: Will the pill make me sterile? Addressing reproductive health concerns and strategies to improve adherence to hormonal contraceptive regimens in adolescent girls. J Pediatr Adolesc Gynecol 4(4):151, 2001

Cohen HL, Shapiro M, Mandel F, et al: Normal ovaries in neonates and infants: a sonographic study of 77 patients 1 day to 24 months old. AJR Am J Roentgenol 160:583, 1993

Daniel WA Jr, Mathews MD: Tumors of the breast in adolescent females. Pediatrics 41:743, 1968

DeLuca-Pytell DM, Piazza RC, Holding JC, et al. The incidence of tuberous breast deformity in asymmetric and symmetric mammoplasty patients. Plast Reconstruct Surg 116(7):1894, 2005

Eaton DK, Kann L, Kinchen S, et al: Youth risk behavior surveillance—United States, 2009. MMWR Surveill Summ 59(5):1, 2010

Emans S, Laufer M, Goldstein D: Pediatric and Adolescent Gynecology, 5th ed. Philadelphia: Lippincott Williams & Wilkins, 2005, pp 127, 159

Escobar ME, Rivarola MA, Bergada C: Plasma concentration of oestradiol-17beta in premature thelarche and in different types of sexual precocity. Acta Endocrinol 81:351, 1976

Euling SY, Herman-Giddens ME, Lee PA, et al: Examination of U.S. puberty-timing data from 1940 to 1994 for secular trends: panel findings. Pediatrics 121:S172, 2008

Faden H: Mastitis in children from birth to 17 years. Pediatr Infect Dis J 24(12):1113, 2005

Finer LB, Henshaw SK: Disparities in rates of unintended pregnancy in the United States, 1994 and 2001. Perspect Sex Reprod Health 38(2):90, 2006

Finer LB, Zabin LS: Does the timing of the first family planning visit still matter? Fam Plann Perspect 30(1):30, 1998

Garcia CJ, Espinoza A, Dinamarca V, et al: Breast US in children and adolescents. Radiographics 20:1605, 2000

Garel L, Dubois J, Grignon A, et al: US of the pediatric female pelvis: a clinical perspective. Radiographics 21(6):1393, 2001

Ghali K, Rosenfield RL: Disorders of pubertal development: too early, too much, too late, or too little. Adolesc Med 5:19, 1994

Goldstein DP, Miler V: Breast masses in adolescent females. Clin Pediatr 21:17, 1982

Goyal A, Mansel RE: Iatrogenic injury to the breast bud causing breast hypoplasia. Postgrad Med J 79(930):235, 2003

Grolleau JL, Lanfrey E, Lavigne B, et al: Breast base anomalies: treatment strategy for tuberous breasts, minor deformities, and asymmetry. Plast Reconstruct Surg 104(7):2040, 1999

Gutierrez JC, Housri N, Koniaris LG et al: Malignant breast cancer in children: a review of 75 patients. J Surg Res 147(2):182, 2008

Han B, Herndon CN, Rosen MP, et al: Uterine didelphys associated with obstructed hemivagina and ipsilateral renal anomaly (OHVIRA) syndrome. Radiology Case Reports [Online] 5:327, 2010

Herman-Giddens ME, Slora EJ, Wasserman RC, et al: Secondary sexual characteristics and menses in young girls seen in office practice: a study from the Pediatric Research in Office Settings network. Pediatrics 99:505, 1997

Hoff T, Greene L, McIntosh M, et al: Sex Education in America: a View from Inside the Nation's Classrooms. Menlo Park CA: Henry J. Kaiser Family Foundation, 2000

Ibanez L, Potau N, Virdis R, et al: Postpubertal outcome in girls diagnosed of premature pubarche during childhood: increased frequency of functional ovarian hyperandrogenism. J Clin Endocrinol Metab 76:1599, 1993

Ilicki A, Prager LR, Kauli R, et al: Premature thelarche—natural history and sex hormone secretion in 68 girls. Acta Paediatr Scand 73:756, 1984

Jansen DA, Spencer SR, Leveque JE: Premenarchal athletic injury to the breast bud as the cause for asymmetry: prevention and treatment. Breast J 8:108, 2002

Jenkinson SD, MacKinnon AE: Spontaneous separation of fused labia minora in prepubertal girls. Br Med J (Clin Res Ed) 289:160, 1984

Kaestle CE, Halpern CT: Sexual intercourse precedes partner violence in adolescent romantic relationships. J Adolesc Health 36(5):386, 2005

Kaplowitz PB, Oberfield SE: Reexamination of the age limit for defining when puberty is precocious in girls in the United States: implications for evaluation and treatment. Drug and Therapeutics and Executive Committees of the Lawson Wilkins Pediatric Endocrine Society. Pediatrics 104:936, 1999

Kirby D: Emerging answers: research findings on programs to reduce teenage pregnancy. The National Campaign to Prevent Teen Pregnancy, Washington, DC, 2001

Kirby D: Reducing adolescent pregnancy: approaches that work. Contemp Pediatr 16:83, 1999

Klein KO, Mericq V, Brown-Dawson JM, et al: Estrogen levels in girls with premature thelarche compared with normal prepubertal girls as determined by an ultrasensitive recombinant cell bioassay. J Pediatr 134:190, 1999

Korth-Schultz S, Levine LS, New M: Dehydroepiandrosterone sulfate (DS) levels, a rapid test for abnormal adrenal androgen secretion. J Clin Endocrinol Metab 42:1005, 1976

Layman LC, Reindollar RH: Diagnosis and treatment of pubertal disorders. Adolesc Med 5:37, 1994

Lindeque BG, du Toit JP, Muller LM, et al: Ultrasonographic criteria for the conservative management of antenatally diagnosed fetal ovarian cysts. J Reprod Med 33:196, 1988

Maccoby EE, Jacklin CN: The Psychology of Sex Differences. Stanford, CA: Stanford University Press, 1974

Malasanoa TH: Sexual development of the fetus and pubertal child. Clin Obstet Gynecol 40:153, 1997

Marshall WA, Tanner JM: Variations in pattern of pubertal changes in girls. Arch Dis Child 44(235):291, 1969

Mayoglou L, Dulabon L, Martin-Alguacil N, et al: Success of treatment modalities for labial fusion: a retrospective evaluation of topical and surgical treatments. J Pediatr Adolesc Gynecol 22(4):247, 2009

Meyers JB, Sorenson CM, Wisner BP, et al: Betamethasone cream for the treatment of pre-pubertal labial adhesions. J Pediatr Adolesc Gynecol 19(6):401, 2006

Meyrick Thomas RH, Kennedy CT: The development of lichen sclerosus et atrophicus in monozygotic twin girls. Br J Dermatol 114:337, 1986

Miller DP, Emans SJ, Kohane I: A follow-up study of adolescent girls with a history of premature pubarche. J Adolesc Health 18(4):301, 1996

Mischel W: Sex-typing and socialization. In Mussen PH (ed): Carmichaels Manual of Child Psychology, 3rd ed., Vol 11. New York, Wiley, 1970, pp 3-72

Mosher WD, Chandra A, Jones J: Sexual behavior and selected health measures: men and women 15-44 years of age, United States, 2002. Adv Data, 362:1, 2005

Muir A: Precocious puberty. Pediatr Rev 27:373, 2006

Murray S, London S: Management of ovarian cysts in neonates, children, and adolescents. Adolesc Pediatr Gynecol 8:64, 1995

Nathan BM, Palmert MR: Regulation and disorders of pubertal timing. Endocrinol Metab Clin North Am 34(3):617, 2005

Neely EK, Hintz RL, Wilson DM, et al: Normal ranges for immuno- chemiluminometric gonadotropin assays. J Pediatr 124(1):40, 1995

Neinstein LA: Review of breast masses in adolescents. Adolesc Pediatr Gynecol 7:119, 1994

Nelson KG: Premature thelarche in children born prematurely. J Pediatr 103:756, 1983

North American Society for Pediatric and Adolescent Gynecology: The PediGYN teaching slide set. Philadelphia, 2001, slides 31, 84

Nussbaum A, Sanders R, Jones M: Neonatal uterine morphology as seen on real-time US. Radiology 160:641, 1986

Nussbaum AR, Sanders RC, Hartman DS, et al: Neonatal ovarian cysts: sonographic--pathologic correlation. Radiology 168:817, 1988

Oshida K, Miyauchi M, Yamamoto N, et al: Phyllodes tumor arising in ectopic breast tissue of the axilla. Breast Cancer 10:82, 2003

Panteli C, Curry J, Kiely E, et al: Ovarian germ cell tumours: a 17-year study in a single unit. Eur J Pediatr Surg 19(2):96, 2009

Partsch CJ, Heger S, Sippell WG: Management and outcome of central precocious puberty. Clin Endocrinol 56(2):129, 2002

Paterson H, Ashton J, Harrison-Woolrych M: A nationwide cohort study of the use of the levonorgestrel intrauterine device in New Zealand adolescents. Contraception 79(6):433, 2009

Pierce AM, Hart CA: Vulvovaginitis: causes and management. Arch Dis Child 67:509, 1992

Piippo S, Lenko H, Vuento R: Vulvar symptoms in paediatric and adolescent patients. Acta Paediatr 89:431, 2000

Pokorny S: Pediatric & adolescent gynecology. Compr Ther 23:337, 1997

Powell J, Wojnarowska F: Childhood vulvar lichen sclerosus. The course after puberty. J Reprod Med 47(9):706, 2002

Ratani RS, Cohen HL, Fiore E: Pediatric gynecologic ultrasound. Ultrasound Q 20:127, 2004

Reddy J, Schantz-Dunn J, Laufer MR: Obstructed hemivagina, uterine didelphys and ipsilateral renal anomaly (OHVIRA) syndrome: an unusual presentation. J Pediatr Adolesc Gynecol 22(2):e52, 2009

Resende EA, Lara BH, Reis JD, et al: Assessment of basal and gonadotropin-releasing hormone-stimulated gonadotropins by immunochemiluminometric and immunofluorometric assays in normal children. J Clin Endocrinol Metab 92(4):1424, 2007

Ronnekliev OK, Resko JA: Ontogeny of gonadotropin-releasing hormone-containing neurons in early fetal development of the rhesus macaques. Endocrinology 126:498, 1990

Rosenfield RL, Lipton RB, Drum ML: Thelarche, pubarche, and menarche attainment in children with normal and elevated body mass index. Pediatrics 123:84, 2009

Salkala E, Leon Z, Rouse G: Management of antenatally diagnosed fetal ovarian cysts. Obstet Gynecol Surv 46:407, 1991

Sathasivam A, Garibaldi L, Shapiro S, et al: Leuprolide stimulation testing for the evaluation of early female sexual maturation. Clin Endocrinol (Oxf) 73(3):375, 2010

Schultz KA, Ness KK, Nagarajan R, et al: Adnexal masses in infancy and childhood. Clin Obstet Gynecol 49(3):464, 2006

Schwanzel-Fukuda M, Pfaff DW: Origin of luteinizing hormone-releasing hormone neurons. Nature 338:161, 1989

Serbin LA: Sex-role socialization: a field in transition. In Lahey BB, Kazdin AE (eds): Advances in Clinical Child Psychology, Vol 3. New York, Plenum, 1980, p 41

Sherman V, McPherson T, Baldo M, et al: The high rate of familial lichen sclerosus suggests a genetic contribution: an observational cohort study. J Eur Acad Dermatol Venereol 24(9):1031, 2010

Silverman A-J, Jhamandas J, Renaud LP: Localization of luteinizing hormone-releasing hormone (LHRH) neurons that project to the median eminence. J Neurosci 7:2312, 1987

Smith NA, Laufer MR: Obstructed hemivagina and ipsilateral renal anomaly (OHVIRA) syndrome: management and follow-up. Fertil Steril 87(4):918, 2007

Smith SD, Fischer G: Childhood onset vulvar lichen sclerosus does not resolve at puberty: a prospective case series. Pediatr Dermatol 26(6):725, 2009

Spence JEH, Domingo M, Pike C: The resolution of fetal and neonatal ovarian cysts. Adolesc Pediatr Gynecol 5:27, 1992

Speroff L, Fritz M: Clinical gynecologic endocrinology and infertility, 7th ed. Baltimore, Lippincott Williams & Wilkins, 2005, p 362

Stricker T, Navratil F, Forster I, et al: Nonpuerperal mastitis in adolescents. J Pediatr 148(2):278, 2006

Tanner JM: Trend toward earlier menarche in Long, Oslo, Copenhagen, the Netherlands and Hungary. Nature 243:95, 1973

Tanner JM, Davies PWS: Clinical longitudinal standards for height and height velocity for North American children. J Pediatr 107:317, 1985

Tapper D, Lack EE: Teratomas in infancy and childhood. A 54-year experience at the Children's Hospital Medical Center. Ann Surg 198(6):398, 1983

Templeman C, Hertweck SP: Breast disorders in the pediatric and adolescent patient. Obstet Gynecol Clin North Am 27(1):19, 2000

Thind CR, Carty HM, Pilling DW: The role of ultrasound in the management of ovarian masses in children. Clin Radiol 40:180, 1989

Tweeten SS, Rickman LS: Infectious complications of body piercing. Clin Infect Dis 26(3):735, 1998

U.S. Preventive Services Task Force: Screening for chlamydial infection. 2007. Available at: http://www.ahrq.gov/clinic/uspst/uspschlm.htm. Accessed June 8, 2010

U.S. Preventive Services Task Force: Screening for gonorrhea. 2005. Available at: http://www.ahrq.gov/clinic/uspst/uspsgono.htm. Accessed June 8, 2010

Vaskivuo TE, Anttonen M, Herva R, et al: Survival of human ovarian follicles from fetal to adult life: apoptosis, apoptosis-related proteins, and transcription factor GATA-4. J Clin Endocrinol Metab 86:3421, 2001

Weinstein SP, Conant EF: Eleven-year-old with breast mass. Pediatr Case Rev 3(2):91, 2003

Williams SM, Kaplan PA, Peterson JC, et al: Mammography in women under age 30: is there clinical benefit? Radiology 161:49, 1986

Wolff K, Johnson RA, Suurmond D: Cutaneous fungal infections. In Fitzpatrick's Color Atlas & Synopsis of Clinical Dermatology, 5th ed. Online. New York, McGraw-Hill. Available at: http://www.accessmedicine.com/content.aspx?aID=757192&searchStr=diaper+rash#757192. Accessed January 20, 2007

Yen S, Saah T, Adams Hillard PJ: IUDs and adolescents—an under-utilized opportunity for pregnancy prevention. J Pediatr Adolesc Gynecol 23(3):123, 2010

Zeiguer NJ, Muchinik GR, Geulfand L, et al: Vulvovaginitis in Argentinian children: evaluation of determinant pathogens. J Pediatr Adolesc Gynecol 6:25, 1993

Ziereisen F, Guissard G, Damry N, et al: Sonographic imaging of the paediatric female pelvis. Eur Radiol 15:1296, 2005

SEÇÃO 2
ENDOCRINOLOGIA REPRODUTIVA, INFERTILIDADE E MENOPAUSA

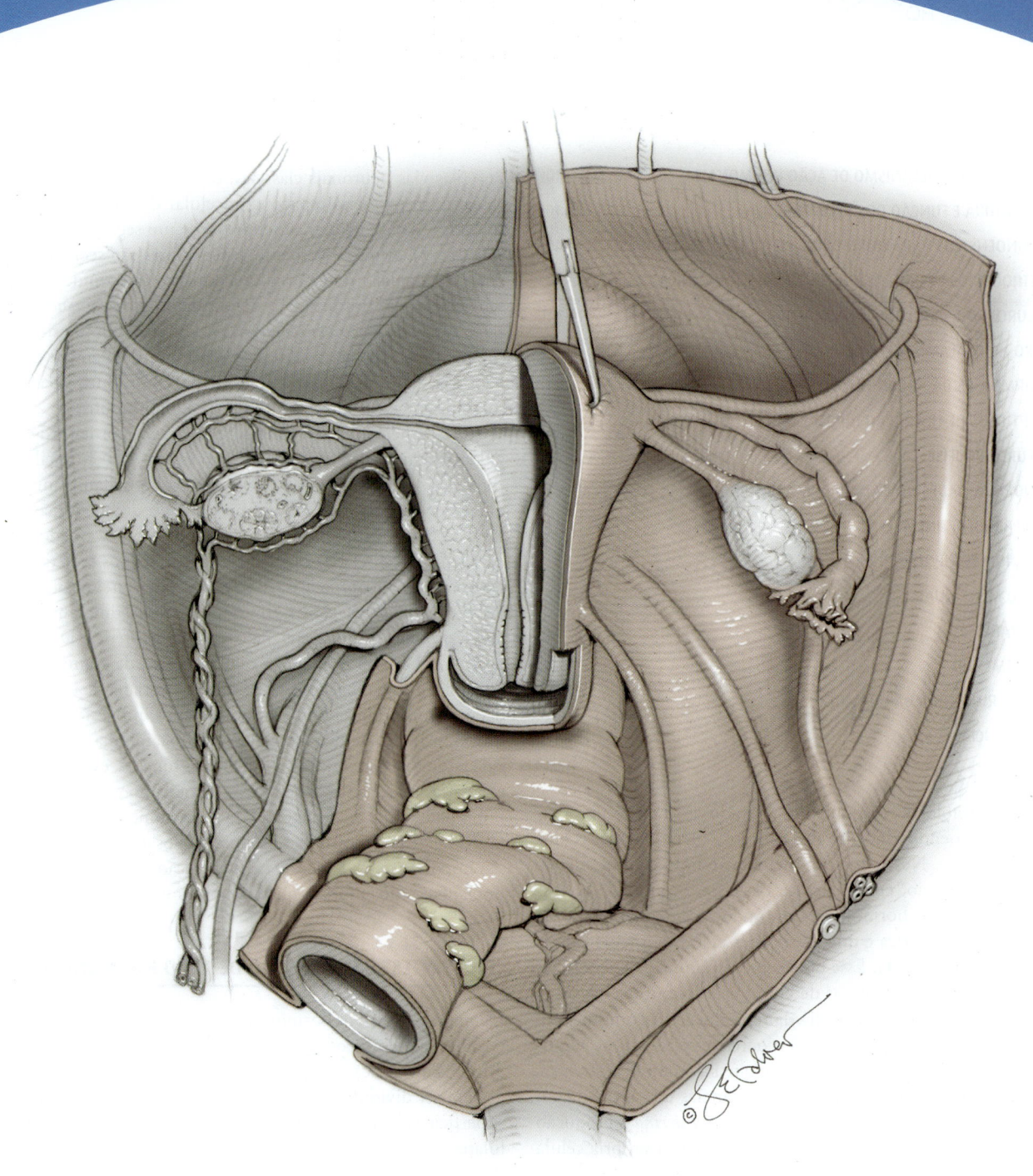

CAPÍTULO 15

Endocrinologia Reprodutiva

BIOSSÍNTESE E MECANISMO DE AÇÃO HORMONAIS 400
ESTRUTURA E FUNÇÃO DOS RECEPTORES 405
IMUNOENSAIOS PARA HORMÔNIOS PEPTÍDEOS E ESTEROIDES 408
ESTROGÊNIOS E PROGESTOGÊNIOS NA PRÁTICA CLÍNICA 409
NEUROENDOCRINOLOGIA REPRODUTIVA 412
EIXO HIPOTÁLAMO-HIPÓFISE 413
HORMÔNIOS DA ADENO-HIPÓFISE 413
PEPTÍDEOS DE LIBERAÇÃO HIPOTALÂMICA 414
NEURO-HIPÓFISE 416
ANORMALIDADES NO EIXO HIPOTÁLAMO-HIPÓFISE 417
HIPERPROLACTINEMIA 417
ADENOMAS HIPOFISÁRIOS 418
CICLO MENSTRUAL 423
O OVÁRIO 424
ENDOMÉTRIO 432
ENDOCRINOLOGIA DA GRAVIDEZ 435
REFERÊNCIAS 436

A endocrinologia reprodutiva é o estudo dos hormônios e fatores neuroendócrinos produzidos e/ou afetados por tecidos reprodutivos. Nesses tecidos incluem-se hipotálamo, adeno-hipófise, ovário, endométrio e placenta. Segundo a definição clássica, um hormônio é um produto celular secretado na circulação periférica e que exerce seus efeitos em tecidos-alvo distantes (Fig. 15-1). Esse processo é denominado *secreção endócrina*. Há outras formas de comunicação entre células que são essenciais para a fisiologia da reprodução. A comunicação *parácrina,* comum dentro do ovário, refere-se à sinalização química entre células vizinhas. Diz-se que há comunicação *autócrina* quando uma célula libera substâncias que influenciam sua própria função. Denomina-se *efeito intrácrino* a produção de uma substância dentro da célula que afete a própria célula antes de sua secreção.

Nas vias neuronais clássicas, os neurotransmissores atravessam um pequeno espaço extracelular denominado junção sináptica para se ligarem a dendritos de um segundo neurônio (Fig. 15-2). Alternativamente, esses fatores são secretados no sistema vascular e transportados a outros tecidos onde exercem seus efeitos em um processo denominado *secreção neuroendócrina* ou *sinalização neuroendócrina*. Um exemplo de sinalização neuroendócrina é a secreção do hormônio liberador de gonadotrofina (GnRH) na vasculatura portal produzindo efeitos sobre os gonadotropos no interior da adeno-hipófise.

De maneira geral, a função reprodutiva normal exige regulação temporal e quantitativa precisa do eixo hipotálamo-hipófise-ovário (Fig. 15-3). Dentro do hipotálamo, núcleos específicos liberam GnRH em pulsos. Esse decapeptídeo liga-se a receptores superficiais da subpopulação de gonadotrofos da adeno-hipófise. Em resposta, os gonadotrofos secretam gonadotrofinas glicoproteicas, isto é, hormônio luteinizante (LH, de *luteinizing hormone*) e hormônio folículo-estimulante (FSH, *follicle-stimulating hormone*), na circulação periférica. Dentro do ovário, LH e FSH ligam-se às células tecais e da granulosa para estimular a foliculogênese e a produção ovariana de uma variedade de hormônios esteroides (estrogênios, progesterona e androgênios), de peptídeos gonadais (activina, inibina e folistatina) e de fatores de crescimento. Entre outras funções, esses fatores de origem ovariana retroalimentam o hipotálamo e a hipófise para inibir ou, no pico intermediário do ciclo, aumentar a secreção de GnRH e de gonadotrofinas. Além disso, os esteroides ovarianos são importantes no processo de preparação do endométrio para implantação do embrião, quando houver gravidez.

BIOSSÍNTESE E MECANISMO DE AÇÃO HORMONAIS

De maneira geral, os hormônios podem ser classificados em esteroides ou peptídeos, cada um com seu modo de biossíntese e mecanismo de ação próprios. Os receptores desses hormônios podem ser divididos em dois grupos: (1) aqueles presentes na superfície celular e (2) aqueles que são primariamente intracelulares e interagem com hormônios lipofílicos como os esteroides. Os hormônios normalmente estão presentes no soro e nos

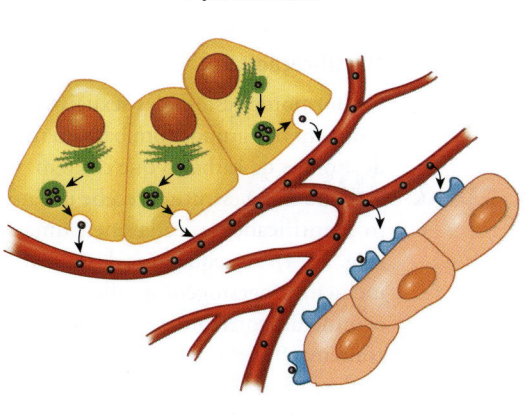

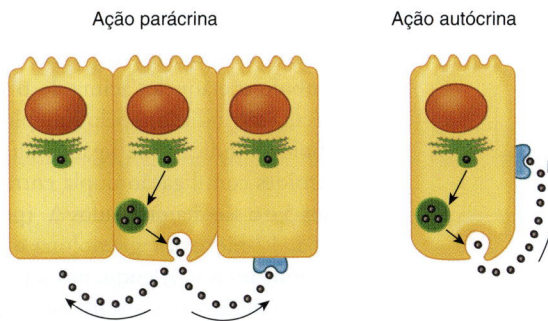

FIGURA 15-1 A ilustração mostra tipos diferentes de comunicação hormonal. Endócrina: os hormônios se movimentam na circulação até atingirem as células-alvo. Parácrina: os hormônios se difundem no espaço extracelular para atingirem as células-alvo, que são as células vizinhas. Autócrina: os hormônios retornam para a célula de origem, sem entrar na circulação.

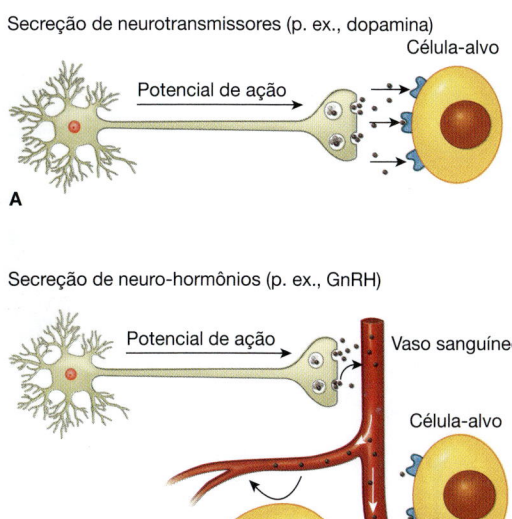

FIGURA 15-2 O desenho ilustra tipos de secreção de neurotransmissores. **A**. Liberação e ligação de um neurotransmissor clássico. A transmissão descendente de potencial de ação para um axônio neural provoca a liberação de neurotransmissores, que atravessam uma fenda sináptica para atingir a célula-alvo. **B**. Secreção neuro-hormonal. Um potencial de ação provoca a liberação de neurotransmissores. Neste caso, os neurotransmissores entram na circulação e por ela são transportados para atingir o órgão-alvo.

tecidos em concentração muito baixa. Portanto, os receptores devem ter alta afinidade e elevada especificidade por seus ligantes para produzir a resposta biológica correta.

Hormônios peptídeos na reprodução

Hormônio luteinizante, hormônio folículo-estimulante e gonadotrofina coriônica humana

Estruturalmente, LH e FSH são heterodímeros que contêm uma subunidade alfa ligada, respectivamente, a uma subunidade LHβ ou FSHβ. A subunidade alfa da glicoproteína interage com a subunidade β do hormônio estimulante da tireoide para formar o hormônio estimulante da tireoide (TSH) e com a subunidade beta da gonadotrofina coriônica humana para formar a gonadotrofina coriônica humana (hCG). A semelhança desses hormônios pode produzir sequelas clínicas. Por exemplo, gestações molares frequentemente produzem níveis muito altos de hCG que podem se ligar a receptores de TSH produzindo hipertireoidismo. É importante ressaltar que com qualquer um desses hormônios peptídeos, apenas os dímeros apresentam atividade biológica. Embora possam ser encontradas em sua forma não ligada, essas subunidades "livres" parecem não ter significância fisiológica.

As subunidades beta do LH e da hCG são codificadas por dois genes independentes dentro de um grupamento gênico denominado grupo LH/CG. A sequência de aminoácidos das subunidades beta do LH e da CG humanos apresentam aproximadamente 80% de similaridade, mas a subunidade beta da hCG contém uma extensão adicional de 24 aminoácidos na extremidade carboxiterminal. A presença desses aminoácidos adicionais permitiu o desenvolvimento de ensaios altamente específicos para dosagem de LH e de hCG.

Ativina, inibina e folistatina

Três fatores polipeptídeos – *inibina*, *ativina* e *folistatina* – inicialmente foram isolados a partir de líquido folicular com base nos seus efeitos seletivos sobre a biossíntese e a secreção de FSH (de Kretser, 2002). Conforme sugerem seus nomes, a inibina reduz e a ativina estimula a função de gonadotrofos. A folistatina suprime a expressão gênica do FSHβ provavelmente ligando-se ao receptor de ativina e, desta forma, impedindo a interação desta com seu receptor (Besecke, 1997). Trabalhos subsequentes indicaram que esses peptídeos também afetam a biossíntese de LH e do receptor de GnRH, embora essas respostas sejam menos sólidas (Kaiser, 1997).

A inibina e a ativina são peptídeos intimamente relacionados. A inibina é formada por uma subunidade alfa (não relacionada com a subunidade alfa da glicoproteína do LH) ligada por ponte dissulfídrica a uma ou duas subunidades beta altamente homólogas para formar a inibina A (αβA ou a inibina B (αβB). A ativina é composta por homodímeros (βAβA, βBβB) ou por heterodímeros (βAβB) a partir da mesma subunidade beta da inibina (Dye, 1992). Recentemente, foram identificadas diversas outras isoformas de subunidade beta. Por

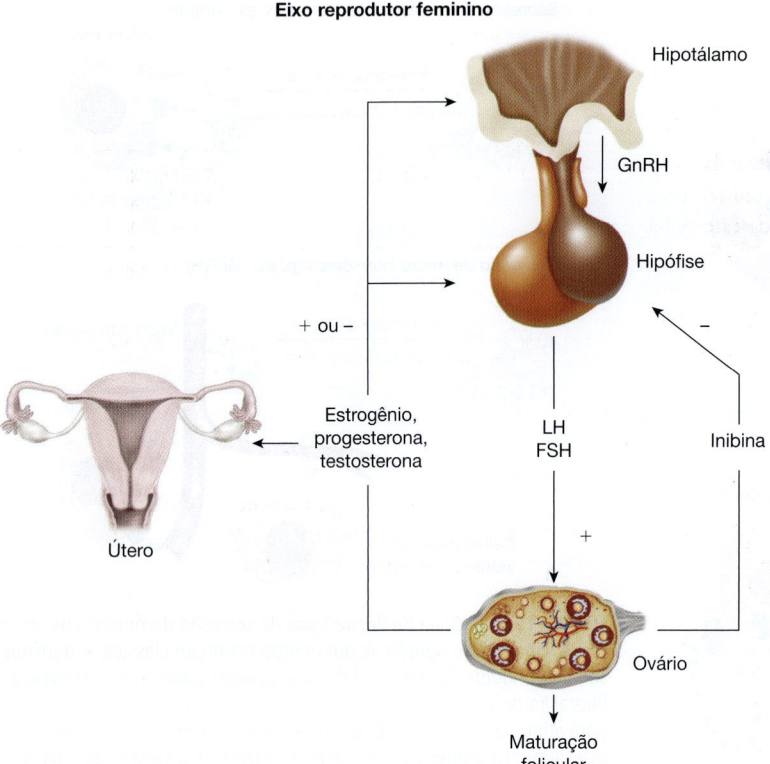

FIGURA 15-3 Diagrama ilustrando as alças de retroalimentação (*feedback loops*) observadas no eixo hipotálamo-hipófise-ovário. A liberação em pulsos do hormônio liberador de gonadotrofina (GnRH) leva à liberação de hormônio luteinizante (LH) e de hormônio folículo-estimulante (FSH) pela adeno-hipófise. As ações do LH e do FSH resultam em maturação de folículo, ovulação e produção de hormônios esteroides sexuais (estrogênio, progesterona e testosterona). Os níveis séricos crescentes desses hormônios produzem inibição por *feedback* negativo sobre a liberação de GnRH e gonadotrofina. Os hormônios esteroides sexuais produzem efeitos variados sobre endométrio e miométrio, conforme discutido no texto. A inibina, produzida nos ovários, tem efeito negativo sobre a liberação de gonadotrofina.

Hormônios esteroides na reprodução

Classificação

Os hormônios esteroides sexuais são divididos em três grupos com base no número de átomos de carbono que contêm. Cada carbono nessa estrutura recebe um número identificador e, cada anel, uma letra (Fig. 15-4). As sequências de 21 carbonos incluem progestogênios, glicocorticoides e mineralocorticoides. Os androgênios contêm 19 carbonos, enquanto os estrogênios, 18.

Os esteroides recebem nomes científicos de acordo com uma convenção aceita segundo a qual os grupos funcionais abaixo do plano da molécula são precedidos pelo símbolo α e aqueles acima do plano da molécula são indicados pelo símbolo β. O símbolo Δ indica uma ligação dupla. Os esteroides com ligação dupla entre os carbonos 5 e 6 são denominados Δ^5 (pregnenolona, 17-hidroxipregnenolona e desidroepiandrosterona), enquanto aqueles com ligação dupla entre os carbonos 4 e 5 são denominados esteroides Δ^4 (progesterona, 17-hidroxiprogesterona, androstenediona, testosterona, mineralocorticoides e glicocorticoides).

Esteroidogênese

Os hormônios esteroides sexuais são sintetizados nas gônadas, nas suprarrenais e na placenta. O colesterol é a matéria prima para a esteroidogênese e todos os tecidos produtores de esteroides, exceto a placenta, são capazes de sintetizar colesterol a partir do precursor contendo 2 carbonos, acetato. A produção de hormônios esteroides, que envolve no mínimo 17 enzimas,

outro lado, a folistatina estruturalmente não está relacionada com inibina ou ativina.

Embora originalmente isolada a partir de líquido folicular, esses peptídeos "gonadais" se expressam em uma grande variedade de tecidos reprodutivos nos quais produzem efeitos diversos específicos de cada um (Meunier, 1988). Os ácidos nucleicos mensageiros (RNAm), que codificam as subunidades de inibina/ativina, folistatina e o receptor de ativina, foram detectados na hipófise, nos ovários, nos testículos e na placenta, assim como no cérebro, na suprarrenal, no fígado, nos rins e na medula óssea (Kaiser, 1992, Muttukrishna, 2004). Recentemente demonstrou-se que as ativinas produzem impacto negativo sobre a sobrevida de células germinativas femininas durante o desenvolvimento e ativação das células germinativas durante a foliculogênese (Ding, 2010; Liu, 2010). Desses peptídeos, atualmente acredita-se que a inibina seja a mais importante na regulação por *feedback* da expressão do gene da gonadotrofina. Por outro lado, os efeitos da ativina e da folistatina sobre o funcionamento dos gonadotrofos provavelmente ocorre por meio da ação de peptídeos liberados localmente atuando como fatores autócrinos/parácrinos.

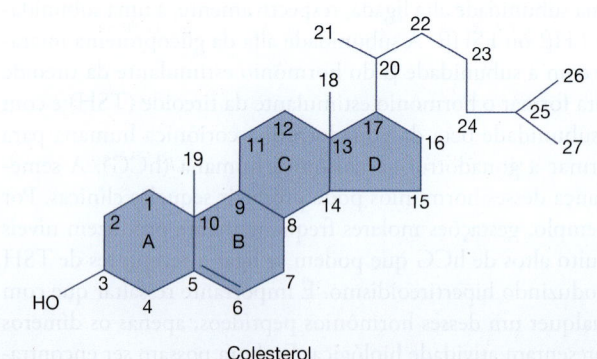

FIGURA 15-4 O diagrama mostrando a estrutura química do colesterol, precursor comum na biossíntese de esteroides sexuais. Todos os esteroides sexuais contêm a molécula ciclopentano-fenantreno básica, formada por três anéis de seis carbonos e um anel de cinco carbonos.

ocorre primariamente no retículo endoplasmático liso abundante nas células esteroidogênicas (Mason, 2002).

As enzimas esteroidogênicas catalisam quatro modificações básicas da estrutura esteroide: (1) clivagem de cadeia lateral (desmolase), (2) conversão de grupo hidroxila em cetonas (desidrogenase), (3) adição de grupo hidroxila (hidroxilação) e (4) remoção ou adição de hidrogênio para criar ou reduzir uma ligação dupla (Tabela 15-1). A via de biossíntese de esteroides é apresentada de forma simplificada na Figura 15-5. Esta via é idêntica em todos os tecidos esteroidogênicos, mas a distribuição dos produtos sintetizados por cada tecido é determinada pela presença de enzimas indispensáveis. Por exemplo, o ovário é deficiente em 21-hidroxilase e em 11-β-hidroxilase e, assim, é incapaz de produzir corticosteroides. Observe-se que há indícios crescentes de que muitas enzimas esteroidogênicas ocorrem na forma de múltiplas isoformas com precursores preferenciais e atividades direcionais distintos. Consequentemente, é possível produzir esteroides específicos por meio de diversas vias além da clássica apresentada na Figura 15-5 (Auschus, 2009).

Metabolismo dos esteroides

Os esteroides são metabolizados principalmente no fígado e, secundariamente, nos rins e na mucosa intestinal. A hidroxilação do estradiol resulta na produção de estrona ou estrogênios de catecol. Esses estrogênios são, então, conjugados a glicuronídeos ou sulfatos para formar compostos hidrossolúveis a serem excretados na urina. Consequentemente, a administração de determinados hormônios esteroides farmacológicos pode estar contraindicada em pacientes com doença hepática ou renal em atividade.

TABELA 15-1 Enzimas esteroidogênicas

Enzima	Localização celular	Reações
P450scc	Mitocôndria	Clivagem da cadeia lateral do colesterol
P450c11	Mitocôndria	11-Hidroxilase 18-Hidroxilase 19-Metiloxidase
P450c17	Retículo endoplasmático	17-Hidroxilase 17, 20-Liase
P450c21	Retículo endoplasmático	21-Hidroxilase
P450arom	Retículo endoplasmático	Aromatase

Síntese de esteroides na glândula suprarrenal

A glândula suprarrenal adulta compõe-se de três zonas. Cada uma dessas zonas expressa um complemento diferente de enzimas esteroidogênicas e, como resultado, sintetiza produtos distintos. Embora não possua atividade 17α-hidroxilase, a zona glomerular contém grandes quantidades de aldosterona-sintase (P450aldo) e, portanto, produz mineralocorticoides. A zona fascicular e a zona reticular, ambas expressando o gene

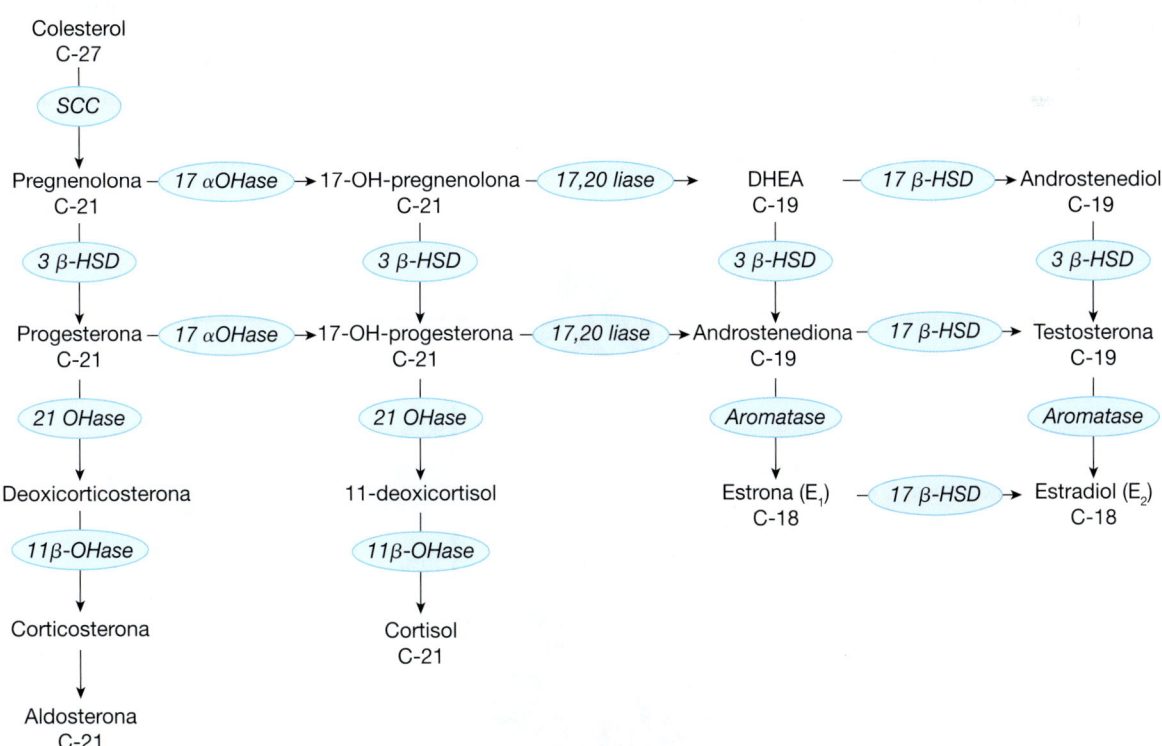

FIGURA 15-5 Diagrama mostrando as etapas na via da esteroidogênese. As enzimas aparecem destacadas em azul. As designações C-18, C-19 ou C-21 abaixo do esteroide sexual indicam o número de átomos de carbono que contém. 3β-HSD = 3β-hidroxiesteroide desidrogenase; 11β-OHase = 11β-hidroxilase; 17α-OHase = 17α-hidroxilase; 17β-HSD = 17β-hidroxiesteroide desidrogenase; 21OHase = 21-hidroxilase; DHEA = desidroepiandrosterona; SCC = enzima de clivagem de cadeia lateral.

da 17α-hidroxilase, sintetizam glicocorticoides e androgênios, respectivamente.

Origem dos estrogênios e androgênios circulantes no sexo feminino

Os estrogênios circulantes nos indivíduos do sexo feminino em idade reprodutiva são formados por uma mistura de estradiol com a menos potente estrona. Embora uma pequena quantidade de estriol seja produzida por meio de conversão periférica em mulheres não grávidas, sua produção é limitada principalmente à placenta durante a gravidez.

O estradiol é o principal estrogênio produzido pelos ovários durante os anos férteis. Sua concentração deriva-se diretamente da síntese pelos folículos em desenvolvimento e de conversão da estrona. A estrona é secretada diretamente pelos ovários e também pode ser convertida a partir da androstenediona na periferia. Os androgênios são convertidos a estrogênio em muitos tecidos, mas a conversão ocorre principalmente a partir da atividade aromatase na pele e no tecido adiposo.

Dos androgênios, os ovários produzem principalmente androstenediona e desidroepiandrosterona (DHEA) além de pequena quantidade de testosterona. Embora o córtex suprarrenal produza principalmente mineralocorticoides e glicocorticoides, também contribui com aproximadamente 50% da produção diária de androstenediona e DHEA e, praticamente com toda a forma sulfatada de DHEA (SDHEA). Vinte e cinco por cento da testosterona circulante é secretada pelos ovários, 25% pelas suprarrenais e os restantes 50% são produzidos por conversão periférica de androstenediona a testosterona (Fig. 15-6) (Silva, 1987).

Transporte dos hormônios esteroides na circulação

A maior parte dos esteroides circula ligado a proteínas transportadoras, sejam elas específicas, como as globulinas de ligação ao hormônio sexual (SHBG, de *sex hormone-binding protein*), ligadoras de tiroxina ou ligadoras de corticosteroides, ou inespecíficas, como a albumina. Apenas 1 a 2% dos androgênios e estrogênios circulam livres ou sem ligação.

Acredita-se que somente a fração esteroide livre seja biologicamente ativa, embora a baixa afinidade da albumina pelos esteroides sexuais possa permitir que esteroides ligados a essa proteína produzam alguns efeitos. A quantidade de hormônio livre está em equilíbrio com a quantidade ligada. Consequentemente, pequenas alterações na expressão das proteínas transportadoras podem produzir modificações substanciais nos efeitos dos esteroides.

A globulina de ligação ao hormônio sexual (SHBG) circula como homodímero ligante de uma única molécula de esteroide. Essa proteína ligante é sintetizada principalmente no fígado, embora tenha sido detectada em outros tecidos, como cérebro, placenta, endométrio e testículos (Hammond, 1989, 1996). Os níveis de SHBG aumentam em situações como hipertireoidismo e gravidez e com a administração de estrogênio. Por outro lado, androgênios, progestogênios, hormônio do crescimento (GH), insulina e corticoides reduzem os níveis de SBHG. O aumento do peso, particularmente da gordura corporal central, é capaz de reduzir significativamente a expressão de SHBG, aumentando os níveis de hormônio livre.

O hormônio não ligado pode ser tecnicamente difícil de dosar e os resultados devem ser interpretados com cautela. Entre as dosagens de hormônios esteroides livres, a da testosterona livre é a mais comumente solicitada. Os ensaios mais acurados requerem diálise da amostra e são realizados por poucos laboratórios comerciais nos EUA. Os níveis livres calculados mais facilmente disponíveis são relativamente inacurados. Diferentemente do que ocorre com o hormônio tireoidiano, a dosagem de testosterona livre raramente é necessária para diagnóstico clínico no sexo feminino. Por exemplo, a dosagem de testosterona em pacientes supostamente com síndrome do ovário policístico (SOP) é importante para eliminar a possibi-

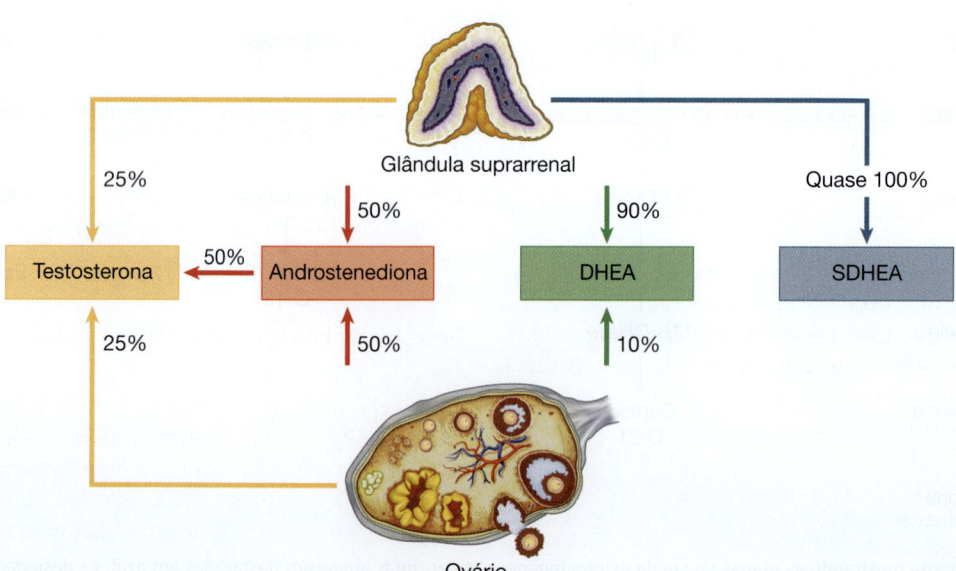

FIGURA 15-6 Diagrama mostrando a contribuição aproximada das glândulas suprarrenais e dos ovários para os níveis de androgênios, desidroepiandrosterona (DHEA) e sulfato de DHEA (SDHEA).

lidade de um tumor produtor de androgênio. Níveis normais ou no limite superior da normalidade de testosterona total são consistentes com o diagnóstico de SOP. Como a testosterona reduz os níveis de SHBG, as pacientes com testosterona normal, mas com evidências clínicas de hiperandrogenismo (hirsutismo e/ou acne), invariavelmente apresentam ou elevação da testosterona livre ou aumento da sensibilidade dos folículos pilosos e das glândulas sebáceas. Na maioria dos casos, é pouco provável que a dosagem da testosterona livre acrescente mais informação do que a dosagem da testosterona total.

Esteroidogênese e distúrbios clínicos

Hiperplasia suprarrenal congênita. Geralmente causada por deficiência da 21-hidroxilase, a hiperplasia suprarrenal congênita (HSRC) clássica é uma das doenças metabólicas autossômicas recessivas mais comuns. Estima-se que ocorra em 1:10.000 a 1:15.000 nascimentos (Trakasis, 2010). Embora haja relatos de que a HSRC atinja uma gama ampla de grupos étnicos, é mais comum na população de judeus Ashkenazi. Alternativamente, deficiências na atividade da 11β-hidroxilase respondem por 5 a 8% dos casos.

As pacientes com HSRC apresentam-se com uma ampla variedade de fenótipos clínicos dependendo do grau de deficiência enzimática. Em um extremo, conversões e grandes deleções gênicas resultam em deficiência enzimática extrema com quadro clínico de HSRC depletora de sal no recém-nato. Por exemplo, na forma mais comum de HSRC, um bloqueio na etapa da 21-hidroxilase resulta em redução acentuada nos níveis de aldosterona e cortisol. Os precursores reservas levam a esteroidogênese para a via do androgênio. Assim, as meninas com HSRC apresentam-se com pseudo-hermafroditismo feminino (cariótipo feminino com genitália externa masculina) (Cap. 18, p. 489). A não ser que se proceda à reposição de corticosteroide, essas crianças irão a óbito no período neonatal. Uma mutação menos grave pode causar a assim chamada HSRC virilizante simples. Como o nome sugere, essa condição é identificada por produção suficiente de corticosteroide, porém com aumento dos níveis de androgênio.

Em uma forma não clássica de HSRC, também conhecida como HSRC de apresentação tardia ou do adulto, a hiperandrogenemia não ocorre até a puberdade. Estimou-se que a incidência da forma não clássica seja de 1:1.000 nascimentos. Na puberdade, a ativação do eixo suprarrenal aumenta a esteroidogênese, revelando uma leve deficiência na atividade da 21-hidroxilase. Os níveis do hormônio adrenocorticotrópico (ACTH) podem estar aumentados em razão da ausência do *feedback* negativo do cortisol, o que aumenta ainda mais a produção de androgênio. Essas pacientes frequentemente se apresentam com hirsutismo, acne e ciclos anovulatórios. Assim, a HSRC tardia pode ser confundida com SOP.

Do ponto de vista diagnóstico, a dosagem da 17α-hidroxi-progesterona (17-OHP) é um exame de rastreamento sensível para HSRC (Cap. 17, p. 471). A dosagem deve ser realizada durante a fase folicular do ciclo a fim de evitar resultados falso-positivos causados por secreção de 17-OHP pelo corpo lúteo.

Síntese de estrogênios a partir de androgênios. A aromatização dos androgênios C19 pela P450arom (aromatase; CYP19) produz estrogênios C18 contendo um anel fenólico (Fig. 15-5). Além dos ovários, a aromatase é expressa em níveis significativos em tecido adiposo, pele e cérebro (Boon, 2010). Clinicamente relevante é o fato de a aromatização periférica potencialmente produzir estrogênio suficiente para provocar sangramento endometrial em mulheres pós-menopáusicas, especialmente naquelas com sobrepeso ou obesas.

5α-redutase tipos 1 e 2. A enzima 5α-redutase ocorre em duas formas, cada uma delas codificada por um gene diferente. A enzima tipo 1 é encontrada no fígado, nos rins e no cérebro. Por outro lado, a enzima tipo 2 expressa-se predominantemente na genitália masculina (Russell, 1994). A 5α-redutase converte testosterona em um androgênio mais potente, a 5α-di-hidrotestosterona (DHT). Como a DHT promove a transformação de pelos velus em pelos terminais, os medicamentos antagônicos da 5α-redutase frequentemente se mostram efetivos no tratamento de hirsutismo (Stout, 2010).

ESTRUTURA E FUNÇÃO DOS RECEPTORES

Hormônios esteroides e fatores peptídeos diferem na sua interação específica com o DNA, ainda que ambos finalmente levem à transcrição do DNA e à síntese proteica. No núcleo, receptores ligantes de esteroides acoplam-se a elementos reguladores de DNA no interior de regiões promotoras do gene-alvo. No caso dos fatores peptídeos, a fosforilação sequencial finalmente ativa proteínas ligadas a sequências promotoras gênicas. Após a ativação do gene, a enzima polimerase do ácido ribonucleico (RNA) transcreve a informação em um RNAm, que a transporta codificada a compartimentos no citoplasma celular, onde é traduzida por ribossomos em proteínas.

Receptores acoplados à proteína G

Sistemas de sinalização intracelular

Os receptores acoplados à proteína G formam uma grande família de receptores associados à membrana celular que se ligam a fatores peptídeos. Esses receptores são formados por um domínio hidrofílico extracelular, um domínio intracelular e um domínio hidrofóbico transmembrana que cruza a membrana sete vezes. Quando ligados a hormônio, esses receptores sofrem uma alteração conformacional, ativam vias sinalizadoras intracelulares e, por meio de uma sequência de fosforilações, finalmente modulam a transcrição de diversos genes no interior da célula-alvo.

Receptor de hormônio liberador de gonadotrofina

O receptor de GnRH (GnRHR) é membro da superfamília dos receptores acoplados à proteína G. Identificou-se expressão de GnRHR em ovários, testículos, hipotálamo, próstata, mamas e placenta (Yu, 2011). O próprio hormônio liberador de gonadotrofina pode ser expresso em hipófise, gônadas e placenta (Kim, 2007). Embora os dados sejam preliminares, o GnRH e seu receptor talvez formem uma rede reguladora autócrina/parácrina nos tecidos reprodutivos, além do clássico sistema neuroendócrino hipotalâmico-hipofisário.

Para aumentar a complexidade, sabe-se atualmente que os humanos expressam duas formas de GnRH, assim como duas formas de receptor (Cheng, 2005). O receptor GnRH II provavelmente se expressa mais do que o clássico receptor GnRH I. O peptídeo GnRH II talvez tenha um padrão de expressão distinto aquele do GnRH I (Neill, 2002). Há necessidade de trabalhos futuros para determinar as funções sobrepostas e divergentes dessas novas proteínas.

Receptores de gonadotrofina

Tanto o LH quanto a hCG ligam-se a um único receptor acoplado à proteína G conhecido como receptor de LH/CG. Em relação ao LH, a hCG tem afinidade ligeiramente superior ao receptor e maior meia-vida. Por outro lado, o FSH liga-se a um receptor específico acoplado à proteína G.

Dentro do ovário, o receptor LH/CG é expresso em células da teca, intersticiais e lúteas. Nas células da granulosa dos folículos pré-antrais, o RNAm do receptor LH/CG é quase indetectável. A expressão desse receptor é acentuadamente induzida pela maturação folicular, sendo observados níveis elevados nas células diferenciadas da granulosa. Os receptores LH/CG foram identificados no endométrio e miométrio, nas tubas uterinas e no cérebro das mulheres (Camp, 1991). Nesses outros tecidos a função do sistema receptor-ligante de LH/CG não foi esclarecida. Por outro lado, a expressão do receptor de FSH parece restrita às células da granulosa dos ovários e às células de Sertoli dos testículos.

■ Receptores de hormônios esteroides

Classificação dos membros da superfamília de receptores esteroides

Apesar de suas similaridades estruturais, estrogênios, progestogênios, androgênios, mineralocorticoides e glicocorticoides interagem com receptores específicos conhecidos como receptores hormonais nucleares. A superfamília de receptores nucleares é formada por três grupos de receptores: (1) aqueles que se acoplam a ligantes esteroides, (2) aqueles com afinidade por ligantes não esteroides e (3) aqueles com ligante desconhecido. No primeiro grupo, os receptores são fatores de transcrição gênica com ligantes esteroides conhecidos, como estrogênio, progesterona e androgênios. O segundo grupo contém receptores não esteroides ativados por ligante, como receptores de hormônio tireoidiano e de ácido retinoico. Finalmente, os receptores órfãos formam o maior grupo da superfamília de receptores nucleares. Por definição, esses receptores não apresentam um ligante identificado e acredita-se que sejam constitutivamente ativos, embora tal atividade possa ser alterada por modificações pós-traducionais, como fosforilação.

Estrutura modular na superfamília de receptores de esteroides

Os esteroides livres difundem-se e combinam-se com receptores específicos (Fig. 15-7A). Subsequentemente, os receptores esteroides amplificam ou reprimem a transcrição gênica por meio de interações com sequências específicas de DNA, denominadas elementos responsivos hormonais (Klinge, 2001). Membros dessa superfamília de receptores apresentam uma estrutura modular com distintos domínios conforme mostra a Fig. 15-8. Cada uma dessa regiões proporciona atividades necessárias ao pleno funcionamento do receptor.

Em geral, os receptores nucleares apresentam duas regiões que são essenciais para a ativação do gene, denominadas ativação de função 1 e ativação de função 2 (AF1 e AF2). A AF1 localiza-se no domínio A/B e geralmente é ligante independente. A AF2 ocorre no domínio acoplador de ligante (E) e frequentemente é hormônio-dependente. A altamente conservada região de ligação do DNA (C) é formada pelo "dedo(ou extensão) de zinco" – *zinc finger*, assim chamado porque a presença do zinco introduz uma alça na sequência de aminoácidos, criando uma estrutura que se introduz na hélice do DNA.

Receptores de estrogênio, progesterona e androgênio

Os receptores de estrogênio estão localizados no núcleo. Por outro lado, os receptores de progesterona (PRs), de androgênios (ARs) e de mineralocorticoides e glicocorticoides são citoplasmáticos na ausência do ligante. O acoplamento de ligantes a esses últimos receptores permite a translocação ao núcleo.

Foram clonadas duas isoformas de receptores de estrogênio, ERα e Erβ, e são codificadas por genes diferentes. Esses receptores expressam-se diferencialmente em tecidos e parecem participar de funções distintas (Fig. 15-9) (Kuiper, 1997). Por exemplo, ambos ERα eErβ são necessários para o funcionamento normal dos ovários. Entretanto, camundongas sem ERα não ovulam e acumulam cistos foliculares, enquanto os ovários de camundongas Erβ-nulas apresentam-se histologicamente normais mesmo não havendo ovulação (Couse, 2000).

O receptor de progesterona também existe em, no mínimo, duas isoformas. Codificados a partir de um único gene, PRA e PRB são idênticos, exceto por 164 aminoácidos adicionais no aminoterminal (Conneely, 2002). Uma terceira isoforma PR, designada PRC, difere das outras duas no seu domínio de ligação ao DNA, e postulou-se que atuaria como inibidor de progestogênio (Wei, 1996). Assim como com os receptores de estrogênio, as isoformas PR não são intercambiáveis. Por exemplo, o PRA é necessário para que haja função ovariana e uterina normais, mas dispensável nas mamas (Lydon, 1996). Ressalte-se que o estrogênio é um estimulador-chave para a expressão do PR. Consequentemente, a expressão de PR em geral é muito baixa nos estados hipoestrogênicos.

Identificou-se apenas uma forma de receptor de androgênio. Esse receptor contém a estrutura clássica de receptor de esteroide. Mutações nesse receptor são responsáveis pela síndrome de insensibilidade ao androgênio (SIA) em pacientes 46,XY caracterizados por ausência de pelos sexuais, útero e tubas uterinas, bolsa vaginal e testículos intra-abdominais (Cap. 18, p. 489) (Brinkmann, 2001).

■ Ações não genômicas dos esteroides

Pesquisas recentes introduziram o conceito segundo o qual um subgrupo de esteroides, incluindo estrogênios e progestogênios, pode alterar a função celular via efeitos não genômicos, ou seja, de forma independente dos receptores nucleares hormonais clássicos (Fig. 15-7C). Tais efeitos não genômicos ocorrem rapidamente e são mediados por receptores da superfície celular (Moore, 1999). Agentes farmacológicos estão

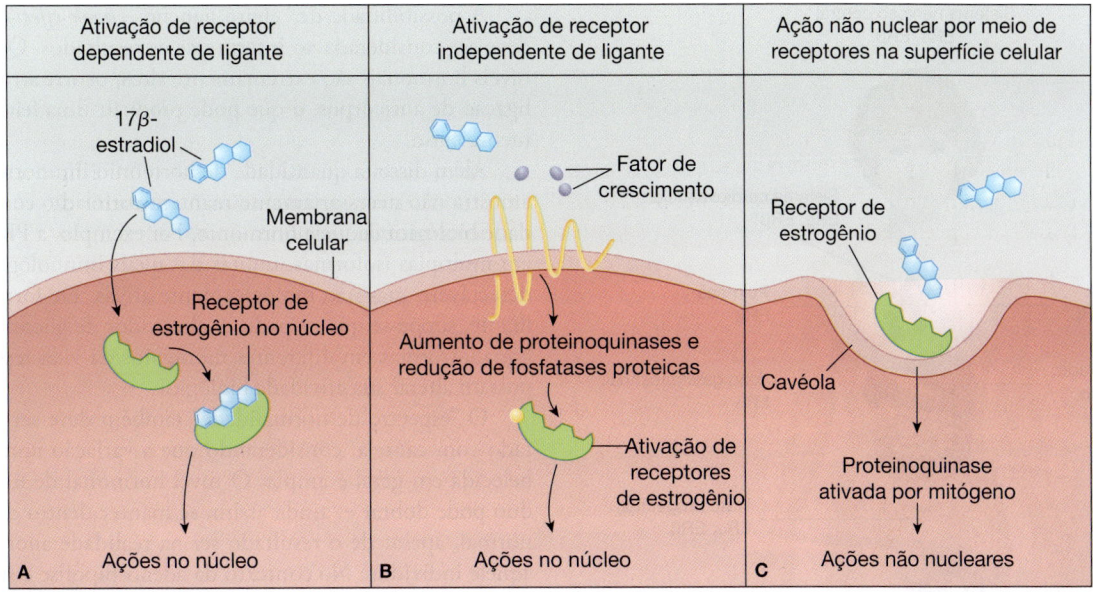

FIGURA 15-7 Ativação de receptores de estrogênio dependente e independente de ligante. **A**. Classicamente, o receptor de estrogênio pode ser ativado por estrogênio. O hormônio não ligado está livre para se acoplar aos receptores de esteroide livres encontrados no citoplasma ou, mais comumente, no núcleo da célula. Então, os receptores já ligados a hormônio, se ligam a sequências promotoras específicas do DNA. Essa ligação caracteristicamente leva à transcrição do DNA e finalmente à síntese de proteína específica. **B**. O receptor de estrogênio também pode ser ativado de forma independente de estrogênio. Fatores de crescimento podem aumentar a atividade de proteinoquinases que fosforilam sítios diferentes na molécula do receptor. Esse receptor não ligado e, ainda assim, ativado, produzirá seus efeitos transcricionais. **C**. Vias de sinalização não nucleares do estrogênio também podem produzir efeitos. Receptores de estrogênio da membrana celular estão localizados em invaginações denominadas cavéolas. O estrogênio que se liga a esses receptores de estrogênio está ligado à via de proteinoquinase ativada por mitógeno, o que resulta em efeito rápido não nuclear. (*De Gruber, 2002, com permissão.*)

sendo desenvolvidos visando especificamente esses efeitos não genômicos para permitir tratamento mais preciso de distúrbios da sensibilidade aos esteroides.

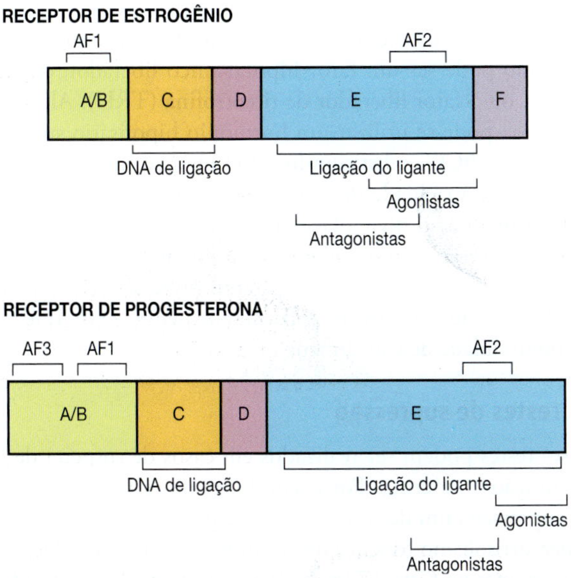

FIGURA 15-8 A ilustração representa o conceito de domínios funcionais dentro dos receptores de estrogênio e progesterona. Observe os sítios distintos para o ligante e para o DNA de ligação. (*Reproduzida de O'Malley, 1999, com permissão.*)

Expressão e dessensibilização de receptores

Muitos fatores modulam a resposta celular aos esteroides sexuais e aos fatores peptídeos. Desses, o número de receptores dentro de uma célula ou sobre a membrana celular é crítico para que se obtenha resposta máxima ao hormônio. É importante ressaltar que o número de receptores sobre a célula pode ser modificado em diversos níveis de expressão gênica, desde a transcrição do gene até a degradação do receptor proteico.

A regulação negativa de receptores induzida por hormônio é denominada *infrarregulação* ou *dessensibilização homóloga*. A dessensibilização é um mecanismo que limita a duração da resposta hormonal reduzindo a sensibilidade da célula, para uma concentração hormonal que se mantenha constante, após exposição prolongada.

Dentro do sistema reprodutivo, o processo de dessensibilização está mais bem esclarecido para o receptor de GnRH, utilizado clinicamente na produção de estado de hiperestrogenismo. Agonistas farmacológicos do GnRH, como acetado de leuprolida, inicialmente estimulam receptores sobre os gonadotrofos hipofisários causando liberação suprafisiológica de LH e de FSH. Contudo, em sua ação em longo prazo, os agonistas produzem infrarregulação dos receptores nos gonadotrofos e, assim, promovem dessensibilização para futuros estímulos por GnRH. Consequentemente, a redução na secreção de gonadotrofina leva à supressão de estrogênio e progesterona uma a duas semanas após iniciar-se a administração de agonista de GnRH.

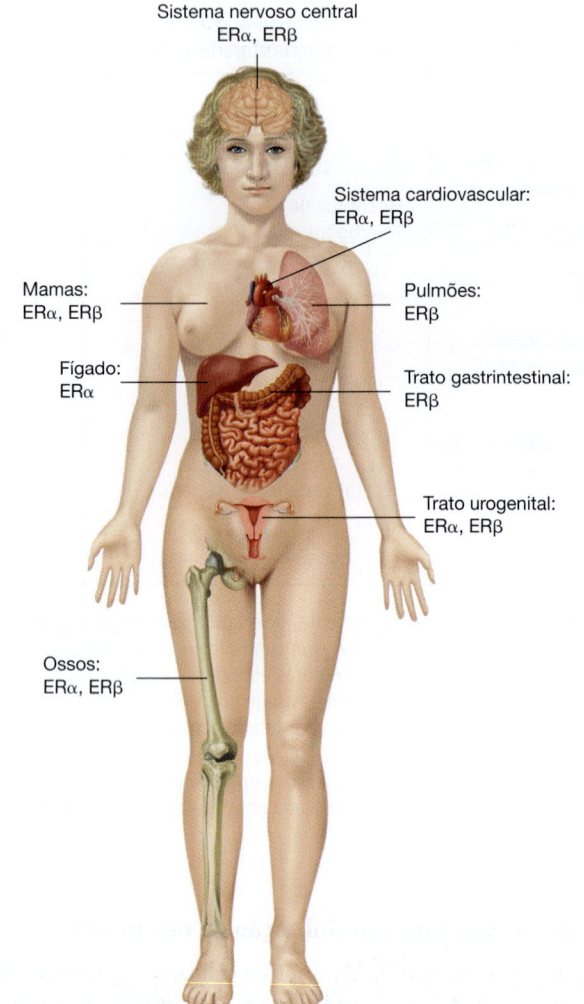

FIGURA 15-9 Distribuição de receptores específicos de estrogênio em determinados órgãos. ERα = receptor alfa de estrogênio; ERβ = receptor beta de estrogênio.

IMUNOENSAIOS PARA HORMÔNIOS PEPTÍDEOS E ESTEROIDES

Imunoensaios

Foram desenvolvidos imunoensaios para praticamente todos os hormônios polipeptídeos, esteroides e tireoidianos. Os imunoensaios são extremamente sensíveis e, na maioria dos casos, facilmente automatizados. Para muitos hormônios, a concentração é descrita em unidades internacionais por volume e não na forma de massa por volume (Tabela 15-2). É essencial saber qual é a referência-padrão utilizada para um ensaio específico uma vez que os resultados podem diferir significativamente. As preparações de referência são produzidas pela Organização Mundial da Saúde (OMS) ou pelo National Institute of Health (NIH). Há disponíveis mais de 20 padrões para dosagem de LH, FSH, prolactina (PRL) e hCG. Clinicamente, essa questão pode surgir em paciente com possível gestação ectópica em que se estejam realizando dosagens sequenciais de β-hCG em diferentes unidades de saúde.

A possibilidade de "efeito gancho" (*hook effect*) também deve ser considerada ao interpretar os resultados. Quando os níveis hormonais são extremamente altos, ocorre saturação na ligação de anticorpos, o que pode produzir uma leitura falsamente baixa.

Além disso, a quantidade de hormônio imunorreativo na amostra não necessariamente mantém correlação com a atividade biológica daquele hormônio. Por exemplo, a PRL ocorre em múltiplas isoformas, muitas das quais imunologicamente detectáveis, mas não biologicamente ativas. De forma semelhante, supõe-se que os padrões alternados de glicosilação das gonadotrofinas em diferentes momentos da vida reprodutiva possam alterar sua atividade biológica.

O "espectro de normalidade" também deve ser interpretado com cautela, considerando que a variação normal estabelecida em geral é ampla. O nível hormonal de um indivíduo pode dobrar e, ainda assim, se manter dentro do padrão normal, apesar de o resultado ser na realidade anormal para aquele indivíduo. No contexto da adeno-hipófise e suas glândulas hormonais-alvo, talvez seja inadequado dosar apenas o hormônio hipofisário. Contudo, a interpretação do resultado pode ser esclarecida com o acréscimo da dosagem do hormônio-alvo. Por exemplo, em muitos laboratórios, valores normais de TSH determinam a dosagem "reflexa" do hormônio tireoidiano. Níveis baixos do hormônio estimulante e do hormônio-alvo indicam anormalidade na função hipotalâmica ou na hipofisária (Tabela 15-3). Níveis elevados de um hormônio de glândula-alvo associados a baixos níveis de seu hormônio estimulante hipofisário sugerem secreção autônoma do órgão-alvo, tal como ocorre no hipertireoidismo da doença de Graves.

Testes com estimulação

Esses testes podem ser utilizados quando há suspeita de hipofunção de órgão endócrino. Eles utilizam um hormônio endógeno reconhecidamente estimulante para avaliar a reserva de capacidade do tecido sendo testado. O hormônio trófico utilizado pode ser um fator hipotalâmico liberador, como o GnRH ou o fator liberador de tireotrofina (TRH). Alternativamente, pode-se utilizar um hormônio hipofisário substituto, como a hCG, substituindo o LH ou a cosintrofina para o ACTH. A capacidade de resposta da glândula-alvo é medida pelo aumento no nível plasmático do hormônio apropriado. Como exemplo, o teste de estimulação com GnRH pode ser útil para avaliar se o desenvolvimento puberal está normal, e foi descrito no Cap. 14 (p. 393). Infelizmente, é raro que haja disponibilidade de uso clínico.

Testes de supressão

Esses testes podem ser realizados em casos de suspeita de hiperfunção endócrina. Por exemplo, pode-se realizar o "teste de supressão com dexametasona" em paciente sob suspeita de hipercortisolismo (doença ou síndrome de Cushing). Descrito em detalhes no Cap. 17 (p. 472), esse teste mede a capacidade da dexametasona de inibir a secreção de ACTH e, consequentemente, a produção de cortisol pela suprarrenal. O insucesso do tratamento com glicocorticoide em suprimir a produção de cortisol seria consistente com hiperadrenalismo primário.

TABELA 15-2 Valores séricos de referência para alguns esteroides reprodutivos em humanos adultos

Esteroide	Indivíduos	Valores de referência
Androstenediona	Homens	2,8-7,3 nmol/L
	Mulheres	3,1-12,2 nmol/L
Testosterona	Homens	6,9-34,7 nmol/L
	Mulheres	0,7-2,8 nmol/L
Di-hidrotestosterona	Homens	1-3,10 nmol/L
	Mulheres	0,07-0,086 nmol/L
Desidroepiandrosterona	Homens/Mulheres	5,5-24,3 nmol/L
Sulfato de desidroepiandrosterona	Homens/Mulheres	2,5-10,4 mmol/L
Progesterona	Homens	< 0,3-1,3 nmol/L
	Mulheres	
	Folicular	0,3-3 nmol/L
	Lútea	19-45 nmol/L
Estradiol	Homens	< 37-210 pmol/L
	Mulheres	
	Folicular	< 37-360 pmol/L
	Lútea	625-2.830 pmol/L
	Meio do ciclo	699-1.250 pmol/L
	Pós-menopausa	< 37-140 pmol/L
Estrona	Homens	37-250 pmol/L
	Mulheres	
	Folicular	110-400 pmol/L
	Lútea	310-660 pmol/L
	Pós-menopausa	22-230/pmol/L
Sulfato de estrona	Homens	600-2.500 pmol/L
	Mulheres	
	Folicular	700-3.600 pmol/L
	Lútea	1.100-7.300 pmol/L
	Pós-menopausa	130-1.200 pmol/L

Reproduzida de O'Malley, 1999, com permissão.

ESTROGÊNIOS E PROGESTOGÊNIOS NA PRÁTICA CLÍNICA

Diversas formulações de estrogênio e de progesterona estão disponíveis para uso na prática clínica. Todos esses medicamentos diferem em sua eficácia biológica e os médicos devem conhecer as razões por trás dessas diferenças.

Estrogênios

Os estrogênios clássicos são compostos esteroides de 18 carbonos contendo um anel fenólico (Fig. 15-10). Neste grupo estão os estrogênios naturais – estradiol, estrona, estriol, estrogênios equinos conjugados (EECs), e seus derivados. O principal estrogênio C-18 sintético é o etinilestradiol, que é utilizado nos contraceptivos orais combinados. Entre os estrogênios sintéticos não esteroides estão o dietilestilbestrol (DES) e os moduladores seletivos do receptor de estrogênio (MSREs), como tamoxifeno e citrato de clomifeno. Apesar de apresentarem a forma clássica com anel esteroide, esses estrogênios não esteroides são capazes de se ligar ao receptor de estrogênios.

Entre os estrogênios naturais, o 17β–estradiol é o mais potente, seguido por estrona e, então, estriol. Na comparação com alguns estrogênios utilizados farmacologicamente, estimou-se que o etinilestradiol seria aproximadamente 100 a 1.000 vezes mais potente com base no peso do que o estradiol micronizado ou que os EECs no que se refere a aumento nos níveis de hormônios sexuais ligados à globulina, um dos marcadores de potência dos estrogênios (Kuhl, 2005; Mashchak, 1982).

Progestogênios

Embora não haja uma regra formal, os progestogênios geralmente são classificados como progesterona natural e progestogênios sintéticos, denominados progestogênios. Apenas a

TABELA 15-3 Classificação da amenorreia funcional

Descrição	LH/FSH	Estrogênio
Hipogonadismo **hiper**gonadotrófico	Elevado	Baixo
Hipogonadismo **hipo**gonadotrófico	Baixo	Baixo

FSH= hormônio folículo-estimulante; LH= hormônio luteinizante.

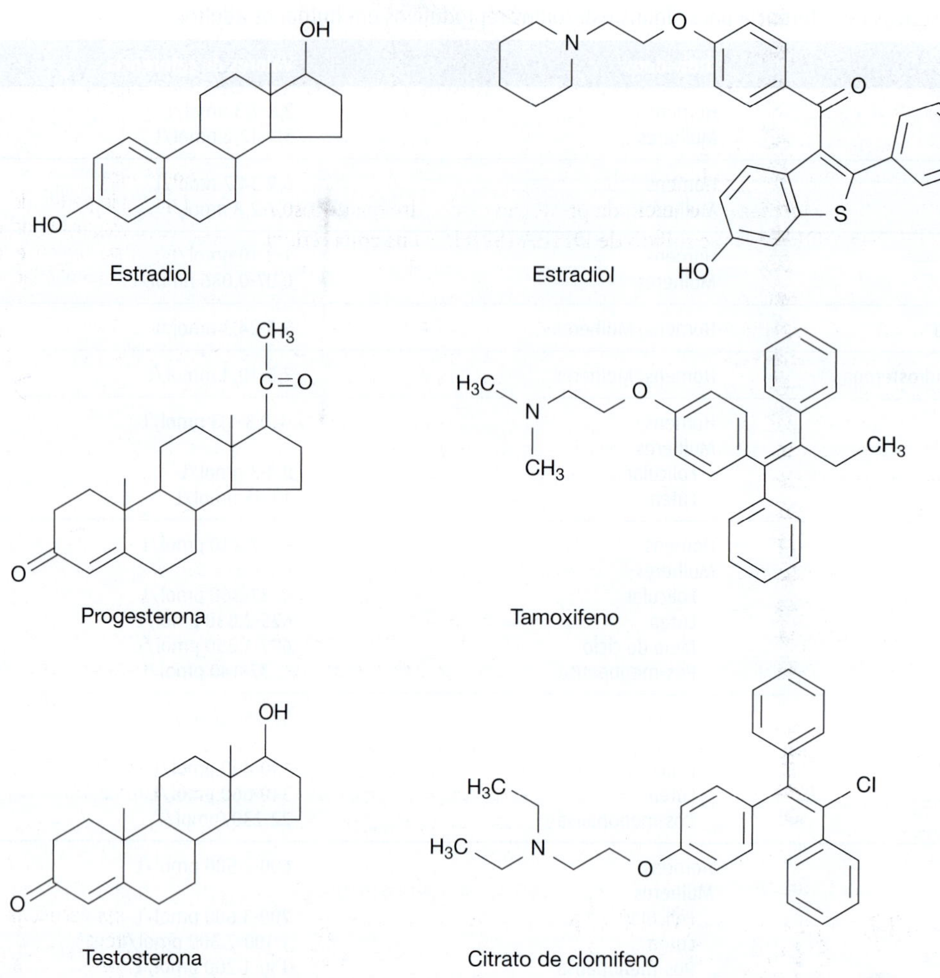

FIGURA 15-10 Estrutura química de esteroides sexuais importantes e de alguns moduladores seletivos do receptor de estrogênio.

progesterona é capaz de manter a gravidez humana. Os progestogênios sintéticos podem ser classificadas como derivados da 19-norprogesterona ou da 19-nortestosterona (Kuhl, 2005). Entre as derivadas da 19-norprogesterona, as mais utilizadas são acetato de medroxiprogesterona e acetato de megestrol.

A maioria dos progestogênios usados nos contraceptivos é derivada da 19-norprogesterona. Comumente são descritas como de primeira geração (noretindrona), segunda geração (levonorgestrel, norgestrel) ou terceira geração (desogestrel, norgestimato). Diz-se que a cada geração reduziu-se progressivamente o efeito androgênico. A quarta geração de progestogênios (drospirenona) é única na medida em que é derivada da espironolactona. Embora não tenha ação androgênica, a drospirenona possui afinidade aproximadamente cinco vezes maior que a aldosterona pelo receptor de mineralocorticoide. Este fato explica sua ação diurética.

■ **Moduladores seletivos de receptor esteroide**

Como indica seu nome, esses compostos sintéticos se ligam aos receptores-alvo e produzem efeitos específicos nos tecidos, atuando como agonistas em alguns e antagonistas em outros (Tabela 15-4). Os mais conhecidos são os moduladores seletivos do receptor de estrogênio (MSREs) (Haskell, 2003). Os efeitos divergentes dos MSREs podem ser atribuídos a diversos fatores em nível molecular. Cada MSRE liga-se a um receptor de estrogênio para gerar um confirmação molecular específica que, por sua vez, afeta a interação do complexo com cofatores transcricionais e regiões promotoras nos genes. A resposta também será modificada pela expressão relativa dos receptores ERα e ERβ no tecido-alvo (Fig. 15-9).

O meio onde o hormônio atua também pode ser importante para a determinação do perfil agonista–antagonista de um determinado MSRE. Por exemplo, o MSRE pode atuar como agonista estrogênico em paciente em estado hipoestrogênico, como a menopausa, mas como antagonista competitivo em paciente com níveis circulantes elevados de estradiol (um estrogênio potente). Os perfis farmacológicos únicos desses compostos aumentam sua utilidade terapêutica.

Recentemente, foram desenvolvidos moduladores seletivos do receptor de progesterona (MSRPs) na esperança de aumentar a eficácia da contracepção de emergência e expandir as opções de tratamento para distúrbios como leiomiomas e endometriose (Cap. 5, p. 163 e Cap. 9, p. 255) (Chwalisz, 2005). Os moduladores seletivos do receptor de androgênio

TABELA 15-4 Efeitos agonista e antagonista de tamoxifeno, raloxifeno e estradiol

Fármaco	Mamas	Ossos	Lipídeos	Útero
Tamoxifeno	Antagonista	Agonista	Agonista	Agonista
Raloxifeno	Antagonista	Agonista	Agonista	Antagonista
Estradiol	Agonista	Agonista	Agonista	Agonista

também vêm sendo pesquisados para tratamento de osteopenia e de redução da libido em mulheres. Idealmente, esses fármacos evitariam os efeitos virilizantes do tratamento com testosterona (Negro-Vilar, 1999).

Conforme indicado na discussão prévia, o efeito agonista–antagonista de um hormônio esteroide está inexoravelmente relacionado com o tecido de interesse. Embora esse conceito na maioria das vezes seja discutido em termos de moduladores esteroides, de fato, todos os hormônios esteroides de uma mesma classe possuem padrão de ação distinto nos diversos tecidos. Consequentemente, quando se escolhe um esteroide para tratamento, cada desfecho clínico deve ser considerado separadamente.

Potência do hormônio esteroide

A eficácia dos tratamentos com estrogênios e progesterona é alterada por um grande número de fatores, tais como (1) afinidade pelo receptor, (2) formulação, (3) via de administração, (4) metabolismo e (5) afinidade pelas globulinas de ligação. Primeiro, pequenas modificações químicas podem produzir impacto significativo nos efeitos biológicos das formulações de esteroide. Por exemplo, todos os progestogênios utilizados clinicamente produzem efeitos progestogênicos, mas também podem atuar como androgênios fracos, antiandrogênios, glicocorticoides ou antimineralocorticoides. Tais diferenças provavelmente podem ser explicadas por variações na afinidade de ligação ao receptor esteroide relevante (Tabela 15-5).

Segundo, estrogênios e progestogênios podem ser administrados nas formulações oral, transdérmica, vaginal ou intramuscular, entre outras. A escolha da molécula transportadora interfere com a biodisponibilidade. Por exemplo, embora a progesterona cristalina seja mal-absorvida no intestino, a dispersão da progesterona em pequenas partículas (micronização) aumenta acentuadamente a área de superfície e a captação.

Terceiro, medicamentos administrados por via oral passam primeiro por intestino e fígado antes de serem distribuídos sistemicamente. Como esses órgãos são locais de metabolização de esteroides, as concentrações dos medicamentos administrados por via oral podem ser muito alteradas antes que atinjam o órgão-alvo. Como exemplo, a biodisponibilidade da progesterona micronizada administrada por via oral não chega a 10% e não se compara com as estimadas para a noretindrona (50 a 70%) e para o levonorgestrel (100%). Esta diferença é explicada pelo elevado índice de "metabolismo de primeira passagem" da progesterona micronizada (Stanczyk, 2002). Como outro exemplo, a meia-vida do etinilestradiol é muito maior do que a do estradiol não conjugado, em razão da presença do grupo etinil, que dificulta o metabolismo.

As taxas de absorção e de metabolismo podem diferir entre indivíduos em razão de diferenças herdadas ou adquiridas nas funções hepática, intestinal e renal (Kuhl, 2005). O metabolismo local também produz impacto sobre a eficácia dos esteroides e pode incluir conversão entre esteroides (p.ex., androgênios em estrogênios por reação de aromatase) ou dentro de um mesmo tipo esteroide (p.ex., estradiol para a menos potente estrona). Postulou-se que dieta, consumo de álcool, tabagismo, exercício e estresse possam alterar o metabolismo dos esteroides. A presença de doença tireoidiana também altera a taxa de metabolismo.

TABELA 15-5 Afinidades de ligação relativas de receptores esteroides e de globulinas séricas aos progestogênios

Progestogênio	PR	AR	ER	GR	MR	SHBG	CBG
Progesterona	50	0	0	10	100	0	36
Acetato de medroxiprogesterona	115	5	0	29	160	0	0
Levonorgestrel	150	45	0	1	75	50	0
Etonogestrel	150	20	0	14	0	15	0
Norgestimato	15	0	0	1	0	0	0
Dienogeste	5	10	0	1	0	0	0
Drospirenona	35	65	0	6	230	0	0

AR = receptor de androgênio; CBG = globulina ligadora de corticosteroide; ER = receptor de estrogênio; GR = receptor de glicocorticoide; MR = receptor de mineralocorticoide; PR = receptor de progesterona; SHBG = globulina de ligação ao hormônio sexual.
Resumido a partir de Wiegratz, 2004, com permissão.

TABELA 15-6 Potência relativa dos diversos estrogênios considerando parâmetros clínicos e metabólicos[a]

Estrogênio	Supressão de		Aumento dos níveis séricos de			
	Fogachos	FSH	HDL	SHBG	CBG	Angiotensionogênio
17-β estradiol	100	100	100	100	100	
Estriol	30	20				
EEC	120	110	150	300	150	500
Etinilestradiol	12.000	12.000	40.000	50.000	60.000	35.000

[a] Valores estimados com base no peso.
CBG = globulina ligadora de corticosteroide; EEC = estrogênios equinos conjugados; FSH = hormônio folículo-estimulante; HDL = lipoproteína de alta densidade; SHBG = globulina de ligação ao hormônio sexual.
Resumida de Kuhl, 2005; com permissão.

Finalmente, a potência dos esteroides depende de sua afinidade pelas diversas proteínas transportadoras produzidas pelo fígado. Apenas o hormônio livre e, em menor extensão, aquele ligado à albumina ou à proteína ligadora de cortisol (CBG) é funcionalmente ativo. Os esteroides ligados à globulina ligadora de hormônio sexual são considerados inativos. Aproximadamente 38% do estradiol encontram-se ligados à SHBG, 60% à albumina e o restante circula livre. Por outro lado, o etinilestradiol circula quase exclusivamente ligado a albumina, o que aumenta sua biodisponibilidade (Barnes, 2007). Conforme mostra a Tabela 15-5, também são observadas diferenças significativas no transporte dos progestogênios (Wiegratz, 2004).

É importante ressaltar que o estado hormonal afeta a expressão das proteínas transportadoras. Especificamente, estrogênios e hormônio tireoidiano estimulam e os androgênios reduzem os níveis séricos das SHBG. Para acrescentar complexidade, acredita-se atualmente que células-alvo podem secretar SHBG que passa a atuar localmente como receptor de membrana e estimular as vias de sinalização intracelular do monofosfato cíclico de adenosina (AMPc) (Rosner, 2010).

Outros ensaios de esteroides

Como já descrito, há diversos imunoensaios disponíveis para dosagem de esteroides gonadais (p. 408). Entretanto, tais ensaios não informam acerca da atividade biológica desses hormônios. Há dois outros tipos de ensaios que garantem informação adicional: (1) ensaios de ligação *in vitro* no receptor e (2) bioensaios. Desses, os ensaios de ligação a receptor podem determinar a afinidade de um hormônio por um receptor específico, mas não informam sobre o impacto funcional dessa interação.

Com os bioensaios, foram realizados alguns poucos trabalhos avaliando a eficácia dos estrogênios em mulheres, a partir de parâmetros clínicos, endocrinológicos e metabólicos (Tabela 15-6) (Kuhl, 2005). Conforme observado em pesquisas em animais, formulações diferentes apresentam variações acentuadas na potência. Observe-se que os estrogênios também demonstram diferenças em termos de especificidade tecidual. Por exemplo, 17β–estradiol e EEC suprimem o FSH hipofisário em grau similar, enquanto o EEC é um estimulador mais potente da produção hepática de SHBG.

NEUROENDOCRINOLOGIA REPRODUTIVA

Neurotransmissores

A lista de neurotransmissores conhecidos continua se ampliando à medida que os conhecimentos sobre sua distribuição anatômica, modo de regulação e mecanismo de ação aumentam. Os neurotransmissores foram classificados em (1) aminas biogênicas (dopamina, epinefrina, norepinefrina, serotonina, histamina), (2) neuropeptídeos, (3) acetilcolina, (4) neurotransmissores excitatórios (glutamato, glicina, ácido aspártico), (5) o amino ácido inibidor, ácido gama-aminobutírico (GABA), (6) transmissores gasosos (óxido nítrico e monóxido de carbono) e (7) fatores diversos (citocinas, fatores de crescimento).

Neuropeptídeos na reprodução

Foram descritos mais de 50 neuropeptídeos que influenciam comportamento, percepção de dor, memória, apetite, sede, temperatura, homeostase e sono. Entre os neuropeptídeos clinicamente importantes estão opiáceos endógenos, kisspeptina, neuropeptídeo Y (NPY), galanina e peptídeo ativador da adenilato-ciclase hipofisária.

Opiáceos endógenos

Dependendo do peptídeo precursor, esses neuropeptídeos sãoclassificados em três tipos – endorfinas, encefalinas e dinorfinas. Desses tipos, as endorfinas (morfinas endógenas) são produtos da clivagem do gene da pró-opiomelanocortina (POMC), que também produz o ACTH e o hormônio estimulante de α-melanócitos (α-MSH) (Howlett, 1986; Taylor, 1997). As endorfinas exercem diversas funções fisiológicas, incluindo regulação de temperatura, sistemas cardiovascular e respiratório, percepção de dor, humor e reprodução.

A pró-opiomelanocortina é produzida em maior concentração na adeno-hipófise, porém também é expressa no cérebro, no sistema nervoso simpático, nas gônadas, placenta, no trato gastrintestinal e nos pulmões. O peptídeo primário produzido por essa via depende da fonte tecidual. Por exemplo, os produtos predominantes no cérebro são os opiáceos, ao passo que a biossíntese hipofisária tem como resultado principal a produção de ACTH.

Os neurônios opioidérgicos centrais são mediadores importantes da adeno-hipófise e da neuro-hipófise. A administração de morfina ou de seus análogos libera hormônio do crescimento e PRL e inibe a liberação de gonadotrofinas e TSH (Grossman, 1983; Houben, 1994). Além disso, há correlação entre amenorreia funcional hipotalâmica, causada por transtornos alimentares, exercícios intensivos e estresse, e aumento nos níveis de opiáceos endógenos (Capítulo 16, p. 449). Níveis elevados de PRL também levam a aumento nos níveis de opiáceos no hipotálamo. Além do aumento nos níveis de dopamina, esse fato talvez represente um mecanismo adicional para explicar a supressão da pulsatilidade na liberação do GnRH que ocorre com a hiperprolactinemia (Khouri, 1987; Petraglia, 1985).

Kisspeptina

Nos últimos cinco anos testemunhou-se uma evolução rápida no conhecimento acerca do papel essencial dos neurônios hipotalâmicos produtores de kisspeptina para diferenciação sexual, iniciação da puberdade e função reprodutiva em adultos. Os neurônios produtores de kisspeptina comunicam-se com neurônios produtores de GnRH, permitindo controle direto da secreção de GnRH. É interessante observar que um grupo de neurônios de kisspeptina faz mediação com *feedback* negativo para esteroide, enquanto outro grupo é responsável pelo *feedback* positivo observado antes da ovulação (Lehman, 2010; Pineda; 2010).

Interações ainda mais complexas estão sendo definidas entre neurônios de kisspeptina e fatores que sabidamente são responsáveis por ligações importantes entre homeostase energética e função reprodutiva. Em diversos casos, a atividade neuronal da kisspeptina regula a função de outras redes neuronais ao mesmo tempo em que é reciprocamente regulada por esses sistemas. São exemplos os neurônios que expressam neuropeptídeo Y, galanina ou POMC (Fu, 2010). O fator leptina derivado de tecido adiposo também se mostrou capaz de regular a expressão de kisspeptina (Cap. 16, p. 449).

Neuropeptídeo Y e galanina

Há neurônios que expressam NPY ou galanina localizados em todo o hipotálamo, comunicando-se com neurônios de kisspeptina, neurônios de GnRH e com outras regiões do sistema nervoso central, com papéis definidos na função reprodutiva. A secreção de NPY e galanina varia em resposta a alterações no nível de energia, conforme observado em casos de anorexia e, por outro lado, de obesidade. Demonstrou-se que ambos os neuropeptídeos alteram a pulsatilidade do GnRH e potencializam a secreção de gonadotrofo induzida por GnRH (Lawrence, 2011; Peters, 2009).

Peptídeo ativador da adenilato-ciclase hipofisária

O peptídeo ativador da adenilato-ciclase hipofisária (PACAP) foi isolado pela primeira vez a partir do núcleo arqueado hipotalâmico de ovelhas (Anderson, 1996). Como o próprio nome sugere, o PACAP liga-se a receptores presentes na hipófise e estimula a secreção de gonadotrofinas, embora menos intensamente que o GnRH. Concluiu-se que os próprios gonadotrofos secretam PACAP, sugerindo a existência de um papel autócrino-parácrino para esse hormônio. O PACAP modula a expressão do receptor de GnRH e, de maneira inversa, o GnRH altera a expressão do receptor de PACAP sobre a superfície celular de gonadotrofos. Além disso, a expressão gênica de PACAP na hipófise é acentuadamente maior com o GnRH (Grafer, 2009). Assim, esses dois importantes neuropeptídeos apresentam-se funcionalmente ligados ao nível da adeno-hipófise.

EIXO HIPOTÁLAMO-HIPÓFISE

Anatomia

O hipotálamo é a origem de muitos neurotransmissores importantes estudados na função reprodutiva, sendo formado por vários núcleos localizados na base do cérebro, em posição imediatamente acima do quiasma óptico. A função hipofisária é influenciada principalmente por neurônios localizados no interior dos núcleos arqueado paraventricular, ventromedial e dorsomedial (Fig. 15-11).

Os neurônios localizados dentro do hipotálamo fazem sinapses com outros neurônios em todo o sistema nervoso central (SNC). Além disso, um subgrupo de neurônios hipotalâmicos projeta-se para a eminência mediana. Na eminência mediana, uma rede densa de vasos capilares se forma a partir das artérias hipofisárias superiores. Esses capilares drenam em vasos portais que atravessam o pedículo hipofisário para formar, em seguida, uma rede capilar dentro da adeno-hipófise. A direção primária desse sistema portal hipofisário é do hipotálamo para a hipófise, embora também exista fluxo retrógrado. Isso cria uma alça de retroalimentação muito curta entre adeno-hipófise e neurônios hipotalâmicos. Consequentemente, o hipotálamo é um local essencial para integração de informações com origem no meio ambiente, sistema nervoso e vários outros sistemas orgânicos.

Hormônios da adeno-hipófise

A adeno-hipófise, intimamente conectada ao hipotálamo, possui cinco tipos de células produtoras de hormônios: (1) gonadotrofos (que produzem LH e FSH), (2) lactotrofos (PRL), (3) somatotrofos (GH), (4) tireotrofos (TSH) e (5) adrenocorticotrofos (ACTH). De todos esses tipos de células, os gonadotrofos representam 10 a 15% de todas as células hormonalmente ativas na adeno-hipófise (Childs, 1983).

Excetuando-se a PRL, que se encontra sob inibição tônica, os hormônios hipofisários são estimulados por secreção neuroendócrina hipotalâmica. Embora inicialmente se acreditasse que LH e FSH tivessem controle separadamente, o consenso atual é que ambas as gonadotrofinas são reguladas por um único peptídeo liberador conhecido como hormônio liberador de gonadotrofina, que atua na subpopulação de gonadotrofos da adeno-hipófise. A maioria dos gonadotrofos possui grânulos secretores que contêm LH e FSH, embora um número significativo de células seja mono-hormonal, ou seja, secreta apenas LH ou apenas FSH.

Entre todos os outros hormônios da adeno-hipófise, o hormônio liberador da corticotrofina (CRH) estimula a biossíntese e a secreção de ACTH pelos adrenocorticotrofos hipo-

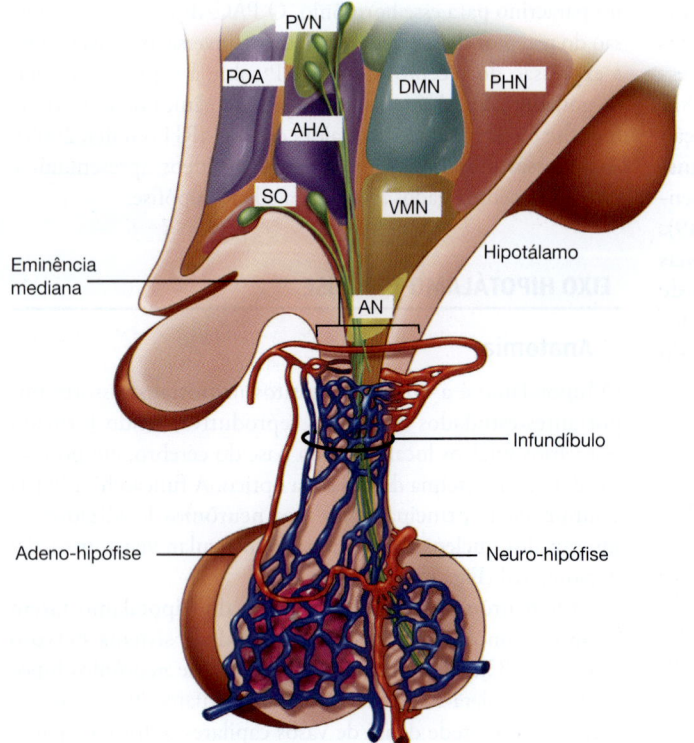

FIGURA 15-11 O diagrama ilustra o corte sagital do hipotálamo e da adeno-hipófise com as estruturas rostrais localizadas à esquerda, e as caudais, à direita. O hipotálamo está anatômica e funcionalmente ligado à adeno-hipófise pelo sistema portal de suprimento sanguíneo. A neuro-hipófise contém os axônios terminais dos neurônios que emergem do núcleo supra-óptico (SO) e do núcleo paraventricular (PVN) do hipotálamo. AHA = área hipotalâmica anterior; AN = núcleo arqueado; DMN = núcleo dorsomedial; PHN = núcleo hipotalâmico posterior; POA = área pré-óptica; VMN = núcleo ventromedial. *(De Cunningham, 2010b, com permissão.)*

fisários. O hormônio liberador da tireotrofina (TRH), aumenta a secreção de TSH, também conhecido como *tireotrofina*, pelos tireotrofos. Vários secretagogos hipotalâmicos regulam a expressão do hormônio do crescimento (GH, de *growth hormone*) derivado de somatotrofos. Finalmente, a expressão da PRL encontra-se primariamente sob regulação inibidora da dopamina. Como consequência desses mecanismos reguladores, danos no folículo hipofisário resultam em hipopituita-rismo para LH, FSH, GH, ACTH e TSH, embora com aumento associado na secreção de PRL.

■ Peptídeos de liberação hipotalâmica

Estes peptídeos possuem características importantes para sua função biológica e utilidade clínica. Em primeiro lugar, são peptídeos pequenos com meia-vida curta de alguns minutos em razão da rapidez com que são degradados. Em segundo lugar, os peptídeos de liberação hipotalâmica são liberados em quantidades muito pequenas e encontram-se altamente diluídos na circulação periférica. Portanto, concentrações biologicamente ativas desses fatores se restringem à adeno-hipófise. Desde o ponto de vista clínico, as concentrações extremamente baixas desses hormônios os tornam essencialmente indetectáveis no soro. Portanto, os níveis dos respectivos fatores hipofisários correspondentes são medidos com marcadores substitutos.

Hormônio liberador da gonadotrofina

Isolado no início da década de 1970, o GnRH é um decapeptídeo com meia-vida de menos de 10 minutos. Alterações farmacológicas nos aminoácidos podem estender substancialmente sua meia-vida e alterar sua atividade biológica de agonista para antagonista (Fig. 15-12) (Redding, 1973). A maior parte das informações acerca de GnRH e de seu receptor é baseada em estudos de uma única isoforma de ambos. Entretanto, recentemente foram identificadas outras formas moleculares de GnRH e seus receptores (p. 406).

Migração de neurônios do hormônio liberador da gonadotrofina. Muitos neurônios hipotalâmicos surgem dentro do SNC, mas os neurônios contendo GnRH possuem origem embrionária exclusiva. Mais especificamente, os neurônios progenitores de GnRH têm origem nos placoides olfativos mediais e migram ao longo do nervo vomeronasal até o hipotálamo (Fig. 16-5, p. 448). Uma série de fatores solúveis regula a migração neuronal do GnRH em locais específicos ao longo de sua via migratória. Esses fatores incluem moléculas sinalizadoras secretadas, como o GABA, moléculas de adesão e fatores de crescimento (Tobet, 2006;

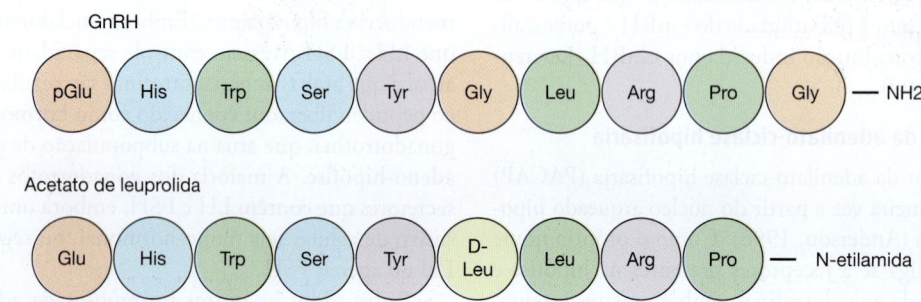

FIGURA 15-12 Representação esquemática mostrando a composição de aminoácidos do decapeptídeo hormônio liberador da gonadotrofina (GnRH) e de seu agonista sintético acetato de leuprolida.

Wierman, 2004). O insucesso na migração normal pode decorrer de diversas falhas genéticas nessas moléculas sinalizadoras, podendo levar à síndrome de Kallmann, discutida em mais detalhes no Capítulo 16 (p. 447).

Nos primatas, os corpos celulares do GnRH se localizam principalmente entre os núcleos arqueados. A partir desses corpos celulares neuronais, o GnRH é transportado por via axonal ao longo do trato tuberoinfundibular até a eminência mediana. O GnRH é secretado no sistema portal e drenado diretamente para a adeno-hipófise, estimulando biossíntese e secreção de gonadotrofinas. O número de neurônios de GnRH em adultos é extremamente baixo, com apenas alguns milhares de células dispersas no núcleo arqueado.

A origem olfativa dos neurônios de GnRH e das células epiteliais nasais sugerem uma ligação entre reprodução e sinais olfativos. Os compostos liberados por um indivíduo que afetam outros membros da mesma espécie são conhecidos como *feromônios*. Os feromônios obtidos de secreções axilares de mulheres no final da fase folicular aceleram o pico de LH e encurtam o intervalo entre ciclos menstruais de mulheres expostas a essas substâncias químicas. As secreções de mulheres na fase lútea produzem efeito oposto. Portanto, os feromônios podem ser um dos mecanismos por meio dos quais mulheres vivendo juntas com frequência apresentam ciclos menstruais sincronizados (Stern, 1998).

Um subgrupo de neurônios de GnRH envia projeções para outras áreas do SNC, incluindo o sistema límbico. Embora não sejam necessárias para a secreção de gonadotrofinas, essas projeções são importantes para a modulação do comportamento reprodutivo (Nakai, 1978; Silverman, 1987).

Secreção pulsátil do hormônio liberador da gonadotrofina. Por meio de experimentos refinados em um modelo utilizando primatas, Knobil (1974) demonstrou que a liberação pulsátil do GnRH para os gonadotrofos hipofisários seria necessária para a obtenção de secreções gonadotróficas sustentadas. Como ilustra a Figura 15-13, infusões contínuas de GnRH reduzem rapidamente a secreção de LH e de FSH, efeito que pode ser facilmente revertido com o retorno da estimulação pulsátil. Essa característica é explorada clinicamente pela administração de agonistas do GnRH de ação prolongada no tratamento de quadros dependentes de esteroides, como endometriose, leiomiomas, câncer de mama e câncer de próstata. Esses agonistas interrompem a liberação pulsátil do GnRH, reduzem a secreção de gonadotrofinas e, por outro lado, resultam em níveis baixos de esteroides sexuais ovarianos séricos.

Os pulsos de liberação do GnRH são mais frequentes, embora de menor amplitude, durante a fase folicular, em comparação com a fase lútea. Maiores frequências estimulam preferencialmente a liberação de LH, ao passo que frequências menores favorecem a secreção de FSH (Wildt, 1981). Portanto, alterações na frequência de pulsos do GnRH afetam níveis absolutos, assim como a taxa de liberação do LH em relação ao FSH.

Atualmente, acredita-se que a atividade pulsátil seja uma propriedade intrínseca dos neurônios de GnRH. Consequentemente, outros hormônios e neurotransmissores produzem efeitos moduladores (Clayton, 1981; Yen, 1985). Em modelos animais, o estrogênio aumenta a frequência de pulsos de

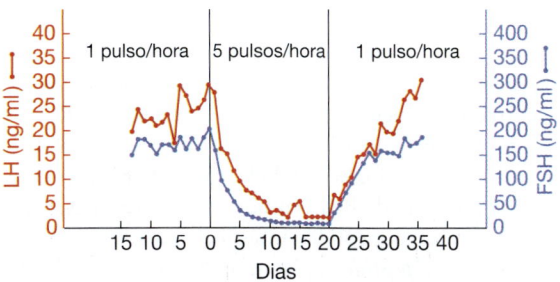

FIGURA 15-13 O gráfico mostra as alterações nos níveis do hormônio luteinizante (LH) e do hormônio folículo-estimulante (FSH) em função de variações nos pulsos de liberação do hormônio liberador de gonadotrofina (GnRH). (*De Knobil, 1980, com permissão*).

GnRH, levando, portanto, a aumento nos níveis de LH em relação aos níveis de FSH. Por outro lado, a progesterona diminui a pulsatilidade do GnRH. Considerando que uma frequência menor de pulsos de GnRH estimula preferencialmente a secreção do FSH em detrimento daquela do LH, o aumento no nível de progesterona durante a fase lútea explica a estimulação preferencial de FSH observada no final dessa fase. Esse aumento no FSH é essencial para o início do recrutamento folicular.

Peptídeos opioides e hormônio liberador de gonadotrofina. O tônus opioide no cérebro desempenha papel importante nos ciclos menstruais suprimindo a liberação hipotalâmica de GnRH (Funabashi, 1994). O estrogênio promove a secreção de endorfina, o que é aumentado com a adição de progesterona (Cetel, 1985). Assim, os níveis de endorfina aumentam durante a fase folicular, atingem o máximo na fase lútea e diminuem acentuadamente durante o período menstrual. Esse padrão indica que o tônus opioide age juntamente com a progesterona para reduzir a frequência dos pulsos de GnRH na fase lútea em relação à fase folicular. Por razões não inteiramente compreendidas, há liberação da supressão opioide de GnRH no momento da ovulação (King, 1984).

Durante muitos anos, supôs-se que os neurônios de GnRH não expressavam receptores estrogênicos e, portanto, a retroalimentação de estrogênio no hipotálamo deveria ocorrer por meio de efeitos sobre neurônios hipotalâmicos com conexões sinápticas com neurônios de GnRH. Entretanto, atualmente, o consenso geral é que os neurônios de GnRH expressam o receptor estrogênico ERβ. Não foram identificados receptores de progesterona nos neurônios que expressam GnRH. Portanto, provavelmente os esteroides ovarianos afetam a atividade neuronal do GnRH por meio de mecanismos diretos e indiretos, com os opioides agindo como intermediários importantes na retroalimentação negativa.

Outros eixos no sistema hipotálamo-hipófise

Dopamina e prolactina

Os neurotransmissores mais importantes na neuroendocrinologia reprodutiva são as três monoaminas – dopamina, norepinefrina e serotonina. As fibras contendo dopamina que regulam a função hipofisária surgem principalmente do núcleo arqueado hipotalâmico e projetam-se em direção à eminência mediana, onde a dopamina entra nos vasos portais. A dopamina presente no sangue dos vasos portais hipofisários possui concentração suficiente para inibir a liberação da PRL, sendo a dopamina o principal fator inibidor da prolactina (PIF, de *prolactin inhibitory factor*) (Tabela 15-7). Por outro lado, os fatores de liberação da PRL, embora menos potentes, incluem TRH, vasopressina, peptídeo intestinal vasoativo (VIP, de *vasoactive intestinal peptide*), opiáceos endógenos e acetilcolina.

Há cinco formas de receptor de dopamina, divididas em dois grupos: D_1 e D_2. As células da adeno-hipófise expressam principalmente subtipos de D_2. O tratamento clínico de prolactinomas foi aprimorado em termos de efetividade e tolerância dos pacientes com o desenvolvimento de ligantes específicos de D_2. Por exemplo, a cabergolina, um agonista dopaminérgico, é um ligante específico de D_2, ao passo que a bromocriptina não é específica.

Hormônio liberador da tireotrofina

Como o próprio nome indica, o hormônio liberador da tireotrofina (TRH) estimula a secreção do hormônio estimulante da tireoide (TSH) da subpopulação tireotrófica da adeno-hipófise. É importante observar que o TRH também é um potente fator liberador da PRL, o que resulta em correlação clínica entre hipotireoidismo e hiperprolactinemia secundária (Fig. 16-8, p. 452) (Krieger, 1980).

O TSH liga-se a receptores específicos da membrana plasmática das células tireoidianas, estimulando a biossíntese de hormônios tireoidianos por meio de aumento no tamanho e na vascularização da glândula tireoide. O hormônio tireoidiano produz retroalimentação negativa nas células liberadoras de TRH e de TSH.

Hormônio liberador de corticotrofina

Trata-se do fator hipotalâmico primário que estimula a síntese e a secreção de ACTH. Formado por resíduos de 41 aminoácidos, o hormônio liberador de corticotrofina (CRH) é distribuído em vários locais dentro do hipotálamo e em outras áreas do SNC. A liberação de CRH é estimulada por impulsos catecolaminérgicos de outras vias do cérebro e inibida por opiáceos endógenos.

O hormônio liberador de corticotrofina liga-se a uma família de receptores de CRH e estimula a biossíntese e a secreção de ACTH. Por outro lado, o ACTH estimula a produção de glicocorticoides pela zona fasciculada da suprarrenal e a produção de androgênio pela zona reticular. A secreção do CRH é regulada por retroalimentação negativa pelo cortisol circulante produzido na glândula suprarrenal. Ao contrário, a produção de mineralocorticoides na zona glomerulosa é regulada principalmente pelo sistema renina-angiotensina. Como resultado, as anormalidades na via CRH-ACTH não resultam em distúrbios eletrolíticos.

Acredita-se que as vias centrais do CRH sejam mediadoras de várias respostas ao estresse (Sutton, 1982). Desde o ponto de vista clínico, em mulheres com amenorreia hipotalâmica foram encontrados níveis elevados de CRH. Níveis elevados de CRH inibem a secreção hipotalâmica do GnRH por ação direta e por aumento nas concentrações opioides centrais (Fig. 16-7, p. 449). Essa via funcional explica a associação entre hipercortisolismo e anormalidades menstruais.

Hormônio liberador do hormônio do crescimento

A secreção do hormônio do crescimento pelos somatotrofos hipofisários é regulada principalmente por meio de estimulação pelo hormônio liberador do hormônio do crescimento (GHRH, de *growth hormone-releasing hormone*) hipotalâmico e de inibição pela somatostatina. A expressão do GHRH é limitada ao hipotálamo, com exceção de células imunes e placentárias, que também secretam esse hormônio. Por outro lado, a somatostatina é amplamente distribuída no SNC além da placenta, do pâncreas e do trato gastrintestinal.

Assim como ocorre com o GnRH, o GHRH depende de secreção pulsátil para exercer efeitos fisiológicos. Exercícios, estresse, sono e hipoglicemia estimulam a liberação do GH, ao passo que ácidos graxos livres e outros fatores relacionados à adiposidade moderam a liberação do GH. Estrogênio, testosterona e hormônio da tireoide também são importantes no aumento da secreção de GH.

O hormônio do crescimento estimula o crescimento esquelético e muscular, regula a lipólise e promove a absorção celular de aminoácidos. Como esse hormônio induz a resistência insulínica, o excesso de GH pode estar associado ao início de diabetes melito. Grande parte dos efeitos do GH sobre o crescimento é mediada por fatores de crescimento semelhantes à insulina (IGFs, de *insulin-like growth factors*) IGF-I e IGF-II.

Esses fatores de crescimento são produzidos em grande quantidade no fígado e liberados na circulação. Vários tecidos-alvo também sintetizam IGFs, que produzem efeitos locais. Nos ovários, o IGF-I modula a ação dos esteroides durante a foliculogênese. Além disso, esse fator atua para suprimir a secreção de GH. O IGF-I e o IGF-II circulantes ligam-se a proteínas de ligação, o que modula sua ação nos tecidos-alvo. Em termos da mediação da atividade dos fatores de crescimento, a expressão dessas proteínas de ligação reguladoras pode ser tão importante quanto a regulação dos próprios IGFs.

TABELA 15-7 Produtos do sistema hipotálamo-hipófise e seus respectivos órgãos-alvo

Hipotálamo	Hipófise	Órgão-alvo
GnRH	LH/FSH	Gônadas
Dopamina	PRL	Mamas
TRH	TSH	Tireoide
CRH	ACTH	Suprarrenal
GHRH	GH	Somático

ACTH = hormônio adrenocorticotrófico; CRH = hormônio liberador da corticotrofina FSH = hormônio folículo-estimulante; GH = hormônio do crescimento; GHRH = hormônio liberador do hormônio do crescimento; GnRH = hormônio liberador da gonadotrofina; LH = hormônio luteinizante; PRL = prolactina; TRH = hormônio liberador da tireotrofina; TSH = hormônio estimulante da tireoide.

NEURO-HIPÓFISE

Ao contrário da adeno-hipófise, a neuro-hipófise é formada pelos terminais axônicos dos neurônios magnocelulares que emergem dos núcleos supraóptico e paraventricular do hipotálamo (ver Fig. 15-11). Esses neurônios sintetizam os peptídeos cíclicos de nove aminoácidos – ocitocina e arginina vasopressina. Os precursores desses peptídeos são produzidos no corpo celular neuronal e transportados para o axônio por grânulos secretores. Durante o transporte, os precursores ficam aderidos a peptídeos maduros e a uma proteína transportadora, a neurofisina (Verbalis, 1983). A ativação desses neurônios gera um potencial de ação que resulta em influxo de cálcio e secreção dos conteúdos granulares no espaço perivascular. Em seguida, esses peptídeos secretados entram nos vasos sanguíneos adjacentes e são transportados por toda a circulação periférica.

Ocitocina

A ocitocina desempenha vários papéis importantes no parto e na lactação (Kiss, 2005). Acredita-se atualmente que esse peptídeo não seja importante no desencadeamento do trabalho de parto, considerando que seus níveis séricos permanecem constantes até o período expulsivo (Fisher, 1983). Entretanto, foram observados aumentos na expressão miometrial e decidual do receptor de ocitocina no final da gravidez, causado principalmente por aumento nos níveis de estrogênio.

Está comprovado que a ocitocina é o principal mediador da contratilidade miometrial uma vez que o trabalho de parto tenha sido desencadeado. A estimulação cervical e vaginal resulta na liberação aguda de ocitocina pela neuro-hipófise em um processo conhecido como *reflexo de Ferguson*. Clinicamente, a capacidade da ocitocina de induzir contrações uterinas é usada para induzir ou acelerar o trabalho de parto.

A distensão vaginal, tal como ocorre com a penetração no ato sexual, também aumenta a liberação de ocitocina. Com base nessa observação, sugeriu-se que este hormônio talvez seja responsável pelas contrações rítmicas uterinas e tubárias que auxiliam no transporte dos espermatozoides até o oócito. A ocitocina talvez tenha papel relevante no orgasmo e na ejaculação.

O hormônio secretado pela adeno-hipófise, prolactina, é importante para a produção de leite nos alvéolos mamários. As células glandulares dos alvéolos são circundadas por uma malha de células mioepiteliais. A amamentação desencadeia impulsos nervosos dos mecanorreceptores no mamilo e na aréola, aumentando a atividade neuronal hipotalâmica. Os terminais axônicos que fazem comunicação com a neuro-hipófise liberam ocitocina que, por sua vez, provoca contrações nas células mioepiteliais e, consequentemente, a expressão de leite dos alvéolos paraductos e seios lactíferos (Crowley, 1992). Outros estímulos condicionados, como ver, ouvir ou sentir o cheiro de um bebê, ou excitar-se sexualmente, produzem efeitos semelhantes. Estresse, medo, embaraço ou distração podem inibir a descida do leite. Portanto, as lactantes devem ser orientadas a procurar privacidade e ambientes relaxantes durante a amamentação.

Observou-se expressão de ocitocina em diversos tecidos além da neuro-hipófise, incluindo adeno-hipófise, placenta, tubas uterinas e gônadas, com expressão elevada no corpo lúteo (Williams, 1990). Sua função nesses tecidos ainda não foi esclarecida.

ANORMALIDADES NO EIXO HIPOTÁLAMO-HIPÓFISE

As anormalidades no eixo hipotálamo-hipófise podem resultar em hipogonadismo hipogonadotrófico e são classificadas em congênitas ou adquiridas. Dentre as lesões congênitas causadas por malformações genéticas herdadas estão síndrome de Kallmann e hipogonadismo hipogonadotrófico idiopático. Dentre as anormalidades adquiridas estão os distúrbios funcionais (distúrbios alimentares, exercício em excesso, estresse) e as lesões hipotalâmico-hipofisárias causadas por tumor, doença infiltrativa, infarto, cirurgia ou radioterapia. Informações acerca dos distúrbios funcionais hipotalâmicos e outras causas de hipogonadismo hipogonadotrófico podem ser encontradas no Capítulo 16 (p. 447). Hiperprolactinemia e adenomas hipofisários serão discutidos nas seções que se seguem.

Hiperprolactinemia

Etiologia da hiperprolactinemia

Níveis elevados da prolactina circulante podem ser causados por uma grande variedade de atividades fisiológicas, incluindo gravidez, sono, alimentação e ato sexual. Níveis aumentados de prolactina, que em geral podem levar à galactorreia, também podem ser observados após estimulação da parede torácica, como costuma ocorrer com amamentação, exames das mamas, cirurgias na parede torácica, herpes-zóster ou *piercing* nos mamilos (Tabela 12-3, p. 340). A regulação da prolactina é feita principalmente por inibição tônica de sua secreção pela dopamina. A secreção de PRL é estimulada por serotonina, norepinefrina, opioides, estrogênio e TRH. Portanto, os medicamentos que bloqueiam a ação do receptor de dopamina (fenotiazinas) ou que reduzem os níveis de catecolaminas (inibidores da monoaminoxidase) aumentam os níveis de PRL (Tabela 12-4, p. 341). Além disso, a hiperprolactinemia pode ser causada por tumores, irradiação ou doenças infiltrantes, como sarcoidose e tuberculose, que danificam o pedículo hipofisário e impedem a inibição da secreção de PRL mediada por dopamina.

O hipotireoidismo primário também está associado à elevação discreta nos níveis séricos de PRL (Van Gaal, 1981). Especificamente, níveis circulantes baixos de hormônio da tireoide produzem aumento reflexo nos níveis de TRH hipotalâmico em razão de perda da inibição por *feedback*. O TRH liga-se diretamente aos lactotrofos da adeno-hipófise e estimula a produção de PRL (Haisenleder, 1992). Como regra geral, testes de função tireoidiana devem ser solicitados sempre que for confirmado o diagnóstico de hiperprolactinemia, considerando que as pacientes talvez necessitem apenas de reposição dos hormônios da tireoide e não de investigação complementar para adenoma hipofisário.

Os adenomas secretores de prolactina, também denominados prolactinomas, são os adenomas hipofisários mais comuns e mais frequentemente diagnosticados por ginecologistas. A maioria das mulheres afetadas apresenta-se com microadenomas e sinais de excesso de PRL, como galactorreia e amenorreia (Davis, 2004).

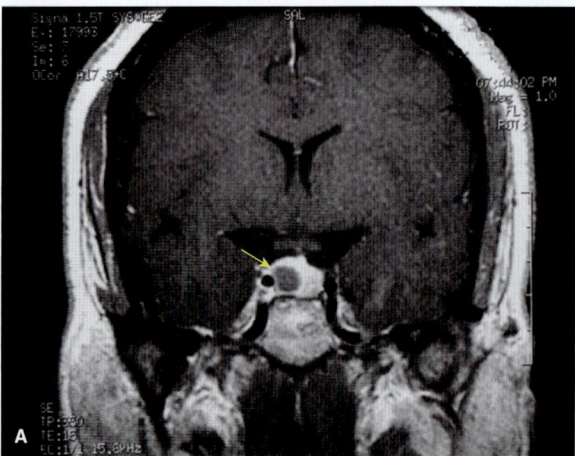 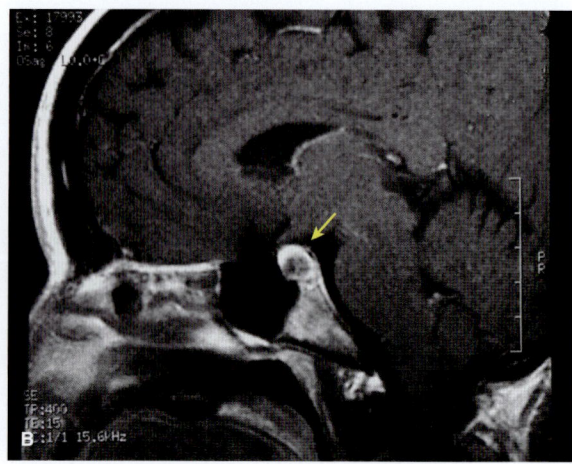

FIGURA 15-14 Imagem por ressonância magnética de um microadenoma hipofisário (*seta*). **A**. Imagem coronal. **B**. Imagem sagital.

Diagnóstico de hiperprolactinemia

Dosagem da prolactina sérica. Por definição, diz-se que há hiperprolactinemia em qualquer paciente que se apresente com níveis elevados de PRL sérica. O ideal é que as amostras sejam coletadas pela manhã, isto é, no nadir da PRL. Não se deve realizar exame das mamas antes da dosagem, para evitar resultados falso-positivos. Em caso de níveis moderadamente elevados de PRL, deve-se fazer nova coleta, considerando que os níveis de PRL variam ao longo do dia. Além disso, vários fatores, incluindo estresse e punção venosa, podem produzir elevações falsas.

Em geral, a concentração normal de PRL é inferior a 20 ng/dL em mulheres não grávidas, embora o limite superior da normalidade varie para cada ensaio. É importante lembrar que os níveis de PRL aumentam quase 10 vezes durante a gravidez, dificultando a detecção de prolactinomas. Ocasionalmente, o valor registrado para a PRL é falsamente baixo em razão da ocorrência do chamado "efeito gancho" no ensaio (Frieze, 2002). Ou seja, a presença de níveis muito elevados de hormônios endógenos produz, supersaturação de anticorpos nos testes, impedindo, assim, a necessária ligação entre a PRL da paciente e a PRL marcada do ensaio. Esse problema é superado com a diluição da amostra de pacientes. É importante ressaltar que qualquer divergência entre o tamanho do adenoma observado na ressonância magnética (RM) e o grau de elevação do nível de PRL deve alertar o médico sobre a possibilidade de resultado incorreto do ensaio ou a de que o macroadenoma não esteja de fato produzindo secreção primária de PRL. Os macroadenomas de qualquer tipo celular podem danificar o pedículo hipofisário e impedir a transferência de dopamina hipotalâmica para os lactotrofos.

Por outro lado, há casos raros em que as pacientes apresentam níveis laboratoriais elevados de PRL sem que haja sinais clínicos característicos de hiperprolactinemia. Supõe-se que nessas pacientes a hiperprolactinemia seja secundária a formas alternativas de PRL, incluindo a chamada *big* ou macroprolactina, que contém multímeros de PRL nativa. Embora não seja fisiologicamente ativa, a macroprolactina pode ser detectada por ensaios da PRL (Fahie-Wilson, 2005).

Imagens radiológicas. Há indicação de exame de imagem por ressonância magnética em todas as pacientes com hiperprolactinemia confirmada. Alguns especialistas defendem a solicitação do exame apenas para as pacientes com nível de PRL superior a 100 ng/mL, tendo em vista que níveis mais baixos provavelmente sejam causados por pequenos microadenomas (Fig. 15-14). Embora essa abordagem seja segura na maioria das mulheres, níveis moderadamente elevados de PRL também podem resultar de compressão do pedículo hipofisário por macroadenoma não secretor de PRL ou por craniofaringioma, diagnósticos com consequências potencialmente graves.

A disponibilização de técnicas sensíveis de neuroimagem permitiu diagnóstico e intervenção precoces. No passado, os adenomas hipofisários eram identificados por meio de radiografia da sela túrcica. Embora a tomografia computadorizada (TC) proporcione informações úteis sobre o tamanho do tumor, artefatos ósseos podem limitar a interpretação. Assim, a RM com imagens ponderadas em T1 e T2 tornou-se a abordagem radiológica preferencial considerando-se sua elevada sensibilidade e excelente resolução espacial (Ruscalleda, 2005). Frequentemente, as imagens de RM são obtidas com e sem infusão de gadolínio para máxima definição de dimensões e extensão do tumor.

Hiperprolactinemia e amenorreia

Supõe-se que o principal mecanismo por meio do qual a hiperprolactinemia produz amenorreia seja aumento reflexo da dopamina central (Fig. 16-8, p. 452). A estimulação de receptores dopaminérgicos nos neurônios que secretam GnRH altera a frequência de pulsos de liberação deste hormônio, o que interrompe a foliculogênese. Como também foram identificados receptores de dopamina nos ovários, efeitos deletérios sobre a foliculogênese talvez tenham um papel adicional. Tendo em vista a complexidade das interações entre os diversos hormônios, peptídeos e neurotransmissores, deve haver outros mecanismos que influenciam a função hipotalâmica.

■ Adenomas hipofisários

Classificação dos adenomas

Os adenomas hipofisários são a causa mais comum de disfunção hipofisária adquirida e representam aproximadamente 10% de todos os tumores intracranianos Clinicamente, os sintomas como galactorreia, distúrbios menstruais ou infertilidade podem levar ao diagnóstico. Em sua maioria, os tumores são benignos, sendo que estimativas indicam que apenas 0,1% dos adenomas evolui como carcinoma franco com metástase (Kaltsas, 2005). Entretanto, os adenomas hipofisários podem causar anormalidades impressionantes no funcionamento dos sistemas nervoso e endócrino (Tabela 15-8).

Historicamente, os adenomas hipofisários eram classificados como eosinofílicos, basofílicos ou cromofóbicos, de acordo com as características da coloração com hematoxilina e eosina. Atualmente, os tumores são classificados em função do padrão de expressão hormonal determinado por testes imuno-histoquímicos (Fig. 15-15). Os adenomas são complementarmente classificados em função do seu tamanho como microadenomas (< 10 mm de diâmetro) ou macroadenomas (> 10 mm de diâmetro).

Embora a maior parte secrete PRL, os adenomas podem secretar quaisquer hormônios hipofisários, seja um único hormônio (adenoma mono-hormonal) seja em combinação (adenoma multi-hormonal). No passado, chegou-se a considerar um subgrupo de tumores como não secretor. Entretanto, com ensaios

TABELA 15-8 Características clínicas dos adenomas hipofisários

Origem celular dos adenomas	Produto hormonal	Síndrome clínica	Efeitos reprodutivos	Testes	Resultados típicos	Tratamento
Lactotrofos	PRL	Hipogonadismo, galactorreia	Rompimento da pulsatilidade do GnRH	Dosagem da PRL sérica	Elevados	Excisão cirúrgica; agonista da dopamina; ver Figura 15-16
Gonadotrofos	FSH, LH, subunidades	Silenciosa ou hipogonadismo; menos comumente, excesso de gonadotrofina ou pan-hipopituitarismo	Rompimento da pulsatilidade do GnRH	Subunidade α da gonadotrofina coriônica	Elevados	Excisão cirúrgica
Somatotrofos	GH	Acromegalia ou gigantismo, irregularidade menstrual	Rompimento da pulsatilidade do GnRH, esteroidogênese ovariana, síntese do receptor de LH e secreção de inibina	Dosagem de IGF-I, teste de supressão de glicose 100 g	Elevados; Sem supressão do GH	Excisão cirúrgica; agonistas da somatostatina: octreotida ou lanreotida
Corticotrofos	ACTH	Síndrome de Cushing, amenorreia	Rompimento da pulsatilidade do GnRH	Coleta de urina de 24 horas com dosagem do cortisol livre; Teste de estimulação do CRH; BIPSS	Níveis elevados de ACTH sérico e de cortisol urinário; Níveis elevados de ACTH sérico e de cortisol; Níveis de ACTH na amostra de BIPSS mais elevados que no soro	Excisão cirúrgica; o cetoconazol abranda a esteroidogênese suprarrenal
Tireotrofos	TSH	Tireotoxicose, anormalidades menstruais	Aumenta a SHBG; aumenta a conversão de androgênios em estrogênios	Dosagens de TSH sérico, T_3 e T_4	Todos elevados	Excisão cirúrgica; uso pré-operatório de PTU ou tapazol para normalizar os níveis da tireoide; betabloqueadores para controlar a taquicardia associada

ACTH= hormônio adrenocorticotrófico; BIPSS= amostra bilateral do seio petroso inferior; CRH= hormônio liberador da corticotrofina; FSH= hormônio folículo-estimulante; GH = hormônio do crescimento; GnRH= hormônio liberador da gonadotrofina; IGF = fator de crescimento semelhante à insulina; LH= hormônio luteinizante; PRL = prolactina; PTU = propiltiouracil; SHBG = globulina de ligação ao hormônio sexual; TSH= hormônio estimulante da tireoide; T_3= tri-iodotironina; T_4= tiroxina.

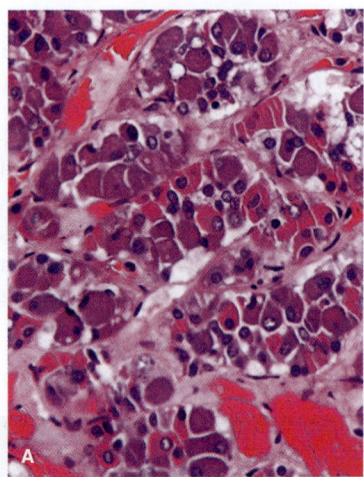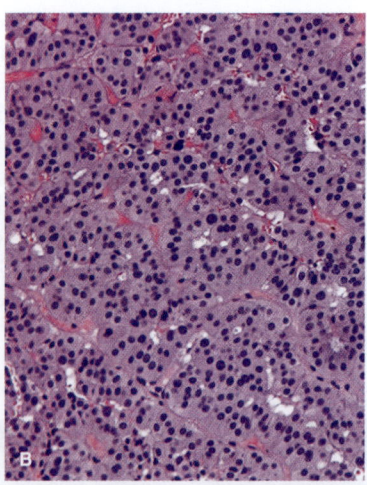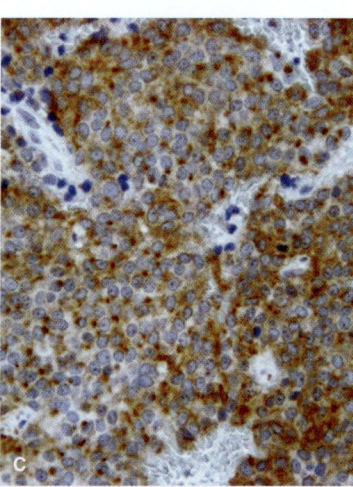

FIGURA 15-15 Microfotografias da adeno-hipófise. **A**. Adeno-hipófise normal. Células secretoras de vários tipos estão organizadas em pequenos agrupamentos entre os capilares sinusoidais (H&E, 200×). **B**. Adenoma hipofisário. Ao contrário da glândula hipófise normal, os adenomas são compostos por células altamente monomórficas. Observe a ausência de agrupamentos celulares e sinusoides (H&E, 100×). **C**. Adenoma secretor de prolactina. A imuno-histoquímica demonstra a expressão de prolactina por muitas das células neoplásicas. O padrão em pontos é característico de muitos adenomas produtores de prolactina (HRP/DAB, 100×). (*Fotografias cedidas pelo Dr. Jack Raisanen.*)

mais sensíveis, concluiu-se que a maioria dos tumores secreta a subunidade α comum ou as subunidades β de gonadotrofinas e, portanto, são derivados de gonadotrofos. Raramente as subunidades α e β são secretadas como hormônio dimérico funcional.

Sintomas do adenoma hipofisário

Endocrinopatia. Os adenomas hipofisários podem provocar sintomas em função da secreção excessiva de hormônios e causar quadros clínicos como hiperprolactinemia, acromegalia ou doença de Cushing. Alternativamente, os adenomas podem resultar em deficiências hormonais em razão dos danos a outros tipos de células da hipófise ou ao pedículo hipofisário, causados por adenomas em expansão ou pelo tratamento da lesão primária.

Como seria possível prever, os microadenomas hipofisários geralmente são diagnosticados durante a investigação de endocrinopatias, enquanto os macroadenomas são revelados quando as pacientes se apresentam com sintomas de invasão de estruturas adjacentes. A adeno-hipófise faz limite com o quiasma óptico e com o seio cavernoso. A paciente com rompimento do quiasma óptico por crescimento suprasselar de tumor hipofisário pode se apresentar com hemianopsia bitemporal, na qual se perde a porção externa dos campos visuais direito e esquerdo. O seio cavernoso é uma coleção de veias pareadas de parede fina localizadas em ambos os lados da sela túrcica. Sua compressão por tumor hipofisário pode levar à síndrome do seio cavernoso que é formada por múltiplos sintomas, incluindo cefaleia, distúrbios visuais e paralisia de nervos cranianos, em especial os nervos cranianos III, IV e VI.

Efeitos dos adenomas hipofisários sobre a reprodução. As pacientes com qualquer massa ou infiltrado hipofisário podem se apresentar com disfunção reprodutiva incluindo puberdade retardada, anovulação, oligomenorreia e infertilidade. Os mecanismos exatos que associam adenomas e disfunção menstrual não estão bem esclarecidos para os diversos subtipos de adenomas, com exceção dos prolactinomas. É provável que os macroadenomas afetem a função reprodutiva comprimindo o pedúnculo hipofisário, o que resulta em hiperprolactinemia, ou, mais raramente, comprimindo diretamente os gonadotrofos.

Gravidez e adenomas hipofisários. A hipófise aumenta de tamanho durante a gravidez, principalmente em razão de hipertrofia e hiperplasia dos lactotrofos em resposta aos níveis séricos elevados de estrogênios. Embora haja risco de aumento tumoral durante a gravidez, a experiência clínica demonstra que esse risco é pequeno, particularmente para microadenomas (Molitch, 2010). Contudo, como um aumento tumoral significativo pode causar cefaleia ou compressão do quiasma óptico e cegueira, deve-se considerar a possibilidade de solicitar campimetria a cada trimestre nas gestantes com macroadenoma. Embora provavelmente seja um tratamento seguro, a maioria dos autores recomenda a suspensão do agonista dopaminérgico durante a gestação (Webster, 1996).

Acidente vascular hipofisário. A hemorragia espontânea em adenomas hipofisários, conhecida como *acidente vascular hipofisário*, é uma emergência médica rara e potencialmente letal. Esse tipo de acidente vascular pode provocar hipoglicemia grave, hipotensão, hemorragia no SNC e morte. Os sinais e sintomas incluem alterações visuais agudas, cefaleia intensa, rigidez de nuca, hipotensão, perda de consciência e coma. Esses sintomas resultam de (1) extravasamento de sangue e material necrótico no espaço subaracnoide, (2) hipopituitarismo agudo e (3) desenvolvimento de massa intrasselar hemorrágica, de expansão rápida, que comprime quiasma óptico, nervos cranianos, hipotálamo e/ou artérias carótidas internas.

■ Tratamento da hiperprolactinemia e dos adenomas hipofisários

Clínico

Pode-se considerar o uso de agonistas dopaminérgicos em pacientes com hiperprolactinemia nas quais se tenha excluído a

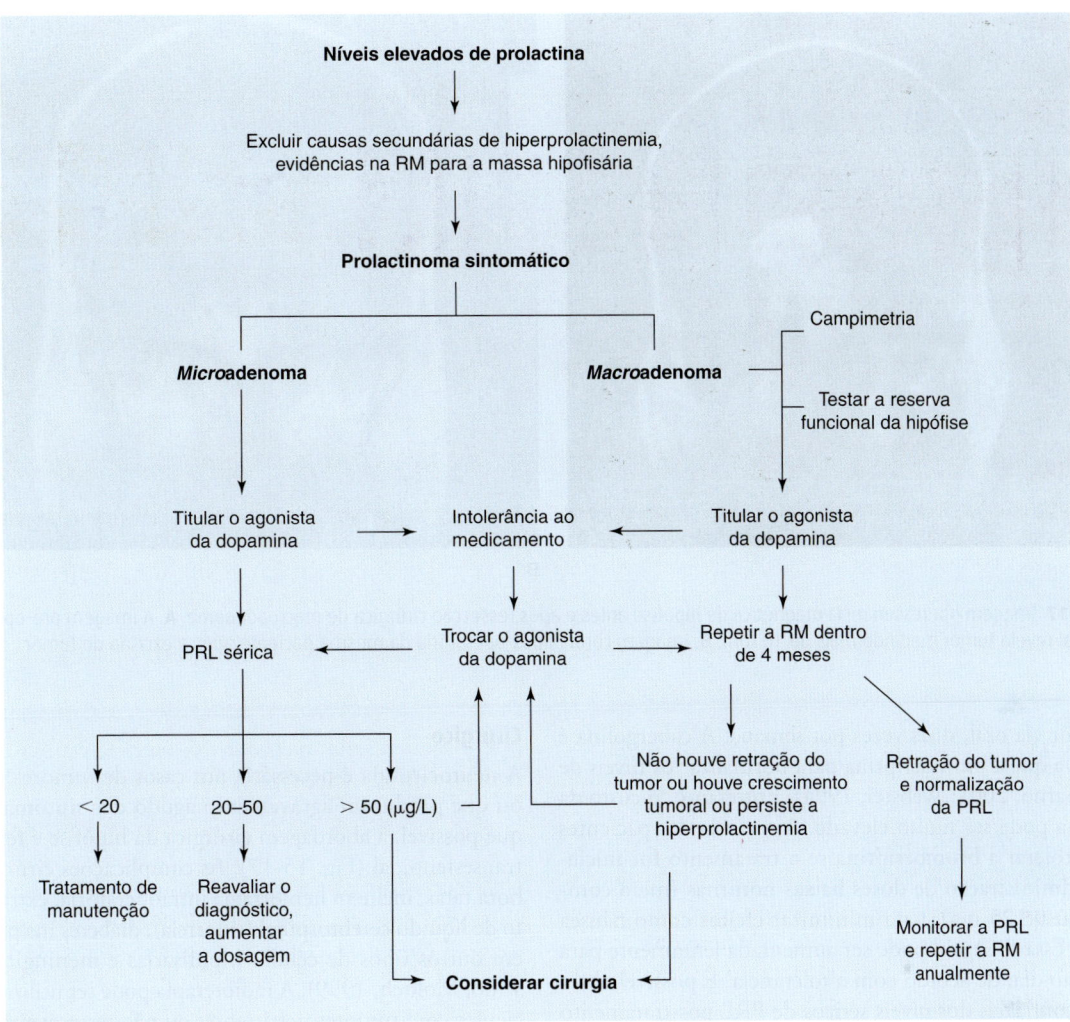

FIGURA 15-16 Algoritmo descrevendo avaliação e tratamento de prolactinomas hipofisários. RM = ressonância magnética; PRL = prolactina. (*De Melmed, 2008, com permissão*).

possibilidade de um grande tumor não produtor de prolactina ou outra causa de hiperprolactinemia. Nesse caso, é provável que a paciente seja portadora de microadenoma indetectável, embora sua incidência seja decrescente com o advento de imagem altamente sensível por ressonância magnética (RM).

A maioria dos tumores hipofisários cresce lentamente, e muitos interrompem o crescimento após atingirem um determinado tamanho. Portanto, as pacientes assintomáticas devem ser tratadas de forma conservadora, com imagens seriadas obtidas por RM e dosagens séricas de PRL em intervalos de 1 a 2 anos, considerando que o risco de progressão para macroadenoma é inferior a 10% (Schlechte, 1989). Essas mulheres devem ser acompanhadas, mesmo os casos com alterações discretas no ciclo menstrual, tendo em vista que correm risco de evoluir com hipoestrogenismo e, consequentemente, osteopenia e osteoporose (Klibanski, 1980).

A possibilidade de tratamento deve ser considerada quando tumores de qualquer tamanho estiverem associados a sintomas como amenorreia ou galactorreia (Fig. 15-16). A avaliação neurocirúrgica é obrigatória na presença de alterações no campo visual ou de cefaleia intensa. De maneira geral, o tratamento de primeira linha é clínico tanto para micro quanto para macroadenomas. Especificamente, as mulheres devem receber um agonista da dopamina como o agonista não específico do receptor de dopamina, bromocriptina (Parlodel), ou o agonista do receptor de dopamina tipo 2, cabergolina (Dostinex).

Esses agonistas da dopamina reduzem a secreção de PRL e o tamanho do tumor (Molitch, 2001). Entretanto, o tratamento com bromocriptina está associado a diversos efeitos colaterais comuns, como cefaleia, hipotensão postural, turvamento da visão, sonolência e câimbra em membros inferiores. Grande parte desses efeitos colaterais é atribuída à ativação dos receptores de dopamina tipo 1. Em razão de sua especificidade ao receptor, o tratamento com cabergolina geralmente é mais bem tolerado do que com bromocriptina. Além disso, a cabergolina tem meia-vida mais longa que a bromocriptina, o que permite dosagens 1 ou 2 vezes por semana, em comparação com as múltiplas doses diárias de bromocriptina. Em geral, a posologia inicial para o tratamento com cabergolina é 0,25

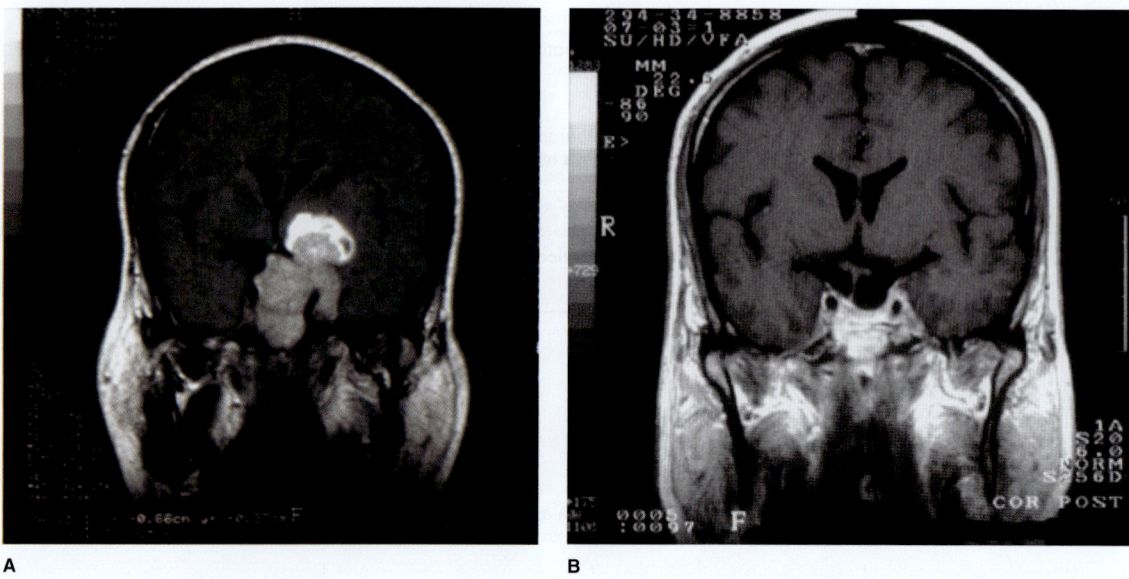

FIGURA 15-17 Imagem por ressonância magnética de hipófise antes e após ressecção cirúrgica de macroadenoma. **A**. A imagem pré-operatória em corte coronal revela tumor medindo mais de 10 mm. **B**. Imagem coronal pós-operatória da mesma paciente após a excisão do tumor.

mg/dia, por via oral, duas vezes por semana. A cabergolina é mais efetiva que a bromocriptina para normalizar os níveis de PRL (Di Sarno, 2001; Webster, 1994). Entretanto, o custo da cabergolina pode ser muito elevado. A maioria das pacientes consegue tolerar a bromocriptina se o tratamento for iniciado com administração de doses baixas noturnas (meio comprimido ou 0,125 mg), para minimizar efeitos como náusea e tontura. Essa dosagem pode ser aumentada lentamente para três vezes ao dia, de acordo com a tolerância. É possível obter dosagens confiáveis dos níveis séricos de PRL pós-tratamento um mês após uso constante do medicamento.

Cirúrgico

A neurocirurgia é necessária nos casos de tumores refratários ou que produzam agravamento agudo dos sintomas. Sempre que possível, a abordagem cirúrgica da hipófise é feita por via transesfenoidal (Fig. 15-17). As complicações cirúrgicas, embora raras, incluem hemorragia intraoperatória, extravazamento de líquido cerebrospinal (rinorreia), diabetes insípido, danos em outros tipos de células hipofisárias e meningite (Arafah, 1986; Molitch, 1999). A radioterapia pode ser utilizada em pacientes com tumores persistentes ou não ressecáveis por meios cirúrgicos.

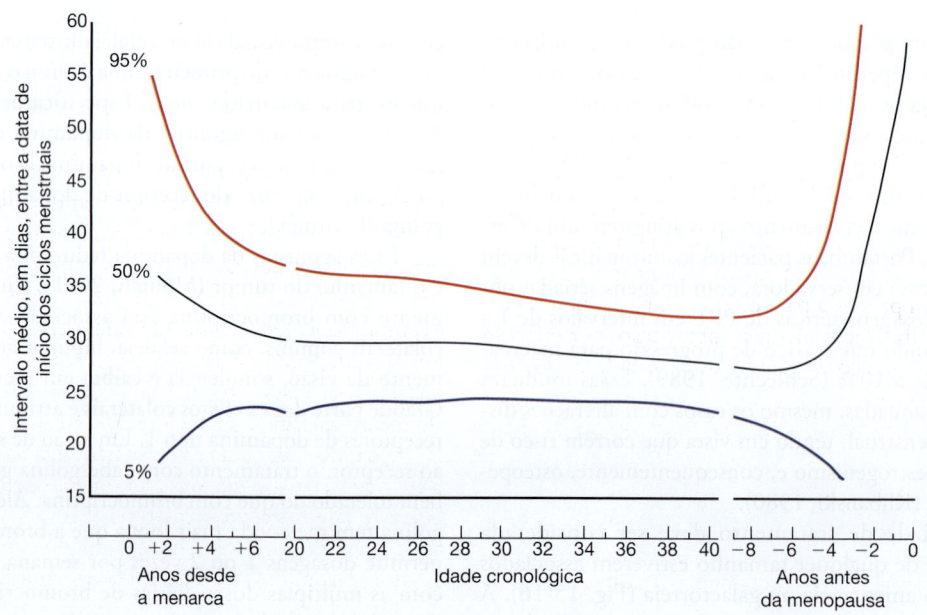

FIGURA 15-18 Descrição gráfica da variação da duração do ciclo menstrual com a idade. *(Dados de Treloar, 1967.)*

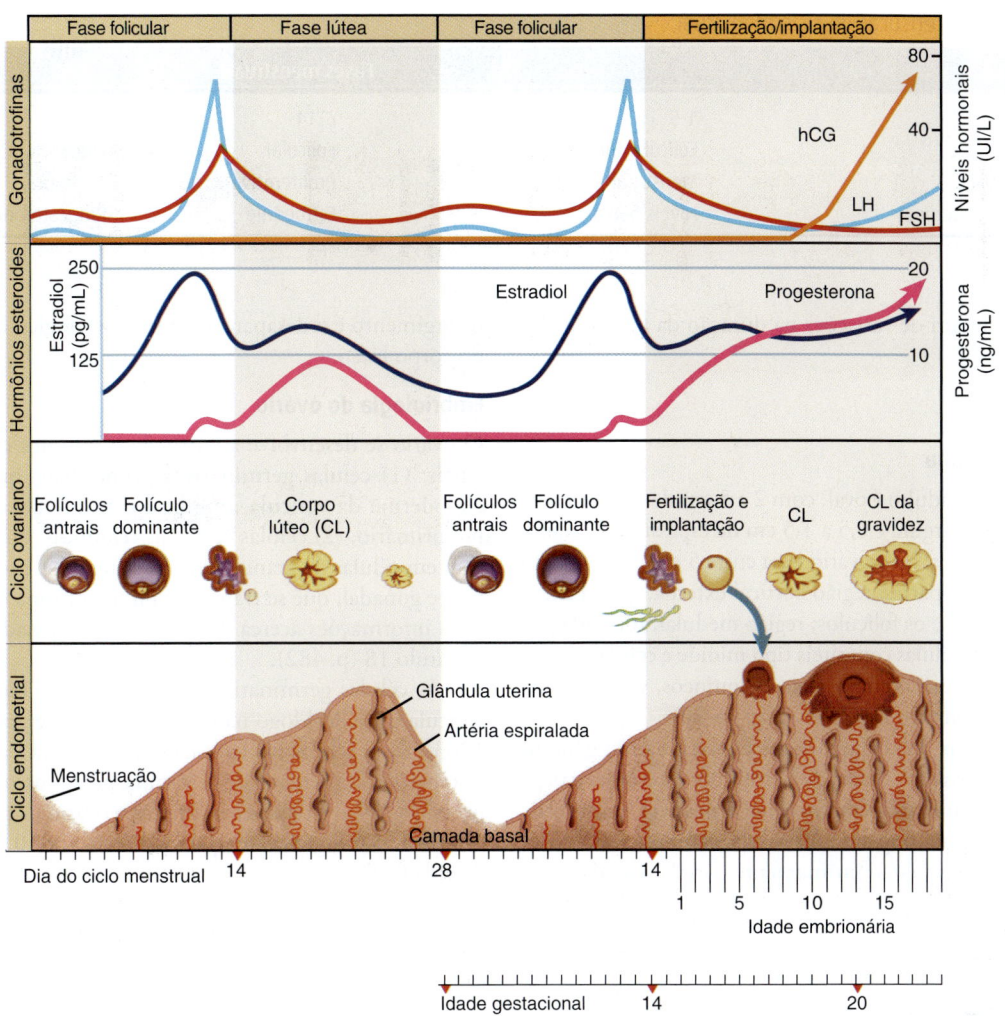

FIGURA 15-19 Controle gonadotrófico dos ciclos ovariano e endometrial. O ciclo ovariano-endometrial estruturou-se em 28 dias. A fase folicular (dias 1 a 14) caracteriza-se por níveis crescentes de estrogênio, espessamento do endométrio e seleção do folículo "ovulatório" dominante. Durante a fase lútea (dias 15 a 28), o corpo lúteo (CL) produz estrogênio e progesterona, preparando o endométrio para a implantação. Se houver nidação, o blastocisto em desenvolvimento começa a produzir gonadotrofina coriônica humana (hCG) com manutenção do corpo lúteo, o que preserva a produção de progesterona. FSH = hormônio folículo-estimulante; LH = hormônio luteinizante. (*De Cunningham, 2010a, com permissão.*)

Outros tratamentos

Dependendo do sucesso dessas abordagens, terapias adicionais, como radioterapia, podem ser necessárias para a resolução de sintomas residuais. A fração gama permite focalizar com precisão o feixe de radiação reduzindo de forma significativa os danos teciduais locais e aumentando a tolerância da paciente. A terapia gênica foi proposta para o tratamento de tumores hipofisários. As possibilidades incluem introdução, por infecção retroviral, de genes que codifiquem fatores inibidores do crescimento. Há necessidade de estudos adicionais para determinar a segurança e a eficácia dessa abordagem (Seilicovich, 2005).

CICLO MENSTRUAL

Define-se ciclo menstrual normal como aquele com 28 ±7 dias, fluxo durando 4 ± 2 dias, e perda média de 20 a 60 mL de sangue. Por convenção, o primeiro dia de sangramento vaginal é considerado o primeiro dia do ciclo menstrual. Os intervalos entre ciclos menstruais variam entre as mulheres e, com frequência, em uma mesma mulher em épocas diferentes de sua vida reprodutiva (Fig. 15-18). Em um estudo envolvendo mais de 2.700 mulheres, os intervalos entre os ciclos menstruais foram mais irregulares nos dois primeiros anos após a menarca e nos três anos antes da menopausa (Treloar, 1967). Especificamente, é comum haver tendência a intervalos mais curtos durante a fase inicial de transição até a menopausa, mas tal tendência é seguida por prolongamento no intervalo na fase final de transição. O ciclo menstrual varia menos entre 20 e 40 anos de idade.

Quando observado sob a perspectiva da função ovariana, o ciclo menstrual pode ser definido em fase folicular pré-ovulatória e fase lútea pós-ovulatória (Fig. 15-19). As fases correspondentes no endométrio denominam-se fase proliferativa e fase secretora (Tabela 15-9). Para a maioria das mulheres, a fase lútea do ciclo menstrual é estável, durando entre 13 e 14 dias. Consequentemente, variações no período do ciclo normal

TABELA 15-9 Características do ciclo menstrual

	Fases menstruais		
Dia do ciclo	1-5	6-14	15-28
Fase ovariana	Folicular inicial	Folicular	Lútea
Fase endometrial	Menstrual	Proliferativa	Secretora
Estrogênio/progesterona	Níveis baixos	Estrogênio	Progesterona

geralmente resultam de variações na duração da fase folicular (Ferin, 1974).

O ovário

Morfologia ovariana

O ovário humano adulto é oval, com 2 a 5 cm de comprimento, 1,5 a 3 cm de largura e 0,5 a 1,5 cm de espessura. Durante os anos reprodutivos, cada ovário pesa entre 5 e 10 g. O ovário é formado por três partes: região cortical externa, que contém o epitélio germinal e os folículos; região medular, formada por tecido conectivo, células contráteis tipo mioide e células intersticiais; e um hilo, que contém vasos sanguíneos, vasos linfáticos e nervos que entram no ovário (Fig. 15-20).

Os ovários têm duas funções inter-relacionadas: geração de oócitos maduros e produção de hormônios esteroides e peptídeos que criam um ambiente no qual é possível haver fertilização e subsequente implantação no endométrio. As funções endócrinas do ovário estão intimamente correlacionadas com o surgimento e o desaparecimento morfológico dos folículos e do corpo lúteo.

Embriologia do ovário

O ovário se desenvolve a partir de três fontes celulares principais: (1) células germinativas primordiais, que surgem da endoderme da vesícula umbilical e se diferenciam no oogônio primário; (2) células epiteliais celômicas, que se desenvolvem em células da granulosa e (3) células mesenquimatosas da ponte gonadal, que se transformam no estroma ovariano. Para mais informações acerca da diferenciação gonadal, consulte o Capítulo 18 (p. 482).

As células germinativas primordiais são identificadas na vesícula umbilical logo na terceira semana de gestação (Baker, 1963). Essas células iniciam sua migração para a ponte gonadal durante a sexta semana de gestação e geram os cordões sexuais primários. Não é possível distinguir o ovário dos testículos por critérios histológicos até aproximadamente 10 a 11 semanas da vida fetal.

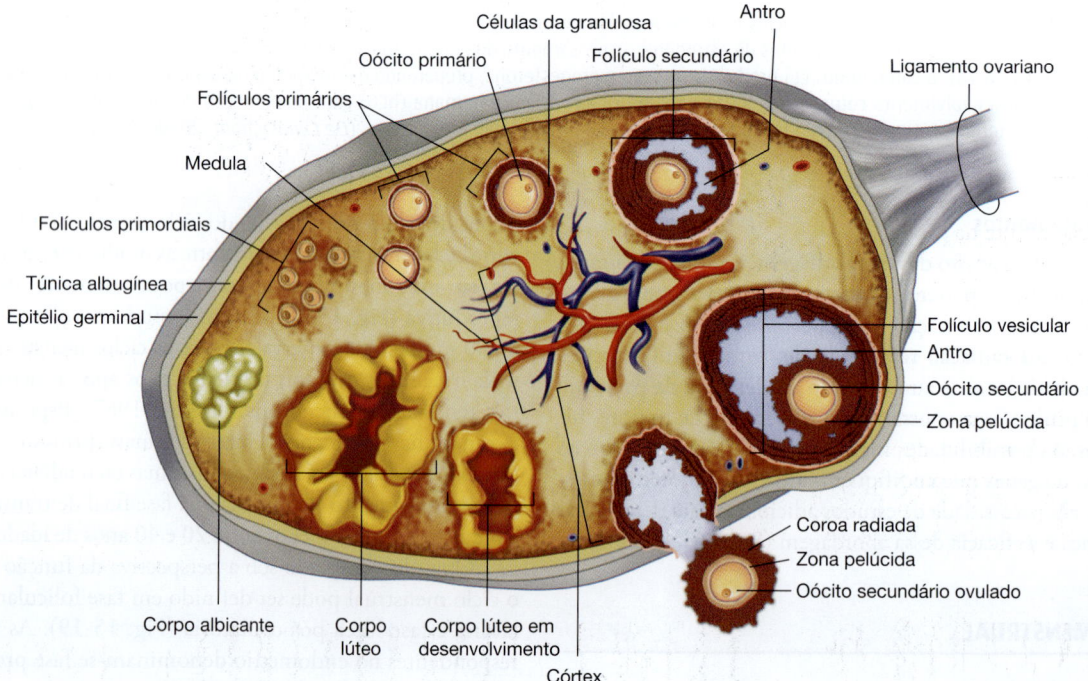

FIGURA 15-20 A ilustração descreve a anatomia ovariana e as várias etapas sequenciais do desenvolvimento folicular.

Após atingirem a gônada, as células primordiais continuam a se multiplicar por meio de sucessivas divisões mitóticas. Iniciando na 12ª semana de gestação, um subgrupo de oogônios entra em meiose para se transformar em oócitos primários (Baker, 1967). Os oócitos primários são circundados por uma única camada de células da granulosa achatadas, criando um folículo primordial.

Perda de oócitos com a idade

Todos os oogônios se desenvolvem em oócitos primários ou sofrem atresia. Com base nos conhecimentos atuais sobre a função ovariana, a geração pós-natal de oócitos é impossível, o que é muito diferente da situação observada no sexo masculino, em que espermatozoides são produzidos continuamente durante toda a vida adulta. Em trabalhos recentes sugeriu-se que células-tronco ovarianas seriam capazes de gerar oócitos maduros, mas esse campo de pesquisa é altamente controverso (Notarianni, 2011).

O número máximo de oogônios é atingido na 20ª semana de gestação, ocasião em que de 6 a 7 milhões de oogônios estão presentes no ovário (Baker, 1963). Aproximadamente 1 ou 2 milhões de oogônios estão presentes no momento do nascimento. Menos de 400 mil estarão presentes no início da puberdade, dos quais menos de 500 destinados a ovular (Peters, 1978). Portanto, a maioria das células germinativas se perde por atresia (Hsueh, 1996).

Atualmente há fortes evidências de que a atresia folicular não é um processo passivo e necrótico, mas um processo ativo com controle hormonal preciso, denominado apoptose. A apoptose inicia-se na vida intrauterina e persiste ao longo de todo o período reprodutivo.

Divisão meiótica durante a maturação de oócitos

Conforme mencionado anteriormente, os oogônios primários entram em meiose na vida intrauterina para se transformarem em oócitos primários. O desenvolvimento desses oócitos é inibido na prófase I, durante a divisão meiótica. A divisão meiótica prossegue na ovulação, em resposta ao pico de LH. Uma vez mais, ocorre inibição do processo, desta feita na metáfase meiótica. Acredita-se que essa inibição da meiose antes da ovulação resulte da produção de um inibidor de maturação de oócitos (OMI, de *oocyte maturation inhibitor*) pelas células da granulosa (Tsafriri, 1982). A meiose somente se completa se houver fertilização (Figura 15-21).

A conclusão da primeira divisão meiótica dentro do oócito resulta na produção de um corpo polar que contém material cromossômico e uma quantidade mínima de citoplasma. Com a conclusão da meiose, após a fertilização, ocorre a extrusão de um segundo corpo polar. O núcleo materno, denominado pró-núcleo, funde-se com o pró-núcleo paterno para gerar um pré-embrião com cariótipo 46,XX ou 46,XY.

Células do estroma

O estroma ovariano contém células intersticiais, células de tecido conectivo e células contráteis. Dessas, as células de tecido conectivo proporcionam apoio estrutural para o ovário. As células intersticiais que circundam folículos em desenvolvimento diferenciam-se em células tecais. Sob estimulação das gonadotrofinas, essas células aumentam de tamanho e armazenam lipídeos, o que é característico de células produtoras de esteroides (Saxena, 1972).

Outro grupo de células intersticiais encontra-se no hilo ovariano, sendo, portanto, conhecidas como células hilares. Essas células se assemelham às células testiculares de Leydig, sendo que hiperplasia ou alterações neoplásicas nas células hilares podem resultar em virilização em razão de secreção excessiva de testosterona. A função normal dessas células é desconhecida, embora sua íntima associação com vasos sanguíneos e neurônios sugira que possam transportar sinais sistêmicos para o restante do ovário (Upadhyay, 1982).

■ Produção de hormônios pelos ovários
Esteroidogênese ovariana

O ovário em funcionamento normal sintetiza e secreta hormônios esteroides sexuais – estrogênios, androgênios e progesterona – com padrão de controle preciso que, em parte, é determinado pelas gonadotrofinas hipofisárias, FSH e LH. Os produtos secretórios mais importantes da biossíntese de esteroides pelos ovários são a progesterona e o estradiol. Entretanto, o ovário também secreta estrona, androstenediona e 17α–hidroxiprogesterona. Os hormônios esteroides sexuais desempenham papel importante no ciclo menstrual preparando o útero para implantação do óvulo fertilizado. Se a implantação não ocorrer, a esteroidogênese ovariana declina, o endométrio degenera e ocorre a menstruação.

Teoria das duas células da esteroidogênese ovariana A biossíntese do estrogênio exige a ação combinada de duas gonadotrofinas (LH e FSH) sobre dois tipos de células (célula da teca e célula da granulosa). Originalmente proposto por Falck em 1959, esse conceito é conhecido como teoria das duas células na esteroidogênese ovariana (Fig. 15-22) (Peters, 1980). Até o estágio antral final do desenvolvimento folicular, a expressão do receptor de LH limita-se ao compartimento tecal, e a expressão do receptor de FSH limita-se às células da granulosa.

As células da teca expressam todas as enzimas necessárias à produção de androstenediona. Isso inclui níveis elevados de expressão do gene *CYP17*, cujo produto enzimático catalisa a 17-hidroxilação – etapa limitante para a taxa na conversão de progesterona em androgênio (Sasano, 1989). Essa enzima está ausente nas células da granulosa, o que as torna incapazes de produzir o precursor necessário para a produção de estrogênio. Portanto, as células da teca são a fonte primária de precursores estrogênicos das células da granulosa.

Em resposta à estimulação do LH, as células tecais sintetizam androgênios, androstenediona e testosterona. Esses androgênios são secretados no líquido extracelular e se difundem pela membrana basal até as células da granulosa fornecendo os precursores para a produção de estrogênio. Ao contrário das células tecais, as células da granulosa expressam níveis elevados de atividade aromatase em resposta à estimulação do FSH. Portanto, essas células convertem, com eficiência, androgênios em estrogênios, principalmente em estradiol, que é um estrogênio potente. Em resumo, a esteroidogênese ovariana depende da ação de LH e FSH atuando de forma independente, respectivamente, sobre as células tecais e da granulosa.

426 Endocrinologia Reprodutiva, Infertilidade e Menopausa

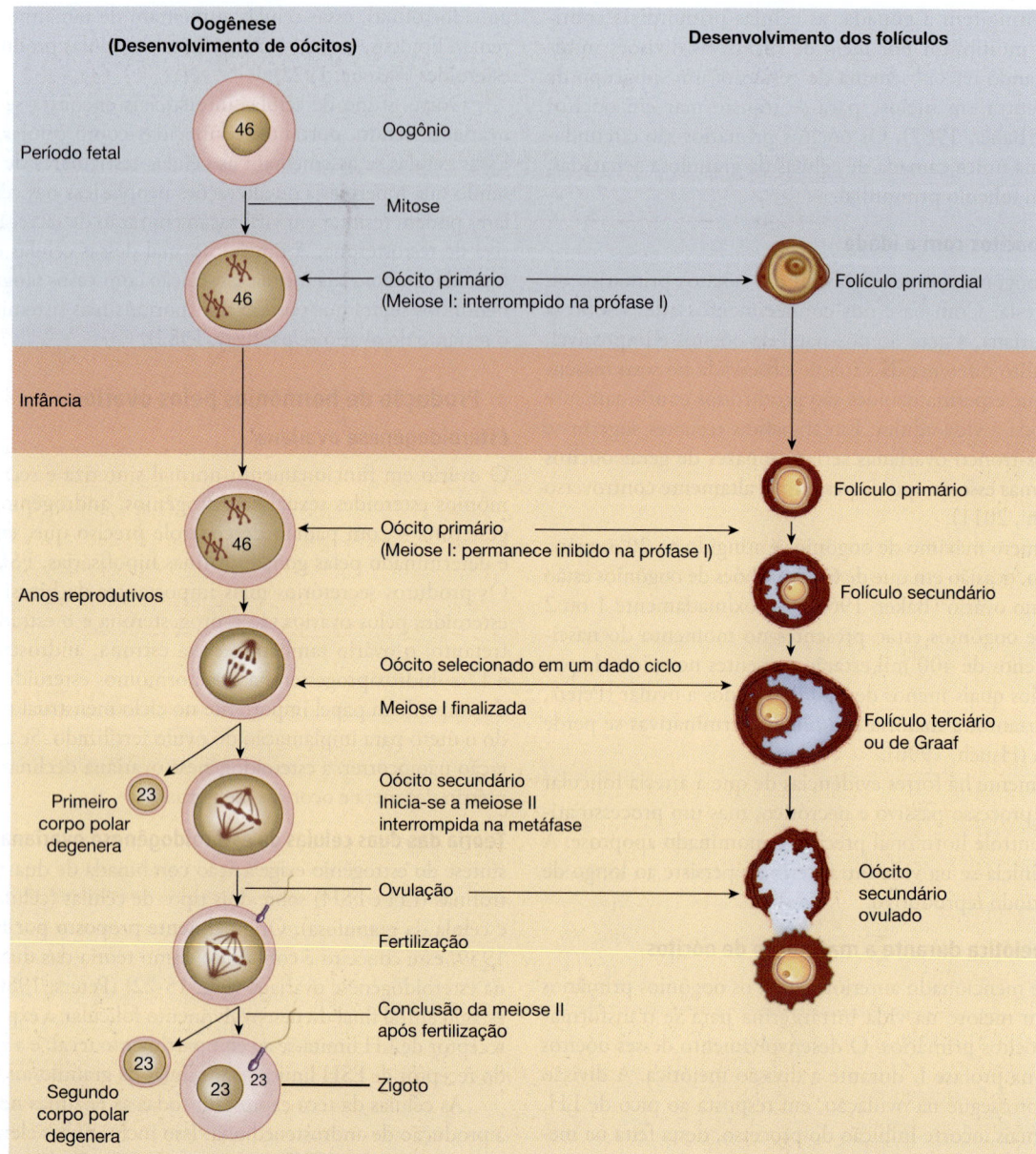

FIGURA 15-21 A ilustração representa as etapas do desenvolvimento do oócito e da maturação folicular correspondente. No período fetal, as células germinativas primordiais, uma vez que tenham chegado na gônada, diferenciam-se em oogônias. A divisão mitótica dessas oogônias aumenta sua população. Muitas oogônias diferenciam-se em oócitos primários, que iniciam a meiose. Contudo, o processo é interrompido na prófase. Um ovócito primário e as células que o cercam são chamados de folículos primordiais. Na infância, os oócitos primários permanecem em suspensão na prófase I. Iniciando na puberdade e estendendo-se ao longo dos anos reprodutivos, vários folículos primordiais sofrem maturação a cada mês em folículos primários. Alguns deles continuam o desenvolvimento para folículos secundários. Um ou dois folículos secundários progridem para um estágio de folículo terciário ou de Graaf. Nesse estágio, a primeira divisão meiótica se completa para produzir um oócito haploide secundário e um corpo polar. Durante esse processo, o citoplasma é conservado pelo oócito secundário. Consequentemente, o corpo polar é desproporcionalmente pequeno. O oócito secundário interrompe a meiose em sua segunda metáfase. Um dos oócitos secundários é liberado na ovulação. Se o oócito for fertilizado, ocorre a segunda divisão meiótica. Se não houver fertilização, o oócito degenera antes da conclusão da segunda divisão meiótica.

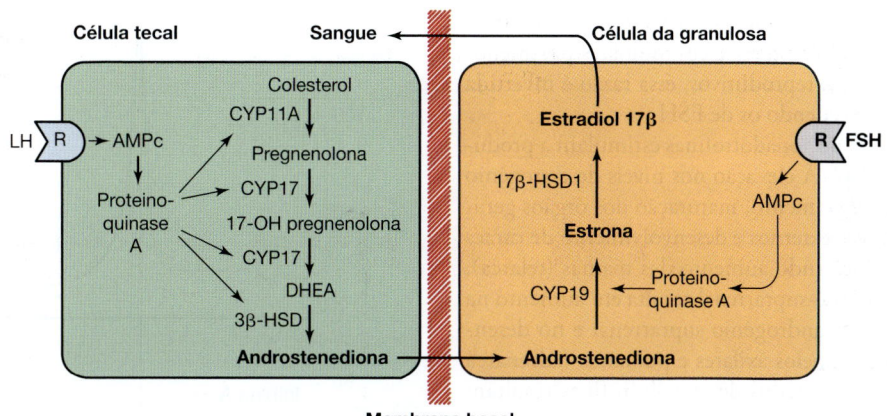

FIGURA 15-22 O diagrama ilustra a teoria das duas células da esteroidogênese folicular ovariana. As células tecais contêm grande quantidade de receptores de hormônio luteinizante (LH). A ligação do LH a esses receptores resulta em ativação do AMP cíclico e síntese de androstenediona a partir do colesterol. A androstenediona difunde-se através da membrana basal das células tecais para entrar nas células da granulosa do ovário. Aqui, sob ativação do hormônio folículo-estimulante (FSH), a androstenediona é convertida em estrona e estradiol pela enzima aromatase. AMPc = monofosfato cíclico de adenosina; CYP11A = enzima de clivagem da cadeia lateral de colesterol; CYP17 = 17α-hidroxilase; CYP19 = aromatase; DHEA =desidroepiandrosterona; 3β-HSD = 3β-hidroxiesteroide-desidrogenase; 17β-HSD1 = 17β-hidroxiesteroide-desidrogenase; R = receptor. *(Reproduzida de Carr, 2005, com permissão).*

A esteroidogênese ao longo da vida

Infância. O ovário humano é capaz de produzir estrogênios a partir aproximadamente da oitava semana de gestação, embora uma quantidade mínima de esteroides seja sintetizada a qualquer momento durante o desenvolvimento fetal (Miller, 1988).

Os níveis circulantes de gonadotrofinas variam acentuadamente em idades diferentes da vida de uma mulher. Ao longo do segundo trimestre do desenvolvimento fetal, os níveis plasmáticos de gonadotrofinas aumentam até atingir níveis semelhantes aos observados na menopausa (Faiman, 1976). O eixo hipotálamo-hipófise fetal continua o processo de maturação durante o segundo trimestre de gravidez, tornando-se mais sensível aos níveis altos de estrogênio e de progesterona circulantes secretados pela placenta (Kaplan, 1976; Yen, 1986). Em resposta aos níveis elevados desses esteroides, as gonadotrofinas fetais caem a níveis baixos antes do nascimento. Depois do parto, os níveis de gonadotrofinas aumentam abruptamente no recém-nascido em razão da separação da placenta e consequentemente liberação da inibição produzida pelos esteroides placentários (Winter, 1976).

A concentração de gonadotrofinas nos recém-nascidos permanece elevada durante os primeiros meses de vida, reduzindo-se a níveis mais baixos logo no início da infância (Winter, 1976). Há várias etiologias que explicam níveis baixos de gonadotrofinas durante esse período da vida. Observou-se que o eixo hipotálamo-hipófise tem maior sensibilidade para *feedback* negativo, até mesmo para o produzido pelos níveis baixos de esteroides gonadais em circulação nesse estágio (Yen, 1986). Há evidências crescentes de que o SNC desempenhe papel intrínseco na manutenção de níveis baixos de gonadotrofinas. A corroborar essa hipótese, observam-se níveis baixos de LH e FSH em crianças com disgenesia gonadal (Conte, 1975).

Puberdade. Um dos primeiros sinais da puberdade é o aumento na secreção de LH associado ao sono (Fig. 15-23). Ao longo do tempo, observa-se aumento da secreção de gonado-

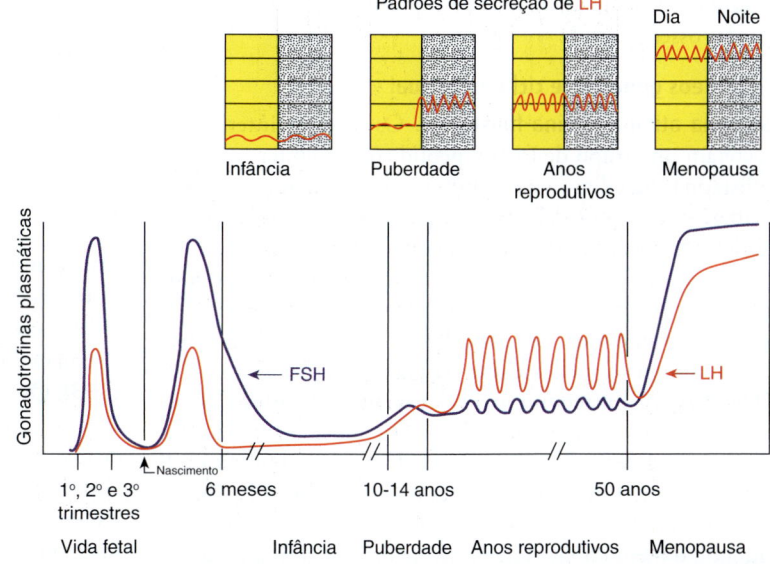

FIGURA 15-23 O diagrama superior ilustra as variações no hormônio luteinizante (LH) entre dia e noite nas diferentes etapas da vida. O diagrama inferior ilustra as variações nas concentrações de LH e FSH (hormônio folículo-estimulante) nas diferentes etapas da vida. *(Redesenhada a partir de Carr, 1998, com permissão.)*

trofinas durante o dia. O aumento na razão FSH:LH é característico em jovens na pré-menarca e em mulheres pós-menopáusicas. Durante os anos reprodutivos, essa razão é invertida com os níveis de LH excedendo os de FSH.

Níveis aumentados de gonadotrofinas estimulam a produção ovariana de estradiol. A elevação nos níveis de estrogênio resulta em estirão de crescimento, maturação dos órgãos genitais femininos internos e externos e desenvolvimento de características femininas, incluindo aumento das mamas (telarca). A ativação do eixo hipófise-suprarrenal resulta em aumento na produção suprarrenal de androgênio suprarrenal e no desenvolvimento associado de pelos axilares e pubianos (adrenarca ou pubarca). Níveis aumentados de gonadotrofinas resultam em ovulação e subsequente menstruação, sendo que a primeira menstruação define a menarca. Esse processo evolutivo leva aproximadamente 3 a 4 anos e foi discutido em detalhes no Cap. 14 (p. 382).

Menopausa. Após a menopausa, o ovário contém apenas alguns folículos. Como resultado, os níveis plasmáticos de estrogênio e de inibina diminuem acentuadamente após a cessação dos ciclos ovulatórios. Como consequência da perda desse *feedback* negativo, os níveis de LH e FSH aumentam muito em mulheres pós-menopáusicas. Níveis elevados de LH podem estimular a produção de esteroides C_{19} (principalmente androstenediona) por células do estroma ovariano. A androstenediona de origem ovariana, assim como os androgênios suprarrenais, pode ser convertida em tecidos periféricos à estrona, o estrogênio mais importante no plasma de mulheres pós-menopáusicas. O principal local de conversão de androstenediona em estrona é o tecido adiposo. A conversão periférica de androstenediona circulante em estrona é diretamente proporcional ao peso corporal. Para um dado peso corporal, a conversão é maior nas mulheres pós-menopáusicas em comparação com as que se encontram na pré-menopausa. Tais níveis circulantes baixos de estrogênio geralmente são inadequados para proteger a mulher contra perdas ósseas.

Peptídeos gonadais e ciclo menstrual

Sistema ativina-inibina-folistatina. Os ovários sintetizam e secretam um grupo de fatores peptídicos – inibina, ativina e folistatina. Acredita-se que a inibina circulante tenha origem primariamente gonadal uma vez que seus níveis séricos caem abruptamente após castração (Demura, 1993).

Os níveis séricos de inibina variam amplamente ao longo do ciclo menstrual (Groome, 1996; McLachlan, 1987). Durante o início da fase folicular, o FSH estimula a secreção de inibina B pelas células da granulosa (Buckler, 1989) (Fig. 15-24). Entretanto, níveis crescentes de inibina circulante inibem a secreção de FSH na fase folicular tardia. Durante a fase lútea, a regulação da produção de inibina fica sob controle do LH, havendo troca da inibina B para a Inibina A (McLachlan, 1989). Os níveis de inibina B chegam ao máximo durante o meio da fase lútea e são reduzidos com a perda da função lútea, permanecendo baixos durante a transição de fase lútea a folicular e no início da fase folicular. A relação inversa entre níveis circulantes de inibina e secreção de FSH é consis-

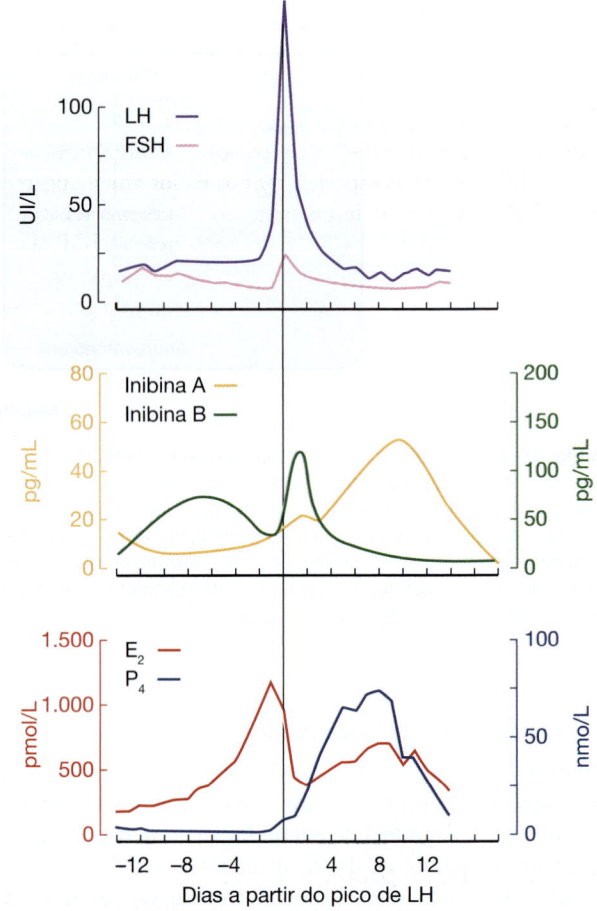

FIGURA 15-24 Os gráficos mostram alterações nos níveis de gonadotrofina, inibina e esteroides sexuais em um ciclo menstrual normal. O primeiro gráfico apresenta os níveis máximos do hormônio luteinizante (LH) (*linha púrpura*) e do hormônio folículo-estimulante (FSH) (*linha rosa*). O gráfico central mostra as variações nos níveis de inibina A e inibina B. É importante observar que os níveis de inibina B (*linha verde*) atingem seu ponto máximo em momento próximo ao pico do nível de LH na fase intermediária do ciclo, enquanto a elevação máxima da inibina A (*linha laranja*) ocorre vários dias após esse pico. No terceiro gráfico notam-se elevações nos níveis do estradiol (*linha vermelha*) antes do pico nos níveis do LH e no meio da fase lútea. Os níveis de progesterona (*linha azul*) atingem o ponto máximo no meio da fase lútea. E_2 = estradiol; P_4 = progesterona.

tente com o possível papel de *feedback* negativo para a inibina na regulação da secreção de FSH.

Os níveis séricos de ativina, embora detectáveis, são baixos e se mantêm estáveis ao longo do ciclo menstrual (Demura, 1993). Os níveis de folistatina também se mantêm inalterados ao longo do ciclo reprodutivo. Além disso, os níveis circulantes de folistatina são semelhantes em mulheres com deficiência de GnRH e pós-menopáusicas, assim como naquelas submetidas à ooforectomia (Kettel, 1996; Khoury, 1995). Esses dados sugerem enfaticamente que a folistatina circulante não seja derivada dos ovários, embora sua origem não tenha sido determinada. Praticamente toda a folistatina encontra-se ligada à ativina ao longo do ciclo menstrual (McConnell, 1988). Assim, embora os ovários produzam ambas, ativina e folistatina, esses fatores parecem atuar localmente e não como moduladores da função gonadotrófica.

Fator de crescimento semelhante à insulina. Os papéis relativos do IGF-I e do IGF-II na mediação da função ovariana podem diferir entre as espécies, mas os dados atuais sugerem que o IGF-II seja mais importante nos humanos (el Roely, 1993). As gonadotrofinas estimulam a produção de IGF-II pelas células da teca e por células da granulosa luteinizadas. Há receptores de IGF expressos em células da teca e da granulosa, o que corrobora a possibilidade de ação autócrina/parácrina nos folículos (Hernadez, 1992). O hormônio folículo-estimulante também é mediador na expressão das proteínas ligantes de IGF. Esse sistema, embora complexo, permite uma sintonia fina complementar da atividade intrafolicular (Adashi, 1991; Theirry van Dessel, 1996).

Desenvolvimento folicular

O desenvolvimento folicular inicia-se com os folículos primordiais gerados durante a vida fetal (ver Fig. 15-20). Esses folículos nada mais são que oócitos suspensos na primeira divisão meiótica, circundados por uma camada única de células granulosas achatadas. São separados do estroma por uma membrana basal delgada. Os folículos pré-ovulatórios são avasculares. Consequentemente, são criticamente dependentes da difusão e, no final do seu desenvolvimento, de junções comunicantes (*gap junctions*) para obtenção de nutrientes e eliminação de excretas metabólicas. A difusão também permite a passagem dos precursores de esteroides da camada de células tecais para a camada de células da granulosa.

Folículo primário

No estágio seguinte do desenvolvimento, as células da granulosa se tornam cuboides e aumentam em número para formar uma camada pseudoestratificada. Nesse momento, o folículo é denominado *folículo primário*. Formam-se junções comunicantes intracelulares entre células da granulosa adjacentes e entre células da granulosa e o oócito em desenvolvimento (Albertini, 1974). Essas conexões permitem a passagem de nutrientes, íons e fatores de regulação entre as células. As junções comunicantes também permitem que células sem receptores de gonadotrofinas recebam sinais de células que expressam esse receptor (Fletcher, 1985). Como resultado, os efeitos mediados por hormônios podem ser transmitidos a todo o folículo.

Durante esse estágio, o oócito inicia a secretar um revestimento acelular conhecido como zona pelúcida. A zona pelúcida humana contém pelo menos três proteínas, denominadas ZP1, ZP2 e ZP3. Nos modelos fisiológicos atuais, os receptores localizados no acrossomo do espermatozoide reconhecem a proteína ZP3. Essa interação resulta em liberação de conteúdos do acrossomo, penetração da zona pelúcida e fertilização do ovo. Embora o mecanismo exato possa diferir entre as espécies, as enzimas liberadas do acrossomo induzem alterações em ZP2, resultando no endurecimento do revestimento. Esse processo evita a fertilização do oócito por mais de um espermatozoide (Nixon, 2007).

Folículo secundário

O desenvolvimento de um folículo secundário ou pré-antral inclui crescimento final do oócito e aumento adicional no número de células da granulosa. O estroma diferencia-se na *teca interna* e na *teca externa*, que é limitada pelo estroma circundante (Eppig, 1979).

Folículo terciário

Com o desenvolvimento em curso, o líquido folicular começa a se acumular entre as células da granulosa, produzindo, ao final, um espaço cheio de líquido conhecido como antro. O folículo passa então a ser denominado *folículo terciário* ou *antral*. O acúmulo complementar de líquido antral resulta em aumento rápido das dimensões foliculares e desenvolvimento do folículo pré-ovulatório, ou de Graaf.

As células da granulosa do folículo antral são histológica e funcionalmente divididas em dois grupos. As células que circundam o oócito formam o cúmulo oóforo, enquanto as que circundam o antro são conhecidas como células murais da granulosa.

O líquido antral consiste em um filtrado plasmático e de fatores secretados pelas células da granulosa. Esses fatores produzidos localmente, incluindo estrogênio e fatores de crescimento, estão presentes em concentrações substancialmente mais elevadas no líquido folicular em comparação com a circulação, e provavelmente são essenciais para o sucesso da maturação folicular (Asimakopoulos, 2006; Silva, 2009).

Gonadotrofinas e desenvolvimento folicular

Os estágios iniciais do desenvolvimento (até o folículo secundário) não exigem estimulação de gonadotrofinas e, por isso, são ditos "independentes de gonadotrofinas". A maturação folicular final exige a presença de quantidades adequadas de LH e FSH na circulação e, portanto, diz-se que é "dependente de gonadotrofinas" (Butt, 1970). É importante observar que existem dados a sugerir que a progressão de estágios independentes para dependentes de gonadotrofinas não é tão suave como se pensava anteriormente.

Conceito de janela de seleção

O desenvolvimento folicular é um processo de várias etapas com pelo menos três meses de duração, culminando na ovulação a partir de um único folículo. A cada mês um grupo de folículos, denominado coorte, inicia a fase de crescimento semissincronizado. O tamanho dessa coorte parece ser proporcional ao número de folículos primordiais inativos dentro dos ovários, e foi estimado em 3 a 11 folículos por ovário em mulheres jovens (Gougeon, 1994; Hodgen, 1982; Pache, 1990).

É importante enfatizar que o folículo ovulatório é recrutado de uma coorte cujo desenvolvimento iniciou-se 2 ou 3 ciclos antes do ciclo ovulatório. Durante esse período, grande parte dos folículos morre, tendo em vista que não estarão no estágio adequado de desenvolvimento durante essa janela de seleção.

Durante a transição lúteo-folicular, um pequeno aumento nos níveis de FSH é responsável pela seleção do único folículo dominante que finalmente irá ovular (Schipper, 1998). Como descrito anteriormente, as células tecais produzem androgênios, e as células da granulosa geram estrogênios. A concentração de estrogênio aumenta à medida que o tamanho folicular aumenta, intensificando os efeitos do FSH sobre as células da granulosa e produzindo ação estimuladora sobre os próprios folículos produtores de estrogênios.

Além disso, sugeriu-se que níveis intrafoliculares de membros da família do fator de crescimento tipo insulina (IGF) podem ter algum efeito sinérgico com o FSH no processo de seleção do folículo dominante. Outros trabalhos demonstraram níveis elevados do fator de crescimento endotelial vascular (VEGF, de *vascular endothelial growth factor*) ao redor do folículo a ser selecionado. Presume-se que esse folículo seja exposto a níveis mais elevados de fatores circulantes, como o FSH.

As células da granulosa também produzem inibina B, que passa do folículo para o plasma e inibe especificamentea liberação do FSH, mas não do LH, pela adeno-hipófise. A produção combinada de estradiol e inibina B pelo folículo dominante resulta em declínio dos níveis de FSH na fase folicular e pode ser responsável, ao menos em parte, pela incapacidade dos outros folículos de atingirem o estado pré-ovulatório durante qualquer ciclo.

Microambiente folicular estrogênio-dominante

A maturação folicular exige a conversão bem-sucedida de um microambiente androgênio-dominante para um microambiente estrogênio-dominante. Em baixas concentrações, os androgênios estimulam a aromatização e contribuem para a produção de estrogênio. Entretanto, os níveis de androgênio intrafolicular aumentam quando a aromatização nas células da granulosa ficar para trás em relação à produção de androgênios pela camada tecal. Em concentrações mais elevadas, os androgênios são convertidos aos mais potentes 5α-androgênios, como a di-hidrotestosterona. Esses androgênios inibem a atividade aromatase, não podem ser aromatizados a estrogênios e inibem a indução pelo FSH da expressão do receptor de LH nas células da granulosa (Hillier, 1980; Jia, 1985; McNatty, 1979b).

Esse modelo prevê que os folículos com número insuficiente de receptores de FSH e de células da granulosa permanecerão primariamente androgênicos e sofrerão atresia. Corroborando esse modelo, o líquido folicular de folículos atrésicos apresenta maior razão entre androgênio e estrogênio e, diversos estudos demonstraram que níveis elevados de estrogênio evitam a ocorrência de apoptose.

O fator de crescimento semelhante à insulina também possui atividade supressora de apoptose e é produzido pelas células da granulosa. Essa ação do IGF-I é suprimida por algumas proteínas de ligação do IGF que estão presentes no líquido folicular de folículos atrésicos. Portanto, a ação do FSH para evitar a incidência de atresia pode resultar, em parte, de sua capacidade de estimular a síntese do IGF-I e suprimir a síntese das proteínas de ligação do IGF.

■ Fases do ciclo menstrual

Fase folicular

No final do ciclo menstrual, os níveis de estrogênio, progesterona e inibina são reduzidos abruptamente, com aumento correspondente nos níveis circulantes de FSH (Fig. 15-24) (Hodgen, 1982). Como anteriormente descrito, esse aumento no nível de FSH é responsável pelo recrutamento da coorte de folículos que contém aquele destinado à ovulação. Contrários à crença geral, estudos ultrassonográficos realizados em mulheres demonstraram que a ovulação não ocorre em lados alternados, mas ocorre aleatoriamente em qualquer ovário (Baird, 1987).

Em mulheres com função ovariana decrescente, a concentração de FSH é alta nesse período do ciclo, quando comparadas com a de mulheres mais jovens, possivelmente em razão da perda de produção de inibina pelo ovário na fase lútea anterior no ciclo. Como resultado, é comum solicitarem-se dosagens de FSH e estradiol nos primeiros dias da fase folicular, ou terceiro dia do ciclo, em clínicas especializadas em infertilidade. O aumento acelerado nos níveis de FSH sérico resulta em recrutamento mais intenso de folículos e explica a fase folicular curta observada nessas mulheres no final da vida reprodutiva e o aumento na incidência de gêmeos espontâneos.

No meio da fase folicular, os folículos aumentam a produção de estrogênio e inibina, resultando em declínio nos níveis de FSH por meio de *feedback* negativo. Essa queda nos níveis de FSH contribui para a seleção do folículo que irá ovular, denominado *folículo dominante*. Com base nessa teoria, os folículos remanescentes expressam quantidades reduzidas de receptores de FSH e, portanto, são incapazes de responder adequadamente aos níveis declinantes de FSH. Além disso, é importante observar que o ovário expressa o fator angiogênico potente, VEGF. Os folículos que sofrerão atresia apresentam suprimento sanguíneo reduzido, presumivelmente em razão da redução na expressão de VEGF, o que efetivamente reduz a oferta de fatores circulantes a esses folículos (Ravindranath, 1992).

Durante a maior parte do desenvolvimento folicular, a resposta da célula da granulosa à estimulação do FSH inclui aumento no número de células da granulosa, aumento na expressão de aromatase e, na presença de estradiol, expressão de receptores de LH nas células da granulosa. Com o desenvolvimento da expressão do receptor de LH durante o final da fase folicular, as células da granulosa iniciam a produção de pequenas quantidades de progesterona. A progesterona reduz a proliferação de células da granulosa e consequentemente lentifica o crescimento folicular (Chaffkin, 1992). A progesterona é o principal responsável pela geração do pico de FSH (Erickson, 1979; McNatty, 1979a). Ela também aumenta o *feedback* positivo de estrogênio, como será discutido na seção seguinte (Couzinet, 1992). Esse último efeito explica a indução ocasional de ovulação em mulheres anovulatórias e amenorreicas quando recebem progesterona para induzir menstruação.

Ovulação e pico de hormônio luteinizante

A ovulação, processo pelo qual o complexo cúmulo oócito é liberado do folículo, foi comparada a uma resposta inflamatória. Como tal, os produtos induzidos por essas cascatas sinalizadoras incluem produtos genéticos que rompem o folículo e passam a remodelar seus remanescentes para formar o corpo lúteo.

No final da fase folicular, os níveis de estradiol aumentam dramaticamente. Por razões que não foram totalmente esclarecidas, com esse rápido aumento, o estradiol deixa de ser um agente inibidor e, ao contrário, passa a exercer *feedback* positivo, tanto no hipotálamo como na adeno-hipófise, para gerar o pico de LH. São necessárias concentrações de estradiol de 200 pg/mL durante 50 horas para iniciar um pico de gonadotrofinas (Young, 1976).

O pico de LH age rapidamente nas células da granulosa e da teca do folículo pré-ovulatório para desligar os genes envolvidos na expressão folicular, ao mesmo tempo em que liga a expressão gênica imprescindível para a ovulação e a luteinização. Além disso, o pico de LH dá início à reentrada do oócito na meiose, expansão do cúmulo oóforo, síntese de prostaglandinas e luteinização de células da granulosa. A duração média do pico de LH é de 48 horas, com a ovulação ocorrendo no período de aproximadamente 36 a 40 horas após seu pico (Hoff, 1983; Lemarchand-Beraud, 1982). Postula-se que o término abrupto do pico se deva a aumento agudo na secreção de esteroides e inibina pelo corpo lúteo.

As células da granulosa que circundam o oócito diferem das células da granulosa murais, considerando que não expressam receptores de LH nem sintetizam progesterona. As células granulosas do cúmulo oóforo desenvolvem junções comunicantes entre si e com o oócito. A massa do cúmulo que acompanha o oócito em processo de ovulação é importante para criar uma superfície rugosa e aumentar as dimensões para melhorar a "pegada" do oócito pela fímbria da trompa de Falópio.

A maturação e a luteinização discordantes do oócito são evitadas por ação de fatores produzidos localmente, incluindo o inibidor da maturação do oócito (OMI, der *oocyte maturation inhibitor*) e o inibidor de luteinização. Propôs-se que a endotelina-1 seria o agente inibidor de luteinização, enquanto a identidade do OMI encontra-se atualmente em fase de investigação ativa (Tedeschi, 1992). A ativina intrafolicular também pode ajudar a evitar luteinização prematura, tendo em vista que suprime a produção de progesterona pelas células da granulosa (Li, 1992).

Recentemente, foi descoberto que membros de uma família semelhante ao fator de crescimento epidérmico, ou seja, anfirregulina, epirregulina e β-celulina, substituem eventos morfológicos e bioquímicos desencadeados por LH, incluindo expansão do cúmulo e maturação do oócito. Consequentemente, esses fatores de crescimento fazem parte da cascata de fluxo descendente que se inicia com a ligação de LH ao seu receptor e termina com a ovulação.

Com base em pesquisas ultrassonográficas, a extrusão do oócito dura apenas alguns minutos (Knobil, 1994). Embora não haja definição exata desse mecanismo, sabe-se que a expulsão não ocorre por aumento na pressão folicular (Espey, 1974). A presença de enzimas proteolíticas no folículo, incluindo plasmina e colagenase, sugere que tais enzimas sejam responsáveis por reduzir a espessura da parede folicular (Beers, 1975). O pico gonadotrófico pré-ovulatório estimula a expressão do ativador plasminogênico tecidual pelas células da granulosa e da teca. O pico diminui também a expressão do inibidor de plasminogênio, resultando em aumento acentuado na atividade de plasminogênica (Piquette, 1993).

As prostaglandinas também atingem o ponto máximo de concentração no líquido folicular durante o pico gonadotrófico pré-ovulatório (Lumsden, 1986). As prostaglandinas estimulam a contração dos músculos lisos do ovário, contribuindo, portanto, para a ovulação (Yoshimura, 1987). As mulheres em tratamento de infertilidade devem ser orientadas a evitar os inibidores da prostaglandina–sintetase no período pré-ovulatório para impedir a síndrome de folículo não rompido luteinizado (LUFS, de *luteinized unruptured follicle syndrome*) (Priddy, 1990; Smith, 1996). A incidência de LUFS foi estimada em 4,5% em mulheres das mulheres em fase reprodutiva. Entretanto, há fortes controvérsias sobre se a LUFS deva ser considerada patológica ou simplesmente um evento esporádico (Kerin, 1983).

Fase lútea

Logo após a ovulação, as células foliculares remanescentes diferenciam-se em corpo lúteo, literalmente, *corpo amarelo* (Corner, 1956). Esse processo, que exige estimulação de LH, inclui mudanças morfológicas e funcionais conhecidas como luteinização. As células da granulosa e da teca sofrem hipertrofia para formar, respectivamente, células da granulosa luteínicas e células tecais luteínicas menores (Patton, 1991). A conversão de uma célula da granulosa em uma grande célula lútea é um exemplo expressivo de diferenciação celular.

Durante a formação do corpo lúteo, a membrana basal que separa as células da granulosa das células tecais degenera o que permite a vascularização das células da granulosa previamente avasculares. A invasão capilar inicia-se dois dias após a ovulação e atinge o centro do corpo lúteo no quarto dia. Esse aumento na perfusão permite o acesso dessas células lúteas à lipoproteína de baixa densidade (LDL, de *low-density lipoprotein*) em circulação, que é usada para o fornecimento de colesterol, precursor para a biossíntese de esteroides. Esse aumento acentuado no suprimento de sangue pode ter implicações clínicas, considerando que a dor provocada por cisto hemorrágico de corpo lúteo é uma apresentação relativamente frequente nos atendimentos de emergência.

Como o próprio nome indica, a esteroidogênese do corpo lúteo é controlada principalmente pelo LH proveniente da adeno-hipófise. Com base nos produtos esteroidogênicos, a fase lútea é considerada predominantemente progesterônica, ao contrário da fase folicular, predominantemente estrogênica. Vascularização aumentada, hipertrofia celular e aumento no número de organelas intracelulares transformam o corpo lúteo no tecido esteroidogênico mais ativo do corpo. Níveis máximos de produção de progesterona são observados no meio da fase lútea e foram estimados na impressionante marca de 40 mg de progesterona por dia. Pode-se presumir com segurança que a ovulação tenha ocorrido se o nível de progesterona exceder 3 ng/mL no 21º dia do ciclo. Níveis de progesterona acima de 10 a 15 ng/mL geralmente indicam que a função lútea é adequada sem necessidade de suplementação de progesterona.

Embora a progesterona seja o esteroide ovariano mais abundante durante a fase lútea, o estradiol também é produzido em larga escala. Os níveis de estradiol diminuem transitoriamente logo após o pico de LH. Tal redução talvez explique o pequeno sangramento no meio do ciclo observado por algumas pacientes. O motivo dessa redução permanece obscuro, embora possa resultar de inibição direta do crescimento das células da granulosa, aumentando os níveis de progesterona (Hoff, 1983). A redução nos níveis de estradiol é seguida por aumento constante até atingir o valor máximo no meio da fase lútea.

O corpo lúteo também produz grandes quantidades do polipeptídeo inibina A. Isso coincide com redução nos níveis circulantes de LH durante a fase lútea. Quando os níveis de inibina A são reduzidos no final da fase lútea, a concentração de FSH volta a aumentar para dar início à seleção da coorte de oócitos para o próximo ciclo menstrual.

Gonadotrofinas e função lútea. A função hormonal normal do corpo lúteo depende de níveis adequados de LH sérico, presença de receptores de LH nas células lúteas e número suficiente de células lúteas (Vande Wiele, 1970). Como resultado, é muito importante que a expressão do receptor de LH nas células da granulosa seja induzida de forma adequada durante a fase folicular precedente. Corroborando com a importância desse hormônio para a sobrevivência do corpo lúteo, demonstrou-se que baixas concentrações séricas de LH estão correlacionadas com menor duração da fase lútea.

Além disso, a função lútea é influenciada pelos níveis das gonadotrofinas durante a fase folicular precedente. A redução na secreção de LH ou de FSH está correlacionada com disfunção lútea (McNeely, 1988; Stouffer, 1980). Possivelmente, a ausência de FSH resulte em redução no número total de células da granulosa. Consequentemente, as células lúteas nesses ciclos subótimos terão número reduzido de receptores de LH induzidos por FSH e, portanto, serão menos responsivas à estimulação por LH.

Luteólise. Se a gravidez não se concretizar, o corpo lúteo regride por meio do processo denominado *luteólise*. O mecanismo da luteólise é pouco conhecido, porém acredita-se que a regressão lútea seja regulada rigorosamente, com variações mínimas no tempo do ciclo lúteo. Logo após a luteólise, o suprimento de sangue do corpo lúteo diminui, secreção de progesterona e estrogênio reduz-se bastante, e as células lúteas sofrem apoptose e se tornam fibróticas. Assim é formado o *corpo albicans* (corpo branco).

Se ocorrer gravidez, a hCG produzida no início da gestação "salva" o corpo lúteo da atresia ligando-se e ativando o receptor de LH nas células lúteas. A esteroidogênese do corpo lúteo, estimulada pela hCG, mantém a estabilidade endometrial até que a produção de esteroides placentários seja suficiente para assumir essa função no final do primeiro trimestre. Por esse motivo, a remoção cirúrgica do corpo lúteo durante a gravidez deve ser seguida de reposição de progesterona, conforme descrito no Capítulo 9 (p. 272), até a 10ª semana de gestação aproximadamente.

ENDOMÉTRIO

Histologia ao longo do ciclo menstrual

O endométrio é formado por duas camadas: a *camada basal*, que se apoia no miométrio, e a *camada funcional*, que se opõe ao lúmen uterino (Fig. 8-3, p. 222). A camada basal não se altera significativamente durante o ciclo e é importante para a regeneração do endométrio após a descamação menstrual. A camada funcional do endométrio pode ainda ser dividida em um segmento superficial e delgado, o *estrato compacto*, formado por glândulas e estroma denso, e outro segmento subjacente, o *estrato esponjoso*, que contém glândulas e grande quantidade de estroma e tecido intersticial frouxo.

Após a menstruação, o endométrio apresenta-se apenas com 1 ou 2 mm de espessura. Sob influência do estrogênio, as células glandulares e estromais da camada funcional proliferam rapidamente logo após a menstruação (Fig. 15-25). Esse período de crescimento rápido, denominado *fase proliferativa*, corresponde à fase folicular do ovário. À medida que essa fase progride, as glândulas se tornam mais tortuosas, e as células que revestem o lúmen glandular passam por processo de pseudoestratificação. O estroma permanece compacto. No momento do pico de LH, a espessura endometrial é de aproximadamente 12 mm e não aumenta de maneira significativa a partir de então.

Após a ovulação, o endométrio transforma-se em um tecido secretor. O período durante e após a transformação é definido como *fase secretora* do endométrio e se correlaciona com a *fase lútea* ovariana do ciclo menstrual. Vacúolos subnucleares ricos em glicogênio surgem nas células que revestem as glândulas. Com a estimulação pela progesterona, esses vacúolos movem-se da base glandular para seu lúmen e expelem seu conteúdo. Esse processo secretor atinge o ponto máximo aproximadamente no sexto dia pós-ovulatório, coincidindo com o dia da implantação. Durante toda a fase lútea, as glândulas tornam-se cada vez mais tortuosas, e o estroma, mais edematoso. Além disso, as artérias espiraladas que alimentam o endométrio aumentam em número, e na espiralação.

Se não houver implante de blastócito, o corpo lúteo não é mantido pela hCG, os níveis de progesterona caem e as glândulas endometriais começam a entrar em colapso. Leucócitos polimorfonucleares e monócitos vindos da vasculatura vizinha infiltram-se no endométrio. As artérias espiraladas sofrem contração, produzindo isquemia local, e lisossomos liberam enzimas proteolíticas que aceleram o processo de destruição tecidual. As prostaglandinas, em particular a prostaglandina $F_{2\alpha}$, estão presentes no endométrio e possivelmente contribuem para o vasoespasmo arteriolar. A prostaglandina $F_{2\alpha}$ também induz contrações miometriais, que ajudam a expelir o tecido endometrial.

É provável que toda a camada funcional endometrial descame com a menstruação, deixando apenas a camada basal que fornece células para a regeneração endometrial. Entretanto, em uma série de estudos, foram encontradas grandes variações na quantidade de tecido descamado de diferentes níveis do endométrio. Após a menstruação, a reepitelização do endométrio descamado pode iniciar-se 2 a 3 dias após o início da menstruação e ser concluída em 48 horas.

Regulação da função endometrial

Degradação do tecido e hemorragia

No interior do endométrio, um grande número de proteínas mantém um equilíbrio delicado entre a integridade do tecido e a destruição localizada exigida para a descamação menstrual ou para a invasão trofoblástica durante a implantação. É possível que os genes que codificam essas proteínas teciduais sejam regulados por citocinas, fatores de crescimento e hormônios

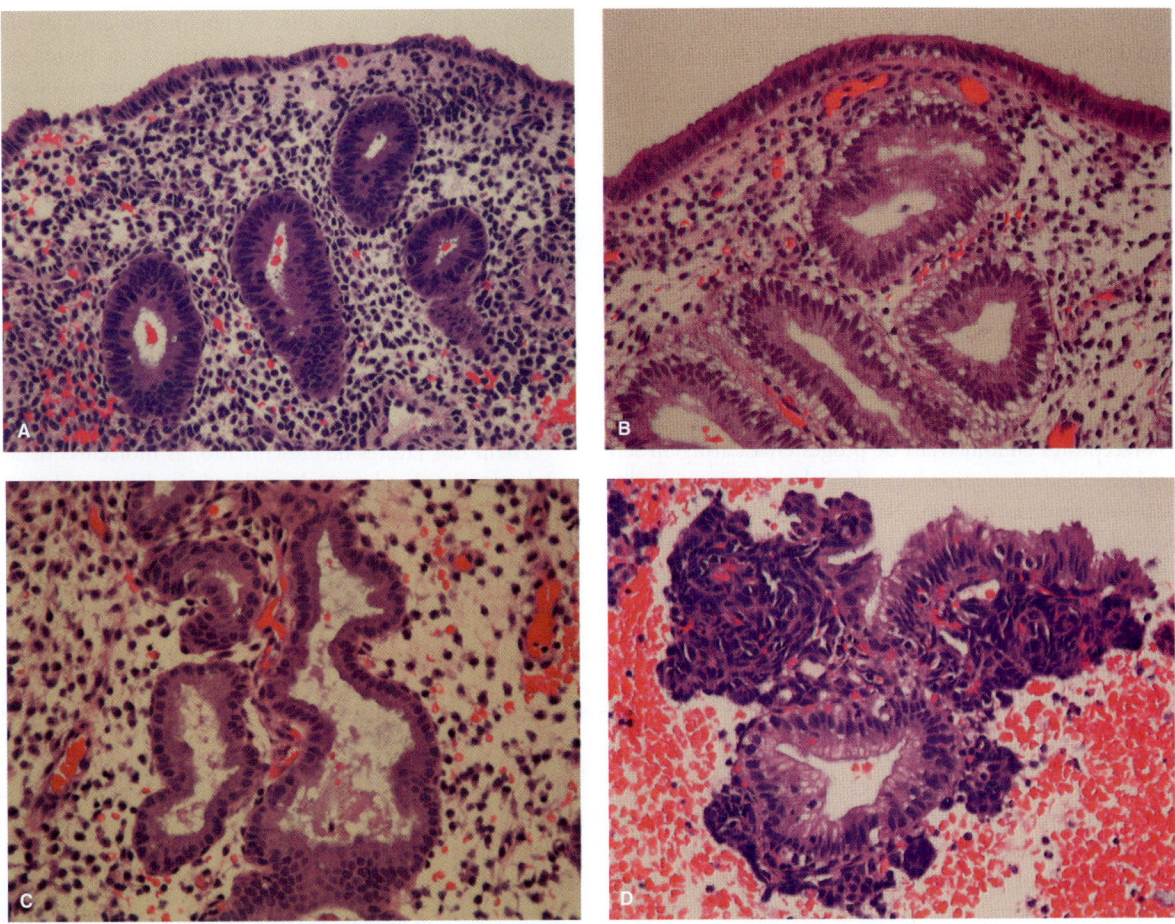

FIGURA 15-25 Microfotografia ilustrando as mudanças endometriais durante o ciclo menstrual. **A**. Fase proliferativa: variando de retas para ligeiramente espiraladas, as glândulas tubulares são revestidas por epitélio colunar pseudoestratificado com mitoses espalhadas. **B**. Início da fase secretora: as glândulas espiraladas com diâmetro ligeiramente ampliado são revestidas por epitélio colunar simples com vacúolos subnucleares claros. **C**. Final da fase secretora: as glândulas dilatadas e serrilhadas com secreção intraluminal são revestidas por células colunares curtas. **D**. Fase menstrual: endométrio fragmentado com estroma condensado e glândulas com vacúolos secretores são observados em um fundo com sangue. *(Fotografias cedidas pelo Dr. Kelley Carrick.)*

esteroides, embora os detalhes dessa regulação ainda sejam obscuros.

Dessas proteínas teciduais, o fator tecidual é uma proteína associada à membrana que ativa a cascata de coagulação em contato com o sangue. Além disso, a uroquinase e o ativador de plasminogênio tecidual (TPA, de *tissue plasminogen activator*) são ambos fibrinolíticos, aumentam a conversão de plasminogênio em plasmina e ativam a decomposição dos tecidos. A atividade do TPA é bloqueada pelo inibidor do ativador de plasminogênio-1, também presente no estroma endometrial (Lockwood, 1993; Schatz, 1995). É importante observar que as metaloproteinases de matriz (MMPs, de *matrix metalloproteinases*) são uma família de enzimas com sobreposição de substratos específicos para colágenos e outros componentes da matriz extracelular. A composição das MMPs varia dentro de tecidos endometriais diferentes e durante o ciclo menstrual. Os inibidores endógenos de MMPs, conhecidos como inibidores teciduais de metaloproteinases de matriz, também estão aumentados na fase pré-menstrual e limitam a atividade degradadora da MMP.

Vasoconstrição e contratilidade miometrial

A menstruação efetiva depende de temporização adequada entre vasoconstrição endometrial e contração miometrial. A vasoconstrição produz isquemia, que, por sua vez, provoca danos endometriais e subsequente descamação menstrual. Dentro do endométrio, as células epiteliais e estromais secretam endotelina-1, membro de uma família de vasoconstritores potentes. A encefalinase, que degrada endotelinas, é expressa em seus níveis mais elevados no endométrio no meio da fase secretória (Head, 1993). Entretanto, no final da fase lútea, a redução nos níveis séricos de progesterona levam à perda de expressão de encefalinase. Com isso, há aumento da atividade da endotelina, que, por sua vez, forma um sistema fisiológico com tendência à vasoconstrição.

Em harmonia com a descamação do endométrio, as contrações miometriais controlam a perda de sangue comprimindo a vasculatura do endométrio e auxiliando na eliminação menstrual. A queda nos níveis séricos de progesterona reduz a quantidade de enzimas que degradam prostaglandinas. Isso permite aumentar a atividade da prostaglandina $F_{2\alpha}$ no miométrio e desencadear contrações miometriais (Casey, 1980).

Estrogênios e progestrogênios

A expressão dos receptores de estrogênio e dos receptores de progesterona no endométrio é altamente regulada ao longo do ciclo menstrual. Essa regulação do número de receptores de esteroides cria um mecanismo adicional para controlar os efeitos dos esteroides sobre o desenvolvimento e a função do endométrio.

Os receptores de estrogênios são expressos nos núcleos das células epiteliais, estromais e miometriais, observando-se pico de concentração durante a fase proliferativa. Entretanto, durante a fase lútea, níveis de progesterona em elevação reduzem a expressão do receptor de estrogênio (Lessey, 1988).

Os receptores endometriais de progesterona atingem seu nível máximo na fase intermediária do ciclo em resposta à elevação nos níveis de estrogênio. Na fase lútea intermediária, a expressão de receptores de progesterona no endométrio é quase nula, embora permaneça forte no compartimento estromal (Lessey, 1988; Press, 1988).

A proliferação e a diferenciação do epitélio uterino são controladas por estradiol, progesterona e vários fatores de crescimento. A importância dos estrogênios para o desenvolvimento endometrial foi enfatizada pela comprovação de aumento da hiperplasia endometrial em mulheres recebendo terapia estrogênica sem oposição. O estrogênio exerce seus efeitos diretamente por meio de interação com receptores de estrogênio e por indução de vários fatores de crescimento, incluindo IGF-1, fator transformador de crescimento α e fator de crescimento epidérmico (Beato, 1989; Dickson, 1987). Os efeitos da progesterona sobre o crescimento endometrial variam nas distintas camadas endometriais. Sem dúvida nenhuma, a progesterona é extremamente importante para a conversão da camada funcional passando de padrão proliferativo para padrão secretor. Além disso, a progesterona parece promover proliferação celular na camada basal.

Fatores de crescimento e moléculas de adesão celular

Um grande número de fatores de crescimento e receptores associados foi identificado no endométrio (Tabela 15-10). Cada um desses fatores possui padrão próprio de expressão, sendo que essa complexidade dificulta a determinação de qual fator é mais importante para a função endometrial (Ohlsson, 1989; Sharkey, 1995).

Além dos fatores de crescimento, as moléculas de adesão celular localizadas dentro do endométrio desempenham papel importante na função endometrial. Essas moléculas se dividem em quatro classes: integrinas, caderinas, selectinas e membros da superfamília das imunoglobulinas. Cada uma delas está implicada na regeneração endometrial e na implantação embrionária.

Janela de implantação

Nos seres humanos, o embrião entra na cavidade uterina entre 2 e 3 dias apósa fertilização, sendo que a implantação inicia-se aproximadamente quatro dias mais tarde (Fig. 15-26). Estudos realizados em humanos e em modelos animais demonstraram que a implantação normal e o desenvolvimento embrionário exigem desenvolvimento sincronizado de endométrio e embrião (Pope, 1988). O blastocisto humano pode ter exigências menos rigorosas para a nidação do que o de outras espécies,

TABELA 15-10 Fatores de crescimento endometriais e suas funções

Fatores de crescimento	Função sugerida	Local de produção
Família do fator transformador de crescimento β (TGF-β)	Regulação da organização da matriz extracelular por meio da regulação de TIMPs e PAI-1	Células epiteliais e estromais
Fator de crescimento epidérmico (EGF)	Estímulo da diferenciação das células estromais, regulação da expressão das integrinas nas células endometriais	Células estromais e glandulares
Fatores de crescimento semelhantes à insulina (IGF-I e IGF-II)	Promoção de mitose e de diferenciação no endométrio	Endométrio, ovário, trofoblastos
Proteína de ligação à IGF-1 (IGFBP-1)	Modulação da invasão de trofoblastos	Células estromais decidualizadas
Fator de crescimento derivado de plaquetas (PDGF, de *platelet-derived growth factor*)	Promoção da angiogênese, estimulação da proliferação das células estromais	Células estromais, plaquetas ativadas
Fator de crescimento endotelial vascular (VEGF)	Modulação da angiogênese e da permeabilidade vascular	Células glandulares
Fator-β de necrose tumoral (TNF-β, de *tumor necrosis factor-β*)	Promoção de efeitos mitogênicos, angiogênicos, inflamatórios e imunomoduladores	Endométrio, trofoblastos
Fator estimulante de colônias de macrófagos (MCSF, de *macrophage colony-stimulating factor*)	Estímulo da maturação de monócitos, regulação da função celular de macrófagos maduros	Endométrio, decídua, placenta
Fator inibidor de leucemia (LIF, de *leukemia inhibitory factor*)	Promoção da implantação de blastocisto	Endométrio, blastocisto, placenta

PAI-1= inibidor do ativador de plasminogênio-1; TIMP= inibidor tecidual de metaloproteinases de matriz.

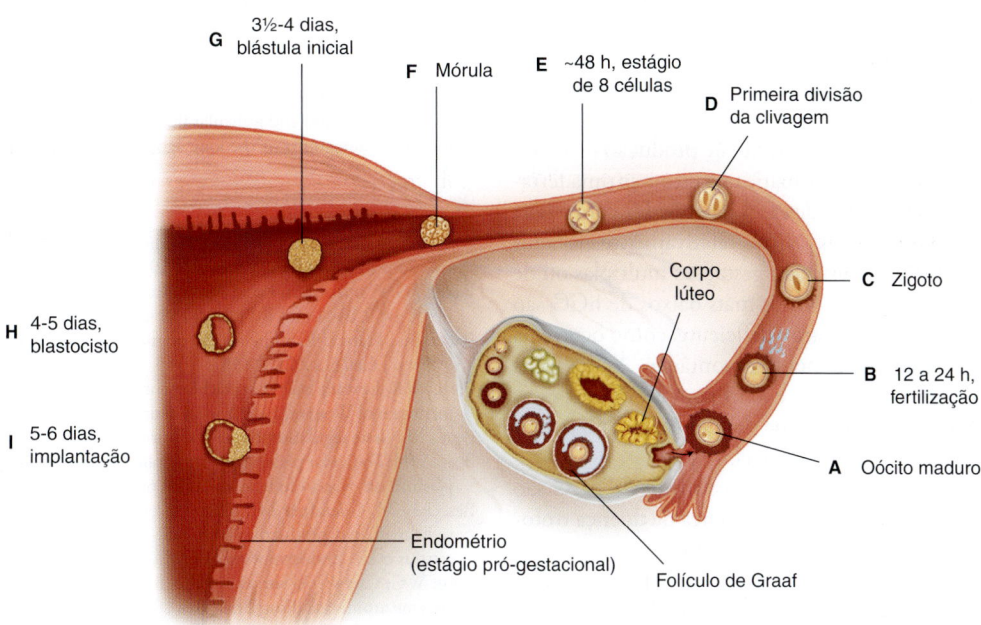

FIGURA 15-26 A ilustração mostra os pontos principais da concepção: ovulação, fertilização, transporte do zigoto pela tuba uterina e implantação.

levando em consideração que a implantação ectópica é relativamente frequente.

A receptividade uterina pode ser definida como uma janela temporal de maturação endometrial durante a qual o trofectoderma insere-se nas células epiteliais endometriais com invasão subsequente do estroma endometrial. Com base em uma série de estudos, a janela de implantação em seres humanos é relativamente ampla, estendendo-se do 20º ao 24º dia do ciclo menstrual. A determinação precisa dessa janela temporal é essencial, considerando que apenas os fatores expressos durante esse período atuam como mediadores funcionais diretos da receptividade uterina.

Vários pesquisadores tentaram correlacionar marcadores bioquímicos com características ultraestruturais do endométrio e receptividade uterina. A maturação endometrial está associada à perda de microvilosidades superficiais e de células ciliadas, assim como ao desenvolvimento de protrusões celulares, denominadas *pinópodes*, na superfície apical do endométrio. Especificamente, a presença de pinópodes é um marcador morfológico importante de peri-implantação endometrial. Sabe-se que a formação de pinópodes é altamente dependente de progesterona (Yoshinaga, 1989).

Supõe-se que uma grande variedade de fatores sejam importantes para a receptividade uterina, incluindo moléculas de adesão celular – integrinas, selectinas, caderinas e mucinas – assim como imunoglobulinas e citocinas. As integrinas foram especialmente bem estudadas nesse particular (Casals, 2010). Contudo, até o momento, não foi possível determinar qualquer molécula específica de integrina como marcador essencial para identificação da janela de implantação (Achache, 2006).

Cronograma endometrial e deficiência da fase lútea. Em um estudo clássico, Noyes e colaboradores (1950) descreveram um sistema para correlacionar aparência histológica endometrial e fase cíclica menstrual. Com base nesse sistema, uma discrepância de mais de dois dias, denominada *deficiência da fase lútea*, foi relacionada a problemas de implantação e perdas precoces de gravidez (Olive, 1991). Com esse objetivo foram realizadas biópsias de endométrio para investigação de infertilidade. Seu limitado papel atual será discutido no Capítulo 19 (p. 513).

ENDOCRINOLOGIA DA GRAVIDEZ

Durante a gravidez ocorrem grandes mudanças endócrinas na circulação materna em decorrência de alterações fisiológicas e de contribuições da placenta e do feto. Discussões mais detalhadas sobre essas alterações podem ser encontradas na 23ª edição do livro *Obstetrícia de Williams* (Cunningham, 2012).

Gonadotrofina coriônica humana

A gonadotrofina coriônica humana é produzida no sinciotrofoblasto placentário e pode ser detectada no soro 7 a 9 dias após o pico de LH. No início da gravidez os níveis de hCG aumentam rapidamente, duplicando aproximadamente a cada dois dias. Os níveis desse hormônio peptídeo atingem o ponto máximo em aproximadamente 100.000 mUI/mL durante o primeiro trimestre de gravidez. Em seguida, ocorre redução relativamente rápida no início do segundo trimestre e manutenção em níveis baixos durante todo o período remanescente da gravidez.

A hCG liga-se aos receptores de LH/CG nas células do corpo lúteo e estimula a esteroidogênese no ovário. A fim de manter a integridade endometrial e a quiescência uterina, os níveis de hCG são essenciais na medida em que mantêm a produção de esteroides pelo corpo lúteo no início da gravidez, até que a placenta atinja capacidade esteroidogênica adequada. De maneira geral, a transferência da produção de estrogênios e de progesterona do ovário para a placenta é conhecida como "mudança lúteo-placentária".

Como a placenta é a principal fonte de produção de hCG, a medição dos níveis de hCG plasmática mostrou-se uma ferramenta eficaz para rastreamento de casos de gravidez com massa ou função placentária alteradas. Níveis relativamente elevados de hCG são observados associados a gestações múltiplas ou de feto com síndrome de Down. Níveis mais baixos de hCG são observados em casos de placentação deficiente, como ocorre na gravidez ectópica ou no abortamento espontâneo. As dosagens seriadas de hCG são extremamente úteis para monitorar essas últimas condições, considerando que sua duplicação no tempo é um parâmetro relativamente confiável.

Elevações atipicamente anormais nos níveis de hCG são observadas com maior frequência na presença de doença trofoblástica gestacional, incluindo mola hidatiforme e coriocarcinoma (Capítulo 37, p. 898). Como observado anteriormente, a hCG e o TSH compartilham uma subunidade α comum e subunidades β relacionadas. Em razão dessa semelhança estrutural, a hCG pode ligar-se e ativar receptores de TSH na glândula tireoide, o que explica a associação entre gravidez molar e hipertireoidismo.

A hCG é um marcador tumoral bastante útil para casos de neoplasia não trofoblástica. A produção ectópica (não placentária) de hCG, o dímero intacto ou a subunidade α, geralmente estão associados a tumores de células germinativas, e há registros de grande variedade de tumores que surgem no epitélio mucoso do colo uterino, da bexiga, do pulmão e da nasofaringe (Capítulo 36, p. 880). Postulou-se que a hCG seria capaz de inibir a apoptose nesses tumores, possibilitando, consequentemente, um crescimento mais rápido (Iles, 2007).

Esteroides placentários

Mudança lúteo-placentária

O corpo lúteo é a principal fonte de produção de esteroides sexuais no início da gravidez. A remoção cirúrgica do corpo lúteo provoca abortamento quando realizada antes da mudança para a produção de esteroides placentários. Assim, nesses casos, há necessidade de suplementação pós-operatória de progesterona para manutenção da gravidez inicial; os esquemas de reposição foram discutidos no Capítulo 9 (p. 272).

REFERÊNCIAS

Achache H, Revel A: Endometrial receptivity markers, the journey to successful embryo implantation. Hum Reprod Update 12:731, 2006

Adashi EY, Resnick CE, Hurwitz A, et al: Ovarian granulosa cell-derived insulin-like growth factor binding proteins: modulatory role of follicle-stimulating hormone. Endocrinology 128:754, 1991

Albertini DF, Anderson E: The appearance and structure of intercellular connections during the ontogeny of the rabbit ovarian follicle with particular reference to gap junctions. J Cell Biol 63:234, 1974

Anderson ST, Sawangjaroen K, Curlewis JD: Pituitary adenylate cyclase-activating polypeptide acts within the medial basal hypothalamus to inhibit prolactin and luteinizing hormone secretion. Endocrinology 137:3424, 1996

Arafah BM, Brodkey JS, Pearson OH: Gradual recovery of lactotroph responsiveness to dynamic stimulation following surgical removal of prolactinomas: long-term follow-up studies. Metabolism 35:905, 1986

Asimakopoulos B, Koster F, Felberbaum R, et al: Cytokine and hormonal profile in blood serum and follicular fluids during ovarian stimulation with the multidose antagonist or the long agonist protocol. Hum Reprod 21:3091, 2006

Auchus RJ: Non-traditional metabolic pathways of adrenal steroids. Rev Endocr Metab Disord 10:27, 2009

Baird DT: A model for follicular selection and ovulation: lessons from superovulation. J Steroid Biochem 27:15, 1987

Baker TG: A quantitative and cytological study of germ cells in human ovaries. Proc R Soc Lond B Biol Sci 158:417, 1963

Baker TG, Franchi LL: The fine structure of oogonia and oocytes in human ovaries. J Cell Sci 2:213, 1967

Barnes RR, Levrant SG: Pharmacology of estrogens. In Treatment of the Postmenopausal Woman. New York, Columbia University Press, 2007, p 767

Beato M: Gene regulation by steroid hormones. Cell 56:335, 1989

Beers WH: Follicular plasminogen and plasminogen activator and the effect of plasmin on ovarian follicle wall. Cell 6:379, 1975

Besecke LM, Guendner MJ, Sluss PA, et al: Pituitary follistatin regulates activin-mediated production of follicle-stimulating hormone during the rat estrous cycle. Endocrinology 138:2841, 1997

Boon WC, Chow JD, Simpson ER: The multiple roles of estrogens and the enzyme aromatase. Prog Brain Res 181:209, 2010

Brinkmann AO: Molecular basis of androgen insensitivity. Mol Cell Endocrinol 179 (1-2):105, 2001

Buckler HM, Healy DL, Burger HG: Purified FSH stimulates production of inhibin by the human ovary. J Endocrinol 122:279, 1989

Butt WR, Crooke AC, Ryle M, et al: Gonadotrophins and ovarian development; proceedings of the two Workshop Meetings on the Chemistry of the Human Gonadotrophins and on the Development of the Ovary in Infancy. Birmingham, 1969. Edinburgh, E & S Livingstone, 1970

Camp TA, Rahal JO, Mayo KE: Cellular localization and hormonal regulation of follicle-stimulating hormone and luteinizing hormone receptor messenger RNAs in the rat ovary. Mol Endocrinol 5:1405, 1991

Carr BR: The ovary. In Carr BR, Blackwell RE (eds): Textbook of Reproductive Medicine, 2nd ed. Stamford, Appleton Lange, 1998, p 210

Carr BR: The ovary and the normal menstrual cycle. In Carr BR, Blackwell RE, Azziz R (eds): Essential Reproductive Medicine. New York, McGraw-Hill, 2005, p 79

Casals G, Ordi J, Creus M, et al: Osteopontin and αvß3 integrin as markers of endometrial receptivity: the effect of different hormone therapies. Reprod Biomed Online 21:349, 2010

Casey ML, Hemsell DL, MacDonald PC, et al: NAD+-dependent 15-hydroxyprostaglandin dehydrogenase activity in human endometrium. Prostaglandins 19:115, 1980

Cetel NS, Quigley ME, Yen SS: Naloxone-induced prolactin secretion in women: evidence against a direct prolactin stimulatory effect of endogenous opioids. J Clin Endocrinol Metab 60:191, 1985

Chaffkin LM, Luciano AA, Peluso JJ: Progesterone as an autocrine/paracrine regulator of human granulosa cell proliferation. J Clin Endocrinol Metab 75:1404, 1992

Cheng CK, Leung PC: Molecular biology of gonadotropin-releasing hormone (GnRH)-I, GnRH-II, and their receptors in humans. Endocr Rev 26:283, 2005

Childs GV, Hyde C, Naor Z, et al: Heterogeneous luteinizing hormone and follicle-stimulating hormone storage patterns in subtypes of gonadotropes separated by centrifugal elutriation. Endocrinology 113:2120, 1983

Chwalisz K, Perez MC, Demanno D, et al: Selective progesterone receptor modulator development and use in the treatment of leiomyomata and endometriosis. Endocr Rev 26:423, 2005

Clayton RN, Catt KJ: Gonadotropin-releasing hormone receptors: characterization, physiological regulation, and relationship to reproductive function. Endocr Rev 2:186, 1981

Conneely OM, Mulac-Jericevic B, DeMayo F, et al: Reproductive functions of progesterone receptors. Recent Prog Horm Res 57:339, 2002

Conte FA, Grumbach MM, Kaplan SL: A diphasic pattern of gonadotropin secretion in patients with the syndrome of gonadal dysgenesis. J Clin Endocrinol Metab 40:670, 1975

Corner GW Jr: The histological dating of the human corpus luteum of menstruation. Am J Anat 98:377, 1956

Couse JF, Curtis HS, Korach KS: Receptor null mice reveal contrasting roles for estrogen receptor alpha and beta in reproductive tissues. J Steroid Biochem Mol Biol 74:287, 2000

Couzinet B, Brailly S, Bouchard P, et al: Progesterone stimulates luteinizing hormone secretion by acting directly on the pituitary. J Clin Endocrinol Metab 74:374, 1992

Crowley WR, Armstrong WE: Neurochemical regulation of oxytocin secretion in lactation. Endocr Rev 13:33, 1992

Cunningham FG, Leveno KJ, Bloom SL, et al (eds): Implantation, embryogenesis, and placental development. In Williams Obstetrics, 23rd ed. New York, McGraw-Hill, 2010a, pp 37, 62

Cunningham FG, Leveno KJ, Bloom SL, et al (eds): Parturition. In Williams Obstetrics, 23rd ed. New York, McGraw-Hill, 2010b, p 159

Davis JR: Prolactin and reproductive medicine. Curr Opin Obstet Gynecol 16:331, 2004

de Kretser DM, Hedger MP, Loveland KL, et al: Inhibins, activins, and follistatin in reproduction. Hum Reprod Update 8:529, 2002

Demura R, Suzuki T, Tajima S, et al: Human plasma free activin and inhibin levels during the menstrual cycle. J Clin Endocrinol Metab 76:1080, 1993

Dickson RB, Lippman ME: Estrogenic regulation of growth and polypeptide growth factor secretion in human breast carcinoma. Endocr Rev 8:29, 1987

Ding CC, Thong KJ, Krishna A, et al: Activin A inhibits activation of human primordial follicles in vitro. J Assist Reprod Genet 27:141, 2010

Di Sarno A, Landi ML, Cappabianca P, et al: Resistance to cabergoline as compared with bromocriptine in hyperprolactinemia: prevalence, clinical definition, and therapeutic strategy. J Clin Endocrinol Metab 86:5256, 2001

Dye RB, Rabinovici J, Jaffe RB: Inhibin and activin in reproductive biology. Obstet Gynecol Surv 47:173, 1992

el Roeiy A, Chen X, Roberts VJ, et al: Expression of insulin-like growth factor-I (IGF-I) and IGF-II and the IGF-I, IGF-II, and insulin receptor genes and localization of the gene products in the human ovary. J Clin Endocrinol Metab 77:1411, 1993

Eppig JJ: A comparison between oocyte growth in coculture with granulosa cells and oocytes with granulosa cell-oocyte junctional contact maintained in vitro. J Exp Zool 209:345, 1979

Erickson GF, Wang C, Hsueh AJ: FSH induction of functional LH receptors in granulosa cells cultured in a chemically defined medium. Nature 279:336, 1979

Espey LL: Ovarian proteolytic enzymes and ovulation. Biol Reprod 10:216, 1974

Fahie-Wilson MN, John R, Ellis AR: Macroprolactin; high molecular mass forms of circulating prolactin. Ann Clin Biochem 42:175, 2005

Faiman C, Winter JS, Reyes FI: Patterns of gonadotrophins and gonadal steroids throughout life. Clin Obstet Gynaecol 3:467, 1976

Ferin M, International Institute for the Study of Human Reproduction: Biorhythms and Human Reproduction; a conference sponsored by the International Institute for the Study of Human Reproduction. New York, Wiley, 1974

Fisher DA: Maternal-fetal neurohypophyseal system. Clin Perinatol 10:695, 1983

Fletcher WH, Greenan JR: Receptor mediated action without receptor occupancy. Endocrinology 116:1660, 1985

Frieze TW, Mong DP, Koops MK: "Hook effect" in prolactinomas: case report and review of literature. Endocr Pract 8:296, 2002

Fu LY, van den Pol AN: Kisspeptin directly excites anorexigenic proopiomelanocortin neurons but inhibits orexigenic neuropeptide Y cells by an indirect synaptic mechanism. J Neurosci 30:10205, 2010

Funabashi T, Brooks PJ, Weesner GD, et al: Luteinizing hormone-releasing hormone receptor messenger ribonucleic acid expression in the rat pituitary during lactation and the estrous cycle. J Neuroendocrinol 6:261, 1994

Gougeon A, Ecochard R, Thalabard JC: Age-related changes of the population of human ovarian follicles: increase in the disappearance rate of non-growing and early-growing follicles in aging women. Biol Reprod 50:653, 1994

Grafer CM, Thomas R, Lambrakos L, et al: GnRH stimulates expression of PACAP in the pituitary gonadotropes via both the PKA and PKC signaling systems. Mol Endocrinol 23:1022, 2009

Groome NP, Illingworth PJ, O'Brien M, et al: Measurement of dimeric inhibin B throughout the human menstrual cycle. J Clin Endocrinol Metab 81:1401, 1996

Grossman A: Brain opiates and neuroendocrine function. Clin Endocrinol Metab 12:725, 1983

Gruber CJ, Tschugguel W, Schneeberger C, al: Production and actions of estrogens. N Engl J Med 346(5):340, 2002

Haisenleder DJ, Ortolano GA, Dalkin AC, et al: Differential actions of thyrotropin (TSH)-releasing hormone pulses in the expression of prolactin and TSH subunit messenger ribonucleic acid in rat pituitary cells in vitro. Endocrinology 130:2917, 1992

Hammond GL, Bocchinfuso WP: Sex hormone-binding globulin: gene organization and structure/function analyses. Horm Res 45:197, 1996

Hammond GL, Underhill DA, Rykse HM, et al: The human sex hormone-binding globulin gene contains exons for androgen-binding protein and two other testicular messenger RNAs. Mol Endocrinol 3:1869, 1989

Haskell SG: Selective estrogen receptor modulators. South Med J 96:469, 2003

Head JR, MacDonald PC, Casey ML: Cellular localization of membrane metalloendopeptidase (enkephalinase) in human endometrium during the ovarian cycle. J Clin Endocrinol Metab 76:769, 1993

Hernandez ER, Hurwitz A, Vera A, et al: Expression of the genes encoding the insulin-like growth factors and their receptors in the human ovary. J Clin Endocrinol Metab 74:419, 1992

Hillier SG, van den Boogaard AM, Reichert LE Jr, et al: Intraovarian sex steroid hormone interactions and the regulation of follicular maturation: aromatization of androgens by human granulosa cells in vitro. J Clin Endocrinol Metab 50:640, 1980

Hodgen GD: The dominant ovarian follicle. Fertil Steril 38:281, 1982

Hoff JD, Quigley ME, Yen SS: Hormonal dynamics at midcycle: a reevaluation. J Clin Endocrinol Metab 57:792, 1983

Houben H, Denef C: Bioactive peptides in anterior pituitary cells. Peptides 15:547, 1994

Howlett TA, Rees LH: Endogenous opioid peptides and hypothalamo-pituitary function. Annu Rev Physiol 48:527, 1986

Hsueh AJ, Eisenhauer K, Chun SY, et al: Gonadal cell apoptosis. Recent Prog Horm Res 51:433, 1996

Iles RK: Ectopic hCGbeta expression by epithelial cancer: malignant behaviour, metastasis and inhibition of tumor cell apoptosis. Mol Cell Endocrinol 260:264, 2007

Jia XC, Kessel B, Welsh TH Jr, et al: Androgen inhibition of follicle-stimulating hormone-stimulated luteinizing hormone receptor formation in cultured rat granulosa cells. Endocrinol 117:13, 1985

Kaiser UB, Conn PM, Chin WW: Studies of gonadotropin-releasing hormone (GnRH) action using GnRH receptor-expressing pituitary cell lines. Endocr Rev 18:46, 1997

Kaiser UB, Lee BL, Carroll RS, et al: Follistatin gene expression in the pituitary: localization in gonadotropes and folliculostellate cells in diestrous rats. Endocrinology 130:3048, 1992

Kaltsas GA, Nomikos P, Kontogeorgos G, et al: Clinical review: diagnosis and management of pituitary carcinomas. J Clin Endocrinol Metab 90:3089, 2005

Kaplan SL, Grumbach MM, Aubert ML: The ontogenesis of pituitary hormones and hypothalamic factors in the human fetus: maturation of central nervous system regulation of anterior pituitary function. Recent Prog Horm Res 32:161, 1976

Kerin JF, Kirby C, Morris D, et al: Incidence of the luteinized unruptured follicle phenomenon in cycling women. Fertil Steril 40:620, 1983

Kettel LM, DePaolo LV, Morales AJ, et al: Circulating levels of follistatin from puberty to menopause. Fertil Steril 65:472, 1996

Khoury RH, Wang QF, Crowley WF Jr, et al: Serum follistatin levels in women: evidence against an endocrine function of ovarian follistatin. J Clin Endocrinol Metab 80:1361, 1995

Khoury SA, Reame NE, Kelch RP, et al: Diurnal patterns of pulsatile luteinizing hormone secretion in hypothalamic amenorrhea: reproducibility and responses to opiate blockade and an alpha 2-adrenergic agonist. J Clin Endocrinol Metab 64:755, 1987

Kim HH, Mui KL, Nikrodhanond AA, et al: Regulation of gonadotropin-releasing hormone in nonhypothalamic tissues. Semin Reprod Med 25:326, 2007

King JC, Anthony EL: LHRH neurons and their projections in humans and other mammals: species comparisons. Peptides 5(Suppl 1):195, 1984

Kiss A, Mikkelsen JD: Oxytocin—anatomy and functional assignments: a minireview. Endocr Regul 39:97, 2005

Klibanski A, Neer RM, Beitins IZ, et al: Decreased bone density in hyperprolactinemic women. N Engl J Med 303:1511, 1980

Klinge CM: Estrogen receptor interaction with estrogen response elements. Nucleic Acids Res 29:2905, 2001

Knobil E: On the control of gonadotropin secretion in the rhesus monkey. Recent Prog Horm Res 30:1, 1974

Knobil E: The neuroendocrine control of the menstrual cycle. Recent Prog Horm Res 36:53, 1980

Knobil E: The Physiology of Reproduction. New York, Raven Press, 1994

Krieger DT: Neuroendocrinology, the Interrelationships of the Body's Two Major Integrative Systems in Normal Physiology and in Clinical Disease. Sunderland, MA, Sinauer Associates, 1980

Kuhl H: Pharmacology of estrogens and progestogens: influence of different routes of administration. Climacteric 8(Suppl 1):3, 2005

Kuiper GG, Carlsson B, Grandien K, et al: Comparison of the ligand binding specificity and transcript tissue distribution of estrogen receptors alpha and beta. Endocrinology 138:863, 1997

Lawrence C, Fraley GS: Galanin-like peptide (GALP) is a hypothalamic regulator of energy homeostasis and reproduction. Front Neuroendocrinol 32:1, 2011

Lehman MN, Coolen LM, Goodman RL: Minireview: kisspeptin/neurokinin B/dynorphin (KNDy) cells of the arcuate nucleus: a central node in the control of gonadotropin-releasing hormone secretion. Endocrinology 151:3479, 2010

Lemarchand-Beraud T, Zufferey MM, Reymond M, et al: Maturation of the hypothalamo-pituitary-ovarian axis in adolescent girls. J Clin Endocrinol Metab 54:241, 1982

Lessey BA, Killam AP, Metzger DA, et al: Immunohistochemical analysis of human uterine estrogen and progesterone receptors throughout the menstrual cycle. J Clin Endocrinol Metab 67:334, 1988

Li W, Yuen BH, Leung PC: Inhibition of progestin accumulation by activin-A in human granulosa cells. J Clin Endocrinol Metab 75:285, 1992

Liu CF, Parker K, Yao HH: WNT4/beta-catenin pathway maintains female germ cell survival by inhibiting activin betaB in the mouse fetal ovary. PLoS One 5:e10382, 2010

Lockwood CJ, Nemerson Y, Krikun G, et al: Steroid-modulated stromal cell tissue factor expression: a model for the regulation of endometrial hemostasis and menstruation. J Clin Endocrinol Metab 77:1014, 1993

Lumsden MA, Kelly RW, Templeton AA, et al: Changes in the concentration of prostaglandins in preovulatory human follicles after administration of hCG. J Reprod Fertil 77:119, 1986

Lydon JP, DeMayo FJ, Conneely OM, et al: Reproductive phenotypes of the progesterone receptor null mutant mouse. J Steroid Biochem Mol Biol 56(1-6 Spec No):67, 1996

Mashchak CA, Lobo Ra, Dozono-Takano R, et al: Comparison of pharmacodynamic properties of various estrogen formulations. Am J Obstet Gynecol 144:511, 1982

Mason JI: Genetics of Steroid Biosynthesis and Function. New York, Taylor & Francis, 2002

McConnell DS, Wang Q, Sluss PM, et al: A two-site chemiluminescent assay for activin-free follistatin reveals that most follistatin circulating in men and normal cycling women is in an activin-bound state. J Clin Endocrinol Metab 83:851, 1998

McLachlan RI, Cohen NL, Vale WW, et al: The importance of luteinizing hormone in the control of inhibin and progesterone secretion by the human corpus luteum. J Clin Endocrinol Metab 68:1078, 1989

McLachlan RI, Robertson DM, Healy DL, et al: Circulating immunoreactive inhibin levels during the normal human menstrual cycle. J Clin Endocrinol Metab 65:954, 1987

McNatty KP, Makris A, DeGrazia C, et al: The production of progesterone, androgens, and estrogens by granulosa cells, thecal tissue, and stromal tissue from human ovaries in vitro. J Clin Endocrinol Metab 49:687, 1979a

McNatty KP, Makris A, Reinhold VN, et al: Metabolism of androstenedione by human ovarian tissues in vitro with particular reference to reductase and aromatase activity. Steroids 34:429, 1979b

McNeely MJ, Soules MR: The diagnosis of luteal phase deficiency: a critical review. Fertil Steril 50:1, 1988

Melmed S, Jameson JL: Disorders of the anterior pituitary and hypothalamus. In Kasper DL, Braunwald E, Fauci AS, et al (eds): Harrison's Principles of Internal Medicine, 17th ed. New York, McGraw-Hill, 2008, p 2206

Meunier H, Rivier C, Evans RM, et al: Gonadal and extragonadal expression of inhibin alpha, beta A, and beta B subunits in various tissues predicts diverse functions. Proc Natl Acad Sci U S A 85:247, 1988

Miller WL: Molecular biology of steroid hormone synthesis. Endocr Rev 9:295, 1988

Molitch ME: Disorders of prolactin secretion. Endocrinol Metab Clin North Am 30:585, 2001

Molitch ME: Management of prolactinomas during pregnancy. J Reprod Med 44(Suppl 12):1121, 1999

Molitch ME: Prolactinomas and pregnancy. Clin Endocrinol (Oxf) 73:147, 2010

Moore FL, Evans SJ: Steroid hormones use non-genomic mechanisms to control brain functions and behaviors: a review of evidence. Brain Behav Evol 54:41, 1999

Muttukrishna S, Tannetta D, Groome N, et al: Activin and follistatin in female reproduction. Mol Cell Endocrinol 225:45, 2004

Nakai Y, Plant TM, Hess DL, et al: On the sites of the negative and positive feedback actions of estradiol in the control of gonadotropin secretion in the rhesus monkey. Endocrinology 102:1008, 1978

Negro-Vilar A: Selective androgen receptor modulators (SARMs):a novel approach to androgen therapy for the new millennium. J Clin Endocrinol Metab 84:3459, 1999

Neill JD: GnRH and GnRH receptor genes in the human genome. Endocrinology 143:737, 2002

Nixon B, Aitken RJ, McLaughlin EA: New insights into the molecular mechanisms of sperm-egg interaction. Cell Mol Life Sci 64:1805, 2007

Notarianni E: Reinterpretation of evidence advanced for neo-oogenesis in mammals, in terms of a finite oocyte reserve. J Ovarian Res 4:1, 2011

Noyes RW, Hertig AT, Rock J: Dating the endometrial biopsy. Fertil Steril 1:3, 1950

Ohlsson R: Growth factors, protooncogenes and human placental development. Cell Differ Dev 28:1, 1989

Olive DL: The prevalence and epidemiology of luteal-phase deficiency in normal and infertile women. Clin Obstet Gynecol 34:157, 1991

O'Malley BW, Strott CA: Steroid hormones: metabolism and mechanism of action. In Yen SS, Jaffe RB, Barbieri RL (eds): Reproductive Endocrinology, 4th ed. Philadelphia, Saunders, 1999, p 128

Pache TD, Wladimiroff JW, de Jong FH, et al: Growth patterns of nondominant ovarian follicles during the normal menstrual cycle. Fertil Steril 54:638, 1990

Patton PE, Stouffer RL: Current understanding of the corpus luteum in women and nonhuman primates. Clin Obstet Gynecol 34:127, 1991

Peters EE, Towler KL, Mason DR, et al: Effects of galanin and leptin on gonadotropin-releasing hormone-stimulated luteinizing hormone release from the pituitary. Neuroendocrinology 89:18, 2009

Peters H, Byskov AG, Grinsted J: Follicular growth in fetal and prepubertal ovaries of humans and other primates. Clin Endocrinol Metab 7:469, 1978

Peters H, Joint A: The Ovary: A Correlation of Structure and Function in Mammals. Berkeley, University of California Press, 1980

Petraglia F, D'Ambrogio G, Comitini G, et al: Impairment of opioid control of luteinizing hormone secretion in menstrual disorders. Fertil Steril 43:534, 1985

Pineda R, Aguilar E, Pinilla L, et al: Physiological roles of the kisspeptin/GPR54 system in the neuroendocrine control of reproduction. Prog Brain Res 181:55, 2010

Piquette GN, Crabtree ME, el Danasouri I, et al: Regulation of plasminogen activator inhibitor-1 and -2 messenger ribonucleic acid levels in human cumulus and granulosa-luteal cells. J Clin Endocrinol Metab 76:518, 1993

Pope WF: Uterine asynchrony: a cause of embryonic loss. Biol Reprod 39:999, 1988

Press MF, Udove JA, Greene GL: Progesterone receptor distribution in the human endometrium. Analysis using monoclonal antibodies to the human progesterone receptor. Am J Pathol 131:112, 1988

Priddy AR, Killick SR, Elstein M, et al: The effect of prostaglandin synthetase inhibitors on human preovulatory follicular fluid prostaglandin, thromboxane, and leukotriene concentrations. J Clin Endocrinol Metab 71:235, 1990

Ravindranath N, Little-Ihrig L, Phillips HS, et al: Vascular endothelial growth factor messenger ribonucleic acid expression in the primate ovary. Endocrinology 131:254, 1992

Redding TW, Kastin AJ, Gonzales-Barcena D, et al: The half-life, metabolism and excretion of tritiated luteinizing hormone-releasing hormone (LH-RH) in man. J Clin Endocrinol Metab 37:626, 1973

Rosner W, Hryb DJ, Kahn SM, et al: Interactions of sex hormone-binding globulin with target cells. Mol Cell Endocrinol 316:79, 2010

Ruscalleda J: Imaging of parasellar lesions. Eur Radiol 15:549, 2005

Russell DW, Wilson JD: Steroid 5 alpha-reductase: two genes/two enzymes. Annu Rev Biochem 63:25, 1994

Sasano H, Okamoto M, Mason JI, et al: Immunolocalization of aromatase, 17 alpha-hydroxylase and side-chain-cleavage cytochromes P-450 in the human ovary. J Reprod Fertil 85:163, 1989

Saxena BB, Beling CG, Gandy HM, et al: Gonadotropins. New York, Wiley-Interscience, 1972

Schatz F, Aigner S, Papp C, et al: Plasminogen activator activity during decidualization of human endometrial stromal cells is regulated by plasminogen activator inhibitor 1. J Clin Endocrinol Metab 80:2504, 1995

Schipper I, Hop WC, Fauser BC: The follicle-stimulating hormone (FSH) threshold/window concept examined by different interventions with exogenous FSH during the follicular phase of the normal menstrual cycle: duration, rather than magnitude, of FSH increase affects follicle development. J Clin Endocrinol Metab 83:1292, 1998

Schlechte J, Dolan K, Sherman B, et al: The natural history of untreated hyperprolactinemia: a prospective analysis. J Clin Endocrinol Metab 68:412, 1989

Seilicovich A, Pisera D, Sciascia SA, et al: Gene therapy for pituitary tumors. Curr Gene Ther 5:559, 2005

Sharkey AM, Dellow K, Blayney M, et al: Stage-specific expression of cytokine and receptor messenger ribonucleic acids in human preimplantation embryos. Biol Reprod 53:974, 1995

Silva JR, Figueiredo JR, van den Hurk R: Involvement of growth hormone (GH) and insulin-like growth factor (IGF) system in ovarian folliculogenesis. Theriogenology 71:1193, 2009

Silva PD, Gentzschein EE, Lobo RA: Androstenedione may be a more important precursor of tissue dihydrotestosterone than testosterone in women. Fertil Steril 48:419, 1987

Silverman AJ, Jhamandas J, Renaud LP: Localization of luteinizing hormone-releasing hormone (LHRH) neurons that project to the median eminence. J Neurosci 7:2312, 1987

Smith G, Roberts R, Hall C, et al: Reversible ovulatory failure associated with the development of luteinized unruptured follicles in women with inflammatory arthritis taking non-steroidal anti-inflammatory drugs. Br J Rheumatol 35:458, 1996

Stanczyk FZ: Pharmacokinetics and potency of progestins used for hormone replacement therapy and contraception. Rev Endocr Metab Disord 3:211, 2002

Stern K, McClintock MK: Regulation of ovulation by human pheromones. Nature 392:177, 1998

Stouffer RL, Hodgen GD: Induction of luteal phase defects in rhesus monkeys by follicular fluid administration at the onset of the menstrual cycle. J Clin Endocrinol Metab 51:669, 1980

Stout SM, Stumpf JL: Finasteride treatment of hair loss in women. Ann Pharmacother 44:1090, 2010

Sutton RE, Koob GF, Le Moal M, et al: Corticotropin releasing factor produces behavioural activation in rats. Nature 297:331, 1982

Taylor HS, Vanden Heuvel GB, Igarashi P: A conserved Hox axis in the mouse and human female reproductive system: late establishment and persistent adult expression of the Hoxa cluster genes. Biol Reprod 57:1338, 1997

Tedeschi C, Hazum E, Kokia E, et al: Endothelin-1 as a luteinization inhibitor: inhibition of rat granulosa cell progesterone accumulation via selective modulation of key steroidogenic steps affecting both progesterone formation and degradation. Endocrinology 131:2476, 1992

Thierry van Dessel HJ, Chandrasekher Y, Yap OW, et al: Serum and follicular fluid levels of insulin-like growth factor I (IGF-I), IGF-II, and IGF-binding protein-1 and -3 during the normal menstrual cycle. J Clin Endocrinol Metab 81:1224, 1996

Tobet SA, Schwarting GA: Minireview: recent progress in gonadotropin-releasing hormone neuronal migration. Endocrinology 147:1159, 2006

Trakakis E, Basios G, Trompoukis P, et al: An update to 21-hydroxylase deficient congenital adrenal hyperplasia. Gynecol Endocrinol 26:63, 2010

Treloar AE, Boynton RE, Behn BG, et al: Variation of the human menstrual cycle through reproductive life. Int J Fertil 12(1 Pt 2):77, 1967

Tsafriri A, Dekel N, Bar-Ami S: The role of oocyte maturation inhibitor in follicular regulation of oocyte maturation. J Reprod Fertil 64:541, 1982

Upadhyay S, Zamboni L: Ectopic germ cells: natural model for the study of germ cell sexual differentiation. Proc Natl Acad Sci U S A 79:6584, 1982

Van Gaal L, Abs R, De Leeuw I, et al: Hypothyroidism and prolactin. Eur J Obstet Gynecol Reprod Biol 12:315, 1981

Vande Wiele RL, Bogumil J, Dyrenfurth I, et al: Mechanisms regulating the menstrual cycle in women. Recent Prog Horm Res 26:63, 1970

Verbalis JG, Robinson AG: Characterization of neurophysin-vasopressin prohormones in human posterior pituitary tissue. J Clin Endocrinol Metab 57:115, 1983

Webster J: A comparative review of the tolerability profiles of dopamine agonists in the treatment of hyperprolactinaemia and inhibition of lactation. Drug Saf 14:228, 1996

Webster J, Piscitelli G, Polli A, et al: A comparison of cabergoline and bromocriptine in the treatment of hyperprolactinemic amenorrhea. Cabergoline Comparative Study Group. N Engl J Med 331:904, 1994

Wei LL, Hawkins P, Baker C, et al: An amino-terminal truncated progesterone receptor isoform, PRc, enhances progestin-induced transcriptional activity. Mol Endocrinol 10:1379, 1996

Wiegratz I, Kuhl H: Progestogen therapies: differences in clinical effects? Trends Endocrinol Metab 15:277, 2004

Wierman ME, Pawlowski JE, Allen MP, et al: Molecular mechanisms of gonadotropin-releasing hormone neuronal migration. Trends Endocrinol Metab 15:96, 2004

Wildt L, Hausler A, Marshall G, et al: Frequency and amplitude of gonadotropin-releasing hormone stimulation and gonadotropin secretion in the rhesus monkey. Endocrinology 109:376, 1981

Williams CL, Nishihara M, Thalabard JC, et al: Duration and frequency of multiunit electrical activity associated with the hypothalamic gonadotropin releasing hormone pulse generator in the rhesus monkey: differential effects of morphine. Neuroendocrinology 52:225, 1990

Winter JS, Hughes IA, Reyes FI, et al: Pituitary-gonadal relations in infancy: 2. Patterns of serum gonadal steroid concentrations in man from birth to two years of age. J Clin Endocrinol Metab 42:679, 1976

Yen SS, Quigley ME, Reid RL, et al: Neuroendocrinology of opioid peptides and their role in the control of gonadotropin and prolactin secretion. Am J Obstet Gynecol 152:485, 1985

Yen SSC, Jaffe RB: Reproductive Endocrinology: Physiology, Pathophysiology, and Clinical Management. Philadelphia, Saunders, 1986

Yoshimura Y, Wallach EE: Studies of the mechanism(s) of mammalian ovulation. Fertil Steril 47:22, 1987

Yoshinaga K, Serono Symposia USA: Blastocyst Implantation. Boston, Adams, 1989

Young JR, Jaffe RB: Strength-duration characteristics of estrogen effects on gonadotropin response to gonadotropin-releasing hormone in women. II. Effects of varying concentrations of estradiol. J Clin Endocrinol Metab 42:432, 1976

Yu B, Ruman J, Christman G: The role of peripheral gonadotropin-releasing hormone receptors in female reproduction. Fertil Steril 95:465, 2011

CAPÍTULO 16

Amenorreia

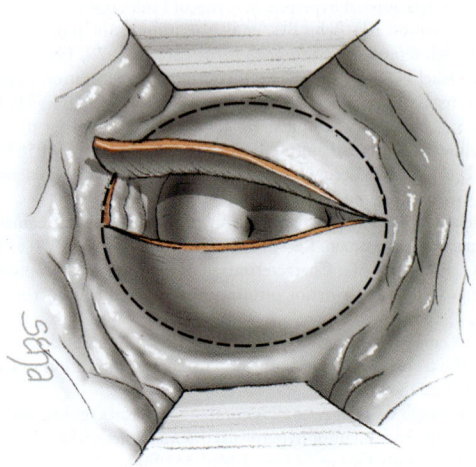

CICLO MENSTRUAL NORMAL	440
SISTEMA DE CLASSIFICAÇÃO	441
DISTÚRBIOS ANATÔMICOS	441
HIPOGONADISMO HIPERGONADOTRÓFICO (INSUFICIÊNCIA OVARIANA PREMATURA)	444
HIPOGONADISMO HIPOGONADOTRÓFICO	447
DISTÚRBIOS DO HIPOTÁLAMO	447
DISTÚRBIOS DA ADENO-HIPÓFISE	450
AMENORREIA EUGONADOTRÓFICA	451
INVESTIGAÇÃO	452
TRATAMENTO	456
REFERÊNCIAS	457

A investigação e o tratamento de pacientes com amenorreia são comuns na ginecologia, e a prevalência de amenorreia patológica varia de 3 a 4% em populações na idade reprodutiva (Bachmann, 1982; Petterson, 1973). A amenorreia é diagnosticada em mulheres (1) que ainda não tenham menstruado aos 14 anos de idade e não apresentem outras evidências de desenvolvimento puberal; (2) que não tenham menstruado aos 16 anos de idade, mesmo estando presentes outros sinais de puberdade; ou (3) que já tenham menstruado, mas estejam sem menstruar por período total equivalente a três ciclos prévios ou seis meses. Embora, classicamente, a amenorreia seja definida como primária (nenhuma menstruação anterior) ou secundária (cessação da menstruação), essa distinção deve ser evitada, considerando que potencialmente induz a erros diagnósticos.

Em algumas circunstâncias, é razoável iniciar as investigações mesmo na ausência desses critérios estritos. Entre os exemplos estão pacientes com estigmas da síndrome de Turner, com virilização evidente ou com histórico de curetagem uterina. A possibilidade de investigar retardo de puberdade antes das idades mencionadas também deve ser considerada se o médico perceber preocupação da própria paciente ou de seus pais.

Embora a lista de possíveis etiologias seja extensa, grande parte das causas se enquadra em um número limitado de categorias (Tabelas 16-1 e 16-2). Evidentemente, a amenorreia é normal antes da puberdade, durante a gravidez e a lactação e após a menopausa.

CICLO MENSTRUAL NORMAL

O diagnóstico diferencial de amenorreia pode ser realizado com base nas necessidades para a geração de ciclos menstruais normais. Para a produção de um padrão de sangramento uterino cíclico e controlado há necessidade de regulação temporal e quantitativa precisa de uma série de hormônios reprodutivos (Cap. 15, p. 423).

Em primeiro lugar, o eixo hipotálamo-hipófise-ovário deve estar funcional. O hipotálamo libera pulsos de hormônio liberador da gonadotrofina (GnRH, de *gonadotropin-releasinghormone*) na circulação portal hipotalâmica-hipofisária, em frequências e amplitudes definidas. O GnRH estimula a síntese e a secreção das gonadotrofinas, isto é, hormônio luteinizante (LH) e hormônio folículo-estimulante (FSH), pelas células gonadotróficas da adeno-hipófise. Essas gonadotrofinas entram na circulação periférica e atuam no ovário para estimular o desenvolvimento folicular e a produção de hormônios ovarianos. Os hormônios ovarianos incluem os hormônios esteroides (estrogênio, progesterona e androgênios), assim como o hormônio peptídeo inibina. Como o próprio nome indica, a inibina bloqueia a síntese e a secreção do FSH. Os esteroides gonadais normalmente têm ação inibitória, tanto na hipófise como no hipotálamo. Contudo, o desenvolvimento de folículos maduros resulta em elevação rápida nos níveis de estrogênio. Tais níveis atuam positivamente na hipófise para gerar um pico de liberação de LH no meio do ciclo. O mecanismo por meio do qual o *feedback* do estrogênio deixa de ser negativo para ser positivo é desconhecido. Além da liberação de LH, os estrogênios circulantes estimulam o desenvolvimento de revestimento endometrial proliferativo espesso.

Após a ovulação, o LH estimula a luteinização das células foliculares da granulosa e das células tecais circunvizinhas, formando o corpo lúteo. Além da produção contínua de estrogênio, o corpo lúteo secreta também níveis elevados de progesterona. A progesterona converte o endométrio para

TABELA 16-1 Amenorreia primária: frequência de etiologias	
Apresentação	Frequência(%)
Hipogonadismo hipergonadotrófico	43
45,X e variantes	27
46,XX	14
46,XY	2
Eugonadismo	30
Agenesia mülleriana	15
Septo vaginal	3
Hímen imperfurado	1
SIA	1
SOP	7
HSRC	1
Doença de Cushing e doença da tireoide	2
Níveis baixos de FSH sem desenvolvimento das mamas	27
	14
Atraso constitucional	5
Deficiência de GnRH	1
Outras doenças do SNC	5
Doença hipofisária	2
Transtornos alimentares, estresse, excesso de exercício	

SIA= síndrome da insensibilidade androgênica; HSRC= hiperplasia suprarrenal congênita; SNC= sistema nervoso central; FSH= hormônio folículo-estimulante; GnRH= hormônio liberador da gonadotrofina; SOP= síndrome do ovário policístico. Adaptada de Reindollar, 1981, com permissão.

TABELA 16-2 Amenorreia secundária: frequência de etiologias[a]	
Apresentação	Frequência (%)
Níveis baixos ou normais de FSH: vários	67,5
Transtornos alimentares, estresse, excesso de exercício	15,5
Distúrbios hipotalâmicos inespecíficos	18
Anovulação crônica (SOP)	28
Hipotireoidismo	1,5
Síndrome de Cushing	1
Tumor hipofisário/sela vazia	2
Síndrome de Sheehan	1,5
Níveis elevados de FSH: insuficiência gonadal	10,5
46,XX	10
Cariótipo anormal	0,5
Níveis elevados de prolactina	13
Anatômica	7
Síndrome de Asherman	7
Estados hiperandrogênicos	2
HSRC de início tardio	0,5
Tumor ovariano	1
Sem diagnóstico	0,5

[a] Excluído o diagnóstico de gravidez.
HSRC= hiperplasia suprarrenal congênita; FSH= hormônio folículo-estimulante; SOP= síndrome do ovário policístico.
Adaptada de Reindollar, 1986, com permissão.

padrão secretor. Se houver gravidez, o corpo lúteo é "salvo" pela gonadotrofina coriônica humana (hCG) secretada por células do sinciciotrofoblasto. Desde o ponto de vista estrutural o hCG é semelhante ao LH e assume o papel de manutenção do corpo lúteo no início da gestação. Se a gravidez não se concretizar, a secreção de progesterona e de estrogênio é interrompida, resultando em descamação endometrial. O padrão desse "sangramento por falta de progesterona" varia entre as mulheres, tanto em duração quanto em volume de sangue perdido, mas deve se manter relativamente constante ao longo dos ciclos de cada paciente.

A amenorreia pode se seguir ao rompimento dessa comunicação articulada. Contudo, mesmo quando ocorrem as alterações hormonais cíclicas esperadas, é possível haver ausência de menstruação, em razão da presença de anormalidades anatômicas. O endométrio deve estar apto a responder normalmente à estimulação hormonal, e o colo, a vagina e o introito devem estar presentes e patentes.

SISTEMA DE CLASSIFICAÇÃO

Foram desenvolvidos vários sistemas de classificação para o diagnóstico de amenorreia, sendo que todos têm pontos fortes e fracos. A Tabela 16-3 descreve um esquema bastante útil. Esse sistema divide as causas de amenorreia em etiologias anatômicas e hormonais, com subdivisão em distúrbios herdados e adquiridos.

Como mencionado anteriormente, a menstruação normal exige produção ovariana adequada de hormônios esteroides. A redução da função ovariana (hipogonadismo) resulta de ausência de estimulação pelas gonadotrofinas (hipogonadismo *hipo*gonadotrófico) ou de insuficiência ovariana primária (hipogonadismo *hiper*gonadotrófico) (Tabela 16-4). Diversos distúrbios estão associados a níveis relativamente normais de LH e FSH (*eu*gonadotróficos), porém com perda da ciclicidade apropriada. Um exemplo clássico desta categoria é a síndrome do ovário policístico, que será mais bem discutida na pág. 451.

DISTÚRBIOS ANATÔMICOS

As anormalidades anatômicas que potencialmente se apresentam na forma de amenorreia podem, de forma ampla, ser consideradas como distúrbios herdados ou adquiridos do trato de saída (útero, colo, vagina e introito).

■ Herdados

Esse tipo de distúrbio é causa frequente de amenorreia em adolescentes, sendo que a anatomia pélvica é anormal em aproximadamente 15% das mulheres com amenorreia primária (The Practice Committee of the American Society for Reproductive Medicine, 2006). A Figura 16-1 descreve os defeitos anatômicos que podem se apresentar na forma de amenorreia. Tais defeitos serão discutidos em mais detalhes no Capítulo 18 (p. 492).

Obstrução distal do trato genital

É possível haver amenorreia em mulheres com hímen imperfurado (1 em 2.000 mulheres), septo vaginal transverso (1 em 70.000 mulheres) ou atresia isolada de vagina ((Banerjee, 1999; Parazzini, 1990; Reid, 2000). Pacientes com essas anor-

TABELA 16-3 Esquema de classificação para amenorreia

Anatômicas

Herdadas
- Agenesia mülleriana (parcial ou total)
- Septo vaginal
- Atresia cervical
- Hímen imperfurado
- Fusão labial

Adquiridas
- Sinéquias intrauterinas (síndrome de Asherman)
- Estenose do colo uterino

Hormonais/endocrinológicas

Hipogonadismo hipergonadotrófico (POF)
Adquiridas
- Cromossômicas (disgenesia gonadal)
- Distúrbios de genes isolados

Adquiridas
- Infecção
- Autoimune
- Iatrogênica
- Ambiental
- Idiopática

Hipogonadismo hipogonadotrófico
Distúrbios do hipotálamo = amenorreia hipotalâmica
Herdado
- Hipogonadismo hipogonadotrófico idiopático (HHI)
- Síndrome de Kallmann

Adquirida
- Amenorreia hipotalâmica ("funcional")
  - Transtornos alimentares
  - Excesso de exercícios
  - Estresse
- Processos destrutivos
  - Tumor
  - Radiação
  - Trauma
  - Infecção
  - Doença infiltrativa
- Pseudociese

Amenorreia eugonadotrófica
Herdadas
- Síndrome do ovário policístico
- Hiperplasia suprarrenal congênita com início na vida adulta
- Tumores ovarianos (produtores de esteroides)

Adquiridas
- Hiperprolactinemia
- Doença tireoidiana
- Síndrome de Cushing
- Acromegalia

Hipogonadismo hipogonadotrófico (cont.)
Distúrbios da adeno-hipófise
Herdadas
- Hipoplasia da hipófise

Adquiridas
- Adenoma
  - Prolactinoma
- Processos destrutivos
  - Macroadenoma
  - Metástases
  - Radiação
  - Trauma
  - Infarto (síndrome de Sheehan)
  - Doença infiltrativa

Doenças crônicas
- Doença renal em estágio terminal
- Doença hepática
- Malignidade
- Síndrome da imunodeficiência adquirida (Aids)
- Síndromes de má-absorção

TABELA 16-4 Categorias de amenorreia com base nos níveis de gonadotrofinas e estrogênio

Tipo de hipogonadismo	LH/FSH	Estrogênio	Defeito primário
Hipergonadotrófico	Alto	Baixo	Ovário
Hipogonadotrófico	Baixo	Baixo	Hipotálamo/hipófise
Eugonadotrófico	Normal[a]	Normal[a]	Vários

[a] Geralmente na faixa normal, mas sem ciclicidade.
FSH = hormônio folículo-estimulante; LH = hormônio luteinizante.

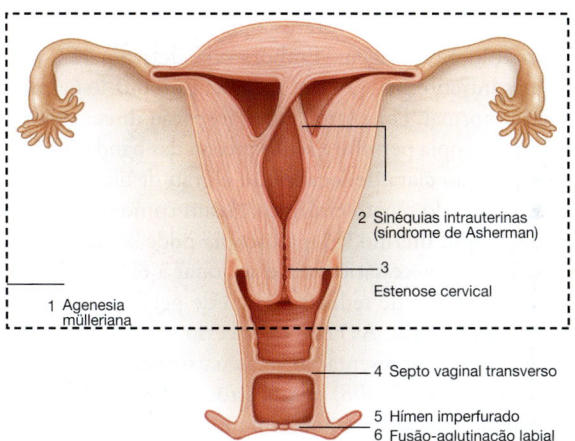

FIGURA 16-1 Ilustração mostrando os defeitos anatômicos que podem causar amenorreia.

TABELA 16-5 Comparação entre agenesia mülleriana e síndrome da insensibilidade aos androgênios

Apresentação	Agenesia mülleriana	Insensibilidade aos androgênios
Padrão de herança	Esporádica	Recessiva ligada ao X
Cariótipo	46,XX	46,XY
Desenvolvimento dos seios	Sim	Sim
Pelos axilares e pubianos	Sim	Não
Útero	Não	Não
Gônadas	Ovários	Testículos
Testosterona	Níveis femininos	Níveis masculinos
Anomalias associadas	Sim	Não

malidades apresentam cariótipo 46,XX, características sexuais secundárias femininas e função ovariana normal. Portanto, o volume de sangramento uterino é normal, mas as vias normais para eliminação do sangue estão obstruídas ou ausentes. Essas pacientes podem apresentar sintomas pré-menstruais, como sensibilidade nas mamas, desejos alimentares e mudanças no estado de humor, atribuíveis a níveis elevados de progesterona. Além disso, o acúmulo do sangue menstrual obstruído com frequência causa dor abdominal cíclica. Em mulheres com obstrução do trato genital, o aumento na menstruação retrógrada pode resultar no desenvolvimento de endometriose e complicações associadas, como dor crônica e infertilidade. Ademais, embora estruturalmente normais, os lábios vaginais de algumas meninas podem se apresentar fortemente aderidos, levando à obstrução e amenorreia. Em sua maioria os casos são tratados precocemente com estrogênio tópico e/ou separação manual, conforme descrito no Capítulo 14 (p. 386). Desta forma, evita-se a maioria dos casos de obstrução da saída do fluxo.

Malformações müllerianas

Durante o desenvolvimento embrionário, os ductos müllerianos dão origem à parte superior da vagina, ao colo, ao corpo uterino e às tubas uterinas. A agenesia mülleriana pode ser parcial ou total. Consequentemente, a amenorreia pode resultar de obstrução do trato de saída ou de ausência de endométrio nos casos que envolvam agenesia uterina. Na agenesia mülleriana total, mais conhecida como síndrome de Mayer-Rokitansky-Kuster-Hauser, as pacientes não conseguem desenvolver nenhuma das estruturas müllerianas, e o exame revela apenas uma pequena depressão vaginal. Em um relatório finlandês, esse distúrbio foi identificado em aproximadamente 1 em 5.000 recém-nascidos do sexo feminino. Portanto, encontra-se em segundo lugar, atrás apenas da disgenesia gonadal, como causa primária de amenorreia (Aittomaki, 2001; Reindollar, 1981).

O quadro de agenesia mülleriana total pode ser confundido com o da síndrome da insensibilidade completa aos androgênios (SIA). Na SIA, a paciente apresenta cariótipo 46,XY e testículos funcionais. Entretanto, mutações subjacentes no receptor de androgênio impedem ligação normal da testosterona, desenvolvimento normal do sistema ductal masculino e virilização. A Tabela 16-5 compara essas duas síndromes. Para mais informações acerca desses distúrbios, consulte o Capítulo 18 (p. 481).

■ Adquiridos

Outras anormalidades uterinas que causam amenorreia são estenose do colo uterino e sinéquias intrauterinas extensivas.

Estenose do colo uterino

Fibrose pós-operatória e estenose do colo uterino podem se seguir a procedimento de dilatação e curetagem (D&C), excisão eletrocirúrgica por alça diatérmica, infecção e neoplasia. Alterações atróficas ou radioterápicas graves também podem causar a estenose.

A estenose, na maioria dos casos, envolve o orifício interno, e os sintomas nas mulheres que menstruam incluem amenorreia, sangramento anormal, dismenorreia e infertilidade. As mulheres pós-menopáusicas geralmente se mantêm assintomáticas até que haja acúmulo de líquido, exsudato ou sangue. Os termos *hidrometra* (líquido), *piometra* (pus) e *hematometra* (sangue) são usados para descrever tais condições e foram discutidos em mais detalhes no Capítulo 9 (p. 259). A impossibilidade de introduzir o dilatador na cavidade uterina é diagnóstica. Se a obstrução for total, palpa-se útero aumentado e de consistência macia. O manejo das pacientes com estenose do colo uterino envolve dilatação cervical e exclusão de neoplasia nos casos com indicação, conforme descrito no Capítulo 4 (p. 129).

Sinéquias intrauterinas (síndrome de Asherman)

Também conhecidas como aderências intrauterinas e, quando sintomáticas, síndrome de Asherman, o espectro de fibrose inclui aderências finas, bandas densas ou obstrução total da cavidade uterina (Fig. 16-2). O endométrio é dividido em uma camada funcional, que reveste a cavidade endometrial, e uma camada basal, que regenera a camada funcional após cada menstruação. A destruição do endométrio basal impede que haja es-

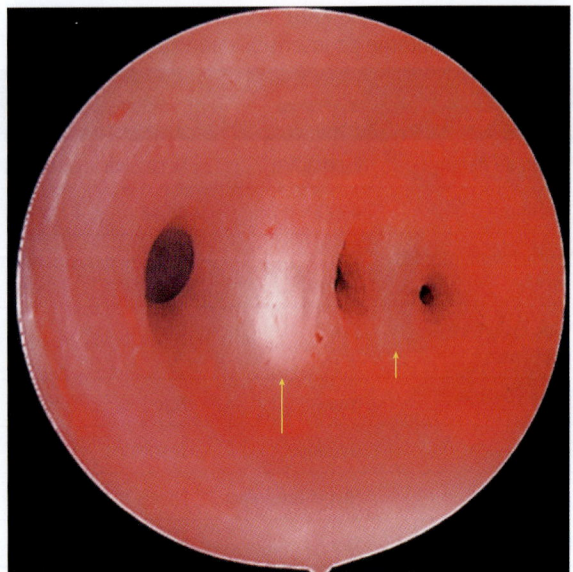

FIGURA 16-2 Fotografia histeroscópica revelando sinéquias intrauterinas (*setas*) encontradas na síndrome de Asherman. (*Fotografia cedida pela Dra. Ellen Wilson.*)

pessamento endometrial em resposta aos esteroides ovarianos. Portanto, não há produção de tecido nem seu subsequente descolamento por ocasião da queda hormonal ao final da fase lútea.

É possível haver amenorreia nos casos com fibrose intrauterina extensiva. Nos casos menos graves, as pacientes podem se apresentar com hipomenorreia ou com perdas recorrentes de gravidez causadas por placentação anormal. Na avaliação que fizeram de 292 mulheres com sinéquias intrauterinas, Schenker e Margalioth (1982) observaram gravidez a termo em apenas 30% de 165 gestações. As demais sofreram abortamento espontâneo (40%) ou parto prematuro.

Curetagens vigorosas podem produzir danos endometriais, geralmente em associação com hemorragia pós-parto, abortamento espontâneo ou abortamento eletivo complicado por infecção. Em uma série de 1.856 mulheres com síndrome de Asherman, 88% dos casos ocorreram após curetagem uterina pós-aborto ou pós-parto (Schenker, 1982). O dano também pode resultar de outras cirurgias uterinas, incluindo metroplastia, miomectomia ou parto cesariano, ou de infecções relacionadas ao uso de dispositivos intrauterinos. Embora rara nos Estados Unidos, a endometrite tuberculosa é uma causa relativamente comum de síndrome de Asherman nos países em desenvolvimento (Buttram, 1977; Klein, 1973; Sharma, 2009).

Quando há suspeita de sinéquias intrauterinas, a histerossalpingografia é o exame indicado. As sinéquias intrauterinas caracteristicamente se apresentam como falhas de enchimento irregulares e angulosas no interior da cavidade uterina (Fig. 19-6, p. 517). Algumas vezes, pólipos uterinos, leiomiomas, bolhas de ar e coágulos sanguíneos podem ocultar as aderências. A ultrassonografia transvaginal, com ou sem infusão salina, pode ajudar a esclarecer esses casos difíceis (Fig. 2-20, p. 45), mas o diagnóstico definitivo requer histeroscopia.

A lise histeroscópica de aderências é o tratamento cirúrgico preferencial e será descrito na Seção 42-21 (p. 1.178). Antes do uso disseminado da histeroscopia operatória, empregava-se dilatação e curetagem. Embora seja efetiva para a lise de sinéquias intrauterinas, a D&C também produz lesões no endométrio normal. Por outro lado, a inspeção direta produzida pela histeroscopia permite a seção precisa das bandas fibróticas e comprovação clara de localização e grau de aderência além dos resultados do reparo cirúrgico. Assim como ocorre na ressecção de septo uterino, a laparoscopia pode ser um procedimento adjunto necessário para direcionar a excisão nos casos mais graves, a fim de reduzir o risco de perfuração uterina e lesão intraperitoneal. As taxas de sucesso variam dependendo dos sintomas de apresentação, mas na síntese publicada por Yu e colaboradores (2008) demonstrou-se taxa de gravidez de 74% após lise por histeroscopia em mulheres com desejo de ter filhos e, destas gestações, 80% com nascidos vivos. Entretanto, quando se avaliam apenas pacientes com doença grave, as taxas de gravidez variam entre 20 e 45%, e a taxa de nascidos vivos se aproxima de 30% (Fedele, 2006).

DISTÚRBIOS ENDÓCRINOS

Hipogonadismo hipergonadotrófico (insuficiência ovariana prematura)

O termo *hipogonadismo hipergonadotrófico* se refere a qualquer processo no qual (1) a função ovariana esteja reduzida ou ausente (hipogonadismo) e (2) as gonadotrofinas, em razão da ausência de *feedback* negativo, LH e FSH, encontrem-se aumentadas no soro (hipergonadotrófico). Essa categoria de distúrbio implica disfunção primária ao nível do ovário, e não em nível central, no hipotálamo ou na hipófise. Esse processo também é conhecido como *menopausa precoce* ou *insuficiência ovariana prematura* (IOP), com tendência atual ao termo *insuficiência ovariana primária*. As duas últimas denominações são as mais adequadas porque descrevem melhor a fisiopatologia dessa condição.

Define-se insuficiência ovariana prematura como perda de oócitos e das células de apoio circunvizinhas antes da idade de 40 anos. O diagnóstico é determinado por duas dosagens séricas de FSH acima de 40 mUI/mL, obtidas com intervalo mínimo de um mês. Essa definição distingue entre IOP e perda fisiológica da função ovariana, que ocorre com a menopausa normal. Estima-se que a incidência de IOP seja de 1 em cada 1.000 mulheres com menos de 30 anos de idade e de 1 em cada 100 mulheres com menos de 40 anos de idade (Coulam, 1986). É imprescindível uma investigação rigorosa. Entretanto, na maioria dos casos, a etiologia da IOP permanece sem esclarecimento.

Distúrbios hereditários

Defeitos cromossômicos. A disgenesia gonadal é a causa mais frequente de IOP. Nesse tipo de distúrbio, observa-se complemento normal de células germinativas na fase inicial de formação do ovário fetal. Entretanto, os oócitos sofrem atresia acelerada, e o ovário é substituído por uma estria fibrosa passando a ser denominado gônada em fita (*streak gonad*)(Fig. 16-3 e 16-4) (Simpson, 1975; Singh, 1966). As portadoras dessa condição podem apresentar-se com diversas características clínicas

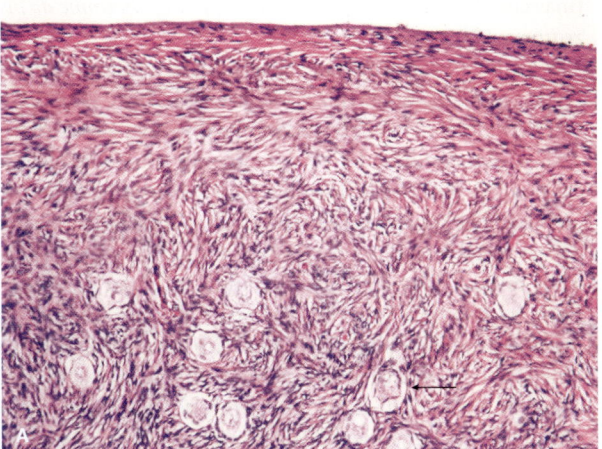 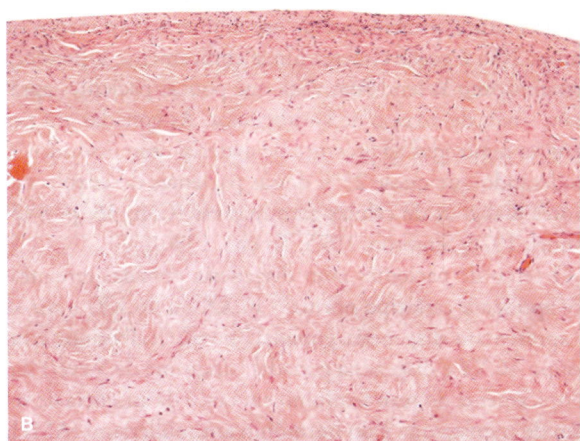

FIGURA 16-3 Microfotografias de amostras histológicas. **A**. Córtex ovariano normal pré-menopáusico com múltiplos folículos primordiais. (*Fotografia cedida pela Dra. Kelley Carrick.*) **B**. Ovário de uma mulher com disgenesia gonadal. Ovário em fita revelando estroma ovariano sem folículos primordiais. (*Fotografia cedida pela Dra. Raheela Ashfaq.*)

e são divididas em dois grandes grupos com base em cariótipo normal ou anormal da paciente (Schlessinger, 2002).

A deleção de material genético de um cromossomo X é responsável por aproximadamente dois terços dos casos de disgenesia gonadal (Devi, 1998; Tho, 1981). Em geral, costuma-se dizer que essas pacientes têm síndrome de Turner. O cariótipo 45,X é encontrado em aproximadamente 50% dessas pacientes, sendo que a maioria apresenta defeitos somáticos associados, incluindo baixa estatura, pescoço alado, linha capilar baixa, tórax em forma de escudo e malformações cardiovasculares (Turner, 1972). As características do fenótipo Turner estão listadas na Tabela 16-6.

O restante das pacientes com disgenesia gonadal e anormalidades identificáveis do cromossomo X apresentam mosaicismo cromossômico, com ou sem anormalidades estruturais nesse cromossomo. Nesses casos, a forma mais comum de mosaicismo é o cariótipo 45,X/46,XX (Tho, 1981). Baixa estatura e anormalidades somáticas estão mais intimamente relacionadas a deleções no braço curto do cromossomo X (Xp). Por outro lado, as pacientes com deleção no braço longo do cromossomo X frequentemente apresentam baixa estatura ou corpo eunucoide. Nessas pacientes, os níveis baixos de estrogênio levam ao retardo do fechamento das epífises dos ossos longos, resultando em pernas e braços longos em relação ao torso. Essa aparência é denominada *constituição eunucoide* (Baughman, 1968; Hsu, 1970).

Aproximadamente 90% das mulheres com disgenesia gonadal, resultante de perda de material genético do cromossomo X, nunca menstruam. As 10% remanescentes têm folículos residuais suficientes para menstruar e raramente ficam grávidas. Entretanto, a vida menstrual e reprodutiva dessas mulheres é invariavelmente curta (Kaneko, 1990; Simpson, 1975; Tho, 1981).

Em alguns casos de disgenesia gonadal, o mosaicismo cromossômico também pode incluir um cromossomo Y, como 45,X/46, XY. Portanto, deve-se proceder à análise cromossômica

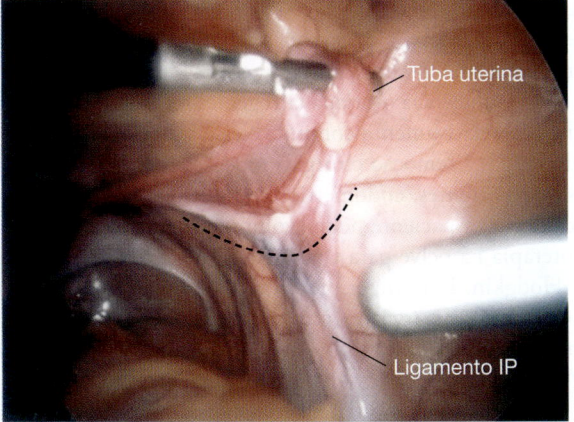

FIGURA 16-4 Fotografia de uma gônada em fita (*linha tracejada*) durante laparoscopia. As fímbrias da tuba uterina foram apreendidas por um instrumento laparoscópico. (*Fotografia cedida pelo Dr. Victor Beshay.*)

TABELA 16-6 Sinais característicos em mulheres com síndrome de Turner

Estatura entre 142-147 cm
Micrognatia
Epicanto
Implantação baixa das orelhas
Perda auditiva neurossensorial
Otite média levando à disacusia de condução
Palato arqueado em ogiva
Pescoço alado
Tórax quadrado, em forma de escudo
Ausência de desenvolvimento das mamas
Espaçamento amplo das aréolas
Coarctação da aorta
Quarto metacarpal curto
Ulna valga
Anormalidades renais
Distúrbios autoimunes
Tireoidite autoimune
Diabetes melito

em todos os casos de amenorreia associados à insuficiência ovariana prematura, principalmente em mulheres com menos de 30 anos. Não é possível determinar clinicamente a presença de cromossomo Y, tendo em vista que poucas pacientes apresentam sinais de excesso de androgênios. As gônadas em fita devem ser removidas na presença de material cromossômico Y, considerando que quase 25% dessas pacientes desenvolverão tumores malignos de células germinativas (Cap. 36, p. 882) (Manuel, 1976; Simpson, 1975; Troche, 1986).

O terço de pacientes com disgenesia gonadal remanescente apresenta cariótipo normal (46,XX ou 46,XY) e diz-se que apresentam disgenesia gonadal "pura". Indivíduos com genótipo 46,XY e disgenesia gonadal (síndrome de Swyer) são fenotipicamente do sexo feminino em razão da ausência de secreção de testosterona e do hormônio antimülleriano (AMH, de *antimüllerian hormone*) pelos testículos disgênicos. Embora a etiologia da insuficiência gonadal não tenha sidomuito bem compreendida em pacientes geneticamente masculinosou femininos, provavelmente está relacionada com defeitos em genes isolados ou com destruição de tecido gonadal na vida intrauterina, talvez por infecções ou toxinas (Wilson, 1992).

Defeitos genéticos específicos. Além das anormalidades cromossômicas anteriormente descritas, as pacientes podem apresentar IOP em razão de mutações em um único gene. Em trabalhos recentemente publicados, demonstrou-se relação significativa entre síndrome do X frágil e insuficiência ovariana prematura. Esta síndrome é causada por mutação com sequência tripla repetida no gene *FMR1* ligado ao X (deficiência mental por X frágil). A mutação plenamente expandida (> 200 repetições CGG) é a mais comum entre as causas geneticamente transmitidas conhecidas de deficiência mental e de autismo. A sequência expandida é hipermetilada, resultando em silenciamento da expressão do gene. Os indivíduos masculinos com a, assim chamada, pré-mutação (50 a 200 repetições CGG) têm risco aumentado para a síndrome de tremor/ataxia associada ao X frágil (FXTAS). Embora o mecanismo não tenha sido esclarecido, observou-se que indivíduos femininos com a pré-mutação têm risco de 13 a 26% de evoluir para IOP. Estimou-se que 0,8 a 7,5% dos casos esporádicos de IOP e 13% dos casos familiares de IOP sejam causados por pré-mutações nesse gene. A prevalência de pré-mutações em mulheres aproxima-se de 1 em 129 a 1 em 300 (Wuttenberger, 2007).

Entre as mutações menos comuns estão a do gene *CYP17*. Esta mutação resulta em redução na atividade 17α-hidroxilase e 17,20-liase, evitando, assim, a produção de cortisol, de androgênios e de estrogênios (Fig. 15-5, p. 403). Esses pacientes apresentam infantilismo sexual e amenorreia primária em razão da ausência de secreção estrogênica. A expressão *infantilismo sexual* é usada par a descrever pacientes sem desenvolvimento de mamas, ausência de pelos pubianos e axilares e útero pequeno. Mutações no gene *CYP17* também podem levar a aumento na secreção do hormônio adrenocorticotrófico (ACTH, de *adrenocorticotropic hormone*), estimulando, consequentemente, a secreção de mineralocorticoides, o que resulta em hipopotassemia e hipertensão arterial (Goldsmith, 1967).

Há também registros de mutações nos receptores de LH e FSH. Essas mutações impedem resposta normal às gonadotrofinas circulantes, condição conhecida como *síndrome do ovário resistente* (Aittomaki, 1995).

Embora frequentemente citada, a galactosemia é uma causa rara de IOP. A galactosemia clássica afeta de 1 em 30.000 a 1 em 60.000 nascidos vivos. Herdada como distúrbio autossômico recessivo, essa condição leva a metabolismo anormal da galactose em razão de deficiência da galactose-1-fosfato uridil-transferase, codificada pelo gene *GALT (Rubio-Gozalbo, 2010)*. Acredita-se que os metabólitos da galactose exerçam efeitos tóxicos diretos sobre muitos tipos celulares, incluindo as células germinativas. Entre as possíveis complicações estão morte neonatal, ataxia neurológica, incapacidade cognitiva e catarata.Quando não tratada ocorre insuficiência ovariana primária ou prematura em quase 85% dos indivíduos femininos. O tratamento implica dieta restritiva permanente de galactose, presente em laticínios. Com frequência, a galactosemia é diagnosticada nos programas de ratreamento em recém-nascidos ou durante investigação pediátrica em casos de retardo no crescimento e no desenvolvimento, muito antes de a paciente se apresentar para consulta ginecológica (Kaufman, 1981; Levy, 1984; Robinson, 1984).

Anormalidades adquiridas

O hipogonadismo hipergonadotrófico pode ser adquirido por meio de infecções, doenças autoimunes, tratamentos medicamentosos ou outras causas. As causas infecciosas de IOP são raras e pouco compreendidas, sendo que os registros mais frequentes são de ooforite por caxumba (Morrison, 1975).

Estima-se que distúrbios autoimunes sejam responsáveis por 40% dos casos de IOP (Hoek, 1997; LaBarbera, 1988). A insuficiência ovariana pode ser um componente da insuficiência poliglandular autoimune da hipófise acompanhando hipotireoidismo e insuficiência suprarrenal, ou pode-se seguir a outros distúrbios autoimunes sistêmicos, como o lúpus eritematoso. A IOP também foi associada à miastenia grave, púrpura trombocitopênica idiopática, artrite reumatoide, vitiligo e anemia hemolítica autoimune (de Moraes, 1972; Jones, 1969; Kim, 1974). Embora diversos anticorpos antiovarianos tenham sido descritos, não há, atualmente, nenhum marcador de anticorpos séricos validado para auxiliar no diagnóstico de IOP autoimune (The Practice Committee of the American Society for Reproductive Medicine, 2006). Portanto, na ausência de diagnóstico firmado, em todas as mulheres com IOP devem ser investigadas doenças autoimunes (p. 456).

A insuficiência ovariana iatrogênica é uma forma de apresentação relativamente comum. Nesse grupo estão pacientes submetidas à remoção cirúrgica total dos ovários em razão de cistos recorrentes, endometriose ou doença inflamatória pélvica grave. A paciente pode evoluir com amenorreia após radioterapia na pelve para tratamento de câncer, como doença de Hodgkin. Em caráter preventivo, os ovários podem ser reposicionados cirurgicamente (ooforopexia), se possível, fora do campo de radiação, antes da terapia (Terenziani, 2009; Williams, 1999).

A insuficiência ovariana também pode se seguir à quimioterapia para tratamentos de câncer ou de doenças autoimunes graves. Acredita-se que os agentes alquilantes sejam particularmente danosos para a função ovariana. Para minimizar a depleção de oócitos resultante, diversos pesquisadores defendem o uso de agonistas ou de antagonistas de GnRH simultaneamente ou antes de quimioterapia (Blumenfeld, 1999; Pereyra, 2001; Somers, 2005).

Foram propostos diversos mecanismos por meio dos quais os análogos do GnRH produziriam efeitos protetores. Esses fármacos reduzem o fluxo sanguíneo ovariano e, consequentemente, a exposição dos ovários aos quimioterápicos (Blumenfeld, 2003). Sabe-se que as células em divisão são muito mais sensíveis aos efeitos citotóxicos dos quimioterápicos do que as células em repouso. Portanto, também foi sugerido que a inibição do eixo hipófise-ovário seja capaz de conferir proteção ao epitélio germinativo ao inibir a oogênese. Alternativamente, como foram identificados receptores de GnRH nos ovários, os análogos de GnRH podem atuar diretamente nos ovários, reduzindo o metabolismo das células da granulosa (Peng, 1994). Entretanto, essa explicação não é totalmente satisfatória, considerando que os estágios iniciais da oogênese ocorrem de forma independente em relação aos estímulos gonadotróficos.

Deve-se enfatizar que a eficácia do tratamento com análogos de GnRH permanece altamente controversa. Com a evolução recente nas técnicas de criopreservação de oócitos e de tecido ovariano é provável que a retirada de oócitos antes da quimioterapia se torne a opção preferencial.

A probabilidade de evoluir com insuficiência ovariana mantém relação direta com doses maiores de radiação e dos quimioterápicos. Doses acima de 8 Gy (800 rads) aplicadas diretamente no ovário quase invariavelmente resultam em insuficiência ovariana permanente (Ash, 1980). A idade das pacientes também é um fator significativo. As mais jovens têm menor probabilidade de evoluir com insuficiência e maior chance de recuperar a função ovariana ao longo do tempo (Gradishar, 1989; Wallace, 1989).

Uma ampla variedade de toxinas ambientais produz efeitos danosos evidentes sobre a saúde folicular. Dentre essas estão tabagismo, metais pesados, solventes, pesticidas e produtos químicos industriais (Jick, 1977; Mlynarcikova, 2005; Sharara, 1998).

Hipogonadismo hipogonadotrófico

A denominação *hipogonadismo hipogonadotrófico* indica que a anormalidade primária está no eixo hipotálamo-hipófise. A redução na estimulação dos ovários pelas gonadotrofinas leva a perdas na foliculogênese ovariana. Geralmente, nessas pacientes, os níveis de LH e FSH, embora baixos, permanecem dentro da faixa detectável (< 5 mUI/mL). Entretanto, os níveis podem ser indetectáveis em pacientes com ausência total de estimulação hipotalâmica, como ocorre na síndrome de Kallmann. Além disso, a ausência de função hipofisária causada por desenvolvimento anormal ou por lesão hipofisária grave pode resultar em níveis igualmente baixos. Assim, o grupo dos distúrbios relacionados com hipogonadismo hipogonadotrófico pode ser visto como um conjunto contínuo contendo disfunção lútea, oligomenorreia e, nos casos mais graves, amenorreia.

Distúrbios do hipotálamo

Anormalidades hereditárias do hipotálamo. As anormalidades hipotalâmicas hereditárias estão presentes principalmente em pacientes com hipogonadismo hipogonadotrófico idiopático (HHI). Nesse grupo de pacientes, um subgrupo apresenta defeitos associados à capacidade olfativa (hiposmia ou anosmia) e diz-se que são portadores da síndrome de Kallmann. Essa síndrome pode ser herdada como um distúrbio ligado ao X, autossômico dominante, ou autossômico recessivo (Cadman, 2007; Layman, 1999; Waldstreicher, 1996). A forma ligada ao X foi a primeira a ser caracterizada e segue-se à mutação no gene *KAL1* no braço curto do cromossomo X. Expresso durante o desenvolvimento fetal, esse gene codifica uma proteína de adesão, denominada anosmina 1. Como essa proteína é essencial para a migração normal do GnRH e de neurônios olfativos, a falta de sua expressão resulta em déficits auditivos e reprodutivos (Fig. 16-5) (Franco, 1991; Soussi-Yanicostas, 1996).

Com base em análises *post-mortem*, as pacientes com síndrome de Kallmann apresentam complemento normal de neurônios de GnRH, porém esses neurônios não conseguem migrar e permanecem nas proximidades do epitélio nasal (Quinton, 1997). Como resultado, o GnRH secretado no local é incapaz de estimular a secreção de gonadotrofinas pela adeno-hipófise. A redução acentuada na produção de estrogênio ovariano resultam em ausência de desenvolvimento das mamas e de ciclos menstruais.

A síndrome de Kallmann também está associada a anomalias na linha média da face, como fenda palatina, agenesia renal unilateral, ataxia cerebelar, epilepsia, perda auditiva neurossensorial e sincinesia (movimentos espelhados das mãos) (Winters, 1992; Zenaty, 2006). Essa síndrome pode ser distinguida do HHI por meio de testes olfativos. Isso pode ser feito facilmente no consultório com odorantes fortes, como café moído ou perfume. É importante observar que muitas dessas pacientes não têm conhecimento de suas deficiências.

Ao longo dos últimos 10 anos, foram identificados diversos genes autossômicos que contribuem para os desenvolvimento, migração e secreção normais de neurônios de GnRH (Fig. 16-6). Foram descritas mutações em diversos desses genes em pacientes com amenorreia hipotalâmica. Consequentemente, a porcentagem de pacientes nos quais esse distúrbio tem que ser considerado idiopático tem-se reduzido gradualmente. Digno de nota, a mutação no gene *CHD7* pode causar HHI normósmico ou síndrome de Kallmann, prejudicando a distinção entre esses dois distúrbios.

Disfunção hipotalâmica adquirida

Distúrbios funcionais ou amenorreia hipotalâmica. As anormalidades hipotalâmicas hereditárias são muito menos comuns que as adquiridas. Na maioria dos casos, supõe-se que a deficiência de gonadotrofinas levando à anovulação crônica tenha origem em distúrbios funcionais do hipotálamo ou de centros nervosos mais elevados. Conhecido também por *amenorreia hipotalâmica*, esse diagnóstico abrange três grandes categorias: transtornos alimentares, excesso de exercícios e estresse. Sob a perspectiva teleológica, a amenorreia em situações de inanição ou de estresse extremo pode ser considerada um mecanismo de prevenção da gravidez em momentos de recursos subótimos para gestarum bebê.

Aparentemente, cada mulher tem seu próprio "ponto de regulagem" hipotalâmico ou de sensibilidade a fatores ambien-

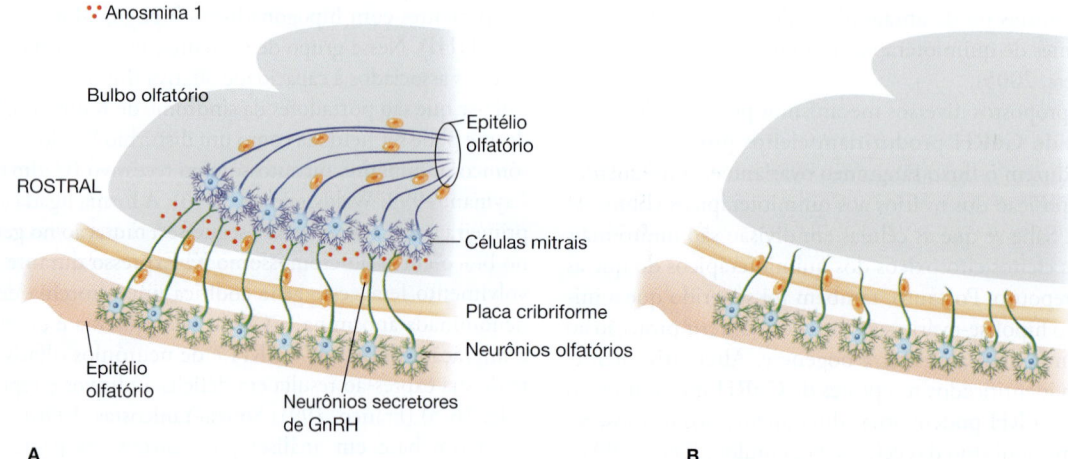

FIGURA 16-5 A ilustração retrata a migração normal de neurônios que expressam GnRH e a patogênese da síndrome de Kallmann. **A.** Durante o desenvolvimento normal, neurônios olfatórios originados no epitélio olfatório, estendem seus axônios pela placa cribriforme do osso etmoide até atingir o bulbo olfatório. Aqui, esses axônios fazem sinapse com dendritos das células mitrais, cujos axônios formam o trato olfatório. As células mitrais secretam anosmina-1, o produto proteico do gene *KAL1*. Essa proteína é necessária para dirigir os axônios olfatórios à sua localização correta no bulbo olfatório. Os neurônios secretores de GnRH usam essa via axonal para migrar do placoide olfatório ao hipotálamo. **B.** As pacientes com síndrome de Kallmann causada por mutação no gene *KAL1* não expressam anosmina-1. Consequentemente, os axônios dos neurônios olfatórios não podem interagir adequadamente com as células mitrais e sua migração termina entre a placa cribriforme e o bulbo olfatório. Como a migração dos neurônios secretores de GnRH depende dessa via axonal, a migração de GnRH também termina nesse local, o que resulta na falha de migração encontrada na síndrome de Kallmann. (*Redesenhada a partir de Rugarli, 1993.*)

tais. Por exemplo, há mulheres que toleram quantidades muitodiferentes de estresses em desenvolver amenorreia.

Transtornos alimentares. Os transtornos alimentares, anorexia e bulimia, podem resultar em amenorreia. A anorexia nervosa está associada a restrições calóricas graves, perda de peso, indução ao vômito, uso excessivo de laxantes e exercícios compulsivos (Cap. 13, p. 358). De maneira geral, a perda de peso é menos grave em mulheres bulímicas, que comem em excesso e provocam vômito.

A disfunção hipotalâmica é grave na anorexia e pode afetar outros eixos hipotalâmicos-hipofisários além do sistema reprodutivo. A amenorreia na anorexia nervosa pode preceder, seguir ou surgir coincidentemente com a perda de peso. Além disso, mesmo com retorno ao peso normal, nem todas as mulheres anoréxicas recuperam a função menstrual normal.

Amenorreia induzida por exercícios. A amenorreia induzida por exercício é mais comumente encontrada em mulheres cujo regime de exercício esteja associado à perda significativa de gordura, como balé, ginástica e corridas de longa distância (De Souza, 1991; Frisch, 1980). Nas mulheres que continuam a menstruar, os ciclos se caracterizam por variabilidade em intervalo e duração da menstruação em função da redução na função hormonal, incluindo fases lúteas curtas (De Souza, 1998). A puberdade pode ser retardada em meninas que iniciam o treinamento antes da menarca (Frisch, 1981).

Em 1970, Frisch e Revelle propuseram o conceito segundo o qual as adolescentes necessitam atingir

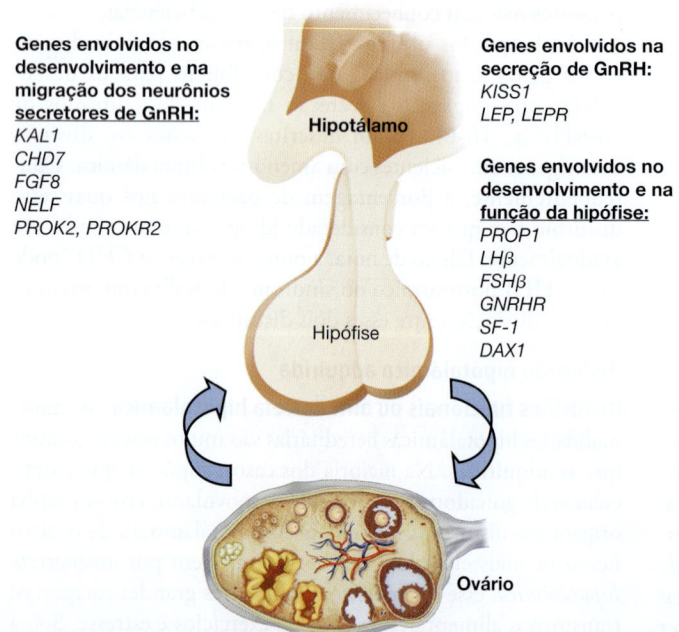

FIGURA 16-6 Diagrama representando alguns dos genes envolvidos no desenvolvimento e funcionamento normais do eixo hipotálamo-hipofisário-ovariano. Mutações identificadas nesses genes explicam atualmente algumas formas de hipogonadismo hipogonadotrófico previamente consideradas idiopáticas. (*Adaptada de Achermann, 2001, e Bianco, 2009.*)

um peso corporal mínimo para começar a menstruar. Essa massa foi inicialmente definida em cerca de 48 kg e subsequentemente alterada para índice de massa corporal (IMC) mínimo próximo do nível normal ≥ 19. O IMC é calculado com a seguinte fórmula: IMC = peso (kg)/quadrado da estatura (m²). Na Figura 1-7 (p. 17) encontra-se um nomograma para IMC. Estudos subsequentes sugeriram que, embora haja uma correlação evidente entre gordura corporal e função reprodutiva (em ambas as extremidades do espectro de peso), o balanço energético total é um preditor melhor para início e manutenção dos ciclos menstruais (Billewicz, 1976; Johnston, 1975). Por exemplo, muitas atletas de elite recuperam o ciclo menstrual após redução na intensidade dos exercícios, antes de haver qualquer alteração no peso (Abraham, 1982).

Amenorreia induzida por estresse. A amenorreia induzida por estresse pode estar associada a eventos traumáticos da vida cotidiana, como morte de um membro da família ou divórcio. Entretanto, episódios menos graves ou mesmo positivos podem estar associados a estresse. Por exemplo, com frequência, a amenorreia relacionada a estresse está associada à entrada na faculdade, a fazer provas ou do período de planejamento matrimonial.

Transtornos alimentares, exercícios e estresse podem alterar a função menstrual por mecanismos sobrepostos. Essa observação pode ser considerada apenas em parte, porque esses problemas, em geral, não são encontrados isoladamente. Por exemplo, com frequência, mulheres com transtornos alimentares fazem exercícios em excesso e, sem dúvida, permanecem em estado de estresse quando tentam controlar os padrões alimentares.

Fisiopatologia da amenorreia hipotalâmica funcional. A Figura 16-7 apresenta um modelo simplificado para explicar a amenorreia nessas pacientes. É importante enfatizar que, para cada causa de amenorreia hipotalâmica funcional, é possível haver contribuição de uma ou todas essas vias. Além disso, em muitos casos, os fatores que sabidamente atuam sobre a função reprodutiva provavelmente estão agindo indiretamente sobre os neurônios de GnRH por meio de vários subtipos neuronais que com eles fazem sinapse.

Particularmente, os exercícios foram associados a aumento nos níveis de opiáceos endógenos (β-endorfinas), produzindo a sensação conhecida como "estado eufórico dos corredores" (*runner's high*). Os opiáceos alteram a pulsatilidade do GnRH, conforme demonstrado com o tratamento de humanos e de modelos animais com antiopiáceos, como a naloxona.

Como parte da resposta ao estresse, cada uma dessas condições pode aumentar a liberação do hormônio liberador da corticotrofina (CRH, de *corticotropin-releasinghormone*) pelo hipotálamo, o que, por sua vez, resulta na secreção de cortisol pela suprarrenal. O CRH altera o padrão da secreção pulsátil de GnRH, enquanto o cortisol age direta ou indiretamente para interromper a função neuronal do GnRH.

Acredita-se que os transtornos alimentares impactem a função ovulatória por meio de uma série de fatores hormonais, incluindo insulina, glucagon e leptina. Identificada pela primeira vez em 1994, a leptina é uma proteína com 167 aminoácidos, codificada pelo gene *ob* e produzida no tecido adiposo branco (Zhang, 1994). Os receptores de leptina foram identificados no SNC e em uma ampla gama de tecidos periféricos (Chen, 1996; Lee, 1996; Tartaglia, 1995).

Produzida principalmente pelo tecido adiposo, a leptina proporciona uma ligação importante entre balanço energético e reprodução, embora seja um entre vários mecanismos (Schneider, 2004). Pacientes com anorexia nervosa apresentam níveis baixos de leptina circulante (Mantzoros, 1997). Por outro lado, mutações no gene da leptina humana resultam em condições como obesidade mórbida, diabetes melito e hipogonadismo. Este trio pode ser revertido com sucesso com a administração de leptina humana recombinante (Licinio, 2004).

Assim, criou-se o conceito de leptina como um "fator de saciedade". Levantou-se então a hipótese de que a redução na produção de leptina causada por perda de peso poderia secundariamente estimular o neuropeptídeo Y (NPy), que é conhecido por estimular o apetite e alterar a pulsatilidade do GnRH. É provável que a leptina atue por meio de uma grande variedade de neurotransmissores e neuropeptídeos adicionais, incluindo β-endorfinas e hormônio estimulante de α-melanócitos (Tartaglia, 1995).

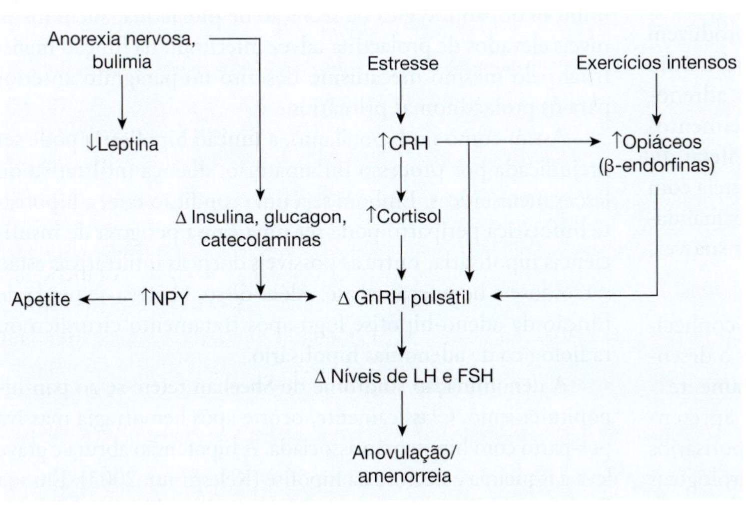

Pseudociese. Embora raro, esse diagnóstico deve ser considerado em qualquer mulher que se apresente com amenorreia e sintomas de gravidez. A pseudociese é um exemplo da capacidade da mente de controlar processos fisiológicos. A literatura médica menciona cerca de 550 casos de mulheres com idade variando entre 6 e 79 anos. Essas pacientes acreditam que estão grávidas e, em seguida, apresentam uma série de sinais e sintomas de gravidez, incluindo amenorreia.

FIGURA 16-7 Diagrama descrevendo um modelo simplificado para o desenvolvimento de amenorreia em mulheres com transtornos alimentares, níveis elevados de estresse ou exercícios rigorosos. CRH = hormônio liberador da corticotrofina; FSH = hormônio folículo-estimulante; GnRH = hormônio liberador da gonadotrofina; LH = hormônio luteinizante; NPY = neuropeptídeo Y.

Com a avaliação endócrina de um pequeno número de pacientes não foi possível demonstrar um padrão consistente de desequilíbrio hormonal. Alterações na frequência de pulsos de LH, concomitantes a elevação nos níveis séricos dos androgênios, podem explicar a evolução para amenorreia. Níveis séricos aumentados de prolactina, e a galactorreia resultante, foram observados em um subgrupo de pacientes. A secreção do hormônio do crescimento parece estar inibida.

Uma ligação comum entre essas pacientes é o histórico de algum sofrimento profundo, como abortamento recente ou morte de um lactente. Em geral, é necessário atendimento psiquiátrico para tratar o estado depressivo associado que, com frequência, é agravado quando a paciente recebe a notícia de que não está grávida (Bray, 1991; Starkman, 1985; Whelan, 1990).

Destruição anatômica. Qualquer processo que destrua o hipotálamo pode comprometer a secreção de GnRH e levar ao desenvolvimento de hipogonadismo hipogonadotrófico e amenorreia. Dada a complexidade da interação entre os sinais aferentes para os neurônios de GnRH, tais alterações não necessariamente causam impacto direto sobre esses neurônios, mas podem atuar indiretamente, alterando a atividade dos neurônios moduladores.

Os tumores mais comumente associados à amenorreia incluem craniofaringiomas, germinomas, tumores de seio endodérmico, granuloma eosinofílico (síndrome de Hand-Schuller-Christian) e gliomas, assim como lesões metastáticas. O mais comum desses tumores, o craniofaringioma, localiza-se na região suprasselar, e as pacientes, com frequência, apresentam-se com cefaleia e alterações visuais.

Há também casos de comprometimento da secreção de GnRH relacionado a infecções, como a tuberculose, e a doenças infiltrativas, como a sarcoidose. Trauma ou irradiação do hipotálamo também podem resultar em disfunção hipotalâmica e amenorreia subsequente.

Distúrbios da adeno-hipófise

A adeno-hipófise é formada por gonadotrofos (que produzem LH e FSH), lactotrofos (prolactina), tireotrofos (hormônio estimulante da tireoide), corticotrofos (hormônio adrenocorticotrófico) e somatotrofos (hormônio do crescimento) (Cap. 15, p. 413). Embora vários distúrbios possam afetar diretamente os gonadotrofos, algumas causas de amenorreia com origem na hipófise também podem ocorrer após anormalidades em outros tipos de células hipofisárias, que, por sua vez, alteram a função gonadotrófica.

Anormalidades hereditárias da adeno-hipófise. O conhecimento acerca dos mecanismos genéticos que regulam o desenvolvimento e a função da hipófise tem evoluído rapidamente.

Um número crescente de coortes foi descrito apresentando combinações de deficiência de hormônios hipofisários e malformações na parte central da face e/ou neurológicas causadas por defeitos de fusão na linha média, condição conhecida como displasia septo-óptica. Muitas dessas pacientes apresentam mutação no gene *PROP1* (Cadman, 2007; Layman, 1999). Em segundo lugar, também foram identificadas mutações em genes que codificam o LH ou subunidades β de FSH ou o receptor de GnRH como causas raras de hipogonadismo hipogonadotrófico. Disfunção hipotalâmica e hipofisária com disgenesia gonadal e hipoplasia suprarrenal associadas foram bem descritas em pacientes com mutações em receptores de hormônios nucleares, fator esteroidogênico 1 (SF-1; NR5A1) e DAX1 (NR0B1) (Beranova, 2001; Layman, 1997, 1998; Matthews, 1993; Weiss, 1992). Recentemente, o foco se voltou para a kisspeptina 1 e seu receptor, o receptor 54 acoplado à proteína G (GPR54, de *G-protein-coupled receptor 54*). Mutações nesse receptor resultam em puberdade tardia e hipogonadismo hipogonadotrófico, demonstrando que esse sistema ligante-receptor representa um estímulo importante para a secreção de GnRH (Pallais, 2006; Seminara, 2006).

Disfunção hipofisária adquirida. Grande parte das disfunções hipofisárias é adquirida após a menarca e, portanto, as mulheres apresentam desenvolvimento puberal normal, seguido de amenorreia secundária. Não obstante, em casos raros, esses distúrbios se iniciam antes da puberdade, resultando em desenvolvimento puberal retardado e amenorreia primária (Howlett, 1989).

Os adenomas hipofisários são a causa mais comum de disfunção da hipófise adquirida e foram discutidos em detalhes no Capítulo 15, p. 418. Os adenomas mais comuns secretam prolactina. Entretanto, a secreção excessiva de qualquer hormônio de origem hipofisária pode resultar em amenorreia.

Níveis séricos aumentados de prolactina são encontrados em até 10% das mulheres com amenorreia ("síndrome galactorreia-amenorreia"). A dopamina é o principal regulador de biossíntese e secreção de prolactina e tem papel preponderante. Assim, níveis elevados de prolactina retroalimentam e estão associados a aumento reflexo na produção central de dopamina a fim de reduzir a concentração de prolactina. Esse aumento no nível central de dopamina altera a função neuronal do GnRH.

Os tumores hipofisários também alteram indiretamente a função gonadotrófica por meio de um efeito de massa. O crescimento do tumor pode comprimir os gonadotrofos circunvizinhos ou danificar o pedículo hipofisário, prejudicando a inibição dopaminérgica da secreção de prolactina. Além disso, níveis elevados de prolactina talvez interfiram na função menstrual pelo mesmo mecanismo descrito no parágrafo anterior para os prolactinomas primários.

Assim como no hipotálamo, a função hipofisária pode ser prejudicada por processo inflamatório, doença infiltrativa ou lesões metastáticas. Embora seja uma condição rara, a hipofisite linfocítica periparto pode ser uma causa perigosa de insuficiência hipofisária. Entre as possíveis doenças infiltrativas estão sarcoidose e hemocromatose. Além disso, observa-se perda de função da adeno-hipófise logo após tratamento cirúrgico ou radiológico de adenomas hipofisário.

A denominação síndrome de Sheehan refere-se ao pan-hipopituitarismo. Classicamente, ocorre após hemorragia massiva pós-parto com hipotensão associada. A hipotensão abrupta e grave leva à isquemia e necrose da hipófise (Kelestimur, 2003). Em sua forma mais grave, as pacientes evoluem com choque e acidente vascular hipofisário. O acidente vascular hipofisário caracteriza-se por instalação súbita de cefaleia, náusea, déficit visual e disfunção hormonal causados por hemorragia ou infarto da hipófise. Nas formas menos graves, a perda de atividade gonadotrófica resulta em anovulação e subsequente amenorreia. As pacientes com danos em outros tipos de células hipofisárias podem se apresentar com insuficiência láctica, perda de pelos pubianos e axilares e manifestações de hipotireoidismo e insuficiência suprarrenal. Os diversos tipos celulares da hipófise apresentam sensibilidade distinta a danos. Por este motivo, a deficiência na secreção de prolactina é o mais comum, seguida por perda deliberação de gonadotrofinas e de hormônio do crescimento, perda de produção de ACTH e, o quadro mais raro, redução na secreção do hormônio estimulante da tireoide (TSH) (Veldhuis, 1980).

Outras causas de hipogonadismo hipogonadotrófico

A amenorreia hipogonadotrófica pode ser observada em uma ampla variedade de doenças crônicas, incluindo doença renal em estágio final, doença hepática, câncer, síndrome da imunodeficiência adquirida e síndromes de má-absorção. Os mecanismos por meio dos quais esses quadros resultam em disfunção menstrual não estão bem compreendidos. Sabe-se que a doença renal em estágio terminal está associada a aumento da prolactina e de níveis séricos de leptina, sendo que ambos podem prejudicar a pulsatilidade normal na liberação de GnRH (Ghazizadeh, 2007). Entre os pacientes com doença hepática não alcoólica crônica, não se sabe a causa dos níveis baixos de gonadotrofina e, de fato, essa redução só é observada em um subgrupo de pacientes com amenorreia (Cundy, 1991). Há relatos de pacientes com síndrome disabsortiva causada por doença celíaca apresentando menarca retardada, amenorreia secundária e menopausa precoce, atribuídas à deficiência de oligoelementos, como zinco e selênio. Tais elementos são necessários para biossíntese e secreção normais de gonadotrofina (Özgör, 2010). Doenças crônicas também podem causar amenorreia por mecanismos comuns, como estresse e deficiências nutricionais.

Amenorreia eugonadotrófica

Vários distúrbios que produzem amenorreia não estão associados a níveis gonadotróficos significativamente anormais. Nessas mulheres, a secreção crônica de esteroide sexual interfere com a retroalimentação normal entre ovário e eixo hipotálamo-hipofisário. A ausência de ciclicidade interfere na maturação normal de oócitos e na ovulação, impedindo a ocorrência de menstruação.

Por terem níveis gonadotróficos relativamente normais, essas pacientes secretam estrogênio e, portanto, pode-se dizer que sejam portadoras de *anovulação crônica com estrogênio presente*. Isso se opõe às pacientes com insuficiência ovariana ou insuficiência hipotálamo-hipofisária, nas quais os o estrogênio está ausente. Essa distinção pode ser útil para a avaliação e o tratamento.

Síndrome do ovário policístico (SOP)

Essa síndrome é, sem dúvida alguma, a causa mais comum de anovulação crônica com estrogênio presente e será discutida amplamente no Capítulo 17, p. 460. As pacientes com SOP podem se apresentar com uma ampla variedade de quadros menstruais. Primeiro, ocorre amenorreia total seguindo-se à anovulação. Sem ovulação, não há progesterona e sem a queda súbita de progesterona não há fluxo menstrual. Contudo, em algumas mulheres com SOP, a amenorreia pode ser causada pela capacidade dos androgênios, elevados nessas pacientes, de atrofiar o endométrio. Alternativamente, é possível haver menometrorragia secundária à estimulação estrogênica endometrial sem oposição. No interior desse endométrio instável, espessado em fase proliferativa, episódios de colapso estromal com descolamento levam a sangramento irregular. Os vasos podem estar excessivamente aumentados no endométrio anovulatório e o sangramento talvez seja intenso. Finalmente, as mulheres com SOP ocasionalmente podem ter ciclos ovulatórios com sangramento menstrual normal.

Hiperplasia suprarrenal congênita com início na vida adulta

Esse quadro é extremamente semelhante ao da SOP, com hiperandrogenismo e ciclos menstruais irregulares. Na maioria dos casos, a hiperplasia suprarrenal congênita (HSRC) do adulto, também denominada HSRC de instalação tardia, é causada por uma mutação no gene *CYP21*, que codifica a enzima 21-hidroxilase. Nos casos de mutações brandas, as pacientes são assintomáticas até a adrenarca, quando há necessidade de aumento da esteroidogênese suprarrenal. Pacientes portadoras de HSRC não são capazes de converter uma porcentagem adequada de progesterona em cortisol e aldosterona, desviando, consequentemente, os precursores de progesterona para a via androgênica (Fig. 15-5, p. 403). Como na SOP, níveis androgênicos elevados dificultam a maturação de oócitos e, portanto, resultam em anovulação e amenorreia.

Tumor ovariano

Embora pouco comum, a anovulação crônica com estrogênio presente também ocorre em casos com tumor ovariano produtor de estrogênios ou de androgênios. Dentre os exemplos desse tipo de tumor estão tumores das células da granulosa, tumores das células da teca e teratomas císticos maduros.

Hiperprolactinemia e hipotireoidismo

Conforme discutido anteriormente, a hiperprolactinemia pode ser classificada como uma das causas de hipogonadismo hipogonadotrófico hipofisário. Entretanto, cabe observar que muitas dessas pacientes apresentam níveis gonadotróficos relativamente normais, embora, como grupo, seus níveis estrogênicos estarão discretamente reduzidos. Níveis séricos significativamente elevados de prolactina quase sempre são causados por um tumor hipofisário, como o adenoma secretor de prolactina. De qualquer forma, ao realizar a anamnese, é importante lembrar que muitos medicamentos e fitoterápicos foram associados à galactorreia, sendo possível predizer que prejudiquem a ciclicidade menstrual (Tabela 12-4, p. 341). Os medicamentos antipsicóticos provavelmente sejam os mais comumente encontrados nesse cenário clínico.

A doença da tireoide também é uma causa relativamente comum de oligomenorreia associada a gonadotrofinas na faixa normal. Classicamente, diz-se que o hipotireoidismo causa amenorreia, enquanto o hipertireoidismo tem sido implicado com menorragia (Cap. 8, p. 234). Embora mais raramente, é possível encontrar hipertireoidismo em pacientes com amenorreia.

A Figura 16-8 descreve um mecanismo por meio do qual hiperprolactinemia e hipotireoidismo podem causar amenor-

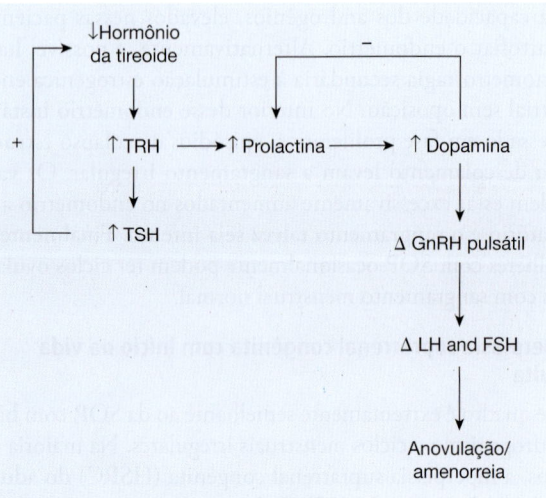

FIGURA 16-8 Diagrama descrevendo um modelo simplificado para o desenvolvimento de amenorreia em mulheres com hiperprolactinemia ou hipotireoidismo. FSH = hormônio folículo-estimulante; GnRH = hormônio liberador da gonadotrofina; LH = hormônio luteinizante; TRH = hormônio liberador da tireotrofina; TSH = hormônio estimulante da tireoide.

reia. Nesse modelo, a redução primária nos níveis circulantes de hormônio da tireoide provoca aumento compensatório no hormônio hipotalâmico liberador da tireotrofina (TRH, de *thyrotropin-releasing hormone*). Como parte do eixo da tireoide, o TRH aumenta o TSH estimulando os tireotrofos hipofisários. Além disso, o TRH liga-se também aos lactotrofos hipofisários, aumentando a secreção de prolactina.

O aumento da prolactina circulante resulta em aumento compensatório da dopamina central, o principal inibidor da secreção de prolactina. O aumento nos níveis centrais de dopamina altera a secreção de GnRH, rompendo, consequentemente, a secreção gonadotrófica cíclica normal e impedindo a ovulação. Observe que esse aumento da prolactina pode ser primário, por exemplo. o causado por prolactinoma, ou secundário, em razão de elevação no TRH. De maneira geral, na hiperprolactinemia secundária, os níveis de prolactina são inferiores a 100 ng/mL.

Não há dúvida de que há outros mecanismos por meio dos quais a doença tireoidiana e os níveis elevados de prolactina provocam distúrbios na função menstrual, mas tais mecanismos no momento não estão bem compreendidos. Por exemplo, há receptores tireoidianos na maioria dos tipos celulares. Além disso, o hormônio da tireoide aumenta os níveis de globulina de ligação a hormônios sexuais, alterando os níveis de esteroides ovarianos livres e, consequentemente, ativos. Ademais, também foram identificados receptores de prolactina no ovário e no endométrio.

INVESTIGAÇÃO

Anamnese

A Figura 16-9 apresenta um algoritmo para abordagem a pacientes com amenorreia. A investigação das anormalidades menstruais deve-se iniciar com perguntas sobre o desenvolvimento puberal. A paciente teve puberdade normal em termos de início e progressão, conforme descrição no Capítulo 14, p. 383? Chegou a ter ciclicidade menstrual regular? Deve-se caracterizar intervalo e duração do ciclo bem como a quantidade de fluxo menstrual. É importante determinar quando foi observada alteração nesse padrão, e se tal alteração foi abrupta ou gradual. O desenvolvimento da amenorreia foi associado à infecção pélvica, cirurgia, radioterapia, quimioterapia ou outra doença?

A história cirúrgica deve se concentrar em procedimentos pélvicos anteriores, particularmente os intrauterinos, incluindo dilatação e curetagem. Deve-se buscar identificar complicações associadas às cirurgias realizadas, principalmente infecções.

A revisão dos sintomas também pode ser útil. Por exemplo, cefaleias de início recente ou alterações visuais podem ser indicações da presença de tumor no SNC ou na hipófise. Tumores hipofisários podem comprimir o quiasma óptico resultando em hemianopsia bitemporal, ou seja, perda dos campos visuais externos direito e esquerdo. Galactorreia bilateral espontânea é consistente com o diagnóstico de hiperprolactinemia. A presença de doença da tireoide pode estar associada à intolerância ao calor ou ao frio, alterações de peso ou do sono. Fogachos e ressecamento vaginal sugerem hipogonadismo hipergonadotrófico, ou seja, insuficiência ovariana prematura. Com frequência, hirsutismo e acne são observados em pacientes com SOP ou com HSRC de início tardio. A dor pélvica cíclica indica obstrução do trato genital inferior.

As perguntas importantes sobre os antecedentes familiares são as que esclarecem sobre cessação precoce da menstruação ou histórico de doença autoimune, incluindo doença da tireoide, capazes de sugerir risco aumentado de IOP. Antecedentes de irregularidade menstrual ou sinais de produção excessiva de androgênios podem ser observados nas mulheres com SOP. É possível que tenha havido casos de morte súbita neonatal em membros de famílias com mutações no gene *CYP21*, responsável pela HSRC clássica.

Na história social deve-se investigar exposição a toxinas ambientais, incluindo cigarros. É necessária atenção a qualquer medicamento sendo utilizado, em especial aqueles que aumentem os níveis de prolactina, como os antipsicóticos.

Exame físico

A aparência geral é útil na investigação de casos de amenorreia. IMC baixo, talvez em conjunto com desgaste do esmalte dos dentes resultante de vômitos recorrentes, é altamente sugestivo de transtorno alimentar. É muito importante buscar sinais de síndrome de Turner, incluindo baixa estatura e outros estigmas, como pescoço alado ou tórax em forma de escudo. Os defeitos na linha facial média, como fenda palatina, são consistentes com algum defeito no desenvolvimento hipotalâmico ou hipofisário. A presença de hipertensão arterial em pacientes pré-púberes é consistente com mutações no gene *CYP17* com desvio da via esteroidogênica para a produção de aldosterona.

Alterações no campo visual, em particular hemianopsia bitemporal, indicam tumores hipofisários ou no SNC.

A inspeção da pele pode revelar acantos e nigricante, hirsutismo ou acne, que indicam SOP ou outras causas de hi-

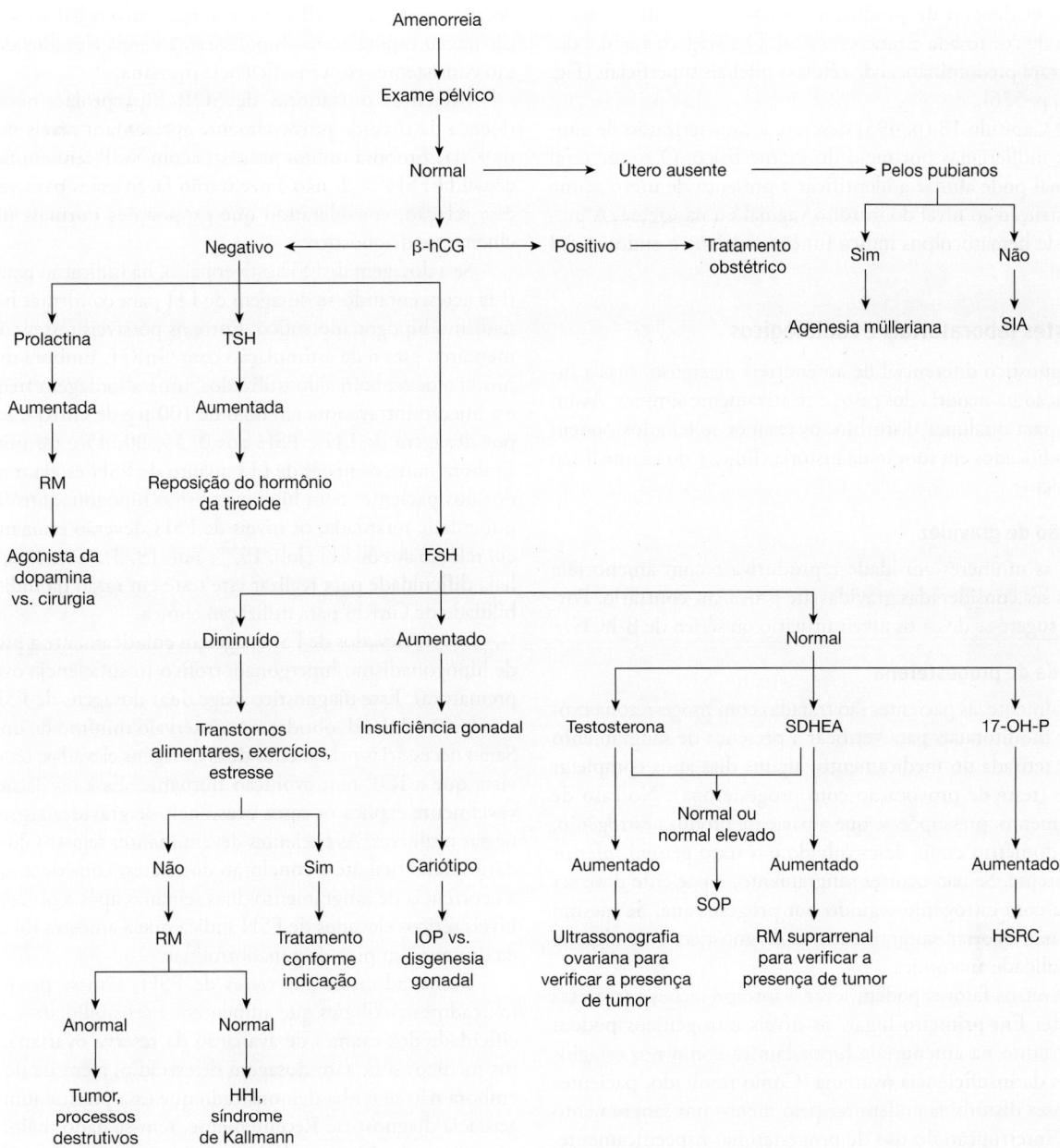

FIGURA 16-9 Algoritmo diagnóstico para investigação de amenorreia. SITA = síndrome da insensibilidade total aos androgênios; HSRC = hiperplasia suprarrenal congênita; SDHEA = sulfato de desidroepiandrosterona; FSH = hormônio folículo-estimulante; hCG = gonadotrofina coriônica humana; HHI = hipogonadismo hipogonadotrófico idiopático; RM = ressonância magnética; 17-OH-P = 17-hidroxiprogesterona; SOP = síndrome do ovário policístico; IOP = insuficiência ovariana prematura; TSH = hormônio estimulante da tireoide.

perinsulinemia e/ou hiperandrogenismo. Nas pacientes com síndrome de Cushing podem ser observadas gordura supraclavicular e estrias abdominais com hipertensão arterial. As pacientes com hipotireoidismo podem se apresentar com aumento no volume da glândula tireoide, reflexos retardados e bradicardia. No exame das mamas, galactorreia bilateral implica presença de hiperprolactinemia. O Capítulo 12 (p. 338) apresenta uma discussão mais completa sobre investigação e tratamento de galactorreia.

O exame da genitália inicia-se com a verificação no padrão de distribuição dos pelos pubianos. Pelos pubianos ausentes ou com distribuição feminina esparsa podem ser causados por ausência de adrenarca ou por SIA. Por outro lado, níveis elevados de androgênios resultam em padrão masculino de distribuição dos pelos genitais. Ao contrário do padrão triangular de distribuição dos pelos pubianos em mulheres, os pelos pubianos masculinos se estendem até a cicatriz umbilical, formando um triângulo ou brasão masculino. Níveis acentuadamente altos de androgênios também podem produzir sinais de virilização, em especial a clitoromegalia (Fig. 17-2, p. 464 e 17-10, p. 471). Essas mulheres também podem apresentar engrossamento da voz e padrão masculino de calvície.

As evidências de produção estrogênica incluem vagina úmida de cor rosada e muco cervical. O esfregaço vaginal demonstrará predominância de células epiteliais superficiais (Fig. 21-11, p. 576).

O Capítulo 18 (p. 495) descreve a caracterização de anomalias müllerianas por meio do exame físico. O toque retal e vaginal pode ajudar a identificar a presença de útero acima de obstrução ao nível do introito vaginal ou na vagina. A presença de hematocolpos indica função ovariana e endometrial normal.

Testes laboratoriais e radiológicos

O diagnóstico diferencial de amenorreia é extenso, mas a investigação na maioria dos casos é relativamente simples. Assim como para qualquer distúrbio, os exames solicitados podem ser modificados em função da história clínica e do exame físico da paciente.

Exclusão de gravidez

Todas as mulheres em idade reprodutiva e com amenorreia devem ser consideradas grávidas até prova em contrário. Portanto, sugere-se dosar os níveis urinário ou sérico de β-hCG.

Retirada de progesterona

Normalmente, as pacientes são tratadas com progesterona exógena e monitoradas para verificar a presença de sangramento com a retirada do medicamento, alguns dias após completar o teste (teste de provocação com progesterona). No caso de sangramento, pressupõe-se que a paciente produza estrogênio, seu endométrio esteja desenvolvido e o trato genital inferior seja patente. Se não ocorrer sangramento, a paciente deve ser tratada com estrogênio seguido por progesterona. Se mesmo assim não ocorrer sangramento, o diagnóstico é de alguma anormalidade anatômica.

Diversos fatores podem levar a interpretações incorretas do teste. Em primeiro lugar, os níveis estrogênicos podem oscilar tanto na amenorreia hipotalâmica como nos estágios iniciais da insuficiência ovariana. Como resultado, pacientes com esses distúrbios podem ter pelo menos um sangramento após a interrupção do uso de progesterona. Especificamente, observa-se menstruação após administração de progesterona em até 40% das mulheres com amenorreia hipotalâmica causada por estresse, perda de peso ou exercício, e em mais de 50% daquelas com insuficiência ovariana (Nakamura, 1996; Rebar, 1990). Segundo, as mulheres com níveis androgênicos elevados, como ocorre nos casos de SOP e HSRC, podem ter endométrio atrófico e não sangram. Em até 20% das mulheres com estrogênio presente não ocorre sangramento após a interrupção do tratamento com progesterona (Rarick, 1990).

Níveis hormonais séricos

Conforme sugerido pelo Practice Committee of the American Society for Reproductive Medicine (2006), considera-se mais razoável iniciar com investigação hormonal nas pacientes com exame pélvico normal (Tabela 16-7).

Hormônio folículo-estimulante. Níveis normais de FSH sugerem defeitos anatômicos ou hipogonadismo eugonadotrófico, assim como a SOP. Por outro lado, níveis baixos sugerem disfunção hipotalâmico-hipofisária, e níveis elevados de FSH são consistentes com insuficiência ovariana.

Pacientes portadoras de SOP, hiperprolactinemia ou doença da tireoide provavelmente apresentam níveis normais de FSH. Embora muitas pacientes com SOP tenham proporções LH:FSH > 2, não é necessário fazer testes para verificar essa relação, considerando que proporções normais não excluem esse diagnóstico.

Se a dosagem de FSH estiver baixa, há indicação para repeti-la acrescentando-se dosagem de LH para confirmar hipogonadismo hipogonadotrófico. Entre os possíveis testes complementares, está o de estimulação com GnRH. Embora diversos protocolos tenham sido utilizados, uma abordagem frequente é a injeção intravenosa em bolo de 100 μg de GnRH, seguida por dosagem de LH e FSH aos 0, 15, 30, 45 e 60 minutos. Embora tanto os níveis de LH quanto de FSH estejam reduzidos nos pacientes com hipogonadismo hipogonadotrófico ou puberdade retardada, os níveis de FSH deverão estar maiores em relação aos de LH (Job, 1977; Yen, 1973). Contudo, talvez haja dificuldade para realizar este teste em razão da indisponibilidade de GnRH para utilização clínica.

Níveis elevados de FSH sugerem enfaticamente a presença de hipogonadismo hipergonadotrófico (insuficiência ovariana prematura). Esse diagnóstico exige duas dosagens de FSH acima de 40 mUI/mL obtidas com intervalo mínimo de um mês. Serão necessárias pelo menos duas dosagens elevadas, tendo em vista que a IOP tem evolução flutuante. Essa oscilação provavelmente explica os casos ocasionais de gravidez registrados nessas mulheres. As pacientes devem manter registro do calendário menstrual até a conclusão dos testes, considerando que a ocorrência de sangramento duas semanas após a obtenção de níveis séricos elevados de FSH indica que a amostra foi coletada durante um pico de gonadotrofinas.

Como adjuntos aos testes de FSH, têm-se pesquisado marcadores auxiliares que aumentem a sensibilidade e a especificidade dos exames de avaliação da reserva ovariana. Muitos médicos solicitam dosagem de estradiol além da de FSH, embora não se tenha demonstrado que essa prática aumente a acurácia diagnóstica. Recentemente, tem-se dado maior atenção ao uso da dosagem do hormônio antimülleriano (AMH) circulante (Cap. 19, p. 515) (Li, 2011). As células da granulosa de folículos antrais e pré-antrais produzem grandes quantidades de AMH, mas esta produção decai à medida que os folículos sofrem maturação e se tornam dependentes de FSH. O papel do AMH nos ovários adultos não está bem compreendido. Talvez contribua para a taxa de entrada de folículos primordiais na coorte de folículos em desenvolvimento ou para a seleção do folículo dominante. Os níveis de AMH são diretamente proporcionais ao número de folículos em desenvolvimento e representam uma medida útil do número de folículos. Diferentemente do que ocorre com o FSH e o estradiol, os níveis de AMH são relativamente constantes ao longo do ciclo menstrual, o que aumenta a utilidade desse teste (Broekmans, 2008). Além do AMH, sugeriu-se a dosagem de outro produto das células da granulosa, a inibina B. Entretanto, trabalhos mais recentes sugerem que os níveis de inibina não são preditores adequados do grau de disfunção folicular (Knauff, 2009).

TABELA 16-7 Exames geralmente utilizados na investigação de amenorreia

Exames laboratoriais primários	Diagnóstico
β-hCG	Gravidez
FSH	Hipogonadotrófico vs. hipergonadotrófico hipogonadismo[a]
Estradiol	Hipogonadotrófico vs. hipergonadotrófico hipogonadismo
Prolactina	Hiperprolactinemia
TSH	Doença da tireoide (hipotireoidismo)
Exames laboratoriais secundários	
Testosterona	SOP e exclusão de tumor ovariano
SDHEA	Exclusão de tumor ovariano
17-OH-P	HSRC de início tardio
Teste de tolerância à glicose de 2 horas	SOP
Painel de lipídeos de jejum	SOP
Teste autoimune	Insuficiência ovariana prematura
Cariótipo	Insuficiência ovariana prematura, < 35 anos
Avaliação radiológica	
Ultrassonografia	SOP ou determinação da presença de útero
HSG ou ultrassonografia com infusão salina	Anomalia mülleriana ou sinéquia intrauterina
Imagem por ressonância magnética	Anomalia mülleriana ou doença hipotálamo-hipófise

[a] Hipogonadismo hipogonadotrófico inclui causas funcionais de amenorreia hipotalâmica (excesso de exercícios, transtornos alimentares e estresse). Hipogonadismo hipergonadotrófico se refere principalmente à insuficiência ovariana prematura.
HSRC = hiperplasia suprarrenal congênita; SDHEA = sulfato de desidroepiandrosterona; FSH = hormônio folículo-estimulante; hCG = gonadotrofina coriônica humana; HSG = histerossalpingografia; 17-OH-P = 17-hidroxiprogesterona; SOP = síndrome do ovário policístico; TSH = hormônio estimulante da tireoide.

Prolactina e hormônio estimulante da tireoide. Esses hormônios devem ser dosados na maioria das pacientes com amenorreia, tendo em vista que adenomas secretores de prolactina e doença da tireoide são relativamente comuns e requerem tratamentos específicos. Além disso, o hipotireoidismo pode, secundariamente, levar a aumento nos níveis de prolactina, como mostra a Figura 16-8. Em razão desta relação estreita entre doença da tireoide e níveis de prolactina, a dosagem dos dois hormônios deve ser simultânea. O tratamento de hipotireoidismo normaliza os níveis de prolactina. Se o TSH estiver elevado, há indicação para dosagem da tiroxina livre (T_4 livre) a fim de confirmar o diagnóstico de hipotireoidismo clínico.

Testosterona. Os níveis séricos desse hormônio devem ser dosados em qualquer mulher com suspeita de SOP ou com sinais clínicos de excesso de androgênios. A avaliação hormonal deve incluir a dosagem sérica da testosterona total. De maneira geral, não se justifica a dosagem da testosterona livre, considerando que esses ensaios têm custo elevado e resultados variáveis. Elevações leves na testosterona são consistentes com o diagnóstico de SOP. Entretanto, valores acima de 200 ng/dL sugerem tumor ovariano e a paciente deve ser investigada por meio de ultrassonografia pélvica.

Sulfato de desidroepiandrosterona (SDHEA). A secreção desse hormônio limita-se essencialmente à glândula suprarrenal. Níveis normais altos, ou mesmo elevações muito discretas, são consistentes com SOP. Por outro lado, adenomas suprarrenais podem produzir níveis circulantes de SDHEA acima de 700 μg/dL, o que justifica a solicitação de ressonância magnética (RM) ou tomografia computadorizada (TC) das suprarrenais. O objetivo da dosagem da 17-hidroxiprogesterona (17-OH-P) é identificar pacientes com HSRC de início tardio. Entretanto, a confirmação desse diagnóstico pode ser difícil em razão da sobreposição de valores entre pacientes normais e portadores heterozigóticos e homozigóticos de mutação do gene que codifica a 21-hidroxilase (*CYP21A2*). Portanto, é possível que haja necessidade de estimulação da suprarrenal com ACTH, conhecida como teste de estimulação com ACTH (Capítulo 17, p. 471).

Avaliação radiológica

Qualquer paciente com hipogonadismo hipogonadotrófico deve ser considerada portadora de anormalidade anatômica até prova em contrário por meio de exame de imagem do cérebro e da glândula hipófise com RM ou TC. Portanto, a amenorreia hipotalâmica funcional causada por estresse, exercícios ou transtornos alimentares é um diagnóstico de exclusão. As imagens obtidas são altamente sensíveis para identificação de distúrbios destrutivos, como tumores ou doenças infiltrativas no hipotálamo ou na hipófise. Em geral, pacientes portadoras da síndrome de Kallmann apresentam falhas no desenvolvimento dos bulbos olfativos e dos sulcos rinencefálicos (Klingmuller, 1987).

Outros testes séricos

Sempre que houver suspeita de transtorno alimentar, é importante fazer uma avaliação imediata dos eletrólitos séricos, levando em consideração que quaisquer desequilíbrios podem colocar a vida da paciente em risco. O eletrocardiograma também deve ser considerado nas pacientes portadores de doenças mais graves. De maneira geral, a tri-iodotironina (T_3) reversa está elevada em pacientes com amenorreia hipotalâmica funcional.

As mulheres portadoras de SOP devem ser rastreadas para resistência à insulina e dislipidemias. Tais distúrbios são comumente encontrados nessas pacientes e aumentam o risco de diabetes e doença cardiovascular (Capítulo 17, p. 472). Embora não haja consenso, talvez seja prudente repetir esses testes com intervalo de poucos anos.

Análise cromossômica

Pacientes com disgenesia gonadal, como a síndrome de Turner, devem ser submetidas à cariotipagem. Os ensinamentos clássicos sugerem que esse tipo de teste é desnecessário após 30 anos de idade. Entretanto, deve-se levar em consideração a realização de testes em pacientes com até 35 anos, tendo em vista que, em casos raros, indivíduos com mosaicismo podem manter menstruação cíclica por período além do previsto. Como mencionado anteriormente, a descoberta de linhagem de células Y determina ooforectomia bilateral em razão de risco elevado de tumores ovarianos. Considerando-se a associação estreita entre estatura e anormalidades no cromossomo X, vários especialistas indicam cariotipagem em todas as mulheres com insuficiência ovariana prematura e estatura inferior a 1,50 m (Saenger, 2001). Exames cromossomiais também devem ser considerados em qualquer mulher com história familiar de insuficiência ovariana prematura.

Distúrbios específicos

Insuficiência ovariana prematura. Muitas pacientes com IOP não têm etiologia evidente para esse distúrbio. Considera-se prudente a presunção de causa autoimune, tendo em vista o potencial de consequências em longo prazo. Embora os testes recomendados variem muito entre os especialistas, a Tabela 16-8 apresenta uma lista dos distúrbios autoimunes associados.

Distúrbios anatômicos. Esses distúrbios podem ser investigados por meio de uma série de modalidades, dependendo da etiologia mais provável. Geralmente, a ultrassonografia é utilizada para rastreamento inicial nas pacientes com útero grosseiramente aumentado (Figs. 2-21 a 2-24, p. 45). A histerossalpingografia (HSG) ou a ultrassonografia com infusão salina (UIS) são excelentes para detecção de sinéquias intrauterinas ou de anomalias no desenvolvimento (Figs. 2-20, p. 45, 19-6, p. 517 e 19-8, p. 519). A RM é usada com bastante frequência

TABELA 16-8 Investigação de insuficiência ovariana prematura supostamente causada por doença autoimune

Exame(s)	Órgão-alvo
T_4 livre, TSH	Tireoide
Cálcio, fósforo, albumina	Paratireoide
ACTH	Suprarrenal
Glicemia em jejum, HbA_{1c}	Células das ilhotas pancreáticas
Hemograma	Série vermelha (anemias hemolítica ou perniciosa)
Plaquetas	Trombocitopenia idiopática

ACTH = hormônio adrenocorticotrófico; HbA_{1c} = hemoglobina A_{1c}; TSH = hormônio estimulante da tireoide; T_4 = tiroxina.

para delinear estruturas anatômicas, como corno uterino hipoplásico ou não comunicante.

A disgenesia mülleriana pode estar associada a diversas malformações em outros sistemas orgânicos. Nos casos de agenesia mülleriana completa, aproximadamente um terço dos indivíduos apresenta anormalidades no trato urinário, incluindo rim ectópico, agenesia renal unilateral, rim em forma de ferradura ou ductos coletores anormais. As anomalias esqueléticas, em geral na coluna, podem estar presentes em até 12% dessas pacientes (Fore, 1975; Griffin, 1976). Nessas pacientes há indicação de ultrassonografia dos rins e de estudos radiográficos da parte inferior da coluna. A incidência dessas anomalias associadas varia com os tipos de disgenesia mülleriana. As anormalidades são mais comuns nos casos de agenesia completa ou de anomalias de duplicação, como útero bicorno ou útero didelfo, sendo menos comuns nos casos de distúrbios de reabsorção, como septo uterino (Fedele, 1990; Letterie, 1988; Reinhold, 1997).

TRATAMENTO

O tratamento da amenorreia depende da etiologia e dos objetivos da paciente, como desejo de tratar hirsutismo ou de engravidar.

As anormalidades anatômicas requerem correção cirúrgica, se possível, e serão discutidas no Capítulo 18 (p. 481). O hipotireoidismo deve ser tratado com reposição de hormônio da tireoide com posologia para levotiroxina sugerida de 1,6 μg/kg de peso corporal por dia (Baskin, 2002). Na maioria dos casos, é razoável iniciar com 50 a 100 μg de levotiroxina oral diariamente. A resposta do TSH é lenta, e sua dosagem deve ser conferida 6 a 8 semanas após o início do tratamento. O objetivo terapêutico é manter o nível de TSH dentro da variação normal. Se necessário, pode-se aumentar a dose na ordem de 12,5 a 25 μg (Jameson, 2008). As pacientes com hiperprolactinemia devem ser tratadas com agonista de dopamina, como a bromocriptina ou a cabergolina. Nos casos com macroadenomas, talvez haja necessidade de cirurgia se houver déficits secundários, como alterações visuais. As especificidades dos tratamentos clínico e cirúrgico da doença hipofisária foram descritas no Capítulo 15 (p. 421).

■ Reposição estrogênica

Esse tipo de terapia deve ser aplicado basicamente em todas as pacientes com hipogonadismo para evitar a incidência de osteoporose. Assim como ocorre em mulheres após a menopausa, a perda óssea é acelerada nos primeiros anos de privação estrogênica. Assim, o tratamento deve ser iniciado rapidamente. As mulheres com útero também necessitam de administração contínua ou intermitente de progesterona para proteção contra hiperplasia endometrial ou câncer (Capítulo 22, p. 585).

Entretanto, não há consenso sobre o regime ideal para essas pacientes. Alguns especialistas recomendam que todas as mulheres na faixa dos 20 anos devem receber doses mais altas de estrogênio que as mulheres pós-menopáusicas, considerando que esse é o período em que ocorrem as deposições ósseas. De maneira geral, é mais fácil prescrever contraceptivos orais combinados (COCs). As mulheres mais jovens preferem esse tratamento porque suas amigas também usam essas pílulas e por relacionarem a terapia de reposição hormonal a envelhecimento. Além disso, não há consenso sobre o tempo de duração do tratamento nessa população de pacientes. Para a maioria dos casos, parece razoável manter o tratamento até aproximadamente 50 anos de idade, a fase em que comumente ocorre a menopausa.

Pacientes com transtornos alimentares ou que fazem exercícios em excesso precisam modificar seu comportamento. Nos casos de transtornos alimentares, é imprescindível a intervenção psiquiátrica considerando-se as taxas significativas de morbidade e mortalidade associadas a esse diagnóstico (Cap. 13, p. 358) (American Psychiatric Association, 2000). As atletas de elite que não concordarem em mudar os regimes de exercícios devem receber tratamento com estrogênio.

■ Síndrome do ovário policístico

O tratamento das mulheres afetadas inclui tratamento cíclico com progesterona ou COCs, ou outras formas de tratamento com estrogênio e progesterona (Cap. 17, p. 474). Agentes sensibilizadores insulínicos, como a metformina, são indicados para pacientes com diabetes melito. Naquelas com hiperandrogenismo causado por SOP, com frequência indicam-se contraceptivos orais e/ou espironolactona.

Mulheres portadoras de HSRC de início tardio devem ser tratadas com doses baixas de corticosteroides para bloqueio parcial da estimulação suprarrenal por ACTH e, assim, reduzir a produção excessiva dos androgênios suprarrenais.

■ Infertilidade

Para as mulheres que pretendam engravidar haverá necessidade de abordagens alternativas, muitas das quais serão discutidas de forma mais completa no Capítulo 20 (p. 529). O tratamento adequado da hiperprolactinemia e da doença da tireoide resulta em ovulação e fertilidade normais na maioria das mulheres. Se estiverem evidentemente associadas à infertilidade, as anomalias anatômicas, sempre que possível, devem ser corrigidas cirurgicamente. Contudo, dependendo do tipo e da gravidade da anomalia, é possível que haja necessidade de uma gestante substituta. A insuficiência ovariana prematura não pode ser revertida, e a essas pacientes pode-se oferecer fertilização *in vitro*, usando um oócito de doadora para concepção. Supondo-se que modificações comportamentais não tenham sido bem-sucedidas, as pacientes com hipogonadismo hipogonadotrófico devem ser encaminhadas a um especialista em infertilidade para tratamento com GnRH pulsátil ou com gonadotrofinas. A maioria das pacientes é tratada com gonadotrofina uma vez que a administração de GnRH pulsátil é mais complexa e o GnRH não se encontra facilmente disponível. As pacientes com SOP frequentemente ovulam após tratamento com o modulador seletivo do receptor de estrogênio, citrato de clomifeno. Supõe-se que o citrato de clomifeno atue inibindo transitoriamente o *feedback* estrogênico no hipotálamo e na hipófise. Contudo, esse tratamento não é efetivo em pacientes com hipogonadismo hipogonadotrófico, tendo em vista que não apresentam níveis circulantes significativos de estrogênios.

■ Educação das pacientes

Para finalizar, como em todas as condições médicas, as pacientes devem receber orientações adequadas sobre seu diagnóstico, implicações em longo prazo e opções de tratamento. Muitas mulheres têm a falsa impressão de que é perigoso não ter períodos menstruais. Elas devem ser tranquilizadas de que isso não é motivo para preocupações. Por outro lado, todas as mulheres com endométrio intacto devem ter consciência dos riscos da ação estrogênica sem oposição, seja com estrogênio exógeno, como nos casos de terapia hormonal, seja com estrogênio endógeno, como nos casos de SOP. Os médicos devem orientar suas pacientes portadoras de hipoestrogenismo sobre a importância da reposição de estrogênios para proteção contra perda óssea. Conforme será descrito no Capítulo 22 (p. 585), o estrogênio pode produzir benefícios adicionais, que também devem ser explicados. Além disso, mesmo quando a questão não é levantada pela paciente, a possibilidade de gravidez futura deve ser discutida.

REFERÊNCIAS

Abraham SF, Beumont PJ, Fraser IS, et al: Body weight, exercise and menstrual status among ballet dancers in training. Br J Obstet Gynaecol 89(7):507, 1982

Achermann JC, Weiss J, Eun-Jig L, et al: Inherited disorders of the gonadotropin hormones. Mol Cell Endocrinol 179:89, 2001

Aittomaki K, Eroila H, Kajanoja P: A population-based study of the incidence of müllerian aplasia in Finland. Fertil Steril 76(3):624, 2001

Aittomaki K, Lucena JL, Pakarinen P, et al: Mutation in the follicle-stimulating hormone receptor gene causes hereditary hypergonadotropic ovarian failure. Cell 82(6):959, 1995

American Fertility Society: The American Fertility Society classifications for adnexal adhesions, distal tubal occlusion, tubal occlusion secondary to tubal ligations, tubal pregnancies, müllerian anomalies, and intrauterine adhesions. Fertil Steril 49:944, 1988

American Psychiatric Association: Practice guideline for the treatment of patients with eating disorders (revision). American Psychiatric Association Work Group on Eating Disorders. Am J Psychiatry 157(1 Suppl):1, 2000

Ash P: The influence of radiation on fertility in man. Br J Radiol 53(628):271, 1980

Bachmann GA, Kemmann E: Prevalence of oligomenorrhea and amenorrhea in a college population. Am J Obstet Gynecol 144(1):98, 1982

Banerjee N, Kriplani A, Takkar D: Rare delivery complication caused by an undiagnosed uterine septum. Aust N Z J Obstet Gynaecol 39(1):113, 1999

Baskin HJ, Cobin RH, Duick DS, et al: American Association of Clinical Endocrinologists medical guidelines for clinical practice for the evaluation and treatment of hyperthyroidism and hypothyroidism. Endocr Pract 8(6):457, 2002

Baughman FA Jr, Vander Kolk KJ, Mann JD, et al: Two cases of primary amenorrhea with deletion of the long arm of the X chromosome (46, XXq-). Am J Obstet Gynecol 102(8):1065, 1968

Beranova M, Oliveira LM, Bedecarrats GY, et al: Prevalence, phenotypic spectrum, and modes of inheritance of gonadotropin-releasing hormone receptor mutations in idiopathic hypogonadotropic hypogonadism. J Clin Endocrinol Metab 86(4):1580, 2001

Bianco SDC, Kaiser UB: The genetic and molecular basis of idiopathic hypogonadotropic hypogonadism. Nat Rev Endocrinol 5:569, 2009

Billewicz WZ, Fellowes HM, Hytten CA: Comments on the critical metabolic mass and the age of menarche. Ann Hum Biol 3(1):51, 1976

Blumenfeld Z: Gynaecologic concerns for young women exposed to gonadotoxic chemotherapy. Curr Opin Obstet Gynecol 15(5):359, 2003

Blumenfeld Z, Avivi I, Ritter M, et al: Preservation of fertility and ovarian function and minimizing chemotherapy-induced gonadotoxicity in young women. J Soc Gynecol Investig 6(5):229, 1999

Bray MA, Muneyyirci-Delale O, Kofinas GD, et al: Circadian, ultradian, and episodic gonadotropin and prolactin secretion in human pseudocyesis. Acta Endocrinol (Copenh) 124(5):501, 1991

Broekmans FJ, Visser JA, Laven JSE, et al: Anti-müllerian hormone and ovarian dysfunction. Trends Endocrinol Metab 19(9):340, 2008

Buttram VC Jr, Turati G: Uterine synechiae: variations in severity and some conditions which may be conducive to severe adhesions. Int J Fertil 22(2):98, 1977

Cadman SM, Kim SH, Hu Y, et al: Molecular pathogenesis of Kallmann's syndrome. Horm Res 67(5):231, 2007

Chen H, Charlat O, Tartaglia LA, et al: Evidence that the diabetes gene encodes the leptin receptor: identification of a mutation in the leptin receptor gene in db/db mice. Cell 84(3):491, 1996

Christianson MS, Barker MA, Lindheim SR: Overcoming the challenging cervix: techniques to access the uterine cavity. J Low Genit Tract Dis 12(1):24, 2008

Coulam CB, Adamson SC, Annegers JF: Incidence of premature ovarian failure. Obstet Gynecol 67(4):604, 1986

Cundy TF, Butler J, Pope RM, et al: Amenorrhoea in women with non-alcoholic chronic liver disease. Gut 32(2):202, 1991

de Moraes RM, Blizzard RM, Garcia-Bunuel R, et al: Autoimmunity and ovarian failure. Am J Obstet Gynecol 112(5):693, 1972

De Souza MJ, Metzger DA: Reproductive dysfunction in amenorrheic athletes and anorexic patients: a review. Med Sci Sports Exerc 23(9):995, 1991

De Souza MJ, Miller BE, Loucks AB, et al: High frequency of luteal phase deficiency and anovulation in recreational women runners: blunted elevation in follicle-stimulating hormone observed during luteal-follicular transition. J Clin Endocrinol Metab 83(12):4220, 1998

Devi AS, Metzger DA, Luciano AA, et al: 45,X/46,XX mosaicism in patients with idiopathic premature ovarian failure. Fertil Steril 70(1):89, 1998

Fedele L, Bianchi S, Frontino G: Septums and synechiae: approaches to surgical correction. Clin Obstet Gynecol 49(4):767, 2006

Fedele L, Dorta M, Brioschi D, et al: Magnetic resonance imaging in Mayer-Rokitansky-Kuster-Hauser syndrome. Obstet Gynecol 76(4):593, 1990

Fore SR, Hammond CB, Parker RT, et al: Urologic and genital anomalies in patients with congenital absence of the vagina. Obstet Gynecol 46(4):410, 1975

Franco B, Guioli S, Pragliola A, et al: A gene deleted in Kallmann's syndrome shares homology with neural cell adhesion and axonal path-finding molecules. Nature 353(6344):529, 1991

Frisch RE: A method of prediction of age of menarche from height and weight at ages 9 through 13 years. Pediatrics 53(3):384, 1974a

Frisch RE, Gotz-Welbergen AV, McArthur JW, et al: Delayed menarche and amenorrhea of college athletes in relation to age of onset of training. JAMA 246(14):1559, 1981

Frisch RE, McArthur JW: Menstrual cycles: fatness as a determinant of minimum weight for height necessary for their maintenance or onset. Science 185(4155):949, 1974b

Frisch RE, Revelle R: Height and weight at menarche and a hypothesis of critical body weights and adolescent events. Science 169(943):397, 1970

Frisch RE, Wyshak G, Vincent L: Delayed menarche and amenorrhea in ballet dancers. N Engl J Med 303(1):17, 1980

Ghazizadeh S, Lessan-Pezeshkii M: Reproduction in women with end-stage renal disease and effect of kidney transplantation. Iran J Kidney Dis 1(1):12, 2007

Goldsmith O, Solomon DH, Horton R: Hypogonadism and mineralocorticoid excess. The 17-hydroxylase deficiency syndrome. N Engl J Med 277(13): 673, 1967

Gradishar WJ, Schilsky RL: Ovarian function following radiation and chemotherapy for cancer. Semin Oncol 16(5):425, 1989

Griffin JE, Edwards C, Madden JD, et al: Congenital absence of the vagina. The Mayer-Rokitansky-Kuster-Hauser syndrome. Ann Intern Med 85(2):224, 1976

Hoek A, Schoemaker J, Drexhage HA: Premature ovarian failure and ovarian autoimmunity. Endocr Rev 18(1):107, 1997

Howlett TA, Wass JA, Grossman A, et al: Prolactinomas presenting as primary amenorrhoea and delayed or arrested puberty: response to medical therapy. Clin Endocrinol (Oxf) 30(2):131, 1989

Hsu LY, Hirschhorn K: Genetic and clinical considerations of long-arm deletion of the X chromosome. Pediatrics 45(4):656, 1970

Jameson JL, Weetman AP: Disorders of the thyroid gland. In Fauci AS, Braunwald E, Kasper DL, et al (eds): Harrison's Principles of Internal Medicine, 17th ed. New York, McGraw-Hill, 2008, p 2232

Jick H, Porter J: Relation between smoking and age of natural menopause. Report from the Boston Collaborative Drug Surveillance Program, Boston University Medical Center. Lancet 1(8026):1354, 1977

Job JC, Chaussain JL, Garnier PE: The use of luteinizing hormone-releasing hormone in pediatric patients. Horm Res 8(3):171, 1977

Johnston FE, Roche AF, Schell LM, et al: Critical weight at menarche. Critique of a hypothesis. Am J Dis Child 129(1):19, 1975

Jones GS, Moraes-Ruehsen M: A new syndrome of amenorrhae in association with hypergonadotropism and apparently normal ovarian follicular apparatus. Am J Obstet Gynecol 104(4):597, 1969

Kaneko N, Kawagoe S, Hiroi M: Turner's syndrome—review of the literature with reference to a successful pregnancy outcome. Gynecol Obstet Invest 29(2):81, 1990

Kaufman FR, Kogut MD, Donnell GN, et al: Hypergonadotropic hypogonadism in female patients with galactosemia. N Engl J Med 304(17):994, 1981

Kelestimur F: Sheehan's syndrome. Pituitary 6(4):181, 2003

Kim MH: "Gonadotropin-resistant ovaries" syndrome in association with secondary amenorrhea. Am J Obstet Gynecol 120(2):257, 1974

Klein SM, Garcia CR: Asherman's syndrome: a critique and current review. Fertil Steril 24(9):722, 1973

Klingmuller D, Dewes W, Krahe T, et al: Magnetic resonance imaging of the brain in patients with anosmia and hypothalamic hypogonadism (Kallmann's syndrome). J Clin Endocrinol Metab 65(3):581, 1987

Knauff EAH, Eijemans MJC, Lambalk CB, et al: Anti-Müllerian hormone, inhibin B, and antral follicle count in young women with ovarian failure. J Clin Endocrinol Metab 94:786, 2009

LaBarbera AR, Miller MM, Ober C, et al: Autoimmune etiology in premature ovarian failure. Am J Reprod Immunol Microbiol 16(3):115, 1988

Layman LC: Genetics of human hypogonadotropic hypogonadism. Am J Med Genet 89(4):240, 1999

Layman LC, Cohen DP, Jin M, et al: Mutations in gonadotropin-releasing hormone receptor gene cause hypogonadotropic hypogonadism. Nat Genet 18(1):14, 1998

Layman LC, Lee EJ, Peak DB, et al: Delayed puberty and hypogonadism caused by mutations in the follicle-stimulating hormone beta-subunit gene. N Engl J Med 337(9):607, 1997

Lee GH, Proenca R, Montez JM, et al: Abnormal splicing of the leptin receptor in diabetic mice. Nature 379(6566):632, 1996

Letterie GS, Wilson J, Miyazawa K: Magnetic resonance imaging of müllerian tract abnormalities. Fertil Steril 50(2):365, 1988

Levy HL, Driscoll SG, Porensky RS, et al: Ovarian failure in galactosemia. N Engl J Med 310(1):50, 1984

Li HW, Anderson RA, Yeung WS, et al: Evaluation of serum antimullerian hormone and inhibin B concentrations in the differential diagnosis of secondary oligoamenorrhea. Fertil Steril 96(3):774, 2011

Licinio J, Caglayan S, Ozata M, et al: Phenotypic effects of leptin replacement on morbid obesity, diabetes mellitus, hypogonadism, and behavior in leptin-deficient adults. Proc Natl Acad Sci USA 101(13):4531, 2004

Mantzoros C, Flier JS, Lesem MD, et al: Cerebrospinal fluid leptin in anorexia nervosa: correlation with nutritional status and potential role in resistance to weight gain. J Clin Endocrinol Metab 82(6):1845, 1997

Manuel M, Katayama PK, Jones HW, Jr.: The age of occurrence of gonadal tumors in intersex patients with a Y chromosome. Am J Obstet Gynecol 124(3):293, 1976

Matthews CH, Borgato S, Beck-Peccoz P, et al: Primary amenorrhoea and infertility due to a mutation in the beta-subunit of follicle-stimulating hormone. Nat Genet 5(1):83, 1993

Mlynarcikova A, Fickova M, Scsukova S: Ovarian intrafollicular processes as a target for cigarette smoke components and selected environmental reproductive disruptors. Endocr Regul 39(1):21, 2005

Morrison JC, Givens JR, Wiser WL, et al: Mumps oophoritis: a cause of premature menopause. Fertil Steril 26(7):655, 1975

Nakamura S, Douchi T, Oki T, et al: Relationship between sonographic endometrial thickness and progestin-induced withdrawal bleeding. Obstet Gynecol 87(5 Pt 1):722, 1996

Özgör B, Selimoğlu MA: Coeliac disease and reproductive disorders. Scand J Gastroenterol 45(4):395, 2010

Pallais JC, Bo-Abbas Y, Pitteloud N, et al: Neuroendocrine, gonadal, placental, and obstetric phenotypes in patients with IHH and mutations in the G--protein coupled receptor, GPR54. Mol Cell Endocrinol 254-255:70, 2006

Parazzini F, Cecchetti G: The frequency of imperforate hymen in northern Italy. Int J Epidemiol 19(3):763, 1990

Peng C, Fan NC, Ligier M, et al: Expression and regulation of gonadotropin--releasing hormone (GnRH) and GnRH receptor messenger ribonucleic acids in human granulosa-luteal cells. Endocrinology 135(5):1740, 1994

Pereyra PB, Mendez Ribas JM, Milone G, et al: Use of GnRH analogs for functional protection of the ovary and preservation of fertility during cancer treatment in adolescents: a preliminary report. Gynecol Oncol 81(3):391, 2001

Pettersson F, Fries H, Nillius SJ: Epidemiology of secondary amenorrhea. I. Incidence and prevalence rates. Am J Obstet Gynecol 117(1):80, 1973

The Practice Committee of the American Society for Reproductive Medicine: Current evaluation of amenorrhea. Fertil Steril 86(Supp 5S):148, 2006

Quinton R, Hasan W, Grant W, et al: Gonadotropin-releasing hormone immunoreactivity in the nasal epithelia of adults with Kallmann's syndrome and isolated hypogonadotropic hypogonadism and in the early midtrimester human fetus. J Clin Endocrinol Metab 82(1):309, 1997

Rarick LD, Shangold MM, Ahmed SW: Cervical mucus and serum estradiol as predictors of response to progestin challenge. Fertil Steril 54(2):353, 1990

Rebar RW, Connolly HV: Clinical features of young women with hypergonadotropic amenorrhea. Fertil Steril 53(5):804, 1990

Reid RL: Amenorrhea. In Copeland LJ (ed): Textbook of Gynecology. Philadelphia, Saunders, 2000

Reindollar RH, Byrd JR, McDonough PG: Delayed sexual development: a study of 252 patients. Am J Obstet Gynecol 140(4):371, 1981

Reindollar RH, Novak M, Tho SP, et al: Adult-onset amenorrhea: a study of 262 patients. Am J Obstet Gynecol 155(3):531, 1986

Reinhold C, Hricak H, Forstner R, et al: Primary amenorrhea: evaluation with MR imaging. Radiology 203(2):383, 1997

Robinson AC, Dockeray CJ, Cullen MJ, et al: Hypergonadotrophic hypogonadism in classical galactosaemia: evidence for defective oogenesis. Case report. Br J Obstet Gynaecol 91(2):199, 1984

Rubio-Gozalbo ME, Gubbels CS, Bakker JA, et al: Gonadal function in male and female patients with classic galactosemia. Human Reprod Update 16(2): 177, 2010

Rugarli E, Ballabio A: Kallmann syndrome. From genetics to neurobiology. JAMA 270(22):2713, 1993

Saenger P, Albertsson Wikland K, Conway GS, et al: Recommendations for the diagnosis and management of Turner syndrome. J Clin Endocrinol Metab 86(7):3061, 2001

Schenker JG, Margalioth EJ: Intrauterine adhesions: an updated appraisal. Fertil Steril 37(5):593, 1982

Schlessinger D, Herrera L, Crisponi L, et al: Genes and translocations involved in POF. Am J Med Genet 111(3):328, 2002

Schneider JE: Energy balance and reproduction. Physiol Behav 81(2):289, 2004

Seminara SB: Mechanisms of disease: the first kiss-a crucial role for kisspeptin-1 and its receptor, G-protein-coupled receptor 54, in puberty and reproduction. Nat Clin Pract Endocrinol Metab 2(6):328, 2006

Sharara FI, Seifer DB, Flaws JA: Environmental toxicants and female reproduction. Fertil Steril 70(4):613, 1998

Sharma JB, Roy KK, Pushparaj M, et al: Hysteroscopic findings in women with primary and secondary infertility due to genital tuberculosis. Int J Gynaecol Obstet 104(1):49, 2009

Simpson JL: Gonadal dysgenesis and abnormalities of the human sex chromosomes: current status of phenotypic-karyotypic correlations. Birth Defects Orig Artic Ser 11(4):23, 1975

Singh RP, Carr DH: The anatomy and histology of XO human embryos and fetuses. Anat Rec 155(3):369, 1966

Somers EC, Marder W, Christman GM, et al: Use of a gonadotropin-releasing hormone analog for protection against premature ovarian failure during cyclophosphamide therapy in women with severe lupus. Arthritis Rheum 52(9):2761, 2005

Soussi-Yanicostas N, Hardelin JP, Arroyo-Jimenez MM, et al: Initial characterization of anosmin-1, a putative extracellular matrix protein synthesized by definite neuronal cell populations in the central nervous system. J Cell Sci 109(Pt 7)1749, 1996

Starkman MN, Marshall JC, La Ferla J, et al: Pseudocyesis: psychologic and neuroendocrine interrelationships. Psychosom Med 47(1):46, 1985

Tartaglia LA, Dembski M, Weng X, et al: Identification and expression cloning of a leptin receptor, OB-R. Cell 83(7):1263, 1995

Terenziani M, Piva L, Meazza C, et al: Oophoropexy: a relevant role in preservation of ovarian function and pelvic irradiation. Fertil Steril 91(3):935. e15, 2009

Tho PT, McDonough PG: Gonadal dysgenesis and its variants. Pediatr Clin North Am 28(2):309, 1981

Troche V, Hernandez E: Neoplasia arising in dysgenetic gonads. Obstet Gynecol Surv 41(2):74, 1986

Turner H: Classic pages in obstetrics and gynecology by Henry H. Turner. A syndrome of infantilism, congenital webbed neck, and cubitus valgus. Endocrinology, vol. 23, pp. 566-574, 1938. Am J Obstet Gynecol 113(2): 279, 1972

Veldhuis JD, Hammond JM: Endocrine function after spontaneous infarction of the human pituitary: report, review, and reappraisal. Endocr Rev 1(1):100, 1980

Waldstreicher J, Seminara SB, Jameson JL, et al: The genetic and clinical heterogeneity of gonadotropin-releasing hormone deficiency in the human. J Clin Endocrinol Metab 81(12):4388, 1996

Wallace WH, Shalet SM, Crowne EC, et al: Ovarian failure following abdominal irradiation in childhood: natural history and prognosis. Clin Oncol (R Coll Radiol) 1(2):75, 1989

Weiss J, Axelrod L, Whitcomb RW, et al: Hypogonadism caused by a single amino acid substitution in the beta subunit of luteinizing hormone. N Engl J Med 326(3):179, 1992

Whelan CI, Stewart DE: Pseudocyesis—a review and report of six cases. Int J Psychiatry Med 20(1):97, 1990

Williams RS, Littell RD, Mendenhall NP: Laparoscopic oophoropexy and ovarian function in the treatment of Hodgkin disease. Cancer 86(10):2138, 1999

Wilson EE, Vuitch F, Carr BR: Laparoscopic removal of dysgenetic gonads containing a gonadoblastoma in a patient with Swyer syndrome. Obstet Gynecol 79(5):842, 1992

Winters SJ: Expanding the differential diagnosis of male hypogonadism. N Engl J Med 326(3):193, 1992

Wittenberger MD, Hagerman RJ, Sherman SL, et al: The FMR1 premutation and reproduction. Fertil Steril 87(3):456, 2007

Yen SS, Rebar R, VandenBerg G, et al: Hypothalamic amenorrhea and hypogonadotropinism: responses to synthetic LRF. J Clin Endocrinol Metab 36(5):811, 1973

Yu D, Wong YM, Cheong Y, et al: Asherman syndrome—one century later. Fertil Steril 89(4):759, 2008

Zenaty D, Breton's P, Lambe C, et al: Paediatric phenotype of Kallmann syndrome due to mutations of fibroblast growth factor receptor 1 (FGFR1). Mol Cell Endocrinol 254-255:78, 2006

Zhang Y, Proenca R, Maffei M, et al: Positional cloning of the mouse obese gene and its human homologue. Nature 372(6505):425, 1994

CAPÍTULO 17

Síndrome do Ovário Policístico e Hiperandrogenismo

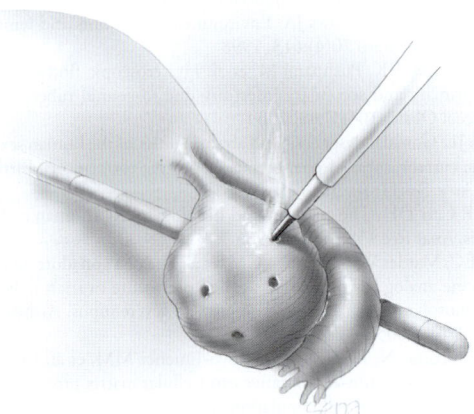

INCIDÊNCIA 460
DEFINIÇÃO 460
ETIOLOGIA 461
FISIOPATOLOGIA 461
SINAIS E SINTOMAS 463
DIAGNÓSTICO 469
TRATAMENTO 473
TRATAMENTO DE OLIGO-OVULAÇÃO E ANOVULAÇÃO 474
HIRSUTISMO 475
ACNE 476
ACANTOSE NIGRICANTE 477
TRATAMENTO CIRÚRGICO 477
REFERÊNCIAS 477

A síndrome do ovário policístico (SOP) é uma endocrinopatia comum que se caracteriza por oligo-ovulação ou anovulação, sinais de excesso androgênico e múltiplos pequenos cistos ovarianos. Esses sinais e sintomas variam amplamente entre as mulheres, assim como na mesma mulher ao longo do tempo. Como resultado, as mulheres com SOP podem apresentar-se a vários especialistas médicos, incluindo ginecologista, internista, endocrinologista ou dermatologista. Portanto, é essencial que os médicos de cada uma dessas especialidades se mantenha familiarizado com a SOP.

INCIDÊNCIA

A SOP é o distúrbio endócrino mais comum em mulheres na idade reprodutiva e afeta aproximadamente 4 a 12% dessa população (Asunción, 2000; Diamanti-Kandarakis, 1999; Farah, 1999; Knochenhauer, 1998). Embora os sintomas de excesso de androgênios variem entre grupos étnicos, a SOP parece afetar igualmente todas as raças e nacionalidades.

DEFINIÇÃO

Síndrome do ovário policístico

Em 2003, na cidade de Rotterdam, Holanda, em uma reunião de consenso entre a European Society of Human Reproduction and Embryology e a American Society for Reproductive Medicine (ESHRE/ASRM) (The Rotterdam ESHRE/ASRM-Sponsored PCOS Consensus Workshop Group, 2004) redefiniu-se o conceito de SOP (Tabela 17-1). As mulheres afetadas devem ter pelo menos dois dos seguintes critérios: (1) oligo-ovulação e/ou anovulação, (2) hiperandrogenismo (clínico e/ou bioquímico) e (3) ovários policísticos identificados ao exame ultrassonográfico. Entretanto, tendo em vista que outras etiologias, como hiperplasia suprarrenal congênita, tumores secretores de androgênios e hiperprolactinemia, também podem resultar em oligo-ovulação e/ou excesso de androgênios, essas condições devem ser excluídas. Portanto, atualmente, a SOP é um diagnóstico de exclusão.

Os critérios de Rotterdam formam um espectro mais amplo do que os da conferência de 1990 do National Institutes of Health (NIH) (Zawadzki, 1990). A conferência do NIH definiu SOP como disfunção ovulatória com hiperandrogenismo clínico e/ou hiperandrogenemia, sem levar em consideração o aspecto ultrassonográfico dos ovários. Há muita controvérsia sobre qual definição é a mais adequada, sendo que muitos pesquisadores ainda utilizam os critérios do NIH de 1990 para definir SOP em seus estudos populacionais (Chang, 2005).

Finalmente, uma terceira organização – The Androgen Excess and PCOS Society (AE-PCOS) – também definiu critérios para SOP (Azziz, 2009). Conforme mostra a Tabela 17-1, esses critérios são semelhantes aos definidos em Roterdam.

Hipertecose ovariana e síndrome da HAIRAN

Geralmente considerada uma forma mais grave de SOP, a *hipertecose ovariana* é uma condição rara que se caracteriza por ninhos de células tecais luteinizadas distribuídos pelo estroma ovariano. As mulheres afetadas apresentam-se com hiperandrogenismo grave e, ocasionalmente, sinais evidentes de virilização, como clitoromegalia, calvície temporal e engrossamento

TABELA 17-1 Definição da síndrome do ovário policístico

ESHRE/ASRM (Rotterdam) 2003
Apresentar duas das seguintes condições:
1. Oligo-ovulação ou anovulação
2. Sinais clínicos e/ou bioquímicos de hiperandrogenismo
3. Ovários policísticos (com exclusão de distúrbios relacionados)

NIH (1990)
Apresentar as seguintes condições:
1. Oligo-ovulação
2. Hiperandrogenismo e/ou hiperandrogenemia (com exclusão de distúrbios relacionados)

AE-PCOS (2009)
1. Hiperandrogenismo: hirsutismo e/ou hiperandrogenemia
e
2. Disfunção ovariana: oligo-ovulação e/ou ovários policísticos
e
3. Exclusão de outras causas de excesso de androgênio

AE-PCOS = Androgen Excess and PCOS Society; ASRM= American Society of Reproductive Medicine; ESHRE = European Society of Human Reproduction and Embryology; NIH= National Institutes of Health. PCOS = polycystic ovarian syndrome. Reproduzida de Azziz, 2009; The Rotterdam ESHRE/ASRM – Sponsored PCOS Consensus Workshop Group, 2004; Zawadzki, 1990.

da voz (Culiner, 1949). Além disso, caracteristicamente encontra-se grau muito maior de resistência insulínica e de acantose nigricante (Nagamani, 1986).

A síndrome de acantose nigricante hiperandrogênica resistente à insulina (HAIRAN, de *hyperandrogenic-insulinresistant-acanthosis nigricans*) não é comum e se caracteriza pela presença de hiperandrogenismo acentuado, resistência insulínica grave e acantose nigricante (Barbieri, 1994). A etiologia desse distúrbio não é muito clara, e a síndrome de HAIRAN representa uma variante da SOP ou uma síndrome genética distinta. A hipertecose e a HAIRAN são fenótipos exagerados de SOP, e seu tratamento é idêntico ao da SOP, descrito adiante neste capítulo.

ETIOLOGIA

A causa subjacente à SOP é desconhecida. Entretanto, suspeita-se de origem genética multifatorial e poligênica, tendo em vista a observação de acúmulo de casos bem documentados da síndrome dentro de famílias (Franks, 1997). Especificamente, observou-se aumento da prevalência entre as mulheres afetadas e suas irmãs (de 32 a 66%) e mães (de 24 a 52%) (Govind, 1999; Kahsar-Miller, 2001; Yildiz, 2003). Alguns especialistas sugeriram a possibilidade de transmissão autossômica dominante, com expressão em indivíduos do sexo feminino e masculino. Por exemplo, familiares em primeiro grau do sexo masculino de mulheres com SOP apresentam níveis circulantes significativamente mais altos de sulfato de desidroepiandrosterona (SDHEA), calvície precoce e resistência à insulina comparados aos controles do sexo masculino (Legro, 2000, 2002).

A identificação de genes candidatos relacionados à SOP tem sido o foco de grandes pesquisas em função dos possíveis benefícios para o diagnóstico e o tratamento desse distúrbio. De forma geral, os genes supostamente envolvidos são aqueles relacionados com a síntese de androgênios e à resistência à insulina. A partir de ensaios clínicos e pesquisas *in vitro* com células da teca ovariana humana sugeriu-se a possibilidade de desregulação do gene *CYP11a* em pacientes com SOP. Esse gene codifica a enzima de clivagem da cadeia lateral do colesterol, ou seja, a enzima que executa a etapa limitante da taxa de biossíntese de esteroides (Fig. 15-5, p. 403). As evidências também sugerem suprarregulação de outras enzimas na via androgênica biossintética (Franks, 2006). Além disso, é possível que haja envolvimento do gene receptor de insulina do cromossomo 19p13.2 (Urbanek, 2005). Entretanto, são necessárias investigações adicionais para determinar os papéis desses produtos gênicos na patogênese da SOP.

FISIOPATOLOGIA

Gonadotrofinas

A anovulação em mulheres com SOP é caracterizada por secreção inadequada de gonadotrofinas (Fig. 17-1). Especificamente, alterações na pulsatilidade do hormônio liberador da gonadotrofina (GnRH, de *gonadotropin-releasing hormone*) resultam na produção preferencial de hormônio luteinizante (LH) em detrimento do hormônio folículo-estimulante (FSH) (Hayes, 1998; Waldstreicher, 1988). Atualmente, não se sabe se a disfunção hipotalâmica é causa primária de SOP ou se é secundária a *feedback* anormal dos esteroides. Em qualquer dos casos, os níveis séricos de LH aumentam, e tal aumento é observado clinicamente em cerca de 50% das mulheres afetadas (Balen, 2002, van Santbrink, 1997). Da mesma forma, a proporção LH:FSH aumenta e fica acima de 2 em cerca de 60% das pacientes (Rebar, 1976).

Resistência à insulina

Mulheres com SOP também apresentam graus elevados de resistência insulínica e hiperinsulinemia compensatória em comparação com mulheres não afetadas. A resistência à insulina é definida como absorção reduzida de glicose em resposta a uma determinada quantidade de insulina. O mecanismo dessa redução da sensibilidade à insulina aparentemente está relacionado com uma anormalidade pós-ligação na transdução do sinal mediado pelo receptor insulínico (Dunaif, 1997). Tanto mulheres magras como obesas com SOP são mais resistentes à insulina que as controles não afetadas com peso comparável (Dunaif, 1989, 1992).

A resistência insulínica foi associada a aumento de vários distúrbios, incluindo diabetes melito (DM) tipo 2, hipertensão arterial, dislipidemia e doença cardiovascular (DCV). Portanto, a SOP não é simplesmente um distúrbio com consequências em curto prazo, como menstruações irregulares ou hirsutismo, mas também com sequelas para a saúde em longo prazo (Tabela 17-2).

Androgênios

Tanto a insulina como o LH estimulam a produção androgênica das células da teca ovariana (Dunaif, 1992). Como resul-

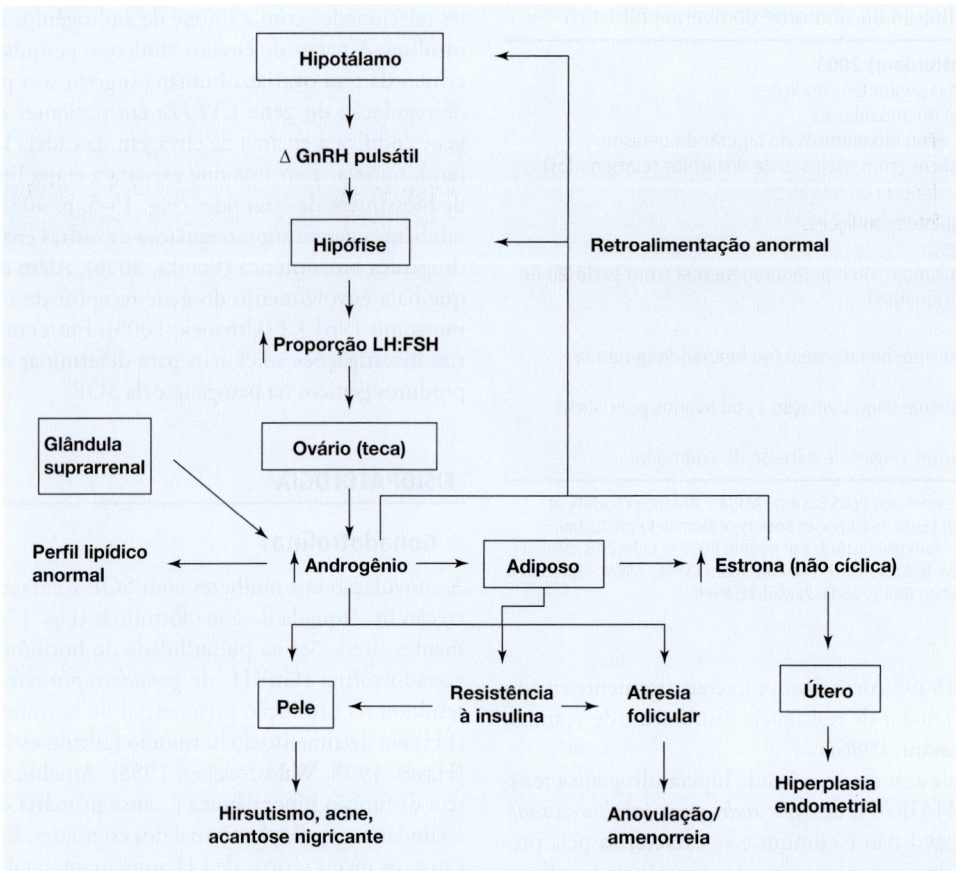

FIGURA 17-1 Modelo explicativo para instalação e manutenção da síndrome do ovário policístico (SOP). Alterações na liberação pulsátil do hormônio liberador da gonadotrofina (GnRH) podem resultar em aumento relativo na biossíntese e na secreção de hormônio luteinizante (LH) *versus* hormônio folículo-estimulante (FSH). O LH estimula a produção androgênica ovariana, enquanto a escassez relativa de FSH evita a estimulação adequada da atividade aromatase dentro das células da granulosa, reduzindo, consequentemente, a conversão de androgênio no estrogênio potente estradiol.

Níveis elevados de androgênios intrafoliculares resultam em atresia folicular. Níveis circulantes elevados de androgênios contribuem para anormalidades nos perfis lipídicos das pacientes e para o desenvolvimento de hirsutismo e acne. O aumento de androgênios circulantes também pode ter origem na glândula suprarrenal. Os níveis séricos elevados de androgênios (principalmente androstenediona) são convertidos a estrogênios (principalmente estrona) na periferia. Como a conversão ocorre principalmente nas células estromais do tecido adiposo, a produção estrogênica será maior em pacientes obesas com SOP.

Essa conversão resulta em retroalimentação crônica do hipotálamo e da hipófise, diferentemente das flutuações normais na retroalimentação observadas na presença de folículos em crescimento com níveis de estradiol variando rapidamente. A estimulação do endométrio por estrogênios sem oposição pode levar à hiperplasia endometrial.

A resistência insulínica causada por anormalidades genéticas e/ou aumento do tecido adiposo contribui para a atresia folicular nos ovários e para o desenvolvimento de acantose nigricante na pele.

A ausência de desenvolvimento folicular resulta em anovulação e subsequente oligomenorreia ou amenorreia.

É importante observar que essa síndrome pode se desenvolver a partir de disfunção primária de qualquer órgão do sistema. Por exemplo, a produção elevada de androgênio ovariano pode ser causada por alguma anormalidade intrínseca na função enzimática e/ou estimulação hipotálamo-hipofisária anormal por LH ou FSH.

O denominador comum é o desenvolvimento de um padrão hormonal não cíclico autoalimentado.

tado, os ovários afetados secretam níveis elevados de testosterona e androstenediona. Especificamente, níveis elevados de testosterona livre são observados em 70 a 80% das mulheres com SOP, sendo que 25 a 65% apresentam níveis elevados de SDHEA (Moran, 1994, 1999; O'Driscoll, 1994). Por outro lado, níveis elevados de androstenediona contribuem para o aumento nos níveis de estrona em razão da conversão periférica de androgênios em estrogênios por meio da atividade aromatase.

Globulina de ligação ao hormônio sexual

Mulheres com SOP apresentam níveis elevados de globulina de ligação ao hormônio sexual (SHBG, de *sex hormone-binding globulin*). Essa glicoproteína, produzida no fígado, liga-se a maior parte dos esteroides sexuais. Apenas aproximadamente 1% desses esteroides não é ligado, sendo, consequentemente, livre e biodisponível. A síntese de SHBG é suprimida por insulina e por androgênios, corticoides, progesterona e hormônio do crescimento (Bergh, 1993). Devido à produção suprimida

TABELA 17-2 Consequências da síndrome do ovário policístico

Consequências em curto prazo
Obesidade
Infertilidade
Menstruação irregular
Dislipidemia
Hirsutismo/acne/alopecia androgênica
Intolerância à glicose/acantose nigricante

Consequências em longo prazo
Diabetes melito
Câncer endometrial
Doença cardiovascular

de SHBG, há menos androgênios circulantes ligados a proteínas e mais circulam livres e disponíveis para ligarem-se aos receptores nos órgãos-alvo. Por essa razão, algumas mulheres com SOP apresentam níveis de testosterona total na faixa normal, embora sejam clinicamente hiperandrogênica sem razão dos níveis elevados de testosterona livre.

Além do hiperandrogenismo, níveis baixos de SHBG também foram associados a problemas no controle da glicose e a risco de desenvolvimento de DM tipo 2 (Ding, 2009). O mecanismo dessa associação não está totalmente explicado e talvez reflita um papel para a SHBG na homeostase da glicose. Ademais, em vários ensaios de pequeno porte, observou-se relação entre níveis plasmáticos reduzidos de SHBG no primeiro trimestre de gravidez e diabetes gestacional subsequente (Smirnakis, 2007; Thadhani, 2003). Especificamente para a SOP, Veltman-Verhulst e colaboradores (2010) avaliaram os níveis de SHBG em mulheres com SOP e observaram uma associação semelhante entre níveis baixos de SHBG e desenvolvimento subsequente de diabetes melito gestacional.

Anovulação

Embora os níveis androgênicos normalmente estejam elevados em mulheres com SOP, os níveis de progesterona são baixos em razão dos ciclos anovulatórios. O mecanismo preciso que leva à anovulação não foi esclarecido, porém a hipersecreção de LH tem implicações na irregularidade menstrual. Além disso, a anovulação pode resultar de resistência insulínica, levando em consideração que grande parte das pacientes anovulatórias com SOP retoma os ciclos ovulatórios após iniciar tratamento com metformina, um agente sensibilizador da insulina (Nestler, 1998). Sugeriu-se que mulheres com SOP oligo-ovulatória apresentem um fenótipo mais brando de disfunção ovariana do que aquelas com SOP anovulatória e tenham resposta mais favorável aos agentes indutores da ovulação (Burgers, 2010).

Finalmente, a enorme coorte de folículos antrais observadas nas pacientes com SOP pode contribuir para a anovulação. Algumas pacientes que se submeteram à ressecção em cunha ovariana ou à perfuração ovariana laparoscópica, obtiveram melhora significativa na regularidade menstrual. Um estudo demonstrou que 67% das pacientes com SOP apresentam menstruações regulares após a cirurgia, em comparação com apenas 8% antes da cirurgia (Amer, 2002).

SINAIS E SINTOMAS

Em mulheres com SOP, as queixas têm origem em diversos efeitos endócrinos e incluem irregularidade menstrual, infertilidade, manifestações de excesso de androgênio ou outras disfunções endócrinas. Classicamente, os sintomas se tornam evidentes alguns anos após a puberdade.

Disfunção menstrual

A disfunção menstrual em mulheres com SOP varia de amenorreia a oligomenorreia até menometrorragia episódica com anemia. Em muitas mulheres com SOP, a amenorreia e à oligomenorreia resultam de anovulação. Nesse cenário, a ausência de ovulação impede a produção de progesterona e, evidentemente, a queda da progesterona que desencadeia a menstruação. Alternativamente, a amenorreia pode ser causada por níveis elevados de androgênios nas pacientes com SOP. Especificamente, os androgênios podem neutralizar o estrogênio e produzir endométrio atrófico. Portanto, é comum observar amenorreia e camada fina de endométrio em pacientes portadoras de SOP com níveis androgênicos elevados.

Além de amenorreia, as pacientes com SOP podem se apresentar com sangramento intenso e imprevisível. Nessas mulheres, não há produção de progesterona em função da ausência de ovulação, o que resulta em exposição crônica aos estrogênios. Com isso, há estimulação mitogênica constante do endométrio. A instabilidade do endométrio espessado resulta em sangramento com padrão imprevisível.

Caracteristicamente, a oligomenorreia (menos de oito períodos menstruais em um ano) ou a amenorreia (ausência de menstruação durante três meses consecutivos ou mais) com SOP inicia-se com a menarca. Aproximadamente 50% de *todas* as meninas na pós-menarca apresentam períodos irregulares por até dois anos em razão da imaturidade do eixo hipotálamo-hipófise-ovário. Entretanto, nas meninas com SOP, ciclos menstruais ovulatórios mensais não se estabelecem no meio da adolescência, e elas caracteristicamente continuam a ter ciclos irregulares.

Finalmente, há algumas evidências que pacientes com SOP com ciclos menstruais irregulares podem desenvolver ciclos regulares à medida que o tempo passa. A redução da coorte de folículos antrais à medida que as mulheres entram na faixa dos 30 e 40 anos de idade, pode levar à diminuição simultânea na produção androgênica (Elting, 2000).

Hiperandrogenismo

O hiperandrogenismo em geral se manifesta clinicamente na forma de hirsutismo, acne e/ou alopecia androgênica. Por outro lado, sinais de virilização, como aumento da massa muscular, redução das mamas, engrossamento da voz e clitoromegalia, não são típicos da SOP. A virilização reflete níveis androgênicos elevados e exige investigação imediata para verificar a presença de tumores produtores de androgênios no ovário ou na glândula suprarrenal.

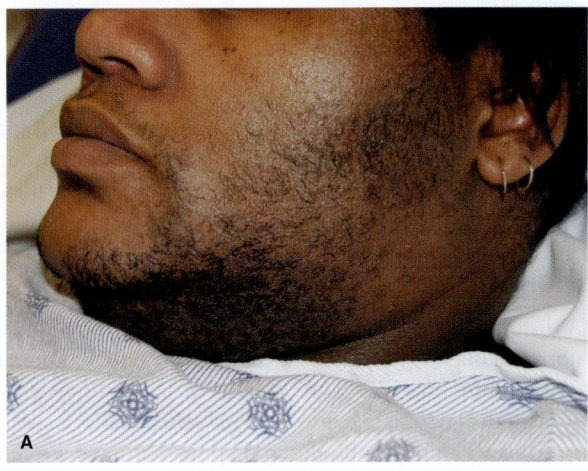 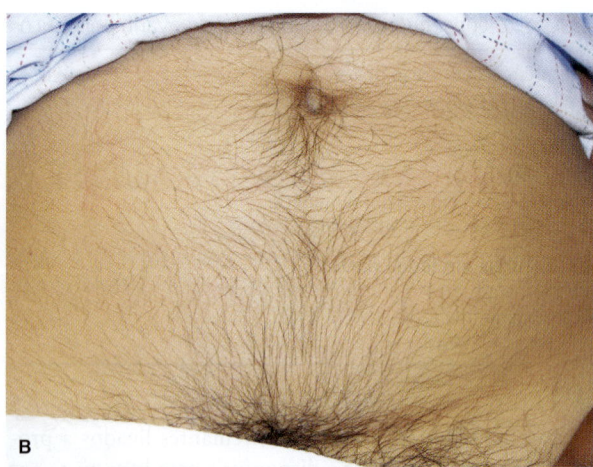

FIGURA 17-2 Fotografias mostrando hirsutismo. **A**. Hirsutismo facial. (*Fotografia cedida pelo Dra. Tamara Chao.*) **B**. Padrão masculino de distribuição de pelos.

Hirsutismo

Nas mulheres, o hirsutismo é definido como presença de pelos terminais escuros e ásperos distribuídos com padrão masculino (Fig. 17-2). O hirsutismo deve ser distinguido de hipertricose, que é o aumento lanuginoso generalizado, ou seja, presença de pelos macios e ligeiramente pigmentados associado ao uso de alguns medicamentos e a malignidades. A SOP é responsável por 70 a 80% dos casos de hirsutismo. O hirsutismo idiopático é o segundo tipo mais frequente (Azziz, 2003).

As mulheres com SOP normalmente relatam que o hirsutismo se inicia na fase final da adolescência, ou seja, no início da terceira década de vida. Além disso, uma grande variedade de medicamentos também pode causar hirsutismo, devendo seu uso ser investigado (Tabela 17-3).

Fisiopatologia do hirsutismo. O aumento nos níveis dos androgênios desempenha papel importante na determinação do tipo e da distribuição de pelos (Archer, 2004). Dentro de um folículo piloso, a testosterona é convertida em di-hidrotestosterona (DHT) pela enzima 5α-redutase. Embora tanto a testosterona como a DHT convertam pelos finos, curtos e não pigmentados em pelos ásperos, a DHT é mais eficaz que a testosterona (Fig. 17-3). A conversão é irreversível, e apenas os pelos de áreas sensíveis a androgênios são alterados dessa forma em pelos terminais. Como resultado, as áreas mais comuns afetadas com excesso de crescimento piloso em mulheres com SOP incluem lábio superior, queixo, costeletas, tórax e linha alba da parte inferior do abdome. Especificamente, *escutiforme* é o nome utilizado para descrever o padrão de distribuição de pelos no abdome inferior. Nas mulheres, observa-se padrão triangular sobre o monte pubiano, e nos homens, os pelos se estendem sobre a linha alba assumindo a forma de diamante.

Sistema de pontuação de Ferriman-Gallwey. Para fins de pesquisa, a quantificação do grau de hirsutismo é feita com base no sistema de pontuação de Ferriman-Gallwey desenvolvido em 1961 e modificado em 1981 (Ferriman, 1961; Hatch, 1981). De acordo com o sistema modificado, a distribuição anormal de pelos é avaliada em nove áreas do corpo e pontuadas de 0 a 4 (Fig. 17-4). Aumentos na pontuação numérica correspondem a maior densidade pilosa em uma determinada área. Muitos pesquisadores definem hirsutismo como pontuação igual ou superior a 8 usando a versão modificada.

Esse sistema é inconveniente e, por isso, não é usado com frequência no cenário clínico. Uma versão simplificada que avalia apenas três áreas do corpo foi investigada (Cook, 2011). De qualquer forma, a pontuação pode ser útil para acompanhar a resposta individual aos tratamentos. Como alternativa, muitos especialistas optam por classificar o hirsutismo de forma mais genérica, como brando, moderado ou grave, dependendo da localização e da densidade do crescimento piloso.

Etnia. A concentração de folículos pilosos por unidade de área não é diferente entre homens e mulheres, embora haja diferenças raciais e étnicas. Os indivíduos de origem mediterrânea têm maior concentração de folículos pilosos que os de origem

TABELA 17-3 Medicamentos que podem causar hirsutismo e/ou hipertricose

Medicamento	Nome comercial
Hirsutismo	
Esteroides anabolizantes	
Danazol	Danocrine
Metoclopramida	Reglan
Metildopa	Aldomet
Fenotiazinas	
Progestogênios	
Reserpina	Serpasil
Testosterona	
Hipertricose	
Ciclosporina	Sandimmune
Diazóxido	Hyperstat
Hidrocortisona	
Minoxidil	Rogaine
Penicilamina	Cuprimine
Fenitoína	Dilantin
Psoraleno	Oxsoralen
Estreptomicina	

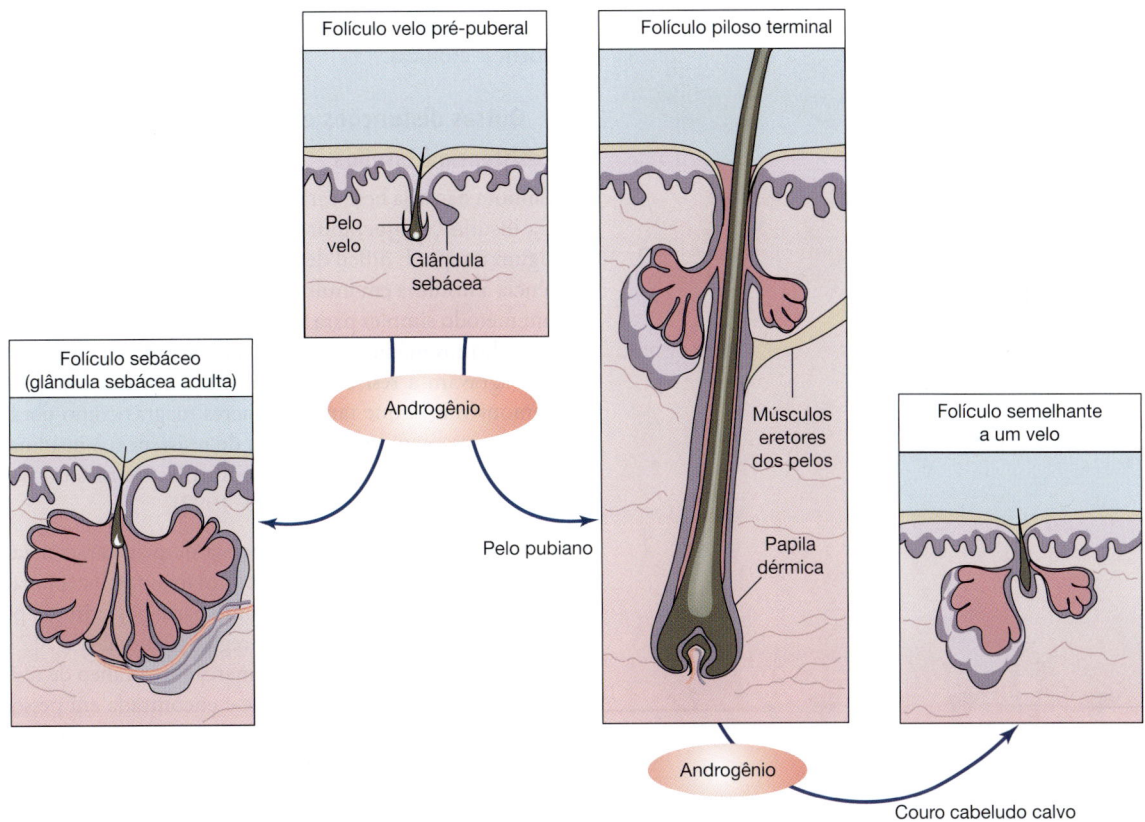

FIGURA 17-3 Efeitos androgênicos sobre a unidade pilossebácea. Em algumas áreas pilosas, os androgênios estimulam as glândulas sebáceas, e o excesso de sebo provoca o surgimento de acne. Em outras áreas, os folículos pilosos respondem aos androgênios e são convertidos em folículos terminais, levando a hirsutismo. Sob a influência de androgênios, os pelos terminais que não eram androgênio-dependentes se transformam em uma espécie de pelo não pigmentado, resultando na calvície. (*Redesenhada a partir de Rosenfield, 2005, com permissão.*)

norte-europeia, e uma concentração muito maior que os de origem asiática (Speroff, 1999). Por essa razão, a probabilidade de mulheres asiáticas com SOP apresentarem hirsutismo manifesto é muito menor que a de outros grupos étnicos. Além disso, há uma forte tendência familiar para o desenvolvimento de hirsutismo em razão de diferenças genéticas na sensibilidade dos tecidos-alvo a androgênios e à atividade da 5α-redutase.

Acne

A acne vulgar é um achado clínico frequente em adolescentes. Entretanto, principalmente a acne persistente ou de início tardio sugere SOP (Homburg, 2004). A prevalência de acne em mulheres com SOP é desconhecida, embora em um estudo tenha-se concluído que 50% das adolescentes com SOP apresentavam acne moderada (Dramusic, 1997). Além disso, elevações nos níveis androgênicos foram observadas em 80% das mulheres com acne grave, 50% com acne moderada e 33% com acne branda (Bunker, 1989). Mulheres com acne variando de moderada a grave apresentam aumento da prevalência (52 a 83%) de ovários policísticos identificados ao exame ultrassonográfico (Betti, 1990; Bunker, 1989; Jebraili, 1994).

Patogênese da acne. A patogênese da acne vulgar envolve quatro fatores: bloqueio da abertura folicular por hiperceratose, produção excessiva de sebo, proliferação de *Propionibacterium acnes* comensal e inflamação (Purdy, 2006). Em mulheres com excesso androgênico, a estimulação excessiva dos receptores androgênicos na unidade pilossebácea resulta em aumento da produção de sebo, que, finalmente, causa inflamação e formação de comedão (ver Fig. 17-3). A inflamação provoca o principal efeito colateral em longo prazo da acne – as cicatrizes. Portanto, o foco do tratamento é reduzir a inflamação, diminuir a produção de queratina e reduzir a colonização por *P. acnes* e os níveis androgênicos para diminuir a produção sebácea (Moghetti, 2006).

Assim como no folículo piloso, a testosterona é convertida no interior das glândulas sebáceas a seu metabólito mais ativo (DHT) pela 5α-redutase. A 5α-redutase possui duas isoenzimas: tipo 1 e tipo 2. A isoenzima tipo 1 predomina nas glândulas sebáceas. Nos tipos de pele propensos à acne, como na pele facial, a atividade da isoenzima tipo 1 é mais intensa e, consequentemente, essas glândulas sebáceas produzem mais DHT (Thiboutot, 2004).

Alopecia

A alopecia androgênica feminina é um achado menos comum em mulheres com SOP. A perda de cabelos evolui lentamente e se caracteriza por afinamento difuso na coroa, com preservação do contorno frontal do couro cabeludo e pela recessão bitem-

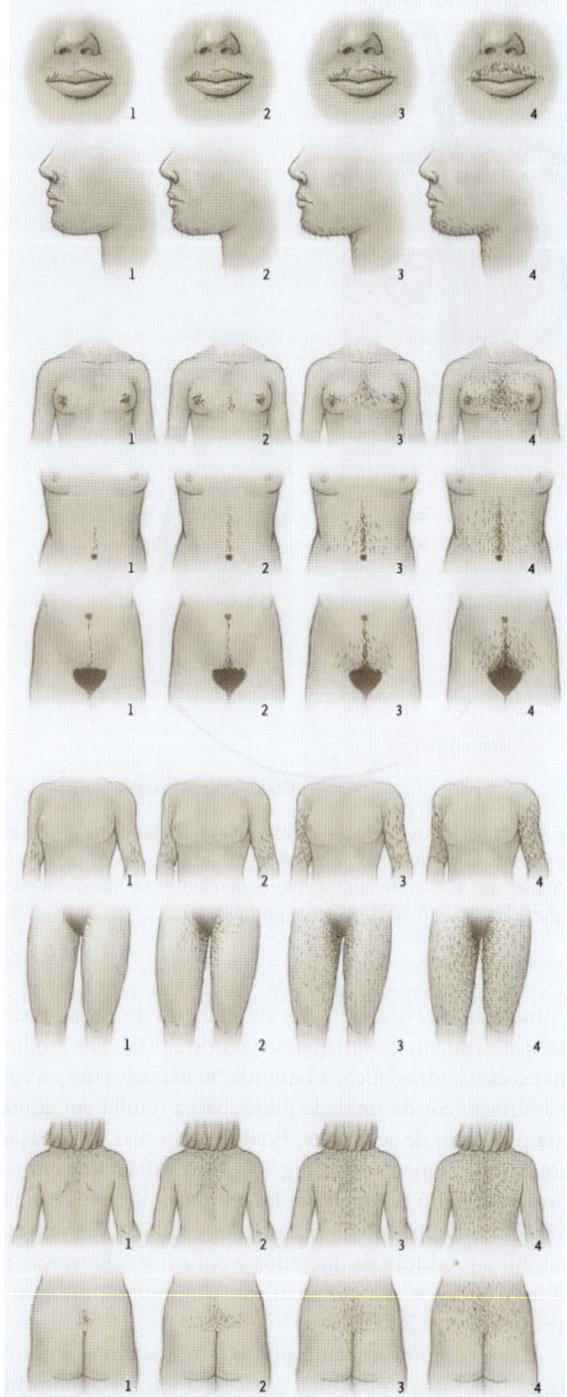

FIGURA 17-4 Sistema de Ferriman-Gallwey para pontuação de hirsutismo.

poral (Cela, 2003). Sua patogênese envolve excesso de atividade da 5α-redutase no folículo piloso, resultando em aumento nos níveis de DHT. Além disso, há aumento na expressão de receptores androgênicos nessas mulheres (Chen, 2002).

Entretanto, a alopecia pode refletir outras doenças graves. Por essa razão, as mulheres afetadas também devem ser avaliadas para excluir disfunção da tireoide, anemia ou outras doenças crônicas.

Outras disfunções endócrinas

Resistência à insulina

Embora não seja bem caracterizada, a associação entre resistência insulínica, hiperandrogenismo e SOP foi reconhecida há algum tempo. É difícil determinar a incidência precisa de resistência à insulina em mulheres com SOP em razão de não haver um método simples para verificar a sensibilidade à insulina nos consultórios médicos. Embora a obesidade seja um dos fatores que agravam a resistência insulínica, em um estudo clássico demonstrou-se que tanto mulheres magras como obesas com SOP apresentam taxas elevadas de resistência à insulina e DM tipo 2, em comparação com controles de mesmo peso sem SOP (Fig. 17-5) (Dunaif, 1989, 1992).

Acantose nigricante. Essa doença de pele caracteriza-se por placas aveludadas espessas de cor marrom acinzentada que se localizam nas áreas de flexão, como parte posterior do pescoço, axilas, dobra abaixo dos seios e região inguinal (Fig. 17-6) (Panidis, 1995). Considerada um marcador cutâneo de resistência insulínica, a acantose nigricante é encontrada em pessoas com ou sem SOP. A resistência à insulina leva à hiperinsulinemia, que provavelmente estimula o crescimento de queratinócitos e fibroblastos dérmicos, produzindo mudanças características na pele (Cruz, 1992). A acantose nigricante é encontrada com maior frequência em mulheres obesas com SOP (incidência de 50%) do que em mulheres de peso normal com SOP (5 a 10%). Raramente, essa condição é observada junto com síndromes genéticas ou malignidades no trato gastrintestinal, como adenocarcinoma do estômago ou do pâncreas (Torley, 2002). Quando associada a câncer, a instalação geralmente é mais abrupta e o envolvimento cutâneo mais extenso (Moore, 2008).

Intolerância à glicose e diabetes tipo 2. Mulheres com SOP apresentam maior risco de intolerância à glicose (IGT, de *impaired glucose tolerance*) e DM tipo 2. Com base em testes orais de intolerância à glicose em mulheres obesas com SOP, as prevalências de IGT e DM são de aproximadamente 30 e 7%, res-

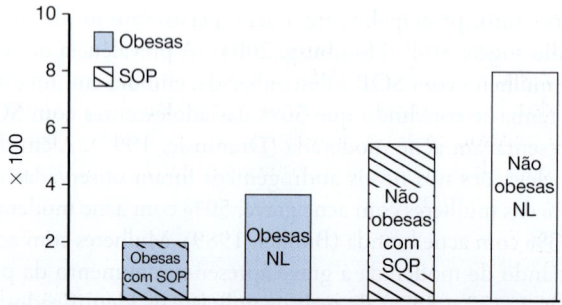

FIGURA 17-5 A sensibilidade à insulina é menor em mulheres obesas com síndrome do ovário policístico. NL = normais (mulheres sem SOP); SOP = síndrome do ovário policístico. (*Adaptada de Dunaif, 1989, com permissão.*)

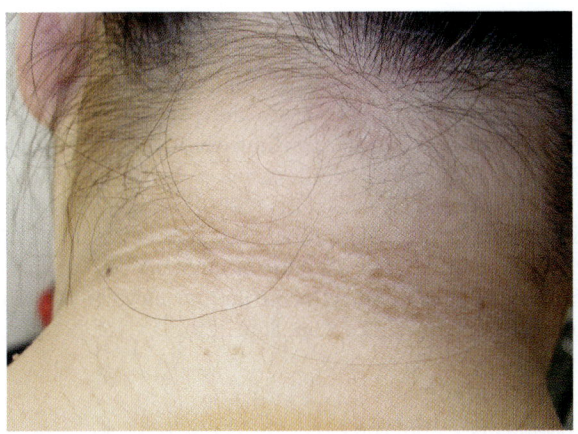

FIGURA 17-6 A fotografia mostra acantose nigricante na parte posterior do pescoço.

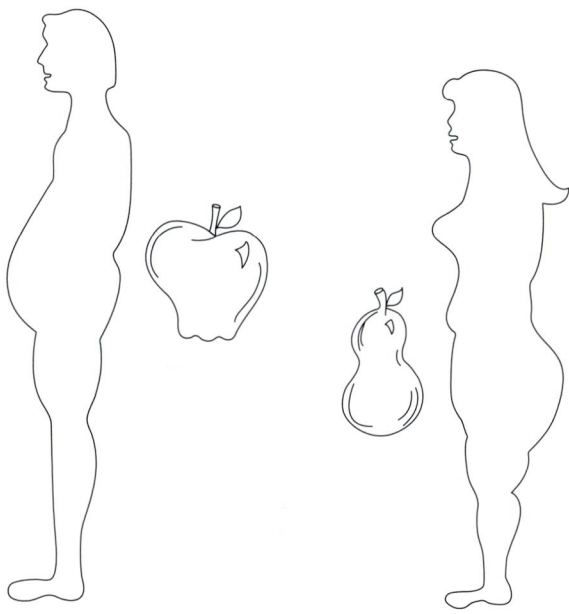

FIGURA 17-7 A obesidade pode se apresentar com distribuição central da gordura corporal, também descrita em termos leigos como padrão em "forma de maçã". Alternativamente, a gordura pode predominar no quadril e nas nádegas, sendo geralmente conhecida como distribuição em "forma de pera".

pectivamente (Legro, 1999). Há relatos de achados semelhantes em um grupo de adolescentes obesas com SOP (Palmert, 2002). Mesmo após terem sido feitos ajustes para índice de massa corporal (IMC), as mulheres com SOP mantiveram-se mais propensas a evoluir com DM (Lo, 2006). Especificamente, foi observada disfunção de células β, independentemente da presença de obesidade, em pacientes com SOP (Dunaif, 1996a).

Dislipidemia

O perfil lipoproteico aterogênico clássico observado na SOP se caracteriza por níveis elevados de lipoproteína de baixa densidade (LDL), de triglicerídeos e aumento na razão entre colesterol total e lipoproteína de alta densidade (HDL), e por níveis reduzidos de HDL (Banaszewska, 2006). Independentemente do colesterol total, essas alterações aumentam o risco de doença cardiovascular em mulheres com SOP. A prevalência de dislipidemia nos casos de SOP se aproxima de 70% (Legro, 2001; Rocha, 2011Talbott, 1998).

Obesidade

Em comparação com controles de idade comparável, as mulheres com SOP têm maior probabilidade de serem obesas, o que se reflete em aumentos no IMC e na proporção entre cintura e quadril (Talbott, 1995). Essa proporção indica padrão androide ou central de obesidade, que, por sua vez, é fator de risco independente para doença cardiovascular (Fig. 17-7) (Nishizawa, 2002). Esse padrão com aumento da circunferência abdominal e pregas cutâneas subcapsulares espessas também se mostrou preditivo de resistência à insulina (Lee, 2010).

Como observado, supõe-se que a resistência à insulina desempenhe papel importante na patogênese da SOP e, frequentemente, é agravada por obesidade (Dunaif, 1989). As pacientes afetadas apresentam aumento da relação cintura-quadril, adipócitos volumosos, níveis séricos reduzidos de adiponectina e menor atividade da lipase de lipoproteínas (Mannesrås-Holm, 2011). Portanto, a obesidade exerce efeito sinérgico em relação à SOP e pode agravar a disfunção ovulatória, o hiperandrogenismo e o surgimento de acantose nigricante.

Apneia obstrutiva do sono

A apneia obstrutiva do sono é mais comum em mulheres com SOP e provavelmente está relacionada com obesidade central e resistência insulínica (Fogel, 2001; Vgontzas, 2001). Entretanto, algumas pesquisas determinaram que o risco de apneia do sono é 30 a 40 vezes maior em mulheres com SOP, em comparação com controles de peso equivalente. Essa evidência indica ligação entre apneia obstrutiva do sono (AOS) e anormalidades metabólicas e hormonais associadas à SOP. Há dois subtipos de SOP, ou seja, com ou sem apneia obstrutiva do sono. As mulheres com SOP e AOS têm risco muito maior de DM e doença cardiovascular do que aquelas com SOP que não apresentem apneia obstrutiva do sono (Nitsche, 2010).

Síndrome metabólica e doença cardiovascular

Esta síndrome caracteriza-se por resistência à insulina, obesidade, dislipidemia aterogênica e hipertensão arterial. A síndrome metabólica está associada a aumento no risco de doença cardiovascular (DCV) e DM tipo 2 (Cap. 1, p. 21) (Schneider, 2006). A prevalência de síndrome metabólica é de aproximadamente 45% em mulheres com SOP, em comparação com 4% em controles ajustados de acordo com a idade (Fig. 17-8) (Dokras, 2005). A SOP compartilha várias características endócrinas da síndrome metabólica, embora não haja evidências definitivas de aumento na incidência de DCV em mulheres com SOP (Legro, 1999; Rebuffe-Scrive, 1989; Talbott, 1998). Entretanto, em um pequeno grupo de mulheres com SOP, Dahlgren e colaboradores (1992) predisseram risco relativo de infarto do miocárdio de 7,4. Outro estudo com acompanhamento por 10 anos mostrou razão de probabilidade de 5,91

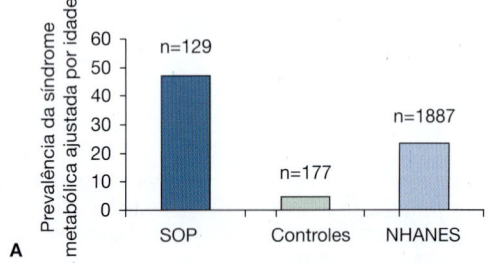

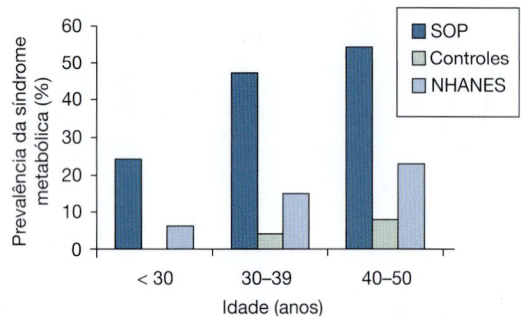

FIGURA 17-8 A. Mulheres com síndrome do ovário policístico (SOP) apresentam risco elevado de síndrome metabólica, em comparação com controles ajustados de acordo com a idade e com mulheres do estudo NHANES III. **B.** Em mulheres com SOP, o risco de síndrome metabólica aumenta mais cedo do que em controles ou do que nas mulheres do estudo NHANES III. O Third National Health and Nutrition Survey (NHANES III) coletou dados de uma amostra representativa da população civil não institucionalizada norte-americana, no período entre 1988 e 1994 (Ford, 2002). *(Reproduzida de Dokras, 2005, com permissão.)*

para DCV em mulheres brancas portadoras de SOP e excesso de peso (Talbott, 1995). Consequentemente, as evidências indicam que as mulheres com SOP devem ter os fatores de risco para DCV identificados e tratados (Tabela 1-17, p. 22) (Mosca, 2011).

Além dos componentes da síndrome metabólica, outros marcadores de doenças subclínicas correlacionam SOP e DCV. Mulheres portadoras de SOP apresentam maior incidência de disfunção diastólica ventricular esquerda e de aumento do endurecimento interno e externo da artéria carótida (Lakhani, 2000; Tiras, 1999). Além disso, em vários estudos com mulheres afetadas observou-se aumento de disfunção endotelial, o que é considerado o evento inicial na evolução para aterosclerose (Diamanti-Kandarakis, 1999; Orio, 2004; Paradisi, 2003; Tarkun, 2004).

Neoplasia endometrial

Há relatos a indicar que as mulheres com SOP apresentam risco três vezes maior de câncer endometrial. A hiperplasia endometrial e o câncer endometrial são riscos em longo prazo da anovulação crônica, sendo que as alterações neoplásicas no endométrio aumentam em decorrência de estimulação estrogênica crônica sem oposição (Capítulo 33, p. 817) (Coulam, 1983). Além disso, os efeitos do hiperandrogenismo e da hiperinsulinemia reduzindo os níveis de SHBG e aumentando os de estrogênio circulante podem contribuir para elevar esses riscos.

Poucas mulheres com câncer endometrial têm menos de 40 anos de idade, sendo que a maior parte dessas mulheres pré-menopáusicas é obesa, tem anovulação crônica ou ambos (Peterson, 1968; Rose, 1996). Assim, o American College of Obstetricians and Gynecologists (2000) recomenda avaliação endometrial de qualquer mulher com mais de 35 anos e sangramento anormal, assim como em mulheres com menos de 35 anos e suspeita de sangramento uterino anovulatório, refratário a tratamento clínico(Cap. 8, p. 225).

Infertilidade

Infertilidade e subfertilidade são queixas frequentes em mulheres com SOP e resultam de ciclos anovulatórios. Além disso, em mulheres com infertilidade secundária à anovulação, a SOP é a causa mais comum, sendo responsável por 80 a 90% dos casos (Adams, 1986; Hull, 1987). O Capítulo 20 (p. 530) descreve com mais detalhes a avaliação e o tratamento de infertilidade em mulheres com SOP.

Perda de gravidez

Mulheres com SOP que engravidam apresentam taxa elevada (30 a 50%) de abortamento precoce, em comparação com a taxa média de aproximadamente 15% para a população geral (Homburg, 1998b; Regan, 1990; Sagle, 1988). A etiologia dos abortamentos precoces em mulheres com SOP não é muito clara. Inicialmente, estudos retrospectivos e observacionais mostraram associação entre hipersecreção de LH e abortamento (Homburg, 1998a; Howles, 1987). Entretanto, em um estudo prospectivo demonstrou-se que as tentativas de reduzir os níveis de LH com agonistas de GnRH não causaram efeito benéfico (Clifford, 1997).

Outros autores sugeriram que a resistência insulínica talvez esteja relacionada ao abortamento nessas mulheres. Para reduzir as taxas de perda, tem-se pesquisado o uso de metformina, um medicamento usado para reduzir os níveis de insulina. A metformina, pertencente ao grupo das biguanidas, reduz os níveis séricos de insulina diminuindo a produção de glicose hepática e aumentando a sensibilidade de fígado, músculos e outros tecidos à absorção e aos efeitos da insulina.

Vários estudos retrospectivos indicaram que mulheres com SOP que fizeram uso de metformina durante a gravidez tiveram menor incidência de abortamento (Glueck, 2001; Jakubowicz, 2002). Além disso, em um estudo prospectivo, verificou-se taxa menor de abortamento em mulheres que faziam uso de metformina na fase de concepção, em comparação com mulheres que estavam usando citrato de clomifeno (Palomba, 2005). Entretanto, em uma metanálise de 17 trabalhos publicados, não foi possível demonstrar efeito da administração de metformina sobre o risco de abortamento em mulheres com SOP (Palomba, 2009). Até que tenham sido realizados novos ensaios randomizados para estudar os efeitos da metformina (medicamento da categoria B) sobre os resultados da gravidez, o uso desse medicamento na gestação para evitar abortamentos não é recomendado.

Complicações na gravidez

Várias complicações gestacionais e neonatais foram associadas à SOP. Em uma metanálise ampla, verificou-se que mulheres com SOP apresentam risco duas ou três vezes maior de diabetes gestacional, hipertensão arterial induzida por gravidez, nascimento prematuro e mortalidade perinatal, sem relação com gestações multifetais (Boomsma, 2006). A metformina tem sido estudada como possível ferramenta para minimizar essa complicações. Contudo, os pesquisadores em um desses estudos observaram que o tratamento com metformina durante a gravidez não reduziu as taxas dessas complicações (Vanky, 2010).

Muitas mulheres com SOP necessitam usar medicamentos indutores de ovulação ou fertilização *in vitro* para engravidar. Essas práticas aumentam substancialmente o risco de gestação multifetal, que está associada a taxas maiores de complicações maternas e neonatais (Cap. 20, p. 538).

Saúde psicológica

Mulheres com SOP podem se apresentar com diversos problemas psicossociais como ansiedade, depressão, baixa autoestima, redução da qualidade de vida e imagem corporal negativa (Deeks, 2010; Himelein, 2006). Se houver suspeita de depressão, pode-se utilizar uma ferramenta de rastreamento, como a encontrada na Tabela 13-5 (p. 360).

DIAGNÓSTICO

Com frequência, a SOP é considerada um diagnóstico de exclusão. Portanto, há indicação de excluir rotineiramente outros distúrbios potencialmente graves que possam ser confundidos clinicamente com a SOP (Tabela 17-4). Para as mulheres que se apresentem com queixa de hirsutismo, pode-se utilizar o algoritmo apresentado na Figura 17-9.

Hormônio estimulante da tireoide e prolactina

Frequentemente a doença da tireoide causa disfunção menstrual semelhante à observada em mulheres com SOP (Cap. 8, p. 234). Portanto, normalmente solicita-se a dosagem sérica do hormônio estimulante da tireoide (TSH) durante a investigação. Da mesma forma, a hiperprolactinemia é uma causa conhecida de irregularidades menstruais e, ocasionalmente, de amenorreia. Níveis elevados de prolactina levam à anovulação por meio da inibição da secreção pulsátil do GnRH pelo hipotálamo. No Capítulo 15 (p. 417), é possível encontrar uma lista das possíveis causas e tratamentos da hiperprolactinemia.

Testosterona

Os tumores ovarianos e suprarrenais são causas raras, porém graves, de excesso de androgênios. Vários tipos de neoplasias

TABELA 17-4 Diagnóstico diferencial de disfunção ovulatória e hiperandrogenismo

	Exames laboratoriais	Resultados indicativos[a]
Causas de oligo ou anovulação		
SOP	Nível de testosterona total	Geralmente elevado
	Nível de SDHEA	Pode ser levemente elevado
	Proporção de LH:FSH	Em geral ≥ 2:1
Hipertireoidismo	Nível de TSH	Reduzido
Hipotireoidismo	Nível de TSH	Elevado
Hiperprolactinemia	Nível de PRL	Elevado
Hipogonadismo hipogonadotrófico	Níveis de FSH, LH, E_2	Todos reduzidos
IOP	Níveis de FSH, LH	Elevados
	Níveis de E_2	Reduzidos
Causas de hiperandrogenismo		
SOP		
HSRC de início tardio	Nível de 17-OH-P	> 200 ng/dL
Tumor ovariano secretor de androgênio	Nível T total	> 200 ng/dL
Tumor suprarrenal secretor de androgênio	Nível de SDHEA	> 700 µg/dL
Síndrome de Cushing	Nível de cortisol	Elevado
Uso de androgênios exógenos	Rastreamento toxicológico	Elevado
Resumo dos exames nas pacientes sob suspeita de SOP		
Dosagem sérica de FSH, LH, TSH, T total, PRL, SDHEA, 17-OH-P		
GTT-2h		
Perfil lipídico		
IMC, circunferência abdominal de PA		

[a]Com base nas referências laboratoriais para faixa de normalidade.
IMC = índice de massa corporal; PA = pressão arterial; HSRC= hiperplasia suprarrenal congênita; SDHEA = sulfato de desidroepiandrosterona; E_2= estradiol; FSH = hormônio folículo-estimulante; GTT = teste de tolerância à glicose; LH = hormônio luteinizante; 17-OH-P = 17-hidroxiprogesterona; SOP = síndrome do ovário policístico; IOP= insuficiência ovariana prematura; PRL= prolactina; T= testosterona; TSH= hormônio estimulante da tireoide.

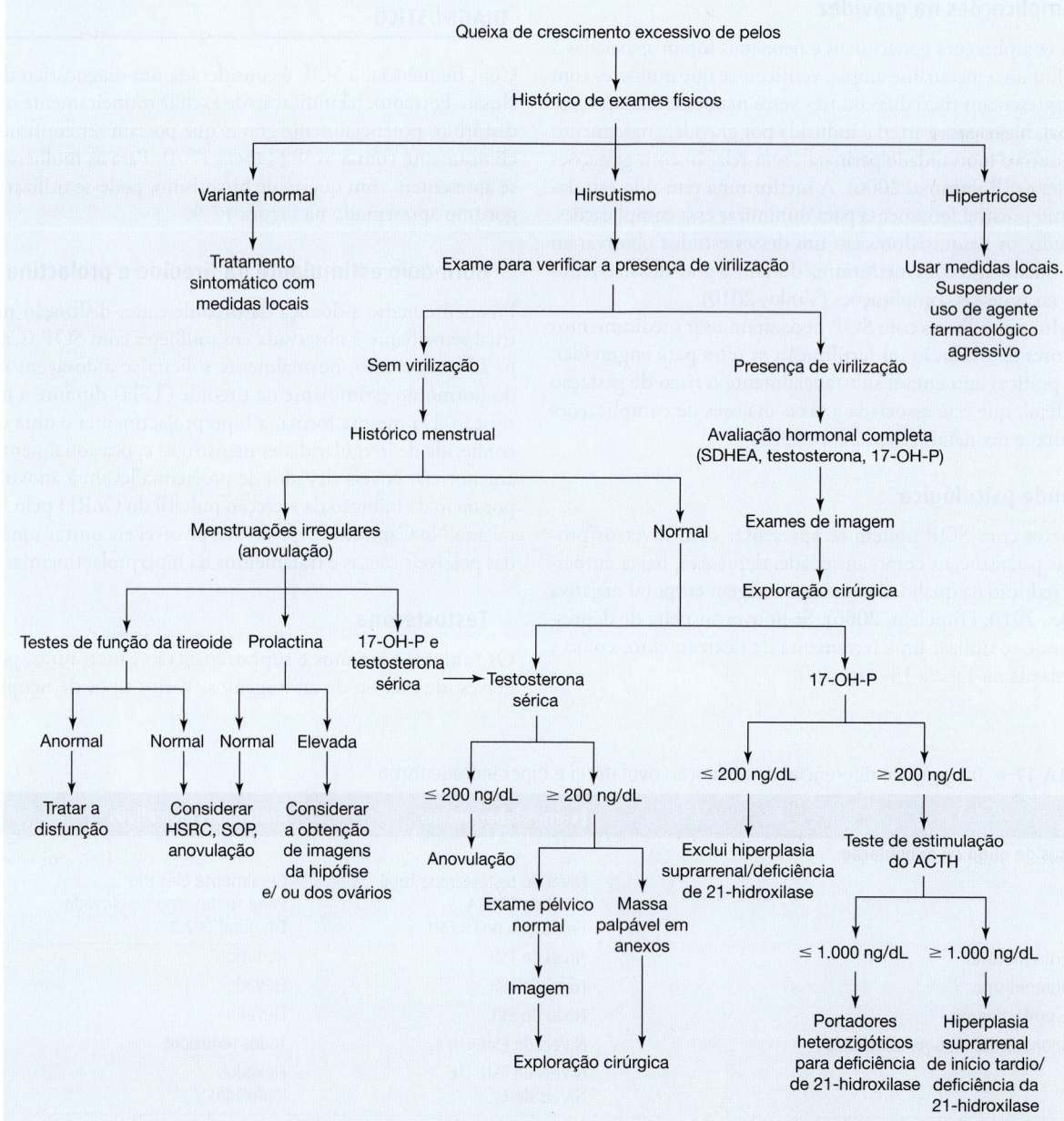

FIGURA 17-9 Algoritmo para diagnóstico de síndrome do ovário policístico. ACTH = hormônio adrenocorticotrófico; HSRC = hiperplasia suprarrenal congênita; SDHEA = sulfato de desidroepiandrosterona; SOP = síndrome do ovário policístico; 17-OH-P = 17-hidroxiprogesterona. *(Reproduzida de Hunter, 2003, com permissão.)*

ovarianas, benignas e malignas, podem produzir testosterona e levar à virilização. Entre outros, estão os tumores do cordão estromal sexual (Cap. 36, p. 879). É importante ressaltar que as mulheres com instalação abrupta, em geral ao longo de vários meses, ou agravamento repentino, de sinais de virilização, são sérias candidatas a tumores suprarrenais ou ovarianos produtores de hormônios. Os sintomas incluem engrossamento da voz, calvície frontal, acne e/ou hirsutismo intensos, aumento na massa muscular e clitoromegalia (Tabela 17-5 e Fig. 17-10).

Para fins diagnósticos, a dosagem sérica de testosterona pode ser usada para excluir tumores ovarianos. A dosagem da testosterona livre é mais sensível que os níveis de testosterona total como indicador de hiperandrogenismo. Contudo, embora estejam sendo aprimorados, os ensaios atuais para dosagem de testosterona livre não possuem padrão laboratorial uniforme (Miller, 2004). Por essa razão, os níveis de testosterona total ainda são a melhor abordagem para exclusão de tumores. Valores limítrofes de testosterona total além de 200 ng/mL justificam a realização de investigação complementar para lesão ovariana (Derksen, 1994).

TABELA 17-5 Características clínicas da virilização
Acne
Hirsutismo
Amenorreia
Clitoromegalia
Alopecia androgênica
Redução no tamanho das mamas
Engrossamento da voz
Aumento da massa muscular

Nos casos de mulheres com níveis androgênicos excessivamente elevados, a ultrassonografia pélvica é o método preferencial para excluir a presença de neoplasia ovariana. Como alternativa, pode-se utilizar tomografia computadorizada (TC) ou ressonância magnética (RM).

Sulfato de desidroepiandrosterona

O SDHEA é produzido exclusivamente pela glândula suprarrenal. Portanto, níveis séricos de SDHEA acima de 700 µg/dL sugerem a presença de neoplasias suprarrenais. Há indicação para exame de imagem das suprarrenais por TC ou RM para qualquer paciente com níveis de SDHEA acima desse valor.

Gonadotrofinas

De maneira geral, nas avaliações para verificar a presença de amenorreia é necessário dosar os níveis de FSH e LH para excluir insuficiência ovariana prematura e hipogonadismo hipogonadotrófico (ver Tabela 17-4). Entretanto, os níveis de LH e FSH pouco acrescentam ao diagnóstico de SOP. Embora classicamente as dosagens do LH sejam pelo menos duas vezes maiores que as do FSH, isso não ocorre em todas as mulheres com SOP. Em geral, um terço das mulheres com SOP apresenta níveis circulantes de LH dentro da faixa normal, o que é mais comum em pacientes obesas (Arroyo, 1997; Taylor, 1997). Além disso, os níveis séricos de LH são afetados por período de coleta da amostra ao longo do ciclo menstrual, uso de contraceptivos orais e pelo IMC.

17-hidroxiprogesterona

O termo *hiperplasia suprarrenal congênita* (HSRC) descreve vários distúrbios autossômicos recessivos que resultam de deficiência parcial ou total de uma enzima envolvida na síntese do cortisol e da aldosterona, em geral a 21-hidroxilase ou, com menor frequência, a 11-hidroxilase (ver Fig. 15-5, p. 403). Os sintomas de HSRC e sua gravidade variam muito. Pode-se apresentar em neonatos com genitália ambígua e hipotensão potencialmente letal (Cap. 18, p. 488). Os sintomas também podem ser brandos e retardados até a adolescência ou a vida adulta.

Nessa forma de HSRC de início tardio, a deficiência enzimática leva à deficiência relativa de cortisol. Como resposta, os níveis de hormônio adrenocorticotrópico (ACTH) aumentam para normalizar a produção de cortisol. A hiperplasia suprarrenal e o aumento dos androgênios são resultados dessa adaptação. Assim, os sintomas da HSRC de início tardio refletem acúmulo de hormônios esteroides do precursor C_{19}. Esses precursores são convertidos em SDHEA, androstenediona e testosterona. Consequentemente, predominam os sinais de virilização.

Nos casos de HSRC de início tardio, a enzima mais comumente afetada é a 21-hidroxilase, e sua deficiência leva a acúmulo de seu substrato, a 17-hidroxiprogesterona. Os valores séricos devem ser dosados de amostras coletadas pela manhã, com a paciente em jejum. Valores limítrofes de 17-hidroxiprogesterona acima de 200 ng/dL indicam necessidade imediata de realizar o teste de estimulação com ACTH. Nesse teste, injeta-se 250 µg de ACTH sintético por via intravenosa, e dosa-se o nível sérico de 17-hidroxiprogesterona uma hora mais tarde.

Para explicar esse teste, o ACTH administrado estimula a captação de colesterol e a síntese de pregnenolona. Se a atividade da 21-hidroxilase for ineficaz, precursores esteroides até e incluindo progesterona, 17-hidroxipregnenolona e, especialmente, 17-hidroxiprogesterona acumulam-se na córtex suprarrenal e no sangue circulante. Assim, nas pacientes afetadas, os níveis séricos de 17-hidroxiprogesterona podem chegar a um valor muitas vezes superior ao normal. Níveis acima de 1.000 ng/dL indicam HSRC de início tardio.

Cortisol

A síndrome de Cushing é o resultado de exposição prolongada a níveis elevados de glicocorticoides endógenos ou exógenos. A síndrome é causada com maior frequência pela administração de corticoides exógenos. Alternativamente, o termo doença de Cushing é reservado para casos de síndrome de Cushing em que o conjunto de sintomas tem origem na secreção elevada do ACTH por tumor hipofisário. As pacientes com síndrome

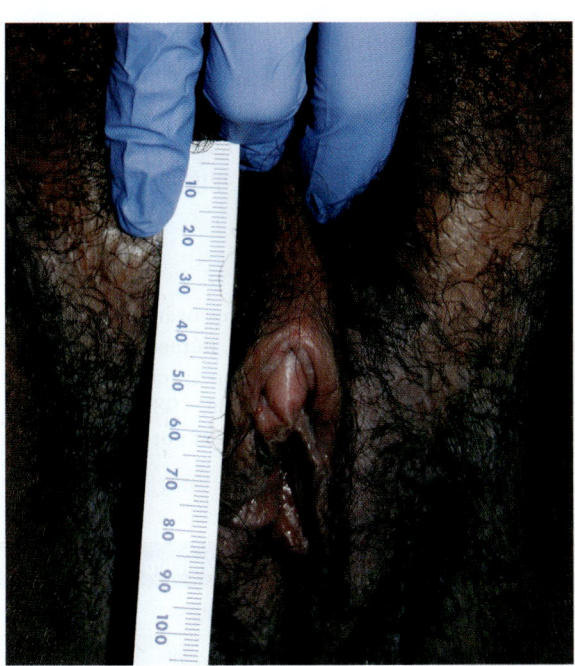

FIGURA 17-10 Virilização manifesta por clitoromegalia. O clitóris normal de adultas geralmente mede entre 1 e 1,5 cm de comprimento de 0,5 cm de largura no estado não ereto. (*Fotografia cedida pelo Dr. Ben Li.*)

de Cushing podem se apresentar com vários sintomas sugestivos de SOP, como disfunção menstrual, acne ou hirsutismo, obesidade central, dislipidemia e intolerância à glicose. Classicamente, observam-se também faces do tipo "lua cheia" e estrias abdominais de cor púrpura. A síndrome de Cushing é rara. Consequentemente, não há indicação de rastreamento de rotina em todas as mulheres com oligomenorreia. Contudo, naquelas com fáscie de lua cheia, estrias abdominais, gordura com distribuição central, perda de força nos músculos proximais e facilidade para desenvolver hematomas, o rastreamento é enfaticamente recomendado (Nieman, 2008).

O foco dos exames laboratoriais iniciais é a confirmação da produção excessiva de glicocorticoides. O exame inicial preferencial é a excreçãode cortisol livre na urina de 24 horas. Valores inferiores a 90 μg em 24 horas são considerados normais, e acima de 300 μg por dia são diagnósticos para síndrome de Cushing (Kirk, 2000; Meier, 1997). Como alternativa, o teste de supressão de dexametasona pode ser usado nos casos em que a coleta de urina por 24 horas seja muito difícil em algumas mulheres. Entretanto, essa opção tem taxa muito elevada de resultados falso-positivos. Com o teste de supressão, 1 mg de dexametasona é administrado por via oral às 23 h, para dosagem do cortisol plasmático às 8 h da manhã seguinte. Nas mulheres com alça de *feedback* funcionando normalmente, a administração do corticosteroide dexametasona deve reduzir a secreção de ACTH e, consequentemente, reduzir a produção de cortisol pela córtex suprarrenal. Considera-se normal o teste com valor inferior a 5 μg/dL (Crapo, 1979). Contudo, se a paciente tiver uma fonte exógena ou endógena ectópica de cortisol, os níveis deste hormônio durante o teste de supressão se manterão elevados. O tratamento da síndrome de Cushing depende da origem subjacente do excesso de glicocorticoides.

■ Medições da resistência à insulina e dislipidemia

Muitas mulheres com SOP apresentam resistência insulínica e hiperinsulinemia compensatória. Embora a reunião de consenso realizada em Rotterdam tenha sugerido que os testes de resistência à insulina não são necessários para diagnosticar e tratar SOP, em geral esses testes são usados para avaliar o metabolismo da glicose e a secreção alterada de insulina nessas mulheres (The Rotterdam ESHRE/ASRM-Sponsored PCOS Consensus Workshop Group, 2004).

O padrão-ouro para avaliar a resistência insulínica é a fixação euglicêmica hiperinsulinêmica. Infelizmente, esse teste, assim como o teste de tolerância à glicose intravenoso (TTG IV), implica acesso intravenoso e coletas frequentes de amostras, exige tempo e trabalho intensivo e não é prático no cenário clínico. Consequentemente, são utilizados outros marcadores substitutos menos sensíveis para avaliar a resistência insulínica que incluem: (1) teste de tolerância à glicose de 2 horas (TTG 2h); (2) nível de insulina sérica de jejum; (3) avaliação de modelo homeostático de resistência insulínica (HOMA IR); (4) verificação quantitativa de sensibilidade à insulina (QUICKI); e (5) cálculo da razão glicose sérica/insulina.

Dentre esses marcadores, o TTG 2h é usado com frequência para excluir a IGT e o DM tipo 2, sendo de particular importância em pacientes obesas com SOP e alto risco de incidência de ambas as condições (Tabela 17-6). Ao longo do tempo, as mulheres com SOP apresentam agravamento na IGT, com taxa de conversão comprovada de aproximadamente 2% por ano para o DM tipo 2. É importante ressaltar que as dosagens da glicemia de jejum e da hemoglobina glicosilada não são capazes de detectar precocemente o agravamento da resistência insulínica e da intolerância à glicose. Esse fato confirma a importância dos testes periódicos de tolerância à glicose de 2h nessa população (Legro, 1999, 2005). Em sua posição publicada, o AE-PCOS (Salley, 2007) recomenda teste de TTG 2h para as pacientes com SOP. Aquelas com teste de tolerância normal devem ser reavaliadas no mínimo a cada 2 anos ou mais frequentemente se houver risco adicional. Aquelas com alteração na tolerância à glicose devem ser testadas anualmente. Como alternativa, Hurd e colaboradores (2011) concluíram que o teste da HbA_{1c} é uma ferramenta viável para rastreamento de DM. Os valores considerados normais para os testes estão descritos na Tabela 1-16 (p. 21).

Além da resistência insulínica, o teste de perfil lipídico emjejum também é usado para investigar dislipidemia. A investigação e o tratamento da dislipidemia é descrito com detalhes no Capítulo 1 (p. 23).

■ Biópsia endometrial

Recomenda-se biópsia endometrial nas mulheres com mais de 35 anos e sangramento anormal, e em mulheres mais jovens com sangramento anovulatório refratário aos tratamentos hormonais. O Capítulo 8 (p. 225) apresenta as etapas desse procedimento.

■ Ultrassonografia

Desde o ponto de vista histológico, os ovários policísticos se caracterizam por aumento de volume, número de folículos em fase de amadurecimento e atrésicos, espessura estromal cortical e ninhos de células hilares (Hughesdon, 1982). Muitas dessas alterações teciduais podem ser observadas por ultrassom, sendo

TABELA 17-6 Diagnóstico de intolerância à glicose e de diabetes melito

	Faixa normal	Intolerância à glicose	Diabetes melito
Nível de glicemia de jejum	≤ 100 mg/dL	100-125 mg/dL	≥ 126 mg/dL
TTG 2h	≤ 140 mg/dL	140-199 mg/dL	≥ 200 mg/dL

TTG 2h = teste de tolerância à glicose de 2 horas.
Reproduzida da American Diabetes Association, 2010.

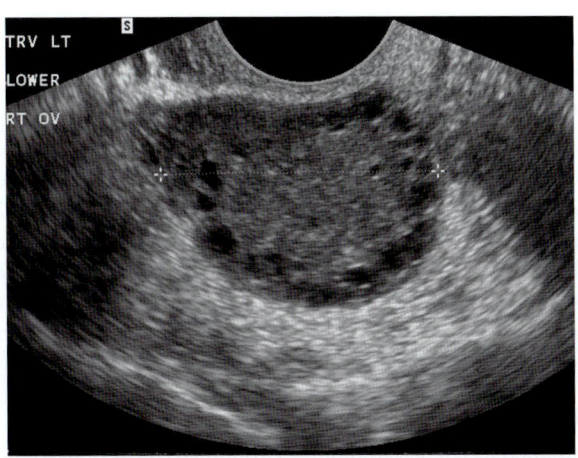

FIGURA 17-11 A ultrassonografia transvaginal mostra múltiplos cistos hipoecoicos pequenos. (*Imagem cedida pela Dra. Elysia Moschos.*)

que o exame ultrassonográfico da pelve é comumente utilizado na avaliação de ovários de mulheres sob suspeitade SOP. A ultrassonografia é particularmente importante nos casos de mulheres com SOP que estejam fazendo tratamento para fertilidade e naquelas com sinais de virilização. As abordagens transvaginais de alta definição são bastante eficazes e possuem taxas de detecção de SOP mais elevadas que a via transabdominal. Entretanto, a via transabdominal é preferida nos casos de adolescentes virgens.

Os critérios ultrassonográficos para ovários policísticos da conferência de Rotterdam de 2003 incluem ≥ 12 cistos pequenos (2 a 9 mm de diâmetro) ou volume ovariano aumentado (> 10 mL), ou ambos (Fig. 17-11). Com frequência, há maior quantidade de estroma em relação ao número de folículos (Balen, 2003). Apenas um ovário com essas características é suficiente para definir a SOP. Entretanto, esses critérios não se aplicam a mulheres que usam contraceptivos orais combinados (The Rotterdam ESHRE/ASRM-Sponsored PCOS Consensus Workshop Group, 2004).

Por outro lado, outros achados não têm valor diagnóstico. Por exemplo, a aparência típica de "colar de pérola negra", na qual os folículos são distribuídos em linha logo abaixo da cápsula, e a percepção de aumento na ecogenicidade estromal são achados que foram eliminados como critérios diagnósticos. Além disso, o ovário policístico não deve ser confundido com ovário multicístico, que tem tamanho normal, contém seis ou mais folículos sem deslocamento periférico e não apresentam aumento no volume estromal central.

Alguns estudos utilizando ultrassonografia mostraram que pelo menos 23% das mulheres jovens têm ovários com morfologia de SOP, embora muitas delas não apresentem outros sintomas da SOP (Clayton, 1992; Polson, 1988). Além disso, com frequência, a aparência policística dos ovários é encontrada em outras condições com excesso de androgênios, como, por exemplo, HSRC, síndrome de Cushing e uso exógeno de medicamentos androgênicos. Por essa razão, a morfologia da SOP encontrada nos exames ultrassonográficos não pode ser usada isoladamente para firmar o diagnóstico de SOP.

Diagnóstico de SOP em adolescentes

Foram identificados diversos fatores de risco independentes pré-puberais para SOP. Dentre esses estão peso ao nascer acima ou abaixo da média para a idade gestacional, adrenarca prematura, precocidade sexual atípica e obesidade com acantose nigricante (Rosenfield, 2007). O diagnóstico de SOP em adolescentes é difícil pelo fato de que adolescentes frequentemente apresentam irregularidade menstrual por 2 a 4 anos após a menarca e a acne é comum. Além disso, na adolescência, em geral, realiza-se ultrassonografia transabdominal e não transvaginal, e a resolução da imagem é inferior. Nas adolescentes sem critérios definitivos para confirmar o diagnóstico de SOP, há indicação de vigilância cuidadosa, uma vez que é possível que o diagnóstico seja feito mais tarde (Carmina, 2010).

TRATAMENTO

A escolha do tratamento para cada sintoma de SOP depende dos objetivos da paciente e da gravidade da disfunção endócrina. Portanto, o tratamento de mulheres anovulatórias que desejam engravidar deve ser significativamente diferente do tratamento de adolescentes com irregularidade menstrual e acne. As pacientes frequentemente buscam tratamento em razão de uma queixa singular e é possível que consulte vários especialistas, como dermatologista, nutricionista, esteticista e endocrinologista, antes de consultar o ginecologista.

Observação

Mulheres portadoras de SOP com intervalos cíclicos regulares (8 a 12 menstruações por ano) e hiperandrogenismo brando preferem não fazer nenhum tipo de tratamento. Entretanto, é prudente fazer rastreamento periódico nessas mulheres para dislipidemia e diabetes melito.

Perda de peso

Nos casos de mulheres obesas com SOP, mudanças no estilo de vida com foco na dieta e em exercícios são imprescindíveis para o tratamento em cada estágio da vida. A perda de peso ainda que modesta (5% do peso corporal) pode resultar em restauração dos ciclos ovulatórios normais. Essa melhora é resultado de reduções nos níveis de insulina e de androgênios, sendo que as últimas são mediadas por elevação nos níveis de SHBG (Huber-Buchholz, 1999; Kiddy, 1992; Pasquali, 1989).

Ainda não foi determinada a dieta ideal para melhorar a sensibilidade insulínica. Dietas ricas em carboidratos aumentam e dietas ricas em proteínas e gorduras reduzem as taxas de secreção de insulina (Bass, 1993; Nuttall, 1985). Entretanto, dietas com teor extremamente alto de proteínas são preocupantes por causarem sobrecarga na função renal. Além disso, resultam em perdas de peso apenas a curto prazo, com menos benefícios ao longo do tempo (Legro, 1999; Skov, 1999). Portanto, aparentemente, dietas hipocalóricas bem balanceadas oferecem mais benefícios no tratamento de mulheres obesas com SOP.

Exercícios

Sabe-se que os exercícios são benéficos no tratamento de pacientes com DM tipo 2 (Nestler, 1998). O efeito mais dramático produzido por intervenções no estilo de vida foi publicado em 2002 sob o título *Diabetes Prevention Program*. Mulheres e homens com risco de diabetes foram instados a perder pelo menos 7% do peso e fazer exercícios durante 150 minutos por semana. Nesse grupo, o benefício mensurado por retardo no início do diabetes foi duas vezes maior em comparação com o grupo tratado apenas com metformina. Ambos os grupos apresentaram melhores resultados que o grupo tratado com placebo (Knowler, 2002). Entretanto, poucos estudos deram atenção específica ao efeito dos exercícios sobre a ação da insulina e a função reprodutiva em mulheres com SOP (Jaatinen, 1993; Nybacka, 2011). Além de DM, as mulheres com SOP talvez tenham fatores de risco de comorbidade para DCV. Em pacientes com SOP, demonstrou-se que os exercícios melhoram a capacidade cardiovascular (Vigorito, 2007).

Tratamento de oligo-ovulação e anovulação

Mulheres com oligo-ovulação ou anovulação caracteristicamente apresentam menos de oito menstruações por ano e, com frequência, deixam de menstruar durante vários meses consecutivos, ou simplesmente se apresentam com amenorreia. O fluxo pode ser escasso ou muito longo e intenso, resultando em anemia.

Contraceptivos orais combinados

O tratamento de primeira linha para irregularidades na menstruação é o uso de contraceptivos orais combinados (COCs), cuja função é induzir ciclos menstruais regulares. Além disso, os COCs reduzem os níveis androgênicos. Em especial, os COCs suprimem a liberação de gonadotrofina, o que, por sua vez, resulta em redução da produção de androgênio ovariano. Além disso, o componente estrogênico aumenta os níveis de SHBG. Finalmente, a progesterona antagoniza o efeito proliferativo endometrial do estrogênio, reduzindo, consequentemente, os riscos de hiperplasia endometrial pela presença de estrogênio sem oposição.

Teoricamente, dá-se preferência aos COCs contendo progestinas com menos propriedades androgênicas. Tais progestinas incluem noretindrona; progestogênio de terceira geração, como norgestimato ou desogestrel; ou a progesterona mais recente, drospirenona. Entretanto, nenhum COC mostrou-se superior aos demais na redução do hirsutismo (Sobbrio, 1990). Opções alternativas de COCs incluem adesivos contraceptivos cutâneos e anéis vaginais (Capítulo 5, p. 152).

No início do tratamento, se a última menstruação da mulher tiver ocorrido há mais de quatro semanas, haverá indicação de teste de gravidez. Se o resultado for negativo, uma das opções é o uso de progesterona para desencadear sangramento menstrual antes de iniciar o tratamento com COCs. Os esquemas usuais são: 10 mg/dia de acetato de medroxiprogesterona (MPA – Provera), por via oral, durante 10 dias; 10 mg de MPA, por via oral, duas vezes ao dia, durante 5 dias; ou 200 mg/dia de progesterona micronizada, por via oral, durante 10 dias. As pacientes devem ser informadas para que haja sangramento menstrual após o final do curso de progesterona.

Progesteronas cíclicas

Em pacientes que não sejam candidatas ao uso de COCs, recomenda-se o uso de progesterona por período de 1 a 3 meses. São exemplos de esquema terapêutico: 5 a 10 mg/dia de MPA, por via oral, durante 12 dias, ou 200 mg/dia de progesterona micronizada, por via oral, todas as manhãs, durante 12 dias. As pacientes devem ser informadas que o uso intermitente de progesteronas não reduz sintomas como acne e hirsutismo, nem garante a contracepção.

Agentes insulino-sensibilizantes

Embora o uso de sensibilizadores insulínicos na SOP não tenha sido aprovado pela Food and Drug Administration (FDA), esses agentes têm sido considerados extremamente benéficos no tratamento de problemas metabólicos ou ginecológicos. Desses agentes, a metformina é a mais comumente prescrita, particularmente em mulheres com intolerância à glicose e resistência à insulina. Esse medicamento melhora a sensibilidade insulínica periférica, reduzindo a produção de glicose hepática e aumentando a sensibilidade insulínica no tecido-alvo. A metformina reduz a concentração de androgênios tanto em mulheres magras como em obesas, resultando em taxas aumentadas de ovulação espontânea (Batukan, 2001; Essah, 2006; Haas, 2003).

Diversos trabalhos demonstraram que até 40% das mulheres anovulatórias com SOP ovularam e muitas conseguiram engravidar apenas com o uso de metformina (Fleming, 2002; Neveu, 2007). A metformina é um medicamento da categoria B e segura para ser usada como agente para indução ovulatória. Portanto, esse medicamento pode ser usado isoladamente ou em combinação com outros fármacos, como o citrato de clomifeno (Capítulo 20, p. 533). Especificamente, demonstrou-se que a metformina aumenta a resposta ovulatória ao citrato de clomifeno em pacientes previamente resistentes ao clomifeno (Nestler, 1998). Apesar dessas descobertas positivas em relação à metformina e à indução da ovulação, em um estudo prospectivo randomizado com 626 mulheres, Legro e colaboradores (2007) encontraram taxas mais elevadas de nascidos vivos com citrato de clomifeno isoladamente (22%) do que com metformina isoladamente (7%).

Um efeito colateral adverso raro da metformina é a acidose lática, encontrada quase exclusivamente em pacientes com insuficiência renal, doença hepática ou insuficiência cardíaca congestiva. Os efeitos colaterais mais comuns são de origem gastrintestinal, podendo ser minimizados iniciando-se o tratamento com administração de uma dose baixa a ser aumentada gradualmente, ao longo de várias semanas, até atingir-se o nível ideal. Em ensaios clínicos, o mais comum é usar de 1.500 a 2.000 mg/dia, em doses fracionadas administradas junto com as refeições.

As tiazolidinedionas, também conhecidas como glitazonas, formam outra classe de medicamentos usada em pacientes com DM e incluem a rosiglitazona e a pioglitazona. Esses agentes ligam-se aos receptores insulínicos nas células de todo o corpo, tornando-as mais responsivas à insulina e reduzindo, consequentemente, os níveis séricos de insulina e de glicose.

De forma semelhante à metformina, demonstrou-se que a rosiglitazona e a pioglitazona melhoram a função ovulatória em algumas pacientes (Azziz, 2001; Dunaif, 1996b; Ehrmann, 1997). Entretanto, as glitazonas são medicamentos da categoria C e, portanto, devem ser usadas como agentes indutores da ovulação em casos raros, devendo ser suspensas assim que se confirme a gravidez.

Hirsutismo

O objetivo principal do tratamento de hirsutismo é reduzir os níveis androgênicos para evitar novas conversões de pelos finos não pigmentados em pelos terminais. Entretanto, os tratamentos clínicos não conseguem eliminar o crescimento de pelos anormais já presentes. Além disso, o tratamento pode necessitar de 6 a 12 meses antes que a melhora clínica seja evidente. Por essa razão, é importante que os médicos estejam familiarizados com os métodos de remoção temporária de pelos. Terapias estéticas de caráter permanente podem ser implementadas depois que os medicamentos tiverem atingido o efeito terapêutico máximo.

Contraceptivos orais combinados

Como descrito, os COCs são eficazes para restabelecer a regularidade menstrual e reduzir a produção de androgênios ovarianos. Como efeito adicional, o componente estrogênico dessas pílulas eleva os níveis de SHBG. Com níveis mais elevados de SHBG, há maior ligação de testosterona livre que, assim, se torna biologicamente indisponível no folículo piloso.

Agonistas do hormônio liberador da gonadotrofina

Como descrito no Capítulo 9 (p. 255), ao longo do tempo, os agonistas do GnRH diminuem efetivamente os níveis de gonadotrofinas, o que, por sua vez, reduz os níveis de androgênio. Apesar de sua eficácia no tratamento do hirsutismo, a administração desses agentes não é o melhor método de tratamento a longo prazo considerando sua associação a perdas ósseas, seu custo elevado e os efeitos colaterais menopáusicos.

Cloridrato de eflornitina

Esse creme tópico antimetabólito deve ser aplicado duas vezes ao dia nas áreas de hirsutismo facial, sendo um inibidor irreversível da ornitina-descarboxilase. Essa enzima é importante para a divisão e para a função das células do folículo piloso, e sua inibição resulta em crescimento mais lento dos pelos. No entanto, como a enzima não remove os pelos em caráter permanente, as mulheres devem continuar usando os métodos de remoção de pelos durante o tratamento com esse medicamento.

Os resultados clínicos do cloridrato de eflornitina surgem após 4 a 8 semanas de uso do medicamento. Entretanto, testes clínicos mostraram que cerca de um terço das pacientes apresenta melhora substancial após 24 horas de uso da eflornitina, em comparação com placebo, e 58% apresentaram alguma melhora no hirsutismo (Balfour, 2001).

Antagonistas de receptores androgênicos

Os antiandrogênios são inibidores competitivos da ligação do androgênio ao seu receptor. Embora sejam efetivos no tratamento de hirsutismo, esses agentes implicam risco de vários efeitos colaterais. Com frequência, ocorre metrorragia. Além disso, na qualidade de antiandrogênios, esses medicamentos apresentam risco teórico de produzir pseudo-hermafroditismo nos fetos do sexo masculino de mulheres que os utilizem na fase inicial da gravidez. Consequentemente, de maneira geral, esses medicamentos são usados juntamente com COCs, que regularizam a menstruação e são anticoncepcionais efetivos.

Os agentes antiandrogênios são usados *offlabel**, uma vez que nenhum deles está aprovado pela FDA para tratamento de hiperandrogenismo. A espironolactona, administrada por via oral na dosagem de 50 a 100 mg, duas vezes ao dia, é o principal antiandrogênio usado atualmente nos Estados Unidos. Além dos efeitos antiandrogênicos, esse medicamento afeta também a conversão de pelos velos em terminais por inibição direta da 5α-redutase. A espironolactona também é um diurético poupador de potássio. Portanto, não deve ser prescrita para uso crônico em combinação com agentes que possam elevar os níveis de potássio no sangue, como suplementos de potássio, inibidores da enzima conversora da angiotensina (ECA), medicamentos anti-inflamatórios não esteroides como a indometacina, ou outros diuréticos poupadores de potássio.

Na Europa, no Canadá e no México, o antiandrogênio preferido é o acetato de ciproterona, comercializado sob a forma de pílula contraceptiva oral. Entretanto, esse agente não está aprovado pela FDA (Van der Spuy, 2003). A flutamida também é outro antiandrogênio não esteroide usado no tratamento de câncer de próstata, mas raramente é usado em casos de hirsutismo em razão de possível hepatotoxicidade.

Inibidores da 5α-redutase

A conversão de testosterona em DHT pode ser efetivamente reduzida pela finasterida, um inibidor da 5α-redutase. Esse medicamento é comercializado em comprimidos de 5 mg para câncer de próstata e em comprimidos de 1 mg para o tratamento de alopecia masculina. A maioria dos estudos utilizou doses diárias de 5 mg e concluiu que a finasterida é pouco efetiva no tratamento de hirsutismo (Fruzzetti, 1994; Moghetti, 1994).

Os efeitos colaterais da finasterida não são significativos, embora tenham sido observados casos de diminuição da libido. Entretanto, a exemplo do que ocorre com outros antiandrogênios, há risco de teratogenicidade fetal masculina, o que exige o uso simultâneo de contraceptivos efetivos.

Remoção de pelos

Com frequência, o hirsutismo é tratado por meios mecânicos, como depilação e técnicas de epilação. Além da remoção, uma opção cosmética adicional é o clareamento de pelos com agentes clareadores.

Depilação. Depilação se refere à remoção de pelos acima da superfície da pele. Raspar os pelos é a forma mais comum e não exacerba o hirsutismo, contrariando o mito de que aumentaria a densidade dos folículos pilosos. Como alternativa,

---

*N. de T. *Offlabel*, ou extrabula, é um termo usado nos casos de prescrições de medicamentos em aplicações para as quais não foram aprovados.

os depiladores químicos tópicos também são muito eficazes. Disponíveis nas formas de gel, creme, loção, aerossol e *roll-on*, esses produtos contêm tioglicolato de cálcio. Esse agente rompe as ligações dissulfeto entre as cadeias proteicas, provocando quebra dos pelos e facilitando sua eliminação da superfície da pele.

Epilação

Remoção mecânica. Ao contrário da depilação, a epilação inclui técnicas que removem os pelos com a raiz com o uso de pinça, cera, linha, eletrólise e tratamento a *laser*. A epilação com cera, também conhecida como *khite*, em árabe, é um método rápido de remover os pelos inteiros, muito comum no Oriente Médio e na Índia. Na realizada com linha, os pelos são entrelaçados em uma linha de algodão torcido estendida e, em seguida, arrancados.

Destruição térmica. Embora as técnicas de aplicação de cera e de raspagem possibilitem remoção eficaz e temporária dos pelos, é possível conseguir epilação permanente pela destruição térmica dos folículos pilosos. A eletrólise, executada por pessoas treinadas, envolve a aplicação de um eletrodo fino e passagem de corrente elétrica para destruir folículos individuais. São necessários tratamentos repetitivos durante várias semanas ou meses, podendo ser doloroso e deixar cicatrizes.

Como alternativa, a terapia a *laser* utiliza comprimentos de onda específicos para destruir os folículos em caráter permanente. Durante esse processo, denominado *fototermólise seletiva*, somente os tecidos-alvo absorvem os raios *laser* e são aquecidos. Os tecidos adjacentes não absorvem o comprimento de onda seletivo, e os danos térmicos são mínimos. Por essa razão, mulheres de pele clara e pelos escuros são as melhores candidatas para tratamentos a *laser* em razão da absorção pilosa do comprimento de onda seletivo.

Uma das vantagens do tratamento a *laser* é a possibilidade de cobrir uma área de superfície maior que a eletrólise e, portanto, exigir um número menor de aplicações. Esse tipo de tratamento provoca menos dor, mas seus custos são muito elevados e há possibilidade de causar despigmentação.

Antes da aplicação de qualquer técnica de epilação, podem-se prescrever anestésicos tópicos. Especificamente, aplica-se uma camada espessa de creme tópico com associação de lidocaína a 2,5% e eprilocaína a 2,5% a ser mantida durante duas horas sob curativo oclusivo para ser removida imediatamente antes da epilação. A dosagem recomendada para adultos é 1,5 a 2 g para cada 10 cm^2 de área de pele tratada.

Acne

Parte do tratamento de acne é semelhante ao do hirsutismo e envolve redução dos níveis androgênicos. A terapia consiste em: (1) COCs; (2) antiandrogênios, como a espironolactona ou a flutamida, que inibem a ligação dos androgênios com os respectivos receptores; ou (3) inibidores da 5α-redutase, como a finasterida.

Outras terapias podem ser utilizadas, além da redução dos níveis androgênicos. Por essa razão, mulheres com acne, variando de moderada a grave, devem consultar um dermatologista (Tabela 17-7).

Retinoides tópicos

Derivados da vitamina A, os retinoides tópicos regulam o queratinócito folicular e normalizam a descamação do epitélio folicular. Além disso, esse grupo de agentes possui propriedades anti-inflamatórias diretas e, portanto, aborda dois fatores relacionados à acne vulgar (Zaenglein, 2006). A tretinoína é o agente com atividade retinoica usado com maior frequência., O adapaleno e o tazaroteno também se mostraram efetivos. (Gold, 2006; Leyden, 2006). Inicialmente, recomenda-se aplicar pequenas quantidades, suficientes para cobrir toda a face a cada três noites, aumentando-se progressivamente, de acordo com a tolerância, para aplicações todas as noites (Krowchuk, 2005). A tretinoína pode causar agravamento temporário da acne durante as primeiras semanas de tratamento.

Com relação à teratogenicidade, a tretinoína e o adapaleno são medicamentos da categoria D e, portanto, não são recomendados para uso durante a gravidez ou a amamentação. Entretanto, os estudos epidemiológicos até o momento não confirmaram qualquer relação entre retinoides tópicos e mal-

TABELA 17-7 Algoritmo para tratamento da acne

	Tratamento de primeira linha	Tratamentos alternativos para pacientes do sexo feminino	Tratamento de manutenção
Leve Comedão Pápulas/pústulas	Retinoide T Retinoide T + BPO ou BPO/AB	Ácido salicílico	Retinoide T ± BPO ou BPO/AB
Moderada Pápulas/pústulas Nódulos	Retinoide T + antibiótico ora + BPO ou BPO/AB Retinoide T + antibiótico oral + BPO ou BPO/AB	COCs + retinoide oral ± BPO ou BPO/AB COCs + retinoide oral ± BPO ou BPO/AB	Retinoide T ± BPO ou BPO/AB Retinoide T ± BPO ou BPO/AB
Nodular grave	Isotretinoína oral	COCs + antibiótico oral + retinoide T ± BPO ou BPO/AB	Retinoide T ± BPO ou BPO/AB

AB = antibiótico tópico; BPO = peróxido de benzoíla; BPO/AB = peróxido de benzoíla e antibiótico tópico combinados; COCs = contraceptivos orais combinados; retinoide T = retinoide tópico. Para agentes específicos, consulte a Tabela 17-8.
Modificada de Zaenglein, 2006, com permissão.

TABELA 17-8 Medicamentos tópicos para acne

Medicamento	Formulação (nome comercial)	Força (%)
Retinoides		
Tretinoína	Creme (Retin A)	0,025, 0,05, 0,1
	Creme (Renova)	0,02, 0,05
	Gel (Retin A)	0,01, 0,025
	Solução (Retin A)	0,05
	Gel com microesferas	0,04, 0,1
	Creme ou gel polimerizado	0,025
Adapaleno	Creme, gel, solução ou loção (Differin)	0,1
Tazaroteno	Creme ou gel (Tazorac, Avage)	0,05, 0,1[a]
Agente combinando BPO/antibiótico		
BPO/eritromicina	Gel (Acanya)	2,5/1,2
	Gel (Benzaclin, Duac)	5/1
BPO/clindamicina	Gel (Benzamycin)	5/3
Agente combinando retinoide/antibiótico		
Tertinoina/clindamicina	Gel (Ziana, Veltin)	0,025/1,2

[a]Indicado para psoríase
BPO = peróxido de benzoíla

formações congênitas (Jick, 1993; Loureiro, 2005). O tazaroteno pertence à categoria X e também não deve ser usado na gravidez e no período de amamentação ou sem que se utilize contracepção efetiva.

Peróxido de benzoíla tópico

O peróxido de benzoíla é um excelente agente antimicrobiano e anti-inflamatório. É o ingrediente ativo de muitos produtos sem prescrição médica para o tratamento de acne. Alguns produtos controlados também combinam 5% de peróxido de benzoíla com antibióticos como clindamicina ou eritromicina (Tabela 17-8).

Antibióticos tópicos e sistêmicos

Os antibióticos tópicos normalmente incluem eritromicina e clindamicina, e os antibióticos orais usados com maior frequência no tratamento de acne são doxiciclina, minociclina e eritromicina. Embora sejam mais eficazes que os tópicos, os antibióticos orais apresentam grande variedade de efeitos colaterais, como sensibilidade aos raios solares e distúrbios gastrintestinais.

Isotretinoína

A isotretinoína oral (Accutane) é um análogo da vitamina A altamente efetivo no tratamento de acne recalcitrante grave. Apesar de sua eficácia, esse medicamento é teratogênico no primeiro trimestre da gravidez. As malformações caracteristicamente envolvem crânio, face, coração, sistema nervoso central e timo. Portanto, a administração de isotretinoína deve se limitar a mulheres que utilizam métodos contraceptivos altamente efetivos.

Acantose nigricante

Os tratamentos ideais para acantose nigricante devem ser direcionados para redução da resistência insulínica e da hiperinsulinemia (Field, 1961). Especificamente, em um pequeno número de trabalhos, demonstrou-se melhora de acantose nigricante com sensibilizadores insulínicos (Walling, 2003). Outros métodos, incluindo antibióticos tópicos, retinoides tópicos e sistêmicos, queratolíticos e corticosteroides tópicos, foram testados, porém com pouco sucesso (Schwartz, 1994).

Tratamento cirúrgico

Embora, atualmente, a ressecção em cunha dos ovários raramente seja realizada, o procedimento de perfuração ovariana por via laparoscópica recupera a ovulação em um número significativo de mulheres com SOP resistentes ao citrato de clomifeno (Seção 42-8, p. 1.139) (Hendriks, 2007).

Raramente, a ooforectomia é uma opção viável para mulheres que não estejam interessadas em ter filhos e que apresentem sinais e sintomas de hipertecose ovariana e hiperandrogenismo grave.

REFERÊNCIAS

Adams J, Polson DW, Franks S: Prevalence of polycystic ovaries in women with anovulation and idiopathic hirsutism. Br Med J (Clin Res) 293:355, 1986

Amer SA, Gopalan V, Li TC, et al: Long term follow-up of patients with polycystic ovarian syndrome after laparoscopic ovarian drilling: clinical outcome. Hum Reprod 17:2035, 2002

American College of Obstetricians and Gynecologists: Management of anovulatory bleeding. Practice Bulletin No. 14, March 2000

American Diabetes Association: Standards of medical care in diabetes—2010. Diabetes Care 33:S11, 2010

Archer JS, Chang RJ: Hirsutism and acne in polycystic ovary syndrome. Best Pract Res Clin Obstet Gynecol 18:737, 2004

Arroyo A, Laughlin GA, Morales AJ, et al: Inappropriate gonadotropin secretion in polycystic ovary syndrome: influence of adiposity. J Clin Endocrinol Metab 82:3728, 1997

Asunción M, Calvo RM, San Millán JL, et al: A prospective study of the polycystic ovary syndrome in unselected Caucasian women from Spain. J Clin Endocrinol Metab 85:2434, 2000

Azziz R: The evaluation and management of hirsutism. Obstet Gynecol 101:995, 2003

Azziz R, Carmina E, Dewailly D, et al: The Androgen Excess and PCOS Society criteria for the polycystic ovary syndrome: the complete task force report. Fertil Steril 91:456, 2009

Azziz R, Ehrmann D, Legro RS, et al: Troglitazone improves ovulation and hirsutism in the polycystic ovary syndrome: a multicenter, double blind, placebo-controlled trial. J Clin Endocrinol Metab 86:1626, 2001

Balen A, Michelmore K: What is polycystic ovary syndrome? Are national reviews important? Hum Reprod 17:2219, 2002

Balen AH, Laven JS, Tan SL, et al: Ultrasound assessment of the polycystic ovary: international consensus definitions. Hum Reprod Update 9:505, 2003

Balfour JA, McClellan K: Topical eflornithine. Am J Clin Dermatol 2:197, 2001

Banaszewska B, Duleba A, Spaczynski R: Lipids in polycystic ovary syndrome: role of hyperinsulinemia and effects of metformin. Am J Obstet Gynecol 194:1266, 2006

Barbieri RL: Hyperandrogenism, insulin resistance and acanthosis nigricans. 10 years of progress. J Reprod Med 39:327, 1994

Bass KM, Newschaffer CJ, Klag MJ, et al: Plasma lipoprotein levels as predictor of cardiovascular death in women. Arch Intern Med 153:2209, 1993

Batukan C, Baysal B: Metformin improves ovulation and pregnancy rates in patients with polycystic ovary syndrome. Arch Gynecol Obstet 265:124, 2001

Bergh C, Carlsson B, Olsson JH, et al: Regulation of androgen production in cultured human thecal cells by insulin-like growth factor I and insulin. Fertil Steril 59:323, 1993

Betti R, Bencini PL, Lodi A, et al: Incidence of polycystic ovaries in patients with late onset or persistent acne: hormonal reports. Dermatologica 181:109, 1990

Boomsma CM, Eijkemans MJC, Hughes EG: A meta-analysis of pregnancy outcomes in women with polycystic ovary syndrome. Hum Reprod Update 12:673, 2006

Bunker CB, Newton JA, Kilborn J, et al: Most women with acne have polycystic ovaries. Br J Dermatol 121:675, 1989

Burgers JA, Fong SL, Louwers YV, et al: Oligoovulatory and anovulatory cycles in women with polycystic ovary syndrome (PCOS): what's the difference? J Clin Endocrinol Metab 95(12):E485, 2010

Carmina E, Oberfield SE, Lobo RA: The diagnosis of polycystic ovary syndrome in adolescents. Am J Obstet Gynecol 203(3):201.e1, 2010

Cela E, Robertson C, Rush K, et al: Prevalence of polycystic ovaries in women with androgenic alopecia. Eur J Endocrinol 149:439, 2003

Chang WY, Knochenhauer ES, Bartolucci AA, et al: Phenotypic spectrum of polycystic ovary syndrome: clinical and biochemical characterization of the three major clinical subgroups. Fertil Steril 83:1717, 2005

Chen W, Thiboutot D, Zouboulis CC: Cutaneous androgen metabolism: basic research and clinical perspectives. J Invest Dermatol 119:992, 2002

Clayton R, Ogden V, Hodgkinson J, et al: How common are polycystic ovaries in normal women and what is their significance for the fertility of the population? Clin Endocrinol 37:127, 1992

Clifford K, Rai R, Regan L: Future pregnancy outcome in unexplained recurrent first trimester miscarriage. Hum Reprod 12:387, 1997

Cook H, Brennan K, Azziz R: Reanalyzing the modified Ferriman-Gallwey score: is there a simpler method for assessing the extent of hirsutism? Fertil Steril Sept 15, 2011 [Epub ahead of print]

Coulam CB, Annegers JF, Kranz JS: Chronic anovulation syndrome and associated neoplasia. Obstet Gynecol 61:403, 1983

Crapo L: Cushing's syndrome: a review of diagnostic tests. Metab Clin Exp 28:955, 1979

Cruz PD Jr, Hud JA Jr: Excess insulin binding to insulin-like growth factor receptors: proposed mechanism for acanthosis nigricans. J Invest Dermatol 98(Suppl):82S, 1992

Culiner A, Shippel S: Virilism and theca-cell hyperplasia of the ovary: a syndrome. BJOG 56:439, 1949

Dahlgren E, Janson PO, Johansson S, et al: Polycystic ovary syndrome and risk for myocardial infarction. Evaluated from a risk factor model based on a prospective population study of women. Acta Obstet Gynecol Scand 71:599, 1992

Deeks AA, Gibson-Helm ME, Teede HJ: Anxiety and depression in polycystic ovary syndrome: a comprehensive investigation. Fertil Steril 93(7):2421, 2010

Derksen J, Nagesser SK, Meinders AE, et al: Identification of virilizing adrenal tumors in hirsute women. N Engl J Med 331:968, 1994

Diamanti-Kandarakis E, Kouli CR, Bergiele AT, et al: A survey of the polycystic ovary syndrome in the Greek island of Lesbos: hormonal and metabolic profile. J Clin Endocrinol Metab 84:4006, 1999

Ding EL, Song Y, Manson JE, et al: Sex hormone-binding globulin and risk of type 2 diabetes in women and men. N Engl J Med 361(12):1152, 2009

Dokras A, Bochner M, Hollinrake E: Screening women with polycystic ovary syndrome for metabolic syndrome. Obstet Gynecol 106:131, 2005

Dramusic V, Rajan U, Wong YC, et al: Adolescent polycystic ovary syndrome. Ann NY Acad Sci 816:194, 1997

Dunaif A: Insulin resistance and the polycystic ovary syndrome: mechanisms and implication for pathogenesis. Endocrine Rev 18:774, 1997

Dunaif A, Finegood DT: Beta-cell dysfunction independent of obesity and glucose intolerance in the polycystic ovary syndrome. J Clin Endocrinol Metab 81:942, 1996a

Dunaif A, Scott D, Finegood D, et al: The insulin-sensitizing agent troglitazone improves metabolic and reproductive abnormalities in the polycystic ovary syndrome. J Clin Endocrinol Metab 81:3299, 1996b

Dunaif A, Segal KR, Futterweit W, et al: Profound peripheral insulin resistance, independent of obesity, in polycystic ovary syndrome. Diabetes 38:1165, 1989

Dunaif A, Segal KR, Shelley DR, et al: Evidence for distinctive and intrinsic defects in insulin action in polycystic ovary syndrome. Diabetes 41:1257, 1992

Ehrmann DA, Schneider DJ, Burton E, et al: Troglitazone improves defects in insulin action, insulin secretion, ovarian steroidogenesis, and fibrinolysis in women with polycystic ovary syndrome. J Clin Endocrinol Metab 82:2108, 1997

Elting MW, Korsen TJM, Rekers-Mombarg LTM: Women with polycystic ovary syndrome gain regular menstrual cycles when aging. Hum Reprod 15, 24, 2000

Essah PA, Apridonidze T, Iuorno MJ, et al: Effects of short-term and long-term metformin treatment on menstrual cyclicity in women with polycystic ovary syndrome. Fertil Steril 86:230, 2006

Farah L, Lazenby AJ, Boots LR, et al: Prevalence of polycystic ovary syndrome in women seeking treatment from community electrologists (Alabama Professional Electrology Association Study Group). J Reprod Med 44:870, 1999

Ferriman D, Gallwey JD: Clinical assessment of body hair growth in women. J Clin Endocrinol Metab 21:1440, 1961

Field JB, Johnson P, Herring B: Insulin-resistant diabetes associated with increased endogenous plasma insulin followed by complete remission. J Clin Invest 40:1672, 1961

Fleming R, Hopkinson ZE, Wallace AM, et al: Ovarian function and metabolic factors in women with oligomenorrhea treated with metformin in a randomized double blind placebo-controlled trial. J Clin Endocrinol Metab 87:569, 2002

Fogel RB, Malhotra A, Pillar G, et al: Increased prevalence of obstructive sleep apnea syndrome in obese women with polycystic ovary syndrome. J Clin Endocrinol Metab 86:1175, 2001

Ford ES, Giles WH, Dietz WH: Prevalence of metabolic syndrome among US adults: findings from the third National Health and Nutrition Examination Survey. JAMA 287:356, 2002

Franks S: Candidate genes in women with polycystic ovary syndrome. Fertil Steril 86 (Suppl 1):S15, 2006

Franks S, Gharani N, Waterworth D, et al: The genetic basis of polycystic ovary syndrome. Hum Reprod 12:2641, 1997

Fruzzetti F, de Lorenzo D, Parrini D, et al: Effects of finasteride, a 5 alpha-reductase inhibitor, on circulating androgens and gonadotropin secretion in hirsute women. J Clin Endocrinol Metab 79(3):831, 1994

Glueck CJ, Phillips H, Cameron D, et al: Continuing metformin throughout pregnancy in women with polycystic ovary syndrome appears to safely reduce first-trimester spontaneous abortion: a pilot study. Fertil Steril 75:46, 2001

Gold LS: The MORE trial: effectiveness of adapalene gel 0.1% in real-world dermatology practices. Cutis 78(1 Suppl):12, 2006

Govind A, Obhari MS, Clayton RN: Polycystic ovaries are inherited as an autosomal dominant trait: analysis of 29 polycystic ovary syndrome and 10 control families. J Clin Endocrinol Metab 84:38, 1999

Haas DA, Carr BR, Attia GR: Effects of metformin on body mass index, menstrual cyclicity, and ovulation induction in women with polycystic ovary syndrome. Fertil Steril 79:469, 2003

Hatch R, Rosenfield RL, Kim MH, et al: Hirsutism: implications, etiology, and management. Am J Obstet Gynecol 140:815, 1981

Hayes FJ, Taylor AE, Martin KA, et al: Use of a gonadotropin-releasing hormone antagonist as a physiologic probe in polycystic ovary syndrome: assessment of neuroendocrine and androgen dynamics. J Clin Endocrinol Metab 83:2243, 1998

Hendriks ML, Ket JC, Hompes PG, et al: Why does ovarian surgery in PCOS help? Insight into the endocrine implications of ovarian surgery for ovulation induction in polycystic ovary syndrome. Hum Reprod Update 13(3):249, 2007

Himelein MJ, Thatcher SS: Polycystic ovary syndrome and mental health: a review. Obstet Gynecol Surv 61(11):723, 2006

Homburg R: Adverse effects of luteinizing hormone on fertility: fact or fantasy. Baillieres Clin Obstet Gynaecol 12(4):555, 1998a

Homburg R, Armar NA, Eshel A, et al: Influence of serum luteinising hormone concentrations on ovulation, conception, and early pregnancy loss in polycystic ovary syndrome. BMJ 297(6655):1024, 1998b

Homburg R, Lambalk CB: Polycystic ovary syndrome in adolescence—a therapeutic conundrum. Hum Reprod 19:1039, 2004

Howles CM, Macnamee MC, Edwards RG: Follicular development and early function of conception and non-conceptional cycles after human in vitro fertilization: endocrine correlates. Hum Reprod 2:17, 1987

Huber-Buchholz MM, Carey DG, Norman RJ: Restoration of reproductive potential by lifestyle modification in obese polycystic ovary syndrome: role of insulin sensitivity and luteinizing hormone. J Clin Endocrinol Metab 84:1470, 1999

Hughesdon PE: Morphology and morphogenesis of the Stein-Leventhal ovary and of so-called "hyperthecosis." Obstet Gynecol Surv 37:59, 1982

Hull MG: Epidemiology of infertility and polycystic ovarian disease: endocrinological and demographic studies. Gynaecol Endocrinol 1:235, 1987

Hurd WW, Abdel-Rahman MY, Ismail SA, et al: Comparison of diabetes mellitus and insulin resistance screening methods for women with polycystic ovary syndrome. Fertil Steril 96(4):1043, 2011

Jaatinen TA, Anttila L, Erkkola R, et al: Hormonal responses to physical exercise in patients with polycystic ovarian syndrome. Fertil Steril 60:262, 1993

Jakubowicz DJ, Iuorno MJ, Jakubowicz S, et al: Effects of metformin on early pregnancy loss in the polycystic ovary syndrome. J Clin Endocrinol Metab 87:524, 2002

Jebraili R, Kaur S, Kanwar AJ, et al: Hormone profile & polycystic ovaries in acne vulgaris. Indian J Med Res 100:73, 1994

Jick SS, Terris BZ, Jick H: First trimester topical tretinoin and congenital disorders. Lancet 341:1181, 1993

Kahsar-Miller MD, Nixon C, Boots LR, et al: Prevalence of polycystic ovary syndrome (PCOS) in first-degree relatives of patients with PCOS. Fertil Steril 75:53, 2001

Kiddy DS, Hamilton-Fairley D, Bush A, et al: Improvement in endocrine and ovarian function during dietary treatment of obese women with polycystic ovary syndrome. Clin Endocrinol (Oxf) 36:105, 1992

Kirk LF Jr, Hash RB, Katner HP, et al: Cushing's disease: clinical manifestations and diagnostic evaluation. Am Fam Physician 62:1119, 1133, 2000

Knochenhauer ES, Key TJ, Kahsar-Miller M, et al: Prevalence of the polycystic ovary syndrome in unselected black and white women of the southeastern United States: a prospective study. J Clin Endocrinol Metab 83:3078, 1998

Knowler WC, Barrett-Connor E, Fowler SE, et al: Diabetes Prevention Program Research Group. Reduction in the incidence of type 2 diabetes with lifestyle intervention or metformin. N Engl J Med 346:393, 2002

Krowchuk DP: Managing adolescent acne: a guide for pediatricians. Pediatr Rev 26:250, 2005

Lakhani K, Constantinovici N, Purcell WM, et al: Internal carotid artery haemodynamics in women with polycystic ovaries. Clin Sci (Lond) 98:661, 2000

Lee JK, Wu CK, Lin LY, et al: Insulin resistance in the middle-aged women with "tigerish back and bearish waist". Diabetes Res Clin Pract 90(3):e85, 2010

Legro RS: Is there a male phenotype in polycystic ovary syndrome families? J Pediatr Endocrinol Metab 13(Suppl 5):1307, 2000

Legro RS, Barnhart HX, Schlaff WD, et al: Clomiphene, metformin, or both for infertility in the polycystic ovary syndrome. N Engl J Med 356(6):551, 2007

Legro RS, Gnatuk CL, Kunselman AR, et al: Changes in glucose tolerance over time in women with polycystic ovary syndrome: a controlled study. J Clin Endocrinol Metab 90:3236, 2005

Legro RS, Kunselman AR, Demers L, et al: Elevated dehydroepiandrosterone sulfate levels as the reproductive phenotype in the brothers of women with polycystic ovary syndrome. J Clin Endocrinol Metab 87:2134, 2002

Legro RS, Kunselman AR, Dodson WC, et al: Prevalence and predictors of risk for type 2 diabetes mellitus and impaired glucose tolerance in polycystic ovary syndrome: a prospective, controlled study in 254 affected women. J Clin Endocrinol Metab 84:165, 1999

Legro RS, Kunselman AR, Dunaif A: Prevalence and predictors of dyslipidemia in women with polycystic ovary syndrome. Am J Med 111:607, 2001

Leyden J, Thiboutot DM, Shalita AR, et al: Comparison of tazarotene and minocycline maintenance therapies in acne vulgaris: a multicenter, double-blind, randomized, parallel-group study. Arch Dermatol 142:605, 2006

Lo JC, Feigenbaum SL, Yang J, et al: Epidemiology and adverse cardiovascular risk profile of diagnosed polycystic ovary syndrome. J Clin Endocrinol Metab 91(4):1357, 2006

Loureiro KD, Kao KK, Jones KL, et al: Minor malformations characteristics of the retinoic acid embryopathy and other birth outcomes in children of women exposed to topical tretinoin during early pregnancy. Am J Med Genet A 136:117, 2005

Mannerås-Holm L, Leonhardt H, Kullberg J, et al: Adipose tissue has aberrant morphology and function in PCOS: enlarged adipocytes and low serum adiponectin, but not circulating sex steroids, are strongly associated with insulin resistance. J Clin Endocrinol Metab 96(2):E304, 2011

Meier CA, Biller BM: Clinical and biochemical evaluation of Cushing's syndrome. Endocrinol Metab Clin North Am 26:741, 1997

Miller KK, Rosner W, Lee H, et al: Measurement of free testosterone in normal women and women with androgen deficiency: comparison of methods. J Clin Endocrinol Metab 89:525, 2004

Moghetti P, Castello R, Magnani CM, et al: Clinical and hormonal effects of the 5 alpha-reductase inhibitor finasteride in idiopathic hirsutism. J Clin Endocrinol Metab 79:1115, 1994

Moghetti P, Toscano V: Treatment of hirsutism and acne in hyperandrogenism. Best Pract Res Clin Endocrinol Metab 20:221, 2006

Moore RL, Devere TS: Epidermal manifestations of internal malignancy. Dermatol Clin 26(1):17, 2008

Moran C, Knochenhauer E, Boots LR, et al: Adrenal androgen excess in hyperandrogenism: relation to age and body mass. Fertil Steril 71:671, 1999

Moran C, Tapia MC, Hernandez E, et al: Etiological review of hirsutism in 250 patients. Arch Med Res 25:311, 1994

Mosca L, Benjamin EJ, Berra K, et al: Effectiveness-based guidelines for the prevention of cardiovascular disease in women–2011 update: a guideline from the American Heart Association. J Am Coll Cardiol 57(12):1404, 2011

Nagamani M, Dinh TV, Kelver ME: Hyperinsulinemia in hyperthecosis of the ovaries. Am J Obstet Gynecol 154:384, 1986

Nestler JE, Jakubowicz DJ, Evans WS, et al: Effects of metformin on spontaneous and clomiphene-induced ovulation in the polycystic ovary syndrome. N Engl J Med 338:1876, 1998

Neveu N, Granger L, St-Michel P, et al: Comparison of clomiphene citrate, metformin, or the combination of both for first-line ovulation induction and achievement of pregnancy in 154 women with polycystic ovary syndrome. Fertil Steril 87(1):113, 2007

Nieman LK, Biller BM, Findling JW, et al: The diagnosis of Cushing's syndrome: an Endocrine Society Clinical Practice Guideline. J Clin Endocrinol Metab 93(5):1526, 2008

Nishizawa H, Shimomura I, Kishida K, et al: Androgens decrease plasma adiponectin, an insulin-sensitizing adipocyte-derived protein. Diabetes 51:2734, 2002

Nitsche K, Ehrmann DA: Obstructive sleep apnea and metabolic dysfunction in polycystic ovary syndrome. Best Pract Res Clin Endocrinol Metab 24(5):717, 2010

Nuttall FQ, Gannon MC, Wald JL, et al: Plasma glucose and insulin profiles in normal subjects ingesting diets of varying carbohydrate, fat, and protein content. J Am Coll Nutr 4:437, 1985

Nybacka A, Carlström K, Ståhle A, et al: Randomized comparison of the influence of dietary management and/or physical exercise on ovarian function and metabolic parameters in overweight women with polycystic ovary syndrome. Fertil Steril Sept 28, 2011 [Epub ahead of print]

O'Driscoll JB, Mamtora H, Higginson J, et al: A prospective study of the prevalence of clearcut endocrine disorders and polycystic ovaries in 350 patients presenting with hirsutism or androgenic alopecia. Clin Endocrinol 41:231, 1994

Orio F, Palomba S, Cascella T, et al: Early impairment of endothelial structure and function in young normal-weight women with polycystic ovary syndrome. J Clin Endocrinol Metab 89:4588, 2004

Palmert MR, Gordon CM, Kartashov AI, et al: Screening for abnormal glucose tolerance in adolescents with polycystic ovary syndrome. J Clin Endocrinol Metab 87(3):1017, 2002

Palomba S, Falbo A, Orio F Jr, et al: Effect of preconceptional metformin on abortion risk in polycystic ovary syndrome: a systematic review and meta-analysis of randomized controlled trials. Fertil Steril 92(5):1646, 2009

Palomba S, Orio F, Falo A, et al: Prospective parallel randomized, double-blind, double dummy controlled clinical trial comparing clomiphene citrate and metformin as the first-line treatment for ovulation induction in nonobese anovulatory women with polycystic ovary syndrome. J Clin Endocrinol Metab 90:4068, 2005

Panidis D, Skiadopoulos S, Rousso D, et al: Association of acanthosis nigricans with insulin resistance in patients with polycystic ovary syndrome. Br J Dermatol 132:936, 1995

Paradisi G, Steinberg HO, Shepard MK, et al: Troglitazone therapy improves endothelial function to near normal levels in women with polycystic ovary syndrome. J Clin Endocrinol Metab 88:576, 2003

Pasquali R, Antenucci D, Casimirri F, et al: Clinical and hormonal characteristics of obese amenorrheic hyperandrogenic women before and after weight loss. J Clin Endocrinol Metab 68:173, 1989

Peterson EP: Endometrial carcinoma in young women. A clinical profile. Obstet Gynecol 31:702, 1968

Polson DW, Adams J, Wadsworth J, et al: Polycystic ovaries—a common finding in normal women. Lancet 1:870, 1988

Purdy S, de Berker D: Acne. BMJ 333:949, 2006

Rebar R, Judd HL, Yen SS, et al: Characterization of the inappropriate gonadotropin secretion in polycystic ovary syndrome. J Clin Invest 57:1320, 1976

Rebuffe-Scrive M, Cullberg G, Lundberg PA, et al: Anthropometric variables and metabolism in polycystic ovarian disease. Horm Metab Res 21:391, 1989

Regan L, Owen EJ, Jacobs HS: Hypersecretion of luteinising hormone, infertility, and miscarriage. Lancet 336:1141, 1990

Rocha MP, Marcondes JA, Barcellos CR, et al: Dyslipidemia in women with polycystic ovary syndrome: incidence, pattern and predictors. Gynecol Endocrinol 27(10):814, 2011

Rose PG: Endometrial carcinoma. N Engl J Med 335:640, 1996

Rosenfield RL: Clinical review: identifying children at risk for polycystic ovary syndrome. J Clin Endocrinol Metab 92(3):787, 2007

Rosenfield RL: Hirsutism. N Engl J Med 353:2578, 2005

Sagle M, Bishop K, Ridley N, et al: Recurrent early miscarriage and polycystic ovaries. BMJ 297:1027, 1988

Salley KES, Wickham EP, Cheang KI, et al: Glucose intolerance in polycystic ovary syndrome. A position statement of the Androgen Excess Society. J Clin Endocrinol Metab 92:4546, 2007

Schneider JG, Tompkins C, Blumenthal RS, et al: The metabolic syndrome in women. Cardiol Rev 14:286, 2006

Schwartz RA: Acanthosis nigricans. J Am Acad Dermatol 31:1, 1994

Skov AR, Toubro S, Bulow J, et al: Changes in renal function during weight loss induced by high vs. low-protein low-fat diets in overweight subjects. Int J Obes 23:1170, 1999

Smirnakis KV, Plati A, Wolf M, et al: Predicting gestational diabetes: choosing the optimal early serum marker. Am J Obstet Gynecol 196(4):410.e1, 2007

Sobbrio GA, Granata A, D'Arrigo F, et al: Treatment of hirsutism related to micropolycystic ovary syndrome (MPCO) with two low-dose oestrogen oral contraceptives: a comparative randomized evaluation. Acta Eur Fertil 21:139, 1990

Speroff L, Glass RH, Kase NG: Hirsutism. In Speroff L, Glass RH, Kase NG, (eds): Clinical Gynecologic Endocrinology and Infertility, 6th ed. Baltimore, Williams & Wilkins, 1999, p 523

Talbott E, Clerici A, Berga SL, et al: Adverse lipid and coronary heart disease risk profiles in young women with polycystic ovary syndrome: results of a case-controlled study. J Clin Epidemiol 51:415, 1998

Talbott E, Guzick D, Clerici A, et al: Coronary heart disease risk factors in women with polycystic ovary syndrome. Arterioscler Thromb Vasc Biol 15:821, 1995

Tarkun I, Arslan BC, Canturk Z, et al: Endothelial dysfunction in young women with polycystic ovary syndrome: relationship with insulin resistance and low-grade chronic inflammation. J Clin Endocrinol Metab 89:5592, 2004

Taylor AE, McCourt B, Martin KA, et al: Determinants of abnormal gonadotropin secretion in clinically defined women with polycystic ovary syndrome. J Clin Endocrinol Metab 82:2248, 1997

Thadhani R, Wolf M, Hsu-Blatman K, et al: First-trimester sex hormone binding globulin and subsequent gestational diabetes mellitus. Am J Obstet Gynecol 189(10):171, 2003

The Rotterdam ESHRE/ASRM-Sponsored PCOS Consensus Workshop Group: Revised 2003 consensus on diagnostic criteria and long-term health risks related to polycystic ovary syndrome (PCOS). Hum Reprod 19:41, 2004

Thiboutot D: Acne: hormonal concepts and therapy. Clin Dermatol 22:419, 2004

Tiras MB, Yalcin R, Noyan V, et al: Alterations in cardiac flow parameters in patients with polycystic ovarian syndrome. Hum Reprod 14:1949, 1999

Torley D, Bellus GA, Munro CS: Genes, growth factors and acanthosis nigricans. Br J Dermatol 147:1096, 2002

Urbanek M, Woodroffe A, Ewens KG, et al: Candidate gene region for polycystic ovary syndrome (PCOS) on chromosome 19p 13.2. J Clin Endocrinol Metab 90:6623, 2005

Van der Spuy ZM, le Roux PA: Cyproterone acetate for hirsutism. Cochrane Database Syst Rev 4:CD001125, 2003

van Santbrink EJ, Hop WC, Fauser BC: Classification of normogonadotropin infertility: polycystic ovaries diagnosed by ultrasound versus endocrine characteristics of PCOS. Fertil Steril 67:452, 1997

Vanky E, Stridsklev S, Heimstad R, et al: Metformin versus placebo from first trimester to delivery in polycystic ovary syndrome: a randomized, controlled multicenter study. J Clin Endocrinol Metab 95(12):E448, 2010

Veltman-Verhulst SM, van Haeften TW, Eijkemans MJ, et al: Sex hormone-binding globulin concentrations before conception as a predictor for gestational diabetes in women with polycystic ovary syndrome. Hum Reprod (12):3123, 2010

Vgontzas AN, Legro RS, Bixler EO, et al: Polycystic ovary syndrome is associated with obstructive sleep apnea and daytime sleepiness: role of insulin resistance. J Clin Endocrinol Metab 86:517, 2001

Vigorito C, Giallauria F, Palomba S, et al: Beneficial effects of a three-month structured exercise training program on cardiopulmonary functional capacity in young women with polycystic ovary syndrome. J Clin Endocrinol Metab 92(4):1379, 2007

Waldstreicher J, Santoro NF, Hall HJE, et al: Hyperfunction of the hypothalamic-pituitary axis in women with polycystic ovarian disease: indirect evidence of partial gonadotroph desensitization. J Clin Endocrinol Metab 66:165, 1988

Walling HW, Messingham M, Myers LM, et al: Improvement of acanthosis nigricans on isotretinoin and metformin. J Drugs Dermatol 2:677, 2003

Yildiz BO, Yarali H, Oguz H, et al: Glucose intolerance, insulin resistance, and hyperandrogenemia in first degree relatives of women with polycystic ovary syndrome. J Clin Endocrinol Metab 88:2031, 2003

Zaenglein AL, Thiboutot DM: Expert committee recommendations for acne management. Pediatrics 118:1188, 2006

Zawadzki JK, Dunaif A: Diagnostic criteria for polycystic ovary syndrome: towards a rational approach. In Dunaif A, Givens JR, Haseltine F, et al (eds): Polycystic Ovary Syndrome. Boston, Blackwell Scientific, 1990, p 377

CAPÍTULO 18

Distúrbios Anatômicos

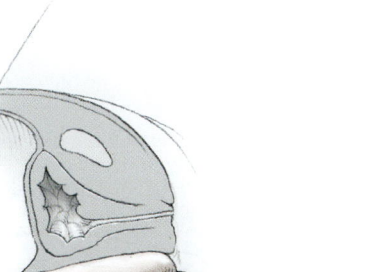

EMBRIOLOGIA NORMAL	481
DISTÚRBIOS DO DESENVOLVIMENTO SEXUAL	487
MALFORMAÇÕES DA BEXIGA E DO PERÍNEO	491
MALFORMAÇÕES DO CLITÓRIS	491
MALFORMAÇÕES HIMENAIS	492
SEPTO VAGINAL TRANSVERSO	493
SEPTO VAGINAL LONGITUDINAL	494
ANOMALIAS MÜLLERIANAS	495
ANOMALIAS NAS TUBAS UTERINAS	502
ANOMALIAS OVARIANAS	503
REFERÊNCIAS	503

Com frequência ocorrem distúrbios anatômicos congênitos no sistema reprodutivo feminino, resultantes de mutações genéticas, parada no desenvolvimento, exposição anormal a hormônios ou a agressões ambientais que produzem efeitos em estágios críticos do desenvolvimento embrionário. Esses distúrbios variam desde ausência congênita de vagina ou útero passando por defeitos na fusão lateral ou vertical dos ductos müllerianos até genitália externa ambígua na diferenciação sexual. Frequentemente também são encontradas malformações anatômicas do trato urinário dessas pacientes em razão do desenvolvimento embrionário concomitante dos tratos reprodutivo e urinário.

EMBRIOLOGIA NORMAL

Visão geral

O conhecimento básico da complexa embriologia do sistema reprodutivo feminino ajuda a esclarecer a estrutura das malformações e sua associação com outras anomalias geniturinárias (Shatzkes, 1991; Yin, 2005). Assim como ocorre com a maioria dos sistemas orgânicos, o trato urogenital feminino desenvolve-se a partir de múltiplos tipos celulares que crescem no espaço e sofrem diferenciação. O desenvolvimento ocorre em uma janela temporal relativamente estreita e é determinado por padrões de expressão gênica distribuídos no tempo (Park, 2005). Alguns dos mecanismos moleculares subjacentes a esse processo foram descobertos recentemente a partir de técnicas de genética molecular modernas, e serão discutidos adiante.

O trato urogenital está funcionalmente dividido em sistema urinário e sistema genital. Os órgãos urinários incluem rins, ureteres, bexiga e uretra. Os órgãos reprodutivos são gônadas, sistema de ductos e genitália externa.

Os sistemas urinário e genital desenvolvem-se a partir do mesoderma intermediário que se estende ao longo de toda a extensão do embrião. Durante a dobra inicial do embrião forma-se uma crista longitudinal desse mesoderma intermediário ao longo de cada lado da aorta abdominal primitiva, sendo denominada crista urogenital (Fig. 18-1). Células germinativas primordiais surgem na camada ectodérmica externa do embrião. Com aproximadamente 40 dias de gestação, essas células germinativas migram pelo intestino posterior do embrião até a crista urogenital (Fig. 18.1B). Essa crista divide-se para formar as cristas nefrogênicas e genitais.

Com aproximadamente 60 dias de gestação, as cristas nefrogênicas dão origem aos rins mesonéfricos (mesonefro) e aos ductos mesonéfricos pareados, também denominados ductos de Wolff (Fig. 18-1B e Fig. 18-2A). Esses ductos mesonéfricos conectam os rins mesonéfricos (destinados a serem reabsorvidos) à cloaca, que é uma abertura comum onde se juntam os tratos urinário, genital e gastrintestinal embrionários (Fig. 18-2B). É importante lembrar que o sistema renal passa sequencialmente pelos estágios pronéfrico e mesonéfrico para alcançar o sistema metanéfrico definitivo. O botão uretérico se origina no ducto mesonéfrico aproximadamente na quinta semana de vida fetal. Ele se estende para formar o ducto metanéfrico (canal urinário) e induz a diferenciação dos metanefros, que, finalmente, formarão o rim funcional definitivo.

O par de ductos paramesonéfricos, também denominados ductos müllerianos, desenvolve-se a partir de uma invaginação do epitélio celômico por volta da sexta semana e cresce ao longo dos ductos mesonéfricos (Fig. 18-1B e 18-2B). As porções caudais dos ductos müllerianos se aproximam na linha média e terminam atrás da cloaca (Fig. 18-2C). A cloaca se divide com aformação do septo urorretal por volta da sétima semana e é

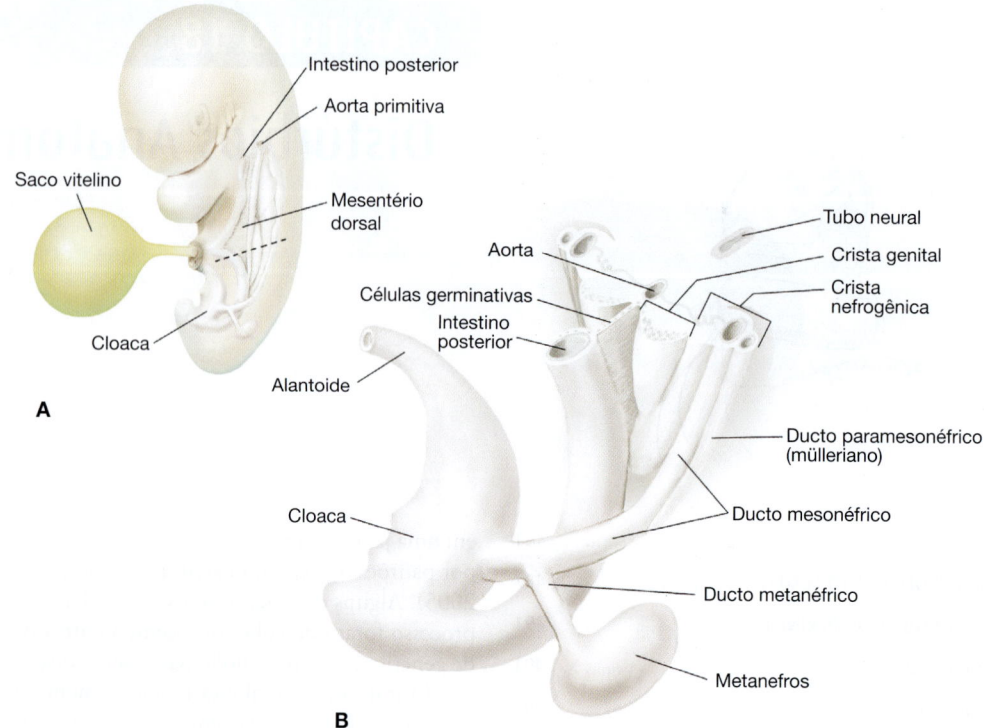

FIGURA 18-1 Desenvolvimento inicial do trato geniturinário embrionário. **A.** No desenvolvimento do embrião, a crista urogenital forma-se a partir do mesênquima celômico, lateralmente à aorta primitiva. **B.** Corte transversal do embrião revelando a divisão das cristas urogenitais para formar as cristas genitais (futuras gônadas) e as cristas nefrogênicas, que contêm os mesonefros e os ductos mesonéfricos (de Wolff). Os metanefros são os rins primitivos e estão ligados à cloaca pelos ductos mesonéfricos. Células germinativas primordiais migram ao longo no mesentério dorsal do intestino posterior do embrião até alcançarem a crista genital. Os ductos paramesonéfricos (müllerianos) desenvolvem-se lateralmente aos ductos mesonéfricos. (*Imagens cedidas por Kim Hoggatt-Krumwiede, MA.*)

separada para criar o reto e o seio urogenital (Fig. 18-2D). O seio urogenital é dividido em três partes: (1) porção cranial ou vesicular, que formará a bexiga urinária; (2) porção média ou pélvica, que dará origem à uretra feminina; e (3) parte caudal ou fálica, que dará origem à vagina distal e às glândulas vestibulares maiores (Bartholin), uretrais e parauretrais (Skene). Durante a diferenciação da bexiga urinária, a porção caudal dos ductos mesonéfricos é incorporada à porção triangular da parede da bexiga. Consequentemente, a porção caudal dos ductos metanéfricos (ureteres) entra na bexiga, através de orifícios distintos e separados (Fig. 18-2D).

A associação íntima entre o ducto mesonéfrico (ducto de Wolff) e o ducto paramesonéfrico (mülleriano) é extremamente relevante sob o ponto de vista clínico, pois, em geral, os agravos evolutivos a esses sistemas estão associados a anomalias que envolvem rins, ureteres e trato reprodutivo. Por exemplo, Kenney e colaboradores (1984) demonstraram que até 50% das mulheres com malformações uterovaginais apresentam anomalias associadas no trato urinário.

Diferenciação gonadal

O sexo dos mamíferos é determinado geneticamente. Indivíduos com cromossomos X e Y normalmente desenvolvem características masculinas, enquanto aqueles com dois cromossomos X evoluem com características femininas. Antes de 7 semanas de desenvolvimento embrionário, não é possível distinguir entre indivíduos masculinos e femininos (Tabela 18-1).

Durante este período de sexo indefinido, a crista genital inicia o desenvolvimento como epitélio celômico com mesênquima subjacente. O epitélio prolifera e cordões epiteliais sofrem invaginação para o mesênquima para criar os cordões sexuais primitivos. Em ambos os embriões 46,XX e 46,XY, as células germinativas primordiais são identificadas inicialmente como células poliédricas grandes no saco vitelino. Conforme assinalado, essas células germinativas migram com movimentos ameboides ao longo do mesentério dorsal do intestino primordial para povoar a crista genital indiferenciada. Assim, os principais componentes celulares da crista genital inicial são células germinativas primordiais e células somáticas.

Nesse momento, a presença ou a ausência dos genes determinantes das gônadas define o desenvolvimento do sexo fetal (Fig. 18-3) (Taylor, 2000). A diferenciação sexual depende do sexo genético que é determinado no momento da fertilização do oócito que contém um cromossomo X, por um espermatozoide contendo um cromossomo X ou Y. Nos humanos, o gene denominado *região determinante do sexo do Y (SRY)* é o fator determinante de testículo. Na presença de *SRY*, as gônadas se desenvolvem como testículos. Outros genes gonadais importantes no desenvolvimento são *SF-1, SOX9, WT1, WNT4* e *DAX-1* (Viger, 2005).

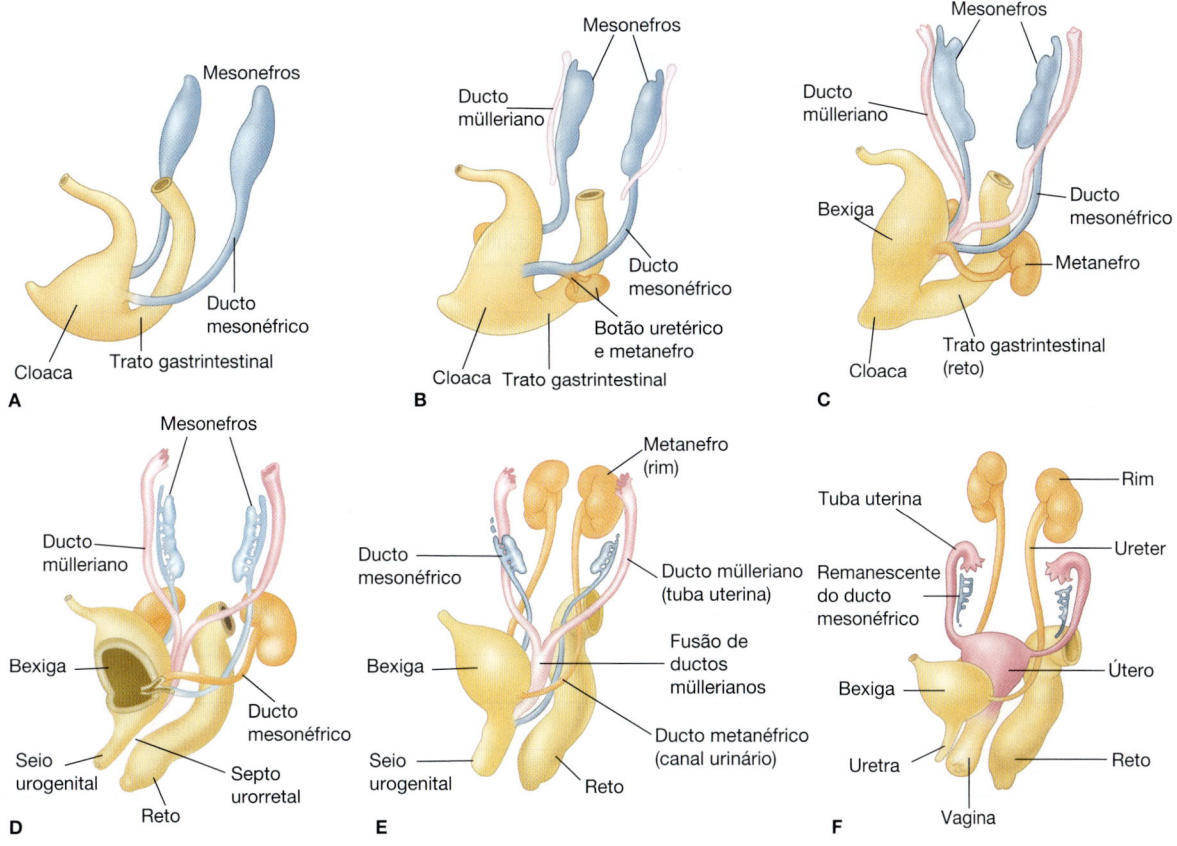

FIGURA 18-2 Desenvolvimento embrionário do trato geniturinário feminino. (*Redesenhada a partir de Schatzkes, 1991.*)

Em indivíduos do sexo masculino, as células da região medular do cordão sexual primitivo se diferenciam em células de Sertoli, que, por sua vez, se organizam para formar os cordões testiculares (Fig. 18-3A). Os cordões testiculares são identificáveis por volta da sexta semana e consistem nessas células de Sertoli e células germinativas compactas. Logo no início do segundo trimestre, os cordões desenvolvem o lúmem e se transformam em túbulos seminíferos. O desenvolvimento da vasculatura específica de testículos é extremamente importante para o desenvolvimento testicular normal (Ross, 2005).

As células de Sertoli em desenvolvimento começam a secretar o hormônio antimülleriano (AMH) (e também denominado substância inibidora mülleriana – MIS, de *müllerian-inhibiting substance*) durante o período da sétima à oitava semana de desenvolvimento. Esse hormônio gonadal provoca regressão do sistema paramesonéfrico ipsilateral (ducto mülleriano), sendo que essa involução se completa por volta da nona à décima semana de gestação (Marshall, 1978). O AMH também controla o crescimento rápido do gubernáculo, imprescindível para a descida transabdominal dos testículos. Os níveis séricos do AMH se mantêm elevados nos meninos durante a infância, declinando na puberdade para os níveis baixos observados em homens adultos. Por outro lado, as meninas apresentam níveis de AMH indetectáveis até a puberdade, quando passam a ser mensuráveis. Clinicamente, os níveis de AMH podem ser usados para medir a reserva ovariana e para predizer o sucesso da hiperestimulação ovariana controlada em casos de reprodução assistida (Cap. 19, p. 515).

Nos testículos, as células de Leydig surgem do mesênquima original da crista gonadal e se localizam entre os cordões testiculares. Sua diferenciação inicia-se aproximadamente uma semana após o desenvolvimento da célula de Sertoli. As células de Leydig passam a secretar testosterona por volta da oitava semana de gestação. A produção de testosterona atinge o máximo nas semanas 15 a 18 como resultado da estimulação dos testículos pela gonadotrofina coriônica humana (hCG, de *human chorionic gonadotropin*). A testosterona age de forma parácrina no ducto mesonéfrico ipsilateral (ducto de Wolff) para promover a virilização do ducto em epidídimo, canal deferente, vesícula seminal e ducto ejaculatório. A testosterona e a diidrotestosterona são essenciais para o desenvolvimento do fenótipo masculino. Esses androgênios controlam a diferenciação e o crescimento da genitália interna e externa, além da diferenciação masculina primária do cérebro.

No embrião feminino, sem a influência do gene *SRY*, a gônada bipotencial se desenvolve para formar oovário. Comparada dos testículos a diferenciação ovariana ocorre aproximadamente duas semanas mais tarde. O desenvolvimento é caracterizado inicialmente por ausência dos cordões testiculares na gônada. Os cordões sexuais primitivos sofrem deterioraçãoe o mesotélio da crista genital forma os cordões sexuais secundários (ver Fig. 18-3B). Esses cordões sexuais secundários se

TABELA 18-1 Estruturas urogenitais embrionárias e suas homólogas em adultos

Estrutura indiferenciada	Sexo feminino	Sexo masculino
Crista genital	Ovários	Testículos
Células germinativas primordiais	Óvulos	Espermatozoides
Cordões sexuais	Células da granulosa	Túbulos seminíferos, células de Sertoli
Gubernáculo	Ligamentos útero-ovárico e redondo	Gubernáculo testicular
Túbulos mesonéfricos	Epoóforo, paraóforo	Canais eferentes, paradídimo
Ductos mesonéfricos	Ducto de Gartner	Epidídimo, canal deferente, vesícula seminal, e ducto ejaculatório
Ductos paramesonéfricos	Útero Tubas uterinas Vagina superior	Utrículo prostático Apêndice testicular
Seio urogenital	Bexiga Uretra Vagina Glândulas uretrais e parauretrais Glândulas vestibulares grandes (Bartholin) e pequenas	Bexiga Uretra Utrículo prostático Glândulas prostáticas Glândulas bulbouretrais
Tubérculo genital	Clitóris	Glande peniana
Pregas urogenitais	Lábios menores	Soalho da uretra peniana
Pregas labioescrotais	Grandes lábios	Saco escrotal

transformam nas células da granulosa que se unem para formar as estruturas foliculares que circundam as células germinativas. Os oócitos e as células da granulosa circundantes começam a se comunicar quando os folículos primordiais em repouso são estimulados a crescer sob a influência do hormônio folículo-estimulante (FSH) na puberdade. A porção medular da gônada regride e forma a rede ovariana dentro do hilo ovariano.

As células germinativas com dois cromossomos X sofrem mitose durante a sua migração inicial para a crista genital feminina. Elas atingem o número máximo de 6 a 7 milhões por volta da 20ª semana de gestação. Nesse momento, o ovário fetal já apresenta organização madura com estroma e folículos primordiais contendo oócitos. Durante o terceiro trimestre, os oócitos iniciam o processo de meiose, que se interrompe na meiose I, até que cada oócito sofra ovulação após a menarca. A atresia dos oócitos inicia-se no útero, levando à redução no número de células germinativas por ocasião do nascimento (Fig. 14-1, p. 383).

Desenvolvimento do sistema ductal

A diferenciação sexual dos ductos reprodutivos inicia-se na sétima semana de desenvolvimento a partir da influência dos hormônios gonadais (testosterona e AMH), entre outros fatores, sobre os ductos mesonéfricos (de Wolff) e paramesonéfricos (müllerianos).

Em indivíduos do sexo feminino, a falta de AMH permite a persistência dos ductos müllerianos. Esses ductos crescem no sentido caudal junto com os ductos mesonéfricos. Durante sua extensão, ambos os sistemas ductais são envolvidos por dobras peritoneais, que, mais tarde, darão origem aos ligamentos largos do útero (Fig. 18-4). Com aproximadamente 10 semanas de gestação e durante sua migração caudal, as duas porções distais dos ductos müllerianos se aproximam na linha média e fundem-se antes mesmo de atingirem o seio urogenital. Os ductos fundidos formam um tubo, denominado canal uterovaginal. Este tubo se insere no seio urogenital no tubérculo de Müller (Fig. 18-2E).

Em torno de 12 semanas, corpo e colo uterinos sofrem diferenciação, e a parede uterina se torna mais espessa. Inicialmente, o polo superior do útero contém um septo espesso na linha média que sofre dissolução para formar a cavidade uterina. A dissolução do septo uterino geralmente se completa em 20 semanas. As porções cranianas não fundidas dos ductos müllerianos se transformam nas tubas uterinas (Fig. 18-2F). Qualquer falha na fusão lateral dos dois ductos müllerianos ou na reabsorção do septo entre eles resulta em cornos uterinos separados ou em algum grau de septo uterino persistente na linha média.

A maioria dos pesquisadores sugere que a vagina se desenvolva sob a influência dos ductos müllerianos e estimulação estrogênica. A vagina se forma parcialmente a partir dos ductos müllerianos e parcialmente a partir do seio urogenital (Masse, 2009). Especificamente, a parte superior da vagina deriva da fusão dos ductos müllerianos. O terço distal da vagina se desenvolve a partir dos bulbos sinovaginais bilaterais que são a evaginação cranial do seio urogenital.

Durante o desenvolvimento vaginal, os ductos müllerianos alcançam o seio urogenital no tubérculo de Müller

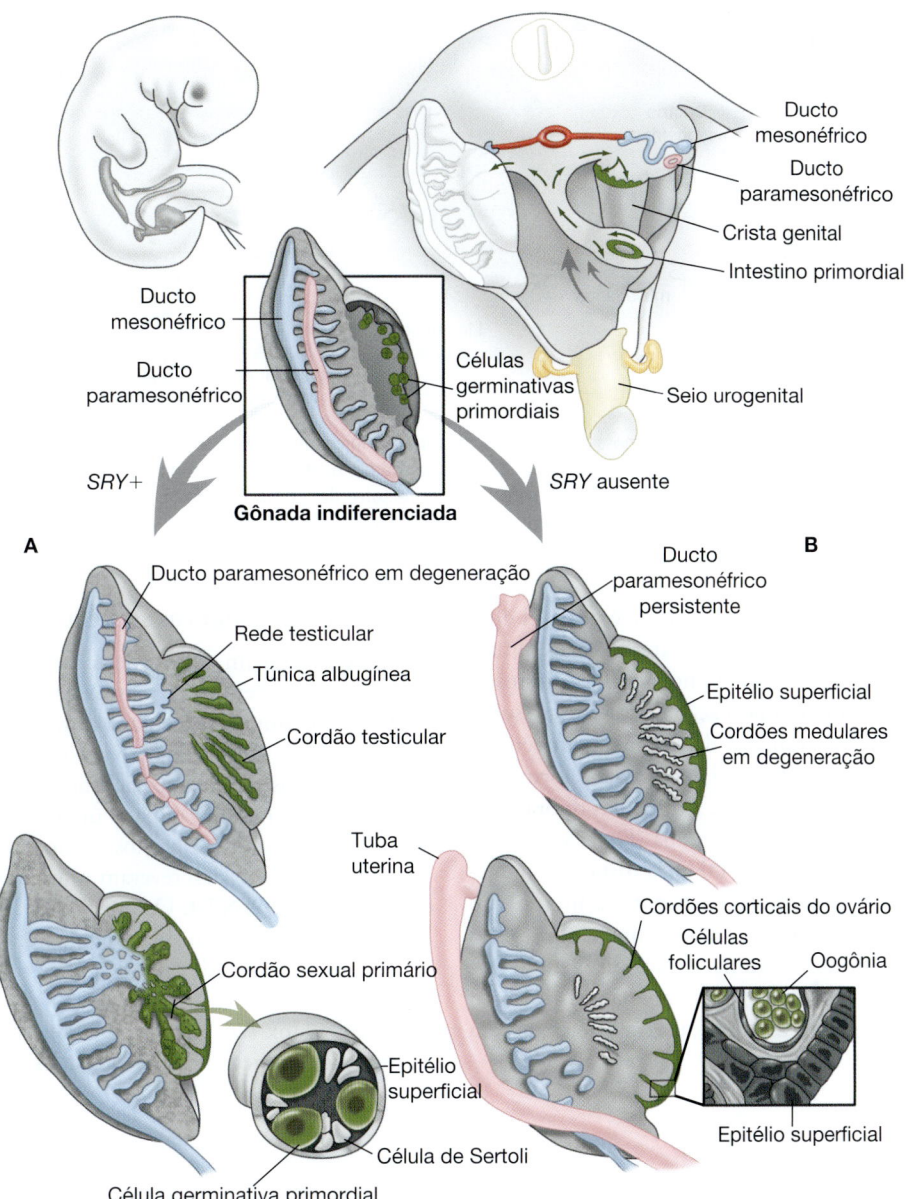

FIGURA 18-3 Desenvolvimento de gônadas e sistemas ductais em embriões de sexo masculino (**A**) e feminino (**B**). (*De Cunningham, 2010, com permissão.*)

(Fig. 18-5A). Neste local, células nos bulbos sinovaginais proliferam no sentido cranial para estender a vagina e criar uma lâmina vaginal sólica (Fig. 18-5B). Durante o segundo trimestre essas células descamam permitindo a canalização plena do lúmen vaginal (Fig. 18-5C). O hímen é a parte que permanece em vários graus entre os bulbos sinovaginais dilatados, canalizados e fundidos, e o seio urogenital (Fig. 18-5B,C). Geralmente, o hímen é perfurado um pouco antes ou um pouco depois do nascimento. O hímen imperfurado representa a persistência dessa membrana.

Genitália externa

A fase inicial do desenvolvimento da genitália externa é semelhante em ambos os sexos. Por volta da sexta semana de gestação, três protuberâncias externas se desenvolvem ao redor da membrana cloacal. Essas protuberâncias correspondem às intumescências genitais esquerda e direita que se encontram na posição ventral para formar a terceira protuberância, o tubérculo genital (Fig. 18-6A). As intumescências genitais se transformam nas dobras labioescrotais. O seio urogenital se estende na superfície do tubérculo genital em expansão para formar o sulco uretral, que é flanqueado em ambos os lados pelas dobras uretrais que corre dentro das dobras labioescrotais. Por volta da sétima semana de gestação, a membrana urogenital se rompe, expondo a cavidade do seio urogenital ao líquido amniótico. O tubérculo genital se alonga para formar o falo em indivíduos do sexo masculino e o clitóris em indivíduos do sexo feminino.

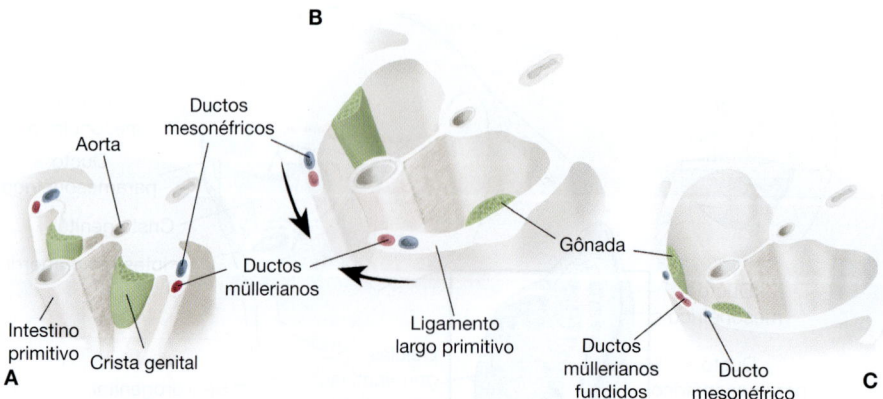

FIGURA 18-4 Desenvolvimento dos ligamentos largos. **A**. Os ductos müllerianos inicialmente se situam lateralmente à gônada em desenvolvimento. **B**. Os ductos müllerianos então se movem medialmente. **C**. Na linha média, os ductos müllerianos se fundem e os ovários em desenvolvimento passam a se localizar lateralmente. O ducto mesonéfrico finalmente sofre degeneração, mas é possível encontrar remanescentes nos ligamentos largo e mesovário. (*Imagens cedidas por Kim Hoggatt-Krumwiede, MA.*)

Somente após a 12ª semana de gestação, é possível diferenciar visualmente entre as genitálias externas masculina e feminina (Fig. 18-7). No feto masculino, a di-hidrotestosterona (DHT) formada no local pela ação da 5-redutase sobre a testosterona determina aumento da distância anogenital, aumento do falo, fusão das dobras labioescrotais formando o saco escrotal e, subsequentemente, a fusão das dobras uretrais para que circundem a uretra peniana (Fig. 18-6B). No feto feminino, com a ausência de DHT, a distância anogenital não aumenta, e as dobras labioescrotal e uretral não se fundem (Fig. 18-6C). O tubérculo genital dobra-se no sentido caudal para formar o clitóris, e o seio urogenital forma o vestíbulo da vagina. As dobras labioescrotais formam os lábios maiores, enquanto as dobras uretrais permanecem como os lábios menores.

Influências genéticas sobre o desenvolvimento

As vias que regulam a diferenciação sexual feminina não estão totalmente definidas, mas os genes *WNT4*, *WT1*, *SF1* e *DAX1* são importantes para o desenvolvimento normal (MacLaughlin, 2004). Por exemplo, Vainio e colaboradores (1999) demonstraram que camundongos com mutação em WNT4 não formam vagina e útero, mas mantêm células produtoras de testosterona nos ovários. Biason-Lauber e colaboradores (2008) descreveram um fenótipo humano para a deficiência de WNT4. Os portadores apresentam agenesia mülleriana, assim como sinais de hiperandrogenismo ovariano, em razão da grande quantidade de células de Leydig nos ovários.

Genes Hox são reguladores que codificam fatores de transcrição altamente conservados. Esses fatores controlam

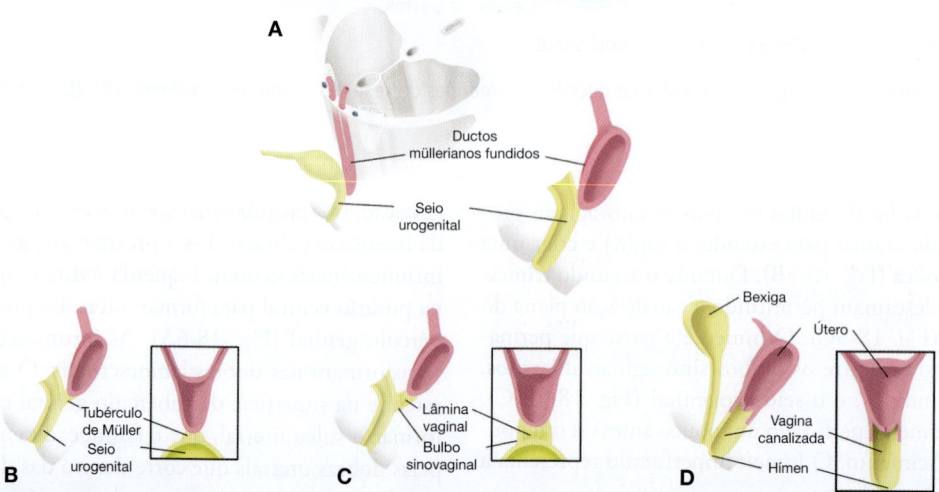

FIGURA 18-5 Desenvolvimento do trato reprodutivo inferior feminino. **A**. Os ductos müllerianos fundidos unem-se ao seio urogenital no tubérculo de Müller. **B**. A partir do seio urogenital, os bulbos sinovaginais sofrem evaginação e proliferam no sentido cranial para criar a lâmina vaginal. **C. D**. O alongamento e a canalização da lâmina vaginal levam ao desenvolvimento do segmento inferior da vagina. A vagina superior desenvolve-se a partir da extremidade caudal dos ductos müllerianos fundidos. (*Imagens cedidas por Kim Hoggatt-Krumwiede, MA.*)

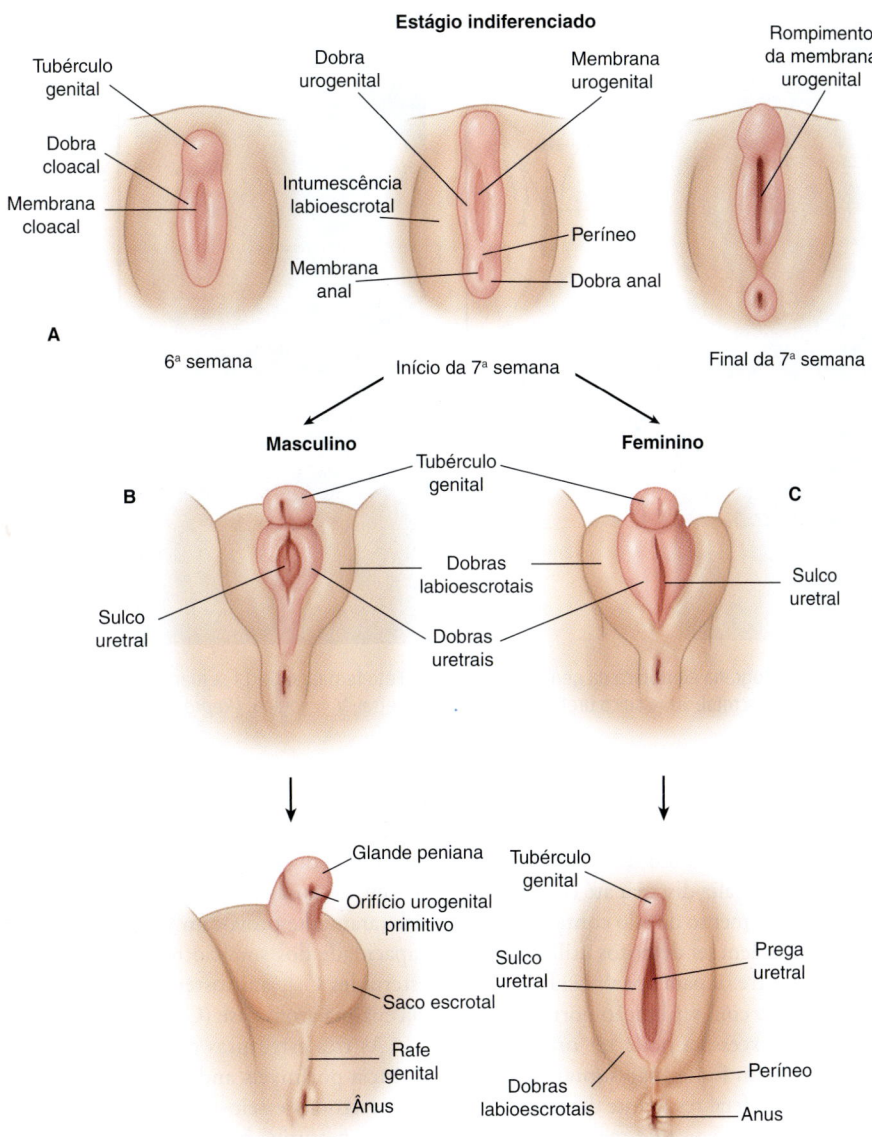

FIGURA 18-6 Desenvolvimento da genitália externa. **A**. Estágio indiferenciado. **B**. Virilização da genitália externa. **C**. Feminização.

aspectos da morfogênese e da diferenciação celular durante o desenvolvimento embrionário normal. Os genes Hox nos grupos 9-13 de vertebrados são importantes na determinação da identidade posicional ao longo do eixo de desenvolvimento do ducto paramesonéfrico. O *HoxA9* é um desses genes que é altamente expresso nas áreas destinadas a formar as tubas uterinas (Park, 2005). *HoxA10 e 11* são expressos no útero em desenvolvimento e no adulto. O *HoxA11* é expresso no segmento uterino inferior e colo uterino primordiais, enquanto o *HoxA13* é expresso no ectocérvice e na vagina superior. Não há descrição de *HoxA12* (Du, 2004). Esses e outros genes determinantes ovarianos têm papel ativo na morfogênese do trato reprodutivo e das gônadas, mas os mecanismos não foram completamente elucidados (MacLaughlin, 2004; Taylor, 2000).

DISTÚRBIOS DO DESENVOLVIMENTO SEXUAL

Os distúrbios do desenvolvimento sexual (DDS) são quadros congênitos nos quais o desenvolvimento sexual cromossomial, gonadal ou anatômico é atípico. Tais distúrbios podem ser classificados amplamente em 3 categorias de acordo com a histologia gonadal (Tabela 18-2).

■ Pseudo-hermafroditismo feminino (Categoria I)

A discordância entre sexo gonadal (46,XX) e aparência fenotípica da genitália externa (masculinizada) é resultado de exposição excessiva do feto ao androgênio. Nos indivíduos afetados, os ovários e as estruturas ductais internas, como útero, colo uterino e parte superior da vagina, estão presentes. Portanto, todas as pacientes com pseudo-hermafroditismo feminino são

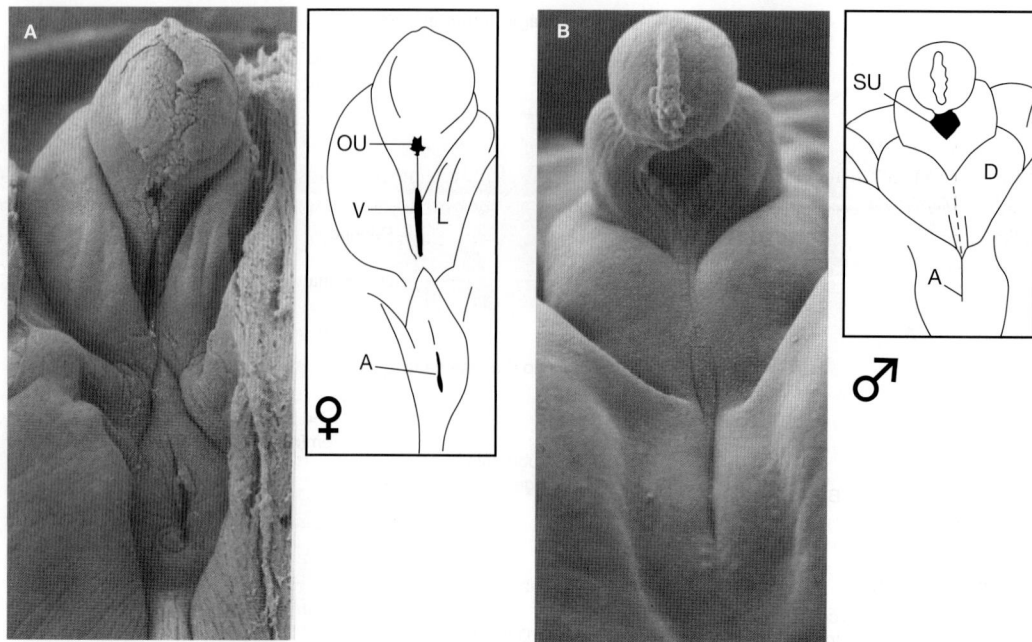

FIGURA 18-7 Varredura por microfotografia eletrônica da genitália externa. **A**. Feto feminino de 11 semanas. **B**. Feto masculino de 10 semanas. A = ânus; L = lábios maiores; D = dobra escrotal; SU = sulco uretral; OU = orifício uretral; V = vagina. (*Reproduzida de O'Rahilly, 2001, com permissão.*)

potencialmente férteis. Entretanto, a genitália externa apresenta-se virilizada em graus variados, dependendo da quantidade e do tempo de exposição androgênica. Como resultado, a virilização pode variar desde clitoromegalia discreta até casos extremos com fusão labial e desenvolvimento de falo com uretra peniana. Os graus de virilização podem ser descritos utilizando-se o escore de Prader, que varia entre 0, para aparência feminina normal, e 5, para sexo masculino com virilização normal.

A exposição androgênica excessiva pode ter origem em anormalidades suprarrenais ou em fontes não suprarrenais. A hiperplasia suprarrenal congênita fetal resultante de deficiência da enzima 21-hidroxilase (CYP21) é a causa mais comum de pseudo-hermafroditismo feminino, com incidência de aproximadamente 1 em 14.000 nascidos vivos (White, 2000). Em muitos casos, a hiperplasia suprarrenal congênita pode ser diagnosticada antes do nascimento, e é possível reduzir o fenótipo masculino por meio de tratamento materno precoce com dexametasona (MacLaughlin, 2004). Além disso, deficiências fetais de 11β-hidroxilase (CYP11B) e 3β-hidroxiesteroide-desidrogenase também podem levar a excesso de androgênio e genitália ambígua (ver Fig. 15-5, p. 403).

Entre as causas não suprarrenais estão exposição materna a medicamentos, como testosterona, danazol, noretindrona e outros derivados de androgênios. Tumores ovarianos maternais virilizantes, como o luteoma da gravidez e o tumor da célula de Sertoli-Leydig, ou os tumores suprarrenais virilizantes podem ser outras causas dessa anormalidade. Felizmente, essas neoplasias raramente provocam virilização fetal devido à excepcional capacidade dos sinciciotrofoblastos placentários de converter esteroides C_{19} (androstenediona e testosterona) em estradiol via enzima aromatase (Cunningham, 2010).

As três estruturas embrionárias afetadas com maior frequência por níveis androgênicos elevados são clitóris, dobras labioescrotais e seio urogenital. Consequentemente, a cirurgia reconstrutiva bem-sucedida em indivíduos afetados deve corrigir essas anormalidades estruturais para assegurar bons resultados cosméticos e função sexual adequada. Para permitir fertilidade futura, é essencial que haja adequabilidade vaginal. Assim, os objetivos da genitoplastia feminilizante são diminuir o tamanho do clitóris, mantendo a vascularização e as inervações sensoriais, reduzir e feminizar as dobras labioescrotais e, mais importante, abordar o seio urogenital, o que, em geral, envolve a criação de introito vaginal separado no períneo (Hensle, 2002).

Pseudo-hermafroditismo masculino (Categoria II)

A exposição androgênica insuficiente de um feto destinado a ser do sexo masculino leva ao pseudo-hermafroditismo masculino. O cariótipo é 46,XY, e os testículos estão presentes. Em geral, o útero está ausente como resultado da produção embrionária normal de AMH pelas células de Sertoli. Na maioria das vezes, esses pacientes são estéreis em função de espermatogênese anormal e têm falo menor ou inadequado para a função sexual.

TABELA 18-2 Classificação de genitália ambígua

Categoria I	Pseudo-hermafroditismo feminino
Categoria II	Pseudo-hermafroditismo masculino
Categoria III	Distúrbios do desenvolvimento genético ou gonadal A. Disgenesia gonadal B. Hermafroditismo autêntico C. Regressão testicular embrionária

A etiologia do pseudo-hermafroditismo masculino envolve (1) defeitos enzimáticos testiculares na biossíntese de testosterona, (2) defeitos enzimáticos periféricos ou (3) anormalidades no receptor de androgênios. Primeiro, nos testículos, cinco defeitos enzimáticos foram associados produção alterada de testosterona, incluindo deficiências de: enzima de clivagem da cadeia lateral de colesterol (P450scc); 3β-hidroxiesteroide-desidrogenase; 17α-hidroxilase; 17, 20-desmolase (P450c17a); e 17β-hidroxiesteroide-desidrogenase (Fig. 15-5, p. 403). As duas últimas deficiências enzimáticas também podem causar hiperplasia suprarrenal congênita. Em segundo, perifericamente, qualquer defeito na enzima 5α-redutase resulta em conversão alterada de testosterona a DHT, o androgênio ativo nos tecidos periféricos.

Finalmente, qualquer problema no receptor de androgênio pode levar à síndrome da insensibilidade androgênica (SIA). A incidência estimada de SIA varia entre 1 em 13.000 a 41.000 nascidos vivos (Bangsboll, 1992; Blackless, 2000). O gene do receptor androgênico se localiza no braço longo do cromossomo X. Mutações podem resultar na produção de receptores não funcionais que não se ligam aos androgênios ou podem resultar em receptores que se ligam aos androgênios, porém são incapazes de executar ativações transcricionais completas. Como resultado, é possível haver resistência total aos androgênios sem que haja ambiguidade sexual (a genitália externa tem aparência feminina normal). Alternativamente, uma forma incompleta está associada a graus variáveis de virilização e ambiguidade genital. Foram descritas formas mais brandas de SIA em homens com infertilidade grave de fator masculino e deficiência de virilização. Talvez haja necessidade de tratamento com testosterona feito com adesivo ou injeção para resposta masculina continuada.

Pacientes com síndrome de insensibilidade total aos androgênios (CAIS, de *complete androgen insensitivity syndrome*) se apresentam ao nascimento como de sexo feminino fenotipicamente normais. Na puberdade frequentemente se apresentam com amenorreia primária e pelos pubianos e axilares escassos ou ausentes. Essas meninas desenvolvem mamas durante a maturação puberal em razão de conversão abundante de androgênio a estrogênio. Nos indivíduos afetados, a genitália externa tem aspecto normal; observa-se ausência ou deficiência de pelos pubianos; a vagina é curta; não se observa colo uterino; e útero e tubas uterinas estão ausentes. Os testículos podem ser palpados nos lábios genitais ou na região inguinal, ou podem estar no interior do abdome. Os exames laboratoriais revelam níveis elevados de hormônio luteinizante (LH), níveis normais ou ligeiramente elevados de testosterona masculina e cariótipo 46,XY.

Nos pacientes com CAIS, recomenda-se excisão cirúrgica dos testículos após a puberdade, para reduzir o risco associado de tumores nas células germinativas, que pode chegar a 20 ou 30% (Cap. 36, p. 882) (Chavhan, 2008). Além disso, há indicação de reposição de estrogênio para obter níveis fisiológicos, e cria-se uma vagina funcional por dilatação ou vaginoplastia cirúrgica. Para reposição hormonal adequada recomendam-se doses como 0,05 a 0,1 mg de estradiol por via transdérmica; 0,5 a 1 mg de estradiol por via oral; ou 0,625 a 1,25 mg de estrogênio conjugado por via oral. Nesses pacientes, é importante que seja feita reposição adequada para manter o desenvolvimento mamário e a massa óssea e para obter alívio dos sintomas vasomotores.

As "mulheres" com CAIS nunca sofrem virilização *in utero* ou após o nascimento em razão da incapacidade de responder aos androgênios. Esses indivíduos apresentam identidade feminina e a função sexual pode ser normal, ou podem apresentar dificuldades sexuais (Lewis, 1986; Minto, 2003; Vague, 1983; Wisniewski, 2000). Os problemas mais comuns são infrequência sexual e dificuldade de penetração vaginal, como encontrada algumas vezes nos casos com agenesia mülleriana. Com o tratamento usando creme de estrogênio e dilatadores, é possível obter dilatação vaginal e ato sexual satisfatório. Para outros casos, pode-se oferecer reconstrução vaginal, conforme discutido na Seção 41-25 (p. 1.075).

Distúrbios de desenvolvimento genético ou gonadal (Categoria III)

Várias condições, como disgenesia gonadal, hermafroditismo autêntico e regressão testicular embrionária, podem resultar no desenvolvimento de genitália ambígua ou infantil.

Disgenesia gonadal

O desenvolvimento anormal das gônadas, ou seja, a *disgenesia gonadal*, na maioria das vezes resulta da não disjunção de cromossomos parentais e leva à formação de gônadas em fita. Em pacientes afetados, a insuficiência gonadal é indicada por níveis aumentados de gonadotrofina.

Em 50 a 60% das pacientes com disgenesia gonadal, o cariótipo é 45,X, e essa condição é denominada síndrome de Turner. Os estigmas clássicos da síndrome de Turner são apresentados na Fig. 18-8. Entre esses está a deformidade do cotovelo que desvia o antebraço em mais de 15 graus quando o braço se encontra estendido ao lado do tronco. Outros problemas associados são anomalias cardíacas (em especial coarctação da aorta), anomalias renais, problemas auditivos, otite média e mastoidite, além de maior incidência de hipertensão arterial, acloridria, diabetes melito e tireoidite de Hashimoto. Essa síndrome pode ser diagnosticada na infância. Contudo, algumas pacientes são diagnosticadas apenas na adolescência, quando se apresentam com baixa estatura, genitália feminina pré-puberal e amenorreia primária. O útero e a vagina são normais e capazes de responder a hormônios exógenos.

Outras pacientes com disgenesia gonadal apresentam cariótipo em mosaico (p. ex., 46,XX/45,X) ou uma anormalidade estrutural do segundo cromossomo X. Elas podem apresentar sinais da síndrome de Turner. Pacientes com mosaicismo são mais propensas a apresentar algum grau de maturação puberal.

O termo *disgenesia gonadal pura* inclui pacientes com estatura normal e alterações gonadais da síndrome de Turner. O cariótipo pode ser 46,XY ou 46,XX. A inexistência de testículos em pacientes XY (síndrome de Swyer) resulta da ausência de *SRY* ou de outros fatores de determinação testicular no cromossomo Y. Como resultado, as estrias em fita não produzem androgênio ou a AMH. As pacientes se apresentam como indivíduos do sexo feminino pré-puberais normais com um

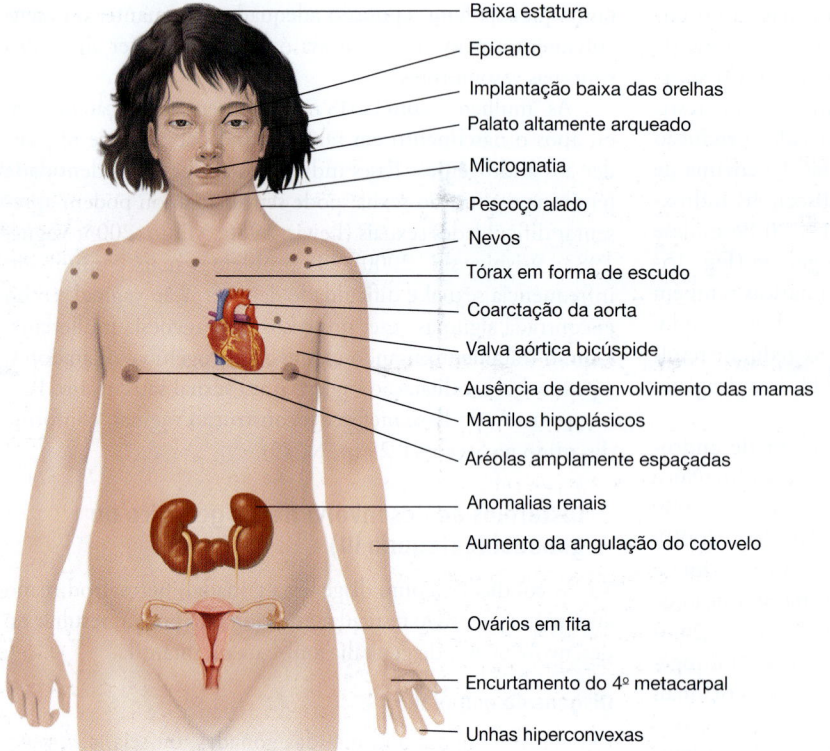

FIGURA 18-8 Características físicas que podem ser encontradas em mulheres com síndrome de Turner.

sistema mülleriano normal considerando a ausência de AMH. Em razão do cromossomo Y, essas pacientes têm maior risco de tumores gonadais e, consequentemente, indica-se a remoção das gônadas. Naquelas com disgenesia gonadal pura e cariótipo XX, a falha no desenvolvimento gonadal não é esclarecida.

Todos os tipos de disgenesia gonadal requerem tratamento hormonal para que haja desenvolvimento das mamas. Nosso protocolo determina o uso de 0,25 mg de estradiol oral diariamente por aproximadamente 6 meses com início próximo aos 12 anos de idade ou no momento do diagnóstico. A dose de estradiol é sequencialmente aumentada a cada 6 meses por meio de doses diárias de 0,5 mg, 0,75 mg, 1 mg e, finalmente, 2 mg. Este regime terapêutico é definido informalmente como "começar devagar e prosseguir com calma". Inicia-se a administração de progesterona após aproximadamente 1 ano de estrogênio sem oposição. A cada mês, administram-se 200 mg de progesterona micronizada diariamente durante 12 noites, com interrupção para permitir que haja sangramento. Esse método imita a estimulação hormonal puberal normal do tecido mamário. A paciente é então mantida com 2 mg de estradiol por via oral com suspensão mensal de progesterona para que haja menstruação. Alternativamente, pode-se usar contraceptivo oral combinado para tratamento de manutenção.

Hermafroditismo verdadeiro

Nesse quadro, os indivíduos afetados apresentam tecido gonadal ovariano e testicular. O cariótipo mais comumente encontrado em hermafroditas verdadeiros é 46,XX, seguido por 46,XX/46,XY. O fenótipo de um hermafrodita verdadeiro 46,XX inclui ovotéstis unilateral, com ovário ou testículo contralateral, ou ovotéstis bilateral. A localização gonadal varia de abdominal a inguinal até escrotal. A natureza do sistema ductal interno depende da gônada ipsilateral e de seu grau de diferenciação. A quantidade de AMH e de testosterona presentes determina o grau de masculinização ou feminização dos sistemas ductais internos. Em geral, a genitália externa é ambígua e submasculinizada em razão da quantidade insuficiente de testosterona.

Em *indivíduos 46,XX com reversão sexual masculina*, a diferenciação sexual masculina ocorre na presença de cariótipo 46,XX. Nessa condição, durante a meiose, segmentos variados de DNA do cromossomo Y são translocados para o cromossomo X. O gene *SRY* é translocado de forma anormal para o cromossomo X em aproximadamente 60% dos indivíduos 46,XX com reversão para sexo masculino (Kolon, 1998; Schweikert, 1982). Em indivíduos sem translocação de *SRY*, é provável que haja presença ou ativação de outros genes do fator de determinação testicular posteriores em Y, X autossômico.

O *SRY* determina a gônada a se desenvolver ao longo das linhas testiculares, e a função hormonal testicular é quase normal. A produção de AMH determina a regressão do sistema mülleriano, e os androgênios promovem o desenvolvimento do sistema de Wolff e a masculinização da genitália externa. Entretanto, não há espermatogênese em razão da ausência de alguns genes no braço longo do cromossomo Y. Em geral, esses indivíduos não são diagnosticados até a puberdade ou até que se façam investigações para infertilidade. O exame do sêmen revela azoospermia. Os testículos são pequenos e pode haver criptorquidia. O pênis é pequeno, com presença de hipospadia em aproximadamente 10% dos indivíduos.

Regressão testicular embrionária

Os indivíduos com esse quadro podem ou não produzir AMH e, portanto, o útero pode estar presente ou ausente. De forma semelhante, o cariótipo pode ser normal ou anormal, ou seja, 46,XY/45,X (disgenesia gonadal mista); 46,XX (hermafroditismo verdadeiro); ou 46,XY (regressão testicular embrionária). Entre esses distúrbios, a secreção androgênica é variada e, consequentemente, as apresentações fenotípicas podem ser diferentes.

A síndrome de Klinefelter (47,XXY) ocorre em um a cada 500 nascimentos ou 1 a 2% de todos os nascidos do sexo masculino. Esses indivíduos tendem a ser altos, com virilização deficiente, ginecomastia e testículos pequenos de consistência firme. Apresentam fertilidade significativamente reduzida em razão de hipogonadismo e apresentam maior risco de tumores de células germinativas, osteoporose e câncer de mama.

Declaração do sexo

No momento do nascimento, a declaração do sexo do recém-nato geralmente envolve a simples avaliação da genitália externa com afirmação direta do sexo feminino ou masculino pelo obstetra. O nascimento de uma criança com distúrbio do desenvolvimento sexual tem potencial para ser considerada uma emergência médica com implicações psicossociais, diagnósticas, clínicas e, possivelmente, cirúrgicas graves a ser abordada por uma equipe médica multidisciplinar. A ocorrência de genitália externa ambígua em um recém-nato possivelmente leva a ramificações psicossexuais e sociais duradouras para o indivíduo e sua família. Idealmente, assim que o neonato com genitália ambígua tenha sido estabilizado, deve, se possível, ser entregue aos pais para que o segurem. A equipe deve se referir à criança como "seu bebê". O obstetra deve explicar que a genitália não está totalmente formada e enfatizar a gravidade da situação e a necessidade de consulta rápida com exames laboratoriais (Fig. 18-9). Outros autores sugerem que, ao discutir a genitália ambígua, sejam utilizados termos como "falo", "gônadas", ou "pregas", para se referir aos lábios genitais ou ao escroto com desenvolvimento incompleto, e "seio urogenital", para descrever a vagina ou a uretra. O exame físico do neonato deve avaliar: (1) capacidade de palpar as gônadas nas regiões labioescrotal ou inguinal, (2) capacidade de palpar o útero durante o exame retal, (3) tamanho do falo, e (4) presença de outras características sindrômicas. O estado metabólico do recém-nato deve ser avaliado, considerando que hiperpotassemia, hiponatremia e hipoglicemia podem indicar hiperplasia suprarrenal congênita. A mãe deve ser examinada buscando-se sinais de hiperandrogenismo (Thyen, 2006). Além disso, devem ser consultados endocrinologista pediatra e endocrinologista especializado em reprodução assim que possível. Ao orientar a família, deve-se enfatizar a necessidade de determinar o gênero externo e o sexo de fundo. Nas discussões, deve-se abordar a necessidade de estimulação hormonal na puberdade e a possibilidade de cirurgia reconstrutiva no futuro.

MALFORMAÇÕES DA BEXIGA E DO PERÍNEO

A extrofia da bexiga ocorre porque a membrana cloacal não é reforçada pelo crescimento interno do mesoderma. A membrana cloacal bilaminar se localiza na extremidade caudal do disco germinal, formando a parede abdominal infraumbilical. Normalmente, o crescimento interno do mesoderma entre as camadas ectodérmica e endodérmica da membrana cloacal resulta na formação da musculatura da parte inferior do abdome e os ossos pélvicos. Sem esse reforço, a membrana cloacal pode romper-se prematuramente. Dependendo da extensão do defeito infraumbilical e do estágio do desenvolvimento em que ocorre o rompimento, o resultado é extrofia da bexiga, extrofia cloacal ou epispadia (Gearhart, 1992).

A incidência de extrofia da bexiga foi estimada variando entre 1 em 10.000 e 1 em 50.000 (Lattimer, 1996; Rickham, 1960). Essa anomalia tem predileção por indivíduos do sexo masculino e a razão masculino/feminino se aproxima de 2:1.

A extrofia é caracterizada por exposição da bexiga fora do abdome. Os achados mais comumente associados são anomalias da genitália externa e alargamento da sínfise púbica causada por rotação externa dos ossos inominados. Stanton (1974) observou que 43% das 70 mulheres com extrofia da bexiga estudadas apresentavam anomalias do trato reprodutivo associadas. A uretra e a vagina são em geral curtas e, com frequência, o orifício vaginal é estenótico e deslocado no sentido anterior. O clitóris é duplo ou bífido, sendo que lábios genitais, monte pubiano e clitóris são divergentes. Caracteristicamente, útero, tubas uterinas e ovários são normais, exceto por malformações ocasionais de fusão dos ductos müllerianos.

A reconstrução da genitália feminina é um problema menos complexo que a dos órgãos genitais masculinos. Atualmente, o fechamento cirúrgico das extrofias é executado nos primeiros três anos de vida por meio de procedimento cirúrgico em etapas (Damario, 1994; Dees, 1949). Talvez haja necessidade de dilatação vaginal ou de vaginoplastia para possibilitar que mulheres adultas tenham relação sexual satisfatória (Jones, 1973). Em longo prazo, o soalho pélvico defeituoso pode predispor essas mulheres a prolapso uterino (Gearhart, 1992).

MALFORMAÇÕES DO CLITÓRIS

Embora não sejam comuns, as malformações clitoridianas congênitas incluem duplicação do clitóris, uretra fálica feminina e clitoromegalia. A duplicação clitoridiana, também conhecida como *clitóris bífido*, geralmente se desenvolve em associação com extrofia da bexiga, descrita anteriormente, ou com epispadia. O distúrbio é raro, e sua incidência aproximada é de 1 em 480.000 mulheres (Elder, 1992).

Em mulheres com epispadia, porém sem extrofia da bexiga, as anomalias visíveis incluem uretra alargada e distendida; clitóris ausente ou bífido; lábios (maior e menor) não fundidos e monte pubiano achatado. Também é comum a associação entre anormalidades vertebrais e diástase da sínfise púbica.

Outra anomalia clitoridiana é a uretra fálica feminina encontrada em associação à cloaca persistente (Sotolongo, 1983). A uretra fálica abre-se na extremidade do clitóris. Essa anomalia afeta entre 4 e 8% das meninas com cloaca persistente e foi descrita associada à exposição do embrião à cocaína (Karlin, 1989).

Observada ao nascimento é um indicador de exposição de feto feminino a excesso de androgênios. A clitoromegalia é definida como índice clitoridiano $\geq 10\ mm^2$. O índice clitoridiano é calculado multiplicando-se o comprimento da glande pela largura. Além disso, a exposição precoce de fetos femininos a androgênios pode levar à fusão das dobras labioescrotais, resultando no achado de uma única abertura perineal, o seio urogenital. Os lábios apresentam uma aparência rugosa semelhante ao escroto. Entretanto, a presença de gônada na região inguinal ou no lábio maior deve levantar a suspeita de pseudo-hermafroditismo.

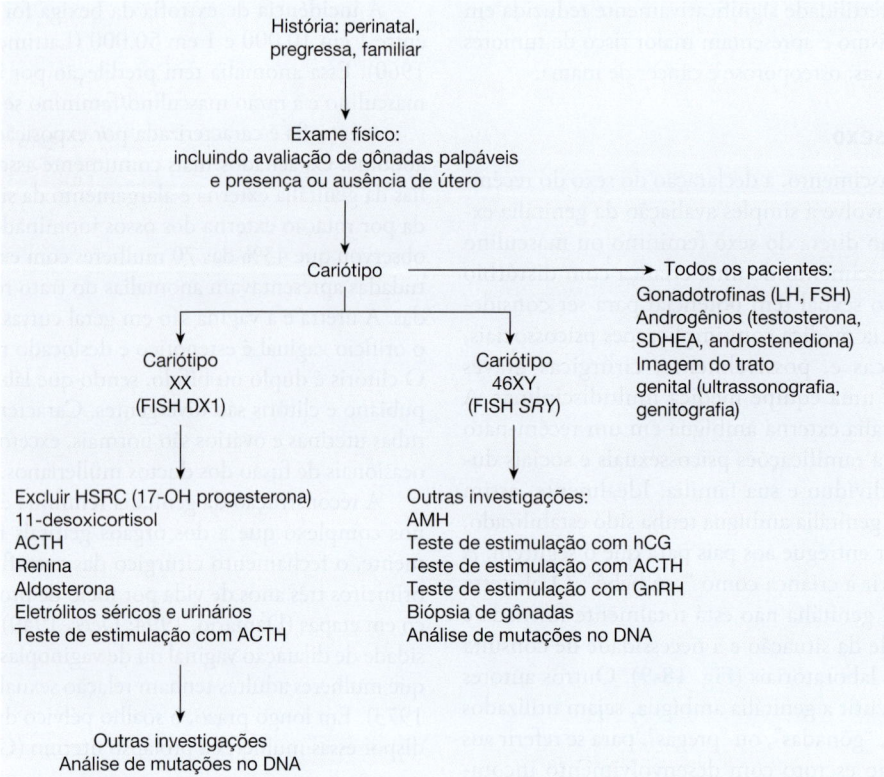

FIGURA 18-9 Algoritmo para investigação de malformações no desenvolvimento sexual. A genitografia é um exame radiológico no qual injeta-se contraste no orifício do seio urogenital por via retrógrada para acentuar uretra, bexiga e vagina. ACTH = hormônio adrenocorticotrófico; AMH = hormônio antimülleriano; HSRC = hiperplasia suprarrenal congênita; SDHEA = sulfato de desidroepiandrosterona; FISH = hibridização *in situ* por fluorescência; FSH = hormônio folículo-estimulante; GnRH = hormônio liberador de gonadotrofina; hCG = gonadotrofina coriônica humana; LH = hormônio luteinizante. (*Adaptada de Allen, 2009, com permissão.*)

Em neonatos prematuros, frequentemente o clitóris parece grande, mas suas dimensões não se alteram e, ele parece regredir à medida que o recém-nascido cresce. Outras causas de clitoromegalia da recém-nata incluem parto pélvico com edema vulvar, vulvovaginite crônica grave e neurofibromatose (Dershwitz, 1984; Greer, 1981).

MALFORMAÇÕES HIMENAIS

O hímen é o vestígio membranoso da junção entre os bulbos sinovaginais e o seio urogenital (ver Fig. 18-4). Em geral, o hímen se torna perfurado durante a vida fetal para estabelecer uma conexão entre o lúmem vaginal e o períneo. Há diversas anormalidades possíveis, como o himen imperfurado, microperfurado, anular, septado, cribriforme (tipo peneira), naviculado (em forma de navio) ou septado (Fig. 18-10) (Breech, 1999). O hímen imperfurado é resultado da impossibilidade de canalização da extremidade inferior da placa vaginal, e sua incidência aproximada é de 1 em 1.000 a 2.000 mulheres (Parazzini, 1990). Embora caracteristicamente esporádica, há registro de casos de hímen imperfurado envolvendo vários membros de uma mesma família (Lim, 2003; Stelling, 2000; Usta, 1993).

Se o hímen for do tipo imperfurado, sangue proveniente da descamação endometrial ou muco se acumulam na vagina. Durante o período neonatal, é possível haver secreção de volume considerável de muco secundário à estimulação por estradiol materno. O neonato pode apresentar uma massa volumosa, translucente, amarelo-acinzentada no introito vaginal. Esse quadro é denominado hidro/mucocolpo. Em sua maioria, os casos são assintomáticos com resolução quando o muco é reabsorvido e os níveis de estrogênio se reduzem. Contudo, os hidro/mucocolpos muito volumosos podem causar desconforto respiratório ou obstruir os ureteres, causando hidronefrose (Breech, 2009).

Após a menarca, as adolescentes com hímen imperfurado apresentam-se com fluxo menstrual aprisionado atrás do hímen, o que cria uma protuberância azulada no introito (Fig. 18-11). Com a menstruação cíclica, o canal vaginal sofre grande distensão e o colo uterino pode dilatar, permitindo a formação de hematometra e hematossalpinge. Os sintomas de apresentação podem ser dor cíclica, amenorreia, dor abdominal simulando abdome agudo e dificuldade para urinar e defecar (Bakos, 1999). A menstruação retrógrada pode levar ao desenvolvimento de endometriose. A apresentação de outras anomalias obstrutivas do trato reprodutivo de localização mais cefálica, como septo vaginal transverso, pode ser semelhante.

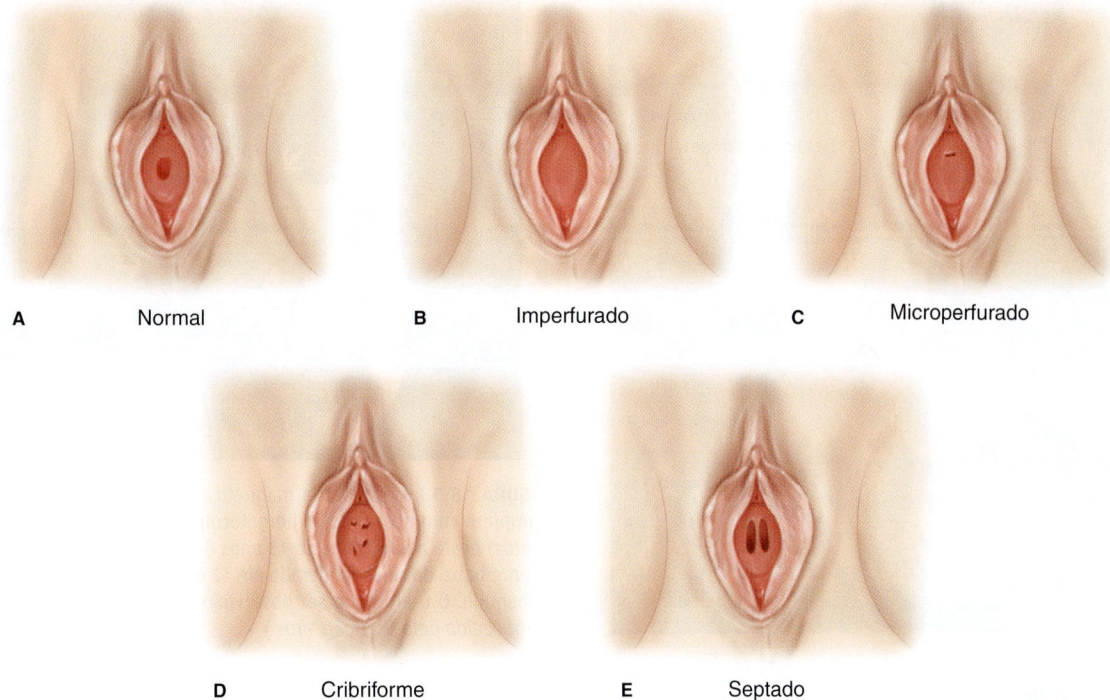

FIGURA 18-10 Tipos de hímen.

As pacientes com hímen microperfurado, cribriforme ou septado caracteristicamente se apresentam com irregularidades menstruais ou dificuldade para colocar absorventes ou para a relação sexual. O reparo de hímens imperfurados ou microperfurados pode ser feito no momento do diagnóstico, como ilustra a Seção 41-17(p. 1.062). Breech e Laufer (1999) defendem o reparo do hímen na presença de estrogênios a fim de melhorar a cicatrização do tecido, na infância ou após a telarca, porém antes da menarca. Essa cronologia evita a formação de hematocolpo e possível hematometra. A laparoscopia pode ser realizada concomitantemente à himenectomia para excluir endometriose. É importante ressaltar que os médicos devem evitar a aspiração por agulha de hematocolpo para diagnóstico ou tratamento. A aspiração pode contaminar o sangue retido com bactérias aumentando o risco de infecção. Além disso, hematocolpos recorrentes, secundários a drenagens inadequadas, são muito comuns após aspiração isolada com agulha.

Os cistos himenais nos recém-natos devem ser diferenciados de hímens imperfurados com hidro/mucocolpos (Nazir, 2006). Em geral, os cistos apresentam uma abertura e podem regredir espontaneamente. Também podem ser tratados por meio de incisão e drenagem. A punção simples sem anestesia também tem sido realizada com sucesso.

SEPTO VAGINAL TRANSVERSO

Acredita-se que os septos vaginais transversos tenham origem na fusão malsucedida dos ductos müllerianos ou no insucesso do processo de canalização da placa vaginal (Fig. 18-12). A anomalia não é comum, e Banerjee (1998) relatou incidência de 1 em 70.000 mulheres. O septo pode ser obstrutivo, com acúmulo de muco ou de sangue menstrual, ou não obstrutivo, permitindo o egresso de muco e sangue.

O septo vaginal transverso pode desenvolver-se em qualquer nível dentro da vagina, embora seja mais comum na parte superior. Isto corresponde à junção entre a placa vaginal e a extremidade caudal dos ductos müllerianos fundidos (ver Fig. 18-5). (Rock,1982), observou que 46% dos septos localizavam-se na parte superior, 35% no meio e 19% na parte inferior da vagina. A espessura do septo é variável, sendo que os mais espessos tendem a se localizar nas proximidades do colo. Em geral, o septo é fino (espessura média de 1 cm), embora Rock (1982) tenha registrado espessuras de até 5 a 6 cm.

Em neonatos e lactentes, associou-se septo vaginal transverso à coleção de fluido e muco na parte superior da vagina. A massa resultante pode ser suficientemente volumosa para comprimir órgãos abdominais ou pélvicos. (Além disso, é possível haver piomucocolpo, piometra e piossalpinge em função de ascensão de bactérias vaginais ou perineais através de pequenas perfurações no septo (Breech, 1999). Diferentemente de outras malformações dos ductos müllerianos, o septo vaginal transverso está associado a poucas anormalidades urológicas.

As pacientes com septo vaginal transverso geralmente se apresentam com sintomas semelhantes àqueles relatados nos casos de hímen imperfurado. Suspeita-se do diagnóstico ao palpar uma massa pélvica ou abdominal ou quando se encontra uma vagina encurtada com dificuldade para identificar o colo uterino. A confirmação do diagnóstico é feita por ultrassonografia ou ressonância magnética (RM). A RM é útil principalmente antes da cirurgia para determinar a espessura e a profundidade do septo (Fig. 18-13). Além disso, por meio da

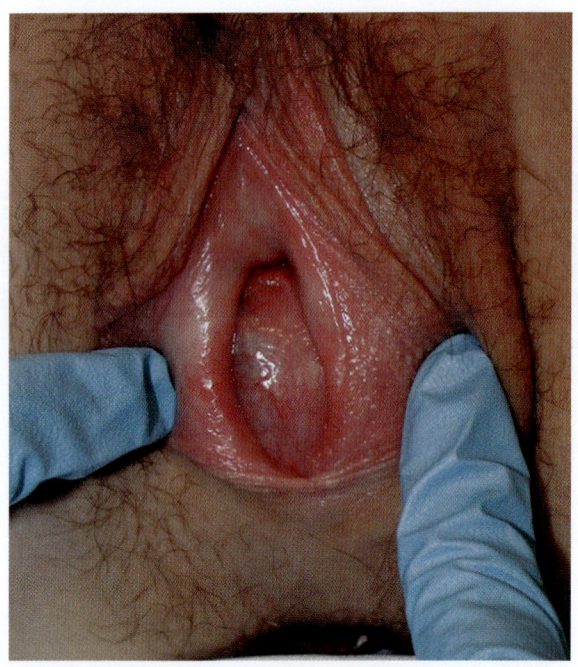

FIGURA 18-11 Fotografia de hímen imperfurado (*Fotografia cedida pela Dra. Ellen Wilson.*)

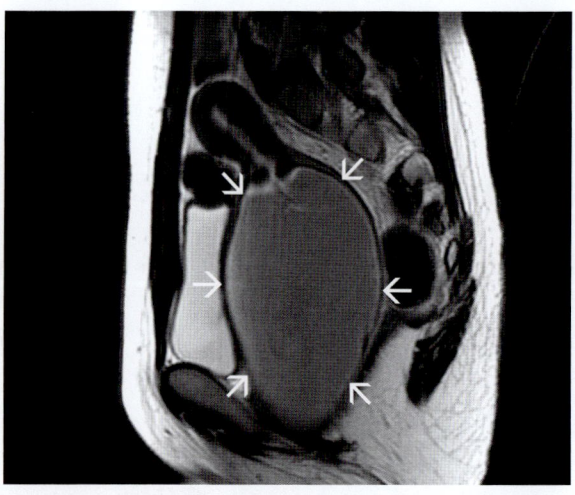

FIGURA 18-13 Ressonância magnética de um septo transverso baixo completo com obstrução. O hematocolpo acentuado está identificado (*setas*) nesta adolescente de 13 anos de idade. A intensidade relativamente baixa do sinal ponderado em T2 é consistente com sangramento subagudo. O útero pode ser observado acima do hematocolpo. (*Imagem cedida pelo Dr. Doug Sims.*)

RM, é possível identificar o colo uterino, diferenciando, assim, entre septo vaginal alto e agenesia cervical.

A técnica cirúrgica depende da espessura do septo e, ocasionalmente, são usados enxertos de pele para cobrir distúrbios deixados pela excisão de septos excessivamente espessos. Os septos menores podem ser removidos por excisão com anastomose término-terminal entre os segmentos superior e inferior da vagina (Seção 41-24, p. 1.073). Como alternativa à excisão com anastomose término-terminal, Garcia relatou uma técnica de Z-plastia que talvez minimize a formação de fibrose. Sanfilippo (1986) recomenda laparoscopia concomitante à excisão do septo vaginal transverso tendo em vista a alta taxa de endometriose causada por menstruação retrógrada em razão da obstrução do trato de saída.

SEPTO VAGINAL LONGITUDINAL

O septo vaginal longitudinal resulta de malformações na fusão lateral e de reabsorção incompleta da porção caudal dos ductos müllerianos. Esses septos podem ser parciais ou se estender por toda a extensão da vagina. Os septos longitudinais geralmente são observados com duplicação parcial ou total do colo e do útero. Também podem acompanhar malformações anorretais (Breech, 2009). Das mulheres afetadas, até 20% podem apresentar anormalidades renais.

As pacientes se queixam de dificuldades na relação sexual. É possível haver sangramento vaginal apesar do uso de tampão, uma vez que o absorvente é colocado somente em uma das vaginas duplicadas. Os casos sem obstrução podem ser tratados de forma conservadora, a menos que haja dispareunia. Contudo, é possível haver uma variante obstrutiva de septo vaginal longitudinal (Fig. 18-14). Caracteristicamente a paciente se apresenta na adolescência após menarca normal, com queixa de dor vaginal e pélvica unilateral crescente causada por obstrução do fluxo menstrual (Carlson, 1992). Ao exame, observam-se vagina patente e colo uterino, mas é possível palpar uma massa vaginal e pélvica unilateral. A hemivagina obstruída é quase universalmente associada à agenesia renal ipsilateral. Esse conjunto formado por obstrução hemivaginal e agenesia renal ipsilateral foi denominado síndrome OHVIRA.

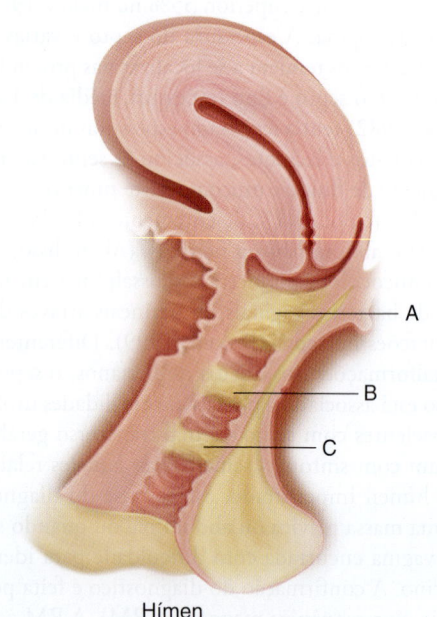

FIGURA 18-12 Possíveis localizações dos septos transversais. (*Redesenhada a partir de Rock, 1982.*)

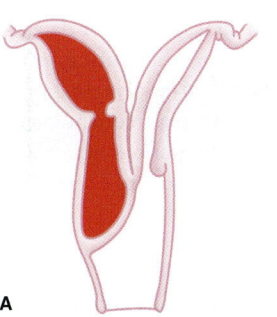 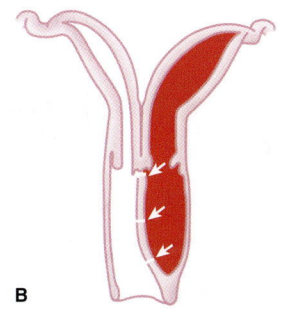 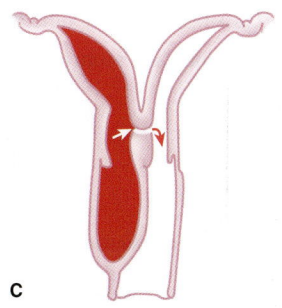

FIGURA 18-14 Útero didelfo com hemivagina obstruída. **A.** Obstrução total. **B.** Comunicação vaginal parcial. **C.** Comunicação uterina parcial. (*Adaptada a partir de Rock, 1980.*)

A correção cirúrgica consiste em uma ampla excisão do septo obstrutivo, com precauções para evitar uretra/bexiga e reto. Durante a excisão, o direcionamento ultrassonográfico pode ser útil para identificar o segmento superior distendido da vagina (Breech, 2009). Joki-Erkkila e Heinonen (2003) acompanharam 26 mulheres após reparo cirúrgico de anomalias obstrutivas no trato de saída. Esses autores encontraram taxa alta de estenose com necessidade de reoperação, assim como sangramento uterino disfuncional, dispareunia e dismenorreia.

CISTOS VAGINAIS CONGÊNITOS

Embora, em ambos os sexos, os ductos de Müller ou de Wolff destinados à degeneração de fato regridam, é possível haver vestígios remanescentes que podem se tornar clinicamente evidentes. Os remanescentes mesonéfricos (de Wolff) podem dar origem aos cistos ductais de Gartner. Os remanescentes müllerianos clinicamente importantes em geral são encontrados como cistos vaginais.

De forma global, há relatos de cistos vaginais em aproximadamente uma em cada 200 mulheres (Hwang, 2009). Os cistos remanescentes müllerianos geralmente estão localizados na parede anterolateral da vagina, embora possam ser encontrados em diversos locais ao longo de sua extensão. Em sua maioria são assintomáticos, benignos, medindo entre 1 e 7 cm de diâmetro, e não requerem excisão cirúrgica. Deppisch (1975) descreveu 25 casos de cistos vaginais sintomáticos e registrou uma gama ampla de sintomas. Entre os sintomas relatados estão dispareunia, dor vaginal, dificuldade para usar absorventes, sintomas urinários e massa palpável. Se os cistos infectarem e houver necessidade de intervenção durante a fase aguda, a alternativa preferida é a marsupialização do cisto.

Ocasionalmente, um cisto remanescente mülleriano causa sintomas crônicos que determinam sua excisão. A ressonância magnética da pelve pode ser útil antes da cirurgia para determinar a extensão do cisto e suas relações anatômicas com os ureteres ou com o soalho da bexiga (Hwang, 2009). É importante observar que a excisão de cistos vaginais pode ser mais difícil do que se imagina, considerando que alguns podem se estender até o ligamento largo e se aproximar anatomicamente do curso distal do ureter.

ANOMALIAS MÜLLERIANAS

As anomalias uterinas podem ser congênitas ou adquiridas e as pacientes geralmente se apresentam com anormalidades menstruais, dor pélvica, infertilidade ou perda de gravidez. A incidência real das anomalias müllerianas congênitas, das quais as malformações uterinas representam a maioria, é desconhecida. A maioria dos casos é diagnosticada durante investigações para problemas obstétricos ou ginecológicos, mas, quando não há sintomas, grande parte das anomalias não é diagnosticada. Como cerca de 57% das mulheres portadoras de malformações uterinas são férteis e evoluem com gravidez bem-sucedida, a incidência real de malformações müllerianas congênitas talvez esteja significativamente subestimada. Simon e colaboradores (1991) observaram anomalias uterinas em 3% das 679 mulheres férteis estudadas submetidas à esterilização tubária laparoscópica. Nahum (1998) observou prevalência de anomalias uterinas na população geral de 0,5%, ou 1 em 201 mulheres.

As malformações anatômicas uterinas há muito foram reconhecidas como causas de complicações obstétricas. Perda recorrente de gravidez, trabalho de parto prematuro, apresentação fetal anormal e prematuridade são os principais problemas reprodutivos encontrados. Cunningham e colaboradores (2010) apresentaram uma discussão ampla sobre as malformações müllerianas e sua importância na obstetrícia. As anomalias müllerianas também estão associadas a anomalias renais em 30 a 50% dos casos, incluindo agenesia renal, hipoplasia renal grave e ureteres ectópicos ou duplicados (Sharara, 1998).

Embora haja vários esquemas de classificação de anomalias do trato reprodutivo feminino, o mais comumente usado foi proposto por Buttram e Gibbons (1979) e adaptado pela American Society for Reproductive Medicine (American Fertility Society, 1988) (Tabela 18-3). De acordo com esse sistema, seis categorias organizam malformações semelhantes no desenvolvimento embrionário. Além disso, Acien (2009) e Rock (2010) descreveram tipos de malformação uterovaginal que não se adaptam aos sistemas usuais de classificação. Tais anomalias devem ser descritas e desenhadas em detalhes na ficha médica da paciente para referência futura.

Agenesia ou hipoplasia segmentar mülleriana

Alguma forma de aplasia, agenesia ou hipoplasia mülleriana afeta 1 em 4.000 a 10.000 mulheres, sendo uma causa comum

TABELA 18-3 Classificação das anomalias müllerianas

I. **Agenesia ou hipoplasia segmentar mülleriana**
   a. Vaginal
   b. Cervical
   c. Uterina
   d. Tubária
   e. Combinada

II. **Útero unicorno**
   a. Corno rudimentar e cavidade com comunicação com o útero unicorno
   b. Corno rudimentar e cavidade sem comunicação com o útero unicorno
   c. Corno rudimentar sem cavidade
   d. Útero unicorno sem corno rudimentar

III. **Útero didelfo**

IV. **Útero bicorno**
   a. Bifurcação completa (colo duplo)
   b. Bifurcação parcial (colo único)

V. **Útero septado**
   a. Septação total
   b. Septação parcial

VI. **Útero arqueado**

VII. **Anomalias relacionadas ao dietilestilbestrol**

Reproduzida da American Society of Reproductive Medicine, 1988, com permissão.

de amenorreia primária (American College of Obstetricians and Gynecologists, 2006). A agenesia uterina ocorre em função de insucesso no desenvolvimento da parte inferior dos ductos müllerianos e geralmente leva à ausência de útero, colo e parte superior da vagina (Patton, 1994). Entre as possíveis variações está ausência da parte superior da vagina com útero presente. Os ovários são normais e as mulheres afetadas têm desenvolvimento fenotípico de resto normal apresentando-se com queixa de amenorreia primária.

Atresia vaginal

Mulheres com atresia vaginal não têm a parte inferior da vagina, mas o restante da genitália externa é normal (Fig. 18-15A). Embriologicamente, o seio urogenital não contribui como seria esperado para a formação da parte caudal da vagina (Simpson, 1999). Como resultado, a parte inferior da vagina, em geral de um quinto a um terço do comprimento total, é substituída por 2 a 3 cm de tecido fibroso. Entretanto, em algumas mulheres, a atresia vaginal se estende até as proximidades do colo.

Levando em consideração que grande parte das mulheres afetadas tem genitália externa e órgãos do trato reprodutivo superior normais, a atresia vaginal frequentemente não se evidencia até a menarca. Em geral, as adolescentes se apresentam imediatamente após a menarca fisiológica, com dor pélvica cíclica resultante de hematocolpo ou hematometra. Ao exame físico, observam-se mamas, distribuição de pelos pubianos e anel himenal normais. Mas, além do anel himenal, observa-se apenas uma pequena bolsa vaginal. O exame bimanual reto-abdominal confirma a presença de órgãos na linha média. Além disso, as imagens ultrassonográficas ou por ressonância magnética mostram os órgãos do trato reprodutivo superior. A ressonância magnética é a ferramenta diagnóstica de maior acurácia, tendo em vista a possibilidade de identificar extensão da atresia, grau de dilatação superior da vagina e presença ou ausência do colo uterino. A identificação do colo uterino nesses casos distingue entre atresia vaginal e agenesia mülleriana. Entretanto, a laparoscopia frequentemente é necessária quando com os estudos radiográficos não seja possível avaliar totalmente a anatomia. O tratamento é semelhante ao descrito para agenesia mülleriana.

Agenesia do colo uterino

Considerando a origem mülleriana comum, as mulheres com ausência congênita de colo uterino geralmente não apresentam também a parte superior da vagina. Entretanto, o útero geralmente tem desenvolvimento normal (Fig. 18-5C). Além da agenesia, Rock (2010) descreveu diversas formas de disgenesia do colo uterino.

As mulheres com agenesia do colo uterino apresentam-se inicialmente com quadro semelhante ao de outras anomalias obstrutivas do trato reprodutivo, ou seja, amenorreia primária e dor abdominal ou pélvica cíclica. Se houver endométrio funcional, a paciente pode apresentar útero distendido, sendo possível haver endometriose em razão de fluxo menstrual retrógrado. A norma é encontrar fundo de útero na linha média, embora tenham sido descritos hemiúteros bilaterais (Dillon, 1979).

Os estudos radiográficos, ultrassonográficos e por RM são úteis na avaliação da anatomia. Se a imagem demonstrar obstrução uterina, alguns autores recomendam histerectomia (Rock, 1984). Por outro lado, Niver (1980), entre outros, relataram a criação de trato endocervical e vaginal epitelizados. Contudo, houve morbidade significativa, incluindo infecção, obstrução recorrente requerendo histerectomia e morte por sepse, relacionados com o estabelecimento de tal conexão entre vagina e útero (Casey, 1997; Rock, 2010). Como alternativa, pode-se optar por tratamento conservador usando antagonistas ou agonistas de GnRH ou contraceptivos orais combinados para supressão da menstruação retrógrada e prevenção de endometriose até que a paciente esteja pronta para as opções reprodutivas (Doyle, 2009). Desta forma, o útero pode ser preservado para possível reprodução futura. Thijssen e colaboradores (1990) relataram gestação bem-sucedida usando transferência intratubária de zigoto em uma paciente com agenesia do colo uterino. Outra opção viável para essas mulheres é o uso de útero substituto.

Agenesia mülleriana

A ausência congênita de útero e vagina, é denominada aplasia mülleriana, agenesia mülleriana ou síndrome de Mayer-Rokitansky-Kuster-Hauser (American College of Obstetricians and Gynecologists, 2006). Na agenesia mülleriana clássica, as pacientes apresentam uma bolsa vaginal rasa, com apenas 2,5 a 5 cm de profundidade. Além disso, há ausência de útero, colo e parte superior da vagina. Caracteristicamente, observa-se a parte distal das tubas uterinas. Além disso, espera-se encontrar ovários normais, considerando sua origem embrionária distinta. A maioria das pacientes com agenesia mülleriana apresenta apenas pequenos bulbos de Müller rudimentares, sem atividade endometrial. Entretanto, em 2 a 7% das mulheres com essa condição, há desenvolvimento de endométrio ativo e as pacientes caracteristicamente se apresentam com dor abdominal

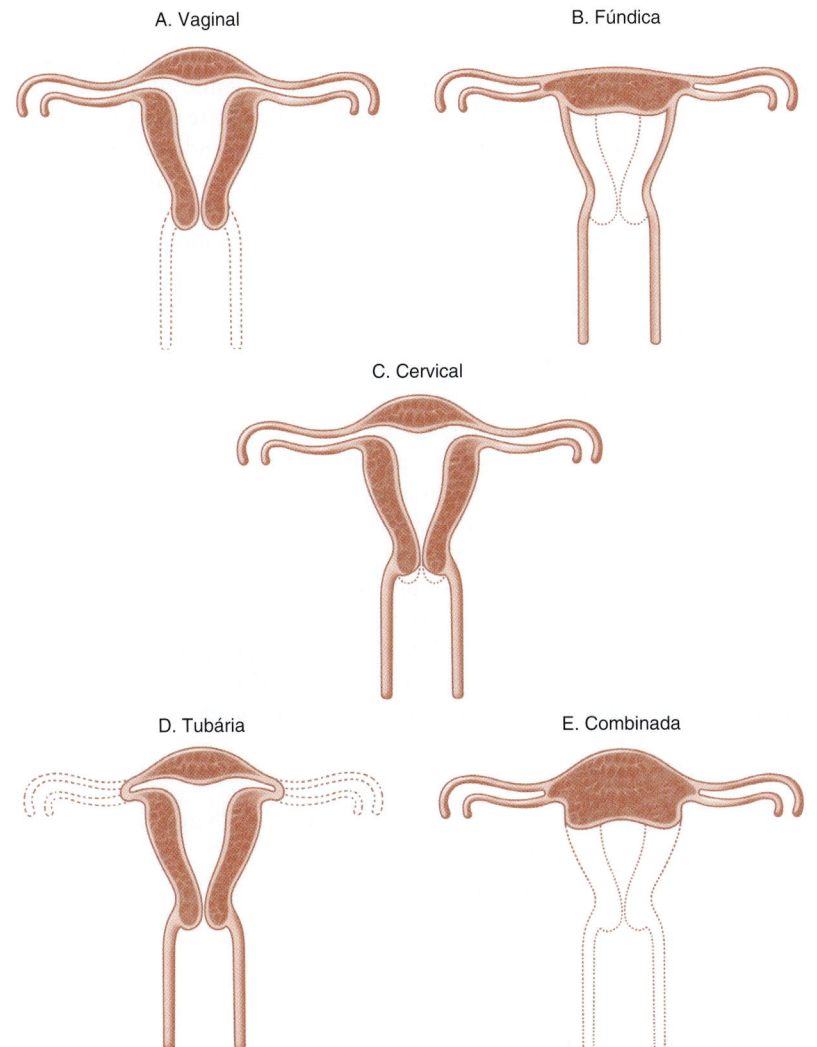

FIGURA 18-15 As anomalias müllerianas de classe I incluem os tipos aqui representados de agenesia mülleriana, assim como a agenesia total das estruturas müllerianas.

cíclica (American College of Obstetricians and Gynecologists, 2002). É necessária excisão cirúrgica dos bulbos rudimentares sintomáticos. Nos casos de agenesia mülleriana, a concepção tradicional é impossível, embora a reprodução seja viável usando recuperação de oócitos, fertilização *in vitro* e implantação em útero substituto.

Em mulheres com agenesia ou hipoplasia mülleriana é essencial investigar a possibilidade de anormalidades renais congênitas ou outras malformações esqueléticas associadas. Aproximadamente 15 a 36% das mulheres com agenesia uterina também apresentam malformações no sistema urinário e 12% podem ter escoliose. Recentemente, foi descrita uma síndrome denominada MURCS (de *müllerian duct aplasia, renal aplasia, cervicothoracic somite dysplasia* – aplasia de ducto mülleriano, aplasia renal e displasia de somito cervicotorácico) (Oppelt, 2006). Outras malformações esqueléticas observadas incluem espinha bífida, sacralização (fusão parcial ao sacro) de L5, lombarização (ausência de fusão dos primeiro e segundo segmentos sacrais) do osso sacro e malformações de vértebras cervicais. Malformações cardíacas e distúrbios neurológicos parecem ter papel coadjuvante e incluem defeitos no septo ventricular e problemas auditivos unilaterais. De 50 a 60% das mulheres com agenesia mülleriana apresentam malformações secundárias e devem ser consideradas portadoras de síndrome multissistêmica ou multiorgânica.

Tratamento Um dos objetivos do tratamento dessas mulheres é a criação de uma vagina funcional. Isso pode ser feito de uma forma conservadora ou por meios cirúrgicos. Há várias abordagens conservadoras para invaginar progressivamente a depressão vaginal e criar um canal de tamanho adequado. O uso de dilatadores graduados de vidro rígido foi recomendado inicialmente por Frank (1938). Ingram (1981) modificou o método de Frank fixando os dilatadores em um assento de bicicleta montado sobre um tamborete. Isso permite que as pacientes mantenham as mãos livres para executar outras atividades durante o período de 30 minutos a 2 horas diárias de dilatação passiva (American College of Obstetricians and Gynecologists, 2002). Também é possível também criar uma vagina com coitos repetidos. De maneira geral, com as técnicas de dilatação vaginal bem-sucedida obtém-se sucesso na formação de vaginas funcionais em até 90% dos casos (Croak, 2003; Roberts, 2001).

Muitos consideram que os procedimentos cirúrgicos sejam uma solução mais imediata para criar neovaginas, e foram descritos vários métodos. O método usado com maior frequência por ginecologistas é a vaginoplastia de McIndoe (McIndoe, 1950). Como ilustrado na Seção 41-25 (p. 1.075), cria-se um canal dentro do tecido conectivo entre a bexiga e o reto. Um enxerto cutâneo de espessura parcial obtido em nádega ou coxa da paciente é usado para revestir a neovagina. Strickland (1993) relatou função excelente e satisfação das pacientes. Entre as modificações no procedimento de McIndo e está o uso de outros materiais para revestir a neovagina.

Todos esses métodos requerem comprometimento com dilatações pós-operatórias programadas, para evitar estreitamento significativo da vagina (Breech, 1999). Portanto, esses procedimentos devem ser considerados apenas quando a paciente for considerada madura e estiver disposta a aderir a um regime pós-operatório de relações sexuais regulares ou dilatação manual com dilatadores.

Para evitar tais exigências pós-operatórias, os cirurgiões pediátricos frequentemente utilizam segmentos intestinais para criar a vagina. De maneira geral, para essas colpoplastias utilizam-se segmentos de íleo ou de sigmoide e há necessidade de laparotomia e anastomose intestinal. Muitas pacientes se queixam de leucorreia vaginal persistente produzida pela mucosa gastrintestinal. Kapoor (2006) publicou os resultados de 14 vaginoplastias utilizando sigmoide e concluiu ter havido bons resultados cosméticos e nenhum caso de colite, estenose ou muco em excesso.

Por outro lado, no procedimento de Vecchietti utiliza-se cirurgia abdominal inicial para criar um aparelho de dilatação vaginal passiva. Uma esfera fixada a dois fios-guia é instalada na depressão vaginal. Os fios são guiados pelo espaço neovaginal potencial e saem pela parede anterior do abdome. Os fios são mantidos sob tensão contínua, aumentada periodicamente para distender a bolsa vaginal cega (Vecchietti, 1965).

■ Útero unicorno

A impossibilidade de um dos ductos müllerianos de desenvolver-se ou alongar-se resulta no útero unicorno (Fig. 18-16). Essa anomalia é comum e Zanetti (1978) observou incidência de 14% em uma série de 1.160 anomalias uterinas. Nos casos com útero unicorno, encontra-se útero funcional, colo uterino normal e ligamento redondo e tuba uterina normal de um lado. Do outro lado, as estruturas müllerianas desenvolvem-se de forma anormal e identifica-se agenesia ou, mais frequentemente, corno uterino rudimentar. O corno rudimentar pode se comunicar ou, mais comumente, não se comunicar com o útero unicorno. Além disso, a cavidade endometrial do corno rudimentar pode estar obstruída ou conter endométrio funcional. A presença de endométrio funcional em um corno não comunicante terminará por se tornar sintomática com dor unilateral cíclica (Rackow, 2007).

As mulheres com útero unicorno apresentam maior incidência de infertilidade, endometriose e dismenorreia (Fedele, 1987, 1994; Heinonen, 1983). Ao exame físico, com frequência, o útero se encontra acentuadamente desviado. A histerossalpingografia, a ultrassonografia ou a RM são os exames-chave para a investigação. Caracteristicamente, a histerossalpingografia (HSG) revela desvio de cavidade em forma de banana com uma única tuba uterina. O desenvolvimento de corno uterino rudimentar associado a útero unicorno deve ser confirmado por ultrassonografia. Essa modalidade é suficientemente acurada e talvez seja mais confiável que a laparoscopia para confirmar se as estruturas rudimentares contêm tecido endometrial. A ultrassonografia transvaginal tridimensional também se tem mostrado confiável para diagnosticar e

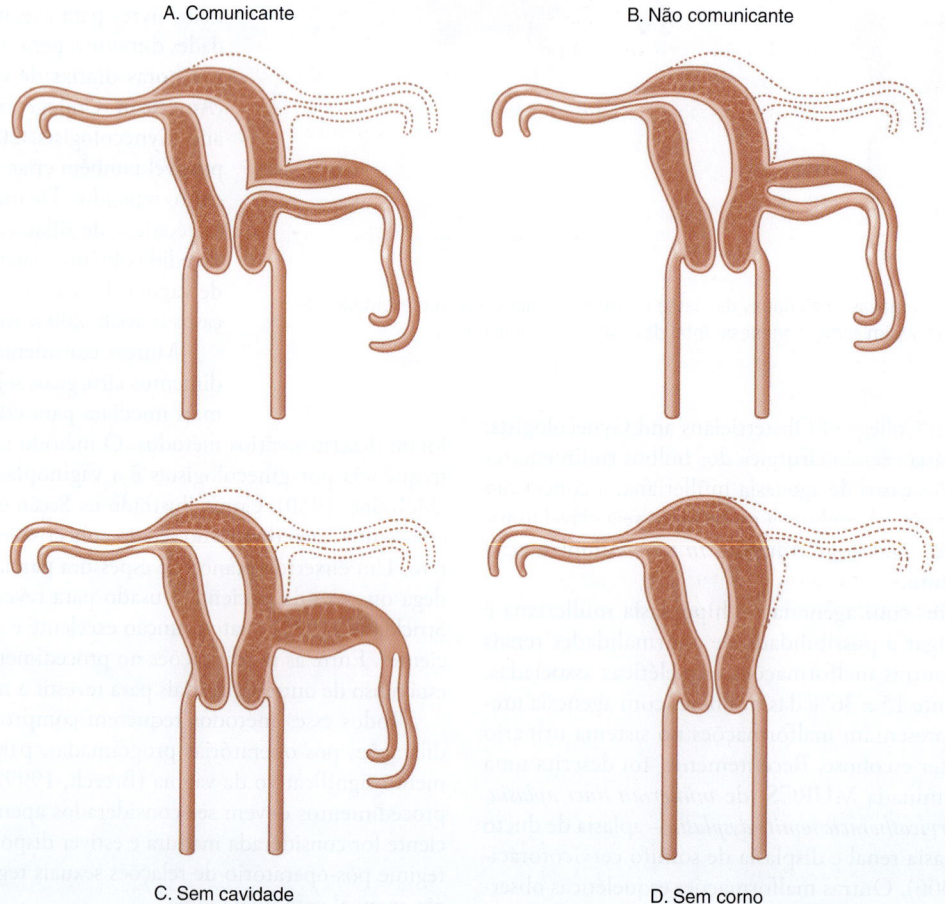

FIGURA 18-16 Nas anomalias müllerianas de classe II estão incluídas as diversas formas de útero unicorno. Os tipos variam dependendo da existência ou não de corno rudimentar, se o corno existente é ou não comunicante e se contém cavidade com endométrio funcional. (De *Cunningham, 2010, com permissão.*)

classificar a anomalia mülleriana (Raga, 1996). Ademais, há indicação para ultrassonografia renal considerando que 40% das mulheres com útero unicorno também apresentam algum grau de agenesia renal, geralmente do mesmo lado da anomalia uterina (Rackow, 2007).

As mulheres com útero unicorno têm prejuízo na evolução das gestações. Em uma revisão dos trabalhos publicados revelou-se taxa de abortamento espontâneo de 36%, taxa de parto prematuro de 16% e taxa de nascidos vivos de 54% (Rackow, 2007). Complicações obstétricas, como apresentação pélvica, restrição no crescimento fetal, trabalho de parto disfuncional e parto por cesariana, também são mais comuns (Acien, 1993).

Embora a patogênese de perda de gravidez associada a útero unicorno não tenha sido totalmente esclarecida, foram sugeridas redução do volume uterino e distribuição anômala da artéria uterina (Burchell, 1978). Além disso, a incompetência-cervical talvez contribua para o risco de partos prematuros e de abortos no final do primeiro trimestre. Portanto, deve-se suspeitar de útero unicorno em qualquer mulher com histórico de perda de gravidez, parto prematuro ou situação fetal anormal.

Atualmente não há cirurgias disponíveis para aumentar a cavidade de útero unicorno. Alguns obstetras recomendam cerclagem cervical profilática, mas faltam ensaios adequados para avaliar os resultados do procedimento. Com a escolha de um útero substituto é possível esquivar-se dessas limitações anatômicas. Contudo, outras pacientes parecem levar suas gestações mais à frente a cada gravidez e eventualmente podem alcançar viabilidade fetal antes do parto.

Também é possível ocorrer implantação da gravidez no corno rudimentar. Nos cornos não comunicantes, acredita-se que tal implantação ocorra em razão do trânsito intra-abdominal de espermatozoides a partir da tuba uterina contralateral. Nesses casos, a gravidez está associada a índice elevado de ruptura uterina, normalmente antes de 20 semanas de gestação (Rolen, 1966). Considerando-se a alta morbidade materna secundária à hemorragia intraperitoneal, indica-se excisão cirúrgica de corno rudimentar cavitário sempre que identificado (Heinonen, 1997, Nahum, 2002). Com esta finalidade, Dicker (1998) relatou a interrupção laparoscópica de gestações em cornos rudimentares.

Nos casos em que os cornos rudimentares forem obstruídos, sua remoção não é recomendada como procedimento de rotina. Entretanto, sugeriu-se salpingectomia ou salpingo-ooforectomia do lado com corno rudimentar para evitar gravidez ectópica em mulheres com útero unicorno, embora o risco de gravidez ectópica seja baixo.

Útero didelfo

O útero didelfo é resultado de falha na fusão do par de ductos müllerianos. Essa anomalia caracteriza-se por dois cornos uterinos separados, cada qual com sua cavidade endometrial e colo uterino (Fig. 18-17). Na maioria dos casos, um septo vaginal longitudinal se estende entre os dois colos. Heinonen (1984) relatou que, em sua série, todas as 26 mulheres com útero didelfo apresentavam septo vaginal longitudinal. Ocasionalmente, uma hemivagina é obstruída por septo vaginal oblíquo ou transverso (ver Fig. 18-14) (Hinckley, 2003).

Deve-se suspeitar de útero didelfo nos casos em que forem descobertos septos vaginais longitudinais ou dois colos separados. Para confirmar o diagnóstico, a HSG é a modalidade recomendada para confirmar o diagnóstico e excluir a possibilidade de comunicação entre os úteros.

É possível haver gestação em um ou nos dois cornos e, de todas as principais malformações uterinas, o útero didelfo é o que apresenta melhor prognóstico reprodutivo. Comparado ao útero unicorno, embora o potencial de crescimento e a capacidade do útero aparentemente sejam semelhantes, o útero didelfo provavelmente tem melhor suprimento sanguíneo por meio de conexões colaterais entre os dois cornos. Alternativamente, a maior sobrevida fetal talvez seja secundária ao diagnóstico precoce com cuidados de pré-natal também mais precoces, além de mais intensivos (Patton, 1994). Heinonen (2000) acompanhou 36 mulheres com útero didelfo em longo prazo, e observou que 34 das 36 (94%) que desejavam engravidar tiveram êxito pelo menos uma vez, produzindo um total de 71 gestações. Dessas gestações, 21% foram abortadas espontaneamente e 2% eram ectópicas. A taxa de sobrevida fetal foi 75%; de prematuridade, 24%; de restrição ao crescimento fetal, 11%; de mortalidade perinatal, 5%; e de parto por cesariana, 84%. Nesta série, as gestações se localizaram com mais frequência no corno direito (76%). Considerando que a taxa de abortamentos espontâneos se assemelha à de mulheres com cavidades uterinas normais, raramente indicam-se procedimentos cirúrgicos em resposta à perda de gravidez. Portanto, o tratamento cirúrgico deve ser reservado para pacientes submetidas à seleção rigorosa, com perdas repetidas no final da gravidez ou partos prematuros sem outra etiologia evidente.

Útero bicorno

O útero bicorno é o resultado da fusão incompleta dos ductos müllerianos e se caracteriza por duas cavidades endometriais

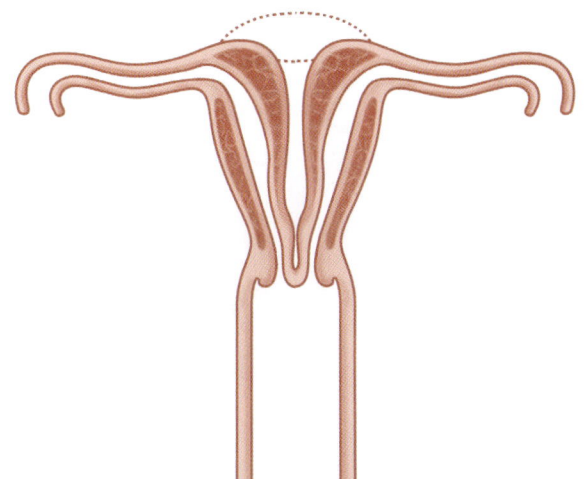

FIGURA 18-17 A anomalia mülleriana de classe III é o útero didelfo. Nesse caso, encontram-se duas cavidades e dois colos uterinos distintos. Embora não esteja representado aqui, na maioria dos casos observa-se septo vaginal longitudinal no segmento superior da vagina. (*De Cunningham, 2010, com permissão.*)

separadas, mas comunicantes e um único colo uterino. A falha de fusão pode se estender até o colo, resultando em útero bicorno total, ou pode ser parcial, causando uma anormalidade mais branda (Fig. 18-18). As mulheres com útero bicorno têm uma expectativa razoável – aproximadamente 60% – de gestação bem-sucedida dando à luz uma criança viva. Assim como ocorre com muitas anomalias uterinas, o parto prematuro é um grande risco obstétrico. Heinonen e colaboradores (1982) ralataram taxa de abortamento de 28% e incidência de 20% de trabalhos de parto prematuros em mulheres com útero bicorno parcial. As mulheres com útero bicorno total apresentaram incidência de 66% de partos prematuros e taxa menor de sobrevivência fetal.

A HSG é a etapa diagnóstica inicial. Classicamente, os cornos uterinos apresentam grandes divergências, mas há diversos achados morfológicos possíveis. Como com a HSG não é possível distinguir com precisão entre útero bicorno e útero septado, há necessidade de exames adicionais. A ultrassonografia tem sido usada com sucesso para diferenciar os dois tipos de útero e esta distinção foi descrita no Capítulo 2 (p. 56). Malini (1984) revisou 50 casos de anomalias uterinas e comparou as descobertas ultrassonográficas com as obtidas por HSG e laparoscopia. A ultrassonografia foi confirmatória ou diagnóstica em casos suspeitos de anomalia na maioria dos casos (88%). Além disso, a acurácia diagnóstica da ultrassonografia é aumentada quando realizada em conjunto com a HSG. Reuter e colaboradores (1989) relataram acurácia diagnóstica de 90% usando as duas técnicas. Os métodos potencialmente mais precisos utilizam RM (ver Fig. 2-27, p. 43). Pellerito (1992) avaliou anomalias uterinas por RM e identificou corretamente todos os 24 úteros bicornos. Embora o contorno fúndico e a conformação septal possam ser visualizados com precisão por RM, o custo elevado impede seu uso em todos os casos. Portanto, a ultrassonografia e a HSG são técnicas de imagem aceitáveis para as investigações iniciais. Quando o diagnóstico presumido for útero septado, indica-se laparoscopia diagnóstica e antes de dar início à ressecção histeroscópica do septo.

Tem-se defendido a reconstrução cirúrgica de útero bicorno em mulheres com vários abortamentos espontâneos e nas quais não se tenha sido identificado outra causa. Strassman (1952) descreveu a técnica cirúrgica para unificar cavidades endometriais de mesmo tamanho (Fig. 18-19). Em geral, o resultado reprodutivo após a unificação tem sido satisfatório. Em 289 mulheres estudadas, observou-se taxa pré-operatória de perda de gravidez superior a 70%. Após a cirurgia, mais de 85% das gestações terminaram em parto de lactentes viáveis. Entretanto, os reais benefícios da metroplastia em casos de útero bicorno ainda não foram testados em ensaios clínicos controlados. Como na cirurgia para útero didelfo, a metroplastia deve ser reservada para mulheres cujas perdas recorrentes de gravidez não tenham qualquer outra causa identificável.

Útero septado

Após a fusão dos ductos müllerianos, qualquer problema na regressão dos segmentos mediais pode criar um septo permanente dentro da cavidade uterina. Seus contornos podem variar amplamente dependendo da quantidade de tecido persistente na linha média. Por exemplo, o septo pode se minimamente a partir do fundo uterino ou pode estender-se atingindo o canal cervical (Fig. 18-20). Além disso, os septos podem se desenvolver de maneira segmentar, resultando em comunicações parciais das partições do útero (Patton, 1994). A estrutura histológica dos septos varia de fibrosa a fibromuscular.

A incidência real dessas anomalias não é conhecida, considerando que geralmente são detectadas apenas em portadoras de complicações obstétricas. Embora esse defeito não predisponha a aumento nas taxas de parto prematuro ou de cesariana, o útero septado está associado a aumento importante na taxa de abortamento espontâneo (Heinonen, 2006). Woelfer e colaboradores (2001) relataram taxa de abortamentos espontâneos no primeiro trimestre de 42% em casos de útero septado.

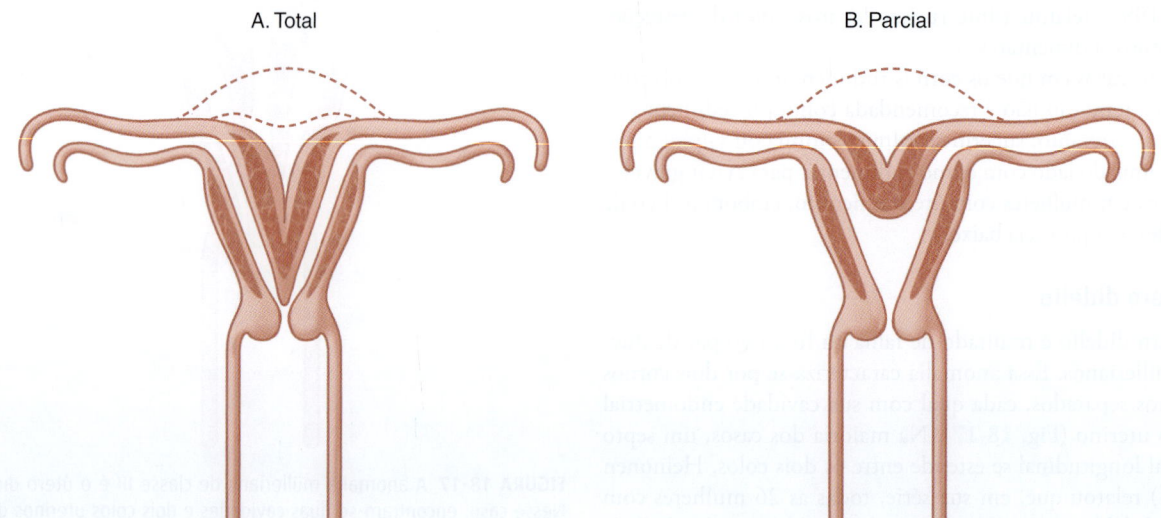

FIGURA 18-18 As anomalias müllerianas de classe IV incluem as formas de útero bicorno. A fusão incompleta na linha média dos ductos müllerianos durante a embriogênese divide total ou parcialmente a cavidade endometrial em duas metades longitudinais.

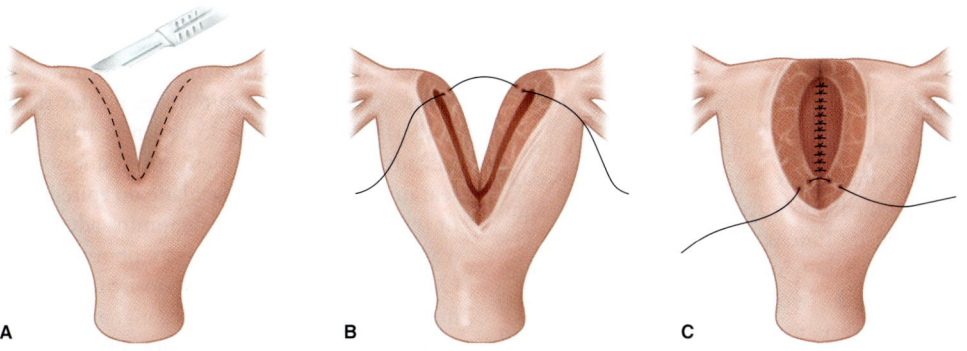

FIGURA 18-19 A metroplastia de Strassman é uma das diversas técnicas para reparo de útero bicorno. **A**. Excisão da parede uterina interveniente. **B**. Reaproximação da parede uterina posterior por meio de sutura de miométrio. **C**. Representação da reaproximação, realizada de forma semelhante, da parede anterior. Após a aplicação dos pontos no miométrio, aplica-se sutura subserosa nas paredes anterior e posterior.

Além disso, a perda precoce de gravidez é significativamente mais frequente em casos de útero septado do que de útero bicorno (Proctor, 2003).

A frequência extraordinariamente alta de perda de gravidez provavelmente resulta de implantação parcial ou total no septo predominantemente avascular, de distorção da cavidade uterina e de anormalidades cervicais ou endometriais associadas. Com base na experiência operatória de defeitos septais, o suprimento sanguíneo do septo fibromuscular parece acentuadamente reduzido em comparação com o do miométrio normal. Além do abortamento espontâneo, o útero septado raramente causa malformações fetais, e Heinonen (1999) descreveu três recém-nascidos com malformação de redução nos membros nascidos de mulheres com útero septado.

O diagnóstico de útero septado segue as diretrizes estabelecidas para casos de útero bicorno e incluem HSG e ultrassonografia. (Historicamente, a metroplastia abdominal de útero septado mostrou-se capaz de reduzir drasticamente as perdas fetais e em última análise aumentou a sobrevida fetal (Blum, 1977; Rock, 1977).) As duas principais desvantagens da metroplastia incluem necessidade de parto por cesariana para evitar ruptura uterina e taxa elevada de formação de aderência pélvica pós-operatória e subsequente infertilidade.

Atualmente, considera-se a ressecção histeroscópica do septo uma alternativa eficaz e segura para tratar mulheres com útero septado (Seção 42-39, p. 1.174). Em geral, a histeroscopia operatória é combinada com vigilância laparoscópica para reduzir o risco de perfuração uterina. Depois dos relatos iniciais de casos feitos por Chervenak e Neuwirth (1981), muitos pesquisadores confirmaram taxas satisfatórias de nascidos vivos com o procedimento (Daly, 1983; DeCherney, 1983; Israel, 1984). Em uma revisão retrospectiva, Fayez (1986) avaliou resultados reprodutivos em mulheres que haviam feito metroplastia abdominal ou septoplastia histeroscópica. Os autores observaram taxa de 87% de nascidos vivos no grupo histeroscópico, em comparação com 70% no grupo abdominal. De forma semelhante, Daly e colaboradores (1989) relataram resultados impressionantes após cirurgia histeroscópica. Os defensores da ressecção histeroscópica descrevem redução da taxa de aderências pélvicas, período menor de convalescença

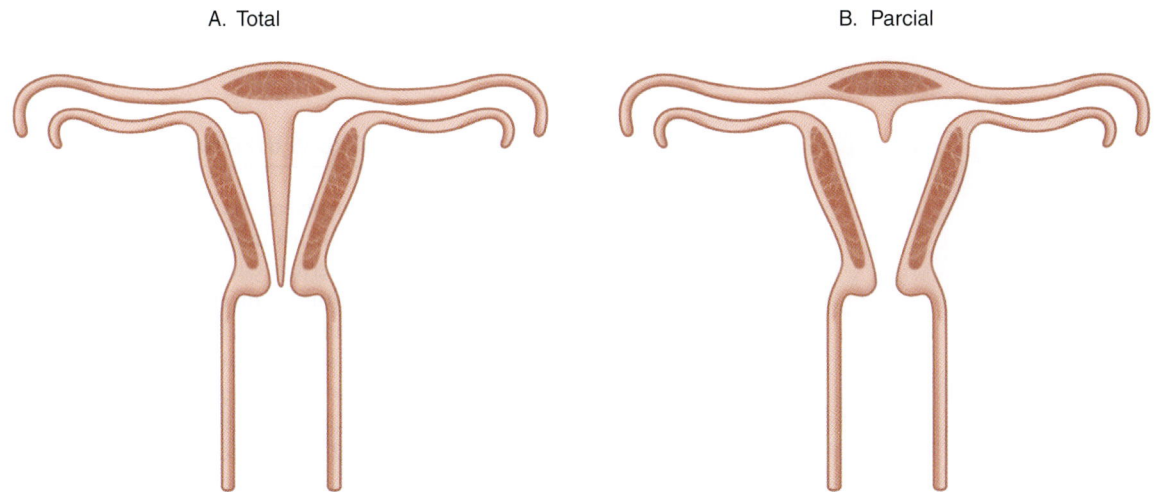

FIGURA 18-20 Entre as anomalias müllerianas de classe V estão as diversas formas de útero septado. O septo fibroso ou fibromuscular pode se estender parcial ou totalmente dentro da cavidade uterina.

pós-operatória, menor morbidade operatória e evitação de indicação absoluta de cesariana (Patton, 1994).

Útero arqueado

O útero arqueado apresenta apenas um leve desvio do desenvolvimento uterino normal. Entre as marcas anatômicas estão septo discreto na linha média no interior de fundo largo, algumas vezes com uma ligeira indentação fúndica (Fig. 18-21). A maioria dos médicos relata não haver piora nos resultados reprodutivos. Por outro lado, Woelfer e colaboradores (2001) observaram perdas excessivas no segundo trimestre e maior tendência a trabalho de parto prematuro. A ressecção cirúrgica é indicada somente em caso de aumento na taxa de perda de gravidez e após excluídas outras etiologias para abortamento espontâneo recorrente.

Anormalidades no trato reprodutivo induzidas por dietil estilbestrol

Estima-se que o dietilestilbestrol (DES), um estrogênio sintético não esteroide, tenha sido prescrito para cerca de 3 milhões de gestantes nos Estados Unidos entre o final da década de 1940 e o início da década de 1960. Os relatórios iniciais afirmavam que o medicamento seria útil para o tratamento de abortamentos, pré-eclâmpsia, diabetes melito, fogachos e trabalho de parto prematuro (Masse, 2009). Infelizmente, o fármaco se revelou ineficaz para essas indicações. Quase 20 anos mais tarde, Herbst e colaboradores (1971) descobriram que a exposição ao DES no útero estava relacionada ao desenvolvimento de útero em forma de T e a aumento na incidência de adenocarcinomas de vagina e de colo uterino. O risco desse câncer vaginal é próximo de 1 em 1.000 filhas expostas. As filhas também apresentam maior risco de neoplasias intraepiteliais vaginais e cervicais, sugerindo que a exposição ao DES possa afetar a regulação gênica (Herbst, 2000). Também foi demonstrado que o DES suprime o gene *WNT4* e altera a expressão de genes Hox nos ductos müllerianos de camundongas. Esse seria um mecanismo molecular plausível para explicar anomalias uterinas, adenose vaginal e, raramente, carcinoma observados em pacientes expostas (Masse, 2009).

Durante o desenvolvimento normal, a vagina é originalmente revestida por epitélio glandular derivado dos ductos müllerianos. No final do segundo trimestre, essa camada é substituída por epitélio escamoso que se estende a partir do seio urogenital. A incapacidade do epitélio escamoso de revestir totalmente a vagina se denomina adenose. Embora variável, o aspecto em geral é granuloso, pontilhado e de cor vermelha. Os sintomas. mais comuns são irritação vaginal, leucorreia e metrorragia, particularmente sangramento após relação sexual. Além disso, a adenose está associada ao adenocarcinoma vaginal de células claras.

Também foram observadas malformações geniturinárias após exposição *in utero* ao DES, incluindo colo uterino, vagina, cavidade uterina e tubas uterinas. Foram descritos septo transverso, cristas circunferenciais envolvendo vagina e colo, e colares cervicais ("colo uterino em chapéu de palhaço"). As mulheres com anormalidades cervicovaginais são mais propensas a anomalias uterinas, como cavidade uterina significativamente menor, segmento uterino superior encurtado e cavidade irregular e em forma de T (Fig. 18-22) (Barranger, 2002). Entre as anomalias tubárias estão encurtamento e estreitamento e ausência de fímbrias. A histerossalpingografia ainda é a principal ferramenta de exame de imagem para identificar essas anomalias.

Os indivíduos do sexo masculino expostos ao DES no útero também apresentam anormalidades estruturais. Foram descritos casos de criptorquidia, hipoplasia testicular, microfalo e hipospádia (Hernandez-Dias, 2002). Além disso, Klip e colaboradores (2002) obtiveram evidências de um efeito transgeracional no qual fetos do sexo masculino concebidos por filhas de mulheres expostas ao DES apresentaram taxa elevada de hipospádia.

De maneira geral, as mulheres expostas ao DES apresentam taxas alteradas de concepção (Goldberg, 1999; Palmer, 2001; Senekjian, 1988). A fertilidade reduzida nessas mulheres não está bem esclarecida, porém está associada à atresia e hipoplasia do colo uterino. Entre as mulheres que conseguem conceber, há maior incidência de perda espontânea de gravidez, gravidez ectópica e parto prematuro, particularmente naquelas com anormalidades estruturais associadas (Goldberg, 1999; Hoover, 2011).

ANOMALIAS NAS TUBAS UTERINAS

As tubas uterinas desenvolvem-se a partir das extremidades distais não pareadas dos ductos müllerianos. Entre as anomalias congênitas das tubas uterinas estão óstios acessórios, ausência total ou segmentar da tuba e diversos remanescentes císticos embrionários (Woodruff, 1969). Entre os remanescentes do ducto mesonéfrico no sexo feminino estão alguns túbulos cegos localizados no mesovário, os *epoóforos*, e outros semelhantes adjacentes ao útero, coletivamente denominados *paroóforos* (Fig. 18-2F) (Moore, 2008). Epoóforo e paroóforo podem se desenvolver formando cistos clinicamente evidentes. Também podem ser encontrados remanescentes dos ductos müllerianos ao longo do trajeto embriológico. O mais comum é uma estru-

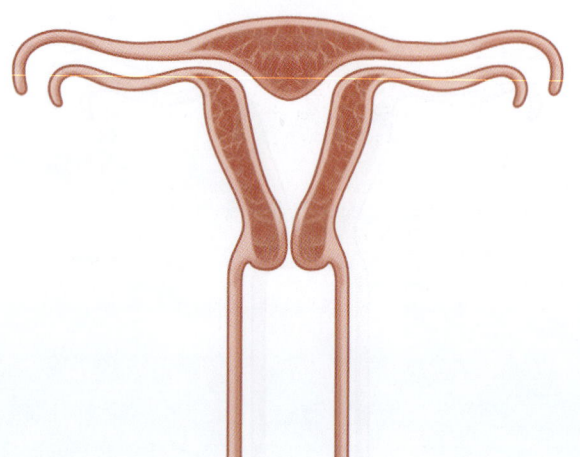

FIGURA 18-21 A anomalia mülleriana de classe VI é o útero arqueado. (*De Cunningham, 2010, com permissão.*)

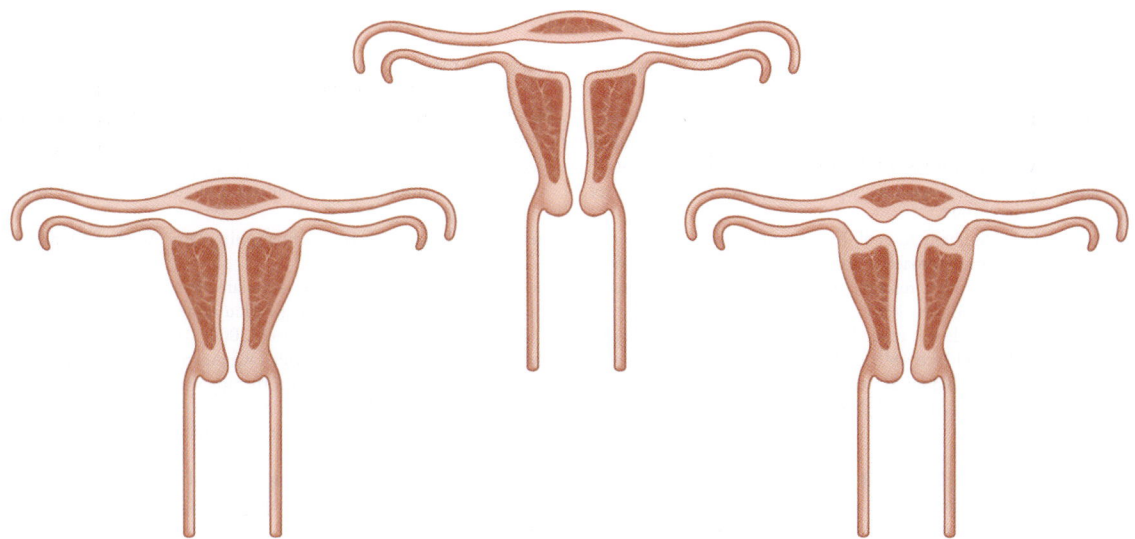

FIGURA 18-22 Anomalias uterinas de classe VII induzidas por dietilestilbestrol.

tura cística pequena e cega ligada por um pedículo à extremidade distal da tuba uterina, a hidátide de Morgagni (Fig. 9-24, p. 272) (Zheng, 2009).

Os cistos paratubários são descobertas incidentais frequentes durante cirurgias ginecológicas para tratamento de outras anormalidades ou são encontrados ao exame ultrassonográfico. Podem ter origem mesonéfrica, mesotelial ou paramesonéfrica. Em sua maioria, esses cistos são assintomáticos e crescem lentamente, sendo descobertos durante a terceira ou quarta décadas de vida.

A exposição intrauterina ao DES foi associada a diversas anormalidades tubárias. Tubas curtas ou tortuosas ou com fímbrias encurtadas e óstios reduzidos foram associados à infertilidade (DeCherney, 1981).

ANOMALIAS OVARIANAS

Ovários supranumerários são ovários ectópicos que não têm nenhuma conexão com os ligamentos útero-ováricos ou infundibulopélvicos (Wharton, 1959). Essa anomalia ginecológica rara se localiza na pelve, no retroperitônio, na área para-aórtica, no mesentério colônico ou no omento. Uma das teorias explicativa é a migração aberrante de parte da crista gonadal após a incorporação das células germinativas (Printz, 1973).

Por outro lado, o termo *ovário acessório* descreve excesso de tecido ovariano nas proximidades do ovário com localização normal. Wharton (1959) estimou que os dois tipos de ovário, acessório e supranumerário, são raros Além disso, 3 entre 4 pacientes com ovário supranumerário e 5 entre 19 pacientes com ovário acessório apresentavam malformações congênitas adicionais, principalmente anormalidades no trato geniturinário.

A ausência de ovário, com ou sem tuba associada pode resultar de agenesia congênita ou de torção ovariana com necrose e reabsorção (Eustace, 1992; James, 1970). A incidência foi estimada em aproximadamente 1 entre 11.240 mulheres (Sivanesaratnam, 1986).

REFERÊNCIAS

Acien P: Reproductive performance of women with uterine malformations. Hum Reprod 8(1):122, 1993

Acien P, Acien M, Sanchez-Ferrer ML: Müllerian anomalies "without a classification": from the didelphys-unicollis uterus to the bicervical uterus with or without septate vagina. Fertil Steril 91(6):2369, 2009

Allen L: Disorders of sexual development. Obstet Gynecol Clin North Am 36(1):25, 2009

American College of Obstetricians and Gynecologists: Nonsurgical diagnosis and management of vaginal agenesis. Committee Opinion No. 274, July 2002

American College of Obstetricians and Gynecologists: Vaginal agenesis: diagnosis, management, and routine care. Committee Opinion No. 355, December 2006

American Fertility Society: The American Fertility Society classifications of adnexal adhesions, distal tubal occlusion, tubal occlusion secondary to tubal ligation, tubal pregnancies, müllerian anomalies and intrauterine adhesions. Fertil Steril 49(6):944, 1988

Bakos O, Berglund L: Imperforate hymen and ruptured hematosalpinx: a case report with a review of the literature. J Adolesc Health 24(3):226, 1999

Banerjee R, Laufer MR: Reproductive disorders associated with pelvic pain. Semin Pediatr Surg 7(1):52, 1998

Bangsboll S, Qvist I, Lebech PE, et al: Testicular feminization syndrome and associated gonadal tumors in Denmark. Acta Obstet Gynecol Scand 71(1):63, 1992

Barranger E, Gervaise A, Doumerc S, et al: Reproductive performance after hysteroscopic metroplasty in the hypoplastic uterus: a study of 29 cases. BJOG 109(12):1331, 2002

Berkman DS, McHugh MT, Shapiro E: The other interlabial mass: hymenal cyst. J Urol 171(5):1914, 2004

Biason-Lauber A, Konrad D: WNT4 and sex development. Sex Dev 2(4–5): 210, 2008

Blackless M, Charuvastra A, Derryck A, et al: How sexually dimorphic are we? Review and synthesis. Am J Hum Biol 12(2):151, 2000

Blum M: Prevention of spontaneous abortion by cervical suture of the malformed uterus. Int Surg 62(4):213, 1977

Breech LL, Laufer MR: Müllerian anomalies. Obstet Gynecol Clin North Am 36(1):47, 2009

Breech LL, Laufer MR: Obstructive anomalies of the female reproductive tract. J Reprod Med 44(3):233, 1999

Burchell RC, Creed F, Rasoulpour M, et al: Vascular anatomy of the human uterus and pregnancy wastage. Br J Obstet Gynaecol 85(9):698, 1978

Buttram VC Jr, Gibbons WE: Müllerian anomalies: a proposed classification. (An analysis of 144 cases.) Fertil Steril 32(1):40, 1979

Carlson RL, Garmel GM: Didelphic uterus and unilaterally imperforate double vagina as an unusual presentation of right lower-quadrant abdominal pain. Ann Emerg Med 21(8):1006, 1992

Casey AC, Laufer MR: Cervical agenesis: septic death after surgery. Obstet Gynecol 90(4 Pt 2):706, 1997

Chavhan GB, Parra DA, Oudjhane K, et al: Imaging of ambiguous genitalia: classification and diagnostic approach. Radiographics 28(7):1891, 2008

Chervenak FA, Neuwirth RS: Hysteroscopic resection of the uterine septum. Am J Obstet Gynecol 141(3):351, 1981

Croak AJ, Gebhart JB, Klingele CJ, et al: Therapeutic strategies for vaginal müllerian agenesis. J Reprod Med 48(6):395, 2003

Cunningham FG, Leveno KJ, Bloom SL (eds): Reproductive tract abnormalities. In Williams Obstetrics, 23rd ed. New York, McGraw-Hill, 2010, p 894

Daly DC, Maier D, Soto-Albors C: Hysteroscopic metroplasty: six years' experience. Obstet Gynecol 73(2):201, 1989

Daly DC, Walters CA, Soto-Albors CE, et al: Hysteroscopic metroplasty: surgical technique and obstetric outcome. Fertil Steril 39(5):623, 1983

Damario MA, Carpenter SE, Jones HW Jr, et al: Reconstruction of the external genitalia in females with bladder exstrophy. Int J Gynaecol Obstet 44:245, 1994

DeCherney AH, Cholst I, Naftolin F: Structure and function of the fallopian tubes following exposure to diethylstilbestrol (DES) during gestation. Fertil Steril 36(6):741, 1981

DeCherney A, Polan ML: Hysteroscopic management of intrauterine lesions and intractable uterine bleeding. Obstet Gynecol 61(3):392, 1983

Dees JE: Congenital epispadias with incontinence. J Urol 62(4):513, 1949

Deppisch LM: Cysts of the vagina: Classification and clinical correlations. Obstet Gynecol 45(6):632, 1975

Dershwitz RA, Levitsky LL, Feingold M: Picture of the month. Vulvovaginitis: a cause of clitorimegaly. Am J Dis Child 138(9):887, 1984

Dicker D, Nitke S, Shoenfeld A, et al: Laparoscopic management of rudimentary horn pregnancy. Hum Reprod 13(9):2643, 1998

Dillon WP, Mudaliar NA, Wingate MB: Congenital atresia of the cervix. Obstet Gynecol 54(1):126, 1979

Doyle JO, Laufer MR: Mayer-Rokitansky-Kuster-Hauser (MRKH) syndrome with a single septate uterus: a novel anomaly and description of treatment options. Fertil Steril 92(1):391, 2009

Du H, Taylor HS: Molecular regulation of müllerian development by Hox genes. Ann NY Acad Sci 1034:152, 2004

Elder J: Congenital anomalies of the genitalia. In Walsh PC, Retik AB, Stamey TA, et al (eds): Campbell's Urology. Philadelphia, WB Saunders, 1992, p 1920

Eustace DL: Congenital absence of fallopian tube and ovary. Eur J Obstet Gynecol Reprod Biol 46(2-3):157, 1992

Fayez JA: Comparison between abdominal and hysteroscopic metroplasty. Obstet Gynecol 68(3):399, 1986

Fedele L, Bianchi S, Marchini M, et al: Ovulation induction in the treatment of primary infertility associated with unicornuate uterus: report of five cases. Hum Reprod 9(12):2311, 1994

Fedele L, Zamberletti D, Vercellini P, et al: Reproductive performance of women with unicornuate uterus. Fertil Steril 47(3):416, 1987

Frank RT: The formation of an artificial vagina without an operation. Am J Obstet Gynecol 141:910, 1938

Garcia RF: Z-plasty for correction of congenital transverse vaginal septum. Am J Obstet Gynecol 99(8):1164, 1967

Gearhart JP, Jeffs RD: Exstrophy of the bladder, epispadias, and other bladder anomalies. In Walsh PC, Retik AB, Stamey TA, et al (eds): Campbell's Urology. Philadelphia, WB Saunders, 1992, p 1772

Goldberg JM, Falcone T: Effect of diethylstilbestrol on reproductive function. Fertil Steril 72(1):1, 1999

Greer DM Jr, Pederson WC: Pseudo-masculinization of the phallus. Plast Reconstr Surg 68(5):787, 1981

Heinonen PK: Clinical implications of the didelphic uterus: long-term follow-up of 49 cases. Eur J Obstet Gynecol Reprod Biol 91(2):183, 2000

Heinonen PK: Clinical implications of the unicornuate uterus with rudimentary horn. Int J Gynaecol Obstet 21(2):145, 1983

Heinonen PK: Complete septate uterus with longitudinal vaginal septum. Fertil Steril 85(3):700, 2006

Heinonen PK: Limb anomalies among offspring of women with a septate uterus: a report of three cases. Early Hum Dev 56(2-3):179, 1999

Heinonen PK: Unicornuate uterus and rudimentary horn. Fertil Steril 68(2):224, 1997

Heinonen PK: Uterus didelphys: a report of 26 cases. Eur J Obstet Gynecol Reprod Biol 17(5):345, 1984

Heinonen PK, Saarikoski S, Pystynen P: Reproductive performance of women with uterine anomalies. An evaluation of 182 cases. Acta Obstet Gynecol Scand 61(2):157, 1982

Hensle TW, Bingham J: Feminizing genitoplasty. Adv Exp Med Biol 511:251, 2002

Herbst AL: Behavior of estrogen-associated female genital tract cancer and its relation to neoplasia following intrauterine exposure to diethylstilbestrol (DES). Gynecol Oncol 76(2):147, 2000

Herbst AL, Ulfelder H, Poskanzer DC: Adenocarcinoma of the vagina. Association of maternal stilbestrol therapy with tumor appearance in young women. N Engl J Med 284(15):878, 1971

Hernandez-Diaz S: Iatrogenic legacy from diethylstilbestrol exposure. Lancet 359(9312):1081, 2002

Hinckley MD, Milki AA: Management of uterus didelphys, obstructed hemivagina and ipsilateral renal agenesis. A case report. J Reprod Med 48(8):649, 2003

Hoover RN, Hyer M, Pfeiffer RM, et al: Adverse health outcomes in women exposed in utero to diethylstilbestrol. N Engl J Med 365(14):1304, 2011

Hwang JH, Oh MJ, Lee NW, et al: Multiple vaginal müllerian cysts: a case report and review of literature. Arch Gynecol Obstet 280(1):137, 2009

Ingram JM: The bicycle seat stool in the treatment of vaginal agenesis and stenosis: a preliminary report. Am J Obstet Gynecol 140(8):867, 1981

Israel R, March CM: Hysteroscopic incision of the septate uterus. Am J Obstet Gynecol 149(1):66, 1984

James DF, Barber HR, Graber EA: Torsion of normal uterine adnexa in children. Report of three cases. Obstet Gynecol 35(2):226, 1970

Joki-Erkkila MM, Heinonen PK: Presenting and long-term clinical implications and fecundity in females with obstructing vaginal malformations. J Pediatr Adolesc Gynecol 16(5):307, 2003

Jones HW Jr: An anomaly of the external genitalia in female patients with exstrophy of the bladder. Am J Obstet Gynecol 117(6):748, 1973

Kapoor R, Sharma DK, Singh KJ, et al: Sigmoid vaginoplasty: long-term results. Urology 67(6):1212, 2006

Karlin G, Brock W, Rich M, et al: Persistent cloaca and phallic urethra. J Urol 142(4):1056, 1989

Kenney PJ, Spirt BA, Leeson MD: Genitourinary anomalies: radiologic-anatomic correlations. RadioGraphics 4:233, 1984

Klip H, Verloop J, van Gool JD, et al: Hypospadias in sons of women exposed to diethylstilbestrol in utero: a cohort study. Lancet 359(9312):1102, 2002

Kolon TF, Ferrer FA, McKenna PH: Clinical and molecular analysis of XX sex reversed patients. J Urol 160(3 Pt 2):1169, 1998

Lattimer JK, Smith MJ: Exstrophy closure: a follow up on 70 cases. J Urol 95(3):356, 1966

Lewis VG, Money J: Sexological theory, H-Y antigen, chromosomes, gonads, and cyclicity: two syndromes compared. Arch Sex Behav 15(6):467, 1986

Lim YH, Ng SP, Jamil MA: Imperforate hymen: report of an unusual familial occurrence. J Obstet Gynaecol Res 29(6):399, 2003

MacLaughlin DT, Donahoe PK: Sex determination and differentiation. N Engl J Med 350(4):367, 2004

Malini S, Valdes C, Malinak LR: Sonographic diagnosis and classification of anomalies of the female genital tract. J Ultrasound Med 3(9):397, 1984

Marshall FF: Embryology of the lower genitourinary tract. Urol Clin North Am 5(1):3, 1978

Masse J, Watrin T, Laurent A, et al: The developing female genital tract: from genetics to epigenetics. Int J Dev Biol 53(2-3):411, 2009

McIndoe A: The treatment of congenital absence and obliterative conditions of the vagina. Br J Plast Surg 2(4):254, 1950

Minto CL, Liao KL, Conway GS, et al: Sexual function in women with complete androgen insensitivity syndrome. Fertil Steril 80(1):157, 2003

Moore KL, Persaud TVN: The urogenital system. In The Developing Human. Philadelphia, Saunders, 2008, p 243

Nahum GG: Rudimentary uterine horn pregnancy. The 20th-century worldwide experience of 588 cases. J Reprod Med 47(2):151, 2002

Nahum GG: Uterine anomalies. How common are they, and what is their distribution among subtypes? J Reprod Med 43(10):877, 1998

Nazir Z, Rizvi RM, Qureshi RN, et al: Congenital vaginal obstructions: varied presentation and outcome. Pediatr Surg Int 22(9):749, 2006

Niver DH, Barrette G, Jewelewicz R: Congenital atresia of the uterine cervix and vagina: three cases. Fertil Steril 33(1):25, 1980

Oppelt P, Renner SP, Kellermann A, et al: Clinical aspects of Mayer-Rokitansky-Kuster-Hauser syndrome: recommendations for clinical diagnosis and staging. Hum Reprod 21(3):792, 2006

O'Rahilly R, Muller F: Human Embryology and Teratology, 3rd ed. New York, Wiley Liss, 2001, p 340

Palmer JR, Hatch EE, Rao RS, et al: Infertility among women exposed prenatally to diethylstilbestrol. Am J Epidemiol 154(4):316, 2001

Parazzini F, Cecchetti G: The frequency of imperforate hymen in northern Italy. Int J Epidemiol 19(3):763, 1990

Park SY, Jameson JL: Minireview: transcriptional regulation of gonadal development and differentiation. Endocrinology 146(3):1035, 2005

Patton PE: Anatomic uterine defects. Clin Obstet Gynecol 37(3):705, 1994

Pellerito JS, McCarthy SM, Doyle MB, et al: Diagnosis of uterine anomalies: relative accuracy of MR imaging, endovaginal sonography, and hysterosalpingography. Radiology 183(3):795, 1992

Printz JL, Choate JW, Townes PL, et al: The embryology of supernumerary ovaries. Obstet Gynecol 41(2):246, 1973

Proctor JA, Haney AF: Recurrent first trimester pregnancy loss is associated with uterine septum but not with bicornuate uterus. Fertil Steril 80(5):1212, 2003

Rackow BW, Arici A: Reproductive performance of women with müllerian anomalies. Curr Opin Obstet Gynecol 19(3):229, 2007

Raga F, Bonilla-Musoles F, Blanes J, et al: Congenital müllerian anomalies: diagnostic accuracy of three-dimensional ultrasound. Fertil Steril 65(3):523, 1996

Reuter KL, Daly DC, Cohen SM: Septate versus bicornuate uteri: errors in imaging diagnosis. Radiology 172(3):749, 1989

Rickham PP: Vesicointestinal fissure. Arch Dis Child 35:967, 1960

Roberts CP, Haber MJ, Rock JA: Vaginal creation for müllerian agenesis. Am J Obstet Gynecol 185(6):1349, 2001

Rock JA, Jones HW Jr: The clinical management of the double uterus. Fertil Steril 28(8):798, 1977

Rock JA, Jones HW Jr: The double uterus associated with an obstructed hemivagina and ipsilateral renal agenesis. Am J Obstet Gynecol 138(3):339, 1980

Rock JA, Roberts CP, Jones HW Jr: Congenital anomalies of the uterine cervix: lessons from 30 cases managed clinically by a common protocol. Fertil Steril 94(5):1858, 2010

Rock JA, Schlaff WD, Zacur HA, et al: The clinical management of congenital absence of the uterine cervix. Int J Gynaecol Obstet 22(3):231, 1984

Rock JA, Zacur HA, Dlugi AM, et al: Pregnancy success following surgical correction of imperforate hymen and complete transverse vaginal septum. Obstet Gynecol 59(4):448, 1982

Rolen AC, Choquette AJ, Semmens JP: Rudimentary uterine horn: obstetric and gynecologic implications. Obstet Gynecol 27(6):806, 1966

Ross AJ, Capel B: Signaling at the crossroads of gonad development. Trends Endocrinol Metab 16(1):19, 2005

Sanfilippo JS, Wakim NG, Schikler KN, et al: Endometriosis in association with uterine anomaly. Am J Obstet Gynecol 154(1):39, 1986

Schweikert HU, Weissbach L, Leyendecker G, et al: Clinical, endocrinological, and cytological characterization of two 46,XX males. J Clin Endocrinol Metab 54(4):745, 1982

Senekjian EK, Potkul RK, Frey K, et al: Infertility among daughters either exposed or not exposed to diethylstilbestrol. Am J Obstet Gynecol 158(3 Pt 1):493, 1988

Sharara FI: Complete uterine septum with cervical duplication, longitudinal vaginal septum and duplication of a renal collecting system. A case report. J Reprod Med 43(12):1055, 1998

Shatzkes DR, Haller JO, Velcek FT: Imaging of uterovaginal anomalies in the pediatric patient. Urol Radiol 13(1):58, 1991

Simon C, Martinez L, Pardo F, et al: Müllerian defects in women with normal reproductive outcome. Fertil Steril 56(6):1192, 1991

Simpson JL: Genetics of the female reproductive ducts. Am J Med Genet 89(4):224, 1999

Sivanesaratnam V: Unexplained unilateral absence of ovary and fallopian tube. Eur J Obstet Gynecol Reprod Biol 22(1-2):103, 1986

Sotolongo JR Jr, Gribetz ME, Saphir RL, et al: Female phallic urethra and persistent cloaca. J Urol 130(6):1186, 1983

Stanton SL: Gynecologic complications of epispadias and bladder exstrophy. Am J Obstet Gynecol 119(6):749, 1974

Stelling JR, Gray MR, Davis AJ, et al: Dominant transmission of imperforate hymen. Fertil Steril 74(6):1241, 2000

Strassman E: Plastic unification of double uterus. Am J Obstet Gynecol 64(1):25, 1952

Strickland JL, Cameron WJ, Krantz KE: Long-term satisfaction of adults undergoing McIndoe vaginoplasty as adolescents. Adolesc Pediatr Gynecol 6:135, 1993

Taylor HS: The role of HOX genes in the development and function of the female reproductive tract. Semin Reprod Med 18(1):81, 2000

Thijssen RF, Hollanders JM, Willemsen WN, et al: Successful pregnancy after ZIFT in a patient with congenital cervical atresia. Obstet Gynecol 76(5 Pt 2):902, 1990

Thyen U, Lanz K, Holterhus PM, et al: Epidemiology and initial management of ambiguous genitalia at birth in Germany. Horm Res 66(4):195, 2006

Usta IM, Awwad JT, Usta JA, et al: Imperforate hymen: report of an unusual familial occurrence. Obstet Gynecol 82(4 Pt 2 Suppl):655, 1993

Vague J: Testicular feminization syndrome. An experimental model for the study of hormone action on sexual behavior. Horm Res 18(1-3):62, 1983

Vainio S, Heikkilä M, Kispert A, et al: Female development in mammals is regulated by Wnt-4 signalling. Nature 397(6718):405, 1999

Vecchietti G: [Creation of an artificial vagina in Rokitansky-Kuster-Hauser syndrome]. Attual Ostet Ginecol 11(2):131, 1965

Viger RS, Silversides DW, Tremblay JJ: New insights into the regulation of mammalian sex determination and male sex differentiation. Vitam Horm 70:387, 2005

Wharton LR: Two cases of supernumerary ovary and one of accessory ovary, with an analysis of previously reported cases. Am J Obstet Gynecol 78:1101, 1959

White PC, Speiser PW: Congenital adrenal hyperplasia due to 21-hydroxylase deficiency. Endocr Rev 21(3):245, 2000

Wisniewski AB, Migeon CJ, Meyer-Bahlburg HF, et al: Complete androgen insensitivity syndrome: long-term medical, surgical, and psychosexual outcome. J Clin Endocrinol Metab 85(8):2664, 2000

Woelfer B, Salim R, Banerjee S, et al: Reproductive outcomes in women with congenital uterine anomalies detected by three-dimensional ultrasound screening. Obstet Gynecol 98(6):1099, 2001

Woodruff JC, Pauerstein CJ: The fallopian tube: structure, function, pathology and management. Baltimore, Williams & Wilkins, 1969, p 18

Yin Y, Ma L: Development of the mammalian female reproductive tract. J Biochem 137(6):677, 2005

Zanetti E, Ferrari LR, Rossi G: Classification and radiographic features of uterine malformations: hysterosalpingographic study. Br J Radiol 51(603):161, 1978

Zheng W, Robboy SJ: Fallopian tube. In Robboy SJ, Mutter GL, Prat J (eds): Robboy's Pathology of the Female Reproductive Tract. London, Churchill Livingstone, 2009, p 509

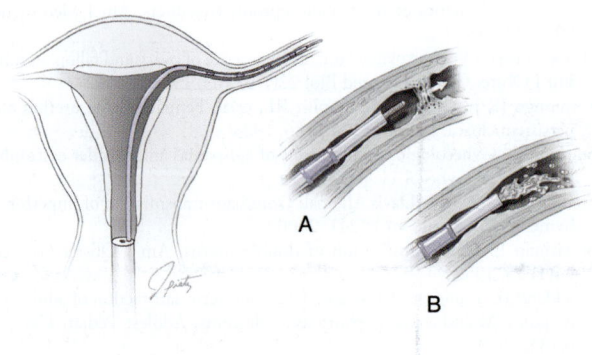

CAPÍTULO 19

Avaliação do Casal Infértil

ETIOLOGIA DA INFERTILIDADE	506
ANAMNESE FEMININA	507
ANAMNESE MASCULINA	508
EXAME FÍSICO DA PACIENTE	511
EXAME FÍSICO DO PACIENTE	511
ETIOLOGIA DA INFERTILIDADE FEMININA	512
DISFUNÇÃO OVULATÓRIA	512
ENVELHECIMENTO FEMININO E DISFUNÇÃO OVULATÓRIA	514
FATORES TUBÁRIOS E PÉLVICOS	515
ANORMALIDADES UTERINAS	516
AVALIAÇÃO RADIOLÓGICA E CIRÚRGICA	516
FATORES CERVICAIS	520
ETIOLOGIA DA INFERTILIDADE MASCULINA	521
ESPERMATOGÊNESE NORMAL	521
ESPERMOGRAMA	522
ENSAIO PARA AVALIAÇÃO DA FUNÇÃO DO ESPERMATOZOIDE	524
AVALIAÇÃO HORMONAL MASCULINA	525
CONCLUSÃO	526
REFERÊNCIAS	527

Define-se infertilidade como incapacidade de conceber após um ano de relacionamentos sexuais sem proteção e com uma frequência razoável. A infertilidade pode ser subdividida em *primária*, ou seja, não há gravidez anterior, e *secundária*, aquela que ocorre após pelo menos uma concepção anterior.

Por outro lado, *fecundidade* é a capacidade de conceber, sendo que dados obtidos em grandes estudos populacionais mostram que a probabilidade mensal de conceber se situa entre 20 e 25%. Entre aquelas mulheres que estejam tentando conceber, cerca de 50% estarão grávidas em três meses, 75% em seis meses e mais de 85% em um ano (Fig. 19-1) (Guttmacher, 1956; Mosher, 1991).

A infertilidade é uma condição comum que afeta entre 10 e 15% dos casais em idade reprodutiva. É importante observar que, mesmo sem tratamento, aproximadamente 50% irão conceber no segundo ano de tentativa. Embora se suponha que a prevalência de infertilidade tenha permanecido relativamente estável nos últimos 40 anos, a demanda por investigaçãoe tratamento aumentou consideravelmente (Chandra, 2010). Com a divulgação dos avanços nos tratamentos de infertilidade, as pacientes atualmente têm maior expectativa de que a intervenção médica as ajude a atingir seus objetivos.

Para maior precisão terminológica, a maioria dos casais com problemas deve ser denominada *subférteis*, e não inférteis, uma vez que, se lhes for dado tempo suficiente, terminarão por conceber. O conceito de subfertilidade pode ser extremamente tranquilizador para os casais. Entretanto, há exceções óbvias, como mulheres com tubas uterinas obstruídas bilateralmente ou homens com azoospermia.

Há concordância geral de que a investigação de infertilidade deva ser considerada em qualquer casal que não tenha conseguido conceber após um ano de tentativas. Entretanto, há inúmeros cenários clínicos em que a avaliação deve ser feita mais cedo. Por exemplo, adiar a avaliação em mulheres anovulatórias ou em mulheres com histórico de doença inflamatória pélvica (DIP) grave não é a decisão mais correta. Além disso, a fecundidade está fortemente relacionada com a idade, o que justifica iniciar a investigação após 6 meses de tentativas nas mulheres com mais de 40 anos de idade e, segundo especialistas, com mais de 35 anos. Como parte da investigação de infertilidade, a paciente deve estar preparada para a gravidez. Uma lista abrangente de tópicos pré-concepcionais é encontrada na Tabela 1-3 (p. 12).

ETIOLOGIA DA INFERTILIDADE

Toda gravidez bem-sucedida se caracteriza por uma sequência completa de eventos, incluindo ovulação, captura do óvulo por uma das tubas uterinas, fertilização, transporte do óvulo fertilizado até o útero e implantação do óvulo na cavidade uterina receptiva. No caso de homens com infertilidade, uma determinada quantidade de esperma de qualidade adequada deve

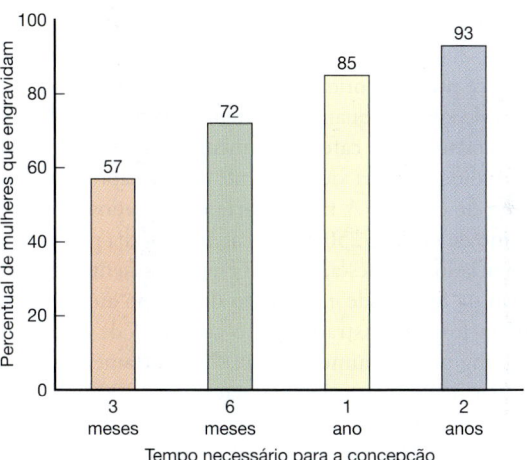

FIGURA 19-1 Tempo necessário para a concepção.

ser depositada no colo, o mais próximo possível da época da ovulação. Mantendo esses eventos em mente, os médicos podem desenvolver, com mais facilidade, estratégias adequadas de investigação e tratamento.

Em geral, a infertilidade pode ser atribuída à mulher em um terço dos casos, ao homem, em um terço dos casos, e a ambos os parceiros no terço restante. Essa estimativa enfatiza a importância de avaliarem-se ambos os parceiros antes de qualquer tratamento. A Tabela 19-1 mostra as estimativas de incidência de várias causas de infertilidade (Abma, 1997; American Society for Reproductive Medicine, 2006a).

É muito importante que ambos os parceiros estejam presentes na consulta inicial. A consulta a um médico para avaliação de infertilidade é uma excelente oportunidade para informar os casais sobre o processo normal de concepção. Há muitos mitos que envolvem a capacidade de conceber, como a importância da posição sexual e a necessidade de permanecer em posição horizontal após a ejaculação. Esses mitos devem ser discutidos com todos os casais, uma vez que aumentam o estresse em uma situação que já é estressante.

Os médicos devem orientar os casais sobre o conceito de "janela fértil" para a concepção. As chances de concepção aumentam a partir dos cinco dias que precedem a ovulação até o dia da ovulação propriamente dita (Wilcox, 1995). Se o sêmen do parceiro tiver características normais, o casal deve ter relação sexual todos os dias durante esse período para maximizar as chances de concepção. Embora haja queda na concentração de espermatozoides com o aumento da frequência de relações sexuais, tal redução geralmente é muito pequena para causar impacto negativo sobre a chance de fertilização (Stanford, 2002). Os casais devem ser orientados a evitar o uso de lubrificantes à base de óleo, tendo em vista que são prejudiciais aos espermatozoides.

HISTÓRIA CLÍNICA

Anamnese feminina

História ginecológica

Como em qualquer condição médica, história e exame físico completos são extremamente importantes (American Society for Reproductive Medicine, 2000). Para a mulher, a anamnese deve incluir o histórico ginecológico completo. Em especial, o médico deve fazer perguntas sobre menstruação (frequência, duração, alteração recente no intervalo ou na duração, fogachos e dismenorreia), uso de contraceptivos e duração da infertilidade. Histórico de cistos ovarianos recorrentes, endometriose, leiomiomas, doenças sexualmente transmissíveis (DSTs) ou DIP também são pertinentes. Considerando que concepções anteriores são indicadoras de ovulação e de tuba uterina permeável, esse tipo de histórico também deve ser explorado pelos médicos. A demora na concepção sugere subfertilidade com maior chance de se chegar a uma etiologia naquele casal. É importante inquirir sobre complicações da gravidez, como abortamento, parto prematuro, retenção placentária, dilatação e curetagem pós-parto, corioamnionite ou anomalias fetais. A história de esfregaço de Papanicolaou anormal também é pertinente, em particular nos casos de mulheres que tenham sido submetidas à conização cervical, que pode reduzir a qualidade do muco cervical e alterar a anatomia do canal cervical. Na anamnese, é importante conhecer o histórico de relações sexuais do casal, incluindo frequência e período de ocorrência dos atos sexuais. Sintomas como dispareunia podem ser indicativos de endometriose e da necessidade de avaliação laparoscópica imediata da paciente.

História clínica

A história clínica visa a verificar a existência de sintomas de hiperprolactinemia ou de doença da tireoide. Sintomas de excesso de androgênio, como acne ou hirsutismo, indicam síndrome do ovário policístico (SOP) ou, menos comumente, hiperplasia suprarrenal congênita. Antecedentes de quimioterapia e radioterapia pélvica indicam insuficiência ovariana.

História cirúrgica

As cirurgias pélvicas e abdominais são o foco principal da história cirúrgica. Em geral, o tratamento cirúrgico de apendicite supurada ou de diverticulite indica aderências pélvicas, obstrução tubária, ou ambas. Cirurgia uterina prévia está associada a sinéquias intrauterinas (aderências).

História medicamentosa

Na anamnese, devem ser incluídas questões sobre medicamentos de venda livre, como os anti-inflamatórios não esteroides, que podem produzir efeitos adversos sobre a ovulação. Na maioria das vezes, o médico deve desaconselhar o uso de fitoterápicos. As mulheres devem ser incentivadas a tomar diariamente vitaminas com pelo menos 400 μg de ácido fólico, para reduzir as chances de malformações do tubo neural. Naquelas com um

TABELA 19-1 Etiologia da infertilidade

Masculina	25%
Ovulatória	27%
Tubária/uterina	22%
Outras	9%
Inexplicáveis	17%

TABELA 19-2 Efeitos da obesidade e de fatores ambientais sobre a fertilidade

Fator	Impacto sobre a fertilidade
Obesidade (IMC > 35)	Aumento de 2× no TPC
Subpeso (IMC < 19)	Aumento de 4× no TPC
Tabagismo	Aumento de 60% no RR
Alcoolismo (>2/dia)	Aumento de 60% no RR
Drogas ilícitas	Aumento de 70% no RR
Toxinas	Aumento de 40% no RR
Cafeína (>250 mg/dia)	Redução de 45% na fecundidade

IMC = índice de massa corporal; RR = risco relativo de infertilidade; TPC = tempo para concepção.
Abreviada de American Society for Reproductive Medicine, 2008a, com permissão.

filho afetado, devem ser administrados 4 mg diárias por via oral (American College of Obstetricians and Gynecologists, 2003).

História social

É importante avaliar, na história social o estilo de vida e os fatores ambientais, como hábitos alimentares e exposição a toxinas. Anormalidades no hormônio liberador da gonadotrofina (GnRH)e na secreção de gonadotrofinas estão claramente relacionadas a índices de massa corporal ≥ 25 ou ≤ 17 (Tabela 1-7, p. 17) (Goldstein, 1994a). Embora seja difícil conseguir, perdas ponderais, mesmo modestas, em mulheres com sobrepeso estão relacionadas à normalização de ciclos menstruais e a gestações subsequentes (Tabela 19-2).

Dados acumulados ao longo do tempo sugerem que o tabagismo também reduz a fertilidade, tanto em mulheres como em homens (Hughes, 1996; Hull, 2000; Kunzle, 2003; Laurent, 1992). A prevalência de infertilidade aumenta, e o tempo até a concepção é maior em mulheres fumantes, ou mesmo naquelas expostas passivamente à fumaça de cigarros. As toxinas contidas na fumaça aceleram a depleção folicular e aumentam as mutações genéticas em gametas ou em embriões (Sharara, 1994; Shideler, 1989). Entretanto, é necessário admitir que os dados atuais não comprovam relação de causa/efeito, mas apenas confirmam correlação entre tabagismo e infertilidade ou resultados adversos da gravidez. Todavia, estima-se que 25% das mulheres em idade reprodutiva sejam fumantes, e o desejo de engravidar pode ser um forte motivo para abandonar esse hábito (Augood, 1998). A Tabela 1-23 (p. 28) contém uma lista de agentes aprovados pela Food and Drug Administration para auxiliar na cessação do tabagismo.

O consumo de bebidas alcoólicas também deve ser limitado. O consumo exagerado de álcool diminui a fertilidade nas mulheres e foi associado à redução na contagem de espermatozoides e a aumento na disfunção sexual de homens (Klonoff-Cohen, 2003; Nagy, 1986). Normalmente, definem-se as doses-padrão de bebidas alcoólicas como 355 mL de cerveja, 160 mL de vinho e 45 mL de bebidas fortes. Com base em vários estudos, são necessárias entre 5 e 8 doses de bebida alcoólica por dia para causar impactos negativos na fertilidade feminina (Grodstein, 1994b; Tolstrup, 2003). Como o álcool também é nocivo no início da gravidez, é prudente orientar as pacientes a evitar o consumo de bebidas alcoólicas enquanto estiverem tentando conceber.

O consumo de cafeína também foi associado à redução na fecundidade. Uma xícara de café contém aproximadamente 115 mg de cafeína. A maior parte dos estudos sugere que o consumo de mais de 250 mg de cafeína por dia pela mulher esteja associado a modesta, embora estatisticamente significativa, redução na fertilidade e aumento do tempo até a concepção. Também foi demonstrado que o consumo de cafeína acima de 500 mg por dia aumenta a taxa de abortamento recorrente (Bolumar, 1997; Caan, 1998; Cnattingius, 2000).

As drogas ilícitas também afetam a fecundidade. A maconha suprime o eixo hipotálamo-hipófise-gônada, tanto na mulher como no homem, e a cocaína prejudica a espermatogênese (Bracken, 1990; Smith, 1987a). Embora pouco comum, a fecundidade é diminuída com a exposição ocupacional à solução de percloroetileno usada nas lavanderias e ao tolueno usado para impressão nas gráficas. Metais pesados e pesticidas também devem ser evitados, uma vez que reduzem as taxas de fertilidade e aumentam o risco de abortamento recorrente (Orejuela, 1998).

Etnia

A origem étnica de ambos os parceiros é importante para determinar a necessidade de testes pré-concepcionais, como rastreamento para anemia falciforme em afro-americanos, doença de Tay-Sachs e outros distúrbios em judeus asquenazes e fibrose cística em pacientes de origem norte-europeia (American College of Obstetricians and Gynecologists, 2005, 2007, 2009). Antecedentes familiares de infertilidade, abortamentos recorrentes ou anomalias fetais também são indicadores de etiologias genéticas. Embora o padrão de transmissão hereditária seja complexo, os dados sugerem que tanto a SOP como a endometriose ocorram em grupos familiares. Por exemplo, as mulheres com uma familiar de primeiro grau com endometriose apresentam risco sete vezes maior de evoluir com a doença em comparação com a população geral (Moen, 1993).

Anamnese masculina

O parceiro masculino deve ser questionado sobre seu desenvolvimento puberal e dificuldades com a função sexual. Disfunção erétil, particularmente em combinação com crescimento inadequado da barba, pode indicar níveis insuficientes de testosterona. A possibilidade de disfunção ejaculatória também deve ser investigada, incluindo anomalias evolutivas, como hipospádia, que podem resultar em ejaculação não ideal de sêmen (Benson, 1997).

DSTs ou infecções geniturinárias frequentes, incluindo epididimite ou prostatite, podem resultar na obstrução do canal deferente. Caxumba em adultos pode levar à inflamação testicular e danificar as célula(s)-tronco espermatogênicas (Beard, 1977). Além disso, antecedentes pessoais de criptorquidia, torção testicular ou trauma testicular sugerem espermatogênese anormal (Anderson, 1990; Bartsch, 1980; Sigman, 1997; Tas, 1996). Em comparação com homens férteis, os pacientes com histórico de criptorquidia unilateral ou bilateral (testículos que não descem até a bolsa escrotal) apresentam taxa de fertilida-

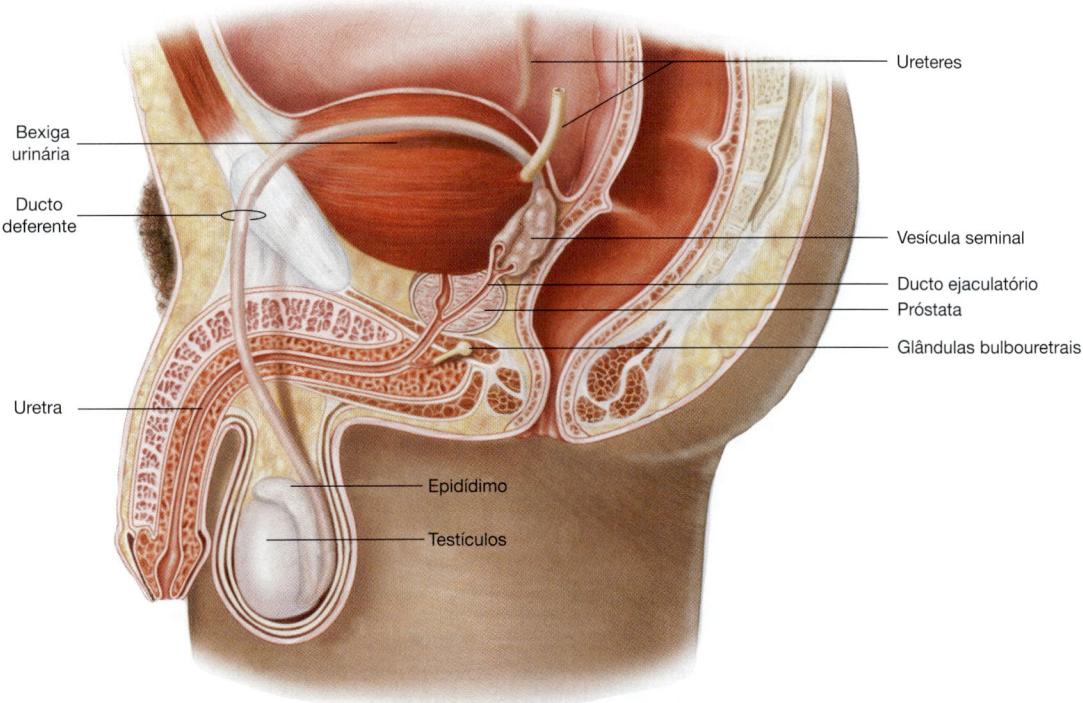

FIGURA 19-2 Genitália masculina. (*Reproduzida de McKinley, 2006, com permissão.*)

de, respectivamente, de 80 e 50% (Lee, 1993). A razão para as características seminais insatisfatórias nesses pacientes não foi esclarecida. Temperaturas intra-abdominais relativamente altas podem causar danos permanentes nas célula(s)-tronco. Alternativamente, as anormalidades genéticas que tenham determinado a localização anormal dos testículos também podem afetar a produção de espermatozoides.

A história de varicocele também é muito importante. A varicocele consiste em veias dilatadas que se localizam no plexo pampiniforme dos cordões espermáticos e drenam os testículos (Figs. 19-2 e 19-3). Acredita-se que as varicoceles aumentem a temperatura escrotal, embora haja controvérsias quanto ao impacto negativo que possam produzir sobre a fertilidade (Chehval, 1992; Jarow, 2001; World Health Organization, 1992). Embora 30 a 40% dos homens atendidos em clínicas de infertilidade tenham diagnostico de varicocele, aproximadamente 20% dos homens na população em geral são afetados de forma semelhante. Conquanto tenha havido discordância

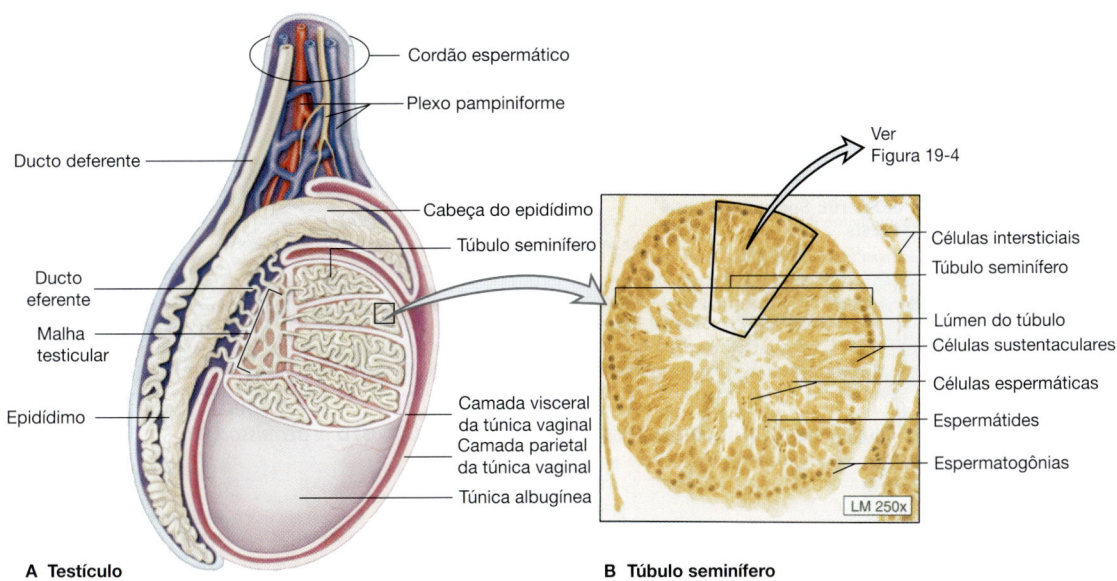

FIGURA 19-3 Testículo. **A**. Anatomia macroscópica de um testículo. **B**. O corte do testículo revela a estrutura microscópica de um túbulo seminífero. (*De McKinley, 2006, com permissão.*)

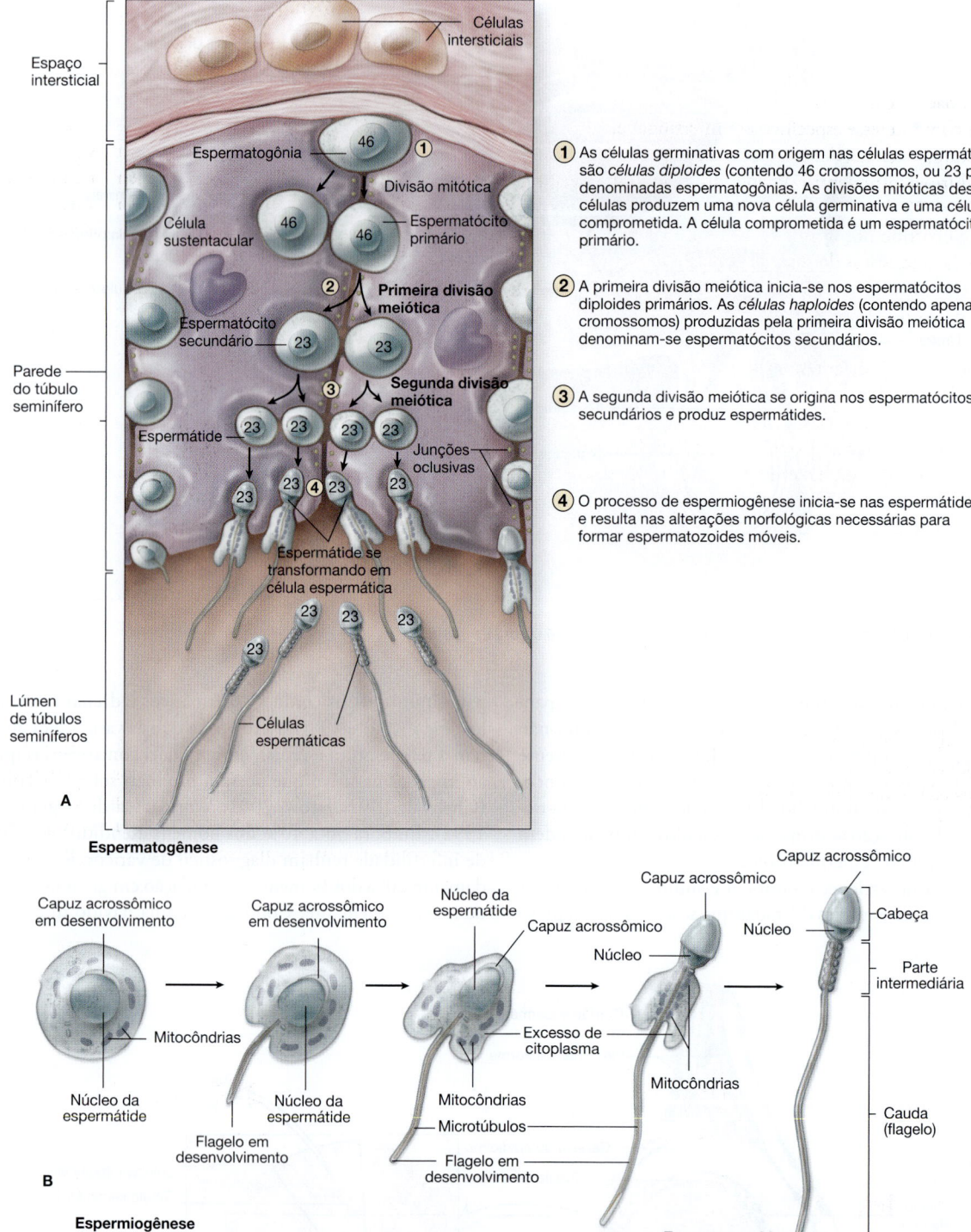

FIGURA 19-4 Testículo **A**. Corte do túbulo seminífero da Figura 19-3 mostrando as divisões mitóticas e meióticas envolvidas na espermatogênese. **B**. Mudanças estruturais exigidas durante a espermatogênese. (*Reproduzida de McKinley, 2006, com permissão.*)

substancial sobre os benefícios do reparo de varicocele, as metanálises sugerem que o reparo de varicocele melhora a fertilidade (American Society for Reproductive Medicine, 2008b; Schlesinger, 1994; Steckel, 1993). Se houver suspeita de varicocele, o paciente deve ser avaliado por urologista, preferencialmente com interesse específico em infertilidade.

A espermatogênese, desde a célula-tronco até o espermatozoide maduro, ocorre dentro do epidídimo ao longo de aproximadamente 90 dias (Fig. 19-4). Portanto, qualquer evento prejudicial ocorrido nos últimos 3 meses pode afetar de forma adversa as características do sêmen (Hinrichsen, 1980; Rowley, 1970). A espermatogênese é ideal em temperaturas ligeiramente abaixo da corporal por isso a localização dos testículos fora da pelve. Doenças com febre alta ou uso crônico de banhos quentes podem prejudicar temporariamente a qualidade do esperma. Não há evidências definitivas de que a roupa de baixo tipo *boxer* seja vantajosa (Tas, 1996).

A anamnese clínica do parceiro masculino deve-se concentrar em quimioterapia ou radioterapia local prévias que possam ter produzido lesão nas célula(s)-tronco espermatogônias. Hipertensão arterial, diabetes melito e distúrbios neurológicos podem estar associados disfunção erétil ou ejaculação retrógrada. Diversos medicamentos notoriamente produzem piora dos parâmetros seminais, incluindo cimetidina, eritromicina, gentamicina, tetraciclina e espironolactona (Sigman, 1997). Como descrito, cigarros, bebidas alcoólicas, drogas ilícitas e toxinas ambientais afetam adversamente os parâmetros seminais (Muthusami, 2005; Ramlau-Hansen, 2007). O uso, crescente, de esteroides anabolizantes também reduza produção de espermatozoides ao suprimir a produção intratesticular de testosterona (Gazvani, 1997). Embora os efeitos de muitos medicamentos sejam reversíveis, o abuso de esteroides anabolizantes pode resultar em danos duradouros, ou mesmo permanentes, na função testicular.

EXAME FÍSICO

Exame físico da paciente

O exame físico revela inúmeras indicações para a causa de infertilidade. Os sinais vitais, a estatura e o peso devem ser registrados. Uma estatura particularmente baixa talvez seja reflexo de uma doença genética como a síndrome de Turner. Hirsutismo, alopecia ou acne indicam a necessidade de dosar os androgênios. A acantose nigricante é consistente com resistência insulínica associada à SOP ou, menos comumente, à síndrome de Cushing. A galactorreia frequentemente indica hiperprolactinemia. Além disso, é importante verificar se há alguma anormalidade na tireoide. Muitos desses diagnósticos e o manejo dos casos foram discutidos em mais detalhes em outros capítulos (Tabela 19-3).

O exame da pelve pode ser particularmente esclarecedor. A dificuldades na introdução do espéculo no introito vaginal pode levantar dúvidas sobre a frequência de relações sexuais. A vagina deve estar úmida e rugosa e o colo deve ter uma quantidade razoável de muco. Ambos os sinais indicam produção adequada de estrogênio. O útero volumoso ou de forma irregular pode refletir a presença de leiomiomas, ao passo que o útero fixo sugere fibrose pélvica resultante de endometriose ou de infecção pélvica anterior. Além disso, nódulos uterossacrais ou massas ovarianas sugerem endometriose.

Todas as mulheres devem apresentar resultados normais nos testes de Papanicolaou no ano anterior ao tratamento. Resultados negativos em culturas para *Neisseria gonorrhoeae* e *Chlamydia trachomatis* garantem que a manipulação cervical durante a avaliação e o tratamento não provocará infecção ascendente. O exame das mamas deve ser normal e, quando houver indicação pela idade ou por antecedentes familiares, sugere-se solicitar mamografia antes de iniciar o tratamento hormonal.

Exame físico do paciente

A maior parte dos ginecologistas não se sente confortável para realizar o exame físico completo em homens. Entretanto, parte dessa avaliação é relativamente fácil e, no mínimo, o ginecologista deve entender o foco principal do exame. A presença de características sexuais secundárias normais, como crescimento de barba, pelos axilares e pubianos e, se aplicável, padrão de calvície masculina, é sinal de produção normal de testosterona. Ginecomastia ou aspecto eunucoide sugerem síndrome de Klinefelter (cariótipo 47,XXY) (De Braekeleer, 1991).

A uretra peniana deve estar localizada na ponta da glande para que a deposição de sêmen na vagina seja adequada. O comprimento testicular deve ser de pelo menos 4 cm, com volume testicular mínimo de 20 mL (Charny, 1960; Hadziselimovic, 2006). Testículos pequenos muito provavelmente

TABELA 19-3 Capítulos com informações relevantes sobre infertilidade

Etiologia	Diagnóstico	Título do capítulo	Número do capítulo
Disfunção ovulatória	SOP Hipotalâmica-hipofisária Relacionada à idade FOP	SOP e hiperandrogenismo Amenorreia Transição menopáusica Amenorreia	Capítulo 17 Capítulo 16 Capítulo 21 Capítulo 16
Doença tubária	DIP	Infecção ginecológica	Capítulo 3
Anormalidades uterinas	Congênita Leiomiomas Síndrome de Asherman	Distúrbios anatômicos Massa pélvica Amenorreia	Capítulo 18 Capítulo 9 Capítulo 16
Outras	Endometriose	Endometriose	Capítulo 10

SOP= síndrome do ovário policístico; FOP= falência ovariana prematura; DIP= doença inflamatória pélvica.

não produzem número normal de espermatozoides. Massa testicular indica a possibilidade de câncer de testículo, que pode apresentar-se como infertilidade. O epidídimo deve ter consistência mole e ser indolor à palpação, para excluir a hipótese de infecção crônica. A detecção de epidídimo volumoso sugere obstrução dos vasos deferentes. A próstata deve ser lisa, insensível e de tamanho normal. Além disso, o plexo pampiniforme de veias deve ser palpado para verificar se há varicocele (Jarow, 2001). É muito importante palpar os dois vasos deferentes, tendo em vista que a ausência congênita bilateral do vaso deferente está associada a mutações no gene responsável pela fibrose cística (Anguiano, 1992).

INVESTIGAÇÃO DE CAUSAS ESPECÍFICAS DE INFERTILIDADE

A investigação de infertilidade pode ser conceitualmente reduzida à confirmação de: (1) ovulação; (2) anatomia normal do trato reprodutivo feminino; e (3) características seminais normais. A Tabela 19-4 mostra as especificidades da investigação de cada uma dessas categorias, discutidas com detalhes nas próximas seções.

Etiologia da infertilidade feminina

Disfunção ovulatória

A ovulação pode ser perturbada por anormalidades em hipotálamo, adeno-hipófise ou ovários. Os distúrbios hipotalâmicos podem ser herdados ou adquiridos. Entre os adquiridos estão aqueles causados pelo estilo de vida, por exemplo, excesso de exercícios, transtornos alimentares ou estresse. Alternativamente, a disfunção ou a migração inadequada de neurônios hipotalâmicos secretores de GnRH pode ser hereditária, como a que ocorre no hipogonadismo hipotalâmico idiopático (HHI) ou na síndrome de Kallmann. A doença da tireoide e a hiperprolactinemia também contribuem para a incidência de distúrbios menstruais. O Capítulo 16 (p. 440) apresenta uma discussão completa sobre os distúrbios que resultam em problemas menstruais.

Padrão menstrual. O histórico menstrual da paciente é um excelente preditor de ovulação regular. Mulheres com menstruação cíclica em intervalos de 25 a 35 dias e duração de sangramento de 3 a 7 dias muito provavelmente tenham ovulação normal. Embora haja uma ampla variação nesses dados, cada mulher tem seu padrão normal. Portanto, os números mencionados não devem variar significativamente em uma paciente.

A ovulação também é sugerida pela ocorrência de *mittelschmerz*, que se caracteriza por dor pélvica no meio do ciclo associada à ovulação, ou sintomas moliminares, como sensibilidade nas mamas, acne, desejos alimentares e mudanças no estado de humor. Os ciclos ovulatórios têm maior chance de estarem associados à dismenorreia, embora dismenorreia grave indique endometriose.

Temperatura basal do corpo. Há muito os gráficos da temperatura basal do corpo (TBC) têm sido usados para identificar a ovulação. Esse teste exige que seja traçado um gráfico da temperatura oral matinal das mulheres (Fig. 19-5). Em geral, as temperaturas orais variam entre 36 e 37°C durante a fase folicular. A elevação pós-ovulatória nos níveis de progesterona aumenta a temperatura basal em cerca de 0,01 a 0,02°C. Esse padrão *bifásico* de temperatura é um forte preditor de ovulação (Bates, 1990). Não obstante, esse teste não é sensível em muitas mulheres, embora tenha a vantagem do baixo custo. Além disso, para casais que buscam a concepção, o aumento de temperatura acompanha a ovulação e, consequentemente, a janela da fertilidade máxima não terá sido aproveitada (Grinsted, 1989; Luciano, 1990; Moghissi, 1992). Embora seja útil para casais que

TABELA 19-4 Testes de infertilidade

Etiologia	Investigação
Disfunção ovulatória	Progesterona sérica mesolútea Kit de previsão da ovulação FSH folicular inicial ± nível de estradiol (reserva ovariana) ± Dosagem do hormônio antimülleriano (AMH) ± Dosagens séricas (TSH, prolactina, androgênios) ± Ultrassonografia ovariana (contagem de folículos antrais) ± Gráfico da temperatura basal do corpo ± Biópsia endometrial (malformação da fase lútea)
Doença tubária/pélvica	Histerossalpingografia Laparoscopia com cromotubagem
Fatores uterinos	Histerossalpingografia Ultrassonografia transvaginal Ultrassonografia com infusão salina Ressonância magnética Histeroscopia Laparoscopia
Fator cervical	±Teste pós-coito
Fator masculino	Análise de sêmen

FSH = hormônio folículo-estimulante; TSH = hormônio estimulante da tireoide.

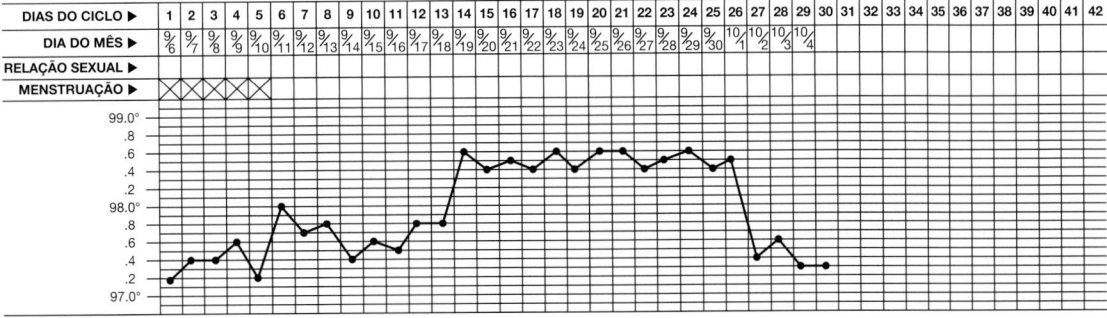

FIGURA 19-5 O padrão bifásico observado neste gráfico de temperatura basal do corpo sugere ovulação. (*Reproduzida de Chang, 2005, com permissão.*)

estejam tentando conceber pela primeira vez, esse teste perdeu a importância como ferramenta diagnóstica de infertilidade.

Kits preditores de ovulação. Foram desenvolvidos vários testes adicionais para ovulação. Os *kits* urinários para predição de ovulação encontram-se amplamente disponíveis em farmácias. Esses *kits*, que dosam a concentração urinária de LH por meio de ensaio colorimétrico se tornaram relativamente fáceis de usar e contêm instruções claras para interpretação dos resultados.

Em geral, a mulher deve iniciar o teste entre 2 e 3 dias antes do pico previsto de LH e repeti-lo diariamente. Não há consenso sobre a hora ideal do dia para fazer o teste. Alguns especialistas em infertilidade sugerem que a primeira urina concentrada da manhã seria a opção lógica. Outros consideram que essa amostra pode ter resultado falso-positivo e sugerem que seja coletada a segunda urina matinal. Outros médicos argumentam que o pico sérico de LH ocorre pela manhã e que haveria maior probabilidade de detectar picos urinários no final da tarde ou à noite. O momento de fazer o teste provavelmente não é essencial, desde que seja feito diariamente, considerando que o pico de LH dura apenas de 48 a 50 horas. Na maior parte das vezes, a ovulação ocorre no dia imediatamente posterior ao pico urinário (Luciano, 1990; Miller, 1996).

Se os resultados obtidos forem duvidosos, o teste deve ser repetido em 12 horas. Em um trabalho publicado, a sensibilidade dos ensaios para pico de LH na urina foi estimada em 100% e a acurácia em 96%, embora isso seja, indubitavelmente, uma superestimativa dos resultados normais (Grinsted, 1989; Guermandi, 2001).

Progesterona sérica. É possível também testar a ovulação por meio da dosagem de progesterona sérica na fase mesolútea. Em um ciclo clássico de 28 dias, o soro deve ser obtido no 21º dia, contado a partir do primeiro dia de sangramento menstrual, ou 7 dias após a ovulação. De maneira geral, a dosagem durante a fase folicular é inferior a 2 ng/mL. Valores acima de 4 a 6 ng/mL estão fortemente relacionados com ovulação e com produção de progesterona pelo corpo lúteo (Guermandi, 2001). A progesterona é secretada em pulsos e, portanto, uma dosagem isolada não é indicativa da produção total durante a fase lútea. Consequentemente, não se definiu um limiar absoluto para níveis aceitáveis de progesterona. Não obstante, Hull e colaboradores (1982) relataram que concentrações mesolúteas de progesterona acima de 9,4 ng/mL predizem taxas mais elevadas de gravidez em comparação às observadas em pacientes com níveis de progesterona abaixo de 10 ng/mL.

Muitos médicos optam por tratar empiricamente com progesterona natural qualquer paciente com nível de progesterona abaixo desse valor. Embora essa abordagem provavelmente não seja prejudicial, a utilidade desse tratamento ainda não foi comprovada. Portanto, a dosagem mesolútea de progesterona deve ser encarada como um marcador excelente de ocorrência de ovulação, mas não um indicador absoluto de função lútea adequada.

Biópsia endometrial. Para que haja preparação endometrial adequada prévia à implantação, há necessidade de níveis adequados de progesterona. Ocorrem os chamados defeitos de fase lútea (DFLs). quando a produção subótima de progesterona resulta em desenvolvimento inadequado do endométrio. Assim, propôs-se que a biópsia endometrial seria um exame que refletiria tanto a função do corpo lúteo como a resposta endometrial e, consequentemente, forneceria informações clinicamente mais relevantes que a dosagem sérica de progesterona isoladamente. Noyes e colaboradores (1975) descreveram uma sequência de eventos histológicos no endométrio nos estágios periovulatório, lúteo e inicial da menstruação. Esses pesquisadores definiram o DFL como uma descompasso superior a dois dias no aspecto histológico do endométrio em relação no dia real do ciclo determinado retrospectivamente. Essa discrepância no tempo é conhecida como *biópsia fora de fase*. Classicamente, recomenda-se realizar a biópsia endometrial o mais próximo possível do ciclo menstrual iminente tendo como base a duração do ciclo anterior e, na visão mais recente, no momento do pico de LH.

Infelizmente, a utilidade desse teste é muito prejudicada pela elevada variabilidade intra e interobservadores (Balasch, 1992; Scott, 1993). A frequência estimada de DFL na população infértil varia amplamente, porém, em geral, são aceitos valores entre 5 e 10%. Não obstante, biópsias fora de fase ocorrem quase com a mesma frequência em mulheres férteis como infértis, com grande sobreposição na incidência entre os dois grupos (Aksel, 1980; Balasch, 1992; Davis, 1989; Scott, 1993). Essa observação levou muitos especialistas a concluir que o DFL talvez inexista como entidade clínica. Na sua forma atual, a biópsia endometrial tem pouco valor preditivo. Por todas essas razões, esse exame não é mais considerado parte da rotina das avaliações de infertilidade.

É interessante observar que estão sendo feitos avanços impressionantes no conhecimento acerca da distribuição no tempo da expressão proteica nas glândulas endometriais e no estroma. Entre os possíveis marcadores de receptividade uterina estão osteopontina, citocinas (fator inibidor de leucemia, fator estimulador de colônias 1 e interleucina 1), moléculas de adesão celular (integrinas) e ligante da selectina L, que foi proposto como mediador da implantação embrionária (Carson, 2002; Kao, 2003; Lessey, 1998). No futuro, provavelmente as biópsias endometriais voltem a fazer parte das avaliações diagnósticas, caso seja comprovado que os padrões de expressão dessas proteínas indicam receptividade endometrial.

Ultrassonografia. As ultrassonografias ovarianas seriadas mostram o desenvolvimento de folículos antrais maduros e seu subsequente colapso durante a ovulação. Essa abordagem é demorada e a ovulação pode passar despercebida. Entretanto, a ultrassonografia é uma excelente abordagem para corroborar o diagnóstico de SOP (Cap. 17, p. 472).

Envelhecimento feminino e disfunção ovulatória

Epidemiologia. Há uma evidente relação inversa entre idade da mulher e fertilidade (Tabela 19-5) (American Society for Reproductive Medicine, 2006a). Foi realizado um estudo clássico entre os hutteristas, comunidade anabatista que evita contracepção. Após 34, 40 e 45 anos, a taxa de infertilidade foi de 11, 33 e 87%, respectivamente. A média de idade por ocasião da última gravidez foi 40,9 anos (Tietze, 1957). Outro estudo interessante avaliou as taxas cumulativas de gravidez em mulheres que utilizavam inseminação de doadores. Nas mulheres com menos de 31 anos, 74% engravidaram no período de um ano. Essas taxas caíram para 62% em mulheres na faixa etária entre 31 e 35 anos, e para 54% naquelas com mais de 35 anos (Treloar, 1998).

Fisiologia. A infertilidade relacionada com a idade está mais ligada à perda de oócitos viáveis. No meio da gestação, um feto humano feminino normal possui aproximadamente sete milhões de oócitos, sendo que esse número se reduz para 1 a 2 milhões por ocasião do nascimento (Fig. 14-1, p. 383). A atresia de folículos não dominantes prossegue ao longo da vida reprodutiva da mulher. Na puberdade, a mulher possui cerca de 300.000 folículos e, por ocasião da menopausa, apenas 1.000 folículos. Portanto, mesmo antes de atingir a menarca, a mulher já perdeu a maior parte de seus óvulos.

À medida que a mulher envelhece, o risco de anormalidades genéticas e de deleções mitocondriais nos oócitos remanescentes aumenta substancialmente (Keefe, 1995; Pellestor, 2003). Esses fatores resultam em redução nas taxas de gravidez e aumento nas taxas de abortamento, tanto em ciclos espontâneos como nos estimulados. Estimou-se que o risco global de abortamento em mulheres com mais de 40 anos varia entre 50 e 75% (Maroulis, 1991). Por esses motivos, a partir dos 35 anos a investigação para infertilidade deve ser considerada nos casos com insucesso após 1 ano, talvez 6 meses, de tentativa de engravidar, em todas as mulheres que manifestem desejo de ter filhos.

É importante observar que a reserva ovariana pode ser perdida por vários motivos além da idade cronológica. Consequentemente, a indicação de investigação deve ser considerada em qualquer mulher que se apresente com alteração inesperada no ciclo menstrual ou com antecedente familiar de menopausa precoce. Além disso, há indicação de investigação em tabagistas pesadas ou nas mulheres com antecedente pessoal de cirurgia ovariana, quimioterapia ou radioterapia da pelve.

Diversos exames sorológicos e ultrassonográficos foram desenvolvidos para avaliação da chance de concepção, e alguns destes serão descritos a seguir. A combinação ideal de exames está sendo revisada. No momento, a abordagem com melhor relação custo/efetividade para a clínica cotidiana provavelmente é a dosagem de FSH inicial e de estradiol. Em geral, as testagens para doença tireoidiana e hiperprolactinemia também parecem prudentes, considerando sua associação a malformações ovulatórias que podem ser leves e difíceis de identificar pela história.

Dosagem do hormônio folículo-estimulante. A dosagem sérica do hormônio folículo-estimulante (FSH) na fase folicular inicial; é um preditor simples e sensível da reserva ovariana (Toner, 1991). Com o declínio da função ovariana, as células da granulosa e as células lúteas secretam menos inibina, hormônio peptídico responsável pela inibição da secreção de FSH pelos gonadotrofos da adeno-hipófise (Capítulo 15, p. 402). Com a perda de inibina lútea, os níveis de FSH aumentam no início da fase folicular. A dosagem sérica do FSH classicamente é feita no terceiro dia do ciclo, contado a partir do início da menstruação, o assim chamado "FSH do terceiro dia". Contudo, é razoável testar entre os dias 2 e 4. Valores ≥ 10 mUI/mL indicam perda significativa de reserva ovariana e necessidade de investigação imediata e tratamento mais intensivo. Em um estudo amplo que avaliou ciclos de fertilização *in vitro* (FIV), níveis de FSH de três dias acima de 15 mUI/mL foram preditivos de taxas de gravidez significativamente menores (Muasher, 1988; Scott, 1995; Toner, 1991).

Dosagem de estradiol. Muitos médicos dosam simultaneamente o estradiol sérico (Buyalos, 1997; Licciardi, 1995). Com o acréscimo da dosagem de estradiol reduz-se a incidência de resultados falso-negativos para valores isolados de FSH. Paradoxalmente, a despeito da depleção global de folículos ovarianos, os níveis de estrogênio em mulheres com mais idade estarão elevados no início do ciclo em razão da maior estimulação da esteroidogênese ovariana pelos níveis elevados de FSH. Consideram-se anormais as dosagens de estradiol no terceiro dia do ciclo acima de 80 pg/mL. É importante observar que os níveis de referência para estradiol e FSH variam entre laboratórios. Portanto, os médicos devem estar familiarizados com os valores normais do laboratório que utilizam.

Inibina B. Entre as tentativas de identificar marcadores adicionais da reserva ovariana está a dosagem da inibina B, um produto das células da granulosa. A inibina B aumenta duran-

TABELA 19-5 Envelhecimento feminino e infertilidade

Idade da mulher (anos)	Infertilidade
20-29	8,0%
30-34	14,6%
35-39	21,9%
40-44	28,7%

te a fase folicular, levando a inibição progressiva da secreção de FSH pela hipófise. Assim como ocorre com as dosagens de FSH e de estradiol, a inibina B deve ser dosada no início da fase folicular em razão das grandes oscilações nos níveis séricos ao longo do ciclo. Embora inicialmente tenha sido considerado promissora, a dosagem de inibina B não se mostrou capaz de acrescentar informações relevantes àquelas já obtidas com a dosagem de FSH e, portanto, esse exame perdeu importância.

Hormônio antimülleriano. O hormônio antimülleriano (AMH) é o fator circulante mais recentemente usado como preditor da reserva ovariana (La Marca, 2009). Como sugere seu nome, o AMH é expresso pelos testículos fetais durante a diferenciação masculina para impedir o desenvolvimento do sistema mülleriano (tubas uterinas, útero e parte superior da vagina). O AMH também é expresso pelas células da granulosa dos pequenos folículos pré-antrais, sendo pequena a expressão nos folículos maiores. Tal observação sugere que o AMH tenha papel relevante no recrutamento do folículo dominante. A dosagem de AMH tem uma vantagem sobre as dosagens de FSH e inibina, na medida em que sua expressão independente da fase do ciclo, Além disso, os níveis de AMH podem cair antes que sejam observadas alterações nos níveis de FSH e estradiol, o que significa uma marcador mais precoce da disfunção ovariana. Estudos recentes sugerem que os níveis de AMH mantêm relação mais forte com o número de folículos primordiais ovarianos do que os níveis de FSH ou de inibina (Hansen, 2011). É interessante observar que os níveis de AMH aumentam duas a três vezes nas pacientes com SOP em comparação com mulheres com ciclos normais. Tal observação é consistente com o achado de múltiplos folículos iniciais nessas pacientes.

Teste de administração de citrato de clomifeno. O teste de provocação com citrato de clomifeno (CCCT, de *clomiphene citrate challenge test*) é um indicador mais sensível para redução da reserva ovariana do que as dosagens hormonais "sem estimulação" (Navot, 1987). O citrato de clomifeno é um modulador não esteroide do receptor estrogênico. Embora o mecanismo exato seja desconhecido, aparentemente o clomifeno bloqueia a inibição causada pelo *feedback* negativo de estrogênios endógenos para a secreção de FSH (Fig. 20-1, p. 533). Para fazer o teste, a paciente recebe 100 mg de citrato de clomifeno por via oral do 5º ao 9º dia do ciclo. O estradiol e o FSH devem ser dosados no 3º dia, e o FSH novamente no 10º dia. Elevações no nível de FSH em qualquer um desses momentos indicam redução na reserva ovariana.

De maneira geral, uma única dosagemde FSH no 3º dia provavelmente seja suficiente para rastreamento inicial. Entretanto, deve-se levar em consideração a hipótese de indicar o CCCT em mulheres com nível limítrofe de FSH ou naquelas com mais de 40 anos de idade.

Contagem de folículos antrais. A avaliação ultrassonográfica para contagem de folículos antrais (AFS, de *antral follicle count*) é comumente usada nas clínicas de infertilidade como preditor confiável da resposta subsequente à indução de ovulação (Frattarelli, 2000; Maseelall, 2009). O número de pequenos folículos antrais reflete o tamanho da reserva folicular restante. Folículos antrais entre 2 e 10 mm são encontrados em ambos os ovários. Nas mulheres em idade reprodutiva, a AFS total ge- ralmente fica entre 10 e 20. Contagens inferiores a 10 predizem resposta inadequada à estimulação de gonadotrofinas.

Interpretação dos testes. Resultados anormais em qualquer dos métodos citados mantêm correlação com pior prognóstico para sucesso de gravidez, qualquer que seja a idade da mulher. Nesses casos há indicação de encaminhamento a especialista em infertilidade. Por outro lado, testes normais não negam o impacto da idade sobre o estado de fertilidade. Essa informação pode ser útil para orientar os casais acerca do prognóstico. Resultados negativos em mulheres com maior idade são um incentivo para a procura de doadores para FIV ou para a busca de soluções alternativas como a adoção. Resultados limítrofes em mulheres mais jovens sugerem a necessidade de tratamento mais intensivo.

Fatores tubários e pélvicos

Sintomas como dor pélvica crônica ou dismenorreia sugerem obstrução tubária, aderências pélvicas, ou ambas. As aderências impedem movimento normal da tuba, captura do óvulo e transporte de óvulos fertilizados para o útero. Uma grande variedade de etiologias contribui para a doença tubária, incluindo infecção pélvica, endometriose e cirurgia pélvica anterior.

Antecedentes de DIP são fortes indicadores de aderências pélvicas ou de lesão nas tubas uterinas. Estimaram-se índices de infertilidade tubária em 12, 23 e 54% em mulheres, respectivamente, após um, dois e três casos de DIP (Lalos, 1988). Não obstante, a ausência de antecedente de DIP não é totalmente tranquilizadora, considerando que quase 50% das pacientes com lesão tubária não têm história clínica de doença anterior (Rosenfel, 1983).

Aproximadamente, 33 a 25% das mulheres inférteis nos países desenvolvidos são diagnosticadas como portadoras de doença tubária (Serafini, 1989; Organização Mundial da Saúde, 2007). Nos EUA, as causas mais comuns de doença tubária são infecções por *C. trachomatis* ou por *N. gonorrhoeae* (Cap. 3, p. 93). Por outro lado, nos países em desenvolvimento, a tuberculose genital é responsável por 3 a 5% dos casos de infertilidade (Aliyu, 2004; Nezar, 2009). Consequentemente, essa possibilidade deve ser considerada em imigrantes desses países com infecção endêmica. Nesses casos, lesão tubária e aderências endometriais são as causas subjacentes. A tuberculose genital normalmente segue-se à disseminação hematogênica para o trato reprodutivo de infecção primária extragenital. A probabilidade de recuperação da fertilidade após tratamento antituberculose é baixa, e FIV com transferência embrionária continua a ser a abordagem mais confiável (Aliyu, 2004).

Dentro de implantes de endometriose, inflamação e sangramento crônicos também podem provocar obstrução das tubas uterinas ou desenvolvimento de aderências pélvicas graves. Além disso, antecedente de gravidez ectópica, mesmo com tratamento clínico usando metotrexato, implica em maior probabilidade de lesão tubária significativa. Aderências residuais são comuns mesmo após cirurgia pélvica cuidadosas, principalmente em casos com inflamação pélvica causada por sangue, infecção ou irritação causada por conteúdo de teratomas císticos maduros (dermoide).

A *salpingite ístmica nodosa* é um quadro inflamatório da tuba uterina caracterizada por espessamento nodular de sua região ístmica. Histologicamente, a proliferação da musculatura lisa e divertículos do epitélio tubário contribuem para esse espessamento. Esse quadro raro é caracteristicamente bilateral e progressivo, levando finalmente à obstrução tubária e infertilidade (Saracoglu, 1992). As opções para fertilidade incluem aquelas utilizadas em casos de obstrução proximal tubária conforme discutido no Cap. 20 (p. 540). Além disso, o risco de gravidez ectópica aumenta nos casos de salpingite ístmica nodosa.

A avaliação de permeabilidade tubária pode ser feita com histerossalpingografia (HSG) ou com cromotubagem via laparoscopia. O Capítulo 2 (p. 50) contém uma discussão adicional sobre a realização de HSG. Sobre o tratamento, a fimbrioplastia é um procedimento a ser considerado em casos de obstrução tubária distal sem hidrossalpinge significativa. Também podem ser feitas tentativas para corrigir obstruções proximais com salpingaplastia por balão via histeroscopia. Entretanto, com o advento de altos índices de gravidez bem-sucedida com FIV, a frequência de cirurgia tubária vem caindo. Todas essas opções serão descritas no Capítulo 20.

Anormalidades uterinas

Anomalias congênitas. As anomalias uterinas podem ser hereditárias ou adquiridas. As anomalias hereditárias comuns incluem septo uterino, útero bicorno, útero unicorno e útero didelfo. Com a possível exceção dos grandes septos uterinos, é muito difícil verificar o impacto dessas anomalias sobre a concepção, embora um subgrupo esteja claramente associado a complicações na gravidez. Considerando que atualmente é possível remover os septos uterinos de forma relativamente simples e segura via histeroscopia, conforme descrito na Seção 42-19 (p. 1.174). A maioria dos especialistas em infertilidade opta por indicar cirurgia quando essa anomalia é identificada.

Dietilestilbestrol. A exposição uterina a esse estrogênio sintético foi relacionada com malformações no desenvolvimento uterino, além de aumento no risco de adenose vaginal. No Capítulo 18 (p. 502) é possível obter mais informações sobre esse tópico. A aparência clássica é a de um útero pequeno em forma de T. Felizmente, esse problema tem sido encontrado com frequência decrescente nas clínicas de infertilidade, considerando que esse fármaco não é mais usado e a maioria das mulheres afetadas está deixando a idade reprodutiva (Goldberg, 1999).

Anormalidades adquiridas. As anormalidades adquiridas são pólipos intrauterinos, leiomiomas e síndrome de Asherman.

Pólipos endometriais. Estima-se que esses tumores carnudos e de consistência mole estejam presentes em 3 a 5% das mulheres inférteis (Farhi, 1995; Soares, 2000). A prevalência é maior em mulheres com sintomas como sangramento intermenstrual ou pós-relação sexual (Cap. 8, p. 230). Embora em geral essas queixas normalmente indiquem remoção histeroscópica, a maioria dos dados não demonstra claramente a necessidade de remoção de pólipos em mulheres assintomáticas (Bem-Arie, 2004; DeWaay, 2002). Entretanto, é importante observar que em um trabalho publicado sugeriu que a remoção de pólipos, ainda que pequenos (menos de 1 cm), aumente a taxa de gravidez após inseminação intrauterina (Perez-Medina, 2005).

Leiomiomas. Dependendo do tamanho e da localização, esses tumores musculares lisos benignos também podem impedir a implantação normal (Pritts, 2001). Certamente, é razoável presumir que leiomiomas que obstruam as tubas uterinas, deformem ou preencham a cavidade uterina prejudiquem a implantação. O endométrio sobrejacente a esses tumores é menos vascular e o miométrio circunjacente apresenta contratilidade disfuncional, o que pode contribuir para redução nas taxas de gestações bem-sucedidas. Parece igualmente razoável postular que leiomiomas subserosos não afetem negativamente a fertilidade.

Farhi e colaboradores (1995) estudaram os efeitos dos leiomiomas uterinos sobre as taxas de sucesso de FIV. Em 28 mulheres com cavidades uterinas normais, a taxa de gravidez foi de 30% por transferência de embrião. Em 18 mulheres com cavidades anormais, a taxa de gravidez foi de apenas 9% por transferência. Embora esses dados sugiram que a remoção de leiomiomas submucosos aumente a fecundidade, não há nenhum ensaio prospectivo randomizado que confirme essa conclusão.

A intervenção adequada é ainda mais ambígua em pacientes com leiomiomas intramurais que não se encontram com o endométrio (Stovall, 1998). Até o momento, não foi possível desenvolver um algoritmo com base em número, volume ou localização desses tumores que indique, com precisão, a necessidade de remoção, capaz de predizer de forma acurada a necessidade de sua remoção, seja para melhorar as taxas de implantação ou para reduzir as complicações gestacionais, como abortamento, descolamento de placenta ou trabalho de parto prematuro. De qualquer forma, muitos especialistas indicam a remoção cirúrgica de leiomiomas maiores que 5 cm ou de tumores múltiplos menores, nessa faixa de tamanho. É importante ressaltar que os benefícios da cirurgia devem ser ponderados contra as possíveis complicações pós-operatórias que reduzem a fertilidade subsequente. Entre essas estão surgimento de síndrome de Asherman após a retirada de leiomiomas submucosos volumosos, formação de aderências pélvicas ou necessidade de cesariana nos casos em que houver transecção completa de toda a espessura miometrial.

Síndrome de Asherman. O quadro de aderências intrauterinas, também conhecidas como *sinéquias*, denomina-se *síndrome de Asherman*. Esse diagnóstico foi discutido em detalhes no Capítulo 16 (p. 444). A síndrome de Asherman ocorre com maior frequência em mulheres com antecedente de dilatação e curetagem uterina, particularmente no contexto de infecção e gravidez (Schenker, 1996). Com frequência, a história clínica inclui redução aguda do fluxo menstrual ou amenorreia após o procedimento. As pacientes com dispositivo intrauterino (DIU) complicado por infecção ou com tuberculose genital também apresentam risco elevado de sinéquias intrauterinas. O tratamento da síndrome de Asherman envolve lise histeroscópica das aderências, conforme descrito na Seção 42-21(p. 1.178). Embora haja quem use procedimento de dilatação e curetagem, a histeroscopia permite controle mais preciso, com menos fibrose secundária. Raramente é necessário proceder à coagulação eletrocirúrgica, levando em consideração que, na maioria dos casos, as bandas são compostas por tecido conectivo, com suprimento sanguíneo deficiente.

Abordagens radiológicas e cirúrgicas para a avaliação das estruturas pélvicas

Há várias abordagens para avaliação da anatomia pélvica: (1) histerossalpingografia; (2) ultrassonografia transvaginal, com ou sem instilação salina; (3) ultrassonografia transvaginal 3-D;

Avaliação do Casal Infértil

TABELA 19-6 Vantagens e desvantagens dos diversos métodos para avaliar a anatomia pélvica

	Permeabilidade tubária	Cavidade uterina	Malformações no desenvolvimento	Endometriose ou PAD	Ovários
HSG	+	+	–	±	–
UTV	–	+/–	+/–	–	+
UTV 3-D	–	+	+	–	+
UIS	–	+	+/–	–	+
RM	–	+	+	–	+
Histeroscopia	–	+	+ (com laparoscopia)	–	–
Laparoscopia	+	–	+ (com histeroscopia)	+	+

HSG= histerossalpingografia; RM = ressonância magnética; PAD= doença de aderência pélvica; UTV = ultrassonografia transvaginal; UIS= ultrassonografia com infusão salina.

(4) histeroscopia; (5) laparoscopia; e (6) imagem da pelve por ressonância magnética. Como mostra a Tabela 19-6, cada abordagem tem vantagens e desvantagens.

Histerossalpingografia. Essa ferramenta radiográfica é extremamente útil para avaliar a forma e o tamanho da cavidade uterina, além de definir o estado tubário. De maneira geral, é realizada entre o 5º e o 10º dia do ciclo. Nesse momento, a coagulação intrauterina que poderia bloquear o fluxo tubário externo ou dar a falsa impressão de alguma anormalidade no útero em geral é mínima. Além disso, a mulher não pode ter ovulado e nem concebido. Para a realização desse teste, instila-se meio de contraste iodado por meio de cateter instalado no útero. Sob fluoroscopia, o corante é acompanhado enquanto preenche a cavidade uterina, o lúmen tubário e, finalmente, transborda pelas fímbrias para a cavidade pélvica (Fig. 19-6).

Doença tubária. Em uma ampla metanálise, a HSG demonstrou ter 65% de sensibilidade e 83% de especificidade nos casos de obstrução tubária (Swart, 1995). As contrações tu-

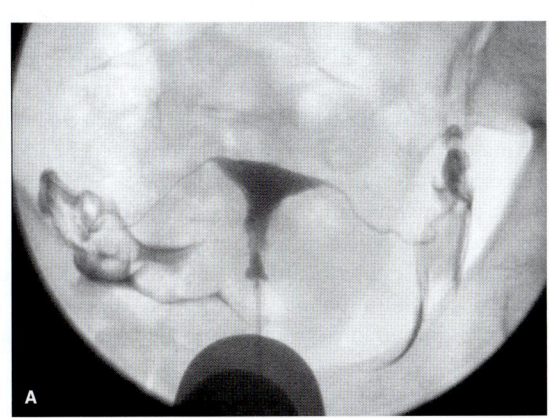
Normal

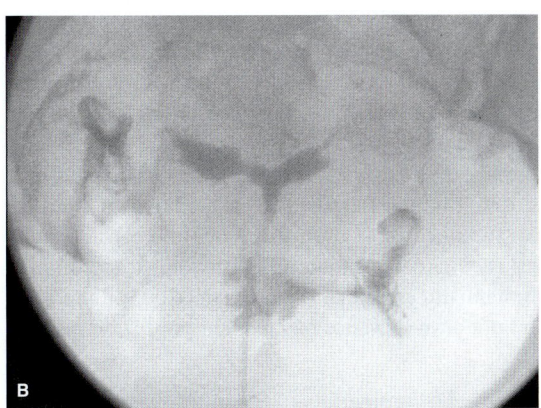
Síndrome de Asherman

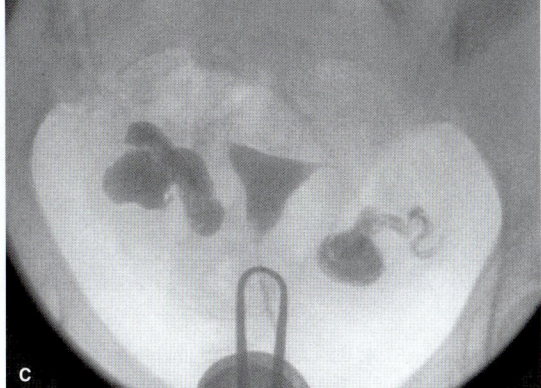
Hidrossalpinge bilateral

FIGURA 19-6 Achados à histerossalpingografia. Essas imagens foram invertidas digitalmente, fazendo com que o contraste radiopaco apareça em preto contra um fundo transparente. **A**. Histerossalpingografia normal. O corante radiopaco preenche a cavidade uterina e transborda de ambas as tubas uterinas para a cavidade peritoneal. O cateter do corante é visto imediatamente abaixo do contorno endometrial. **B**. Síndrome de Asherman. O meio de contraste preenche uma cavidade endometrial pequena e de formato irregular, imagem frequentemente descrita como tendo aspecto de "comida por traças". **C**. Hidrossalpinge bilateral. Observe a dilatação tubária acentuada e a ausência de derramamento do meio de contraste pelas extremidades fimbriais. (*Imagens cedidas pelo Dr. Kevin Doody.*)

bárias, em especial o espasmo cornual, podem dar a falsa impressão de obstrução da tuba uterina proximal (resultado falso-positivo). Muito menos comumente os resultados obtidos são falso-negativos, quando a tuba uterina é considerada pérvia à HSG, embora, subsequentemente, verifique-se que está obstruída. Muitas etiologias afetam ambas as tubas e, portanto, é raro haver doença unilateral. Obstruções unilaterais, com tuba contralateral aparentemente normal, muito provavelmente se devem ao fato de que, durante o procedimento de HSG, o corante segue o caminho de menor resistência. De qualquer forma, deve-se considerar realizar laparoscopia com cromotubagem para confirmação do diagnóstico antes do tratamento.

A HSG não é confiável para detectar aderências peritubárias ou pélvicas, embora a loculação de corante ao redor das tubas seja sugestiva. Portanto, a HSG é um excelente preditor de permeabilidade tubária, porém é menos eficaz para predizer função tubária normal ou presença de aderências pélvicas. Há relatos de aumento nas taxas de gravidez após HSG, provavelmente como resultado de lavagem de resíduos intratubários. Entretanto, esses relatos tiveram como base o uso de corantes à base de óleo, em vez de corantes à base de água, que atualmente são os preferidos.

Patologia uterina. A HSG permite também fazer a análise do contorno da cavidade intrauterina. A presença de pólipo, leiomioma ou aderência dentro da cavidade bloqueia a difusão do corante, resultando em uma "falha" na opacidade intrauterina na radiografia (Fig. 19-7). Embora seja possível obter resultados falso-positivos em razão de coágulos sanguíneos, tampões mucosos ou cisalhamento do endométrio durante a instalação do cateter intrauterino, a HSG mostrou-se capaz identificar com precisão as patologias intrauterinas. Em um estudo realizado com mais de 300 mulheres, no qual se utilizou a histeroscopia como padrão-ouro, a HSG apresentou sensibilidade de 98% e especificidade de 35%, com valor preditivo positivo de 70% e valor preditivo negativo de 8%. A maior parte dos diagnósticos equivocados resultou da incapacidade de distinguir pólipos de leiomiomas submucosos. O problema é mínimo considerando que essas pacientes serão submetidas à investigação complementar e tratamento específico (Preutthipan, 2003; Randolph, 1986). Embora outros estudos não tenham produzido resultados tão impressionantes, está bastante claro que a HSG é uma ferramenta poderosa para a avaliação da cavidade uterina.

A histerossalpingografia também pode definir a presença de anomalias no desenvolvimento uterino (Fig. 19-8). A identificação de útero em forma de Y à HSG pode representar septo uterino ou útero bicorno. Nesses casos, a silhueta externa do fundo uterino deve ser avaliada com RM, ultrassonografia de alta resolução, ultrassonografia 3-D ou laparoscopia. O contorno liso é consistente com septo uterino. Trata-se de distinção importante uma vez que o septo normalmente é retirado, ao passo que o útero bicorno geralmente não é tratado. De forma geral, as anomalias uterinas não causam infertilidade, mas estão associadas a abortamento espontâneo ou perda fetal tardia, o que cria um dilema de condução. Por isso, é razoável tratar cirurgicamente algumas anomalias uterinas na tentativa de melhorar a evolução gestacional. Contudo, o casal deve ser informado de que a concepção propriamente dita talvez não seja afetada. Uma discussão mais aprofundada sobre os efeitos das anomalias congênitas na fertilidade pode ser encontrada no Capítulo 18.

Ultrassonografia. A ultrassonografia pélvica transvaginal também é muito útil para definir a anatomia uterina, em particular durante a fase lútea, quando o endométrio espessado age como contraste em relação ao miométrio. Embora não haja aparelhos de ultrassonografia 3-D amplamente disponíveis, seu desenvolvimento é um grande avanço na capacidade discriminatória da ultrassonografia (Fig. 19-9).

A infusão de solução salina na cavidade endometrial durante ultrassonografia de fase folicular é outra abordagem para obter contraste entre cavidade e paredes uterinas. Esse procedimento tem muitas denominações, incluindo histerossonografia, sono-histerografia ou ultrassonografia com infusão salina (UIS). No Capítulo 2 (p. 35) esse procedimento foi descrito em detalhes. A UIS tem sensibilidade de 75% e especificidade acima de 90% para detecção de malformações endometriais. Apresenta valor preditivo positivo aceitável de 50% e excelente valor preditivo negativo de 95%, muito superior ao da HSG (Soares, 2000). Além disso, a UIS é mais sensível que a HSG para definir se uma malformação cavitária é um leiomioma pediculado ou um pólipo (Figs. 8-9 e 8-10, p. 229). Talvez o fato mais importante seja que a UIS ajuda a determinar quan-

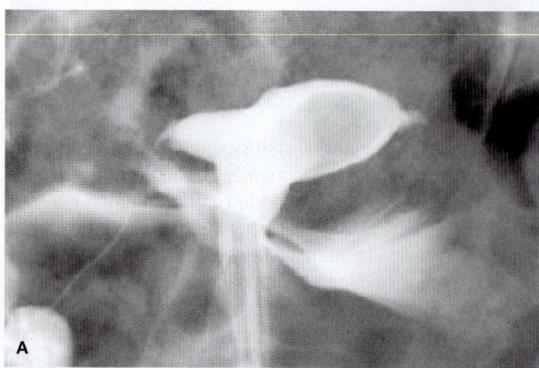
Leiomioma submucoso

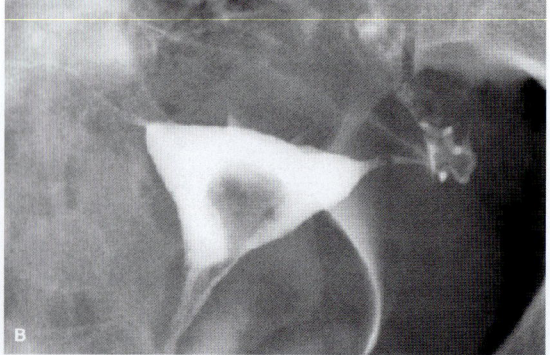
Pólipo endometrial

FIGURA 19-7 Aspecto de leiomiomas e de pólipos endometriais à histerossalpingografia (HSG). **A.** Uma falha de enchimento de base ampla ocorre na HSG de paciente com leiomioma submucoso. Observe a distorção do corno esquerdo produzida pela massa. **B.** O pólipo endometrial produz uma falha de enchimento mais irregular. Observe que os pólipos em geral têm inserção menos substancial no miométrio. (*Imagens cedidas pela Dra. Diane Twickler.*)

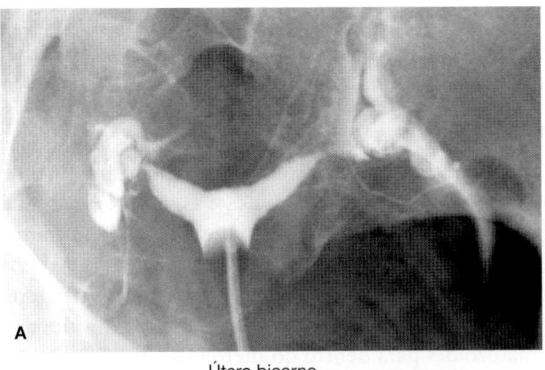
Útero bicorno

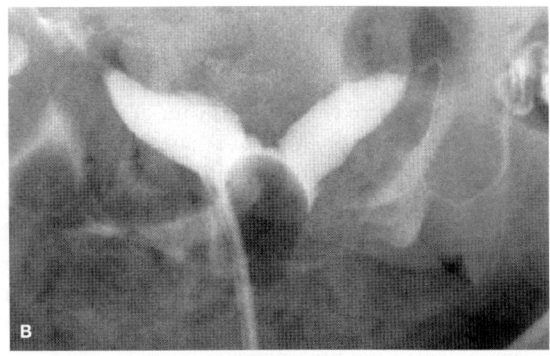
Útero septado

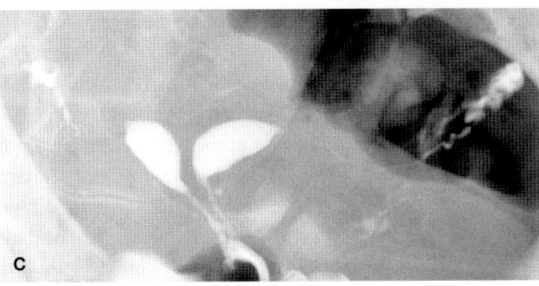
Útero didelfo

FIGURA 19-8 Histerossalpingografia revelando anomalias no desenvolvimento mülleriano. **A**. O útero bicorno, em razão da falha de fusão dos ductos müllerianos, produz uma anormalidade fúndica com espaçamento amplo entre os cornos uterinos. **B**. O útero septado é causado por falha de reabsorção. Esse septo moderado desloca o corante radiopaco para o nível do balão injetor radioluscente. **C**. Útero didelfo formado por dois sistemas müllerianos totalmente separados, incluindo duplicação do colo. (*Imagens cedidas pela Dra. Diane Twickler.*)

to do leiomioma submucoso se encontra dentro da cavidade, considerando que apenas aqueles com menos de 50% de componente intramural são tratados com ressecção histeroscópica.

A principal limitação da UIS é a falta de informações sobre as tubas uterinas, embora a passagem rápida da solução salina para a pelve certamente seja consistente com patência no mínimo unilateral. De maneira geral, a UIS é menos dolorosa que a HSG e não implica exposição à radiação. Portanto, é o método preferencial nos casos em que não haja necessidade de informações sobre permeabilidade tubária, como em pacientes com indicação estabelecida de FIV.

Laparoscopia. A inspeção direta é a forma mais precisa de avaliação de patologia pélvica, e a laparoscopia é o padrão-ouro. Pode-se realizar cromotubagem, procedimento no qual um corante diluído é injetado através de uma cânula inserida no colo ou de um cateter balão instalado dentro da cavidade uterina (ver Figs. 42-1.7 e 42-1.8, p. 1.102). A passagem pelas tubas

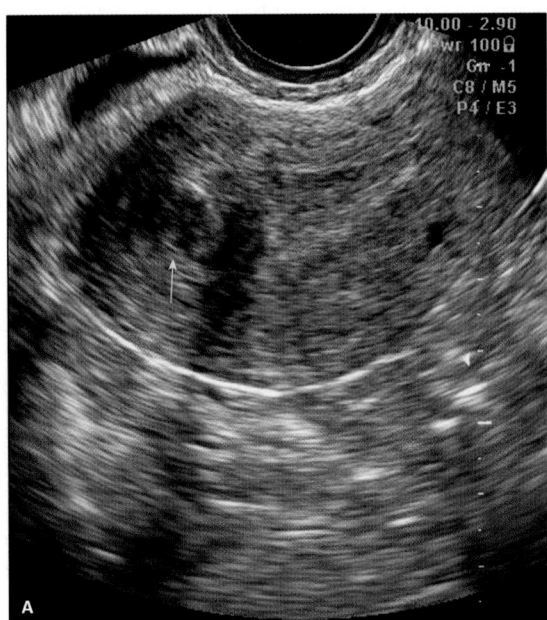
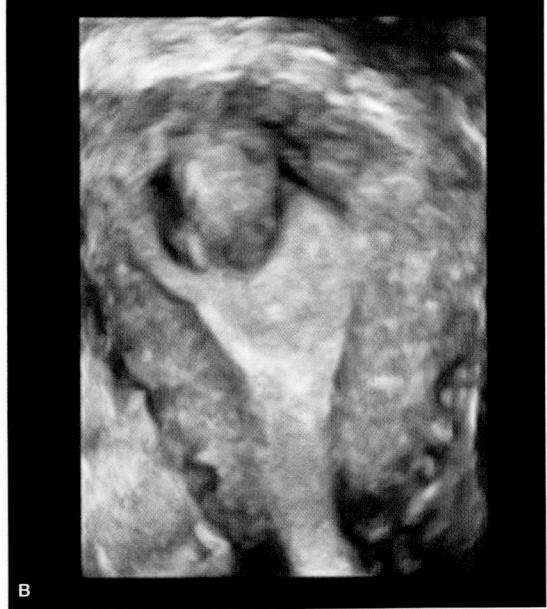

FIGURA 19-9 Ultrassonografias mostrando o mesmo leiomioma submucoso. **A**. Ultrassonografia transvaginal. **B**. Ultrassonografia 3-D. (*Imagens cedidas pelo Dr. Victor Beshay.*)

é avaliada com o laparoscópio (Fig. 19-10). O corante índigo carmim é preferível ao azul de metileno, levando em consideração que esse último induz, ainda que raramente, metemoglobinemia aguda, principalmente em pacientes com deficiência de glicose-6-fosfato-desidrogenase. Mistura-se um frasco de 5 mL de índigo carmim a 50 a 100 mL de solução salina estéril para injeção através de cânula cervical. A laparoscopia permite diagnóstico e tratamento cirúrgico imediato de anormalidades como endometriose ou aderências pélvicas. A ablação laparoscópica de lesões endometrióticas ou de aderências pode levar a aumento subsequente da taxa de gravidez (Cap. 10, p. 287).

Como a laparoscopia é um procedimento invasivo, não é recomendado como alternativa à HSG na investigação inicial de infertilidade. As exceções incluem mulheres com histórico ou sintomas sugestivos de endometriose ou com inflamação pélvica prévia. Entretanto, mesmo nessas mulheres, a HSG preliminar pode ser esclarecedora (De Hondt, 2005).

Se a laparoscopia estiver claramente indicada, pode-se proceder também à histeroscopia para avaliação da cavidade uterina enquanto a paciente estiver sob anestesia. Além disso, em casos de cirurgia histeroscópica, a laparoscopia auxilia diretamente a cirurgia e evita perfurações, como nas incisões septais.

A laparoscopia também pode ser uma opção em pacientes que não tenham tido êxito no tratamento de infertilidade com citrato de clomifeno ou com indução ovulatória por gonadotrofinas. Nos casos em que a doença for descoberta e tratada, é possível evitar a necessidade de FIV. Com o aprimoramento dos índices de sucesso da FIV, este argumento está se tornando injustificável, considerando que o custo da cirurgia é muito superior ao de um ciclo de FIV.

Histeroscopia. A avaliação endoscópica da cavidade intrauterina é o principal método para definir anormalidades no interior do útero. O procedimento pode ser realizado em ambiente ambulatorial ou em centro cirúrgico. Com o avanço tecnológico da instrumentação tem aumentado a capacidade de diagnosticar e tratar concomitantemente as anormalidades em regime ambulatorial. Contudo, no centro cirúrgico, é possível realizar cirurgias histeroscópicas substancialmente mais extensas. A Seção 42-13 (p. 1.157) apresenta uma discussão completa sobre histeroscopia e suas indicações.

Fatores cervicais

As glândulas cervicais secretam muco normalmente espesso e impermeável aos espermatozoides e às infecções ascendentes. Níveis elevados de estrogênio no meio do ciclo alteram as características desse muco, que se torna mais fino e viscoso. O muco cervical estrogênico filtra os componentes não espermáticos do sêmen e forma canais que ajudam a direcionar os espermatozoides para dentro do útero (Fig. 19-11). O muco do meio do ciclo também cria um reservatório de espermatozoides. Isto permite a liberação durante as seguintes 24 a 72 horas estendendo o período potencial de fertilização (Katz, 1997).

As anormalidades na produção de muco ocorrem com maior frequência em mulheres que fizeram criocirurgia, conização cervical ou algum procedimento de excisão eletrocirúrgica por alça (LEEP, de *loop electrosurgical excision procedure*) para tratamento de displasias cervicais. Infecções do colo uterino também podem prejudicar a qualidade do muco, embora, nessa área, os dados sejam controversos. Os agentes implicados incluem *C. trachomatis, N. gonorrhoeae, Ureaplasma urealyticum* e *Mycoplasma hominis* (Cimino, 1993). Embora não haja vantagem em termos de qualidade do muco, é prudente obter culturas para *C. trachomatis* e *N. gonorrhoeae* a fim de prevenir a ocorrência de infecção ascendente durante HSG ou inseminação intrauterina.

Teste pós-coital. Também denominado teste de Sims-Huhner, é utilizado para avaliar o muco cervical (Oei, 1995a,b). O casal é orientado a ter relação sexual no dia da ovulação. A paciente é avaliada no prazo de algumas horas, e uma amostra do muco cervical é obtida com fórceps ou aspiração. Na presença de níveis elevados de estrogênio, o muco será abundante, elástico e relativamente claro. Após ser colocado entre duas lâminas de vidro, espera-se que seja possível estirar o muco além de 15 cm. Essas qualidades são resumidas pelo termo *spinnbarkeit* (capacidade de formar filamento quando distendido). Pelo menos cinco espermatozoides móveis por campo de alta potência devem ser visíveis ao microscópio, embora alguns pesquisadores considerem que é suficiente a movimentação progressiva de um único espermatozoide. O número de outros tipos celulares, como células inflamatórias, deve ser mínimo. Depois de seco, o muco deve formar um padrão em árvore. Trata-se da cristalização provocada por concentração elevada de sal resultante de níveis estrogênicos pré-ovulatórios altos (ver Fig. 19-11A).

A razão mais comum para testes anormais é realização em período inoportuno. Se o muco for escasso e espesso, em geral denominado *hostil*, a avaliação da mobilidade espermática é inútil, e o teste deve ser repetido.

A despeito do que foi discutido, é provável que a utilidade desse teste seja desprezível na maioria das circunstâncias. Não há consenso sobre a definição do que seja um teste normal, e o valor preditivo para concepção é baixo (Oei, 1995b). Além disso, diversas abordagens visando a melhoria em casos com teste pós-coital anormal não aumentaram de forma convincente as taxas de gravidez. Em um estudo prospectivo, randomizado e controlado, os testes pós-coito normais não se mostraram capazes de predizer maiores taxas cumulativas de gravidez (Oei, 1998).

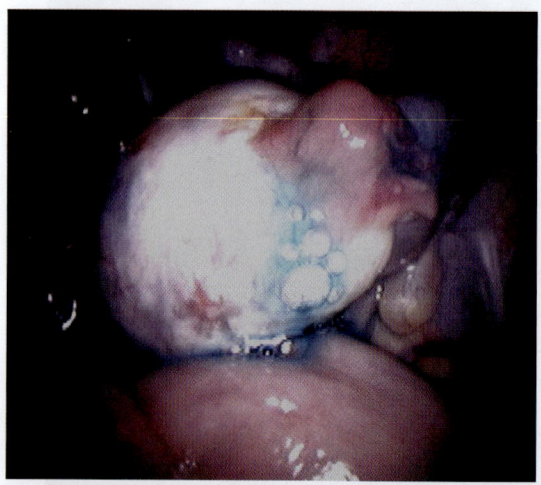

FIGURA 19-10 Cromotubagem vista à laparoscopia. Observe a passagem de corante azul da extremidade fimbriada da tuba uterina para a superfície do ovário. (*Imagem cedida pelo Dr. Kevin Doody.*)

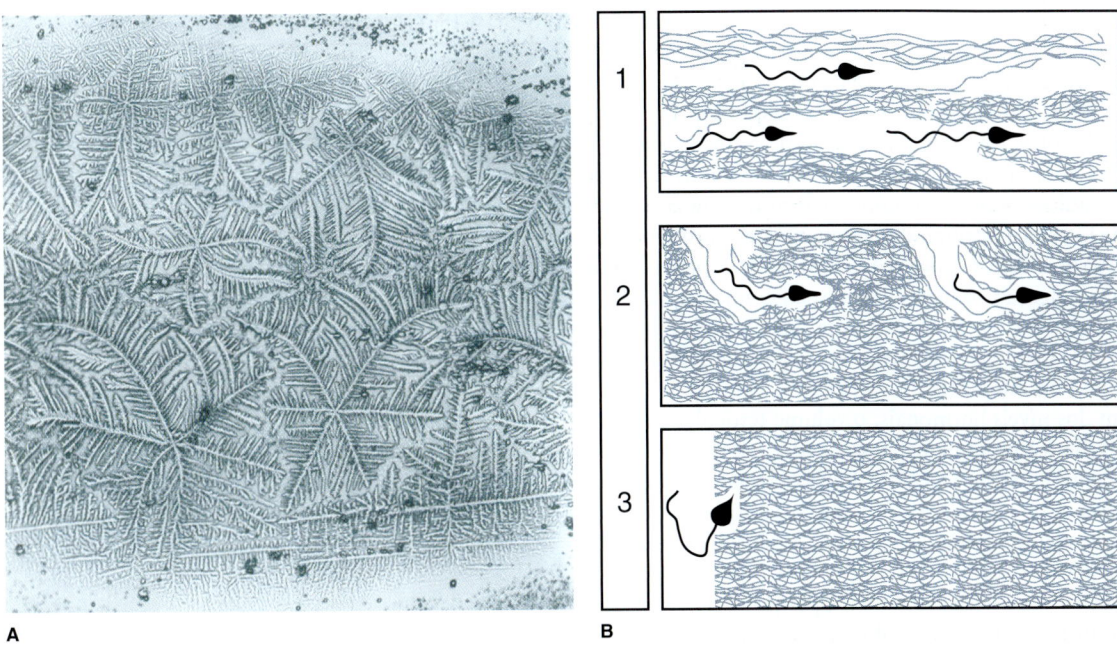

FIGURA 19-11 A. Padrão em árvore observado quando o muco cervical periovulatório é distribuído e seco sobre uma lâmina de microscópio. (*Fotografia cedida pelo Dr. James C. Glenn.*) **B.** Exemplos de lâminas de teste pós-coito. **Lâmina 1**: Colunas dentro de muco cervical adequado ajudam a direcionar os espermatozoides para dentro da cavidade uterina. A mobilidade dos espermatozoides reduz-se em pacientes com muco crescentemente hostil e espesso (**lâminas 2 e 3**).

Muitos especialistas em infertilidade recomendam a inseminação intrauterina em qualquer paciente com histórico de cirurgia cervical, em especial se houver redução na produção de muco no meio do ciclo. Os testes pós-coito ainda são úteis para casais que não estejam considerando a hipótese de inseminação intrauterina ou que não tenham esse tipo de inseminação disponível. Também pode ser útil em regiões do planeta em que não seja possível fazer testes mais específicos, levando em consideração que os testes pós-coito fornecem informações básicas sobre produção de muco, práticas adequadas de relacionamento sexual e presença de espermatozoides móveis.

■ Etiologia da infertilidade masculina

Em geral, as causas de infertilidade masculina podem ser classificadas como anormalidades na produção de espermatozoides, anormalidades espermáticas funcionais e obstrução do deferente.

Espermatogênese normal

Para a avaliação de pacientes com infertilidade masculina, deve-se conhecer a base da fisiologia reprodutiva masculina. Em analogia aos ovários, os testículos têm duas funções: geração de células germinativas maduras (espermatozoides) e produção de hormônios masculinos, principalmente testosterona. Os túbulos seminíferos contêm espermatozoides em desenvolvimento e dão suporte a células conhecidas como *células de Sertoli* ou *células sustentaculares* (ver Fig. 19-4). As células de Sertoli formam junções oclusivas que produzem uma barreira hematotesticular. Esse espaço avascular dentro dos túbulos seminíferos protege o espermatozoide contra anticorpos e toxinas, porém torna essas células dependentes de difusão de oxigênio, nutrientes e precursores metabólicos. Localizadas entre os túbulos seminíferos encontram-se as células de Leydig, conhecidas também como *células intersticiais*, responsáveis pela produção de hormônios esteroides. Em termos simplistas, as células de Leydig são semelhantes às células da teca ovariana.

Ao contrário dos ovários, os testículos contêm células-tronco que permitem a produção de células germinativas maduras durante toda a vida do homem. Em homens férteis, são produzidos aproximadamente 100 a 200 milhões de espermatozoides por dia (Sigman, 1997). O processo inicia-se com uma espermatogônia diploide (46,XY), que cresce e se transforma no espermatócito primário. A primeira divisão meiótica produz dois espermatócitos secundários, e a conclusão da meiose resulta em quatro espermatozoides maduros com cariótipo haploide (23,X ou 23,Y). Durante esse desenvolvimento, a maior parte do citoplasma dos espermatozoides se perde, as mitocôndrias que fornecem energia se posicionam na região intermediária do espermatozoide, e ocorre o crescimento do flagelo.

A produção completa de espermatozoides exige cerca de 70 dias. São necessários mais 12 a 21 dias para os espermatozoides serem transportados para o epidídimo. Aqui eles terminam o amadurecimento e desenvolvem motilidade (Heller, 1963; Hinrichsen, 1980; Rowly, 1970). É importante ressaltar que, em razão desse período prolongado de desenvolvimento, os resultados das análises de sêmen refletem eventos ocorridos ao longo dos últimos três meses, não apenas de um determinado momento.

Para fertilizar um oócito, o espermatozoide humano deve passar por um processo conhecido como *capacitação*. A capacitação resulta em hiperativação do espermatozoide (aumento extremo no movimento) e na possibilidadede liberar o conteúdo acrossômico, que permite sua penetração na zona pelúcida.

A espermatogênese normal depende de níveis locais elevados de testosterona. O hormônio luteinizante proveniente da adeno-hipófise estimula a produção de testosterona pelas células de Leydig no interstício dos testículos. O hormônio folículo-estimulante aumenta o número de receptores de LH nas células de Leydig, contribuindo indiretamente para a produção de testosterona. Além disso, o FSH aumenta a produção de globulina de ligação ao hormônio sexual, conhecida também como proteína de ligação androgênica. Essa proteína liga-se à testosterona e mantém concentrações elevadas desse hormônio nos túbulos seminíferos (Sigman, 1997).

Além dos níveis hormonais, o volume testicular frequentemente reflete a espermatogênese, sendo que se consideram normais volumes entre 15 e 25 mL. Grande parte desse volume representa os túbulos seminíferos. Consequentemente, a redução do volume testicular é um indicador importante de espermatogênese anormal.

A espermatogênese é comandada por genes do cromossomo Y. Também há grande contribuição de genes autossômicos, que continua sendo elucidada. Portanto, anormalidades genéticas também podem ter efeitos adversos sobre esse processo, o que será discutido adiante neste capítulo.

A fertilidade masculina diminui pouco com a idade. Vários estudos demonstraram que as taxas de gravidez diminuem e o tempo de concepção aumenta com o envelhecimento masculino. As pesquisas usando parâmetros do espermograma ao longo da idade sugeriram que a concentração de espermatozoidesé mantida, embora com piora progressiva nas suas mobilidade e morfologia (Levitas, 2007). O significado clínico dessa mudança não é muito claro (Kidd, 2001). Resumindo, embora o envelhecimento masculina possa ter impacto sobre a fertilidade, provavelmente tal impacto seja insignificante em comparação com as alterações relacionadas com a idade na mulher.

Espermograma

O espermograma é o principal exame na avaliação da fertilidade masculina. Para a realização desse teste, solicita-se ao paciente que se mantenha sem ejacular por 2 a 3 dias, após coleta-se uma amostra em frasco esterilizado, por meio de masturbação. Se a masturbação não for uma opção, o casal pode usar um preservativo Silastic, especialmente produzido, sem lubrificante. Para que a análise seja ideal, é importante que a amostra seja entregue no laboratório no prazo de 1 hora desde a ejaculação.

A amostra sofre processo de liquefação, ou afinamento do líquido seminal, em razão de enzimas presentes no líquido prostático. O processo leva entre 5 e 20 minutos e permite avaliações mais precisas dos espermatozoides contidos no líquido seminal. O ideal seria analisar duas amostras de sêmen, com intervalo de um mês. Na prática, se os parâmetros forem normais, é feita a análise apenas de uma amostra.

A Tabela 19-7 mostra os valores de referência para análises do sêmen (Organização Mundial da Saúde – World Health Organization, 1999). O médico não pode esquecer vários aspectos críticos desse teste. Em primeiro lugar, as características do sêmen variam ao longo do tempo em um mesmo indivíduo. Em segundo lugar, os resultados da análise de sêmen, em particular

TABELA 19-7 Espermograma*

Volume	≥ 1,5 mL
pH (Acidez)	> 7,2
Motilidade	≥ 32% MP (motilidade progressiva) ou ≥ 40% MP+NP (motilidade não progressiva)
Morfologia	≥ 4% ovais normais, segundo Kruger.
Vitalidade	≥ 58%
Concentração	Superior a 15 MILHÕES
Concentração/mL	≥ 15 × 10⁶ /mL
Concentração/ejaculado	≥ 39 × 10⁶ /mL/ejac

Segundo a Organização Mundial da Saúde, 2010
* N. de R.T. Na obra original, em inglês, constam os valores publicados em 1992 e 1999. Durante o processo de produção, a OMS atualizou esses dados, em 2010, e para a publicação em português optou-se por disponibilizar a tabela atualizada.

a interpretação morfológica, são diferentes entre os laboratórios. Portanto, os valores de referência para o laboratório que estiver sendo usado devem ser conhecidos. É importante observar que o conceito de valores de "referência" é mais adequado do que o de valores "normais". Embora a contagem total de espermatozoides móveis esteja correlacionada com fertilidade, nem todos os homens com parâmetros "normais" de sêmen apresentam fertilidade normal (Guzick, 2001). A ausência de valor preditivo absoluto para esse teste provavelmente seja explicada pelo fato do exame não fornecer informações sobre a função do espermatozoide, ou seja, a capacidade final de fertilizar um oócito.

A maior parte dos laudos de espermograma indica volume de sêmen, pH e presença ou ausência de frutose. Quase 80% do volume de sêmen têm origem nas vesículas seminais. O líquido seminal é alcalino e protege o espermatozoide contra a acidez das secreções prostáticas e da vagina. O líquido seminal também fornece frutose como fonte energética dos espermatozoides. Ausência de frutose ou pH ácido são dados que sugerem algum problema na vesícula seminal ou no ducto ejaculatório.

Volume de sêmen. Com frequência, um volume pequeno de sêmen resulta simplesmente de coleta incompleta da amostra ou de intervalo curto de abstinência. Entretanto, pode indicar obstrução parcial dos vasos deferentes (ductos deferentes) ou ejaculação retrógrada. A obstrução total ou parcial dos ductos deferentes pode ser causada por infecção, tumor, cirurgia testicular ou inguinal prévia ou trauma. A ejaculação retrógrada decorre de falha no fechamento do colo da bexiga durante a ejaculação, permitindo que o fluxo de líquido seminal retorne para a bexiga. Deve-se suspeitar de ejaculação retrógrada em homens com diabetes melito, lesão medular ou histórico de cirurgia na próstata ou de outras cirurgias retroperitoneais que possam ter lesionadonervos (Hershlag, 1991). Alguns medicamentos, em especial os β-bloqueadores, podem contribuir para esse problema. O exame de urina pós-ejaculatório pode detectar a presença de espermatozoides na bexiga e confirmar o diagnóstico. Se a urina for apropriadamente alcalinizada, esses espermatozoides permanecem viáveis e poderão ser recuperados para serem usados para fertilização.

Contagem de espermatozoides. O parceiro masculino pode apresentar-se com contagem normal de espermatozoides, *oligospermia* (contagem baixa) ou *azoospermia* (ausência de espermatozoides). Define-se oligospermia como concentração inferior a 20 milhões de espermatozoides por mililitro, sendo que contagens inferiores a 5 milhões por mililitro são consideradas graves.

A prevalência de azoospermia é de aproximadamente 1% de todos os homens. A azoospermia pode resultar de obstrução do trato de saída, conhecida como azoospermia obstrutiva, como a que ocorre em casos de ausência de vasos deferentes ou infecção grave. A azoospermia também pode ser consequência de insuficiência testicular (azoospermia não obstrutiva). Nesse caso, a centrifugação e a análise cuidadosa podem identificar um pequeno número de espermatozoides móveis adequados para uso na FIV. Como alternativa, esse último grupo pode ter espermatozoides viáveis coletáveis por aspiração do epidídimo ou por biópsia testicular. Há indicação de avaliações endócrinas e genéticas em pacientes masculinos com contagem anormal de espermatozoides, o que será descrito adiante.

Motilidade dos espermatozoides. A redução na motilidade de espermatozoides é denominada *astenospermia*. Alguns laboratórios fazem distinção entre movimentos rápidos (graus 3 a 4), lentos (grau 2) e não progressivos (graus 0 a 1). A motilidade progressiva total é o percentual de espermatozoides que se movimenta para frente (graus 2 a 4). A astenospermia foi atribuída à abstinência prolongada, a anticorpos antiespermáticos, infecções no trato genital ou varicocele.

O teste de intumescência hipo-osmótica facilita a distinção entre espermatozoide morto e espermatozoide imóvel. Diferentemente dos espermatozoides mortos, os espermatozoides vivos mantêm gradiente osmótico. Portanto, quando misturados a uma solução hipo-osmótica, os espermatozoides vivos e imóveis, com função de membrana normal, incham e formam uma espiral à medida que o líquido é absorvido (Casper, 1996). Após serem identificados, esses espermatozoides viáveis podem ser usados para injeção intracitoplasmática.

Morfologia do espermatozoide. A morfologia anormal do espermatozoide é denominada *teratospermia*. Muitos laboratórios utilizam a classificação original, na qual se diz que a morfologia é normal quando mais de 50% dos espermatozoides têm forma normal. Recentemente, Kruger e colaboradores (1988) desenvolveram critérios estritos para definir morfologia normal. Seus estudos definiram uma caracterização mais detalhada da morfologia normal do espermatozoide, o que melhorou a correlação com índice de fertilização durante ciclos de FIV. Seus critérios exigem análise cuidadosa de forma e tamanho da cabeça do espermatozoide, tamanho relativo do acrossomo em proporção à cabeça e características da cauda, incluindo comprimento, espiralação ou presença de duas caudas (Fig. 19-12). As taxas de fertilização são mais altas quando o porcentual de espermatozoides com morfologia normal é superior a 14%. Observa-se redução significativa nas taxas de fertilização quando o índice de morfologia normal cai abaixo de 4%.

Células redondas na amostra de esperma pode representar leucócitos ou de presença espermatozoides imaturos. A distinção entre leucócitos e espermatozoides imaturos pode ser feita por meio de diversas técnicas, incluindo coloração de leucócitos

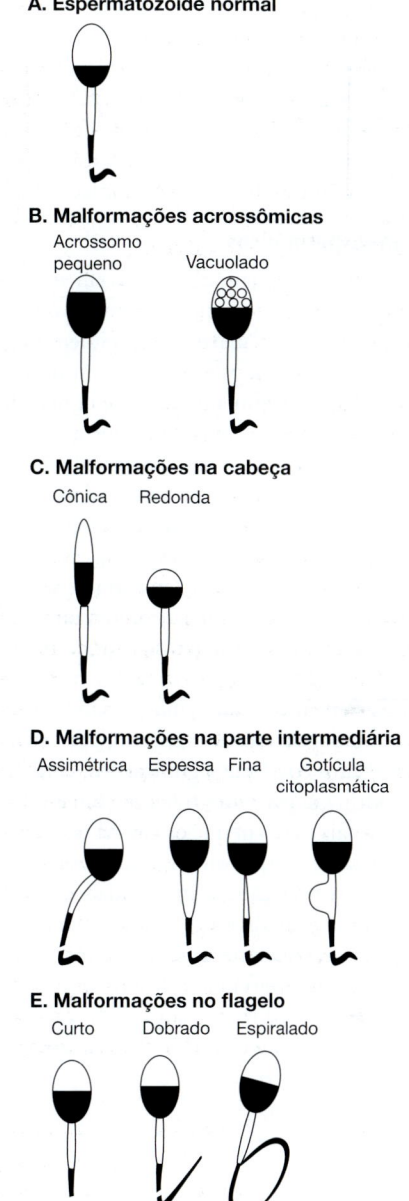

FIGURA 19-12 Alguns tipos de formação anormal de espermatozoides.

com mieloperoxidase (Wolff, 1995). Define-se leucocitospermia verdadeira pela observação de mais de um milhão de leucócitos por mililitro e sua presença indica epididimite ou prostatite crônicas. Nesse cenário, muitos andrologistas são favoráveis ao tratamento empírico com antibióticos, antes de fazer análises repetidas de sêmen. Um protocolo frequente inclui o uso de doxiciclina, 100 mg por via oral duas vezes ao dia durante duas semanas. Abordagens alternativas incluem a cultura de qualquer secreção obtida por expressão do pênis ou de amostra de sêmen.

A menos que o ginecologista-obstetra tenha desenvolvido algum interesse especial e se aprofundado na área de infertilidade, análises repetidas anormais de sêmen implicam encaminhamento do paciente a um especialista em infertilidade. Embora o encaminhamento possa ser feito diretamente a um urologista, talvez seja razoável que o casal seja encaminhado a um endocrinologista reprodutivo, considerando que a mulher também precisará ser avaliada. O tratamento desses casais é mais complexo e, em geral, envolve ambos os parceiros. O especialista em reprodução pode determinar a necessidade de encaminhamento do parceiro a um urologista para investigação de anormalidades genéticas, anatômicas, hormonais ou infecciosas.

Anticorpos antiespermáticos

Embora esses anticorpos sejam detectados em até 10% dos homens, há controvérsia sobre seu impacto negativo na fertilidade. Esses anticorpos são particularmente prevalentes após vasectomia, torção testicular, biópsia testicular ou outras situações clínicas em que haja rompimento da barreira hematotesticular (Turek, 1994). Atualmente, acredita-se que a ligação somente de IgG ou de IgA à cabeça ou à parte intermediária do espermatozoide seja importante para reduzir a capacidade de fertilização.

O ensaio mais utilizado contém imunogrânulos que são misturados com a preparação do esperma. Esses grânulos se ligarão aos anticorpos presentes na amostra de sêmen. Essa solução pode ser visualizada em microscópio-padrão. Nos indivíduos afetados, os grânulos se ligam aos anticorpos ligados aos espermatozoides (Fig. 19-13). Historicamente, o tratamento inclui o uso de corticosteroides, embora não tenha sido esclarecido se essa abordagem aumenta a fertilidade. Além disso, foram relatados efeitos colaterais significativos, como necrose asséptica do quadril, em pacientes tratados com essa abordagem.

Os dados atuais sugerem que os não há necessidade de testes rotineiros para anticorpos antiespermatozoides como parte do processo de investigação de infertilidade, a menos que o parceiro tenha fatores de risco evidentes para esses anticorpos. A exceção seriam os pacientes a serem submetidos à FIV. Na população de pacientes portadores de anticorpos antiespermatozoides, as taxas de fertilização aumentam com a utilização de injeções intracitoplasmáticas de espermatozoides (ICSI, de *intracytoplasmic sperm injection*).

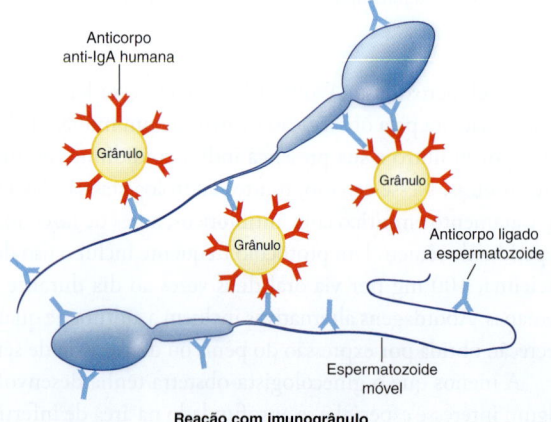

FIGURA 19-13 Ligação de grânulos imunorreativos a anticorpos ligados a espermatozoides.

Fragmentação de DNA

Nos últimos 10 anos aumentou o interesse acerca de elevação na fragmentação de DNA como fator de infertilidade masculina (Sakkas, 2010; Zini, 2009). Embora seja provável algum grau de reparo de lesão de DNA durante a embriogênese, a localização e a extensão da lesão podem afetar negativamente a taxa de fertilidade e aumentar a taxa de abortamento espontâneo. Índices maiores de danos foram associados à idade paterna avançada e a fatores externos, como tabagismo, quimioterapia, radioterapia, toxinas ambientais, varicocele e infecções do trato genital. Nos trabalhos realizados observou-se aumento nos níveis das espécies reativas de oxigênio em amostras de esperma com taxa anormal de fragmentação de DNA. Em resposta a essa observação, propôs-se suplementação dietética com os antioxidantes vitamina C e vitamina E. Contudo, faltam dados que confirmem a eficácia dessa abordagem.

Há um amplo conjunto de ensaios disponíveis para analisar a integridade do DNA, incluindo o *Sperm Chromatin Structure Assay* (SCSA) e o *terminal deoxynucleotidyl transferase-mediated dUTP nick-endlabeling* (TUNEL) *assay**. O SCSA se baseia na maior suscetibilidade do DNA com quebras em uma única fita ou nas duas fitas de sofrer desnaturação em ácido fraco. O ensaio TUNEL explora a capacidade de nucleotídeos marcados de se intercalarem nas quebras de DNA para subsequente dosagem. Esses testes atualmente são prejudicados pela falta de consenso acerca dos valores limiares e por dados conflitantes sobre sua capacidade de predição de sucesso na fertilização. Como consequência, esses testes estão além da prática clínica diária. De qualquer forma, o conceito de que a integridade do DNA espermático pode ser adversamente afetada por múltiplos mecanismos produziu ideias úteis acerca de causas de infertilidade masculina, anteriormente não consideradas.

Ensaio para avaliação da função do espermatozoide

Durante as últimas décadas, foi desenvolvida uma ampla variedade de ensaios para testar a função do espermatozoide. O significado preditivo desses ensaios é questionável, considerando que se baseia em condições altamente diferentes das fisiológicas, e os resultados variam substancialmente entre os centros de infertilidade. Grande parte desses ensaios não é mais utilizada ou é usada apenas de forma intermitente por especialistas em infertilidade. Esses testes serão brevemente descritos para informar de forma mais completa os profissionais da área, mas não devem ser considerados parte integrante da investigação básica de infertilidade.

Ensaio de fluorescência da manose. A capacidade do espermatozoide de reconhecer a zona pelúcida de um oócito depende de várias proteínas e açúcares presentes sobre a superfície, incluindo o açúcar manose. Demonstrou-se correlação entre a atividade do receptor do ligante acrossômico da manose e taxa de fertilidade com FIV (Benoff, 1993).

Para a detecção desse receptor, resíduos de manose existentes na albumina sérica bovina são modificados para se tornarem fluorescentes. Uma amostra contendo espermatozoides capacitados do paciente é misturada a essa preparação fluorescente. Em um experimento paralelo, os espermatozoides de um doador sabidamente fértil são misturados à mesma pre-

---

* N. do T. Marcação para identificação de fragmentação de cromatina.

paração fluorescente, em um recipiente separado. O padrão de ligação do paciente é comparado com o padrão obtido na amostra masculina fértil.

Ensaio da hemizona. O ensaio da hemizona é uma técnica usada para analisar a capacidade de ligação dos espermatozoides à zona pelúcida. Oócitos humanos são seccionados (para evitar fertilização) e, em seguida, misturados aos espermatozoides do parceiro ou de um doador fértil. O índice da hemizona é calculado dividindo-se o número de espermatozoides ligados do paciente pelo número de espermatozoides ligados do controle, e multiplicando o quociente por 100 (Burkman, 1988).

Ensaio da penetração de espermatozoide. É realizado misturando-se espermatozoides humanos capacitados com oócitos de *hamster*. Em geral, a zona pelúcida evita a ligação de espermatozoides de espécies cruzadas, devendo ser inicialmente removida desses oócitos de teste. Em seguida, calcula-se o número de oócitos que foram penetrados por espermatozoide. A premissa é que mais oócitos serão penetrados por espermatozoides de homens férteis do que por de homens inférteis (Smith, 1987b).

Reação acrossômica. Para que haja penetração do oócito, é necessário que o espermatozoide sofra uma reação acrossômica, durante a qual o conteúdo enzimático do acrossomo é liberado para interagir com a membrana do oócito. Há vários métodos para induzir a reação acrossômica na amostra de espermatozoides de um paciente. O percentual de espermatozoides que sofre a reação é comparado com o de uma amostra controle de indivíduo fértil (Sigman, 1997).

Avaliação hormonal masculina

Os testes hormonais masculinos são análogos aos testes endócrinos em mulheres anovulatórias. Essencialmente, as anormalidades decorrem de distúrbios centrais na função hipotálamo-hipofisária ou de alterações testiculares. Grande parte dos urologistas prefere adiar os testes, a menos que haja concentrações de espermatozoides inferiores a 10 milhões/mL. Esses testes incluem dosagem de FSH e de testosterona. Níveis baixos de FSH e de testosterona são consistentes com disfunção hipotalâmica, como hipogonadismo hipogonadotrófico ou síndrome de Kallmann (Cap. 16, p. 447). Nesses pacientes, é possível obter produção de espermatozoides com tratamento usando gonadotrofina. Embora frequentemente bem-sucedido, o tratamento talvez necessite de 6 meses para que se detecte a produção de espermatozoides.

FSH aumentado e testosterona baixa evidenciam insuficiência testicular e a maior parte dos homens com oligospermia cai nessa categoria. Nesse grupo de pacientes, é importante determinar, com base na dosagem de testosterona, se há indicação de reposição hormonal. Para que haja espermatogênese normal são necessários níveis intratesticulares elevados de testosterona, níveis esses que não podem ser obtidos com testosterona exógena. Além disso, muitos desses homens não possuem células-tronco espermatogônicas. Portanto, a reposição de testosterona não recupera a produção de espermatozoides. De fato, a reposição reduz a estimulação do tecido testicular funcional remanescente pela gonadotrofina por meio de *feedback* negativo ao nível de hipotálamo e hipófise. A não ser que o casal tenha optado por usar esperma doado, a reposição de testosterona deve ser suspensa durante o tratamento de infertilidade. Entretanto, a reposição traz outros benefícios, como melhora da libido e da função sexual, manutenção da massa muscular e da densidade óssea, além de sensação geral de bem-estar.

Testes hormonais adicionais podem ser incluídos como parte da avaliação de infertilidade masculina. Níveis elevados de prolactina sérica e disfunção da tireoide causam impacto na espermatogênese e são as endocrinopatias mais prováveis de serem detectadas (Sharlip, 2002; Sigman, 1997).

Testes genéticos masculinos

As anormalidades genéticas são causas relativamente comuns de características anormais do sêmen. Aproximadamente 15% dos homens com azoospermia e 5% dos homens com oligospermia intensa apresentam cariótipo anormal. Embora não possam ser corrigidas, as anormalidades genéticas têm implicações na saúde do paciente ou de seus descendentes. Portanto, deve-se considerar indicar cariotipagem para pacientes com resultados insatisfatórios na análise do sêmen.

O limite inferior na concentração de espermatozoides para justificar a indicação desses testes varia entre os médicos, porém deve ficar entre 3 e 10 milhões de espermatozoides por mililitro.

A síndrome de Klinefelter (47,XXY) é uma descoberta frequente. Essa síndrome é observada em cerca de 1 em 500 homens na população geral, sendo responsável por 1 a 2% dos casos de infertilidade masculina. Classicamente, esses homens são altos, subvirilizados, apresentam ginecomastia e testículos pequenos e firmes (De Braekeleer, 1991). Como há uma ampla variação no fenótipo, a ausência dessas características não deve excluir a avaliação cromossômica. Por outro lado, os médicos devem considerar enfaticamente a indicação de cariotipagem em qualquer homem com tais características. Anormalidades autossômicas também são encontradas em um subgrupo de homens com oligospermia grave.

Pacientes com contagem de espermatozoides bastante reduzida e cariótipo normal devem fazer testes para microdeleção do cromossomo Y. Até 15% dos homens com oligospermia grave ou azoospermia sofrem pequenas deleções na região do cromossomo Y, denominada *região do fator de azoospermia* (AZF, de *azoospermia factor region*). Se a deleção estiver dentro das subregiões de AZFa ou AZFb, é pouco provável que espermatozoides viáveis sejam recuperados para FIV. A maior parte dos homens com deleção de AZFc apresenta espermatozoides viáveis na biópsia. Entretanto, é provável que essas deleções sejam transmitidas aos descendentes. O significado clínico de microdeleções na região identificada recentemente AZFd é desconhecido, considerando que esses pacientes têm espermatogênese aparentemente normal (Hopps, 2003; Kent-First, 1999; Pryor, 1997).

Os pacientes podem recusar realizar testes para microdeleção do cromossomo Y por várias razões. Além da infertilidade, não há nenhum outro risco para a saúde associado a essas deleções. Muitos casais com azoospermia preferem utilizar doadores de esperma e, nessa hipótese, a identificação dessa mutação não é pertinente. Outros casais acham que, se o marido for capaz de gerar filhos, apesar dessa deleção, não há desvantagem significativa se a anormalidade for transmitida para os descendentes.

A azoospermia obstrutiva é decorrente de ausência bilateral congênita dos vasos deferentes (CBAVD, de *congenital bilateral absence of the vas deferens*). Cerca de 70 a 85% dos homens com CBAVD apresentam mutações no gene regulador da condutância transmembrana da fibrose cística (gene *CFTR*, de *cystic fibrosis transmembrane conductance regulator*), embora nem todos tenham fibrose cística clinicamente evidente (Oates, 1994; Ratbi, 2007). Por outro lado, em geral todos os homens com fibrose cística clinicamente evidente são portadores de CBAVD. Felizmente, nesses homens, a função testicular em geral é normal, e espermatozoides adequados podem ser obtidos por aspiração do epidídimo para concepção via FIV. Aconselhamento genético e exame da parceira, para verificar o estado de portadora, são essenciais nessas situações.

Biópsia testicular

A avaliação de homens com oligospermia grave ou azoospermia inclui biópsias testiculares abertas ou percutâneas para verificar a presença de espermatozoides viáveis nos túbulos seminíferos (Sharlip, 2002). Por exemplo, mesmo homens com insuficiência testicular, diagnosticada por dosagem sérica elevada de FSH, podem apresentar espermatozoides adequados na biópsia para uso em injeção intracitoplasmática. A amostra de biópsia pode ser criopreservada para futuras extrações de espermatozoides durante o ciclo de FIV. Entretanto, as amostras de biópsia a fresco parecem ter maiores taxas de sucesso. Portanto, a biópsia tem valor diagnóstico, prognóstico e terapêutico.

CONCLUSÃO

A Figura 19-14 apresenta um algoritmo para avaliação de casais inférteis. Os detalhes variam entre os médicos e de acordo com a apresentação dos pacientes. Em geral, a parceira deve ser submetida a algum teste para confirmar se está ovulando e à HSG, o parceiro deve fazer espermograma. Em mulheres de mais idade, é importante avaliar o nível de FSH folicular no início do ciclo, para garantir reservas foliculares adequadas. Um subgrupo de casais costuma recusar a HSG e o espermograma, caso a paciente tenha alguma falha ovulatória evidente. Esses casais devem ser informados de que há incidência relativamente alta de casais com duas anormalidades, uma das quais passaria despercebida com essa abordagem. Além de serem tratados, esses pacientes devem ser incentivados a concluir a avaliação caso não consigam conceber dentro de alguns meses. As opções de tratamento serão discutidas no Capítulo 20.

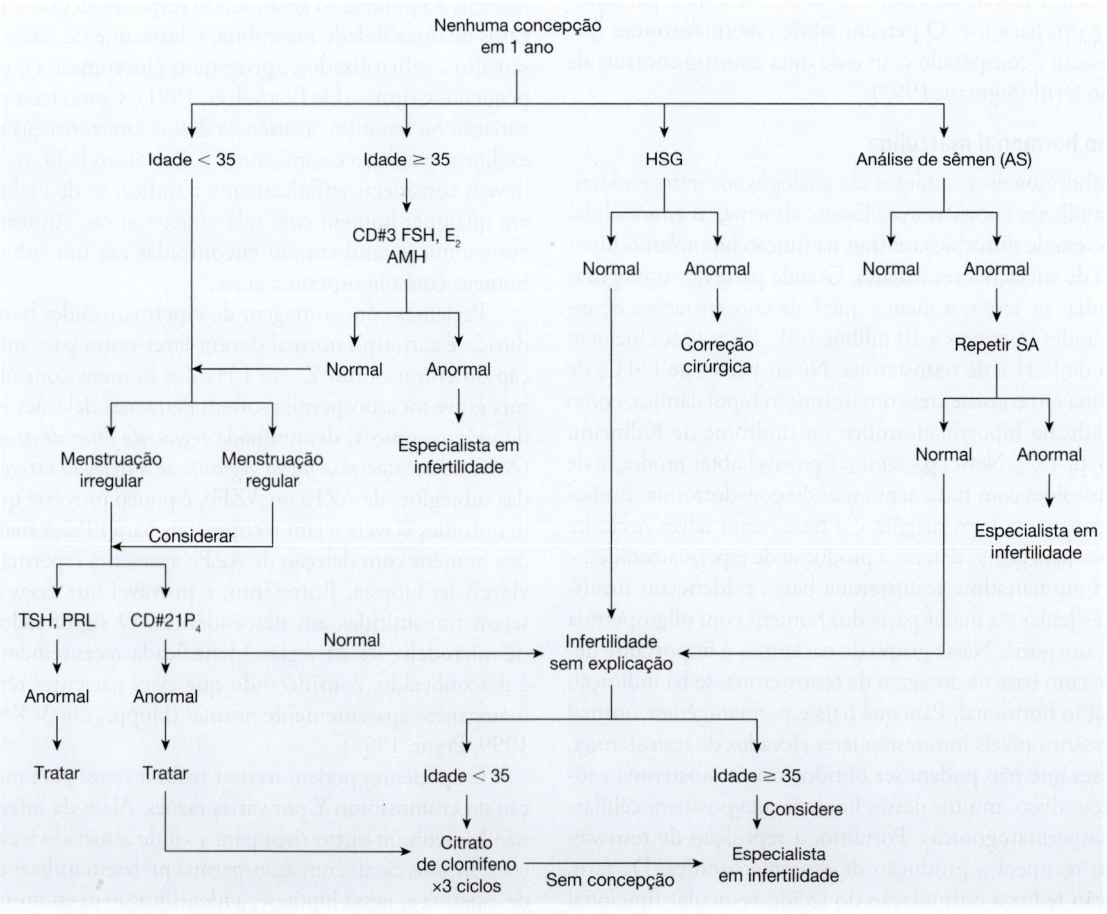

FIGURA 19-14 Algoritmo diagnóstico para avaliação de casais inférteis. AMH = hormônio antimülleriano; DC#3 = 3º dia do ciclo; DC#21 = 21º dia do ciclo; E_2 = estradiol; FSH = hormônio folículo-estimulante; HSG = histerossalpingografia; P_4 = progesterona; PRL = prolactina; AS = análise do sêmen; TSH = hormônio estimulante da tireoide.

REFERÊNCIAS

Abma J, Chandra A, Mosher W, et al: Fertility, family planning, and women's health: new data from the 1995 National Survey of Family Growth. Vital Health Stat 23:1, 1997

Aksel S: Sporadic and recurrent luteal phase defects in cyclic women: comparison with normal cycles. Fertil Steril 33:372, 1980

Aliyu MH, Aliyu SH, Salihu HM: Female genital tuberculosis: a global review. Int J Fertil Womens Med 49:123, 2004

American College of Obstetricians and Gynecologists: Hemoglobinopathies in pregnancy. Practice Bulletin No. 78, January 2007

American College of Obstetricians and Gynecologists: Neural tube defects. Practice Bulletin No. 44, July 2003

American College of Obstetricians and Gynecologists: Prenatal and preconceptional carrier screening for genetic diseases in individuals of Eastern European Jewish descent. Committee Opinion No. 442, October 2009

American College of Obstetricians and Gynecologists: Update on carrier screening for cystic fibrosis. Committee Opinion No. 325, December 2005

American Society for Reproductive Medicine: Aging and fertility in women. Fertil Steril 86(Suppl 4):S248, 2006a

American Society for Reproductive Medicine: Effectiveness and treatment for unexplained infertility. Fertil Steril 86(5, Suppl 1):S111, 2006b

American Society for Reproductive Medicine: Optimal evaluation of the infertile female. Fertil Steril 82(Suppl 1):S169, 2000

American Society for Reproductive Medicine: Optimizing natural fertility. Fertil Steril 90(Suppl 3):S1, 2008a

American Society for Reproductive Medicine: Report on varicocele and fertility. Fertil Steril 90(Suppl):S247, 2008b

Anderson J, Williamson R: Fertility after torsion of the spermatic cord. Br J Urol 65:225, 1990

Anguiano A, Oates R, Amos J, et al: Congenital bilateral absence of the vas deferens. A primarily genital form of cystic fibrosis. JAMA 267:1794, 1992

Augood C, Duckitt K, Templeton A: Smoking and female infertility: a systematic review and meta-analysis. Hum Reprod 13:1532, 1998

Balasch J, Fabregues F, Creus M, et al: The usefulness of endometrial biopsy for luteal phase evaluation in infertility. Hum Reprod 7:973, 1992

Bartsch G, Frank S, Marberger H, et al: Testicular torsion: late results with special regard to fertility and endocrine function. J Urol 124:375, 1980

Bates G, Garza D, Garza M: Clinical manifestations of hormonal changes in the menstrual cycle. Obstet Gynecol Clin North Am 17:299, 1990

Beard C, Benson R Jr, Kelalis P, et al: The incidence and outcome of mumps orchitis in Rochester, Minnesota, 1935 to 1974. Mayo Clin Proc 52:3, 1977

Ben-Arie A, Goldchmit C, Laviv Y, et al: The malignant potential of endometrial polyps. Eur J Obstet Gynecol Reprod Biol 115:206, 2004

Benoff S, Cooper G, Hurley I, et al: Human sperm fertilizing potential in vitro is correlated with differential expression of a head-specific mannose-ligand receptor. Fertil Steril 59:854, 1993

Benson GS: Erection, Emission, and Ejaculation: Physiologic Mechanism, 3rd ed. St. Louis, MO, Mosby, 1997

Bolumar F, Olsen J, Rebagliato M, et al: Caffeine intake and delayed conception: a European multicenter study on infertility and subfecundity. European Study Group on Infertility Subfecundity. Am J Epidemiol 145:324, 1997

Bracken M, Eskenazi B, Sachse K, et al: Association of cocaine use with sperm concentration, motility, and morphology. Fertil Steril 53:315, 1990

Burkman L, Coddington C, Franken D, et al: The hemizona assay (HZA): development of a diagnostic test for the binding of human spermatozoa to the human hemizona pellucida to predict fertilization potential. Fertil Steril 49:688, 1988

Buyalos R, Daneshmand S, Brzechffa P: Basal estradiol and follicle-stimulating hormone predict fecundity in women of advanced reproductive age undergoing ovulation induction therapy. Fertil Steril 68:272, 1997

Caan B, Quesenberry C Jr, Coates A: Differences in fertility associated with caffeinated beverage consumption. Am J Public Health 88:270, 1998

Carson D, Lagow E, Thathiah A, et al: Changes in gene expression during the early to mid-luteal (receptive phase) transition in human endometrium detected by high-density microarray screening. Mol Hum Reprod 8:871, 2002

Casper R, Meriano J, Jarvi K, et al: The hypo-osmotic swelling test for selection of viable sperm for intracytoplasmic sperm injection in men with complete asthenozoospermia. Fertil Steril 65:972, 1996

Chandra A, Stephen EH: Infertility service use among U.S. women: 1995 and 2002. Fertil Steril 93(3):725, 2010

Chang WY, Agarwal SK, Azziz R: Diagnostic evaluation and treatment of the infertile couple. In Carr BR, Blackwell RE, Azziz R (eds): Essential Reproductive Medicine. New York, McGraw-Hill, 2005, p 366

Charny C: The spermatogenic potential of the undescended testis before and after treatment. J Urol 38:697, 1960

Chehval M, Purcell M: Deterioration of semen parameters over time in men with untreated varicocele: evidence of progressive testicular damage. Fertil Steril 57:174, 1992

Cimino C, Borruso A, Napoli P, et al: Evaluation of the importance of *Chlamydia t.* and/or *Mycoplasma h.* and/or *Ureaplasma u.* genital infections and of antisperm antibodies in couples affected by muco-semen incompatibility and in couples with unexplained infertility. Acta Eur Fertil 24:13, 1993

Cnattingius S, Signorello L, Anneren G, et al: Caffeine intake and the risk of first--trimester spontaneous abortion. N Engl J Med 343:1839, 2000

Daudin M, Bieth E, Bujan L, et al: Congenital bilateral absence of the vas deferens: clinical characteristics, biological parameters, cystic fibrosis transmembrane conductance regulator gene mutations, and implications for genetic counseling. Fertil Steril 74:1164, 2000

Davis O, Berkeley A, Naus G, et al: The incidence of luteal phase defect in normal, fertile women, determined by serial endometrial biopsies. Fertil Steril 51:582, 1989

De Braekeleer M, Dao T: Cytogenetic studies in male infertility: a review. Hum Reprod 6:245, 1991

De Hondt A, Peeraer K, Meuleman C, et al: Endometriosis and subfertility treatment: a review. Minerva Ginecol 57:257, 2005

DeWaay DJ, Syrop CH, Nygaard IE, et al: Natural history of uterine polyps and leiomyomata. Obstet Gynecol 100:3, 2002

Farhi J, Ashkenazi J, Feldberg D, et al: Effect of uterine leiomyomata on the results of in-vitro fertilization treatment. Hum Reprod 10:2576, 1995

Frattarelli J, Lauria-Costab D, Miller B, et al: Basal antral follicle number and mean ovarian diameter predict cycle cancellation and ovarian responsiveness in assisted reproductive technology cycles. Fertil Steril 74:512, 2000

Gazvani M, Buckett W, Luckas M, et al: Conservative management of azoospermia following steroid abuse. Hum Reprod 12:1706, 1997

Goldberg J, Falcone T: Effect of diethylstilbestrol on reproductive function. Fertil Steril 72:1, 1999

Grinsted J, Jacobsen J, Grinsted L, et al: Prediction of ovulation. Fertil Steril 52:388, 1989

Grodstein F, Goldman M, Cramer D: Body mass index and ovulatory infertility. Epidemiology 5:247, 1994a

Grodstein F, Goldman M, Cramer D: Infertility in women and moderate alcohol use. Am J Public Health 84:1429, 1994b

Guermandi E, Vegetti W, Bianchi M, et al: Reliability of ovulation tests in infertile women. Obstet Gynecol 97:92, 2001

Guttmacher A: Factors affecting normal expectancy of conception. JAMA 161:855, 1956

Guzick D, Overstreet J, Factor-Litvak P, et al: Sperm morphology, motility, and concentration in fertile and infertile men. N Engl J Med 345:1388, 2001

Hadziselimovic F: Early successful orchidopexy does not prevent from developing azoospermia. Int Braz J Urol 32(5):570, 2006

Hansen KR, Hodnett GM, Knowlton N, et al: Correlation of ovarian reserve tests with histologically determined primordial follicle number. Fertil Steril 95(1):170, 2011

Heller C, Clermont Y: Spermatogenesis in man: an estimate of its duration. Science 140:184, 1963

Hershlag A, Schiff S, DeCherney A: Retrograde ejaculation. Hum Reprod 6:255, 1991

Hinrichsen M, Blaquier J: Evidence supporting the existence of sperm maturation in the human epididymis. J Reprod Fertil 60:291, 1980

Hopps CV, Mielnik A, Goldstein M, et al: Detection of sperm in men with Y chromosome microdeletions of the AZFa, AZFb, and AZFc regions. Hum Reprod 18(8):1660, 2003

Hughes E, Brennan B: Does cigarette smoking impair natural or assisted fecundity? Fertil Steril 66:679, 1996

Hull MG, Savage P, Bromham DR, et al: The value of a single serum progesterone measurement in the midluteal phase: a criterion of a potentially fertile cycle ("ovulation") derived from treated and untreated conception cycles. Fertil Steril 37(3):355, 1982

Hull MG, North K, Taylor H, et al: Delayed conception and active and passive smoking. The Avon Longitudinal Study of Pregnancy and Childhood Study Team. Fertil Steril 74:725, 2000

Jarow J: Effects of varicocele on male fertility. Hum Reprod Update 7:59, 2001

Kao L, Germeyer A, Tulac S, et al: Expression profiling of endometrium from women with endometriosis reveals candidate genes for disease-based implantation failure and infertility. Endocrinology 144:2870, 2003

Katz D, Slade D, Nakajima S: Analysis of pre-ovulatory changes in cervical mucus hydration and sperm penetrability. Adv Contracept 13:143, 1997

Keefe D, Niven-Fairchild T, Powell S, et al: Mitochondrial deoxyribonucleic acid deletions in oocytes and reproductive aging in women. Fertil Steril 64:577, 1995

Kent-First M, Muallem A, Shultz J, et al: Defining regions of the Y-chromosome responsible for male infertility and identification of a fourth AZF region (AZFd) by Y-chromosome microdeletion detection. Mol Reprod Dev 53:27, 1999

Kidd S, Eskenazi B, Wyrobek A: Effects of male age on semen quality and fertility: a review of the literature. Fertil Steril 75:237, 2001

Klonoff-Cohen H, Lam-Kruglick P, Gonzalez C: Effects of maternal and paternal alcohol consumption on the success rates of in vitro fertilization and gamete intrafallopian transfer. Fertil Steril 79:330, 2003

Kruger T, Acosta A, Simmons K, et al: Predictive value of abnormal sperm morphology in in vitro fertilization. Fertil Steril 49:112, 1988

Kunzle R, Mueller M, Hanggi W, et al: Semen quality of male smokers and nonsmokers in infertile couples. Fertil Steril 79:287, 2003

Lalos O: Risk factors for tubal infertility among infertile and fertile women. Eur J Obstet Gynecol Reprod Biol 29:129, 1988

La Marca A, Broekmans FJ, Volpe A, et al: Anti-Mullerian hormone (AMH): what do we still need to know? Hum Reprod 24(9):2264, 2009

Laurent S, Thompson S, Addy C, et al: An epidemiologic study of smoking and primary infertility in women. Fertil Steril 57:565, 1992

Lee P: Fertility in cryptorchidism: does treatment make a difference? Endocrinol Metab Clin North Texas 22:479 1993

Lessey B: Endometrial integrins and the establishment of uterine receptivity. Hum Reprod 13(Suppl 3):247, 1998

Levitas E, Lunenfeld E, Weisz N, et al: Relationship between age and semen parameters in men with normal sperm concentration: analysis of 6022 semen samples. Andrologia 39(2):45, 2007

Licciardi F, Liu H, Rosenwaks Z: Day 3 estradiol serum concentrations as prognosticators of ovarian stimulation response and pregnancy outcome in patients undergoing in vitro fertilization. Fertil Steril 64:991, 1995

Luciano A, Peluso J, Koch E, et al: Temporal relationship and reliability of the clinical, hormonal, and ultrasonographic indices of ovulation in infertile women. Obstet Gynecol 75(3 Pt 1):412, 1990

Maroulis G: Effect of aging on fertility and pregnancy. Semin Reprod Endocrinol 9:165, 1991

Maseelall PB, Hernandez-Rey AE, Oh C, et al: Antral follicle count is a significant predictor of livebirth in in vitro fertilization cycles. Fertil Steril 91 (4 Suppl):1595, 2009

McKinley M, O'Loughlin VD: Reproductive System in Human Anatomy. New York, McGraw-Hill, 2006, p 873

Miller P, Soules M: The usefulness of a urinary LH kit for ovulation prediction during menstrual cycles of normal women. Obstet Gynecol 87:13, 1996

Moen M, Magnus P: The familial risk of endometriosis. Acta Obstet Gynecol Scand 72:560, 1993

Moghissi K: Ovulation detection. Endocrinol Metab Clin North Am 21:39, 1992

Mosher W, Pratt W: Fecundity and infertility in the United States: incidence and trends. Fertil Steril 56:192, 1991

Muasher S, Oehninger S, Simonetti S, et al: The value of basal and/or stimulated serum gonadotropin levels in prediction of stimulation response and in vitro fertilization outcome. Fertil Steril 50:298, 1988

Muthusami KR, Chinnaswamy P: Effect of chronic alcoholism on male fertility hormones and semen quality. Fertil Steril 84(4):919, 2005

Nagy F, Pendergrass P, Bowen D, et al: A comparative study of cytological and physiological parameters of semen obtained from alcoholics and non-alcoholics. Alcohol Alcohol 21:17, 1986

Navot D, Rosenwaks Z, Margalioth E: Prognostic assessment of female fecundity. Lancet 2:645, 1987

Nezar M, Goda H, El-Negery M, et al: Genital tract tuberculosis among fertile women: an old problem revisited. Arch Gynecol Obstet 280(5):787, 2009

Nikolaou D, Templeton A: Early ovarian ageing: a hypothesis. Detection and clinical relevance. Hum Reprod 18:1137, 2003

Noyes R, Hertig A, Rock J: Dating the endometrial biopsy. Am J Obstet Gynecol 122:262, 1975

Oates R, Amos J: The genetic basis of congenital bilateral absence of the vas deferens and cystic fibrosis. J Androl 15:1, 1994

Oei SG, Helmerhorst FM, Bloemenkamp KW: Effectiveness of the postcoital test: randomised controlled trial. BMJ 317(7157):502, 1998

Oei S, Helmerhorst F, Keirse M: When is the post-coital test normal? A critical appraisal. Hum Reprod 10:1711, 1995a

Oei S, Keirse M, Bloemenkamp K, et al: European postcoital tests: opinions and practice. Br J Obstet Gynaecol 102:621, 1995b

Orejuela F, Lipshultz LL: Effects of working environment on male reproductive health. Contemp Urol 10:86, 1998

Pellestor F, Andreo B, Arnal F, et al: Maternal aging and chromosomal abnormalities: new data drawn from in vitro unfertilized human oocytes. Hum Genet 112:195, 2003

Perez-Medina T, Bajo-Arenas J, Salazar F, et al: Endometrial polyps and their implication in the pregnancy rates of patients undergoing intrauterine insemination: a prospective, randomized study. Hum Reprod 20:1632, 2005

Preutthipan S, Linasmita V: A prospective comparative study between hysterosalpingography and hysteroscopy in the detection of intrauterine pathology in patients with infertility. J Obstet Gynaecol Res 29:33, 2003

Pritts E: Fibroids and infertility: a systematic review of the evidence. Obstet Gynecol Surv 56:483, 2001

Pryor J, Kent-First M, Muallem A, et al: Microdeletions in the Y chromosome of infertile men. N Engl J Med 336:534, 1997

Ramlau-Hansen CH, Thulstrup AM, Aggerholm AS, et al: Is smoking a risk factor for decreased semen quality? A cross-sectional analysis. Human Reproduction 22(1):188, 2007

Randolph J Jr, Ying Y, Maier D, et al: Comparison of real-time ultrasonography, hysterosalpingography, and laparoscopy/hysteroscopy in the evaluation of uterine abnormalities and tubal patency. Fertil Steril 46:828, 1986

Ratbi I, Legendre M, Niel F, et al: Detection of cystic fibrosis transmembrane conductance regulator (CFTR) gene rearrangements enriches the mutation spectrum in congenital bilateral absence of the vas deferens and impacts on genetic counseling. Hum Reprod 22(5):1285, 2007

Rosenfeld DL, Scholl G, Bronson R, et al: Unsuspected chronic pelvic inflammatory disease in the infertile female. Fertil Steril 39:44, 1983

Rowley M, Teshima F, Heller C: Duration of transit of spermatozoa through the human male ductular system. Fertil Steril 21:390, 1970

Sakkas D, Alvarez JG: Sperm DNA fragmentation: mechanisms of origin, impact on reproductive outcome, and analysis. Fertil Steril 93(4):1027, 2010

Saracoglu OF, Mungan T, Tanzer F: Pelvic tuberculosis. Int J Gynaecol Obstet 37:115, 1992

Schenker J: Etiology of and therapeutic approach to synechia uteri. Eur J Obstet Gynecol Reprod Biol 65:109, 1996

Schlesinger M, Wilets I, Nagler H: Treatment outcome after varicocelectomy. A critical analysis. Urol Clin North Am 21:517, 1994

Scott RT Jr, Hofmann GE: Prognostic assessment of ovarian reserve. Fertil Steril 63:1, 1995

Scott R, Snyder R, Bagnall J, et al: Evaluation of the impact of intraobserver variability on endometrial dating and the diagnosis of luteal phase defects. Fertil Steril 60:652, 1993

Serafini P, Batzofin J: Diagnosis of female infertility. A comprehensive approach. J Reprod Med 34(1):29, 1989

Sharara F, Beatse S, Leonardi M, et al: Cigarette smoking accelerates the development of diminished ovarian reserve as evidenced by the clomiphene citrate challenge test. Fertil Steril 62:257, 1994

Sharlip I, Jarow J, Belker A, et al: Best practice policies for male infertility. Fertil Steril 77:873, 2002

Shideler S, DeVane G, Kalra P, et al: Ovarian-pituitary hormone interactions during the perimenopause. Maturitas 11:331, 1989

Sigman M, Jarow J: Endocrine evaluation of infertile men. Urology 50:659, 1997

Smith C, Asch R: Drug abuse and reproduction. Fertil Steril 48:355, 1987a

Smith R, Johnson A, Lamb D, et al: Functional tests of spermatozoa. Sperm penetration assay. Urol Clin North Am 14:451, 1987b

Soares S, Barbosa dos Reis M, Camargos A: Diagnostic accuracy of sonohysterography, transvaginal sonography, and hysterosalpingography in patients with uterine cavity diseases. Fertil Steril 73:406, 2000

Stanford J, White G, Hatasaka H: Timing intercourse to achieve pregnancy: current evidence. Obstet Gynecol 100:1333, 2002

Steckel J, Dicker A, Goldstein M: Relationship between varicocele size and response to varicocelectomy. J Urol 149:769, 1993

Stovall D, Parrish S, Van Voorhis B, et al: Uterine leiomyomas reduce the efficacy of assisted reproduction cycles: results of a matched follow-up study. Hum Reprod 13:192, 1998

Swart P, Mol B, van der Veen F, et al: The accuracy of hysterosalpingography in the diagnosis of tubal pathology: a meta-analysis. Fertil Steril 64:486, 1995

Tas S, Lauwerys R, Lison D: Occupational hazards for the male reproductive system. Crit Rev Toxicol 26:261, 1996

te Velde E, Pearson P: The variability of female reproductive ageing. Hum Reprod Update 8:141, 2002

Tietze C: Reproductive span and rate of reproduction among Hutterite women. Fertil Steril 8:89, 1957

Tolstrup J, Kjaer S, Holst C, et al: Alcohol use as predictor for infertility in a representative population of Danish women. Acta Obstet Gynecol Scand 82:744, 2003

Toner J, Philput C, Jones G, et al: Basal follicle-stimulating hormone level is a better predictor of in vitro fertilization performance than age. Fertil Steril 55:784, 1991

Treloar S, Do K, Martin N: Genetic influences on the age at menopause. Lancet 352:1084, 1998

Turek PJ, Lipshultz LI: Immunologic infertility. Urol Clin North Am 21(3):447, 1994

Wilcox A, Weinberg C, Baird D: Timing of sexual intercourse in relation to ovulation. Effects on the probability of conception, survival of the pregnancy, and sex of the baby. N Engl J Med 333:1517, 1995

Wolff H: The biologic significance of white blood cells in semen. Fertil Steril 63:1143, 1995

World Health Organization: Laboratory Manual for the Examination of Human Semen and Sperm-Cervical Mucus Interaction. Cambridge University Press, 1999

World Health Organization: The influence of varicocele on parameters of fertility in a large group of men presenting to infertility clinics. Fertil Steril 57(6):1289, 1992

World Health Organization: Women and sexually transmitted infections. 2007. Available at: http://www.who.int/mediacentre/factsheets/fs110/en/. Accessed August 21, 2010

Zini A, Sigman M: Are tests of sperm DNA damage clinically useful? Pros and cons. J Androl 30:219, 2009

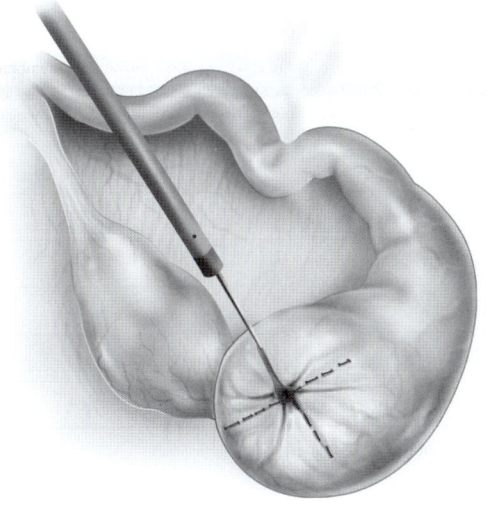

CAPÍTULO 20

Tratamento do Casal Infértil

TERAPIAS MODIFICADORAS DO ESTILO DE VIDA	529
CORREÇÃO DE DISFUNÇÃO OVARIANA	532
CORREÇÃO DE RESERVA OVARIANA REDUZIDA	540
CORREÇÃO DE ANORMALIDADES ANATÔMICAS	540
CORREÇÃO DE ANORMALIDADES CERVICAIS	543
CORREÇÃO DE INFERTILIDADE MASCULINA	543
INFERTILIDADE INEXPLICÁVEL	545
INSEMINAÇÃO INTRAUTERINA	546
TECNOLOGIAS DE REPRODUÇÃO ASSISTIDA	546
FERTILIZAÇÃO IN VITRO	546
INJEÇÃO INTRACITOPLASMÁTICA DE ESPERMATOZOIDE	547
DIAGNÓSTICO GENÉTICO PRÉ-IMPLANTAÇÃO	548
COMPLICAÇÕES DAS TECNOLOGIAS DE REPRODUÇÃO ASSISTIDA	550
REFERÊNCIAS	552

A infertilidade resulta de doenças do sistema reprodutivo que comprometam a capacidade do corpo de executar a função reprodutiva básica. Define-se como insucesso em engravidar após 12 ou mais meses de relações sexuais regulares sem contracepção (American Society for Reproductive Medicine, 2008a). Entre 10 e 15% da população em idade reprodutiva são inférteis, afetando igualmente homens e mulheres.

O tratamento de infertilidade é um processo complexo influenciado por vários fatores. As considerações mais importantes incluem tempo de duração da infertilidade, idade do casal (em especial da mulher) e causa diagnosticada. Além disso, o nível de angústia vivido pelo casal também é um fator relevante.

Em geral, um dos primeiros passos é a identificação da causa primária e de fatores contribuintes para que o tratamento seja adequadamente direcionado. A maioria dos casais é tratada com terapias convencionais, como medicamentos ou cirurgia. Em muitos casos, é possível iniciar o tratamento sem que se tenha uma investigação completa, em especial quando a causa é evidente. Entretanto, se não ocorrer gravidez rapidamente, há necessidade de exames mais completos.

Por outro lado, é comum que a investigação não chegue a uma explicação satisfatória ou identifique causas não passíveis de correção direta. Para estes casos, com a evolução recente na reprodução assistida é possível oferecer tratamentos efetivos. Entretanto, essas abordagens apresentam algumas desvantagens. Por exemplo, a fertilização *in vitro* (FIV) foi associada a aumento nas taxas de algumas complicações maternas e fetais. Os tratamentos indicados também podem criar dilemas éticos para os casais ou para seus médicos. Por exemplo, a redução seletiva em gestação multifetal aumenta a chance de sobrevida de alguns fetos, mas às custas de outros. Finalmente, o tratamento de infertilidade pode se tornar um problema financeiro, fonte de estresse emocional, ou ambos.

Em vez de impor o tratamento, o especialista em infertilidade deve apresentar as opções que o casal pode ter e explicá-las, incluindo conduta expectante ou adoção.

TERAPIAS MODIFICADORAS DO ESTILO DE VIDA

Fatores ambientais

Os dados acumulados sugerem que a infertilidade de alguns homens e mulheres possa resultar da ação de agentes contaminadores ou toxinas ambientais (Giudice, 2006). Demonstrou-se que produtos químicos desorganizadores endócrinos, como dioxinas e bifenis policlorados, pesticidas e herbicidas agrícolas, ftalatos (usados na fabricação de materiais plásticos), chumbo e bisfenol A (usado na fabricação de plásticos e resinas de policarbonato), exercem efeitos tóxicos reprodutivos (Hauser, 2008; Mendola, 2008). Embora a relação direta com infertilidade em humanos não seja conclusiva, os médicos devem orientar as pacientes a evitar, sempre que possível, exporem-se a substâncias tóxicas ambientais. Atualmente essas precauções devem ser discutidas com muita cautela para evitar pânico.

Tabagismo

Nos Estados Unidos, pelo menos 20% dos homens e das mulheres em idade reprodutiva são fumantes (Centers for Disease Control and Prevention, 2011). Várias revisões abrangentes resumiram os dados acumulados sobre tabagismo e fecundidade feminina, e todas corroboraram a conclusão de que o hábito de fumar tem efeito adverso (American Society for Reproductive Medicine, 2008d). Além disso, os efeitos negativos do tabagismo sobre a fecundidade feminina aparentemente não são superados pelas tecnologias reprodutivas assistidas (TRAs). Em um ensaio prospectivo de cinco anos envolvendo 221 casais concluiu-se que o risco de não conceber com TRA foi duas vezes maior em fumantes. Cada ano de tabagismo foi associado a um aumento de 9% no risco de ciclos de TRA malsucedidos (Klonoff-Cohen, 2001).

Os efeitos do tabagismo sobre a fertilidade masculina são mais difíceis de determinar. Embora os fumantes com frequência apresentem mobilidade e concentrações de espermatozoides comparativamente reduzidas, esses parâmetros em geral se mantêm na faixa de normalidade.

O tabagismo está associado a aumento na taxa de abortamentos, tanto em casos de gravidez natural como em ciclos de concepção assistida. O mecanismo não foi esclarecido, embora as propriedades vasoconstritoras e antimetabólicas de alguns componentes da fumaça do cigarro, como nicotina, dióxido de carbono e a cianureto, possam resultar em insuficiência placentária.

Especificamente, o tabagismo foi associado a aumento nas taxas de descolamento de placenta, restrição ao crescimento fetal e parto prematuro (Cunningham, 2010). Além disso, o tabagismo em mulheres grávidas está associado a risco aumentado de trissomia do 21, que é decorrente da não disjunção meiótica materna (Yang, 1999). Por tais razões, o tabagismo deve ser desestimulado em ambos os parceiros que estejam planejando engravidar.

Muitas mulheres desconhecem os efeitos do tabagismo e a informação é um passo importante para estimular a cessação (Tabela 20-1). Se as abordagens comportamentais não forem bem-sucedidas, o uso de terapias medicamentosas adjuvantes, como substituição de nicotina, bupropiona, ou vareniciclina, pode-se mostrar efetivo (Tabela 1-23, p. 28). As preparações de nicotina são classificadas na categoria D. A bupropiona e a vareniciclina são agentes que não contêm nicotina, aprovados pela Food and Drug Administration (FDA) e classificados na categoria B (Fiore, 2008). Posto que os ensaios sobre esses agentes com gestantes sejam insuficientes, idealmente as terapias farmacológicas para abandono do tabagismo devem ser usadas antes da concepção.

Álcool

O consumo de álcool é generalizado e crescente em muitos países. Embora seja do conhecimento geral que o consumo abusivo crônico de bebidas alcoólicas durante a gravidez pode levar à síndrome alcoólica fetal, não há muitos estudos sobre seu impacto na fertilidade. Estudos retrospectivos em geral concluíram que o consumo moderado de álcool pelas mulheres não produz efeito significativo sobre a fertilidade, ao passo que o consumo intenso foi associado à redução da fecundidade. Entretanto, em um estudo prospectivo com casais dinamarqueses tentando engravidar demonstrou-se redução na fecundidade mesmo entre mulheres com consumo alcoólico semanal de cinco doses ou menos (Jensen, 1998). Esse achado ainda precisa ser confirmado, embora seja razoável incentivar as mulheres a evitar o consumo de bebidas alcoólicas quando estiverem tentando engravidar.

TABELA 20-1 Consciência feminina sobre os riscos do tabagismo para a saúde

Risco do tabagismo	Consciência feminina do risco
Doenças respiratórias	99%
Doença cardíaca	96%
Complicações na gravidez	91%
Abortamento espontâneo	39%
Gravidez ectópica	27%
Infertilidade	22%
Menopausa precoce	18%

Resumida de Roth, 2001, com permissão.

Cafeína

A cafeína é uma das substâncias farmacologicamente ativas mais amplamente usadas no mundo. Há estudos que sugerem relação dose/resposta direta entre uso de cafeína e comprometimento da fertilidade. Hassan e Killick (2004) concluíram que mulheres que consumiram sete ou mais xícaras de café ou de chá por dia apresentaram probabilidade 1,5 vez maior de subfertilidade. Portanto, parece prudente recomendar consumo moderado de cafeína às mulheres inférteis.

Otimização do peso

Mulheres obesas

A função ovariana depende do peso. O percentual baixo de teor de gordura corporal está associado a hipogonadismo hipotalâmico. Por outro lado, a gordura corporal central está associada à resistência insulínica e contribui para a disfunção ovariana em muitas mulheres portadoras da síndrome do ovário policístico (SOP). Em muitos casos, mudanças no estilo de vida em mulheres inférteis com excesso de peso e portadoras de SOP resultam em redução da gordura central e melhora na sensibilidade à insulina, redução na hiperandrogenemia e na concentração do hormônio luteinizante (LH) e recuperação da fertilidade normal (Hoeger, 2001; Kiddy, 1992). Mesmo reduções de 5 a 10% no peso corporal têm se mostrado benéficas nessas mulheres (Tabela 20-2) (Kiddy, 1992; Pasquali, 1989). Além de dietas, os exercícios também melhoram a sensibilidade insulínica. A perda de peso e os exercícios têm baixo custo e podem ser recomendados como tratamento de primeira linha em obesas portadoras de SOP.

Embora haja opções farmacológicas efetivas para o tratamento de anovulação nos casos em que não tenha sido possível perder peso, é importante observar que a obesidade é um fator de risco significativo para complicações obstétricas e perinatais. Entre os riscos maternos estão maiores taxas de diabetes gestacional, cesariana, pré-eclâmpsia, natimortalidade sem explicação e infecção de ferida operatória. A obesidade também

TABELA 20-2 Eficácia de intervenções no estilo de vida em mulheres inférteis anovulatórias

Parâmetro	Programa completo (n= 67) (Média ± desvio-padrão ou %)	Não concluíram o programa (n = 20) (Média ± desvio-padrão ou %)
IMC, basal	37,4 ± 6,9	35,9 ± 4,1
Status da SOP	79%	72%
Anovulatórias na linha de base	81%	75%
Alteração no IMC	-3,7 ± 1,6	-0,4 ± 1,4[a]
Retomaram ovulação espontaneamente	90%	Nenhuma
Gestações (cumulativas: espontâneas ou com tecnologias para reprodução assistida)	77%	Nenhuma

A coorte original incluía 87 mulheres obesas inférteis, a maioria com SOP, e o tratamento consistia em programa de intervenção no estilo de vida de longo prazo, incluindo atividades físicas e dieta hipocalórica. Aquelas que chegaram ao final do programa foram comparadas com as que saíram do programa.
[a]$p=0,05$.
IMC = índice de massa corporal; SOP = síndrome dos ovários policísticos.
Reproduzida de Pasquali, 2006, com permissão.

foi associada a aumento no risco de malformações congênitas (American Society for Reproductive Medicine, 2008b). Portanto, é extremamente relevante considerar a hipótese de adiar o tratamento em mulheres com obesidade mórbida, até que seu IMC possa ser reduzido para menos de 40. Isso é especialmente importante nos tratamentos que envolvam risco cirúrgico ou risco de gestação múltipla.

As opções para perda de peso foram discutidas no Capítulo 1 (p. 13). Se a opção for cirurgia bariátrica, a concepção deve ser postergada em 12 a 18 meses (American College of Obstetricians and Gynecologists, 2005). A justificativa é a perda ponderal acelerada nesse período com risco de restrição ao crescimento fetal e privação nutricional intrauterina.

Mulheres abaixo do peso

Embora a obesidade seja a situação mais comum, a subnutrição também pode ser problemática. O eixo reprodutivo está intimamente relacionado com o estado nutricional, sendo que as vias de inibição suprimem a ovulação em mulheres com perda de peso significativa (Tabela 20-3 e Fig. 16-7, p. 449). A anorexia nervosa e a bulimia nervosa afetam até 5% das mulheres em idade reprodutiva, podendo causar amenorreia, infertilidade e, naquelas que engravidem, maior risco de abortamento espontâneo. Felizmente, há recuperação com pequenos ganhos de peso, tendo em vista que o efeito do balanço energético é mais importante que o da massa de gordura corporal.

Exercícios

Demonstrou-se que a atividade física produz vários benefícios para a saúde. Entretanto, não se comprovou relação direta entre exercícios e fertilidade. Em geral, as atletas de competição apresentam amenorreia, ciclos irregulares, ou disfunção lútea, e infertilidade. Talvez este fato não esteja relacionado especificamente à atividade física propriamente dita, mas sim ao baixo percentual de gordura corporal ou ao estresse emocional associado às competições.

Até o momento, não há dados suficientes para recomendar ou desencorajar atividades físicas em mulheres inférteis na ausência de disfunção ovariana comprovada associada a obesidade ou a baixo peso corporal.

Nutrição

Na ausência de obesidade ou de subnutrição significativa, o papel da dieta na infertilidade não é muito claro. Dietas hiperproteicas e intolerância ao glúten (doença celíaca) foram investigadas como causas subjacentes em mulheres. Entretanto, as amostras estudadas foram insuficientes e os resultados obtidos, conflitantes (Collin, 1996; Jackson, 2008; Meloni, 1999). Em homens, o uso de antioxidantes dietéticos foi proposto como meio potencial para melhorar os resultados reprodutivos masculinos, por meio da redução de danos oxidativos no DNA dos espermatozoides (Ross, 2010). Embora as perspectivas sejam promissoras, há necessidade de estudos bem desenhados para orientar o uso clínico (Patel, 2008). Além disso, frequentemente se tem especulado que o uso da carnitina, um suplemento nutricional, seria benéfico para a fertilidade masculina. Entretanto, esse fato não foi confirmado em um estudo prospectivo randomizado (Sigman, 2006).

Apesar da inexistência de benefícios confirmados de suplementos nutricionais ou mudanças na dieta em casais inférteis, é razoável recomendar suplementos polivitamínicos para ambos. O ácido fólico é um dos componentes da maioria dos polivitamínicos, sendo recomendadas doses diárias de 400 μg, por via oral, para mulheres que estiverem tentando engravidar, para reduzir a incidência de defeitos no tubo neural dos fetos (American College of Obstetricians and Gynecologists, 2003).

Tratamento do estresse

O estresse foi implicado na insuficiência reprodutiva. Embora o estresse intenso resulte em anovulação, níveis menores de estresse também também podem ser importantes, embora ainda não se tenha definido o mecanismo. Quando submetidas à FIV as pacientes com níveis elevados de estresse apresentam menores taxas de gravidez (Thiering, 1993). Consequentemente, deve-se considerar a possibilidade de rastreamento para

TABELA 20-3 Relação entre comorbidades mentais e amenorreia na linha de base e durante acompanhamento de 10 a 15 anos em 173 mulheres com bulimia nervosa

Transtornos mentais ao longo de toda a vida	Amenorreia atual				Amenorreia no período de acompanhamento de 10 a 15 anos			
	Total	Taxa		Análise	Total	Taxa		Análise
	n	n	%	p	n	n	%	p
Anorexia nervosa				<0,02				<0,001
Presente	59	16	27,1		50	43	86,0	
Sublimiar	23	4	17,7		19	9	47,4	
Ausente	78	7	9,0		74	19	25,7	
Transtornos do humor				<0,03				<0,07
Presentes	104	10	9,6		92	51	55,4	
Ausentes	55	16	29,1		51	20	39,2	
Transtornos de ansiedade				<0,16				<0,68
Presentes	48	5	10,4		42	22	52,4	
Ausentes	112	22	19,6		101	49	48,5	

Reproduzida de Crow, 2002, com permissão.

sinais de ansiedade ou de depressão de todos os casais inférteis. Embora, em geral, o uso de fármacos para estresse não seja recomendado durante os tratamentos de infertilidade, abordagens "corpo/alma" que combinem orientação psicológica e meditação devem ser consideradas para pacientes que apresentem níveis elevados de ansiedade (Domar, 1990).

CORREÇÃO DE CAUSAS IDENTIFICADAS

Correção de disfunção ovariana

Hiperprolactinemia

A prolactina é um hormônio hipofisário que desempenha um papel importante em uma grande variedade de funções reprodutivas, e na prática da clínica endocrinológica é comum encontrar níveis elevados. Se for encontrada hiperprolactinemia, devem-se procurar causas fisiológicas, farmacológicas ou outras secundárias para a hipersecreção do hormônio (Tabelas 12-3 e 12-4, p. 340). Na ausência de hipotireoidismo ou de alguma outra causa farmacológica de hiperprolactinemia, os estudos de imagem são a melhor alternativa para identificar a presença de microadenomas ou macroadenomas na adeno-hipófise.

A administração de agonistas da dopamina é o tratamento primário da hiperprolactinemia (Cap. 15, p. 420). O tratamento cirúrgico deve ser considerado somente nos casos de adenomas secretores de prolactina resistentes à abordagem clínica.

Nos casos em que houver concepção, como o risco de expansão tumoral durante a gravidez é baixo, normalmente o tratamento com agonista de dopamina é suspenso. Entretanto, se houver aumento sintomático do tumor, o medicamento pode ser reiniciado (Molitch, 1999, 2010).

Hipotireoidismo

Os distúrbios da tireoide são prevalentes em pessoas em idade reprodutiva e afetam 4 a 5 vezes mais as mulheres. O hipotireoidismo clínico está associado a alterações na duração do ciclo e no volume de fluxo. Especificamente, oligomenorreia e amenorreia são achados frequentes. Ainda que as mulheres com hipotireoidismo leve possam ovular e engravidar, o tratamento com tiroxina geralmente recupera o padrão menstrual normal e aumenta a fertilidade (Cap. 16, p. 456).

O hipotireoidismo subclínico também pode estar associado à disfunção ovariana (Strickland, 1990). Lincoln e colaboradores (1999) observaram incidência de 2% de elevação do hormônio estimulante da tireoide (TSH) em 704 mulheres assintomáticas durante investigação para infertilidade. Naquelas com aumento do TSH associado à disfunção ovariana, a correção do hipotireoidismo resultou em gravidez em 64%. Além do possível efeito sobre a fertilidade, o hipotireoidismo subclínico também pode produzir efeitos adversos sobre os resultados da gestação.

Indução de ovulação

A disfunção ovariana é a indicação mais comum para o uso de medicamentos indutores da ovulação. Esses agentes também podem ser usados em mulheres que ovulam para aumentar a probabilidade de gravidez em casais com outras causas de infertilidade ou com infertilidade inexplicável. O uso desses medicamentos para estimular o desenvolvimento folicular e a ovulação é denominado *superovulação* ou *intensificação da ovulação*. Se esses agentes são administrados somente para estimulação de folículos e a coleta do óvulo é complementada por TRA, utiliza-se a denominação *hiperestimulação ovariana controlada*. Por outro lado, preferimos o termo *indução de ovulação* para descrever tratamentos nos quais são utilizados medicamentos que estimulam a ovulação normal em mulheres com disfunção ovariana.

As causas mais frequentes de disfunção ovariana incluem SOP e reserva ovariana reduzida. Com menos frequência, distúrbios centrais (hipotalâmicos ou hipofisários) ou disfunção da tireoide podem resultar em infertilidade. Raramente, tumores ovarianos ou anormalidades suprarrenais levam à anormalidade na função ovariana. O tratamento da disfunção ovariana deve ter como base a causa identificada, além dos resultados obtidos com tentativas anteriores de tratamento.

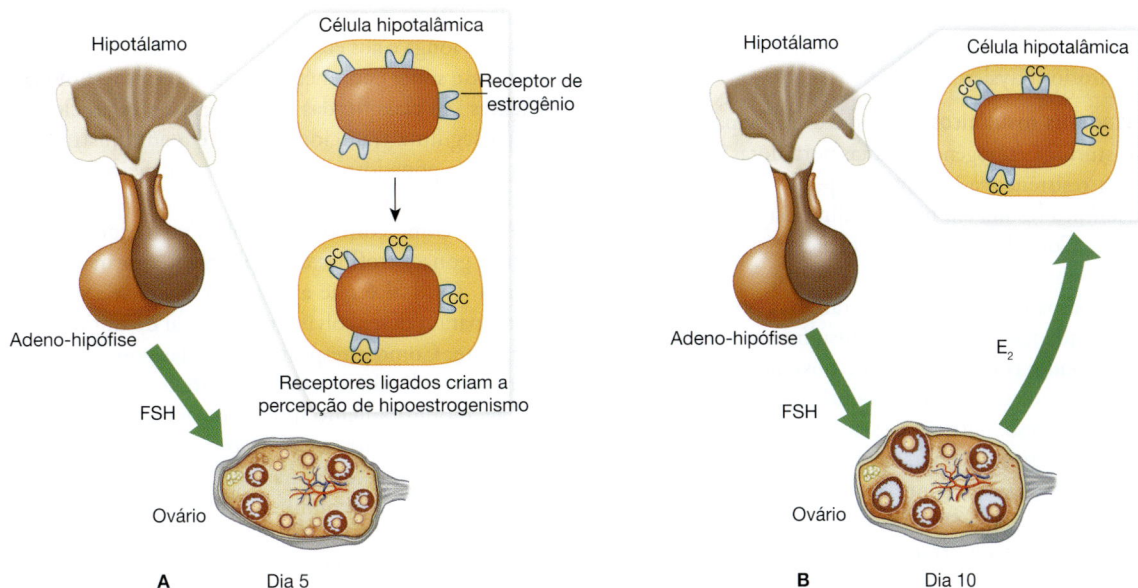

FIGURA 20-1 Efeito da administração de citrato de clomifeno (CC). **A.** O clomifeno se liga ao receptor de estrogênio na hipófise e no hipotálamo. Consequentemente há redução efetiva no número de receptores de estrogênio hipotalâmicos. Em razão desta redução, hipotálamo e hipófise ficam verdadeiramente cegos aos níveis de estrogênios circulantes e o resultado é a informação falsa de hipoestrogenismo. Consequentemente, interrompe-se o *feedback* negativo no nível central o que aumenta a secreção do hormônio folículo-estimulante (FSH) pela adeno-hipófise. O resultado é a maturação de múltiplos folículos. **B.** No final da fase folicular, mantém-se a depleção central do receptor de estrogênio em razão da retenção duradoura do CC no interior dos tecidos. Como resultado, o aumento na secreção de estradiol (E_2) pelos ovários não é capaz de produzir o *feedback* negativo normal sobre a liberação de FSH. Isso provoca o desenvolvimento de múltiplos folículos dominantes e múltiplas ovulações.

Citrato de clomifeno

Efeitos farmacológicos. O citrato de clomifeno (CC) é o tratamento inicial para a maioria das mulheres inférteis com ciclos anovulatório. Com estrutura química semelhante à do tamoxifeno, o CC é um derivado não esteroide do trifeniletileno, com propriedades agonistas e antagonistas estrogênicas (Fig. 15-10, p. 410). As propriedades antagonistas predominam, exceto quando os níveis de estrogênio estão extremamente baixos. Como resultado, há redução no *feedback* negativo normal do estrogênio no hipotálamo (Fig. 20-1). Há alteração na secreção do hormônio liberador da gonadotrofina (GnRH), o que estimula a liberação de gonadotrofina pela hipófise. Por sua vez, o aumento resultante no hormônio folículo-estimulante (FSH) estimula a atividade folicular ovariana.

O tamoxifeno também tem sido usado com sucesso para indução de ovulação. Entretanto, esse medicamento não foi aprovado pela FDA com essa indicação e não foi possível demonstrar qualquer vantagem significativa em comparação com o CC.

Administração. O CC é administrado por via oral, normalmente a partir do 3º ao 5º dias após o início de menstruação espontânea ou induzida por progestogênio. As taxas de ovulação, concepção e de resultados da gravidez são semelhantes, independentemente de o tratamento iniciar-se no 2º, 3º, 4º ou 5º dias do ciclo. Antes de iniciar a terapia, sugere-se a realização de ultrassonografia para excluir sinais de maturação folicular espontânea significativa ou de cistos foliculares residuais. Em nossa instituição, geralmente, permite-se iniciar a administração de clomifeno se não houver qualquer folículo > 20 mm e se o endométrio tiver menos de 5 mm de espessura. Também há indicação de teste de gravidez após menstruação espontânea. Embora não seja um teratógeno comprovado, o CC é classificado na categoria X pela FDA e, portanto, é contraindicado em caso de suspeita de gravidez ou de gravidez comprovada.

A dosagem necessária para induzir ovulação está correlacionada com o peso corporal, embora não haja nenhuma maneira confiável de predizer com precisão a dose necessária a cada caso específico (Lobo, 1982). Consequentemente, o CC é titulado de forma empírica para se chegar a menor dose efetiva a cada paciente. Normalmente, inicia-se o tratamento com um comprimido diário de 50 mg por via oral, durante cinco dias consecutivos. As doses são aumentadas à ordem de 50 mg a cada ciclo subsequente, até que haja indução da ovulação. Nos casos em que for confirmada ovulação normal, a dose de CC não deve ser aumentada. Assim, a ausência de gravidez não justifica aumento na dosagem. As doses efetivas de CC variam de 50 mg/dia a 250 mg/dia, embora doses acima de 100 mg/dia não sejam aprovadas pela FDA. Alguns trabalhos sugeriram que a terapia adjuvante com glicocorticoides talvez beneficie algumas pacientes que não tenham respondido ao CC isoladamente (Elnashar, 2006; Parsanezhad, 2002). O mecanismo preciso não foi esclarecido, embora tenham sido sugeridos diversas ações diretas e indiretas da dexametasona. Esse tipo de tratamento deve ser empírico, ou individualizado com base na elevação dos níveis de sulfato de desidroepiandrosterona (SDHEA).

Em geral, são consideradas candidatas a tratamentos alternativos as mulheres que não conseguirem ovular com 100 mg/dia ou que não lograrem engravidar após 3 a 6 meses de resposta ovulatória ao CC. Em um estudo retrospectivo que incluiu 428 mulheres tratadas com CC para indução ovulatória, 84,5% das gestações ocorreram durante os primeiros três ciclos ovulatórios (Gysler, 1982).

Sensibilizadores insulínicos. Embora a SOP aparentemente seja um distúrbio heterogêneo, muitas portadoras do problema apresentam resistência à insulina (Cap. 17, p. 461). A resistência insulínica resulta em hiperinsulinemia compensatória e dislipidemia. Considerando-se as evidências com grande força estatística de que a hiperinsulinemia tem papel extremamente importante na patogenia da SOP, é razoável presumir que as intervenções que reduzam os níveis insulínicos circulantes em mulheres portadoras dessa síndrome possam contribuir para recuperar a função endócrina reprodutiva normal. Como discutido, perda de peso, nutrição e exercícios claramente levaram à redução da hiperinsulinemia, resolução do hiperandrogenismo e, em muitos casos, recuperação da função ovulatória em mulheres com sobrepeso e diagnóstico de SOP. Entretanto, é difícil haver aderência ao tratamento e raramente é possível manter a perda de peso ao longo do tempo.

Os agentes sensibilizadores da insulina, mostraram-se promissores para o tratamento de SOP. Quando administrados apacientes resistentes à insulina, esses compostos atuam aumentando a responsividade do tecido-alvo à insulina, reduzindo, assim, a necessidade orgânica de hiperinsulinemia compensatória (Antonucci, 1998). Entre os agentes sensibilizadores de insulina atualmente disponíveis estão as biguanidas e as tiazolidinedionas (Cap. 17, p. 474).

Há trabalhos a sugerir que a administração de 500 mg de metformina, três vezes ao dia junto às refeições, ou de 850 mg duas vezes ao dia, às mulheres com SOP, tenha aumentado a frequência de ovulação espontânea, ciclicidade menstrual e resposta ovulatória ao CC (Nestler, 1998; Palomba, 2005; Vandermolen, 2001). Por outro lado, em um ensaio multicêntrico, prospectivo, e randomizado, não foi possível confirmar a hipótese de que a metformina, isolada ou em combinação com CC, produza melhora na taxa de nascidos-vivos em mulheres com SOP (Legro, 2007).

Gonadotrofinas. O CC é fácil de usar e induz ovulação na maioria das pacientes (Hammond, 1983). Contudo, as taxas de gravidez são frustrantes aproximando-se de 50% ou menos (Raj, 1977; Zarate, 1971). As taxas de gravidez abaixo das expectativas com o uso de CC têm sido atribuídas à sua meia-vida longa e aos efeitos antiestrogênicos periféricos, principalmente sobre endométrio e muco cervical. Em geral, essas pacientes são classificadas como "resistentes ao clomifeno", e a etapa seguinte tradicionalmente é a administração de preparações de gonadotrofina exógena por meio de injeções, em substituição ao CC.

Assim como com o CC, o objetivo da indução de ovulação com gonadotrofinas é simplesmente normalizar a função ovariana. O ideal é que a dosagem usada seja a mínima necessária para o desenvolvimento normal de um único folículo dominante. Como a resposta à ação das gonadotrofinas pode variar entre indivíduos, e mesmo entre ciclos, é imprescindível que haja monitoramento intensivo para ajustar a dosagem e o período em que ocorre a ovulação.

As preparações de gonadotrofina variam em função da fonte (urinária ou recombinante) e da presença ou ausência de atividade do LH (Tabela 20-4). As preparações tradicionais de gonadotrofina menopáusica humana (hMG, de *human menopausal gonadotropin*) de origem urinária são extraídas e purificadas a partir da urina de mulheres pós-menopáusicas, e seus componentes ativos são FSH e LH. Essas formulações também contêm gonadotrofina coriônica humana (hCG) derivada principalmente da secreção hipofisária de hCG em mulheres pós-menopáusicas. LH e hCG podem se ligar ao mesmo receptor (receptor de hormônio luteinizante/gonadotrofina coriônica [LHCGR]). Na hMG, a hCG é a principal fonte de atividade de LH, embora quantidades significativas de LH também estejam presentes nos produtos mais antigos e não altamente purificados de hMG (Filicori, 2002). As preparações urinárias altamente purificadas permitem administração subcutânea com reação mínima ou ausente no local da injeção. As alternativas para a hMG incluem preparações de gonadotrofina urinária altamente purificada e FSH recombinante purificado.

Tanto a atividade de LH como de FSH são essenciais para a esteroidogênese ovariana normal e para o desenvolvimento folicular. Em muitos casos, é possível usar preparações puras de FSH em razão de haver produção adequada de LH. Entretanto, para a indução ovulatória em pacientes com amenorreia hipogonadotrófica, a atividade de LH deve ser obtida em fonte exógena. As opções incluem hMG, LH recombinante e doses baixas (diluídas) de hCG urinária ou recombinante. A indução

TABELA 20-4 Preparações de gonadotrofina usadas para induzir ovulação

Nome	Tipo de produto	Atividade sobre o FSH	Atividade sobre o LH	Atividade sobre o hCG
Bravelle Fertinex[a]	Frasco	Urinária altamente purificada	Mínima	Mínima
Follistim Gonal-f	Caneta ou frasco	Recombinante altamente purificado	Nenhuma	Nenhuma
Menopur	Frasco	Urinária altamente purificada	Mínima	Urinária altamente purificada
Repronex Pergonal[a] Humagon[a]	Frasco	Urinária	Urinária	Urinária

FSH= hormônio folículo-estimulante; hCG= gonadotrofina coriônica humana; LH = hormônio luteinizante.
[a]Não está mais disponível.

de ovulação em mulheres com SOP pode ser feita com produtos que contenham apenas FSH, considerando-se a produção endógena de LH, ou com produtos com atividade de LH ou FSH. Atualmente, não há dados suficientes para confirmar superioridade de uma preparação sobre a outra.

É provável que haja desenvolvimento de novas preparações de gonadotrofina. Está sendo testado nos EUA um FSH de ação prolongada disponível na Europa. Esta molécula recombinante foi criada adicionando-se uma sequência de DNA ao gene humano que codifica o FSH. Esta sequência adicional (naturalmente presente na subunidade beta da hCG) permite maior glicosilação e, consequentemente, aumenta o tempo para depuração. Há moléculas de baixo peso molecular (não proteicas) nos estágios iniciais de desenvolvimento clínico. Dentre as vantagens dessas gonadotrofinas não tradicionais está a possibilidade de administração por via oral.

A maior parte dos médicos inicia as tentativas de indução de ovulação com doses baixas de 50 a 75 UI/dia de gonadotrofinas. Essas doses devem ser aumentadas gradualmente se não houver resposta ovariana (avaliada por dosagens séricas de estradiol) após alguns dias (Fig. 20-2). Esse procedimento é conhecido como protocolo "progressivo". Além disso, é possível usar protocolo "regressivo" com a vantagem de menor duração da estimulação. Entretanto, o risco de resposta ovariana excessiva, como desenvolvimento de folículos múltiplos ou de síndrome da hiperestimulação ovariana, pode aumentar com esse método. Se mesmo com ambas as abordagens a paciente não conseguir engravidar, os ciclos subsequentes devem ser iniciados com dosagens mais altas, com base na resposta anterior.

Em geral, os resultados da estimulação com gonadotrofinas em mulheres com SOP são inferiores aos obtidos em pacientes com amenorreia hipogonadotrófica (Balen, 1994). Nas mulheres com SOP os ovários são altamente sensíveis à estimulação gonadotrófica. Essas pacientes têm maior risco de resposta ovariana excessiva e de gravidez múltipla do que aquelas com ovários normais (Farhi, 1996).

Inibidores da aromatase. As gonadotrofinas estão associadas a maior efetividade na indução de ovulação e a taxas mais elevadas de gravidez do que o CC. Contudo, as gonadotrofinas têm custo mais elevado e maior risco de síndrome da hiperestimulação ovariana e de gestação múltipla. Consequentemente, os inibidores da aromatase foram investigados como agentes indutores de ovulação (Fig. 20-3). Desenvolvidos originalmente para tratamento de câncer de mama, esses agentes são eficazes na inibição da *aromatase*, uma hemoproteína do citocromo P450 que catalisa a etapa limitante da taxa de produção estrogênica. Os inibidores da aromatase são administrados por via oral, fáceis de usar, têm custo relativamente baixo e estão associados a efeitos colaterais geralmente menores.

O letrozol é o inibidor da aromatase usado com maior frequência para induzir ovulação em mulheres anovulatórias ou ovulatórias inférteis. Em comparação com o CC, seu uso está associado a endométrios mais espessos e a uma tendência a taxas mais altas de gravidez após a indução ovulatória. Quando usado em combinação com gonadotrofinas, o letrozol diminui a necessidade de gonadotrofinas com taxas de gravidez comparáveis às obtidas somente com gonadotrofinas (Casper, 2003; Mitwally, 2004). A dosagem normalmente usada varia entre 2,5 e 5 mg/dia, por via oral, durante 5 dias.

Os dados a sugerir que o uso de letrozol para tratamento de infertilidade está associado a aumento no risco de malformações congênitas ósseas e cardíacas em recém-nascidos são contraditórios (Biljan, 2005; Tulandi, 2006). Entretanto, em 2005, o fabricante divulgou uma declaração aos médicos de todo o mundo informando que o uso de letrozol é contraindicado para mulheres pré-menopáusicas, principalmente para indução ovulatória (Fontana, 2005). Como resultado, não é provável que, no futuro próximo, o letrozol venha a ter aceitação ampla como agente indutor de ovulação. Há necessidade de ensaios prospectivos randomizados bem desenhados para confirmar a segurança do medicamento.

Um segundo inibidor da aromatase, o anastrozol, pertence à mesma classe de compostos que o letrozol e também foi aprovado para tratamento de mulheres com câncer de mama. Até o momento, não foram levantadas questões acerca de teratogenicidade (Casper, 2007). Entretanto, a experiência com o uso de anastrozol (para indução de ovulação é insuficiente e a posologia ideal necessária não foi determinada.

Complicações causadas por medicamentos para fertilidade

Síndrome da hiperestimulação ovariana. A síndrome de hiperestimulação ovariana (SHO) é um complexo sintomático clínico associado ao aumento no volume do ovário resultante do tratamento com gonadotrofinas exógenas. Os sintomas incluem dor e distensão abdominal, ascite, problemas gastrintestinais, comprometimento respiratório, oligúria, hemoconcentração e tromboembolismo. Esses sintomas podem ocorrer durante a indução da ovulação ou logo no início de gestações que tenham sido concebidas por meio de estimulação ovariana exógena.

Fisiopatologia. A etiologia da SHO é complexa, embora, aparentemente, a hCG, exógena ou endógena (derivada de uma gravidez resultante), seja um fator contribuinte inicial. O desenvolvimento da SHO envolve aumento da permeabilidade vascular, com perda de líquido, proteínas e eletrólitos para a cavidade peritoneal, levando a hemoconcentração. O aumento da permeabilidade capilar é causado por substâncias vasoativas produzidas pelo corpo lúteo. O fator de crescimento endotelial vascular (VEGF, *de vascular endothelial growth factor*) tem papel importante, e a angiotensina II também pode estar envolvida. A hipercoagulabilidade talvez esteja relacionada com a hiperviscosidade causada pela hemoconcentração. Alternativamente, a hipercoagulabilidade pode ser secundária à elevação dos níveis de estrogênio, e tal elevação pode induzir aumento dos fatores de coagulação. Entre os fatores predisponentes para SHO estão ovários multifoliculares, como na SOP, idade jovem, níveis elevados de estradiol durante indução de ovulação e gravidez.

Diagnóstico e tratamento. A dor abdominal se destaca e é causada por aumento no volume do ovário, além de acúmulo de líquido peritoneal. Embora o exame ultrassonográfico das mulheres portadoras geralmente revele ovários intumescidos, com vários cistos foliculares e ascites, a SHO é um diagnóstico clínico (Fig. 20-4). Foram propostos vários esquemas diferentes para classificar a gravidade dessa síndrome (Tabela 20-5).

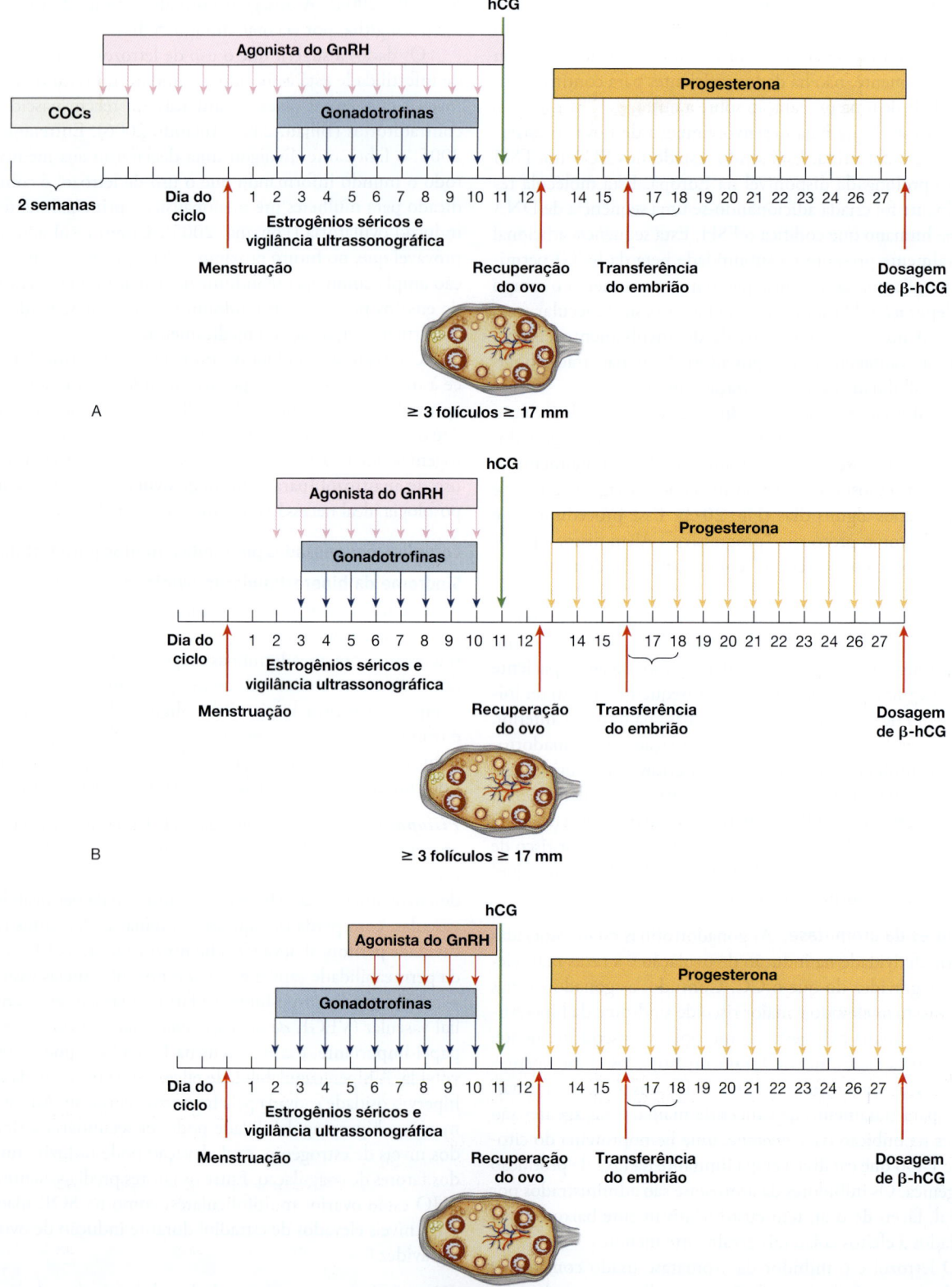

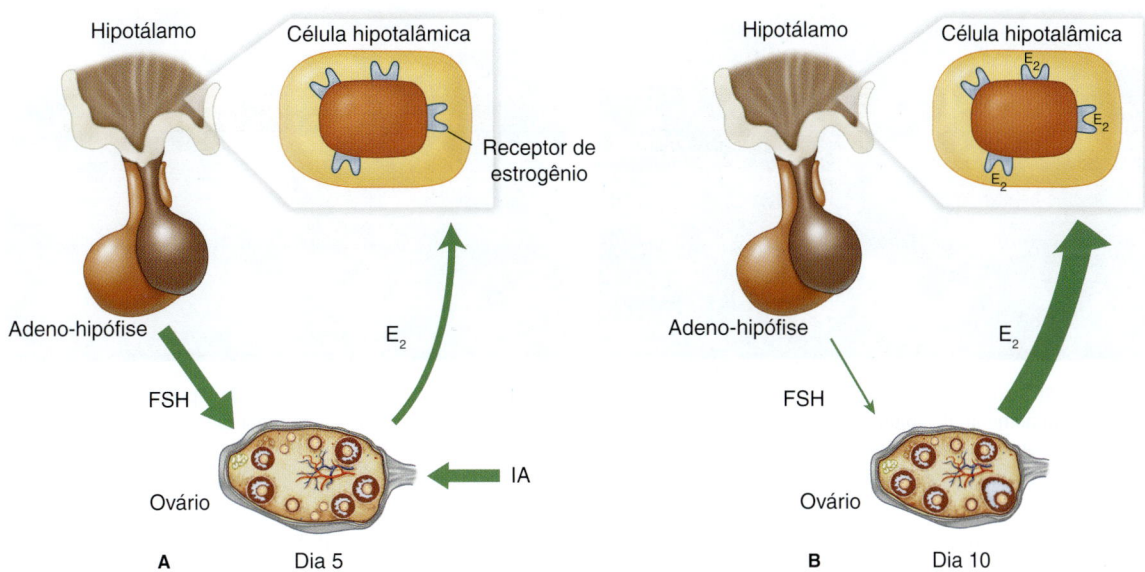

FIGURA 20-3 Efeito da administração do inibidor da aromatase (IA). **A.** A administração suprime a secreção de estradiol (E_2) ovariano e reduz o *feedback* negativo do estrogênio na hipófise e no hipotálamo. Como resultado, a secreção aumentada de hormônio folículo-estimulante (FSH), pela adeno-hipófise estimula o crescimento de múltiplos folículos ovarianos. **B.** Mais tarde, na fase folicular, o efeito do IA é reduzido, e os níveis de E_2 aumentam como resultado do crescimento folicular. Como os IAs não afetam os receptores de estrogênio ao nível central, o aumento de E_2 produz *feedback* negativo central normal sobre a secreção de FSH. Folículos menores que o dominante sofrem atresia, resultando em ovulação monofolicular na maioria dos casos.

De maneira geral, o tratamento da SHO é de suporte. Normalmente, procede-se à paracentese transvaginal em regime ambulatorial, com o objetivo de melhorar o desconforto abdominal e aliviar a dor respiratória. A recidiva de ascite indica necessidade de paracenteses adicionais ou, mais raramente, colocação de cateter tipo "rabo de porco" para drenagem contínua. A hipovolemia não tratada pode resultar em insuficiência renal, hepática ou pulmonar. Portanto, o balanço hídrico deve ser mantido com reposição feita com soluções isotônicas, como soro fisiológico. O monitoramento dos eletrólitos é extremamente importante. Em razão da hipercoagulabilidade nessas mulheres, a profilaxia para tromboembolismo é enfaticamente recomendada nos casos de SHO grave (Tabela 39-9, p. 962).

Prevenção. As estratégias para evitar SHO durante indução ovulatória exógena incluem diminuição da estimulação folicular (redução na dosagem de FSH), "cabotagem" (mantendo a

---

FIGURA 20-2 Protocolos de medicamentos para indução de ovulação.
A. Protocolo com infrarregulação de agonista do hormônio liberador de gonadotrofina (GnRH). Também conhecido como *protocolo longo*. Nesse diagrama, o protocolo longo é associado a pré-tratamento com contraceptivo oral combinado (COC).

Com o protocolo longo, agonistas do GnRH geralmente são iniciados 7 dias antes das gonadotrofinas. Os agonistas do GnRH suprimem a liberação endógena de gonadotrofinas pela hipófise. Com isso, reduz-se o risco de haver pico prematuro de hormônio luteinizante (LH) e, consequentemente, ovulação prematura. Durante todos os protocolos, a administração de gonadotrofinas é acompanhada por dosagens seriadas dos estrogênios séricos e vigilância ultrassonográfica do desenvolvimento folicular. A gonadotrofina coriônica humana serve como substituto para o LH e é administrada para desencadear a ovulação quando a ultrassonografia demonstrar a presença de 3 ou mais folículos medindo pelo menos 17 mm. Os óvulos são retirados 36 horas depois. Os embriões são transferidos de volta ao útero 3 a 5 dias após a retirada. Em seguida administra-se suplementação de progesterona, via preparações vaginais ou injeção intramuscular, durante a fase lútea para dar suporte ao endométrio.

O objetivo do pré-tratamento com COC é evitar a formação de cisto ovariano. Um dos principais problemas do tratamento com agonistas de GnRH é a indução transitória de liberação, ou *pico*, de gonadotrofina, que pode causar a formação de cisto. Os cistos funcionais ovarianos podem prolongar a duração da supressão hipofisária necessária antes de iniciar a administração de gonadotrofinas, além de também poder exercer efeito prejudicial sobre o desenvolvimento folicular em razão de sua produção de esteroide. Além disso, o pré-tratamento com COC pode melhorar os resultados da indução ao proporcionar um conjunto de folículos sincronizados no mesmo estágio de desenvolvimento que alcançarão a maturidade no mesmo momento, uma vez que tenham sido estimulados pelas gonadotrofinas.

B. Protocolo com pico de GnRH. Também conhecido como *protocolo curto*. Os agonistas do GnRH inicialmente se ligam aos gonadotrofos e estimulam a liberação de hormônio folículo-estimulante (FSH) e de LH. O pico inicial de gonadotrofos estimula o desenvolvimento de folículos. Após o pico inicial de gonadotrofinas, os agonistas do GnRH produzem infrarregulação do receptor e finalmente um estado hipogonadotrófico. As injeções de gonadotrofina são iniciadas 2 dias após para manter o crescimento folicular. Assim como ocorre com o protocolo longo, a terapia continuada com agonista de GnRH evita que haja ovulação prematura.

C. Protocolo com antagonista de GnRH. Assim como com os agonistas de GnRH, esses agentes são combinados com gonadotrofinas para evitar pico de LH e ovulação prematuros. Esse protocolo tenta reduzir o risco de síndrome de hiperestimulação ovariana (SHO) e os efeitos colaterais do GnRH, como fogachos, cefaleia, sangramento e alteração do humor.

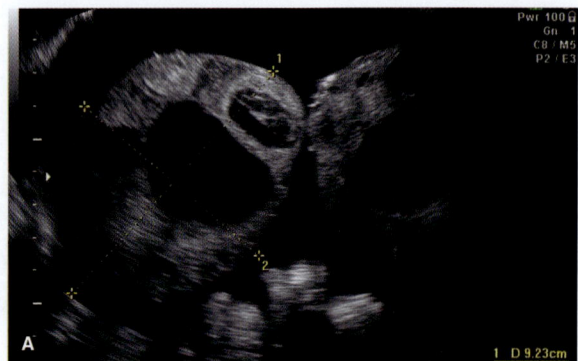 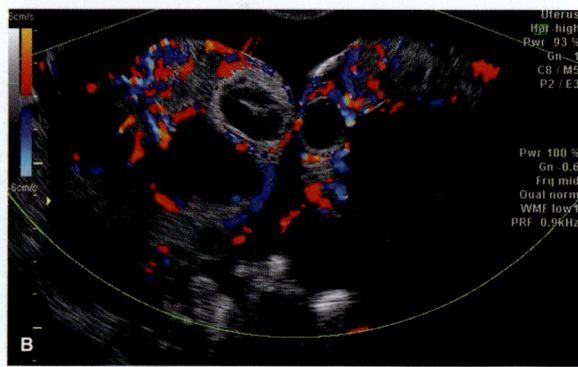

FIGURA 20-4 A. Ultrassonografia transvaginal de ovários com vários cistos grandes, secundários à síndrome da hiperestimulação ovariana. Os ovários apresentam aumento de volume e se encontram na linha média. Nota-se a presença de ascite ao redor desses ovários aumentados. **B.** A ultrassonografia transvaginal com Doppler colorido em geral é usada para excluir a hipótese de torção de ovário nessas pacientes.

administração de FSH por um ou mais dias, antes de injeção de hCG), tratamento profilático com expansores de volume e substituição de hCG por FSH durante os últimos dias de estimulação ovariana. Postulou-se que com essa estratégia, seria possível manter a maturação de folículos ovarianos maiores com uma dose baixa de hCG, ao mesmo tempo em que se reduziriam direta ou indiretamente as taxas de atresia dos pequenos folículos antrais e, consequentemente, a taxa de SHO.

Se houver preocupação sobre SHO durante a indução, deve-se suspender a estimulação com hCG, resultando em cancelamento do ciclo. Alternativamente, pode-se utilizar uma dose única de agonista de GnRH, como o acetato de leuprolida, no lugar da hCG. O resultado é um pico endógeno de LH, que pode produzir os estágios finais da maturação do folículo e oócito sem risco significativo de SHO. A prevenção de gravidez não elimina totalmente o risco de SHO, mas certamente serve para limitar a duração dos sintomas. Assim, outra opção nos ciclos de TRA é congelar todos os embriões e adiar a transferência de embrião naquele ciclo.

Gestação múltipla. No período entre 1980 e 1997, o nascimento de gêmeos aumentou em mais de 50%, e os nascimentos múltiplos de maior ordem aumentaram mais de 400% (Fig. 20-5) (Martin, 1999). Em uma análise de dados desse período, do Centers for Disease Control and Prevention (2000) estimou-se que aproximadamente 20% dos nascimentos de trigêmeos e nascimentos multifetais de ordem superior seriam eventos espontâneos; 40% estavam relacionados a medicamentos indutores da ovulação sem TRA; e 40% resultaram de TRA. Entretanto, análises posteriores dos mesmos dados indicaram que a maioria dos nascimentos múltiplos resulta da gestação de gêmeos concebidos espontaneamente e que apenas cerca de 10% resultam de FIV e procedimentos relacionados.

Complicações. A gestação multifetal de ordem superior é um resultado adverso do tratamento de infertilidade. Em geral, o aumento no número de fetos leva a maior risco de morbidade e mortalidade perinatal e materna. A prematuridade leva a maior parte dos eventos adversos nesses casos, mas a restrição e a divergência no crescimento dos fetos também podem ser fatores.

As taxas de gestação gemelar monozigótica também aumentam nos casos de indução da ovulação e de TRA e tais gestações estão associadas a maiores riscos para os fetos. Nesses riscos inclui-se taxa de mortalidade perinatal 3 a 5 vezes maior em comparação com a dos gêmeos dizigóticos. Além disso, os gêmeos monozigóticos têm 30% de risco de síndrome da transfusão fetofetal entre gêmeos (STFF). Esse quadro é causado por fluxo anormal por anastomoses vasculares anormais profundas na placenta compartilhada pelos fetos. A STFF está associada a risco aumentado de lesão neurológica e é responsável por parte significativa do aumento observado na taxa de mortalidade perinatal. Além disso, nos gêmeos monozigóticos as anomalias congênitas são duas a três vezes mais frequentes em comparação com neonatos únicos, com incidência estimada em 10%. Inicialmente, postulou-se que cultura embrionária estendida e manipulação da zona pelúcida aumentassem o risco de monozigosidade. Recentemente, ensaios prospectivos bem desenhados refutaram essa alegação (Papanikolaou, 2010).

Manejo. As pacientes com gestações multifetais de ordem superior devem decidir entre manter a gravidez com todos os riscos previamente descritos, interromper a gestação de todos os fetos, ou selecionar fetos por meio do processo de redução de gravidez multifetal (MFPR, de *multifetal pregnancy reduction*). No processo de MFPR reduz-se o número de fetos para diminuir o risco de morbidade e mortalidade materna e perinatal. Embora a MFPR reduza os riscos associados ao parto prematuro, frequentemente produz dilemas éticos profundos. Além

TABELA 20-5 Classificação e estadiamento da síndrome da hiperestimulação ovariana

Grau 1: Distensão/desconforto abdominal
Grau 2: Grau 1 mais náusea e vômito ou diarreia. O tamanho dos ovários aumenta entre 5 e 12 cm
Grau 3: Evidência ultrassonográfica de ascite
Grau 4: Evidências clínicas de ascites, ou hidrotórax, ou dificuldade para respirar
Grau 5: Todos os graus acima mais volume sanguíneo reduzido, hemoconcentração, perfusão e função renal reduzidas e anormalidades da coagulação

Reproduzida de Whelan, 2000 com permissão.

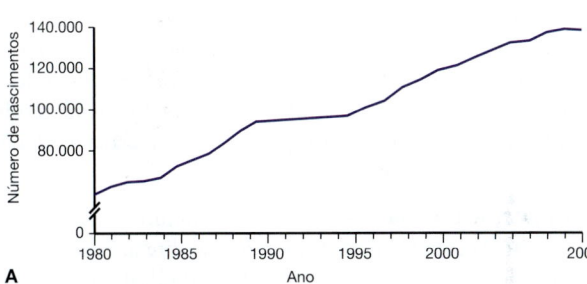
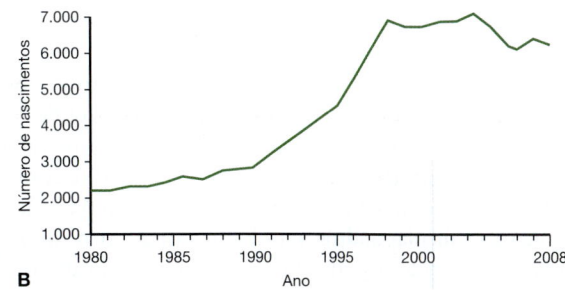

FIGURA 20-5 Tendências na frequência de gestações multifetais. **A**. Número de nascimentos de gêmeos nos Estados Unidos entre 1980 e 2008. **B**. Número de trigêmeos e de nascimentos múltiplos de ordem superior nos Estados Unidos, no mesmo período. (*Dados de Martin, 2010.*)

disso, a redução de gravidez multifetal reduz, mas não elimina, o risco de restrição do crescimento dos fetos remanescentes. Com a MFPR, os principais riscos são perda da gravidez e prematuridade. Entretanto, os dados atuais sugerem que tais complicações tenham sido reduzidas à medida que aumentou a experiência acumulada com o procedimento (Evans, 2008).

Prevenção. Vários problemas relacionados com o tratamento de infertilidade contribuem para o aumento na incidência de gestações multifetais de ordem superior. A sensação de urgência dos casais inférteis pode levar à preferência por estratégias mais agressivas envolvendo tratamentos com gonadotrofinas, ou transferência de mais embriões em ciclos de FIV. Os médicos podem se sentir pressionados pela competição por taxas mais altas de gravidez e, compelidos à prática de superovulação, a antecipar a indicação de FIV no tratamento ou a transferir um número maior de embriões.

Foram tomadas medidas na tentativa de reduzir a incidência de gestações multifetais nas pacientes submetidas à indução de ovulação ou à superovulação, usando limites para o estradiol sérico e critérios ultrassonográficos arbitrários para o tamanho dos folículos. Contudo, tais medidas não se mostraram efetivas. Em um ensaio clínico multicêntrico randomizado envolvendo 1.255 ciclos de indução de ovulação, a administração de hCG era suspensa quando a concentração de estradiol aumentasse acima de 3.000 pg/mL ou quando houvesse mais de seis folículos com diâmetro acima de 18 mm (Guzick, 1999). Apesar desses limites à administração de hCG, a taxa de gestação multifetal manteve-se em 30%. Embora a ultrassonografia e o monitoramento do estradiol sérico não tenham reduzido a incidência de gestação multifetal ou de SHO, o risco de gravidez múltipla está relacionado com o grau de resposta folicular, indicado pelo número de folículos e pelo nível sérico de estradiol. Entretanto, não há consenso entre os centros especializados com relação a critérios ultrassonográficos específicos ou a níveis de estradiol além dos quais a hCG não deva administrada.

Quando se considera que probabilidade de gestação multifetal é excessiva, pode-se proceder a FIV para redução do risco. Como o número de embriões transferidos pode ser estritamente controlado, essa estratégia reduz o risco de gestações multifetais de ordem superior. As diretrizes estabelecidas pela American Society for Reproductive Medicine e pela Society for Assisted Reproductive Technology (2009) levaram à redução significativa nas gestações de trigêmeos e de maior ordem (Tabela 20-6).

Perfuração ovariana

A ressecção em cunha cirúrgica do ovário foi o primeiro tratamento bem estabelecido para pacientes anovulatórias com SOP. Essa técnica foi praticamente abandonada em razão da formação de aderências pós-cirúrgicas, que convertiam a subfertilidade de endocrinológica a mecânica (Adashi, 1981; Buttram, 1975; Stein, 1939). Como resultado, essa técnica foi substituída por indução ovulatória medicamentosa com CC e gonadotrofinas (Franks, 1985). Entretanto, como discutido, a indução ovulatória medicamentosa tem limitações. Portanto, a terapia cirúrgica com uso de técnicas laparoscópicas, denominada *perfuração ovariana laparoscópica*, é uma alternativa para mulheres resistentes aos tratamentos clínicos.

Na perfuração ovariana laparoscópica utilizam-se coagulação eletrocirúrgica, vaporização a *laser* ou bisturi harmônico para produzir múltiplas perfurações na superfície e estroma ovariano (Seção 42-8, p. 1.139). Em muitos estudos observacionais não controlados, a perfuração resultou em taxas temporariamente elevadas de ovulação espontânea pós-operatória e de concepção, ou em melhoria na indução ovulatória medicamentosa (Armar, 1990, 1993; Farhi, 1995; Greenblatt, 1987; Kovacs, 1991).

Supõe-se que o mecanismo de ação da perfuração ovariana laparoscópica seja semelhante ao da ressecção ovariana em

TABELA 20-6 Limites recomendados para número de embriões a serem transferidos

	Idade			
Prognóstico	<35 anos	35-37 anos	38-40 anos	41-42 anos
Embriões em estágio de clivagem[a]				
Favorável[b]	1-2	2	3	5
Todos os demais	2	3	4	5
Blastocistos[a]				
Favorável[b]	1	2	3	3
Todos os demais	2	2	3	3

[a] A justificativa para transferir um embrião além do recomendado deve ser claramente documentada na ficha médica da paciente.
[b] Favorável = primeiro ciclo de fertilização *in vitro* (FIV), embrião de boa qualidade, embriões em excesso disponíveis para criopreservação, ou ciclo anterior bem-sucedido de FIV.
American Society for Reproductive Medicine and Society for Assisted Reproductive Technology, 2009, com permissão.

cunha. Em ambos os procedimentos há destruição de tecido ovariano produtor de androgênio e, consequentemente, redução na conversão periférica de andrógenios em estrogênios. Especificamente, demonstrou-se queda nos níveis séricos de androgênios e de LH e aumento nos níveis de FSH após perfuração ovariana (Armar, 1990; Greenblatt, 1987). Acredita-se que as mudanças endócrinas que se seguem à cirurgia convertem o ambiente intrafolicular androgênio-dominante adverso em um ambiente estrogênico e recuperam o estado normal do ambiente hormonal por meio da correção dos distúrbios no *feedback* ovariano-hipofisário (Aakvaag, 1985; Balen, 1993). Portanto, tanto os efeitos locais quanto os sistêmicos promovem recrutamento e maturação folicular e a subsequente ovulação.

Os riscos da perfuração ovariana incluem formação de aderências pós-operatórias e demais riscos da cirurgia laparoscópica (Seção 42-1, p. 1.095). Além disso, resta investigar os riscos teóricos de redução da reserva ovariana e de insuficiência ovariana prematura. De maneira geral, por ser mais invasiva, a perfuração ovariana não é oferecida às pacientes antes de se considerar a hipótese de terapias clínicas.

Correção de reserva ovariana reduzida

A disfunção ovariana pode resultar de insuficiência do ovário ou de reserva ovariana reduzida, sendo que ambas podem ocorrer com envelhecimento normal, ser causadas por doença, ou castração cirúrgica. Mesmo se a mulher estiver menstruando espontaneamente, níveis basais de FSH (no 2º ou 3º dia) acima de 15 UI/L são preditores de que os tratamentos clínicos, incluindo gonadotrofinas exógenas, não resultarão em benefícios significativos. Para essas mulheres, pode-se considerar a opção de usar doadoras de óvulos (p. 546). A conduta expectante também deve ser considerada, embora a probabilidade de engravidar seja baixa.

Correção de anormalidades anatômicas

As distorções anatômicas do trato reprodutivo feminino são uma das principais causas de infertilidade e podem impedir a entrada de óvulos na tuba uterina; comprometer o transporte do ovo, de espermatozoides ou de embriões; ou interferir na implantação. Os três principais tipos de anormalidades anatômicas incluem fatores tubários, peritoneais e uterinos. Cada um desses fatores tem efeitos diferentes e, portanto, exige terapias diferentes.

Fatores tubários

A obstrução tubária pode surgir de alguma anormalidade congênita, de infecções ou de causas iatrogênicas. Além disso, há um pequeno subgrupo de infertilidades tubárias idiopáticas. Não somente a causa da lesão tubária é importante, mas também a natureza de uma eventual anormalidade anatômica. Por exemplo, os tratamentos de obstruções tubárias proximal ou distal ou de ausência tubária são totalmente diferentes.

A expressão *oclusão tubária proximal* refere-se à obstrução proximal em relação às fímbrias e pode ocorrer em óstio, istmo ou ampola tubária. Especificamente, a *oclusão mesotubária* é considerada um subtipo de obstrução proximal. A obstrução proximal pode ser secundária a ressecção tubária, obliteração do lúmen ou, simplesmente, a tampão de muco ou resíduos. Por outro lado, a denominação *oclusão tubária distal* descreve a obstrução ao nível das fímbrias tubárias. Em geral, resulta de infecção pélvica anterior e pode estar associada a aderências anexiais concomitantes.

Canulação tubária. Em geral, a oclusão tubária proximal pode ser tratada com técnicas de intervenção direta. Se for diagnosticada durante histerossalpingografia (HSG), deve-se considerar a possibilidade de salpingografia seletiva. O cateter deve ser colocado de forma a permitir seu acunhamento dentro do óstio tubário. Isso permite aplicar pressão hidrostática significativa dentro da tuba. Essa pressão provavelmente irá sobrepujar a maioria dos casos de espasmo tubário ou o tampão por muco ou resíduos. Se não for possível restabelecer a permeabilidade, utiliza-se um cateter interno sobre fio-guia para canulação da tuba. Na maioria das vezes, esse procedimento recupera a permeabilidade em casos de áreas segmentares curtas e isoladas de fibrose. Entretanto, a fibrose de segmento mais longo ou a obstrução do lúmen não podem ser tratadas com canulação tubária. Nessas mulheres, deve-se considerar a hipótese de ressecção segmentar cirúrgica com reanastomose ou indicar FIV.

Reconstrução tubária. Tradicionalmente, as obstruções tubárias impossíveis de serem tratadas com salpingografia seletiva têm sido tratadas por meios cirúrgicos. As opções incluem canulação histeroscópica, reanastomose cirúrgica e neossalpingostomia. Embora tenha havido aumentos significativos nos índices de sucesso das TRAs, a cirurgia reprodutiva continua sendo uma opção importante ou um complemento para a TRA em muitos casais.

Obstrução tubária proximal. Alguns tipos de bloqueio tubário apresentam melhor prognóstico para tratamento cirúrgico. Por exemplo, alguns tipos de obstrução proximal podem ser tratados com canulação histeroscópica das tubas uterinas de forma semelhante à utilizada na salpingografia seletiva. Descrita na Seção 42-20, p. 1.176), a canulação histeroscópica é mais bem realizada com laparoscopia concomitante para confirmar a patência distal da tuba.

Nas obstruções proximais não tratáveis com técnicas de canulação, podem ser abordadas com ressecção segmentar e reanastomose (Fig. 20-6). Na maioria dos casos, a técnica pode ser realizada em regime ambulatorial, por meio de incisões de minilaparotomia. Entretanto, as obstruções com extensão medial até a porção intersticial da tuba são tecnicamente mais difíceis de reparar e têm maior tendência à obstrução pós-operatória. Portanto, nos casos com obstrução proximal estendendo-se até o segmento intersticial que não puderem ser tratados com canulação, a melhor opção é indicar FIV.

Obstruções proximais e mesotubárias resultantes de esterilização anterior podem ser tratadas com reanastomose tubária ou com FIV. Do ponto de vista das pacientes, a reanastomose tubária ambulatorial evita a estimulação ovariana e o risco elevado de gestação múltipla, além de capacitá-las para concepções normais. Em geral, as chances cumulativas de gestação são altas, embora a probabilidade mensal de gravidez após inversão tubária provavelmente seja menor do que a observada

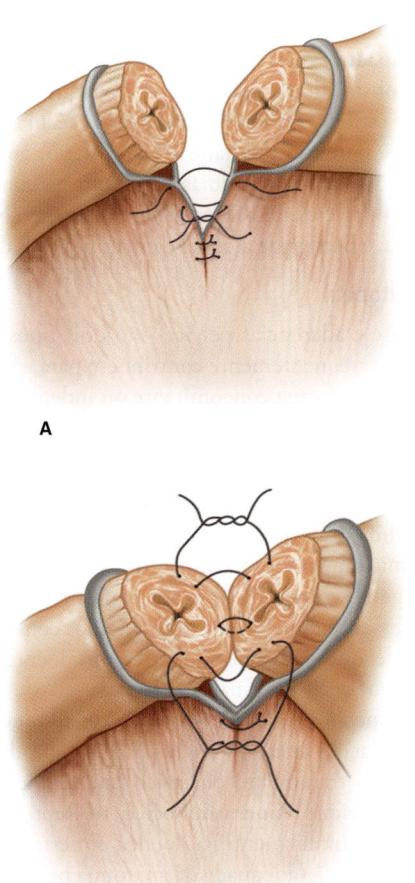

FIGURA 20-6 Reanastomose cirúrgica de segmentos tubários. Procede-se a excisão do segmento obstruído da tuba até que se alcancem tecidos não fibróticos. **A.** A mesossalpinge é reaproximada com pontos de sutura interrompidos, usando fio 6-0 de absorção lenta. **B.** A camada muscular tubária é reaproximada com pontos simples em cada quadrante, usando fio 7-0 de absorção lenta. A túnica serosa é fechada com pontos interrompidos ou contínuos aplicados com fio 6-0 de absorção lenta.

em controles de mesma faixa etária sem esterilização anterior. Entretanto, a possibilidade de indicar FIV deve ser enfaticamente considerada nos casos em que houver outros fatores de fertilidade ou se o tipo de esterilização realizada não permitir reconstrução. Por exemplo, em casos de esterilização complementada com fimbriectomia, a neossalpingostomia pode ser corretiva. Todavia, a probabilidade de gravidez é baixa, e a FIV talvez seja a melhor opção.

De maneira geral, nos casos em que o procedimento envolver ressecção segmentar, a "reversibilidade" da esterilização geralmente pode ser determinada revisando-se o relato cirúrgico e o laudo da patologia. Se o relato cirúrgico não estiver disponível ou indicar inviabilidade da reanastomose, há indicação de laparoscopia antes da laparotomia para avaliar as chances de sucesso cirúrgico.

A reversão de esterilização em regime ambulatorial é mais comumente feita com minilaparotomia. Em geral, o tamanho da incisão varia de 3 a 6 cm, dependendo do peso e da anatomia da paciente. Alguns cirurgiões necessitam de laparotomia para completar alguns desses procedimentos. Nesse caso, o controle robótico pode ser útil, embora aumente o tempo e o custo da operação.

Obstrução tubária distal. A anatomia fimbrial normal pode ser destruída por distúrbios inflamatórios pélvicos, ou as fímbrias podem ser envolvidas por aderências anexiais concomitantes. Nesses casos, há indicação para neossalpingostomia com minilaparotomia ou laparoscopia (Fig. 20-7). Entretanto, as mulheres que desejarem neossalpingostomia para tratamento de obstrução distal devem ser informadas que o risco de gravidez ectópica é alto, a probabilidade de gravidez é de 50% ou menos, e a reobstrução pós-operatória é comum (Bayrak, 2006). Além disso, nos casos em que a hidrossalpinge tenha dilatação acima de 3 cm, ou que estejam associados a aderências anexiais significativas ou que apresentm endossalpinge (mucosa da tuba ovariana) evidentemente reduzida, o prognóstico é insatisfatório. O melhor tratamento para essas tubas é a salpingectomia. Conforme descrito no Capítulo 9 (p. 273, se ambas as tubas estiverem afetadas, recomenda-se salpingectomia bilateral antes de indicar FIV(American Society of Reproductive Medicine, 2008e).

Fatores uterinos

Três tipos de fatores uterinos foram implicados com infertilidade e incluem leiomiomas, pólipos endometriais e sinéquias. Embora os mecanismos relacionados com esses fatores capazes de causar infertilidade ainda não tenham sido totalmente esclarecidos, o resultado final é redução da receptividade endometrial e menor probabilidade de implantação embrionária.

Leiomiomas. Os leiomiomas são tumores benignos comuns do útero e, em algumas mulheres, foram associados à infertilidade. Estudos retrospectivos sugeriram que a remoção cirúrgica desses tumores é benéfica para aumentar a efetividade das concepções natural e assistida (Griffiths, 2006).

Não há estudos randomizados controlados que demonstrem claramente que a miomectomia melhora a fertilidade. Entretanto, com base em vários estudos retrospectivos observacionais com dados sugestivos, é razoável propor miomectomia para mulheres inférteis, se os tumores forem grandes ou invadirem a cavidade endometrial. A miomectomia pode ser feita

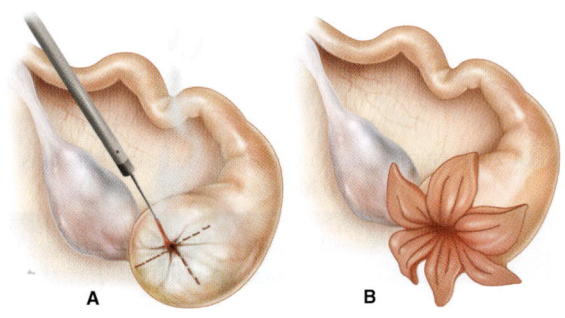

FIGURA 20-7 Neossalpingostomia. **A.** A extremidade distal da tuba uterina deformada é com aberta lâmina de bisturi, bisturi elétrico ou *laser* **B.** A endossalpinge é evertida usando a técnica de Cuff ou de Bruhat.

via histeroscopia, laparoscopia ou laparotomia. A discussão sobre a melhor abordagem foi apresentada no Capítulo 9 (p. 258). Atualmente, não há qualquer estudo que tenha validado um método comparado com outro em termos de eficácia. Portanto, o julgamento clínico deve determinar a técnica mais adequada sob os pontos de vista de segurança, de recuperação da anatomia uterina normal e de rapidez de recuperação.

Pólipos endometriais. De maneira geral, os tumores endometriais polipoides são diagnosticados durante a investigação de infertilidade. Vários estudos sugeriram taxas de gravidez satisfatórias após polipectomia, embora o mecanismo pelo qual os pólipos possam comprometer a fertilidade ainda não tenha sido estabelecido. A necessidade de remoção, mesmo de pequenos pólipos, em mulheres inférteis foi debatida anteriormente. Entretanto, um estudo prospectivo realizado com 204 mulheres portadoras de pólipos e com fator cervical adicional diagnosticado, fator ligado ao cônjuge masculino ou com infertilidade inexplicável parece ter proporcionado orientações claras.

Nesse ensaio, as mulheres foram randomizadas em dois grupos, antes do tratamento com inseminação intrauterina (IIU) (Perez-Medina, 2005). O primeiro grupo foi submetido à polipectomia. O segundo fez apenas biópsia histeroscópica do pólipo para obter confirmação histológica. Todas as pacientes foram observadas durante três ciclos, antes de serem submetidas a quatro ciclos de IIU. A taxa de gravidez no grupo de polipectomia foi mais de duas vezes superior independentemente do tamanho do pólipo (Tabela 20-7). Esses dados sugerem que os pólipos endometriais podem comprometer significativamente o resultado dos tratamentos de infertilidade. Portanto, nos casos em que for identificada a presença de pólipo, é prudente realizar polipectomia histeroscópica em todas as pacientes inférteis (Seção 42-15, p. 1.164).

Sinéquias intrauterinas. As aderências localizadas na cavidade endometrial, também conhecidas como *sinéquias*, variam desde pequenas bandas assintomáticas até obstrução total ou quase total da cavidade endometrial. Se consequentemente houver amenorreia ou hipomenorreia, a condição é denominada *síndrome de Asherman* (Capítulo 16, p. 444).

O tratamento envolve adesiólise cirúrgica para recuperar o tamanho e a configuração normal da cavidade uterina. Dilatação e curetagem (D&C) e abordagens abdominais foram usadas anteriormente. Entretanto, com as vantagens da histeroscopia, outras técnicas perderam importância.

A ressecção histeroscópica de sinéquias varia desde a simples lise de pequenas bandas até adesiólise de sinéquias intrauterinas densas usando tesouras, cortes eletrocirúrgicos ou energia a *laser* (Seção 42-21, p. 1.178). Entretanto, os maiores desafios terapêuticos são as pacientes cujo fundo uterino esteja totalmente obstruído ou aquelas com cavidade fibrótica acentuadamente estreita. Foram descritas várias técnicas para esses casos difíceis, porém o resultado é bem inferior ao obtido em pacientes com pequenas sinéquias. Em mulheres com síndrome de Asherman grave e que não possam ser tratadas com cirurgia reconstrutiva, a barriga de aluguel é uma opção válida (p. 546).

Doença peritoneal

Endometriose e aderências pélvicas são dois tipos de doença peritoneal que frequentemente contribuem para a infertilidade e que ocorrem de forma concomitante ou independente.

Endometriose. Essa condição e seus efeitos sobre a infertilidade foram discutidos com detalhes no Capítulo 10 (p. 287). As evidências em apoio à ressecção da lesão em mulheres com doença mínima ou leve são limitadas, sendo, portanto, razoável usar empiricamente procedimentos capazes de aumentar a fertilidade geral, como TRA ou SO combinada com IIU ou com TRA. Esses tratamentos foram validados como capazes de aumentar a fecundidade em mulheres com doenças nos estágios I e II (Tabela 20-8) (Guzick, 1999).

As endometrioses moderadas e graves resultam em distorções nas relações anatômicas dos órgãos reprodutivos. Em muitos casos, o tratamento cirúrgico melhora a anatomia e possibilita a gravidez (American Society of Reproductive Medicine, 2006b). Infelizmente, a doença em estágio avançado impede a recuperação adequada da anatomia pélvica. Portanto, os achados operatórios e os resultados cirúrgicos esperados devem orientar a estratégia pós-operatória. Se o resultado cirúrgico obtido for satisfatório, é razoável tentar a gravidez durante 6 a 12 meses, antes de considerar outras opções como FIV. É importante lembrar que, em alguns casos, a endometriose pode recorrer rapidamente, sendo desaconselhável adiar desnecessariamente as tentativas de gravidez na fase pós-operatória.

Vários estudos sugerem que, em mulheres com endometriose em estado avançado, o tratamento em longo prazo com agonistas de GnRH, antes do início de um ciclo, pode aumentar a fecundidade (Dicker, 1992; Surrey, 2002). Entretanto, atualmente, essa estratégia de tratamento não tem aceitação universal.

Nos casos em que for observada a presença de endometriomas, as opções cirúrgicas são: drenagem cística, drenagem seguida de ablação da parede cística ou excisão do cisto. Desde que o cirurgião seja experiente, todos os três procedimentos podem ser executados por via laparoscópica em quase todas as circunstâncias. A drenagem simples resulta em recorrência rápida do cisto. Em um estudo histológico demonstrou-se que, em média, 60% das paredes císticas (variando entre 10 a 98%) apresentava revestimento endometrial até 0,6 mm de profundidade (Muzii, 2007). Portanto, o procedimento de drenagem e ablação talvez não destrua todo o endométrio até essa profundidade. Assim, essa abordagem também está associada a risco significativo de recorrência dos cistos, assim como de lesão térmica de ovário. Por essas razões, a excisão laparoscópica de paredes císticas com técnica de cistectomia deve ser considerada o tratamento ideal para a maioria dos endometriomas (ver Seção 42-6, p. 1.133). Hart e colaboradores (2008) compararam cirurgia ablativa com

TABELA 20-7 Número de porcentagem de gestações após polipectomia histeroscópica (n = 204)

	Polipectomia n = 101 (%)	Controles n = 103 (%)	valor de p
Gravidez subsequente	64 (63,4)	29 (28,2)	<0,001

RR 2,1 (IC 95% 1,5-2,9)
Segundo Pérez-Medina, 2005, com permissão.

TABELA 20-8 Fecundidade por ciclos em mulheres com endometriose de estágios I ou II, de acordo com o tratamento

Grupo	Infertilidade inexplicável		Infertilidade associada à endometriose		
Tratamento	Guzick[a]	Deaton[a]	Chaffin[a]	Fedele[a]	Kemmann[a]
Nenhum tratamento ou inseminação intracervical	0,02	0,033	–	0,045	0,028
IIU	0,05[b]	–	–	–	–
Clomifeno	–	–	–	–	0,066
Clomifeno/IIU	–	0,095[b]	–	–	–
Gonadotrofinas	0,04[b]	–	0,066	–	0,073[b]
Gonadotrofinas/IIU	0,09[b]	–	0,129[b]	0,15[b]	–
FIV	–	–	–	–	0,222[b]

[a] E colaboradores.
[b] $p < 0,05$ para tratamento *versus* nenhum tratamento.
IIU = inseminação intrauterina; FIV = fertilização *in vitro*.
Reproduzida da American Society of Reproductive Medicine, 2006b, com permissão.

excisão do cisto e observaram resultados mais favoráveis no que se refere a redução de dor, recorrência do cisto e à gravidez espontânea com a excisão. Entretanto, a excisão é inevitavelmente acompanhada por remoção de tecido ovariano normal e, frequentemente, leva à redução de volume da reserva ovariana (Almog, 2010; Exacoustos, 2004; Ragni, 2005).

Aderências pélvicas. As aderências pélvicas resultam de endometriose, cirurgia anterior ou infecção pélvica e, em geral, variam em densidade e vascularização. As aderências comprometem a fertilidade por meio de distorções da anatomia dos anexos e de interferência no transporte de gametas e embriões, mesmo na ausência de doença tubária.

A lise cirúrgica recupera a anatomia pélvica em alguns casos, mas é possível haver recorrência de aderências, principalmente se forem densas e vasculares. A fidelidade aos preceitos da microcirurgia e das cirurgias minimamenteinvasivas talvez a reduza a incidênciade aderências. Embora diversos adjuvantes, como as barreiras contra aderências, tenham sido utilizados para reduzir o risco de aderências pós-operatórias, até o momento nenhuma dessas medidas foi validada como meio para aumentar a fecundidade (American Society of Reproductive Medicine, 2006a, 2008f).

Entre mulheres inférteis com aderências anexiais, as taxas de gravidez, após adesiólise são de 32% em 12 meses e 45% com 24 meses de acompanhamento. Como referência comparativa, nas pacientes sem tratamento, as taxas são 11% em 12 meses e 16% em 24 meses (Tulandi, 1990). Assim como com a endometriose, o julgamento clínico considerando os achados operatórios e os resultados cirúrgicos deve orientar as estratégias pós-operatórias. A FIV é a melhor opção para mulheres com prognóstico insatisfatório para recuperação da anatomia normal.

Correção de anormalidades cervicais

Em resposta ao estradiol folicular, o colo uterino produz quantidades abundantes de muco fino. Quando presente, esse muco age como condutor e reservatório funcional de espermatozoides (Fig. 19-11B, p. 521). Portanto, a inadequabilidade do muco cervical compromete o transporte de espermatozoides para o trato reprodutivo superior feminino.

As causas de muco anormal ou deficiente incluem infecção, cirurgia cervical anterior, uso de antiestrogênios (p. ex., citrato de clomifeno) para indução de ovulação e anticorpos antiespermáticos. Entretanto, muitas mulheres com muco reduzido ou hostil não têm histórico de fatores predisponentes.

O exame do muco cervical pode revelar evidências de cervicite crônica, que deve ser tratada. O tratamento preconizado é doxiciclina, 100 mg por via oral duas vezes ao dia durante 10 dias. Naquelas com volume reduzido de muco, o tratamento inclui suplementação de curto prazo com estrogênio exógeno, como o etinilestradiol, e uso de guaifenesina, um expectorante mucolítico. Entretanto, o valor do estrogênio e da guaifenesina não foi confirmado. Além disso, os estrogênios exógenos têm efeito negativo sobre o desenvolvimento folicular e a função ovariana.

Por essas razões, a maior parte dos médicos trata as pacientes com suspeita de anormalidade no muco cervical com IIU. Embora essa abordagem também não tenha sido validada com ensaios prospectivos randomizados, sua base teórica parece sólida (Helmerhorst, 2005). Além disso, demonstrou-se que a IIU é efetiva no tratamento de infertilidade inexplicável. Como resultado, muitos médicos não fazem o teste de muco cervical e procedem diretamente ao tratamento com IIU, na ausência de doença tubária (Fig. 20-8).

Correção de infertilidade masculina

A infertilidade masculina tem várias causas, entre elas anormalidades no volume de sêmen, como *aspermia* e *hipospermia*, ou no número de espermatozoides, como *azoospermia* e *oligospermia*. Além disso, a mobilidade pode ser limitada, fato conhecido como *astenospermia*, ou a estrutura dos espermatozoides pode ser anormal, condição conhecida como *teratozoospermia*.

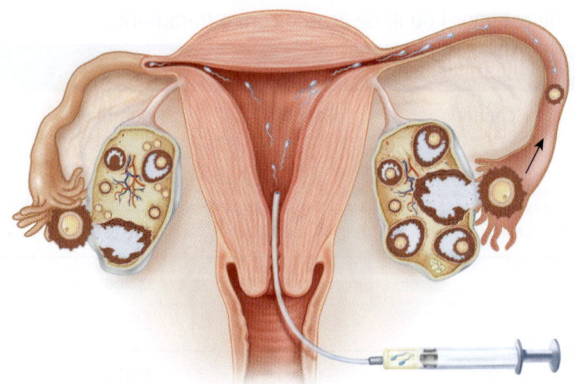

FIGURA 20-8 Inseminação intrauterina (IIU). Antes da IIU, o esperma do parceiro ou do doador deve ser lavado e concentrado. A IIU geralmente é combinada com procedimento de superovulação, e os sinais de ovulação iminente devem ser monitorados com ultrassonografia transvaginal. Quando houver suspeita de ovulação, um cateter longo e fino é inserido pelo orifício cervical até o interior da cavidade endometrial. Uma seringa contendo o esperma concentrado é inserida na extremidade distal do cateter, e a amostra é injetada.

Portanto, a terapia deve ser planejada somente após uma avaliação completa (Capítulo 19, p. 521).

Na ausência de causas identificáveis e corrigíveis, as opções de tratamento mais adequadas são IIU ou TRA. A opção entre iniciar o tratamento com IIU, ou com modalidades mais intensivas e dispendiosas de TRA, depende de vários fatores. Entre esses estão duração da infertilidade, idade da mulher e histórico de tratamentos anteriores. Se a TRA estiver sendo considerada em função de fatores masculinos, normalmente opta-se por injeção intracitoplasmática de espermatozoides (ICSI, de *intracytoplasmic sperm injection*) em detrimento da FIV tradicional (Fig. 20-9).

Aspermia

Essa condição é caracterizada por ausência total de sêmen e resulta em impossibilidade de ejacular. A fisiologia ejaculatória inclui emissão de espermatozoides com fluido glandular acessório na uretra, fechamento simultâneo dos esfíncteres uretrais e ejaculação forçada do sêmen pela uretra. A emissão e o fechamento do colo da bexiga são eventos reflexos simpáticos toracolombares com mediação alfa-adrenérgica primária e modulação supraespinal. A ejaculação é um reflexo medular sacral mediado pelo nervo pudendo.

A anejaculação ou anorgasmia é uma queixa comum e está associada a fatores patogênicos, disfunção erétil orgânica ou reflexos medulares sacros parassimpáticos alterados. Os tratamentos adequados dependem da causa e incluem orientação psicológica ou tratamento da disfunção erétil com citrato de sildenafil ou qualquer outro medicamento semelhante. Em alguns casos, a estimulação vibratória também pode ser eficaz. A eletroejaculação é um procedimento invasivo e, em geral, é usada em homens com lesões medulares sem possibilidade de resposta às terapias descritas.

Homens que atingem o orgasmo, mas nunca experimentam ejaculação anterógrada, ou que ejaculam com volume substancialmente reduzido, normalmente têm ejaculação retrógrada. Nesses casos, há indicação para administração de pseudoefedrina oral ou qualquer outro agente alfa-adrenérgico para auxiliar no fechamento do colo da bexiga. Entretanto, para muitos homens, os métodos farmacológicos não são efetivos, sendo, portanto, necessário usar IIU com espermatozoides processados a partir de amostras de urina coletadas após a ejaculação.

Uma minoria de homens com orgasmo, mas sem ejaculação anterógrada, apresenta insuficiência de emissão. Nesses pacientes, podem ser feitas tentativas de tratamento com agentes simpaticomiméticos, embora as terapias farmacológicas em geral tenham tido pouco sucesso. Como alternativa, a extração de espermatozoides testiculares ou epidídimicos por aspiração ou biópsia pode ser usada em casos refratários a medicações. Como na eletroejaculação, essa técnica recupera um número limitado de espermatozoides viáveis e, consequentemente, sua efetividade aumenta se for usada junto com ICSI.

Hipospermia

A hipospermia, ou volume reduzido de sêmen (< 2 mL), compromete o transporte de espermatozoides para o muco cervical

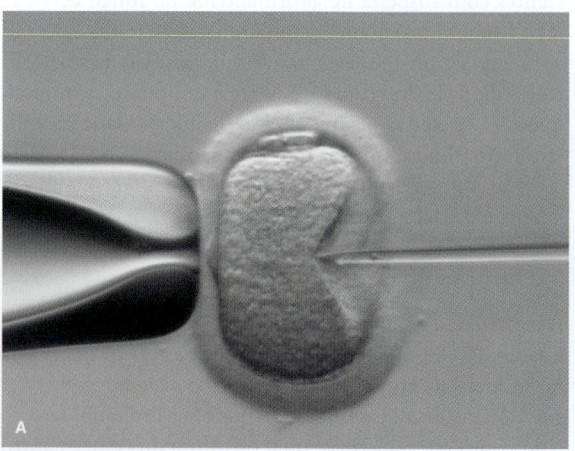
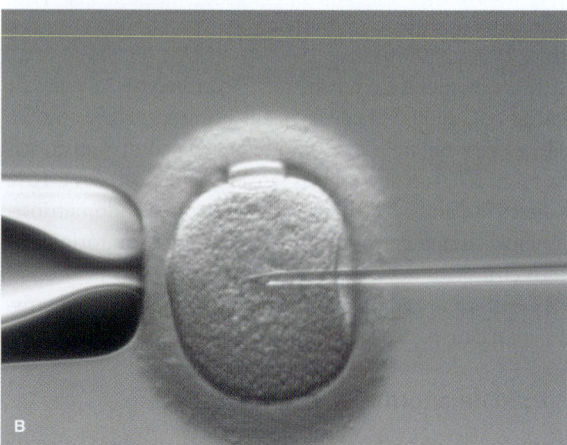

FIGURA 20-9 Microfotografias de injeção intracitoplasmática de espermatozoides.

e está associada à redução na densidade ou na mobilidade espermática. A ejaculação retrógrada pode ser a causa subjacente, e o tratamento é o mesmo descrito para aspermia.

Alternativamente, a hipospermia pode ocorrer após obstrução parcial ou total do ducto ejaculatório. Nesses casos, a ressecção transuretral do segmento estreitado do ducto ejaculatório tem resultado em melhoria acentuada dos parâmetros de avaliação do sêmen, tendo havido sucesso na obtenção de gestações. Entretanto, os casais devem ser informados de que não é rara a ocorrência de obstrução pós-operatória total dos ductos ejaculatórios. Portanto, é importante considerar a hipótese de criopreservação de espermatozoides, antes de tentativas cirúrgicas em pacientes com obstrução parcial.

Azoospermia

Caracterizada por ausência total de espermatozoides, no sêmen, a azoospermia pode resultar de obstrução no trato reprodutivo masculino ou de causas não obstrutivas.

A azoospermia obstrutiva, em especial a resultante de vasectomia anterior ou de obstrução nos ductos ejaculatórios, pode ser tratada cirurgicamente. Entretanto, a ausência congênita do ducto deferente (CBAVD, de *congenital bilateral absence of the vas deferens*) é uma causa comum de azoospermia e, infelizmente, não pode ser tratada cirurgicamente. Nesses pacientes, a extração de espermatozoides dos testículos (TESE, de *testicular sperm extraction*) pode ser feita em conjunto com a ICSI. A CBAVD está associada à fibrose cística e, portanto, há indicação para rastreamento anteparto dos parceiros.

A azoospermia não obstrutiva pode ser causada por anormalidade cariotípica como síndrome de Klinefelter (47,XXY) ou translocação balanceada, por deleção de uma pequena porção do cromossomo Y, por insuficiência testicular ou por causas indeterminadas. Em muitos casos, a TESE pode ser efetivamente combinada com ICSI em pacientes com síndrome de Klinefelter e microdeleção de Y na região de AZFc. Entretanto, em pacientes com microdeleção de Y nas regiões de AZFa ou AZFb, essa combinação com TRA não apresentou resultados satisfatórios (Choi, 2004).

Oligospermia

O diagnóstico de oligospermia é caracterizado pela presença de menos de 20 milhões de espermatozoides por mililitro de sêmen. As causas são várias e incluem hormonais, genéticas, ambientais (incluindo uso de medicamentos) e indeterminadas. Além disso, deve-se considerar a possibilidade de causa obstrutiva, particularmente obstrução do ducto ejaculatório, se a oligospermia ocorrer em conjunto com volume baixo de sêmen. Nos casos de oligospermia grave (< 5 a 10 milhões de espermatozoides por mL), é necessário investigação semelhante à descrita para azoospermia.

Não é incomum que a oligospermia sem redução na mobilidade dos espermatozoides seja reflexo de hipogonadismo hipogonadotrófico. De maneira geral, o melhor tratamento para hipogonadismo hipogonadotrófico masculino é a aplicação de injeções de FSH e hCG. Alternativamente, o citrato de clomifeno e os inibidores da aromatase, embora não aprovados pela FDA para essa indicação, podem ser considerados para uso no sexo masculino em alguns casos, especialmente se houver obesidade ou níveis séricos elevados de estradiol. A espermatogênese é um processo longo que dura aproximadamente 100 dias, e podem ser necessários vários meses para identificar melhoras significativas na densidade dos espermatozoides com qualquer desses tratamentos.

É importante investigar fatores ambientais, como exposição excessiva a temperaturas muito elevadas. O histórico do uso de medicamentos também é importante. Sempre que um fator ambiental for identificado, a correção pode melhorar o número de espermatozoides.

Astenospermia

A astenospermia, ou mobilidade reduzida dos espermatozoides, pode ser observada isoladamente ou em combinação com oligospermia ou com outros parâmetros anormais de avaliação do sêmen. Em geral, a astenospermia não responde a tratamentos diretos. A conduta expectante é uma opção, em especial se o período de infertilidade for curto e a cônjuge tiver menos de 35 anos. As modalidades preferenciais de tratamento são IIU e ICSI, embora, em geral, a IIU não seja bem-sucedida em casos graves (Centola, 1997). Se após o processamento do sêmen houver menos de um milhão de espermatozoides móveis disponíveis para inseminação, ou o casal tiver convivido por período maior ou igual a cinco anos com a infertilidade, a ICSI deve ser considerada como terapia inicial (Ludwig, 2005).

Teratozoospermia

A teratozoospermia, ou morfologia anormal dos espermatozoides, ocorre com maior frequência em conjunto com oligospermia, astenospermia e oligoastenospermia. Não há tratamentos diretos para teratozoospermia, sendo que as opções terapêuticas incluem IIU e TRA. Como, em geral, a teratozoospermia é acompanhada por malformações na função do espermatozoide, que podem alterar a fertilização, a ICSI deve ser considerada, caso a TRA seja a modalidade selecionada.

Varicocele

Trata-se de dilatação do plexo pampiniforme da veia espermática, geralmente do lado esquerdo (Fig. 19-3, p. 509). O tratamento tradicional é a ligação cirúrgica da veia espermática interna. Várias técnicas cirúrgicas têm sido usadas para essa ligação, embora a ligação inguinal ou a ligação subinguinal sejam os métodos mais usados. Recentemente, técnicas de radiologia intervencionista nas quais a veia espermática interna é seletivamente puncionada e embolizada com soluções esclerosantes, adesivos teciduais, balões destacáveis ou alças espirais, têm sido alternativamente utilizadas. Apesar da aplicação ampla de tratamentos para varicocele não há evidências suficientes para concluir que o tratamento de varicocele clinicamente evidente em casais com subfertilidade masculina aumente a probabilidade de concepção (Evers, 2003). A American Society for Reproductive Medicine (2008c) observa que o reparo pode ser indicado em casais selecionados.

INFERTILIDADE INEXPLICÁVEL

A infertilidade inexplicável é um dos diagnósticos mais comuns de infertilidade, com prevalência relatada de até 30%

(Dodson, 1987). O diagnóstico de infertilidade inexplicável é altamente subjetivo e depende dos testes diagnósticos executados ou preteridos e do nível de qualidade dos resultados obtidos. Portanto, paradoxalmente, o diagnóstico de infertilidade inexplicável é mais frequente quando a avaliação é incompleta ou de baixa qualidade (Gleicher, 2006). Não obstante, por definição, o diagnóstico de infertilidade inexplicável não pode ser tratado diretamente. A conduta expectante deve ser considerada, em especial nos casos de infertilidade de curta duração e em mulheres relativamente jovens. Entretanto, se a opção for iniciar tratamento, IIU, superovulação e TRA são as intervenções empíricas a serem consideradas.

INSEMINAÇÃO INTRAUTERINA

Neta técnica, utiliza-se um cateter flexível para depositar uma amostra de sêmen preparado no interior da cavidade uterina. Primeiro, separam-se espermatozoides móveis e morfologicamente normais de espermatozoides mortos, leucócitos e plasma seminal. A fração de espermatozoides de alta mobilidade é inserida através do colo uterino próximo da data prevista para a ovulação. A inseminação intrauterina pode ser feita com ou sem superovulação, e é a terapia mais adequada para tratamento de fatores cervicais, fatores masculinos leves e moderados, e infertilidade inexplicável.

Quando executada em razão de fatores cervicais, a IIU programada por pico de LH urinário é uma estratégia inicial com a qual se obtêm taxas de gravidez razoáveis de até 11% por ciclo (Steures, 2004). Embora essa taxa seja inferior à obtida com superovulação combinada com IIU, com a técnica evitam-se os efeitos colaterais e os custos elevados da superovulação.

Por outro lado, nos casos de infertilidade inexplicável e para os fatores masculinos, a IIU na maioria das vezes é realizada em conjunto com superovulação. Deaton e colaboradores (1990) avaliaram a combinação de citrato de clomifeno e IIU por meio de ensaio randomizado. Nesse estudo, o grupo tratado obteve taxa de gravidez significativamente maior (9,5%), em comparação com os controles (3,3%). Demonstrou-se que o tratamento somente com gonadotrofinas (FSH ou hMG) aumenta a probabilidade de gravidez, porém o benefício aumenta substancialmente com a adição da IIU.

TECNOLOGIAS DE REPRODUÇÃO ASSISTIDA

A expressão *tecnologias de reprodução assistida* refere-se a técnicas clínicas e laboratoriais para viabilizar a gravidez em casais inférteis para os quais não haja possibilidade de correção direta das causas subjacentes. A princípio, a IIU se enquadra nessa definição. Entretanto, por convenção, os procedimentos que fazem parte das TRAs são aqueles que, em algum momento, exigem extração e isolamento de oócitos. As TRAs, incluem, entre outras, FIV, ICSI, doação de ovo, genitora substituta, transferência intratubária de gameta (TIG) e transferência intratubária de zigoto (TIZ). Outras técnicas associadas às TRAs incluem criopreservação de embriões e ovos, extração de espermatozoides testiculares, maturação *in vitro* (MIV) de oócitos e diagnóstico genético pré-implantação (PGD, de *pre-implantation genetic diagnosis*).

Fertilização *in vitro*

Durante FIV, oócitos maduros provenientes de ovários estimulados são recuperados por via transvaginal com direcionamento ultrassonográfico (Fig. 20-10). Os espermatozoides e os óvulos são combinados *in vitro* para que haja fertilização (Fig. 20-11). Se bem-sucedido, os embriões são transferidos por via transcervical até a cavidade endometrial sob direcionamento ultrassonográfico (Fig. 20-12).

Assim como na IIU, obtêm-se benefícios substanciais com hiperestimulação ovariana controlada, antes da recuperação dos óvulos. Muitos óvulos são genética ou funcionalmente anormais. Consequentemente, a exposição de vários óvulos aos espermatozoides aumenta as chances de obter embriões saudáveis.

Com frequência, são usados agonistas de GnRH em combinação com gonadotrofinas (FSH ou hMG). Esses agonistas previnem picos espontâneos de LH e ovulação antes da recuperação dos óvulos. A meta é coletar 10 a 20 óvulos, a fim de que, idealmente, um embrião saudável seja transferido para o útero.

Infelizmente, os métodos para selecionar embriões saudáveis não são perfeitos. Portanto, para maximizar a probabilidade de gravidez normalmente é transferido mais de um embrião, resultando em aumento do risco de gestação multifetal.

Recentemente, com a evolução nas condições de cultura, é possível permitir que os embriões cultivados cheguem ao estágio de blastocisto. Com isso, passou a ser possível transferir menos embriões mantendo-se a taxa elevada de sucesso na viabilização de gravidez (Langley, 2001).

Conforme discutido, deve-se proceder à retirada de hidrossalpinge ou à ligadura tubária antes de prosseguir com a FIV, a fim de aumentar a taxa de implantação e reduzir o risco de abortamento.

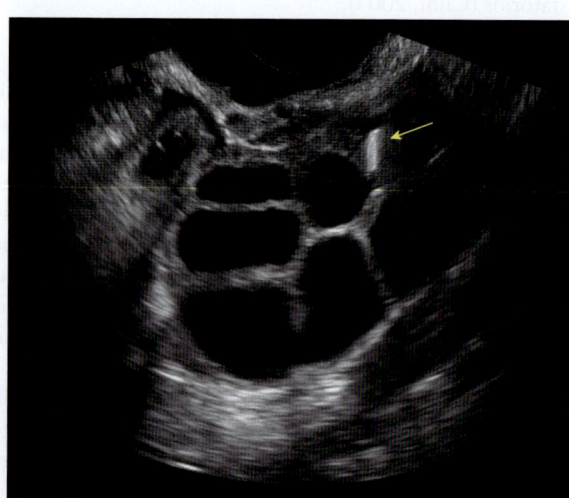

FIGURA 20-10 Ultrassonografia transabdominal mostrando a recuperação transvaginal de oócito. A agulha pode ser observada na porção superior direita da imagem como uma linha hiperecoica (*seta*) penetrando um folículo maduro.

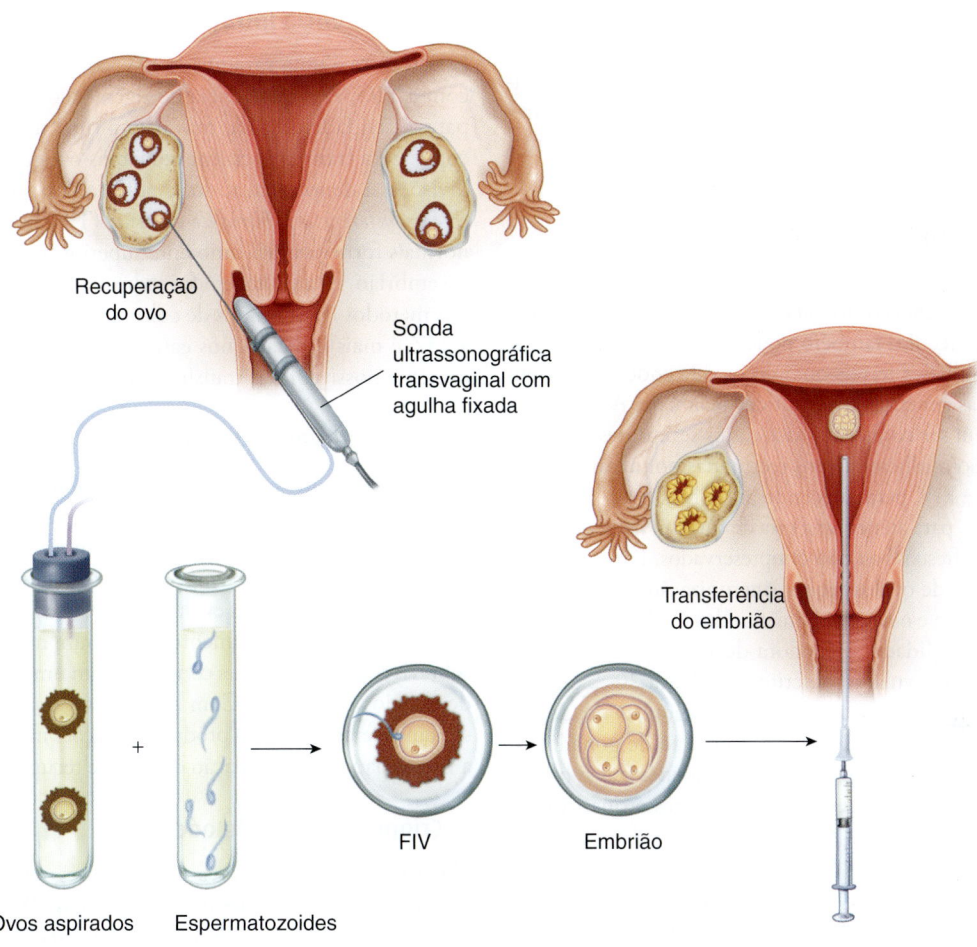

FIGURA 20-11 Fertilização *in vitro* (FIV). Procede-se a hiperestimulação ovariana controlada com um dos protocolos descritos na Figura 20-2 e a maturação dos folículos é monitorada durante vários dias por ultrassonografia. Próximo da ovulação, utiliza-se abordagem transvaginal sob direcionamento ultrassonográfico para a coleta de ovos nos ovários. Esses oócitos são fertilizados *in vitro* e mantidos em cultura até o estágio de blastócito. Em seguida, os blastócitos são colocados em uma seringa e injetados na cavidade endometrial sob direcionamento ultrassonográfico.

■ Injeção intracitoplasmática de espermatozoide

Essa variante de FIV tem mais aplicação nos casos de infertilidade masculina. Na técnica de micromanipulação da ICSI, as células da granulosa do cúmulo oóforo são digeridas por enzimas, e um único espermatozoide é injetado diretamente através da zona pelúcida e da membrana celular do oócito. As taxas de gravidez com ICSI são comparáveis com as da FIV para outras causas de infertilidade.

A ICSI tornou a gravidez possível para pacientes com azoospermia. Nesses casos, os espermatozoides são extraídos por meios mecânicos dos testículos ou do epidídimo.

■ Genitora substituta

Nessa variante de FIV deposita-se o óvulo fertilizado no útero de uma substituta para a mãe natural. As indicações variam, sendo que essa abordagem pode ser adequada para mulheres com fatores uterinos incorrigíveis, para aquelas em que a gravidez represente riscos significativos à saúde e para aquelas com abortamentos repetidos sem explicação.

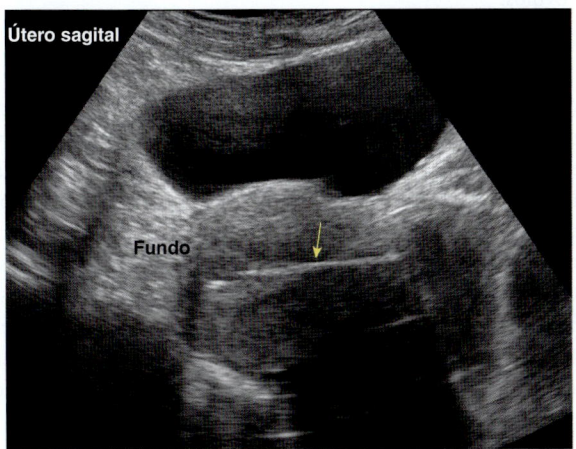

FIGURA 20-12 Transferência de embrião sob direcionamento com ultrassonografia abdominal para posicionamento adequado. O cateter (*seta*) pode ser visto dentro da cavidade endometrial.

A genitora substituta levanta questões legais e psicossociais. Na maior parte dos Estados Unidos, a substituta é a mãe legal e, portanto, deve-se proceder à adoção logo após o nascimento, para dar à mãe pretendida os direitos maternos. Entretanto, alguns estados adotaram leis específicas que estendem a proteção aos pais pretendidos.

Doação de óvulos

A doação de óvulos é uma opção para casos de infertilidade associada à insuficiência ovariana ou reserva ovariana reduzida. Além disso, essa técnica também pode ser usada para viabilizar gravidez em mulheres férteis quando os descendentes correm risco de doenças genéticas transmitidas pela mãe. As doadoras de óvulos devem ser conhecidas dos casais receptores ou, mais comumente, são mulheres jovens recrutadas por alguma agência ou centro de FIV, permanecendo anônimas.

Atualmente, para aumentar a taxa de sucesso, há necessidade de usar oócitos "frescos" ou não criopreservados. Por essa razão, o ciclo de doação de óvulos requer sincronização entre o endométrio da receptora e o desenvolvimento dos óvulos na doadora.

Com essa finalidade, a doadora deve completar um dos protocolos de superovulação descritos na Figura 20-2. Seja receptora não for menopáusica, utiliza-se um agonista do GnRH concomitantemente para suprimir a produção de gonadotrofinas na receptora. Com isso, é possível esquematizar o preparo do seu endométrio com estrogênio e progesterona. Após a supressão da gonadotrofina, administra-se estrogênio exógeno à receptora. Essa administração de estrogênio inicia-se imediatamente antes do início da administração de gonadotrofinas na doadora de óvulos. Depois que a doadora receber hCG para estimular os estágios finais de maturação de folículos e óvulos, a receptora começa a receber progesterona, a fim de preparar seu endométrio. Normalmente, na receptora, estrogênio e progesterona são mantidos até o final do primeiro trimestre, quando a produção placentária desses hormônios deve estar adequada.

Transferência intratubária de gameta

Essa técnica é semelhante à FIV no sentido em que a recuperação dos óvulos é feita após hiperestimulação ovariana controlada. Entretanto, ao contrário da FIV, a fertilização e o desenvolvimento inicial dos embriões não ocorrem em laboratório. Os óvulos e os espermatozoides são transportados por cateter, que atravessa as fímbrias para serem depositados diretamente no oviduto. A transferência de gametas em geral é feita por laparoscopia. Assim como a IIU, a TIG se aplica principalmente aos casos de infertilidade inexplicável e não deve ser considerada nos casos de infertilidade por causa tubária.

Essa técnica foi muito popular no final da década de 1980 e no início da década de 1990. Entretanto com o aprimoramento das técnicas laboratoriais, a FIV em grande parte substituiu a TIG. De maneira geral, a TIG é mais invasiva, fornece menos informações diagnósticas e exige transferência de mais de dois óvulos para aumentar as chances de gravidez, com maior risco de gestação multifetal de ordens elevadas. Portanto, atualmente, a principal indicação para TIG é evitar problemas religiosos ou éticos que algumas pacientes enfrentam com fertilizações fora do próprio corpo.

Transferência intratubária de zigoto

Essa técnica é uma variante da FIV, com algumas semelhanças com a TIG. A transferência de zigoto não é feita diretamente para a cavidade uterina, mas para a tuba uterina via laparoscopia. Se a transferência for feita após o zigoto ter iniciado as divisões, a denominação mais adequada para o procedimento é *transferência tubária de embrião* (TTE). Embora as tubas normais forneçam um ambiente superior para o estágio inicial do embrião, essa vantagem foi reduzida com o aprimoramento dos métodos laboratoriais de cultura. Portanto, nos dias atuais, a TIZ é mais indicada nos casos raros em que não for tecnicamente possível fazer transferências transcervicais após FIV.

Criopreservação de embriões

Com a FIV, muitos óvulos são recuperados para que, no final, seja possível transferir de 1 a 3 embriões saudáveis. Com frequência, o procedimento resulta em embriões extras. Há duas décadas, viabilizou-se o congelamento e o descongelamento de embriões. Além disso, as evoluções ocorridas nos crioprotetores e nas técnicas de congelamento permitiram melhorar as taxas de sobrevivência de embriões congelados em uma grande variedade de estágios evolutivos. Com a criopreservação, esses embriões supranumerários podem produzir gestações mais tarde, evitando a necessidade de estimulação ovariana e recuperação de óvulos.

Criopreservação de oócitos

No passado, a criopreservação de óvulos não fertilizados era obstaculizada por grandes desafios técnicos. Atualmente, a criopreservação de oócitos ainda é considerada experimental pela maioria dos profissionais, e os resultados em longo prazo não são conhecidos. Entretanto, essa técnica tem-se mostrado útil na tentativa de preservar o potencial de fertilidade de mulheres submetidas à quimioterapia gonadotóxica. À medida que ocorrerem mais casos bem-sucedidos, a criopreservação de oócitos pode auxiliar as mulheres que desejarem postergar a concepção e, provavelmente, levará a expansão dos programas de doação de óvulos.

Maturação *in vitro*

Essa técnica foi usada para viabilizar gravidez por meio de aspiração de folículos antrais de ovários não estimulados e cultivo desses oócitos imaturos, para permitir a retomada e conclusão da meiose *in vitro*. Atualmente, a MIV é considerada experimental, e os resultados em longo prazo são desconhecidos. Essa técnica pode ser útil em pacientes com SOP, nas quais a estimulação representa risco significativo de SHO. Além disso, é possível que o refinamento e a evolução dessa técnica tornem viável a maturação de óvulos provenientes de folículos pré-antrais. Isso talvez permitisse preservar o potencial de fertilidade de mulheres com indicação de quimioterapia gonadotóxica.

Diagnóstico genético pré-implantação

Com esta técnica laboratorial é possível identificar anormalidades genéticas em ovos ou embriões antes de sua transferência. Assim, o risco de transmissão de doenças hereditárias é uma

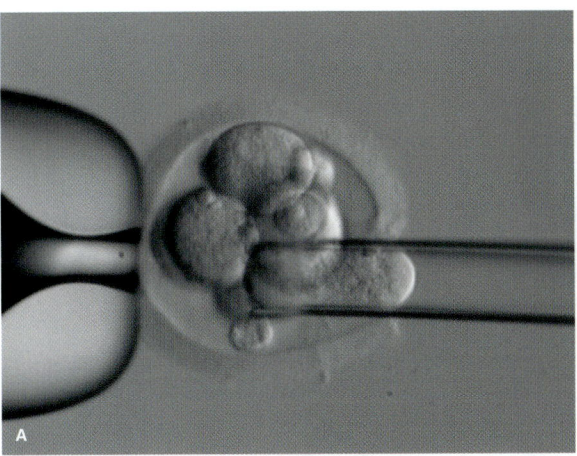 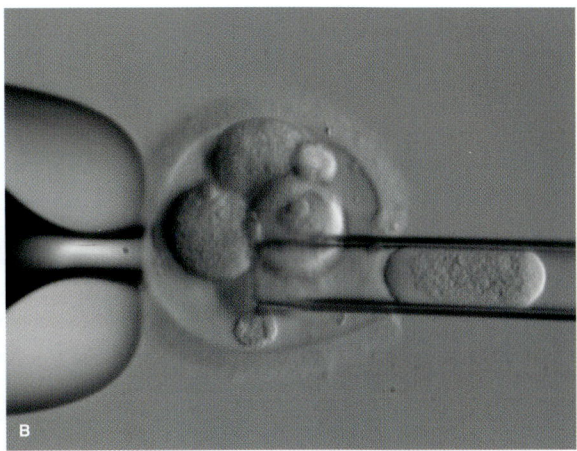

FIGURA 20-13 Microfotografias de biópsia de embrião.

indicação formal para diagnóstico genético pré-implantação (PGD, de *preimplantation genetic diagnosis*). Outras indicações propostas seriam abortamento repetido, idade materna avançada e fracasso em diversos ciclos de FIV. O PGD não é mais considerado um procedimento experimental e implementação de novos métodos de análise genética provavelmente continuará ampliando sua aplicação (Society for Assisted Reproductive Technology and American Society for Reproductive Medicine, 2008).

Nessa técnica, removem-se células do embrião em desenvolvimento. Há diversas opções no que se refere ao momento da biópsia e à origem do material genético. A biópsia a partir do primeiro e segundo corpos polares tem a vantagem de evitar a remoção de células do embrião em desenvolvimento. Contudo, são necessários dois procedimentos independentes de micromanipulação, e as anormalidades genéticas de origem paterna não são detectadas. A biópsia de embrião em estágio de clivagem (6 a 8 células) permite avaliar a contribuição materna e paterna ao genoma (Fig. 20-13). Entretanto, a biópsia nesse estágio talvez reflita apenas parcialmente a constituição genética do embrião caso tenha havido não disjunção mitótica com formação de mosaicismo embrionário. Além disso, embriões normais submetidos à biópsia apresentam taxa de implantação significativamente menor. Recentemente, foi sugerida a biópsia do trofectoderma no estágio de blastocisto em razão de várias vantagens (Fig. 20-14). O trofectoderma é a camada a partir da qual se desenvolvem os trofoblastos e a placenta. A biópsia desta camada permite avaliar várias (5 a 7) células evitando a remoção de células fetais. Infelizmente, a biópsia de embriões nesse estágio tardio pode implicar criopreservação após a biópsia, caso a análise genética não possa ser realizada rapidamente.

Inicialmente, empregou-se hibridização *in situ* por fluorescência multicolorida (FISH) para testar cada célula para aberrações estruturais e/ou aneuploidia. Esse método limita o número de cromossomos que podem ser analisados e foi em grande parte substituído por procedimentos mais sofisticados que permitem determinar todo o cariótipo do embrião. Essas novas técnicas incluem hibridização genômica comparativa (CGH, de *comparative genomic hybridization*) e reação quantitativa em cadeia de polimerase (qPCR) automatizada em tempo real. Além disso, estão disponíveis diferentes tecnologias de microarranjos (*microarrays*), incluindo polimorfismo de nucleotídeo único (microarranjos de SNP) e microarranjos de CGH (Fig. 20-15). Para analisar células individuais buscando por mutações de DNA especificamente relacionadas com doenças (p. ex., fibrose cística ou doença falciforme), são utilizadas estratégias distintas que requerem análise de ligação ou sequencialmente de DNA. Recentemente, a técnica de microarranjos de SNP foi validada para testagem simultânea de aneuploidia e translocações, assim como para malformações genéticas isoladas.

As estratégias e tecnologias empregadas para PGD continuam evoluindo rapidamente. Essa evolução tem sido caracterizada por validação crescente da acurácia e redução de custos. Sugeriu-se que em futuro próximo o PGD seja aplicado de forma mais ampla a casais submetidos à FIV sem fatores de risco conhecidos para linhagem geneticamente anormal. Tal aplicação rotineira de PGD talvez permita avaliação mais precisa dos embriões e facilite a evolução para transferência eletiva de embrião único (eSET, de *elective single embryo transfer*) reduzindo, assim, o risco de gestação múltipla. A redução do risco

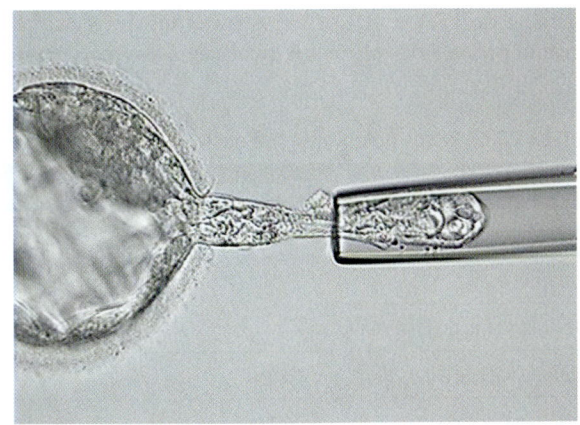

FIGURA 20-14 Microfotografias de biópsia de trofectoderma. O trofectoderma é distinto da massa de células embrionárias internas e dá origem às células trofoblásticas.

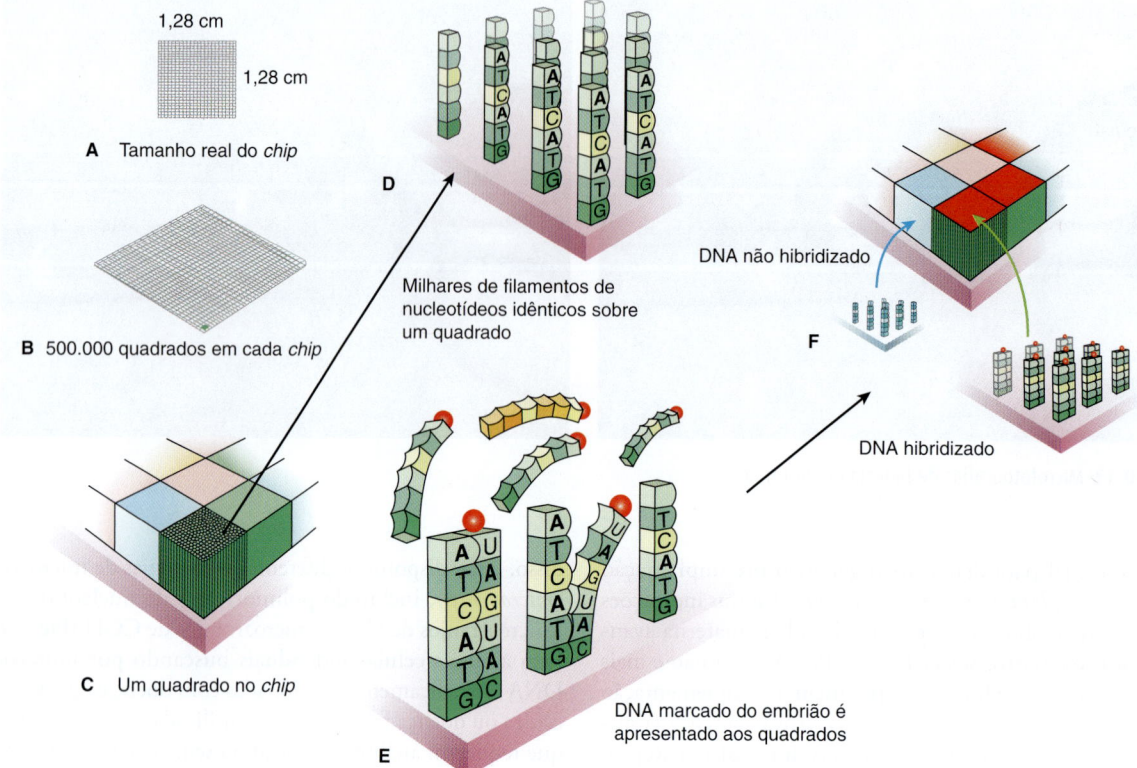

FIGURA 20-15 Avaliação genética pré-implantação usando tecnologia de microarranjos. **A**. Tamanho real do *chip* de microarranjo. **B**. Cada *chip* contém milhares de quadrados. **C** e **D**. Cada quadrado contém milhares de oligonucleotídeos idênticos fixados à sua superfície, e cada quadrado é único no conteúdo de nucleotídeos. **E**. Na análise genética, uma mistura contendo DNA marcado originado do embrião é apresentada ao chip. As sequências complementares de DNA se ligam. **F**. Quando um feixe de *laser* é emitido sobre o *chip*, as sequências de DNA que tenham se ligado brilham. O fenômeno assinala uma sequência concordante.

de abortamento talvez seja um benefício adicional. Há estudos em andamento para testar essas hipóteses.

Complicações das tecnologias de reprodução assistida

Na maioria dos casos, as TRAs resultam em partos bem sucedidos de gestações de feto único. Entretanto, há complicações na gestação que são mais frequentes em mulheres que engravidam por meio de TRA. Entre os riscos maternos, pré-eclampsia, placenta prévia e descolamento de placenta são mais comuns nas gestações concebidas via FIV (Tabela 20-9). Entre os riscos fetais, a gestação multifetal, discutida previamente, é o mais comum. Ademais, mortalidade perinatal, parto prematuro, baixo peso ao nascer e restrição ao crescimento fetal foram associados a gestações de feto único concebidas via FIV. Tais tendências persistem mesmo após terem sido feitos ajustes por idade e paridade (Reddy, 2007). Entretanto, outros trabalhos não confirmaram esse aumento no risco (Fujii, 2010). Além disso, anomalias congênitas e questões epigenéticas são preocupações (Tabela 20-10).

TABELA 20-9 Riscos potenciais para gestações de feto único concebidas via FIV

	Risco absoluto (%) em gestações concebidas via FIV	Risco relativo (*vs.* gestações não concebidas via FIV)
Pré-eclâmpsia	10,3%	1,6 (1,2 a 2,0)
Placenta prévia	2,4%	2,9 (1,5 a 5,4)
Descolamento de placenta	2,2%	2,4 (1,1 a 5,2)
Diabetes gestacional	6,8%	2,0 (1,4 a 3,0)
Cesariana[a]	26,7%	2,1 (1,7 a 2,6)

[a] Observe que a maioria dos especialistas acredita que a taxa de cesariana seja bem superior ao índice de 26,7% aqui citado.
FIV = fertilização *in vitro*.
Segundo Society for Assisted Reproductive Technology, 2009, com permissão.

TABELA 20-10 Riscos potenciais em gestações de feto único via FIV

	Risco absoluto (%) em gestações concebidas via FIV	Risco relativo (*vs.* gestações não concebidas via FIV)
Parto prematuro	11,5	2,0 (1,7 a 2,2)
Baixo peso ao nascer (< 2.500 g)	9,5	1,8 (1,4 a 2,2)
Peso muito baixo ao nascer (< 1.500 g)	2,5	2,7 (2,3 a 3,1)
Recém nato pequeno para a idade gestacional	14,6	1,6 (1,3 a 2,0)
Internação em UTIN	17,8	1,6 (1,3 a 2,0)
Natimortalidade	1,2	2,6 (1,8 a 3,6)
Paralisia cerebral	0,4	2,8 (1,3 a 5,8)
Riscos genéticos		
Distúrbios de *imprinting*	0,03	17,8 (1,8 a 432,9)
Malformação grave	4,3	1,5 (1,3 a 1,8)
Anormalidades cromossomiais (após ICSI):		
de cromossomo sexual	0,6	3,0
de outro cromossomo	0,4	5,7

FIV = fertilização *in vitro*; UTIN = UTI neonatal.
Segundo Society for Assisted Reproductive Technology, 2009, com permissão.

As discussões acerca dos riscos de anomalias congênitas iniciaram-se logo após o sucesso inicial da FIV e intensificaram-se após o uso de ICSI. Especificamente, há trabalhos que de fato sugerem maior incidência de anomalias congênitas em lactentes concebidos com indução da ovulação, IIU ou FIV em comparação com a população geral (El-Chaar, 2009; Reddy, 2007). Entretanto, a interpretação da maioria dos trabalhos publicados é complexa. Por exemplo, a população submetida a FIV é muito diferente da população geral obstétrica no que se refere a idade, entre outros fatores. Se os dados forem ajustados para idade materna ou duração de subfertilidade, o risco de anomalias congênitas não parece ser maior com as TRAs (Shevell, 2005; Zhu, 2006). A implicação é que muito dos riscos seria intrínseco ao casal, e não relacionado ao procedimento em si.

Também foi relatado aumento do risco de problemas epigenéticos. Embora esses problemas pareçam ser raros, sua importância não deve ser subestimada. Como revisão, os genes autossômicos são representados por duas cópias, ou alelos, cada uma originada em um dos pais. Para a maioria dos genes, ambos os alelos são expressos simultaneamente. Entretanto, aproximadamente 150 genes humanos são ditos *imprinted*, ou seja, apenas um dos alelos é expresso. No fenômeno de *imprinting* genômico, esses genes estão sob controle de um centro de *imprinting* que determina a embriogênese e a viabilidade. A alteração no ambiente celular pode interferir com essa regulação e tal alteração pode ser causada por manipulação do gameta ou por condições inadequadas de cultura *in vitro*. Consequentemente, foram observados aceleração do crescimento embrionário, complicações ao nascimento, anormalidades placentárias e polidrâmnio em gestações de mamíferos não humanos por TRA. Em humanos, os genes com *imprinting* talvez contribuam para o comportamento e o desenvolvimento da linguagem, dependência ao álcool, esquizofrenia e transtornos afetivos bipolares. O *imprinting* também pode aumentar o risco de obesidade, doença cardiovascular e cânceres da infância e vida adulta. Dos distúrbios de *imprinting* apenas as taxas da rara síndrome de Beckwith-Wiedemann supostamente estão aumentadas com as TRAs em humanos. Ademais, a relação de causa/efeito não foi definitivamente comprovada. Entretanto, em vista dos riscos aumentados, é razoável indicar acompanhamento pré-natal mais intensivo em caso de gestação concebida por meio de FIV.

Os trabalhos que avaliaram o desenvolvimento cognitivo após TRA em sua maioria foram tranquilizadores, embora haja resultados conflitantes. Muitos trabalhos não são ideais em razão de amostra insuficiente, escolha de grupo comparativo e fatores de confusão e mediadores (Carson, 2010). Felizmente, os dados hoje disponíveis sugerem que não há diferença entre o desenvolvimento psicomotor de pré-escolares concebidos por FIV e o de crianças concebidas naturalmente. De forma semelhante, o desenvolvimento socioemocional de crianças concebidas por FIV aparentemente é comparável com o de crianças concebidas naturalmente (Ludwig, 2006).

CONCLUSÃO

O tratamento de infertilidade deve ser iniciado somente após investigação completa, conforme descrito no Capítulo 19. O foco inicial deve ser a identificação do estilo de vida ou de problemas ambientais que possam contribuir ou causar danos reprodutivos. Obesidade, nutrição inadequada e estresse não devem ser subestimados. Em geral, é desejável corrigir quaisquer contribuintes identificáveis para a infertilidade. Em muitos casos, nenhuma causa evidente é identificada. Em outros casais, a causa é identificada, porém não é tratável por terapias corretivas diretas. Nessas circunstâncias, estratégias gerais de estímulo da fertilidade podem ser recomendadas. Esses tratamentos incluem inseminação intrauterina (com ou sem superovulação) e TRAs.

É importante reconhecer que superovulação e TRAs não são isentas de risco e, por essa razão, os casais devem ser orientados de forma adequada. Além disso, essas técnicas podem envolver a participação de terceiros (doadores de óvulos, espermatozoides ou embrião, ou genitora substituta). Esses procedimentos estão associados a questões psicossociais, jurídicas e éticas singulares. Tecnologias emergentes, como os testes genéticos pré-implantação, trazem à tona problemas éticos adicionais que deve ser enfrentados e solucionados pela paciente e pelo médico.

REFERÊNCIAS

Aakvaag A: Hormonal response to electrocautery of the ovary in patients with polycystic ovarian disease. Br J Obstet Gynaecol 92:1258, 1985

Adashi EY, Rock JA, Guzick D, et al: Fertility following bilateral ovarian wedge resection: a critical analysis of 90 consecutive cases of the polycystic ovary syndrome. Fertil Steril 36:30, 1981

Almog B, Sheizaf B, Shalom-Paz E, et al: Effects of excision of ovarian endometrioma on the antral follicle count and collected oocytes for in vitro fertilization. Fertil Steril 94(6):2340, 2010

American College of Obstetricians and Gynecologists: Neural tube defects. Practice Bulletin No. 44, July 2003

American College of Obstetricians and Gynecologists: Obesity in pregnancy. Committee Opinion No. 315, September 2005

American Society for Reproductive Medicine: Control and prevention of peritoneal adhesions in gynecologic surgery. Fertil Steril 86(Suppl 4):S1, 2006a

American Society for Reproductive Medicine: Definitions of infertility and recurrent pregnancy loss. Fertil Steril 90(3 Suppl):S60, 2008a

American Society for Reproductive Medicine: Endometriosis and infertility. Fertil Steril 86(5 Suppl 1):S156, 2006b

American Society for Reproductive Medicine: Obesity and reproduction: an educational bulletin. Fertil Steril 90(5 Suppl):S21, 2008b

American Society for Reproductive Medicine: Report on varicocele and infertility. Fertil Steril 90(3 Suppl):S247, 2008c

American Society for Reproductive Medicine: Smoking and infertility. Fertil Steril 90(5 Suppl):S254, 2008d

American Society for Reproductive Medicine, Society for Assisted Reproductive Technology: Guidelines on number of embryos transferred. Fertil Steril 92(5):1518, 2009

American Society for Reproductive Medicine, Society of Reproductive Surgeons: Salpingectomy for hydrosalpinx prior to in vitro fertilization. Fertil Steril 90(Suppl 5):S66, 2008e

American Society for Reproductive Medicine, Society of Reproductive Surgeons: Pathogenesis, consequences, and control of peritoneal adhesions in gynecologic surgery. Fertil Steril 90(5 Suppl):S144, 2008f

Antonucci T, Whitcomb R, McLain R, et al: Impaired glucose tolerance is normalized by treatment with the thiazolidinedione troglitazone. Diabetes Care 20:188, 1998

Armar N, McGarrigle H, Honour J, et al: Laparoscopic ovarian diathermy in the management of anovulatory infertility in women with polycystic ovaries: endocrine changes and clinical outcomes. Fertil Steril 53:45, 1990

Armar NA, Lachelin GC: Laparoscopic ovarian diathermy: an effective treatment for anti-oestrogen resistant anovulatory infertility in women with the polycystic ovary syndrome. Br J Obstet Gynecol 100(2):P161, 1993

Balen A, Braat D, West C, et al: Cumulative conception and livebirth rates after the treatment of anovulatory infertility: safety and efficacy of ovulation induction. Hum Reprod 9:1563, 1994

Balen A, Tan SL, Jacobs H, et al: Hypersecretion of luteinising hormone. A significant cause of infertility and miscarriage. Br J Obstet Gynaecol 100:1082, 1993

Bayrak A, Harp D, Saadat P, et al: Recurrence of hydrosalpinges after cuff neosalpingostomy in a poor prognosis population. J Assist Reprod Genet 23:285, 2006

Biljan MM, Hemmings R, Brassard N, et al: The outcome of 150 babies following the treatment with letrozole or letrozole and gonadotropins. Fertil Steril 84(Suppl 1):S95, 2005

Buttram VC, Vaquero C: Post-ovarian wedge resection adhesive disease. Fertil Steril 26:874, 1975

Carson C, Kurinczuk JJ, Sacker A, et al: Cognitive development following ART: effect of choice of comparison group, confounding and mediating factors. Hum Reprod 25(1):244, 2010

Casper RF: Letrozole: ovulation or superovulation? Fertil Steril 80:1335, 2003

Centers for Disease Control and Prevention: Vital signs: current cigarette smoking among adults aged ≥18 years—United States, 2005-2010. MMWR 60(35):1207, 2011

Centers for Disease Control and Prevention: Contribution of assisted reproductive technology and ovulation-inducing drugs to triplet and higher-order multiple births—United States, 1980–1997. MMWR 49:535, 2000

Centola GM: Successful treatment of severe oligozoospermia with sperm washing and intrauterine insemination. J Androl 18:448, 1997

Choi JM, Chung P, Veeck L, et al: AZF microdeletions of the Y chromosome and in vitro fertilization outcome. Fertil Steril 81:337, 2004

Collin P, Vilska S, Heinonen PK, et al: Infertility and coeliac disease. Gut 39(3):382, 1996

Crow SJ, Thuras P, Keel PK, et al: Long-term menstrual and reproductive function in patients with bulimia nervosa. Am J Psychiatry 159:1048, 2002

Cunningham FG, Leveno KL, Bloom SL, et al (eds): Teratology and medications that affect the fetus. In Williams Obstetrics, 23rd ed, New York, McGraw-Hill, 2010, p 329

Deaton J, Gibson M, Blackmer K, et al: A randomized, controlled trial of clomiphene citrate and intrauterine insemination in couples with unexplained infertility or surgically corrected endometriosis. Fertil Steril 54:1083, 1990

Dicker D, Goldman JA, Levy T, et al: The impact of long-term gonadotropin-releasing hormone analogue treatment on preclinical abortions in patients with severe endometriosis undergoing in vitro fertilization-embryo transfer. Fertil Steril 57:597, 1992

Dodson WC, Whitesides DB, Hughes CL, et al: Superovulation with intrauterine insemination in the treatment of infertility: a possible alternative to gamete intrafallopian transfer and in vitro fertilization. Fertil Steril 48:441, 1987

Domar AD, Seibel MM, Benson H, et al: The mind/body program for infertility: a new behavioral treatment approach for women with infertility. Fertil Steril 54:1183, 1990

El-Chaar D, Yang Q, Gao J, et al: Risk of birth defects increased in pregnancies conceived by assisted human reproduction. Fertil Steril 92(5):1557, 2009

Elnashar A, Abdelmageed E, Fayed M, et al: Clomiphene citrate and dexamethazone in treatment of clomiphene citrate-resistant polycystic ovary syndrome: a prospective placebo-controlled study. Hum Reprod 21(7):1805, 2006

Evans MI, Britt DW: Fetal reduction 2008. Curr Opin Obstet Gynecol 20(4):386, 2008

Evers JL, Collins JA: Assessment of efficacy of varicocele repair for male subfertility: a systematic review. Lancet 361(9372):1849, 2003

Exacoustos C, Zupi E, Amadio A, et al: Laparoscopic removal of endometriomas: sonographic evaluation of residual functioning ovarian tissue. Am J Obstet Gynecol 191(1):68, 2004

Farhi J, Soule S, Jacobs HS, et al: Effect of laparoscopic ovarian electrocautery on ovarian response and outcome of treatment with gonadotropins in clomiphene citrate-resistant patients with polycystic syndrome. Fertil Steril 64:930, 1995

Farhi J, West C, Patel A, et al: Treatment of anovulatory infertility: the problem of multiple pregnancy. Hum Reprod 11:429, 1996

Filicori M, Cognigni GE, Taraborrelli S, et al: Modulation of folliculogenesis and steroidogenesis in women by graded menotropin administration. Hum Reprod 17:2009, 2002

Fiore MC, Jaén CR, Baker TB, et al: Treating tobacco use and dependence: 2008 update. Clinical Practice Guideline. Rockville, MD, U.S. Department of Health and Human Services, Public Health Service, 2008

Fontana PG, Leclerc JM: Contraindication of Femara (letrozole) in premenopausal women. 2005. Available at: www.hc-sc.gc.ca/dhp-mps/alt_formats/hpfb-dgpsa/pdf/medeff/femara_hpc-cps-eng.pdf. Accessed October 15, 2010

Franks S, Adams J, Mason H, et al: Ovulation disorders in women with polycystic ovary syndrome. Clin Obstet Gynecol 12:605, 1985

Fujii M, Matsuoka R, Bergel E, et al: Perinatal risk in singleton pregnancies after in vitro fertilization. Fertil Steril 94(6):2113, 2010

Giudice LC: Infertility and the environment: the medical context. Semin Reprod Med 24:129, 2006

Gleicher N, Barad D: Unexplained infertility: does it really exist? Hum Reprod 21:1951, 2006

Greenblatt E, Casper RF: Endocrine changes after laparoscopic ovarian cautery in polycystic ovarian syndrome. Am J Obstet Gynecol 156:279, 1987

Griffiths A, D'Angelo A, Amso N, et al: Surgical treatment of fibroids for subfertility. Cochrane Database Syst Rev 3:CD003857, 2006

Guzick DS, Carson SA, Coutifaris C, et al: Efficacy of superovulation and intrauterine insemination in the treatment of infertility. N Engl J Med 340:177, 1999

Gysler M, March CM, Mishell DR Jr, et al: A decade's experience with an individualized clomiphene treatment regime including its effect on the postcoital test. Fertil Steril 37:161, 1982

Hammond M, Halme J, Talbert L, et al: Factors affecting the pregnancy rate in clomiphene citrate induction of ovulation. Obstet Gynecol 62:196, 1983

Hart RJ, Hickey M, Maouris P, et al: Excisional surgery versus ablative surgery for ovarian endometriomata. Cochrane Database Syst Rev 2:CD004992, 2008

Hassan MA, Killick SR: Negative lifestyle is associated with a significant reduction in fecundity. Fertil Steril 81:384, 2004

Hauser R, Sokol R: Science linking environmental contaminant exposures with fertility and reproductive health impacts in the adult male. Fertil Steril 89(2 Suppl):e59, 2008

Helmerhorst FM, Van Vliet HAAM, Gornas T, et al: Intra-uterine insemination versus timed intercourse for cervical hostility in subfertile couples. Cochrane Database Syst Rev 4:CD002809, 2005

Hoeger K: Obesity and weight loss in polycystic ovary syndrome. Obstet Gynecol Clin North Am 28:85, 2001

Jackson JE, Rosen M, McLean T, et al: Prevalence of celiac disease in a cohort of women with unexplained infertility. Fertil Steril 89(4):1002, 2008

Jensen TK, Hjollund NH, Henriksen TB, et al: Does moderate alcohol consumption affect fertility? Follow up study among couples planning first pregnancy. BMJ 317:505, 1998

Kiddy DS, Hamilton-Fairly D, Bush A, et al: Improvement in endocrine and ovarian function during dietary treatment of obese women with polycystic ovary syndrome. Clin Endocrinol (Oxf) 36:105, 1992

Klonoff-Cohen H, Natarajan L, Marrs R, et al: Effects of female and male smoking on success rates of IVF and gamete intra-Fallopian transfer. Hum Reprod 16:1389, 2001

Kovacs G, Buckler H, Bangah M, et al: Treatment of anovulation due to polycystic ovarian syndrome by laparoscopic ovarian electrocautery. Br J Obstet Gynaecol 98:30, 1991

Langley MT, Marek DM, Gardner DK, et al: Extended embryo culture in human assisted reproduction treatments. Hum Reprod 16:902, 2001

Legro RS, Barnhart HX, Schlaff WD, et al: Clomiphene, metformin or both for infertility in polycystic ovary syndrome. N Engl J Med 356(6):551, 2007

Lincoln SR, Ke RW, Kutteh WH: Screening for hypothyroidism in infertile women. J Reprod Med 44:455, 1999

Lobo RA, Gysler M, March CM, et al: Clinical and laboratory predictors of clomiphene response. Fertil Steril 37:168, 1982

Ludwig AK, Diedrich K, Ludwig M, et al: The process of decision making in reproductive medicine. Semin Reprod Med 23(4):348, 2005

Ludwig AK, Sutcliffe AG, Diedrich K, et al: Post-neonatal health and development of children born after assisted reproduction: a systematic review of controlled studies. Eur J Obstet Gynecol Reprod Biol 127(1):3, 2006

Martin JA, Hamilton BE, Sutton PD, et al: Births: final data for 2008. Natl Vital Stat Rep 59:1, 2010

Martin JA, Park MM: Trends in twin and triplet births: 1980–97. Natl Vital Stat Rep 47:1, 1999

Meloni GF, Desole S, Vargiu N, et al: The prevalence of celiac disease in infertility. Hum Reprod 14:2759, 1999

Mendola P, Messer LC, Rappazzo K: Science linking environmental contaminant exposures with fertility and reproductive health impacts in the adult female. Fertil Steril 89(2 Suppl):e81, 2008

Mitwally MF, Casper RF: Aromatase inhibition reduces the dose of gonadotropin required for controlled ovarian hyperstimulation. J Soc Gynecol Invest 11:406, 2004

Molitch ME: Management of prolactinomas during pregnancy. J Reprod Med 44:1121, 1999

Molitch ME: Prolactinomas and pregnancy. Clin Endocrinol (Oxf) 73:147, 2010

Muzii L, Bianchi A, Bellati F, et al: Histologic analysis of endometriomas: what the surgeon needs to know. Fertil Steril 87(2):362, 2007

Nestler JE, Jakubowicz DJ, Evans WS, et al: Effects of metformin on spontaneous and clomiphene-induced ovulation in the polycystic ovary syndrome. N Engl J Med 338:1876, 1998

Palomba S, Orio F, Falbo A, et al: Prospective parallel randomized, double blind, double-dummy controlled clinical trial comparing clomiphene citrate and metformin as the first-line treatment for ovulation induction in nonobese anovulatory women with polycystic ovary syndrome. J Clin Endocrinol Metab 90:4068, 2005

Papanikolaou EG, Fatemi H, Venetis C, et al: Monozygotic twinning is not increased after single blastocyst transfer compared with single cleavage-stage embryo transfer. Fertil Steril 93(2):592, 2010

Parsanezhad ME, Alborzi S, Motazedian S, et al: Use of dexamethasone and clomiphene citrate in the treatment of clomiphene citrate-resistant patients with polycystic ovary syndrome and normal dehydroepiandrosterone sulfate levels: a prospective, double-blind, placebo-controlled trial. Fertil Steril 78(5):1001, 2002

Pasquali R, Antenucci D, Casmirri F, et al: Clinical and hormonal characteristics of obese amenorrheic hyperandrogenic women before and after weight loss. J Clin Endocrinol Metab 68:173, 1989

Pasquali R, Gambineri A, Pagotto U: The impact of obesity on reproduction in women with polycystic ovary syndrome. BJOG 113:1148, 2006

Patel SR, Sigman M: Antioxidant therapy in male infertility. Urol Clin North Am 35(2):319, 2008

Pérez-Medina T, Bajo-Arenas J, Salazar F, et al: Endometrial polyps and their implication in the pregnancy rates of patients undergoing intrauterine insemination: a prospective, randomized study. Hum Reprod 20:1632, 2005

Ragni G, Somigliana E, Benedetti F, et al: Damage to ovarian reserve associated with laparoscopic excision of endometriomas: a quantitative rather than a qualitative injury. Am J Obstet Gynecol 193(6):1908, 2005

Raj S, Thompson I, Berger M, et al: Clinical aspects of polycystic ovary syndrome. Obstet Gynecol 49(5):552, 1977

Reddy UM, Wapner RJ, Rebar RW, et al: Infertility, assisted reproductive technology, and adverse pregnancy outcomes: executive summary of a National Institute of Child Health and Human Development workshop. Obstet Gynecol 109(4):967, 2007

Ross C, Morriss A, Khairy M, et al: A systematic review of the effect of oral antioxidants on male infertility. Reprod Biomed Online 20(6):711, 2010

Roth L, Taylor HS: Risks of smoking to reproductive health: assessment of women's knowledge. Am J Obstet Gynecol 184:934, 2001

Shevell T, Malone FD, Vidaver J, et al: Assisted reproductive technology and pregnancy outcome. Obstet Gynecol 106(5 Pt 1):1039, 2005

Sigman M, Glass S, Campagnone J, et al: Carnitine for the treatment of idiopathic asthenospermia: a randomized, double-blind, placebo-controlled trial. Fertil Steril 85(5):1409, 2006

Society for Assisted Reproductive Technology: Informed consent for assisted reproduction: in vitro fertilization, intracytoplasmic sperm injection, assisted hatching, embryo cryopreservation. pp 20, 22, 2009. Available at: http://www.sart.org/. Accessed August 26, 2011

Society for Assisted Reproductive Technology, American Society for Reproductive Medicine: Preimplantation genetic testing: a Practice Committee opinion. Fertil Steril 90(5 Suppl):S136, 2008

Stein IF, Cohen MR: Surgical treatment of bilateral polycystic ovaries. Am J Obstet Gynecol 38:465, 1939

Steures P, van der Steeg JW, Verhoeve HR, et al: Does ovarian hyperstimulation in intrauterine insemination for cervical factor subfertility improve pregnancy rates? Hum Reprod 19:2263, 2004

Strickland DM, Whitted WA, Wians FH Jr: Screening infertile women for subclinical hypothyroidism. Am J Obstet Gynecol 163(1 Pt 1):262, 1990

Surrey ES, Silverberg KM, Surrey MW: Effect of prolonged gonadotropin-releasing hormone agonist therapy on the outcome of in vitro fertilization-embryo transfer in patients with endometriosis. Fertil Steril 78:699, 2002

Thiering P, Beaurepaire J, Jones M, et al: Mood state as a predictor of treatment outcome after in vitro fertilization/embryo transfer technology (IVF/ET). J Psychosom Res 37:481, 1993

Tulandi T, Collins JA, Burrows E, et al: Treatment-dependent and treatment-independent pregnancy among women with periadnexal adhesions. Am J Obstet Gynecol 162:354, 1990

Tulandi T, Martin J, Al-Fadhli R, et al: Congenital malformations among 911 newborns conceived after infertility treatment with letrozole or clomiphene citrate. Fertil Steril 85:1761, 2006

Vandermolen DT, Ratts VS, Evans WS, et al: Metformin increases the ovulatory rate and pregnancy rate from clomiphene citrate in patients with polycystic ovary syndrome who are resistant to clomiphene citrate alone. Fertil Steril 75:310, 2001

Whelan JG III, Vlahos NF: The ovarian hyperstimulation syndrome. Fertil Steril 73:883, 2000

Yang Q, Sherman SL, Hassold TJ, et al: Risk factors for trisomy 21: maternal cigarette smoking and oral contraceptive use in a population-based case-control study. Genet Med 1:80, 1999

Zarate A, Herdmandez-Ayup S, Rios-Montiel A: Treatment of anovulation in the Stein-Leventhal syndrome. Analysis of ninety cases. Fertil Steril 22:188, 1971

Zhu JL, Basso O, Obel C, et al: Infertility, infertility treatment, and congenital malformations: Danish national birth cohort. BMJ 333(7570):679, 2006

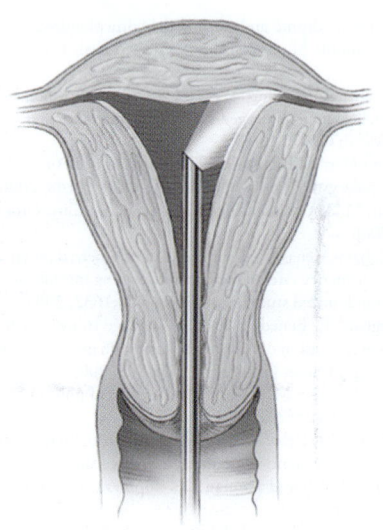

CAPÍTULO 21

Transição Menopáusica

DEFINIÇÕES	554
ALTERAÇÕES NO EIXO HIPOTÁLAMO-HIPÓFISE-OVÁRIO	555
ALTERAÇÕES OVARIANAS	556
ALTERAÇÕES ENDOMETRIAIS	558
POTENCIAL DE FERTILIDADE	559
ALTERAÇÕES NA TERMORREGULAÇÃO CENTRAL	560
METABOLISMO ÓSSEO E ALTERAÇÕES ESTRUTURAIS	563
OSTEOPENIA E OSTEOPOROSE	565
ALTERAÇÕES CARDIOVASCULARES	570
GANHO DE PESO E DISTRIBUIÇÃO DE GORDURA	571
ALTERAÇÕES DERMATOLÓGICAS, ODONTOLÓGICAS E MAMÁRIAS	571
ALTERAÇÕES NO SISTEMA NERVOSO CENTRAL	572
ALTERAÇÕES PSICOSSOCIAIS	572
ALTERAÇÕES NA LIBIDO	573
ALTERAÇÕES NO TRATO REPRODUTIVO INFERIOR	573
AVALIAÇÃO DAS PACIENTES	575
DIAGNÓSTICO	575
EXAMES LABORATORIAIS	576
REFERÊNCIAS	578

A transição menopáusica é uma progressão endocrinológica gradual que leva mulheres em idade reprodutiva de menstruações regulares, cíclicas e previsíveis, características dos ciclos ovulatórios, para o fim dos períodos menstruais associado à senescência ovariana. Com o aprimoramento dos tratamentos clínicos, e foco crescente na atenção preventiva à saúde, houve aumento da expectativa média de vida. Como consequência, hoje grande parte das mulheres pode esperar viver pelo menos um terço da vida após a menopausa. Especificamente, no censo de 2010 dos EUA, quase 42 milhões de mulheres tinham 55 anos de idade ou mais (U.S. Census Bureau, 2011). É importante observar que a transição até a menopausa e os anos de vida após a menopausa trazem consigo questões relacionadas com qualidade de vida e prevenção e tratamento de doenças (Lund, 2008).

DEFINIÇÕES

O termo *menopausa* se refere a um ponto no tempo um ano após a cessação da menstruação. A *pós-menopausa* descreve os anos que se seguem a esse ponto. A média de idade das mulheres vivenciando seu último período menstrual (FMP, *de final mestrual period*) é 51,5 anos, mas a cessação das menstruações causada por insuficiência ovariana pode ocorrer em qualquer idade. *Insuficiência ovariana prematura* refere-se à cessação da menstruação antes de 40 anos de idade e está associada a níveis elevados do hormônio folículo-estimulante (FSH) (Capítulo 16, p. 444).Os termos antigos *perimenopausa* ou *climatério* geralmente se referem ao período de tempo relativo ao final do período reprodutivo, em geral no final dos 40 e início dos 50 anos de idade. Caracteristicamente esse período se inicia com irregularidade no ciclo menstrual e se estende até um ano após a cessação permanente da menstruação. A terminologia mais correta para esse período é *transição menopáusica*. Normalmente, essa transição ocorre ao longo de um período que varia entre 4 e 7 anos, sendo que a média de idade para oinício do processo é 47 anos (Burger, 2008; McKinlay, 1992).

As primeiras diretrizes para classificação padronizada do envelhecimento reprodutivo feminino foram propostas em 2001 no Stages of Reproductive Aging Workshop (STRAW) (Fig. 21-1), O propósito do relatório do STRAW foi definir os estágios e a nomenclatura do envelhecimento reprodutivo normal da mulher. Esses critérios de estadiamento pretendiam ser diretrizes gerais e não diagnósticos estritos a serem aplicados. Não é necessário que todos os estágios ocorram em cada indivíduo e, se ocorrem, é possível que não respeitem a sequência exata descrita (Hale, 2009). O grupo concluiu que, como os termos *perimenopausa* e *climatério* não são usados de forma consistente, sua aplicação deve se restringir à comunicação com as pacientes e com a imprensa leiga, mas não em trabalhos científicos. Portanto, *transição menopáusica* é o termo preferido (Soules, 2001).

O relatório STRAW divide a vida reprodutiva e pós-reprodutiva em vários estágios. O fundamento do sistema de

Transição Menopáusica

Período menstrual final (FMP)

Estágios:	−5	−4	−3	−2	−1	0	+1	+2
Terminologia:	Reprodutiva			Transição menopáusica			Pós-menopausa	
	Inicial	Máxima	Tardia	Inicial	Tardia*		Inicial*	Tardia
				Perimenopausa				
Duração do estágio:	Variável			Variável		(a) 1 ano	(b) 4 anos	Até a morte
Ciclos menstruais:	De variável a regular	Regular		Duração variável do ciclo (diferença > 7 dias para o normal)	≥ 2 falhas de ciclo e um intervalo de amenorreia (≥ 60 dias)	Amenorreia x 12 meses	Nenhum	
Endócrino:	FSH normal		↑ FSH	↑ FSH			↑ FSH	

*Estágios muito provavelmente caracterizados por sintomas vasomotores   ↑ = elevado

FIGURA 21-1 Estágios do envelhecimento reprodutivo. Amen = amenorreia; FSH = hormônio folículo-estimulante. (*Reproduzida de Soules, 2001, com permissão.*)

estágios é o período menstrual final (FMP, de *final menstrual period*), com variações na faixa etária e no tempo de duração de cada estágio. Cinco estágios precedem e dois estágios são posteriores ao FMP. O estágio −5 se refere ao início do período reprodutivo, o estágio −4, ao pico reprodutivo, e o estágio −3, ao final do período reprodutivo. O estágio −2 se refere ao início da transição menopáusica, e o estágio −1, ao final da transição. O estágio +1a se refere ao primeiro ano depois do FMP, o estágio +1b, ao período do segundo ao quinto ano após a menopausa, e o estágio +2, aos anos pós-menopáusicos posteriores.

No início da transição menopáusica (estágio −2), os ciclos menstruais permanecem regulares, porém o intervalo entre os ciclos pode ser alterado em sete dias ou mais. Em geral, os ciclos se tornam mais curtos. Em comparação com mulheres mais jovens, os níveis de FSH estão elevados, e os níveis de estrogênio sérico podem aumentar no início da fase folicular. Os ciclos ovulatórios normais podem ser intercalados com ciclos anovulatórios durante essa transição, sendo que a concepção pode ocorrer em qualquer momento. O final da transição menopáusica (estágio −1) se caracteriza por duas ou mais falhas na menstruação e pelo menos um intervalo intermenstrual de 60 dias ou mais em razão de períodos cada vez mais longos de anovulação (Soules, 2001).

Essas definições apresentadas representam atualmente a melhor descrição para a transição da mulher até a menopausa, embora certamente estejam sujeitas a modificações no futuro.

FATORES INFLUENCIADORES

Inúmeras influências ambientais, genéticas e cirúrgicas podem acelerar o envelhecimento ovariano. Por exemplo, o tabagismo antecipa a idade da menopausa em aproximadamente dois anos (Gold, 2001; Wallace, 1979). Além disso, quimioterapia, radioterapia pélvica, cirurgias ovarianas e histerectomia também podem resultar em antecipação da menopausa. Durante a transição menopáusica, oscilações mais erráticas nos hormônios reprodutivos femininos podem levar a um conjunto de sintomas físicos e psicológicos, conforme descrito na Tabela 21-1 (Bachmann, 2001; Dennerstein, 1993).

ALTERAÇÕES FISIOLÓGICAS

Alterações no eixo hipotálamo-hipófise-ovário

Durante a vida reprodutiva da mulher, o hormônio liberador de gonadotrofinas (GnRH, de *gonadotropin-releasing hormone*) é liberado de forma pulsátil pelo núcleo arqueado do hipotálamo basal medial. Ele se liga aos receptores de GnRH nos gonadotrofos hipofisários para estimular a liberação cíclica das gonadotrofinas – hormônio luteinizante (LH) e FSH. Essas gonadotrofinas, por sua vez, estimulam a produção dos esteroides sexuais ovarianos, estrogênio e progesterona, e peptídeo hormonal inibina. Durante os anos reprodutivos, o estrogênio e a progesterona exercem *feedback* positivo e negativo sobre a produção das gonadotrofinas hipofisárias e sobre a amplitude e a frequência da liberação de GnRH. Produzida nas células da granulosa, a inibina exerce uma importante influência no *feedback* negativo sobre a secreção de FSH pela adeno-hipófise. Esse sistema endócrino rigorosamente regulado produz ciclos menstruais ovulatórios regulares e previsíveis.

A transição passando de ciclos ovulatórios até a menopausa normalmente se inicia no final da quinta década de vida (estágio −2). Os níveis de FSH se elevam discretamente e levam a aumento da resposta folicular ovariana. Esse aumento, por sua vez, produz elevação global nos níveis de estrogênios (Jain, 2005; Klein, 1996). O aumento do FSH é atribuído à redução da secreção ovariana de inibina, e não à redução na produção de estradiol. Conforme descrito, a inibina regula o FSH por meio

TABELA 21-1 Sintomas associados à transição menopáusica

Alterações nos padrões menstruais
Ciclos mais curtos são comuns (de 2 a 7 dias)
Ciclos mais longos são possíveis
Sangramento irregular (mais intenso, menos intenso, escape)

Sintomas vasomotores
Fogacho
Suores noturnos
Distúrbios do sono

Distúrbios psicológicos e mentais
Agravamento da síndrome pré-menstrual
Depressão
Irritabilidade
Mudanças no estado de humor
Perda de concentração
Memória fraca

Disfunção sexual
Ressecamento vaginal
Diminuição da libido
Relação sexual dolorosa

Sintomas somáticos
Cefaleia
Tonteira
Palpitações
Dor e aumento no volume das mamas
Dor nas articulações e nas costas

Outros sintomas
Incontinência urinária
Pele seca e prurido
Ganho de peso

---

de *feedback* negativo, e a redução na sua concentração leva a aumento do FSH. Nas mulheres perimenopáusicas, a produção de estradiol oscila com essas flutuações no nível de FSH e pode alcançar concentrações mais altas do que as observadas em mulheres com menos de 35 anos. Os níveis de estradiol em geral não se reduzem significativamente até a fase tardia da transição menopáusica. Apesar dos ciclos menstruais regulares, durante a fase inicial da transição menopáusica, os níveis de progesterona são mais baixos do que nas mulheres na meia-idade reprodutiva (Santoro, 2004). Os níveis de testosterona não variam significativamente durante a transição menopáusica.

No final da transição menopáusica, a mulher apresenta redução da foliculogênese e maior incidência de ciclos anovulatórios em comparação com mulheres no meio da idade reprodutiva. Além disso, nesse período, os folículos ovarianos sofrem uma taxa acelerada de perda até que, finalmente, ocorre exaustão no suprimento de folículos. Essas alterações, incluindo o aumento nos níveis de FSH, refletem a redução na qualidade e na capacidade de secreção de inibina pelos folículos em fase de envelhecimento (Reyes, 1977; Santoro, 1996).

O hormônio antimülleriano (AMH) é uma glicoproteína secretada pelas células da granulosa dos folículos secundários e pré-antrais. As concentrações circulantes mantêm-se relativamente estáveis ao longo do ciclo menstrual nas mulheres em idade reprodutiva e correlacionam-se com o número de folículos antrais precoces. Assim, há dados a sugerir que o AMH pode ser usado como marcador da reserva ovariana (Kwee, 2008; La Marca, 2010). Os níveis de AMH caem acentuada e progressivamente ao longo da transição menopáusica (Hale, 2007).

Com a insuficiência ovariana na menopausa (estágio +1b), a liberação de hormônio esteroide ovariano cessa, abrindo a alça de *feedback* negativo. Subsequentemente, o GnRH é liberado com frequência e amplitude máximas. Como resultado, os níveis circulantes de FSH e LH aumentam e se tornam quatro vezes maiores que nos anos reprodutivos (Klein, 1996).

Entre essas alterações hormonais no eixo hipotálamo-hipófise-ovários, poucas apresentam variações suficientemente distintas para serem usadas como marcadores séricos da transição para a menopausa. Conforme discutido, o diagnóstico de transição menopáusica se baseia principalmente em informações coletadas na anamnese. Na pós-menopausa, entretanto, em razão do aumento acentuado nos níveis de FSH que foi descrito, esta gonadotrofina se torna um marcador mais confiável.

Alterações ovarianas

A senescência ovariana é um processo que se inicia efetivamente na vida intrauterina, no interior do ovário embrionário, em razão da atresia de oócitos programada (Fig. 14-1, p. 383). A partir do nascimento, os folículos primordiais são ativados continuamente, amadurecem parcialmente e, em seguida, regridem. Essa ativação folicular prossegue em um padrão constante, independente de estimulação hipofisária. Contudo, há evidências a sugerir que essa ativação regular de folículos é acelerada durante a fase tardia da vida reprodutiva. Uma depleção mais rápida dos folículos ovarianos se inicia no final da quarta e início da quinta décadas de vida e se mantém até o momento em que o ovário menopáusico é praticamente destituído de folículos (Figs. 21-2 e 21-3). Por exemplo, Richardson e colaboradores (1987) realizaram um estudo histológico quantitativo de endométrio e ovários de 17 mulheres com idade entre 44 e 55 anos vivendo a transição menopáusica. Esses estudos foram emparelhados a uma única dosagem hormonal e a história reprodutiva de cada uma dessas mulheres que subsequentemente foram submetidas a ooforectomia e histerectomia para tratamento de leiomiomas uterinos ou menorragia. As seis mulheres que relataram ciclos regulares apresentaram uma média de 1.700 folículos no ovário selecionado, em comparação com a média de 180 folículos nos ovários das mulheres que tinham ciclos irregulares. Em média, uma mulher pode ter aproximadamente 400 eventos ovulatórios durante sua vida reprodutiva. Isso representa um percentual muito pequeno dos 6 a 7 milhões de oócitos presentes na 20ª semana de gestação, ou mesmo dos 400.000 oócitos presentes no nascimento. O processo de atresia da coorte de folículos não dominantes, em grande parte independente da ciclicidade menstrual, é o principal evento que leva, finalmente, à perda da atividade ovariana e à menopausa.

Alterações nos esteroides suprarrenais

O sulfato de desidroepiandrosterona (SDHEA) é produzido quase exclusivamente pela suprarrenal. Com o avanço da idade, observa-se declínio na produção suprarrenal de SDHEA. Os níveis de hormônios suprarrenais em mulheres na fase de envelhecimento foram estudados por Labrie (1997) e Burger

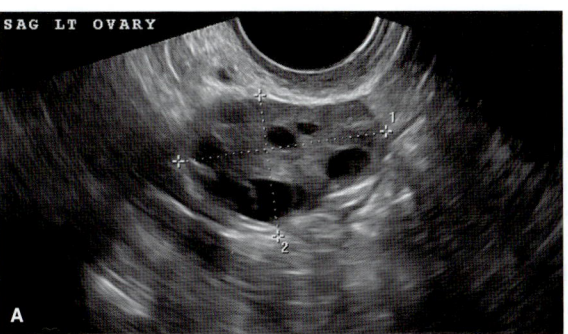
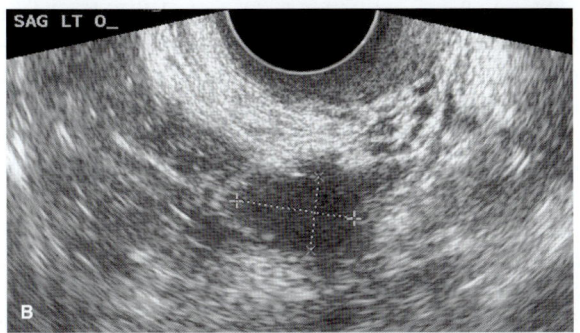

FIGURA 21-2 Imagens de ultrassonografia transvaginal de ovários pré-menopáusico e pós-menopáusico, assinalados pelos marcadores. **A**. Em geral, os ovários pré-menopáusicos têm volume maior e contêm folículos, que são observados como múltiplos cistos anecoicos pequenos de parede lisa. **B**. Em comparação, os ovários pós-menopáusicos têm volume menor e caracteristicamente são destituídos de estruturas foliculares. (*Imagens cedidas pela Dra. Elysia Moschos.*)

(2000), e respectivos colaboradores. Esses autores observaram que, em mulheres na faixa etária de 20 a 30 anos, as concentrações de SDHEA atingem o ponto máximo neste período, com uma média de 6,2 micromoles, para, em seguida, caírem constantemente. Em mulheres entre 70 e 80 anos, os níveis de SDHEA são reduzidos em 74%, ou seja, para 1,6 micromol. Outros hormônios suprarrenais também são reduzidos com a idade. A androstenediona atinge seu ponto máximo entre 20 e 30 anos de idade, e caindo para 62% em relação a esse nível em mulheres com idade entre 50 e 60 anos. A pregnenolona diminui em 45% entre a vida reprodutiva e a menopausa. Os ovários contribuem para a produção desses hormônios durante os anos reprodutivos, porém, após a menopausa, somente a glândula suprarrenal mantém essa síntese hormonal.

Burger e colaboradores (2000) estudaram prospectivamente 172 mulheres durante a transição menopáusica como parte do Melbourne Women's Midlife Health Project. Na análise longitudinal dos níveis hormonais nessas pacientes, não foi observada qualquer relação entre o período menstrual final e queda no nível de SDHEA. O envelhecimento, independentemente do estado menopáusico, foi o fator determinante para a queda do SDHEA.

Alterações no nível de globulina de ligação ao hormônio sexual

Os principais esteroides sexuais, estradiol e testosterona, circulam no sangue ligados a um transportador de glicoproteínas produzido no fígado, conhecido como globulina de ligação ao hormônio sexual (SHBG, de *sex hormone-binding globulin*). A produção de SHBG declina após a menopausa, o que pode aumentar os níveis de estrogênio e testosterona livres ou não ligados.

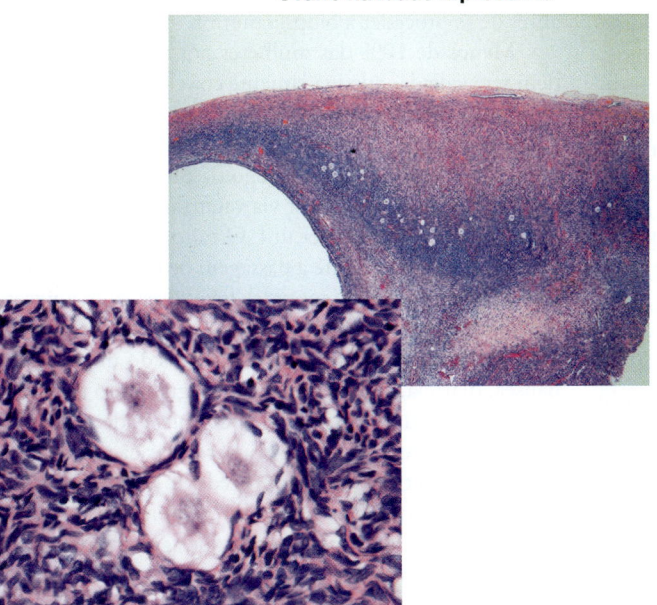
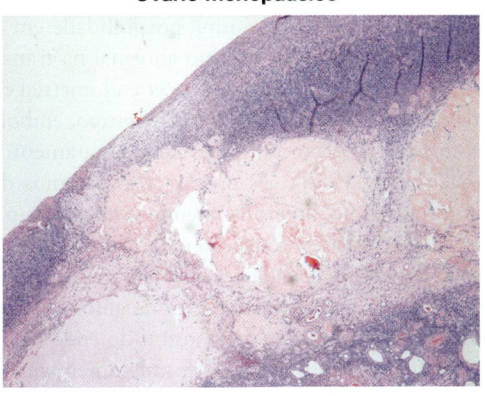

FIGURA 21-3 Diferenças microscópicas entre ovários na idade reprodutiva e na menopausa. **A**. Ovário na idade reprodutiva. Observe a preponderância de folículos primordiais. **B**. Imagem de alta potência de folículos primordiais. **C**. O ovário menopáusico mostra abundância de folículos atrésicos e de corpos albicantes persistentes de cor rosa pálido. (*Fotografias cedidas pela Dra. Raheela Ashfaq.*)

Alterações endometriais

As alterações microscópicas que ocorrem no endométrio refletem diretamente o nível sistêmico de estrogênio e de progesterona e, consequentemente, podem ser muito diferentes dependendo da fase da transição menopáusica. Durante a fase inicial da transição menopáusica, o endométrio reflete ciclos ovulatórios que prevalecem nesse período. Durante o estágio final da transição menopáusica, a anovulação é muito comum, e o endométrio refletirá o efeito do estrogênio atuando sem oposição à progesterona. Portanto, alterações proliferativas ou alterações proliferativas desordenadas são achados frequentes no exame patológico de amostras de biópsia endometrial (EMB, de *endometrial samples*). Com a menopausa, o endométrio se torna atrófico em razão da ausência de estimulação estrogênica (Fig. 21-4).

Distúrbios menstruais

Sangramento uterino anormal é comum durante a fase de transição menopáusica. Treloar e colaboradores (1981) observaram menstruação irregular em mais de 50% das mulheres estudadas durante a fase de transição menopáusica. Como o período ao redor da menopausa é caracterizado por níveis relativamente altos e acíclicos de estrogênio e produção relativamente baixa de progesterona, as mulheres na transição menopáusica têm risco aumentado de desenvolvimento de hiperplasia ou carcinoma endometriais. Contudo, em todas as mulheres, qualquer que seja o estado menopáusico, é necessário determinar a etiologia de sangramentos anormais, conforme descrito no Capítulo 8, p. 223). A anovulação é a causa mais comum de sangramentos erráticos durante a transição, embora seja importante considerar hiperplasia e carcinoma endometrial, neoplasias sensíveis ao estrogênio, como pólipos endometriais e leiomiomas uterinos, e episódios relacionados com gravidez.

O câncer endometrial é uma possibilidade em qualquer mulher com sangramento uterino anormal na transição menopáusica. A incidência total de câncer endometrial é de aproximadamente 0,1% das mulheres nesse grupo, embora o risco aumente para 10% em mulheres com sangramento uterino anormal (Lidor, 1986). Os precursores malignos de câncer endometrial, como hiperplasia endometrial complexa, são mais comuns durante a transição menopáusica. Hiperplasia e neoplasia do endométrio são tradicionalmente diagnosticados a partir de investigações histológicas de amostras obtidas por biópsia. Assim, a obtenção de amostras do endométrio é uma parte importante da investigação de sangramento anormal.

Embora a neoplasia endometrial seja a maior preocupação nesse período de vida, a EMB, com frequência, revela endométrio não neoplásico, com efeitos estrogênicos sem oposição pela progesterona. Em mulheres pré-menopáusicas, essa condição é causada por anovulação. Em mulheres pós-menopáusicas, o estrogênio sem oposição talvez tenha origem na produção estrogênica endógena extragonadal, que pode ser resultado do aumento na aromatização de androgênio para estrogênio em razão de obesidade. Além disso, níveis reduzidos de SHBG aumentam a concentração de estrogênio livre e, portanto, biodisponível (Moen, 2004). A administração de estrogênio sem oposição pode ser responsável por esses efeitos em mulheres pós-menopáusicas.

Avaliação de sangramentos anormais

Ultrassonografia. A avaliação do endométrio por ultrassonografia transvaginal atualmente é o método de imagem preferencial para a investigação diagnóstica de sangramento uterino anormal. Nas mulheres pós-menopáusicas, o achado de endométrio com espessura ≤ 4 mm tem valor preditivo negativo de 99% para exclusão de carcinoma endometrial. Espessuras > 4 mm são consideradas inespecíficas (American College of Obstetricians and Gynecologists, 2009). Indica-se biópsia de endométrio a qualquer paciente pós-menopáusica com sangramento anormal e endométrio com > 4 mm de espessura.

Nas mulheres pré-menopáusicas, não há evidências para a aplicação desses critérios. Contudo, normalmente, indica-se biópsia nas mulheres pré-menopáusicas ≥ 35 anos. Além disso, naquelas com menos de 35 anos, se a história clínica for sugestiva de exposição em longo prazo a estrogênio sem oposição, considera-se prudente indicar biópsia mesmo quando a espessura do endométrio for "normal" (4 a 10 mm).

A ultrassonografia com infusão salina (USIS) melhora a definição da espessura endometrial e a detecção e descrição de lesões endometriais. Além disso, Moschos e colaboradores (2009) descreveram a utilidade da USIS-EMB. Com tal associação é possível obter amostras de endométrio por aspiração com trocarte fino de Pipelle sob direcionamento ultrassonográfico durante USIS (Fig. 2-15, p. 41).

Biópsia endometrial. No último século, a abordagem diagnóstica de mulheres na transição menopáusica com sangramento anormal evoluiu de dilatação e curetagem (D&C) na sala cirúrgica para curetagem ambulatorial por sucção a vácuo até, finalmente, para uso de trocarte plástico de Pipelle (Fig. 8-6, p. 444) (Goldstein, 2010; Stovall, 1991). É importante ressaltar que embora o risco de gravidez seja menor durante a transição menopáusica, essa possibilidade deve ser excluída antes de se proceder à biópsia uterina.

Menos de 10% das mulheres pós-menopáusicas não podem ser avaliadas adequadamente com biópsia realizada em regime ambulatorial. A incapacidade de penetrar a cavidade uterina é a causa mais comum de insucesso. Nessas circunstâncias, o pré-tratamento com o análogo da prostaglandina E_1, misoprostol, 200 ou 400 μg por via vaginal ou 400 μg por via oral na noite anterior pode ser útil. O misoprostol amolece o colo e, normalmente, permite a passagem de um trocarte de Pipelle por orifício cervical estenosado. Isso talvez evite a necessidade de dilatação forçada no consultório ou D&C no centro cirúrgico. Entre os possíveis efeitos colaterais do misoprostol estão náusea, diarreia, cólicas uterinas e sangramento uterino.

Se não houver possibilidade de coleta adequada de amostra com trocarte de Pipelle e houver indicação de exame histológico endometrial, pode-se proceder a D&C sem internação da paciente (Seção 41-15, p. 1.057). Em muitos casos, a D&C pode ser acoplada a histeroscopia, que agrega acurácia à identificação de lesões focais.

Histeroscopia. A histeroscopia também é útil para avaliar sangramentos uterinos anormais. Ela permite avaliar lesões intrauterinas focais e coleta de amostras de lesões específicas, como leiomiomas submucosos, pólipos endometriais ou áreas focais de hiperplasia endometrial ou câncer endometrial (Seção 42-

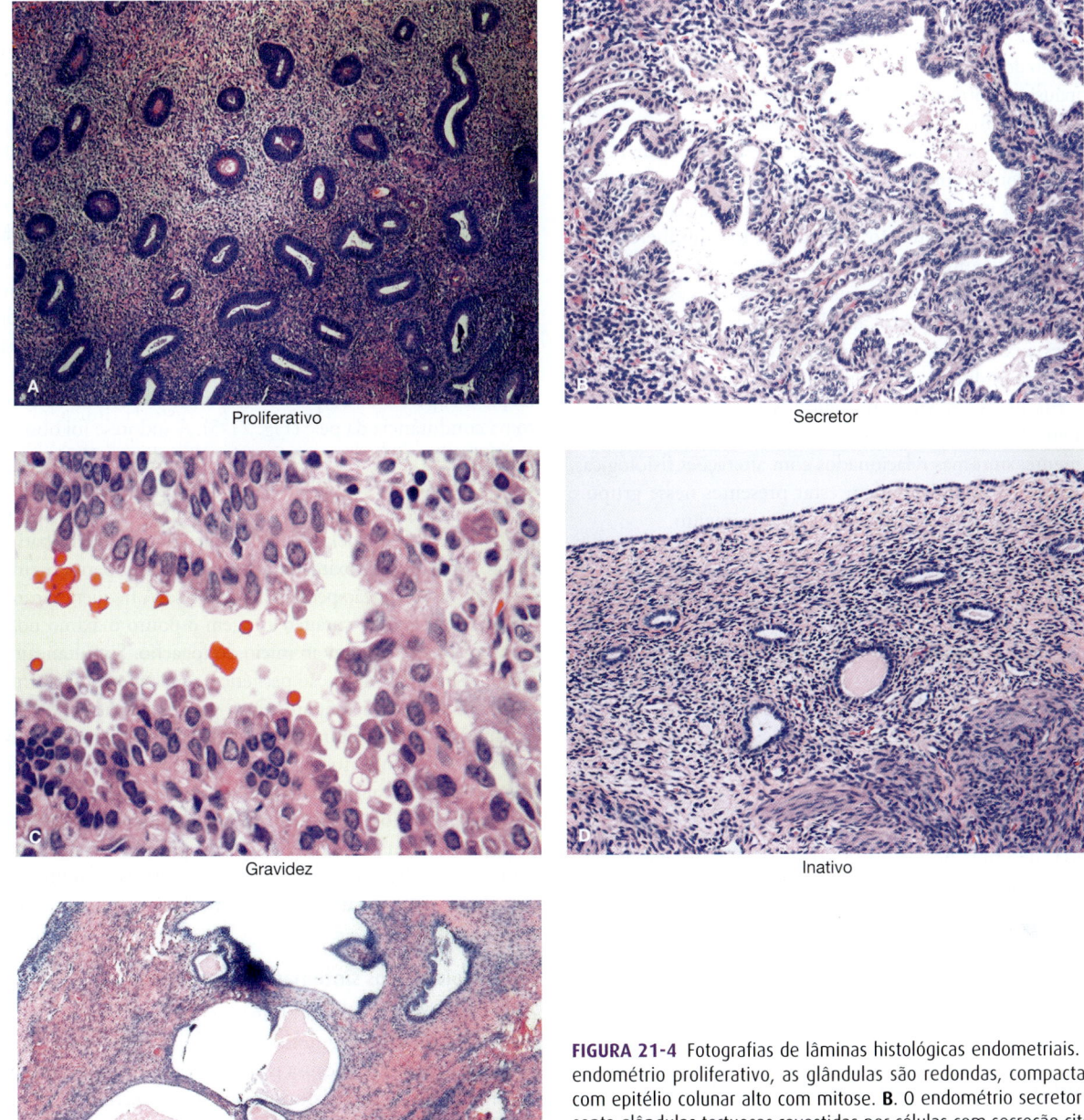

FIGURA 21-4 Fotografias de lâminas histológicas endometriais. **A.** No endométrio proliferativo, as glândulas são redondas, compactadas e com epitélio colunar alto com mitose. **B.** O endométrio secretor apresenta glândulas tortuosas revestidas por células com secreção citoplasmática e luminar. **C.** Na gravidez, essas alterações se tornam mais evidentes com um efeito hipersecretor revelado por clareiras celulares e bolhas citoplasmáticas. **D.** O tecido endometrial inativo mostra apenas glândulas inativas não proliferativas espalhadas na camada basal. **E.** Com a atrofia endometrial, podem ocorrer alterações císticas. (*Fotografias cedidas pela Dra. Raheela Ashfaq.*)

13, p. 1.157). Os casos de pacientes com canal cervical estenótico, que não permite biópsia endometrial em consultório, podem ser pré-tratados com misoprostol, como descrito anteriormente, para facilitar a dilatação do colo uterino e reduzir o risco de perfuração uterina durante histeroscopia.

Potencial de fertilidade

Contracepção

Muitas mulheres no final da quinta década de vida não se consideram férteis. Por isso, muitas interrompem o uso de métodos contraceptivos, mas ocasionalmente têm ciclos ovulatórios. É possível haver gravidez nessa faixa etária e, nas mulheres com idade ≥ 40 anos, mais de 33% das gravidezes não são intencionais (Finer, 2006). É importante ressaltar que as gestantes idosas apresentam risco aumentado de morbidade e mortalidade relacionadas com gravidez. Na seleção do método apropriado de contracepção para essas mulheres, diversos pontos devem ser considerados. Primeiro, como descreveremos adiante, as mulheres pós-menopáusicas apresentam maior índice de perda óssea em comparação com aquelas em idade reprodutiva. Assim, o acetato de depomedroxiprogesterona (DMPA), cujo uso prolongado está associado à perda de densidade óssea, e não deve ser uma opção de primeira linha para mulheres em fase de transição menopáusica. Entretanto, o American College of Obstetricians and Gynecologists (2008) concluiu que as preocupações acerca da perda de densidade óssea não devem impedir ou limitar o uso de método contraceptivo (Cap. 5, p. 158).

Além dos problemas relacionados com as alterações fisiológicas normais da transição menopáusica, as mulheres nesse grupo talvez se apresentem com quadros clínicos que impeçam determinados métodos contraceptivos. Para esses casos, o Centers for Disease Control and Prevention (2010) formulou diretrizes auxiliares para a seleção segura do método contraceptivo para mulheres com determinadas condições de saúde. Esses critérios (U.S. Medical Eligibility Criteria) estão disponíveis em: http://www.cdc.gov/mmwr/pdf/rr/rr59e0528.pdf. Finalmente, sintomas relacionados com alterações fisiológicas, tais como os fogachos, podem estar presentes nesse grupo e melhoram com métodos hormonais de tratamento.

A contracepção pode ser suspensa em todas as mulheres após 55 anos de idade. Não há relato de gravidez espontânea após esta idade. Algumas mulheres ainda menstruam, mas a ovulação é extremamente rara e qualquer eventual oócito provavelmente teria baixa qualidade e não seria viável (Gebbie, 2010).

Infertilidade

As mulheres entrando na transição menopáusica dificilmente engravidam. Para aquelas que desejem engravidar, a investigação de infertilidade é acelerada. Além disso, o tratamento de infertilidade requer o uso de tecnologias de reprodução assistida, descritas no Capítulo 20 (p. 529). A gravidez com idade avançada está associada a maiores riscos. Entre outros, abortamento espontâneo, anormalidades cromossomiais, cesariana, diabetes gestacional, hipertensão arterial induzida por gravidez e natimortalidade (Montan, 2007; Schoen, 2009). Consequentemente, as mulheres tentando concepção são beneficiadas com informações acerca desses riscos.

■ Alterações na termorregulação central

Incidência

Dos diversos sintomas da menopausa capazes de afetar a qualidade de vida, os mais comuns são os relacionados com a termorregulação. Esses sintomas vasomotores podem ser descritos como *ondas de calor, fogachos* e *suores noturnos*. Kronenberg (1990) tabulou todos os estudos epidemiológicos publicados e determinou que os sintomas vasomotores ocorrem em 11 a 60% das mulheres que menstruavam durante a transição. No Massachusetts Women's Health Study, a incidência de fogachos aumentou de 10% durante o período pré-menopáusico para aproximadamente 50% após a cessação da menstruação (McKinlay, 1992). Os episódios de fogacho iniciam-se em média dois anos antes do FMP, e 85% das mulheres com o sintoma mantêm a queixa por mais de um ano. Entre essas mulheres, de 25 a 50% terão fogachos por cinco anos, e ≥ 15% por mais de 15 anos (Kronenberg, 1990).

Estudos longitudinais demonstraram que os fogachos estão associados a baixo nível de atividade física, tabagismo, elevação do FSH e redução do estradiol, maior massa corporal, etnia, estado socioeconômico e antecedentes de transtorno disfórico pré-menstrual (TDPM) ou depressão (Gold, 2006; Guthrie, 2005).

Sintomas vasomotores

As alterações termorreguladoras e cardiovasculares que acompanham o fogacho estão bem documentadas. De maneira geral, um episódio de fogacho dura entre 1 e 5 minutos, e a temperatura da pele aumenta em razão de vasodilatação periférica (Kronenberg, 1990). Essa alteração é particularmente acentuada nos dedos das mãos e dos pés, onde a temperatura da pele aumenta entre 10 e 15°C. A maior parte das mulheres sente uma onda de calor repentina que se estende por todo o corpo, em particular na parte superior e na face. A sudorese inicia-se principalmente na parte superior do corpo e corresponde ao período de aumento na condutância da pele (Fig. 21-5). A sudorese foi observada em 90% das mulheres com fogacho (Freedman, 2001).

Os fogachos se caracterizam por aumento na pressão arterial sistólica tanto na vigília quanto durante o sono (Gerber, 2007). Além disso, a frequência cardíaca aumenta entre 7 e 17 batimentos por minuto, aproximadamente no mesmo período em que ocorrem vasodilatação periférica e sudorese. A frequência cardíaca e o fluxo sanguíneo cutâneo atingem o ponto máximo nos três minutos que se seguem ao início do fogacho. Simultaneamente à sudorese e à vasodilatação periférica, a taxa metabólica também aumenta significativamente. Os fogachos também podem ser acompanhados de palpitações, ansiedade, irritabilidade e pânico.

Cinco a 9 minutos após o início de um episódio de fogacho a temperatura interna reduz-se entre 0,1 e 0,9°C, em razão da perda de calor com a transpiração e com a vasodilatação periférica (Molnar, 1981). Se a perda de calor e a sudorese forem significativas, a mulher pode ter calafrios. A temperatura da pele retorna gradativamente ao nível normal no prazo de 30 minutos ou mais.

Fisiopatologia dos sintomas vasomotores

Apesar da prevalência e do impacto dos fogachos, a fisiopatologia dos sintomas vasomotores não está totalmente esclarecida (Bachmann, 2005). A causa provável desse sintoma comum é a ocorrência de alguma disfunção nos centros termorreguladores centrais do hipotálamo. A área pré-óptica medial do hipotálamo contém o núcleo termorregulador responsável pelo controle da transpiração e da vasodilatação, o mecanismo primário de perda de calor em seres humanos. Esse núcleo aciona os mecanismos de dissipação de calor sempre que exposto a alterações de temperatura. Esses mecanismos mantêm a temperatura interna do corpo em uma faixa normal regulada, denominada *zona termorreguladora*.

Estrogênios. Os estrogênios desempenham papel vital na produção de fogachos (Fig. 21-6). Embora não haja correlação evidente entre os dois, suspeita-se de que a abstinência do estrogênio ou as rápidas oscilações em seus níveis sejam os fatores responsáveis, e não suas baixas concentrações (Erlik, 1982; Overlie, 2002). Essa hipótese é corroborada pelo fato de mulheres com disgenesia gonadal (síndrome de Turner) que não têm níveis estrogênicos normais não apresentam fogachos, a menos que sejam primeiramente expostas ao estrogênio e, em seguida, tenham o tratamento suspenso.

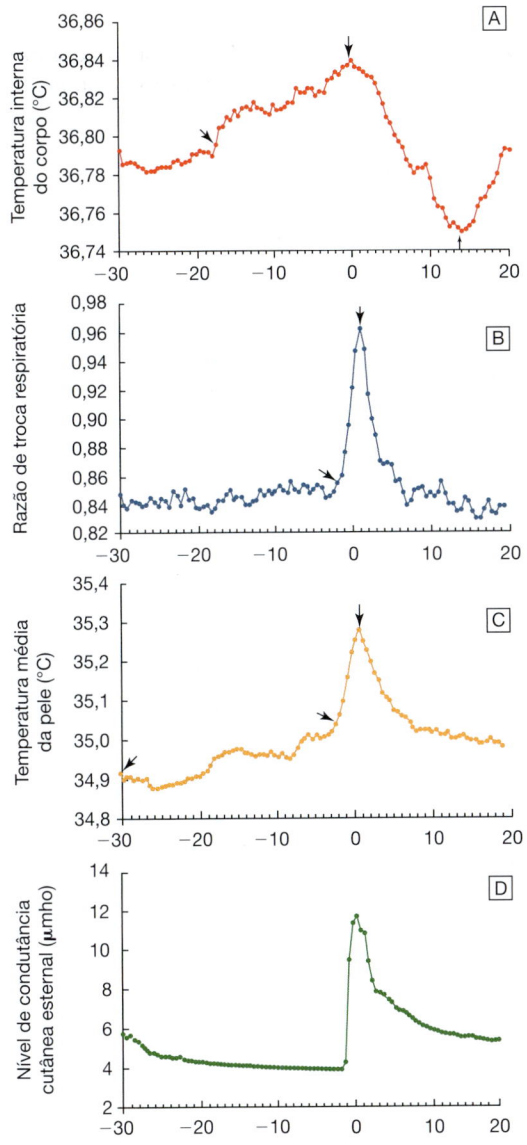

FIGURA 21-5 Alterações fisiológicas (médias) durante episódio de fogacho. **A**. Temperatura interna do corpo. **B**. Razão de troca respiratória. **C**. Temperatura da pele. **D**. Condutância externa da pele. O tempo 0 é o início da resposta da condutância cutânea esternal. (*Reproduzida de Freedman, 1998, com permissão.*)

Neurotransmissores. Embora a abstinência de estrogênio evidentemente produza um impacto significativo sobre o desenvolvimento de fogachos, pesquisas recentes demonstraram que há outros fatores envolvidos (Bachmann, 2005). Por exemplo, Freedman(1998, 2001) levantou a hipótese de que alterações nos níveis de neurotransmissores também podem contribuir para a ocorrência de fogachos. A alteração nas concentrações de neurotransmissores pode criar uma zona termorreguladora estreita e reduzir o limiar para desencadeamento de sudorese. Portanto, alterações, ainda que sutis, na temperatura interna do corpo podem disparar mecanismos de perda de calor. Alterações nos níveis de β-endorfinas e outros transmissores afetam o centro termorregulador hipotalâmico e tornam algumas mulheres mais propensas a fogachos (Pinkerton, 2009).

Norepinefrina. Acredita-se que a norepinefrina seja o principal neurotransmissor responsável por baixar o ponto de ajuste no centro termorregulador e pelo acionamento dos mecanismos de perda de calor associados aos fogachos (Rapkin, 2007). Os níveis plasmáticos dos metabólitos da norepinefrina aumentam antes e durante os fogachos. Além disso, alguns estudos mostraram que injeções de norepinefrina aumentam a temperatura interna do corpo e induzem reação com perda de calor (Freedman, 1990). Por outro lado, os medicamentos que reduzem os níveis de norepinefrina podem amenizar os sintomas vasomotores (Laufer, 1982).

Os estrogênios modulam os receptores adrenérgicos em muitos tecidos. Freedman(2001) sugeriu que os receptores α_2-adrenérgicos hipotalâmicos têm sua densidade reduzida em razão dos menores níveis estrogênicos relacionados com a menopausa. O autor demonstrou que a redução na densidade dos receptores pré-sinápticos α_2-adrenérgicos resulta em elevação nos níveis de norepinefrina, provocando, consequentemente, sintomas vasomotores.

Serotonina. Também denominada 5-hidroxitriptamina (5-HT), a serotonina provavelmente é outro neurotransmissor envolvido na fisiopatologia dos fogachos (Slopien, 2003). As oscilações no nível de estrogênio aumentam a sensibilidade do receptor de serotonina 5-HT2A no hipotálamo. Especificamente, a abstinência de estrogênio está associada à redução no nível de serotonina no sangue, que é seguida por suprarregulação dos receptores de serotonina no hipotálamo. Demonstrou-se que a ativação de receptores específicos de serotonina medeia a perda de calor (Gonzales, 1993). Entretanto, o papel da serotonina em vias reguladoras centrais é complexo, porque a ligação a alguns receptores de serotonina pode produzir *feedback* negativo em outros tipos desses receptores (Bachman, 2005). Portanto, o efeito de alterações na atividade da serotonina depende do tipo de receptor que tenha sido ativado.

Em resumo, esses e outros estudos sugerem que reduções e oscilações significativas nos níveis de estradiol resultam em redução na densidade de receptores pré-sinápticos α_2-adrenérgicos inibidores e em um aumento na liberação hipotalâmica de serotonina e norepinefrina. A norepinefrina e a serotonina diminuem o ponto de ajuste do núcleo termorregulador e permitem o disparo dos mecanismos de perda de calor por alterações sutis na temperatura interna do corpo.

Distúrbios do sono e fadiga

A interrupção do sono é uma queixa comum de mulheres com fogachos. Elas podem acordar várias vezes durante a noite, ensopadas de suor. Os distúrbios do sono podem resultar em fadiga, irritabilidade, sintomas depressivos, disfunção cognitiva e alterações no funcionamento diário.

Há vários estudos sobre a relação entre fogachos e sono alterado (Tabela 21-2). Hollander e colaboradores (2001) estudaram uma coorte de mulheres na etapa final da vida reprodutiva e concluíram que aquelas com maior incidência de fogachos tiveram maior probabilidade de relatar problemas do sono em comparação com as mulheres com menor incidência

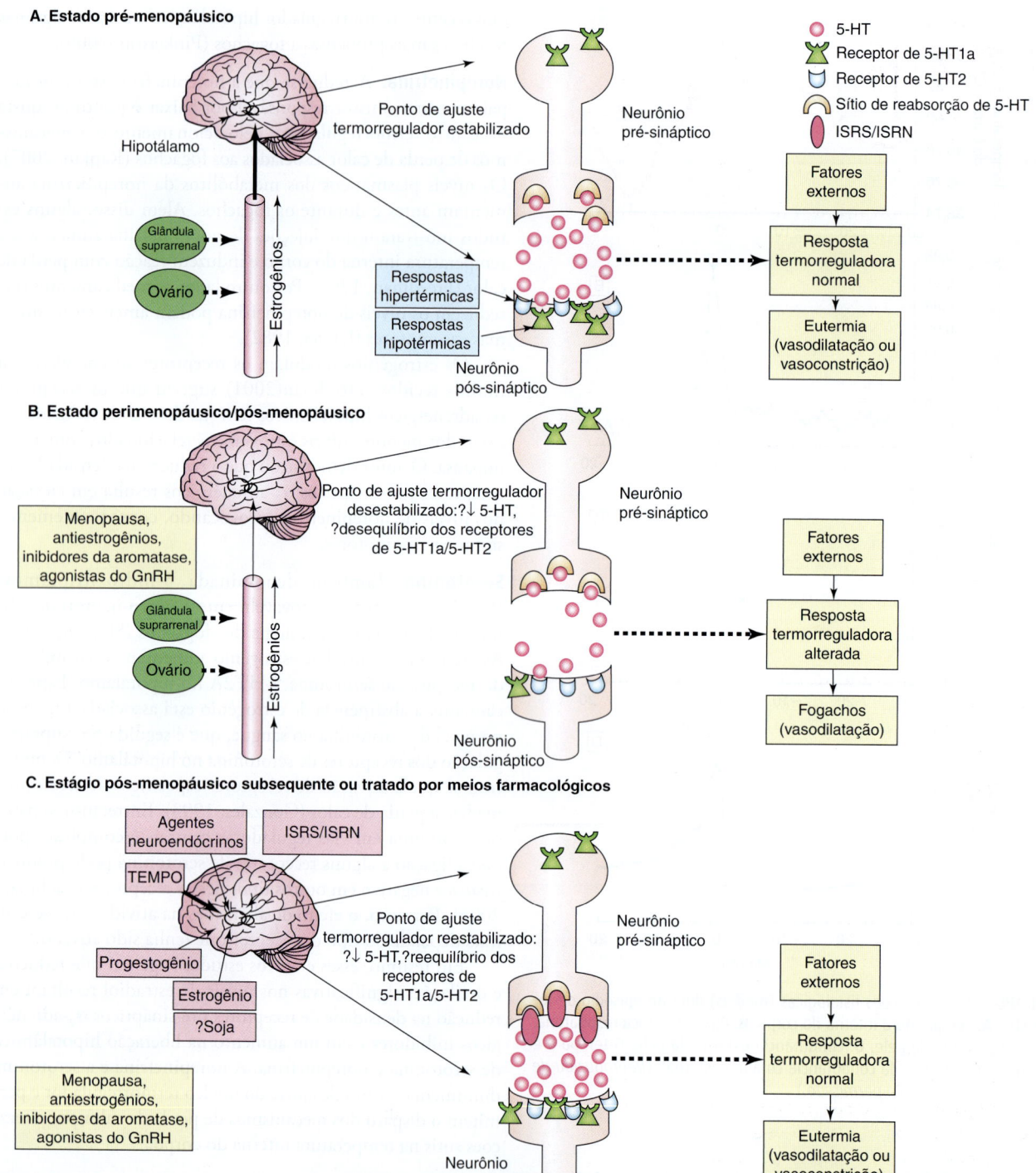

FIGURA 21-6 Diagrama das interações entre hormônios esteroides sexuais e serotonina no sistema nervoso central (SNC) e seus efeitos sobre as respostas termorreguladoras. A legenda com os símbolos utilizados encontra-se no alto, à direita. Os receptores de serotonina (5-HT) são aqueles aos quais se liga o neurotransmissor serotonina. **A.** O estrogênio estabiliza o ponto de ajuste do centro termorregulador do SNC e leva a uma resposta termorreguladora normal. **B.** Durante a transição menopáusica, níveis reduzidos de estrogênio resultam em instabilidade do ponto de ajuste e em respostas alteradas a estímulos térmicos externos. **C.** Gradativamente, ao longo do tempo, o ponto de ajuste volta a se estabilizar. Alternativamente, intervenções farmacológicas com estrogênio exógeno ou com inibidores seletivos de recaptação da serotonina (ISRSs) também podem estabilizar o ponto de ajuste. 5-HT = 5-hidroxitriptamina; GnRH = hormônio liberador de gonadotrofina; ISRN = inibidor seletivo de recaptação da norepinefrina. (*Reproduzida de Stearns, 2002, com permissão.*)

TABELA 21-2 Insônia por intensidade de fogachos e sintomas menopáusicos

Variável	Sintomas de insônia ≥6 meses				GSD	Diagnóstico de insônia DSM-IV
	DIS	DMS	NRS	Pelo menos um sintoma		
Fogachos (%)						
Nenhum (n = 673)	7,7	30,5	6,8	12,9	36,0	10,5
Leves (n = 172)	11,6	47,1	15,1	15,1	52,9	23,3
Moderados (n = 89)	19,1	56,2	25,8	28,1	66,3	30,3
Intensos (n = 48)	35,4[a]	68,8[a]	35,4[a]	52,1[a]	81,3[a]	43,8[a]
Estado menopáusico (%)						
Pré-menopausa (n = 562)	9,4	30,2[a]	9,3	15,3	36,5	13,0
Perimenopausa (n = 219)	16,0	49,8	20,1[a]	23,3	56,6[a]	26,0
Pós-menopausa (n = 201)	9,0	44,8	8,0	12,9	50,7	14,4

[a] $p < 0,001$.
DIS = dificuldade para iniciar o sono; DMS= dificuldade de manter o sono; DSM-IV=Manual Diagnóstico e Estatístico de Transtornos Mentais, 4ª ed.; GSD = insatisfação global com o sono (de *global sleep dissatisfaction*); NRS = sono não reparador (de *non restorative sleep*). Reproduzida de Ohayon, 2006, com permissão.

de sintomas vasomotores. Kravitz e colaboradores (2003) concluíram que a prevalência de distúrbios do sono variou entre 32 e 40% na fase inicial de transição menopáusica e entre 38 e 46% na fase tardia.

Muitas mulheres passam a se queixar de sensação prolongada de fadiga, exaustão e falta de energia durante a transição menopáusica. A fadiga pode estar relacionada aos suores noturnos e à dificuldade de iniciar o sono, ou a fatores de risco independentes ainda não identificados. A orientação de pacientes durante a transição menopáusica pode se mostrar útil (Tabela 21-3).

Fatores de risco de sintomas vasomotores

Vários fatores de risco foram associados a aumento na probabilidade de fogachos. Entre eles estão menopausa cirúrgica, raça e etnia, índice de massa corporal e tabagismo. A menopausa cirúrgica está associada à probabilidade de 90% de fogachos durante o primeiro ano após ooforectomia, e os sintomas são mais abruptos e intensos do que aqueles associados à menopausa natural. Pesquisas demonstraram também que a prevalência de sintomas vasomotores varia entre grupos raciais e étnicos. Aparentemente, o fogacho é mais comum em mulheres afro-americanas do que em brancas, e mais comum em mulheres brancas do que em asiáticas (Gold, 2001; Kuh, 1997).

O impacto do índice de massa corporal sobre a frequência de fogachos não foi esclarecido. Alguns pesquisadores relataram que mulheres mais magras têm maior probabilidade de evoluir com fogachos, ao passo que outros concluíram que seriam as mais gordas as afetadas com maior frequência (Erlik, 1982; Thurston, 2008; Wilbur, 1998). Outros fatores de risco são menopausa precoce, níveis baixos de estradiol circulantes, sedentarismo, tabagismo e uso de moduladores seletivos do receptor de estrogênio (MSREs) (Bachmann, 2005). Além disso, mulheres expostas a temperaturas ambientes elevadas podem experimentar fogachos mais intensos e com maior frequência. Randolph (2005) observou que a incidência de fogachos nas regiões com temperatura ambiente de 31°C pode ser quatro vezes maior do que nas regiões com temperatura de 19°C. O Capítulo 22 (p. 585) apresenta uma discussão completa sobre as opções de tratamento de fogachos.

Metabolismo ósseo e alterações estruturais

O osso normal é um tecido vivo e dinâmico que passa por um processo constante de destruição e reconstrução. Esse remodelamento ósseo, também conhecido como *renovação óssea (bone turnover)*, permite que haja adaptação às alterações mecânicas para exercícios com carga de peso e outras atividades físicas.

Fisiologia do remodelamento ósseo

O esqueleto é formado por dois tipos de ossos (Fig. 21-7). O osso cortical se localiza no esqueleto periférico (braços e pernas) e corresponde a 80% do total de peso ósseo. O osso trabecular se localiza no esqueleto axial, que inclui coluna, pelve, quadril e fêmur proximal. O processo de remodelamento ósseo envolve reabsorção óssea constante, executada por células multinucleares gigantes conhecidas como *osteoclastos*, com origem nos monócitos sanguíneos. O processo concomitante de formação óssea é realizado por *osteoblastos*, que são fibroblastos teciduais especializados (Fig. 21-8).

O osteoclasto é a única célula que reabsorve osso. Os osteoclastos ativados secretam ácido hidroclórico e enzimas que degradam colágeno sobre a superfície óssea. Com isso, há dissolução e degradação mineral da matriz orgânica óssea. Após deixarem a matriz orgânica, os osteoclastos podem ser realocados em iniciar a reabsorção em outro ponto da superfície óssea ou sofrer apoptose.

TABELA 21-3 Instruções para prevenção de fadiga

Sono adequado todas as noites
Exercícios regularmente para reduzir o estresse
Evitar longas horas de trabalho e manter a agenda pessoal
Se o estresse for ambiental, tire férias, mude de emprego ou aborde a empresa ou a família para ajudar a solucionar o estresse
Limitar a ingestão de bebidas alcoólicas, medicamentos e nicotina
Dieta saudável e balanceada
Beber quantidades adequadas de água (8 a 10 copos) no início do dia
Considerar a hipótese de consultar um especialista em climatério

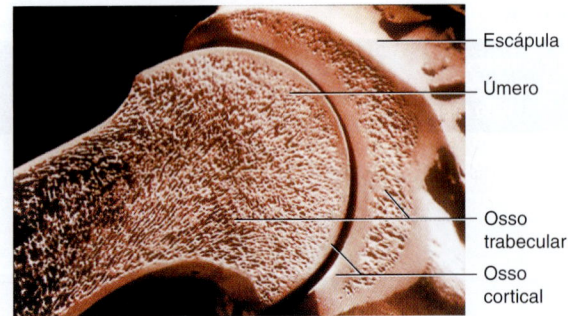

FIGURA 21-7 Fotografia mostrando o osso trabecular e o cortical. (Reproduzida de Saladin, 2005, com permissão.)

O aumento da atividade osteoclástica na osteoporose pós-menopáusica é mediada pela via do ligante *ativador do receptor de fator nuclear kappa-B (RANK,* de *receptor activator of nuclear factor kappa-B).* Os 3 principais componentes desta via são RANK, ligante de RANK (RANKL) e osteoprotegerina (OPG) (Tabela 21-4). Inicialmente, o RANKL é produzido por osteoclastos. O RANKL se liga ao RANK encontrado na superfície de osteoclastos e de seus precursores (Bar-Shavit, 2007). Essa ativação de RANK promove a formação, a função e a sobrevida de osteoclastos. Assim o RANKL é o regulador comum da atividade de osteoclastos e, em última análise, da reabsorção óssea.

A OPG também é secretada por osteoblastos e é o inibidor natural do RANKL. A OPG se liga ao RANKL. Quando ligado à OPG, o RANKL é incapaz de se ligar ao RANK. Assim, a OPG bloqueia a ativação de RANK mediada por RANKL e, desta forma, bloqueia também a ativação e a atividade dos osteoclastos. Esse mecanismo é responsável pelo balanço no remodelamento ósseo (Kostenuik, 2005).

Muitos fatores podem afetar a atividade osteoclástica, mas o RANKL é necessário para mediar seus efeitos sobre a reabsorção óssea. As citocinas e determinados hormônios estimulam a expressão de RANKL por osteoblastos e outras células. O estrogênio é um dos reguladores desse processo.

Efeitos do estrogênio sobre o remodelamento ósseo

Em mulheres saudáveis pré-menopáusicas, o estrogênio limita a expressão de RANKL nos osteoblastos e, consequentemente, a formação de osteoclastos e a reabsorção óssea. A OPG se liga ao RANKL e limita ainda mais a disponibilidade deste ligante para estimular osteoclastos. O RANKL restante se liga aos precursores de osteoclastos. Estes se fundem, se diferenciam em osteoclastos e iniciam o processo de reabsorção óssea. A reabsorção é seguida pelo surgimento de osteoblastos que reconstroem o osso. Em última análise, reabsorção e formação encontram-se em equilíbrio nas mulheres pré-menopáusicas.

Nas mulheres pós-menopáusicas, os níveis reduzidos de estrogênio levam a aumento na expressão do ligante de RANK. Essa sobreprodução pode ultrapassar a capacidade competitiva natural da OPG. Consequentemente, haverá RANKL em excesso disponível para se ligar ao RANK sobre os precursores de osteoclastos. Assim, é possível haver aumento em número, atividade e tempo de vida dos osteoclastos, assim como redução na taxa de apoptose. Segue-se reabsorção óssea sem que os osteoblastos consigam preencher totalmente as falhas deixadas. Assim, o aumento do RANKL após a menopausa leva a excesso de reabsorção óssea e potencialmente à osteoporose pós-menopáusica.

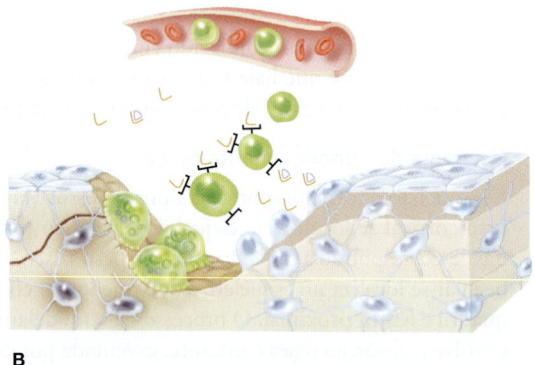

FIGURA 21-8 Remodelamento ósseo. **A**. Os osteoclastos reabsorvem a matriz, ao passo que os osteoblastos depositam osso lamelar novo. Os osteoblastos aprisionados na matriz se transformam em osteócitos. Outros sofrem apoptose ou formam novas células achatadas de revestimento. Os osteoblastos produzem as proteínas RANKL e OPG. Quando a RANKL se liga ao receptor RANK na superfície das células progenitoras de osteoclasto, há promoção da atividade celular e sobrevida dos osteoclastos. Consequentemente ocorre reabsorção óssea. A OPG serve para contrabalançar. A OPG se liga a RANKL e, consequentemente, impossibilita a ligação desta proteína ao receptor RANK e a promoção de desenvolvimento de osteoclastos. Por meio deste mecanismo limita-se a reabsorção óssea. **B**. Com o hipoestrogenismo há aumento da produção de RANKL. O excesso de RANKL ultrapassa a capacidade de mediação da OPG, favorecendo o desenvolvimento de osteoclastos e a reabsorção óssea. OPG = osteoprotegerina; RANK = ativador do receptor do fator nuclear kappa β; RANKL = ligante de RANK.

TABELA 21-4 Componentes-chave na via RANKL/RANK/OPG

Ligante de RANK (RANKL)
Proteína expressa em osteoblastos/células de revestimento ósseo
Liga-se ao RANK
A ativação de RANK promove formação, função e sobrevida de osteoclastos

RANK
Expresso em osteoclastos e seus precursores
Ativado com a ligação de RANKL

Osteoprotegerina (OPG)
Proteína secretada por osteoblastos/células de revestimento ósseo
Competidora natural de RANKL
Bloqueia a ativação do RANK mediada por RANKL e consequentemente bloqueia a formação de osteoclastos para o equilíbrio no remodelamento ósseo

RANK = receptor ativador do fator nuclear kappa-β.

A massa óssea máxima é influenciada por fatores hereditários e endócrinos, e há apenas uma janela relativamente estreita de oportunidades na juventude para sua formação. Em mulheres jovens, quase toda a massa óssea do quadril e dos corpos vertebrais se acumula na fase final da adolescência. Assim, os anos imediatamente após a menarca (idade entre 11 e 14 anos) são especialmente importantes (Sabatier, 1996; Theintz, 1992). Após esse pico, a reabsorção óssea em geral é acoplada à formação óssea e, consequentemente, com a maturidade esquelética, em geral entre 25 e 35 anos, chega-se a um balanço ósseo positivo.

A partir de então, a massa óssea declina a uma taxa lenta e constante de aproximadamente 0,4% ao ano. Durante a menopausa, essa taxa aumenta para 2 a 5% ao ano nos primeiros 5 a 10 anos e, em seguida, diminui para 1% ao ano. O risco subsequente de fraturas decorrente de osteoporose depende da massa óssea no momento da menopausa e da taxa de perda óssea logo após a menopausa (Riis, 1996).

Osteopenia e osteoporose

Incidência

Osteoporose é um distúrbio esquelético que compromete a resistência dos ossos em razão de redução progressiva na massa óssea (caracteristicamente maior nos ossos trabeculares) com maior risco de fratura. A osteopenia é precursora da osteoporose.

Estima-se que o número de portadores de osteoporose ou osteopenia seja crescente. A National Osteoporosis Foundation (NOF) (2002) estima que mais de 10 milhões de norte-americanos sejam portadores de osteoporose e outros 33,6 milhões tenham osteopenia no colo do fêmur. Para mulheres brancas com 50 anos de idade, estudos epidemiológicos na América do Norte estimaram que o risco de fraturas comuns, considerando todo o tempo restante de vida, seja de 17,5% para fratura de colo do fêmur, 15,6% para fratura de vértebra clinicamente diagnosticada e 16% para fratura no segmento distal do antebraço (Holroyd, 2008).

Sequelas da osteoporose

As fraturas são as consequências mais debilitantes e de custo mais elevado da osteoporose. A cada ano, aproximadamente 1,5 milhão de norte-americanos apresentam fratura por osteoporose. Em todo o mundo, estima-se que haja 9 milhões de fraturas osteoporóticas por ano, levando a 5,8 milhões de incapacidades ou perdas de vida por pessoas-ano (Johenll, 2006; Lund, 2008). A coluna, o colo do fêmur e os punhos são as localizações mais comuns das fraturas (Kanis, 1994). As fraturas osteoporóticas estão associadas a taxas significativas de morbidade e de mortalidade, e o risco de morte depois de uma fratura é duas vezes maior do que em pessoas sem fraturas. Estima-se que a taxa de mortalidade global apenas por fratura no colo do fêmur seja de 30%. Além disso, apenas 40% das pessoas que sofrem esse tipo de fratura retornam ao nível de independência pré-fratura. Considerando os efeitos potencialmente devastadores das fraturas relacionadas com osteoporose, é essencial proceder a orientação do paciente sobre prevenção de perda óssea, rastreamento para identificação precoce de perda óssea e manejo dos pacientes para desenvolver planos efetivos de tratamento de osteoporose ou osteopenia. O tratamento da osteoporose inclui administração de cálcio associada a exercícios com carga de peso ou terapia farmacológica e será discutido no Capítulo 22 (p. 590).

Fisiopatologia da osteoporose

A osteoporose é uma doença esquelética na qual há comprometimento da resistência óssea, resultando em aumento do risco de fraturas. Uma grande parte da resistência óssea é determinada pela densidade mineral óssea (DMO). Isto explica porque as medições da DMO são ferramentas eficazes para identificar pacientes com risco elevado de fratura. A DMO refere-se a gramas do mineral por volume de osso e é um parâmetro relativamente fácil de avaliar por meio das medições realizadas durante a absorciometria de raios X de dupla energia (DEXA). Entretanto, a qualidade óssea, a resistência óssea e o risco de fratura são afetados por outras características dos ossos. Entre elas estão taxa de remodelamento, dimensões e geometria dos ossos, microarquitetura, mineralização, danos acumulados e qualidade matricial. Esses parâmetros são mais difíceis de precisar (Kiebzak, 2003).

A *osteoporose primária* se refere a perdas ósseas associadas ao envelhecimento e à deficiência estrogênica menopáusica. Como os níveis de estrogênio caem após a menopausa, perde-se o seu efeito regulador da reabsorção óssea. Como resultado, a reabsorção óssea é acelerada e, em geral, não é contrabalançada por formação óssea compensatória. Essa perda óssea acelerada é mais rápida nos anos iniciais da pós-menopausa (Gallagher, 2002). A *osteoporose secundária* é causada por outras doenças ou medicações (Stein, 2003).

A quantidade de osso a qualquer momento reflete o equilíbrio existente entre as atividades osteoblástica (construção) e osteoclástica (reabsorção), influenciadas por múltiplos agentes estimuladores e inibidores (Canalis, 2007). Como observado, tanto o envelhecimento como a perda de estrogênio levam a aumento significativo da atividade osteoclástica. Além disso, qualquer redução na ingestão ou na absorção intestinal de cálcio reduz o nível sérico de cálcio ionizado. Isso estimula a secreção do hormônio da paratireoide (PTH, de *parathyroid hormone*) que mobiliza o cálcio dos ossos por meio de estimulação da atividade osteoclástica (Fig. 21-9). Especificamente, o aumento nos níveis de PTH induz a produção de vitamina D. Por outro lado, a elevação na concentração de vitamina D resulta em aumento nos níveis séricos de cálcio por meio de vários efeitos: (1) estimulação dos osteoclastos para mobilização do cálcio dos ossos, (2) aumento da absorção intestinal de cálcio, (3) estimulação da reabsorção renal de cálcio (Holick, 2007).

Em mulheres normais pré-menopáusicas, essa sequência de eventos leva a aumento nos níveis séricos de cálcio, fazendo com que o PTH retorne aos valores normais. Entretanto, em mulheres pós-menopáusicas, a deficiência de estrogênio aumenta a sensibilidade do osso ao PTH. Portanto, para qualquer dado nível de PTH, mais cálcio será retirado dos ossos.

Como descreveremos no Capítulo 22 (p. 595), recomenda-se suplementação de cálcio para as mulheres pós-menopáusicas, a fim de manter níveis adequados. Um dos efeitos esperados é bloquear os efeitos do PTH sobre a reabsorção óssea. Além disso, também tem sido sugerida suplementação de vitamina D para esse grupo de pacientes. Embora essa vitamina ative os osteoclastos, seus efeitos cumulativos positivos sobre a absorção intestinal e a reabsorção renal de cálcio são suficientes para que sirva como auxiliar na prevenção de perda óssea.

Diagnóstico de osteoporose

A DMO é o padrão utilizado para a determinação da massa óssea e é avaliada por absorciometria de coluna lombar, rádio e colo do fêmur (Fig. 21-10) (Marshall, 1996). A coluna lombar contém principalmente osso trabecular, que corresponde a 20% do peso do esqueleto. Esse osso é menos denso que o cortical e apresenta maior velocidade de remodelamento ósseo. Portanto, perdas ósseas rápidas podem ser determinadas precocemente com o exame desse local. O osso cortical é mais denso e mais compacto e corresponde a 80% do peso do esqueleto. O trocanter maior e o colo do fêmur contêm osso cortical e osso trabecular, e esses locais são ideais para previsão de risco de fratura no colo do fêmur em mulheres de mais idade (Miller, 2002).

Os valores normais para DMO considerando sexo, idade e etnia foram determinados. Para fins diagnósticos, os resultados dos testes de DMO devem ser registrados em *pontuações T (T--scores)*. Essas pontuações medem, em desvios-padrão (DPs), a variação da DMO de um indivíduo em relação ao esperado para uma pessoa do mesmo sexo, no ponto máximo da massa óssea (25 a 30 anos). Por exemplo, uma pontuação T de –2,0 em uma mulher significa que sua DMO está dois desvios-padrão abaixo do pico médio de massa óssea para mulheres jovens.

As definições da National Osteoporosis Foundation incluem as apresentadas na Tabela 21-5. Uma quarta categoria, a "osteoporose grave", foi sugerida para descrever pacientes com pontuação T abaixo de –2,5 e que também tenham sofrido fratura por fragilidade. Essas fraturas são causadas por quedas da própria altura ou menores.

As pacientes também podem receber uma *pontuação Z (Z--score)*, que corresponde ao desvio-padrão entre a medição da

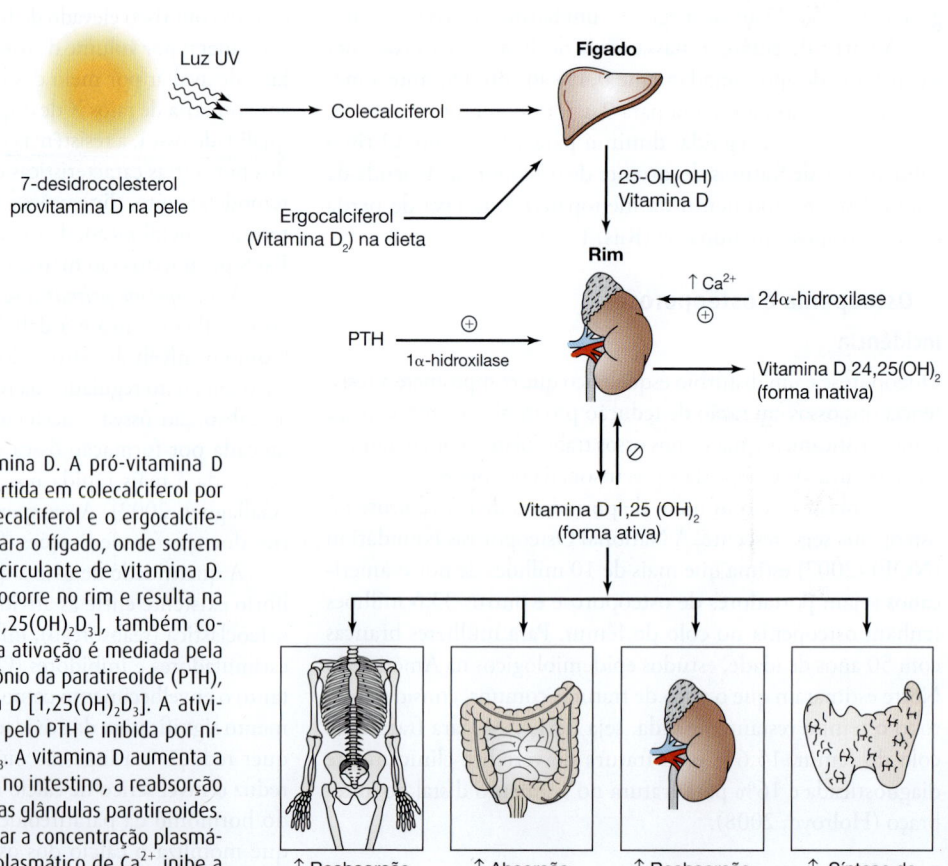

FIGURA 21-9 Metabolismo da vitamina D. A pró-vitamina D (7-desidrocolesterol) na pele é convertida em colecalciferol por efeito da luz ultravioleta (UV). O colecalciferol e o ergocalciferol (das plantas) são transportados para o fígado, onde sofrem hidroxilação para produzir a forma circulante de vitamina D. Uma segunda etapa da hidroxilação ocorre no rim e resulta na vitamina D hormonalmente ativa [1,25(OH)$_2$D$_3$], também conhecida como calcitriol. Essa etapa da ativação é mediada pela 1α-hidroxilase e regulada pelo hormônio da paratireoide (PTH), pelos níveis de Ca^{2+} e pela vitamina D [1,25(OH)$_2$D$_3$]. A atividade da 1α-hidroxilase é estimulada pelo PTH e inibida por níveis suficientes de Ca^{2+} e 1,25(OH)$_2$D$_3$. A vitamina D aumenta a reabsorção óssea, a absorção de Ca^{2+} no intestino, a reabsorção renal de Ca^{2+} e a produção de PTH pelas glândulas paratireoides. O efeito final da vitamina D é aumentar a concentração plasmática de Ca^{2+}. Esse aumento no nível plasmático de Ca^{2+} inibe a 1α-hidroxilase e favorece a hidroxilação do C-24. Assim, ocorre síntese de um metabolito inativo da vitamina D-24,25(OH)$_2$D$_3$. (*Redesenhada a partir de Molina, 2010, com permissão.*)

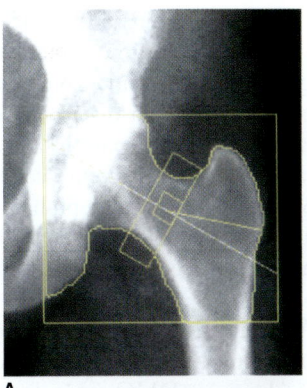

Resumo dos resultados da DXA:

Região	Área (cm²)	CMO (g)	DMO (g/cm²)	Pontuação T	Pontuação Z
Colo	4,59	3,79	0,827	−0,2	1,0
Trocanter	8,57	6,65	0,775	0,7	1,5
Inter	14,62	17,48	1,196	0,6	1,2
Total	**27,79**	**27,92**	**1,005**	**0,5**	**1,3**
Ward	1,12	0,71	0,639	−0,8	1,0

Total DMO CV 1,0%, ACF = 1,028, BCF = 0,998, TH = 6,508.
Classificação da OMS: Normal
Risco de fratura: não aumentado

A

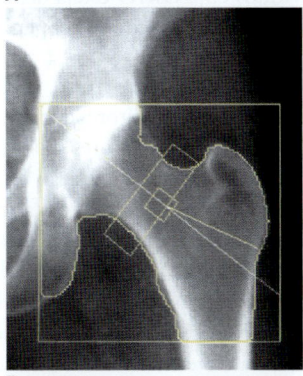

Resumo dos resultados da DXA:

Região	Área (cm²)	CMO (g)	DMO (g/cm²)	Pontuação T	Pontuação Z
Colo	4,97	2,74	0,552	−2,7	−1,4
Trocanter	11,53	5,62	0,487	−2,1	−1,3
Inter	18,92	14,78	0,781	−2,1	−1,4
Total	**35,43**	**23,14**	**0,653**	**−2,4**	**−1,4**
Ward	1,16	0,38	0,331	−3,4	−1,5

Total DMO CV 1,0%.
Classificação da OMS: osteopenia
Risco de fratura: aumentado

B

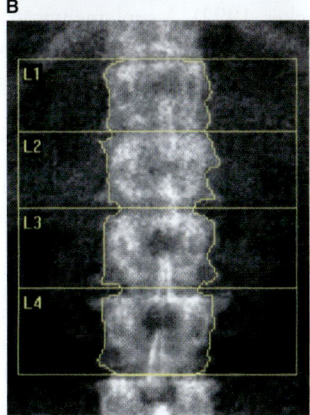

Resumo dos resultados da DXA:

Região	Área (cm²)	CMO (g)	DMO (g/cm²)	Pontuação T	Pontuação Z
L1	12,00	12,73	1,061	1,2	2,3
L2	13,37	14,93	1,116	0,8	2,0
L3	14,03	16,56	1,181	0,9	2,1
L4	15,80	20,23	1,280	1,5	2,8
Total	**55,20**	**64,45**	**1,168**	**1,1**	**2,3**

Total DMO CV 1,0%.
Classificação da OMS: normal
Risco de fratura: não aumentado

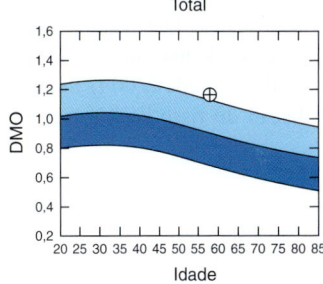

C

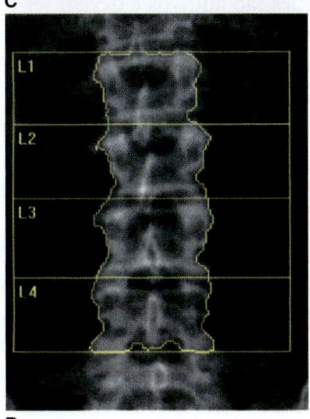

Resumo dos resultados da DXA:

Região	Área (cm²)	CMO (g)	DMO (g/cm²)	Pontuação T	Pontuação Z
L1	11,73	8,03	0,684	−2,2	−1,0
L2	12,60	9,70	0,770	−2,3	−1,0
L3	14,59	11,70	0,802	−2,6	−1,1
L4	14,44	11,01	0,763	−3,2	−1,7
Total	**53,36**	**40,44**	**0,758**	**−2,6**	**−1,2**

Total DMO CV 1,0%, ACF = 1,028, BCF = 0,998, TH = 5,974.
Classificação da OMS: osteoporose
Risco de fratura: alto

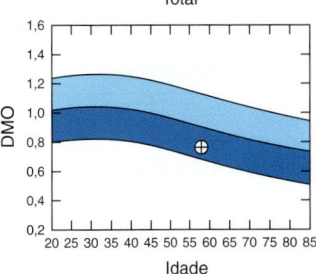

D

FIGURA 21-10 Exames e laudos de absorciometria de raios X de dupla energia (DEXA). **A**. Laudo de DEXA descrevendo densidade normal do colo do fêmur. **B**. Laudo de DEXA descrevendo osteopenia do colo do fêmur. **C**. Laudo de DEXA descrevendo densidade normal do corpo vertebral. **D**. Laudo de DEXA descrevendo osteoporose do corpo vertebral. CMO = conteúdo mineral ósseo; DMO = densidade mineral óssea; CV = coeficiente de variação; ACF = função de autocorrelação (*auto correlation function*); BCF = viés do fator de correção (*bias corretion factor*); TH = quadril total (*total hip*).

TABELA 21-5 Critérios para interpretação da DMO

DMO normal é definida por pontuação T entre +2,5 e −1,0. A DMO da paciente deve estar entre 2,5 desvios-padrão acima da média para adultas jovens e 1 desvio-padrão abaixo da média para adultas jovens
A osteopenia (DMO baixa) está associada à pontuação T entre −1,0 e −2,5, inclusive
A osteoporose é definida como uma pontuação T abaixo de −2,5

Reproduzida da National Osteoporosis Foundation, 2010.

paciente e a massa óssea média de indivíduos de mesma idade e peso. Pontuações Z abaixo de −2,0 (2,5% da população normal da mesma idade) exigem investigação diagnóstica para osteoporose secundária, que inclui outras causas além de perda óssea menopáusica (Faulkner, 1999). De forma semelhante, em qualquer paciente com osteoporose há indicação para rastreamento buscando por outras causas para o problema (Tabela 21-6).

A relação entre DMO e risco de fratura foi calculada em vários estudos. A metanálise realizada por Marshall e colaboradores (1996) mostrou que a DMO ainda é o preditor mais rapidamente quantificável de risco de fratura nos indivíduos que ainda não tenham tido fratura por fragilidade. Para cada desvio-padrão de DMO abaixo da linha de base (pico médio de massa óssea ou média para a população de referência de mesma idade e sexo), o risco de fratura praticamente dobra.

Ferramenta para avaliação do risco de fratura. É difícil medir de forma acurada a massa óssea e a qualidade óssea, assim como é difícil determinar as boas práticas para manejo clínico dos casos com redução de massa óssea. Por esse motivo, a Organização Mundial da Saúde (2004) desenvolveu uma ferramenta para avaliação do risco de fratura (FRAX, de *Fracture Risk Assessment Tool*) com o objetivo de avaliar o risco individual de fratura em 10 anos. Contudo, o algoritmo é aplicável apenas aos pacientes que não estejam sendo tratados com fármacos.

A FRAX está acessível *online* para diversos países e em diferentes idiomas em http://www.shef.ac.uk/FRAX/. A ferramenta *online* incorpora 11 fatores de risco e o valor da DMO em g/cm^2 para colo do fêmur para calcular a probabilidade de fratura em 10 anos. O site também oferece a possibilidade de baixar gráficos para calcular o risco de fratura em função do IMC ou da DMO.

O algoritmo FRAX identifica os pacientes que podem ser beneficiados por farmacoterapia. É útil especialmente para identificar aqueles indivíduos cuja DMO esteja dentro da variação inferior da massa óssea, ou seja, com osteopenia.

Prevenção

Vários fatores foram sugeridos como preditores de risco para fraturas osteoporóticas (Tabela 21-7). Os fatores preditivos mais importantes são densidade óssea em combinação com idade, histórico de fraturas, etnia, diversos tratamentos farmacológicos, perda de peso e condicionamento físico. A presença de fator de risco relevante é um sinal de alerta para a necessidade de avaliações adicionais e, possivelmente, para intervenção ativa.

A profilaxia de osteoporose com exercícios usando carga de peso e administração de cálcio e vitamina D deve ser iniciada na adolescência (Recker, 1992). A suplementação de cálcio em meninas pré-púberes ou na puberdade aumenta o acúmulo de osso, um efeito importante com consequências possivelmente benéficas em longo prazo (Bomjour, 2001; Rozen, 2003; Stear, 2003).

Densidade mineral óssea. Atualmente, essa característica dos ossos é o melhor preditor quantificável de fraturas osteoporóticas. DMO baixa e outros fatores de risco relevantes combinam-se para aumentar o risco de fraturas. Portanto, a DMO deve ser medida em mulheres pós-menopáusicas com mais de 50 anos que tenham um dos outros fatores de risco maiores, ou em qualquer mulher com mais de 65 anos (ver Tabela 21-7).

Os fatores de risco para fratura osteoporótica não são independentes entre si. Eles são aditivos e devem ser considerados no contexto do risco basal de fratura em função de idade e sexo. Por exemplo, uma mulher com 55 anos e DMO baixa tem risco significativamente menor de fratura que outra de 75 anos com o mesmo nível de DMO. De forma semelhante, uma mulher com DMO baixa e história de fratura por fragilidade tem risco consideravelmente maior que outra com o mesmo nível de DMO, mas sem fratura anterior.

As fraturas osteoporóticas são mais comuns em homens e mulheres com mais de 65 anos. As intervenções medicamentosas mostraram-se efetivas na prevenção de fraturas somente em populações com média de idade superior a 65 anos. Entretanto, a maior parte das terapias aprovadas para osteoporose previnem ou revertem perdas ósseas se forem iniciadas aos 50 anos ou logo após. Portanto, parece prudente começar a identificar os pacientes com alto risco de osteoporose em torno dos 50 anos de idade.

Fratura por fragilidade. Como afirmado, qualquer fratura anterior por fragilidade aumenta o risco de outras fraturas. O

TABELA 21-6 Causas secundárias de osteoporose e testes recomendados

Hiperparatireoidismo primário:	Níveis séricos de: Paratormônio Cálcio Fósforo Fosfatase alcalina
Hiperparatireoidismo secundário proveniente de insuficiência renal crônica: testes da função renal	Testes de função renal
Hipertireoidismo	Testes de função tireoidiana
Excreção aumentada de cálcio	Urina de 24 h para dosagem de Ca^{2+} e creatinina
Hipercortisolismo Consumo abusivo de álcool Câncer metastático	Anamnese meticulosa Testes conforme indicado
Osteomalácia	Níveis séricos de: Cálcio Fósforo Fosfatase alcalina $1,25(OH)_2$ vitamina D

TABELA 21-7 Fatores de risco para osteoporose

Fatores de risco maiores	Fatores de risco menores
Idade >65 anos	Artrite reumatoide
Fratura vertebral por compressão	Histórico de hipotireoidismo clínico
Fratura por fragilidade depois dos 40 anos	Terapia anticonvulsivante crônica
Histórico familiar de fratura osteoporótica	Baixa ingestão de cálcio na dieta
Terapia à base de glicocorticoide sistêmico com período de duração superior a três meses	Tabagismo
Síndrome de má absorção	Consumo excessivo de bebidas alcoólicas
Hiperparatireoidismo primário	Consumo excessivo de cafeína
Propensão a quedas	Peso corporal abaixo de 57 kg
Osteopenia evidente em radiografias	Perda de peso superior a 10% aos 25 anos
Hipogonadismo	Terapia crônica com heparina
Menopausa precoce (antes de 45 anos)	

aumento do risco varia entre 1,5 e 9,5 vezes, dependendo da idade no momento da avaliação, número de fraturas anteriores e local de ocorrência da fratura (Melton, 1999). Nesse aspecto, as fraturas vertebrais têm sido estudadas com maior profundidade. A ocorrência de fratura vertebral aumenta em pelo menos duas vezes o risco de uma segunda fratura desse tipo. O estudo do grupo placebo em um ensaio clínico de grande porte mostrou que 20% das pessoas que sofreram fratura vertebral durante o período de observação tiveram uma segunda fratura no prazo de um ano (Lindsay, 2001). As fraturas vertebrais também são indicadoras de risco aumentado de fraturas por fragilidade em outros locais, como no colo do fêmur, por exemplo. De forma semelhante, a ocorrência de fratura no punho é preditora de fratura em vértebra ou no colo do fêmur.

Idade. Sem dúvida alguma, a idade é o fator mais importante a contribuir para o risco de fraturas. Em uma revisão feita por Kanis e colaboradores (2001) verificou-se que, nas mulheres, a probabilidade de sofrer alguma fratura em antebraço, úmero, coluna vertebral e colo do fêmur em 10 anos aumenta oito vezes entre 45 e 85 anos de idade.

Raça. A osteoporose é mais comum em mulheres brancas menopáusicas. Embora pessoas de qualquer etnia possam desenvolver osteoporose, dados da Third National Health and Nutrition Examination Survey (NHANES III) indicam que o risco é maior entre brancas não hispânicas e em asiáticas, e menor em negras não hispânicas (Looker, 1995).

Genética. A influência genética sobre a osteoporose e a DMO é extremamente importante. Estimou-se que fatores hereditários são responsáveis por 50 a 80% da variabilidade na DMO (Ralston, 2002). Essas influências têm sido objeto de investigações científicas importantes, sendo que uma grande variedade de genes foi associada à incidência de osteoporose. Entretanto, essas descobertas ainda não resultaram em aplicações clínicas. A história familiar de fratura osteoporótica foi mais bem estudada em relação a fraturas no colo do fêmur. Por exemplo, no Study of Osteoporotic Fractures identificou-se que o antecedente materno de fratura no colo do fêmur foi o principal fator de risco na população de mulheres idosas estudada (Cummings, 1995). Além disso, a história de fratura no colo do fêmur da avó materna também aumenta o risco para esse tipo de fratura.

Precaução com quedas. As fraturas com frequência estão associadas a quedas. Quase um terço dos pacientes com mais de 65 anos sofre uma queda pelo menos uma vez por ano. Aproximadamente uma a cada 10 quedas nessa faixa etária resulta em lesão grave, como fratura do colo do fêmur ou hematoma subdural (Tinetti, 1988, 2003). Para prevenção de queda em idosos, a American Geriatric Society e a British Geriatric Society (2011) recomendam rastreamento incluindo questões sobre se o paciente: (1) sofreu duas ou mais quedas no ano anterior, (2) tem dificuldades na marcha ou com equilíbrio, ou (3) está se apresentando para cuidados médicos em razão de queda. Uma resposta afirmativa ou achados físicos que denotem distúrbio da marcha indicam necessidade de investigação completa e correção dos fatores de risco (Tabela 21-8).

TABELA 21-8 Fatores de risco para queda

Alterações fisiológicas
Quedas anteriores
Redução do equilíbrio
Perda de massa muscular

Comorbidades
Artrite
Arritmia
Alcoolismo
Distúrbios da marcha
Distúrbios do equilíbrio
Incapacidade visual
Incapacidade cognitiva
Hipotensão ortostática

Ambientais
Iluminação insuficiente
Calçado inseguro
Fio de telefone
Passagens entulhadas
Tapetes soltos no soalho
Soalho escorregadio ou danificado
Ausência de barras de apoio na banheira ou no toalete

Medicamentos
Narcóticos
Anticonvulsivantes
Antiarrítmicos
Medicamentos psiquiátricos
Agentes anti-hipertensivos

Glicocorticoides sistêmicos. O tratamento à base de glicocorticoides pormais de 2 a 3 meses é um fator de risco maior para perda óssea e fraturas, particularmente entre mulheres pós-menopáusicas e homens com mais de 50 anos. A maioria das revisões e das diretrizes considera como limiar doses diárias $\geq 7,5$ mg de prednisona para investigação e intervenção clínica a fim de prevenir ou tratar osteoporose induzida por glicocorticoides (Canalis, 1996).

Rastreamento. Como consequência desses fatores de risco, os programas para confirmar osteoporose e determinar a gravidade da doença devem incluir medições da DMO em todas as mulheres pós-menopáusicas com: (1) 65 anos ou mais; (2) um ou mais fatores de risco para osteoporose; ou (3) histórico de fratura. Além disso, recomenda-se realizar rastreamento nas mulheres perimenopáusicas com algum fator de risco específico, como fratura causada por trauma de pequena intensidade, baixo peso, ou naquelas que estiverem fazendo uso de medicamento que reconhecidamente aumente o risco de perda óssea. Se for instituído tratamento para aumentar a DMO, haverá indicação para monitoramento da evolução da densidade.

Alterações cardiovasculares

Risco de doença cardiovascular

As doenças cardiovasculares (DCV) continuam sendo a principal causa global de morte entre as mulheres. Entre todas as mortes de mulheres ocorridas em 2007, 25% foram causadas por doença cardíaca, e 6,7% foram associadas à AVE (Heron, 2011). Estimou-se que 43 milhões de mulheres, ou 35% da população total feminina dos EUA, sofrem de DCV (Roger, 2011). A maior parte das DCVs evolui a partir de alterações ateroscleróticas nos vasos sanguíneos principais. Os fatores de risco são os mesmos para homens e mulheres e incluem os não modificáveis, como idade e antecedentes familiares de DCV; e modificáveis, como hipertensão arterial, dislipidemia, obesidade, diabetes melito ou intolerância à glicose, tabagismo, dieta inadequada e sedentarismo. Conforme discutido no Capítulo 1 (p. 21), os primeiros 4 desses fatores de risco compõem a chamada síndrome metabólica, por si só um preditor forte de morbidade e mortalidade cardiovascular (Malik, 2004).

Antes da menopausa, as mulheres têm risco bem menor de eventos cardiovasculares, em comparação com homens na mesma faixa etária. As razões que explicam a proteção relativa de mulheres pré-menopáusicas contra DCV são complexas, mas talvez haja uma contribuição significativa dos níveis altos de lipoproteína de alta densidade (HDL, de *high-density lipoprotein*) encontrados em mulheres mais jovens, o que é um efeito estrogênico. Entretanto, após a menopausa, esse benefício desaparece ao longo do tempo, de forma que mulheres na faixa dos 70 anos passam a ter risco idêntico ao de homens na mesma faixa etária (Matthews, 1989). O risco de DCV aumenta exponencialmente nas mulheres à medida que entram no período pós-menopausa e os níveis de estrogênio declinam (Matthews, 1994; van Beresteijn, 1993). Este fato tem grande importância nas mulheres em transição menopáusica, quando medidas preventivas podem aumentar substancialmente a quantidade e a qualidade de vida. As estatísticas indicam que pelo menos uma em três mulheres com mais de 65 anos apresenta alguma evidência de DCV. Aos 55 anos, 20% de todas as mortes são causadas por DCV, e entre 30 e 40% das mulheres morrem de DCV.

A relação entre menopausa e incidência de DCV foi investigada pela primeira vez na coorte de Framingham composta por 2.873 mulheres (Kannel, 1987). Observou-se tendência para incidência 2 a 6 vezes maior de DCV em mulheres pós-menopáusicas, em comparação com mulheres na pré-menopausa de mesma faixa etária. Esse padrão é semelhante ao observado na incidência de osteoporose, que aumenta muito durante a transição menopáusica. Além disso, o aumento nas DCVs associado à transição menopáusica é observado, independentemente da idade em que a menopausa ocorre. Esses e outros dados indicam que a queda do estrogênio pode estar associada a aumento no risco de DCV.

Prevenção de doença cardiovascular

Considerando que a maioria dos fatores de risco para DCV é modificável, é possível reduzir significativamente as taxas de morbidade e de mortalidade cardiovasculares. Portanto, os médicos devem apresentar estratégias às suas pacientes pós-menopáusicas que ajudem a prevenir ou retardar o início das DCVs (Tabela 1-17, p. 22). Como dados recentes levaram a questionamentos sobre a prescrição generalizada de tratamento hormonal para evitar esse tipo de problema, outras estratégias devem ser consideradas. Entre as intervenções nos hábitos de vida que se mostraram efetivas estão cessação do tabagismo, atividades físicas de intensidade moderada durante 30 minutos diários, manutenção de peso adequado e seguir uma dieta alimentar saudável para o coração. Entre as intervenções efetivas em fatores de risco mais específicos estão manter a pressão arterial e os níveis de lipídeos na faixa ideal utilizando intervenção no estilo de vida e, quando necessário, farmacoterapia (Mosca, 2011). Os benefícios cardiovasculares das atividades físicas foram estudados no bojo do ensaio Women's Health Initiative (WHI). Manson e colaboradores (2002) identificaram os benefícios cardiovasculares da atividade física. Esses autores determinaram que caminhar – assim como exercícios mais vigorosos – evita eventos cardiovasculares em mulheres pós-menopáusicas independentemente de idade, IMC ou origem étnica. Como esperado, o sedentarismo está diretamente relacionado a aumento no risco de eventos coronarianos (McKechnie, 2001).

A obesidade central é um fator de risco para doença cardíaca coronariana em mulheres e está associada a estado hormonal relativamente androgênico. A distribuição central de gorduras, conhecida também como obesidade truncal, nas mulheres está diretamente relacionada com aumento nos níveis de colesterol total, triglicerídeos e da lipoproteína de baixa densidade (LDL, de *low-density lipoprotein*), e inversamente relacionada com o nível de HDL (Haarbo, 1989). Esse perfil lipídico aterogênico associado à adiposidade abdominal é, ao menos parcialmente, mediado pela interação entre insulina e estrogênio. Há uma forte correlação entre a magnitude do agravamento dos fatores de risco cardiovascular (alterações nos lipídeos e nas lipoproteínas, pressão arterial e níveis de insulina) e a quantidade de peso ganho durante a transição menopáusica (Wing, 1991). Davies (2001) e Matthews (2001) e colaboradores mostraram que o ganho de peso na menopausa não resulta de alterações hormonais, mas refletem dieta, exercícios e redução da taxa metabólica associada ao processo de envelhecimento.

Tratamento com ácido acetilsalicílico. Demonstrou-se que o ácido acetilsalicílico é efetivo para prevenção *secundária* de doença cardiovascular em homens e mulheres (Antithrombotic Trialists' Collaboration, 2002). Entretanto, os dados acerca do papel do ácido acetilsalicílico em doses baixas na prevenção *primária* de doença cardiovascular em mulheres são insuficientes. No maior ensaio clínico randomizado abordando essa questão concluiu-se que entre as mulheres com idade igual ou superior a 45 anos, houve redução não estatisticamente significativa de 9% em todos os principais eventos cardiovasculares com o uso de doses baixas de ácido acetilsalicílico. O risco de AVE foi significativamente reduzido em 17%. Entre as mulheres com 65 anos ou mais, observaram-se reduções significativas em todas as categorias de eventos cardiovasculares, incluindo redução de 30% nos AVEs isquêmicos e de 34% nos infartos do miocárdio (Cook, 2005). De forma geral, o ácido acetilsalicílico não deve ser usado para prevenção primária de cardiopatia em mulheres com menos de 65 anos, a não ser que se considere que os benefícios para a saúde daquela paciente em particular superem os riscos. Entre os principais riscos envolvidos estão episódios de AVE hemorrágico e de sangramento gastrintestinal (Lund, 2008).

Lipídeos

Nas mulheres, os níveis fisiológicos de estrogênio ajudam a manter perfis lipoproteicos favoráveis. Especificamente, ao longo da vida adulta, os níveis de HDL são cerca de 10 mg/dL mais altos nas mulheres, e essa diferença se mantém durante os anos pós-menopáusicos. Além disso, os níveis de colesterol total e de LDL são mais baixos em mulheres pré-menopáusicas do que em homens (Jensen, 1990; Matthews, 1989). Após a menopausa, e a subsequente redução nos níveis estrogênicos, esse efeito favorável sobre os lipídeos se perde. Os níveis de HDL diminuem e os de colesterol total aumentam.

Depois da menopausa, o risco de coronariopatia duplica nas mulheres e, aproximadamente aos 60 anos, os lipídeos aterogênicos atingem níveis mais altos do que em homens. Brunner (1987) e Jacobs (1990), e seus colaboradores, comprovaram prospectivamente a forte associação entre colesterol total e doença cardíaca coronariana em mulheres, embora o risco de coronariopatia aumente com níveis de colesterol total mais elevados nas mulheres do que nos homens. A taxa de cardiopatia coronariana em mulheres com concentrações de colesterol total acima de 265 mg/dL é três vezes a taxa observada em mulheres com níveis mais baixos ou normais. Níveis baixos de colesterol HDL também são fortes preditores de DCV. Nas mulheres, o nível médio de colesterol HDL é 55 a 60 mg/dL, sendo que uma redução de 10 mg/dL aumenta em 40 a 50% o risco de cardiopatia coronariana (Kannel, 1987).

Apesar dessas alterações nos lipídeos aterogênicos após a menopausa, os níveis de colesterol total e LDL podem ser reduzidos favoravelmente por meio de mudanças na dieta, tratamento à base de estrogênio e medicamentos redutores de lipídeos (Cap. 1, p. 23) (Matthews, 1994).

Coagulação

Durante o processo de envelhecimento, ocorrem alterações nos parâmetros de coagulação. Observa-se aumento de fibrinogênio, do inibidor-1 do ativador de plasminogênio e do fator VII, provocando um estado de relativa hipercoagulabilidade. Supõe-se que esse estado contribua para aumentar o risco de doença cardiovascular e vascular encefálica em mulheres de mais idade.

Ganho de peso e distribuição de gordura

Ganho de peso é uma queixa comum entre mulheres na transição menopáusica. Com o envelhecimento, o metabolismo feminino fica mais lento, o que reduz as necessidades calóricas. Se não houver alteração nos hábitos alimentares e na prática de exercícios, o ganho de peso é inevitável (Matthews, 2001). Especificamente, Espeland e colaboradores (1997) verificaram o peso e a distribuição de gordura em 875 mulheres no ensaio Postmenopausal Estrogen/Progestin Interventions (PEPI) e estabeleceram correlações com o impacto produzido por estilo de vida e fatores clínicos e demográficos. Os autores concluíram que as mulheres com idade entre 45 e 54 anos tiveram aumento substancialmente maior no peso e na circunferência abdominal comparadas àquelas entre 55 e 65 anos de idade. Os autores relataram que a atividade física e o lazer na linha de base, assim como as atividades profissionais, estiveram fortemente relacionados ao ganho de peso na coorte do PEPI. As mulheres que relataram mais atividade ganharam menos peso que as mulheres menos ativas.

Durante esse período, o ganho de peso está associado à deposição de gordura no abdome, aumentando a probabilidade de desenvolvimento de resistência insulínica e, subsequentemente, de diabetes melito e doença cardíaca (Dallman, 2004; Wing, 1991). Além disso, de acordo com a revisão feita por Baumgartner (1995), dados do Rosetta Study e do New Mexico Aging Process Study mostraram que os adultos mais idosos têm percentuais mais elevados de gordura corporal que os mais jovens de qualquer idade, em razão da perda de massa muscular com o envelhecimento.

Existem inúmeros outros fatores subjacentes ao ganho de peso, como fatores genéticos, neuropeptídeos e atividade do sistema nervoso adrenérgico (Milewicz, 1996). Embora muitas mulheres acreditem que as terapias estrogênicas provoquem ganhos de peso, os resultados de ensaios clínicos e estudos epidemiológicos indicam que o efeito das terapias hormonais menopáusicas sobre o peso corporal e a circunferência abdominal, se houver, seria reduzir levemente a taxa do aumento relacionado com a idade (Espeland, 1997; Guthrie, 1999).

Alterações dermatológicas

As alterações na pele que podem surgir durante a transição menopáusica e incluem hiperpigmentação (manchas do envelhecimento), rugas e prurido. Em parte, essas condições são causadas pelo envelhecimento da pele, que, por sua vez, resulta da sinergia entre os efeitos intrínsecos gerais do envelhecimento e o fotoenvelhecimento (Guinot, 2005). Além disso, acredita-se que o envelhecimento hormonal da pele seja responsável por muitas alterações dérmicas. Essas alterações incluem redução da espessura em razão da diminuição no teor de colágeno, redução na secreção das glândulas sebáceas, perda de elasticidade, redução no suprimento sanguíneo e alterações epidérmicas (Wines, 2001).

Embora o impacto das deficiências hormonais sobre o envelhecimento da pele tenha sido bastante estudado, é extremamente difícil distingui-lo dos efeitos intrínsecos ao envelhecimento, fotoenvelhecimento e outros danos ambientais.

Alterações odontológicas

Na fase final da transição menopáusica, a redução nos níveis estrogênicos também pode causar problemas odontológicos. O epitélio bucal sofre atrofia em razão das perdas estrogênicas, resultando em redução na produção de saliva e na sensibilidade. Gosto ruim na boca, aumento na incidência de lesões cariogênicas e perda de dentes também podem ocorrer (Krall, 1994).

A perda óssea alveolar oral está fortemente correlacionada com osteoporose e pode levar à perda de dentes. Os efeitos benéficos do estrogênio sobre a massa óssea esquelética também se manifestam no osso oral. Mesmo em mulheres sem osteoporose, há correlação entre densidade óssea espinal e número de dentes. Há também uma forte associação entre perda de dentes e hábito de fumar e seus efeitos adversos sobre a saúde dentária (Krall, 1994).

Alterações mamárias

Durante a menopausa, a supressão hormonal é a principal causa de alterações nas mamas. Em mulheres pré-menopáusicas, o estrogênio e a progesterona exercem efeitos proliferativos respectivamente sobre as estruturas ductais e glandulares. Na menopausa, a supressão de estrogênio e de progesterona leva a redução relativa na proliferação mamária. A mamografia revela redução significativa no volume e no percentual de tecido denso, tendo em vista a substituição por tecido adiposo.

Alterações no sistema nervoso central

Distúrbios do sono

Dificuldades para iniciar e manter o sono são comuns em mulheres na menopausa. A fragmentação do sono em geral está associada a fogachos e resulta em fadiga durante o dia, alteração no estado de humor, irritabilidade e problemas com a memória de curto prazo (Owens, 1998). Mesmo mulheres com poucos sintomas vasomotores podem apresentar insônia e sintomas de humor relacionados com a menopausa (Erlik, 1982; Woodward, 1994). Às vezes, há indicação para prescrição em curto prazo de indutores de sono, listados na Tabela 1-24 (p. 29).

À medida que envelhecem, as mulheres têm maior tendência a sono leve e acordam mais facilmente por dor, barulhos ou necessidades físicas. Problemas de saúde, bem como outras condições crônicas enfrentadas pela mulher e, com frequência, pelo marido ou companheiro, resultam em interrupção do sono. Doenças ortopédicas dolorosas, doença pulmonar crônica, pirose e algumas medicações que interrompem o sono podem reduzir acentuadamente a qualidade e a quantidade do sono reparador. Noctúria, urgência e frequência urinária, condições mais comuns em mulheres menopáusicas, também são fatores importantes.

Os distúrbios respiratórios do sono (DRSs), que incluem graus variados de obstrução faríngea, são condições muito mais comuns em mulheres menopáusicas e seus companheiros. Nas mulheres, em geral, o DRS é uma condição associada a aumento da massa corporal e à diminuição nos níveis de estrogênio e progesterona. Roncos sonoros são muito comuns em razão de obstrução das vias aéreas superiores. Esse tipo de obstrução pode variar em gravidade, desde aumento da resistência das vias aéreas superiores até apneia obstrutiva do sono (Gislason, 1993). Em todos esses exemplos, o foco deve ser o tratamento dos problemas de saúde subjacentes para melhorar o sono da paciente.

Distúrbios cognitivos

A memória piora com o avanço da idade. Embora não tenha sido confirmado qualquer efeito direto dos níveis baixos de estrogênio sobre a memória e a cognição, muitos pesquisadores suspeitam da existência de uma relação – ou aceleração – entre declínio cognitivo e menopausa. O funcionamento cognitivo foi avaliado em um estudo de coorte formada por mulheres em idade reprodutiva e pós-menopáusicas sem tratamento de reposição hormonal. Nas pacientes pós-menopáusicas, o desempenho cognitivo piorou com o avanço da idade. O mesmo não ocorreu com aquelas em idade reprodutiva. As mulheres pré-menopáusicas na faixa de 40 anos tiveram menor probabilidade de apresentar declínio cognitivo, em comparação com as pós-menopáusicas na mesma década de vida. Os pesquisadores concluíram que, após a menopausa, há deterioração acelerada de algumas formas de função cognitiva (Halbreich, 1995).

Os fatores que aceleram as alterações degenerativas cerebrais representam possíveis riscos modificáveis para o declínio cognitivo (Kuller, 2003; Meyer, 1999). Pesquisadores estudaram supostos fatores de risco para aceleração de déficits cognitivos sutis e de demência. Esses fatores foram correlacionados com os resultados de medições sequenciais de atrofia cerebral, densitometria por TC e testes cognitivos entre voluntários idosos neurológica e cognitivamente normais. Os fatores de risco para redução da perfusão cerebral e afinamento da densidade das matérias cinzenta e branca incluem ataques isquêmicos transitórios (AITs, de *transient ischemic attacks*), hiperlipidemia, hipertensão arterial, tabagismo, consumo excessivo de bebidas alcoólicas e sexo masculino, o que implicaria ausência de estrogênio. Os autores sugeriram intervenções para controle dos fatores de risco passíveis de tratamento.

Alterações psicossociais

Poucos estudos sobre a saúde da mulher nos anos menopáusicos avaliaram formalmente o bem-estar e os aspectos psicossociais da transição menopáusica. Dennerstein e colaboradores (1994) estudaram mulheres de meia-idade para determinar se estado menopáusico, circunstâncias sociais, estado de saúde, estresse interpessoal, atitudes e comportamento relacionado ao estilo de vida poderiam estar correlacionados com o bem-estar na meia-idade. Esses pesquisadores concluíram que o estado menopáusico exerce pouco efeito sobre o bem-estar. Entretanto, o bem-estar está significativamente relacionado com percepção atual do estado de saúde, sintomas psicossomáticos gerais, sintomas respiratórios gerais, histórico de sintomas pré-menstruais e estresse interpessoal. Atitudes em relação ao envelhecimento e à menopausa também estão significativamente associadas aos escores de bem-estar. Outros pesquisadores observaram que problemas psicossociais são comuns nesse período de vida, e os relacionaram diretamente com oscilações nos níveis hormonais (Bromberger, 2009; Freeman, 2010; Soares, 2010).

Durante a transição menopáusica, é possível ocorrer sintomas psicológicos e cognitivos, incluindo depressão, alterações no humor, dificuldade de concentração e problemas de memória. Embora muitas mulheres percebam essas alterações como agravações relacionadas com à idade ou as atribuam a piora da síndrome pré-menstrual (SPM); na realidade, esses sintomas podem resultar de alterações nos hormônios reprodutivos (Bachmann, 1994; Schmidt, 1991).

É importante ressaltar que a transição menopáusica é um evento hormonal e sociocultural complexo. Durante essa fase, fatores psicossociais também contribuem para os sintomas do humor e da cognição, tendo em vista que toda mulher que passa pela transição menopáusica enfrenta estresse emocional adicional proveniente de fatores como relacionamento com adolescentes, início de doença grave, cuidado de pais idosos, divórcio ou viuvez, mudanças na carreira ou aposentadoria (LeBoeuf, 1996).

Lock (1991) sugere que parte do estresse relatado por mulheres ocidentais é especificamente cultural. A cultura ocidental enfatiza a beleza e a juventude e, durante o processo de envelhecimento, algumas mulheres sofrem com a percepção de perda de *status*, função e controle (LeBouef, 1996). Entretanto, o final dos ciclos menstruais previsíveis e da fertilidade podem ser importantes, simplesmente porque representam uma mudança, não importando como o envelhecimento e o final da vida reprodutiva são vistos pela mulher e por sua cultura (Frackiewicz, 2000). Para algumas mulheres, a aproximação da menopausa pode ser encarada como uma grande perda, tanto para aquelas que aceitaram a concepção e a criação dos filhos como seu papel mais importante na vida quanto para aquelas que não tiveram filhos, talvez não por livre escolha. Por essas razões, a percepção da menopausa iminente talvez seja um período de perdas capaz de desencadear depressão e outros transtornos psicológicos (Avis, 2000).

As descobertas contemporâneas baniram o mito segundo o qual a menopausa natural estaria inexoravelmente associada a humor depressivo (Ballinger, 1990; Busch, 1994). Dito isto, de maneira geral, há um grande percentual de mulheres com depressão recorrente na menopausa, e um percentual elevado experimentando o primeiro episódio de depressão durante a transição menopáusica (Freeman, 2007; Spinelli, 2005).

Sugeriu-se que as oscilações hormonais durante a fase inicial da transição menopáusica seriam, em parte, responsáveis por essa instabilidade afetiva. Deforma semelhante, a menopausa cirúrgica induz alterações no estado de humor em razão da rápida perda hormonal. Soares (2005) apresenta a hipótese de que um dos principais componentes da sofrimento emocional relatado durante a transição menopáusica teria relação causal com níveis elevados e erráticos de estradiol. Por exemplo, Ballinger e colaboradores (1990) demonstraram que aumentos nos hormônios do estresse (e provavelmente os sintomas relacionados ao estresse) estão fisiologicamente relacionados com níveis elevados de estrogênio. Esses autores também observaram que mulheres com pontuações anormais nos testes psicométricos, feitos logo após a menopausa, apresentavam níveis de estradiol mais elevados do que aquelas com pontuações mais baixas. Em estudos prospectivos sobre a fisiologiade mulheres com SPM, Spinelli e colaboradores (2005) mostraram que os níveis de estrogênio estão correlacionados com a intensidade dos sintomas menopáusicos. Em um ensaio randomizado e controlado com placebo sobre tratamento de pacientes na menopausa, avaliou-se a administração de doses padronizadas de estrogênio equino conjugado (0,625 mg/dia), tendo havido melhora significativa no sono, mas também aumento na hostilidade auto dirigida relacionada com estrogênio (Schiff, 1980).

Alterações na libido

Embora a relação entre hormônios circulantes e libido tenha sido extensivamente estudada, não há dados definitivos sobre a questão. Muitos estudos demonstram que outros fatores além da menopausa são responsáveis por alterações na libido (Gracia, 2007). Avis e colaboradores (2000) no Massachusetts Women's Health Study II estudaram a função sexual em um subgrupo de 200 mulheres com menopausa natural. Nenhuma delas fez tratamento hormonal e todas tinham parceiro sexual. Observou-se que o estado menopáusico esteve fortemente relacionado com diminuição no interesse sexual. Entretanto, após terem sido feitos ajustes para saúde física e mental, tabagismo e satisfação conjugal, não se manteve a relação significativa entre estado menopáusico e libido. Dennerstein e Hayes (2005) avaliaram prospectivamente 438 mulheres australianas durante seis anos de sua transição menopáusica. Observou-se associação com força estatística entre menopausa e dispareunia e relação indireta com a resposta sexual. Fatores psicológicos relacionados com o sentimento pelo parceiro, estresse e outros fatores sociais também afetaram indiretamente o funcionamento sexual.

Outros pesquisadores concluíram que os problemas sexuais seriam mais prevalentes após a menopausa. Em um estudo longitudinal com mulheres durante a transição menopáusica, acompanhadas no mínimo até um ano após a FMP, demonstrou-se redução significativa na taxa de atividade sexual semanal. As pacientes relataram redução significativa na quantidade de pensamentos sexuais, satisfação sexual e lubrificação vaginal apósa menopausa (McCoy, 1985). Em um estudo com 100 mulheres com menopausa natural, tanto o desejo como a atividade sexual diminuíram em comparação com o período pré-menopáusico. As mulheres relataram perda de libido, dispareunia e disfunção orgásmica, sendo que 86% não tiveram nenhum orgasmo depois da menopausa (Tungphaisal, 1991).

Alterações no trato reprodutivo inferior

Sintomas de atrofia urogenital, incluindo secura vaginal e dispareunia, são comuns na transição menopáusica e podem implicar problemas significativos na qualidade de vida entre mulheres sexualmente ativas. Estima-se que a taxa de prevalência varia entre 10 e 50% (Levine, 2008). Foram identificados receptores de estrogênio em vulva, vagina, bexiga, uretra, musculatura do soalho pélvico e fáscia endopélvica. Assim, essas estruturas compartilham responsividade hormonal semelhante, e são suscetíveis à supressão de estrogênio característica da menopausa, do período pós-parto durante a lactação, ou daamenorreia hipotalâmica.

Sem a influência trófica do estrogênio, a vagina perde colágeno, tecido adiposo e capacidade de retenção de água (Sarrel, 2000). À medida que as paredes vaginais se retraem, as dobras desaparecem e a vagina assume uma aparência rosa-pálido com superfícies achatadas. O epitélio superficial se torna crescentemente delgado até ter apenas algumas camadas de células, reduzindo acentuadamente a proporção das células superficiais e basais. Como resultado, a superfície vaginal se torna friável e propensa a sangramentos, mesmo com traumas menores. Há estreitamento dos vasos sanguíneos da parede vaginal e, ao longo do tempo, a vagina se contrai e perde flexibilidade. Além disso, o pH vaginal se torna mais alcalino, sendo que é comum encontrar pH acima de 4,5 nos casos de deficiência estrogênica (Caillouette, 1997; Roy, 2004). O pH alcalino cria ambientes vaginais menos hospitaleiros para os lactobacilos e mais suscetíveis a infecções por patógenos fecais e urogenitais. Além das alterações vaginais, à medida que a produção de estrogênio diminui na fase final da transição menopáusica, o epitélio vulvar gradualmente sofre atrofia e há redução da secreção das glândulas sebáceas. A gordura subcutânea nos lábios maiores desaparece, levando a recolhimento e retração do prepúcio clitoriano e da uretra, fusão dos lábios menores e estreitamento e estenose do introito vaginal (Mehta, 2008). Como resultado dessas alterações, os sintomas clínicos associados à atrofia vulvovaginal incluem ressecamento, irritação e prurido vaginais, dispareunia e infecções recorrentes no trato urinário (Levine, 2008).

▌ Dispareunia e disfunção sexual

Queixas de dispareunia e outras formas de disfunção sexual são muito comuns em pacientes na menopausa. Laumann e colaboradores (1999) estudaram a prevalência de disfunção sexual em mulheres pós-menopáusica e constataram que 25% se queixavam de algum grau de dispareunia. Esses autores observaram que relações sexuais dolorosas estavam correlacionadas com problemas sexuais, incluindo ausência de libido, distúrbio do estímulo sexual e anorgasmia. A dispareunia nessa população geralmente é atribuída ao ressecamento vaginal e à atrofia da mucosa secundárias à perda de hormônios ovarianos. Contudo, os estudos de prevalência sugerem que a redução em todos os aspectos da função sexual feminina está associada à meia-idade (Dennerstein, 2005).

Levine e colaboradores (2008) estudaram 1.480 mulheres pós-menopáusicas sexualmente ativas e observaram prevalência de 57% de atrofia vulvovaginal e de 55% para disfunção sexual feminina. Os autores observaram que as mulheres com disfunção sexual feminina eram quase 4 vezes mais propensas à atrofia vulvovaginal do que aquelas sem disfunção sexual. A redução na produção ovariana de estrogênio resulta em declínio na lubrificação vaginal, maior risco de vaginite atrófica, redução do fluxo sanguíneo e congestão vascular com a atividade sexual. Níveis reduzidos de testosterona também foram implicados na atrofia genital.

Condições urogenitais como prolapso ou incontinência mantêm forte correlação com disfunção sexual (Barber, 2002; Salonia, 2004). Pacientes com incontinência urinária têm maior probabilidade de apresentar disfunção hipotônica do soalho pélvico, o que pode provocar dor com a penetração profunda em razão de perda de estabilidade pélvica. É comum haver hipertonia ou dissinergia da musculatura do soalho pélvico em pacientes com problemas de frequência urinária, constipação e vaginismo, em geral, associados à dor superficial e atrito durante a relação sexual (Handa, 2004). A presença de prolapso de órgãos contribui para a dispareunia, assim como antecedentes de procedimentos cirúrgicos ginecológicos que podem provocar dispareunia em razão de encurtamento da vagina (Goldberg, 2001).

Outros quadros clínicos, como artrite, lombalgia, dor sacroilíaca, ou fibromialgia, podem contribuir para a ocorrência de dor vaginal ou pélvica durante relação sexual, discutida em detalhes no Capítulo 11 (p. 309), e para a disfunção sexual.

▌ Alterações urogenitais

Como afirmado, há receptores de estrogênio e de progesterona na maior parte dos músculos e dos ligamentos pélvicos. Em razão da baixa produção estrogênica na fase final da menopausa ou após ooforectomia, a atrofia geniturinária pode resultar em uma grande variedade de sintomas que afetam a qualidade de vida. Os sintomas urinários incluem disúria, urgência e infecções recorrentes no trato urinário (Notelovitz, 1989).

Especificamente, o afinamento da mucosa uretral e da bexiga pode provocar uretrite com disúria, incontinência de urgência e frequência urinária. Além disso, o encurtamento uretral associado a alterações atróficas menopáusicas resulta em incontinência urinária por estresse. Por exemplo, Bhatia e colaboradores (1989) mostraram que as terapias à base de estrogênio podem melhorar ou curar a incontinência urinária por estresse em mais de 50% das mulheres tratadas, presumivelmente exercendo efeito direto sobre a coaptação da mucosa uretral (Capítulo 23, p. 611). Portanto, deve-se considerar a hipótese de realizar testes com terapia hormonal antes de indicar correção cirúrgica de incontinência em mulheres com atrofia vaginal.

Em 2009, Waetjen e colaboradores estudaram mulheres em transição menopáusica e observaram um pequeno aumento nos casos de incontinência de estresse e de urgência urinária. Contudo, em outros trabalhos não se encontrou associação entre incontinência e estado menopáusico. Sherburn e colaboradores (2001) realizaram um estudo transversal com mulheres entre 45 e 55 anos de idade. Eles identificaram prevalência de 15% de incontinência urinária. Entre os fatores de risco associados estavam cirurgia ginecológica, IMC alto, infecções do trato urinário (ITUs), constipação e multiparidade. Subsequentemente, esses pesquisadores estudaram durante sete anos um subgrupo de 373 mulheres na pré-menopausa para determinar se a transição menopáusica *per se* estaria associada a aumento na incidência de incontinência. Nesse grupo de mulheres, a incidência total de incontinência foi de 35%, e não houve aumento associado à menopausa. Durante o curso do estudo, foi constatado que a incontinência estava mais intimamente relacionada com histerectomia. É importante ressaltar que, conforme será descrito no Capítulo 23 (p. 607), a incidência de incontinência não está correlacionada com o envelhecimento propriamente dito.

Além da incontinência, a taxa de prolapso de órgãos pélvicos aumenta com o avanço da idade. É importante observar que relaxamento vaginal com cistocele, retocele e prolapso uterino não são consequências diretas de perdas estrogênicas, tendo em vista que vários fatores contribuem para o relaxamento do soalho pélvico (Capítulo 24, p. 633).

AVALIAÇÃO DAS PACIENTES

Os objetivos clínicos das avaliações realizadas no período de transição menopáusica são otimizar a saúde e o bem-estar durante e após esse período. Trata-se de excelente oportunidade para uma avaliação detalhada do estado de saúde da mulher, incluindo anamnese clínica e exame físico completos e exames laboratoriais. Como descrito no Capítulo 1 (p. 2), os fatores de risco de problemas comuns de saúde, como obesidade, osteoporose, doença cardíaca, diabetes melito e alguns tipos de câncer, devem ser avaliados e tratados. Quando aplicável, é imprescindível dar orientações sobre dieta, exercícios, consumo moderado de bebidas alcoólicas e abandono do tabagismo.

DIAGNÓSTICO

De maneira geral, o diagnóstico de transição menopáusica pode ser feito com a comprovação de sintomas próprios da idade e exame físico completo (ver Tabela 21-1). Entretanto, muitos sintomas característicos da menopausa também podem refletir condições patológicas e, em muitos casos, há indicação de exames para excluir essa possibilidade (Tabela 21-9).

É evidente que uma mulher de 50 anos com irregularidade menstrual, fogachos e ressecamento vaginal esteja na transição menopáusica. Outros testes, como dosagem de FSH e de estradiol, são necessários para comprovar insuficiência ovariana. Entretanto, no grupo de transição menopáusica, os níveis de FSH devem ser normais. A avaliação deve incluir dosagem de FSH, mesmo nos casos em que mulheres muito mais jovens se apresentem com sintomas semelhantes. Sempre que ocorrer insuficiência ovariana antes dos 40 anos, a condição geralmente é patológica. Portanto, é importante considerar a hipótese de investigar para verificar a presença de anormalidades cromossômicas, infecções, distúrbios autoimunes, ou causas iatrogênicas, como radiação ou quimioterapia (Capítulo 16, p. 444).

■ Exame físico

Durante a consulta da paciente, é imprescindível fazer um exame físico completo para comprovar alterações associadas ao envelhecimento e à transição menopáusica.

Exame constitucional

É importante registrar variáveis, como estatura, peso e IMC, que podem ser usadas para orientar as pacientes sobre exercício físico, perda ou ganho de peso. Além disso, a avaliação da distribuição do peso e da circunferência abdominal permite identificar a presença de obesidade truncal, que representa fator de risco importante de comorbidade. A perda de estatura pode estar relacionada com osteoporose e com fraturas vertebrais por compressão. Portanto, é prudente medir a estatura precocemente. O monitoramento da pressão arterial é uma medida bastante efetiva de rastreamento para hipertensão arterial, uma condição muito comum nessa população.

Exame de cognição

O declínio cognitivo não é comum em mulheres na transição menopáusica, embora queixas de esquecimento ou de pensamentos esparsos possam fazer parte do processo normal de envelhecimento. Nas pacientes preocupadas com a possibilidade de declínio cognitivo pode-se realizar testes de rastreamento (Cap. 1, p. 27).

Exame psicossocial

A investigação sobre bem-estar psicossocial faz parte da avaliação da transição. Os médicos devem fazer perguntas diretas sobre depressão, ansiedade e funcionamento sexual ou, se preferirem, podem apresentar questionários específicos para rastreamento de problemas psicossociais (Capítulo 13, p. 356).

Exame dermatológico

Alterações na pele associadas com deficiência estrogênica incluem afinamento e enrugamento. Além disso, várias lesões da pele estão comumente associadas ao envelhecimento e ao fotoenvelhecimento. A inspeção cuidadosa para verificar a presença de nevos anormais ou de exposição solar excessiva é importante para encaminhar a paciente, se necessário, para um dermatologista para investigação de câncer de pele.

Exame das mamas

Durante a transição menopáusica, os níveis estrogênicos diminuem e o tecido glandular das mamas é substituído gradualmente por tecido adiposo. O tecido mamário e as axilas devem

TABELA 21-9 Diagnóstico diferencial de sintomas menopáusicos

Fogachos, sintomas vasomotores
Hipertireoidismo
Feocromocitoma
Doença febril
Ansiedade e sintomas psicológicos
Ressecamento vaginal, dispareunia

Vaginose bacteriana
Infecção por levedura
Patologia pélvica
Lubrificação vaginal deficiente
Conflito conjugal

Osteoporose primária
Osteomalácia
Hiperparatireoidismo primário e secundário
Hipertireoidismo ou excesso de reposição tireóidea
Excesso de terapia com corticoides
Excreção aumentada de cálcio

Sangramento uterino anormal
Anovulação
Câncer endometrial
Câncer do colo uterino
Hiperplasia endometrial
Pólipos endometriais
Leiomiomas uterinos
Atrofia urogenital
Tratamento com hormônios

ser inspecionados e palpados cuidadosamente. É extremamente importante documentar e avaliar sinais como descarga papilar, alterações na pele, inversão dos mamilos e massas, conforme descrito no Capítulo 12, p. 334.

Exame da pelve

O exame da vulva pode revelar perda de tecido conectivo que resulta em contração dos lábios maiores. Os lábios menores podem desaparecer completamente, e, com frequência, há estreitamento do introito vaginal. O exame da vulva permite verificar a presença de hiperemia, atrofia ou fibrose. Nas mulheres que tiverem queixa de dor, é importante verificar se há cicatriz de laceração, episiotomia ou de alguma cirurgia. Com o exame metódico da vulva, é possível encontrar áreas específicas com maior sensibilidade. Com o exame de toque usando uma extensão com algodão é possível localizar e reproduzir a dor da paciente (Fig. 4-1, p. 112).

Caracteristicamente, o exame vaginal revela canal vaginal estreito e epitélio vaginal fino. A aparência clássica da vagina atrófica inclui ausência de rugas e mucosa vaginal pálida e seca. Com frequência, os tecidos epiteliais são friáveis e pode-se observar a presença de petéquias na submucosa. Os marcadores de atrofia vaginal incluem pH vaginal acima de 5,0 e alteração no índice de maturação da parede vaginal, com predominância de células basais. A cultura vaginal pode revelar a presença de bactérias patogênicas normalmente não encontradas na vagina.

Além da avaliação ginecológica-padrão – ou seja, exame bimanual e especular –, a inspeção externa e interna deve se focalizar na musculatura da pelve e na força e no tônus musculares vaginais e pélvicos, assim como na mobilidade e na integridade da fáscia e dos tecidos conectivos. É importante determinar o grau de flexibilidade do introito e de secura ou atrofia da mucosa. Não menos importante é a avaliação da integridade dos órgãos pélvicos e da possibilidade de prolapso de bexiga, útero e reto, solicitando à paciente que realize a manobra de Valsalva para observar se há cistocele, retocele ou prolapso de colo uterino ou de vagina.

Exames laboratoriais

Dosagem de gonadotrofinas

É possível identificar alterações bioquímicas antes de evidências de irregularidade nos ciclos menstruais. Por exemplo, em muitas mulheres com mais de 35 anos, no início da fase folicular do ciclo menstrual, os níveis de FSH podem aumentar sem elevação concomitante do LH. Esse achado está associado a prognóstico reservado para fertilidade. Especificamente, alguns programas de fertilização *in vitro* (FIV) utilizam como critério de encaminhamento de pacientes para programas de doação de ovos, níveis de FSH acima de 10 mUI/mL no terceiro dia do ciclo (Capítulo 19, p. 514). Níveis de FSH acima de 40 mUI/mL têm sido usados para documentar insuficiência ovariana associada à menopausa.

Dosagem de estrogênio

Os níveis estrogênicos podem estar normais, elevados ou baixos dependendo do estágio da transição menopáusica. Somente na menopausa, esses níveis são extremamente baixos ou indetectáveis. Além disso, os níveis estrogênicos são usados para avaliar a resposta das mulheres ao tratamento hormonal. A maior parte dos médicos prefere manter o estradiol sérico em níveis fisiológicos entre 50 e 100 pg/mL enquanto selecionam e ajustam a terapia de reposição. As mulheres que recebem pílulas de estradiol como terapia de reposição podem ter valores elevados de estradiol sérico variando entre 300 e 500 pg/mL. Embora esses níveis sejam comuns, esse método de reposição não deve ser praticado.

Índice de maturação estrogênica

O índice de maturação é um meio de baixo custo para avaliar as influências hormonais nas mulheres. As amostras para medir o índice de maturação podem ser coletadas durante o exame especular da vagina, simultaneamente com o esfregaço de Papanicolaou. A leitura do índice deve ser feita da esquerda para a direita e se refere ao percentual de células escamosas parabasais, intermediárias e superficiais que aparecem no esfregaço. A soma dos três valores deve ser igual a 100% (Fig. 21-11) (Randolph, 2005). Por exemplo, um índice de maturação de 0:40:60 indica 0% de células basais, 40% de células intermediárias e 60% de células superficiais. Esse índice reflete estrogenização vaginal adequada. Deslocamentos para a esquerda indicam aumento nas células parabasais ou intermediárias, o que denota níveis baixos de estrogênio. Por outro lado, deslocamentos para a direita refletem aumento nas células intermediárias ou superficiais, o que está associado a níveis estrogênicos mais elevados.

Amostras vaginais com índice de maturação ideal contêm células escamosas de esfoliação livre do terço superior da parede vaginal. Evitando-se a região do colo uterino, as secreções da parede vaginal podem ser raspadas com uma espátula ou com um *swab* de algodão embebido em solução salina. Imediatamente após a coleta, a amostra deve ser transferida para uma lâmina de microscópio. As células são mantidas em suspensão com pequeno volume de solução salina (como na preparação úmida) ou espalhadas na lâmina e fixadas com *spray* contendo 95% de etanol de fixação.

Na prática diária, a importância do índice de maturação na avaliação da paciente tem sido reduzida pelo uso crescente de ensaios mais simples para dosagem sérica de FSH e estradiol. Entretanto, o índice de maturação ainda é muito usado atualmente em pesquisas para avaliar a eficácia de agentes utilizados no tratamento de sintomas da menopausa.

Marcadores urinários e séricos de reabsorção e formação óssea

A remodelagem é um processo natural normal que mantém a resistência esquelética, possibilita reparos em microestruturas e permite a homeostase de cálcio. Durante a remodelagem, os osteoblastos sintetizam inúmeras citocinas, peptídeos e fatores de crescimento que são liberados na circulação. Sua concentração reflete a taxa de formação óssea. Os marcadores séricos da formação óssea são osteocalcina, fosfatase alcalina específica para ossos e dois propeptídeos do procolágeno tipo I (Tabela 21-10).

Os osteoclastos geram produtos de degradação óssea que também são liberados na circulação e, finalmente, são eliminados pelos rins. Esses produtos incluem peptídeos de ligação cruzada de colágeno e piridinolinas, que podem ser dosados no

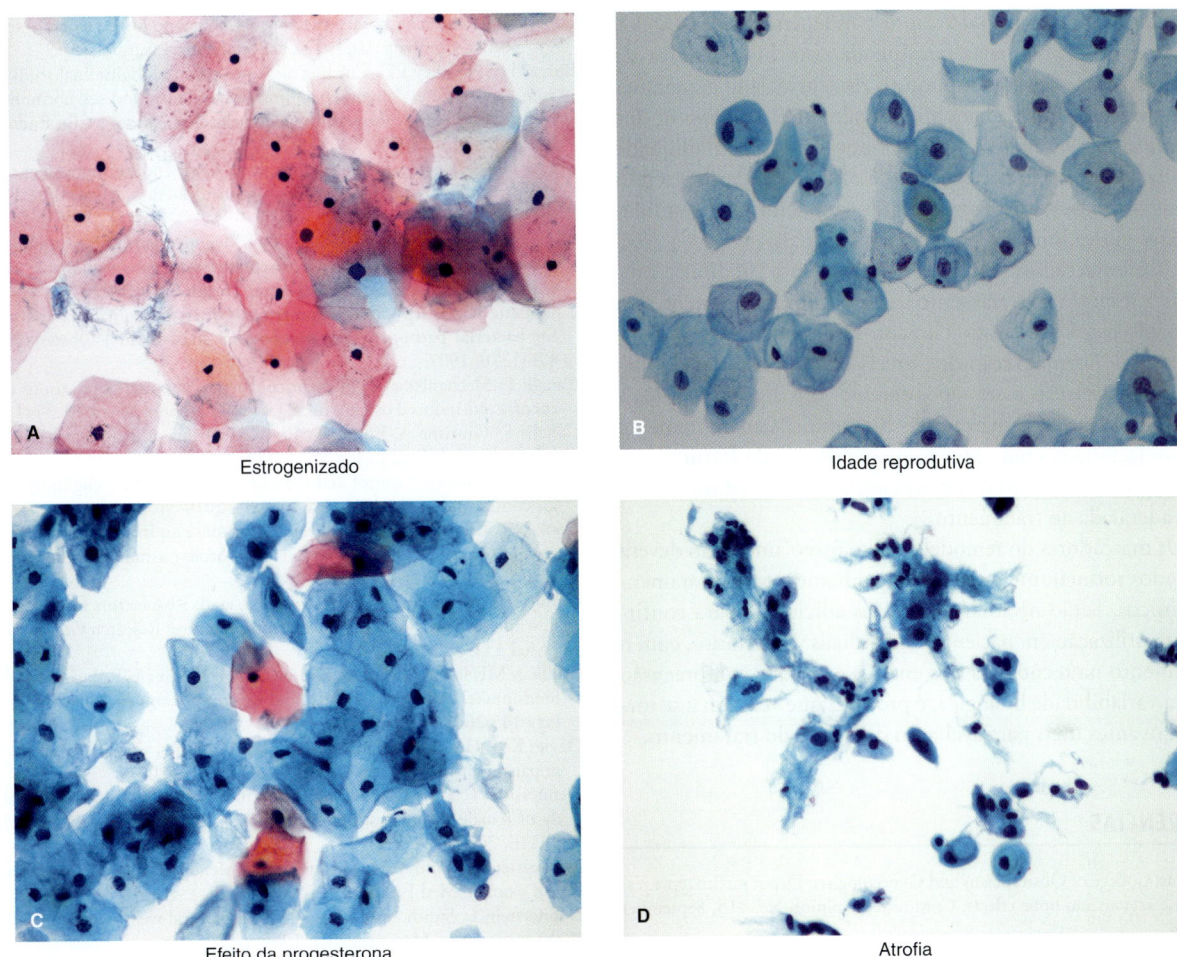

FIGURA 21-11 Microfotografias de amostras citológicas ilustrando os principais pontos do índice de maturação. Esse índice nos informa sobre o estado cito-hormonal da paciente e tem como base a contagem de células parabasais, intermediárias e superficiais (P:I:S). Geralmente, observa-se predomínio de células superficiais ou superficiais e intermediárias (**A** e **B**) em mulheres em idade reprodutiva. **C**. A predominância de células intermediárias (é observada na fase lútea, na gravidez, nos casos de amenorreia e em recém-nascidos, em meninas na pré-menarca e em mulheres no início da transição menopáusica. **D**. Observa-se predominância de células parabasais em pacientes menopáusicas com atrofia. (*Fotografias cedidas pela Dra. Raheela Ashfaq.*)

sangue ou na urina, e permitem estimar a taxa de reabsorção óssea. Os marcadores da reabsorção óssea incluem hidroxiprolina urinária, piridinolina (PIR) urinária e deoxipiridinolina (DPD), assim como o N-telopeptídeo de ligação cruzada com colágeno tipo I (NTX) e o C-telopeptídeo de ligação cruzada com colágeno tipo I (CTX).

Os marcadores da formação e da reabsorção ósseas são muito úteis para estimar a taxa de remodelamento ósseo. Esses marcadores bioquímicos são utilizados para identificar perda óssea acelerada. Vários estudos transversais mostraram que a taxa de remodelamento ósseo, avaliada pelos marcadores, aumenta na menopausa e se mantém elevada. As taxas de remodelamento ósseo em mulheres menopáusicas são inversamente proporcionais à DMO.

Os marcadores de reabsorção óssea podem ser preditores úteis de risco de fraturas e de perda óssea. Qualquer elevação nesses marcadores pode estar associada a aumento no risco de fratura em mulheres de mais idade, embora os dados não sejam uniformes. A associação entre marcadores de reabsorção óssea

TABELA 21-10 Marcadores considerados para análise de reabsorção e formação óssea

Reabsorção	Formação
Cálcio urinário	Fosfatase alcalina ósseo-específica (FAOS)
Fosfatase ácida resistente ao tartarato	Osteocalcina
Sialoproteína óssea	Propeptídeos do procolágeno I:
Ligações cruzadas	Carboxiterminal (PICP)
Piridinolina	Aminoterminal (PINP)
Deoxipiridinolina	
N-telopeptídeo (NTX)	
C-telopeptídeo (CTX)	
Telopeptídeo C-terminal do colágeno tipo I	

PICP = propeptídeo C-terminal do procolágeno tipo I; PINP = propeptídeo N-terminal do procolágeno tipo I.

e risco de fratura do colo do fêmur é independente da DMO, embora uma DMO baixa combinada com biomarcador de reabsorção óssea elevado duplique o risco associado a qualquer um desses fatores isoladamente. Atualmente, a dosagem dos biomarcadores também é limitada por sua alta variabilidade entre indivíduos. Há necessidade de estudos adicionais tendo fraturas como desfecho a ser avaliado para confirmar a utilidade desses marcadores em pacientes individuais.

Os biomarcadores também são úteis para predizer e monitorar a resposta ao tratamento usando inibidores potentes da reabsorção óssea em ensaios clínicos. Em ensaios prospectivos, observou-se normalização dos níveis dos marcadores de formação e reabsorção óssea, após terapia. Em alguns estudos a redução nos níveis de marcadores bioquímicos aparentemente foi correlacionada com redução na incidência de fraturas vertebrais, porém esse fato não é necessariamente preditor de resposta adequada ao tratamento.

Os marcadores do remodelamento ósseo ainda não devem ser usados rotineiramente no acompanhamento dos tratamentos clínicos. Serão necessários estudos adicionais para confirmar sua utilização em pacientes individuais. Entretanto, com o refinamento na tecnologia dos ensaios e melhor compreensão sobre a variabilidade biológica, é provável que venham a se tornar adjuvantes úteis para avaliação de risco e do tratamento.

REFERÊNCIAS

American College of Obstetricians and Gynecologists: Depot medroxyprogesterone acetate and bone effects. Committee Opinion No. 415, September 2008

American College of Obstetricians and Gynecologists: The role of transvaginal ultrasonography in the evaluation of postmenopausal bleeding. Committee Opinion No. 440, August 2009

American Geriatrics Society and British Geriatrics Society: Summary of the Updated American Geriatrics Society/British Geriatrics Society clinical practice guideline for prevention of falls in older persons. J Am Geriatr Soc 59(1):148, 2011

Antithrombotic Trialists' Collaboration: Collaborative meta-analysis of randomised trials of antiplatelet therapy for prevention of death, myocardial infarction, and stroke in high risk patients. BMJ 324(7329):71, 2002

Avis NE, Stellato R, Crawford S, et al: Is there an association between menopause status and sexual functioning? Menopause 7:297, 2000

Bachmann G: Physiologic aspects of natural and surgical menopause. J Reprod Med 46(3 Suppl):307, 2001

Bachmann GA: Menopausal vasomotor symptoms: a review of causes, effects and evidence-based treatment options. J Reprod Med 50:155, 2005

Bachmann GA: The changes before "the change." Strategies for the transition to the menopause. Postgrad Med 95:113, 1994

Ballinger CB: Psychiatric aspects of the menopause. Br J Psychiatry 156:773, 1990

Bar-Shavit Z: The osteoclast: a multinucleated, hematopoietic-origin, bone-resorbing osteoimmune cell. J Cell Biochem 102(5):1130, 2007

Barber MD, Visco AG, Wyman JF, et al: Sexual function in women with urinary incontinence and pelvic organ prolapse. Obstet Gynecol 99:281, 2002

Baumgartner RN, Heymsfield SB, Roche AF: Human body composition and the epidemiology of chronic disease. Obes Res 3:73, 1995

Bhatia NN, Bergman A, Karram MM: Effects of estrogen on urethral function in women with urinary incontinence. Am J Obstet Gynecol 160:176, 1989

Bonjour JP, Chevalley T, Ammann P, et al: Gain in bone mineral mass in prepubertal girls 3.5 years after discontinuation of calcium supplementation: a follow-up study. Lancet 358:1208, 2001

Bromberger JT, di Scalea TL: Longitudinal associations between depression and functioning in midlife women. Maturitas 64(3):145, 2009

Brunner D, Weisbort J, Meshulam N, et al: Relation of serum total cholesterol and high-density lipoprotein cholesterol percentage to the incidence of definite coronary events: twenty-year follow-up of the Donolo-Tel Aviv Prospective Coronary Artery Disease Study. Am J Cardiol 59:1271, 1987

Burger HG, Dudley EC, Cui J, et al: A prospective longitudinal study of serum testosterone, dehydroepiandrosterone sulfate, and sex hormone-binding globulin levels through the menopause transition. J Clin Endocrinol Metab 85:2832, 2000

Burger HG, Hale GE, Dennerstein L, et al: Cycle and hormone changes during perimenopause: the key role of ovarian function. Menopause 15(4 Pt 1): 603, 2008

Busch CM, Zonderman AB, Costa PT Jr: Menopausal transition and psychological distress in a nationally representative sample: is menopause associated with psychological distress? J Aging Health 6:206, 1994

Caillouette JC, Sharp CF Jr, Zimmerman GJ, et al: Vaginal pH as a marker for bacterial pathogens and menopausal status. Am J Obstet Gynecol 176:1270, 1997

Canalis E: Mechanisms of glucocorticoid action in bone: implications to glucocorticoid-induced osteoporosis. J Clin Endocrinol Metab 81:3441, 1996

Canalis E, Giustina A, Bilezikian JP: Mechanisms of anabolic therapies for osteoporosis. N Engl J Med 357(9):905, 2007

Centers for Disease Control and Prevention: U.S. medical eligibility criteria for contraceptive use, 2010. MMWR 59, 2010

Cook NR, Lee IM, Gaziano JM, et al: Low-dose aspirin in the primary prevention of cancer: the Women's Health Study: a randomized controlled trial. JAMA 294(1):47, 2005

Cummings SR, Nevitt MC, Browner WS, et al: Risk factors for hip fracture in white women. Study of Osteoporotic Fractures Research Group. N Engl J Med 332:767, 1995

Dallman MF, la Fleur SE, Pecoraro NC, et al: Minireview: glucocorticoids—food intake, abdominal obesity, and wealthy nations in 2004. Endocrinology 145:2633, 2004

Davies KM, Heaney RP, Recker RR, et al: Hormones, weight change and menopause. Int J Obes Relat Metab Disord 25:874, 2001

Dennerstein L, Hayes RD: Confronting the challenges: epidemiological study of female sexual dysfunction and the menopause. J Sex Med 2(Suppl 3):118, 2005

Dennerstein L, Smith AM, Morse C, et al: Menopausal symptoms in Australian women. Med J Aust 159:232, 1993

Dennerstein L, Smith AM, Morse C: Psychological well-being, mid-life and the menopause. Maturitas 20:1, 1994

Erlik Y, Meldrum DR, Judd HL: Estrogen levels in postmenopausal women with hot flashes. Obstet Gynecol 59:403, 1982

Espeland MA, Stefanick ML, Kritz-Silverstein D, et al: Effect of postmenopausal hormone therapy on body weight and waist and hip girths. Postmenopausal Estrogen-Progestin Interventions Study Investigators. J Clin Endocrinol Metab 82:1549, 1997

Faulkner KG, von Stetten E, Miller P: Discordance in patient classification using T-scores. J Clin Densitom 2:343, 1999

Finer LB, Henshaw SK: Disparities in rates of unintended pregnancy in the United States, 1994 and 2001. Perspect Sex Reprod Health 38(2):90, 2006

Frackiewicz EJ, Cutler NR: Women's health care during the perimenopause. J Am Pharm Assoc (Wash) 40:800, 2000

Freedman RR: Biochemical, metabolic, and vascular mechanisms in menopausal hot flashes. Fertil Steril 70:332, 1998

Freedman RR: Physiology of hot flashes. Am J Hum Biol 13:453, 2001

Freedman RR, Woodward S, Sabharwal SC: Alpha 2-adrenergic mechanism in menopausal hot flushes. Obstet Gynecol 76:573, 1990

Freeman EW: Associations of depression with the transition to menopause. Menopause 17(4):823, 2010

Freeman EW, Sammel MD, Lin H, et al: Symptoms associated with menopausal transition and reproductive hormones in midlife women. Obstet Gynecol 110(2 Pt 1):230, 2007

Gallagher JC, Rapuri PB, Haynatzki G, et al: Effect of discontinuation of estrogen, calcitriol, and the combination of both on bone density and bone markers. J Clin Endocrinol Metab 87:4914, 2002

Gebbie AE, Hardman SM: Contraception in the perimenopause—old and new. Menopause Int 16(1):33, 2010

Gerber LM, Sievert LL, Warren K, et al: Hot flashes are associated with increased ambulatory systolic blood pressure. Menopause 14(2):308, 2007

Gislason T, Benediktsdottir B, Bjornsson JK, et al: Snoring, hypertension, and the sleep apnea syndrome. An epidemiologic survey of middle-aged women. Chest 103:1147, 1993

Gold EB, Bromberger J, Crawford S, et al: Factors associated with age at natural menopause in a multiethnic sample of midlife women. Am J Epidemiol 153:865, 2001

Gold EB, Colvin A, Avis N, et al: Longitudinal analysis of the association between vasomotor symptoms and race/ethnicity across the menopausal transition: study of women's health across the nation. Am J Public Health 96(7):1226, 2006

Goldberg RP, Tomezsko JE, Winkler HA, et al: Anterior or posterior sacrospinous vaginal vault suspension: long-term anatomic and functional evaluation. Obstet Gynecol 98:199, 2001

Goldstein SR: Modern evaluation of the endometrium. Obstet Gynecol 116(1):168, 2010

Gonzales GF, Carrillo C: Blood serotonin levels in postmenopausal women: effects of age and serum oestradiol levels. Maturitas 17:23, 1993

Gracia CR, Freeman EW, Sammel MD, et al: Hormones and sexuality during transition to menopause. Obstet Gynecol 109(4):831, 2007

Guinot C, Malvy D, Ambroisine L, et al: Effect of hormonal replacement therapy on skin biophysical properties of menopausal women. Skin Res Technol 11:201, 2005

Guthrie JR, Dennerstein L, Dudley EC: Weight gain and the menopause: a 5-year prospective study. Climacteric 2(3):205, 1999

Guthrie JR, Dennerstein L, Taffe JR, et al: Hot flushes during the menopause transition: a longitudinal study in Australian-born women. Menopause 12(4):460, 2005

Haarbo J, Hassager C, Riis BJ, et al: Relation of body fat distribution to serum lipids and lipoproteins in elderly women. Atherosclerosis 80:57, 1989

Halbreich U, Lumley LA, Palter S, et al: Possible acceleration of age effects on cognition following menopause. J Psychiatr Res 29:153, 1995

Hale GE, Zhao X, Hughes CL, et al: Endocrine features of menstrual cycles in middle and late reproductive age and the menopausal transition classified according to the Staging of Reproductive Aging Workshop (STRAW) staging system. J Clin Endocrinol Metab 92(8):3060, 2007

Hale GE, Burger HG: Hormonal changes and biomarkers in late reproductive age, menopausal transition and menopause. Best Pract Res Clin Obstet Gynaecol 23(1):7, 2009

Handa VL, Harvey L, Cundiff GW, et al: Sexual function among women with urinary incontinence and pelvic organ prolapse. Am J Obstet Gynecol 191:751, 2004

Heron MP: Deaths: final data for 2007. Natl Vital Stat Rep 59(8):1, 2011

Holick MF: Vitamin D deficiency. N Engl J Med 357(3):266, 2007

Hollander LE, Freeman EW, Sammel MD, et al: Sleep quality, estradiol levels, and behavioral factors in late reproductive age women. Obstet Gynecol 98:391, 2001

Holroyd C, Cooper C, Dennison E: Epidemiology of osteoporosis. Best Pract Res Clin Endocrinol Metab 22(5):671, 2008

Jacobs DR Jr, Mebane IL, Bangdiwala SI, et al: High density lipoprotein cholesterol as a predictor of cardiovascular disease mortality in men and women: the follow-up study of the Lipid Research Clinics Prevalence Study. Am J Epidemiol 131:32, 1990

Jain A, Santoro N: Endocrine mechanisms and management for abnormal bleeding due to perimenopausal changes. Clin Obstet Gynecol 48:295, 2005

Jensen J, Nilas L, Christiansen C: Influence of menopause on serum lipids and lipoproteins. Maturitas 12(4):321, 1990

Johnell O, Kanis JA: An estimate of the worldwide prevalence and disability associated with osteoporotic fractures. Osteoporos Int 17(12):1726, 2006

Kanis JA: Assessment of fracture risk and its application to screening for postmenopausal osteoporosis: synopsis of a WHO report. WHO Study Group. Osteoporos Int 4:368, 1994

Kanis JA, Johnell O, Oden A, et al: Ten year probabilities of osteoporotic fractures according to BMD and diagnostic thresholds. Osteoporos Int 12:989, 2001

Kannel WB: Metabolic risk factors for coronary heart disease in women: perspective from the Framingham Study. Am Heart J 114:413, 1987

Kiebzak GM, Miller PD: Determinants of bone strength. J Bone Miner Res 18:383, 2003

Klein NA, Illingworth PJ, Groome NP, et al: Decreased inhibin B secretion is associated with the monotropic FSH rise in older, ovulatory women: a study of serum and follicular fluid levels of dimeric inhibin A and B in spontaneous menstrual cycles. J Clin Endocrinol Metab 81:2742, 1996

Kostenuik PJ: Osteoprotegerin and RANKL regulate bone resorption, density, geometry and strength. Curr Opin Pharmacol 5(6):618, 2005

Krall EA, Dawson-Hughes B, Papas A, et al: Tooth loss and skeletal bone density in healthy postmenopausal women. Osteoporos Int 4:104, 1994

Kravitz HM, Ganz PA, Bromberger J, et al: Sleep difficulty in women at midlife: a community survey of sleep and the menopausal transition. Menopause 10:19, 2003

Kronenberg F: Hot flashes: epidemiology and physiology. Ann NY Acad Sci 592:52, 1990

Kuh DL, Wadsworth M, Hardy R: Women's health in midlife: the influence of the menopause, social factors and health in earlier life. Br J Obstet Gynaecol 104:923, 1997

Kuller LH, Lopez OL, Newman A, et al: Risk factors for dementia in the cardiovascular health cognition study. Neuroepidemiology 22:13, 2003

Kwee J, Schats R, McDonnell J, et al: Evaluation of anti-Müllerian hormone as a test for the prediction of ovarian reserve. Fertil Steril 90(3):737, 2008

La Marca A, Sighinolfi G, Radi D, et al: Anti-Mullerian hormone (AMH) as a predictive marker in assisted reproductive technology (ART). Hum Reprod Update 16(2):113, 2010

Labrie F, Belanger A, Cusan L, et al: Marked decline in serum concentrations of adrenal C19 sex steroid precursors and conjugated androgen metabolites during aging. J Clin Endocrinol Metab 82:2396, 1997

Laufer LR, Erlik Y, Meldrum DR, et al: Effect of clonidine on hot flashes in postmenopausal women. Obstet Gynecol 60:583, 1982

Laumann EO, Paik A, Rosen RC: Sexual dysfunction in the United States: prevalence and predictors. JAMA 281:537, 1999

LeBoeuf FJ, Carter SG: Discomforts of the perimenopause. J Obstet Gynecol Neonatal Nurs 25:173, 1996

Levine KB, Williams RE, Hartmann KE: Vulvovaginal atrophy is strongly associated with female sexual dysfunction among sexually active postmenopausal women. Menopause 15(4 Pt 1):661, 2008

Lidor A, Ismajovich B, Confino E, et al: Histopathological findings in 226 women with post-menopausal uterine bleeding. Acta Obstet Gynecol Scand 65:41, 1986

Lindsay R, Silverman SL, Cooper C, et al: Risk of new vertebral fracture in the year following a fracture. JAMA 285:320, 2001

Lock M: Medicine and culture: Contested meanings of the menopause. Lancet 337:1270, 1991

Looker AC, Johnston CC Jr, Wahner HW, et al: Prevalence of low femoral bone density in older U.S. women from NHANES III. J Bone Miner Res 10(5):796, 1995

Lund KJ: Menopause and the menopausal transition. Med Clin North Am 92(5):1253, 2008

Malik S, Wong ND, Franklin SS, et al: Impact of the metabolic syndrome on mortality from coronary heart disease, cardiovascular disease, and all causes in United States adults. Circulation 110(10):1245, 2004

Manson JE, Greenland P, LaCroix AZ, et al: Walking compared with vigorous exercise for the prevention of cardiovascular events in women. N Engl J Med 347:716, 2002

Marshall D, Johnell O, Wedel H: Meta-analysis of how well measures of bone mineral density predict occurrence of osteoporotic fractures. BMJ 312:1254, 1996

Matthews KA, Abrams B, Crawford S, et al: Body mass index in mid-life women: relative influence of menopause, hormone use, and ethnicity. Int J Obes Relat Metab Disord 25:863, 2001

Matthews KA, Meilahn E, Kuller LH, et al: Menopause and risk factors for coronary heart disease. N Engl J Med 321:641, 1989

Matthews KA, Wing RR, Kuller LH, et al: Influence of the perimenopause on cardiovascular risk factors and symptoms of middle-aged healthy women. Arch Intern Med 154:2349, 1994

McCoy NL, Davidson JM: A longitudinal study of the effects of menopause on sexuality. Maturitas 7:203, 1985

McKechnie R, Rubenfire M, Mosca L: Association between self-reported physical activity and vascular reactivity in postmenopausal women. Atherosclerosis 159:483, 2001

McKinlay SM, Brambilla DJ, Posner JG: The normal menopause transition. Maturitas 14:103, 1992

Mehta A, Bachmann G: Vulvovaginal complaints. Clin Obstet Gynecol 51 (3):549, 2008

Melton LJ III, Atkinson EJ, Cooper C, et al: Vertebral fractures predict subsequent fractures. Osteoporos Int 10:214, 1999

Meyer JS, Rauch GM, Crawford K, et al: Risk factors accelerating cerebral degenerative changes, cognitive decline and dementia. Int J Geriatr Psychiatry 14:1050, 1999

Milewicz A, Bidzinska B, Sidorowicz A: Perimenopausal obesity. Gynecol Endocrinol 10:285, 1996

Miller PD, Njeh CF, Jankowski LG, et al: What are the standards by which bone mass measurement at peripheral skeletal sites should be used in the diagnosis of osteoporosis? J Clin Densitom 5(Suppl):S39, 2002

Minino AM, Heron MP, Murphy SL, et al: Deaths: final data for 2004. Natl Vital Stat Rep 55(19):1, 2007

Moen MH, Kahn H, Bjerve KS, et al: Menometrorrhagia in the perimenopause is associated with increased serum estradiol. Maturitas 47:151, 2004

Molina P: Parathyroid gland and Ca^{2+} and PO_4^{3-} regulation. In Endocrine Physiology, 3rd ed. New York, McGraw-Hill, 2010

Molnar WR: Menopausal hot flashes: their cycles and relation to air temperature. Obstet Gynecol 57:52S, 1981

Montan S: Increased risk in the elderly parturient. Curr Opin Obstet Gynecol 19(2):110, 2007

Mosca L, Benjamin EJ, Berra K, et al: Effectiveness-based guidelines for the prevention of cardiovascular disease in women—2011 update: a guideline from the American Heart Association. J Am Coll Cardiol 57(12):1404, 2011

Moschos E, Ashfaq R, McIntire DD, et al: Saline-infusion sonography endometrial sampling compared with endometrial biopsy in diagnosing endometrial pathology. Obstet Gynecol 113(4):881, 2009

National Osteoporosis Foundation: America's bone health: the state of osteoporosis and low bone mass in our nation. 2002. Available at: http://www.osteoporosisnews.org/advocacy/prevalence/index.htm. Accessed January 26, 2011

National Osteoporosis Foundation: Clinician's Guide to Prevention and Treatment of Osteoporosis. Washington, DC, National Osteoporosis Foundation, 2010, p 1

Notelovitz M: Estrogen replacement therapy: indications, contraindications, and agent selection. Am J Obstet Gynecol 161(6 Pt 2):1832, 1989

Ohayon MM. Severe hot flashes are associated with chronic insomnia. Arch Intern Med 166:1262, 2006

Overlie I, Finset A, Holte A: Gendered personality dispositions, hormone values, and hot flushes during and after menopause. J Psychosom Obstet Gynaecol 23(4):219, 2002

Owens JF, Matthews KA: Sleep disturbance in healthy middle-aged women. Maturitas 30:41, 1998

Pinkerton JV, Stovall DW, Kightlinger RS: Advances in the treatment of menopausal symptoms. Womens Health (England) 5(4):361, 2009

Ralston SH: Genetic control of susceptibility to osteoporosis. J Clin Endocrinol Metab 87:2460, 2002

Randolph JF Jr, Sowers M, Bondarenko I, et al: The relationship of longitudinal change in reproductive hormones and vasomotor symptoms during the menopausal transition. J Clin Endocrinol Metab 90:6106, 2005

Rapkin AJ: Vasomotor symptoms in menopause: physiologic condition and central nervous system approaches to treatment. Am J Obstet Gynecol, 196(2):97, 2007

Recker RR, Davies KM, Hinders SM, et al: Bone gain in young adult women. JAMA 268:2403, 1992

Reyes FI, Winter JS, Faiman C: Pituitary-ovarian relationships preceding the menopause. I. A cross-sectional study of serum follicle-stimulating hormone, luteinizing hormone, prolactin, estradiol, and progesterone levels. Am J Obstet Gynecol 129:557, 1977

Richardson SJ, Senikas V, Nelson JF: Follicular depletion during the menopausal transition: evidence for accelerated loss and ultimate exhaustion. J Clin Endocrinol Metab 65:1231, 1987

Riis BJ, Hansen MA, Jensen AM, et al: Low bone mass and fast rate of bone loss at menopause: equal risk factors for future fracture: a 15-year follow-up study. Bone 19:9, 1996

Roger VL, Go AS, Lloyd-Jones DM, et al: Heart disease and stroke statistics—2011 update: a report from the American Heart Association. Circulation 123(4):e18, 2011

Roy S, Caillouette JC, Roy T, et al: Vaginal pH is similar to follicle-stimulating hormone for menopause diagnosis. Am J Obstet Gynecol 190:1272, 2004

Rozen GS, Rennert G, Dodiuk-Gad RP, et al: Calcium supplementation provides an extended window of opportunity for bone mass accretion after menarche. Am J Clin Nutr 78:993, 2003

Sabatier JP, Guaydier-Souquieres G, Laroche D, et al: Bone mineral acquisition during adolescence and early adulthood: a study in 574 healthy females 10-24 years of age. Osteoporos Int 6:141, 1996

Saladin KS: Bone Tissue in Human Anatomy. New York, McGraw-Hill, 2005, p 158

Salonia A, Zanni G, Nappi RE, et al: Sexual dysfunction is common in women with lower urinary tract symptoms and urinary incontinence: results of a cross-sectional study. Eur Urol 45:642, 2004

Santoro N, Brown JR, Adel T, et al: Characterization of reproductive hormonal dynamics in the perimenopause. J Clin Endocrinol Metab 81:1495, 1996

Santoro N, Lasley B, McConnell D, et al: Body size and ethnicity are associated with menstrual cycle alterations in women in the early menopausal transition: the Study of Women's Health across the Nation (SWAN) Daily Hormone Study. J Clin Endocrinol Metab 89(6):2622, 2004

Sarrel PM: Effects of hormone replacement therapy on sexual psychophysiology and behavior in postmenopause. J Womens Health Gend Based Med 9(Suppl 1):S25, 2000

Schiff I, Tulchinsky D, Cramer D, et al: Oral medroxyprogesterone in the treatment of postmenopausal symptoms. JAMA 244:1443, 1980

Schmidt PJ, Rubinow DR: Menopause-related affective disorders: a justification for further study. Am J Psychiatry 148:844, 1991

Schoen C, Rosen T: Maternal and perinatal risks for women over 44—a review. Maturitas 64(2):109, 2009

Sherburn M, Guthrie JR, Dudley EC, et al: Is incontinence associated with menopause? Obstet Gynecol 98:628, 2001

Slopien R, Meczekalski B, Warenik-Szymankiewicz A: Relationship between climacteric symptoms and serum serotonin levels in postmenopausal women. Climacteric 6:53, 2003

Soares CN: Menopause and mood disturbance. Psychiatric Times 12:2005

Soares CN, Frey BN: Challenges and opportunities to manage depression during the menopausal transition and beyond. Psychiatr Clin North Am 33(2):295, 2010

Soules MR, Sherman S, Parrott E, et al: Executive summary: stages of reproductive aging workshop (STRAW). Fertil Steril 76:874, 2001

Spinelli MG: Neuroendocrine effects on mood. Rev Endocr Metab Disord 6:109, 2005

Stear SJ, Prentice A, Jones SC, et al: Effect of a calcium and exercise intervention on the bone mineral status of 16- to 18-year-old adolescent girls. Am J Clin Nutr 77:985, 2003

Stearns V, Ullmer L, Lopez JF, et al: Hot flushes. Lancet 360(9348):1851, 2002

Stein E, Shane E: Secondary osteoporosis. Endocrinol Metab Clin North Am 32:115, 2003

Stovall TG, Photopulos GJ, Poston WM, et al: Pipelle endometrial sampling in patients with known endometrial carcinoma. Obstet Gynecol 77:954, 1991

Theintz G, Buchs B, Rizzoli R, et al: Longitudinal monitoring of bone mass accumulation in healthy adolescents: evidence for a marked reduction after 16 years of age at the levels of lumbar spine and femoral neck in female subjects. J Clin Endocrinol Metab 75:1060, 1992

Thurston RC, Sowers MR, Chang Y, et al: Adiposity and reporting of vasomotor symptoms among midlife women: the study of women's health across the nation. Am J Epidemiol 167(1):78, 2008

Tinetti ME: Clinical practice. Preventing falls in elderly persons. N Engl J Med 348(1):42, 2003

Tinetti ME, Speechley M, Ginter SF: Risk factors for falls among elderly persons living in the community. N Engl J Med 319(26):1701, 1988

Treloar AE: Menstrual cyclicity and the pre-menopause. Maturitas 3(3-4):249, 1981

Tungphaisal S, Chandeying V, Sutthijumroon S, et al: Postmenopausal sexuality in Thai women. Asia Oceania J Obstet Gynaecol 17:143, 1991

U.S. Census Bureau: Age and sex composition: 2010. May 2011. Available at: http://www.census.gov/prod/cen2010/briefs/c2010br-03.pdf. Accessed October 14, 2011

van Beresteijn EC, Korevaar JC, Huijbregts PC, et al: Perimenopausal increase in serum cholesterol: a 10-year longitudinal study. Am J Epidemiol 137:383, 1993

Waetjen LE, Ye J, Feng WY, et al: Association between menopausal transition stages and developing urinary incontinence. Obstet Gynecol 114(5):989, 2009

Wallace RB, Sherman BM, Bean JA, et al: Probability of menopause with increasing duration of amenorrhea in middle-aged women. Am J Obstet Gynecol 135:1021, 1979

Wilbur J, Miller AM, Montgomery A, et al: Sociodemographic characteristics, biological factors, and symptom reporting in midlife women. Menopause 5:43, 1998

Wines N, Willsteed E: Menopause and the skin. Australas J Dermatol 42:149, 2001

Wing RR, Matthews KA, Kuller LH, et al: Weight gain at the time of menopause. Arch Intern Med 151:97, 1991

Woodward S, Freedman RR: The thermoregulatory effects of menopausal hot flashes on sleep. Sleep 17:497, 1994

World Health Organization: WHO Scientific Group on the assessment of osteoporosis at primary health care level: summary meeting report. 2004. Available at: http://www.who.int/chp/topics/Osteoporosis.pdf. Accessed January 26, 2011

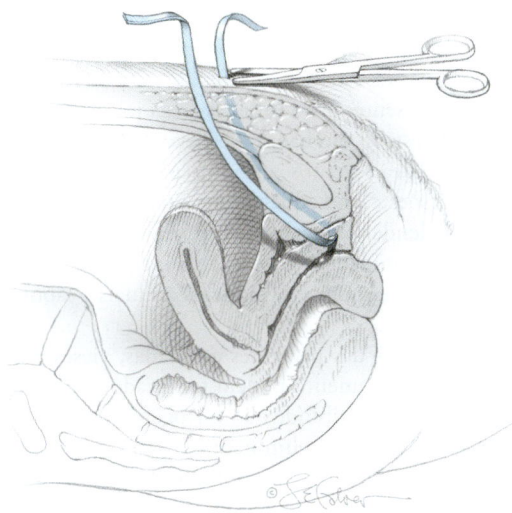

CAPÍTULO 22

A Mulher Madura

TRATAMENTO HORMONAL: HISTÓRIA E CONTROVÉRSIAS......... 581
RESUMO DOS RISCOS E BENEFÍCIOS........................ 584
RESUMO DAS INDICAÇÕES ATUAIS DE USO.................... 585
CONTRAINDICAÇÕES AO USO DE ESTROGÊNIO................. 585
TRATAMENTO DE SINTOMAS VASOMOTORES................... 586
TRATAMENTO DA OSTEOPOROSE.......................... 591
TRATAMENTO DE PROBLEMAS RELACIONADOS À
ATIVIDADE SEXUAL..................................... 597
TRATAMENTO DA DEPRESSÃO............................. 599
TRATAMENTO DO ENVELHECIMENTO DA PELE................. 599
CUIDADOS PREVENTIVOS PARA A SAÚDE.................... 599
REFERÊNCIAS.. 601

A "mulher madura" típica tem 40 anos ou mais e prole completa. Durante a fase final dos 40 anos, a maior parte das mulheres entra na transição menopáusica. Esse período de alterações fisiológicas é causado por senescência ovariana e declínio de estrogênio e geralmente se completa entre 51 e 56 anos de idade (Capítulo 21, p. 554). A menopausa representa um ponto de definição nesse período. Especificamente, a Organização Mundial da Saúde define menopausa como o ponto no tempo em que cessam definitivamente as menstruações em razão de perda de função ovariana. Sob o ponto de vista clínico, a menopausa se refere a um ponto no tempo que corresponde a um ano após a cessação da menstruação.

Com a senescência ovariana, os níveis hormonais declinantes exercem efeitos específicos sobre vários tecidos. Alguns efeitos resultam em queixas físicas, como sintomas vasomotores e ressecamento vaginal, e outros são alterações metabólicas e estruturais. Essas alterações incluem osteopenia, osteoporose, afinamento da pele, liposubstituição nas mamas, alterações cardiovasculares e atrofia geniturinária. Como resultado, as mulheres pós-menopáusicas apresentam problemas específicos associados ao envelhecimento e à perda de estrogênio, que podem afetar negativamente sua saúde.

Durante muitos anos, a menopausa foi considerada como uma "doença de deficiência", como o hipotireoidismo. Por essa razão, a terapia de reposição hormonal foi usada de uma forma ou de outra por mais de 100 anos. A história e as controvérsias que envolvem esse tratamento serão discutidas em detalhes neste capítulo, assim como as recomendações atuais para o tratamento de sintomas menopáusicos.

TRATAMENTO HORMONAL: HISTÓRIA E CONTROVÉRSIAS

No passado recente, o tratamento de reposição hormonal (TH) vinha sendo amplamente prescrito de boa fé para as mulheres menopáusicas com o objetivo de obter diversos benefícios potenciais à saúde, com base nos estudos observacionais e epidemiológicos disponíveis naquele momento. O consenso médico geral então era que o TH, além de ter papel benéfico na prevenção e no tratamento da osteoporose, poderia ter efeito protetivo contra doença cardiovascular, acidente vascular encefálico (AVE) e demência. Entretanto, ensaios clínicos prospectivos e randomizados recentes questionaram a validade dos estudos observacionais anteriores, conforme inicialmente publicados. Especificamente, o tipo de população estudada, a faixa etária e os fatores de risco das participantes e os esquemas hormonais testados são importantes para essa crítica. Os médicos devem praticar medicina com base em evidências para assegurar cuidados de saúde de excelência, e a prática clínica não deve ser regida por um único estudo. Com o entendimento de que há uma hierarquia para a forma de obtenção dos dados clínicos, há necessidade de pesquisar toda a literatura médica para firmar a base sobre a qual a medicina deve ser praticada (Lobo, 2008). Consequentemente, é importante que os médicos conheçam a história e as controvérsias que cercam o TH, assim como as virtudes e os defeitos dos ensaios clínicos realizados para orientar adequadamente suas pacientes sobre as complexidades e o uso correto desse tipo de tratamento.

Tendências iniciais na administração de estrogênio

O tratamento estrogênico (TE) para alívio de sintomas menopáusicos ganhou popularidade nas décadas de 1960 e 1970. O livro *Feminine Forever*, do escritor e ginecologista Robert Wilson, foi publicado em 1968. Nesse livro, o autor escreveu: "As mulheres que usarem o medicamento (estrogênio) sentirão muito mais prazer em viver e não se tornarão enfadonhas e sem atrativos" (Bell, 1990). Wilson era um conferencista prolífico. Seu livro foi amplamente lido e teve alguma influência sobre o entusiasmo acerca do TE e sua capacidade de "preservar a juventude" e prevenir doenças crônicas.

Em meados dos anos 1970, eram aviadas anualmente mais de 30 milhões de receitas para uso de estrogênio, e mais de metade das mulheres menopáusicas estavam fazendo uso de TH em média durante cinco anos. O Premarin (estrogênio equino conjugado) era o quinto medicamento mais prescrito no mercado.

Em 1975, um estudo revelou uma ligação entre câncer endometrial e reposição estrogênica. Um grupo de pesquisadores encontrou risco 4,5 vezes maior desse tipo de câncer em mulheres que usavam estrogênio (Smith, 1975). Como resultado, a U. S. Food and Drug Administration (FDA) exigiu alteração nos rótulos para que indicassem o risco elevado.

Estrogênio como ferramenta preventiva

Na década de 1980, foram adicionados progestogênios aos esquemas terapêuticos para reduzir significativamente o risco de câncer endometrial. Na mesma época, vários estudos comprovaram que o estrogênio prevenia perdas ósseas (Gambrell, 1983). Além disso, dados crescentes na literatura médica confirmavam a efetividade da terapia hormonal menopáusica na redução dos sintomas vasomotores, na prevenção e tratamento de atrofia vulvovaginal e na manutenção da densidade mineral óssea (Shulman, 2010). Diversos estudos observacionais também sugeriram que os estrogênios preveniam o desenvolvimento de doença cardíaca coronariana (DCC) e de outras condições, como a doença de Alzheimer. Entretanto, em 1985, foram publicados relatos conflitantes do Framingham Heart Study e do Nurses' Health Study.

O Framingham Heart Study, um estudo observacional de 1.234 mulheres, mostrou que aquelas que usavam hormônios apresentaram risco 50% maior de morbidade cardíaca e risco mais de duas vezes superior de doença vascular encefálica (Wilson, 1985). Os críticos do Framinghan Study citam a maior incidência de obesidade, tabagismo e diabetes melito na coorte. Na mesma edição do *New England Journal of Medicine*, foi publicado um estudo observacional muito mais amplo, com 121.964 mulheres. No Nurses' Health Study, foram encontradas taxas significativamente menores de doença cardíaca em mulheres pós-menopáusicas que tomavam estrogênio, em comparação com mulheres pós-menopáusicas que não usavam estrogênio (Stampfer, 1985). Vários artigos subsequentes publicados em periódicos médicos relataram efeitos protetores da TH combinada contra DCV e osteoporose em mulheres na menopausa.

A corrente de pensamento atual é que esses estudos observacionais iniciais, não randomizados e não cegos incluíram amostras de mulheres que não necessariamente eram representativas de toda a população de mulheres pós-menopáusicas. Essas usuárias de hormônios tendiam a ter acesso a tratamentos de saúde de melhor qualidade e, em geral, eram mais magras, mais ricas e mais saudáveis (Grodstein, 2003; Prentice, 2006). Esse viés foi denominado "viés da mulher saudável".

Sugeriu-se que uma fonte adicional de vieses confusionais e, possivelmente, de seleção foi o período de início da terapia hormonal em relação ao estado subjacente da vasculatura. Alguns pesquisadores levantaram a hipótese de que o estrogênio poderia retardar os estágios iniciais da aterosclerose que tendem a estar presentes em mulheres mais jovens. Contudo, é possível que o estrogênio não seja efetivo ou, talvez, até seja capaz de desencadear eventos cardiovasculares nas pacientes em que já haja lesões como aquelas encontradas em mulheres de mais idade (Mendelsohn, 2005). A possível existência de uma "janela de oportunidade" para reduzir a incidência de DCV foi corroborada por estudos em modelos animais e laboratoriais (Grodstein, 2003).

Características das pacientes estudadas, vieses e período de iniciação do tratamento podem ter levado, em parte, a resultados favoráveis atribuídos ao estrogênio nos estudos observacionais. Quando se eliminam os vieses desses estudos e os dados são reanalisados, os resultados dos primeiros ensaios observacionais e dos ensaios randomizados e controlados são impressionantemente semelhantes. É importante ressaltar que esses dados não devem ser extrapolados em bloco para uma população cronologicamente mais jovem que esteja sofrendo menopausa precoce ou àquelas pacientes submetidas à ooforectomia antes da idade normal da menopausa.

Ensaio Postmenopausal Estrogen/Progestin Interventions

Com base em dados disponíveis no final da década de 1980, os estrogênios foram prescritos não apenas para aliviar sintomas vasomotores, mas também para a prevenção de outras condições. Em 1995, os resultados publicados do ensaio Postmenopausal Estrogen/Progestin Interventions (PEPI) sugeriram a possibilidade de benefícios para risco de DCC. Nesse estudo, mulheres menopáusicas com média de idade de 56 anos foram alocadas aleatoriamente para um entre cinco tipos de tratamento: (1) placebo, (2) apenas estrogênio, (3) estrogênio mais acetato de medroxiprogesterona (MPA de *medroxyprogester gneacetate*) cíclico, (4) estrogênio mais progesterona micronizada cíclica, ou (5) estrogênio mais MPA contínuo (*The Writing Group for the PEPI Trial*, 1995). Os desfechos primários estudados nas 875 mulheres avaliadas durante três anos incluíram pressão arterial sistólica e níveis de lipídeos séricos, de insulina e de fibrinogênio. O ensaio PEPI comprovou que a redução nos níveis de colesterol lipoproteína de baixa densidade (LDL) foi semelhante em todos os grupos que receberam estrogênio em comparação com o grupo placebo. Além disso, os níveis de colesterol lipoproteína de alta densidade (HDL) aumentaram nos quatro grupos de tratamento que receberam estrogênio. Os níveis aumentaram de forma mais acentuada nas mulheres que receberam apenas estrogênio. Foram observados efeitos intermediários nas tratadas com estrogênio equino conjugado (EEC) e progesterona micronizada, ao passo que o aumento foi menor com a administração de EEC e AMP. O fibrinogênio aumentou no grupo placebo em comparação com os grupos que receberam hormônios. Entretanto, não foi identificada qualquer diferença entre os grupos tratados no que se refere à pressão arterial sistólica ou aos níveis insulínicos após administração de glicose. Os resultados clínicos também foram registrados, tendo havido poucas complicações. Essas complicações ocorreram todas nos grupos tratados com TH e incluíram uma parada cardíaca, dois infartos do miocárdio e dois eventos vasculares encefálicos (American College of Obstetricians and Gynecologists, 2004b).

Heart and Estrogen/Progestin Replacement Study

No Heart and Estrogen/Progestin Replacement Study (HERS), cujos resultados foram publicados em 1998, estudou-se a morbidade cardíaca em 2.763 mulheres com doença cardíaca preexistente (Hulley, 1998). Essas mulheres receberam estrogênio como prevenção secundária contra a progressão de doença cardíaca. Os dados do primeiro ano revelaram aumento de infartos do miocárdio nas mulheres que receberam EEC com AMP contínuo. Entretanto, após um período médio de quatro anos de tratamento, não houve nenhuma diferença nos riscos de morte cardiovascular ou de infarto do miocárdio não fatal entre os grupos de tratamento.

O HERS foi o primeiro ensaio clínico randomizado que apresentou alguma discordância com os dados observacionais anteriores, criando uma imensa confusão para médicos e pacientes. Até então havia uma crença generalizada de que os hormônios preveniam doença cardíaca, mas os dados do HERS fizeram muitos médicos e cientistas questionarem seriamente os efeitos cardioprotetores dos hormônios. Em junho de 2002, Grady e colaboradores (2002) publicaram os dados do estudo de seguimento HERS II, que também mostraram que o TH não era benéfico na prevenção secundária de doença cardíaca, mesmo após 6,8 anos. Além disso, uma reanálise subsequente do Nurses' Health Study, com foco no risco precoce entre mulheres iniciando o TH, revelou que, durante o período de monitoramento, houve uma tendência semelhante no que diz respeito à distribuição dos efeitos no tempo, com ocorrência de danos no início do tratamento (Grodstein, 2001).

Women's Health Initiative

Em 1990, após uma tentativa mal sucedida de obter aprovação da FDA para TH para prevenção de DCC, chegou-se à conclusão de que seriam necessários ensaios clínicos randomizados para que fosse definitivamente testada a hipótese de efeitos benéficos. Consequentemente, antes da divulgação dos resultados dos ensaios PEPI e HERS, o National Institutes of Health (NHI) lançou, em 1993, o ensaio Women's Health Initiative (WHI). Esse estudo foi o mais amplo já realizado para avaliar as causas mais comuns de morte, incapacidade e redução da qualidade de vida. Foram avaliados desfechos específicos: doença cardíaca coronariana, eventos trombóticos venosos, câncer de mama, câncer de colo e fraturas ósseas. O estudo foi composto por um componente observacional e um ensaio clínico randomizado controlado. No ensaio clínico foram incluídas mulheres pós-menopáusicas com idade entre 50 e 79 anos, em grande parte sem eventos cardiovasculares prévios. O WHI comparou o efeito de um fármaco único contendo EEC e AMP com placebo em 16.608 mulheres pós-menopáusicas saldáveis que não haviam sido submetidas à histerectomia (Rossouw, 2002). Simultaneamente, o estudo comparou também EEC com placebo em mulheres pós-menopáusicas sem útero (o braço apenas com estrogênio).

Como parte do desenho original do estudo WHI, os pesquisadores definiram metas para doença cardíaca coronariana (DCC) (benefícios antecipados) e para câncer de mama (risco antecipado) como desfechos das doenças primárias. De acordo com esse plano, o estudo seria interrompido se a incidência de um dos desfechos excedesse a meta dentro de um determinado período. Além disso, desfechos combinados foram ponderados para formar um "índice global", que, quando ultrapassado em determinado período, determinaria a interrupção do estudo. Após um período médio de 5,2 anos de monitoramento, o braço de estrogênio e progestogênio do WHI foi interrompido antes do tempo previsto, por recomendação da comitê de monitoramento de dados e segurança (Data and Safety Monitoring), uma vez que os riscos globais haviam superado os benefícios. Em julho de 2002, os dados foram liberados para os meios de comunicação. Essa divulgação foi anterior à publicação na imprensa especializada e à orientação oportuna dos profissionais de saúde. Houve caos generalizado enquanto médicos e pacientes analisavam os dados da pesquisa antes que fosse possível fazer qualquer recomendação.

Em uma análise detalhada subsequente dos desfechos cardiovasculares, o risco de morte cardiovascular e de infarto não fatal do miocárdio foi de 1,24. Esse dado se traduz em 188 casos reais no grupo tratado com hormônio contra 147 no grupo placebo (Anderson, 2004). Entretanto, não houve diferenças significativas em termos de revascularização coronariana, hospitalização por angina, angina confirmada, síndrome coronariana aguda ou insuficiência cardíaca congestiva. A Tabela 22-1 apresenta o cálculo da resultante entre eventos adversos ou benéficos ocorridos em 10.000 mulheres fazendo uso de terapia hormonal com base nos dados do WHI.

Para explorar o tema da influência do momento de início do TH para a ocorrência de doença cardiovascular, Rossouw e colaboradores (2007) procederam a uma análise secundária

TABELA 22-1 Eventos adversos para a saúde em mulheres usando hormonioterapia[a]

Evento na saúde	E + P	Somente E
Riscos potenciais		
Doença cardíaca coronariana	+7	−5
AVE	+8	+12
Tromboembolismo	+18	+7
Câncer de mama	+8	−8
Câncer de endométrio	−1	NA
Índice global	+19	+2
Morte	−1	+3
Demência	+19	+9
Déficit cognitivo leve (DCL)	+27	+35
Benefícios potenciais		
Câncer de colo	−6	−6
Fratura de colo do fêmur	−5	+1

[a]Cálculo do número de eventos adversos para a saúde ocorrendo em 10.000 mulheres usando hormonioterapia (estrogênio mais progestogênio, E + P, ou apenas estrogênio, somente E) comparado com o grupo placebo, $p < 0,05$.
NA = não aplicável.
Segundo Lam, 2005, com permissão.

dos resultados do estudo WHI. Esses autores se concentraram especificamente nos efeitos do TH sobre DCC e AVE, dividindo as pacientes por categorias de idade e número de anos decorridos desde a menopausa, no ensaiocombinado. Esses pesquisadores observaram que as mulheres que iniciaram o tratamento hormonal próximo da menopausa tenderam a ter menor risco de DCC, em comparação com aumento do risco em mulheres que iniciaram o tratamento em período mais distante da menopausa. Nas mulheres com menos de 10 anos desde a menopausa, a razão de risco para DCC foi 0,76; com 10 a 20 anos desde a menopausa, 1,10; e com 20 anos ou mais, 1,28.

Especificamente, para a faixa etária entre 50 e 59 anos, a razão de risco (HR, de *hazard ratio*) para DCC foi 0,93 ou dois eventos *a menos* por 10.000 pessoas-ano; para a faixa etária entre 60 e 69 anos, 0,98 ou um evento *a menos* por 10.000 pessoas-ano; e para a faixa entre 70 e 79 anos, 1,26 ou 19 eventos *extras* por 10.000 pessoas-ano. Rossouw e colaboradores concluíram que as mulheres que iniciaram a terapia hormonal mais perto da menopausa tenderam a ter risco menor de DCC, em comparação com maior risco de DCC naquelasque iniciaram o tratamento mais distante da menopausa. Em sua análise, a terapia hormonal aumentou o risco de AVE. A razão de risco foi 1,32 e esse risco não variou significativamente em função de idade ou tempo decorrido desde a menopausa.

Se a administração de EEC ou de EEC mais AMC melhora a saúde cardiovascular de mulheres com menopausa recente é algo a ser confirmado definitivamente. No momento, as evidências são insuficientes para sugerir iniciar ou manter tratamento em longo prazo com EEC ou EEC mais AMC para prevenção primária de DCC. Embora esta tenha sido a principal conclusão do ensaio, os resultados levaram à restrição no uso de TH mesmo para mulheres saudáveis com sintomas vasomotores desagradáveis no momento da menopausa. Simultaneamente com o WHI, um estudo estruturado de forma semelhante, o Women's International Study of Long Duration Oestrogen after Menopause (WISDOM), iniciou o registro de pacientes em 1999. Esse ensaio foi encerrado prematuramente em consequência da publicação dos achados do WHI. Após analisar dados coletados nesse estudo, Vickers e colaboradores (2007) concluíram que a terapia de reposição hormonal aumenta o risco cardiovascular e tromboembólico nos casos em que seu início ocorre muitos anos após a menopausa.

Preocupações acerca da faixa etária mais avançada da coorte do WHI e com o uso combinado contínuo de EEC e AMC no ensaio WHI levaram o Kronos Longevity Research Institute a patrocinar um estudo em 8 grandes centros médicos. O Kronos Early Estrogen Study (KEEPS) visa a testar se há benefícios com o uso de estradiol (E_2) em mulheres com menopausa recente e idade entre 40 e 45 anos, cujo último período menstrual tenha ocorrido entre 6 meses e 3 anos antes da entrada no estudo. Essas mulheres serão tratadas continuamente com estrogênio por vias oral ou transdérmica. Será adicionada progesterona micronizada durante 10 dias para reproduzir o ciclo menstrual normal e reduzir a exposição sistêmica à progesterona. Serão avaliadas as alterações em marcadores substitutos para risco de DCC, inclusive espessura da camada íntima da carótida e depósito acumulado de cálcio nas coronárias (Miller, 2009). Os resultados são esperados para breve.

ABORDAGEM ATUAL PARA ADMINISTRAÇÃO DE REPOSIÇÃO HORMONAL

Resumo dos riscos e benefícios

Atualmente, como resultado desses e de outros estudos, os médicos estão mais bem informados sobre riscos e benefícios do TH. Nas inúmeras revisões e discussões que ocorreram depois do estudo WHI, a maior parte dos médicos concorda que o TH está associado a aumento no risco de DCC em menopáusicas de mais idade, e a aumento no risco de AVE, tromboembolismo venoso e colecistite. Aparentemente, o câncer de mama é fator de risco nos casos de uso em longo prazo (>5 anos). Dois estudos revelaram aumento no risco de câncer ovariano em casos de uso em longo prazo (> 10 anos), porém não no uso em curto prazo (< 5 anos) (Danforth, 2007; Lacey, 2006). Entretanto, outros estudos não confirmaram esse risco (Noller, 2002).

Por outro lado, são observados vários benefícios a longo prazo com o TH, incluindo aumento na DMO e redução nas taxas de fraturas e de câncer colorretal. Além desses benefícios individuais, foram analisados também os efeitos do TH sobre as taxas de mortalidade. Em uma metanálise realizada por Salpeter e colaboradores (2004) foram reunidos dados de 30 ensaios randomizados realizados no período entre 1966 e abril de 2003. Os cálculos entre as 26.708 participantes revelaram que a taxa de mortalidade total associada ao TH foi 0,98. Cabe observar que o TH reduziu a taxa de mortalidade em mulheres com menos de 60 anos, porém não em mulheres com mais de 60 anos. Esses pesquisadores sugerem que, uma vez estabilizada a coronariopatia, o TH não produz qualquer efeito para reversão na evolução da doença. Além disso, a incidência de eventos cardiovasculares pode aumentar potencialmente em grupos mais idosos em razão do risco aumentado de coágulos sanguíneos. De forma semelhante, o grupo de Rossouw (2007) mostrou uma tendência não significativa de efeitos mais favoráveis do TH sobre a mortalidade total em mulheres mais jovens, em comparação com mais idosas.

Foi publicada uma revisão no banco de dados Cochrane na qual foram incluídos 19 ensaios duplo-cegos randomizados, comparando TH e placebo, envolvendo 41.904 mulheres ao longo de 2007 (Farquhar, 2009). O TH incluiu estrogênios, com ou sem progestogênios, administrados pelas vias oral, transdérmica ou subcutânea. Os autores concluíram que em mulheres relativamente saudáveis, TH combinado contínuo aumentou significativamente o risco de tromboembolismo venoso (TEV) ou de evento coronariano (após 1 ano de uso), AVE (após 3 anos) e câncer de mama e colecistite. O TH em longo prazo exclusivamente com estrogênio aumentou significativamente o risco de TEV, AVE e colecistite (após 1 a 2 anos, 3 anos e 7 anos, respectivamente), mas não aumentou significativamente o risco de câncer de mama. Os únicos benefícios estatisticamente significativos do TH foram redução na incidência de fraturas e (para TH combinado) câncer de colo, com uso em longo prazo. Entre as mulheres com mais de 65 anos, relativamente saudáveis e sendo tratadas com TH combinado contínuo, houve aumento estatisticamente significativo na incidência de demência. Entre as mulheres com DCV, o uso de TH em longo prazo aumentou significativamente o risco de TEV.

Nesta mesma revisão de dados, Farquhar e colaboradores observaram um ensaio no qual um subgrupo de 2.839 mulheres relativamente saudáveis, com idade entre 50 e 59 anos, fazendo uso de TH e 1.637 tomando apenas estrogênio foram comparadas a um grupo placebo de tamanho similar. O único risco com aumento significativo foi de TEV em mulheres fazendo uso de TH combinado contínuo. Contudo, seu risco absoluto manteve-se baixo, inferior a 1 em 500. Esse ensaio não teve força estatística para detectar diferenças entre grupos de mulheres mais jovens.

O uso em longo prazo de TH está associado a aumento no risco de câncer de mama (Collaborative Group on Hormonal Factors in Breast Cancer, 1997). Estudos observacionais demonstram um risco relativo de aproximadamente 1,3 com uso de TH em longo prazo, em geral definido como acima de 5 anos. O ensaio WHI demonstrou aumento significativo de 26% no risco de câncer invasivo de mama nas mulheres submetidas à terapia de reposição com estrogênio e progestogênio após aproximadamente 5 anos de uso. Não se observou aumento do risco para uso em curto prazo ou entre quem tenha feito uso no passado (Rossouw, 2002). Conforme afirmado, no braço que recebeu apenas estrogênio no ensaio WHI, entre mulheres com histerectomia prévia, não se observou aumento no risco de câncer de mama após uso de estrogênio em média por 7 anos. Entre aquelas locadas nesse grupo que sobreviveram por 10,7 anos após a interrupção do WHI, observou-se redução no risco de câncer de mama (LaCroix, 2011). A proporção de mulheres necessitando de mamografias sequenciais foi significativamente maior em ambos os grupos ativos no ensaio WHI (Stefanick, 2006). Entretanto, o tratamento exclusivamente com estrogênio foi associado a aumento significativo no risco de câncer de mama após 15 anos de uso corrente no Nurse's Health Study e entre as usuárias correntes no estudo Million Women Observational com mulheres no Reino Unido (Beral, 2003; Chen, 2006)

Resumo das indicações atuais de uso

Ao longo da última década ficou claro que a prescrição de TH é complexa, havendo necessidade de adaptação individual considerando o perfil de risco/benefício de cada paciente sintomática. Assim, posologia, tipo e via de administração devem ser cuidadosamente avaliados. Com base na literatura disponível, atualmente o TH é indicado apenas para tratamento de sintomas vasomotores e atrofia vaginal, bem como para prevenção ou tratamento de osteoporose. O padrão atual de atenção à saúde recomenda reavaliar a necessidade de manter a terapia em intervalos de 6 a 12 meses. Portanto, em mulheres que necessitem de prevenção ou tratamento em longo prazo de osteoporose a melhor opção provavelmente é o uso de agentes com ação específica sobre os ossos. Se houver indicação para uso de estrogênio para tratar sintomas vaginais isolados, sugere-se formulações de uso local por serem mais seguras para uso estendido. É importante ressaltar que o TH não está indicado na rotina de manejo de outras doenças crônicas.

O tratamento hormonal deve ser prescrito na menor dose efetiva e pelo menor período (American College of Obstetricians and Gynecologists, 2008). Embora os profissionais de saúde devam estar cientes dessas diretrizes, não há limite de tempo determinado para a duração do uso de TH em mulheres sintomáticas que estejam bem informadas. O tratamento pode ser mantido enquanto a paciente sentir que os benefícios superam os riscos. Os médicos devem advertir suas pacientes de que os riscos aumentam com a idade e com a duração do uso. Consultas anuais ou semestrais para discutir sintomas, efeitos colaterais e para atualização na literatura científica relacionada à verificação de riscos e benefícios devem ser adequadas a cada paciente.

Para mulheres com útero, um progestogênio deve ser combinada com o estrogênio para reduzir o risco de câncer endometrial. Os progestogênios podem ser prescritos diariamente junto com o estrogênio, sendo que essa forma de administração é conhecida como *terapia contínua*. Em geral, esse esquema induz amenorreia. Como alternativa, o estrogênio pode ser administrado durante 25 dias todos os meses, com adição de um progestogênio nos últimos 10 dias. Os medicamentos são suspensos por cinco dias, havendo sangramento vaginal subsequente. Outro esquema comumente usado inclui tratamento contínuo com estrogênio associado a um progestogênio administrado no últimos 10 dias de cada mês. Estes esquemas são denominados *terapia cíclica*. Dos esquemas citados, a terapia cíclica é mais usada em mulheres na transição menopáusica, e a terapia contínua em geral é a opção para as pós-menopáusicas.

Se necessário, os progestogênios geralmente são prescritos por via oral, embora o dispositivo intrauterino liberador de progestogênio (Mirena) seja uma opção promissora para administração local de progesterona em pós-menopáusicas (Capítulo 5, p. 137) (Peled, 2007). Além disso, há produtos com combinação de estrogênio e progestogênio para uso oral ou transdérmico. Os contraceptivos hormonais combinados em dose baixa são efetivos em mulheres mais jovens na perimenopausa, com o benefício adicional de evitar gravidez.

Contraindicações ao uso de estrogênio

É importante observar que o estrogênio é contraindicado em mulheres que apresentem uma ou mais das seguintes condições: suspeita ou confirmação de carcinoma de mama, suspeita ou confirmação de neoplasia dependente de estrogênio, sangramento genital anormal de etiologia desconhecida, gravidez suspeita ou confirmada e doença hepática ativa (Tabela 22-2). Além disso, os dados mostram aumento de duas vezes no risco de TEV em usuárias de TH. Os estrogênios, particularmente aqueles administrados por via oral, estimulam a produção hepática de fatores da coagulação. Portanto, o TH também é contraindicado em mulheres com antecedente de TEV.

Para finalizar, a decisão de iniciar ou de suspender TH é estritamente pessoal, a ser tomada pela paciente, com orientação médica. Para a suspensão do TH, não está esclarecido se a melhor forma é abrupta ou com redução progressiva da dose. Espera-se algum grau de recorrência de sintomas vasomotores.

TABELA 22-2 Advertências e precauções para a administração de estrogênio

O estrogênio não deve ser usado em mulheres com qualquer uma das seguintes condições:
Sangramento genital anormal sem diagnóstico
História suspeita ou confirmada de câncer de mama
História suspeita ou confirmada de neoplasia estrogênio-dependente
Trombose venosa profunda ou embolia pulmonar em atividade ou antecedente desses problemas
Doença arterial tromboembólica ativa ou recente (p. ex., no último ano) (p. ex., AVE ou infarto do miocárdio)
Disfunção ou doença hepática
Hipersensibilidade conhecida a componentes da formulação do estrogênio
Gravidez suspeita ou confirmada. Não há indicação para uso de estrogênio na gravidez. O risco de malformação ao nascimento parece ser pequeno ou inexistente em crianças nascidas de mulheres que inadvertidamente tenham utilizado estrogênio e progestogênio por via oral como contraceptivo no início da gestação

O estrogênio deve ser usado com cautela em mulheres com as seguintes condições:
Demência
Colecistite
Hipertrigliceridemia
Icterícia colestática prévia
Hipotireoidismo
Retenção hídrica mais disfunção cardíaca ou renal
Hipocalcemia grave
Endometriose prévia
Hemangioma hepático

Resumida do U.S. Department of Health and Human Services, 2005.

SINTOMAS DA MENOPAUSA

Os sintomas iniciais mais comuns da menopausa são aqueles causados por instabilidade vasomotora incluindo fogachos, insônia, irritabilidade e transtornos do humor. Além dos sintomas, é possível haver alterações físicas como atrofia vaginal, incontinência urinária de esforço e atrofia de pele. Há riscos em longo prazo para a saúde atribuídos às alterações hormonais da menopausa associadas ao envelhecimento natural. São eles, osteoporose, DCV e, em alguns estudos, doença de Alzheimer, degeneração macular e AVE.

Tratamento de sintomas vasomotores

Os sintomas vasomotores, conhecidos como fogachos ou ondas de calor, são as queixas mais frequentes da transição menopáusica (Capítulo 21, p. 560). Após a menopausa, os fogachos permanecem e ocorrem em 50 a 85% das mulheres pós-menopáusicas. Aproximadamente 25% das mulheres sentem desconforto significativo. Os distúrbios do sono podem levar a estados letárgicos e depressivos.

A frequência dos fogachos diminui com o tempo. No ensaio PEPI, o percentual de mulheres do grupo placebo que apresentaram sintomas vasomotores diminuiu de 56%, no momento de entrada no estudo, para 30% no terceiro ano de teste (Greendale, 1998). Somente uma pequena percentagem de mulheres continua a sofrer de fogachos 10 anos após a menopausa. Quinze anos após a menopausa, cerca de 3% das mulheres relatam fogachos frequentes, e 12% relatam sintomas vasomotores variando de moderados a graves (Barnabei, 2002; Hays, 2003).

Tratamento hormonal
Estrogênio
Efetividade da terapia. A terapia sistêmica com estrogênio (TE) é a conduta mais efetiva para o tratamento dos sintomas vasomotores e a única atualmente aprovada pela FDA com essa indicação (Shifren, 2010). O valor desse tipo de tratamento foi demonstrado em vários estudos randomizados controlados (ERCs) (Nelson, 2004). MacLennan e colaboradores (2004) realizaram uma revisão sistemática de 24 ERCs envolvendo 3.329 mulheres com fogachos moderados a graves. Esses pesquisadores observaram que o TH reduziu a frequência de fogachos em aproximadamente 18 eventos por semana, isto é, cerca de 75%, em comparação com o placebo. A intensidade dos sintomas vasomotores também foi reduzida significativamente. Além disso, no ensaio PEPI, todos os braços de tratamento foram mais efetivos do que o placebo na redução de sintomas vasomotores. Não houve diferenças significativas entre regimes específicos de hormônios (Greendale, 1998).

Estrogênios aprovados para sintomas vasomotores. O estrogênio pode ser administrado por via oral, parenteral, tópica, vaginal ou transdérmica, com efeitos semelhantes (Tabela 22-3). Dentro desses grupos, há várias formulações diferentes disponíveis. Recomenda-se terapia estrogênica contínua, embora a dosagem e a via de administração possam ser alteradas para atender à preferência das pacientes. Nos Estados Unidos, os estrogênios orais vinham sendo os mais populares, embora pareça que a administração transdérmica talvez seja um tanto mais segura. Especificamente, os adesivos estrogênicos transdérmicos evitam o efeito da primeira passagem pelo fígado e oferecem a conveniência de administração menos fre-

TABELA 22-3 Preparações selecionadas de estrogênio e progestogênio para o tratamento de sintomas vasomotores menopáusicos*

Apresentações	Nome genérico	Nome comercial*	Doses
Estrogênio			
Oral[a]	EEC	Premarin	0,3, 0,45, 0,625, 0,9 ou 1,25 mg
	17β-estradiol	Estrace[b]	0,5, 1,0 ou 2,0 mg
	Acetato de estradiol	Femtrace	0,45, 0,9 ou 1,8 mg
	10 estrogênios sintéticos	Enjuvia	0,3, 0,45, 1,625, 0,9 ou 1,25 mg
Adesivo transdérmico	17β-estradiol	Alora[b]	0,025, 0,05, 0,075 ou 0,1 mg/dia (adesivo aplicado 2×/semana ao abdome ou à nádega; 8 adesivos por caixa)
	17β-estradiol	Climara[b]	0,025, 0,0375, 0,05, 0,06, 0,075 ou 0,1 mg/dia (adesivo aplicado ao abdome ou à nádega; 1×/semana; 4 adesivos por caixa)
	17β-estradiol	Menostar[b]	14 μg/dia (adesivo aplicado ao abdome semanalmente; 4 adesivos por caixa)
	17β-estradiol	Vivelle-dot[b]	0,025, 0,0375, 0,05 ou 0,075, 0,1 mg/dia (adesivo aplicado ao abdome uma vez por semana; 8 adesivos por caixa)
Gel transdérmico	17β-estradiol	Estrogel[b]	1 dose medida de gel aplicada diariamente no braço (64 doses em frasco de 93 g)
	17β-estradiol	Estrasorb[b]	Gel de 2 envelopes aplicado diariamente nas pernas (56 pacotes/cartela)
	17β-estradiol	Divigel[b]	Envelopes com 0,25, 0,5 ou 1 mg. Gel de 1 envelope aplicado à coxa diariamente (30 envelopes por cartela)
	17β-estradiol	Elestrin[b]	1 dose medida de gel aplicada ao braço diariamente (30 doses por frasco de 35 g)
	17β-estradiol	Evamist[b]	1 a 3 *sprays* com dose medida aplicados ao antebraço diariamente (56 doses por bomba)
Vaginal	Acetato de estradiol	Femring	0,05 ou 0,1 mg/dia (inserido a cada 90 dias)
Progestogênio			
Oral	MPA	Provera	2,5, 5,0 ou 10,0 mg
	Progesterona micronizada	Prometrium[b]	200 mg (em óleo de amendoim) (1 por dia durante 12 dias a cada ciclo de 28 dias)
Vaginal	Progesterona	Prochieve 4%[b]	45 mg
Preparações combinadas			
Oral sequencial[b]	EEC + MPA	Premphase	0,625 mg de EEC (vermelho) + 0,625 mg de EEC/5,0 de MPA (azul) (28 pílulas por cartela; 14 vermelhas e 14 azuis)[c]
Oral contínua[a]	EEC + MPA	Prempro	0,3 mg de EEC/1,5 mg de MPA ou 0,625 mg EEC/2,5 mg MPA ou 0,625 mg EEC/5 mg de MPA (28 pílulas/cartela)
	17β-estradiol + drospirenona	Angeliq	1 mg E_2/0,5 mg drospirenona (28 pílulas/cartela)
	17β-estradiol + NETA	Activella	1 mg E_2/0,5 mg de NETA ou 0,5 g E_2/0,1 mg de NETA (28 pílulas/cartela)
	Etinilestradiol + NETA	femhrt	2,5 μg EE/0,5 mg de NETA ou 0,5 μg EE/1 mg de NETA
Transdérmica contínua	17β-estradiol + LNG	Climara Pro	0,045 mg/dia de E_2 + 0,015 mg/dia de LNG (adesivo aplicado semanalmente)
	17β-estradiol + NETA	CombiPatch	0,05 mg/dia E_2 + 0,14 mg/dia de NETA ou 0,05 mg/dia E_2/0,25 mg/dia NETA (adesivo aplicado ao abdome duas vezes por semana)

LNG = levonorgestrel; MPA = acetato de medroxiprogesterona; NETA = acetato de noretindrona
[a] Uma pílula por dia.
[b] Considere usar formulação bioidêntica.
[c] As primeiras 14 pílulas contêm estrogênio, e as subsequentes (de 15 a 28), estrogênio com progestogênio.
* N. de R.T. Os nomes comerciais da tabela são os disponíveis nos EUA.

quente (uma ou duas vezes por semana). Não há informações sobre qual a seja a dose mínima eficaz, mas esse *mantra* é citado pela maioria das principais organizações que se ocupam da menopausa como forma de assegurar segurança.

Progestogênios. Os progestogênios isoladamente são até certo ponto efetivos para o tratamento de fogachos em mulheres para as quais o estrogênio esteja contraindicado, como aquelas com histórico de tromboembolismo venoso ou câncer de mama. Entretanto, efeitos adversos, que incluem sangramento vaginal e ganho de peso, podem limitar o uso desse medicamento.

Além de leve redução nos fogachos, os progestogênios usados como agentes em TH combinado oferecem apenas um benefício adicional: proteção essencial contra hiperplasia endometrial e câncer induzidos por estrogênios em mulheres com útero. Ensaios clínicos mostraram que os progestogênios não aumentam significativamente os benefícios do estrogênio para a densidade óssea. Além disso, os progestogênios talvez reduzam os efeitos benéficos do estrogênio sobre os lipídeos e o fluxo sanguíneo.

Hormônios "bioidênticos"

Produtos aprovados pela FDA. Algumas pacientes acreditam que o tratamento hormonal convencional implica risco evidente e real para a saúde. A imprensa leiga e os livros de autoajuda sobre hormônios estão repletos de informações sugerindo que os hormônios bioidênticos oferecem o alívio que as mulheres necessitam, com riscos menores. Por definição, a TH com bioidênticos refere-se à terapia com produtos com composição química similar aos hormônios do corpo humano, e tais compostos usam 17β-estradiol e/ou progesterona. Os produtos bioidênticos aprovados pela FDA estão disponíveis para uso por diversas vias de administração capazes de fornecer níveis hormonais baixos e constantes (ver Tabela 22-3). Esses produtos são regulados e monitorados pela FDA. Provaram-se eficazes para alívio de sintomas da menopausa e foram publicados perfis de segurança para seu efeito endometrial.

Produtos com compostos bioidênticos não aprovados pela FDA. Esses produtos estão disponíveis por meio de prescrição médica para as pacientes que não tolerem os produtos aprovados pela FDA. Os esquemas de uso tópico incluem Tri-est (80% estriol, 10% estrona e 10% estradiol) ou Bi-est (80% etriol e 20% estradiol) variando entre 1,25 a 2,5 mg. Esses estrogênios são associados a progesterona micronizada, 10 a 50 mg diariamente, em Dermabase, Eucerin ou outro creme ou emoliente similar.

Algumas farmácias de manipulação jactam-se da segurança e eficácia de seus compostos hormonais e anunciam tratamentos individualizados com base em testes hormonais na saliva. Infelizmente esses testes salivares têm excessiva variabilidade inter e intrapacientes e comprovou-se que seus resultados não se correlacionam com os níveis séricos hormonais (Boothly, 2004). Além disso, esses produtos não foram submetidos a ensaios clínicos randomizados rigorosos para atestar suas segurança e eficácia. Consequentemente, é necessário informar as pacientes acerca dos possíveis riscos e benefícios desses produtos. Especificamente sobre outros tipos ou formas de TH, a FDA assim se manifestou: "Outras doses de EEC e AMP e outras formas de combinação e de dosagens de estrogênios e progestogênios não foram estudadas nos ensaios clínicos do WHI, e, na ausência de dados comparáveis, deve-se presumir que esses riscos sejam semelhantes". Portanto, esses compostos hormonais não podem ser considerados mais seguros que os estrogênios e os progestogênios farmacêuticos convencionais. É importante ressaltar que há necessidade de proteção adequada do endométrio se forem prescritos compostos estrogênicos (Pinkerton, 2009).

Agentes que atuam no sistema nervoso central para tratamento de sintomas vasomotores

Atualmente, não há tratamentos não hormonais aprovados pela FDA para uso em caso de fogachos e, além disso, não existem ensaios de longo prazo disponíveis. Entretanto, vários agentes e tratamentos têm sido utilizados e foram publicados dados de alguns estudos de curto prazo (Tabela 22-4). Esses produtos são alternativas para mulheres que preferem não utilizar TH ou para quem o estrogênio está contraindicado. Contudo, para muitas dessas pacientes, os efeitos colaterais ou a ineficácia desses agentes, em comparação com o TH, limitam seu uso rotineiro com essa indicação.

Inibidores seletivos da recaptação da serotonina, inibidores seletivos da recaptação de serotonina/norepinefrina.

Nos ensaios randomizados placebo-controlados com os antidepressivos venlafaxina, fluoxetina, paroxetina e desvenlafaxina foram observadas melhoras modestas nos fogachos em comparação com placebo. Especificamente, em um estudo randomizado, duplo-cego, controlado por placebo, Loprinzi e colaboradores (2000) observaram que a venlafaxina XR reduziu em 37% os escores de avaliação de fogachos com posologia de 37,5, mg/dia, em 61% com 75 mg/dia, e em 61% com 150 mg/dia. As mulheres tratadas com placebo apresentaram redução de 27% nos fogachos. Posteriormente, Loprinzi e colaboradores (2002) estudaram os efeitos da fluoxetina (20 mg/dia) sobre os fogachos. Esses pesquisadores relataram que as mulheres tratadas com o inibidor seletivo da recaptação da serotonina (ISRS) apresentaram redução de apenas 1,5 evento vasomotor em comparação com as que receberam placebo. Em um ensaio com 6 semanas de duração, Stearns e colaboradores (2003) avaliaram os efeitos da paroxetina CR, nas dosagens de 12,5 mg/dia e 25 mg/dia, em comparação com placebo.

TABELA 22-4 Agentes não hormonais usados no tratamento de sintomas vasomotores

Com prescrição (nome comercial)	Sem prescrição
ISRS (ver Tabela 13-14, p. 366)	Acteia negra (Cimicifuga racemosa)
Fluoxetina (Prozac, Sarafem)	
Paroxetina (Paxil)	Dongquai (angelica sinensis ou ginseng)
Venlafaxina (Effexor)	
ISRSN: desvenlafaxina (Pristiq)	Isoflavonas de trevo vermelho
Clonidina (Catapress)	Isoflavonas de soja
Gabapentina (Neurontin)	Vitamina E
Mirtazapina (Remeron)	
Trazodona (Desyrel)	

ISRS = inibidor seletivo da recaptação da serotonina; ISRSN = inibidor seletivo da recaptação da serotonina/norepinefrina.

Em ambas as dosagens, a paroxetina resultou em redução de aproximadamente três episódios de fogacho por dia em comparação com a redução de 1,8 episódio por dia obtida com placebo. Finalmente, os grupos que prescreveram 100 ou 150 mg/dia de desvenlafaxina observaram redução aproximada de 65% nos episódios de fogacho. Contudo, esse percentual representa apenas 1 a 2 episódios a menos por dia em comparação com placebo (Archer, 2008, 2009b). É importante ressaltar que os benefícios dos ISRSs devem ser cotejados com seus efeitos colaterais, que incluem náusea, diarreia, cefaleia, insônia, inquietação, fadiga e disfunção sexual.

Clonidina. A clonidina (Catapress e outros), um agonista do receptor α_2-adrenérgico que atua centralmente, mostrou-se efetiva em alguns ensaios clínicos. Nagamani e colaboradores (1987) avaliaram o uso de 0,1 mg/dia de clonidina, por via transdérmica, em um ensaio de oito semanas. Esses pesquisadores relataram que 12 entre 15 mulheres observaram redução nos sintomas vasomotores em comparação com 5 entre as 14 que receberam placebo. Entretanto, hipotensão, boca seca, tontura, constipação e sedação limitaram o uso do medicamento. Para muitas mulheres, doses baixas de clonidina não são efetivas, e, assim, para tratamento adequado há necessidade de dosagens substancialmente maiores, o que aumenta a incidência de efeitos colaterais.

Gabapentina. Sob o ponto de vista estrutural, a gabapentina (Neurontin) está relacionada ao neurotransmissor ácido gama-aminobutírico (GABA), embora seu mecanismo de ação exato ainda seja desconhecido. Atualmente, a gabapentina está aprovada pela FDA para tratamento de convulsões parciais, dor neuropática e neuralgia pós-herpética (Brown, 2009). Entretanto, o medicamento tem sido usado extensivamente, sem indicação formal, para tratamento de diversos outros quadros neurológicos.

Guttuso e colaboradores (2003) avaliaram o uso de 900 mg/dia de gabapentina por via oral no tratamento de sintomas vasomotores. Os autores observaram redução de 45% na frequência de fogachos, em comparação com redução de 29% com placebo. Os efeitos adversos incluíram tontura e sonolência. Além disso, Reddy e colaboradores (2006) realizaram um ensaio randomizado duplo-cego controlado com placebo, no qual 60 mulheres pós-menopáusicas receberam 2.400 mg/dia de gabapentina; 0,625 mg/dia de estrogênio conjugado por via oral; ou placebo, durante 12 semanas. As reduções nos escores compostos para avaliação de fogacho nos grupos tratados com estrogênio (72%) e gabapentina (71%) foram maiores que as associadas ao placebo (54%). Entretanto, cefaleia, tontura e desorientação ocorreram em quase 25% das mulheres tratadas com gabapentina. Não há ensaios de longo prazo avaliando o uso de gabapentina no tratamento de fogachos (Shifren, 2010).

Alfa-metildopa. Quando administrado em doses de 500 a 1.000 mg/dia, o anti-hipertensivo metildopa mostrou-se duas vezes mais efetivo que o placebo para o tratamento de sintomas vasomotores. Entretanto, em estudos que avaliaram sua eficácia, os efeitos colaterais incluíram tontura, náusea, fadiga e boca seca (Fugate, 2004). Em razão dos efeitos colaterais significativos e da melhora modesta nos sintomas vasomotores, esse medicamento não é recomendado com essa indicação.

Bellergal. O Bellergal (o Bellergal-S não é mais comercializado nos Estados Unidos) é uma preparação combinada de sedativos que contém fenobarbital, tartarato de ergotamina e alcaloides da beladona (Loprinzi, 2005). Em estudos randomizados duplo-cegos, esse agente apresentou reduções modestas ou nenhuma redução nos sintomas vasomotores, em comparação com o placebo. Além disso, nesses estudos, mais de 30% das participantes desistiram do tratamento em razão de ineficácia ou de efeitos colaterais. Além disso, os barbitúricos provocam dependência e, por isso, não devem ser recomendados para uso em longo prazo. Em razão de sua eficácia limitada e dos efeitos colaterais significativos, esse agente não é recomendado com essa indicação.

Medicamentos para dormir. Mulheres com fogachos noturnos e interrupção do sono podem se beneficiar com medicamentos para dormir. O anti-histamínico difenidramina pode servir como um medicamento de baixo custo e de venda livre. O eszopiclone melhora significativamente o sono e afeta positivamente no humor, qualidade de vida, sintomas relacionados à menopausa em um estudo duplo-cego e controlado em pacientes peri e pós-menopáusicos (Soares, 2006). Uma lista de ajuda para o sono é encontrada na Tabela 1-24 (p. 29).

Medicina alternativa e complementar (MAC)

Em 2005, os gastos com terapias alternativas nos Estados Unidos foram estimados em aproximadamente 30 bilhões de dólares, superiores àqueles com todos os serviços médicos no mesmo ano (Castelo-Branco, 2005). Em 2002, 49% das mulheres Nos EUA e no Canadá usaram MAC, e essa tendência parece ser crescente (Newton, 2002).

Acupuntura. Essa MAC foi avaliada para controle de fogachos por ensaios multicêntricos randomizados e controlados conduzidos em mulheres perimenopáusicas e pós-menopáusicas (Borud, 2009; Kim, 2010). Em dois ensaios, os grupos de tratamento receberam 10 a 12 sessões de acupuntura e foram comparados a grupos controle. Foram observadas reduções significativas na frequência e na intensidade dos fogachos. Entretanto, ambos os ensaios tinham amostra reduzida com tratamento e acompanhamento em curto prazo. Apesar dessas limitações, esse tratamento parece promissor.

Adiposidade. Há hipóteses conflitantes sobre como a adiposidade pode afetar os fogachos da menopausa. Uma dessas hipóteses afirma que a aromatização de androgênios a estrogênios na gordura corporal levaria à redução na frequência dos fogachos. Por outro lado, os modelos com base na termorregulação argumentam que o aumento da gordura corporal deve estar associado a aumento dos fogachos em razão de efeitos isolantes da gordura. Em favor desta teoria, Thurston e colaboradores (2008) observaram que o aumento da adiposidade abdominal, particularmente da adiposidade subcutânea, está associado a aumento na probabilidade de fogachos. Sua sugestão é que perda de gordura e exercícios aeróbios talvez reduzam a intensidade dos fogachos. Contudo, há necessidade de estudos adicionais.

Fitoestrogênios. Os fitoestrogênios (isoflavonas) são compostos derivados de plantas que se ligam aos receptores de estrogênio e têm propriedades agonistas e antagonistas. São encontrados em produtos derivados da soja e no trevo vermelho. Nos estudos de pequeno porte que avaliaram sua efetividade no tratamento de sintomas vasomotores não se comprovou qualquer eficácia ou os resultados foram dúbios (Krebs, 2004).

Produtos derivados da soja. As duas principais isoflavonas de soja são a genisteína e o daidzeína. Embora os mecanismos de ação da soja e das isoflavonas dietéticas não estejam totalmente esclarecidos, aparentemente envolvem ligação ao receptor de estrogênio. Por essa razão, não seria prudente presumir que esses suplementos dietéticos sejam seguros mulheres com câncer dependente de estrogênio.

Para o tratamento de fogachos, os dados que dão suporte à eficácia das isoflavonas são confusos. Albertazzi e colaboradores (1998) criaram um suplemento dietético puro à base de soja que continha 40 mg de proteína e 76 mg de isoflavonas. Foi observada redução de 45% nos sintomas vasomotores nas mulheres que usaram esse suplemento, em comparação com redução de 30% naquelas que receberam placebo. Cheng e colaboradores (2007) forneceram 60 mg de isoflavonas ou placebo em mulheres sintomáticas durante três meses. Eles constataram que o tratamento com isoflavonas reduziu os fogachos em 57%. Por outro lado, em um ensaio clínico duplo-cego com sobreviventes de câncer de mama, Lewis e colaboradores (2011) encontraram índices elevados de sintomas vasomotores entre as mulheres que receberam comprimidos de soja contendo 200 mg de isoflavonas por dia em comparação com as tratadas com placebo.

Os efeitos da proteína da soja encontrada em várias preparações alimentares não são bioequivalentes. Mesmo os alimentos à base de soja não são necessariamente fontes confiáveis de isoflavonas biologicamente ativas. Por exemplo, o processamento de álcool usado na fabricação de tofu e de leite de soja remove as formas biologicamente ativas, as isoflavonas aglicônicas. Portanto, os fabricantes de alimentos à base de soja identificaram o público interessado em suplementos de isoflavona, e muitos indicam nos rótulos as quantidades e formas de isoflavonas contidas em seus produtos.

Linhaça. A linhaça, ou o óleo de linhaça (*Linum usitatissimum*), é rica em ácido α-linolênico, uma forma de ácido graxo ômega 3. Também chamada de semente de linhaça, é apregoada como capaz de melhorar inflamação, *turnover* ósseo, cardiopatia, câncer, diabetes melito e perfil de colesterol. Para mulheres na perimenopausa, a linhaça também é apregoada como protetora contra câncer de mama, fogachos e transtornos do humor. Entretanto, os dados sobre a eficácia da semente de linhaça para o tratamento de fogachos são insuficientes. Lewis e colaboradores (2006) realizaram um ensaio randomizado, controlado, duplo-cego, no qual 87 mulheres foram distribuídas em um dentre três grupos para receberem diariamente bolinhos que continham soja, semente de linhaça ou trigo. Nesse estudo não se encontrou qualquer diferença significativa nos sintomas vasomotores entre os três grupos. Por outro lado, em um estudo cruzador andomizado, Lemay e colaboradores (2002) observaram que uma dose de 40 mg de semente de linhaça seria tão efetiva quanto 0,625 mg de EEC para tratamento de sintomas menopáusicos leves.

Trevo vermelho. O *Trifolium pratense* é membro da família das leguminosas. Contém pelo menos quatro isoflavonas estrogênicas e, portanto, é comercializado como fonte de fitoestrogênios. Entretanto, em diversos estudos realizados não foi possível demonstrar qualquer efeito superior ao placebo no tratamento de sintomas menopáusicos (American College of Obstetricians and Gynecologists, 2004a; Geller, 2009; Nelson, 2004). Por exemplo, em um ensaio clínico randomizado com 252 mulheres avaliou-se durante 12 semanas a frequência de fogacho naquelas que usavam extratos de isoflavona de trevo vermelho em comparação com placebo. Não foi relatada qualquer alteração significativa na frequência de fogachos comparando-se o grupo tratado com isoflavonas e o que recebeu placebo (Tice, 2003).

Dong quai. Também conhecida como *donkwai*, *danggui* e *tangkuei*, esse fitoterápico de origem chinesa, derivada da raiz de *Angelica sinensis* (ginseng), é o mais prescrito na China para "problemas femininos". Dentro da prática da medicina tradicional chinesa (MTC), a *dong quai* é indicada para regular e equilibrar o ciclo menstrual, fortalecer o útero e enriquecer o sangue. Aparentemente também tem atividade estrogênica. A maioria dos fitoterapeutas concorda que é contraindicada durante a gravidez e a lactação.

Em 1997, Hirata e colaboradores realizaram, na Kaiser Permanente, um ensaio clínico duplo-cego controlado usando uma dose diária de 4,5 g de *dong quai*. Tanto as mulheres que usaram *dong quai* como as do grupo placebo relataram redução de 25% na incidência de fogachos. Os críticos do estudo observaram que a dose era inferior em relação à normalmente utilizada na MTC, e que a *dong quai* nunca é usada como intervenção isolada. Entretanto, seus benefícios não podem ser consubstanciados com base nas evidências disponíveis.

A *dong quai* é uma raiz potencialmente tóxica, tendo em vista que contém vários derivados semelhantes à cumarina, e pode causar sangramento excessivo ou interações com outros anticoagulantes. Esse fitoterápico é potencialmente fotossensibilizador, o que aumenta a preocupação com câncer de pele relacionado com exposição ao sol.

Acteia negra. Também se acredita que a raiz da erva *Cimicifuga racemosa* possua propriedades estrogênicas, embora o mecanismo de ação seja desconhecido. Em dois ensaios clínicos randomizados controlados com placebo realizado, essa raiz não se mostrou capaz de reduzir a frequência de sintomas vasomotores em comparação com o placebo (Geller, 2009; Krebs, 2004). Embora tenham sido relatados poucos efeitos adversos, a segurança em longo prazo desses produtos ainda permanece indeterminada.

Fitoprogestogênios Extratos, comprimidos e cremes derivados de inhame estão sendo alardeados como substitutos de progesterona e, com frequência, são usados como fonte natural de desidroepiandrosterona (DHEA). As estruturas esteróricas da planta não possuem atividade biológica inerente, mas são usadas como precursores na biossíntese de progesterona, DHEA e outros esteroides. Especificamente, tem-se afirmado que o esterol vegetal *dioscorea* seria convertida em progesterona no corpo humano e reduziria o "domínio estrogênico". Os extratos de inhame também são alegadamente efetivos nos casos de cólicas uterinas. Entretanto, não há nenhuma via bioquímica humana capaz de realizar a bioconversão *in vivo* da dioscorea em progesterona ou DHEA.

Por outro lado, o extrato de inhame mexicano é estrogênico e contém quantidade considerável de *diosgenina*, uma substância semelhante ao estrogênio encontrada em plantas. A ingestão dessa espécie de inhame pode produzir efeitos estrogênicos, porém somente com o consumo de grandes quantidades. O inhame adquirido em mercados geralmente não pertence às variedades que contêm grandes quantidades de dioscorea ou diosgenina.

Considerando a ausência de biodisponibilidade, não se deve esperar que os hormônios contidos no inhame mexicano selvagem sejam eficazes. Os extratos de inhame selvagem não são estrogênicos nem progestacionais e, embora muitos produtos de extrato de inhame não contenham nenhum inhame, alguns estão relacionados à progesterona e à medroxiprogesterona. A ingestão oral não produz níveis séricos. Não há qualquer trabalho publicado demonstrando a efetividade do creme de inhame selvagem em casos de sintomas pós-menopáusicos.

Vitamina E. Em 125 mulheres com histórico de câncer de mama, a vitamina E produziu redução de 25% nos fogachos em comparação com redução de 22% com placebo, o que representa a redução de um fogacho por pessoa por dia (Barton, 1998).

Mudanças ambientais e no estilo de vida

Práticas que diminuem a temperatura interna do corpo, como uso de ventilador, roupas em camadas e tomar banho frio, ajudam temporariamente nos casos de suores noturnos e ruborização. Técnicas de relaxamento, como respiração pausada podem ajudar a reduzir os sintomas. Meditação, abandono do hábito de fumar e perda de peso também são muito úteis, assim como a ingestão de alimentos e bebidas frios.

Terapias com base em relaxamento mental e corporal para tratamento de sintomas menopáusicos reduzem a frequência de fogachos. Irvin e colaboradores (1996) randomizaram mulheres com menopausa sintomáticas para relaxamento, leitura ou grupos-controle. No grupo de relaxamento houve redução significativa em intensidade dos fogachos, tensão, ansiedade e depressão, em comparação com o grupo-controle, no qual não houve alterações significativas. Freedman e Woodward (1992) avaliaram mulheres com fogachos frequentes, que foram randomizadas para respiração ritmada, relaxamento muscular e *biofeedback* placebo. Houve redução significativa na frequência de fogachos no grupo de respiração ritmada, ao passo que não houve qualquer melhora nos grupos utilizando as técnicas de relaxamento muscular e de *biofeedback*. O mecanismo de ação proposto é redução do tônus simpático central.

Ao decidir entre as intervenções disponíveis para tratamento dos sintomas vasomotores, as opções mais seguras, como alterações no estilo de vida, devem ser as primeiras a serem recomendadas, sendo seguidas pelos tratamentos farmacológicos, se necessário. Preferências da paciente, intensidade dos sintomas, efeitos colaterais e outros quadros, como depressão, influenciam as opções de tratamento.

■ Tratamento da osteoporose

Indicações de tratamento

O principal objetivo do tratamento de osteoporose é a prevenção de fraturas em mulheres com DMO baixa ou fatores de risco adicionais para fraturas (Fig. 22-1). Para atingir esta meta, o foco da terapia é estabilizar ou aumentar a DMO. O tratamento inclui mudanças no estilo de vida e, com frequência, o uso de terapia farmacológica. Várias organizações oferecem diretrizes concordantes para a intervenção com terapia farmacológica. Particularmente, a National Osteoporosis Foundation (NOF) (2008), a North American Menopause Society (NAMS) (2010) e a American Association of Clinical Endocrinologists (AACE) (Watts, 2010) recomen-

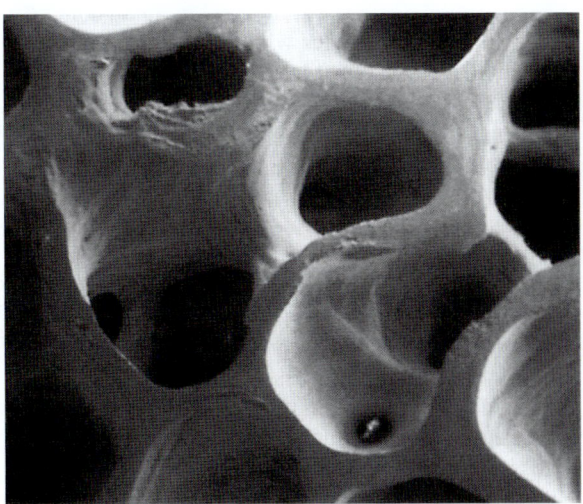
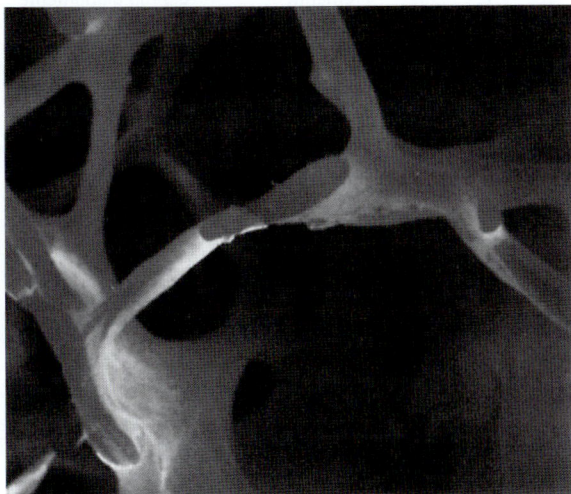

FIGURA 22-1 Micrografias eletrônicas de tecido obtido de biópsia da crista ilíaca. A arquitetura óssea normal pode ser observada na biópsia de uma pessoa com densidade mineral óssea normal (*à esquerda*). Observa-se arquitetura óssea reduzida na biópsia de indivíduo com osteoporose (*à direita*). (*Reproduzida de Dempster, 1986, com permissão.*)

dam iniciar a terapia em: (1) todas as mulheres pós-menopáusicas com escore T (T-scores) para coluna ou fêmur −2,5 ou inferior; (2) mulheres com fratura osteoporótica vertebral ou do fêmur; e (3) todas as mulheres pós-menopáusicas com escore T para fêmur ou coluna entre −2,0 e −2,5 e risco de fratura osteoporótica maior em 10 anos de no mínimo 20% ou risco de fratura de colo do fêmur de no mínimo 3%. Esse risco de fratura em 10 anos é calculado utilizando a FRAX (Fracture Risk Assessment Tool), discutida em mais detalhes no Capítulo 21 (p. 568) e disponível em http://www.shef.ac.uk/FRAX/.

Considerações farmacológicas

O objetivo principal das prescrições de medicamentos para a prevenção de fraturas é tentar recuperar e equilibrar o remodelamento ósseo pela redução na reabsorção ou pela estimulação da formação óssea. Com a intervenção terapêutica, a melhora na DMO varia de acordo com a composição do osso. Por exemplo, as terapias que previnem a reabsorção óssea agem mais rapidamente em ossos com alto conteúdo trabecular e renovação rápida, como as vértebras. Por outro lado, o impacto das terapias farmacológicas sobre o colo do fêmur deve ser mais lento considerando que o colo do fêmur é composto por cerca de 50% de osso trabecular e 50% de osso cortical (Fig. 21-7, p. 563).

As opções terapêuticas incluem TH, para prevenção de osteoporose. Para prevenção *e* tratamento estão disponíveis os bifosfonatos e os moduladores seletivos do receptor de estrogênio (MSRE) (Tabela 22-5). Além disso, a calcitonina, um anticorpo monoclonal e o hormônio da paratireoide (PTH, de *parathyroid hormone*) humano recombinante injetável foram aprovados para uso em tratamentos. Desses medicamentos, o PTH recombinante é o primeiro agente aprovado pela FDA que estimula a formação óssea, em vez de retardar a reabsorção óssea. Recentemente, o denosumabe, um anticorpo monoclonal contra o ativador do desenvolvimento de osteoclastos, foi aprovado para tratamento de osteoporose.

TABELA 22-5 Agentes aprovados nos Estados Unidos para tratamento de osteoporose

Agente	Nome comercial	Indicação clínica	
		Prevenção	Tratamento
Bifosfonatos			
Alendronato	Fosamax	Comp 5 mg 1×/dia Comp 35 mg 1×/sem	Comp 10 mg 1×/sem Comp 70 mg 1×/sem Solução 70 mg1×/sem
Ibandronato	Bonviva	Comp 2,5 mg 1×/dia Comp 150 mg 1×/mês	Comp 2,5 mg 1×/dia Comp 150 mg 1×/mês
Risedronato	Actonel	Comp 5 mg 1×/dia Comp 35 mg 1×/sem Comp 150 mg 1×/mês Comp 75 mg em 2 dias consecutivos 1×/mês	Comp 5 mg 1×/dia Comp 35 mg 1×/sem Comp 150 mg 1×/mês Comp 75 mg em 2 dias consecutivos 1×/mês
Risedronato (cobertura entérica)	Atelvia		Comp 35 mg 1×/sem
Hormônios			
EEC[a]	Premarim	0,3 mg diariamente	
Outros estrogênios	Ver Tabela 22-3		
Anticorpo monoclonal			
Denosumabe	Prolia		60 mg SC 6/6 meses
PTH recombinante humano			
Teriparatida	Forteo		20 μg SC 1×/dia 1 cartela contém 28 doses
Calcitonina de salmão			
Spray nasal	Fortical		1 *spray* = 200 UI intranasal 1×/dia 1 frasco dura 30 dias
	Miacalcin		1 *spray* = 200 UI intranasal 1×/dia (alternar entre as narinas)
Injetável	Miacalcin		100 U SC ou IM 1×/dia 1 frasco contém 4 doses
MSRE[a]			
Raloxifeno	Evista	60 mg 1×/dia	60 mg 1×/dia

[a] Agentes por via oral.
EEC = estrogênio equino conjugado; IM = intramuscular; UI = unidades internacionais; SC = injeção subcutânea; PTH = paratormônio; MSRE = modulador seletivo do receptor de estrogênio.

Terapia hormonal

Reposição de estrogênio e de progesterona. À medida que os níveis de estrogênio declinam, as taxas de remodelamento ósseo aumentam e favorecem a reabsorção em relação à formação óssea. Em estudos observacionais, a TH reduziu em aproximadamente 50% as fraturas relacionadas com osteoporose, se iniciada logo após a menopausa e mantida em longo prazo. A TH também reduziu significativamente as taxas de fraturas em mulheres com a doença estabelecida (Tosteson, 2008). Os resultados de mais de 50 ensaios randomizados, placebo-controlados, mostram que o TH reduz a taxa de reabsorção óssea e resulta em aumento da DMO. Os ensaios controlados do WHI confirmaram, após acompanhamento de 5,6 anos, redução significativa de 33% nas fraturas de colo de fêmur em pós-menopáusicas saudáveis que receberam TH. Observe-se que a redução nas fraturas de colo de fêmur não se limitou às mulheres com osteoporose, ao contrário do que ocorreu em ensaios sobre outros agentes farmacológicos (The Women's Health Initiative Steering Committee, 2004). É importante ressaltar que há estudos a demonstrar que até mesmo o TH com doses muito reduzidas, quando combinado com administração de cálcio e vitamina D, produz aumento significativo da DMO em comparação com placebo. Essas posologias seriam E_2 por via oral, 0,25 mg/dia, estrogênio conjugado, 0,3 mg/dia por via oral, ou E_2 transdérmico, 0,014 ou 0,025 mg/dia (Ettinger, 2004; Prestwood, 2003). Infelizmente, esse efeito preventivo se perde rapidamente após a suspensão do TH (Barrett-Connor, 2003). As mulheres que participaram do ensaio National Osteoporosis Risk Assessment (NORA) e que haviam interrompido a estrogenioterapia nos 5 anos que precederam o estudo apresentaram risco de fratura do colo do fêmur significativamente maior que aquelas que nunca haviam recebido essa terapia. Além disso, as usuárias de TH durante o estudo NORA apresentaram redução de 40% no risco de fratura do colo do fêmur, redução esta que foi perdida pelas usuárias antigas. Portanto, deve-se avaliar o risco de fratura e a possível necessidade de terapia alternativa nos casos de pacientes que suspenderem a TH.

Moduladores seletivos do receptor de estrogênio. Os receptores de estrogênio são encontrados em diversos órgãos (Fig. 15-9, p. 408). Os moduladores seletivos do receptor de estrogênio são compostos não hormonais que se ligam ao receptor de estrogênio, mas induzem respostas estrogênicas diferentes nos diversos tecidos.

Raloxifeno. Entre os MSREs, o raloxifeno é o único agente aprovado para prevenção e tratamento de osteoporose. Ele ativa os receptores de estrogênio nos ossos, mas, aparentemente, não ativa os das mamas e do útero. O raloxifeno é um medicamento apropriado para pacientes pós-menopáusicas, mas não para pré-menopáusicas. Por exemplo, em um ensaio clínico de fase II para avaliação deste MSRE, verificou-se *redução* na DMO com seu uso em um grupo de mulheres pré-menopáusicas em risco para câncer de mama (Eng-Wong, 2006).

O raloxifeno é mais adequado para prevenção e tratamento de oestoporose vertebral. Por exemplo, o raloxifeno preveniu a ocorrência de fraturas vertebrais no ensaio Multiple Outcomes of Raloxifene Evaluation (MORE), que incluiu 7.705 mulheres pós-menopáusicas com osteoporose. Os efeitos benéficos de 60 mg/dia de raloxifeno por via oral foram rápidos e o risco de fratura vertebral clinicamente evidente foi reduzido em 68% após o primeiro ano de terapia. Além disso, esse efeito se manteve ao longo do tempo. Com quatro anos de tratamento, a administração de 60 mg/dia resultou em redução de 36% nas fraturas, e 120 mg/dia produziram redução de 43% (Delmas, 2002; Ettinger, 1999). Entretanto, no ensaio MORE, Ettinger relatou que a terapia com raloxifeno comparada com placebo não esteva associada a reduções significativas no risco de fraturas *não vertebrais* após 3 e 4 anos.

Além desses efeitos ósseos, o raloxifeno tem efeito protetor contra câncer de mama, conforme foi sugerido por estudos observacionais em vários ensaios clínicos (Barrett-Connor, 2006). A incidência de câncer de mama foi avaliada como desfecho secundário no ensaio MORE. Os pesquisadores observaram que o raloxifeno esteve associado à redução de 65% no risco relativo para todos os cânceres de mama. Entre os subtipos específicos de câncer de mama, os autores observaram redução de 90% nos cânceres positivos para receptor de estrogênio; redução de 12% nos cânceres de mama negativos para receptor de estrogênio; e redução de 76% no risco relativo de câncer de mama invasivo.

É provável que o raloxifeno não tenha o mesmo perfil de risco aumentado para eventos cardiovasculares que o estrogênio. Em uma análise *post hoc* do ensaio MORE, quatro anos de terapia com raloxifeno não produziram qualquer efeito adverso sobre eventos cardiovasculares em toda a coorte. Favoravelmente, o tratamento resultou em redução estatisticamente significativa de 40% na incidência de eventos cardiovasculares em um subgrupo de mulheres com risco cardiovascular aumentado (Barrett-Connor, 2002).

Entre os efeitos colaterais, os fogachos estão associados à terapia com raloxifeno, embora a incidência seja baixa (Cohen, 2000). Além disso, a administração de 60 mg/dia de raloxifeno, durante quatro anos, foi associada a aumento no risco de eventos tromboembólicos. Em um estudo, o risco relativo associado a qualquer dosagem de raloxifeno foi de 2,76 para trombose venosa profunda; 2,76 para embolia pulmonar, e 0,50 para trombose da veia da retina (Delmas, 2002).

Bazedoxifeno. Além do raloxifeno, há um novo MSRE, o bazedoxifeno, comercializado fora dos EUA com o nome comercial Conbriza, sendo revisado pela FDA. Assim como o raloxifeno, esse novo MSRE não estimula os tecidos mamários ou uterinos e é efetivo no tratamento de osteoporose. As taxas de episódios tromboembólicos, vasomotores e de eventos vulvovaginais negativos são semelhantes (Christiansen, 2010; Silverman, 2008, 2011).

Embora efetivo no tratamento de osteoporose, o bazedoxifeno foi associado aos efeitos colaterais que listamos para o raloxifeno. Por este motivo, estão sendo investigadas combinações de MSREs com estrogênios. Denominadas *complexos estrogênicos tecido-seletivo* (*TSEC, de tissue-selective estrogen complexes*), com essas combinações tenta-se obter perfil clínico mais favorável em comparação com o de cada grupo isoladamente. Entre essas, a combinação de bazedoxifeno mais EEC apresentou resultados promissores em ensaios clínicos (Archer, 2009a; Lindsay, 2009; Lobo, 2009; Pickar, 2009).

Agentes antirreabsortivos não hormonais

Atualmente, os dois principais agentes farmacológicos para tratamento de osteoporose são: (1) aqueles que agem principalmente inibindo a reabsorção, denominados *antirreabsortivos*, e (2) aqueles que agem aumentando a formação óssea, denominados *agentes anabólicos*. A maior parte dos agentes com ação óssea disponíveis nos Estados Unidos inibe a reabsorção. São eles estrogênio, MSREs, bifosfonatos, denosumabe, calcitonina e vitamina D. Demonstrou-se que todos interrompem as perdas ósseas, e a maioria aumenta a DMO. Há dois outros agentes antirreabsortivos sendo submetidos atualmente a ensaios clínicos: odanacatibe e saracatinibe, ambos com atividade limitadora dos osteoclastos.

Bifosfonatos. Atualmente, há três bifosfonatos disponíveis no mercado para prevenção e tratamento de osteoporose. São eles alendronato, e ibandronato (Tabela 22-5). (Lambrinoudaki, 2006).

A ação dos bifosfonatos se baseia em sua estrutura similar a dos pirofosfatos encontrados nos ossos (Fig. 22-2). Os bifosfonatos se ligam quimicamente à hidroxiapatita de cálcio na superfície dos ossos e são então absorvidos pelos osteoclastos (Fig. 22-3). Esses fármacos bloqueiam a função e a sobrevida, mas não a formação de osteoclastos e, consequentemente, reduzem a reabsorção óssea (Russell, 2008).

Os bifosfonatos têm baixa biodisponibilidade e, por isso, devem ser tomados com o estômago vazio e quantidade suficiente de água, para que a dissolução e a absorção sejam adequadas. Em geral, o perfil global de segurança desses agentes é favorável, sendo que as taxas de eventos adversos são comparáveis com as do placebo (Black, 1996; Harris, 1999). Entretanto, os bifosfonatos podem provocar inflamação gastrintestinal, ulceração e sangramento (Lanza, 2000). Consequentemente, para auxiliar a liberação para o estômago e reduzir o risco de irritação no esôfago, as instruções de administração devem ser reforçadas a cada paciente. Em primeiro lugar, os bifosfonatos devem ser tomados pela manhã com um copo cheio de água. Nos 30 minutos seguintes à administração, a paciente não deve ingerir nenhum alimento ou bebida. Finalmente, deve permanecer em posição ereta (sentada ou de pé) durante 30 minutos após a ingestão do medicamento.

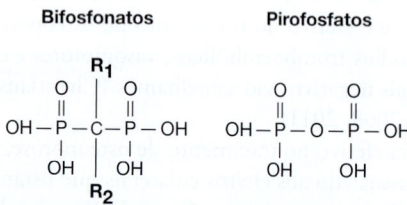

FIGURA 22-2 A estrutura molecular dos bifosfonatos, com duas cadeias laterais curtas (R_1 e R_2) ligadas ao núcleo C, é semelhante àquela que ocorre naturalmente nos pirofosfatos. A cadeia lateral R_1 determina a afinidade para ligação aos ossos, e a cadeia lateral R_2 determina a potência antirreabsortiva. Variações na estrutura das cadeias laterais determinam a intensidade de ligação do bifosfonato ao osso, a distribuição no osso e o período que se mantém ligado ao osso após a suspensão do tratamento.

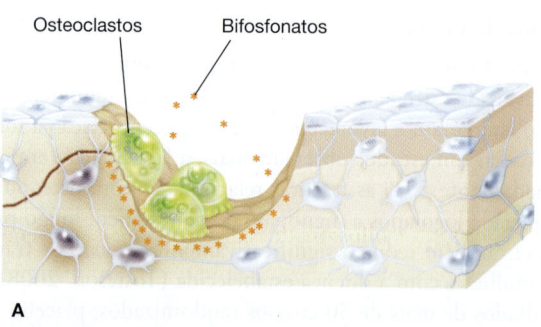

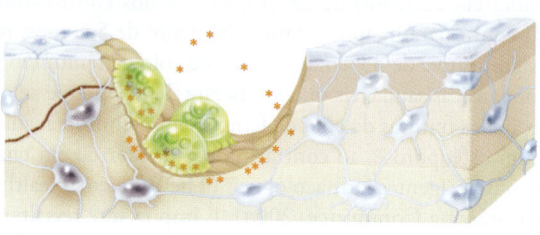

FIGURA 22-3 Os bifosfonatos reduzem a frequência de fraturas suprimindo a reabsorção óssea pelos osteoclastos. A estrutura molecular dos bifosfonatos é análoga àquela que ocorre naturalmente nos pirofosfatos (Fig. 22-2). **A.** No osso, a concentração de bifosfonato é 8 vezes maior nos sítios com atividade de reabsorção. **B.** Os bifosfonatos entram nos osteoclastos e reduzem a reabsorção por meio da inibição da farnesil pirofosfato sintase. A inibição desta enzima leva ao desligamento de osteoclastos da superfície óssea. Com isso, há interrupção da reabsorção e promoção de morte prematura de osteoclastos.

Além dos efeitos gastrintestinais, o uso de bifosfonatos foi associado à osteonecrose da mandíbula (ONJ, de *osteonecrosis of the jaw*), em especial após extração dentária (Marx, 2003; Srinivasan, 2007). Felizmente, essa complicação é rara com bifosfonatos orais (Ruggiero, 2004). Mais frequentemente, a ONJ é observada com o uso do zoledronato intravenoso em pacientes com doença óssea relacionada com malignidade (Woo, 2006).

Além dos efeitos ósseos negativos na mandíbula, alguns autores manifestaram preocupação acerca da supressão do remodelamento ósseo em outros locais com o uso dos bifosfonatos em longo prazo (Park-Wyllie, 2011). Especificamente, foram relatadas raras fraturas atípicas em ossos longos. Ainda assim, a despeito desses efeitos colaterais ósseos serem incomuns, a FDA (2011) recomenda reavaliação periódica sobre a necessidade de manutenção da terapia com bifosfonatos, especialmente naquelas pacientes tratadas por mais de 5 anos.

Alendronato. Esse bifosfonato está aprovado para tratamento e prevenção de osteoporose. Está disponível em diversas formas e esquemas posológicos (Tabela 22-5). Demonstrou-se que o alendronato reduz o risco de fraturas vertebrais em mulheres pós-menopáusicas com DMO baixa ou osteoporose, com ou sem fraturas vertebrais existentes (Black, 1996). O alendronato também reduz o risco de fraturas não vertebrais em mulheres com osteoporose. Entre as mulheres com osteoporose que participaram do Fracture Intervention Trial (FIT), o risco de fraturas não vertebrais foi reduzido no 24º mês. Além disso, os efeitos do alendronato são duradouros. Por exemplo, as mulheres que usaram alendronato durante cinco anos e descontinuaram o uso do medicamento por um período subsequente de cinco anos apresentaram taxas de fraturas não vertebrais semelhantes às de mulheres que usaram o medicamento durante 10 anos (Black, 2006; Bone, 2004).

Ibandronato. Este bifosfonato está aprovado para prevenção e tratamento de osteoporose pós-menopáusica. O ibandronato é um agente efetivo, e dados obtidos no Oral Ibandronate Osteoporosis Vertebral FractureTrial in North America and Europe (BONE) demonstraram que o uso diário de ibandronato reduziu em 62% a incidência de fratura vertebral (Chesnut, 2004). Para aumentar a aderência ao tratamento, o fármaco foi testado para administração mensal. A terapia oral mensal com ibandronato mostrou-se pelo menos tão efetiva e bem tolerada quanto o tratamento diário (Miller, 2005; Reginster, 2006). Além disso, a administração uma vez por mês é mais conveniente e, portanto, talvez aumenta a taxa de aderência.

Risedronato. Esse bifosfonato é um agente efetivo para prevenção e tratamento de osteoporose pós-menopáusica. Há vários esquemas posológicos disponíveis para tratamento com risedronato (Tabela 22-5). Os dados mais convincentes a corroborar sua eficácia foram obtidos nos ensaios do Vertebral Efficacy with Risedronate Therapy (VERT), realizados em âmbito multinacional e na América do Norte. No ensaio multinacional VERT, Reginster e colaboradores (2000) mostraram que o risedronato reduziu em 61% o risco de novas fraturas vertebrais após um ano e em 49% após três anos de uso. Além disso, ambos os ensaios VERT encontraram reduções significativas em fraturas vertebrais nos primeiros seis meses após o início da terapia (Roux, 2004). Duas extensões desses ensaios forneceram evidências de eficácia mantida. No estudo multinacional VERT, a manutenção da terapia com risedronato por mais dois anos (em um total de cinco anos) foi associada à redução de 59% em novas fraturas vertebrais, em comparação com placebo.

Denosumabe. O denosumabe é um anticorpo monoclonal contra o ligante de RANK (receptor ativado do fator nuclear kappa-B) sobre células precursoras de osteoclasto. Descrito e ilustrado no Capítulo 21 (p. 564), o denosumabe inibe o desenvolvimento e a atividade de osteoclastos. Essa ação reduz a reabsorção óssea e aumenta a densidade óssea. No ensaio FREEDOM (Fracture REduction Evaluation of Denosumab in Osteoporosis) a cada 6 meses, 7.868 mulheres portadoras de osteoporose foram distribuídas aleatoriamente para receberem uma injeção subcutânea de 60 mg de denosumabe ou placebo a cada 6 meses durante 3 anos (Cummings, 2009). Nesse ensaio clínico financiado pelo fabricante, o risco relativo de nova fratura vertebral diagnosticada radiograficamente foi 68% menor no grupo tratado com denosumabe em comparação com o grupo placebo. O risco de fratura do colo do fêmur foi 40% menor e de fraturas não vertebrais em geral foi 20% menor no grupo tratado com denosumabe. A incidência global de eventos adversos, câncer, doença cardíaca coronariana e infecções oportunistas foi similar entre os grupos. Embora casos de celulite tenham ocorrido igualmente em ambos os grupos, 12 mulheres que receberam denosumabe e apenas uma do grupo placebo foram hospitalizadas para tratar a infecção.

O denosumabe parece ser tão efetivo quanto a teriparatida (p. 595) e o ácido zolendrônico e talvez seja mais efetivo que os bifosfonatos por via oral. É improvável que os eventos adversos, raros mas graves, associados ao uso de bifosfonatos em longo prazo, como osteonecrose da mandíbula e fraturas atípicas do fêmur, ocorram com agentes de ação breve como o denosumabe. Contudo, como o denosumabe é um anticorpo, seu potencial para afetar o sistema imune merece ser investigado. A aderência em longo prazo à terapia oral com bifosfonatos frequentemente é baixa, o que torna atraente a facilidade da administração de injeção de denosumabe duas vezes por ano (Kendler, 2011).

Calcitonina. A calcitonina, um hormônio polipeptídeo, reduza taxa de absorção óssea inibindo a atividade reabsortiva dos osteoclastos. A calcitonina é uma proteína e, como tal, a administração oral resulta na sua digestão. Por essa razão, é administrada em injeção ou na forma de *spray* nasal (ver Tabela 22-5). O *spray* nasal de calcitonina de salmão foi associado à redução no risco de fratura vertebral entre mulheres pós-menopáusicas com osteoporose. No ensaio Prevent Recurrence of Osteoporotic Fractures (PROOF), a administração de 200 UI por dia de calcitonina em *spray* nasal durante cinco anos reduziu em 33% o risco de fraturas vertebrais, em comparação com placebo. Entretanto, não foi observada redução na frequência desse tipo de fratura com dosagens inferiores (100 UI/dia) ou superiores (400 UI/dia) (Chesnut, 2000). Além disso, nesse estudo, a calcitonina não conseguiu produzir reduções significativas nas fraturas não vertebrais.

Alguns dados observacionais sugerem que a calcitonina possui efeito analgésico independente do efeito sobre os ossos (Hauselmann, 2003; Ofluoglu, 2007). Esse efeito analgésico torna esse agente particularmente útil como adjuvante de outras terapias para osteoporose em mulheres com fraturas sintomáticas dolorosas (Blau, 2003). A calcitonina injetável ou intranasal está associada a uma incidência de 8 a 10% de náusea ou de desconforto gástrico, e a uma incidência de 10% de reações locais. A intensidade desses sintomas tende a diminuir com o uso contínuo. Sintomas nasais como rinite ocorrem em 3% das pacientes tratadas com calcitonina intranasal (Cranney, 2002).

Hormônio da paratireoide

O paratormônio recombinante (PTH 1–34), conhecido como teriparatida, é administrado por injeção subcutânea e está aprovado pela FDA para tratamento de mulheres pós-menopáusicas com osteoporose estabelecida e risco elevado de fraturas. A teriparatida (Forteo) aumenta o número e a atividade de osteoblastos pelo recrutamento de novas células e pela redução na apoptose de osteoblastos diferenciados. Os efeitos anabólicos do PTH predominam com doses diárias baixas de teriparatida. Isso se opõe aos efeitos catabólicos geralmente associados à exposição crônica em longo prazo a doses mais elevadas de PTH.

Ensaios clínicos indicam que a teriparatida aumenta a qualidade óssea por meio de aumento em densidade, *turnover* e tamanho dos ossos (Rubin, 2002). Além disso, as melhoras em elementos da microarquitetura são evidentes, tanto na região trabecular como na cortical. Em mulheres com osteoporose pós-menopáusica, a administração subcutânea de 20 ou 40 μg/dia de teriparatida, por aproximadamente 21 meses, foi associada à redução de 65 a 69% nas fraturas vertebrais, e de 35 a 40% nas fraturas não vertebrais, respectivamente (Neer, 2001).

Dados semelhantes foram relatados em um estudo de 52 mulheres tratadas simultaneamente com teriparatida e TH, em comparação com TH isoladamente (Lindsay, 1997). Nesse estudo, ao final de três anos, no grupo com tratamento combinado, os aumentos na DMO de coluna, quadril total e de todo o corpo foram 13,4%, 4,4% e 3,7%, respectivamente. Entretanto, aparentemente, a adição de alendronato à teriparatida não aumentou o efeito sobre a DMO (Gasser, 2000). Os efeitos do uso combinado de PTH com outros bisfosfonatos são desconhecidos.

Em geral, o PTH é seguro e bem tolerado, embora sejam necessários dados adicionais de ensaios em longo prazo para confirmação. Os efeitos adversos mais frequentes relacionados com o tratamento, observados nos ensaios clínicos da teriparatida, foram tontura, câibra nas pernas, náusea e cefaleia. Estudos de toxicidade realizados em ratos mostraram aumento no risco de osteossarcoma, porém, como há diferenças significativas no metabolismo ósseo entre ratos e seres humanos, provavelmente os dados obtidos com ratos não sejam aplicáveis a humanos. Entretanto, um aviso de alerta com tarja preta foi incluído nos rótulos do produto nos Estados Unidos, sendo que o uso de teriparatida deve ser evitado em pacientes com risco elevado de malignidades ósseas. O uso por mais de dois anos não é recomendado em razão dos possíveis efeitos colaterais (Tashjian, 2002). Embora a teriparatida tenha custo elevado, o alendronato para uso semanal por via oral está disponível como medicamento genérico de baixo custo, sendo que a questão financeira provavelmente tem papel relevante na determinação de como esses agentes são usados na clínica cotidiana.

Atualmente, outros agentes anabólicos foram ou estão sendo estudados para uso no tratamento de osteoporose, incluindo fator de crescimento semelhante à insulina tipo 1, ranelato de estrôncio; antagonistas de receptor sensível ao cálcio, que alteram a liberação de PTH; e moduladores da via de sinalização Wnt, que controla a diferenciação de osteoblastos (Rachner, 2011). O PTH intacto (PTH 1-84) também está sendo estudado (Greenspan, 2007).

Terapias não farmacológicas

As intervenções não farmacológicas são fundamentais na prevenção da osteoporose. Esse tipo de intervenção inclui alterações na dieta, programas de exercícios, estratégias para a prevenção de quedas e medidas educativas.

Cálcio. Para a manutenção dos ossos, a ingestão diária adequada cálcio é essencial. Para mulheres com idade entre 31 e 50 anos, a ingestão dietética de referência (DRI, de *dietary reference intake*) é 1.000 mg por dia, enquanto são recomendados 1.200 mg para pessoas com mais de 51 anos (Institute of Medicine, 2010). Poucos atingem essas metas, e a deficiência de cálcio é generalizada. Por exemplo, mais de 90% das mulheres não ingerem cálcio suficiente para atingir o nível de DRI estabelecido pelo Food and Nutrition Board do Institute of Medicine. Embora a ingestão insuficiente de cálcio seja observada em todas as idades, em geral é mais comum entre idosos. Especificamente, menos de 1% das mulheres com 71 anos ou mais atinge as metas recomendadas.

Em vários ensaios prospectivos, a suplementação de cálcio combinada com administração de vitamina D foi associada a reduções na perda óssea e no risco de fraturas (Chapuy, 1992; Dawson-Hughes, 1997; Larsen, 2004). Entretanto, para eficácia, a suplementação deve ser mantida em longo prazo.

Vitamina D. A DRI para a vitamina D é de 600 UI/dia para mulheres pós-menopáusicas que não tenham risco elevado de fratura ou de queda, e 800 UI/dia para indivíduos com alto risco de osteoporose ou que tenham mais de 70 anos de idade (Institute of Medicine, 2010). Assim como ocorre com o cálcio, a prevalência de deficiência de vitamina D é alta, em especial nos mais idosos. A deficiência de vitamina D resulta em absorção insuficiente de cálcio, hiperparatireoidismo secundário, aumento do *turnover* ósseo, taxas elevadas de perda óssea e, se a deficiência for intensa, prejuízo da mineralização óssea. Além disso, a deficiência provoca fraqueza muscular e está associada a aumento nas taxas de quedas. Define-se que há deficiência de vitamina D quando os níveis séricos de 25-hidroxivitamina D estão abaixo de 10 ng/mL, ao passo que a "insuficiência" é caracterizada por níveis séricos de 25-hidroxivitamina D entre 10 e 30 ng/mL. Considera-se que o metabólito 25-hidroxivitamina D seja o melhor indicador clínico das reservas de vitamina D (Rosen, 2011).

Muitos desses efeitos podem ser revertidos com a suplementação de vitamina D, que também pode reduzir significativamente o número de quedas e de fraturas do colo do fêmur. Embora um ensaio de grande porte com pacientes com 70 anos ou mais não tenha conseguido demonstrar redução no número de fraturas no colo do fêmur usando 400 UI/dia de vitamina D durante 3 anos, outros ensaios usando aproximadamente 800 UI/dia demonstraram proteção efetiva contra fraturas (Dawson-Hughes, 1997).

Dieta. Embora tenha sido relatada relação entre ingestão de proteínas e DMO, não foi descrita associação com fraturas. Com base em dados da Third National Health and Nutrition Examination Survey (NHANES III), Kerstetter e colaboradores (2000) demonstraram a existência de relação significativa entre baixa ingestão de proteínas e DMO total do fêmur entre mulheres brancas não hispânicas com 50 anos ou mais. Além disso, a suplementação proteica (20 g/dia), cinco vezes por semana, durante seis meses após fratura do colo do fêmur foi associada à redução de 50% na perda de osso femoral após um ano, em comparação com placebo.

Embora não seja possível fazer qualquer recomendação específica sobre ingestão de proteínas com base nos dados disponíveis limitados, parece prudente que os médicos orientem suas pacientes a fazer dietas saudáveis que forneçam a DRI diária de proteínas. De acordo com o Institute of Medicine, a dieta deve conter pelo menos 46 g/dia para mulheres (Dawson-Hughes, 2002). É possível que haja limites máximos desejáveis para a ingestão de proteínas. Observou-se excreção excessiva de cálcio na urina associada às grandes cargas ácidas produzidas por dietas com alto teor de proteínas (Barzel, 1998). Embora ainda não tenha sido comprovado, há preocupação de que essas perdas de cálcio possam colocar em risco a resistência óssea.

Aparentemente, o consumo de cafeína não influencia a saúde óssea em mulheres pós-menopáusicas saudáveis que mantenham ingestões diárias adequadas de cálcio e vitamina D. Entretanto, um estudo longitudinal mostrou que mesmo quantidades moderadas de cafeína (2 a 3 xícaras de café por dia) podem resultar em perdas ósseas em mulheres com baixa ingestão de cálcio (menos de 800 mg/dia) (Harris, 1994).

A reabsorção de cálcio é diretamente proporcional à reabsorção de sódio pelo túbulo renal. Portanto, qualquer aumento no consumo de sódio na dieta aumenta a excreção urinária de cálcio, com consequente aumento nos marcadores bioquímicos de renovação óssea. Especificamente foi relatada relação entre ingestão elevada de sódio (mais de 1.768 mg/dia) e redução da densidade óssea (Sellmeyer, 2002). Aparentemente, esse efeito do sódio é independente da quantidade de sódio ingerida e da atividade física. Como no caso da cafeína, devem-se orientar as mulheres a moderar o consumo de sódio, como medida de precaução, até que essa relação tenha sido plenamente esclarecida.

Atividade física. Foram observados aumentos pequenos, mas estatisticamente significativos, na DMO de mulheres pós-menopáusicas participantes de programas de exercícios, incluindo exercícios aeróbicos e treinamento de resistência (carga elevada com poucas repetições). Em uma metanálise recente de 18 ERCs concluiu-se que exercícios aeróbios, de impacto e de resistência são eficazes para aumentar a DMO da coluna. Entre esses exercícios, observou-se que as caminhadas exercem efeitos benéficos na DMO da coluna e do colo do fêmur e os exercícios aeróbios também aumentam a DMO do punho (Bonaiuti, 2002).

Embora ocorram aumentos na densidade óssea, especialmente nos locais para os quais os exercícios são direcionados, é importante ressaltar que os benefícios dos exercícios provavelmente estão relacionados com outros fatores distintos da DMO (Carter, 2002). Por exemplo, foi relatada associação entre exercícios e redução no índice de quedas. Sem dúvida alguma, melhoras no equilíbrio, no fortalecimento muscular, no tônus muscular e na resistência e flexibilidade dos ossos contribuem para a redução no índice de fraturas.

Estratégias para prevenção de quedas

As quedas são responsáveis por mais de 90% das fraturas no colo do fêmur (Carter, 2002). É provável que as quedas de lado sejam mais prejudiciais e foram associadas, de forma independente, a fraturas no colo do fêmur em um estudo realizado por Greenspan e colaboradores (1998). Portanto, a prevenção de quedas é essencial para mulheres com osteopenia ou osteoporose (Tabela 21-8, p. 569). Para minimizar a incidência de quedas, é importante modificar as condições habitacionais, reduzindo a desordem interna da casa e colocando pisos e ladrilhos não escorregadios, tapetes com revestimento antiderrapante e iluminação noturna.

Tratamento de problemas relacionados à atividade sexual

Dispareunia

Reposição estrogênica. De maneira geral, níveis baixos de estradiol resultam em atrofia ou ressecamento vaginal e em dispareunia subsequente. Dados do Yale Midlife Study mostraram a existência de relação direta entre nível sérico de estradiol e problemas sexuais. Esse estudo revelou aumento significativo no número de mulheres com níveis de estradiol inferiores a 50 pg/mL que relataram ressecamento vaginal, dispareunia e dor, em comparação com mulheres cujos níveis de estradiol estavam acima de 50 pg/mL (Sarrel, 1998). Registros prospectivos de comportamento sexual e dosagens concomitantes de esteroides sexuais revelaram que as mulheres com níveis de estradiol abaixo de 35 pg/mL relatavam redução substancial nas relações sexuais.

A reposição estrogênica reverte efetivamente as alterações atróficas. Entre essas alterações, estrogênio tópico ou sistêmico produz melhora na atrofia vaginal e na elasticidade da mucosa vaginal, no volume de muco vaginal, no fluxo sanguíneo e na resposta sensorimotora (Dennerstein, 2002). Além disso, Cardozo e colaboradores (1998) realizaram uma metanálise dos ensaios randomizados controlados publicados entre 1969 e 1995. Os autores concluíram que, em comparação com placebo, os estrogênios orais ou vaginais melhoraram significativamente os sintomas de atrofia vaginal e de dispareunia e o pH vaginal. Na comparação entre estrogênios orais e vaginais, os produtos de aplicação vaginal tiveram maior aceitação pelas pacientes e resultaram em concentrações sistêmicas mais baixas de estradiol, e, ainda assim, produziram melhora significativa na dispareunia e no pH vaginal.

Entre os agentes vaginais tópicos, as formas atualmente disponíveis incluem cremes, anéis de liberação contínua e comprimidos (Tabela 22-6). Comparando os diversos tipos em um estudo de 12 semanas, Ayton e colaboradores (1996) concluíram que o anel vaginal de liberação contínua de baixas doses de estradiol causou melhora comparável com o do creme vaginal de EEC usado durante 12 semanas. Além disso, as pacientes do estudo consideraram o anel vaginal significativamente mais aceitável que o creme. O anel é prescrito em unidades isoladas. Cada unidade contém 2 mg de estradiol e é usada na vagina, sendo substituída após 90 dias.

Como alternativa, há um comprimido contendo 25 µg de 17-estradiol para aplicação vaginal. Inicialmente a paciente deve inserir um comprimido por dia durante duas semanas e, a seguir, uma aplicação duas vezes por semana. Esses comprimidos e o creme vaginal de EEC foram considerados equivalentes no alívio de sintomas de vaginite atrófica (Rioux, 2000). Como vantagem adicional, as mulheres que usaram comprimidos vaginais tiveram menos proliferação ou hiperplasia endometrial do que as que usaram creme. Além disso, os comprimidos foram mais bem aceitos que o creme, e seu uso foi associado à redução no número de pacientes que desistiram do estudo.

Ensaios para avaliação de comprimidos e anéis vaginais confirmaram que são seguros para o endométrio até 1 ano, mas serão necessários estudos sobre os efeitos de longo prazo

TABELA 22-6 Preparações vaginais de estrogênio selecionadas para tratamento de sintomas vaginais menopáusicos[a]

Preparação	Nome genérico	Nome comercial	Dose
Creme vaginal	Estrogênios conjugados	Premarin	0,625 mg por 1 g de creme (0,5 g 2 ×/semana ou 0,5 g/dia durante 3 semanas com 1 semana sem tratamento. Pode-se titular a dose até 2 g/aplicação, de acordo com a necessidade) Disponível em tubo de 42,5 g
	17β-estradiol	Estrace	0,1 mg por 1 g de creme (2-4 g/dia, por 1 a 2 semanas, e, em seguida, 1-2 g/dia por 1 a 2 semanas, seguidos por 1-2 g 1 a 3 ×/semana) Disponível em tubo de 42,5 g
Comprimido vaginal	Estradiol	Vagifem	Comprimido de 10 μg ou 25 μg (1 comp/dia por 2 semanas, e, em seguida, um comprimido 2×/semana)
Anel vaginal	17β-estradiol	Estring	0,075 mg/dia (inserido a cada 90 dias)

[a] A maior parte dos produtos apresentados na Tabela 22-2 para o tratamento de fogachos menopáusicos também está aprovada para o tratamento de ressecamento vaginal.

da estrogenioterapia (ET) vaginal de dose baixa sobre o endométrio. As mulheres usando ET vaginal devem ser alertadas a relatar a ocorrência de sangramento vaginal, com indicação para investigação minuciosa. Normalmente não são prescritos progestogênios às mulheres usando apenas produtos vaginais com dose baixa de estrogênio (Shifren, 2010).

MSREs. Diversos ensaios foram realizados para investigar o papel dos MSREs no tratamento da atrofia vaginal. Raloxifeno e tamoxifeno são usados na quimioprofilaxia do câncer de mama e/ou no tratamento de osteoporose. Entretanto, esses fármacos não apresentam efeitos deletérios ou benéficos sobre os tecidos vaginais e nos sintomas da atrofia vulvovaginal (Shelly, 2008).

Por outro lado, outros MSREs parecem promissores. O ospemifeno está sendo testado. Trata-se de fármaco efetivo e bem tolerado para tratamento de secura vaginal e dispareunia associadas à atrofia vulvovaginal, mas sem proliferação endometrial (Bachmann, 2010). O lasofoxifeno é outro MSRE recente que demonstrou efeito positivo sobre o tecido vaginal no ensaio Postmenopausal Evaluation and Risk-Reduction with Lasofoxifene (PEARL) (Goldstein, 2011). Contudo, o fabricante retirou o medicamento do processo de aprovação junto à FDA (Schmidt, 2010).

Lubrificantes e umidificadores vaginais. Há grande variedade de lubrificantes vaginais solúveis em água, com venda sem prescrição médica, para tratamento de ressecamento vaginal na relação sexual. Entre os lubrificantes mais usados nos EUA estão K-Y, *Astrolide e Slippery Stuff*. Esses lubrificantes podem ser aplicados no introito vaginal antes da relação sexual.

Como alternativa, o gel à base de policarbofila proporciona correção prolongada dos sintomas de ressecamento vaginal. Esse gel é um polímero ácido hidrofílico insolúvel que retém água para agir como umidificador vaginal. O polímero se liga ao epitélio vaginal e é descartado com a renovação da camada epitelial. Além disso, a acidez do gel ajuda a diminuir o pH vaginal para o nível encontrado em mulheres pré-menopáusicas.

Libido

Reposição estrogênica. Em um ensaio clínico randomizado, duplo-cego, cruzado, verificou-se efeito positivo significativo do estrogênio sobre o humor e a sexualidade. Em um estudo de 12 meses com 49 mulheres submetidas à ooforectomia concluiu-se ter havido efeito positivo significativo do estrogênio sobre o humor e a sexualidade, sem levar em consideração a sintomatologia vaginal. Esse ensaio com 12 meses de duração foi formado por quatro braços de três meses sem intervalo hormonal (*hormone washout*): (1) etinilestradiol (50 μg); (2) levonorgestrel (250 μg), (3) uma combinação desses dois agentes e (4) placebo. Desses braços, o etinilestradiol apresentou efeito positivo significativo sobre o estado de humor e o desejo sexual, prazer e frequência orgásmica. Não houve nenhuma diferença na taxa de relacionamentos sexuais entre os grupos (Dennerstein, 2002).

Testosterona. A reposição androgênica em mulheres com transtorno do desejo sexual hipoativo (TDSH) é um tema controverso. Embora em alguns estudos se tenha documentado associação entre reposição androgênica e melhora no desejo sexual, ainda é necessário realizar ensaios de grande porte, alta qualidade metodológica e com acompanhamento em longo prazo (Pauls, 2005). Shifren e colaboradores (2000) demonstraram que mulheres que sofreram menopausa cirúrgica e que, subsequentemente, foram tratadas com estrogênio sistêmico melhoraram a função sexual e o bem-estar psicológico com a administração transdérmica simultânea de 300 μg de testosterona. Entretanto, nesse estudo, houve forte resposta ao placebo, e muitas pacientes apresentaram evidências de níveis de androgênio no limite superior. Lobo e colaboradores (2003) examinaram mulheres na pós-menopausa para avaliar os efeitos sobre o TDSH de 0,625 mg de estrogênio oral com ou sem 1,25 mg de metiltestosterona. Na reavaliação após 16 semanas, a terapia com metiltestosterona aumentou a biodisponibilidade da testosterona e aumentou o interesse e o desejo sexual na maioria das mulheres estudadas.

Os sintomas de insuficiência androgênica incluem sensação de mal-estar, fadiga permanente, alterações na função sexual e níveis séricos baixos de testosterona livre. A reposição talvez seja a melhor alternativa a ser oferecida a mulheres com esse tipo de achado. É importante ressaltar que as pacientes devem ser informadas de que a reposição androgênica para tratamento de TDSH não tem indicação formal e tampouco foi aprovada pela FDA. Além disso, grande parte dos dados disponíveis tem como base estudos de curto prazo, e a segurança e a eficácia em longo prazo são desconhecidas (Braunstein, 2007). A terapia deve ser administrada sob rigorosa supervisão clínica com monitoramento para efeitos adversos sobre o perfil lipídico.

Entre os possíveis benefícios dos androgênios estão aumento da massa muscular, estímulo à formação óssea, redução na frequência de fogachos e aumento da sensação de bem-estar. Aumentos da libido, da frequência sexual e dos orgasmos podem ser benefícios adicionais. Entre os efeitos adversos precoces da terapia androgênica estão acne e hirsutismo, sendo que em um estudo recente relatou-se aumento de 3% na taxa de incidência de acne nos grupos tratados com testosterona (Lobo, 2003). Os efeitos colaterais em longo prazo, como padrão masculino de calvície, engrossamento da voz e hipertrofia clitoridiana, não são frequentes, mantendo-se níveis normais de androgênio. A terapia androgênica pode exercer efeitos adversos sobre o perfil lipídico, e não há dados sobre os efeitos de longo prazo sobre o risco cardiovascular (Davis, 2000).

Tratamento da depressão

Depressões maior e menor são as duas formas mais prevalentes de transtorno depressivo agudo em mulheres, com prevalência de aproximadamente 18% ao longo de toda a vida. No ensaio prospectivo Massachussetts Women's Health Study, ao longo de um período de observação de aproximadamente 2 anos, as mulheres que se mantiveram em estado de perimenopausa tiveram maior taxa de depressão do que aquelas em pré-menopausa ou pós-menopausa. Esse aumento foi em grande parte explicado pela presença de sintomas da menopausa. Fogachos, sudorese noturna e distúrbios do sono estiveram altamente relacionados com depressão, corroborando a hipótese do "efeito dominó", segundo a qual os sintomas da menopausa seriam a causa da maior prevalência de transtorno depressivo nessa fase da vida (Avis, 2001).

Diversos ensaios controlados demonstraram que o TH é efetivo para depressão em mulheres perimenopáusicas. Em sua maioria, os estudos envolveram mulheres com sintomas vasomotores e, assim, é provável que as melhoras no humor e na qualidade de vida tenham sido predominantemente obtidas com a resolução de fogachos, sudorese noturna e distúrbios do sono tão incomodativos (Soares, 2001; Zweifel, 1997).

Os antidepressivos são altamente efetivos no tratamento de depressão (Tabela 13-14, p. 366). Esses medicamentos associados à psicoterapia e orientação compõem a principal intervenção terapêutica para mulheres com depressão. As mulheres que se apresentam com sintomas vasomotores incomodativos associados a transtornos do humor no momento da transição menopáusica podem realizar uma prova terapêutica com TH para alívio sintomático. Embora o TH não deva ser considerado como tratamento para depressão, é provável que haja melhora nos sintomas do humor concomitantes à resolução dos fogachos e do distúrbio do sono.

Tratamento do envelhecimento da pele

À medida que as pessoas envelhecem, a elasticidade da pele diminui e as fibras de colágeno enfraquecem. Além disso, ocorre contração do tecido adiposo e do colágeno sob a pele. Como resultado, a pele fica mais solta e surgem rugas onde os músculos faciais se inserem na superfície interna da pele. Muitos fatores influenciam a velocidade e o grau deste envelhecimento. O fator primordial é genético. Os sinais surgem precocemente em pessoas com pele fina, seca e clara. Além disso, a exposição excessiva à luz do sol e o uso abusivo de tabaco e de bebidas alcoólicas aceleram o envelhecimento da pele. Portanto, a prevenção inclui proteção contra a luz ultravioleta (UV), evitar o hábito de fumar e limitar a ingestão de álcool.

A pele é uma estrutura sensível a hormônios, e nela foram localizados receptores de androgênio e de estrogênio (Hasselquist, 1980; Schmidt, 1990). Entretanto, é difícil separar deficiência hormonal de envelhecimento cronológico da pele e agressões ambientais relacionadas com a idade, como tabagismo ou fotoenvelhecimento, secundário à exposição ao sol.

As evidências predominantes sobre possíveis efeitos do estrogênio na pele têm origem em ensaios observacionais usando várias preparações de estrogênio, com ou sem progestogênio cíclico. Como consequência, em muitos desses estudos é difícil separar claramente os efeitos do estrogênio dos efeitos da combinação de estrogênio e progestogênio. Houve apenas dois ensaios randomizados duplo-cegos controlados com placebo que estudaram os efeitos de TE ou TH sobre a pele. Ambos os ensaios sugeriram que a TE aumenta a espessura da derme, ao passo que TH aumenta as fibras de colágeno da pele (Maheux, 1994; Sauerbronn, 2000). Considerando que há poucos ensaios randomizados abordando esse tópico, o American College of Obstetricians and Gynecologists (2004b) considerou que "não há evidências suficientes para recomendar TE para aumentar a espessura da pele e o teor de colágeno e, consequentemente, reduzir o enrugamento nas regiões mais expostas aos raios solares, como a face e os antebraços".

CUIDADOS PREVENTIVOS PARA A SAÚDE

As Tabelas 22-7 e 22-8 apresentam as principais causas de morbidade e mortalidade para mulheres com mais de 40 anos. Os exames e as estratégias preventivas têm como foco reduzir a incidência e os efeitos dessas causas. Além da realização de testes, a prevenção de doenças exige educação das pacientes para permitir que desempenhem papel importante na manutenção de sua própria saúde. Por meio de diálogo e orientação, os médicos e as pacientes com participação ativa podem colher os benefícios de tratamentos preventivos. Embora as recomendações de prevenção para muitas dessas causas de morbidade tenham sido revisadas no Capítulo 1, algumas encontradas comumente na população de idosos serão discutidas a seguir.

Prevenção de doença cardiovascular

A DCV é uma grande preocupação de saúde em mulheres pós-menopáusicas. É a principal causa de morte em mulheres, sendo responsável por aproximadamente 45% da mortalidade.

TABELA 22-7 Principais causas de mortalidade em mulheres de mais idade [a]

Mulheres com idade entre 40 e 64 anos:
Câncer
Doença cardíaca
Doença vascular encefálica
Acidente automobilístico
Doença pulmonar obstrutiva crônica
Diabetes melito
Mulheres com mais de 65 anos:
Doença cardíaca
Câncer
Doença vascular encefálica
Doença pulmonar obstrutiva crônica
Pneumonia e gripe
Diabetes melito
Acidente automobilístico

[a] Para cada grupo etário, as causas estão listadas em ordem descendente de frequência.

Entre os fatores de risco não modificáveis estão idade e história familiar, e os fatores de risco modificáveis são tabagismo, obesidade e sedentarismo. Os quadros clínicos associados a aumento do risco de cardiopatia são diabetes melito, hipertensão arterial e hipercolesterolemia. De acordo com a American Heart Association, um grande percentual de mulheres com idade entre 45 e 54 anos apresenta hipertensão arterial (30%), hipercolesterolemia (20%) e obesidade (40%) (Perez-Lopez, 2009).

Para serem abrangentes, os cuidados de saúde às mulheres de meia-idade devem incluir orientação sobre os fatores de risco modificáveis e sobre tratamento efetivo de quadros clínicos subjacentes associados. Atualmente, não há indicação de TH na prevenção de cardiopatia em mulheres. As medidas mais efetivas para reduzir o risco de DCC em mulheres pós-menopáusicas continuam sendo alteração nos fatores de risco modificáveis e diagnóstico e tratamento de diabetes melito, hipertensão arterial e hipercolesterolemia.

Prevenção da demência senil de Alzheimer

A demência é definida como declínio progressivo da função intelectual e cognitiva. Suas causas podem ser classificadas em três grandes grupos: (1) casos em que o cérebro é alvo de uma doença sistêmica, (2) causas estruturais primárias, como tumores e (3) doenças degenerativas primárias do sistema nervoso, como a demência senil do tipo Alzheimer (SDAT, de *senite dementia of the Alzheimer type*). Estima-se que até 50% das mulheres com 85 anos ou mais sofram de demência senil ou de SDAT.

Os primeiros sinais de demência são sutis. Para compensar, é comum que as mulheres restrinjam suas esferas de atividade para que continuem a funcionar bem. Consequentemente, é possível que a demência não se evidencie até que a paciente tente atuar em contextos mais amplos. Nessas circunstâncias, ela pode se sentir perdida ou manifestar graus significativos de confusão.

A prevenção ou o retardamento da demência senil inclui a realização de testes de rastreamento para identificar a necessidade de tratamento imediato das causas reversíveis de demência. Uma forma simples de rastreamento é o teste Mini-Cog no qual se solicita à paciente que recorde três itens. A graduação e o rastreamento das pacientes com base nos resultados do teste foram descritos no Capítulo 1 (p. 27). Para algumas formas de demência, a identificação e o tratamento de doenças sistêmicas, o rastreamento como deficiência de vitamina B_{12}, hipotireoidismo, infecções oportunistas, como criptococose em hospedeiros imunocomprometidos, e deficiência de tiamina, podem reverter déficits cognitivos. As complicações de sífilis no sistema nervoso central são raras. Entretanto, em mulheres portadoras da síndrome da imunodeficiência adquirida (Aids), a frequência de sífilis terciária tem se elevado.

Há controvérsias em torno do papel do estrogênio na prevenção da demência. Vários estudos epidemiológicos sugeriram que a TH evita o desenvolvimento de SDAT. Além disso, metanálises de estudos observacionais concluíram que a TH está associada à redução no risco de demência, mas não produz melhora na doença estabelecida (Yaffe, 1998; Zandi, 2002). Entretanto, os dados de um amplo estudo randomizado duplo-cego controlado com placebo foram negativos para ação preventiva. As mulheres incluídas no Women's Health Initiative Memory Study (WHIMS), um ensaio auxiliar do WHI, apresentaram taxas aumentadas de demência em comparação com as que receberam placebo (Schumaker, 2003, 2004). Embora esse aumento no risco tenha sido estatisticamente significativo apenas no grupo de mulheres > 75 anos de idade, essa observação não obstante causa preocupação para mulheres pós-menopáusicas de mais idade. Assim como para DCV, não está claro se os conceitos de *janela crítica* e *hipótese de oportunidade* ou se a duração da TH influenciam a prevenção da SDAT. Infelizmente, esses achados dúbios deixaram sem respostas algumas perguntas sobre a eficácia da TH na prevenção de demência em mulheres pós-menopáusicas. Atualmente, a TH não é recomendada com essa indicação.

TABELA 22-8 Principais causas de morbidade em mulheres com mais de 40 anos[a]

Artrite
Asma
Câncer
Cefaleia ou enxaqueca
Depressão
Diabetes melito
Distúrbios da pele
Distúrbios na visão
Doença cardiovascular
Doença pulmonar obstrutiva crônica
Doenças sexualmente transmissíveis
Dor nas costas
Hipertensão arterial
Infecção no trato urinário
Infecções respiratórias
Menopausa
Obesidade
Osteoporose
Pneumonia
Transtornos mentais
Úlceras
Vertigem

[a] Listagem em ordem alfabética.

Prevenção de doenças odontológicas relacionadas com a menopausa

As doenças odontológicas e a perda de dentes são indicadores de osteoporose. A manutenção de boa higiene dentária e DMO adequada ajuda a retardar a incidência de doenças odontológicas associadas ao processo de envelhecimento. Há evidências de benefícios da TH para os dentes a partir de dados obtidos com o Nurses' Health Study. O risco relativo de perda de dentes entre usuárias atuais de TH foi de 0,76 em comparação com não usuárias.

Prevenção de doenças uroginecológicas

O desenvolvimento de prolapso de órgão pélvico e de incontinência urinária é multifatorial. Portanto, a efetividadede medidas preventivas, como parto cesariano, condicionamento da musculatura do soalho pélvico (exercícios de Kegel) e terapia estrogênica, não está confirmada. Os receptores de estrogênio são encontrados no trato urinário inferior e no trato reprodutivo. Nessas regiões, o hipoestrogenismo está associado a alterações no colágeno e vascularização diminuída do plexo subepitelial uretral. Entretanto, é extremamente difícil separar os efeitos do hipoestrogenismo dos efeitos do envelhecimento na gênese de prolapso de órgão pélvico e da incontinência urinária (ver Capítulos 23, p. 607, e 24, p. 634).

Nas mulheres com alterações atróficas evidentes no trato reprodutivo inferior é razoável propor uma prova terapêutica com estrogênio vaginal para incontinência urinária. A TE vaginal reduz sintomas irritativos urinários, como frequência e urgência, e demonstrou-se que também reduz a probabilidade de infecções recorrentes do trato urinário em mulheres pós-menopáusicas (Eriksen, 1999). Contudo, diversos outros ensaios clínicos realizados para avaliar os efeitos do estrogênio observaram novo desenvolvimento ou agravamento de incontinência em mulheres usandoTH (Hendrix, 2005; Jackson, 2006). Portanto, atualmente, não há indicação para o uso de TH na prevenção de prolapso de órgão pélvico ou de incontinência urinária.

REFERÊNCIAS

Albertazzi P, Pansini F, Bonaccorsi G, et al: The effect of dietary soy supplementation on hot flushes. Obstet Gynecol 91(1):6, 1998

American College of Obstetricians and Gynecologists: Hormone therapy and heart disease. Committee Opinion No. 420, November 2008

American College of Obstetricians and Gynecologists Women's Health Care Physicians: Vasomotor symptoms. Obstet Gynecol 104(4 Suppl):106S, 2004a

American College of Obstetricians and Gynecologists Women's Health Care Physicians: Executive summary. Hormone therapy. Obstet Gynecol 104 (4 Suppl):1S, 2004b

Anderson GL, Limacher M, Assaf AR, et al: Effects of conjugated equine estrogen in postmenopausal women with hysterectomy: the Women's Health Initiative randomized controlled trial. JAMA 291(14):1701, 2004

Archer DF, Dupont CM, Constantine GD, et al: Desvenlafaxine for the treatment of vasomotor symptoms associated with menopause: a double-blind, randomized, placebo-controlled trial of efficacy and safety. Am J Obstet Gynecol 200(3):238.e1, 2008

Archer DF, Lewis V, Carr BR, et al: Bazedoxifene/conjugated estrogens (BZA/CE): incidence of uterine bleeding in postmenopausal women. Fertil Steril 92(3):1039, 2009a

Archer DF, Seidman L, Constantine GD, et al: A double-blind, randomly assigned, placebo-controlled study of desvenlafaxine efficacy and safety for the treatment of vasomotor symptoms associated with menopause. Am J Obstet Gynecol 200(2):172.e1, 2009b

Avis NE, Crawford S, Stellato R, et al: Longitudinal study of hormone levels and depression among women transitioning through menopause. Climacteric 4(3):243, 2001

Ayton RA, Darling GM, Murkies AL, et al: A comparative study of safety and efficacy of continuous low dose oestradiol released from a vaginal ring compared with conjugated equine oestrogen vaginal cream in the treatment of postmenopausal urogenital atrophy. Br J Obstet Gynaecol 103(4):351, 1996

Bachmann GA, Komi JO, Ospemifene Study Group: Ospemifene effectively treats vulvovaginal atrophy in postmenopausal women: results from a pivotal phase 3 study. Menopause 17(3):480, 2010

Barnabei VM, Grady D, Stovall DW, et al: Menopausal symptoms in older women and the effects of treatment with hormone therapy. Obstet Gynecol 100(6):1209, 2002

Barrett-Connor E, Grady D, Sashegyi A, et al: Raloxifene and cardiovascular events in osteoporotic postmenopausal women: four-year results from the MORE (Multiple Outcomes of Raloxifene Evaluation) randomized trial. JAMA 287(7):847, 2002

Barrett-Connor E, Mosca L, Collins P, et al: Effects of raloxifene on cardiovascular events and breast cancer in postmenopausal women. N Engl J Med 355(2):125, 2006

Barrett-Connor E, Wehren LE, Siris ES, et al: Recency and duration of postmenopausal hormone therapy: effects on bone mineral density and fracture risk in the National Osteoporosis Risk Assessment (NORA) study. Menopause 10(5):412, 2003

Barton DL, Loprinzi CL, Quella SK, et al: Prospective evaluation of vitamin E for hot flashes in breast cancer survivors. J Clin Oncol 16(2):495, 1998

Barzel US, Massey LK: Excess dietary protein can adversely affect bone. J Nutr 128(6):1051, 1998

Bell SE: Sociological perspectives on the medicalization of menopause. Ann NY Acad Sci 592:173, 1990

Beral V: Breast cancer and hormone-replacement therapy in the Million Women Study. Lancet 362(9382):419, 2003

Black DM, Cummings SR, Karpf DB, et al: Randomised trial of effect of alendronate on risk of fracture in women with existing vertebral fractures. Fracture Intervention Trial Research Group. Lancet 348(9041):1535, 1996

Black DM, Schwartz AV, Ensrud KE, et al: Effects of continuing or stopping alendronate after 5 years of treatment: the Fracture Intervention Trial Long-term Extension (FLEX): a randomized trial. JAMA 296(24):2927, 2006

Blau LA, Hoehns JD: Analgesic efficacy of calcitonin for vertebral fracture pain. Ann Pharmacother 37(4):564, 2003

Bonaiuti D, Shea B, Iovine R, et al: Exercise for preventing and treating osteoporosis in postmenopausal women. Cochrane Database Syst Rev 3:CD000333, 2002

Bone HG, Hosking D, Devogelaer JP, et al: Ten years' experience with alendronate for osteoporosis in postmenopausal women. N Engl J Med 350(12):1189, 2004

Boothby LA, Doering PL, Kiperstok S: Bioidentical hormone therapy: a review. Menopause 11(3):356, 2004

Borud EK, Alraek T, White A, et al: The Acupuncture on Hot Flushes Among Menopausal Women (ACUFLASH) study, a randomized controlled trial. Menopause 16(3):484, 2009

Braunstein GD: Safety of testosterone treatment in postmenopausal women. Fertil Steril 88(1):1, 2007

Brown JN, Wright BR: Use of gabapentin in patients experiencing hot flashes. Pharmacotherapy 29(1):74, 2009

Cardozo L, Bachmann G, McClish D, et al: Meta-analysis of estrogen therapy in the management of urogenital atrophy in postmenopausal women: second report of the Hormones and Urogenital Therapy Committee. Obstet Gynecol 92(4 Pt 2):722, 1998

Carter ND, Khan KM, McKay HA, et al: Community-based exercise program reduces risk factors for falls in 65- to 75-year-old women with osteoporosis: randomized controlled trial. CMAJ 167(9):997, 2002

Castelo-Branco C, Palacios S, Calaf J, et al: Available medical choices for the management of menopause. Maturitas 52 (Suppl 1):S61, 2005

Chapuy MC, Arlot ME, Duboeuf F, et al: Vitamin D_3 and calcium to prevent hip fractures in the elderly women. N Engl J Med 327(23):1637, 1992

Chen WY, Manson JE, Hankinson SE, et al: Unopposed estrogen therapy and the risk of invasive breast cancer. Arch Intern Med 166(9):1027, 2006

Cheng G, Wilczek B, Warner M, et al: Isoflavone treatment for acute menopausal symptoms. Menopause 14(3 Pt 1):468, 2007

Chesnut CH III, Silverman S, Andriano K, et al: A randomized trial of nasal spray salmon calcitonin in postmenopausal women with established osteoporosis: the Prevent Recurrence of Osteoporotic Fractures Study. PROOF Study Group. Am J Med 109(4):267, 2000

Chesnut CH III, Skag A, Christiansen C, et al: Effects of oral ibandronate administered daily or intermittently on fracture risk in postmenopausal osteoporosis. J Bone Miner Res 19:1241, 2004

Christiansen C, Chesnut CH 3rd, Adachi JD, et al: Safety of bazedoxifene in a randomized, double-blind, placebo- and active-controlled Phase 3 study of postmenopausal women with osteoporosis. BMC Musculoskelet Disord 11:130, 2010

Cohen FJ, Lu Y: Characterization of hot flashes reported by healthy postmenopausal women receiving raloxifene or placebo during osteoporosis prevention trials. Maturitas 34(1):65, 2000

Collaborative Group on Hormonal Factors in Breast Cancer: Breast cancer and hormone replacement therapy: collaborative reanalysis of data from 51 epidemiological studies of 52,705 women with breast cancer and 108,411 women without breast cancer. Lancet 350(9084):1047, 1997

Cranney A, Tugwell P, Zytaruk N, et al: Meta-analyses of therapies for postmenopausal osteoporosis. VI. Meta-analysis of calcitonin for the treatment of postmenopausal osteoporosis. Endocr Rev 23(4):540, 2002

Cummings SR, San Martin J, McClung MR, et al: Denosumab for prevention of fractures in postmenopausal women with osteoporosis. N Engl J Med 361(8):756, 2009

Danforth KN, Tworoger SS, Hecht JL, et al: A prospective study of postmenopausal hormone use and ovarian cancer risk. Br J Cancer 96(1):151, 2007

Davis SR: Androgens and female sexuality. J Gend Specif Med 3(1):36, 2000

Dawson-Hughes B, Harris SS: Calcium intake influences the association of protein intake with rates of bone loss in elderly men and women. Am J Clin Nutr 75(4):773, 2002

Dawson-Hughes B, Harris SS, Krall EA, et al: Effect of calcium and vitamin D supplementation on bone density in men and women 65 years of age or older. N Engl J Med 337(10):670, 1997

Delmas PD, Ensrud KE, Adachi JD, et al: Efficacy of raloxifene on vertebral fracture risk reduction in postmenopausal women with osteoporosis: four-year results from a randomized clinical trial. J Clin Endocrinol Metab 87(8):3609, 2002

Dempster DW, Shane E, Horbert W, et al: A simple method for correlative light and scanning electron microscopy of human iliac crest bone biopsies: qualitative observations in normal and osteoporotic subjects. J Bone Miner Res 1(1):15, 1986

Dennerstein L, Randolph J, Taffe J, et al: Hormones, mood, sexuality, and the menopausal transition. Fertil Steril 77(Suppl 4):S42, 2002

Eng-Wong J, Reynolds JC, Venzon D, et al: Effect of raloxifene on bone mineral density in premenopausal women at increased risk of breast cancer. J Clin Endocrinol Metab 91(10):3941, 2006

Eriksen B: A randomized, open, parallel-group study on the preventive effect of an estradiol-releasing vaginal ring (Estring) on recurrent urinary tract infections in postmenopausal women. Am J Obstet Gynecol 180(5):1072, 1999

Ettinger B, Black DM, Mitlak BH, et al: Reduction of vertebral fracture risk in postmenopausal women with osteoporosis treated with raloxifene: results from a 3-year randomized clinical trial. Multiple Outcomes of Raloxifene Evaluation (MORE) Investigators. JAMA 282(7):637, 1999

Ettinger B, Ensrud KE, Wallace R, et al: Effects of ultralow-dose transdermal estradiol on bone mineral density: a randomized clinical trial. Obstet Gynecol 104(3):443, 2004

Farquhar C, Marjoribanks J, Lethaby A, et al: Long term hormone therapy for perimenopausal and postmenopausal women. Cochrane Database Syst Rev 2:CD004143, 2009

Freedman RR, Woodward S: Behavioral treatment of menopausal hot flushes: evaluation by ambulatory monitoring. Am J Obstet Gynecol 167(2):436, 1992

Fugate SE, Church CO: Nonestrogen treatment modalities for vasomotor symptoms associated with menopause. Ann Pharmacother 38(9):1482, 2004

Gambrell RD Jr, Bagnell CA, Greenblatt RB: Role of estrogens and progesterone in the etiology and prevention of endometrial cancer: review. Am J Obstet Gynecol 146(6):696, 1983

Gasser JA, Kneissel M, Thomsen JS, et al: PTH and interactions with bisphosphonates. J Musculoskelet Neuronal Interact 1(1):53, 2000

Geller SE, Shulman LP, van Breemen RB, et al: Safety and efficacy of black cohosh and red clover for the management of vasomotor symptoms: a randomized controlled trial. Menopause 16(6):1156, 2009

Goldstein SR, Neven P, Cummings S, et al: Postmenopausal Evaluation and Risk Reduction With Lasofoxifene (PEARL) trial: 5-year gynecological outcomes. Menopause 18(1):17, 2011

Grady D, Herrington D, Bittner V, et al: Cardiovascular disease outcomes during 6.8 years of hormone therapy: Heart and Estrogen/progestin Replacement Study follow-up (HERS II). JAMA 288(1):49, 2002

Greendale GA, Reboussin BA, Hogan P, et al: Symptom relief and side effects of postmenopausal hormones: results from the Postmenopausal Estrogen/Progestin Interventions Trial. Obstet Gynecol 92(6):982, 1998

Greenspan SL, Bone HG, Ettinger MP, et al: Treatment of Osteoporosis with Parathyroid Hormone Study Group, Effect of recombinant human parathyroid hormone (1-84) on vertebral fracture and bone mineral density in postmenopausal women with osteoporosis: a randomized trial. Ann Int Med 146(5):326, 2007

Greenspan SL, Myers ER, Kiel DP, et al: Fall direction, bone mineral density, and function: risk factors for hip fracture in frail nursing home elderly. Am J Med 104(6):539, 1998

Grodstein F, Clarkson TB, Manson JE: Understanding the divergent data on postmenopausal hormone therapy. N Engl J Med 348(7):645, 2003

Grodstein F, Manson JE, Stampfer MJ: Postmenopausal hormone use and secondary prevention of coronary events in the Nurses' Health Study. A prospective, observational study. Ann Intern Med 135(1):1, 2001

Guttuso T Jr, Kurlan R, McDermott MP, et al: Gabapentin's effects on hot flashes in postmenopausal women: a randomized controlled trial. Obstet Gynecol 101(2):337, 2003

Harris SS, Dawson-Hughes B: Caffeine and bone loss in healthy postmenopausal women. Am J Clin Nutr 60(4):573, 1994

Harris ST, Watts NB, Genant HK, et al: Effects of risedronate treatment on vertebral and nonvertebral fractures in women with postmenopausal osteoporosis: a randomized controlled trial. Vertebral Efficacy With Risedronate Therapy (VERT) Study Group. JAMA 282(14):1344, 1999

Hasselquist MB, Goldberg N, Schroeter A, et al: Isolation and characterization of the estrogen receptor in human skin. J Clin Endocrinol Metab 50(1):76, 1980

Hauselmann HJ, Rizzoli R: A comprehensive review of treatments for postmenopausal osteoporosis. Osteoporos Int 14(1):2, 2003

Hays J, Ockene JK, Brunner RL, et al: Effects of estrogen plus progestin on health-related quality of life. N Engl J Med 348(19):1839, 2003

Hendrix SL, Cochrane BB, Nygaard IE, et al: Effects of estrogen with and without progestin on urinary incontinence. JAMA 293(8):935, 2005

Hirata JD, Swiersz LM, Zell B, et al: Does dong quai have estrogenic effects in postmenopausal women? A double-blind, placebo-controlled trial. Fertil Steril 68(6):981, 1997

Hulley S, Grady D, Bush T, et al: Randomized trial of estrogen plus progestin for secondary prevention of coronary heart disease in postmenopausal women. Heart and Estrogen/progestin Replacement Study (HERS) Research Group. JAMA 280(7):605, 1998

Institute of Medicine: DRIs for Calcium and Vitamin D. 2010. Available at: http://www.iom.edu/Reports/2010/Dietary-Reference-Intakes-for-Calcium-and-Vitamin-D.aspx. Accessed April 20, 2011

Irvin JH, Domar AD, Clark C, et al: The effects of relaxation response training on menopausal symptoms. J Psychosom Obstet Gynaecol 17(4):202, 1996

Jackson SL, Scholes D, Boyko EJ, et al: Predictors of urinary incontinence in a prospective cohort of postmenopausal women. Obstet Gynecol 108(4):855, 2006

Kendler DL, McClung MR, Freemantle N, et al: Adherence, preference, and satisfaction of postmenopausal women taking denosumab or alendronate. Osteoporos Int 22(6):1725, 2011

Kerstetter JE, Looker AC, Insogna KL: Low dietary protein and low bone density. Calcif Tissue Int 66(4):313, 2000

Kim KH, Kang KW, Kim DI, et al: Effects of acupuncture on hot flashes in perimenopausal and postmenopausal women—a multicenter randomized clinical trial. Menopause 17(2):269, 2010

Krebs EE, Ensrud KE, MacDonald R, et al: Phytoestrogens for treatment of menopausal symptoms: a systematic review. Obstet Gynecol 104(4):824, 2004

Lacey JV Jr, Brinton LA, Leitzmann MF, et al: Menopausal hormone therapy and ovarian cancer risk in the National Institutes of Health-AARP Diet and Health Study Cohort. J Natl Cancer Inst 98(19):1397, 2006

LaCroix AZ, Chlebowski RT, Manson JE, et al: Health outcomes after stopping conjugated equine estrogens among postmenopausal women with prior hysterectomy: a randomized controlled trial. JAMA 305(13):1305, 2011

Lam PM, Chung TK, Haines C: Where are we with postmenopausal hormone therapy in 2005? Gynecol Endocrinol 21(5):248, 2005

Lambrinoudaki I, Christodoulakos G, Botsis D: Bisphosphonates. Ann NY Acad Sci 1092(1):397, 2006

Lanza FL, Hunt RH, Thomson AB, et al: Endoscopic comparison of esophageal and gastroduodenal effects of risedronate and alendronate in postmenopausal women. Gastroenterology 119(3):631, 2000

Larsen ER, Mosekilde L, Foldspang A: Vitamin D and calcium supplementation prevents osteoporotic fractures in elderly community dwelling residents: a pragmatic population-based 3-year intervention study. J Bone Miner Res 19(3):370, 2004

Lemay A, Dodin S, Kadri N, et al: Flaxseed dietary supplement versus hormone replacement therapy in hypercholesterolemic menopausal women. Obstet Gynecol 100(3):495, 2002

Levis S, Strickman-Stein N, Ganjei-Azar P, et al: Soy isoflavones in the prevention of menopausal bone loss and menopausal symptoms: a randomized, double-blind trial. Arch Intern Med 171(15):1363, 2011

Lewis JE, Nickell LA, Thompson LU, et al: A randomized controlled trial of the effect of dietary soy and flaxseed muffins on quality of life and hot flashes during menopause. Menopause 13:631, 2006

Lindsay R, Gallagher JC, Kagan R, et al: Efficacy of tissue-selective estrogen complex of bazedoxifene/conjugated estrogens for osteoporosis prevention in at-risk postmenopausal women. Fertil Steril 92(3):1045, 2009

Lindsay R, Nieves J, Formica C, et al: Randomised controlled study of effect of parathyroid hormone on vertebral-bone mass and fracture incidence among postmenopausal women on oestrogen with osteoporosis. Lancet 350(9077):550, 1997

Lobo R: Evidence-based medicine and the management of menopause. Clin Obstet Gynecol 51(3):534, 2008

Lobo RA, Pinkerton JV, Gass ML, et al: Evaluation of bazedoxifene/conjugated estrogens for the treatment of menopausal symptoms and effects on metabolic parameters and overall safety profile. Fertil Steril 92(3):1025, 2009

Lobo RA, Rosen RC, Yang HM, et al: Comparative effects of oral esterified estrogens with and without methyltestosterone on endocrine profiles and dimensions of sexual function in postmenopausal women with hypoactive sexual desire. Fertil Steril 79(6):1341, 2003

Loprinzi CL, Kugler JW, Sloan JA, et al: Venlafaxine in management of hot flashes in survivors of breast cancer: a randomised controlled trial. Lancet 356(9247):2059, 2000

Loprinzi CL, Sloan JA, Perez EA, et al: Phase III evaluation of fluoxetine for treatment of hot flashes. J Clin Oncol 20(6):1578, 2002

Loprinzi CL, Stearns V, Barton D: Centrally active nonhormonal hot flash therapies. Am J Med 118(Suppl 12B):118, 2005

MacLennan AH, Broadbent JL, Lester S, et al: Oral oestrogen and combined oestrogen/progestogen therapy versus placebo for hot flashes. Cochrane Database Syst Rev 4:CD002978, 2004

Maheux R, Naud F, Rioux M, et al: A randomized, double-blind, placebo-controlled study on the effect of conjugated estrogens on skin thickness. Am J Obstet Gynecol 170(2):642, 1994

Marx RE: Pamidronate (Aredia) and zoledronate (Zometa) induced avascular necrosis of the jaws: a growing epidemic. J Oral Maxillofac Surg 61(9):1115, 2003

Mendelsohn ME, Karas RH: Molecular and cellular basis of cardiovascular gender differences. Science 308(5728):1583, 2005

Miller PD, McClung MR, Macovei L, et al: Monthly oral ibandronate therapy in postmenopausal osteoporosis: 1-year results from the MOBILE Study. J Bone Miner Res 20(8):1315, 2005

Miller VM, Black DM, Brinton EA, et al: Using basic science to design a clinical trial: baseline characteristics of women enrolled in the Kronos Early Estrogen Prevention Study (KEEPS). J Cardiovasc Transl Res 2(3):228, 2009

Nagamani M, Kelver ME, Smith ER: Treatment of menopausal hot flashes with transdermal administration of clonidine. Am J Obstet Gynecol 156(3):561, 1987

National Osteoporosis Foundation: Clinician's Guide to Prevention and Treatment of Osteoporosis. Washington, DC: National Osteoporosis Foundation, 2008.

Neer RM, Arnaud CD, Zanchetta JR, et al: Effect of parathyroid hormone (1-34) on fractures and bone mineral density in postmenopausal women with osteoporosis. N Engl J Med 344(19):1434, 2001

Nelson HD: Commonly used types of postmenopausal estrogen for treatment of hot flashes: scientific review. JAMA 291(13):1610, 2004

Newton KM, Buist DS, Keenan NL, et al: Use of alternative therapies for menopause symptoms: results of a population-based survey. Obstet Gynecol 100(1):18, 2002

Noller KL: Estrogen replacement therapy and risk of ovarian cancer. JAMA 288(3):368, 2002

Ofluoglu D, Akyuz G, Unay O, et al: The effect of calcitonin on beta-endorphin levels in postmenopausal osteoporotic patients with back pain. Clin Rheumatol 26(1):44, 2007

Park-Wyllie LY, Mamdani MM, Juurlink DN, et al: Bisphosphonate use and the risk of subtrochanteric or femoral shaft fractures in older women. JAMA 305(8):783, 2011

Pauls RN, Kleeman SD, Karram MM: Female sexual dysfunction: principles of diagnosis and therapy. Obstet Gynecol Surv 60(3):196, 2005

Peled Y, Perri T, Pardo Y, et al: Levonorgestrel-releasing intrauterine system as an adjunct to estrogen for the treatment of menopausal symptoms—a review. Menopause 14(3 Pt 1):550, 2007

Perez-Lopez FR, Chedraui P, Gilbert JJ, et al: Cardiovascular risk in menopausal women and prevalent related co-morbid conditions: facing the post-Women's Health Initiative era. Fertil Steril 92(4):1171, 2009

Pickar JH, Yeh IT, Bachmann G, et al: Endometrial effects of a tissue selective estrogen complex containing bazedoxifene/conjugated estrogens as a menopausal therapy. Fertil Steril 92(3):1018, 2009

Pinkerton JV, Stovall DW, Kightlinger RS: Advances in the treatment of menopausal symptoms. Womens Health (Lond Engl) 5(4):361, 2009

Prentice RL, Langer RD, Stefanick ML, et al: Combined analysis of Women's Health Initiative observational and clinical trial data on postmenopausal hormone treatment and cardiovascular disease. Am J Epidemiol 163(7):589, 2006

Prestwood KM, Kenny AM, Kleppinger A, et al: Ultralow-dose micronized 17beta-estradiol and bone density and bone metabolism in older women: a randomized controlled trial. JAMA 290(8):1042, 2003

Rachner TD, Khosla S, Hofbauer LC: Osteoporosis: now and the future. Lancet 377(9773):1276, 2011

Reddy SY, Warner H, Guttuso T Jr, et al: Gabapentin, estrogen, and placebo for treating hot flashes: a randomized controlled trial. Obstet Gynecol 108(1):41, 2006

Reginster J, Minne HW, Sorensen OH, et al: Randomized trial of the effects of risedronate on vertebral fractures in women with established postmenopausal osteoporosis. Vertebral Efficacy with Risedronate Therapy (VERT) Study Group. Osteoporos Int 11(1):83, 2000

Reginster JY, Adami S, Lakatos P, et al: Efficacy and tolerability of once-monthly oral ibandronate in postmenopausal osteoporosis: 2 year results from the MOBILE study. Ann Rheum Dis 65(5):654, 2006

Rioux JE, Devlin C, Gelfand MM, et al: 17beta-estradiol vaginal tablet versus conjugated equine estrogen vaginal cream to relieve menopausal atrophic vaginitis. Menopause 7(3):156, 2000

Rosen CJ: Clinical practice. Vitamin D insufficiency. N Engl J Med 364(3):248, 2011

Rossouw JE, Anderson GL, Prentice RL, et al: Risks and benefits of estrogen plus progestin in healthy postmenopausal women: principal results from the Women's Health Initiative randomized controlled trial. JAMA 288(3):321, 2002

Rossouw JE, Prentice RL, Manson JE, et al: Postmenopausal hormone therapy and risk of cardiovascular disease by age and years since menopause. JAMA 297(13):1465, 2007

Roux C, Seeman E, Eastell R, et al: Efficacy of risedronate on clinical vertebral fractures within six months. Curr Med Res Opin 20:433, 2004

Ruggiero SL, Mehrotra B, Rosenberg TJ, et al: Osteonecrosis of the jaws associated with the use of bisphosphonates: a review of 63 cases. J Oral Maxillofac Surg 62(5):527, 2004

Russell RG, Watts NB, Ebetino FH, et al: Mechanisms of action of bisphosphonates: similarities and differences and their potential influence on clinical efficacy. Osteoporos Int 19(6):733, 2008

Salpeter SR, Walsh JM, Greyber E, et al: Mortality associated with hormone replacement therapy in younger and older women: a meta-analysis. J Gen Intern Med 19(7):791, 2004

Sarrel P, Dobay B, Wiita B: Estrogen and estrogen-androgen replacement in postmenopausal women dissatisfied with estrogen-only therapy. Sexual behavior and neuroendocrine responses. J Reprod Med 43(10):847, 1998

Sauerbronn AV, Fonseca AM, Bagnoli VR, et al: The effects of systemic hormonal replacement therapy on the skin of postmenopausal women. Int J Gynaecol Obstet 68(1):35, 2000

Schmidt C: Third-generation SERMs may face uphill battle. J Natl Cancer Inst 102(22):1690, 2010

Schmidt JB, Lindmaier A, Spona J: Hormone receptors in pubic skin of premenopausal and postmenopausal females. Gynecol Obstet Invest 30(2):97, 1990

Sellmeyer DE, Schloetter M, Sebastian A: Potassium citrate prevents increased urine calcium excretion and bone resorption induced by a high sodium chloride diet. J Clin Endocrinol Metab 87(5):2008, 2002

Shelly W, Draper MW, Krishnan V, et al: Selective estrogen receptor modulators: an update on recent clinical findings. Obstet Gynecol Surv 63(3):163, 2008

Shifren JL, Braunstein GD, Simon JA, et al: Transdermal testosterone treatment in women with impaired sexual function after oophorectomy. N Engl J Med 343(10):682, 2000

Shifren JL, Schiff I: Role of hormone therapy in the management of menopause. Obstet Gynecol 115(4):839, 2010

Shulman LP: In search of a middle ground: hormone therapy and its role in modern menopause management. Menopause 17(5):898, 2010

Shumaker SA, Legault C, Kuller L, et al: Conjugated equine estrogens and incidence of probable dementia and mild cognitive impairment in postmenopausal women: Women's Health Initiative Memory Study. JAMA 291(24):2947, 2004

Shumaker SA, Legault C, Rapp SR, et al: Estrogen plus progestin and the incidence of dementia and mild cognitive impairment in postmenopausal women: the Women's Health Initiative Memory Study: a randomized controlled trial. JAMA 289(20):2651, 2003

Silverman SL, Christiansen C, Genant HK, et al: Efficacy of bazedoxifene in reducing new vertebral fracture risk in postmenopausal women with osteoporosis: results from a 3-year, randomized, placebo-, and active-controlled clinical trial. J Bone Miner Res 23(12):1923, 2008

Silverman SL, Chines AA, Kendler DL, et al: Sustained efficacy and safety of bazedoxifene in preventing fractures in postmenopausal women with osteoporosis: results of a 5-year, randomized, placebo-controlled study. Osteoporos Int Jul 21, 2011 [Epub ahead of print]

Smith DC, Prentice R, Thompson DJ, et al: Association of exogenous estrogen and endometrial carcinoma. N Engl J Med 293(23):1164, 1975

Soares CN, Almeida OP, Joffe H, et al: Efficacy of estradiol for the treatment of depressive disorders in perimenopausal women: a double-blind, randomized, placebo-controlled trial. Arch Gen Psychiatry 58(6):529, 2001

Soares CN, Joffe H, Rubens R, et al: Eszopiclone in patients with insomnia during perimenopause and early postmenopause: a randomized controlled trial. Obstet Gynecol 108(6):1402, 2006

Srinivasan D, Shetty S, Ashworth D, et al: Orofacial pain—a presenting symptom of bisphosphonate associated osteonecrosis of the jaws. Br Dent J 203(2):91, 2007

Stampfer MJ, Willett WC, Colditz GA, et al: A prospective study of postmenopausal estrogen therapy and coronary heart disease. N Engl J Med 313(17):1044, 1985

Stearns V, Beebe KL, Iyengar M, et al: Paroxetine controlled release in the treatment of menopausal hot flashes: a randomized controlled trial. JAMA 289(21):2827, 2003

Stefanick ML, Anderson GL, Margolis KL, et al: Effects of conjugated equine estrogens on breast cancer and mammography screening in postmenopausal women with hysterectomy. JAMA 295(14):1647, 2006

Tashjian AH Jr, Chabner BA: Commentary on clinical safety of recombinant human parathyroid hormone 1-34 in the treatment of osteoporosis in men and postmenopausal women. J Bone Miner Res 17(7):1151, 2002

The North American Menopause Society: Management of osteoporosis in postmenopausal women: 2010 position statement of The North American Menopause Society. Menopause 17(1):23, 2010

The Women's Health Initiative Steering Committee: Effects of Conjugated Equine Estrogen in Postmenopausal Women with Hysterectomy: The Women's Health Initiative Randomized Controlled Trial. JAMA 291:1701, 2004

The Writing Group for the PEPI Trial. Effects of estrogen or estrogen/progestin regimens on heart disease risk factors in postmenopausal women. The Postmenopausal Estrogen/Progestin Interventions (PEPI) Trial. JAMA 273:199, 1995

Thurston RC, Sowers MR, Sutton-Tyrrell K, et al: Abdominal adiposity and hot flashes among midlife women. Menopause 15(3):429, 2008

Tice JA, Ettinger B, Ensrud K, et al: Phytoestrogen supplements for the treatment of hot flashes: the Isoflavone Clover Extract (ICE) Study: a randomized controlled trial. JAMA 290(2):207, 2003

Tosteson AN, Melton LJ III, Dawson-Hughes B, et al: Cost-effective osteoporosis treatment thresholds: the United States perspective. Osteoporos Int 19(4):437, 2008

U.S. Department of Health and Human Services: Food and Drug Administration Center for Drug Evaluation and Research (CDER): noncontraceptive estrogen drug products for the treatment of vasomotor symptoms and vulvar and vaginal atrophy symptoms—recommended prescribing information for health care providers and patient labeling, 2005. Available at: http://www.fda.gov/downloads/Drugs/DrugSafety/InformationbyDrugClass/UCM135336.pdf. Accessed October 15, 2011

U.S. Food and Drug Administration: FDA drug safety communication: safety update for osteoporosis drugs, bisphosphonates, and atypical fractures. 2010. Available at: <http://www.fda.gov/Drugs/DrugSafety/ucm229009.htm. Accessed December 16, 2011

Vickers MR, MacLennan AH, Lawton B, et al: Main morbidities recorded in the Women's International Study of long Duration Oestrogen after Menopause (WISDOM): a randomised controlled trial of hormone replacement therapy in postmenopausal women. BMJ 335(7613):239, 2007

Watts NB, Bilezikian JP, Camacho PM, et al: American Association of Clinical Endocrinologists Medical Guidelines for Clinical Practice for the diagnosis and treatment of postmenopausal osteoporosis: executive summary of recommendations. Endocr Pract 16(6):1016, 2010

Wilson PW, Garrison RJ, Castelli WP: Postmenopausal estrogen use, cigarette smoking, and cardiovascular morbidity in women over 50. The Framingham Study. N Engl J Med 313(17):1038, 1985

Woo SB, Hellstein JW, Kalmar JR: Narrative review: bisphosphonates and osteonecrosis of the jaws. Ann Intern Med 144(10):753, 2006

Yaffe K, Sawaya G, Lieberburg I, et al: Estrogen therapy in postmenopausal women: effects on cognitive function and dementia. JAMA 279(9):688, 1998

Zandi PP, Carlson MC, Plassman BL, et al: Hormone replacement therapy and incidence of Alzheimer disease in older women: the Cache County Study. JAMA 288(17):2123, 2002

Zweifel JE, O'Brien WH: A meta-analysis of the effect of hormone replacement therapy upon depressed mood. Psychoneuroendocrinology 22(3):189, 1997

SEÇÃO 3
MEDICINA DA PELVE FEMININA E CIRURGIA RECONSTRUTIVA

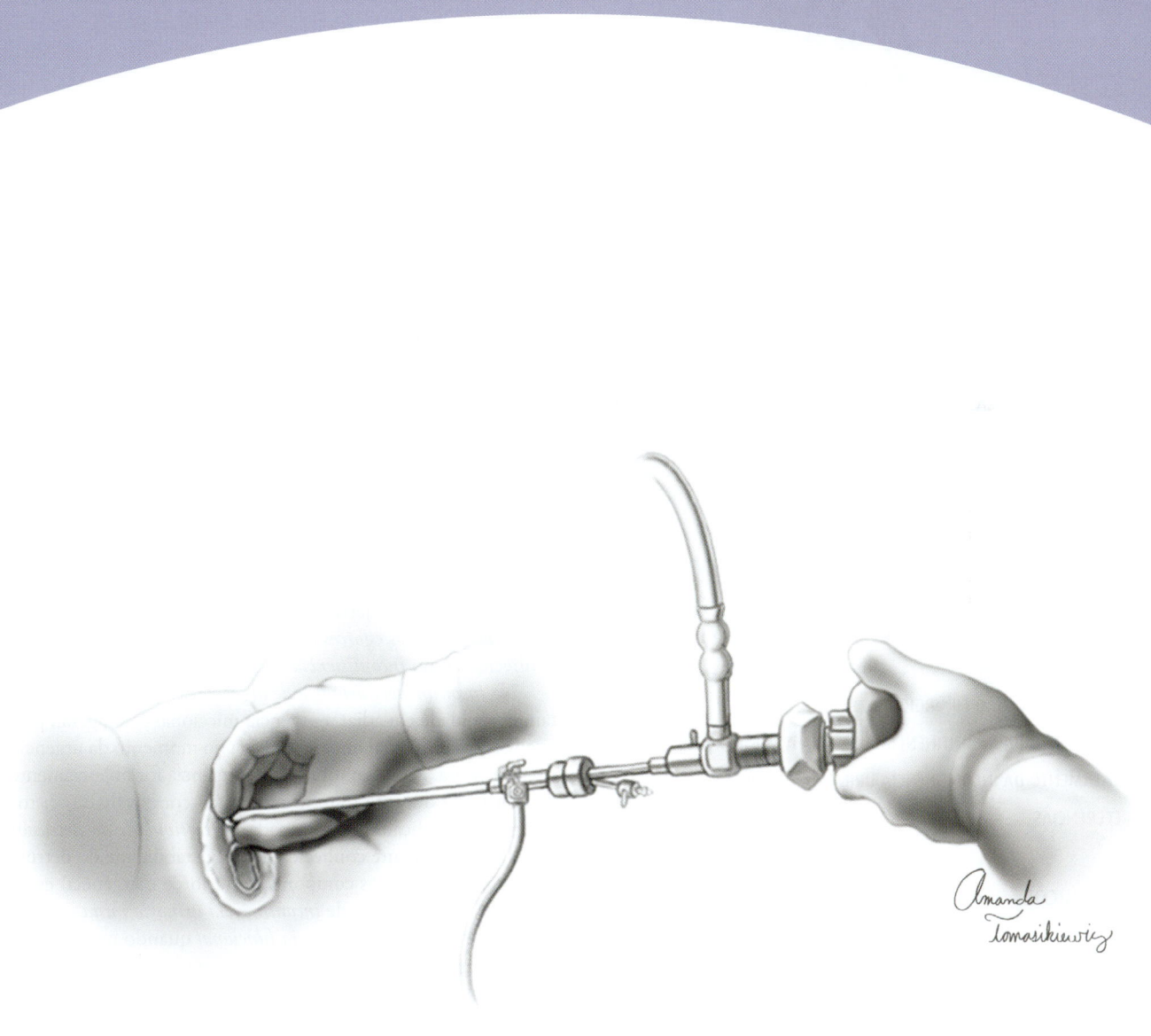

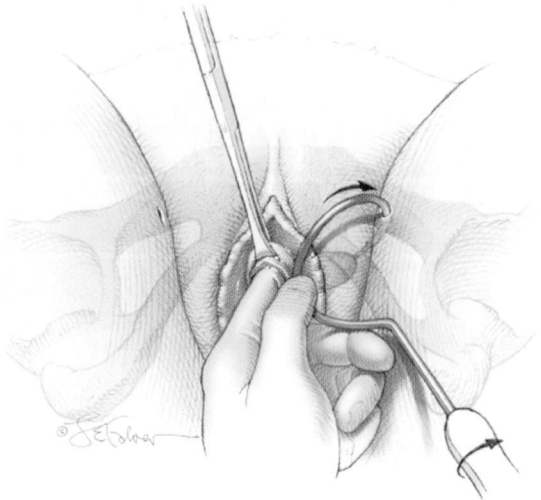

CAPÍTULO 23
Incontinência Urinária

DEFINIÇÕES 606
EPIDEMIOLOGIA 606
FATORES DE RISCO PARA INCONTINÊNCIA URINÁRIA 607
FISIOPATOLOGIA 609
ENCHIMENTO VESICAL 609
ESVAZIAMENTO VESICAL 611
TEORIAS SOBRE CONTINÊNCIA 612
DIAGNÓSTICO 616
ANAMNESE 616
EXAME FÍSICO 618
EXAMES DIAGNÓSTICOS 619
TRATAMENTO 624
CONSERVADOR/NÃO CIRÚRGICO 624
TRATAMENTO DA INCONTINÊNCIA URINÁRIA AOS ESFORÇOS 625
TRATAMENTO DA INCONTINÊNCIA URINÁRIA DE URGÊNCIA 629
REFERÊNCIAS 630

DEFINIÇÕES

Define-se incontinência urinária como perda involuntária de qualquer volume de urina. Além da uretra, é possível haver extravasamento de urina de fontes extrauretrais, como fístulas ou malformações congênitas do trato urinário inferior. Embora a incontinência seja classificada em diversas formas, este capítulo irá abordar a avaliação e o tratamento das incontinências urinárias aos esforços e de urgência. Define-se *incontinência urinária aos esforços (IUE)* como perda involuntária de urina relacionada com esforço físico ou com espirro ou tosse. A *incontinência urinária de urgência* é a perda involuntária de urina acompanhada ou imediatamente precedida por sensação de necessidade iminente de urinar. Um quadro relacionado – a bexiga hiperativa – é descrito como urgência urinária *com* ou *sem* incontinência, geralmente acompanhado por aumento da frequência urinária diurna e por nictúria (Abrams, 2009).

De acordo com as diretrizes da International Continence Society, a incontinência urinária é um sintoma, um sinal e uma alteração no estado de saúde (Abrams, 2002). Por exemplo, com a IUE, a paciente pode se queixar de perda involuntária de urina associada à atividade física ou a riso. Concomitantemente a esses sintomas, é possível que o profissional de saúde observe, durante o exame físico, perda involuntária de urina pela uretra sincrônica com tosse ou com manobra de Valsalva. Como estado alterado da saúde a IUE pode ser objetivamente demonstrada com teste urodinâmico, quando se observa perda involuntária de urina associada ao aumento da pressão abdominal com ausência de contração do músculo detrussor. Sob tais circunstâncias, quando há sintoma ou sinal de IUE confirmado por exames objetivos, utiliza-se a denominação *incontinência urinária aos esforços urodinâmica* (IUEU), antigamente conhecida como *incontinência de esforço genuína*.

Na *incontinência urinária de urgência*, as mulheres apresentam dificuldade em adiar a urgência miccional e, em geral, precisam esvaziar imediatamente a bexiga no momento da urgência e sem demora. Se a incontinência de urgência for objetivamente demonstrada durante teste urodinâmico com avaliação cistométrica, a condição é denominada *hiperatividade do detrussor* (HD), anteriormente conhecida como instabilidade do detrussor. Quando ambos os componentes (esforço e urgência) estão presentes, dá-se o nome de *incontinência urinária mista*.

Diz-se que há incontinência funcional quando uma mulher não consegue chegar ao banheiro a tempo em razão de limitações físicas, psicológicas ou mentais. Frequentemente, esse grupo seria continente caso essas questões não estivessem presentes.

EPIDEMIOLOGIA

Em sociedades ocidentais, os estudos epidemiológicos indicam prevalência de incontinência urinária variando entre 15 e 55%. Esse grande intervalo é atribuído a variações em metodologias de pesquisa, características populacionais e definições de incontinência. Como parte do National Health and Nutrition Examination Survey 2005-2006 (NHANES), um grupo de corte transversal composto por 1.961 mulheres não gestantes e não institucionalizadas dos EUA responderam a questionário sobre distúrbios do soalho pélvico. A incontinência urinária, caracterizada pelas participantes como perda moderada a intensa de urina, foi identificada em 15,7% (Nygaard, 2008). Entretanto, os dados disponíveis atualmente são limitados pelo fato de a maioria das mulheres não buscar atendimento médico para essa condição (Hunskaar, 2000). Estima-se que somente uma em quatro mulheres procurará aconselhamento médico com queixa de incontinência, seja por vergonha, acesso limitado à assistência médica ou rastreamento inadequado dos profissionais de saúde (Hagstad, 1985).

Entre as pacientes ambulatoriais com incontinência urinária, a condição mais comum é a IUE, que representa 29 a 75% dos casos. A incontinência urinária de urgência responde por até 33% dos casos de incontinência, e o restante é atribuído a formas mistas (Hunskaar, 2000). Em uma revisão sobre hiperatividade vesical, 15% de 64.528 mulheres reuniram os critérios para bexiga hiperativa com ou sem incontinência e 11% apresentaram incontinência urinária de urgência (Hartmann, 2009).

A incontinência urinária pode prejudicar significativamente a qualidade de vida, levando a rompimento de relações sociais, distúrbios psicológicos, por vergonha e frustração, hospitalizações por problemas cutâneos e infecção do trato urinário, assim como internação em instituições de idosos. Uma mulher idosa incontinente apresenta probabilidade 2,5 vezes maior de ser internada em instituição para idosos do que uma mulher continente (Langa, 2002). De forma semelhante, as consequências monetárias da incontinência são consideráveis. Estima-se que anualmente, nos EUA, sejam gastos 32 bilhões de dólares nos cuidados aos idosos com incontinência urinária vivendo em comunidade ou em asilo (Hu, 2004). Além disso, as projeções populacionais do U.S. Census Bureau preveem aumento de 55% na população de mulheres norte-americanas com incontinência, passando de 18,3 milhões em 2010 para 28,4 milhões em 2050 (Wu, 2009).

FATORES DE RISCO PARA INCONTINÊNCIA URINÁRIA

Idade

A prevalência de incontinência parece aumentar gradualmente durante a vida adulta jovem (Fig. 23-1). Observa-se um grande pico largo na meia-idade, com aumento constante após os 65 anos (Hannestad, 2000). De forma semelhante, dados do NHANES 2005-2006 demonstram aumento constante na prevalência de incontinência acompanhando a idade: 7% entre 20 e 40 anos de idade, 17% entre 40 e 60 anos, 23% entre 60 e 80 anos e 32% após 80 anos (Nygaard, 2008).

A incontinência não deve ser entendida como uma consequência normal do envelhecimento. Entretanto, diversas alterações fisiológicas do trato urinário inferior relacionadas com a idade podem predispor à incontinência, à hiperatividade vesical ou a outras dificuldades miccionais. Primeiro, a prevalência de contrações involuntárias do detrusor aumenta com a idade e encontramos hiperatividade do detrusor em 21% dos idosos saudáveis e continentes vivendo em comunidade (Resnick, 1995). A capacidade vesical total e a possibilidade de postergar a micção reduzem-se com a idade, e esses declínios podem causar aumento da frequência urinária. Além disso, as taxas de fluxo urinário são reduzidas em homens e mulheres idosos, provavelmente em razão de redução da contratilidade do detrusor relacionada com a idade (Resnick, 1984). Em mulheres, a redução pós-menopáusica nos níveis de estrogênio resulta em atrofia do selo mucoso uretral, perda de complacência e irritação vesi-

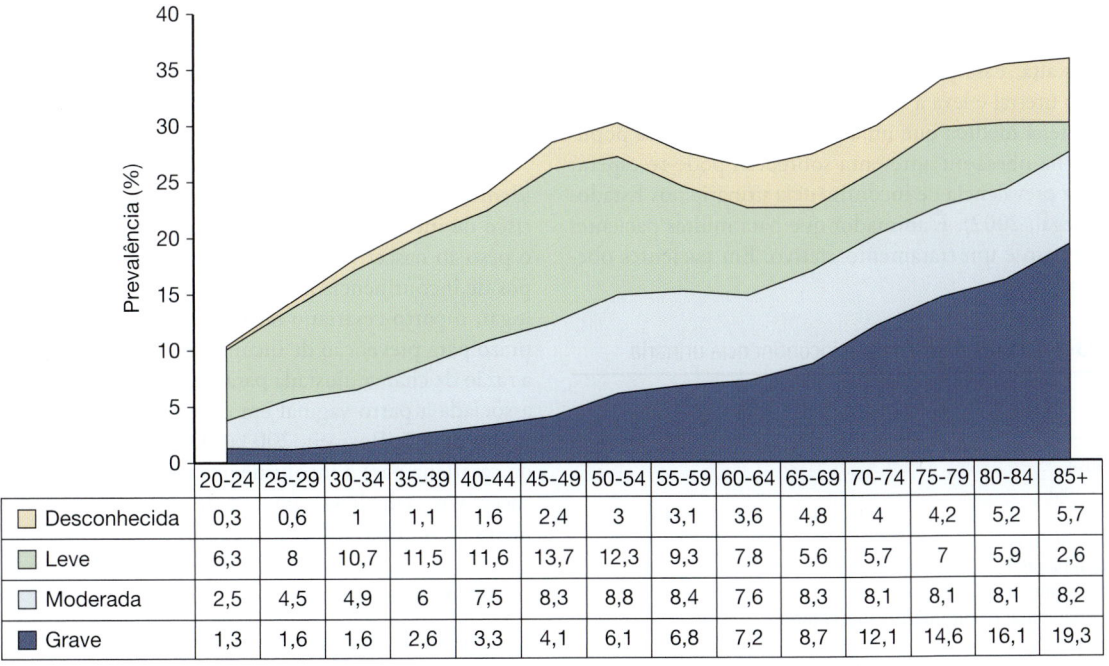

	20-24	25-29	30-34	35-39	40-44	45-49	50-54	55-59	60-64	65-69	70-74	75-79	80-84	85+
Desconhecida	0,3	0,6	1	1,1	1,6	2,4	3	3,1	3,6	4,8	4	4,2	5,2	5,7
Leve	6,3	8	10,7	11,5	11,6	13,7	12,3	9,3	7,8	5,6	5,7	7	5,9	2,6
Moderada	2,5	4,5	4,9	6	7,5	8,3	8,8	8,4	7,6	8,3	8,1	8,1	8,1	8,2
Grave	1,3	1,6	1,6	2,6	3,3	4,1	6,1	6,8	7,2	8,7	12,1	14,6	16,1	19,3

FIGURA 23-1 Prevalência de incontinência por faixa etária (n = 8.002). *(Adaptada a partir de Hannestad, 2000, com permissão.)*

cal que predispõem às incontinências de esforço e de urgência. Finalmente, há alterações relacionadas com a idade na taxa de filtração renal e nos níveis diurnos de hormônio antidiurético e no fator natriurético atrial. Tais alterações deslocam o padrão predominantemente diurno de excreção de líquidos para maior excreção de urina no final do dia (Kirkland, 1983).

Raça

Tradicionalmente, mulheres brancas parecem ter taxa mais alta de incontinência urinária de esforço que mulheres de outras raças. Por outro lado, a incontinência urinária de urgência parece ser mais prevalente entre mulheres afro-americanas. No entanto, a maioria dos trabalhos publicados não tem base populacional e, consequentemente, não são fontes seguras para estimativas reais de diferenças raciais. Além disso, os dados existentes sobre diferenças raciais são em grande parte baseados em amostras insuficientes (Bump, 1993). Contudo, dados obtidos nas coortes do Nurse's Health Study, incluindo mais de 76.000 mulheres, corroboraram essas diferenças raciais. Os pesquisadores observaram que a maior taxa de incidência em quatro anos de observação ocorreram nas participantes brancas em comparação com asiáticas e negras (Townsend, 2010). Não foi esclarecido se essas diferenças são biológicas, relacionadas ao acesso à atenção médica ou se seriam afetadas por expectativas culturais e limiares de tolerância aos sintomas.

Obesidade

Diversos estudos epidemiológicos demonstraram que o aumento do índice de massa corporal (IMC) é fator de risco significativo e independente para incontinência urinária de todos os tipos (Tabela 23-1). Além disso, a prevalência de ambas as incontinências de urgência e de estresse aumenta proporcionalmente com o IMC (Hannestad, 2003). Teoricamente, o aumento na pressão intra-abdominal que coincide com um aumento do IMC resulta em pressão intravesical proporcionalmente mais alta. Essa pressão aumentada supera a pressão de fechamento uretral e leva à incontinência (Bai, 2002). Consequentemente, à medida que uma parte maior de nossa população se torna obesa ou apresenta sobrepeso pode-se esperar aumento na prevalência de incontinência urinária nos Estados Unidos (Flegal, 2002). É animador que para muitas pacientes a perda de peso é um tratamento efetivo. Em pacientes obesas ou com sobrepeso, a prevalência de incontinência urinária reduz-se significativamente com a perda de peso obtida por modificação comportamental ou por cirurgia bariátrica (Burgio, 2007; Daitel, 1988; Subak, 2009).

Menopausa

Há estudos que demonstraram de forma inconsistente aumento na disfunção urinária após a entrada no período pós-menopáusico (Bump, 1998). Naquelas com sintomas, é difícil separar os efeitos do hipoestrogenismo dos efeitos do envelhecimento.

Foram identificados receptores com alta afinidade por estrogênio em uretra, músculo pubococcígeo e trígono vesical, mas são raros em outros locais da bexiga (Iosif, 1981). As alterações no colágeno e as reduções na vascularização uretral e no volume da musculatura esquelética relacionadas com hipoestrogenismo são fatores relevantes. Acredita-se que possam, coletivamente, causar distúrbio da função uretral por redução da pressão uretral em repouso (Carlile, 1988). Além disso, supõe-se que a deficiência estrogênica com atrofia urogenital resultante seja responsável, em parte, pelos sintomas sensório-urinários após a menopausa (Raz, 1993). Apesar das evidências atuais de que o estrogênio tem papel importante na função urinária normal, o sucesso da terapia estrogênica no tratamento ou na prevenção da incontinência não está comprovado (Cody, 2009; Fantl, 1994, 1996).

Gestação e parto

Muitos estudos revelam aumento da prevalência de incontinência urinária em mulheres que tiveram filhos, em comparação com nulíparas. Os efeitos do parto sobre a incontinência podem resultar de lesão direta da musculatura pélvica e dos tecidos conectivos de ligamento. Além disso, o dano de nervos por trauma ou lesão de estiramento pode resultar em disfunção da musculatura pélvica. Especificamente, demonstrou-se prolongamento da latência do nervo pudendo após parto em mulheres com incontinência, em comparação com puérperas assintomáticas (Snooks, 1986).

Em um estudo epidemiológico de grande porte, foram identificados parâmetros de parto vaginal que podem afetar o risco de incontinência urinária mais tarde na vida. Primeiro, o peso ao nascer ≥ 4.000 g aumentou o risco de todos os tipos de incontinência urinária (Rortveit, 2003b). Em segundo lugar, o parto cesariano talvez tenha efeito protetor de curto prazo para prevenção de incontinência urinária. Nesse estudo, a razão de chance ajustada para qualquer tipo de incontinência associada a parto vaginal em comparação com parto cesariano foi de 1,7 (Rortveit, 2003a). Entretanto, o efeito protetivo da cesariana para a incontinência pode dissipar-se após partos sucessivos, reduzir-se com a idade e não está presente em mulheres mais idosas (Nygaard, 2006).

História familiar

Há evidências que sugerem que o risco de incontinência urinária seja maior nas filhas e irmãs de mulheres com incontinência. Em uma pesquisa de grande porte, as filhas de mulheres incontinentes tiveram risco relativo de 1,3 e risco absoluto de

TABELA 23-1 Fatores de risco para incontinência urinária

Idade
Gravidez
Paridade
Menopausa
Histerectomia
Obesidade
Sintomas urinários
Distúrbio funcional
Distúrbio cognitivo
Pressão abdominal cronicamente aumentada
Tosse crônica
Constipação
Risco ocupacional
Tabagismo

23% de evoluírem com incontinência urinária. As irmãs mais jovens de mulheres incontinentes também apresentaram maior probabilidade de ter incontinência urinária (Hannestad, 2004).

Tabagismo e doença pulmonar crônica

Observou-se aumento significativo no risco de incontinência urinária em mulheres com mais de 60 anos e doença pulmonar obstrutiva crônica (Brown, 1996; Diokno, 1990). De forma semelhante, o tabagismo foi identificado como fator de risco independente para incontinência urinária em diversos estudos. Observou-se que tabagistas atuais ou pretéritos apresentaram risco de incontinência 2 a 3 vezes superior, em comparação com não fumantes (Brown, 1992; Bump, 1992; Diokno, 1990). Em outro estudo, os pesquisadores também identificaram associação entre tabagismo presente ou passado e incontinência urinária, mas apenas para quem fumava mais de 20 cigarros por dia. Casos graves de incontinência foram fracamente associados a tabagismo, independentemente do número de cigarros (Hannestad, 2003). Teoricamente, a tosse crônica dos fumantes leva a aumento persistente na pressão intra-abdominal e a síntese de colágeno é reduzida por efeitos antiestrogênicos do tabagismo.

Histerectomia

Estudos demonstraram de forma inconsistente que a histerectomia é um fator de risco para o desenvolvimento de incontinência urinária. Os estudos que demonstraram associação são retrospectivos, sem grupo controle e frequentemente baseados apenas em dados subjetivos (Bump, 1998). Por outro lado, nos estudos que incluíram exames urodinâmicos pré e pós-operatórios, foram identificadas alterações clinicamente insignificantes da função vesical. Além disso, as evidências disponíveis não corroboram evitar histerectomias clinicamente indicadas ou optar por histerectomia supracervical como medidas de prevenção de incontinência urinária (Vervest, 1989; Wake, 1980).

FISIOPATOLOGIA

Continência

A bexiga é um órgão de armazenamento de urina com a capacidade de acomodar grandes elevações no volume urinário com pouco ou nenhum aumento na pressão intravesical. A capacidade de armazenar urina associada à possibilidade conveniente e socialmente aceitável de esvaziamento voluntário é denominada *continência*.

A continência requer a coordenação complexa de múltiplos componentes, incluindo contração e relaxamento muscular, sustentação apropriada pelo tecido conectivo e inervação integrada, assim como comunicação entre essas estruturas. Simplificando, durante a fase de enchimento, há coordenação entre contração uretral e relaxamento vesical e a urina é armazenada. Durante a fase de esvaziamento, a uretra relaxa e a bexiga se contrai. Esses mecanismos podem ser prejudicados por contrações não inibidas do detrusor, aumento acentuado na pressão intra-abdominal e alterações nos diversos componentes anatômicos do mecanismo de continência.

Enchimento vesical

Anatomia vesical

A parede da bexiga é composta de múltiplas camadas: mucosa, submucosa, muscular e adventícia (Fig. 23-2). A mucosa da bexiga é composta por epitélio de células de transição, apoiado por uma lâmina própria. Com pequenos volumes vesicais, a mucosa apresenta pregas convolutas. No entanto, com enchimento vesical, a mucosa é estirada e afinada. O epitélio vesical, denominado *uroepitélio*, consiste em camadas celulares distintas. A mais superficial é a camada de células de transição, e supõe-se que sua impermeabilidade seja responsável pela barreira primária urina-plasma.

Cobrindo o uroepitélio há uma camada de glicosaminoglicanos (GAC). Essa camada pode impedir a aderência bacteriana e prevenir lesão urotelial, ao atuar como barreira protetora. Especificamente, há teorias a sugerir que essa camada de polímeros carboidratos talvez seja defeituosa em pacientes com cistite intersticial (Capítulo 11, p. 320).

A camada muscular, denominada músculo detrussor, é composta por três camadas de músculo liso com organização plexiforme. Essa estrutura plexiforme exclusiva é responsável pela expansão multidimensional rápida durante a fase de enchimento vesical, sendo um componente-chave para a capacidade de acomodar grandes volumes.

Visão geral da inervação

A função normal do trato urinário requer integração dos sistemas nervosos central e periférico. O sistema nervoso periférico contém as divisões somática e autonômica (Fig. 23-3). Dessas, o componente somático inerva os músculos estriados, enquanto o autonômico inerva a musculatura lisa.

O sistema nervoso autônomo controla o movimento involuntário e é subdividido em simpático e parassimpático. O sistema simpático faz a mediação dos efeitos nos órgãos-alvo por meio de epinefrina e norepinefrina, atuando nos receptores α ou β adrenérgicos (Fig. 23-4). O parassimpático atua por meio da ligação da acetilcolina aos receptores muscarínicos ou nicotínicos. Na pelve, as fibras autônomas que inervam as vísceras pélvicas cursam nos plexos superior e inferior do nervo hipogástrico (Fig. 23-5).

O sistema nervoso somático controla o movimento voluntário, e a parte desse sistema que é mais relevante para a função do trato urinário inferior se origina no núcleo somático de Onuf (p. 613). Este núcleo está localizado na substância cinzenta do corno ventral da medula na altura de S2-S4 e contém os neurônios que inervam o complexo do esfíncter estriado urogenital, descrito a seguir. Os nervos envolvidos com essa conexão incluem ramos dos nervos pudendo e pélvico.

Esfíncter urogenital

Enquanto ocorre o enchimento vesical, a contração sincronizada do esfíncter urogenital estriado é essencial para a continência. Composto por musculatura estriada, o complexo esfincteriano inclui: (1) *esfíncter uretral* (EU), (2) *esfíncter uretrovaginal* (EUV) e (3) *compressor da uretra* (CU). O EU envolve toda a circunferência da uretra. O EUV e o compressor da uretra dobram-se ventralmente sobre a uretra e inserem-se no tecido fibromuscular da parede vaginal anterior (Fig. 23-6).

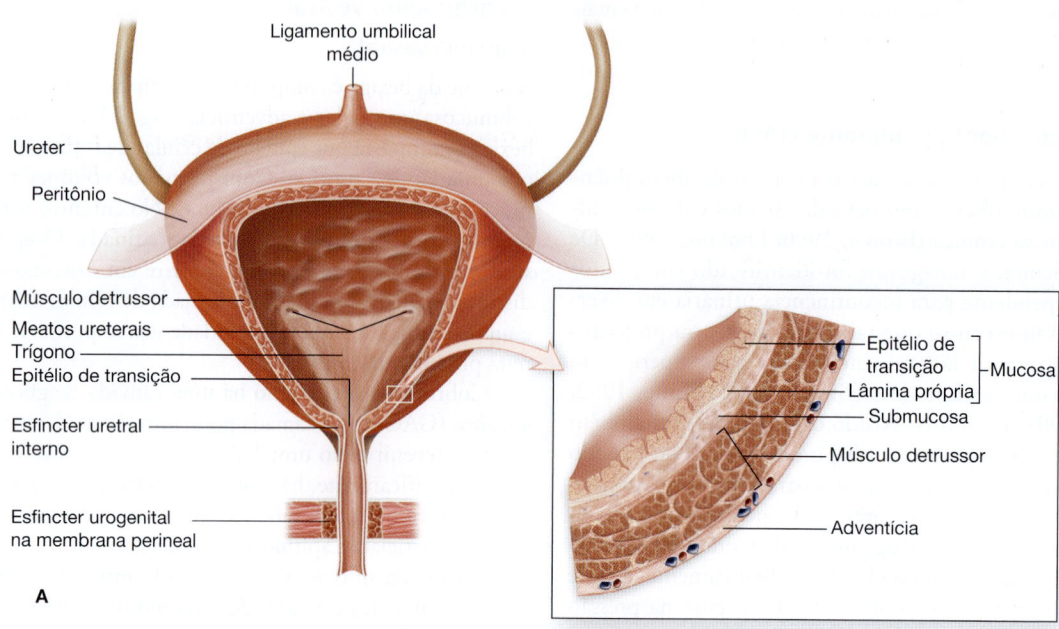

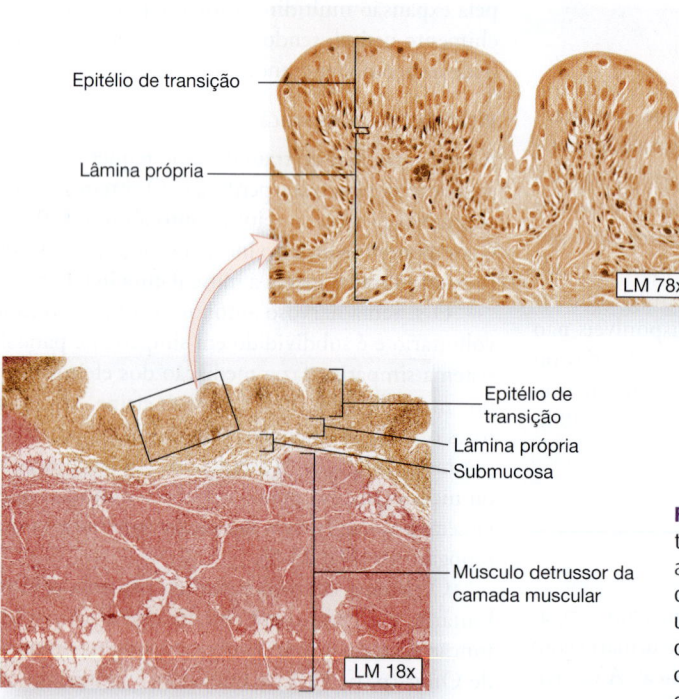

FIGURA 23-2 Anatomia vesical. **A**. Aspecto anteroposterior da anatomia vesical: a parede da bexiga contém as camadas mucosa, submucosa, muscular e adventícia. **B**. Microfotografia da parede vesical. A mucosa de uma bexiga vazia se apresenta com pregas ou rugas convolutas. O arranjo plexiforme das fibras musculares do músculo detrusor dificulta a definição de suas três camadas distintas. (*Retirada de McKinley, 2006, com permissão.*)

Esses três músculos funcionam como uma unidade e se contraem para fechar a uretra. A contração desses músculos produz constrição circunferencial dos dois terços proximais da uretra e comprimem lateralmente o terço distal. O esfincter uretral é composto predominantemente por fibras de contração lenta que se mantêm tonicamente contraídas, contribuindo substancialmente para a continência em repouso. Por outro lado, o esfincter uretrovaginal e o compressor da uretra são formados por fibras de contração rápida, o que permite contração brusca e fechamento do lúmen uretral quando a continência é desafiada por aumento súbito na pressão intra-abdominal.

Inervação importante para o armazenamento

O esfincter urogenital recebe inervação motora somática por meio dos nervos pudendo e pélvico (Figs. 23-5 e 23-7). Assim, a neuropatia do pudendo, que pode se seguir à lesão obstétrica, pode afetar a função esfincteriana normal. Além disso, cirurgia ou radioterapia pélvicas anteriores podem lesionar nervos, vasculatura e tecidos moles. Essas lesões podem prejudicar a eficácia do esfincter urogenital e contribuir para que haja incontinência.

As fibras simpáticas cursam junto ao plexo no nervo hipogástrico superior e se comunicam com receptores α e β

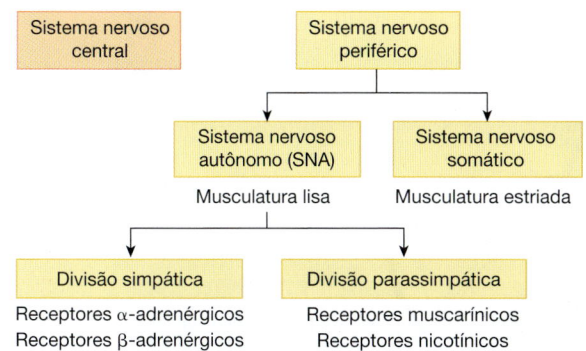

FIGURA 23-3 Divisões do sistema nervoso humano. O sistema nervoso periférico inclui: (1) o sistema nervoso somático, que faz a mediação dos movimentos voluntários por meio de sua ação sobre os músculos estriados, e (2) o sistema nervoso autônomo, que controla os movimentos involuntários por meio de sua ação sobre a musculatura lisa. O sistema nervoso autônomo ainda se divide em simpático, que atua com a ligação de epinefrina e norepinefrina aos receptores adrenérgicos, e parassimpático, que atua por meio da ligação da acetilcolina aos receptores muscarínicos e nicotínicos.

adrenérgicos no interior da bexiga e da uretra. A estimulação de receptores β-adrenérgicos na cúpula vesical resulta em relaxamento da musculatura lisa e auxilia no armazenamento da urina (Fig. 23-8). Por outro lado, os receptores α-adrenérgicos predominam na base da bexiga e na uretra. Esses receptores são estimulados pela norepinefrina, que dá início a uma cascata de eventos que preferencialmente leva à contração uretral e ajuda no armazenamento de urina e na continência. Esses efeitos de α-estimulação são a base do tratamento da IUE com imipramina, um antidepressivo tricíclico com propriedades agonistas adrenérgicas.

Coaptação uretral

A coaptação adequada da mucosa uretral é muito importante para a manutenção da continência. O uroepitélio é sustentado por uma camada de tecido conectivo, que se apresenta como pregas profundas, também denominadas plicaturas. Uma rede capilar rica cursa no interior dessa camada subepitelial. Essa rede vascular ajuda na aproximação da mucosa uretral, também denominada *coaptação*, atuando como uma almofada inflável (Fig. 23-9). Em mulheres hipoestrogênicas, esse plexo vascular submucoso é menos evidente. Em parte, a reposição hormonal tem como alvo atingir essa vascularização reduzida e melhorar a coaptação, beneficiando a continência.

Esvaziamento vesical

Inervação relacionada com a micção

Quando o momento para o esvaziamento vesical se aproxima, reduz-se a estimulação simpática e desencadeia-se a estimulação parassimpática. Especificamente, impulsos neurais transmitidos pelos nervos pélvicos estimulam a liberação da acetilcolina, levando à contração do músculo detrusor (Fig. 23-10). Junto com a estimulação do detrusor, a acetilcolina também estimula receptores na uretra, levando ao relaxamento do trato de saída para permitir a micção.

Dentro da divisão parassimpática, os receptores da acetilcolina são amplamente definidos como muscarínicos e nicotínicos. A bexiga é densamente suprida com receptores muscarínicos que, quando estimulados, levam à contração do detrusor. Entre os re-

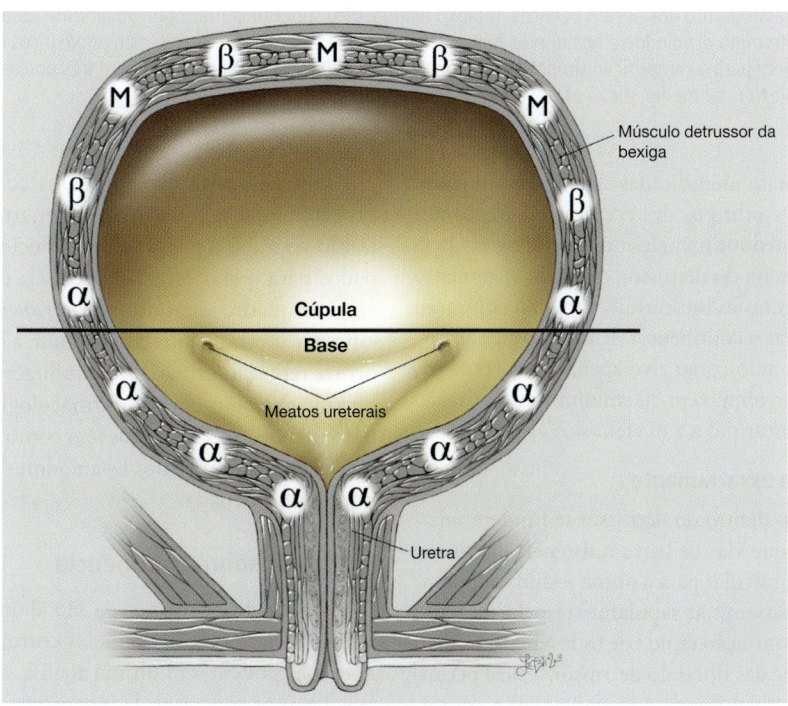

FIGURA 23-4 A cúpula da bexiga é rica em receptores muscarínicos parassimpáticos (M) e em receptores β-adrenérgicos simpáticos (β). O colo vesical contém maior densidade de receptores simpáticos α-adrenérgicos (α).

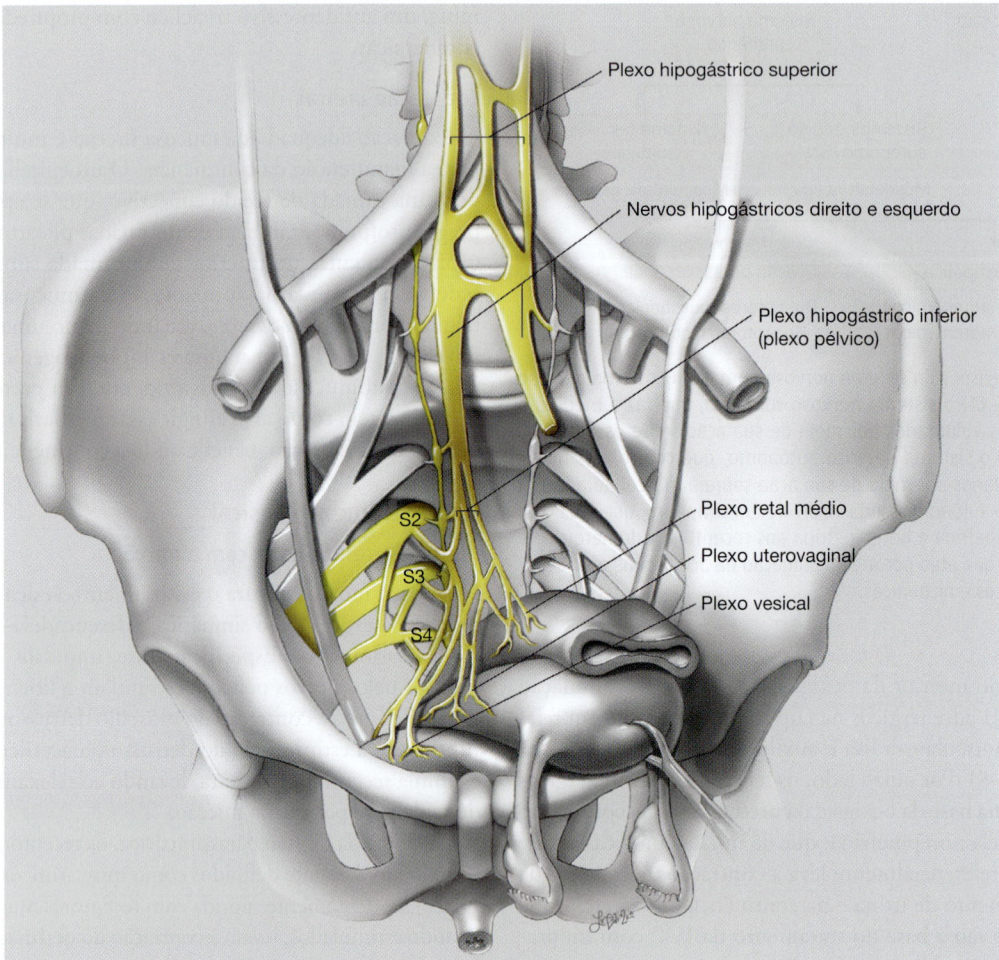

FIGURA 23-5 O plexo hipogástrico inferior, também conhecido como plexo pélvico, é formado por eferentes viscerais com origem em S2 a S4, que fornecem o componente parassimpático dos nervos pélvicos. O plexo hipogástrico superior contém principalmente fibras simpáticas dos segmentos medulares entre T10 e L2 e termina dividindo-se nos nervos hipogástricos direito e esquerdo. Os nervos hipogástricos e ramos do segmento sacral da cadeia simpática contribuem para a composição simpática do plexo pélvico. O plexo pélvico divide-se em três porções de acordo com o curso e a distribuição de suas fibras: plexo retal médio, plexo uterovaginal e plexo vesical.

ceptores muscarínicos, foram identificadas cinco glicoproteínas, denominadas M_1-M_5. Os subtipos de receptor M_2-M_3 foram identificados como os predominantemente responsáveis pela contração da musculatura lisa do detrusor. Assim, o tratamento com medicamentos antagonistas muscarínicos reduz a contração do detrusor para melhorar a continência. Especificamente, fármacos para continência tendo como alvo apenas o receptor M_3 são mais eficazes ao mesmo tempo em que minimizam a ativação dos demais receptores muscarínicos e os efeitos colaterais.

Atividade muscular com esvaziamento

As células musculares lisas dentro do detrusor se fundem umas com as outras, de modo que vias de baixa resistência elétrica se estendem de uma célula muscular para a outra. Assim, os potenciais de ação podem se disseminar rapidamente pelo músculo detrusor para produzir contração rápida de toda a bexiga. Além disso, o arranjo plexiforme das fibras do detrusor vesical permite a contração multidirecional, sendo adequado para a contração concêntrica rápida durante o esvaziamento da bexiga.

Durante a micção, todos os componentes do esfíncter urogenital estriado relaxam. É importante observar que a contração vesical e o relaxamento esfincteriano devem ser coordenados para que o esvaziamento seja efetivo. Ocasionalmente, em um quadro denominado *dissinergia detrussor-esfíncter*, o esfíncter uretral não relaxa durante a contração do detrusor e ocorre retenção urinária. As mulheres com esse quadro podem ser tratadas com agentes farmacológicos, como os relaxantes musculares. Esses fármacos têm como objetivo relaxar o esfíncter uretral e os músculos levantadores do ânus para melhorar a micção coordenada.

■ Teorias sobre continência

As teorias sobre continência são abundantes e variam quanto às evidências científicas que as corroboram. Em sua maioria, as teorias podem, em última análise, ser reduzidas àquelas que envolvem os conceitos de incontinência de estresse anatômico e perda de integridade uretral (deficiência esfincteriana).

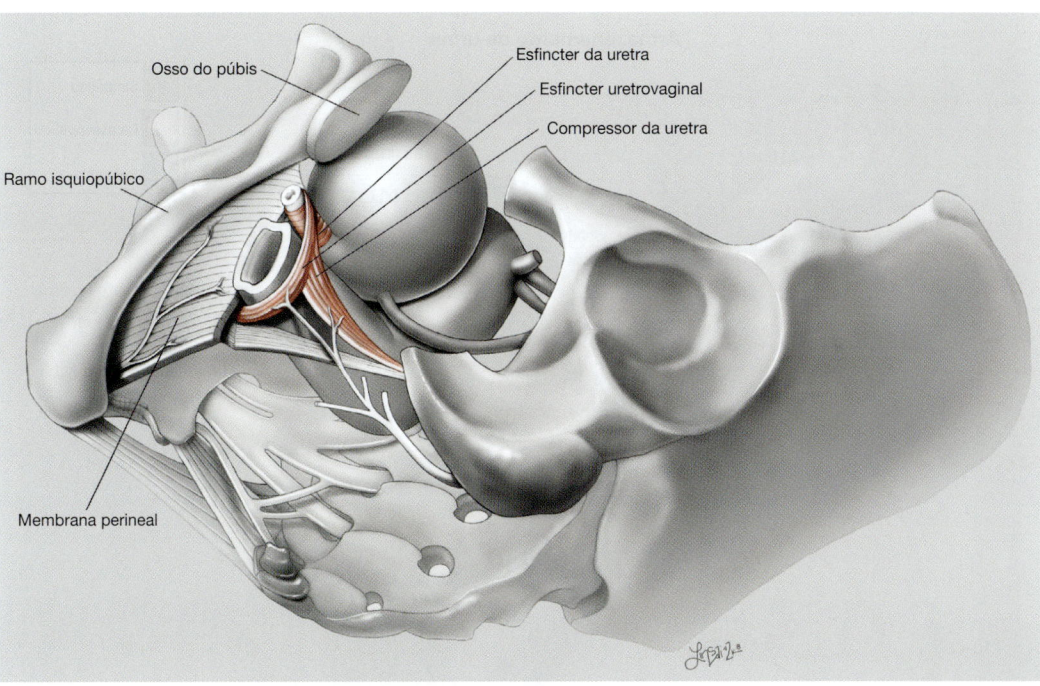

FIGURA 23-6 Anatomia do esfíncter urogenital estriado. A membrana perineal foi removida para mostrar os três músculos componentes do esfíncter estriado urogenital. Esse esfíncter recebe a maior parte da inervação somática por meio do nervo pudendo.

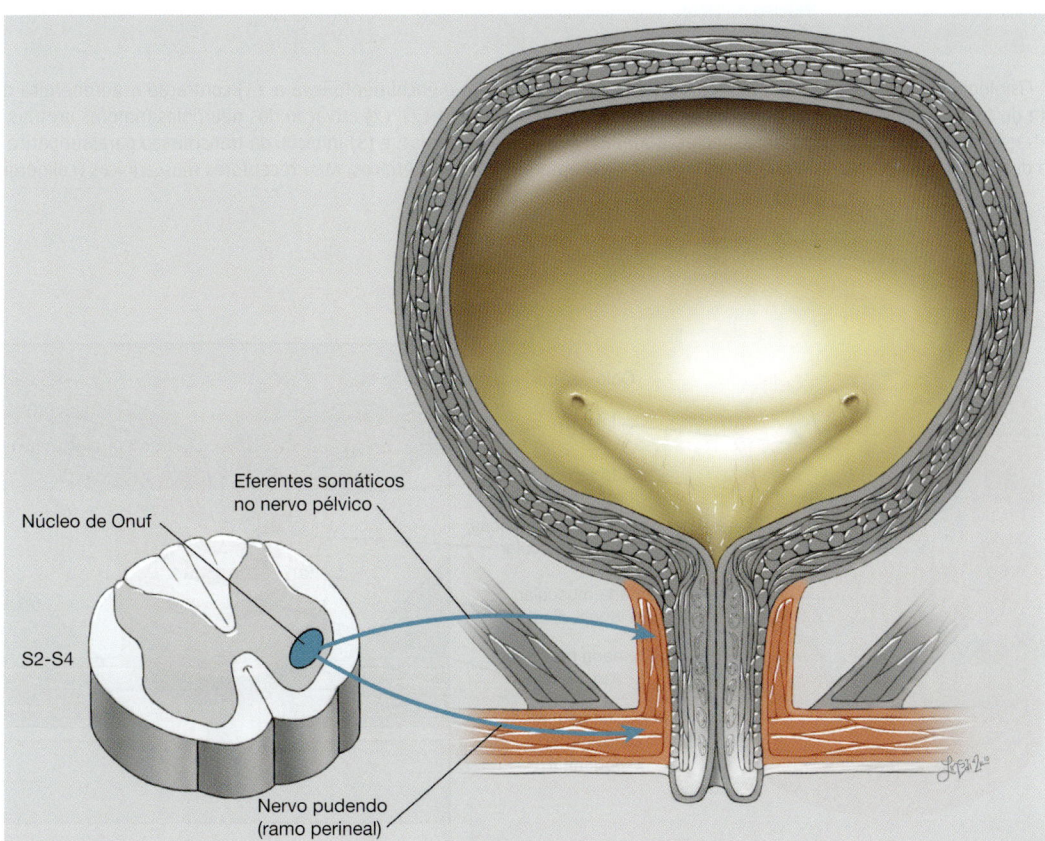

FIGURA 23-7 Núcleo de Onuf encontrado na substância cinzenta do corno ventral do segmento sacral entre S2 e S4. O esfíncter uretrovaginal e o compressor da uretra são inervados pelo ramo perineal do nervo pudendo. O esfíncter da uretra é inervado de forma variável por eferentes somáticos que cursam nos nervos pélvicos.

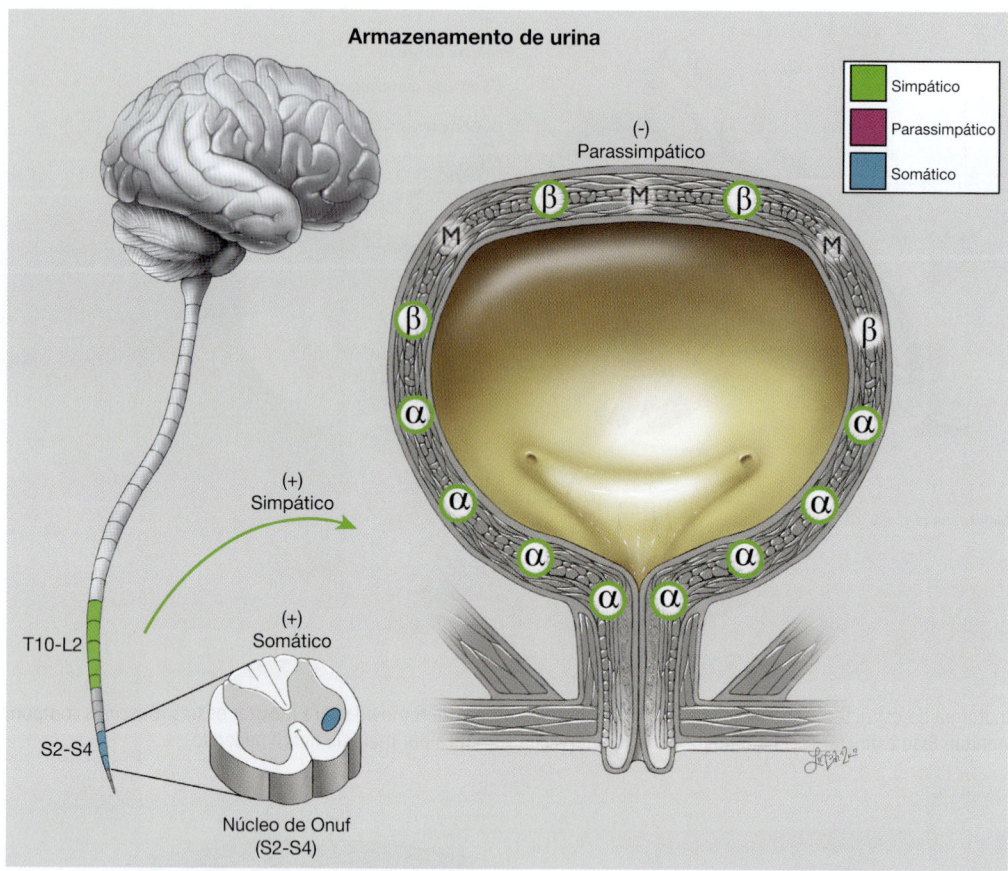

FIGURA 23-8 Fisiologia do armazenamento urinário. A distensão da bexiga com o enchimento leva a: (1) contração α-adrenérgica da musculatura lisa e aumento do tônus no colo vesical (via arco reflexo medular simpático de T11-L2); (2) ativação dos neurônios motores uretrais no núcleo de Onuf com contração dos músculos estriados do esfincter urogenital (via nervo pudendo); e (3) inibição da transmissão parassimpática com redução da pressão do detrussor. α = receptores alfa-adrenérgicos; β = receptores beta-adrenérgicos; M = receptores muscarínicos (colinérgicos).

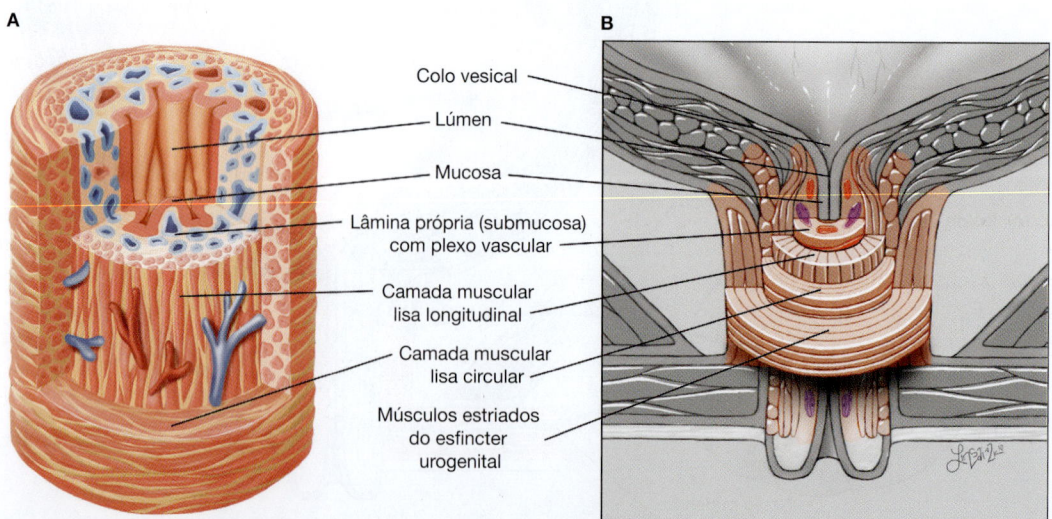

FIGURA 23-9 Ilustração da anatomia vesical. **A.** Anatomia da uretra em corte transversal. A coaptação da uretra resulta em parte do enchimento do rico plexo vascular subepitelial. A uretra contém camadas de musculatura lisa circular e longitudinal. **B.** Anatomia do colo vesical e da uretra. O esfincter urogenital estriado encontra-se externamente às camadas musculares lisas.

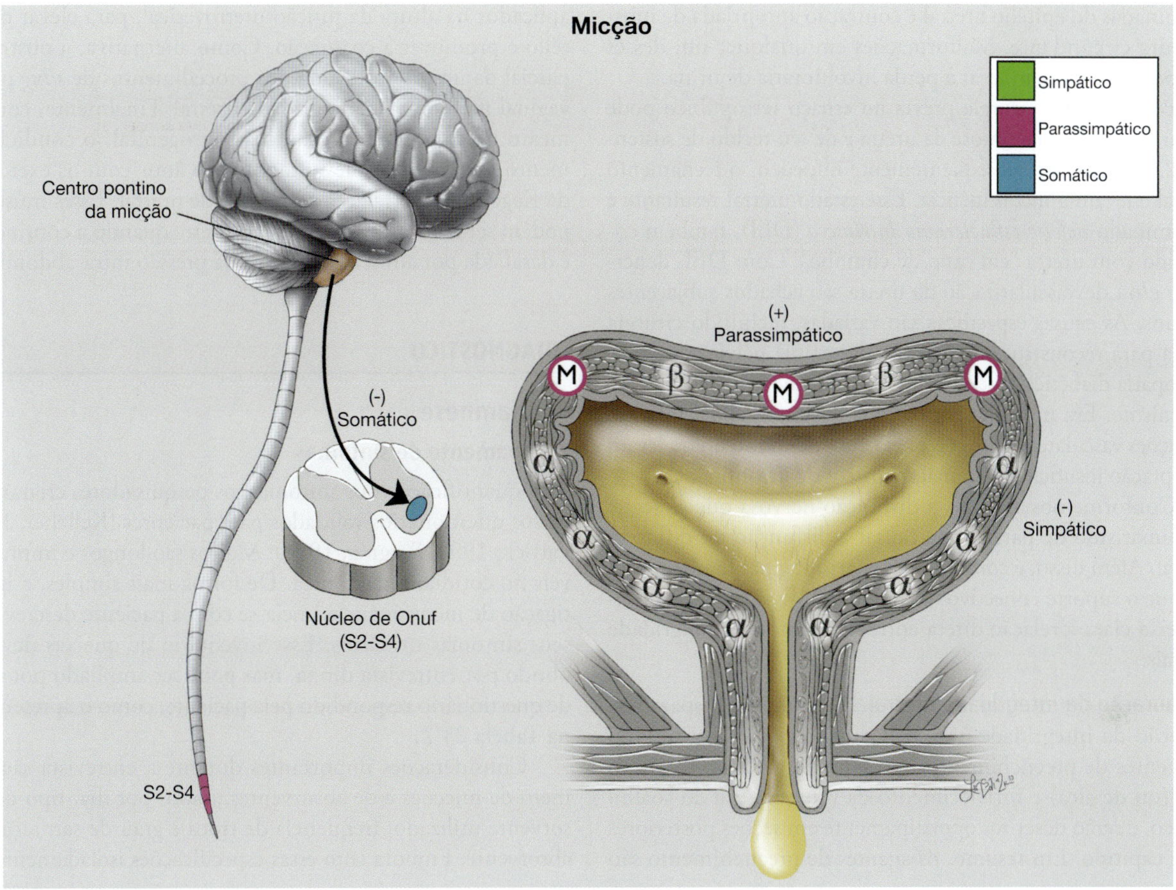

FIGURA 23-10 Fisiologia da micção. Impulsos eferentes com origem no centro pontino da micção causam inibição das fibras somáticas no núcleo de Onuf e relaxamento voluntário dos músculos estriados do esfíncter urogenital. Esses impulsos eferentes também causam inibição simpática pré-ganglionar com abertura do colo vesical e estimulação parassimpática, o que resulta em contração muscarínica do detrusor. O resultado final é relaxamento do complexo estriado do esfíncter urogenital produzindo redução da pressão uretral, seguido quase imediatamente por contração de detrusor e micção. α = receptores alfa-adrenérgicos; β = receptores beta-adrenérgicos; M = receptores muscarínicos (colinérgicos).

Incontinência de estresse anatômico

O apoio do colo vesical e uretral é parte integrante da continência vesical. Este apoio é formado por: (1) ligamentos ao longo dos aspectos laterais da uretra, denominados ligamentos pubouretrais; (2) a vagina e sua fáscia condensada lateral; (3) o arco tendinoso da fáscia pélvica; e (4) músculos levantadores do ânus. A descrição completa desses ligamentos e músculos pode ser encontrada no Capítulo 38 (p. 925).

No trato urogenital com apoio ideal, qualquer aumento na pressão intra-abdominal é uniformemente transmitido à bexiga, base vesical e uretra. Em mulheres continentes, o aumento na pressão em direção inferior causado por tosse, riso, espirro e manobra de Valsalva é contrabalançado pelos músculos elevadores do ânus e pelo tecido conectivo vaginal (Fig. 23-11).

Com a perda de suporte, a reduz-se a possibilidade de uretra e bexiga se fecharem contra um apoio firme. Com isso, há redução das pressões de fechamento uretral, incapacidade de resistir a aumentos na pressão vesical e, consequentemente, incontinência urinária. Essa teoria mecânica é a base do restabelecimento cirúrgico desse apoio. Procedimentos como colpossuspensão de Burch e de Marshall-Marchetti-Kranz (MMK) visam a restabelecer esse suporte anatômico à junção uretrovesical e uretra proximal.

Deficiência esfincteriana

Fatores que afetam a integridade uretral. A uretra mantém a continência pela combinação entre coaptação de sua mucosa, plexo vascular uretral subjacente, propriedades viscoelásticas

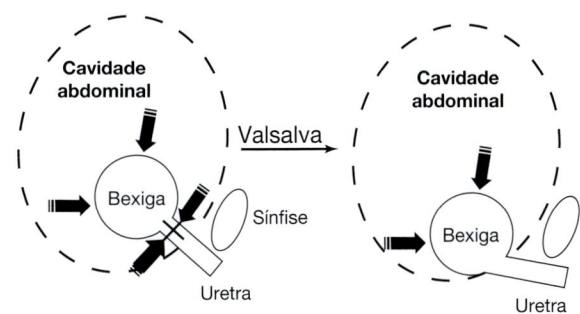

FIGURA 23-11 Ilustrações descrevendo a teoria de transmissão da pressão. Em mulheres com sustentação normal (à esquerda), os aumentos na pressão intra-abdominal são igualmente distribuídos para os lados opostos de bexiga e uretra. Naquelas com sustentação uretral insuficiente (à direita), os aumentos na pressão intra-abdominal alteram o ângulo uretrovesical, podendo haver perda de continência.

combinadas do epitélio uretral e contração apropriada da musculatura circundante. Malformações em qualquer um desses componentes podem levar à perda involuntária de urina.

Por exemplo, cirurgia prévia no espaço retropúbico pode causar desnervação e fibrose da uretra e de seu tecido de sustentação. Esses efeitos subsequentemente impedem o fechamento uretral e levam à incontinência. Esse estado uretral resultante é denominado *defeito esfincteriano intrínseco* (DEI), também conhecido com uretra "em cano de chumbo". Com DEI, denervação e/ou desvascularização da uretra são achados subjacentes comuns. As causas específicas são variadas, incluindo cirurgia prévia para reconstrução pélvica, radioterapia pélvica anterior, neuropatia diabética, doenças degenerativas neuronais e hipoestrogenismo. Em mulheres com atrofia do trato genital inferior, alterações vasculares dentro do plexo que circunda a uretra levam à coaptação insuficiente e a maiores riscos de incontinência.

Conforme observamos, a disfunção nervosa que se segue a traumatismo de parto pode causar a disfunção do esfincter uretral. Além disso, é comum que o parto vaginal também prejudique o suporte conectivo fascial uretral. Esse exemplo clínico deixa clara a relação direta entre sustentação e integridade uretrais.

Restauração da integridade uretral. Os tratamentos para restauração da integridade uretral incluem injeção transuretral de agentes de preenchimento, procedimentos cirúrgicos tipo *sling* (ou de alça) e fortalecimento da musculatura do soalho pélvico, e serão descritos oportunamente em seções posteriores deste capítulo. Em resumo, os agentes de preenchimento são aplicados na altura da junção uretrovesical, para elevar o epitélio e promover a coaptação. Como alternativa, a obstrução parcial da uretra produzida por procedimentos de *sling* pubovaginal melhoram a integridade uretral. Finalmente, como o meato uretral localiza-se no hiato urogenital, o condicionamento dos músculos levantadores do ânus com os exercícios de Kegel pode fortalecer a integridade uretral. Esses músculos podem ser contraídos ao redor da uretra quando a continência é desafiada por aumentos súbitos da pressão intra-abdominal.

DIAGNÓSTICO

Anamnese

Agrupamento de sintomas

Para quantificação dos sintomas, os pesquisadores criaram diversos questionários validados para pacientes (Kelleher, 1997; Patrick, 1999; Wagner, 1996). Muitos são longos e impraticáveis no cotidiano da clínica. De forma mais simples, a investigação de incontinência inicia-se com a paciente descrevendo seus sintomas urinários. Esse inventário de queixas deve ser obtido por entrevista direta, mas pode ser ampliado por meio de questionário respondido pela paciente, como o apresentado na Tabela 23-2.

Considerações importantes durante a entrevista são número de micções e de absorventes usados por dia, tipo de absorvente utilizado, frequência de troca e grau de saturação do absorvente. Embora com essas especificações isoladamente tal-

TABELA 23-2 Revisão de sistemas para mulheres com incontinência urinária

Vazamento com estresse	S/N	Descompressão digital intestinal	S/N
Vazamento com urgência	S/N	Descompressão digital da bexiga	S/N
Vazamento com alterações posturais	S/N	Gotejamento pós-miccional	S/N
Vazamento com exercícios	S/N	Sensação de esvaziamento incompleto	S/N
Vazamento durante ato sexual/orgasmo	S/N	ITU recorrente _____/ano	
Vazamento inconsciente	S/N	Micção com Valsalva	S/N
Duração dos sintomas ____ semana(s) ____ mes(es) ____ ano(s)		Jato urinário: forte/normal/fraco	
Vazamentos por ____ dias ____ semana(s) ____ meses		Enurese na infância	S/N
Absorventes por dia ____ Tipo de absorvente ____		Frequência	S/N
Micções durante o dia ____		Urgência	S/N
Micções durante a noite ____		Disúria	S/N
Constipação	S/N	Hematúria	S/N
Automedicação com ____		Dor lombar	S/N
Evacuações ____/dia ____/semana		Pressão pélvica/Abaulamento	S/N
Incontinência anal	S/N	Dispareunia	S/N
Duração ____ meses ____ anos		Sangramento retal	S/N
Flatos ____/semana ____/mês		Sustenta muito peso	S/N
Líquida ____/semana ____/mês		Interfere no estilo ou na qualidade de vida	S/N
Fezes ____/semana ____/mês			

ITU = infecção do trato urinário.

vez não seja possível determinar o tipo exato de incontinência, elas fornecem informação sobre a intensidade dos sintomas e seus efeitos sobre a atividade da paciente. Obviamente, se os sintomas não impactam negativamente a qualidade de vida, é razoável manter conduta expectante. Por outro lado, aquelas pacientes com sintomas mais acentuados devem passar por investigação adicional.

Especificamente para a incontinência, deve-se investigar as circunstâncias nas quais ocorrem as perdas de urina e as manobras específicas que as ocasionam. Na IUE, os desencadeantes podem incluir situações que levam a aumento na pressão intra-abdominal, como tosse, espirro, manobra de Valsalva ou penetração durante ato sexual (Tabela 23-3). Além disso, mulheres com incontinência de urgência podem descrever perda de urina após sensações de urgência que caracteristicamente não podem ser suprimidas. *Incontinência urinária por sobre fluxo* foi um termo usado para se referir a mulheres que apresentavam incapacidade de esvaziar a bexiga e episódios de incontinência associada à urgência. Atualmente, no entanto, acredita-se que o quadro seja uma apresentação diferente da incontinência urinária de urgência. Essas mulheres frequentemente observam perda súbita de grande quantidade de urina, precedida por incapacidade de esvaziamento da bexiga.

Com a anamnese, em geral é possível agrupar os sintomas e classificá-los entre aqueles associados com maior frequência à IUE ou à incontinência urinária de urgência. Em alguns casos, ocorre sobreposição significativa de queixas dos dois grupos, o que pode refletir concomitância de IUE e incontinência urinária de urgência, ou seja, incontinência urinária mista. Por essas razões, a identificação de padrões é útil e pode direcionar os exames diagnósticos, assim como a terapia empírica inicial.

Diário miccional

Em geral, as pacientes não são capazes de relatar de forma precisa seus hábitos miccionais. Assim, para um registro completo, as pacientes devem fazer um diário completo dos seus hábitos miccionais (Fig. 23-12). Para isso, são instruídas a registrar durante três a sete dias o volume e tipo de líquido ingerido por via oral, o volume de urina a cada micção, os episódios de per-

TABELA 23-3 Comparação de sintomas em mulheres com incontinência urinária aos esforços ou de urgência

Sintoma	Incontinência de urgência	Incontinência aos esforços
Urgência	Sim	Não
Frequência com urgência	Sim	Não
Perda de urina com aumento da pressão intra-abdominal	Não	Sim
Volume de urina perdido a cada episódio de incontinência	Grande	Pequeno
Possibilidade de chegar ao banheiro em tempo quando com urgência para urinar	Frequentemente não	Sim
Acorda à noite para urinar	Geralmente	Raramente

Diário miccional

Por favor, registre hora e volume de ingestão oral diária, excreção urinária, perda involuntária de urina e trocas de absorventes DURANTE 3 DIAS

Horário	Ingestão oral	Emissão voluntária de urina	Perda involuntária de urina ou troca de absorvente

FIGURA 23-12 Exemplo de um diário miccional.

da urinária e os desencadeantes dos episódios de incontinência. A cada período de 24 horas, as mulheres também devem registrar o período de sono e vigília. Isso possibilita uma descrição precisa dos padrões de micção voluntária noturna, assim como denurese. Ainda que o ideal sejam cinco a sete dias de documentação, três dias podem ser suficientes para determinar a tendência geral de incontinência. Na realidade, a maioria das pacientes não faz anotações no diário por mais de três dias.

As informações obtidas com o diário miccional/urinário representam uma ferramenta diagnóstica e, algumas vezes, terapêutica valiosa. A primeira urina da manhã geralmente é a mais volumosa e uma boa estimativa da capacidade vesical. As pacientes com frequência identificam padrões de ingestão e micção e modificam seu comportamento. Por exemplo, a paciente pode identificar aumento da frequência urinária ou episódios de incontinência após o consumo de cafeína. Além disso, as informações do diário servem como linha de base para comparação na avaliação da eficácia do tratamento.

Sintomas urinários

Frequência urinária. A maioria das mulheres urina oito vezes ao dia ou menos. Sem história indicando aumento de ingesta líquida, o aumento do número de micções pode indicar bexiga hiperativa, infecção do trato urinário (ITU), cálculos ou patologia uretral, e há indicação de investigação complementar. Além disso, a frequência urinária é comumente associada à cistite intersticial (CI). Em mulheres com CI, o número de micções frequentemente excede 20 ao dia. Em mulheres com incontinência de urgência ou naquelas com distúrbios sistêmicos na distribuição de líquidos, como insuficiência cardíaca congestiva, pode ser observada noctúria. No último caso, o tratamento da condição causadora frequentemente leva à cura ou melhora da frequência urinária noturna.

Retenção urinária. É importante determinar se a paciente esvazia a bexiga de forma adequada. O esvaziamento incompleto frequentemente resulta em incontinência associada a esforço ou urgência. Como descrito, o termo incontinência por sobre-fluxo não é mais usado.

Outros sintomas urinários. O volume de urina perdido a cada episódio também fornece pistas para o diagnóstico. Com as contrações espontâneas do detrussor associadas à incontinência de urgência, as perdas involuntárias de urina em geral têm maior volume e, com frequência, envolvem perda de todo o volume vesical. Em contraste, mulheres com IUE em geral descrevem perda de volumes menores. Além disso, essas mulheres com frequência são capazes de contrair os músculos levantadores do ânus para interromper temporariamente seu fluxo urinário.

O gotejamento pós-miccional está classicamente associado a divertículo uretral, e pode ser erroneamente interpretado como incontinência urinária (Capítulo 26, p. 683). A hematúria, embora seja um sinal comum de ITU, também pode indicar processo maligno subjacente e causar sintomas de irritação urinária.

O início dos sintomas também pode fornecer informação adicional sobre a etiologia e o tratamento. Por exemplo, o início dos sintomas com a menopausa pode sugerir hipoestrogenismo como etiologia. Essas pacientes podem ser beneficiadas com tratamento vaginal tópico com estrogênio. Em contraste, sintomas que se instalam após histerectomia ou parto podem refletir alterações no tecido conectivo de sustentação ou na inervação.

História médica pregressa

Traumatismos obstétricos podem estar associados à lesão do tecido de sustentação do soalho pélvico, que pode causar IUE. Por essa razão, informações descrevendo trabalho de parto prolongado, parto vaginal operatório, macrossomia, cateterização pós-parto por retenção urinária e multiparidade podem ser úteis. Conforme mencionado, a incontinência urinária pode estar associada a diversos quadros clínicos ou a seu tratamento, que pode ser modificado para alívio da incontinência. Para ajudar a rememorar esses possíveis contribuintes, um mnemônico útil seria "DIAPPERS": demência/delírio, infecção, vaginite atrófica, psicologia, farmacologia, endocrinologia, restrição da mobilidade e fezes impactadas (*dementia/delirium, infection, atrophic vaginitis, psychological, pharmacologic, endocrine, restricted mobility* e *stool impactation*) (Swift, 2008).

Em primeiro lugar, para que haja continência é preciso haver capacidade cognitiva para reconhecer e reagir apropriadamente à sensação de plenitude vesical, motivação para se manter seca, mobilidade e destreza manual suficientes e acesso rápido ao toalete. As pacientes com demência ou transtornos psicológicos significativos com frequência não possuem capacidade cognitiva suficiente para manutenção da continência urinária. As pacientes com incapacidade física ou restrição da mobilidade podem simplesmente não ter tempo para chegar ao toalete, especialmente em cenário de urgência urinária/bexiga hiperativa.

ITUs causam inflamação da mucosa vesical. Acredita-se que esse processo inflamatório aumente a atividade sensória aferente, o que contribui para a hiperatividade vesical. De forma semelhante, a deficiência de estrogênio pode causar vaginite e uretrite por atrofia. Esses quadros inflamatórios estão associados à irritação local e maiores riscos de ITU e bexiga hiperativa.

O médico deve proceder a um inventário detalhado dos medicamentos utilizados. Os fármacos pertinentes incluem estrogênios, agonistas α-adrenérgicos e diuréticos (Tabela 23-4).

O diabetes pode levar à diurese osmótica e poliúria, caso o controle da glicemia esteja inadequado. A polidipsia causada por diabetes insípido ou por excesso de cafeína ou de álcool também pode levar à poliúria com aumento da frequência urinária. De forma semelhante, outros distúrbios com redução da secreção ou da ação da arginina vasopressina podem causar poliúria e noctúria (Ouslander, 2004). Quadros como insuficiência cardíaca congestiva, hipotireoidismo e insuficiência venosa e o efeito de alguns medicamentos podem contribuir para a ocorrência de edema periférico que, por sua vez, causa aumento da frequência urinária e noctúria quando a paciente fica em posição supina.

Finalmente, a impactação de fezes causadas por ritmo intestinal inadequado e constipação pode contribuir para sintomas de bexiga hiperativa. A explicação pode ser irritação local ou compressão direta sobre a parede da bexiga.

Exame físico

Inspeção geral e avaliação neurológica

Inicialmente, o períneo é inspecionado para evidências de atrofia, que podem ser observadas em todo o trato genital inferior. Além disso, abaulamento suburetral com saída de líquido pela uretra durante compressão direcionada para fora sugere divertículo uretral (Fig. 26-3, p. 683).

O exame físico completo de uma paciente com incontinência deve incluir avaliação neurológica detalhada do períneo. Como as respostas neurológicas podem estar alteradas em pacientes ansiosas que se encontrem em situação vulnerável, os sinais obtidos durante o exame podem não implicar patologia real e devem ser interpretados com cautela. A avaliação neurológica inicia-se com a tentativa de provocar o *reflexo bulbocavernoso*. Nessa manobra, um dos lábios maiores é tocado com um cotonete. Normalmente, ambos os lábios se contraem da mesma forma. A via aferente desse reflexo é o ramo clitoridiano do nervo pudendo, a via eferente é conduzida pelo ramo hemorroidário inferior do nervo pudendo. Esse reflexo é integrado na medula espinal entre S2 e S4 (Wester, 2003). Assim, a ausência de reflexo pode indicar déficit neurológico central ou periférico. Em segundo lugar, a contração circunferencial normal do esfíncter anal, coloquialmente denominada "piscadela anal", deve-se seguir ao toque da pele perianal com um cotonete. A atividade do esfíncter uretral externo requer pelo menos algum grau de inervação intacta entre S2 e S4, e esse *reflexo anocutâneo* é integrado neste nível neurológico medular. Assim, a ausência de contração pode indicar déficits nessa distribuição neurológica.

Avaliação da sustentação pélvica

Avaliação de prolapso de órgão pélvico. O prolapso de órgão pélvico (POP) geralmente é acompanhado por insuficiência de sustentação da uretra. Por exemplo, mulheres com prolapso significativo com frequência são incapazes de esvaziar completamente a bexiga em razão de obstrução uretral. Essas mulheres muitas vezes precisam elevar ou reduzir seu prolapso com o dedo para permitir o esvaziamento. Assim, há indicação de avaliação externa para POP, como a descrita no Capítulo 24 (p. 644 em todas as mulheres com incontinência urinária. Após essa avaliação para malformações do compartimento va-

TABELA 23-4 Medicamentos que podem contribuir para incontinência

Medicamento	Exemplos	Mecanismo	Efeito
Álcool	Cerveja, vinho, destilados	Efeito diurético, sedação, imobilidade	Poliúria, frequência
Agonistas α-adrenérgicos	Descongestionantes, comprimidos para emagrecimento	Contração do EUI	Retenção urinária
Bloqueadores α-adrenérgicos	Prazosina, terazosina, doxazosina	Relaxamento do EUI	Perda involuntária de urina
Agentes anticolinérgicos		Inibição da contração vesical, sedação, impactação fecal	Retenção urinária e/ou incontinência funcional
Anti-histamínicos	Difenilidramina, escopolamina, dimenidrinato		
Antipsicóticos	Tioridazina, clorpromazina, aloperidol		
Antiparkinsonianos	Triexifenidil, mesilato de benztropina		
Outros	Diciclomina, disopiramida		
Relaxantes de músculo esquelético	Orfenadrina, ciclobenzaprina		
Antidepressivos tricíclicos	Amitriptilina, imipramina, nortriptilina, doxepina		
Inibidores da ECA	Enalapril, captopril, lisinopril, losartana	Tosse crônica	Vazamento urinário
Bloqueadores do canal de cálcio	Nifedipino, nicardipino, isradipino, felodipino	Relaxamento da bexiga, retenção hídrica	Retenção urinária, diurese noturna
Inibidores da COX-2	Celecoxibe	Retenção hídrica	Diurese noturna
Diuréticos	Cafeína, HCTZ, furosemida, bumetanida, acetazolamida, espironolactona	Aumento da frequência urinária, urgência	Poliúria
Analgésicos narcóticos	Opiáceos	Relaxamento vesical, impactação fecal, sedação	Retenção urinária e/ou incontinência funcional
Tiazolidinedionas	Rosiglitazona, pioglitazona, troglitazona	Retenção hídrica	Diurese noturna

ECA = enzima conversora de angiotensina; COX-2 = ciclo-oxigenase 2;
HCTZ = hidroclorotiazida; EUI = esfincter uretral interno; AINEs = anti-inflamatórios não esteroides.

ginal, também deve ser avaliada a força dos músculos pélvicos. Mulheres com incontinência urinária leve a moderada frequentemente respondem bem ao tratamento do soalho pélvico e, sob essas circunstâncias, aconselha-se prova terapêutica que muitas vezes é curativa (p. 624).

Teste do cotonete (Q-Tip test). Se a uretra estiver insuficientemente sustentada, será possível encontrar excesso de mobilidades durante aumento na pressão intra-abdominal. Para avaliar a mobilidade, o médico coloca a ponta macia de um cotonete de algodão dentro da uretra até a junção uretrovesical. A impossibilidade de inserir o cotonete até essa profundidade geralmente leva a erro na avaliação do apoio existente para a junção uretrovesical. Denominada *teste do cotonete*, essa avaliação pode ser desconfortável, e o uso de analgesia intrauretral pode ser útil. Em geral, gel de lidocaína a 1 % é aplicado na ponta do cotonete antes de sua inserção. Após a inserção, solicita-se à paciente que realize manobra de Valsalva, e com o auxílio de um goniômetro ou de um transferidor padrão, mede-se o ângulo de variação entre a posição de repouso e com a manobra de Valsalva (Fig. 23-13). Uma variação 30 graus acima do plano horizontal indica hipermobilidade uretral. A utilidade desse teste é controversa considerando que muitas mulheres assintomáticas apresentam hipermobilidade uretral sem incontinência urinária.

Exame bimanual e retovaginal

Em geral, essa parte do exame pélvico revela menos pistas diagnósticas para causas subjacentes de incontinência. No entanto, o exame bimanual pode revelar massa pélvica ou útero aumentado por leiomiomas ou adenomiomatose. Essas condições podem causar incontinência em razão de aumento da pressão externa transmitida à bexiga. Além disso, a impactação de fezes é facilmente identificada pelo toque retal.

Exames diagnósticos
Exame de urina e urocultura

Em todas as mulheres com incontinência urinária, deve-se excluir a possibilidade de infecção urinária e de patologias do trato urinário. Exame de urina e urocultura são solicitados na consulta inicial, e uma eventual infecção deverá ser tratada como descrito na Tabela 3-24 (p. 94), Se os sintomas persistirem, haverá indicação de investigação complementar, para diagnóstico de incontinência de urgência ou de esforço ou outras doenças, como cistite intersticial.

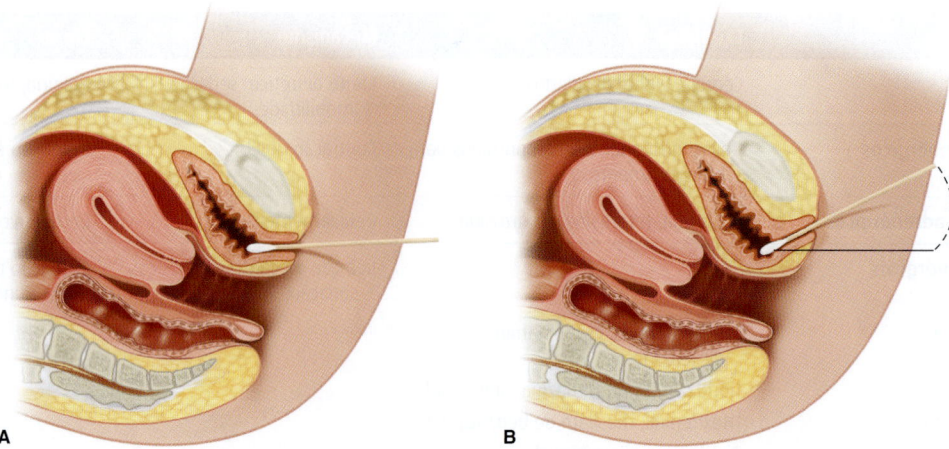

FIGURA 23-13 Ilustrações demonstrando o teste do cotonete (Q-tip test) em paciente com hipermobilidade uretral. **A**. Ângulo do cotonete em repouso. **B**. Ângulo do cotonete com manobra de Valsalva ou aumento na pressão intra-abdominal por qualquer outra causa. A junção uretrovesical desce, deslocando o cotonete para cima.

Resíduo pós-miccional

Esse volume é medido rotineiramente na investigação de incontinência urinária. Imediatamente após a micção, o resíduo pós-miccional (RPM) pode ser medido por meio de aparelho manual de ultrassonografia vesical ou por cateterização transuretral. São utilizados aparelhos portáteis de ultrassonografia tridimensional para examinar a bexiga e fornecer resultados numéricos (Fig. 23-14). Em geral, o exame é rápido, fácil de realizar e mais confortável para a paciente. Entretanto, quando se usa um aparelho de ultrassom manual, deve-se tomar cuidado em mulheres com um útero leiomiomatoso de tamanho aumentado, já que é possível que haja leitura falsa de RPM aumentado. Nesta situação, ou se não houver aparelho de ultrassom disponível, pode-se utilizar cateterização transuretral para confirmar o volume vesical residual.

O resíduo pós-miccional aumentado indica algum problema, como infecção recorrente, obstrução uretral causada por massa pélvica, ou déficit neurológico. Por outro lado, em mulheres com IUE, frequentemente, encontra-se RPM pequeno e normal.

Resíduo pós-miccional pós-operatório. Após cirurgia para tratar incontinência urinária, a medição do RPM é um indicador útil da capacidade da paciente de esvaziar completamente a bexiga. Essa avaliação pode ser feita com o teste de esvaziamento "ativo" ou "passivo".

No teste de esvaziamento passivo, o cateter urinário é removido, e o RPM é medido por meio de ultrassom ou cateterização transuretral após micção voluntária em duas ocasiões. É desejável que o volume miccional tenha no mínimo 300 mL e o RPM, menos de 100 mL. No entanto, presume-se que o esvaziamento vesical está adequado quando o RPM for inferior a um terço do volume eliminado com a micção. Caso a paciente não possua esses critérios, ou não seja capaz de urinar no prazo de 4 a 6 horas após a retirada do cateter urinário, instala-se um novo cateter e o teste é repetido um dia depois ou mais.

Durante o exame de esvaziamento ativo, procede-se ao enchimento ativo da bexiga com um volume determinado e, após a paciente urinar, calcula-se o volume residual na bexiga. Inicialmente, a bexiga é completamente esvaziada por meio de cateterização. Durante a cateterização, pode ser útil que a paciente permaneça de pé para esvaziar as porções mais dependentes da bexiga. Infunde-se água esterilizada por meio da gravidade para dentro da bexiga através do mesmo cateter até aproximadamente 300 mL ou até atingir a capacidade máxima subjetiva. Solicita-se à paciente que urine espontaneamente dentro de um dispositivo coletor de urina. Registra-se a diferença entre o vo-

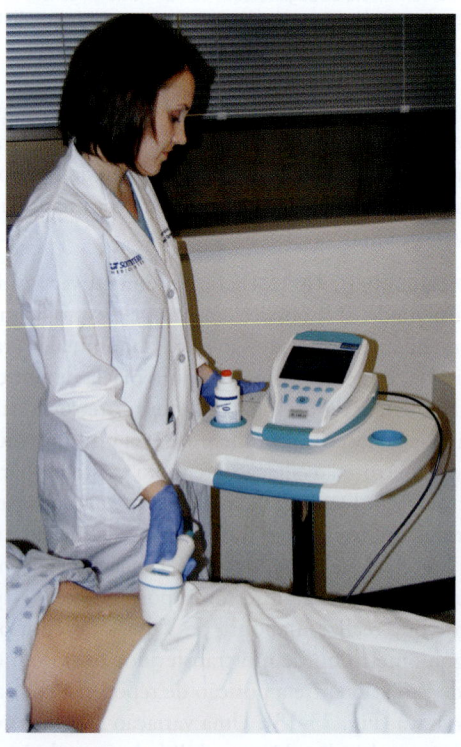

FIGURA 23-14 O aparelho portátil para exame da bexiga ajuda a estimar o volume vesical. (*Fotografia cortesia da Dra. Heather Gardow.*)

lume infundido e o volume recuperado como RPM. Volumes residuais inferiores a 100 mL ou inferiores a um terço do volume instilado, caso tenham sido infundidos menos de 300 mL, são consistentes com esvaziamento vesical adequado.

Estudos urodinâmicos

A correção cirúrgica da incontinência é um procedimento invasivo e não destituído de riscos. Além disso, a "bexiga é uma testemunha não confiável", e a informação histórica nem sempre indica precisamente o tipo de incontinência subjacente (Blaivas, 1996). Assim, caso o tratamento conservador inicial não seja bem-sucedido e se esteja antecipando a necessidade de tratamento cirúrgico, deve-se buscar uma avaliação objetiva. Adicionalmente, se os sintomas e os achados físicos forem incongruentes, também se devem solicitar estudos urodinâmicos (UDS, de *urodynamic study*) objetivos, utilizando método cistométrico simples ou multicanal. Por exemplo, em mulheres com incontinência urinária mista, que apresentam sintomas de incontinência urinária aos esforços e de urgência, o UDS pode revelar que somente o componente de urgência é responsável pela incontinência. A maioria dessas mulheres com incontinência de urgência é tratada inicialmente com terapia comportamental, fisioterapia e/ou abordagem farmacológica. Assim, pode-se evitar a realização de cirurgia desnecessária, caso o diagnóstico seja feito com o UDS. Além disso, o tratamento cirúrgico pode ser modificado caso o UDS revele parâmetros consistentes com defeito intrínseco do esfíncter.

Apesar dessas indicações, o UDS permanece controverso. A perda de urina observada durante o exame nem sempre é clinicamente relevante. Por outro lado, o exame talvez não produza informação relevante caso a manobra ou a situação que leva à incontinência não possa ser reproduzida durante a avaliação. Além disso, a confirmação objetiva do diagnóstico nem sempre é necessária, uma vez que o tratamento não cirúrgico empírico é razoável em mulheres com sintomas predominantemente de urgência.

Cistometria simples. Medições objetivas da função vesical são combinadas com uma bateria de exames denominados *cistométricos,*.que podem ser *simples* ou *multicanal*. A cistometria simples permite definir se a paciente tem incontinência de esforço e hiperatividade do detrusor, além de medir parâmetros volumétricos como primeira sensação de enchimento vesical, desejo de urinar e capacidade vesical. Esse procedimento é facilmente realizado com solução salina estéril na temperatura ambiente, uma seringa de 60 mL acoplada a uma sonda de Foley ou Robnell. A uretra recebe a preparação estéril, o cateter é inserido e a bexiga é drenada. Uma seringa de 60 mL é conectada à sonda após remoção de seu êmbolo, sendo preenchida por água estéril. A água é injetada em etapas até que a paciente manifeste sensação de enchimento vesical, urgência miccional e capacidade vesical máxima. Na maioria das mulheres, a capacidade vesical normal varia entre 300 e 700 mL. As alterações do nível líquido dentro da seringa são monitoradas. Se não houver tosse ou manobra de Valsalva que possa aumentar a pressão intra-abdominal, a elevação abrupta do nível indica contração vesical e sugere o diagnóstico de hiperatividade do detrusor. Uma vez alcançada a capacidade vesical, a sonda é removida, e solicita-se à paciente que proceda a manobra de Valsalva ou que tussa enquanto está em pé. A perda de urina associada a essas manobras que aumentam a pressão intra-abdominal indica IUE.

A cistometria simples é fácil de realizar, requer equipamento de baixo custo e normalmente pode ser realizada por qualquer ginecologista. Entretanto, uma limitação da cistometria simples é sua incapacidade de avaliar se há deficiência esfincteriana intrínseca (DEI), o que pode impedir algumas opções cirúrgicas. A cistometria multicanal pode avaliar se há DEI e, consequentemente, sua realização pode ser vantajosa.

Cistometria multicanal. Com esse estudo urodinâmico objetivo obtém-se mais informações sobre outros parâmetros fisiológicos da bexiga, que não são obtidas com a cistometria simples.

A cistometria multicanal é mais comumente realizada por uroginecologistas ou urologistas em razão de disponibilidade limitada e custo elevado do equipamento. O exame pode ser realizado com a paciente em pé ou sentada ereta em uma cadeira especial para avaliação. Durante o exame, são usados dois cateteres. Um é posicionado dentro da bexiga e o outro dentro da vagina ou do reto. A vagina é o local ideal, a menos que haja prolapso importante evidente, já que fezes na cúpula retal podem obstruir os sensores do cateter, levando a leituras imprecisas. Além disso, o cateter vaginal é mais confortável para a maior parte das mulheres. A partir de cada um desses cateteres são obtidas ou calculadas leituras diferentes de pressão, incluindo: (1) pressão intra-abdominal, (2) pressão vesicular, (3) pressão calculada do detrusor, (4) volume vesical e (5) taxa de fluxo da infusão salina. Como mostram as Figuras 23-15 e 23-16, é possível diferenciar entre as diversas formas de incontinência.

Urofluxometria. Inicialmente, pede-se à paciente que esvazie a bexiga em um mictório conectado a um fluxômetro (urofluxometria). Após o registro da taxa de fluxo máxima, a paciente é cateterizada para medir o RPM, assim como para assegurar que a bexiga esteja vazia antes de exames adicionais. Esse exame nos informa sobre a capacidade da paciente de esvaziar a bexiga, podendo identificar mulheres com retenção urinária e outros tipos de disfunção miccional. Presumindo que a paciente inicie o exame com sua bexiga confortavelmente cheia com 200 mL ou mais, a maioria das pacientes pode esvaziar a bexiga em 15 a 20 segundos com taxa de fluxo acima de 20 mL/s. Taxas máximas de fluxo inferiores a 15 mL/s, com volume urinário acima de 200 mL, são geralmente consideradas excessivamente baixas (eliminação lenta). Com esse quadro – especialmente se acompanhado de retenção urinária –, identifica-se disfunção funcional. Tal disfunção pode ser causada por obstrução de uretra dobrada em um cenário de prolapso de parede vaginal anterior ou após cirurgia anti-incontinência com criação de sustentação excessivamente justa. A disfunção miccional também pode ocorrer em quadros de disfunção neurológica com contratilidade insuficiente do detrusor, como em casos de diabetes inadequadamente controlado.

Cistometrografia. Após a urofluxometria, procede-se à cistometrografia para determinar se a paciente apresenta incontinência urinária aos esforços urodinâmica (IUEU) ou hiperatividade do detrusor (HD) ao exame urodinâmico. Adicionalmente, o exame nos informa sobre os volumes ve-

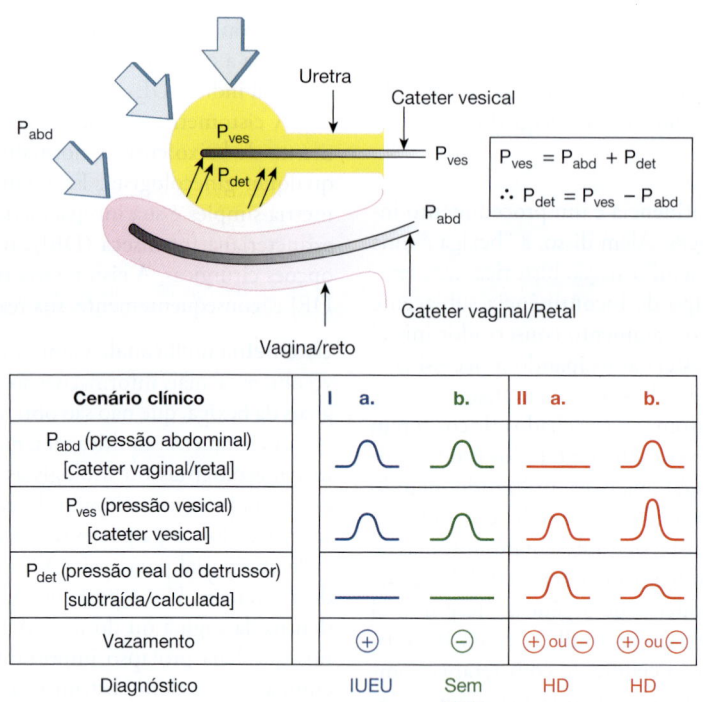

FIGURA 23-15 Interpretação de avaliação urodinâmica multicanal. Um cateter é instalado na bexiga para determinar a pressão no seu interior (P_{ves}). A pressão dentro da bexiga é produzida pela combinação entre a pressão da cavidade abdominal e a pressão gerada pelo músculo detrussor da bexiga. A pressão vesical (P_{ves}) = A pressão na cavidade abdominal (P_{abd}) + A pressão do detrussor (P_{det}). Um segundo cateter é posicionado na vagina (ou no reto, caso exista prolapso em estádio avançado) para determinar a pressão da cavidade abdominal (P_{abd}). Enquanto se instila solução salina em temperatura ambiente na bexiga, solicita-se à paciente que tussa a cada 50 mL, ao mesmo tempo em que se observa o meato uretral externo para verificar se há vazamento de urina ao redor do cateter. Registra-se o volume quando ocorre o primeiro desejo de urinar e a capacidade vesical máxima. Adicionalmente, observa-se a pressão do detrussor (P_{det}) para verificar deflexões positivas, a fim de determinar se há atividade do detrussor durante o exame. A pressão do detrussor (P_{det}) não pode ser medida diretamente por meio de qualquer dos cateteres. De qualquer modo, a partir da equação inicial, pode-se calcular a pressão do detrussor (P_{det}) subtraindo-se a pressão abdominal (P_{abd}) da pressão vesical (P_{ves}): Pressão do detrussor (P_{det}) = Pressão vesical (P_{ves}) – Pressão na cavidade abdominal (P_{abd}).

I. Incontinência urinária aos esforços urodinâmica (IUEU)
A IUEU é diagnosticada quando se observa vazamento uretral com o aumento da pressão intra-abdominal, na *ausência* de pressão do detrussor.
a. IUEU + (Coluna 1): há aumento da pressão abdominal produzido por meio de manobra de Valsava ou tosse. Essa pressão é transmitida à bexiga, e a pressão vesical (P_{VES}) é anotada. A pressão do detrussor calculada é igual a zero. Observa-se vazamento, e o diagnóstico de IUEU é firmado.
b. Sem IUEU (Coluna 2): há aumento da pressão abdominal por meio de manobra de Valsava ou tosse. Essa pressão é transmitida à bexiga, sendo anotada a pressão vesical (P_{VES}). A pressão do detrussor calculada é igual a zero. *Não* se observa vazamento. A paciente não é diagnosticada como portadora de IUEU.

II. Hiperatividade do detrussor (HD)
A HD é diagnosticada quando a paciente apresenta contrações involuntárias do detrussor durante o exame, com ou sem vazamento.
a. HD + (Coluna 3): embora não se observe pressão abdominal, nota-se pressão vesical. A pressão do detrussor calculada é registrada e anotada como presente. O diagnóstico de HD é feito independentemente de haver ou não vazamento.
b. HD + (Coluna 4): neste exemplo, observa-se pressão abdominal, assim como pressão vesical. Usando somente os canais P_{abd} e P_{ves}, é difícil dizer se o músculo detrussor contribuiu com a pressão gerada na bexiga. Com a subtração, registra-se a pressão, calculada do detrussor. Assim, é feito o diagnóstico de HD, independentemente de haver ou não vazamento.
Além desses canais, ocasionalmente, é usado um canal para detectar atividade eletromiográfica.
P_{abd} = pressão na cavidade abdominal; P_{det} = pressão do detrussor (calculada); P_{ves} = pressão vesical.

siculares limiares a partir dos quais a paciente percebe a capacidade vesical. A sensação retardada ou sensação de bexiga cheia apenas com grande volume podem indicar neuropatia. Por outro lado, a sensibilidade vesical extrema sugere distúrbios sensórios, como cistite intersticial.

Para a realização da cistometrografia, um cateter é inserido via transuretral até a bexiga, e um segundo cateter é posicionado na vagina ou no reto (ver Fig. 23-15). Com a paciente sentada, a bexiga é preenchida com solução salina normal em temperatura ambiente, e a paciente é solicitada a tossir a intervalos regulares. Adicionalmente, durante a fase de enchimento, são anotados os volumes nos quais ocorre o primeiro desejo de urinar e a capacidade vesical máxima. A partir das leituras de pressão, é possível identificar HD e/ou IUEU.

Após a cistometrografia, uma vez que tenham sido instilados aproximadamente 200 mL de solução salina, determina-se a *pressão do ponto de vazamento*. Solicita-se à paciente que realize manobra de Valsalva, a pressão gerada pelo esforço é

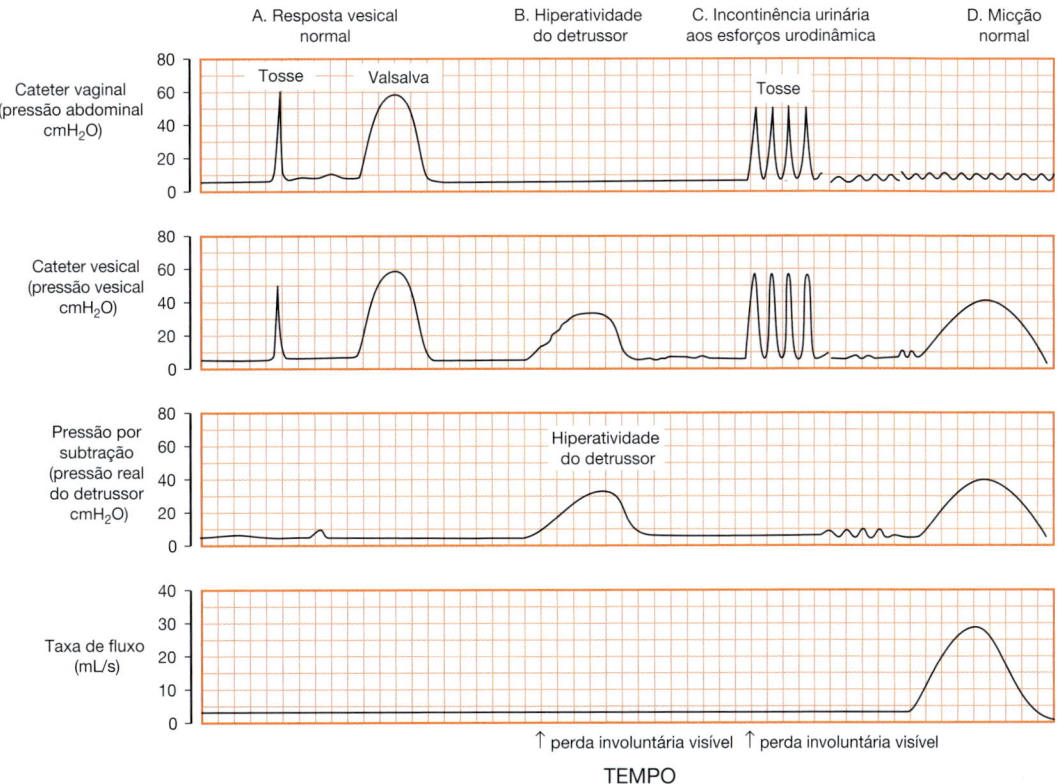

FIGURA 23-16 Teste urodinâmico. A cistometrografia é apresentada nas partes A, B e C. **A**. Em uma paciente com função normal, observe que a provocação com tosse ou manobra de Valsalva não induz aumento anormal na pressão do detrussor. **B** e **C**. Em uma paciente com hiperatividade do detrussor e incontinência urinária aos esforços urodinâmica. Primeiro, a atividade espontânea do detrussor leva a aumento na leitura da pressão vesical sem que a paciente tenha tossido ou realizado manobra de Valsalva. Segundo, um episódio de tosse isoladamente leva à perda involuntária de urina, independentemente de atividade do detrussor. **D**. Fluxometria de pressão. Com capacidade máxima e sob comando, é gerada contração do detrussor dando início à micção.

medida e procura-se por evidências de perda de urina. Caso seja observado vazamento com pressão gerada ≤ 60 cmH$_2$O, os critérios para o diagnóstico de deficiência intrínseca do esfincter estarão presentes.

Em nossa instituição, a pressão abdominal do ponto de vazamento é medida com volume vesical de 200 mL, usando o zero verdadeiro de pressão intravesical como linha de base. Contudo, o volume com o qual esse teste é realizado varia entre as instituições, com algumas optando por usar a capacidade vesical e outras por usar 150 mL como volume de teste.

Fluxometria de pressão. Essa avaliação em geral se segue à cistometrografia e é similar à urofluxometria realizada no início do exame urodinâmico. Pede-se à paciente para urinar em um grande recipiente colocado sobre um sensor de peso calibrado. A taxa máxima de fluxo e o resíduo pós-miccional são novamente registrados. Semelhante ao que ocorre com a urofluxometria, os dados de saída da instrumentação urodinâmica produzem uma representação gráfica da micção. De qualquer modo, a paciente atualmente tem instalado um cateter com microtransdutor na bexiga, que fornece informação adicional sobre a pressão do detrussor durante a micção, inclusive no ponto de velocidade máxima de fluxo. Esse dado é particularmente útil em mulheres que tenham esvaziamento vesical incompleto, uma vez que a fluxometria de pressão pode indicar tanto um quadro obstrutivo (elevação da pressão máxima do detrussor com baixa velocidade de fluxo) quanto insuficiência de contratilidade do detrussor (baixa pressão do detrussor com baixa velocidade de fluxo).

Perfil da pressão uretral. A parte final do exame cistométrico é o perfil da pressão uretral. Em nossa instituição, em geral, realizamos esse teste com a paciente sentada e instilação de 200 mL na bexiga. Contudo, novamente, o volume utilizado com frequência varia com a instituição. O cateter transdutor é posicionado dentro da bexiga e o cateter tipo *microtip com sensor* duplo é tracionado pela uretra com o auxílio de um braço tracionador automatizado a uma velocidade de 1 mm/s. A pressão máxima de fechamento uretral (PMFU) é determinada pela média de três perfis pressóricos. Também são obtidos o *comprimento uretral funcional* e a *área da zona de continência*. Esses valores nos informam sobre as propriedades intrínsecas da uretra e são auxiliares valiosos para o diagnóstico de DEI. O diagnóstico de DEI é firmado quando a PMFU é ≤ 20 cmH$_2$O, conforme descrito na última seção, se o ponto de pressão de vazamento for < 60 cmH$_2$O (McGuire, 1981). Esses termos e conceitos embasam o raciocínio utilizado para os procedimentos de correção da incontinência aos esforços. Entretanto, é importante observar que os valores usados para definir DEI não estão padronizados e não se demonstrou de forma consistente que influenciassem os resultados cirúrgicos (Monga, 1997; Weber, 2001).

TRATAMENTO

Conservador/não cirúrgico

Exercícios para fortalecimento do soalho pélvico

O tratamento conservador é uma abordagem inicial razoável para a maioria das pacientes com incontinência urinária. O raciocínio que embasa o tratamento conservador é a necessidade de fortalecer o soalho pélvico e prover apoio contra o qual a uretra possa se fechar. As opções incluem exercícios pélvicos ativos e estimulação elétrica passiva do soalho pélvico. Para IUE e incontinência urinária de urgência, esses exercícios se mostraram úteis. No caso de IUE, o fortalecimento do soalho pélvico é uma tentativa de compensar malformações anatômicas. Para a incontinência urinária de urgência, eles aumentam a força de contração dos músculos do soalho pélvico para proporcionar continência temporária durante as ondas de contração do detrusor vesical.

Condicionamento da musculatura do soalho pélvico. Em mulheres com sintomas leves a moderados, o condicionamento da musculatura do soalho pélvico (PFMT, de *pelvic floor muscle training*) pode melhorar ou curar a incontinência urinária. Também conhecidos como *exercícios de Kegel*, o PFMT requer contração voluntária dos músculos levantadores do ânus. Assim como com qualquer método de condicionamento muscular, os exercícios podem ser isométricos ou isotônicos. As séries de exercício devem ser realizadas várias vezes durante o dia, sendo que há relatos de 50 a 60 repetições por dia. Contudo, os detalhes específicos para a realização desses exercícios dependem das preferências do profissional de saúde e do quadro clínico.

Se forem usados exercícios de contração isotônica, solicita-se à paciente que pressione e mantenha contraídos os músculos levantadores do ânus. As mulheres, no entanto, muitas vezes têm dificuldade de isolar esses músculos. Frequentemente, as pacientes irão contrair erroneamente os músculos da parede abdominal, e não os levantadores do ânus. Para auxiliar a localizar o grupo muscular correto, pode-se instruir a paciente a identificar os músculos em contração quando uma calça apertada é puxada sobre o quadril. Além disso, em ambiente ambulatorial, o médico pode determinar se o grupo dos levantadores do ânus está sendo contraído posicionando dois dedos na vagina enquanto são realizados os exercícios de Kegel.

Em nossa instituição, tentamos auxiliar a paciente a manter contração do soalho pélvico por 10 segundos. Iniciamos com o tempo de contração que a paciente *consegue* manter (p. ex., 3 segundos) e solicitamos que sustente a contração por esse período para então relaxar por período igual ou dobrado (p. ex., 6 segundo). Esse exercício de contração e relaxamento deve ser repetido 10 a 15 vezes. Sugerimos 3 sessões ao longo do dia com um total de 45 contrações. Ao longo de várias semanas com consultas frequentes de seguimento, a duração das contrações vai sendo progressivamente aumentada. As pacientes, assim, aumentam o tônus da musculatura do soalho pélvico e passam a ser capazes de comprimir seus músculos antecipando-se a aumentos na pressão intra-abdominal e à IUE.

Alternativamente, caso se opte por contração isométrica, solicita-se à paciente que contraia e relaxe rapidamente os músculos levantadores do ânus. Essas contrações rápidas podem ser vantajosas caso ocorram ondas de urgência miccional.

Vale mencionar que há uma concepção equivocada acerca do valor do exercício de interrupção do fluxo urinário durante a micção. As mulheres devem ser informadas de que essa prática frequentemente agrava a disfunção miccional.

Para aumentar a eficácia dos exercícios, cones ou obturadores vaginais com peso podem ser colocados dentro da vagina durante os exercícios de Kegel. Esses dispositivos servem como resistência contra a qual os músculos do soalho pélvico podem trabalhar.

Revisões realizados com o banco de dados Cochrane avaliaram os efeitos do PFMT em mulheres com incontinência urinária em comparação com nenhum tratamento, placebo, tratamento simulado, ou qualquer outra forma de tratamento inativo como controle. Embora as intervenções descritas variassem consideravelmente, as mulheres que praticaram PFMT tiveram maior probabilidade de relatar melhora ou cura de incontinência urinária e melhora na qualidade de vida especificamente relacionada com continência, em comparação com aquelas que não usaram PFMT. As mulheres que se exercitaram também demonstraram melhora objetiva com menos perda involuntária de urina nos testes com absorvente realizados em consultório (Dumoulin, 2010). Os indicadores prognósticos capazes de predizer resposta insatisfatória aos exercícios para tratamento de IUE são incontinência intensa na linha de base, prolapso além do anel himenal, insucesso prévio com fisioterapia, antecedentes de trabalho de parto com segundo estágio prolongado, IMC > 30 kg/m^2, sofrimento psicológico intenso e estado de saúde geral precário (Hendriks, 2010).

Estimulação elétrica. Como alternativa para ativar a contração do soalho pélvico, é possível usar uma sonda vaginal para estimulação elétrica baixa de frequência dos músculos levantadores do ânus. Embora o mecanismo não tenha sido esclarecido, pode-se utilizar a estimulação elétrica para melhora de IUE ou de incontinência urinária de urgência (Indrekvam, 2001; Wang, 2004). Na incontinência urinária de urgência, tradicionalmente é aplicada uma frequência baixa, ao passo que frequências mais altas são usadas para tratamento de IUE. A estimulação elétrica pode ser usada isoladamente ou, mais comumente, em combinação com PFMT.

Terapia de *biofeedback*. Em muitas técnicas comportamentais, em conjunto denominadas terapia de *biofeedback*, medem-se sinais fisiológicos, como a tensão muscular, para revelá-los à paciente em tempo real. Em geral, mensagens visuais, auditivas e/ou verbais são dirigidas como *feedback* para a paciente durante essas sessões terapêuticas. Especificamente, durante o *biofeedback* para PFMT, é usada uma sonda vaginal estéril que mede alterações da pressão dentro da vagina durante a contração dos músculos levantadores do ânus. As leituras visuais refletem uma estimativa da força de contração muscular. As sessões de tratamento são individualizadas, ditadas pela disfunção subjacente e modificadas com base na resposta ao tratamento. Em muitos casos, sessões de reforço subsequentes em intervalos variados também se podem mostrar úteis.

Dieta

Diferentes grupos de alimentos com alto teor ácido ou de cafeína podem levar a aumento da frequência e da urgência urinárias. Dalosso e colaboradores (2003) observaram associação entre consumo de bebidas carbonatadas e incontinência de urgência. Assim, a eliminação desses irritantes dietéticos pode ser benéfica para essas mulheres. Além disso, demonstrou-se que determinados suplementos dietéticos, como glicerofosfato de cálcio reduzem a urgência e a frequência urinárias (Bologna, 2001). Trata-se de produto com base em fosfato que, se acredita, seja capaz de tamponar a acidez urinária.

Planejamento miccional

As mulheres com incontinência de urgência, podem ter necessidade de urinar a cada 10 a 15 minutos. A meta inicial deve ser estender as micções para intervalos de meia hora. As ferramentas usadas para isso incluem exercícios de Kegel ou técnicas de distração mental durante os períodos de urgência.

Apesar de usado principalmente para incontinência de urgência, o planejamento miccional também pode ser útil para pacientes com IUE. Nesses casos, micções regularmente planejadas fazem com que a bexiga permaneça vazia na maior parte do dia. Como algumas mulheres perdem urina somente quando seu volume vesical ultrapassa um determinado limiar volumétrico, com o esvaziamento frequente é possível reduzir os episódios de incontinência.

Reposição estrogênica

Demonstrou-se que a terapia com estrogênio aumenta o fluxo sanguíneo uretral e a sensibilidade do receptor α-adrenérgico, aumentando a coaptação uretral e a pressão de fechamento da uretra. Hipoteticamente, o estrogênio também aumenta a deposição de colágeno e a vascularização do plexo capilar periuretral, otimizando a coaptação uretral. Assim, para as mulheres incontinentes com sinais de atrofia, é lógica a administração de estrogênio.

O estrogênio comumente é administrado por via tópica e há diversos esquemas considerados apropriados. Em nossa instituição, usamos creme de estrogênio equino conjugado, administrado diariamente durante duas semanas e, a seguir, duas vezes por semana. Embora não haja dados disponíveis acerca da duração do tratamento, as pacientes podem ser tratadas cronicamente com creme de estrogênio tópico. Como alternativa, pode ser prescrito estrogênio por via oral se houver outros sintomas de menopausa que indiquem esse esquema de tratamento (Capítulo 22, p. 584).

Contudo, apesar dos benefícios sugeridos, não há consenso acerca dos possíveis efeitos benéficos do estrogênio sobre o trato urinário inferior. Especificamente, alguns trabalhos mostraram piora ou evolução com incontinência urinária com a administração de estrogênio sistêmico (Grady, 2001; Grodstein, 2004; Hendrix, 2005; Jackson, 2006).

Tratamento da incontinência urinária aos esforços

Medicamentos

O tratamento farmacológico tem papel secundário no tratamento de mulheres com IUE. De qualquer forma, para mulheres com incontinência urinária mista, o tratamento com imipramina para auxiliar na contração e no fechamento da uretra é uma tentativa razoável. Como discutido, esse antidepressivo tricíclico possui efeitos α-adrenérgicos, e a uretra contém muitos desses receptores.

A duloxetina, um inibidor seletivo da recaptação de serotonina e norepinefrina (ISRS), foi avaliada para uso no tratamento de IUE. Em estudos com animais, os agonistas serotoninérgicos suprimem a atividade parassimpática e aumentam as atividades simpática e somática. O efeito resultante é armazenamento de urina em razão de relaxamento vesical com aumento da resistência do trato de saída. Apesar de o tratamento estar em fase de investigação com ensaios randomizados, esse ISRS tem se mostrado capaz de aliviar os sintomas de mulheres com IUE (Dmochowsky, 2003a; Millard, 2004; Norton, 2002). Além disso, Ghoniem e colaboradores (2005), em um ensaio randomizado controlado, avaliaram os benefícios obtidos com duloxetina, PFMT e combinações de placebo. Dados de qualidade de vida e utilizando teste do absorvente mostraram que a duloxetina e o PFMT quando combinados, foram mais efetivos do que usados isoladamente.

A fenilpropanolamina (PPA, de *phenylpropanolamine*) foi usada no tratamento de IUE. Entretanto, a U. S. Food and Drug Administration (FDA) (2009) reclassificou a PPA na categoria II, passando a considerá-la insegura ou ineficaz. Especificamente, a decisão de FDA foi motivada por aumento na taxa de AVEs hemorrágicos em mulheres tomando essa medicação.

Pessário e dispositivos de inserção uretral

Alguns pessários foram desenvolvidos para tratamento de incontinência, assim como de POP. Os pessários para incontinência foram projetados para reduzir o deslocamento inferior ou afunilamento da junção uretrovesical (Fig. 24-17, p. 648). Com isso se obtém apoio para o colo vesical e, consequentemente, redução nos episódios de incontinência. A eficácia dos pessários no tratamento da incontinência urinária varia em função do grau de prolapso presente. Nem todas as mulheres são candidatas apropriadas para pessários e nem todas desejam tratamento em longo prazo de incontinência ou de prolapso com esses dispositivos.

Em um grande ensaio prospectivo comparando pessários e terapia comportamental em mulheres com IUE demonstrou-se que, respectivamente, 40 e 49% das pacientes melhoraram bastante ou muito ao final de três meses. As mulheres aleatoriamente distribuídas para abordagem comportamental relataram maior satisfação com o tratamento, e um percentual maior relatou ausência de sintomas incômodos de incontinência (Richter, 2010b).

Como alternativa aos pessários, também se pode utilizar um dispositivo de inserção uretral para o controle de IUE. O único dispositivo disponível atualmente é o *FemSoft*. Com a inserção do dispositivo, suas bainhas deslizam, adaptando-se à uretra e produzindo vedação no colo vesical para impedir perda acidental de urina. Durante a ida rotineira ao banheiro, o dispositivo é removido, descartado e substituído por um novo. Os dados sobre a eficácia desse dispositivo são limitados. No entanto, em um estudo observacional com 150 mulheres, Sirls e associados (2002) observaram taxas significativamente reduzidas de episódios de incontinência.

Tratamento cirúrgico da deficiência esfincteriana intrínseca

Agentes de preenchimento uretral. A injeção de agentes de preenchimento tradicionalmente era indicada para mulheres que apresentassem teste urodinâmico compatível com inconti-

TABELA 23-5 Resumo dos procedimentos para incontinência

Procedimento	Descrição	Indicação	Comentários
Injeção uretral	Agente de preenchimento injetado na submucosa uretral	DEI	Também para IUE em pacientes com alto risco cirúrgico; talvez haja necessidade de injeções repetidas
Suspensão com malformação	Suspensão da uretra proximal até a parede anterior do abdome	IUE	Baixas taxas de sucesso em longo prazo; não é mais recomendada para IUE
Reparo de malformação paravaginal	Parede lateral da vagina ligada ao arco tendíneo da fáscia pélvica	Prolapso vaginal	Não é mais recomendado para IUE
Uretropexia retropúbica	Fáscia pubocervical ligada ao ligamento de Cooper (Burch) ou à sínfise púbica (MMK)	IUE	Tratamento efetivo em longo prazo; requer cirurgião experiente; benefícios menos reprodutíveis do que os do procedimento usando *sling* de uretra média
Slings pubovaginais	Apoio do colo vesical por tiras de fáscia ligadas à parede anterior do abdome	DEI; insucesso de procedimento para IUE	Tratamento efetivo em longo prazo; útil em pacientes nas quais não se deseja usar material sintético; requer obtenção do enxerto da parede abdominal ou da fáscia lata do membro inferior
Slings mesouretrais: TVT / TOT	Região medial da uretra apoiada em tela sintética: por abordagem retropúbica / por abordagem através do obturador	DEI, IUE / IUE	Tratamento efetivo em longo prazo; recuperação pós-operatória rápida; TVT com dados de eficácia em longo prazo; há necessidade de estudos complementares para determinar a efetividade do TOT em pacientes com DEI

DEI = deficiência esfincteriana intrínseca; MMK = procedimento de Marshal-Marchetti-Krantz; IUE = incontinência urinária aos esforços; TOT = fita transobturador; TVT = fita vaginal sem tensão.

nência urinária aos esforços associada à deficiência esfincteriana intrínseca. Contudo, a FDA ampliou os critérios para uso de agentes de preenchimento para incluir pacientes com pressão de ponto de vazamento menos grave. Como resultado, aquelas com pressão de ponto de vazamento < 100 cmH$_2$O passaram a ter indicação (McGuire, 2006). Além disso, esse procedimento ambulatorial é uma alternativa útil para mulheres com IUE que se apresentem com múltiplos problemas clínicos que as tornem candidatas inadequadas para tratamento cirúrgico.

Os agentes são injetados na submucosa uretral para levantar a mucosa e melhorar a coaptação. Idealmente, esses agentes injetáveis deveriam ser fáceis de infiltrar, efetivos, duráveis, seguros e não imunogênicos. Como poucos agentes satisfazem todas essas características, novos produtos estão constantemente sendo desenvolvidos. O local da infiltração, ao redor e ao longo da extensão da uretra, pode variar. Alguns recomendam duas localizações, uma de cada lado da uretra, e outros defendem injeções em três ou quatro quadrantes. Em nossa instituição geralmente injetamos ao nível da junção uretrovesical nos locais de malformações evidentes da mucosa uretral. Contudo, caso seja notado uma malformação global ou quando não há uma malformação isolada, utilizamos a abordagem em dois a quatro quadrantes. Os passos específicos para a infiltração e os tipos de produtos usados estão descritos na Seção 43-6 (p. 1.198).

Tratamento cirúrgico da incontinência aos esforços anatômica

Para as pacientes que não apresentarem melhora ou não desejarem tratamento conservador, a cirurgia talvez seja o passo seguinte para tratar com sucesso a incontinência urinária aos esforços. Como apontado, a sustentação da uretra é parte integrante da continência. Assim, procedimentos cirúrgicos que recriam esse apoio em geral reduzem ou curam a incontinência. Foram desenvolvidos mais de 200 procedimentos para correção cirúrgica da IUE, embora a fisiologia completa subjacente a seu sucesso não tenha sido totalmente esclarecida. Em geral, acredita-se que esses procedimentos cirúrgicos impeçam que o colo vesical e a uretra proximal descendam quando há aumento na pressão intra-abdominal (Tabela 23-5).

Procedimentos transvaginais com agulha e reparo de malformação paravaginal.

Supõe-se que a correção da hipermobilidade uretral impeça a descida do colo vesical e da uretra proximal durante episódios de aumento na pressão intra-abdominal. Nas décadas de 1960 a 1980, procedimentos de suspensão por agulha, como as técnicas de Raz, Pereyra e Stamey, foram tratamentos cirúrgicos populares para IUE, mas atualmente foram substituídos por outros métodos. Resumindo, nessas cirurgias, utilizavam-se dispositivos especialmente desenvolvidos para a aplicação de suturas na parede vaginal anterior e/ou nos tecidos periuretrais, suspendendo-os em vários níveis da parede abdominal anterior. O sucesso da suspensão depende da resistência e da integridade do tecido periuretral e da resistência da parede abdominal.

Apesar de as taxas de cura iniciais terem sido satisfatórias, a durabilidade desses procedimentos diminuiu com o passar do tempo. As taxas de sucesso apresentavam variação de 50 a 60%, bem mais baixas que as de outros procedimentos anti-incontinência (Moser, 2006). O insucesso na maioria dos casos teve origem em deiscência de sutura na parede vaginal anterior.

Adicionalmente, o reparo de malformação paravaginal abdominal (DPVA) é um procedimento cirúrgico que corrige malformações de sustentação da parede vaginal anterior. A técnica envolve fixação por meio de suturas da parede vaginal lateral à fáscia pélvica do arco tendíneo. Atualmente, o DPVA é, principalmente, uma cirurgia para correção de prolapso. Embora tenha sido usado para corrigir IUE, dados de longo prazo revelaram que esse não era o melhor método para tratamento primário de IUE (Colombo, 1996; Mallipeddi, 2001).

Uretropexia retropúbica. Esse grupo de procedimentos inclui a colpossuspensão de Burch e de Marshall-Marchetti-Krantz (MMK), envolvendo suspensão e fixação da fáscia pubocervical à moldura musculoesquelética da pelve (Seção 43-2, p. 1.189). Durante muito tempo considerada o tratamento padrão-ouro da IUE, a técnica de Burch usa a força do ligamento ileopectíneo (ligamento de Cooper) para suspender a parede vaginal anterior e o tecido fibromuscular periuretral e perivesical. Na cirurgia de MMK, o periósteo da sínfise púbica é utilizada para suspender esses tecidos.

A uretropexia retropúbica é um tratamento cirúrgico efetivo para IUE, com taxas globais de continência após 1 ano entre 85 e 90% e de aproximadamente 70% em cinco anos (Lapitan, 2009). As complicações comumente associadas a esses procedimentos incluem hiperatividade do detrussor *de novo*, retenção urinária e, no caso de MMK, osteíte púbica. Além disso, há dados sugerindo que, em casos com prolapso de cúpula vaginal, a uretropexia retropúbica à Burch realizada concomitantemente com sacrocolpopexia abdominal reduz significativamente as taxas de IUE sintomática pós-operatória (Cap. 24, p. 655) (Brubaker, 2008a).

Slings **pubovaginais.** Esta cirurgia é o procedimento padrão para tratamento de IUE. Tradicionalmente era utilizada para IUE causada por deficiência esfincteriana intrínseca. Ademais, esse procedimento pode ser indicado a pacientes com insucesso com outros procedimentos cirúrgicos anti-incontinência.

Com essa cirurgia, uma faixa da fáscia do reto ou da fáscia lata é posicionada sob o colo vesical e através do espaço retropúbico. As extremidades são fixadas ao nível da fáscia do reto abdominal (Seção 43-5, p. 1.196). Anteriormente, utilizava-se fáscia de cadáver como material para a suspensão. No entanto, esse tecido termina por se degradar, não tendo durabilidade adequada (Fitz Gerald, 1999; Howden, 2006). Atualmente, dá-se preferência à fáscia autóloga, que é obtida da bainha do músculo reto abdominal da própria paciente, sendo a fáscia lata da coxa uma alternativa.

Slings **de uretra média.** Várias dessas alças surgiram no mercado no final dos anos de 1990 e seu mecanismo terapêutico se baseia na teoria integral formulada por Petros e Ulmsten (1993). Em resumo, o controle do fechamento da uretra envolveria a interação de três estruturas: ligamentos pubouretrais, rede vaginal suburetral e músculo pubococcígeo. Supõe-se que a perda dessas estruturas de suporte resulte em incontinência urinária e disfunção do soalho pélvico. Com essas alças se pretende reproduzir a sustentação obtida com essas estruturas ligamentares.

Há muitas variações desses procedimentos, mas todas envolvem a instalação mediouretral de uma malha sintética. Em resumo, os procedimentos são classificados de acordo com a via usada para a instalação e subdivididos em função da abordagem retropúbica ou transobturador. Entre eles, os procedimentos mais usados são: (1) alça vaginal livre de tensão (TVT, de *tension free vaginal tape*), um método retropúbico, e (2) alça transobturador (TOT, de *transobturator tape*), um método transobturador.

As alças, ou *slings*, mediouretrais têm várias vantagens. Primeiro, essas técnicas são efetivas com taxas de cura em curto prazo próximas de 90% (Lim, 2006). Além disso, as abordagens retropúbica e transobturador parecem oferecer resultados comparáveis de continência em curto prazo (deTayrac, 2004; Morey, 2006). Laurikainen e colaboradores (2007) distribuíram aleatoriamente 267 mulheres para que fosse submetidas a um dos dois procedimentos e encontraram taxas iguais de cura subjetiva e objetiva.

Apesar dessas comparações favoráveis, não há dados de longo prazo sobre a efetividade das abordagens transobturadoras. Contudo, dados obtidos 17 meses após a cirurgia mostraram melhora na taxa de incontinência de 89% para aquelas com IUE pré-operatória (Juma, 2007). Por outro lado, as taxas de continência em longo prazo com a técnica retropúbica são conhecidas e se aproximam de 80% (Nilsson, 2004).

Em adição à sua eficácia, a recuperação pós-operatória para procedimento de alça mediouretral é rápida, e muitos ginecologistas a realizam sem necessidade de internação. De qualquer forma, assim como em outras cirurgias para incontinência, os riscos gerais para procedimentos de alça médio-uretral incluem retenção urinária, lesões do trato urinário inferior e lesões vasculares, além do surgimento de nova disfunção miccional, como urgência ou retenção.

Abordagem retropúbica. Há diversos *kits* comerciais disponíveis para esse procedimento e uma técnica comumente usada é a alça vaginal sem tensão (TVT). Aplica-se um trocarte bilateralmente, através de incisão vaginal suburetral lateral à uretra, com saída suprapúbica por incisão cutânea (Seção 43-3, p. 1.191). Como alternativa, podem ser passadas agulhas através do espaço retropúbico e para dentro da vagina, com abordagem de cima para baixo.

Em um estudo prospectivo observacional conduzido por três centros na Suécia e na Finlândia confirmou-se que o dispositivo de TVT é seguro e efetivo em longo prazo, com taxa de cura de 77% em 11,5 anos (Nilsson, 2008). As complicações variaram com a instituição e com a experiência do cirurgião e incluíram: urgência urinária, erosão da malha, retenção urinária; incontinência urinária de urgência *de novo* e lesão vascular, intestinal ou do trato urinário inferior. Dessas, a perfuração vesical foi das mais comuns, e as taxas associadas variaram entre 3 e 9% (Agostini, 2006; Tamussino, 2001; Ward, 2004).

Abordagem transobturador. A abordagem transobturador (TOT) para instalação de mediouretral foi criada com o objetivo de reduzir os riscos de lesão vascular e do trato urinário inferior associadas à passagem pelo espaço retropúbico. Há diversos *kits* para essa abordagem. Todos contêm variações no *design* da agulha e da malha, mas, em geral, é usada alça produzido com material permanente, geralmente polipropileno. O material da alça é conduzido bilateralmente através do forame obturador e por baixo da uretra média. O ponto de entrada situa-se sobre o tendão proximal do músculo adutor longo.

Os dois principais tipos de procedimento de TOT são definidos em função do posicionamento inicial da agulha: quando o procedimento é iniciado com a agulha no interior da vagina sendo direcionada para fora, é denominado abordagem *in-to-out*, e quando, alternativamente, a agulha inicialmente se encontra do lado de fora e é direcionada para dentro, denomina-se abordagem *out-to-in* (Seção 43-4, p. 1.194). Inicialmente, esse procedimento foi desenvolvido com abordagem *out-to-in*. No entanto, usando essa direção, ocorreram complicações como lesões vesicais e uretrais. Por exemplo, em um estudo retrospectivo, Abdel-Fattah e colaboradores (2006) compararam essas duas abordagens. Em aproximadamente 1% de 400 procedimentos houve complicação com lesão de bexiga ou ureter e em todos foi utilizada a técnica *out-to-in*.

Como resultado, foi desenvolvida a abordagem *in-to out* e divulgada como capaz de reduzir as taxas de lesão do trato urinário inferior. Entretanto, com a técnica *in-to-out*, a ponta do trocarte cursa mais próxima do feixe neurovascular do obturador (Achtari, 2006; Zahn, 2007). Portanto, embora cada método tenha vantagens teóricas, a possibilidade de lesão não está totalmente eliminada.

A abordagem transobturador é uma técnica efetiva para cirurgias de rotina, com taxas potencialmente baixas de lesão vesical. Contudo, alguns estudos retrospectivos sugeriram que talvez tenham efetividade limitada para pacientes que apresentem critérios urodinâmicos para deficiência esfincteriana intrínseca (Miller, 2006; O'Connor, 2006). Há necessidade de ensaios clínicos comparativos, prospectivos e randomizados para esclarecer a eficácia de cada técnica de alça mediouretral por via transobturador e para confirmar sua segurança relativa. Em um ensaio multicêntrico randomizado realizado com 597 mulheres, compararam-se as técnicas retropúbica e transobturador para tratamento de IUE. Não foram encontradas diferenças significativas nas taxas de sucesso objetivo e subjetivo em 12 meses entre as abordagens retropúbica (80,8 e 62,2%) e transobturador (77,7 e 55,8%). Com a via retropúbica observou-se taxa significativamente maior de disfunção miccional pós-operatória com necessidade de reoperação, e a via transobturador resultou em mais sintomas neurológicos. Na avaliação global de qualidade de vida e satisfação com o resultado, os dois procedimentos foram semelhantes (Richter, 2010a).

Alças minimamente invasivas. As alças minimamente invasivas, também denominadas microalças (*microslings*) ou minialças (*minislings*), modificaram os procedimentos de TVT e TOT. Nessa técnica, uma faixa sintética de polipropileno com 8 cm de comprimento é posicionada através e abaixo da uretra média por meio de uma pequena incisão vaginal. Com essa técnica, a malha não é passada pelo espaço retropúbico, evitando a possibilidade de lesão vascular. Atualmente, a única alça minimamente invasiva com dados publicados é a TVT-Secur. Os resultados iniciais sugerem taxas de cura elevadas com avaliação objetiva e subjetiva (Neuman, 2008). Infelizmente, em sua maioria, os trabalhos publicados são estudos de séries de casos sem comparação ou grupos controle. Ademais, em alguns trabalhos foram relatadas complicações, como ITU recorrente (10%), incontinência urinária de urgência *de novo* (10%) e dificuldade de urinar (8%) (Meschia, 2009). Além disso, o método não elimina completamente a possibilidade de lesão do trato urinário inferior. Assim como ocorre com a maioria das tecnologias, deve-se buscar por evidências obtidas em estudos comparativos de longo prazo bem desenhados e conduzidos sobre eficácia e segurança antes de se adotar qualquer nova técnica.

Entre outras técnicas introduzidas está a ablação de tecidos periuretrais por micro-ondas. No entanto, os dados disponíveis não corroboram a eficácia ou a segurança desse método.

TABELA 23-6 Tratamento farmacológico da bexiga hiperativa

Nome do fármaco	Nome comercial	Tipo de fármaco	Posologia	Apresentações disponíveis
Oxibutinina (curta duração)	Ditropan	Antimuscarínico	2,5-5 mg, VO, 3×/dia	Comprimido com 5 mg; xarope com 5 mg/mL
Oxibutinina (longa duração)	Ditropan XL	Ver acima	5-30 mg, VO, 1×/dia	Comprimidos com 5, 10 e 15 mg
Oxibutinina (transdérmica)	Oxytrol	Ver acima	3,9 mg/dia; adesivo trocado 2×/semana	Adesivos de 36 mg, 8 adesivos por cartela
Oxibutinina (transdérmica) gel a 10%	Gelnique	Ver acima	1 g de gel aplicado diariamente	Pacote de 1 g, 30 pacotes por caixa. Bomba dosada com 1 g, 30 doses por frasco
Tolterodina (curta duração)	Detrol	Ver acima	1-2 mg, VO, 2×/dia	Comprimidos de 1 e 2 mg
Tolterodina (longa duração)	Detrol LA	Ver acima	2-4 mg, VO, 1×/dia	Cápsulas de 2 e 4 mg
Fumarato de fesoterodina	Toviaz	Ver acima	4 a 8 mg VO 1×/dia	Comprimidos com 4 e 8 mg
Cloreto de tróspio	Sanctura	Amina quaternária antimuscarínica	20 mg, VO, 2×/dia	Comprimidos de 20 mg
Cloreto de tróspio	Sanctura XR	Ver acima	60 mg VO 1×/dia	Comprimidos de 60 mg
Darifenacina	Enablex	Antimuscarínico M_3-seletivo	7,5-15 mg, VO, 1×/dia	Comprimidos de 7,5 e 15 mg
Solifenacina	Vesicare	Antimuscarínico M_3-seletivo	5-10 mg, VO, 1×/dia	Comprimidos de 5 e 10 mg
Hidrocloreto de imipramina	Tofranil	Antidepressivo tricíclico, anticolinérgico, α-adrenérgico, anti-histamínico	10-25 mg, VO, 1-4×/dia	Comprimidos de 10, 25 e 50 mg

VO = via oral.

Tratamento da incontinência urinária de urgência
Medicamentos anticolinérgicos

Esses medicamentos parecem atuar ao nível do músculo detrussor por inibição competitiva da acetilcolina nos receptores muscarínicos (M_2 e M_3) (Miller, 2005). Esses agentes moderam as contrações do detrussor para reduzir o número de episódios de incontinência e o volume perdido em cada um. Esses medicamentos tiveram resultado significativamente melhor que placebo na melhora de sintomas de incontinência urinária de urgência e bexiga hiperativa. Contudo, em uma revisão no banco de dados Cochrane, Nabi e colaboradores (2006) relataram que a redução no número de episódios diários de incontinência de urgência em relação à linha de base reflete apenas uma pequena margem de benefício.

Oxibutinina, tolterodina e fesoterodina. Esses fármacos comumente usados se ligam competitivamente a receptores colinérgicos (Tabela 23-6). Como discutido, os receptores muscarínicos não estão limitados à bexiga. Assim, os efeitos colaterais desses medicamentos podem ser significativos. Entre eles, boca seca, constipação e borramento da visão são os mais comuns (Tabela 23-7). As pacientes frequentemente referem a boca seca como o principal motivo para suspender o uso da fármaco. É importante mencionar que os anticolinérgicos são contraindicados em pacientes com glaucoma de ângulo estreito. Em razão desses efeitos, a meta terapêutica de bloqueio M_3 da bexiga com os agentes antimuscarínicos frequentemente é limitada pelos efeitos colaterais anticolinérgicos. Assim, a seleção do medicamento deve ser individualizada, e sua eficácia ponderada contra a tolerabilidade. Por exemplo, Diokno e colaboradores (2003) observaram que a oxibutinina é mais efetiva que a tolterodina. Contudo, a tolterodina esteve associada a taxas menores de efeitos colaterais. A tolterodina e a fesoterodina foram comparadas em um ensaio randomizado com 1.135 pacientes. Concluiu-se que os resultados com fesoterodina foram melhores do que os da tolterodina, embora, novamente, os efeitos colaterais fossem menores no grupo tratado com tolterodina (Chapple, 2008). Em um estudo de base populacional, relatou-se que apenas 56% das mulheres consideraram que a medicação usada para tratar bexiga hiperativa havia sido efetiva, e que metade delas abandonara o tratamento (Diokno, 2006).

A maior parte dos efeitos colaterais atribuídos à oxibutinina origina de seus metabólitos secundários que se seguem ao metabolismo hepático. Como consequência, para minimizar os efeitos colaterais da oxibutinina oral, foi desenvolvido um adesivo transdérmico para diminuir o efeito de primeira passagem desse fármaco. Com isso há redução do metabolismo hepático e menos efeitos colaterais colinérgicos sistêmicos. Dmochowski e colaboradores (2003b) observaram menos efeitos colaterais anticolinérgicos com o adesivo de oxibutinina em comparação com a tolterodina oral de ação prolongada.

A oxibutinina transdérmica é fornecida como adesivo de $7,6 \times 5,7$ cm, aplicado no abdome, quadril ou nádegas, duas vezes por semana. Cada adesivo contém 36 mg de oxibutinina e libera aproximadamente 3,9 mg por dia. O efeito colateral mais comum é prurido no local da aplicação, e a variação do local pode minimizar as reações cutâneas (Sand, 2007). Há uma nova apresentação de oxibutinina em gel transdérmico a 10% para aplicação diária à pele de abdome, segmento proximal do braço/ombros, ou coxas, com indicação de rotação dos sítios. Cada sachê contém gel com dose de 1 g de cloreto de oxibutinina, que fornece aproximadamente 4 mg de oxibutinina por dia (Staskin, 2009).

Imipramina. Esse agente é menos efetivo do que a tolterodina e a oxibutinina, mas apresenta características α-adrenérgicas e anticolinérgicas. Como consequência, a imipramina é ocasionalmente prescrita para as pacientes com incontinência urinária mista. É importante mencionar que as doses de imipramina usadas para tratamento da incontinência são significativamente menores que aquelas usadas para depressão ou dor crônica. Em nossa experiência, isso minimiza o risco teórico de efeitos colaterais relacionados ao fármaco.

Antagonistas seletivos do receptor muscarínico. Novas medicações anticolinérgicas foram introduzidas visando a reduzir os efeitos colaterais. Todos esses agentes são antagonistas seletivos do receptor M_3 e incluem solifenacina, cloreto de tróspio e darifenacina. As vantagens de maior período do aviso de urgência urinária e de redução dos efeitos colaterais muscarínicos foram demonstradas em ensaios randomizados controlados (Cardozo, 2004; Chapple, 2005; Haab, 2006; Zinner, 2004). No entanto, apesar de o perfil de efeitos colaterais desses fármacos ser atraente, eles não se mostraram superiores aos fármacos não seletivos para receptor muscarínico em estudos randomizados controlados (Nabi, 2006).

Neuromodulação sacral

O armazenamento de urina e o esvaziamento vesical requerem uma interação coordenada complexa entre medula espinal e centros superiores encefálicos, nervos periféricos, músculos uretrais e do soalho pélvico e músculo detrussor. Se houver alteração em qualquer um desses níveis, a micção deixará de ser normal. Para superar esses problemas, tem-se utilizado estimulação elétrica de nervos, também denominada neuromodulação. O InterStim é o único sistema implantável de neuromodulação aprovado pela FDA para tratamento de incontinência urinária de urgência refratária. O dispositivo também foi apro-

TABELA 23-7 Possíveis efeitos colaterais anticolinérgicos

Efeito colateral	Consequência clínica potencial
Aumento do tamanho das pupilas	Fotofobia
Redução da acomodação visual	Borramento da visão
Redução da salivação	Ulceração gengival e bucal
Redução das secreções brônquicas	Pequenas rolhas mucosas de vias aéreas
Redução da sudorese	Hipertermia
Aumento da frequência cardíaca	Angina, infarto do miocárdio
Redução da função do detrussor	Distensão vesical e retenção urinária
Redução da motilidade gastrintestinal	Constipação

vado para incontinência anal. O tratamento também pode ser considerado em pacientes com dor pélvica, cistite intersticial e disfunção defecatória, embora não tenha sido aprovado pela FDA para essas indicações. A neuromodulação sacral não é considerada terapia primária, e as mulheres que optam por esta modalidade em geral já exauriram as opções farmacológicas e medidas conservadoras.

Esse dispositivo implantável com procedimento cirúrgico ambulatorial contém um gerador de pulsos e eletrodos que são posicionados no forame sacral para modulação da inervação do soalho pélvico. Seu modo de ação não foi totalmente esclarecido, mas talvez esteja relacionado com a inibição de aferentes somáticos interrompendo arcos reflexos anormais na medula sacral envolvidos nas fases de enchimento e eliminação de urina (Leng, 2005).

A implantação é um processo em dois estágios. Inicialmente, os eletrodos são colocados e fixados a um gerador externo (Seção 43-12, p. 1.212). Após a instalação, a frequência e a amplitude dos impulsos elétricos podem ser ajustadas e individualizadas para maximizar a efetividade. Caso seja notada melhora de 50% ou mais nos sintomas, pode ser planejada a implantação interna de um gerador de pulso permanente. Este procedimento é minimamente invasivo e em geral é realizado em ambiente ambulatorial. As complicações cirúrgicas são raras, mas incluem dor ou infecção no sítio de inserção do gerador.

Embora seu uso com frequência seja reservado a pacientes que não tenham tido sucesso com terapia comportamental ou farmacológica, essa modalidade se mostrou efetiva no tratamento dos sintomas urinários. Estudos mostram que as taxas de melhora variaram entre 60 e 75%, e as taxas de cura se aproximaram de 45% (Janknegt, 2001; Schmidt, 1999; Siegel, 2000). Em um estudo de acompanhamento em longo prazo demonstrou-se melhora sustentada dos parâmetros de incontinência na linha de base. Em um ensaio com acompanhamento por três anos relatou-se redução de 57% nos episódios diários de incontinência, e achados similares foram descritos em um estudo independente com acompanhamento por cinco anos (Kerrebroeck, 2007; Siegel, 2000). Em uma revisão sistemática de 17 séries de casos com seguimento de três a cinco anos, relatou-se cura de 39% das pacientes e melhora acima de 50% nos sintomas de incontinência em 67% das pacientes (Brazzelli, 2006).

Toxina botulínica A

A infiltração de toxina botulínica A na parede vesical pode ser usada para tratar hiperatividade idiopática do detrusor. Três ensaios placebo-controlados demonstraram a efetividade desse tratamento (Anger, 2010). Em todos os três foram utilizadas injeções de 200 unidades de toxina botulínica *versus* placebo e todos demonstraram melhora significativa da incontinência. A melhora foi observada tão precocemente quanto quatro meses após a injeção (Brubaker, 2008b; Flynn, 2009; Khan, 2010; Sahai, 2007). Retenção urinária, definida como resíduo pós-miccional > 200 mL, é um efeito colateral comum que ocorreu em 27 a 43% das pacientes nesses ensaios randomizados. A maioria das pacientes são assintomáticas, mas as pacientes que receberam toxina botulínica A para tratamento de bexiga hiperativa ou para incontinência de urgência devem compreender que talvez haja necessidade de autossondagem temporária após a injeção.

Deve-se advertir a paciente a esperar que os efeitos da toxina se reduzam com o tempo. Em um estudo de pequeno porte descrevendo a necessidade de injeções repetidas, 20 pacientes de uma coorte de 34 receberam uma segunda injeção, e 9 pacientes receberam até 4 injeções. Essas injeções repetidas parecem ser igualmente efetivas. O período médio entre as injeções é de aproximadamente 377 dias (Sahai, 2010).

REFERÊNCIAS

Abdel-Fattah M, Ramsay I, Pringle S: Lower urinary tract injuries after transobturator tape insertion by different routes: a large retrospective study. BJOG 113:1377, 2006

Abrams P, Artibani W, Cardozo L, et al: Reviewing the ICS 2002 terminology report: the ongoing debate. Neurourol Urodyn 28(4):287, 2009

Abrams P, Cardozo L, Fall M, et al: The standardisation of terminology of lower urinary tract function: report from the Standardisation Sub-committee of the International Continence Society. Am J Obstet Gynecol 187:116, 2002

Achtari C, McKenzie BJ, Hiscock R, et al: Anatomical study of the obturator foramen and dorsal nerve of the clitoris and their relationship to minimally invasive slings. Int Urogynecol J 17(4):330, 2006

Agostini A, Bretelle F, Franchi F, et al: Immediate complications of tensionfree vaginal tape (TVT): results of a French survey. Eur J Obstet Gynecol Reprod Biol 124: 237, 2006

Anger JT, Weinberg A, Suttorp MJ, et al: Outcomes of intravesical botulinum toxin for idiopathic overactive bladder symptoms: a systematic review of the literature. J Urol 183:2258, 2010

Bai SW, Kang JY, Rha KH, et al: Relationship of urodynamic parameters and obesity in women with stress urinary incontinence. J Reprod Med 47:559, 2002

Blaivas JG: The bladder is an unreliable witness. Neurourol Urodyn 15:443, 1996

Bologna RA, Gomelsky A, Lukban JC, et al: Th e efficacy of calcium glycerophosphate in the prevention of food-related flares in interstitial cystitis. Urology 57(6, Suppl 1):119, 2001

Brazzelli M, Murray A, Frasier C: Efficacy and safety of sacral nerve stimulation for urinary urge incontinence. A systematic review. J Urol 175:835, 2006

Brown JS, Seeley DG, Fong J, et al: Urinary incontinence in older women: who is at risk? Study of Osteoporotic Fractures Research Group. Obstet Gynecol 87(5 Pt 1):715, 1996

Brubaker L, Nygaard I, Richter HE, et al: Two-year outcomes after sacrocolpopexy with and without Burch to prevent stress urinary incontinence. Obstet Gynecol 112:49, 2008a

Brubaker L, Richter HE, Visco AG, et al: Refractory idiopathic urge incontinence and botulinum A injection. J Urol 180:217, 2008b

Bump RC: Racial comparisons and contrasts in urinary incontinence and pelvic organ prolapse. Obstet Gynecol 81:421, 1993

Bump RC, McClish DK: Cigarette smoking and urinary incontinence in women. Am J Obstet Gynecol 167:1213, 1992

Bump RC, Norton PA: Epidemiology and natural history of pelvic fl oor dysfunction. Obstet Gynecol Clin North Am 25:723, 1998

Burgio KL, Richter HE, Clements RH, et al: Changes in urinary and fecal incontinence symptoms with weight loss surgery in morbidly obese women. Obstet Gynecol 110(5):1034, 2007

Cardozo L, Lisec M, Millard R, et al: Randomized, double-blind placebo controlled trial of the once daily antimuscarinic agent solifenacin succinate in patients with overactive bladder. J Urol 172(5, Part 1):1919, 2004

Carlile A, Davies I, Rigby A, et al: Age changes in the human female urethra: a morphometric study. J Urol 139:532, 1988

Chapple CR, Martinez-Garcia R, Selvaggi L, et al: A comparison of the efficacy and tolerability of solifenacin succinate and extended release tolterodine at treating overactive bladder syndrome: results of the STAR Trial. Eur Urol 48:464, 2005

Chapple CR, Van Kerrebroeck PE, Jünemann KP, et al: Comparison of fesoterodine and tolterodine in patients with overactive bladder. BJU Int 102(9):1128, 2008

Cody JD, Richardson K, Moehrer, et al: Oestrogen therapy for urinary incontinence in post-menopausal women. Cochrane Database Syst Rev 4:CD001405, 2009

Colombo M, Milani R, Vitobello D, et al: A randomized comparison of Burch colposuspension and abdominal paravaginal defect repair for female stress urinary incontinence. Am J Obstet Gynecol 175:78, 1996

Dallosso HM, McGrother CW, Matthews RJ, et al: The association of diet and other lifestyle factors with overactive bladder and stress incontinence: a longitudinal study in women. BJU Int 92:69, 2003

de Tayrac R, Deffieux X, Droupy S, et al: A prospective randomized trial comparing tension-free vaginal tape and transobturator suburethral tape for surgical treatment of stress urinary incontinence. Am J Obstet Gynecol 190:602, 2004

Deitel M, Stone E, Kassam HA, et al: Gynecologic-obstetric changes after loss of massive excess weight following bariatric surgery. J Am Coll Nutr 7:147, 1988

Diokno AC, Appell RA, Sand PK, et al: Prospective, randomized, double-blind study of the efficacy and tolerability of the extended-release formulations of oxybutynin and tolterodine for overactive bladder: results of the OPERA trial. Mayo Clin Proc 78:687, 2003

Diokno AC, Brock BM, Herzog AR, et al: Medical correlates of urinary incontinence in the elderly. Urology 36:129, 1990

Diokno AC, Sand PK, Macdiarmid S et al: Perceptions and behaviors of women with bladder control problems. Fam Prac 23 (5):568, 2006

Dmochowski RR, Miklos JR, Norton PA, et al: Duloxetine versus placebo for the treatment of North American women with stress urinary incontinence. J Urol 170(4 Pt 1):1259, 2003a

Dmochowski RR, Sand PK, Zinner NR, et al: Comparative efficacy and safety of transdermal oxybutynin and oral tolterodine versus placebo in previously treated patients with urge and mixed urinary incontinence. Urology 62:237, 2003b

Dumoulin C, Hay-Smith J: Pelvic floor muscle training versus no treatment, or inactive control treatments, for urinary incontinence in women. Cochrane Database Syst Rev 1:CD005654, 2010

Fantl JA, Bump RC, Robinson D, et al: Efficacy of estrogen supplementation in the treatment of urinary incontinence. Obstet Gynecol 88:745, 1996

Fantl JA, Cardozo L, McClish DK: Estrogen therapy in the management of urinary incontinence in postmenopausal women: a meta-analysis. First report of the Hormones and Urogenital Therapy Committee. Obstet Gynecol 83:12, 1994

FitzGerald MP, Mollenhauer J, Bitterman P, et al: Functional failure of fascia lata allografts. Am J Obstet Gynecol 181:1339, 1999

Flegal KM, Carroll MD, Ogden CL, et al: Prevalence and trends in obesity among U.S. adults, 1999–2000. JAMA 288:1723, 2002

Flynn M, Amundsen CL, Perevich M, et al: Short term outcomes of a randomized, double blind placebo controlled trial of botulinum A toxin for the management of idiopathic detrusor overactivity incontinence. J Urol 181(6):2608, 2009

Ghoniem GM, Van Leeuwen JS, Elser DM, et al: A randomized controlled trial of duloxetine alone, pelvic floor muscle training alone, combined treatment and no active treatment in women with stress urinary incontinence. J Urol 173(5):1647, 2005

Grady D, Brown JS, Vittinghoff E, et al: Postmenopausal hormones and incontinence: the heart and estrogen/progestin replacement study. Obstet Gynecol 97:116, 2001

Grodstein F, Lifford K, Resnick, NM, et al: Postmenopausal hormone therapy and risk of developing urinary incontinence. Obstet Gynecol 103:254, 2004

Haab F, Corcos J, Siami P, et al: Long-term treatment with darifenacin for overactive bladder: results of a 2-year, open-label extension study. BJU Int 98:1025, 2006

Hagstad A, Janson PO, Lindstedt G: Gynaecological history, complaints and examinations in a middle-aged population. Maturitas 7:115, 1985

Hannestad YS, Lie RT, Rortveit G, et al: Familial risk of urinary incontinence in women: population based cross sectional study. BMJ 329(7471):889, 2004

Hannestad YS, Rortveit G, Daltveit AK, et al: Are smoking and other lifestyle factors associated with female urinary incontinence? The Norwegian EPINCONT Study. BJOG 110:247, 2003

Hannestad YS, Rortveit G, Sandvik H, et al: A community-based epidemiological survey of female urinary incontinence: the Norwegian EPINCONT study. Epidemiology of Incontinence in the County of Nord-Trondelag. J Clin Epidemiol 53:1150, 2000

Hartmann KE, McPheeters ML, Biller DH, et al: Treatment of overactive bladder in women. Evidence report/technology assessment No. 187, 2009. Rockville, MD, Agency for Healthcare Research and Quality. Available at: http://www.ahrq.gov/downloads/pub/evidence/pdf/bladder/bladder.pdf. Accessed April 29, 2010

Hendriks EJM, Kessels AGH, de Vet HCW, et al: Prognostic indicators of poor short-term outcome of physiotherapy intervention in women with stress urinary incontinence. Neurourol Urodyn 29:336, 2010

Hendrix SL, Cochrane BB, Nygaard IE, et al: Effects of estrogen with and without progestin on urinary incontinence. JAMA 293:935, 2005

Howden NS, Zyczynski HM, Moalli PA, et al: Comparison of autologous rectus fascia and cadaveric fascia in pubovaginal sling continence outcomes. Am J Obstet Gynecol 194:1444, 2006

Hu TW, Wagner TH, Bentkover JD, et al: Costs of urinary incontinence and overactive bladder in the United States: a comparative study. Urology 63(3):461, 2004

Hunskaar S, Arnold EP, Burgio K, et al: Epidemiology and natural history of urinary incontinence. Int Urogynecol J Pelvic Floor Dysfunct 11:301, 2000

Indrekvam S, Sandvik H, Hunskaar S: A Norwegian national cohort of 3198 women treated with home-managed electrical stimulation for urinary incontinence—effectiveness and treatment results. Scand J Urol Nephrol 35:32, 2001

Iosif CS, Batra S, Ek A, et al: Estrogen receptors in the human female lower urinary tract. Am J Obstet Gynecol 141:817, 1981

Jackson SL, Scholes D, Boyko EJ, et al: Predictors of urinary incontinence in a prospective cohort of postmenopausal women. Obstet Gynecol 108:855, 2006

Janknegt RA, Hassouna MM, Siegel SW, et al: Long-term effectiveness of sacral nerve stimulation for refractory urge incontinence. Eur Urol 39:101, 2001

Juma S, Brito CG: Transobturator tape (TOT): two years follow-up. Neurourol Urodyn 26(1):37, 2007

Kelleher CJ, Cardozo LD, Khullar V, et al: A new questionnaire to assess the quality of life of urinary incontinent women. BJOG 1104:1374, 1997

Kerrebroeck PE, Voskuilen A, Heesakkers J, et al: Results of sacral neuromodulation therapy for urinary voiding dysfunction: outcomes of a prospective, worldwide clinical study. J Urol 178:2029, 2007

Khan S, Panicker J, Roosen A, et al: Complete continence after botulinum neurotoxin type A injections for refractory idiopathic detrusor overactivity incontinence: patient-reported outcome at 4 weeks. Eur Urol 57(5):891, 2010

Kirkland JL, Lye M, Levy DW, et al: Patterns of urine flow and excretion in healthy elderly people. Br Med J 287: 1665, 1983

Langa KM, Fultz NH, Saint S, et al: Informal caregiving time and costs for urinary incontinence in older individuals in the United States. J Am Geriatr Soc 50:733, 2002

Lapitan MC, Cody DJ, Grant AM: Open retropubic colposuspension for urinary incontinence in women. Cochrane Database Syst Rev 4:CD002912, 2009

Laurikainen E, Valpas A, Kivela A, et al: Retropubic compared with transobturator tape placement in treatment of urinary incontinence: a randomized controlled trial. Obstet Gynecol 109:4, 2007

Leng WW, Chancellor MB: How sacral nerve stimulation neuromodulation works. Urol Clin North Am 32(1):11, 2005

Lim JL, Cornish A, Carey MP: Clinical and quality-of-life outcomes in women treated by the TVT-O procedure. BJOG 113:1315, 2006

Mallipeddi PK, Steele AC, Kohli N, et al: Anatomic and functional outcome of vaginal paravaginal repair in the correction of anterior vaginal wall prolapse. Int Urogynecol J Pelvic Floor Dysfunct 12:83, 2001

McGuire EJ: Urethral bulking agents. Nat Clin Pract Urol 3(5):234, 2006

McGuire EJ: Urodynamic findings in patients after failure of stress incontinence operations. Prog Clin Biol Res 78: 351, 1981

McKinley M, O'Loughlin VD: Urinary system. In Human Anatomy. New York, McGraw-Hill, 2006, p 843

Meschia M, Barbacini P, Ambrogi V, et al: TVT-secur: a minimally invasive procedure for the treatment of primary stress urinary incontinence. One year data from a multi-centre prospective trial. Int Urogynecol J Pelvic Floor Dysfunct 20:313, 2009

Millard RJ, Moore K, Rencken R, et al: Duloxetine vs placebo in the treatment of stress urinary incontinence: a four-continent randomized clinical trial. BJU Int 93:311, 2004

Miller JJ, Botros SM, Akl MN, et al: Is transobturator tape as effective as tension-free vaginal tape in patients with borderline maximum urethral closure pressure? Am J Obstet Gynecol 195:1799, 2006

Miller JJ, Sand PK: Diagnosis and treatment of overactive bladder. Minerva Ginecol 57:501, 2005

Monga AK, Stanton SL: Urodynamics: prediction, outcome and analysis of mechanism for cure of stress incontinence by periurethral collagen. Br J Obstet Gynaecol 104:158, 1997

Morey AF, Medendorp AR, Noller MW, et al: Transobturator versus transabdominal mid urethral slings: a multi-institutional comparison of obstructive voiding complications. J Urol 175(3 Pt 1):1014, 2006

Moser F, Bjelic-Radisic V, Tamussino K: Needle suspension of the bladder neck for stress urinary incontinence: objective results at 11 to 16 years. Int Urogynecol J 17:611, 2006

Nabi G, Cody JD, Ellis G, et al: Anticholinergic drugs versus placebo for overactive bladder syndrome in adults. Cochrane Database Syst Rev 4:CD0003781, 2006

Neuman M: Perioperative complications and early follow-up with 100 TVT-SECUR procedures. J Minim Invasive Gynecol 15(4):480, 2008

Nilsson CG, Falconer C, Rezapour M: Seven-year follow-up of the tensionfree vaginal tape procedure for treatment of urinary incontinence. Obstet Gynecol 104:1259, 2004

Nilsson CG, Palva K, Rezapour M, et al: Eleven years prospective follow-up of the tension-free vaginal tape procedure for treatment of stress urinary incontinence. Int Urogynecol J 19:1043, 2008

Norton PA, Zinner NR, Yalcin I, et al: Duloxetine versus placebo in the treatment of stress urinary incontinence. Am J Obstet Gynecol 187:40, 2002

Nygaard I: Is cesarean delivery protective? Semin Perinatol 30:267, 2006

Nygaard I, Barber MD, Burgio KL, et al. Prevalence of symptomatic pelvic floor disorders in U.S. women. JAMA 300(11):1311, 2008

O'Connor RC, Nanigian DK, Lyon MB, et al: Early outcomes of mid-urethral slings for female stress urinary incontinence stratified by Valsalva leak point pressure. Neurourol Urodyn 25:685, 2006

Ouslander JG: Management of overactive bladder. N Engl J Med 350(8):786, 2004

Patrick DL, Martin ML, Bushnell DM, et al: Quality of life of women with urinary incontinence: further development of the incontinence quality of life instrument (I-QOL). Urology 53:71, 1999

Petros PE, Ulmsten UI: An integral theory of female urinary incontinence. Experimental and clinical considerations. Scand J Urol Nephrol 153(Suppl):1, 1993

Raz R, Stamm WE: A controlled trial of intravaginal estriol in postmenopausal women with recurrent urinary tract infections. N Engl J Med 329:753, 1993

Resnick, NM: Voiding dysfunction in the elderly. In Yalla SV, McGuire EJ, Elbadawi A, et al (eds): Neurourology and Urodynamics: Principles and Practice. New York, Macmillan, 1984, p 303

Resnick NM, Elbadawi A, Yalla SV: Age and the lower urinary tract: what is normal? Neurourol Urodyn 14:577, 1995

Richter HE, Albo ME, Zyczynski HM, et al: Retropubic versus transobturator midurethral slings for stress incontinence. N Engl J Med 362(22):2066, 2010a

Richter HE, Burgio KL, Brubaker L, et al: Continence pessary compared with behavioral therapy or combined therapy for stress incontinence. A randomized controlled trial. Obstet Gynecol 115(3):609, 2010b

Rortveit G, Daltveit AK, Hannestad YS, et al: Urinary incontinence after vaginal delivery or cesarean section. N Engl J Med 348(10):900, 2003a

Rortveit G, Daltveit AK, Hannestad YS, et al: Vaginal delivery parameters and urinary incontinence: the Norwegian EPINCONT study. Am J Obstet Gynecol 189(5):1268, 2003b

Sahai A, Dowson C, Khan MS, et al: Repeated injections of botulinum toxin-A for idiopathic detrusor overactivity. Urology 75(3):552, 2010

Sahai A, Khan MS, Dasgupta P: Efficacy of botulinum toxin-A for treating idiopathic detrusor overactivity: results from a single center, randomized, double-blind, placebo controlled trial. J Urol 177(6):2231, 2007

Sand P, Zinner N, Newman D, et al: Oxybutynin transdermal system improves the quality of life in adults with overactive bladder: a multicentre, community-based, randomized study. BJU Int 99(4):836, 2007

Schmidt RA, Jonas UDO, Oleson KA, et al: Sacral nerve stimulation for treatment of refractory urinary urge incontinence. J Urol 162:352, 1999

Siegel SW, Catanzaro F, Dijkema HE, et al: Long-term results of a multicenter study on sacral nerve stimulation for treatment of urinary urge incontinence, urgency-frequency, and retention. Urology 56(6 Suppl 1):87, 2000

Sirls LT, Foote JE, Kaufman JM, et al: Long-term results of the FemSoft1 Urethral Insert for the management of female stress urinary incontinence. Int Urogynecol J 13:88, 2002

Snooks SJ, Swash M, Henry MM, et al: Risk factors in childbirth causing damage to the pelvic floor innervation. Int J Colorectal Dis 1:20, 1986

Staskin DR, Dmochowski RR, Sand PK, et al: Efficacy and safety of oxybutynin chloride topical gel for overactive bladder: a randomized, doubleblind, placebo controlled, multicenter study. J Urol 181(4):1764, 2009

Subak LL, Wing R, West DS, et al: Weight loss to treat urinary incontinence in overweight and obese women. N Engl J Med 360(5):481, 2009

Swift SE, Bent AE: Basic evaluation of the incontinent female patient. In Bent AE, Cundiff GW, Swift SE (eds): Ostergard's Urogynecology and Pelvic Floor Dysfunction, 6th ed. Philadelphia, Lippincott Williams & Wilkins, 2008, p 67

Tamussino KF, Hanzal E, Kolle D, et al: Tension-free vaginal tape operation: results of the Austrian registry. Obstet Gynecol 98(5):732, 2001

Townsend MK, Curhan GC, Resnick, et al: The incidence of urinary incontinence across Asian, black, and white women in the United States. Am J Obstet Gynecol 202:378.e1, 2010

U.S. Food and Drug Administration: Phenylpropanolamine (PPA) Information Page, 2009. Available at: http://www.fda.gov/Drugs/DrugSafety/InformationbyDrugClass/ucm150738.htm. Accessed April 29, 2010

Vervest HA, van Venrooij GE, Barents JW, et al: Non-radical hysterectomy and the function of the lower urinary tract. II: Urodynamic quantification of changes in evacuation function. Acta Obstet Gynecol Scand 68:231, 1989

Wagner TH, Patrick DL, Bavendam TG, et al: Quality of life of persons with urinary incontinence: development of a new measure. Urology 47:67, 1996

Wake CR: The immediate effect of abdominal hysterectomy on intravesical pressure and detrusor activity. Br J Obstet Gynaecol 87:901, 1980

Wang AC, Wang YY, Chen MC: Single-blind, randomized trial of pelvic floor muscle training, biofeedback-assisted pelvic floor muscle training, and electrical stimulation in the management of overactive bladder. Urology 63:61, 2004

Ward KL, Hilton P: A prospective multicenter randomized trial of tension-free vaginal tape and colposuspension for primary urodynamic stress incontinence: two-year follow-up. Am J Obstet Gynecol 190:324, 2004

Weber AM: Leak point pressure measurement and stress urinary incontinence. Curr Womens Health Rep 1:45, 2001

Wester C, Fitzgerald MP, Brubaker L et al: Validation of the clinical bulbocavernosus reflex. Neurourol Urodyn 22:589, 2003

Wu JM, Hundley AF, Fulton RG, et al: Forecasting the prevalence of pelvic floor disorders in U.S. women 2010 to 2050. Obstet Gynecol 114(6):1278, 2009

Zahn CM, Siddique S, Hernandez S, et al: Anatomic comparison of two transobturator tape procedures. Obstet Gynecol 109:701, 2007

Zinner N, Gittelman M, Harris R, et al: Trospium chloride improves overactive bladder symptoms: a multicenter phase III trial. J Urol 171(6 Pt 1): 2311, 2004

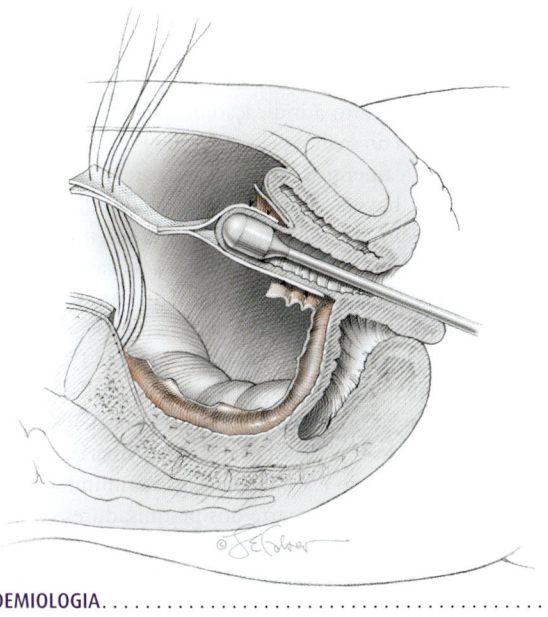

CAPÍTULO 24

Prolapso de Órgão Pélvico

EPIDEMIOLOGIA	633
FATORES DE RISCO	633
DESCRIÇÃO E CLASSIFICAÇÃO	635
FISIOPATOLOGIA	637
PAPEL DO MÚSCULO LEVANTADOR DO ÂNUS	637
PAPEL DA PAREDE VAGINAL	639
TEORIA DA MALFORMAÇÃO PARA PROLAPSO DE ÓRGÃO PÉLVICO	639
NÍVEIS DE SUSTENTAÇÃO VAGINAL	640
SINTOMAS ASSOCIADOS A PROLAPSO DE ÓRGÃO PÉLVICO	640
EXAME FÍSICO	644
TRATAMENTO NÃO CIRÚRGICO	648
TRATAMENTO CIRÚRGICO	650
PROCEDIMENTOS OBLITERATIVOS	650
PROCEDIMENTOS RECONSTRUTIVOS	651
CIRURGIA CONCOMITANTE PARA PROLAPSO E INCONTINÊNCIA	655
REFERÊNCIAS	656

O prolapso de órgão pélvico (POP) é um quadro com sinais e sintomas específicos que levam à prejuízos do funcionamento normal e à redução da qualidade de vida. Os *sinais* incluem queda de um ou mais dos seguintes: parede anterior da vagina, parede posterior da vagina, útero e colo uterino, ápice da vagina após histerectomia, ou períneo (Haylen, 2010). Os *sintomas* incluem plenitude vaginal, pressão na pelve, apoio (*splinting*) ou digitação (*digitation*). Com "apoio" se refere à sustentação manual do prolapso para melhorar os sintomas, e digitação refere-se à manobra para auxiliar na evacuação. Para que o POP seja considerado um estado de doença em um determinado indivíduo, os sintomas devem ser atribuíveis à queda de órgão pélvico de forma que a redução cirúrgica ou não cirúrgica proporcione alívio dos sintomas, restaure a função e melhore a qualidade de vida.

EPIDEMIOLOGIA

O POP é um problema de saúde que afeta milhões de mulheres em todo o mundo. Nos Estados Unidos, é a terceira indicação mais comum para histerectomia. Além disso, uma mulher tem risco para todo o período de vida estimado em 11% de ser submetida à cirurgia para prolapso ou incontinência (Olsen, 1997).

As estimativas de prevalência da doença têm sido prejudicadas por falta de consistência na definição de POP. Quando se utiliza apenas o já validado exame Pelvic Organ Prolapse Quantification (POP-Q) para descrição da sustentação dos órgão pélvicos, 30 a 65% das mulheres que se apresentam para exame ginecológico de rotina têm prolapso de grau 2 (Bland, 1999; Swift, 2000, 2005; Trowbridge, 2008). Por outro lado, nos trabalhos em que o prolapso é definido apenas com base nos sintomas da paciente, a prevalência nos EUA varia entre 2,9 e 5,7% (Bradley, 2005; Nygaard, 2008; Rortveit, 2007).

Embora os dados sejam limitados, os trabalhos mostram que a prevalência de POP aumenta de forma constante com a idade (Olsen 1997; Swift, 2005). Dada a ligação da condição à idade e considerando as alterações demográficas nos Estados Unidos, a prevalência de POP sem dúvida continuará aumentando.

FATORES DE RISCO

A Tabela 24-1 resume os fatores predisponentes para POP. Os pesquisadores concordam que sua etiologia é multifatorial e que tende a se desenvolver gradualmente ao longo de anos. No entanto, a importância relativa de cada fator de risco é desconhecida.

■ Riscos relacionados à obstetrícia
Multiparidade

Parto vaginal é o fator de risco citado com maior frequência. Embora haja algumas evidências de que a gestação por si só já predisponha a POP, diversos trabalhos demonstraram com

TABELA 24-1 Fatores de risco associados a prolapso de órgão pélvico

Gestação
Parto vaginal
Menopausa
   Envelhecimento
   Hipoestrogenismo
Pressão abdominal cronicamente aumentada
   Doença pulmonar obstrutiva crônica (DPOC)
   Constipação
   Obesidade
Traumatismo do soalho pélvico
Fatores genéticos
   Raça
   Distúrbios do tecido conectivo
Espinha bífida

clareza que o parto vaginal aumenta a propensão ao desenvolvimento de POP. Por exemplo, no Pelvic Organ Support Study (POSST), a multiparidade esteve associada a prolapso progressivo (Swift, 2005). Especificamente, o risco de POP aumentou 1,2 vez para cada parto vaginal. No ensaio Reproductive Risks for Incontinence Studyat Kaiser (RRISK), Rortveit e colaboradores (2007) observaram que o risco de prolapso aumentou significativamente nas mulheres com um (razão de chance [OR] de 2,8), dois (OR 4,1) ou três ou mais (OR 5,3) partos vaginais, em comparação com nulíparas.

Outros riscos relacionados à obstetrícia

Apesar de o parto vaginal estar implicado no risco de POP ao longo de toda a vida, fatores de risco obstétricos específicos continuam sendo objetos de controvérsia. Estão incluídos macrossomia, prolongamento de segundo estágio do trabalho de parto, episiotomia, laceração do esfíncter anal, analgesia epidural, uso de fórceps e estimulação do trabalho de parto com ocitocina. Cada um deles é um possível fator de risco, embora não definitivamente comprovados. Enquanto aguardamos estudos adicionais, é possível antecipar que, cada um possa ter um efeito importante, e a soma cumulativa de todos os eventos que ocorrem enquanto o feto atravessa o canal do parto predispõe ao POP.

Atualmente, duas intervenções obstétricas – parto a fórceps eletivo para encurtar o segundo estágio do trabalho de parto e episiotomia eletiva – não são preconizadas em razão da falta de evidências de benefício e do potencial para causar danos maternos e fetais. Primeiro, o parto a fórceps está diretamente implicado com lesão do soalho pélvico em razão de sua conhecida associação com laceração do esfíncter anal. Em segundo lugar, faltam evidências que comprovem benefícios para o soalho pélvico do encurtamento do segundo estágio do trabalho de parto. Por esses motivos, o parto a fórceps eletivo não é recomendado para prevenção de distúrbios do soalho pélvico. De forma semelhante, pelo menos seis estudos randomizados controlados comparando episiotomia eletiva e seletiva não mostraram benefício comprovado, mas sim associação entre laceração do esfíncter anal, incontinência anal pós-parto e dor pós-parto (Carroli, 2000).

Cesariana eletiva

Há controvérsias quanto à indicação de cesariana eletiva para prevenir distúrbios do soalho pélvico, como POP e incontinência urinária. Teoricamente, se todas as gestantes fossem submetidas a cesariana, haveria menos mulheres com distúrbios do soalho pélvico. Considerando que a maioria das mulheres *não* desenvolve distúrbio do soalho pélvico, a cesariana eletiva sujeitaria muitas gestantes, que não evoluiriam com o problema, a uma intervenção potencialmente perigosa. Especificamente, considerando o risco ao longo de toda a vida de 11% de cirurgia para incontinência ou prolapso, para cada mulher que estivesse evitando passar por cirurgia de soalho pélvico mais tarde na vida submetendo-se à cesariana eletiva primária, nove não terão qualquer benefício e ainda estariam assumindo os riscos de uma cesariana. A maior parte dos pesquisadores concorda que recomendações definitivas requerem estudos clínicos adicionais para definir possíveis riscos e benefícios da cesariana eletiva para prevenção primária de disfunção do soalho pélvico (American College of Obstetricians and Gynecologists, 2007; Patel, 2006). Até o momento, as recomendações relativas à cesariana eletiva para a prevenção de distúrbio do soalho pélvico devem ser individualizadas.

Idade

Como descrito, a idade avançada também está implicada no desenvolvimento de POP. No estudo POSST, nas mulheres na faixa entre 20 e 59 anos de idade, a incidência de POP, grosso modo, dobrou a cada década. Assim como ocorre com outros riscos de POP, o envelhecimento é um processo complexo. O aumento da incidência pode resultar de processos fisiológicos e degenerativos do envelhecimento, assim como de hipoestrogenismo. Pesquisas clínicas e básicas demonstraram claramente o papel importante dos hormônios reprodutivos na manutenção do tecido conectivo e da matriz extracelular necessária à sustentação dos órgãos pélvicos. Foram identificados receptores de estrogênio e de progesterona nos núcleos das células do tecido conectivo e da musculatura lisa no estroma dos músculos levantadores do ânus e dos ligamentos uterossacrais (Smith, 1990, 1993). É difícil separar os efeitos da privação de estrogênio dos efeitos do processo de envelhecimento.

Doença do tecido conectivo

Mulheres com distúrbios do tecido conectivo talvez sejam mais propensas a desenvolver POP. Estudos histológicos demonstraram que nas mulheres com POP, a razão entre colágeno I e colágenos III e IV está reduzida (Moalli, 2004). Supõe-se que essa redução relativa no colágeno denso e bem organizado contribua para o enfraquecimento da força de tensão da parede vaginal e ao aumento da suscetibilidade da parede vaginal a prolapso. Em um pequeno estudo de casos, um terço das mulheres com síndrome de Marfan e três quartos das mulheres com síndrome de Ehlers-Danlos relataram história de POP (Carley, 2000).

Raça

Diversos estudos demonstraram diferenças na prevalência de POP entre raças (Schaffer, 2005). Mulheres negras e asiáticas apresentam os menores riscos, e as hispânicas e as brancas parecem ter risco mais alto (Hendrix, 2002; Kim, 2005; Whitcomb, 2009). Embora tenham sido demonstradas diferenças no conteúdo de colágeno entre raças, as diferenças raciais na pelve óssea também podem desempenhar papel importante. Por exemplo, mulheres negras apresentam mais comumente arco púbico estreito e pelve androide. Esses formatos protegem contra POP em comparação com a pelve na maioria das vezes ginecoide na maioria das mulheres brancas.

Aumento da pressão abdominal

Acredita-se que apressão intra-abdominal cronicamente elevada desempenhe papel importante na patogênese de POP. Essa condição está presente em casos de obesidade, constipação crônica, tosse crônica e levantamento repetitivo de peso. Associou-se aumento no IMC a POP. No Women's Health Initiative (WHI), o sobrepeso (IMC entre 25 e 30 kg/m^2) foi associado a aumento de POP entre 31 e 39%, e a obesidade (IMC > 30 kg/m^2), com aumento de 40 a 75% (Hendrix, 2002).

Em relação ao levantamento de peso, um estudo dinamarquês demonstrou que uma equipe de enfermagem que esteve envolvida com levantamento repetitivo de peso apresentou maior risco de intervenção cirurgia indicada por prolapso, com razão de chance de 1,6 (Jorgensen, 1994). Além disso, tabagismo e doença pulmonar obstrutiva crônica (DPOC) também foram implicados com o desenvolvimento de POP (Gilpin, 1989; Olsen, 1997). Em um estudo de caso-controle, verificou-se associação entre DPOC e aumento no risco de reparo futuro do soalho pélvico após histerectomia (Blandon, 2009). O aumento repetido na pressão intra-abdominal como resultado de tosse crônica talvez predisponha ao POP. Alguns autores acreditam que os compostos químicos inalados com o tabaco possam causar alterações teciduais que levem ao POP mais do que a tosse crônica em si (Wieslander, 2005).

DESCRIÇÃO E CLASSIFICAÇÃO

Descritores visuais

Diz-se que há POP quando há descenso de parede vaginal anterior, parede vaginal posterior, útero (colo uterino), cúpula vaginal após histerectomia, ou períneo, isoladamente ou em combinação. Os termos *cistocele, uretrocistocele, prolapso uterino, retocele e enterocele* foram tradicionalmente usados para descrever a estrutura por trás da parede vaginal que se acredita tenha sofrido prolapso (Fig. 24-1). Contudo, esses termos são imprecisos e enganosos, já que focalizam o que se supõe tenha sofrido prolapso, e não o que de fato foi observado.

Apesar de esses termos estarem profundamente enraizados na literatura, clinicamente é mais útil descrever o prolapso em termos do que realmente está sendo observado: prolapso da parede vaginal anterior, prolapso de cúpula vaginal, prolapso cervical, prolapso da parede vaginal posterior, queda perineal e prolapso retal. Esses descritores não pressupõem o que há por trás da parede vaginal, mas descrevem os tecidos objetivamente identificados como tendo sofrido prolapso.

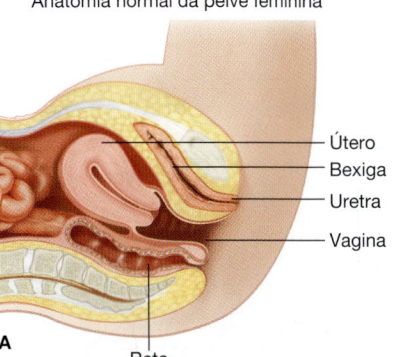
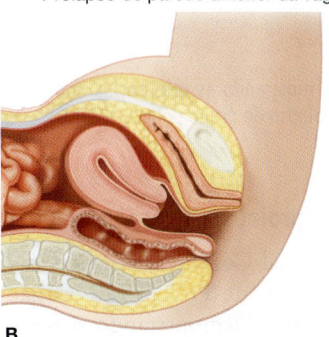
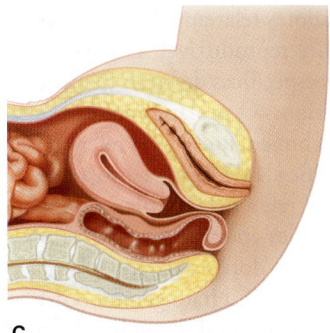
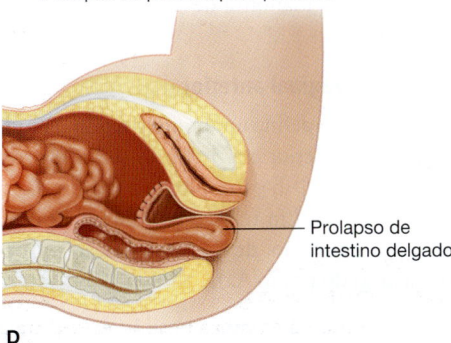

FIGURA 24-1 Visão sagital da anatomia pélvica. **A**. Anatomia normal da pelve. **B**. Prolapso de parede vaginal anterior ou cistocele. **C**. Prolapso de parede posterior distal ou retocele. **D**. Prolapso de parede apical posterior ou enterocele.

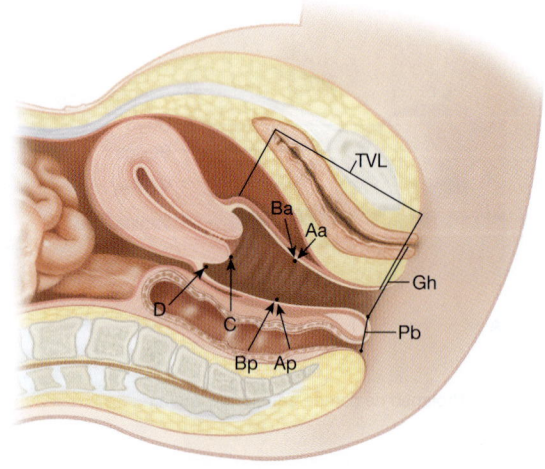

FIGURA 24-2 Ilustração mostrando as referências anatômicas usadas para quantificação de prolapso de órgão pélvico (POP-Q).

Quantificação de prolapso de órgão pélvico

Em 1996, a International Continence Society definiu um sistema de Quantificação de Prolapso de Órgão Pélvico (POP-Q) (Bump, 1996). Demonstrando sua alta confiabilidade intra e inter examinadores, o sistema POP-Q representa um avanço importante no estudo do prolapso. Ele permite que pesquisadores relatem os achados de forma padronizada e facilmente reproduzível. Esse sistema contém uma série de medidas específicas de locais de sustentação dos órgãos pélvicos femininos. O prolapso em cada segmento é medido em relação ao hímen, que é uma referência anatômica que pode ser identificada de forma consistente. Seis pontos são localizados em referência ao plano do hímen: dois na parede vaginal anterior (pontos Aa e Ba), dois no ápice vaginal (pontos C e D) e dois na parede vaginal posterior (pontos Ap e Bp) (Fig. 24-2). Hiato genital (Gh), corpo perieneal (Pb) e comprimento total da vagina (TVL) também são medidos. Todos os pontos da POP-Q, exceto o TVL, são medidos durante manobra de Valsalva e devem refletir a protrusão máxima.

Pontos da parede vaginal anterior

Ponto Aa. Esse termo define um ponto situado na linha média da parede vaginal anterior e a 3 cm no sentido proximal do meato uretral externo. Isso corresponde à localização proximal da prega uretrovesical. Em relação ao hímen, a posição deste ponto varia, por definição, de –3 (sustentação normal) a +3 (prolapso máximo do ponto Aa).

Ponto Ba. Esse ponto representa a posição mais distal de qualquer parte da parede vaginal anterior, ou seja, do segmento vaginal que normalmente se estenderia em direção cefálica a partir do ponto Aa. Mede –3 cm na ausência de prolapso. Em uma mulher com eversão vaginal total pós-histerectomia, Ba deve apresentar valor positivo igual ao da posição do manguitovaginal a partir do hímen.

Pontos do ápice vaginal

Ponto C. Os dois pontos apicais, C e D, que estão localizados na vagina proximal, representam as localizações mais proximais de um trato reprodutor inferior normalmente posicionado. O ponto C define um ponto que é a borda mais distal do colo uterino ou a borda principal do manguito vaginal após histerectomia total.

Ponto D. Esse termo define um ponto que representa a localização do fórnice posterior em uma mulher que ainda tem do colo uterino. Na ausência do colo uterino, ele é omitido. Esse ponto representa o nível de fixação do ligamento uterossacral do colo uterino posterior proximal, e assim diferencia a falência de suporte do ligamento uterossacral principal do alongamento cervical. O *comprimento vaginal total* (TVL) é a maior profundidade vaginal em centímetros quando o ponto C ou D está reduzido à sua posição integral.

Pontos da parede vaginal posterior

Ponto Ap. Esse termo define um ponto na linha média da parede vaginal posterior, situado 3 cm proximal ao hímen. Em relação ao hímen, a variação de posição desse ponto é, por definição, de –3 cm (sustentação normal) a +3 cm (prolapso máximo do ponto Ap).

Ponto Bp. Esse ponto representa a posição mais distal de qualquer parte da parede vaginal posterior superior. Por definição, esse ponto mede –3 cm na ausência de prolapso. Em uma mulher com eversão vaginal total pós-histerectomia, o Bp deve ter valor positivo igual ao da posição do manguito a partir do hímen.

Hiato genital e corpo perineal. Em adição ao hímen, as medições remanescentes incluem aquelas do hiato genital (Hg) e do corpo perineal (Pb) (ver Fig. 24-2). O hiato genital é medido a partir do meio do meato uretral externo até a linha média do anel himenal posterior. O corpo perineal é medido desde a borda posterior do hiato genital até a abertura medioanal.

Avaliação com POP-Q

Com o plano himenal definido como zero, a posição anatômica desses pontos a partir do hímen é medida em centímetros. Pontos acima ou proximais ao hímen são descritos com um número negativo. Posições abaixo ou distais em relação ao hímen são assinaladas usando um número positivo. Os pontos de medida podem ser organizados usando uma grade três por três, como demonstrado na Figura 24-3. As Figuras 24-4 e 24-5 ilustram o uso de POP-Q na avaliação de exemplos distintos de POP.

O grau de prolapso também pode ser quantificado usando um sistema ordinal de cinco estágios, como resumido na Tabela 24-2 (Bump, 1996). Os estágios são definidos de acordo com a parte mais grave do prolapso.

Sistema de Baden-Walker

Essa ferramenta descritiva também é usada para classificar o prolapso durante o exame físico e é amplamente utilizada no cenário clínico. Embora não seja tão informativa quanto o POP-Q, é adequada para uso clínico se todos os compartimentos (anterior, apical e posterior) forem avaliados (Tabela 24-3) (Baden, 1972).

Parede anterior Aa	Parede anterior Ba	Colo uterino ou cúpula C
Hiato genital gh	Corpo perineal pb	Comprimento vaginal total tvl
Parede posterior Ap	Parede posterior Bp	Fórnice posterior D

FIGURA 24-3 Sistema de grade usado para representação gráfica da quantificação de prolapso de órgão pélvico (POP-Q).

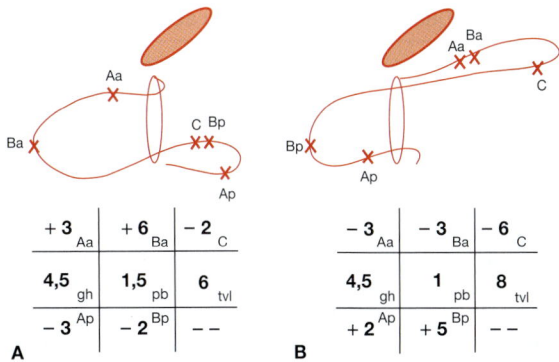

FIGURA 24-5 Grade e representação de uma malformação de sustentação anterior (**A**) e de uma malformação de sustentação posterior (**B**), em paciente com histerectomia prévia. *(De Bump, 1996, com permissão.)*

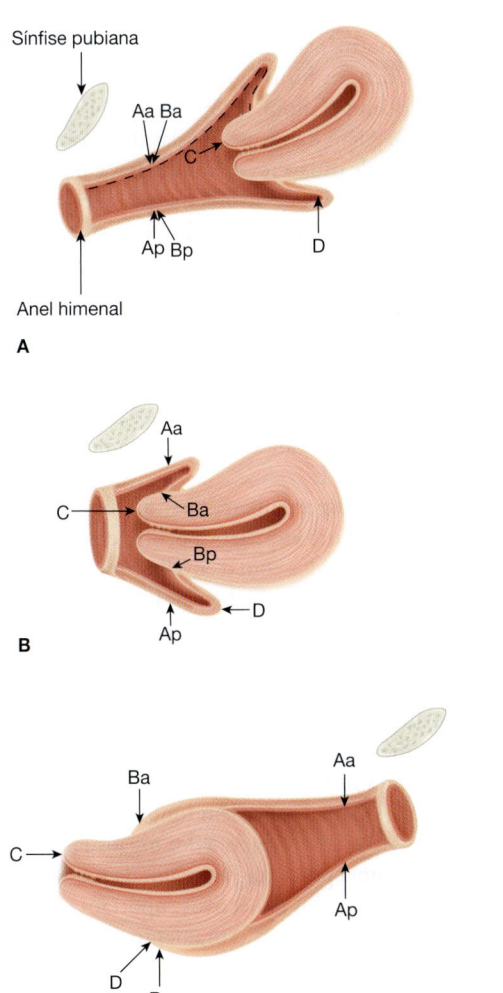

FIGURE 24-4 Representação de POP-Q mostrando os vários graus de prolapso uterino (**A-C**).

FISIOPATOLOGIA

A sustentação de órgão pélvico é mantida por interações complexas entre musculatura do soalho pélvico, tecido conectivo do soalho pélvico e parede vaginal. Essas estruturas trabalham de forma coordenada para prover suporte e manter a fisiologia normal de vagina, uretra, bexiga e reto. Supõem-se que vários fatores estejam envolvidos na falência de sustentação dos órgãos pélvicos. Entre esses fatores estão predisposição genética, perda de suporte dos músculos estriados do soalho pélvico, fraqueza da parede vaginal e perda da ligação conjuntiva entre parede vaginal, musculatura do soalho pélvico e vísceras pélvicas.

Embora muitos mecanismos tenham sido sugeridos como contribuintes para o desenvolvimento de prolapso, nenhum explica inteiramente a origem e a história natural desse processo. Estudos epidemiológicos indicam que parto vaginal e envelhecimento são dois importantes fatores de risco para o desenvolvimento de POP (Mant, 1997). A perda de suporte que ocorre décadas após o parto vaginal tem origem na agressão inicial em composição com envelhecimento e outros fatores.

Papel do músculo levantador do ânus

Os músculos levantadores do ânus são um par de músculos estriados compostos por três regiões. A porção iliococcígea forma um arco em forma de prateleira entre as duas paredes laterais da pelve (Figs. 38-7 e 38-8, p. 1.178). O músculo pubococcígeo emerge no osso púbico de ambos os lados e insere-se no cóccix. Portanto, o músculo pubococcígeo é importante para a suspensão da parede vaginal na pelve. A terceira porção dos levantadores do ânus, o músculo puborretal, forma uma alça com origem no osso púbis. Esses envoltórios ao redor e atrás do reto se estendem ao esfíncter anal externo. Há tecido conectivo cobrindo a fáscia superior e inferior dos músculos levantadores. No estado de saúde, a atividade contrátil basal dos músculos levantadores do ânus eleva o soalho pélvico e comprimem vagina, uretra e reto de encontro ao osso púbico (Fig. 38-10, p. 926). Com isso, há estreitamento do hiato genital, que previne POPs.

TABELA 24-2 Quantificação de prolapso de órgão pélvico (POP-Q) – Sistema de estadiamento da sustentação dos órgãos pélvicos

Estágio 0:	Sem prolapso evidente. Os pontos Aa, Ap, Ba e Bp estão todos a −3 cm e mesmo os pontos C e D encontram-se entre −TVL (comprimento vaginal total) cm e −(TVL − 2) cm (ou seja, o valor quantitativo para o ponto C ou D é ≤ −[TVL − 2] cm) A Figura 24-2 representa o estádio 0
Estágio I:	Os critérios para o estágio 0 não estão presentes, mas a porção mais distal do prolapso encontra-se > 1 cm acima do nível do hímen (ou seja, seu valor quantitativo é < − 1 cm)
Estágio II:	A porção mais distal do prolapso encontra-se ≤ 1 cm proximal ou distal do plano do hímen (ou seja, seu valor quantitativo é ≥ − 1 cm porém ≤ + 1 cm)
Estágio III:	A porção mais distal do prolapso está > 1 cm abaixo do plano do hímen, mas a protrusão tem valor inferior ao comprimento vaginal total em centímetros menos 2 cm (ou seja, seu valor quantitativo é > +1 cm, mas < + [TVL − 2] cm) A Figura 24-5B representa o estádio III Ba e a Figura 24-4B representa o estádio III Bp.
Estágio IV:	Essencialmente, observa-se eversão completa do comprimento total do trato genital inferior. A porção distal do prolapso apresenta protrusão de pelo menos (TVL − 2) cm (ou seja, seu valor quantitativo é ≥ + [TVL − 2] cm). Na maioria dos casos, a extremidade principal do prolapso de estágio IV será o colo uterino ou a cicatriz da cúpula vaginal. A Figura 24-4C representa o prolapso de estágio IV C

Retirada de Bump, 1996, com permissão.

Quando o músculo levantador do ânus apresenta tônus normal e a vagina profundidade adequada, a porção superior da vagina encontra-se quase no plano horizontal em uma mulher em pé. Isso cria um efeito tipo "folheto de valva", no qual a porção superior da vagina é comprimida contra a placa do levantador durante períodos de pressão intra-abdominal aumentada. Supôs-se que, quando o músculo levantador do ânus perde tônus, a vagina passa da posição horizontal para semivertical (Fig. 38-11, p. 926). Isso alarga ou abre o hiato genital e predispõe ao prolapso da víscera pélvica. Sem a suspensão adequada do levantador do ânus, os ligamentos viscerais fasciais do conteúdo pélvico ficam sob tensão, podendo sofrer estiramento e, finalmente, se tornando insuficientes.

Alterações nos músculos levantadores do ânus

É amplamente aceito que os músculos levantadores do ânus sofram lesão direta ou desnervação durante o trabalho de parto e que tais lesões estejam envolvidas na patogênese do POP. Supõe-se que durante o segundo estágio do trabalho de parto, a lesão nervosa por estiramento, compressão ou ambos leve a desnervação parcial dos levantadores do ânus. Os músculos desnervados perdem tônus e ocorre abertura do hiato genital, o que leva a prolapso de víscera pélvica (DeLancey, 1993; Harris, 1990; Peschers, 1997; Shafik, 2000).

Há dificuldades na obtenção de evidências experimentais de relação entre lesão induzida por desnervação no levantador do ânus e POP. Em mulheres com POP as pesquisas com avaliação direta dos músculos levantadores do ânus não encontraram concordância com danos neuromusculares. Embora alguns estudos tenham demonstrado anormalidade histomorfológicas no músculo levantador do ânus em mulheres com prolapso e incontinência de esforço, outros trabalhos não encontraram evidências histológicas de desnervação do músculo levantador do ânus (Gilpin, 1989; Hanzal, 1993; Heit, 1996; Koelbl, 1989). Além disso, as biópsias de músculo levantador do ânus obtidas de cadáveres de multíparas e nulíparas não demonstraram evidências de atrofia ou qualquer outra alteração muscular importante (Boreham, 2009). Esse fato sugere que gestação e trabalho de parto têm pouco ou nenhum efeito sobre a histomorfologia no músculo levantador do ânus.

Adicionalmente, a desnervação experimental do músculo levantador do ânus em macacos levou à atrofia muscular significativa, mas sem afetar o suporte dos órgãos pélvicos. Consideradas em conjunto, as evidências experimentais não corroboram um papel para lesão induzida por desnervação na fisiopatologia do POP.

Entretanto, é importante ressaltar que a perda de volume e função da musculatura esquelética ocorre em virtualmente todos os músculos estriados com o envelhecimento. Os resultados obtidos em mulheres jovens e de mais idade com POP indicam que o músculo levantador do ânus sofre alterações morfológicas e bioquímicas substanciais no processo de envelhecimento. Assim, a perda de tônus do músculo levantador com a idade talvez contribua para a insuficiência de suporte dos órgãos pélvicos em mulheres idosas, possivelmente naquelas com problemas preexistentes nos tecidos conectivos de suporte. À medida que os músculos estriados perdem tônus, os tecidos conectivos e ligamentosos que fazem o apoio dos órgãos pélvicos passam a ter de sustentar uma porcentagem maior da pressão abdominal. À medida que os tecidos conectivos suportam essas cargas por longos períodos, eles sofrem estiramento e eventualmente colapsam, resultando em prolapso.

Papel do tecido conectivo

Um sistema interdependente e contínuo de tecidos conectivos e ligamentos circunda os órgãos pélvicos e os fixam aos músculos levantador do ânus e ao osso da pelve. O tecido conectivo

TABELA 24-3 Sistema Baden-Walker para avaliação de prolapso de órgão pélvico ao exame físico[a]

Grau	
Grau 0	Posição normal de cada local
Grau 1	Deiscência de metade em direção ao hímen
Grau 2	Deiscência até o hímen
Grau 3	Deiscência na qual metade ultrapassa o hímen
Grau 4	Deiscência máxima possível para cada local

[a] Com esse sistema, é possível graduar a queda de parede vaginal anterior, parede vaginal posterior ou o prolapso apical.
Retirada de Baden, 1992, com permissão.

da pelve é formado por colágeno, elastina, musculatura lisa e microfibras, fixados à matriz extracelular de polissacarídeos. O tecido conectivo que recobre as vísceras pélvicas é responsável por parte substancial do suporte dos órgãos pélvicos.

O *arco tendíneo da fáscia pélvica* é uma condensação da fáscia parietal cobrindo a face medial dos músculos obturador interno e levantador do ânus (Fig. 38-7, p. 924). Ela é responsável pelos pontos de fixação lateral e apical para os segmentos anterior e posterior da vagina. O arco tendíneo da fáscia pélvica, portanto, se contrapõe à queda de parede anterior da vagina, ápice vaginal e uretra proximal. Os especialistas atualmente acreditam que o principal fator desencadeante de prolapso é perda de apoio do tecido conectivo no ápice vaginal, levando a estiramento ou laceração do arco tendíneo da fáscia pélvica. O resultado é prolapso de parede vaginal anterior e apical.

Os *ligamentos uterossacrais* contribuem para o suporte apical suspendendo e estabilizando útero, o colo uterino e a parte superior da vagina. O ligamento é formado por aproximadamente 20% de músculo liso. Diversos estudos demonstraram redução na fração de área e na distribuição dos músculos lisos nos ligamentos uterossacrais de mulheres com prolapso (Reisenauer, 2008; Takacs, 2009). Esses estudos sugerem que anormalidades na função de suporte de órgãos pélvicos pelo ligamento uterossacral contribuam para a ocorrência de prolapso.

Anormalidades e reparos nos tecidos conectivos podem predispor mulheres a prolapso (Norton, 1995; Smith, 1989). Como observado, mulheres com distúrbios do tecido conectivo, como as síndromes de Ehlers-Danlos ou de Marfan, apresentam maior probabilidade de evoluir com POP e incontinência urinária (Carley, 2000; Norton, 1995).

A fáscia e os tecidos conectivos do soalho pélvico também podem perder força em consequência de envelhecimento e de perda de sinalização neuroendócrina nos tecidos da pelve (Smith, 1989). A deficiência de estrogênio pode afetar a composição; a qualidade e a quantidade de colágeno. Os estrogênios influenciam o conteúdo de colágeno, aumentando a síntese ou reduzindo a degradação. Observou-se que a suplementação exógena de estrogênio aumenta o conteúdo de colágeno na pele em mulheres pós-menopáusicas com deficiência de estrogênio (Brincat, 1983). Além disso, muitos cirurgiões especializados consideram essencial a suplementação de estrogênio antes e/ou após cirurgia para correção de prolapso. Embora essa conduta possa parecer lógica e empiricamente sensata, não há evidência a corroborar melhores resultados cirúrgicos com terapia adjuvante com estrogênio.

Papel da parede vaginal

Anormalidades da parede vaginal e de suas ligações aos músculos do soalho pélvico podem estar envolvidas na patogênese do POP. A parede vaginal é formada por mucosa (epitélio e lâmina própria), camada muscular fibroelástica e camada adventícia composto por tecido areolar frouxo, fibras elásticas abundantes e feixes neurovasculares (Fig. 24-6). As camadas muscular e adventícia juntas formam a *camada fibromuscular*, anteriormente denominada *fáscia endopélvica*. A camada fibromuscular coalesce lateralmente e se fixa ao arco tendíneo da fáscia pélvica e à fáscia superior do músculo levantador do ânus. No terço inferior da vagina, a parede vaginal se fixa diretamente à membrana perineal e ao corpo perineal. Esse sistema de sustentação, em conjunto com os ligamentos uterossacrais, previne a queda de útero e de vagina quando o hiato genital se abre.

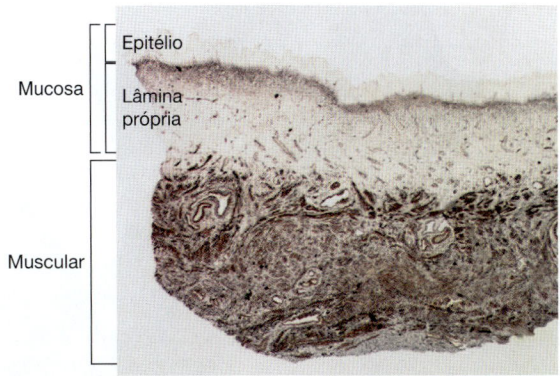

FIGURA 24-6 Microfotografia mostrando secção transversal completa da parede vaginal. A mucosa e a camada muscular são apresentadas. A adventícia, que em geral se situa profundamente à camada muscular, não aparece nesse corte. A camada fibromuscular é composta pelas camadas muscular e adventícia. *(Fotografia cedida pela da Dra. Ann Word.)*

Anormalidades em anatomia, fisiologia e biologia celular dos músculos lisos da parede vaginal podem contribuir para POP. Especificamente, no tecido fibromuscular retirado das paredes anterior e posterior do ápice vaginal, a ocorrência de prolapso vaginal foi associada à perda de musculatura lisa, ativação de miofibroblasto, fenótipo anormal de músculo liso e aumento da atividade de protease (Boreham, 2001, 2002a,b; Moalli, 2005; Phillips, 2006). Além disso, a síntese ou a degradação anormais de colágeno na parede vaginal e de fibras de elastina parecem contribuir para a ocorrência de prolapso.

Teoria da malformação para prolapso de órgão pélvico

Segundo essa teoria, lacerações em diferentes localizações na "fáscia endopélvica" que circunda a vagina permitem a herniação de órgãos pélvicos. A associação de POP com parto vaginal é consistente com essa teoria. No entanto, a anatomia microscópica da parede vaginal informa que a fáscia endopélvica não existe como um tecido anatômico específico, mas representa a camada fibromuscular da parede vaginal, ou seja, a camada muscular vaginal e a adventícia (Boreham, 2001).

A maioria dos pesquisadores concorda que o parto vaginal predispõe ao POP. Contudo a concordância é menor no que se refere a alterações na musculatura pélvica e na parede vaginal que resultem em prolapso. Nichols e Randall (1989) propuseram enfraquecimento da parede vaginal sem perda das ligações da fáscia. Esses autores referem-se a esse tipo de prolapso como cistocele ou retocele *de distensão* (Fig. 24-7). Por sua vez, as malformações da parede vaginal anterior e posterior causados por perda das conexões conjuntivas entre a parede lateral da vagina e a parede lateral da pelve são descritas como cistocele ou retocele *de deslocamento* (Fig. 24-8). No prolapso de distensão, a parede vaginal tem aspecto liso e sem pregas, em razão do enfraquecimento. No prolapso de deslocamento, as pregas vaginais são visíveis. Ambas as malformações podem resultar

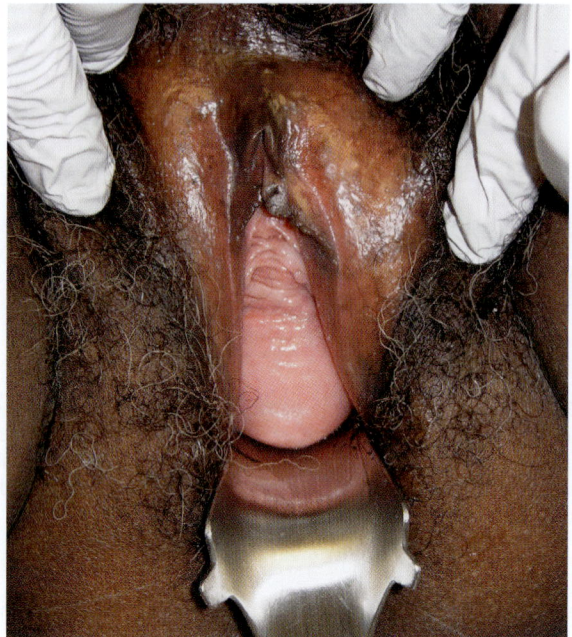

FIGURA 24-7 Fotografia mostrando cistocele de linha média ou de distensão. Note a perda característica das rugas da parede vaginal.

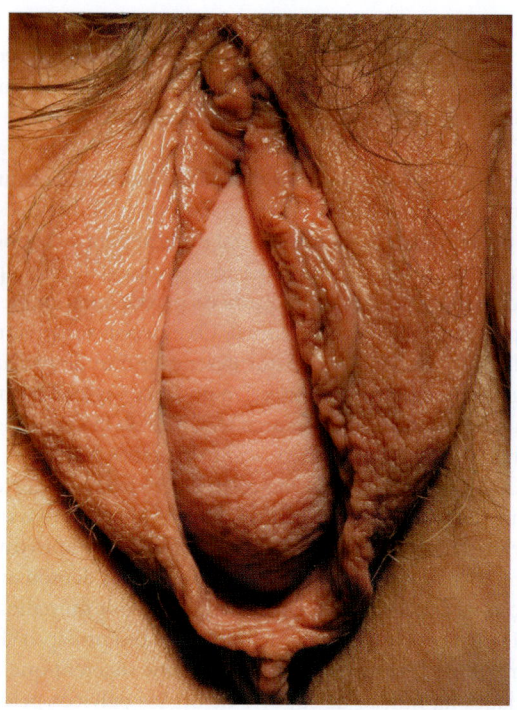

FIGURA 24-8 Fotografia mostrando cistocele lateral, também denominada cistocele paravaginal ou de deslocamento. As rugas estão presentes, o que indica que a perda de sustentação é mais lateral do que central.

de estiramento ou de laceração dos tecidos de sustentação durante o segundo estágio do trabalho de parto.

Muitos especialistas acreditam atualmente que a "malformação" primária que leva a prolapso com frequência é perda de suporte do ápice vaginal. Posto que essa perda resulta em queda dos segmentos apicais das paredes anterior e posterior da vagina, a suspensão do ápice vaginal restaura o suporte de ambas as paredes anterior e posterior.

Níveis de sustentação vaginal

A vagina é formada por um tubo fibromuscular, achatado e cilíndrico com três níveis de sustentação, como descrito por DeLancey (1992) (ver Fig. 38-11, p. 783). O nível I de sustentação mantém elevados os segmentos superior e proximal da vagina. O nível II fixa a vagina média, ao longo de sua extensão, à fáscia do arco tendíneo pélvico. O nível III resulta da fusão da vagina distal a estruturas adjacentes. Malformação cada nível de sustentação resultam em prolapso identificável da parede vaginal: apical, anterior, e posterior.

Nível I de sustentação

Esse nível consiste na fixação dos ligamentos cardinal e uterossacrais ao colo uterino e à vagina superior (Fig. 38-15, p. 931). Os ligamentos cardinais abrem-se em leque lateralmente, fixando-se à fáscia parietal dos músculos obturador interno e piriforme, à borda anterior do forame isquiático maior e às espinhas isquiáticas. Os ligamentos uterossacrais são fibras posteriores que se fixam à região pré-sacral ao nível de S2 a S4. Em conjunto, esse denso complexo de tecido conectivo visceral mantém a extensão vaginal e o eixo horizontal. Isso permite que a vagina seja sustentada pela placa elevadora e posiciona o colo uterino imediatamente acima do plano das espinhas isquiáticas. Anormalidades nesse complexo de sustentação podem levar a prolapso apical que, frequentemente, está associado à herniação do intestino delgado para dentro da parede vaginal, ou seja, enterocele.

Nível II de sustentação

Essa sustentação consiste nos ligamentos paravaginais que são contíguos ao complexo cardinal/uterossacral na espinha isquiática. Trata-se do tecido conectivo que liga a face anterior da parede lateral da vagina à fáscia tendínea do arco pélvico e a face posterior ao arco tendíneo retovaginal. O descolamento desse tecido conectivo da fáscia tendínea do arco pélvico leva ao prolapso da parede vaginal lateral ou paravaginal anterior.

Nível III de sustentação

O corpo perineal, os músculos perineais superficiais e profundos e o tecido conectivo fibromuscular formam o nível III. Coletivamente, eles sustentam o terço distal da vagina e o introito. O corpo perineal é essencial para a sustentação vaginal distal, e para o funcionamento apropriado do canal anal. A lesão no nível III de sustentação contribui para prolapso da parede vaginal anterior e posterior, alargamento do introito e deiscência perineal.

AVALIAÇÃO DA PACIENTE COM PROLAPSO DE ÓRGÃO PÉLVICO

Sintomas associados a prolapso de órgão pélvico

O POP envolve múltiplos sistemas anatômicos e funcionais. Assim, está comumente associado a sintomas geniturinários, gastrintestinais e musculoesqueléticos (Tabela 24-4). O prolapso raramente resulta em morbidade ou mortalidade, mas pode reduzir drasticamente a qualidade de vida. Como consequência, deve ser realizada uma avaliação inicial cuidadosa dos sintomas relacionados ao prolapso e seu efeito sobre as atividades cotidianas.

Os sintomas devem ser cuidadosamente revisados para determinar se são causados por prolapso ou por outras patologias. Por exemplo, sintomas de volume – pressão na pelve, sensação de estar sentada em uma bola, ou peso na vagina – provavelmente estão correlacionados com prolapso. Outros sintomas, como dor lombar, constipação intestinal e desconforto abdominal, podem acompanhar prolapso, mas não são causados por ele. Anamnese e exame físico completos frequentemente ajudam a definir a relação entre POP e sintomas.

Durante a análise dos sintomas, diversas ferramentas podem ser úteis para a avaliação da gravidade. Dois questionários comumente usados são o Pelvic Floor Distress Inventory (PFDI) e o Pelvic Floor Impact Questionnaire (PFIQ) (Barber, 2005b). O PFDI avalia os sintomas urinários, colorretais e de prolapso, e o PFIQ avalia o impacto do prolapso sobre a qualidade de vida (Tabelas 24-5 e 24-6).

O tratamento é dirigido aos sintomas, e, na ausência de queixas, o prolapso em geral não requer tratamento. No entanto, para aquelas pacientes com sintomas, o tratamento pode incluir terapia não cirúrgica e cirúrgica.

Sintomas de abaulamento

As queixas mais fortemente associadas a prolapso são sensação ou visualização de protrusão vaginal ou perineal e sensação de

TABELA 24-4 Sintomas associados a prolapso de órgão pélvico

Sintomas	Outras causas possíveis
Sintomas de abaulamento	
Sensação de abaulamento ou protrusão vaginal	Prolapso retal
Observação ou sensação de abaulamento vaginal ou perineal	Cisto/massa vulvar ou vaginal
Pressão pélvica ou vaginal	Massa pélvica
Sensação de peso na pelve ou na vagina	Hérnia (inguinal ou femoral)
Sintomas urinários	
Incontinência urinária	Incompetência do esfíncter uretral
Frequência urinária	Hiperatividade do detrusor
Urgência miccional	Função hipoativa do detrusor
Jato urinário fraco ou prolongado	Obstrução do trato de saída vesical (p. ex., pós-cirúrgica)
Hesitação	Ingestão excessiva de líquido
Sensação de esvaziamento incompleto	Cistite intersticial
Redução manual do prolapso para iniciar ou completar a micção	Infecção do trato urinário
Alteração da posição para iniciar ou completar a micção	
Sintomas intestinais	
Incontinência de flatos ou de fezes líquidas/sólidas	Ruptura ou neuropatia do esfíncter anal
Sensação de esvaziamento incompleto	Distúrbio diarreico
Grande esforço para defecar	Prolapso retal
Urgência para defecar	Síndrome do intestino irritável
Evacuação digital para completar defecação	Inércia retal
Compressão da vagina ou do períneo para iniciar ou completar a defecação	Dissinergia do soalho pélvico
Sensação de bloqueio ou obstrução durante a defecação	Hemorroidas, neoplasia anorretal
Distúrbios sexuais	
Dispareunia	Atrofia vaginal
Redução da lubrificação	Síndrome do levantador do ânus
Redução da sensibilidade	Vulvodinia
Redução da excitação sexual ou orgasmo	Outros distúrbios sexuais femininos
Dor	
Dor na vagina, na bexiga ou no reto	Cistite intersticial
Dor pélvica	Síndrome do levantador do ânus
Dor lombar baixa	Vulvodinia
	Discopatia lombar
	Dor musculoesquelética
	Outras causas de dor pélvica crônica

Adaptada a partir de Barber, 2005a, com permissão.

TABELA 24-5 Questionário: Pelvic Floor Impact Questionnaire 7-item (PFIQ-7)

Por favor, assinale a melhor resposta para cada pergunta abaixo.
Nome:_____

Como o seu prolapso afeta sua:

1. Capacidade de executar tarefas domésticas (cozinhar, limpar a casa, lavar roupas)?
   __ Não afeta __ Afeta pouco __ Afeta moderadamente __ Afeta muito
2. Recreação física, como caminhar, nadar ou realizar outros exercícios?
   __ Não afeta __ Afeta pouco __ Afeta moderadamente __ Afeta muito
3. Atividade de entretenimento (filmes, igreja)?
   __ Não afeta __ Afeta pouco __ Afeta moderadamente __ Afeta muito
4. Capacidade de sair de casa e trafegar de carro ou ônibus por mais de 30 minutos?
   __ Não afeta __ Afeta pouco __ Afeta moderadamente __ Afeta muito
5. Participação em atividades sociais fora de casa?
   __ Não afeta __ Afeta pouco __ Afeta moderadamente __ Afeta muito
6. Saúde emocional (nervosismo, depressão)?
   __ Não afeta __ Afeta pouco __ Afeta moderadamente __ Afeta muito
7. Sensação de frustração?
   __ Não afeta __ Afeta pouco __ Afeta moderadamente __ Afeta muito

Retirada de Flynn, 2006, com permissão.

TABELA 24-6 Questionário: Pelvic Floor Distress Inventory 22-item (PDFI-22)[a]

POPDI-6

Você normalmente _____ e, caso isso ocorra, o quanto se sente incomodada:
1. sente pressão no baixo ventre
2. sente peso ou entorpecimento no abdome ou na área genital
3. visualiza alguma protuberância ou algo saindo na região vaginal
4. sente necessidade de pressionar a vagina ou ao redor do reto para defecar completamente
5. tem sensação de esvaziamento incompleto da bexiga
6. necessita pressionar alguma protuberância para cima com os dedos na área vaginal para iniciar ou completar a micção

CRADI-8

_____ e, caso isso ocorra, o quanto se sente incomodada:
1. Você geralmente sente que precisa fazer muita força para evacuar
2. Você geralmente sente que não esvaziou por completo o intestino ao final da evacuação
3. Você geralmente evacua sem controle, quando suas fezes estão bem formadas
4. Você geralmente evacua sem controle, quando suas fezes estão pastosas ou líquidas
5. Você geralmente elimina gases pelo reto sem controle
6. Você geralmente sente dor quando evacua
7. Você geralmente sente urgência intensa com necessidade de correr para o banheiro para defecar
8. Parte do seu intestino ultrapassa o reto e fica para fora durante ou após a defecação

UDI-8

Você geralmente apresenta _____ e, caso isso ocorra, o quanto se sente incomodada:
1. aumento da frequência urinária
2. perda involuntária de urina relacionada com sensação de urgência
3. perda involuntária de urina relacionada com atividade, tosse, espirros
4. perda involuntária de urina quando passa da posição sentada para a posição em pé
5. perda de pequenas quantidades de urina
6. dificuldade para esvaziar a bexiga
7. dor ou desconforto no baixo ventre ou na área genital
8. dor no meio do abdome enquanto sua bexiga se enche

[a]Para cada questão, a paciente preenche o espaço em branco com uma frase abaixo da pergunta. As mesmas respostas de múltipla escolha (não afeta, afeta pouco, afeta moderadamente, afeta intensamente) usadas para o PFIQ-7 são usadas para o PFDI-22.
Retirada de Flynn, 2006, com permissão.

pressão pélvica. As pacientes podem se queixar de sensação de bola na vagina, de estarem sentadas sobre um peso ou de uma protuberância contra suas roupas. Esses sintomas se agravam com a progressão do prolapso (Ellerkmann, 2001). Especificamente, as pacientes com prolapso além do plano himenal têm maior probabilidade de relatar abaulamento vaginal e de apresentarem queixas em comparação com aquelas com prolapso acima do hímen (Barber, 2005a; Bradley, 2005; Swift, 2000; Tan, 2005; Weber, 2001a). Se os sintomas de abaulamento forem a queixa primária, o reparo do prolapso por meio de tratamento cirúrgico ou conservador geralmente é suficiente.

Sintomas urinários

Pacientes com POP frequentemente apresentam sintomas urinários concomitantes. Esses sintomas incluem incontinência urinária de esforço (IUE), incontinência urinária de urgência, frequência miccional, urgência miccional, retenção urinária, infecção urinária recorrente ou disfunção miccional. Embora esses sintomas possam ser causados ou agravados por prolapso, não se deve presumir que a correção cirúrgica ou não cirúrgica do prolapso seja curativa. Por exemplo, sintomas de bexiga irritável (frequência, urgência e incontinência urinária de urgência) não melhoram com o reposicionamento do prolapso e, algumas vezes, até se agravam após o tratamento cirúrgico. Além disso, tais sintomas podem não estar relacionados ao prolapso e necessitarem de tratamento alternativo. A retenção urinária, por sua vez, melhora com o tratamento do prolapso caso o sintoma seja causado por uretra obstruída (Fitzgerald, 2000).

Por esses motivos, o exame urodinâmico é um adjunto valioso em mulheres com sintomas urinários a serem submetidas a tratamento de prolapso (Cap. 23, p. 621). Esse exame determina a relação entre sintomas urinários e POP e deve guiar o tratamento. Deve-se considerar a possibilidade de instalação temporária de pessário antes da cirurgia para determinar se os sintomas urinários melhoram e, assim, predizer se a redução cirúrgica do prolapso será benéfica.

Sintomas gastrintestinais

Em mulheres com POP é frequente encontrar constipação, embora geralmente não seja causada pelo prolapso. Assim, o reparo cirúrgico ou o tratamento com pessário geralmente não são curativos para a constipação, podendo até mesmo agravá-la. Em um estudo de reparo posterior, direcionado para a malformação, a constipação foi resolvida após a cirurgia somente em 43% das pacientes (Kenton, 1999). Consequentemente, se o sintoma primário de uma paciente for constipação, o tratamento do prolapso talvez não esteja indicado. A constipação deve ser vista como um problema distinto do prolapso, e avaliada separadamente (Cap. 25, p. 669).

A necessidade de compressão digital da parede vaginal posterior, do corpo perineal ou do reto distal para evacuar é o sintoma defecatório mais comumente associado ao prolapso da parede vaginal posterior (Barber, 2003; Burrows, 2004; Ellerkmann 2001). As abordagens cirúrgicas a esse problema têm sucesso variável, com taxas de resolução do sintoma tão baixas quanto 36% (Kenton, 1999).

Incontinência anal de flatos, fezes líquidas ou sólidas também pode ser observada em conjunto com POP. Ocasionalmente, o prolapso pode levar a sequestro de fezes no reto distal, com subsequente perda involuntária de fezes líquidas ao redor das fezes retidas. Caso haja sintomas, deve ser feita avaliação anorretal completa (Cap. 25, p. 662). A maioria dos tipos de incontinência anal não melhora com o reparo cirúrgico do prolapso. Além disso, caso a avaliação revele defeito do esfincter anal como causa da incontinência, pode-se proceder a esfincteroplastia junto com o reparo do prolapso.

Disfunção sexual feminina

Diz-se que há disfunção sexual feminina em caso de dispareunia, redução da libido, problemas com a excitação sexual e impossibilidade de chegar ao orgasmo. A etiologia frequentemente é multifatorial e inclui fatores psicossociais, atrofia urogenital, envelhecimento e disfunção sexual masculina (Cap. 13, p. 377). É frequente encontrar disfunção sexual nas mulheres com POP. Contudo, os achados nos trabalhos realizados para avaliar a função sexual em mulheres com prolapso tiveram resultados inconsistentes. Em um desses estudos utilizou-se um questionário validado para avaliação da função sexual com o objetivo de comparar frequência de relações sexuais, libido, dispareunia, função orgástica e ressecamento vaginal em mulheres com e sem prolapso (Weber, 1995). Não foram observadas diferenças entre os dois grupos. Em outro estudo transversal com 301 mulheres que buscaram cuidados ginecológicos, foi possível associar sintomas de soalho pélvico a dispareunia, redução da excitação sexual e orgasmos infrequentes (Handa, 2008). Além disso, a disfunção sexual foi mais grave em mulheres com prolapso sintomático em comparação com prolapso assintomático.

Consequentemente, uma paciente com abaulamento obstrutivo como causa de disfunção sexual, pode ser beneficiada com o tratamento para redução do prolapso. Infelizmente, alguns procedimentos para prolapso, como reparo posterior com plicatura do levantador e instalação de tela vaginal, podem contribuir para dispareunia pós-operatória. Portanto, deve-se tomar cuidado no planejamento de procedimentos cirúrgicos apropriados para mulheres com disfunção sexual concomitante.

Dor pélvica e lombar

Muitas pacientes com POP queixam-se de dor pélvica e lombar, mas há poucas evidências corroborando associação direta. Em um estudo transversal com 152 pacientes consecutivas portadoras de POP não se encontrou associação entre dor pélvica ou dor na região lombar baixa e prolapso após controle para idade e cirurgia prévia (Heit, 2002). Swift e colaboradores (2003) verificaram que dor pélvica e lombar eram comuns entre 477 mulheres que se apresentaram para exame ginecológico anual de rotina e sem relação com POP.

Alguns autores sugeriram que a dor lombar baixa em paciente com prolapso possa ser causada por alteração na mecânica corporal. No entanto, se a dor for o sintoma primário, devem ser investigadas outras causas (Cap. 11, p. 309). Na ausência de etiologia identificável, a instalação temporária de pessário frequentemente é benéfica para determinar se a redução do prolapso levará à melhora dos sintomas dolorosos. O encaminhamento a um fisioterapeuta também pode esclarecer se há conexão entre prolapso, alteração na mecânica corporal e dor.

Mulheres assintomáticas

Muitas mulheres com prolapso leve a moderado não apresentam sintomas incômodos. Como a história natural do prolapso é desconhecida, é difícil predizer se haverá agravamento do quadro ou se surgirão sintomas. Nessa situação, os benefícios do tratamento devem ser avaliados em relação ao risco. Consequentemente, na ausência de outros fatores, o tratamento invasivo não deve ser a opção preferencial para pacientes assintomáticas. A reabilitação dos músculos do soalho pélvico pode ser indicada às pacientes com o objetivo de impedir a progressão do prolapso. No entanto, não há dados que apoiem a efetividade dessa prática (Adams, 2004: Hagen, 2004).

Comparação dos sintomas com o grau e a localização do prolapso

Embora o POP tenha sido associado a diversos tipos de sintomas, a presença e a intensidade desses sintomas nem sempre mantêm correlação evidente com estágios avançados de prolapso. Além disso, muitos sintomas comuns não são diferentes nos distintos estágios da doença. Diversos estudos mostraram baixo valor preditivo considerando-se sintomas presentes, graduação de intensidade dos sintomas e grau do prolapso em um determinado compartimento vaginal (Ellerkmann, 2001; Jelovsek, 2005; Kahn, 2005; Weber, 1998). Assim, ao planejar um procedimento cirúrgico ou não cirúrgico, devem ser estabelecidas expectativas realistas em relação ao alívio dos sintomas. A paciente deve ser informada de que não se pode predizer se alguns sintomas irão melhorar.

■ Exame físico

O exame físico inicia-se com avaliação completa de todo o organismo para identificar patologias fora da pelve. Condições sistêmicas, como doença cardiovascular, pulmonar, renal ou endocrinológica, podem afetar as opções de tratamento e devem ser identificadas precocemente.

Exame perineal

O exame pélvico inicial é realizado com a mulher na posição de litotomia. A vulva e o períneo são inspecionados em busca de sinais de atrofia vulvar ou vaginal, lesões ou outras anormalidades. Procede-se ao exame neurológico dos reflexos sacrais usando um cotonete com ponta de algodão. Inicialmente, o *reflexo bulbocavernoso* é provocado pelo toque da região lateral ao clitóris, observando-se se há contração bilateral do músculo bulbocavernoso. Em seguida, avalia-se a inervação do esfíncter anal pelo toque da região lateral ao ânus e observação de contração reflexa do esfíncter anal, conhecida como *reflexo anal*. Reflexos intactos sugerem vias sacrais normais. Entretanto, os reflexos podem estar ausentes em mulheres neurologicamente sadias, em razão de resultado falso-negativo do teste.

O exame de pacientes com POP inicia-se com a solicitação de manobra de Valsalva antes da colocação do espéculo vaginal (Fig. 24-9). As pacientes que não forem capazes de realizar manobra de Valsalva são orientadas a tossir. Essa abordagem "sem tocar a paciente" permite que se observe a anatomia verdadeira com maior precisão. No exame especular, as estruturas encontram-se artificialmente suspensas, apoiadas ou deslocadas. Um fato importante é que essa avaliação ajuda a responder a três questões: (1) A protrusão ultrapassa o hímen?; (2) Qual é a apresentação do prolapso (anterior, posterior ou apical)?; (3) O hiato genital encontra-se significativamente alargado com o aumento da pressão intra-abdominal?

Durante o exame, o médico deve verificar se toda a extensão do prolapso está sendo visualizada. Especificamente, deve-se perguntar à paciente sobre a extensão do prolapso durante suas atividades diárias. Esse grau pode ser convertido em centímetros. Como alternativa, pode-se posicionar um espelho junto ao períneo; assim, a confirmação visual por parte da paciente pode ser obtida.

O prolapso é uma condição dinâmica que responde aos efeitos da gravidade e da pressão intra-abdominal. O prolapso

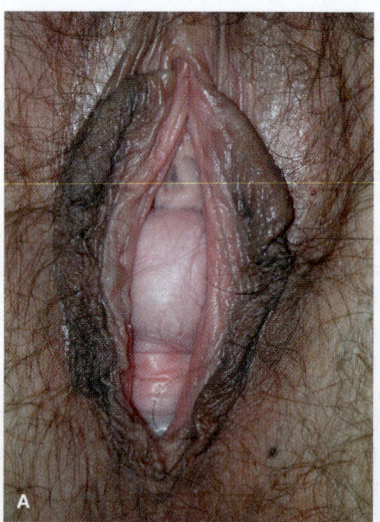 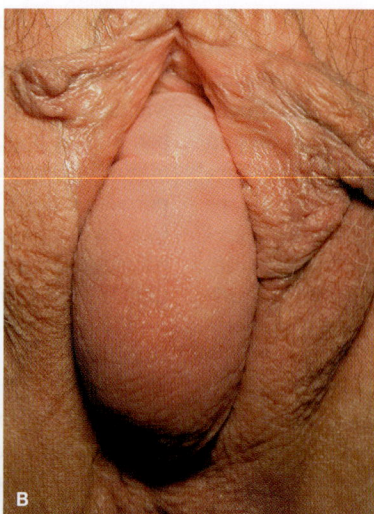 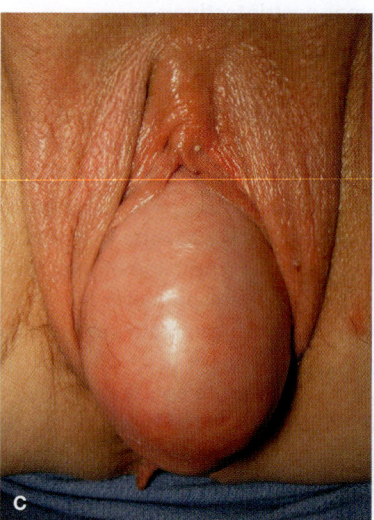

FIGURA 24-9 Fotografias de prolapso da parede vaginal. **A.** Estágio 2. Esse estágio é definido pela extremidade mais distal do prolapso que deve estar situada 1 cm atrás do anel himenal. **B.** Estágio 3. Esse estágio é definido pela porção mais distal do prolapso situada > 1 cm à frente do plano do hímen, mas com protrusão não superior a um valor determinado subtraindo-se 2 cm menos do comprimento vaginal total em centímetros. **C.** Estágio 4. Esse estágio é definido como eversão total ou quase total da parede vaginal.

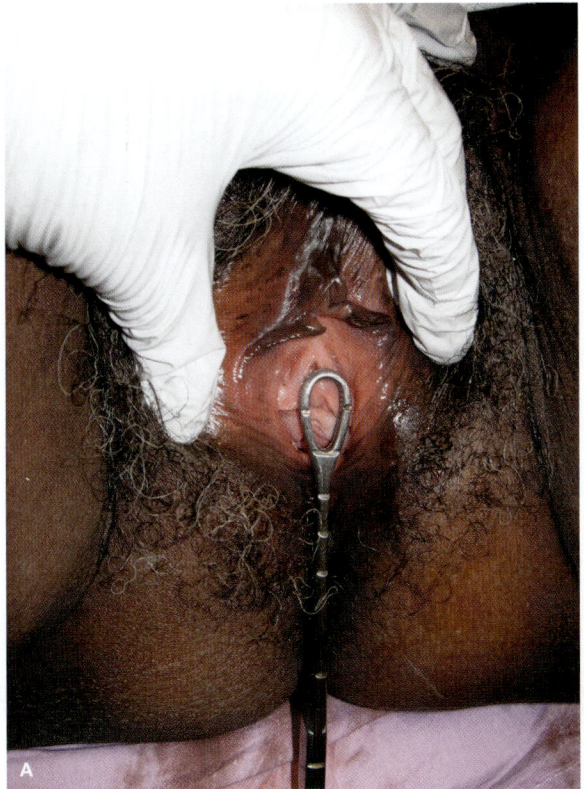
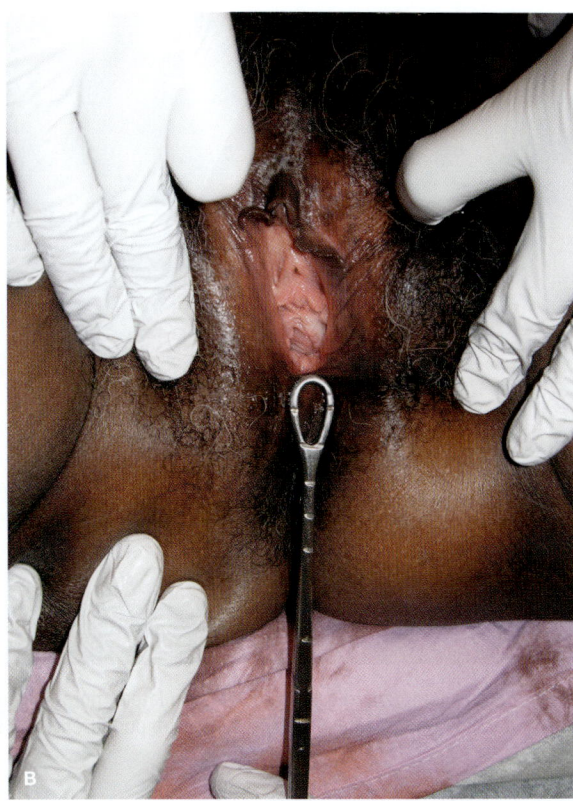

FIGURA 24-10 A fotografia mostra as medidas do hiato genital (Hg) e do corpo perineal (cp). **A**. Para avaliação de POP-Q, é usado um histerômetro de metal com marcações de 1, 2, 3, 4, 5, 7, 5 e 10 cm. A medida é obtida enquanto a mulher realiza manobra de Valsalva máxima. **B**. Medida do corpo perineal.

com frequência se agrava ao longo do dia ou durante atividades físicas e, portanto, talvez não esteja evidente nas consultas realizadas pela manhã. Caso a extensão total do prolapso não possa ser demonstrada, a paciente deve ser examinada de pé e durante manobra de Valsalva.

Exame vaginal

Quando se realiza o exame POP-Q, o hiato genital (Hg) e o corpo perineal (cp) são medidos durante manobra de Valsalva (Fig. 24-10). Então, mede-se o comprimento vaginal total (TVL) colocando-se um histerômetro ou uma régua graduada junto ao ápice vaginal e anotando a distância até o hímen. Um espéculo bivalve é inserido até o ápice vaginal. Ele desloca as paredes vaginais anterior e posterior, permitindo a medição dos pontos C e D durante manobra de Valsalva. O espéculo é retirado lentamente para avaliar a descida do ápice. Então, utiliza-se um afastador vaginal para visualizar a parede anterior e mede-se os pontos Aa e Ba (Fig. 24-11). Tenta-se caracterizar a natureza da anormalidade da parede vaginal anterior. Sulcos vaginais laterais soltos com pregas vaginais ainda presentes sugerem *malformação paravaginal*, ou seja, perda de sustentação lateral (Fig. 24-12). Abaulamento central com perda das pregas vaginais é denominado *malformação da linha média* ou *central* (ver Fig. 24-7). Quando a perda de sustentação parece originar-se de descolamento entre o segmento apical da parede vaginal anterior e o ápice denomina-se *malformação transversa ou anterior* (Fig. 24-13). Malformações transversas são avalia-

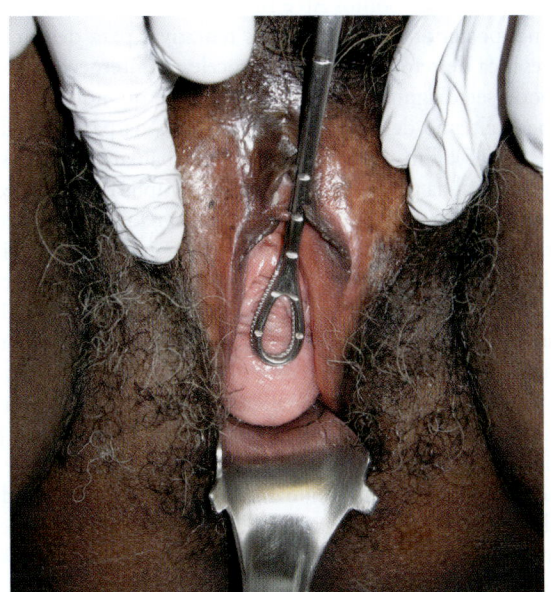

FIGURA 24-11 Fotografia mostrando um afastador vaginal deslocando a parede vaginal posterior. Isso permite a medição dos pontos Aa e Ba. Aa sempre é definido como um ponto isolado situado a 3 cm no sentido proximal do meato uretral, devendo ser medido em relação ao hímen. Durante a medição, deve-se evitar tração para baixo, já que isso causaria descida artificial da parede vaginal anterior.

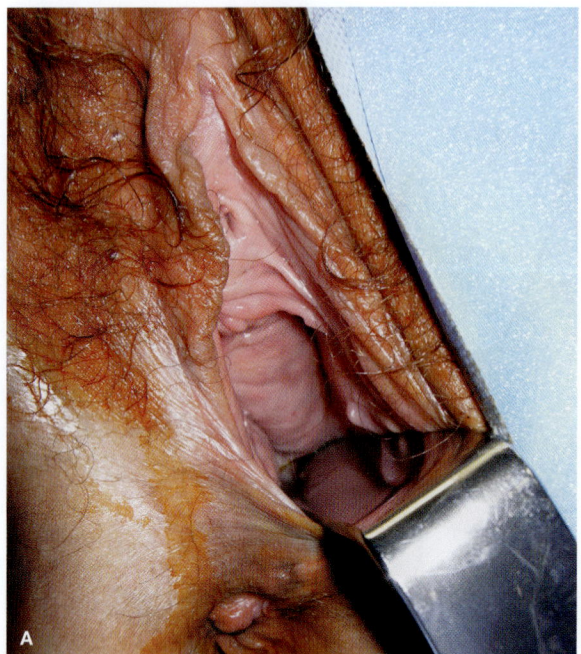
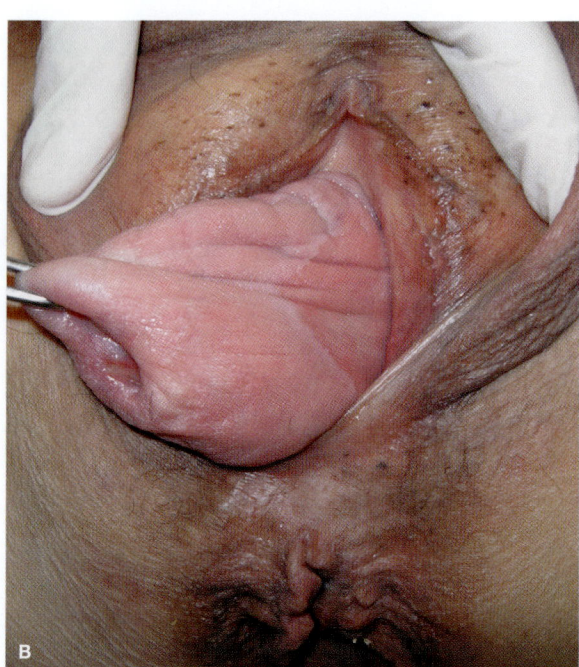

FIGURA 24-12 A. A fotografia mostra a sustentação lateral normal, confirmada pelo posicionamento normal dos sulcos vaginais. **B.** A fotografia revela perda total do suporte lateral, que se demonstra por ausência de sulcos laterais.

das reposicionando-se o segmento apical anterior e observando se o prolapso aumenta durante manobra de Valsalva. A uretra também é avaliada durante o exame da parede vaginal anterior, e pode-se realizar exame do cotonete para verificar se há hipermobilidade uretral (ver Fig. 23-13, p. 620).

O afastador é, então, girado 180 graus para deslocar a parede anterior e permitir o exame da parede posterior. Procede-se à medição dos pontos Ap e Bp (Fig. 24-14). Caso a parede vaginal posterior desça, são feitas tentativas para determinar a presença de retocele ou de enterocele. A enterocele somente pode ser diagnosticada definitivamente quando se observa peristaltismo de intestino delgado atrás da parede vaginal (Fig. 24-15). Em geral, a presença de abaulamento no segmento apical da parede vaginal posterior implica enterocele, ao passo que se presume que o abaulamento na parede posterior distal represente retocele. O exame retovaginal com a paciente de pé pode auxiliar na diferenciação. O dedo indicador do médico é colocado no reto e o polegar sobre a parede vaginal posterior. O intestino delgado pode ser palpado entre o reto e a vagina, confirmando a enterocele.

A diferenciação de anormalidades de linha média, laterais, apicais e distais das paredes vaginais anterior e posterior por meio de exame vaginal não demonstrou boa confiabilidade inter ou intraexaminadores. No entanto, a avaliação individual pode ajudar a determinar a gravidade do prolapso e esclarecer a anatomia caso se planeje correção cirúrgica (Barber, 1999; Whiteside, 2004).

Acredita-se que o prolapso apical seja a causa da maior parte das quedas de parede anterior e posterior. Portanto, deve-se ter atenção especial à relação entre o ápice e tais estruturas. O ápice deve ser recolocado em sua posição normal. Se com esta manobra for possível restaurar a sustentação anterior e posterior, considera-se que a malformação primária está no ápice.

O exame bimanual deve ser realizado para identificar outras patologias pélvicas. Recomendamos enfaticamente a avaliação da musculatura do soalho pélvico (Fig. 11-6, p. 314).

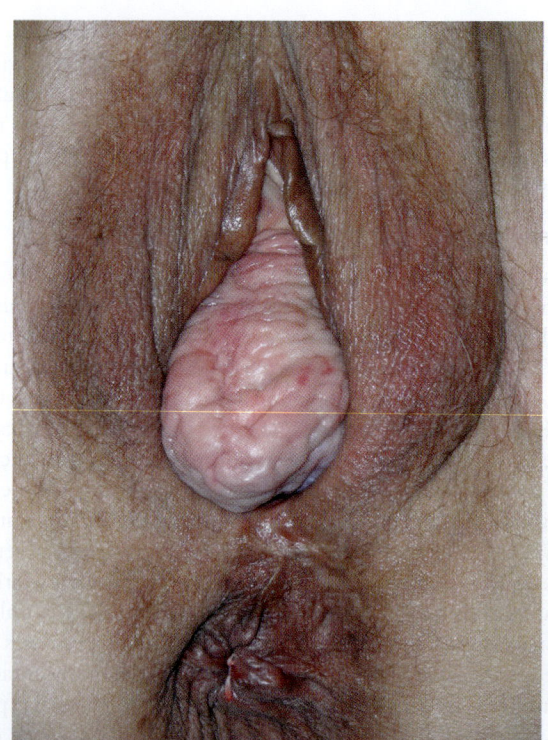

FIGURA 24-13 Fotografia mostrando anormalidade transversa da parede vaginal. Note a separação entre parede vaginal anterior e ápice e a presença de rugas, o que sugere que não é uma anormalidade de linha média ou central.

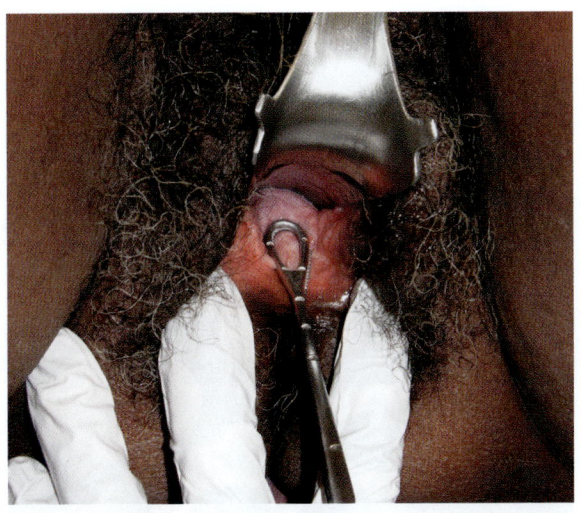

FIGURA 24-14 Fotografia mostrando o afastador vaginal deslocando a parede vaginal anterior. Isso permite a medição dos pontos Ap e Bp. Ap é sempre definido como um ponto isolado situado a 3 cm do hímen no sentido proximal.

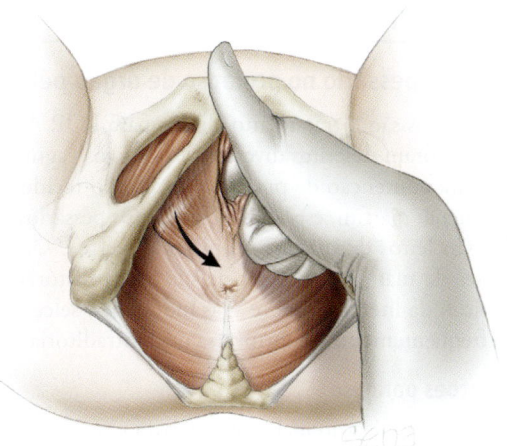

FIGURA 24-16 Desenho representando a avaliação da musculatura do soalho pélvico. O dedo indicador é posicionado 2 a 3 cm a partir do hímen, nas posições de 4 e 8 horas. O tônus e a força muscular são avaliados em repouso e durante contração. (*Imagem cedida pela Sra. Marie Send.*)

Esse exame é essencial caso a reabilitação do soalho esteja sendo considerada como forma de tratamento. Durante a avaliação, o dedo indicador é posicionado 1 a 3 cm para dentro do hímen, na posição de 4 e depois de 8 horas (**Fig. 24-16**). O tônus e a força muscular são avaliados em repouso usando a escala de Oxford de 0 a 5, na qual 5 representa tônus e força normais (Laycock, 2002). A simetria muscular também é avaliada. Músculos assimétricos, com anormalidades ou cicatrizes palpáveis, podem estar associados a parto com fórceps, episiotomia ou laceração.

ABORDAGEM DO TRATAMENTO

Para mulheres assintomáticas ou levemente sintomáticas, o tratamento expectante é apropriado. No entanto, para mulheres com prolapso significativo ou para aquelas com sintomas incômodos, pode-se optar entre tratamento cirúrgico e não cirúrgico. A escolha do tratamento depende de tipo e gravidade dos sintomas, idade e comorbidades clínicas, desejo de função sexual e/ou fertilidade futuras e fatores de risco para recorrência. O tratamento deve ter como objetivo o alívio dos sintomas, mas os benefícios devem sobrepujar os riscos.

Frequentemente, opta-se por uma combinação de abordagens não cirúrgicas e cirúrgicas. Os sintomas devem ser classificados de acordo com sua intensidade, e as opções existentes para cada um devem ser discutidas. Deve ser incluída uma estimativa da taxa de sucesso com base nas evidências disponíveis para cada opção de tratamento. No caso mais simples, uma paciente com prolapso de ápice vaginal sem ultrapassar o hímen, cujo sintoma seja somente abaulamento ou pressão pélvica, pode-se propor pessário ou tratamento cirúrgico. Nos casos mais complicados uma paciente com prolapso ultrapassando o anel himenal pode se queixar de abaulamento, constipação, incontinência urinária de urgência e dor pélvica. Os sintomas devem ser classificados em função de intensidade e importância de resolução. Para abordar todas as queixas, o tratamento pode envolver pessário ou cirurgia para o sintoma de abaulamento, assim como tratamento não cirúrgico para constipação, incontinência urinária de urgência e dor pélvica.

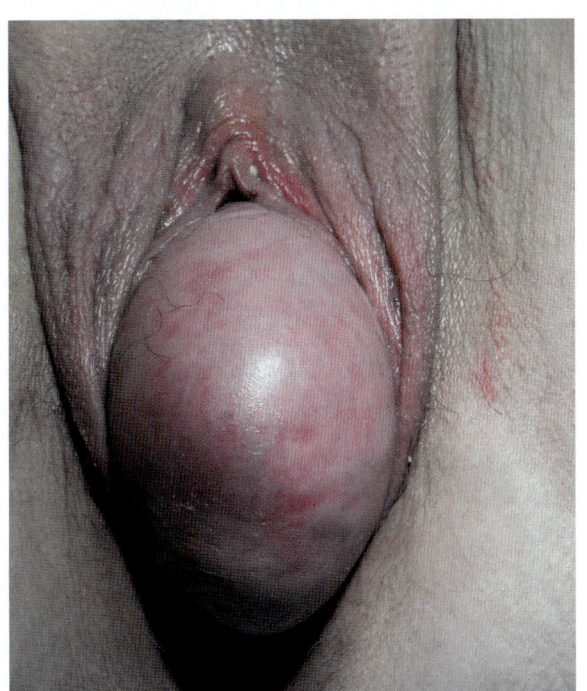

FIGURA 24-15 Fotografia de enterocele. Durante a avaliação, pode-se observar peristaltismo do intestino delgado atrás da parede vaginal. É mais comum encontrar enterocele no ápice vaginal, embora seja possível ocorrer nas paredes vaginais anterior e posterior.

TRATAMENTO NÃO CIRÚRGICO

Uso de pessário no prolapso de órgão pélvico

Os pessários são o tratamento clínico para POP. Ao longo da história, foram descritos diversos dispositivos vaginais e materiais para contenção de prolapso, incluindo tecido, madeira, cera, metal, marfim, esponjas e cortiça. Os pessários atuais em geral são feitos de silicone ou plástico inerte e são seguros e simples de manusear. Apesar de sua longa história de uso, a descrição da literatura sobre suas indicações, seleção e manuseio frequentemente é controversa ou contraditória.

Indicações para uso

O POP é a indicação mais comum para pessário vaginal. Tradicionalmente, os pessários têm sido reservados para mulheres que não estão aptas ou não querem ser submetidas à cirurgia. Em um levantamento feito entre membros da American Urogynecologic Society confirmou-se essa predileção entre ginecologistas com mais de 20 anos de prática (Cundiff, 2000). No entanto, o mesmo levantamento mostrou que ginecologistas mais jovens, particularmente aqueles que se descreveram como uroginecologistas, usam pessários como tratamento de primeira linha antes de recomendar cirurgia. Mulheres que passaram por pelo menos uma tentativa de tratamento cirúrgico sem alívio frequentemente preferem o pessário a uma nova cirurgia.

O pessário também pode ser útil em mulheres com prolapso associado à incontinência. Em um ensaio multicêntrico, randomizado e transversal, foram comparados dois tipos de pessário quanto ao alívio de sintomas de prolapso e de queixas urinárias. Nesse estudo, demonstrou-se que os pessários produziram melhora discreta nos sintomas urinários obstrutivos, irritativos e de esforço (Schaffer, 2006) (Cap. 23, p. 625).

Os pessários também podem ser usados para fins diagnósticos. Como discutido, é possível que os sintomas não se correlacionem com o tipo ou com a gravidade do prolapso. O uso de pessário por um curto período de tempo pode ser útil nesse processo. Mesmo que uma paciente recuse-se a usar pessário em longo prazo, é possível que concorde com uma tentativa em curto prazo para determinar se sua queixa principal é aliviada ou resolvida. O pessário também pode ser usado para diagnóstico, a fim de identificar que mulheres apresentam risco de incontinência urinária após cirurgia para correção do prolapso (Chaikin, 2000; Liang, 2004).

Tipos de pessários

Os pessários são divididos em duas grandes categorias: pessários para suporte e pessários para preenchimento de espaço (Fig. 24-17). Os pessários para suporte, como o pessário em anel, usam um mecanismo elástico que repousa no fórnice posterior e contra a porção posterior da sínfise púbica. A sustentação vaginal resulta da elevação da vagina superior pelo elástico, que é apoiado pela sínfise púbica. Pessários em anel podem ser produzidos como um anel circular simples ou como um anel com apoio que se assemelha a um grande diafragma contraceptivo (Fig. 24-18). Esses pessários são efetivos em mulheres com prolapsos de primeiro e segundo graus. Além disso, o diafrag-

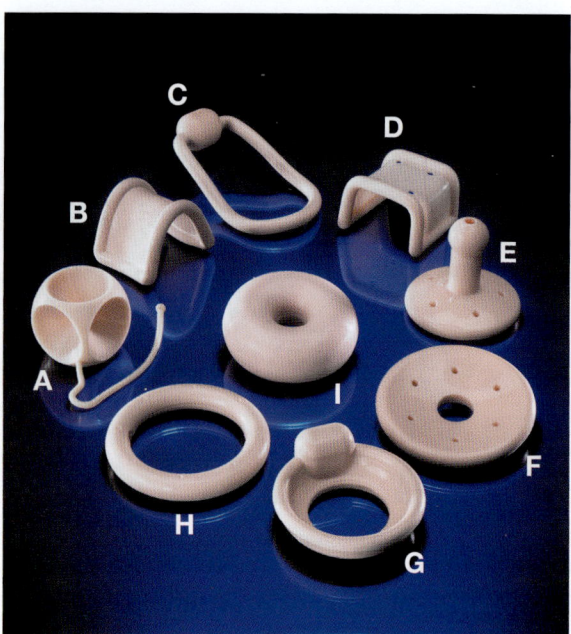

FIGURA 24-17 A fotografia mostra os tipos de pessários Mylex. **A**. Pessário cubo. **B**. Pessário Gehrung. **C**. Pessário Hodge com puxador. **D**. Pessário Regula. **E**. Pessário Gellhorn. **F**. Pessário Shaatz. **G**. Pessário em forma de prato para incontinência. **H**. Pessário em anel. **I**. Pessário *donut* (ou tipo rosca). *(Reproduzida, com permissão, de Cooper Surgical, Inc. Trumbull, CT.)*

ma de sustentação em anel é especialmente útil para mulheres com prolapso concomitante de parede vaginal anterior. Quando ajustado de maneira apropriada, o dispositivo deve situar-se anteriormente atrás da sínfise púbica e, posteriormente, atrás do colo uterino.

Em contrapartida, os pessários para preenchimento de espaço mantêm sua posição ao gerar um vácuo entre ele próprio e as paredes vaginais (em forma de cubo), criando um diâmetro maior que o hiato genital (em forma de rosca, tipo *donut*) ou utilizando ambos os mecanismos (Gellhorn). O Gellhorn frequentemente é usado para prolapso moderado a grave e para casos com procidência total. Ele contém um disco côncavo que se ajusta contra o colo ou contra a cúpula vaginal e uma haste que deve ficar em posição imediatamente cranial ao introito. O disco côncavo sustenta o ápice vaginal por mecanismo de sucção, e a haste é útil para a remoção do dispositivo. De todos os pessários, os mais comumente usados e estudados são o em anel e o Gellhorn.

Avaliação da paciente e instalação do pessário

A paciente deve participar ativamente da opção terapêutica pelo uso de pessário. O sucesso do tratamento depende de sua capacidade de utilizar corretamente seu pessário – seja sozinha ou com a ajuda de um cuidador – e de sua disponibilidade e desejo de comparecer às avaliações subsequentes. A eventual atrofia vaginal deve ser tratada antes ou concomitantemente ao início do uso do pessário. Nas mulheres que sejam candidatas adequadas à estrogenioterapia, recomenda-se o uso de creme vaginal de estrogênio (Tabela 22-6, p. 597). Um dos esquemas

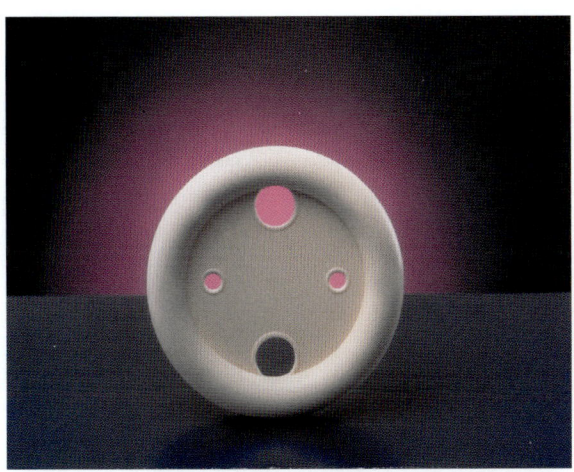

FIGURA 24-18 Pessário em anel Milex com suporte. *(Reproduzida, com permissão, de Cooper Surgical, Inc. Trumbull, CT.)*

preconizados é 1 g de creme de estrogênio equino conjugado aplicado todas as noites durante 2 semanas e, a partir de então, duas vezes por semana.

A escolha do tipo de dispositivo pode ser influenciada por fatores relacionados com a paciente, como estado hormonal, atividade sexual, histerectomia prévia, estágio e local do POP. Após a seleção do pessário, a mulher deve receber o maior tamanho que possa usar confortavelmente. Quando o pessário está ajustado de forma adequada, a paciente não percebe sua presença. Com envelhecimento, ganho e perda de peso, podem ser necessários outros tamanhos de pessário.

Em geral, a inserção de um pessário é feita com a mulher na posição de litotomia, após esvaziamento de bexiga e reto. Procede-se a exame de toque para avaliar o comprimento e a largura da vagina, e para estimativa inicial do tamanho do pessário. A Fig. 24-19 mostra a instalação de um pessário Gellhorn. Para a colocação de um pessário em anel, o dispositivo é mantido pela mão dominante do médico em posição dobrada. Aplica-se lubrificante no introito vaginal ou na borda do pessário. Afastando os lábios genitais, o pessário é inserido empurrando-o no sentido cranial e inferior contra a parede vaginal posterior. A seguir, o dedo indicador é introduzido no fórnice vaginal posterior para assegurar que o colo uterino esteja repousando acima do pessário. O dedo do médico deve deslizar entre as bordas laterais do pessário em anel e a parede vaginal lateral. O pessário deve estar bem ajustado, mas não apertado, à sínfise púbica e às paredes posterior e lateral da vagina. Excesso de pressão implica aumento do risco de dor.

Após a colocação do pessário, solicita-se à mulher que realize manobra de Valsalva, que pode deslocar um pessário ajustado de maneira inapropriada. A paciente deve ser capaz de andar, caminhar, tossir e urinar sem dificuldade ou desconforto. Após isso, segue-se uma instrução sobre a remoção e a colocação. Para a remoção do pessário em anel, insere-se o dedo indicador na vagina para apreender a borda do anel. Aplica-se tração ao longo do eixo vaginal para levar o anel em direção ao introito. No introito, o pessário pode ser pinçado entre o dedo indicador e o polegar e removido.

Idealmente, o pessário é removido à noite ou semanalmente, lavado com água e sabão e reposto na manhã seguinte. Após a consulta para ajuste inicial, a paciente deve ir para casa com instruções sobre como lidar com os problemas mais comumente encontrados (Tabela 24-7). Após a colocação inicial, deve-se agendar uma consulta de retorno após 1 a 2 semanas. Para as pacientes adaptadas ao manejo de seus pessários, as visitas de retorno podem ser semestrais. Para aquelas que se sintam incapazes ou que não desejem remover e recolocar o dispositivo sozinhas, o pessário pode ser removido e a vagina inspecionada no consultório médico a cada 2 ou 3 meses. Consultas com intervalos superiores podem levar à leucorreia e odor desagradáveis.

Complicações com o uso do pessário

Complicações sérias, como erosões em órgãos adjacentes, são raras com o uso apropriado e somente ocorrem após anos de negligência. A cada consulta de retorno, o pessário deve ser removido e a vagina inspecionada buscando por abrasões, erosões, ulcerações ou tecido de granulação (Fig. 24-20). Sangramento vaginal geralmente é um sinal precoce e não deve ser ignorado. *Úlceras causadas por pessário* ou abrasões são tratados mudando-se o tipo ou o tamanho do pessário para aliviar pontos de pressão ou removendo-se completamente o pessário até que ocorra a cura. *Úlceras de prolapso* têm o mesmo aspecto de úlceras de pessário, porém resultam de fricção da estrutura prolapsada contra as roupas da paciente. Essas úlceras são tratadas com o reposicionamento do prolapso por meio de pessário ou de cirurgia. Com frequências é necessário tratar a atrofia vaginal com estrogênio local. Como alternativa, lubrificantes à base de água aplicados ao pessário podem ajudar a prevenir essas complicações.

Não é comum haver dor pélvica com o uso de pessário. Isso em geral indica que o pessário escolhido é grande demais, havendo indicação para substituição por outro de menor tamanho. Todos os pessários tendem a reter secreções vaginais e obstruir a drenagem normal em algum grau. O odor resultante pode ser tratado encorajando a remoção mais frequente do dispositivo à noite, com lavagem e reinserção no dia seguinte. Como alternativa, a paciente pode usar o gel desodorante à base de pH, uma ou duas vezes por semana, ou aplicar duchas de água morna. O gel ajuda a restaurar e manter a acidez vaginal normal que auxilia na redução das bactérias causadoras de odor.

Exercícios para os músculos do soalho pélvico

Esses exercícios foram sugeridos como tratamento capaz de limitar a progressão e aliviar sintomas de prolapso. Também conhecidas como exercícios de Kegel, essas técnicas de fortalecimento muscular foram descritas no Capítulo 23 (p. 624). Há duas hipóteses que explicamos benefícios dos exercícios para os músculos do soalho pélvico como medida preventiva e para tratamento de prolapso (Bø, 2004). Primeiramente, a partir desses exercícios, as mulheres aprendem a contrair conscientemente os músculos antes e durante períodos com aumento na pressão abdominal, o que previne a deiscência do órgão. Além disso, o treinamento regular da força muscular aumenta o volume muscular permanente e a estrutura de sustentação.

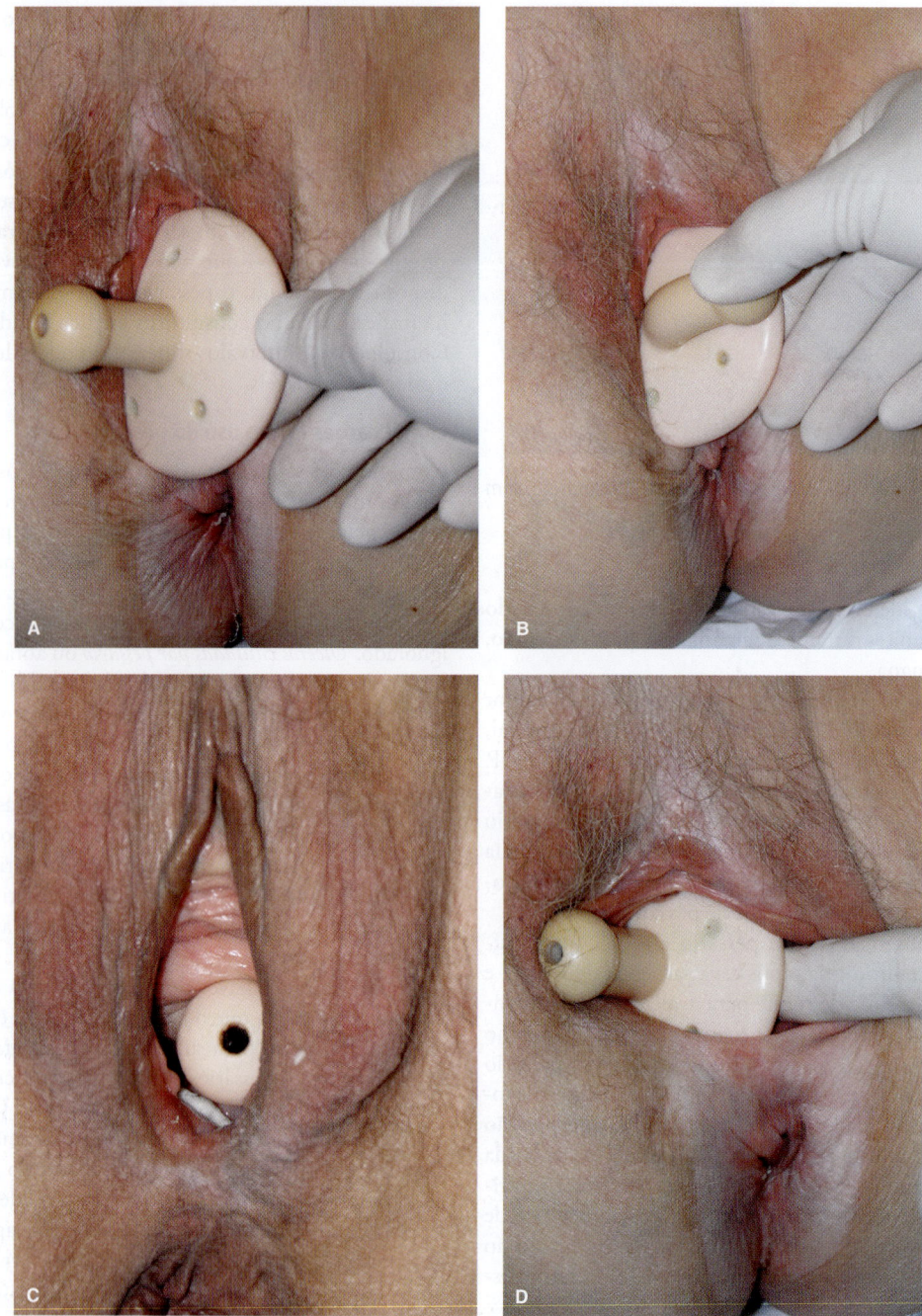

FIGURA 24-19 Fotografias mostrando a técnica para colocação e remoção de pessário Gellhorn. As Figuras **A**, **B** e **C** mostram a colocação. **D.** Para remover o pessário Gellhorn, coloca-se um dedo atrás do disco para neutralizar a pressão negativa antes da remoção.

Infelizmente, faltam evidências científicas de alta qualidade que confirmem o valor dos exercícios pélvicos para prevenção e tratamento de prolapso (Hagen, 2004). No entanto, os exercícios para o soalho pélvico têm risco mínimo e baixo custo. Por essa razão, podem ser indicados a mulheres assintomáticas ou levemente sintomáticas que estejam interessadas na prevenção da progressão da doença e que recusem outros tratamentos.

TRATAMENTO CIRÚRGICO

Procedimentos obliterativos

As duas abordagens para cirurgia de prolapso são a obliterativa e a reconstrutiva. Entre as abordagens obliterativas estão colpocleise de Lefort e colpocleise completa (ver Seções 43-24 e 43-25, p. 1.246). Esses procedimentos envolvem remoção extensa

TABELA 24-7 Diretrizes para os cuidados com o pessário

Tipo de pessário _____
Tamanho _____

1. Após a instalação inicial bem-sucedida do pessário, você será solicitada a retornar para uma consulta de acompanhamento em cerca de duas semanas. O propósito dessa consulta é verificar a colocação do pessário e examinar a vagina para assegurar que esteja sadia.

As consultas de acompanhamento seguirão a marcação a seguir:

No primeiro ano: a cada 3-6 meses

Do segundo ano em diante: a cada seis meses

Você deverá aprender a cuidar de seu pessário. Às pacientes que conseguem remover e inserir o pessário sozinhas, recomendamos retirá-lo semanalmente durante a noite, lavando-o com água morna e sabão. Essas pacientes devem consultar o médico pelo menos uma vez ao ano.

2. Segue-se uma lista de problemas que você poderá encontrar com o uso de pessário, assim como as recomendações para solucioná-los.

Problema	Solução
A. O pessário sai do lugar.	Guarde o pessário e entre em contato com o consultório médico. Será marcada uma consulta. Pode ser necessária uma alteração no tamanho ou no tipo de pessário.
B. Você sente dor pélvica.	Notifique seu médico. Caso o pessário tenha saído do lugar e você possa removê-lo, faça isso. Caso contrário, seu médico deverá removê-lo. Pode ser necessário mudar o tamanho ou o tipo de pessário.
C. Corrimento e odor vaginal.	Você pode fazer lavagens com água morna e talvez usar Trimo-San gel vaginal 1 a 3 vezes por semana.
D. Sangramento vaginal.	Sangramento vaginal pode ser um sinal de que o pessário está irritando o revestimento vaginal. Ligue para o consultório de seu médico e agende uma consulta.
E. Perda involuntária de urina	Algumas vezes, a suspensão obtida com o pessário pode causar perda involuntária de urina. Avise seu médico e discuta esse problema com ele.

O Trimo-San ajuda a restaurar e manter a acidez vaginal normal, reduzindo as bactérias causadoras de odor.
Retirada de Farrel, 1997, com permissão.

de epitélio vaginal, sutura das paredes vaginais anterior e posterior uma à outra, obliteração da cúpula vaginal e fechamento efetivo da vagina. Os procedimentos obliterativos são apropriados somente para pacientes idosas ou clinicamente comprometidas, que não tenham desejo de atividade sexual futura.

Os procedimentos obliterativos são tecnicamente mais fáceis, mais rápidos e oferecem taxas de sucesso superiores em comparação com os reconstrutivos. As taxas de sucesso para colpocleise variam de 91 a 100%, embora a qualidade dos estudos que produziram as evidências seja insuficiente (FitzGerald, 2006). Menos de 10% das pacientes manifestam arrependimento após colpocleise, frequentemente em razão de perda da atividade sexual (FitzGerald, 2006; Wheeler, 2005). Portanto, no processo de consentimento, deve-se incluir um diálogo franco e abrangente com a paciente e seu parceiro sobre o futuro da vida sexual do casal. Uma incontinência urinária de esforço latente pode ser revelada com a colpocleise em razão da tração para baixo exercida sobre a uretra. Entretanto, a morbidade de um procedimento anti-incontinência concomitante sobrepuja o eventual risco de incontinência, o que deve ser considerado antes de se indicar um procedimento cirúrgico adicional a uma paciente que talvez já tenha comprometimento clínico.

Procedimentos reconstrutivos

Essas cirurgias têm como objetivo restaurar a anatomia pélvica normal e são realizadas com maior frequência para tratamento de POP do que ao procedimentos obliterativos. Podem ser usadas as abordagens vaginal, abdominal, laparoscópica e robótica, e a opção deve ser feita a cada caso. No entanto, nos Estados Unidos, a maioria dos cirurgiões prefere a abordagem vaginal para correção de prolapso (Boyles, 2003; Brown, 2002; Brubaker, 2005b; Olsen, 1997).

A decisão de proceder a abordagem vaginal, abdominal ou minimamente invasiva depende de múltiplos fatores, incluindo as características específicas da paciente e a experiência do cirurgião. A abordagem abdominal parece ter vantagens em determinadas situações (Benson, 1996; Maher, 2004a, b). Entre essas situações estão mulheres submetidas anteriormente à abordagem vaginal sem sucesso, portadoras de vagina curta ou aquelas com maior risco de recorrência, como as jovens com prolapso grave. A abordagem vaginal, por sua vez, é mais rápida e proporciona retorno mais breve às atividades cotidianas.

Laparoscopia e cirurgia robótica

As abordagens laparoscópica e robótica para tratamento de prolapso têm-se tornado mais comuns. Os procedimentos incluem sacrocolpopexia, suspensão da cúpula vaginal com o ligamento uterossacral, reparo paravaginal, e reparo de retocele. Entretanto, os trabalhos avaliando os resultados de reconstrução pélvica laparoscópica em sua maioria são estudos de casos (Higgs, 2005). É difícil comparar as abordagens laparoscópica e cirúrgica aberta sem ensaios randomizados. No entanto, cirurgiões com habilidades laparoscópicas avançadas, capazes de realizar a mesma cirurgia por via laparoscópica, deveriam ter resultados equivalentes. A sacrocolpopexia laparoscópica robótica atualmente está sendo realizada em centros que possuem o da Vinci Surgical System (Seção 42-1, p. 1.101). Entretanto, até o momento, não há ensaios randomizados que demonstrem equivalência ou superioridade nos resultados com a abordagem robótica.

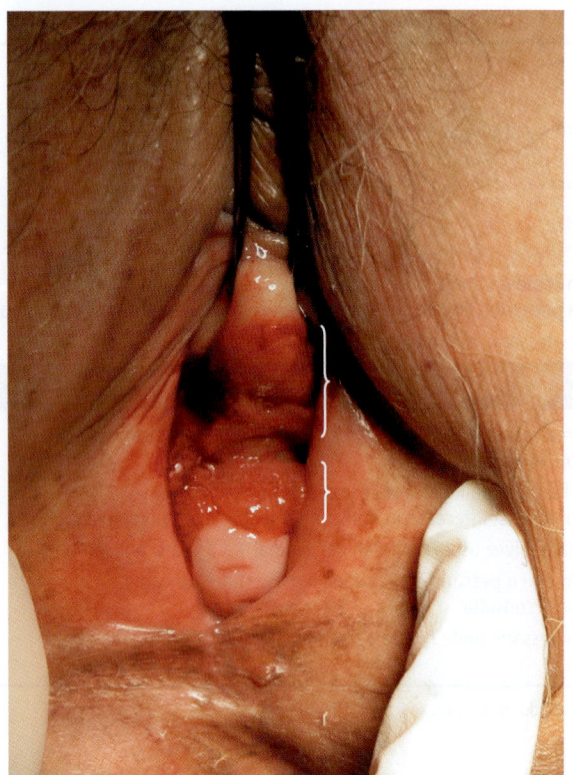

FIGURA 24-20 Fotografia mostrando tecido de granulação (colchetes brancos) envolvendo a parede vaginal anterior e posterior, como resultado de traumatismo por pessário.

Plano cirúrgico

O reparo de prolapso por abordagem reconstrutiva com frequência envolve uma combinação de procedimentos em diversos compartimentos vaginais. No entanto, a decisão sobre qual compartimento deve ser reparado nem sempre é fácil. No passado, dava-se preferência à abordagem dirigida à anormalidade para correção do prolapso. Com esta estratégia, todas as anormalidades atuais, latentes ou potencialmente compensatórias são avaliadas e corrigidas. No entanto, a opinião atual de especialistas sugere que áreas assintomáticas do prolapso nem sempre justificam a correção e que, na verdade, a cirurgia pode levar a novos sintomas. Por exemplo, a correção de um prolapso assintomático de parede posterior pode levar à dispareunia. Assim, a cirurgia deve ser concebida para aliviar sintomas *presentes*.

Compartimento anterior

Foram descritos muitos procedimentos para a correção de prolapso da parede anterior. Historicamente, a colporrafia anterior era a cirurgia mais comum, mesmo que as taxas de sucesso anatômico em longo prazo fossem baixas. Em um estudo randomizado comparando as três técnicas de colporrafia anterior (plicatura tradicional de linha média, correção ultralateral e plicatura tradicional com reforço lateral com tela sintética), Weber e colaboradores (2001b) encontraram taxa baixa de sucesso anatômico. Resultados anatômicos satisfatórios foram obtidos em somente 30% das pacientes do grupo tradicional, 46% do grupo ultralateral e 42% do grupo tradicional com tela. Essas diferenças não foram estatisticamente significativas. Apesar de serem realizadas com frequência, as taxas baixas de sucesso anatômico com a colporrafia anterior tradicional levaram à reavaliação dos conceitos de correção e ao desenvolvimento de outros procedimentos.

Apesar dessas limitações, quando se suspeita de anormalidade central ou de linha média, pode-se indicar colporrafia anterior (Seção 43-13, p. 1.214). Tela ou material biológico também podem ser usados em conjunto com a colporrafia anterior ou isoladamente. A tela é usada para reforçar a parede vaginal, sendo suturada lateralmente no local. No entanto, o uso da tela e de *kits* de tela para prolapso de parede vaginal anterior permanece sendo controverso (American College of Obstetricians and Gynecologists, 2007). Embora trabalhos recentes tenham demonstrado taxa maior de sucesso anatômico quando se utiliza tela para reparo de parede anterior, os riscos são significativos. Entre esses riscos estão erosão, dor e dispareunia, que serão discutidos adiante na página 654 (Sung, 2008).

Em muitos casos, o prolapso da parede vaginal anterior é causado por malformações fibromusculares no segmento apical anterior ou por descolamento do segmento apical anterior do ápice da vagina. Nessas situações, procedimentos de suspensão apical, como sacrocolpopexia abdominal ou suspensão da cúpula vaginal com ligamento uterossacral, reproduzirão a suspensão da parede vaginal anterior até o ápice reduzindo o prolapso de parede anterior. Com esses procedimentos, restabelece-se a continuidade entre as camadas fibromusculares anteriores e posteriores da vagina, para prevenir a formação de enterocele.

Alternativamente, caso haja suspeita de anormalidade lateral, a correção paravaginal pode ser realizada por meio de via de acesso vaginal, abdominal ou laparoscópica (Seção 43-14, p. 1.217). O reparo paravaginal é realizado refixando a camada fibromuscular da parede vaginal à fáscia do arco tendíneo pélvico.

Ápice vaginal

Há reconhecimento crescente de que a suspensão do ápice vaginal é a base para o sucesso na correção de prolapso. Alguns especialistas acreditam que a correção cirúrgica isolada das paredes anterior e posterior está condenada ao fracasso caso o ápice não esteja adequadamente apoiado (Brubaker, 2005a).

O ápice vaginal pode ser novamente suspenso por meio de diversos procedimentos, incluindo sacrocolpopexia abdominal, fixação ao ligamento sacroespinal (FLSE) ou suspensão da cúpula vaginal com ligamento uterossacral.

Sacrocolpopexia abdominal. Essa cirurgia suspende a cúpula vaginal até o sacro usando malha sintética. Entre as vantagens principais estão maior durabilidade do procedimento e conservação da anatomia vaginal normal. Por exemplo, em comparação com outros procedimentos de suspensão da cúpula vaginal, a sacrocolpopexia abdominal oferece maior mobilidade do ápice vaginal e evita o encurtamento vaginal. Além disso, a sacrocolpopexia proporciona correção permanente do prolapso apical, e as taxas de sucesso em longo prazo são de aproximadamente 90%. Esse procedimento pode ser usado primariamente ou como segunda cirurgia para mulheres com recorrência após insucesso com outras formas de correção de prolapso. A sacrocolpopexia pode ser realizada por meio de procedimento abdominal, laparoscópico ou robótico (Seção 43-17, p. 1.225). Quando a histerectomia estiver sendo realizada em conjunto com sacrocolpopexia, deve-se considerar realizar o procedimento por via supracervical em detrimento de histerectomia total abdominal. Com o colo uterino mantido *in situ*, supõe-se que haja redução no risco de erosão pós-operatória da malha no ápice vaginal. A explicação seria a não exposição da malha às bactérias vaginais que ocorreria com a abertura da vagina na histerectomia total abdominal. Além disso, o tecido conectivo firme do colo uterino permite um ponto adicional de fixação para a malha permanente.

Fixação ao ligamento sacroespinal.
Esse é um dos procedimentos mais populares para suspensão apical. O ápice vaginal é suspenso uni ou bilateralmente até o ligamento sacroespinal por abordagem vaginal extraperitoneal. Após o procedimento de fixação ao ligamento sacroespinal (FLSE), é incomum haver recorrência de prolapso apical. No entanto, ocorre prolapso de parede anterior em 6 a 28% das pacientes submetidas à cirurgia (Benson, 1996; Morley, 1988; Paraiso, 1996). Entre as complicações associadas à FLSE estão dor na nádega por envolvimento de nervo com as ligaduras de suporte em 3% e lesão vascular em 1% das pacientes (Sze, 1997a,b). Apesar de incomum, é possível haver hemorragia significativa com risco de morte seguindo-se a lesão de vasos sanguíneos localizados atrás do ligamento sacroespinal (Fig.38-6, p. 923).

Suspensão da cúpula vaginal com ligamento uterossacral.
Nesse procedimento, o ápice vaginal é fixado aos remanescentes do ligamento uterossacral ao nível das espinhas isquiáticas ou acima (Seções 43-19 e 43-20 p. 1.234). Realizada por via vaginal ou abdominal, acredita-se que a suspensão da cúpula vaginal com ligamento uterossacral seja capaz de recolocar o ápice vaginal em posição mais anatômica que a FLSE, que deflete a vagina posteriormente (Barber, 2000; Maher, 2004b; Shull, 2000).

Esse procedimento tem sido adotado por muitos cirurgiões nos Estados Unidos na tentativa de reduzir as taxas de recorrência do prolapso vaginal anterior após FLSE (Shull, 2000). Embora a suspensão da cúpula vaginal com ligamento uterossacro tenha ganho popularidade, os trabalhos que apoiam seu uso limitam-se a análise retrospectiva de séries de casos (Amundsen, 2003; Karram, 2001; Silva, 2006). Nesses estudos e em outros, as taxas de recorrência de prolapso vaginal anterior variam entre 1 e 7% e as taxas de recorrência geral entre 4 e 18%.

Histerectomia durante correção de prolapso
Nos Estados Unidos, frequentemente, procede-se à histerectomia concomitantemente a cirurgia de prolapso. Por outro lado, em muitos países europeus raramente este procedimento é realizado durante a reconstrução do soalho pélvico. Apesar de existirem argumentos para ambas as condutas, não foi realizada comparação com ensaios prospectivos randomizados.

Se houver prolapso apical ou uterino, a histerectomia facilitará a suspensão do ápice vaginal por meio dos procedimentos descritos. Caso não seja realizada histerectomia no contexto do prolapso apical, esses procedimentos devem ser modificados ou realizados procedimentos específicos para suspensão uterina (não descritos neste texto). Alternativamente, caso não haja prolapso apical ou do colo uterino, não há necessidade de histerectomia concomitante à correção de prolapso.

Compartimento posterior

Correção de enterocele.
O prolapso de parede vaginal posterior pode ser causado por enterocele ou retocele. Enterocele é definida como herniação de intestino delgado através da camada fibromuscular vaginal, em geral junto ao ápice vaginal. A descontinuidade das camadas fibromusculares das paredes vaginais anterior e posterior permite essa herniação. Assim, a correção da enterocele tem como meta reatar as camadas fibromusculares. Caso o prolapso da parede posterior seja causado por enterocele, a correção da anormalidade deve reduzir esse prolapso.

Correção da retocele.
Há várias técnicas disponíveis para correção de prolapso de parede vaginal posterior causado por retocele. A colporrafia posterior tradicional tem como objetivo reconstruir a camada fibromuscular entre reto e vagina por meio de plicatura fibromuscular na linha média (Seção 43-15. p. 1.219). A taxa de cura anatômica varia entre 76 e 96% e a maioria dos estudos relata melhora acima de 75% dos sintomas de abaulamento (Cundiff, 2004). Para estreitar o hiato genital e prevenir recorrência, alguns cirurgiões fazem uma plicatura dos músculos levantadores do ânus concomitante com a correção posterior. No entanto, essa prática pode contribuir para as taxas de dispareunia de 12 a 27% (Khan, 1997; Mellegnen, 1995; Weber, 2000). Assim, é melhor evitá-la em mulheres sexualmente ativas.

Correção posterior específica localizada.
Essa abordagem ao prolapso da parede vaginal posterior foi descrita inicialmente por Richardson em 1993. A correção tem como base a suposição de que há rupturas específicas na camada fibromuscular que podem ser identificadas e corrigidas separadamente (Seção 43-15, p. 1.219). As malformações podem ser de linha média, laterais, distais ou superiores (Fig. 24-21). Essa abordagem é conceitualmente análoga à de uma hérnia fascial, na qual a ruptura fascial é identificada e reparada. Assim, sua vantagem teórica está na restauração da anatomia normal, e não na plicatura de tecido na linha média.

A correção específica localizada vem ganhando aceitação ampla; no entanto, as taxas de cura anatômica variam de 56 a 100%, similares àquelas da colporrafia posterior tradicional (Muir, 2007). Além disso, os resultados anatômicos e funcionais em longo prazo ainda não são conhecidos.

Reforço com malha (tela).
Na tentativa de reduzir a recorrência de prolapso, têm-se utilizado aloimplantes, xenoimplantes ou implante de malha sintética (tela) associados à colporrafia posterior ou correção específica de local. Em geral, o implante é posicionado após ter-se completado a colporrafia ou a correção específica de local. Além disso, em situações nas quais a camada fibromuscular não possa ser identificada para realizar aplicatura de linha média ou a correção específica de local, o implante pode ser a única opção cirúrgica.

A malha é suturada lateralmente no local com um número mínimo de suturas. Se tecnicamente possível, o implante é preso ao ápice vaginal e ao ligamento uterossacral. Distalmente, o implante é fixado ao corpo perineal.

A eficácia e a segurança do implante de aumento na parede vaginal posterior não foram estabelecidas. Paraiso e colaboradores (2006) randomizaram 105 mulheres para colporrafia

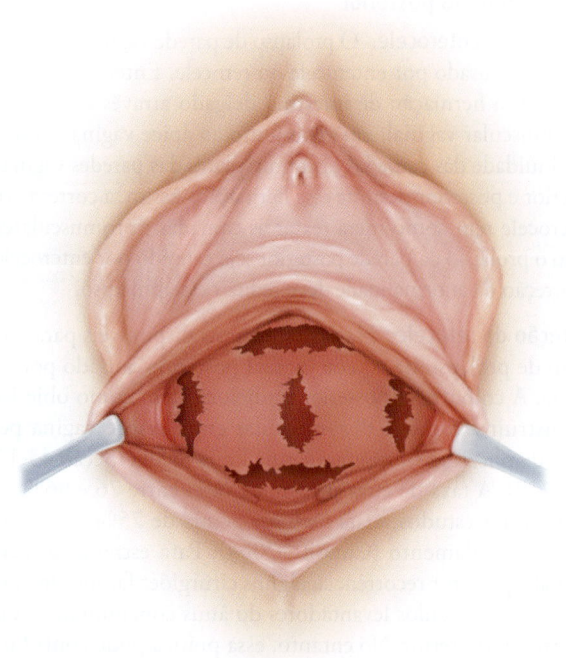

FIGURA 24-21 Desenho ilustrando anormalidades de parede vaginal posterior. Essas anormalidades podem ser de linha média, laterais, distais ou apicais. *(Retirada de Richardson, 1993, com permissão.)*

posterior e correção específica de local com ou sem enxerto-submucoso de intestino delgado de porco. Após um ano, aquelas com enxerto de aumento apresentaram taxa de insucesso anatômico significativamente mais alta (46%) do que aquelas que receberam correção específica de local (22%) ou colporrafia posterior (14%). Serão necessários mais trabalhos de pesquisa para determinar a segurança, a eficácia e o material ideal para o implante de aumento na parede posterior.

Sacrocolpoperineopexia. Essa modificação da sacrocolpopexia pode ser escolhida para correção da queda de parede vaginal posterior quando se emprega abordagem abdominal para outros procedimentos de prolapso ou quando é necessário tratamento de descenço perineal (Cundiff, 1997; Lyons, 1997; Sullivan, 2001; Visco, 2001). Com esse procedimento, a malha (tela) para sacrocolpopexia posterior é estendida para baixo da parede vaginal posterior até o corpo perineal. Em diversas séries de casos, as taxas de cura anatômica foram superiores a 75%.

Períneo

O períneo fornece apoio distal para a parede vaginal posterior e para a parede retal anterior, ancorando essas estruturas ao soalho pélvico. Um corpo perineal rompido permitirá que haja queda da vagina distal e do reto, contribuindo para ampliação do hiato do levantador.

A perineorrafia com frequência é realizada em conjunto com a colporrafia posterior para recriar a anatomia normal (Seção 43-16, p. 1.223). Durante a cirurgia, o períneo é reconstruído por meio de plicatura de linha média dos músculos perineais e do tecido conectivo. É importante notar que uma plicatura agressiva pode estenosar o introito, criando uma aresta na parede vaginal posterior e levando à dispareunia vestibular. No entanto, em uma mulher que não seja sexualmente ativa, acredita-se que a perineorrafia alta com estenose intencional do introito possa reduzir o risco de recorrência de prolapso da parede posterior.

O uso de tela e outros materiais na cirurgia pélvica reconstrutiva

Indicações de tela. Aproximadamente 30% das mulheres que são submetidas à cirurgia para prolapso necessitam repetir a cirurgia em razão de recorrência (Olsen, 1997). Assim, deve haver um esforço contínuo para aprimorar os procedimentos e os resultados cirúrgicos.

O uso de tela sintética para sacrocolpopexia e para alças mediouretrais tem sido amplamente estudado, e é seguro e efetivo. Observa-se erosão da tela em uma pequena percentagem dos casos, mas a complicação pode ser conduzida com tratamento local usando estrogênio e excisão parcial da tela de parede vaginal. Raramente é indicada excisão total da tela. Com o objetivo de reduzir as taxas de erosão, os cirurgiões têm utilizado material biológico, incluindo fáscia de cadáver. No entanto, taxas altas de recorrência de prolapso foram associadas a esse material (FitzGerald, 1999, 2004; Gregory, 2005). Consequentemente, recomenda-se o uso de tela sintética para sacrocolpopexia e alças mediouretrais.

O uso de enxertos biológicos ou de telas sintéticos para outras cirurgias pélvicas reconstrutivas transvaginais expandiu-se rapidamente, mesmo na ausência de dados que corroborem suas segurança e eficácia em longo prazo. Alguns cirurgiões usam enxertos ou telas rotineiramente, outros nunca os utilizam e alguns somente para indicações específicas. O uso seletivo pode incluir: (1) necessidade de preenchimento de espaço, (2) ausência ou debilidade do tecido conectivo, (3) doença do tecido conectivo, (4) risco elevado de recorrência (obesidade, pressão intra-abdominal cronicamente aumentada e idade jovem) e (5) vagina encurtada

Apesar do uso comum de tela ou de enxertos, em uma revisão sistemática do seu uso em reparo transvaginal de prolapso, não foram encontrados dados científicos de alta qualidade para corroborar esta prática (Sung, 2008). Desde essa revisão, vários ensaios prospectivos randomizados concluíram que a colporrafia anterior com tela produziu taxas mais altas de sucesso do tratamento em curto prazo em comparação com o mesmo procedimento sem uso de tela. Entretanto, nesses estudos, houve associação a mais complicações e efeitos adversos pós-operatórios com o uso de tela (Altman, 2011). Em 2011, a FDA relatou complicações potencialmente graves associadas ao uso cirúrgico de tela para reparo transvaginal de POP. Entre as complicações observadas estão erosão da tela, fibrose, dor e dispareunia. Além disso, a tela sintética pode ser parcialmente absorvida, dificultando sua remoção. Portanto, as complicações podem ser irreversíveis. Consequentemente, a FDA determinou que os médicos devem ponderar riscos e benefícios teóricos para cada paciente. O American College of Obstetricians and Gynecologists (2007) concorda com tais preocupações.

Prolapso de Órgão Pélvico

TABELA 24-8 Tipos de tela cirúrgica

Tipo I:	Macroporosas. Tamanho dos poros > 75 μm (tamanho necessário para infiltração de macrófagos, fibroblastos, vasos sanguíneos em angiogênese e fibras de colágeno) *GyneMesh, Atrium, Marlex, Prolene*
Tipo II:	Microporosas. Tamanho dos poros < 10 μm em pelo menos uma dimensão *Gore-Tex*
Tipo III:	Adesivo macroporoso com filamentos ou com um componente microporoso *Teflon, Mersilene, Surgipro, MycroMesh*
Tipo IV:	Submicrônica. Tamanho dos poros < 1 μm. Frequentemente usada em associação com tela tipo I para prevenção de aderências intraperitoneais *Silastic, Cellgard, Preclude*

Compilada de Amid, 1997.

Material da tela. Cirurgiões que utilizem telas ou implantes devem estar familiarizados com os diferentes tipos disponíveis e suas características. Implantes biológicos podem ser autólogos, aloenxertos ou xenoenxertos. Enxertos *autólogos* são aqueles obtidos de outra parte do corpo, como a fáscia do reto abdominal ou a fáscia lata da coxa. A morbidade é baixa, mas pode incluir aumento do tempo cirúrgico, dor, hematoma ou debilidade da fáscia no sítio de coleta. *Aloenxertos* são aqueles originados de fonte humana que não o paciente e incluem fáscia ou derme de cadáveres. *Xenoenxertos* são tecidos biológicos obtidos de uma fonte ou espécie estranha ao paciente, como derme suína, submucosa do intestino delgado de porco ou pericárdio bovino. Materiais biológicos apresentam propriedades biomecânicas variáveis e, como dito anteriormente, estão associados a taxas altas de recorrência de prolapso. Assim, as recomendações sobre situações clínicas apropriadas para uso de material biológico são limitadas.

As telas sintéticas são classificadas nos tipos I a IV, com base no tamanho dos poros (Tabela 24-8 e Fig. 24-22) (Amid, 1997). O tamanho dos poros é a propriedade mais importante da tela sintética. As bactérias geralmente medem menos de 1 μm, e os granulócitos e os macrófagos normalmente são maiores do que 10 μm. Assim, uma malha com poros < 10 μm pode permitir a infiltração de bactérias, mas não de macrófagos e predispõe à infecção. Dessa forma, a malha do tipo I apresenta taxa mais baixa de infecção em comparação com as dos tipos II e III. O tamanho dos poros também é a base para crescimento dos tecidos para incorporação, angiogênese, flexibilidade e força. Tamanhos de poro entre 50 e 200 μm possibilitam maior incorporação aos tecidos e infiltração de colágeno, novamente favorecendo a malha tipo I. As malhas são de monofilamento ou multifilamento. Malhas de multifilamento possuem poros intrafibra menores que podem abrigar bactérias. Consequentemente, são recomendadas malhas monofilamento. Considerando esses dados, o consenso é que, caso seja usada malha sintética, a melhor opção para cirurgia reconstrutiva da pelve é a malha de monofilamento do tipo I.

A técnica de aumento com tela ou enxerto indubitavelmente persistirá considerando as baixas taxas de cura obtidas atualmente com a correção transvaginal tradicional. Contudo, as evidências para orientar o cirurgião e informar as pacientes sobre eficácia e segurança são insuficientes. Além disso, a adoção prematura incentivada pela indústria de materiais e procedimentos não testados, historicamente, levou a complicações inaceitáveis. Por esses motivos, estudos prospectivos randomizados comparando as correções tradicionais com o uso de enxerto ou tela são urgentemente necessários.

Cirurgia concomitante para prolapso e incontinência

Antes de cirurgia para correção de prolapso, as mulheres devem ser investigadas para incontinência urinária de esforço (IUE) (Cap. 23, p. 616). Aquelas com sintomas incômodos de IUE devem ser consideradas para cirurgia concomitante anti-incontinência. No entanto, em mulheres assintomáticas, é possível que haja incontinência de esforço latente revelada pelo procedimento, ou a correção do prolapso pode produzir quadro de IUE *de novo*. Portanto, recomenda-se a realização de exame urodinâmico pré-operatório realizado com redução do prolapso. Caso se confirme IUE, deve-se considerar a possibilidade de indicar cirurgia

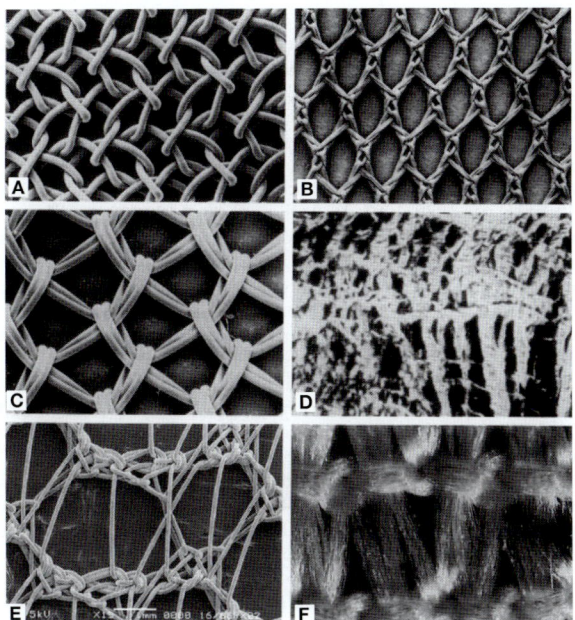

FIGURA 24-22 Fotografia mostrando os diversos tipos de malha cirúrgica. **A.** Marlex. **B.** Mersilene. **C.** Prolene. **D.** Gore-Tex. **E.** Gynemesh-PS. **F.** Malha para plastia com alça intravaginal. *(Retirada de Iglesia, 1997, com permissão.)*

concomitante contra-incontinência. Essa tem sido uma decisão difícil para pacientes e cirurgiões, uma vez que se está propondo um procedimento de risco conhecido para um problema que no momento não existe e que pode não se desenvolver. No entanto, o ensaio CARE (do inglês Colpopexy and Urinary Reduction Efforts) ajudou a esclarecer a questão (Brubaker, 2006). Mulheres a serem submetidas à sacrocolpopexia abdominal para correção de prolapso (parede vaginal anterior de grau 2 ou superior) e que não apresentavam sintomas de IUE foram randomizadas para serem ou não submetidas à colpossuspensão de Burch concomitante. Exames urodinâmicos pré-operatórios foram realizados, mas os médicos não tiveram acesso a seus resultados. Três meses após a cirurgia, 24% das mulheres no grupo Burch e 44% no grupo-controle apresentavam um ou mais critérios para IUE. A incontinência foi considerada incômoda em 6% das mulheres no grupo Burch e em 24% no grupo-controle.

Esses dados podem ser interpretados de diversas maneiras. Pode-se argumentar que todas as mulheres submetidas à sacrocolpopexia para prolapso da parede vaginal anterior estágio 2 ou superior devam ser submetidas à colpossuspensão de Burch, já que 44% irão desenvolver sintomas de IUE. No entanto, o argumento contrário é que somente 24% irão desenvolver sintomas incômodos de incontinência, ou seja, três quartos das mulheres seriam submetidas a uma cirurgia desnecessária.

É importante observar que esse estudo forneceu evidências de nível 1 a serem utilizadas pelo cirurgião durante o aconselhamento de pacientes. Os autores desse estudo advertem que esses dados não podem ser extrapolados a outras cirurgias de prolapso e incontinência. No entanto, na falta de outras evidências de nível 1, os cirurgiões podem usar essa informação para o planejamento cirúrgico e para as discussões pré-cirúrgicas com as pacientes.

■ Definindo o que seja sucesso cirúrgico

Na preparação para correção cirúrgica de prolapso, a paciente deve ser esclarecida sobre os resultados esperados, e o cirurgião deve conhecer as expectativas da paciente. O sucesso do tratamento varia amplamente em função da definição de sucesso. Assim, cirurgião e paciente devem concordar sobre os resultados desejados. Em geral, as pacientes buscam alívio dos sintomas, e os cirurgiões podem considerar como sucesso a restauração da anatomia. No ensaio CARE, a ausência de sintomas de abaulamento vaginal manteve relação estatisticamente mais forte com avaliações de melhora geral e sucesso cirúrgico por parte das pacientes, em detrimento do sucesso anatômico como critério isolado (Barber, 2009). Recomenda-se, portanto, que, além dos critérios anatômicos, o sucesso da cirurgia seja definido por ausência de sintomas de abaulamento.

REFERÊNCIAS

Adams E, Thomson A, Maher C: Mechanical devices for pelvic organ prolapse in women. Cochrane Database Syst Rev 2:CD004010, 2004
Altman D, VŠyrynen T, Engh ME, et al: Anterior colporrhaphy versus transvaginal mesh for pelvic-organ prolapse. N Engl J Med 364(19):1826, 2011
American College of Obstetricians and Gynecologists: Cesarean delivery on maternal request. Committee Opinion No. 394, December 2007
American College of Obstetricians and Gynecologists: Pelvic organ prolapse. Practice Bulletin No. 85, September, 2007
Amid PK: Classification of biomaterials and their related complications in abdominal wall hernia surgery. Hernia 1:15, 1997
Amundsen CL, Flynn BJ, Webster GD: Anatomical correction of vaginal vault prolapse by uterosacral ligament fixation in women who also require a pubovaginal sling. J Urol 169:1770, 2003
Baden WF, Walker T: Fundamentals, symptoms and classification. In Surgical Repair of Vaginal Defect. Philadelphia, JB Lippincott, 1992, p 14
Baden WF, Walker TA: Genesis of the vaginal profile: a correlated classification of vaginal relaxation. Clin Obstet Gynecol 15:1048, 1972
Barber MD: Symptoms and outcome measures of pelvic organ prolapse. Clin Obstet Gynecol 48:648, 2005a
Barber MD, Brubaker L, Nygaard I, et al: Defining success after surgery for pelvic organ prolapse. Obstet Gynecol 114:600, 2009
Barber MD, Cundiff GW, Weidner AC, et al: Accuracy of clinical assessment of paravaginal defects in women with anterior wall prolapse. Am J Obstet Gynecol 181:87, 1999
Barber MD, Visco AG, Weidner AC, et al: Bilateral uterosacral ligament vaginal vault suspension with site-specific endopelvic fascia defect repair for treatment of pelvic organ prolapse. Am J Obstet Gynecol 183:1402, 2000
Barber MD, Walters MD, Bump RC: Association of the magnitude of pelvic organ prolapse and presence and severity of symptoms. J Pelvic Med Surg 9:208, 2003
Barber MD, Walters MD, Bump RC: Short forms of two condition-specifi c quality-of-life questionnaires for women with pelvic floor disorders (PFDI-20 and PFIQ-7). Am J Obstet Gynecol 193:103, 2005b
Benson JT, Lucente V, McClellan E: Vaginal versus abdominal reconstructive surgery for the treatment of pelvic support defects: a prospective randomized study with long-term outcome evaluation. Am J Obstet Gynecol 175:1418, 1996
Bland DR, Earle BB, Vitolins MZ, et al: Use of the Pelvic Organ Prolapse staging system of the International Continence Society, American Urogynecologic Society, and the Society of Gynecologic Surgeons in perimenopausal women. Am J Obstet Gynecol 181:1324, 1999
Blandon RE, Bharucha AE, Melton LJ 3rd, et al: Risk factors for pelvic fl oor repair after hysterectomy. Obstet Gynecol 113(3):601, 2009
Bø K: Pelvic floor muscle training is effective in treatment of stress urinary incontinence, but how does it work? Int Urogynecol J 15:76, 2004
Boreham M, Marinis S, Keller P, et al: Gene expression profiling of the pubococcygeus in premenopausal women with pelvic organ prolapse. J Pelv Med Surg 4:253, 2009
Boreham MK, Miller RT, Schaffer JI, et al: Smooth muscle myosin heavy chain and caldesmon expression in the anterior vaginal wall of women with and without pelvic organ prolapse. Am J Obstet Gynecol 185:944, 2001
Boreham MK, Wai CY, Miller RT, et al: Morphometric analysis of smooth muscle in the anterior vaginal wall of women with pelvic organ prolapse. Am J Obstet Gynecol 187:56, 2002a
Boreham MK, Wai CY, Miller RT, et al: Morphometric properties of the posterior vaginal wall in women with pelvic organ prolapse. Am J Obstet Gynecol 187:1501, 2002b
Boyles SH, Weber AM, Meyn L: Procedures for pelvic organ prolapse in the United States, 1979–1997. Am J Obstet Gynecol 188:108, 2003
Bradley CS, Nygaard IE: Vaginal wall descensus and pelvic floor symptoms in older women. Obstet Gynecol 106:759, 2005
Brincat M, Moniz CF, Studd JWW, et al: Sex hormone and skin collagen content in postmenopausal women. BMJ 287:1337, 1983
Brown JS, Waetjien LE, Subak LL, et al: Pelvic organ prolapse surgery in the United States, 1997. Am J Obstet Gynecol 186:712, 2002
Brubaker L: Burch colposuspension at the time of sacrocolpopexy in stress continent women reduces bothersome stress urinary symptoms: the CARE randomized trial. J Pelvic Surg 11(Suppl 1):S5, 2005a
Brubaker L, Bump R, Fynes M, et al: Surgery for pelvic organ prolapse. In Abrams P, Cardozo L, Khoury W, et al (eds): 3rd International Consultation on Incontinence. Paris: Health Publication, 2005b, p 1371
Brubaker L, Cundiff GW, Fine P, et al: Pelvic Floor Disorders Network. Abdominal sacrocolpopexy with Burch colposuspension to reduce urinary stress incontinence. N Engl J Med 354:1557, 2006
Bump RC, Mattiasson A, Bø K, et al: The standardization of terminology of female pelvic organ prolapse and pelvic floor dysfunction. Am J Obstet Gynecol 175:10, 1996
Burrows LJ, Meyn LA, Walters MD, et al: Pelvic symptoms in women with pelvic organ prolapse. Obstet Gynecol 104:982, 2004
Carley ME, Schaffer J: Urinary incontinence and pelvic organ prolapse in women with Marfan or Ehlers Danlos syndrome. Am J Obstet Gynecol 182:1021, 2000

Carroli G, Belizan J: Episiotomy for vaginal birth. Cochrane Database Syst Rev 2:CD000081, 2000

Chaikin DC, Groutz A, Blaivas JG: Predicting the need for anti-incontinence surgery in continent women undergoing repair of severe urogenital prolapse. J Urol 163:531, 2000

Cundiff GW, Fenner D: Evaluation and treatment of women with rectocele: focus on associated defecatory and sexual dysfunction. Obstet Gynecol 104: 1403, 2004

Cundiff GW, Harris RL, Coates K, et al: Abdominal sacral colpoperineopexy: a new approach for correction of posterior compartment defects and perineal descent associated with vaginal vault prolapse. Am J Obstet Gynecol 177: 1345, 1997

Cundiff GW, Weidner AC, Visco AG, et al: A survey of pessary use by the membership of the American Urogynecologic Society. Obstet Gynecol 95: 931, 2000

DeLancey JO: Anatomy and biomechanics of genital prolapse. Clin Obstet Gynecol 36:897, 1993

DeLancey JOL: Anatomic aspects of vaginal eversion after hysterectomy. Am J Obstet Gynecol 166:1717, 1992

Ellerkmann RM, Cundiff GW, Melick CF, et al: Correlation of symptoms with location and severity of pelvic organ prolapse. Am J Obstet Gynecol 185:1332, 2001

Farrell SA: Practical advice for ring pessary fitting and management. J SOGC 19:625, 1997

FitzGerald MP, Edwards SR, Fenner D: Medium-term follow-up on use of freeze-dried, irradiated donor fascia for sacrocolpopexy and sling procedures. Int Urogynecol J Pelvic Floor Dysfunct 15(4):238, 2004

FitzGerald MP, Kulkarni N, Fenner D: Postoperative resolution of urinary retention in patients with advanced pelvic organ prolapse. Am J Obstet Gynecol 183:1361, 2000

FitzGerald MP, Mollenhauer J, Bitterman P, et al: Functional failure of fascia lata allografts. Am J Obstet Gynecol 181:1339, 1999

FitzGerald MP, Richter HE, Sohail S, et al: Colpocleisis: a review. Int Urogynecol J 17:261, 2006

Flynn MK, Amundsen CL: Diagnosis of pelvic organ prolapse. In Chapple CR, Zimmern PE, Brubaker L, et al (eds): Multidisciplinary Management of Female Pelvic Floor Disorders. Philadelphia, Elsevier, 2006, p 118

Gilpin SA, Gosling JA, Smith AR, et al: The pathogenesis of genitourinary prolapse and stress incontinence of urine. A histological and histochemical study. Br J Obstet Gynaecol 96:15, 1989

Gregory WT, Otto LN, Bergstrom JO, et al: Surgical outcome of abdominal sacrocolpopexy with synthetic mesh versus abdominal sacrocolpopexy with cadaveric fascia lata. Int Urogynecol J Pelvic Floor Dysfunct 16:369, 2005

Hagen S, Stark D, Maher C, et al: Conservative management of pelvic organ prolapse in women. Cochrane Database Syst Rev (2):CD003882, 2004

Handa VL, Cundiff G, Chang HH, et al: Female sexual function and pelvic floor disorders. Obstet Gynecol 111(5):1045, 2008

Hanzal E, Berger E, Koelbl H: Levator ani muscle morphology and recurrent genuine stress incontinence. Obstet Gynecol 81:426, 1993

Harris T, Bent A: Genital prolapse with and without urinary incontinence. J Reprod Med 35:792, 1990

Haylen BT, de Ridder D, Freeman RM, et al: An International Urogynecologic Association (IUGA)/International Continence Society (ICS) joint report on the terminology for female pelvic floor dysfunction. Int Urogynecol J Pelvic Floor Dysfunct 21:5, 2010

Heit M, Benson JT, Russell B, et al: Levator ani muscle in women with genitourinary prolapse: indirect assessment by muscle histopathology. Neurourol Urodyn 15:17, 1996

Heit M, Culligan P, Rosenquist C, et al: Is pelvic organ prolapse a cause of pelvic or low back pain? Obstet Gynecol 99:23, 2002

Hendrix SL, Clark A, Nygaard I, et al: Pelvic organ prolapse in the Women's Health Initiative: gravity and gravidity. Am J Obstet Gynecol 186:1160, 2002

Higgs PF, Chua HL, Smith AR: Long-term review of laparoscopic sacrocolpopexy. BJOG 112:1134, 2005

Iglesia CB, Fenner DE, Brubaker L: The use of mesh in gynecologic surgery. Int Urogynecol J Pelvic Floor Dysfunct 8(2):105, 1997

Jelovsek JE, Barber MD, Paraiso MFR, et al: Functional bowel and anorectal disorders in patients with pelvic organ prolapse and incontinence. Am J Obstet Gynecol 193:2105, 2005

Jorgensen S, Hein HO, Gyntelberg F: Heavy lifting at work and risk of genital prolapse and herniated lumbar disc in assistant nurses. Occup Med (Lond) 44:47, 1994

Kahn MA, Breitkopf CR, Valley MT, et al: Pelvic Organ Support Study (POSST) and bowel symptoms: straining at stool is associated with perineal and anterior vaginal descent in a general gynecologic population. Am J Obstet Gynecol 192:1516, 2005

Kahn MA, Stanton SL: Posterior colporrhaphy: its effects on bowel and sexual function. Br J Obstet Gynaecol 104:82, 1997

Karram M, Goldwassar S, Kleeman S, et al: High uterosacral vaginal vault suspension with fascial reconstruction for vaginal repair of enterocele and vaginal vault prolapse. Am J Obstet Gynecol 185:1339, 2001

Kenton K, Shott S, Brubaker L: Outcomes after rectovaginal fascia reattachment for rectocele repair. Am J Obstet Gynecol 181:1360, 1999

Kim S, Harvey MA, Johnston S: A review of the epidemiology and pathophysiology of pelvic floor dysfunction: do racial differences matter? J Obstet Gynaecol Cancer 27:251, 2005

Koelbl H, Strassegger H, Riss PA, et al: Morphologic and functional aspects of pelvic floor muscles in patients with pelvic relaxation and genuine stress incontinence. Obstet Gynecol 74:789, 1989

Laycock J: Patient assessment. In Laycock J, Haslam J (eds): Th erapeutic Management of Incontinence and Pelvic Pain. Pelvic Organ Disorders. London, Springer-Verlag London, 2002, p 52

Liang CC, Chang YL, Chang SD, et al: Pessary test to predict postoperative urinary incontinence in women undergoing hysterectomy for prolapse. Obstet Gynecol 104:795, 2004

Lyons TL, Winer WK: Laparoscopic rectocele repair using polyglactin mesh. J Am Assoc Gynecol Laparosc 4:381, 1997

Maher C, Baessler K, Glazener CMA, et al: Surgical management of pelvic organ prolapse in women. Cochrane Database Syst Rev 4:CD004014, 2004a

Maher CF, Qatawneh AM, Dwyer PL, et al: Abdominal sacral colpopexy or vaginal sacrospinous colpopexy for vaginal vault prolapse: a prospective randomized study. Am J Obstet Gynecol 190:20, 2004b

Mant J, Painter R, Vessey M: Epidemiology of genital prolapse: observations from the Oxford Family Planning Association Study. Br J Obstet Gynaecol 104:579, 1997

Mellegren A, Anzen B, Nilsson BY, et al: Results of rectocele repair: a prospective study. Dis Colon Rectum 38:7, 1995

Moalli PA, Shand SH, Zyczynski HM, et al: Remodeling of vaginal connective tissue in patients with prolapse. Obstet Gynecol 106:953, 2005

Moalli PA, Talarico LC, Sung VW, et al: Impact of menopause on collagen subtypes in the arcus tendineous fasciae pelvis. Am J Obstet Gynecol 190(3):620, 2004

Morley GW, DeLancey JO: Sacrospinous ligament fixation for eversion of the vagina. Am J Obstet Gynecol 158:872, 1988

Muir TW: Surgical treatment of rectocele and perineal defects. In Walters MD, Karram MM (eds): Urogynecology and Reconstructive Pelvic Surgery, 3rd ed. Philadelphia, Mosby-Elsevier, 2007, p 254

Nichols DH, Randall CL: Types of genital prolapse. In Nichols DH, Randall CL (eds): Vaginal Surgery, 3rd ed. Baltimore, Williams & Wilkins, 1989, p 64

Norton PA, Baker JE, Sharp HC, et al: Genitourinary prolapse and joint hypermobility in women. Obstet Gynecol 85:225, 1995

Nygaard I, Barber MD, Burgio KL, et al: Prevalence of symptomatic pelvic floor disorders in U.S. women. JAMA 300(11):131, 2008

Olsen AL, Smith VJ, Bergstrom JO, et al: Epidemiology of surgically managed pelvic organ prolapse and urinary incontinence. Obstet Gynecol 89:501, 1997

Paraiso MFR, Ballard LA, Walters MD, et al: Pelvic support defects and visceral and sexual function in women treated with sacrospinous ligament suspension and pelvic reconstruction. Am J Obstet Gynecol 175:1423, 1996

Paraiso MFR, Barber MD, Muir TW, et al: Rectocele repair: a randomized trial of three surgical techniques including graft augmentation. Am J Obstet Gynecol 195:1762, 2006

Patel DA, Xu X, Thomason AD, et al: Childbirth and pelvic fl oor dysfunction: an epidemiologic approach to the assessment of prevention opportunities at delivery. Am J Obstet Gynecol 195:23, 2006

Peschers UM, Schaer GN, DeLancey JO, et al: Levator ani function before and after childbirth. Br J Obstet Gynaecol 104:1004, 1997

Phillips CH, Anthony F, Benyon C, et al: Collagen metabolism in the uterosacral ligaments and vaginal skin of women with uterine prolapse. BJOG 113:39, 2006

Reisenauer C, Shiozawa T, Oppitz M, et al: The role of smooth muscle in the pathogenesis of pelvic organ prolapse—an immunohistochemical and morphometric analysis of the cervical third of the uterosacral ligament. Int Urogynecol J Pelvic Floor Dysfunct 19:383, 2008

Richardson AC: The rectovaginal septum revisited. Its relationship to rectocele and its importance to rectocele repair. Clin Obstet Gynecol 36:976, 1993

Rortveit G, Brown JS, Thom DH, et al: Symptomatic pelvic organ prolapse: prevalence and risk factors in a population-based, racially diverse cohort. Obstet Gynecol 109(6):1396, 2007

Schaffer JI, Cundiff GW, Amundsen CL, et al: Do pessaries improve lower urinary tract symptoms? J Pelvic Med Surg 12:72, 2006

Schaffer JI, Wai CY, Boreham MK: Etiology of pelvic organ prolapse. Clin Obstet Gynecol 48:639, 2005

Shafik A, El-Sibai O: Levator ani muscle activity in pregnancy and the postpartum period: a myoelectric study. Clin Exp Obstet Gynecol 27:129, 2000

Shull BL, Bachofen C, Coates KW, et al: A transvaginal approach to repair of apical and other associated sites of pelvic organ prolapse with uterosacral ligaments. Am J Obstet Gynecol 183:1365, 2000

Silva WA, Paulks RN, Segal JL, et al: Uterosacral ligament vault suspension: five-year outcomes. Obstet Gynecol 108:255, 2006

Smith ARB, Hosker GL, Warrell DW: The role of partial denervation of the pelvic floor in the aetiology of genitourinary prolapse and stress incontinence of urine. A neurophysiological study. Br J Obstet Gynecol 96:24, 1989

Smith P, Heimer G, Norgren A, et al: Localization of steroid hormone receptors in the pelvic muscles. Eur J Obstet Gynecol Reprod Biol 50: 83, 1993

Smith P, Heimer G, Norgren A, et al: Steroid hormone receptors in pelvis muscles and ligaments in women. Gynecol Obstet Invest 30: 27, 1990

Sullivan ES, Longaker CJ, Lee PY: Total pelvic mesh repair: a ten-year experience. Dis Colon Rectum 44:857, 2001

Sung VW, Rogers RG, Schaffer JI, et al: Graft use in transvaginal pelvic organ prolapse repair: a systematic review. Obstet Gynecol 112:1131, 2008

Swift S, Woodman P, O'Boyle A, et al: Pelvic Organ Support Study (POSST): the distribution, clinical definition, and epidemiologic condition of pelvic organ support defects. Am J Obstet Gynecol 192:795, 2005

Swift SE: The distribution of pelvic organ support in a population of female subjects seen for routine gynecologic health care. AM J Obstet Gynecol 183:277, 2000

Swift SE, Tate SB, Nicholas J: Correlation of symptoms with degree of pelvic organ support in a general population of women: what is pelvic organ prolapse? Am J Obstet Gynecol 189:372, 2003

Sze HM, Karram MM: Transvaginal repair of vault prolapse: a review. Obstet Gynecol 89:466, 1997a

Sze EH, Miklos JR, Partoll L, et al: Sacrospinous ligament fixation with transvaginal needle suspension for advanced pelvic organ prolapse and stress incontinence. Obstet Gynecol. 89:94, 1997b

Takacs P, Nassiri M, Gualtieri M, et al: Uterosacral ligament smooth muscle cell apoptosis is increased in women with uterine prolapse. Reprod Sci 16: 447, 2009

Tan JS, Lukaz ES, Menefee SA, et al: Predictive value of prolapse symptoms: a large database study. Int Urogynecol J Pelvic Floor Dysfunct 16:203, 2005

Trowbridge ER, Fultz NH, Patel DA, et al: Distribution of pelvis organ support in a population-based sample of middle-aged community-dwelling African American and white women in southeastern Michigan. Am J Obstet Gynecol 198:548, 2008

U.S. Food and Drug Administration: FDA safety communication: UPDATE on serious complications associated with transvaginal placement of surgical mesh for pelvic organ prolapse. Available at: http://www.fda.gov/MedicalDevices/Safety/AlertsandNotices/ucm262435.htm. Accessed October 14, 2011

Visco AG, Weidner AC, Barber MD, et al: Vaginal mesh erosion after abdominal sacral colpopexy. Am J Obstet Gynecol 184:297, 2001

Weber AM, Abrams P, Brubaker L, et al: The standardization of terminology for researchers in female pelvic floor disorders. Int Urogynecol J Pelvic Floor Dysfunct 12:178, 2001a

Weber AM, Walters MD, Ballard LA, et al: Posterior vaginal wall prolapse and bowel function. Obstet Gynecol 179:1446, 1998

Weber AM, Walters MD, Piedmonte MR, et al: Anterior colporrhaphy: a randomized trial of three surgical techniques. Am J Obstet Gynecol 185:1299, 2001b

Weber AM, Walters MD, Piedmonte MR: Sexual function and vaginal anatomy in women before and after surgery for pelvic organ prolapse and urinary incontinence. Am J Obstet Gynecol 182:1610, 2000

Weber AM, Walters MD, Schover LR: Sexual function in women with uterovaginal prolapse and urinary incontinence. Obstet Gynecol 85:483, 1995

Wheeler TL 2nd, Richter HE, Burgio KL, et al: Regret, satisfaction, and symptoms improvement: analysis of the impact of partial colpocleisis for the management of severe pelvic organ prolapse. Am J Obstet Gynecol 193:2067, 2005

Whitcomb EL, Rortveit G, Brown JS, et al: Racial differences in pelvic organ prolapse. Obstet Gynecol 114(6):1271, 2009

Whiteside JL, Weber AM, Meyn LA, et al: Risk factors for prolapse recurrence after vaginal repair. Am J Obstet Gynecol 191:1533, 2004

Wieslander CK, Word RA, Schaffer JI, et al: Smoking is a risk factor for pelvic organ prolapse. J Pelvic Medicine & Surgery 26th Annual Scientific Meeting of the American Urogynecologic Society (AUGS), Atlanta, GA, p S16, 2005

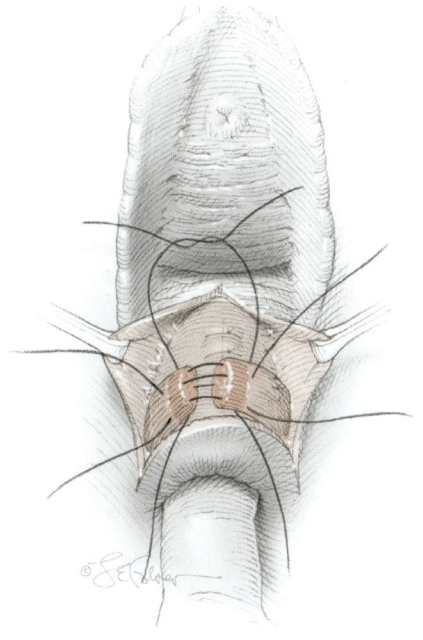

CAPÍTULO 25

Incontinência Anal e Distúrbios Anorretais Funcionais

INCONTINÊNCIA ANAL 659
EPIDEMIOLOGIA 659
FISIOPATOLOGIA DA DEFECAÇÃO E DA CONTINÊNCIA ANAL 660
RISCOS DE INCONTINÊNCIA 662
DIAGNÓSTICO 662
ANAMNESE 663
EXAME FÍSICO 664
EXAMES DIAGNÓSTICOS 664
TRATAMENTO NÃO CIRÚRGICO 668
TRATAMENTO CIRÚRGICO 670
DISTÚRBIOS ANORRETAIS FUNCIONAIS 672
FÍSTULA RETOVAGINAL 673
DEFINIÇÃO E CLASSIFICAÇÃO 673
DIAGNÓSTICO 673
TRATAMENTO 674
REFERÊNCIAS 675

INCONTINÊNCIA ANAL

Incontinência anal (IA) é a perda involuntária de flatos, fezes líquidas ou sólidas que causa um problema social e higiênico (Abrams, 2005). Essa condição pode levar à baixa autoestima e ao isolamento social, com prejuízo significativo à qualidade de vida (Johanson, 1996; Perry, 2002). Adicionalmente, a IA representa uma carga financeira substancial para as pacientes e para o sistema de saúde (Whitehead, 2001).

Na definição de IA está incluída a incontinência de flatos. A definição de *incontinência fecal* (IF) não é tão abrangente. Em nenhuma das duas definições está incluído o vazamento de muco pelo ânus. Esse tipo de vazamento fecal tende a ocorrer em pacientes com esfíncter anal totalmente funcional e cognição intacta. Na maioria das vezes, o vazamento está associado à doença colônica orgânica ou à sensibilidade dietética (Abrams, 2005).

Epidemiologia

A IA é comum e afeta todas as faixas etárias. Contrastando com o que se acreditava, afeta homens e mulheres de modo similar (Heymen, 2009; Madoff, 2004; Nelson, 2004). A prevalência de IA aumenta com a idade, e foi relatado que chega a 46% em mulheres idosas vivendo em instituições (Nelson, 1998). Em uma revisão sistemática recente da literatura, Macmillan e colaboradores (2004) relataram que a prevalência estimada de IA entre adultos em uma comunidade varia entre 2 e 24%, quando se incluem os casos de incontinência de flatos, e entre 0,4 e 18% quando esses casos não são considerados. Essas variações amplas são atribuídas a diferenças na definição, na faixa etária da coorte pesquisada e na falta de questionários validados. Em um estudo multicêntrico no qual foram incluídos sete locais geograficamente distintos dos Estados Unidos, Boreham e colaboradores (2005) relataram prevalência, fatores de risco e efeitos da IA sobre a qualidade de vida em mulheres com idade entre 18 e 65 anos e que procuraram atendimento médico por problemas ginecológicos benignos. A prevalência geral da IA nesse grupo foi de 28%.

Em um trabalho recente conduzido pela Pelvic Floor Disorders Network, uma escala de gravidade validada para IA foi acrescentada ao National Health and Nutrition Examination-Survey (NHANES) de 2005-2006 (Rockwood, 1999; Whitehead, 2009). A prevalência estimada para IA na amostra representativa de todo o país para adultos não institucionalizados nos EUA foi de 8,3% (18 milhões) assim discriminada: 6,2% para incontinência de fezes líquidas; 3,1% para muco; e 1,6%

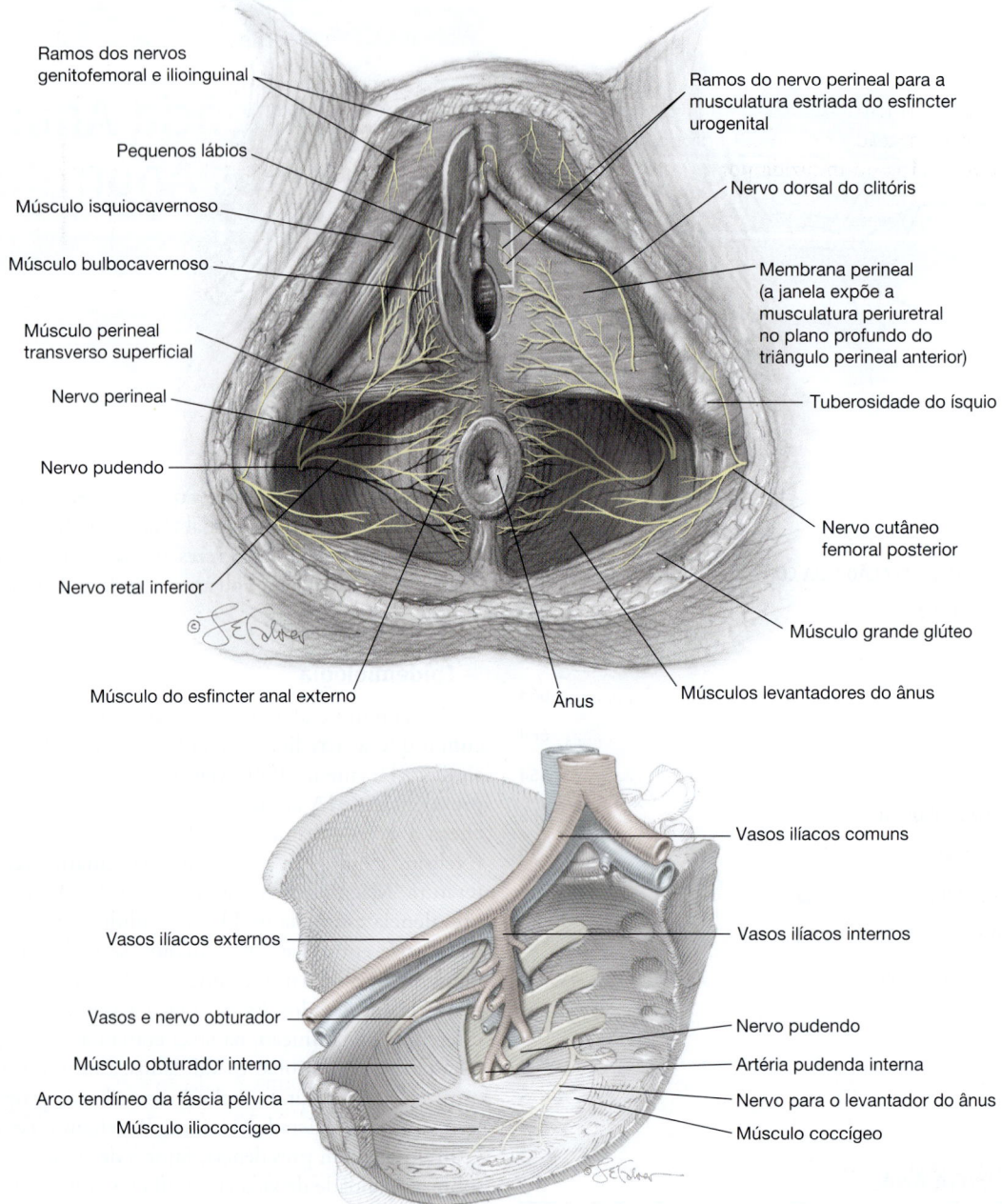

FIGURA 25-1 Inervação do complexo esfincteriano anal. **A**. O esfincter anal externo é inervado pelo nervo pudendo. **B**. Inervação dos músculos do soalho pélvico feminino a partir de ramos diretos de S3-S5.

para fezes sólidas. Essa pesquisa confirmou a forte associação entre IA e idade. A prevalência de IA aumentou de 2,6% na faixa entre 20 e 30 anos de idade para 15,3% em indivíduos com 70 anos ou mais.

■ Fisiopatologia da defecação e da continência anal

A defecação normal e a continência anal são processos estreitamente ligados que requerem um complexo esfincteriano anal competente, sensibilidade anorretal normal, capacidade e distensibilidade retal adequadas e controle consciente.

Complexo esfincteriano anal

Trata-se de complexo neuromuscular formado pelos músculos dos esfincteres anais externo e interno e pelo músculo puborretal (Figs. 38-9 e 38-21, p. 925). Desses, o esfincter anal interno (EAI) é a extensão longitudinal distal espessada de 3 a 4 cm da camada muscular lisa circular do colo. O EAI é inervado pelo sistema nervoso autônomo e responsável por 70 a 85% da pressão em repouso do canal anal (Frenckner, 1975). Como resultado, o EAI contribui substancialmente para a manutenção da continência fecal em repouso.

O esfíncter anal externo (EAE) é formado por musculatura estriada, primariamente inervada por fibras motoras somáticas que cursam no ramo retal inferior do nervo pudendo (Fig. 25-1A). O EAE fornece a *pressão de compressão* do canal anal, sendo responsável principalmente por manter a continência fecal quando está ameaçada. Por vezes, a pressão de compressão pode ser voluntária ou induzida por aumento da pressão intra-abdominal. Além disso, apesar de o tônus esfincteriano de repouso geralmente ser atribuído ao EAI, oEAE mantém um estado constante de contração residual e pode ser responsável por aproximadamente 25% da pressão anal de repouso. Durante a defecação, no entanto, o EAE relaxa para permitir a passagem das fezes.

O músculo puborretal é parte do complexo dos elevadores do ânus, sendo inervado a partir de sua superfície pélvica por eferentes diretos da terceira, quarta e quinta raízes de nervos sacrais (Fig. 25-1B) (Barber, 2002). Seu tônus constante contribui para a formação do ângulo anorretal, que participa da continência impedindo que o conteúdo retal entre no ânus (Fig. 38-10, p. 926). Assim como ocorre com o EAE, esse músculo pode ser contraído voluntariamente ou em resposta a aumentos súbitos da pressão abdominal.

O papel do puborretal na manutenção da continência fecal permanece controverso. No entanto, sua importância é mais evidente em mulheres que conseguem manter continência de fezes sólidas apesar da ausência da porção anterior dos esfíncteres externo e interno, como pode ser observado naquelas com lacerações crônicas de quarto grau (Fig. 25-2). Com o funcionamento normal desse músculo, a evacuação em geral ocorre com maior angulação anorretal (ângulo menos obtuso) e, consequentemente, melhor alinhamento longitudinal do lúmen anorretal, à medida que há relaxamento do músculo puborretal. Por sua vez, a contração paradoxal do músculo puborretal durante a defecação pode levar a distúrbios da evacuação. Além disso, a atrofia desse músculo tem sido associada à IF (Bharucha, 2004).

Sensibilidade anorretal

A inervação do reto e do canal anal é derivada dos plexos nervosos retais autônomos superior, médio e inferior que contêm componentes somáticos e parassimpáticos, e dos nervos intrínsecos presentes na parede anorretal (Fig. 38-13, p. 929). O ramo retal inferior do nervo pudendo transporta aferentes sensoriais do canal anal inferior e da pele ao redor do ânus. Receptores sensórios dentro do canal anal e dos músculos do soalho pélvico podem detectar a presença de fezes no reto, assim como o grau de distensão. Por meio dessas vias neurais, a informação sobre distensão e conteúdo retais pode ser transmitida e processada, e a ação da musculatura pélvica, coordenada.

O *reflexo inibidor anorretal* (RIAR) refere-se ao relaxamento transitório do EAI e à contração do EAE induzidos por distensão retal assim que as fezes chegam no reto. Esse reflexo é mediado por nervos intrínsecos na parede anorretal e permite que o canal anal superior, sensoriamente rico, entre em contato ou "teste" o conteúdo retal (Whitehead, 1987). Especificamente, o termo *amostragem* refere-se ao processo por meio do qual o EAI relaxa, com frequência independentemente de haver distensão anal, permitindo que o epitélio anal determine se o conteúdo retal é gás, fezes líquidas ou sólidas (Miller, 1988).

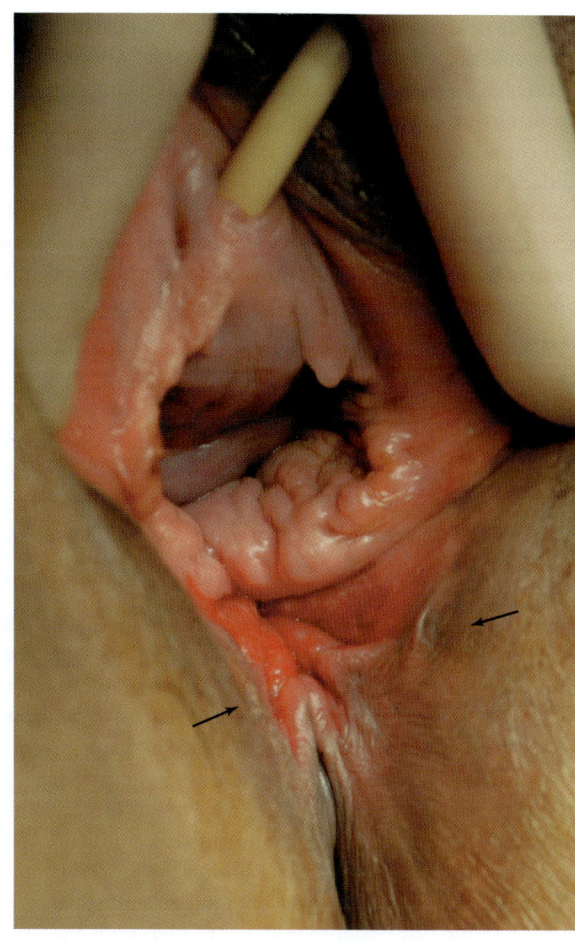

FIGURA 25-2 Laceração de quarto grau crônica com ausência completa do corpo perineal e ausência da porção anterior do esfíncter anal externo (deformidade cloacal). As depressões da pele a 3 e 9 horas (*setas*) indicam os locais das terminações retraídas do esfíncter anal externo.

Após a integração dessa informação neural, a defecação pode iniciar-se de forma socialmente apropriada. Como alternativa, caso necessário, a evacuação em geral pode ser postergada, se o reto puder acomodar seu conteúdo e se for possível contrair voluntariamente o EAE ou o músculo puborretal. No entanto, caso a sensibilidade retal esteja alterada, o conteúdo fecal pode entrar no canal anal e vazar antes que o EAE possa se contrair (Buser, 1986).

A avaliação do RIAR pode esclarecer a etiologia subjacente à IA. Esse reflexo está ausente em pacientes com aganglionose congênita (doença de Hirschsprung), mas está preservado em pacientes com lesões da cauda equina ou após transecção da medula espinal (Bharucha, 2006).

Acomodação e complacência retal

Após amostragem anal, o reto pode relaxar para admitir um volume aumentado de fezes em um processo conhecido como acomodação. O reto é um reservatório amplamente complacente que ajuda no armazenamento de fezes. Com o aumento do volume retal, ocorre a percepção de urgência para evacuar. Se essa urgência é voluntariamente suprimida, o reto relaxa e continua acomodando as fezes. A perda de complacência pode reduzir a capacidade de estiramento ou de acomodação da parede retal e, como resultado, a pressão retal permanece elevada. Consequentemente, há aumento da demanda por outros componentes do mecanismo de continência, como o complexo esfincteriano anal.

A complacência retal pode ser calculada medindo-se a sensibilidade e o volume máximo tolerado por meio de manometria anorretal com balão cheio de líquido (p. 665). A complacência retal pode estar diminuída em pacientes com proctite ulcerativa ou por radiação. O aumento da complacência pode ocorrer em certos pacientes com constipação, potencialmente sinalizando megarreto.

Riscos de incontinência

As causas de IA e de distúrbios defecatórios são diversas e provavelmente multifatoriais. Essas condições se desenvolvem caso os componentes estruturais e/ou funcionais da continência ou dos mecanismos defecatórios estejam alterados (Tabela 25-1).

Riscos obstétricos

Em mulheres jovens, em idade reprodutiva, a associação mais comumente observada é entre IA e parto vaginal com lesão da musculatura do esfíncter anal (Snooks, 1985; Sultan, 1993; Zetterstrom, 1999). Essa lesão pode ser mecânica ou neuropática, sendo possível haver IF e incontinência de flatos precoce.

As taxas de ruptura esfincteriana durante partos vaginais nos Estados Unidos variam entre 6 e 18% (Fenner, 2003; Handa, 2001). Em um ensaio multicêntrico conduzido pela Pelvic Floor Disorders Network, avaliou-se prospectivamente o estado de continência intestinal em mulheres primíparas que pariram a termo nos Estados Unidos. Após seis semanas e após seis meses do parto, as mulheres que passaram por rupturas de esfíncter anal durante o parto vaginal apresentaram risco de IF duas vezes maior e relataram IF mais intensa do que aquelas que passaram por parto vaginal sem evidência de ruptura de esfíncter (Borello-France, 2006). Por outro lado, em um estudo retrospectivo foram avaliadas 151 mulheres com histórias obstétricas diversas e que haviam tido parto 30 anos antes e relatou-se que as mulheres com lesão esfincteriana prévia tiveram maior probabilidade de apresentar incontinência de flatos "incômoda", mas não apresentaram aumento de risco para IF, em comparação com mulheres que passaram por uma episiotomia isolada ou aquelas submetidas à cesariana (Nygaard, 1997). Assim, outros mecanismos associados à gestação e ao envelhecimento podem contribuir para a IA, independentemente do tipo de parto ou da ocorrência de ruptura de esfíncter anal.

Outros fatores

Condições intestinais inflamatórias e radioterapia envolvendo o reto podem resultar em complacência deficiente e perda de acomodação. Dessas pacientes, aquelas com doença intestinal inflamatória e diarreia crônica são afetadas com maior frequência. Fezes líquidas são mais difíceis de controlar que sólidas, e, assim, a IF pode se desenvolver nessas mulheres mesmo quando todos os componentes do mecanismo de continência estão intactos. Alternativamente, a constipação crônica com esforço para evacuar pode resultar em lesão dos componentes muscular e/ou neural do mecanismo esfincteriano. De modo similar, outras lesões neuromusculares dos músculos puborretal e/ou

TABELA 25-1 Fatores de risco para incontinência fecal

Obstétricos
Multiparidade
Lesão do esfíncter anal

Outras condições médicas
Aumento da idade
Aumento do índice de massa corporal
Estado pós-menopausa
Diabetes melito
Hipertensão arterial crônica
Doença pulmonar obstrutiva crônica
Acidente vascular encefálico
Esclerodermia
Radioterapia pélvica prévia
Medicamentos

Uroginecológicos
Incontinência urinária
Prolapso de órgão pélvico

Gastrintestinais
Constipação
Diarreia
Urgência fecal
Intolerância alimentar
Síndrome do intestino irritável
Abscesso anal ou fístula anal prévios
Cirurgia anal prévia

Neuropsiquiátricos
Lesão da medula espinal
Doença de Parkinson
Cirurgia medular prévia
Esclerose múltipla
Miopatias
Disfunção cognitiva
Psicose

esfíncter anal, como aquelas associadas a prolapso de órgão pélvico (POP), podem levar à IA.

A disfunção do sistema nervoso em pacientes com lesão da medula espinal, cirurgia na coluna, esclerose múltipla, diabetes melito ou acidente vascular encefálico pode causar deficiência de acomodação, perda desensibilidade, redução de reflexos e miopatia. Finalmente, a perda da sensibilidade retal pode ser observada com o envelhecimento normal.

Na pesquisa NHANES, não foi observada associação significativa entre IA e raças ou etnias, nível educacional, renda ou estado civil após ajuste para idade (Whitehead, 2009). Foram considerados fatores de risco independentes em mulheres com idade avançada, fezes líquidas ou pastosas, diversas enfermidades crônicas e incontinência urinária.

Diagnóstico

A identificação precisa da causa subjacente e a avaliação acurada da intensidade do sintoma são essenciais antes da opção por um plano de tratamento apropriado. Anamnese e exame físico completo sempre devem ser o primeiro passo na avaliação de pacientes com IA, e frequentemente identificam problemas correlatos. Após o exame, pode-se solicitar endossonografia anal para identificar malformações anatômicas do esfíncter anal que possam ser corrigidos por meio de cirurgia. Outros exames complementares específicos, a serem descritos adiante,

TABELA 25-2 Índice de gravidade da incontinência fecal

	Duas ou mais vezes ao dia	Uma vez ao dia	Duas ou mais vezes por semana	Uma vez por semana	Uma a três vezes por mês	Nunca
Gás	☐	☐	☐	☐	☐	☐
Muco	☐	☐	☐	☐	☐	☐
Fezes líquidas	☐	☐	☐	☐	☐	☐
Fezes sólidas	☐	☐	☐	☐	☐	☐

Retirada de Rockwood, 1999, com permissão.

podem ser solicitados de acordo com a indicação clínica. No entanto, como os resultados cirúrgicos atuais não são satisfatórios, a maioria das pacientes, mesmo aquelas com malformações anatômicos, é inicialmente tratada de modo conservador.

Anamnese

A anamnese completa deve incluir duração e frequência da incontinência, consistência das fezes, horário em que ocorrem os episódios de incontinência, uso de fraldas para adultos e impacto social da incontinência. Além disso, as perguntas devem abordar os fatores de risco apresentados na Tabela 25-1. É importante diferenciar a IA relacionada com urgência da incontinência inconsciente, considerando que as duas modalidades estão associadas a patologias de base diferentes. Por exemplo, a urgência sem incontinência pode refletir incapacidade do reservatório retal de armazenar fezes, mais do que um distúrbio esfincteriano.

Diários e questionários validados. Essas ferramentas foram desenvolvidas na tentativa de reduzir o viés de esquecimento por parte do paciente e para auxiliar a padronizar os escores de IF. Foram desenvolvidos diversos sistemas de pontuação para incontinência, que possibilitam medição objetiva do grau de incontinência de um paciente. Os escores de gravidade dos sintomas mais utilizados são: Escore de Incontinência de Pescatori; Escore de Wexner (Cleveland Clinic); Escore de St.Marks (Vaizey); e Índice de Gravidade da Incontinência Fecal (FISI, de *fecal incontinence severity index*) (Tabelas 25-2 e 25-3) (Jorge, 1993; Pescatori, 1992; Rockwood, 1999; Vaizey, 1999). Desses, o Escore de Vaizey e o FISI incluem ponderação dos sintomas. A inclusão de escores de gravidade especificados pelo paciente aumenta a utilidade do FISI em comparação com outros índices. A incorporação do componente urgência fecal no Escore de Vaizey fez desse índice um instrumento útil em determinados ensaios clínicos.

Além da gravidade dos sintomas, a IF também deve ser caracterizada em função do impacto sobre a qualidade de vida do paciente. O questionário validado para qualidade de vida em pacientes com incontinência fecal (FI-QOL, de *fecal incontinence quality of life*) é uma ferramenta que contém 29 itens, desenvolvida para estimar o impacto da IF sobre a estilo de vida, aceitação e adaptação ao problema, depressão/autopercepção e constrangimento (Tabela 25-4) (Rockwood, 2000). Há outras escalas de qualidade de vida menos utilizadas, como o Modified Manchester Health Questionnaire e o Gastrointestinal Quality of Life Index (Kwon, 2005; Sailer, 1998). Esses questionários validados podem ser usados para diagnóstico, assim como para avaliar a resposta após o tratamento.

TABELA 25-3 Escore de St. Mark (Vaizey) para incontinência

	Nunca[a]	Raramente[b]	Algumas vezes[c]	Semanalmente[d]	Diariamente[e]
Incontinência para fezes sólidas	0	1	2	3	4
Incontinência para fezes líquidas	0	1	2	3	4
Incontinência de flatos	0	1	2	3	4
Alteração no modo de vida	0	1	2	3	4
				Não	Sim
Necessidade de usar fralda ou tampão				0	2
Uso de medicamentos constipantes				0	2
Impossibilidade de retardar a evacuação por 15 minutos				0	4

[a] Nunca = nenhum episódio nas últimas 4 semanas.
[b] Raramente = 1 episódio nas últimas 4 semanas.
[c] Algumas vezes = > 1 episódio nas últimas 4 semanas, mas < 1/semana.
[d] Semanalmente = 1 ou mais episódios por semana, mas < 1/dia.
[e] Diariamente = 1 ou mais episódios por dia.
Some a pontuação de cada linha: escore mínimo = 0 = continência total
escore máximo = 24 = incontinência total
Retirada de Vaizey, 1999, com permissão.

TABELA 25-4 Escala de influência da incontinência fecal na qualidade de vida

Escala 1: Estilo de vida
Não consigo fazer as coisas que desejo fazer
Tenho medo de sair
Para mim, é importante planejar minhas atividades diárias conforme meu padrão intestinal
Reduzo a quantidade da comida antes de sair
Para mim, é difícil sair e fazer coisas, como ir à igreja ou ao cinema
Evito viajar de trem ou de avião
Evito viajar
Evito visitar amigos
Evito sair para comer
Evito passar a noite fora de casa

Escala 2: Adaptação/comportamento
Faço sexo com menos frequência do que gostaria
A possibilidade de acidentes intestinais sempre está presente
Sinto que não tenho controle sobre meus intestinos
Sempre que vou a algum lugar novo, tento localizar onde ficam os banheiros
Tenho receio de não conseguir chegar a tempo no banheiro
Tenho receio de acidentes intestinais
Tento prevenir acidentes intestinais permanecendo perto de um banheiro
Não sou capaz de reter as fezes por tempo suficiente para chegar a um banheiro
Sempre que estou longe de casa, tento ficar o mais perto possível de um banheiro

Escala 3: Depressão/autopercepção
Em geral, como definiria seu estado de saúde?
Tenho medo de fazer sexo
Sinto-me diferente das outras pessoas
Aproveito menos a vida
Sinto que não sou uma pessoa saudável
Estou deprimido(a)
Durante o mês passado, me senti tão triste, sem ânimo, sem esperanças ou tive tantos problemas que cheguei a pensar se a vida vale a pena

Escala 4: Constrangimento
Perco fezes sem mesmo perceber
Fico preocupado(a) que outros possam sentir meu cheiro de fezes
Sinto vergonha

Adaptada de Rockwood, 2000, com permissão.

Escala de Bristol. A Escala de Bristol é um instrumento validado para determinar a consistência das fezes do paciente (Lewis, 1997). A escala é formada por sete características descritivas das fezes e inclui uma representação visual de cada tipo de fezes (Fig. 25-3) (Degen, 1996; Heaton, 1994). Essa classificação da consistência das fezes manteve correlação com medições objetivas do período de trânsito intestinal total (Heaton, 1994).

Exame físico

O exame deve ser iniciado com a inspeção cuidadosa do ânus e do períneo em busca de detritos de fezes, cicatrizes, avaliação do comprimento do corpo perineal, hemorroidas, verrugas anais, prolapso retal, sinal da cauda de andorinha (*dovetail*) ou outras anormalidades anatômicas (Fig. 25-4). A pele perianal é levemente tocada com uma haste com a ponta coberta por algodão, o que normalmente desencadeia o reflexo cutâneo anal. Esse sinal permite avaliar superficialmente a integridade do nervo pudendo (Cap. 23, p. 618).

Com o toque retal pode-se avaliar tônus do EAI em repouso, sangramento evidente ou oculto, assim como massas palpáveis ou impactação fecal. A pressão de contração pode ser avaliada enquanto a paciente produz contração voluntária do EAE ao redor do dedo enluvado do examinador inserido no reto. Finalmente, solicita-se à paciente que realize manobra de Valsalva para avaliar se há queda excessiva de períneo, prolapso de parede vaginal e prolapso retal (Fig. 25-5).

Exames diagnósticos

Enema. Um enema de água é um exame simples que pode ser usado para determinar se a paciente é de fato incontinente. Fezes líquidas são mais difíceis de controlar que fezes sólidas e, assim, pacientes capazes de reter o conteúdo do enema durante vários minutos provavelmente não apresentam IF significativa. Nessas circunstâncias, devem ser procuradas outras etiologias para seus sintomas.

Manometria anorretal. Para a realização desse exame, insere-se um pequeno tubo flexível com um balão inflável em sua ponta e um transdutor de pressão. Medem-se as pressões do canal anal em repouso e com contração em pontos sucessivos enquanto o balão é lentamente retirado do reto (Fig. 25-6). Como teste adicional, também é possível medir a pressão enquanto o paciente faz força para evacuar e expele a ponta do cateter balonado. Em resumo, a manometria anal permite avaliar: (1) função do esfíncter anal, (2) reflexos, (3) complacência retal e (4) sensibilidade retal (Tabela 25-5).

Para a avaliação dos esfíncteres, a manometria mede, objetivamente, a pressão do EAI em repouso e a pressão de contra-

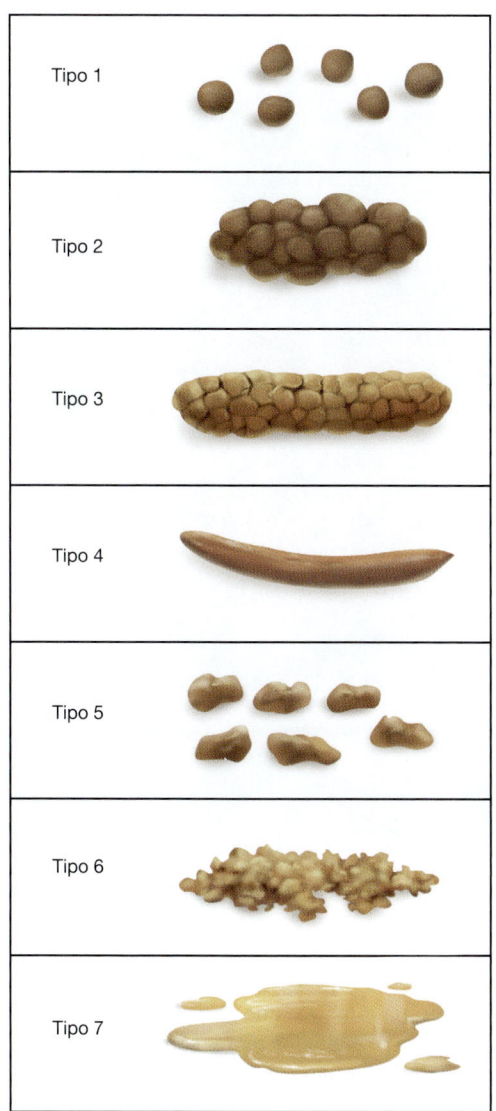

FIGURA 25-3 Escala de fezes de Bristol. As fezes são classificadas em função de forma e consistência. (*Redesenhada a partir de Lewis*, 1997.)

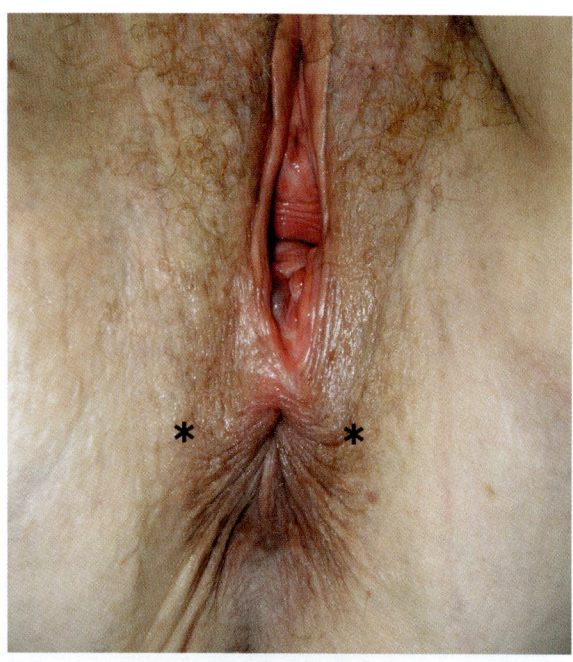

FIGURA 25-4 Fotografia mostrando o sinal da "cauda de andorinha", que surge quando há ruptura da porção anterior do esfíncter anal externo (EAE). As estrias cutâneas radiais em geral são formadas pela fixação da pele ao EAE, mas comumente estão ausentes nas posições de 10 e 2 horas (*asteriscos*) nas pacientes com essa ruptura.

ção do EAE. Leituras de pressão diminuídas indicam interrupção estrutural, miopatia ou neuropatia.

Os reflexos esfincterianos também são avaliados durante as medições de pressão. Durante a insuflação do balão, deve-se observar relaxamento do EAI acompanhando a distensão do reto em função do reflexo inibitório anorretal (RIAR) (p. 661).

A complacência retal e a sensibilidade podem ser determinadas inflando-se sequencialmente um balão retal com diversos volumes. Caracteriza-se que há redução da complacência retal quando há incapacidade de inflar um balão com volumes considerados normais sem desconforto para a paciente. Tal redução pode indicar incapacidade do reto de armazenar fezes de maneira adequada. Por outro lado, a redução na percepção do enchimento do balão indica neuropatia.

Uma das principais limitações da manometria é a possibilidade de serem observados valores normais em pacientes incontinentes e vice-versa. Apesar dessa desvantagem, a manometria anal desempenha um papel importante na avaliação da IA.

Ultrassonografia endoanal (USEA). Também conhecida como *ultrassonografia transanal*, essa modalidade foi introduzida em 1989 e atualmente é a principal técnica de diagnóstico por imagem para avaliar integridade, espessura e comprimento dos esfíncteres anais externo e interno (Fig. 25-7). Para a realização da técnica utiliza-se uma sonda rotatória com transdutor ≥ 10 MHz, o que proporciona exame de 360 graus do canal anal. Aplica-se gel de ultrassonografia à extremidade da sonda que é coberta com um condom antes de sua inserção no ânus. Essa ferramenta permite diagnosticar defeitos esfincterianos em mulheres com história conhecida de ruptura de esfíncter anal clinicamente diagnosticada e também naquelas com problemas não identificados ou erroneamente diagnosticados no momento do parto. Antes do uso comum de ultrassonografia endoanal, as mulheres com essas malformações "ocultas" – ou seja, diagnosticados apenas por ultrassonografia – eram rotuladas como portadoras de IF "idiopática" e não eram consideradas candidatas adequadas à correção cirúrgica.

Além dos esfíncteres anais, com essa modalidade é possível obter imagens do músculo puborretal e do corpo perineal. Oberwalder e colaboradores (2004) demonstraram que, em um grupo de mulheres incontinentes, espessuras do corpo perineal ≤ a 10 mm estiveram associadas a do esfíncter anal em 97% dos casos, e entre aquelas com espessura entre 10 e 12 mm, foram observadas malformações esfincterianas em um terço das pacientes com IF. Espessuras de corpo perineal ≥ 12 mm não foram associadas a essas malformações.

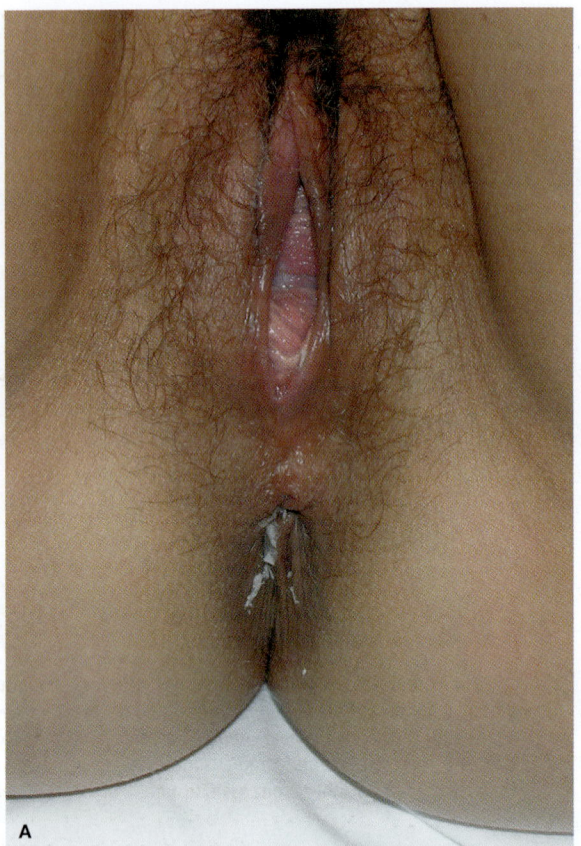
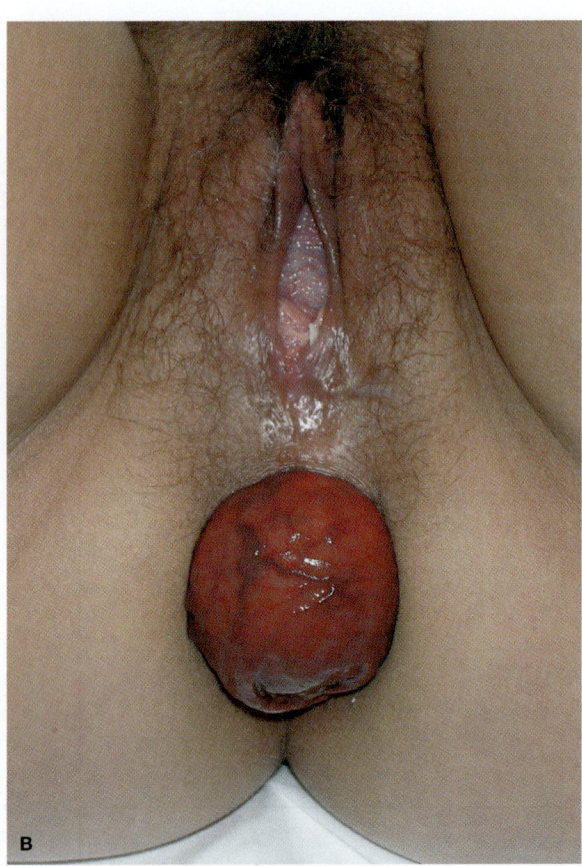

FIGURA 25-5 Paciente em repouso (**A**) e durante manobra de Valsalva (**B**), demonstrando prolapso retal de espessura total, protraindo através da abertura anal.

Imagem por ressonância magnética (RM). A ressonância magnética (RM) endoanal normalmente é feita com uma bobina anorretal posicionada no interior do ânus. Essa modalidade tem custo maior que a ultrassonografia endoanal, e sua importância para a avaliação do esfíncter anal é controversa. Apesar de a ultrassonografia ter demonstrado ser mais sensível na detecção de anomalias do EAI, a RM é mais sensível para a visualização da morfologia do EAE, incluindo atrofia (Beets-Tan, 2001; Rociu, 1999). Esse fato pode ter importância pré-operatória, uma vez que pacientes com atrofia do EAE podem apresentar resultados piores com esfincteroplastia anal em comparação com aquelas sem atrofia (Briel, 1999). No entanto, o papel da RM com bobina endoanal na avaliação clínica da IA ainda não foi determinado. Como alternativa à imagem por RM com bobina anorretal, foi avaliado o uso de ressonância magnética com arranjo de fase e bobina *externa* para imagem de esfíncter (Beets-Tan, 2001). Suas principais vantagens foram menor distorção da anatomia e maior confor-

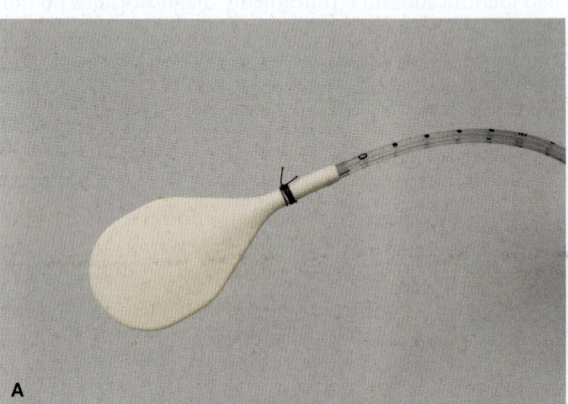
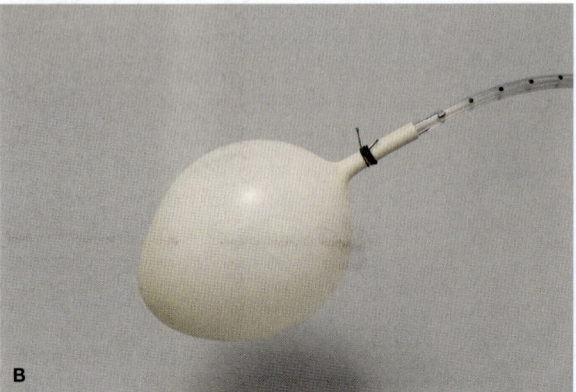

FIGURA 25-6 Tubo e balão de manometria, vazio (**A**) e após enchimento (**B**).

TABELA 25-5 Exame funcional de pacientes com incontinência fecal[a]

Fatores de relevância na IF	Manometria				Defecografia	USEA	EMG
	Pressão anal de repouso	Pressão anal de compressão	Percepção retal	Complacência retal			
Esfíncteres anais							
Interno	+					+	
Externo		+				+	+
Puborretal					+	+	+
Reto							
Percepção			+				
Complacência				+			
Função de reservatório			+	+	+		
Megarreto			+		+		
Soalho pélvico							
Descenso perineal					+		
Ângulo anorretal					+		
Neural							
Nervo pudendo	+	+					+

[a]O sinal de + indica teste apropriado para um componente particular da continência. USEA = ultrassonografia endoanal; EMG = eletromiografia; IF = incontinência fecal. Retirada de Hinninghofen, 2003, com permissão.

to para a paciente, uma vez que não há necessidade de bobina intraluminal. A RM externa com arranjo de fase mostrou-se comparável à imagem endoanal por RM para revelar atrofia dos esfíncteres anais interno e externo e, portanto, para selecionar pacientes para reparo de esfíncter anal (Terra, 2006). Entretanto, os resultados variaram consideravelmente entre os analistas das imagens, dependendo do grau de experiência. Assim, os autores concluíram que ambas as técnicas podem ser recomendadas para avaliação diagnóstica de IF desde que os examinadores tenham experiência suficiente.

Outra modalidade de RM, denominada *RM dinâmica*, permite o exame dinâmico do esvaziamento retal e a avaliação dos músculos do soalho pélvico, incluindo o músculo puborretal, durante repouso, contração e evacuação (Gearhart, 2004; Kaufman, 2001). Simultaneamente, a modalidade permite investigar POP. No entanto, essa ferramenta de pesquisa atual,

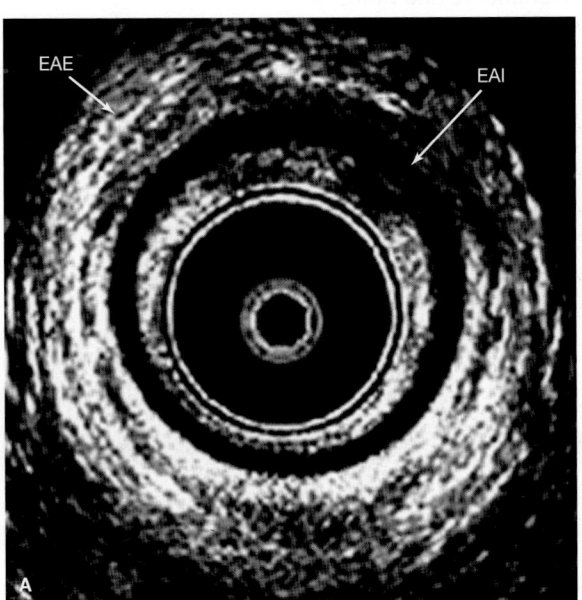 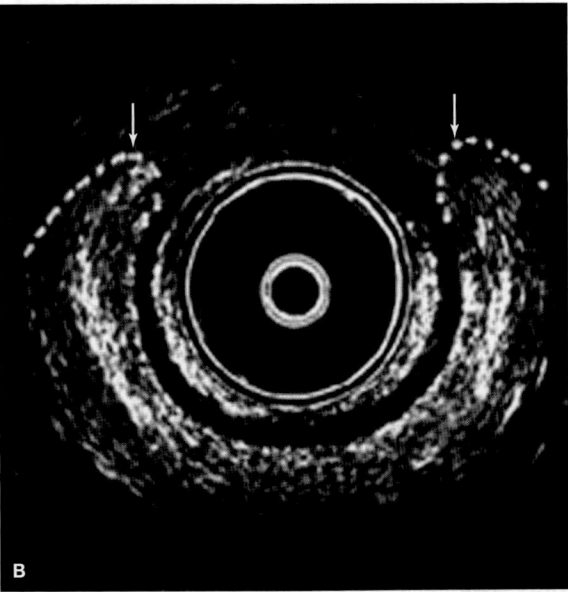

FIGURA 25-7 Ultrassonografia endoanal **A**. Em uma mulher com esfíncteres anais normais. **B**. Malformações anteriores nos músculos dos esfíncteres anais externo e interno. EAE = esfíncter anal externo; EAI = esfíncter anal interno. As linhas tracejadas e as setas em B ilustram as extremidades no EAE lacerado.

é tecnicamente difícil. Além disso, além de evitar a radiação ionizante associada à proctografia, essa técnica não oferece outras vantagens para o estudo da função retal durante avaliação clínica. Ademais, evidências obtidas a partir de um ensaio conduzido pela Pelvic Floor Disorders Network e patrocinado pelo National Insitutes of Health (NIH) demonstraram que, a despeito de treinamento centralizado e padronizado, a variabilidade das medições realizadas com imagem da pelve por RM é alta (Lockhart, 2008). Os autores concluíram que essa variabilidade afeta negativamente a utilidade de muitas das medições realizadas com RM nas pesquisas multicêntricas para avaliar distúrbios do soalho pélvico.

Proctografia evacuatória. Durante esse exame radiográfico, também conhecido como *defecografia*, o reto é opacificado com uma pasta espessa de bário, e o intestino delgado é contrastado com uma suspensão de bário administrada por via oral. Então, são obtidas imagens radiográficas ou fluoroscópicas enquanto a paciente está em repouso, contraindo o esfincter, tossindo e fazendo esforço para expelir o bário.

Esse exame dinâmico do esvaziamento retal e da anatomia anorretal não é amplamente usado para avaliar distúrbios da evacuação, a não ser que se suspeite de causas obstrutivas para IA. Portanto, a proctografia pode ser solicitada quando houver suspeita de intussuscepção, prolapso retal interno, enterocele ou falha de relaxamento do músculo puborretal durante a evacuação.

Eletromiografia. Esse exame registra graficamente a atividade elétrica de músculos em repouso e durante a contração. Para a realização da eletromiografia (EMG), são inseridos eletrodos de agulha através da pele até os músculos, e a atividade elétrica detectada por esses eletrodos é representada graficamente. Para a avaliação de IA, a EMG pode ser usada para analisar a integridade neuromuscular do EAE e do músculo puborretal. Especificamente, ao medir os potenciais de ação a partir de unidades motoras musculares, a EMG pode ser útil para esclarecer quais partes desses músculos estão contraindo e relaxando de forma apropriada. Adicionalmente, após lesão, o músculo pode estar parcial ou completamente comprometido, podendo ocorrer reinervação compensatória. Padrões característicos de desnervação e reinervação podem ser identificados com a EMG.

Para o exame de EMG, podem ser usadas agulhas concêntricas, de fibra única ou de superfície. A EMG com agulhas é usada principalmente em pesquisa, e a EMG de superfície é mais comumente usada em avaliações clínicas. Diferentemente dos eletrodos de agulha, os eletrodos de superfície são posicionados na região de pele mais escura do ânus, causando pouco desconforto à paciente e sem risco de infecção. A EMG de agulha fornece informações úteis sobre a inervação dos esfincteres, e a EMG de superfície pode ser usada para *biofeedback*, fornecendo sinais visuais e auditivos para as pacientes.

Teste de latência motora terminal do nervo pudendo. Esse teste de estimulação do nervo pudendo mede o tempo decorrido entre a estimulação elétrica nervosa e a resposta motora do EAE. Esse lapso de tempo, também denominado *latência*, caso prolongado, pode indicar patologia do nervo pudendo, que pode ser a causa da IA.

Durante o exame de latência motora terminal do nervo pudendo (PNTML, de *pudendal nerve terminal motor latency*), um eletrodo estimulador posicionado na ponta de um dedo enluvado do examinador é conectado a um gerador de estímulos pulsados (Fig. 25-8). Os nervos pudendos são estimulados por via transanal através das paredes laterais do reto, ao nível das espinhas isquiáticas, por esse eletrodo. A resposta do potencial de ação do EAE é recebida por eletrodos de registro situados na base do dedo do examinador e registrada por um osciloscópio.

Apesar do prolongamento do PNTML ter sido considerado um marcador para IF idiopática, esse teste produz pouca informação sobre a etiologia da IF. Assim, ele foi substituído por exames mais específicos e sensíveis para avaliação da inervação do músculo esfincteriano, como a EMG (Barnett, 1999). No entanto, em pacientes com malformação esfincteriano que sejam candidatas para reparo cirúrgico, é possível avaliar o estado neurológico esfincteriano geral com este exame, e utilizar os resultados no aconselhamento pré-operatório. Por exemplo, em pacientes com neuropatia do pudendo, os resultados obtidos com reaproximação anatômica esfincteriana foram inferiores àqueles observados em pacientes sem disfunção nervosa (Gilliland, 1998).

Colonoscopia e enema baritado. Com base na história clínica e no exame físico, esses exames podem estar indicados para excluir condições intestinais inflamatórias ou processos malignos.

Tratamento

A meta do tratamento é restaurar ou melhorar a continência fecal, melhorando a qualidade de vida da paciente. O tratamento é altamente individualizado e dependente de etiologia e gravidade da IA, opções de tratamento disponíveis e estado de saúde da paciente.

Tratamento não cirúrgico

A maioria das pacientes com IA, excluindo aquelas com malformação evidente do esfincter anal e IF significativa, pode beneficiar-se de tratamento conservador. Entre as modalidades conservadoras de tratamento estão modificação da dieta, agen-

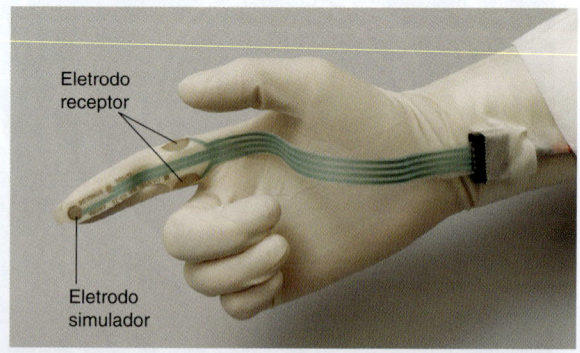

FIGURA 25-8 Eletrodo para medir a latência motora terminal do nervo pudendo (PNTML), conectado a um dedo enluvado do examinador. O nervo pudendo é estimulado por via transanal por um eletrodo na ponta do dedo do examinador. A resposta do esfincter anal externo é recebida por eletrodos localizados na base do dedo.

tes constipantes, enemas ou supositórios em horários estipulados e técnica de *biofeedback*.

Tratamento medicamentoso. Em uma revisão Cochrane de ensaios controlados randomizados ou quase randomizados analisou-se o uso de agentes farmacológicos para tratamento de IF em adultos. Desses ensaios, a maioria focou mais a diarreia que a IF e, consequentemente, há poucos dados para orientar o médico na seleção do tratamento farmacológico (Cheetham, 2003). No entanto, para pacientes com incontinência menor, o uso de agentes expansores de volume fecal pode alterar a consistência das fezes, tornando-as mais firmes e mais fáceis de serem controladas (Tabela 25-6). Efeitos colaterais comuns, como distensão abdominal e gases, podem ser aliviados iniciando-se o tratamento com doses menores ou trocando por um agente diferente.

Agentes que reduzem a velocidade do trânsito intestinal, como hidrocloreto de loperamida, podem reduzir o volume das fezes em pacientes com diarreia e IF, aumentando o tempo disponível para a remoção de líquido das fezes no colo. Esses agentes também se mostraram capazes de aumentar o tônus anal de repouso e, consequentemente, também podem ser benéficos para pacientes com IF e sem diarreia (Read, 1982). Os efeitos colaterais são incomuns e incluem boca seca. Em um ensaio duplo-cego cruzado, Lauti e colaboradores (2008) prescreveram loperamida para 63 pacientes com queixa primária de incontinência de fezes líquidas e sólidas. Os pacientes foram randomizados inicialmente para serem tratados com loperamida, suplemento de fibras e dieta neutra ou com loperamida e complemento de fibras placebo e dieta balanceada produtora de pouco resíduo. Após seis semanas, os autores cruzaram os grupos de tratamento. Ambos os grupos melhoraram em relação ao estado basal durante as 12 semanas do estudo, mas não foram observadas diferenças significativas nos escores quando se fez o cruzamento entre as dietas e regimes de fibras.

O hidrocloreto de difenoxilato é usado com a mesma indicação do hidrocloreto de loperamida, e a posologia é similar. Apesar de se tratar de uma substância classificada como V, seu potencial para dependência física é mínimo.

Finalmente, a amitriptilina é um antidepressivo tricíclico que tem sido usado para o tratamento de IF idiopática. Apesar de o mecanismo de ação ser pouco compreendido, alguns de seus efeitos benéficos podem estar relacionados com suas propriedades anticolinérgicas.

Manejo intestinal. Podem ser usados enemas de água ou glicerina, ou supositórios de bisacodil diários, em horários predeterminados, para esvaziar o reto após a alimentação. Eles representam opções úteis para algumas pacientes com sintomas de constipação associados à IF. Nessa categoria, estão incluídas pacientes com fezes de consistência normal, mas dificuldade de evacuar por razões anatômicas, tais como retocele com sequestro de fezes ou desnervação com perda de sensibilidade retal. Nessas situações, é possível haver acúmulo de grandes massas de fezes sólidas no reto e escape de fezes líquidas ao seu redor. Agentes formadores de massa fecal podem ser usados concomitantemente com esses métodos de estimulação intestinal para reduzir os episódios entre as evacuações desejadas. Esses agentes também podem ser usados nas pacientes com evacuações frequentes, fezes soltas ou sintomas de diarreia associados à IF.

Biofeedback **e tratamento do soalho pélvico.** Muitas técnicas comportamentais, frequentemente consideradas em conjunto como *biofeedback*, medem sinais fisiológicos, como tensão muscular, apresentando-os à paciente em tempo real. Em geral, sugestões visuais, auditivas e/ou verbais são dirigidas à paciente durante essas sessões terapêuticas. Assim, consideram-se candidatas aquelas cuja função cognitiva esteja intacta, que sejam capazes de obedecer a comandos e que estejam motivadas.

O *biofeedback* em geral é escolhido quando se deseja aumentar o condicionamento neuromuscular. Especificamente para IF, as metas da terapia são melhorar a força de contração do esfíncter anal, a consciência sensória da presença de fezes e a coordenação entre o reto e o esfíncter anal (Rao, 1998). Os protocolos de tratamento são individualizados e ditados pela disfunção subjacente. Assim, a indicação do número e da frequência das sessões varia, sendo que, com frequência, são necessárias entre três e seis sessões de 1 hora, semanais ou bissemanais. Em muitos casos, recomendam-se sessões de reforço com intervalos variados.

O *biofeedback* mostrou-se um tratamento efetivo para IF, tendo sido relatada melhora sintomática em até 80% das pacientes tratadas (Engel, 1974; Jensen, 1997; Norton, 2001). Entretanto, em uma revisão Cochrane de ensaios controlados sobre *biofeedback* ou exercícios para o soalho pélvico para tratamento de IF, Norton e colaboradores (2001) concluíram que as evidências são insuficientes para definir acerca de benefícios do *biofeedback* para pacientes com IF. Entretanto, recentemente, Heymen e colaboradores (2009) realizaram um ensaio randomizado que corroborou definitivamente a eficácia do

TABELA 25-6 Tratamento medicamentoso da incontinência fecal

Tratamento	Nome comercial	Dosagem oral
Agentes expansores de volume		
Psyllium	Metamucil	1 colher de sopa em 0,250 L de água, 1-3 vezes ao dia
Psyllium	Konsyl	1 colher de chá em 0,250 L de água, 1-3 vezes ao dia
Metilcelulose	Citrucel	1 colher de sopa em 0,250 L de água, 1-3 vezes ao dia
Hidrocloreto de loperamida	Imodium	2-4 mg, 1-4 vezes ao dia até uma dose diária máxima de 16 mg
Hidrocloreto de difenoxilato	Lomotil	5 mg, 1-4 vezes ao dia até uma dose diária máxima de 20 mg
Amitriptilina	Genérico	10-25 mg ao deitar; aumentos semanais de 10-25 mg até 75-150 mg ao deitar ou até nível terapêutico do fármaco

biofeedback para tratamento de IF. Os pesquisadores inicialmente informaram as participantes sobre anatomia e fisiologia da musculatura do soalho pélvico, revisaram com elas os resultados da manometria anorretal e as instruíram sobre uso de suplementos contendo fibras e/ou medicamentos antidiarreicos. As pacientes que foram adequadamente tratadas com essa estratégia (21%) foram excluídas das etapas seguintes do estudo. As restantes 108 pacientes que se mantiveram incontinentes e insatisfeitas seguiram na pesquisa e iniciaram tratamento com *biofeedback* ou com exercícios para o soalho pélvico de acordo com a randomização prévia. O treinamento com *biofeedback* foi mais efetivo na redução na intensidade e no número de dias com incontinência fecal. Além disso, três meses após o treinamento, 76% das pacientes tratadas com *biofeedback* relataram melhora de sintomas em comparação com apenas 41% das pacientes tratadas com exercícios para o soalho pélvico. Doze meses depois, as pacientes no grupo de *biofeedback* ainda mantinham redução significativamente maior no escore FISI e mais pacientes mantinham o relato de melhora dos sintomas de incontinência fecal. Os resultados desse e de outros ensaios sugerem que o *biofeedback* talvez não seja necessário em pacientes com sintomas mais leves de IF, uma vez que medidas educativas, tratamento medicamentoso e exercícios para a musculatura do soalho pélvico proporcionam controle adequado dos sintomas para muitas pacientes. Entretanto, para aquelas com sintomas mais intensos de IF o *biofeedback* com assistência de instrumentos é um tratamento altamente efetivo.

Exercícios para o fortalecimento dos músculos do soalho pélvico. Também conhecida como *exercícios de Kegel*, essa técnica, utilizada isoladamente, mostrou-se menos efetiva que o *biofeedback* com assistência de instrumentos para tratamento de pacientes com sintomas crônicos e mais graves de IF (Heymen, 2009). No entanto, os exercícios são seguros e de baixo custo, podendo ser benéficos para pacientes com sintomas leves, especialmente quando realizados em conjunto com outras intervenções, como medidas educativas, modificação da dieta e tratamento medicamentoso. No Capítulo 23 (p. 624), encontra-se uma descrição completa da forma de realizar esses exercícios.

Tratamento cirúrgico

Dado o potencial para morbidade pós-operatória e os resultados não ideais relatados atualmente com os procedimentos disponíveis, o tratamento cirúrgico deve ser reservado para aquelas pacientes com anormalidades estruturais maiores dos esfincteres anais, sintomas graves e para aquelas que não respondam ao tratamento conservador.

Esfincteroplastia anal. O reparo de EAE e/ou de EAI é mais comumente realizada em pacientes com IA adquirida e malformação do esfincter anterior após lesão obstétrica ou iatrogênica. Dois métodos podem ser usados para o reparo do esfincter, incluindo técnica término-terminal e método de sobreposição (ver Seção 43-26, p. 1.252). A técnica término-terminal é mais comumente usada por obstetras para reaproximar as extremidades de um esfincter anal que se tenha rompido durante o parto. No entanto, para pacientes cujo parto tenha ocorrido há algum tempo e que apresentem malformação esfincteriana e IF, a maioria dos cirurgiões colorretais e uroginecologistas opta pela técnica de sobreposição.

Com a técnica de sobreposição realizada algum tempo após o parto, foram relatadas melhoras em curto prazo da capacidade de continência em até 85% das pacientes (Fleshman, 1991; Sitzler, 1996). No entanto, relatos recentes mostraram deterioração significativa da continência durante o seguimento pós-operatório em longo prazo (Baxter, 2003; Bravo, 2004; Halverson, 2002; Malouf, 2000). A razão para essa deterioração após melhora inicial permanece desconhecida. As hipóteses para isso incluem envelhecimento, cicatrização e neuropatia pudenda progressiva relacionada com a lesão inicial ou com a correção. Pacientes que não melhoram após esfincteroplastia anal e que apresentam malformação esfincteriano persistente são candidatas a uma segunda esfincteroplastia. No entanto, aquelas com sintomas persistentes mesmo após recuperação do esfincter com a correção cirúrgica são consideradas candidatas apenas para tratamento conservador ou para um dos procedimentos cirúrgicos minimamente invasivos ou de resgate descritos adiante.

Até o momento, não há evidências conclusivas de que o método de sobreposição, quando usado logo após o parto, produza resultados superiores aos obtidos com a técnica término-terminal tradicional de reparo do esfincter anal (Fitzpatrick, 2000; Garcia, 2005). Além disso, o reparo pelo método de sobreposição requer mais habilidade técnica, podendo ocasionar perdas sanguíneas importantes, aumento do tempo cirúrgico e neuropatia do pudendo. Por essas razões, é provável que a técnica término-terminal continue sendo o método-padrão para reaproximação do esfincter no momento do parto, até que sejam disponibilizados mais dados com ensaios randomizados controlados. É importante observar que, considerando a forte associação entre laceraçãodo esfincter anal e evolução com IA, deve-se continuar enfatizando a prevenção primária dessas lacerações.

Reparo pós-natal do soalho pélvico. Esse reparo é defendido para pacientes que apresentem IF significativa, sem evidências de malformações esfincterianos ou de neuropatia e que não melhorem com tratamento conservador. O procedimento é planejado para restabelecer o ângulo anorretal e para alongar e estreitar o canal anal. Por meio de abordagem entre os esfincteres, aplicam-se suturas entre as extremidadesdos músculos iliococcígeo, pubococcígeo, puborretal e os músculos do esfincter anal externo. Embora Parks tenha originalmente relatado melhora da incontinência em até 80% das pacientes, tais resultados não foram replicados (Browning, 1983; Parks, 1975).

Transposição do músculo grácil. Esse procedimento é defendido para pacientes que não tenham tido sucesso com o reparo do esfincter anal ou para aquelas com uma malformação esfincteriana grande demais para permitir reaproximação muscular (Baeten, 1991). A *gracioplastia dinâmica* envolve a separação do tendão do grácil de seu ponto de inserção junto ao joelho, drapeamento ao redor do ânus e a fixação do tendão à tuberosidade isquiática contralateral (Fig. 25-9). Então, o

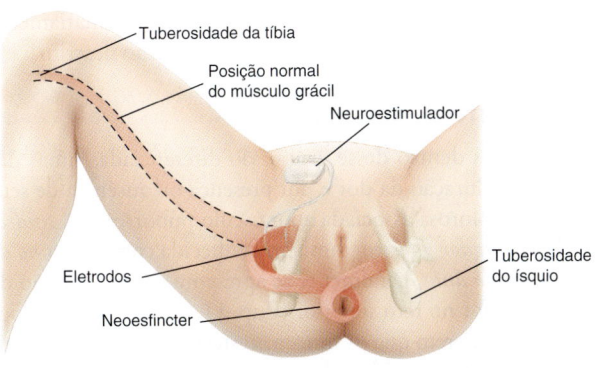

FIGURA 25-9 Gracioplastia dinâmica. O músculo grácil é separado de sua inserção na tíbia, envolvido ao redor do ânus e fixado à tuberosidade do ísquio contralateral. A ação do músculo é controlada pela unidade de neuroestimulação

músculo passa a ser estimulado por um gerador de pulso elétrico implantado na parede do abdome.

Esse procedimento apresenta curva de aprendizado significativa e é realizado em poucos centros médicos com volume de pacientes adequado e grande experiência cirúrgica. Foram relatadas taxas de complicação superiores a 50%, e as taxas de sucesso oscilam abaixo de 35% (Chapman, 2002; Matzel, 2001; Thornton, 2004; Wexner, 2002). No entanto, esse procedimento é uma opção aceitável para muitas pacientes cuja única alternativa seria um estoma permanente. Atualmente, a gracioplastia não é realizada nos Estados Unidos, uma vez que o gerador usado para estimular o músculo grácil não foi aprovado pela FDA (Cera, 2005).

Esfincteres anais artificiais. O Acticon Neosphincter é um dispositivo aprovado pela FDA com um manguito inflável que reproduz a função do esfíncter anal; seu balão reservatório é implantado dentro da parede abdominal ou na fossa ilíaca; uma bomba de controle é posicionada nos grandes lábios (Fig. 25-10). Quando totalmente inflado, o manguito obstrui o canal anal. Quando a paciente deseja evacuar, o balão controlador nos grandes lábios é apertado a fim de mover líquido do manguito no interior do canal anal para o balão reservatório. Com o manguito vazio, a pressão ao redor do ânus se reduz, permitindo a evacuação. Após alguns minutos, o líquido dentro do reservatório reflui para o manguito anal para restaurar a pressão circunferencial e a continência. Esse procedimento foi relatado inicialmente por Chriatiansen e Lorentzen (1987) e muitos ainda o consideram experimental. É indicado para pacientes com incontinência grave que não tenham tido sucesso com outros tratamentos. Esse procedimento apresenta alta taxa de complicações e subsequente remoção do implante. Assim como a transposição muscular, este procedimento tem curva de aprendizado considerável (Devesa, 2002; Parker, 2003).

Desvio (colostomia ou ileostomia). O desvio é reservado para pacientes com IF incapacitante que não tenham tido sucesso com os demais tratamentos (Seções 44-19 e 44-21, p. 1.319). Para essas pacientes específicas, tais procedimentos podem melhorar significativamente a qualidade de vida.

Procedimentos minimamente invasivos para incontinência fecal

Procedimento Secca. Esse procedimento ambulatorial atualmente é usado nos Estados Unidos para tratamento de IF em pacientes sem evidências de malformações esfincterianas ou neuropatia do pudendo. Envolve a liberação de energia de radiofrequência com controle da temperatura para os músculos do esfíncter anal, por meio de anuscópio especialmente desenvolvido. Acredita-se que o aquecimento dos tecidos produzido pelo procedimento cause contração do colágeno induzida por calor, seguida de cicatrização focal do tecido, remodelamento e contração. Entretanto, até o momento, os trabalhos sobre esse procedimento limitaram-se a coortes pequenas. Em um estudo multicêntrico, Efron e colaboradores (2003) apresentaram resolução média dos sintomas de 70% em 50 pacientes. Aparentemente os resultados se mantêm com o tempo. Especificamente, Takahashi-Monroy e colaboradores (2008) observaram melhora > 50% nos escores de incontinência fecal cinco anos após o tratamento em 16 de 19 pacientes.

Estimulação de nervo sacral (ENS). A neuromodulação sacral atualmente é usada nos Estados Unidos para tratamento de casos selecionados de incontinência urinária, síndrome de urgência-frequência e retenção urinária não obstrutiva idiopática (Seção 43-12, p. 1.212). Em 2011, a FDA aprovou o uso de ENS para tratamento de incontinência fecal. Em um ensaio prospectivo multicêntrico, os pesquisadores instalaram dispositivos de ENS (Inter Stim Therapy) de longo prazo apenas em pacientes que apresentaram melhora igual ou superior a 50%

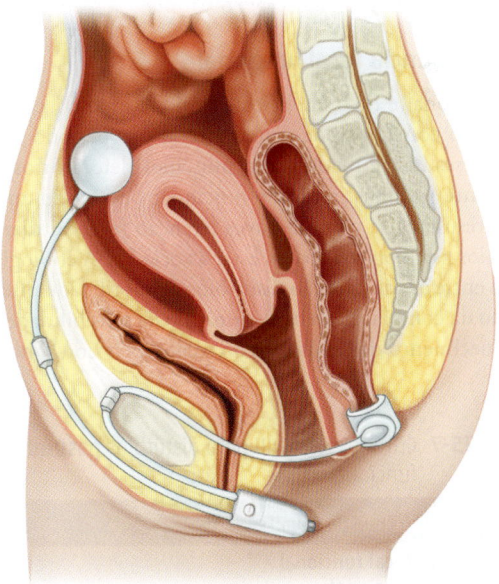

FIGURA 25-10 Esfincter anal artificial. O manguito inflado obstrui o canal anal. Quando a paciente deseja evacuar, a bomba controladora localizada nos grandes lábios é apertada para remover o líquido existente no manguito do canal anal para o reservatório balão. Com o manguito esvaziado, reduz-se a pressão ao redor do ânus permitindo a evacuação. Após alguns minutos o líquido dentro do reservatório reflui para o manguito anal a fim de restaurar a pressão circunferencial e a continência.

no teste de estimulação. Desses indivíduos, 83 e 85% obtiveram sucesso terapêutico, respectivamente, aos 12 e 24 meses de seguimento (Wexner, 2010). Definiu-se como sucesso terapêutico redução igual ou superior a 50% no número de episódios semanais de incontinência na linha de base, após 12 meses.

Estimulação do nervo pudendo e do nervo tibial. O *nervo tibial posterior* contém fibras dos nervos sacros. A estimulação de suas fibras periféricas que chegam ao tornozelo é transmitida aos nervos sacros e reflexivamente fazem modulação neurológica dos esfíncteres retal e anal (Shafik, 2003).

O *nervo pudendo* inerva os músculos do soalho pélvico e os esfíncteres uretral e anal.

Em ambas as modalidades, com a estimulação de cada nervo, pretende-se melhorar as funções pélvicas alteradas, incluindo IF (Spinelli, 2005). Entretanto, há poucos dados acerca de indicações clínicas, segurança e eficácia dessas modalidades para IF.

DISTÚRBIOS ANORRETAIS FUNCIONAIS

Na classificação atual dos distúrbios gastrintestinais funcionais, são reconhecidos três distúrbios anorretais funcionais: (1) IF funcional, (2) dor anorretal funcional e (3) distúrbios funcionais da defecação (Tabela 25-7) (Drossman, 2006). Os critérios para esses e outros distúrbios gastrintestinais funcionais foram definidos pela organização de consenso de especialistas da Rome III Foundation e o diagnóstico é feito com base principalmente nos sintomas relatados pelas pacientes. Como ocorre com outros distúrbios funcionais, doenças orgânicas devem ser excluídas antes de se firmar o diagnóstico.

Incontinência fecal funcional

A IF funcional é definida pelos critérios Rome III como passagem não controlada de material fecal por período superior a três meses em indivíduo com músculos defecatórios anatomicamente normais, mas que funcionam de modo anormal. Como resultado, é comum haver retenção fecal ou diarreia, e distúrbios psicológicos podem estar associados. A etiologia é variada e entre as causas estão distúrbios da motilidade intestinal, redução da complacência retal, distúrbio da sensibilidade retal e enfraquecimento dos músculos do soalho pélvico (Whitehead,

TABELA 25-7 Critérios Rome III para distúrbios gastrintestinais funcionais

Distúrbios anorretais funcionais
Incontinência fecal funcional
Dor anorretal funcional
Proctalgia crônica
Síndrome do levantador do ânus
Dor anorretal funcional inespecífica
Proctalgia fugaz
Distúrbios funcionais da defecação
Defecação dissinérgica
Propulsão defecatória inadequada

Abreviado de Drossman, 2006, com permissão.

2001). Uma vez diagnosticada, a IF funcional é primariamente tratada com medicamentos ou *biofeedback*, como descrito.

Dor anorretal funcional

As categorias dentro desse grupo são diferenciadas umas das outras pela duração da dor e por presença ou ausência de sensibilidade dolorosa associada ao músculo puborretal. A *síndrome do levantador do ânus*, também conhecida como *espasmo do levantador do ânus*, geralmente se apresenta como sensação de pressão ou dor no reto superior (Cap. 11, p. 326). Os critérios Rome III requerem que os sintomas estejam presentes por mais de três meses; os episódios devem durar pelo menos 20 minutos e os sintomas devem estar associados à sensibilidade dolorosa à palpação do músculo puborretal. A *proctalgia fugaz*, por sua vez, apresenta-se como dor anal grave e súbita ou uma dor retal baixa que dura alguns segundos a minutos. A dor pode levar à interrupção das atividades normais, mas os episódios raramente ocorrem mais do que cinco vezes por ano.

Os tratamentos para a síndrome do levantador do ânus são variados, podendo incluir, entre outros, manobras para aliviar os pontos de gatilho, *biofeedback*, calor local e agentes farmacológicos, como fármacos anti-inflamatórios não esteroides. A proctalgia fugaz, por sua vez, normalmente é tratada com informações tranquilizadoras.

Distúrbios funcionais da defecação

Nesse grupo de distúrbios estão a defecação dissinérgica e os distúrbios da propulsão defecatória inadequada. A *defecação dissinérgica* também é denominada dissinergia do soalho pélvico, anismo, constipação por obstrução do trato de saída ou síndrome espástica do soalho pélvico. Caracteriza-se por falha no relaxamento do músculo puborretal e do EAE, necessário para a defecação normal. Essa condição é comum e acredita-se que seja responsável por 25 a 50% dos casos de constipação crônica (Wald, 1990). Os sintomas incluem esforço crônico e distúrbio da evacuação ou evacuação incompleta. O diagnóstico requer confirmação por meio de EMG, manometria ou exame radiológico constatando contração persistente desses músculos durante tentativa de evacuação. Outras causas de constipação devem ser excluídas.

O tratamento da constipação é difícil e frequentemente não é efetivo. Schiller e colaboradores (1984) demonstraram que apenas 53% das pacientes ficam satisfeitas com os tratamentos clínicos tradicionais. Intervenções com as técnicas de *biofeedback* para defecação dissinérgica ensinam as pacientes a relaxar o soalho pélvico e a musculatura do esfíncter anal enquanto simultaneamente aumentam a pressão intra-abdominal/intrarretal (manobra de Valsalva). A maior eficácia do *biofeedback* em comparação com laxantes no tratamento de defecação dissinérgica foi demonstrada em um ensaio controlado conduzido por Chiarioni e colaboradores (2006). Os benefícios do *biofeedback* mantiveram-se com um ano de seguimento. Em um ensaio prospectivo randomizado realizado por Rao e colaboradores (2007), a eficácia do *biofeedback* (relaxamento anal assistido por manometria, coordenação muscular e treinamento com evacuação simulada) foi comparada com *feedback* falso e com terapia-padrão (dieta, exercícios, laxantes) em 77 indivíduos (69 mulheres) com constipação crônica e defecação dissinérgica. Os indivíduos no grupo tratado com *biofeedback* tiveram maior número de evacuações espontâneas completas e maior satisfação com o funcionamento intestinal, além de maior probabilidade de suspender o uso de manobras digitais em comparação com aqueles que receberam tratamento convencional ou *feedback* falso. Especificamente, o padrão dissinérgico foi corrigido em 79% dos indivíduos tratados com *biofeedback*, em 4% dos tratados com *feedback* falso e em 8,3% dos que receberam tratamento convencional. Outro padrão manométrico, o tempo dispendido para expelir fezes artificiais, também melhorou significativamente no grupo tratado apenas com *biofeedback*. Além disso, o trânsito intestinal melhorou significativamente nos indivíduos tratados com *biofeedback* e com terapia-padrão, mas não naqueles tratados com *feedback* falso, sugerindo que o retardo no trânsito colônico seja causado por dissinergia. Esses achados enfatizam a importância do condicionamento neuromuscular e da modificação do comportamento fisiológico para correção da dissinergia e melhora da função intestinal. Com base nos dados atuais, o tratamento com *biofeedback* deve ser a opção preferencial em pacientes com defecação dissinérgica e constipação crônica, especialmente para aqueles que não tenham obtido sucesso com dieta, exercícios e/ou tratamento com laxantes.

A estimulação de nervo sacral é uma opção terapêutica promissora para pacientes com constipação intratável. Embora ainda não esteja aprovado nos EUA para essa indicação, em um ensaio prospectivo recentemente publicado realizado em cinco locais da Europa demonstrou-se que a ENS é efetiva no tratamento da constipação idiopática com trânsito lento e normal, refratária aos tratamentos conservadores (Kamm, 2010). Nesse ensaio, pacientes que não obtiveram sucesso com tratamento conservador foram submetidos a um teste por 21 dias com estimulação. Os pacientes com melhora > 50% nos sintomas foram mantidos com implante permanente para neuroestimulação. Os desfechos primários foram aumento na frequência de evacuação, redução do esforço para evacuar e redução na sensação de evacuação incompleta. Dos 62 pacientes (55 mulheres) submetidos ao teste de estimulação, 45 (73%) prosseguiram para estimulação crônica. O tratamento foi bem-sucedido em 39 (87%) desses pacientes.

FÍSTULA RETOVAGINAL

Definição e classificação

Fístulas retovaginais (FRVs) são trajetos revestidos por epitélio, congênitos ou adquiridos, situados entre a vagina e o reto. São classificadas de acordo com sua localização, tamanho e etiologia. Essas características auxiliam na escolha do tratamento adequado e na previsão do resultado da correção cirúrgica. Acredita-se que a causa subjacente à FRV seja o fator preditor mais importante de sucesso, já que leva em consideração o estado de saúde do tecido e da paciente em geral.

A maioria das FRVs está relacionada a eventos obstétricos e ocorre no terço distal da vagina, logo acima do hímen (Fig. 25-11 e Tabela 25-8) (Greenwald, 1978; Lowry, 1988;

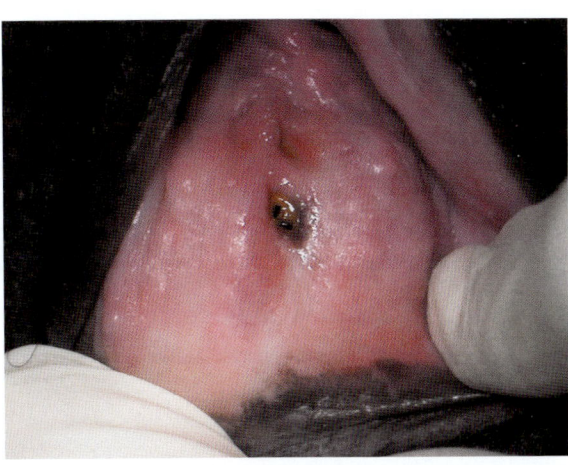

FIGURA 25-11 Fístula retovaginal na parede distal da vagina posterior em uma mulher que sofreu laceração perineal de quarto grau.

Tsang, 1998). Os diâmetros das fístulas podem variar desde menos de 1 mm a muitos centímetros, e a maioria se comunica com o reto junto ou acima da linha pectínea (denteada) (Fig. 38-21, p. 937). Por outro lado, as fístulas com abertura abaixo da linha denteada são apropriadamente denominadas *fístulas anovaginais*. O tratamento cirúrgico dessas FRVs "baixas" depende da condição do EAE, mas, em geral, é feita por meio de abordagem perineal (transvaginal ou transanal). FRVs de nível médio são encontradas no terço médio da vagina, e FRVs altas comunicam-se com a vagina na proximidade do colo uterino ou do manguito vaginal. Em casos com FRVs altas, as fístulas podem se abrir para dentro do colo sigmoide. Essas fístulas não são facilmente observadas ao exame físico e, com frequência, requerem exames contrastados ou endoscópicos para o diagnóstico, e abordagem abdominal para a correção cirúrgica.

Diagnóstico

História da paciente

Pacientes com FRV em geral se queixam de eliminação de flatos e fezes pela vagina. Também podem se apresentar com infecção vaginal ou vesical recorrente, sangramento retal ou vaginal e dor. Os sintomas de apresentação com frequência sugerem a etiologia subjacente. Por exemplo, pacientes com lesões obstétricas e anormalidades grandes da porção anterior dos esfíncteres anais podem apresentar IF acentuada. Aquelas com processo infeccioso ou inflamatório podem se queixar de diarreia, cólicas intestinais e febre.

Exame físico

A maioria das FRVs baixas pode ser visualizada durante a inspeção do períneo e da porção distal da parede vaginal posterior. O exame retovaginal permite palpar e visualizar a malformação real. Algumas FRVs que não são facilmente visualizadas ao exame inicial podem ser identificadas quando se nota bolhas de ar na abertura da fístula vaginal após ter-se enchido a vagina com água. Alternativamente, pode-se instilar azul de metileno no reto, com um tampão instalado na vagina. A fístula e sua loca-

TABELA 25-8 Fatores de risco para fístula retovaginal

Complicações obstétricas
Deiscência de reparo de laceração de terceiro ou quarto grau
Laceração vaginal não identificada durante parto vaginal instrumentado ou parto precipitado

Doença intestinal inflamatória
Mais comumente doença de Crohn
Colite ulcerativa é menos comum e não se trata de uma doença transmural

Infecção
Mais comumente abscesso criptoglandular localizado na região anterior do canal anal
Linfogranuloma venéreo
Tuberculose
Abscesso nos ductos das glândulas de Bartholin
Infecção com vírus da imunodeficiência humana
Doença diverticular

Cirurgia prévia na região anorretal
Hemorroidectomia
Ressecção anterior baixa
Excisão de tumores retais
Histerectomia
Correções de parede vaginal posterior

Radioterapia pélvica

Neoplasia
Câncer do colo uterino ou vaginal invasivo
Câncer anal ou retal

Traumatismo
Intraoperatório
Durante relação sexual

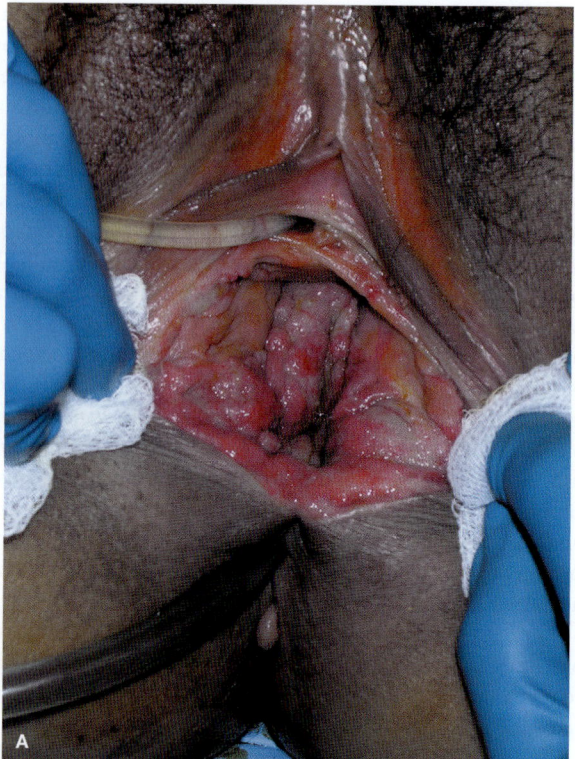

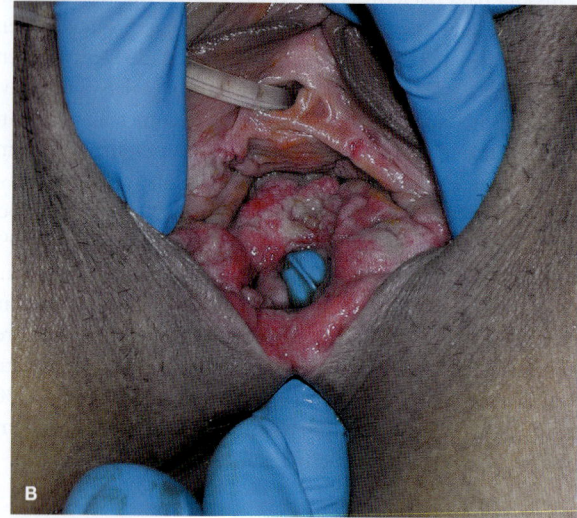

FIGURA 25-12 A. Grande fístula retovaginal em uma mulher que foi submetida à episiotomia na linha média. **B.** Note que a fístula se situa acima de do esfíncter anal externo intacto.

lização aproximada podem ser identificadas por meio de inspeção do nível da coloração azul no tampão após sua retirada.

Exames diagnósticos

Caso o local da fístula não tenha sido determinado com as manobras anteriores, indica-se exame contrastado. Os exames contrastados podem ser enema baritado e tomografia computadorizada (TC). Além disso, pode-se realizar vaginoscopia. A vagina é preenchida com água estéril ou solução salina, os pequenos lábios são fechados e um pequeno endoscópio é inserido na vagina para inspeção das paredes.

A não ser que as FRVs sejam evidentemente causadas por evento obstétrico prévio, há indicação de biópsia do trato fistuloso para investigar possíveis processos malignos ou inflamatórios. Adicionalmente, justifica-se proceder à proctoscopia ou à colonoscopia caso haja suspeita de doença inflamatória intestinal, processo maligno ou infecção gastrintestinal.

Tratamento

O tratamento de FRVs depende da etiologia de base e do tamanho e da localização da malformação. Algumas mulheres com FRVs pequenas após traumatismo obstétrico podem ser tratadas de modo conservador, prevendo-se cura espontânea do trajeto fistuloso (Goldaber, 1993; Rahman, 2003). Se houver necessidade de tratamento cirúrgico, o procedimento deve ser postergado até que os tecidos circundantes estejam livres de edema, induração e infecção (Wiskind, 1992).

Malformações maiores relacionadas a traumatismos obstétricos e outras fístulas baixas frequentemente são corrigidas por meio de cirurgia. As técnicas cirúrgicas incluem: (1) abordagem transvaginal ou transanal com episioproctotomia (conversão da anormalidade em uma ruptura perineal completa ou laceração de quarto grau); (2) fistulotomia com fechamento em camadas livre de tensão sem episioproctotomia ou (3) fistulotomia com técnica transvaginal de sepultamento sem ligadura (*purse-string*)e sem episioproctotomia (Fig. 25-12). Além disso, cirurgiões colorretais usam retalho de avanço endorretal, principalmente para tratamento de fístulas perianais complexas, como aquelas com diâmetro superior a 2,5 cm ou aquelas relacionadas com traumatismo ou infecção (MacRae, 1995). Com o retalho de avanço, o trato fistuloso é extirpado, e um retalho da parede retal com base larga é empregado para obliterar a origem da fístula evitando-se a secção dos músculos esfincterianos. Entre esses métodos, os melhores resultados foram observados com reparo de FRV usando esfincteroplastia anal comparado com retalho de avanço endorretal (Tsang, 1998).

Em pacientes com FRV baixa, é importante realizar ultrassonografia endoanal pré-operatória do EAE. Por exemplo, deve-se evitar episioproctotomia quando o esfincter estiver intacto (Hull, 2007).

Fístulas vaginais de nível médio também ocorrem com frequência em razão de traumatismo obstétrico, devendo ser corrigidas por via transvaginal ou transanal, com fechamento em camadas livre de tensão ou com retalho de avanço endorretal. Fístulas altas são mais comumente corrigidas por meio de abordagem transabdominal usando ressecção intestinal do segmento envolvido, seguida de reanastomose intestinal primária.

As taxas de sucesso variam dependendo da causa subjacente e do método de correção. As taxas de sucesso para correção de lesão obstétrica variam entre 78 e 100% (Khanduja, 1999; Tsang, 1998). Foram relatadas taxas de sucesso de 40 a 50% com retalhos de avanço retais e de 74% com episioproctotomia (Mizrahi, 2002; Sonoda, 2002). Fístulas de outras etiologias, como irradiação, câncer ou doença intestinal inflamatória ativa, são mais difíceis de serem tratadas com sucesso. Em geral, as taxas de sucesso são mais altas na primeira tentativa cirúrgica para correção da fístula (Lowry, 1988).

REFERÊNCIAS

Abrams P, Cardozo L, Khoury S, et al: Incontinence. Third International Consultation on Incontinence, Monaco, 2004. Public Health Publications, 2005, p 286

Baeten CG, Konsten J, Spaans F, et al: Dynamic gracioplasty for treatment of faecal incontinence. Lancet 338(8776):1163, 1991

Barber MD, Bremer RE, Thor KB, et al: Innervation of the female levator ani muscles. Am J Obstet Gynecol 187(1):64, 2002

Barnett JL, Hasler WL, Camilleri M: American Gastroenterological Association medical position statement on anorectal testing techniques. American Gastroenterological Association. Gastroenterology 116(3):732, 1999

Baxter NN, Rothenberger DA, Lowry AC: Measuring fecal incontinence. Dis Colon Rectum 46(12):1591, 2003

Beets-Tan RG, Morren GL, Beets GL, et al: Measurement of anal sphincter muscles: endoanal US, endoanal MR imaging, or phased-array MR imaging? A study with healthy volunteers. Radiology 220(1):81, 2001

Bharucha AE: Outcome measures for fecal incontinence: anorectal structure and function. Gastroenterology 126(1 Suppl 1):S90, 2004

Bharucha AE: Pelvic floor: anatomy and function. Neurogastroenterol Motil 18(7):507, 2006

Boreham MK, Richter HE, Kenton KS, et al: Anal incontinence in women presenting for gynecologic care: prevalence, risk factors, and impact upon quality of life. Am J Obstet Gynecol 192(5):1637, 2005

Borello-France D, Burgio KL, Richter HE, et al: Fecal and urinary incontinence in primiparous women. Obstet Gynecol 108(4):863, 2006

Bravo GA, Madoff RD, Lowry AC, et al: Long-term results of anterior sphincteroplasty. Dis Colon Rectum 47(5):727, 2004

Briel JW, Stoker J, Rociu E, et al: External anal sphincter atrophy on endoanal magnetic resonance imaging adversely affects continence after sphincteroplasty. Br J Surg 86(10):1322, 1999

Browning GGP, Parks AG: Post-anal repair for neuropathic fecal incontinence—correlation of clinical-result and anal-canal pressures. Br J Surg 70(2):101, 1983

Buser WD, Miner PB: Delayed rectal sensation with fecal incontinence. Gastroenterology 91:1186, 1986

Cera SM, Wexner SD: Muscle transposition: does it still have a role? Clin Colon Rectal Surg 18(1):46, 2005

Chapman AE, Geerdes B, Hewett P, et al: Systematic review of dynamic graciloplasty in the treatment of faecal incontinence. Br J Surg 89(2):138, 2002

Cheetham M, Brazzelli M, Norton C, et al: Drug treatment for faecal incontinence in adults. Cochrane Database Syst Rev 3:CD002116, 2003

Chiarioni G, Whitehead WE, Pezza V, et al: Biofeedback is superior to laxatives for normal transit constipation due to pelvic floor dyssynergia. Gastroenterology 130(3):657, 2006

Christiansen J, Lorentzen M: Implantation of artificial sphincter for anal incontinence. Lancet 2(8553):244, 1987

Degen LP, Phillips SF: How well does stool form reflect colonic transit? Gut 39(1):109, 1996

Devesa JM, Rey A, Hervas PL, et al: Artificial anal sphincter: complications and functional results of a large personal series. Dis Colon Rectum 45(9):1154, 2002

Drossman DA: The functional gastrointestinal disorders and the Rome III process. Gastroenterology 130(5):1377, 2006

Efron JE, Corman ML, Fleshman J, et al: Safety and effectiveness of temperature-controlled radio-frequency energy delivery to the anal canal (Secca procedure) for the treatment of fecal incontinence. Dis Colon Rectum 46(12):1606, 2003

Engel BT, Nikoomanesh P, Schuster MM: Operant conditioning of rectosphincteric responses in the treatment of fecal incontinence. N Engl J Med 290:646, 1974

Fenner DE, Genberg B, Brahma P, et al: Fecal and urinary incontinence after vaginal delivery with anal sphincter disruption in an obstetrics unit in the United States. Am J Obstet Gynecol 189(6):1543, 2003

Fitzpatrick M, Behan M, O'Connell PR, et al: A randomized clinical trial comparing primary overlap with approximation repair of third-degree obstetric tears. Am J Obstet Gynecol 183(5):1220, 2000

Fleshman JW, Peters WR, Shemesh EI, et al: Anal sphincter reconstruction: anterior overlapping muscle repair. Dis Colon Rectum 34(9):739, 1991

Frenckner B, Euler CV: Influence of pudendal block on the function of the anal sphincters. Gut 16(6):482, 1975

Ganio E, Luc AR, Clerico G, et al: Sacral nerve stimulation for treatment of fecal incontinence: a novel approach for intractable fecal incontinence. Dis Colon Rectum 44(5):619, 2001

Garcia V, Rogers RG, Kim SS, et al: Primary repair of obstetric anal sphincter laceration: a randomized trial of two surgical techniques. Am J Obstet Gynecol 192(5):1697, 2005

Gearhart SL, Pannu HK, Cundiff GW, et al. Perineal descent and levator ani hernia: a dynamic magnetic resonance imaging study. Dis Colon Rectum 47:1298, 2004

Gilliland R, Altomare DF, Moreira H Jr, et al: Pudendal neuropathy is predictive of failure following anterior overlapping sphincteroplasty. Dis Colon Rectum 41(12):1516, 1998

Goldaber KG, Wendel PJ, McIntire DD, et al: Postpartum perineal morbidity after fourth-degree perineal repair. Am J Obstet Gynecol 168(2):489, 1993

Greenwald JC, Hoexter B: Repair of rectovaginal fistulas. Surg Gynecol Obstet 146(3):443, 1978

Halverson AL, Hull TL: Long-term outcome of overlapping anal sphincter repair. Dis Colon Rectum 45(3):345, 2002

Handa VL, Danielsen BH, Gilbert WM: Obstetric anal sphincter lacerations. Obstet Gynecol 98(2):225, 2001

Heaton KW, O'Donnell LJ: An office guide to whole-gut transit time. Patients' recollection of their stool form. J Clin Gastroenterol 19(1):28, 1994

Heymen S, Scarlett Y, Jones K, et al: Randomized controlled trial shows biofeedback to be superior to pelvic floor exercises for fecal incontinence. Dis Colon Rectum 52(10):1730, 2009

Hinninghofen H, Enck P: Fecal incontinence: evaluation and treatment. Gastroenterol Clin North Am 32:685, 2003

Hull TL, Bartus C, Bast J, et al: Success of episioproctotomy for cloaca and rectovaginal fistula. Dis Colon Rectum 50(1):97, 2007

Jensen LL, Lowry AC: Biofeedback improves functional outcome after sphincteroplasty. Dis Colon Rectum 40(2):197, 1997

Johanson JF, Lafferty J: Epidemiology of fecal incontinence: the silent affliction. Am J Gastroenterol 91(1):33, 1996

Jorge JMN, Wexner SD: Etiology and management of fecal incontinence. Dis Colon Rectum 36:77, 1993

Kamm MA, Dudding TC, Melenhorst J, et al: Sacral nerve stimulation for intractable constipation. Gut 59(3):333, 2010

Kaufman HS, Buller JL, Thompson JR, et al. Dynamic pelvic magnetic resonance imaging and cystocolpoproctography alter surgical management of pelvic floor disorders. Dis Colon Rectum 44:1575, 2001

Khanduja KS, Padmanabhan A, Kerner BA, et al: Reconstruction of rectovaginal fistula with sphincter disruption by combining rectal mucosal advancement flap and anal sphincteroplasty. Dis Colon Rectum 42(11):1432, 1999

Kwon S, Visco AG, Fitzgerald MP, et al: Validity and reliability of the modified Manchester health questionnaire in assessing patients with fecal incontinence. Dis Colon Rectum. 48(2):323, 2005

Lauti M, Scott D, Thompson-Fawcett MW: Fibre supplementation in addition to loperamide for faecal incontinence in adults: a randomized trial. Colorectal Dis 10(6):553, 2008

Lewis SJ, Heaton KW: Stool form scale as a useful guide to intestinal transit time. Scand J Gastroenterol 32(9):920, 1997

Lockhart ME, Fielding JR, Richter HE: Reproducibility of dynamic MR imaging pelvic measurements: a multi-institutional study. Radiology 249(2):534, 2008

Lowry AC, Thorson AG, Rothenberger DA, et al: Repair of simple rectovaginal fistulas. Influence of previous repairs. Dis Colon Rectum 31(9):676, 1988

Macmillan AK, Merrie AE, Marshall RJ, et al: The prevalence of fecal incontinence in community-dwelling adults: a systematic review of the literature. Dis Colon Rectum 47(8):1341, 2004

MacRae HM, McLeod RS, Cohen Z: et al: Treatment of rectovaginal fistulas that has failed previous repair attempts. Dis Colon Rectum 38(9):921, 1995

Madoff RD, Parker SC, Varma MG, et al: Faecal incontinence in adults. Lancet 364(9434):621, 2004

Malouf AJ, Norton CS, Engel AF, et al: Long-term results of overlapping anterior anal-sphincter repair for obstetric trauma. Lancet 355(9200):260, 2000

Matzel KE, Madoff RD, LaFontaine LJ, et al: Complications of dynamic graciloplasty: incidence, management, and impact on outcome. Dis Colon Rectum 44(10):1427, 2001

Matzel KE, Stadelmaier U, Hohenberger W: Innovations in fecal incontinence: sacral nerve stimulation. Dis Colon Rectum 47(10):1720, 2004

Matzel KE, Stadelmaier U, Hohenfellner M, et al: Electrical stimulation of sacral spinal nerves for treatment of faecal incontinence. Lancet 346(8983):1124, 1995

Miller R, Lewis GT, Bartolo DC, et al: Sensory discrimination and dynamic activity in the anorectum: evidence using a new ambulatory technique. Br J Surg 75(10):1003, 1988

Mizrahi N, Wexner SD, Zmora O, et al: Endorectal advancement flap: are there predictors of failure? Dis Colon Rectum 45(12):1616, 2002

Mowatt G, Glazener C, Jarrett M: Sacral nerve stimulation for faecal incontinence and constipation in adults. Cochrane Database Syst Rev 3:CD004464, 2007

Nelson R, Furner S, Jesudason V: Fecal incontinence in Wisconsin nursing homes: prevalence and associations. Dis Colon Rectum 41(10):1226, 1998

Nelson RL: Epidemiology of fecal incontinence. Gastroenterology 126(1 Suppl 1):S3, 2004

Norton C, Kamm MA: Anal sphincter biofeedback and pelvic floor exercises for faecal incontinence in adults—a systematic review. Aliment Pharmacol Ther 15(8):1147, 2001

Nygaard IE, Rao SS, Dawson JD: Anal incontinence after anal sphincter disruption: a 30-year retrospective cohort study. Obstet Gynecol 89(6):896, 1997

Oberwalder M, Thaler K, Baig MK, et al: Anal ultrasound and endosonographic measurement of perineal body thickness: a new evaluation for fecal incontinence in females. Surg Endosc 18(4):650, 2004

Parker SC, Spencer MP, Madoff RD, et al: Artificial bowel sphincter: longterm experience at a single institution. Dis Colon Rectum 46(6):722, 2003

Parks AG: Anorectal Incontinence. Proc R Soc Med 68(11):681, 1975

Perry S, Shaw C, McGrother C, et al: Prevalence of faecal incontinence in adults aged 40 years or more living in the community. Gut 50(4):480, 2002

Pescatori M, Anastasio G, Bottini C, et al: New grading and scoring for anal incontinence. Evaluation of 335 patients. Dis Colon Rectum 35(5):482, 1992

Rahman MS, Al-Suleiman SA, El-Yahia AR, et al: Surgical treatment of rectovaginal fistula of obstetric origin: a review of 15 years' experience in a teaching hospital. J Obstet Gynaecol 23(6):607, 2003

Rao SS: The technical aspects of biofeedback therapy for defecation disorders. Gastroenterologist 6(2):96, 1998

Rao SS, Seaton K, Miller M, et al: Randomized controlled trial of biofeedback, sham feedback, and standard therapy for dyssynergic defecation. Clin Gastroenterol Hepatol 5(3):331, 2007

Read M, Read NW, Barber DC, et al: Effects of loperamide on anal sphincter function in patients complaining of chronic diarrhea with fecal incontinence and urgency. Dig Dis Sci 27(9):807, 1982

Rociu E, Stoker J, Eijkemans MJ, et al: Fecal incontinence: endoanal US versus endoanal MR imaging. Radiology 212(2):453, 1999

Rockwood TH, Church JM, Fleshman JW, et al: Fecal incontinence quality of life scale: quality of life instrument for patients with fecal incontinence. Dis Colon Rectum 43(1):9, 2000

Rockwood TH, Church JM, Fleshman JW, et al: Patient and surgeon ranking of the severity of symptoms associated with fecal incontinence: the fecal incontinence severity index. Dis Colon Rectum 42(12):1525, 1999

Sailer M, Bussen D, Debus ES, et al: Quality of life in patients with benign anorectal disorders. Br J Surg 85(12):1716, 1998

Schiller LR, Santa Ana CA, Morawski SG, et al: Mechanism of the antidiarrheal effect of loperamide. Gastroenterology 86(6):1475, 1984

Shafik A, Ahmed I, El-Sibai O, et al: Percutaneous peripheral neuromodulation in the treatment of fecal incontinence. Eur Surg Res 35(2):103, 2003

Sitzler PJ, Thomson JP: Overlap repair of damaged anal sphincter. A single surgeon's series. Dis Colon Rectum 39(12):1356, 1996

Snooks SJ, Henry MM, Swash M: Faecal incontinence due to external anal sphincter division in childbirth is associated with damage to the innervation of the pelvic floor musculature: a double pathology. Br J Obstet Gynaecol 92(8):824, 1985

Sonoda T, Hull T, Piedmonte MR, et al: Outcomes of primary repair of anorectal and rectovaginal fistulas using the endorectal advancement flap. Dis Colon Rectum 45(12):1622, 2002

Spinelli M, Malaguti S, Giardiello G, et al: A new minimally invasive procedure for pudendal nerve stimulation to treat neurogenic bladder: description of the method and preliminary data. Neurourol Urodyn 24(4):305, 2005

Sultan AH, Kamm MA, Hudson CN, et al: Anal-sphincter disruption during vaginal delivery. N Engl J Med 329(26):1905, 1993

Takahashi-Monroy T, Morales M, Garcia-Osogobio S, et al: SECCA procedure for the treatment of fecal incontinence: results of five-year follow-up. Dis Colon Rectum 51(3):355, 2008

Terra MP, Beets-Tan RG, van der Hulst VP, et al: MRI in evaluating atrophy of the external anal sphincter in patients with fecal incontinence. AJR Am J Roentgenol 187(4):991, 2006

Thornton MJ, Kennedy ML, Lubowski DZ, et al: Long-term follow-up of dynamic graciloplasty for faecal incontinence. Colorectal Dis 6(6):470, 2004

Tsang CB, Madoff RD, Wong WD, et al: Anal sphincter integrity and function influences outcome in rectovaginal fistula repair. Dis Colon Rectum 41(9):1141, 1998

U.S. Food and Drug Administration: Medtronic InterStim Therapy System - P080025. May 25, 2011. Available at: http://www.fda.gov/MedicalDevices/ ProductsandMedicalProcedures/DeviceApprovalsandClearances/ RecentlyApprovedDevices/ucm249208.htm. Accessed October 25, 2011

Vaizey CJ, Carapeti E, Cahill JA, et al: Prospective comparison of faecal incontinence grading systems. Gut 44(1):77, 1999

Wald A: Surgical treatment for refractory constipation—more hard data about hard stools? Am J Gastroenterol 85(6):759, 1990

Wexner SD, Baeten C, Bailey R, et al: Long-term efficacy of dynamic graciloplasty for faecal incontinence. Dis Colon Rectum 45(6):809, 2002

Wexner SD, Coller JA, Devroede G, et al: Sacral nerve stimulation for fecal incontinence: results of a 120-patient prospective multicenter study. Ann Surg 251(3):441, 2010

Whitehead WE, Borrud L, Goode PS, et al: Fecal incontinence in U.S. adults: epidemiology and risk factors. Gastroenterology 137(2):512.e1, 2009

Whitehead WE, Schuster MM: Anorectal physiology and pathophysiology. Am J Gastroenterol 82(6):487, 1987

Whitehead WE, Wald A, Norton NJ: Treatment options for fecal incontinence. Dis Colon Rectum 44(1):131, 2001

Wiskind AK, Thompson JD: Transverse transperineal repair of rectovaginal fistulas in the lower vagina. Am J Obstet Gynecol 167(3):694, 1992

Zetterstrom JP, Lopez A, Anzen B, et al: Anal incontinence after vaginal delivery: a prospective study in primiparous women. Br J Obstet Gynaecol 106(4):324, 1999

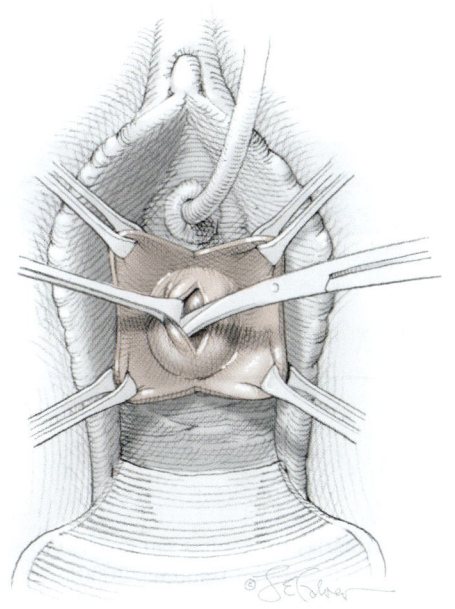

CAPÍTULO 26

Fístula Geniturinária e Divertículo Uretral

FÍSTULA GENITURINÁRIA 677
FISIOPATOLOGIA 677
CLASSIFICAÇÃO 677
ETIOLOGIA 678
QUADRO CLÍNICO 680
DIAGNÓSTICO 680
TRATAMENTO 681
DIVERTÍCULO URETRAL 683
INCIDÊNCIA 683
ETIOLOGIA/FISIOPATOLOGIA 683
CLASSIFICAÇÃO 685
SINAIS E SINTOMAS 686
DIAGNÓSTICO 686
TRATAMENTO 688
REFERÊNCIAS 689

FÍSTULA GENITURINÁRIA

Define-se fístula geniturinária como comunicação anormal entre os sistemas urinário (ureteres, bexiga e uretra) e genital (útero, colo uterino e vagina). A incidência real de fístula geniturinária é desconhecida. Contudo, a incidência aceita é derivada das cirurgias realizadas para sua correção e se aproxima de 1% ou menos de todas as cirurgias geniturinárias (Harris, 1995). Provavelmente tal incidência esteja subestimada, uma vez que muitas não são relatadas ou identificadas. O tipo mais comum de fístula geniturinária é a vesicovaginal, discutida adiante (Goodwin, 1980).

Fisiopatologia

O conhecimento dos princípios e das fases da cicatrização de feridas é importante para a compreensão da patogênese da fístula geniturinária. Quando há lesão, o dano e a necrose do tecido estimulam a inflamação, e o processo de regeneração celular se inicia (Kumar, 2005). Inicialmente, no local da lesão, há formação de novos vasos sanguíneos, no processo denominado *angiogênese*. Cerca de três a quatro dias após a lesão, observa-se proliferação de fibroblastos que, subsequentemente, sintetizam e depositam a matriz extracelular, em particular, colágeno. Essa *fase de fibrose* determina a resistência final da cicatriz. A deposição de colágeno atinge seu máximo aproximadamente sete dias após a lesão e se mantém por algumas semanas. A fase de maturação e organização subsequente da cicatriz, denominada *remodelamento*, aumenta a resistência da ferida. Essas fases são interdependentes e estão intrinsecamente envolvidas na cicatrização da ferida. Qualquer interrupção nessa sequência pode, finalmente, resultar na formação de fístula. A maioria das fístulas tende a se evidenciar uma a três semanas após a lesão tecidual, período em que os tecidos são mais vulneráveis a alterações no ambiente de cura, como hipoxia, isquemia, má nutrição, radiação e quimioterapia. As bordas da ferida eventualmente passam por epitelização, tornando o trato fistuloso crônico.

Classificação

Embora haja muitos sistemas de classificação para as fístulas geniturinárias, não há nenhum padronizado aceito. As fístulas podem se desenvolver em qualquer ponto entre os sistemas genital e urinário. Assim, um dos métodos de classificação tem como base a comunicação anatômica (Tabela 26-1).

As fístulas vesicovaginais também podem se caracterizar por seu tamanho e localização na vagina. São denominadas *vaginais altas* quando encontradas proximalmente na vagina, *vaginais baixas* quando encontradas mais distalmente e *vaginais médias* quando identificadas centralmente. Por exemplo, fístulas vesicovaginais pós-histerectomia com frequência se encontram proximalmente ou altas na vagina, sendo localizadas ao nível da cúpula vaginal.

As fístulas vesicovaginais também podem ser classificadas com base em sua complexidade ou extensão de envolvimento (Tabela 26-2) (Elkins, 1999). Nesse esquema, as fístulas vesicovaginais são ditas complicadas quando envolvem processos pélvicos malignos, radioterapia prévia, encurtamento vaginal ou trígono vesical, quando se situam distantes do manguito vaginal ou têm mais de 3 cm de diâmetro.

TABELA 26-1 Classificação da fístula geniturinária com base na comunicação anatômica

	Trato urinário		
	Ureter	Bexiga	Uretra
Vagina	Ureterovaginal	Vesicovaginal Vesicoureterovaginal	Uretrovaginal
Colo uterino	Ureterocervical	Vesicocervical	Uretrocervical
Útero	Ureterouterina	Vesicouterina	Não relatada

Na sistema obstétrico de classificação, fístulas vesicovaginais de alto risco são descritas por seu tamanho (com mais de 4 a 5 cm de diâmetro); envolvimento da uretra, ureter(es) ou reto; localização justacervical com incapacidade de visualização da margem superior e neoformação após falha de correção (Elkins, 1999).

Além disso, foi criada uma classificação cirúrgica como método para avaliar objetivamente a correção de fístulas urinárias obstétricas (Waaldijk, 1995). Nesse sistema, as fístulas tipo I são aquelas que não envolvem o mecanismo de fechamento uretral, as fístulas tipo II envolvem esse mecanismo e as tipo III envolvem o ureter e incluem outras fístulas excepcionais. As fístulas tipo II são divididas em: (1) sem ou (2) com envolvimento uretral total ou subtotal. As fístulas tipo IIB são adicionalmente subdivididas em (a) sem ou (b) com malformação circunferencial.

Propôs-se um sistema de classificação mais abrangente e padronizado que integra localização da fístula em relação a um ponto fixo da anatomia, ao tamanho da fístula e à integridade dos tecidos circundantes (Goh, 2004). O objetivo desse sistema é auxiliar a comparar objetivamente os resultados cirúrgicos e as complicações das fístulas. Nesse esquema, as fístulas geniturinárias são inicialmente divididas em quatro tipos com base na distância até o meato uretral externo. Além disso, são subdivididas conforme tamanho da fístula, extensão da fibrose que circunda a malformação e se a vagina se encontra reduzida em comprimento em razão da cicatrização ou do envolvimento da fístula (Tabela 26-3). Desses sistemas, o ginecologista generalista na maioria das vezes descreve a fístula, de acordo com suas comunicações anatômicas e sua posição na vagina, como alta, média ou baixa.

TABELA 26-2 Classificação das fístulas vesicovaginais

Classificação	Descrição
Simples	Fístula medindo < 2 a 3 cm e localizada próxima do manguito (supratrigonal) Paciente sem antecedentes de irradiação ou malignidade Comprimento vaginal normal
Complicada	Paciente com antecedente de radioterapia Câncer pélvico presente Encurtamento da vagina Fístula mede > 3 cm Fístula distante do manguito ou envolvendo o trígono

ETIOLOGIA

Congênitas

Fístulas geniturinárias congênitas são raras, com somente 10 casos relatados na literatura (Asanuma, 2000). Acredita-se que resultem de fusão anormal do broto ureteral com a extremidade caudal do ducto de Müller e com o seio urogenital, ou da incorporação de broto ureteral abortado ao futuro ducto mesonéfrico remanescente (de Wolff)(Fig.18-2, p. 483). Essas fístulas em geral estão associadas a outras anormalidades renais ou urogenitais (Dolan, 2004).

Adquiridas

A maioria das fístulas vesicovaginais não se origina de anormalidades do desenvolvimento, mas resultam de traumatismo obstétrico ou de cirurgia pélvica.

Traumatismo obstétrico. Em países desenvolvidos, 90% das fístulas geniturinárias são causadas por traumatismos obstétricos, especificamente em razão de trabalho de parto prolongado ou difícil (Arrowsmith, 1996). Seu desenvolvimento nesse cenário frequentemente reflete práticas e usos sociais, estilo de vida ou tratamento obstétrico aceito por uma sociedade ou região geográfica em particular. Por exemplo, o parto de uma criança em mãe muito jovem, antes que a pelve esteja completamente desenvolvida, e a circuncisão feminina, também denominada *mutilação genital feminina*, podem levar à estenose do introito vaginal, possivelmente obstruindo o trabalho de parto. O trabalho de parto difícil ou com apresentação fetal inadequada pode causar necrose por pressão ou isquêmica da parede vaginal anterior e da bexiga, resultando subsequentemente em formação de fístula. Alternativamente, é possível haver traumatismo vaginal por lesão causada por instrumentos usados para o parto de natimortos ou para abortamento. Em muitos países desnutrição e cuidados de saúde inadequados podem complicar ainda mais a cicatrização de feridas. Em países desenvolvidos, por sua vez, é raro que ocorram fístulas após procedimentos obstétricos ou partos. Raramente, foram descritas fístulas urinárias complexas após cesarianas, geralmente aquelas acompanhadas por complicações obstétricas (Billmeyer, 2001).

Cirurgia pélvica. Em países desenvolvidos, a lesão iatrogênica durante cirurgia pélvica é responsável por 90% das fístulas vesicovaginais, e a incidência aceita para formação de fístula após cirurgia pélvica é de 0,1 a 2% (Harris, 1995; Lee, 1988; Mattingly, 1978; Tancer, 1992). Cerca de 80 a 90% das fístulas geniturinárias estão relacionados com cirurgias realizadas por ginecologistas obstetras, e o restante resulta de procedimentos

TABELA 26-3 Classificação da fístula geniturinária

Esta nova classificação divide as fístulas geniturinárias em quatro tipos principais, dependendo da distância da borda distal da fístula ao meato urinário externo. Esses quatro tipos são subclassificados por tamanho da fístula, extensão associada da fibrose, comprimento vaginal ou considerações específicas.

Tipo 1: borda distal da fístula > 3,5 cm do meato urinário externo
Tipo 2: borda distal da fístula > 2,5-3,5 cm do meato urinário externo
Tipo 3: borda distal da fístula 1,5-2,5 cm do meato urinário externo
Tipo 4: borda distal da fístula < 1,5 cm do meato urinário externo

(a) Tamanho < 1,5 cm no maior diâmetro
(b) Tamanho 1,5-3 cm no maior diâmetro
(c) Tamanho > 3 cm no maior diâmetro

 i. Sem fibrose ou fibrose somente moderada (ao redor da fístula e/ou vagina) e/ou comprimento vaginal > 6 cm, capacidade normal
 ii. Fibrose moderada ou grave (ao redor da fístula e/ou vagina) e/ou redução do comprimento vaginal e/ou capacidade
 iii. Considerações específicas, por exemplo, pós-radiação, envolvimento ureteral, fístula circunferencial ou correção prévia

Segundo Goh, 2004, com permissão.

realizados por urologistas e cirurgiões colorretais, vasculares e gerais. Em países industrializados, a histerectomia é a causa cirúrgica mais comum de fístula vesicovaginal, responsável por aproximadamente 75% dos casos de fístulas (Symmonds, 1984). Quando são incluídos todos os tipos de histerectomia, estima-se que a fístula vesicovaginal complique 0,8 de 1.000 procedimentos (Harkki-Siren, 1998). Na revisão que fizeram de mais de 62.000 casos, as histerectomias laparoscópicas foram os procedimentos com a maior incidência (2 em 1.000), seguidas por histerectomias abdominal (1 em 1.000), vaginal (0,2 em 1.000) e supracervical (0 em 1.000).

Como a maioria das fístulas geniturinárias tem etiologia cirúrgica, a prevenção e o reconhecimento intraoperatório de lesão do trato urinário inferior são imperativos. Para tanto, demonstrou-se que o uso de cistoscopia intraoperatória aumenta a taxa de detecção de lesão do trato urinário inferior. Gilmour (1999) observou que, em histerectomias realizadas sem cistoscopia, as lesões ureterais e vesicais apresentam taxas de ocorrência de 1,6 e 2,6 a cada 1.000 procedimentos, respectivamente. Com cistoscopia intraoperatória, a taxa de detecção dessas lesões aumentou para 6,2 a cada 1.000 casos para lesão ureteral e 10,4 a cada 1.000 casos para lesão vesical. Em uma análise de custo realizado por Visco e colaboradores (2001) abordou-se a relação custo/benefício para realização rotineira de cistoscopia intraoperatória em histerectomias. Os pesquisadores sugeriram que a cistoscopia de rotina é custo-efetiva desde que a taxa institucional basal de lesão ureteral seja superior a 1,5% para histerectomia abdominal e 2% para vaginal ou vaginal assistida por laparoscopia. Embora a cistouretroscopia rotineira durante histerectomia não seja obrigatória, os trabalhos enfatizaram seu valor. Vakili e colaboradores (2005) realizaram cistoscopia em pacientes sendo submetidas à histerectomia abdominal, vaginal ou laparoscópica para tratamento de doença benigna. Das 471 pacientes incluídas no estudo, 23 (5%) tinham lesão de trato urinário inferior. Duas apresentavam lesão ureteral e vesical, seis tinham apenas lesão ureteral e 15 tinham apenas lesão vesical. Das 23 lesões encontradas, apenas 30% (uma ureteral e seis vesicais) foram detectadas antes do exame cistoscópico. Assim, a implementação de cistoscopia de rotina pode ser um adjunto útil na detecção de lesão do trato urinário inferior durante histerectomia. Por sua vez, essa rotina pode finalmente resultar em menor incidência de fístulas geniturinárias.

Outras causas. Embora as causas cirúrgicas e obstétricas sejam as responsáveis pela maioria das fístulas, foram relatadas outras causas, que incluem radioterapia, processos malignos, traumatismo, corpo estranho, infecções, inflamação pélvica e doença inflamatória intestinal.

Radiação. A radioterapia produz endarterite, que pode levar à necrose tecidual e possível formação de fístula. Essa modalidade de tratamento é uma causa frequente e em algumas séries relatou-se que até 6% das fístulas geniturinárias poderiam ser resultado de irradiação (Lee, 1988). Embora a maior parte das lesões que se seguem a radioterapia ocorram em semanas a meses, há relatos de fístulas associadas à radioterapia até 20 anos após a lesão original (Graham, 1967; Zoubek, 1989).

Processos malignos. Necrose e deterioração de tecidos estão comumente associadas a processos malignos, podendo levar à formação de fístulas urinárias. Emmert e Kohler (1996) encontraram incidência de 1,8% de fístula retovaginal e vesicovaginal em sua análise de aproximadamente 2.100 mulheres com câncer de colo uterino. Por essa razão, a biópsia tecidual deve ser realizada de rotina em pacientes com fístula e história de processo maligno.

Traumatismo e corpo estranho. Os traumatismos sofridos durante atividade sexual ou estupro podem resultar em formação de fístula geniturinária, tendo sido estimado que precedam 4% dessas malformações (Kallol, 2002; Lee, 1988). Corpos estranhos, como pessário negligenciado, tampa de aerossol e cálculos vesicais, também são agentes causais documentados (Binstock, 1990; Dalela, 2003; Grody, 1999).

Corpos estranhos introduzidos durante cirurgia, como colágeno injetado por via transuretral e materiais sintéticos usados em procedimentos de alça uretral, também podem ser agentes indutores (Kobashi, 1999; Pruthi, 2000). Por exemplo, durante procedimentos de alça, a colocação de tela sintética sob tensão excessiva pode contribuir para aumento de estresse e necrose teciduais. Além disso, a seleção inicial do material e a avaliação da paciente acerca de fatores de risco para cicatrização inadequada de feridas desempenham papel importante na prevenção de fístulas (Giles, 2005). Deve-se dar preferência aos materiais que minimizem a reação inflamatória de corpo estranho e com biocompatibilidade máxima. Idealmente, o material também deve ser atóxico, não antigênico e poroso o suficiente para permitir a passagem de células imunológicas e fagocíticas, e estimular o crescimento de tecido nativo (Birch, 2002). A escolha da tela a ser utilizada foi discutida no Capítulo 24 (p. 654).

Miscelânea. Há outras causas, raras, de formação de fístulas como infecções – linfogranuloma venéreo, tuberculose urinária, inflamação pélvica e sífilis; doença inflamatória intestinal e doença autoimune (Ba-Thike, 1992; Monteiro, 1995). Além disso, condições que interferem com a cicatrização, como diabetes melito mal controlado, tabagismo, infecção local, doença vascular periférica, uso crônico de corticosteroides, são possíveis fatores de risco.

Quadro clínico

A paciente com fístula vesicovaginal classicamente se apresenta com queixa de perda involuntária e contínua de urina pela vagina, sem explicação, após uma cirurgia recente. Dependendo do tamanho e da localização da fístula, a quantidade de urina irá variar. Às vezes, um vazamento intermitente de pequeno volume é interpretado erroneamente como incontinência de esforço pós-operatória. Por essa razão, pacientes com vazamento de urina de início recente, em particular em cenário de cirurgia pélvica recente, devem ser minuciosamente examinadas para excluir formação de fístula. Outros sintomas menos específicos de fístula geniturinária são febre, dor, íleo e irritabilidade vesical.

A fístula vesicovaginal pode se apresentar dias a semanas após a cirurgia que levou à sua formação, e aquelas que se seguem à histerectomia em geral se apresentam após uma a três semanas. Algumas fístulas, no entanto, possuem latência mais longa e podem causar sintomas após vários anos.

Diagnóstico

Com anamnese e exame físico abrangentes, é possível identificar a maioria dos casos de fístula vesicovaginal. Assim, deve-se documentar informações sobre partos obstétricos, cirurgias prévias, tratamentos prévios de fístulas e de processos malignos, especialmente envolvendo tratamento cirúrgico e radioterápico da pelve.

O exame físico é igualmente importante e, com frequência, à inspeção, o médico já identifica o problema. Deve-se proceder a uma investigação meticulosa buscando por outros trajetos fistulosos, com registro de sua localização e tamanho. Há autores que descreveram que a vaginoscopia ajuda na identificação de fístulas. Para este procedimento, insere-se o laparoscópio na vagina, cujas paredes são mantidas afastadas por um espéculo de plástico transparente (Andreoni, 2003).

Durante a avaliação, é essencial diferenciar entre vazamento de urina extrauretral, como só ocorre em fístulas, e transuretral, ou seja, através da uretra, como ocorre nos casos de incontinência de esforço. Ocasionalmente, a origem do líquido presente na vagina é incerta, e uma pequena quantidade de urina pode facilmente ser interpretada de forma errada como corrimento vaginal. A dosagem de creatinina no líquido vaginal pode ser usada para confirmar sua origem. Embora os níveis de creatinina na urina possam variar, com dosagem média de 113,5 mg/dL, valores acima de 17 mg/dL são compatíveis com urina (Barr, 2005).

Embora o método ideal para confirmação de fístula geniturinária seja a visualização direta, há casos em que o exame físico e a inspeção nada revelam. Nessas circunstâncias, a instilação vesical de soluções visualmente distintas, como leite esterilizado ou azul de metileno diluído ou índigo carmim, com frequência indica a presença de fístula e ajuda na sua localização.

Quando não há certeza quanto à presença de fístula urinária, ou quando não é possível definir sua localização na vagina, recomenda-se realizar o teste dos três *swabs*, também conhecido como *teste do tampão* (Moir, 1973). Quando foi introduzido esse teste, costumava ser realizado com um tampão. Contudo, recomendamos utilizar dois a quatro chumaços de gaze sequencialmente aplicados no canal vaginal. Uma solução de azul de metileno ou índigo carmim é instilada na bexiga por via retrógrada, usando um cateter vesical. Após 15 a 30 minutos de atividades cotidianas, os chumaços devem ser removidos em sequência da vagina e cada um deles é inspecionado para verificar a presença de corante. O chumaço específico tingido pelo corante indica a localização da fístula – localização proximal ou alta na vagina quando o chumaço mais interno está tingido, e fístula distal ou baixa quando o chumaço mais externo está tingido. Caso o chumaço localizado distalmente esteja tingido pelo corante, é essencial confirmar que não tenha sido contaminado por vazamento de urina pela uretra, como só casos com incontinência urinária de esforço.

Trata-se de outra ferramenta valiosa para o diagnóstico (Fig. 26-1). Permite localizar a fístula, determinar sua proximidade com os orifícios ureterais, investigar se há vários sítios de fístulas e avaliar a viabilidade da mucosa vesical circundante. Além disso, Andreonie e colaboradores (2003) descreveram o uso concomitante de uretrocistoscopia e vaginoscopia para a identificação de fístulas vaginais.

Estima-se que o envolvimento ureteral concomitante complique 10 a 15% das fístulas vesicovaginais, devendo ser excluído na avaliação diagnóstica (Goodwin, 1980). Assim, pode-se indicar urografia intravenosa para avaliar a integridade do sistema coletor alto e o envolvimento ureteral da fístula. Em geral, a pielografia retrógrada é considerada como tendo o mesmo valor diagnóstico que a urografia intravenosa. No entanto, alguns autores atestaram que a pielografia retrógrada teria maior acurácia diagnóstica para detecção de fístulas ureterovaginais (Dmochowski, 2002).

Alternativamente, com algum planejamento prévio, o hidrocloreto de fenazopiridina pode ser usado juntamente com o teste dos três *swabs* para determinar se há envolvimento ureteral. Esse agente é administrado por via oral, excretado por via renal, atua como analgésico vesical tópico e, como efeito colateral, produz coloração alaranjada da urina. Mulheres com suspeita de envolvimento ureteral são instruídas a tomar uma dose de 200 mg algumas horas antes de sua consulta. Os chumaços de gaze são introduzidos em série na vagina, como descrito. Se a porção proximal (mais interna) dos chumaços ficar corada de laranja, suspeita-se de envolvimento ureteral. Caso se observem colorações laranja e azuis, o grau de suspeição para envolvimento de ambos ureter(es) e bexiga.

A uretrocistografia (UCGF) também pode demonstrar vazamento para a vagina e ajuda a confirmar a presença, a localização e o número de tratos fistulosos (Fig. 26-2). Outra

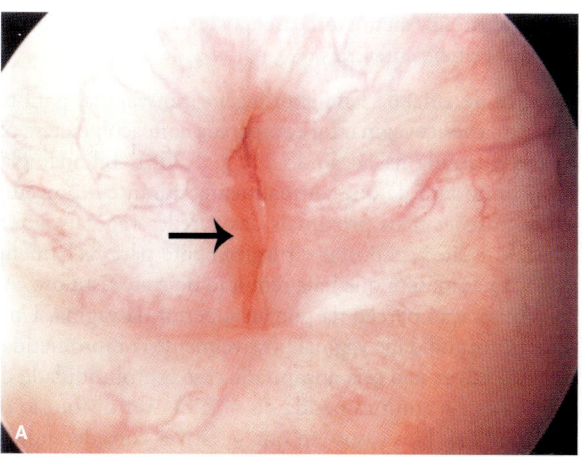
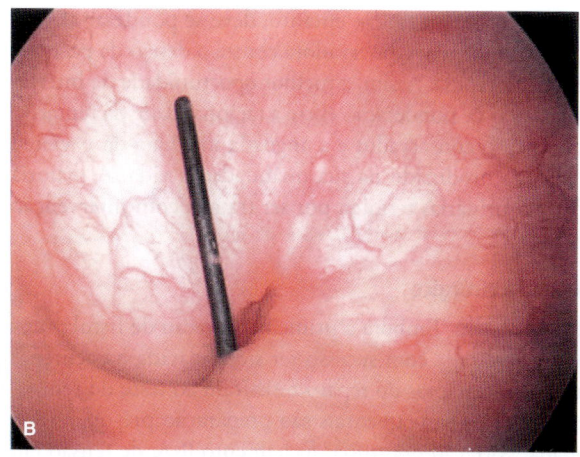

FIGURA 26-1 A. Visão cistoscópica de fístula vesicovaginal (*seta*). **B.** Sonda posicionada no trato fistuloso para ajudar na visualização cistoscópica.

ferramenta radiográfica que pode ser usada para identificar fístula geniturinária é a ultrassonografia com Doppler colorido (Volkmer, 2000). A eficácia dessa técnica não foi comprovada, e alguns autores documentaram taxas de sensibilidade muito baixas para detecção de fístula (Adetiloye, 2000).

Em nossa instituição, realizamos uretrocistografia e pielografia intravenosa (PIV/UCGF) para investigação diagnóstica inicial.

Tratamento

Tratamento conservador

Ocasionalmente, fístulas geniturinárias podem fechar de maneira espontânea durante drenagem vesical contínua usando cateter vesical de demora. Waaldjik (1994) observou que 21 das 170 pacientes (12%) tratadas apenas com cateterização evoluíram com fechamento espontâneo de fístulas. Romics e colaboradores (2002) observaram que em 10% dos casos estudados as fístulas urinárias fecharam espontaneamente após 2 a 8 semanas de cateterização transuretral, especialmente quando a fístula era pequena (2 a 3 mm de diâmetro). Em outra série de casos relatou-se que fístulas com até 2 cm de diâmetro curaram espontaneamente em 50 a 60% das pacientes tratadas com cateter de demora (Waaldijk, 1989).

Apesar dessas séries de casos, os dados que correlacionam tamanho da fístula e sucesso do tratamento conservador são insuficientes. Muitos dos trabalhos que relatam fechamento espontâneo com drenagem por cateter limitaram-se a estudar fístulas com 1 cm ou menos de tamanho (Alonso Gorrrea, 1985; Chittacharoen, 1993; Lentz, 2005; Ou, 2004). Em muitos trabalhos, os relatos sobre como foi medido o tamanho das fístulas são vagos, e há muito espaço para viéses consideráveis nos critérios de seleção e no tamanho das fístulas incluídas em cada série de casos. Entretanto, em geral, quanto maior for a fístula, menor a chance de que feche sem cirurgia.

As evidências acerca da duração da drenagem por cateter também se têm mostrado variáveis. De qualquer forma, muitos autores concordam que se a fístula não fechar em quatro meses é improvável que ainda o faça. Provavelmente a dificuldade de fechamento tardio possa ser explicada por epitelização do trato fistuloso (Davits, 1991; Tancer, 1992). Além disso, a drenagem urinária contínua pode causar inflamação e irritação adicional da bexiga (Zimmern, 1991). É importante ressaltar que se for feita a tentativa de tratamento conservador de fístulas vesicovaginais com instalação de cateter e drenagem crônica, a drenagem urinária idealmente deve ser iniciada logo após o evento desencadeante.

Embora tenha sido descrita a indicação de selante de fibrina para tratamento de fístula vesicovaginal, seu uso tem-se limitado atuação como adjuvante cirúrgico, e não como tratamento primário (Evans, 2003). Primeiro, os dados sobre a efetividade do selante à de fibrina são esparsos, e faltam ensaios clínicos bem desenhados. Em segundo lugar, em comparação com o tratamento cirúrgico, a monoterapia com selante de fibrina não se demonstrou durável, sendo comum haver recorrências (Kanaoka, 2001).

Em resumo, geralmente, justifica-se uma tentativa de tratamento conservador, que é considerada uma opção razoável especialmente se instituída logo após o evento desencadeante e

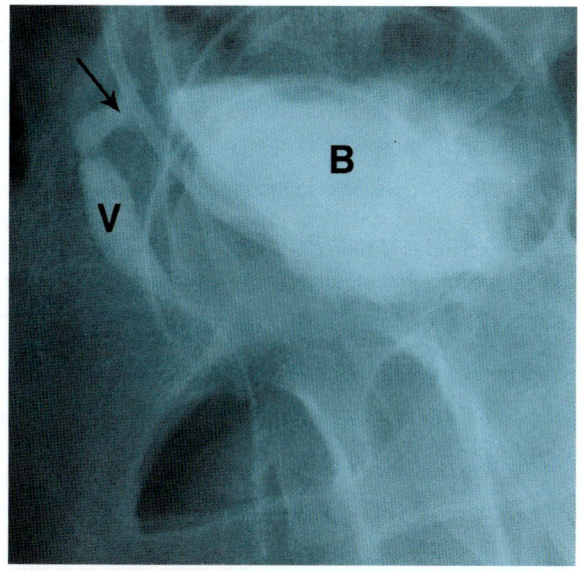

FIGURA 26-2 Uretrocistografia miccional revelando uma fístula vesicovaginal. Seta = fístula; B = bexiga; V = vagina.

se a fístula for pequena. No entanto, deve-se ponderar as vantagens da abordagem conservadora contra o desejo da paciente de resolução rápida. Assim, a melhor oportunidade de intervir deve ser fruto de ponderação entre a racionalidade da tentativa de tratamento conservador e a angústia imediata da paciente e o impacto produzido na sua qualidade de vida. A maioria das fístulas urinárias termina por ser tratada com intervenção cirúrgica.

Tratamento cirúrgico

Princípios gerais. Embora a primeira correção de fístula vesicovaginal realizada com sucesso ter sido relatada há centenas de anos, os princípios do reparo resistiram ao teste do tempo. Esses princípios fundamentais são preparação pré-operatória adequada; correção oportuna; fechamento livre de tensão em múltiplas camadas; viabilidade adequada do tecido circundante e drenagem vesical pós-operatória.

Taxas de cura. A correção cirúrgica de fístula geniturinária está associada a taxas altas de cura (67 a 100%) (Dmochowsky, 2002). Os fatores que afetam essas taxas de sucesso incluem viabilidade do tecido circundante, duração do trato fistuloso, irradiação prévia, técnica cirúrgica e experiência do cirurgião. A primeira tentativa de correção cirúrgica em geral está associada com a maior chance de cura (Weed, 1978). A correção cirúrgica da fístula obstétrica também tem taxas altas de sucesso. Destas, 81% são corrigidas na primeira tentativa e 65% na segunda (Elkins, 1994; Hilton, 1998).

Escolha do momento oportuno para a correção. A escola tradicional recomenda retardar a correção de fístulas por três a seis meses após a lesão. No entanto, essa recomendação provavelmente não é mais aplicável. A maioria concorda que, a não ser que haja infecção grave ou sinais inflamatórios agudos, aguardar é desnecessário e potencialmente sujeita a paciente a mais ansiedade (Wein, 1980). A intervenção cirúrgica precoce de fístulas não complicadas não afeta as taxas de fechamento, além de parecer reduzir a aflição social e psicológica da paciente (Blaivas, 1995). Fístulas identificadas nas primeiras 24 a 48 horas de pós-operatório podem ser corrigidas com segurança e taxas de sucesso entre 90 e 100% (Blandy, 1991; Persky, 1979; Wang, 1990). De qualquer forma, a indicação de intervenção deve ser individualizada, ponderando a qualidade de vida da paciente com a viabilidade do tecido circundante.

Via de correção cirúrgica. Embora haja vários tipos diferentes de correção cirúrgica para fístula vesicovaginal, os dados que sustentam uma via ideal são insuficientes, e a falta de consenso talvez reflita disparidade na experiência e na expertise do cirurgião. Entre as considerações cirurgicamente relevantes, a capacidade de acesso à fístula é essencial e comumente determina a opção cirúrgica. Felizmente, as taxas de sucesso são altas com ambas as vias de reparo, transvaginal e transabdominal.

Vaginal. A abordagem transvaginal à fístula geniturinária é simples e direta. Em comparação com as abordagens abdominais, a transvaginal está associada a menor tempo cirúrgico, menor perda sanguínea, menor morbidade e permanência hospitalar mais curta (Wang, 1990). A via transvaginal também permite o uso de equipamento auxiliar, como *stents* ureterais. Isso é particularmente útil caso a fístula esteja localizada próximo aos orifícios ureterais.

Técnica de Latzko. Essa abordagem transvaginal para reparo de fístula vesicovaginal foi comparada com acolpocleise parcial e está ilustrada na Seção 43-10, p. 1.206). Tal analogia tem origem no fato de que normalmente, durante o procedimento as porções mais proximais das paredes vaginais anterior e posterior são justapostas cirurgicamente para fechamento de malformação, sem que haja remoção do trato fistuloso. Assim, há obliteração parcial da porção superior da vagina. Uma vez que a profundidade vaginal possivelmente comprometida, esta técnica talvez não seja apropriada caso a profundidade da vagina já esteja comprometida ou se já houver disfunção sexual preexistente. Nos casos em que se estiver considerando o uso dessa técnica, a paciente deve ser informada especificamente sobre este problema e sobre as possíveis sequelas.

Técnica clássica. Em contraste com o método de Latzko, a técnica clássica envolve excisão do trato fistuloso. Após excisão da fístula, o epitélio vaginal é dissecado e amplamente mobilizado. A mucosa vesical é fechada, com fechamento subsequente de duas camadas do tecido fibromuscular. Confirma-se a impermeabilidade do reparo, e o epitélio vaginal é reaproximado. Há uma corrente de pensamento que acredita que a excisão do trato fistuloso sempre enfraquece o reparo ou pode aumentar o tamanho da fístula. Assim, alguns profissionais preferem manter o trato fistuloso *in situ* durante o reparo.

Abdominal (transperitoneal). Nessa abordagem, a fístula é acessada através de cistostomia intencional do lado peritoneal da bexiga, como mostrado na Seção 43-10 (p. 1.206). De forma semelhante ao que ocorre com a abordagem transvaginal, os epitélios vesical e vaginal junto à fístula são dissecados por aproximadamente 1,5 cm em todas as direções. Após mobilização adequada, o local da fístula é fechado em camadas. Essa abordagem é usada em situações nas quais: (1) a fístula está localizada proximalmente em uma vagina estreita; (2) a fístula encontra-se intimamente próxima dos orifícios ureterais; (3) há uma fístula ureteral concomitante; (4) correções prévias da fístula não obtiveram sucesso e a fístula é recorrente; (5) as paredes vaginais são rígidas com pouca mobilidade; (6) a fístula é muito grande ou complexa em sua configuração ou (7) há necessidade de interposição de enxerto abdominal.

Laparoscópica. A base de evidências para correção laparoscópica de fístula geniturinária limita-se a relatos de casos e opinião de especialistas (Miklos, 1999; Nezhat, 1994; Ou, 2004). A técnica foi inicialmente descrita por Nezhat e colaboradores (1994) e requer habilidades laparoscópicas avançadas. Como resultado, o sucesso com essa abordagem parece ser altamente dependente de expertise e experiência do cirurgião.

Interposição de Retalho. A viabilidade do tecido circundante é uma consideração importante a ser feita para a correção de fístulas geniturinárias. Quando os tecidos intervenientes são muito frágeis e pouco vascularizados, diversos retalhos teciduais podem ser posicionados por via vaginal ou abdominal entre a bexiga e a vagina para auxiliar no apoio e no suprimento sanguíneo (Eisen, 1974; Martius, 1928;). Na Seção 43-11 (p. 1.210), encontra-se ilustrado o retalho do coxim adiposo bulbocavernoso, de Martius, e na Seção 44-16 (p. 1.314), encontra-se o retalho omental em J. Embora a interposição de retalho seja útil em situações em que a viabilidade tecidual seja duvidosa, sua utilidade em casos não complicados de fístula vesicovaginal não está clara.

Fístula uretrovaginal e outras fístulas geniturinárias. Embora as vesicovaginais sejam o tipo mais comum de fístulas geniturinárias, outras podem existir, e são descritas com base na sua comunicação com estruturas anatômicas. As fístulas uretrovaginais comumente resultam de cirurgia envolvendo a parede vaginal anterior, em particular colporrafia anterior e diverticulectomia uretral (Blaivas, 1989; Ganabathi, 1994a). Nos países em desenvolvimento, assim como ocorre com a fístula vesicovaginal, o traumatismo obstétrico continua a ser a causa mais comum das fístulas uretrovaginais. Nesses casos, o prolongamento do trabalho de parto seguido por necrose tecidual resulta no desenvolvimento da fístula. Frequentemente, as pacientes se apresentam com drenagem contínua de urina para a vagina ou com incontinência urinária de esforço. Os princípios do reparo são similares: fechamento em camadas, correção livre de tensão e drenagem vesical pós-operatória. Outros tipos de fístula geniturinária também podem se desenvolver (ver Tabela 26-1).

DIVERTÍCULO URETRAL

Conforme ilustrado página, encontram-se glândulas parauretrais ao longo da parede vaginal anterior em comunicação direta com a uretra. O divertículo uretral é o crescimento cístico de uma dessas glândulas (Fig. 26-3). Esta evaginação da uretra em geral é assintomática e diagnosticada incidentalmente em exame de rotina. No entanto, muitos divertículos apresentam sintomas e com frequência requerem extirpação cirúrgica.

■ Incidência

Diz-se que os divertículos uretrais ocorrem em 1 a 5% da população feminina geral. Em razão de maior conscientização e dos avanços radiológicos, as taxas de diagnóstico estão aumentando (Dmochowsky, 2002). Contudo, essa incidência talvez esteja subestimada, considerando que os divertículos com frequência são assintomáticos e, consequentemente, pouco relatados. Em mulheres com sintomas do trato urinário inferior, a incidência aumenta dramaticamente, podendo chegar a 40% (Stewart, 1981).

O divertículo uretral pode ser encontrado em qualquer faixa etária, mas é diagnosticado com maior frequência na terceira à sexta décadas de vida e mais comumente em mulheres que em homens (Aldridge, 1978). Embora alguns autores tenham relatado predomínio de divertículos uretrais em afro-americanos na proporção de 6:1 em comparação com brancos, outros pesquisadores não encontraram predisposição racial para a condição (Davis, 1970; Leach, 1987).

■ Etiologia/fisiopatologia
Divertículo congênito
A etiologia do divertículo uretral não é clara. Embora se suponha que a maioria seja adquirida, foram relatados divertículos de origem congênita (Bhatnagar, 1999; Nel, 1955). Causas

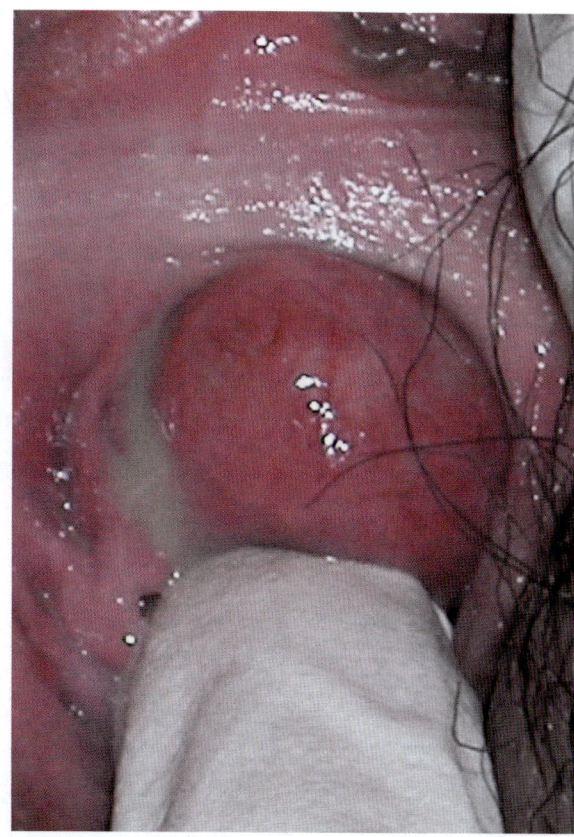

FIGURA 26-3 Expressão transuretral da secreção do divertículo uretral observada na parede vaginal anterior.

congênitas de divertículos uretrais incluem persistência de remanescentes embriológicos, fechamento defeituoso da porção ventral da uretra e dilatação congênita das glândulas parauretrais (Ratner, 1949).

A embriologia e anatomia do trato genital feminino e das estruturas circundantes contribuem, em parte, para nosso conhecimento acerca do divertículo uretral congênito. Durante o desenvolvimento da vagina, a porção caudal dos dois tubos de Müller se fundem com uma evaginação do seio urogenital. Os tubos de Müller formam a vagina superior, e o seio urogenital dá origem à vagina distal e ao vestíbulo (Fig. 18-5, p. 486). Na vagina, o epitélio colunar mucinoso de Müller é substituído pelo epitélio escamoso do seio urogenital. De modo similar, o epitélio da uretra feminina também tem origem no seio urogenital. Quando o processo desubstituição epitelial é interrompido, pequenos focos de epitélio de Müller podem persistir e formar cistos ou divertículos.

Divertículo adquirido
Mais comumente, os divertículos são adquiridos e podem ser causados por infecção, traumatismo de parto e instrumentação traumática.

A teoria mais amplamente aceita acerca do desenvolvimento de divertículos uretrais é de Routh, data de 1890, e envolve as glândulas parauretrais e seus ductos. As glândulas parauretrais circundam e se aglomeram mais densamente junto à borda ínfero-lateral da uretra (Fig. 26-4). Dessas, as glândulas

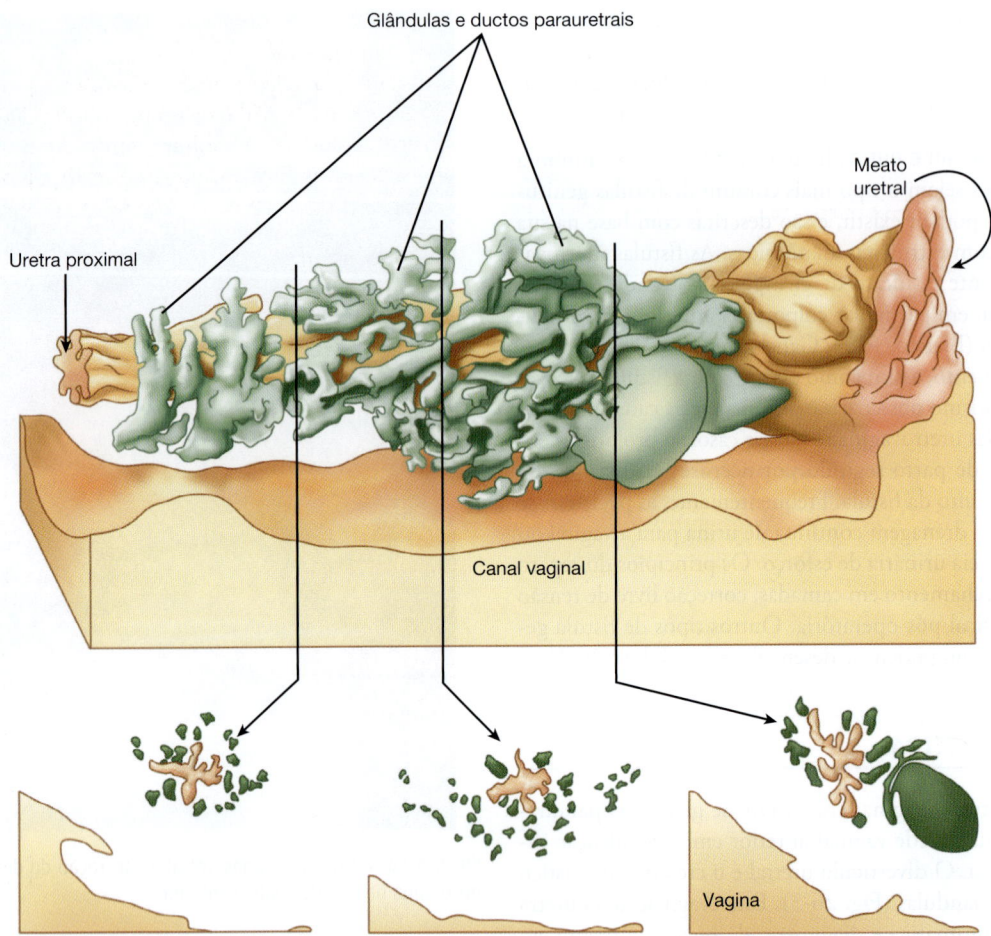

FIGURA 26-4 Configuração complexa das glândulas parauretrais. Estão representados três cortes transversais em diferentes pontos ao longo da extensão da uretra para mostrar a variação na densidade das glândulas parauretrais. *(Redesenhada a partir de Huffman, 1948, com permissão.)*

de Skene são as maiores e mais distais. As glândulas parauretrais se conectam com o canal uretral por meio de uma rede de ductos ramificados. O padrão arborizado em segmentos dessa trama ajuda a explicar a complexidade de alguns divertículos uretrais (Vakili, 2003).

Segundo a teoria de Routh, infecção e inflamação obstruem ductos individualmente, levando à dilatação cística. Se não houver resolução espontânea ou intervenção rápida, é possível haver formação de abscesso. A subsequente progressão do abscesso e a inflamação persistente podem levar à ruptura submural da glândula para dentro do lúmen uretral, criando uma comunicação entre eles (Fig. 26-5). Quando a infecção se resolve, o saco diverticular dilatado e o óstio comunicante com a uretra persistem. Dos agentes infecciosos, a *Neisseria gonorrhoeae* e *Chlamydia trachomatis* são os microrganismos mais comumente associados à uretrite e inflamação grave das glândulas parauretrais.

Adicionalmente à infecção, a lesão do tecido uretral pode levar a edema tecidual e obstrução do ducto parauretral. Assim, o traumatismo uretral ocorrido durante o parto ou com instrumentação uretral foi sugerido como possível etiologia (McNally, 1935). Além disso, costumes sociais e práticas obstétricas diferentes no mundo em desenvolvimento podem pro-

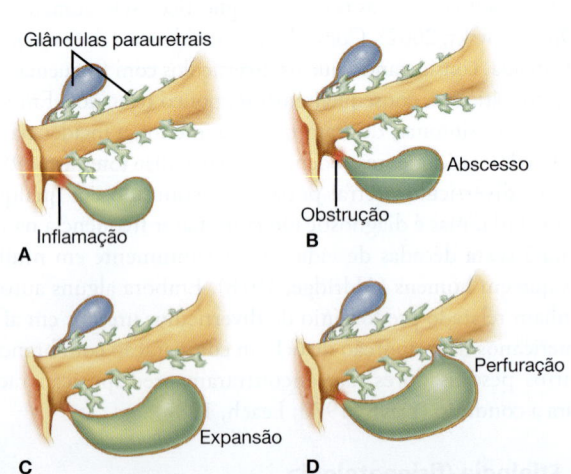

FIGURA 26-5 Mecanismo para a formação de divertículo uretral. O processo inflamatório na abertura de glândula parauretral (**A**) produz obstrução e possível formação de abscesso (**B**) (**C**). A expansão do abscesso pode causar ruptura submural para o lúmen uretral (**D**). *(Redesenhada a partir de Elkins, 1999, com permissão.)*

duzir traumatismo uretral e desenvolvimentode divertículos. O traumatismo obstétrico pode resultar de parto em idade jovem, trabalho de parto prolongado e traumatismo vaginal durante o parto. No entanto, Pathak e House (1970) observaram que 40% dos divertículos uretrais em suas séries ocorreram em nulíparas, sugerindo que existem causas adicionais ao parto. Por exemplo, mutilação genital feminina ou dilatações uretrais repetidas podem traumatizar a uretra.

Cálculos

O surgimento de cálculos dentro do divertículo pode complicar a evolução dessas lesões, e a frequência relatada se aproxima de 10% (Perlmutter, 1993). Os cálculos podem ser únicos ou múltiplos e geralmente são compostos de oxalato de cálcio ou fosfato de cálcio. A estagnação de urina e a precipitação de sais dentro do saco diverticular levam à formação de cristais e subsequentemente de cálculos.

Câncer

A transformação maligna de um divertículo uretral é rara, sendo responsável por somente 5% dos cânceres uretrais. Embora em sua maioria esses tumores sejam adenocarcinomas, também foram identificados carcinomas de células transicionais e espinocelulares (Clayton, 1992; Young, 2007). Esses tumores em geral são encontrados em mulheres entre a sexta e sétima décadas de vida. Embora hematúria e irritabilidade miccional sejam queixas comuns, a palpação de massa imóvel ou endurada ao redor da uretra associada à presença de sintomas urinários obstrutivos indica investigação diagnóstica complementar e biópsia de tecido (Ghoniem, 2004). Como foram relatados menos de 100 casos de câncer uretral associados a divertículos uretrais, não foram desenvolvidas estratégias de tratamento definitivas. Atualmente, esses cânceres são tratados por meio de evisceração ou diverticulectomia, isoladamente ou com radioterapia adjuvante (Shalev, 2002).

■ Classificação

Os sistemas iniciais de classificação dividiram os divertículos uretrais de acordo com sua complexidade radiográfica e os descreveram como: (1) saculares simples, (2) múltiplos ou (3) compostos ou complexos com ramificação em seios (Lang, 1959). Alternativamente, para auxiliar na padronização do tratamento cirúrgico, Ginsburg e Genadry (1983) criaram um sistema de classificação pré-operatória com base na localização na uretra. Esse sistema organiza os divertículos dependendo de sua localização na uretra e descreve as lesões como tipo 1 (terço proximal), tipo 2 (terço médio) e tipo 3 (terço distal).

Na tentativa de incorporar todas as características necessárias para tratamento adequado, Leach e colaboradores (1993) desenvolveram o sistema de classificação L/N/S/C3. Nesse sistema, as características de um divertículo são descritas de acordo com sua localização (L), número (N), tamanho (S, de *size*) e comunicação, configuração e estado de continência do paciente (C3).

A determinação de localização, a configuração e a complexidade dessas lesões são importantes para o planejamento da cirurgia, além de auxiliar na escolha de técnica e abordagem apropriadas. A localização é descrita em relação à uretra, sendo definida como distal, média ou proximal na uretra e com ou sem extensão para além do colo vesical. Em sua série de 61 pacientes, esses pesquisadores observaram que a maioria dos divertículos se localizava na uretra média (62%). Logicamente, essa distribuição reflete a predominância de glândulas parauretrais junto ao terço médio da uretra (ver Fig. 26-4).

Além da localização, é importante determinar o número de divertículos no pré-operatório. A extirpação inadequada e a persistência de sintomas podem ser decorrência de falha na identificação de divertículos múltiplos e, consequentemente, de excisão incompleta. O tamanho dos divertículos também pode influenciar na escolha do tratamento. Por exemplo, alguns autores recomendam interposição de retalho nos casos com divertículos maiores (Dmochowski, 2002). Além disso, é possível o desenvolvimento de incontinência urinária antes inexistente (*de novo*) ou persistência de incontinência preexistente, caso o divertículo seja muito grande e comprometa mecanismos esfincterianos de continência.

A configuração dos divertículos pode ser descrita como solitária ou multiloculada, e como simples, em formato de sela ou circunferencial (Fig. 26-6). O conhecimento pré-operatório da configuração auxilia na extirpação cirúrgica completa e ajuda a antecipar a necessidade de interposição de retalhonos casos que necessitem de ressecção uretral extensa (Rovner, 2003).

Obviamente, o sucesso no reparo do problema da parede uretral depende em grande parte da identificação da abertura do divertículo no canal uretral. A identificação pré-operatória do local de comunicação é, portanto, importante, sendo os óstios classificados como uretrais proximais, médios ou distais. Leach e colaboradores (1993) relataram que a comunicação uretral média é a mais comum (60%), seguida por proximal (25%) e distal (15%).

Finalmente, nesse sistema de classificação, documenta-se o *status* de continência e a mobilidade da uretra da paciente. Quase metade das pacientes em suas séries apresentavam incontinência urinária de esforço, e esses autores sugeriram que a presença de hipermobilidade uretral indicaria a necessidade de cirurgia concomitante contra incontinência. Embora diversos

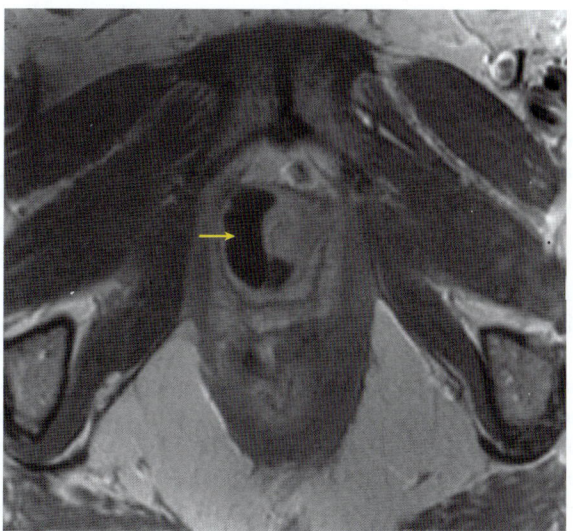

FIGURA 26-6 Ressonância magnética de um divertículo uretral circunferencial. A seta indica o divertículo estendendo-se ao redor da uretra.

estudos tenham comprovado a segurança de realizar concomitantemente a suspensão do colo vesical, essa abordagem é considerada por alguns como controversa, em razão da possibilidade de haver erosão uretral (Bass, 1991; Faerber, 1998; Ganabathi, 1994b). Contudo, outros autores não demonstraram aumento de erosão com a realização concomitante de procedimento anti-incontinência (Leng, 1998; Swierzewski, 1993).

Embora não haja consenso sobre essa questão, parece razoável tratar primeiro o divertículo e, então, considerar a possibilidade de cirurgia anti-incontinência urinária, caso persista. A realização do tratamento em estágios é uma opção particularmente realista considerando-se o arsenal atualmente disponível de procedimentos cirúrgicos minimamente invasivos efetivos para tratamento da incontinência, como alças (*slings*) no terço médio da uretra. Independente da decisão sobre realizar ou não cirurgia anti-incontinência concomitante, os dados disponíveis e as expectativas pós-operatórias devem ser discutidas com a paciente durante as consultas pré-operatórias.

Sinais e sintomas

Os divertículos uretrais com frequência são assintomáticos e descobertos incidentalmente durante exame ginecológico ou urológico para investigação de outras queixas. No entanto, quando sintomáticos, sua apresentação clínica pode variar, refletindo suas características, particularmente tamanho, localização e extensão. Embora gotejamento pós-miccional e corrimento uretral com compressão de massa suburetral sejam patognomônicos, poucas pacientes apresentam sintomas tão clássicos. Para a maioria das pacientes, os sintomas são inespecíficos e incluem dor, dispareunia e diversos sintomas urinários. Em uma revisão retrospectiva, Romanzi e colaboradores (2000) observaram que dor foi um dos sintomas mais relatados (48%). Acredita-se que a dor seja resultado de oclusão do colo diverticular e dilatação cística atrás da obstrução. Além disso, é possível haver dispareunia, caso o divertículo seja suficientemente grande, inflamado ou infectado. Assim, as pacientes podem relatar dispareunia de entrada ou profunda, dependendo de o divertículo ser distal ou proximal.

Divertículos grandes frequentemente são confundidos com prolapso de órgão pélvico em estágio inicial, especialmente quando a queixa de apresentação é plenitude, abaulamento ou pressão na vagina. Nesses casos, a massa vaginal palpável causada por divertículo pode ser erroneamente interpretada como cistocele ou retocele. A palpação sistemática cuidadosa da parede vaginal, na maioria dos casos, possibilita distinguir entre prolapso e cisto de parede vaginal ou divertículo isolado.

Diversos sintomas de trato urinário inferior comumente estão associados a divertículo uretral. Especificamente, 35 a 60% das mulheres afetadas queixam-se de incontinência urinária (Ganabathi, 1994b; Romanzi, 2000). Além disso, durante a micção, a urina pode entrar no saco diverticular para sair mais tarde e se manifesta como gotejamento pós-miccional ou incontinência urinária. Há relatos de retenção urinária como complicação de divertículo (Nitti, 1999). Como os sintomas de retenção com frequência acompanham crescimento de câncer dentro do divertículo ou ao redor da uretra, mulheres com retenção urinária e enduração periuretral ou uretral associada têm indicação de biópsia para excluir processo maligno (von Pechmann, 2003).

A infecção do trato urinário é uma complicação comum do divertículo uretral. No tratamento de 18 mulheres com divertículo, Fortunato e colaboradores (2001) relataram cistite aguda em 8, disúria em 7 e cistite recorrente em 11.

Diagnóstico

Em muitas pacientes, os divertículos uretrais podem ser diagnosticados simplesmente com anamnese detalhada, exame físico e alto índice de suspeição. A história da paciente deve se concentrar nas características e sintomas comuns de divertículo, citados anteriormente. Além disso, deve-se procurar por história de traumatismo, infecções ou cirurgias vaginais prévias. Contudo, apesar de ferramentas clínicas e radiológicas estarem disponíveis, para muitas mulheres o diagnóstico é tardio, sendo possível que sejam tratadas para incontinência de urgência ou de esforço, cistite crônica, trigonite, síndrome uretral, vulvovestibulite, cistocele e dor pélvica idiopática crônica antes da identificação de divertículo (Romanzi, 2000). Além disso, o divertículo em si pode se assemelhar a cisto do ducto de Gartner, cisto de inclusão vaginal, ureterocele ectópica ou endometrioma (Chowdhry, 2004).

Exame físico

Ao exame, o achado mais comum é uma massa vaginal anterior subjacente à uretra, detectada em 50 a 90% das pacientes sintomáticas (Ganabathi, 1994b; Gerrard, 2003; Romanzi, 2000). Embora seja comum a saída de material purulento da uretra com compressão da massa, sua ausência não exclui o diagnóstico. Nesses casos, é possível que a estenose do ducto diverticular impeça o esvaziamento do saco. Deve-se proceder à palpação meticulosa ao longo de todo o trajeto uretral. Uma vez identificado um divertículo, deve-se determinar tamanho, margens, consistência, configuração e número.

No entanto, se com o exame físico isoladamente não for possível determinar todas essas características, haverá indicação de exames complementares. O diagnóstico de divertículo uretral tem aumentado nas últimas décadas em razão de evolução nas modalidades diagnósticas. Dos exames disponíveis, todos têm vantagens e desvantagens significativas. Por essa razão, os pesquisadores podem divergir quanto ao exame de primeira escolha para o diagnóstico de divertículo uretral. Consequentemente, os médicos clínicos devem estar familiarizados com os pontos fortes de cada modalidade, escolhendo aquela que melhor se adeque ao quadro clínico.

Uretrocistoscopia

Dos procedimentos diagnósticos usados para detectar divertículos uretrais, a uretrocistoscopia é a única ferramenta que permite a inspeção direta da uretra e da bexiga. Durante a uretrocistoscopia, extensões pressionam a parede vaginal proximal anterior para cima e ocluem o colo vesical, permitindo que o meio expansor produza pressão positiva e abra o óstio diverticular (Fig. 26-7). O uso de uma lente cistoscópica de zero grau permite avaliação completa da uretra. Com isso, é possível visualizar diretamente e localizar o óstio diverticular e identificar sua descarga purulenta.

A principal vantagem da uretrocistoscopia é a acurácia na detecção de divertículos (Summitt, 1992). Além disso, muitas

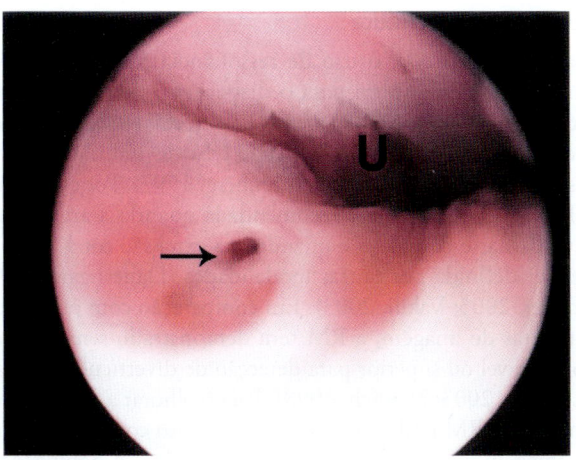

FIGURA 26-7 Abertura de divertículo visualizada ao exame uretrocistoscópico (*seta*). U = uretra.

mulheres com divertículos apresentam sintomas inespecíficos de trato urinário inferior e a avaliação endoscópica da uretra e da bexiga permite excluir outras etiologias para esses sintomas, como uretrite, cistite, cálculos ou estenose. Apesar dessas vantagens e de seu uso comum por uroginecologistas, a uretrocistoscopia é usada com menos frequência por ginecologistas generalistas. Entre os obstáculos para seu uso estão necessidade de conhecimentos gerais acerca da anatomia da mucosa uretral e vesical, expertise em cistoscopia, custo dos instrumentos e dificuldade para obter credenciamento. Mesmo para clínicos com experiência em uretrocistoscopia, essa ferramenta ainda pode não mostrar todos os divertículos. Por exemplo, a vedação insuficiente entre o cistoscópio e a mucosa uretral distal pode levar à distensão inadequada e falha em identificar divertículos distalmente localizados. Além disso, os divertículos cujos óstios sejam estenosados e que não tenham comunicação com o lúmen uretral podem não ser percebidos. Embora a uretrocistoscopia seja um exame minimamente invasivo, a dor e o risco de infecção após o procedimento são preocupações legítimas. Finalmente, informações importantes sobre tamanho, consistência e extensão circunferencial do divertículo podem não ser obtidas com esta ferramenta.

Uretrocistografia miccional

A uretrocistografia miccional (UCGM) é usada por muitos como ferramenta inicial na avaliação de divertículo uretral. O contraste radiográfico instilado na bexiga preenche o saco diverticular durante a micção e radiografias pós-miccionais comprovam a presença do divertículo.

Esse exame é indolor e simples de realizar e sua acurácia geral relatada aproxima-se de 85%. Contudo, alguns preferem a uretrografia com pressão positiva como ferramenta diagnóstica primária, considerando que a UCGM requer que haja patência da comunicação diverticular durante o exame (Blander, 2001; O'Shaughnessy, 2006). Além disso, a UCGM implica expor a paciente à radiação ionizante, ainda que mínima.

Uretrografia com pressão positiva

Após sua introdução por Davis e Cian (1956), a uretrografia com pressão positiva (UGPP) melhorou bastante a detecção de divertículos uretrais. Durante a UGPP, um cateter com balão

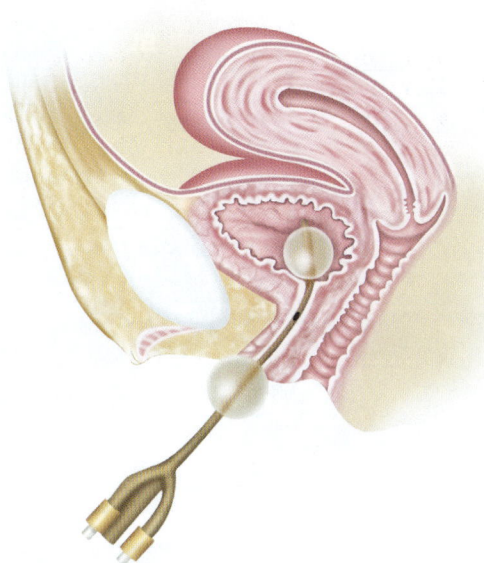

FIGURA 26-8 Cateter de Trattner com balão duplo usado para o diagnóstico de divertículos uretrais. A porção do cateter entre os dois balões contém uma abertura (*preta oval*) por onde o contraste é instilado para preencher a uretra e qualquer divertículo. (*Redesenhada a partir de Greenberg, 1981, com permissão.*)

duplo e lúmen triplo (cateter de Trattner) é inserido na uretra e sua ponta penetra na bexiga (Fig. 26-8). Com a insuflação do balão proximal é possível tracioná-lo contra a uretra, ocluindo-a na junção uretrovesical. O balão distal obstrui a uretra distal. A porta no cateter entre os dois balões permite a instilação de contraste radiopaco na uretra. Essa pressão positiva distende a uretra e expande qualquer divertículo presente.

A uretrografia é uma modalidade efetiva para a identificação precisa de divertículos, e sua sensibilidade é superior à da UCGM (Jacoby, 1999; Wang, 2000). Golomb e colaboradores (2003), em uma pequena série de casos, encontraram sensibilidade de 100% com UGPP em comparação com 66% com a UCGM. Em todos os casos de seu estudo, a UGPP definiu localização, tamanho, configuração e comunicação dos divertículos com a uretra. Contudo, a UGPP pode ser demorada, é tecnicamente difícil e está associada a desconforto da paciente e risco de infecção pós-procedimento. Além disso, de forma similar ao que ocorre com a UCGM, os divertículos podem passar despercebidos caso pus espesso ou material degradado impeçam o enchimento adequado com meio de contraste, ou caso o óstio esteja obstruído, impedindo a comunicação com o lúmen uretral. Assim, apesar de ter sido considerada por muitos a ferramenta primária para diagnóstico de divertículos uretrais, a UGPP foi gradualmente substituída por outras modalidades radiológicas em razão de falta de equipamento e expertise necessárias, desconforto para a paciente e caráter invasivo do exame.

Ultrassonografia

Essa ferramenta é uma modalidade que recentemente vem sendo usada para avaliar divertículos uretrais e que se mostrou efetiva (Gerrard, 2003). As vantagens técnicas da ultrassonografia sugeridas para essa avaliação são visualização dos divertículos

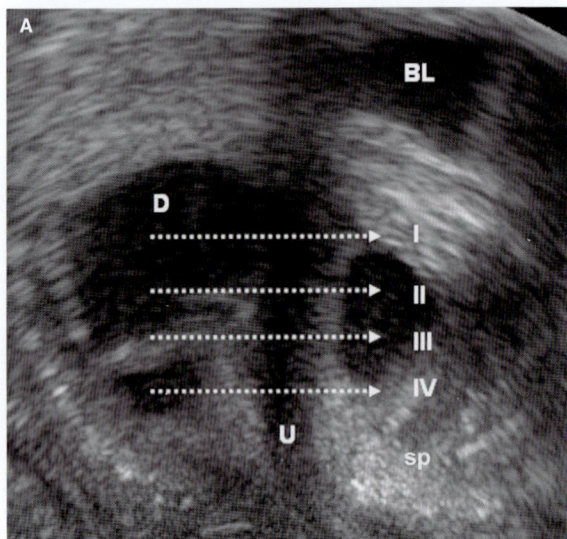
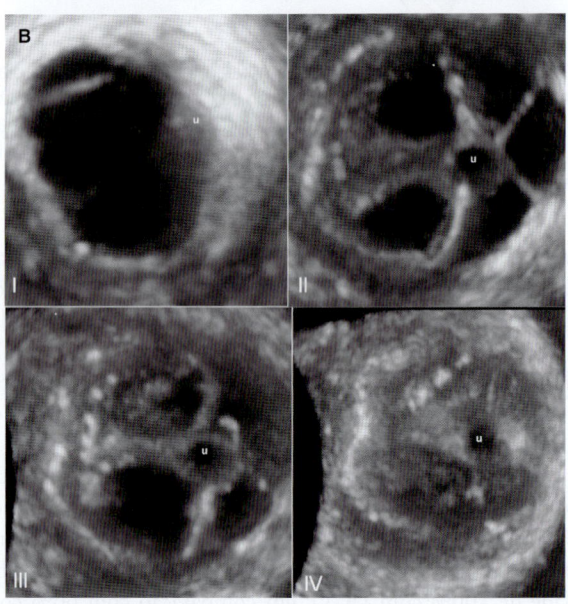

FIGURA 26-9 Imagens de divertículos uretrais à ultrassonografia transvaginal. **A**. Corte sagital mostrando a uretra e o divertículo. As linhas pontilhadas marcadas por numerais romanos refletem o nível uretral no qual foram obtidas as quatro incidências axiais (**B**). D = divertículo; sp = sínfise púbica; U = uretra. *(Retirada de Yang, 2005, com permissão.)*

que não se tenham enchido durante exames radiográficos contrastados e caracterização de espessura da parede, tamanho e arquitetura interna dos divertículos (Fig. 26-9) (Yang, 2005). Além disso, Siegel e colaboradores (1998) observaram que a ultrassonografia informa sobre outras lesões, como leiomiomas periuretrais, uretrite difusa e cicatrizes periuretrais. Foram descritas ultrassonografias transabdominal, vaginal, retal, perineal e uretral (Keefe, 1991; Vargas-Serrano, 1997). Apesar de as vantagens da ultrassonografia incluírem conforto da paciente, ausência de irradiação ionizante e de exposição a contraste, custo relativamente baixo e caráter pouco invasivo, seu papel no diagnóstico de divertículos uretrais não foi claramente estabelecido. Até agora, a modalidade se mantém como técnica acadêmica ou adjuvante.

Ressonância magnética

Na década passada, o uso de ressonância magnética (RM) tornou-se mais comum para o diagnóstico de patologia periuretral, sendo particularmente útil no estabelecimento de localização, da extensão e das características internas de massas periuretrais (Kim, 1993; Nurenberg, 1997). Por essa razão, a RM frequentemente é recomendada quando a arquitetura diverticular é complexa e quando sua extensão total não puder ser definida por outras modalidades (Daneshgari, 1999; Rovner, 2003; Vakili, 2003). Em comparação com outras ferramentas de imagem, a RM tem demonstrado sensibilidade comparável ou superior para detecção de divertículos uretrais (Lorenzo, 2003; Neitlich, 1998). Para melhorar a resolução da imagem, a RM pode ser usada em conjunto com uma bobina de imagem posicionada no reto ou na vagina. A bobina, acomodada dentro de uma sonda, melhora a qualidade das imagens de estruturas que circundam o reto ou a vagina (Blander, 2001). Alternativamente, pode-se utilizar uma placa ou bobina externa de acentuação da resolução da imagem para minimizar o desconforto da paciente. Contudo, as duas técnicas ainda não foram comparadas. Apesar das vantagens da RM, os custos do procedimento devem ser considerados dentro do contexto clínico. Para divertículos solitários com limites claramente demarcados e sem evidências de extensão, provavelmente não há necessidade de imagem extensiva e de custo elevado.

Como não há consenso sobre qual modalidade deve ser usada primeiro, é razoável iniciar com uretrocistoscopia, seguida de UCGM. Se a avaliação inicial não revelar nada, mas a suspeita diagnóstica persistir alta, ou caso a lesão pareça ser mais complexa, então a RM com uma bobina endorretal ou placa externa pode ser utilizada para maior resolução de imagens e para agregar mais informações.

Tratamento

Tratamento de fase aguda

O divertículo uretral pode ter apresentação aguda com dor, sintomas urinários ou sensibilidade focal durante o exame. Recomenda-se manejo conservador como forma inicial de tratamento, incluindo banho de assento e administração de antibioticoterapia de amplo espectro, como cefalosporina ou fluoroquinolona.

Observação

Muitas mulheres com sintomas mínimos ou sem quaisquer sintomas podem recusar tratamento cirúrgico considerando os riscos associados de fístula uretrovaginal e incontinência por malformação esfincteriana. No entanto, faltam dados em longo prazo sobre essas mulheres em relação a taxas de desenvolvimento de sintomas subsequentes, aumento de tamanho dos divertículos e eventual necessidade de extirpação cirúrgica.

Tratamento cirúrgico

Para muitas mulheres, especialmente para aquelas com sintomas persistentes, a correção cirúrgica é indicada com frequência, e os procedimentos incluem ablação transvaginal parcial, marsupialização e diverticulectomia.

Desses procedimentos, a diverticulectomia é o mais comumente usado, podendo ser selecionado para tratamento de divertículos em qualquer local ao longo da uretra (Seção 43-9, p. 1.203). A extirpação de todo o divertículo proporciona correção em longo prazo da malformação uretral, fluxo urinário normal e taxas elevadas de continência pós-operatória. As desvantagens, no entanto, incluem risco de estenose uretral pós-cirúrgica, fístula uretrovaginal e possível lesão do mecanismo esfincteriano de continência urinária com desenvolvimento subsequente de incontinência urinária.

Alternativamente, a marsupialização do divertículo, também conhecida como procedimento de Spence, pode ser escolhida para corrigir divertículos distais (Spence, 1970). O procedimento é uma meatotomia, que, uma vez cicatrizada, forma um novo meato uretral. Embora simples de realizar, esse procedimento altera a configuração do meato, e com frequência as mulheres notam padrão de micção em *spray*.

Para divertículos proximais, a ablação parcial do saco diverticular pode ser a opção preferencial para evitar o risco de lesão do introito vesical ou do colo vesical, associada aos sacos com estalocalização. Tancer e colaboradores (1983) descreveram esse procedimento, durante o qual o excesso da parede diverticular é extirpado por via vaginal, o colo diverticular é removido, mas o tecido remanescente da parede diverticular é reaproximado para o fechamento da malformação.

Além dessas abordagens, há relatos de casos descrevendo outros procedimentos, como fulguração eletrocirúrgica transuretral uretroscópica do saco diverticular e incisão transuretral para ampliar o óstio diverticular (Miskowiak, 1989; Saito, 2000; Vergunst, 1996). No entanto, faltam dados sobre sua eficácia e taxas de complicação em longo prazo.

REFERÊNCIAS

Adetiloye VA, Dare FO: Obstetric fistula: evaluation with ultrasonography. J Ultrasound Med 19:243, 2000

Aldridge CW Jr, Beaton JH, Nanzig RP: A review of office urethroscopy and cystometry. Am J Obstet Gynecol 131:432, 1978

Alonso Gorrea M, Fernandez Zuazu J, Mompo Sanchis JA, et al: Spontaneous healing of uretero-vesico-vaginal fistulas. Eur Urol 11: 341, 1985

Andreoni C, Bruschini H, Truzzi JC, et al: Combined vaginoscopy-cystoscopy: a novel simultaneous approach improving vesicovaginal fistula evaluation. J Urol 170:2330, 2003

Arrowsmith S, Hamlin EC, Wall LL: Obstructed labor injury complex: obstetric fistula formation and the multifaceted morbidity of maternal birth trauma in the developing world. Obstet Gynecol Surv 51:568, 1996

Asanuma H, Nakai H, Shishido S, et al: Congenital vesicovaginal fistula. Int J Urol 7:195, 2000

Barr DB, Wilder LC, Caudill SP, et al: Urinary creatinine concentrations in the U.S. population: implications for urinary biologic monitoring measurements. Environ Health Perspect 113:192, 2005

Bass JS, Leach GE: Surgical treatment of concomitant urethral diverticulum and stress incontinence. Urol Clin North Am 18:365, 1991

Ba-Thike K, Than A, Nan O: Tuberculous vesico-vaginal fistula. Int J Gynaecol Obstet 37:127, 1992

Bhatnagar V, Lal R, Mitra DK: Primary reconstruction of a congenital anterior urethral diverticulum. Pediatr Surg Int 15:294, 1999

Billmeyer BR, Nygaard IE, Kreder KJ: Ureterouterine and vesicoureterovaginal fistulas as a complication of cesarean section. J Urol 165:1212, 2001

Binstock MA, Semrad N, Dubow L, et al: Combined vesicovaginal-ureterovaginal fistulas associated with a vaginal foreign body. Obstet Gynecol 76:918, 1990

Birch C, Fynes MM: The role of synthetic and biological prostheses in reconstructive pelvic floor surgery. Curr Opin Obstet Gynecol 14:527, 2002 Blaivas JG: Vaginal flap urethral reconstruction: an alternative to the bladder flap neourethra. J Urol 141:542, 1989

Blaivas JG, Heritz DM, Romanzi LJ: Early versus late repair of vesicovaginal fistulas: vaginal and abdominal approaches. J Urol 153:1110, 1995

Blander DS, Rovner ES, Schnall MD, et al: Endoluminal magnetic resonance imaging in the evaluation of urethral diverticula in women. Urology 57:660, 2001

Blandy JP, Badenoch DF, Fowler CG, et al: Early repair of iatrogenic injury to the ureter or bladder after gynecological surgery. J Urol 146:761, 1991

Chittacharoen A, Theppisai U: Urological injury during gynecologic surgical procedures. J Med Assoc Thai 76(Suppl 1):87, 1993

Chowdhry AA, Miller FH, Hammer RA: Endometriosis presenting as a urethral diverticulum: a case report. J Reprod Med 49:321, 2004

Clayton M, Siami P, Guinan P: Urethral diverticular carcinoma. Cancer 70:665, 1992

Dalela D, Goel A, Shakhwar SN, et al: Vesical calculi with unrepaired vesicovaginal fistula: a clinical appraisal of an uncommon association. J Urol 170:2206, 2003

Daneshgari F, Zimmern PE, Jacomides L: Magnetic resonance imaging detection of symptomatic noncommunicating intraurethral wall diverticula in women. J Urol 161:1259, 1999

Davis BL, Robinson DG: Diverticula of the female urethra: assay of 120 cases. J Urol 104:850, 1970

Davis HJ, Cian LG: Positive pressure urethrography: a new diagnostic method. J Urol 75:753, 1956

Davits RJ, Miranda SI: Conservative treatment of vesicovaginal fistulas by bladder drainage alone. Br J Urol 68:155, 1991

Dmochowski R: Surgery for vesicovaginal fistula, urethrovaginal fistula, and urethral diverticulum. In Walsh PC, Retik AB, Vaughan ED, Wein AJ (eds): Campbell's Urology. Philadelphia, WB Saunders, 2002, p 1196

Dolan LM, Easwaran SP, Hilton P: Congenital vesicovaginal fistula in association with hypoplastic kidney and uterus didelphys. Urology 63:175, 2004

Eisen M, Jurkovic K, Altwein JE, et al: Management of vesicovaginal fistulas with peritoneal flap interposition. J Urol 112:195, 1974

Elkins TE: Surgery for the obstetric vesicovaginal fistula: a review of 100 operations in 82 patients. Am J Obstet Gynecol 170:1108, 1994

Elkins TE, Thompson JR: Lower urinary tract fistulas. In Walters MD, Karram MM (eds): Urogynecology and Reconstructive Pelvic Surgery. St. Louis, MO, Mosby, 1999, p 355

Emmert C, Kohler U: Management of genital fistulas in patients with cervical cancer. Arch Gynecol Obstet 259:19, 1996

Evans LA, Ferguson KH, Foley JP, et al: Fibrin sealant for the management of genitourinary injuries, fistulas and surgical complications. J Urol 169:1360, 2003

Faerber GJ: Urethral diverticulectomy and pubovaginal sling for simultaneous treatment of urethral diverticulum and intrinsic sphincter deficiency. Tech Urol 4:192, 1998

Fortunato P, Schettini M, Gallucci M: Diagnosis and therapy of the female urethral diverticula. Int Urogynecol J Pelvic Floor Dysfunct 12:51, 2001

Ganabathi K, Dmochowski R, Zimmern PE, et al: Prevention and management of urovaginal fistula. Urol Panamer 6:91, 1994a

Ganabathi K, Leach GE, Zimmern PE, et al: Experience with the management of urethral diverticulum in 63 women. J Urol 152:1445, 1994b

Gerrard ER Jr, Lloyd LK, Kubricht WS, et al: Transvaginal ultrasound for the diagnosis of urethral diverticulum. J Urol 169:1395, 2003

Ghoniem G, Khater U, Hairston J, et al: Urinary retention caused by adenocarcinoma arising in recurrent urethral diverticulum. Int Urogynecol J Pelvic Floor Dysfunct 15:363, 2004

Giles DL, Davila GW: Suprapubic-vaginocutaneous fistula 18 years after a bladder-neck suspension. Obstet Gynecol 105:1193, 2005

Gilmour DT, Dwyer PL, Carey MP: Lower urinary tract injury during gynecologic surgery and its detection by intraoperative cystoscopy. Obstet Gynecol 94:883, 1999

Ginsburg D, Genadry R: Suburethral diverticulum: classification and therapeutic considerations. Obstet Gynecol 61:685, 1983

Goh JT: A new classification for female genital tract fistula. Aust N Z J Obstet Gynaecol 44:502, 2004

Golomb J, Leibovitch I, Mor Y, et al: Comparison of voiding cystourethrography and double-balloon urethrography in the diagnosis of complex female urethral diverticula. Eur Radiol 13:536, 2003

Goodwin WE, Scardino PT: Vesicovaginal and ureterovaginal fistulas: a summary of 25 years of experience. J Urol 123:370, 1980

Graham JB: Painful syndrome of postradiation urinary-vaginal fistula. Surg Gynecol Obstet 124:1260, 1967

Greenberg M, Stone D, Cochran ST, et al: Female urethral diverticula: double-balloon catheter study. AJR Am J Roentgenol 136:259, 1981

Grody MH, Nyirjesy P, Chatwani A: Intravesical foreign body and vesicovaginal fistula: a rare complication of a neglected pessary. Int Urogynecol J 10:407, 1999

Harkki-Siren P, Sjoberg J, Tiitinen A: Urinary tract injuries after hysterectomy. Obstet Gynecol 92:113, 1998

Harris WJ: Early complications of abdominal and vaginal hysterectomy. Obstet Gynecol Surv 50:795, 1995

Hilton P, Ward A: Epidemiological and surgical aspects of urogenital fi stulae: a review of 25 years' experience in southeast Nigeria. Int Urogynecol J Pelvic Floor Dysfunct 9:189, 1998

Huffman JW: The detailed anatomy of the paraurethral ducts in the adult human female. Am J Obstet Gynecol 55:86, 1948

Jacoby K, Rowbotham RK: Double balloon positive pressure urethrography is a more sensitive test than voiding cystourethrography for diagnosing urethral diverticulum in women. J Urol 162:2066, 1999

Kallol RK, Vaijyanath AM, Sinha A, et al: Sexual trauma—an unusual case of a vesicovaginal fistula. Eur J Obstet Gynecol 101:89, 2002

Kanaoka Y, Hirai K, Ishiko O, et al: Vesicovaginal fistula treated with fi brin glue. Int J Gynaecol Obstet 73:147, 2001

Keefe B, Warshauer DM, Tucker MS, et al: Diverticula of the female urethra: diagnosis by endovaginal and transperineal sonography. AJR Am J Roentgenol 156:1195, 1991

Kim B, Hricak H, Tanagho EA: Diagnosis of urethral diverticula in women: value of MR imaging. AJR Am J Roentgenol 161:809, 1993

Kobashi KC, Dmochowski R, Mee SL, et al: Erosion of woven polyester pubovaginal sling. J Urol 162:2070, 1999

Kumar V, Abbas AK, Fausto N: Tissue renewal and repair: regeneration, healing, and fibrosis. In Kumar V, Abbas AK, Fausto N (eds): Pathologic Basis of Disease. St. Louis, MO, WB Saunders, 2005, p 87

Lang EK, Davis HJ: Positive pressure urethrography: a roentgenographic diagnostic method for urethral diverticula in the female. Radiology 72:401, 1959

Leach GE, Bavendam TG: Female urethral diverticula. Urology 30:407, 1987 Leach GE, Sirls LT, Ganabathi K, et al: L N S C3: a proposed classifi cation system for female urethral diverticula. Neurourol Urodyn 12:523, 1993

Lee RA, Symmonds RE, Williams TJ: Current status of genitourinary fi stula. Obstet Gynecol 72:313, 1988

Leng WW, McGuire EJ: Management of female urethral diverticula: a new classification. J Urol 160:1297, 1998

Lentz SS: Transvaginal repair of the posthysterectomy vesicovaginal fi stula using a peritoneal flap: the gold standard. J Reprod Med 50: 41, 2005

Lorenzo AJ, Zimmern P, Lemack GE, et al: Endorectal coil magnetic resonance imaging for diagnosis of urethral and periurethral pathologic fi ndings in women. Urology 61:1129, 2003

Martius H: Die operative Wiederherstellung der vollkommen fehlenden Harnrŝhre und des Schlie§muskels derselben. Zentralbl GynŠk 52:480, 1928

Mattingly RF, Borkowf HI: Acute operative injury to the lower urinary tract. Clin Obstet Gynaecol 5:123, 1978

McNally A: A diverticulum of the female urethra. Am J Surg 28:177, 1935

Miklos JR, Sobolewski C, Lucente V: Laparoscopic management of recurrent vesicovaginal fistula. Int Urogynecol J Pelvic Floor Dysfunct 10:116, 1999

Miskowiak J, Honnens dL: Transurethral incision of urethral diverticulum in the female. Scand J Urol Nephrol 23:235, 1989

Moir JC: Vesico-vaginal fistulae as seen in Britain. J Obstet Gynaecol Br Commonw 80:598, 1973

Monteiro H, Nogueira R, de Carvalho H: Beh et's syndrome and vesicovaginal fistula: an unusual complication. J Urol 153:407, 1995

Neitlich JD, Foster HE Jr, Glickman MG, et al: Detection of urethral diverticula in women: comparison of a high resolution fast spin echo technique with double balloon urethrography. J Urol 159:408, 1998

Nel JB: Diverticulum of the female urethra. J Obstet Gynaecol Br Emp 62:90, 1955

Nezhat CH, Nezhat F, Nezhat C, et al: Laparoscopic repair of a vesicovaginal fistula: a case report. Obstet Gynecol 83:899, 1994

Nitti VW, Tu LM, Gitlin J: Diagnosing bladder outlet obstruction in women. J Urol 161:1535, 1999

Nurenberg P, Zimmern PE: Role of MR imaging with transrectal coil in the evaluation of complex urethral abnormalities. AJR Am J Roentgenol 169:1335, 1997

O'Shaughnessy M: Urethral diverticulum. EMedicine 2006. Available at http://www.emedicine.com/med/topic3331.htm. Accessed February 26, 2006

Ou CS, Huang UC, Tsuang M, et al: Laparoscopic repair of vesicovaginal fistula. J Laparoendosc Adv Surg Tech A 14:17, 2004

Pathak UN, House MJ: Diverticulum of the female urethra. Obstet Gynecol 36:789, 1970

Perlmutter S, Huang AB, Hon M, et al: Sonographic demonstration of calculi within a urethral diverticulum. Urology 42:735, 1993

Persky L, Herman G, Guerrier K: Nondelay in vesicovaginal fi stula repair. Urology 13:273, 1979

Pruthi RS, Petrus CD, Bundrick WS Jr: New onset vesicovaginal fi stula after transurethral collagen injection in women who underwent cystectomy and orthotopic neobladder creation: presentation and definitive treatment. J Urol 164:1638, 2000

Ratner M, Siminovitch M, Ritz I: Diverticulum of the female urethra with multiple calculi. Can Med Assoc J 60:510, 1949

Romanzi LJ, Groutz A, Blaivas JG: Urethral diverticulum in women: diverse presentations resulting in diagnostic delay and mismanagement. J Urol 164:428, 2000

Romics I, Kelemen Z, Fazakas Z: The diagnosis and management of vesicovaginal fistulae. BJU Int 89:764, 2002

Routh A: Urethral diverticulum. BMJ 1:361, 1890

Rovner ES, Wein AJ: Diagnosis and reconstruction of the dorsal or circumferential urethral diverticulum. J Urol 170:82, 2003

Saito S: Usefulness of diagnosis by the urethroscopy under anesthesia and eff ect of transurethral electrocoagulation in symptomatic female urethral diverticula. J Endourol 14:455, 2000

Shalev M, Mistry S, Kernen K, et al: Squamous cell carcinoma in a female urethral diverticulum. Urology 59:773, 2002

Siegel CL, Middleton WD, Teefey SA, et al: Sonography of the female urethra. AJR Am J Roentgenol 170:1269, 1998

Spence HM, Duckett JW Jr: Diverticulum of the female urethra: clinical aspects and presentation of a simple operative technique for cure. J Urol 104:432, 1970

Stewart M, Bretland PM, Stidolph NE: Urethral diverticula in the adult female. Br J Urol 53:353, 1981

Summitt RL Jr, Stovall TG: Urethral diverticula: evaluation by urethral pressure profilometry, cystourethroscopy, and the voiding cystourethrogram. Obstet Gynecol 80:695, 1992

Swierzewski SJ 3rd, McGuire EJ: Pubovaginal sling for treatment of female stress urinary incontinence complicated by urethral diverticulum. J Urol 149: 1012, 1993

Symmonds RE: Incontinence: vesical and urethral fistulas. Clin Obstet Gynecol 27:499, 1984

Tancer ML, Mooppan MM, Pierre-Louis C, et al: Suburethral diverticulum treatment by partial ablation. Obstet Gynecol 62:511, 1983

Tancer ML: Observations on prevention and management of vesicovaginal fi stula after total hysterectomy. Surg Gynecol Obstet 175:501, 1992

Vakili B, Chesson RR, Kyle BL, et al: The incidence of urinary tract injury during hysterectomy: a prospective analysis based on universal cystoscopy. Am J Obstet Gynecol 192:1599, 2005

Vakili B, Wai C, Nihira M: Anterior urethral diverticulum in the female: diagnosis and surgical approach. Obstet Gynecol 102:1179, 2003

Vargas-Serrano B, Cortina-Moreno B, Rodriguez-Romero R, et al: Transrectal ultrasonography in the diagnosis of urethral diverticula in women. J Clin Ultrasound 25:21, 1997

Vergunst H, Blom JH, De Spiegeleer AH, et al: Management of female urethral diverticula by transurethral incision. Br J Urol 77:745, 1996

Visco AG, Taber KH, Weidner AC, et al: Cost-effectiveness of universal cystoscopy to identify ureteral injury at hysterectomy. Obstet Gynecol 97:685, 2001

Volkmer BG, Kuefer R, Nesslauer T, et al: Colour Doppler ultrasound in vesicovaginal fístulas. Ultrasound Med Biol 26:771, 2000

von Pechmann WS, Mastropietro MA, Roth TJ, et al: Urethral adenocarcinoma associated with urethral diverticulum in a patient with progressive voiding dysfunction. Am J Obstet Gynecol 188:1111, 2003

Waaldijk K: Surgical classification of obstetric fistulas. Int J Gynaecol Obstet 49:161, 1995

Waaldijk K: The immediate surgical management of fresh obstetric fi stulas with catheter and/or early closure. Int J Gynaecol Obstet 45:11, 1994

Waaldijk K: The (surgical) management of bladder fistula in 775 women in northern Nigeria. Doctoral thesis, University of Utrecht, Utrecht, Th e Netherlands, 1989, p 85

Wang AC, Wang CR: Radiologic diagnosis and surgical treatment of urethral diverticulum in women. A reappraisal of voiding cystourethrography and positive pressure urethrography. J Reprod Med 45:377, 2000

Wang Y, Hadley HR: Nondelayed transvaginal repair of high lying vesicovaginal fistula. J Urol 144:34, 1990

Weed JC: Surgical management of urethrovaginal and vesicovaginal fi stulas. Am J Obstet Gynecol 131:429, 1978

Wein AJ, Malloy TR, Carpiniello VL, et al: Repair of vesicovaginal fi stula by a suprapubic transvesical approach. Surg Gynecol Obstet 150:57, 1980

Yang JM, Huang WC, Yang SH: Transvaginal sonography in the diagnosis, management and follow-up of complex paraurethral abnormalities. Ultrasound Obstet Gynecol 25:302, 2005

Zimmern PE, Leach GE: Vesicovaginal fistula repair. Prob Urol 5:171, 1991

Zoubek J, McGuire EJ, Noll F, et al: The late occurrence of urinary tract damage in patients successfully treated by radiotherapy for cervical carcinoma. J Urol 141:1347, 1989

SEÇÃO 4
ONCOLOGIA GINECOLÓGICA

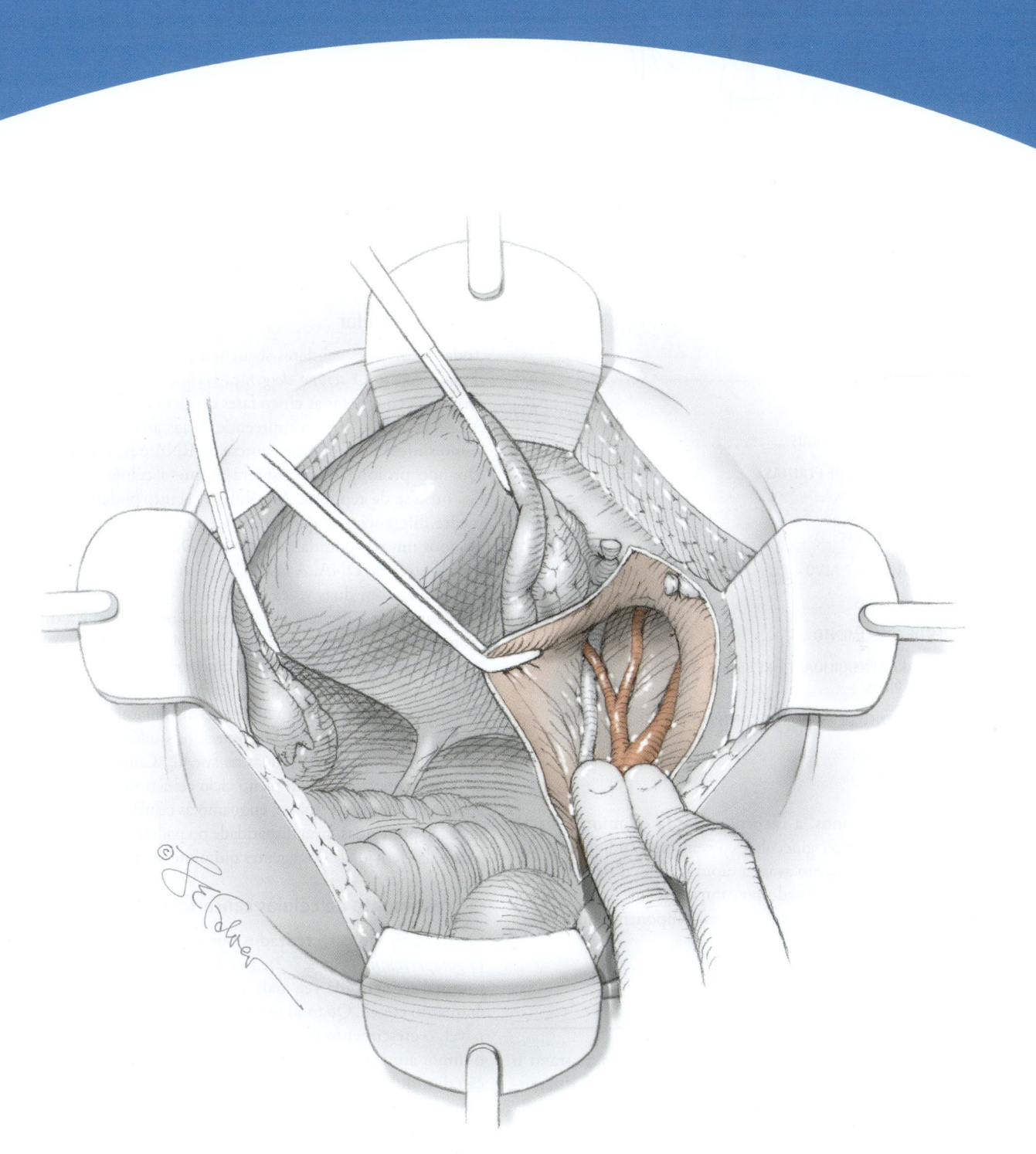

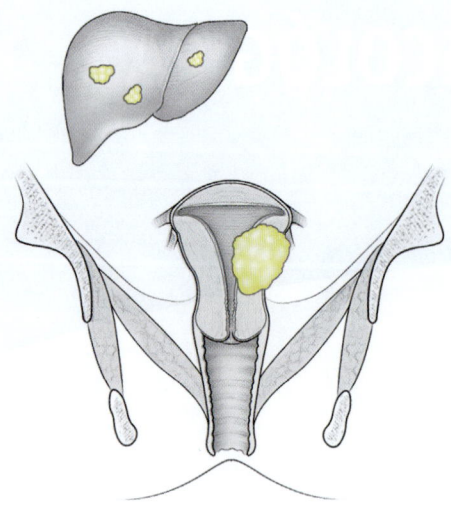

CAPÍTULO 27

Princípios da Quimioterapia

BIOLOGIA DO CRESCIMENTO DO CÂNCER 692
USO CLÍNICO DA QUIMIOTERAPIA 694
PRINCÍPIOS FARMACOLÓGICOS 695
QUIMIOTERÁPICOS...................................... 697
ANTIMETABÓLITOS 698
AGENTES ALQUILANTES 699
ANTIBIÓTICOS ANTITUMORAIS............................ 700
AGENTES DERIVADOS DE PLANTAS 702
MISCELÂNEA 704
AGENTES HORMONAIS................................... 705
TERAPIA BIOLÓGICA E ALVO 706
EFEITOS COLATERAIS 707
FATORES DE CRESCIMENTO 709
ENSAIOS PARA SENSIBILIDADE E RESISTÊNCIA AOS
QUIMIOTERÁPICOS..................................... 710
DESENVOLVIMENTO DE FÁRMACOS CONTRA O CÂNCER 710
REFERÊNCIAS.. 711

Nos últimos 50 anos, a incorporação da quimioterapia ao tratamento do câncer ginecológico vem evoluindo constantemente. O conhecimento avança rapidamente, dificultando ao médico manter-se atualizado no campo. Assim, é essencial conhecer as bases teóricas desse terceiro componente importante do tratamento do câncer.

BIOLOGIA DO CRESCIMENTO DO CÂNCER

Em tese, os agentes quimioterápicos são capazes de tratar o câncer e poupar as células saudáveis, explorando as diferenças inerentes nos padrões específicos de crescimento. Cada tipo de tumor tem características próprias, o que explica por que o mesmo esquema quimioterápico não é igualmente efetivo para todo o espectro de cânceres ginecológicos. Para a escolha de fármacos apropriados e limitação dos seus efeitos tóxicos, é preciso conhecer a cinética e a bioquímica celulares.

O ciclo celular

Todas as divisões celulares seguem a mesma sequência básica de replicação. O *tempo de geração celular* é o período necessário para completar as cinco fases do ciclo celular (Fig. 27-1). A fase G_1 (G = *gap*) compreende várias atividades celulares, como síntese de proteínas, síntese de RNA e reparo do DNA. Quando prolongada, considera-se que a célula está na fase G_0, ou fase de repouso. As células G_1 tanto podem terminalmente diferenciar-se para a fase G_0 ou reentrar no ciclo celular após um período da quiescência. Durante a fase S, ocorre nova síntese de DNA. A fase G_2 (pré-mitótica) é caracterizada por células com duas vezes o conteúdo de DNA enquanto se preparam para a divisão. Finalmente, a mitose real e a divisão cromossômica ocorrem durante a fase M.

Os tumores *não* apresentam caracteristicamente tempos de geração mais rápidos, mas sim muito mais células nas fases ativas de replicação e apresentam apoptose disfuncional e, portanto, proliferação. Em contrapartida, os tecidos saudáveis possuem um número muito maior de células na fase G_0. Consequentemente, as células cancerígenas em pleno ciclo celular são mais sensíveis aos agentes quimioterápicos, enquanto as células normais na fase G_0 estão protegidas. Essa disparidade no padrão de crescimento é a base da efetividade dos agentes quimioterápicos.

Crescimento de células cancerígenas

Os tumores são caracterizados por um padrão de *crescimento gompertziano* (Fig. 27-2). Fundamentalmente, uma massa tumoral requer cada vez mais tempo para dobrar de tamanho enquanto cresce. Quando um câncer é microscópico e não palpável, o crescimento é exponencial. Entretanto, à medida que o tumor aumenta, o número de suas células em fase de replicação diminui em razão das limitações impostas por suprimento sanguíneo e aumento da pressão intersticial.

Quando os tumores estão na fase exponencial do crescimento gompertziano, estão mais sensíveis à quimioterapia, uma vez que um percentual maior de células se encontra na fase ativa do ciclo celular. Por esse motivo, metástases devem

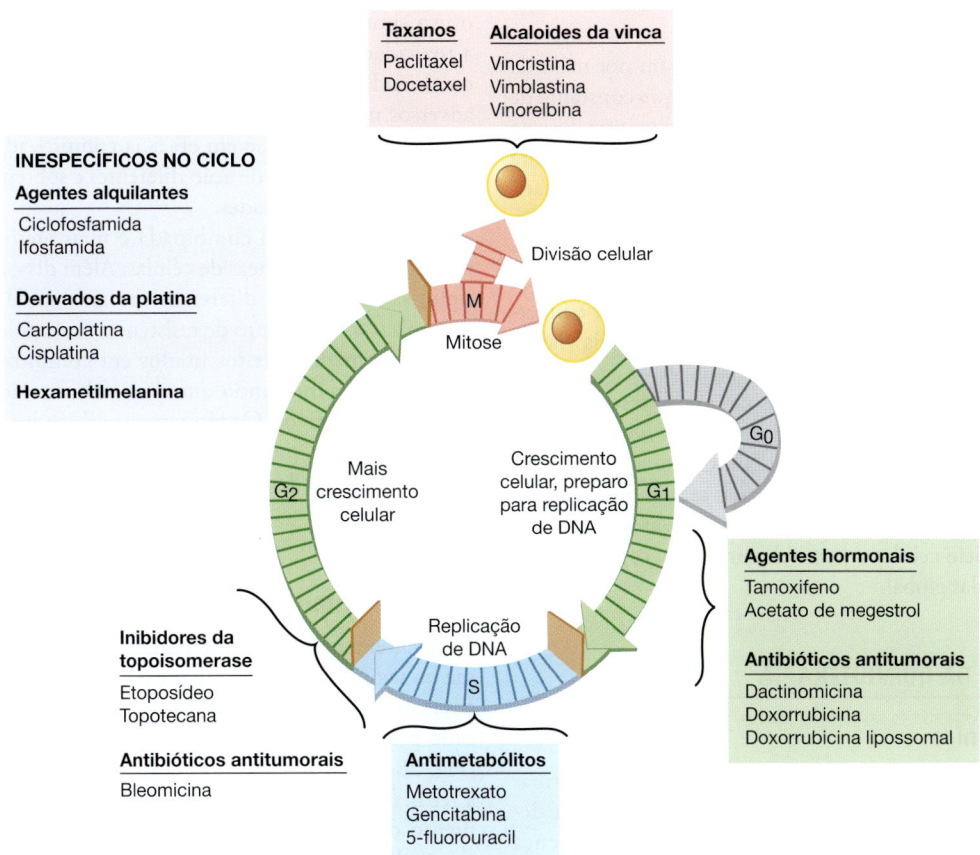

FIGURA 27-1 Diagrama do ciclo celular. Os agentes estão organizados de acordo com o estágio no ciclo celular em que são mais efetivos para controle do tumor.

ser mais sensíveis à quimioterapia do que o tumor primário. Para tirar proveito desse benefício potencial, o câncer de ovário em estádio avançado normalmente é tratado com cirurgia para remoção do tumor primário e redução de volume das massas muito grandes, deixando apenas a doença microscópica residual para a quimioterapia adjuvante. Além disso, quando uma massa tumoral é reduzida em resposta ao tratamento, presume-se que um grande número de células entre na fase ativa do ciclo celular para acelerar o crescimento. Essa porcentagem maior de células replicantes também deve aumentar a sensibilidade do tumor à quimioterapia.

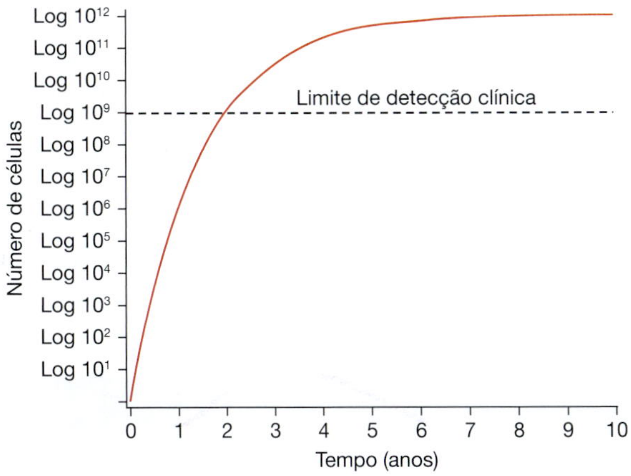

Tempo de duplicação

O tempo necessário para que um tumor dobre de tamanho é comumente denominado *tempo de duplicação*. Enquanto o ciclo celular geralmente se refere à atividade de células tumorais individuais, o tempo de duplicação refere-se ao crescimento de toda uma massa tumoral heterogênea. Nos humanos, o tempo de duplicação de tumores específicos varia consideravelmente.

A velocidade com que os tumores crescem e dobram de tamanho é em grande parte regulada pelo número de células que estão ativamente se dividindo – conhecido como *fração de crescimento*. Normalmente, apenas uma pequena porcentagem do tumor terá células proliferando rapidamente. As células remanescentes se mantêm na fase de repouso G_0. Em geral, os tumores curados com quimioterapia são aqueles com grande fração de crescimento, como a neoplasia trofoblástica gestacional (NTG). Quando o volume do tumor é reduzido por cirurgia ou quimioterapia, as células tumorais remanescentes são, teoricamente, empurradas da fase G_0 para as fases mais vulneráveis do ciclo celular, tornando-as suscetíveis à quimioterapia.

FIGURA 27-2 Curva de crescimento gompertziano. Durante os estádios iniciais da expansão tumoral, o crescimento é exponencial, mas, com o aumento de tamanho, o crescimento tumoral fica mais lento. Consequentemente, a maioria dos tumores já completou sua fase de crescimento exponencial no momento da detecção clínica.

Cinética celular

Os agentes quimioterápicos normalmente atuam por meio da cinética de primeira ordem para matar uma *fração* constante de células e não um número constante. Por exemplo, uma dose de medicamento citotóxico pode resultar em alguns logs (10^2 até 10^4) de destruição celular. Contudo, o processo não é curativo, já que a carga tumoral pode chegar a 10^{12} células ou mais. Assim, a magnitude de destruição celular necessária para erradicar um tumor normalmente exige sessões intermitentes de quimioterapia. Em geral, a curabilidade de um câncer é inversamente proporcional ao número de células tumorais viáveis no início da quimioterapia.

Alguns fármacos matam células em várias fases do ciclo celular. Esses agentes *não específicos no ciclo celular* atuam em todas as fases de replicação, desde a fase G_0 até a M. Agentes *específicos no ciclo celular* atuam apenas nas células que estão em uma fase específica. Ao combinar fármacos que atuem em fases diferentes do ciclo celular, é possível aumentar a capacidade de destruição celular global.

USO CLÍNICO DA QUIMIOTERAPIA

Cenário clínico

A quimioterapia pode ser usada no mínimo de cinco formas diferentes (Tabela 27-1). O termo *quimioterapia indutiva* é definido como tratamento primário para pacientes com doença maligna avançada quando não há nenhuma possibilidade de tratamento alternativo. A *quimioterapia adjuvante* é administrada para destruir células microscópicas remanescentes que podem estar presentes após a remoção cirúrgica do tumor primário. A *quimioterapia neoadjuvante* refere-se ao tratamento pré-operatório de câncer em estádio avançado com fármacos a fim de reduzir a extensão ou a morbidade da ressecção cirúrgica subsequente. A terapia de *consolidação* (ou *manutenção*) é administrada após o desaparecimento do câncer com o tratamento inicial a fim de prolongar a remissão clínica ou prevenir recorrência. A terapia aplicada à doença recorrente ou a um tumor refratário ao tratamento inicial é denominada *quimioterapia de resgate* (ou *paliativa*). Nesses pacientes incuráveis, a intenção é reduzir ou estabilizar o tumor para manter a qualidade de vida.

Terapia combinada

Com raras exceções, a aplicação de um único fármaco em doses clinicamente toleráveis não cura o câncer. Contudo, o uso simultâneo de dois ou mais fármacos aumenta muito a toxicidade. Assim, em princípio, a meta da quimioterapia combinada é obter destruição máxima de células com efeitos adversos mínimos ou toleráveis ao paciente. Os fármacos são selecionados com base em eficácia comprovada como agente isolado, mecanismos de ação diferentes e sobreposição mínima ou ausente de toxicidades.

A quimioterapia combinada é mais efetiva no ataque a populações heterogêneas de células. Além disso, o uso de múltiplos fármacos com diferentes mecanismos de ação tende a minimizar o surgimento de resistência farmacológica. Normalmente, os medicamentos usados em combinação devem ter dados clínicos indicando que seus efeitos serão sinérgicos ou pelo menos aditivos. Os fármacos combinados devem ser usados em doses e esquemas ideais. A redução de dose apenas para permitir a adição de outros agentes é contraproducente porque a maioria dos fármacos deve ser usada na dose máxima tolerada a fim de assegurar eficácia.

Tratamento multimodal

Frequentemente, a quimioterapia é combinada com radioterapia ou seguida de cirurgia. Por exemplo, o padrão de cuidados para câncer do colo uterino localizado e avançado foi modificado pela adição de cisplatina semanal à radioterapia-padrão (Fig. 28-12, p. 724). Como resultado, as pacientes passaram a ter maiores chances de obter controle local em razão do aumento da radiossensibilidade do tumor. Além disso, a quimiorradioterapia concomitante com ou sem quimioterapia adjuvante é indicada para o tratamento de micrometástases fora do campo de radiação.

Entretanto, a toxicidade relacionada ao tratamento também aumentou. As pacientes previamente tratadas com radioterapia podem ter medula óssea, pele ou outro sistema corporal mais suscetível à toxicidade quimioterápica. Consequentemente, reduções ou espaçamento de doses são comuns. Além disso, a quimioterapia em geral é menos efetiva em tumores que se encontram dentro do campo irradiado em razão de maior fibrose e destruição de capilares.

A combinação de quimioterapia e cirurgia tem muitas aplicações. Por exemplo, uma mulher com câncer de endométrio pode ter metástase linfonodal detectada durante a cirurgia e receber radioterapia pélvica precedida ou seguida por quimioterapia combinada. Alternativamente, uma mulher com câncer de ovário recorrente pode ser tratada com quimioterapia combinada com ou sem cirurgia de citorredução secundária precedente. O objetivo do tratamento sequencial é reduzir o volume tumoral e, assim, aumentar a efetividade da quimio-

TABELA 27-1 Diferentes cenários clínicos para a administração de quimioterapia

Categorias	Exemplos na oncologia ginecológica
Indutiva	Neoplasia trofoblástica gestacional metastática
Adjuvante	Quimioterapia à base de platina para câncer de ovário avançado após citorredução cirúrgica
Neoadjuvante	Quimioterapia primária à base de platina para câncer de ovário avançado que é inicialmente inoperável
Consolidação	Paclitaxel ou bevacizumabe para câncer de ovário avançado em remissão
Resgate	Câncer ginecológico recorrente ou persistente não passível de cirurgia ou radioterapia curativas

terapia. Em geral, a terapia adjunta é iniciada poucas semanas após a cirurgia.

Objetivos do tratamento

Em geral, a quimioterapia é usada com objetivo curativo ou paliativo. Quando a quimioterapia é usada com a intenção de cura, o número de sessões normalmente é predefinido. Por exemplo, após citorredução de tumor, uma paciente com câncer de ovário avançado geralmente atingirá remissão com seis sessões de quimioterapia combinada à base de platina. Deve-se enfatizar a necessidade de manutenção das dosagens curativas e de adesão estrita ao esquema de tratamento. É possível haver toxicidade significativa, com necessidade de suporte com fator de crescimento. Contudo, com a possibilidade de cura, esses efeitos colaterais em geral são considerados aceitáveis.

Frequentemente, a quimioterapia não é usada com objetivo de cura, e o clínico deve ponderar vários fatores para proporcionar paliação efetiva e compassiva. Assim, nesse cenário, dá-se maior importância a evitar toxicidade excessiva. De várias formas, o uso de quimioterapia para alívio exemplifica a "arte" da medicina. Em vez de definir o número de sessões de tratamento, o clínico frequentemente deve reavaliar a efetividade da terapêutica e, com base nessa avaliação, alterar a dosagem e a periodicidade da quimioterapia.

Direcionamento do cuidado à paciente

Para efetivamente orientar uma paciente com câncer ginecológico e direcionar seu tratamento quimioterápico, é necessário ter conhecimento amplo sobre diagnóstico, alternativas e objetivos dos cuidados. Doenças coexistentes ou complicações relacionadas com o tumor (p. ex., trombose venosa profunda) talvez tenham de ser abordadas. À medida que se finalizam os preparativos para o tratamento, deve-se informar à paciente sobre efeitos colaterais para aliviar preocupações e reduzir a ansiedade. Em geral solicita-se à paciente que leia e assine um formulário-padrão de consentimento informado, além de serem prestados esclarecimentos acerca de todas as possíveis dificuldades logísticas (p. ex., acesso intravenoso).

Antes de iniciar a infusão dos fármacos, é fundamental proceder a anamnese e o exame físico abrangentes. Rotina de sangue, incluindo hemograma completo, painel metabólico amplo e marcadores tumorais (p. ex., CA-125), conforme indicado, devem ser realizados e revisados antes de firmar a autorização para infusão. A administração dos fármacos deve ocorrer em um ambiente onde haja equipe médica imediatamente disponível para intervir se necessário. Após a sessão, a paciente deve ser informada sobre números de contato em caso de dúvidas, problemas ou outras preocupações que possam ocorrer até a próxima consulta.

Normalmente, consultas realizadas pouco antes ou no dia do tratamento permitem avaliar a toxicidade e o estado geral de saúde. O exame da paciente e a revisão da rotina de sangue, no contexto da resposta do tumor e das metas gerais do tratamento, ajudam a determinar se há necessidade de alterar os quimioterápicos ou suas dosagens. Com o tempo, a estratégia de tratamento deve ser continuamente reavaliada à medida que se alterem as circunstâncias.

PRINCÍPIOS FARMACOLÓGICOS

Várias características determinam o uso apropriado dos agentes quimioterápicos. Em geral, a efetividade do tratamento depende da concentração dos fármacos e da duração da exposição nas áreas tumorais críticas.

Dosagem do fármaco

Os agentes quimioterápicos normalmente têm espectro terapêutico estreito. Dessa forma, as doses devem ser calculadas de maneira correta para que se obtenha um efeito ótimo acima do limiar crítico ao mesmo tempo em que se evita toxicidade desnecessária.

Mais comumente, as doses de quimioterapia são calculadas com base na superfície corporal da paciente, expressa em miligramas por metro quadrado (mg/m^2). A área de superfície corporal (ASC) é um indicador mais confiável da massa metabólica em comparação com o peso corporal, porque é menos afetada por massa adiposa anormal. Esse cálculo garante que cada paciente receba quantidades proporcionalmente semelhantes do fármaco. Embora a estatura seja uma variável fixa, o peso deve ser verificado antes de cada sessão de terapia, uma vez que é possível ocorrerem flutuações significativas. Raramente, há necessidade de fatorar edema tecidual e ascite, considerando que a dose deve ser calculada em função do peso real sem condições coexistentes. A área de superfície corporal geralmente é calculada por meio de um nomograma (tabela do gráfico de referência padrão) (Fig. 27-3). É importante que a ASC seja calculada a cada consulta, e há vários instrumentos disponíveis em programas de computador ou *on-line* (http://www.globalrph.com/bsa2.htm). A ASC "normal" de adultos é aproximadamente 1,73 mg/m^2.

Alternativamente, a dosagem de alguns fármacos é mais específica. Por exemplo, o bevacizumabe é um anticorpo monoclonal metabolizado e eliminado pelo sistema reticuloendotelial. Sua dose é calculada apenas com base no peso da paciente (mg/kg). Para os fármacos excretados pelos rins, como a carboplatina, a dose deve ser calculada considerando-se a estimativa para a taxa de filtração glomerular (fórmula de Calvert).

Intensidade da dose

A quantidade de fármaco administrada ao longo do tempo é conhecida como *intensidade (ou densidade) da dose*. Sua principal importância está nos tumores altamente responsivos para os quais se espera obter cura com a quimioterapia. Entretanto, em outros tumores menos sensíveis, talvez não seja possível aumentar a dose a um nível suficiente para obter benefícios demonstráveis sem produzir toxicidade dose-limitante. Por exemplo, ensaios que utilizam doses maiores de quimioterapia com suporte adjunto com células-tronco no sangue periférico não melhoraram os desfechos em mulheres com câncer de ovário. Entretanto, a redução da intensidade da dose para diminuir a toxicidade pode levar a resultados terapêuticos inferiores.

Via de administração

A quimioterapia pode ser aplicada sistêmica ou regionalmente. A terapia sistêmica tem por objetivo alcançar um efeito citotó-

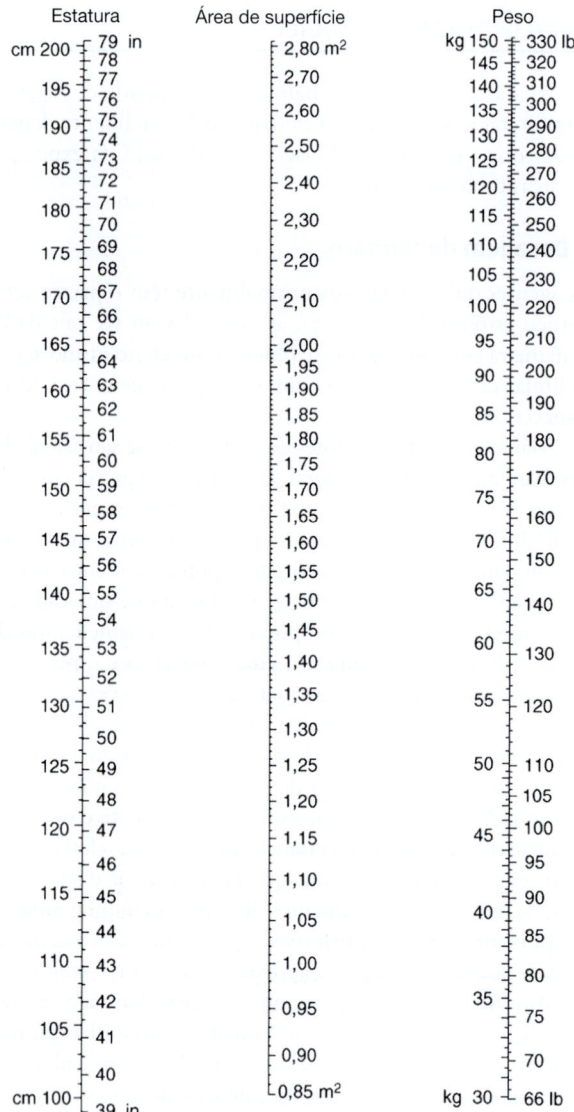

FIGURA 27-3 Nomograma para cálculo da área de superfície corporal de adultos. *(Retirada de Disaia, 2002, com permissão.)*

xico terapêutico máximo sem toxicidade extrema nos tecidos saudáveis. As vias oral, intravenosa (IV), subcutânea (SC) ou intramuscular (IM) são as opções para tratamento sistêmico. A quimioterapia regional tem como objetivo administrar o fármaco diretamente na cavidade onde o tumor esteja localizado. Para muitos agentes, a depuração a partir de uma cavidade corporal é mais lenta do que a na circulação sistêmica. Consequentemente, as células cancerígenas são expostas a altas concentrações de agentes ativos por mais tempo. Essa técnica vem sendo mais amplamente investigada em casos de câncer de ovário, cujos tumores em geral ficam restritos ao espaço intraperitoneal (IP). Estudos clínicos têm demonstrado de forma uniforme uma vantagem farmacológica para a administração no compartimento IP. Todavia, a penetração nos nódulos tumorais peritoneais por difusão passiva em geral é limitada pela presença de aderências intra-abdominais, baixa circulação de fluidos, encapsulamento do tumor fibrótico e ascite concomitante. Em razão dessas limitações na penetração do fármaco, a quimioterapia IP normalmente é administrada em mulheres com doença residual mínima.

Na administração intravenosa, vários fármacos conhecidos como vesicantes requerem cuidado especial (Tabela 27-2). O extravasamento desses agentes para o tecido subcutâneo (SC) pode causar dor intensa e necrose. Esses fármacos exigem infusão lenta, por acesso IV periférico rápido ou, preferencialmente, por meio de cateter venoso central. Caso haja suspeita de extravasamento, a infusão deve ser interrompida imediatamente, o braço afetado deve ser elevado, e compressas de gelo devem ser aplicadas. Em casos graves, um cirurgião plástico deverá ser consultado.

Excreção

A inativação, a eliminação ou a excreção do fármaco tem grande influência na atividade e na toxicidade. Na maioria dos casos, isso ocorre principalmente no fígado ou nos rins. Consequentemente, a atividade do agente pode ser reduzida e a toxicidade exacerbada quando há comprometimento da função normal do fígado ou dos rins.

Além disso, a toxicidade em geral é mais evidente em pacientes idosas ou desnutridas. Por exemplo, nível sérico baixo de creatinina em uma mulher com caquexia talvez não reflita de forma acurada a função renal subjacente. Se a dose de carboplatina for calculada com base nesse valor falsamente baixo, a quantidade pode ser excessiva e resultar em morbidade considerável. Em vez disso, em algumas pacientes talvez seja necessário selecionar um nível predeterminado de creatinina (0,8 ou 1,0 mg/dL) para garantir uma dose mais segura.

TABELA 27-2 Agentes quimioterápicos e sua associação com lesão por extravasamento

Vesicantes	Esfoliantes	Irritantes	Inflamatórios	Neutros
Dactinomicina	Cisplatina	Carboplatina	Metotrexato	Bleomicina
Doxorrubicina	Docetaxel	Etoposídeo		Ciclofosfamida
Paclitaxel	Doxorrubicina lipossomal			Gencitabina
Vimblastina	Topotecana			Ifosfamida
Vinorelbina				

Esfoliante, agente capaz de causar esfoliação na pele ao extravasar-se; *inflamatório*, agente capaz de causar inflamação na pele ao extravasar-se; *irritante*, agente capaz de causar irritação na pele ao extravasar-se; *vesicante*, agente capaz de causar ulceração na pele e necrose tecidual ao extravasar-se.
Adaptada de Mileshkin, 2004, com permissão.

Interações medicamentosas

A maioria das mulheres submetidas à quimioterapia em geral tem prescrição de medicação para outros problemas de saúde, como hipertensão arterial. Além disso, essas pacientes comumente fazem uso de analgésicos, antieméticos e antibióticos durante a quimioterapia. É provável que a maior parte das interações medicamentosas resultantes tenha poucas consequências, mas algumas podem levar à alteração considerável na toxicidade. Frequentemente, os fármacos metabolizados no fígado têm maior risco de tais interações. Por exemplo, o uso de metotrexato em paciente que esteja tomando varfarina normalmente irá aumentar o efeito anticoagulante e, consequentemente, há necessidade de reduzir a dose de varfarina.

Reação alérgica

Apesar da revisão da história da paciente e da administração de medicamentos profiláticos, é possível haver reação anafilática, alérgica ou de hipersensibilidade durante ou após a administração da quimioterapia. Por isso, uma clínica de tratamento deve dispor de equipe de enfermagem treinada e de recursos para lidar com esses problemas repentinos, mas comuns.

Antes da administração dos quimioterápicos, a paciente deve ser instruída a relatar a ocorrência de sintomas que precedem a reação anafilática, como rubor, prurido, dispneia, taquicardia, rouquidão ou sensação de cabeça vazia. Equipamentos de emergência, como suplemento de oxigênio, máscara facial e ambu para ventilação, ou equipamento de intubação devem estar prontamente disponíveis. Para uma resposta de hipersensibilidade localizada, a administração intravenosa de difenidramina e/ou corticosteroides pode ser suficiente. Contudo, para uma resposta anafilática ou de hipersensibilidade generalizada, deve-se interromper a quimioterapia imediatamente, notificar a equipe de emergência e administrar medicamentos de emergência, como epinefrina (0,1 a 0,5 mg de solução a 1:10.000) (Tabela 27-3).

Resistência ao fármaco

Em princípio, massas tumorais maiores têm maior proporção de células que já desenvolveram resistência farmacológica. A resistência pode ser intrínseca ou adquirida, e pode ser a um ou a múltiplos agentes. A resistência intrínseca é encontrada quando os tumores são primeiramente expostos a um agente e deixam de responder.

Em contrapartida, com a resistência adquirida, os tumores deixam de responder aos fármacos a que eram inicialmente sensíveis. Às vezes, isso ocorre com um medicamento específico. Por exemplo, mulheres com neoplasia trofoblástica gestacional de baixo risco podem se tornar resistentes ao metotrexato, mas continuar altamente sensíveis à dactinomicina. Mais frequentemente, entretanto, a resistência adquirida é "pleiotrópica", o que significa que um câncer é resistente a vários agentes quimioterápicos. Essa resistência muitas vezes é mediada pela glicoproteína P ou bomba de resistência a múltiplos fármacos. O câncer avançado de ovário é um bom exemplo. A maioria das pacientes inicialmente evolui para remissão com quimioterapia à base de platina, mas 80% terão reincidência e morrerão por causa de tumores que se tornaram resistentes a toda a terapia citotóxica.

Avaliando a resposta à quimioterapia

O uso efetivo da quimioterapia é um processo dinâmico no qual o clínico está constantemente ponderando a toxicidade à paciente contra a resposta do tumor. Ao aconselhar mulheres a continuar o tratamento ou mudar para outro regime, é fundamental que o médico observe critérios objetivos para medir a resposta (Tabela 27-4). O indicador mais importante é a *taxa de resposta total*. Para o câncer de ovário, isso incluiria níveis normais de CA-125 (geralmente < 35 U/mL), achados de exame físico e resultados de exames de imagem (como tomografia computadorizada). Em última análise, as pacientes com alguma chance de cura são aquelas que obtêm resposta total. Entretanto, se a quimioterapia resultar em resposta parcial, muitas mulheres ainda consideram o resultado vantajoso em comparação com o tratamento de suporte, mesmo que não se tenha confirmado benefício de sobrevida.

QUIMIOTERÁPICOS

Na oncologia ginecológica, os diversos compostos que demonstraram atividade incluem antimetabólitos, agentes alquilantes, antibióticos antitumorais, alcaloides vegetais, taxanos, agentes

TABELA 27-3 Manejo no caso de reação de hipersensibilidade

1. Interromper a infusão de quimioterapia
2. Avaliar vias aéreas, ventilação e circulação da paciente
3. Administrar soro fisiológico comum intravenosamente caso hipotensa
4. Administrar oxigênio caso esteja dispneica ou hipoxêmica
5. Administrar anti-histamínico por via intravenosa (p. ex., 50 mg de difenidramina IV ou 25-50 mg de prometazina IV)
6. Administrar 5 mg de salbutamol por nebulização se a paciente estiver com broncospasmo
7. Administrar corticosteroides intravenosos (p. ex., 100 mg de hidrocortisona); talvez não surta efeito sobre a reação inicial, mas pode evitar rebote ou manifestações alérgicas prolongadas
8. Se a paciente não melhorar imediatamente ou apresentar sintomas de hipotensão persistente ou grave ou broncospasmo persistente ou edema laríngeo, administrar epinefrina (0,1-0,25 mg por via intravenosa); outras medidas intensivas de reanimação podem ser necessárias
9. Assegurar à paciente que o problema foi reconhecido e pode ser tratado

Modificada de Mileshkin, 2004, com permissão.

TABELA 27-4 Desfechos clínicos na avaliação da resposta à quimioterapia

Desfecho	Definição
Resposta total (RT)	Desaparecimento de todas as "lesões-alvo" mensuráveis
Resposta parcial (RP)	Redução ≥ 30% na soma dos diâmetros de todas as lesões-alvo
Doença progressiva (DP)	Aumento ≥ 20% na soma dos diâmetros das lesões-alvo ou identificação de uma ou mais novas lesões
Doença estável (DE)	Nem há redução suficiente para qualificar como RP, nem aumento suficiente para qualificar como DP

Resumida de Eisenhauer (2009).

hormonais e terapias biológicas (ver Fig. 27-1). Esses fármacos podem ser usados como agentes isolados ou em combinação.

Antimetabólitos

Os antimetabólitos são análogos estruturais e químicos de componentes que ocorrem naturalmente nas vias metabólicas que levam à síntese das purinas, das pirimidinas e dos ácidos nucleicos. Na maioria dos casos, são agentes específicos da fase S mais efetivos em tumores de crescimento rápido associados a tempos de duplicação curtos e frações de crescimento elevadas (Tabela 27-5).

Metotrexato

Mecanismo de ação. Esse antimetabólito, historicamente conhecido como ametopterina, está aprovado pela FDA para ser usado isoladamente no tratamento de mulheres com neoplasia trofoblástica gestacional (NTG). Também é comumente usado para manejo clínico de gravidez ectópica. O metotrexato (MTX) liga-se fortemente à di-hidrofolato-redutase (DHFR, de *dihydrofolate reductase*), bloqueando a redução do di-hidrofolato a tetraidrofolato (a forma ativa do ácido fólico) (Fig. 27-4). Consequentemente, a etapa da timidilato sintetase e várias outras na síntese *de novo* da purina são interrompidas. Isso causa a suspensão nas sínteses de DNA, RNA e proteínas.

Informações sobre prescrição e toxicidade. O MTX pode ser administrado por via oral, IM, IV ou intratecal. Geralmente, o tratamento de NTG com agente único envolve o uso de MTX por via intramuscular na dose de 30 a 50 mg/m^2 semanalmente ou em esquema de 8 dias usando 1 mg/kg nos dias 1, 3, 5 e 7. A terapia combinada para doença de alto risco inclui 100 mg/m^2 IV administrados durante 30 minutos e seguidos de dose IV de 200 mg/m^2 por 12 horas.

Esse agente causa poucos efeitos colaterais nas doses preconizadas. No entanto, com doses altas, embora usadas raramente, o MTX pode levar à toxicidade fatal da medula óssea. Essa toxicidade pode ser evitada pela administração precoce de leucovorina, e essa terapia é denominada *resgate com leucovorina*. A leucovorina é o ácido folínico; sua atividade equivale à do ácido fólico; e, portanto, é convertido a tetraidrofolato. A leucovorina, entretanto, não necessita da di-hidrofolato-redutase para sua conversão. Dessa forma, sua função não é afetada pela inibição dessa enzima por fármacos como o metotrexato. A leucovorina, portanto, permite que haja síntese de alguma quantidade de purinas e pirimidinas.

O resgate com leucovorina com frequência é usado nos esquemas com altas doses. Por exemplo, no esquema alternativo de 8 dias com MTX geralmente incluem-se 7,5 mg de leucovorina por via oral nos dias 2, 4, 6 e 8 de tratamento. As pacientes devem ser orientadas a não consumir suplementos contendo folato, a não ser que tenham sido especificamente liberadas. Além de mielossupressão, a toxicidade renal e a disfunção cerebral aguda normalmente são observadas apenas com doses altas de MTX. O metotrexato é excretado predominantemente pelos rins e, portanto, pacientes com insuficiência renal devem ter as doses reduzidas. Os níveis séricos de MTX devem ser cuidadosamente monitorados nessas pacientes, considerando que talvez necessitem de tratamento de resgate prolongado com leucovorina.

TABELA 27-5 Quimioterápicos antimetabólitos usados no câncer ginecológico

Nome genérico	Nome comercial	Indicação	Vias de administração	Dosagens comuns	Toxicidade comum
Metotrexato (MTX)	Trexall, Rheumatrex	NTG	VO, IM, IV, intratecal	IM: 30-50 mg/m^2/sem, ou 1 mg/kg nos dias 1, 3, 5, 7 de um ciclo de 8 dias IV: 100 mg/m^2 durante 30 min, então 200 mg/m^2 ao longo de 12 h	DMO, mucosite, toxicidade renal, disfunção do SNC
Gencitabina	Gemzar	CA de ovário recorrente, sarcoma uterino	IV	600-1.250 mg/m^2/semana por 30 min × 2-3 semanas	DMO, N/V/D, mal-estar e febre
5-fluorouracil	Adrucil	CA de colo uterino, CA vulvar	IV	800 a 1.000 mg/m^2 durante 96 h	Mucosite, PPE
	Efudex	VAIN	Creme vaginal	3 mL em dias alternados, a seguir semanalmente por até 10 semanas	Irritação vulvovaginal

CA = câncer; DMO = depressão da medula óssea; IV = intravenoso; IM = intramuscular; NTG = neoplasia trofoblástica gestacional; N/V/D = náusea, vômito e diarreia; PPE = eritrodisestesia palmoplantar; SNC = sistema nervoso central; VAIN = neoplasia intraepitelial vaginal; VO = via oral.

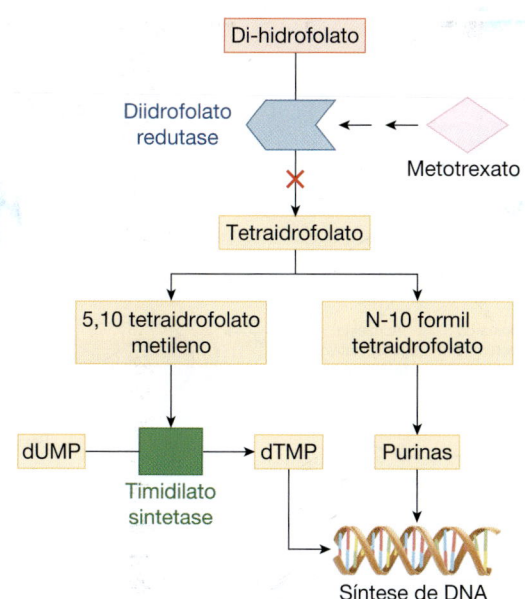

FIGURA 27-4 O principal alvo do metotrexato é a enzima diidrofolato redutase (DHFR). A inibição da DHFR leva à depleção parcial dos cofatores de 5, 10 metileno ácido tetraidrofólico e N-10 formil ácido tetraidrofólico, cofatores necessários para a síntese, respectivamente, de timidilato e de purinas. Consequentemente, o metotrexato leva à suspensão das sínteses de DNA, RNA e proteínas. dTMP = monofosfato de deoxitimidina; dUMP = monofosfato de deoxiuridina.

Gencitabina

Mecanismo de ação. Esse antimetabólito está aprovado pela FDA para ser utilizado com outros agentes para tratamento de câncer de ovário recorrente, mas também é muito usado em casos de sarcoma uterino. A gencitabina é um análogo sintético de nucleosídeo que sofre múltiplas fosforilações para formar o metabólico ativo. O trifosfato resultante é subsequentemente incorporado ao DNA como um par de base falso. Após a inserção da gencitabina, um desoxinucleotídeo adicional é acrescentado ao final da cadeia de DNA antes do término da replicação e, desse modo, a síntese de DNA é interrompida.

Informações sobre prescrição e toxicidade. A gencitabina em geral é administrada em infusão de 30 minutos. Durações maiores, como aquelas por mais de 60 minutos, estão associadas a aumento da toxicidade em razão de acúmulo intracelular do trifosfato. Dependendo de como é utilizada, como agente isolado ou em combinação com outro agente, a gencitabina em geral é administrada em doses entre 600 e 1.250 mg/m² uma vez por semana, por 2 ou 3 semanas seguidas de uma semana de intervalo.

Mielossupressão, especialmente neutropenia, é o principal efeito colateral dose-limitante. Toxicidade gastrintestinal (GI), como náusea, vômito, diarreia ou mucosite, também é comum. Cerca de 20% das pacientes desenvolvem uma síndrome pseudogripal, incluindo sintomas como febre, mal-estar, cefaleia e calafrios. A toxicidade pulmonar é relativamente incomum, mas foi relatada.

5-fluorouracil

Mecanismo de ação. Este "falso" antimetabólito pirimidínico não está aprovado pela FDA para tratamento de câncer ginecológico, mas ocasionalmente é combinado com a cisplatina no processo de quimiorradioterapia para câncer do colo uterino, ou usado em forma tópica para tratamento de neoplasia intraepitelial da vagina (VAIN). A 5-fluorouracil atua principalmente como inibidor da timidina sintetase bloqueando a replicação do DNA.

Informações sobre prescrição e toxicidade. A 5-FU pode ser administrada por via IV ou topicamente. A posologia habitual é infusão contínua IV por 96 horas de 800 a 1.000 mg/m²/dia. Os esquemas para uso tópico serão discutidos no Capítulo 29 (p. 756).

Mucosite e/ou diarreia podem ser graves e dose-limitantes para os esquemas de infusão. A síndrome mão-pé (eritrodisestesia palmoplantar) é menos comum, mas também pode ser fator limitador da dose (p. 702). A mielossupressão, principalmente neutropenia e trombocitopenia, é observada com menor frequência. Náusea e vômitos geralmente são leves.

A 5-FU por via intravaginal pode causar dor dramática, prurido, queimação e inflamação da mucosa que, com frequência, fazem a paciente abandonar as aplicações.

Agentes alquilantes

Os agentes alquilantes são caracterizados por grupos alquila carregados positivamente que se ligam ao DNA carregado negativamente para formar adutos (Tabela 27-6). A ligação leva a quebras no DNA ou a ligações cruzadas e à interrupção da síntese de DNA. Em geral, esses fármacos são agentes não específicos no ciclo celular que atuam em qualquer fase da replicação ativa.

TABELA 27-6 Agentes quimioterápicos alquilantes usados no câncer ginecológico

Nome genérico	Nome comercial	Indicação	Vias de administração	Dosagens	Toxicidade
Ciclofosfamida	Cytoxan	NTG, CA de ovário recorrente	VO, IV	IV: 500-750 mg/m² por 30 min a cada três semanas VO: 50 mg/dia	DMO, cistite, N/V, alopecia
Ifosfamida	Ifex	CA de ovário recorrente, CA de colo uterino, sarcoma uterino	IV	1,2-1,6 g/m²/dia nos dias 1-3 de um ciclo de 3 semanas	DMO, cistite, N/V, alopecia, toxicidade renal e do SNC

CA = câncer; DMO = depressão da medula óssea; IV = intravenoso; NTG = neoplasia trofoblástica gestacional; N/V = náusea e vômito; SNC = sistema nervoso central; VO = via oral.

Ciclofosfamida

Mecanismo de ação. Esse agente alquilante está aprovado pela FDA para uso isolado ou em combinação para tratamento de câncer epitelial ovariano. A ciclofosfamida é o "C" do esquema EMACO (etoposídeo, metotrexato, actinomicina D, ciclofosfamida, oncovina) prescrito para NTG e também usado como terapia de resgate para câncer de ovário epitelial recorrente (Bower, 1997; Cantu, 2002). A ciclofosfamida é um derivado da mostarda nitrogenada e é ativada por um processo multifásico com enzimas microssômicas no fígado. Promove ligação cruzada do DNA e inibe a síntese de DNA.

Informações sobre prescrição e toxicidade. A ciclofosfamida pode ser administrada por via IV ou oral. Geralmente é aplicada em doses de 500 a 750 mg/m^2 ao longo de 30 minutos a cada três semanas. Por via oral, utiliza-se um esquema metronômico (pequenas doses repetidas) de 50 mg diariamente para minimizar a toxicidade, com alvo em endotélio ou estroma tumoral, em combinação com um agente biológico, como o bevacizumabe (Chura, 2007).

Após a administração IV, a mielossupressão, principalmente neutropenia, é o efeito colateral dose-limitante comum. Esse agente é eliminado exclusivamente pelos rins. Um dos seus metabólitos, a acroleína, pode ser alquilado e inflamar a mucosa vesical. Como resultado, a cistite hemorrágica é uma complicação clássica que pode ocorrer de 24 horas a várias semanas após a administração. Para evitar esse efeito, a hidratação adequada é primordial a fim de auxiliar a excreção da acroleína. Além disso, a toxicidade GI, como náusea, vômito ou anorexia, é comum. A alopecia normalmente é intensa. Além disso, há aumento das neoplasias secundárias, em especial a leucemia mielogênica aguda e o câncer de bexiga.

Ifosfamida

Mecanismo de ação. Esse agente alquilante não está aprovado pela FDA para tratamento de câncer ginecológico, mas normalmente é administrado como terapia de resgate de câncer de ovário epitelial recorrente, câncer de colo uterino e sarcoma uterino. A ifosfamida é um análogo estrutural da ciclofosfamida, com leves diferenças. Contudo, sua ativação metabólica ocorre mais lentamente e leva a uma maior produção de cloroacetaldeído, uma possível neurotoxina.

Informações sobre prescrição e toxicidade. A ifosfamida é administrada por via IV, geralmente em infusão breve. As doses comuns de 1,2 a 1,6 g/m^2 são administradas nos dias 1 – 3 em ciclo de três semanas. Assim como ocorre com a ciclofosfamida, recomenda-se hidratação adequada para reduzir a incidência de cistite hemorrágica induzida pelo fármaco. Além disso, o uso concomitante de mesna é indicado para evitar hematúria grave. Um metabólito da mesna liga-se à acroleína e produz desintoxicação na bexiga (Fig. 27-5).

Em geral, os efeitos colaterais são semelhantes aos da ciclofosfamida. Todavia, a neurotoxicidade, manifesta como letargia, confusão, convulsão, ataxia, alucinações e ocasionalmente coma, é mais provável. Esses sintomas são causados pelo metabólito do cloroacetaldeído e são espontaneamente reversíveis com a suspensão do fármaco e cuidados de suporte. A incidência de neurotoxicidade é mais alta nos raros pacientes recebendo altas doses e naqueles com disfunção renal, nos quais há necessidade de redução da dose.

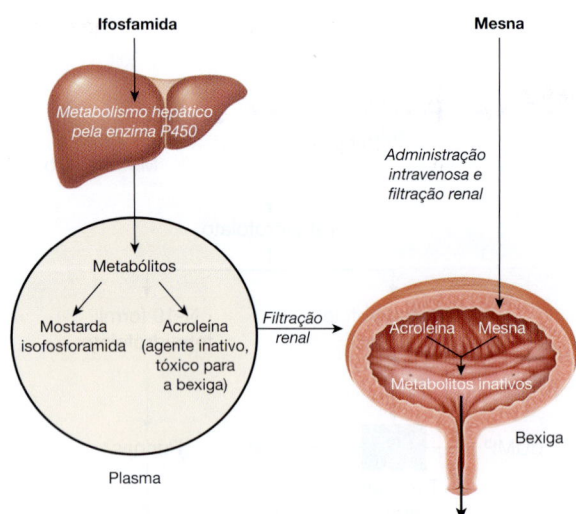

FIGURA 27-5 A ifosfamida é um pró-fármaco finalmente metabolizado em metabólitos ativos e inativos. A mostarda isofosforamida é o principal metabólito alquilante ativo. O metabólito acroleína concentra-se na bexiga e é tóxico. O fármaco mesna une-se à acroleína na bexiga formando um composto inativo que é, então, excretado na urina. Essa conversão de acroleína a um composto inativo reduz a toxicidade vesical da ifosfamida.

Antibióticos antitumorais

Os antibióticos antitumorais em geral são derivados de microrganismos. A maioria dos antibióticos antitumorais exerce seus efeitos citotóxicos por intercalação de DNA em diversas fases do ciclo celular. Como grupo, são considerados específicos no ciclo celular.

Dactinomicina

Mecanismo de ação. Esse agente está aprovado pela FDA para tratamento de NTG, como agente isolado ou como parte de quimioterapia combinada (Tabela 27-7). A dactinomicina, também conhecida como actinomicina D, é o "A" do esquema EMACO de quimioterapia combinada. A dactinomicina é um produto da espécie *Streptomyces* e ancora-se aos pares de base purina-pirimidina do DNA, resultando em inibição da síntese de DNA. Também produz radicais tóxicos livres de oxigênio que causam quebras no DNA. A dactinomicina é eliminada principalmente pelo sistema biliar.

Informações sobre prescrição e toxicidade. A dose de "pulso" usual de dactinomicina é 1,25 mg em bolo IV a cada duas semanas ou de 0,5 mg nos dias 1 a 5 a cada 2 ou 3 semanas. A mielossupressão é o principal efeito colateral dose-limitante e pode ser grave. Além disso, a toxicidade GI, incluindo náusea, vômito, mucosite e diarreia, em geral é importante. A alopecia é comum. Assim como outros antibióticos desse grupo, a dactinomicina é um vesicante potente, ou seja, um agente que pode causar ulceração na pele e necrose tecidual caso ocorra extravasamento durante a infusão IV (p. 696).

TABELA 27-7 Antibióticos quimioterápicos usados no câncer ginecológico

Nome genérico	Nome comercial	Indicação	Vias de administração	Dosagens	Toxicidade
Actinomicina D (dactinomicina)	Cosmegen	NTG	IV	Pulso de 1,25 mg IV a cada 2 semanas *ou* 0,5 mg nos dias 1-5 a cada 2-3 semanas	DMO, N/V/D, alopecia, vesicante
Bleomicina	Blenoxane	CA das células germinais ou TECS, NTG	IV, IM, SC, intrapleural	IV: 20 U/m² (dose máxima de 30 U), a cada 3 semanas	Toxicidade pulmonar, febre, reação dermatológica
Doxorrubicina	Adriamycin	CA endometrial, CA de ovário epitelial recorrente	IV	45-60 mg/m² a cada 3 semanas	DMO, toxicidade cardíaca, alopecia, vesicante
Doxorrubicina lipossomal	Doxil	CA de ovário epitelial recorrente	IV	40-50 mg/m² durante 30 min a cada 4 semanas	EPP, estomatite, reação à infusão

CA = câncer; DMO = depressão da medula óssea; EPP = eritrodisestesia palmoplantar; IV = intravenoso; IM = intramuscular; NTG = neoplasia trofoblástica gestacional; N/V/D = náusea, vômito e diarreia; SC = subcutâneo; TECS = tumor de estroma do cordão sexual.

Bleomicina

Mecanismo de ação. Esse antibiótico antitumoral está aprovado pela FDA para tratamento de derrame pleural maligno ou para tratamento paliativo de cânceres recorrentes espinocelulares de colo uterino ou de vulva ou câncer testicular recorrente. O uso sem indicação formal (*"off-label"*) inclui a bleomicina como o "B" dos esquemas BEP (bleomicina, etoposídeo e cisplatina) utilizados como tratamento adjuvante de tumores malignos das células germinativas ovarianas ou do estroma do cordão sexual (Homesley, 1999; Williams, 1991). Além disso, é empregado como terapia de resgate de NTG (DuBeshter, 1989).

A bleomicina, quando combinada com ferro, produz radicais livres de oxigênio ativados, que causam ruptura das hélices de DNA e morte celular. Sua efetividade é máxima durante a fase G_2.

Informações sobre prescrição e toxicidade. A dose usual de bleomicina é 20 unidades/m² (dose máxima de 30 unidades), administradas a cada três semanas. A bleomicina também pode ser administrada por vias IM, SC ou intrapleural. A dose é expressa em unidades internacionais de atividade citotóxica.

A toxicidade pulmonar é o principal efeito colateral dose-limitante, ocorrendo em 10% das pacientes e levando a óbito em 1%. Por isso, as mulheres tratadas com bleomicina devem ser submetidas a radiografias de tórax e provas de função pulmonar (PFPs) na linha de base e regularmente a cada um ou dois ciclos de tratamento. O dado mais importante das PFPs é a capacidade de difusão pulmonar para monóxido de carbono (DLCO). A DLCO mede a capacidade de transferir oxigênio dos pulmões para a corrente sanguínea. Reduções de 15 a 30% na DLCO indicam evolução para doença pulmonar de padrão restritivo. Nas pacientes sendo tratadas com bleomicina, o medicamento deve ser suspenso antes do surgimento de fibrose pulmonar sintomática. A fibrose com frequência se apresenta clinicamente na forma de pneumonite com tosse, dispneia, estertores inspiratórios secos e infiltrado inflamatório. Essa complicação é mais comum em pacientes com mais de 70 anos e com doses cumulativas acima de 400 unidades.

A bleomicina não é um fármaco mielossupressivo. Contudo, é comum haver reações cutâneas incluindo hiperpigmentação ou eritema.

Doxorrubicina

Mecanismo de ação. Esse antibiótico antitumoral está aprovado pela FDA para tratamento de câncer ovariano epitelial. A doxorrubicina também é usada como o "A" do esquema de quimioterapia conhecido como TAP (taxol, adriamicina e cisplatina), usado para câncer de endométrio. Esse agente intercala-se no DNA para inibir a síntese de DNA, inibe a topoisomerase II (p. 704) e forma radicais livres de oxigênio citotóxicos. O fármaco é metabolizado em grande parte pelo fígado e eliminado pelo sistema biliar.

Informações sobre prescrição e toxicidade. A dose usual de doxorrubicina é de 45 a 60 mg/m² como parte integrante da quimioterapia combinada, repetida a cada três semanas. A mielossupressão, em especial neutropenia, é o principal efeito colateral dose-limitante. Entretanto, cardiotoxicidade é uma complicação clássica. As pacientes devem ser monitoradas por meio de ventriculografia radionuclear (MUGA, de *multiple gated acquisition*) na avaliação inicial e periodicamente durante o tratamento (a cada duas sessões de tratamento). O risco de cardiotoxicidade é maior em mulheres com mais de 70 anos e naquelas com doses cumulativas maiores que 550 mg/m². No final, as mulheres podem desenvolver uma cardiomiopatia dilatada irreversível associada a insuficiência cardíaca congestiva. Toxicidades gastrintestinais em geral são leves, mas a ocorrência de alopecia é universal.

Cloridrato de doxorrubicina lipossomal

Mecanismo de ação. Esse antibiótico antitumoral está aprovado pela FDA para terapia de resgate em casos de câncer de ovário epitelial recorrente (Gordon, 2004a). O encapsulamento lipossomal da doxorrubicina altera radicalmente os perfis farmacocinético e de toxicidade do fármaco. Os pesquisadores desenvolveram a doxorrubicina lipossomal para reduzir a cardiotoxicidade e alvejar seletivamente os tecidos tumorais.

Informações sobre prescrição e toxicidade. A doxorrubicina lipossomal pode ser administrada como infusão IV durante 30 a 60 minutos e sua dose varia entre 40 e 50 mg/m² a cada quatro semanas. Diferentemente da doxorrubicina, a administração do lipossomo encapsulado está associada a náusea, vômito, alopecia e cardiotoxicidade mínimos. As reações associadas à infusão ocorrem em menos de 10% das pacientes e são mais comuns durante o período inicial do tratamento. Contudo, observou-se aumento na taxa de estomatite e de eritrodisestesia palmoplantar (EPP).

A EPP caracteriza-se por reação cutânea de intensidade variável. As pacientes podem se queixar inicialmente de sensações de formigamento em suas solas e palmas que geralmente evoluem para edema e sensibilidade ao toque. Placas eritematosas são características, podem ser extremamente dolorosas e com frequência levam a descamação e rachadura na pele. Os sintomas resultam de níveis sanguíneos elevados de agente citotóxico e podem durar várias semanas.

Agentes derivados de plantas

Um tema comum sobre a atividade citotóxica desses agentes é o distúrbio na associação, dissociação e estabilização normal dos microtúbulos intracelulares interrompendo a divisão celular durante a mitose (Fig. 27-6). Esse grupo inclui taxanos, alcaloides da vinca e inibidores da topoisomerase.

Taxanos

Paclitaxel e docetaxel são ambos agentes específicos no ciclo celular com atividade máxima durante a fase M (Tabela 27-8). Eles agem de forma a "envenenar" o fuso mitótico, evitando a despolimerização dos microtúbulos e inibindo a replicação celular. O paclitaxel é derivado das acículas e da casca do teixo, *Taxus brevifolia*, uma rara árvore do Pacífico. O docetaxel é um análogo semissintético do paclitaxel derivado do facilmente disponível teixo europeu.

Paclitaxel. Quimioterápico contra câncer mais comercializado, o paclitaxel está aprovado pela FDA para tratamento de cânceres epiteliais ovarianos primários ou recorrentes. Também é muito usado para tratamento de cânceres endometriais e do colo uterino e da NTG.

Informações sobre prescrição e toxicidade. O paclitaxel normalmente é administrado por via IV em infusão de três horas, mas também pode ser por via intraperitoneal (IP). A dosagem usual IV é 135 a 175 mg/m^2, a cada três semanas. O paclitaxel semanal também é efetivo com a posologia de 80 mg/m^2 IV por três semanas consecutivas em um esquema de 21 dias (esquema de "dose-densa") para doença primária ou em esquema de 28 dias para doença recorrente (Katsumata, 2009; Markman, 2006). No tratamento inicial de câncer de ovário com volume idealmente reduzido após o dia 1 com dose IV, o paclitaxel geralmente é administrado por via IP no dia 8 na dose de 60 mg/m^2 (Armstrong, 2006).

A mielossupressão é o efeito colateral dose-limitante comum. Além disso, ocorre reação de hipersensibilidade em aproximadamente um terço das pacientes em razão de sua formulação em Cremophor-EL (um agente emulsificante). Normalmente, a reação ocorre minutos após a infusão inicial. Felizmente, a incidência pode ser reduzida em 10 vezes utilizando-se pré-medicação com corticosteroides, em geral dexametasona, 20 mg, VO, 12 e 6 horas antes da administração. A neurotoxicidade é o principal efeito colateral não hematológico dose-limitante. Os sintomas comuns incluem dormência, for-

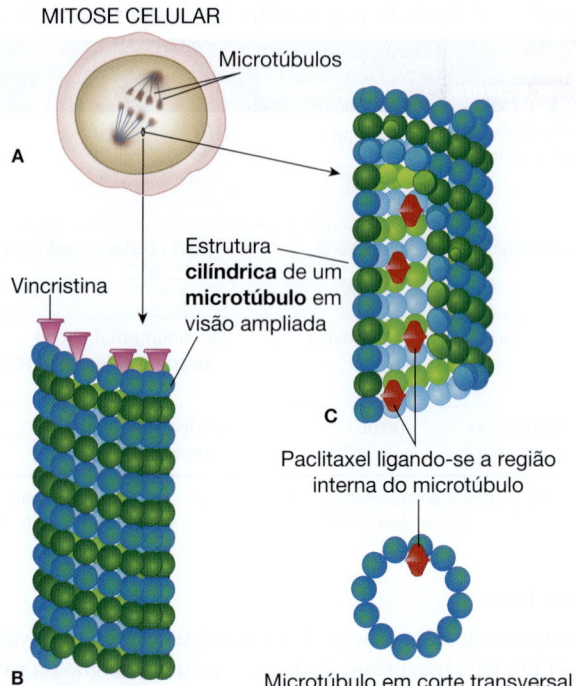

FIGURA 27-6 Diagrama descrevendo o mecanismo de ação dos taxanos e dos alcaloides da vinca. As partes B e C ilustram a estrutura ampliada de um microtúbulo. **A**. Durante a mitose celular, os microtúbulos são essenciais para o alinhamento e a separação dos cromossomos. **B**. A vincristina, um dos alcaloides da vinca, liga-se de forma consistente a uma extremidade do microtúbulo para inibir sua montagem. **C**. O paclitaxel, um dos taxanos, liga-se ao anel interno do microtúbulo impedindo sua desmontagem. Em ambos os casos (B e C) a função do microtúbulo é prejudicada.

migamento e/ou dor em queimação com distribuição em meia e luva. A neuropatia periférica progride com a maior exposição ao paclitaxel, podendo tornar-se incapacitante. A alopecia é quase universal e resulta na perda total dos pelos do corpo.

Docetaxel. Esse taxano não está aprovado pela FDA para tratamento de cânceres ginecológicos, mas é frequentemente usado para tratar câncer epitelial de ovário e sarcoma uterino recorrentes (Bay, 2006; Strauss, 2007). Além disso, as pacientes com neuropatia periférica crescente com o uso de paclitaxel em geral passam a ser tratadas com docetaxel. A eficácia clínica é semelhante, mas o docetaxel é menos associado à neurotoxicidade.

Informações sobre prescrição e toxicidade. A dose usual do docetaxel é 75 a 100 mg/m^2 por via IV, repetida a cada três semanas. Para câncer de ovário recorrente, a administração semanal de docetaxel também é efetiva na dose de 35 mg/m^2 IV durante três semanas consecutivas em um esquema de 28 dias (Tinker, 2007).

Diferentemente do paclitaxel, a mielossupressão é o principal efeito colateral dose-limitante. A síndrome de retenção hídrica ocorre em aproximadamente metade das pacientes, manifestando-se como ganho de peso, edema periférico, derrame pleural e ascite. A profilaxia com corticosteroides previne grande parte dessa toxicidade, bem como efeitos colaterais dermatológicos e reações de hipersensibilidade.

TABELA 27-8 Alcaloides vegetais quimioterápicos usados no câncer ginecológico

Nome genérico	Nome comercial	Indicação	Vias de administração	Dosagens	Toxicidade
Paclitaxel	Taxol	CA de ovário epitelial recorrente, CA endometrial, CA de colo uterino, NTG	IV, IP	IV: 135-175 mg/m² a cada 3 semanas IP: 60 mg/m² no dia 8 após dose IV no dia 1	RHS, neurotoxicidade periférica, DMO, alopecia, bradicardia e arritmia
Docetaxel	Taxotere	CA de ovário epitelial recorrente, sarcoma uterino	IV	75-100 mg/m² a cada 3 semanas ou 35 mg/m²/semana durante 3 semanas	DMO, edema periférico, RHS, alopecia
Vincristina	Oncovin	NTG	IV	0,8-1,0 mg/m² a cada 2 semanas	Neurotoxicidade, dor abdominal, alopecia
Vimblastina	Velban	NTG	IV	9 mg/m² a cada 3 semanas	DMO, N/V/D, mucosite, HTN, neurotoxicidade, alopecia
Vinorelbina	Navelbine	CA de ovário epitelial recorrente, CA de colo uterino	IV	30 mg/m² a cada semana	DMO, N/V/D, estomatite, neurotoxicidade periférica
Etoposídeo	VP-16	CA das células germinais ou TECS; CA de ovário epitelial recorrente; CA endometrial	IV, VO	IV: 100 mg/m² nos dias 1 & 2, a cada 2 semanas, ou 75-100 mg/m², dias 1-5, a cada 3 semanas VO: 50 mg/m²/dia por 3 semanas	DMO, alopecia, cânceres secundários
Topotecana	Hycamtin	CA de ovário epitelial recorrente, CA de colo uterino	IV	1,5 mg/m²/dia, dias 1-5, a cada 3 semanas, ou 4 mg/m²/dia, dias 1-3, a cada 3 semanas	DMO, N/V, alopecia, febre, mal-estar

CA = câncer; DMO = depressão da medula óssea; IV = intravenoso; HTN = hipertensão; NTG = neoplasia trofoblástica gestacional; N/V/D = náusea, vômito e diarreia; RHS = reação de hipersensibilidade; TECS = tumor de estroma do cordão sexual; VO = via oral.

Alcaloides da vinca

Vincristina, vimblastina e vinorelbina são fármacos derivados da vinca com atividade específica máxima na fase M do ciclo celular. Esses compostos inibem a polimerização microtubular normal ligando-se à subunidade da tubulina em um sítio diferente do sítio de ligação do taxano (ver Fig. 27-6). Esses fármacos estão entre os menos utilizados na oncologia ginecológica.

Vincristina. Esse alcaloide da vinca não está aprovado pela FDA para tratamento de cânceres ginecológicos, mas representa o "O" no esquema de quimioterapia combinada EMACO para tratamento de NTG. A dose usual de vincristina é 0,8 a 1,0 mg/m², administrada por via IV, a cada duas semanas. Para evitar ou protelar o desenvolvimento de neurotoxicidade, a dose individual total deve ser de no máximo 2 mg.

A neurotoxicidade é a toxicidade dose-limitante mais comum, podendo incluir neuropatia periférica, disfunção do sistema nervoso autônomo, paralisia de nervos cranianos, ataxia ou convulsões. Além disso, a administração concomitante com outros agentes neurotóxicos como cisplatina e paclitaxel pode aumentar a gravidade. Toxicidade GI também é comum, incluindo constipação intestinal, dor abdominal e íleo paralítico. No entanto, a mielossupressão normalmente é leve.

Vimblastina. Esse alcaloide da vinca está aprovado pela FDA para terapia de resgate de NTG. A dose usual de vimblastina varia, mas uma abordagem seria a administração IV de 9 mg/m², a cada três semanas. A mielossupressão é o principal efeito colateral dose-limitante. A toxicidade gastrintestinal pode ser grave e inclui mucosite, estomatite, náusea, vômitos, anorexia e diarreia ou constipação intestinal. Além disso, pode haver hipertensão arterial em razão de disfunção do sistema nervoso autônomo. A neurotoxicidade ocorre com frequência muito menor, mas é semelhante àquela observada com a vincristina.

Vinorelbina. Esse alcaloide da vinca não está aprovado pela FDA para câncer ginecológico, mas é um derivado semissintético da vimblastina usado na terapia de resgate de câncer epitelial de ovário recorrente e no tratamento de câncer de colo uterino. A dose usual de vinorelbina é 30 mg/m², administrados por via IV, como agente único ou em combinação, semanalmente, com uma semana de intervalo em esquema de 21 ou 28 dias.

A mielossupressão é o principal efeito colateral dose-limitante. Além disso, a toxicidade GI é comum com sintomas semelhantes aos da vimblastina. A neurotoxicidade em geral é leve, especialmente em comparação com outros alcaloides da vinca.

Inibidores da topoisomerase

As enzimas topoisomerases (TOPO) modificam o estado topológico do DNA alterando seu estado de enrolamento e auxiliando na sua replicação. Os inibidores da topoisomerase interferem com essa função e interrompem a síntese do DNA. Esse grupo de agentes pode ser subdividido em categorias com base na enzima topoisomerase específica que inibem. As camptotecinas inibem a TOPO I e dentre elas está a topotecana. As podofilotoxinas inibem a TOPO II e incluem etoposídeo.

Topotecana

Mecanismo de ação. Esse agente inibidor da TOPO I é um análogo semissintético do extrato alcaloide camptotecina. Ela se liga e promove estabilização de um complexo TOPO I-DNA transitório, resultando em quebra da fita dupla e em lesão letal do DNA. A topotecana está aprovada pela FDA como terapia de resgate em casos de câncer epitelial ovariano recorrente e câncer recorrente do colo uterino (Long, 2005c).

Informações sobre prescrição e toxicidade. A topotecana geralmente é administrada por via IV, em dois possíveis esquemas. A posologia-padrão para câncer recorrente de ovário é 1,5 mg/m^2 nos dias 1 a 5, administrados a cada três semanas (Gordon, 2004). Entretanto, esse esquema está associado a incidência superior a 80% de neutropenia. Um regime menos tóxico é 4 mg/m^2 semanalmente por três semanas em esquema de 28 dias (Spannuth, 2007). O dosagem usual quando em combinação com cisplatina no tratamento de câncer recorrente do colo uterino é 0,75 mg/m^2 nos dias 1 a 3, administrados a cada três semanas (Long, 2005b).

A mielossupressão, na maioria dos casos neutropenia, é o principal efeito colateral dose-limitante. A toxicidade GI também é comum e inclui náusea, vômitos, diarreia e dor abdominal. Sintomas sistêmicos, como cefaleia, febre, mal-estar, artralgias e mialgias são característicos. Alopecia frequentemente é tão intensa quanto a encontrada no tratamento com paclitaxel.

Etoposídeo

Mecanismo de ação. O etoposídeo é um agente fase-específico com ação máxima no final da fase S e na fase G$_2$. Esse fármaco "envenena" a enzima TOPO II estabilizando a forma antes transitória do complexo TOPO II-DNA. Consequentemente, o DNA não pode desembaraçar-se e o DNA fita dupla perda sua forma.

Esse agente está aprovado pela FDA para tratamento de câncer testicular, mas não de cânceres ginecológicos. Contudo, é usado com frequência por via IV como parte da quimioterapia combinada. O etoposídeo (VP-16) representa o "E" no esquema EMACO, que é usado para NTG. Além disso, é um componente do esquema BEP, usado para tumores das células germinativas ovarianas ou de estroma do cordão sexual. O etoposídeo por via oral pode ser eficaz como agente isolado na terapia de resgate de câncer epitelial de ovário recorrente ou câncer de endométrio.

Informações sobre prescrição e toxicidade. A dose usual de etoposídeo varia. No esquema EMACO, 100 mg/m^2 são administrados por via IV, nos dias 1 e 2, a cada duas semanas. No esquema BEP, em geral a dose prescrita é 75 a 100 mg/m^2, por via IV, nos dias 1 a 5, administrada a cada três semanas. A dose oral é 50 mg/m^2/dia, durante três semanas, seguida de intervalo de uma semana, em esquema de 28 dias.

Até 95% do etoposídeo encontram-se ligados às proteínas, especialmente à albumina. Dessa forma, níveis reduzidos de albumina resultam em fração maior do medicamento livre e, possivelmente, em maior incidência de toxicidade.

A mielossupressão, mais comumente neutropenia, é o principal efeito colateral dose-limitante. Sintomas GIs de náusea, vômitos e anorexia em geral são leves, exceto no caso de administração oral. A maioria das pacientes desenvolverá alopecia. Com o etoposídeo, particularmente quando a dose total excede 2.000 mg/m^2, há risco pequeno mas significativo de malignidades secundárias (aproximadamente 1 em 1.000). Destas, a mais comum é a leucemia mieloide aguda.

Miscelânea

Vários compostos antineoplásicos não se enquadram em nenhuma das categorias anteriores. Em geral, esses fármacos não específicos para fases do ciclo celular apresentam semelhanças com os agentes alquilantes.

Carboplatina

Mecanismo de ação. A carboplatina (Paraplatina) produz adutos de DNA que inibem sua síntese. Esse agente é um dos mais amplamente utilizados, em particular na terapia adjuvante ou de resgate para câncer epitelial de ovário, e foi aprovado pela FDA para essa indicação. Também costuma ser usado sem indicação formal para tratamento de câncer do endométrio.

Informações sobre prescrição e toxicidade. A dose IV usual da carboplatina é calculada para uma área sob a curva (ASC) de 6, com base na taxa de filtração glomerular (TFG). Para calcular a dose, a equação de Calvert é a mais comumente usada (dose total de carboplatina [mg] = ASC × [TFG + 25]). Na prática clínica, a depuração estimada de creatinina (CrCl) normalmente é substituída pela TFG, podendo ser calculada pela equação de CockcroftGault (CrCl = [140 − idade] × peso [kg]/0,72 × nível sérico de creatinina [mg/100 mL]). A infusão leva entre 30 e 60 minutos e a administração é repetida a cada 3 a 4 semanas.

A mielossupressão, mais comumente trombocitopenia, é o principal efeito colateral dose-limitante. A toxicidade gastrintestinal e a neuropatia periférica são notavelmente menores que as da cisplatina. É possível haver reações de hipersensibilidade em até 25% das mulheres tratadas com mais de seis sessões.

Cisplatina

Mecanismo de ação. Semelhante à carboplatina, esse agente produz adutos de DNA que inibem sua síntese (Fig. 28-12, p. 724). A cisplatina é um dos agentes mais antigos e mais utilizados, e está aprovado pela FDA para tratamento de câncer de ovário, colo uterino e de células germinativas. Pode ser administrada concomitantemente com radiação como agente radiossensibilizador para tratamento primário de câncer do colo uterino, ou como agente isolado ou combinado para câncer recorrente do colo uterino. Alternativamente, a cisplatina faz parte da quimioterapia combinada como o "P" do esquema BEP, usado no tratamento de tumores de células germinativas ou do estroma do cordão sexual. Também faz parte da quimioterapia combinada como o "P" do esquema TAP para câncer de endométrio avançado ou recorrente. Contudo, para o uso em câncer epitelial de ovário, a cisplatina vem sendo substituída em grande escala pela carboplatina, exceto na terapia IP, em razão da possível penetração tecidual superior.

Informações sobre prescrição e toxicidade. A dosagem usual da cisplatina varia, dependendo da indicação. No câncer de colo uterino, é administrada com dose semanal de 40 mg/m² por via IV durante a radioterapia, ou 50 mg/m² IV a cada três semanas, para pacientes com doença recorrente (Long, 2005a). A dose de 50 mg/m² também é usada no esquema TAP a cada três semanas (Fleming, 2004). Como parte do protocolo BEP, a cisplatina é administrada na dose de 20 mg/m² por via IV nos dias 1 a 5, a cada três semanas. Alternativamente, para a quimioterapia IP contra câncer de ovário, ela é administrada no dia 2 de um ciclo de 21 dias na dosagem de 75 a 100 mg/m² (Armstrong, 2006).

A cisplatina apresenta vários efeitos adversos importantes associados à sua administração. Desses, a nefrotoxicidade é o principal efeito colateral dose-limitante. Por isso, as pacientes devem ser hidratadas agressivamente antes, durante e após a administração do fármaco. O uso de manitol (10 g) ou furosemida (20 a 40 mg) pode ser necessário para manter débito urinário igual ou superior a 100 a 150 mL/h. Com a administração da cisplatina, alterações eletrolíticas, como hipomagnesemia e hipopotassemia, são comuns. Além disso, náusea e vômitos graves e prolongados podem ser intensos quando não se utiliza pré-medicação adequada (Tabela 27-9). As pacientes frequentemente descrevem gosto metálico na boca e perda de apetite após o tratamento. A neurotoxicidade, em geral sob a forma de neuropatia periférica, também pode ser dose-limitante e irreversível. A ototoxicidade normalmente se manifesta sob a forma de perda auditiva de alta frequência e zumbido. De forma similar à carboplatina, podem ocorrer reações de hipersensibilidade com uso prolongado. De forma global, a cisplatina é significativamente mais tóxica que a carboplatina, exceto para a toxicidade hematológica.

Hexametilmelamina

Esse agente forma ligações cruzadas de DNA, mas seu mecanismo de ação quimioterápica exato é desconhecido. A hexametilmelamina, também conhecida como altretamina, está aprovada pela FDA para terapia de consolidação de câncer epitelial de ovário avançado e na terapia de resgate do câncer epitelial de ovário recorrente (Alberts, 2004; Rustin, 1997).

A dose usual de hexametilmelamina é 260 mg/mg² ao dia, fracionada em quatro doses orais durante 14 a 21 dias consecutivos em um ciclo de 28 dias. Os efeitos colaterais gastrintestinais, como náusea e vômitos, constituem a toxicidade dose-limitante usual. A mielossupressão também é comum. Além disso, aproximadamente um quarto das pacientes desenvolverá neurotoxicidade, manifesta na forma de letargia, agitação ou neuropatia periférica.

Agentes hormonais

Em razão de sua toxicidade mínima e atividade razoável, os agentes hormonais são comumente usados para o tratamento paliativo de cânceres de endométrio e ovário, mesmo sem que haja aprovação formal da FDA para essas indicações.

Tamoxifeno

Mecanismo de ação. Esse pró-fármaco não esteroide é metabolizado a um antagonista com alta afinidade pelo receptor de estrogênio no tecido mamário. Compete com o estrogênio pela ligação ao receptor, mas não o ativa e, assim, bloqueia o crescimento das células cancerígenas. O complexo é então transportado para o interior do núcleo da célula tumoral, onde se liga ao DNA e interrompe o crescimento e a proliferação celulares nas fases G_0 e G_1. Também foram sugeridos efeitos antiangiogênicos. Além do câncer de mama, o tamoxifeno ocasionalmente é usado para tratar cânceres endometriais e ovarianos (Fiorica, 2004; Markman, 2004).

Informações sobre prescrição e toxicidade. O tamoxifeno é administrado por via oral, geralmente 20 a 40 mg em uso contínuo diário.

A toxicidade associada ao tamoxifeno é mínima, consistindo em sintomas menopáusicos como fogachos, náusea e secura ou leucorreia vaginais. Além disso, em um terço das pacientes ocorrem retenção hídrica e edema periférico.

Nas mulheres com útero, o tamoxifeno atua como agonista parcial no receptor de estrogênio no endométrio e seu uso mantido aumenta o risco de câncer em até três vezes. Além disso, o risco de episódios tromboembólicos aumenta, especialmente durante e imediatamente após cirurgia de grande porte ou períodos de imobilidade. Durante o tratamento também é possível haver déficit cognitivo e redução da libido.

Por outro lado, o tamoxifeno previne osteoporose em razão de sua propriedade agonista parcial e tem efeitos benéficos sobre o perfil lipídico sérico.

TABELA 27-9 Dosagem e esquema de antieméticos para prevenir o vômito induzido por terapia antineoplásica com risco emético alto

Antieméticos	Nome comercial	Dose única administrada antes da quimioterapia	Dose única diária
5-HT₃ antagonistas aos receptores de serotonina			
Granisetrona	Kytril	VO: 2 mg IV: 1 mg ou 0,01 mg/kg	
Ondansetrona	Zofran	VO: 24 mg IV: 8 mg ou 0,15 mg/kg	
Palonosetrona	Aloxi	IV: 0,25 mg	
Dexametasona	Decadron	VO: 12 mg	VO: 8 mg, dias 2-4
Aprepitante	Emend	VO: 125 mg	VO: 80 mg, dias 2 e 3

5-HT₃ = 5-hidroxitriptamina-3; IV = intravenoso; VO = via oral.
Adaptada de Hesketh, 2008; Kris, 2006.

Acetato de megestrol

Mecanismo de ação. Esse agente é um derivado sintético da progesterona que age sobre tumores em razão de seus efeitos antiestrogênicos. Como tal, o acetato de megestrol na maioria das vezes é usado para tratar hiperplasia endometrial, câncer endometrial inoperável e câncer recorrente de endométrio, especialmente naquelas pacientes com doença de grau 1 (Cap. 33, p. 822).

Informações sobre prescrição e toxicidade. A dosagem usual é 40 mg por via oral quatro vezes ao dia, ou 80 mg duas vezes ao dia. A toxicidade é mínima, mas as pacientes comumente ganham peso em razão da combinação de retenção hídrica e aumento do apetite. Raramente foram observados eventos tromboembólicos. As pacientes com diabetes melito devem ser cuidadosamente monitoradas em razão da possibilidade de agravamento de hiperglicemia.

TERAPIA BIOLÓGICA E ALVO

Conhecimentos adquiridos sobre as diferenças nas vias moleculares de células normais e malignas permitiram o desenvolvimento de agentes com alvos específicos projetados para explorar essas diferenças. As terapias-alvo (ou direcionadas) têm potencial para maior controle a longo prazo da doença, com menor toxicidade. Muitos desses novos agentes atualmente estão sendo testados em ensaios clínicos. Assim, uma visão geral sobre o desenvolvimento de fármacos não citotóxicos é essencial para compreensão do tratamento medicamentoso futuro do câncer ginecológico. Em última análise, o objetivo a longo prazo é melhorar a evolução das pacientes com câncer, especialmente daquelas com tumores que sejam resistentes à terapia-padrão.

Agentes antiangiogênicos

A angiogênese é um processo fisiológico normal que envolve a formação de novos vasos sanguíneos e remodelamento da vasculatura para fornecer oxigênio e nutrientes aos tecidos. Esse processo geralmente é transitório e altamente regulado por diversos fatores pró e antiangiogênicos. Contudo, o balanço homeostático encontra-se em desequilíbrio no câncer. A angiogênese constante leva ao crescimento do tumor e à possibilidade de metástases. A angiogênese também permite acesso aos sistemas linfático e circulatório. Assim, a inibição direcionada da angiogênese é uma abordagem terapêutica atraente.

A ligação do fator de crescimento endotelial vascular (VEGF) ao seu receptor é a primeira e fundamental etapa para estimulação da angiogênese normal. Muitos cânceres, como o ovariano, são caracterizados por níveis elevados de VEGF ou outros fatores pró-angiogênicos. Diversos novos agentes estão sendo desenvolvidos com o objetivo de interferir com esse processo e interromper o crescimento do tumor. Entretanto, nenhum desses medicamentos está atualmente aprovado pela FDA para uso no tratamento de câncer ginecológico.

Bevacizumabe

Esse agente é um anticorpo monoclonal que se liga ao VEGF e impede sua interação com seu receptor (Fig. 27-7A). Atualmente, o bevacizumabe é indicado primeiramente para o tratamento do câncer epitelial de ovário (Burger, 2007; Cannistra, 2007; Wright, 2006). Sua dosagem usual é 15 mg/kg, administrados por via IV, a cada três semanas, com ou sem quimioterapia citotóxica. Na maioria dos casos, a toxicidade do bevacizumabe é mínima. Contudo, ocorre perfuração GI em até 10% das pacientes. Pressão arterial elevada é comum e pode levar a crise hipertensiva. Outras possíveis toxicidades incluem cicatrização incompleta de feridas, fraqueza, dor, sangramento nasal e proteinúria.

O VEGF-A é a principal isoforma do VEGF. Ele pode se ligar ao bevacizumabe, como descrevemos, ou a uma "proteína de fusão" recombinante denominada VEGF *trap* (Aflibercepte). O VEGF *trap* é formado pela fusão de duas porções específicas do receptor VEGF com a região constante "Fc" da molécula de IgG. As porções do receptor proporcionam alta afinidade de ligação com o VEGF (Fig. 27-7B).

Sunitinibe

Os receptores tipo tirosinoquinase (RTKs) são proteínas que se localizam na membrana plasmática das células e atuam como receptores (Fig. 27-7C). Se dois receptores lado a lado se ligam a um ligante, forma-se um dímero ativo. Os ligantes para RTKs incluem citocinas, hormônios e fatores de crescimento. O dímero ativado produz fosforilação de resíduos de tirosina. A fosforilação, primeiro da própria tirosinoquinase e, depois, de outras proteínas, as ativa. Os receptores tirosinoquinase são reguladores dos processos celulares normais, embora também tenham papel essencial no desenvolvimento e progressão do câncer.

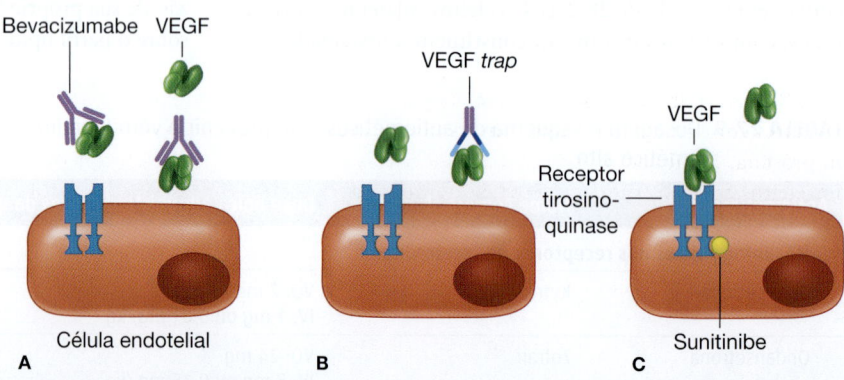

FIGURA 27-7 Mecanismos de ação de três agentes antiangiogênicos. A. O bevacizumabe é um anticorpo monoclonal que se liga ao fator de crescimento endotelial vascular (VEGF). Essa ligação evita que o VEGF se ligue a seu receptor endotelial, um receptor tipo tirosinoquinase. B. De forma semelhante, o VEGF-*trap* se liga ao VEGF e evita o acoplamento ao receptor. V. O sunitinibe liga-se a sítios intracelulares de ligação de ATP no receptor tirosinoquinase inibindo sua ação mesmo que haja ligação do VEGF. Nos três casos, há inibição da angiogênese e interrupção do crescimento tumoral.

O sunitinibe é um agente oral que inibe diversos receptores de tirosinoquinase incluindo aqueles que se ligam a fatores de crescimento pró-angiogênicos, como VEGF e fatores de crescimento derivados de plaqueta.

Inibidores da proteína-alvo da rapamicina em mamíferos

A *proteína-alvo da rapamicina em mamíferos (mTOR)* é uma proteinoquinase que regula passagem pela membrana, transcrição, translação e manutenção do citoesqueleto celular. A mTOR possui efeitos a jusante que incluem aumento da produção de VEGF. Assim, os esforços para inibir a sinalização da mTOR também podem levar à inibição da angiogênese. A rapamicina inibe a mTOR, e análogos desse fármaco, como tensirolimo (CCI-779) e everolimo (RAD001), estão sendo estudados quanto à sua eficácia no tratamento de cânceres ginecológicos.

Inibidores da poli (ADP) ribose polimerase

Outro grupo promissor de terapias-alvo, os inibidores da poli (ADP) ribose polimerase (PARP) exploram as diferenças entre células normais e malignas no reparo de dano de DNA. Durante o ciclo celular, o DNA rotineiramente é danificado milhares de vezes. A proteína BRCA repara as quebras na fita dupla e a PARP repara as quebras na fita única. Na célula funcional, se a BRCA não repara a quebra, a PARP o fará.

Cinco a dez por cento das pacientes com câncer de ovário apresentam uma mutação na linhagem germinativa de BRCA1 ou BRCA2 predispondo-as à perda da função de reparo. Outras pacientes sem mutações desenvolvem defeitos na via da BRCA que também resultam em problemas no reparo. As células tumorais em ambos os tipos de pacientes são quase totalmente dependentes do reparo pela PARP. Se o reparo por PARP é evitado, as células cancerígenas não podem ser reparadas e morrem. Por outro lado, as células normais não são afetadas. Há diversos inibidores da PARP em desenvolvimento atualmente com o objetivo de tirar vantagem dessa sensibilidade peculiar da célula tumoral ao mesmo tempo em que são poupados os tecidos saudáveis circundantes.

Olaparibe (AZD2281)

Esse inibidor da PARP foi testado em um estudo de base populacional enriquecido por portadores de mutação em BRCA1 e em BRCA2. Observou-se atividade antitumoral apenas nos pacientes com mutações, todos com câncer de ovário, mama ou próstata. É animador que tenham sido observados poucos dos efeitos adversos característicos da quimioterapia convencional (Fong, 2009). Estudos adicionais estão avaliando os efeitos do olaparibe em pacientes com câncer sem mutações na linhagem germinativa, mas cujos cânceres apresentem defeitos semelhantes no reparo de DNA. Iniparibe e veliparibe são outros inibidores da PARP desenvolvidos com a mesma estratégia terapêutica.

Vacinas

Modificadores biológicos, como as vacinas terapêuticas contra câncer, são projetados para fazer com que componentes celulares do sistema imunológico reconheçam e ataquem os tumores. Células malignas que expressam antígenos de superfície específicos podem então ser encontradas e destruídas. Por exemplo, no câncer de colo uterino, os peptídeos virais derivados das oncoproteínas E6 e E7 do papilomavírus humano (HPV) foram alvejados clinicamente (Borysiewicz, 1996). As pacientes com câncer de ovário também foram estudadas com uma vacina direcionada contra o CA-125 (Reinartz, 2004).

Em grande parte, tais estratégias não têm sido clinicamente efetivas. Identificou-se um número limitado de antígenos compartilhados associados aos tumores; epítopos para imunidade celular não foram definidos adequadamente; e poucos antígenos de tumores são específicos. Os tumores frequentemente perdem a expressão distintiva de seu antígeno e podem sofrer mutação. Em geral, os testes com vacinas são realizados em pacientes com doença avançada. Todavia, nessas situações, a resposta clínica é difícil de ser avaliada e estatisticamente não informativa. Além disso, a imunossupressão sistêmica inerente em mulheres com doença avançada pode prevenir uma resposta imune adequada.

Por outro lado, as vacinas profiláticas, como o desenvolvimento recente da vacina contra HPV, mostram-se uma promessa na prevenção do câncer de colo uterino (Massad, 2009; Romanowski, 2009). Essas vacinas agem estimulando a resposta imune humoral para induzir a produção de anticorpos capazes de neutralizar o vírus antes da infecção (Capítulo 29, p. 737).

EFEITOS COLATERAIS

Os regimes de quimioterapia, sobretudo aqueles que utilizam fármacos citotóxicos, são universalmente tóxicos e apresentam margem de segurança estreita. Vários agentes estão associados à toxicidade clássica, que, em geral, é possível antecipar e, consequentemente, evitar. Em razão de suas margens de segurança estreitas, a maioria dos agentes necessita de ajustes em sua dosagem conforme a tolerância individual das pacientes. A dosagem inicial da quimioterapia é calculada a partir de área de superfície corporal, peso, função renal e função hepática, utilizando-se diretrizes determinadas em ensaios clínicos. No entanto, vários outros fatores influenciam a toxicidade, incluindo estado nutricional da paciente na avaliação inicial, estado de saúde geral, extensão da doença e terapia anterior. O Cancer Therapy Evaluation Program (CTEP) do National Cancer Institute (NCI) em colaboração com a Food and Drug Administration (FDA), grupos de cooperação nacionais e a indústria farmacêutica desenvolveu uma série de orientações detalhadas e abrangentes para a descrição e o estadiamento da toxicidade. Tais orientações foram denominadas Common Terminolgy Criteria for Adverse Events (CTCAE), e a revisão mais recente é a versão 4, disponível em: http://evs.nci.gov/ftp1/CTCAE/About.html.

Em geral, as alterações no tratamento dependem do nível (grau) e da duração da toxicidade apresentada durante a terapia anterior com quimioterapia. As doses devem ser reduzidas se a paciente apresentar reação grave, mas devem ser aumentadas subsequentemente se a tolerância aumentar. Entretanto, o tratamento não deve ser retomado até que a toxicidade tenha voltado aos valores iniciais ou ao "grau 1", podendo ser adiada a cada semana para permitir a recuperação. A modificação da dose e o cuidado de suporte devem ser implementados para evitar atrasos maiores que duas semanas, que poderiam comprometer a eficácia terapêutica. A mielossupressão grave pode ser parcialmente corrigida com o uso de fatores de crescimento hematopoiéticos (p. 709). Várias das toxicidades comuns podem ser evitadas com o uso adequado de pré-medicações ou aliviadas com medidas de suporte.

Toxicidade à medula óssea

A mielossupressão, principalmente a neutropenia, é o efeito colateral dose-limitante mais comum dos fármacos citotóxicos. A contagem total de neutrófilos (CTN) é o dado mais importante para definir o risco de infecção, podendo ser classificada como neutropenia leve (1.000 a 1.500/mm^3), moderada (500 a 1.000/mm^3) ou grave (< 500/mm^3). Frequentemente, os pacientes recebendo tratamento apresentarão um nadir (medida mais baixa) na variação neutropênica com recuperação posterior antes do próximo ciclo de tratamento. Entretanto, se forem internadas com febre ou outro quadro clínico, devem ser tomadas as medidas de precaução para paciente neutropênico. Embora as diretrizes possam variar, tais precauções incluem lavagens assíduas das mãos pelos profissionais de saúde; uso de gorro, luvas e máscara; e isolamento do paciente de possíveis portadores de infecção.

Níveis moderados de anemia são comuns em pacientes com câncer, tratadas com quimioterapia, o que pode contribuir para a fadiga crônica. Transfusões frequentes não são práticas ou recomendadas e muitas pacientes se adaptarão à anemia crônica com sintomas mínimos. Em algumas pacientes o uso de eritropoietina sintética pode estar indicado (p. 709).

A trombocitopenia é menos comum, mas pode predispor a paciente a sangramento grave se a contagem de plaquetas estiver < 10.000/mm^3. Não há uma contagem específica de plaquetas abaixo da qual estaria indicada transfusão rotineira, mas sangramento ativo em pacientes trombocitopênicas é uma indicação formal.

Toxicidade gastrintestinal

A maioria dos agentes anticâncer está associada a certo grau de náusea, vômitos e anorexia. Normalmente, o potencial emetogênico de um fármaco ou o esquema de tratamento em especial irá determinar o tipo de agente antiemético usado (Tabelas 27-10 e 27-11). Náusea e vômitos leves em geral podem ser tratados de forma eficaz com proclorperazina com ou sem dexametasona (Tabela 39-10, p. 963). Para fármacos com efeitos emetogênicos mais graves como a cisplatina, pode-se administrar antagonistas da 5-hidroxitriptamina, ondansetrona, granisetrona ou palonosetrona. A ondansetrona e a granisetrona também podem ser administradas por via oral para tratar náusea tardia e/ou crônica após a quimioterapia. Entretanto, esses medicamentos podem induzir constipação intestinal significativa como efeito colateral. Diarreia, mucosite oral, esofagite e gastrenterite relacionadas com quimioterapia são tratadas com cuidados de suporte.

TABELA 27-10 Risco emético dos agentes antineoplásicos usados em oncologia ginecológica e administrados por via intravenosa

Risco emético	Incidência de êmese (sem antieméticos)	Agente
Alto	> 90%	Cisplatina Ciclofosfamida ≥ 1.500 mg/m^2 Dactinomicina
Moderado	30-90%	Carboplatina Ifosfamida Ciclofosfamida < 1.500 mg/m^2 Doxorrubicina
Baixo	10-30%	Paclitaxel Docetaxel Topotecana Etoposídeo Metotrexato Gencitabina
Mínimo	< 10%	Bevacizumabe Bleomicina Vimblastina Vincristina Vinorelbina

Resumida de Hesketh, 2008; Kris, 2006; Roila, 2006, com permissão.

Toxicidade dermatológica

A maioria dos agentes tem potencial para efeitos tóxicos em pele ou tecidos subcutâneos, incluindo hiperpigmentação, fotossensibilidade, alterações ungueais, erupções, urticária ou eritema. Muitas desses efeitos são específicos a um fármaco e autolimitados, mas ocasionalmente podem ser dose-limitantes. Como discutido, a eritrodisestesia palmoplantar é um efeito tóxico conhecido da doxorrubicina lipossomal (p. 702). Além disso, observam-se mudanças na pigmentação da pele com a bleomicina, ao passo que descoloração das unhas e onicólise têm sido associadas ao tratamento com docetaxel. A pré-medicação com cloridrato de difenidramina, 50 mg por via IV ou oral, previne ou alivia reações urticárias leves.

Neurotoxicidade

A neuropatia periférica normalmente ocorre no tratamento com cisplatina, paclitaxel, alcaloides da vinca e hexametilmelamina. A neurotoxicidade induzida pela cisplatina em geral resolve-se lentamente em razão de desmielinização e perda axonal. Essa toxicidade está relacionada com acúmulo e intensidade de dose. Para seu tratamento, pode-se administrar amifostina, mas com a substituição da carboplatina evita-se grande parte da toxicidade. A gabapentina é o tratamento usual para dor neuropática, iniciando-se com 300 mg por dia. Outras opções para tratamento de neuropatia periférica sintomática que demonstraram algum grau de eficácia são glutamina oral (até 15 g duas vezes ao dia) ou vitamina B$_6$ oral (até 50 mg três vezes ao dia).

Com agentes quimioterápicos em geral, a dosagem do fármaco talvez tenha que ser ajustada se a neuropatia periférica

TABELA 27-11 Esquemas de fármacos para prevenção de êmese induzida por quimioterapia de acordo com a categoria de risco emético

Categoria de risco emético (incidência de êmese sem antieméticos)	Regimes e esquemas antieméticos
Alto (> 90%)	Antagonista do receptor de serotonina 5-HT$_3$: dia 1 Dexametasona: dias 1-3 Granisetrona: dias 1-3
Moderado (30-90%)	Antagonista do receptor de serotonina 5-HT$_3$: dia 1 Dexametasona: dias 1-3
Baixo (10-30%)	Antagonista do receptor de serotonina 5-HT$_3$: dia 1 Dexametasona: dias 1-3
Mínimo (< 10%)	Prescrição conforme a necessidade

5-HT$_3$ = 5-hidroxitriptamina-3.
Adaptada de Hesketh, 2008; Kris, 2006.

se tornar problemática, por exemplo, se a paciente não conseguir mais segurar uma xícara de café. Casos mais dramáticos de síndromes cerebelares agudas, paralisias de nervo craniano e, ocasionalmente, encefalopatias aguda e crônica devem ser tratados com cuidados de suporte e geralmente com interrupção do agente agressor.

Alopecia

Um dos efeitos colaterais de muitos agentes quimioterápicos que causa mais aflição emocional é a alopecia do couro cabeludo. Felizmente, o problema em geral é reversível. Com alguns fármacos, como o paclitaxel, as mulheres também perderão cílios, sobrancelhas e outros pelos corporais. Em geral, as técnicas para minimizar a alopecia são mal-sucedidas. As mulheres devem ser aconselhadas sobre opções cosméticas, como cílios postiços e perucas.

FATORES DE CRESCIMENTO

Em diversas situações clínicas, é útil a incorporação dos fatores hematopoiéticos à quimioterapia. A epoetina alfa e a darbepoetina alfa são eritropoetinas sintéticas que estimulam a produção de células vermelhas do sangue. Administradas por injeção subcutânea, esses agentes são recomendados às pacientes com anemia associada à quimioterapia com concentração de hemoglobina que esteja se aproximando de ou abaixo de 10 g/dL. Nesses casos, esses agentes aumentam os níveis de hemoglobina e reduzem as transfusões. Entretanto, quando utilizados com níveis mais altos de hemoglobina (entre 10 e 12 g/dL), foram associados a progressão tumoral e menor sobrevida (Rizzo, 2008).

O filgrastim e o pegfilgrastim aumentam a produção de granulócitos. Esses fatores de crescimento são usados principalmente para prevenção de neutropenia febril (neutrófilos < 1.500), particularmente em pacientes com risco acima de 20% para tal episódio. Esquemas como docetaxel, 75 a 100 mg/m^2 a cada três semanas, para câncer recorrente de ovário apresentam risco elevado de evolução com infecção potencialmente letal (Aapro, 2006; Crawford, 2009). Além de prevenir febre neutropênica, os fatores de crescimento podem ser indicados para permitir que se mantenha o esquema quimioterápico, como a terapia em semanas alternadas do esquema EMA-CO.

Epoetina alfa

Esse fármaco hematopoiético é uma glicoproteína recombinante que tem os mesmos efeitos biológicos da eritropoietina endógena. A epoetina alfa em geral é prescrita na dose de 40.000 unidades por via SC, administrada semanalmente (Case, 2006). Exceto pela dor no local da injeção, esse agente tem efeitos colaterais mínimos. Sua possível toxicidade pode incluir diarreia, náusea ou hipertensão arterial (Bohlius, 2006; Khuri, 2007).

Darbepoetina alfa

Esse fármaco hematopoiético está diretamente relacionado à epoetina alfa e tem os mesmos efeitos biológicos que a eritropoietina endógena. Indicada para o tratamento de anemia induzida por quimioterapia, a dose SC usual de darbepoetina alfa é 200 μg a cada duas semanas ou 500 μg a cada três semanas. A darbepoetina alfa tem efeitos colaterais mínimos além da dor no local da injeção.

Filgrastim

Essa proteína é um fator estimulante da colônia de granulócitos humanos (GCSF, de *human granulocyte colony-stimulating factor*), produzido pela tecnologia de DNA recombinante. Como tal, o filgrastim é uma citocina que se liga às células hematopoiéticas e estimula a proliferação, a diferenciação e a ativação das células progenitoras dos granulócitos. Esse agente é indicado como adjuvante à quimioterapia. Além de prevenir a febre neutropênica, ele permite às mulheres continuarem seu tratamento quimioterápico sem atrasos nas doses causados pela mielossupressão e/ou acelera a resolução de episódios de febre neutropênica.

A dose SC usual de filgrastim é 5 μg/kg/dia, mas normalmente as pacientes recebem 300 μg ou 480 μg, que é o conteúdo dos frascos comercializados. Deve ser administrada no mínimo 24 horas após o término da quimioterapia. A terapia deve ser interrompida quando a contagem de leucócitos ultrapassar 10.000/mm^3 ou quando a contagem total (absoluta) de neutrófilos exceder 1.000/mm^3 por três dias consecutivos. A toxicidade do filgrastim é baixa, e dor óssea transitória em geral é leve a moderada.

Pegfilgrastim

Esse agente age de forma semelhante ao filgrastim, estimulando a produção de células progenitoras de granulócitos na medula óssea. O "peg" em pegfilgrastim refere-se a uma unidade de polietilenoglicol que prolonga o tempo que o fármaco permanece no organismo. O pegfilgrastim é administrado em injeção SC única de 6 mg uma vez a cada ciclo de quimioterapia. Esse esquema é muito mais conveniente do que doses diárias de filgrastim. O pegfilgrastim não deve ser administrado durante o período de 14 dias antes e 24 horas após a administração de quimioterapia citotóxica. É possível haver dor óssea transitória, em geral leve a moderada, mas normalmente mais acentuada que a observada no tratamento com filgrastim.

ENSAIOS PARA SENSIBILIDADE E RESISTÊNCIA AOS QUIMIOTERÁPICOS

Rotineiramente, a escolha dos agentes quimioterápicos específicos é feita com base na literatura médica descrevendo os resultados obtidos para cada tipo específico de câncer ginecológico. Em contraste com essa abordagem empírica, os ensaios para avaliação de sensibilidade e resistência são opções teoricamente atraentes em razão da possibilidade de individualização do tratamento. Para essa estratégia, coleta-se tecido tumoral viável da paciente durante a cirurgia ou outra intervenção (p. ex., paracentese). A amostra é enviada a um laboratório (Oncotech ou Precision Therapeutics). A análise *in vitro* determina se o crescimento do tumor é inibido por um fármaco ou painel de fármacos.

O potencial para seleção de tratamentos que sejam efetivos contra o câncer e evitar aqueles desnecessários é fascinante, e as pacientes podem até solicitar esses testes. Entretanto, não há ensaios que tenham demonstrado eficácia suficiente para corroborar seu uso. Assim, esses testes não devem ser recomendados a pacientes específicos além do cenário de ensaios clínicos (Schrag, 2004).

DESENVOLVIMENTO DE FÁRMACOS CONTRA O CÂNCER

A única forma comprovada de melhorar o sucesso do tratamento contra câncer é testar novos agentes, doses maiores, novas combinações de fármacos ou formas específicas de administrar o tratamento. Nas últimas décadas, os ensaios clínicos vêm se tornando cada vez mais sofisticados. Uma vez que os cânceres ginecológicos são relativamente incomuns, a maior parte dos estudos mais importantes de fase III é realizada por grandes grupos colaborativos como o Gynecologic Oncology Group (GOG). Ocasionalmente, há sucessos surpreendentes. Por exemplo, o coriocarcinoma gestacional metastático deixou de ser um diagnóstico constantemente fatal para cura rotineira com quimioterapia combinada. Entretanto, o mais comum é que haja melhoras graduais na evolução das pacientes, com prolongamento da sobrevida levando anos para se concretizar.

A identificação de um fármaco anticâncer novo e ativo é um processo longo, complicado e de alto custo. Fármacos promissores são identificados inicialmente com a demonstração de sucesso nas linhas celulares do câncer ou em animais inoculados com o tumor. Em seguida, os fármacos são submetidos a testes toxicológicos pré-clínicos minuciosos em animais. Após os passos pré-clínicos, os novos agentes continuam a ser avaliados em quatro fases de testes clínicos.

Os ensaios de fase I utilizam um desenho com aumento progressivo na dose para determinar toxicidade dose-limitante, dose máxima tolerada (DMT) e parâmetros farmacocinéticos do agente. Grupos de 3 a 6 pacientes com diferentes tipos de tumores são recrutados e recebem doses crescentes. A DMT é determinada como aquela na qual dois pacientes tenham apresentado toxicidade dose-limitante (TDL). Em um ensaio de fase I, detectar resposta tumoral não é essencial considerando que as pacientes envolvidas já terão passado por terapia extensiva prévia. Todavia, as respostas observadas estimulam a realização de ensaios específicos à doença de fase II.

Depois que a dose recomendada e o esquema terapêutico tiverem sido definidos no ensaio de fase I, o processo pode passar à fase II. O principal objetivo desse ensaio é definir a resposta real em pacientes com um tipo específico de câncer. Normalmente, uma medida da doença faz-se necessária para que haja definição precisa de respostas completa ou parcial, ou de doença estável ou progressiva. Normalmente, as pacientes inscritas na fase II terão recebido apenas um esquema de quimioterapia. Isso permite uma chance de resposta razoável, em comparação com as pacientes da fase I. Os desfechos secundários dos ensaios de fase II incluem determinação de "intervalo livre de progressão", incidência cumulativa de toxicidade dose-limitante sobre os ciclos múltiplos e sobrevida global.

Quando um esquema promissor é identificado na fase II, pode-se, então, passar à fase III. Esses ensaios randomizados são desenhados para comparar diretamente o fármaco sendo investigado com os regimes-padrão existentes para um dado estágio e tipo de câncer. Os ensaios de fase III comumente requerem no mínimo 150 pacientes por etapa para que haja precisão estatística adequada.

Os ensaios clínicos de fase IV avaliam fármacos já aprovados pela FDA. O objetivo dos ensaios de fase IV é avaliar eficácia e segurança a longo prazo.

O surgimento de terapias biológicas e alvo determinou a reanálise deste paradigma tradicional para o desenvolvimento de fármacos anticâncer. Por exemplo, agentes antiangiogênicos e inibidores da PARP não apresentam toxicidade dose-dependente para estabelecer a DMT. Além disso, será necessário criar e validar novos desfechos indicadores de resposta (seis meses de evolução livre da doença) para o lugar da medição da redução no tamanho do tumor usada para os agentes citostáticos. No futuro, novos desenhos de ensaio clínico serão parte vital do desenvolvimento de fármacos.

Em geral, as pacientes devem ser enfaticamente estimuladas a participar nos ensaios de fase I, II e III. Assim, suas opções de tratamento são expandidas. Além disso, esses ensaios são essenciais para melhorar os resultados de mulheres diagnosticadas com câncer ginecológico no futuro.

REFERÊNCIAS

Aapro MS, Cameron DA, Pettengell R, et al: EORTC guidelines for the use of granulocyte-colony stimulating factor to reduce the incidence of chemotherapy-induced febrile neutropenia in adult patients with lymphomas and solid tumours. Eur J Cancer 42(15):2433, 2006

Alberts DS, Jiang C, Liu PY, et al: Long-term follow-up of a phase II trial of oral altretamine for consolidation of clinical complete remission in women with stage III epithelial ovarian cancer in the Southwest Oncology Group. Int J Gynecol Cancer 14(2):224, 2004

Armstrong DK, Bundy B, Wenzel L, et al: Intraperitoneal cisplatin and paclitaxel in ovarian cancer. N Engl J Med 354(1):34, 2006

Bay JO, Ray-Coquard I, Fayette J, et al: Docetaxel and gemcitabine combination in 133 advanced soft-tissue sarcomas: a retrospective analysis. Int J Cancer 119(3):706, 2006

Bohlius J, Wilson J, Seidenfeld J, et al: Recombinant human erythropoietins and cancer patients: updated meta-analysis of 57 studies including 9353 patients. J Natl Cancer Inst 98(10):708, 2006

Borysiewicz LK, Fiander A, Nimako M, et al: A recombinant vaccinia virus encoding human papillomavirus types 16 and 18, E6 and E7 proteins as immunotherapy for cervical cancer. Lancet 347(9014):1523, 1996

Bower M, Newlands ES, Holden L, et al: EMA/CO for high-risk gestational trophoblastic tumors: results from a cohort of 272 patients. J Clin Oncol 15(7):2636, 1997

Burger RA, Sill MW, Monk BJ, et al: Phase III trial of bevacizumab in persistent or recurrent epithelial ovarian cancer or primary peritoneal cancer: a gynecologic oncology group study. J Clin Oncol 25(33):5165, 2007

Cannistra SA, Matulonis UA, Penson RT, et al: Phase III study of bevacizumab in patients with platinum-resistant ovarian cancer or peritoneal serous cancer. J Clin Oncol 25(33):5180, 2007

Cantu MG, Buda A, Parma G, et al: Randomized controlled trial of single-agent paclitaxel versus cyclophosphamide, doxorubicin, and cisplatin in patients with recurrent ovarian cancer who responded to first-line platinum-based regimens. J Clin Oncol 20(5):1232, 2002

Case AS, Rocconi RP, Kilgore LC, et al: Effectiveness of darbepoetin alfa versus epoetin alfa for the treatment of chemotherapy induced anemia in patients with gynecologic malignancies. Gynecol Oncol 101(3):499, 2006

Chura JC, Van Iseghem K, Downs LS Jr, et al: Bevacizumab plus cyclophosphamide in heavily pretreated patients with recurrent ovarian cancer. Gynecol Oncol 107(2):326, 2007

Crawford J, Allen J, Armitage J, et al: Myeloid growth factors. v.1.2010. National Comprehensive Cancer Network, 2009. Available at: http://www.nccn.org/professionals/physician_gls/PDF/myeloid_growth.pdf. Accessed April 1, 2010

DiSaia PJ, Creasman WT: Basic principles of chemotherapy. In Clinical Gynecologic Oncology. St. Louis, MO, Mosby, 2002, p 517

DuBeshter B, Berkowitz RS, Goldstein DP, et al: Vinblastine, cisplatin and bleomycin as salvage therapy for refractory high-risk metastatic gestational trophoblastic disease. J Reprod Med 34(3):189, 1989

Eisenhauer EA, Therasse P, Bogaerts J, et al: New response evaluation criteria in solid tumours: revised RECIST guideline (version 1.1). Eur J Cancer 45:228, 2009

Fiorica JV, Brunetto VL, Hanjani P, et al: Phase II trial of alternating courses of megestrol acetate and tamoxifen in advanced endometrial carcinoma: a Gynecologic Oncology Group study. Gynecol Oncol 92(1):10, 2004

Fleming GF, Brunetto VL, Cella D, et al: Phase III trial of doxorubicin plus cisplatin with or without paclitaxel plus filgrastim in advanced endometrial carcinoma: a Gynecologic Oncology Group Study. J Clin Oncol 22(11):2159, 2004

Fong PC, Boss DS, Yap TA, et al: Inhibition of poly (ADP-ribose) polymerase in tumors from BRCA mutation carriers. N Engl J Med 361(2):123, 2009

Gordon AN, Tonda M, Sun S, et al: Long-term survival advantage for women treated with pegylated liposomal doxorubicin compared with topotecan in a phase 3 randomized study of recurrent and refractory epithelial ovarian cancer. Gynecol Oncol 95(1):1, 2004

Hesketh PJ: Chemotherapy-induced nausea and vomiting. N Engl J Med 358(23):2482, 2008

Homesley HD, Bundy BN, Hurteau JA, et al: Bleomycin, etoposide, and cisplatin combination therapy of ovarian granulosa cell tumors and other stromal malignancies: a Gynecologic Oncology Group study. Gynecol Oncol 72(2):131, 1999

Katsumata N, Yasuda M, Takahashi F, et al: Dose-dense paclitaxel once a week in combination with carboplatin every 3 weeks for advanced ovarian cancer: a phase 3, open-label, randomised controlled trial. Lancet 374(9698):1331, 2009

Khuri FR: Weighing the hazards of erythropoiesis stimulation in patients with cancer. N Engl J Med 356(24):2445, 2007

Kris MG, Hesketh PJ, Somerfield MR, et al: American Society of Clinical Oncology guideline for antiemetics in oncology: update 2006. J Clin Oncol 24(18):1, 2006

Long HJ III, Bundy BN, Grendys EC, Jr., et al: Randomized phase III trial of cisplatin with or without topotecan in carcinoma of the uterine cervix: a Gynecologic Oncology Group Study. J Clin Oncol 23(21):4626, 2005a

Long HJ III, Bundy BN, Grendys EC, Jr., et al: Randomized phase III trial of cisplatin with or without topotecan in carcinoma of the uterine cervix: a Gynecologic Oncology Group Study. J Clin Oncol 23(21):4626, 2005b

Long HJ III, Bundy BN, Grendys EC, Jr., et al: Randomized phase III trial of cisplatin with or without topotecan in carcinoma of the uterine cervix: a Gynecologic Oncology Group Study. J Clin Oncol 23(21):4626, 2005c

Markman M, Blessing J, Rubin SC, et al: Phase II trial of weekly paclitaxel (80 mg/m^2) in platinum and paclitaxel-resistant ovarian and primary peritoneal cancers: a Gynecologic Oncology Group study. Gynecol Oncol 101(3):436, 2006

Markman M, Webster K, Zanotti K, et al: Use of tamoxifen in asymptomatic patients with recurrent small-volume ovarian cancer. Gynecol Oncol 93(2):390, 2004

Massad LS, Einstein M, Myers E, et al: The impact of human papillomavirus vaccination on cervical cancer prevention efforts. Gynecol Oncol 114(2):360, 2009

Mileshkin L, Antill Y, Rischin D: Management of complications of chemotherapy. In Gershenson DM, McGuire WP, Gore M, et al (eds): Gynecologic Cancer Controversies in Management. Philadelphia, Elsevier, 2004, p 618

Reinartz S, Kohler S, Schlebusch H, et al: Vaccination of patients with advanced ovarian carcinoma with the anti-idiotype ACA125: immunological response and survival (phase Ib/II). Clin Cancer Res 10(5):1580, 2004

Rizzo JD, Somerfield MR, Hagerty KL, et al: Use of epoetin and darbepoetin in patients with cancer: 2007 American Society of Clinical Oncology/American Society of Hematology clinical practice guideline update. J Clin Oncol 26(1):132, 2008

Roila F, Hesketh PJ, Herrstedt J, et al: Prevention of chemotherapy- and radiotherapy-induced emesis: results of the 2004 Perugia International Antiemetic Consensus Conference. Ann Oncol 17:20, 2006

Romanowski B, de Borba PC, Naud PS, et al: Sustained efficacy and immunogenicity of the human papillomavirus (HPV)-16/18 AS04-adjuvanted vaccine: analysis of a randomised placebo-controlled trial up to 6.4 years. Lancet 374(9706):1975, 2009

Rustin GJ, Nelstrop AE, Crawford M, et al: Phase II trial of oral altretamine for relapsed ovarian carcinoma: evaluation of defining response by serum CA125. J Clin Oncol 15(1):172, 1997

Schrag D, Garewal HS, Burstein HJ, et al: American Society of Clinical Oncology Technology Assessment: chemotherapy sensitivity and resistance assays. J Clin Oncol 22(17):3631, 2004

Spannuth WA, Leath CA, III, Huh WK, et al: A Phase II trial of weekly topotecan for patients with secondary platinum-resistant recurrent epithelial ovarian carcinoma following the failure of second-line therapy. Gynecol Oncol 104(3):591, 2007

Strauss HG, Henze A, Teichmann A, et al: Phase II trial of docetaxel and carboplatin in recurrent platinum-sensitive ovarian, peritoneal and tubal cancer. Gynecol Oncol 104(3):612, 2007

Tinker AV, Gebski V, Fitzharris B, et al: Phase II trial of weekly docetaxel for patients with relapsed ovarian cancer who have previously received paclitaxel—ANZGOG 02-01. Gynecol Oncol 104(3):647, 2007

Williams SD, Blessing JA, Hatch KD, et al: Chemotherapy of advanced dysgerminoma: trials of the Gynecologic Oncology Group. J Clin Oncol 9(11):1950, 1991

Wright JD, Hagemann A, Rader JS, et al: Bevacizumab combination therapy in recurrent, platinum-refractory, epithelial ovarian carcinoma: a retrospective analysis. Cancer 107(1):83, 2006

CAPÍTULO 28

Princípios da Radioterapia

Efeito de Compton

FÍSICA DA RADIAÇÃO.. 712
BIOLOGIA DA RADIAÇÃO... 716
RADIO-ONCOLOGIA.. 719
AVALIAÇÃO DA PACIENTE... 719
HISTÓRICO DA RADIOTERAPIA FRACIONADA............ 719
RADIOTERAPIA... 720
PROBABILIDADE DE CONTROLE TUMORAL................. 722
COMBINAÇÃO DE RADIAÇÃO IONIZANTE E QUIMIOTERAPIA....... 724
COMBINAÇÃO DE RADIOTERAPIA E TERAPIA BIOLÓGICA......... 724
COMBINAÇÃO DE RADIOTERAPIA E CIRURGIA............ 725
RESPOSTA DO TECIDO NORMAL À RADIOTERAPIA..... 725
CARCINOGÊNESE INDUZIDA POR RADIAÇÃO.............. 727
REFERÊNCIAS... 727

Há mais de um século, os efeitos biológicos importantes da radiação ionizante vêm sendo observados por cientistas e aplicados clinicamente. Evoluções tecnológicas significativas associadas a pesquisa radiobiológica estabeleceram firmemente a *radioterapia* como uma modalidade importante no tratamento do câncer. A radioterapia pode ser usada isoladamente ou em combinação com outras formas de terapêutica no manejo de diversas doenças, tanto malignas como benignas.

A radioterapia (RT) pode ser administrada: (1) por feixe externo (RTE), (2) com implante de fontes de radionuclídeos em cavidades (*braquiterapia*) ou (3) por infusão de soluções de radionuclídeo. Esses métodos têm papel importante no tratamento de várias doenças malignas em ginecologia (Tabela 28-1). Por exemplo, a RTE e a braquiterapia são usadas no tratamento primário de cânceres inoperáveis de colo uterino, vagina e vulva. Além disso, a radioterapia pode ser recomendada como tratamento adjuvante no pós-operatório caso a probabilidade de recorrência regional seja alta. Para doenças uterinas malignas, a RTE ou a braquiterapia podem ser indicadas como tratamento adjuvante pós-histerectomia, ou eventualmente utilizadas como primeira opção no caso de tumores inoperáveis. Para o câncer epitelial ovariano, são poucas as indicações para radioterapia. De forma semelhante, atualmente a importância da terapia de feixe externo no tratamento de tumores de células germinativas do ovário e neoplasia trofoblástica gestacional é restrita (Soper, 2003). A radioterapia é usada com frequência para o alívio dos sintomas causados por metástase de qualquer câncer ginecológico. Como consequência, dor, sangramento, obstrução brônquica e sequelas neurológicas muitas vezes podem ser efetivamente paliadas.

FÍSICA DA RADIAÇÃO

Radiação eletromagnética

Fótons e *raios gama* são os dois tipos de radiação eletromagnética empregados para radioterapia. Ambos podem ser considerados *ondas eletromagnéticas* ou *partículas* quantificáveis (quanta) de energia. Essa dualidade é descrita pela teoria de onda-partícula da física quântica, que explica que a energia pode ser transferida tanto por ondas como por partículas.

Os fótons, também conhecidos como *raios X*, são produzidos quando um feixe de elétrons colide com um alvo com número atômico elevado, como o tungstênio localizado na cabeça de um acelerador linear (Fig. 28-1). Esses fótons são usados na terapia de feixe externo.

Por outro lado, os raios gama se originam em núcleos atômicos instáveis e são emitidos durante o decaimento de materiais radioativos, também denominados radionuclídeos, amplamente usados em braquiterapia (Fig. 28-2).

Radiação particulada

Enquanto as ondas eletromagnéticas são definidas por seus comprimentos de onda, as partículas são definidas de acordo com suas massas. Para uso clínico, dentre as partículas estão elétrons, nêutrons, prótons, íons de hélio, íons de carga e mésons pi. Com exceção dos elétrons, que estão disponíveis em todos os centros modernos de oncologia, poucas instituições no mundo têm capacidade para usar as outras partículas para tratamento clínico.

As partículas são produzidas por aceleradores lineares ou outros geradores de alta energia projetados para pesquisas em física. A radiação particulada normalmente é administrada por

TABELA 28-1 Papel da radioterapia no tratamento de cânceres ginecológicos

Objetivo	Local
Curativo	Colo uterino, vulva, vagina
Adjuvante à cirurgia	Colo uterino, vulva, vagina, útero
Paliativo	Metástase causando sintomas: sangramento, dor, obstrução

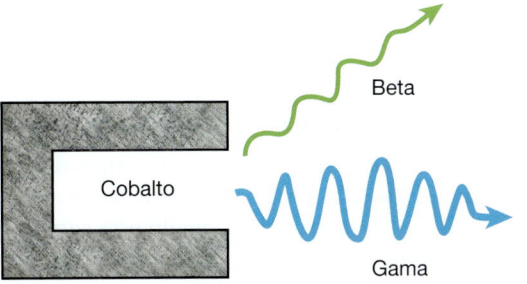

FIGURA 28-2 Os raios gama são emitidos durante decaimento nuclear do cobalto 60. Os raios beta também são emitidos, mas não têm utilidade clínica.

meio de feixes externos, e cada tipo de partícula é dotado de propriedades biológicas e físicas específicas. Os *elétrons* possuem carga negativa e depositam a maior parte de sua energia próximo da superfície, o que determina pouco alcance na profundidade. São particularmente adequados ao tratamento de câncer de pele ou de metástase em linfonodos, como a que pode ocorrer nos linfonodos inguinais. Foram realizadas pesquisas clínicas com nêutrons, prótons, íons de hélio, partículas alfa, íons de carbono e mésons pi para tratamento de diversos tumores. Exceto para elétrons, a radioterapia particulada continua sendo uma ferramenta para uso em pesquisa (Terasawa, 2009).

Radionuclídeos

Os radionuclídeos, também chamados de radioisótopos, sofrem decaimento nuclear e podem emitir: (1) partículas alfa carregadas positivamente, (2) partículas beta carregadas negativamente (elétrons) e (3) raios gama. Os radionuclídeos em geral empregados em oncologia ginecológica estão disponíveis comercialmente em fontes seladas, como cobalto, césio, irídio,

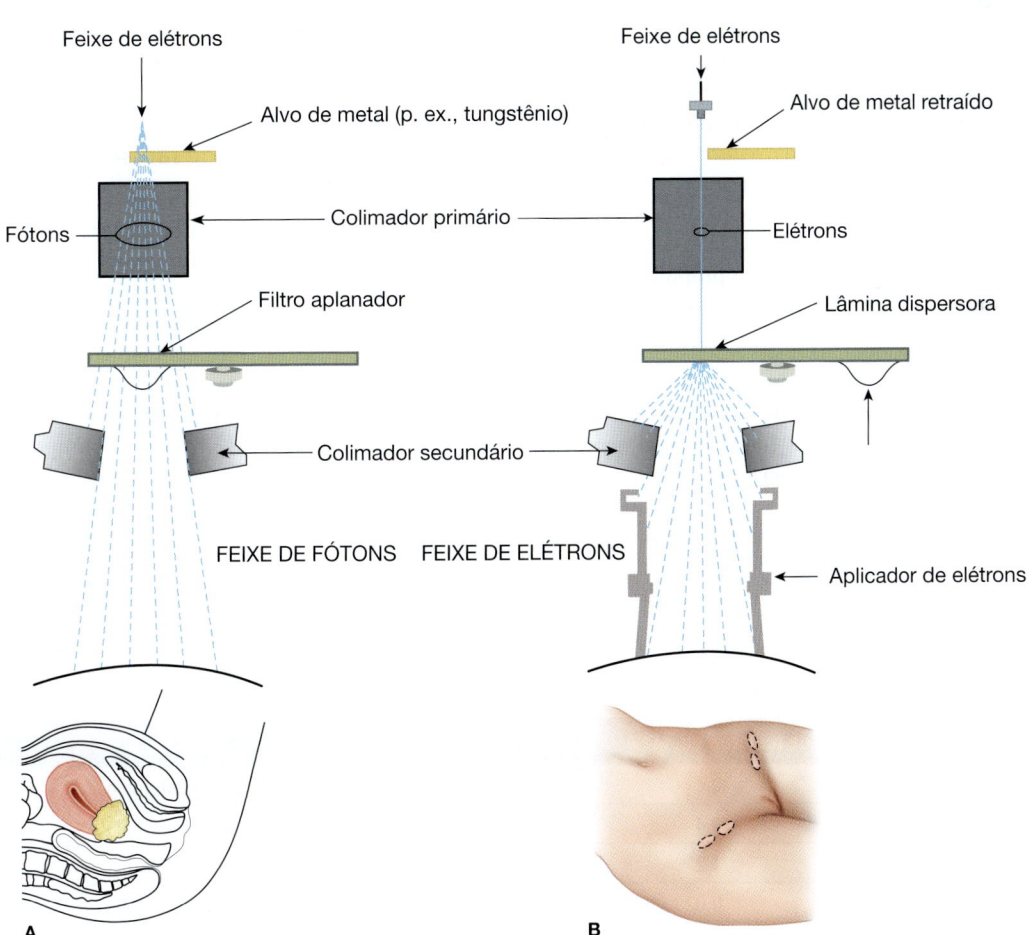

FIGURA 28-1 Diagrama ilustrando um acelerador linear utilizado para produção de feixe externo de radiação. Podem ser produzidos feixes de fótons ou de elétrons. **A**. A terapia com feixe de fótons é adequada para tumores profundos como o câncer de colo uterino aqui ilustrado. A energia do feixe é medida em megavolts (MV). **B**. A terapia de feixe externo está indicada para lesões superficiais como os linfonodos inguinais. A energia do feixe é medida em milhão de elétron-volts (MeV).

ouro e iodo, ou em soluções não seladas de estrôncio, iodo ou fósforo (Tabela 28-2). Césio e irídio são comumente usados para braquiterapia em ginecologia.

Equipamento para irradiação

Acelerador linear (linac). Um dos principais tipos de unidades produtoras de radiação é o acelerador linear, também denominado *linac*. É utilizado em todo o mundo para administração de radiação por feixe externo.

O linac pode produzir feixes de fótons e de elétrons (Fig. 28-1). No *modo de terapia por fótons*, indicado para tumores profundos, o feixe de elétrons acelerado é direcionado para atingir um alvo de metal para produzir fótons com energias heterogêneas. A intensidade do feixe fotônico deve ser uniforme para uso clínico. Com essa finalidade, emprega-se um filtro aplanador de feixe. No modo para *terapia com elétrons*, indicado para lesões superficiais, o feixe de elétrons atinge uma lâmina de chumbo dispersora no lugar no alvo metálico. Os aplicadores ou cones dão forma ao feixe de elétrons. Em ambos os casos, a energia com origem no linac é direcionada aos tecidos-alvo desejados.

A unidade usada para descrever a energia do feixe de fótons é o megavolt (MV). A unidade de energia do feixe de elétrons é MeV (milhão de elétron-volts). Por convenção, o linac é designado por um número que corresponde à mais alta energia do feixe de elétrons disponível. Por exemplo, o feixe de elétrons de máxima energia produzido pelo linac 18 é 18 MeV.

A Figura 28-3 apresenta um aparelho linac com quatro componentes: estrutura estacionária, *gantry* (guindaste ou plataforma), cabeçote de tratamento e mesa de tratamento. Destas, *gantry*, cabeçote de tratamento e mesa de tratamento podem girar 360 graus. Assim, a mobilidade do linac permite o uso de múltiplos campos e ângulos para proporcionar a administração da dose ideal para o tratamento do tumor.

Máquina de cobalto. Embora haja linacs instalados em todo o mundo para tratamento de câncer, ainda há máquinas de cobalto sendo usadas para radioterapia de feixe externo em raros centros nos EUA e em alguns países em desenvolvimento. O cobalto 60 é um isótopo criado artificialmente que, ao sofrer decaimento nuclear, emite 1,17 MV e 1,33 MV de raios gama, com depósito máximo de energia menos de 1 cm abaixo da superfície da pele. Como resultado, o efeito poupador da pele do feixe de Co-60 é inferior ao dos feixes de fótons produzidos

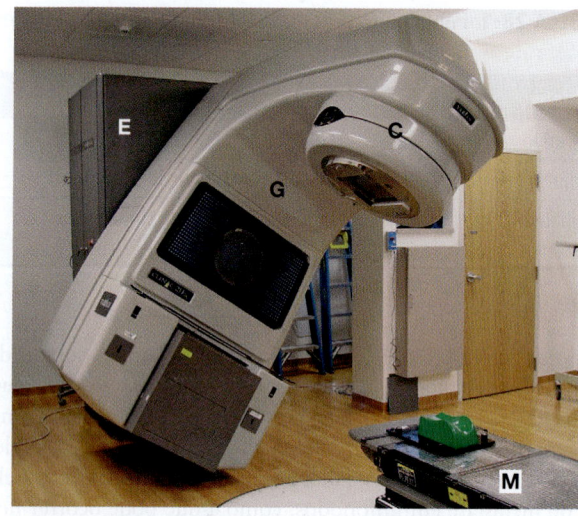

FIGURA 28-3 Fotografia de um acelerador linear atualmente utilizado no Southwestern Medical Center da Texas University. O paciente se deita na mesa de tratamento. O *gantry* (G), a mesa (M) e o cabeçote (C) podem girar, permitindo que os feixes de radiação atinjam os tecidos-alvo por diferentes ângulos. E = estrutura estacionária.

pelos linacs. Além disso, a meia-vida do Co-60 é curta (5,2 anos), o que implica substituição frequente da fonte, a cada 4 ou 5 anos.

Deposição de energia de radiação eletromagnética

A radiação eletromagnética utilizada na prática clínica diária faz contato com os tecidos-alvo, e a energia é transferida para esses tecidos. Essa transferência cria íons pelo deslocamento de elétrons de átomos encontrados no interior desses tecidos. Durante esse processo de ionização, a energia é transferida para *elétrons rápidos*. Esses elétrons colidem com moléculas circundantes para dar início ao processo biológico de radiolesão.

Há três mecanismos envolvidos na transferência de energia: (1) efeito fotoelétrico, (2) efeito de Compton e (3) produção em pares (Fig. 28-4). Dependendo do nível de energia da radiação impactante, um desses mecanismos predomina.

Se a energia impactante é baixa (menos de 100 kV), o *efeito fotoelétrico* predomina. O efeito produz a ejeção de um elétron orbitando em seu feixe de energia. Após a ejeção, esse

TABELA 28-2 Propriedades físicas e uso clínico de alguns radionuclídeos

Elemento	Energia de radiação em MeV	Meia-vida	Uso clínico
Césio-137	0,6	30 anos	Braquiterapia
Irídio-192	0,4	74 dias	Braquiterapia
Cobalto-60	1,2	5 anos	Braquiterapia
Iodo-125	0,028	60 dias	Braquiterapia
Fósforo-32	1,7	14 dias	Infusão intraperitoneal
Ouro-196	0,4	2,7 dias	Infusão intraperitoneal
Estrôncio-89	1,4	51 dias	Metástase óssea difusa

MeV = milhões de elétron-volts.

lugar é preenchido com um elétron de uma órbita de nível externo. A energia cinética do elétron ejetado é depositada nos tecidos causando a lesão por radiação.

O *efeito de Compton* predomina nas faixas de média e alta energias (1 MV a 10 MV) e é o mais importante dos três para a radioterapia. Com esse efeito, a energia de fóton incidente é muito maior que a energia de coesão dos elétrons. Como resultado, parte da energia fotônica é transferida para o elétron, que é ejetado de sua órbita energética. Esse elétron "rápido" recém-formado inicia a cadeia de eventos que leva ao dano biológico.

A *produção em pares* ocorre quando um raio de fóton com energia muito alta (além de 20 MV) impacta o campo eletromagnético do núcleo. O resultado é a formação de um *par* composto de um elétron carregado negativamente e de um pósitron carregado positivamente. Se o pósitron desacelera e interage com um elétron de carga negativa, ocorre aniquilamento mútuo, e dois fótons de direção contrária são produzidos. Esses fótons interagem com tecidos transferindo energia e causando dano biológico.

Transferência linear de energia e eficácia biológica relativa

Quando a radiação interage com tecidos, ocorrem eventos ionizantes ao longo da trajetória de transferência de energia. A taxa de deposição de energia ao longo dessa trajetória é chamada de *transferência linear de energia* (TLE), que é expressa em quiloelétronvolts (KeV) por mícron. Fótons, raios gama, raios X, elétrons, prótons e íons de hélio são classificados como radiação de TLE baixa, já que os eventos ionizantes tendem a ser escassos. Contudo, a radiação de TLE alta, como partículas pesadas (nêutrons rápidos, íons de carga pesada e mésons pi), cria aglomerações densas de ionização e consequentemente é biologicamente mais lesiva.

Considerando as diferenças na indução de ionização, os biólogos utilizam um parâmetro denominado efetividade biológica relativa (EBR) para comparar os diferentes tipos de radiação. A EBR é a razão entre a dose de radiação *referencial* (normalmente de raios X ou de Co-60) e a dose de radiação sendo *testada* (p. ex., nêutrons). É necessário que cada uma das duas doses usadas na razão produza um desfecho biológico definido, por exemplo, uma dada fração de células sobreviventes. Se escolhêssemos um desfecho

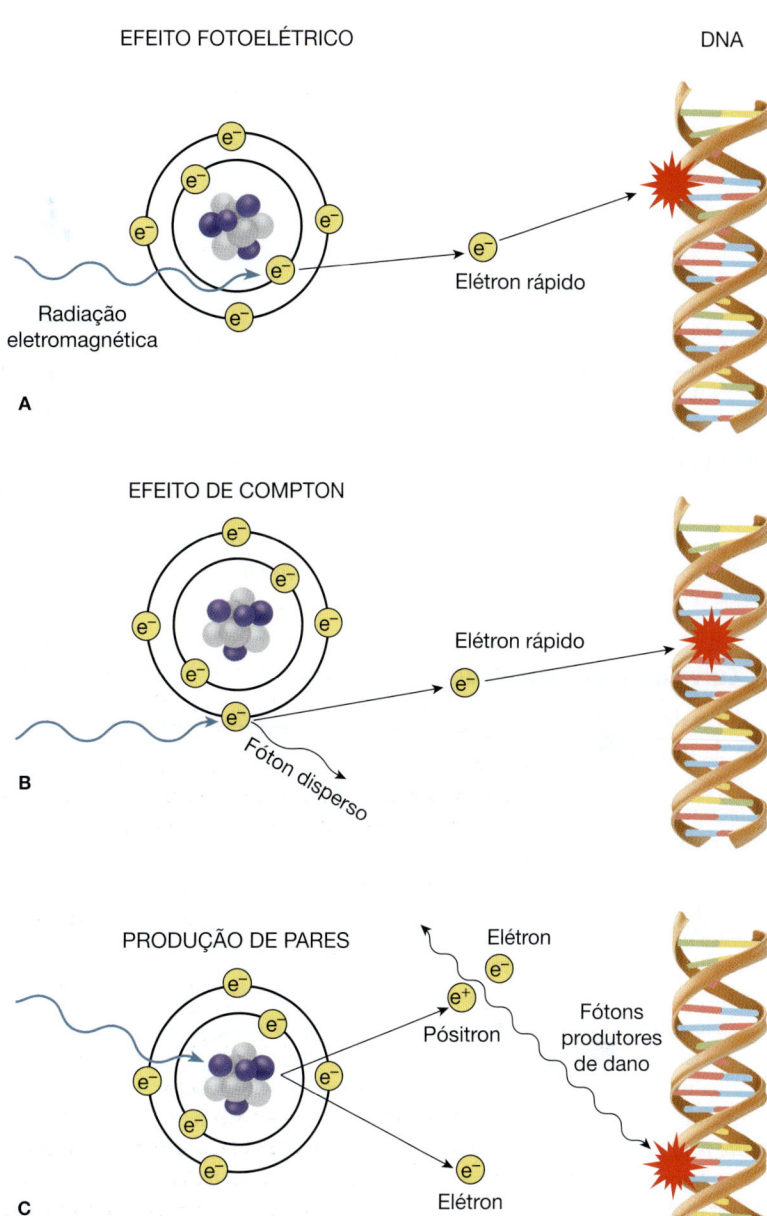

FIGURA 28-4 Quando a radiação eletromagnética atinge os tecidos-alvo, há transferência de energia para os tecidos. Os três mecanismos envolvidos nessa transferência de energia são efeito fotoelétrico, efeito de Compton e produção de pares. Tanto o efeito fotoelétrico (**A**) quanto o efeito de Compton (**B**) resultam na criação de elétrons rápidos que dão início ao processo biológico de dano por radiação. **A**. Com o efeito fotoelétrico, a radiação interage com elétrons de órbita interna. **B**. Com o efeito de Compton, a interação ocorre com elétrons de órbita externa. **C**. Na produção de pares, a radiação atinge forças nucleares para produzir um par de pósitron-elétron. Quando mais tarde um pósitron combina-se com um elétron livre desses tecidos, são criados dois fótons que produzem o dano associado à radiação.

diferente, o valor da EBR não seria o mesmo (Fig. 28-5). Utilizando raios X como radiação de referência e morte celular como desfecho biológico, a EBR dos nêutrons é 3 a 5. Assim, a dose de raios X necessária para causar o mesmo nível de morte celular é 3 a 5 vezes maior que a de nêutrons.

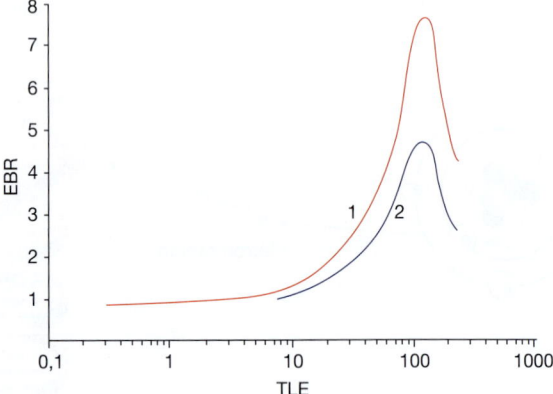

FIGURA 28-5 Gráfico ilustrando a transferência linear de energia (TLE) em função da efetividade biológica relativa (EBR). A EBR atinge seu valor máximo com aproximadamente 100 KeV/mícron e varia de acordo com os alvos biológicos. A curva 1 mostra taxa de sobrevivência celular de 80%, ao passo que o ponto final na curva 2 é uma taxa de sobrevivência celular de 10%.

Curva dose-profundidade

A curva dose-profundidade ilustra especificamente a distribuição da dose de um dado feixe de radiação à medida que penetra nos tecidos. O oncologista radioterapeuta baseia-se nas características dessas curvas para escolher o feixe de radiação com energia apropriada para atingir o tumor.

Com a terapia com feixe de elétrons, a dose máxima deposita-se próximo da superfície e sua distribuição é mais concentrada. Por esse motivo, a terapia com feixe de elétrons é indicada para alvos que estejam próximos da superfície da pele, como câncer de pele ou câncer com metástase para linfonodos inguinais.

Com fótons de alta energia, a dose máxima é depositada bem abaixo da superfície. Além desse ponto, a dose se dispersa gradualmente à medida que a energia é absorvida pelos tecidos profundos circundantes. Esse fato explica o assim chamado *efeito poupador da pele* dos fótons de alta energia. Uma paciente com câncer pélvico geralmente é tratada com feixes fotônicos de no mínimo 6 MV.

Dosimetria

Trata-se da disciplina que calcula a dose de radiação absorvida pelo paciente. Os cálculos da dosimetria são baseados nas medidas de dose/profundidade dos feixes de radiação usados para tratar a paciente. O uso de computadores e de medidas acuradas aumentou consideravelmente a capacidade de representar a dose absorvida em duas, três e mesmo quatro dimensões, sendo esta quarta dimensão o tempo. A distribuição da dose geralmente é disposta na forma de um mapa colorido sobreposto às imagens radiológicas da paciente (p. 721). Contudo, é importante observar que esses cálculos apenas *predizem* a dose absorvida em uma dada situação. Raramente há utilidade prática em medir de fato a dose *in vivo* considerando que isso iria exigir a inserção de sondas na paciente.

Unidade de radiação

O efeito biológico da radiação mantém boa correlação com a quantidade de energia absorvida pelos tecidos. Portanto, a quantificação da radiação absorvida é essencial. Na terminologia antiga, utilizava-se a rad (de *radiation absorbed dose*, ou dose de radiação absorvida) como unidade de dose absorvida. Atualmente, a unidade-padrão internacional para dose absorvida é o gray (Gy). Um Gy equivale a 100 rad ou 1 joule/kg. Clinicamente, as doses de radiação para tratamento curativo e paliativo são, respectivamente, 70 a 85 Gy e 30 a 40 Gy.

BIOLOGIA DA RADIAÇÃO

Molécula de DNA como alvo do efeito biológico da radioterapia

Há evidências indicando que a molécula de DNA é o alvo do efeito biológico da radiação nas células de mamíferos. As lesões de DNA envolvem duas fitas, bases e reações cruzadas, mas o principal dano é a quebra nas fitas da molécula de DNA. Podem ocorrer quebras nas fitas duplas ou simples. As quebras na fita simples ocorrem quando apenas uma fita é danificada, e essas são fáceis de reparar. Atualmente os biólogos que trabalham com radiação concordam que a lesão mais importante é a quebra na fita dupla. Esse tipo de quebra leva à fragmentação do DNA quando duas ou mais quebras ocorrem em localizações opostas na espiral do DNA. Quando as células tentam reparar as quebras duplas, os pedaços de DNA podem se rejuntar de forma incorreta, levando a translocação, mutação ou amplificação gênicas. Quanto maior o número de quebras na fita dupla, maior a probabilidade de morte celular.

Ações diretas e indiretas da radiação ionizante

Sempre que a radiação, seja ela particulada ou eletromagnética, penetra o meio, como os tecidos de uma paciente, ela interage *diretamente* com os átomos na molécula de DNA, criando íons que dão início ao processo de dano biológico. Esse efeito *direto* ocorre predominantemente com partículas de alta TLE, como os prótons, nêutrons rápidos e íons pesados (Fig. 28-6).

Alternativamente, cerca de 70% dos efeitos ionizantes da radiação eletromagnética de TLE baixa, como o uso de fótons em cenários clínicos rotineiros, são *indiretos*. Especificamente, a energia é transferida da radiação eletromagnética aos tecidos da paciente por meio de intermediários químicos.

Os tecidos são formados principalmente por água. A interação entre radiação eletromagnética e moléculas de água produz o íon H_2O^+, que então reage com a água para formar um radical livre, o radical hidroxila (•OH). Em razão do elétron não pareado do radical livre, ele é altamente reativo e transfere energia facilmente aos tecidos. É essa interação entre os radicais hidroxila e as moléculas de DNA que leva ao dano biológico. Contudo, para que o dano no DNA seja permanente ou "fixo", os radicais livres devem interagir com o oxigênio. Sem a presença de oxigênio, o dano não é permanente, uma vez que pode ser reparado. Essa é a base para a chamada hipótese da "fixação por oxigênio". Noventa e cinco por cento da energia depositada nos tecidos pela radiação eletromagnética ocorrem a 4 nm da trilha de ionização, isto é, cerca de dois diâmetros da molécula de DNA.

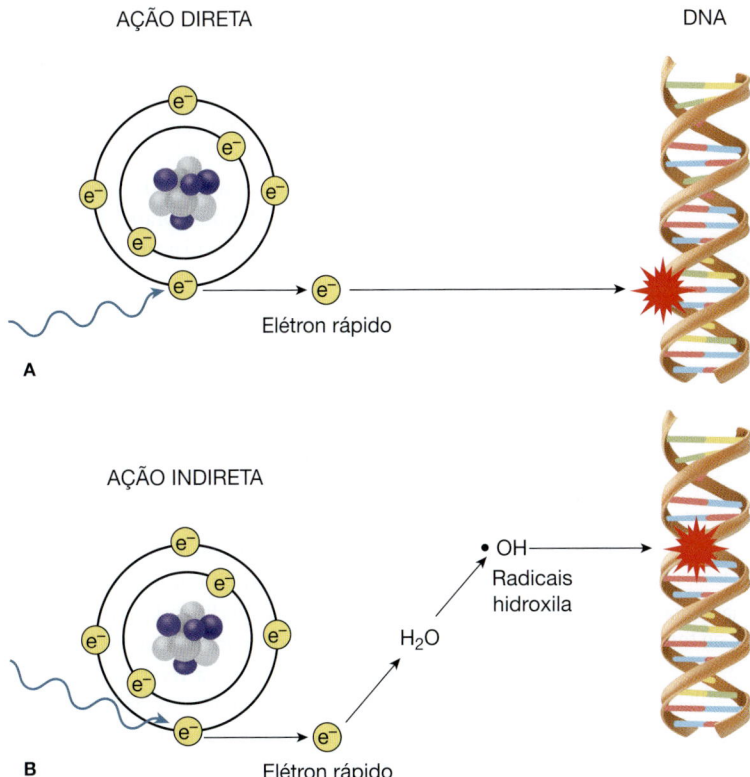

FIGURA 28-6 Ações diretas e indiretas da radiação. **A**. Elétrons rápidos atingem diretamente o DNA e produzem dano. **B**. Alternativamente, um elétron rápido pode interagir com a água e criar um radical hidroxila que, subsequentemente, interage com o DNA causando dano.

Importância do oxigênio

A presença de oxigênio é crucial para a resposta das células de mamíferos à radiação de TLE baixa. O *índice de enriquecimento em oxigênio* (OER, de *oxygen enhancing ratio*) é a proporção de doses necessária para atingir a mesma fração de sobrevivência celular em ambientes com hipoxia e oxigenados. O OER depende do tipo de radiação. Para radiação de TLE baixa, a taxa de enriquecimento em oxigênio é 2 para doses abaixo de 2 Gy e 2,5 para doses iguais ou superiores a 3 Gy (Fig. 28-7). Por outro lado, para partículas pesadas com TLE alta, como os nêutrons, o OER é de aproximadamente 1,5. Isso implica que a hipoxia tumoral é menos relevante para radiação de TLE alta.

Morte celular

Após exposição à radiação ionizante, o dano celular desencadeia sinalizações conflitantes de morte e sobrevida. Como as células lidam com esse estresse é o fator determinante para seu destino. Uma célula é considerada biologicamente morta quando perde sua capacidade reprodutiva. Os dois principais mecanismos de morte celular são *apoptose* e *morte mitótica tardia*. A última é mais comum após exposição a radiação e é característica em muitos cânceres com mutação em p53 (Erenpreisa, 2001).

Apoptose

A apoptose também é conhecida como morte celular programada ou morte interfásica. Ocorre naturalmente em organismos normais para limitar a proliferação das células e manter a homeostase. Acredita-se que a desregulação do processo normal de apoptose tenha papel importante na carcinogênese e em outras patologias.

Após estresse intracelular, como quebras irreparáveis na fita dupla do DNA induzidas por radiação ionizante, uma série de eventos ocorre rapidamente no prazo de algumas horas. Observam-se formação de bolhas na membrana celular, formação de corpos apoptóticos no citoplasma, condensação de cromatina, fragmentação nuclear e DNA *laddering* (Okada, 2004). A tendência apoptótica é altamente célula-dependente e está presente em linfócitos, espermatogônias, glândulas salivares e em alguns tumores que respondem à radiação. Acredita-se que tais tecidos possuam um "fenótipo pró-apoptótico". Por outro lado, células com "fenótipo antiapoptótico" são resistentes à radiação. Assim, os fatores que determinam as vias de morte celular também determinam a sensibilidade intrínseca das células à radiação.

Morte mitótica tardia

O ciclo celular tem quatro fases: G_1, S, G_2 e M (Fig. 28-8). Alternativamente, as células podem estar na fase G_0, onde se mantêm em estado quiescente não proliferativo. As células em mitose (M) e em G_2 estão mais sensíveis à radiação. Por outro lado, as células nas fases G_1 e S (síntese de DNA) estão menos sensíveis (Pawlik, 2004).

O ciclo celular regula o crescimento e a divisão da célula. Os pontos de controle do

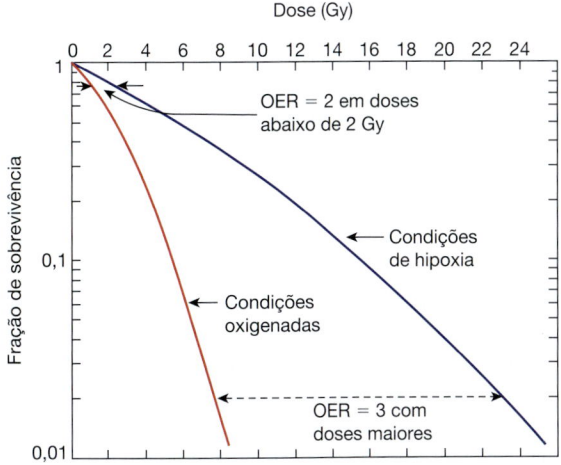

FIGURA 28-7 Células em um ambiente aeróbio são mais sensíveis à radiação em comparação com aquelas em condições de hipoxia. Para atingir a mesma queda na fração de sobrevivência das células, são necessárias doses menores de radiação na condição aeróbia (*curva vermelha*) em comparação com as doses necessárias em condições de hipoxia (*curva azul*). (*Modificada de Hall, 2003, com permissão.*)

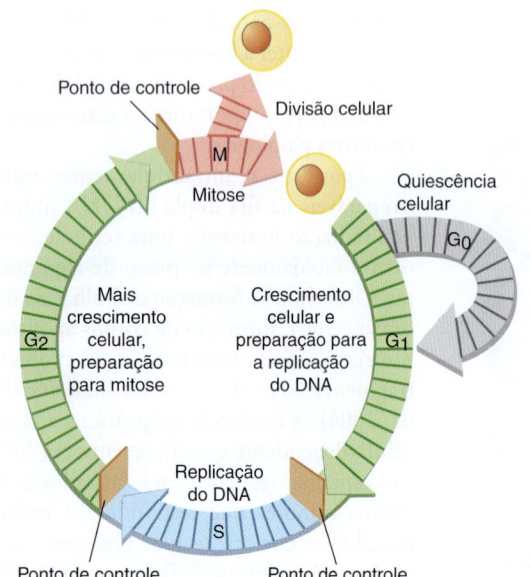

FIGURA 28-8 Ciclo das células de mamíferos. O ciclo é formado por cinco fases: G_0, G_1, S, G_2 e M. As células quiescentes na fase G_0 ao responder à sinalização de crescimento podem reentrar no ciclo celular. A decisão crítica da célula entre iniciar um ciclo ou retornar a G_0 é tomada durante a parte inicial de G_1.

Durante cada fase do ciclo celular, pontos de controle (*checkpoints*) asseguram a integridade e a fidelidade das etapas necessárias à divisão celular. Se uma célula tiver danos no DNA, o ponto de controle não permitirá que prossiga às fases S ou M até que o dano tenha sido reparado. Se o dano for irreparável, a célula sofre apoptose. Pontos de controle defeituosos em muitos tipos de câncer permitem que o processo ocorra sem verificação por todo o ciclo e que haja proliferação.

ciclo celular asseguram a integridade da divisão celular, e uma de suas principais funções é avaliar se há dano no DNA. As células com DNA danificado frequentemente são bloqueadas no ponto de controle G_2/M e impedidas de prosseguir pelo ciclo celular. Entretanto, se essas células entrarem na fase M precocemente, antes que o reparo do DNA tenha sido completado e com cromossomos aberrantes, elas morrerão na tentativa de completar os dois ou três ciclos mitóticos subsequentes. Dessa forma, a morte mitótica é tardia em comparação com a morte apoptótica mais imediata.

As células cancerosas podem inativar seus próprios pontos de controle e manter o crescimento e a proliferação. Por exemplo, células como as da ataxia telangiectasia apresentam pontos de controle G_1/S e G_2/M defeituosos, permitindo que as células com DNA danificado se mantenham no ciclo celular. Como resultado, são extremamente sensíveis à radiação. Nas células cancerígenas radiorresistentes expostas à radiação, a apoptose não é ativada no ponto de controle G_1/S. No ponto de controle G_2/M, o destino dessas células danificadas pode ser sobrevida por reparo do DNA danificado ou morte mitótica tardia. Especificamente, essa capacidade de reparar o dano no DNA existe nos tumores com mutações em p53 (Erenpreisa, 2001). Em um estudo envolvendo um pequeno grupo de pacientes com câncer de colo uterino tratado com radiação, aquelas com ponto de controle G_2/M disfuncional tiveram maior risco de doença progressiva em comparação com aquelas com ponto funcional (Cerciello, 2005).

■ Reparo celular

A extensão do dano e do reparo do DNA e, consequentemente, a resposta à radiação dependem, em parte, da fase do ciclo celular (Pawlik, 2004). Após a exposição à radiação, as células que sobrevivem irão reparar seus danos. Dois tipos de reparo foram descritos: reparo de dano subletal (RDSL) e reparo de dano potencialmente letal (RDPL). Ambos foram observados em tecidos normais e tumorais, e os mecanismos moleculares envolvidos não foram esclarecidos.

Reparo de dano subletal

Quando uma dose de radiação é dividida em duas ou mais frações, com um intervalo de algumas horas entre elas, as células têm tempo para *reparar* seus danos, e sua taxa de sobrevivência aumenta. Esse tipo de reparo em geral ocorre no prazo de seis horas após a exposição à radiação.

Durante o RDSL, vários processos característicos foram observados. Após o *reparo* inicial do dano subletal, inicia-se a *reestruturação*. Em um tumor, as células em proliferação encontram-se em diferentes fases do ciclo celular. Quando expostas à radiação, aquelas que se encontram na fase G_2/M estão mais sensíveis e são destruídas. Durante a reestruturação, as populações de células sobreviventes reiniciam o ciclo mitótico. Dessa maneira, todas as células de um tumor reestruturam-se ou redistribuem-se em diferentes fases do ciclo. Após a reestruturação, a mitose é retomada. O último processo visto no RDSL é o *repovoamento*, que é a resposta tecidual para preencher a população de células (Trott, 1999).

Reparo de dano potencialmente letal

Após exposição à radiação, algumas condições ambientais proporcionam mais tempo para o reparo do DNA. Assim, graus de exposição à radiação que de outra forma causariam morte celular são atenuados e se tornam produtores de "dano potencialmente letal". Nesses ambientes, as células são capazes de reparar o dano causado por radiação e sobreviver. Condições como redução na oferta de nutrientes e baixas temperaturas, não ideais para o crescimento, proporcionam esse tempo extra para o reparo. Nesses cenários, a incapacidade das células de reparar os danos induzidos por radiação correlaciona-se diretamente com sua sensibilidade final à radiação (Kelland, 1988).

■ Os cinco "Rs" da biologia da radiação

Além do <u>r</u>eparo celular, da <u>r</u>eestruturação e do <u>r</u>epovoamento, o quarto "R" da biologia da radiação é a <u>r</u>eoxigenação. A população de uma célula tumoral é formada por componentes oxigenados e hipóxicos. Células que se situam a 100 micra dos vasos capilares são oxigenadas e aquelas situadas além de 100 micra são hipóxicas. Após uma dose de radiação, as células oxigenadas são mortas por intermediários químicos conforme descrito (p. 717). Seguindo-se à morte celular, o tumor tem seu tamanho reduzido, o que faz com as células hipóxicas sejam reposicionadas dentro do alcance da difusão de oxigênio a partir dos vasos capilares. Assim, essas células anteriormente hipóxicas se tornam oxigenadas e morrem quando uma nova dose de radiação é aplicada. O reparo do dano do DNA e, consequentemente, a resposta celular à radiação são influenciados por hipoxia (Bristow, 2008).

Há uma relação intrincada entre ciclo celular, mecanismo de reparo celular e radiossensibilidade. Considerando que esses processos são regulados por sinalização molecular, alguns pesquisadores propuseram a adição de um quinto "R", para *regulação* molecular, aos quatro "Rs" clássicos da biologia da radiação (Woodward, 2008).

Curva de sobrevivência celular

A curva de sobrevivência celular é uma representação gráfica da fração de células que sobrevivem a uma dada dose de radiação. Para radiação de TLE baixa, adotou-se a função linear quadrática para explicar essa relação. A curva é composta por duas partes (Fig. 28-9). A porção linear inicial da curva descreve que a probabilidade de morte celular é proporcional à dose de radiação aplicada. Essa taxa maior de sobrevivência com doses menores de radiação é explicada pelo reparo de danos subletais ao DNA, descrito anteriormente. Na região de maior dose de radiação, a curva se aprofunda em razão da multiplicidade de eventos danosos ao DNA. Aqui, a porção quadrática da curva indica que a probabilidade de morte celular é proporcional ao *quadrado* da dose. Os componentes da curva de sobrevivência das células são expressos, portanto, como alfaD e betaD^2. A dose é designada por "D", mas alfa e beta são constantes. Na dose D = alfa/beta, a contribuição das porções linear e quadrática para a morte celular é a mesma.

Em contrapartida, quando se emprega radiação de TLE alta, como a terapia de nêutrons, a curva tem forma retilínea.

Implicação clínica da razão alfa/beta

Nem todos os tecidos normais respondem de forma semelhante à radiação. Aqueles que manifestam reações à radiação dias ou semanas após o início do tratamento são classificados como de *resposta precoce*. São exemplos os tecidos com elevada taxa de proliferação, como medula óssea, órgãos reprodutivos e mucosa do trato gastrintestinal. Seus valores para a razão alfa/beta são altos, o que se reflete pelo declive inicial acentuado na curva de sobrevivência celular. Administrando-se múltiplas doses reduzidas de radiação, o componente alfa da curva é amplificado, o que denota reparo de dano subletal. Assim, com a extensão do tratamento é possível reduzir as reações iniciais agudas. Por exemplo, em pacientes com indicação para irradiação do abdome, cujas mucosas apresentam resposta precoce, dá-se preferência à extensão do tratamento.

Por outro lado, tecidos com *resposta tardia* apresentam reações clínicas apenas semanas ou meses após o término de uma série de radioterapia. Esses tecidos apresentam resposta lenta por reação proliferativa, e postulou-se que os tecidos com resposta tardia seriam compostos por células na fase G_0, o estágio quiescente. São exemplos pulmões, rins, medula espinal e cérebro. Os tecidos com resposta tardia apresentam razão alfa/beta baixa. Valores baixos para essa razão significam que a taxa de sobrevivência das células é acentuadamente reduzida quando se aumenta a dose por fração. Além disso, é necessário mais tempo para reparo de dano subletal nos tecidos com resposta tardia do que naqueles com resposta precoce. Portanto, o uso de radioterapia com dose fracionada alta facilmente resulta em complicações tardias graves. Por exemplo, a incidência de mielite é alta se a medula espinal receber uma dose alta de radiação em curto espaço de tempo, ou seja, dose fracionada elevada.

RADIO-ONCOLOGIA

Avaliação da paciente

Normalmente, as pacientes encaminhadas para consulta em radioterapia oncológica já têm diagnóstico de câncer estabelecido. Inicialmente, devem ser examinadas por radio-oncologista para revisão de seus exames de imagem. Talvez haja necessidade de investigação adicional do câncer, e os exames são realizados de acordo com a indicação. Se for concluído que há indicação para radioterapia, a paciente deve ser examinada no mínimo uma vez por semana pelo radio-oncologista ao longo da sequência de irradiações. Uma vez completado o tratamento, geralmente a paciente é acompanhada pelo radio-oncologista e pelo médico que a encaminhou.

Histórico da radioterapia fracionada
Padrão de fracionamento

No início do século XX, surgiu uma controvérsia acerca de duas abordagens distintas para administração de radioterapia para cânceres em humanos. Uma escola recomendava a administração de doses massivas de radiação em curto espaço de tempo. A suposição era que um tumor de crescimento rápido manteria a capacidade de recuperar-se rapidamente do dano produzido pela radiação caso não se administrasse uma dose tumoricida no primeiro tratamento (Thames, 1992). Alternativamente, outros autores preconizavam a administração de

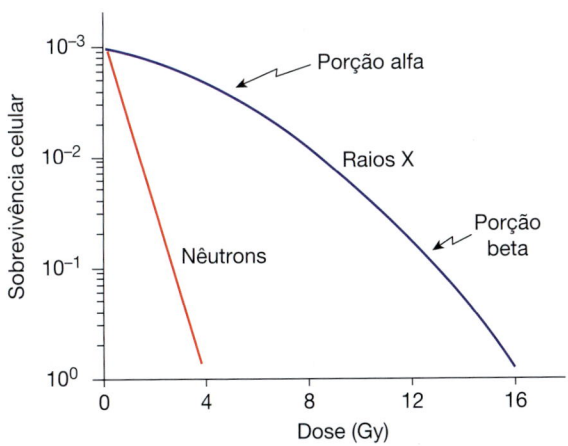

FIGURA 28-9 Curva linear quadrática para sobrevivência de células de mamíferos. A sobrevivência celular é plotada em escala logarítmica. A dose (em Gy) está representada sobre a escala linear. Estão representadas as curvas de sobrevivência celular típicas para radiação com TLE baixa (*traçado azul*) e TLE alta (*traçado vermelho*). Com doses de raios X de baixa TLE, a porção alfa (linear) da curva é achatada e descreve que a sobrevivência celular é proporcional à dose. Contudo, à medida que a dose aumenta, a porção beta (quadrática) sofre inclinação, o que implica que a sobrevivência da célula passa a variar proporcionalmente com o quadrado da dose. Em contraste, com radiação de TLE alta, a curva de sobrevivência é retilínea.

doses menores ao longo de muitos dias a semanas como método para reduzir os efeitos colaterais da radiação.

A controvérsia foi resolvida quando Coutard (1932), em conjunto com o trabalho de outros autores, obteve sucesso com a *radioterapia fracionada*. Como resultado, nos EUA, desde os anos 1950, considera-se a prática de administrar 1,8 a 2 Gy diariamente, cinco dias por semana, como padrão de cuidado.

Alteração do fracionamento

Esquemas com mais de uma sessão diária de tratamento são reservados para casos específicos. Nessas situações, obtém-se maior controle local do tumor e menores complicações a longo prazo manipulando-se tanto a dose fracional quanto o tempo total de tratamento. Essa manipulação determina a possibilidade de diversos fracionamentos. Têm-se empregado duas estratégias principais: hiperfracionamento e aceleração do tratamento.

Com o *hiperfracionamento*, busca-se reduzir os danos tardios aos tecidos normais e, consequentemente, administram-se doses menores por fração. São administradas duas ou mais frações por dia.

Ocorre repovoamento com células tumorais ao longo do curso convencional de 6 a 7 semanas, o que pode levar ao insucesso do tratamento. Para solucionar o problema, pode-se utilizar a *aceleração do tratamento*. A duração do tratamento é reduzida com ou sem redução da dose total. O intervalo usual nos finais de semana é reduzido ou mesmo eliminado. Entretanto, com o tratamento acelerado frequentemente se observam reações agudas graves. Assim, muitas vezes há necessidade de um período de repouso no meio da série de tratamento (Wang, 1988).

O fracionamento alterado foi estudado em casos de câncer do colo uterino. Controle do tumor, toxicidade tardia e sobrevida foram semelhantes às taxas históricas obtidas com o fracionamento-padrão (Grisby, 2002; Komaki, 1994). Contudo, a tolerância foi baixa, especialmente quando se adicionaram radioterapia de campo amplo, quimioterapia ou ambas (Grigsby, 1998; Marcial, 1995).

■ Radioterapia

Radioterapia de feixe externo

A radioterapia de feixe externo é indicada quando a área a ser irradiada é extensa. Por exemplo, os campos a serem tratados em caso de câncer localmente avançado de colo uterino estendem-se por toda a pelve e, ocasionalmente, os linfonodos retroperitoneais.

A *radioterapia conformacional* é a denominação que descreve a técnica usada para maximizar o dano ao tumor ao mesmo tempo em que se minimiza a lesão aos tecidos saudáveis adjacentes. Para atingir esse objetivo, o radio-oncologista deve conhecer a extensão exata do câncer a ser irradiado e sua relação com os tecidos saudáveis adjacentes.

Esse processo inicia-se com a revisão dos exames de imagem da paciente. Nas últimas décadas, os avanços tecnológicos nos equipamentos de imagem em medicina e nos computadores representaram um auxílio extraordinário para o planejamento e a administração de radioterapia. Dentre os exames de imagem modernos estão tomografia computadorizada (TC), ressonância magnética (RM) e técnicas funcionais de imagem como RM nuclear/espectroscopia, tomografia por emissão de pósitrons (PET) e tomografia computadorizada por emissão de fóton único (SPECT). Esses exames auxiliam bastante o radio-oncologista a definir o tumor e os tecidos saudáveis circundantes em três dimensões (Chapman, 2001; Kwee, 2004; Zakian, 2001).

Em seguida, procede-se a uma *simulação da radioterapia* para definir antecipadamente os campos de terapia antes de uma sessão real de tratamento. Durante esse processo, são definidos posicionamento da paciente, técnicas de imobilização e campos de tratamento. Sempre que possível, os blocos de radiação também são planejados para proteger os tecidos saudáveis. Na simulação, podem-se usar máquinas de raios X e tomógrafos. Para a maioria das pacientes, dá-se preferência à simulação com tomógrafo realizada em suíte de simulação.

A paciente é colocada em posição de tratamento e uma tomografia da área de interesse é realizada. Em cada uma das fatias da tomografia, o radio-oncologista cuidadosamente projeta as áreas anatômicas que devem receber dose tumoricida, assim como as áreas de tecido normal que devem ser expostas a dose menor de radiação. Durante esse processo, devem ser considerados os riscos de complicações precoces e tardias da radiação.

Completada essa etapa, o dosimetrista aplica o *software* de planejamento de tratamento para finalizar o plano ótimo. Frequentemente essa fase é um processo reiterativo no qual médico e dosimetrista chegarão a um consenso aceitável, o que significa uma distribuição ideal dos feixes de radiação, no caso de radioterapia de feixe externo, ou das fontes radiativas, no caso de braquiterapia. Essa etapa é denominada *otimização da dose*.

Uma ferramenta especialmente útil para planejamento e otimização da radioterapia é o histograma dose-volume (HDV). Trata-se de sumário gráfico de toda a distribuição da dose para as estruturas cancerosas e normais. Assim, o HDV fornece ao radio-oncologista informações sobre se: (1) o câncer será adequadamente tratado com dose tumoricida e (2) as estruturas normais circundantes receberão dose suficientemente baixa para minimizar as complicações do tratamento.

Além do HDV, frequentemente, utiliza-se a radioterapia conformacional tridimensional (3D-CRT) Com a 3D-CRT, a distribuição das doses é mostrada em uma mapa de doses de irradiação gerado por computador cuja imagem é sobreposta àquelas produzidas por TC (Fig. 28-10). Com isso, obtém-se uma relação visual dose-anatomia. Essa distribuição da dose é produzida para que o radio-oncologista revise, ajuste e, finalmente, aprove. O plano final escolhido é verificado por um físico especializado em radiação que assegura que os detalhes físicos e técnicos podem ser implementados.

Na tentativa de aprimorar a conformidade da distribuição da dose, em especial ao redor de alvos côncavos, um sistema mais avançado de planejamento de 3D-CRT, chamado de *radioterapia de intensidade modulada* (RTIM), vem sendo utilizado. Como resultado dessa conformidade aprimorada, a RTIM tem potencial para reduzir a toxicidade aos intestinos e à bexiga nos casos de radioterapia pélvica (Heron, 2003).

Para tanto, o radio-oncologista primeiro deve definir as doses a serem administradas ao tumor e os tecidos normais, assim como os limites de dose para essas regiões. A intensidade de tratamento devem ser revisados ou indicado um intervalo de tratamento.

Radioterapia estereotáxica corporal. Ao longo da última década, uma nova técnica de radioterapia de feixe externo, a radioterapia estereotáxica corporal (SBRT, de *stereotactic body radiation therapy*) vem sendo mais usada em locais como pulmão, fígado e coluna vertebral. Nessa técnica, utiliza-se um regime hipofracionado com cinco ou menos frações (10 a 20 Gy por fração). Com doses tão altas por sessão, há preocupação significativa sobre possíveis danos aos tecidos normais. Entretanto, com os avanços tecnológicos, como radioterapia direcionada por imagem (IGRT, de *image-guided radiation therapy*), tornou-se possível proceder a SBRT com precisão e segurança. Na SBRT, um sistema de IGRT com base no linac apoia-se no direcionamento regional diário por imagem da área-alvo. O procedimento é realizado enquanto a paciente está na sala de tratamento. Se o tumor ou o posicionamento da paciente tiverem se modificado desde a última sessão de tratamento, são feitos os ajustes antes de se iniciar a irradiação subsequente. Com essa abordagem em "tempo real" é possível superar fatores técnicos como movimento do órgão ou da paciente e alterações em dimensões e formato do tumor no curso do tratamento. Consequentemente, aumenta-se a precisão na administração da radiação.

Braquiterapia

Braquiterapia significa tratamento a curta distância. Nesse tipo de terapia, radioisótopos selados ou não selados são inseridos ou instilados no câncer ou em sua proximidade. As doses de radiação são acentuadamente menores com o aumento da distância em relação à fonte radiativa. Consequentemente, a braquiterapia atua melhor quando o volume do câncer é pequeno, inferior a 3 a 4 cm em sua maior dimensão. Por essa razão, a braquiterapia em geral é utilizada após a radioterapia com feixe externo ter reduzido o tamanho de um tumor volumoso.

Braquiterapia intracavitária, intersticial e intraperitoneal. Na *braquiterapia intracavitária*, aplicadores contendo fontes radiativas seladas, como césio, são inseridos em uma cavidade corporal, como o útero. Como alternativa, a *braquiterapia intersticial* requer a instalação de cateteres ou agulhas diretamente no câncer e tecidos adjacentes. Normalmente a fonte usada é o irídio. Para a *braquiterapia intraperitoneal*, fontes não seladas, como fósforo e ouro, estão disponíveis como soluções para infusão na cavidade peritoneal.

Braquiterapia temporária e permanente. Na *braquiterapia temporária*, os radioisótopos são removidos da paciente após algum tempo de permanência, variando de minutos a dias. Todos os implantes intracavitários e alguns intersticiais são temporários. Na *braquiterapia permanente*, os radioisótopos são mantidos nos tecidos até que sofram decaimento. O tempo para a administração da dose absorvida varia em função do isótopo usado, desde uma semana, com o ouro, até seis meses, com o iodo.

Equipamentos. Para a rotina de implantes ginecológicos intracavitários, os equipamentos-padrão incluem um aplicador, denominado cilindro (*tandem*), que é fixado na cavidade uterina, e dois aplicadores vaginais, conhecidos como *ovoides*, ou *colpos-*

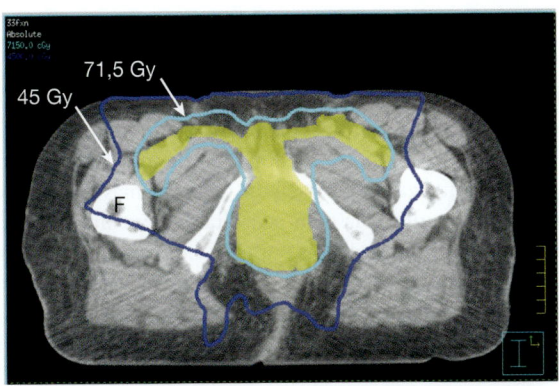
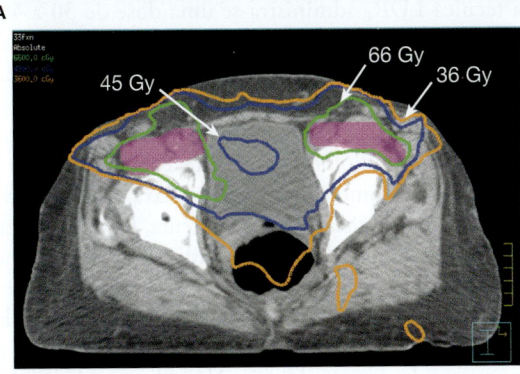

FIGURA 28-10 Radioterapia de intensidade modulada (RTIM) em paciente com câncer de vulva em estádio T4N2M0. Essa técnica permite a aplicação de doses tumoricidas à vulva e aos linfonodos inguinais, ao mesmo tempo em que minimiza as doses aos tecidos saudáveis. **A.** A área amarela mostra o câncer de vulva propriamente dito e os linfonodos. As setas mostram as doses aplicadas à vulva, ao reto e à cabeça do fêmur (F), respectivamente, 71,5 Gy e 45 Gy. **B.** O sombreamento em rosa mostra os linfonodos inguinais. As *setas* mostram as doses utilizadas em linfonodos, bexiga e reto, respectivamente, 66 Gy, 45 Gy e 36 Gy.

dos feixes de radiação a serem usados é modulada ou alterada com a ajuda de um *software* específico. Esse processo reiterativo é denominado *planejamento inverso*.

Por outro lado, na abordagem tradicional, ou *planejamento antecipado*, o médico delimita os campos reais a serem irradiados com base nos dados de imagem e escolhe os feixes de radiação. Utiliza-se então o computador para calcular e mostrar a distribuição das doses. O médico pode aceitar ou formular outro plano. Obviamente essa abordagem é adequada apenas aos casos mais simples. Por exemplo, no planejamento antecipado para o tratamento dos cânceres pélvicos mais comuns, o radio-oncologista pode optar *a priori* por uma técnica pélvica padrão de quatro campos e feixes de fótons de 10 MV.

Para fins de garantia da qualidade, procede-se à imagem semanal ou, algumas vezes, diário das regiões tratadas para confirmar se as configurações do tratamento estão corretas. As imagens portais são obtidas junto como feixe real de tratamento e comparadas com as imagens originais da simulação. Se houver divergências, deverão ser feitos os ajustes necessários. O radio-oncologista também avalia a paciente no mínimo semanalmente para verificação de efeitos colaterais do tratamento. Caso ocorram complicações agudas graves, os planos

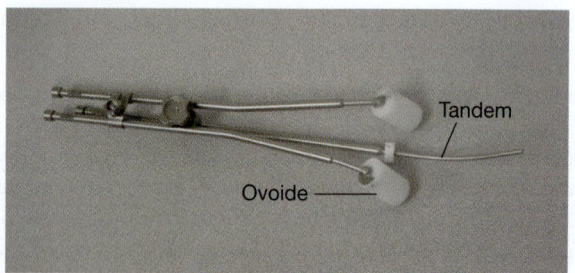

FIGURA 28-11 Fotografia mostrando tandem e ovoides típicos usados na braquiterapia de câncer de colo uterino. A porção longa e delgada do dispositivo (tandem) é inserida na cavidade endometrial e os cilindros brancos (ovoides) são instalados no segmento proximal da vagina. Fontes radiativas podem ser carregadas tanto nos reservatórios cilíndricos quanto nos ovoides.

tatos (Fig. 28-11). Os cilindros são produzidos com diferentes curvaturas a fim de que se adaptem às diversas formas uterinas. De forma semelhante, tampas de plástico podem ser aplicadas aos ovoides para adaptá-los à anatomia vaginal específica. O dispositivo tandem e ovoide (T&O) é inserido sob anestesia geral ou sedação consciente. Após o implante, as fontes radiativas então podem ser carregadas no cilindro e nos ovoides tanto manualmente como via controle remoto. Na oncologia ginecológica, a braquiterapia com T&O é indicada para o câncer de colo uterino e de endométrio.

Em outro método intracavitário, utilizam-se as cápsulas de Heyman, que são grandes recipientes com extremidade em forma de cápsula. Utilizadas em alguns casos de câncer endometrial inoperável, diversas dessas cápsulas são introduzidas na cavidade uterina. Grãos miniaturizados de Ir-192 fixados a bastonetes finos de aço são, então, inseridos em cada recipiente.

Para implante intersticial temporário, cateteres plásticos flexíveis ou agulhas de metal são cirurgicamente inseridos nos tecidos-alvo. Os implantes são, então, pós-carregados com grãos de irídio. Para obter uma distribuição ótima da dose, os cateteres ou agulhas devem ser mantidos fixos no local. Por isso, em geral utiliza-se um molde perineal. Embora utilizados com menos frequência que o T&O, os moldes são adequados para o manejo de pacientes com câncer em estádio avançado, com anatomia subótima para aplicação de T&O, e em alguns cânceres recorrentes.

Pós-carga manual *versus* remota. Na braquiterapia, as fontes radiativas são inseridas depois que se confirma o posicionamento correto dos dispositivos que as conterão. Antigamente, essas fontes eram transportadas em um carrinho blindado até o quarto da paciente, injetadas na paciente e, então, removidas e recolocadas em uma sala de armazenagem após o tratamento. Esse método de *pós-carga manual* aumentava a exposição dos funcionários dos hospitais à radiação. Por essa razão, desenvolveu-se a abordagem de *pós-carga remota* que é comumente usada hoje em dia. Nesse sistema de controle remoto, uma fonte única miniaturizada de cobalto ou irídio é fornecida a partir de um cofre blindado. Um cabo conector, abrigado em um cateter, posiciona precisamente a fonte miniaturizada dentro do aplicador previamente inserido na paciente. Quando a radiação é de fato aplicada, os funcionários estão do lado de fora da sala de tratamento. Após o tratamento, o cabo com a fonte radiativa fixada é automaticamente tracionado de volta ao cofre blindado.

Baixa taxa de dose *versus* alta taxa de dose. Tradicionalmente, a braquiterapia com taxa de dose de radiação baixa (LDR, de *low dose rate*) era aplicada ao longo de muitos dias, o que exigia a hospitalização da paciente. Nas últimas décadas, entretanto, a braquiterapia com taxa alta de dose alta (HDR, de *high dose rate*) tornou-se mais popular. Com essa técnica, o tratamento é reduzido a minutos. Define-se LDR como taxas de dose entre 0,4 Gy e 12 Gy/h, e consideram-se taxas altas de dose aquelas acima de 12 Gy/h. Por exemplo, para implante intracavitário usado no tratamento de câncer de colo uterino, com a técnica LDR, administra-se uma dose de 30 a 40 Gy continuamente ao longo de vários dias. Por outro lado, na técnica de HDR, uma dose equivalente pode ser administrada em 3 a 5 frações semanais. A dose por fração é de 6 a 8 Gy e pode ser administrada em 10 a 20 minutos.

As diferenças radiobiológicas entre as braquiterapias com LDR e HDR têm como base o efeito da taxa de dose de radiação. À medida que a taxa de dose aumenta, há maior controle do tumor e maior dano de resposta tardia nos tecidos normais. Portanto, para evitar complicações tardias, o número de frações é aumentado de 1 a 2 na LDR para 3 a 6 na HDR. O aumento no número de frações permite que haja mais tempo para reparo de danos subletais. Além disso, a dose total no tumor administrada na braquiterapia de HDR para câncer de colo uterino é menor que aquela usada com a LDR (Nag, 2000). Essa dose total é dividida em frações breves que evitam a hospitalização prolongada e minimizam a imobilização da paciente e, consequentemente, os eventos tromboembólicos. A análise a longo prazo demonstrou controle local do tumor e taxas de complicações tardias semelhantes em pacientes com câncer de colo uterino tratadas com braquiterapia de HDR ou LDR (Arai, 1991; Hareyama, 2002; Wong, 2003).

Probabilidade de controle tumoral

Na maioria dos cânceres epiteliais, a probabilidade da radioterapia controlar uma massa cancerosa depende de: (1) tamanho e radiossensibilidade intrínseca do tumor e (2) dose de radiação e esquema de tratamento. Por exemplo, em um dado estádio, tumores maiores são mais difíceis de controlar com a radiação do que tumores menores (Bentzen, 1996; Dubben, 1998).

Radiossensibilidade intrínseca

Sabe-se que a radiossensibilidade de um tumor em geral é determinada por seu tipo patológico (Tabela 28-3). Entretanto, mesmo cânceres com histologia semelhante podem apresentar

TABELA 28-3 Radiossensibilidade de alguns cânceres selecionados

Sensibilidade	Tipo de câncer
Altamente sensíveis	Linfoma, disgerminoma, câncer de pequenas células, câncer embrionário
Moderadamente sensíveis	Carcinoma espinocelular, adenocarcinoma
Pouco sensíveis	Osteossarcoma, glioma, melanoma

respostas variáveis à radiação. A heterogeneidade de um determinado tumor pode explicar essa resposta variada. Outro fator para radiossensibilidade de um tumor é a capacidade das células cancerosas de reparar o dano causado pela radiação. Por exemplo, a taxa de reparo para dano de fita dupla de DNA foi correlacionada com maior radiossensibilidade dos tumores (Schwartz, 1988, 1996; Weichselbaum, 1992). Pesquisas translacionais básicas recentes indicam que são múltiplos e malcompreendidos os fatores a determinar a radiossensibilidade dos tumores. As pesquisas atualmente estão concentradas em campos como vias de reparo de danos do DNA, hipoxia, microambiente e resposta imune (Glazer, 2011).

Tempo de tratamento

Quando são necessários períodos prolongados para completar um curso de radioterapia fracionada, a probabilidade de controle tumoral é reduzida, especialmente nos cânceres epiteliais de proliferação rápida. Portanto, intervalos ou atrasos no tratamento, por qualquer razão, devem ser minimizados. Em uma revisão retrospectiva de 209 pacientes com câncer de colo uterino em estádio 1 a 3 tratadas com radioterapia, o controle pélvico e as taxas de sobrevida global em cinco anos foram melhores naquelas que completaram o tratamento em menos de 55 dias (87 e 65%, respectivamente) comparadas com aquelas tratadas em mais de 55 dias (72 e 54%, respectivamente) (Petereit, 1995).

Hipoxia tumoral

A hipoxia tumoral é um dos principais fatores que levam a menor controle local do tumor e a menor sobrevida de pacientes com câncer de colo uterino (Brizel, 1999; Nordsmark, 1996). A relação próxima entre hipoxia tumoral, anemia e angiogênese foi demonstrada em estudo com 87 pacientes portadoras de câncer de colo uterino em estádio II, III e IV tratadas apenas com radioterapia. Dessas pacientes, aquelas com nível de hemoglobina menor que 11 g/dL, tensão de oxigênio média tumoral inferior a 15 mmHg e densidade microvascular tumoral acima do normal tiveram menores taxas de sobrevida em três anos (Dunst, 2003). Por essa razão, muitas estratégias foram desenvolvidas para solucionar a hipoxia tumoral.

Oxigênio hiperbárico. Em ensaios clínicos, a aplicação de oxigênio hiperbárico em conjunto com radioterapia em câncer de colo uterino nos estádios II e III não se mostrou efetiva (Dische, 1999). Além disso, há a preocupação de que o oxigênio hiperbárico possa de fato acelerar o crescimento do tumor (Bradfield, 1996).

Um método mais conveniente para aumentar o fornecimento de oxigênio aos tecidos consiste em manipular a hemodinâmica dos vasos sanguíneos com carbogênio ou nicotinamida. O *carbogênio* (95% de oxigênio e 5% de dióxido de carbono) é um preparação de oxigênio com alta difusão intratumoral. Quando inalado durante a radioterapia de feixe externo, o carbogênio mostrou-se capaz de aumentar a pressão de oxigênio tumoral e foi bem tolerado (Aquino-Parsons, 1999). Alternativamente, a *nicotinamida* é derivada da amida da vitamina B_3 (niacina) e mostrou-se capaz de prevenir o vasospasmo intermitente. Acredita-se que o uso combinado de carbogênio inalado e de nicotinamida oral aumente o fornecimento de oxigênio às regiões com hipoxia.

Agentes biorredutores. Esses fármacos atuam como adjuntos à radioterapia e desencadeiam uma série de eventos bioquímicos ativados por hipoxia. Essas etapas levam a agentes citotóxicos que destroem seletivamente as células hipóxicas. Nas últimas décadas, há relatos de que mitomicina C e tirapazamina (TPZ) sejam clinicamente efetivas (Craighead, 2000; Nguyen, 1991; Rischin, 2001). Apesar dos achados inicialmente promissores, os resultados dos ensaios de fase III para TPZ, cisplatina e radioterapia em comparação com cisplatina e radiação não encontraram aumento nas taxas de sobrevida em pacientes com câncer de cabeça e pescoço (Rischin, 2005, 2010). O Gynecologic Oncology Group (GOG) finalizou a coleta de dados de um ensaio de fase III no qual foram distribuídas aleatoriamente pacientes com câncer de colo uterino para serem tratadas com cisplatina mais radioterapia de feixe externo ou cisplatina, TPZ e radioterapia. Mas os resultados ainda não foram publicados (National Institutes of Health, 2010).

Transfusão sanguínea. Na prática clínica, é desejável que nas pacientes tratadas com radioterapia o nível de hemoglobina seja mantido no mínimo em 12 g/dL. Para tanto, a transfusão melhora a hipoxia tumoral e aumenta a resposta à radiação. Por exemplo, em uma revisão de um grupo de 204 mulheres com câncer de colo uterino tratadas com radiação, 26% apresentaram nível de hemoglobina < 11 g/dL antes ou durante o tratamento radioterápico, e receberam transfusão com concentrado de hemácias. Das pacientes tratadas com transfusão, apenas 18% conseguiram manter o nível de hemoglobina > 11 g/dL durante todo o tratamento. Esse subgrupo de mulheres teve taxa de sobrevida em cinco anos livre de doença de 71% comparável à taxa observada no grupo de mulheres que não precisaram de transfusão. A taxa de sobrevida livre de doença foi de apenas 26% naquelas com anemia persistente. Entretanto, nem todas as pacientes apresentaram benefícios acentuados com a transfusão, em especial aquelas com metástase para linfonodos, estádio avançado e tumor de grande dimensão (Kapp, 2002). Deve-se estar atento à possibilidade da transfusão sanguínea causar imunossupressão e agravar a evolução do câncer. Muitos mecanismos foram postulados, incluindo resposta inflamatória (Varlotto, 2005).

Eritropoietina humana recombinante. Além da transfusão, a eritropoietina humana recombinante tem sido usada para corrigir a anemia. Contudo, na prática clínica, este tratamento não se mostrou benéfico. Em um ensaio multicêntrico de fase II conduzido pelo Southwest Oncology Group, eritropoietina associada a suplementação de ferro produziu aumento inadequado nos níveis de hemoglobina e houve preocupação adicional de que a eritropoietina tivesse aumentado o risco de trombose venosa profunda (Lavey, 2004; Wun, 2003).

A darbepoetina alfa é outra proteína estimuladora da eritropoiese. Sua meia-vida terminal é maior do que a da eritropoietina recombinante humana, o que permite administração com menor frequência. A darbepoetina alfa foi associada a menor controle do tumor em um ensaio clínico de fase III realizado na Dinamarca com pacientes com câncer de cabeça e pescoço tratados com radioterapia. O ensaio foi interrompido em 2006 quando a análise parcial demonstrou piora no controle do tumor (Overgaard, 2009). Foram publicados resultados semelhantes para epoetina beta (Henke, 2003). Além disso, em uma pesquisa realizada com pacientes com câncer tratados entre 1991 e 2002 e que receberam epoetina ou darbepoetina, a taxa de transfusão sanguínea se manteve constante em 22%. Entretanto, observou-se tromboembolismo venoso em 14% dos pacientes que utilizaram agentes estimuladores da eritropoiese, em comparação com 9,8% naqueles que não usaram (Hershman, 2009).

Combinação de radiação ionizante e quimioterapia

A radiação ionizante como modalidade única de tratamento raramente controla cânceres localmente avançados, como o câncer ginecológico. Fatores como hipoxia tumoral, metástase à distância e incapacidade dos tecidos pélvicos de tolerar doses altas de radiação foram sugeridos como causas. Consequentemente, há muitas décadas, a radiação vem sendo combinada com quimioterapia ou cirurgia para melhorar o controle local da doença e reduzir metástases à distância. A radioterapia e a quimioterapia podem ser administradas concomitante ou alternadamente. Entretanto, com esse tipo de tratamento combinado, deve-se priorizar a maximização dos efeitos tumoricidas ao mesmo tempo em que se minimizam as toxicidades sobrepostas (Steel, 1979). Em muitos ensaios controlados envolvendo cânceres de colo uterino e outros, o uso concomitante de radioterapia e quimioterapia melhorou o controle local do tumor com taxas aceitáveis de complicações graves. No manejo dos cânceres ginecológicos, os compostos à base de platina são comumente usados em associação à radioterapia.

Compostos de platina

Tanto a radiação como a cisplatina têm o DNA como alvo para causar quebras em fita simples ou dupla e dano às bases (Fig. 28-12). Embora a maioria das lesões seja reparada, se um aduto induzido por cisplatina estiver muito próximo de uma quebra de fita simples induzida por radiação, o dano é irreparável e leva à morte celular (Amorino, 1999; Begg, 1990). Além disso, as membranas celulares irradiadas podem ser mais permeáveis à carboplatina, permitindo maior absorção celular do fármaco (Yang, 1995). Desde o final dos anos 1990, o tratamento-padrão para câncer do colo uterino localmente avançado recém-diagnosticado é radioterapia mais cisplatina (Keys, 1999; Morris, 1999; Rose, 1999).

Análogos de nucleosídeo

Agentes como a fludarabina e a gencitabina inibem a síntese e o metabolismo do DNA. As células na junção G_1/S do ciclo estão envolvidas na síntese de DNA e, portanto, são impedidas de progressão. A população celular restante, entretanto, é sincronizada na junção G_2/M e sensível à radiação. Gregoire e colaboradores (1994, 1999) observaram que a radiação era mais eficaz quando aplicada 24 a 72 horas após a administração do análogo de nucleosídeo. Em um ensaio de fase III envolvendo pacientes com câncer do colo uterino nos estádios IIB a IVA, a taxa de sobrevida livre da doença em três anos foi de 74% nas pacientes randomizadas para tratamento com gencitabina mais cisplatina e radiação seguidas por gencitabina adjuvante, em comparação com 65% naquelas tratadas apenas com cisplatina mais radiação. As taxas globais de sobrevida e o período até a progressão da doença também foram melhorados. Entretanto, observou-se toxicidade grave, incluindo dois óbitos relacionados com o tratamento, em 86% das mulheres nesse braço do estudo comparado com 46% naquelas tratadas sem gencitabina (Dueñas-Gonzalez, 2009). Consequentemente, há preocupação sobre se esse regime pode ser adotado sem modificações como novo paradigma no tratamento do câncer do colo uterino (Rose, 2011).

Taxanos

Os taxanos como o paclitaxel e o docetaxel desregulam a função microtubular e bloqueiam as células na junção G_2/M quando estão mais sensíveis à radiação (Mason, 1999). Os taxanos foram administrados junto com agentes à base de platina e radioterapia em pequenos ensaios não randomizados envolvendo pacientes com câncer do colo uterino localmente avançados (Lee, 2007).

Combinação de radioterapia e terapia biológica

Dentre as várias classes de agentes biológicos, o cetuximabe é um anticorpo monoclonal inibidor do receptor do fator de crescimento epitelial (EGFR) que interfere com o reparo da quebra de fita única do DNA. Em um ensaio de fase III, o cetuximabe associado à radioterapia melhorou a taxa de sobrevida em pacientes com cânceres de cabeça e pescoço localmente avançados (Bonner, 2010).

O GOG está conduzindo um ensaio de fase I avaliando cetuximabe mais cisplatina e radioterapia em pacientes com câncer de colo uterino nos estádios IB a IVA. Os resultados preliminares indicam que essa combinação seria viável apenas naquelas pacientes que receberam radioterapia na pelve (Moore, 2011). Outros agentes, como gefitinibe e erlotinibe, inibidores da ação tirosinoquinase dos EGFR; bevacizumabe, um anticorpo monoclonal inibidor do fator de crescimento vascular endotelial (VEGF); e sorafenibe, um inibidor da ação tirosinoquinase do VEGF também vêm sendo investigados (del Campo, 2008; González-Cortijo, 2008).

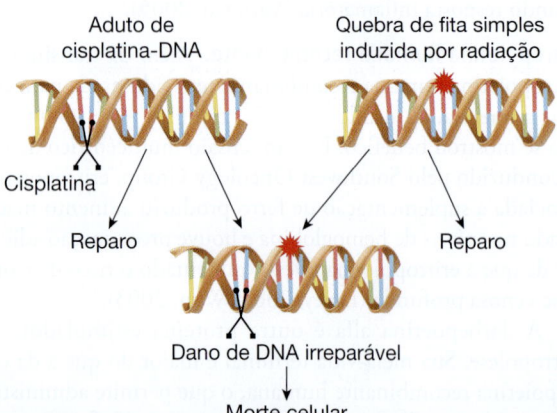

FIGURA 28-12 Dano ao DNA causado por radioterapia (*alto à direita*) e por cisplatina (*alto à esquerda*). A cisplatina forma ligações covalentes com as bases do DNA. A radioterapia produz quebras de fita simples. Se ocorrerem isoladamente, cada evento provavelmente será reparado. Contudo, se ambos ocorrerem próximos, o dano pode ser irreparável e causar morte celular.

■ Combinação de radioterapia e cirurgia

A radioterapia pode ser administrada antes, depois ou no momento da cirurgia. Com essa combinação, a ressecção cirúrgica e a morbidade associada a ela em geral podem ser atenuadas. Por exemplo, a combinação de radiação e cirurgia para tratamento de câncer vulvovaginal localmente avançado pode permitir aos cirurgiões evitar cirurgia extensa, como exenteração pélvica (Boronow, 1982). Normalmente, sempre que a radiação é indicada em combinação com cirurgia, alguma forma de quimioterapia também é adicionada como tratamento adjuvante.

Radioterapia pré-operatória

Cânceres primários tendem a infiltrar-se localmente ao redor dos tecidos hígidos, com extensão microscópica. Por esse motivo, pode-se administrar radiação antes da cirurgia para reduzir o potencial de disseminação locorregional e distante do tumor, e a probabilidade de margens cirúrgicas positivas. Para esterilizar essas áreas de infiltração subclínica, são necessárias doses de 40 a 50 Gy administradas durante 4 a 5 semanas. Embora não se espere que a radioterapia pré-operatória torne a massa tumoral principal livre de câncer no momento da cirurgia, é comum não encontrar nenhuma evidência de câncer na peça cirúrgica. Em pacientes que se apresentam com cânceres inoperáveis, a radioterapia pré-operatória pode transformá-las em candidatas apropriadas a uma tentativa cirúrgica (Montana, 2000).

Apesar dessas vantagens, a administração de radioterapia pré-operatória pode expor desnecessariamente as pacientes à radiação, já que o verdadeiro estadiamento patológico do tumor é desconhecido. Além disso, se o estado dos linfonodos for normal no momento da cirurgia, o médico fica sem saber se inicialmente havia linfonodos contendo tumor que foram esterilizados pelo tratamento pré-operatório. Essa questão é importante porque as pacientes com linfonodos inicialmente positivos tendem a desenvolver metástase à distância e em geral necessitam de tratamento adicional. Outro problema encontrado é o manejo das pacientes com câncer residual patologicamente comprovado dentro das áreas irradiadas. O patologista talvez não consiga determinar com certeza a viabilidade dessas células residuais, especialmente quando a cirurgia tiver sido realizada logo após a irradiação. Por esse motivo, a cirurgia em geral é protelada por 4 a 6 semanas após o término da radioterapia, quando as reações agudas à radiação terão cessado, facilitando a interpretação patológica da peça ressecada.

Radioterapia pós-operatória

Frequentemente, após a cirurgia, fatores como margens positivas, metástases em linfonodos, invasão linfovascular e câncer de grau elevado são preditores de alta probabilidade de recidiva local. Nesses casos, a radioterapia pós-operatória pode ser vantajosa e é idealmente administrada 3 a 6 semanas após a cirurgia. Esse período serve para permitir a cicatrização inicial da ferida operatória (Sedlis, 1999). Uma vez que o estádio patológico é conhecido, o manejo pode ser personalizado evitando-se radioterapia desnecessária (Rushdan, 2004). Os campos de radiação devem incluir o leito operatório em razão da possibilidade de contaminação do tumor no momento da cirurgia.

Radioterapia intraoperatória

Esporadicamente, a radioterapia pode ser administrada durante a cirurgia por meio de braquiterapia ou feixe de elétrons produzido por um acelerador linear especializado instalado na sala de cirurgia. Essa técnica é indicada para pacientes selecionadas com cânceres ginecológicos recorrentes. Normalmente é administrada uma única dose de 10 a 20 Gy à área que apresenta risco de recidiva ou com suspeita de abrigar câncer residual (Gemignani, 2001; Yap, 2005).

■ Resposta do tecido normal à radioterapia

Em geral, a RT é menos bem tolerada se: (1) o volume de tecidos irradiados for grande; (2) a dose de radiação for alta; (3) a dose por fração for alta; e (4) a idade da paciente for avançada. Além disso, o dano da radiação aos tecidos saudáveis pode ser agravado por fatores tais como cirurgia prévia, quimioterapia concomitante, infecção, diabetes melito, hipertensão arterial e doenças inflamatórias, como doença de Crohn e colite ulcerativa.

Em geral, quando são irradiados tecidos com alta taxa de proliferação, como o epitélio do intestino delgado ou a cavidade oral, os sinais e sintomas clínicos agudos ocorrem em alguns dias ou semanas. Nos tecidos com baixa taxa de proliferação, como os tecidos musculares, renais e neurais, é possível que os sinais de danos causados pela radiação não surjam por meses ou anos após o tratamento. Na prática cotidiana, os radio-oncologistas, para evitar complicações graves, devem confiar em sua própria experiência clínica e utilizar como referência as doses recomendadas na literatura como bem toleradas por tecidos normais. Por exemplo, para evitar complicações graves em reto e bexiga no tratamento de pacientes com câncer de colo uterino, recomendam-se doses abaixo de 65 e 70 Gy, respectivamente para reto e bexiga (Milano, 2007).

Epitélio e parênquima

A atrofia é a sequela mais constantemente relacionada com radioterapia. Atinge todos os epitélios de revestimento – inclusive pele e epitélios dos tratos gastrintestinal, respiratório e urogenital, e as glândulas endócrinas. Adicionalmente, é possível haver necrose e ulceração.

Dentro do epitélio, encontram-se outras alterações histológicas, sendo as mais frequentes as transformações atípicas e displásicas. Além de alterações epiteliais, após radioterapia frequentemente ocorre fibrose de submucosa e tecidos moles profundos. Clinicamente, essa fibrose leva a contratura dos tecidos e estenose (Fajardo, 2005).

Dentre as estruturas vasculares, os capilares são as mais sensíveis à radiação, podendo haver isquemia resultante de dano endotelial, ruptura da parede capilar, perda de segmentos capilares e redução da rede microvascular. Nas grandes artérias, desenvolvem-se calcificações do tipo ateroma (Friedlander, 2003; Zidar, 1997).

Pele

Quatro tipos principais de reações dermatológicas podem se seguir à radioterapia. Em ordem de gravidade, são elas eritema, descamação seca, descamação úmida e necrose da pele. As três primeiras reações são comuns nas mulheres submetidas à radioterapia durante 6 a 7 semanas. No período de uma semana após a exposição à radiação, a pele evolui com eritema leve. Na terceira semana, a hiperemia se acentua e inicia-se a descamação seca. Após 5 a 6 semanas, ocorre a descamação úmida. O processo envolve descolamento da epiderme, seguido de extravasamento de soro e sangue pela pele desnuda. Essa reação é particularmente intensa nas áreas mais protegidas do corpo, como as pregas inguinal, axilar e inframamária.

Preventivamente, durante e após as sessões de radioterapia a pele deve ser mantida limpa e arejada. No caso de descamação seca, pomadas ou cremes contendo aloe vera hidratam a pele, produzindo efeito emoliente. Na fase de descamação úmida, pode-se utilizar água oxigenada e água para limpar as feridas. O tratamento adicional da pele pode incluir uso de hidratantes, sessões de hidromassagem, banhos de assento e compressas não aderentes à base de sulfadiazina de prata para as áreas exsudativas. É muito importante que as pacientes evitem aplicar compressas quentes e passar sabonete ou loções à base de álcool sobre a pele irradiada.

A regeneração do epitélio inicia-se logo após a radioterapia e em geral é concluída em 4 a 6 semanas. Meses após a radioterapia, é possível visualizar áreas de hiper e hipopigmentação da pele. A pele se mantém atrofiada, fina e seca.

Vagina

A radioterapia direcionada à pelve em geral resulta em mucosite vaginal aguda. Embora a ulceração da mucosa seja rara, observa-se corrimento na maioria dos casos. Para essas mulheres, o uso na vulva de solução diluída de água oxigenada e água proporciona alívio dos sintomas. Diferentemente das alterações agudas, reações tardias à radiação podem incluir encurtamento vaginal, vaginite atrófica e formação de sinéquias ou telangiectasia vaginais. Preventivamente, essas complicações podem ser evitadas com retomada de relações sexuais após o tratamento ou se as mulheres forem orientadas a usar dilatadores. Finalmente, é possível que surjam fístulas retovaginais ou vesicovaginais após radioterapia, especialmente em cânceres em estágio avançado.

Para aquelas mulheres que se mantiverem sexualmente ativas após a radioterapia, *lubrificantes* à base de água podem ser benéficos durante a relação sexual. A desvantagem é que os lubrificantes não têm efeito duradouro. Assim, para as pacientes com secura vaginal crônica, os *hidratantes vaginais* podem se mostrar superiores. Os hidratantes vaginais formam uma camada de lubrificação sobre o epitélio vaginal, retendo a umidade por 48 a 72 horas. Os hidratantes podem ser utilizados diariamente ou várias vezes por semana para manter úmidos os tecidos vaginais. Alternativamente, para pacientes selecionadas, pode-se indicar a aplicação de creme tópico de estrogênio para aliviar os sintomas de atrofia (Cap. 22, p. 597).

Esses produtos podem aliviar as alterações vaginais decorrentes da radioterapia. Contudo, em um estudo longitudinal com 118 mulheres foram documentadas alterações vaginais adversas e disfunção sexual persistentes durante os dois anos seguintes à radioterapia para câncer de colo uterino. Sessenta e três por cento daquelas que mantinham atividade sexual antes da radioterapia continuaram a fazê-lo após o tratamento, embora com menos frequência (Jensen, 2003).

Ovário e desfechos da gravidez

Os efeitos da radiação sobre a função ovariana dependem da dose utilizada e da idade da paciente. Por exemplo, uma dose de 4 Gy causa esterilidade em 30% das mulheres jovens, mas em 100% daquelas com mais de 40 anos. Além disso, a radioterapia fracionada parece causar mais danos. Ash (1980) observou que, após 10 Gy administrados em uma fração, 27% das mulheres recuperaram a função ovariana em comparação com apenas 10% daquelas que receberam 12 Gy em seis dias. Em pacientes com cânceres ginecológicos submetidas à radioterapia pélvica, os sintomas de insuficiência ovariana espelham aqueles da menopausa natural, e o tratamento dos sintomas é semelhante (Capítulo 22, p. 585).

Para minimizar a exposição dos ovários de mulheres pré-menopáusicas à radiação, esses órgãos podem ser reposicionados cirurgicamente – o que se chama de *transposição* – fora do campo de radiação. Apesar dessa manobra, vários pesquisadores relataram taxas altas de insuficiência ovariana quando a dose ovariana excedeu 3 a 5 Gy. Além disso, foi relatada incidência de apenas 19% de nascimentos entre as pacientes que podiam conceber (Chambers, 1991; Haie-Meder, 1993).

Dentre as sobreviventes do sexo feminino de câncer infantil tratadas com irradiação abdominal, observaram-se taxas mais altas de abortamento espontâneo e menores pesos de nascimento do primeiro filho em comparação com as sobreviventes de câncer que não foram irradiadas (Hawkins, 1989).

Bexiga

A maioria das pacientes cuja pelve é tratada com radiação relata sintomas de cistite aguda 2 a 3 semanas após o início do tratamento. Embora frequência urinária, espasmo e dor sejam comuns, a hematúria é rara. Normalmente, cloridrato de flavoxato, oxibutinina, cloridrato de fenazopiridina ou líquidos à vontade aliviam prontamente os sintomas. Antibióticos podem ser usados para tratamento de infecção quando indicados. Complicações crônicas graves decorrentes de radioterapia são raras, mas incluem contratura da bexiga e hematúria. Em caso de hematúria grave, irrigação da bexiga com soro fisiológico, fulguração cistoscópica transuretral e desvio urinário temporário são técnicas aprovadas. A terapia com oxigênio hiperbárico também foi descrita. Fístulas envolvendo a bexiga podem ser uma sequela de longo prazo da radioterapia.

Intestino delgado

O intestino delgado é particularmente vulnerável a dano agudo precoce por radioterapia. Por exemplo, após uma única dose de 5 a 10 Gy, as células da cripta são destruídas e as vilosidades são expostas. Segue-se síndrome disabsortiva com náusea, diarreia, vômitos e dor espasmódica. Além de instruções gerais sobre a ingestão adequada de líquidos e de dieta com restrição de lactose, gordura e fibras, pode-se indicar a administração de medicamentos antieméticos e antidiarreicos (Tabela 25-6, p. 669, e Tabela 39-10, p. 963). Além disso, antiespasmódicos intestinais em combinação com sedativos são particularmente úteis.

As pacientes devem ser advertidas quanto à natureza tardia e crônica da enterite induzida por radiação. É frequente que haja diarreia intermitente, dor abdominal espasmódica, náusea e vômitos, que, em conjunto, podem simular obstrução intestinal de baixo grau. As pacientes com comorbidades, como obesidade, doenças dos pequenos vasos decorrentes de diabetes ou hipertensão arterial, cirurgias abdominais prévias e afecções inflamatórias intestinais ou da pelve, têm maior risco.

Preventivamente, vários tipos de dispositivos foram inseridos cirurgicamente para afastar o intestino delgado da pelve. Esses dispositivos incluem expansores de tecido inflados com soro fisiológico, *slings* omentais e tela absorvível (Hoffman, 1998; Martin, 2005; Soper, 1988). Além disso, com a definição das áreas de risco usando clipes cirúrgicos e planejamento cuidadoso da radioterapia, incluindo o uso de RTIM, é possível minimizar a toxicidade intestinal (Portelance, 2001). Dentre as evoluções mais recentes está o uso de protetores intravenosos contra radiação, como a amifostina (Athanassiou, 2003). Acredita-se que a amifostina atenue o dano celular decorrente da radiação em razão de sua capacidade de reduzir os níveis de radicais livres induzidos por radiação. Em 2007, as diretrizes para prevenção e tratamento de mucosite foram atualizadas. Especificamente, para prevenção de mucosite gastrintestinal induzida por radiação, sugere-se o uso de sulfassalazina por via oral e de amifostina por via intravenosa. Para tratamento de proctite, preconiza-se o uso de enemas com sucralfato (Keefe, 2007).

Retossigmoide

Comumente, algumas semanas após o início da radioterapia, as pacientes desenvolvem diarreia, tenesmo e secreção mucoide, que pode ser sanguinolenta. Nesses casos, antidiarreicos, dieta com poucos resíduos, enema de retenção com corticoides ou sucralfato e hidratação são a base do manejo da paciente. Alternativamente, pode-se observar sangramento retal meses ou anos após a radioterapia. A hemorragia, às vezes, pode ser grave e exigir transfusão sanguínea. Além disso, é possível que haja necessidade de procedimentos invasivos para controlar a neovasculatura com sangramento. Dentre esses procedimentos estão aplicação tópica de formaldeído a 4%, crioterapia e coagulação dos vasos com *laser* (Kantsevoy, 2003; Konishi, 2005; Smith, 2001; Ventrucci, 2001). Na avaliação de sangramento retal tardio, em geral há indicação para realizar enema baritado. O exame normalmente revela estreitamento do lúmen retossigmoide e espessamento da parede. No caso de obstrução grave, faz-se necessária ressecção do segmento do colo acometido. Além disso, é possível que haja fístulas retovaginais decorrentes da radioterapia.

Rim

Manifestações de nefropatia aguda induzida por radiação em geral ocorrem de 6 a 12 meses após a exposição. As pacientes evoluem com hipertensão arterial, edema, anemia, hematúria microscópica, proteinúria e redução na depuração de creatinina (Luxton, 1964). Embora a deterioração da função renal seja ocasionalmente reversível, em geral ocorre agravamento levando à nefropatia crônica. As pacientes tratadas concomitantemente com radioterapia e quimioterapia requerem cuidados especiais considerando a nefrotoxicidade associada a vários quimioterápicos.

Carcinogênese induzida por radiação

O desenvolvimento de câncer secundário decorrente de radiação depende de idade da paciente no momento da exposição, dose de radiação e suscetibilidade dos tipos específicos de tecidos à carcinogênese induzida por radiação (Tabela 28-4).

TABELA 28-4 Suscetibilidade de alguns tecidos ao câncer induzido por radiação

Suscetibilidade	Tecidos
Alta	Medula óssea, mama, tireoide
Moderada	Bexiga, colo, estômago, fígado, ovário
Baixa	Osso, tecido conjuntivo, músculo, colo uterino, útero, reto

Os critérios aceitos para diagnóstico de câncer induzido por radiação determinam que o câncer esteja localizado dentro das regiões previamente irradiadas e que sua patologia difira daquela da malignidade original. Além disso, deve-se observar um período latente de pelo menos alguns anos.

Em geral, aquelas pacientes tratadas com doses mais altas de radiação e aquelas expostas em fase mais jovem apresentam maior risco de câncer secundário. A latência até o desenvolvimento de tumor secundário também varia dependendo do tipo de câncer secundário. Por exemplo, o período de latência entre a exposição à radiação e o aparecimento clínico de leucemia é de menos de 10 anos, e tumores sólidos podem levar décadas. Cabe ressaltar que, para a maioria dos cânceres induzidos por radiação, seu aparecimento clínico não ocorre antes da faixa etária em que pacientes não irradiadas desenvolvem espontaneamente esse tipo específico de câncer. Além disso, as células cancerígenas induzidas por radiação e aquelas que se desenvolvem de forma espontânea possuem características patológicas idênticas. O exemplo mais comum é o desenvolvimento de sarcoma uterino anos após irradiação pélvica para tratamento de câncer de colo uterino (Mark, 1996). Contudo, em nível molecular, uma revisão retrospectiva revelou uma diferença nos padrões de mutação do gene supressor tumoral p53 comparando-se sarcomas espontâneos e induzidos por radiação. Nos primeiros, observaram-se mais substituições de bases, enquanto nos últimos foram identificadas mais deleções (Gonin-Laurent, 2006).

REFERÊNCIAS

Amorino GP, Freeman ML, Carbone DP, et al: Radiopotentiation by the oral platinum agent, JM216: role of repair inhibition. Int J Radiat Oncol Biol Phys 44(2):399, 1999

Aquino-Parsons C, Lim P, Green A, et al: Carbogen inhalation in cervical cancer: assessment of oxygenation change. Gynecol Oncol 74(2):259, 1999

Arai T, Nakano T, Fukuhisa K, et al: Second cancer after radiation therapy for cancer of the uterine cervix. Cancer 67(2):398, 1991

Ash P: The influence of radiation on fertility in man. Br J Radiol 53:271, 1980

Athanassiou H, Antonadou D, Coliarakis N, et al: Protective effect of amifostine during fractionated radiotherapy in patients with pelvic carcinomas: results of a randomized trial. Int J Radiat Oncol Biol Phys 56(4):1154, 2003

Begg AC: Cisplatin and radiation: interaction probabilities and therapeutic possibilities. Int J Radiat Oncol Biol Phys 19(5):1183, 1990

Bentzen, SM: Tumor volume and local control probability: clinical data and radiobiological interpretations. Int J Radiat Oncol Biol Phys 36(1):247, 1996

Bonner JA, Harari PM, Giralt J, et al: Radiotherapy plus cetuximab for locoregionally advanced head and neck cancer: 5-year survival data from a phase 3 randomised trial, and relation between cetuximab-induced rash and survival. Lancet Oncol 11:21, 2010

Boronow RC: Combined therapy as an alternative to exenteration for locally advanced vulvo-vaginal cancer: rationale and results. Cancer 49(6):1085, 1982

Bradfield JJ, Kinsella JB, Mader JT, et al: Rapid progression of head and neck squamous carcinoma after hyperbaric oxygenation. Otolaryngol Head Neck Surg 114(6):793, 1996

Bristow RG, Hill RP: Hypoxia and metabolism: Hypoxia, DNA repair and genetic instability. Nat Rev Cancer 8(3):180, 2008

Brizel DM, Dodge RK, Clough RW, et al: Oxygenation of head and neck cancer: changes during radiotherapy and impact on treatment outcome. Radiother Oncol 53(2):113, 1999

Chambers SK, Chambers JT, Kier R, et al: Sequelae of lateral ovarian transposition in irradiated cervical cancer patients. Int J Radiat Oncol Biol Phys 20(6):1305, 1991

Chapman JD, Schneider RF, Urbain JL, et al: Single-photon emission computed tomography and positron-emission tomography assays for tissue oxygenation. Semin Radiat Oncol 11(1):47, 2001

Cerciello F, Hofstetter B, Fatah SA, et al: G2/M cell cycle checkpoint is functional in cervical cancer patients after initiation of external beam radiotherapy. Int J Radiat Oncol Biol Phys 62(5):1390, 2005

Coutard H: Roentgen therapy of epitheliomas of the tonsillar region, hypopharynx and larynx from 1920 to 1926. Am J Roentgenol 28:313, 1932

Craighead PS, Pearcey R, Stuart G: A phase I/II evaluation of tirapazamine administered intravenously concurrent with cisplatin and radiotherapy in women with locally advanced cervical cancer. Int J Radiat Oncol Biol Phys 48(3):791, 2000

del Campo JM, Prat A, Gil-Moreno A, et al: Update on novel therapeutic agents for cervical cancer. 110:S72, 2008

Dische S, Saunders MI, Sealy R, et al: Carcinoma of the cervix and the use of hyperbaric oxygen with radiotherapy: a report of a randomised controlled trial. Radiother Oncol 53(2):93, 1999

Dubben HH: Tumor volume: a basic and specific response predictor in radiotherapy. Radiother Oncol 47(2):167, 1998

Dueñas-González A, Zarba JJ, Alcedo JC, et al: A phase III study comparing concurrent gemcitabine (Gem) plus cisplatin (Cis) and radiation followed by adjuvant Gem plus Cis versus concurrent Cis and radiation in patients with stage IIB to IVA carcinoma of the cervix. Abstract No CRA5507. Presented at the ASCO Annual Meeting. 2009

Dunst J, Kuhnt T, Strauss HG, et al: Anemia in cervical cancers: impact on survival, patterns of relapse, and association with hypoxia and angiogenesis. Int J Radiat Oncol Biol Phys 56(3):778, 2003

Erenpreisa J, Cragg MS: Mitotic death: a mechanism of survival? A review. Cancer Cell Int 1:1, 2001

Fajardo LF: The pathology of ionizing radiation as defined by morphologic patterns. Acta Oncol 44(1):13, 2005

Friedlander AH, Freymiller EG: Detection of radiation-accelerated atherosclerosis of the carotid artery by panoramic radiography. A new opportunity for dentists. J Am Dent Assoc 134(10):1361, 2003

Gemignani ML, Alektiar KM, Leitai M, et al: Radical surgical resection and high-dose intraoperative radiation therapy (HDR-IORT) in patients with recurrent gynecologic cancers. Int J Radiat Oncol Biol Phys 50(3):687, 2001

Glazer PM, Grandis J, Powell SN, et al: Radiation resistance in cancer therapy: meeting summary and research opportunities: report of an NCI workshop held September 1–3, 2010. Radiat Res 176:e0016, 2011

Gonin-Laurent N, Gibaud A, Huygue M, et al: Specific TP53 mutation pattern in radiation-induced sarcomas. Carcinogenesis 27(6):1266, 2006

Gonzáles-Cortijo L, Carballo N, Gonzáles-Martin A, et al: Novel chemotherapy approaches in chemoradiation protocol. Gynecol Oncol 110:S45, 2008

Gregoire V, Hittelman WN, Rosier JF, et al: Chemo-radiotherapy: radiosensitizing nucleoside analogues (review). Oncol Rep 6(5):949, 1999

Gregoire V, Van NT, Stephens LC, et al: The role of fludarabine-induced apoptosis and cell cycle synchronization in enhanced murine tumor radiation response in vivo. Cancer Res 54(23):6201, 1994

Grigsby PW, Lu JD, Mutch DG, et al: Twice-daily fractionation of external irradiation with brachytherapy and chemotherapy in carcinoma of the cervix with positive para-aortic lymph nodes: Phase II study of the Radiation Therapy Oncology Group 92-10. Int J Radiat Oncol Biol Phys 41(4):817, 1998

Grigsby: Long-term follow-up of RTOG 88-05: twice-daily external irradiation with brachytherapy for carcinoma of the cervix. Int J Radiat Oncol Biol Phys 54:51, 2002

Haie-Meder C, Mlika-Cabanne N, Michel G, et al: Radiotherapy after ovarian transposition: ovarian function and fertility preservation. Int J Radiat Oncol Biol Phys 25(3):419, 1993

Hall EJ, Cox JD: Physical and biological basis of radiation therapy. In Cox JD, Ang KK (eds): Radiation Oncology, Rationale, Technique, Results, 8th ed. St. Louis, MO, Mosby, 2003, p 5

Hareyama M, Sakata K, Oouchi A, et al: High-dose-rate versus low-dose-rate intracavitary therapy for carcinoma of the uterine cervix: a randomized trial. Cancer 94(1):117, 2002

Hawkins MM, Smith RA: Pregnancy outcomes in childhood cancer survivors: probable effects of abdominal irradiation. Int J Cancer 43(3):399, 1989

Henke M, Laszig R, Rübe C, et al: Erythropoietin to treat head and neck cancer patients with anaemia undergoing radiotherapy: randomized, double-blind, placebo-controlled trial. Lancet 362:1255, 2003

Heron DE, Gerszten K, Selvaraj RN, et al: Conventional 3D conformal versus intensity-modulated radiotherapy for the adjuvant treatment of gynecologic malignancies: a comparative dosimetric study of dose-volume histograms. Gynecol Oncol 91 (1):39, 2003

Hershman DL, Buono DL, Malin J, et al: Patterns of use and risks associated with erythropoietin-stimulating agents among Medicare patients with cancer. J Natl Cancer Inst 101:1633, 2009

Hoffman JP, Sigurdson ER, Eisenberg BL: Use of saline-filled tissue expanders to protect the small bowel from radiation. Oncology (Williston Park) 12(1):51, 1998

Jensen PT, Groenvold M, Klee MC, et al: Longitudinal study of sexual function and vaginal changes after radiotherapy for cervical cancer. Int J Radiat Oncol Biol Phys 56(4):937, 2003

Kantsevoy SV, Cruz-Correa MR, Vaughn CA, et al: Endoscopic cryotherapy for the treatment of bleeding mucosal vascular lesions of the GI tract: a pilot study. Gastrointest Endosc 57(3):403, 2003

Kapp KS, Poschauko J, Geyer E, et al: Evaluation of the effect of routine packed red blood cell transfusion in anemic cervix cancer patients treated with radical radiotherapy. Int J Radiat Oncol Biol Phys 54(1):58, 2002

Keefe DM, Schubert MM, Elting, et al: Updated clinical practice guidelines for the prevention and treatment of mucositis. Cancer 109:820, 2007

Kelland LR, Edwards SM, Steel GG: Induction and rejoining of DNA double-strand breaks in human cervix carcinoma cell lines of differing radiosensitivity. Radiat Res 116(3):526, 1988

Keys HM, Bundy BM, Stehman FB, et al: A comparison of weekly cisplatin during radiation therapy versus irradiation alone each followed by adjuvant hysterectomy in bulky stage IB cervical carcinoma: a randomized trial of the Gynecologic Oncology Group. N Engl J Med 340:1154, 1999

Komaki: Twice-daily fractionation of external irradiation with brachytherapy in bulky carcinoma of the cervix. Phase I/II study of the Radiation Therapy Oncology Group 88-05. Cancer 73, 2619, 1994

Konishi T, Watanabe T, Kitayama J, et al: Endoscopic and histopathologic findings after formalin application for hemorrhage caused by chronic radiation-induced proctitis. Gastrointest Endosc 61(1):161, 2005

Kwee SA, Coel MN, Lim J, et al: Combined use of F-18 fluorocholine positron emission tomography and magnetic resonance spectroscopy for brain tumor evaluation. J Neuroimaging 14(3):285, 2004

Lavey RS, Liu PY, Greer BE, et al: Recombinant human erythropoietin as an adjunct to radiation therapy and cisplatin for stage IIB-IVA carcinoma of the cervix: a Southwest Oncology Group study. Gynecol Oncol 95(1):145, 2004

Lee MY, Wu HG, Kim K, et al: Concurrent radiotherapy with paclitaxel/carboplatin chemotherapy as a definitive treatment for squamous cell carcinoma of the uterine cervix. Gynecol Oncol 104(1):95, 2007

Luxton RW, Kunkler PB: Radiation nephritis. Acta Radiol Ther Phys Biol 66:169, 1964

Marcial VA, Komaki R: Altered fractionation and extended-field irradiation of carcinoma of the cervix. Cancer 76(10 Suppl):2152, 1995

Mark RJ, Poen J, Tran LM et al: Postirradiation sarcoma of the gynecologic tract. A report of 13 cases and a discussion of the risk of radiation-induced gynecologic malignancies. Am J Clin Oncol 19(1):59, 1996

Martin J, Fitzpatrick K, Horan G, et al: Treatment with a belly-board device significantly reduces the volume of small bowel irradiated and results in low acute toxicity in adjuvant radiotherapy for gynecologic cancer: results of a prospective study. Radiother Oncol 74(3):267, 2005

Mason KA, Kishi K, Hunter N, et al: Effect of docetaxel on the therapeutic ratio of fractionated radiotherapy in vivo. Clin Cancer Res 5:4191, 1999

Milano MT, Constine LS, Okunieff P: Normal tissue tolerance dose metrics for radiation therapy of major organs. Semin Radiat Oncol 17:131, 2007

Montana GS, Thomas GM, Moore DH, et al: Preoperative chemo-radiation for carcinoma of the vulva with N2/N3 nodes: a gynecologic oncology group study. Int J Radiat Oncol Biol Phys 48(4):1007, 2000

Moore KN, Sill D, Miller DS, et al: A phase I trial of concurrent cetuximab (CET), cisplatin (CDDP), and radiation therapy (RT) women with locally advanced cervical cancer (CXCA): a GOG study. J Clin Oncol 29(abstract 5032), 2011

Morris M, Eifel PJ, Watkins EB, et al: Pelvic radiation with concurrent chemotherapy versus pelvic and para-aortic radiation for high risk cervical cancer: a randomized Radiation Therapy Oncology Group clinical trial. N Engl J Med 340:1137, 1999

Nag S, Erickson B, Thomadsen, et al: The American Brachytherapy Society recommendations for high-dose-rate brachytherapy for carcinoma of the cervix. Int J Radiat Oncol Biol Phys 48(1):201, 2000

National Institutes of Health: Cisplatin and Radiation Therapy With or Without Tirapazamine in Treating Patients With Cervical Cancer. 2010. Available at: http://clinicaltrials.gov/ct2/show/record/NCT00262821. Accessed October 20, 2011

Nguyen PD, John B, Munoz AK, et al: Mitomycin-C/5-FU and radiation therapy for locally advanced uterine cervical cancer. Gynecol Oncol 43(3):220, 1991

Nordsmark M, Overgaard M, Overgaard J: Pretreatment oxygenation predicts radiation response in advanced squamous cell carcinoma of the head and neck. Radiother Oncol 41(1):31, 1996

Okada H, Mak TW: Pathways of apoptotic and non-apoptotic death in tumour cells. Nat Rev Cancer 4(8):592, 2004

Overgaard J, Hoff CM, Hansen HS, et al: Randomized study of darbepoetin alfa as modifier of radiotherapy in patients with primary squamous cell carcinoma of the head and neck (HNSCC): final outcome of the DAHANCA 10 trial. J Clin Oncol 27(No 15S):6007, 2009

Pawlik TM, Keyomarsi K: Role of cell cycle in mediating sensitivity to radiotherapy. Int J Radiat Oncol Bio Phys 59(4):928, 2004

Petereit DG, Sarkaria JN, Chappell R, et al: The adverse effect of treatment prolongation in cervical carcinoma. Int J Radiat Oncol Biol Phys 32(5):1301, 1995

Portelance L, Chao KS, Grigsby PW, et al: Intensity-modulated radiation therapy (IMRT) reduces small bowel, rectum, and bladder doses in patients with cervical cancer receiving pelvic and para-aortic irradiation. Int J Radiat Oncol Biol Phys 51(1):261, 2001

Rischin D, Peters L, Fisher R, et al: Tirapazamine, cisplatin, and radiation versus fluorouracil, cisplatin, and radiation in patients with locally advanced head and neck cancer: A randomized phase II trial of the Trans-Tasman Radiation Oncology Group (TROG 98.02). J Clin Oncol 23:79, 2005

Rischin D, Peters L, Hicks R, et al: Phase I trial of concurrent tirapazamine, cisplatin, and radiotherapy in patients with advanced head and neck cancer. J Clin Oncol 19(2):535, 2001

Rischin D, Peters LJ, O'Sullivan B, et al: Tirapazamine, cisplatin, and radiation versus cisplatin and radiation for advanced squamous cell carcinoma of the head and neck (TROG 02.02, HeadSTART): a phase III trial of the Trans-Tasman Radiation Oncology Group. J Clin Oncol 8(18):2989, 2010

Rose PG: Combination therapy: new treatment paradigm for locally advanced cervical cancer? Nat Rev Clin Oncol 8(7): 388, 2011

Rose PG, Bundy BN, Watkins EB, et al: Concurrent cisplatin-based chemoradiation improves progression free and overall survival in advanced cervical cancer: results of a randomized Gynecologic Oncology Group study. N Engl J Med 340:1144, 1999

Rushdan MN, Tay EH, Khoo-Tan HS, et al: Tailoring the field and indication of adjuvant pelvic radiation for patients with FIGO stage Ib lymph nodes-negative cervical carcinoma following radical surgery based on the GOG score—a pilot study. Ann Acad Med Singapore 33(4):467, 2004

Schwartz JL, Mustafi R, Beckett MA, et al: DNA double-strand break rejoining rates, inherent radiation sensitivity and human tumor response to radiotherapy. Br J Cancer 74(1):37, 1996

Schwartz JL, Rotmensch J, Giovanazzi S, et al: Faster repair of DNA double-strand breaks in radioresistant human tumor cells. Int J Radiat Oncol Biol Phys 15(4):907, 1988

Sedlis A, Bundy BN, Rotman MZ, et al: A randomized trial of pelvic radiation therapy versus no further therapy in selected patients with stage IB carcinoma of the cervix after radical hysterectomy and pelvic lymphadenectomy: a Gynecologic Oncology Group Study. Gynecol Oncol 73(2)177, 1999

Smith S, Wallner K, Dominitz JA, et al: Argon plasma coagulation for rectal bleeding after prostate brachytherapy. Int J Radiat Oncol Biol Phys 51(3):636, 2001

Soper JT: Role of surgery and radiation therapy in the management of gestational trophoblastic disease. Best Pract Res Clin Obstet Gynaecol 17(6):943, 2003

Soper JT, Clarke-Pearson DL, Creasman WT: Absorbable synthetic mesh (910-polyglactin) intestinal sling to reduce radiation-induced small bowel injury in patients with pelvic malignancies. Gynecol Oncol 29(3):283, 1988

Steel GG, Peckham MJ: Exploitable mechanisms in combined radiotherapy-chemotherapy: the concept of additivity. Int J Radiat Oncol Biol Phys 5(1):85, 1979

Terasawa T, Dvorak T, Ip Stanley, et al: Systematic review: charged-particle radiation therapy for cancer. Ann Inter Med 151:556, 2009

Thames H: On the origin of dose fractionation regimens in radiotherapy. Semin Radiat Oncol 2(1):3, 1992

Trott KR: The mechanisms of acceleration of repopulation in squamous epithelia during daily irradiation. Acta Oncol 38(2):153, 1999

Varlotto J, Stevenson MA: Anemia, tumor hypoxemia, and the cancer patient. Int J Radiat Oncol Biol Phys 63(1):25, 2005

Ventrucci M, Di Simone MP, Giulietti P, et al: Efficacy and safety of Nd:YAG laser for the treatment of bleeding from radiation proctocolitis. Dig Liver Dis 33(3):230, 2001

Wang CC: Local control of oropharyngeal carcinoma after two accelerated hyperfractionation radiation therapy schemes. Int J Radiat Oncol Biol Phys 14(6):1143, 1988

Weichselbaum RR, Beckett MA, Hallahan DE, et al: Molecular targets to overcome radioresistance. Semin Oncol 19(4 Suppl 11):14, 1992

Wong FC, Tung SY, Leung TW, et al: Treatment results of high-dose-rate remote afterloading brachytherapy for cervical cancer and retrospective comparison of two regimens. Int J Radiat Oncol Biol Phys 55(5):1254, 2003

Woodward WA, Cox JD: Molecular basis of radiation therapy. In Mendelsohn J, Howley PM, Israel MA, et al (eds): The Molecular Basis of Cancer, 3rd ed. Philadelphia, Saunders Elsevier, 2008, p 593

Wun T, Law L, Harvey D, et al: Increased incidence of symptomatic venous thrombosis in patients with cervical carcinoma treated with concurrent chemotherapy, radiation, and erythropoietin. Cancer 98(7):1514, 2003

Yang LX, Douple E, Wang HJ: Irradiation-enhanced binding of carboplatin to DNA. Int J Radiat Biol 68(6):609, 1995

Yap OW, Kapp DS, Teng NN, et al: Intraoperative radiation therapy in recurrent ovarian cancer. Int J Radiat Oncol Biol Phys 63(4):1114, 2005

Zakian KL, Koutcher JA, Ballon D, et al: Developments in nuclear magnetic resonance imaging and spectroscopy: application to radiation oncology. Semin Radiat Oncol 11(1):3, 2001

Zidar N, Ferlunga D, Hvala A, et al: Contribution to the pathogenesis of radiation-induced injury to large arteries. J Laryngol Otol 111(10):988, 1997

CAPÍTULO 29

Lesões Pré-Invasivas do Trato Genital Inferior*

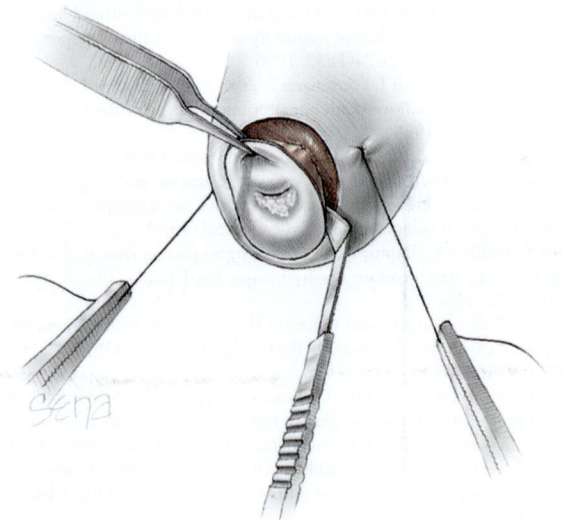

NEOPLASIA DO TRATO GENITAL INFERIOR 730
CONSIDERAÇÕES ANATÔMICAS 731
PAPILOMAVÍRUS HUMANO 733
NEOPLASIA INTRAEPITELIAL DO COLO UTERINO 738
CITOLOGIA DO COLO UTERINO 740
COLPOSCOPIA 748
MANEJO NA NEOPLASIA INTRAEPITELIAL DO COLO UTERINO 752
TRATAMENTO DA NEOPLASIA INTRAEPITELIAL DO COLO UTERINO ... 752
LESÕES VAGINAIS PRÉ-INVASIVAS 755
LESÕES VULVARES PRÉ-INVASIVAS 757
NEOPLASIA INTRAEPITELIAL ANAL 761
PACIENTE INFECTADA POR HIV 763
REFERÊNCIAS 764

Desde a introdução do exame de Papanicolaou nos anos 1950, a citologia preventiva do colo uterino tem sido associada à redução significativa nas taxas de incidência e de mortalidade do câncer invasivo de colo uterino (Saslow, 2002). Anualmente, aproximadamente 7% das mulheres nos Estados Unidos submetidas a esse exame de rastreamento têm resultados citológicos anormais que indicam uma resposta clínica (Jones, 2000). Por isso, a ginecologia praticada no consultório médico frequentemente envolve o diagnóstico e o tratamento de doença pré-invasiva do trato genital inferior (TGI).

NEOPLASIA DO TRATO GENITAL INFERIOR

O termo *neoplasia intraepitelial* refere-se a lesões no epitélio escamoso do TGI, consideradas precursoras do câncer invasivo. As lesões são diagnosticadas por biópsia e avaliação histológica. As neoplasias intraepiteliais de colo uterino, vagina, vulva, região perianal e ânus (NIC, NIVa, NIV, NIPA e NIA, respectivamente) apresentam uma neoplasia que vai desde alterações citoplasmáticas e nucleares levemente displásicas até displasia grave. Não há invasão da membrana basal, o que caracterizaria um câncer invasivo.

A gravidade da lesão intraepitelial é classificada de acordo com a proporção de epitélio acometido a partir da membrana basal até a superfície. No caso de neoplasia intraepitelial de colo (NIC), quando as células anormais estão limitadas ao terço inferior do epitélio escamoso denomina-se *displasia leve* ou *NIC 1*; quando se estendem ao terço médio, *displasia moderada* ou *NIC 2*; quando atingem o terço superior, *displasia grave* ou *NIC 3*; e quando há envolvimento de toda a espessura, denomina-se *carcinoma in situ* (CIS) (Fig. 29-1). As lesões dos epitélios escamosos de vulva, vagina, região perianal e anal são classificadas de forma semelhante, com a ressalva de que provavelmente deixará de existir NIV 1 (p. 757). A história natural dessas lesões extracervicais não é tão conhecida quanto a da NIC.

Por outro lado, considerando que apresenta apenas uma camada celular, o epitélio colunar do colo uterino não demonstra espectro de doença neoplásica análogo. As anormalidades histológicas limitam-se, portanto, ao *adenocarcinoma in situ* (AIS), ou *adenocarcinoma*.

Uma nova terminologia para a citologia do colo uterino foi introduzida em 1989 (p. 744) (Kurman, 1994; National Cancer Institute Workshop, 1989). Desde então, o termo *lesão intraepitelial escamosa* (LIE) passou a ser usado de forma intercambiável com *neoplasia intraepitelial* e frequentemente é utilizado nos dados de diagnóstico histológico. Como as alterações histológicas decorrentes da infecção pelo papilomavírus humano (HPV) e da NIC 1 são semelhantes e não podem ser distinguidas de forma confiável, elas podem ser referidas de forma mais genérica como *lesões intraepiteliais escamosas de baixo grau* (LIEBGs). Por outro lado, NIC 2 e NIC 3/CIS podem ser denominadas *lesões intraepiteliais de alto grau* (LIEAGs). As LIEAGs apresentam baixa reprodutibilidade como diagnóstico citológico ou histológico, estão associadas a vários tipos de papilomavírus e geralmente têm curso clínico benigno. As LIEAGs têm maior reprodutibilidade diagnóstica, são causadas por um espectro menor de

---

* N. de R. T. Diretrizes de Rastreamento, classificação e tratamento das lesões precursoras no Brasil se encontram em http://www.inca.gov.br/inca/arquivos/diretrizes_rastreamento_cancer_colo_utero.pdf

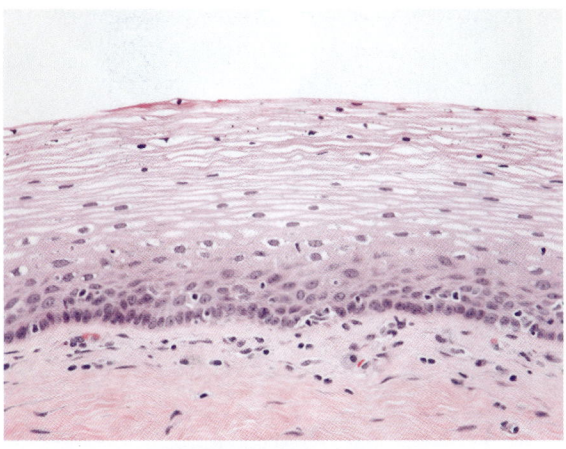
A   Epitélio escamoso normal

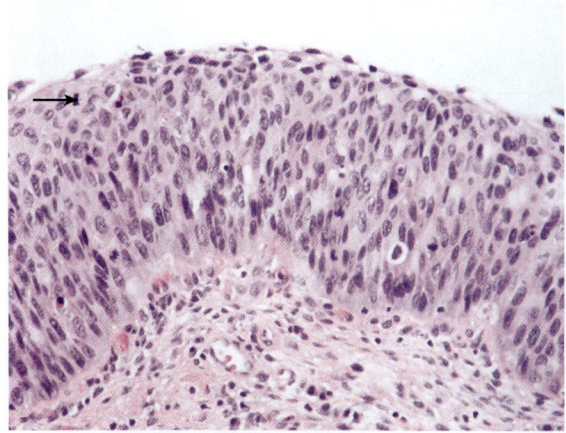
C   NIC 3/carcinoma escamoso *in situ*

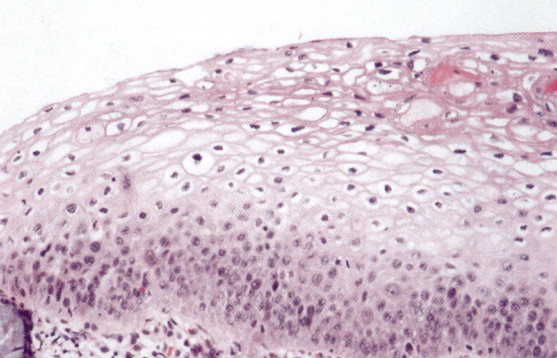
B   NIC 1

FIGURA 29-1 **A**. Mucosa ectocervical normal. O epitélio ectocervical é um epitélio escamoso, estratificado, não queratinizado, que sofre maturação em resposta à estimulação estrogênica. As mitoses normalmente estão limitadas às camadas mais profundas, ou seja, as camadas basal e parabasal. **B**. Biópsia de colo uterino obtida na zona de transformação com displasia leve do epitélio escamoso (NIC 1). A zona de transformação está indicada pela presença de epitélio escamoso e glândulas endocervicais (*asterisco amarelo*). A NIC 1 caracteriza-se por proliferação desordenada de células escamosas e aumento da atividade mitótica restrita ao terço inferior do epitélio, com atipias coilocitóticas envolvendo o epitélio mais superficial. A coilocitose caracteriza-se por aumento do volume nuclear, cromatina grosseira, "pregueamento" nuclear e presença de halos perinucleares. **C**. A displasia escamosa grave (NIC 3/carcinoma escamoso *in situ*) é caracterizada por proliferação desordenada de células escamosas atípicas e aumento da atividade mitótica envolvendo toda a espessura do epitélio. Observe a presença de figuras de mitose próximas da superfície epitelial (*seta*). Algumas vezes, observam-se mitoses anormais. (*Fotografias cedidas pelo Dra. Kelley Carrick.*)

tipos virais carcinogênicos e têm maior probabilidade de serem precursoras de câncer (Lungu, 1992). Portanto, as intervenções clínicas geralmente visam ao tratamento das LIEAGs.

Independentemente da terminologia usada, o *exame citológico* do colo uterino é uma ferramenta de rastreamento que indica a necessidade de avaliação adicional e não deve ser confundida com diagnóstico histológico. Os resultados da citologia apenas direcionam a próxima etapa na avaliação da paciente. O *exame histológico*, em geral de amostra obtida por biópsia direta guiada por colposcopia, é a ferramenta indicada para diagnosticar a presença e determinar a gravidade das neoplasias do TGI. Esses resultados histológicos determinam as etapas do tratamento.

CONSIDERAÇÕES ANATÔMICAS

Genitália externa

As lesões pré-malignas do TGI feminino frequentemente são multifocais, podendo acometer qualquer de suas estruturas e podem ter apresentação semelhante à de processos benignos. Por exemplo, a *micropapilomatose labial* é uma variação anatômica benigna caracterizada por pequenas projeções epiteliais, na superfície epitelial interna dos pequenos lábios (Fig. 29-2). Cada projeção papilar se origina de uma base individual própria. Essas lesões são facilmente confundidas com lesões de HPV, que, ao contrário, tendem a ser multifocais, assimétricas, com projeções papilares a partir de uma base única (Ferris, 2004). A micropapilomatose normalmente evolui com regressão espontânea e não requer tratamento (Bergeron, 1990).

Vagina

A vagina é revestida por epitélio escamoso não queratinizado, com ausência de glândulas. Contudo, eventualmente, podem ser observadas áreas de epitélio colunar no interior da mucosa vaginal escamosa, na condição denominada adenose, mas comumente atribuída à exposição intrauterina a estrogênio exógeno, especialmente ao dietilestilbestrol (DES) (Trimble, 2001). Essas áreas se apresentam como placas vermelhas circundadas por epitélio escamoso e podem ser confundidas com úlceras ou outras lesões. Além da inspeção, recomenda-se palpação cuidadosa da vagina, já que o adenocarcinoma de células claras, também associado ao DES, pode ser palpável antes de ser visto.

Colo uterino
Junção escamocolunar

Durante a embriogênese, acredita-se que a migração do epitélio escamoso estratificado do seio urogenital e da placa vaginal substitua o epitélio mülleriano (Ulfelder, 1976). Esse proces-

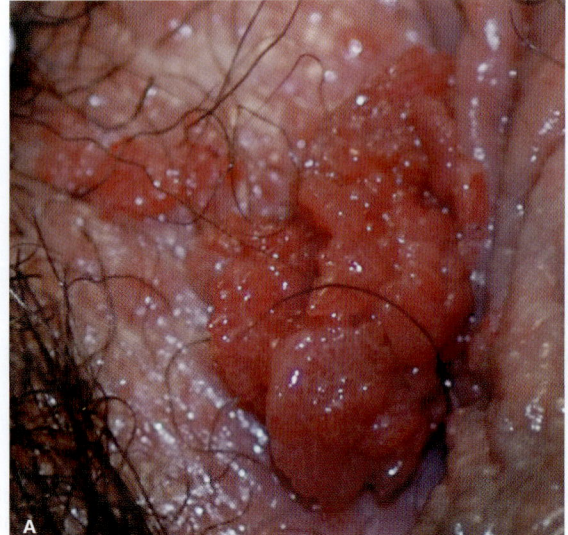
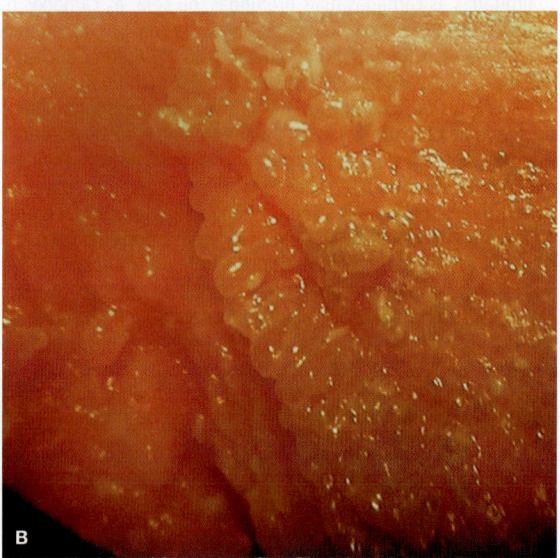

FIGURA 29-2 Lesões benignas do trato genital inferior. **A.** O condiloma tende a ser multifocal, assimétrico e com múltiplas projeções papilares a partir de uma base única. **B.** A micropapilomatose labial é uma variação anatômica normal da vulva encontrada na face interna dos pequenos lábios e segmento inferior da vagina. Diferentemente do condiloma, as projeções são uniformes em tamanho e forma e cada uma emerge de sua própria base de fixação.

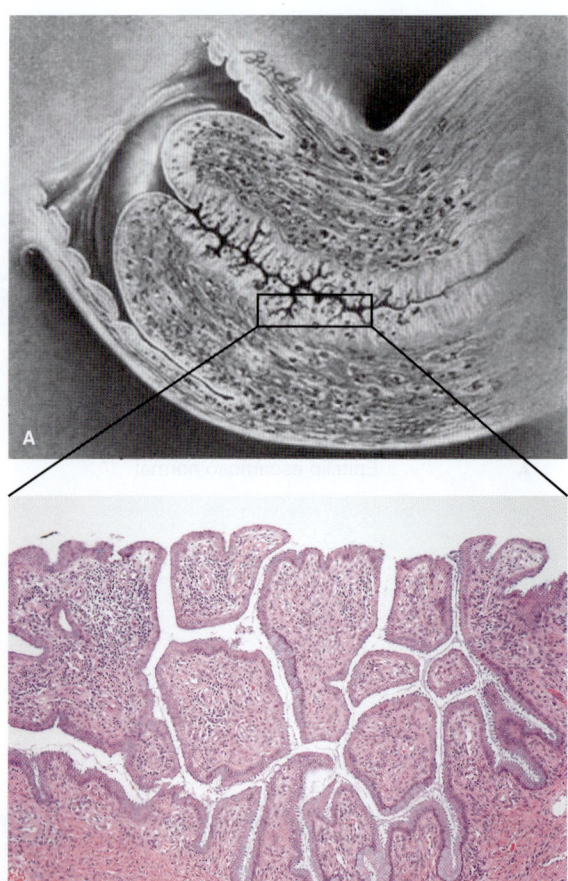

FIGURA 29-3 Anatomia endocervical. **A.** Visão sagital do colo uterino. Nesta ilustração, o segmento do canal endocervical em destaque reflete a orientação da microfotografia. (Modificada a partir de Eastman, 1961, com permissão.) **B.** A endocérvice é revestida por epitélio colunar simples secretor de mucina. As criptas e as pequenas projeções exofíticas parecem pseudopapilas quando visualizadas em corte transversal. Como observado neste caso, um infiltrado linfocitário leve geralmente está presente e pode se acentuar na presença de infecção ou de irritação crônica. (*Fotografia cedida pela Dra. Kelley Carrick.*)

so normalmente termina próximo do orifício cervical externo, formando a junção escamocolunar (JEC) original (congênita). Aqui, o epitélio pavimentoso, róseo e liso encontra-se justaposto ao epitélio colunar vermelho e aveludado. Na minoria dos casos, a migração pode ser incompleta, levando à localização da JEC na parte superior da vagina. Esse fenômeno é considerado uma variação normal, além de ser encontrado em caso de exposição ao DES na vida intrauterina (Kaufman, 2005).

O epitélio colunar geralmente é referido como "glandular" (Solomon, 2002). Isto porque as invaginações profundas do epitélio colunar produzem um aspecto histológico semelhante ao do tecido glandular (Fig. 29-3). Contudo, o termo glandular é tecnicamente incorreto, considerando que não há glândulas verdadeiras, formadas por ácinos e ductos, no colo uterino (Ulfelder, 1976).

A localização da JEC varia com a idade e o estado hormonal (Fig. 29-4). Sob a influência do estrogênio, a junção sofre eversão para a ectocérvice durante adolescência, gravidez e com o uso de anticoncepcionais hormonais combinados. E regressa para o canal endocervical com a menopausa e outras situações em que há baixa de estrogênio, como lactação prolongada e uso de anticoncepcionais à base apenas de progestogênio, assim como na vigência de processo natural de metaplasia escamosa (Anderson, 1991).

Metaplasia escamosa

O aumento nos níveis de estrogênio na puberdade leva a aumento das reservas de glicogênio no epitélio escamoso não queratinizado do TGI. O glicogênio é fonte de carboidrato para

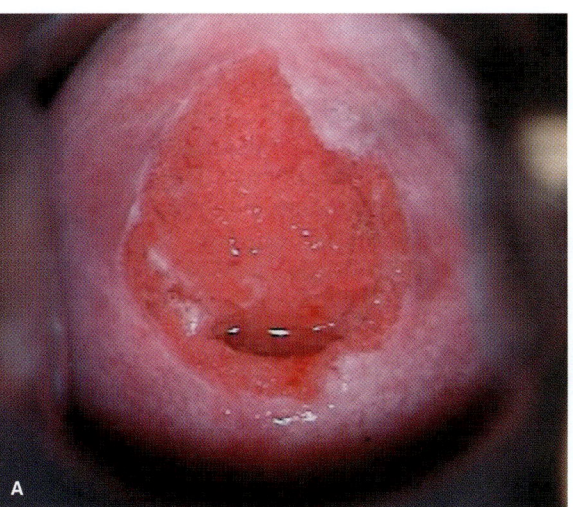 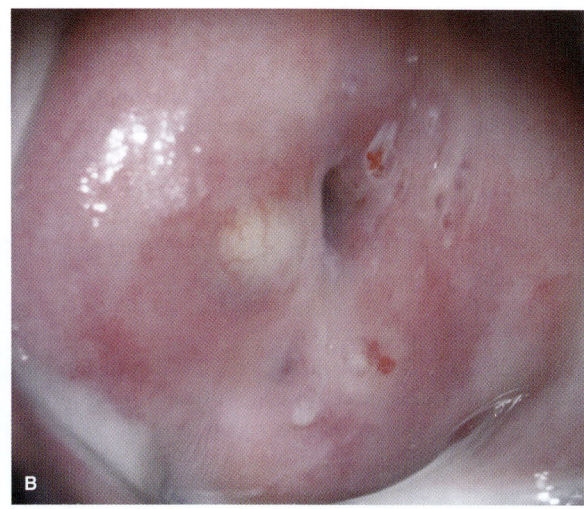

FIGURA 29-4 A localização da junção escamocolunar (JEC) é variável. **A**. A JEC está localizada na ectocérvice e é completamente visível. **B**. A JEC está localizada dentro do canal endocervical e não é visível.

lactobacilos, o que leva a seu predomínio na flora vaginal normal. Os lactobacilos produzem ácido láctico, que reduz o pH vaginal para menos de 4,5. Suspeita-se que esse pH baixo seja o estímulo para a *metaplasia escamosa*, que é a substituição constante de epitélio colunar por epitélio escamoso sobre o colo uterino. Células de reserva relativamente indiferenciadas subjacentes ao epitélio do colo uterino aparentemente são as precursoras das novas células metaplásicas, que irão se diferenciar em epitélio escamoso. Esse processo normal cria uma camada progressivamente maior de epitélio metaplásico denominada *zona de transformação* (ZT), entre a JEC original e o epitélio colunar atual (Fig. 29-5).

Zona de transformação e neoplasia cervical

Quase todas as neoplasias cervicais, escamosas ou colunares, desenvolvem-se dentro da ZT, em geral adjacente à JEC nova ou em formação (Anderson, 1991). As células de reserva e metaplásicas imaturas do colo uterino parecem ser particularmente vulneráveis aos efeitos oncogênicos do HPV e dos cocarcinógenos (Stanley, 2010). A metaplasia escamosa é mais ativa durante a adolescência e a gravidez. Isso talvez explique por que início de atividade sexual e primeira gravidez precoces são fatores de risco conhecidos para câncer de colo uterino.

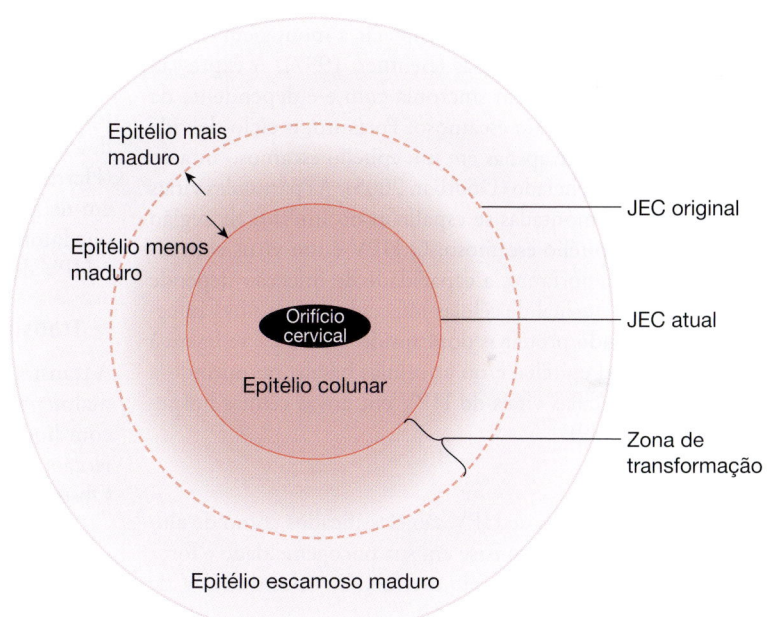

FIGURA 29-5 Descrição esquemática dos limites relevantes do colo uterino. A junção escamocolunar (JEC) assinala o local de término da migração superior do epitélio escamoso a partir do seio urogenital durante o desenvolvimento embrionário. A localização da JEC se altera com idade e estado hormonal. Nos estados com maior concentração de estrogênio, a JEC tende a sofrer eversão. Nos estados hipoestrogênicos e nos casos com metaplasia escamosa, o JEC se aproxima do orifício cervical. A zona de transformação é formada por uma faixa de metaplasia escamosa entre a JEC original e a nova (atual) JEC. À medida que o epitélio metaplásico amadurece, ele se move mais para fora em relação às áreas de metaplasia mais recentes e imaturas, podendo se tornar indistinguível do epitélio escamoso original.

PAPILOMAVÍRUS HUMANO

A importância desse vírus como fator causador na gênese de quase todas as neoplasias do colo uterino e de uma variável, mas significativa parte, das neoplasias vulvares, vaginais e anais encontra-se bem estabelecida. O HPV foi reconhecido como agente causador importante para diversos cânceres extragenitais, incluindo alguns da região de cabeça e pescoço. Esse vírus é responsável por aproximadamente 5% de todos os cânceres (D'Souza, 2007; Steben, 2007).

Virologia básica do HPV

O papilomavírus humano é um vírus de DNA dupla-hélice simples com um capsídeo proteico. O HPV infecta principalmente as células epiteliais escamosas ou metaplásicas humanas. Os tipos e subtipos de HPV são classificados em função do grau de homologia genética (Coggin, 1979; de Villiers, 2004). Foram identificados aproximadamente 130 tipos de HPV geneticamente distintos. Desses tipos, 30 a 40 infectam principalmente o trato anogenital inferior.

Ciclo de vida do HPV

O genoma circular e de dupla-hélice do HPV é formado por apenas nove estruturas de leitura identificadas (Southern, 1998; Stanley, 2010). Além de uma região reguladora, os seis genes "precoces" (E, de *early*) controlam as funções no período inicial do ciclo de vida do vírus, incluindo manutenção, replicação e transcrição do DNA. Os genes precoces são expressos nas camadas inferiores do epitélio (Fig. 29-6). Os dois genes "tardios" (de *late*) codificam as proteínas dos capsídeos maior (L1) e menor (L2) e são expressos nas camadas mais superficiais. Essas proteínas são necessárias no período mais tardio do ciclo de vida do vírus para completar a montagem de novas partículas virais infecciosas (Beutner, 1997). A expressão gênica do HPV ocorre em sincronia com e é dependente da diferenciação do epitélio escamoso. Portanto, o ciclo de vida do vírus completa-se apenas em um epitélio escamoso intacto e totalmente diferenciado (Doorbar, 2005). As partículas virais completamente montadas se espalham no interior da região superficial do epitélio escamoso. O HPV é um vírus com ciclo não lítico e, portanto, a capacidade de infecção depende de descamação normal de células infectadas. Uma nova infecção ocorre quando proteínas dos capsídeos L1 e L2 se ligam à membrana basal epitelial e/ou às células basais, permitindo a entrada de partículas virais do HPV em novas células hospedeiras (Sapp, 2009).

Tipos de HPV

Clinicamente, os tipos de HPV são classificados como de alto risco e de baixo risco com base em sua oncogenicidade e força de associação ao câncer de colo uterino. Os tipos de HPV de baixo risco 6 e 11 causam quase todas as verrugas genitais e uma pequena parcela das infecções subclínicas por HPV. As infecções por HPV de baixo risco, raramente, são oncogênicas.

Em contrapartida, a infecção persistente por HPV de alto risco é exigência para o desenvolvimento de câncer do colo uterino. Os HPV de alto risco, incluindo os tipos 16, 18, 31, 33, 35, 45 e 58, assim como outros menos comuns, respondem por aproximadamente 95% dos casos de câncer de colo uterino no mundo (Bosch, 2002; Lorincz, 1992; Muñoz, 2003). O HPV 16 é o mais carcinogênico, provavelmente em razão de sua maior tendência à persistência em comparação com outros tipos (Schiffman, 2005). Ele é responsável pela maior porcentagem de lesões NIC 3 (45%) e de cânceres do colo uterino (55%) em todo o mundo, e por cânceres relacionados com HPV e localizados fora do trato anogenital e na orofaringe (Schiffman, 2010; Smith, 2007). A prevalência do HPV 18 é bem menor que a do HPV 16 na população geral. Contudo, ele é encontrado em 13% dos carcinomas de células escamosas e em proporção ainda maior dos adenocarcinomas e carcinomas adenoescamosos do colo uterino (37%) (Smith, 2007). Juntos, os HPVs 16 e 18 respondem por aproximadamente 70% dos cânceres de colo uterino.

Os tipos de HPV mais encontrados nos cânceres de colo uterino (tipos 16, 18, 45 e 31) são também os mais prevalentes na população geral. O HPV 16 é o tipo mais comumente descrito nas lesões de baixo grau e nas mulheres sem neoplasia (Herrero, 2000). A infecção por HPV de alto risco não resulta em neoplasia na maioria das mulheres infectadas. Isso indica que fatores ligados à hospedeira e ao ambiente determinam se o HPV de alto risco causará ou não neoplasia.

Transmissão do HPV

A transmissão do HPV genital ocorre por contato direto, normalmente contato sexual com pele ou mucosas genitais ou com líquidos corporais de um parceiro com verrugas ou infecção subclínica por HPV (Abu, 2005; American College of Obstetricians and Gynecologists, 2005).

Pouco se sabe sobre a infectividade do HPV subclínico, mas presume-se que seja alta, especialmente na presença de carga viral elevada. Em geral, aceita-se que o HPV tenha acesso a camada de células basais e à membrana basal por meio de microabrasões do epitélio genital durante o contato sexual. Uma vez infectadas, as células basais tornam-se um reservatório do vírus.

A infecção genital por HPV é multifocal, acometendo mais de um local do trato reprodutivo inferior na maioria dos casos (Bauer, 1991; Spitzer, 1989). Portanto, a neoplasia em um sítio genital aumenta o risco de neoplasia em outros locais do TGI, embora o colo uterino pareça ser o local mais vulnerável. Além disso, é comum haver infecção sequencial e simultânea por diversos tipos de HPV (Schiffman, 2010).

Formas de transmissão do HPV

Em sua maioria, as infecções por HPV resultam de contato sexual. A infecção do colo uterino por HPV de alto risco em geral é limitada às mulheres que tenham tido contato sexual com penetração. Algumas mulheres sexualmente inativas ocasionalmente apresentam resultados positivos para tipos não oncogênicos em vulva ou vagina, talvez em razão de uso de tampão va-

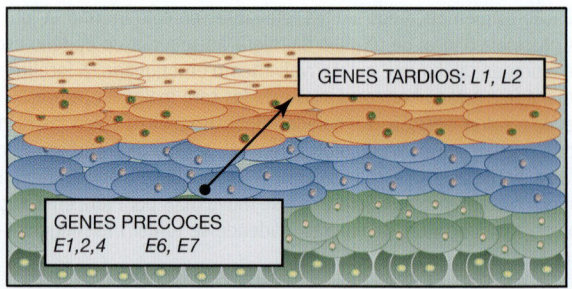

FIGURA 29-6 O ciclo de vida do papilomavírus humano é concluído em sincronia com a diferenciação do epitélio escamoso. Os genes precoces, incluindo os oncogenes *E6* e *E7*, são mais expressos nas camadas basais e parabasais. Os genes tardios que codificam as proteínas capsídeo são expressos mais tarde nas camadas superficiais. O vírus intacto é liberado durante a descamação normal das camadas superficiais. Os genes tardios não são fortemente expressos em lesões neoplásicas de alto grau.

ginal ou penetração com os dedos (Ley, 1991; Rylander, 1994; Winer, 2003). Recentemente foi publicado que mulheres antes da primeira relação sexual foram infectadas por tipos virais de alto risco, mas esse fato é raro (Doerfler, 2009). A transmissão por fômites, que sabidamente ocorre com verrugas não genitais, não foi comprovada, mas provavelmente explica alguns desses casos (Ferenczy, 1989). O papel da transmissão não sexual de HPV não foi determinado e requer pesquisas adicionais.

As transmissões oral-genital e manual-genital são possíveis, mas parecem ser bem menos comuns que a genital-genital, em particular o contato pênis-vagina com penetração (Winer, 2003). Mulheres que fazem sexo com outras mulheres em geral relatam experiências sexuais anteriores com homens. Esse subgrupo de mulheres apresenta taxas de positividade para HPV de alto risco, achados citológicos anormais e neoplasia cervical de alto grau semelhantes àqueles observados em mulheres heterossexuais, mas fazem exame de rastreamento de câncer de colo uterino com menor frequência (Marrazzo, 2000). Aquelas mulheres que nunca fizeram sexo com homens parecem apresentar risco semelhante, sugerindo que o contato digital, oral e com objetos as coloca em risco de infecção por HPV. Portanto, todas as mulheres sexualmente ativas devem realizar exame de rastreamento para câncer de colo uterino de acordo com as recomendações atuais, independentemente de sua opção sexual.

Infecção congênita por HPV

Independentemente da alta prevalência de infecção genital por HPV, a transmissão vertical (mãe para feto ou recém nato) além da colonização transitória da pele é rara. As verrugas conjuntivais, laríngeas, vulvares ou perianais presentes ao nascimento ou que surjam no período de 1 a 3 anos após o nascimento provavelmente decorrem de exposição perinatal ao HPV materno (Cohen, 1990). A infecção não está relacionada com presença de verrugas genitais maternas ou com a via do parto (Silverberg, 2003; Syrjanen, 2005). Por isso, a cesariana em geral não está indicada por infecção materna por HPV. Podem ser considerados exceções os casos com verrugas genitais volumosas que poderiam obstruir o parto ou sofrer avulsão e sangramento com a dilatação do colo uterino ou com o parto vaginal.

A presença de verrugas genitais em crianças após a primeira infância é sempre motivo para se considerar a possibilidade de abuso sexual. Todavia, a infecção por contato não sexual, autoinoculação ou fômite parece ser possível. Essa possibilidade foi corroborada por relatos de tipos não genitais de HPV em uma minoria significativa de casos de verruga genital em populações de crianças e adolescentes (Cohen, 1990; Doerfler, 2009; Obalek, 1990; Siegfried, 1997).

■ Evoluções da Infecção por HPV

A infecção por HPV genital pode evoluir de várias formas (Fig. 29-7). A infecção pode ser latente ou evidente. A expressão pode ser tanto produtiva, levando à formação de novos vírus, ou neoplásica, causando doença pré-invasiva ou maligna. A maioria das infecções proliferativas e neoplásicas é subclínica, sem as manifestações clínicas características como verrugas genitais ou doença maligna evidente. Finalmente, a infecção por HPV pode ser transitória ou persistente, com ou sem desenvolvimento de neoplasia (displasia ou câncer). A neoplasia é o resultado menos comum da infecção genital por HPV.

Infecção latente por HPV

Diz-se que há infecção latente quando as células estão infectadas, mas o HPV permanece quiescente. O genoma viral permanece na forma episomal, ou seja, intacto e sem integrar-se ao genoma da célula hospedeira. Não há efeito detectável nos tecidos, já que não há reprodução viral. Pouco se sabe sobre incidência, história natural ou significância da infecção latente por HPV, uma vez que o vírus está presente em níveis indetectáveis. Não se sabe se a depuração do HPV detectada clinicamente ou pelos métodos de testagem atuais representa erradicação real do vírus dos tecidos previamente infectados ou reflete apenas o retorno à latência.

Infecção por HPV proliferativa

Essas infecções caracterizam-se pela ocorrência do ciclo de vida completo do vírus e por aumento da população de partículas virais infecciosas. Conforme descrito, a produção viral é finalizada em sincronia com a diferenciação final das células escamosas, que termina com morte celular programada das células escamosas e sua descamação do epitélio superficial. Assim, essas infecções têm pouco ou nenhum potencial de malignidade. Assim como ocorre na infecção latente, o genoma circular do HPV permanece na forma episomal e seus oncogenes são expressos em níveis muito baixos (Durst, 1985; Stoler, 1996). Ocorre produção abundante de partículas virais infecciosas ao longo de um período de 2 a 3 semanas (Stanley, 2010).

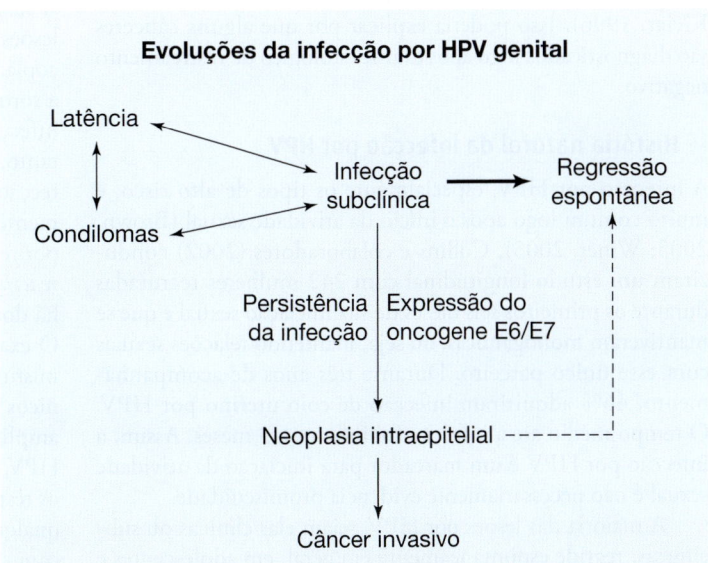

FIGURA 29-7 A história natural da infecção genital por HPV é variável entre indivíduos e ao longo do tempo. A maioria das infecções é subclínica. A regressão espontânea é a evolução mais comum. A neoplasia é a manifestação menos comum da infecção por HPV e ocorre como resultado de infecção persistente.

Tanto no trato genital feminino como no masculino, as infecções proliferativas por HPV causam verrugas genitais visíveis, denominadas condilomas acuminados ou, muito mais comumente, infecções subclínicas. As infecções subclínicas podem ser identificadas indiretamente por citologia na forma de lesões intraepiteliais escamosas de baixo grau (LIEBGs), por anormalidades colposcópicas e, histologicamente, por identificação de condiloma plano ou NIC 1. Entretanto, esses diagnósticos são indiretos e nem sempre refletem de forma acurada a presença ou a ausência de HPV.

Infecção neoplásica por HPV

Nas lesões NIC 3 ou cancerosas, o genoma circular do HPV sofre uma quebra e integra-se linearmente em locais aleatórios no cromossomo do hospedeiro (Fig. 30-1, p. 771). Segue-se transcrição ilimitada dos oncogenes E6 e E7 (Durst, 1985; Stoler, 1996). Os produtos, as oncoproteínas E6 e E7, interferem com a função e aceleram a degradação de p53 e pRB, proteínas importantes de supressão tumoral no hospedeiro (Fig. 30-2, p. 772). Com isso, a célula infectada torna-se vulnerável à transformação maligna em razão de perda de controle sobre o ciclo celular, proliferação celular e acúmulo de mutações no DNA ao longo do tempo (Doorbar, 2005).

Em lesões pré-invasivas, a diferenciação epitelial normal é abreviada. O grau de maturação epitelial anormal resultante é empregado para classificar a histologia das lesões, como displasia ou NIC leve, moderada ou grave (ver Fig. 29-1). A média de idade no momento do diagnóstico de doença do colo uterino de baixo grau é menor que a das lesões de alto grau e dos cânceres invasivos. Assim há muito se presume que haja um *continuum* da doença, com evolução de lesões de baixo grau para lesões de alto grau ao longo do tempo. Uma teoria alternativa propõe que as lesões de baixo grau em geral são transitórias e não oncogênicas, e as lesões de alto grau e os cânceres são monoclonais, com desenvolvimento *de novo* sem que seja necessário ter ocorrido doença de baixo grau (Baseman, 2005; Kiviat, 1996). Isso poderia explicar por que alguns cânceres são diagnosticados logo após exame citológico de rastreamento negativo.

■ História natural da infecção por HPV

A infecção por HPV, especialmente os tipos de alto risco, é muito comum logo após o início da atividade sexual (Brown, 2005; Winer, 2003). Collins e colaboradores (2002) conduziram um estudo longitudinal com 242 mulheres recrutadas durante os primeiros seis meses de sua iniciação sexual e que se mantiveram monogâmicas, ou seja, mantendo relações sexuais com esse único parceiro. Durante três anos de acompanhamento, 46% adquiriram infecção de colo uterino por HPV. O tempo médio até a infecção foi inferior a 3 meses. Assim, a infecção por HPV é um marcador para iniciação da atividade sexual e não necessariamente evidencia promiscuidade.

A maioria das lesões por HPV, sejam elas clínicas ou subclínicas, regride espontaneamente em geral, em adolescentes e mulheres jovens (Ho, 1998; Moscicki, 1998). Vários estudos mostram que as infecções por HPV de baixo risco têm resolução mais rápida que aquelas que envolvem HPV de alto risco (Moscicki, 2004; Schlecht, 2003; Woodman, 2001). Mulheres mais jovens em geral sofrem alterações nos tipos de HPV, refletindo transitoriedade da infecção e reinfecção sequencial por novos parceiros e não persistência de infecção (Ho, 1998; Rosenfeld, 1992).

As estimativas de risco de progressão em curto prazo de infecção incidente por HPV para neoplasia de alto grau, em mulheres jovens, variam entre 3 e 31% (Moscicki, 2004; Wright, 2005). O risco de progressão para neoplasia de alto grau aumenta com a idade, uma vez que a infecção por HPV em mulheres de mais idade tem maior probabilidade de ser persistente (Hildesheim, 1999).

Prevalência de HPV

O HPV genital é o tipo de infecção sexualmente transmissível mais comum. O Centers for Disease Control and Prevention (2002) estima que o risco de uma mulher ter HPV genital até os 50 anos é maior que 80%. A maior parte das infecções incidentes por HPV ocorre em mulheres com menos de 25 anos. A prevalência pontual nos indivíduos do sexo feminino nos EUA com idade entre 14 e 59 anos a partir de um único teste para HPV genital é 27%. A prevalência pontual é máxima na faixa etária entre 20 e 24 anos (45%) e vai reduzindo com o aumento da idade (Dunne, 2007). Comparativamente, a prevalência de verrugas genitais é aproximadamente 1%, e de anormalidades citológicas é inferior a 10%. Esses dados indicam que a infecção subclínica é muito mais comum que as infecções clinicamente evidentes (Koutsky, 1997).

Fatores de risco para infecção por HPV

Os fatores de risco mais importantes para infecção genital por HPV são número de parceiros sexuais durante toda a vida e recentes e primeira relação sexual em idade precoce (Burk, 1996; Fairley, 1994; Franco, 1995; Melkert, 1993).

■ Diagnóstico de infecção por HPV

A suspeita de infecção por HPV decorre do aparecimento de lesões clínicas e achados citológicos, histológicos e de colposcopia, todos subjetivos e normalmente imprecisos. Além disso, a sorologia não é confiável, sendo incapaz de distinguir entre infecção prévia e recente (Carter, 2000; Dillner, 1999). Portanto, o diagnóstico definitivo só pode ser estabelecido por detecção direta do DNA do HPV. Isso pode ser feito histologicamente via hibridização *in situ*, amplificação do ácido nucleico por reação em cadeia da polimerase (PCR, de *polymerase chain reaction*) ou por outras técnicas (Molijn, 2005). Atualmente, há dois produtos aprovados pela FDA para utilização clínica. O exame *Digene HC2 High-Risk HPV DNA Test* utiliza uma mistura de sondas de RNA para detecção de 13 tipos oncogênicos de HPV. O teste mais recente *Cervista HPV HR* utiliza amplificação de DNA para detectar os mesmos 13 tipos de HPV, mais um tipo de HPV de alto risco (HPV 66). Ambos os testes detectam infecção por HPV de alto risco causada por qualquer um dos tipos incluídos no painel, mas não identificam especificamente qual deles está presente. Entretanto, há outro teste, o *Cervista HPV 16/18*, que pode ser usado após resultado positivo com *Cervista HPV HR* para identificar especificamente as presenças dos tipos 16 e 18. Para a realização desses testes, pode-se coletar células em citologia em meio líquido, especificamente, o *PreservCyt Solution (ThinPrep Pap Test)*. O *Digene HC2* também permite que se faça a coleta em um tubo específico.

Caso sejam encontradas verrugas típicas em uma jovem, ou caso seja identificada neoplasia de colo uterino de alto grau ou câncer invasivo por citologia ou histologia, presume-se que haja infecção por HPV e a confirmação por teste para HPV não é necessária. O teste de rotina para HPV não é indicado além dos seguintes cenários: rastreamento para câncer de colo uterino em mulheres com 30 anos ou mais, rastreamento ou acompanhamento de determinados achados citológicos anormais e vigilância pós-tratamento. O teste para HPV não está indicado para rastreamento primário em mulheres com menos de 30 anos ou com qualquer indicação para pacientes com menos de 21 anos, em razão da alta taxa de prevalência e alta taxa de depuração viral espontânea nesses grupos. A FDA também não aprovou testes para HPV em mulheres após histerectomia total. Não há indicação clínica de testes para detecção de HPV de baixo risco; tal indicação poderia levar a custos, exames complementares e tratamento desnecessários.

Tratamento de infecção por HPV

As indicações para tratamento de doença do TGI relacionada a HPV são verrugas sintomáticas que causem desconforto físico ou psicológico, neoplasia de alto grau ou câncer invasivo. A infecção por HPV diagnosticada a partir de impressão clínica ou testes citológicos, histológicos ou de DNA de HPV, não implica tratamento.

Há diversas formas de tratamento para condiloma disponíveis a serem escolhidas de acordo com tamanho, localização e número de verrugas. Remoção ou destruição mecânica, imunomoduladores tópicos e coagulação química ou térmica podem ser utilizados (Tabela 3-21, p. 89). Não há tratamento clínico efetivo para a infecção subclínica por HPV. É possível haver dano físico desnecessário ao TGI na tentativa de erradicar infecções por HPV normalmente autolimitadas.

O exame do parceiro masculino não traz benefícios à parceira feminina, seja por influência com reinfecção ou por alterar o curso clínico ou o desfecho do tratamento para verrugas genitais ou neoplasia do TGI (Centers for Disease Control and Prevention, 2002).

Prevenção de infecção por HPV

Intervenções comportamentais

Abstinência sexual, postergação da primeira relação sexual e redução no número de parceiros sexuais são estratégias lógicas para evitar ou minimizar a infecção por HPV genital e seus efeitos adversos. Todavia, faltam evidências obtidas em ensaios de aconselhamento sexual e modificação de práticas sexuais.

Preservativos. O uso de preservativos é recomendado para a prevenção de doenças sexualmente transmissíveis (DSTs) em geral, mas sua eficácia, especificamente na prevenção da transmissão do HPV, é menos garantida. Os preservativos masculinos são mais eficazes na prevenção de DSTs transmitidas por líquidos corporais e pelas superfícies mucosas, mas menos efetivos para DSTs disseminadas por contato pele com pele, como é o caso do HPV. Além disso, os preservativos não cobrem toda a pele anogenital potencialmente infectada (Centers for Disease Control and Prevention, 2010b). Contudo, Winer e colaboradores (2003) realizaram o primeiro ensaio prospectivo sobre o uso de preservativo masculino e risco de HPV em mulheres jovens e demonstraram redução na infecção por HPV mesmo quando os preservativos não foram usados de forma consistente.

Vacinas anti-HPV

O desenvolvimento recente e consistente de vacinas é muito promissor para a prevenção de infecção por HPV e talvez para limitar ou reverter suas sequelas naquelas já infectadas.

Imunologia da infecção por HPV. A imunologia da infecção por HPV está apenas parcialmente esclarecida. Parece que as imunidades local e humoral conferem proteção contra a infecção inicial. A imunidade mediada por células possivelmente tem o papel principal na persistência da infecção por HPV, bem como na progressão ou regressão de lesões benignas e neoplásicas. O HPV esquiva-se do controle imune por diversos mecanismos. Entre os mecanismos estão restrição da infecção ao epitélio e, consequentemente, ausência de fase de viremia; expressão reduzida de genes precoces; natureza não lítica e não inflamatória da infecção; e produção retardada das proteínas capsídeos altamente imunogênicas no interior do epitélio escamoso superficial (Kanodia, 2007).

Vacinas profiláticas anti-HPV. As vacinas profiláticas estimulam a produção de anticorpos humorais que neutralizam o HPV antes que infecte as células do hospedeiro (Christensen, 2001). Elas não previnem positividade transitória para HPV nem resolvem infecção preexistente. Contudo, previnem o estabelecimento de nova infecção ou sua persistência e o desenvolvimento subsequente de neoplasia do colo uterino.

Atualmente, há duas vacinas aprovadas pela FDA para prevenção de infecções incidentes por HPV e de neoplasia do colo uterino. Essas vacinas utilizam tecnologia recombinante para a produção de proteínas capsídeo L1 sintéticas de cada tipo de HPV incluído na sua cobertura. As partículas vírus-*like* resultantes são altamente imunogênicas, mas não são infectantes, uma vez que lhes falta o DNA viral (Stanley, 2006b). A resposta imune produzida por ambas as vacinas é muito mais intensa e consistente do que a encontrada nas infecções naturais (Stanley, 2006a; Villa, 2006).

A Gardasil é uma vacina tetravalente contra os tipos 6, 11, 16 e 18 do HPV. A Cervarix é uma vacina bivalente contra os tipos 16 e 18. Cada uma delas contém um adjuvante diferente que aumenta a resposta imune do receptor aos antígenos vacinais. Administradas em três doses intramusculares ao longo de seis meses, ambas as vacinas são extremamente seguras e bem toleradas (Tabela 1-1, p. 8) (Harper, 2006; Mao, 2006). As estratégias de vacinação devem enfatizar a administração antes da primeira relação sexual, quando o benefício é máximo. Entretanto, a história de relação sexual ou de doença relacionada ao HPV não contraindica a administração da vacina. Isto porque a exposição prévia e o grau de reação imune aos tipos de HPV cobertos pelas vacinas não podem ser determinados individualmente. Consequentemente, não se recomenda teste para detecção de HPV antes da vacinação (American College of

Obstetricians and Gynecologists, 2010b). O Advisory Committee on Immunization Practices recomenda atualmente que qualquer uma das vacinas contra HPV seja administrada rotineiramente a meninas com idades entre 11 e 12 anos (tão cedo como 9 anos de idade). Também se recomenda vacinação para indivíduos com idade entre 13 e 26 anos, idealmente antes de exposição potencial por meio de contato sexual (Centers for Disease Control and Prevention, 2010a). A vacinação pode ser feita em lactantes, mas não durante a gravidez (Categoria B) (American College of Obstetricians and Gynecologists, 2010b). As mulheres imunocomprometidas são candidatas a receberem vacina, mas talvez não desenvolvam títulos de anticorpos tão elevados quanto as imunocompetentes. As pacientes devem ser avisadas de que se espera que essas vacinas previnam aproximadamente 70% dos cânceres do colo uterino, mas que não conferirão proteção contra os aproximadamente 30% causados por tipos oncogênicos de HPV não cobertos pela vacina. Portanto, a vacinação contra HPV não altera a necessidade de exames de rastreamento para câncer de colo uterino.

Ambas as vacinas mostraram eficácia próxima de 100% para prevenção de infecção incidente e de neoplasia de colo uterino de alto grau produzidas pelos tipos 16 e 18 do HPV (Future II Study Group, 2007; Paavonen, 2009). O debate sobre a superioridade de uma das vacinas está centrado nas seguintes questões: (1) abrangência das infecções e lesões clínicas prevenidas, (2) proteção cruzada contra tipos de HPV não cobertos pela vacina e (3) intensidade e duração da resposta imune induzida (Bornstein, 2009).

Primeiro, a Gardasil confere proteção adicional contra os HPVs 6 e 11, que causam praticamente todas as verrugas genitais, assim como uma porcentagem significativa das anormalidades citológicas de baixo grau que necessitam investigação. Gardasil é aprovada para prevenção de verrugas genitais em homens e mulheres. A Gardasil está aprovada para prevenção de neoplasia vaginal, vulvar e anal (Centers for Disease Control and Prevention, 2010a). A Cervarix não previne verrugas genitais e ainda não foi aprovada para prevenção de doença extracervical do TGI.

Sobre o segundo ponto, a Cervarix demonstrou conferir proteção cruzada contra os HPVs 45, 31 e 52, e a Gardasil apresentou reatividade cruzada apenas contra o HPV 31 (Brown, 2009; Jenkins, 2008). O HPV 45 é causa significativa de adenocarcinomas do colo uterino. Esses tumores são mais difíceis de detectar e prevenir do que as lesões escamosas e sua incidência é crescente (Hur, 2007). Esta cobertura cruzada para tipos de HPV que não sejam alvos específicos da vacina potencialmente poderia conferir proteção contra 10 a 20% dos cânceres do colo uterino.

Quando se compara a imunogenicidade, ambas as vacinas são altamente imunogênicas e demonstraram manutenção da proteção por no mínimo 5 anos após a vacinação. Os fabricantes da Cervarix alegam que seu adjuvante induziria níveis maiores de anticorpos que se manteriam por mais tempo em comparação com a Gardasil. Contudo, níveis de anticorpos não necessariamente mantêm relação com duração da proteção clínica, e ambas as vacinas demonstraram memória imunológica excelente (Bornstein, 2009).

Até o momento, a eficácia das duas vacinas não foi comparada em nenhum ensaio clínico publicado. Embora seja evidente que ambas são capazes de reduzir muito a carga de doença relacionada com o HPV, nenhuma se mostrou capaz de reduzir as taxas de incidência ou de mortalidade do câncer de colo uterino em comparação com o rastreamento citológico de rotina.

Vacinas terapêuticas. O desenvolvimento de vacinas terapêuticas efetivas para reduzir ou erradicar as doenças associadas ao HPV, incluindo verrugas genitais, lesões pré-invasivas e câncer invasivo, apresenta desafios bem maiores. A imunologia mediada por células do HPV é mais complexa e menos compreendida que a imunidade humoral. A persistência de infecção por qualquer tipo de HPV é uma indicação de que a interação entre hospedeiro e HPV foi capaz de enganar a resposta imune individual. As pesquisas e os ensaios clínicos existentes foram revisados por PadillaPaz (2005) e até o momento demonstraram pouco sucesso com as vacinas terapêuticas.

NEOPLASIA INTRAEPITELIAL DO COLO UTERINO

Incidência

A verdadeira incidência de neoplasia intraepitelial do colo uterino (NIC) é possível apenas de ser estimada. Dos aproximadamente 7% de exames de Papanicolaou com anormalidade epiteliais detectadas anualmente durante rastreamento nos Estados Unidos, talvez metade apresente algum grau de NIC histológica (Jones, 2000). A incidência de NIC varia com a população estudada, já que está fortemente correlacionada com precocidade nas relações sexuais, fatores socioeconômicos e diversos outros comportamentos de risco. Além disso, os métodos clínicos usados para diagnosticar NIC, principalmente exame citológico e colposcopia, não têm sensibilidade suficiente.

História natural

As lesões pré-invasivas podem regredir espontaneamente para condição normal, permanecer estáveis por longos períodos ou evoluir para grau superior de displasia. Embora poucas lesões de NIC tenham potencial para progredir para câncer francamente invasivo, o potencial neoplásico aumenta com o grau da NIC. Hall e Walton (1968) observaram progressão para CIS em 6% das displasias histológicas "leves", em 13% das displasias moderadas e em 29% das displasias "acentuadas". A displasia leve regrediu ou desapareceu em 62%, mas esta evolução só ocorreu em 19% das pacientes com doença acentuada. As melhores estimativas disponíveis de progressão, persistência e regressão de NIC foram obtidas a partir da revisão realizada por Ostor (1993) e estão disponíveis na Tabela 29-1. Recentemente, Castle e colaboradores (2009b) calcularam que aproximadamente 40% dos casos de NIC 2 regridem espontaneamente no prazo de 2 anos.

Fatores de risco

Os fatores de risco identificáveis para NIC são semelhantes àqueles para lesões invasivas e mostraram-se úteis no desenvolvimento de programas para rastreamento e prevenção do câncer de colo uterino (Tabela 29-2). O risco de neoplasia do colo uterino apresenta relação estatisticamente mais forte com infecção persistente por HPV de alto risco e idade avançada (Ho,

TABELA 29-1 História natural das lesões de neoplasia intraepitelial do colo uterino

	Regressão (%)	Persistência (%)	Progressão para CIS (%)	Progressão para invasão (%)
NIC 1	57	32	11	1
NIC 2	43	35	22	5
NIC 3	32	< 56	–	> 12

CIS = carcinoma *in situ*; NIC = neoplasia intraepitelial do colo uterino.
Retirada de Ostor, 1993, com permissão.

1995; Kjaer, 2002; Remmink, 1995; Schiffman, 2005;). Foram propostos outros fatores de risco demográficos, comportamentais e médicos menos robustos para neoplasia cervical.

Idade

Nos Estados Unidos, a média de idade quando do diagnóstico de câncer de colo uterino é 48 anos, aproximadamente uma década após a da NIC (National Cancer Institute, 2011). A infecção por HPV em mulher de mais idade tem maior probabilidade de ser persistente do que de ser transitória. A idade avançada também permite acúmulo de mutações que podem levar à transformação celular maligna. Além disso, a menor necessidade de cuidados pré-natais e de uso de anticoncepcionais faz as mulheres de mais idade procurarem menos os programas de prevenção do câncer de colo uterino.

Fatores de risco comportamentais

Os fatores de risco comportamentais mais consistentemente reconhecidos para neoplasia do colo uterino estão descritos na Tabela 29-2 (Brinton, 1992; Suris, 1999). Tais comportamentos aumentam o risco de contrair infecção oncogênica por HPV. Há vários anos, as evidências epidemiológicas vêm relacionando comportamentos sexuais, como início precoce de atividade sexual, multiplicidade de parceiros sexuais e promiscuidade do parceiro masculino, com neoplasia do colo uterino (Buckley, 1981; de Vet, 1994; Kjaer, 1991).

Tabagismo. Atualmente está estabelecida a relação entre câncer de colo uterino e tabagismo. Essa relação é especificamente verdadeira para cânceres do epitélio escamoso, e a relação com adenocarcinoma e com câncer adenoescamoso do colo uterino está menos estabelecida (International Agency for Research on Cancer, 2004). O tabagismo também aumenta o risco de doença pré-invasiva do colo uterino, e essa relação persiste mesmo após serem feitos ajustes para positividade de HPV e baixo nível socioeconômico (Bosch, 2002; Castle, 2004; Plummer, 2003). Tabagismo corrente, o consumo de mais maços-ano e tabagismo no período da menarca são todos fatores associados à neoplasia do colo uterino (Becker, 1994). A plausibilidade biológica de uma ligação entre tabagismo e neoplasia do colo uterino é corroborado por diversos pontos: (1) o muco do colo uterino de tabagistas contém carcinógenos e é mutagênico; (2) alterações genéticas no tecido do colo uterino de tabagistas são semelhantes àquelas encontradas em neoplasias relacionadas com tabagismo em outras localizações; (3) o risco é dose-dependente e aumenta tanto com a duração do tabagismo quanto com a quantidade de cigarros consumidos; e (4) o risco é reduzido com a cessação do tabagismo (U.S. Department of Health and Human Services, 2004).

Deficiências nutricionais. Embora os dados sejam inconclusivos, as deficiências nutricionais de certas vitaminas, como A, C, E, betacaroteno e ácido fólico, podem alterar a resistência celular à infecção por HPV e, consequentemente, é possível que promovam persistência da infecção viral e neoplasia do colo uterino (Paavonen, 1990). Contudo, nos Estados Unidos, a ausência de associação entre deficiências nutricionais e doença do colo uterino talvez reflita o estado nutricional relativamente suficiente das mulheres, mesmo aquelas de menor renda (Amburgey, 1993).

Fatores de risco médicos

Hormônios exógenos. Os trabalhos associando neoplasia do colo uterino e hormônios exógenos são conflitantes e repletos de viéses de confusão, como aumento da atividade sexual e da frequência de rastreamento com exame de Papanicolaou entre as usuárias. Além disso, os cânceres epiteliais geralmente não são influenciados por fatores hormonais. A maior análise dos estudos epidemiológicos realizada até o momento, a International Collaboration of Epidemiological Studies of Cervical Cancer (2007), concluiu que houve aumento no risco de câncer do colo uterino entre as usuárias atuais de contraceptivos orais combinados (COCs) e que tal aumento esteve relacionado com duração do uso. Além disso, o risco relativo quase duplica em 5 anos de uso do COC. O risco declina após a suspensão do uso de COC e retorna ao nível observado entre as não usuárias 10 anos após a suspensão. A International Agency

TABELA 29-2 Fatores de risco para neoplasia do colo uterino

Fatores de risco demográficos
Etnia (países latino-americanos, minorias nos Estados Unidos)
Baixo nível socioeconômico
Idade crescente

Fatores de risco comportamentais
Início precoce de atividades sexuais
Multiplicidade de parceiros sexuais
Parceiro masculino com várias parceiras sexuais
Tabagismo
Deficiências nutricionais

Fatores de risco médicos
Infecção do colo uterino por HPV de alto risco
Hormônios exógenos (contraceptivos orais combinados)
Paridade
Imunossupressão
Rastreamento inadequado

for Research on Cancer (2007) portanto classificou os COCs como carcinogênicos para humanos. Entre os possíveis mecanismos por meio dos quais os COCs poderiam influenciar o risco de câncer do colo uterino incluem maior persistência da infecção e de expressão dos oncogenes do HPV (De Villiers, 2003). Entretanto, com a análise das jovens incluídas no ensaio Atypical Squamous Cells of Undertermined Significance-Low Grade Intraepithelial Lesion Triage Study (ALTS), concluiu-se que contraceptivos hormonais não injetáveis, gravidez e paridade produzem pouco efeito sobre a possibilidade de contrair infecção por HPV de alto risco ou sobre o desenvolvimento de NIC 3 (Castle, 2005). Harris e colaboradores (2009) concluíram não ter havido aumento do risco de neoplasia de alto grau em usuárias de medroxiprogesterona de depósito ou de COC. Finalmente, não se observou aumento do risco entre usuárias pós-menopáusicas de estrogênio-progestogênio no Women's Health Initiative Study (Yasmeen, 2006).

Paridade. A paridade foi diretamente relacionada com risco de câncer do colo uterino, mas não está claro se este fato está associado a início precoce da atividade sexual, efeito da exposição a progesterona, ou outros fatores. Como possíveis fatores etiológicos associados ao desenvolvimento de neoplasia do colo uterino foram sugeridos imunossupressão durante a gravidez, influências hormonais sobre o epitélio do colo uterino e trauma físico relacionado com partos vaginais (Brinton, 1989; Muñoz, 2002).

Imunossupressão. Os trabalhos publicados têm sugerido de forma consistente que mulheres HIV-positivas apresentam taxas bem mais altas de NIC em comparação com mulheres HIV-negativas (Ellerbrock, 2000; Wright, 1994). Nas mulheres infectadas por HIV, até 60% dos exames de Papanicolaou apresentam achados citológicos anormais e até 40% apresentam evidências colposcópicas de displasia (p. 762). De acordo com a revisão realizada por Gomez-Lobo (2009), pacientes transplantadas têm risco aumentado de desenvolverem câncer após o transplante, inclusive as neoplasias do TGI e do canal anal. As mulheres tratadas com medicamentos imunossupressores para outras doenças apresentam taxas mais altas de neoplasia do TGI. As mulheres imunossuprimidas em geral apresentam maiores gravidade, padrão multifocal, fracasso com o tratamento persistência e recorrência de doenças do TGI quando comparadas com mulheres imunocompetentes.

Rastreamento inadequado

A prevenção do câncer de colo uterino requer identificação e erradicação de lesões precursoras ou invasivas iniciais por meio de rastreamento citológico. Estima-se que metade das mulheres diagnosticadas com câncer do colo uterino jamais tenham sido rastreadas, e que outras 10% não tenham realizado exame preventivo nos cinco anos anteriores ao diagnóstico (National Institutes of Health, 1996). A falta de exame de rastreamento é um fator muito importante a contribuir para as maiores taxas de câncer de colo uterino observadas entre as mulheres em desvantagem socioeconômica. Etnia minoritária, imigração recente de países subdesenvolvidos, residência em área rural nos Estados Unidos e idade avançada são fatores que aumentam o risco de câncer do colo uterino (Bernard, 2007).

Diagnóstico diferencial e avaliação das lesões do colo uterino

Em geral, as lesões pré-invasivas do TGI não são visíveis à inspeção simples. Uma exceção é a NIV 3, que normalmente é visível, palpável, ou ambos. Apenas as lesões do colo uterino em ambos os extremos do espectro da neoplasia são visíveis a olho nu: condilomas e cânceres invasivos. Por isso, todas as lesões cervicais macroscópicas, especialmente úlceras, erosões ou leucoplasias, justificam exame colposcópico com biópsia.

Citologia do colo uterino

O exame citológico de rastreamento do colo uterino é uma das histórias mais bem-sucedidas da medicina moderna. O exame de Papanicolaou detecta a maioria das neoplasias do colo uterino durante a normalmente prolongada fase pré-maligna ou nas fases iniciais ocultas do processo maligno, quando os resultados do tratamento são ideais.

Eficácia do rastreamento do câncer de colo uterino

O exame de Papanicolaou nunca foi avaliado em um estudo randomizado, controlado ou cego (Koss, 1989). Contudo, em países com programas de rastreamento organizados, têm-se obtido consistentemente declínio acentuado, em geral entre 60 e 70%, nas taxas de incidência e de mortalidade do câncer de colo uterino (Noller, 2005; World Health Organization, 2010). A especificidade do exame de Papanicolaou é consistentemente alta, em torno de 98%. Porém, as estimativas de sua sensibilidade são mais baixas e mais variáveis. A sensibilidade insuficiente é contrabalançada pela recomendação de proceder a exames de rastreamento repetitivos ao longo de toda a vida da mulher. Embora a incidência de carcinomas escamosos do colo uterino continue a declinar, as incidências relativa e absoluta dos adenocarcinomas aumentaram, particularmente em mulheres com menos de 50 anos de idade (Herzog, 2007). Adenocarcinomas e carcinomas adenoescamosos atualmente representam mais de 20% dos cânceres do colo uterino. Supõe-se que este aumento possa em parte ser explicada pela menor sensibilidade do exame de Papanicolaou para detecção de adenocarcinomas em comparação com lesões escamosas.

As mulheres devem ser informadas sobre a sensibilidade imperfeita do exame de Papanicolaou e conscientizadas sobre a necessidade de exames periódicos. Da mesma forma, os profissionais da saúde devem usar o exame de Papanicolaou adequadamente como teste de rastreamento em mulheres assintomáticas. Sinais ou sintomas físicos que possam indicar câncer de colo uterino devem ser investigados imediatamente por estudos diagnósticos como colposcopia e biópsia.

Embora até 60% dos casos de câncer de colo uterino nas populações submetidas a rastreamento estejam associados a exame preventivo inadequado, 30 a 40% ocorrem em mulheres adequadamente rastreadas em razão de resultados falso-negativos ou o manejo inapropriado de casos com resultados anormais; (Carmichael, 1984). Os exames de Papanicolaou falso-negativos podem ser consequência de erros de amostragem, nos quais células anormais não estão presentes no exame; erro de rastreamento, no qual as células estão presentes, mas não são identificadas pelo examinador; ou erros de interpretação, nos quais as células anormais são classificadas erroneamente como benignas (Wilkinson, 1990). Controle de qualidade e novas tecnologias computadorizadas de rastreamento das lâminas dão conta dos últimos dois fatores. Os médicos clínicos devem maximizar os benefícios do rastreamento obtendo uma ótima amostra citológica e aderindo às diretrizes com base em evidências para manejo dos casos com resultados anormais.

Realizando um exame de Papanicolaou

Preparação da paciente. Idealmente, os exames de Papanicolaou devem ser agendados para evitar o período de menstruação. As pacientes devem abster-se de sexo vaginal, duchas vaginais, o uso de tampões vaginais, cremes medicinais ou cremes anticoncepcionais por um período mínimo de 24 a 48 horas antes do exame. O ideal é que sejam tratadas cervicite ou vaginite antes do exame. Entretanto, o exame nunca deve ser adiado em razão de leucorreia inexplicada ou de sangramento inesperado, uma vez que esses sinais podem ser causados por câncer de colo uterino ou outros cânceres do trato genital.

Como mostra a Figura 21-11 (p. 576), a presença de células escamosas no colo uterino varia ao longo do ciclo menstrual e com as alterações no estado hormonal. Assim, é essencial registrar as informações clínicas pertinentes no formulário de requisição para possibilitar uma interpretação acurada do exame de Papanicolaou. Tais informações devem incluir data da última menstruação ou gravidez em curso, uso de hormônio exógeno, estado menopáusico, queixa de sangramento anormal e qualquer história de resultados anormais em outros exames de Papanicolaou, displasia ou câncer. Além disso, os dispositivos intrauterinos (DIUs) podem causar alterações celulares reativas e sua presença deve ser registrada. Fatores de risco importantes, como imunossupressão, imigração recente de país subdesenvolvido ou ausência de rastreamento anterior adequado, podem ser úteis.

A visualização adequada do colo uterino é essencial para a detecção de lesões macroscópicas e para a identificação de JEC. O posicionamento do espéculo deve ser tão confortável quanto possível. Pode-se utilizar uma camada fina de lubrificante a base de água na face externa do espéculo sem comprometer a qualidade ou a interpretação do exame (Griffith, 2005; Harmanli, 2010). Deve-se evitar tocar o colo uterino antes da realização do exame, uma vez que o epitélio displásico pode ser inadvertidamente removido com trauma mínimo. Um eventual corrimento cobrindo o colo uterino poderá ser removido cuidadosamente com um cotonete grande, com cuidado para não tocar o colo. Raspagem ou fricção vigorosas podem prejudicar a celularidade ou induzir resultado falso-negativo. Quando indicada amostragem complementar do colo uterino para detectar infecção, esta deve ser feita após a coleta de material para o exame de Papanicolaou.

Localização. A amostragem da zona de transformação é crucial para a sensibilidade do exame de Papanicolaou. A técnica deve ser adaptada e os instrumentos de amostragem selecionados de acordo com a localização da JEC, que varia muito com idade, trauma obstétrico e estado hormonal. As mulheres comprovadamente expostas ou com suspeita de exposição intrauterina ao DES podem beneficiar-se de um exame de Papanicolaou específico da região superior da vagina, já que apresentam risco adicional para cânceres vaginais (Capítulo 32, p. 813) (Kaufman, 2005).

Instrumentos de amostragem. Três tipos de instrumentos normalmente são utilizados para coletar amostras do colo uterino e incluem espátula, escova tipo vassoura e escova endocervical (cytobrush) (Fig. 29-8) (Saslow, 2002; Spitzer, 1999). A espá-

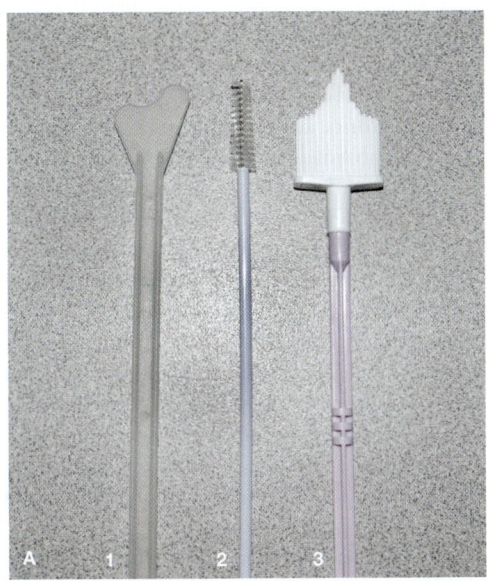
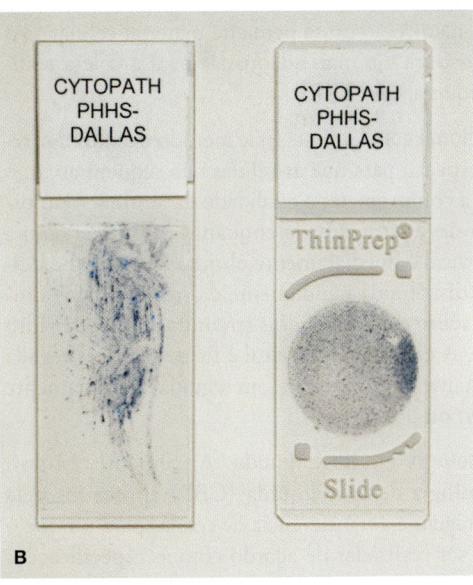

FIGURA 29-8 A. Instrumentos para coleta de material para citologia do colo uterino. **1.** Espátula. **2.** Escova endocervical. **3.** Vassoura plástica. **B.** Preparo do esfregaço. A citologia convencional é preparada com esfregaço das células diretamente obtidas com o instrumento de coleta sobre uma lâmina de vidro seguido de fixação imediata (*à esquerda*). A citologia de base líquida em camada fina consiste em transferência das células do instrumento de coleta para um meio de transporte líquido com subsequente processamento e transferência para uma lâmina. As células são distribuídas sobre uma área menor, e a sobreposição de resíduos, muco, sangue e células é, em grande parte, eliminada (*à direita*). (*Fotografia cedida pela Dra. Raheela Ashfaq.*)

tula serve principalmente para coletar material da ectocérvice. A escova endocervical coleta amostras no canal endocervical e é utilizada junto com a espátula. A escova tipo vassoura coleta material dos epitélios da endocérvice e da ectocérvice simultaneamente, mas pode ser suplementada pela escova endocervical.

A espátula é projetada para encaixar-se adequadamente no contorno do colo uterino, acessar a JEC e coletar amostras do canal endocervical distal. O clínico raspa firmemente a superfície do colo uterino fazendo pelo menos uma rotação completa. Dá-se preferência as espátulas de plástico em detrimento das de madeira, uma vez que é mais fácil remover as células de uma superfície plástica.

A escova endocervical, com sua forma cônica e cerdas de plástico, substituiu em grande escala o cotonete umedecido para coletar amostras do canal endocervical em razão de sua maior capacidade de coletar e liberar células. Após a obtenção da amostra com a espátula, a escova endocervical é inserida no canal endocervical, somente enquanto as cerdas mais externas se mantenham visíveis, imediatamente dentro do orifício externo do canal do colo uterino. Assim, evita-se coletar inadvertidamente amostra de células do segmento inferior do útero, que podem ser confundidas com células cervicais atípicas. Para evitar sangramento que atrapalhe a visão, a escova é girada apenas em um quarto ou dois quartos de volta e é usada apenas quando a ectocérvice já tenha sido amostrada. Se o canal cervical estiver alargado, a escova deve ser movimentada de modo a que tenha contato com todas as superfícies do canal endocervical.

As escovas tipo vassoura possuem cerdas centrais mais longas que são inseridas no canal endocervical. Essas cerdas são ladeadas por outras mais curtas que se espalham sobre a ectocérvice durante as rotações. O número recomendado de rotações da escova tipo vassoura varia com o fabricante, mas geralmente são recomendadas cinco rotações na mesma direção (a reversão na direção causa perda de material celular). As escovas tipo vassoura são mais adequadas para a coleta realizada em base líquida.

Coleta convencional com lâmina. Esse método de citologia requer cuidado especial para que as células não sequem ao ar, o principal fator a comprometer a qualidade da lâmina. A amostra da espátula deve ser guardada enquanto a amostra com a escova endocervical é imediatamente obtida. A amostra da espátula é então distribuída rapidamente da maneira mais uniforme possível sobre metade até dois terços da lâmina de vidro (ver Fig. 29-8). A escova endocervical é firmemente esfregada sobre a área restante da lâmina que, em seguida, é rapidamente fixada com *spray* ou por imersão.

Coleta para citologia em base líquida. Atualmente, há dois testes para citologia de base líquida (CBL) aprovados pela FDA. A amostragem e a transferência de células para um meio líquido devem ser realizadas de acordo com as especificações do fabricante. A BD SurePath permite o uso de todos os três tipos de dispositivos, mas com as extremidades (pontas) modificadas, que podem ser quebradas e enviadas ao laboratório no meio líquido. A ThinPrep requer agitação imediata e intensa do dispositivo de coleta no meio líquido e após o dispositivo é descartado.

Comparação entre citologia convencional e citologia de base líquida

A aprovação pela FDA do primeiro exame citológico com coleta em material líquido, o ThinPrep em 1996, seguido pelo BD SurePath em 1999, representou a primeira alteração significativa no exame de Papanicolaou desde sua introdução na clínica no início dos anos 1940. Os escores dos trabalhos publicados enalteceram o aumento na sensibilidade e na legibilidade das CBLs comparadas com os testes realizados em lâminas convencionais. De fato, ambos os testes foram aprovados pela FDA alegando aumento acima de 60% na detecção de doença do colo uterino em comparação com os testes convencionais além de taxas menores de exames insatisfatórios. Como resultado, 80 a 90% dos exames de Papanicolaou realizados atualmente nos EUA utilizam a tecnologia em base líquida. Esse fato foi determinado principalmente por grande número de trabalhos publicados, dificuldade para encontrar laboratórios que ainda utilizem o exame convencional e possibilidade de processo judicial caso seja diagnosticado um caso de câncer de colo uterino após exame de Papanicolaou convencional negativo.

A possível superioridade das CBLs parece plausível por dois motivos: (1) melhor coleta de células e maior qualidade na preparação (2) distribuição aleatória das células anormais na lâmina do exame. Goodman e Hutchinson (1996) demonstraram que após o preparo convencional da lâmina de Papanicolaou, a maior parte do material coletado permanece no instrumento de coleta e é descartada. Embora o exame do material normalmente descartado com o instrumento não tenha resultado em diagnósticos adicionais de lesão intraepitelial de alto grau ou de câncer, a perda de grande parte do material coletado mereceu preocupação. Além disso, a qualidade do Papanicolaou convencional é extremamente dependente do profissional de saúde, com ampla variação em espessura e celularidade do esfregaço, bem como comprometimento do resultado por artefato causado por secagem pelo ar em razão de demora na fixação. Fatores ligados à paciente, como exsudato inflamatório, atrofia ou sangramento, também contribuem para a variabilidade na qualidade da lâmina.

Comparativamente, o processamento automático com a técnica em meio líquido produz uma monocamada homogênea de células que cobre uma área menor da lâmina. O número de células presentes geralmente é menor do que no método convencional. Entretanto, sangue, muco, debris e células superpostos são em grande parte eliminados. Teoricamente, as células anormais possivelmente em menor número, agrupadas ou obscurecidas em uma lâmina convencional, estarão distribuídas aleatória e homogeneamente na lâmina obtida com a técnica em base líquida e, assim, estarão mais visíveis para detecção. Além disso, boa parte do material coletado fica disponível para ser processado em laboratório e não é descartada.

Apesar das vantagens teóricas das preparações em base líquida, a superioridade no desempenho sobre o exame convencional não restou demonstrada de forma conclusiva. Também é preocupante o custo muito superior dessa forma de exame e sua menor especificidade (Davey, 2006; Sawaya, 1999). Ronco e colaboradores (2006) publicaram o primeiro, o maior e o mais bem desenhado ensaio randomizado e controlado até o momento comparando o Papanicolaou convencional com a CBL em uma população rastreada. A sensibilidade da CBL não foi superior à do exame convencional e seu valor preditivo positivo foi significativamente menor. Em uma revisão recente com metanálise de todos os trabalhos publicados. Arbyn e colaboradores (2008) encontraram menos de 10 trabalhos considerados de alta qualidade metodológica com confirmação das anormalidades citológicas por meio de colposcopia e histologia. Esses autores concluíram que a CBL não é mais sensível que o exame convencional. As CBLs consistentemente demonstraram menor taxa de exames insatisfatórios, embora tais exames tenham representado menos de 2% dos realizados na maioria dos laboratórios nos EUA (Arbyn, 2008; Siebers, 2008). Sawaya (2008) resumiu as desvantagens das CBLs citando menor especificidade, particularmente em mulheres jovens, não contrabalançada por maior sensibilidade.

No momento, o American College of Obstetricians and Gynecologists (2009) considera ambos os métodos citológicos aceitáveis. É duvidoso que o exame de Papanicolaou convencional reverta a predominância atual, a despeito de evidências crescentes a refutar a superioridade da CBL e seu custo mais elevado. Os laboratórios geralmente preferem ler lâminas de CBL. Além disso, a CBL permite rastreamento computadorizado de lâminas e testes concomitantes para infecções, incluindo HPV, convenientemente realizados com o material residual. Os sistemas de saúde com recursos limitados podem estar seguros de que o exame de Papanicolaou convencional é uma abordagem custo-efetiva para rastreamento de câncer de colo uterino, sem comprometimento da capacidade de detecção da doença.

Diretrizes para rastreamento

As diretrizes atuais para rastreamento de câncer de colo uterino são mais baseadas em evidências e abrangentes que no passado. As três agências que publicaram diretrizes são o American College of Obstetricians and Gynecologists (ACOG) (2009), a American Cancer Society (ACS) (Saslow, 2002) e a U.S. Preventive Services Task Force (USPSTF) (2003). As diretrizes mais recentes da ACOG incluíram modificações significativas quanto ao início e os intervalos dos exames preventivos. As duas outras agências pretendem atualizar suas diretrizes em 2012. Nesta seção discutiremos principalmente as diretrizes atualizadas da ACOG. A aderência às diretrizes atuais não deve excluir ou retardar outros cuidados ginecológicos recomendados. Assim, o acesso à contracepção e a outros cuidados médicos não deve depender da adesão às recomendações de rastreamento do câncer de colo uterino ou da avaliação de anormalidades citológicas.

Início do rastreamento. As doenças relacionadas com HPV atuam diferentemente em populações jovens e de mais idade, e as novas diretrizes para exame citológico preventivo refletem essas diferenças. Primeiro, as adolescentes têm taxas maiores de anormalidades no exame citológico do que as mulheres adultas e taxas muito altas de NIC histológico (Case, 2006). Entretanto, muitas anormalidades encontradas no exame citológico representam infecção transitória por HPV e regressão espontânea, mesmo de lesões de alto grau, é comum em mulheres jovens (Moscicki, 2005). A maioria as lesões de alto grau em mulheres jovens são NIC 2, e não NIC 3, e câncer do colo uterino em geral não tem sido encontrado nos grandes estudos com adolescentes (Moscicki, 2008). Adicionalmente, o tratamento de NIC de alto grau em adolescentes com procedimentos excisionais frequentemente é seguido por persistência das anormalidades citológicas e, portanto, não alcança os objetivos terapêuticos (Case, 2006; Moore, 2007). Finalmente, conforme a revisão pelo ACOG (2009), o câncer de colo uterino ocorre em adolescentes, mas é raro e não tão sujeito à prevenção com exame de rastreamento quanto nas mulheres com mais idade.

Em resposta a essa maior compreensão da doença do colo uterino em adolescentes, atualmente, recomenda-se que o rastreamento inicie aos 21 anos de idade, independentemente da história sexual (American College of Obstetricians and Gynecologists, 2009). São consideradas exceções as situações com comprometimento imune, incluindo infecção por HIV, uso de medicamentos imunossupressivos e transplante de órgão. Nesses casos, o rastreamento deve ser iniciado quando do início da atividade sexual, mesmo se ocorrer antes de 21 anos, e deve ser feito com exames citológicos semestrais no primeiro ano e anuais a partir de então (American College of Obstetricians and Gynecologists, 2010a; Centers for Disease Control and Prevention, 2009a,b). A ocorrência de gravidez ou de outra DST diferente do HIV não altera essa recomendação de retardar o início dos exames citológicos preventivos até os 21 anos de idade (American College of Obstetricians and Gynecologists, 2010a).

Intervalo de rastreamento. Entre 21 e 29 anos de idade, o ACOG recomenda exames com intervalo de 2 anos utilizando o método convencional ou com base em líquido. A partir dos 30 anos de idade a mulher com risco médio de câncer de colo uterino pode ser rastreada com intervalo de 3 anos, desde que os 3 últimos exames tenham sido negativos. O risco de câncer é muito baixo nesse período. As pacientes elegíveis para esses intervalos estendidos de rastreamento devem ser informadas de que o exame citológico é apenas um dos componentes da atenção preventiva à saúde e não anula a necessidade de outras avaliações médicas. As mulheres com risco acima da média, incluindo aquelas com exposição na vida intrauterina ao dietilestilbestrol ou as imunocomprometidas, têm indicação para rastreamento mais frequente. Especificamente, as pacientes com infecção por HIV devem realizar citologia preventiva anualmente por toda a vida (Centers for Disease Control and Prevention, 2009b). As mulheres com tratamento prévio para NIC 2, NIC 3 ou câncer de colo uterino devem ser submetidas a rastreamento anual no mínimo por 20 anos, considerando que se mantêm com risco elevado em longo prazo para câncer de colo (American College of Obstetricians and Gynecologists, 2009; Strander, 2007).

Interrupção do rastreamento. O rastreamento pode ser interrompido aos 65 ou 70 anos nas mulheres com risco médio para câncer de colo uterino, após 3 exames consecutivos negativos ao longo dos últimos 10 anos (American College of Obstetricians and Gynecologists, 2009; Saslow, 2002). O USPSTF (2003) recomenda a interrupção do rastreamento aos 65 anos de idade. O ACOG (2009) é o único a recomendar que as mulheres de mais idade que se mantenham sexualmente ativas e com múltiplos parceiros continuem com a rotina de rastreamento, porque não está claro se o colo uterino após a menopausa se mantém em risco para neoplasia quando exposto a nova infecção por HPV.

Histerectomia. Os cânceres vaginais são raros, representando menos de 2% dos cânceres em mulheres. As três agências não recomendam citologia de rastreamento nas mulheres submetidas à histerectomia total para doença benigna, se não houver história de NIC de alto grau ou de câncer do colo uterino. A ausência de colo deve ser confirmada por exame ou por relatório de patologia. As pacientes que tiverem sido submetidas à histerectomia supracervical mantêm o colo uterino e devem continuar com a rotina de rastreamento. As recomendações para citologia vaginal após histerectomia em mulheres com antecedente de neoplasia de alto grau ou câncer no colo uterino não são tão claras. As diretrizes atuais da American Cancer Society (Saslow, 2002) e do ACOG (2009) recomendam rastreamento além da vigilância inicial pós-tratamento com três citologias em 2 anos, embora a duração e a frequência desse rastreamento não tenham sido especificadas. Na ausência de diretrizes claras elaboradas com base em evidências, parece prudente que o rastreamento citológico da cúpula vaginal em mulheres com história de neoplasia de alto grau ou câncer do colo uterino seja mantido com intervalos entre um e três anos e pelo tempo que o profissional de saúde considere adequado. O exame de HPV não está aprovado pela FDA para testar a vagina, mas ainda assim é frequentemente solicitado junto com a citologia vaginal. Os dados clínicos têm utilidade limitada nesse cenário e faltam recomendações com base em evidências (Chappell, 2010).

Testes de HPV para rastreamento de câncer de colo uterino primário

Citologia e teste para HPV. Em 2003, o FDA aprovou o uso do teste da captura híbrida 2 para HPV de alto risco em combinação com exame citológico para o rastreamento de câncer primário de colo uterino em mulheres com 30 anos ou mais. Esta estratégia não está aprovada para mulheres com menos de 30 anos em razão da alta prevalência de HPV de alto risco, o que prejudica sua efetividade. Pode-se enviar uma amostra do colo uterino para teste de HPV em um dispositivo separado da amostra para citologia. Assim, é possível processar simultaneamente os dois componentes. Alternativamente, pode-se realizar testagem para HPV a partir do restante da amostra para CBL após o preparo da lâmina. O teste é realizado apenas para os tipos de HPV de alto risco. Não há indicação para testes para HPV de baixo risco. A combinação do teste de DNA para HPV com o exame citológico aumenta a sensibilidade de um único exame de Papanicolaou para neoplasia de alto grau de 50 a 85% para quase 100% (American College of Obstetricians and Gynecologists, 2005). A sensibilidade insuficiente para adenocarcinoma do colo uterino observada com o teste citológicos tradicional corrobora o uso de teste para HPV no rastreamento primário (Castellsagué, 2006).

Considerando o valor preditivo negativo quase perfeito para neoplasia de alto grau, a evolução lenta de nova infecção por HPV para neoplasia e o custo elevado, esse teste combinado é realizado com intervalos de três anos desde que ambos tenham sido negativos. Foram publicadas diretrizes clínicas com base em evidências para o manejo de casos com resultados anormais no teste de DNA para HPV combinado com citologia (Wright, 2007b). Se a citologia for anormal, devem ser seguidas as diretrizes atualizadas para tal situação (p. 744). Resultados citológicos negativos e HPV positivo ocorrerão em menos de 10% das pacientes testadas (Castle, 2009a; Datta, 2008). Em tais casos, recomenda-se que a citologia e o teste de DNA para HPV sejam repetidos após 12 meses, uma vez que o risco de neoplasia de alto grau é inferior ao observado com células escamosas atípicas de significado indeterminado (ASC-US) e a maioria das infecções por HPV terão se resolvido ao longo desse período (Wright, 2007b). A colposcopia é recomendada para resultados de DNA de HPV persistentemente positivos. Um resultado citológico anormal repetido deve ser conduzido de acordo com as diretrizes atuais independentemente do resultado concomitante para HPV.

Atualmente há uma estratégia alternativa disponível para manejo dos casos com citologia negativa, mas resultado positivo para HPV de alto risco (HR). Realiza-se *reflex test* especificamente para os HPVs 16 e 18. Se positivos, recomenda-se colposcopia imediata (American Society for Colposcopy and Cervical Pathology, 2009). Este protocolo tem como alvo as pacientes com o risco mais alto de doença significativa. Khan e colaboradores (2005) acompanharam durante 10 anos mulheres com resultados inicialmente negativos na citologia e concluíram que o risco de evoluir com NIC 3 ou câncer foi de 17% entre aquelas positivas para HPV 16 no início do acompanhamento e de 14% para aquelas com HPV 18, mas foi de apenas 3% para aquelas infectadas com outros tipos de HPV HR. Essas evidências representam uma base sólida para essa estratégia.

Teste isolado de HPV para rastreamento primário. Há um crescente nas evidências em corroborar o uso de teste para HPV de alto risco sem citologia para rastreamento primário de câncer de colo uterino (Cuzick, 2006). O teste isolado de HPV é aproximadamente duas vezes mais sensível (> 90%) que a citologia realizada isoladamente e leva à detecção mais precoce de neoplasias de alto grau. Entretanto, há perda significativa de especificidade, particularmente em jovens (Mayrand, 2007; Ronco, 2006, 2010). Estão sendo investigadas estratégias para vigilância em caso de resultado positivo no teste de HPV, como citologia reflexa para aquelas com teste positivo, com ou sem genotipagem para HPVs 16 e 18 (Wright, 2007a).

Perspectivas para o rastreamento de câncer do colo uterino. A introdução da citologia em base líquida e do teste de DNA para HPV para rastreamento primário e para teste reflexo significou maior complexidade e aumento do custo do rastreamento de câncer de colo uterino, supostamente para aumento da sensibilidade. Apesar de amplamente utilizado e das alegações aprovadas pela FDA, a citologia de base líquida não agregou sensibilidade ao rastreamento. O teste reflexo para HPV em resposta a citologia com ASC-US tem sensibilidade similar à da repetição da citologia (ASC-US-LSIL Triage Study Group, 2003b). O teste concomitante para HPV parece ser mais sensível para rastreamento primário do que uma única citologia isoladamente, e pode levar a diagnóstico mais precoce de neoplasia de alto grau. Entretanto, não foi comprovado que os testes concomitantes reduzam as taxas de incidência ou de mortalidade do câncer de colo uterino em comparação com a citologia realizada isoladamente. Ressalte-se que não foi comprovada resposta clínica de excelência para a combinação de citologia negativa e teste de HPV positivo, e as recomendações atuais não foram obtidas por consenso. À medida que as tecnologias evoluam, é extremamente importante que os médicos avaliem criticamente a complexidade e os custos impostos por essas opções em comparação com as vidas realmente salvas. Os temores de litigância, caso surja um câncer de colo uterino após citologia convencional negativa, não deveriam determinar o uso de citologia de base líquida. A USPSTF continua a recomendar rastreamento com citologia a cada três anos. O grupo não considera vantajoso o rastreamento anual e considera que são insuficientes as evidências a corroborar o uso de citologia de base líquida ou teste de HPV para rastreamento primário (U.S. Preventive Services Task Force, 2003). Mais importante, essas novas tecnologias são menos específicas que a citologia isoladamente, podendo causar danos na forma de investigações complementares e procedimentos com eficácia não comprovada para a prevenção de câncer adicional do colo uterino, que são raros nas mulheres rastreadas nos EUA. Conforme a revisão realizada por Sawaya (2010), médicos e pacientes devem manter postura vigilante e analítica acerca da abordagem para rastreamento de câncer de colo uterino.

O sistema Bethesda 2001

Em 1998, ocorreu a padronização dos laudos de resultados citológicos com o desenvolvimento do sistema Bethesda (National Cancer Institute Workshop, 1989). As revisões subsequentes levaram ao sistema Bethesda 2001, ainda utilizado, para a confecção de laudos dos resultados citológicos. Seus componentes são mostrados na Tabela 29-3 (Solomon, 2002). Clinicamente, os elementos-chave constantes no laudo são avaliação da adequação das amostras e anormalidades nas células epiteliais (Tabela 29-4).

Adequação das amostras. A adequação das amostras é relatada como satisfatória ou insatisfatória para a avaliação, com base primariamente em critérios para celularidade da lâmina e presença de sangue ou inflamação que possam prejudicar o exame. A presença ou ausência de componentes da zona de transformação (ZT) (células metaplásicas endocervicais ou escamosas, ou ambas) também deve ser relatada. A presença não é necessária para adequabilidade da amostra, mas evidencia que a área em risco para neoplasia foi amostrada. Sua presença está associada a aumento na detecção de anormalidade citológica, mas sua ausência não foi associada com falhas no diagnóstico de NIC. Os exames citológicos sem componentes da ZT ou considerados insatisfatórios em razão de obscurecimento por sangue ou inflamação devem ser repetidos em um ano ou antes, se houver indicação clínica por fatores de risco individuais e adequação de rastreamento prévio (American College of Obstetricians and Gynecologists, 2009; Saslow, 2002). Raramente, o obscurecimento por sangue e inflamação no exame citológico indica a presença de câncer invasivo. Portanto, a presença de corrimento vaginal sem causa aparente, sangramento anormal, ou achados físicos anormais determina avaliação imediata, sem aguardar a repetição da citologia.

Anormalidades das células epiteliais: significado e conduta. O laudo da citologia é uma consulta médica que interpreta um exame de rastreamento e não firma um diagnóstico. O diagnóstico final é determinado clinicamente, com frequência com os resultados da avaliação histológica. Os exames ci-

TABELA 29-3 Componentes do sistema Bethesda 2001 para laudo de citologia

Tipo de amostra
    Exame convencional de Papanicolaou
    Citologia de base líquida em camada fina
Adequação da amostra
    Satisfatória para avaliação
    Insatisfatória para avaliação
Classificação geral (opcional)
    Negativa para lesão intraepitelial ou doença maligna
    Anormalidade das células epiteliais (ver Tabela 29-4)
    Outros achados que possam indicar aumento de risco
Interpretação dos resultados
    Negativos para lesão intraepitelial ou doença maligna
        Organismos:
            Trichomonas vaginalis
            Organismos fúngicos compatíveis com espécies de *Candida*
            Mudança na flora sugestiva de vaginose bacteriana
            Alteração celular compatível com vírus herpes simples
            Bactérias compatíveis com espécies de *Actinomyces*
    Outros achados não neoplásicos (opcional)
        Alterações celulares reativas (inflamação, reparo, radiação)
        Pós-histerectomia de células glandulares
        Atrofia
    Anormalidade das células epiteliais
        Célula escamosa
        Célula glandular
    Outros:
        Células endometriais em mulher ≥ 40 anos
Revisão automatizada e testes complementares conforme a necessidade
Notas educativas e recomendações (opcional)

Retirada de Solomon, 2002, com permissão.

TABELA 29-4 Sistema Bethesda 2001: anormalidades nas células epiteliais

Células escamosas
Células escamosas atípicas (ASC)
    de significado indeterminado (ASC-US)
    não excluem LIEAG (ASC-H)
Lesão intraepitelial escamosa de baixo grau (LIEBG)
Lesão intraepitelial escamosa de alto grau (LIEAG)
Carcinoma de células escamosas

Células glandulares
Células glandulares atípicas (AGC)
    Endocervicais, endometriais ou não especificadas
Células glandulares atípicas favorecendo neoplasia
    Endocervicais ou não especificadas
Adenocarcinoma endocervical *in situ* (AIS)
Adenocarcinoma

Retirada de Solomon, 2002, com permissão.

tológicos são interpretados como negativos para lesão intraepitelial ou doença maligna, ou positivos para uma ou mais anormalidades de células epiteliais. A Figura 29-9 mostra exemplos de achados citológicos normais e anormais. Foram desenvolvidas diretrizes para manejo dos casos com base em evidências com a finalidade de abordar as anormalidade de células epiteliais encontradas e tais diretrizes estão resumidas na Tabela 29-5 (American College of Obstetricians and Gynecologists, 2009; Wright, 2007b). Tais diretrizes têm origem principalmente nos resultados do ensaio ALTS, no qual foram comparados teste para HPV, colposcopia imediata e repetição de citologia em um ensaio multicêntrico, randomizado, de grande porte (ASCUS-LSIL Triage Study Group, 2003a,b). É possível adotar estratégias alternativas com base em características individuais de cada paciente, recursos disponíveis e outros fatores clínicos. As diretrizes gerais dizem respeito a mulheres com 21 anos ou mais. O manejo de pacientes com menos de 21 anos e de gestantes será discutido separadamente (p. 746).

Células escamosas atípicas de significado indeterminado. A anormalidade citológica mais comum são as células escamosas atípicas de significância indeterminada (ASC-US). Essa denominação indica a presença de células sugestivas, mas que não preenchem os critérios para LIE. Embora um resultado de ASC-US normalmente preceda o diagnóstico de NIC 2 ou 3, esse risco chega apenas a 5 a 10%, e encontra-se câncer em apenas 1 a 2 por 1.000 casos (Solomon, 2002). Portanto, a investigação de ASC-US não deve ser excessivamente agressiva. As três opções para avaliação de ASC-US são *reflex test* de DNA para HPV, colposcopia ou citologias repetidas aos 6 e 12 meses, com encaminhamento para colposcopia caso qualquer das citologias seja anormal (Wright, 2007b). Se for utilizada CBL, é preferível realizar o teste reflexo de DNA para HPV com a mesma amostra. Se forem encontrados tipos de HPV de alto risco, indica-se a colposcopia, já que o risco de NIC 2 ou de lesões de maior grau com achados positivos para HPV e ASC-US são iguais aos da lesão intraepitelial escamosa de baixo grau (LIEBG). Se não houver HPV de alto risco, recomenda-se repetir o exame citológico em 12 meses. Alternativamente, pode-se considerar colposcopia imediata em algumas pacientes cuja aderência a testes futuros pareça problemática.

Células escamosas atípicas que não se pode excluir LIEAG. 5 a 10% de ASC, é relatado como células escamosas atípicas sem possibilidade de exclusão de lesão intraepitelial de alto grau (ASC-H). Este achado não deve ser confundido com ASC-US. A denominação ASC-H descreve a presença de alterações celulares que não preenchem os critérios citológicos para lesão intraepitelial escamosa de alto grau (LIEAG), mas sem que seja possível afastar essa possibilidade. Nesses casos, encontram-se lesões LIEAG em mais de 25% dos casos. Essa porcentagem é superior à encontrada nos casos de ASC-US e, portanto, há indicação de colposcopia para investigação (Wright. 2007b).

Lesão intraepitelial escamosa de baixo grau. A classificação LIEBG engloba características citológicas de infecção por HPV e NIC 1, mas com risco entre 15 e 30% de NIC 2 ou 3, semelhante ao encontrado com ASC-US, categoria HPV-positivo. Portanto, há indicação de colposcopia para a maioria dos casos com resultado LIEBG à citologia. O teste para HPV não é útil nas mulheres em idade reprodutiva, uma vez que aproximadamente 80% terão resultado positivo para DNA de HPV (ASC-US-LIEBG Triage Study Group, 2000). Nas mulheres pós-menopáusicas, considerando-se o baixo valor preditivo positivo da citologia classificada como LIEBG para NIC 2 ou 3 e o baixo índice de positividade para HPV, as possíveis condutas para os casos com LIEBG incluem reflex test para HPV de alto risco ou repetição da citologia em 6 a 12 meses. Assim como para os casos classificados como ASC-US, positividade para HPV e citologia anormal quando da repetição do exame indicam a necessidade de colposcopia (Wright, 2007b).

Lesão intraepitelial escamosa de alto grau. As lesões intraepiteliais de alto grau, todos os casos com anormalidades em células glandulares epiteliais e todos os casos suspeitos de carci-

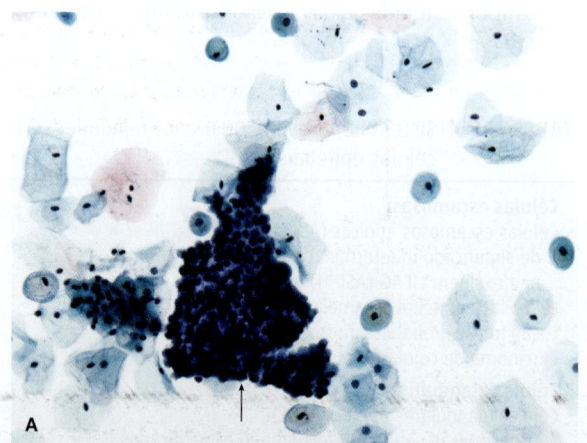 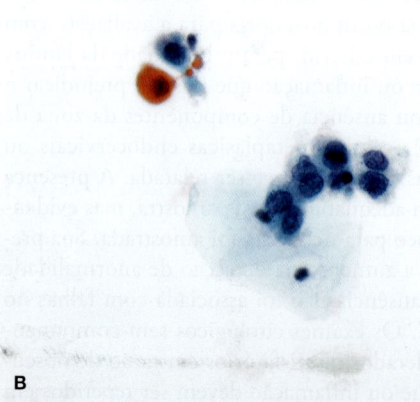

FIGURA 29-9 **A.** Exame citológico normal. Observa-se um fragmento de epitélio endocervical benigno com o aspecto característico em "favo de mel" conferido pela presença de mucina no citoplasma (*seta*). No fundo podem ser identificadas células benignas das camadas parabasal, intermediária e superficial do epitélio escamoso. **B.** Exame citológico com lesão intraepitelial de alto grau. As células escamosas displásicas apresentam irregulares na membrana nuclear e cromatina grosseira. A relação entre o tamanho do núcleo e do citoplasma classificaria essa displasia escamosa como moderada (NIC 2). (*Fotografias cedidas por Ann Marie West, MBA, CT [ASCP].*)

TABELA 29-5 Citologia do colo uterino: conduta inicial nos casos com anormalidades nas células epiteliais

Anormalidade nas células epiteliais	Recomendação geral	Circunstâncias específicas
ASC-US	Repetir citologia aos 6 e 12 meses *Reflex test* para DNA de HPV Colposcopia	Encaminhar para colposcopia em caso de citologia anormal recorrente ou *reflex test* positivo para HPV; para adolescente[a] indica-se citologia repetida anualmente
LIEBG	Colposcopia para mulheres não adolescentes	Adolescentes[a] conduzidas com citologia anual; teste de DNA para HPV aos 12 meses ou citologia de repetição aos 6 e 12 meses também são aceitáveis para pacientes pós-menopáusicas
ASC-H, LIEAG, carcinoma de células escamosas	Colposcopia	
AGC, AIS, adenocarcinoma	Colposcopia, curetagem endocervical[b]; teste de DNA para HPV para AGC	Indicada amostragem endometrial[b] para idade > 35 anos, sangramento anormal, anovulação crônica ou células endometriais atípicas especificadas

[a]Adolescentes = < 21 anos.
[b]Curetagem endocervical e amostragem endometrial são contraindicadas na gravidez.
AGC = células glandulares atípicas; AIS = adenocarcinoma *in situ*; ASC-H = células escamosas atípicas, não sendo possível excluir lesão intraepitelial escamosa de alto grau; ASC-US = células escamosas atípicas de significado indeterminado; HPV = papilomavírus humano; LIEAG = lesão intraepitelial escamosa de alto grau; LIEBG = lesão intraepitelial escamosa de baixo grau.
Adaptada de Wright, 2007b.

noma devem ser imediatamente investigados com colposcopia. O teste de DNA para HPV não é útil no manejo casos com citologia LIEAG. Esta classificação engloba características citológicas de NIC 2 e NIC 3 e traz consigo risco elevado de diagnóstico histológico subjacente de NIC 2 ou NIC 3 (no mínimo 70%) ou câncer invasivo (1 a 2%) (Kinney, 1998). Como alternativa para o manejo de mulheres com 21 anos ou mais e resultado de citologia classificado como LIEAG, tem-se o procedimento imediato com excisão eletrocirúrgica em alça (LEEP) para diagnóstico. Essa estratégia razoável considerando que a colposcopia pode não identificar uma lesão de alto grau, e que a maioria das citologias classificadas como LIEAG terminam resultando em excisão para diagnóstico ou para tratamento. Essa opção deve ser usada de forma judiciosa, preferencialmente quando a colposcopia for compatível com LIEAG e, em geral, nas pacientes com mais idade, uma vez que atualmente se considera que algumas lesões NIC 2 e NIC 2/3 possam ser acompanhadas com observação em pacientes jovens.

Anormalidades em células glandulares. Essa categoria implica alto risco de neoplasia (Zhao, 2009). De acordo com a revisão realizado por Schnatz e colaboradores (2006), em comparação com a doença glandular, a neoplasia escamosa é mais comumente diagnosticada quando da investigação de citologia com atipia de célula glandular (AGC). Também há maior risco de câncer de endométrio ou de outros cânceres do trato reprodutivo. Portanto, a investigação de anomalias glandulares deve incluir colposcopia e curetagem do endocérvice. Também deve incluir amostragem de endométrio em pacientes não grávidas com idade acima de 35 anos ou naquelas mais jovens se houver história de sangramento anormal, se forem encontrados fatores de risco para doença do endométrio ou se o laudo da citologia especificar que as células glandulares atípicas têm origem endometrial. Aproximadamente 50% das patologias diagnosticadas em sequência a citologia com descrição de AGC são endometriais.

Não se recomenda *reflex test* para HPV para *rastreamento* de anormalidades citológicas glandulares. De fato, um resultado negativo no *reflex test* para HPV poderia desestimular o encaminhamento indicado para os casos com citologia compatível com AGC para investigação complementar. Entretanto, atualmente recomenda-se o teste de HPV como *avaliação inicial* de AGC (Wright, 2007b). O teste de HPV discrimina bem entre doença endocervical e endometrial, ambas potencialmente difíceis de detectar (Castle, 2010; de Oliveira, 2006). Além disso, os resultados do teste para HPV influencia a vigilância quando a investigação inicial não revela doença.

Se colposcopia e biópsia não revelarem evidências de neoplasia, o manejo das pacientes com anomalias glandulares geralmente é mais agressiva do que para outras anormalidades, considerando-se o maior risco de doença oculta. As diretrizes de consenso atuais devem ser seguidas (Wright, 2007b). Dependendo na anomalia glandular encontrada e de outros fatores de risco clínicos, a vigilância pode incluir teste para HPV pós-colposcopia, citologias repetidas ou excisão para diagnóstico.

Adolescentes. A postergação do início do rastreamento para câncer de colo uterino até os 21 anos de idade para pacientes com risco médio eliminará grande parte da avaliação de anormalidades nessa faixa etária no futuro próximo. Nesse meio tempo, as citologias classificadas como ASC-US e LIEBG em adolescentes são investigadas de forma diferente em razão de elevada taxa de positividade para HPV, raridade de câncer de colo uterino e alto índice de regressão espontânea de neoplasia do colo uterino nesse grupo (Boardman, 2005; Moscicki, 2005; Wright, 2006). O *reflex test* para HPV é inaceitável nessa faixa etária e os resultados devem ser desprezados. Em seu lugar, devem ser realizadas duas citologias em intervalos de 12 meses e indicada colposcopia apenas se houver citologia de alto grau ou caso qualquer anomalia citológica persista por mais de 2 anos (Wright, 2007b). Se forem obtidas duas citologias negativas desde o resultado classificado como ASC-US ou LIEBG, não há necessidade de qualquer investigação suplementar e o rastreamento deve ser reiniciado aos 21 anos. Outras anormalidades no exame citológico (ASC-H, LIEAG, anormalidades glandulares) devem ser conduzidas de acordo com as diretrizes para a população geral.

Gestantes. Pacientes gestantes com 21 anos ou mais devem ser rastreadas e citologias anormais conduzidas de acordo com as diretrizes para a população geral. Contudo, aceita-se adiar a investigação de achados citológicos compatíveis com ASC-US e LIEBG até pelo menos 6 semanas pós-parto (Wright, 2007b). Quando indicada, o objetivo da colposcopia deve ser excluir a possibilidade de câncer invasivo, e não se realiza curetagem endocervical durante a gravidez. As neoplasias pré-invasivas não são tratadas. Os casos são reavaliados após o parto e conduzidos de acordo, visto que o grau da lesão pode mudar. Embora raramente realizada, as indicações para conização do colo uterino durante a gravidez serão discutidas no Capítulo 30 (p. 789).

Achados não neoplásicos. Determinados achados não neoplásicos podem ser relatados, incluindo alguns compatíveis com microrganismos – mas sem diagnóstico conclusivo. Entre esses organismos estão *Trichomonas vaginalis*, espécies de *Candida*, espécies de *Actinomyces*, herpes simples vírus ou alterações na flora compatíveis com vaginose bacteriana. A sensibilidade em geral é limitada, e a acurácia do diagnóstico varia (Fitzhugh, 2008). Assim, exames confirmatórios ou correlação clínica devem nortear as ações relacionadas com esses achados. Outros achados não neoplásicos são alterações reativas associadas à inflamação ou reparo, alterações relacionadas com radiação, células glandulares benignas pós-histerectomia e atrofia. Nenhum desses achados determina qualquer atitude clínica específica.

Como o histórico menstrual em geral é desconhecido pelo citologista, as células endometriais que pareçam benignas são relatadas nos laudos do exame citológico em todas as mulheres com 40 anos ou mais. Conforme revisado por Browne e colaboradores (2005), a necessidade de avaliação em mulheres com menstruação normal é controversa e, portanto, personalizada de acordo com o histórico clínico e os fatores de risco. As diretrizes de consenso de 2006 afirmam que nenhuma investigação é necessária em mulheres assintomáticas pré-menopáusicas (Wright, 2007b). Contudo, as mulheres pré-menopáusicas com sangramento anormal ou aquelas em que sejam identificados outros fatores de risco para doença endometrial devem ser submetidas à investigação complementar do endométrio, bem como todas as pacientes pós-menopáusicas (Capítulo 8, p. 223).

Colposcopia

Trata-se de procedimento ambulatorial para examinar o trato anogenital com um microscópio binocular. Seu principal objetivo é identificar lesões neoplásicas pré-invasivas ou invasivas para biópsia direta e subsequente tratamento. Continua a ser o padrão-ouro clínico para investigação de pacientes com citologia anormal do colo uterino e, no passado, supunha-se que tivesse sensibilidade quase perfeita. Entretanto, sua sensibilidade, concordância interobservadores e reprodutibilidade foram recentemente questionadas (American College of Obstetricians and Gynecologists, 2008; Cox, 2008; Ferris, 2005; Jeronimo, 2007). Uma estimativa mais realista sobre a sensibilidade da colposcopia para detecção de neoplasia de alto grau do colo uterino é 70% (Cantor, 2008). Este dado ressalta a necessidade de manter vigilância citológica ou colposcópica permanente quando a colposcopia não revela lesões classificadas como NIC 2 ou de grau superior.

Para a realização de colposcopia há necessidade de conhecimento especializado sobre a fisiologia e a patologia do TGI, bem como habilidade prática e experiência para identificação e graduação das lesões e na técnica de biópsia. Chase e colaboradores (2009) publicaram uma revisão abrangente acerca de colposcopia, componentes atuais do procedimento e possíveis melhorias. À medida que as tecnologias de rastreamento do câncer do colo uterino se tornam mais sensíveis, as pacientes tendem a ser encaminhadas para colposcopia com lesões menores e mais precoces, algumas aquém dos limites da visualização colposcópica. Há necessidade de novas tecnologias para aumentar o valor preditivo positivo e a especificidade de citologia e histologia do colo uterino. Diversos possíveis biomarcadores, tais como coloração para $p16^{INK4A}$, uma proteína supressora tumoral, estão sendo investigados (del Pino, 2009). Também é necessário o desenvolvimento de tecnologias objetivas, sensíveis e acuradas como adjuntas à colposcopia. Até o momento, a mais promissora é a hiperespectroscopia multimodal, na qual se utiliza fluorescência tecidual para identificar neoplasia de alto grau (DeSantis, 2007).

Colposcópio

Há muitos modelos de colposcópio, mas todos funcionam de forma similar. O colposcópio é formado por um sistema de lentes ou imagem digital com poder de amplificação de 3 a 40, fixado a um suporte móvel. Uma luz de alta intensidade fornece a iluminação. O uso de um filtro de luz verde (livre do vermelho) aumenta o contraste auxiliando na análise dos padrões vasculares (Fig. 29-10).

Preparação

Antes do exame colposcópico, o prontuário da paciente, incluindo antecedentes ginecológicos e de displasia, deve ser revisado e as indicações para a colposcopia confirmadas (Tabela 29-6). Se houver indicação clínica, deve-se proceder e teste de gravidez (urina). O exame colposcópico deve ser programado a fim de evitar o período menstrual, mas não deve adiado se houver lesão macroscópica sugestiva de câncer invasivo, se não for possível confiar na aderência da paciente ou se houver dificuldade para reagendar o exame, ou, ainda, se o sangramento em curso estiver ocorrendo fora de hora ou for anormal.

O exame citológico realizado no momento da colposcopia tem valor questionável, pode atrapalhar os achados colposcópicos e deve ser realizado apenas se houver indicação específica para o caso. Nos casos com cervicite intensa, exame a fresco, testes para infecção do colo uterino e tratamento de patógeno eventualmente identificado podem estar indicados antes da realização de biópsia ou curetagem endocervical.

Soluções

Solução salina normal. Utilizada no início do exame colposcópico, a solução salina ajuda a remover o muco cervical e permite a avaliação inicial do padrão vascular e do contorno superficial. Vasos anormais, especialmente quando visualizados com filtro de luz verde, podem estar mais destacados do que após a aplicação de ácido acético.

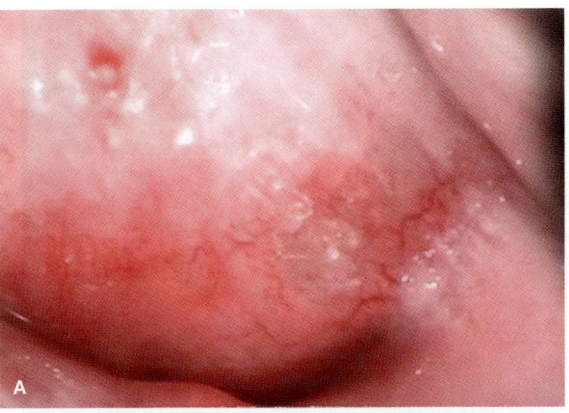
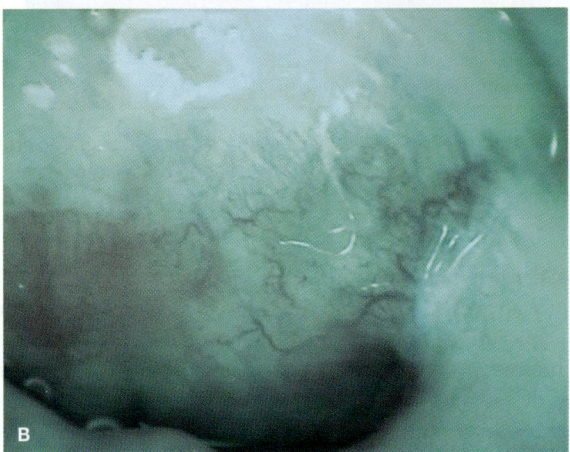

FIGURA 29-10 Avaliação de vasos superficiais **A**. Vasos superficiais benignos visualizados por meio de colposcópio usando fonte de luz branca. **B**. O uso de filtro de luz verde-azul (livre de vermelho) proporciona maior contraste e definição dos padrões vasculares.

Ácido acético. O ácido acético a 3 a 5% é um agente mucolítico que, acredita-se, exerce seu efeito aglutinando reversivelmente a cromatina nuclear. Com isso as lesões assumem vários tons de branco, dependendo do grau de densidade nuclear anormal. A aplicação de ácido acético ao epitélio anormal resulta na alteração *acetobranca* característica das lesões neoplásicas, bem como de algumas lesões não neoplásicas. O vinagre branco utilizado na culinária é uma solução de ácido acético a 5% e uma fonte de baixo custo para colposcopia.

Solução de lugol. A solução de lugol colore as células epiteliais escamosas maduras em marrom-escuro nas pacientes estrogenizadas como resultado do alto teor de glicogênio celular. Em decorrência da diferenciação celular insuficiente, as células displásicas apresentam menor teor de glicogênio e não se colorem totalmente, o que resulta em vários tons de amarelo (Fig. 29-11). A solução de lugol não deve ser usada em pacientes alérgicas a iodo, contraste radiográfico ou mariscos. Essa solução é particularmente útil quando não se consegue encontrar tecido anormal usando apenas ácido acético. Também é utilizada para definir os limites da zona de transformação ativa, uma vez que a metaplasia escamosa imatura não se colore tão intensamente quanto o epitélio escamoso maduro (totalmente diferenciado).

TABELA 29-6 Considerações clínicas sobre a colposcopia

Objetivos clínicos
Proporcionar visão amplificada do trato genital inferior
Identificar a junção escamocolunar do colo uterino
Detectar lesões sugestivas de neoplasia
Orientar a biópsia das lesões
Monitorar pacientes com histórico atual ou prévio de neoplasia do trato genital inferior

Indicações clínicas
Lesões do trato genital visíveis macroscopicamente
Citologia anormal do colo uterino
Histórico de exposição intrauterina ao dietilestilbestrol
Sangramento genital sem explicação

Contraindicações
Nenhuma

Contraindicações relativas
Infecção do trato reprodutivo superior ou inferior
Hipertensão arterial grave descontrolada
Paciente não cooperativa ou extremamente ansiosa

Classificação das lesões colposcópicas

O epitélio escamoso do colo uterino normal à colposcopia aparece como uma superfície inexpressiva, lisa de cor rosa pálido. Os vasos sanguíneos cursam abaixo dessa camada e, portanto, não são visíveis ou o são apenas como uma rede de capilares finos. O epitélio colunar secretor de mucina aparece na cor vermelha em razão de sua finura e superficialidade dos vasos sanguíneos. Seu aspecto polipoide é explicado por invaginações que formam picos e vales (ver Fig. 29-3).

Os colposcopistas são treinados para distinguir entre tecidos normais e anormais para fins de biópsia e para escolher os locais mais prováveis de abrigar neoplasia de mais alto grau. Foram desenvolvidos muitos sistemas de classificação colposcópica que quantificam diversas lesões características a fim de aumentar a acurácia (Coppleson, 1993; Reid, 1985). Amplamente conhecido, o índice colposcópico de Reid tem como base quatro características colposcópicas das lesões: *margem, cor, padrões vasculares* e *coloração pela solução de lugol*. Cada categoria recebe um escore de 0 a 2, e com a soma dessas pontuações chega-se a um índice numérico correlacionado com a histologia (Tabela 29-7).

A International Federation for Cervical Pathology and Colposcopy (2011) aprovou uma nomenclatura que padroniza os descritores dos achados colposcópicos e os incorpora em um sistema de pontuação. As lesões com características de baixo grau correspondentes à pontuação zero no índice de Reid são rotuladas como lesões de grau 1 (menores); as características de maior grau são classificadas como achados de grau 2 (maiores).

Margens e cor das lesões. Após a aplicação de ácido acético ao epitélio da mucosa, observa-se a cor e o grau de brancura obtidos, a rapidez e a duração do acetobranqueamento, assim como a nitidez das bordas das lesões. Lesões de alto grau demonstram um tom de branco mais persistente e mais opaco, e as lesões de baixo grau são translúcidas ou branco "c" brilhantes, com desaparecimento rápido da coloração. Lesões de baixo grau caracteristicamente apresentam margens irregulares, e lesões de alto grau têm contornos mais retilíneos e nítidos (Figs. 29-12 e 29-13). Uma lesão que apresente uma borda

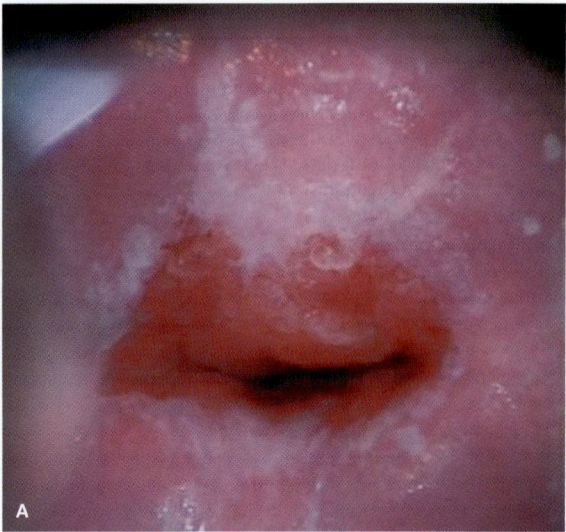 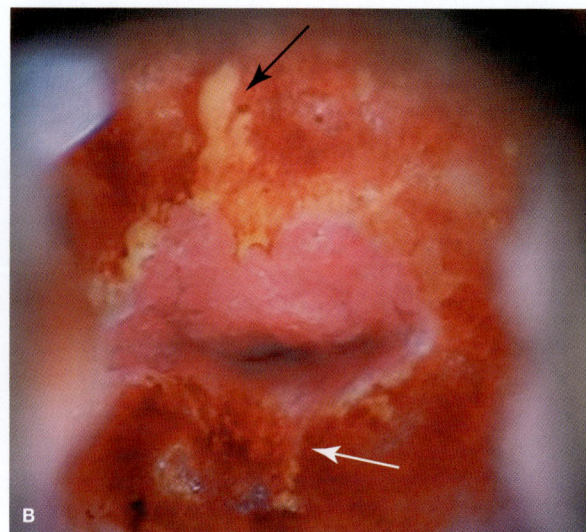

FIGURA 29-11 Soluções usadas em colposcopia. **A**. Colo uterino após aplicação de ácido acético. Evidenciam-se várias áreas com alteração acetobranca adjacentes à JEC. **B**. Mesmo colo uterino após aplicação de solução de lugol. Observe a ausência de coloração nas áreas de lesão na posição entre 10 e 11 horas (*seta preta*), com absorção parcial do iodo nas áreas acetobrancas ao longo da JEC posterior (*seta branca*).

interna, ou seja, uma lesão dentro de uma lesão, normalmente é de alto grau.

Padrões vasculares das lesões. Os padrões vasculares associados ao epitélio anormal incluem pontilhado, mosaicismo e vasos atípicos. Os padrões pontilhado e em mosaico são classificados com base em calibre dos vasos, distância intercapilar e uniformidade de cada um desses fatores. Os padrões pontilhado fino e em mosaico, criados por vasos estreitos e distâncias intercapilares curtas e uniformes, caracterizam as lesões de baixo grau. Um padrão grosseiro resulta de diâmetros e espaçamento maior e mais variável dos vasos e indica anormalidades de maior grau. Os vasos atípicos têm calibre, forma, curso e organização irregulares (Fig. 29-14). Sua presença é sugestiva de câncer.

Biópsia

Biópsia ectocervical. Sob visualização colposcópica direta, deve ser coletado material das lesões suspeitas na ectocérvice para biópsia biópsia, com instrumento cortante, como a pinça Tischler (Fig. 29-15). Em geral, a biópsia do colo uterino não requer anestesia. A solução de Monsel (percloreto férrico) ou um aplicador de nitrato de prata, aplicado com pressão ao local da biópsia, promove hemostasia, caso necessário. Casos extremos de sangramento são raros e podem ser controlados com pressão direta ou tamponamento vaginal. Para pacientes que requeiram anticoagulação crônica, é possível realizar biópsia colposcópica sem suspensão no esquema anticoagulante. Idealmente, as biópsias devem ser realizadas por colposcopista experiente em ambiente onde seja possível antecipar e controlar com segurança qualquer sangramento excessivo.

Tradicionalmente, as biópsias eram realizadas apenas nas lesões com aspecto mais grave. Entretanto, há evidências crescentes de que a detecção da doença está fortemente relacionada com o número total de biópsias realizadas (Zuchna, 2010). Dois trabalhos demonstraram que a biópsia orientada por colposcopia detecta apenas 60 a 70% das lesões de alto grau presentes. A detecção da doença aumenta quando se acrescentam biópsias aleatórias de epitélio com aspecto normal e em pro-

TABELA 29-7 Índice colposcópico de Reid

Sinal colposcópico	Nenhum ponto	1 Ponto	2 Pontos
Margem	Condilomatosa Micropapilar Irregular Lesões satélite	Lisa Retilínea	Rugosa Descamativa Borda interna
Cor: acetobranqueamento	Brilhante Como neve Translúcida Transitória	Branco mais opaco	Branco opaco Cinza
Vasos	Padrões finos Calibre e padrões uniformes	Ausentes	Padrões grosseiros Dilatados com calibre e distâncias intercapilares variáveis
Coloração com iodo	Positiva	Parcial	Negativa

Adaptada de Reid, 1985, com permissão.

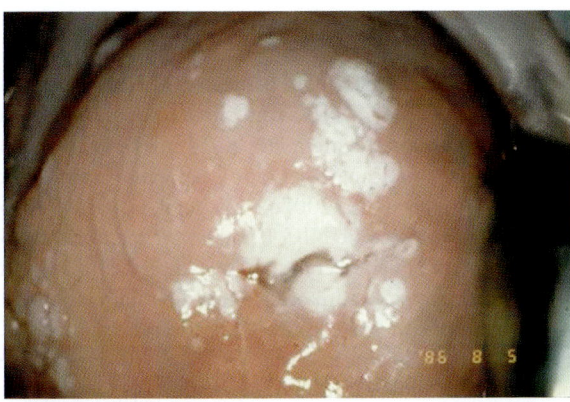

FIGURA 29-12 Lesões intraepiteliais escamosas de baixo grau. Identificadas após aplicação de ácido acético a 5%, as lesões de HPV/NIC 1 em geral são multifocais e branco brilhantes com bordas irregulares.

porção direta ao número de biópsias realizadas (Gage, 2006; Pretorius, 2004). O American College os Obstetricians and Gynecologists (2008) concluiu que há indicação para biópsia de todas as lesões visualizadas, independentemente da impressão colposcópica.

Colposcopia satisfatória. Dentro de uma lesão neoplásica, a doença mais grave tende a localizar-se no limite proximal (cefálico) da zona de transição. Assim, a visualização adequada de toda a JEC cervical e dos limites superiores de todas as lesões define se um exame colposcópico é considerado *satisfatório* ou *insatisfatório*. Essa determinação pode afetar o manejo. Portanto, nos casos com colposcopia inicialmente insatisfatória, um espéculo endocervical pode ser utilizado para tentar visualizar completamente a JEC atual e as lesões que se tenham estendido no sentido cefálico para o interior do canal endocervical (Fig. 29-16).

Amostragem endocervical. Para pacientes não grávidas, a coleta de amostra endocervical por curetagem (CEC) é empregada para avaliar o tecido no interior do canal endocervical

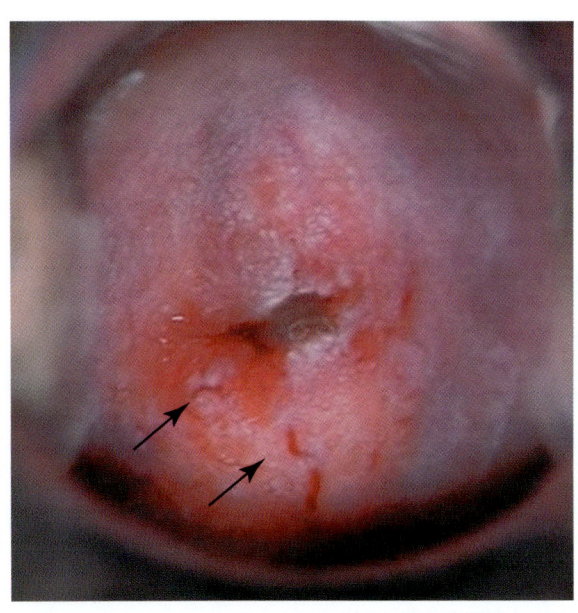

FIGURA 29-14 Padrão vascular em mosaico com vasos atípicos (*setas*).

não visualizado pela colposcopia. Uma CEC normal adiciona certeza de que não há lesão neoplásica na endocérvice e aumenta a sensibilidade do exame colposcópico (Grainger, 1987; Pretorius, 2004). Apesar de seu uso comum, não há ensaios randomizados que corroborem a realização rotineira de CEC durante colposcopia, e seu uso rotineiro foi questionado (Abu, 2005).

A curetagem endocervical atualmente é recomendada no momento da avaliação colposcópica nas seguintes situações:

- A colposcopia é insatisfatória, ou a colposcopia é satisfatória, mas não são identificadas lesões. A CEC é aceitável em outros casos a critério do profissional de saúde (American College of Obstetricians and Gynecologists, 2008; Wright, 2007b);
- Avaliação inicial de anormalidades em células glandulares (Granai, 1985; Wright, 2007b);
- Tratamento ablativo planejado (Husseinzadeh, 1989);

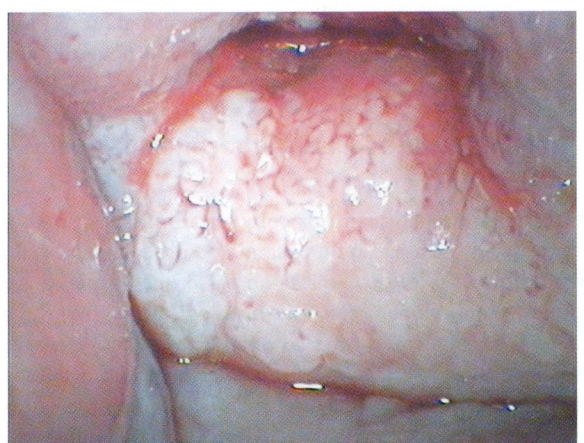

FIGURA 29-13 Lesão intraepitelial escamosa de alto grau. Lesão NIC 3 após aplicação de ácido acético a 5%, com grande tamanho, bordas bem definidas, cor branca "suja" e opaca e padrão vascular grosseiro.

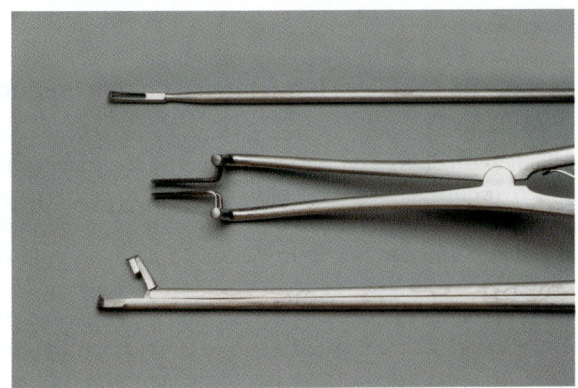

FIGURA 29-15 Instrumentos usados para avaliação e biópsia do colo uterino. De cima para baixo, cureta endocervical, espéculo endocervical e uma pinça para biópsia do colo uterino.

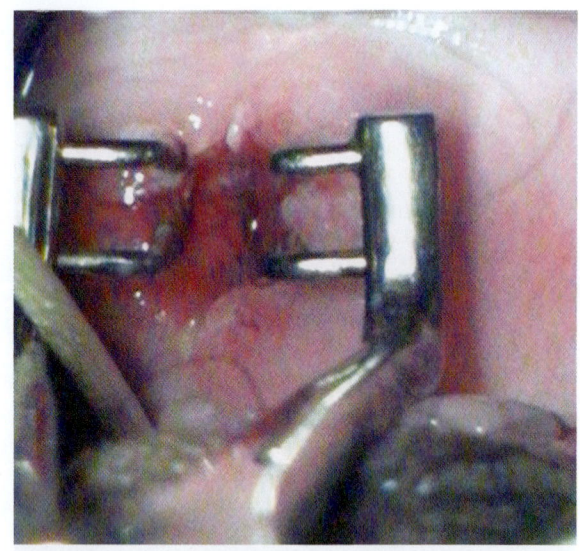

FIGURA 29-16 Uso de espéculo endocervical para visualizar o canal endocervical durante colposcopia.

- Vigilância após tratamento excisional quando as margens da lesão forem positivas para LIEAG (Wright, 2007c).
- Vigilância após conização para tratamento de adeno carcinoma *in situ*. Durante o monitoramento dessas mulheres, Schorge e colaboradores (2003) observaram que com resultados negativos obtidos com a CEC é possível postergar conização repetida ou histerectomia definitiva em mulheres que queiram preservar a fertilidade.

A curetagem endocervical é realizada introduzindo-se uma cureta endocervical 1 a 2 cm no canal do colo uterino (ver Fig. 29-15). Todo o comprimento e a circunferência do canal é firmemente curetado, evitando cuidadosamente coletar amostra da ectocérvice ou do segmento uterino inferior. O material endocervical mistura-se com o muco cervical, que pode, então, ser removido com uma pinça de anel ou uma escova endocervical (*cytobrush*) e incluído junto com a amostra da curetagem. Alternativamente, pode-se proceder à escovação vigorosa com uma escova endocervical para obtenção de amostra de tecido endocervical. A coleta de amostra endocervical com frequência é a parte mais dolorosa do exame colposcópico sendo comum haver cólica.

Manejo na neoplasia intraepitelial do colo uterino

O manejo em casos com classificação histológica de NIC pode ser dividido em duas categorias gerais: observação e tratamento. O objetivo do tratamento é a eliminação de toda a zona de transformação do colo uterino, incluindo os tecidos anormais. Isso pode ser atingido por meio de excisão ou de ablação do tecido, isto é, destruição do tecido com criocirurgia ou *laser*. Entre as opções de excisão estão o procedimento de excisão eletrocirúrgica por alça, conização a *laser*, e conização a frio. Suspeita-se que todas as modalidades de tratamento, especialmente os procedimentos de excisão, aumentem o risco de resultados adversos para a função reprodutiva no futuro, como estenose do colo uterino, parto prematuro e ruptura prematura de membranas (Wright, 2007c). Portanto, o tratamento deve se concentrar primariamente na erradicação das lesões de alto grau.

Diretrizes de consenso com base em evidências para a condução de mulheres com NIC confirmada por biópsia foram desenvolvidas e subsequentemente atualizadas em 2006, com organização da American Society for Colposcopy and Cervical Pathology (Wright, 2003, 2007c). Em geral, as pacientes com diagnóstico histológico de NIC 1 podem ser mantidas em observação indefinidamente, em especial as adolescentes. O tratamento é aceitável se o quadro persistir por no mínimo dois anos. Em adolescentes e jovens com lesões classificadas como NIC 2 ou NIC 2/3 (sem distinção entre NIC 2 e NIC 3), o manejo expectante com observação também é uma opção (American College of Obstetricians and Gynecologists, 2010a; Wright, 2007c). A NIC 2 em mulheres adultas e a NIC 3 em qualquer idade são tratadas por excisão ou ablação. O tratamento é postergado em caso de gravidez. A abordagem *see and treat* (ver e tratar), na qual a excisão por alça é realizada na colposcopia inicial, é uma opção aceitável para pacientes adultas de alto risco que apresentem citologia de alto grau e anormalidades colposcópicas correspondentes. Em um estudo prospectivo no qual essa abordagem foi utilizado, demonstrou-se que 84% das pacientes tinham NIC 2 ou 3 no espécime da biópsia ocasional.

O adenocarcinoma *in situ* do colo uterino, embora incomum, tem tido incidência crescente, sendo caracteristicamente diagnosticado em idades mais jovens (Krivak, 2001). Os objetivos primários são exclusão de câncer invasivo e remoção de todo o tecido afetado sendo o principal objetivo. Recomenda-se conização a frio para otimizar a orientação da amostra, a interpretação histológica e a preservação das margens. Há relatos de que o risco de AIS residual chegue a 80% em pacientes com margens positivas e, portanto, aconselha-se repetir a conização (Krivak, 2001). Mesmo com margens negativas na conização e curetagem endocervical, há risco de doença residual. Dessa forma, recomenda-se histerectomia quando a paciente não tiver mais desejo de engravidar (Krivak, 2001; Poynor, 1995).

Manejo em casos de avaliação negativa após citologia anormal

Quando as avaliações colposcópica e histológica não conseguem detectar a presença de neoplasia de alto grau, recomenda-se monitoramento complementar com base no resultado citológico anormal original, conforme descrito na Tabela 29-8.

Tratamento de neoplasia intraepitelial do colo uterino

O tratamento atual nos casos com NIC limita-se a procedimentos locais de ablação ou excisão. Os procedimentos ablativos destroem o tecido cervical, ao passo que os métodos excisionais proporcionam amostras histológicas que permitem a avaliação das margens de excisão e maior segurança de ausência de câncer invasivo. O tratamento clínico à base de agentes tópicos atualmente é considerado experimental e não reconhecido como prática clínica-padrão. A escolha da modalidade de tratamento depende de múltiplos fatores, que incluem idade da paciente, paridade, desejo de fertilidade futura, tamanho e gravidade da lesão (ou das lesões), contorno do colo uterino,

TABELA 29-8 Monitoramento de citologia cervical anormal na ausência de neoplasia de alto grau segundo o diagnóstico histológico

Citologia	Colposcopia/Histologia	Vigilância recomendada
ASC-US, estado de HPV desconhecido	NIC não encontrada	Repetir citologia aos 12 meses
ASC-US, HPV+; ASC-H ou LIEBG	NIC não encontrada	Citologia aos 6 e 12 meses ou teste para HPV de alto risco aos 12 meses
LIEAG	NIC 2/NIC 3 não encontrada	Colposcopia satisfatória: revisar os resultados de citologia e de histologia e os achados colposcópicos ou repetir colposcopia e citologia em intervalos de 6 meses durante um ano ou excisão diagnóstica; colposcopia insatisfatória: excisão diagnóstica
AGC	Sem NIC ou neoplasia glandular	Repetir citologia em intervalos de 6 meses por quatro vezes se estado de HPV desconhecido; se HPV-negativo, repetir citologia e teste de HPV de alto risco aos 12 meses; se HPV-positivo, repetir citologia e teste de HPV de alto risco aos 6 meses
AGC, favorecendo neoplasia	Sem carcinoma invasivo	Excisão diagnóstica
AIS	Sem carcinoma invasivo	Excisão diagnóstica

AGC = células glandulares atípicas; AIS = adenocarcinoma *in situ*; ASC-H = células escamosas atípicas sem exclusão de lesão intraepitelial escamosa de alto grau; ASC-US = células escamosas atípicas de significado indeterminada; HPV+ = resultado positivo no *reflex test* para DNA de HPV; LIEAG = lesão intraepitelial escamosa de alto grau; LIEBG = lesão intraepitelial escamosa de baixo grau; NIC = neoplasia intraepitelial cervical.
Adaptada de Wright, 2007c.

tratamento prévio para NIC e problemas médicos concomitantes, como comprometimento da imunidade. A maioria dos ensaios clínicos randomizados que avaliaram as diferenças no sucesso de tratamento não tem força estatística suficiente e não há evidências contundentes que apontem superioridade de alguma técnica de tratamento (Martin Hirsch, 2010; Mitchell, 1998). Grande parte dos relatos sugere que os tratamentos cirúrgicos apresentam taxa de sucesso de aproximadamente 90%. O conhecimento da anatomia do colo uterino, da topografia e da histologia da zona de transformação e distribuição e características patológicas da NIC é essencial para a escolha individualizada e para a eficácia de uma dada modalidade de tratamento.

Modalidades de tratamento ablativo

A ablação da zona de transformação é uma modalidade efetiva para casos de doença ectocervical não invasiva. Antes da utilização das modalidades de tratamento ablativo, deve-se excluir a possibilidade de doença glandular ou de câncer invasivo por meio de avaliações citológica ou histológica ou por colposcopia. Os resultados citológicos, os achados histológicos e a impressão colposcópica devem ser concordantes. Antes de se proceder à ablação, o exame colposcópico deve ser satisfatório, e a curetagem endocervical negativa agrega segurança de que não há doença oculta no canal endocervical. As modalidades ablativas mais utilizadas são criocirurgia, eletrofulguração e *laser* de dióxido de carbono (CO_2). Antes da introdução da excisão por alça em 1989, quando a conização a frio era a única opção para excisão, essas técnicas ablativas eram usadas com maior frequência (Prendiville, 1989). A morbidade relativamente reduzida e a facilidade de realizar a excisão por alça em comparação com a conização a frio, bem como a tendência à conduta expectante nos casos de NIC 1 e de algumas lesões classificadas como NIC 2 ou NIC 2/3, levaram à redução nos procedimentos ablativos na prática cotidiana.

Criocirurgia. Na criocirurgia, utiliza-se gás refrigerante, normalmente óxido nitroso, transportado por tubo flexível para uma sonda de metal, a fim de congelar o tecido com o qual mantenha contato (Seção 41-26, p. 1.078). Obtém-se crionecrose por meio da cristalização da água intracelular. Esse tratamento tem sucesso máximo nas lesões ectocervicais associadas a exame colposcópico satisfatório e displasia escamosa confirmada por biópsia limitada a dois quadrantes do colo uterino. Em geral, não se indica criocirurgia para tratamento de lesões NIC 3 em razão de taxas mais altas de persistência da doença após o tratamento e à falta de amostra histológica para excluir câncer invasivo oculto (Tabela 29-9) (MartinHirsch, 2010). Além disso, a criocirurgia e outras técnicas ablativas não são indicadas para mulheres HIV positivas com NIC em razão das altas taxas de fracasso terapêutico (Spitzer, 1999).

Laser **de dióxido de carbono.** O tratamento com amplificação luminosa via emissão de radiação, ou *laser*, é realizado utilizando orientação colposcópica com um micromanipulador. Essa modalidade é usada para vaporizar o tecido a uma profundi-

TABELA 29-9 Criocirurgia: características clínicas

Vantagens
Perfil de segurança favorável
Procedimento ambulatorial
Sem necessidade de anestesia
Procedimento fácil
Equipamento de baixo custo com manutenção mínima
Raras complicações relacionadas a sangramento
Nenhum efeito adverso confirmado na função reprodutiva
Taxa de cura primária aceitável

Desvantagens
Ausência de amostra de tecido para avaliação histológica
Não trata lesões de tamanhos ou formas desfavoráveis
Cólica uterina
Potencial de reação vasovagal
Corrimento vaginal profuso após procedimento
Migração da JEC

Segundo Martin-Hirsch, 2010.

dade de 5 a 7 mm, a fim de assegurar a eliminação de todo o tecido displásico (Seção 41-26, p. 1.081). A ablação a *laser* é apropriada para lesões intraepiteliais escamosas confirmadas por biópsia associadas à colposcopia satisfatória. O *laser* é ideal para lesões pré-invasivas grandes e irregulares de qualquer grau, assim como para lesões condilomatosas e displásicas em outros locais do TGI.

Modalidades de tratamento excisional

Lesões sugestivas de câncer invasivo e AIS do colo uterino devem ser submetidas à excisão diagnóstica. Além dessas situações, a excisão é indicada para pacientes com colposcopia insatisfatória e NIC histológica com necessidade de tratamento, ou para aquelas com citologia de AGC ou recorrente de alto grau sem explicação. Também é indicada em casos de discordância entre os resultados citológicos e histológicos quando os resultados histológicos são significativamente menos graves. Considera-se prudente recomendar excisão para qualquer recidiva de NIC de alto grau após tratamento a fim de permitir avaliação histológica completa da amostra. Mulheres com NIC recorrente apresentam risco maior de câncer invasivo oculto (Paraskevaidis, 1991).

Os procedimentos excisionais incluem LEEP, conização a frio e conização a *laser*. Os procedimentos excisionais e, em menor extensão, os ablativos, estão associados a riscos operatórios imediatos e em longo prazo, incluindo estenose cervical e a resultados adversos em gestações. Há décadas a conização a frio foi associada à incompetência cervical e parto pré-termo. Além disso, Himes (2007) sugere que mulheres com um intervalo menor entre conização e gravidez, isto é, menos de 2 a 3 meses, apresentam risco particularmente alto de parto prematuro. Entretanto a relação entre LEEP e parto prematuro continua sendo debatida. Embora alguns trabalhos tenham demonstrado aumento do risco, outros não confirmaram (Jakobsson, 2009; Kyrgiou, 2006; Sadler, 2004; Samson, 2005; Werner, 2010). Um importante fator de confusão é o maior risco de parto pré-termo em mulheres com neoplasia de colo uterino em comparação com a população geral, mesmo sem terem sido submetidas a procedimento excisional (Bruinsma, 2007; Shanbhag, 2009). O dado implica que NIC e prematuridade apresentam fatores de risco sobrepostos. A contribuição do tratamento para o risco resultante é, portanto, difícil de determinar.

Procedimento de excisão eletrocirúrgica por alça.

Nessa técnica utiliza-se um fio delgado em um cabo com isolamento elétrico pelo qual passa-se uma corrente elétrica. Com isso cria-se um instrumento que simultaneamente secciona e coagula o tecido e que pode ser usado sob visualização colposcópica direta (Seção 41-26, p. 1.080). Como pode ser realizado sob anestesia local, o LEEP se tornou a principal modalidade de tratamento ambulatorial para lesões cervicais de alto grau, inclusive aquelas que se estendem para o interior do canal endocervical (Tabela 29-10). O LEEP proporciona uma amostra de tecido com margens que podem ser avaliadas histologicamente. Além disso, o tamanho e a forma da excisão do tecido podem ser personalizados pela seleção do tamanho das alças e da ordem em que são usadas (Figura 41-26.4, p. 1.081). Isso ajuda a preservar volume de estroma cervical.

TABELA 29-10 Procedimento de excisão eletrocirúrgica por alça: características clínicas

Vantagens
Perfil de segurança favorável
Procedimento fácil
Procedimento ambulatorial sob anestesia local
Equipamento de baixo custo
Amostra de tecido para avaliação histopatológica

Desvantagens
O dano térmico pode obscurecer a avaliação das margens da amostra
Necessidade de treinamento específico
Risco de sangramento após o procedimento
Risco teórico de inalação de vapor
Possível aumento do risco de efeitos adversos para a função reprodutiva

Conização a frio. Nesse procedimento cirúrgico utiliza-se um bisturi para remover toda a zona de transformação do colo uterino, incluindo a lesão cervical (Seção 4127, p. 1.083). É realizada em centro cirúrgico e requer anestesia geral ou regional (Tabela 29-11). A conização a frio frequentemente é preferida em detrimento da LEEP nos casos com NIC de alto grau e extensão profunda no canal endocervical, doença glandular endocervical e recidiva de NIC após tratamento. Na seleção de pacientes, deve-se priorizar aquelas com maior risco de câncer invasivo, incluindo citologia cervical sugestiva de câncer invasivo, pacientes com mais de 35 anos com NIC 3 ou CIS, lesões volumosas de alto grau e biópsias que indiquem AIS.

Conização com *laser* de dióxido de carbono. Esse método tem as desvantagens de custo e comprometimento térmico das margens. Entretanto apresenta vantagens, como ajuste preciso no tamanho e forma do cone e menor perda sanguínea. Esse procedimento pode ser realizado sob anestesia local ou geral e necessita de treinamento específico (Seção 41-27, p. 1.084).

Vigilância pós-tratamento

Há necessidade de vigilância adicional da paciente após o tratamento (Wright, 2007b). As pacientes com margens de excisão negativas para NIC ou que tenham sido submetidas a procedimento ablativo podem ser acompanhadas apenas com exame

TABELA 29-11 Conização a frio: características clínicas

Vantagens
Paciente anestesiada
Amostra de tecido para avaliação histopatológica sem comprometimento das margens
Melhor suporte para a paciente em caso de hemorragia
Variedade de instrumentos para conização personalizada

Desvantagens
Potencial de hemorragia
Procedimento mais demorado
Desconforto pós-operatório
Necessidade de anestesia geral ou regional
Realização em centro cirúrgico
Alto custo
Maior volume de estroma cervical removido
Maior risco de resultados adversos para a função reprodutiva

citológico ou com colposcopia a cada seis meses até que se obtenham dois resultados negativos, quando é possível retornar ao rastreamento de rotina. Como alternativa, pode-se proceder ao teste de DNA para HPV entre 6 e 12 meses após o tratamento, com colposcopia nos casos de infecção persistente por HPV, sendo este um marcador sensível para persistência da doença. O rastreamento citológico deve ser mantido no mínimo por 20 anos considerando-se o risco persistentemente elevado de neoplasia cervical após diagnóstico de NIC de alto grau (American College of Obstetricians and Gynecologists, 2009). Se as margens da excisão ou a curetagem endocervical intraoperatória imediatamente após a excisão forem positivas para NIC 2 ou 3, dá-se preferência ao monitoramento com nova citologia e amostragem endocervical após 4 a 6 meses. Nesses casos, repetir a excisão também é uma conduta aceitável. Além disso, a repetição de excisão é indicada em circunstâncias especiais, como AIS ou carcinoma microinvasivo nas margens de excisão.

Histerectomia

A histerectomia é inaceitável como tratamento primário para NIC 1, 2 ou 3 (Wright, 2007c). Contudo, este procedimento pode ser considerado no tratamento de doença de alto grau recorrente do colo uterino quando a paciente não desejar mais ter filhos, ou quando a repetição da excisão cervical for enfaticamente indicada, mas tecnicamente inviável. Embora a histerectomia apresente a menor taxa de recidiva para NIC, a possibilidade de câncer invasivo deve sempre ser excluída de antemão. A escolha entre abordagem vaginal ou abdominal é determinada por outros fatores clínicos. A histerectomia é o tratamento preferencial para AIS quando não houver desejo de manter a fertilidade.

Mesmo com margens negativas no colo uterino, a histerectomia realizada para tratamento de NIC não é totalmente protetora. As pacientes, em especial aquelas com imunossupressão, apresentam risco de doença recorrente e requerem rastreamento citológico da cúpula vaginal intervalado após o procedimento cirúrgico, conforme descrito na página 743 (Saslow, 2002).

LESÕES VAGINAIS PRÉ-INVASIVAS

Incidência

O câncer da vagina é raro representando aproximadamente 1% de todos os cânceres ginecológicos. Entre os cânceres vaginais, dados do Surveillance, Epidemiology and End Results (SEER) demonstraram que quase 50% dos casos são diagnosticados em pacientes com 70 anos ou mais (Kosary, 2007). Aproximadamente 90% dos cânceres vaginais são escamosos. Aparentemente evoluem de forma lenta a partir de alterações epiteliais précancerosas, denominadas neoplasia intraepitelial vaginal (NIVa), semelhantes às NICs.

Fisiopatologia

A histopatologia da neoplasia intraepitelial vaginal é semelhante à da NIC e da NIV. Raramente é observada como lesão primária e na maioria dos casos desenvolve-se como extensão da NIC, principalmente no terço superior da vagina (Diakomano-lis, 2002; Hoffman, 1992a). Diferentemente do colo uterino, a vagina não possui uma zona de transformação ativa suscetível à neoplasia induzida por HPV. Entretanto, a penetração do HPV pode resultar de abrasões na mucosa vaginal e da atividade reparadora das células escamosas metaplásicas (Woodruff, 1981). Em uma revisão sistemática recente de 315 casos de neoplasia vaginal, os pesquisadores encontraram DNA de HPV em até 98% das lesões classificadas como NIVa e em 75% dos cânceres vaginais. O HPV 16 foi o tipo mais encontrado (Smith, 2009).

Fatores de risco

A história natural da NIVa é menos conhecida que a da NIC, embora seus fatores de risco sejam semelhantes àqueles da NIC, sugerindo uma etiologia similar (ver Tabela 29-2). Assim, a vacinação profilática contra os tipos 16 e 18 do HPV potencialmente previne cerca de 50% dos cânceres vaginais (Smith, 2009). Conforme assinalado, o câncer de vagina é encontrado principalmente em mulheres pós-menopáusicas (Hoffman, 1992a). Contudo, com o aumento recente na infecção do TGI por HPV na população mais jovem, a NIVa também vem sendo diagnosticada em mulheres mais jovens. A neoplasia de colo uterino ou de vulva aumenta o risco de NIVa e de câncer escamoso vaginal. Além disso, em um ensaio retrospectivo recente sugeriu-se que a histerectomia não seria o tratamento definitivo para neoplasia de alto grau, uma vez que os pesquisadores encontraram uma alta taxa de recorrência de NIVa acima de 7% (Schockaert, 2008).

Diagnóstico

Em geral, a NIVa é assintomática. Quando presente, os sintomas podem incluir escape vaginal, corrimento e odor. Resultados citológicos anormais normalmente são a primeira indicação de NIVa, em especial se a paciente não tiver mais colo uterino. Como parte integrante da conduta, o exame colposcópico subsequente da vagina, denominado *vaginoscopia*, frequentemente detecta uma lesão vaginal para fins de biópsia. Antes da avaliação visual, é aconselhável proceder à palpação meticulosa da vagina, particularmente se a paciente tiver sido submetida à histerectomia para tratamento de neoplasia de alto grau de colo uterino. Nesses casos, é possível detectar a presença de câncer invasivo na forma de lesão nodular no interior da cúpula vaginal antes que se torne visível.

Vaginoscopia

Considerando a grande área de superfície e a rugosidade, o exame de toda a vagina com um colposcópio pode ser enfadonho e requer paciência. O uso de espéculo de plástico claro pode auxiliar na visualização de todos os quadrantes da vagina. Durante o exame, deve-se dar atenção particular ao tecido no terço superior da cúpula vaginal, considerando-se que a NIVa frequentemente é uma extensão de NIC. Nas mulheres que tenham sido submetidas a histerectomia para tratamento de NIC de alto grau, a cúpula vaginal deve ser meticulosamente avaliada em caso de citologia vaginal anormal. Com a aplicação de ácido acético, de 3 a 5% à mucosa vaginal, identificam-se alterações acetobrancas compatíveis com infecção por HPV ou com neoplasia (Fig. 29-17). Padrões vasculares são menos

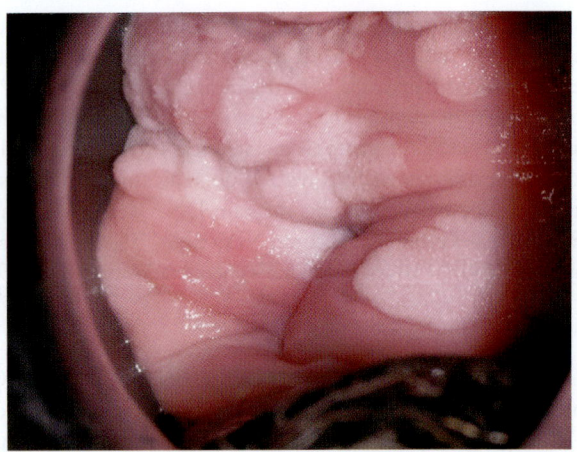

FIGURA 29-17 Vaginoscopia revelando múltiplos focos de lesão acetobrancas de HPV após a aplicação de ácido acético a 5%.

comuns nas lesões de NIVa do que na NIC, mas pontilhados grosseiros e mesmo vasos atípicos podem ser encontrados nas lesões de alto grau. As NIVa de alto grau tendem a apresentar acetobranqueamento denso, plano com bordas agudamente demarcadas. A aplicação de solução de lugol define melhor as regiões anormais. Semelhante ao que ocorre na displasia do colo uterino, essas regiões que não absorvem coloração têm maior chance de conter epitélio anormal. A coloração com iodo é um procedimento auxiliar importante para a escolha da região a ser submetida à biópsia. O material para biópsia deve ser colhido das regiões que menos absorvem corante e com margens mais definidas. A biópsia pode ser obtida por meio de pinça de colo uterino e, se necessário, o gancho de Emmett pode ser usado para elevar e estabilizar o tecido vaginal. Normalmente, não há necessidade de anestesia local para as biópsias do terço superior da vagina, mas talvez seja necessária para as biópsias mais distais. Nas mulheres pré-menopáusicas, a mucosa vaginal é vários milímetros mais espessa, e indica-se o uso de pinça Tischler. O tecido da vagina é pinçado e elevado para delimitar a profundidade da biópsia. Nas pacientes pós-menopáusicas, há adelgaçamento significativo da mucosa vaginal e a coleta de material para biópsia deve ser feita com muito cuidado ou com uma pinça menor, a fim de evitar que haja perfuração da parede vaginal. A homeostasia é obtida com o uso de aplicadores de nitrato de prata ou pasta de Monsel. O tamanho, a localização e os sítios específicos de biópsia das lesões vaginais devem ser meticulosamente documentados para conduta e vigilância futuras.

Tratamento

Assim como a NIC de alto grau, acredita-se que a NIVa de alto grau seja uma lesão pré-cancerosa que geralmente necessite ser erradicada (Punnonen, 1989; Rome, 2000). Como a neoplasia vaginal é incomum, a maioria das estratégias de conduta é baseada em ensaios de pequeno porte, não randomizados, retrospectivos e sem força estatística. As possibilidade de manejo dos casos de NIVa depende do grau da neoplasia e incluem observação, excisão, ablação, uso de antineoplásicos tópicos ou, raramente, radioterapia. Cada método de tratamento tem vantagens e desvantagens e nenhum deles tem eficácia superior comprovada. As estratégias de manejo do caso são determinadas após os exames físico, colposcópico e histológico das lesões e após orientação abrangente da paciente.

Neoplasia intraepitelial vaginal de baixo grau

Em um ensaio de longo prazo no qual foram acompanhadas 132 pacientes com NIVa, Rome e colaboradores (2000) observaram que com conduta expectante após biópsia houve regressão de NIVa 1 em 7 de 8 pacientes (88%). Além disso, nenhuma lesão NIVa 1 evoluiu para NIVa de alto grau ou câncer invasivo. Na maioria dos casos essa lesão representa atrofia ou uma infecção transitória por HPV, sendo considerada razoável manter a paciente sob vigilância na maioria dos casos. Embora não haja diretrizes formuladas com base em evidências, parece razoável a proposição de vigilância semelhante àquela para NIC, com citologias, com ou sem vaginoscopia, a cada 6 a 12 meses até que a anormalidade se resolva.

Neoplasia intraepitelial vaginal de alto grau

A escolha do tratamento de pacientes com NIVa de alto grau (NIVa 2 a 3) é influenciada por vários fatores. Entre esses fatores estão localização e número de lesões, atividade sexual da paciente, comprimento vaginal, radioterapia prévia, modalidades de tratamento prévio em pacientes com NIVa recorrente e experiência clínica. Ao escolher a modalidade terapêutica, sempre se deve considerar a possibilidade de efeitos adversos sobre a qualidade de vida, como dor, dificuldades de relacionamento sexual e cicatrizes.

Excisão. Pode-se realizar excisão local ampla de lesão unifocal de alto grau ou vaginectomia parcial para lesões multifocais. Hoffman (1992a) observou que 9 de 32 pacientes (28%) com histerectomia prévia e NIVa 3 apresentaram câncer invasivo oculto na cúpula vaginal. Portanto, a excisão cirúrgica deve ser considerada no caso de lesões de alto grau que acometam a região da cúpula vaginal, particularmente se houver espessamento ou nódulos na cúpula a sugerir doença invasiva oculta.

Os procedimentos excisionais têm a vantagem de proporcionar uma peça cirúrgica cujas margens podem ser examinadas, e na qual será possível excluir a presença de câncer vaginal invasivo. Além disso, a vaginectomia parcial apresenta o maior índice de cura e a menor taxa de recidiva para doença de alto grau (Dodge, 2001). A excisão local ampla apresenta morbidade menor que a vaginectomia, mas ambas podem ser complicadas por lesões vesicais ou retais e por hemorragia. Além disso, as cicatrizes com estenose vaginal subsequente podem comprometer o relacionamento sexual vaginal ou causar dispareunia.

Como modalidade excisional alternativa, o *laser* de CO_2 causa dano térmico importante à amostra de tecido e não é recomendado. De forma semelhante, o LEEP apresenta baixo controle de profundidade e grande risco de dano térmico às estruturas pélvicas subjacentes, incluindo bexiga e intestino.

Ablação com *laser* de dióxido de carbono. A ablação a *laser* é adequada para erradicar lesões multifocais e causa menos cicatrizes e menos perda de sangue do que as modalidades excisionais. Raramente há sangramento excessivo e lesão térmica de bexiga e intestino. Uma explicação mais abrangente sobre as técnicas de ablação a *laser* pode ser encontrada na Seção 41-26 (p. 1.081).

Ablação medicamentosa. Assim como em qualquer procedimento ablativo antes de tratamento medicamentoso, deve-se excluir a possibilidade de câncer invasivo. Feita a exclusão, as lesões persistentes classificadas como NIVa 1 ou 2 e algumas lesões selecionadas classificadas como NIVa 3 podem ser clinicamente tratadas sem indicação formal (*off-label*) com creme de fluorouracil a 5% (5FU), já que seu uso com essa indicação não foi aprovado pela FDA (Efunix).* Sua eficácia não foi comprovada por ensaios clínicos randomizados de grande porte, e os estudos com número pequeno de pacientes apresentaram resultados ambíguos. Os esquemas de tratamento variam amplamente. Em um dos esquemas propostos, utiliza-se uma dose de 3 mL do creme a ser inserida na cúpula vaginal com um aplicador de plástico, em dias alternados, durante 3 dias na primeira semana de tratamento, e, posteriormente, uma vez por semana, por até 10 semanas. O uso desse creme comumente está associado à reação inflamatória intensa, que inclui ardência vaginal e irritação na vulva. Para reduzir a possibilidade de extravasamento para a vulva, o creme de 5-FU deve ser aplicado dentro da vagina na hora de dormir, quando é possível manter posição deitada por horas. Além disso, pode-se usar uma pomada oclusiva e resistente à água na vulva para protegê-la dos efeitos do 5-FU. Devem ser usadas luvas para proteção ao manipular o creme de 5-FU. As pacientes selecionadas para esse tratamento necessitam de orientação completa, contracepção efetiva conforme a necessidade, consentimento para uso de medicamento não aprovado (*off-label*) e monitoramento próximo para inflamação excessiva e formação de úlcera, que podem levar à fibrose vaginal ou vulvar e perda de função.

Radioterapia. A radioterapia tem papel muito limitado no manejo de casos de NIVa de alto grau. O risco de morbidade é muito grande e esta modalidade deve ser reservada a casos selecionados. Em uma revisão de 136 casos de carcinoma vaginal *in situ*, a radioterapia foi usada em 27 pacientes, com taxa de cura de 100%. Todavia, 63% desenvolveram complicações importantes, incluindo estenose vaginal, aderências, ulceração, necrose e formação de fístulas (Benedet, 1984). Além disso, a radioterapia compromete a interpretação subsequente dos resultados citológicos, colposcópicos e histológicos. A recidiva da doença frequentemente implica cirurgia radical.

Prognóstico

Em um estudo de 132 pacientes tratadas em razão de NIVa de alto grau, a excisão e a ablação por *laser* de CO_2 tiveram taxas de cura semelhantes de 69%. O creme tópico de 5FU foi curativo em 46% dos casos (Rome, 2000). As pacientes com qualquer grau de neoplasia vaginal necessitam de monitoramento em longo prazo, uma vez que as taxas de persistência e de recorrência para doença de alto grau é significativa. Atualmente, não há diretrizes com base em evidências disponíveis para vigilância pós-tratamento de NIVa. No monitoramento, deve-se incluir coleta de material para citologia vaginal e vaginoscopia aproximadamente 2 meses após o término do tratamento. Parece prudente manter as pacientes com vigilância por meio de citologia periódica, com ou sem vaginoscopia, com intervalos de 6 a 12 meses por vários anos.

---

* N. de R.T. No Brasil: Efurix.

LESÕES VULVARES PRÉ-INVASIVAS

Incidência

O câncer de vulva é raro. Especificamente, a incidência nos EUA em 2006 representou menos de 3 a 5% de todos os cânceres ginecológicos e menos de 0,5% de todos os cânceres em mulheres. Noventa por cento dos cânceres de vulva são escamosos e, em alguns casos, desenvolvem-se lentamente a partir de alterações epiteliais pré-cancerosas, denominadas neoplasia intraepitelial vulvar (NIV) (Fig. 29-18). Entretanto, a NIV não é necessariamente análoga à NIC, uma vez que a vulva não tem zona de transformação, é queratinizada e a NIV não evolui para doença de alto grau e câncer com tanta frequência como ocorre com a NIC.

Em um estudo que identificou as tendências na incidência de carcinoma vulvar *in situ* se concluiu ter havido aumento de 411% entre 1973 e 2000. Essa tendência é particularmente acentuada em mulheres mais jovens e acredita-se que esteja relacionada com o aumento na incidência de DSTs, como as causadas por HPV (Howe, 2001). Jones e colaboradores (2005) relataram que a média de idade para mulheres com NIV foi reduzida de 50 para 39 anos desde 1980.

Fisiopatologia

Embora se tenha encontrado DNA de HPV em até 80% das lesões de NIV, o HPV está menos associado ao câncer de vulva. A maioria dos trabalhos mostra cerca de 40% de positividade para DNA de HPV em amostras de câncer vulvar em todo o mundo (Madeleine, 1997; Monk, 1995; Smith, 2009). A evolução de carcinoma vulvar *in situ* para câncer invasivo foi enfaticamente sugerida, embora não tenha sido confirmada de forma conclusiva. Portanto, as lesões classificadas como NIV 3 em geral são tratadas (van Seters, 2005).

Terminologia original

A terminologia para neoplasia intraepitelial vulvar escamosa foi introduzida em 1986 pela International Society for the Study of Vulvar Disease (ISSVD). De acordo com essa classificação, as NIVs, 1, 2 e 3 foram definidas por alterações celulares anormais com espessuras variáveis encontradas no epitélio escamoso, semelhante à classificação para NIC (Wilkinson, 1986).

Terminologia atual

Em 2004, a classificação para NIV foi simplificada pela ISSVD. A antiga denominação NIV 1 foi eliminada, e as NIVs 2 e 3 foram combinadas em uma única categoria. Essa redefinição reflete questionamentos sobre se as lesões seriam ou não pré-malignas e, portanto, se as requerem ou não tratamento. A categoria NIV 1 foi eliminada, uma vez que faltam evidências de que tais lesões sejam precursoras de câncer. É mais provável que representem, alterações reativas benignas ou efeito de HPV. Em apoio a essa visão, em uma análise recente sobre a prevalência de tipos específicos de HPV em lesões classificadas como NIV 1, demonstrou-se que o tipo mais comumente isolado foi o HPV 6, que não é oncogênico (Smith, 2009). O termo *NIV* atualmente é aplicado somente às lesões de células escamosas de alto grau à análise histológica e nele estão com-

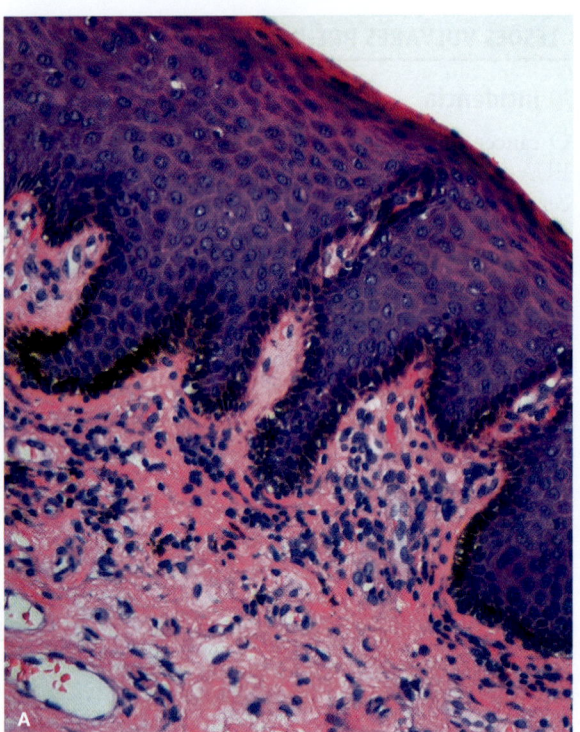 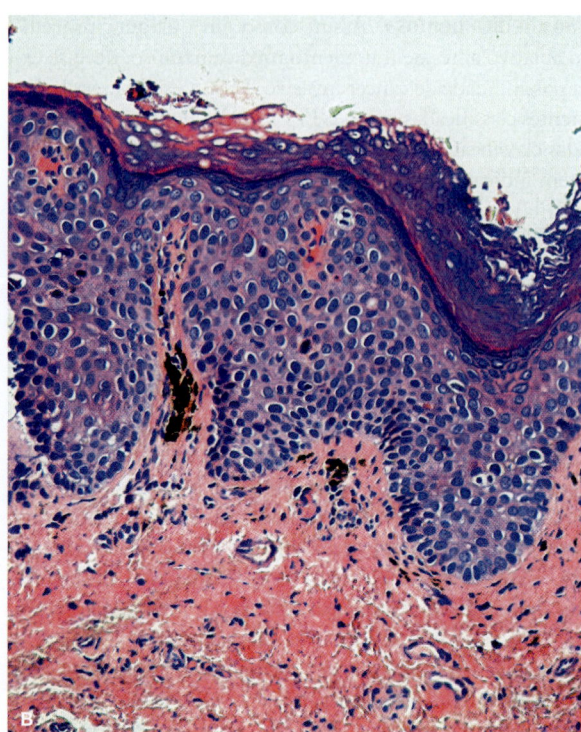

FIGURA 29-18 **A.** Histologia vulvar normal. **B.** Histologia de NIV 3. (*Fotografias cedidas pela Dra. Raheela Ashfaq.*)

binadas as categorias anteriormente denominadas NIV 2 e 3 (Tabela 29-12).

A neoplasia intraepitelial vulvar é subclassificada em NIV *tipo usual*, NIV *tipo diferenciado* e NIV *tipo não classificado*. Dessas, a NIV *tipo usual* engloba as categorias anteriores NIV 2 e 3, assim como termos histológicos mais antigos, incluindo carcinoma *in situ*. As lesões de NIV *tipo usual* podem ser histologicamente agrupadas como verrucosas (condilomatosas), basaloides ou mistas, e estão associadas à infecção por HPV oncogênico. O HPV 16 foi o tipo mais prevalente encontrado nas análises de NIV 2/3 e de casos de câncer vulvar (Smith, 2009). Em geral, as lesões de NIV de alto grau positivas para DNA de HPV assemelham-se morfologicamente às de NIC de alto grau e tendem a ser multicêntricas e multifocais (Haefner, 1995).

TABELA 29-12 Neoplasia intraepitelial vulvar: terminologia e características

Tipo de NIV	Manifestação clínica e fatores de risco
NIV tipo usual Verrucosa Basaloide Mista	Anteriormente NIV 2, NIV 3, CIS vulvar Mulheres mais jovens Doença multicêntrica Infecção oncogênica por HPV Tabagismo, outras DSTs, imunossupressão
NIV tipo diferenciado	2 a 10% das lesões NIV 3 antigas Mulheres com mais idade, pós-menopáusicas Infecção por HPV oncogênico é rara
NIV não classificada	Lesões pagetoides raras

CIS = carcinoma *in situ*; HPV = papilomavírus humano; DSTs = doenças sexualmente transmissíveis; NIV = neoplasia intraepitelial vulvar.

O TGI responde à infecção por HPV com um "efeito de campo" e, assim, os fatores de risco para carcinoma cervical talvez tenham influência semelhante sobre os epitélios da vulva e da vagina. Por isso, a NIV *tipo usual* está fortemente associada a DSTs e tabagismo, particularmente em mulheres mais jovens (Hoffman, 1992b; Jones, 1994, 2005). Também é considerada parte de neoplasia multifocal na genitália inferior em mulheres com comprometimento da função imune.

Por outro lado, a NIV *tipo diferenciado* é menos comum e representa apenas 2 a 10% dos casos de NIV 3 (Hart, 2001). Essas lesões tendem a ser unifocais e caracteristicamente são encontradas em mulheres de mais idade, não fumantes e pós-menopáusicas nas sexta e sétima décadas de vida. A infecção por HPV oncogênico é incomum e é provável que não tenha papel relevante na gênese dessas lesões. Contudo, a NIV *tipo diferenciado* tem maior probabilidade de evoluir para carcinoma de células escamosas do que a NIV *tipo usual*. Em um estudo recente observou-se evolução 5 vezes mais frequente de NIV do *tipo diferenciado* para carcinoma de células escamosas em comparação com NIV de *tipo usual* (van de Nieuwenhof, 2009). Os tipos pagetoides raros NIV 2 e 3 não podem ser classificados em qualquer das categorias mencionadas e são denominados NIV *tipo não classificado* (Sideri, 2005).

Diagnóstico

A NIV pode ser assintomática e descoberta com o exame ginecológico de rotina ou durante investigação de citologia anormal de colo uterino ou de vagina. Quando presentes, sinais e sintomas potencialmente aflitivos podem afetar a sexualidade e a qualidade de vida da paciente (Tabela 29-13). As lesões de alto grau de colo uterino e de vagina em geral são invisíveis

TABELA 29-13 Sintomas da neoplasia intraepitelial vulvar

Prurido, dor, ardência
Sangramento
Corrimento
Desconforto ao urinar
Úlcera persistente
Alteração na cor ou na textura da pele
Mudança na simetria ou na cor de nevo existente
Tumoração nodular ou verrucosa

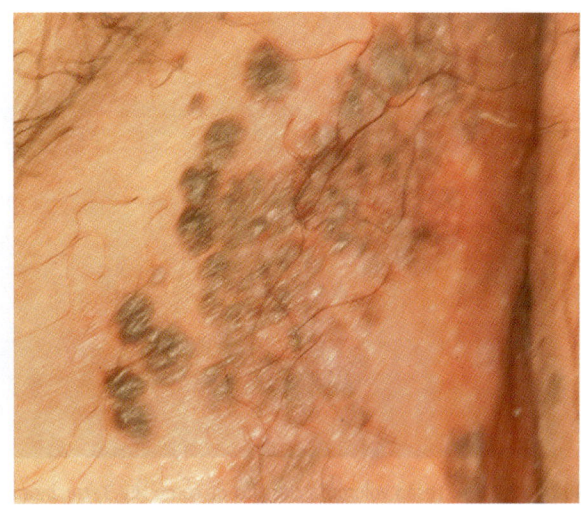

FIGURA 29-19 NIV pigmentada, multifocal de alto grau.

sem a aplicação de ácido acético e sem exame colposcópico, ao passo que as lesões de NIV clinicamente significativas em geral são visíveis sem necessidade de técnicas especiais. Para evitar atrasar o diagnóstico, deve-se biopsar a maioria das lesões focais vulvares, particularmente de lesões pigmentadas, verrugas genitais em pós-menopáusicas ou em pacientes imunocomprometidas, ou verrugas que persistam apesar de tratamento tópico (American College of Obstetricians and Gynecologists, American Society for Colposcopy and Cervical Pathology, 2011).

Vulvoscopia

Há necessidade de confirmação histológica do diagnóstico antes de iniciar o tratamento de NIV de alto grau. A escolha do melhor sítio para coleta de amostra de biópsia é auxiliada por amplificação de vulva e periânus, geralmente utilizando colposcópio. O exame é denominado vulvoscopia. Como alternativa, pode-se usar uma boa fonte de luz com lente manual de aumento.

As alterações epiteliais na vulva são intensificadas pela aplicação de compressa de gaze embebida em ácido acético a 3 a 5% na vulva durante cinco minutos antes do exame vulvoscópico. Em geral este procedimento é bem tolerado, mas pode causar dor ou queimação em excesso quando houver irritação, úlceras ou fissuras vulvares. O banho com ácido acético acentua a topografia superficial das lesões e pode chamar atenção para lesões acetobrancas não facilmente identificáveis à inspeção simples. As lesões de NIV pigmentadas tendem a assumir um tom cinza opaco em razão de hiperceratose. Em geral não se identificam padrões vasculares característicos, mas as lesões de NIV de alto grau raramente apresentam pontilhado grosseiro. Alternativamente, o azul de toluidina a 1%, um corante nuclear, pode auxiliar a definir o melhor local para biópsia ou as margens cirúrgicas (Joura, 1998). Seu uso é tecnicamente mais difícil e os resultados repletos de falsos positivos e negativos.

A apresentação clínica da NIV *tipo usual* é variável. Algumas lesões são elevadas, hiperceratóticas e com pigmentação escura, e outras são planas e brancas (Figs. 29-19 e 29-20). Frequentemente, as lesões são volumosas, assemelham-se a condilomas e são multifocais com acometimento amplo de períneo e pele adjacente (Fig. 29-21). A NIV *tipo diferenciado* em geral é unifocal e pode estar associada a líquen escleroso ou hiperplasia de células escamosas da vulva. A lesão pode se parecer com úlcera, pápula verrucosa ou placa hiperceratótica. Qualquer lesão sugestiva de carcinoma invasivo deve ser submetida à biópsia, particularmente as lesões elevadas, ásperas, nodulares ou ulceradas.

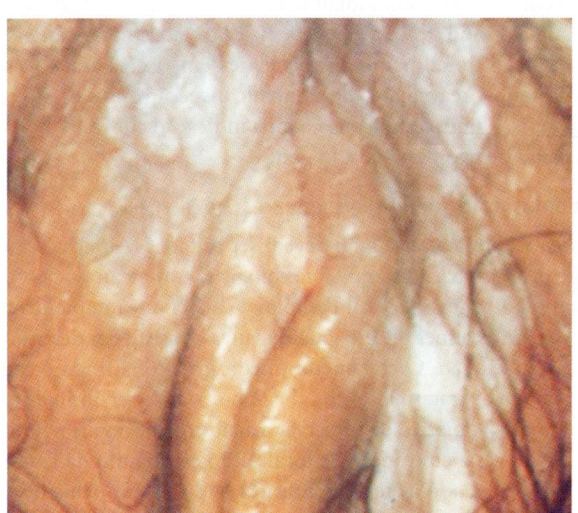

FIGURA 29-20 Leucoplasia multifocal característica de NIV de alto grau.

As áreas com aspecto mais alterado devem ser submetidas à biópsia, embora as áreas necróticas frequentemente revelem achados não diagnósticos e, se possível, devem ser evitadas. É possível obter amostras com diâmetro de 6 mm com *punch* Keyes para biópsia, após infiltração subcutânea de anestesia local com lidocaína a 2% com ou sem epinefrina (Fig. 4-2, p. 112). Anestésicos tópicos devem ser aplicados alguns minutos antes da infiltração com anestésico local para reduzir o desconforto. Se as lesões estiverem próximas ao capuz do clitóris, será necessário o uso de anestesia geral, em razão de excesso de dor com a infiltração local de anestésico e de maior vascularização. A documentação e o mapeamento meticulosos dos locais de biópsia vulvar ajudarão no planejamento do manejo futuro.

Manejo

Neoplasia intraepitelial vulvar 1

Conforme exposto anteriormente, a progressão de NIV 1 para NIV 3 não foi observada e a terminologia modificada da ISS-

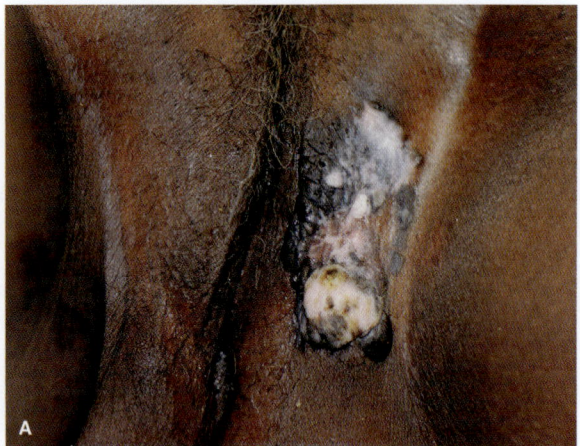 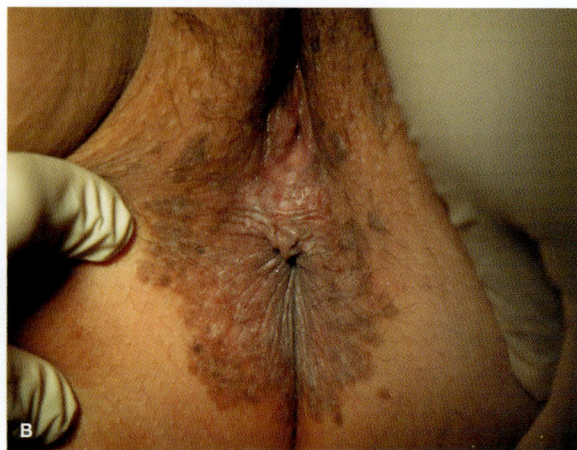

FIGURA 29-21 A. Lesão volumosa classificada como NIV 3/carcinoma *in situ*. **B.** NIV 3 com envolvimento perineal e perianal extenso.

VD em 2004 eliminou totalmente a categoria NIV 1. As lesões relatadas como NIV 1 não devem ser tratadas mas podem ser reavaliadas anualmente nas pacientes em risco para NIV de alto grau. A reavaliação deve incluir inspeção simples ou vulvoscopia e biópsia de acordo com a indicação clínica se houver suspeita de neoplasia de alto grau.

Neoplasias intraepiteliais vulvares 2 e 3

Todas as NIV de alto grau devem ser tratadas (American College of Obstetricians and Gynecologists, American Society for Colposcopy and Cervical Pathology, 2011). O tratamento padrão para as lesões de alto grau da vulva consiste em destruição local ou excisão. O tratamento medicamentoso ainda é experimental. O tratamento de NIV 2 ou 3 deve ser individualizado com o objetivo de preservar a anatomia normal e a função genital e varia em função de localização e tamanho da lesão. A NIV envolvendo as regiões vulvares que contêm pelos (externas à linha de Hart) podem se estender profundamente para as unidades pilossebáceas, e as lesões em mucosa tendem a ser mais superficiais (Wright, 1992). Em muitos casos o melhor tratamento é aquele combinando procedimentos excisionais e ablativos.

Independentemente da modalidade selecionada, os efeitos colaterais do tratamento são comuns, podendo incluir desconforto vulvar, cicatrização lenta de feridas, infecção e formação de fibrose, que pode resultar em dor ou dispareunia crônica. Assim, nos objetivos do tratamento devem ser incluídos: (1) melhora dos sintomas da paciente, (2) preservação da aparência e da funcionalidade da vulva e (3) exclusão e prevenção de doença invasiva.

Excisão. Cirurgia vulvar ampla para NIV nem sempre é necessária se as pacientes forem monitoradas de perto para progressão ou recorrência da doença. As lesões classificadas como NIV 3 ou carcinoma vulvar *in situ* ou lesões de NIV maiores nas quais não tenha sido possível excluir a possibilidade de carcinoma invasivo são melhor manejadas com excisão local ampla com margem cirúrgica de no mínimo 5 mm de tecido normal (Seção 41-28, p. 1.086). Como a recidiva da doença está relacionada com a margem cirúrgica, o exame histológico com técnica de congelação das margens da amostra é vantajoso (Friedrich, 1980; Jones, 2005). Hopkins (2001) relatou taxa de recidiva da doença de 20% para os casos com margens cirúrgicas negativas e de 40% para aqueles com margens cirúrgicas positivas.

A excisão local ampla pode ser desfigurante e talvez haja necessidade de aplicar técnicas de cirurgia plástica ou enxerto de pele para reduzir distorções anatômicas e perda funcional. Todas as cirurgias vulvares requerem orientação pré-operatória completa em relação aos resultados anatômicos esperados e à função sexual, devendo ser feita por médicos adequadamente treinados e com experiência.

Ablação. Embora proporcione bons resultados estéticos, a ablação da lesão com *laser* de CO_2 não permite a avaliação da peça cirúrgica (Seção 41-28, p. 1.088). Portanto, a possibilidade de carcinoma invasivo deve ser excluída de antemão. Em geral o tratamento com *laser* é menos desfigurante do que a excisão local ampla, mas pode resultar em cicatrização prolongada e dolorosa e supuração da ferida. A orientação pré-operatória em relação aos resultados antecipados para o procedimento deve ser semelhante àquela descrita para excisão local ampla. A recidiva de NIV foi mais relatada após vaporização a *laser* em comparação com excisão local ampla (David, 1996; Herod, 1996). Entretanto, Hoffman (1992b) relatou que 15 de 18 pacientes (83%) com NIV 3 permaneceram livres de doença recorrente após a ablação com *laser* de CO_2.

A aspiração cirúrgica ultrassônica cavitacional (ACUC) pode ser usada no tratamento de NIV de alto grau restrita à pele vulvar sem pelos. Com essa ferramenta, utiliza-se o ultrassom para produzir cavitação e ruptura do tecido afetado, que é então aspirado e coletado (Seção 41-28, p. 1.087). Essa técnica oferece as vantagens do *laser*, com menos cicatrizes e dor em comparação com a excisão local ampla, ao mesmo tempo em que proporciona uma amostra para exame patológico (von Gruenigen, 2007). Contudo, a amostra de tecido é intensamente fragmentada e não tem a mesma precisão diagnóstica do tecido cirurgicamente excisado. Miller e colaboradores (2002) avaliaram esse procedimento em 37 pacientes com NIV 2 ou 3. Os autores observaram recorrência total de

35% ao longo do período médio de acompanhamento de 33 meses.

Em até dois terços dos casos de NIV há acometimento de unidades pilossebáceas, mas raramente excedendo 2,5 mm de profundidade a partir da superfície epidérmica (Shatz, 1989). Este dado é importante para o manejo dos casos, particularmente se estiver sendo cogitada a possibilidade de usar procedimentos ablativos.

Tratamento tópico. Os tratamentos tópicos hoje estão sob investigação e ainda não são recomendados clinicamente. Entre os agentes estão creme de imiquimode a 5%, emulsão de cidofovir e creme de fluorouracil a 5% (van Seters, 2008). O cidofovir ainda não tem aprovação da FDA para uso em doença relacionada com HPV, e as formulações tópicas devem ser compostas. O 5-FU é potencialmente cáustico e teratogênico e não compõe a primeira linha de tratamento de NIV (National Cancer Institute, 2010). O imiquimode tópico (*off-label*) tem angariado mais interesse recentemente. Sua toxicidade é menor e há diversos relatos de casos e dois ensaios randomizados relatando taxas favoráveis de regressão de NIV de alto grau (Mahto, 2010). Em um ensaio de fase II sobre o uso de imiquimode no tratamento de NIV 2/3 observou-se taxa de recorrência de 77% e 20% em comparação com taxa de recorrência de 53% em um coorte tratada com cirurgia (Le, 2007).

Outros tratamentos. A terapia fotodinâmica (TFD) à base de ácido 5-aminolevulínico (5-ALA) tem sido usada como tratamento para preservação tecidual em casos de NIV ou carcinoma vulvar *in situ*. Embora preserve tecido sem fibrose ou desfiguração, a TFD apresenta baixa taxa de resposta e alto índice de recidiva (Hillemanns, 2006; Kurwa, 2000).

Prognóstico e prevenção

Relatos de caso descrevendo o potencial invasivo da NIV de alto grau não tratada estão se acumulando (Jones, 2005). Jones e colaboradores revisaram os desfechos de 113 pacientes com NIV 3 o risco de desenvolvimento futuro de carcinoma vulvar invasivo. Esses autores observaram que 87% das pacientes não tratadas evoluíram com câncer de vulva, e apenas 3,8% das pacientes tratadas evoluíram com carcinoma invasivo. Atualmente, não é possível predizer o comportamento da lesão classificada como NIV de alto grau. Independentemente da modalidade de tratamento escolhida, a recidiva é comum (até 50%), particularmente em pacientes com doença multifocal ou imunocomprometidas. Recomenda-se vigilância por tempo indeterminado nos casos de doença multifocal do TGI. Além disso, alguns autores consideram que NIV de alto grau seja indicadora de investigação colposcópica de colo uterino e vagina independentemente de citologia normal de colo uterino. A vigilância pós-tratamento consiste em reavaliação da vulva aos 6 e 12 meses, com inspeção anual da vulva daí em diante (American College of Obstetricians and Gynecologists, American Society of Colposcopy and Cervical Pathology, 2001).

Para prevenção, a vacinação profilática contra os tipos 16 e 18 do HPV em potencial previne aproximadamente um terço dos cânceres de vulva (Smith, 2009). Cessação de tabagismo e otimização do estado imune também são estratégias importantes.

NEOPLASIA INTRAEPITELIAL ANAL

Incidência

Entre as mulheres dos EUA, foram relatados 3.190 casos de câncer anal com 450 mortes no ano de 2009 (Jemal, 2009). Consequentemente, o risco ao longo de toda a vida é baixo aproximando-se de 1 em 610. Além disso, a partir do ano 2000, a incidência de câncer anal reduziu-se levemente nas mulheres com menos de 50 anos de idade (Altekruse, 2009).

Fisiopatologia

O câncer anal está fortemente associado à neoplasia intraepitelial anal (NIA) (Palefsky, 1994). Entre os casos com NIA que estudaram, Hampl e colaboradores (2006) comprovaram que 89% continham DNA de HPV. Além disso, Santoso e colaboradores (2010) relataram prevalência de 12% de NIA comprovada por biópsia em um grupo de mulheres com doença relacionada com HPV. Assim como nos cânceres de células escamosas de colo uterino, acredita-se que os tipos oncogênicos 16 e 18 do HPV sejam os principais agentes etiológicos responsáveis pelo desenvolvimento de cânceres de células escamosas de ânus e seus precursores (Zbar, 2002). Pouco se sabe sobre a história natural da infecção anal por HPV e sobre seu potencial de progressão nas mulheres, mas suspeita-se que se comporte de forma semelhante às lesões cervicovaginais. As lesões de colo uterino e do ânus em geral manifestam-se sobre ou próximo das respectivas junções dos epitélios escamoso e colunar, que no ânus é denominada *zona de transição* (Goldstone, 2001). A doença anal é classificada seguindo a mesma nomenclatura citológica e histológica utilizada para descrever a doença do colo uterino. Assim as NIAs tipos 1, 2 e 3 correspondem, respectivamente, às displasias leve, moderada e grave (Fig. 29-22). Embora os estudos sobre a história natural da doença anal por HPV sejam insuficientes, alguns autores sugerem que a erradicação das lesões anais de alto grau pode reduzir a incidência de câncer anal invasivo (Santoso, 2010). Entretanto, diferentemente do que ocorre com a neoplasia do colo uterino, o efeito protetor do tratamento das lesões precursoras no canal anal não foi comprovado (Williams, 1994). A FDA

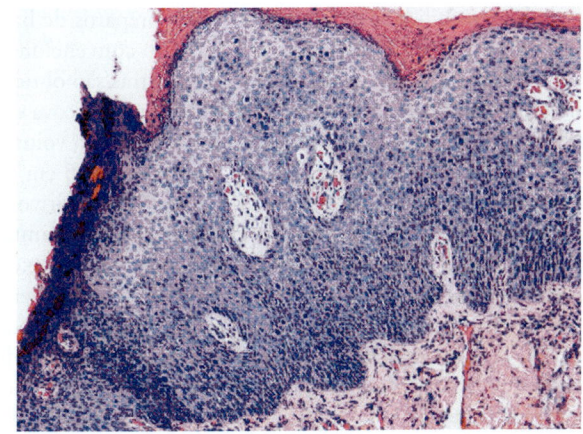

FIGURA 29-22 Histologia da NIA 3. (*Fotografia cedida pela Dra. Raheela Ashfaq.*)

(2010) aprovou o uso da vacina Gardasil como tratamento preventivo do câncer anal e de lesões pré-cancerosas associadas aos tipos 6, 11, 16 e 18 do HPV.

Fatores de risco

Os fatores de risco para NIA incluem infecção anal por HPV, sexo anal passivo, tabagismo e história de outras DSTs, incluindo HIV. O câncer anal e seu provável precursor, NIA 3, vêm tendo maior aumento de incidência entre pacientes HIV positivas em comparação com as HIV negativas (Frisch, 2000; Tandon, 2010).

Diagnóstico

Recomendações de rastreamento

Assim como no câncer de colo uterino, a prevenção por rastreamento de indivíduos em risco talvez seja a melhor abordagem para reduzir a incidência de câncer anal. Diferentemente da prevenção do câncer de colo uterino, os protocolos de rastreamento e de tratamento para NIA não estão codificados. Entre as possíveis abordagens estão exames com frequência indeterminada com qualquer combinação de citologia anal, testes para HPV e anoscopia. Os exames devem ser seguidos por tratamento das lesões classificadas como de alto grau (Berry, 2004; Friedlander, 2004; Palefsky, 1997). Alguns pesquisadores sugeriram que se deva proceder a exame citológico anual de colo uterino e ânus em todas as pacientes HIV-positivas, mas somente se estiver disponível a infraestrutura necessária para avaliação e manejo frente a resultados citológicos anormais e lesões pré-cancerosas (Palefsky, 2005; Panther, 2005). Quando o médico generalista não dispuser de suporte clínico adequado para o manejo do caso diante de resultados anormais da citologia anal, as pacientes devem ser encaminhadas a centros terciários de tratamento ou a cirurgiões colorretais para avaliação e suplementar e tratamento. Atualmente, nem o American College of Obstetricians and Gynecologists nem a U.S. Preventive Services Task Force elaboraram recomendações para rastreamento de NIA.

Citologia anal

Alguns trabalhos sugerem que à citologia anal falte eficácia como ferramento de rastreamento para NIA e câncer anal (Nahas, 2009; Santoso, 2010). Se for usada, citologia anal talvez ganhe sensibilidade com a utilização de preparos de base líquida em comparação com lâminas de vidro convencionais (Friedlander, 2004; Sherman, 1995). As amostras são obtidas com a inserção de um cotonete Dacron ou de uma escova endocervical umedecida com água ou com um pequeno volume de lubrificante a base de água, por aproximadamente 5 cm no canal anal, acima da zona de transição anal. O dispositivo é, então, retirado com um movimento circular e aplicação simultânea de pressão sobre as paredes do canal anal. O cotonete é agitado na solução usada para o exame citológico para liberar as células esfoliadas ou esfregado sobre uma lâmina e fixado com álcool isopropílico, assim como ocorre na citologia do colo uterino. Recomenda-se não usar nada via retal nas 24 horas que precedem o exame citológico anal. A citologia anal é descrita usando terminologia análoga à nomenclatura Bethesda 2001 para citologia do colo uterino.

Anuscopia de alta resolução

Nessa técnica utiliza-se anuscopia, iluminação a aumento com colposcópio além de aplicação de ácido acético para avaliar o canal anal de forma semelhante àquela com a colposcopia (Fig. 29-23). É mais difícil de realizar do que a colposcopia, tanto para a paciente quanto para o profissional de saúde, e recomenda-se treinamento específico. Nos casos com neoplasia anal, os achados colposcópicos não semelhantes aos na NIC. Assim, a graduação e terminologia para descrição da lesão são as mesmas descritas para as lesões do colo uterino. As biópsias devem ser realizadas nas áreas com aspecto mais alterado. Considerada por alguns como o padrão-ouro para diagnóstico de NIA, a anuscopia de alta resolução ainda não têm seu papel definido no rastreamento primário ou na investigação de exame citológico anal anormal. No momento, este exame encontra-se disponível em um número limitado de instituições de atenção à saúde.

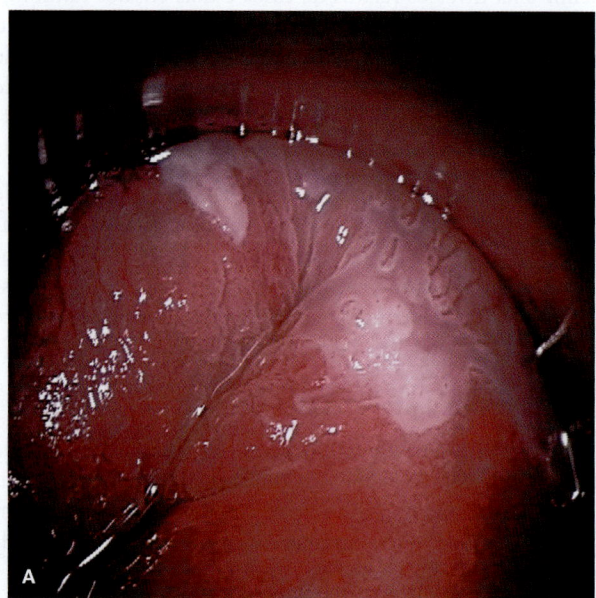

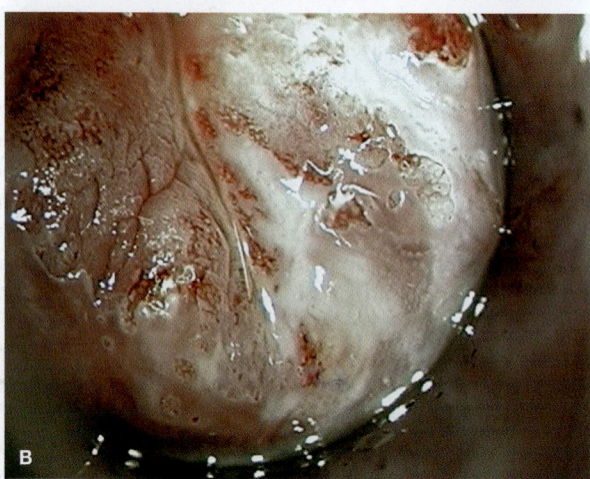

FIGURA 29-23 A. Lesão acetobranca translucente de NIA 1. **B.** Lesão acetobranca densa de NIA 3. (*Fotografias cedidas por Naomi Jay, RN, NP, PhD.*)

Manejo

A história natural da NIA ainda não está estabelecida. Os benefícios de rastreamento, identificação e erradicação das lesões precursoras do câncer anal estão atualmente sendo investigados, e não há diretrizes clínicas disponíveis. Assim, os médicos devem usar seu discernimento e envolver as pacientes na tomada de decisões acerca de rastreamento e manejo da NIA. As anormalidades na citologia anal são mais bem investigadas com anuscopia de alta resolução. As pacientes com lesões classificadas como NIA de alto grau devem ser encaminhadas a especialistas para possível excisão ou procedimentos ablativos.

Tratamento

O tratamento é restrito a procedimentos locais ablativos ou excisionais que eliminam as lesões intraepiteliais individuais de alto grau. Diferentemente do colo uterino, não é possível destruir ou remover inteiramente a junção escamocolunar anal em razão da morbidade potencial. O tratamento das lesões de NIA de alto grau confirmadas por biópsia pode ser realizado por vários procedimentos ablativos, incluindo *laser* de CO_2, coagulação eletrocirúrgica sob anestesia geral, ou coagulação por infravermelho como procedimento ambulatorial (Chang, 2002; Goldstone, 2005). A crioablação e a aplicação tópica de ácido tricloroacético a 85% são métodos alternativos de tratamento.

PACIENTE INFECTADA POR HIV

Fisiopatologia

As mulheres infectadas por HIV têm carga de doença anogenital associada ao HPV elevada. Diversos trabalhos mostram que mulheres HIV-positivas apresentam maiores prevalência e persistência de infecção por HPV no colo uterino (De Vuyst, 2008). Foi demonstrado que os riscos conjuntos de todos os cânceres de vulva, vagina e ânus associados ao HPV aumentam no período entre os 5 anos que antecedem e os 5 anos que sucedem a soroconversão para HIV (Chaturvedi, 2009). Além disso, essas mulheres apresentam maior probabilidade de serem portadoras de diversos tipos oncogênicos de HPV em comparação com aquelas sem infecção por HIV.

Ademais, os trabalhos sugerem consistentemente que mulheres HIV-positivas apresentam taxas muito mais altas de NIC e NIV em comparação com as pacientes sem infecção por HIV (Ellerbrock, 2000; Spitzer, 1999; Wright, 1994). Nas mulheres infectadas por HIV, até 60% dos exames de Papanicolaou apresentam resultados citológicos anormais e em até 40% há evidências colposcópicas de displasia. Além disso, em um trabalho recente observou-se que as mulheres positivas para HIV com citologia anormal do colo uterino e/ou HPV no colo uterino têm maior risco de infecção anal por HPV e de neoplasia anal (Tandon, 2010).

A infecção por HIV influencia o prognóstico da doença do TGI. Por exemplo, durante a epidemia da imunodeficiência adquirida humana (Aids), Maiman e colaboradores (1990) observaram em um estudo de coorte que todas as mulheres HIV positivas com câncer de colo uterino morreram em decorrência do câncer, em comparação com apenas 37% das mulheres HIV-negativas. Em razão do risco aumentado de câncer do colo uterino e do pior prognóstico, o câncer de colo uterino foi descrito como doença definidora de Aids pelo Centers for Disease Control and Prevention (Ahdieh, 2001; Brown, 1994; Centers for Disease Control and Prevention, 2002; Palefsky, 1999).

Manejo
Rastreamento

Como há risco significativamente maior de evolução para lesões intraepiteliais escamosas ao longo do TGI, o rastreamento por citologia do colo uterino deve ser realizado a cada 6 meses durante o primeiro ano após o diagnóstico da infecção pelo HIV. Se as citologias forem normais, recomenda-se o rastreamento anual por toda a vida (Kaplan, 2009). Além disso, mulheres com HIV podem se beneficiar com rastreamento citológico anal de rotina (Palefsky, 2001). Entretanto, não há recomendações para rastreamento de NIA desenvolvidas com base em evidências, mas espera-se que sejam elaboradas à medida que sejam disponibilizados os resultados das pesquisas clínicas em andamento.

Citologia anormal

As Diretrizes de Consenso de 2006 (2006 Consensus Guidelines) recomendam qualquer anormalidade encontrada em exame de Papanicolaou, incluindo ASC-US, em pacientes HIV-positivas deva ser conduzida da mesma forma que na população geral (Wright, 2007b). Entretanto, o Centers for Disease Control and Prevention questionou a utilidade do teste de HPV para rastreamento de ASC-US em mulheres HIV-positivas e, consequentemente, recomendou encaminhar todas as pacientes com ASC-US para colposcopia (Kaplan, 2009). Como as mulheres HIV-positivas com NIC frequentemente apresentam doença epitelial displásica extensiva e multifocal, todos os exames colposcópicos devem incluir inspeção de todo o TGI (Hillemanns, 1996; Tandon, 2010).

Tratamento
Escolha do tratamento

As pacientes HIV-positivas têm risco aumentado de recorrência e de progressão da doença após tratamento de NIC ou de NIV, e os resultados desfavoráveis parecem estar correlacionados com o grau de supressão da imunidade. A crioterapia tem uma taxa particularmente alta de insucesso entre os métodos de tratamento (Korn, 1996; Spitzer, 1999). Além disso, as modalidades ablativas têm risco elevado de obscurecer a presença de câncer invasivo oculto em lesões de alto grau. Os procedimentos excisionais, que incluem excisão por alça e conização a frio, permitem confirmação histológica e avaliação das margens. Embora a terapia excisional seja efetiva para erradicação de NIC em pacientes imunocompetentes, o mesmo tratamento parece ser efetivo apenas para prevenir a progressão para câncer em mulheres infectadas pelo HIV (Heard, 2005). Além disso, a persistência e os índices de recidiva para doença do TGI tratada com excisão são maiores em mulheres com HIV em comparação com aquelas sem infecção por este vírus.

Terapia antirretroviral altamente ativa

O impacto terapêutico da terapia antirretroviral altamente ativa (HAART) sobre a infecção por HPV não está totalmente esclarecido, e foram publicados resultados conflitantes (Heard, 2004). Até o momento, a HAART não se mostrou capaz de alterar positiva e consistentemente a história natural das doenças relacionadas ao HPV. De fato, as taxas de câncer anal em indivíduos infectados por HIV continuaram aumentando ao longo da última década (DeVurst, 2008; Tandon, 2010). Na verdade, se a HAART aumenta a longevidade e não altera a incidência ou a progressão de doenças associadas ao HPV, as pacientes tratadas com HAART talvez ganhem longevidade suficiente para desenvolver cânceres epiteliais relacionados ao HPV (de Sanjose, 2002).

REFERÊNCIAS

Abu J, Davies Q: Endocervical curettage at the time of colposcopic assessment of the uterine cervix. Obstet Gynecol Surv 60(5):315, 2005

Ahdieh L, Klein RS, Burk R, et al: Prevalence, incidence, and type-specific persistence of human papillomavirus in human immunodeficiency virus (HIV)--positive and HIV-negative women. J Infect Dis 184(6):682, 2001

Altekruse SF, Kosary CL, Krapcho M, et al (eds): SEER Cancer Statistics Review, 1975-2007, National Cancer Institute. 2009. Available at: http://seer.cancer.gov/csr/1975_2007/. Accessed December 27, 2010

Amburgey CF, VanEenwyk J, Davis FG, et al: Undernutrition as a risk factor for cervical intraepithelial neoplasia: a case-control analysis. Nutr Cancer 20(1):51, 1993

American College of Obstetricians and Gynecologists: Cervical cancer in adolescents: screening, evaluation, and management. Committee Opinion No. 463, August 2010a

American College of Obstetricians and Gynecologists: Cervical cytology screening. Practice Bulletin No. 109, December 2009

American College of Obstetricians and Gynecologists: Human papillomavirus. Practice Bulletin No. 61, December 2005

American College of Obstetricians and Gynecologists: Human papillomavirus vaccination. Committee Opinion No. 467, September 2010b

American College of Obstetricians and Gynecologists: Management of abnormal cervical cytology and histology. Practice Bulletin No. 99, December 2008

American College of Obstetricians and Gynecologists, American Society for Colposcopy and Cervical Pathology: Management of vulvar intraepithelial neoplasia. Committee Opinion No. 509, November 2011

American Society for Colposcopy and Cervical Pathology: HPV genotyping 2009 clinical update. 2009. Available at: http://www.asccp.org/pdfs/consensus/clinical_update_20090408.pdf Accessed October 8, 2010

Anderson MC: The cervix, excluding cancer. In Anderson MC (ed): Systematic Pathology—Female Reproductive System. New York, Churchill Livingstone, 1991, p 47

Arbyn M, Bergeron C, Klinkhamer P, et al: Liquid compared with conventional cervical cytology. Obstet Gynecol 111:167, 2008

ASCUS-LSIL Triage Study (ALTS) Group: A randomized trial on the management of low-grade squamous intraepithelial lesion cytology interpretations. Am J Obstet Gynecol 188:1393, 2003a

ASCUS-LSIL Triage Study (ALTS) Group: Human papillomavirus testing for triage of women with cytologic evidence of low-grade squamous intraepithelial lesions: baseline data from a randomized trial. J Natl Cancer Inst 92(5):397, 2000

ASCUS-LSIL Triage Study (ALTS) Group: Results of a randomized trial on the management of cytology interpretations of atypical squamous cells of undetermined significance. Am J Obstet Gynecol 188:1383, 2003b

Baseman JG, Koutsky LA: The epidemiology of human papillomavirus infections. J Clin Virol 32(Suppl 1):S16, 2005

Bauer HM, Ting Y, Greer CE, et al: Genital human papillomavirus infection in female university students as determined by a PCR-based method. JAMA 265(4):472, 1991

Becker TM, Wheeler CM, McGough NS, et al: Cigarette smoking and other risk factors for cervical dysplasia in southwestern Hispanic and non-Hispanic white women. Cancer Epidemiol Biomarkers Prev 3(2):113, 1994

Benard VB, Coughlin SS, Thompson T, et al: Cervical cancer incidence in the United States by area of residence, 1998-2001. Obstet Gynecol 110:681, 2007

Benedet JL, Sanders BH: Carcinoma in situ of the vagina. Am J Obstet Gynecol 148(5):695, 1984

Bergeron C, Ferenczy A, Richart RM, et al: Micropapillomatosis labialis appears unrelated to human papillomavirus. Obstet Gynecol 76(2):281, 1990

Berry JM, Palefsky JM, Welton ML: Anal cancer and its precursors in HIV-positive patients: perspectives and management. Surg Oncol Clin North Am 13(2):355, 2004

Beutner KR, Tyring S: Human papillomavirus and human disease. Am J Med 102(5A):9, 1997

Boardman LA, Stanko C, Weitzen S, et al: Atypical squamous cells of undetermined significance: human papillomavirus testing in adolescents. Obstet Gynecol 105(4):741, 2005

Bornstein J: The HPV vaccines—which to prefer? Obstet Gynecol Surv 64(5):345, 2009

Bornstein J, Bentley J, Bosze P, et al: 2011 IFCPC colposcopic nomenclature. July 5, 2011. Available at: http://www.ifcpc.org/documents/nomenclature7-11.pdf. Accessed October 25, 2011

Bosch FX, Lorincz A, Muñoz N, et al: The causal relation between human papillomavirus and cervical cancer. J Clin Pathol 55(4):244, 2002

Brinton LA: Epidemiology of cervical cancer—overview. IARC Sci Publ (119):3, 1992

Brinton LA, Reeves WC, Brenes MM, et al: Parity as a risk factor for cervical cancer. Am J Epidemiol 130:486, 1989

Brown DR, Bryan JT, Cramer H, et al: Detection of multiple human papillomavirus types in condylomata acuminata from immunosuppressed patients. J Infect Dis 170(4):759, 1994

Brown DR, Kjaer SK, Sigurddson K, et al: The impact of quadrivalent human papillomavirus (HPV; types 6, 11, 16, and 18) L1 virus-like particle vaccine on infection and disease due to oncogenic nonvaccine HPV types in generally HPV-naïve women aged 16-26 years. J Infect Dis 199:926, 2009

Brown DR, Shew ML, Qadadri B, et al: A longitudinal study of genital human papillomavirus infection in a cohort of closely followed adolescent women. J Infect Dis 191(2):182, 2005

Browne TJ, Genest DR, Cibas ES: The clinical significance of benign-appearing endometrial cells on a Papanicolaou test in women 40 years or older. Am J Clin Pathol 124(6):834, 2005

Bruinsma F, Lumley J, Tan J, et al: Precancerous changes in the cervix and risk of subsequent preterm birth. BJOG 114:70, 2007

Buckley JD, Harris RW, Doll R, et al: Case-control study of the husbands of women with dysplasia or carcinoma of the cervix uteri. Lancet 2(8254):1010, 1981

Burk RD, Ho GY, Beardsley L, et al: Sexual behavior and partner characteristics are the predominant risk factors for genital human papillomavirus infection in young women. J Infect Dis 174(4):679, 1996

Cantor SB, Cárdenas-Turanzas, M, Cox DD, et al: Accuracy of colposcopy in the diagnostic setting compared with the screening setting. Obstet Gynecol 111:7, 2008

Carmichael JA, Jeffrey JF, Steele HD, et al: The cytologic history of 245 patients developing invasive cervical carcinoma. Am J Obstet Gynecol 148:685, 1984

Carter JJ, Koutsky LA, Hughes JP, et al: Comparison of human papillomavirus types 16, 18, and 6 capsid antibody responses following incident infection. J Infect Dis 181(6):1911, 2000

Case AS, Rocconi RP, Straughn JM Jr, Wang W, et al: Cervical intraepithelial neoplasia in adolescent women. Obstet Gynecol 108:1369, 2006

Castellsagué X, Diaz M, de Sanjosé S, et al: Worldwide human papillomavirus etiology of cervical adenocarcinoma and its cofactors: implications for screening and prevention. J Natl Cancer Inst 98:303, 2006

Castle PE: Beyond human papillomavirus: the cervix, exogenous secondary factors, and the development of cervical precancer and cancer. J Low Genit Tract Dis 8(3):224, 2004

Castle PE, Fetterman B, Poitras N, et al: Five-year experience of human papillomavirus DNA and Papanicolaou test cotesting. Obstet Gynecol 113:595, 2009a

Castle PE, Fetterman B, Poitras N, et al: Relationship of atypical glandular cell cytology, age, and human papillomavirus detection to cervical and endometrial cancer risks. Obstet Gynecol 115:243, 2010

Castle PE, Schiffman M, Wheeler CM, et al: Evidence for frequent regression of cervical intraepithelial neoplasia-grade 2. Obstet Gynecol 113:18, 2009b

Castle PE, Walker JL, Schiffman M, et al: Hormonal contraceptive use, pregnancy and parity, and the risk of cervical intraepithelial neoplasia 3 among oncogenic HPV DNA-positive women with equivocal or mildly abnormal cytology. Int J Cancer 117(6):1007, 2005

Centers for Disease Control and Prevention: FDA licensure of bivalent human papillomavirus vaccine (HPV2, Cervarix) for use in females and updated HPV vaccination recommendations from the Advisory Committee on Immunization Practices (ACIP). MMWR 59(20):626, 2010a

Centers for Disease Control and Prevention: Guidelines for the prevention and treatment of opportunistic infections among HIV-exposed and HIV-infected children. MMWR 58(11):1, 2009a

Centers for Disease Control and Prevention: Guidelines for the prevention and treatment of opportunistic infections in HIV-infected adults and adolescents. MMWR 58(4):1, 2009b

Centers for Disease Control and Prevention: Sexually transmitted diseases treatment guidelines 2002. MMWR 51(6):1, 2002

Centers for Disease Control and Prevention: Sexually transmitted diseases treatment guidelines, 2010. MMWR 59(12):1, 2010b

Chang GJ, Berry JM, Jay N, et al: Surgical treatment of high-grade anal squamous intraepithelial lesions: a prospective study. Dis Colon Rectum 45(4):453, 2002

Chappell CA, West AM, Kabbani W, et al: Off-label high-risk HPV DNA testing of vaginal ASC-US and LSIL cytologic abnormalities at Parkland Hospital. J Low Genit Tract Dis 14(4):352, 2010

Chase DM, Kalouyan M, DiSaia J: Colposcopy to evaluate abnormal cervical cytology in 2008. Am J Obstet Gynecol 200(5):472, 2009

Chaturvedi AK, Madeleine MM, Biggar RJ: et al: Risk of human papillomavirus--associated cancers among persons with AIDS. J Natl Cancer Inst 101(16):1120, 2009

Christensen ND, Cladel NM, Reed CA, et al: Hybrid papillomavirus L1 molecules assemble into virus-like particles that reconstitute conformational epitopes and induce neutralizing antibodies to distinct HPV types. Virology 291(2):324, 2001

Coggin JR, zur Hausen H: Workshop on papillomavirus and cancer. Cancer Res 39:545, 1979

Cohen BA, Honig P, Androphy E: Anogenital warts in children. Clinical and virologic evaluation for sexual abuse. Arch Dermatol 126(12):1575, 1990

Collins S, Mazloomzadeh S, Winter H, et al: High incidence of cervical human papillomavirus infection in women during their first sexual relationship. BJOG 109(1):96, 2002

Coppleson M, Dalrymple JC, Atkinson KH: Colposcopic differentiation of abnormalities arising in the transformation zone. Obstet Gynecol Clin North Am 20(1):83, 1993

Cox JT: More questions about the accuracy of colposcopy. What does this mean for cervical cancer prevention? Obstet Gynecol 111(6):1266, 2008

Cuzick J, Clavel C, Petry KU, et al: Overview of the European and North American studies on HPV testing in primary cervical cancer screening. Int J Cancer 119:1095, 2006

Datta SD, Koutsky LA, Ratelle S, et al: Human papillomavirus infection and cervical cytology in women screened for cervical cancer in the United States, 2003-2005. Ann intern Med 148:493, 2008

Davey E, Barratt A, Irwig L, et al: Effect of study design and quality on unsatisfactory rates, cytology classifications, and accuracy in liquid-based versus conventional cervical cytology: a systematic review. Lancet 367(9505):122, 2006

David YB: Vulvar intraepithelial neoplasia treatment outcome. Int J Gynecol Cancer 6145, 1996

de Oliveira ERZM, Derchain SFM, Sarian LOZ, et al: Prediction of high-grade cervical disease with human papillomavirus detection in women with glandular and squamous cytologic abnormalities. Int J Gynecol Cancer 16:1055, 2006

de Sanjose S, Palefsky J: Cervical and anal HPV infections in HIV positive women and men. Virus Res 89(2):201, 2002

de Vet HC, Sturmans F: Risk factors for cervical dysplasia: implications for prevention. Public Health 108(4):241, 1994

de Villiers EM: Relationship between steroid hormone contraceptives and HPV, cervical intraepithelial neoplasia and cervical carcinoma. Int J Cancer 103(6):705, 2003

de Villiers EM, Fauquet C, Broker TR, et al: Classification of papillomaviruses. Virology 324(1):17, 2004

De Vuyst H, Lillo F, Broutet N, et al: HIV, human papillomavirus, and cervical neoplasia and cancer in the era of highly active antiretroviral therapy. Eur J Cancer Prev 17:545, 2008

del Pino M, Garcia S, Fusté V, et al: Value of p16INK4a as a marker of progression/regression in cervical intraepithelial neoplasia grade 1. Am J Obstet Gynecol 201:488.e1, 2009

DeSantis T, Chakhtoura N, Twiggs L, et al: Spectroscopic imaging as a triage test for cervical disease: a prospective multicenter clinical trial. J Low Genit Tract Dis 11(1):18, 2007

Diakomanolis E, Stefanidis K, Rodolakis A, et al: Vaginal intraepithelial neoplasia: report of 102 cases. Eur J Gynaecol Oncol 23(5):457, 2002

Dillner J: The serological response to papillomaviruses. Semin Cancer Biol 9(6):423, 1999

Dodge JA, Eltabbakh GH, Mount SL, et al: Clinical features and risk of recurrence among patients with vaginal intraepithelial neoplasia. Gynecol Oncol 83(2):363, 2001

Doerfler D, Bernhaus A, Kottmel A, et al: Human papilloma virus infection prior to coitarche. Am J Obstet Gynecol 200:487.e1, 2009

Doorbar J: The papillomavirus life cycle. J Clin Virol 32(Suppl 1):S7, 2005

D'Souza G, Kreimer AR, Viscidi R, et al: Case-control study of human papillomavirus and oropharyngeal cancer. N Engl J Med 356:1944, 2007

Dunne EF, Unger ER, Sternberg M, et al: Prevalence of HPV infection among females in the United States. JAMA 297:813, 2007

Durst M, Kleinheinz A, Hotz M, et al: The physical state of human papillomavirus type 16 DNA in benign and malignant genital tumours. J Gen Virol 66(Pt 7):1515, 1985

Eastman NJ, Hellman LM: Maternal physiology in pregnancy. In Williams Obstetrics, 12th ed. New York, Appleton-Century-Crofts, 1961, p 230

Ellerbrock TV, Chiasson MA, Bush TJ, et al: Incidence of cervical squamous intraepithelial lesions in HIV-infected women. JAMA 283(8):1031, 2000

Fairley CK, Chen S, Ugoni A, et al: Human papillomavirus infection and its relationship to recent and distant sexual partners. Obstet Gynecol 84(5):755, 1994

Ferenczy A, Bergeron C, Richart RM: Human papillomavirus DNA in fomites on objects used for the management of patients with genital human papillomavirus infections. Obstet Gynecol 74(6):950, 1989

Ferris DG, Cox JT, O'Connor DM: The biology and significance of human papillomavirus infection. In Haefner HK, Krumholz BA, Massad LS (eds): Modern Colposcopy. Dubuque, IA, Kendall/Hunt, 2004, p 454

Ferris DG, Litaker M: Interobserver agreement for colposcopy quality control using digitized colposcopic images during the ALTS trial. J Low Genit Tract Dis 9(1):29, 2005

Fitzhugh VA, Heller DS: Significance of a diagnosis of microorganisms on Pap smear. J Low Genit Tract Dis 12(1):40, 2008

Food and Drug Administration: Gardasil approved to prevent anal cancer. FDA News Release, Dec. 22, 2010. Available at: http://www.fda.gov/NewsEvents/Newsroom/PressAnnouncements/ucm237941.htm. Accessed January 5, 2011

Franco EL, Villa LL, Ruiz A, et al: Transmission of cervical human papillomavirus infection by sexual activity: differences between low and high oncogenic risk types. J Infect Dis 172(3):756, 1995

Friedlander MA, Stier E, Lin O: Anorectal cytology as a screening tool for anal squamous lesions: cytologic, anoscopic, and histologic correlation. Cancer 102(1):19, 2004

Friedrich EG Jr, Wilkinson EJ, Fu YS: Carcinoma in situ of the vulva: a continuing challenge. Am J Obstet Gynecol 136(7):830, 1980

Frisch M, Biggar RJ, Goedert JJ: Human papillomavirus-associated cancers in patients with human immunodeficiency virus infection and acquired immunodeficiency syndrome. J Natl Cancer Inst 92(18):1500, 2000

Future II Study Group: Quadrivalent vaccine against human papillomavirus to prevent high-grade cervical lesions. N Engl J Med 356(19):1915, 2007

Gage JC, Anson VW, Abbey K, et al: Number of cervical biopsies and sensitivity of colposcopy. Obstet Gynecol 108(2):264, 2006

Goldstone SE, Kawalek AZ, Huyett JW: Infrared coagulator: a useful tool for treating anal squamous intraepithelial lesions. Dis Colon Rectum 48(5):1042, 2005

Goldstone SE, Winkler B, Ufford LJ, et al: High prevalence of anal squamous intraepithelial lesions and squamous-cell carcinoma in men who have sex with men as seen in a surgical practice. Dis Colon Rectum 44(5):690, 2001

Gomez-Lobo V: Gynecologic care of the transplant recipient. Postgrad Obstet Gynecol 29(10):1, 2009

Goodman A, Hutchinson ML: Cell surplus on sampling devices after routine cervical cytologic smears. A study of residual cell populations. J Reprod Med 41(4):239, 1996

Grainger DA, Roberts DK, Wells MM, et al: The value of endocervical curettage in the management of the patient with abnormal cervical cytologic findings. Am J Obstet Gynecol 156(3):625, 1987

Granai CO, Jelen I, Louis F, et al: The value of endocervical curettage as part of the standard colposcopic evaluation. J Reprod Med 30(5):373, 1985

Griffith WF, Stuart GS, Gluck KL, et al: Vaginal speculum lubrication and its effects on cervical cytology and microbiology. Contraception 72:60, 2005

Haefner HK, Tate JE, McLachlin CM, et al: Vulvar intraepithelial neoplasia: age, morphological phenotype, papillomavirus DNA, and coexisting invasive carcinoma. Hum Pathol 26(2):147, 1995

Hall JE, Walton L: Dysplasia of the cervix: a prospective study of 206 cases. Am J Obstet Gynecol 100(5):662, 1968

Hampl M, Sarajuuri H, Wentzensen N, et al: Effect of human papillomavirus vaccines on vulvar, vaginal, and anal intraepithelial lesions and vulvar cancer. Obstet Gynecol 108:1361, 2006

Harmanli O, Jones KA: Using lubrication for speculum insertion. Obstet Gynecol 116(No. 2, Part 1):415, 2010

Harper DM, Franco EL, Wheeler CM, et al: Sustained efficacy up to 4.5 years of a bivalent L1 virus-like particle vaccine against human papillomavirus types

16 and 18: follow-up from a randomised control trial. Lancet 367(9518):1247, 2006

Harris TG, Miller L, Kulasingam SL, et al: Depot-medroxyprogesterone acetate and combined oral contraceptive use and cervical neoplasia among women with oncogenic human papillomavirus infection. Am J Obstet Gynecol 200:489.e1, 2009

Hart WR: Vulvar intraepithelial neoplasia: historical aspects and current status. Int J Gynecol Pathol 20(1):16, 2001

Heard I, Palefsky JM, Kazatchkine MD: The impact of HIV antiviral therapy on human papillomavirus (HPV) infections and HPV-related diseases. Antivir Ther 9(1):13, 2004

Heard I, Potard V, Foulot H, et al: High rate of recurrence of cervical intraepithelial neoplasia after surgery in HIV-positive women. J Acquir Immune Defic Syndr 39(4):412, 2005

Herod JJ, Shafi MI, Rollason TP, et al: Vulvar intraepithelial neoplasia: long term follow up of treated and untreated women. Br J Obstet Gynaecol 103(5):446, 1996

Herrero R, Hildesheim A, Bratti C, et al: Population-based study of human papillomavirus infection and cervical neoplasia in rural Costa Rica. J Natl Cancer Inst 92(6):464, 2000

Herzog TJ, Monk BJ: Reducing the burden of glandular carcinomas of the uterine cervix. Am J Obstet Gynecol 197(6):566, 2007

Hildesheim A, Hadjimichael O, Schwartz PE, et al: Risk factors for rapid-onset cervical cancer. Am J Obstet Gynecol 180(3 Pt 1):571, 1999

Hillemanns P, Ellerbrock TV, McPhillips S, et al: Prevalence of anal human papillomavirus infection and anal cytologic abnormalities in HIV-seropositive women. AIDS 10(14):1641, 1996

Hillemanns P, Wang X, Staehle S, et al: Evaluation of different treatment modalities for vulvar intraepithelial neoplasia (VIN): CO(2) laser vaporization, photodynamic therapy, excision and vulvectomy. Gynecol Oncol 100(2):271, 2006

Himes KP, Simhan HN: Time from cervical conization to pregnancy and preterm birth. Obstet Gynecol 109(2 Pt 1):314, 2007

Ho GY, Bierman R, Beardsley L, et al: Natural history of cervicovaginal papillomavirus infection in young women. N Engl J Med 338(7):423, 1998

Ho GY, Burk RD, Klein S, et al: Persistent genital human papillomavirus infection as a risk factor for persistent cervical dysplasia. J Natl Cancer Inst 87(18):1365, 1995

Hoffman MS, DeCesare SL, Roberts WS, et al: Upper vaginectomy for in situ and occult, superficially invasive carcinoma of the vagina. Am J Obstet Gynecol 166(1 Pt 1):30, 1992a

Hoffman MS, Pinelli DM, Finan M, et al: Laser vaporization for vulvar intraepithelial neoplasia III. J Reprod Med 37(2):135, 1992b

Hopkins MP, Nemunaitis-Keller J: Carcinoma of the vulva. Obstet Gynecol Clin North Am 28(4):791, 2001

Howe HL, Wingo PA, Thun MJ, et al: Annual report to the nation on the status of cancer (1973 through 1998), featuring cancers with recent increasing trends. J Natl Cancer Inst 93(11):824, 2001

Huh WK, Kendrick JE, Alvarez RD: New advances in vaccine technology and improved cervical cancer prevention. Obstet Gynecol 109:1187, 2007

Husseinzadeh N, Carter V, Wesseler T: Significance of positive endocervical curettage in predicting endocervical canal involvement in patients with cervical intraepithelial neoplasia. Gynecol Oncol 35(3):358, 1989

International Agency for Research on Cancer: Combined estrogen-progestogen contraceptives and combined estrogen-progestogen menopausal therapy. IARC Monographs on the Evaluation of Carcinogenic risks to Humans. Vol 91, 2007. Available at: http://monographs.iarc.fr/ENG/Monographs/vol91/mono91.pdf. Accessed December 27, 2010

International Agency for Research on Cancer: Tobacco smoke and involuntary smoking. IARC Monographs on the Evaluation of Carcinogenic Risks to Humans. Vol 83. 2004. Available at: http://monographs.iarc.fr/ENG/Monographs/vol83/mono83.pdf. Accessed December 27, 2010

International Collaboration of Epidemiological Studies of Cervical Cancer: Cervical cancer and hormonal contraceptives: collaborative reanalysis of individual data for 16573 women with cervical cancer and 35509 women without cervical cancer from 24 epidemiological studies. Lancet 370:1609, 2007

Jakobsson M, Gissler M, Paavonen J, et al: Loop electrosurgical excision procedure and the risk for preterm birth. Obstet Gynecol 114:504, 2009

Jay N, Berry JM, Hogeboom CJ, et al: Colposcopic appearance of anal squamous intraepithelial lesions: relationship to histopathology. Dis Colon Rectum 40(8):919, 1997

Jemal A, Siegel R, Ward E, et al: Cancer statistics, 2009. CA Cancer J Clin 59:225, 2009

Jenkins D: A review of cross-protection against oncogenic HPV by an HPV-16/18 ASO4-adjuvanted cervical cancer vaccine: importance of virological and clinical endpoints and implications for mass vaccination in cervical cancer prevention. Gynecol Oncol 110:518, 2008

Jeronimo J, Massad LS, Castle PE, et al: Interobserver agreement in the evaluation of digitized cervical images. Obstet Gynecol 110:833, 2007

Jones BA, Davey DD: Quality management in gynecologic cytology using interlaboratory comparison. Arch Pathol Lab Med 124(5):672, 2000

Jones RW, Rowan DM: Vulvar intraepithelial neoplasia III: a clinical study of the outcome in 113 cases with relation to the later development of invasive vulvar carcinoma. Obstet Gynecol 84(5):741, 1994

Jones RW, Rowan DM, Stewart AW: Vulvar intraepithelial neoplasia: aspects of the natural history and outcome in 405 women. Obstet Gynecol 106(6):1319, 2005

Joura EA, Zeisler H, Losch A, et al: Differentiating vulvar intraepithelial neoplasia from nonneoplastic epithelial disorders. The toluidine blue test. J Reprod Med 43(8):671, 1998

Kanodia S, Fahey LM, Kast WM: Mechanisms used by human papillomaviruses to escape the host immune response. Curr Cancer Drug Targets 7:79, 2007

Kaplan JE, Benson C, Holmes KH, et al: Guidelines for prevention and treatment of opportunistic infections in HIV-infected adults and adolescents: recommendations from CDC, the National Institutes of Health, and the HIV Medicine Association of the Infectious Diseases Society of America. Centers for Disease Control and Prevention (CDC); National Institutes of Health; and the HIV Medicine Association of the Infectious Diseases Society of America. MMWR Recomm Rep 58(4):1, 2009

Kaufman RH: Anatomy of the vulva and vagina. In Kaufman RH, Faro S, Brown D (eds): Benign Diseases of the Vulva and Vagina, 5th ed. Philadelphia, Elsevier, 2005, pp 1, 232

Khan MJ, Castle PE, Lorincz AT, et al: The elevated 10-year risk of cervical precancer and cancer in women with human papillomavirus (HPV) type 16 or 18 and the possible utility of type-specific HPV testing in clinical practice. J Natl Cancer Inst 97:1072, 2005

Kinney WK, Manos MM, Hurley LB, et al: Where's the high-grade cervical neoplasia? The importance of minimally abnormal Papanicolaou diagnoses. Obstet Gynecol 91(6):973, 1998

Kiviat N: Natural history of cervical neoplasia: overview and update. Am J Obstet Gynecol 175(4 Pt 2):1099, 1996

Kjaer SK, de Villiers EM, Dahl C, et al: Case-control study of risk factors for cervical neoplasia in Denmark. I: Role of the "male factor" in women with one lifetime sexual partner. Int J Cancer 48(1):39, 1991

Kjaer SK, van den Brule AJ, Paull G, et al: Type specific persistence of high risk human papillomavirus (HPV) as indicator of high grade cervical squamous intraepithelial lesions in young women: population based prospective follow up study. BMJ 325(7364):572, 2002

Korn AP, Abercrombie PD, Foster A: Vulvar intraepithelial neoplasia in women infected with human immunodeficiency virus-1. Gynecol Oncol 61:384, 1996

Kosary C: Cancer of the vagina. In Ries LAG, Young JL, Keel GE, et al (eds): SEER Survival Monograph: Cancer Survival among Adults: U.S. SEER Program, 1988-2001, Patient and Tumor Characteristics. National Cancer Institute, SEER Program, NIH Pub. No. 07-6215, Bethesda, MD, 2007. Available at: seer.cancer.gov/publications/survival/surv_vagina.pdf. Accessed November 25, 2010

Koss LG: The Papanicolaou test for cervical cancer detection. A triumph and a tragedy. JAMA 261(5):737, 1989

Koutsky L: Epidemiology of genital human papillomavirus infection. Am J Med 102(5A):3, 1997

Krebs HB: Treatment of vaginal intraepithelial neoplasia with laser and topical 5-fluorouracil. Obstet Gynecol 73(4):657, 1989

Krivak TC, Rose GS, McBroom JW, et al: Cervical adenocarcinoma in situ: a systematic review of therapeutic options and predictors of persistent or recurrent disease. Obstet Gynecol Surv 56(9):567, 2001

Kurman RJ, Solomon D: The Bethesda System for Reporting Cervical/Vaginal Cytologic Diagnoses: Definitions, Criteria, and Explanatory Notes for Terminology and Specimen Adequacy. New York, Springer, 1994

Kurwa HA, Barlow RJ, Neill S: Single-episode photodynamic therapy and vulval intraepithelial neoplasia type III resistant to conventional therapy. Br J Dermatol 143(5):1040, 2000

Kyrgiou M, Koliopoulos G, Martin-Hirsch P, et al: Obstetric outcomes after conservative treatment for intraepithelial or early invasive cervical lesions: systematic review and meta-analysis. Lancet 367:489, 2006

Le T, Menard C, Hicks-Boucher W, et al: Final results of a phase 2 study using continuous 5% imiquimod cream application in the primary treatment of high-grade vulva intraepithelial neoplasia. Gynecol Oncol 106(3):579, 2007

Ley C, Bauer HM, Reingold A, et al: Determinants of genital human papillomavirus infection in young women. J Natl Cancer Inst 83:997, 1991

Lorincz AT, Reid R, Jenson AB, et al: Human papillomavirus infection of the cervix: relative risk associations of 15 common anogenital types. Obstet Gynecol 79(3):328, 1992

Lungu O, Sun XW, Felix J, et al: Relationship of human papillomavirus type to grade of cervical intraepithelial neoplasia. JAMA 267:2493, 1992

Madeleine MM, Daling JR, Carter JJ, et al: Cofactors with human papillomavirus in a population-based study of vulvar cancer. J Natl Cancer Inst 89(20):1516, 1997

Mahto M, Nathan M, O'Maony C: More than a decade on: review of the use of imiquimod in lower anogenital intraepithelial neoplasia. Int J STD AIDS 21:8, 2010

Maiman M, Fruchter RG, Serur E, et al: Human immunodeficiency virus infection and cervical neoplasia. Gynecol Oncol 38:377, 1990

Mao C, Koutsky LA, Ault KA, et al: Efficacy of human papillomavirus-16 vaccine to prevent cervical intraepithelial neoplasia: a randomized controlled trial. Obstet Gynecol 107(1):18, 2006

Marrazzo JM, Stine K, Koutsky LA: Genital human papillomavirus infection in women who have sex with women: a review. Am J Obstet Gynecol 183(3):770, 2000

Martin-Hirsch PL, Paraskevaidis E, Kitchener H: Surgery for cervical intraepithelial neoplasia. Cochrane Database Syst Rev 6:CD001318, 2010

Mayrand MH, Duarte-Franco E, Rodrigues I, et al: Human papillomavirus DNS versus Papanicolaou screening tests for cervical cancer. N Engl J Med 357(16):1579, 2007

Melkert PW, Hopman E, van den Brule AJ, et al: Prevalence of HPV in cytomorphologically normal cervical smears, as determined by the polymerase chain reaction, is age-dependent. Int J Cancer 53(6):919, 1993

Miller BE: Vulvar intraepithelial neoplasia treated with cavitational ultrasonic surgical aspiration. Gynecol Oncol 85(1):114, 2002

Mitchell MF, Tortolero-Luna G, Cook E, et al: A randomized clinical trial of cryotherapy, laser vaporization, and loop electrosurgical excision for treatment of squamous intraepithelial lesions of the cervix. Obstet Gynecol 92(5):737, 1998

Molijn A, Kleter B, Quint W, et al: Molecular diagnosis of human papillomavirus (HPV) infections. J Clin Virol 32(Suppl 1):S43, 2005

Monk BJ: Prognostic significance of human papillomavirus DNA in vulvar carcinoma. Obstet Gynecol 85(5):709, 1995

Moore K, Cofer A, Elliot L, et al: Adolescent cervical dysplasia: histologic evaluation, treatment, and outcomes. Am J Obstet Gynecol 197:141.e1, 2007

Moscicki AB: Impact of HPV infection in adolescent populations. J Adolesc Health 37:S3, 2005

Moscicki AB, Ma Y, Wibblesman C, et al: Risks for cervical intraepithelial neoplasia 3 among adolescents and young women with abnormal cytology. Obstet Gynecol 112:1335, 2008

Moscicki AB, Shiboski S, Broering J, et al: The natural history of human papillomavirus infection as measured by repeated DNA testing in adolescent and young women. J Pediatr 132(2):277, 1998

Moscicki AB, Shiboski S, Hills NK, et al: Regression of low-grade squamous intra-epithelial lesions in young women. Lancet 364(9446):1678, 2004

Muñoz N, Bosch FX, de Sanjose S, et al: Epidemiologic classification of human papillomavirus types associated with cervical cancer. N Engl J Med 348(6):518, 2003

Muñoz N, Franceschi S, Bosetti C, et al: Role of parity and human papillomavirus in cervical cancer: the IARC multicentric case-control study. Lancet 359:1093, 2002

Nahas CSR, da Silva Filho EV, Segurado AAC, et al: Screening and dysplasia in HIV-infected patients: is there an agreement between anal Pap smear and high-resolution anoscopy-guided biopsy? Dis Colon Rectum 52:1854, 2009

National Cancer Institute: PDQ* Vulvar cancer treatment. Bethesda, MD: National Cancer Institute. 2010. Available at http://cancer.gov/cancertopics/pdg/treatment/vulvar/HealthProfessional. Accessed December 19, 2010

National Cancer Institute: Surveillance Epidemiology and End Results: SEER Stat Fact Sheets: cervix uteri. 2011. Available at: http://seer.cancer.gov/statfacts/html/cervix.html. Accessed October 25, 2011

National Cancer Institute Workshop: The 1988 Bethesda system for reporting cervical/vaginal cytological diagnoses. JAMA 262(7):931, 1989

National Institutes of Health: Cervical cancer. NIH Consensus Statement 14(1):1, 1996. Available at: http://consensus.nih.gov/1996/1996CervicalCancer102PDF.pdf. Accessed December 27, 2010

Noller KL: Cervical cytology screening and evaluation. Obstet Gynecol 106(2):391, 2005

Numnum TM, Kirby TO, Leath CA III, et al: A prospective evaluation of "see and treat" in women with HSIL Pap smear results: is this an appropriate strategy? J Low Genit Tract Dis 9(1):2, 2005

Obalek S, Jablonska S, Favre M, et al: Condylomata acuminata in children: frequent association with human papillomaviruses responsible for cutaneous warts. J Am Acad Dermatol 23(2 Pt 1):205, 1990

Ostor AG: Natural history of cervical intraepithelial neoplasia: a critical review. Int J Gynecol Pathol 12(2):186, 1993

Paavonen J, Koutsky LA, Kiviat N: Cervical neoplasia and other STD related genital and anal neoplasias. In Holmes KK, Mardh PA, Sparling PG, et al (eds): Sexually Transmitted Diseases, 2nd ed. New York, McGraw-Hill, 1990, p 561

Paavonen J, Naud P, Salmerón J, et al: Efficacy of human papillomavirus (HPV)-16/18 AS04-adjuvanted vaccine against cervical infection and precancer caused by oncogenic HPV types (PATRICIA): final analysis of a double-blind, randomized study in young women. Lancet 374:301, 2009

Padilla-Paz LA: Human papillomavirus vaccine: history, immunology, current status, and future prospects. Clin Obstet Gynecol 48:226, 2005

Palefsky JM: Anal human papillomavirus infection and anal cancer in HIV-positive individuals: an emerging problem. AIDS 8:283, 1994

Palefsky JM, Holly EA, Efirdc JT, et al: Anal intraepithelial neoplasia in the highly active antiretroviral therapy era among HIV-positive men who have sex with men. AIDS 19(13):1407, 2005

Palefsky JM, Holly EA, Hogeboom CJ, et al: Anal cytology as a screening tool for anal squamous intraepithelial lesions. J Acquir Immune Defic Syndr Hum Retrovirol 14(5):415, 1997

Palefsky JM, Holly EA, Ralston ML, et al: Prevalence and risk factors for anal human papillomavirus infection in human immunodeficiency virus (HIV)-positive and high-risk HIV-negative women. J Infect Dis 183(3):383, 2001

Palefsky JM, Minkoff H, Kalish LA, et al: Cervicovaginal human papillomavirus infection in human immunodeficiency virus-1 (HIV)-positive and high-risk HIV-negative women. J Natl Cancer Inst 91(3):226, 1999

Panther LA, Schlecht HP, Dezube BJ: Spectrum of human papillomavirus-related dysplasia and carcinoma of the anus in HIV-infected patients. AIDS Read 15(2):79, 2005

Paraskevaidis E, Jandial L, Mann E, et al: Pattern of treatment failure following laser for cervical intraepithelial neoplasia: implications for follow-up protocol. Obstet Gynecol 78:80, 1991

Plummer M, Herrero R, Franceschi S, et al: Smoking and cervical cancer: pooled analysis of the IARC multi-centric case-control study. Cancer Causes Control 14(9):805, 2003

Poynor EA, Barakat RR, Hoskins WJ: Management and follow-up of patients with adenocarcinoma in situ of the uterine cervix. Gynecol Oncol 57(2):158, 1995

Prendiville W, Cullimore J, Norman S: Large loop excision of the transformation zone (LLETZ). A new method of management for women with cervical intraepithelial neoplasia. Br J Obstet Gynaecol 96:1054, 1989

Pretorius RG, Zhang WH, Belinson JL, et al: Colposcopically directed biopsy, random cervical biopsy, and endocervical curettage in the diagnosis of cervical intraepithelial neoplasia II or worse. Am J Obstet Gynecol 191:430, 2004

Punnonen R, Kallioniemi OP, Mattila J, et al: Primary invasive and in situ vaginal carcinoma. Flow cytometric analysis of DNA aneuploidy and cell proliferation from archival paraffin-embedded tissue. Eur J Obstet Gynecol Reprod Biol 32(3):247, 1989

Reid R, Scalzi P: Genital warts and cervical cancer. VII. An improved colposcopic index for differentiating benign papillomaviral infections from high-grade cervical intraepithelial neoplasia. Am J Obstet Gynecol 153(6):611, 1985

Remmink AJ, Walboomers JM, Helmerhorst TJ, et al: The presence of persistent high-risk HPV genotypes in dysplastic cervical lesions is associated with progressive disease: natural history up to 36 months. Int J Cancer 61(3):306, 1995

Rome RM, England PG: Management of vaginal intraepithelial neoplasia: a series of 132 cases with long-term follow-up. Int J Gynecol Cancer 10:382, 2000

Ronco G, Segnan N, Giorgi-Rossi P, et al: Human papillomavirus testing and liquid-based cytology: results at recruitment from the New Technologies for Cervical Cancer randomized controlled trial. J Natl Cancer Inst 98(11):765, 2006

Ronco G, Giorgi-Rossi P, Carozzi F, et al: Efficacy of human papillomavirus testing for the detection of invasive cervical cancers and cervical intraepithelial neoplasia: a randomized controlled trial. Lancet Oncol 11:249, 2010

Rosenfeld WD, Rose E, Vermund SH, et al: Follow-up evaluation of cervicovaginal human papillomavirus infection in adolescents. J Pediatr 121(2):307, 1992

Rylander E, Ruusuvaara L, Almstromer MW, et al: The absence of vaginal human papillomavirus 16 DNA in women who have not experienced sexual intercourse. Obstet Gynecol 83(5 Pt 1):735, 1994

Sadler L, Saftlas A, Wang W, et al: Treatment for cervical intraepithelial neoplasia and risk of preterm delivery. JAMA 291:2100, 2004

Samson SL, Bentley JR, Fahey TJ, et al: The effect of loop electrosurgical excision procedure on future pregnancy outcome. Obstet Gynecol 105:325, 2005

Santoso J, Long M, Crigger M, et al: Anal intraepithelial neoplasia in women with genital intraepithelial neoplasia. Obstet Gynecol 116(3):578, 2010

Sapp M, Bienkowska-Haba M: Viral entry mechanisms: human papillomavirus and a long journey from extracellular matrix to the nucleus. FEBS J 276:7206, 2009

Saslow D, Runowicz CD, Solomon D, et al: American Cancer Society guideline for the early detection of cervical neoplasia and cancer. CA Cancer J Clin 52(6):342, 2002

Sawaya GF: Evidence-based medicine versus liquid-based cytology. Obstet Gynecol 111(1):2, 2008

Sawaya GF: Rightsizing cervical cancer screening. Arch Intern Med 170(11):986, 2010

Sawaya GF, Grimes DA: New technologies in cervical cytology screening: a word of caution. Obstet Gynecol 94(2):307, 1999

Schiffman M, Herrero R, DeSalle R, et al: The carcinogenicity of human papillomavirus types reflects viral evolution. Virology 337(1):76, 2005

Schiffman M, Wentzensen N: From human papillomavirus to cervical cancer. Obstet Gynecol 116(1):177, 2010

Schlecht NF, Platt RW, Duarte-Franco E, et al: Human papillomavirus infection and time to progression and regression of cervical intraepithelial neoplasia. J Natl Cancer Inst 95(17):1336, 2003

Schnatz PF, Guile M, O'Sullivan DM, et al: Clinical significance of atypical glandular cells on cervical cytology. Obstet Gynecol 107:701, 2006

Schockaert S, Poppe W, Arbyn M, et al: Incidence of vaginal intraepithelial neoplasia after hysterectomy for cervical intraepithelial neoplasia: a retrospective study. Am J Obstet Gynecol 199:113.e1, 2008

Schorge JO, Lea JS, Ashfaq R: Postconization surveillance of cervical adenocarcinoma in situ: a prospective trial. J Reprod Med 48(10):751, 2003

Shanbhag S, Clark H, Timmaraju V, et al: Pregnancy outcome after treatment for cervical intraepithelial neoplasia. Obstet Gynecol 114:727, 2009

Shatz P, Bergeron C, Wilkinson EJ, et al: Vulvar intraepithelial neoplasia and skin appendage involvement. Obstet Gynecol 74(5):769, 1989

Sherman ME, Friedman HB, Busseniers AE, et al: Cytologic diagnosis of anal intraepithelial neoplasia using smears and Cytyc Thin-Preps. Mod Pathol 8(3):270, 1995

Sideri M, Jones RW, Wilkinson EJ, et al: Squamous vulvar intraepithelial neoplasia: 2004 modified terminology, ISSVD Vulvar Oncology Subcommittee. J Reprod Med 50(11):807, 2005

Siebers AG, Klinkhamer PJJM, Arbyn M, et al: Cytologic detection of cervical abnormalities using liquid-based compared with conventional cytology. Obstet Gynecol 112:1327, 2008

Siegfried EC, Frasier LD: Anogenital warts in children. Adv Dermatol 12:141, 1997

Silverberg MJ, Thorsen P, Lindeberg H, et al: Condyloma in pregnancy is strongly predictive of juvenile-onset recurrent respiratory papillomatosis. Obstet Gynecol 101(4):645, 2003

Smith JS, Backes DM, Hoots BE, et al. Human papillomavirus type-distribution in vulvar and vaginal cancers and their associated precursors. Obstet Gynecol 113(4):917, 2009

Smith JS, Lindsay L, Hoots B, et al: Human papillomavirus type distribution in invasive cervical cancer and high-grade cervical lesions: a meta-analysis update. Int J Cancer 121:621, 2007

Solomon D, Davey D, Kurman R, et al: The 2001 Bethesda System: terminology for reporting results of cervical cytology. JAMA 287(16):2114, 2002

Southern SA, Herrington CS: Molecular events in uterine cervical cancer. Sex Transm Infect 74(2):101, 1998

Spitzer M: Lower genital tract intraepithelial neoplasia in HIV-infected women: guidelines for evaluation and management. Obstet Gynecol Surv 54(2):131, 1999

Spitzer M, Krumholz BA, Seltzer VL: The multicentric nature of disease related to human papillomavirus infection of the female lower genital tract. Obstet Gynecol 73(3 Pt 1):303, 1989

Stanley M: Immune responses to human papillomavirus. Vaccine 24S1:S1/16, 2006a

Stanley M: Pathology and epidemiology of HPV infection in females. Gynecol Oncol 117:S5, 2010

Stanley M, Lowy DR, Frazer I: Chapter 12: Prophylactic HPV vaccines: underlying mechanisms. Vaccine 24S3:S3/106, 2006b

Steben M, Duarte-Franco E: Human papillomavirus infection: epidemiology and pathophysiology. Gynecol Oncol 107:S2, 2007

Stoler MH: A brief synopsis of the role of human papillomaviruses in cervical carcinogenesis. Am J Obstet Gynecol 175(4 Pt 2):1091, 1996

Strander B, Andersson-Ellström A, Milson L, et al: Risk of invasive cancer after treatment for cervical intraepithelial neoplasia grade 3: population based cohort study. BMJ 335:1077, 2007

Suris JC: Epidemiology of preinvasive lesions. Eur J Gynaecol Oncol 20(4):302, 1999

Syrjanen S: HPV infections in children. HPV Today 68, 2005

Tandon R, Baranoski AS, Huang F, et al: Abnormal anal cytology in HIV-infected women. Am J Obstet Gynecol 203:21.e1, 2010

Trimble EL: A guest editorial: update on diethylstilbestrol. Obstet Gynecol Surv 56(4):187, 2001

U.S. Department of Health and Human Services: The Health Consequences of smoking: a Report of the Surgeon General. Atlanta, GA, U.S. Department of Health and Human Services, Center for Disease Control and Prevention, National Center for Chronic Disease Prevention and Health Promotion, Office on Smoking and Health, 2004, p 167

U.S. Preventive Services Task Force: Screening for cervical cancer: recommendations and rationale. 2003. Available at: http://www.uspreventiveservicestaskforce.org/uspstf/uspscerv.htm. Accessed December 27, 2010

Ulfelder H, Robboy SJ: The embryologic development of the human vagina. Am J Obstet Gynecol 126(7):769, 1976

van de Nieuwenhof HP, Massuger LF, van der Avoort I, et al: Vulvar squamous cell carcinoma development after diagnosis of VIN increases with age. Eur J Cancer 45(5):851, 2009

van Seters M, van Beurden M, de Craen AJ: Is the assumed natural history of vulvar intraepithelial neoplasia III based on enough evidence? A systematic review of 3322 published patients. Gynecol Oncol 97(2):645, 2005

van Seters M, van Beurden M, ten Kate FJ, et al: Treatment of vulvar intraepithelial neoplasia with topical imiquimod. N Engl J Med 358:1465, 2008

Villa LL, Ault KA, Giuliano AR, et al: Immunologic responses following administration of a vaccine targeting human papillomavirus Types 6, 11, 16, and 18. Vaccine 24:5571, 2006

von Gruenigen VE, Gibbons HE, Gibbins K, et al: Surgical treatments for vulvar and vaginal dysplasia. Obstet Gynecol 109:942, 2007

Werner CL, Lo JY, Heffernan, et al: Loop electrosurgical excision procedure and risk of preterm birth. Obstet Gynecol 115:605, 2010

Wilkinson EJ: Pap smears and screening for cervical neoplasia. Clin Obstet Gynecol 33(4):817, 1990

Wilkinson EJ, Kneale B, Lynch PJ: Report of the ISSVD Terminology Committee. J Reprod Med 31:973, 1986

Williams AB, Darragh TM, Vranizan K, et al: Anal and cervical human papillomavirus infection and risk of anal and cervical epithelial abnormalities in human immunodeficiency virus-infected women. Obstet Gynecol 83(2):205, 1994

Winer RL, Lee SK, Hughes JP, et al: Genital human papillomavirus infection: incidence and risk factors in a cohort of female university students. Am J Epidemiol 157(3):218, 2003

Woodman CB, Collins S, Winter H, et al: Natural history of cervical human papillomavirus infection in young women: a longitudinal cohort study. Lancet 357(9271):1831, 2001

Woodruff JD: Carcinoma in situ of the vagina. Clin Obstet Gynecol 24(2):485, 1981

World Health Organization: Screening and early detection of cancer. Cervical cancer screening. Cytology screening. 2010. Available at: http://www.who.int/cancer/detection/cytologyscreen/en/index.html. Accessed December 27, 2010

Wright JD, Davila RM, Pinto KR, et al: Cervical dysplasia in adolescents. Obstet Gynecol 106(1):115, 2005

Wright JD, Rader JS, Davila R, et al: Human papillomavirus triage for young women with atypical squamous cells of undetermined significance. Obstet Gynecol 107(4):822, 2006

Wright TC Jr: Cervical cancer screening in the 21st century: is it time to retire the Pap smear? Clin Obstet Gynecol 50(2):313, 2007a

Wright TC Jr, Ellerbrock TV, Chiasson MA, et al: Cervical intraepithelial neoplasia in women infected with human immunodeficiency virus: prevalence, risk factors, and validity of Papanicolaou smears. New York Cervical Disease Study. Obstet Gynecol 84(4):591, 1994

Wright TC Jr, Massad S, Dunton CJ, et al: 2006 consensus guidelines for the management of women with abnormal cervical cancer screening tests. Am J Obstet Gynecol 197(4):346, 2007b

Wright TC Jr, Massad S, Dunton CJ, et al: 2006 consensus guidelines for the management of women with cervical intraepithelial neoplasia or adenocarcinoma in situ. Am J Obstet Gynecol 197(4):340, 2007c

Wright VC Chapman W: Intraepithelial neoplasia of the lower female genital tract: etiology, investigation, and management. Semin Surg Oncol 8:180, 1992

Yasmeen S, Romano PS, Pettinger M, et al: Incidence of cervical cytological abnormalities with aging in the Women's Health Initiative. Obstet Gynecol 108:410, 2006

Zbar AP, Fenger C, Efron J, et al: The pathology and molecular biology of anal intraepithelial neoplasia: comparisons with cervical and vulvar intraepithelial carcinoma. Int J Colorectal Dis 17(4):203, 2002

Zhao C, Florea A, Onisko A, et al: Histologic follow-up results in 662 patients with Pap test findings of atypical glandular cells: results from a large academic women's hospital laboratory employing sensitive screening methods. Gynecol Oncol 114:383, 2009

Zuchna C, Hager M, Tringler B, et al: Diagnostic accuracy of guided cervical biopsies: a prospective multicenter study comparing the histopathology of simultaneous biopsy and cone specimen. Am J Obstet Gynecol 203:321.e1, 2010

CAPÍTULO 30

Câncer de Colo Uterino

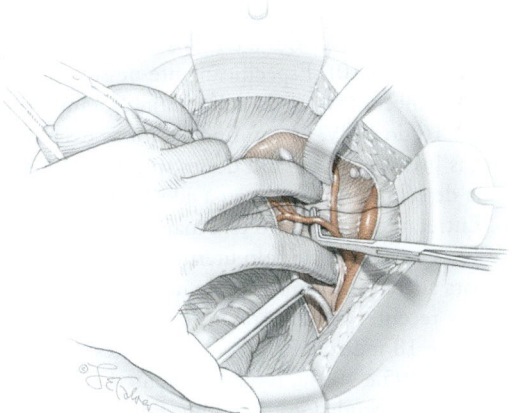

INCIDÊNCIA	769
RISCOS	770
FISIOPATOLOGIA	771
TIPOS HISTOLÓGICOS	773
DIAGNÓSTICO	775
ESTADIAMENTO	777
IMAGEM RADIOLÓGICA	777
DISSECÇÃO DE LINFONODOS	780
PROGNÓSTICO	780
TRATAMENTO	781
DOENÇA PRIMÁRIA EM ESTÁDIO INICIAL	781
DOENÇA PRIMÁRIA EM ESTÁDIO AVANÇADO	787
MONITORAMENTO	787
DOENÇA SECUNDÁRIA	788
CUIDADOS PALIATIVOS	789
MANEJO DURANTE GRAVIDEZ	789
REFERÊNCIAS	790

O câncer de colo uterino é o câncer ginecológico mais comum nas mulheres. A maioria desses cânceres origina-se de infecção pelo papilomavírus humano, embora outros fatores do hospedeiro afetem a progressão neoplásica após a infecção inicial. Comparado com outras malignidades ginecológicas, o câncer de colo uterino desenvolve-se em uma população mais jovem de mulheres. Assim, o rastreamento desse tipo de neoplasia com o exame de Papanicolaou normalmente começa no início da fase adulta.

A maior parte dos cânceres iniciais é assintomática. Os sintomas do câncer avançado de colo uterino podem incluir sangramento, corrimento líquido e sinais relacionados com compressão venosa, linfática, neural ou ureteral. O diagnóstico do câncer de colo uterino em geral ocorre após avaliação histológica de biópsias do colo uterino obtidas durante colposcopia, ou de biópsia de colo uterino evidentemente alterado.

O estadiamento deste câncer é clínico. O tratamento varia e normalmente é determinado por esse estadiamento. Em geral, a doença em estádio inicial é efetivamente erradicada por meio cirúrgico, seja conização ou histerectomia radical. Contudo, para aquelas pacientes com doença avançada, opta-se primeiramente pela quimiorradiação. Conforme esperado, o prognóstico da doença é alterado em função do estadiamento do tumor, sendo este o indicador prognóstico mais importante para sobrevida em longo prazo. As mulheres com doença em estádio I em geral apresentam sobrevida maior e menores índices de recidiva, e aquelas com doença avançada têm pior prognóstico a longo prazo.

A prevenção consiste principalmente na identificação e no tratamento de mulheres com displasia de alto grau. Por essa razão, o College of Obstetricians and Gynecologists (2009) e a U.S. Preventive Services Task Force (2003) recomendam exame preventivo periódico com esfregaço de Papanicolaou (Cap. 29, p. 742). Espera-se que as vacinas contra o papilomavírus humano (HPV) se mostrem efetivas na redução da incidência do câncer de colo uterino.

INCIDÊNCIA

O câncer de colo uterino é comum no mundo todo e ocupa o terceiro lugar entre todas as doenças malignas que acometem as mulheres (Ferlay, 2010). Estimou-se que, em 2008, tenham sido identificados 529.000 novos casos em todo o mundo, tendo sido registrados 275.000 óbitos. Em geral, as maiores incidências são encontradas nos países em desenvolvimento, que contribuem com 83% dos casos notificados anualmente. Os países com melhores indicadores econômicos apresentam taxas menores de câncer de colo uterino e contribuem com apenas 3,6% dos novos casos de câncer. Essa discrepância na incidência destaca o sucesso alcançado com os programas de rastreamento do câncer de colo uterino, que preconizam a realização regular do exame de Papanicolaou.

Nos Estados Unidos, o câncer de colo uterino é o terceiro tipo mais comum de câncer ginecológico e a décima-primeira neoplasia sólida maligna mais comum entre as mulheres*. Nos

---

* N. de R.T. No Brasil, é o câncer mais frequente do aparelho genital feminino.

EUA, o risco de as mulheres desenvolverem esse câncer durante toda a vida é de 1 em 147. Em 2011, a American Cancer Society estimou que haverá 12.710 novos casos e 4.290 óbitos decorrentes dessa doença (Siegel, 2011). Entre as mulheres dos Estados Unidos, as afroamericanas e as mulheres em pior condição socioeconômica apresentam as taxas de mortalidade ajustadas por idade mais altas para esse câncer, e as mulheres hispânicas e latinas, as maiores taxas de incidência (Tabela 30-1). Acredita-se que essa tendência tenha origem principalmente em fatores financeiros e características culturais que afetam o acesso ao rastreamento e ao tratamento. A faixa etária em que o câncer de colo uterino se desenvolve em geral é menor que a de outras neoplasias ginecológicas, e a média de idade por ocasião do diagnóstico é 48 anos (National Cancer Institute, 2011). Nas mulheres entre 20 e 39 anos, o câncer de colo uterino é a segunda causa mais frequente de morte relacionada com câncer (Jemal, 2010).

RISCOS

Além dos demográficos, os riscos comportamentais foram relacionados com o câncer de colo uterino. A maioria dos cânceres de colo uterino origina-se de células infectadas pelo HPV, que é transmitido sexualmente. Assim como ocorre na neoplasia intraepitelial do colo uterino, sexarca precoce, multiplicidade de parceiros sexuais e paridade elevada estão associadas à incidência consideravelmente maior de câncer de colo uterino (Tabela 29-2, p. 739). As fumantes também apresentam risco maior, embora o mecanismo subjacente não seja conhecido.

O maior fator de risco para câncer de colo uterino é ausência de rastreamento periódico por exame de Papanicolaou. A maioria das comunidades que adotaram esse tipo de rastreamento comprovou redução da incidência desse câncer (Jemal, 2006).

Infecção pelo papilomavírus humano

O HPV é o principal agente etiológico infeccioso associado ao câncer do colo uterino (Ley, 1991; Schiffman, 1993). As mulheres com teste positivo para os subtipos de HPV considerados de alto risco apresentam risco relativo de 189 para desenvolvimento de carcinoma de células escamosas e risco relativo de 110 para adenocarcinoma de colo em comparação com mulheres com teste negativo para HPV (International Collaboration of Epidemiological Studies of Cervical Cancer, 2006). Embora outros fatores transmitidos sexualmente, incluindo o vírus do herpes simples tipo 2, possam ter papel causal concomitante, 99,7% dos cânceres de colo uterino estão associados a um subtipo oncogênico do HPV (Walboomers, 1999). Em uma metanálise de 243 trabalhos envolvendo mais de 30.000 mulheres em todo o mundo, 90% dos cânceres invasivos de colo uterino foram associados a um dos 12 subtipos de HPV de alto risco (Li, 2010). Especificamente nesse estudo, 57% dos casos de câncer invasivo do colo uterino foram atribuídos ao sorotipo 16 do HPV. O sorotipo 18 foi associado a 16% das doenças invasivas. Cada um desses sorotipos pode levar a carcinoma de células escamosas ou a adenocarcinoma de colo uterino. Entretanto, o HPV 16 está mais associado a carcinoma de células escamosas de colo uterino, e o HPV 18 é fator de risco para adenocarcinoma do colo uterino (Bulk, 2006).

Ensaios recentes demonstraram que a vacinação contra os HPVs 16 e 18 reduz as infecções incidentes e persistentes com eficácia de 95 e 100%, respectivamente (The GlaxoSmithKline HPV-007 Study Group, 2009). Entretanto, a duração efetiva dessas vacinas é desconhecida. Além disso, seu objetivo final de reduzir as taxas do câncer do colo uterino ainda não foi alcançado. Uma discussão detalhada sobre vacinação para HPV pode ser encontrada no Capítulo 29 (p. 733).

Fatores preditivos relacionados com baixas condições socioeconômicas

Baixa escolaridade, idade avançada, obesidade, tabagismo e residência em bairros pobres estão relacionados independentemente com taxas menores de rastreamento para câncer de colo uterino. Especificamente, as mulheres que residem em bairros pobres possuem acesso limitado ao rastreamento, podendo beneficiar-se de programas que aumentem a disponibilidade do exame de Papanicolaou (Datta, 2006).

Tabagismo

O tabagismo tanto ativo como passivo aumenta o risco de câncer de colo uterino. Entre as mulheres infectadas por HPV, a incidência de lesão intraepitelial escamosa de alto risco (LIEAG) ou de câncer invasivo é duas a três vezes maior em fumantes e exfumantes. O tabagismo passivo também está associado a aumento do risco, mas em proporções menores (Trimble, 2005). Dos tipos de câncer de colo uterino, o tabagismo foi associado a uma taxa significativamente maior de carcinoma de células escamosas, mas não de adenocarcinoma. É interessante notar que o carcinoma de células escamosas e os adenocarcinomas do colo uterino compartilham a maioria dos fatores de risco, exceto o tabagismo (International Collaboration of Epidemiological Studies of Cervical Cancer, 2006). Embora o mecanismo subjacente à associação entre tabagismo e câncer de colo uterino não esteja bem elucidado, é possível que o fumo altere a infecção por HPV. Por exemplo, a expe-

TABELA 30-1 Incidência ajustada para idade e taxas de mortalidade do câncer de colo uterino (por 100.000 mulheres/ano)

	Todas as raças	Branca	Negra	Ásiático-americana e natural das Ilhas do Pacífico	Indo-americana e nativa do Alasca	Hispânica ou latina
Incidência	8,1	8,0	10,0	7,3	7,8	11,1
Mortalidade	2,4	2,2	4,3	2,1	3,4	3,1

Com base nos casos diagnosticados entre 2004 e 2008 em 17 regiões geográficas no Surveillance, Epidemiology and End Results (SEER) Program.
Retirada do National Cancer Institute, 2011.

riência com fumo, ou *ever smoking*,* foi associado à depuração menor do HPV de alto risco (Koshiol, 2006; Plummer, 2003).

Comportamento reprodutivo

A paridade e o uso de contraceptivos orais combinados (COCs) apresentam associação significativa com o câncer de colo uterino. Dados obtidos em estudos caso-controle indicam que paridade elevada aumenta o risco de desenvolvimento de câncer de colo uterino. Especificamente, mulheres com sete gestações a termo anteriores têm risco quase quadruplicado, e aquelas com uma ou duas gestações prévias têm risco duplicado, em comparação com nulíparas (Muñoz, 2002).

Além disso, o uso prolongado de COCs talvez seja um cofator. Há correlação positiva significativa entre baixa razão estradiol:progesterona e menor sobrevida global ao câncer de colo uterino em mulheres na pré-menopáusicas (Hellberg, 2005). Estudos *in vitro* sugerem que os hormônios talvez produzam efeito favorável ao crescimento do câncer de colo uterino ao promoverem proliferação celular e, consequentemente, deixando as células mais vulneráveis a mutações. Além disso, o estrogênio atua como agente antiapoptótico, permitindo a proliferação de células infectadas por HPV oncogênico. Nas mulheres positivas para DNA de HPV no colo uterino e que façam uso de COCs, os riscos de carcinoma de colo uterino aumentam até quatro vezes, em comparação com mulheres HPV positivas que nunca tenham usado COCs (Moreno, 2002). Além disso, as usuárias atuais de COC e aquelas que façam uso desses agentes há 9 anos apresentam maior risco de desenvolvimento de carcinoma de células escamosas e de adenocarcinoma de colo uterino (International Collaboration of Epidemiological Studies of Cervical Cancer, 2006). Felizmente, o risco relativo nas usuárias de COC parece declinar após a suspensão do fármaco. A análise dos dados de 24 estudos epidemiológicos demonstrou que em 10 ou mais anos após a suspensão do COC o risco de câncer de colo uterino retorna ao nível daquelas que nunca usaram o fármaco (International Collaboration of Epidemiological Studies of Cervical Cancer, 2007).

Atividade sexual

Um número elevado de parceiros sexuais e a primeira relação sexual em idade precoce aumentam o risco de câncer de colo uterino. Ter mais de seis parceiros sexuais durante a vida multiplica consideravelmente o risco relativo para esse tipo de câncer. De forma semelhante, a primeira relação sexual em idade precoce, antes dos 20 anos de idade, aumenta o risco de desenvolvimento de câncer de colo uterino, ao passo que a relação sexual após os 21 anos apenas aponta uma tendência de aumento desse risco. Além disso, abstinência da atividade sexual e uso de proteção de barreira durante o ato sexual reduzem a incidência de câncer de colo uterino (International Collaboration of Epidemiological Studies of Cervical Cancer, 2006).

---

* Define-se *ever smoking* para indivíduos com 18 anos ou mais que tenham fumado no mínimo 100 cigarros ao longo de sua vida até o momento da entrevista.

FISIOPATOLOGIA

Tumorigênese

O carcinoma de células escamosas do colo uterino surge caracteristicamente na junção escamocolunar (JEC) a partir de lesão displásica preexistente, que, na maioria das vezes, segue-se à infecção por HPV (Bosch, 2002). Embora a maioria das mulheres elimine prontamente o HPV, aquelas com infecção persistente podem desenvolver doença cervical displásica pré-invasiva. Em geral, a progressão de displasia para câncer invasivo requer vários anos, mas há grande variação. As alterações moleculares envolvidas na carcinogênese cervical são complexas e não foram completamente elucidadas. A descoberta desses eventos moleculares adicionais comuns tem sido difícil, e os estudos demonstram vasta heterogeneidade. Por isso, suspeita-se que a carcinogênese resulte dos efeitos da interação entre fatores ambientais, imunidade do hospedeiro e variações genômicas nas células somáticas (Helt, 2002; Jones, 1997, 2006; Wentzensen, 2004).

O HPV tem papel importante no desenvolvimento dos cânceres de colo uterino. Há evidências crescentes a sugerir também que as oncoproteínas do HPV sejam um componente essencial à proliferação contínua das células cancerosas (Mantovani, 1999; Munger, 2001). Diferentemente dos sorotipos de baixo risco, os sorotipos oncogênicos do HPV podem integrar-se ao genoma humano. (Fig. 30-1). Consequentemente, com a infecção, as proteínas de replicação inicial do HPV oncogênico (E1 e E2) possibilitam que o vírus se replique no interior das células do colo uterino. Essas proteínas são expressas em altos níveis no início da infecção pelo HPV. Elas podem causar alterações citológicas detectadas como lesões intraepiteliais escamosas de baixo grau (LIBEG) ao exame de Papanicolaou.

A amplificação da replicação viral e a subsequente transformação das células normais em células tumorais podem ocorrer em seguida (Mantovani, 1999). Especificamente, as oncoproteínas E6 e E7 dos produtos do gene viral estão envolvidas nessa transformação (Fig. 30-2). A proteína E7 liga-se à proteína supressora tumoral do retinoblastoma (Rb), ao passo que a E6 se liga à proteína supressora tumoral p53. Em ambos os casos, a ligação leva à degradação dessas proteínas supressoras. O efeito da E6 sobre a degradação da proteína p53 foi amplamente estudado e está relacionado à proliferação e à imortalização das células do colo uterino (Jones, 1997, 2006; Mantovani, 1999; Munger, 2001). Outros mecanismos de alterações genéticas e moleculares que ocorrem em células pré-cancerosas e cancerosas do colo uterino são apresentados na Tabela 30-2.

Disseminação do tumor

Depois da tumorigênese, o padrão de crescimento local pode ser exofítico, se um câncer originar-se da ectocérvice, ou endofítico, caso se origine do canal endocervical (Fig. 30-3). As lesões mais baixas têm maior chance de serem identificadas clinicamente durante o exame físico. Como alternativa, o crescimento pode ser infiltrante, e, nesses casos, lesões ulceradas são comuns se o crescimento for acompanhado de necrose.

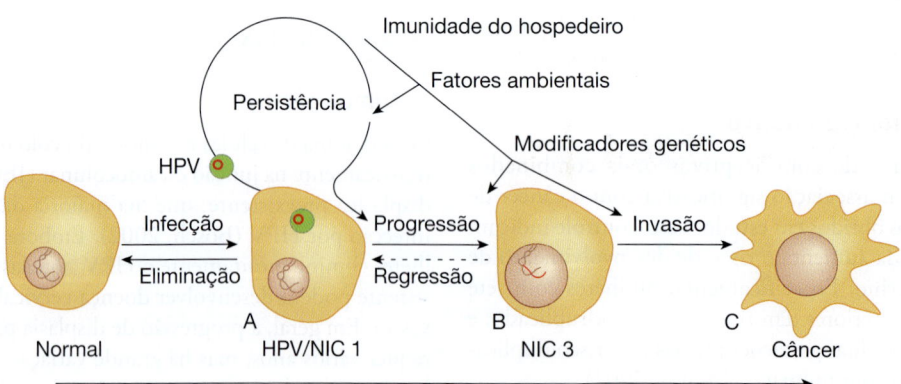

FIGURA 30-1 Diagrama ilustrando a gênese dos cânceres de colo uterino. Há dois pontos críticos no espectro da displasia cervical. **A**. Esse ponto inicial representa a célula em risco em razão de infecção ativa por HPV. O genoma do HPV existe como um plasmídeo independente do DNA da hospedeira. **B**. Lesão pré-invasiva clinicamente relevante, neoplasia intraepitelial cervical 3 (NIC 3) ou carcinoma *in situ* (CIS) representam um estádio intermediário no desenvolvimento do câncer de colo uterino. O genoma do HPV (*fita de DNA em vermelho*) integrou-se ao DNA da hospedeira resultando em aumento da capacidade proliferativa. **C**. Efeitos de interação entre fatores ambientais, imunidade do hospedeiro e variações genômicas nas células somáticas, levando ao câncer invasivo de colo uterino.

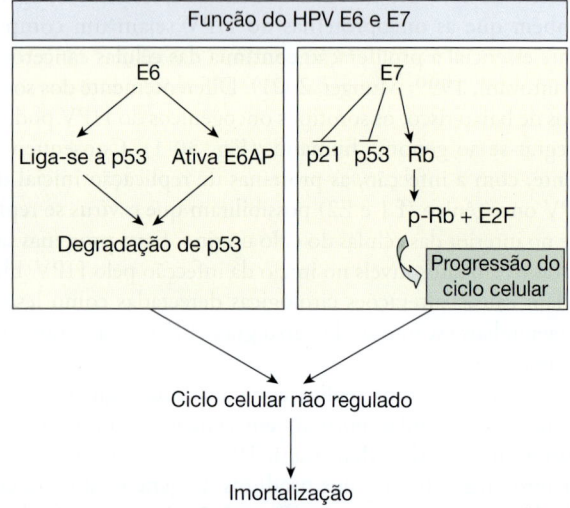

FIGURA 30-2 Diagrama das oncoproteínas E6 e E7 e das proteínas supressoras de tumor p53, p21 e retinoblastoma (Rb). À esquerda, a oncoproteína viral E6 liga-se diretamente à p53 e também ativa a E6AP, a fim de degradar a proteína supressora de tumor p53. À direita, a oncoproteína E7 fosforila a proteína supressora tumoral do retinoblastoma, resultando na liberação dos fatores de transcrição E2F, que estão envolvidos na progressão do ciclo celular. Demonstrou-se que a E7 também infrarregula a produção da proteína supressora tumoral p21 e subverte a função da p53. O efeito cumulativo das oncoproteínas E6 e E7 termina por produzir alterações no ciclo celular, promovendo proliferação celular descontrolada.

Disseminação linfática

Grupos de linfonodos. O colo uterino possui uma rede abundante de vasos linfáticos, que acompanham o curso da artéria uterina (Fig. 30-4). Esses canais drenam principalmente para os linfonodos paracervicais e parametriais. Por isso, esses linfonodos são clinicamente importantes, e são retirados como parte da ressecção parametrial durante histerectomia radical. Os linfáticos que drenam o colo uterino são denominados linfonodos paracervicais e estão localizados no ponto onde o ureter cruza a artéria uterina. O segmento inferior e o fundo do útero drenam para os linfonodos parametriais.

A partir dos linfonodos parametriais e paracervicais, a linfa flui subsequentemente para os linfonodos obturadores e para as cadeias interna, externa, ilíaca comum e, finalmente, para os linfonodos para-aórticos. Em contrapartida, os canais linfáticos do colo uterino posterior cursam pelos pilares retais e dos ligamentos uterossacrais até os linfonodos retais. Esses linfonodos são encontrados durante a histerectomia e removidos junto com os ligamentos uterossacrais.

O padrão de disseminação tumoral em geral segue a drenagem linfática do colo uterino. Assim, os linfáticos envolvendo os ligamentos cardinais e paramétrios anterior e posterior comumente estão envolvidos. À medida que as lesões primárias aumentam de tamanho e o acometimento linfático progride, a invasão local aumenta e, finalmente, se tornará extensiva.

TABELA 30-2 Alterações genéticas no câncer de colo uterino

Alterações genéticas	Mecanismo	Função
Sobre-expressão das oncoproteínas E6 e E7 do HPV	Integração ao genoma do hospedeiro	Desregulação do ciclo celular; inibição da apoptose
Aberrações cromossômicas	Ganhos e perdas regionais e aneuploidia total	Perda ou ganho da função do gene
Modificação epigenética	Metilação aberrante	Perda da função do gene

HPV = Papilomavírus humano.

Câncer de Colo Uterino 773

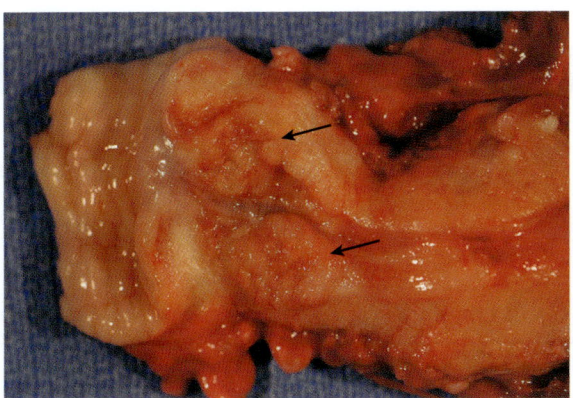

FIGURA 30-3 Peça de histerectomia radical com crescimento exofítico de adenocarcinoma do colo uterino (*setas*) para o canal endocervical. (*Fotografia cedida pelo Dr. John Schorge.*)

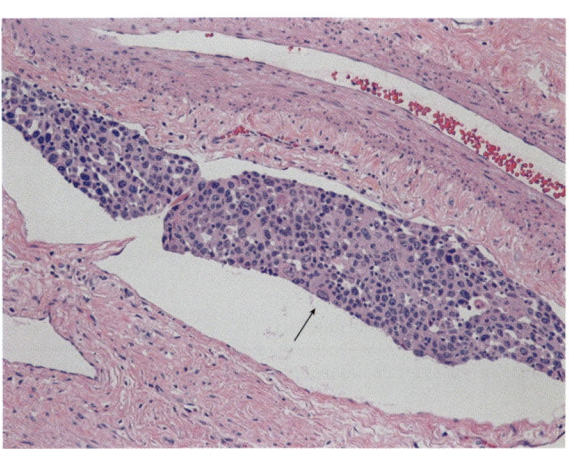

FIGURA 30-5 Microfotografia de acometimento do espaço linfovascular. Um grande canal linfático obstruído com carcinoma de células escamosas (*seta*). (*Fotografia cedida pela Dra. Raheela Ashfaq.*)

Acometimento do espaço linfovascular. À medida que o tumor invade camadas mais profundas até o estroma, penetra os capilares sanguíneos e os canais linfáticos (Fig. 30-5). Denominado *invasão do espaço linfovascular* (IELV), esse tipo de crescimento invasivo não está incluído no estadiamento clínico do câncer de colo uterino. Contudo, sua presença é considerada como indicador de mau prognóstico, especialmente nos cânceres de colo uterino em estádio inicial. Dessa forma, a presença de IELV normalmente implica ajuste do procedimento cirúrgico adequado e radioterapia adjuvante.

Extensão local e a distância do tumor

Com a extensão passando pelos paramétrios até a parede lateral da pelve, com frequência ocorre bloqueio ureteral que resulta em hidronefrose (Fig. 30-6). Além disso, a bexiga pode ser invadida por extensão direta do tumor pelos ligamentos uterovesicais (pilares da bexiga) (Fig. 38-18, p. 934). O reto é invadido com menor frequência porque está anatomicamente separado do colo uterino pelo fundo de saco posterior. As metástases a distância resultam de disseminação hematogênica, e pulmões, ovários, fígado e ossos são os órgãos mais comumente afetados.

TIPOS HISTOLÓGICOS

Carcinoma de células escamosas

Os dois subtipos histológicos mais comuns de câncer de colo uterino são o carcinoma de células escamosas e o adenocarcinoma (Tabela 30-3). Desses, os tumores de células escamosas

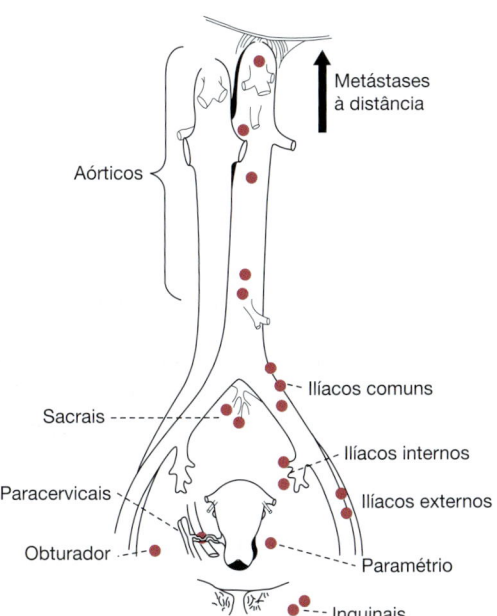

FIGURA 30-4 Ilustração da drenagem linfática do colo uterino. Os linfonodos parametriais são removidos como parte da histerectomia radical. A dissecção de linfonodos nos casos de câncer do colo uterino inclui a remoção dos linfonodos pélvicos (de artéria e veia ilíacas externas, artéria ilíaca interna e artéria ilíaca comum) com ou sem dissecção dos linfonodos para-aórticos ao nível da artéria mesentérica inferior (*De Henriksen, 1949, com permissão.*)

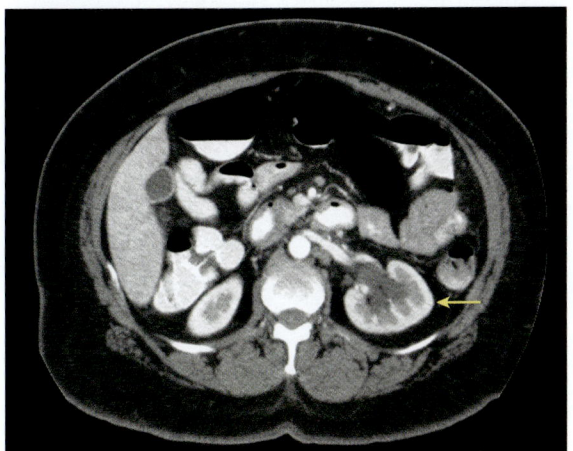

FIGURA 30-6 Tomografia computadorizada (TC) mostrando hidronefrose (*seta*) causada por compressão tumoral do ureter esquerdo. (*Imagem cedida pelo Dr. John Schorge.*)

TABELA 30-3 Subtipos histológicos do câncer de colo uterino

Escamoso	Adenocarcinoma	Carcinomas mistos do colo uterino	Tumores neuroendócrinos do colo uterino	Outros

Queratinizante
Não queratinizante
Papilar
	Mucinoso
	  Endocervical
	  Intestinal
	  Desvio mínimo
	  Viloglandular
	Endometrioide
	Seroso
	Células claras
	Mesonéfrico
		Adenoescamoso
		Células vítreas
			Neuroendócrino de grandes células
			Neuroendócrino de pequenas células
				Sarcomas
				Linfomas
				Melanomas

Carcinomas de células escamosas representam 75% dos cânceres de colo uterino, e os adenocarcinomas respondem por 20-25%. Os outros tipos celulares são raros.

predominam, correspondendo a 75% de todos os cânceres de colo uterino, e e com origem na ectocérvice. Nos últimos 30 anos, houve redução na incidência de cânceres de células escamosas e aumento na incidência de adenocarcinomas do colo uterino. Essas mudanças podem ser atribuídas a melhora no método de rastreamento de lesões escamosas iniciais do colo uterino e a aumento na prevalência de HPV (Vizcaino, 2000). Os carcinomas de células escamosas podem ser subdivididos em carcinomas queratinizados e não queratinizados. Os carcinomas queratinizados apresentam pérolas de queratina e ninhos de epitélio escamoso neoplásico (Fig. 30-7). Os carcinomas não queratinizados apresentam ninhos arredondados de células escamosas neoplásicas com queratinização de células individuais, mas sem pérolas de queratina. O carcinoma papilar de células escamosas é uma variante rara que se parece com o carcinoma de células transicionais da bexiga.

Adenocarcinomas

Os adenocarcinomas são um grupo de cânceres do colo uterino formado pelos subtipos listado na Tabela 30-3. Em contraste com o carcinoma de células escamosas, os adenocarcinomas representam 20 a 25% dos cânceres de colo uterino e surgem das células colunares produtoras de muco da endocérvice. Em

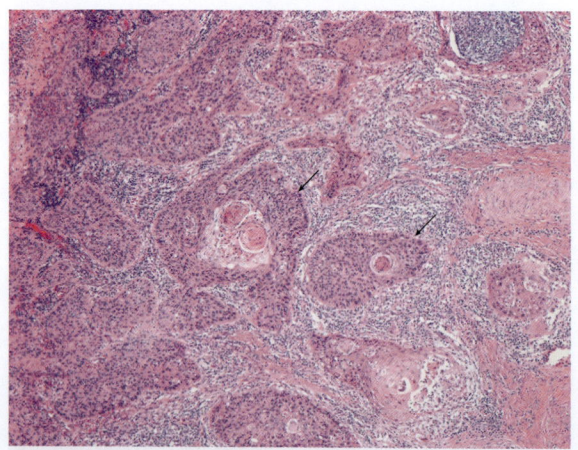

FIGURA 30-7 Microfotografia de câncer de células escamosas do colo uterino. Ninhos de células malignas (*setas*) com pérolas de queratina eosinofílicas brilhantes invadindo o estroma, acompanhadas por reação linfocítica intensa. (*Fotografia cedida pela Dra. Rafaela Ashfaq.*)

razão desta origem na endocérvice, os adenocarcinomas com frequência são ocultos e podem estar em estádio avançado quando se tornam clinicamente evidentes. Muitas vezes conferem ao colo uterino a forma de barril que é palpável durante o exame da pelve.

Os adenocarcinomas se apresentam com diversos padrões histológicos compostos por vários tipos celulares. Destes, os adenocarcinomas mucinosos são os mais comuns e podem ser subdivididos nos tipos endocervical, intestinal, desvio mínimo ou viloglandular (Fig. 30-8). O tipo endocervical mucinoso mantém semelhança com o tecido endocervical normal, e o tipo intestinal se parece com células intestinais, podendo incluir células caliciformes. O *adenocarcinoma com desvio mínimo*, também conhecido como adenoma maligno, caracteriza-se por glândulas citologicamente discretas com tamanho e forma anormais. Esses tumores contêm número aumentado de glândulas posicionadas em nível mais profundo que o das glândulas endocervicais normais. O *adenocarcinoma viloglandular* é formado por papilas na superfície. A porção superficial com frequência lembra o adenoma viloso e a parte profunda é formada por glândulas ramificadas e caracterizada por ausência de desmoplasia.

O *adenocarcinoma endometrioides* é o segundo mais frequente e se apresenta com glândulas semelhantes às do endométrio. O *carcinoma seroso* é raro e idêntico ao carcinoma seroso de ovário ou de útero. O adenocarcinoma de células claras representa menos de 5% dos adenocarcinomas do colo uterino e sua denominação é explicada por seu citoplasma claro (Jaworski, 2009). Raramente, os adenocarcinomas surgem de remanescentes mesonéfricos no colo uterino e, nesse caso, são denominados *adenocarcinomas mesonéfricos*. Esses tumores surgem lateralmente e são agressivos.

Prognóstico comparativo

As evidências comparando o prognóstico do carcinoma de células escamosas com o do adenocarcinoma são contraditórias. Em um estudo randomizado sobre câncer de colo uterino nos estádios IB e IIA realizado por Landoni e colaboradores (1997) demonstrou-se taxa menor de sobrevida global estatisticamente significativa em pacientes com adenocarcinoma, em comparação com mulheres com carcinoma de células escamosas. Contudo, o Gynecology Oncology Group (GOG), em um estudo subsequente, revelou que a sobrevida global em mulheres com carcinoma escamoso e adenocarcinoma de colo uterino em

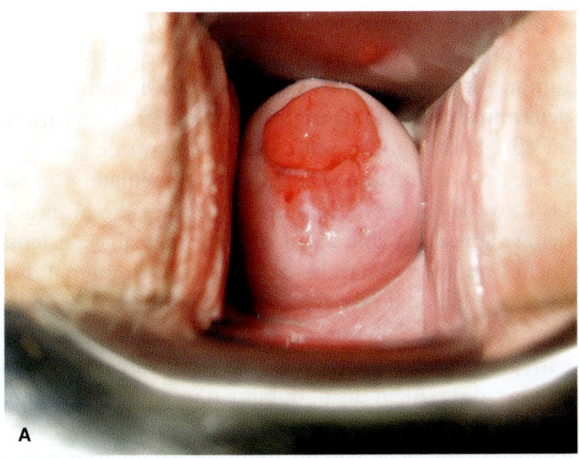 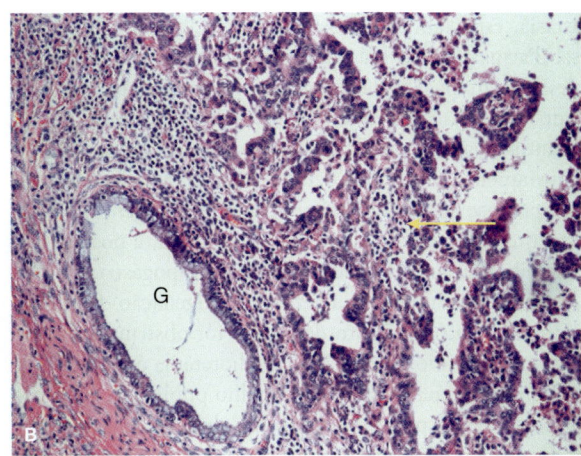

FIGURA 30-8 Adenocarcinoma do colo uterino. **A.** Fotografia de câncer invasivo do colo uterino com origem da endocérvice (*Fotografia cedida pelo Dr. David Miller*). **B.** Microfotografia de adenocarcinoma do colo uterino. Observe o crescimento do adenocarcinoma na superfície (*seta*) em comparação com uma glândula (*G*) endocervical normal. (*Fotografia cedida pela Dra. Raheela Ashfaq.*)

estádio IB é semelhante (Look, 1996). As evidências sugerem que as pacientes com adenocarcinoma cervical (estádios IIB a IVA) talvez tenham menor sobrevida global em comparação com aquelas com carcinoma de células escamosas em estádios similares (Eifel, 1990; Lea, 2002). No relatório anual de 2006 da International Federation of Obstetricians and Gynecologists (FIGO), no qual foram analisados mais de 11.000 casos de carcinoma escamoso e 1.613 casos de adenocarcinoma, concluiu-se que as mulheres com adenocarcinoma tiveram menores taxas globais de sobrevida em todos os estádios da doença em comparação com aquelas com carcinoma de células escamosas (Quinn, 2006). Para concluir, as evidências sugerem que o adenocarcinoma do colo uterino é um tumor de alto risco.

Carcinomas mistos do colo uterino

Essas neoplasias do colo uterino são raras. Os *carcinomas adenoescamosos* não diferem macroscopicamente dos adenocarcinomas do colo uterino. O componente escamoso é pouco diferenciado e apresenta pouca queratinização. A denominação *carcinoma de células vítreas* descreve uma forma pouco diferenciada de carcinoma adenoescamoso na qual as células apresentam citoplasma com aparência de vidro moído e núcleo saliente com nucléolos arredondados.

Tumores neuroendócrinos do colo uterino

Esses cânceres são raros e incluem tumores de células grandes e de células pequenas do colo uterino. Os tumores neuroendócrinos são altamente agressivos, e mesmo aqueles em estádio inicial apresentam taxa de sobrevida livre de doença relativamente baixa apesar do tratamento com histerectomia radical e quimioterapia adjuvante (Albores-Saavedra, 1997; Viswanathan, 2004). Os tumores neuroendócrinos de grandes células formam lâminas trabeculares ou sólidas e as células são 3 a 5 vezes maiores que os eritrócitos. Em contrapartida, o carcinoma neuroendócrino de células pequenas contém uma população uniforme de células pequenas com elevada proporção núcleo: citoplasma, assemelhando-se ao carcinoma pulmonar de células pequenas. Frequentemente, utilizam-se marcadores neuroendócrinos, como cromogranina, sinaptofisina e CD56, para confirmar o diagnóstico. Raramente, os tumores endócrinos e paraendócrinos estão associados a esses tumores neuroendócrinos.

Outros tumores malignos

Raramente, o colo uterino é a localização de sarcomas e linfomas malignos. A maioria desses tumores se apresenta na forma de uma massa no colo uterino com sangramento. Inicialmente, a diferenciação entre sarcoma do colo uterino e sarcoma uterino primário requer exame patológico cuidadoso e localização da massa primária do tumor. Os leiomiossarcomas do colo uterino e os sarcomas estromais do colo uterino têm prognóstico reservado, assim como os sarcomas uterinos. Como são raros, as instruções acerca do tratamento dos sarcomas do colo uterino são limitadas. A maioria dos casos é conduzida com tratamento multimodal. Os melanomas frequentemente se apresentam como nódulos ulcerados de cor azul ou preta. Esses tumores também têm prognóstico reservado.

DIAGNÓSTICO

Sintomas

Algumas mulheres diagnosticadas com câncer de colo uterino são assintomáticas. Entretanto, naquelas com sintomas, o câncer de colo uterino em estádio inicial pode produzir corrimento vaginal líquido tinto de sangue. Também é possível haver sangramento vaginal intermitente após relação sexual com penetração ou após ducha vaginal. À medida que o tumor maligno cresce, o sangramento intensifica-se e eventualmente a paciente pode dar entrada em serviço de emergência com hemorragia sem controle a partir do leito tumoral. O sangramento hemorrágico de câncer do colo uterino em geral pode ser controlado com uma combinação de solução de Mosel e tamponamento vaginal. Também é possível usar acetona tópica para obter hemostasia, especialmente nos casos refratários à solução de Monsel (Patsner, 1993). Há indicação para passagem de cateter de Foley para drenagem da bexiga quando o tampão vaginal é instalado. Com isso, permite-se o esvaziamento da bexiga, já que o tampão vaginal pode interferir com a micção normal, e o monitoramento preciso do débito urinário. Se a hemorragia persistir, pode-se utilizar radiação em regime de urgência. Alternativamente, nos casos de hemorragia refratária, é possível recorrer à embolização ou à ligadura da artéria hipogástrica. Contudo, deve-se ter cautela, uma vez que a oxigenação do tumor será reduzida se o suprimento de sangue for obstruído. Como afirmado no Capítulo 28 (p. 723), a radioterapia é mais efetiva em ambiente oxigenado. Em um trabalho publicado demonstrou-se tendência a piora nas taxas de sobrevida relacionadas com a doença em pacientes submetidas à embolização antes da quimiorradiação definitiva (Kapp, 2005). Naquelas pacientes com sangramento significativo, deve-se proceder às medidas de suporte hemodinâmico descritas no Cap. 40 (p. 1.006). Com a invasão parametrial e extensão para a parede lateral da pelve, o tumor pode comprimir órgãos adjacentes e produzir sintomas. Por exemplo, edema de membros inferiores e dor lombar baixa, em geral irradiando-se pela região posterior da perna, podem indicar compressão de raiz do nervo isquiático, vasos linfáticos, veias ou ureter por tumor em crescimento. Com obstrução ureteral é possível haver hidronefrose e uremia, que ocasionalmente podem ser os sintomas de apresentação. Nesses casos, em geral há necessidade de instalar derivação ureteral ou de inserir tubo de nefrostomia por via percutânea. Idealmente a função renal deve ser preservada para possibilitar a quimioterapia. Além disso, com a invasão do tumor para bexiga e reto, as mulheres podem se apresentar com hematúria e/ou sintomas de fístula vesicovaginal ou retovaginal.

Exame físico

A maioria das mulheres com câncer de colo uterino apresenta resultados normais no exame físico geral. Entretanto, com a progressão da doença, linfadenopatia supraclavicular ou inguinal, edema de membros inferiores, ascite ou redução do murmúrio vesicular à ausculta pulmonar podem indicar metástases.

Em pacientes sob suspeita de câncer de colo uterino, deve-se realizar inspeção da genitália externa e exame vaginal completo à procura de lesões concomitantes. O papilomavírus humano é um fator de risco comum para cânceres de colo uterino, vagina e vulva. No exame com espéculo, o colo uterino pode parecer macroscopicamente normal se o câncer for microinvasivo. Quando visível, a doença tem aparência variada. As lesões podem se apresentar como tumores de crescimento exofítico ou endofítico; como massa polipoide, tecido papilar ou colo uterino em forma de barril; como ulceração cervical ou massa granular; ou como tecido necrótico. Também é possível haver corrimento líquido, purulento ou sanguinolento. Por essa razão, o câncer de colo uterino pode espelhar a aparência de diversas doenças, incluindo leiomioma cervical, pólipo cervical, leiomioma ou sarcoma uterino com prolapso, vaginite, eversão cervical, cervicite, ameaça de abortamento, placenta prévia, gravidez cervical, condiloma acuminado, úlcera herpética e cancro.

Durante o toque bimanual, o ginecologista pode palpar útero dilatado em decorrência da invasão e do crescimento do tumor. Alternativamente, hematométrio e piométrio podem determinar aumento da cavidade endometrial após obstrução ou efusão de líquidos por câncer primário de colo uterino. Nesse caso, a palpação revelará útero aumentado e amolecido. Os casos de câncer de colo uterino em estádio avançado podem se apresentar com acometimento vaginal, e a extensão da doença pode ser determinada no exame retovaginal. Em tais casos, a palpação do septo retovaginal entre os dedos indicador e médio da mão do examinador revelará septo espessado, duro e irregular. A parede vaginal posterior proximal normalmente está invadida. Além disso, durante o toque retal, será possível palpar o envolvimento de parede lateral da pelve, paramétrio e região uterossacra. Um ou ambos os paramétrios podem estar invadidos, e os tecidos acometidos se apresentarão espessos, irregulares, firmes e menos móveis. A presença de massa fixa indica que o tumor provavelmente se estendeu para as paredes laterais da pelve. Contudo, uma lesão central pode chegar a ter 8 a 10 cm de diâmetro antes de atingir as paredes laterais.

Exame de Papanicolaou

A avaliação histológica de biópsia cervical é o primeiro instrumento usado para diagnosticar câncer de colo uterino. Embora seja bastante usado no rastreamento, o exame de Papanicolaou nem sempre detecta o câncer de colo uterino. Especificamente, o exame de Papanicolaou tem sensibilidade de apenas 55 a 80% para detecção de lesões de alto grau em um dado exame isolado (Benoit, 1984; Soost, 1991). Assim, o poder de prevenção do exame está no rastreamento periódico seriado (Fig. 30-9). Além disso, em mulheres com câncer de colo uterino em estádio I, apenas 30 a 50% dos esfregaços citológicos isolados obtidos são lidos como positivos para câncer (Benoit, 1984). Portanto, não se recomenda o uso isolado do exame de Papanicolaou para avaliação de lesões suspeitas. É importante salientar que as lesões suspeitas devem ser submetidas a biópsias diretas com pinça de Tischler ou cureta de Kevork (Fig. 2915, p. 750). Quando possível, as biópsias devem ser coletadas da periferia do tumor, incluindo o estroma subjacente, a fim de que, se houver invasão, seja possível diagnosticá-la.

Colposcopia e biópsia cervical

Se forem obtidos resultados anormais no exame de Papanicolaou, a colposcopia é realizada conforme descrito no Capítulo 29 (p. 747). Durante esse exame, toda a zona de transformação deve ser identificada, para obtenção de biópsias cervicais e endocervicais adequadas. Pode-se utilizar espéculo endocervical para visualizar a zona de transformação caso ela tenha recuado para o canal endocervical. Nas pacientes com colposcopia insatisfatória e doença de alto grau, deve-se proceder à conização a frio. As biópsias de punção ou amostras obtidas com conização são as mais precisas para avaliar se há invasão do câncer de colo uterino. Ambos os tipos de amostra contêm estroma subjacente e permitem a diferenciação entre carcinomas invasivos e *in situ*. Dessas, as amostras de conização fornecem ao patologista uma amostra tecidual maior, sendo bastante úteis para o diagnóstico de câncer *in situ* e microinvasivo de colo uterino.

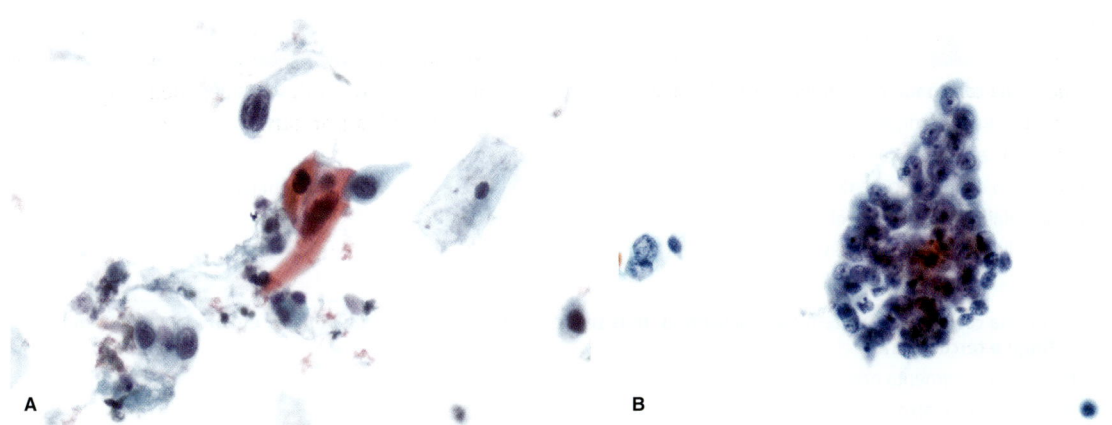

FIGURA 30-9 A. Esfregaço de Papanicolaou revelando carcinoma de células escamosas. Alguns carcinomas de células escamosas como o mostrado apresentam células tumorais espiculadas e/ou com queratinização do citoplasma, como revelado por esse citoplasma densamente corado de laranja. **B.** Esfregaço de Papanicolaou revelando adenocarcinoma. Este exemplo de adenocarcinoma apresenta características citológicas de malignidade, incluindo pleomorfismo nuclear, anormalidades na membrana nuclear e núcleo destacado. O citoplasma tende a ser mais delicado do que no carcinoma escamoso e a conter mucina. Na prática, a distinção entre lesões glandulares de lesões escamosas pode ser difícil. (*Fotografias cedidas por Ann Marie West, MBA, CT [ASCP].*)

ESTADIAMENTO

Estadiamento clínico

O estadiamento dos cânceres de colo uterino é clínico. Entre os componentes do estadiamento estão conização a frio, exame pélvico sob anestesia, cistoscopia, proctoscopia, pielografia intravenosa (podendo ser usada tomografia computadorizada [TC]) e radiografia do tórax. A Tabela 30-4 lista essas além de outras ferramentas radiológicas e laboratoriais não incluídas no estadiamento formal, mas que podem contribuir com informações adicionais. A presença de edema bolhoso não é suficiente para diagnosticar envolvimento da bexiga; o envolvimento da bexiga precisa ser comprovado por biópsia. O envolvimento de linfonodos não altera o estadiamento. O sistema de estadiamento amplamente usado para o câncer de colo uterino é aquele desenvolvido pela FIGO em colaboração com a Organização Mundial da Saúde e a International Union Against Cancer (IUCC). Esse estadiamento foi atualizado em 2009 e é apresentado na Tabela 30-5 e na Fig. 30-10) Neste capítulo, *doença em estádio inicial* refere-se aos estádios I a IIA da FIGO. O termo *doença em estádio avançado* descreve os estádios IIB e superiores.

IMAGEM RADIOLÓGICA

Conforme discutido, o estadiamento do câncer de colo uterino é clínico e uma avaliação precisa é essencial para que o plane-

TABELA 30-4 Exames usados para avaliação de câncer de colo uterino

Exames	Para identificar:
Laboratoriais	
Hemograma	Anemia antes de cirurgia, quimioterapia ou radioterapia
Análise de urina	Hematúria
Bioquímica	Alterações eletrolíticas
Função hepática	Metástase no fígado
Creatinina e ureia	Disfunção ou obstrução renal
Radiológicos	
Radiografia de tórax	Metástase de pulmão
Pielografia intravenosa	Hidronefrose
TC (abdome e pelve)	Metástase linfonodal, metástase para outros órgãos distantes e hidronefrose
RM	Invasão extracervical local + metástase em linfonodos
PET	Metástase em linfonodos, metástase à distância
Procedimentos	
Cistoscopia	Invasão de tumor na bexiga
Proctoscopia	Invasão de tumor no reto
Exame sob anestesia	Extensão da disseminação do tumor pélvico, estadiamento clínico

PET = tomografia por emissão de pósitrons; RM = ressonância magnética; TC = tomografia computadorizada.

TABELA 30-5 Estadiamento clínico do câncer de colo uterino segundo a FIGO

Estádio	Características
I	**Carcinoma confinado estritamente ao colo uterino (a extensão até o corpo deve ser desconsiderada)**
IA	Carcinoma invasivo diagnosticado apenas por microscopia, com invasão máxima ≤ 5 mm na profundidade e ≤ 7 mm na extensão
IA1	Invasão do estroma não maior que 3 mm em profundidade e 7 mm em largura
IA2	Invasão do estroma acima de 3 mm e abaixo de 5 mm em profundidade e abaixo de 7 mm em largura
IB	Lesões clínicas restritas ao colo uterino ou lesões pré-clínicas maiores que IA
IB1	Lesões clínicas não excedendo 4 cm de tamanho
IB2	Lesões clínicas maiores que 4 cm de tamanho
II	**Carcinoma com extensão além do colo uterino, mas sem extensão para a parede pélvica; envolve a vagina, mas não atinge o terço inferior**
IIA	Nenhum envolvimento parametrial evidente
IIA1	Lesões clínicas abaixo de 4 cm de tamanho
IIA2	Lesões clínicas acima de 4 cm de tamanho
IIB	Envolvimento parametrial evidente
III	**Carcinoma com extensão para a parede pélvica; no exame retal, não existe espaço livre de câncer entre o tumor e a parede pélvica; o tumor envolve o terço inferior da vagina; todos os casos com hidronefrose ou rim não funcional devem ser incluídos, a menos que tenham outra causa**
IIIA	Nenhuma extensão para a parede pélvica, mas com envolvimento do terço inferior da vagina
IIIB	Extensão para a parede pélvica ou hidronefrose ou rim não funcional em razão do tumor
IV	**Carcinoma com extensão além da pelve verdadeira ou envolvimento clínico da mucosa da bexiga ou do reto**
IVA	Disseminação do tumor para órgãos pélvicos adjacentes
IVB	Disseminação para órgãos distantes

FIGO = Federação Internacional de Ginecologia e Obstetrícia.

jamento apropriado do tratamento. Por exemplo, os tumores em estádio inicial podem ser tratados cirurgicamente, e os mais avançados requerem radioterapia e/ou quimioterapia. Embora a imagem não afete o estadiamento (exceto para metástases pulmonares encontradas na radiografia do tórax e hidronefrose à TC), os resultados dos exames de imagem podem ser usados para adequar o tratamento ao caso individual. Além disso, metástases para linfonodos, embora não estejam incluídas no sistema FIGO, pioram o prognóstico da paciente e podem ser identificadas com os exames de imagem. Assim, as ferramentas radiológicas, tais como TC, ressonância magnética (RM) ou tomografia por emissão de pósitrons (PET), são comumente usadas como adjuntos à avaliação inicial do câncer do colo uterino. Entretanto, não há uma abordagem uniforme para o uso dessas ferramentas.

Ressonância magnética

Para definição da anatomia, essa ferramenta produz imagens de alta resolução com maior resolução de contraste nas interfaces com os tecidos moles. Assim a RM é efetiva para medição do tamanho do tumor, mesmo das lesões endocervicais, e para definição dos limites do tumor do colo uterino. Além disso, ajuda a identificar se há invasão de estruturas vizinhas como bexiga, reto ou paramétrios. Infelizmente, a RM é menos acurada para diagnosticar invasão microscópica ou estromal profunda ou para identificar extensão mínima aos paramétrios (Mitchell, 2006). Além disso, ocorrem resultados falso-negativos nos casos com doença de menor volume e com focos teciduais nos quais não é possível diferenciar entre câncer e outros tecidos, como regiões de fibrose ou de necrose. Nesses casos, considerando sua capacidade de identificar alterações metabólicas e não anatômicas, a PET *scan* pode ser uma ferramenta complementar.

Como ferramenta para estadiamento de câncer primário do colo uterino, a RM é superior à TC para determinar o tamanho do carcinoma, a extensão local do tumor e se há envolvimento de linfonodos (Bipat, 2003; Mitchell, 2006; Subak, 1995). Contudo, de forma global, RM e TC têm desempenho semelhante na avaliação do câncer de colo uterino (Hricak, 2005). A RM é realizada mais comumente em pacientes sendo consideradas para traquelectomia radical com preservação da fertilidade (Abu-Rustum, 2008; Olawaiye, 2009).

Tomografia computadorizada

Essa modalidade é a ferramenta de imagem mais amplamente usada para avaliar envolvimento linfonodal e metástase a distância. Produz imagens com alta resolução para definição da anatomia, especialmente quando realizada com contraste. A TC não faz parte do sistema FIGO de estadiamento. Entretanto, é realizada em muitas pacientes com câncer de colo uterino para avaliar tamanho e extensão tumorais além do colo uterino. A TC também pode auxiliar a detectar linfonodos aumentados, obstrução ureteral ou metástase à distância (Follen, 2003).

Entretanto, a TC tem limitações semelhantes àquelas da RM. A TC não é acurada para avaliar invasão sutil do paramétrio ou invasão do estroma profundo do colo. Essa limitação pode ser explicada pela baixa resolutividade de contraste com os tecidos moles e, consequentemente, dificuldade de distinguir a invasão local do tumor do paramétrio normal. A TC também é limitada por sua incapacidade de detectar envolvimento metas-

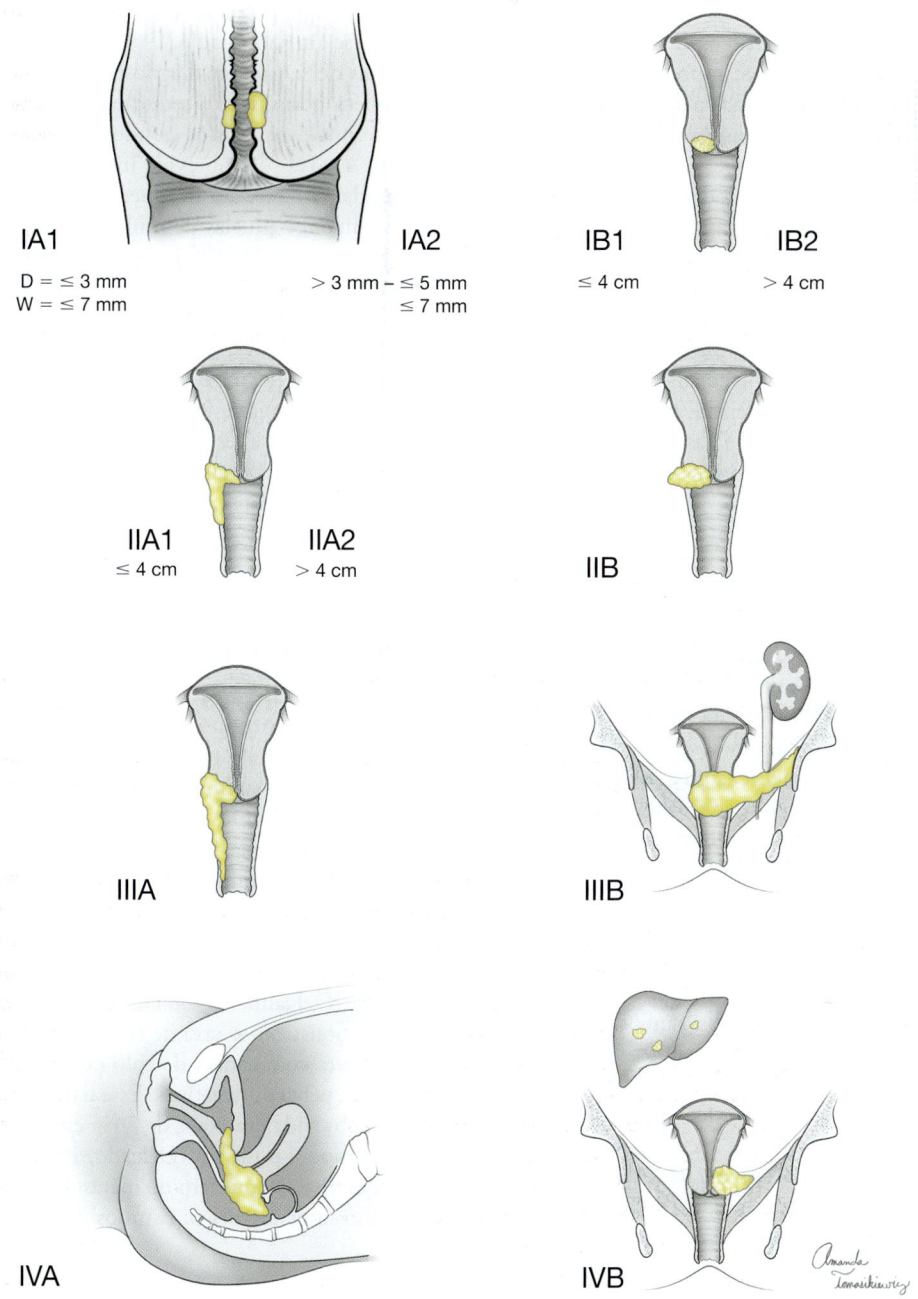

FIGURA 30-10 Ilustração representando os estádios da FIGO para câncer de colo uterino.

tático de pequeno volume em linfonodos de tamanho normal. Além disso, a arquitetura interna dos linfonodos frequentemente é mal definida com a TC. Assim, é difícil distinguir entre hiperplasia linfonodal reativa e doença metastática.

Tomografia por emissão de pósitrons

Como descrito no Capítulo 2 (p. 52), a PET é uma técnica de imagem médico nuclear que cria uma imagem de processos funcionais que ocorrem no interior do organismo. Com a FDG-PET, procede-se a injeção intravenosa de um análogo de glicose radiomarcado, a fluorodesoxiglicose (FDG), para que seja absorvido por células metabolicamente ativas como as células tumorais. A PET não mostra detalhes da anatomia e, assim, os exames com frequência são lidos junto com TC. A combinação permite correlacionar dados metabólicos e anatômicos. Como resultado, os aparelhos atuais para PET geralmente são integrados com aparelho de TC, e os dois exames podem ser realizados ao mesmo tempo.

A FDG-PET é superior à TC e à RM para detecção de metástase em linfonodos e é útil para avaliação primária de linfonodos na doença localmente avançada (Belhocine, 2002; Havrilesky, 2005). Em um trabalho publicado, Grigsby e colaboradores (2001) demonstraram que a taxa de sobrevida após radioterapia pélvica em pacientes com captação positiva de FDG em linfonodos paraaórticos (PET+) e anatomia para-aórtica normal segundo avaliação por TC foi idêntica a das pacientes com PET+ e linfonodos paraaórticos anormais segundo a TC. Contudo, a PET é insensível a metástases linfáticas < 5 mm. Além disso, seu papel nos casos de tumores pequenos, em estádio inicial e passíveis de ressecção, é limitado (Sironi, 2006). Especificamente, para os tumores nos estádios IA a IIA, Wright e colaboradores (2005) observaram sensibilidade de 53% e especificidade de 90% para detecção de metástase em linfonodos pélvicos, e sensibilidade de 25% e especificidade de 98% para metástase em linfonodos paraaórticos. Os PET *scans* podem ser úteis para o planejamento dos campos a serem irradiados e também para identificar as pacientes com doença metastática à distância, candidatas à quimioterapia paliativa e não à quimiorradioterapia com intenção de cura.

DISSECÇÃO DE LINFONODOS

Como observamos, o estadiamento do câncer de colo uterino é clínico e não cirúrgico. Contudo, a avaliação cirúrgica dos linfonodos retroperitoneais permite detectar com precisão a presença de metástases pélvicas e para-aórticas. Além disso, também é possível obter citorredução dos linfonodos acometidos pelo tumor. Consequentemente, com a dissecção dos linfonodos é possível melhorar a evolução e as taxas de sobrevida de pacientes com câncer de colo uterino em estádio avançado.

Para esse procedimento, a maioria dos especialistas recomenda dissecção de linfonodos na região ilíaca comum e para-aórtica e ressecção seletiva de linfonodos macroscópicos (Querleu, 2000). Foram estudadas as abordagens por laparotomia, assim como por laparoscopia, tanto extraperitoneal quanto intraperitoneal, para esses procedimentos. Embora equivalentes em termos diagnósticos, as abordagens laparoscópicas oferecem as vantagens pós-operatórias da cirurgia minimamente invasiva. Além disso, a dissecção laparoscópica dos linfonodos foi associada à morbidade significativamente menor por radiação em comparação com a observada nos casos tratados com irradiação após abordagens por laparotomia (Vasilev, 1995).

Uma vantagem do estadiamento cirúrgico é sua maior sensibilidade e precisão para detectar metástase em linfonodos pélvicos e para-aórticos em comparação com as técnicas radiológicas (Goff, 1999). O estadiamento cirúrgico permite a detecção de metástases microscópicas e confirma metástases macroscópicas para linfonodos. Além disso, naquelas pacientes com câncer de colo uterino localmente avançado, o estadiamento cirúrgico pode ser realizado com morbidade aceitável, e os achados podem modificar a estratégia individualizada de tratamento com base no nível de metástase linfonodal. Estudos retrospectivos sugeriram benefício estatisticamente significativo na sobrevida para pacientes tratadas com quimioterapia estendida e/ou radioterapia de campo amplo quando são identificados linfonodos pélvicos/para-aórticos positivos (Hacker, 1995; Holcomb, 1999; Leblanc, 2007). Em vista dos resultados observados, os campos de radiação podem ser modificados, permitindo que as pacientes com linfonodos para-aórticos negativos não sejam sobretratadas com radiação em campo estendido, e que pacientes com linfonodos para-aórticos positivos não sejam subtratadas.

Além de seu poder diagnóstico, o estadiamento cirúrgico também permite citorredução de linfonodos macroscopicamente positivos. Vários estudos retrospectivos demonstraram que as taxas de sobrevida livre de doença para pacientes submetidas à ressecção de doença linfonodal macroscópica são semelhantes àquelas de mulheres com doença linfonodal microscópica (Cosin, 1998; Dpowney, 1989; Hacker, 1995). Praticamente não há qualquer possibilidade de sobrevida em longo prazo para pacientes com linfonodos para-aórticos aumentados não passíveis de ressecção.

Conquanto possíveis, os benefícios do estadiamento cirúrgico, segundo argumentam alguns especialistas, se houver, seriam mínimos. Esses estudos estimam sobrevida de apenas 4 a 6% após citorredução agressiva dos linfonodos retroperitoneais (Kupets, 2002; Petereit, 1998).

PROGNÓSTICO

Fatores prognósticos

A significância da carga tumoral para a sobrevida está bem demonstrada, tanto mensurada pelo estadiamento da FIGO quanto pelo tamanho em centímetros ou a partir do estadiamento cirúrgico (Stehman, 1991). Desses definidores, o estadiamento da FIGO é o fator prognóstico mais significativo (Fig. 30-11 e Tabela 30-6). Contudo, para cada estádio, o acometimento de linfonodos passa a ser um fator importante para a determinação do prognóstico. Por exemplo, no câncer de colo uterino em estádio inicial (estádios I a IIA), as metástases para linfonodos são um fator preditivo independente para sobrevida (Delgado, 1990; Tinga, 1990). Em um estudo do GOG demonstrou-se taxa de sobrevida em três anos de 86% em mulheres com câncer de colo uterino em estádio inicial e linfonodos pélvicos negativos. Esse dado foi comparado com a taxa de sobrevida em 3 aos de 74% em pacientes com um ou mais linfonodos positivos (Delgado, 1990).

Além disso, o número de metástases em linfonodos também é um fator preditivo. Estudos retrospectivos demonstra-

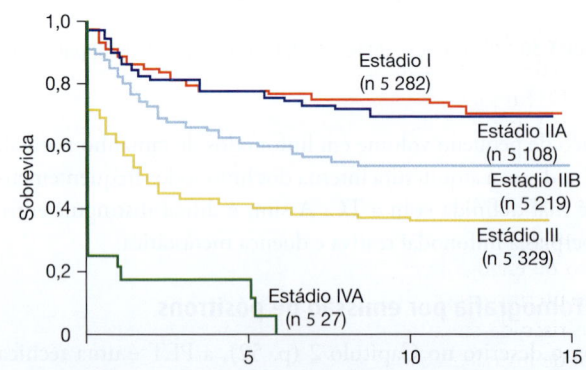

FIGURA 30-11 O gráfico ilustra a redução da sobrevida em cinco anos em função do avanço no estádio da FIGO. (*Retirada de Fyles, 1995, com permissão.*)

TABELA 30-6 Taxas de sobrevida do câncer de colo uterino de acordo com o estádio

Estádio	Taxa de sobrevida em cinco anos
IA	100%
IB	88%
IIA	68%
IIB	44%
III	18-39%
IVA	18-34%

Compilada de Grigsby, 1991, Komaki, 1995, e Webb, 1980.

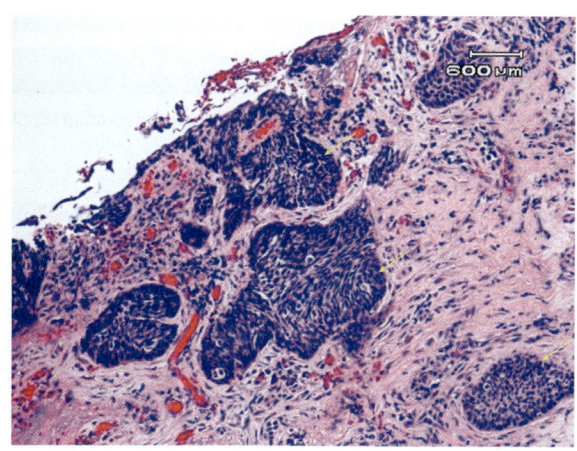

FIGURA 30-12 Microfotografia de câncer microinvasivo de células escamosas do colo uterino (*setas*). Os carcinomas microinvasivos de células escamosas não são visíveis macroscopicamente, sendo identificados microscopicamente. Esses focos não devem exceder 5 mm de profundidade ou 7 mm de disseminação lateral. (*Fotografia cedida pela Dra. Raheela Ashfaq.*)

ram taxas de sobrevida em cinco anos significativamente maiores em mulheres com um linfonodo positivo em comparação com mulheres com múltiplos linfonodos afetados (Tinga, 1990). De forma semelhante, o impacto prognóstico negativo do acometimento linfonodal em câncer de colo uterino em estádio avançado (estádios IIB até IV) foi demonstrado por vários autores. Em geral, o envolvimento linfonodal microscópico apresenta prognóstico melhor que a doença linfonodal macroscópica (Cosin, 1998; Hacker, 1995).

TRATAMENTO

Doença primária em estádio inicial

Estádio IA

O termo *câncer microinvasivo de colo uterino* identifica esse subgrupo de pequenos tumores. Por definição, esses tumores não são visíveis a olho nu. Especificamente, conforme se vê na Tabela 30-6, os critérios para classificação de tumores em estádio IA limitam a profundidade de invasão a no máximo 5 mm e a disseminação lateral a no máximo 7 mm de largura (Fig. 30-12). O câncer microinvasivo de colo uterino apresenta menor risco de envolvimento linfonodal e prognóstico excelente após tratamento. Em um estudo retrospectivo compararam-se tumores com disseminação horizontal de 7 mm ou menos com outros com mais de 7 mm. Foram observadas taxas maiores de metástases para linfonodos pélvicos, bem como taxas maiores de recidiva nos casos com disseminação tumoral acima de 7 mm (Takeshima, 1999).

Os tumores em estádio IA são subdivididos em IA1 e IA2. Essa subdivisão indica profundidade e largura crescentes de invasão e riscos crescentes de envolvimento linfonodal.

Estádio IA1. A invasão desses tumores não ultrapassa 3 mm de profundidade e 7 mm de largura, estando associada a menor risco de envolvimento linfonodal. Os cânceres escamosos do colo uterino com invasão estromal de menos de 1 mm apresentam risco de metástase linfonodal de 1%, e aqueles com 1 a 3 mm de invasão estromal, risco de 1,5%. Entre 4.098 mulheres estudadas com esse estádio tumoral, menos de 1% morreu em decorrência da doença (Ostor, 1995). Tal evidência corrobora o manejo conservador em casos de câncer de células escamosas em estádio IA1 se não houver invasão do espaço linfovascular (IELV). Essas lesões podem ser tratadas de forma efetiva apenas com conização cervical (Tabela 30-7) (Keighley, 1968; Kolstad, 1989; Morris, 1993; Ostor, 1994). Entretanto, deve-se dar preferência à histerectomia total extrafascial (histerectomia tipo I) por via abdominal, vaginal, laparoscópica ou robótica para mulheres que não tenham mais intenção de engravidar. Os tipos de histerectomia estão descritos na Tabela 30-8.

A presença de IELV nos cânceres microinvasivos em estádio IA1 aumenta o risco de metástase linfonodal e de recorrência do câncer em cerca de 5%. Como consequência, em nosso meio, esses casos são tradicionalmente conduzidos com histerectomia radical modificada (histerectomia tipo II) e linfadenectomia pélvica. Pode-se considerar a possibilidade de traquelectomia radical com dissecção de linfonodos pélvicos naquelas pacientes que desejarem preservar a fertilidade (Olawaiye, 2009).

Os adenocarcinomas normalmente são diagnosticados em estádio mais avançado que os cânceres de células escamosas do colo uterino. Assim, em casos de adenocarcinoma microinvasivo, diante da escassez de dados sobre esse estádio tumoral, o médico se vê diante de um dilema singular para o manejo. Todavia, com base na avaliação dos dados do Surveillance Epidemiology and End Result (SEER) fornecidos pelo National Cancer Institute, a incidência de envolvimento linfonodal é semelhante àquela dos cânceres escamosos (Smith, 2002). Dos adenocarcinomas cervicais microinvasivos, há 36 casos tratados com preservação uterina e conização relatados na literatura (Bisseling, 2007; Ceballos, 2006; McHale, 2001; Schorge, 2000; Yahata, 2010). Desses casos, não houve recidivas após conização durante o período de acompanhamento.

Estádio IA2. As lesões cervicais com 3 a 5 mm de invasão estromal apresentam risco de 7% de metástase linfonodal e risco acima de 4% de recorrência da doença. Nesse grupo de mulheres, a segurança do tratamento conservador ainda precisa ser confirmada. Dessa forma, para esse grau de invasão, recomenda-se histerectomia radical (histerectomia tipo III) e linfadenectomia pélvica.

TABELA 30-7 Tratamento geral para carcinoma primário do colo uterino invasivo[a]

Estádio do câncer	Tratamento
IA1[c]	Preferencialmente histerectomia simples caso não haja mais interesse em engravidar **ou** Conização do colo uterino
IA1[c] (com IELV)	Histerectomia radical modificada e linfadenectomia pélvica **ou** Traquelectomia radical e linfadenectomia pélvica para pacientes selecionadas que queiram preservar a fertilidade
IA2[b,c]	Histerectomia radical e linfadenectomia pélvica **ou** Traquelectomia radical e linfadenectomia pélvica para pacientes selecionadas que queiram preservar a fertilidade
IB1[b] Alguns IB2 IIA1	Histerectomia radical e linfadenectomia pélvica ou traquelectomia radical e linfadenectomia pélvica para pacientes selecionadas que queiram preservar a fertilidade **ou** Quimiorradiação
IB2 volumoso IIA2	Quimiorradiação
IIB a IVA	Quimiorradiação **ou** Raramente exenteração[d] pélvica
IVB	Quimioterapia paliativa **e/ou** Radioterapia paliativa **ou** Cuidados de suporte (institucional)

[a]As recomendações de tratamento podem variar para casos específicos dependendo das circunstâncias clínicas.
[b]Algumas instituições realizam histerectomia radical modificada (tipo II) e linfadenectomia pélvica para as lesões em estádio IA2 e tumores IB de tamanho menor.
[c]Em pacientes não candidatas a tratamento cirúrgico pode-se usar braquiterapia intracavitária.
[d]Pacientes com lesão em estádio IVA com fístula podem ser candidatas à exenteração pélvica.
IELV = invasão do espaço linfovascular.

Poucos autores relataram tratamento de lesões escamosas do colo uterino em estádio IA2 com traquelectomia radical e linfadenectomia para preservação da fertilidade. Embora essa técnica seja promissora, ela implica curva de aprendizado e são necessários mais estudos para validar sua eficácia. Vários trabalhos recomendaram também a realização de cerclagem concomitantemente com a traquelectomia radical para melhorar a competência cervical durante a gravidez. Esses procedimentos têm altas taxas de cura, e gestações bem-sucedidas foram relatadas. Com seleção cuidadosa das pacientes de acordo com idade (< 45 anos), tamanho do tumor (< 2 cm) e envolvimento linfonodal negativo, as taxas de recidiva relatadas são semelhantes àquelas da histerectomia radical (Burnett, 2003; Covens, 1999a,b; Gien, 2010; Olawaiye, 2009). Alguns especialistas propõem traquelectomia radical às pacientes com tumores até 4 cm (estádio 1B1), mas aproximadamente um terço das pacientes com tumor nesse estádio necessitarão de histerectomia radical ou quimioterapia adjuvante em razão de fatores de risco intermediário ou alto (Abu-Rustum, 2008; Gien, 2010). Nesses casos, recomenda-se RM pré-operatória para avaliação dos paramétrios e/ou TC para avaliar se há doença extracervical. Se o tumor tiver se estendido no sentido proximal para além do orifício interno do colo uterino, a traquelectomia é contraindicada.

Alternativamente, as pacientes com carcinoma microinvasivo (estádios IA1 e IA2) podem ser tratadas apenas com braquiterapia intracavitária com excelentes resultados (Grigsby, 1991; Hamberger, 1978). As possíveis candidatas à braquiterapia vaginal incluem as idosas, e aquelas que não são candidatas a tratamento cirúrgico em razão de quadro clínico concomitante.

Histerectomia

As mulheres com câncer de colo uterino nos estádios IA2 a IIA, segundo a FIGO, podem ser selecionadas para histerectomia radical com dissecção de linfonodos pélvicos e com ou sem dissecção de linfonodos para-aórticos. A cirurgia é considerada adequada àquelas com condições físicas para tolerar um procedimento cirúrgico agressivo, para aquelas que desejam evitar os efeitos prolongados da radioterapia e/ou para aquelas que tenham contraindicações para radioterapia pélvica. As candidatas mais comuns incluem pacientes jovens que desejam preservar os ovários e preservar o funcionamento da vagina sem irradiação.

Historicamente, há cinco tipos de histerectomia, conforme descrição de Piver e colaboradores (1974). Entretanto, atualmente, as técnicas de histerectomia utilizadas no dia a dia variam em função do grau de ressecção das estruturas de suporte vizinhas, sendo classificadas nos tipos I, II e III (ver Tabela 30-8).

Histerectomia simples (Tipo I). Na histerectomia tipo I, também conhecida como *histerectomia extrafascial* ou *histerectomia simples*, removem-se útero e colo uterino, mas sem excisão de paramétrio ou paracolpo. É indicada principalmente para pa-

TABELA 30-8 Tecidos removidos na histerectomia simples e estendida

Tipo de histerectomia			Tecidos envolvidos[a]				
Procedimento	Tipo[b]	Corpo[c]	Paramétrio e paracolpo	Ligação de vasos uterinos	Transeccção de ligamento uterossacral	Vagina	Ureter proximal e bexiga
Histerectomia simples	I	Remove	Preserva	No istmo uterino	Na inserção uterina	Preserva	Preserva
Histerectomia radical modificada	II	Remove	Remove entre útero e ureter	Ao nível do ureter	Meia distância entre útero e reto	Remove 1 a 2 cm	Preserva
Histerectomia radical abdominal	III	Remove	Remove a partir da origem dos vasos uterinos (lateralmente ao ureter)	Na origem nos vasos ilíacos internos	Totalmente excisado[d]	Remove ≥ 2 cm	Preseva
Tipo	IV[e]	Remove	Remove a partir da origem dos vasos uterinos (lateralmente ao ureter)	Na origem nos vasos ilíacos internos; ligar a artéria vesical superior	Totalmente excisado	Remove 3/4	Preserva
Tipo	V[e]	Remove	Remove a partir da origem dos vasos uterinos (lateralmente ao ureter)	Na origem nos vasos ilíacos internos; ligar a artéria vesical superior	Totalmente excisado	Remove 3/4	Remove, requer ureteroileoneo-cistostomia
Histerectomia radical vaginal		Remove	Remove entre útero e ureter	Ao nível do ureter	Remove parcialmente	Remove ≥ 2 cm	Preserva
Traquelectomia radical vaginal		Preserva	Remove parcialmente	Ligadura do ramo cervicovaginal descendente	A meia distância entre útero e reto	Remove 1 a 2 cm	Preserva
Traquelectomia radical abdominal		Preserva	Remove a partir da origem dos vasos uterinos (lateralmente aos ureteres)	Na origem nos vasos ilíacos internos	Próximo ao reto	Remove ≥ 2 cm	Preserva

[a] A dissecção de linfonodos pélvicos é realizada em todas, exceto a histerectomia simples
[b] Classificação de Rutledge para histerectomia estendida (Tipos I-V) (Piver, 1974).
[c] Em todos os procedimentos listados, o colo uterino é removido.
[d] Embora Piver (1974) tenha descrito ressecção total do ligamento uterossacral, esse procedimento não é mais realizado atualmente em razão da alta incidência de retenção urinária. Em vez disso, os ligamentos uterossacrais são seccionados próximo ao reto.
[e] Embora descritos por Piver (1974) esses procedimentos não são mais usados na prática.
As tubas uterinas e os ovários geralmente são preservados nas pacientes pré-menopáusicas, mas retirados nas pós-menopáusicas.

tologias ginecológicas benignas, doença do colo uterino pré-invasiva e câncer de colo uterino em estádio IA1.

Histerectomia radical modificada (Tipo II). Na histerectomia radical modificada, removem-se colo uterino, vagina proximal e tecido parametrial e paracervical. Esse procedimento será descrito em detalhes na Seção 44-2, p. 1.265. Este tipo de histerectomia é adequado para pacientes com câncer de colo uterino no estádio 1A1 com margens positivas após conização nas quais não haja colo suficiente para repetir a conização. Também é apropriada para pacientes com câncer de colo uterino em estádio 1A1 com IELV. Algumas instituições realizam histerectomias tipo II nas pacientes com tumores no estádio IA2 e tumores menores no estádio IB com bons resultados (Landoni, 2001).

Histerectomia radical (Tipo III). Essa histerectomia requer maior ressecção dos paramétrios. Os espaços paravesical e pararretal são abertos. As artérias uterinas são ligadas na sua origem nas artérias ilíacas e todos os tecidos localizados medialmente à origem das artérias uterinas são removidos (Fig. 30-13) (Seção 44-1, p. 1.259). A excisão parametrial se estende até a parede da pelve. Os ureteres são completamente dissecados de seus leitos e bexiga e reto mobilizados, a fim de permitir essa remoção mais abrangente de tecido. O septo retovaginal é aberto para dissecar o reto da vagina, e os ligamentos uterossacrais são seccionados próximo ao reto. Embora Piver (1974) tenha descrito a ressecção de todo o ligamento uterossacral, atualmente isto não é realizado em razão da alta incidência de retenção urinária. Além disso, pelo menos 2 a 3 cm da vagina proximal são retirados. Esse procedimento é realizado para lesões nos estádios IA2, IB1 e, ocasionalmente, nas lesões no estádio IB2, para lesões no estádio IIA1 e em pacientes com contraindicações relativas para radioterapia, como diabetes melito, doença inflamatória pélvica, hipertensão arterial, doença do colágeno, doença inflamatória intestinal ou massas anexiais.

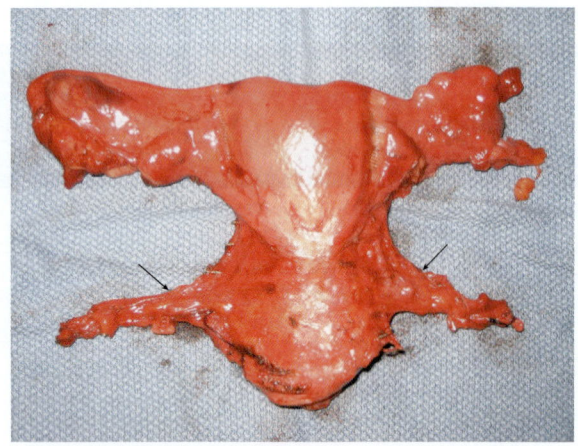

FIGURA 30-13 Peça cirúrgica macroscópica após histerectomia radical. A peça inclui útero, anexos e paramétrios (*setas*). (*Fotografia cedida pelo Dr. John Schorge.*)

A abordagem às histerectomias tipos I, II e III pode ser abdominal, laparoscópica, assistida por robô, ou vaginal, dependendo das características da paciente e da preferência e experiência do cirurgião. As técnicas para realizar a histerectomia radical laparoscópica foram descritas no início dos anos 1990 (Canis, 1990; Nezhat, 1992). Entre as vantagens da abordagem minimamente invasiva estão menor perda de sangue e redução no período de permanência hospitalar. As complicações intra e pós-operatórias são semelhantes independentemente da abordagem (Ramirez, 2008). O acompanhamento em longo prazo de pacientes submetidas à histerectomia radical laparoscópica revela excelente taxa global de sobrevida (Lee, 2010).

Traquelectomia radical. Trata-se de opção cirúrgica para preservar a fertilidade em jovens selecionadas com câncer de colo uterino, e os estádios do câncer apropriados para esse procedimento espelham aqueles da histerectomia radical. Comparada com a histerectomia radical, a traquelectomia radical é realizada com menor frequência. Em 2008 foram registrados 990 casos na literatura (Shepherd, 2008).

A traquelectomia radical em geral é realizada por via vaginal, conforme descrito por Dargent (2000), mas também é possível usar abordagem abdominal (Abu-Rustum, 2006). A abordagem abdominal permite ressecção mais ampla dos paramétrios e é adequada para pacientes com tumores maiores (> 2 cm). Os espaços paravesical e pararretal são acessados. Semelhante à histerectomia radical, os vasos uterinos são ligados em sua origem. O paramétrio medial aos vasos uterinos é removido. Procede-se à ureterólise total. Novamente, o septo retovaginal é aberto, e os ligamentos uterossacrais, seccionados. O segmento superior da vagina é retirado. A seguir, o útero sofre incisão sobre ou imediatamente abaixo da altura do orifício interno do colo, com o objetivo de preservar 5 mm de endocérvice. Na margem da endocérvice remanescente, retira-se uma amostra de tecido, a chamada *margem raspada (shave margin)*, que é enviada para exame com técnica de congelamento. Se não houver câncer nessa amostra, aplica-se cerclagem com sutura permanente e ponto amarrado posteriormente. O útero é ressuturado na vagina com fio absorvível.

Após traquelectomia radical, as mulheres continuam a menstruar e a concepção pode ocorrer naturalmente. Entretanto, é possível haver estenose do colo uterino, o que determina a necessidade de inseminação intrauterina ou de fertilização *in vitro*. As gestações nessas pacientes frequentemente são complicadas por perda de segundo trimestre e taxas mais altas de nascimento prematuro (Plante, 2005; Shepherd, 2008). Recomenda-se parto por cesariana com incisão clássica.

Estádios IB a IIA

As lesões IB são definidas como aquelas que excedem os limites da microinvasão, mas que ainda ficam confinadas ao colo uterino. Esse estádio é subclassificado em IB1, se os tumores medirem ≤ 4 cm, ou IB2, se medirem > 4 cm (Fig. 30-14).

Os cânceres em estádio II estendem-se para fora do colo uterino. Eles podem invadir a porção superior da vagina e os paramétrios, mas não atingem as paredes laterais da pelve. Os tumores em estádio IIA não acometem os paramétrios, mas estendem-se para a vagina podendo chegar até os dois terços proximais da vagina. O estádio IIA ainda é subdividido em IIA1, para tumores de até 4 cm, e IIA2, para aqueles > 4 cm. O câncer em estádio IIB pode invadir a vagina até a mesma altura, mas também pode invadir os paramétrios.

Tratamento de tumores em estádios IB até IIA. Esses cânceres podem ser tratados com cirurgia ou com quimiorradioterapia (Fig. 30-15). Em um estudo prospectivo sobre terapia primária, 393 mulheres foram selecionadas aleatoriamente para serem submetidas à histerectomia radical e linfadenectomia pélvica ou radioterapia primária. As taxas de sobrevida global em cinco anos e de sobrevida livre de doença foram estatisticamente equivalentes (83 e 74%, respectivamente). As pacientes tratadas com cirurgia radical seguida por radioterapia tiveram a pior morbidade (Landoni, 1997).

Como quimiorradioterapia e cirurgia são opções viáveis, idealmente devem ser avaliados fatores clínicos, como estado menopáusico, idade, doenças concomitantes, histologia do tumor e diâmetro do colo uterino, para a escolha da melhor opção de tratamento. Para cânceres de colo uterino nos estádios IB e IIA1, cabe ao médico e à paciente a escolha da modalidade de

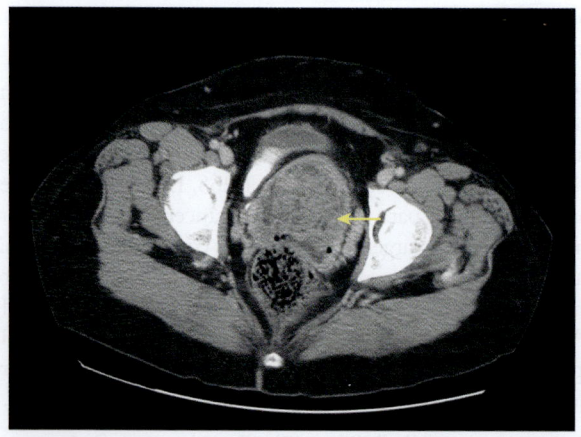

FIGURA 30-14 Tomografia computadorizada (TC) de câncer de colo uterino em estádio IB2. (*Imagem cedida pelo Dr. John Schorge.*)

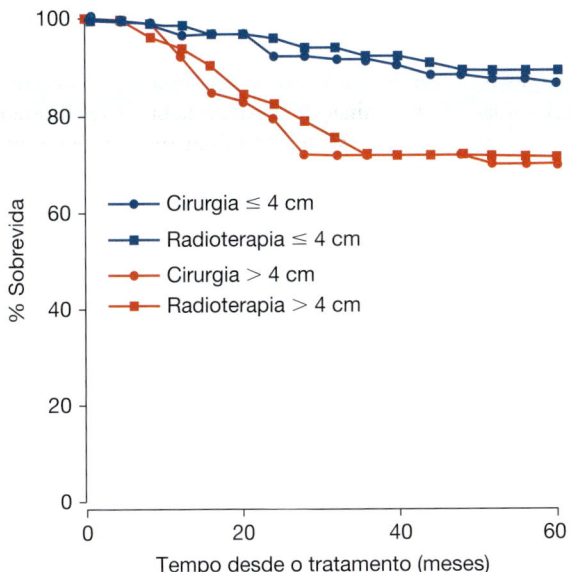

FIGURA 30-15 Gráfico mostrando taxas de sobrevida global equivalentes quando os tumores em estádios IB até IIA são tratados cirurgicamente ou com radioterapia. (*Retirada de Landoni, 1997, com permissão.*)

tratamento. Nossa abordagem geral em relação a pacientes com câncer de colo uterino volumoso nos estádios IB2 e II é tratamento primário com quimiorradiação, de forma semelhante ao que ocorre nos cânceres de colo uterino em estádio avançado.

Em geral, a histerectomia radical para tumores em estádios IB até IIA é selecionada para mulheres pré-menopáusicas que desejam preservar a função ovariana e para aquelas que se preocupam com as alterações na função sexual após a radioterapia. A idade e o peso não são contraindicações para cirurgia. Contudo, em geral, mulheres com mais idade necessitam de maior período de hospitalização e mulheres com mais peso requerem maior tempo de cirurgia, evoluem com maior perda sanguínea e apresentam maiores índices de complicações na ferida operatória. A cirurgia é contraindicada em pacientes com doença cardíaca ou pulmonar grave.

Naquelas que optam por cirurgia, a ooforectomia pode ser recusada por mulheres mais jovens. Em um estudo do GOG avaliou-se a disseminação da doença para o ovário em pacientes com tumores em estágio IB que optaram por histerectomia radical sem anexectomia. Metástases ovarianas foram observadas em apenas 0,5% de 770 mulheres com cânceres de células escamosas em estádio IB e em 2% daquelas com adenocarcinomas (Sutton, 1992). Para aquelas que optarem por preservação ovariana, a transposição do ovário, realizada por ooforopexia para o abdome superior, pode ser realizada no mesmo tempo cirúrgico da histerectomia. O reposicionamento ajuda a preservar a função ovariana, caso haja indicação de irradiação pélvica pós-operatória, e será descrito na Seção 44-1 (p. 1.263). Além disso, deve-se considerar a possibilidade de realizar um retalho em J do omento, a fim de reduzir as complicações da radioterapia após histerectomia radical. Após a cirurgia, o intestino delgado pode ser imobilizado por aderências, expondo-o a uma dose tóxica de radiação. O retalho em J talvez reduza o risco de aderências do intestino delgado à vagina. Conforme descrito na Seção 44-16 (p. 1.313), uma vez que a porção maior do omento seja removida do estômago, o retalho é fixado à pelve.

Complicações de cirurgia e da radioterapia. As complicações da cirurgia para câncer de colo uterino em estádio inicial incluem estenose ureteral, fístula ureterovaginal, disfunção vesical, constipação, deiscência da ferida, linfocistos e linfedema. O risco de tromboembolismo venoso determina quimioprofilaxia e/ou dispositivos para compressão sequencial, dependendo de fatores de risco adicionais descritos nas Tabelas 39-8 e 39-9 (p. 960). Se a radioterapia for usada como adjuvante à cirurgia, há aumento no risco de muitas dessas complicações.

Por outro lado, a radioterapia também pode estar associada a complicações em longo prazo. Alterações na função sexual secundárias a encurtamento da vagina, dispareunia, fatores psicológicos e estenose vaginal são encontradas com frequência. Complicações urinárias e intestinais tardias, como formação de fístulas, enterite, proctite e obstrução intestinal, também podem ocorrer após a radioterapia.

Linfonodos pélvicos positivos. Aproximadamente 15% das pacientes com câncer de colo uterino em estádios I a IIA apresentarão linfonodos pélvicos positivos. Os fatores de risco para acometimento linfonodal são aqueles listados na Tabela 30-9. Entre as pacientes com acometimento linfonodal, 50% apresentarão linfonodos pélvicos macroscopicamente positivos identificados durante a cirurgia. Na maioria dos casos com linfonodos macroscopicamente comprometidos, a histerectomia radical é interrompida. Após a recuperação da cirurgia, administra-se radioterapia a toda a região pélvica e braquiterapia com quimioterapia concomitante. As demais pacientes com envolvimento de linfonodos não identificado macroscopicamente durante a cirurgia são consideradas em alto risco de recorrência após a histerectomia radical. Como descreveremos adiante, essas pacientes devem receber quimiorradioterapia adjuvante pós-operatória.

Risco de recidiva

Risco intermediário de recidiva. Para mulheres que tenham realizado cirurgia radical para câncer de colo uterino em estádio inicial, o GOG definiu fatores de risco que ajudam a identificar aquelas com maior risco de recorrência do tumor. O *risco intermediário* descreve aquelas que, em média, teriam risco de 30% de recidiva do câncer em três anos. Os fatores incluídos nesse modelo são profundidade da invasão tumoral, diâmetro do tumor e IELV.

Para determinar o tratamento adequado para essas mulheres em risco, as pacientes com esses fatores de risco intermediário foram estudadas. Em um ensaio, as pacientes foram selecionadas aleatoriamente para receber radioterapia pélvica após histerectomia radical ou serem tratadas com histerectomia radical e observação. Observou-se redução de quase 50% no risco de recidiva nas pacientes que receberam radioterapia adjuvante pós-operatória (Sedlis, 1999). Contudo, essa radiação adjuvante não prolonga a sobrevida global. É importante ressaltar que essas pacientes não receberam quimiorradiação. Em nossa prática, essas pacientes de risco intermediário são aconselhadas em relação ao risco de recidiva, sendo-lhes oferecida a opção de quimiorradioterapia adjuvante.

TABELA 30-9 Frequência de linfonodos pélvicos positivos em função de fatores patológicos para pacientes com carcinoma de células escamosas, sem doença macroscópica além do útero e do colo uterino e com linfonodos aórticos negativos

Fator	Frequência de linfonodos pélvicos positivos (%)		p
Grau histológico			
1	9/93	(9,7)	
2	52/373	(13,9)	0,01
3	39/179	(21,8)	
Classificação do tamanho e do tipo de células/queratinizante			
Células grandes, não queratinizantes	58/401	(14,5)	
Células grandes, queratinizantes	39/227	(17,2)	0,6
Células pequenas/outros	3/17	(17,6)	
Profundidade da invasão			
≤ 5 mm	6/177	(3,4)	
6-10 mm	36/238	(15,1)	
11-15 mm	30/135	(22,2)	0,0001
16-20 mm	19/49	(38,8)	
21+ mm	7/31	(22,6)	
Terço interno	9/199	(4,5)	
Terço médio	28/210	(13,3)	0,0001
Terço externo	60/227	(26,4)	
Extensão para o útero			
Negativa	83/567	(14,6)	
Positiva	16/74	(21,6)	0,2
Margens cirúrgicas			
Negativas	95/623	(15,2)	
Positivas	5/20	(25,0)	0,4
Extensão para o paramétrio			
Negativa	81/599	(13,5)	
Positiva	19/44	(43,2)	0,0001
Espaços linfáticos/capilares			
Negativos	30/366	(8,2)	
Positivos	70/276	(25,4)	0,0001

Retirada de Delgado, 1990, com permissão.

Alto risco de recidiva. Também foi descrita a categoria de alto risco em pacientes submetidas à cirurgia radical para câncer de colo uterino em estádio inicial. Define-se *alto risco* como risco de recidiva entre 50 e 70% em cinco anos. Essas mulheres apresentam linfonodos positivos, margens cirúrgicas positivas ou paramétrios microscopicamente positivos (Peters, 2000).

A radioterapia adjuvante é oferecida rotineiramente a esse grupo. Além disso, o GOG recentemente demonstrou que a adição de quimioterapia concomitante com cisplatina e 5-fluorouracil (5-FU) seria benéfica para prolongar de maneira significativa a sobrevida livre de doença e a sobrevida global nesse grupo de mulheres com câncer inicial de alto risco (Peters, 2000).

Histerectomia adjuvante após radiação primária. Os benefícios de tratar cânceres de colo uterino volumosos de estádio I (IB2) com histerectomia adjuvante após radioterapia foram avaliados. A histerectomia adjuvante reduz a probabilidade de recidiva locorregional, mas não contribui com aumento total na sobrevida. Todavia, o tamanho da lesão inicial pode afetar a eficácia. Em um trabalho publicado, aquelas pacientes com tumores medindo menos de 7 cm que foram submetidas à histerectomia pós-radiação sobreviveram mais tempo em comparação àquelas com tumores equivalentes no grupo tratado apenas com radiação. Em contrapartida, aquelas com lesões medindo 7 cm ou mais e que foram submetidas à histerectomia pós-radiação tiveram desfechos piores que as pacientes que receberam apenas radioterapia (Keys, 2003).

Adenocarcinoma cervical em estádio inicial

Esses cânceres podem ser mais radiorresistentes que os carcinomas cervicais de células escamosas. Embora alguns profissionais prefiram histerectomia radical à radioterapia, há estudos a sugerir taxas de sobrevida equivalentes com ambas (Eifel, 1990,

1991, 1995; Hopkins, 1988; Nakano, 1995). Contudo, lesões maiores podem não regredir se tratadas apenas com radiação (Leveque, 1998; Silver, 1998). O centro dos tumores volumosos podem ser menos radiossensíveis em razão da hipoxia celular relativa. Esse efeito ressalta as vantagens da histerectomia radical para mulheres com adenocarcinoma cervical em estádio I.

Doença primária em estádio avançado

Estádios IIB a IVA

Cânceres do colo uterino em estádio avançado estendem-se além dos limites do colo uterino e em geral acometem órgãos adjacentes e linfonodos retroperitoneais. Dessa forma, o tratamento para esses tumores deve ser individualizado para maximizar o resultado em cada paciente. A maioria dos tumores em estádio avançado tem prognóstico reservado, e as taxas de sobrevida em cinco anos não chegam a 50%. Os tumores em estádio avançado representam uma grande parcela dos cânceres de colo uterino invasivos tratados, dependendo da área geográfica estudada. Se não tratados, esses tumores evoluem rapidamente.

Radioterapia. Essa modalidade é o elemento principal no tratamento de pacientes com câncer de colo uterino em estádio avançado. Tanto a radiação pélvica externa quanto a braquiterapia são utilizadas comumente (Capítulo 28, p. 720). Dessas, a radioterapia de feixe externo em geral antecede a radiação intracavitária, que é uma forma de braquiterapia. A radioterapia de feixe externo normalmente é administrada em 25 frações ao longo de cinco semanas (40-50 Gy). Quando, durante a investigação, são encontradas metástases em linfonodos para-aórticos, pode-se estender o campo para tratar esses linfonodos afetados. Durante a braquiterapia, a fim de limitar as doses que irão atingir a bexiga e o reto, o intestino e a bexiga são isolados da fonte intracavitária durante a inserção em tandem usando *packing vaginal*. Com frequência, o tratamento é prescrito para os pontos A–a, 2 cm lateralmente e 2 cm superiormente ao orifício externo do colo, e aos pontos B–a 3 cm lateralmente ao ponto A. É comum haver efeitos colaterais durante e após a radioterapia, e no Capítulo 28 (p. 725), é possível encontrar uma discussão sobre esses efeitos e seu tratamento.

Quimiorradiação. As evidências atuais indicam que as mulheres com câncer de colo uterino em estádio avançado têm aumento significativo nas taxas de sobrevida global e livre da doença com o uso concomitante de quimioterapia e radioterapia. A quimiorradiação também está associada a taxas superiores de sobrevida em comparação com irradiação isolada da pelve e em campo ampliado para a região para-aórtica (Morris, 1999). Após a publicação de cinco ensaios que demonstraram maior sobrevida, o National Cancer Institute editou em 1999 um alerta aos médicos recomendando que a quimioterapia à base de cisplatina fosse considerada nas mulheres submetidas à radioterapia para câncer de colo uterino (Keys, 1999; Morris, 1999; Peters, 2000; Rose, 1999; Whitney, 1999).

Entre os esquemas quimioterápicos aqueles contendo cisplatina foram associados às melhores taxas de sobrevida (Rose, 1999; Whitney, 1999). As características desse agente foram descritas no Capítulo 27 (p. 705), e a Figura 28-12 (p. 724) ilustra sua ação tumoricida. Os esquemas que não empregam cisplatina também são ativos, mas não foram comparados diretamente com os regimes contendo cisplatina (Vale, 2008). Em nossa instituição, a cisplatina é administrada semanalmente durante 5 semanas. Sua administração é concomitante à radiação com feixe externo, assim como à braquiterapia.

Exenteração pélvica para doença primária. Essa cirurgia ultrarradical compreende remoção de bexiga, reto, útero, tubas uterinas e ovários (se presentes), vagina e tecidos adjacentes (ver Seção 44-5, p. 1.276). A exenteração como tratamento primário pode ser considerada para mulheres com câncer em estádio IVA, isto é, com invasão direta do tumor para bexiga e/ou intestino, mas sem metástase à distância. Entretanto, raramente é realizada com essa indicação. Não obstante, em mulheres com câncer de colo uterino em estádio IVA e extensão apenas para a bexiga, a taxa de sobrevida pode chegar a 30% (Million, 1972; Upadhyay, 1988).

Estádio IVB

Pacientes com doença em estádio IVB têm prognóstico reservado e são tratadas com o objetivo de paliação. A radiação pélvica é administrada para controlar sangramento vaginal e dor. A quimioterapia sistêmica é aplicada para paliação de sintomas e para aumento da sobrevida global. Os regimes de quimioterapia usados nesse grupo de mulheres são semelhantes àqueles empregados nos casos de câncer recorrente.

Monitoramento

Após radioterapia

As mulheres que recebem radioterapia devem ser monitoradas de perto para que sua resposta ao tratamento seja avaliada. Espera-se que haja regressão dos tumores em até três meses após a terapia. Utiliza-se exame da pelve e/ou exame radiológico para documentar a redução progressiva da massa cervical. O exame retovaginal deve ser usado para detectar nódulos nos ligamentos e nos paramétrios. Se a doença progredir localmente depois desse intervalo, deve-se considerar a indicação de cirurgia. A exenteração pélvica pode ser indicada nesse cenário clínico.

A cada consulta, além do exame da pelve, o médico deve palpar todas as cadeias de linfonodos, incluindo as regiões cervicais, supraclaviculares, infraclaviculares, axilares e inguinais. Há indicação para solicitar radiografia de tórax anualmente. O exame de Papanicolaou da cúpula vaginal ou do colo uterino também deve ser feito a cada 3 meses durante 2 anos e, então, a cada 6 meses por mais 3 anos. Achados de lesão intraepitelial escamosa de baixo ou alto grau impõem avaliação colposcópica imediata. Se uma lesão de alto grau ou câncer for observado na biópsia cervical, indica-se TC para investigar se há recidiva da doença.

Terminada a radioterapia, as pacientes devem ser orientadas a usar um dilatador vaginal ou a manter relações sexuais com penetração vaginal três vezes por semana. Com essas medidas pretende-se manter a patência do canal vaginal, ajudar na realização futura de exames da pelve e na coleta de citologia, além de assegurar que a paciente, se desejar, possa se manter sexualmente ativa. Do contrário, a irradiação pode causar fibrose vaginal, levando a encurtamento e disfunção. Também se recomenda o uso de lubrificantes à base de água.

Após cirurgia

Após histerectomia radical, 80% das recidivas são detectadas nos dois anos subsequentes. Durante o acompanhamento da paciente, a identificação de massa pélvica anormal ou de achado anormal no exame pélvico, como lesão no colo uterino ou em vagina ou nódulo retovaginal; dor com irradiação para a região posterior da coxa; ou edema de instalação recente em membros inferiores são indicativos para a realização de TC do abdome e da pelve. As recidivas pélvicas após histerectomia radical, se diagnosticadas precocemente, podem ser tratadas com radioterapia. Recomenda-se o mesmo esquema de consultas e citologias que descrevemos para vigilância após radioterapia.

Reposição hormonal após radioterapia ou cirurgia

O câncer do colo uterino não contraindica terapia de reposição hormonal. Pode-se prescrever hormonioterapia em mulheres com história de câncer de colo uterino para tratamento de sintomas da menopausa, ponderando-se riscos e benefícios. Além disso, a terapia hormonal pode ser considerada em qualquer paciente pré-menopáusica submetida à radioterapia para câncer de colo uterino, para ser aplicada até a média de idade para a menopausa natural. Podem ser usadas as formas sistêmica ou vaginal. Utiliza-se apenas estrogênio caso o útero tenha sido retirado, e terapia hormonal combinada nos casos em que o útero tenha sido mantido.

■ Doença secundária

Doença secundária é definida como câncer persistente ou recorrente. O câncer de colo uterino que não regrida completamente até três meses após a radioterapia é considerado persistente. A recidiva da doença é definida como uma nova lesão após ter-se completado o tratamento primário.

O tratamento de doença persistente ou recorrente depende de sua localização e extensão. Nessas pacientes, o objetivo em geral é paliação. Contudo, em certos casos, a paciente pode ser selecionada para radioterapia pélvica caso não tenha recebido esse tratamento. Alternativamente é possível a abordagem cirúrgica com intenção curativa. Todos os tratamentos de doença metastática com base em quimioterapia têm objetivo de paliação. Nesses casos, o foco principal é melhorar a qualidade de vida atual da paciente.

Exenteração pélvica para doença secundária

Quando a cirurgia com intenção curativa é considerada, a doença local deve ser confirmada por biópsia. Clinicamente, a paciente pode ser considerada para exenteração pélvica caso não haja a tríade formada por edema de membros inferiores, lombalgia e hidronefrose. Se a tríade estiver presente ela indica extensão da doença para as paredes laterais da pelve, o que contraindica a cirurgia. Além disso, metástases regional e a distância devem ser excluídas pelo exame físico e por exames radiológicos, normalmente PET/TC.

A exenteração pélvica inicia-se com laparotomia exploratória, biópsias de lesões suspeitas e avaliação dos linfonodos para-aórticos. A exenteração somente é concluída se não houver doença nas amostras obtidas por congelação no início do procedimento de avaliação cirúrgica. Uma descrição completa do procedimento cirúrgico é apresentada na Seção 44-5 (p. 1.276).

Em pacientes cuidadosamente selecionadas, a histerectomia radical pode ser considerada uma alternativa à exenteração pélvica (Coleman, 1994). Para que as pacientes sejam consideradas habilitadas a este procedimento alternativo, as recidivas no colo uterino devem ser pequenas, medindo menos de 2 cm, e a avaliação antes e durante a cirurgia deve revelar linfonodos pélvicos livres de doença. Em qualquer um dos procedimentos, as complicações transoperatórias e pós-operatórias podem ser significativas. As taxas de sobrevida em 5 anos publicadas se aproximam de 50%. A maioria das recorrências ocorre nos primeiros 2 anos de pós-operatório (Berek, 2005; Goldberg, 2006).

Radioterapia para doença secundária

Pacientes com recidivas centrais ou periféricas limitadas que não tenham sido previamente submetidas à radioterapia são candidatas à quimiorradioterapia com intenção curativa. Nesses grupos, há relatos de taxas de sobrevida entre 30 e 70% (Ijaz, 1998; Ito, 1997; Lanciano, 1996; Potter, 1990).

Quimioterapia para doença secundária

Utilizam-se medicamentos antineoplásicos para paliação da doença e dos sintomas em casos de câncer de colo uterino em estádio avançado persistente ou recorrente (Tabela 30-10). A cisplatina é considerada o agente citotóxico individualmente mais ativo nesses casos (Thigpen, 1995). Em geral, a duração

TABELA 30-10 Regimes de quimioterapia e taxas de resposta do câncer de colo uterino

Ensaio	Agentes quimioterápicos	Taxas de resposta (%)	Sobrevida livre de doença (meses)	Sobrevida global (meses)
Moore, 2004	Cisplatina versus cisplatina e paclitaxel	19 36	2,8 4,8	8,8 9,7
Long, 2005	Cisplatina versus cisplatina e topotecana	13 27	2,9 4,6	6,5 9,4
Morris, 2004	Cisplatina e vinorelbina	30	5,5	—
Brewer, 2006	Cisplatina e gencitabina	22	2,1	—
Monk, 2009	Cisplatina e paclitaxel vs. cisplatina e vinorelbina vs. cisplatina e gencitabina vs. cisplatina e topotecana	29 26 22 23	5,8 4 4,7 4,6	12,9 10-10,3

da resposta à cisplatina é de 4 a 6 meses, e a sobrevida nessas mulheres chega a apenas cerca de 7 meses (Vermorken, 1993). Em um ensaio prospectivo randomizado de 4 braços demonstrou-se que as combinações de cisplatina com topotecana, vinorelbina ou gencitabina não são superiores à combinação de cisplatina e paclitaxel. As pacientes tratadas com cisplatina e paclitaxel tiveram a maior sobrevida média (12,9 meses) em comparação os outros 3 braços do estudo (10 a 10,3 meses) (Monk, 2009). Estão em andamento ensaios realizados pelo GOG com o objetivo de determinar a melhor quimioterapia citotóxica combinada para mulheres com câncer de colo uterino recorrente ou persistente.

Cuidados paliativos

A quimioterapia paliativa deve ser administrada apenas quando não causar perda significativa na qualidade de vida das pacientes. Qualquer decisão que envolva tratamento paliativo do câncer de colo uterino deve ser avaliada contra os benefícios dos cuidados de suporte. As pacientes com náusea e vômitos persistentes decorrentes de íleo associado ao tumor podem beneficiar-se da instalação de tubo de gastrostomia. A obstrução intestinal pode ser conduzida cirurgicamente contanto que a paciente tenha condições clínicas de ser submetida à cirurgia. Em caso de fístulas urinárias ou de obstrução do trato urinário pode-se instalar tubos de nefrostomia por via percutânea.

O controle da dor constitui a base do tratamento paliativo, e na Tabela 39-12 (p. 965) encontra-se uma lista extensa dos medicamentos usados com esta finalidade. As pacientes com câncer de colo uterino podem ter dor significativa, e essa possibilidade deve ser avaliada a cada consulta. Muitas pacientes necessitarão de narcóticos. Se a paciente já estiver sendo medicada com opioides e estiver sendo hospitalizada para controle da dor, deve-se considerar a indicação de analgesia controlada pela paciente. Deve-se determinar a dose capaz de controlar a dor por 24 horas. Essa dose é então convertida à dose equivalente de opioides de ação prolongada. Para levar em conta a possibilidade de tolerância cruzada incompleta entre narcóticos, a dose deve ser reduzida em 25 a 50%. Administra-se, então, opioide de ação breve para alívio imediato da dor, geralmente em dose que represente 10 a 20% da dose diária total, a intervalos apropriados. Os narcóticos podem causar constipação intestinal e as pacientes que recebem esses agentes devem ser medicadas de acordo com a necessidade individual para regularização intestinal. Normalmente a combinação de um amolecedor de fezes (docusato sódico) e um laxante (senna) associada ao polietileno glicol é efetiva.

Recomendamos discutir as diretivas médicas com a paciente se ela mantiver sua capacidade mental. Em geral, essa questão é discutida ao longo do tempo, dando à paciente a oportunidade de compreender a natureza e a progressão de sua doença. A internação domiciliar é uma ferramenta inestimável no tratamento de pacientes terminais, que necessitem controle intensivo da dor e assistência com suas atividades diárias.

Manejo durante a gravidez

Não há diferença na sobrevida entre mulheres grávidas e não grávidas com câncer de colo uterino quando pareadas por idade, estádio e ano do diagnóstico. Assim como nas mulheres não grávidas, o estádio clínico no momento do diagnóstico é o fator prognóstico mais importante para o câncer de colo uterino durante a gravidez. A sobrevida global é ligeiramente maior para câncer de colo uterino na gravidez, considerando que uma proporção maior de pacientes apresenta doença em estádio I.

Diagnóstico

As diretrizes para rastreamento do colo uterino de grávidas com citologia acompanham aquelas para não grávidas (Cap. 29, p. 742). Além disso, lesões clinicamente suspeitas devem ser avaliadas por biópsia direta. Se os resultados do exame de Papanicolaou revelarem LIEA ou sugerirem doença maligna, então indica-se colposcopia com biópsia. Contudo, a curetagem endocervical não é realizada. Se o exame de Papanicolaou indicar células malignas e a biópsia guiada por colposcopia não confirmar doença maligna, talvez haja necessidade de conização diagnóstica. A conização a frio é recomendada somente durante o segundo trimestre e apenas em pacientes com achados colposcópicos anormais e fortes evidências citológicas de câncer invasivo. A conização é postergada no primeiro trimestre, uma vez que essa cirurgia está associada a taxas de abortamento de 25% nesse período da gestação. Em gestantes, o procedimento de excisão eletrocirúrgica por alça (LEEP) não parece oferecer vantagens em comparação com conização a frio. Além disso, em um trabalho publicado, observou-se taxa de complicações cirúrgicas de 25% com LEEP, e 47% das pacientes evoluíram com doença persistente ou recorrente (Robinson, 1997).

Câncer em estádios I e II durante a gravidez

Mulheres com carcinoma cervical de células escamosas encontrado por meio de conização, medindo 3 mm ou menos e sem IELV podem dar à luz por meio de parto vaginal para serem reavaliadas seis semanas após o parto. Além disso, naquelas com doença em estádio IA ou IB, os trabalhos publicados não indicam aumento do risco materno se o tratamento for intencionalmente adiado para otimizar a maturidade fetal independentemente do trimestre em que o câncer tenha sido diagnosticado. Considerando os resultados, um atraso planejado no tratamento em geral é aceitável para mulheres com 20 semanas de gestação ou mais no momento do diagnóstico, que apresentem doença em estádio I e que desejem prosseguir com a gravidez. Todavia, a paciente pode adiar o tratamento mesmo com idade gestacional inferior a 20 semanas se assim desejar. Nas pacientes com estadiamento entre 1A2 e IIA1, procede-se à cesariana com incisão clássica a termo, seguida por histerectomia radical com dissecção de linfonodos.

Câncer de colo uterino avançado na gravidez

Para as mulheres com câncer de colo uterino avançado diagnosticado antes da viabilidade fetal é oferecida a opção de quimiorradiação primária. Em geral, há abortamento espontâneo do feto após radioterapia pélvica. Se o câncer for diagnosticado depois da viabilidade fetal e se a opção for adiar o tratamento até que o feto atinja a maturidade pulmonar, então procede-se a parto cesariano convencional. A incisão cesariana clássica minimiza o risco de seccionar o tumor no segmento uterino inferior, o que pode causar hemorragia grave e resultar em disseminação do tumor. A quimiorradiação é administrada após a involução uterina. Para pacientes com doença avançada que optem por adiar o tratamento, a gravidez pode prejudicar o prognóstico. As mulheres que optarem por postergar o tratamento, a fim de beneficiar consideravelmente o feto, estarão aceitando um risco indeterminado de progressão da doença.

REFERÊNCIAS

Abu-Rustum NR, Neubauer N, Sonoda Y, et al: Surgical and pathologic outcomes of fertility-sparing radical abdominal trachelectomy for FIGO stage IB1 cervical cancer. Gynecol Oncol 111:261, 2008

Abu-Rustum NR, Sonoda Y, Black D, et al: Fertility-sparing radical abdominal trachelectomy for cervical carcinoma: technique and review of the literature. Gynecol Oncol 103:807, 2006

Albores-Saavedra J, Gersell D, Gilks CB, et al: Terminology of endocrine tumors of the uterine cervix: results of a workshop sponsored by the College of American Pathologists and the National Cancer Institute. Arch Pathol Lab Med 121:34, 1997

American College of Obstetricians and Gynecologists: Cervical cytology screening. Practice Bulletin No. 109. December, 2009

Belhocine T, Thille A, Fridman V, et al: Contribution of whole-body ^{18}FDG PET imaging in the management of cervical cancer. Gynecol Oncol 87:90, 2002

Benoit AG, Krepart GV, Lotocki RJ: Results of prior cytologic screening in patients with a diagnosis of stage I carcinoma of the cervix. Am J Obstet Gynecol 148:690, 1984

Berek JS, Howe C, Lagasse LD, et al: Pelvic exenteration for recurrent gynecologic malignancy: survival and morbidity analysis of the 45-year experience at UCLA. Gynecol Oncol 99:153, 2005

Bipat S, Glas AS, van der Velden J, et al: Computed tomography and magnetic resonance imaging in staging of uterine cervical carcinoma: a systemic review. Gynecol Oncol 91:59, 2003

Bisseling KCHM, Bekkers RLM, Rome RM, et al: Treatment of microinvasive adenocarcinoma of the uterine cervix: a retrospective study and review of the literature. Gynecol Oncol 107:424, 2007

Bosch FX, Munoz N: The viral etiology of cervical cancer. Virus Res 89:183, 2002

Brewer CA, Blessing JA, Nagourney RA, et al: Cisplatin plus gemcitabine in previously treated squamous cell carcinoma of the cervix: a phase II study of the Gynecologic Oncology Group. Gynecol Oncol 100(2):385, 2006

Bulk S, Berkhof J, Bulkmans NWJ, et al: Preferential risk of HPV16 for squamous cell carcinoma and of HPV18 for adenocarcinoma of the cervix compared to women with normal cytology in the Netherlands. Br J Cancer 94:171, 2006

Burnett AF, Roman LD, O'Meara AT, et al: Radical vaginal trachelectomy and pelvic lymphadenectomy for preservation of fertility in early cervical carcinoma. Gynecol Oncol 88:419, 2003

Canis M, Mage G, Wattiez A, et al: Does endoscopic surgery have a role in radical surgery of cancer of the cervix uteri? J Gynecol Obstet Biol Reprod 19:921, 1990

Ceballos KM, Shaw D, Daya D: Microinvasive cervical adenocarcinoma (FIGO stage IA tumors), results of surgical staging and outcome analysis. Am J Surg Pathol 30:370, 2006

Coleman RL, Keeney ED, Freedman RS, et al: Radical hysterectomy for recurrent carcinoma of the uterine cervix after radiotherapy. Gynecol Oncol 55:29, 1994

Cosin JA, Fowler JM, Chen MD, et al: Pretreatment surgical staging of patients with cervical carcinoma: the case for lymph node debulking. Cancer 82:2241, 1998

Covens A, Kirby J, Shaw P, et al: Prognostic factors for relapse and pelvic lymph node metastases in early stage I adenocarcinoma of the cervix. Gynecol Oncol 74:423, 1999a

Covens A, Shaw P, Murphy J, et al: Is radical trachelectomy a safe alternative to radical hysterectomy for patients with stage IA-B carcinoma of the cervix? Cancer 86:2273, 1999b

Dargent D, Martin X, Saccetoni A, et al: Laparoscopic vaginal radical trachelectomy. Cancer 88:1877, 2000

Datta GD, Colditz GA, Kawachi I, et al: Individual-, neighborhood-, and state-level socioeconomic predictors of cervical carcinoma screening among U.S. black women: a multilevel analysis. Cancer 106:664, 2006

Delgado G, Bundy B, Zaino R, et al: Prospective surgical-pathological study of disease-free interval in patients with stage IB squamous cell carcinoma of the cervix: a Gynecologic Oncology Group study. Gynecol Oncol 38:352, 1990

Downey GO, Potish RA, Adock LL, et al: Pretreatment surgical staging in cervical carcinoma: therapeutic efficacy of pelvic lymph node resection. Am J Obstet Gynecol 160:1055, 1989

Eifel PJ, Burke TW, Delclos L, et al: Early stage I adenocarcinoma of the uterine cervix: treatment results in patients with tumors less than or equal to 4 cm in diameter. Gynecol Oncol 41:199, 1991

Eifel PJ, Burke TW, Morris M, et al: Adenocarcinoma as an independent risk factor for disease recurrence in patients with stage IB cervical carcinoma. Gynecol Oncol 59:38, 1995

Eifel PJ, Morris M, Oswald MJ, et al: Adenocarcinoma of the uterine cervix. Prognosis and patterns of failure in 367 cases. Cancer 65:2507, 1990

Ferlay J, Shin HR, Bray F, et al: Estimates of worldwide burden of cancer in 2008: GLOBOCAN 2008. Int J Cancer 127(12):2893, 2010

Follen M, Levenback CF, Iyer RB, et al: Imaging in cervical cancer. Cancer 98(9S):2028, 2003

Fyles AW, Pintilie M, Kirkbridge P, et al: Prognostic factors in patients with cervix cancer treated by radiation therapy: results of a multiple regression analysis. Radiother Oncol 35:107, 1995

Gien LT, Covens A: Fertility-sparing options for early stage cervical cancer. Gynecol Oncol 117:350, 2010

Goff BA, Muntz HG, Paley PJ, et al: Impact of surgical staging in women with locally advanced cervical cancer. Gynecol Oncol 74:436, 1999

Goldberg GL, Sukumvanich P, Einstein MH, et al: Total pelvic exenteration: the Albert Einstein College of Medicine/Montefiore Medical Center Experience (1987 to 2003). Gynecol Oncol 101:261, 2006

Grigsby PW, Perez CA: Radiotherapy alone for medically inoperable carcinoma of the cervix: stage IA and carcinoma in situ. Int J Radiat Oncol Biol Phys 21:375, 1991

Grigsby PW, Siegel BA, Dehdashti F: Lymph node staging by positron emission tomography in patients with carcinoma of the cervix. J Clin Oncol 19:3745, 2001

Hacker NF, Wain GV, Nicklin JL: Resection of bulky positive lymph nodes in patients with cervical cancer. Int J Gynecol Cancer 5:250, 1995

Hamberger AD, Fletcher GH, Wharton JT: Results of treatment of early stage I carcinoma of the uterine cervix with intracavitary radium alone. Cancer 41:980, 1978

Havrilesky LJ, Kulasingam SL, Matchar DB, et al: FDG-PET for management of cervical and ovarian cancer. Gynecol Oncol 97:183, 2005

Hellberg D, Stendahl U: The biological role of smoking, oral contraceptive use and endogenous sexual steroid hormones in invasive squamous epithelial cervical cancer. Anticancer Res 25:3041, 2005

Helt AM, Funk JO, Galloway DA: Inactivation of both the retinoblastoma tumor suppressor and p21 by the human papillomavirus type 16 E7 oncoprotein is necessary to inhibit cell cycle arrest in human epithelial cells. J Virol 76:10559, 2002

Henriksen E: The lymphatic spread of carcinoma of the cervix and of the body of the uterus; a study of 420 necropsies. Am J Obstet Gynecol 58(5):924, 1949

Holcomb K, Abulafia O, Matthews RP, et al: The impact of pretreatment staging laparotomy on survival in locally advanced cervical carcinoma. Eur J Gynaecol Oncol 20:90, 1999

Hopkins MP, Schmidt RW, Roberts JA, et al: The prognosis and treatment of stage I adenocarcinoma of the cervix. Obstet Gynecol 72:915, 1988

Hricak H, Gatsonis C, Chi DS, et al: Role of imaging in pretreatment evaluation of early invasive cervical cancer: results of the intergroup study American College of Radiology Imaging Network 6651—Gynecologic Oncology Group 183. J Clin Oncol 23:9329, 2005

Ijaz T, Eifel PJ, Burke T, et al: Radiation therapy of pelvic recurrence after radical hysterectomy for cervical carcinoma. Gynecol Oncol 70:241, 1998

International Collaboration of Epidemiological Studies of Cervical Cancer: Comparison of risk factors for invasive squamous cell carcinoma and adenocarcinoma of the cervix: collaborative reanalysis of individual data on 8,097 women with squamous cell carcinoma and 1,374 women with adenocarcinoma from 12 epidemiological studies. Int J Cancer 120:885, 2006

International Collaboration of Epidemiological Studies of Cervical Cancer, Appleby P, Beral V, et al: Cervical cancer and hormonal contraceptives: collaborative reanalysis of individual data for 16,573 women with cervical cancer and 35,509 women without cervical cancer from 24 epidemiological studies. Lancet 370(9599):1609, 2007

Ito H, Shigematsu N, Kawada T, et al: Radiotherapy for centrally recurrent cervical cancer of the vaginal stump following hysterectomy. Gynecol Oncol 67:154, 1997

Jaworski RC, Roberts JM, Robboy SJ, et al: Cervical glandular neoplasia. In Robboy SJ, Mutter GL, Prat J, et al (eds): Robboy's Pathology of the Female Reproductive Tract, 2nd ed. Churchill Livingstone Elsevier, 2009, p 273

Jemal A, Siegel R, Ward E, et al: Cancer statistics, 2006. CA Cancer J Clin 56:106, 2006

Jemal A, Siegel R, Ward E, et al: Cancer statistics, 2010. CA Cancer J Clin 60:277, 2010

Jones DL, Munger K: Analysis of the p53-mediated G1 growth arrest pathway in cells expressing the human papillomavirus type 16 E7 oncoprotein. J Virol 71:2905, 1997

Jones EE, Wells SI: Cervical cancer and human papillomaviruses: inactivation of retinoblastoma and other tumor suppressor pathways. Curr Mol Med 6:795, 2006

Kapp KS, Poschauko J, Tauss J, et al: Analysis of the prognostic impact of tumor embolization before definitive radiotherapy for cervical carcinoma. Int J Radiation Oncology Biol Phys 62:1399, 2005

Keighley E: Carcinoma of the cervix among prostitutes in a women's prison. Br J Vener Dis 44:254, 1968

Keys HM, Bundy BN, Stehman FB, et al: Cisplatin, radiation and adjuvant hysterectomy compared with radiation and adjuvant hysterectomy for bulky stage IB cervical carcinoma. N Engl J Med 340:1154, 1999

Keys HM, Bundy BN, Stehman FB, et al: Radiation therapy with and without extrafascial hysterectomy for bulky stage IB cervical carcinoma: a randomized trial of the Gynecologic Oncology Group. Gynecol Oncol 89:343, 2003

Kolstad P: Follow-up study of 232 patients with stage Ia1 and 411 patients with stage Ia2 squamous cell carcinoma of the cervix (microinvasive carcinoma). Gynecol Oncol 33:265, 1989

Komaki R, Brickner TJ, Hanlon AL, et al: Long-term results of treatment of cervical carcinoma in the United States in 1973, 1978, and 1983: Patterns of Care Study (PCS). Int J Radiat Oncol Biol Phys 31:973, 1995

Koshiol J, Schroeder J, Jamieson DJ, et al: Smoking and time to clearance of human papillomavirus infection in HIV-seropositive and HIV-seronegative women. Am J Epidemiol 164:176, 2006

Kupets R, Thomas GM, Covens A: Is there a role for pelvic lymph node debulking in advanced cervical cancer? Gynecol Oncol 87:163, 2002

Lanciano R: Radiotherapy for the treatment of locally recurrent cervical cancer. J Natl Cancer Inst Monogr 21:113, 1996

Landoni F, Maneo A, Colombo A, et al: Randomised study of radical surgery versus radiotherapy for stage Ib-IIa cervical cancer. Lancet 350:535, 1997

Landoni F, Maneo A, Cormio G, et al: Class II versus class III radical hysterectomy in stage IB-IIA cervical cancer: a prospective randomized study. Gynecol Oncol 80:3, 2001

Lea JS, Sheets EE, Wenham RM, et al: Stage IIB-IVB cervical adenocarcinoma: prognostic factors and survival. Gynecol Oncol 84:115, 2002

Leblanc E, Narducci F, Frumovitz, et al: Therapeutic value of pretherapeutic laparoscopic staging of locally advanced cervical carcinoma. Gynecol Oncol 105:304, 2007

Lee CL, Wu KY, Juang KG, et al: Long-term survival outcomes of laparoscopically assisted radical hysterectomy in treating early-stage cervical cancer. Am J Obstet Gynecol 203:165.e1, 2010

Leveque J, Laurent JF, Burtin F, et al: Prognostic factors of the uterine cervix adenocarcinoma. Eur J Obstet Gynecol Reprod Biol 80:209, 1998

Ley C, Bauer HM, Reingold A, et al: Determinants of genital human papillomavirus infection in young women. J Natl Cancer Inst 83:997, 1991

Li N, Franceschi S, Howell-Jones R, et al: Human papillomavirus type distribution in 30,848 invasive cervical cancers worldwide: variation by geographical region, histological type and year of publication. Int J Cancer, 2010

Long HJ 3rd, Bundy BN, Grendys EC Jr, et al: Randomized phase III trial of cisplatin with or without topotecan in carcinoma of the uterine cervix: a Gynecologic Oncology Group study. J Clin Oncol 23(21):4626, 2005

Look KY, Brunetto VL, Clarke-Pearson DL, et al: An analysis of cell type in patients with surgically staged stage IB carcinoma of the cervix: a Gynecologic Oncology Group study. Gynecol Oncol 63:304, 1996

Mantovani F, Banks L: Inhibition of E6 induced degradation of p53 is not sufficient for stabilization of p53 protein in cervical tumour derived cell lines. Oncogene 18:3309, 1999

McHale MT, Le TD, Burger RA, et al: Fertility sparing treatment for in situ and early invasive adenocarcinoma of the cervix. Obstet Gynecol 98:726, 2001

Million RR, Rutledge F, Fletcher GH: Stage IV carcinoma of the cervix with bladder invasion. Am J Obstet Gynecol 113:239, 1972

Mitchell DG, Snyder B, Coakley F, et al: Early invasive cervical cancer: tumor delineation by magnetic resonance imaging, computed tomography, and clinical examination, verified by pathologic results, in the ACRIN 6651/GOG 183 intergroup study. J Clin Oncol 24:5687, 2006

Monk BJ, Sill MW, McMeekin DS, et al: Phase III trial of four cisplatin-containing doublet combinations in stage IVB, recurrent, or persistent cervical carcinoma: a Gynecologic Oncology Group study. J Clin Oncol 27:1, 2009

Moore DH, Blessing JA, McQuellon RP, et al: Phase III study of cisplatin with or without paclitaxel in stage IVB, recurrent, or persistent squamous cell carcinoma of the cervix: a Gynecologic Oncology Group study. J Clin Oncol 22(15):3113, 2004

Moreno V, Bosch FX, Muñoz N, et al: Effect of oral contraceptives on risk of cervical cancer in women with human papillomavirus infection: the IARC multicentric case-control study. Lancet 359:1085, 2002

Morris M, Blessing JA, Monk BJ, et al: Phase II study of cisplatin and vinorelbine in squamous cell carcinoma of the cervix: a Gynecologic Oncology Group study. J Clin Oncol 22(16):3340, 2004

Morris M, Eifel PJ, Lu J, et al: Pelvic radiation with concurrent chemotherapy compared with pelvic and para-aortic radiation for high-risk cervical cancer. N Engl J Med 340:1137, 1999

Morris M, Mitchell MF, Silva EG, et al: Cervical conization as definitive therapy for early invasive squamous carcinoma of the cervix. Gynecol Oncol 51:193, 1993

Munger K, Basile JR, Duensing S, et al: Biological activities and molecular targets of the human papillomavirus E7 oncoprotein. Oncogene 20:7888, 2001

Muñoz N, Franceschi S, Bosetti C, et al: Role of parity and human papillomavirus in cervical cancer: the IARC multicentric case-control study. Lancet 359:1093, 2002.

Nakano T, Arai T, Morita S, et al: Radiation therapy alone for adenocarcinoma of the uterine cervix. Int J Radiat Oncol Biol Phys 32:1331, 1995

National Cancer Institute: Surveillance Epidemiology and End Results: SEER Stat Fact Sheets: cervix uteri 2011. Available at: http://seer.cancer.gov/statfacts/html/cervix.html. Accessed October 28, 2011

Nezhat CR, Burrell MO, Nezhat FR, et al: Laparoscopic radical hysterectomy with paraaortic and pelvic node dissection. Am J Obstet Gynecol 166:864, 1992

Olawaiye A, Del Carmen M, Tambouret R, et al: Abdominal radical trachelectomy: success and pitfalls in a general gynecologic oncology practice. Gynecol Oncol 112:506, 2009

Ostor AG: Pandora's box or Ariadne's thread? Definition and prognostic significance of microinvasion in the uterine cervix. Squamous lesions. Pathol Annu 30(Pt 2):103, 1995

Ostor AG, Rome RM: Micro-invasive squamous cell carcinoma of the cervix: a clinico-pathologic study of 200 cases with long-term follow-up. Int J Gynecol Cancer 4:257, 1994

Patsner B: Topical acetone for control of life-threatening vaginal hemorrhage from recurrent gynecologic cancer. Eur J Gynaecol Oncol 14:33, 1993

Pecorelli S: Revised FIGO staging for carcinoma of the vulva, cervix, and endometrium. Int J Gynaecol Obstet 105(2):103, 2009

Petereit DG, Hartenbach EM, Thomas GM: Para-aortic lymph node evaluation in cervical cancer: the impact of staging upon treatment decisions and outcome. Int J Gynecol Cancer 8:353, 1998

Peters WA III, Liu PY, Barrett RJ, et al: Concurrent chemotherapy and pelvic radiation therapy compared with pelvic radiation therapy alone as adjuvant therapy after radical surgery in high-risk early-stage cancer of the cervix. J Clin Oncol 18:1606, 2000

Piver MS, Rutledge F, Smith JP: Five classes of extended hysterectomy for women with cervical cancer. Obstet Gynecol 44(2):265, 1974

Plante M, Renaud MC, Hoskins IA, et al: Vaginal radical trachelectomy: a valuable fertility-preserving option in the management of early-stage cervical cancer. A series of 50 pregnancies and review of the literature. Gynecol Oncol 98(1):3, 2005

Plummer M, Herrero R, Franceschi S, et al: Smoking and cervical cancer: pooled analysis of the IARC multi-centric case-control study. Cancer Causes Control 14:805, 2003

Potter ME, Alvarez RD, Gay FL, et al: Optimal therapy for pelvic recurrence after radical hysterectomy for early-stage cervical cancer. Gynecol Oncol 37:74, 1990

Querleu D, Dargent D, Ansquer Y, et al: Extraperitoneal endosurgical aortic and common iliac dissection in the staging of bulky or advanced cervical carcinomas. Cancer 88:1883, 2000

Quinn MA, Benedet JL, Odicino F, et al: Carcinoma of the cervix uteri. Int J Gynecol Obstet 95(suppl 1):S43, 2006

Ramirez PT, Soliman PT, Schmeler KM, et al: Laparoscopic and robotic techniques for radical hysterectomy in patients with early-stage cervical cancer. Gynecol Oncol 110:S21, 2008

Robinson WR, Webb S, Tirpack J, et al: Management of cervical intraepithelial neoplasia during pregnancy with LOOP excision. Gynecol Oncol 64:153, 1997

Rose PG, Adler LP, Rodriguez M, et al: Positron emission tomography for evaluating para-aortic nodal metastasis in locally advanced cervical cancer before surgical staging: a surgicopathologic study. J Clin Oncol 17:41, 1999

Schiffman MH, Bauer HM, Hoover RN, et al: Epidemiologic evidence showing that human papillomavirus infection causes most cervical intraepithelial neoplasia. J Natl Cancer Inst 85:958, 1993

Schorge JO, Lee KR, Sheets EE: Prospective management of stage IA(1) cervical adenocarcinoma by conization alone to preserve fertility: a preliminary report. Gynecol Oncol 78:217, 2000

Sedlis A, Bundy BN, Rotman MZ, et al: A randomized trial of pelvic radiation therapy versus no further therapy in selected patients with stage IB carcinoma of the cervix after radical hysterectomy and pelvic lymphadenectomy: a Gynecologic Oncology Group Study. Gynecol Oncol 73:177, 1999

Shepherd JH, Milliken DA: Conservative surgery for carcinoma of the cervix. Clin Oncol 20(6):395, 2008

Siegel R, Ward E, Brawley O, et al: Cancer statistics, 2011: the impact of eliminating socioeconomic and racial disparities on premature cancer deaths. CA Cancer J Clin 61(4):212, 2011

Silver DF, Hempling RE, Piver MS, et al: Stage I adenocarcinoma of the cervix: does lesion size affect treatment options and prognosis?. Am J Clin Oncol 21:431, 1998

Sironi S, Buda A, Picchio M, et al: Lymph node metastasis in patients with clinical early-stage cervical cancer: detection with integrated FDG PET/CT. Radiology 238:272, 2006

Smith HO, Qualls CR, Romero AA, et al: Is there a difference in survival for IA1 and IA2 adenocarcinoma of the uterine cervix? Gynecol Oncol 85:229, 2002

Soost HJ, Lange HJ, Lehmacher W, et al: The validation of cervical cytology. Sensitivity, specificity and predictive values. Acta Cytol 35:8, 1991

Stehman FB, Bundy BN, DiSaia PJ, et al: Carcinoma of the cervix treated with radiation therapy. I. A multivariate analysis of prognostic variables in the Gynecologic Oncology Group. Cancer 67:2776, 1991

Subak LL, Hricak H, Powell CB, et al: Cervical carcinoma: computed tomography and magnetic resonance imaging for preoperative staging. Obstet Gynecol 86:43, 1995

Sutton GP, Bundy BN, Delgado G, et al: Ovarian metastases in stage IB carcinoma of the cervix: a Gynecologic Oncology Group study. Am J Obstet Gynecol 166(1 Pt 1):50, 1992

Takeshima N, Yanoh K, Tabata T, et al: Assessment of the revised International Federation of Gynecology and Obstetrics staging for early invasive squamous cervical cancer. Gynecol Oncol 74:165, 1999

The GlaxoSmithKline HPV-007 Study Group, Romanowski B, Colares de Borba P, et al: Sustained efficacy and immunogenicity of the human papillomavirus (HPV)-16/18 ASO4-adjuvanted vaccine: analysis of a randomized placebo-controlled trial up to 6.4 years. Lancet 374:1975, 2009

Thigpen JT, Vance R, Puneky L, et al: Chemotherapy as a palliative treatment in carcinoma of the uterine cervix. Semin Oncol 22(2 Suppl 3):16, 1995

Tinga DJ, Timmer PR, Bouma J, et al: Prognostic significance of single versus multiple lymph node metastases in cervical carcinoma stage IB. Gynecol Oncol 39:175, 1990

Trimble CL, Genkinger JM, Burke AE, et al: Active and passive cigarette smoking and the risk of cervical neoplasia. Obstet Gynecol 105:174, 2005

Upadhyay SK, Symonds RP, Haelterman M, et al: The treatment of stage IV carcinoma of cervix by radical dose radiotherapy. Radiother Oncol 11:15, 1988

U.S. Preventive Services Task Force: Screening for cervical cancer: summary of recommendations, 2003. Available at: http://www.uspreventiveservicestaskforce.org/uspstf/uspscerv.htm. Accessed October 8, 2010

Vale C, Chemoradiotherapy for Cervical Cancer Meta-Analysis Collaboration: Reducing uncertainties about the effects of chemoradiotherapy for cervical cancer: a systematic review and meta-analysis of individual patient data from 18 randomized trials. J Clin Oncol 26:5802, 2008

Vasilev SA, McGonigle KF: Extraperitoneal laparoscopic paraaortic lymph node dissection: development of a technique. J Laparoendosc Surg 5:85, 1995

Vermorken JB: The role of chemotherapy in squamous cell carcinoma of the uterine cervix: a review. Int J Gynecol Cancer 3:129, 1993

Vizcaino AP, Moreno V, Bosch FX, et al: International trends in incidence of cervical cancer: II. Squamous-cell carcinoma. Int J Cancer 86:429, 2000

Viswanathan AN, Deavers MT, Jhingran A, et al: Small cell neuroendocrine carcinoma of the cervix: outcome and patterns of recurrence. Gynecol Oncol 93:27, 2004

Walboomers JN, Jacons MV, Manos M, et al: Human papillomavirus is a necessary cause of invasive cervical cancer worldwide. J Pathol 189:12, 1999

Webb MJ, Symmonds RE: Site of recurrence of cervical cancer after radical hysterectomy. Am J Obstet Gynecol 138(7 Pt 1):813, 1980

Wentzensen N, Vinokurova S, von Knebel DM: Systematic review of genomic integration sites of human papillomavirus genomes in epithelial dysplasia and invasive cancer of the female lower genital tract. Cancer Res 64:3878, 2004

Whitney CW, Sause W, Bundy BN, et al: Randomized comparison of fluorouracil plus cisplatin versus hydroxyurea as an adjunct to radiation therapy in stage IIB-IVA carcinoma of the cervix with negative para-aortic lymph nodes: a Gynecologic Oncology Group and Southwest Oncology Group study. J Clin Oncol 17:1339, 1999

Wright JD, Dehdashti F, Herzog TJ, et al: Preoperative lymph node staging of early-stage cervical carcinoma by [^{18}F]-fluoro-2-deoxy-D-glucose-positron emission tomography. Cancer 104:2484, 2005

Yahata T, Nishino K, Kashmima K, et al: Conservative treatment of stage IA1 adenocarcinoma of the uterine cervix with a long-term follow-up. Int J Gynecol Cancer 20:1063, 2010

CAPÍTULO 31

Câncer Invasivo de Vulva

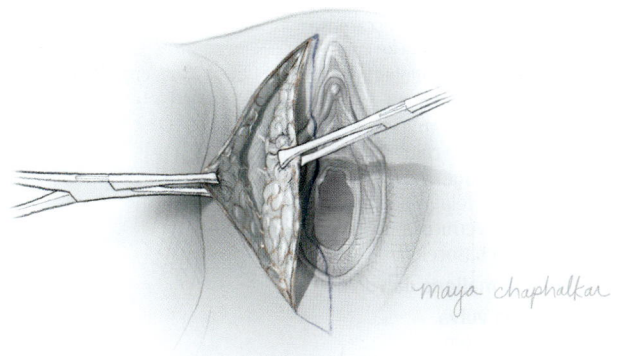

INCIDÊNCIA 793
ANATOMIA RELACIONADA 793
SUBTIPOS HISTOLÓGICOS DO CÂNCER DE VULVA ... 795
EPIDEMIOLOGIA E FATORES DE RISCO 795
SINTOMAS 796
DIAGNÓSTICO 796
PROGNÓSTICO E FATORES PROGNÓSTICOS 797
TRATAMENTO 799
MONITORAMENTO 802
DOENÇA RECORRENTE 802
MANEJO DURANTE A GRAVIDEZ 802
OUTRAS MALIGNIDADES VULVARES 803
REFERÊNCIAS 806

Os cânceres de vulva são incomuns e correspondem a cerca de 5% de todas as malignidades ginecológicas. A maioria dos cânceres de vulva é diagnosticada em estádio inicial (I e II). A doença em estádio avançado é encontrada principalmente em mulheres de mais idade, provavelmente em razão de obstáculos clínicos e comportamentais que levam a atrasos no diagnóstico. Assim, a detecção precoce de qualquer lesão vulvar anormal por meio de biópsia é essencial para que se possa diagnosticar esse câncer em seus estádios iniciais e melhorar as taxas de morbidade e mortalidade.

Aproximadamente 90% dos tumores vulvares são carcinomas de células escamosas (Fig. 31-1). Por isso, praticamente, todo o conhecimento sobre fatores prognósticos, padrões de disseminação e dados a respeito da sobrevida é derivado de pacientes com esse tipo histológico. Embora raros, outros subtipos histológicos incomuns, como melanomas, carcinomas basocelulares, adenocarcinomas da glândula de Bartholin, sarcomas de tecidos moles e lesões metastáticas, também podem ser encontrados (Tabela 31-1).

Nos EUA, os cânceres de vulva de células escamosas têm prognóstico relativamente favorável, com taxa de sobrevida em 5 anos de 78% (Stroup, 2008). O tratamento convencional consiste em excisão radical da vulva e linfadenectomia inguinal. Nos casos em estádio avançado, pode-se usar quimiorradiação adjuvante pré-operatória ou pós-operatória para ajudar no controle do tumor.

O tratamento do câncer de vulva frequentemente resulta em deformidade anatômica dramática que produz efeitos negativos sobre a sexualidade da paciente. Contudo, na última década, o tratamento do câncer vulvar tendeu na direção de cirurgia mais conservadora com melhores resultados psicossexuais.

INCIDÊNCIA

O câncer de vulva é primariamente uma doença de mulheres de mais idade, mas já foi observada também em pré-menopáusicas. Nos EUA, a incidência ajustada por idade de tumores vulvares invasivos tem aumentado nas últimas três décadas. Esse aumento ocorreu em todas as faixas etárias e em todas as regiões geográficas (Bodelon, 2009). Especificamente, a incidência de carcinoma in situ (CIS) na vulva ajustada para a idade aumentou em 3,5% ao ano, ao passo que a dos cânceres invasivos aumentou em 1% ao ano. Consequentemente, ao longo da última década, a incidência relatada de CIS vulvar foi de 5 em 100.000 mulheres. Estima-se que em 2011 tenha havido 4.340 novos casos de câncer de vulva e 940 óbitos relacionados com esse câncer (Siegel, 2011).

ANATOMIA RELACIONADA

Vulva

A vulva externa inclui monte do púbis, grandes e pequenos lábios, clitóris, vestíbulo, bulbos vestibulares, glândulas vestibulares maiores ou de Bartholin, glândulas vestibulares menores, glândulas parauretrais ou de Skene e óstios vaginal e uretral. Os limites laterais da vulva são as pregas labiocrurais (Fig. 38-25, p. 941). O câncer da vulva pode envolver qualquer uma dessas estruturas externas.

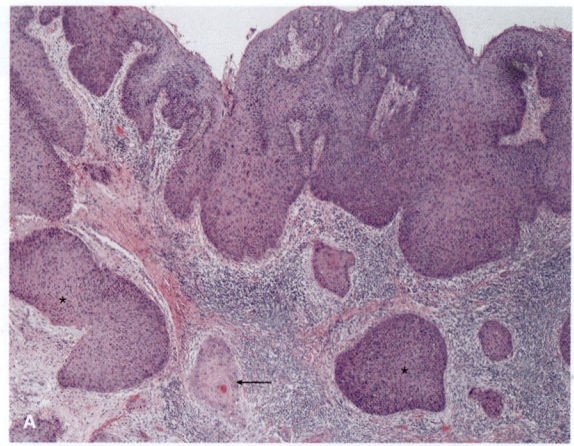
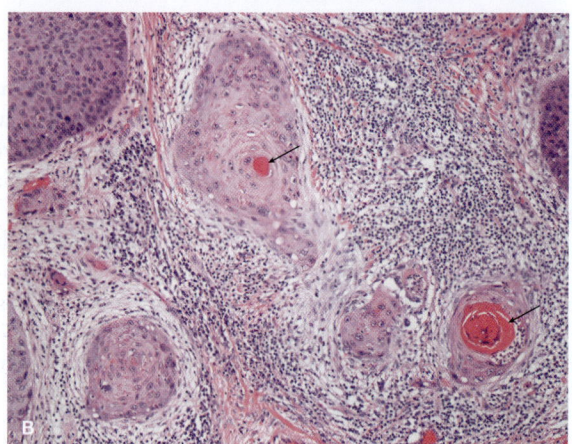

FIGURA 31-1 Carcinoma de células escamosas da vulva. **A**. Visão com baixa amplificação. A superfície epitelial mostra displasia escamosa de alto grau. Há ninhos de carcinoma invasivo de células escamosas (*seta*). Observa-se infiltrado inflamatório crônico, como só ocorre em casos de carcinoma invasivo de células escamosas. Segmentos do epitélio superficial se estendem aos planos profundos e estão cortados tangencialmente (*asteriscos*), dando a falsa impressão de invasão tumoral nesses locais. **B**. O tumor apresenta as características diagnósticas clássicas de carcinoma invasivo de células escamosas, incluindo aspecto escamoide, pontes intercelulares e pérolas de queratina com captação eosinofílica brilhante (*setas*). Os ninhos de tumor invasivo estão cercados por inflamação crônica. (*Fotografias cedidas pela Dra. Kelley Carrick.*)

A *vulva interna* pode ser dividida nos compartimentos superficial e profundo do triângulo urogenital. O espaço superficial do triângulo urogenital é um compartimento fechado que fica entre a fáscia de Colles (fáscia perineal superficial) e a membrana perineal (fáscia perineal profunda). Dentro desse espaço, no plano lateral, estão os músculos isquiocavernosos, medialmente os músculos bulbocavernosos e, inferiormente, o músculo perineal transverso. No plano profundo de cada músculo bulbocavernoso encontra-se o bulbo vestibular e, em plano profundo aos músculos isquiocavernosos, o corpo do clitóris, conforme ilustrado na Figura 38-26 (p. 942).

Durante vulvectomia radical, a dissecção é mantida até a profundidade na membrana perineal. Como resultado, com a excisão do tumor, é removido todo o conteúdo do triângulo urogenital superficial.

TABELA 31-1 Subtipos histológicos do câncer de vulva

Carcinomas de vulva
   Carcinoma de células escamosas
   Adenocarcinoma
   Carcinoma da glândula de Bartholin
      Adenocarcinoma
      Carcinoma escamoso
      Carcinoma de células transicionais
   Doença de Paget vulvar
   Tumores de células de Merkel
   Carcinoma verrucoso
   Carcinoma basocelular
Melanoma maligno da vulva
Sarcoma da vulva
   Leiomiossarcoma
   Histiocitoma fibroso maligno
   Sarcoma epitelial
   Tumor rabdoide maligno
Câncer metastático na vulva
Schwannoma maligno
Tumores do saco vitelino

■ Linfáticos vulvares

Normalmente, os linfáticos da vulva e do terço distal da vagina drenam para os linfonodos inguinais superficiais (Fig. 38-29, p. 945). Daí, eles cursam pelos linfáticos inguinais (femorais) profundos e linfonodo de Cloquet até as cadeias linfáticas pélvicas. O linfonodo de Cloquet é o mais cefálico dos linfonodos femorais profundos. É importante ressaltar que a drenagem linfática direta aos linfonodos femorais também pode vir do clitóris e segmento superior dos grandes lábios (Way, 1948). Os linfáticos vulvares cruzam no monte de púbis e na fúrcula posterior. O mapeamento anterior dos linfáticos da vulva demonstrou que os vasos linfáticos não cruzam as pregas labiocrurais (Morley, 1976). Consequentemente, é raro haver metástase para os linfonodos contralaterais quando não há metástase inguinal ipsilateral. Também é raro haver disseminação tumoral pelos linfáticos da derme antes que atinjam os linfonodos inguinais superficiais, no que se convencionou chamar metástase em trânsito.

Os linfonodos inguinais superficiais estão situados dentro de um triângulo formado por ligamento inguinal, borda medial do músculo sartório e borda lateral do músculo adutor longo (Fig. 38-29, p. 945). Os linfonodos femorais profundos são encontrados no aspecto medial da veia femoral, abaixo da borda da fossa oval. A denominação linfadenectomia inguinofemoral normalmente se refere à remoção das cadeias inguinal superficial e femoral profunda (Levenback, 1996).

■ Suprimento sanguíneo vulvar

O suprimento de sangue para a vulva é feito principalmente pela artéria pudenda interna, ramo da artéria ilíaca interna, acompanhando o nervo pudendo (Fig. 37-28, p. 944). A veia pudenda interna recebe tributárias que correspondem a ramos da artéria pudenda interna. O conhecimento da anatomia vascular permite realizar procedimentos com melhor hemostasia e maior visibilidade.

A artéria pudenda externa profunda e a artéria pudenda externa superficial são ramos da artéria femoral e drenam para a veia safena magna. Ambas as artérias suprem os grandes lábios e suas estruturas profundas e fazem anastomose com ramos dos vasos pudendos internos em áreas onde suas tributárias contribuem mutuamente para o suprimento sanguíneo. Essas veias correspondentes às artérias são encontradas próximas umas das outras durante a linfadenectomia inguinofemoral. Especificamente, os linfonodos superficiais retirados encontram-se dentro do tecido adiposo ao longo das veias safena, pudenda externa superficial, ilíaca circunflexa superficial e epigástrica superficial (Fig. 38-29, p. 945).

SUBTIPOS HISTOLÓGICOS DO CÂNCER DE VULVA

Em sua maioria, os cânceres da vulva surgem do epitélio escamoso que cobre a maior parte da vulva. Embora a vulva não tenha uma zona de transformação identificável, as neoplasias escamosas surgem na maioria das vezes no vestíbulo no limite entre o epitélio escamoso estratificado queratinizado da vulva, localizado lateralmente, e a mucosa escamosa não queratinizada, localizada medialmente. Essa linha demarcatória é denominada *linha de Hart*.

A Tabela 31-1 descreve outros tipos histológicos do câncer de vulva. O melanoma maligno é o segundo tipo mais comum de câncer vulvar e geralmente surge da camada epidérmica da vulva externa.

EPIDEMIOLOGIA E FATORES DE RISCO

Os fatores de risco para câncer de vulva podem ser divididos em dois perfis distintos, dependentes da idade. Os cânceres de vulva que ocorrem em mulheres mais jovens (< 55 anos) tendem a ter o mesmo perfil de risco de outros cânceres anogenitais. Consequentemente, mulheres com baixo nível socioeconômico, comportamento sexual de alto risco, infecção por papilomavírus humano (HPV) e tabagistas são desproporcionalmente afetadas (Madeleine, 1997). Esses cânceres em geral são histologicamente descritos como basaloides ou verrucosos e estão associados à infecção por HPV em 50% dos casos.

Por outro lado, as mulheres com mais idade (55 a 85 anos) e câncer de vulva de instalação tardia, normalmente não têm história de DST prévia e tendem a não ser fumantes. Esses cânceres são amplamente queratinizados, e o DNA de HPV é encontrado em apenas 15% dos casos (Canavan, 2002; Madeleine, 1997).

Infecção

Infecção por papilomavírus humano

O papilomavírus humano de alto risco foi associado a câncer de vulva. O sorotipo 16 predomina, embora os sorotipos 18, 31, 33 e 45 também tenham sido relatados (Hildesheim, 1997). Embora tenha sido implicada em alguns casos de câncer de vulva, a infecção por HPV mantém correlação com maior força estatística com lesões vulvares pré-invasivas do que com câncer francamente invasivo (Hildesheim, 1997). Especificamente, identificou-se DNA de HPV em apenas 20 a 50% das lesões invasivas, mas em 70 a 80% das neoplasias intraepiteliais vulvares (NIV). No Capítulo 29 (p. 756), encontram-se discussões complementares sobre HPV e NIV.

Como fator de risco para câncer de vulva, a presença de HPV é fortalecida quando combinada a cofatores, como tabagismo e vírus herpes simples (HSV) (Madeleine, 1997). As fumantes com antecedentes de verrugas genitais apresentam risco 35% maior de desenvolver câncer de vulva em comparação com mulheres sem esses fatores de risco (Brinton, 1990; Kirschner, 1995).

Vírus do herpes simples

Diversos trabalhos demonstraram associação significativa entre vírus do herpes simples e câncer de vulva. Contudo, a associação é mais evidente quando combinada com outros cofatores, como tabagismo (Madeleine, 1997). Portanto, a associação isolada de HSV e câncer de vulva não deve ser considerada conclusiva.

Imunossupressão

A imunossupressão crônica foi indiretamente associada a câncer de vulva. Especificamente, demonstrou-se que as taxas de câncer de vulva são maiores em mulheres com o vírus da imunodeficiência humana (HIV) (Elit, 2005; Frisch, 2000). Uma explicação possível seria a associação entre HIV e os subtipos de alto risco do HPV. Entretanto, os cânceres de vulva não são considerados doenças malignas definidoras da síndrome da imunodeficiência adquirida (Aids).

Líquen escleroso

Essa doença inflamatória crônica da vulva está particularmente ligada ao desenvolvimento do câncer de vulva. Embora não tenha sido validada como uma lesão causal ou precursora, as evidências atuais sugerem correlação entre as duas. Os queratinócitos afetados pelo líquen escleroso têm fenótipo proliferativo e podem apresentar marcadores de progressão neoplásica. Isso sugere que o líquen escleroso em alguns casos pode ser uma lesão precursora do câncer de vulva escamoso invasivo (Rolfe, 2001). Demonstrou-se que cânceres de vulva concomitantes com líquen escleroso ocorrem em mulheres de mais idade, localizam-se predominantemente na proximidade do clitóris e não estão associados à NIV 3.

Neoplasia intraepitelial vulvar

A história natural da NIV 3 não está bem esclarecida. Por um lado, há dados a sugerir enfaticamente a possibilidade de progressão de NIV 3 para câncer invasivo. Embora a maioria das lesões NIV 3 não evolua, há vários relatos a demonstrar que em uma pequena porcentagem das mulheres com mais de 30 anos, as lesões não tratadas podem progredir para câncer invasivo em um período médio de quatro anos (Jones, 2005; van Seters, 2005).

Todavia, alguns casos de progressão podem decorrer de diagnóstico incorreto. Por exemplo, em uma metanálise de

3.322 mulheres tratadas para NIV 3 revelou-se que carcinomas ocultos foram diagnosticados na amostra patológica final em 3,2% das pacientes, e que 3,3% dos carcinomas foram diagnosticados durante o acompanhamento pós-operatório (van Seters, 2005). Embora a progressão de NIV 3 para câncer invasivo não tenha sido definitivamente validada, nossa recomendação é que as pacientes com displasia vulvar moderada a intensa recebam tratamento definitivo (Cap. 29, p. 759).

SINTOMAS

As pacientes com NIV e câncer vulvar geralmente se apresentam com queixa de prurido e uma lesão visível (Fig. 31-2). Entretanto, dor, sangramento e ulceração também podem ser as queixas iniciais. A maior parte das pacientes apresenta sintomas durante semanas ou meses antes do diagnóstico. Muitas podem se sentir constrangidas ou não reconhecem a importância dos sintomas. Assim, sintomas menores talvez sejam inicialmente ignorados pelas próprias pacientes, o que contribui para o diagnóstico tardio. Além disso, os médicos também podem contribuir para o atraso com tratamento clínico por até 12 meses antes de realizar biópsia ou encaminhar a paciente (Canavan, 2002).

Uma massa bem definida nem sempre está presente, especialmente em mulheres mais jovens com doença multifocal. Além disso, a seleção do local apropriado para a amostragem de tecido pode ser difícil nesses casos e talvez haja necessidade de várias biópsias. O exame colposcópico da vulva, denominado *vulvoscopia*, pode direcionar a seleção do local de coleta de material. Outras entidades clínicas podem manifestar-se de forma semelhante, incluindo neoplasia pré-invasiva, infecção, doença inflamatória crônica e doença granulomatosa. Assim, o objetivo da avaliação deve ser obter um diagnóstico patológico preciso e definitivo.

DIAGNÓSTICO

Avaliação da lesão

No início da vulvoscopia, a vulva é embebida com ácido acético a 3% por 5 minutos. Isso permite a penetração adequada na camada de queratina e auxilia na identificação de áreas acetobrancas e de padrões vasculares anormais, característicos da neoplasia vulvar (Cap. 29, p. 758). Toda a vulva e a pele perianal devem ser examinadas sistematicamente. As lesões podem ser elevadas, ulceradas, pigmentadas ou verrucosas, devendo ser obtidas biópsias das áreas mais suspeitas, conforme descrito no Capítulo 4 (p. 112). As amostras coletadas com *punch* Keyes devem incluir a lesão epitelial superficial e o estroma subjacente para avaliação presença e profundidade de invasão da lesão. Recomendam-se exame colposcópico do colo uterino e da vagina e avaliação meticulosa da região perineal para o diagnóstico de qualquer lesão sincrônica ou neoplasia associada do TGI.

Avaliação da paciente com câncer

Após o diagnóstico histológico, a paciente com câncer de vulva deve ser investigada para que se possa determinar a extensão clínica da doença além de quadros clínicos coexistentes. Portanto, o exame físico detalhado inclui mensuração do tumor primário e avaliação da extensão para outras áreas do sistema urogenital, canal anal, esqueleto pélvico e linfonodos inguinais. Em nossa instituição, se não for possível realizar um exame físico completo em razão de desconforto da paciente ou extensão da doença, o exame é feito sob anestesia, juntamente com uretrocistoscopia ou proctossigmoidoscopia, ou ambas, se houver grau elevado de suspeição de invasão tumoral de uretra, bexiga ou canal anal (Fig. 31-3).

Pacientes com tumores pequenos e linfonodos na região inguinal clinicamente negativos requerem poucos exames diagnósticos complementares além daqueles necessários para a preparação cirúrgica (Cap. 39, p. 958). Exames radiológicos adi-

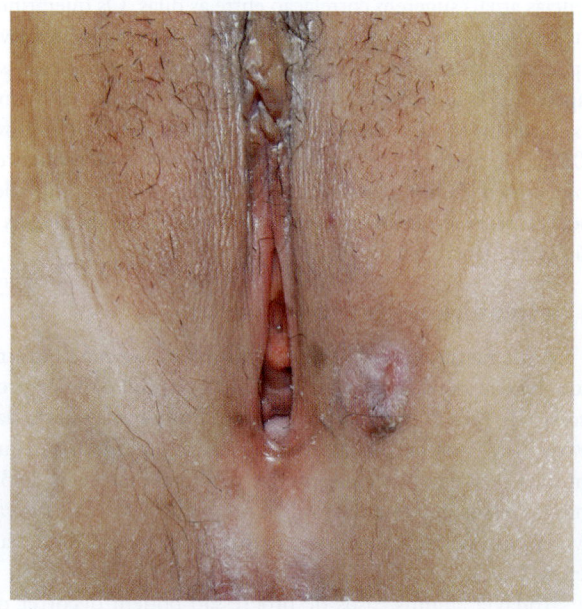

FIGURA 31-2 Câncer de células escamosas da vulva em estádio inicial.

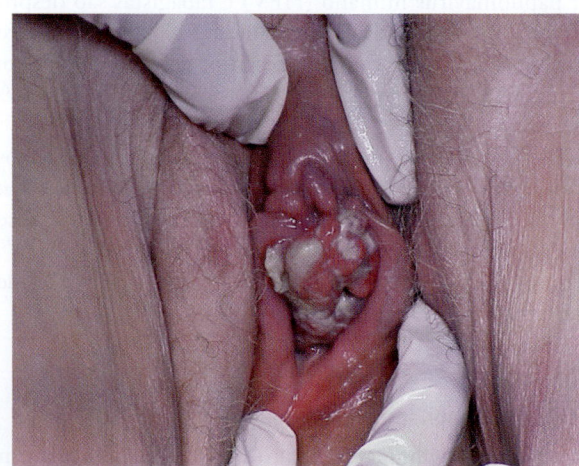

FIGURA 31-3 Fotografia de câncer invasivo da vulva. A lesão observada envolve os pequenos lábios bilateralmente, o óstio uretral e a segmento anterior da vagina inferior, mantendo contato com o clitóris. (*Fotografia cedida pelo Dr. David Miller.*)

cionais, como tomografia computadorizada (TC), ressonância magnética (RM) e tomografia por emissão de pósitrons (PET), são indicados em mulheres com tumores maiores para investigar invasão local, comprometimento de linfonodos e doença metastática. Para algumas pacientes com tumores avançados, a biópsia por aspiração com agulha fina em locais sob suspeita de metástase inguinal e/ou a biópsia direta da massa vulvar podem proporcionar o diagnóstico patológico para orientar o tratamento.

Sistemas de estadiamento

A Federação Internacional de Ginecologia e Obstetrícia (International Federation of Gynecology and Obstetrics – FIGO) defende o estadiamento cirúrgico do câncer de vulva e, em 1988, a adotou um sistema de estadiamento com base em classificação considerando tamanho do tumor, acometimento de linfonodos e presença de metástases (TNM). Assim, o estadiamento envolve: (1) ressecção do tumor primário para medir seu tamanho e (2) dissecção dos linfonodos inguinais superficiais e profundos para avaliar se houve disseminação do tumor. Em pacientes com tumores maiores ou doença metastática clinicamente evidente em linfonodos inguinais, há indicação para radiografia de tórax em combinação com TC, PET ou RM de abdome e pelve antes da cirurgia para determinar se há doença metastática. É importante ressaltar que, apesar do uso frequente de exames de imagem para orientar o planejamento do tratamento, tais exames formalmente não fazem parte do processo de estadiamento do câncer.

O estadiamento da FIGO para câncer da vulva foi revisado em 2009 (Pecorelli, 2009). O sistema atualizado, com base no número e na morfologia dos linfonodos inguinais positivos, tem maior força prognóstica e responde pelas diferenças observadas nas taxas de sobrevida (van der Steen, 2010).

A Tabela 31-2 e a Fig. 31-4 descrevem os critérios para estadiamento da FIGO de 2009.

PROGNÓSTICO E FATORES PROGNÓSTICOS

As taxas de sobrevida total de mulheres com carcinoma vulvar de células escamosas são relativamente satisfatórias. Para as doenças nos estádios I e II, são frequentes os relatos de taxas de sobrevida em 5 anos de 75 a 90%. Como esperado, as taxas de sobrevida em 5 anos para os estádios mais avançados são menores, tendo sido publicada taxa de 50% para o estádio III e de 15% para o estádio IV. Diversos trabalhos indicam alguns fatores prognósticos importantes para mulheres com câncer de vulva, incluindo estadiamento FIGO, tamanho da lesão, profundidade da invasão, envolvimento e morfologia de linfonodo, invasão de espaço linfático-vascular (IELV) e margem de ressecção (Tabelas 31-3 e 31-4).

Metástase linfonodal

A metástase linfonodal é isoladamente o fator prognóstico mais importante no câncer de vulva, e a presença de metástase em linfonodo inguinal reduz em 50% a sobrevida em longo prazo (FariasEisner, 1994; Figge, 1985). O estado dos linfonodos é determinado por ressecção cirúrgica e exame patológico.

Entre os preditores independentes que aumentam o risco de metástase para linfonodos estão tamanho crescente do tumor, presença de IELV, idade crescente da paciente e invasão tumoral crescente (Homesley, 1993; Stehman, 2006). A profundidade de invasão é medida a partir da membrana basal até o ponto mais profundo de invasão, conforme especificado por International Society of Gynecological Pathologists, Organiza-

TABELA 31-2 Estadiamento para câncer invasivo da vulva segundo a FIGO

Estádio	Características
I	**Tumor restrito à vulva**
IA	Lesões ≤ 2 cm, restritas a vulva ou períneo e com invasão do estroma ≤ 1,0 mm^a, sem metástase para linfonodos
IB	Lesões ≥ 2 cm ou com invasão do estroma ≥ 1,0 mm^a, restritas à vulva ou períneo, com linfonodos negativos
II	**Tumor de qualquer tamanho que se estenda a estruturas perineais adjacentes (1/3 superior da uretra, 1/3 inferior da vagina, ânus) com linfonodos inguinais negativos**
III	**Tumor de qualquer tamanho com ou sem extensão a estruturas perineais adjacentes (1/3 superior da uretra, 1/3 inferior da vagina, ânus) com linfonodos inguinais positivos**
IIIA	(i) Com 1 metástase em linfonodo (≥ 5 mm), ou (ii) 1 a 2 metástase(s) em linfonodo (< 5 mm)
IIIB	(i) Com 2 ou mais metástases em linfonodos (≥ 5 mm), ou (ii) 3 ou mais metástases em linfonodos (≥ 5 mm)
IIIC	Com linfonodos positivos e disseminação extracapsular
IV	**Invasão tumoral de outras estruturas regionais (2/3 superiores da uretra, 2/3 superiores da vagina) ou à distância**
IVA	Invasão tumoral de qualquer uma das seguintes: (i) mucosa do segmento superior da uretra e/ou da vagina, mucosa vesical, mucosa retal, ou implante em osso da pelve ou (ii) fixação ou ulceração em linfonodos inguinofemorais
IVB	Qualquer metástase à distância, incluindo linfonodos pélvicos

^{a} A profundidade da invasão é definida pela medição do tumor desde a junção epitélio-estroma da papila dérmica mais superficial adjacente até o ponto mais profundo de invasão (Fig. 31-5).
FIGO = Federação Internacional de Ginecologia e Obstetrícia.

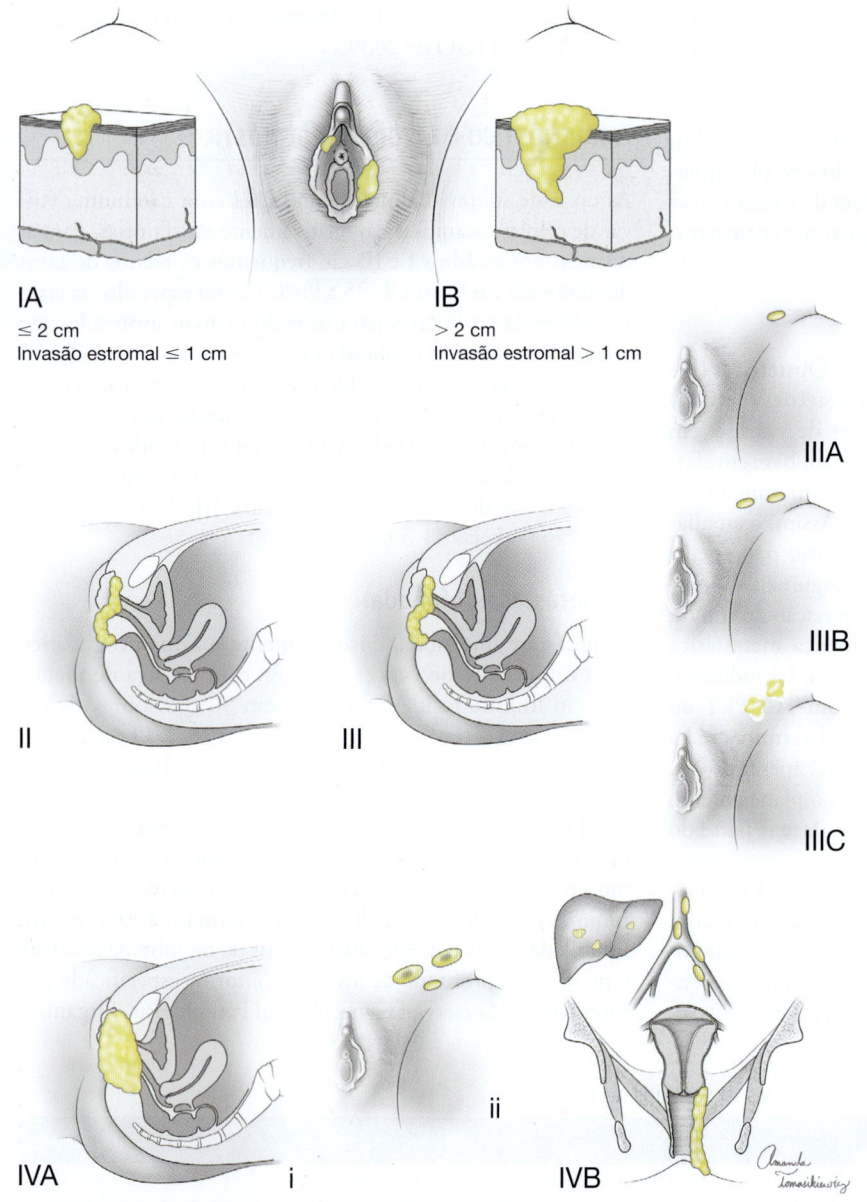

FIGURA 31-4 Estadiamento do câncer de vulva invasor pela FIGO.

metástase para linfonodos, e taxas crescentes de metástase estão associadas a profundidades crescentes de invasão.

Entre as pacientes com metástase de linfonodos inguinais, há fatores que definem melhor o prognóstico reservado. Entre esses estão maior número de linfonodos envolvidos, metástase de maior tamanho, invasão extracapsular e linfonodos imóveis ou ulcerados (Homesley, 1991; Origoni, 1992).

Margens cirúrgicas

O risco de recorrência local está relacionado com a adequabilidade das margens cirúrgicas. Tradicionalmente é desejável uma margem livre de tumor de 1 a 2 cm. Em duas grandes séries retrospectivas demonstrou-se que margem livre de tumor ≥ 8 mm resultou em maior taxa de controle local. Por outro lado, margens < 8 mm foram associados à probabilidade entre 23 e 48% de recorrência (Chan, 2007; Heaps, 1990). Assim, quando as lesões estão próximas de clitóris, ânus, uretra ou vagina, pode-se utilizar margem cirúrgica de 1 cm para preservação de estruturas anatômicas importantes, mantendo a ressecção em nível ideal.

Invasão do espaço linfatico-vascular

A identificação histológica das células tumorais dentro dos vasos linfáticos, denominada invasão do espaço linfaticovascular (IELV), também é fator preditor de recorrência precoce da doença (Preti, 2005). A IELV está associada a maior frequência de metástase de linfonodo e menor taxa de sobrevida global em 5 anos (Hoskins, 2000).

ção Mundial da Saúde e FIGO (Fig. 31-5) (Creasman, 1995; Kalnicki, 1987; Scully, 1994). Os tumores com profundidade de invasão inferior a 1 mm têm pouco ou nenhum risco de

TABELA 31-3 Profundidade de invasão como preditor prognóstico

Profundidade da invasão (mm)	Linfonodos positivos (%)
1	3
2	9
3	19
4	31
5	33
≥ 5	48

Resumida de Homesley, 1993, com permissão.

TABELA 31-4 Tamanho do tumor como fator prognóstico

Diâmetro do tumor (cm)	Sobrevida de 5 anos (%)
0-1	90
1-2	89
2-3	83
3-4	63
> 4	44

Abreviada de Stehman, 2006, com permissão.

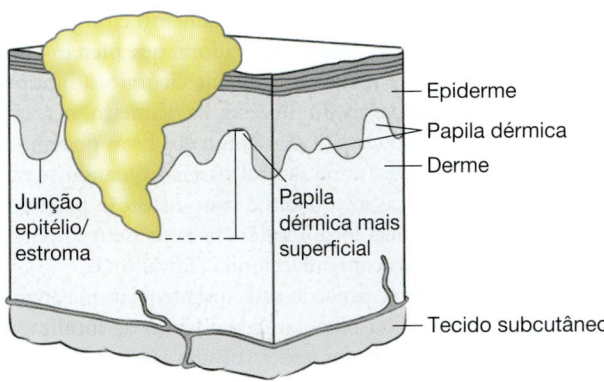

FIGURA 31-5 Mensuração histológica do câncer invasivo de vulva. A profundidade de invasão é medida a partir da junção entre o epitélio e o estroma da papila dérmica mais superficial até a maior profundidade de invasão tumoral.

TRATAMENTO

Procedimentos cirúrgicos

Os procedimentos no tratamento de neoplasia vulvar invasiva incluem excisão local ampla, vulvectomia radical parcial e vulvectomia radical total. A excisão local ampla pode ser usada em caso de tumor microinvasivo da vulva. Com a *excisão local ampla*, também denominada *vulvectomia parcial simples*, obtêm-se 1 a 2 cm de margem ao redor da lesão. Também é preconizada margem de 1 cm de profundidade. Essa margem profunda geralmente corresponde à fáscia perineal superficial, ou fáscia de Colles (Fig. 38-25, p. 941). A excisão local ampla estendida, também denominada *vulvectomia superficial* (Seção 44-26, p. 1.335), refere-se à remoção apenas de pele e tecido subcutâneo superficial. Hoje, esse procedimento desfigurante raramente é realizado, exceto em situações específicas com NIV 3 confluente. Contudo, se forem identificados focos de doença microinvasiva no exame patológico final, o procedimento pode ser considerado como tratamento definitivo.

Com a *vulvectomia radical parcial* (Seção 44-27, p. 1.337), os segmentos da vulva contendo tecido tumoral são totalmente removidos onde quer que sejam localizados. As margens cutâneas devem ter 1 a 2 cm livres e a excisão se estende profundamente até a membrana perineal (Fig. 31-6). Finalmente, com a *vulvectomia radical total* (Seção 44-28, p. 1.340), novamente obtêm-se 1 a 2 cm de margem ao redor dos tumores volumosos da vulva, e a dissecção é mantida até o plano da membrana perineal. Ocasionalmente há necessidade de reconstrução com retalho do defeito cirúrgico. Retalhos cutâneos, retalhos de avanço ou retalhos rotacionais são as opções para fechamento de defeitos vulvares, conforme descrito na Seção 44-30 (p. 1.346). Dos três procedimentos apresentados na Fig. 31-7, a incisão em bloco, coloquialmente denominada incisão em *asa de borboleta* (*butterfly*) ou *longhorn**, foi em grande parte abandonada. Suas taxas de sobrevida são equivalentes às da vulvectomia radical total, mas com morbidade significativamente maior.

A linfadenectomia acompanha os procedimentos de vulvectomia radical total ou parcial. Embora a drenagem linfática raramente ultrapasse os linfonodos inguinais superficiais, a dissecção geralmente inclui a retirada das cadeias inguinal superficial e femoral profunda para aumentar a probabilidade de detecção de doença metastática (Gordinier, 2003).

Tumores microinvasivos (Estádio IA)

O sistema da FIGO de estadiamento de câncer da vulva estabelece uma subclassificação dos tumores no estádio I. As lesões classificadas como IA têm 2 cm ou menos, estão limitadas à vulva ou períneo, e a invasão do estroma não ultrapassa 1 mm. Essas lesões, denominadas *cânceres microinvasivos,* indicam uma subpopulação na qual o risco de metástase inguinal é desprezível (Binder, 1990; Donaldson, 1981; Hacker, 1984).

---

* N. de T. Tipo de gado com chifres muito longos.

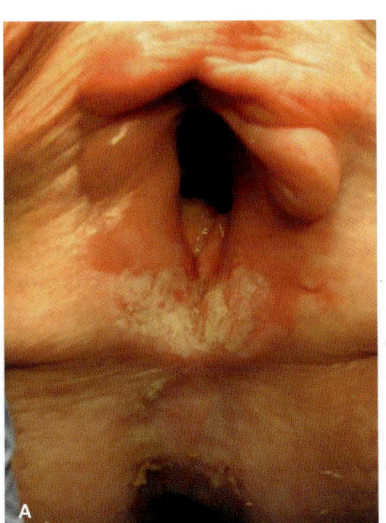
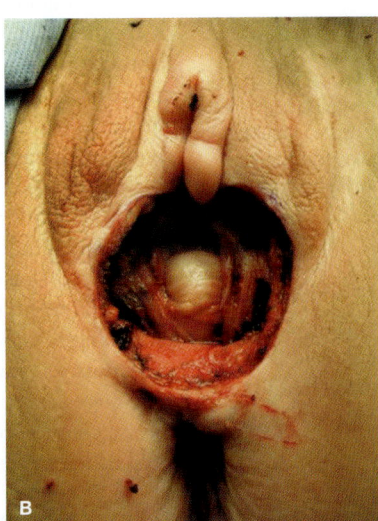
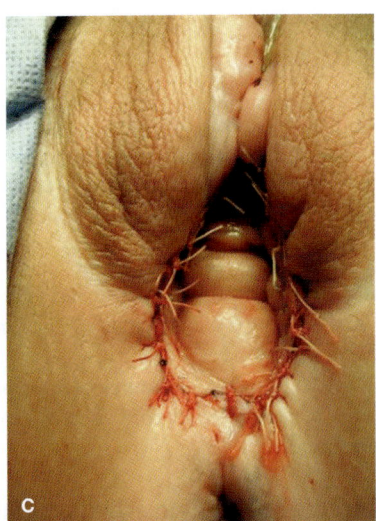

FIGURA 31-6 A. Câncer da vulva após radioterapia em fase de preparação para excisão cirúrgica. **B**. Vulvectomia radical parcial. **C**. Fechamento cirúrgico final. (*Fotografias cedidas pelo Dr. David Miller.*)

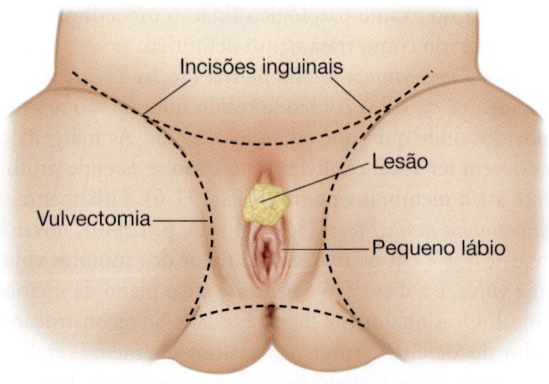
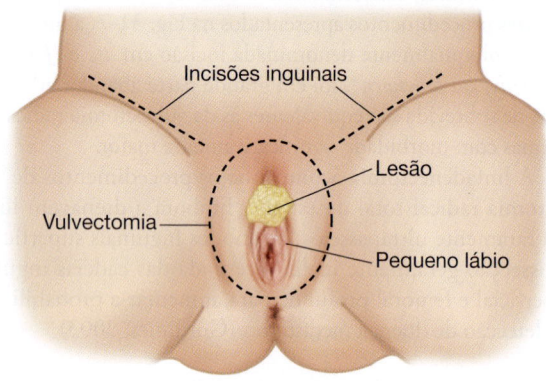
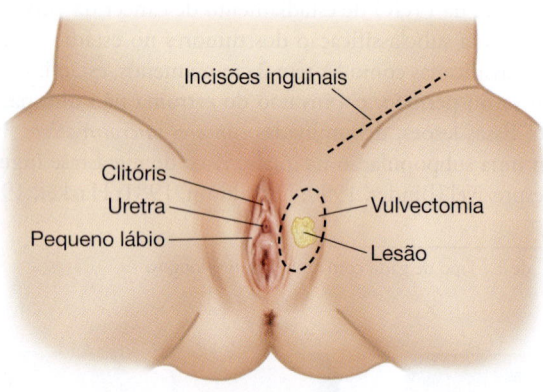

FIGURA 31-7 Tipos de vulvectomia usados no tratamento do câncer de vulva. **A.** Vulvectomia radical em bloco com linfadenectomia inguinofemoral bilateral. **B.** Vulvectomia radical total com linfadenectomia inguinofemoral bilateral. **C.** Vulvectomia radical parcial com linfadenectomia inguinofemoral ipsilateral.

Mulheres com tumor microinvasivo no estádio IA tendem a ser mais jovens e a apresentar doença multifocal associada a HPV. Como ressecção curativa, essas pacientes podem ser submetidas à excisão local ampla. Não há indicação de linfadenectomia nessas pacientes com risco muito baixo de metástase para linfonodos.

Cânceres de vulva em estádio inicial (Estádios IB e II)

A maioria das pacientes com câncer de vulva em estádio inicial requer ressecção radical do tumor primário e avaliação dos linfonodos inguinofemorais. O tratamento cirúrgico tem favorecido a abordagem mais conservadora, que oferece taxas de cura semelhantes e menor morbidade cirúrgica (Tantipalakorn, 2009). As lesões medindo 2 cm da diâmetro, mas que invadam > 1 mm são classificadas como IB. Estas podem ser conduzidas com vulvectomia radical parcial. Quando se obtêm margens cirúrgicas adequadas e com dissecção profunda similar, a excisão radical local resulta em taxas de recorrência semelhantes às obtidas com vulvectomia radical total.

Tradicionalmente, procede-se à linfadenectomia inguinofemoral ipsilateral ou bilateral dependendo da localização da lesão vulva. A maioria das lesões vulvares laterais, definidas como localizadas a partir de 1 a 2 cm lateralmente à linha média, pode ser conduzida com linfadenectomia inguinofemoral ipsilateral (Gonzalez Bosquet, 2007). As lesões mediais (a 1 a 2 cm da linha média) devem ser conduzidas com linfadenectomia inguinofemoral bilateral.

As lesões > 2 cm (estádio IB) ou com extensão às estruturas perineais inferiores (estádio II) na maioria das vezes são tratadas com excisão radical parcial mais ampla, ou seja, hemivulvectomia com uretrectomia segmentar distal e linfadenectomia inguinofemoral bilateral. Ocasionalmente há necessidade de vulvectomia radical total, dependendo da localização do tumor. A experiência publicada com cirurgias conservadoras sugere taxas de recorrência idênticas quando são obtidas margens cirúrgicas de a 1 a 2 cm (Burke, 1995; Farias–Eisner, 1994; Tantipalakorn, 2009).

Linfadenectomia inguinofemoral

Os linfonodos inguinais superficiais são avaliados com dissecção abaixo do ligamento inguinal ao longo da fáscia lata para alcançar a fossa oval (Seção 44-29, p. 1.343). Durante a dissecção, em alguns casos, a veia safena pode ser preservada na tentativa de reduzir o risco de linfedema pós-operatório e outras morbidades (Dardarian, 2006).

Os linfonodos femorais profundos são retirados de sua localização medial à veia femoral. Para atingir esses linfonodos, pode-se proceder a uma abordagem modificada para linfadenectomia inguinofemoral que preserve a fáscia lata removendo os linfonodos femorais profundos com acesso via fossa oval. Essa abordagem modificada está associada a taxas de recorrência comparáveis àquelas obtidas com a dissecção inguinofemoral clássica (Bell, 2000; Hacker, 1983). A vantagem é a redução significativa das complicações descritas na Tabela 31-5, como colapso de ferida operatória, infecção e linfedema. Ocasionalmente, há necessidade de proceder à dissecção clássica de linfonodos inguinofemorais para alcançar os linfonodos femorais profundos. Nesses casos, a fáscia lata (fáscia cribriforme) é removida, os linfonodos são retirados e o músculo sartório é, então, transposto sobre os vasos femorais. Com essa transposição é possível reduzir o risco de erosão pós-operatória dos vasos femorais esqueletizados na eventualidade de haver deiscência da incisão cutânea sobrejacente, mas não há redução da morbidade geral da ferida pós-operatória (Judson, 2004; Rouzier, 2003).

Biópsia de linfonodo sentinela

Uma das inovações mais importantes no tratamento do câncer de vulva é o reconhecimento de que dissecção seletiva de um

TABELA 31-5 Complicações pós-operatórias da linfadenectomia inguinofemoral

Complicação	Número de eventos	Porcentagem de linfonodos na região inguinal
Linfedema	13	14,0
Linfocele	11	11,8
Infecção na região inguinal	7	7,5
Necrose na região inguinal	2	2,2
Deiscência na região inguinal	7	7,5

Retirada de Bell, 2000, com permissão.

linfonodo solitário ou de linfonodos, denominada *biópsia de linfonodo sentinela*, pode reduzir drasticamente a morbidade cirúrgica, mantendo avaliação adequada do comprometimento linfonodal. O princípio básico desse procedimento é que o primeiro linfonodo a receber a drenagem linfática do local do tumor, denominado *linfonodo sentinela*, deve ser o primeiro local de disseminação linfática maligna. Portanto, um linfonodo sentinela livre de doença implica ausência de metástases linfonodais em toda a bacia de drenagem. Atualmente, recomendam-se as técnicas que utilizam linfocintigrafia ou corante azul de isossulfano para identificação do linfonodo sentinela nos caso de câncer da vulva (Levenback, 2008).

O mapeamento linfático intraoperatório é realizado injetando-se radionuclídeos por via intradérmica na borda no tumor primário que esteja mais próxima da região inguinal. Para os tumores de linha média ambas os lados do tumor são injetados. Um contador gama manual auxilia na tentativa de identificar o linfonodo sentinela subcutâneo, e procede-se à marcação na pele. A seguir injeta-se corante azul de isossulfano no mesmo local do tumor primário (Fig. 31-8), e, após aproximadamente 5 minutos, procede-se à incisão da pele da região inguinal. O traçador e o corante são absorvidos pelo linfonodo que drena especificamente o local do tumor. O contador gama manual pode auxiliar a localizar o linfonodo sentinela, e/ou o linfonodo sentinela pode ser visualmente identificado pela coloração azul e separado dos outros linfonodos da cadeia regional.

Vários trabalhos confirmaram a acurácia da biópsia do linfonodo sentinela na predição de metástase de câncer vulvar para linfonodos inguinais. No ensaio observacional multicêntrico GROningen International Study on Sentinel Nodes in Vulvar Cancer (GROINSS-V) sobre detecção de linfonodo sentinela utilizou-se traçador radioativo e corante azul em pacientes com câncer de células escamosas da vulva medindo < 4 cm. Nas 259 pacientes com doença vulvar unifocal e biópsia negativa de linfonodo sentinela, foram diagnosticadas 6 recorrências inguinais (2,3%) e a taxa de sobrevida em 3 anos foi 97%. Além de avaliar o valor preditivo da biópsia, esse trabalho concluiu que o risco de metástase a outros linfonodos inguinais aumentou em razão do tamanho da metástase no linfonodo sentinela. O prognóstico das pacientes com metástase em linfonodo sentinela medindo > 2 cm foi significativamente pior do que daquelas com metástase < 2 cm (Oonk, 2010; Van der Zerr, 2008).

O Gynecologic Oncology Group (GOG) também conduziu um ensaio multicêntrico para avaliar os benefícios da biópsia de linfonodo sentinela no tratamento do câncer de vulva (protocolo # 173). Os dados preliminares obtidos em 459 pacientes avaliadas portadoras de lesões com no mínimo 2 cm de diâmetro e profundidade de invasão > 1 mm demonstraram sensibilidade > 90%, valor preditivo negativo > 95% e taxa de falso-negativos de 4,3%. Além disso, a combinação de linfocintigrafia e corante azul mostrou-se superior ao uso isolado de corante (Levenback, 2009a). Em razão dos dados promissores dos ensaios em andamento, a biópsia de linfonodo sentinela é uma alternativa racional à linfadenectomia inguinofemoral, em casos com câncer de vulva, quando realizada por equipe multidisciplinar habilitada em pacientes bem selecionadas (Levenback, 2009b).

Câncer de vulva em estádio III

Por definição, os cânceres de vulva em estádio III incluem linfonodos positivos. As pacientes com câncer vulvar primário operável com metástase para linfonodos inguinais são beneficiadas quando submetidas à radioterapia pélvica e inguinal

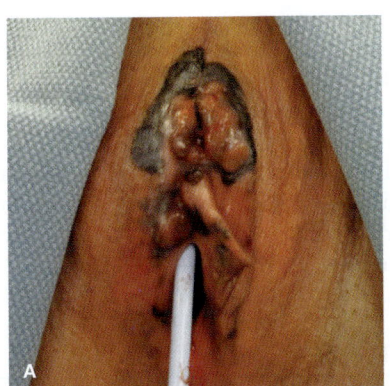
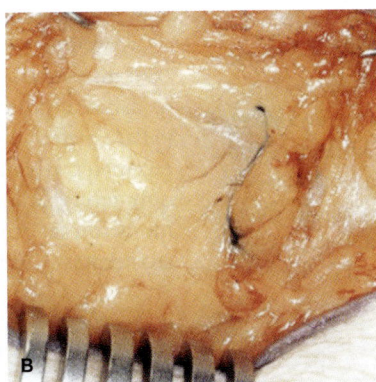
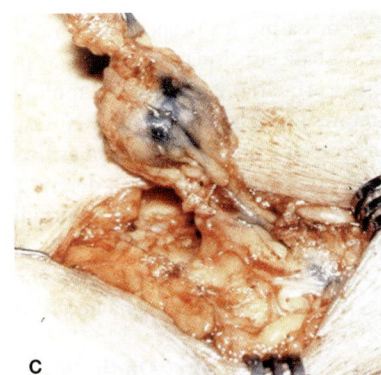

FIGURA 31-8 Avaliação de linfonodo sentinela. **A**. Corante azul e radiotraçador são injetados na periferia do tumor. (*Fotografia cedida pelo Dr. John Schorge.*) **B**. O corante azul é absorvido pelo linfonodo específico que drena o local do tumor. **C**. O linfonodo sentinela pode ser identificado visualmente, separado dos demais linfonodos da cadeia regional e retirado para exame.

pós-operatória. Normalmente, a radioterapia se inicia 3 a 4 semanas após a cirurgia para permitir cicatrização adequada da ferida operatória. Em um ensaio prospectivo e randomizado com 114 pacientes conduzido pelo GOG, essa estratégia mostrou-se superior à ressecção estendida de linfonodos pélvicos, especialmente nos casos sob suspeita clínica de linfonodos fixos ou ulcerados e dois ou mais linfonodos positivos para lesão cancerígena (Homesley, 1986; Kunos, 2009).

A adição de quimioterapia à base de platina concomitante com radioterapia foi muito influenciada pelos avanços obtidos no tratamento do câncer de colo uterino e do carcinoma de células escamosas do canal anal. Além disso, a extrapolação da aparente eficácia nos ensaios de fase II em casos mais localizados de câncer da vulva sugere um papel para essa terapia no manejo pós-operatório de pacientes com metástases linfonodais. No entanto, a raridade do câncer de vulva impede a realização de ensaio clínico mais definitivo para esse cenário.

Câncer de vulva em estádio IV

Esses cânceres localmente avançados da vulva envolvem segmento superior da uretra, mucosa vesical ou retal ou esqueleto pélvico, e podem ou não ter linfonodos inguinais positivos ou linfonodos fixos ou ulcerados. Ocasionalmente, as pacientes com câncer de vulva em estádio IVA podem ser tratadas com cirurgia primária radical. É muito mais frequente que a extensão e a localização do tumor determinem algum grau de exenteração cirúrgica para retirada de toda a lesão com margens adequadas. Os tumores inoperáveis localmente avançados podem ser efetivamente tratados com quimiorradiação para reduzir drasticamente a ressecção cirúrgica necessária. Há dois ensaios de fase II conduzidos pelo GOG demonstrando a viabilidade dessa abordagem.

No primeiro ensaio (protocolo # 101), 73 pacientes com câncer de vulva clinicamente inoperável e estadiamento III-IV foram tratadas com curso de cisplatina/5-fluorouracil e radioterapia com dose planejada de 4.760 cGy (Moore, 1998). No segundo ensaio (protocolo # 205), foram avaliadas 58 pacientes comparáveis tratadas com cisplatina semanal e dose total de radiação de 5.760 cGy (Moore, 2011). Nesse último ensaio obteve-se maior taxa de resposta (64 contra 48%) em comparação com o estudo inicial. Entretanto, não foi possível esclarecer se foi o esquema quimioterápico ou a maior dose de irradiação o responsável pelo benefício observado.

Em nossa prática propomos quimiorradiação pré-operatória com base em cisplatina quando as pacientes apresentam: (1) lesões primárias extensas que impliquem exenteração, ou (2) tumores primários inoperáveis. Nos casos em que a paciente não apresente linfonodos inguinais fixos, a linfadenectomia inguinal pré-tratamento ajuda a determinar a necessidade de irradiação inguinal. Se após a quimiorradiação houver doença residual, indica-se ressecção local. Para aquelas pacientes sem doença inguinal e resposta aparentemente total à quimiorradiação, não está esclarecido se há necessidade de cirurgia.

Câncer de vulva em estádio IVB

O tratamento das pacientes com metástase à distância deve ser individualizado. Para paliação, recorre-se à abordagem com múltiplas modalidades.

MONITORAMENTO

Após completarem o tratamento primário, todas as pacientes são submetidas a exame físico minucioso, incluindo palpação dos linfonodos inguinais e exame da pelve a cada três meses nos primeiros 2 a 3 anos. Os exames de monitoramento são então agendados a cada seis meses até que se completem 5 anos. Daí em diante as pacientes livres da doença podem ser avaliadas anualmente. Vulvoscopia e biópsias são realizadas se áreas suspeitas forem percebidas durante a história ou o exame físico. Exames radiológicos e biópsias para diagnosticar possível recorrência do tumor são realizados conforme indicação médica.

DOENÇA RECORRENTE

Uma paciente em que haja suspeita de recidiva deve ser submetida a uma avaliação cuidadosa para que se defina a extensão da doença.

Recorrências vulvares

Para as recorrências vulvares mais comuns, a reexcisão cirúrgica geralmente é a melhor opção. Para lesões menores, a vulvectomia radical parcial é apropriada. Para recorrências maiores envolvendo uretra, vagina ou reto que se encontrem no campo previamente irradiado, talvez haja necessidade de exenteração com retalho miocutâneo. Para manter a função sexual pode-se proceder à reconstrução da vagina conforme descrito na Seção 44-10 (p. 1.292) no mesmo tempo cirúrgico ou após breve intervalo.

Para pacientes não candidatas à cirurgia, a radioterapia com feixe externo combinada com braquiterapia intersticial pode ser usada. Entretanto, se tiver havido radioterapia prévia, nem sempre esse protocolo é viável e, nesses casos, a opção mais apropriada seria prover a paciente de cuidados de suporte.

Recorrências à distância

As recidivas em linfonodos inguinais indicam prognóstico reservado e virtualmente sempre estão associadas à doença fatal. Poucas dessas pacientes estão vivas ao final do primeiro ano após este diagnóstico.

A quimioterapia paliativa pode ser oferecida a pacientes com metástases pélvicas ou à distância. Contudo, são poucos os dados a indicar que a quimioterapia seja uma intervenção paliativa efetiva. Apenas a doxorrubicina e a bleomicina parecem ter atividade reprodutível como agentes isolados. A quimioterapia combinada com base em platina também demonstrou ter atividade muito reduzida em cânceres de vulva recorrentes (Cunningham, 1997; Moore, 1998).

MANEJO DURANTE A GRAVIDEZ

O câncer de células escamosas da vulva diagnosticado e tratado cirurgicamente durante a gravidez é raro e, de acordo com relatos, sua incidência é de 1 em 20.000 partos (DiSaia, 1997).

Todavia, todas as lesões suspeitas devem ser examinadas e submetidas à biópsia, mesmo durante a gravidez, para evitar atraso no diagnóstico.

A vulvectomia radical parcial ou total com linfadenectomia inguinofemoral bilateral da região inguinal podem ser realizadas quando indicadas após o primeiro trimestre de gestação. Durante o terceiro trimestre, o aumento acentuado da vasculatura genital pode aumentar a morbidade cirúrgica. Em geral, quando o diagnóstico é feito no final do terceiro trimestre, as lesões podem ser removidas por excisão local extensa, e a cirurgia definitiva adiada até o período pós-parto. Nos casos em que o diagnóstico não é feito até o parto, a cirurgia definitiva deve ser realizada tão logo for considerada apropriada pelo médico responsável, o que, na maioria dos casos relatados, ocorreu em 2 a 3 semanas.

O tipo de parto após a cirurgia fica a critério do obstetra, e a decisão é muito influenciada pelo estado pós-cirúrgico da vulva. Em caso de estenose vaginal, fibrose importante ou envolvimento do tumor, recomenda-se cesariana.

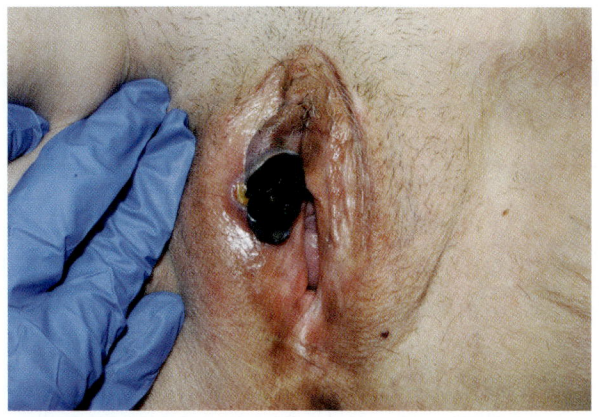

FIGURA 31-9 Fotografia de melanoma vulvar. (*Fotografia cedida pela Dra. Debra Richardson.*)

MELANOMA

O melanoma de vulva é a segunda doença maligna mais comum a ocorrer na vulva, representando 8 a 10% de todas as malignidades vulvares. O melanoma da vulva é uma doença de mulheres idosas, e sua incidência atinge o máximo entre a 5ª e a 8ª décadas de vida (Piura, 1992; Podratz, 1983). Desenvolve-se mais comumente em populações brancas do que em asiática, afroamericanas, ou outras com maior pigmentação (Evans, 1994; Franklin, 1991; Piura, 1992).

O melanoma vulvar maligno surge com maior frequência em pequenos e grandes lábios ou clitóris (Figs. 31-9 e 31-10) (Moore, 1998; Piura, 1992; Woolcott, 1988). De forma semelhante, várias lesões pigmentadas benignas, incluindo lentigo simples, melanose vulvar, acantose nigricante, ceratose seborreica e nevos juncionais, compostos, intradérmicos ou displásicos, também podem ser observadas nessas áreas (Capítulo 4, p. 120). Além disso, na categoria das neoplasias vulvares pigmentadas estão ainda NIV, carcinoma de células escamosas e doença de Paget. Portanto, é obrigatório coletar amostras dos tecidos, e exames imuno-histoquímicos e microscopia eletrônica podem ajudar a esclarecer o diagnóstico. Foram descritos três subtipos histológicos de melanoma vulvar: melanoma superficial disseminado (MSD), melanoma nodular (MN) e melanoma lentiginoso acral (MLA).

O estadiamento de melanomas vulvares vem sendo feito por vários sistemas de microestadiamento, incluindo os de Chung, Clark e Breslow (Tabela 31-6). O sistema de Clark para estadiamento de melanomas cutâneos tem como base a profundidade da invasão. Concordando que a profundidade seria importante, Breslow publicou uma lista alternativa de indicadores prognósticos, mas acrescentou o tamanho do tumor e utilizou sua espessura como a medida mais relevante na medição do tumor. Todos os três sistemas mostraram boa correlação com o prognóstico das pacientes com melanoma cutâneo.

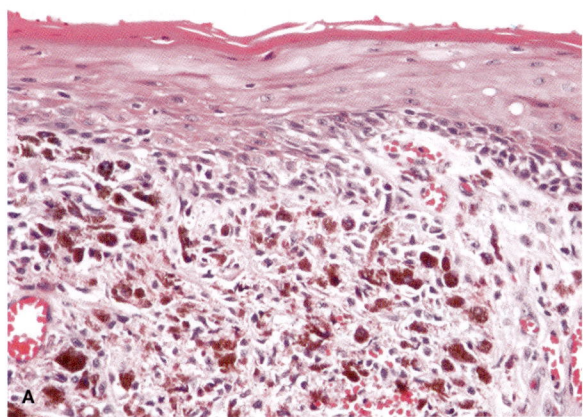
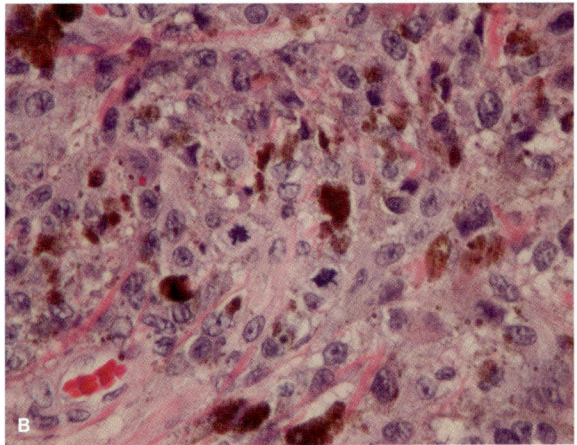

FIGURA 31-10 Microfotografia de melanoma vulvar. **A.** Visão com amplificação média. Células atípicas, hipercromáticas, de melanoma observadas no interior da camada basal do epitélio superficial. Células de melanoma contendo melanina intracitoplasmática invadem uma faixa ampla do estroma subepitelial. **B.** Visão com microscópio de grande aumento. Neste caso, as células malignas do melanoma apresentam nucléolos ocasionalmente proeminentes, melanina intracitoplasmática abundante e mitoses frequentes, incluindo mitoses anormais. (*Fotografias cedidas pela Dra. Kelley Carrick.*)

TABELA 31-6 Microestadiamento dos melanomas da vulva

	Níveis de Clark	Chung et al	Breslow
I	Intraepitelial	Intraepitelial	< 0,76 mm
II	Penetrando a derme papilar	≤ 1 mm a partir da camada granular	0,76 a 1,50 mm
III	Preenchendo as papilas dérmicas	1,1 a 2 mm a partir da camada granular	1,51 a 2,25 mm
IV	Penetrando a derme reticular	> 2 mm a partir da camada granular	2,26 a 3,0 mm
V	Penetrando a gordura subcutânea	Penetrando a gordura subcutânea	> 3 mm

Segundo Hacker, 2005, com permissão.

Não há dados prospectivos de ensaios clínicos randomizados que avaliem a extensão das margens negativas em mulheres com melanoma vulvar, e as técnicas cirúrgicas não parecem alterar o prognóstico (Verschraegen, 2001). Recomendamos que as pacientes sejam submetidas à vulvectomia radical parcial com margem de 1 a 2 cm (Irvin, 2001).

A presença e o número de metástases linfonodais é um preditor prognóstico importante. A incidência de linfonodos inguinais ocultos é inferior a 5% para melanomas delgados (medindo < 1 mm) e maior que 70% para lesões espessas (4 mm) (Hoskins, 2000). A decisão entre linfadenectomia inguinofemoral e biópsia de linfonodo sentinela deve considerar o potencial de morbidade do procedimento contra o alcance limitado da terapia adjuvante para doença metastática. Atualmente nossa prática tem sido realizar linfadenectomia inguinofemoral, adequada em função da espessura da lesão, além de vulvectomia radical parcial.

Em algumas pacientes com melanoma cutâneo envolvendo outras superfícies corporais, há ensaios a sugerir que a terapia adjuvante pode ser benéfica na prevenção de recidiva. Especificamente, o tratamento adjuvante com interferon alfa em alta dose mostrou-se capaz de aumentar as taxas de sobrevida livre de doença e global em pacientes com melanoma cutâneo (Lens, 2002). Não obstante, considerando o pequeno número de pacientes com melanoma vulvar, não há ensaios que tenham avaliado o benefício dessa terapia adjuvante nesses casos. Além disso, a tolerabilidade ao tratamento com interferon tem sido uma barreira à adesão da paciente.

Em geral, as pacientes com melanoma vulvar têm prognóstico reservado e tendência à recidiva local e evolução com metástases à distância via disseminação hematogênica. Os óbitos decorrentes de melanoma vulvar em geral resultam de efeitos da doença metastática disseminada, comprometendo especialmente pulmões, fígado ou cérebro. Em uma análise do banco de dados do Surveillance Epidemiology and End Results (SEER), composto por 644 pacientes, as taxas de sobrevida específica para a doença em 5 anos naquelas com tumor localizado, disseminação regional e doença à distância foram, respectivamente, 75, 39 e 22% (Sugiyama, 2007).

CARCINOMA BASOCELULAR

O carcinoma basocelular de vulva (CBC) representa menos de 2% de todos os cânceres de vulva, sendo mais comumente observado em mulheres idosas (DiSaia, 1997). As lesões surgem caracteristicamente nos grandes lábios. Na vulva, o carcinoma basocelular é caracterizado por hipopigmentação, prurido e aparência clínica que normalmente imita outras patologias dermatológicas, como eczema, psoríase ou intertrigo. Consequentemente, o diagnóstico correto em geral é tardio e normalmente ocorre após tentativas de tratamento para outras dermatoses inflamatórias ou infecciosas.

Embora se acredite que a radiação ultravioleta seja o principal fator de risco para carcinoma basocelular em áreas expostas ao sol, seu desenvolvimento em áreas protegidas da luz solar indica a possibilidade de outros agentes etiológicos, mesmo que ainda indefinidos. A literatura sugere que trauma local e idade avançada possam contribuir para o desenvolvimento desse tipo de carcinoma (LeSueur, 2003; Wermuth, 1970).

O carcinoma basocelular deve ser removido por excisão local extensa com margem cirúrgica de no mínimo 1 cm. Também há necessidade de obter margem de 1 cm livre de doença no plano profundo. A metástase linfática ou à distância é rara, porém recidivas locais podem ocorrer, em especial nos tumores removidos com margens de ressecção subótimas.

SARCOMA VULVAR

O sarcoma vulvar é raro, e leiomiossarcoma, histiocitoma fibroso maligno, sarcoma epitelioide e tumor rabdoide maligno são alguns dos tipos histológicos mais frequentemente encontrados. Os tumores em geral desenvolvem-se como massas isoladas em grandes lábios, clitóris ou glândula de Bartholin (Fig. 31-11). Diferentemente do carcinoma escamoso de vulva, a faixa etária das mulheres afetadas é significativamente mais ampla e varia de acordo com os tipos histológicos. Não há séries de casos abrangentes que relatem o manejo do sarcoma vulvar. O tratamento recomendado para a maioria dos tipos é cirurgia primária seguida de radioterapia ou quimioterapia adjuvantes, ou ambas.

CARCINOMA DA GLÂNDULA DE BARTHOLIN

Tumores malignos primários surgidos na glândula de Bartholin podem ser adenocarcinomas, carcinomas de células escamosas ou carcinomas de células transicionais. A incidência dos carcinomas da glândula de Bartholin atinge o máximo em meados da sétima década de vida Normalmente essas glândulas são circundadas por tecido mole distensível, e os tumores podem

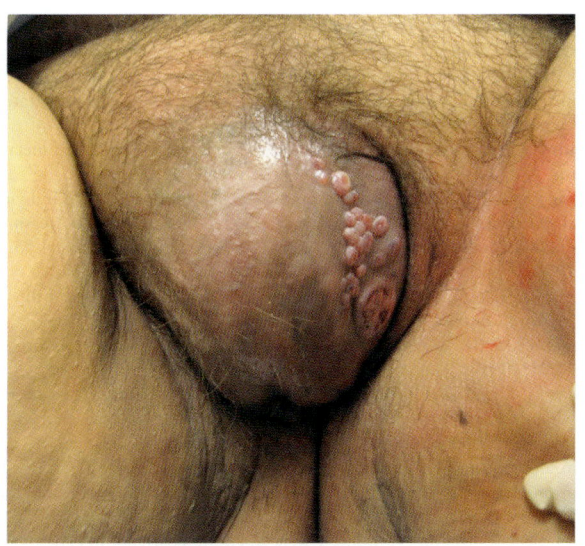

FIGURA 31-11 Sarcoma epitelioide vulvar.

atingir tamanho considerável antes do que as pacientes desenvolvam sintomas. Dispareunia comumente é a primeira queixa.

O aumento da glândula de Bartholin em paciente com mais de 40 anos de idade e a ocorrência de cistos ou abscessos recorrentes indicam biópsia ou excisão (Seção 41-20, p. 1.066). De forma semelhante, todas as massas sólidas devem ser submetidas à aspiração com agulha fina ou biópsia para estabelecer o diagnóstico definitivo.

Os carcinomas da glândula de Bartholin tendem à disseminação para a fossa isquiorretal, com propensão à metástase linfática para linfonodos inguinais e pélvicos. O tratamento consiste em vulvectomia radical parcial com linfadenectomia inguinofemoral. As decisões sobre proceder à dissecção inguinal ipsilateral ou bilateral seguem os mesmos critérios descritos para os tumores de células escamosas. A quimiorradiação pós-operatória mostrou-se capaz de reduzir a probabilidade de recorrência local em todos os estádios da doença. Se a lesão inicial atinge o reto ou o esfíncter anal, pode-se utilizar quimiorradiação pré-operatória para evitar uma cirurgia extensiva.

DOENÇA DE PAGET VULVAR

A doença de Paget extramamária é um grupo heterogêneo de neoplasias intraepiteliais e, quando ocorre na vulva, apresenta-se como região eczematoide, hiperemiada e úmida (Fig. 31-12). Com frequência localiza-se em grandes lábios, corpo perineal ou região do clitóris. Essa doença caracteristicamente se desenvolve em mulheres brancas de mais idade, representando cerca de 2% de todos os tumores vulvares. A doença de Paget vulvar é acompanhada de adenocarcinoma invasivo em 10 a 20% dos casos (Hoskins, 2000). Além disso, 20 a 30% das pacientes apresentam ou evoluirão posteriormente com adenocarcinoma em outra localização não vulvar.

A classificação histológica proposta por Williamson e Brown inclui: (1) doença de Paget vulvar cutânea primária, (2) doença de Paget como extensão de carcinoma de células transicionais de bexiga ou de uretra e (3) doença de Paget como extensão de câncer primário de estrutura adjacente como vulva, ânus ou reto. A diferenciação histológica entre os tipos de doença de Paget é importante, uma vez que o diagnóstico específico tem influência significativa sobre a seleção do tratamento.

A doença de Paget vulvar cutânea primária tem crescimento lento. As áreas de lesão devem ser removidas com excisão local ampla. É frequente haver margens positivas, e a recorrência é comum independentemente de margens cirúrgicas positivas ou negativas (Black, 2007). Se houver suspeita de doença invasiva, recomenda-se a vulvectomia radical parcial com extensão das margens profundas até a membrana perineal. A recorrência de doença de Paget é comum e é prudente o monitoramento em longo prazo, uma vez que, frequentemente, há necessidade

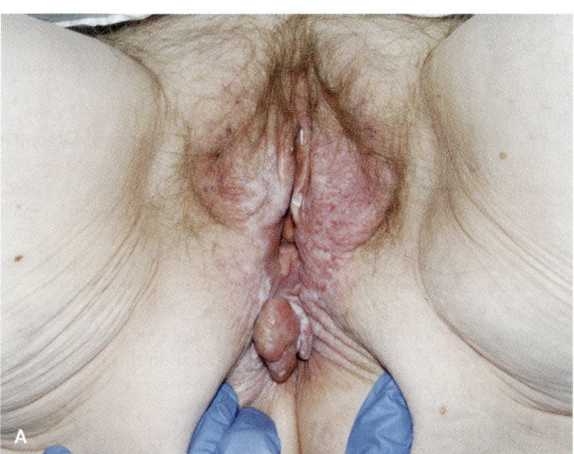
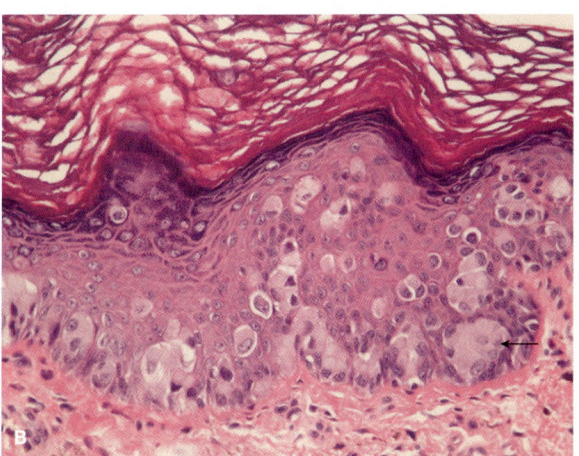

FIGURA 31-12 Doença de Paget vulvar. **A**. Doença de Paget envolvendo os grandes lábios bilateralmente, períneo, periânus, com massa sólida na região perianal direita. (*Fotografia cedida pela Dra. Claudia Werner.*) **B**. Microfotografia de doença de Paget cutânea vulvar primária. A doença é caracterizada microscopicamente pela presença de células atípicas relativamente grandes com nucléolos proeminentes e citoplasma fino abundante (*seta*). Essas células neoplásicas, na maioria dos casos, estão restritas ao epitélio e nessas circunstâncias seriam classificadas como adenocarcinoma *in situ*. (*Fotografia cedida pela Dra. Kelley Carrick.*)

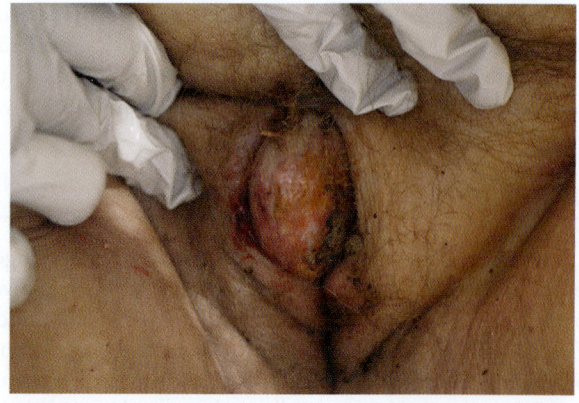

FIGURA 31-13 Tumor sólido na vulva. A biópsia revelou metástase de câncer de endométrio para o clitóris. (*Fotografia cedida pelo Dr. William Griffith.*)

de repetir a excisão cirúrgica. Além disso, deve-se considerar rastrear e monitorar tumores em sítios não ginecológicos.

CÂNCER METASTÁTICO PARA A VULVA

Os tumores metastáticos representam aproximadamente 8% dos cânceres de vulva. Os tumores podem se estender a partir de câncer de bexiga, uretra, vagina ou reto. Entre os cânceres mais distantes estão os de mama, rim, pulmão, estômago e coriocarcinoma gestacional (Fig. 31-13) (Wilkinson, 2011).

REFERÊNCIAS

Bell JG, Lea JS, Reid GC: Complete groin lymphadenectomy with preservation of the fascia lata in the treatment of vulvar carcinoma. Gynecol Oncol 77:314, 2000

Binder SW, Huang I, Fu YS, et al: Risk factors for the development of lymph node metastasis in vulvar squamous cell carcinoma. Gynecol Oncol 37:9, 1990

Black D, Tornos C, Soslow RA, et al: The outcomes of patients with positive margins after excision for intraepithelial Paget's disease of the vulva. Gynecol Oncol 104:547, 2007

Bodelon C, Madeleine MM, Voigt LF, et al: Is the incidence of invasive vulvar cancer increasing in the United States? Cancer Causes Control 20:1779, 2009

Brinton LA, Nasca PC, Mallin K, et al: Case-control study of cancer of the vulva. Obstet Gynecol 75:859, 1990

Burke TW, Levenback C, Coleman RL, et al: Surgical therapy of T1 and T2 vulvar carcinoma: further experience with radical wide excision and selective inguinal lymphadenectomy. Gynecol Oncol 57:215, 1995

Canavan TP, Cohen D: Vulvar cancer. Am Fam Physician 66(7):1269, 2002

Chan JK, Sugiyama V, Pham H, et al: Margin distance and other clinico-pathologic prognostic factors in vulvar carcinoma: a multivariate analysis. Gynecol Oncol 104:636, 2007

Creasman WT: New gynecologic cancer staging. Gynecol Oncol 58:157, 1995

Cunningham MJ, Goyer RP, Gibbons SK, et al: Primary radiation, cisplatin, and 5-fluorouracil for advanced squamous carcinoma of the vulva. Gynecol Oncol 66:258, 1997

Dardarian TS, Gray JT, Morgan MA, et al: Saphenous vein sparing during inguinal lymphadenectomy to reduce morbidity in patients with vulvar carcinoma. Gynecol Oncol 101(1):140, 2006

DiSaia PJ, Creasman WT (eds): Invasive cancer of the vulva. In Clinical Gynecologic Oncology, 5th ed. St. Louis, MO, Mosby-Year Book, 1997, pp 202, 229

Donaldson ES, Powell DE, Hanson MB, et al: Prognostic parameters in invasive vulvar cancer. Gynecol Oncol 11:184, 1981

Elit L, Voruganti S, Simunovic M: Invasive vulvar cancer in a woman with human immunodeficiency virus: case report and review of the literature. Gynecol Oncol 98:151, 2005

Evans RA: Review and current perspectives of cutaneous malignant melanoma. J Am Coll Surg 179:764, 1994

Farias-Eisner R, Cirisano FD, Grouse D, et al: Conservative and individualized surgery for early squamous carcinoma of the vulva: the treatment of choice for stage I and II ($T_{1-2}N_{0-1}M_0$) disease. Gynecol Oncol 53:55, 1994

Figge DC, Tamimi HK, Greer BE: Lymphatic spread in carcinoma of the vulva. Am J Obstet Gynecol 152:387, 1985

Franklin EW III, Weiser EB: Surgery for vulvar cancer. Surg Clin North Am 71:911, 1991

Frisch M, Biggar RJ, Goedert JJ: Human papillomavirus-associated cancers in patients with human immunodeficiency virus infection and acquired immunodeficiency syndrome. J Natl Cancer Inst 92:1500, 2000

Gonzalez Bosquet J, Magrina JF, Magtibay PM, et al: Patterns of inguinal groin metastases in squamous cell carcinoma of the vulva. Gynecol Oncol 105:742, 2007

Gordinier ME, Malpica A, Burke TW, et al: Groin recurrence in patients with vulvar cancer with negative nodes on superficial inguinal lymphadenectomy. Gynecol Oncol 90:625, 2003

Hacker NF: Vulvar cancer. In Berek JS, Hacker NF (eds): Practical Gynecologic Oncology. Philadelphia, Lippincott Williams & Wilkins, 2005, p 471

Hacker NF, Berek JS, Lagasse LD, et al: Individualization of treatment for stage I squamous cell vulvar carcinoma. Obstet Gynecol 63:155, 1984

Hacker NF, Berek JS, Lagasse LD, et al: Management of regional lymph nodes and their prognostic influence in vulvar cancer. Obstet Gynecol 61:408, 1983

Heaps JM, Fu YS, Montz FJ, et al: Surgical-pathologic variables predictive of local recurrence in squamous cell carcinoma of the vulva. Gynecol Oncol 38(3):309, 1990

Hildesheim A, Han CL, Brinton LA, et al: Human papillomavirus type 16 and risk of preinvasive and invasive vulvar cancer: results from a seroepidemiological case-control study. Obstet Gynecol 90:748, 1997

Homesley HD, Bundy BN, Sedlis A, et al: Assessment of current International Federation of Gynecology and Obstetrics staging of vulvar carcinoma relative to prognostic factors for survival (a Gynecologic Oncology Group study). Am J Obstet Gynecol 164(4):997, 1991

Homesley HD, Bundy BN, Sedlis A, et al: Prognostic factors for groin node metastasis in squamous cell carcinoma of the vulva. A Gynecologic Oncology Group study. Gynecol Oncol 49:279, 1993

Homesley HD, Bundy BN, Sedlis A, et al: Radiation therapy versus pelvic node resection for carcinoma of the vulva with positive groin nodes. Obstet Gynecol 68:733, 1986

Hoskins WJ, Perez CA, Young RC (eds): Vulva. In Principles and Practice of Gynecologic Oncology, 3rd ed. Philadelphia, Lippincott Williams & Wilkins, 2000, p 665

Irvin WP Jr, Legallo RL, Stoler MH, et al: Vulvar melanoma: a retrospective analysis and literature review. Gynecol Oncol 83:457, 2001

Jones RW, Rowan DM, Stewart AW: Vulvar intraepithelial neoplasia: aspects of the natural history and outcome in 405 women. Obstet Gynecol 106:1319, 2005

Judson PL, Jonson AL, Paley PJ, et al: A prospective, randomized study analyzing Sartorius transposition following inguinal-femoral lymphadenectomy. Gynecol Oncol 95:226, 2004

Kalnicki S, Zide A, Maleki N, et al: Transmission block to simplify combined pelvic and inguinal radiation therapy. Radiology 164:578, 1987

Kirschner CV, Yordan EL, De Geest K, et al: Smoking, obesity, and survival in squamous cell carcinoma of the vulva. Gynecol Oncol 56:79, 1995

Kunos C, Simpkins F, Gibbons H, et al: Radiation therapy compared with pelvic node resection for node-positive vulvar cancer: a randomized controlled trial. Obstet Gynecol 114:537, 2009

Lens MB, Dawes M: Interferon alfa therapy for malignant melanoma: a systematic review of randomized controlled trials. J Clin Oncol 20(7):1818, 2002

LeSueur BW, DiCaudo DJ, Connolly SM: Axillary basal cell carcinoma. Dermatol Surg 29:1105, 2003

Levenback C: Update on sentinel lymph node biopsy in gynecologic cancers. Gynecol Oncol 111(2 Suppl):S42, 2008

Levenback C, Morris M, Burke TW, et al: Groin dissection practices among gynecologic oncologists treating early vulvar cancer. Gynecol Oncol 62(1):73, 1996

Levenback CF, Tian C, Coleman RL, et al: Sentinel node (SN) biopsy in patients with vulvar cancer: a Gynecologic Oncology Group (GOG) study. Abstract No. 5505. Presented at the Annual Meeting of the American Society of Clinical Oncology. June 2009a

Levenback CF, van der Zee AGJ, Lukas R, et al: Sentinel lymph node biopsy in patients with gynecologic cancers. Expert panel statement from the International Sentinel Node Society Meeting, February 21, 2008. Gynecol Oncol 114:151, 2009b

Madeleine MM, Daling JR, Carter JJ, et al: Cofactors with human papillomavirus in a population-based study of vulvar cancer. J Natl Cancer Inst 89:1516, 1997

Moore D, Ali S, Barnes M, et al: A phase II trial of radiation therapy and weekly cisplatin chemotherapy for the treatment of locally advanced squamous cell carcinoma of the vulva: a Gynecologic Oncology Group study. Abstract No. 1. Presented at the 42nd Annual Meeting of the Society of Gynecologic Oncologists. March 6, 2011

Moore DH, Thomas GM, Montana GS, et al: Preoperative chemoradiation for advanced vulvar cancer: a phase II study of the Gynecologic Oncology Group. Int J Radiat Oncol Biol Phys 42:79, 1998

Morley GW: Infiltrative carcinoma of the vulva: results of surgical treatment. Am J Obstet Gynecol 124:874, 1976

Oonk MH, van Hemel BM, Hollema H, et al: Size of sentinel-node metastasis and chances of non-sentinel-node involvement and survival in early stage vulvar cancer: results from GROINSS-V, a multicentre observational study. Lancet Oncol 11:646, 2010

Origoni M, Sideri M, Garsia S, et al: Prognostic value of pathological patterns of lymph node positivity in squamous cell carcinoma of the vulva stage III and IVA FIGO. Gynecol Oncol 45:313, 1992

Pecorelli S: Revised FIGO staging for carcinoma of the vulva, cervix, and endometrium. Int J Gynaecol Obstet 105(2):103, 2009

Piura B, Egan M, Lopes A, et al: Malignant melanoma of the vulva: a clinicopathologic study of 18 cases. J Surg Oncol 50:234, 1992

Podratz KC, Gaffey TA, Symmonds RE, et al: Melanoma of the vulva: an update. Gynecol Oncol 16:153, 1983

Preti M, Rouzier R, Mariani L, et al: Superficially invasive carcinoma of the vulva: diagnosis and treatment. Clin Obstet Gynecol 48:862, 2005

Rolfe KJ, Crow JC, Benjamin E, et al: Cyclin D1 and retinoblastoma protein in vulvar cancer and adjacent lesions. Int J Gynecol Cancer 11:381, 2001

Rouzier R, Haddad B, Dubernard G, et al: Inguinofemoral dissection for carcinoma of the vulva: effect of modifications of extent and technique on morbidity and survival. J Am Coll Surg 196:442, 2003

Scully RE, Bonfiglio TA, Kurman RJ, et al: Histological typing of female genital tract tumors. In World Health Organization International Histological Classification of Tumors. New York, Springer, 1994

Siegel R, Ward E, Brawley O, et al: Cancer statistics, 2011: the impact of eliminating socioeconomic and racial disparities on premature cancer deaths. CA Cancer J Clin 61(4):212, 2011

Stehman FB, Look KY: Carcinoma of the vulva. Obstet Gynecol 107(3):719, 2006

Stroup AM, Harlan LC, Trimble EL: Demographic, clinical, and treatment trends among women diagnosed with vulvar cancer in the United States. Gynecol Oncol 108(3):577, 2008

Sugiyama VE, Chan JK, Shin JY, et al: Vulvar melanoma: a multivariable analysis of 644 patients. Obstet Gynecol 110:296, 2007

Tantipalakorn C, Robertson G, Marsden DE, et al: Outcome and patterns of recurrence for International Federation of Gynecology and Obstetrics (FIGO) stages I and II squamous cell vulvar cancer. Obstet Gynecol 113(4):895, 2009

Van der Steen S, de Nieuwenhof HP, Massuger L, et al: New FIGO staging system of vulvar cancer indeed provides a better reflection of prognosis. Gynecol Oncol 119(3):520, 2010

Van der Zee AG, Oonk MH, De Hullu JA, et al: Sentinel node dissection is safe in the treatment of early-stage vulvar cancer. J Clin Oncol 26:884, 2008

van Seters M, van Beurden M, de Craen AJ: Is the assumed natural history of vulvar intraepithelial neoplasia III based on enough evidence? A systematic review of 3322 published patients. Gynecol Oncol 97:645, 2005

Verschraegen CF, Benjapibal M, Supakarapongkul W, et al: Vulvar melanoma at the M. D. Anderson Cancer Center: 25 years later. Int J Gynecol Cancer 11:359, 2001

Way S: The anatomy of the lymphatic drainage of the vulva and its influence on the radical operation for carcinoma. Ann R Coll Surg Engl 3(4):187, 1948

Wermuth BM, Fajardo LF: Metastatic basal cell carcinoma: a review. Arch Pathol 90:458, 1970

Wilkinson EJ: Premalignant and malignant tumors of the vulva. In Kurman RJ, Ellenson LH, Ronnett BM (eds): Blaustein's Pathology of the Female Genital Tract. New York, Springer, 2011, p 95

Woolcott RJ, Henry RJ, Houghton CR: Malignant melanoma of the vulva: Australian experience. J Reprod Med 33:699, 1988

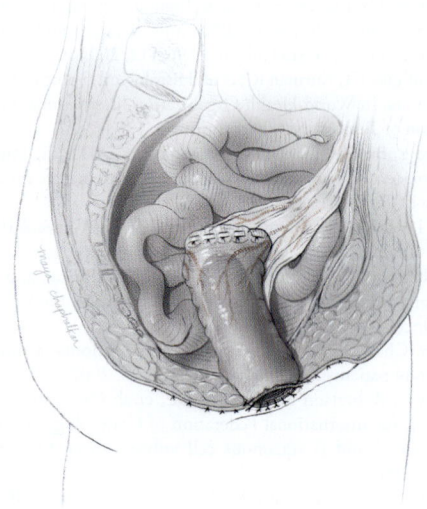

CAPÍTULO 32

Câncer de Vagina

ANATOMIA 808
INCIDÊNCIA 808
CARCINOMA DE CÉLULAS ESCAMOSAS 809
RISCOS.. 809
DIAGNÓSTICO 809
ESTADIAMENTO E CLASSIFICAÇÃO 810
PROGNÓSTICO 810
TRATAMENTO 810
MONITORAMENTO 812
DOENÇA RECORRENTE 812
CÂNCER DE VAGINA DE CÉLULAS ESCAMOSAS NA GRAVIDEZ ... 813
ADENOSE VAGINAL E TUMORES DESRELACIONADOS 813
RABDOMIOSSARCOMA EMBRIONÁRIO
(SARCOMA BOTRIOIDE) 813
OUTROS CÂNCERES DE VAGINA 814
REFERÊNCIAS 815

O carcinoma de vagina primário é raro e representa apenas 1 a 2% de todas as malignidades ginecológicas (National Cancer Institute, 2011). Essa baixa incidência reflete a raridade do desenvolvimento de carcinoma primário na vagina, bem como os critérios rígidos para seu diagnóstico. De acordo com os critérios de estadiamento da Federação Internacional de Ginecologia e Obstetrícia (FIGO), a lesão vaginal que acomete órgãos adjacentes, como o colo uterino ou a vulva, é, por convenção, considerada primária de colo uterino ou de vulva, respectivamente (Pecorelli, 1999). O câncer encontrado na vagina tem maior probabilidade de ser metastático do que uma doença primária. Considerando os implantes metastáticos, as origens mais comuns são colo uterino, endométrio e colo/reto. O tipo histológico mais comum de câncer primário de vagina é o carcinoma de células escamosas, seguido pelo adenocarcinoma (Platz, 1995).

ANATOMIA

Epitélio vaginal

Embriologicamente, os ductos müllerianos e o seio urogenital contribuem para a formação da vagina (Fig. 18-5, p. 486). No início do desenvolvimento fetal, as extremidades caudais dos ductos müllerianos fundem-se para formar o canal uterovaginal, que é revestido por epitélio colunar. Subsequentemente, as células escamosas do seio urogenital migram pelo canal uterovaginal e substituem esse epitélio colunar original. Essas células escamosas estratificam-se, e a vagina entra em processo de maturação e espessamento. Sob esse epitélio, encontram-se as camadas muscular e adventícia.

Suprimento vascular e linfático

Extensão local e invasão linfática são padrões comuns de disseminação do câncer de vagina. Os canais linfáticos que drenam a vagina formam anastomoses extensas, complexas e variáveis. Como resultado, qualquer linfonodo na pelve, na região inguinal ou na área anorretal pode drenar qualquer segmento da vagina. Destes, os linfonodos ilíacos comuns, internos e externos são os principais locais da drenagem linfática vaginal. Alternativamente, a vagina posterior pode drenar para os linfonodos inferiores glúteos, pré-sacrais ou perirretais, e o terço distal da vagina, para os linfonodos superficiais e inguinais profundos (Frank, 2005).

A disseminação hematogênica do câncer de vagina é menos frequente, e a drenagem venosa ocorre pelas veias retais, pudendas e uterinas, que drenam para o interior da veia ilíaca interna. O sangue arterial é fornecido à vagina principalmente a partir das ramificações da artéria ilíaca interna, que incluem as artérias uterinas, vaginais, retais médias e pudendas internas (ver Fig. 38-12, p. 927).

INCIDÊNCIA

Estimou-se que no ano de 2011 terão sido diagnosticados 2.570 novos casos de câncer de vagina nos EUA e terão havido

780 óbitos causados pela doença (Siegel, 2011). A incidência geral é 0,45 casos por 100.000 mulheres, mas é notavelmente menor em brancas (0,42) em comparação com negras e hispânicas (0,73 e 0,56, respectivamente) (Watson, 2009).

As taxas de câncer de vagina aumentam com a idade e chegam ao máximo entre mulheres 80 anos de idade. A média de idade no momento do diagnóstico é 58 anos (Watson, 2009). Das formas histológicas de câncer de vagina, o carcinoma de células escamosas responde por 70 a 80% dos casos primários (Beller, 2003; Platz, 1995).

CARCINOMA DE CÉLULAS ESCAMOSAS

Riscos

O câncer de células escamosas surge do epitélio estratificado não queratinizado (Fig. 32-1). Assim como outros cânceres do trato reprodutivo inferior, o papilomavírus humano (HPV) está diretamente associado ao câncer de vagina de células escamosas. Por exemplo, Daling e colaboradores (2002) analisaram os resultados de um estudo de caso-controle com 156 mulheres com carcinoma de células escamosas *in situ* ou carcinoma vaginal invasivo. O DNA do HPV foi encontrado em 82% das lesões *in situ* e em 64% dos tumores invasivos. Especificamente, anticorpos contra os sorotipos 16 e 18 do HPV foram identificados em mais de 50% das pacientes. Em razão dessa associação com infecção por HPV, o carcinoma vaginal *in situ* e o carcinoma vaginal invasivo de células escamosas compartilham fatores de risco semelhantes aos do câncer de colo uterino. Alguns desses fatores são cinco ou mais parceiros sexuais durante a vida, idade precoce na primeira relação sexual e tabagismo atual. As mulheres com história de câncer de vulva ou de colo uterino também têm risco aumentado. Esta última associação talvez tenha origem no efeito de campo do HPV afetando múltiplos epitélios do trato genital ou resulte de extensão direta do tumor.

A neoplasia intraepitelial vaginal (NIVa) é precursora do câncer invasivo da vagina, e aproximadamente 2% das pacientes com NIVa evoluirão com câncer invasivo (Dodge, 2001). A vacina quadrivalente anti-HPV é efetiva para prevenção de NIVas 2 e 3 associadas aos HPVs 16 e 17 (Joura, 2007). É possível que, com o uso de vacinas anti-HPV, reduzam-se os casos de câncer de vagina invasivo no futuro.

Diagnóstico

Sangramento vaginal é a queixa mais comumente associada ao câncer de vagina, embora dor pélvica e corrimento vaginal também possam estar presentes. Com menor frequência, lesões na parede vaginal anterior podem levar à disúria, hematúria ou urgência urinária. Alternativamente, constipação pode decorrer de lesões na parede posterior. A maioria dos cânceres de vagina desenvolve-se no terço superior da vagina. Além disso, entre as mulheres com câncer, aquelas que se submeteram à

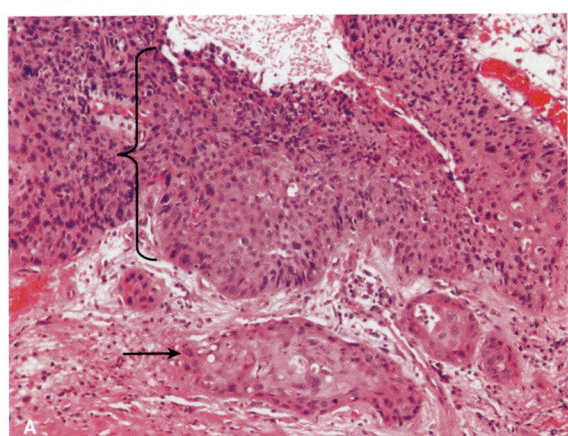

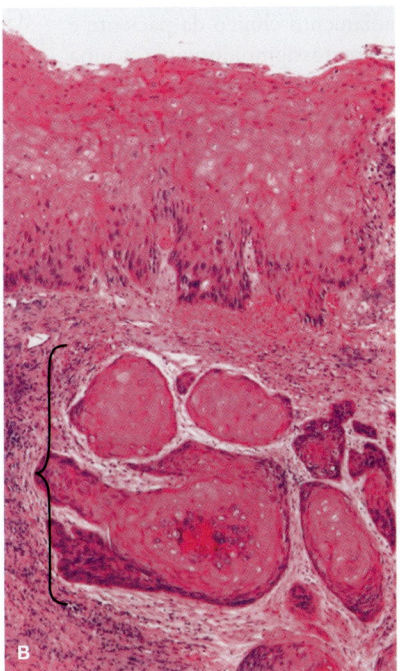

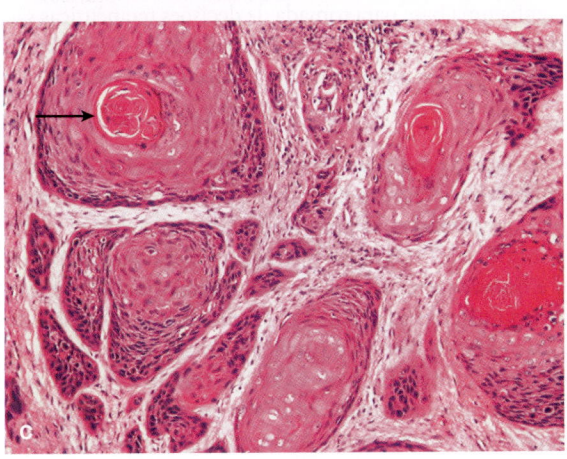

FIGURA 32-1 Cortes mostrando carcinoma invasivo de células escamosas da vagina. **A.** Carcinoma superficialmente invasivo de células escamosas da vagina com sobreposição de carcinoma de células escamosas *in situ (colchete)* (×10). **B.** Carcinoma invasivo e bem diferenciado de células escamosas da vagina (*colchete*) (×4). **C.** Carcinoma invasivo e bem diferenciado de células escamosas da vagina (×10). O tumor invasivo é composto de ninhos irregulares de células escamosas malignas com pérolas de queratina (*setas*) e pontes intercelulares. (*Fotografias cedidas pela Dra. Kelley Carrick.*)

histerectomia têm maior probabilidade de apresentar lesões na parte superior da vagina (70%) do que aquelas não submetidas à histerectomia (36%) (Chyle, 1996).

No exame da pelve de todas as pacientes, a vagina deve ser inspecionada enquanto o espéculo está sendo inserido ou removido. Se for encontrada uma lesão macroscópica, normalmente é possível diagnosticar câncer de vagina com biópsia por punção no consultório. A biópsia pode ser obtida com pinça Tischler (Fig. 29-15, p. 750). O gancho de Emmett, um tipo de gancho cutâneo, pode ser útil para elevar e estabilizar o tecido vaginal durante a biópsia. Se não for detectada uma lesão macroscópica, a vaginoscopia pode ajudar a guiar as biópsias, conforme descrito no Capítulo 29 (p. 755). O toque bimanual pode auxiliar a determinar o tamanho do tumor, e o exame retovaginal é especialmente importante para lesões na parede posterior.

Uma vez que o câncer tenha sido diagnosticado, nenhum exame de laboratório específico além daqueles normalmente usados para avaliação pré-operatória, como hemograma e painel de bioquímica sérica, é necessário. A tomografia computadorizada (TC) pode delinear o tamanho e a extensão de muitos tumores (Fig. 32-2). Entretanto, se a extensão do câncer não estiver evidente, a ressonância magnética (RM) é ferramenta radiológica mais útil disponível para visualizar a vagina. Também pode-se optar pela tomografia por emissão de pósitrons com fluorodesoxiglicose (FDG-PET) para investigar se há envolvimento de linfonodos e metástases à distância. A FDG-PET mostrou-se mais sensível do que a TC para detecção de linfonodos anormais (Lamoreaux, 2005).

Assim como no câncer de colo uterino, o exame sob anestesia pode ser útil para o estadiamento clínico da paciente e orientação do tratamento. A proctossigmoidoscopia a uma profundidade de pelo menos 15 cm pode detectar invasão local do intestino, e a uretrocistografia deve ser realizada quando houver tumores no segmento anterior para excluir envolvimento de bexiga e uretra.

Estadiamento e classificação

O estadiamento do câncer de vagina é similar ao do câncer de colo uterino, sendo realizado clinicamente por exame físico e com o auxílio de uretrocistografia, proctossigmoidoscopia e radiografia de tórax (Tabela 32-1, Tabela 32-2 e Fig. 32-3). TC, RM e FDG-PET também podem ser úteis para planejar o tratamento, mas não são utilizadas para determinar o estádio da doença.

Prognóstico

O prognóstico do carcinoma vaginal de células escamosas melhorou desde a década de 1950. Naquela época, Palmer publicou uma revisão de 992 casos, que mostrava taxa de sobrevida em cinco anos de apenas 18%. As evoluções havidas na tecnologia de radiação e no diagnóstico precoce são as grandes responsáveis pela melhora na taxa de sobrevida em cinco anos, que, atualmente, varia entre 45 e 68% para todos os estádios (Gia, 2011; Hellman, 2006).

O prognóstico do carcinoma vaginal de células escamosas depende principalmente do estadiamento da FIGO (Frank, 2005; Peters, 1985b). Foram relatados outros fatores associados à piora no prognóstico, incluindo tamanho do tumor, classificação como adenocarcinoma e idade crescente (Chyle, 1996; Hellman, 2006; Tjalma, 2001; Tran, 2007). A taxa de sobrevida em cinco anos específica para a doença é de 85 a 92% para mulheres com doença em estádio I, 68 a 78% para estádio II e 13 a 58% para aquelas com estádio III ou IV (Fig. 32-4) (Frank, 2005; Tran, 2007).

Tratamento

Considerando-se a raridade do câncer de vagina, os dados para que se tenha uma base para tomada de decisões terapêuticas são insuficientes. Assim, o tratamento é personalizado com base em fatores como tipo de tumor, estádio, localização e tamanho.

Estádio I

Tanto a cirurgia como a radioterapia são opções para a doença em estádio I. Entretanto, a cirurgia é a opção preferencial para a maioria das pacientes se margens cirúrgicas negativas puderem ser obtidas. O tratamento cirúrgico inclui vaginectomia radical e linfadenectomia pélvica para a maioria dos tumores localizados no terço superior da vagina. Em uma revisão do banco de dados do National Cancer Institute demonstrou-se que pacientes com doença no estádio I tratadas apenas com cirurgia apresentaram taxa de sobrevida em cinco anos significativamente maior em comparação com aquelas tratadas com

TABELA 32-1 Investigação do câncer de vagina

Biópsia vaginal
Exame físico
Curetagem endocervical[b]
Biópsia endometrial[b]
Uretrocistografia
Proctossigmoidoscopia
Radiografia de tórax
TC pélvica/abdominal ou RM[a]

[a]Útil para o plano de tratamento, mas não usada para determinar o estádio da FIGO.
[b]Realizada para excluir câncer primário de endométrio ou do colo uterino com metástase para a vagina.
RM = ressonância magnética; TC = tomografia computadorizada.

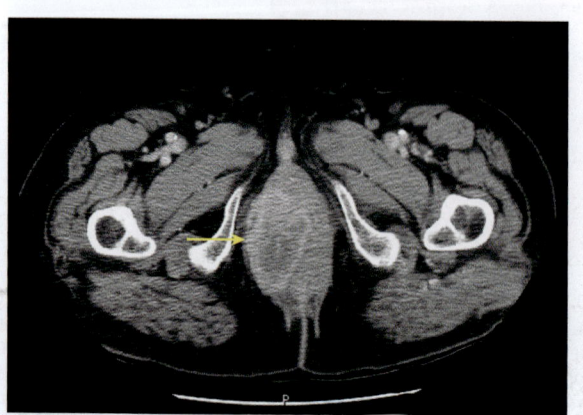

FIGURA 32-2 Tomografia computadorizada (TC) revelando tamanho e extensão da massa vaginal (seta).

TABELA 32-2 Estadiamento da FIGO para câncer de vagina

Estádio	Características
I	Carcinoma limitado à parede vaginal
II	Carcinoma com acometimento do tecido subvaginal, mas sem extensão para a parede pélvica
III	Carcinoma com extensão para a parede pélvica
IV	Carcinoma com extensão além da pelve verdadeira ou com acometimento da mucosa da bexiga ou do reto; o edema bolhoso *per se* não permite que o caso seja classificado no estádio IV
IVA	Tumor invade a bexiga e/ou a mucosa retal e/ou estende-se diretamente além da pelve verdadeira
IVB	Disseminação para órgãos distantes

FIGO = Federação Internacional de Ginecologia e Obstetrícia.

radiação (90% contra 63%) (Creasman, 1998). Entretanto, outros relatos não apontaram diferenças significativas na taxa de sobrevida livre de doença nas mulheres com doença no estádio I tratadas com cirurgia em comparação com radioterapia isolada (Stock, 1995). A radioterapia pode ser administrada por feixe externo com ou sem braquiterapia, conforme descrito no Capítulo 28 (p. 720). Além disso, a braquiterapia tem sido usada de forma isolada com êxito para tratamento de lesões selecionadas pequenas em estádio I (Nori, 1983; Perez, 1999; Prempree, 1985; Reddy, 1991).

Estádio II

Dependendo das circunstâncias e dos critérios do médico responsável pelo tratamento, as pacientes no estádio II podem ser tratadas com cirurgia ou radioterapia. Stock e colaboradores (1995) encontraram uma vantagem significativa na taxa de sobrevida em cinco anos entre aquelas pacientes com doença em estádio II tratadas com cirurgia em comparação com as tratadas com radiação (62% *contra* 53%). Em uma revisão da base de dados do National Cancer Institute demonstrou-se que a taxa de sobrevida em cinco anos para mulheres com doença em estádio II foi de 70% para aquelas tratadas apenas com cirurgia, 57% para as tratadas apenas com radioterapia e 58% com a combinação de cirurgia e radioterapia (Creasman, 1998). Entretanto, outros pesquisadores não observaram vantagem em relação à taxa de sobrevida com cirurgia em comparação com radioterapia nas pacientes com doença no estádio II (Davis, 1991; Rubin, 1985).

Para radioterapia primária, em geral usa-se a combinação de radiação por feixe externo e braquiterapia. Normalmente, a radiação por feixe externo é administrada primeiro e, dependendo da resposta do tumor, a braquiterapia é aplicada sob medida à doença remanescente. A radiação geralmente é recomendada quando não é possível obter margens cirúrgicas negativas em razão de localização anatômica ou tamanho do tumor, ou quando a paciente apresenta comorbidades que não permitem que seja candidata à cirurgia. Embora não se tenha comprovado que seja um tratamento adjuvante vantajoso em casos de câncer de vagina, a quimioterapia concomitante com cisplatina pode ser considerada em razão de sua eficácia comprovada no tratamento do câncer de colo uterino. As características desse agente foram descritas no Capítulo 27 (p. 705), e na Figura 28-12 (p. 724) encontra-se descrita sua ação tumoricida.

Estádios III e IVA

Para a doença avançada, normalmente se administra radiação de feixe externo isoladamente ou em combinação com braquiterapia (Frank, 2005). Em geral também é indicada a combinação de

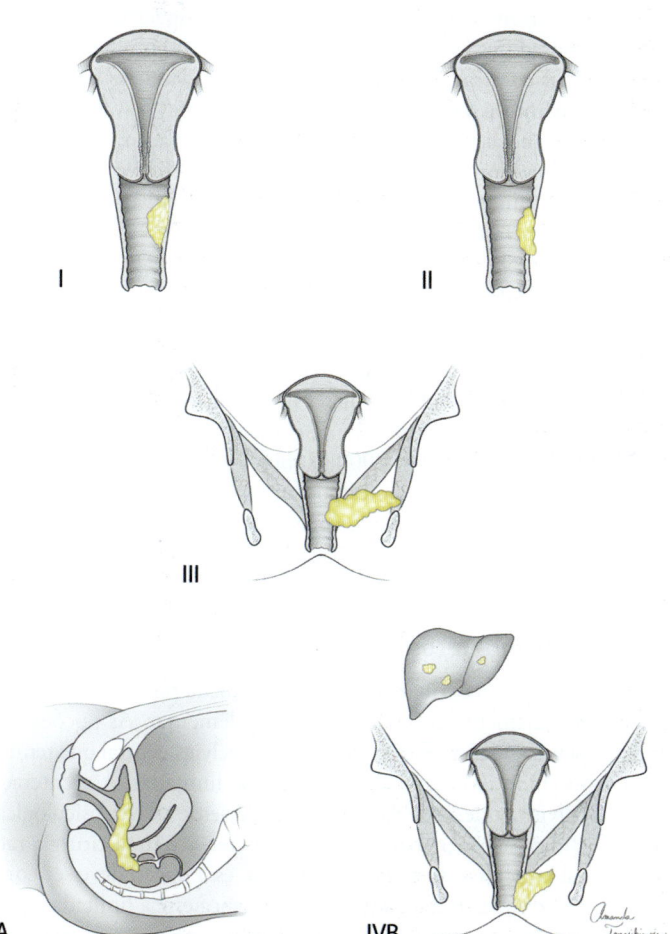

FIGURA 32-3 Estadiamento do câncer de vagina segundo a FIGO (Federação Internacional de Ginecologia e Obstetrícia).

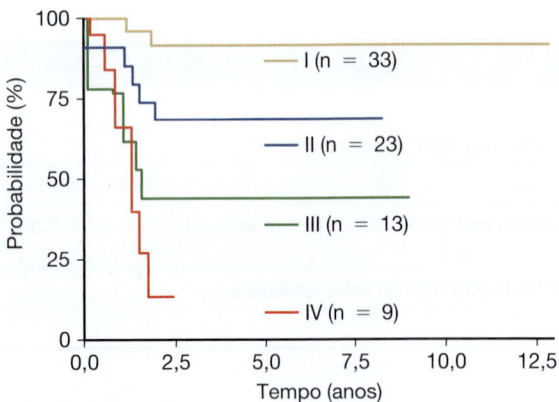

FIGURA 32-4 Sobrevida específica para a doença em função do estádio segundo a Federação Internacional de Ginecologia e Obstetrícia (FIGO). (*Segundo Tran, 2007, com permissão.*)

quimioterapia à base de cisplatina como adjuvante à radiação (ver Capítulo 28, p. 612).

Estádio IVB

O câncer de vagina metastático não é curável e o tratamento deve incluir quimioterapia sistêmica ou cuidados de suporte. Os sítios mais comuns de disseminação à distância são fígado, pulmão e ossos. Novamente, a escolha dos agentes quimioterápicos é extrapolada a partir dos dados obtidos com o tratamento de câncer de colo uterino, considerando-se a raridade do câncer de vagina.

Quimiorradiação

O número de mulheres com câncer de vagina é muito pequeno, o que inviabiliza a realização de ensaio prospectivo randomizado. Contudo, em geral, considera-se que a adição de quimioterapia à radioterapia seria benéfica para aquelas pacientes com câncer de vagina localmente avançado. Em uma pequena série de casos, observou-se que com a adição de quimioterapia concomitante se obteve decréscimo de 10 a 33% na dose total de radiação aplicada (Dalrymple, 2004). Embora os autores não estivessem tentando demonstrar melhora na sobrevida com a quimiorradiação, eles observaram que o controle local do crescimento tumoral e as taxas de sobrevida foram comparáveis com aqueles das pacientes tratadas apenas com altas doses de radiação. A redução na dose total de radiação pode resultar em menores taxas de estenose vaginal e formação de fístula.

Em uma análise recente das 326 pacientes tratadas com radiação de feixe externo e/ou braquiterapia entre 1991 e 2005 constantes no banco de dados da Surveillance Epidemiology and End Result (SEER), observou-se aumento evidente no uso de quimioterapia sensibilizadora desde que a comunicação de 1999 do National Cancer Institute confirmou a eficácia da quimiorradiação para o câncer de colo uterino. É interessante observar que os autores não observaram qualquer vantagem na sobrevida entre as pacientes com câncer de vagina tratadas com quimiorradiação em comparação com aquelas tratadas apenas com radiação (Gia, 2011).

Quimioterapia

Em geral, o uso isolado de quimioterapia não é efetivo no tratamento do câncer de vagina, embora os dados sejam insuficientes. O Gynecologic Oncology Group (GOG) realizou um ensaio de fase II avaliando o uso de 50 mg/m^2 de cisplatina a cada três semanas para tratamento de câncer avançado ou recorrente de vagina em 26 pacientes. Apenas uma paciente com carcinoma de células escamosas obteve resposta total. Cinco de 16 pacientes com carcinoma de células escamosas conseguiram estabilizar sua doença, e 10 apresentaram progressão da doença. Com base nesse ensaio, considera-se que a cisplatina como agente único e naquela dose e esquema de tratamento tenha atividade insignificante (Thigpen, 1986). Até o momento, esse foi o único ensaio randomizado prospectivo da GOG avaliando o uso isolado de quimioterapia para câncer de vagina.

Radioterapia

Esse tratamento para o tumor primário geralmente envolve radiação por feixe externo com ou sem braquiterapia e, frequentemente, quimioterapia sensibilizadora concomitante à base de platina, dependendo do estádio e de outros fatores descritos anteriormente. Além disso, a irradiação da região inguinal é efetiva em pacientes com metástases linfonodais palpáveis. Ademais, pode-se administrar radioterapia eletiva a linfonodos inguinais clinicamente negativos se o terço distal da vagina estiver envolvido. Em uma revisão retrospectiva, Perez e colaboradores (1999) observaram que, de 100 mulheres não tratadas com radiação inguinal, nenhuma daquelas cuja doença se manteve restrita aos dois terços superiores da vagina evoluiu com metástases na região inguinal. Entretanto, 10% das pacientes com tumor primário no terço inferior e 5% daquelas com tumor envolvendo toda a extensão da vagina evoluíram com metástase inguinal

■ Monitoramento

O insucesso no tratamento normalmente ocorre dois anos após o término da terapia primária. Assim, as pacientes em geral são examinadas a cada três meses nos primeiros dois anos e, então, a cada seis meses até que se completem cinco anos de monitoramento (Pingley, 2000; Rubin, 1985). Após cinco anos do tratamento, as pacientes podem ser monitoradas anualmente. Deve-se proceder a esfregaço de Papanicolaou e a exame físico da pelve com especial atenção aos linfonodos inguinais e escalenos. O acompanhamento com TC ou RM fica a critério do clínico.

■ Doença recorrente

A doença recorrente deve ser confirmada por biópsia antes do planejamento de tratamento complementar. As opções terapêuticas em mulheres com recidiva pélvica central que tenham recebido radiação pélvica prévia são limitadas. A exenteração pélvica pode ser considerada se a paciente estiver psicológica e clinicamente preparada para submeter-se a uma cirurgia radical com alta morbidade. Contudo, essa opção deve ser considerada apenas para aquelas cuja doença esteja limitada à pelve central. Portanto, os clínicos devem ficar alertas à tríade dor ciática, edema em membro inferior e hidronefrose, que indica doença na parede lateral da pelve. Essas mulheres não são candidatas à cirurgia, mas podem ser tratadas com quimiorradiação ou apenas com quimioterapia no caso de já terem recebido radiação.

A sobrevida após recidiva é baixa. Em uma revisão de 301 pacientes, a taxa de sobrevida em cinco anos foi de 20% para recidiva local e de 4% para recidiva de doença metastática (Chyle, 1996).

Câncer de vagina de células escamosas na gravidez

Esse quadro clínico é raro, e há apenas 13 casos relatados na literatura (Fujita, 2005). As pacientes podem ser tratadas com ressecção cirúrgica, radiação, quimiorradiação ou uma combinação desses tratamentos, e as taxas de sobrevida são semelhantes àquelas de mulheres não grávidas. Comumente, o tratamento e a data do parto devem ser ajustados sob medida para cada paciente, pois há poucas evidências para permitir recomendações gerais. Para iniciar imediatamente o tratamento as mulheres podem decidir interromper a gravidez ou induzir o parto quando do diagnóstico de câncer. Entretanto, isso não parece melhorar as taxas de sobrevida. Por outro lado, a paciente pode optar por levar a gravidez a termo, e a maioria que toma tal decisão termina por se submeter à cesariana.

Carcinoma verrucoso

Este carcinoma da vagina é uma variante rara do carcinoma de células escamosas. Macroscopicamente, o carcinoma verrucoso é uma massa vegetante que cresce de forma lenta, forçando sua entrada, mais que invadindo, nas estruturas contíguas (Isaacs, 1976). O diagnóstico pode ser difícil de determinar, e talvez não seja possível com uma biópsia superficial. Por essa razão, recomendam-se biópsias extensas e múltiplas para evitar erro de diagnóstico e tratamento inadequado.

O tratamento requer ressecção cirúrgica com excisão local ampla para lesões menores ou cirurgia radical para tumores maiores (Crowther, 1988). Os carcinomas verrucosos são resistentes à radioterapia, podendo, na verdade transformar-se em carcinoma de células escamosas tradicional após a irradiação (Zaino, 2011). Portanto, o tratamento com radiação é contraindicado para esses tumores.

O carcinoma verrucoso apresenta tendência de recidiva local, mas raramente produz metástase linfonodal. Este câncer pode coexistir com carcinoma de células escamosas. Quando isso ocorre, deve ser tratado como esse tipo de carcinoma.

ADENOSE VAGINAL E TUMORES DESRELACIONADOS

A adenose vaginal é um quadro comum em mulheres expostas ao dietilestilbestrol (DES) (Capítulo 18, p. 502). A *adenose* encontrada na vagina é definida pela presença de estruturas glandulares subepiteliais revestidas por células colunares mucinosas que se assemelham a células endocervicais (Sandberg, 1965). Essas estruturas nada mais são que glândulas residuais de origem mülleriana. Clinicamente, a adenose manifesta-se como pontos granulares ou manchas vermelhas que não são coradas após a aplicação de solução de lugol.

Adenocarcinoma

O adenocarcinoma vaginal primário é raro, compreendendo apenas 13% de todos os cânceres de vagina (Platz, 1995). Quando a vagina é o sítio principal, acredita-se que surja a partir de adenose. Mais comumente, o adenocarcinoma vaginal é uma doença metastática, em geral com origem em lesão localizada em estruturas mais superiores do trato genital. A doença metastática com frequência tem origem no endométrio, embora também possa vir de colo uterino ou ovário (Saitoh, 2005). Além disso, metástases oriundas de mama, pâncreas, rim e colo também foram identificadas na vagina.

O tratamento é similar ao do carcinoma de células escamosas, podendo-se utilizar cirurgia, radiação ou a combinação de ambas. O adenocarcinoma vaginal primário é um tumor mais agressivo que o carcinoma de células escamosas. Em uma série de 30 pacientes esse tumor foi associado a taxas de recidivas local e metastática mais de duas vezes superiores em comparação com o carcinoma de células escamosas (Chyle, 1996).

Adenocarcinoma de células claras

Em 1971, o adenocarcinoma vaginal de células claras foi inicialmente correlacionado à exposição ao DES na vida intrauterina. O DES foi utilizado sem indicação formal (*off label*) para prevenção de abortamento nos EUA com início ao redor dos anos 1940 e foi aprovado pela FDA com essa indicação em 1947. Em 1971, a FDA retirou essa indicação, e a gravidez passou a ser uma contraindicação ao uso desse fármaco (Food and Drug Administration, 1975).

Estima-se que 1 a 4 milhões de mulheres usaram DES e que cerca de 0,01% das que tiveram exposição na vida intrauterina desenvolveram adenocarcinoma vaginal de células claras (Melnick, 1987). A maioria das pacientes expostas ao DES que tiveram câncer de vagina nasceu entre 1951 e 1953, quando o medicamento foi prescrito com maior frequência. Nos Estados Unidos, a média de idade no momento do diagnóstico de carcinoma vaginal de células claras é de 19 anos.

Entretanto, na Holanda, observou-se distribuição bimodal do carcinoma vaginal de células claras – o primeiro pico ocorrendo em média aos 26 anos e o segundo aos 71 anos. O grupo mais jovem teve exposição intrauterina ao DES, ao passo que o grupo mais idoso, que nasceu antes de 1947, não havia sido exposto (Hanselaar, 1997). Ainda é necessário determinar se a incidência do carcinoma vaginal de células claras aumentará à medida que a população exposta ao DES for envelhecendo.

O tratamento é similar àquele do carcinoma vaginal de células escamosas. A taxa de sobrevida em cinco anos para 219 pacientes com doença em estádio I foi de 92%, e foi equivalente independentemente da forma de tratamento (Senekjian, 1987). A sobrevida em cinco anos para 76 pacientes com doença em estádio II foi de 83% (Senekjian, 1988).

RABDOMIOSSARCOMA EMBRIONÁRIO (SARCOMA BOTRIOIDE)

O rabdomiossarcoma embrionário é a doença vaginal maligna mais comum em lactentes e crianças. A maioria é do subtipo sarcoma botrioide. Esse tumor raro desenvolve-se quase exclusivamente em meninas com menos de cinco anos, embora o sarcoma botrioide vaginal e de colo uterino tenha sido relatado em pessoas com idades entre 15 e 20 anos (Copeland, 1985a).

Em lactentes e crianças, o sarcoma botrioide normalmente é encontrado na vagina; em mulheres em idade reprodutiva, dentro do colo uterino; e após a menopausa, no interior do útero. Seu nome, que deriva da palavra grega *botrys*, que significa "cacho de uva", descreve sua aparência (Fig. 32-5). A peça macroscópica pode apresentar múltiplas estruturas polipoides ou pode ser um tumor solitário com aparência nodular, cística ou pedunculada (Hilgers, 1970). Embora essa aparência característica possa levar ao diagnóstico, o achado histológico clássico desse tumor é o rabdomioblasto (Fig. 32-6). As queixas características são sangramento ou massa vaginal.

Os rabdomiossarcomas embrionários têm prognóstico reservado, mas o sarcoma botrioide é o mais fácil de tratar e com maiores chances de cura. Talvez sua localização superficial permita que seja detectado mais precocemente (Copeland, 1985a).

Em consequência do trabalho do grupo Intergroup Rhabdomyosarcoma Study (IRS), o tratamento do sarcoma botrioide foi revisado extensivamente. Antes de 1972, o sarcoma botrioide vaginal era tratado com exenteração pélvica (Hilgers, 1975). Desde então, foram realizados quatro ensaios clínicos prospectivos sequenciais para otimizar o tratamento e a sobrevida do rabdomiossarcoma infantil. Nesta série de quatro ensaios, a cada fase, o manejo foi sendo gradualmente alterado, afastando-se da abordagem cirúrgica radical e aproximando-se da quimioterapia primária seguida por cirurgia conservadora para excisão de tumor residual (Andrassy, 1995, 1999; Hays, 1981, 1985). No último ensaio (IRSIV), as pacientes foram submetidas à quimioterapia primária. Todas, exceto uma paciente, que evoluiu para óbito em razão de toxicidade da quimioterapia, estão vivas sem evidência da doença (Andrassy, 1999). Os autores concluíram que a quimioterapia primária sem cirurgia é adequada para a maioria das pacientes.

TUMOR DE SACO VITELINO (TUMOR DE SEIO ENDODÉRMICO)

Esse tipo de adenocarcinoma é um tumor de células germinativas (Capítulo 36, p. 883). Embora geralmente se desenvolvam nas gônadas, os tumores de saco vitelino raramente podem se originar na vagina, ocorrendo em crianças com dois anos ou menos (Young, 1984). A apresentação clínica é similar à do sarcoma botrioide, e o sintoma mais comum é corrimento vaginal com estrias de sangue. Macroscopicamente, o tumor de saco vitelino difere do sarcoma botrioide e tem aparência polipoide ou séssil e frequentemente é ulcerado (Young, 1984). No exame microscópico, esses tumores normalmente apresentam padrão reticular. Um achado característico, embora nem sempre presente, é o corpúsculo de Schiller-Duval, uma papila com um único vaso central (Fig. 36-6, p. 883).

A alfa-fetoproteína (AFP) sérica é um marcador tumoral útil, e sua dosagem deve ser feita no pré-operatório se houver suspeita de tumor de saco vitelino. Esta proteína pode ser

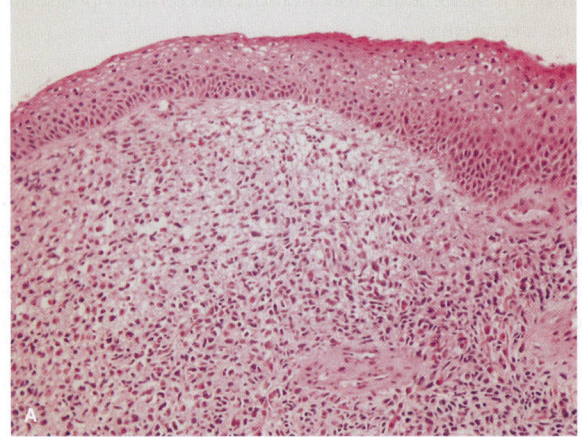

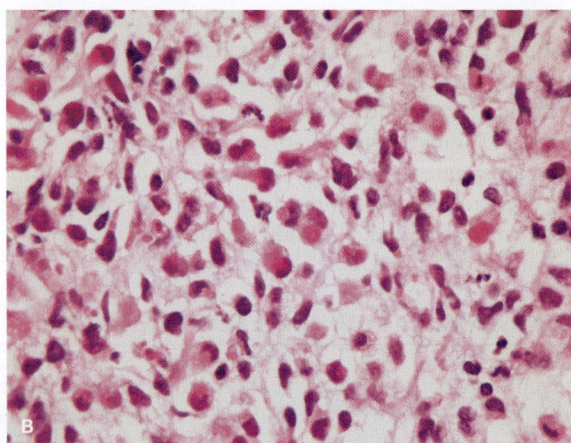

FIGURA 32-6 A. Rabdomiossarcoma embrionário, tipo botrioide (×10). Os rabdomioblastos embrionários malignos localizam-se dentro de estroma fibromixoide abaixo do epitélio vaginal e agrupam-se ao redor dos vasos sanguíneos. **B.** Com maior amplificação, observam-se células arredondadas e fusiformes indiferenciadas, algumas com citoplasma granular eosinofílico brilhante, sugestivas de diferenciação rabdomioblástica. (*Fotografias cedidas pela Dra. Kelley Carrick.*)

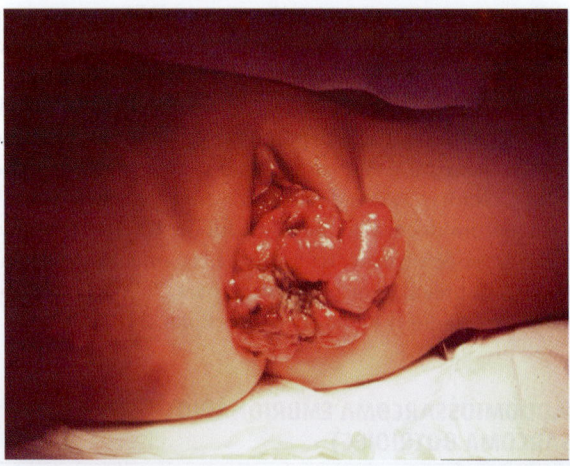

FIGURA 32-5 Sarcoma botrioide com projeção pelo introito vaginal. (*Retirada de North American Society for Pediatric and Adolescent Gynecology, 2001, com permissão.*)

utilizada para monitorar a resposta ao tratamento e detectar recidiva da doença antes que se torne clinicamente evidente (Copeland, 1985b).

Estudos anteriores demonstraram sucesso com o esquema quimioterápico VAC (vincristina, adriamicina e ciclofosfamida) para tratamento de tumores de saco vitelino (Copeland, 1985b; Young, 1984). Mais recentemente, a combinação de bleomicina, etoposídeo e cisplatina (BEP) tem sido usada com excelentes resultados (Arora, 2002; Handel, 2002; Terenziani, 2007). A quimioterapia neoadjuvante tem sido usada para reduzir o tumor e minimizar ou evitar a ressecção cirúrgica. Os tumores de saco vitelino também respondem à radiação. No entanto, a radioterapia deve ser usada com cautela nesse grupo etário em razão de efeitos colaterais graves, como perda das funções sexual e reprodutiva, necrose da cabeça do fêmur e crescimento anormal do esqueleto pélvico (Aartsen, 1993; Arora, 2002).

LEIOMIOSSARCOMA

O leiomiossarcoma é o tipo mais comum de sarcoma vaginal em adultos. Contudo, estima-se que não corresponda a mais de 1% das doenças vaginais malignas, e apenas 138 casos foram descritos na literatura até hoje (Ahram, 2006). A faixa etária dos indivíduos afetados é ampla, mas a maioria tem mais de 40 anos (Zaino, 2011).

Em razão do número reduzido de casos desses tumores, sua epidemiologia não foi amplamente estudada, e poucos fatores de risco foram identificados. Todavia, as pacientes previamente tratadas com radioterapia pélvica para câncer de colo uterino parecem apresentar maior risco.

As mulheres afetadas, em sua maioria, reclamam de massa vaginal assintomática. Entretanto, dor vaginal, retal e na bexiga; sangramento ou corrimento vaginal ou retal; dispareunia; ou dificuldade de micção também podem ser observados. Qualquer parede da vagina pode ser afetada, mas a maioria dos tumores desenvolve-se na região posterior (Ahram, 2006). Microscopicamente, os tumores são semelhantes ao leiomiossarcoma uterino (Fig. 34-2, p. 842). Os tumores propagam-se por invasão local e disseminação hematogênica.

A ressecção cirúrgica com margens negativas é o tratamento primário de escolha. O benefício da radiação adjuvante não está esclarecido em razão da ausência de ensaios controlados. Entretanto, alguns clínicos recomendam radiação adjuvante para aqueles pacientes com tumor de alto grau ou recidiva local (Curtin, 1995).

CARCINOSSARCOMA (TUMOR MÜLLERIANO MISTO MALIGNO)

O carcinossarcoma contém elementos malignos tanto epiteliais (carcinomatosos) como estromais (sarcomatosos). Embora geralmente se desenvolva no útero, pode originar-se de outros locais, como ovários e peritônio. Raramente encontrados na vagina, esses tumores altamente agressivos foram descritos em apenas oito casos na literatura (Neesham, 1998; Shibata, 2003). Dessas oito mulheres, quatro haviam recebido radiação pélvica prévia.

Considerando a raridade desse tumor e a falta de ensaios controlados, desconhece-se o tratamento ideal. A maioria das pacientes é tratada apenas com ressecção cirúrgica, ao passo que outras recebem radioterapia primária ou combinação de cirurgia e radioterapia adjuvante. A taxa de sobrevida em cinco anos relatada é de apenas 17% (Peters, 1985a).

MELANOMA

O melanoma vaginal primário maligno é raro, correspondendo a menos de 3% de todos os cânceres de vagina. Em mulheres, 1,6 % dos melanomas são genitais. O local mais comum é a vulva (70%), seguido por vagina (21%) e colo uterino (9%) (Miner, 2004). Usando informações da base de dados do SEER, Weinstock (1994) estimou que a incidência de melanoma vaginal seria de 0,26% por 10.000 mulheres por ano. Estudos realizados nos Estados Unidos e na Suécia mostraram que a média de idade ao diagnóstico é de 66 anos (Ragnarsson-Olding, 1993; Reid, 1989).

Os sintomas de apresentação mais comuns são sangramento, massa vaginal e corrimento vaginal (Gupta, 2002; Reid, 1989). A maioria localiza-se no segmento distal da vagina. O melanoma vaginal em geral é detectado tardiamente, e talvez isso explique os resultados insatisfatórios do tratamento.

Os melanomas cutâneos em outras regiões do corpo são estadiados por vários sistemas de microestadiamento, incluindo os sistemas de Chung, de Clark e de Breslow, que usam critérios como profundidade de invasão, tamanho do tumor e espessura tumoral (Cap. 31, p. 803). Contudo, os níveis de Clark não são aplicáveis ao melanoma vaginal, pois os marcos dermatológicos microscópicos característicos utilizados não estão presentes. Portanto, o estadiamento tem como base a espessura do tumor, conforme descrito por Breslow ou Chung.

Com taxa de sobrevida em cinco anos variando entre 10 e 20%, o prognóstico está entre os piores conhecidos para doenças vaginais malignas (Beller, 2003; RagnarssonOlding, 1993; Signorelli, 2005; Weinstock, 1994). Embora a taxa de sobrevida seja significativamente melhor para aquelas com lesões vaginais medindo menos de 3 cm, o estadiamento da FIGO para melanomas vaginais não é capaz de predizer de forma acurada a sobrevida (Reid, 1989).

Um tratamento efetivo para o melanoma vaginal ainda não foi identificado. Tanto excisão local ampla como cirurgia radical foram usadas, assim como radioterapia e quimioterapia. Em um ensaio demonstrou-se benefício para a sobrevida com tratamento cirúrgico (Frumovitz, 2010). Os melanomas em geral são considerados resistentes à radioterapia. Entretanto, em uma série de casos, esta modalidade proporcionou controle tumoral local em mulheres com doença inoperável (Miner, 2004).

REFERÊNCIAS

Aartsen EJ, Delemarre JF, Gerretsen G: Endodermal sinus tumor of the vagina: radiation therapy and progeny. Obstet Gynecol 81:893, 1993

Ahram J, Lemus R, Schiavello HJ: Leiomyosarcoma of the vagina: case report and literature review. Int J Gynecol Cancer 16:884, 2006

Andrassy RJ, Hays DM, Raney RB, et al: Conservative surgical management of vaginal and vulvar pediatric rhabdomyosarcoma: a report from the Intergroup Rhabdomyosarcoma Study III. J Pediatr Surg 30:1034, 1995

Andrassy RJ, Wiener ES, Raney RB, et al: Progress in the surgical management of vaginal rhabdomyosarcoma: a 25-year review from the Intergroup Rhabdomyosarcoma Study Group. J Pediatr Surg 34:731, 1999

Arora M, Shrivastav RK, Jaiprakash MP: A rare germ-cell tumor site: vaginal endodermal sinus tumor. Pediatr Surg Int 18:521, 2002

Beller U, Maisonneuve P, Benedet JL, et al: Carcinoma of the vagina. Int J Gynaecol Obstet 83 Suppl 1:27, 2003

Chyle V, Zagars GK, Wheeler JA, et al: Definitive radiotherapy for carcinoma of the vagina: outcome and prognostic factors. Int J Radiat Oncol Biol Phys 35:891, 1996

Copeland LJ, Gershenson DM, Saul PB, et al: Sarcoma botryoides of the female genital tract. Obstet Gynecol 66:262, 1985a

Copeland LJ, Sneige N, Ordonez NG, et al: Endodermal sinus tumor of the vagina and cervix. Cancer 55:2558, 1985b

Creasman WT, Phillips JL, Menck HR: The National Cancer Data Base report on cancer of the vagina. Cancer 83:1033, 1998

Crowther ME, Lowe DG, Shepherd JH: Verrucous carcinoma of the female genital tract: a review. Obstet Gynecol Surv 43:263, 1988

Curtin JP, Saigo P, Slucher B, et al: Soft-tissue sarcoma of the vagina and vulva: a clinicopathologic study. Obstet Gynecol 86:269, 1995

Daling JR, Madeleine MM, Schwartz SM, et al: A population-based study of squamous cell vaginal cancer: HPV and cofactors. Gynecol Oncol 84:263, 2002

Dalrymple JL, Russell AH, Lee SW, et al: Chemoradiation for primary invasive squamous carcinoma of the vagina. Int J Gynecol Cancer 14:110, 2004

Davis KP, Stanhope CR, Garton GR, et al: Invasive vaginal carcinoma: analysis of early-stage disease. Gynecol Oncol 42:131, 1991

Dodge JA, Eltabbakh GH, Mount SL, et al: Clinical features and risk of recurrence among patients with vaginal intraepithelial neoplasia. Gynecol Oncol 83:363, 2001

FIGO Committee on Gynecologic Oncology: Current FIGO staging for cancer of the vagina, fallopian tube, ovary, and gestational trophoblastic neoplasia. Int J Gynaecol Obstet 105(1):3, 2009

Food and Drug Administration: Certain estrogens for oral use. Notice of withdrawal of approval of new drug applications. Fed Regist 40: 5384, 1975

Frank SJ, Jhingran A, Levenback C, et al: Definitive radiation therapy for squamous cell carcinoma of the vagina. Int J Radiat Oncol Biol Phys 62:138, 2005

Frumovitz M, Etchepareborda M, Sun CC, et al: Primary malignant melanoma of the vagina. Obstet Gynecol 116:1358, 2010

Fujita K, Aoki Y, Tanaka K: Stage I squamous cell carcinoma of vagina complicating pregnancy: successful conservative treatment. Gynecol Oncol 98:513, 2005

Gia AJ, Gonzalez VJ, Tward JD, et al: Primary vaginal cancer and chemoradiotherapy: a patterns-of-care analysis. Int J Gynecol Cancer 21:378, 2011

Gupta D, Malpica A, Deavers MT, et al: Vaginal melanoma: a clinicopathologic and immunohistochemical study of 26 cases. Am J Surg Pathol 26:1450, 2002

Handel LN, Scott SM, Giller RH, et al: New perspectives on therapy for vaginal endodermal sinus tumors. J Urol 168:687, 2002

Hanselaar A, van Loosbroek M, Schuurbiers O, et al: Clear cell adenocarcinoma of the vagina and cervix: an update of the central Netherlands registry showing twin age incidence peaks. Cancer 79:2229, 1997

Hays DM, Raney RB Jr, Lawrence W Jr, et al: Rhabdomyosarcoma of the female urogenital tract. J Pediatr Surg 16:828, 1981

Hays DM, Shimada H, Raney RB Jr, et al: Sarcomas of the vagina and uterus: the Intergroup Rhabdomyosarcoma Study. J Pediatr Surg 20:718, 1985

Hellman K, Lundell M, Silfversward C, et al: Clinical and histopathologic factors related to prognosis in primary squamous cell carcinoma of the vagina. Int J Gynecol Cancer 16:1201, 2006

Hilgers RD: Pelvic exenteration for vaginal embryonal rhabdomyosarcoma: a review. Obstet Gynecol 45:175, 1975

Hilgers RD, Malkasian GD Jr, Soule EH: Embryonal rhabdomyosarcoma (botryoid type) of the vagina: a clinicopathologic review. Am J Obstet Gynecol 107:484, 1970

Isaacs JH: Verrucous carcinoma of the female genital tract. Gynecol Oncol 4(3):259, 1976

Joura EA, Leodolter S, Hernandez-Avila M, et al: Efficacy of a quadrivalent prophylactic human papillomavirus (types 6, 11, 16, and 18) L1 virus-like-particle vaccine against high-grade vulval and vaginal lesions: a combined analysis of three randomized clinical trials. Lancet 369(9574):1693, 2007

Lamoreaux WT, Grisby PW, Dehdashti F, et al: FDG-PET evaluation of vaginal carcinoma. Int J Radiation Oncology Biol Phys 62:733, 2005

Melnick S, Cole P, Anderson D, et al: Rates and risks of diethylstilbestrol-related clear-cell adenocarcinoma of the vagina and cervix: an update. N Engl J Med 316:514, 1987

Miner TJ, Delgado R, Zeisler J, et al: Primary vaginal melanoma: a critical analysis of therapy. Ann Surg Oncol 11:34, 2004

National Cancer Institute: General information about vaginal cancer. 2011. Available at: http://www.cancer.gov/cancertopics/pdq/treatment/vaginal/HealthProfessional. Accessed October 25, 2011

Neesham D, Kerdemelidis P, Scurry J: Primary malignant mixed mullerian tumor of the vagina. Gynecol Oncol 70:303, 1998

Nori D, Hilaris BS, Stanimir G, et al: Radiation therapy of primary vaginal carcinoma. Int J Radiat Oncol Biol Phys 9:1471, 1983

North American Society for Pediatric and Adolescent Gynecology: The PediGYN teaching slide set. Philadelphia, 2001, slide 124

Pecorelli S, Benedet JL, Creasman WT, et al: FIGO staging of gynecologic cancer. 1994–1997 FIGO Committee on Gynecologic Oncology. International Federation of Gynecology and Obstetrics. Int J Gynaecol Obstet 65:243, 1999

Perez CA, Grigsby PW, Garipagaoglu M, et al: Factors affecting long-term outcome of irradiation in carcinoma of the vagina. Int J Radiat Oncol Biol Phys 44:37, 1999

Peters WA III, Kumar NB, Andersen WA, et al: Primary sarcoma of the adult vagina: a clinicopathologic study. Obstet Gynecol 65:699, 1985a

Peters WA III, Kumar NB, Morley GW: Carcinoma of the vagina: factors influencing treatment outcome. Cancer 55:892, 1985b

Pingley S, Shrivastava SK, Sarin R, et al: Primary carcinoma of the vagina: Tata Memorial Hospital experience. Int J Radiat Oncol Biol Phys 46:101, 2000

Platz CE, Benda JA: Female genital tract cancer. Cancer 75:270, 1995

Prempree T, Amornmarn R: Radiation treatment of primary carcinoma of the vagina: patterns of failures after definitive therapy. Acta Radiol Oncol 24:51, 1985

Ragnarsson-Olding B, Johansson H, Rutqvist LE, et al: Malignant melanoma of the vulva and vagina: trends in incidence, age distribution, and long-term survival among 245 consecutive cases in Sweden 1960–1984. Cancer 71:1893, 1993

Reddy S, Saxena VS, Reddy S, et al: Results of radiotherapeutic management of primary carcinoma of the vagina. Int J Radiat Oncol Biol Phys 21:1041, 1991

Reid GC, Schmidt RW, Roberts JA, et al: Primary melanoma of the vagina: a clinicopathologic analysis. Obstet Gynecol 74:190, 1989

Rubin SC, Young J, Mikuta JJ: Squamous carcinoma of the vagina: treatment, complications, and long-term follow-up. Gynecol Oncol 20:346, 1985

Saitoh M, Hayasaka T, Ohmichi M, et al: Primary mucinous adenocarcinoma of the vagina: possibility of differentiating from metastatic adenocarcinomas. Pathol Int 55:372, 2005

Sandberg EC, Danielson Rw, Cauwet RW, et al: Adenosis vaginae. Am J Obstet Gynecol 93:209, 1965

Senekjian EK, Frey KW, Anderson D, et al: Local therapy in stage I clear cell adenocarcinoma of the vagina. Cancer 60:1319, 1987

Senekjian EK, Frey KW, Stone C, et al: An evaluation of stage II vaginal clear cell adenocarcinoma according to substages. Gynecol Oncol 31:56, 1988

Shibata R, Umezawa A, Takehara K, et al: Primary carcinosarcoma of the vagina. Pathol Int 53:106, 2003

Siegel R, Ward E, Brawley O, et al: Cancer statistics, 2011: the impact of eliminating socioeconomic and racial disparities on premature cancer deaths. CA Cancer J Clin 61(4):212, 2011

Signorelli M, Lissoni AA, Garbi A, et al: Primary malignant vaginal melanoma treated with adriamycin and ifosfamide: a case report and literature review. Gynecol Oncol 97:700, 2005

Stock RG, Chen AS, Seski J: A 30-year experience in the management of primary carcinoma of the vagina: analysis of prognostic factors and treatment modalities. Gynecol Oncol 56:45, 1995

Terenziani M, Spreafico F, Collini P, et al: Endodermal sinus tumor of the vagina. Pediatr Blood Cancer 48(5):577, 2007

Thigpen JT, Blessing JA, Homesley HD, et al: Phase II trial of cisplatin in advanced or recurrent cancer of the vagina: a Gynecologic Oncology Group Study. Gynecol Oncol 23:101, 1986

Tjalma WA, Monaghan JM, de Barros Lopes A, et al: The role of surgery in invasive squamous carcinoma of the vagina. Gynecol Oncol 81:360, 2001

Tran PT, Su Z, Lee P, et al: Prognostic factors for outcomes and complications for primary squamous cell carcinoma of the vagina treated with radiation. Gynecol Oncol 105:641, 2007

Watson M, Saraiya M, Wu X: Update of HPV-associated female genital cancers in the United States, 1999-2004. J Womens Health 18:1731, 2009

Weinstock MA: Malignant melanoma of the vulva and vagina in the United States: patterns of incidence and population-based estimates of survival. Am J Obstet Gynecol 171:1225, 1994

Young RH, Scully RE: Endodermal sinus tumor of the vagina: a report of nine cases and review of the literature. Gynecol Oncol 18:380, 1984

Zaino RJ, Nucci M, Kurman RJ: Diseases of the vagina. In Kurman RJ, Ellenson LH, Ronnett BM (eds): Blaustein's Pathology of the Female Genital Tract, New York, Springer, 2011, p 137

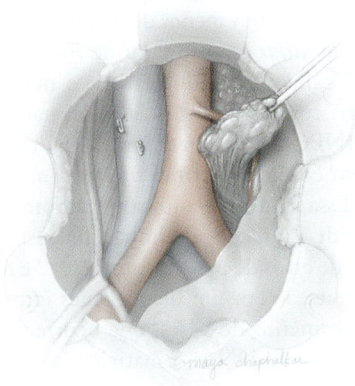

CAPÍTULO 33

Câncer de Endométrio

EPIDEMIOLOGIA E FATORES DE RISCO 817
HIPERPLASIA DO ENDOMÉTRIO 819
CLASSIFICAÇÃO 819
CARACTERÍSTICAS CLÍNICAS 821
TRATAMENTO 821
CÂNCER DE ENDOMÉTRIO 823
PATOGÊNESE 823
PREVENÇÃO 823
DIAGNÓSTICO 823
O PAPEL DO GENERALISTA 824
PATOLOGIA 825
TRATAMENTO 829
FATORES PROGNÓSTICOS 834
RECIDIVA 834
REFERÊNCIAS 834

Nos Estados Unidos, o câncer de endométrio é a doença ginecológica maligna mais comum.* Anualmente, 287.100 mulheres são diagnosticadas em todo o mundo todo (Jemal, 2011). Os fatores de risco incluem obesidade e idade avançada. Como ambos os fatores têm se tornado mais prevalentes, a incidência desse tipo de câncer possivelmente também irá aumentar na mesma medida. Felizmente, as pacientes costumam buscar tratamento médico cedo por causa de sangramentos vaginais, e a biópsia do endométrio leva rapidamente ao diagnóstico. Para a maioria das mulheres, o tratamento primário é histerectomia com salpingo-ooforectomia bilateral (SOB) e linfadenectomia para estadiamento. Três quartos das pacientes apresentam a doença no estádio I, que pode ser curada usando apenas cirurgia. Pacientes em estádio mais adiantado da doença em geral requerem quimioterapia combinada, radioterapia ou ambas, além da cirurgia.

---

*N. de R. T. No Brasil, o câncer de endométrio é menos frequente que o de colo uterino e não é um dos sete tumores mais comuns na mulher.

EPIDEMIOLOGIA E FATORES DE RISCO

Considerando-se todo o período de vida, uma em cada 38 mulheres americanas (3%) irá desenvolver câncer de endométrio. Nos Estados Unidos, estimou-se que terão havido 46.470 novos casos em 2011, com expectativa de apenas 8.120 óbitos A maioria das pacientes é diagnosticada precocemente e, subsequentemente, curada. Assim, o câncer de endométrio é o quarto tipo com maior incidência, mas apenas a oitava causa de morte por câncer entre as mulheres (Siegel, 2011). A média de idade no momento do diagnóstico é no início da sétima década de vida (Creasman, 1998; Farley, 2000; Madison, 2004).

Foram descritos diversos fatores de risco para o desenvolvimento do câncer de endométrio (Tabela 33-1). De modo geral, a maioria deles está associada à formação direta ou indireta de ambiente com excesso de estrogênio.

Desses fatores, a *obesidade* é a causa mais comum de produção endógena excessiva de estrogênio. O tecido adiposo em excesso aumenta a aromatização periférica de androstenediona em estrona. Em mulheres pré-menopáusicas, níveis elevados de estrona provocam estimulação anormal do eixo hipotálamo-hipófise-ovários, resultando em oligo-ovulação ou anovulação. Na ausência de ovulação, o endométrio fica exposto à estimulação praticamente contínua por estrogênio, sem efeito progestacional e sem sangramento de privação posterior.

Terapia de reposição hormonal (TH) com estrogênio sem oposição é o segundo fator mais importante. Felizmente, há mais de três décadas foi identificado o potencial cancerígeno do estrogênio administrado de forma contínua ou sequencial (Smith, 1975). Atualmente, é raro encontrar uma mulher que tenha sido submetida durante anos à TH com estrogênio sem oposição. A TH combinando estrogênio e progestina é prescrita rotineiramente para mulheres pós-menopáusicas que ainda tenham útero, para reduzir o risco de câncer de endométrio (Strom, 2006). Ainda há dúvidas em relação à efetividade dessa estratégia combinada na prevenção do câncer de endométrio, mas é certo que seja superior à TH com estrogênio sem oposição (Allen, 2010; Karageorgi, 2010; Lacey, 2005).

TABELA 33-1 Fatores de risco para câncer de endométrio

Fatores que influenciam o risco	Risco relativo estimado[a]
Obesidade	2-5
Síndrome do ovário policístico	> 5
Uso prolongado de estrogênios em altas doses na menopausa	10-20
Menarca precoce	1,5-2
Menopausa natural tardia	2-3
História de infertilidade	2-3
Nuliparidade	3
Irregularidade menstrual	1,5
Residência na América do Norte ou na Europa setentrional	3-18
Maior nível educacional ou de renda	1,5-2
Raça branca	2
Idade avançada	2-3
Altas doses cumulativas de tamoxifeno	3-7
História de diabetes melito, hipertensão arterial ou doença biliar	1,3-3
Uso prolongado de COC em alta dosagem	0,3-0,5
Tabagismo	0,5

[a] Os riscos relativos dependem do estudo e do grupo de referência utilizado.
COCs = contraceptivos orais combinados
Retirada de Brinton, 2004, com permissão.

Fatores menstruais e reprodutivos com frequência estão associados ao câncer de endométrio nos casos em que houver anovulação ou nos quais a fase da vida com ciclos menstruais for prolongada. Por exemplo, menarca precoce e menopausa tardia estão associadas a risco aumentado (Wernli, 2006). Classicamente, mulheres com síndrome do ovário policístico (SOP) não ovulam e, portanto, apresentam maior risco de desenvolver câncer de endométrio (Fearnley, 2010; Pillay, 2006).

O *ambiente* é outro fator que foi associado ao câncer de endométrio de diversas formas. As mulheres ocidentais e de sociedades desenvolvidas apresentam incidência muito maior (Parkin, 2005). Variáveis de confusão óbvias nessas populações, como obesidade e baixa paridade, contribuem muito para esse efeito. No entanto, um possível papel etiológico para a nutrição – particularmente uma dieta com alto teor de gordura animal – seria outra explicação (Goodman, 1997). As populações de imigrantes tendem a incorporar os riscos das populações nativas no prazo de uma ou duas gerações, colocando em destaque a importância dos fatores ambientais (Liao, 2003).

A *idade avançada* é um fator de risco associado para o desenvolvimento do câncer de endométrio, com pico de incidência entre mulheres na oitava década de vida. De modo geral, aproximadamente 80% dos diagnósticos ocorrem em mulheres pós-menopáusicas com mais de 55 anos (Schottenfeld, 1995). Menos de 5% dos casos de câncer de endométrio ocorrem em pacientes com menos de 40 anos.

O *histórico familiar* é outro fator de risco para câncer de endométrio. O câncer de endométrio é a manifestação extracolônica mais comum em câncer colorretal não poliposo hereditário (HNPCC, de *hereditary nonpolyposis colorectal cancer*), também conhecido como *síndrome de Lynch* (Hemminki, 2005). Essa síndrome autossômica dominante resulta primariamente de mutações de linhagens germinativas nos genes de reparo de erros de pareamento *MLH1* e *MSH2* (Bansal, 2009). A mutação em um desses genes impede o reparo de erros no pareamento de bases, que ocorrem comumente durante a replicação do DNA. A inatividade desse sistema de reparo de DNA leva a mutações capazes de promover carcinogênese. As portadoras da mutação têm risco de 40 a 60% de desenvolver câncer de endométrio. Entre as mulheres, afetadas o risco de câncer de endométrio supera o de câncer colorretal (Aarnio, 1999; Delin, 2004; Dunlop, 1997). No entanto, menos de 5% dos cânceres de endométrio podem ser atribuídos ao HNPCC (Hampel, 2006). De modo geral, a maioria dos casos familiares desenvolve-se em mulheres pré-menopáusicas (Gruber, 1996).

As portadoras de mutação nos genes *BRCA1* e *BRCA2* também têm risco ligeiramente maior, mas somente em razão do tratamento frequente de cânceres de mama prévios com tamoxifeno (Beiner, 2007; Thai, 1998). Em geral, essas mutações predispõem as mulheres principalmente a câncer de mama e de ovário, mas não a câncer de endométrio.

O *tamoxifeno* aumenta em duas a três vezes o risco de câncer de endométrio em razão do leve efeito estrogênico sem oposição que exerce sobre o endométrio (Cap. 27, p. 705). O risco também aumenta linearmente com a duração da terapia e a dose cumulativa (van Leeuwen, 1994).

A maior parte dos dados disponíveis sugere que os cânceres de endométrio em pacientes tratadas com tamoxifeno apresentam a mesma distribuição de estádio, grau e prognóstico que os daquelas que não usam o medicamento (Fisher, 1994). O aumento no risco de câncer de endométrio ocorre quase exclusivamente em mulheres pós-menopáusicas (Fisher, 1998). A não ser que a paciente tenha outros fatores de risco para câncer do endométrio identificados, a vigilância rotineira sobre o endométrio não se mostrou efetiva para aumentar a detecção precoce deste câncer em mulheres usando tamoxifeno (American College of Obstetricians and Gynecologists, 2006).

Comorbidades, como diabetes melito, hipertensão arterial e doença biliar, estão mais comumente associadas a câncer de endométrio (Morimoto, 2006; Soliman, 2005). Em geral, essas doenças são sequelas frequentes da obesidade e de ambiente com excesso crônico de estrogênio.

O uso de *contraceptivo oral combinado* (COC) por período mínimo de 1 ano reduz em até 30 a 50% o risco de câncer de endométrio, e essa redução estende-se por 10 a 20 anos (Dossus, 2010; Stanford, 1993). Basicamente, o progestogênio na composição tem um efeito biológico quimioprotetor sobre o endométrio. A dosagem de progestogênio na maioria dos contraceptivos orais é adequada, mas uma potência maior de progestogênio talvez produzisse um efeito protetor superior em mulheres obesas (Maxwell, 2006). Os dispositivos intrauterinos (DIUs) com progesterona também oferecem proteção prolongada contra câncer de endométrio (Tao, 2006).

As mulheres tabagistas têm risco menor de desenvolver câncer de endométrio. O mecanismo biológico é multifatorial, mas, em parte, envolve níveis reduzidos de estrogênio circulante em razão de redução do peso, menopausa precoce e metabolismo hormonal alterado. O tabagismo, tanto atual quanto passado, mantém esse efeito em longo prazo (Viswanathan, 2005).

HIPERPLASIA DO ENDOMÉTRIO

A maioria dos cânceres de endométrio surge com a progressão de lesões hiperplásicas histologicamente identificáveis. De fato, a hiperplasia do endométrio é o único precursor direto conhecido de doença invasiva. A hiperplasia do endométrio é definida pela presença de espessamento do endométrio com proliferação de glândulas de tamanho e formato irregulares e aumento da relação tecido glandular/estroma (Ellenson, 2011a) (Fig. 33-1). Quando não há esse espessamento, as lesões devem ser denominadas *endométrio proliferativo desordenado* ou *aglomeração glandular focal*. A hiperplasia do endométrio representa um *continuum* de achados histopatológicos difíceis de diferenciar por características padronizadas. Essas lesões variam desde endométrio anovulatório até pré-cânceres monoclonais.

Classificação

Organização Mundial da Saúde

O sistema de classificação usado pela Organização Mundial da Saúde (OMS) e pela International Society of Gynecological

TABELA 33-2 Classificação de hiperplasia do endométrio segundo a Organização Mundial da Saúde

Tipos	Progressão para câncer (%)
Hiperplasia simples	1
Hiperplasia complexa	3
Hiperplasia atípica simples	8
Hiperplasia atípica complexa	29

Retirada de Kurman, 1985, com permissão.

Pathologist inclui quatro tipos diferentes de hiperplasia com graus variados de potencial de malignidade (Tabela 33-2) (Kurman, 1985; Silverberg, 2003). As hiperplasias são classificadas como *simples* ou *complexas*, com base em ausência ou presença de alterações arquiteturais, como complexidade e aglomeração glandulares (Fig. 33-2). Mais importante, as hiperplasias são complementarmente classificadas como *atípicas* quando demonstram atipia citológica (ou seja, nuclear). Somente as hiperplasias endometriais atípicas estão claramente associadas a desenvolvimento posterior de adenocarcinoma. A hiperplasia atípica simples é um diagnóstico relativamente incomum. Em geral, a maioria apresenta arquitetura complexa.

Embora as hiperplasias endometriais sejam formalmente classificadas nessas quatro categorias, elas tendem a ser morfologicamente heterogêneas, não só na mesma como entre pacientes diferentes. Essa diversidade histológica explica por que somente algumas características preservadas são úteis como critérios de diagnóstico. Como resultado, muitas vezes é difícil a reprodutibilidade dos escores de atipia citológica, particularmente quando se considera a pequena quantidade de tecido obtido com uma biópsia.

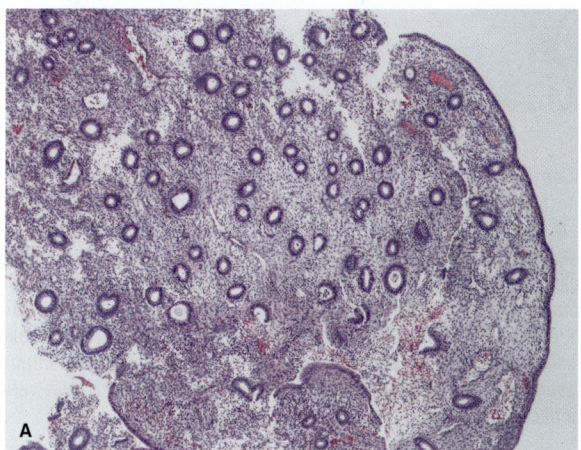 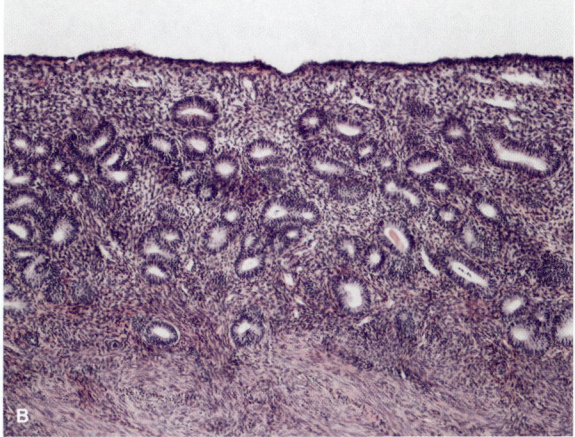

FIGURA 33-1 Microfotografias mostrando endométrio proliferativo normal em contraste com endométrio hiperplásico. **A.** Imagem com baixa amplificação de endométrio proliferativo normal mostrando glândulas endometriais (em corte transversal) com contorno regular predominantemente arredondado, espaçamento regular e relação glândula/estroma inferior a 1:1. **B.** A hiperplasia endometrial é caracterizada por proliferação de glândulas do endométrio fazendo com que fiquem mais aglomeradas que o comum, resultando em relação glândula/estroma maior que 1:1. Os termos *simples* e *complexo* referem-se ao grau de adensamento glandular e de anormalidade arquitetural. O termo *atipia* refere-se à presença de atipias nucleares nas glândulas endometriais. Neste exemplo, as glândulas endometriais estão pouco e irregularmente aglomeradas, mas não apresentam atipias nucleares. (*Fotografias cedidas pela Dra. Kelley Carrick.*)

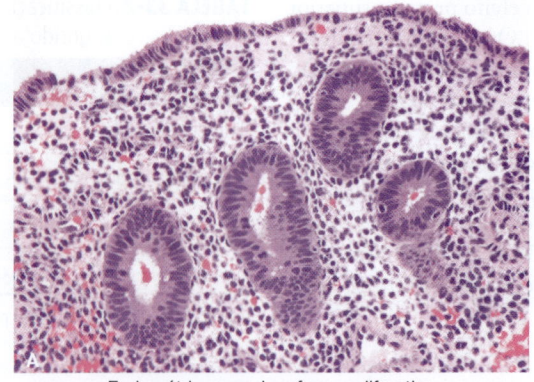
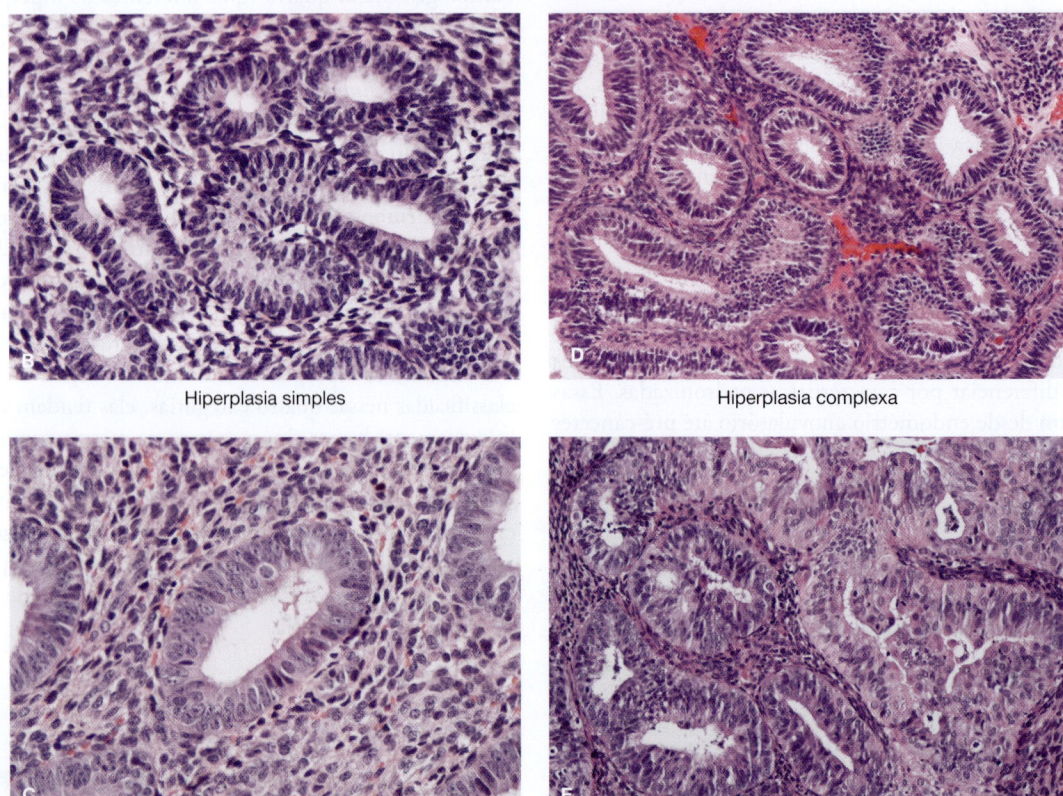

FIGURA 33-2 Microfotografias mostrando endométrio proliferativo normal em comparação com diferentes tipos de endométrio hiperplásico. **A.** Visão com grande aumento de endométrio proliferativo normal mostrando tecido glandular com espaçamento regular, composto por epitélio colunar estratificado com núcleos ligeiramente alongados e atividade mitótica. **B.** Na hiperplasia simples, as glândulas são levemente aglomeradas e caracteristicamente apresentam formato tubular normal ou pequenas anormalidades na forma. Os núcleos são normais. **C.** Neste caso, as glândulas estão um pouco adensadas, mas ocasionalmente, como no caso da glândula destacada com grande aumento, observa-se atipia nuclear caracterizada por arredondamento do núcleo e nucléolos visíveis. A atipia citológica acompanha mais frequentemente a hiperplasia complexa do que a hiperplasia simples. **D.** Na hiperplasia complexa, as glândulas estão mais evidentemente aglomeradas e algumas vezes apresentam anormalidades na arquitetura, como coberturas papilares. Neste caso, os perfis glandulares são razoavelmente regulares, mas observa-se adensamento intenso das glândulas. **E.** As glândulas estão intensamente aglomeradas e algumas apresentam coberturas papilares. Os núcleos apresentam atipias variáveis. Algumas das glândulas atípicas apresentam alteração com citoplasma eosinofílico. (*Fotografias cedidas pela Dra. Kelley Carrick.*)

Neoplasia intraepitelial endometrial

Recentemente, o termo *neoplasia intraepitelial endometrial* (NIE) foi criado para distinguir de forma mais precisa duas categorias clínicas bastante distintas de hiperplasia: (1) endométrio policlonal normal reagindo difusamente a ambiente hormonal anormal e (2) lesões monoclonais intrinsecamente proliferativas que surgem focalmente e implicam risco elevado de adenocarcinoma (Mutter, 2000). Essa nomenclatura enfatiza o potencial maligno dos pré-cânceres de endométrio, por terem precedentes semelhantes no colo uterino, na vagina e na vulva.

Usando esse sistema, o endométrio anovulatório ou com exposição prolongada ao estrogênio sem atipias em geral é classificado como *hiperplasia endometrial*. Por outro lado, utiliza-se o termo *neoplasia intraepitelial endometrial* para descrever todos os endométrios classificados como pré-maligno por uma combinação de três características morfométricas que refletem o volume glandular, a complexidade da arquitetura e as anormalidades citológicas. O sistema de classificação NIE é uma forma mais precisa e reprodutível de predizer progressão para câncer, mas não foi implantado de forma universal (Baak, 2005; Hecht, 2005).

Características clínicas

Os fatores de risco para hiperplasia endometrial em geral são os mesmos do carcinoma invasivo (Anastasiadis, 2000; Ricci, 2002). Dois terços das mulheres apresentam sangramento pós-menopáusico (Horn, 2004). Contudo, praticamente todo tipo de sangramento uterino anormal implica investigação diagnóstica (Capítulo 8, p. 223).

Naquelas pacientes com sangramento anormal, a ultrassonografia transvaginal para verificar a espessura do endométrio é um método viável para predição de hiperplasia endometrial (Goldstein, 1990; Granberg, 1991; Jacobs, 2011). Em estudos ultrassonográficos e patológicos realizados em mulheres pós-menopáusicas, espessuras endometriais iguais ou inferiores a 5 mm foram associadas a sangramento atribuível à atrofia do endométrio (American College of Obstetricians and Gynecologists, 2009). Aquelas com endométrio mais espesso têm indicação de biópsia. A ultrassonografia também pode identificar alterações anormais nos ecos estruturais do endométrio. Alterações císticas sugerem pólipos, endométrio homogeneamente espessado indica hiperplasia e padrão estrutural heterogêneo é suspeito de malignidade (Figs. 33-3 e 33-4). Contudo, nesses achados ultrassonográficos, há muita superposição e o exame não pode ser usado isoladamente.

Para mulheres pré-menopáusicas, a ultrassonografia transvaginal com frequência é indicada para excluir uma origem estrutural para o sangramento anormal. De forma semelhante, os pesquisadores tentaram criar diretrizes para avaliar a espessura do endométrio. Entretanto, essa espessura varia consideravelmente entre mulheres pré-menopáusicas, e os limiares de anormalidade sugeridos com base em evidências variam entre ≥ 4 mm e < 16 mm (Breitkopf, 2004; Goldstein, 1997; Shi, 2008). Assim, não se chegou a consenso acerca de diretrizes para espessura de endométrio nesse grupo de pacientes. Em nossa instituição, não se recomenda qualquer investigação complementar para endométrio de aparência normal medindo ≤ 10 mm em pacientes pré-menopáusicas com sangramento

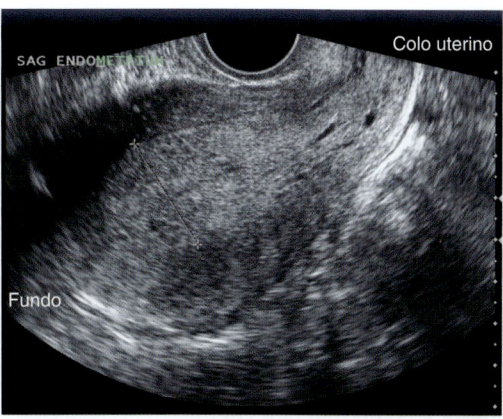

FIGURA 33-3 Imagem de ultrassonografia transvaginal do útero. No plano sagital, a presença de espessamento evidente do endométrio, que é medida com calibrador, é sugestiva de hiperplasia do endométrio. (*Imagem cedida pela Dra. Elysia Moschos.*)

uterino anormal, se não houver outros fatores de risco que indiquem a necessidade de exames complementares.

Como alternativa à ultrassonografia, pode-se optar por biópsia em consultório com trocarte de Pipelle ou por dilatação e curetagem (D&C) em regime ambulatorial como medidas iniciais para investigação de quadros de sangramento anormal (Merisio, 2005). Macroscopicamente, o endométrio hiperplásico não é característico, e por isso a identificação visual por histeroscopia é imprecisa (Garuti, 2006).

Ocasionalmente, é possível palpar uma massa anexial durante o exame. Embora essa massa provavelmente seja um cisto benigno, quaisquer características sólidas observadas durante a ultrassonografia transvaginal devem gerar suspeita de tumor simultâneo de células da granulosa do ovário. Esse tipo de tumor produz ambiente com excesso de estrogênio, resultando em risco de até 30% de hiperplasia endometrial ou, com menor frequência, de carcinoma (Capítulo 36, p. 889) (Ayhan, 1994).

Tratamento

O tratamento de mulheres com hiperplasia endometrial depende basicamente da idade da paciente, da presença ou ausência

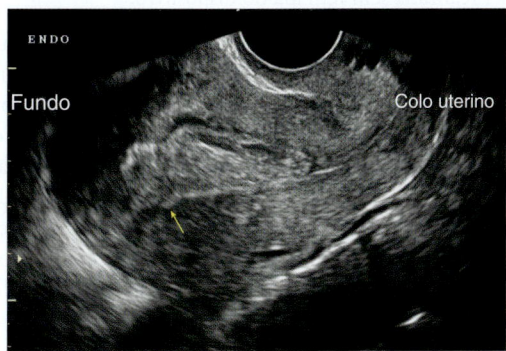

FIGURA 33-4 Imagem de ultrassonografia transvaginal do útero. No plano sagital, o grande espessamento do endométrio e as evidências de invasão do miométrio no fundo uterino (*seta*) sugerem câncer de endométrio. (*Imagem cedida pela Dra. Elysia Moschos.*)

de atipia citológica e risco cirúrgico. No entanto, a terapia não cirúrgica apresenta riscos inerentes considerando-se a inconsistência do diagnóstico e a incerteza na predição de estabilidade ou progressão das lesões individuais. Especificamente, diversos ensaios documentaram menor reprodutibilidade para as classificação da OMS para hiperplasia de endométrio (Allison, 2008; Sherman, 2008; Zaino, 2006). Além disso, não há como prever que tipos vão regredir com terapia com progestogênio. Contudo, desde que a amostra de endométrio seja representativa e o médico não tenha motivo para suspeitar de carcinoma invasivo concomitante, a decisão de tratar a hiperplasia endometrial com hormônios ou cirurgia depende da avaliação clínica.

Hiperplasia endometrial não atípica

Pacientes pré-menopáusicas. As mulheres pré-menopáusicas com hiperplasia endometrial não atípica em geral requerem terapia com baixa dosagem de progestogênio por um período de três a seis meses. Normalmente, costuma-se administrar acetato de medroxiprogesterona (MPA, de *medroxyprogesterone acetate*) cíclico por via oral por 12 a 14 dias em cada mês, na dosagem de 10 a 20 mg diários. Outra opção frequentemente utilizada é iniciar com contraceptivo oral combinado naquelas pacientes sem contraindicações. Os DIUs com progesterona também se mostraram efetivos (Wildemeersch, 2007). Embora as lesões possam regredir espontaneamente sem terapia, os progestogênios em geral são usados para tratar a etiologia subjacente, ou seja, anovulação crônica e hiperestrogenismo (Terakawa, 1997). Caso não seja identificado endométrio hiperplásico residual na biópsia de controle, as pacientes devem continuar recebendo progestogênio e mantidas em observação até a menopausa. Caso haja novo episódio de sangramento será necessária outra biópsia do endométrio,.

De modo geral, deve-se evitar biópsia quando a paciente estiver tomando progestogênio, uma vez que esse hormônio confunde o diagnóstico patológico modificando a morfologia do endométrio. O descolamento do endométrio no sangramento de privação também é um componente do processo de ablação medicamentosa e deve estar concluído antes de se avaliar a persistência do quadro. Aguardar entre 2 a 6 semanas após a suspensão do hormônio sem reiniciar a administração de progestogênio antes de realizar a biópsia resolve esses problemas. Naquelas pacientes com DIU liberador de levonorgestrel, a biópsia de endométrio pode ser realizada sem retirada do dispositivo.

Mulheres pós-menopáusicas. As mulheres pós-menopáusicas com hiperplasia endometrial não atípica também podem ser tratadas com dosagem baixa e cíclica de MPA, ou com um esquema contínuo de 2,5 mg diários. No entanto, é muito importante que, no caso de mulheres de idade mais avançada, seja coletada uma amostra representativa para excluir atipia citológica. Em algumas circunstâncias pode-se indicar D&C, quando, por exemplo, o volume de tecido coletado com o trocarte de Pipelle for escasso ou os sintomas de sangramento forem mais pronunciados do que o esperado.

Na prática, as pacientes pós-menopáusicas com hiperplasia simples com frequência são acompanhadas sem tratamento. A hiperplasia complexa sem atipia em geral é tratada cronicamente com progestogênios. A biópsia endometrial em consultório é feita anualmente.

Resposta da hiperplasia endometrial não atípica ao progestogênio. Os índices totais de regressão clínica e patológica com terapia com progestogênio ultrapassam os 90% para a hiperplasia endometrial não atípica (Rattanachaiyanont, 2005). Pacientes com doença persistente identificada por biópsias repetidas devem passar para um esquema com dosagem mais alta, como, por exemplo, 40 a 100 mg diários de MPA por via oral ou 160 mg diários de acetato de megestrol. Novamente, o médico deve confirmar que houve ablação hormonal com nova coleta de amostra do endométrio após intervalo terapêutico adequado. A histerectomia também deve ser considerada no caso de lesões refratárias a tratamento clínico.

As abordagens cirúrgicas minimamente invasivas, como histerectomia total laparoscópica, são opções adequadas. Entretanto, nos casos em que houver qualquer suspeita de hiperplasia atípica, deve-se dar preferência à remoção total do útero sem morcelamento. Considerando que a lesão pode se estender ao segmento inferior do útero, ou à região superior da ectocérvice, a histerectomia supracervical não é considerada apropriada para mulheres que tenham indicação de histerectomia para tratamento de hiperplasia do endométrio.

Hiperplasia endometrial atípica

A histerectomia é o melhor tratamento para mulheres de todas as idades que se apresentem com hiperplasia endometrial atípica, considerando o risco elevado de malignidade invasiva subclínica concomitante (Horn, 2004; Trimble, 2006). As mulheres pré-menopáusicas que desejem preservar a fertilidade configuram a principal exceção. A terapia com alta dosagem de progestogênio pode ser a mais indicada para as pacientes altamente motivadas (Randall, 1997). Pacientes com contraindicação para cirurgia também são candidatas a uma tentativa de ablação hormonal com progestogênio. A resolução da hiperplasia deve ser confirmada por biópsias endometriais seriadas a cada três meses até que a resposta seja documentada. Caso contrário, recomenda-se histerectomia (American College of Obstetricians and Gynecologists, 2005). Após a resolução da hiperplasia, deve-se manter o tratamento com progestogênio e a paciente sob vigilância em longo prazo, considerando-se a possibilidade de progressão final para carcinoma (Rubatt, 2005).

O Gynecologic Oncology Group (GOG) conduziu um estudo prospectivo de coorte com 289 pacientes com diagnóstico de hiperplasia endometrial atípica na comunidade. As participantes submeteram-se à histerectomia até três meses após a biópsia, e 43% foram diagnosticadas com carcinoma endometrial concomitante (Trimble, 2006). Suh-Burgmann e colaboradores (2009) observaram uma percentagem igualmente elevada de 48%. Os resultados mostram a dificuldade de se chegar a um diagnóstico preciso antes da histerectomia e o risco potencial do tratamento hormonal conservador.

Os generalistas em obstetrícia e ginecologia que realizem histerectomia em casos de hiperplasia endometrial atípica devem estar especialmente cientes da possibilidade de malignidade invasiva e da necessidade de estadiamento cirúrgico. No mínimo, lavados peritoneais devem ser coletados antes da realização da histerectomia. Além disso, o útero deve ser aberto e examinado na sala de cirurgia, podendo ser realizados cortes histológicos de congelação. Qualquer suspeita de invasão do miométrio é indicação suficiente para consulta intraoperatória com um oncoginecologista.

CÂNCER DE ENDOMÉTRIO

Patogênese

O câncer de endométrio é um grupo de neoplasias biológica e histologicamente diferente, caracterizado por um modelo dualista de patogênese. Os adenocarcinomas endometrioides do tipo I representam 75% dos casos. Eles são estrogênio-dependentes, de baixo grau e originam-se de hiperplasia endometrial atípica. Em contrapartida, o câncer tipo II geralmente apresenta histologia com células serosas ou claras, não há lesão precursora e o quadro clínico é mais agressivo (Tabela 33-3). As diferenças morfológicas e clínicas são paralelas às diferenças genéticas, visto que os tumores tipos I e II apresentam mutações de grupos de genes diferentes (Bansal, 2009; Hecht, 2006).

As duas vias da patogênese do câncer de endométrio sobrepõem-se consideravelmente, o que resulta em um espectro de características histológicas. No entanto, a visão dualista tem implicações terapêuticas para novas estratégias de tratamento que têm como alvo a doença de alto risco (Cerezo, 2006).

Prevenção

Rastreamento

Atualmente, não há indicação de o rastreamento rotineiro para câncer de endométrio em mulheres com risco médio ou aumentado. Em vez disso, no início da menopausa, as mulheres devem ser informadas sobre os riscos e os sintomas do câncer de endométrio, e e devem ser enfaticamente estimuladas a relatar ao médico sobre quaisquer sangramentos inesperados ou escape ocorridos (American College of Obstetricians and Gynecologists, 2006; Smith, 2011).

Todavia, deve-se iniciar o rastreamento anual por coleta de amostra do endométrio aos 35 anos nas mulheres com alto risco de câncer de endométrio em razão de HNPCC (Burke, 1997; Smith, 2011). Entre os critérios para rastreamento de prováveis portadoras da mutação para essa síndrome estão ocorrência de câncer colorretal ou de outro câncer associado à síndrome de Lynch em familiar até terceiro grau, em no mínimo duas gerações sucessivas e em indivíduo com menos de 50 anos. Entre os cânceres associados à síndrome de Lynch estão os de colo, endométrio, intestino delgado, pelve renal e ureter e ovário, entre outros (Vasen, 1999). O encaminhamento para aconselhamento genético pode esclarecer melhor o risco prevendo quais pacientes podem beneficiar-se com o teste específico de linhagem de células germinativas (Balmana, 2006; Chen, 2006). O câncer de endométrio é o "câncer sentinela" mais comum e, sendo assim, os ginecologistas-obstetras desempenham um papel crucial na identificação de mulheres com HNPCC (Lu, 2005).

Cirurgia profilática

Como as mulheres com HNPCC têm alto risco de desenvolver câncer de endométrio (40 a 60%), a histerectomia profilática é uma das alternativas. Em uma coorte de 315 portadoras de mutação HNPCC, Schmeler (2006) confirmou o benefício dessa abordagem ao relatar redução de 100% no risco. De modo geral, a salpingo-ooforectomia bilateral (SOB) também deve ser realizada considerando-se o risco entre 10 e 12% de evolução com câncer de ovário.

Diagnóstico

Sinais e sintomas

O diagnóstico precoce do câncer de endométrio depende quase exclusivamente de identificação imediata e investigação de sangramento vaginal irregular. Em mulheres pré-menopáusicas, o médico deve manter um alto índice de suspeição para a história de menstruação prolongada e intensa ou de sangramento de escape intermenstrual, considerando que muitos distúrbios benignos apresentam sintomas similares (Tabela 8-2, p. 225). O sangramento pós-menopáusico é especialmente preocupante, com probabilidade de 5 a 10% de diagnóstico de carcinoma endometrial (Gredmark, 1995; Iatrakis, 1997). Em mulheres mais idosas, o corrimento vaginal anormal também pode ser um sinal indicador.

Infelizmente, algumas pacientes não buscam atenção médica apesar de meses ou anos de sangramento irregular intenso.

TABELA 33-3 Carcinoma endometrial tipos I e II: características distintivas

Característica	Tipo I	Tipo II
Estrogênio sem oposição	Presente	Ausente
Estado menopáusico	Pré- e perimenopausa	Pós-menopausa
Hiperplasia	Presente	Ausente
Raça	Branca	Negra
Grau	Baixo	Alto
Invasão do miométrio	Mínima	Profunda
Subtipos específicos	Endometrioide	Seroso, células claras
Comportamento	Estável	Agressivo

Retirada de Kurman, 1994, com permissão.

Nos casos de doença em estádio mais avançado, dor e distensão pélvicas podem indicar aumento do útero ou disseminação extrauterina do tumor. As pacientes com tumor seroso ou de células claras muitas vezes apresentam sinais e sintomas sugestivos de câncer ovariano epitelial avançado (Capítulo 35, p. 860).

Exame de Papanicolaou

Historicamente, o exame de Papanicolaou não é uma ferramenta sensível para diagnosticar câncer de endométrio, e 50% das mulheres com esse tipo de câncer apresentam resultado normal no teste (Gu, 2001). A citologia em base líquida parece aumentar a detecção de anormalidades glandulares, mas não o suficiente para produzir uma mudança na prática clínica (Guidos, 2000; Schorge, 2002).

Ocasionalmente são relatadas células endometriais benignas no laudo de exame de Papanicolaou de rotina em mulheres com 40 anos ou mais. Este achado em mulheres pré-menopáusicas em geral tem pouca importância, principalmente se a amostra tiver sido coletada após a menstruação. No entanto, este achado em mulheres pós-menopáusicas representa risco próximo de 3-5% de câncer de endométrio (Simsir, 2005). Naquelas usando TH, a prevalência de células endometriais benignas no teste de esfregaço é maior e o risco de malignidade menor (1-2%) (Mount, 2002). Embora a biópsia endometrial deva ser considerada para mulheres pós-menopáusicas assintomáticas com esse achado, a maioria das pacientes diagnosticadas com hiperplasia ou câncer apresenta sangramento anormal concomitante (Ashfaq, 2001).

Por outro lado, a descoberta de células glandulares atípicas em esfregaço preventivo implica alto risco de neoplasia de cérvice ou de endométrio subjacente. Consequentemente, a investigação subsequente dessa anormalidade glandular deve incluir colposcopia e curetagem endocervical. Também há indicação de curetagem endometrial em pacientes não gestantes com mais de 35 anos, e naquelas mais jovens, se houver história de sangramento anormal, se forem observados fatores de risco para doença endometrial, ou se o exame citológico especificar que as células glandulares atípicas têm origem endometrial.

Coleta de amostras endometriais

A biópsia com trocarte de Pipelle em consultório é o método preferencial para avaliação inicial de mulheres apresentando sangramento suspeito de malignidade (Feldman, 1993). Contudo, se com as técnicas de amostragem não se obtiverem informações suficientes para o diagnóstico ou se o sangramento anormal persistir, será preciso realizar D&C para esclarecer o diagnóstico (Gordon, 1999).

A histeroscopia ambulatorial é mais sensível para lesões endometriais focais e se mostrou menos útil para diagnosticar hiperplasia (Ben Yehuda, 1998). Além disso, naqueles casos em que a histeroscopia foi usada para investigar sangramento anormal e nos quais o diagnóstico final tenha sido câncer, observou-se aumento da incidência de citologia peritoneal positiva durante cirurgia posterior de estadiamento (Obermair, 2000; Polyzos, 2010; Zerbe, 2000). Embora possa haver risco de contaminação peritoneal por células cancerígenas com a histeroscopia, não parece haver piora no prognóstico geral dessas pacientes (Cicinelli, 2010; Revel, 2004).

Exames laboratoriais

O único marcador tumoral clinicamente útil no manejo de pacientes com câncer de endométrio é a dosagem de CA-125. Antes da cirurgia, uma dosagem elevada sugere a possibilidade de doença em estádio mais avançado (Powell, 2005). Na prática, o exame é mais útil em pacientes com doença avançada ou subtipos serosos, ajudando a monitorar a resposta à terapia ou a monitorar a evolução pós-tratamento. Todavia, mesmo nesse cenário, sua utilidade é limitada na ausência de outros achados clínicos (Price, 1998).

Exames de imagem

Em geral, a radiografia de tórax é o único exame de imagem necessário na fase pré-operatória de mulheres com tumor de endométrio tipo I bem diferenciado. Todos os demais exames pré-operatórios são voltados à preparação geral para a cirurgia (Capítulo 39, p. 958).

A tomografia computadorizada (TC) e a ressonância magnética (RM) normalmente não são necessárias (American College of Obstetricians and Gynecologists, 2005). Entretanto, a RM ocasionalmente pode ajudar a distinguir entre câncer de endométrio com disseminação cervical e adenocarcinoma endocervical primário (Nagar, 2006). Além disso, as mulheres com características de lesão de tipo seroso ou outros resultados histológicos de alto risco obtidos em biópsia pré-operatória e aquelas que apresentarem achados sugestivos de doença em estádio avançado ao exame físico são as mais indicadas para a TC abdominal e pélvica (Fig. 33-5). Nesses casos, o conhecimento prévio de doença intra-abdominal pode ajudar a guiar o tratamento.

O papel do generalista

Embora a maioria dos cânceres endometriais seja curada com histerectomia e SOB, o manejo primário do caso por oncoginecologista resulta em uso eficaz dos recursos terapêuticos, reduz a morbidade potencial, tem maior probabilidade de estadiamento e melhora a sobrevida das pacientes de alto risco (Chan, 2011; Roland, 2004). Consequentemente, em geral, recomenda-se encaminhamento pré-operatório de qualquer paciente com câncer de endométrio que esteja sendo preparada para cirurgia por um generalista em obstetrícia e ginecologia. Mulheres jovens ou na perimenopausa com adenocarcinoma endometrioide de grau I e com antecedentes de hiperplasia endometrial atípica são possíveis exceções. No entanto, o antigo axioma de que a dissecção linfonodal não seria necessária para tumores de grau I não é mais válido, pois muitas pacientes apresentarão doença em estádio mais avançado do que o previsto pelos fatores prognósticos pré-operatórios. Além disso, a avaliação intraoperatória da profundidade da invasão é menos precisa do que se pensava (Frumovitz, 2004a; Leitao, 2008).

Após a cirurgia, o oncoginecologista deve ser consultado sempre que houver evidência de extensão cervical, doença extrauterina ou lavados peritoneais positivos. Em muitos casos, as pacientes em estádio inicial tratadas somente com cirurgia irão retornar para seu ginecologista-obstetra para fazerem o controle. O encaminhamento é novamente recomendado se houver suspeita ou diagnóstico de doença recorrente.

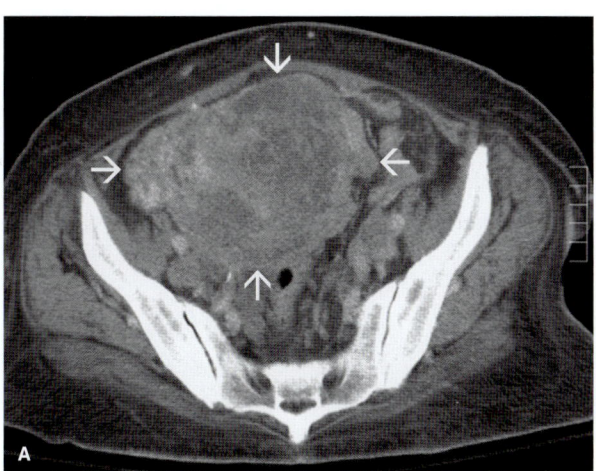 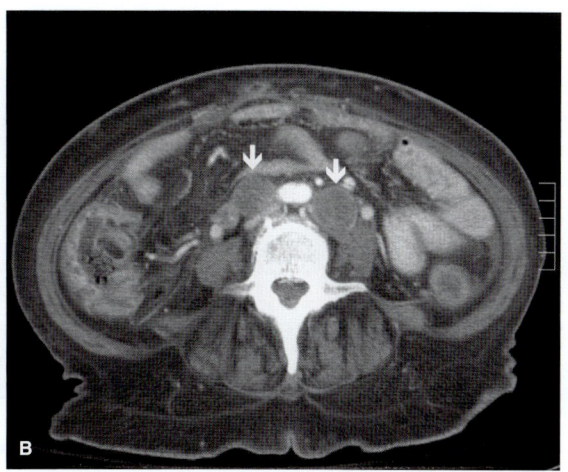

FIGURA 33-5 Imagens de tomografia computadorizada (TC) no plano axial de uma mulher de 61 anos com câncer de endométrio. **A**. Útero bastante aumentado e não homogêneo (*setas*) na pelve superior. **B**. No nível da bifurcação aórtica, são observados linfonodos aumentados bilateralmente (*setas*), o que é compatível com envolvimento linfonodal. (*Imagens cedidas pela Dra. Diane Twickler.*)

Caso seja diagnosticado câncer de endométrio inesperadamente após histerectomia realizada por um generalista por outros motivos, também recomenda-se encaminhamento. Entre as opções terapêuticas estão nenhuma terapia complementar mantendo-se apenas a paciente sob monitoramento, nova operação para concluir o estadiamento cirúrgico, ou radioterapia para prevenir recidiva local. Em geral, as vantagens do estadiamento em termos de sobrevida devem ser ponderadas contra as complicações de um novo procedimento cirúrgico (American College of Obstetricians and Gynecologists, 2005). Felizmente, com o advento do reestadiamento laparoscópico e robótico reduziu-se o potencial de morbidade em casos específicos (Spirtos, 2005).

Patologia

Há uma ampla variação de agressividade nos tipos histopatológicos de câncer de endométrio (Tabela 33-4). A maioria das pacientes apresenta adenocarcinoma endometrioide de comportamento indolente. Contudo, algumas apresentam histologia desfavorável com prognóstico de comportamento muito mais agressivo do tumor. Além disso, o grau de diferenciação do tumor é um indicador importante de disseminação da doença. Os tumores que surgem após radiação pélvica diferem dos cânceres esporádicos de endométrio por apresentarem preponderância de subtipos histológicos com estágio avançado, grau elevado e alto risco (Pothuri, 2003). Para o manejo efetivo das pacientes com câncer de endométrio há necessidade de conhecer essas características clínicas inter-relacionadas.

Grau histológico

O sistema mais utilizado para a graduação de carcinomas é o sistema de três níveis da Federação Internacional de Ginecologia e Obstetrícia (FIGO) (Tabela 33-5). As lesões de grau 1 normalmente são indolentes, com pouca tendência à disseminação para fora do útero ou para recorrência. Os tumores de grau 2 têm prognóstico intermediário. Os cânceres de grau 3 estão associados a maior potencial de invasão do miométrio e metástase linfonodal.

A graduação histológica deve ser primariamente determinada por exame microscópico analisando-se o padrão de crescimento arquitetural do tumor (Zaino, 1994). No entanto, há algumas exceções, e o método ideal para determinar o grau é um tanto controverso. A presença de atipia nuclear mais avançada em relação ao grau definido pela arquitetura aumenta em um nível o tumor de grau 1 ou 2. Por exemplo, uma lesão de grau 2, classi-

TABELA 33-4 Classificação histológica da Organização Mundial da Saúde para carcinoma endometrial

Adenocarcinoma endometrioide
    Variante com diferenciação escamosa
    Variante viloglandular
    Variante secretora
    Variante de célula ciliada
Carcinoma mucinoso
Carcinoma seroso
Carcinoma de células claras
Carcinoma de células mistas
Carcinoma de células escamosas
Carcinoma de pequenas células
Carcinoma indiferenciado
Outros

Retirada de Silverberg, 2003.

TABELA 33-5 Critérios histopatológicos para avaliação de grau

Grau	Definição
1	≤ 5% de padrão de crescimento sólido não escamoso ou não morular
2	6-50% de padrão de crescimento sólido não escamoso ou não morular
3	> 50% de padrão de crescimento sólido não escamoso ou não morular

Retirada de Pecorelli, 1999.

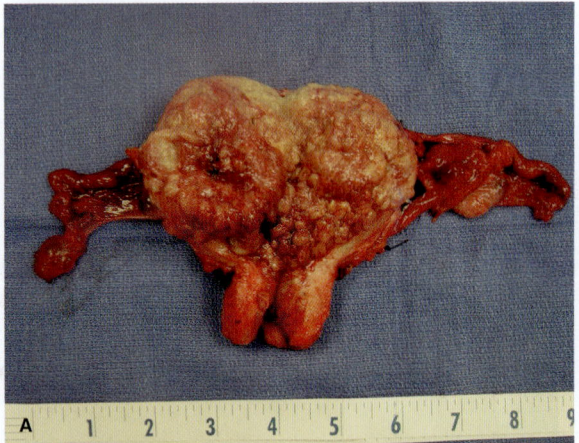
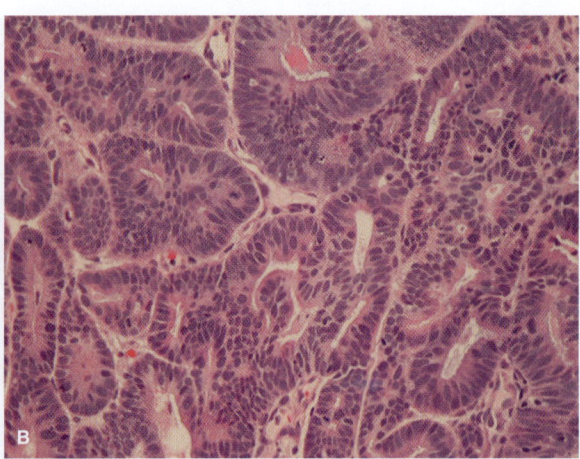

FIGURA 33-6 Adenocarcinoma endometrioide. **A**. Fotografia de peça cirúrgica uterina com adenocarcinoma endometrioide. O tumor é encontrado preenchendo a cavidade endometrial e invadindo as paredes miometriais. **B**. Microfotografia de adenocarcinoma endometrial. Esses tumores são compostos por glândulas neoplásicas com aparência semelhante às do endométrio normal. As células são caracteristicamente colunares altas com atipia nuclear leve a moderada. As glândulas se apresentam excessivamente aglomeradas ou "enfileiradas". Também é comum encontrar confluência cribriforme e estruturas vilosas. São essas formas estruturais associadas ao desaparecimento do estroma interveniente que permitem a distinção entre adenocarcinomas endometrioides bem diferenciados e hiperplasia complexa. Os adenocarcinomas bem diferenciados, como o deste exemplo, são compostos exclusivamente por estruturas glandulares. Nos tumores mais indiferenciados as células formam camadas sólidas que ocupam proporções variadas do tumor. (*Fotografia cedida pela Dra. Kelley Carrick.*)

ficada com base nas características arquiteturais, pode ser promovida à lesão de grau 3 na presença de atipia nuclear significativa. Em um estudo de 715 adenocarcinomas endometrioides conduzido pelo GOG (protocolo 33) (Zaino, 1995), essa modificação mostrou-se útil para prognóstico. Com base no sistema da FIGO, a graduação nuclear também é usada para todos os adenocarcinomas serosos e de células claras (Pecorelli, 1999).

Em um esforço para melhorar a reprodutibilidade e o valor prognóstico do sistema da FIGO, foi proposto um sistema binário de graduação arquitetural (Lax, 2000; Scholten, 2004). A simplicidade de dividir os tumores em lesões de baixo grau ou de alto grau com base na proporção de crescimento sólido (≤ 50% ou > 50%, respectivamente) é atraente e parece ter valor. Essa abordagem, no entanto, não foi amplamente adotada na prática clínica.

Tipo histológico

Adenocarcinoma endometrioide. O tipo histológico mais comum de câncer de endométrio é o adenocarcinoma endometrioide, responsável por mais de 75% dos casos. Esse tipo de tumor caracteristicamente apresenta glândulas que se assemelham às do endométrio normal (Fig. 33-6). A presença simultânea de endométrio hiperplásico foi correlacionada com tumor de baixo grau e ausência de invasão do miométrio. Entretanto, quando o componente glandular é reduzido e substituído por ninhos sólidos e lâminas de células, o tumor é classificado em um grau mais alto (Silverberg, 2003). Além disso, a presença de endométrio atrófico está mais frequentemente associada a lesões de alto grau comumente metastáticas (Kurman, 1994).

Além da aparência característica descrita, os adenocarcinomas endometrioides podem apresentar variantes, entre elas o adenocarcinoma endometrioide com diferenciação escamosa e as variantes viloglandular, secretora e de células ciliadas (ver Tabela 33-4 e a Fig. 33-7). Em geral, o comportamento biológico destas variantes se assemelha ao do adenocarcinoma endometrial clássico.

Carcinoma seroso. Responsável por 5 a 10% dos cânceres endometriais, o carcinoma seroso caracteriza tumores altamente agressivos tipo II que surgem no endométrio atrófico de mulheres idosas (Jordan, 2001). Normalmente, observa-se um padrão de crescimento papilar complexo com células apresentando acentuada atipia nuclear (Fig. 33-8). Comu-

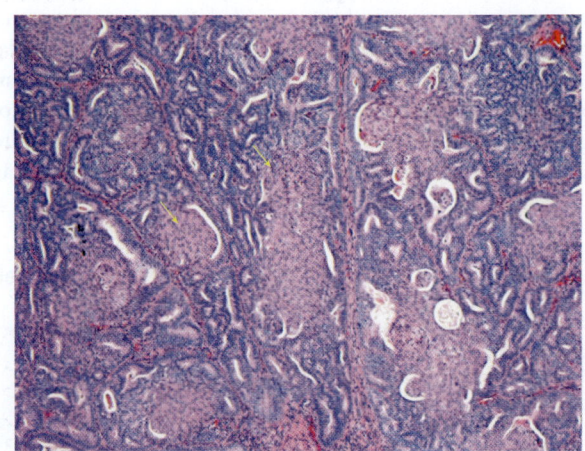

FIGURA 33-7 Adenocarcinoma endometrioide com diferenciação escamosa. Uma característica comum das adenocarcinomas endometrioides é a presença de focos de diferenciação escamosa, que podem ser focais ou relativamente proeminentes. Os elementos escamosos podem apresentar características escamosas evidentes, como queratinização ou pontes intercelulares, ou podem ser na forma de mórulas escamosas menos bem diferenciadas (*setas*), como neste exemplo. Os elementos escamosos não alteram a graduação do tumor e não têm importância clínica. (*Fotografia cedida pela Dra. Raheela Ashfaq.*)

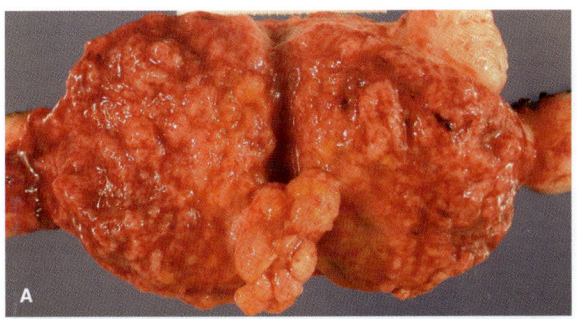
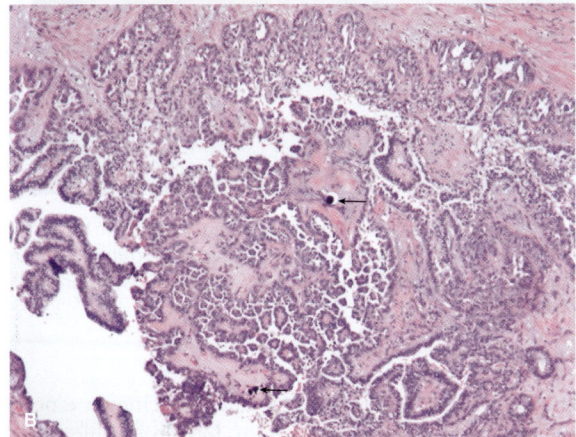
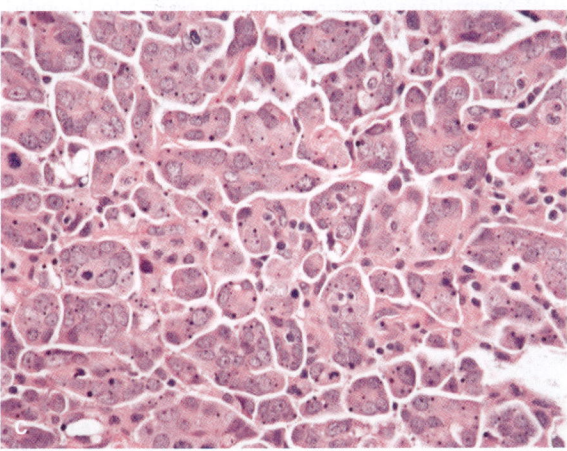

FIGURA 33-8 Carcinoma seroso papilar uterino. **A**. Fotografia de peça cirúrgica uterina. (*Fotografia cedida pela Dra. Raheela Ashfaq*). **B**. Microfotografia de carcinoma seroso papilar do útero. Trata-se de adenocarcinoma de alto grau com aspecto morfológico semelhante à de seu congênere mais comum em ovário ou tuba uterina. O tumor é caracterizado por arquitetura papilar. É possível haver corpos de psamoma, que são calcificações concentricamente laminadas (*setas*). **C**. As células normalmente são arredondadas em contraste com a forma colunar. Elas apresentam características nucleares de alto grau incluindo núcleos relativamente aumentados e pleomórficos; nucléolos proeminentes; e mitoses anormais frequentes. Também é comum haver células tumorais multinucleadas. (*Microfotografias cedidas pela Dra. Kelley Carrick.*)

mente denominado *carcinoma seroso papilar uterino* (CSPU), seu aspecto histológico assemelha-se ao do câncer epitelial ovariano, e são observados corpos de psamomas em 30% dos casos (Silverberg, 2003).

Macroscopicamente, o tumor é exofítico com aspecto papilar surgindo de um útero pequeno e atrófico (Fig. 33-8). Esses tumores ocasionalmente ficam confinados em um pólipo e sem evidências de disseminação (Carcangiu, 1992). Entretanto, sabe-se que o CSPU tem tendência de invadir o miométrio e o sistema linfático. A disseminação intraperitoneal, como a massa no omento, rara nos casos de adenocarcinoma endometrioide típico, também é comum mesmo quando não há invasão do miométrio ou ela é mínima (Fig. 33-9) (Sherman, 1992). Consequentemente, pode ser impossível distinguir entre CSPU e câncer epitelial ovariano no momento da cirurgia. Da mesma forma que ocorre com o carcinoma ovariano, esses tumores em geral secretam CA-125. Assim, a dosagem seriada no soro é um marcador útil para monitorar a doença no pós-operatório. O carcinoma seroso papilar uterino é um tipo celular agressivo, e mulheres com cânceres endometriais mistos contendo somente 25% de CSPU têm a mesma taxa de sobrevida daquelas com carcinoma seroso uterino puro (Ellenson, 2011b).

Carcinoma de células claras. Menos de 5% dos cânceres de endométrio são da variante de células claras, mas esse é outro tumor tipo II importante (Abeler, 1991). No aspecto microscópico, ele pode ser predominantemente sólido, cístico, tubular ou papilar. Com maior frequência, é formado por uma combinação de dois ou mais desses padrões (Figs. 33-10) (Silverberg, 2003).

Os adenocarcinomas endometriais de células claras são similares aos que surgem em ovário, vagina e colo uterino. Macroscopicamente, não apresentam características típicas, mas, assim como o CSPU, costumam ser tumores de alto grau e grande invasividade. As pacientes muitas vezes são diagnosticadas com a doença em estádio avançado e têm prognóstico reservado (Hamilton, 2006).

Carcinoma mucinoso. Um a 2% dos cânceres de endométrio têm aspecto mucinoso que compreende mais da metade do tumor. No entanto, muitos adenocarcinomas endometrioides apresentam esse componente com distribuição focal (Ross, 1983). Os tumores mucinosos normalmente apresentam padrão glandular com células colunares uniformes e estratificação mínima (Fig. 33-11). Praticamente todos são lesões em estádio I, de grau 1 e bom prognóstico (Melhem, 1987). Como o epitélio endocervical funde-se com o segmento uterino inferior, o principal dilema diagnóstico é diferenciar esse tumor do adenocarcinoma primário do colo uterino. O uso de imunomarcadores tumorais pode ajudar, mas talvez haja necessidade de fazer RM para esclarecer o provável local de origem. Para definição anatômica, a RM oferece maior resolução de contraste nas interfaces com os tecidos moles.

Carcinoma misto. O câncer de endométrio pode se apresentar com combinações de dois ou mais tipos puros. Para ser classificado como carcinoma misto, cada componente deve compreender no mínimo 10% do tumor. Excetuando-se a histologia com células serosas ou claras, a combinação de outros tipos normalmente não tem relevância clínica. Por isso, *carcinoma misto* normalmente se refere a uma mescla de carcinoma tipo I (adenocarcinoma endometrioide e suas variantes) e carcinoma tipo II (Silverberg, 2003).

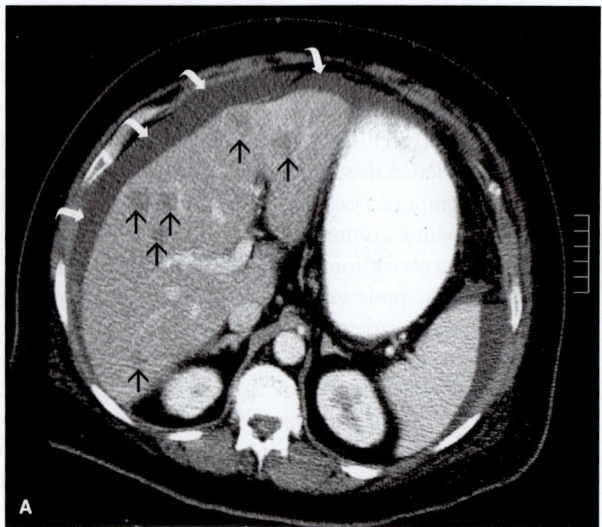
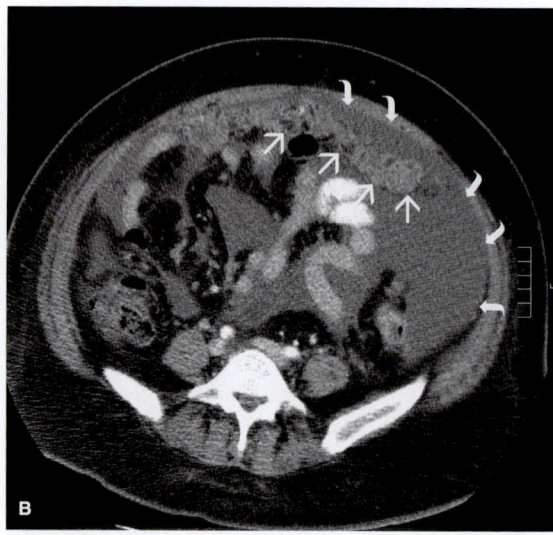

FIGURA 33-9 Imagens de tomografia computadorizada (TC) de metástases hepáticas, ascite e massa do omento (*omental caking*) em uma mulher de 51 anos com câncer de endométrio. **A**. As setas pretas demarcam múltiplas áreas de baixa densidade no fígado compatíveis com processo metastático e ascite (*setas brancas curvas*) circundando o fígado. **B**. Imagem mais caudal revelando a massa do omento (*setas brancas*) circundada por ascite profusa (*setas brancas curvas*). (*Imagens cedidas pela Dra. Diane Twickler.*)

Carcinoma indiferenciado. Em 1 a 2% dos cânceres de endométrio, não há evidência de diferenciação glandular, sarcomatosa ou escamosa. Esses tumores indiferenciados caracterizam-se por proliferação de células epiteliais monótonas de tamanho médio que crescem em lâminas sólidas e sem nenhum padrão específico (Silva, 2007). De modo geral, o prognóstico é pior do que o de pacientes com adenocarcinomas endometrioides pouco diferenciados (Altrabulsi, 2005).

Tipos histológicos raros. Menos de 100 casos de *carcinoma de células escamosas* do endométrio foram relatados. O diagnóstico exige exclusão de componente de adenocarcinoma e nenhuma ligação com o epitélio escamoso do colo uterino (Varras, 2002). Normalmente, o prognóstico é reservado (Goodman, 1996). O *carcinoma de células transicionais* do endométrio também é raro, e doença metastática da bexiga ou do ovário deve ser excluída na investigação diagnóstica (Ahluwalia, 2006).

Padrões de disseminação

Os cânceres de endométrio podem disseminar-se de diversas formas para além do útero (Morrow, 1991). Os tumores endometriais tipo I e suas variantes em geral disseminam-se na

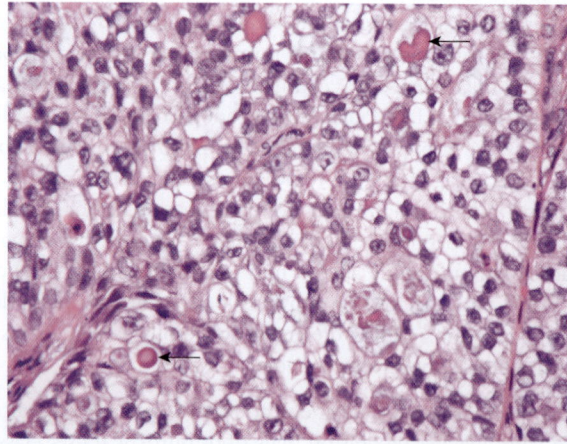

FIGURA 33-10 Adenocarcinoma de células claras do tipo sólido. Esse tumor é composto por células com citoplasma granular claro a eosinofílico. As células estão dispostas em lâminas papilares, estruturas tubulocísticas ou alguma combinação dessas duas. Os glóbulos hialinos eosinofílicos representam um achado comum (*setas*). Nesta imagem, as células apresentam citoplasma claro e membrana celular distinta característicos desse tumor. Os núcleos são moderadamente pleomórficos com nucléolos destacados. (*Fotografia cedida pela Dra. Kelley Carrick.*)

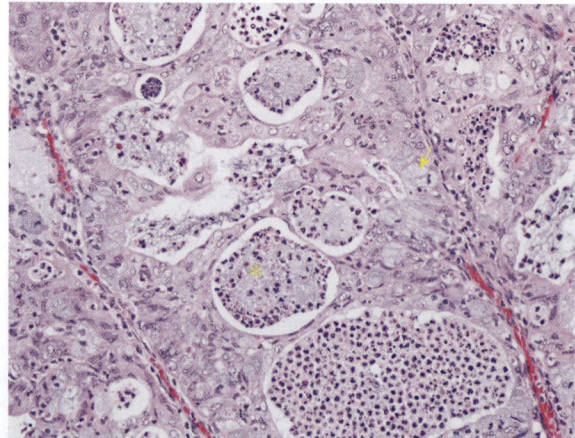

FIGURA 33-11 Microfotografia de carcinoma mucinoso. O adenocarcinoma mucinoso do endométrio é um tipo de adenocarcinoma endometrial relativamente raro no qual a maioria das células tumorais contém mucina no citoplasma. Neste exemplo, as células tumorais formam lâminas de estruturas cribriformes e muitas contêm mucina azulada intracitoplasmática (*seta*). Os espaços cribriformes no tumor contêm mucina azulada (*asterisco*) e numerosos neutrófilos. (*Fotografia cedida pela Dra. Kelley Carrick.*)

TABELA 33-6 Correlação entre grau histológico e profundidade da invasão do miométrio em pacientes em estádio I (*n* = 5.095)

Invasão do miométrio	Grau		
	1	2	3
Nenhuma	29%	11%	15%
≤ 50%	51%	59%	46%
> 50%	20%	30%	39%

Modificada de Creasman, 2006, com permissão.

seguinte ordem de frequência: (1) extensão direta, (2) metástase linfática, (3) disseminação por via hematogênica e (4) esfoliação intraperitoneal. Os carcinomas serosos e de células claras tipo II têm tendência especial de provocar doença extrauterina em padrão que lembra bastante o câncer epitelial ovariano. Em geral, os diversos padrões de disseminação estão inter-relacionados e muitas vezes desenvolvem-se simultaneamente.

A *invasão do estroma endometrial e a expansão exofítica* dentro da cavidade uterina ocorrem após o desenvolvimento de um câncer inicial (Fig. 33-16). Com o passar do tempo, o tumor invade o miométrio e finalmente perfura a serosa (Tabela 33-6). Os tumores localizados no segmento inferior do útero tendem a envolver o colo uterino precocemente, e aqueles na parte superior do útero costumam estender-se para as tubas de Falópio ou para a serosa. O crescimento regional avançado pode levar à invasão direta de estruturas pélvicas adjacentes, incluindo a bexiga, o intestino grosso, a vagina e o ligamento largo do útero.

Invasão dos vasos linfáticos e metástase para as cadeias linfonodais pélvica e para-aórtica podem ocorrer após a penetração do tumor no miométrio (Tabela 33-7). A rede linfática que drena o útero é complexa, e as pacientes podem apresentar metástases para qualquer cadeia específica de linfonodos, bem como combinações de cadeias (Burke, 1996). Esse padrão fortuito difere daquele observado com o câncer de colo uterino, no qual a disseminação linfática normalmente ocorre de maneira progressiva dos grupos de linfonodos da pelve para os para-aórticos e, então, para os escalenos.

A *disseminação por via hematogênica* resulta, com maior frequência, em metástases no pulmão e, com menor frequência, em fígado, cérebro, ossos e outros locais. A invasão profunda do miométrio é um forte indicador desse padrão de disseminação (Mariani, 2001a).

O transporte transtubário retrógrado de células cancerosas endometriais esfoliadas é um dos mecanismos pelos quais as células malignas alcançam a cavidade peritoneal. A perfuração da serosa pelo tumor é outra via possível. A maioria dos tipos de células cancerosas endometriais encontradas na cavidade peritoneal desaparece em pouco tempo e tem baixo potencial de malignidade (Hirai, 2001). Por outro lado, na presença de outras características de alto risco, como metástases para as estruturas anexas ou histologia serosa, pode haver doença intra-abdominal disseminada.

A metástase em sítio de trocarte (*port-site*) é uma forma rara, mas possível, de disseminação do câncer. Martinez e colaboradores (2010) avaliaram cerca de 300 procedimentos laparoscópicos para estadiamento de câncer do endométrio. Metástases em sítio de trocarte complicaram 0,33% dos casos.

Tratamento

Estadiamento cirúrgico

As mulheres com câncer de endométrio devem ser submetidas à histerectomia, SOB e estadiamento cirúrgico com o sistema revisado da FIGO (Tabela 33-8 e Fig. 33-12) (Mutch, 2009). Quase três quartos das pacientes estão no estádio I no momento do diagnóstico (Tabela 33-9). Poucas circunstâncias contraindicam a cirurgia primária, entre elas desejo de preservar a fertilidade, alto grau de obesidade, alto risco operatório e doença clinicamente inoperável. Em geral, a histerectomia extrafascial, também conhecida como histerectomia tipo I ou simples, é suficiente, mas a histerectomia radical (tipo III) pode ser preferível para mulheres com extensão clinicamente evidente de câncer do endométrio (Cornelison, 1999; Mariani, 2001b). As diferenças desses tipos de histerectomia estão descritas na Tabela 30-8 (p. 783). A histerectomia vaginal com ou sem SOB é outra alternativa para mulheres que não possam ser submetidas a estadiamento cirúrgico sistemático em razão de comorbidades (American College of Obstetricians and Gynecologists, 2005).

Para o manejo ideal da paciente, deve-se revisar cuidadosamente a descrição histopatológica dos achados à biópsia pré-operatória. Por exemplo, a presença de papilas serosas sugere a possibilidade de doença intraperitoneal na parte superior do abdome, tornando uma incisão vertical mais indicada (American College of Obstetricians and Gynecologists, 2005). Tradicionalmente, a laparotomia tem sido a abordagem-padrão, mas o es-

TABELA 33-7 Correlação entre grau histológico e profundidade de invasão do miométrio e risco de metástases linfonodais

Invasão do miométrio	Linfonodos pélvicos			Linfonodos para-aórticos		
	G1	G2	G3	G1	G2	G3
Nenhuma	1%	7%	16%	< 1%	2%	5%
≤ 50%	2%	6%	10%	< 1%	2%	4%
> 50%	11%	21%	37%	2%	6%	13%

Modificada de Creasman, 2006, com permissão.

TABELA 33-8 Estadiamento do carcinoma de endométrio segundo a FIGO

Estádio[a]	Características
I	**Tumor restrito ao corpo uterino**
IA	Invasão de menos de metade do miométrio
IB	Invasão de no mínimo metade do miométrio
II	**Tumor invade o estroma do colo uterino, mas não se estende além do útero[b]**
III	**Disseminação local e/ou regional do tumor**
IIIA	Tumor invade a serosa do corpo uterino e/ou os anexos[c]
IIIB	Envolvimento de vagina e/ou de paramétrios[c]
IIIC	Metástases para linfonodos pélvicos e/ou para-aórticos[c]
IIIC1	Linfonodos pélvicos positivos
IIIC2	Linfonodos para-aórticos positivos com ou sem linfonodos pélvicos positivos
IV	**Tumor invade bexiga e/ou intestino e /ou metástase à distância**
IVA	Invasão tumoral de mucosa vesical e/ou intestinal
IVB	Metástases à distância, incluindo metástase intra-abdominal e/ou para linfonodos inguinais

[a] G1, G2 ou G3
[b] O envolvimento glandular endocervical deve ser considerado estádio I e não mais estádio II.
[c] Citologia positiva deve ser relatada separadamente sem alterar o estadiamento.
FIGO = Federação Internacional de Ginecologia e Obstetrícia.

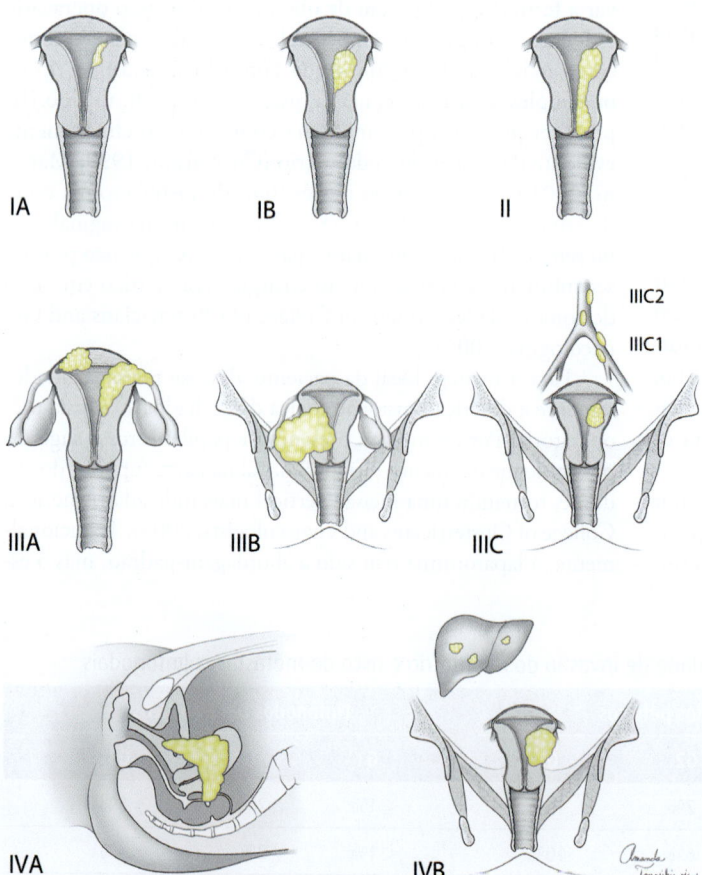

FIGURA 33-12 Estadiamento do câncer de endométrio segundo a FIGO (Federação Internacional de Ginecologia e Obstetrícia).

tadiamento cirúrgico por abordagem laparoscópica e robótica vem sendo cada vez mais usado para o câncer de endométrio que na avaliação clínica pareça estar restrito ao útero.

Laparotomia de estadiamento. A cirurgia inicia-se com uma incisão abdominal adequada, normalmente vertical, mas dirigida pelas circunstâncias específicas da paciente. Ao entrar na cavidade peritoneal, procede-se à coleta de lavado com instilação de 50 a 100 mL de solução salina estéril, seguida por circulação manual do líquido e coleta para exame citológico. A coleta de líquido ascítico é uma alternativa perfeitamente aceitável, mas é pouco comum encontrar ascite. A seguir, realiza-se uma exploração intra-abdominal e pélvica completa, e as lesões suspeitas são submetidas à biópsia ou à excisão.

Esses procedimentos preliminares são sucedidos de histerectomia e SOB. O útero é aberto longe da mesa de operação, e a profundidade da penetração no miométrio pode ser estabelecida por exame intraoperatório macroscópico ou exame microscópico de congelação (Sanjuan, 2006; Vorgias, 2002). Historicamente, o grau histológico na biópsia pré-operatória e a avaliação intraoperatória da profundidade da invasão do miométrio eram os dois fatores usados pelo cirurgião para determinar se deveria realizar dissecção de linfonodos pélvicos e para-aórticos. No entanto, estudos recentes questionaram esse paradigma.

Essa abordagem é inconsistente e frequentemente inadequada. É difícil predizer com certeza o grau histológico final com base na biópsia pré-ope-

TABELA 33-9 Distribuição do câncer de endométrio por estádio da FIGO (*n* = 5.281 pacientes)

Estádio da FIGO	%
I	73
II	11
III	13
IV	3

FIGO = Federação Internacional de Ginecologia e Obstetrícia.
Retirada de Creasman, 2006, com permissão.

ratória ou no exame microscópico de congelação intraoperatório (Eltabbakh, 2005; Leitao, 2008; Papadia, 2009). Além disso, a profundidade da invasão do miométrio determinada na sala de operação muitas vezes não é precisa (Frumovitz, 2004a,b). Em consequência disso, o American College of Obstetricians and Gynecologists (2005) recomenda estadiamento cirúrgico completo com linfadenectomia pélvica e para-aórtica para *todas* as pacientes com câncer de endométrio. Entretanto, o estadiamento linfonodal de todos os casos de câncer do endométrio é controverso (Miller, 2006). Em dois ensaios recentes não foi possível demonstrar melhora nas taxas de sobrevida globais ou livre de doença após linfadenectomia nos casos com doença em estádio inicial (Benedetti Panici, 2008; Kitchener, 2009). De qualquer forma, persiste a preocupação de que com a ausência de linfadenectomia o tratamento pós-operatório possa ser inadequado. No mínimo, quaisquer linfonodos pélvicos ou para-aórticos suspeitos devem ser retirados. O exame do linfonodo sentinela, como o realizado nos cânceres de vulva e de mama, está sendo investigado e talvez venha a ser uma técnica útil para o estadiamento do câncer de endométrio (Capítulo 31, p. 800) (Abu-Rustum, 2009).

Contagens linfonodais maiores correlacionam-se com taxa de sobrevida maior, provavelmente em razão de melhor estadiamento (Lutman, 2006). Além disso, evidências sugerem a possibilidade de benefício terapêutico com a linfadenectomia de múltiplos sítios (Kilgore, 1995). A retirada de linfonodos macroscopicamente acometidos aumenta a expectativa de sobrevida (Havrilesky, 2005). Além disso, uma doença linfonodal microscópica pode ser inadvertidamente removida com prevenção de recidiva futura.

As pacientes com biópsia pré-operatória apresentando características serosas ou de células claras devem ter o estadiamento cirúrgico ampliado com omentectomia infracólica e biópsias peritoneais bilaterais de pelve, goteira pericólica e diafragma (Bristow, 2001a). Assim como no câncer ovariano, o cirurgião deve estar preparado para a retirada de eventuais metástases (Bristow, 2000).

Estadiamento laparoscópico. Um método alternativo de estadiamento cirúrgico combina abordagem laparoscópica com histerectomia e linfadenectomia. Em geral, essa abordagem é mais adequada a um grupo selecionado de mulheres com doença em estádio clínico I. Trabalhos prévios do GOG, entre outros publicados, estudaram a viabilidade do estadiamento laparoscópico dos cânceres ginecológicos (Childers, 1994; Spirtos, 2005). Esses estudos levaram ao GOG LAP2, o primeiro ensaio randomizado multicêntrico para avaliar o uso de laparoscopia para câncer ginecológico. Nesse estudo, abordou-se a importante questão sobre equivalência entre cirurgia convencional com histerectomia total por via abdominal, SOB e dissecção de linfonodos pélvicos e para-aórticos e dissecção de linfonodos pélvicos e para-aórticos por via laparoscópica, SOB e histerectomia vaginal ou histerectomia total laparoscópica, para tratamento de carcinoma endometrial com estadiamento clínico I e IIA. Em 74% das pacientes randomizadas para essa abordagem, a laparoscopia foi completada sem necessidade de conversão. Como aspectos vantajosos no grupo tratado por via laparoscópica, as taxas de lesões intraoperatórias foram similares (9 *vs.* 8%), houve menos complicações moderadas a graves (14 *vs.* 21%), menor período de internação (média de 3 *vs.* 4 dias) e melhor qualidade de vida com 6 semanas de pós-operatório. Entretanto, o estadiamento laparoscópico esteve associado a prolongamento do tempo de cirurgia (Kornblith, 2009; Walker, 2009). O sucesso em longo prazo do tratamento não foi comprometido pelo estadiamento laparoscópico e, nos relatos iniciais, o índice global de sobrevida e as taxas de recidiva foram semelhantes aos da abordagem abdominal tradicional (Ghezzi, 2010; Magrina, 1999; Zullo, 2009).

O estadiamento laparoscópico assistido por robô de câncer do endométrio tem sido usado por muitos oncologistas ginecologistas para vencer os desafios técnicos da realização de cirurgia minimamente invasiva em pacientes obesas. Os resultados indicam que o procedimento seja viável e seguro (Hoekstra, 2009). Comparado com a abordagem laparoscópica para estadiamento de câncer do endométrio, a taxa de complicações maiores e o número médio de linfonodos removidos foram semelhantes. Entretanto, com a abordagem robótica houve menor perda de sangue (Cardenas-Goicoechea, 2010; Seamon, 2009).

Conforme descrito na Seção 44-3 (p. 1.267), nem todas as mulheres são candidatas à cirurgia minimamente invasiva. Primeiro, a doença extensivamente aderente pode aumentar consideravelmente o tempo de cirurgia e obstruir a visualização necessária. Além disso, naquelas pacientes com útero volumoso, a manipulação e a visualização do útero podem ser inadequadas. Ademais, deve-se evitar morcelamento nos casos de câncer. Finalmente, conforme descrito no Cap. 42 (p. 1.095), as pacientes com doença cardiopulmonar significativa talvez não tolerem a hipercapnia criada pelo pneumoperitônio ou a posição de Trendelenburg acentuada.

Monitoramento

A maioria das pacientes tratadas cirurgicamente pode simplesmente ser monitorada com exame pélvico a cada três ou quatro meses nos dois primeiros anos e a cada seis meses por mais três anos antes de voltar ao esquema de consultas anuais (American College of Obstetricians and Gynecologists, 2005; National Comprehensive Cancer Network, 2010). O exame de Papanicolaou não é componente obrigatório do esquema de vigilância, considerando que identifica recidiva vaginal assintomática em menos de 1% das pacientes e apresenta relação custo-benefício desfavorável (Bristow, 2006a; Cooper, 2006).

As mulheres com doença em estádio mais avançado, com indicação de radioterapia ou quimioterapia pós-operatória, ou ambas, precisam submeter-se a monitoramento mais intensivo. A dosagem do CA125 sérico pode ser valiosa, principalmente para o CSPU. Exames de imagem intermitentes, como TC ou RM, também podem ser indicados. Em geral, o padrão da doença recorrente depende dos locais de origem da metástase e do tratamento recebido.

Quimioterapia

Até o momento foram identificados apenas três fármacos citotóxicos com ação definida: doxorrubicina, cisplatina e paclitaxel (Barrena Medel, 2009). Outros agentes, como 5-fluorouracil, vincristina, ifosfamida e ixabepilona, talvez tenham alguma atividade, de acordo com os dados coletados (Miller, 2009a). A quimioterapia com paclitaxel (Taxol), doxorrubicina (Adriamicina) e cisplatina (TAP) é o tratamento adjuvante de escolha para câncer de endométrio em estádio avançado após a cirurgia. Em um ensaio randomizado de fase III do GOG com 273 mulheres (protocolo 177), a administração de sete ciclos de TAP foi superior à doxorrubicina e cisplatina (AP), mas a toxicidade foi maior – principalmente neuropatia periférica (Fleming, 2004). Uma alternativa menos tóxica à quimioterapia com TAP é a combinação de paclitaxel e carboplatina. Usado rotineiramente para o tratamento de câncer ovariano, esse esquema também demonstrou eficácia em câncer de endométrio em estádio avançado e é o padrão comunitário (Hoskins, 2001; Sovak, 2006, 2007). Há um ensaio do GOG comparando TAP com carboplatina e paclitaxel, protocolo 208, que recentemente completou a coleta de dados e se encontra na fase de análise (King, 2009).

Na prática, a quimioterapia citotóxica frequentemente é combinada, utilizada em sequência, ou mesclada com radioterapia, após o procedimento cirúrgico, em pacientes com câncer de endométrio em estádio avançado. Para reduzir a toxicidade, normalmente, utiliza-se radiação pélvica ou para-aórtica dirigida, em vez da irradiação em todo o abdome (Homesley, 2009; Miller, 2009b).

Radiação

Terapia primária. A radioterapia primária é, em geral, é considerada em raras ocasiões, nas quais a paciente seja considerada totalmente inapta para cirurgia. A braquiterapia intracavitária, como as cápsulas de Heyman, com ou sem radiação de feixe externo da pelve, é o método mais usado (Capítulo 28, p. 721). Em geral, a taxa de sobrevida é de 10 a 15% menor do que a obtida com tratamento cirúrgico (Chao, 1996; Fishman, 1996). Esses resultados insatisfatórios sugerem a necessidade de avaliação pré-operatória cuidadosa e consideração adequada de todos os aspectos envolvidos antes de negar à paciente os benefícios da histerectomia (American College of Obstetricians and Gynecologists, 2005).

Terapia adjuvante. Assim como ocorre com muitos outros cânceres, há indicação de terapia adjuvante às pacientes com câncer de endométrio removido que se acredite tenham risco de recorrência em razão de fatores uterinos ou de metástase extrauterina. Tradicionalmente, as pacientes nessas circunstâncias eram tratadas com radioterapia, em particular se o volume de tecido em risco pudesse ser facilmente contido em um campo de tratamento com radiação. Ensaios recentes sugeriram que essas abordagens podem ser melhoradas com a adição de ou a substituição por quimioterapia (Miller, 2009b).

O uso de radiação pós-operatória em mulheres com doença em estádio I é altamente controverso em razão da baixa taxa de recidiva e da escassez de dados de ensaios randomizados. As pacientes com a doença em estádio cirúrgico I de baixo risco podem ser informadas de que com a radioterapia pós-operatória é possível reduzir o risco de recidiva na vagina e na pelve. Entretanto, o custo e a toxicidade devem ser ponderados em função das evidências disponíveis que não corroboram aumento da sobrevida ou redução das taxas de metástases à distância. O uso de radioterapia em pacientes com doença em estádio inicial foi avaliado em três ensaios de grande porte, e todos comprovaram que a radioterapia adjuvante melhora o controle local da doença e as taxas de sobrevida livre da doença, mas não reduz as metástases à distância nem aumenta a sobrevida global em cinco anos (Aalders, 1980; Creutzberg, 2001; 2004; Keys, 2004). No ensaio do Gynecologic Oncology Group (GOG) observou-se que a redução no risco de recorrência foi particularmente evidente no subgrupo de mulheres com risco alto-intermediário com três fatores de risco (tumores nos graus 2 ou 3, invasão linfovascular e invasão do terço externo do miométrio); naquelas com mais de 50 anos e dois desses fatores de risco; e naquelas com ≥ 70 anos com um fator de risco (Keys, 2004). Esses fatores de risco encontraram seu lugar tanto no manejo clínico quanto no projeto de ensaios clínicos contemporâneos para avaliação de câncer do endométrio.

A eficácia da radioterapia pós-operatória é ainda mais difícil de determinar em mulheres com adenocarcinoma endometrial em estádio cirúrgico II. A maioria dos dados foi obtida em ensaios retrospectivos, unicêntricos, e há evidências a apoiar radiação de feixe externo da pelve, braquiterapia vaginal, ambas, ou nenhum tratamento adicional (Ayhan, 2004; Calvin, 1999; Cannon, 2009; Rittenberg, 2005). Atualmente, não há uma abordagem-padrão, e a maioria das pacientes é tratada individualmente com base na análise de fatores de risco concomitantes (Feltmate, 1999).

Para a maioria das mulheres com câncer de endométrio em estádio III, quimioterapia e/ou radioterapia de feixe externo direcionada ao tumor pós-operatória é indicada (Barrena-Medel, 2009; Homesley, 2009). Mais comumente, a radioterapia é dirigida especificamente para a doença pélvica, mas pode ser estendida para a região para-aórtica, caso sejam detectadas metástases.

Poucas pacientes com doença em estádio IV são candidatas à radioterapia com objetivo curativo. Eventualmente, um tumor IVA confinado localmente pode representar uma exceção. Na doença em estádio IVB, as metástases intraperitoneais geralmente estão localizadas fora do campo de radiação tolerável. Portanto, a irradiação do abdome total em geral não é preferível à quimioterapia (Randall, 2006). Como consequência, o papel da radioterapia nessas pacientes geralmente é paliativo (Goff, 1994).

Terapia hormonal

Tratamento primário. Um dos traços característicos do câncer de endométrio é sua resposta aos hormônios. Ainda que raramente, utiliza-se o progestogênio como tratamento primário em mulheres com risco cirúrgico extremamente alto. Essa pode ser a única opção paliativa viável em algumas circunstâncias excepcionais. Em outras situações pouco comuns de adenocarcinoma em estádio clínico I e grau 1 em candidatas com contraindicação para cirurgia, o DIU liberador de progesterona pode ser útil. Em geral, essa estratégia deve ser usada com muita cautela (Dhar, 2005; Montz, 2002).

Terapia hormonal adjuvante. Os progestogênios como agentes únicos mostraram atividade em mulheres com doença em estádio avançado (Lentz, 1996; Thigpen, 1999). O tamoxifeno modula a expressão do receptor de progesterona e postula-se que aumente a eficácia da terapia com progestogênio. Clinicamente, observam-se altas taxas de resposta quando o tamoxifeno é usado conjuntamente com a terapia com progestogênio (Fiorica, 2004; Whitney, 2004). Em geral, a toxicidade é bastante baixa, mas essa combinação é usada com maior frequência nos casos com doença recorrente.

Terapia com reposição de estrogênio. Em razão do suposto papel do hiperestrogenismo no desenvolvimento do câncer de endométrio, historicamente houve grande preocupação de que o uso de estrogênio em mulheres com diagnóstico de câncer de endométrio poderia aumentar o risco de recidiva ou de óbito. Todavia, esse efeito não foi observado (Suriano, 2001). O GOG procurou determinar o efeito da terapia de reposição de estrogênio distribuindo randomicamente 1.236 mulheres submetidas à cirurgia para câncer de endométrio nos estádios I e II para serem tratadas com estrogênio ou placebo. Embora o número de pacientes inscritas no estudo não tenha atingido a meta prevista, a baixa taxa de recidiva (2%) encontrada foi considerada promissora (Barakat, 2006). Em razão dos riscos potenciais e da falta de comprovação de segurança, as pacientes devem ser cuidadosamente orientadas antes de se iniciar um esquema de tratamento pós-operatório com estrogênio para sintomas menopáusicos.

Manejo de pacientes com carcinoma seroso papilar uterino

Esse tipo extremamente agressivo de carcinoma endometrial é raro, sendo, portanto, difícil conduzir ensaios randomizados. Consequentemente, em sua maioria, os dados são unicêntricos e obtidos em análises retrospectivas. O tratamento em geral é individualizado, mas frequentemente é muito diferente daquele para o adenocarcinoma endometrioide.

Se a biópsia pré-operatória indica características serosas, recomenda-se realizar estadiamento cirúrgico abrangente do CSPU. Esse estadiamento inclui histerectomia abdominal total, SOB, lavados peritoneais, dissecção dos linfonodos pélvicos e para-aórticos, omentectomia e biópsias peritoneais (Chan, 2003). Mesmo a doença não invasiva frequentemente é metastática (Gehrig, 2001). Felizmente, as pacientes tendem a ter bom prognóstico se o estadiamento cirúrgico confirmar que a doença está restrita ao útero (estádio I/II) (Grice, 1998).

Ocasionalmente, não há CSPU residual evidente na peça de histerectomia ou o tumor envolve minimamente a extremidade de um pólipo. Essas mulheres com estádio cirúrgico IA podem ser mantidas em observação com segurança. No entanto, todas as outras pacientes com doença em estádio I devem ser consideradas para tratamento adjuvante. Uma estratégia efetiva é proceder a tratamento pós-operatório das pacientes com doença em estádio I com 2 a 3 ciclos de paclitaxel e carboplatina simultaneamente com braquiterapia vaginal (Dietrich, 2005; Kelly, 2005). Entretanto, alguns dados sugerem radiorresistência intrínseca dos tumores CSPU (Martin, 2005). Além disso, com base na revisão retrospectiva mais abrangente já publicada de pacientes em estádio cirúrgico I, Huh e colaboradores (2003) questionaram os benefícios da radioterapia.

Pacientes com CSPU em estádio II têm mais chance de serem beneficiadas com radioterapia pélvica com ou sem quimioterapia após cirurgia. Pacientes com doença em estádio III são particularmente tendentes a apresentar recidiva em locais distantes. Assim, deve-se considerar o uso de paclitaxel e carboplatina além da radioterapia direcionada ao tumor após cirurgia (Bristow, 2001a; Slomovitz, 2003).

Na prática, muitas pacientes apresentarão a doença em estádio IVB. A citorredução cirúrgica radical talvez seja mais importante, uma vez que um dos principais indicadores de sobrevida global é a quantidade de doença residual. Recomenda-se pelo menos seis ciclos de quimioterapia com paclitaxel e carboplatina após o tratamento cirúrgico (Bristow, 2001b; Moller, 2004). Outra alternativa seria a inscrição das pacientes que preencham os critérios de inclusão em ensaio clínico, como o protocolo 209 do GOG.

Manejo para preservação da fertilidade

A terapia hormonal sem histerectomia é uma opção para mulheres jovens com câncer de endométrio cuidadosamente selecionadas e que desejem preservar a fertilidade. A seleção meticulosa pode ser auxiliada pela consulta a um endocrinologista especializado em reprodução que possa esclarecer à paciente quais são as reais probabilidades de concepção. É importante ressaltar que muitos dos processos biológicos que levam ao câncer do endométrio também contribuem para a redução da fertilidade. Em geral, essa estratégia deve ser disponibilizada apenas a mulheres com adenocarcinoma de grau 1 (tumores tipo I) cujos exames de imagem não apresentem evidências de invasão do miométrio. Mulheres com lesões de grau 2 raramente são consideradas candidatas, embora seja recomendável avaliar a doença também por laparoscopia (Morice, 2005). O objetivo do tratamento hormonal é reverter a lesão, mas é evidente que qualquer tipo de tratamento medicamentoso obviamente implica risco de progressão da doença que a paciente deve estar disposta a correr (Yang, 2005).

Os progestogênios em geral são os agentes mais usados. O acetato de megestrol, na dosagem de 160 mg diários por via oral, mostrou-se eficaz. Alternativamente, o MPA pode ser administrado por via oral ou intramuscular em doses variadas (Gotlieb, 2003). As terapias combinando progestogênios com tamoxifeno e com agonistas do hormônio liberador da gonadotrofina (GnRH) são usadas com menor frequência (Wang, 2002). Independentemente do agente hormonal, as taxas de recidiva são altas com acompanhamento em longo prazo (Gotlieb, 2003; Niwa, 2005).

As pacientes que estiverem sendo submetidas a tratamento conservador com preservação da fertilidade devem ser cuidadosamente monitoradas com biópsias endometriais repetidas ou D&C a cada três meses para avaliar a eficácia do tratamento. Se houver evidência de persistência da doença, o esquema

TABELA 33-10 Variáveis prejudiciais ao prognóstico no câncer de endométrio

Estágio cirúrgico avançado
Idade crescente
Tipo histológico: CSPU ou adenocarcinoma de células claras
Grau tumoral avançado
Presença de invasão do miométrio
Presença de invasão do espaço linfovascular
Citologia peritoneal positiva para células cancerosas
Tamanho crescente do tumor
Altos níveis de expressão de RE e RP do tumor

RE = receptor de estrogênio; RP = receptor de progesterona; CSPU = carcinoma seroso papilar uterino.

TABELA 33-11 Taxas de sobrevida em cinco anos para câncer de endométrio em função do estadiamento cirúrgico ($n = 5.562$ pacientes)

Estádio da FIGO	Sobrevida (%)
IA	91
IB	88
IC	81
IIA	77
IIB	67
IIIA	60
IIIB	41
IIIC	32
IVA	20
IVB	5

FIGO = Federação Internacional de Ginecologia e Obstetrícia.
Retirada de Creasman, 2006, com permissão.

de tratamento deve ser mudado ou a dose aumentada. Recomendam-se histerectomia e estadiamento cirúrgico se a lesão não regredir com terapia hormonal ou se houver suspeita de progressão da doença.

A gestação a termo de um bebê saudável é uma expectativa viável para as mulheres que respondam ao tratamento e que apresentem achados histológicos normais nas amostragens endometriais de controle. No entanto, em alguns casos, talvez haja necessidade de recorrer a técnicas de reprodução assistida para que possam engravidar. Após o parto, as pacientes devem voltar a ser monitoradas regularmente quanto à recorrência do adenocarcinoma endometrial (Ferrandina, 2005). Em geral, indica-se histerectomia ao final da gravidez ou quando a preservação da fertilidade não é mais desejada.

Fatores prognósticos

Muitos fatores clínicos e patológicos influenciam a probabilidade de recidiva de câncer de endométrio e a sobrevida (Tabela 33-10) (Lurain, 1991; Schink, 1991). Destes, o estadiamento cirúrgico da FIGO é a principal variável, uma vez que engloba diversos dos fatores de risco mais importantes (Tabela 33-11). O câncer com metástase para estruturas anexas, linfonodos pélvicos/para-aórticos e superfícies peritoneais é indicado pelo estádio da FIGO.

Recidiva

As pacientes com câncer recorrente de endométrio normalmente requerem tratamento individualizado. Em geral, o local da recidiva é o principal indicador de sobrevida. Dependendo das circunstâncias, a melhor estratégia pode ser cirurgia, radioterapia, quimioterapia ou uma combinação desses métodos. O cenário com melhor prognóstico de cura é a recidiva isolada na cúpula vaginal em pacientes não tratadas anteriormente com radiação. Essas pacientes normalmente são tratadas efetivamente com radioterapia de feixe externo da pelve. Nas pacientes previamente tratadas com radiação, a exenteração muitas vezes é a única alternativa curativa (Seção 44-5, p. 1.276) (Barakat, 1999; Morris, 1996). Os casos com recidiva linfonodal ou doença pélvica isolada provavelmente evoluirão com progressão da doença independentemente da modalidade de tratamento. Contudo, as duas situações frequentemente resultam em indicação de radioterapia de feixe extermo. A cirurgia citorredutora de salvamento também pode ser benéfica em pacientes selecionadas (Awtrey, 2006; Bristow, 2006b).

O câncer de endométrio amplamente disseminado ou os casos com recidiva insensível à radiação ou à cirurgia são indicações para quimioterapia sistêmica (Barrena-Medel, 2009). Se possível, essas pacientes devem ser encaminhadas para ensaios experimentais, considerando-se a duração limitada da resposta e a necessidade urgente de terapia mais efetiva. Atualmente, o TAP é considerado o esquema citotóxico mais ativo (Fleming, 2004). O paclitaxel e a carboplatina também produzem uma combinação útil amplamente utilizada na comunidade e que está sendo comparada ao TAP no protocolo 209 do GOG (King, 2009; Sobak, 2007). A terapia com progestogênio com ou sem tamoxifeno é uma alternativa menos tóxica especialmente útil em casos selecionados (Fiorica, 2004; Whitney, 2004).

Em geral, para que o tratamento paliativo seja efetivo em mulheres com câncer de endométrio recorrente e incurável, há necessidade de diálogo constante para alcançar um equilíbrio adequado entre alívio dos sintomas e toxicidade do tratamento.

REFERÊNCIAS

Aalders J, Abeler V, Kolstad P, et al: Postoperative external irradiation and prognostic parameters in stage I endometrial carcinoma: clinical and histopathologic study of 540 patients. Obstet Gynecol 56(4):419, 1980

Aarnio M, Sankila R, Pukkala E, et al: Cancer risk in mutation carriers of DNA-mismatch-repair genes. Int J Cancer 81(2):214, 1999

Abeler VM, Kjorstad KE: Clear cell carcinoma of the endometrium: a histopathological and clinical study of 97 cases. Gynecol Oncol 40(3):207, 1991

Abu-Rustum NR, Khoury-Collado F, Pandit-Taskar N, et al: Sentinel lymph node mapping for grade 1 endometrial cancer: is it the answer to the surgical staging dilemma? Gynecol Oncol 113(2):163, 2009

Ahluwalia M, Light AM, Surampudi K, et al: Transitional cell carcinoma of the endometrium: a case report and review of the literature. Int J Gynecol Pathol 25(4):378, 2006

Allen NE, Tsilidis KK, Key TJ, et al: Menopausal hormone therapy and risk of endometrial carcinoma among postmenopausal women in the European Prospective Investigation into Cancer and Nutrition. Am J Epidemiol 172(12):1394, 2010

Allison KH, Reed SD, Voigt LF, et al: Diagnosing endometrial hyperplasia: why is it so difficult to agree? Am J Surg Pathol 32(5):691, 2008

Altrabulsi B, Malpica A, Deavers MT, et al: Undifferentiated carcinoma of the endometrium. Am J Surg Pathol 29(10):1316, 2005

Amant F, Moerman P, Neven P, et al: Endometrial cancer. Lancet 366(9484):491, 2005

American College of Obstetricians and Gynecologists: Management of endometrial cancer. Practice Bulletin No. 65, August 2005

American College of Obstetricians and Gynecologists: Tamoxifen and uterine cancer. Committee opinion No. 336, June 2006

American College of Obstetricians and Gynecologists: The role of transvaginal ultrasonography in the evaluation of postmenopausal bleeding. Committee Opinion No. 440, August 2009

Anastasiadis PG, Skaphida PG, Koutlaki NG, et al: Descriptive epidemiology of endometrial hyperplasia in patients with abnormal uterine bleeding. Eur J Gynaecol Oncol 21(2):131, 2000

Ashfaq R, Sharma S, Dulley T, et al: Clinical relevance of benign endometrial cells in postmenopausal women. Diagn Cytopathol 25(4):235, 2001

Awtrey CS, Cadungog MG, Leitao MM, et al: Surgical resection of recurrent endometrial carcinoma. Gynecol Oncol 102(3):480, 2006

Ayhan A, Taskiran C, Celik C, et al: The long-term survival of women with surgical stage II endometrioid type endometrial cancer. Gynecol Oncol 93(1):9, 2004

Ayhan A, Tuncer ZS, Tuncer R, et al: Granulosa cell tumor of the ovary. A clinicopathological evaluation of 60 cases. Eur J Gynaecol Oncol 15(4):320, 1994

Baak JP, Mutter GL, Robboy S, et al: The molecular genetics and morphometry-based endometrial intraepithelial neoplasia classification system predicts disease progression in endometrial hyperplasia more accurately than the 1994 World Health Organization classification system. Cancer 103(11):2304, 2005

Balmana J, Stockwell DH, Steyerberg EW, et al: Prediction of MLH1 and MSH2 mutations in Lynch syndrome. JAMA 296(12):1469, 2006

Bansal N, Yendluri V, Wenham RM: The molecular biology of endometrial cancers and the implications for pathogenesis, classification, and targeted therapies. Cancer Control 16(1):8, 2009

Barakat RR, Bundy BN, Spirtos NM, et al: Randomized double-blind trial of estrogen replacement therapy versus placebo in stage I or II endometrial cancer: a Gynecologic Oncology Group Study. J Clin Oncol 24(4):587, 2006

Barakat RR, Goldman NA, Patel DA, et al: Pelvic exenteration for recurrent endometrial cancer. Gynecol Oncol 75(1):99, 1999

Barrena Medel NI, Bansal S, Miller DS, et al: Pharmacotherapy of endometrial cancer. Expert Opin Pharmacother 10(12):1939, 2009

Beiner ME, Finch A, Rosen B, et al: The risk of endometrial cancer in women with BRCA1 and BRCA2 mutations. A prospective study. Gynecol Oncol 104(1):7, 2007

Ben Yehuda OM, Kim YB, Leuchter RS: Does hysteroscopy improve upon the sensitivity of dilatation and curettage in the diagnosis of endometrial hyperplasia or carcinoma? Gynecol Oncol 68:4, 1998

Benedetti Panici P, Basile S, Maneschi F, et al: Systematic pelvic lymphadenectomy vs. no lymphadenectomy in early stage endometrial carcinoma: randomized clinical trial. J Natl Cancer Inst 100:1707, 2008

Breitkopf DM, Frederickson RA, Snyder RR: Detection of benign endometrial masses by endometrial stripe measurement in premenopausal women. Obstet Gynecol 104(1):2004

Brinton LA, Lacey JV Jr, Devesa SS, et al: Epidemiology of uterine corpus cancer. In Gershenson DM, McGuire WP, Gore M, et al (eds): Gynecologic Cancer: Controversies in Management. New York, Churchill Livingstone, 2004, p 190

Bristow RE, Asrari F, Trimble EL, et al: Extended surgical staging for uterine papillary serous carcinoma: survival outcome of locoregional (stage I-III) disease. Gynecol Oncol 81(2):279, 2001a

Bristow RE, Duska LR, Montz FJ: The role of cytoreductive surgery in the management of stage IV uterine papillary serous carcinoma. Gynecol Oncol 81(1):92, 2001b

Bristow RE, Purinton SC, Santillan A, et al: Cost-effectiveness of routine vaginal cytology for endometrial cancer surveillance. Gynecol Oncol 103(2):709, 2006a

Bristow RE, Santillan A, Zahurak ML, et al: Salvage cytoreductive surgery for recurrent endometrial cancer. Gynecol Oncol 103(1):281, 2006b

Bristow RE, Zerbe MJ, Rosenshein NB, et al: Stage IVB endometrial carcinoma: the role of cytoreductive surgery and determinants of survival. Gynecol Oncol 78(2):85, 2000

Burke TW, Levenback C, Tornos C, et al: Intraabdominal lymphatic mapping to direct selective pelvic and paraaortic lymphadenectomy in women with high-risk endometrial cancer: results of a pilot study. Gynecol Oncol 62(2):169, 1996

Burke W, Petersen G, Lynch P, et al: Recommendations for follow-up care of individuals with an inherited predisposition to cancer. I. Hereditary nonpolyposis colon cancer. Cancer Genetics Studies Consortium. JAMA 27711):915, 1997

Calvin DP, Connell PP, Rotmensch J, et al: Surgery and postoperative radiation therapy in stage II endometrial carcinoma. Am J Clin Oncol 22(4):338, 1999

Cannon GM, Geye H, Terakedis BE, et al: Outcomes following surgery and adjuvant radiation in stage II endometrial adenocarcinoma. Gynecol Oncol 113(2):176, 2009

Carcangiu ML, Chambers JT: Uterine papillary serous carcinoma: a study on 108 cases with emphasis on the prognostic significance of associated endometrioid carcinoma, absence of invasion, and concomitant ovarian carcinoma. Gynecol Oncol 47(3):298, 1992

Cardenas-Goicoechea J, Adams S, Bhat SB, et al: Surgical outcomes of robotic-assisted surgical staging for endometrial cancer are equivalent to traditional laparoscopic staging at a minimally invasive surgical center. Gynecol Oncol 117(2):224, 2010

Cerezo L, Cardenes H, Michael H: Molecular alterations in the pathogenesis of endometrial adenocarcinoma. Therapeutic implications. Clin Transl Oncol 8(4):231, 2006

Chan JK, Loizzi V, Youssef M, et al: Significance of comprehensive surgical staging in noninvasive papillary serous carcinoma of the endometrium. Gynecol Oncol 90(1):181, 2003

Chan JK, Sherman AE, Kapp DS, et al: Influence of gynecologic oncologists on the survival of patients with endometrial cancer. J Clin Oncol 29(7):832, 2011

Chao CK, Grigsby PW, Perez CA, et al: Medically inoperable stage I endometrial carcinoma: a few dilemmas in radiotherapeutic management. Int J Radiat Oncol Biol Phys 34(1):27, 1996

Chen S, Wang W, Lee S, et al: Prediction of germline mutations and cancer risk in the Lynch syndrome. JAMA 296(12):1479, 2006

Childers JM, Spirtos NM, Brainard P, et al: Laparoscopic staging of the patient with incompletely staged early adenocarcinoma of the endometrium. Obstet Gynecol 83(4):597, 1994

Cicinelli E, Tinelli R, Colafiglio G, et al: Risk of long-term pelvic recurrences after fluid minihysteroscopy in women with endometrial carcinoma: a controlled randomized study. Menopause 17(3):511, 2010

Cooper AL, Dornfeld-Finke JM, Banks HW, et al: Is cytologic screening an effective surveillance method for detection of vaginal recurrence of uterine cancer? Obstet Gynecol 107(1):71, 2006

Cornelison TL, Trimble EL, Kosary CL: SEER data, corpus uteri cancer: treatment trends versus survival for FIGO stage II, 1988-1994. Gynecol Oncol 74(3):350, 1999

Creasman W, Odicino F, Maisonneuve P, et al: FIGO 26th Annual Report on the Results of Treatment in Gynecological Cancer. 2006, p 5105

Creasman W, Odicino F, Maisonneuve P, et al: FIGO Annual Report on the Results of Treatment in Gynaecological Cancer. 1998, p 335

Creutzberg CL, van Putten WL, Koper PC, et al: The morbidity of treatment for patients with stage I endometrial cancer: results from a randomized trial. Int J Radiat Oncol Biol Phys 51(5):1246, 2001

Creutzberg CL, van Putten WL, Warlam-Rodenhuis CC, et al: Outcome of high-risk stage IC, grade 3, compared with stage I endometrial carcinoma patients: the Postoperative Radiation Therapy in Endometrial Carcinoma Trial. J Clin Oncol 22(7):1234, 2004

Delin JB, Miller DS, Coleman RL: Other primary malignancies in patients with uterine corpus malignancy. Am J Obstet Gynecol 190:1429, 2004

Dhar KK, NeedhiRajan T, Koslowski M, et al: Is levonorgestrel intrauterine system effective for treatment of early endometrial cancer? Report of four cases and review of the literature. Gynecol Oncol 97(3):924, 2005

Dietrich CS III, Modesitt SC, DePriest PD, et al: The efficacy of adjuvant platinum-based chemotherapy in stage I uterine papillary serous carcinoma (UPSC). Gynecol Oncol 99(3):557, 2005

Dossus L, Allen N, Kaaks R, et al: Reproductive risk factors and endometrial cancer: the European Prospective Investigation into Cancer and Nutrition. Int J Cancer 127(2):442, 2010

Dunlop MG, Farrington SM, Carothers AD, et al: Cancer risk associated with germline DNA mismatch repair gene mutations. Hum Mol Genet 6(1):105, 1997

Ellenson LH, Ronnett BM, Kurman RJ: Precursor lesions of endometrial carcinoma. In Kurman RJ, Ellenson LH, Ronnett BM (eds): Blaustein's Pathology of the Female Genital Tract. New York, Springer, 2011a, p 360

Ellenson LH, Ronnett BM, Soslow RA: Endometrial cancer. In Kurman RJ, Ellenson LH, Ronnett BM (eds): Blaustein's Pathology of the Female Genital Tract. New York, Springer, 2011b, p 422

Eltabbakh GH, Shamonki J, Mount SL: Surgical stage, final grade, and survival of women with endometrial carcinoma whose preoperative endometrial biopsy shows well-differentiated tumors. Gynecol Oncol 99(2):309, 2005

Farley JH, Nycum LR, Birrer MJ, et al: Age-specific survival of women with endometrioid adenocarcinoma of the uterus. Gynecol Oncol 79(1):86, 2000

Fearnley EJ, Marquart L, Spurdle AB, et al: Polycystic ovary syndrome increases the risk of endometrial cancer in women aged less than 50 years: an Australian case-control study. Cancer Causes Control 12:2303, 2010

Feldman S, Berkowitz RS, Tosteson AN: Cost-effectiveness of strategies to evaluate postmenopausal bleeding. Obstet Gynecol 81(6):968, 1993

Feltmate CM, Duska LR, Chang Y, et al: Predictors of recurrence in surgical stage II endometrial adenocarcinoma. Gynecol Oncol 73(3):407, 1999

Ferrandina G, Zannoni GF, Gallotta V, et al: Progression of conservatively treated endometrial carcinoma after full term pregnancy: a case report. Gynecol Oncol 99(1):215, 2005

FIGO Committee on Gynecologic Oncology: Revised FIGO staging for carcinoma of the vulva, cervix, and endometrium. Int J Gynaecol Obstet 105(2):103, 2009

Fiorica JV, Brunetto VL, Hanjani P, et al: Phase II trial of alternating courses of megestrol acetate and tamoxifen in advanced endometrial carcinoma: a Gynecologic Oncology Group study. Gynecol Oncol 92(1):10, 2004

Fisher B, Costantino JP, Redmond CK, et al: Endometrial cancer in tamoxifen-treated breast cancer patients: findings from the National Surgical Adjuvant Breast and Bowel Project (NSABP) B-14. J Natl Cancer Inst 86(7):527, 1994

Fisher B, Costantino JP, Wickerham DL, et al: Tamoxifen for prevention of breast cancer: report of the National Surgical Adjuvant Breast and Bowel Project P-1 Study. J Natl Cancer Inst 90(18):1371, 1998

Fishman DA, Roberts KB, Chambers JT, et al: Radiation therapy as exclusive treatment for medically inoperable patients with stage I and II endometrioid carcinoma with endometrium. Gynecol Oncol 61(2):189, 1996

Fleming GF, Brunetto VL, Cella D, et al: Phase III trial of doxorubicin plus cisplatin with or without paclitaxel plus filgrastim in advanced endometrial carcinoma: a Gynecologic Oncology Group Study. J Clin Oncol 22(11):2159, 2004

Frumovitz M, Singh DK, Meyer L, et al: Predictors of final histology in patients with endometrial cancer. Gynecol Oncol 95(3):463, 2004a

Frumovitz M, Slomovitz BM, Singh DK, et al: Frozen section analyses as predictors of lymphatic spread in patients with early-stage uterine cancer. J Am Coll Surg 199(3):388, 2004b

Gallos ID, Shehmar M, Thangaratinam S, et al: Oral progestogens vs levonorgestrel-releasing intrauterine system for endometrial hyperplasia: a systematic review and metaanalysis. Am J Obstet Gynecol 203(6):547.e1, 2010

Garuti G, Mirra M, Luerti M: Hysteroscopic view in atypical endometrial hyperplasias: a correlation with pathologic findings on hysterectomy specimens. J Minim Invasive Gynecol 13(4):325, 2006

Gehrig PA, Groben PA, Fowler WC Jr, et al: Noninvasive papillary serous carcinoma of the endometrium. Obstet Gynecol 97(1):153, 2001

Ghezzi F, Cromi A, Uccella S, et al: Laparoscopic versus open surgery for endometrial cancer: a minimum 3-year follow-up study. Ann Surg Oncol 17(1):271, 2010

Goff BA, Goodman A, Muntz HG, et al: Surgical stage IV endometrial carcinoma: a study of 47 cases. Gynecol Oncol 52(2):237, 1994

Goldstein SR, Nachtigall M, Snyder JR, et al: Endometrial assessment by vaginal ultrasonography before endometrial sampling in patients with postmenopausal bleeding. Am J Obstet Gynecol 163:119, 1990

Goldstein SR, Zeltser I, Horan CK, et al: Ultrasonography-based triage for perimenopausal patients with abnormal uterine bleeding. Am J Obstet Gynecol 177(1):102, 1997

Goodman A, Zukerberg LR, Rice LW, et al: Squamous cell carcinoma of the endometrium: a report of eight cases and a review of the literature. Gynecol Oncol 61(1):54, 1996

Goodman MT, Hankin JH, Wilkens LR, et al: Diet, body size, physical activity, and the risk of endometrial cancer. Cancer Res 57(22):5077, 1997

Gordon SJ, Westgate J: The incidence and management of failed Pipelle sampling in a general outpatient clinic. Aust N Z J Obstet Gynaecol 39(1):115, 1999

Gotlieb WH, Beiner ME, Shalmon B, et al: Outcome of fertility-sparing treatment with progestins in young patients with endometrial cancer. Obstet Gynecol 102(4):718, 2003

Granberg S, Wikland M, Karlsson B, et al: Endometrial thickness as measured by endovaginal ultrasonography for identifying endometrial abnormality. Am J Obstet Gynecol 164:47, 1991

Gredmark T, Kvint S, Havel G, et al: Histopathological findings in women with postmenopausal bleeding. Br J Obstet Gynaecol 102(2):133, 1995

Grice J, Ek M, Greer B, et al: Uterine papillary serous carcinoma: evaluation of long-term survival in surgically staged patients. Gynecol Oncol 69(1):69, 1998

Gruber SB, Thompson WD: A population-based study of endometrial cancer and familial risk in younger women. Cancer and Steroid Hormone Study Group. Cancer Epidemiol Biomarkers Prev 5(6):411, 1996

Gu M, Shi W, Barakat RR, et al: Pap smears in women with endometrial carcinoma. Acta Cytol 45(4):555, 2001

Guidos BJ, Selvaggi SM: Detection of endometrial adenocarcinoma with the ThinPrep Pap test. Diagn Cytopathol 23(4):260, 2000

Hamilton CA, Cheung MK, Osann K, et al: Uterine papillary serous and clear cell carcinomas predict for poorer survival compared to grade 3 endometrioid corpus cancers. Br J Cancer 94(5):642, 2006

Hampel H, Frankel W, Panescu J, et al: Screening for Lynch syndrome (hereditary nonpolyposis colorectal cancer) among endometrial cancer patients. Cancer Res 66(15):7810, 2006

Havrilesky LJ, Cragun JM, Calingaert B, et al: Resection of lymph node metastases influences survival in stage IIIC endometrial cancer. Gynecol Oncol 99(3):689, 2005

Hecht JL, Ince TA, Baak JP, et al: Prediction of endometrial carcinoma by subjective endometrial intraepithelial neoplasia diagnosis. Mod Pathol 18(3):324, 2005

Hecht JL, Mutter GL: Molecular and pathologic aspects of endometrial carcinogenesis. J Clin Oncol 24(29):4783, 2006

Hemminki K, Bermejo JL, Granstrom C: Endometrial cancer: population attributable risks from reproductive, familial and socioeconomic factors. Eur J Cancer 41(14):2155, 2005

Hirai Y, Takeshima N, Kato T, et al: Malignant potential of positive peritoneal cytology in endometrial cancer. Obstet Gynecol 97(5 Pt 1):725, 2001

Hoekstra AV, Jairam-Thodla A, Rademaker A, et al: The impact of robotics on practice management of endometrial cancer: transitioning from traditional surgery. Int J Med Robot 5(4):392, 2009

Homesley HD, Filiaci V, Gibbons SK et al: A randomized phase III trial in advanced endometrial carcinoma of surgery and volume directed radiation followed by cisplatin and doxorubicin with or without paclitaxel: a Gynecologic Oncology Group study. Gynecol Oncol 112:543, 2009

Horn LC, Schnurrbusch U, Bilek K, et al: Risk of progression in complex and atypical endometrial hyperplasia: clinicopathologic analysis in cases with and without progestogen treatment. Int J Gynecol Cancer 14(2):348, 2004

Hoskins PJ, Swenerton KD, Pike JA, et al: Paclitaxel and carboplatin, alone or with irradiation, in advanced or recurrent endometrial cancer: a phase II study. J Clin Oncol 19(20):4048, 2001

Huh WK, Powell M, Leath CA III, et al: Uterine papillary serous carcinoma: comparisons of outcomes in surgical stage I patients with and without adjuvant therapy. Gynecol Oncol 91(3):470, 2003

Iatrakis G, Diakakis I, Kourounis G, et al: Postmenopausal uterine bleeding. Clin Exp Obstet Gynecol 24(3):157, 1997

Jacobs I, Gentry-Maharaj A, Burnell M, et al: Sensitivity of transvaginal ultrasound screening for endometrial cancer in postmenopausal women: a case-control study within the UKCTOCS cohort. Lancet Oncol 12(1):38, 2011

Jemal A, Bray F, Center MM, et al: Global cancer statistics. CA Cancer J Clin 61(2):69, 2011

Jordan LB, Abdul-Kader M, Al Nafussi A: Uterine serous papillary carcinoma: histopathologic changes within the female genital tract. Int J Gynecol Cancer 11(4):283, 2001

Karageorgi S, Hankinson SE, Kraft P, et al: Reproductive factors and postmenopausal hormone use in relation to endometrial cancer risk in the Nurses' Health Study cohort 1976-2004. Int J Cancer 126(1):208, 2010

Kelly MG, O'Malley DM, Hui P, et al: Improved survival in surgical stage I patients with uterine papillary serous carcinoma (UPSC) treated with adjuvant platinum-based chemotherapy. Gynecol Oncol 98(3):353, 2005

Keys HM, Roberts JA, Brunetto VL, et al: A phase III trial of surgery with or without adjunctive external pelvic radiation therapy in intermediate risk endometrial adenocarcinoma: a Gynecologic Oncology Group study. Gynecol Oncol 92(3):744, 2004

Kilgore LC, Partridge EE, Alvarez RD, et al: Adenocarcinoma of the endometrium: survival comparisons of patients with and without pelvic node sampling. Gynecol Oncol 56(1):29, 1995

King LP, Miller DS: Recent progress: gynecologic oncology group trials in uterine corpus tumors. Rev Recent Clin Trials 4(2):70, 2009

Kitchener H, Swart AM, Qian Q, et al: Efficacy of systematic pelvic lymphadenectomy in endometrial cancer (MRC ASTEC trial): a randomized study. Lancet 373:125, 2009

Kornblith AB, Huang HQ, Walker JL, et al: Quality of life of patients with endometrial cancer undergoing laparoscopic International Federation of Gynecology and Obstetrics staging compared with laparotomy: a Gynecologic Oncology Group study. J Clin Oncol 27(32):5337, 2009

Kurman RJ, Kaminski PF, Norris HJ: The behavior of endometrial hyperplasia. A long-term study of "untreated" hyperplasia in 170 patients. Cancer 56(2):403, 1985

Kurman RJ, Norris HJ: Endometrial hyperplasia and related cellular changes. In Kurman RJ (ed): Blaustein's Pathology of the Female Genital Tract. New York, Springer, 1994, p 411

Lacey J Jr, Brinton LA, Lubin JH, et al: Endometrial carcinoma risks among menopausal estrogen plus progestin and unopposed estrogen users in a cohort of postmenopausal women. Cancer Epidemiol Biomarkers Prev 14(7):1724, 2005

Lax SF, Kurman RJ, Pizer ES, et al: A binary architectural grading system for uterine endometrial endometrioid carcinoma has superior reproducibility compared with FIGO grading and identifies subsets of advance-stage tumors with favorable and unfavorable prognosis. Am J Surg Pathol 24(9):1201, 2000

Leitao MM, Kehoe S, Barakat RR, et al: Accuracy of preoperative endometrial sampling diagnosis of FIGO grade 1 endometrial adenocarcinoma. Gynecol Oncol 111:244, 2008

Lentz SS, Brady MF, Major FJ, et al: High-dose megestrol acetate in advanced or recurrent endometrial carcinoma: a Gynecologic Oncology Group Study. J Clin Oncol 14(2):357, 1996

Liao CK, Rosenblatt KA, Schwartz SM, et al: Endometrial cancer in Asian migrants to the United States and their descendants. Cancer Causes Control 14(4):357, 2003

Lu KH, Dinh M, Kohlmann W, et al: Gynecologic cancer as a "sentinel cancer" for women with hereditary nonpolyposis colorectal cancer syndrome. Obstet Gynecol 105(3):569, 2005

Lurain JR, Rice BL, Rademaker AW, et al: Prognostic factors associated with disease recurrence in clinical stage I adenocarcinoma of the endometrium. Obstet Gynecol 78:63, 1991

Lutman CV, Havrilesky LJ, Cragun JM, et al: Pelvic lymph node count is an important prognostic variable for FIGO stage I and II endometrial carcinoma with high-risk histology. Gynecol Oncol 102(1):92, 2006

Madison T, Schottenfeld D, James SA, et al: Endometrial cancer: socioeconomic status and racial/ethnic differences in stage at diagnosis, treatment, and survival. Am J Public Health 94(12):2104, 2004

Magrina JF, Mutone NF, Weaver AL, et al: Laparoscopic lymphadenectomy and vaginal or laparoscopic hysterectomy with bilateral salpingo-oophorectomy for endometrial cancer: morbidity and survival. Am J Obstet Gynecol 181(2):376, 1999

Mariani A, Webb MJ, Keeney GL, et al: Hematogenous dissemination in corpus cancer. Gynecol Oncol 80(2):233, 2001a

Mariani A, Webb MJ, Keeney GL, et al: Role of wide/radical hysterectomy and pelvic lymph node dissection in endometrial cancer with cervical involvement. Gynecol Oncol 83(1):72, 2001b

Martin JD, Gilks B, Lim P: Papillary serous carcinoma—a less radio-sensitive subtype of endometrial cancer. Gynecol Oncol 98(2):299, 2005

Martínez A, Querleu D, Leblanc E, et al: Low incidence of port-site metastases after laparoscopic staging of uterine cancer. Gynecol Oncol 118(2):145, 2010

Maxwell GL, Schildkraut JM, Calingaert B, et al: Progestin and estrogen potency of combination oral contraceptives and endometrial cancer risk. Gynecol Oncol 103(2):535, 2006

Melhem MF, Tobon H: Mucinous adenocarcinoma of the endometrium: a clinico-pathological review of 18 cases. Int J Gynecol Pathol 6(4):347, 1987

Merisio C, Berretta R, De Ioris A, et al: Endometrial cancer in patients with preoperative diagnosis of atypical endometrial hyperplasia. Eur J Obstet Gynecol Reprod Biol 122(1):107, 2005

Miller, DS: Advanced endometrial cancer: is lymphadenectomy necessary or sufficient? Gynecol Oncol 101(2):191, 2006

Miller DS, Blessing JA, Drake RD, et al: A phase II evaluation of pemetrexed (Alimta, LY31514, IND #40061) in the treatment of recurrent or persistent endometrial carcinoma: a phase II study of the Gynecologic Oncology Group. Gynecol Oncol 115:443, 2009a

Miller DS, Fleming G, Randall ME: Chemo- and radiotherapy in adjuvant management of optimally debulked endometrial cancer. J Natl Compr Cancer Netw 7(5):535, 2009b

Moller KA, Gehrig PA, Van Le L, et al: The role of optimal debulking in advanced stage serous carcinoma of the uterus. Gynecol Oncol 94(1):170, 2004

Montz FJ, Bristow RE, Bovicelli A, et al: Intrauterine progesterone treatment of early endometrial cancer. Am J Obstet Gynecol 186(4):651, 2002

Morice P, Fourchotte V, Sideris L, et al: A need for laparoscopic evaluation of patients with endometrial carcinoma selected for conservative treatment. Gynecol Oncol 96(1):245, 2005

Morimoto LM, Newcomb PA, Hampton JM, et al: Cholecystectomy and endometrial cancer: a marker of long-term elevated estrogen exposure? Int J Gynecol Cancer 16(3):1348, 2006

Morris M, Alvarez RD, Kinney WK, et al: Treatment of recurrent adenocarcinoma of the endometrium with pelvic exenteration. Gynecol Oncol 60(2):288, 1996

Morrow CP, Bundy BN, Kurman RJ, et al: Relationship between surgical-pathological risk factors and outcome in clinical stage I and II carcinoma of the endometrium: a Gynecologic Oncology Group study. Gynecol Oncol 40(1):55, 1991

Mount SL, Wegner EK, Eltabbakh GH, et al: Significant increase of benign endometrial cells on Papanicolaou smears in women using hormone replacement therapy. Obstet Gynecol 100(3):445, 2002

Mutch DG: The new FIGO staging system for cancers of the vulva, cervix, endometrium and sarcomas. Gynecol Oncol 115(3):325, 2009

Mutter GL: Endometrial intraepithelial neoplasia (EIN): will it bring order to chaos? The Endometrial Collaborative Group. Gynecol Oncol 76(3):287, 2000

Nagar H, Dobbs S, McClelland HR, et al: The diagnostic accuracy of magnetic resonance imaging in detecting cervical involvement in endometrial cancer. Gynecol Oncol 103(2):431, 2006

National Comprehensive Cancer Network: Uterine neoplasms, version 1.2011. In NCCN Clinical Practice Guidelines in Oncology. National Comprehensive Cancer Network, 2010, p. MS-9

Niwa K, Tagami K, Lian Z, et al: Outcome of fertility-preserving treatment in young women with endometrial carcinomas. BJOG 112(3):317, 2005

Obermair A, Geramou M, Gucer F, et al: Does hysteroscopy facilitate tumor cell dissemination? Incidence of peritoneal cytology from patients with early stage endometrial carcinoma following dilatation and curettage (D & C) versus hysteroscopy and D & C. Cancer 88(1):139, 2000

Papadia A, Azioni G, Brusaca B, et al: Frozen section underestimates the need for surgical staging in endometrial cancer patients. Int J Gynecol Cancer 19(9):1570, 2009

Parkin DM, Bray F, Ferlay J, et al: Global cancer statistics, 2002. CA Cancer J Clin 55(2):74, 2005

Pecorelli S, Benedet JL, Creasman WT, et al: FIGO staging of gynecologic cancer. 1994-1997 FIGO Committee on Gynecological Oncology. International Federation of Gynecology and Obstetrics. Int J Gynaecol Obstet 64(1):5, 1999

Pillay OC, Te Fong LF, Crow JC, et al: The association between polycystic ovaries and endometrial cancer. Hum Reprod 21(4):924, 2006

Polyzos NP, Mauri D, Tsioras S, et al: Intraperitoneal dissemination of endometrial cancer cells after hysteroscopy: a systematic review and meta-analysis. Int J Gynecol Cancer 20(2):261, 2010

Pothuri B, Ramondetta L, Martino M, et al: Development of endometrial cancer after radiation treatment for cervical carcinoma. Obstet Gynecol 101(5 Pt 1):941, 2003

Powell JL, Hill KA, Shiro BC, et al: Preoperative serum CA-125 levels in treating endometrial cancer. J Reprod Med 50(8):585, 2005

Price FV, Chambers SK, Carcangiu ML, et al: CA 125 may not reflect disease status in patients with uterine serous carcinoma. Cancer 82(9):1720, 1998

Randall ME, Filiaci VL, Muss H, et al: Randomized phase III trial of whole-abdominal irradiation versus doxorubicin and cisplatin chemotherapy in advanced endometrial carcinoma: a Gynecologic Oncology Group Study. J Clin Oncol 24(1):36, 2006

Randall TC, Kurman RJ: Progestin treatment of atypical hyperplasia and well-differentiated carcinoma of the endometrium in women under age 40. Obstet Gynecol 90(3):434, 1997

Rattanachaiyanont M, Angsuwathana S, Techatrisak K, et al: Clinical and pathological responses of progestin therapy for non-atypical endometrial hyperplasia: a prospective study. J Obstet Gynaecol Res 31(2):98, 2005

Revel A, Tsafrir A, Anteby SO, et al: Does hysteroscopy produce intraperitoneal spread of endometrial cancer cells? Obstet Gynecol Surv 59:280, 2004

Ricci E, Moroni S, Parazzini F, et al: Risk factors for endometrial hyperplasia: results from a case-control study. Int J Gynecol Cancer 12(3):257, 2002

Rittenberg PV, Lotocki RJ, Heywood MS, et al: Stage II endometrial carcinoma: limiting post-operative radiotherapy to the vaginal vault in node-negative tumors. Gynecol Oncol 98(3):434, 2005

Roland PY, Kelly FJ, Kulwicki CY, et al: The benefits of a gynecologic oncologist: a pattern of care study for endometrial cancer treatment. Gynecol Oncol 93(1):125, 2004

Ross JC, Eifel PJ, Cox RS, et al: Primary mucinous adenocarcinoma of the endometrium. A clinicopathologic and histochemical study. Am J Surg Pathol 7(8):715, 1983

Rubatt JM, Slomovitz BM, Burke TW, et al: Development of metastatic endometrial endometrioid adenocarcinoma while on progestin therapy for endometrial hyperplasia. Gynecol Oncol 99(2):472, 2005

Sanjuan A, Cobo T, Pahisa J, et al: Preoperative and intraoperative assessment of myometrial invasion and histologic grade in endometrial cancer: role of magnetic resonance imaging and frozen section. Int J Gynecol Cancer 16(1):385, 2006

Scarselli G, Bargelli G, Taddei GL, et al: Levonorgestrel-releasing intrauterine system (LNG-IUS) as an effective treatment option for endometrial hyperplasia: a 15-year follow-up study. Fertil Steril 95(1):420, 2011

Schink JC, Rademaker AW, Miller DS, et al: Tumor size in endometrial cancer. Cancer 67(11):2791, 1991

Schmeler KM, Lynch HT, Chen LM, et al: Prophylactic surgery to reduce the risk of gynecologic cancers in the Lynch syndrome. N Engl J Med 354(3):261, 2006

Scholten AN, Smit VT, Beerman H, et al: Prognostic significance and interobserver variability of histologic grading systems for endometrial carcinoma. Cancer 100(4):764, 2004

Schorge JO, Hossein SM, Hynan L, et al: ThinPrep detection of cervical and endometrial adenocarcinoma: a retrospective cohort study. Cancer 96(6):338, 2002

Schottenfeld D: Epidemiology of endometrial neoplasia. J Cell Biochem Suppl 23:151, 1995

Seamon LG, Cohn DE, Henretta MS, et al: Minimally invasive comprehensive surgical staging for endometrial cancer: robotics or laparoscopy? Gynecol Oncol 113(1):36, 2009

Sherman ME, Bitterman P, Rosenshein NB, et al: Uterine serous carcinoma. A morphologically diverse neoplasm with unifying clinicopathologic features. Am J Surg Pathol 16(6):600, 1992

Sherman ME, Ronnett BM, Ioffe OB, et al: Reproducibility of biopsy diagnoses of endometrial hyperplasia: evidence supporting a simplified classification. Int J Gynecol Pathol 27(3):318, 2008

Shi AA, Lee SI: Radiological reasoning: algorithmic workup of abnormal vaginal bleeding with endovaginal sonography and sonohysterography. AJR Am J Roentgenol 191(6 Suppl):S68, 2008

Siegel R, Ward E, Brawley O, et al: Cancer statistics, 2011: the impact of eliminating socioeconomic and racial disparities on premature cancer deaths. CA Cancer J Clin 61(4):212, 2011

Silva EG, Deavers MT, Malpica A: Undifferentiated carcinoma of the endometrium: a review. Pathology 39(1):134, 2007

Silverberg SG, Kurman RJ, Nogales F, et al: Tumors of the uterine corpus [Epithelial tumors and related lesions]. In Tavassoli FA, Devilee P (eds): World Health Organization Classification of Tumours. Lyon, France, IARC Press, 2003, p 221

Simsir A, Carter W, Elgert P, et al: Reporting endometrial cells in women 40 years and older: assessing the clinical usefulness of Bethesda 2001. Am J Clin Pathol 123(4):571, 2005

Slomovitz BM, Burke TW, Eifel PJ, et al: Uterine papillary serous carcinoma (UPSC): a single institution review of 129 cases. Gynecol Oncol 91(3):463, 2003

Smith DC, Prentice R, Thompson DJ, et al: Association of exogenous estrogen and endometrial carcinoma. N Engl J Med 293 (23):1164, 1975

Smith RA, Cokkinides V, Brooks D, et al: Cancer screening in the United States, 2011: a review of current American Cancer Society guidelines and issues in cancer screening. CA Cancer J Clin 61(1):8, 2011

Soliman PT, Oh JC, Schmeler KM, et al: Risk factors for young premenopausal women with endometrial cancer. Obstet Gynecol 105(3):575, 2005

Sovak MA, Dupont J, Hensley ML, et al: Paclitaxel and carboplatin in the treatment of advanced or recurrent endometrial cancer: a large retrospective study. Int J Gynecol Cancer 17(1):197, 2007

Sovak MA, Hensley ML, Dupont J, et al: Paclitaxel and carboplatin in the adjuvant treatment of patients with high-risk stage III and IV endometrial cancer: a retrospective study. Gynecol Oncol 103(2):451, 2006

Spirtos NM, Eisekop SM, Boike G, et al: Laparoscopic staging in patients with incompletely staged cancers of the uterus, ovary, fallopian tube, and primary peritoneum: a Gynecologic Oncology Group (GOG) study. Am J Obstet Gynecol 193(5):1645, 2005

Stanford JL, Brinton LA, Berman ML, et al: Oral contraceptives and endometrial cancer: do other risk factors modify the association? Int J Cancer 54(2):243, 1993

Strom BL, Schinnar R, Weber AL, et al: Case-control study of postmenopausal hormone replacement therapy and endometrial cancer. Am J Epidemiol 164(8):775, 2006

Suh-Burgmann E, Hung YY, Armstrong MA: Complex atypical endometrial hyperplasia: the risk of unrecognized adenocarcinoma and value of preoperative dilation and curettage. Obstet Gynecol 114(3):523, 2009

Suriano KA, McHale M, McLaren CE, et al: Estrogen replacement therapy in endometrial cancer patients: a matched control study. Obstet Gynecol 97(4):555, 2001

Tao MH, Xu WH, Zheng W, et al: Oral contraceptive and IUD use and endometrial cancer: a population-based case-control study in Shanghai, China. Int J Cancer 119(9):2142, 2006

Terakawa N, Kigawa J, Taketani Y, et al: The behavior of endometrial hyperplasia: a prospective study. Endometrial Hyperplasia Study Group. J Obstet Gynaecol Res 23(3):223, 1997

Thai TH, Du F, Tsan JT, et al: Mutations in the BRCA1-associated ring domain (BARD1) gene in primary breast, ovarian and uterine cancers. Hum Mole Genet 7(2):195, 1998

Thigpen JT, Brady MF, Alvarez RD, et al: Oral medroxyprogesterone acetate in the treatment of advanced or recurrent endometrial carcinoma: a dose-response study by the Gynecologic Oncology Group. J Clin Oncol 17(6):1736, 1999

Trimble CL, Kauderer J, Zaino R, et al: Concurrent endometrial carcinoma in women with a biopsy diagnosis of atypical endometrial hyperplasia: a Gynecologic Oncology Group study. Cancer 106(4):812, 2006

van Leeuwen FE, Benraadt J, Coebergh JW, et al: Risk of endometrial cancer after tamoxifen treatment of breast cancer. Lancet 343(8895):448, 1994

Varras M, Kioses E: Five-year survival of a patient with primary endometrial squamous cell carcinoma: a case report and review of the literature. Eur J Gynaecol Oncol 23(4):327, 2002

Vasen HF, Watson P, Mecklin JP, et al: New clinical criteria for hereditary nonpolyposis colorectal cancer (HNPCC, Lynch syndrome) proposed by the International Collaborative Group on HNPCC. Gastroenterology 116(6):1453, 1999

Viswanathan AN, Feskanich D, De Vivo I, et al: Smoking and the risk of endometrial cancer: results from the Nurses' Health Study. Int J Cancer 114(6):996, 2005

Vorgias G, Hintipas E, Katsoulis M, et al: Intraoperative gross examination of myometrial invasion and cervical infiltration in patients with endometrial cancer: decision-making accuracy. Gynecol Oncol 85(3):483, 2002

Walker JL, Piedmonte MR, Spirtos, NM, et al: Laparoscopy compared with laparotomy for comprehensive surgical staging of uterine cancer: Gynecologic Oncology Group Study (LAP2). J Clin Oncol 27(32): 5331, 2009

Wang CB, Wang CJ, Huang HJ, et al: Fertility-preserving treatment in young patients with endometrial adenocarcinoma. Cancer 94(8):2192, 2002

Wernli KJ, Ray RM, Gao DL, et al: Menstrual and reproductive factors in relation to risk of endometrial cancer in Chinese women. Cancer Causes Control 17(7):949, 2006

Whitney CW, Brunetto VL, Zaino RJ, et al: Phase II study of medroxyprogesterone acetate plus tamoxifen in advanced endometrial carcinoma: a Gynecologic Oncology Group study. Gynecol Oncol 92(1):4, 2004

Wildemeersch D, Janssens D, Pylyser K, et al: Management of patients with non--atypical and atypical endometrial hyperplasia with a levonorgestrel-releasing intrauterine system: long-term follow-up. Maturitas 57(2):210, 2007

Yang YC, Wu CC, Chen CP, et al: Reevaluating the safety of fertility- sparing hormonal therapy for early endometrial cancer. Gynecol Oncol 99(2):287, 2005

Zaino RJ, Kauderer J, Trimble CL, et al: Reproducibility of the diagnosis of atypical endometrial hyperplasia: a Gynecologic Oncology Group study. Cancer 106(4):804, 2006

Zaino RJ, Kurman RJ, Diana KL, et al: The utility of the revised International Federation of Gynecology and Obstetrics histologic grading of endometrial adenocarcinoma using a defined nuclear grading system. A Gynecologic Oncology Group study. Cancer 75(1):81, 1995

Zaino RJ, Silverberg SG, Norris HJ, et al: The prognostic value of nuclear versus architectural grading in endometrial adenocarcinoma: a Gynecologic Oncology Group study. Int J Gynecol Pathol 13(1):29, 1994

Zerbe MJ, Zhang J, Bristow RE, et al: Retrograde seeding of malignant cells during hysteroscopy in presumed early endometrial cancer. Gynecol Oncol 79(1):55, 2000

Zullo F, Palomba S, Falbo A, et al: Laparoscopic surgery vs laparotomy for early stage endometrial cancer: long-term data of a randomized controlled trial. Am J Obstet Gynecol 200(3):296.e1, 2009

CAPÍTULO 34

Sarcoma Uterino

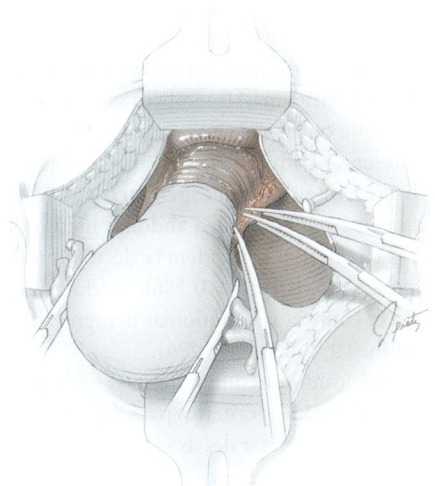

EPIDEMIOLOGIA E FATORES DE RISCO 839
PATOGÊNESE 839
DIAGNÓSTICO 840
PAPEL DO GENERALISTA 841
PATOLOGIA 841
LEIOMIOSSARCOMA 842
TUMORES DO ESTROMA ENDOMETRIAL 843
CARCINOSSARCOMA 845
ADENOSSARCOMA 845
PADRÕES DE DISSEMINAÇÃO 846
ESTADIAMENTO 847
TRATAMENTO DA DOENÇA EM ESTÁDIO INICIAL 848
TRATAMENTO DA DOENÇA AVANÇADA/RECORRENTE 850
SOBREVIDA E FATORES PROGNÓSTICOS 850
REFERÊNCIAS 851

Tumores malignos do corpo uterino são amplamente divididos em três tipos principais: carcinomas (Capítulo 33, p. 822), sarcomas e carcinossarcomas. Embora as duas últimas categorias raramente sejam encontradas, elas tendem a comportar-se de forma mais agressiva e contribuem para um número desproporcionalmente alto de mortes decorrentes do câncer uterino. Os sarcomas puros são caracterizados principalmente pela diferenciação em músculo liso (leiomiossarcoma) ou em tecido estromal dentro do endométrio (tumores do estroma endometrial). Os carcinossarcomas são tumores mistos com componentes epiteliais e estromais, e já foram denominados tumores müllerianos mistos malignos (TMMMs). Em geral, os sarcomas e carcinossarcomas uterinos crescem rapidamente, a disseminação linfática ou hematogênica ocorre precocemente e o prognóstico geral é reservado. Entretanto, há várias exceções notáveis entre esses tumores.

EPIDEMIOLOGIA E FATORES DE RISCO

Os sarcomas respondem por aproximadamente 3 a 8% das malignidades do corpo uterino (Brooks, 2004; Major, 1993). Historicamente, os sarcomas uterinos incluíam os carcinossarcomas, representando 40% dos casos; leiomiossarcomas, 40% dos casos; sarcomas estromais do endométrio, com 10 a 15% dos casos; e sarcomas indiferenciados, com 5 a 10%. Recentemente, os carcinossarcomas foram reclassificados como uma forma metaplásica de carcinoma endometrial. Ainda assim, os carcinossarcomas ainda são comumente incluídos na maior parte dos estudos retrospectivos de sarcomas uterinos, assim como na classificação de 2003 da Organização Mundial da Saúde (OMS) (Greer, 2011; McCluggage, 2002; Tavassoli, 2003). Após a exclusão dos carcinossarcomas, os leiomiossarcomas passaram a ser o subtipo mais comum de sarcoma uterino (D'Angelo, 2010).

Em razão de sua raridade relativa, a epidemiologia dos sarcomas e carcinossarcomas uterinos não foi muito estudada. Como consequência, relativamente poucos fatores de risco foram identificados, entre eles, exposição crônica ao hiperestrogenismo, uso de tamoxifeno, raça afro-americana e irradiação pélvica anterior. Por outro lado, o uso de contraceptivos orais combinados (COCs) e tabagismo parecem reduzir o risco de alguns desses tumores.

PATOGÊNESE

Os leiomiossarcomas têm origem monoclonal e, embora tenha sido comumente presumido que fossem oriundos de leiomiomas benignos, na maioria dos casos isso não é verdade. Eles parecem desenvolver-se *de novo* como lesão solitária (Zhang, 2006). Contudo, são encontrados com frequência na proximidade de leiomiomas. Corroborando essa teoria, os leiomiossarcomas têm vias moleculares distintas dos leiomiomas ou do miométrio normal (Quade, 2004; Skubitz, 2003).

Os tumores do estroma endometrial apresentam aberrações cromossômicas heterogêneas (Halbwedl, 2005). No entanto, o padrão de rearranjo evidentemente não é aleatório, e os braços cromossômicos 6p e 7p com frequência estão envolvidos (Micci, 2006). Há suspeita de perda da função (ou das funções) do gene supressor tumoral. Contudo, os casos estudados são insuficientes para produzir uma hipótese de trabalho (Moinfar, 2004).

Os carcinossarcomas uterinos são neoplasias bifásicas monoclonais compostos por elementos malignos epiteliais e estromais característicos e distintos, ainda que mesclados (D'Angelo, 2010; Wada, 1997). O componente sarcomatoso é derivado do elemento carcinomatoso, que vem a ser a força motriz (McCluggae, 2002). Há diversos fatores de risco em paralelo com aqueles observados para o carcinoma do endométrio e, assim, pareceria plausível que esses tumores tivessem patogênese semelhante. Entretanto, sua diversidade morfológica sugere uma variação nas possíveis vias. Acredita-se que ambos os componentes carcinomatoso e sarcomatoso tenham origem em uma mesma célula progenitora epitelial. A aquisição de mutações genéticas, inclusive malformações nos genes p53 e de reparo de erros de pareamento do DNA, pode ser suficiente para desencadear a tumorigênese (Liu, 1994). Essas malformações moleculares iniciais serão compartilhadas por ambos os componentes enquanto o tumor sofre diferenciações carcinomatosa e sarcomatosa divergentes. Daí em diante, as malformações moleculares adquiridas serão discordantes entre os dois componentes (Taylor, 2006). Essa progressão genética e a subsequente divergência na diferenciação produzem os vários fenótipos observados nesses tumores (Fujii, 2000).

DIAGNÓSTICO

Sinais e sintomas

Assim como no câncer endometrial, o sangramento vaginal anormal é o sintoma de apresentação mais frequente para sarcomas e carcinossarcomas uterinos (Gonzalez-Bosquet, 1997). Dor abdominal ou pélvica também é comum. Especificamente, até um terço das mulheres descreve desconforto significativo que pode ser causado por eliminação de coágulos, aumento rápido no tamanho do útero ou prolapso de pólipo sarcomatoso por colo uterino apagado (De Fusco, 1989). Além disso, um corrimento profuso e malcheiroso pode ser evidente, e queixas gastrintestinais e geniturinárias também são comuns. É importante ressaltar que os leiomiomas degenerativos com necrose podem se apresentar com todos esses sinais e sintomas.

Com o crescimento rápido, o útero pode estender-se para fora da pelve penetrando o abdome médio ou superior (Fig. 34-1). Felizmente, a incidência de malignidade nesses casos é extremamente baixa (< 0,5%), sendo que, na maioria dos casos, são encontrados leiomiomas benignos de grande volume (Leibsohn, 1990; Parker, 1994).

Embora os leiomiossarcomas uterinos tenham tendência a crescimento rápido, não há critérios para definir o que seja crescimento significativo. Apesar dessas manifestações em geral impressionantes, muitas mulheres com sarcoma e carcinossarcoma uterino terão poucos sintomas além de sangramento vaginal anormal com um útero aparentemente normal ao exame físico.

Amostragem endometrial

A sensibilidade da biópsia de endométrio ou do procedimento de dilatação e curetagem (D&C) realizados em regime ambulatorial para detecção de elementos sarcomatosos é menor do que a observada para carcinomas endometriais. Especificamente, nos casos de leiomiossarcoma, as pacientes sintomáticas recebem um diagnóstico pré-operatório correto em apenas 25 a 50% dos casos. Essa incapacidade de precisão na obtenção da amostra tumoral provavelmente está relacionada com a origem dessas neoplasias no miométrio, e não no endométrio. De forma semelhante, nódulos estromais endometriais e sarcomas estromais endometriais podem não ser detectados com biópsia de Pipelle, especialmente se a neoplasia for totalmente intramural (Yang, 2002). Para aquelas com carcinossarcoma, é maior a chance de a amostra levar a um diagnóstico correto, embora em muitos casos apenas as características carcinomatosas sejam evidentes. O contrário também é verdadeiro, e ocasionalmente se suspeita de carcinossarcoma uterino a partir

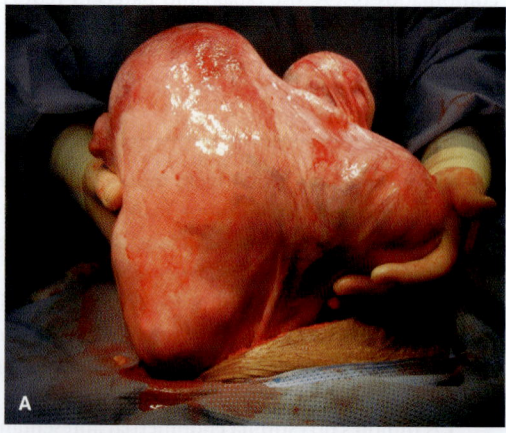
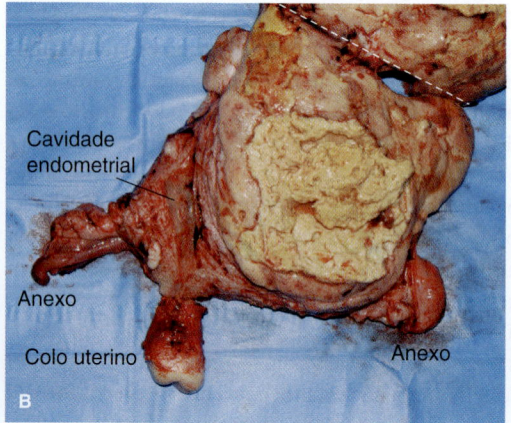

FIGURA 34-1 Leiomiossarcoma. **A.** Fotografia intraoperatória mostrando o corpo do útero. **B.** Fotografia da peça cirúrgica após ter sido seccionada e mantida ligada ao fundo uterino. A outra metade da peça encontra-se acima da linha branca tracejada e fora do campo de visão. O tumor volumoso encontra-se à direita da cavidade endometrial. Observa-se necrose central identificada como debris amarelados amorfos nas bordas do tumor. (*Fotografias cedidas pela Dra. Martha Rac.*)

dos achados à biópsia endometrial, mas nenhuma característica sarcomatosa é encontrada na peça de histerectomia.

Exames laboratoriais

Níveis séricos pré-operatórios elevados de CA-125 podem indicar doença extrauterina e invasão profunda do miométrio nas pacientes com carcinossarcoma. Após a cirurgia, a dosagem do CA-125 pode servir como marcador para o monitoramento da resposta ao tratamento (Huang, 2007).

Exames de imagem

Diferentemente da maioria das mulheres com carcinoma endometrial, que requerem apenas radiografia de tórax antes da cirurgia, exames de imagem complementares em geral são úteis se houver diagnóstico de sarcoma antes da histerectomia. Na maioria dos casos, uma tomografia computadorizada (TC) do abdome e da pelve deve ser realizada rotineiramente. Os exames servem no mínimo a dois objetivos. Primeiro, os sarcomas frequentemente violam os planos de tecidos moles normais da pelve e, portanto, é possível identificar tumores inoperáveis no pré-operatório. Segundo, metástases extrauterinas podem ser visualizadas. Em qualquer dos casos, o tratamento pode ser alterado com base nos achados radiográficos.

Se ainda houver incerteza no diagnóstico, frequentemente, solicita-se exame de ressonância magnética (RM) para distinguir entre sarcoma uterino e alguma lesão benigna "semelhante". Por exemplo, a RM pode ajudar a determinar se uma massa pedunculada é um leiomioma submucoso ou um tumor do estroma endometrial procedente (Kido, 2003). Como instrumento diagnóstico, a ultrassonografia é bem menos adequada para a detecção de sarcomas. A tomografia por emissão de pósitrons (PET) é mais efetiva no monitoramento da doença após o término do tratamento.

Papel do generalista

Recomenda-se uma consulta pré-operatória com um oncoginecologista para qualquer paciente cuja biópsia sugira sarcoma ou carcinossarcoma uterino. O potencial de metástases intra-abdominais e de invasão dos planos teciduais na pelve aumenta a dificuldade técnica e os riscos cirúrgicos. Além disso, se uma paciente é submetida à miomectomia ou histerectomia com morcelamento, seu prognóstico é agravado (Perri, 2009). É importante ressaltar que a abordagem ao estadiamento difere sutilmente daquela aplicada aos carcinomas endometriais. Por exemplo, em razão da baixa taxa de metástase, considera-se apropriado coletar amostras apenas dos linfonodos suspeitos de leiomiossarcomas, em vez de realizar linfadenectomia pélvica e para-aórtica total (Leitao, 2003; Major, 1993). Além disso, é prudente preservar os ovários de uma jovem com sarcoma ou leiomiossarcoma do estroma endometrial, considerando-se que o risco de metástase anexial desses tumores é mínimo (Kapp, 2008; Li, 2005). Em geral, o plano de tratamento, se possível, deve ser organizado antes da cirurgia.

Muitos sarcomas e carcinossarcomas uterinos não são diagnosticados antes da cirurgia ou até vários dias após, na liberação do laudo patológico. Consequentemente, é comum que os casos não estejam estadiados, e deve-se consultar um oncoginecologista assim que possível. Se o diagnóstico for feito após a cirurgia, os critérios para recomendar apenas vigilância, reoperação ou radioterapia variam amplamente dependendo do tipo de sarcoma e de outras circunstâncias clínicas. Em geral, essas opções são menos diretas do que nos carcinomas endometriais típicos, em grande parte devido à raridade desses tumores e aos dados comparativamente limitados favorecendo uma estratégia em detrimento de outra.

PATOLOGIA

Os tumores mesenquimais uterinos são classificados, de forma ampla, em puros ou mistos (Tabela 34-1). Os sarcomas puros são quase todos homólogos, diferenciando-se em tecido mesenquimal normalmente presente no útero, como músculo liso (leiomiossarcoma) ou tecido estromal no interior do endométrio (tumores do estroma endometrial). Os sarcomas heterólogos puros, como o condrossarcoma uterino, são extremamente raros.

Os sarcomas mistos contêm um componente mesenquimal maligno misturado com um elemento epitelial. Se o ele-

TABELA 34-1 Classificação histológica da Organização Mundial da Saúde para tumores mesenquimais do útero

Tumores mesenquimais
Tumor estromal endometrial e tumores relacionados
    Sarcoma estromal endometrial, de baixo grau
    Nódulo estromal endometrial
    Sarcoma endometrial indiferenciado
Tumores de músculo liso
    Leiomiossarcoma
        Variante epitelial
        Variante mixoide
    Tumor de músculo liso de potencial maligno incerto
    Leiomioma de resto não especificado
        Variantes histológicas
            Variante mitoticamente ativa
            Variante celular
            Variante celular hemorrágica
            Variante epitelioide
            Mixoide
            Variante atípica
            Variante lipoleiomioma
        Variantes no padrão de crescimento
            Leiomiomatose difusa
            Leiomioma dissecante
            Leiomiomatose intravenosa
            Leiomioma metastático
Outros tumores mesenquimais
    Tumor misto estromal e muscular liso endometrial
    Tumor de células epitelioides perivasculares
    Tumor adenomatoide
    Outros tumores malignos do mesênquima
    Outros tumores benignos do mesênquima

Tumores mesenquimais e epiteliais mistos
Carcinossarcoma (tumor mülleriano misto maligno, carcinoma metaplásico)
Adenossarcoma
Carcinofibroma
Adenofibroma
Adenomioma
    Variante polipoide atípica

mento epitelial também for maligno, o tumor é denominado *carcinossarcoma*. Se o elemento epitelial for benigno, utiliza-se o termo *adenossarcoma*. Os carcinossarcomas podem ser tanto homólogos como heterólogos, refletindo as potencialidades do tecido primordial uterino.

Leiomiossarcoma

Os leiomiossarcomas respondem por 1 a 2% dos cânceres uterinos. Em um trabalho no qual foram estudadas 1.396 pacientes do banco de dados Surveillance, Epidemiology and End Results (SEER), a média de idade à apresentação foi 52 anos. A maioria dos tumores (68%) foi classificada no estádio I no momento do diagnóstico, e os demais foram definidos nos estádios II (3%), III (7%) e IV (22%) (Kapp, 2008).

Os critérios histopatológicos para diagnosticar o leiomiossarcoma são de certa forma controversos, mas incluem frequência de figuras mitóticas, grau de atipias nucleares e presença de necrose coagulativa de células tumorais (Fig. 34-2) Cada

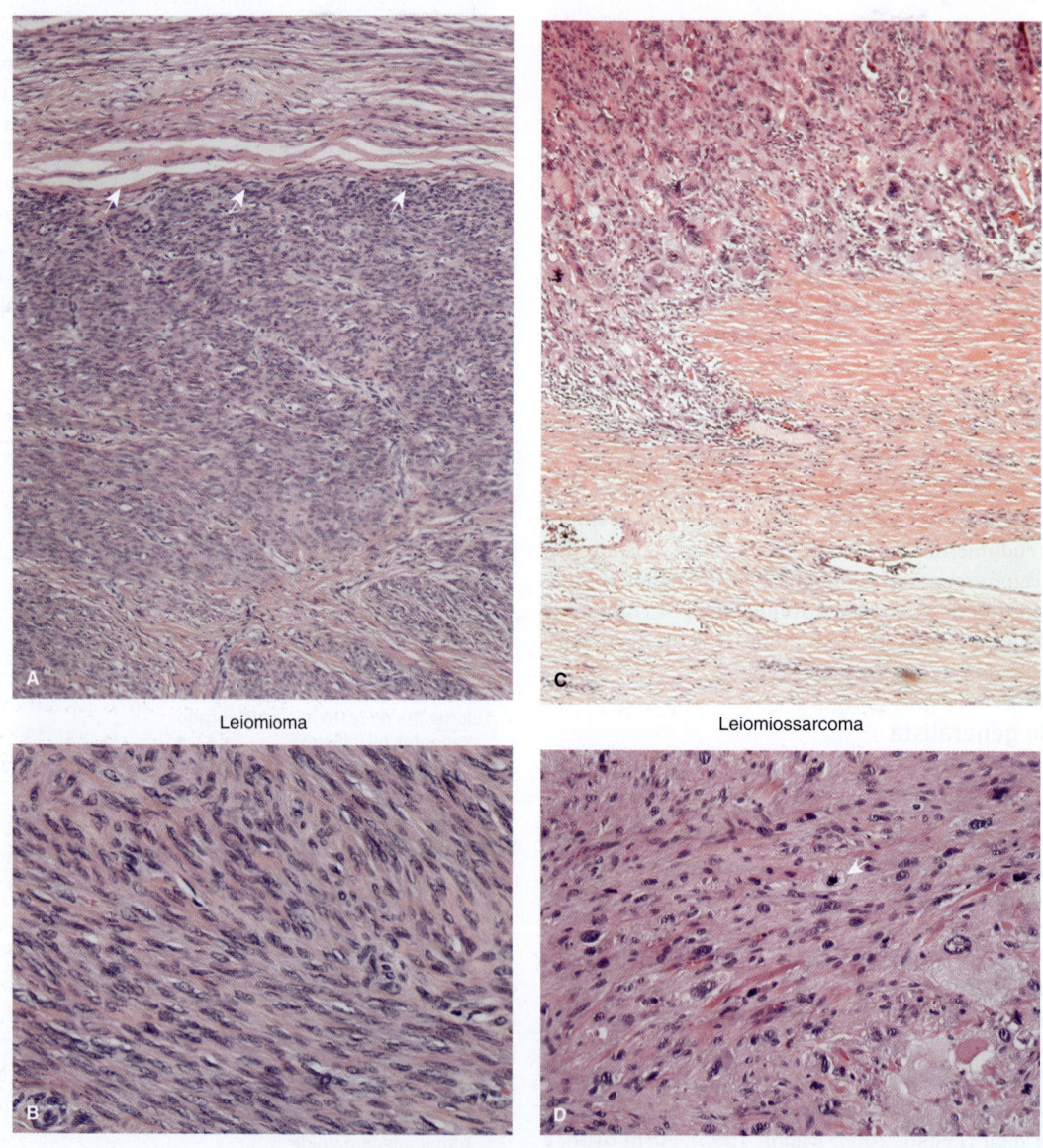

FIGURA 34-2 Microfotografia de leiomioma (**A**, **B**) e leiomiossarcoma (**C**, **D**). **A**. Microscopia com pequeno aumento de leiomioma uterino. Os leiomiomas tendem a ser tumores bem delimitados. Este leiomioma relativamente celular apresenta uma interface bem definida (*setas*) com o miométrio adjacente, com menor celularidade. **B**. Microscopia com grande aumento de leiomioma. Embora os leiomiomas possam apresentar características histológicas variáveis, a maioria é composta por células fusiformes benignas com núcleos de extremidades cegas (*blunt-ended*) e baixa atividade mitótica. **C**. Leiomiossarcoma. O leiomiossarcoma é uma neoplasia maligna de músculo liso que pode se apresentar com quadro microscópico muito diferente caso a caso. Em geral, no leiomiossarcoma uterino, observa-se alguma combinação de características histológicas "malignas", incluindo necrose coagulativa do tumor (em contraste com a necrose hialina encontrada nos leiomiomas benignos), aumento da atividade mitótica e/ou atipia nuclear. Neste exemplo, observam-se atipia e pleomorfismo nucleares evidentes além de padrão de crescimento infiltrativo na periferia. Esse padrão difere da extensão em geral suave das margens dos leiomiomas típicos. **D**. Neste exemplo, identificam-se atipias nucleares moderadas a acentuadas e uma mitose (*seta*). (*Fotografias cedidas pelas Dras. Kelley Carrick e Raheela Ashfaq.*)

TABELA 34-2 Critérios diagnósticos para leiomiossarcoma uterino

Necrose coagulativa de células tumorais	Índice mitótico[a]	Grau de atipia
Presente	≥ 10 FM/10 CGA	Nenhum
Presente	Qualquer	Difuso, significante
Ausente	≥ 10 FM/10 CGA	Difuso, significante

[a]FM/10 CGA = número total de figuras mitóticas contadas quando são examinados 10 campos com grande aumento.
Retirada de Hendrickson, 2003.

linha na Tabela 34-2 ilustra possíveis combinações de achados histológicos encontrados nos leiomiossarcomas. Na maioria dos casos, o índice mitótico excede 15 figuras mitóticas por 10 campos de grande aumento, observa-se atipia celular moderada a intensa e a necrose de células tumorais é proeminente (Hendrickson, 2003; Zaloudek, 2011). Ocasionalmente um leiomiossarcoma será considerado como de grau baixo, intermediário ou alto, mas a utilidade dessa graduação é controversa, e não há um sistema de graduação universalmente aceito.

Tumor de músculo liso de potencial maligno incerto

Nos tumores de músculo liso de potencial maligno incerto (STUMP), são incluídos os tumores que apresentam algumas características histológicas preocupantes, como necrose ou atipia nuclear, mas não podem ser diagnosticados de forma confiável como benignos ou malignos com base em critérios gerais. O diagnóstico deve ser usado com cautela e é reservado para as neoplasias de músculo liso cuja aparência seja ambígua (Hendrickson, 2003).

Tumores do estroma endometrial

Significativamente menos comuns que os leiomiossarcomas, os tumores do estroma endometrial correspondem a menos de 10% de todos os sarcomas uterinos. Em um trabalho sobre o banco de dados SEER no qual foram estudadas 831 pacientes, a média de idade no momento do diagnóstico foi 52 anos (Chan, 2008). Embora constituam um amplo espectro morfológico, os tumores do estroma endometrial são compostos exclusivamente por células que se assemelham ao estroma endometrial e incluem tanto os nódulos estromais benignos quanto os tumores estromais malignos (ver Tabela 34-1). Historicamente, há controvérsias sobre a subdivisão desses tumores. A divisão dos sarcomas do estroma endometrial em categorias de baixo e alto grau não prosperou. No seu lugar, a designação *sarcoma do estroma endometrial* é agora restrita às neoplasias que antigamente eram referidas como de baixo grau. Alternativamente, considera-se que o termo *sarcoma indiferenciado de alto grau* é o mais preciso para indicar aqueles tumores sem evidências reconhecíveis de fenótipo de estroma endometrial bem definido. Essas lesões são quase invariavelmente de alto grau e frequentemente se parecem com o componente mesenquimal do carcinossarcoma uterino (Oliva, 2000). Nessa classificação revisada, as distinções não são determinadas pela contagem mitótica, mas por características como pleomorfismo nuclear e necrose (Evans, 1982; Hendrickson, 2003).

Nódulos do estroma endometrial

Representando menos de um quarto dos tumores do estroma endometrial, esses nódulos benignos são raros, caracterizados por limites bem definidos e compostos por células neoplásicas que lembram células do estroma endometrial na fase proliferativa. Macroscopicamente, o tumor é um nódulo solitário, redondo ou oval, e carnudo, medindo alguns centímetros. Histologicamente, o diagnóstico diferencial com os sarcomas do estroma endometrial é feito pela ausência de infiltração miometrial (Dionigi, 2002). Esses nódulos são benignos, e a miomectomia é uma opção preconizada. Entretanto, como não é possível diferenciar clinicamente entre sarcoma do estroma endometrial e lesão benigna, é importante remover todo o nódulo. Assim, para lesões maiores, talvez haja necessidade de histerectomia (Hendrickson, 2003).

Sarcoma do estroma endometrial

A frequência exata desses tumores é difícil de estimar, considerando-se que são excluídos de alguns trabalhos e incluídos em outros, e a terminologia usada é inconsistente. Em geral, supõe-se que o sarcoma do estroma endometrial (antigamente denominado *baixo grau*) seja a variante de tumor estromal mais encontrada, sendo duas vezes mais frequente que os sarcomas indiferenciados de alto grau.

Caracteristicamente, esses tumores invadem extensivamente o miométrio e se estendem à serosa em aproximadamente 50% dos casos (Fig. 34-3). Com menor frequência, apresentam-se como massa solitária e bem definida, predominantemente intramural, difícil de distinguir macroscopicamente de um nódulo do estroma endometrial. Microscopicamente, os sarcomas do estroma endometrial assemelham-se às células estromais do endométrio na fase proliferativa (Fig. 34-4).

Metástases raramente são detectadas antes do diagnóstico da lesão primária. Entretanto, a permeação de canais linfáticos e vasculares é característica. Em até um terço dos casos, observa-se extensão extrauterina, com frequência sob a forma de tampões vermiformes de tumor no interior dos vasos do ligamento largo e anexos. No momento da cirurgia, esses tampões podem ser confundidos com leiomiomatose intravenosa ou leiomioma de ligamento largo, mas com o exame da biópsia de congelação, normalmente é possível fazer a distinção (Capítulo 9, p. 250).

Sarcoma indiferenciado de alto grau

Em comparação aos sarcomas do estroma endometrial, esses tumores tendem a ser maiores e mais polipoides, normalmente preenchendo a cavidade uterina. Em vez de um padrão de infiltração, os sarcomas indiferenciados de alto grau desalojam o miométrio de forma mais destrutiva, levando à hemorragia importante e à necrose.

Microscopicamente, as células são maiores e mais pleomórficas. A presença de atipia celular acentuada é característica

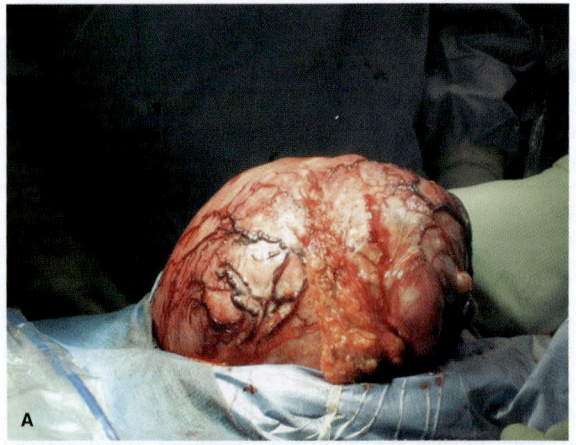
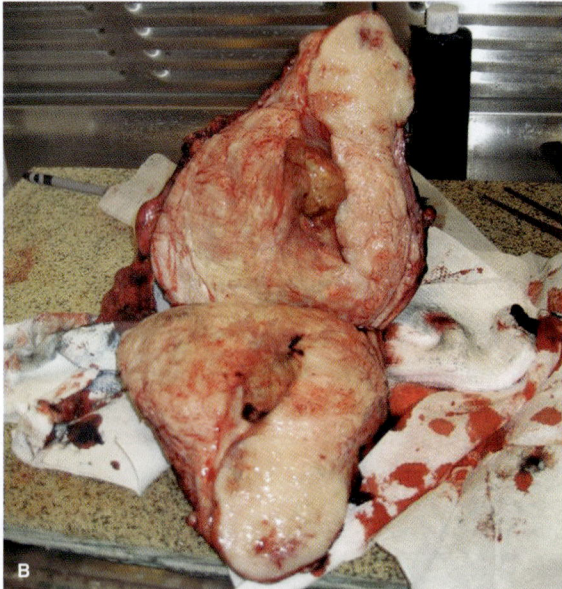

FIGURA 34-3 Sarcoma do estroma endometrial. **A.** Fotografia intraoperatória do corpo uterino. **B.** Fotografia da peça cirúrgica que foi seccionada até o corpo uterino. O tumor volumoso se estende envolvendo o colo uterino.

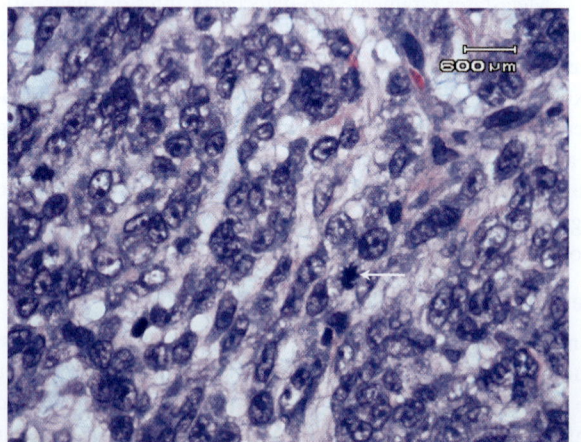

FIGURA 34-5 Sarcoma indiferenciado uterino. Trata-se de neoplasia mesenquimal de alto grau sem diferenciação específica. Esses tumores geralmente apresentam atipia nuclear acentuada e atividade mitótica frequente (*seta*). (*Fotografia cedida pela Dra. Raheela Ashfaq.*)

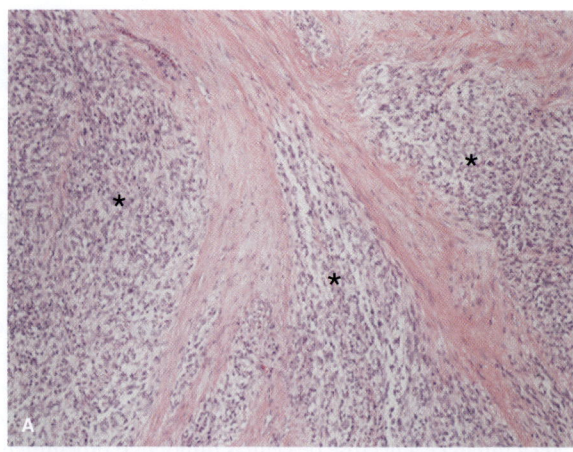
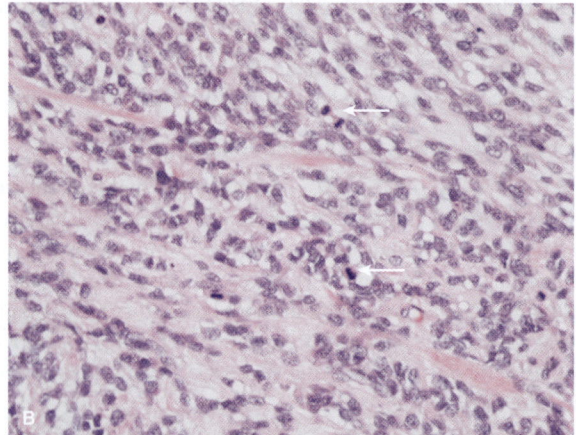
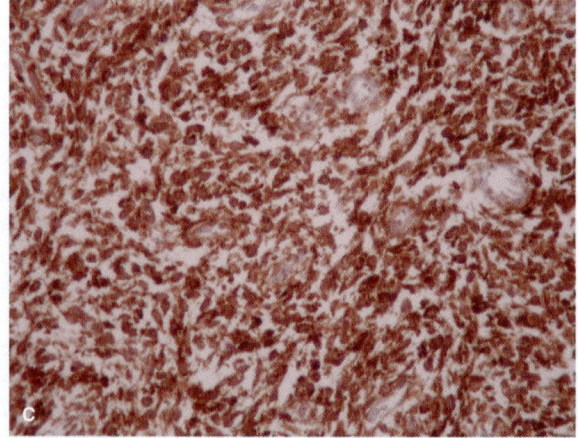

FIGURA 34-4 Sarcoma do estroma endometrial (SEE), na mesma paciente da Figura 34-3. **A.** O SEE é uma neoplasia maligna composto por células morfologicamente semelhantes às células do estroma endometrial na fase proliferativa. Nesta imagem com pequeno aumento de SEE envolvendo o corpo e o colo do útero, observam-se línguas irregulares do tumor (*asteriscos*) penetrando o estroma do colo uterino. **B.** As células tumorais são fusiformes e de aspecto relativamente benigno, similares às do estroma endometrial proliferativo normal. Identificam-se duas mitoses (*setas*) nesse campo de médio aumento. **C.** Coloração imuno-histoquímica, CD10. O estroma do endométrio é positivo para CD10, assim como o SEE. Uma bateria de marcadores, incluindo CD10, pode ser usada para auxiliar a distinguir entre SEE e outras neoplasias com células fusiformes. (*Fotografias cedidas pela Dra. Kelley Carrick.*)

(Fig. 34-5). Normalmente, há mais de 10 mitoses por 10 campos de grande aumento, mas com frequência há mais de 20 em áreas mais ativas. Esses tumores não têm diferenciação específica e não há nenhuma semelhança histológica com o estroma endometrial (Hendrickson, 2003; Zaloudek, 2011).

Carcinossarcoma

As evidências clínicas e patológicas acumuladas sugerem que os carcinossarcomas na verdade sejam carcinomas endometriais que sofreram evolução clonal, resultando na aquisição de características sarcomatosas. Em princípio, esses tumores são carcinomas metaplásicos. Clinicamente, seu padrão de disseminação reflete melhor o padrão de carcinomas endometriais agressivos do que o de sarcomas. Além disso, as metástases normalmente mostram elementos carcinomatosos, com ou sem diferenciação sarcomatosa.

Entretanto, por convenção, os carcinossarcomas geralmente são agrupados com os sarcomas uterinos e representam 2 a 3% de todos os tumores malignos uterinos. As pacientes normalmente são idosas, com média de idade de 65 anos. Menos de 5% dos casos são diagnosticados em mulheres com menos de 50 anos. A maioria dos cânceres (40%) é classificada no estádio I ao diagnóstico. Os demais são classificados nos estádios II (10%), III (25%) e IV (25%) (Sartori, 1997; Vaidya, 2006).

Macroscopicamente, o tumor é séssil ou polipoide, volumoso, necrótico e, com frequência, hemorrágico (Fig. 34-6). Em muitos casos, ele preenche a cavidade endometrial e invade profundamente o miométrio. Ocasionalmente, um tumor volumoso projeta-se através do orifício cervical externo e ocupa a cúpula vaginal.

Microscopicamente, os carcinossarcomas apresentam uma mescla de diferenciação epitelial e mesenquimal. O elemento epitelial maligno em geral é um adenocarcinoma do tipo endometrioide, mas carcinomas serosos, de células claras, mucinosos, de células escamosas e indiferenciados também são comuns (Fig. 34-7) (Cap. 33, p. 825). Os componentes mesenquimais podem ser homólogos, normalmente semelhantes a sarcomas do estroma endometrial ou fibrossarcomas. Como alternativa, pode-se encontrar diferenciação heteróloga do mesênquima associada a áreas de sarcoma do estroma endometrial ou de sarcoma indiferenciado. Mais comumente, rabdomiossarcomas ou condrossarcomas abrangem esses casos de diferenciação heteróloga do mesênquima (Fig. 34-8). Embora interessante, não há importância clínica em classificar um carcinossarcoma uterino como homólogo ou heterólogo (McCluggage, 2003).

Adenossarcoma

Essa neoplasia bifásica rara é caracterizada por um componente epitelial benigno e um componente mesenquimal sarcomato-

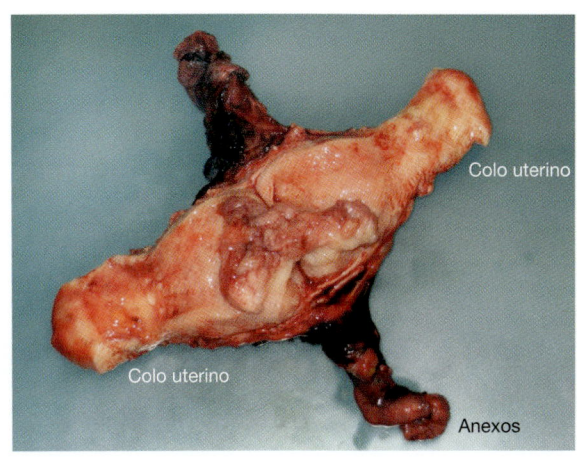

FIGURA 34-6 Carcinossarcoma. Fotografia de uma peça cirúrgica seccionada e mantida unida pelo fundo uterino.

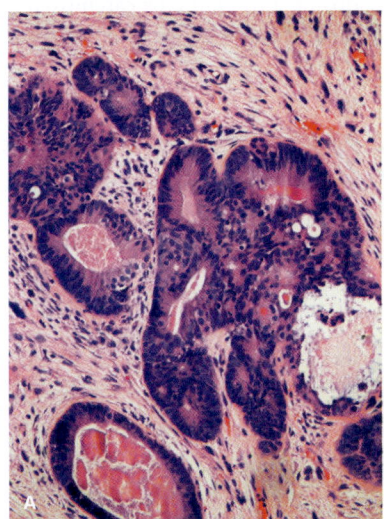 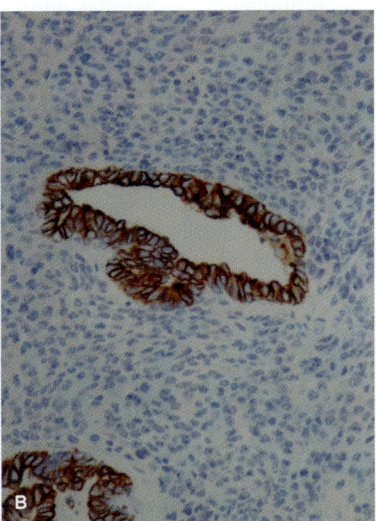 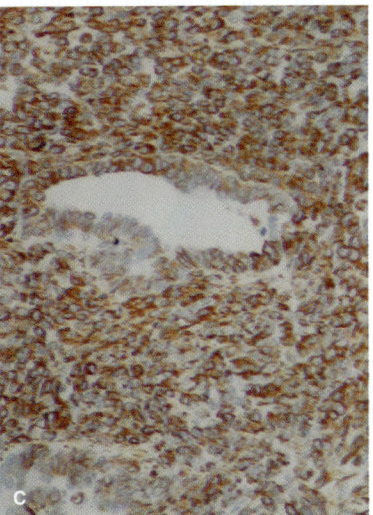

FIGURA 34-7 Carcinossarcoma, também conhecido como tumor mülleriano misto maligno (TMMM). **A**. O carcinossarcoma é uma neoplasia maligna bifásica composto por elementos carcinomatosos e sarcomatosos. Neste exemplo, observam-se glândulas endometrioides malignas no interior de estroma atípico fusiforme. **B**. Coloração imuno-histoquímica para queratina. A queratina marca o componente epitelial, mas não o estromal. **C**. Por outro lado, a coloração imuno-histoquímica para vimentina (um marcador mesenquimal) marca o componente sarcomatoso. (*Fotografias cedidas pela Dra. Raheela Ashfaq.*)

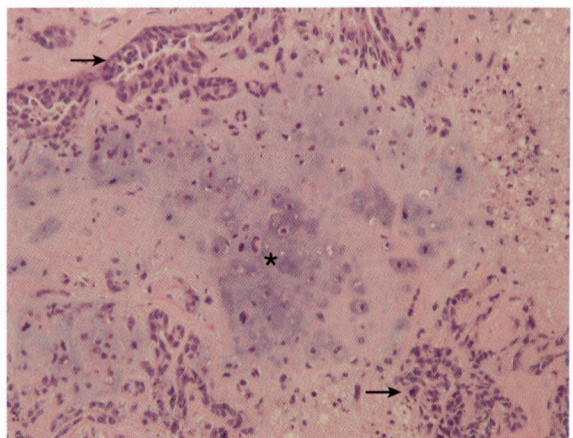

FIGURA 34-8 Carcinossarcoma com elementos heterólogos. Nesta imagem com aumento médio de carcinossarcoma com diferenciação cartilaginosa, observam-se glândulas malignas na periferia (*setas*) de um foco cartilaginoso maligno (*asterisco*), com suas lacunas características incrustadas por matriz condroide azulada. (*Fotografia cedida pela Dra. Kelley Carrick.*)

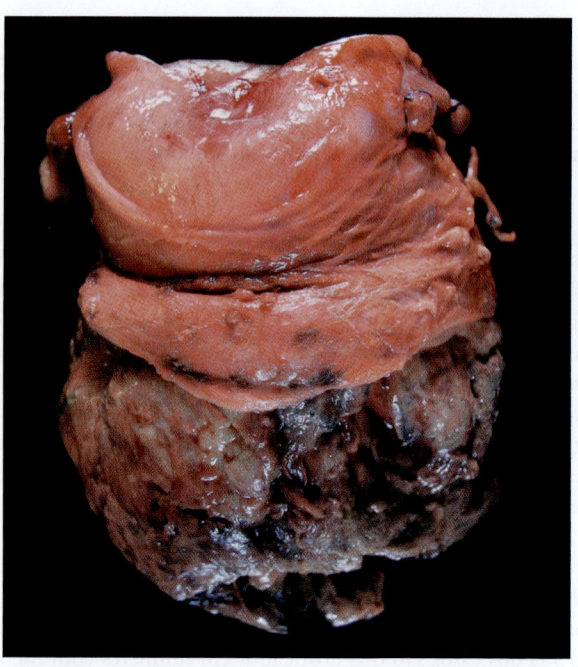

FIGURA 34-10 Visão macroscópica de peça cirúrgica uterina contendo um grande adenossarcoma.

so. Os tumores podem desenvolver-se em mulheres de todas as idades. Macroscopicamente, os adenossarcomas crescem como massas polipoides exofíticas que se estendem para a cavidade uterina. Raramente, surgem no miométrio, provavelmente a partir de adenomiose.

Microscopicamente, as glândulas isoladas aparecem dispersas por todo o componente mesenquimal e com frequência estão dilatadas ou comprimidas em fendas estreitas. Normalmente, o componente mesenquimal assemelha-se ao sarcoma do estroma endometrial ou ao fibrossarcoma, e contém quantidades variadas de tecido fibroso e músculo liso (Fig. 34-9). Em geral, esses tumores são considerados de baixo grau com atipia leve e relativamente poucas figuras mitóticas. Entretanto, 10% apresentam comportamento mais maligno em razão de proliferação unilateral do componente sarcomatoso, normalmente de alto grau. Esses adenossarcomas são descritos como tendo "crescimento sarcomatoso anormal", e essas pacientes têm prognóstico reservado, semelhante ao dos carcinossarcomas (Fig. 34-10) (Krivak, 2001; McCluggage, 2003).

PADRÕES DE DISSEMINAÇÃO

Em geral, os sarcomas uterinos são classificados em duas categorias de comportamento maligno. Os leiomiossarcomas, os sarcomas indiferenciados de alto grau e os carcinossarcomas são consistentemente caracterizados por padrão de crescimen-

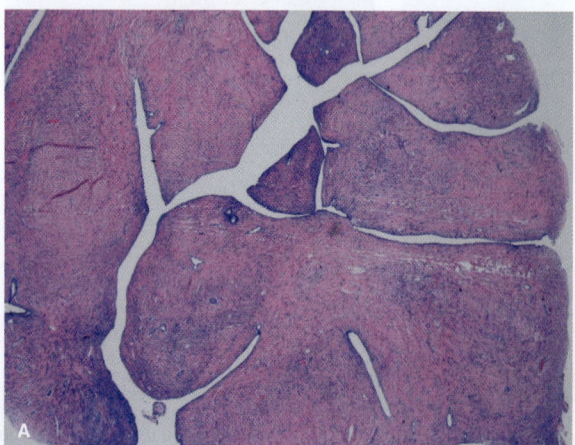
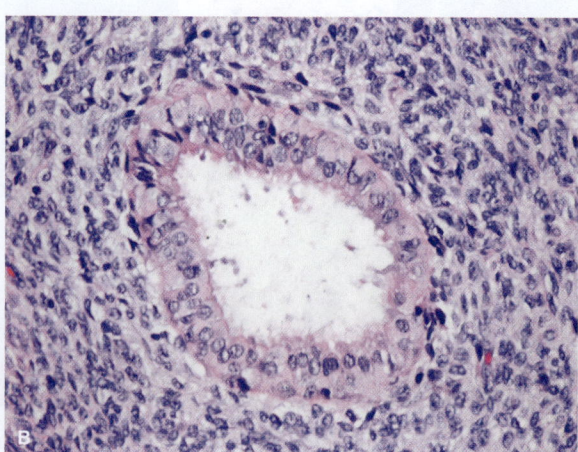

FIGURA 34-9 Microfotografias de adenossarcoma. **A.** Em campo de pequeno aumento, observa-se caracteristicamente uma arquitetura vilosa de base ampla. **B.** Glândula endometrial normal circundada por estroma celular formado por sarcoma de baixo grau – neste caso, um sarcoma do estroma endometrial. (*Fotografias cedidas pela Dra. Raheela Ashfaq.*)

to agressivo, disseminação linfática e hematogênica precoce e progressão rápida da doença apesar do tratamento. Ao contrário, os sarcomas do estroma endometrial e os adenossarcomas têm padrão de crescimento indolente com longos intervalos livres da doença. Todos esses tumores apresentam algum grau de crescimento por extensão direta.

Os leiomiossarcomas têm propensão para disseminação hematogênica. Por exemplo, as metástases de pulmão são particularmente comuns, e mais da metade das pacientes terão disseminação distante se diagnosticadas com doença recorrente. Em menor escala, os leiomiossarcomas produzem metástase via canais linfáticos (Leitao, 2003). Em um estudo clínico-patológico do GOG, menos de 5% das pacientes nos estádios clínicos I e II apresentaram envolvimento linfonodal (Major, 1993).

O oposto é verdadeiro para os carcinossarcomas, nos quais um terço das pacientes com tumores em estádio clínico I apresentará metástases linfonodais (Park, 2010). Assim, a linfadenectomia pélvica e para-aórtica abrangente é particularmente importante (Temkin, 2007). A disseminação extra-abdominal é menos comum, e a maioria das recidivas é encontrada na pelve ou no abdome.

ESTADIAMENTO

Não há nenhum sistema de estadiamento específico para sarcomas uterinos. Anteriormente, a maioria dos médicos utilizava o sistema de estadiamento cirúrgico para câncer do endomé-

TABELA 34-3 Estadiamento da FIGO para sarcomas uterinos (leiomiossarcomas, sarcomas do estroma endometrial, adenossarcomas e carcinossarcomas)

Estádio	Características
Leiomiossarcomas	
I	**Tumor limitado ao útero**
IA	< 5 cm
IB	> 5 cm
II	**Tumor com extensão à pelve**
IIA	Envolvimento de anexos
IIB	Extensão ao tecido pélvico extrauterino
III	**Tumor invade os tecidos abdominais (e não apenas se projeta ao abdome)**
IIIA	Um sítio
IIIB	> um sítio
IIIC	Metástase aos linfonodos pélvicos ou para-aórticos
IV	
IVA	Tumor invade bexiga e/ou reto
IVB	Metástase à distância
Adenossarcomas e sarcomas do estroma endometrial[a]	
I	**Tumor limitado ao útero**
IA	Tumor limitado a endométrio/colo uterino sem invasão do miométrio
IB	Invasão igual ou inferior à metade do miométrio
IC	Invasão de mais de metade do miométrio
II	**Tumor com extensão à pelve**
IIA	Envolvimento de anexos
IIB	Extensão ao tecido pélvico extrauterino
III	**Tumor invade os tecidos abdominais (e não apenas se projeta ao abdome)**
IIIA	Um sítio
IIIB	> um sítio
IIIC	Metástase aos linfonodos pélvicos ou para-aórticos
IV	
IVA	Tumor invade bexiga e/ou reto
IVB	Metástase à distância
Carcinossarcomas	
Os carcinossarcomas devem ser estadiados como os carcinomas do endométrio (Tabela 33-8, p. 830)	

[a]Observação: Tumores simultâneos no corpo do útero e em ovário/pelve associados à endometriose ovariana/pélvica devem ser classificados como tumores primários independentes.
FIGO = Federação Internacional de Ginecologia e Obstetrícia.

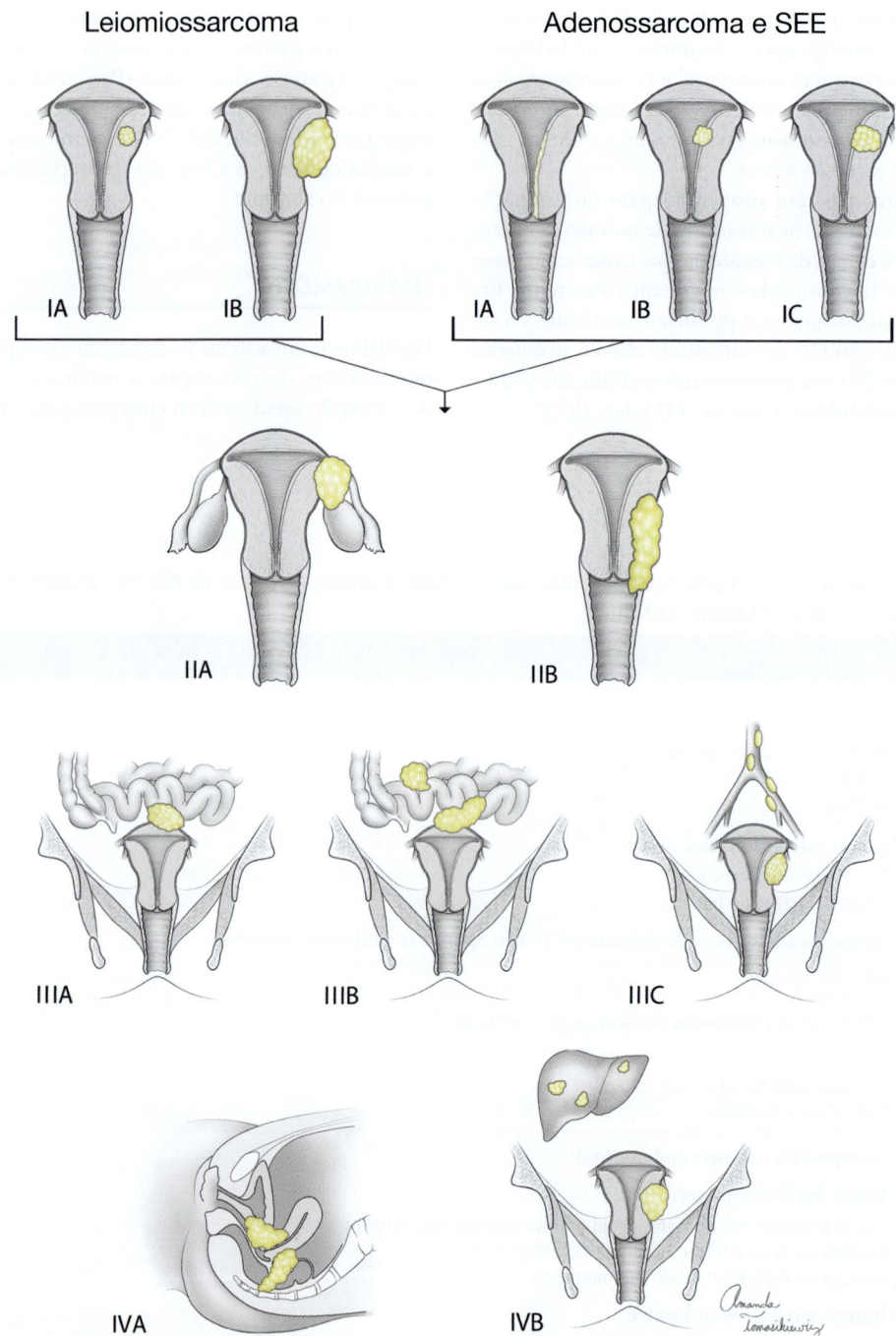

FIGURA 34-11 Estadiamento da FIGO para leiomiossarcoma e para adenossarcoma e sarcoma do estroma endometrial (SEE).

trio da FIGO para estadiar os sarcomas uterinos. Entretanto, desde 2009, apenas os carcinossarcomas compartilham os mesmos critérios de estadiamento dos carcinomas do endométrio (Tabela 33-8, p. 830). Os sarcomas do estroma endometrial e as adenossarcomas compartilham novos critérios, e os leiomiossarcomas têm um novo sistema para classificação em estádio I (Tabela 34-3 e Fig. 34-11).

TRATAMENTO DA DOENÇA EM ESTÁDIO INICIAL (ESTÁDIOS I E II)

Cirurgia

O maior índice de cura é obtido nos casos em que se procede à ressecção total de um sarcoma que esteja restrito ao útero. Em geral, o procedimento é realizado via laparotomia abdominal em razão das características típicas dos sarcomas, que incluem aumento do tamanho do útero, extensão parametrial e metástase tumoral. Com as abordagens laparoscópica ou vaginal não foram obtidos resultados equivalentes.

A laparotomia de estadiamento descrita para o câncer de endométrio pode ser revisada de várias formas, a fim de incorporar os padrões peculiares de disseminação dos sarcomas uterinos (Capítulo 33, p. 829). Por exemplo, lavados peritoneais podem ser realizados facilmente com a abertura do abdome, mas não fazem parte do sistema de estadiamento e seu valor é limitado, independentemente do resultado (Kanbour, 1989). A exploração é particularmente importante para avaliar o abdome para doença inoperável ou amplamente metastática que possam indicar a necessidade de abortar o procedimento. Assim como nos carcinomas endometriais, há algumas evidências de benefício obtido com cirurgia citorredutora agressiva (Dinh, 2004; Leath, 2007; Thomas, 2009).

Se possível, todas as pacientes com leiomiossarcoma uterino devem ser submetidas à histerectomia. Um procedimento radical ou radical modificado ocasionalmente pode ser necessário se houver infiltração parametrial. Na ausência de outras doenças macroscópicas, menos de 5% das pacientes apresentarão metástases ovarianas ou linfonodais. A preservação ovariana é, portanto, uma opção para mulheres pré-menopáusicas. Além disso, a dissecção linfonodal deve ser reservada para pacientes com linfonodos clinicamente suspeitos (Kapp, 2008; Leitao, 2003; Major, 1993). No caso de STUMP, a histerectomia como tratamento isolado será suficiente.

Os *tumores do estroma endometrial* e os adenossarcomas também são mais bem tratados com histerectomia. Novamente, é possível que haja necessidade de procedimento mais radical para abranger toda a doença local. A preservação dos ovários normalmente é aceita para sarcomas do estroma endometrial ou adenossarcomas desde que não haja doença extrauterina (Chan, 2008; Li, 2005; Shah, 2008). Entretanto, indica-se salpingo-ooforectomia bilateral (SOB) para sarcomas indiferenciados de alto grau (Leibsohn, 1990). Diferentemente do leiomiossarcoma, a dissecção de linfonodos normalmente é mais esclarecedora. Embora metástases linfonodais na maioria das vezes sejam identificadas nas pacientes com doença extrauterina evidente, é possível que ocorram em 5 a 10% dos casos sem qualquer evidência de disseminação intra-abdominal (Dos Santos, 2011 Goff, 1993; Signorelli, 2010).

Para os casos com *carcinossarcoma uterino*, histerectomia e SOB são obrigatórias. Encontram-se metástases linfonodais em até um terço das pacientes com doença em estádio clínico e, portanto, há indicação para linfadenectomia abrangente, assim como nos cânceres de endométrio pouco diferenciados (Major, 1993; Nemani, 2008; Park, 2010; Temkin, 2007). Em geral, a disseminação da doença é histologicamente compatível com os elementos carcinomatosos desse tumor misto. Como esse componente pode ser seroso ou de células claras, aconselha-se o estadiamento cirúrgico estendido com omentectomia infracólica e biópsia peritoneal aleatória (Greer, 2011).

Monitoramento

Em mulheres com sarcoma uterino em estádio inicial, utiliza-se tratamento adjuvante rotineiramente, mas não foi demonstrado que aumente a sobrevida (Greer, 2011; Reed, 2008). Entretanto, como a taxa de recidiva para tipos clinicamente agressivos é muito alta, deve-se considerar a possibilidade de encaminhamento para participação em ensaio clínico experimental, se disponível. Na prática, muitas pacientes são tratadas com radiação pós-operatória com ou sem quimioterapia.

Após a cirurgia, sintomas menopáusicos, como fogachos, podem ser tratados de acordo com a necessidade nos casos de leiomiossarcoma uterino, sarcoma indiferenciado de alto grau e adenossarcoma. Contudo, embora considere-se seguro preservar os ovários em pacientes pré-menopáusicas com sarcoma de estroma endometrial, o uso de terapia de reposição de estrogênio nesses casos foi associado à progressão da doença e deve ser evitada (Chu, 2003; Pink, 2006). A mesma cautela deve ser empregada em pacientes com carcinossarcoma uterino.

Pacientes com sarcoma uterino tratadas cirurgicamente devem ser examinadas a cada três meses nos primeiros dois anos, e daí em diante, com intervalos de 6 a 12 meses. A maioria das recidivas será distante e, assim, os exames de Papanicolaou são em grande parte irrelevantes. Além disso, a dosagem sérica de CA-125 não é recomendada como rotina, a não ser que estivesse elevada antes da cirurgia. Dependendo do tipo de sarcoma, deve-se solicitar radiografia ou TC de tórax a cada 6 a 12 meses durante dois anos e depois anualmente. Quando houver indicação clínica, TC intermitente ou RM também podem ser úteis (Greer, 2011).

Radioterapia adjuvante

Aproximadamente metade das pacientes com doença em estádio I mantidas sob observação sem terapia adjuvante sofrem recidiva (Leath, 2009). Em razão da raridade desse tumor e de insuficiência de dados a corroborar uma abordagem consistente, o uso de tratamento pós-operatório geralmente é individualizado.

O papel da radioterapia pós-operatória para doença não metastática é controverso. Estudos retrospectivos prévios sobre radioterapia adjuvante com radiação de feixe externo sugeriram redução na recidiva pélvica de carcinossarcomas, leiomiossarcomas e sarcomas do estroma endometrial (Callister, 2004; Hornback, 1986; Mahdavi, 2009; Malouf, 2010). Entretanto, foram publicados os resultados de um ensaio prospectivo no qual foram estudadas 224 mulheres, acompanhadas durante 13 anos, com diagnóstico de sarcoma uterino em todos os subtipos dos estádios I ou II, aleatoriamente distribuídas para serem tratadas com radiação pélvica ou nenhum tratamento complementar. Embora se tenha observado uma redução na recidiva pélvica de pacientes com carcinossarcoma, não houve benefício para aquelas com leiomiossarcoma e nenhum aumento significativo nas taxas de sobrevida em ambos os grupos. Infelizmente, o número de pacientes com sarcoma do estroma endometrial foi insuficiente para permitir análise (Reed, 2008).

Quimioterapia adjuvante

Não se comprovou benefício para a sobrevida com o uso de quimioterapia adjuvante em pacientes com sarcoma uterino no estádio I (Omura, 1985). Contudo, como na maioria das pacientes a doença recidivará à distância, o tratamento sistêmico é utilizado com frequência. Para pacientes com leiomiossarcoma nos estádios I e II, sarcoma indiferenciado de alto grau e carcinossarcoma que tenham sido totalmente removidos, deve-se considerar um esquema quimioterápico usado para doenças mais avançadas. Para os casos com sarcoma de estroma endometrial e adenossarcoma nos estádios I e II, recomenda-se observação (Greer, 2011).

Manejo para preservação da fertilidade

Raramente, pacientes jovens podem desejar evitar a histerectomia definitiva depois que uma "miomectomia" para preservação da fertilidade tenha demonstrado características sarcomatosas no exame patológico final (Lissoni, 1998; Yan, 2010). Embora o manejo expectante após ressecção tumoral possa resultar em gestações bem-sucedidas em pacientes selecionadas, é arriscado não fazer a histerectomia e, finalmente todas as pacientes deverão ser submetidas à histerectomia (Lissoni, 1998). Todas as pacientes, mesmo aquelas com margens negativas, devem ser orientadas quanto à cirurgia definitiva e à preservação dos ovários no processo de tratamento cirúrgico para leiomiossarcoma ou para sarcoma de estroma endometrial, com estadiamento clínico I. A coleta de óvulos e técnicas de reprodução assistida ainda serão possíveis. Nos casos com doença em estádio mais avançado, o manejo com preservação da fertilidade não é uma opção razoável.

TRATAMENTO DA DOENÇA AVANÇADA/RECORRENTE (ESTÁDIOS III E IV)

As pacientes com sarcoma uterino avançado ou recorrente em geral têm prognóstico reservado. Em algumas circunstâncias, a cirurgia citorredutora secundária pode ser feita (Giuntoli, 2007). A radiação paliativa também pode ter papel importante dependendo de localização e distribuição do tumor. Em geral, os sarcomas uterinos tendem a apresentar recidiva em locais distantes, e a quimioterapia é necessária. Considerando que as opções de tratamentos atuais têm eficácia apenas discreta, as pacientes devem ser estimuladas a participar de ensaios clínicos experimentais.

Leiomiossarcoma

A doxorrubicina é considerada o agente de uso isolado mais ativo (Miller, 2000; Omura, 1983). Entretanto, o tratamento com a combinação de gencitabina e docetaxel atualmente tem a taxa mais elevada de resposta comprovada (36%) (Hensley, 2008).

Para recidivas tardias de leiomiossarcoma, a cirurgia deve ser individualizada. Taxas de sobrevida em cinco anos de 30 a 50% foram relatadas após ressecção de metástase de pulmão. Recidivas locais e regionais também podem ser passíveis de ressecção cirúrgica (Giuntoli, 2007).

Tumores do estroma endometrial

A ressecção cirúrgica pode ser possível em pacientes com sarcoma do estroma endometrial recorrente, mas a terapia hormonal é considerada particularmente útil. Em geral, esses tumores são positivos para receptores de estrogênio e de progesterona (RE/RP) (Sutton, 1986). Os progestogênios, como o acetato de megestrol e o acetato de medroxiprogesterona, são usados tanto no pós-operatório para doenças em estádio avançado quanto para recidivas (Reich, 2006). Usando esta estratégia, normalmente é possível obter respostas completas. Os inibidores da aromatase e os agonistas do hormônio liberador da gonadotrofina (GnRH) também demonstraram atividade (Burke, 2004; Leunen, 2004).

Os sarcomas indiferenciados de alto grau não apresentam o mesmo nível de sensibilidade aos agentes hormonais, principalmente porque em geral são RE/RP-negativo. A doença avançada ou as recidivas desses tumores extremamente raros na maioria das vezes também não são suscetíveis à ressecção cirúrgica, embora a radiação paliativa possa ter alguma utilidade. A quimioterapia sistêmica normalmente é a única opção, e a ifosfamida é o único fármaco citotóxico com atividade comprovada (Sutton, 1996).

Carcinossarcoma

A ifosfamida é o agente mais ativo como terapia isolada para carcinossarcoma. A combinação de ifosfamida e paclitaxel é o tratamento de escolha atual para carcinossarcoma uterino avançado ou recorrente (Galaal, 2011). Em um ensaio recente de fase III do GOG com 179 pacientes randomizadas, esse regime demonstrou taxa de resposta superior (45 vs. 29%) e vantagem em relação à sobrevida em comparação ao uso isolado de ifosfamida (protocolo 161) (Homesley, 2007). A combinação de carboplatina e paclitaxel também é ativa e está sendo comparada com ifosfamida e paclitaxel em um ensaio do GOG em andamento (protocolo 261) (King, 2009; Powell, 2010).

SOBREVIDA E FATORES PROGNÓSTICOS

Em geral, mulheres com sarcoma uterino têm prognóstico reservado (Tabela 34-4). Em um estudo com 141 mulheres acompanhadas em média durante 3 anos 74% morreram em razão de progressão da doença. O estadiamento da FIGO é a variá-

TABELA 34-4 Sobrevida global dos sarcomas uterinos (todos os estádios)

Tipo	Sobrevida em cinco anos
Carcinossarcoma	35%
Leiomiossarcoma	25%
Tumores do estroma endometrial	
Sarcoma do estroma endometrial	60%
Sarcoma indiferenciado de alto grau	25%

Compilada de Acharya, 2005.

vel independente mais importante associada à sobrevida (Livi, 2003). Outros fatores de mau prognóstico que atravessam todos os subtipos são idade crescente, raça negra e ausência de cirurgia primária (Chan, 2008; Kapp, 2008; Nemani, 2008).

A histologia do tumor é o outro fator preditor importante para o desfecho clínico. Os leiomiossarcomas têm o pior prognóstico, sendo seguidos por carcinossarcoma e tumores do estroma endometrial (Livi, 2003). Os sarcomas do estroma endometrial e os adenossarcomas uterinos sem crescimento sarcomatoso anormal são duas notáveis exceções. Pacientes com esses tumores tendem a ter bom prognóstico com padrão de crescimento indolente (Pautier, 2000; Verschraegen, 1998).

REFERÊNCIAS

Acharya S, Hensley ML, Montag AC, et al: Rare uterine cancers. Lancet Oncol 6(12):961, 2005
Brooks SE, Zhan M, Cote T, et al: Surveillance, epidemiology, and end results analysis of 2677 cases of uterine sarcoma 1989-1999. Gynecol Oncol 93(1):204, 2004
Burke C, Hickey K: Treatment of endometrial stromal sarcoma with a gonadotropin-releasing hormone analogue. Obstet Gynecol 104(5 Pt 2):1182, 2004
Callister M, Ramondetta LM, Jhingran A, et al: Malignant mixed Mullerian tumors of the uterus: analysis of patterns of failure, prognostic factors, and treatment outcome. Int J Radiat Oncol Biol Phys 58(3):786, 2004
Chan JK, Kawar NM, Shin JY, et al: Endometrial stromal sarcoma: a population-based analysis. Br J Cancer 99:1210, 2008
Chu MC, Mor G, Lim C, et al: Low-grade endometrial stromal sarcoma: hormonal aspects. Gynecol Oncol 90(1):170, 2003
D'Angelo E, Prat J: Uterine sarcomas: a review. Gynecol Oncol 116:131, 2010
De Fusco PA, Gaffey TA, Malkasian GD Jr, et al: Endometrial stromal sarcoma: review of Mayo Clinic experience, 1945-1980. Gynecol Oncol 35(1):8, 1989
Dinh TA, Oliva EA, Fuller AF Jr, et al: The treatment of uterine leiomyosarcoma. Results from a 10-year experience (1990-1999) at the Massachusetts General Hospital. Gynecol Oncol 92:648, 2004
Dionigi A, Oliva E, Clement PB, et al: Endometrial stromal nodules and endometrial stromal tumors with limited infiltration: a clinicopathologic study of 50 cases. Am J Surg Pathol 26(5):567, 2002
Dos Santos LA, Garg K, Diaz JP, et al: Incidence of lymph node and adnexal metastasis in endometrial stromal sarcoma. Gynecol Oncol 121(2):319, 2011
Evans HL: Endometrial stromal sarcoma and poorly differentiated endometrial sarcoma. Cancer 50(10):2170, 1982
Fujii H, Yoshida M, Gong ZX, et al: Frequent genetic heterogeneity in the clonal evolution of gynecological carcinosarcoma and its influence on phenotypic diversity. Cancer Res 60(1):114, 2000
Galaal K, Godfrey K, Naik R, et al: Adjuvant radiotherapy and/or chemotherapy after surgery for uterine carcinosarcoma. Cochrane Database Syst Rev 1:CD006812, 2011
Giuntoli RL 2nd, Garrett-Mayer E, Bristow RE, et al: Secondary cytoreduction in the management of recurrent uterine leiomyosarcoma. Gynecol Oncol 106(1):82, 2007
Goff BA, Rice LW, Fleischhacker D, et al: Uterine leiomyosarcoma and endometrial stromal sarcoma: lymph node metastases and sites of recurrence. Gynecol Oncol 50(1):105, 1993
Gonzalez-Bosquet E, Martinez-Palones JM, Gonzalez-Bosquet J, et al: Uterine sarcoma: a clinicopathological study of 93 cases. Eur J Gynaecol Oncol 18(3):192, 1997
Greer BE, Koh WJ, Abu-Rustum NR, et al: Uterine Neoplasms. NCCN Clinical Practice Guidelines in Oncology. Version I. 2011. Available at: www.nccn.org. Accessed April 14, 2011
Gynecologic Oncology Group: Histologic classification of malignant neoplasm of uterine corpus. Available at: https://gogmember.gog.org/committees/pathology/TOC_Path_Manual.html. Accessed April 14, 2011
Halbwedl I, Ullmann R, Kremser ML, et al: Chromosomal alterations in low--grade endometrial stromal sarcoma and undifferentiated endometrial sarcoma as detected by comparative genomic hybridization. Gynecol Oncol 97(2):582, 2005
Hendrickson MR, Tavassoli FA, Kempson RL, et al: Tumors of the Uterine Corpus [Mesenchymal tumors and related lesions]. In Tavassoli FA, Devilee P (eds): World Health Organization Classification of Tumours. Lyon, France, IARC Press, 2003, p 233
Hensley ML, Blessing JA, Mannel R, et al: Fixed-dose rate gemcitabine plus docetaxel as first-line therapy for metastatic uterine leiomyosarcoma: a Gynecologic Oncology Group phase II trial. Gynecol Oncol 109:329, 2008
Homesley HD, Filiaci V, Markman M, et al: Phase III trial of ifosfamide with or without paclitaxel in advanced uterine carcinosarcoma: a Gynecologic Oncology Group Study. J Clin Oncol 25:526, 2007
Hornback NB, Omura G, Major FJ: Observations on the use of adjuvant radiation therapy in patients with stage I and II uterine sarcoma. Int J Radiat Oncol Biol Phys 12(12):2127, 1986
Huang GS, Chiu LG, Gebb JS, et al: Serum CA125 predicts extrauterine disease and survival in uterine carcinosarcoma. Gynecol Oncol 107:513, 2007
Kanbour AI, Buchsbaum HJ, Hall A, et al: Peritoneal cytology in malignant mixed mullerian tumors of the uterus. Gynecol Oncol 33(1):91, 1989
Kapp DS, Shin JY, Chan JK: Prognostic factors and survival in 1396 patients with uterine leiomyosarcomas: emphasis on impact of lymphadenectomy and oophorectomy. Cancer 112(4):820, 2008
Kido A, Togashi K, Koyama T, et al: Diffusely enlarged uterus: evaluation with MR imaging. Radiographics 23(6):1423, 2003
King LP, Miller DS: Recent progress: gynecologic oncology group trials in uterine corpus tumors. Rev Recent Clin Trials 4(2):70, 2009
Krivak TC, Seidman JD, McBroom JW, et al: Uterine adenosarcoma with sarcomatous overgrowth versus uterine carcinosarcoma: comparison of treatment and survival. Gynecol Oncol 83(1):89, 2001
Leath CA 3rd, Huh WK, Hyde J Jr, et al: A multi-institutional review of outcomes of endometrial stromal sarcoma. Gynecol Oncol 105:630, 2007
Leath CA 3rd, Numnum TM, Kendrick JE 4th, et al: Patterns of failure for conservatively managed surgical stage I uterine carcinosarcoma: implications for adjuvant therapy. Int J Gynecol Cancer 19:888, 2009
Leibsohn S, d'Ablaing G, Mishell DR Jr, et al: Leiomyosarcoma in a series of hysterectomies performed for presumed uterine leiomyomas. Am J Obstet Gynecol 162(4):968, 1990
Leitao MM, Sonoda Y, Brennan MF, et al: Incidence of lymph node and ovarian metastases in leiomyosarcoma of the uterus. Gynecol Oncol 91(1):209, 2003
Leunen M, Breugelmans M, De Sutter P, et al: Low-grade endometrial stromal sarcoma treated with the aromatase inhibitor letrozole. Gynecol Oncol 95(3):769, 2004
Li AJ, Giuntoli RL, Drake R, et al: Ovarian preservation in stage I low-grade endometrial stromal sarcomas. Obstet Gynecol 106(6):1304, 2005
Lissoni A, Cormio G, Bonazzi C, et al: Fertility-sparing surgery in uterine leiomyosarcoma. Gynecol Oncol 70(3):348, 1998
Liu FS, Kohler MF, Marks JR, et al: Mutation and overexpression of the p53 tumor suppressor gene frequently occurs in uterine and ovarian sarcomas. Obstet Gynecol 83(1):118, 1994
Livi L, Paiar F, Shah N, et al: Uterine sarcoma: twenty-seven years of experience. Int J Radiat Oncol Biol Phys 57(5):1366, 2003
Mahdavi A, Monk BJ, Ragazzo J, et al: Pelvic radiation improves local control after hysterectomy for uterine leiomyosarcoma: a 20-year experience. Int J Gynecol Cancer 19:1080, 2009
Major FJ, Blessing JA, Silverberg SG, et al: Prognostic factors in early-stage uterine sarcoma. A Gynecologic Oncology Group study. Cancer 71 (4 Suppl):1702, 1993
Malouf GG, Duclos J, Rey A, et al: Impact of adjuvant treatment modalities on the management of patients with stage I-II endometrial stromal sarcoma. Ann Oncol 21:2102, 2010
McCluggage WG: Uterine carcinosarcomas (malignant mixed Mullerian tumors) are metaplastic carcinomas. Int J Gynecol Cancer 12:687, 2002
McCluggage WG, Haller U, Kurman RJ, et al: Tumors of the Uterine Corpus [Mixed epithelial and mesenchymal tumors]. In Tavassoli FA, Devilee P (eds): World Health Organization Classification of Tumours. Lyon, France, IARC Press, 2003, p 245
Micci F, Panagopoulos I, Bjerkehagen B, et al: Consistent rearrangement of chromosomal band 6p21 with generation of fusion genes JAZF1/PHF1 and EPC1/PHF1 in endometrial stromal sarcoma. Cancer Res 66(1):107, 2006
Miller DS, Blessing JA, Kilgore LC, et al: Phase II trial of topotecan in patients with advanced, persistent, or recurrent uterine leiomyosarcomas: a Gynecologic Oncology Group Study. Am J Clin Oncol 23(4):355-7, 2000

Moinfar F, Kremser ML, Man YG, et al: Allelic imbalances in endometrial stromal neoplasms: frequent genetic alterations in the nontumorous normal-appearing endometrial and myometrial tissues. Gynecol Oncol 95(3):662, 2004

Nemani D, Mitra N, Guo M, et al: Assessing the effects of lymphadenectomy and radiation therapy in patients with uterine carcinosarcoma: a SEER analysis. Gynecol Oncol 111:82, 2008

Oliva E, Clement PB, Young RH: Endometrial stromal tumors: an update on a group of tumors with a protean phenotype. Adv Anat Pathol 7(5):257, 2000

Omura GA, Blessing JA, Major F, et al: A randomized clinical trial of adjuvant adriamycin in uterine sarcomas: a Gynecologic Oncology Group Study. J Clin Oncol 3(9):1240, 1985

Omura GA, Major FJ, Blessing JA, et al: A randomized study of adriamycin with and without dimethyl triazenoimidazole carboxamide in advanced uterine sarcomas. Cancer 52(4):626, 1983

Park JY, Kim DY, Kim JH, et al: The role of pelvic and/or para-aortic lymphadenectomy in surgical management of apparently early carcinosarcoma of uterus. Ann Surg Oncol 17:861, 2010

Parker WH, Fu YS, Berek JS: Uterine sarcoma in patients operated on for presumed leiomyoma and rapidly growing leiomyoma. Obstet Gynecol 83(3):414, 1994

Pautier P, Genestie C, Rey A, et al: Analysis of clinicopathologic prognostic factors for 157 uterine sarcomas and evaluation of a grading score validated for soft tissue sarcoma. Cancer 88(6):1425, 2000

Perri T, Korach J, Sadetzki S, et al: Uterine leiomyosarcoma: does the primary surgical procedure matter? Int J Gynecol Cancer 19:257, 2009

Pink D, Lindner T, Mrozek A, et al: Harm or benefit of hormonal treatment in metastatic low-grade endometrial stromal sarcoma: single center experience with 10 cases and review of the literature. Gynecol Oncol 101(3):464, 2006

Powell MA, Filiaci VL, Rose PG, et al: Phase II evaluation of paclitaxel and carboplatin in the treatment of carcinosarcoma of the uterus: a Gynecologic Oncology Group study. J Clin Oncol 28(16):2727, 2010

Quade BJ, Wang TY, Sornberger K, et al: Molecular pathogenesis of uterine smooth muscle tumors from transcriptional profiling. Genes Chromosomes Cancer 40(2):97, 2004

Reed NS, Mangioni C, Malmstrom H, et al: Phase III randomised study to evaluate the role of adjuvant pelvic radiotherapy in the treatment of uterine sarcomas stages I and II: a European Organisation for Research and Treatment of Cancer Gynaecological Cancer Group Study (protocol 55874). Eur J Cancer 44:808, 2008

Reich O, Regauer S: Survey of adjuvant hormone therapy in patients after endometrial stromal sarcoma. Eur J Gynaecol Oncol 27(2):150, 2006

Sartori E, Bazzurini L, Gadducci A, et al: Carcinosarcoma of the uterus: a clinicopathological multicenter CTF study. Gynecol Oncol 67:70, 1997

Shah JP, Bryant CS, Kumar S, et al: Lymphadenectomy and ovarian preservation in low-grade endometrial stromal sarcoma. Obstet Gynecol 112:1102, 2008

Signorelli M, Fruscio R, Dell-Anna T, et al: Lymphadenectomy in uterine low-grade endometrial stromal sarcoma: an analysis of 19 cases and a literature review. Int J Gynecol Cancer 20:1363, 2010

Skubitz KM, Skubitz APN: Differential gene expression in leiomyosarcoma. Cancer 98 (5):1029, 2003

Sutton G, Blessing JA, Park R, et al: Ifosfamide treatment of recurrent or metastatic endometrial stromal sarcomas previously unexposed to chemotherapy: a study of the Gynecologic Oncology Group. Obstet Gynecol 87 (5 Pt 1):747, 1996

Sutton GP, Stehman FB, Michael H, et al: Estrogen and progesterone receptors in uterine sarcomas. Obstet Gynecol 68(5):709, 1986

Tavassoli FA, Devilee P (eds): World Health Organization Classification of Tumours, Pathology and Genetics of Tumours of the Breast and Female Genital Organs. Lyon, France, IARC Press, 2003

Taylor NP, Zighelboim I, Huettner PC, et al: DNA mismatch repair and TP53 defects are early events in uterine carcinosarcoma tumorigenesis. Mod Pathol 19(10):1333, 2006

Temkin SM, Hellmann M, Lee YC, et al: Early-stage carcinosarcoma of the uterus: the significance of lymph node count. Int J Gynecol Cancer 17:215, 2007

Thomas MB, Keeney GL, Podratz KC, et al: Endometrial stromal sarcoma: treatment and patterns of recurrence. Int J Gynecol Cancer 19:253, 2009

Vaidya AP, Horowitz NS, Oliva E, et al: Uterine malignant mixed müllerian tumors should not be included in studies of endometrial carcinoma. Gynecol Oncol 103:684, 2006

Verschraegen CF, Vasuratna A, Edwards C, et al: Clinicopathologic analysis of mullerian adenosarcoma: the M.D. Anderson Cancer Center experience. Oncol Rep 5(4):939, 1998

Wada H, Enomoto T, Fujita M, et al: Molecular evidence that most but not all carcinosarcomas of the uterus are combination tumors. Cancer Res 57(23):5379, 1997

Wolfson AH, Brady MF, Rocereto T, et al: A Gynecologic Oncology Group randomized phase III trial of whole abdominal irradiation (WAI) vs. cisplatin-ifosfamide and mesna (CIM) as post-surgical therapy in stage I-IV carcinosarcoma (CS) of the uterus. Gynecol Oncol 107:177, 2007

Yan L, Tian Y, Zhao X: Successful pregnancy after fertility-preserving surgery for endometrial stromal sarcoma. Fertil Steril 93:269.e1, 2010

Yang GC, Wan LS, Del Priore G: Factors influencing the detection of uterine cancer by suction curettage and endometrial brushing. J Reprod Med 47(12):1005, 2002

Zaloudek C, Hendrickson MR, Soslow RA: Mesenchymal tumors of the uterus. In Kurman RJ, Ellenson LH, Ronnett BM (eds): Blaustein's Pathology of the Female Genital Tract, 6th ed. New York, Springer, 2011, p 453

Zhang P, Zhang C, Hao J, et al: Use of X-chromosome inactivation pattern to determine the clonal origins of uterine leiomyoma and leiomyosarcoma. Hum Pathol 37(10):1350, 2006

CAPÍTULO 35

Câncer Epitelial de Ovário

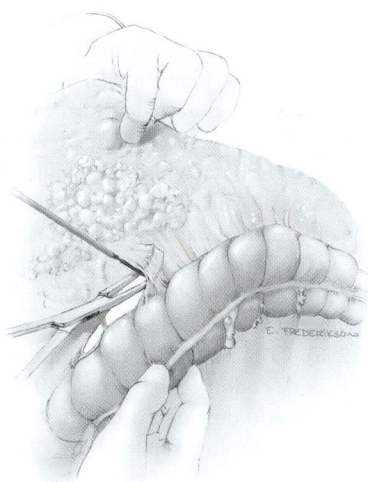

EPIDEMIOLOGIA E FATORES DE RISCO	853
CÂNCERES HEREDITÁRIOS DE MAMA E OVÁRIO	854
PREVENÇÃO	855
TUMORES COM BAIXO POTENCIAL DE MALIGNIDADE	857
CÂNCER EPITELIAL DE OVÁRIO	859
PATOGÊNESE	859
DIAGNÓSTICO	860
O PAPEL DO GENERALISTA	862
PATOLOGIA	862
TRATAMENTO DO CÂNCER DE OVÁRIO EM ESTÁDIO INICIAL	868
TRATAMENTO DO CÂNCER DE OVÁRIO EM ESTÁDIO AVANÇADO	870
TRATAMENTO DE PACIENTES EM REMISSÃO	872
FATORES PROGNÓSTICOS	873
TRATAMENTO DO CÂNCER DE OVÁRIO RECORRENTE	873
TRATAMENTO PALIATIVO DO CÂNCER DE OVÁRIO EM ESTÁDIO TERMINAL	874
REFERÊNCIAS	875

Nos Estados Unidos, o câncer de ovário é responsável por mais mortes do que todas as outras doenças ginecológicas malignas juntas. Anualmente, em todo o mundo, 225.000 mulheres são diagnosticadas e 140.000 morrem em decorrência dessa doença (Jemal, 2011). Os carcinomas epiteliais ovarianos representam entre 90 e 95% dos casos, incluindo os tumores mais indolentes com baixo potencial de malignidade (*borderline*) (Quirk, 2005). Os demais, incluem tumores de células germinativas e do estroma dos cordões sexuais, descritos no Cap. 36 (p. 879). Em razão das semelhanças com os carcinomas peritoneais primários e com os cânceres das tubas uterinas, esses tumores foram incluídos nesta seção para simplificação.

Aproximadamente um quarto das pacientes se apresentarão com a doença em estádio I com excelente taxa de sobrevida em longo prazo. Entretanto, não há testes de rastreamento efetivos para câncer de ovário, e os sintomas iniciais são pouco perceptíveis. Como consequência, três quartos das pacientes já estão em estádio avançado da doença no momento do diagnóstico. Cirurgias agressivas de citorredução, seguidas de quimioterapia à base de platina, em geral resultam em remissão clínica. Contudo, até 80% das mulheres apresentam recidiva, levando à progressão da doença e ao óbito.

EPIDEMIOLOGIA E FATORES DE RISCO

Considerando todo o período de vida, uma em cada 78 mulheres nos Estados Unidos (1,3%) desenvolverá câncer de ovário. Como sua incidência tem declinado lentamente a partir do início da década de 1990, o câncer de ovário caiu para o nono lugar entre os principais tipos de câncer nas mulheres. Estimou-se que 21.990 novos casos terão ocorrido em 2011 nos EUA. Entretanto, poucas pacientes são diagnosticadas precocemente e subsequentemente curadas. Por isso, 15.460 mortes eram esperadas, e o câncer de ovário se mantém como a quinta causa de morte relacionada com câncer (Siegel, 2011). Em geral, a faixa etária média no momento do diagnóstico é no início da sétima década de vida.

Diversos fatores de risco genéticos, ambientais e reprodutivos foram associados ao desenvolvimento do câncer de ovário (Tabela 35-1). O mais importante é a *história familiar* de câncer de mama ou de ovário, e 5 a 10% das pacientes apresentam predisposição genética. Quanto aos outros 90 a 95% sem qualquer conexão genética identificável para o desenvolvimento de câncer de ovário, a maioria dos fatores de risco está relacionada com o padrão de ciclos ovulatórios ininterruptos durante os anos reprodutivos (Pelucchi, 2007). A estimulação repetida do epitélio superficial dos ovários hipoteticamente leva à transformação maligna (Schildkraut, 1997).

A *nuliparidade* está associada a longos períodos com ovulações repetidas, e as pacientes sem filhos apresentam risco dobrado de câncer de ovário (Purdie, 2003). Entre as nulíparas, aquelas com história de infertilidade apresentam risco ainda mais alto. Embora as razões não sejam claras, é mais provável que se trate de predisposição ovariana inerente, e não efeito iatrogênico de fármacos indutores de ovulação. Por exemplo, as mulheres submetidas a tratamento de infertilidade que gestam

TABELA 35-1 Fatores de risco para câncer epitelial de ovário
Nuliparidade Menarca precoce Menopausa tardia Raça branca Idade crescente Residência na América do Norte ou Europa setentrional História familiar Antecedente pessoal de câncer de mama Etnia (judeu europeu, islandês, húngaro)

Resumida a partir de Schorge, 2010a, com permissão.

um nascido vivo não têm risco aumentado para câncer de ovário (Rossing, 2004). Em geral, o risco é reduzido a cada nascido vivo, atingindo um platô nas mulheres que tenham dado à luz cinco vezes (Hinkula, 2006). Uma teoria interessante para explicar esse efeito protetor é que a gravidez poderia induzir a descamação de células ovarianas pré-malignas (Rostgaard, 2003).

A *menarca precoce* e a *menopausa tardia* também foram associadas a risco aumentado de câncer de ovário. Em contrapartida, a amamentação tem efeito protetor, talvez por prolongar a amenorreia (Yen, 2003). Presumivelmente por também evitar a ovulação, o uso em longo prazo de contraceptivos orais combinados (COCs) reduz em 50% o risco de câncer de ovário. A duração de tal proteção chega a 25 anos após a última dose (Riman, 2002). Por outro lado, a terapia de reposição estrogênica após a menopausa aumenta o risco (Lacey, 2006).

Mulheres brancas têm a incidência mais alta de câncer de ovário entre todas as raças e grupos étnicos (Quirk, 2005). Em comparação com as mulheres negras e hispânicas, o risco é 30 a 40% maior (Goodman, 2003). Embora as razões exatas sejam desconhecidas, as discrepâncias raciais quanto à paridade e às taxas de cirurgias ginecológicas talvez expliquem algumas das diferenças.

A *laqueadura* e a *histerectomia* têm sido associadas, isoladamente, à redução substancial no risco de câncer de ovário (Hankinson, 1993). Postulou-se que qualquer tipo de procedimento ginecológico que impeça substâncias irritantes de atingirem os ovários via ascensão pelo trato genital inferior (TGI) talvez exerça um efeito protetor semelhante. Por exemplo, mulheres que regularmente usam talco na região perineal apresentam risco elevado (Ness, 2000).

A incidência geral de câncer de ovário *aumenta com a idade* até em torno dos 75 anos antes de declinar levemente entre mulheres com mais de 80 anos (Goodman, 2003). Em geral, com o envelhecimento, há mais tempo para o acúmulo de alterações genéticas aleatórias no epitélio superficial do ovário.

Mulheres *residentes na América do Norte, no norte da Europa ou em qualquer outra área industrializada ocidental*, como, por exemplo, Israel, têm risco aumentado de câncer de ovário. Mundialmente, a incidência é muito variável, mas os países em desenvolvimento e o Japão apresentam as taxas mais baixas (Jemal, 2011). A dieta local talvez tenha alguma influência (Kiani, 2006). Por exemplo, o consumo de alimentos pobres em gordura e ricos em fibras, caroteno e vitaminas parece oferecer proteção (Zhang, 2004).

A *história familiar* de câncer de ovário em familiares de primeiro grau, isto é, mãe, filha ou irmã, triplica o risco de câncer de ovário considerando-se todo o período de vida. Os riscos aumentam quando duas ou mais familiares em primeiro grau são afligidas. A identificação de pacientes de alto risco com familiares com câncer de ovário, de mama ou de colo atualmente é a melhor estratégia de prevenção (National Cancer Institute, 2011a). Se na história familiar encontram-se principalmente casos de câncer de colo, os médicos devem estar atentos à possibilidade de *câncer colorretal não poliposo hereditário* (HNPCC, de *hereditary nonpolyposis colorectal cancer*), também conhecido como *síndrome de Lynch*. Pacientes com essa síndrome têm maior risco de câncer de colo (85%) e de ovário (10 a 12%). Como a malignidade ginecológica predominante é o câncer de endométrio (risco de 40 a 60% considerando-se todo o período de vida), o HNPCC é descrito mais detalhadamente no Capítulo 33 (p. 823).

Cânceres hereditários de mama e ovário
Rastreamento genético

Mais de 90% dos casos de câncer de ovário hereditário resultam de mutações na linhagem germinativa nos genes *BRCA1* e *BRCA2*. Assim, qualquer paciente com risco pessoal de 20 a 25% *deve* ser submetida à avaliação de risco genético (Tabela 35-2). Além disso, é razoável *propor* avaliação do risco genético a qualquer indivíduo com probabilidade de predisposição genética acima de 5 a 10% (Tabela 35-3) (American College of Obstetricians and Gynecologists, 2009; Lancaster, 2007).

Em geral, a paciente é encaminhada a um geneticista certificado para que inicialmente seja elaborado um estudo genealógico. A seguir, procede-se à avaliação do risco usando um dos diversos modelos populacionais validados. Entre esses estão os programa BRCAPRO e Tyrer-Cuzick, disponíveis, respectivamente, em: http://www4.utsouthwestern.edu/brasthealth/cagene/default.asp, e por meio de contato com o International Breast Cancer Intervention Study (IBIS) usando o endereço ibis@cancer.org.uk. Esses modelos avaliam o risco individual de portar uma mutação deletéria na linhagem germinativa dos genes *BRCA1* e *BRCA2*. Esses modelos e os *softwares* associados permitem quantificação precisa do risco, e seus resultados determinam se uma paciente deve submeter-se a teste genético (Euhus, 2002; James, 2006; Parmigiani, 2007).

Genes *BRCA1* e *BRCA2*

São genes supressores de tumor cujos produtos são as proteínas BRCA1 e BRCA2. Essas duas proteínas interagem com proteínas de reparo de DNA/recombinante para preservar intacta a estrutura do cromossomo. Mutações em *BRCA1* e *BRCA2* produzem instabilidade genética, sujeitando as células a maior risco de transformação maligna (Fig. 35-1) (Deng, 2006; Scully, 2000). O gene *BRCA1* localiza-se no cromossomo 17q21. Pacientes com mutação comprovada têm risco consideravelmente maior de evoluírem com câncer de ovário (39 a 46%). O *BRCA2* localiza-se no cromossomo 13q12 e, em geral, está associado à probabilidade menor de evolução com câncer de ovário (12 a 20%). O risco estimado de câncer de mama, considerando-se todo o período de vida para pacientes com mutação em *BRCA1* ou *BRCA2*, varia entre 65 e 74% (American College of Obstetricians and Gynecologists,

TABELA 35-2 Pacientes com risco superior a 20-25% de apresentar predisposição herdada para câncer de mama e de ovário para as quais se recomenda avaliação de risco genético

Mulheres com antecedente pessoal de câncer de mama e de ovário[a]
Mulheres com câncer de ovário[a] e uma familiar próxima com câncer de mama surgido com idade ≤ 50 anos ou câncer de ovário em qualquer idade
Mulheres com câncer de mama[a] em qualquer idade que tenham ancestrais Ashkenazi
Mulheres com câncer de mama em idade ≤ 50 anos e uma familiar próxima[b] com câncer de ovário[a] ou familiar próximo do sexo masculino com câncer de mama em qualquer idade
Mulheres com ancestralidade judia Ashkenazi e câncer de mama com idade ≤ 40 anos
Mulheres com familiar de primeiro ou segundo graus sabidamente com mutação nos genes BRCA1 ou BRCA2

[a]Os cânceres em peritônio ou em tuba uterina devem ser considerados parte do espectro da síndrome do câncer hereditário de mama/ovário.
[b]Define-se como *familiares próximos* aqueles de primeiro, segundo e terceiro graus (ou seja, mãe, irmã, filha, tia, sobrinha, avó, neta, primo-irmão, bisavó e tia-avó).
Retirada de Lancaster, 2007, com permissão.

2009; Chen, 2006; Risch, 2006). Ambos os genes são transmitidos de forma autossômica dominante, mas com penetrância variável. Essencialmente, uma portadora tem probabilidade de 50:50 de passar o gene a um filho ou filha, ainda que seja incerto se alguém com a mutação do gene irá de fato desenvolver câncer de mama ou de ovário. Consequentemente, as manifestações das mutações de *BRCA1* e *BRCA2* podem parecer alternar gerações.

Teste genético

O principal objetivo do teste genético é a identificação de mulheres com mutações deletérias dos genes *BRCA1* e *BRCA2*, para intervenção por meio de cirurgia profilática, evitando assim o desenvolvimento de câncer de ovário. Com o teste há três resultados distintos possíveis. Um teste "positivo" sugere a presença de uma mutação deletéria. As mais comuns são as três mutações "Jewish Founder": 185delAG ou 5382insC, no *BRCA1*, e 6174delT, em *BRCA2*. Cada um desses deslocamentos de estrutura altera significativamente a sequência a jusante de aminoácidos, resultando em alteração das proteínas supressoras de tumor BRCA1 e BRCA2.

Como sugerido, acredita-se que as primeiras mutações tenham se originado dentro da população Ashkenazi há milhares de anos. Embora essas mutações de origem judaica sejam mais comuns, qualquer mutação com variação na estrutura nos genes BRCA pode resultar em predisposição deletéria para câncer de mama e de ovário.

As "variações de significância clínica incerta" podem ser de fato patogênicas (mutações verdadeiras) ou apenas polimorfismos (variantes normais encontradas em pelo menos 1% dos alelos na população em geral). Essas variantes não classificadas são comuns, representando cerca de um terço dos resultados do teste de *BRCA1* e metade daqueles do teste de *BRCA2*. Em sua maioria, as mutações são de sentido trocado (*missense*), que resultam na alteração de um único aminoácido na proteína sem deslocamento do quadro de leitura. Considerando-se a incerteza na relevância clínica, é razoável ignorá-las e basear o aconselhamento da paciente no seu histórico familiar (Gomez-Garcia, 2005).

O terceiro resultado possível do teste genético e, obviamente, o mais tranquilizador, é "negativo". Todavia, considerando-se a grande dimensão dos genes *BRCA1* e *BRCA2*, há uma taxa de resultados falso-negativos de aproximadamente 10%.

PREVENÇÃO

Rastreamento de câncer de ovário

Além do teste genético, outras estratégias de rastreamento para câncer de ovário foram avaliadas. Porém, apesar de grandes esforços, não há provas de que o rastreamento de rotina com marcadores sorológicos, ultrassonografia ou exames pélvicos reduza as taxas de mortalidade (American College of Obstetricians and Gynecologists, 2009; Morgan, 2011; Schorge, 2010a). Centenas de possíveis marcadores foram identificados, ainda que nenhum teste atualmente disponível tenha acuidade próxima do necessário (American College of Obstetricians and Gynecologists, 2011).

TABELA 35-3 Pacientes com risco superior a 5-10% de predisposição herdada a câncer de mama e de ovário para as quais a avaliação de risco genético pode ser útil[a]

Mulheres com câncer de mama com ≤ 40 anos
Mulheres com câncer de mama bilateral (particularmente quando o primeiro câncer tiver ocorrido com ≤ 50 anos)
Mulheres com câncer de mama com ≤ 50 anos e um familiar próximo[b] com câncer de mama com ≤ 50 anos
Mulheres com ancestralidade Ashkenazi e câncer de mama com ≤ 50 anos
Mulheres com câncer de mama ou de ovário em qualquer idade e dois ou mais familiares próximos[b] com câncer de mama em qualquer idade (particularmente se pelo menos um câncer de mama tiver ocorrido com ≤ 50 anos)
Mulheres não afetadas que tenham um familiar de primeiro ou segundo grau que satisfaçam um dos critérios anteriores

[a]Nas famílias com poucos familiares do sexo feminino em ambas as linhagens, é razoável considerar a avaliação do risco genético mesmo em cenário de um caso isolado de câncer de mama com ≤ 50 anos, ou de caso isolado de câncer de ovário, tuba uterina ou peritônio em qualquer idade.
[b]Define-se como *familiares próximos* aqueles de primeiro, segundo e terceiro graus (ou seja, mãe, irmã, filha, tia, sobrinha, avó, neta, primo-irmão, bisavó e tia-avó).
Retirada de Lancaster, 2007, com permissão.

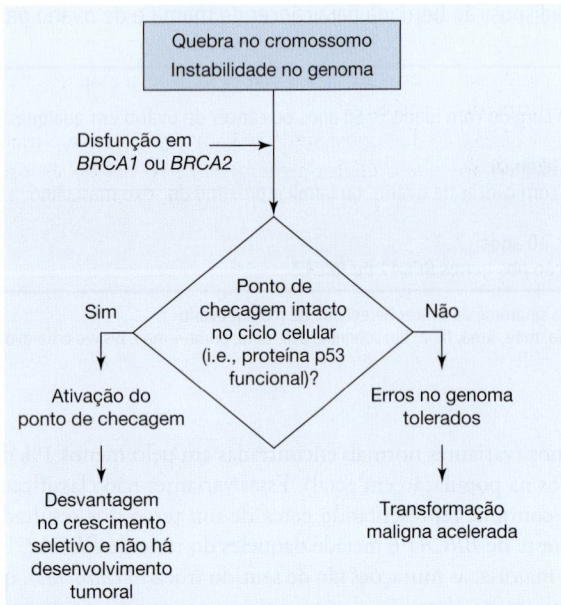

FIGURA 35-1 Diagrama descrevendo o papel da mutação em *BRCA* no desenvolvimento do tumor. As células com DNA danificado frequentemente são bloqueadas nos pontos de checagem ao longo do ciclo celular e, consequentemente, impedidas de prosseguir para a fase de mitose. Se esses pontos de checagem não estiverem funcionando, os erros genômicos podem ser tolerados, levando à transformação maligna. *(Modificada de Scully, 2000, com permissão.)*

Mulheres com alto risco

Em geral, as estratégias de rastreamento são direcionadas às portadoras de mutações em *BRCA1* ou *BRCA2*, além de mulheres com histórico familiar de câncer de mama e de ovário. Mais frequentemente, dosagens do antígeno 125 (CA-125) e/ou ultrassonografias transvaginais foram testadas, ainda que com sucesso marginal. Assim, nas portadoras de mutações nos genes *BRCA1* e *BRCA2* que não desejem realizar a cirurgia profilática, pode-se sugerir uma estratégia de rastreamento combinando exame pélvico completo, avaliação ultrassonográfica transvaginal e exames de sangue para dosagem de CA-125 (American College of Obstetricians and Gynecologists, 2009).

O CA-125 é uma glicoproteína que não é produzida pelo epitélio ovariano normal, mas que pode ser produzida por células tumorais ovarianas benignas ou malignas. O CA-125 é sintetizado no interior de células epiteliais ovarianas afetadas e frequentemente secretado dentro dos cistos. Nos tumores benignos, o excesso de antígeno é liberado no líquido cístico e aí se acumula. Hipoteticamente, a arquitetura tecidual anormal encontrada nos tumores malignos permite a liberação do antígeno na circulação vascular (Verheijen, 1999).

Por si só, o CA-125 não é um marcador útil para a detecção de câncer de ovário. No entanto, recentemente, um algoritmo mais sensível para risco de câncer de ovário (ROCA, de Risk of Ovarian Cancer Algorithm) foi desenvolvido e tem a variação nas dosagens seriadas de CA-125 em intervalos regulares (Skates, 2003). Se a pontuação no ROCA indicar risco além de 1% de câncer de ovário, as pacientes devem submeter-se à ultrassonografia transvaginal para determinar se há justificativa para intervenção adicional. Essa estratégia atualmente está sendo estudada em um ensaio internacional prospectivo com 2.605 mulheres de alto risco que inicialmente optaram entre salpingo-ooforectomia para redução de risco ou apenas rastreamento (Greene, 2008).

População geral

Considerando a atual indisponibilidade de testes suficientemente precisos para detecção precoce, o rastreamento de rotina para mulheres com risco médio não é recomendado. Por exemplo, nos Estados Unidos, na comparação prospectiva entre rastreamento e atenção médica habitual para câncer prostático, pulmonar, colorretal e ovariano (PLCO), 34.261 mulheres foram aleatoriamente encaminhadas para dosagem anual de CA-125 e ultrassonografia transvaginal. Entre aquelas com rastreamento anormal, aproximadamente 1% apresentavam câncer ovariano invasivo, o que demonstra baixo valor preditivo para ambos os exames (Buys, 2005, 2011; Partridge, 2009).

Para avaliar eficácia, custo, morbidade, aderência e aceitabilidade do rastreamento feito com base em ROCA com dosagem de CA-125 e em ultrassonografias direcionadas, foi realizado um ensaio randomizado com 202.638 pacientes. Foram admitidas mulheres assintomáticas, pós-menopáusicas, com risco médio e idade entre 50 e 74 anos, distribuídas aleatoriamente para nenhum tratamento, rastreamento anual com dosagem de CA-125 com ultrassonografia transvaginal como exame de segunda linha, caso indicado pela interpretação segundo o ROCA, ou rastreamento anual com ultrassonografia transvaginal. A abordagem orientada pelo ROCA demonstrou valor preditivo positivo de 35%, mais de 10 vezes superior à ultrassonografia anual (3%). Embora, nesse estudo, a ultrassonografia orientada pelo ROCA tenha se mostrado viável, estão sendo aguardados os resultados dos rastreamentos em curso para determinar se houve algum efeito significativo sobre as taxas de mortalidade (Menon, 2009).

Novos biomarcadores e proteômica

Com o objetivo de identificar testes de rastreamento mais acurados para detecção precoce de câncer de ovário, foram descritos diversos possíveis biomarcadores. Vários foram avaliados isoladamente ou em associação ao CA-125 (Cramer, 2011; Yurkovetsky, 2010). Embora a descrição desses novos e aparentemente promissores biomarcadores com frequência leve a entusiasmo inicial, há necessidade de estudos rigorosos para validação, a fim de estabelecer sua utilidade clínica.

Um bom exemplo foram os estudos preliminares publicados em 2002 que sugeriam que o nascente campo da proteômica seria uma tecnologia nova e promissora para detecção de câncer de ovário em estádio inicial (Petricoin, 2002). Ao traçar o perfil dos padrões de milhares de proteínas com um alto grau de sensibilidade e especificidade, esperava-se que com um teste preciso, como o OvaCheck, fosse possível distinguir, de forma confiável, pacientes com a doença em estádio inicial daquelas não afetadas.

Outra novidade mais recente, o teste sanguíneo OvaDure, também gerou entusiasmo. Com base na avaliação simultânea de seis elementos (leptina, osteopontina, fator de crescimento semelhante à insulina tipo II, fator inibidor de macrófagos e CA125), esse painel foi relatado como altamente sensível e específico para detecção de câncer de ovário (Mor, 2005; Visintin, 2008).

Há necessidade de projetar e completar ensaios clínicos prospectivos antes que se possa indicar qualquer desses exames de rastreamento além do cenário experimental. Infelizmente, nem a proteômica nem qualquer outra estratégia de rastreamento atualmente está próxima de implementação na prática clínica de rotina.

Exame físico

Para o futuro próximo, a única recomendação para prevenção do câncer de ovário em mulheres assintomáticas é o exame pélvico anual. Não há técnicas adicionais que tenham efetividade comprovada no rastreamento de rotina (American College of Obstetricians and Gynecologists, 2011). O exame pélvico apenas ocasionalmente detecta o câncer de ovário, em geral quando a doença já está em estágio avançado.

Quimioprevenção

O uso de contraceptivos orais está associado a risco 50% menor de desenvolvimento de câncer de ovário. Contudo, há maior risco em curto prazo de câncer de mama e colo uterino que deve ser considerado no aconselhamento de pacientes (International Collaboration of Epidemiological Studies of Cervical Cancer, 2006, 2007; National Cancer Institute, 2011b).

Cirurgia profilática

A única forma comprovada de prevenção do câncer de ovário é a ooforectomia cirúrgica. As tubas uterinas, como outro local com possibilidade de desenvolvimento da doença em mulheres com alto risco, também devem ser removidas (Levine, 2003). Em portadoras de mutação nos genes *BRCA1* ou *BRCA2*, a salpingo-ooforectomia bilateral (SOB) profilática pode ser realizada tanto após a prole completa quanto aos 35 anos (American College of Obstetricians and Gynecologists, 1999). Nessas pacientes, esse procedimento é cerca de 90% efetivo com relação à prevenção do câncer epitelial de ovário (Kauff, 2002; Rebbeck, 2002). Em mulheres com HNPCC, a redução do risco aproxima-se de 100% (Schmeler, 2006).

O termo *profilático* implica que os ovários são normais no momento da remoção. Contudo, aproximadamente 5% das portadoras de mutação nos genes *BRCA* submetidas à SOB profilática apresentarão câncer de ovário, em geral microscópico e não detectado anteriormente no momento da cirurgia (Lu, 2000). De fato, o segmento distal das tubas uterinas parece ser o principal local de origem das malignidades ocultas detectadas durante as cirurgias para redução de risco (Callahan, 2007). Para maior segurança, lavados citológicos, biópsias peritoneais e amostra do omento devem ser coletados rotineiramente durante a cirurgia. Ao enviar a peça cirúrgica final, o patologista deve deixar claro que a SOB foi realizada com indicação profilática. Nesses casos, os ovários e as tubas uterinas devem ser submetidos a exame mais intensivo e seccionados em série para identificação de doença oculta. Com a utilização de protocolos cirúrgico e patológico rigorosos, como o descrito, é possível aumentar significativamente a taxa de detecção de malignidades ocultas em portadoras de mutação em *BRCA* (Powell, 2005). Normalmente, excisão, lavados e biópsias podem ser realizados com cirurgia laparoscópica minimamente invasiva.

A SOB profilática em mulheres jovens induzirá a menopausa precoce e seus efeitos associados na forma de sintomas urogenitais e vasomotores, diminuição do interesse sexual e osteoporose (National Cancer Institute, 2011b). A terapia de reposição de estrogênio em geral é usada para alívio destes sintomas, mas pode ser menos eficaz do que frequentemente se supõe (Madalinska, 2006). De forma geral, considerando-se especialmente o impacto favorável na redução de preocupações com esse câncer, a SOB profilática não afeta negativamente a qualidade de vida (Madalinska, 2005).

Além de prevenir o câncer de ovário, a SOB profilática reduz em 50% o risco de desenvolvimento de câncer de mama (Rebbeck, 2002). Previsivelmente, o efeito protetor é maior entre as mulheres pré-menopáusicas (Kramer, 2005).

A histerectomia é obrigatória quando se realiza a SOB profilática em mulheres com síndrome de HNPCC em razão dos riscos coexistentes de câncer de endométrio. Em portadoras de mutação no gene *BRCA*, a histerectomia não é necessária. Teoricamente, com a preservação do útero permanecem tecidos anexiais residuais que poderiam dar origem a câncer de ovário. Na prática, essa preocupação não tem comprovação. Há relativamente poucos relatos a sugerir uma associação entre mutações do gene *BRCA* e risco aumentado de câncer de endométrio. Este tipo de câncer desenvolve-se principalmente em pacientes que usam tamoxifeno para tratamento ou quimioprevenção de câncer de mama (Beiner, 2007).

TUMORES COM BAIXO POTENCIAL DE MALIGNIDADE

Dez a quinze por cento dos casos de câncer epitelial de ovário apresentam características histológicas e biológicas que são intermediárias entre cistos claramente benignos e carcinomas francamente invasivos. Em geral, esses tumores com baixo potencial de malignidade (BPM, de *low-malignant potential*), também conhecidos como *borderline*, estão associados a fatores de risco similares aos do câncer epitelial de ovário (Huusom, 2006). Normalmente não são considerados parte de nenhuma das síndromes hereditárias de câncer de mama/ovário. Embora tumores com BPM possam ocorrer em qualquer idade, as pacientes encontram-se, em média, entre os 40 e 50 anos, o que significa 15 anos mais cedo do que as mulheres com carcinoma invasivo de ovário. Por diversas razões, seus diagnóstico e tratamento com frequência são problemáticos.

Patologia

Histologicamente, tumores com BPM distinguem-se de cistos benignos por apresentarem pelo menos duas das seguintes características: atipia nuclear, estratificação do epitélio, formação de projeções papilares microscópicas, pleomorfismo celular e atividade mitótica (Figs. 35-2 e 35-3). Diferentemente de carcinomas invasivos, tumores com BPM caracterizam-se por *ausên-*

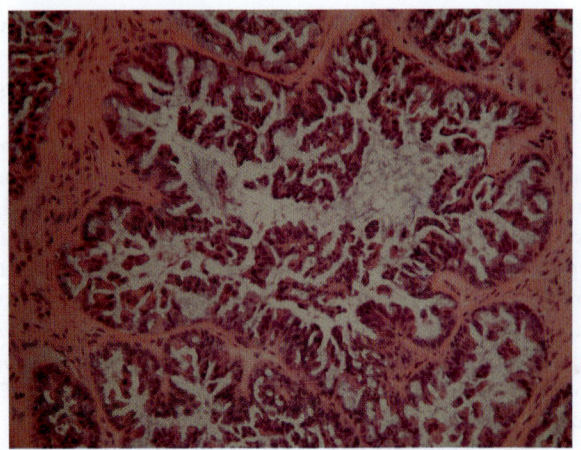

FIGURA 35-2 Tumor seroso *borderline*, também denominado tumor seroso com baixo potencial de malignidade. Os tumores serosos apresentam epitélio semelhante ao do tipo que reveste a tuba. Em contraste com os cistadenomas serosos benignos, os tumores serosos *borderline* são caracterizados microscopicamente pela presença de proliferação epitelial e atipia citológica leve a moderada. Nesta imagem com baixa amplificação de um tumor seroso *borderline*, os cistos estão limitados por células serosas de aspecto relativamente benigno com tufos epiteliais, o que reflete proliferação epitelial. (*Fotografia cedida pela Dra. Raheela Ashfaq.*)

cia de invasão do estroma. Contudo, até 10% dos tumores com BPM apresentarão áreas de microinvasão, definidas como focos medindo menos de 3 mm de diâmetro e compreendendo menos de 5% do tumor (Buttin, 2002). Considerando-se a natureza sutil de muitos desses achados, é um desafio diagnosticar com certeza um tumor com BPM com base em biópsias de congelação.

Características clínicas

Tumores de ovário com BPM apresentam-se da mesma forma que outras massas anexiais. As pacientes podem apresentar dor pélvica, distensão ou aumento na circunferência abdominal. De forma alternativa, uma massa assintomática pode ser palpada durante um exame pélvico de rotina. Às vezes, esses tumores são detectados incidentalmente durante exame de ultrassonografia obstétrica de rotina ou em partos por cesariana.

Como em outros tumores de ovário, o tamanho varia muito, desde um tumor seroso com menos de 1 cm até um tumor mucinoso com mais de 30 cm e ocupando todo o abdome. No pré-operatório, não há aparência ultrassonográfica patognomônica, e as dosagens séricas de CA-125 são inespecíficas. Dependendo do quadro clínico, talvez haja indicação de tomografia computadorizada (TC) para excluir ascite ou massa de omento, que sugeririam câncer de ovário típico. De qualquer modo, qualquer massa anexial suspeita deve ser removida.

Tratamento

A cirurgia é a base do tratamento para tumores com BPM. O plano cirúrgico pode variar em função das circunstâncias, e as pacientes devem ser cuidadosamente orientadas. Todas as mulheres devem estar preparadas para a necessidade de estadiamento cirúrgico completo ou citorredução de câncer de ovário. Em muitos casos, a abordagem laparoscópica é apropriada. Se estiver sendo planejada laparotomia, uma incisão vertical é a melhor opção para permitir acesso ao abdome superior e aos linfonodos para-aórticos, se necessário, no caso de estadiamento.

Durante a cirurgia, os lavados peritoneais devem ser colhidos imediatamente ao penetrar a cavidade abdominal, sendo seguidos por exploração. A massa ovariana deve ser removida intacta e submetida a exame patológico com técnica de congelação. Entretanto, é praticamente impossível saber com certeza se a massa anexial de uma determinada paciente é benigna, um tumor de BPM ou um câncer invasivo até a revisão final das lâminas histológicas (Houck, 2000; Tempfer, 2007). Consequentemente, as mulheres pré-menopáusicas que ainda queiram ter filhos podem submeter-se a uma cirurgia com preservação de fertilidade mantendo o útero e o ovário contralateral (Parck, 2009; Zanetta, 2001). Essa é uma abordagem razoável mesmo quando o diagnóstico final é de câncer invasivo no estádio I (Schilder, 2002). Em contraste, mulheres pós-menopáusicas devem submeter-se à histerectomia com SOB.

Biópsias de estadiamento limitado do peritônio e do omento devem ser consideradas. Além disso, o apêndice deve ser examinado e possivelmente removido, em especial se o tumor apresentar histologia mucinosa (Timofeev, 2010). Na ausência de linfonodos aumentados ou de biópsia de congelação sugestiva de doença francamente invasiva, talvez não seja necessária dissecção rotineira dos linfonodos para-aórticos e pélvicos (Rao, 2004).

Tumores com BPM são estadiados com os mesmos critérios FIGO usados para câncer de ovário invasivo (p. 869). O estadiamento cirúrgico tem valor limitado para alterar o prognóstico de pacientes com tumor com BPM, a menos que o diagnóstico final seja câncer invasivo (Wingo, 2006). Embora 97% dos oncoginecologistas defendam o estadiamento cirúrgico amplo de tumores com BPM, na prática ele é realizado somente em 12% das pacientes (Lin, 1999; Menzin, 2000). Essa disparidade decorre da frequência com que o diagnóstico não é suspeito durante a cirurgia, não se solicita técnica de conge-

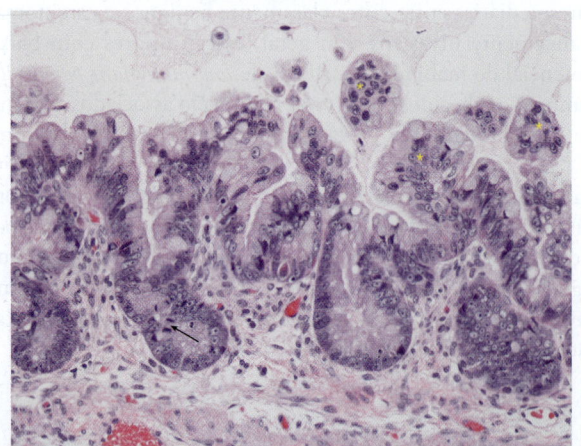

FIGURA 35-3 Tumor mucinoso *borderline*, também denominado tumor mucinoso com baixo potencial de malignidade. Esses tumores são distinguidos dos cistadenomas mucinosos benignos pela presença de proliferação epitelial e atipias nucleares. Neste exemplo, observa-se atipia leve a moderada evidenciada por tufos epiteliais (*setas à esquerda*), não apoiados por núcleos fibrovasculares. (*Fotografia cedida pela Dra. Kelley Carrick.*)

lação ou seu resultado não é preciso, ou do médico responsável só ser alertado quando o laudo final é liberado. Neste caso, recomenda-se consultar um oncoginecologista, mas o reestadiamento cirúrgico completo não é absolutamente necessário se o tumor estiver restrito a um único ovário (Zapardiel, 2010). Contudo, se tiver sido realizada cistectomia, o risco de doença residual determina considerar a remoção integral dos anexos, lavados e estadiamento limitado (Poncelet, 2006).

Para pacientes com doença nos estádios II-IV, em geral demonstrados por implantes não invasivos (Fig. 35-4) ou metástases linfonodais, a utilidade da quimioterapia coadjuvante é especulativa (Sutton, 1991). O achado mais preocupante é a presença de implantes peritoneais invasivos. Em geral, estas pacientes devem ser tratadas como se portadoras de câncer epitelial de ovário típico, incluindo citorredução e quimioterapia pós-operatória.

Prognóstico

O prognóstico é excelente para pacientes com tumores com BPM (Tabela 35-4). De forma geral, mais de 80% têm a doença em estádio I, e, se tratados com histerectomia e SOB, os tumores em estádio I raramente, ou nunca, apresentam recidiva (Barnhill, 1995). A cirurgia para preservação da fertilidade está associada a risco de 15% de recidiva, em geral no ovário contralateral, mas com prognóstico excelente de cura por meio de nova operação com ressecção (Park, 2009; Rao, 2005).

Aproximadamente 15% dos tumores com BPM são classificados nos estádios II e III, quase invariavelmente com histologia serosa. Tumores de ovário com BPM em estádio IV representam menos de 5% dos diagnósticos e têm o pior prognóstico (Trimble, 2002). Para os tumores em estádio avançado, o indicador prognóstico mais confiável é a presença de implantes peritoneais invasivos (Seidman, 2000).

Considerando sua natureza indolente, recorrência sintomática e óbito podem acontecer até 20 anos após a terapia (Silva, 2006). Para a maioria das recidivas, a excisão cirúrgica é a terapia mais eficaz. A quimioterapia em geral é reservada para as pacientes que desenvolvam ascite, apresentem alterações significativas nas características histológicas ou crescimento rápido do tumor.

TABELA 35-4 Sobrevida de mulheres com tumores de ovário com baixo potencial de malignidade

Estádio	Sobrevida em cinco anos (%)
I	99
II	98
III	96
IV	77

Retirada de Trimble, 2002, com permissão.

CÂNCER EPITELIAL DE OVÁRIO

Patogênese

Há pelo menos três vias tumorigênicas distintas que explicam a heterogeneidade do câncer epitelial de ovário. Primeiro, poucos casos parecem surgir do acúmulo de alterações genéticas causando transformação maligna de cistos benignos em tumores com BPM e, finalmente, em carcinoma invasivo de ovário (Makarla, 2005). Em geral, esses tumores invasivos são de baixo grau e clinicamente indolentes. Nestes tumores, mutações oncogênicas K-*ras* ocorrem precocemente. A família de oncogenes *ras* inclui K-*ras*, H-*ras* e N-*ras*. As proteínas que produzem participam na regulação do ciclo celular e no controle da proliferação celular. Como tal, as mutações dos oncogenes *ras* foram implicadas na carcinogênese em razão da inibição da apoptose celular e promoção da proliferação celular que provocam (Mammas, 2005). Por outro lado, tumores invasivos resultantes de tumores com BPM apresentam mutações no gene supressor tumoral p53.

Segundo, 5 a 10% dos carcinomas ovarianos epiteliais, invariavelmente tumores serosos de alto grau, resultam de predisposição genética. Mulheres nascidas com mutação no gene *BRCA* necessitam apenas de um evento genético (*hit*) para que a outra cópia normal (alelo) "nocauteie" (*knock-out*) o produto do gene supressor de tumor *BRCA*. Assim, cânceres relacionados ao *BRCA* desenvolvem-se cerca de 15 anos antes de casos isolados. Os dados atuais sugerem que o carcinoma intraepitelial seroso tubário seja precursor de uma percentagem significativa de carcinomas serosos, que anteriormente e supunha surgissem espontaneamente no ovário ou no peritônio (Fig. 35-5) (Levanon, 2008). Daí em diante, os cânceres serosos relacionados com *BRCA* parecem ter uma patogênese molecular peculiar, que requer a inativação da proteína p53 para que haja evolução (Buller, 2001; Landen, 2008; Schorge, 2000). O p53 é um gene supressor de tumor. Seu produto proteico impede que as células entrem nos estágios subsequentes da divisão celular e, assim, interrompe a replicação descontrolada de células tumorais. As mutações em p53 estão relacionadas com diversos cânceres. De

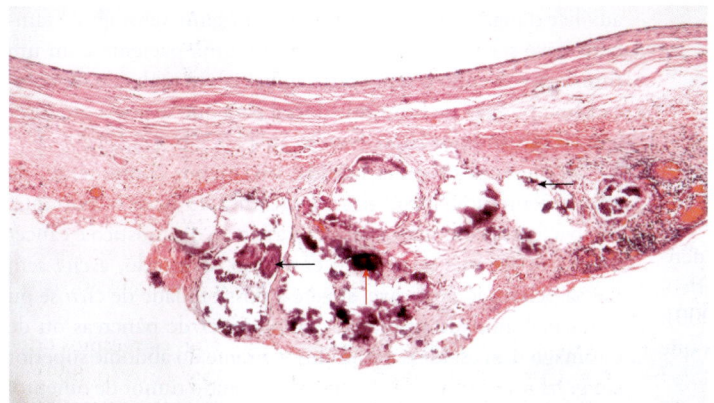

FIGURA 35-4 Implante não invasivo em paciente com tumor de ovário seroso *borderline*. Diz-se que o implante é não invasivo quando não ocorre invasão destrutiva dos tecidos subjacentes. Neste implante não invasivo, o epitélio proliferativo de tipo seroso (*setas pretas*) e os corpos psamoma (*seta vermelha*), característicos das proliferações serosas, parecem aderir ao tecido peritoneal, mas sem invadi-lo. Os corpos psamoma aparecem fragmentados nesse tecido, uma vez que o material calcificado com frequência se rompe no momento dos cortes, a não ser que tenha sido previamente descalcificado. *(Fotografia cedida pela Dra. Raheela Ashfaq.)*

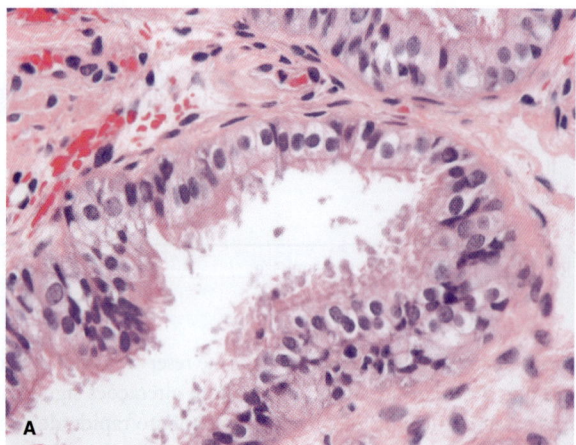 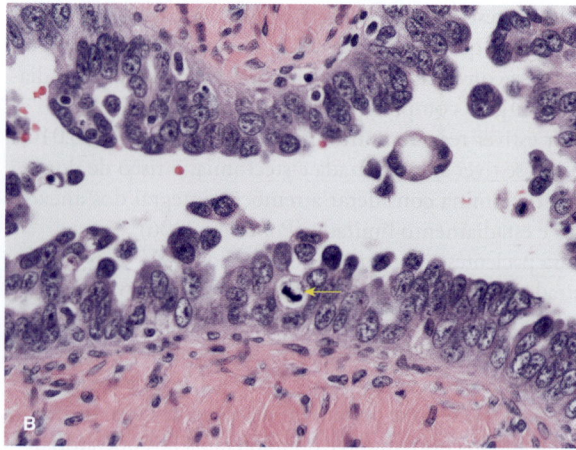

FIGURA 35-5 A. O epitélio normal da tuba é composto por três tipos celulares, com núcleos de aspecto benigno e cílios. **B.** Carcinoma seroso intra-epitelial da tuba. As células revestindo essa tuba uterina apresentam atipias acentuadas, com pleomorfismo nuclear, cromatina nuclear grosseira e perda da polaridade, atividade mitótica (*seta*) e proliferação/tufos epiteliais. *(Fotografias cedidas pela Dra. Keely Carrick.)*

fato, a perda da função do gene *BRCA* e da proteína p53 tem sido detectada antes da invasão, reforçando sua importância como evento desencadeador precoce (Werness, 2000).

Terceiro, a maioria dos carcinomas parece originar-se *de novo* de células epiteliais da superfície do ovário que são sequestradas em cistos de inclusão corticais (CICs) dentro do estroma ovariano. Foram propostos diversos eventos desencadeadores e vias subsequentes. Por exemplo, o reparo cíclico da superfície do ovário por longos períodos com ovulações repetidas requer proliferação abundante de células. Nestas mulheres, mutações espontâneas em *p53* que surgem durante a síntese de DNA que acompanha esta proliferação parecem ter papel primordial na carcinogênese (Schildkraut, 1997). Certamente, diversas vias de desenvolvimento são possíveis, a partir da inativação precoce de inúmeros genes. Em última análise, o estresse associado à replicação e os danos no DNA permitem que células epiteliais superficiais sequestradas dentro de CICs sejam transformadas em qualquer das variantes histológicas encontradas no carcinoma ovariano (Levanon, 2008).

Diagnóstico

Sinais e sintomas

O câncer de ovário normalmente é retratado como um "assassino silencioso", sem sinais ou sintomas notáveis até que a doença em estádio avançado se torne clinicamente evidente. Trata-se de conceito equivocado. As pacientes, com frequência, apresentam sintomas vários meses antes do diagnóstico, mesmo quando no estádio inicial da doença (Goff, 2000). A dificuldade está em distinguir esses sintomas daqueles que ocorrem normalmente em mulheres.

Em geral, sintomas persistentes mais intensos ou mais frequentes que o esperado e com instalação recente justificam uma investigação diagnóstica mais aprofundada. Mulheres com massas malignas normalmente apresentam sintomas de intensidade evidente 20 a 30 vezes por mês. Comumente, aumento no tamanho abdominal, distensão, urgência para urinar e dor pélvica são relatados. Além disso, fadiga, indigestão, incapacidade de alimentar-se normalmente, constipação e dor lombar podem ser observados (Goff, 2004). Sangramento vaginal anormal raramente ocorre. Às vezes, as pacientes podem se apresentar com náusea, vômitos e obstrução intestinal parcial se a carcinomatose estiver muito disseminada. Infelizmente, muitas mulheres e clínicos atribuem tais sintomas à menopausa, ao envelhecimento, a mudanças na alimentação, ao estresse, à depressão ou a problemas intestinais funcionais. Como resultado, semanas ou meses se passam antes que um médico seja consultado ou exames diagnósticos sejam realizados.

Exame físico

Uma massa pélvica ou pélvico-abdominal é palpável na maior parte das pacientes com câncer de ovário (Fig. 35-6). Em geral, tumores malignos são sólidos, nodulares e imóveis, mas não existem achados patognomônicos que distingam esses nódulos dos tumores benignos. Paradoxalmente, uma massa de grande volume ocupando a pelve e o abdome em geral representa um tumor benigno ou com baixo potencial de malignidade. Para auxiliar o planejamento cirúrgico, um exame retovaginal também deve ser realizado. Por exemplo, uma paciente com um tumor envolvendo o septo retovaginal talvez tenha de ser colocada em posição de litotomia dorsal para que se possa proceder à ressecção anterior baixa (ver Seção 44-23, p. 1.327).

A presença de onda líquida, ou, menos comumente, de abaulamento no flanco, sugere a presença de ascite importante. Em pacientes com massa pélvica e ascite, o diagnóstico é câncer de ovário até que se prove o contrário. Contudo, ascite sem massa pélvica identificável sugere a possibilidade de cirrose ou outra malignidade primária, como câncer de pâncreas ou de estômago. Em estádios avançados, o exame do abdome superior em geral revela uma massa central indicando tumor de omento.

A ausculta torácica também é importante, uma vez que pacientes com derrames pleurais malignos podem não ser francamente sintomáticas. O restante do exame deve incluir palpação de linfonodos periféricos, além de avaliação física geral.

Exames laboratoriais

O hemograma de rotina e um painel metabólico em geral demonstram algumas características típicas. Por exemplo, 20 a

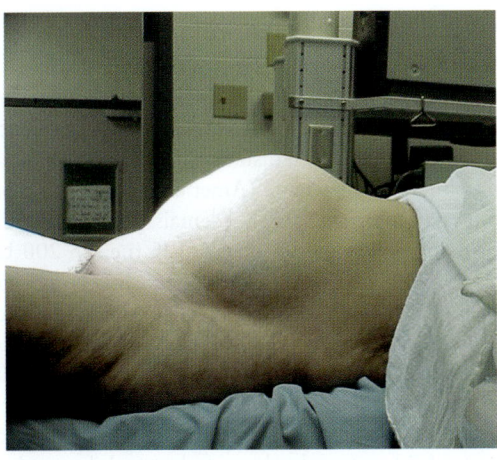

FIGURA 35-6 Fotografia de uma mulher com o abdome distendido por uma grande massa ovariana.

25% das pacientes apresentarão trombocitose (contagem de plaquetas $> 400 \times 10^9$/L) (Li, 2004). Acredita-se que esse aumento resulte da liberação de citocinas por células malignas do ovário, que estimulam a produção de plaquetas. Hiponatremia, comumente entre 125 e 130 mEq/L, é outro achado comum. Nessas pacientes, a secreção tumoral de uma substância semelhante à vasopressina pode causar um quadro clínico sugestivo de síndrome de secreção inapropriada do hormônio antidiurético (SIADH, de *syndrome of inappropriate antidiuretic hormone*).

A dosagem sérica de CA-125 é parte integrante do manejo dos casos de câncer epitelial de ovário. Em 90% das pacientes que se apresentam com tumores não mucinosos malignos, os níveis de CA-125 estão elevados. Contudo, esse exame não deve ser usado isoladamente no manejo pré-operatório de massas anexiais. Metade dos cânceres de ovário em estádio I apresentam dosagens normais de CA-125 (falso-negativo). Por outro lado, é possível encontrar valores elevados (falso-positivo) em várias situações benignas, como doença inflamatória pélvica, endometriose, leiomiomas, gravidez e, até mesmo, menstruação.

Em pacientes pós-menopáusicas com massa pélvica, a dosagem de CA-125 pode ser útil na predição de maior probabilidade de malignidade (Im, 2005). Em tumores mucinosos, os marcadores tumorais séricos conhecidos como antígeno de câncer 19-9 (CA-19-9) e antígeno carcinoembrionário (CEA) podem ser melhores indicadores da doença do que o CA125. Ademais, o teste OVA1 parece melhorar a previsibilidade de câncer de ovário em mulheres com massa pélvica (American College of Obstetricians and Gynecologists, 2011).

OVA1 é um biomarcador sanguíneo que pode ser utilizado no rastreamento pré-operatório em mulheres com massa ovariana. O teste pode ser realizado em mulheres com mais de 18 anos com indicação cirúrgica e que ainda não foram encaminhadas para um oncologista. Se a avaliação clínica e a radiológica pré-operatória indicam alto risco para malignidade, o teste OVA1 não está indicado. A paciente deve ser referenciada a um oncologista. Entretanto, se a avaliação clínica apontar baixo risco de malignidade, então este teste está indicado para ajudar na decisão de referenciar para um oncoginecologista (Ueland 2011; Ware Miller, 2011). Escore ≥ 5 em pré-menopáusicas e escore $\geq 4,4$ em pós-menopáusicas sugerem malignidade. É importante lembrar que este teste não é uma ferramenta de rastreamento, é reservado para auxiliar a avaliação pré-operatória de massas ovarianas. Estudos randomizados são limitados e seu papel ainda não foi claramente definido no rastreamento pré-operatório.

Exames de imagem

Ultrassonografia. Com o objetivo de diferenciar tumores benignos de cânceres de ovário em estádio inicial, a ultrassonografia transvaginal normalmente é o exame de imagem mais apropriado (Capítulo 2, p. 41). Em geral, tumores malignos são multiloculados, sólidos ou ecogênicos e volumosos (> 5 cm) e apresentam septo espesso com áreas nodulares (Fig. 35-7A). Outras possíveis características são projeções papilares ou neovascularização – demonstradas por fluxometria com Doppler (Figs. 35-7B e 35-7C). Embora tenham sido descritos diversos modelos na tentativa de distinguir entre massas benignas e cânceres de ovário no pré-operatório, nenhum foi implementado universalmente (Timmerman, 2005; Twickler, 1999).

Em pacientes com doença avançada, a ultrassonografia é menos útil. A ultrassonografia pélvica pode ser particularmente difícil de interpretar quando uma massa volumosa ocupa útero, anexos e estruturas adjacentes. A ascite, se presente, é facilmente detectada, mas a ultrassonografia abdominal tem pouca utilidade.

Radiografia. Qualquer paciente com suspeita de câncer de ovário deve realizar radiografia de tórax para detectar derrame pleural ou, mais raramente, metástases pulmonares. Raramente, um enema baritado é clinicamente útil para descartar doença diverticular ou câncer de colo, ou para identificar extensão do câncer de ovário ao retossigmoide.

Tomografia computadorizada. A principal vantagem da TC é no planejamento do tratamento de mulheres com câncer de ovário em estádio avançado. No pré-operatório, o exame pode detectar a doença em fígado, retroperitônio, omento ou qualquer região do abdome, orientando, assim, a citorredução cirúrgica (Fig. 35-8). Entretanto, a TC não é particularmente confiável na detecção de doença intraperitoneal com menos de 1 a 2 cm de diâmetro. Como consequência, quase invariavelmente, áreas de tumor não detectadas pela TC são identificadas durante a cirurgia. Além disso, a acurácia da TC é baixa para diferenciação entre massa ovariana benigna e tumor maligno nas pacientes em que a doença esteja limitada à pelve. Nesses casos, a ultrassonografia transvaginal é superior.

Em geral, outros exames radiológicos, como ressonância magnética (RM), cintilografia óssea e tomografia por emissão de pósitrons (PET), normalmente acrescentam poucas informações antes da cirurgia.

Paracentese

Presume-se que pacientes com massa pélvica e ascite estejam com câncer de ovário até prova cirúrgica em contrário. Portanto, poucas pacientes requerem paracentese diagnóstica para orientar o tratamento. Além disso, este procedimento em geral é evitado como exame diagnóstico considerando-se os resultados citológicos inespecíficos e a possibilidade de formarem-se metástases na parede abdominal no local de inserção da agulha (Kruitwagen, 1996). Contudo, a paracentese pode estar indicada em pacientes com ascite e *ausência* de massa pélvica.

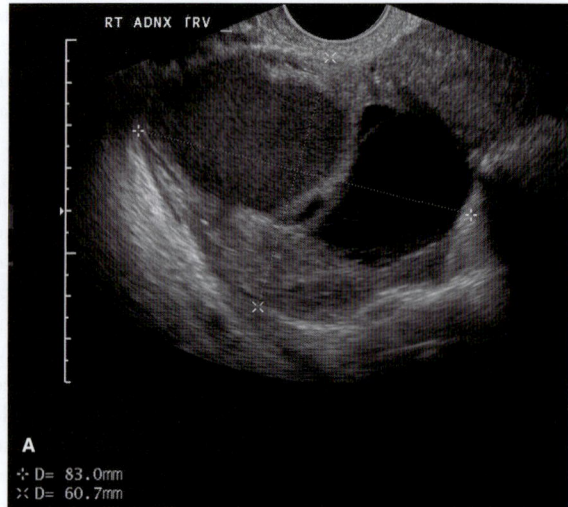
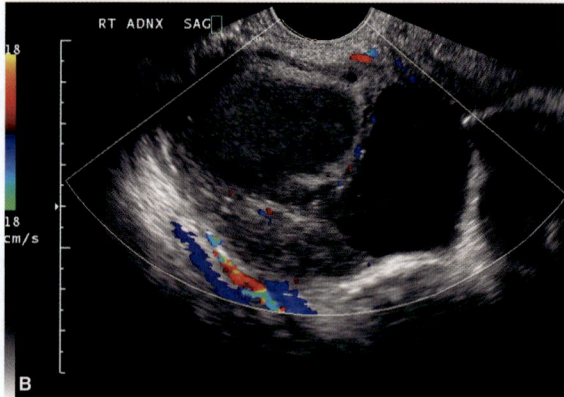
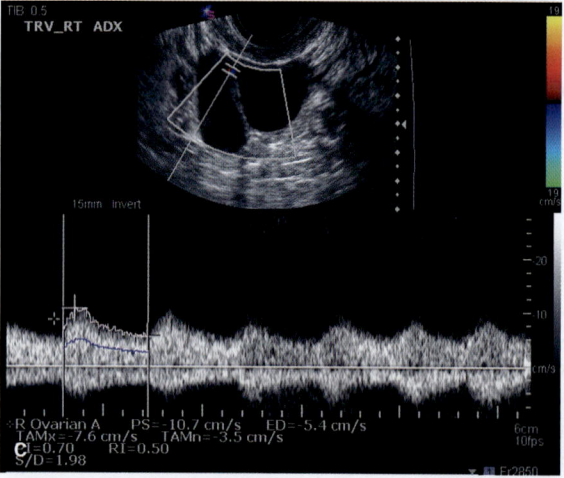

FIGURA 35-7 Imagem ultrassonográfica de cisto ovariano. **A.** A ultrassonografia transvaginal revela uma massa ovariana complexa. Observam-se componentes císticos e sólidos, assim como um septo espesso intracístico. Esses achados aumentam a suspeita clínica de malignidade. **B.** Ultrassonografia transvaginal com Doppler colorido mostrando neovascularização dentro do tumor ovariano. **C.** Estudo com Doppler transvaginal dos vasos de uma massa ovariana revelando redução da impedância. (*Imagens cortesia da Dra. Diane Twicker.*)

O papel do generalista

Com frequência, há bastante dificuldade na distinção entre doença benigna e maligna usando-se as modalidades de diagnóstico existentes atualmente. Todavia, ascite ou evidências de metástases abdominais ou à distância indicam a necessidade de encaminhamento da paciente (American College of Obstetricians and Gynecologists, 2011). Ademais, pacientes pré-menopáusicas com níveis elevados de CA-125 (i.e., > 200 U/mL) ou escore OVA1 ≥ 5,0, e pós-menopáusicas com qualquer elevação no CA-125 ou escore OVA1 ≥ 4,4 têm maior risco.

Idealmente, nas pacientes com massas anexiais suspeitas, a cirurgia deve ser realizada em um hospital na presença de um patologista capacitado a interpretar amostras de congelação intraoperatória. No mínimo, amostras para citologia peritoneal devem ser obtidas quando da entrada no abdome. A massa deve, então, ser removida intacta por meio de incisão que permita o estadiamento completo e a ressecção de possíveis implantes metastáticos (American College of Obstetricians and Gynecologists, 2011).

Se for feito diagnóstico de câncer, deve-se proceder ao estadiamento cirúrgico. Porém, em um estudo com mais de 10.000 mulheres com câncer de ovário, quase metade das que se encontravam em estádio inicial da doença não foram submetidas aos procedimentos cirúrgicos recomendados (Goff, 2006). O cirurgião deve estar preparado para realizar o estadiamento indicado e proceder à citorredução do câncer de ovário, ou deve haver um ginecologista oncologista imediatamente disponível. Com esse tipo de planejamento cuidadoso foi possível obter os melhores resultados cirúrgicos e melhorar as taxas de sobrevida (Earle, 2006; Engelen, 2006; Mercado, 2010). Além disso, as pacientes tratadas em hospitais com maior volume de atendimento tendem a ter resultados melhores, uma vez que mais recursos geralmente estão disponíveis (Bristow, 2010).

Para mulheres com câncer identificado somente durante ou após a cirurgia e sem estadiamento adequado, a conduta irá variar em função das circunstâncias clínicas. As pacientes presumidamente com doença em estádio inicial podem ter o estadiamento feito por via laparoscópica. Aquelas com doença avançada devem ser submetidas a uma segunda laparotomia para citorredução ideal do tumor. Entretanto, quando, na cirurgia inicial, se encontra doença extensiva, há indicação para quimioterapia seguida por laparotomia para obtenção de citorredução tumoral ideal no intervalo.

Em algum momento no período de vigilância pós-operatória muitas pacientes com doença em estádio inicial, e dependendo do diagnóstico, retornarão aos médicos originais. O monitoramento de recidivas em geral é coordenado entre o oncoginecologista e o generalista em ginecologia e obstetrícia, em especial quando não há necessidade de quimioterapia após a cirurgia.

Patologia

Embora o câncer epitelial de ovário com frequência seja considerado como uma entidade única, os diferentes tipos histológicos variam em seu comportamento (Tabela 35-5). Comumente, dois ou mais tipos de células estão mesclados. Dentro de cada tipo histológico, os tumores são classificados como benignos, *borderline* (baixo potencial maligno) ou malignos.

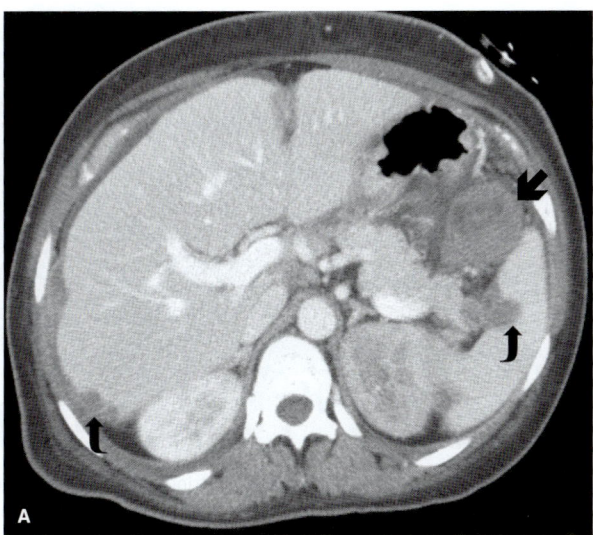 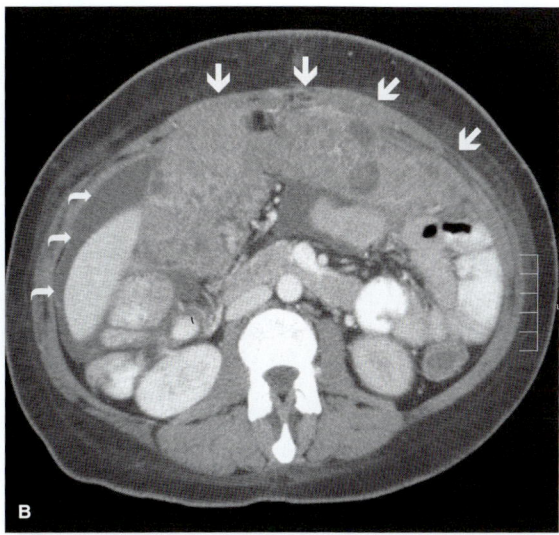

FIGURA 35-8 Tomografia computadorizada de paciente com câncer de ovário. **A**. TC axial na altura de fígado e baço revelando lesões metastáticas no baço e no fígado (*setas curvas*) e lesão volumosa no ligamento esplenorrenal (*seta*). **B**. TC caudal-axial revelando ascite (*setas curvas*) e espessamento evidente de omento (*setas*). (*Imagens cedidas pela Dra. Diane Twickler.*)

Grau histológico

Principalmente no estádio inicial da doença, o grau é um importante fator prognóstico que afeta o plano de tratamento (Morgan, 2011). Infelizmente, não há um sistema de graduação universalmente aceito para o carcinoma ovariano epitelial. Ao contrário, inúmeros sistemas são usados correntemente para a determinação do grau. A maioria tem como base as características arquiteturais e/ou o pleomorfismo nuclear, com ou sem critérios histopatológicos adicionais. Em geral, os tumores são classificados como grau 1 (bem diferenciados), grau 2 (moderadamente diferenciados) e grau 3 (pouco diferenciados) (Pecorelli, 1999).

Tipo histológico

Macroscopicamente, não existem características distintivas entre os tipos de câncer epitelial de ovário. Em geral, cada tipo tem áreas císticas e sólidas de tamanhos variados (Fig. 35-9).

TABELA 35-5 Classificação histológica de carcinoma de ovário da Organização Mundial da Saúde

Adenocarcinoma seroso
Tumores mucinosos
Adenocarcinoma
Pseudomixoma peritoneal
Tumores endometrioides
Adenocarcinoma
Tumor mülleriano misto maligno (carcinossarcoma)
Adenocarcinoma de células claras
Tumores de células transicionais
Tumor maligno de Brenner
Carcinoma de células transicionais
Carcinoma de células escamosas
Carcinoma misto
Carcinoma indiferenciado
Carcinoma de pequenas células

Retirada de Tavassoli, 2003.

Tumores serosos

Adenocarcinoma. Mais de metade de todos os cânceres de ovário epiteliais apresenta histologia serosa. Microscopicamente, as células podem assemelhar-se ao epitélio das tubas uterinas em tumores bem diferenciados ou a células anaplásicas com atipia nuclear grave em tumores pouco diferenciados (Fig. 35-10). Na avaliação de biópsia de congelação, os corpos de psamoma são essencialmente patognomônicos de carcinoma ovariano do tipo seroso. Frequentemente, esses tumores contêm diversos outros tipos de células como componentes menores ($< 10\%$) que podem causar problemas no diagnóstico, mas que não influenciam na evolução (Lee, 2003).

Tumores endometrioides

Adenocarcinoma. Quinze a vinte por cento dos cânceres de ovário epiteliais são adenocarcinomas endometrioides, o segundo tipo histológico mais comum (Fig. 35-11). A menor frequência em geral ocorre em razão de os tumores serosos e endometrioides pouco diferenciados não serem facilmente distinguíveis, sendo frequentemente classificados como serosos. Como consequência, tumores endometrioides bem diferenciados são proporcionalmente mais comuns, o que também pode explicar seu prognóstico em geral relativamente favorável.

Em 15 a 20% dos casos, há coexistência de adenocarcinoma do endométrio. Em geral, esse fato é considerado como sincronia de tumores, mas é difícil excluir a possibilidade de metástase de um local para o outro (Soliman, 2004). Existe a hipótese de que um "efeito de campo" mülleriano possa explicar esses tumores histologicamente semelhantes, de ocorrência independente. Além disso, muitas dessas pacientes apresentam endometriose pélvica.

Tumor mülleriano misto maligno (carcinossarcoma). Esses tumores raros representam menos de 1% dos cânceres de ovário, indicam prognóstico reservado e são histologicamente similares a tumores primários do útero (Rauh-Hain, 2011). Por definição, contêm elementos mesenquimais e epiteliais malignos.

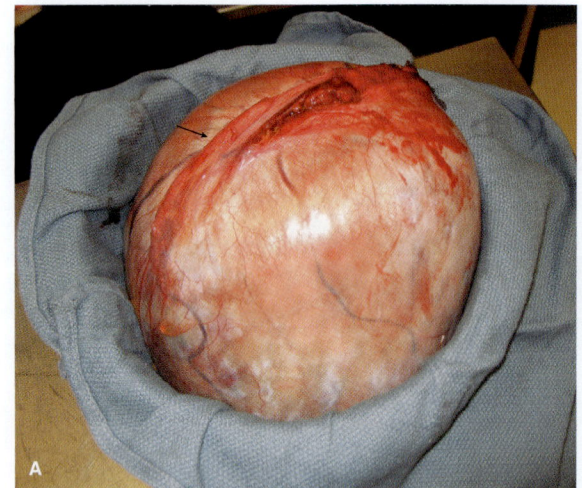

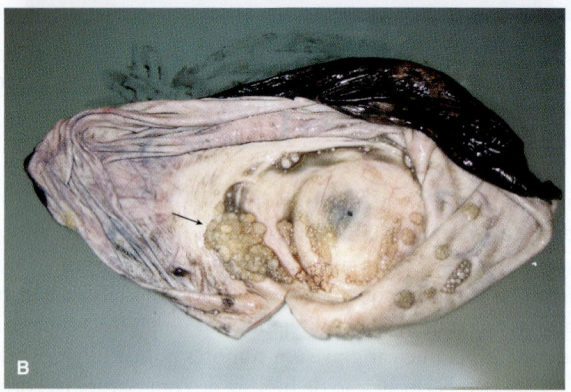

FIGURA 35-9 Imagem macroscópica de um cistoadenofibroma de ovário. **A**. Massa ovariana cística extirpada. Observe as tubas uterinas estiradas sobre a cápsula ovariana (*seta*). **B**. O tumor aberto revela a parede interna do cisto e o crescimento disseminado do tumor papilar (*seta*). (*Fotografias cedidas pelo Dr. David Miller.*)

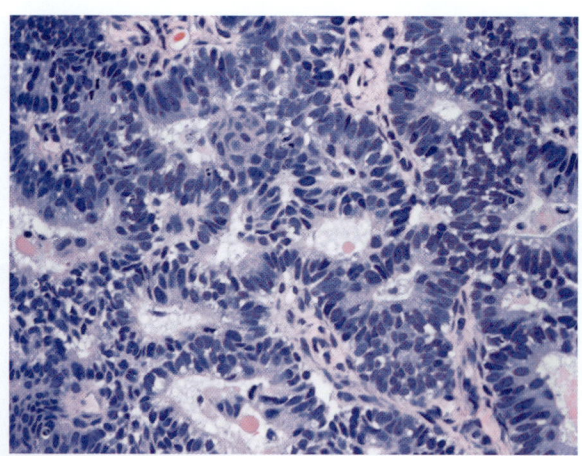

FIGURA 35-11 Adenocarcinoma endometrioide. Os adenocarcinomas endometrioides do ovário são semelhantes a seus congêneres mais comuns com origem no endométrio. Os tumores mais bem diferenciados como este apresentam glândulas que crescem em padrão confluente. Os tumores pouco diferenciados apresentam uma percentagem variável de crescimento sólido e/ou atipia nuclear mais intensa. Assim como seus congêneres endometriais, esses tumores podem apresentar diferenciação escamosa. (*Fotografia cedida pela Dra. Raheela Ashfaq.*)

Tumores mucinosos

Adenocarcinoma. Cinco a dez por cento dos cânceres epiteliais de ovário verdadeiros são adenocarcinomas mucinosos. A frequência em geral é superestimada em razão de não detecção de sítios intestinais primários, como o apêndice ou o colo. Os tumores mucinosos bem diferenciados de ovário assemelham-se bastante a adenocarcinomas secretores de mucina de origem endocervical ou intestinal (Fig. 35-12). Histologicamente, a distinção pode ser impossível sem correlação clínica (Lee, 2003). Os carcinomas mucinosos ovarianos em estádio avançado são raros, tendem a ser resistentes à quimioterapia

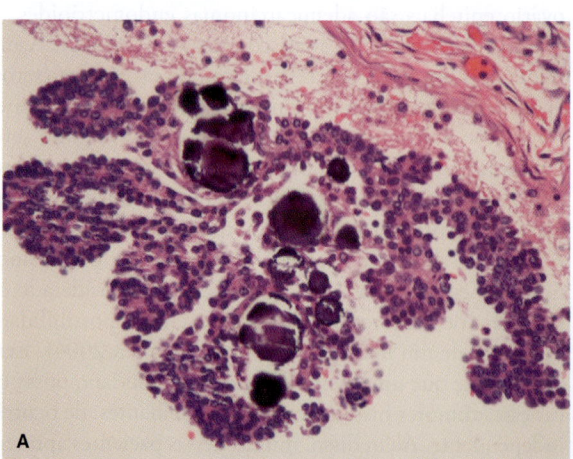

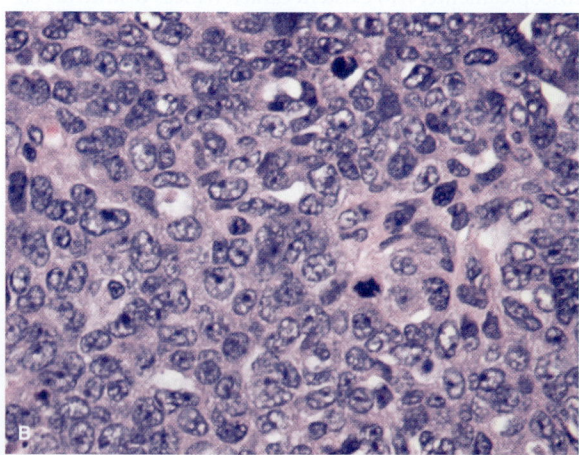

FIGURA 35-10 Carcinoma seroso. Os carcinomas serosos variam quanto ao grau de diferenciação, manifesto pelo grau de atipia e pleomorfismo citológico em sua arquitetura e taxa de mitose. **A**. Neste exemplo de carcinoma seroso relativamente bem diferenciado, células de tipo seroso com atipia nuclear moderada formam papilas que se projetam no espaço cístico. Observam-se numerosos corpos psamoma, que são coleções extracelulares laminares arredondadas de cálcio com coloração eosinofílica escura. **B**. Neste exemplo de carcinoma seroso pouco diferenciado, células moderada a intensamente atípicas formam lâminas, em oposição às glândulas e papilas formadas nos tumores mais bem diferenciados. (*Fotografias cedidas pela Dra. Kelley Carrick.*)

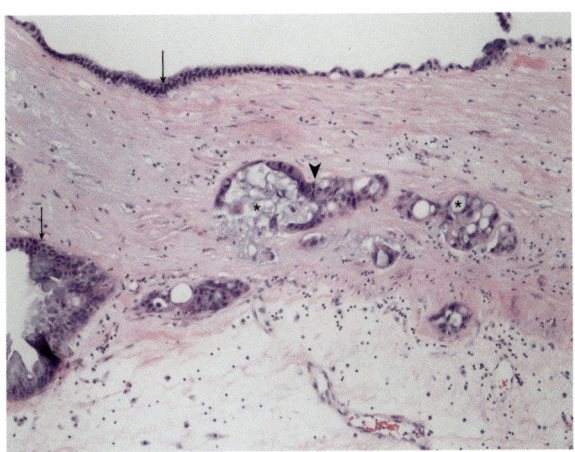

FIGURA 35-12 Adenocarcinoma mucinoso ovariano. Este carcinoma mucinoso surgiu no interior de um cistadenoma mucinoso de 15 cm. Observa-se epitélio mucinoso benigno revestindo os espaços císticos do cistadenoma de fundo (*setas*). Um componente carcinomatoso (*ponta de seta*) invade aleatoriamente o estroma no centro da microfotografia. As células malignas estão organizadas em cachos e em glândulas mal formadas e apresentam mucina intracitoplasmática e intraluminal (*asteriscos*). (*Fotografia cedida pela Dra. Kelley Carrick.*)

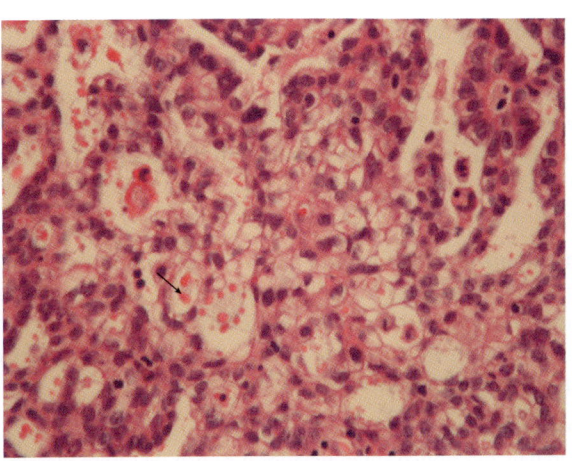

FIGURA 35-13 Carcinoma ovariano de células claras. O adenocarcinoma de células claras é normalmente composto por células com citoplasma eosinofílico claro organizadas em cistos, túbulos, papilas e/ou lâminas. No ovário, o tumor se assemelha a seus congêneres endometriais e do colo uterino/vaginais. Neste exemplo identificam-se os glóbulos hialinos eosinofílicos (*seta*) frequentemente presentes nesse tumor. (*Fotografia cedida pela Dra. Kelley Carrick.*)

com platina e indicam prognóstico significativamente pior em comparação com os tumores serosos (Zaino, 2011).

Pseudomixoma peritoneal. *Pseudomixoma peritoneal* é um termo clínico usado para descrever a descoberta rara de material gelatinoso e mucoso abundante na pelve e na cavidade abdominal, cercado por cápsulas fibrosas finas. Raramente um carcinoma mucinoso de ovário com ascite produz esse quadro, e há evidências a sugerir que tumores mucinosos de ovário associados com pseudomixoma peritoneal sejam quase sempre metastáticos e não primários. Consequentemente, deve-se excluir a possibilidade de haver sítios de origem no apêndice ou em outros locais do intestino (Ronnett, 1997). O tumor primário do apêndice pode ser pequeno se comparado ao(s) tumor(es) de ovário e talvez não seja percebido macroscopicamente. Assim, há indicação de remoção e exame histológico completo do apêndice em todos os casos de pseudomixoma peritoneal.

Se as células epiteliais peritoneais apresentarem aparência benigna ou *borderline*, a condição é denominada *adenomucinose peritoneal disseminada*. Pacientes com esse diagnóstico apresentam curso clínico benigno, prolongado e arrastado (Ronnett, 2001). Quando as células epiteliais peritoneais parecerem malignas, a evolução clínica é invariavelmente fatal.

Adenocarcinoma de células claras. Representando 5 a 10% dos cânceres de ovário epiteliais, os adenocarcinomas de células claras são os mais frequentemente associados à endometriose pélvica. Esses tumores tem aspecto semelhante ao do carcinoma de células claras que se desenvolve esporadicamente em útero, vagina e colo uterino. Normalmente os tumores estão restritos ao ovário e geralmente são curados apenas com tratamento cirúrgico. Entretanto, os 20% dos casos que se apresentam com a doença avançada tendem a ser resistentes à platina e seu prognóstico é mais sombrio do que o da carcinoma seroso (Al-Barrack, 2011).

Microscopicamente, tanto as células claras quanto as células em cabeça de prego (*hobnail*) são características (Fig. 35-13). Nas células claras, o citoplasma evidentemente claro resulta da dissolução de glicogênio à medida que a amostra tecidual é preparada histologicamente. As células em cabeça de prego apresentam núcleos bulbosos projetados para dentro do lúmen cístico, além dos limites citoplasmáticos aparentes da célula (Lee, 2003).

Tumores de células transicionais

Tumor maligno de Brenner. Esses cânceres de ovário raros caracterizam-se pela coexistência de carcinoma de células transicionais pouco diferenciadas e focos intercalados de tumor benigno ou *borderline* de Brenner. Microscopicamente, o componente formado pelas células transicionais tem aspecto semelhante ao de carcinomas originados no trato urinário, com frequência apresentando diferenciação escamosa. Os tumores de Brenner caracterizam-se pela presença de estroma fibroso denso e extremamente abundante, com ninhos de epitélio transicional embutidos (Fig. 9-21, p. 269).

Carcinoma de células transicionais. Representando menos de 5% dos cânceres de ovário, esses tumores caracterizam-se histologicamente por ausência de um componente de Brenner demonstrável. Pacientes com carcinoma de células transicionais apresentam prognóstico menos favorável em relação àquelas com tumores malignos de Brenner, mas mais favorável quando comparadas àquelas com outros tipos histológicos de câncer epitelial de ovário (Gershenson, 1993). Microscopicamente, o carcinoma de células transicionais assemelha-se ao carcinoma primário de bexiga, mas com padrão imunorreativo compatível com origem ovariana (Lee, 2003).

Carcinoma de células escamosas. Raramente os tumores ovarianos podem ser classificados como carcinoma primário de células escamosas. Na realidade, essa é a categoria mais recentemente reconhecida e, em geral, o prognóstico é reservado para a maioria das pacientes com doença avançada (Park, 2010). É mais comum que os carcinomas de células escamosas surjam de teratomas císticos maduros (cistos dermoides), e devem ser classificados como tumores malignos de células germinativas ovarianas (Pins, 1996). Em outros casos, o que ocorre são variantes endometrioides ovarianas com diferenciação escamosa extensa ou, alternativamente, é possível que se trate de metástase de um tumor primário do colo uterino.

Carcinoma misto. Quando mais de 10% de um câncer de ovário apresentam um segundo tipo celular, ele é classificado como tumor misto. Entre as combinações mais comuns estão adenocarcinomas mistos de células claras/endometrioides ou serosos/endometrioides.

Carcinoma indiferenciado. Raramente, os tumores de ovário epiteliais são pouco diferenciados a ponto de serem classificados em qualquer dos tipos müllerianos descritos. Microscopicamente, as células organizam-se em grupos sólidos ou em camadas com numerosas figuras mitóticas e atipia citológica acentuada. Normalmente, há focos de carcinoma mülleriano, em geral seroso, dentro do tumor. De forma geral, carcinomas indiferenciados do ovário têm prognóstico pior se comparados a outros tipos histológicos (Silva, 1991).

Carcinoma de pequenas células. Esses tumores são raros, extremamente malignos e dividem-se em dois subgrupos. A maioria das pacientes tem o *tipo hipercalcêmico*, que normalmente se desenvolve em mulheres jovens entre 20 e 30 anos de idade. Quase a totalidade desses tumores é unilateral, e dois terços estão associados a níveis séricos de cálcio elevados, o que é resolvido após a cirurgia (Young, 1994). O *tipo pulmonar* assemelha-se ao carcinoma pulmonar de pequenas células (*oat cells*) e ocorre em mulheres de mais idade. Metade desses casos é bilateral (Eichhorn, 1992). Em geral, as pacientes com carcinoma de pequenas células morrem em dois anos em razão da progressão rápida da doença.

Carcinoma peritoneal primário

Até 15% dos cânceres de ovário epiteliais "típicos" são, de fato, carcinomas peritoneais primários que parecem surgir *de novo* a partir do revestimento da pelve e do abdome. Em alguns casos, especialmente entre portadoras de mutação do *BRCA1*, ocorre transformação maligna independente simultaneamente em vários pontos do peritônio (Schorge, 1998). No entanto, dados recentes sugerem que aproximadamente a metade dos supostos casos surgem nas fímbrias tubárias.

Clínica e histologicamente, esses tumores são quase indistinguíveis do câncer epitelial de ovário. Contudo, o carcinoma peritoneal primário pode desenvolver-se anos após uma paciente ter se submetido à SOB. Se os ovários ainda estiverem presentes,

TABELA 35-6 Critérios para o diagnóstico de carcinoma peritoneal primário quando há ovários presentes

Ambos os ovários devem ser normais em tamanho ou aumentados em razão de processo benigno
O envolvimento nos pontos extraovarianos deve ser maior que o envolvimento na superfície de cada ovário
O envolvimento ovariano deve ser inexistente, restrito ao epitélio superficial do ovário sem invasão do estroma, ou envolvendo o estroma cortical com tamanho inferior a 5 × 5 mm

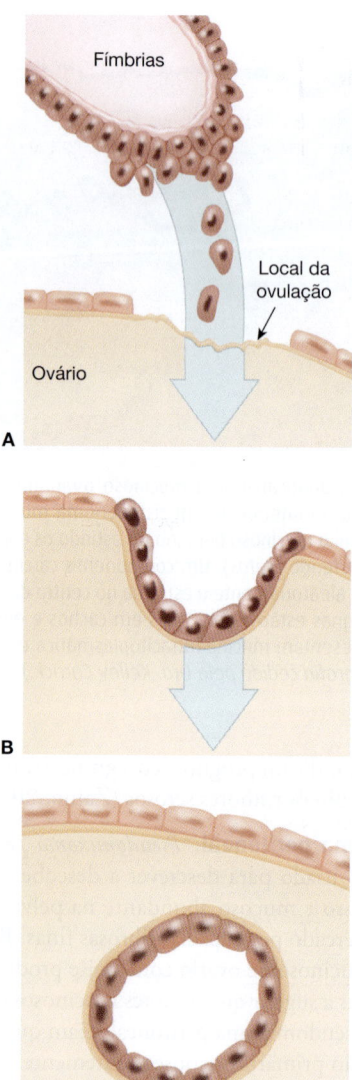

FIGURA 35-14 A. Células epiteliais das fímbrias são liberadas e implantam-se na superfície desnuda do ovário no local da ovulação. **B** e **C.** Subsequentemente, forma-se um cisto de inclusão.

vários critérios são necessários para o diagnóstico (Tabela 35-6). De longe, a variante mais comum é a serosa papilar, mas qualquer dos outros tipos histológicos é possível. Em geral, estadiamento, tratamento e prognóstico do carcinoma peritoneal primário são os mesmos do câncer epitelial de ovário (Mok, 2003). O diagnóstico diferencial inclui principalmente o mesotelioma maligno.

Carcinoma de tuba uterina

Historicamente, dizia-se que esse carcinoma seria mais raro que o câncer epitelial de ovário. Entretanto, recentemente, identificou-se que as fímbrias das tubas uterinas poderiam originar diversos carcinomas serosos de alto grau da pelve que anteriormente se supunha que tivessem origem em ovário ou peritônio (Fig. 35-14) (Levanon, 2008).

Clinicamente, há muitas semelhanças com o câncer epitelial de ovário. Em grande parte, fatores de risco, tipos histo-

TABELA 35-7 Estadiamento do carcinoma de tuba uterina segundo a FIGO

Estádio	Características
I	**Tumor limitado às tubas uterinas**
IA	Tumor limitado a uma das tubas, com extensão até a submucosa e/ou a camada muscular, mas sem penetrar na serosa; sem ascite
IB	Tumor limitado às duas tubas, com extensão até a submucosa e/ou a camada muscular, mas sem penetrar na serosa; sem ascite
IC	Tumor em estádio IA ou IB, mas com extensão atravessando ou atingindo a serosa, ou com ascite contendo células malignas, ou com lavado peritoneal positivo
II	**Tumor envolvendo uma ou ambas as tubas uterinas com extensão para a pelve**
IIA	Extensão e/ou metástase para útero e/ou ovários
IIB	Extensão para outros tecidos da pelve
IIC	Tumor em estádio IIA ou IIB, mas com ascite contendo células malignas, ou com lavado peritoneal positivo
III	**Tumor envolvendo uma ou ambas as tubas uterinas, com implantes peritoneais fora da pelve e/ou linfonodos regionais positivos. Metástase hepática superficial corresponde a estádio III. O tumor parece restrito à pelve verdadeira, mas há extensão maligna histologicamente comprovada para intestino delgado ou omento**
IIIA	Tumor macroscopicamente restrito à pelve verdadeira, com linfonodos negativos, mas com confirmação histológica de implantes microscópicos em superfície peritoneal abdominal
IIIB	Tumor envolvendo uma ou ambas as tubas, com confirmação histológica de implantes em superfície peritoneal abdominal, nenhum com mais de 2 cm de diâmetro. Linfonodos negativos
IIIC	Implantes abdominais com > 2 cm de diâmetro e/ou linfonodos retroperitoneais ou inguinais positivos
IV	**Tumor envolvendo uma ou ambas as tubas uterinas com metástase à distância. Se houver derrame pleural, há necessidade de citologia positiva para classificação no estádio IV. Metástases hepáticas parenquimatosas correspondem a estádio IV**

FIGO = Federação Internacional de Ginecologia e Obstetrícia.

lógicos, estadiamento cirúrgico, padrão de disseminação, tratamento e prognóstico são semelhantes (Tabela 35-7). Para ser considerado um carcinoma primário de tuba uterina, o tumor deve localizar-se macroscopicamente dentro da tuba ou em sua extremidade fimbriada. Além disso, o útero e o ovário não devem conter carcinomas, ou, se contiverem, as lesões devem ser claramente diferentes daquela identificada na tuba uterina (Alvarado-Cabrero, 2003).

Tumores secundários

Tumores malignos que produzem metástases para o ovário são quase invariavelmente bilaterais. O termo *tumor de Krukenberg* refere-se a um adenocarcinoma mucinoso metastático dos ovários, caracterizado por células em anel de sinete, que normalmente se desenvolve a partir de tumores primários do trato intestinal, em especial do estômago (Fig. 35-15). Metástases ovarianas com frequência representam um estádio tardio disseminado da doença, no qual outras metástases com disseminação hematogênica também são encontradas (Prat, 2003).

Padrões de disseminação

Em geral, cânceres de ovário epiteliais produzem metástases predominantemente por *esfoliação*. Células malignas são inicialmente liberadas na cavidade peritoneal quando o tumor penetra a superfície da cápsula ovariana. Seguindo a circulação normal do líquido peritoneal, implantes podem então se desenvolver em qualquer ponto no abdome. Uma característica peculiar do câncer de ovário é que os tumores metastáticos em geral não se infiltram em órgãos viscerais, mas ocorrem como implantes superficiais. Consequentemente, é possível realizar citorredução agressiva com morbidade razoável.

Considerando sua vascularização acentuada, o omento é o local mais frequente para disseminação da doença e em geral é extensivamente envolvido (Fig. 35-16). Nódulos com frequência também estão presentes na superfície interna do hemidiafragma direito e na serosa do intestino delgado, mas todas as superfícies intraperitoneais podem ser afetadas.

A *disseminação linfática* é a outra forma de disseminação primária. As células malignas podem disseminar-se via canais que acompanham o suprimento sanguíneo ao ovário ao longo do ligamento infundibulopélvico, terminando nos linfonodos para-aórticos na altura dos vasos renais. Outros vasos linfáticos passam lateralmente através do ligamento largo e paramétrio em direção às cadeias dos linfonodos ilíacos externos, obturadores e ilíacos internos. Raramente, as metástases também

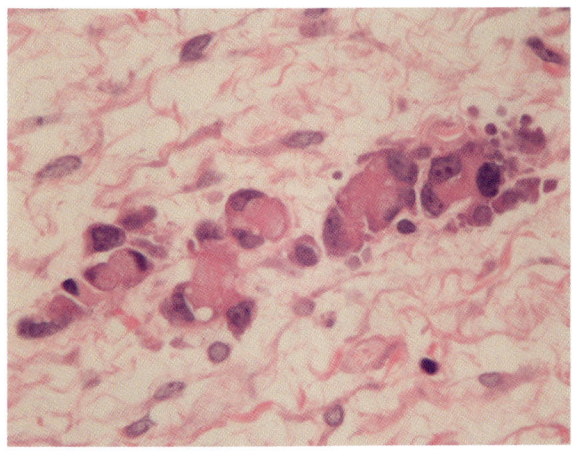

FIGURA 35-15 Tumor de Krukenberg. Este adenocarcinoma metastático pouco diferenciado caracteriza-se por células dispostas isoladamente com um glóbulo intracitoplasmático de mucina que desloca o núcleo para a periferia, produzindo citomorfologia em aspecto de anel de sinete. *(Fotografia cedida pela Dra. Raheela Ashfaq.)*

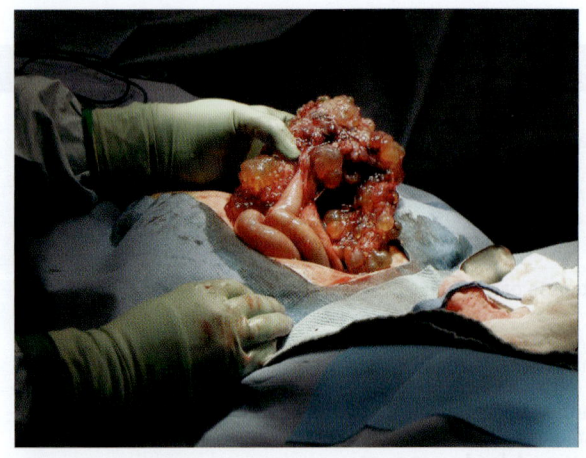

FIGURA 35-16 Espessamento de omento (*caking*) causado por invasão tumoral.

podem acompanhar o ligamento redondo em direção aos linfonodos inguinais (Lee, 2003).

A *extensão direta* de câncer de ovário em razão de aumento progressivo pode resultar em um tumor confluente envolvendo o peritônio pélvico e estruturas adjacentes, incluindo útero, retossigmoide e tubas uterinas. Em geral, esse quadro está associado à enduração significativa dos tecidos adjacentes.

Em estádios avançados, vários litros de ascite podem estar presentes. Geralmente, acredita-se que isso ocorra em razão da produção aumentada do líquido carcinomatoso ou à redução da eliminação por obstrução dos canais linfáticos. De forma similar, se o tumor atingir o outro lado do diafragma, é possível haver derrame pleural maligno.

A *disseminação hematogênica* é atípica. Na maioria dos casos, metástases para fígado ou parênquima pulmonar, cérebro ou rins são observadas em pacientes com recidiva, mas não ao diagnóstico inicial.

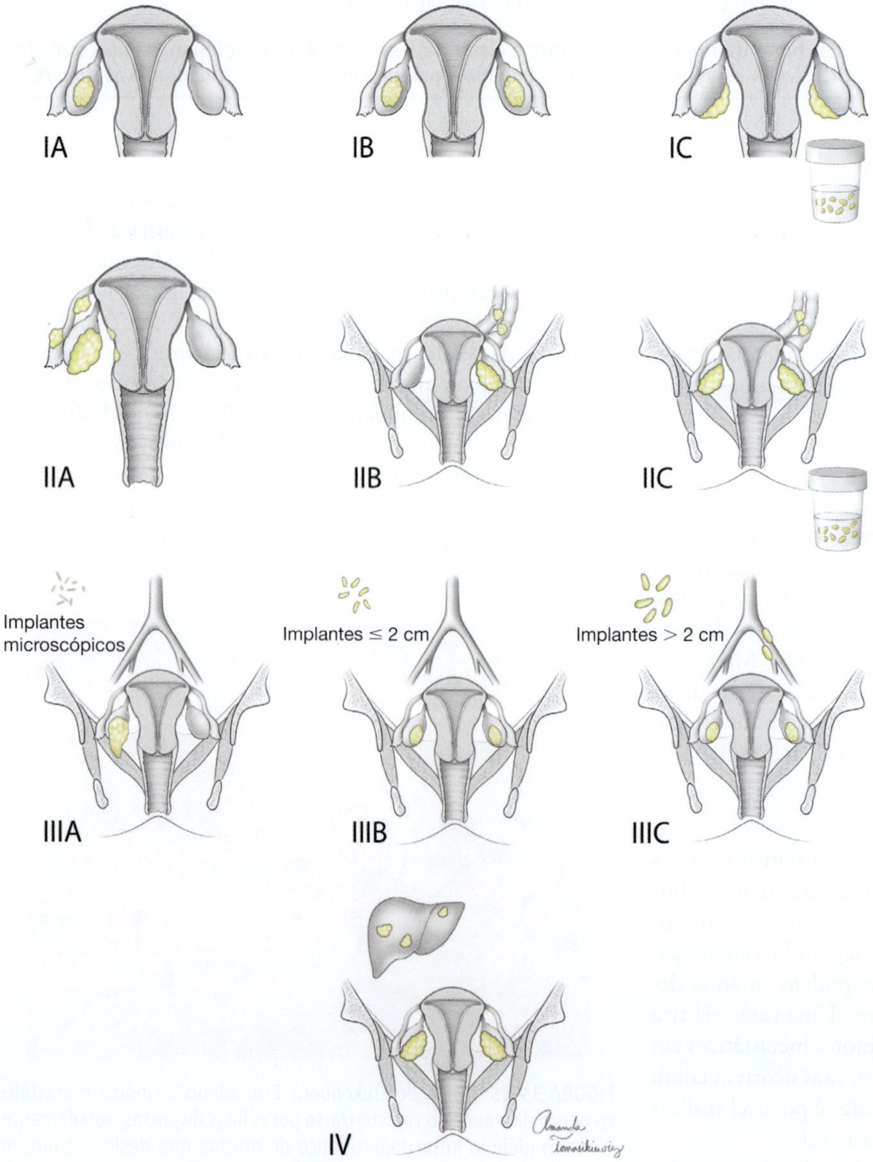

Estadiamento

O estadiamento do câncer de ovário é cirúrgico e realizado com base nos achados antes de remoção e citorredução do tumor (Fig. 35-17). Os estádios da Federação Internacional de Ginecologia e Obstetrícia (FIGO) refletem os padrões típicos de disseminação do câncer de ovário (Tabela 35-8). Mesmo quando o tumor clinicamente parecer confinado ao ovário, em muitos casos são encontradas metástases. Portanto, o estadiamento cirúrgico preciso é crucial para direcionar o tratamento. Aproximadamente um terço das pacientes apresenta doença com estadiamento cirúrgico em estádio I ou II (Tabela 35-9).

Tratamento do câncer de ovário em estádio inicial

Estadiamento cirúrgico

Quando o câncer clinicamente parece estar restrito ao ovário, deve-se proceder à remoção cirúrgica com estadiamento abrangente.

Normalmente, a incisão abdominal deve ser adequada para identificar e remover qualquer doença que possa ter passado despercebida nos exames físico e de imagem. A cirurgia inicia-se com aspiração do líquido ascítico ou com coleta de lavado peritoneal, seguidas por visuali-

FIGURA 35-17 Estadiamento da FIGO para câncer de ovário.

TABELA 35-8 Estadiamento da FIGO câncer de ovário

Estádio	Características
I	**Tumor limitado aos ovários**
IA	Tumor limitado a um ovário; sem ascite contendo células malignas. Nenhum tumor em superfície externa; cápsula intacta
IB	Tumor limitado a ambos os ovários; sem ascite contendo células malignas. Nenhum tumor em superfície externa; cápsula intacta
IC[a]	Tumor no estádio IA ou IB, mas com doença na superfície de um ou ambos os ovários; ou com ruptura capsular; ou com ascite contendo células malignas, ou com lavados peritoneais positivos
II	**Tumor envolvendo um ou ambos os ovários com extensão à pelve**
IIA	Extensão e/ou metástases para o útero e/ou tubas uterinas
IIB	Extensão a outros tecidos pélvicos
IIC[a]	Tumor no estádio IIA ou IIB, mas com doença na superfície de um ou ambos os ovários; ou com ruptura capsular; ou com ascite contendo células malignas, ou com lavados peritoneais positivos
III	**Tumor envolvendo um ou ambos os ovários com implantes peritoneais fora da pelve confirmados histologicamente e/ou linfonodos regionais positivos. Metástase superficial no fígado equivale a estádio III. Tumor limitado à pelve verdadeira, mas com extensão histologicamente comprovada da doença a intestino delgado ou omento**
IIIA	Tumor macroscopicamente limitado à pelve verdadeira com linfonodos negativos, mas com implantes microscópicos histologicamente confirmados em superfícies peritoneais do abdome, ou extensão histologicamente comprovada a intestino delgado ou mesentério
IIIB	Tumor em um ou ambos os ovários com implantes confirmados, metástase peritoneais para superfícies peritoneais abdominais, nenhuma delas com mais de 2 cm de diâmetro; linfonodos negativos
IIIC	Metástases peritoneais além da pelve com > 2 cm de diâmetro e/ou linfonodos regionais positivos
IV	**Tumor envolvendo um ou ambos os ovários com metástase à distância. Se houver derrame pleural, deve haver citologia positiva para que o caso seja classificado no estádio IV. Metástase em parênquima hepático equivale a estádio IV**

[a]Para avaliar o impacto sobre o prognóstico dos diferentes critérios para alocar os casos nos estádios IC ou IIC, seria importante saber se a ruptura da cápsula foi espontânea ou causada pelo cirurgião; e se as células malignas detectadas vieram de lavados peritoneais ou de líquido ascítico.
FIGO = Federação Internacional de Ginecologia e Obstetrícia.

zação e palpação de todas as superfícies peritoneais. Seguem-se histerectomia extrafascial e SOB. Na ausência de doença extraovariana macroscópica, o omento infracólico deve ser retirado ou, no mínimo, submetido à biópsia (Seção 44-16, p. 1.313). Adicionalmente, obtêm-se amostras aleatórias ou raspados para exame, idealmente próximos do diafragma (Timmers, 2010). A etapa mais importante para o prognóstico, a linfadenectomia para-aórtica infrarrenal, também é realizada (Seções 44-11 e 44-14, p. 1.296) (Chan, 2007; Cress, 2011; Whitney, 2011).

O estadiamento laparoscópico é particularmente valioso como tratamento primário em mulheres com câncer de ovário aparentemente no estádio I. Alternativamente, as pacientes não submetidas ao estadiamento podem ter o procedimento realizado via laparoscopia. Em geral, com o estadiamento laparoscópico, todos os procedimentos necessários podem ser realizados com segurança (Chi, 2005). Os principais benefícios são menor tempo de hospitalização e recuperação mais rápida (Tozzi, 2004). Contudo, a avaliação dos linfonodos talvez seja inferior e a exploração do abdome é inevitavelmente limitada.

Um terço das pacientes aparentemente com doença limitada ao ovário terão o estádio revisto para cima com o estadiamento cirúrgico e necessitarão de quimioterapia pós-operatória. Naquelas com carcinoma epitelial ovariano graus 1 ou 2 em estádio IA ou IB, considera-se apropriado manter observação sem qualquer tratamento complementar além da cirurgia (Young, 1990).

Tratamento com preservação da fertilidade

Aproximadamente 10% dos casos de câncer epitelial de ovário se desenvolvem em mulheres com menos de 40 anos. Em casos selecionados, a cirurgia com preservação da fertilidade pode ser uma opção se a doença parecer confinada a um dos ovários.

Embora muitas pacientes serão reclassificadas para estádio superior como resultado dos achados cirúrgicos, aquelas finalmente consideradas em estádio I apresentam excelente sobrevida em longo prazo com anexectomia unilateral. Em alguns casos, talvez haja necessidade de quimioterapia pós-operatória, mas em geral as pacientes mantêm sua capacidade de concepção e de levar a termo a gravidez (Schilder, 2002).

Quimioterapia adjuvante

Como assinalado, as pacientes no estádio IA ou IB, com graus 1 e 2 são adequadamente tratadas apenas com cirurgia. Entretanto, as pacientes com câncer epitelial de ovário de grau

TABELA 35-9 Distribuição do câncer epitelial de ovário de acordo com o estadiamento da FIGO (n = 4.825 pacientes)

Estádio da FIGO	Percentagem
I	28
II	8
III	50
IV	13

FIGO = Federação Internacional de Ginecologia e Obstetrícia.
Dados de Heintz, 2006.

3, nos estádios IA ou IIB, e todas as pacientes nos estádios IC e II devem ser tratadas com três a seis ciclos de quimioterapia com carboplatina e paclitaxel (Morgan, 2011; Trimbos, 2003). Em um estudo de fase III do Gynecologic Oncology Group (GOG) (protocolo 157), mulheres com doença em estádio inicial foram aleatoriamente alocadas para três ou seis ciclos desta combinação. De forma geral, o tratamento com três ciclos resultou em taxa de recidiva semelhante àquela observada com seis ciclos, mas com menor toxicidade (Bell, 2006). Contudo, no subgrupo de pacientes com tumores serosos, o tratamento em seis ciclos reduziu o risco de recidiva (Chan, 2010a).

Não obstante a quimioterapia, mais de 20% das mulheres com doença em estádio inicial evoluem com recidiva nos cinco anos seguintes, sugerindo a necessidade de uma estratégia de tratamento mais adequada. Em resposta, o GOG conduziu um ensaio randomizado de fase III avaliando o tratamento pós-operatório com carboplatina e paclitaxel seguido de observação ou paclitaxel semanalmente durante 24 semanas (protocolo 175). Infelizmente, não se observou qualquer benefício com a manutenção de paclitaxel nas pacientes em estádio inicial (Mannel, 2011).

Monitoramento

Após o término do tratamento, pacientes com câncer de ovário em estádio inicial podem ser acompanhadas a cada dois ou quatro meses nos dois primeiros anos, duas vezes ao ano por mais três anos e, então, anualmente. Em cada consulta, devem ser realizados exames pélvico e físico completos. Além disso, há indicação de dosagem de CA-125 caso seus valores fossem inicialmente elevados (Morgan, 2011).

Entretanto, em um ensaio multicêntrico europeu, avaliou-se a utilidade da dosagem de CA-125 para monitoramento de câncer de ovário após o tratamento primário. O estudo demonstrou que as mulheres com recidiva de câncer de ovário não viveram mais com o início mais precoce da quimioterapia com base em aumento no nível de CA-125, em comparação com aquelas que iniciaram o tratamento após o surgimento de sintomas. O grupo monitorado com dosagens de CA-125 recebeu cinco meses mais de quimioterapia, e as mulheres que foram diagnosticadas e tratada em função de evidências clínicas de recorrência da doença tiveram índices melhores de qualidade de vida (Rustin, 2010).

Independentemente da suspeita decorrer de exame físico, elevação na dosagem de CA-125 ou surgimento de novos sintomas, a doença recorrente também pode ser identificada com a ajuda de exames de imagem. Entre as modalidades disponíveis, a TC é inicialmente a mais útil para localizar doença pélvica recorrente ou metastática.

Tratamento do câncer de ovário em estádio avançado

Aproximadamente dois terços das pacientes apresentarão a doença nos estádios III-IV. Assim, a terapia multimodal é particularmente importante para que se obtenham os melhores resultados (Earle, 2006). Idealmente, deve-se proceder inicialmente à citorredução cirúrgica para a retirada de toda a doença macroscópica, seguida por seis ciclos de quimioterapia à base de platina. Contudo, algumas mulheres não serão candidatas apropriadas à cirurgia primária em razão de seu estado clínico, e outras apresentarão tumores inoperáveis. Além disso, em um ensaio randomizado, conduzido recentemente na Europa, concluiu-se que com o tratamento inicial com quimioterapia seguido por citorredução após um intervalo, é possível obter resultados equivalentes (Vergote, 2010). Para efetivamente ponderar todos os fatores clínicos, cada paciente deve ser avaliada individualmente antes da escolha da estratégia de tratamento.

Cirurgia citorredutora primária

Doença residual. Desde que Griffiths sugeriu, em seu relatório inicial em 1975, a importância da citorredução, seu valor tem sido amplamente reconhecido. Inúmeros estudos retrospectivos subsequentes corroboram a aparente vantagem na sobrevida de mulheres com câncer de ovário avançado se, com a citorredução, for possível obter doença residual com menos de 2 cm. Especificamente, 2 cm de doença residual representa o resultado cirúrgico no qual nenhuma das múltiplas áreas remanescentes do tumor mede individualmente mais de 2 cm. Melhoras adicionais crescentes na sobrevida foram demonstradas se a doença residual for menor que 1,5 cm, 1,0 cm ou 0,5 cm. As maiores taxas de sobrevida foram relatadas nos casos em que não havia doença residual ao final da cirurgia (Chi, 2006). Por definição, para que se considere a paciente com "citorredução ótima", ela deve apresentar doença residual com menos de 1 cm.

Há várias razões que explicam por que a ressecção de implantes de câncer de ovário parece prolongar a sobrevida. Primeiro, a cirurgia remove grandes volumes de clones de células tumorais quimiorresistentes. Segundo, a remoção de massas necróticas melhora a distribuição de medicamentos às células bem vascularizadas remanescentes. Terceiro, pequenos implantes tumorais residuais devem ter crescimento mais rápido e, portanto, são mais suscetíveis à quimioterapia. Quarto, a redução do número de células cancerosas resulta em menos ciclos de quimioterapia e reduz a probabilidade de quimiorresistência. Finalmente, a remoção do tumor volumoso potencialmente fortalece o sistema imune.

Se alguma dessas supostas vantagens da citorredução é de fato clinicamente relevante é motivo de debate (Covens, 2000). No entanto, considerando-se os possíveis benefícios, a citorredução cirúrgica primária em geral é realizada sempre que clinicamente possível. Como o objetivo é a ressecção máxima do câncer de ovário e de toda doença metastática, a cirurgia laparoscópica ou robótica tem papel limitado (Magrina, 2011; Nezhat, 2010). Normalmente, há necessidade de diversos procedimentos para se obter doença residual mínima, como descrito subsequentemente.

Abordagem cirúrgica à cirurgia citorredutora. Em geral, recomenda-se incisão vertical para permitir acesso a todo o abdome. Pacientes com doença em estádio avançado não necessitam de lavados peritoneais ou avaliação citológica do líquido, mas frequentemente há necessidade de retirar vários litros de líquido ascítico para facilitar o acesso. A seguir, o abdome é meticulosamente explorado para determinar rapidamente a viabilidade de citorredução ótima. É preferível realizar um procedimento cirúrgico limitado, em vez de citorredução ampla, caso seja evidente que serão deixados tumores com mais de 2 cm. Se histerectomia e SOB não forem possíveis, devem ser realizadas biópsia do ovário e coleta de amostras do endométrio por meio de procedimento de dilatação e curetagem, para confirmar que o câncer é primário de ovário e excluir a possibilidade de carcinoma seroso papilar uterino metastático. Todavia, se a ressecção do tumor for possível, a cirurgia deve ser iniciada com o procedimento menos complicado.

Com frequência, a omentectomia infracólica pode ser realizada e estendida facilmente (ou seja, supracólica), se necessário, para englobar a doença. Pode-se então realizar biópsia de congelação para confirmar o diagnóstico de câncer epitelial de ovário. A seguir, a pelve é avaliada. Em geral, histerectomia abdominal extrafascial tipo I e SOB são suficientes. Contudo, quando o tumor é confluente ou tiver invadido o retossigmoide, talvez haja necessidade de ressecção em bloco, ressecção anterior baixa, ou exenteração pélvica posterior modificada. Essas e outras cirurgias mencionadas nesta seção serão descritas e ilustradas no Cap. 44 (p. 1.259).

Pacientes com nódulos tumorais abdominais com menos de 2 cm (aparentemente em estádio IIIB) devem ser submetidas à biópsia bilateral dos linfonodos para-aórticos e pélvicos para que se obtenha o estadiamento cirúrgico mais acurado. Em pacientes com doença em estádio IV e naquelas com nódulos tumorais abdominais com pelo menos 2 cm de tamanho (já em estádio IIIC), a dissecção linfonodal não é obrigatória (Whitney, 2011). Contudo, caso não seja realizada, uma percentagem significativa de pacientes terá doença macroscópica não identificada (Eisenkop, 2001). Assim, nos casos de câncer de ovário avançado, a realização sistemática de linfadenectomia parece beneficiar principalmente as pacientes com citorredução intraperitoneal total (du Bois, 2010; Panici, 2005). Para citorredução de excelência talvez haja necessidade de diversos outros procedimentos radicais, incluindo esplenectomia, ressecção/extração de diafragma e resseção de intestino grosso ou delgado (Aletti, 2006; McCann, 2011). Os centros com maior experiência nessas técnicas cirúrgicas agressivas relatam maiores taxas de doença residual mínima que correspondem a melhores resultados (Aletti, 2009; Chi, 2009a; Wimberger, 2007). Para fins diagnósticos, considerando que se trata de localização frequente da doença, é comum realizar apendicectomia (Timofeev, 2010).

Quimioterapia neoadjuvante e cirurgia citorredutora de intervalo

Muitas pacientes inicialmente não são submetidas à citorredução cirúrgica (Everett, 2006). Em alguns casos, os exames de imagem indicam tumores inoperáveis. Outras pacientes podem estar clinicamente muito comprometidas, talvez não tenham sido acompanhadas inicialmente por oncoginecologista ou podem apresentar doença residual "subótima" de grande volume não obstante a tentativa de citorredução. Nessas circunstâncias, uma opção seria proceder a três ou quatro ciclos de quimioterapia para diminuir o tumor, antes de tentativa de cirurgia citorredutora "de intervalo".

A quimioterapia neoadjuvante seguida de procedimento após intervalo foi associada a menor morbidade perioperatória, maiores taxas de citorredução ótima e sobrevida semelhante, mas nunca foi comparada diretamente com citorredução primária (Hou, 2007; Kang, 2009). Contudo, Vergote e colaboradores (2010) recentemente publicaram resultados de um ensaio randomizado de fase III com 634 pacientes portadoras de câncer epitelial de ovário em estádio IIIC ou IV, muitas das quais apresentavam doença volumosa em abdome superior. Nesse estudo, a quimioterapia neoadjuvante *não foi inferior* à cirurgia de citorredução primária. Como menos da metade das pacientes submetidas à cirurgia primária tiveram procedimento citorredutora considerado ótimo, as taxas de sobrevida foram comparáveis àquelas observadas em outros ensaios avaliando o tratamento quimioterápico em pacientes com doença residual de grande volume (Ozols, 2003). É interessante observar, a variável com mais força estatística para predizer sobrevida global foi ressecção total de todos os tumores macroscópicos, seja realizada como tratamento primário ou após três ciclos de quimioterapia (Vergote, 2010).

Assim, os benefícios da citorredução de intervalo ocorreram principalmente em pacientes com doença inoperável muito avançada ou naquelas que não tenham tido tratamento cirúrgico máximo por oncoginecologista (Rose, 2004; Tangjitgamol, 2009; van der Burg, 1995).

Quimioterapia adjuvante

O câncer de ovário avançado é considerado relativamente sensível a agentes citotóxicos. Em razão dos recentes avanços na identificação de fármacos ativos, a sobrevida das pacientes tem aumentado ao longo das duas últimas décadas. Apesar de tais melhorias, menos de 20% daquelas com indicação de quimioterapia serão curadas. Em grande parte, isso ocorre em razão de células tumorais quimiorresistentes clinicamente ocultas.

Quimioterapia endovenosa. A quimioterapia com platina é a base do tratamento sistêmico da maior parte dos cânceres epiteliais de ovário, embora esquemas alternativos estejam sendo estudados para tratamento dos carcinomas de células claras e mucinoso em estádio avançado, em razão de sua conhecida resistência. Em dois grandes ensaios com grupos colaborativos (protocolo 158 do GOG e protocolo OVAR-3 do Arbeitsgemeinschaft Gynäkologische Onkologie [AGO]), a combinação de carboplatina e paclitaxel foi mais fácil de administrar, demonstrou eficácia semelhante e menor toxicidade (du Bois, 2003; Ozols, 2003). Consequentemente, o esquema intravenoso (IV) mais usado nos Estados Unidos é aquele composto por seis ciclos de carboplatina e paclitaxel. Se forem necessários ciclos adicionais para que se obtenha remissão clínica, provavelmente há quimiorresistência tumoral relativa que, em geral, leva à recidiva mais rápida. Na Europa, a carboplatina com frequência é usada como agente único com base em dois grandes ensaios de fase III do International Collaborative Ovarian Neoplasm Group (ICON), que não detectou vantagem em termos de sobrevida para a quimioterapia combinada (The ICON Collaborators, 1998; The ICON Group, 2002).

Embora a combinação de carboplatina e paclitaxel seja indubitavelmente efetiva, outras modificações foram estudadas. Por exemplo, postulou-se a adição de um terceiro agente citotóxico. Infelizmente, nenhum dos esquemas experimentais se mostrou superior na comparação com o grupo controle (Bookman.2009). Recentemente, demonstrou-se que com a adição do agente biológico bevacizumabe à quimioterapia primária, seguida por terapia de manutenção, obteve-se apenas aumento discreto na sobrevida livre da doença (protocolo GOG 218 e ICON-7). Finalmente, com a administração de paclitaxel em esquema de dose semanal densa talvez se obtenham algumas vantagens ao custo de toxicidade adicional (Katsumata, 2009). O GOG atualmente está conduzindo uma ensaio de fase III definitivo comparando dose densa de paclitaxel mais carboplatina, contra paclitaxel mais carboplatina a cada três semanas. Ademais, as pacientes com citorredução subótima de ambos os grupos estão sendo tratadas com bevacizumabe opcional (protocolo 262).

Quimioterapia intraperitoneal. Em janeiro de 2006, o National Cancer Institute publicou uma rara declaração clínica estimulando o uso de quimioterapia intraperitoneal (IP). Este fato coincidiu com a publicação de resultados de um estudo de fase III do GOG (protocolo 172) relativo à citorredução ótima em pacientes com câncer de ovário em estádio III, aleatoriamente alocadas à quimioterapia endovenosa ou à combinação IV/IP com paclitaxel e cisplatina (Tabela 35-10). A sobrevida global média foi de 66 meses no grupo IV/IP, comparada aos 50 meses do grupo de tratamento endovenoso (Armstrong, 2006). Comparativamente, a sobrevida em ambos os grupos excedeu por larga margem a das pacientes tratadas no ensaio Vergote (sobrevida média de 29 a 30 meses), descrita na página 871 (Vergote, 2010). Apesar desse aumento impressionante na sobrevida, muitos clínicos ainda consideram a quimioterapia IP um tratamento experimental (Gore, 2006).

As vantagens teóricas da quimioterapia IP são impressionantes. Em geral, o câncer de ovário dissemina-se principalmente na superfície peritoneal. Em pacientes pós-operatórias com doença residual mínima, uma dose muito maior de quimioterapia pode ser alcançada no local do tumor com a administração direta dentro do abdome (Alberts, 1996; Markman, 2001).

Obviamente, nem todas as mulheres com câncer de ovário avançado são candidatas apropriadas à quimioterapia IP. Pacientes em estádio IV e aquelas com doença residual de grande volume têm menor probabilidade de serem beneficiadas. Além disso, com a terapia IP, a toxicidade em geral é maior, problemas relacionados ao cateter são frequentes e a vantagem real para sobrevida ainda é controversa (Walker, 2006). De qualquer modo, o consenso corrente é de que a terapia IP certamente deve ser considerada em tumores em estádio III de pequeno volume com citorredução ótima (Morgan, 2011). Contudo, a escolha em relação à aplicação ou não da quimioterapia IP deve ser feita, em última análise, por uma paciente informada (Alberts, 2006).

À luz da declaração clínica do National Cancer Institute e do debate que suscitou, atualmente novos esquemas de quimioterapia IP estão sendo testados. Em um ensaio randomizado de fase III em andamento do GOG (protocolo 252) está-se comparando: (1) paclitaxel em dose densa e carboplatina IV, (2) paclitaxel em dose densa e carboplatina IP, e (3) um esquema de cisplatina IP modificado a partir do protocolo GOG 172. Todos os grupos estão sendo tratados concomitantemente com bevacizumabe e recebem dose de manutenção do mesmo bevacizumabe. Espera-se que esses dados irão moldar as aplicações futuras das terapias IP para câncer de ovário.

Tratamento de pacientes em remissão

Na maioria das mulheres com câncer de ovário em estádio avançado, a combinação de cirurgia e quimioterapia à base de platina resulta em remissão clínica (exame normal, níveis de CA-125 normais e TC normal). Contudo, até 80% apresentarão recidiva e morrerão em razão da progressão da doença. Níveis de CA-125 mais baixos (ou seja, valores de um dígito) em geral estão associados a número menor de recidivas e maior sobrevida (Juretzca, 2007). Considerando-se que a maioria das pacientes em remissão apresentará células residuais clinicamente ocultas e resistentes à medicação, há várias opções a considerar. Infelizmente, não há evidência de que qualquer intervenção seja benéfica.

Monitoramento Após o término do tratamento, as pacientes devem ser acompanhadas regularmente com exame físico e dosagem de CA-125, como na doença em estádio inicial. Para o monitoramento de pacientes com câncer de ovário avançado, exames de imagem podem ser indicados com maior frequência. Em geral, os médicos devem manter maior grau de suspeição em relação a recidivas.

Cirurgia de revisão. O "padrão-ouro" para a identificação de doença residual é a laparotomia de *revisão (second-look)*. Em geral, as principais indicações são avaliação da totalidade da resposta e ressecção de tumor residual.

A verdadeira cirurgia de revisão é formada por várias etapas. Primeiro, líquido ascítico ou lavados citológicos devem ser coletados a menos que um tumor comprovado por biópsia tenha sido descoberto. Segundo, toda a superfície peritoneal deve ser examinada visualmente, incluindo inspeção direta do diafragma, para auxiliar na remoção de quaisquer nódulos, aderências ou tumores suspeitos. Terceiro, na ausência de doença macroscópica, biópsias de rotina devem ser realizadas nas superfícies peritoneais e no omento residual. Finalmente, amostras dos linfonodos pélvicos e para-aórticos devem ser colhidas a menos que esse procedimento já tenha sido realizado inicialmente sem que nada tenha sido encontrado (Whitney, 2011). A laparoscopia de revisão é uma alternativa aceitável e de menor morbidade para pacientes selecionadas (Husain, 2001; Littell, 2006).

Por inúmeras razões, contudo, nenhum tipo de cirurgia de revisão é realizado rotineiramente. Embora estudos não randomizados ocasionalmente tenham relatado vantagem clínica na identificação de pacientes com doença residual, dois ensaios multicêntricos randomizados realizados na Europa avaliando a laparotomia de revisão não demonstraram benefício para a sobrevida (Luesley, 1988; Nicoletto, 1997). Além disso, em uma comparação não randomizada recente com pacientes de um

TABELA 35-10 Regime de quimioterapia intraperitoneal para câncer de ovário

Dia 1	Paclitaxel 135 mg/m^2, IV, durante 24 h
Dia 2	Cisplatina 100 mg/m^2, intraperitoneal
Dia 8	Paclitaxel 60 mg/m^2, intraperitoneal

Retirada de Armstrong, 2006.

ensaio anterior do GOG que haviam sido submetidas à cirurgia de revisão, não foi encontrada associação entre *second-look* e a aumento da sobrevida (Greer, 2005).

Em resumo, a laparotomia de *second-look* serve principalmente como um desfecho precoce útil para avaliar a efetividade de tratamentos dentro de um protocolo experimental. De outra forma, nenhum estudo clínico prospectivo demonstrou qualquer vantagem em termos de sobrevida. A cirurgia de *second-look* certamente tem valor prognóstico, uma vez que um procedimento que não revela recorrência da doença está associado à taxa de sobrevida mais alta. Em resumo, a morbidade adicional e os custos devem ser ponderados contra os benefícios esperados para cada paciente (American College of Obstetricians and Gynecologists, 1995).

Quimioterapia de manutenção. Há poucas evidências que comprovem qualquer vantagem com tratamento adicional em mulheres que tenham alcançado remissão clínica após seis ciclos de quimioterapia à base de platina. Não obstante, em razão do conhecido alto índice de recorrência, vários agentes têm sido testados como terapia de manutenção, também denominada *terapia de consolidação*, em estudos não randomizados.

Observou-se que o uso de 12 ciclos mensais de paclitaxel foi capaz de estender em sete meses a sobrevida livre da doença quando comparado com apenas três ciclos de tratamento. É interessante observar que esse benefício aparentemente foi limitado principalmente a pacientes com os níveis mais baixos de CA-125 e, presumivelmente, as menores cargas tumorais ao serem incluídas no estudo (Markman, 2006). Além disso, a toxicidade acumulada, principalmente neuropática, foi substancial e resultou em redução frequente das doses. Infelizmente, o ensaio não demonstrou aumento da sobrevida das pacientes que receberam terapia de manutenção por tempo prolongado (Markman, 2003, 2009)

Para determinar se doses menores de paclitaxel ou CT2103 podem, de fato, reduzir a taxa de mortalidade em comparação com nenhuma terapia de manutenção, o GOG está atualmente conduzindo um ensaio de fase III com mulheres portadoras de câncer avançado de ovário que obtiveram remissão clínica após quimioterapia-padrão com base em platina (protocolo 212). O bevacizumabe também está sendo estudado como medicamento para terapia de manutenção em vários ensaios de fase III em andamento.

Radioterapia. Nos Estados Unidos, pacientes em remissão após a terapia primária raramente são tratadas com radioterapia abdominal total, uma vez que não há benefícios comprovados e há receio quanto à toxicidade excessiva, como a enterite induzida por radiação (Sorbe, 2003)*. Entretanto, a efetividade em longo prazo dessa estratégia de consolidação é comparável àquela obtida em mulheres tratadas com outras modalidades. Como resultado, essa modalidade pode ser considerada para pacientes selecionadas com doença microscópica detectada durante a cirurgia de *second-look* (Morgan, 2011). Em geral, essa prática é muito mais comum na Europa (Petit, 2007).

---

* N. de R.T. No Brasil, a radioterapia no tratamento da câncer de ovário não é mais realizada.

TABELA 35-11 Taxa de sobrevida em cinco anos para câncer epitelial de ovário

Estádio	Sobrevida em cinco anos (%)
Localizado (restrito ao sítio primário)	92
Regional (disseminação aos linfonodos regionais)	72
Distante (câncer com metástase)	27
Desconhecido (sem estadiamento)	22

Retirada de National Cancer Institute, 2011c

Fatores prognósticos

A taxa de sobrevida global em cinco anos de todos os estádios do câncer epitelial de ovário é 45%, muito abaixo do câncer de útero (84%) ou de colo uterino (73%) (National Cancer Institute, 2011c). As taxas de sobrevida dependem muito de haver ou não metástase (Tabela 35-11), espelhando o estadiamento da FIGO. Outros fatores prognósticos estão descritos na Tabela 35-12. Curiosamente, as portadoras de mutação nos genes *BRCA* têm melhor prognóstico, principalmente em razão de maior sensibilidade à platina (Cass, 2003; Lacour, 2011). Contudo, mesmo com fatores prognósticos favoráveis e a apesar das inovações recentes, a maioria das pacientes finalmente sofre recidiva.

Tratamento do câncer de ovário recorrente

A elevação gradual dos níveis de CA-125 em geral é o primeiro sinal de recidiva. O tamoxifeno com frequência é administrado quando esta elevação for a única evidência "bioquímica" de progressão da doença considerando que apresenta alguma atividade no tratamento de doença recorrente com de toxicidade mínima (Hurteau, 2010). Alternativamente, pode-se oferecer às pacientes sua inclusão em ensaios clínicos, iniciar quimioterapia citotóxica ou aguardar o surgimento de sintomas clínicos. Sem tratamento, a recorrência será clinicamente evidente em dois a seis meses. Quase invariavelmente, o tumor estará localizado em algum ponto no abdome.

Mulheres que apresentam progressão da doença durante a quimioterapia primária são classificadas como tendo tumores platinorrefratários. Aquelas que apresentam recidivas nos seis meses seguintes apresentam câncer de ovário platinorresistente (Natio-

TABELA 35-12 Fatores prognósticos favoráveis mais importantes para câncer de ovário

Idade decrescente
Boa performance
Tipo celular diferente de tumor de células claras e mucinoso
Tumor bem diferenciado
Volume menor do tumor anteriormente à ressecção cirúrgica
Ausência de ascite
Tumor residual menor após cirurgia de citorredução primária

Retirada de National Cancer Institute, 2011c.

nal Cancer Institute, 2011c). Em geral, pacientes em qualquer dessas categorias têm prognóstico reservado, e a quimioterapia paliativa não baseada em platina é efetivamente a única opção. A participação em um ensaio clínico experimental deve, sempre que possível, ser oferecida. De outra forma, as taxas de resposta normalmente variam entre 5 a 15% com o uso de agentes citotóxicos convencionais, como o paclitaxel, a doxorrubicina lipossomal peguilada, o docetaxel, a topotecana ou a gencitabina.

Mulheres com recidivas mais de 6 a 12 meses após o término da terapia primária são consideradas *sensíveis à platina*. Essas pacientes, em particular aquelas em remissão prolongada além de 18, 24 ou 36 meses, têm o maior número de opções potenciais (Morgan, 2011). É interessante observar que, embora as pacientes com câncer de ovário primário em estádio inicial tenham prognóstico global mais favorável, a sobrevida em caso de recidiva é comparável com a daquelas que inicialmente apresentaram doença em estádio avançado (Chan, 2010b).

Cirurgia citorredutora secundária

Embora a seleção de pacientes seja de certa forma arbitrária, as melhores candidatas à cirurgia citorredutora secundária apresentam: (1) doença sensível à platina, (2) intervalo prolongado livre de doença, (3) um único local de recorrência e (4) ausência de ascite (Chi, 2006). Para que se obtenha benefício máximo em termos de sobrevida, a citorredução deve resultar em doença residual mínima (Harter, 2006; Schorge, 2010b). No entanto, aproximadamente metade das pacientes será submetida à exploração cirúrgica sem que este objetivo seja atingido.

O benefício global dessa abordagem para a sobrevida está sendo estudado em um ensaio de fase III do GOG (protocolo 213). Nesse ensaio foram randomizadas candidatas à cirurgia com recidiva de doença sensível à platina para serem ou não submetidas à citorredução secundária, seguida por carboplatina e paclitaxel, com ou sem bevacizumabe adicional. Das pacientes admitidas na pesquisa, apenas 15 a 20% foram até o momento consideradas candidatas à cirurgia.

Quimioterapia de resgate

Independentemente de as pacientes serem submetidas à cirurgia adicional, o retratamento com algum fármaco à base de platina é a melhor escolha para pacientes com câncer de ovário recorrente sensíveis à platina. A combinação de carboplatina e paclitaxel ou gencitabina mostrou-se superior ao uso isolado de carboplatina (Parmar, 2003; Pfisterer, 2006). Além disso, em um ensaio randomizado de fase III, a nova combinação de carboplatina e doxorrubicina lipossomal peguilada mostrou-se superior à carboplatina mais paclitaxel (Pujade-Lauraine, 2010). Contudo, o uso desses fármacos sequencialmente como agentes únicos talvez seja igualmente bem-sucedido e menos tóxico (National Cancer Institute, 2011c). Topotecana e docetaxel são outros agentes comumente usados. Recentemente, o bevacizumabe também demonstrou atividade promissora (Burger, 2007; Cannistra, 2007).

Qualquer que seja o regime inicialmente selecionado, deve-se proceder à reavaliação após dois ou três ciclos de quimioterapia para determinar o benefício clínico (Morgan, 2011). Normalmente a resposta na dosagem de CA-125 com ou sem confirmação de redução do tumor por TC é suficiente para manter o tratamento. As pacientes não responsivas devem ser tratadas com um regime diferente que talvez seja mais eficaz.

A escolha da quimioterapia tem como base as taxas globais de resposta para todas as variantes histológicas do câncer epitelial de ovário. Pareceria plausível que a orientação terapêutica individualizada para cada paciente fosse mais efetiva que a seleção empírica de um fármaco. O teste de quimiossensibilidade *in vitro* ocasionalmente é usado com esse objetivo. Em princípio, diferentes fármacos são testados contra o tumor da paciente, e o agente quimioterápico que produzir a melhor resposta provavelmente apresentaria os melhores resultados. Infelizmente, essa abordagem não tem eficácia clínica comprovada (Morgan, 2011).

Tratamento paliativo do câncer de ovário em estádio terminal

Durante o tratamento, é comum haver episódios intermitentes de obstrução parcial dos intestinos delgado e grosso. Contudo, em determinado momento, as pacientes com doença recorrente apresentarão sintomas de agravamento que justifiquem uma reavaliação da estratégia de tratamento.

Obstrução intestinal não resolvida com sucção nasogástrica pode ser tratada de duas formas distintas. Com frequência, a paciente pode optar por uma abordagem mais agressiva com intervenção cirúrgica, início de nutrição parenteral total (NPT) e quimioterapia contínua. Colostomia, ileostomia ou derivação *(bypass)* frequentemente aliviam os sintomas (Chi, 2009b). Infelizmente, algumas vezes é impossível obter resultados cirúrgicos satisfatórios em razão de diversos locais de obstrução parcial ou total. Além disso, uma paliação bem-sucedida raramente é obtida quando o tempo de trânsito intestinal é prolongado por carcinomatose peritoneal difusa ou quando a anatomia requer um *bypass* que resulte em síndrome do intestino curto (National Cancer Institute, 2011c). Além disso, a recuperação com frequência é complicada por fístula enterocutânea, reobstrução ou outro evento patológico (Pothuri, 2004). Para algumas pacientes, a melhor abordagem para o tratamento de obstrução intestinal refratária pode ser o uso de um tubo de gastrostomia paliativa, hidratação endovenosa e internação domiciliar. A decisão final sobre como proceder deve ser tomada após uma discussão franca. Entre os tópicos a serem discutidos estão as opções de tratamento, a história natural do câncer de ovário progressivo e a possibilidade real de resposta adicional resultante de uma terapia diferente.

Outro cenário comum é a paciente com líquido ascítico sintomático e que se acumula rapidamente. Esse quadro pode ser aliviado com paracenteses repetidas ou com a colocação de um cateter peritoneal de demora (Pleurx). De forma semelhante, um derrame pleural maligno refratário em geral pode ser tratado por meio de toracocentese, pleurodese ou instalação de cateter pleural permanente.

Embora esses e outros procedimentos possam ser apropriados em pacientes selecionadas, a incapacidade de deter a progressão da doença deve ser reconhecida. Além disso, qualquer intervenção tem o potencial de resultar em alguma complicação fatal inesperada. De forma geral, os procedimentos paliativos são usados de maneira menos agressiva quando incorporados a um plano de tratamento. Por exemplo, em uma mulher com doença estável e função renal normal, a compressão ureteral induzida por tumor e hidronefrose não requer necessariamente a colocação de *stent* ou de tubo de nefrostomia.

Todas as pacientes merecem uma abordagem positiva, otimista e honesta no tratamento da doença progressiva sem cura. Com frequência há expectativas irreais sobre os benefícios da quimioterapia paliativa, mas emocionalmente talvez seja preferível à ideia de desistir (Doyle, 2001). Não há substitutos à confiança mútua na relação médico-paciente no momento das decisões com o objetivo de melhorar a qualidade de vida de mulheres com câncer de ovário em estádio terminal.

REFERÊNCIAS

Al-Barrak J, Santos JL, Tinker A, et al: Exploring palliative treatment outcomes in women with advanced or recurrent ovarian clear cell carcinoma. Gynecol Oncol 122(1):107, 2011

Alberts DS, Liu PY, Hannigan EV, et al: Intraperitoneal cisplatin plus intravenous cyclophosphamide versus intravenous cisplatin plus intravenous cyclophosphamide for stage III ovarian cancer. N Engl J Med 335:1950, 1996

Alberts DS, Markman M, Muggia F, et al: Proceedings of a GOG workshop on intraperitoneal therapy for ovarian cancers. Gynecol Oncol 103(3):738, 2006

Aletti GD, Dowdy SC, Gostout BS, et al: Quality improvement in the surgical approach to advanced ovarian cancer: the Mayo Clinic experience. J Am Coll Surg 208:614, 2009

Aletti GD, Dowdy SC, Podratz KC, et al: Surgical treatment of diaphragm disease correlates with improved survival in optimally debulked advanced stage ovarian cancer. Gynecol Oncol 100:283, 2006

Alvarado-Cabrero I, Cheung A, Caduff R: Tumours of the fallopian tube and uterine ligaments [Tumours of the fallopian tube]. In Tavassoli FA, Devilee P (eds): World Health Organization Classification of Tumours. Geneva, WHO, 2003, p 206

American College of Obstetricians and Gynecologists: Hereditary breast and ovarian cancer syndrome. Practice Bulletin No. 103, April 2009

American College of Obstetricians and Gynecologists: Prophylactic oophorectomy. Practice Bulletin No. 7, September 1999

American College of Obstetricians and Gynecologists: The role of the generalist obstetrician-gynecologist in the early detection of ovarian cancer. Committee Opinion No. 477, March 2011

American College of Obstetricians and Gynecologists: Second-look laparotomy for epithelial ovarian cancer. Committee Opinion No. 165, December 1995

Armstrong DK, Bundy B, Wenzel L, et al: Intraperitoneal cisplatin and paclitaxel in ovarian cancer. N Engl J Med 354:34, 2006

Barnhill DR, Kurman RJ, Brady MF, et al: Preliminary analysis of the behavior of stage I ovarian serous tumors of low malignant potential: a Gynecologic Oncology Group study. J Clin Oncol 13:2752, 1995

Beiner ME, Finch A, Rosen B, et al: The risk of endometrial cancer in women with *BRCA1* and *BRCA2* mutations: a prospective study. Gynecol Oncol 104(1):7, 2007

Bell J, Brady MF, Young RC, et al: Randomized phase III trial of three versus six cycles of adjuvant carboplatin and paclitaxel in early stage epithelial ovarian carcinoma: a Gynecologic Oncology Group study. Gynecol Oncol 102:432, 2006

Bookman MA, Brady MF, McGuire WP, et al: Evaluation of new platinum-based treatment regimens in advanced-stage ovarian cancer: a phase III trial of the Gynecologic Cancer Intergroup. J Clin Oncol 27:1419, 2009

Bristow RE, Palis BE, Chi DS, et al: The National Cancer Database report on advanced-stage epithelial ovarian cancer: impact of hospital surgical case volume on overall survival and surgical treatment paradigm. Gynecol Oncol 118:262, 2010

Buller RE, Lallas TA, Shahin MS, et al: The *p53* mutational spectrum associated with *BRCA1* mutant ovarian cancer. Clin Cancer Res 7:831, 2001

Burger RA, Sill MW, Monk BJ, et al: Phase II trial of bevacizumab in persistent or recurrent epithelial ovarian cancer or primary peritoneal cancer: a Gynecologic Oncology Group study. J Clin Oncol 25:5165, 2007

Buttin BM, Herzog TJ, Powell MA, et al: Epithelial ovarian tumors of low malignant potential: the role of microinvasion. Obstet Gynecol 99:11, 2002

Buys SS, Partridge E, Black A, et al: Effect of screening on ovarian cancer mortality: the Prostate, Lung, Colorectal and Ovarian (PLCO) Cancer Screening Randomized Controlled Trial. JAMA 305(22):2295, 2011

Buys SS, Partridge E, Greene MH, et al: Ovarian cancer screening in the Prostate, Lung, Colorectal and Ovarian (PLCO) cancer screening trial: findings from the initial screen of a randomized trial. Am J Obstet Gynecol 193:1630, 2005

Callahan MJ, Crum CP, Medeiros F, et al: Primary fallopian tube malignancies in BRCA-positive women undergoing surgery for ovarian cancer risk reduction. J Clin Oncol 25:3985, 2007

Cannistra SA, Matulonis UA, Penson RT, et al: Phase II study of bevacizumab in patients with platinum-resistant ovarian cancer or peritoneal serous cancer. J Clin Oncol 25:5180, 2007

Carlson JW, Miron A, Jarboe EA, et al: Serous tubal intraepithelial carcinoma: its potential role in primary peritoneal serous carcinoma and serous cancer prevention. J Clin Oncol 26:4160, 2008

Cass I, Baldwin RL, Varkey T, et al: Improved survival in women with *BRCA*-associated ovarian carcinoma. Cancer 97:2187, 2003

Chan JK, Munro EG, Cheung MK, et al: Association of lymphadenectomy and survival in stage I ovarian cancer patients. Obstet Gynecol 109:12, 2007

Chan JK, Tian C, Fleming GF, et al: The potential benefit of 6 vs. 3 cycles of chemotherapy in subsets of women with early-stage high-risk epithelial ovarian cancer: an exploratory analysis of a Gynecologic Oncology Group study. Gynecol Oncol 116:301, 2010a

Chan JK, Tian C, Teoh D, et al: Survival after recurrence in early-stage high-risk epithelial ovarian cancer: a Gynecologic Oncology Group study. Gynecol Oncol 116:307, 2010b

Chen S, Iversen ES, Friebel T, et al: Characterization of *BRCA1* and *BRCA2* mutations in a large United States sample. J Clin Oncol 24:863, 2006

Chi DS, Abu-Rustum NR, Sonoda Y, et al: The safety and efficacy of laparoscopic surgical staging of apparent stage I ovarian and fallopian tube cancers. Am J Obstet Gynecol 192:1614, 2005

Chi DS, Eisenhauer EL, Zivanovic O, et al: Improved progression-free and overall survival in advanced ovarian cancer as a result of a change in surgical paradigm. Gynecol Oncol 114:26, 2009a

Chi DS, McCaughty K, Diaz JP, et al: Guidelines and selection criteria for secondary cytoreductive surgery in patients with recurrent, platinum-sensitive epithelial ovarian carcinoma. Cancer 106:1933, 2006

Chi DS, Phaeton R, Miner TJ, et al: A prospective outcomes analysis of palliative procedures performed for malignant intestinal obstruction due to recurrent ovarian cancer. Oncologist 14:835, 2009b

Covens AL: A critique of surgical cytoreduction in advanced ovarian cancer. Gynecol Oncol 78:269, 2000

Cramer DW, Bast RC Jr, Berg CD, et al: Ovarian cancer biomarker performance in prostate, lung, colorectal, and ovarian cancer screening trial specimens. Cancer Prev Res 4:65, 2011

Cress RD, Bauer K, O'Malley CD, et al: Surgical staging of early stage epithelial ovarian cancer: results from the CDC-NPCR ovarian patterns of care study. Gynecol Oncol 121:94, 2011

Deng CX: *BRCA1*: cell cycle checkpoint, genetic instability, DNA damage response and cancer evolution. Nucleic Acids Res 34:1416, 2006

Doyle C, Crump M, Pintilie M, et al: Does palliative chemotherapy palliate? Evaluation of expectations, outcomes, and costs in women receiving chemotherapy for advanced ovarian cancer. J Clin Oncol 19:1266, 2001

du Bois A, Luck HJ, Meier W, et al: A randomized clinical trial of cisplatin/paclitaxel versus carboplatin/paclitaxel as first-line treatment of ovarian cancer. J Natl Cancer Inst 95:1320, 2003

du Bois A, Reuss A, Harter P, et al: Potential role of lymphadenectomy in advanced ovarian cancer: a combined exploratory analysis of three prospectively randomized phase III multicenter trials. J Clin Oncol 28:1733, 2010

Earle CC, Schrag D, Neville BA, et al: Effect of surgeon specialty on processes of care and outcomes for ovarian cancer patients. J Natl Cancer Inst 98:172, 2006

Eichhorn JH, Young RH, Scully RE: Primary ovarian small cell carcinoma of pulmonary type: a clinicopathologic, immunohistologic, and flow cytometric analysis of 11 cases. Am J Surg Pathol 16:926, 1992

Eisenkop SM, Spirtos NM: The clinical significance of occult macroscopically positive retroperitoneal nodes in patients with epithelial ovarian cancer. Gynecol Oncol 82:143, 2001

Engelen MJ, Kos HE, Willemse PH, et al: Surgery by consultant gynecologic oncologists improves survival in patients with ovarian carcinoma. Cancer 106:589, 2006

Euhus DM, Smith KC, Robinson L, et al: Pretest prediction of *BRCA1* or *BRCA2* mutation by risk counselors and the computer model BRCAPRO. J Natl Cancer Inst 94:844, 2002

Everett EN, French AE, Stone RL, et al: Initial chemotherapy followed by surgical cytoreduction for the treatment of stage III/IV epithelial ovarian cancer. Am J Obstet Gynecol 195:568, 2006

Gershenson DM, Silva EG, Mitchell MF, et al: Transitional cell carcinoma of the ovary: a matched control study of advanced-stage patients treated with cisplatin-based chemotherapy. Am J Obstet Gynecol 168:1178, 1993

Gertig DM, Hunter DJ, Cramer DW, et al: Prospective study of talc use and ovarian cancer. J Natl Cancer Inst 92:249, 2000

Goff BA, Mandel L, Muntz HG, et al: Ovarian carcinoma diagnosis. Cancer 89:2068, 2000

Goff BA, Mandel LS, Melancon CH, et al: Frequency of symptoms of ovarian cancer in women presenting to primary care clinics. JAMA 291:2705, 2004

Goff BA, Matthews BJ, Wynn M, et al: Ovarian cancer: patterns of surgical care across the United States. Gynecol Oncol 103:383, 2006

Gomez-Garcia EB, Ambergen T, Blok MJ, et al: Patients with an unclassified genetic variant in the BRCA1 or BRCA2 genes show different clinical features from those with a mutation. J Clin Oncol 23:2185, 2005

Goodman MT, Howe HL, Tung KH, et al: Incidence of ovarian cancer by race and ethnicity in the United States, 1992–1997. Cancer 97:2676, 2003

Gore M, du BA, Vergote I: Intraperitoneal chemotherapy in ovarian cancer remains experimental. J Clin Oncol 24:4528, 2006

Greene MH, Piedmonte M, Alberts D, et al: A prospective study of risk-reducing salpingo-oophorectomy and longitudinal CA-125 screening among women at increased genetic risk of ovarian cancer: design and baseline characteristics: a Gynecologic Oncology Group study. Cancer Epidemiol Biomarkers Prev 17:594, 2008

Greer BE, Bundy BN, Ozols RF, et al: Implications of second-look laparotomy in the context of optimally resected stage III ovarian cancer: a non-randomized comparison using an explanatory analysis. A Gynecologic Oncology Group study. Gynecol Oncol 99:71, 2005

Griffiths CT: Surgical resection of tumor bulk in the primary treatment of ovarian carcinoma. Natl Cancer Inst Monogr 42:101, 1975

Hankinson SE, Hunter DJ, Colditz GA, et al: Tubal ligation, hysterectomy, and risk of ovarian cancer: a prospective study. JAMA 270:2813, 1993

Harter P, Bois A, Hahmann M, et al: Surgery in recurrent ovarian cancer: the Arbeitsgemeinschaft Gynaekologische Onkologie (AGO) DESKTOP OVAR Trial. Ann Surg Oncol 13:1702, 2006

Heintz APM, Odicino F, Maisonneuve P, et al: Carcinoma of the ovary. In FIGO annual report on the results of treatment in gynaecological cancer. Int J Obstet Gynecol 95(Suppl 1):S161, 2006

Hinkula M, Pukkala E, Kyyronen P, et al: Incidence of ovarian cancer of grand multiparous women: a population-based study in Finland. Gynecol Oncol 103:207, 2006

Hou JY, Kelly MG, Yu H, et al: Neoadjuvant chemotherapy lessens surgical morbidity in advanced ovarian cancer and leads to improved survival in stage IV disease. Gynecol Oncol 105:211, 2007

Houck K, Nikrui N, Duska L, et al: Borderline tumors of the ovary: correlation of frozen and permanent histopathologic diagnosis. Obstet Gynecol 95:839, 2000

Hurteau JA, Brady MF, Darcy KM, et al: Randomized phase III trial of tamoxifen versus thalidomide in women with biochemical-recurrent-only epithelial ovarian, fallopian tube or primary peritoneal carcinoma after a complete response to first-line platinum/taxane chemotherapy with an evaluation of serum vascular endothelial growth factor (VEGF): a Gynecologic Oncology Group study. Gynecol Oncol 119:444, 2010

Husain A, Chi DS, Prasad M, et al: The role of laparoscopy in second-look evaluations for ovarian cancer. Gynecol Oncol 80:44, 2001

Huusom LD, Frederiksen K, Hogdall EV, et al: Association of reproductive factors, oral contraceptive use and selected lifestyle factors with the risk of ovarian borderline tumors: a Danish case-control study. Cancer Causes Control 17:821, 2006

Im SS, Gordon AN, Buttin BM, et al: Validation of referral guidelines for women with pelvic masses. Obstet Gynecol 105:35, 2005

International Collaboration of Epidemiological Studies of Cervical Cancer: Comparison of risk factors for invasive squamous cell carcinoma and adenocarcinoma of the cervix: collaborative reanalysis of individual data on 8,097 women with squamous cell carcinoma and 1,374 women with adenocarcinoma from 12 epidemiological studies. Int J Cancer 120:885, 2006

International Collaboration of Epidemiological Studies of Cervical Cancer, Appleby P, Beral V, et al: Cervical cancer and hormonal contraceptives: collaborative reanalysis of individual data for 16,573 women with cervical cancer and 35,509 women without cervical cancer from 24 epidemiological studies. Lancet 370(9599):1609, 2007

James PA, Doherty R, Harris M, et al: Optimal selection of individuals for BRCA mutation testing: a comparison of available methods. J Clin Oncol 24:707, 2006

Jemal A, Bray F, Center MM, et al: Global cancer statistics. CA Cancer J Clin 61:69, 2011

Juretzka MM, Barakat RR, Chi DS, et al: CA-125 level as a predictor of progression-free survival and overall survival in ovarian cancer patients with surgically defined disease status prior to the initiation of intraperitoneal consolidation therapy. Gynecol Oncol 104(1):176, 2007

Kang S, Nam BH: Does neoadjuvant chemotherapy increase optimal cytoreduction rate in advanced ovarian cancer? Meta-analysis of 21 studies. Ann Surg Oncol 16:2315, 2009

Katsumata N, Yasuda M, Takahashi F, et al: Dose-dense paclitaxel once a week in combination with carboplatin every 3 weeks for advanced ovarian cancer: a phase 3, open-label, randomized controlled trial. Lancet 374:1331, 2009

Kauff ND, Satagopan JM, Robson ME, et al: Risk-reducing salpingo-oophorectomy in women with a BRCA1 or BRCA2 mutation. N Engl J Med 346:1609, 2002

Kiani F, Knutsen S, Singh P, et al: Dietary risk factors for ovarian cancer: the Adventist Health Study (United States). Cancer Causes Control 17:137, 2006

Kramer JL, Velazquez IA, Chen BE, et al: Prophylactic oophorectomy reduces breast cancer penetrance during prospective, long-term follow-up of BRCA1 mutation carriers. J Clin Oncol 23:8629, 2005

Kruitwagen RF, Swinkels BM, Keyser KG, et al: Incidence and effect on survival of abdominal wall metastases at trocar or puncture sites following laparoscopy or paracentesis in women with ovarian cancer. Gynecol Oncol 60:233, 1996

Lacey JV Jr, Brinton LA, Leitzmann MF, et al: Menopausal hormone therapy and ovarian cancer risk in the National Institutes of Health–AARP Diet and Health Study cohort. J Natl Cancer Inst 98:1397, 2006

Lacour RA, Westin SN, Meyer LA, et al: Improved survival in non-Ashkenazi Jewish ovarian cancer patients with BRCA1 and BRCA2 gene mutations. Gynecol Oncol 121:358, 2011

Lancaster MJ, Powell CB, Kauff ND, et al: Society of Gynecologic Oncologists Education Committee statement on risk assessment for inherited gynecologic cancer predispositions. Gynecol Oncol 107:159, 2007

Landen CN Jr, Birrer MJ, Sood AK: Early events in the pathogenesis of epithelial ovarian cancer. J Clin Oncol 26:995, 2008

Lee KR, Tavassoli FA, Prat J, et al: Tumours of the ovary and peritoneum [Surface epithelial-stromal tumours]. In Tavassoli FA, Devilee P (eds): World Health Organization Classification of Tumours. Geneva, WHO, 2003, p 117

Levanon K, Crum C, Drapkin R: New insights into the pathogenesis of serous ovarian cancer and its clinical impact. J Clin Oncol 26:5284, 2008

Levine DA, Argenta PA, Yee CJ, et al: Fallopian tube and primary peritoneal carcinomas associated with BRCA mutations. J Clin Oncol 21:4222, 2003

Li AJ, Madden AC, Cass I, et al: The prognostic significance of thrombocytosis in epithelial ovarian carcinoma. Gynecol Oncol 92:211, 2004

Lin PS, Gershenson DM, Bevers MW, et al: The current status of surgical staging of ovarian serous borderline tumors. Cancer 85:905, 1999

Littell RD, Hallonquist H, Matulonis U, et al: Negative laparoscopy is highly predictive of negative second-look laparotomy following chemotherapy for ovarian, tubal, and primary peritoneal carcinoma. Gynecol Oncol 103:570, 2006

Lu KH, Garber JE, Cramer DW, et al: Occult ovarian tumors in women with BRCA1 or BRCA2 mutations undergoing prophylactic oophorectomy. J Clin Oncol 18:2728, 2000

Luesley D, Lawton F, Blackledge G, et al: Failure of second-look laparotomy to influence survival in epithelial ovarian cancer. Lancet 2:599, 1988

Madalinska JB, Hollenstein J, Bleiker E, et al: Quality-of-life effects of prophylactic salpingo-oophorectomy versus gynecologic screening among women at increased risk of hereditary ovarian cancer. J Clin Oncol 23:6890, 2005

Madalinska JB, van Beurden M, Bleiker EM, et al: The impact of hormone replacement therapy on menopausal symptoms in younger high-risk women after prophylactic salpingo-oophorectomy. J Clin Oncol 24:3576, 2006

Magrina JF, Zanagnolo V, Noble BN, et al: Robotic approach for ovarian cancer: perioperative and survival results and comparison with laparoscopy and laparotomy. Gynecol Oncol 121:100, 2011

Makarla PB, Saboorian MH, Ashfaq R, et al: Promoter hypermethylation profile of ovarian epithelial neoplasms. Clin Cancer Res 11:5365, 2005

Mammas IN, Zafiropoulos A, Spandidos DA: Involvement of the ras genes in female genital tract cancer. Int J Oncol 26:1241, 2005

Mannel RS, Brady MF, Kohn EC, et al: A randomized phase III trial of IV carboplatin and paclitaxel × 3 courses followed by observation versus weekly maintenance low-dose paclitaxel in patients with early-stage ovarian carcinoma: a Gynecologic Oncology Group study. Gynecol Oncol 122(1):89, 2011

Markman M, Bundy BN, Alberts DS, et al: Phase III trial of standard-dose intravenous cisplatin plus paclitaxel versus moderately high-dose carboplatin followed by intravenous paclitaxel and intraperitoneal cisplatin in small-volume stage III ovarian carcinoma: an intergroup study of the Gynecologic Oncology Group, Southwestern Oncology Group, and Eastern Cooperative Oncology Group. J Clin Oncol 19:1001, 2001

Markman M, Liu PY, Moon J, et al: Impact on survival of 12 versus 3 monthly cycles of paclitaxel (175 mg/m^2) administered to patients with advanced ovarian cancer who attained a complete response to primary platinum-paclitaxel: follow-up of a Southwest Oncology Group and Gynecologic Oncology Group phase III trial. Gynecol Oncol 114(2):195, 2009

Markman M, Liu PY, Rothenberg ML, et al: Pretreatment CA-125 and risk of relapse in advanced ovarian cancer. J Clin Oncol 24:1454, 2006

Markman M, Liu PY, Wilczynski S, et al: Phase III randomized trial of 12 versus 3 months of maintenance paclitaxel in patients with advanced ovarian cancer after complete response to platinum and paclitaxel-based chemotherapy: a Southwest Oncology Group and Gynecologic Oncology Group trial. J Clin Oncol 21:2460, 2003

McCann CK, Growdon WB, Munro EG, et al: Prognostic significance of splenectomy as part of initial cytoreductive surgery in ovarian cancer. Ann Surg Oncol 2011 Mar 22 [Epub ahead of print]

Menon U, Gentry-Maharaj A, Hallett R, et al: Sensitivity and specificity of multimodal and ultrasound screening for ovarian cancer, and stage distribution of detected cancers: results of the prevalence screen of the UK Collaborative Trial of Ovarian Cancer Screening (UKCTOCS). Lancet Oncol 10:327, 2009

Menzin AW, Gal D, Lovecchio JL: Contemporary surgical management of borderline ovarian tumors: a survey of the Society of Gynecologic Oncologists. Gynecol Oncol 78:7, 2000

Mercado C, Zingmond D, Karlan BY, et al: Quality of care in advanced ovarian cancer: the importance of provider specialty. Gynecol Oncol 117:18, 2010

Mok SC, Schorge JO, Welch WR, et al: Tumours of the ovary and peritoneum [Peritoneal tumours]. In Tavassoli FA, Devilee P (eds): World Health Organization Classification of Tumours. Geneva, WHO, 2003, p 197

Mor G, Visintin I, Lai Y, et al: Serum protein markers for early detection of ovarian cancer. Proc Natl Acad Sci USA 102:7677, 2005

Morgan RJ Jr, Alvarez RD, Armstrong DK, et al: NCCN Clinical Practice Guidelines in Oncology. Ovarian cancer, including fallopian tube cancer and primary peritoneal cancer. Version 2. 2011. www.nccn.org. Accessed May 12, 2011

National Cancer Institute: Genetics of breast and ovarian cancer (PDQ). Available at: www.cancer.gov/cancertopics/pdq/genetics/breast-and-ovarian/health-professional. Accessed May 12, 2011a

National Cancer Institute: National Cancer Institute issues clinical announcement for preferred method of treatment for advanced ovarian cancer. January 4, 2006. Available at: www.cancer.gov/newscenter/pressreleases/IPchemotherapyrelease. Accessed May 12, 2011

National Cancer Institute: Ovarian cancer prevention (PDQ): Available at: http://www.cancer.gov/cancertopics/pdq/prevention/ovarian/HealthProfessional. Accessed May 12, 2011b

National Cancer Institute: Ovarian epithelial cancer treatment (PDQ). Available at: www.cancer.gov/cancertopics/pdq/treatment/ovarianepithelial/healthprofessional. Accessed May 12, 2011c

Nezhat FR, DeNoble SM, Liu CS, et al: The safety and efficacy of laparoscopic surgical staging and debulking of apparent advanced stage ovarian, fallopian tube, and primary peritoneal cancers. JSLS 14:155, 2010

Nicoletto MO, Tumolo S, Talamini R, et al: Surgical second look in ovarian cancer: a randomized study in patients with laparoscopic complete remission. A Northeastern Oncology Cooperative Group-Ovarian Cancer Cooperative Group study. J Clin Oncol 15:994, 1997

Ozols RF, Bundy BN, Greer BE, et al: Phase III trial of carboplatin and paclitaxel compared with cisplatin and paclitaxel in patients with optimally resected stage III ovarian cancer: a Gynecologic Oncology Group study. J Clin Oncol 21:3194, 2003

Panici PB, Maggioni A, Hacker N, et al: Systematic aortic and pelvic lymphadenectomy versus resection of bulky nodes only in optimally debulked advanced ovarian cancer: a randomized trial. J Natl Cancer Inst 97:560, 2005

Park JY, Kim DY, Kim JH, et al: Surgical management of borderline ovarian tumors: the role of fertility-sparing surgery. Gynecol Oncol 113:75, 2009

Park JY, Song JS, Choi G, et al: Pure primary squamous cell carcinoma of the ovary: a report of two cases and review of the literature. Int J Gynecol Pathol 29:328, 2010

Parmar MK, Ledermann JA, Colombo N, et al: Paclitaxel plus platinum-based chemotherapy versus conventional platinum-based chemotherapy in women with relapsed ovarian cancer: the ICON4/AGO-OVAR-2.2 trial. Lancet 361:2099, 2003

Parmigiani G, Chen S, Iversen Jr ES, et al: Validity of models for predicting BRCA1 and BRCA2 mutations. Ann Intern Med 147:441, 2007

Partridge E, Kreimer AR, Greenlee RT, et al: Results from four rounds of ovarian cancer screening in a randomized trial. Obstet Gynecol 113:775 2009

Pecorelli S, Benedet JL, Creasman WT, et al: FIGO staging of gynecologic cancer, 1994–1997. FIGO Committee on Gynecologic Oncology, International Federation of Gynecology and Obstetrics. Int J Gynaecol Obstet 65:243, 1999

Pelucchi C, Galeone C, Talamini R, et al: Lifetime ovulatory cycles and ovarian cancer risk in 2 Italian case-control studies. Am J Obstet Gynecol 196(1):83. e1, 2007

Petit T, Velten M, d'Hombres A, et al: Long-term survival of 106 stage III ovarian cancer patients with minimal residual disease after second-look laparotomy and consolidation radiotherapy. Gynecol Oncol 104(1):104, 2007

Petricoin EF, Ardekani AM, Hitt BA, et al: Use of proteomic patterns in serum to identify ovarian cancer. Lancet 359:572, 2002

Pfisterer J, Plante M, Vergote I, et al: Gemcitabine plus carboplatin compared with carboplatin in patients with platinum-sensitive recurrent ovarian cancer: an intergroup trial of the AGO-OVAR, the NCIC CTG, and the EORTC GCG. J Clin Oncol 24:4699, 2006

Pins MR, Young RH, Daly WJ, et al: Primary squamous cell carcinoma of the ovary. Report of 37 cases. Am J Surg Pathol 20:823, 1996

Poncelet C, Fauvet R, Boccara J, et al: Recurrence after cystectomy for borderline ovarian tumors: results of a French multicenter study. Ann Surg Oncol 13:565, 2006

Pothuri B, Meyer L, Gerardi M, et al: Reoperation for palliation of recurrent malignant bowel obstruction in ovarian carcinoma. Gynecol Oncol 95:193, 2004

Powell CB, Kenley E, Chen LM, et al: Risk-reducing salpingo-oophorectomy in BRCA mutation carriers: role of serial sectioning in the detection of occult malignancy. J Clin Oncol 23:127, 2005

Prat J, Morice P: Tumours of the ovary and peritoneum [Secondary tumours of the ovary]. In Tavassoli FA, Devilee P (eds): World Health Organization Classification of Tumours. Geneva, WHO, 2003, p 193

Pujade-Lauraine E, Wagner U, Aavall-Lundqvist E, et al: Pegylated liposomal doxorubicin and carboplatin compared with paclitaxel and carboplatin for patients with platinum-sensitive ovarian cancer in late relapse. J Clin Oncol 28:3323, 2010

Purdie DM, Bain CJ, Siskind V, et al: Ovulation and risk of epithelial ovarian cancer. Int J Cancer 104:228, 2003

Quirk JT, Natarajan N: Ovarian cancer incidence in the United States, 1992–1999. Gynecol Oncol 97:519, 2005

Rao GG, Skinner E, Gehrig PA, et al: Surgical staging of ovarian low malignant potential tumors. Obstet Gynecol 104:261, 2004

Rao GG, Skinner EN, Gehrig PA, et al: Fertility-sparing surgery for ovarian low malignant potential tumors. Gynecol Oncol 98:263, 2005

Rauh-Hain JA, Growdon WB, Rodriguez N, et al: Carcinosarcoma of the ovary: a case-control study. Gynecol Oncol 121(3):477, 2011

Rebbeck TR, Lynch HT, Neuhausen SL, et al: Prophylactic oophorectomy in carriers of BRCA1 or BRCA2 mutations. N Engl J Med 346:1616, 2002

Riman T, Dickman PW, Nilsson S, et al: Risk factors for invasive epithelial ovarian cancer: results from a Swedish case-control study. Am J Epidemiol 156:363, 2002

Risch HA, McLaughlin JR, Cole DE, et al: Population BRCA1 and BRCA2 mutation frequencies and cancer penetrances: a kin-cohort study in Ontario, Canada. J Natl Cancer Inst 98:1694, 2006

Ronnett BM, Shmookler BM, Sugarbaker PH, et al: Pseudomyxoma peritonei: new concepts in diagnosis, origin, nomenclature, and relationship to mucinous borderline (low malignant potential) tumors of the ovary. Anat Pathol 2197, 1997

Ronnett BM, Yan H, Kurman RJ, et al: Patients with pseudomyxoma peritonei associated with disseminated peritoneal adenomucinosis have a significantly more favorable prognosis than patients with peritoneal mucinous carcinomatosis. Cancer 92:85, 2001

Rose PG, Nerenstone S, Brady MF, et al: Secondary surgical cytoreduction for advanced ovarian carcinoma. N Engl J Med 351:2489, 2004

Rosenblatt KA, Weiss NS, Cushing-Haugen KL, et al: Genital powder exposure and the risk of epithelial ovarian cancer. Cancer Causes Control 22:737, 2011

Rossing MA, Tang MT, Flagg EW, et al: A case-control study of ovarian cancer in relation to infertility and the use of ovulation-inducing drugs. Am J Epidemiol 160:1070, 2004

Rostgaard K, Wohlfahrt J, Andersen PK, et al: Does pregnancy induce the shedding of premalignant ovarian cells? Epidemiology 14:168, 2003

Rustin GJS, van der Burg MEL, Griffin CL, et al: Early versus delayed treatment of relapsed ovarian cancer (MRC OV05/EORTC 55955): a randomized trial. Lancet 376:1155, 2010

Schilder JM, Thompson AM, DePriest PD, et al: Outcome of reproductive age women with stage IA or IC invasive epithelial ovarian cancer treated with fertility-sparing therapy. Gynecol Oncol 87:1, 2002

Schildkraut JM, Bastos E, Berchuck A: Relationship between lifetime ovulatory cycles and overexpression of mutant p53 in epithelial ovarian cancer. J Natl Cancer Inst 89:932, 1997

Schmeler KM, Lynch HT, Chen LM, et al: Prophylactic surgery to reduce the risk of gynecologic cancers in the Lynch syndrome. N Engl J Med 354:261, 2006

Schorge JO, Modesitt SC, Coleman RL, et al: SGO White Paper on ovarian cancer: etiology, screening and surveillance. Gynecol Oncol 119:7, 2010a

Schorge JO, Muto MG, Lee SJ, et al: BRCA1-related papillary serous carcinoma of the peritoneum has a unique molecular pathogenesis. Cancer Res 60:1361, 2000

Schorge JO, Muto MG, Welch WR, et al: Molecular evidence for multifocal papillary serous carcinoma of the peritoneum in patients with germline BRCA1 mutations. J Natl Cancer Inst 90:841, 1998

Schorge JO, Wingo SN, Bhore R, et al: Secondary cytoreductive surgery for platinum-sensitive ovarian cancer. Int J Gynaecol Obstet 108:123, 2010b

Scully R, Livingston DM: In search of the tumour-suppressor functions of BRCA1 and BRCA2. Nature 408:429, 2000

Seidman JD, Kurman RJ: Ovarian serous borderline tumors: a critical review of the literature with emphasis on prognostic indicators. Hum Pathol 31:539, 2000

Shih KK, Zhou QC, Aghajanian C, et al: Patterns of recurrence and role of adjuvant chemotherapy in stage II-IV serous ovarian borderline tumors. Gynecol Oncol 119:270, 2010

Siegel R, Ward E, Brawley O, et al: Cancer statistics, 2011: the impact of eliminating socioeconomic and racial disparities on premature cancer deaths. CA Cancer J Clin 61(4):212, 2011

Silva EG, Gershenson DM, Malpica A, et al: The recurrence and the overall survival rates of ovarian serous borderline neoplasms with noninvasive implants is time dependent. Am J Surg Pathol 30:1367, 2006

Silva EG, Tornos C, Bailey MA, et al: Undifferentiated carcinoma of the ovary. Arch Pathol Lab Med 115:377, 1991

Skates SJ, Menon U, MacDonald N, et al: Calculation of the risk of ovarian cancer from serial CA-125 values for preclinical detection in postmenopausal women. J Clin Oncol 21:206, 2003

Soliman PT, Slomovitz BM, Broaddus RR, et al: Synchronous primary cancers of the endometrium and ovary: a single institution review of 84 cases. Gynecol Oncol 94:456, 2004

Sorbe B: Consolidation treatment of advanced (FIGO stage III) ovarian carcinoma in complete surgical remission after induction chemotherapy: a randomized, controlled, clinical trial comparing whole abdominal radiotherapy, chemotherapy, and no further treatment. Int J Gynecol Cancer 13:278, 2003

Sutton GP, Bundy BN, Omura GA, et al: Stage III ovarian tumors of low malignant potential treated with cisplatin combination therapy: a Gynecologic Oncology Group study. Gynecol Oncol 41:230, 1991

Tangjitgamol S, Manusirivithaya S, Laopaiboon M, et al: Interval debulking surgery for advanced epithelial ovarian cancer. Cochrane Database Syst Rev 2:CD006014, 2009

Tavassoli FA, Devilee P: Tumours of the ovary and peritoneum. In World Health Organization Classification of Tumours: Pathology and Genetics of Tumours of the Breast and Female Genital Organs. Lyon, France, International Agency for Research on Cancer, 2003, p 114

Tempfer CB, Polterauer S, Bentz EK, et al: Accuracy of intraoperative frozen section analysis in borderline tumors of the ovary: a retrospective analysis of 96 cases and review of the literature. Gynecol Oncol 107:248, 2007

The ICON Collaborators: ICON2: Randomised trial of single-agent carboplatin against three-drug combination of CAP (cyclophosphamide, doxorubicin, and cisplatin) in women with ovarian cancer. International Collaborative Ovarian Neoplasm Study. Lancet 352:1571, 1998

The ICON Group: Paclitaxel plus carboplatin versus standard chemotherapy with either single-agent carboplatin or cyclophosphamide, doxorubicin, and cisplatin in women with ovarian cancer: the ICON3 randomised trial. Lancet 360:505, 2002

Timmerman D, Testa AC, Bourne T, et al: Logistic regression model to distinguish between the benign and malignant adnexal mass before surgery: a multicenter study by the International Ovarian Tumor Analysis Group. J Clin Oncol 23:8794, 2005

Timmers PJ, Zwinderman K, Coens C, et al: Lymph node sampling and taking of blind biopsies are important elements of the surgical staging of early ovarian cancer. Int J Gynecol Cancer 20:1142, 2010

Timofeev J, Galgano MT, Stoler MH, et al: Appendiceal pathology at the time of oophorectomy for ovarian neoplasms. Obstet Gynecol 116:1348, 2010

Tozzi R, Kohler C, Ferrara A, et al: Laparoscopic treatment of early ovarian cancer: surgical and survival outcomes. Gynecol Oncol 93:199, 2004

Trimble CL, Kosary C, Trimble EL: Long-term survival and patterns of care in women with ovarian tumors of low malignant potential. Gynecol Oncol 86:34, 2002

Trimbos JB, Parmar M, Vergote I, et al: International Collaborative Ovarian Neoplasm trial 1 and Adjuvant ChemoTherapy in Ovarian Neoplasm trial: Two parallel randomized phase III trials of adjuvant chemotherapy in patients with early-stage ovarian carcinoma. J Natl Cancer Inst 95:105, 2003

Twickler DM, Forte TB, Santos-Ramos R, et al: The ovarian tumor index predicts risk for malignancy. Cancer 86:2280, 1999

Ueland FR, Desmone CP, Seamon LG, et al: Effectiveness of a multivariate index assay in the preoperative assessment of ovarian tumors. Obstet Gynecol 117(6):1289, 2011

van der Burg ME, van Lent M, Buyse M, et al: The effect of debulking surgery after induction chemotherapy on the prognosis in advanced epithelial ovarian cancer. Gynecological Cancer Cooperative Group of the European Organization for Research and Treatment of Cancer. N Engl J Med 332:629, 1995

Vergote I, Trope CG, Amant F, et al: Neoadjuvant chemotherapy or primary surgery in stage IIIC or IV ovarian cancer. N Engl J Med 363:943, 2010

Verheijen RH, Mensdorff-Pouilly S, van Kamp GJ, et al: CA-125: fundamental and clinical aspects. Semin Cancer Biol 9:117, 1999

Vermillion Inc: OVA1™ package insert: executive summary. http://ova-1.com/physicians/package-insert. Accessed May 7, 2011

Visintin I, Feng Z, Longton G, et al: Diagnostic markers for early detection of ovarian cancer. Clin Cancer Res 14:1065, 2008

Walker JL, Armstrong DK, Huang HQ, et al: Intraperitoneal catheter outcomes in a phase III trial of intravenous versus intraperitoneal chemotherapy in optimal stage III ovarian and primary peritoneal cancer: a Gynecologic Oncology Group study. Gynecol Oncol 100:27, 2006

Ware Miller R, Smith A, DeSimone CP, et al: Performance of the American College of Obstetricians and Gynecologists' ovarian tumor referral guidelines with a multivariate index assay. Obstet Gynecol 117(6):1298, 2011

Werness BA, Parvatiyar P, Ramus SJ, et al: Ovarian carcinoma in situ with germline BRCA1 mutation and loss of heterozygosity at BRCA1 and TP53. J Natl Cancer Inst 92:1088, 2000

Whitney CW: Gynecologic Oncology Group Surgical Procedures Manual. Gynecologic Oncology Group. Available at: https://gogmember.gog.org/manuals/pdf/surgman.pdf. Accessed May 12, 2011

Wimberger P, Lehmann N, Kimmig R, et al: Prognostic factors for complete debulking in advanced ovarian cancer and its impact on survival. An exploratory analysis of a prospectively randomized phase III study of AGO-OVAR. Gynecol Oncol 106:69, 2007

Wingo SN, Knowles LM, Carrick KS, et al: Retrospective cohort study of surgical staging for ovarian low malignant potential tumors. Am J Obstet Gynecol 194:e20, 2006

Yen ML, Yen BL, Bai CH, et al: Risk factors for ovarian cancer in Taiwan: a case-control study in a low-incidence population. Gynecol Oncol 89:318, 2003

Young RC, Walton LA, Ellenberg SS, et al: Adjuvant therapy in stage I and stage II epithelial ovarian cancer: results of two prospective, randomized trials. N Engl J Med 322:1021, 1990

Young RH, Oliva E, Scully RE: Small cell carcinoma of the ovary, hypercalcemic type: a clinicopathological analysis of 150 cases. Am J Surg Pathol 18:1102, 1994

Yurkovetsky Z, Skates S, Lomakin A, et al: Development of a multimarker assay for early detection of ovarian cancer. J Clin Oncol 28:2159, 2010

Zaino RJ, Brady MF, Lele SM, et al: Advanced stage mucinous adenocarcinoma of the ovary is both rare and highly lethal: a Gynecologic Oncology Group study. Cancer 117:554, 2011

Zanetta G, Rota S, Chiari S, et al: Behavior of borderline tumors with particular interest to persistence, recurrence, and progression to invasive carcinoma: a prospective study. J Clin Oncol 19:2658, 2001

Zapardiel I, Rosenberg P, Peiretti M, et al: The role of restaging borderline ovarian tumors: single institution experience and review of the literature. Gynecol Oncol 119:274, 2010

Zhang M, Lee AH, Binns CW: Reproductive and dietary risk factors for epithelial ovarian cancer in China. Gynecol Oncol 92:320, 2004

Zhang Z, Chan DW: The road from discovery to clinical diagnostics: lessons learned from the first FDA-cleared in vitro diagnostic multivariate index assay of proteomic biomarkers. Cancer Epidemiol Biomarkers Prev 19(12):2995, 2010

CAPÍTULO 36

Tumores de Células Germinativas Ovarianas e Estromais do Cordão Sexual

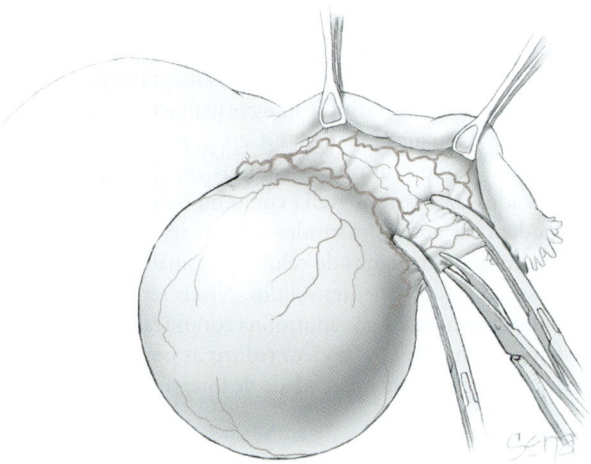

TUMORES MALIGNOS DE CÉLULAS GERMINATIVAS OVARIANAS	879
EPIDEMIOLOGIA	879
DIAGNÓSTICO	880
PAPEL DO GENERALISTA	881
PATOLOGIA	881
TRATAMENTO	885
PROGNÓSTICO	887
MANEJO DURANTE A GRAVIDEZ	887
TUMORES DO ESTROMA DO CORDÃO SEXUAL	887
EPIDEMIOLOGIA	887
DIAGNÓSTICO	888
PAPEL DO GENERALISTA	888
PATOLOGIA	889
TRATAMENTO	893
PROGNÓSTICO	895
MANEJO DURANTE A GRAVIDEZ	895
REFERÊNCIAS	895

Há três categorias responsáveis por todos os tumores malignos de ovário. A organização desses grupos tem como base as estruturas anatômicas das quais os tumores se originam (Fig. 36-1). Os cânceres epiteliais ovarianos representam 90 a 95% dos tumores malignos de ovário (Capítulo 35, p. 853). Os tumores ovarianos de células germinativas e do estroma do cordão sexual correspondem aos 5 a 10% restantes e possuem características singulares que exigem manejo específico (Quirk, 2005).

TUMORES MALIGNOS DE CÉLULAS GERMINATIVAS OVARIANAS

Os tumores de células germinativas originam-se dos elementos germinativos do ovário e compreendem um terço de todas as neoplasias ovarianas. O teratoma cístico maduro, também chamado de *cisto dermoide*, certamente é o subtipo mais comum. Ele corresponde a 95% de todos os tumores de células germinativas e é clinicamente benigno (Capítulo 9, p. 266). Por outro lado, os tumores malignos de células germinativas são responsáveis por menos de 5% dos cânceres malignos de ovário nos países ocidentais e incluem *disgerminoma*, *tumor de saco vitelino*, *teratoma imaturo* e outros tipos menos comuns.

Três características em geral distinguem os tumores malignos de células germinativas dos cânceres epiteliais ovarianos. Primeiro, as mulheres comumente os desenvolvem em uma idade mais jovem, normalmente em sua adolescência ou no início da segunda década de vida. Segundo, a maioria apresenta a doença em estádio I ao diagnóstico. Terceiro, o prognóstico é muito bom – mesmo para mulheres com doença avançada – considerando a excelente quimiossensibilidade do tumor.

A cirurgia com preservação da fertilidade é o principal tratamento para mulheres que desejem engravidar, e a maioria não necessita de quimioterapia pós-operatória.

■ Epidemiologia

Nos Estados Unidos, a taxa de incidência ajustada para a idade de tumores malignos de células germinativas ovarianas é muito menor (0,4 por 100.000 mulheres) que a dos carcinomas epiteliais ovarianos (15,5), mas duas vezes maior que a dos tumores ovarianos do estroma do cordão sexual (0,2) (Quirk, 2005). Smith e colaboradores (2006) analisaram 1.262 casos de tumor maligno de células germinativas ovarianas entre 1973 e 2002 e observaram que as taxas de incidência declinaram 10% nos últimos 30 anos. Diferentemente de uma pequena proporção de carcinomas epiteliais ovarianos, os tumores de células germinativas em geral não são considerados hereditários, embora tenham sido relatados raros casos familiares (Galani, 2005; Stettner, 1999).

Esses tumores são as doenças ovarianas malignas mais comumente diagnosticadas durante a infância e a adolescência, embora somente 1% de todos os cânceres de ovário ocorra nessas faixas etárias. Aos 20 anos, entretanto, a incidência de carcinoma epitelial ovariano começa a aumentar e ultrapassa a dos tumores de células germinativas (Young, 2003).

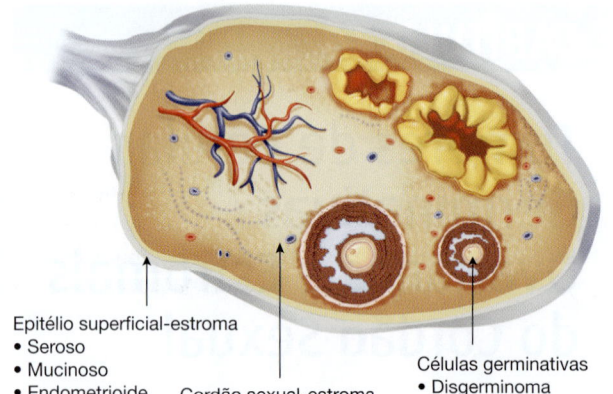

FIGURA 36-1 Origens dos três principais tipos de tumores de ovário. (*Redesenhada a partir de Chen, 2003, com permissão.*)

Diagnóstico

Sinais e sintomas

Os sinais e sintomas associados a esses tumores são variados, mas a maioria geralmente advém do crescimento do tumor e dos hormônios que produz. Dor abdominal subaguda é o sintoma de apresentação em 85% das pacientes e indica crescimento rápido de um tumor unilateral volumoso em processo de distensão capsular, hemorragia ou necrose. Mais raramente, ruptura, torção de cisto ou hemorragia intraperitoneal levam a quadro de abdome agudo em 10% dos casos (Gershenson, 2007a). Na doença mais avançada, é possível haver ascite causando distensão abdominal. Em razão das alterações hormonais que frequentemente acompanham esses tumores, também podem surgir irregularidades na menstruação. Embora a maioria das mulheres perceba um ou mais desses sintomas, 25% são assintomáticas, e uma massa pélvica é inesperadamente identificada durante exames físico ou ultrassonográfico (Curtin, 1994).

História

As mulheres em geral buscam assistência médica um mês após o início das queixas abdominais, embora algumas percebam sintomas sutis que aumentam e diminuem por mais de um ano. A maioria das mulheres jovens com esses tumores é nuligesta com menstruações normais, mas, conforme discutiremos adiante, pacientes com gônadas disgenéticas apresentam risco significativo de desenvolver esses tumores (Curtin, 1994). Portanto, adolescentes que apresentem massas pélvicas e menarca tardia devem ser avaliadas para disgenesia gonadal (Capítulo 16, p. 444).

Diagnóstico diferencial

Sintomas pélvicos vagos são comuns durante a adolescência em razão do início da ovulação e de cólicas menstruais. Como consequência, os sintomas iniciais podem ser ignorados. Além disso, as adolescentes podem ocultar mudanças no seu padrão menstrual normal, com medo do que isso possa significar. Os sintomas iniciais podem ser mal-interpretados como gravidez, e a dor aguda pode ser confundida com apendicite.

Encontrar uma massa anexial é o primeiro passo diagnóstico. Na maioria dos casos, a ultrassonografia pode revelar corretamente as características que normalmente indicam massas ovarianas benignas e malignas (Cap. 2, p. 41). Cistos ovarianos funcionais são muito mais comuns em jovens, e, uma vez identificados à ultrassonografia como hipoecoicos e de parede lisa, podem ser apenas mantidos sob observação. Em contrapartida, tumores malignos de células germinativas em geral são maiores e com componentes sólidos. Níveis séricos elevados de marcadores tumorais – gonadotrofina coriônica humana (hCG) e α-fetoproteína (AFP) – podem reduzir as possibilidades diagnósticas e sugerir a real necessidade de intervenção cirúrgica.

Exame físico

Achados físicos específicos em geral não são encontrados em mulheres com tumores malignos de células germinativas. Uma massa palpável no exame pélvico é o achado mais comum. Em crianças e adolescentes, entretanto, realizar um exame ultrassonográfico pélvico ou transvaginal completo é difícil, o que pode atrasar o diagnóstico. Por isso, pacientes na pré-menarca talvez necessitem de exame sob anestesia para investigar de forma adequada a suspeita de tumor anexial. No restante do exame físico, deve-se buscar por sinais de ascite, derrame pleural e organomegalia.

Exames laboratoriais

Pacientes sob suspeita de tumor maligno de células germinativas devem ter hCG e AFP séricas dosadas, além de hemograma e testes de função hepática realizados antes de iniciar o tratamento. Alternativamente, a dosagem dos marcadores tumorais pode ser solicitada na sala de cirurgia se não houve suspeita diagnóstica prévia (Tabela 36-1). A cariotipagem pré-operatória de mulheres jovens com amenorreia primária e suspeita de tumor de células germinativas pode esclarecer se há necessidade de retirar ambos os ovários, como no caso de mulheres com disgenesia gonadal (p. 882) (Hoepffner, 2005).

Exames de imagem

Os teratomas císticos maduros (cistos dermoides) em geral apresentam traços característicos quando avaliados por ultrassonografia ou tomografia computadorizada (TC) (Capítulo 9, p. 269). Contudo, o aspecto dos tumores malignos de células germinativas é diferente, sendo característica uma massa ovariana complexa multilobulada (Fig. 36-2). Além disso, é possível observar fluxo sanguíneo proeminente nos septos fibrovasculares utilizando ultrassonografia com Doppler colorido, o que sugere a possibilidade de doença maligna (Kim, 1995). O uso de TC ou ressonância magnética (RM) complementar no pré-operatório depende de suspeita clínica. Há indicação de radiografia do tórax no momento do diagnóstico a fim de detectar possíveis metástases tumorais para pulmões ou mediastino.

Procedimentos diagnósticos

A biópsia percutânea guiada por ultrassom ou TC não é útil no manejo de pacientes com massa ovariana sugestiva de doença maligna. A ressecção cirúrgica é necessária para diagnóstico definitivo, estadiamento e tratamento. O cirurgião deve solicitar

TABELA 36-1 Marcadores tumorais séricos em tumores malignos de células germinativas ovarianas

Histologia	AFP	hCG
Disgerminoma	–	±
Tumor de saco vitelino	+	–
Teratoma imaturo	±	–
Coriocarcinoma	–	+
Carcinoma embrionário	+	+
Tumor misto de células germinativas	±	±
Poliembrioma	±	±

AFP = alfa-fetoproteína; hCG = gonadotrofina coriônica humana.

biópsia de congelação para confirmar o diagnóstico, mas é comum haver discrepâncias entre as interpretações da biópsia de congelação e da histologia final com inclusão em parafina (Kusamura, 2000). Além disso, normalmente é necessário o uso de imunomarcadores específicos para resolver casos duvidosos (Cheng, 2004; Ramalingam, 2004; Ulbright, 2005).

Papel do generalista

A maioria das pacientes será inicialmente avaliada por um generalista na área de ginecologia e obstetrícia. Os sintomas iniciais podem indicar o diagnóstico mais comum de cisto ovariano funcional. A persistência dos sintomas ou uma massa pélvica crescente, entretanto, indicam a necessidade de solicitação de avaliação ultrassonográfica. Se uma massa ovariana complexa com componente sólido for observada em paciente jovem, há indicação para dosar os níveis séricos de hCG e AFP e encaminhar a paciente a um oncoginecologista para tratamento cirúrgico primário.

Se o encaminhamento a um especialista não for possível ou se o diagnóstico não for pré-operatório, a tomada de decisões intraoperatória é essencial para tratar a paciente adequadamente sem prejudicar sua fertilidade. Lavados peritoneais são realizados e reservados antes de proceder à dissecção de qualquer massa anexial suspeita. Os lavados podem ser descartados posteriormente se for excluída a possibilidade de doença maligna. Inicialmente, a decisão de realizar cistectomia ou ooforectomia depende das circunstâncias clínicas (Capítulo 9, p. 263). Em geral, todos os anexos devem ser removidos quando um tumor maligno de células germinativas ovarianas for diagnosticado. O ginecologista generalista deve solicitar auxílio intraoperatório de um oncoginecologista para o estadiamento ou encaminhar a paciente após a cirurgia caso um especialista não esteja imediatamente disponível. No mínimo, o abdome deve ser explorado. A palpação do omento e do abdome superior e a inspeção da pelve – especialmente do ovário contralateral – são fáceis de realizar e documentar.

Patologia

Classificação

A classificação modificada da Organização Mundial da Saúde (OMS) dos tumores de células germinativas ovarianas é apresentada na Tabela 36-2 (Nogales, 2003). Esses tumores são compostos por vários tipos histologicamente distintos derivados de células germinativas primordiais da gônada embrionária. Há duas categorias principais: tumores malignos de células germinativas primitivas (disgerminomas) e teratomas – quase todos teratomas císticos maduros (cistos dermoides).

Histogênese

As células germinativas primitivas migram da parede do saco vitelino para a crista gonadal (Fig. 18-1, p. 482). Consequentemente, a maioria dos tumores de células germinativas origina-se nas gônadas. Raras vezes esses tumores desenvolvem-se primeiramente em locais extragonadais, como o sistema nervoso central, o mediastino ou o retroperitônio (Hsu, 2002).

Os tumores de células germinativas ovarianas possuem um padrão variável de diferenciação (Fig. 36-3). Os disgermi-

TABELA 36-2 Classificação modificada da Organização Mundial da Saúde para tumores de células germinativas ovarianas

Tumores de células germinativas primitivas
Disgerminoma
Tumor de saco vitelino (tumor de seio endodérmico)
Carcinoma embrionário
Poliembrioma
Coriocarcinoma não gestacional

Teratomas
Imaturos
Maduros
    Sólidos
    Císticos (cisto dermoide)
Monodérmicos e altamente especializados
    Tumores de tireoide (*struma ovarii*: benignos ou malignos)
    Carcinoides
    Tumores neuroectodérmicos
    Carcinomas (de células escamosas ou adenocarcinomas)
    Grupo melanocítico
    Sarcomas
    Tumores sebáceos

Formas mistas (tumores compostos de dois ou mais dos tipos puros acima)

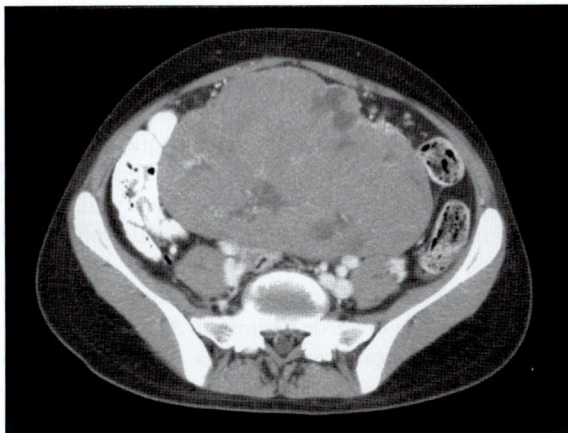

FIGURA 36-2 Tomografia computadorizada (TC) de tumor de células germinativas.

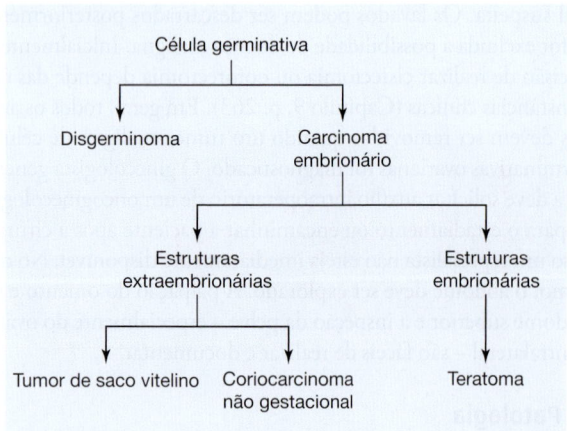

FIGURA 36-3 Via para diferenciação dos tumores de células germinativas.

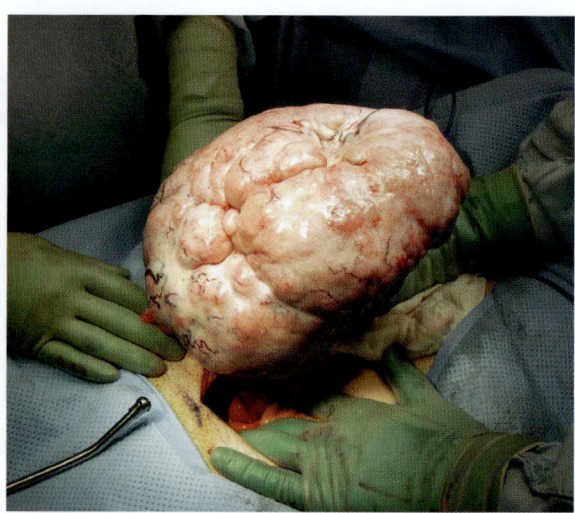

FIGURA 36-4 Fotografia intraoperatória de um disgerminoma.

nomas são neoplasias primitivas que não têm potencial para diferenciação. Os carcinomas embrionários são constituídos por células multipotenciais capazes de maior diferenciação. Essa lesão é precursora de vários outros tipos de tumores de células germinativas extraembrionários (tumor de saco vitelino e coriocarcinoma) ou embrionários (teratoma). O processo de diferenciação é dinâmico, e as neoplasias resultantes podem ser compostas de diferentes elementos em vários estádios de desenvolvimento (Teilum, 1965).

Disgerminoma

Como sua incidência foi reduzida em cerca de 30% nas últimas décadas, os disgerminomas respondem por apenas aproximadamente um terço dos tumores malignos de células germinativas ovarianas (Chan, 2008; Smith, 2006). Os disgerminomas são os tumores detectados com maior frequência durante a gravidez. Acredita-se que esse fato seja uma coincidência relacionada à idade, e não uma característica peculiar da gestação.

Cinco por cento dos disgerminomas são descobertos em indivíduos com fenótipo feminino e gônadas com cariótipo anormal, especificamente com a presença de um cromossomo Y normal ou anormal (Morimura, 1998). Comumente, esse grupo inclui pessoas com mosaicismo de síndrome de Turner (45,X/46,XY), e síndrome de Swyer (46,XY, disgenesia gonadal pura) (Capítulo 16, p. 444). As gônadas disgenéticas desses indivíduos em geral contêm gonadoblastomas, que são neoplasias benignas de células germinativas. Esses tumores podem regredir ou sofrer transformação maligna, normalmente para disgerminoma. Como cerca de 40% dos gonadoblastomas nessas mulheres sofrem transformação maligna, ambos os ovários devem ser removidos (Hoepffner, 2005; Pena-Alonso, 2005).

O disgerminoma é a única neoplasia maligna de células germinativas com taxa significativa de acometimento ovariano bilateral – 15 a 20%. Metade das pacientes com lesões bilaterais apresentará doença macroscopicamente evidente, ao passo que o câncer nas demais pacientes será detectado apenas microscopicamente. Cinco por cento das mulheres apresentam níveis séricos de hCG elevados em razão de sinciciotrofoblastos mesclados. De forma semelhante, a desidrogenase láctica sérica (LDH) e as isoenzimas LDH-1 e LDH-2 também podem ser úteis no monitoramento de recidiva da doença (Pressley, 1992; Schwartz, 1988).

Os disgerminomas apresentam uma aparência macroscópica variável, mas em geral são massas sólidas, lobuladas, rosadas, marrom-claras a cor de creme (Fig. 36-4). Microscopicamente, observa-se proliferação monótona de células claras grandes, arredondadas e poliédricas, ricas em glicogênio citoplasmático, e com núcleos centrais uniformes com um ou alguns nucléolos proeminentes (Fig. 36-5). As células tumorais assemelham-se às células germinativas primordiais do embrião e são histologicamente idênticas ao seminoma testicular.

O tratamento-padrão do disgerminoma geralmente envolve cirurgia preservadora da fertilidade com salpingo-ooforectomia unilateral (SOU). Em algumas circunstâncias atenuantes, pode-se considerar a possibilidade de cistectomia ovariana (Vicus, 2010). O estadiamento cirúrgico geralmente é extrapolado do câncer epitelial ovariano (Cap. 35, p. 870), mas a linfadenectomia é particularmente importante. Dos tumores malignos de células germinativas, o disgerminoma é o que apresenta maior taxa de metástase linfonodal, aproximadamente 25 a 30% (Kumar, 2008). Embora desvios no estadiamento não afetem negativamente a sobrevida, o estadiamento abrangente permite uma estratégia segura de observação nos casos com tumores em estádio IA (Billmire, 2004; Palenzuela, 2008).

A preservação do ovário contralateral, entretanto, leva a disgerminoma "recorrente" em 5 a 10% das gônadas preservadas nos dois anos subsequentes. Presume-se que em muitos casos esse achado reflita a alta taxa de doença clinicamente oculta no ovário remanescente, e não uma recorrência verdadeira. Na realidade, no mínimo 75% das recidivas desenvolvem-se no primeiro ano após o diagnóstico (Vicus, 2010). Outros locais frequentes de recidiva são os linfonodos retroperitoneais ou estruturas dentro da cavidade peritoneal. Apesar da incidência significativa de doença recorrente, uma abordagem cirúrgica conservadora não afeta desfavoravelmente a sobrevida a longo prazo em razão da sensibilidade desse câncer à quimioterapia.

Os disgerminomas apresentam o melhor prognóstico entre todas as variantes de tumores malignos de células ger-

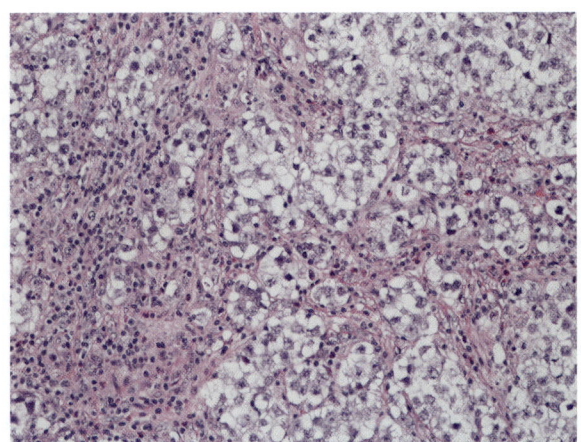

FIGURA 36-5 Microfotografia de disgerminoma. Esse tumor é microscopicamente caracterizado por uma população relativamente monótona de células que se parecem com células germinativas primordiais, com núcleo centralizado arredondado ou com limites precisos e citoplasma abundante e claro, rico em glicogênio. Como neste caso, o tumor frequentemente contém septos fibrosos, aqui visualizados como feixes eosinofílicos, que são infiltrados por células inflamatórias crônicas, incluindo linfócitos, macrófagos e, ocasionalmente, plasmócitos. *(Fotografia cedida pela Dra. Kelley Carrick.)*

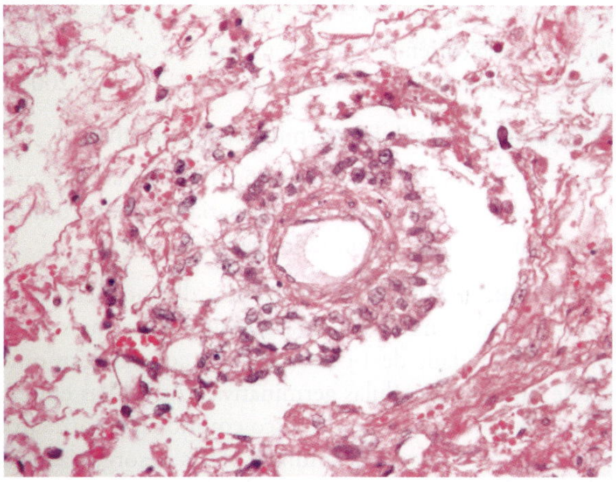

FIGURA 36-6 Corpo de Schiller-Duval. Essa estrutura é composta por um capilar central circundado por células tumorais, e encontra-se presente no interior de um espaço cístico que pode estar revestido por células tumorais planas a cuboides. Quando presente, o corpo de Schiller-Duval é patognomônico de tumor de saco vitelino, embora sejam evidentes apenas na minoria dos casos. Em qualquer caso dado, os corpos de Schiller-Duval podem ocorrer em pequeno número, não ocorrer, ou apresentar características morfológicas atípicas. *(Fotografia cedida pela Dra. Kelley Carrick.)*

minativas ovarianas. Dois terços encontram-se no estádio I no momento do diagnóstico, e a sobrevida em cinco anos aproxima-se de 99% (Tabela 36-3). Mesmo aquelas pacientes com doença avançada apresentam altas taxas de sobrevida após quimioterapia. Por exemplo, aquelas com doença em estádio II-IV apresentam taxa de sobrevida acima de 98% com o uso de agentes à base de platina (Chan, 2008).

Tumores de saco vitelino

Esses tumores correspondem a 10 a 20% de todos os tumores malignos de células germinativas ovarianas. Essas lesões antigamente eram denominadas *tumores de seios endodérmicos*, mas a terminologia foi revisada. Um terço das pacientes encontra-se na pré-menarca no início das manifestações clínicas. O acometimento de ambas as gônadas é raro e o outro ovário em geral é afetado por doença metastática somente quando existem outras metástases na cavidade peritoneal.

Macroscopicamente, esses tumores formam massas sólidas que são mais amarelas e friáveis que os disgerminomas. Costumam ser focalmente necróticos e hemorrágicos, com degeneração cística e ruptura. A aparência microscópica dos tumores de saco vitelino em geral é variável. A mais comum, o padrão reticular, indica diferenciação extraembrionária, com formação de uma rede de espaços anastomóticos irregulares revestidos por células epiteliais primitivas. Quando presentes, os *corpos de Schiller-Duval* são patognomônicos (Fig. 36-6). Eles caracteristicamente apresentam uma papila única revestida por células tumorais e contendo um vaso central. A alfa-fetoproteína é produzida comumente. Por isso, os tumores de saco vitelino costumam conter células que são imuno-histoquimicamente coradas para AFP, e os níveis séricos servem como marcador tumoral confiável no monitoramento após o tratamento.

Os tumores de saco vitelino são os tumores malignos de células germinativas ovarianas mais letais. Consequentemente, todas as pacientes são tratadas com quimioterapia, independentemente do estádio. Felizmente, mais da metade se apresentam com doença em estádio I, o que corresponde a uma taxa de sobrevida em cinco anos específica para a doença de aproximadamente 93% (Chan, 2008). Infelizmente, os tumores de saco vitelino demonstram ter propensão a crescimento rápido, disseminação peritoneal e disseminação hematogênica à distância para os pulmões. Por essa razão, as mulheres com doença em estádio II-IV

TABELA 36-3 Estádio e sobrevida dos tumores malignos de células germinativas ovarianas comuns

	Disgerminoma	Tumor de saco vitelino	Teratoma imaturo
Estádio ao diagnóstico			
I	66%	61%	72%
II-IV	34%	39%	28%
Sobrevida em cinco anos			
Estádio I	99%	93%	98%
Estádio II-IV	> 98%	64 a 91%	73 a 88%

As fontes das porcentagens de sobrevida estão indicadas no texto.

apresentam taxa de sobrevida em cinco anos variando entre 64 e 91%. Entre as recorrências do tumor, a maioria ocorre no primeiro ano, e o tratamento geralmente não é efetivo (Cicin, 2009).

Outros tumores de células germinativas primitivas

Os subtipos mais raros de tumores não disgerminomatosos em geral ocorrem mesclados com outras variantes mais comuns e normalmente não são encontrados na forma pura.

Carcinoma embrionário. As pacientes diagnosticadas com carcinoma embrionário são caracteristicamente mais jovens, com média de idade de 14 anos, do que aquelas com outros tipos de tumores de células germinativas. As células epiteliais que se assemelham àquelas do disco embrionário formam esses tumores primitivos. As lâminas sólidas desorganizadas de células anaplásicas grandes, espaços glanduliformes e estruturas papilares são traços distintivos e permitem a identificação fácil desses tumores (Ulbright, 2005). Embora os disgerminomas sejam os tumores de células germinativas mais comuns decorrentes da transformação maligna dos gonadoblastomas em indivíduos com gônadas disgenéticas, eventualmente também há possibilidade de desenvolvimento de tumores embrionários "testiculares" (LaPolla, 1990). Os carcinomas embrionários normalmente produzem hCG, e 75% também secretam AFP.

Poliembrioma. Esses tumores caracteristicamente contêm muitos corpos semelhantes a embriões. Cada um tem um pequeno "disco germinativo" central posicionado entre duas cavidades, uma semelhante a uma cavidade amniótica e a outra, a um saco vitelino. Células sinciciotrofoblásticas gigantes são frequentes, mas para que a designação *poliembrioma* possa ser usada, elementos outros além de corpos embrioides devem constituir menos de 10% do tumor. Conceitualmente, esses tumores podem ser vistos como uma ponte entre os tipos de tumores de células germinativas primitivas (disgerminoma) e diferenciadas (teratoma). Por essa razão, os poliembriomas em geral são considerados como os mais imaturos de todos os teratomas (Ulbright, 2005). Os níveis séricos de AFP, hCG ou ambas podem estar aumentados nesses indivíduos em razão dos componentes sinciciais e do saco vitelino (Takemori, 1998).

Coriocarcinoma. O coriocarcinoma ovariano primário decorrente de célula germinativa é semelhante ao coriocarcinoma gestacional com metástases ovarianas, discutido no Capítulo 37 (p. 905). A distinção é importante porque tumores não gestacionais têm pior prognóstico (Corakci, 2005). A detecção de outros componentes de células germinativas indica coriocarcinoma não gestacional, ao passo que a gravidez concomitante ou próxima sugere uma forma gestacional (Ulbright, 2005). As manifestações clínicas são comuns e resultam dos altos níveis de hCG produzidos por esses tumores. Esses níveis elevados podem induzir precocidade sexual em meninas pré-púberes ou menometrorragia em mulheres em idade reprodutiva (Oliva, 1993).

Tumores mistos de células germinativas

Os tumores de células germinativas ovarianas apresentam um padrão misto de diferenciação celular em 25 a 30% dos casos, embora a incidência desses tumores também tenha declinado em aproximadamente 30% ao longo das últimas décadas (Smith, 2006). O disgerminoma é o componente mais comum, sendo comumente observado no tumor de saco vitelino, no teratoma imaturo ou em ambos. A frequência de acometimento ovariano bilateral depende da presença ou ausência de um componente de disgerminoma, sendo maior quando o componente está presente. Entretanto, o tratamento e o prognóstico são determinados pelo componente não disgerminomatoso (Low, 2000). Por essa razão, níveis séricos elevados de hCG e especialmente de AFP em uma mulher com suspeita de disgerminoma puro devem levar à procura por outros componentes de células germinativas por meio de avaliação histológica mais abrangente (Aoki, 2003).

Teratomas imaturos

Em razão do aumento da incidência nas últimas décadas, os teratomas imaturos são atualmente a variante mais comum e respondem por 40 a 50% de todos os tumores malignos de células germinativas ovarianas (Chan, 2008; Smith, 2006). São compostos de tecidos derivados de três camadas germinativas: ectoderma, mesoderma e endoderma. A presença de estruturas imaturas ou embrionárias, entretanto, distingue esses tumores do teratoma cístico maduro (cisto dermoide), que é benigno e muito mais comum. O acometimento ovariano bilateral é raro, mas 10% das pacientes apresentam teratoma maduro no ovário contralateral. Os marcadores tumorais em geral são negativos a menos que o teratoma imaturo esteja associado a outros tipos de tumores de células germinativas. Alfa-fetoproteína, antígeno de câncer 125 (CA-125), CA-19-9 e antígeno carcinoembrionário (CEA) podem ser úteis em alguns casos (Li, 2002).

No exame macroscópico externo, esses tumores aparecem como massas volumosas, arredondadas ou lobuladas, macias ou firmes. Normalmente perfuram a cápsula do ovário e invadem localmente. A localização mais frequente de disseminação é o peritônio, podendo também ocorrer, embora com frequência muito menor, nos linfonodos retroperitoneais. Com a invasão local, em geral, formam-se aderências nas adjacências, que presumivelmente explicam os baixos índices de torção desse tumor em comparação com os de tumores maduros benignos (Cass, 2001). Na superfície seccionada, o interior costuma ser sólido com áreas císticas intermitentes, mas eventualmente observa-se o contrário, com nódulos sólidos presentes apenas na parede do cisto (Fig. 36-7). As partes sólidas podem corresponder a elementos imaturos, cartilagem, osso ou uma combinação deles. As áreas císticas são repletas de líquido seroso ou mucinoso ou material sebáceo e pelos.

O exame microscópico revela uma mistura desordenada de tecidos. Dos elementos imaturos, os tecidos neuroectodérmicos quase sempre predominam, estando organizados como túbulos primitivos e lâminas de células malignas pequenas e redondas que podem estar associadas à formação da glia. O diagnóstico é caracteristicamente difícil de ser confirmado por biópsia de congelação, e a maioria dos tumores será confirmada somente no exame patológico final (Pavlakis, 2009). Os tumores são classificados de 1 a 3, principalmente pela quantidade de tecido neural imaturo que contêm. O'Connor e Norris (1994) analisaram 244 teratomas imaturos e observaram inconsistências significativas na classificação feita por diferentes observadores. Por essa razão, esses autores propuseram modificar o sistema para dois graus: baixo (anteriormente graus 1 e 2) e alto (anteriormente grau 3). Essa prática, entretanto, não foi aceita universalmente.

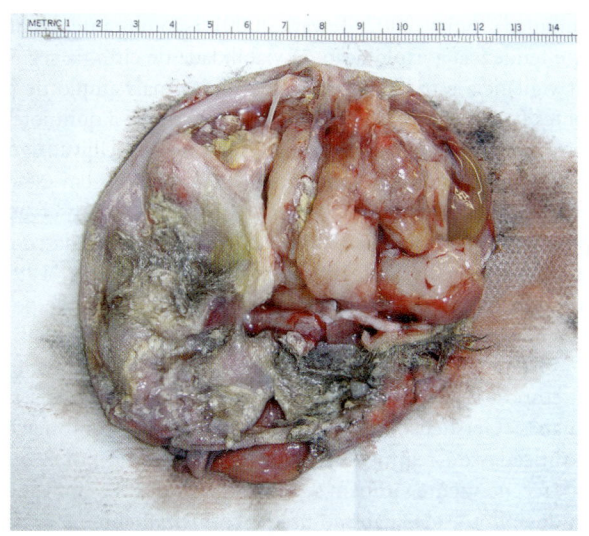

FIGURA 36-7 Fotografia de um teratoma imaturo.

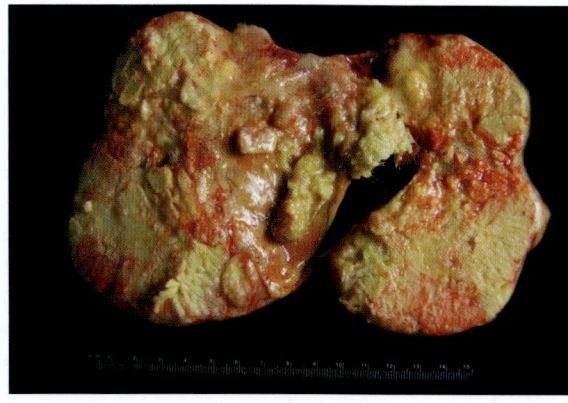

FIGURA 36-8 Fotografia de transformação maligna em carcinoma de células escamosas no interior de um teratoma cístico maduro.

Em geral, a predição de sobrevida é mais acurada quando se utiliza o grau histológico do tumor. Por exemplo, quase três quartos dos teratomas imaturos são classificados no estádio I no momento do diagnóstico e apresentam taxa de sobrevida em cinco anos de 98% (Chan, 2008). Aquelas pacientes com teratomas imaturos em estádio IA e grau 1 têm prognóstico excelente e não requerem quimioterapia adjuvante (Bonazzi, 1994; Marina, 1999). As pacientes com doença em estádio II-IV apresentam taxa de sobrevida em cinco anos variando entre 73 e 88% (Chan, 2008).

A salpingo-ooforectomia unilateral é o tratamento-padrão para esses e outros tipos de tumores malignos de células germinativas em mulheres em idade reprodutiva. Beiner e colaboradores (2004), entretanto, trataram oito mulheres com teratoma imaturo em estádio inicial com cistectomia ovariana e quimioterapia adjuvante e não observaram recidivas.

Os teratomas imaturos podem estar associados a implantes de tecido maduro que ocupam o peritônio e que não aumentam o estádio do tumor nem diminuem a perspectiva de sobrevida. Contudo, esses implantes de elementos teratomatosos maduros, embora benignos, são resistentes à quimioterapia e podem aumentar de tamanho durante ou após a quimioterapia. Denominados *síndrome do teratoma crescente*, esses implantes requerem cirurgia de revisão (*second-look*) e ressecção a fim de excluir doença maligna recorrente (Zagame, 2006).

Transformação maligna dos teratomas císticos maduros (cistos dermoides)

Esses tumores raros são as únicas variantes que caracteristicamente se desenvolvem em mulheres pós-menopáusicas. As regiões malignas em geral apresentam-se como pequenos nódulos na parede do cisto ou como uma massa polipoide no lúmen do cisto após a remoção de todo o teratoma cístico maduro (Pins, 1996). O carcinoma de células escamosas é o mais comum, sendo encontrado em aproximadamente 1% dos teratomas císticos maduros (Fig. 36-8). A quimioterapia à base de platina com ou sem radioterapia pélvica é o tratamento adjuvante mais usado nos casos de doença em estádio inicial (Dos Santos, 2007). Entretanto, independentemente do tratamento recebido, as pacientes com doença avançada tendem a evoluir mal (Gainford, 2010).

Outros tumores malignos identificados incluem carcinomas de células basais, tumores sebáceos, melanomas malignos, adenocarcinomas, sarcomas e tumores neuroectodérmicos. Além disso, neoplasias do tipo endócrino como *struma ovarii* (teratoma composto principalmente de tecido tireóideo) e carcinoide podem ser encontradas nos teratomas císticos maduros. Esses tumores são malignos em menos de 5% das pacientes.

Tratamento

Cirurgia

Recomenda-se incisão abdominal vertical se houver suspeita de doença ovariana maligna. Todavia, cada vez mais, pesquisadores com habilidade endoscópica avançada têm observado que a laparoscopia é uma alternativa segura e efetiva para aquelas mulheres com massas ovarianas pequenas e doença aparentemente em estádio I (Chi, 2005). Quando presente, o líquido ascítico é evacuado e enviado para avaliação citológica. Do contrário, lavados da pelve e das goteiras parietocólicas são coletados para análise antes da manipulação do conteúdo intraperitoneal. Os lavados podem ser descartados posteriormente se a avaliação intraoperatória ou os resultados da biópsia de congelação forem inequivocamente benignos. Independentemente da abordagem cirúrgica, toda a cavidade peritoneal deve ser sistematicamente examinada. Os ovários devem ser avaliados quanto a tamanho, extensão do tumor, ruptura capsular, tumorações externas e aderência às estruturas adjacentes.

A SOU com preservação da fertilidade deve ser realizada em todas as mulheres em idade reprodutiva diagnosticadas com tumores malignos de células germinativas ovarianas, uma vez que essa abordagem conservadora em geral não afeta desfavoravelmente a sobrevida (Chan, 2008; Lee, 2009). Após a SOU, não se recomendam biópsia às cegas nem ressecção em cunha do ovário contralateral de aparência normal. Para aquelas mulheres que não tenham intenção de engravidar, indica-se histerectomia com salpingo-ooforectomia bilateral (SOB). Em qualquer dos casos, após a remoção do ovário afetado, deve-se proceder a estadiamento cirúrgico por laparotomia ou laparoscopia, conforme descrito anteriormente para o câncer ovariano epitelial (Capítulo 35, p.

868) (Gershenson, 2007a). Em razão dos padrões de disseminação tumoral, a linfadenectomia é mais importante nos casos de disgerminomas, ao passo que biópsias de peritônio e de omento são indicadas particularmente para estadiamento de tumores de saco vitelino e de teratomas imaturos (Gershenson, 1983).

A cirurgia citorredutora em geral é recomendada para tumores malignos de células germinativas ovarianas se for encontrada doença extensiva na cirurgia inicial. A citorredução do tumor a um nível mínimo de doença residual melhora a probabilidade de resposta à quimioterapia e de cura (Bafna, 2001; Nawa, 2001; Suita, 2002). Os mesmos princípios gerais de cirurgia citorredutora são aplicados, conforme descrito para o câncer epitelial ovariano (Capítulo 35, p. 870). Entretanto, em razão da excelente quimiossensibilidade da maioria dos tumores malignos de células germinativas, os cirurgiões podem optar por abordagens menos agressivas ao realizarem procedimentos citorredutores radicais (Gershenson, 2007a).

Muitas mulheres serão encaminhadas após a SOU com relato de tumor clinicamente confinado ao ovário removido. Em tais pacientes, se o estadiamento cirúrgico inicial tiver sido incompleto, as opções podem incluir uma segunda cirurgia para estadiamento primário, monitoramento regular ou quimioterapia adjuvante. Infelizmente, há poucos dados a corroborar uma dessas abordagens. Em decorrência de sua natureza minimamente invasiva, a laparoscopia é uma opção bastante interessante para casos com retardo no estadiamento cirúrgico após excisão primária, tendo demonstrado capacidade de detectar precisamente as mulheres que precisam de quimioterapia (Leblanc, 2004). Entretanto, o estadiamento cirúrgico após excisão primária é menos importante para casos em que será administrada quimioterapia independentemente dos achados cirúrgicos, como tumores de saco vitelino em estádio I e teratomas imaturos de alto grau em estádio I (Stier, 1996). Nessas pacientes, a confirmação de que não há anormalidades por imagem com TC frequentemente é suficiente antes de proceder à quimioterapia adjuvante (Gershenson, 2007a).

Monitoramento

Pacientes com tumores malignos de células germinativas ovarianas devem ser acompanhadas por monitoramento clínico, radiológico e sorológico cuidadoso a cada três meses durante os dois primeiros anos após o término da terapia (Dark, 1997). Noventa por cento das recidivas ocorrem nesse espaço de tempo (Messing, 1992). Cirurgia de *second-look* ao término da terapia não é necessária em mulheres com doença totalmente removida ou naquelas com tumor avançado que não contenha teratoma. Contudo, teratoma imaturo não totalmente removido é a única circunstância entre todos os tipos de câncer de ovário na qual as pacientes claramente são beneficiadas por cirurgia de *second-look* e excisão de tumor quimiorresistente (Culine, 1996; Rezk, 2005; Williams, 1994b).

Quimioterapia

Disgerminomas em estádio IA e teratomas imaturos em estádio IA e grau 1 não requerem quimioterapia complementar. Entretanto, os casos com doença mais avançada e todos os outros tipos histológicos de tumores malignos de células germinativas ovarianas historicamente vêm sendo tratados com quimioterapia combinada (Suita, 2002; Tewari, 2000). Não obstante, há uma forte tendência à exploração da viabilidade de cirurgia seguida por vigilância estrita em um grupo muito mais amplo de pacientes (Gershenson, 2007a). Considerando que a quimioterapia se mantém efetiva quando usada em caso de recidiva, alguns pesquisadores estão tentando identificar subgrupos em estádio inicial e menor risco que possam ser mantidos em observação após a cirurgia, evitando assim a toxicidade relacionada com a quimioterapia (Boxazzi, 1994; Cushing, 1999; Dark, 1997). Contudo, serão necessários ensaios adicionais de grande porte antes que essa estratégia possa ser incorporada à prática geral.

O regime-padrão consiste na administração de bleomicina, etoposídeo e cisplatina (BEP) por cinco dias, a cada três semanas (Gershenson, 1990; Williams, 1987). Combinações modificadas do regime BEP, com administração por 2 ou 3 dias, recentemente também se mostraram seguras e efetivas em estudos-piloto, mas não são usadas rotineiramente na prática (Dimopoulos, 2004; Tay, 2000). Para mulheres com estadiamento preciso e com tumores de células germinativas ovarianas totalmente removidos, três ciclos de BEP prevenirão a recidiva em quase todos os casos (Williams, 1994a). A carboplatina e o etoposídeo, administrados em três ciclos, mostraram-se promissores como alternativa para pacientes selecionadas, mas requerem maiores estudos antes de serem considerados tratamento-padrão (Williams, 2004). Para mulheres com doença parcialmente removida, atualmente recomendam-se no mínimo quatro ciclos de BEP (Williams, 1991).

Radiação

A quimioterapia substituiu a radiação como forma preferencial de tratamento adjuvante para todos os tipos de tumores malignos de células germinativas ovarianas. Essa mudança foi provocada principalmente pela expressiva sensibilidade desses tumores a ambas as modalidades, mas com maior probabilidade de preservação da função ovariana com o uso da quimioterapia (Mitchell, 1991). Podem ocorrer situações eventuais nas quais a radioterapia deve ser considerada. No entanto, o principal papel dessa modalidade atualmente é paliação de um tumor de células germinativas que tenha demonstrado resistência à quimioterapia.

Recidiva

Ao menos quatro ciclos de quimioterapia à base de BEP constituem o tratamento de escolha para tumores recorrentes de células germinativas ovarianas em mulheres inicialmente tratadas apenas com cirurgia. As pacientes que tenham obtido remissão clínica mantida por mais de seis meses a partir do término do regime com BEP, ou outra quimioterapia à base de platina, podem ser tratadas novamente com BEP. Uma vez que seus tumores em geral são mais responsivos, essas pacientes sensíveis à platina têm um prognóstico muito melhor. Não obstante, as mulheres que não obtêm remissão com quimioterapia à base de BEP ou que apresentam recidiva em alguns meses (menos de seis meses) são consideradas "platinorresistentes" e as opções de tratamento são limitadas. Os casos de disgerminoma ou de teratoma imaturo refratários à quimioterapia parecem ter resultados melhores do que os de outros subtipos, e a cirurgia de resgate com o objetivo de eliminar totalmente a doença talvez beneficie algumas pacientes (Li, 2007). Outra opção para esse grupo é a a combinação de vincristina, dactinomicina e ciclofosfamida (VAC) (Gershenson, 1985). Outros fármacos potencialmente ativos são paclitaxel, gencitabina e oxaliplatina (Hinton, 2002; Kollmannsberger, 2006).

Procedimentos de revisão (*second-look*) com citorredução cirúrgica têm papel limitado em razão da inerente quimiossensibilidade desses tumores recorrentes. Teratomas imaturos quimiorresistentes são exceções marcantes (Munkarah, 1994). O crescimento ou a persistência de um tumor após a quimioterapia não necessariamente implicam progressão da doença maligna, porém essas massas ainda devem ser removidas (Geisler, 1994).

■ Prognóstico

Para pacientes com tumores malignos de células germinativas ovarianas, o prognóstico global é excelente (ver Tabela 36-3) (Chan, 2008; Smith, 2006). Além disso, o número de casos com doença à distância e sem estadiamento teve declínio impressionante, o que sugere que os tumores de células germinativas têm sido diagnosticados mais precocemente. Ademais, as taxas de sobrevida para todos os subtipos melhoraram significativamente, sobretudo com a eficácia comprovada da terapia combinada à base de cisplatina (Smith, 2006). Tipo histológico celular, elevação de marcadores séricos, estágio cirúrgico e grau de doença residual após a cirurgia inicial são as principais variáveis que influenciam o prognóstico (Murugaesu, 2006; Smith, 2006). Normalmente, os disgerminomas puros recidivam em dois anos, e essas recidivas são tratáveis com ótimos resultados (Vicus, 2010). Entretanto, para pacientes com tumores não disgerminomatosos, a evolução após recidiva não é boa e menos de 10% sobrevivem a longo prazo (Murugaesu, 2006).

A maioria das mulheres tratadas com cirurgia com fins de preservação da fertilidade, com ou sem quimioterapia, voltará a menstruar normalmente e poderá conceber e dar à luz (Gershenson, 2007b; Zanetta, 2001). Além disso, em nenhum dos trabalhos publicados se observou aumento na taxa de defeitos congênitos ou de abortamento espontâneo em mulheres tratadas com quimioterapia (Brewer, 1999; Low, 2000; Tangir, 2003; Zanetta, 2001).

■ Manejo durante a gravidez

Detectam-se massas anexiais persistentes em 1 a 2% de todas as gestações. Essas neoplasias geralmente são observadas durante exame ultrassonográfico obstétrico de rotina, mas eventualmente o aumento significativo no nível sérico materno de alfa-fetoproteína é o sinal de manifestação de um tumor maligno de células germinativas (Horbelt, 1994; Montz, 1989). Teratomas císticos maduros (cistos dermoides) representam um terço dos tumores retirados durante a gravidez. Em contrapartida, os disgerminomas representam 1 a 2% de tais neoplasias, mas ainda são a malignidade ovariana mais comum durante a gravidez. O desenvolvimento de outros tumores de células germinativas é raro (Shimizu, 2003).

O manejo cirúrgico inicial, incluindo o estadiamento cirúrgico, é o mesmo descrito para não grávidas (Horbelt, 1994; Zhao, 2006). Felizmente, poucas pacientes apresentam doença avançada, requerendo dissecção radical para citorredução. A decisão de administrar quimioterapia durante a gravidez é controversa. Tumores malignos de células germinativas ovarianas tendem a crescer rapidamente, e retardar o tratamento até depois do parto é arriscado. O tratamento com BEP parece ser seguro durante a gravidez, porém alguns relatos sugerem que há possibilidade de complicações fetais (Elit, 1999; Horbelt, 1994). Por essa razão, alguns defendem o adiamento do tratamento até o puerpério (Shimizu, 2003). Infelizmente, não há resultados de ensaios de grande porte que possam resolver esse dilema. Embora a administração de BEP possa ser postergada até o puerpério nos casos de disgerminoma totalmente retirado, para as pacientes com tumores não disgerminomatosos (principalmente tumores de saco vitelino e teratomas imaturos) e para aquelas com doença incompletamente removida, deve-se considerar com cuidado a possibilidade de usar quimioterapia durante a gravidez.

TUMORES DO ESTROMA DO CORDÃO SEXUAL

Os tumores do estroma do cordão sexual (TECSs) são um grupo heterogêneo de neoplasias raras com origem na matriz ovariana. As células no interior dessa matriz têm potencial de produção hormonal, e quase 90% dos tumores de ovário produtores de hormônios são TECSs. Como consequência, os indivíduos com esses tumores comumente apresentam sinais e sintomas de hiperestrogenismo ou hiperandrogenismo.

A ressecção cirúrgica é o tratamento principal, e os TECSs normalmente estão restritos a um ovário no momento do diagnóstico. Além disso, a maioria tem padrão de crescimento indolente e baixo potencial maligno. Por essas razões, poucas pacientes necessitam de quimioterapia à base de platina. Embora a doença recorrente em geral apresente resposta insatisfatória ao tratamento, as pacientes podem viver vários anos em razão da progressão caracteristicamente lenta do tumor.

O prognóstico global dos TECSs é excelente – principalmente em decorrência da doença em estádio inicial ao diagnóstico e à cirurgia curativa. A raridade desses tumores, entretanto, limita o conhecimento acerca de história natural, tratamento e prognóstico.

■ Epidemiologia

Os tumores do estroma do cordão sexual representam menos de 5% das neoplasias ovarianas e são o subtipo menos comum de câncer de ovário. A taxa de incidência ajustada para a idade é bem menor (0,20 por 100.000 mulheres) que aquela observada para carcinomas epiteliais ovarianos (15,48) e metade daquela para tumores malignos de células germinativas (0,41). Esses tumores têm probabilidade duas vezes maior de ocorrência em negras por motivos ainda não elucidados (Quirk, 2005).

Diferentemente dos cânceres epiteliais ovarianos ou dos tumores malignos de células germinativas, os TECSs caracteristicamente afetam mulheres de todas as idades. Essa faixa contém uma distribuição bimodal peculiar que reflete a heterogeneidade inerente ao tumor. Por exemplo, os tumores de células da granulosa do tipo juvenil, os tumores das células de Sertoli-Leydig e os tumores estromais esclerosantes são encontrados predominantemente em meninas pré-púberes e mulheres em suas primeiras três décadas de vida (Schneider, 2005). Tumores de células da granulosa do tipo adulto normalmente ocorrem em mulheres de mais idade, com média de idade próxima dos 50 (Boyce, 2009; Fotopoulou, 2010).

Não há fatores de risco comprovados para TECS. Entretanto, em um estudo caso-controle gerador de hipótese, Boyce e colaboradores (2008) observaram que a obesidade, como estado hiperestrogênico, esteve independentemente associada, ao passo que paridade, tabagismo e uso de contraceptivo oral tiveram efeito protetor. A etiologia dos TECSs não é conhecida. No entanto, recentemente demonstrou-se a presença de uma mutação singular e recorrente no gene *FOXL2* (402C→G) virtualmente em todos os tumores das células da granulosa de tipo adulto, mas não em uma ampla variedade de outros tumores sólidos. Assim, a mutação *FOXL2* parece ser um evento altamente específico na patogênese desses tumores raros (Schrader, 2009; Shah, 2009).

Não há predisposição hereditária conhecida para o desenvolvimento desses tumores, e casos familiares são raros (Stevens, 2005). Contudo, os TECSs ocorrem associados a várias doenças hereditárias definidas, em frequência que excede o mero acaso. Entre as doenças associadas estão doença de Ollier, caracterizada por múltiplas neoplasias cartilaginosas benignas, mas desfigurantes, e síndrome de Peutz-Jeghers, caracterizada por pólipos intestinais hamartomatosos (Stevens, 2005).

Diagnóstico
Sinais e sintomas

A puberdade precoce isossexual é o sinal de apresentação em mais de 80% das meninas pré-púberes finalmente diagnosticadas com TECSs (Kalfa, 2005). As adolescentes frequentemente relatam amenorreia secundária. Por isso, essas jovens com sintomas endocrinológicos tendem a ser diagnosticadas em estádios mais precoces. Dor e distensão abdominais são outras queixas comuns nessa faixa etária (Schneider, 2003a).

Nas mulheres adultas, a menometrorragia e o sangramento pós-menopáusico são os sintomas mais comuns. Além disso, hirsutismo leve que progride rapidamente para virilização franca deve ser avaliado a fim de excluir esses tumores. O quadro clássico é o de uma mulher pós-menopáusica com sinais de evolução rápida para hiperandrogenismo e massa anexial complexa. Dor abdominal ou massa palpável pela própria paciente são outros sinais e sintomas indicativos (Chan, 2005).

Exame físico

O tamanho dos TECSs é muito variável, mas a maioria das mulheres apresenta uma massa abdominal ou pélvica palpável ao exame – independentemente de sua idade. Entretanto, onda líquida ou outros achados físicos sugestivos de doença avançada são raros.

Exames laboratoriais

A elevação nos níveis circulantes de testosterona, androstenediona, ou ambas, é altamente sugestiva de TECS em uma mulher com sinais e sintomas de virilização. É mais provável que o hiperandrogenismo clínico seja idiopático ou resultado da síndrome do ovário policístico, porém níveis séricos de testosterona acima de 150 g/dL ou níveis de sulfato de desidroepiandrosterona acima de 8.000 g/L sugerem enfaticamente a possibilidade de tumor secretor de androgênio. Na maioria dos casos, não são solicitados marcadores tumorais antes da cirurgia porque o diagnóstico de TECS em geral não é suspeitado. Quando o diagnóstico é confirmado, os marcadores tumorais adequados podem ser dosados durante ou após a cirurgia (Tabela 36-4).

Exames de imagem

O aspecto macroscópico dos TECSs varia desde massas multicísticas volumosas até massas sólidas pequenas – o que impede efetivamente o diagnóstico radiológico específico. Os tumores de células da granulosa frequentemente demonstram características semissólidas na ultrassonografia, mas não permitem distinção confiável dos tumores epiteliais (Sharony, 2001). Além disso, o endométrio pode estar espessado em razão da grande produção de estrogênio pelo tumor. Embora a TC ou a RM tenham sido usadas para esclarecer ultrassonografias com resultado indeterminado, não há um exame radiológico definitivo para diagnosticar esses tumores (Fig. 36-9) (Jung, 2005).

Procedimentos diagnósticos

Pacientes com massa ovariana sugestiva de malignidade com base em achados clínicos e ultrassonográficos requerem ressecção cirúrgica para diagnóstico histológico definitivo, estadiamento e tratamento. A biópsia percutânea feita por ultrassonografia ou guiada por TC não tem utilidade. Além disso, a laparoscopia ou laparotomia diagnóstica apenas com avaliação visual da massa anexial é considerada inadequada. Portanto, há necessidade de excisão e exame patológico. Após a remoção, os TECSs em geral podem ser diferenciados histologicamente dos tumores de células germinativas, cânceres epiteliais ovarianos ou outras neoplasias de células fusiformes com imunomarcação de inibina (Cathro, 2005; Schneider, 2005).

Papel do generalista

Antes da cirurgia, as pacientes com TECSs potencialmente malignos devem ser encaminhadas a oncoginecologista. Entretanto, a maioria dos TECSs é diagnosticada por ginecologista generalista após a ressecção de massa aparentemente benigna mas complexa em paciente com nível de CA125 caracteristicamente normal, quando previamente dosado. A cirurgia inicial normalmente é

TABELA 36-4 Marcadores tumorais para tumores do estroma do cordão sexual com potencial maligno

Tumores de células da granulosa (tipo adulto e juvenil)	Inibinas A e B, estradiol (não muito confiável)
Tumores de células de Sertoli-Leydig	Inibinas A e B, alfa-fetoproteína (eventualmente)
Tumor do cordão sexual com túbulos anulares	Inibinas A e B
Tumores de células esteroides sem outra especificação	Elevação de hormônios esteroides antes do tratamento

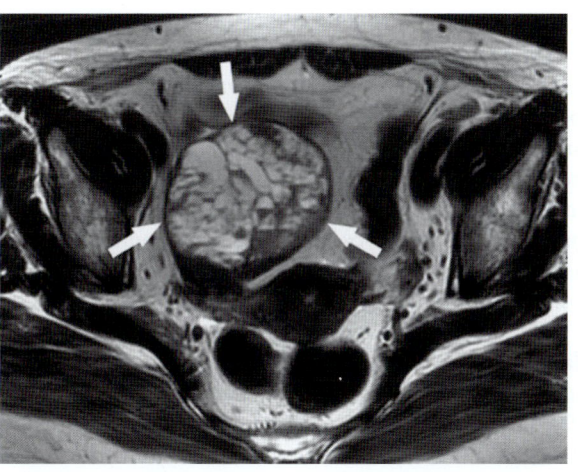

FIGURA 36-9 Tomografia computadorizada (TC) de tumor de células da granulosa. (*Retirada de Jung, 2005, com permissão.*)

TABELA 36-5 Classificação dos tumores do estroma do cordão sexual segundo a Organização Mundial da Saúde

Tumores de células estromais da granulosa
Tumor de células da granulosa
   Tipo adulto
   Tipo juvenil
Grupo tecoma-fibroma
   Tecoma
   Fibroma/fibrossarcoma
   Tumor estromal esclerosante

Tumores de células estromais de Sertoli
Tumor de células de Sertoli
Tumor de células de Sertoli-Leydig

Tumor de cordão sexual com túbulos anulares

Tumores de células esteroides
Luteoma estromal
Tumor de células de Leydig
Tumor de células esteroides não especificado

Não classificados

Ginandroblastoma

realizada em hospital comunitário e sem estadiamento adequado. Nesse meio, antes do encaminhamento, os resultados histológicos devem ser revisados e confirmados por patologista experiente. Após o encaminhamento a oncoginecologista, há indicação para estadiamento cirúrgico via laparotomia ou laparoscopia.

■ Patologia

Classificação

Os TECSs originam-se no cordão sexual e nas células mesenquimais da gônada embrionária (Capítulo 18, p. 485). As células da granulosa e de Sertoli desenvolvem-se a partir dos cordões sexuais e, consequentemente, do epitélio celômico. Por outro lado, as células tecais, as células de Leydig e os fibroblastos têm origem no mesênquima (futuro estroma). Esse estroma gonadal primitivo tem bipotencialidade sexual. Portanto, os tumores em desenvolvimento podem ser formados por um tipo celular orientado ao sexo masculino (célula de Sertoli ou Leydig) ou por tipo celular orientado ao sexo feminino (células da granulosa ou da teca). Embora categorias distintas de TECSs tenham sido definidas, os tumores mistos são relativamente comuns (Tabela 36-5). Por exemplo, os tumores de células da granulosa ovariana podem apresentar componentes de Sertoli mesclados. De forma semelhante, os tumores que são predominantemente de células de Sertoli ou de Sertoli-Leydig podem conter pequenos elementos da granulosa. Acredita-se que esses tumores mistos originem-se de uma linhagem comum com diferenciação variável e não representem duas entidades separadas concomitantes (McKenna, 2005; Vang, 2004).

Classificação histológica

Considera-se universalmente que os tumores de células da granulosa ovariana tenham potencial maligno, mas para a maioria dos outros subtipos não há critérios definitivos para defini-los claramente como benignos ou malignos. As tentativas de classificar esses tumores com o emprego de características nucleares ou com contagem de atividade mitótica produziram resultados conflitantes (Chen, 2003).

Padrões de crescimento e disseminação

A história natural dos TECSs em geral difere muito daquela dos carcinomas epiteliais ovarianos. Por exemplo, a maioria desses tumores tem baixo potencial maligno. São geralmente unilaterais e se mantêm localizados, apresentam função secretora de hormônios e raramente recidivam. As recidivas tendem a ser tardias e normalmente ocorrem no abdome ou na pelve (Abu-Rustum, 2006). As metástases ósseas são raras (Dubuc-Lissoir, 2001).

Tumores de células da granulosa

Setenta por cento dos TECSs são tumores de células da granulosa (Colombo, 2007). Esses tumores são formados por células que presumivelmente derivam daquelas que circundam as células germinativas dentro dos folículos ovarianos. Existem dois tipos clínica e histologicamente distintos: a forma adulta, que compreende 95% dos casos, e a forma juvenil, que representa 5%.

Tumores de células da granulosa do tipo adulto. A maioria das mulheres com tumor de células da granulosa do tipo adulto é diagnosticada depois dos 30 anos, com média de idade de aproximadamente 50 anos. A menometrorragia e o sangramento pós-menopáusico são sinais comuns e indicam exposição prolongada do endométrio ao estrogênio. Em relação a esse excesso de estrogênio, patologias coexistentes – como hiperplasia endometrial ou adenocarcinoma – foram observadas em um quarto das pacientes com tumor de células da granulosa do tipo adulto. De forma semelhante, aumento de tamanho das mamas e dor à palpação são queixas comuns associadas, e amenorreia secundária também tem sido relatada (Kurihara, 2004). Alternativamente, os sintomas podem derivar da massa ovariana e não dos hormônios produzidos. Um tumor com aumento de tamanho e potencial hemorrágico pode causar dor e distensão abdominais. Dor pélvica aguda pode sugerir torção anexial, ou a ruptura do tumor com hemoperitônio pode ser confundida com uma gravidez ectópica.

Durante a cirurgia, se um tumor de células da granulosa do tipo adulto for confirmado, pode-se solicitar a dosagem de

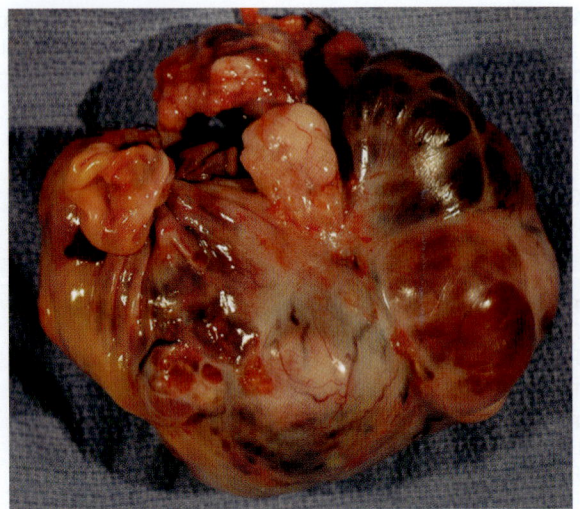

FIGURA 36-10 Tumor de células da granulosa do tipo adulto. (*Fotografia cedida pela Dra. Raheela Ashfaq.*)

O interior do tumor é altamente variável. É possível que haja predomínio de componentes sólidos com grandes áreas de hemorragia e necrose. Alternativamente, pode ser cístico, com numerosos lóculos repletos de líquido serossanguinolento ou gelatinoso (Colombo, 2007). O exame microscópico revela predominância de células da granulosa com núcleos pálidos, sulcados com aspecto de "grãos de café". O traço microscópico característico é o *corpúsculo de Call-Exner* – com células dispostas em forma de roseta ao redor de espaço repleto de líquido eosinofílico (Fig. 36-11).

Os tumores de células da granulosa do tipo adulto são neoplasias malignas de baixo grau que comumente apresentam crescimento indolente. Noventa e cinco por cento são unilaterais e 70 a 90% são classificados no estádio I no momento do diagnóstico (Tabela 36-6). A sobrevida em cinco anos para pacientes com doença em estádio I é de 90 a 95% (Colombo, 2007; Zhang, 2007). Contudo, 15 a 25% das pacientes com tumores em estádio I finalmente sofrerão recidiva. O período médio até a recidiva é 5 a 6 anos, mas pode chegar a várias décadas (Abu-Rustum, 2006; East, 2005). Felizmente, esses tumores indolentes em geral evoluem lentamente daí em diante, e o período médio de sobrevida após a recidiva é de mais seis anos. Tumor em estádio avançado e doença residual são fatores prognósticos ruins (Al Badawi, 2002; Sehouli, 2004). Pacientes com tumores em estádio II-IV apresentam sobrevida em cinco anos de 30 a 50% (Malmstrom, 1994; Miller, 1997; Piura, 1994). Atipia celular e contagem mitótica podem ajudar a determinar o prognóstico, mas são difíceis de quantificar de forma reproduzível (Miller, 2001).

marcadores tumorais. Entre esses, a inibina B parece ser mais acurada que a inibina A, e frequentemente se eleva meses antes da detecção clínica da recorrência (Mom, 2007). Entretanto, o valor diagnóstico desses marcadores frequentemente é comprometido pelo intervalo muito amplo dos valores fisiológicos normais de referência (Schneider, 2005). O estradiol também tem uso limitado na vigilância das pacientes, especialmente em uma mulher mais jovem que queira preservar a fertilidade e manter o ovário contralateral *in situ*.

Macroscopicamente, os tumores de células da granulosa do tipo adulto são grandes, multicísticos, em geral com diâmetro acima de 10 a 15 cm (Fig. 36-10). A superfície frequentemente é edematosa e incomumente aderente a outros órgãos pélvicos. Por essa razão, em geral se faz necessária dissecção mais extensa que a exigida para cânceres epiteliais ovarianos ou para tumores malignos de células germinativas. Durante a excisão, também é comum haver ruptura inadvertida com sangramento intraoperatório do próprio tumor.

Tumores de células da granulosa do tipo juvenil Essas neoplasias raras desenvolvem-se principalmente em crianças e adultos jovens e cerca de 90% são diagnosticadas antes da puberdade (Colombo, 2007). A média de idade ao diagnóstico é 13 anos, mas com variação desde recém-nascidas até mulheres com 67 anos (Young, 1984). Os tumores de células da granulosa do tipo juvenil algumas vezes estão associados à doença de Ollier ou à síndrome de Maffucci, caracterizada por endocondromas e hemangiomas (Young, 1984; Yuan, 2004).

Nas mulheres afetadas, os níveis de estrogênio, progesterona e testosterona podem estar elevados, levando à supressão das

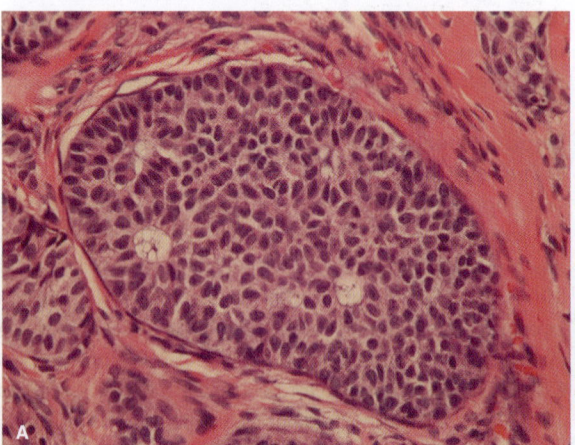 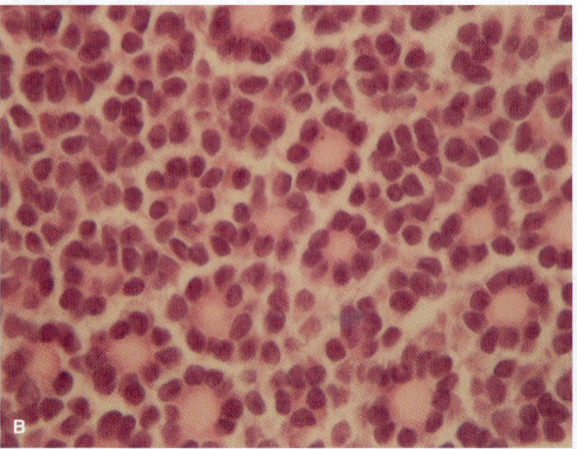

FIGURA 36-11 A. Tumor de células da granulosa do tipo adulto. **B.** Corpúsculos de Call-Exner identificados por sua aparência em forma de roseta. (*Fotografias cedidas pela Dra. Raheela Ashfaq.*)

TABELA 36-6 Estádio e sobrevida dos tumores comuns de estroma do cordão sexual

	Célula da granulosa do tipo adulto	Célula de Sertoli-Leydig
Estádio ao diagnóstico		
I	70-90%	97%
II-IV	10-20%	2-3%
Sobrevida em cinco anos		
Estádio I	90-95%	90-95%
Estádio II-IV	30-50%	10-20%

As fontes das percentagens de sobrevida estão indicadas no texto.

gonadotrofinas. Como consequência, irregularidades na menstruação ou amenorreia são comuns. As meninas pré-púberes em geral apresentam puberdade precoce isossexual, caracterizada por aumento no tamanho das mamas e desenvolvimento de pelos pubianos, secreções vaginais e outras características sexuais secundárias. Esses tumores raramente secretam androgênios, mas, em tais casos, podem induzir virilização. Apesar desses sinais endocrinológicos, é comum que o diagnóstico dos tumores de células da granulosa do tipo juvenil em meninas pré e pós-púberes seja tardio, com maior risco de disseminação peritoneal do tumor (Kalfa, 2005).

Além das alterações hormonais, as pacientes podem apresentar efeitos diretos do tumor. Por exemplo, pacientes com mais idade geralmente procuram atendimento médico em razão de dor ou inchaço abdominais. Em 5 a 10% dos casos, a ruptura pré-operatória com consequente hemoperitônio pode produzir sintomas abdominais agudos. A ascite está presente em 10% dos casos (Young, 1984).

Os tumores de células da granulosa do tipo juvenil são macroscopicamente semelhantes ao tumor do tipo adulto e apresentam componentes sólidos e císticos variáveis. Podem atingir volumes significativos, e o diâmetro médio é aproximadamente 12 cm. Microscopicamente, as características citológicas que distinguem esses tumores daqueles do tipo adulto são seus núcleos arredondados, hipercromáticos, sem sulcos em forma de grão de café. Os corpúsculos de Call-Exner são raros, mas normalmente há um componente celular tecal (Young, 1984).

O prognóstico é excelente, e a taxa de sobrevida em cinco anos é 95%. De forma semelhante aos tumores do tipo adulto, 95% dos tumores de células da granulosa do tipo juvenil são unilaterais e classificados no estádio I no momento do diagnóstico (Young, 1984). Entretanto, o tipo juvenil é mais agressivo nos estádios avançados, e o tempo até a recidiva e o óbito é bem menor. As recidivas em geral surgem em três anos e são altamente letais. Recidivas mais tardias são raras (Frausto, 2004).

Grupo tecoma-fibroma

Tecomas. Os tecomas são TECSs relativamente comuns raramente malignos. São singulares porque em geral desenvolvem-se em mulheres pós-menopáusicas com cerca de 65 anos, raras vezes surgindo antes dos 30 anos. Esses tumores sólidos estão entre os TECSs com mais atividade hormonal e costumam produzir estrogênio em excesso. Por essa razão, os principais sinais e sintomas são sangramento vaginal anormal ou massa pélvica, ou ambos. Muitas mulheres também se apresentam com hiperplasia endometrial concomitante ou adenocarcinoma (Aboud, 1997). Esses tumores são formados por células estromais repletas de lipídeos e que eventualmente são luteinizadas. Metade desses tecomas luteinizados é hormonalmente inativa ou androgênica com potencial de induzir masculinização.

Os tecomas são tumores sólidos cujas células assemelham-se às células da teca que normalmente circundam os folículos ovarianos (Chen, 2003). Em razão dessa estrutura, esses tumores são visualizados ultrassonograficamente como massas anexiais sólidas, podendo ser confundidos com leiomiomas extrauterinos.

O acometimento de ambos os ovários e a disseminação para fora do ovário são raros. Felizmente, os tecomas ovarianos em geral são clinicamente benignos, e a ressecção cirúrgica é curativa.

Fibromas/fibrossarcomas. Os fibromas são variantes relativamente comuns e hormonalmente inativas dos TECSs que geralmente ocorrem em pacientes perimenopáusicas e menopáusicas (Chechia, 2008). Essas neoplasias ovarianas sólidas, normalmente benignas, originam-se de células estromais fusiformes que formam o colágeno. A maioria dos fibromas é encontrada incidentalmente ao exame ultrassonográfico da pelve. São tumores sólidos, redondos, ovalados ou lobulados associados a líquido livre ou, mais raramente, ascite franca, com vascularização mínima a moderada (Paladini, 2009).

Talvez 1% das portadoras se apresente com a *síndrome de Meigs*, uma tríade formada por derrame pleural, ascite e massa ovariana sólida (Siddiqui, 1995). O derrame pleural geralmente ocorre à direita, sendo, assim como a ascite que o acompanha, formado por transudato, com resolução após a ressecção do tumor (Majzlin, 1964). Apesar dessa associação entre ascite e fibroma benigno, quando se encontra ascite associada à massa pélvica, a investigação é feita com base na presunção de doença maligna.

O prognóstico para a excisão dos fibromas é o mesmo para qualquer tumor benigno. Entretanto, 10% apresentarão aumento da celularidade, além de graus variáveis de pleomorfismo e atividade mitótica que indicam um tumor mais bem caracterizado como tendo baixo potencial maligno. Em 1% dos casos observa-se transformação maligna de fibrossarcoma.

Tumores estromais esclerosantes. Esses tumores são raros e representam menos de 5% dos TECSs. A média de idade das pacientes é 20 anos, e 80% ocorrem antes dos 30 anos. Os tumores estromais esclerosantes são clinicamente benignos e normalmente unilaterais. Irregularidades na menstruação e dor pélvica são sintomas comuns (Marelli, 1998). A ascite raramente é observada (diferentemente dos fibromas), e os tumores estromais esclerosantes são hormonalmente inativos (diferentemente dos tecomas). O tamanho do tumor varia de microscópico a até 20 cm. Histologicamente, a presença de pseudolobulação das áreas celulares separadas por tecido conectivo edematoso, vascularização elevada e áreas proeminentes de esclerose são traços distintivos.

Tumores de células estromais de Sertoli

Tumores de células de Sertoli. Os tumores ovarianos de células de Sertoli são raros e representam menos de 5% de todos os TECSs. A média de idade das pacientes por ocasião do diagnóstico é 30 anos, podendo variar entre 2 e 76 anos. Um quarto das pacientes apresenta alterações estrogênicas ou androgênicas, mas a maioria dos tumores é clinicamente não funcional.

Os tumores de células de Sertoli normalmente são unilaterais, sólidos, amarelos e medem de 4 a 12 cm. Derivadas do tipo celular que dá origem aos túbulos seminíferos, essas células tumorais normalmente organizam-se em túbulos histologicamente característicos (Young, 2005). Os tumores de células de Sertoli, entretanto, também podem ser semelhantes a diversos outros tumores, e a imunomarcação nesses casos é inestimável para confirmar o diagnóstico.

Mais de 80% dos tumores são classificados no estádio I ao diagnóstico, e a maioria é clinicamente benigna. Atipia citológica moderada, atividade mitótica vigorosa e necrose da célula tumoral são indicativas de maior potencial maligno e são encontrados em 10% das mulheres com doença em estádio I e na maioria das pacientes com tumores em estádio II-IV. O risco de recidiva é maior quando essas características são identificadas (Oliva, 2005).

Tumores de células de Sertoli-Leydig. Os tumores de células de Sertoli-Leydig representam apenas 5 a 10% dos TECSs (Zhang, 2007). Sua incidência é semelhante àquela dos tumores de células de Sertoli, e a média de idade é 25 anos. Embora os tumores de células de Sertoli-Leydig tenham sido identificados em crianças e em mulheres pós-menopáusicas, mais de 90% desenvolvem-se durante os anos reprodutivos.

Esses tumores normalmente produzem hormônios esteroides sexuais, em especial androgênios. Como consequência, há virilização franca em um terço das mulheres, e 10% apresentam manifestações clínicas de hiperandrogenismo caracterizadas por hirsutismo, calvície temporal, engrossamento da voz e aumento no tamanho do clitóris (Young, 1985). Irregularidades na menstruação também são comuns. Por conseguinte, deve-se suspeitar de tumor de células de Sertoli-Leydig antes da cirurgia em pacientes com massa anexial palpável unilateralmente e manifestações androgênicas. Nessas mulheres, a elevação na proporção sérica testosterona/androstenediona aumenta a suspeita desse diagnóstico.

Embora esses efeitos hormonais ocorram com frequência, metade das pacientes apresentará sintomas inespecíficos de massa abdominal como única queixa à apresentação. A associação de ascite não é frequente (Outwater, 2000). A associação entre anormalidades tireoidianas e tumores de células de Sertoli-Leydig ocorre em uma frequência que ultrapassa o mero acaso.

Esses tumores tendem a ser volumosos no momento da excisão, com um diâmetro médio de 13,5 cm, mas há relatos de tumores medindo entre 1 e 50 cm. Na maioria dos casos, os tumores de células de Sertoli-Leydig são amarelos e lobulados. Os tumores podem ser sólidos, parcialmente císticos, ou totalmente císticos, podendo ou não ter estruturas polipoides ou vesiculares em seu interior (Fig. 36-12). Microscopicamente, esses tumores morfologicamente diversos contêm células que se assemelham em proporções variáveis às células epiteliais e estromais testiculares. Os cinco subtipos de diferenciação (bem diferenciado, moderadamente diferenciado, pouco diferenciado, reticulado e heterólogo) sobrepõem-se consideravelmente. Os tumores bem diferenciados são todos clinicamente benignos (Chen, 2003; Young, 2005).

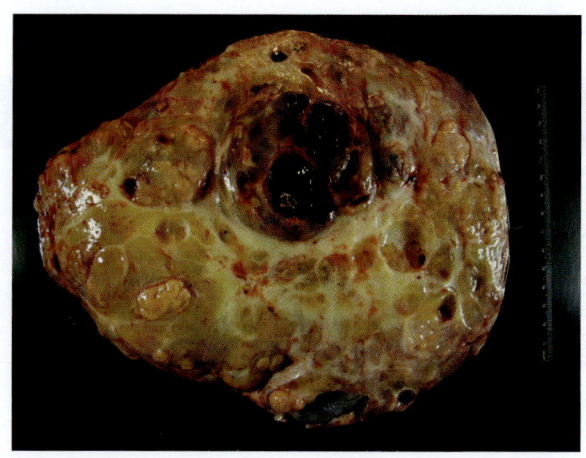

FIGURA 36-12 Tumor de células de Sertoli-Leydig.

Em geral, 15 a 20% dos tumores de células de Sertoli-Leydig são clinicamente malignos. O prognóstico depende predominantemente do estádio e do grau da diferenciação do tumor nessas variantes malignas. Por exemplo, Young e Scully (1985) realizaram análise clínico-patológica de 207 pacientes e identificaram doença em estádio I em 97%. A sobrevida em cinco anos para pacientes com doença em estádio I ultrapassa 90% (Zaloudek, 1984). Características malignas foram observadas em cerca de 10% dos tumores com diferenciação moderada e em 60% daqueles pouco diferenciados. Os elementos reticulados e heterólogos são observados apenas nos tumores de células de Sertoli-Leydig moderadamente ou pouco diferenciados e estão comumente associados a prognóstico pior. Em geral, 2 a 3% das pacientes com doença em estádio II-IV têm prognóstico reservado (Young, 1985).

Tumores de cordão sexual com túbulos anulares

Tumores de cordão sexual com túbulos anulares representam 5% dos TECSs e são caracterizados por túbulos em formato de anel e elementos celulares distintivos que são histologicamente intermediários entre os tumores de células de Sertoli e os tumores de células da granulosa. Existem dois tipos clinicamente distintos. Um terço é clinicamente benigno e desenvolve-se em pacientes com síndrome de Peutz-Jeghers (SPJ). Esses tumores costumam ser pequenos, multifocais, calcificados, bilaterais e diagnosticados acidentalmente. Quinze por cento dos casos com SPJ também desenvolverão adenoma maligno do colo uterino, que é um adenocarcinoma raro e extremamente bem diferenciado (Cap. 30, p. 774). Em contrapartida, dois terços dos tumores não estão associados à SPJ. Esses tumores em geral são maiores, unilaterais e sintomáticos e têm taxa de malignidade de 15 a 20% (Young, 1982).

Tumores de células esteroides

Menos de 5% dos TECSs são tumores de células esteroides. A média de idade ao diagnóstico fica por volta dos 20 anos, mas as pacientes podem se apresentar com a doença virtualmente em qualquer idade. Esses tumores são formados, total ou predominantemente, de células que lembram aquelas secretoras de hormônios esteroides, sendo classificados de acordo com a composição histológica dessas células. Os *luteomas estromais* são tumores clinicamente benignos que, por definição, localizam-se no interior do estroma ovariano. Em geral são encontrados em pacientes pós-menopáusicas. Os efeitos estrogênicos são comuns, porém algumas mulheres apresentam manifestações androgênicas. Os *tumores de células de Leydig* também são benignos e em geral observados em mulheres pós-menopáusicas. São distinguíveis à microscopia por inclusões citoplasmáticas retangulares semelhantes a cristais, denominadas *cristais de Reinke*. As células de Leydig secretam testosterona, e esses tumores normalmente estão associados a efeitos androgênicos. Os *tumores de células esteroides não especificados* são o subtipo mais comum nesse grupo e geralmente aparecem em mulheres mais jovens em idade reprodutiva. Em alguns desses casos é possível que sejam luteomas estromais volumosos que cresceram e atingiram a superfície do ovário, ou tumores de células de Leydig nos quais os cristais de Reinke não tenham podido ser identificados. Esses tumores caracteristicamente estão associados a excesso de androgênio, mas também há relatos de superprodução de estrogênio ou de cortisol (síndrome de Cushing). Um terço dos tumores de células esteroides não especificados é clinicamente maligno e apresenta prognóstico reservado (Oliva, 2005).

Tumores estromais do cordão sexual não classificados

Os tumores não classificados representam 5% dos TECSs e não há um padrão nitidamente predominante de diferenciação testicular (células de Sertoli) ou ovariana (células da granulosa). Esses tumores maldefinidos são particularmente comuns durante a gravidez em razão de alterações em suas características clínico-patológicas usuais (Young, 2005). Eles podem ser estrogênicos, androgênicos ou não funcionais. O prognóstico é semelhante àquele dos tumores de células da granulosa e dos tumores de células de Sertoli-Leydig com graus semelhantes de diferenciação.

Ginandroblastomas

Os ginandroblastomas são o tipo mais raro de TECSs. As pacientes se apresentam em média aos 30 anos em geral com irregularidade menstrual ou evidências de excesso hormonal. Os tumores são caracterizados por células mistas da granulosa e túbulos de células de Sertoli. As células tecais, de Leydig, ou ambas, também podem estar presentes em graus variáveis. Os ginandroblastomas têm baixo potencial maligno e apenas um óbito foi relatado (Martin-Jimenez, 1994).

■ Tratamento

Cirurgia

A base do tratamento de pacientes com TECSs é a ressecção cirúrgica total. Considerando sua relativa insensibilidade à quimioterapia ou à radioterapia adjuvantes, os objetivos da cirurgia devem ser não apenas definir o diagnóstico histológico definitivo e determinar a extensão da doença, mas também remover toda a doença macroscopicamente visível naquelas raras pacientes com doença em estádio avançado. Além disso, ao planejarem a cirurgia, os médicos devem considerar a idade da paciente e seu desejo de engravidar futuramente. A histerectomia com SOB é realizada naquelas que não queiram mais ter filhos, enquanto a SOU com preservação da fertilidade, do útero e do outro ovário é a opção adequada na ausência de disseminação evidente da doença para esses órgãos (Zanagnolo, 2004). A coleta de amostra de endométrio deve ser feita especialmente quando a cirurgia com preservação da fertilidade for planejada para mulheres com tumores de células da granulosa ou tecomas, uma vez que muitas dessas pacientes apresentarão hiperplasia ou adenocarcinoma concomitante, o que poderá influenciar a decisão sobre histerectomia.

A cirurgia laparoscópica minimamente invasiva tem diversas aplicações relevantes. Para algumas mulheres, o diagnóstico de TECS pode não ser estabelecido até que a massa seja removida por via laparoscópica e enviada para exame de congelação. O estadiamento cirúrgico laparoscópico pode então ser realizado. Nos casos em que o diagnóstico não possa ser estabelecido até que o laudo patológico final tenha sido confirmado após a cirurgia, o estadiamento laparoscópico pode ser proposto a fim de determinar se há metástase ao mesmo tempo em que se reduz a morbidade de outra operação (Kriplani, 2001).

Embora o estadiamento por laparotomia ou por laparoscopia seja essencial para determinar a extensão da doença e a necessidade de terapia adjuvante na maioria dos indivíduos com subtipos potencialmente malignos de TECS, em apenas cerca de 20% dos casos o estadiamento é completo (Fig. 36-13) (Abu-Rustum, 2006; Brown, 2009). Dados mais recentes sugerem que, em razão da disseminação pela superfície e por via hematogênica, o procedimento-padrão para câncer de ovário pode ser modificado. Lavados pélvicos, exploração do abdome, biópsias peritoneais e omentectomia parcial continuam sendo importantes. Contudo, a utilidade da linfadenectomia pélvica e para-aórtica rotineira foi questionada. Em um ensaio com 262 TECSs ovarianos, nenhuma das 58 pacientes submetidas à dissecção linfonodal apresentou linfonodo positivo (Brown, 2009). Além disso, com a linfadenectomia não houve aumento da sobrevida em casos de TECS (Chan, 2007).

A remoção cirúrgica dos TECSs produtores de hormônios resulta em declínio imediato nos altos níveis dos hormônios esteroides sexuais observados no pré-operatório. As manifestações físicas desses níveis elevados, entretanto, desaparecem parcial ou totalmente de forma mais gradual.

Monitoramento

Em geral, as mulheres com TECSs em estádio I têm prognóstico excelente tratadas apenas com cirurgia, e podem ser acompanhadas a intervalos regulares sem necessidade de tratamento complementar (Schneider, 2003a). O monitoramento inclui exame físico geral e da pelve, dosagem sérica de marcadores tumorais e exames de imagem, conforme indicação clínica.

Quimioterapia

A decisão de administrar tratamento pós-operatório depende de vários fatores (Fig. 36-14). Embora em geral sejam tratados apenas com cirurgia, os TECSs malignos em estádio I podem requerer quimioterapia adjuvante quando houver tumor volumoso, índice mitótico alto, excrescências capsulares, ruptura do tumor, estadiamento incompleto ou resultados patológicos inconsistentes. Supõe-se que as pacientes com uma ou mais dessas características suspeitas tenham maior risco de recidiva e devem ser consideradas para quimioterapia à base de platina (Schneider, 2003b). Além disso, a doença em estádio II-IV requer tratamento pós-operatório. Em geral, os TECSs apresentam menor sensibilidade à quimioterapia que outras doenças

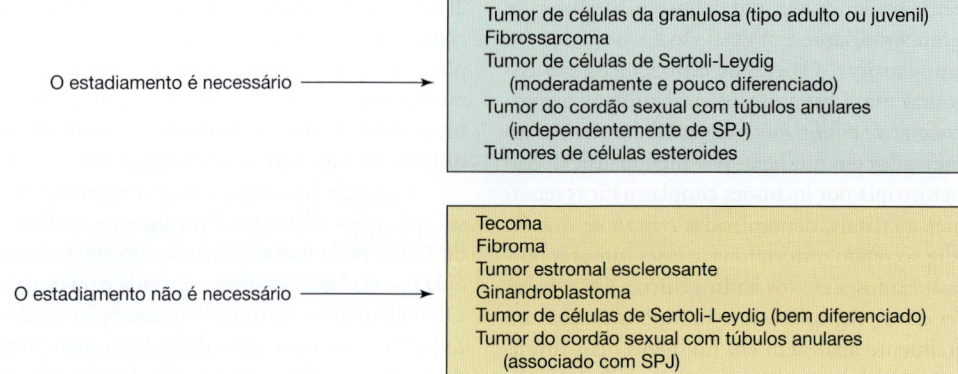

FIGURA 36-13 Estadiamento dos tumores estromais do cordão sexual. SPJ = síndrome de Peutz-Jeghers.

ovarianas malignas, mas a maioria das mulheres em alto risco de progressão da doença pode ser tratada com sucesso com quimioterapia adjuvante à base de platina (Schneider, 2005).

Bleomicina, etoposídeo e cisplatina (BEP) por cinco dias é o regime quimioterápico de primeira linha mais amplamente utilizado (Gershenson, 1996; Homesley, 1999). Para os casos com doença totalmente removida, três ciclos administrados a cada três semanas são suficientes. Recomendam-se quatro ciclos para pacientes com tumor parcialmente ressecado (Homesley, 1999). Além do esquema BEP, os taxanos demonstraram atividade contra os TECSs, e tem-se obtido resultados promissores com quimioterapia combinando paclitaxel e carboplatina (Brown, 2004, 2005). Para determinar o esquema mais efetivo, está em curso um ensaio randomizado prospectivo comparando paclitaxel e carboplatina com BEP em pacientes recém-diagnosticadas com TECS ovariano (protocolo GOG 264). Infelizmente, a relativa raridade de mulheres com TECSs e tratadas com quimioterapia limita a possibilidade de realização de ensaios randomizados de grande porte.

Radiação

A radioterapia pós-operatória atualmente tem papel limitado no manejo dos casos com TECSs. Há algumas evidências indicando maior sobrevida em algumas mulheres com doença recentemente diagnosticada tratadas com irradiação abdominal (Wolf, 1999). Contudo, a quimioterapia em geral é o principal tratamento pós-operatório considerando que normalmente é mais bem tolerada, mais amplamente acessível e mais fácil de administrar. A radioterapia é reservada para paliação de sintomas locais (Dubuc-Lissoir, 2001).

Recidiva

O manejo dos casos com TECS recorrente depende das circunstâncias clínicas. A citorredução cirúrgica secundária deve ser considerada em razão do padrão de crescimento indolente, do longo intervalo livre de doença característico após o tratamento inicial e da inerente insensibilidade à quimioterapia (Crew, 2005; Powell, 2001). A quimioterapia combinada à base de platina é o

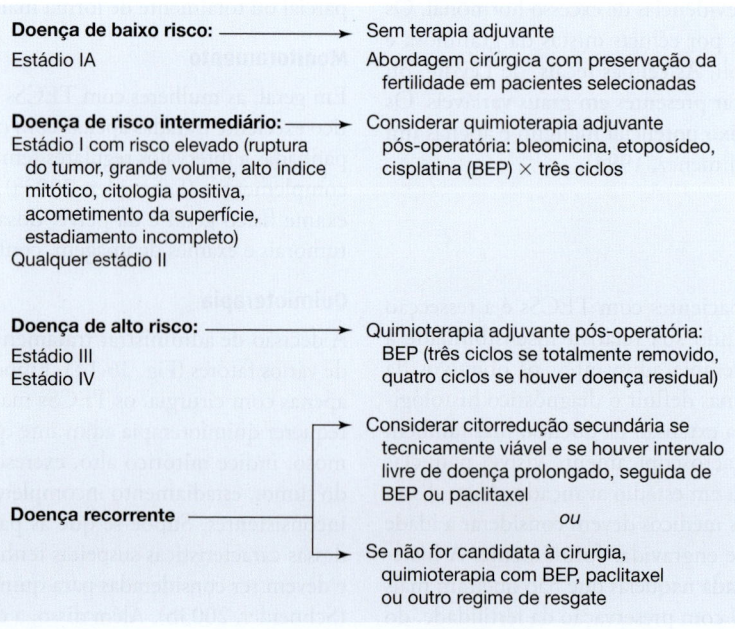

FIGURA 36-14 Tratamento pós-operatório de tumores do cordão sexual.

principal tratamento escolhido para doença recorrente, com ou sem citorredução cirúrgica (Uygun, 2003). Entre os esquemas, o BEP é administrado com maior frequência por ter a melhor taxa de resposta conhecida (Homesley, 1999). O paclitaxel é outro agente promissor que vem sendo avaliado atualmente em um ensaio de fase II do Gynecologic Oncology Group (GOG protocolo 187), e há necessidade de investigação complementar para ser usado combinado com platina (Brown, 2005).

Não há tratamento-padrão para mulheres com doença progressiva além de cirurgia agressiva e quimioterapia à base de platina. O bevacizumabe demonstrou atividade significativa em pequenas séries de casos, e um ensaio de maior porte de fase II atualmente está sendo conduzido (protocolo GOG 251) (Tao, 2009). O esquema com vincristina, actinomicina D e ciclofosfamida (VAC) tem atividade limitada (Ayhan, 1996; Zanagnolo, 2004). A terapia hormonal pode ser útil e com toxicidade mínima em mulheres com tumores quimiorresistentes. Entretanto, a experiência clínica com essa abordagem é extremamente reduzida (Hardy, 2005). O acetato de medroxiprogesterona e o agonista do hormônio liberador de gonadotrofina (GnRH), acetato de leuprolida, demonstraram ambos atividade contra o crescimento de TECS ovariano recorrente (Fishman, 1996; Homesley, 1999). Os antagonistas do GnRH, entretanto, talvez não sejam tão efetivos (Ameryckx, 2005).

Além dos fármacos tradicionais, a descoberta da ocorrência exclusiva da mutação *FOXL2* 402C→G em todos os tumores de células da granulosa em adultos talvez possa levar ao desenvolvimento de terapias-alvo para mulheres com doença avançada ou recorrente. Embora o FOXL2, como fator de transcrição, não seja considerado um alvo farmacológico perfeito, é possível que *insights* complementares acerca de sua função e efeitos a jusante permitam identificar alterações moleculares nesses tumores passíveis de serem alvejadas (Kobel, 2009).

Prognóstico

Em geral, os TECSs têm prognóstico bem melhor que os carcinomas epiteliais ovarianos, principalmente porque a maioria das mulheres com TECS é diagnosticada com doença em estádio I. Os tumores em estádio II-IV são raros, porém mulheres com esses cânceres têm prognóstico ruim, similar àquelas com tumores epiteliais. Infelizmente, não se observaram melhoras na sobrevida de pacientes com TECS ovariano nas últimas décadas (Chan, 2006).

Entre os fatores clínicos que interferem no prognóstico, estadiamento cirúrgico e doença residual são os mais importantes (Lee, 2008; Zanagnolo, 2004). Zhang e colaboradores (2007), em um ensaio sobre o banco de dados Surveillance, Epidemiology and End Results (SEER), procederam à análise multivariada de 376 mulheres com TECS e concluíram que idade abaixo de 50 anos também seria um fator independente preditor de maior sobrevida.

Manejo durante a gravidez

Os TECSs raramente são detectados durante a gravidez (Okada, 2004). Em um estudo populacional realizado na Califórnia com mais de 4 milhões de pacientes obstétricas, diagnosticou-se tumor de células da granulosa em 202 mulheres com doença ovariana maligna (Leiserowitz, 2006). Os tumores de células da granulosa são mais comuns, mas apenas 10% são diagnosticados durante a gravidez (Hasiakos, 2006). Um terço das mulheres grávidas com TECS é diagnosticado incidentalmente no parto por cesariana, um terço tem dor ou expansão abdominal e as demais podem se apresentar com hemoperitônio, virilização ou sangramento vaginal (Young, 1984).

O tratamento cirúrgico deve ser o mesmo utilizado nas não grávidas. Para a maioria, a conduta conservadora com SOU e estadiamento são os principais procedimentos, mas histerectomia e SOB podem ser indicadas em casos selecionados (Young, 1984). A quimioterapia pós-operatória em geral é postergada até após o parto, uma vez que os TECSs apresentam padrão de crescimento indolente.

REFERÊNCIAS

Aboud E: A review of granulosa cell tumours and thecomas of the ovary. Arch Gynecol Obstet 259:161, 1997

Abu-Rustum NR, Restivo A, Ivy J, et al: Retroperitoneal nodal metastasis in primary and recurrent granulosa cell tumors of the ovary. Gynecol Oncol 103:31, 2006

Al Badawi IA, Brasher PM, Ghatage P, et al: Postoperative chemotherapy in advanced ovarian granulosa cell tumors. Int J Gynecol Cancer 12:119, 2002

Ameryckx L, Fatemi HM, De Sutter P, et al: GnRH antagonist in the adjuvant treatment of a recurrent ovarian granulosa cell tumor: a case report. Gynecol Oncol 99:764, 2005

Aoki Y, Kase H, Fujita K, et al: Dysgerminoma with a slightly elevated alpha-fetoprotein level diagnosed as a mixed germ cell tumor after recurrence. Gynecol Obstet Invest 55:58, 2003

Ayhan A, Tuncer ZS, Hakverdi AU, et al: Sertoli–Leydig cell tumor of the ovary: a clinicopathologic study of 10 cases. Eur J Gynaecol Oncol 17:75, 1996

Bafna UD, Umadevi K, Kumaran C, et al: Germ cell tumors of the ovary: is there a role for aggressive cytoreductive surgery for nondysgerminomatous tumors? Int J Gynecol Cancer 11:300, 2001

Beiner ME, Gotlieb WH, Korach Y, et al: Cystectomy for immature teratoma of the ovary. Gynecol Oncol 93:381, 2004

Billmire D, Vinocur C, Rescorla F, et al: Outcome and staging evaluation in malignant germ cell tumors of the ovary in children and adolescents: an intergroup study. J Pediatr Surg 39:424, 2004

Bonazzi C, Peccatori F, Colombo N, et al: Pure ovarian immature teratoma, a unique and curable disease: 10 years' experience of 32 prospectively treated patients. Obstet Gynecol 84:598, 1994

Boyce EA, Costaggini I, Vitonis A, et al: The epidemiology of ovarian granulosa cell tumors: a case-control study. Gynecol Oncol 115:221, 2009

Brewer M, Gershenson DM, Herzog CE, et al: Outcome and reproductive function after chemotherapy for ovarian dysgerminoma. J Clin Oncol 17:2670, 1999

Brown J, Shvartsman HS, Deavers MT, et al: The activity of taxanes compared with bleomycin, etoposide, and cisplatin in the treatment of sex cord–stromal ovarian tumors. Gynecol Oncol 97:489, 2005

Brown J, Shvartsman HS, Deavers MT, et al: The activity of taxanes in the treatment of sex cord–stromal ovarian tumors. J Clin Oncol 22:3517, 2004

Brown J, Sood AK, Deavers MT, et al: Patterns of metastasis in sex cord-stromal tumors of the ovary: can routine staging lymphadenectomy be omitted? Gynecol Oncol 113:86, 2009

Carmina E, Rosato F, Janni A, et al: Extensive clinical experience: relative prevalence of different androgen excess disorders in 950 women referred because of clinical hyperandrogenism. J Clin Endocrinol Metab 91:2, 2006

Cass DL, Hawkins E, Brandt ML, et al: Surgery for ovarian masses in infants, children, and adolescents: 102 consecutive patients treated in a 15-year period. J Pediatr Surg 36:693, 2001

Cathro HP, Stoler MH: The utility of calretinin, inhibin, and WT1 immunohistochemical staining in the differential diagnosis of ovarian tumors. Hum Pathol 36:195, 2005

Chan JK, Cheung MK, Husain A, et al: Patterns and progress in ovarian cancer over 14 years. Obstet Gynecol 108:521, 2006

Chan JK, Munro EG, Cheung MK, et al: Association of lymphadenectomy and survival in stage I ovarian cancer patients. Obstet Gynecol 109:12, 2007

Chan JK, Tewari KS, Waller S, et al: The influence of conservative surgical practices for malignant ovarian germ cell tumors. J Surg Oncol 98:111, 2008

Chan JK, Zhang M, Kaleb V, et al: Prognostic factors responsible for survival in sex cord stromal tumors of the ovary: a multivariate analysis. Gynecol Oncol 96:204, 2005

Chechia A, Attia L, Temime RB, et al: Incidence, clinical analysis, and management of ovarian fibromas and fibrothecomas. Am J Obstet Gynecol 199:473e1, 2008

Chen VW, Ruiz B, Killeen JL, et al: Pathology and classification of ovarian tumors. Cancer 97:2631, 2003

Cheng L, Thomas A, Roth LM, et al: OCT4: a novel biomarker for dysgerminoma of the ovary. Am J Surg Pathol 28:1341, 2004

Chi DS, Abu-Rustum NR, Sonoda Y, et al: The safety and efficacy of laparoscopic surgical staging of apparent stage I ovarian and fallopian tube cancers. Am J Obstet Gynecol 192:1614, 2005

Cicin I, Saip P, Guney N, et al: Yolk sac tumours of the ovary: evaluation of clinicopathological features and prognostic factors. Eur J Obstet Gynecol Reprod Biol 146:210, 2009

Colombo N, Parma G, Zanagnolo V, et al: Management of ovarian stromal cell tumors. J Clin Oncol 25:2944, 2007

Corakci A, Ozeren S, Ozkan S, et al: Pure nongestational choriocarcinoma of ovary. Arch Gynecol Obstet 271:176, 2005

Crew KD, Cohen MH, Smith DH, et al: Long natural history of recurrent granulosa cell tumor of the ovary 23 years after initial diagnosis: a case report and review of the literature. Gynecol Oncol 96:235, 2005

Culine S, Lhomme C, Michel G, et al: Is there a role for second-look laparotomy in the management of malignant germ cell tumors of the ovary? Experience at Institut Gustave Roussy. J Surg Oncol 62:40, 1996

Curtin JP, Morrow CP, D'Ablaing G, et al: Malignant germ cell tumors of the ovary: 20-year report of LAC-USC Women's Hospital. Int J Gynecol Cancer 4:29, 1994

Cushing B, Giller R, Ablin A, et al: Surgical resection alone is effective treatment for ovarian immature teratoma in children and adolescents: a report of the Pediatric Oncology Group and the Children's Cancer Group. Am J Obstet Gynecol 181:353, 1999

Dark GG, Bower M, Newlands ES, et al: Surveillance policy for stage I ovarian germ cell tumors. J Clin Oncol 15:620, 1997

Dimopoulos MA, Papadimitriou C, Hamilos G, et al: Treatment of ovarian germ cell tumors with a 3-day bleomycin, etoposide, and cisplatin regimen: a prospective multicenter study. Gynecol Oncol 95:695, 2004

Dos Santos L, Mok E, Iasonos A, et al: Squamous cell carcinoma arising in mature cystic teratoma of the ovary: a case series and review of the literature. Gynecol Oncol 105:321, 2007

Dubuc-Lissoir J, Berthiaume MJ, Boubez G, et al: Bone metastasis from a granulosa cell tumor of the ovary. Gynecol Oncol 83:400, 2001

East N, Alobaid A, Goffin F, et al: Granulosa cell tumour: a recurrence 40 years after initial diagnosis. J Obstet Gynaecol Can 27:363, 2005

Elit L, Bocking A, Kenyon C, et al: An endodermal sinus tumor diagnosed in pregnancy: case report and review of the literature. Gynecol Oncol 72:123, 1999

Fishman A, Kudelka AP, Tresukosol D, et al: Leuprolide acetate for treating refractory or persistent ovarian granulosa cell tumor. J Reprod Med 41:393, 1996

Fotopoulou C, Savvatis K, Braicu EI, et al: Adult granulosa cell tumors of the ovary: tumor dissemination pattern at primary and recurrent situation, surgical outcome. Gynecol Oncol 119:285, 2010

Frausto SD, Geisler JP, Fletcher MS, et al: Late recurrence of juvenile granulosa cell tumor of the ovary. Am J Obstet Gynecol 1:366, 2004

Gainford MC, Tinker A, Carter J, et al: Malignant transformation within ovarian dermoid cysts: an audit of treatment received and patient outcomes. An Australia New Zealand gynaecological oncology group (ANZGOG) and gynaecologic cancer intergroup (GCIG) study. Int J Gynecol Cancer 20:75, 2010

Galani E, Alamanis C, Dimopoulos MA: Familial female and male germ cell cancer: a new syndrome? Gynecol Oncol 96:254, 2005

Geisler JP, Goulet R, Foster RS, et al: Growing teratoma syndrome after chemotherapy for germ cell tumors of the ovary. Obstet Gynecol 84:719, 1994

Gershenson DM: Management of ovarian germ cell tumors. J Clin Oncol 25:2938, 2007a

Gershenson DM, Copeland LJ, Kavanagh JJ, et al: Treatment of malignant nondysgerminomatous germ cell tumors of the ovary with vincristine, dactinomycin, and cyclophosphamide. Cancer 56:2756, 1985

Gershenson DM, del Junco G, Herson J, et al: Endodermal sinus tumor of the ovary: the M.D. Anderson experience. Obstet Gynecol 61:194, 1983

Gershenson DM, Miller AM, Champion VL, et al: Reproductive and sexual function after platinum-based chemotherapy in long-term ovarian germ cell tumor survivors: a Gynecologic Oncology Group Study. J Clin Oncol 25:2792, 2007b

Gershenson DM, Morris M, Burke TW, et al: Treatment of poor-prognosis sex cord-stromal tumors of the ovary with the combination of bleomycin, etoposide, and cisplatin. Obstet Gynecol 87:527, 1996

Gershenson DM, Morris M, Cangir A, et al: Treatment of malignant germ cell tumors of the ovary with bleomycin, etoposide, and cisplatin. J Clin Oncol 8:715, 1990

Hardy RD, Bell JG, Nicely CJ, et al: Hormonal treatment of a recurrent granulosa cell tumor of the ovary: case report and review of the literature. Gynecol Oncol 96:865, 2005

Hasiakos D, Papakonstantinou K, Goula K, et al: Juvenile granulosa cell tumor associated with pregnancy: report of a case and review of the literature. Gynecol Oncol 100(2):426, 2006

Hinton S, Catalano P, Einhorn LH, et al: Phase II study of paclitaxel plus gemcitabine in refractory germ cell tumors (E9897): a trial of the Eastern Cooperative Oncology Group. J Clin Oncol 20:1859, 2002

Hoepffner W, Horn LC, Simon E, et al: Gonadoblastomas in 5 patients with 46,XY gonadal dysgenesis. Exp Clin Endocrinol Diabetes 113:231, 2005

Homesley HD, Bundy BN, Hurteau JA, et al: Bleomycin, etoposide, and cisplatin combination therapy of ovarian granulosa cell tumors and other stromal malignancies: a Gynecologic Oncology Group study. Gynecol Oncol 72:131, 1999

Horbelt D, Delmore J, Meisel R, et al: Mixed germ cell malignancy of the ovary concurrent with pregnancy. Obstet Gynecol 84:662, 1994

Hsu YJ, Pai L, Chen YC, et al: Extragonadal germ cell tumors in Taiwan: an analysis of treatment results of 59 patients. Cancer 95:766, 2002

Jung SE, Rha SE, Lee JM, et al: CT and MRI findings of sex cord–stromal tumor of the ovary. AJR Am J Roentgenol 185:207, 2005

Kalfa N, Patte C, Orbach D, et al: A nationwide study of granulosa cell tumors in pre- and postpubertal girls: missed diagnosis of endocrine manifestations worsens prognosis. J Pediatr Endocrinol Metab 18:25, 2005

Kim SH, Kang SB: Ovarian dysgerminoma: color Doppler ultrasonographic findings and comparison with CT and MR imaging findings. J Ultrasound Med 14:843, 1995

Kobel M, Gilks CB, Huntsman DG: Adult-type granulosa cell tumors and FOXL2 mutation. Cancer Res 69:9160, 2009

Kollmannsberger C, Nichols C, Bokemeyer C: Recent advances in management of patients with platinum-refractory testicular germ cell tumors. Cancer 106(6):1217, 2006

Kriplani A, Agarwal N, Roy KK, et al: Laparoscopic management of Sertoli–Leydig cell tumors of the ovary: a report of two cases. J Reprod Med 46:493, 2001

Kumar S, Shah JP, Bryant CS, et al: The prevalence and prognostic impact of lymph node metastasis in malignant germ cell tumors of the ovary. Gynecol Oncol 110:125, 2008

Kurihara S, Hirakawa T, Amada S, et al: Inhibin-producing ovarian granulosa tumor as a cause of secondary amenorrhea: case report and review of the literature. J Obstet Gynaecol Res 30:439, 2004

Kusamura S, Teixeira LC, dos Santos MA, et al: Ovarian germ cell cancer: clinicopathologic analysis and outcome of 31 cases. Tumori 86:450, 2000

LaPolla JP, Fiorica JV, Turnquist D, et al: Successful therapy of metastatic embryonal carcinoma coexisting with gonadoblastoma in a patient with 46,XY pure gonadal dysgenesis (Swyer's syndrome). Gynecol Oncol 37:417, 1990

Leblanc E, Querleu D, Narducci F, et al: Laparoscopic restaging of early stage invasive adnexal tumors: a 10-year experience. Gynecol Oncol 94:624, 2004

Lee KH, Lee IH, Kim BG, et al: Clinicopathologic characteristics of malignant germ cell tumors in the ovaries of Korean women: a Korean Gynecologic Oncology Group Study. Int J Gynecol Cancer 19:84, 2009

Lee YK, Park NH, Kim JW, et al: Characteristics of recurrence in adult-type granulosa cell tumor. Int J Gynecol Cancer 18:642, 2008

Leiserowitz GS, Xing G, Cress R, et al: Adnexal masses in pregnancy: how often are they malignant? Gynecol Oncol 101(2):315, 2006

Li H, Hong W, Zhang R, et al: Retrospective analysis of 67 consecutive cases of pure ovarian immature teratoma. Chin Med J (Engl) 115:1496, 2002

Li J, Yang W, Wu X: Prognostic factors and role of salvage surgery in chemorefractory ovarian germ cell malignancies: a study in Chinese patients. Gynecol Oncol 105:769, 2007

Low JJ, Perrin LC, Crandon AJ, et al: Conservative surgery to preserve ovarian function in patients with malignant ovarian germ cell tumors: a review of 74 cases. Cancer 89:391, 2000

Majzlin G, Stevens FL: Meigs' syndrome. Case report and review of literature. J Int Coll Surg 42:625, 1964

Malmstrom H, Hogberg T, Risberg B, et al: Granulosa cell tumors of the ovary: prognostic factors and outcome. Gynecol Oncol 52:50, 1994

Marelli G, Carinelli S, Mariani A, et al: Sclerosing stromal tumor of the ovary: report of eight cases and review of the literature. Eur J Obstet Gynecol Reprod Biol 76:85, 1998

Marina NM, Cushing B, Giller R, et al: Complete surgical excision is effective treatment for children with immature teratomas with or without malignant elements: a Pediatric Oncology Group/Children's Cancer Group Intergroup study. J Clin Oncol 17:2137, 1999

Martin-Jimenez A, Condom-Munro E, Valls-Porcel M, et al: [Gynandroblastoma of the ovary: review of the literature.] French. J Gynecol Obstet Biol Reprod (Paris) 23:391, 1994

McKenna M, Kenny B, Dorman G, et al: Combined adult granulosa cell tumor and mucinous cystadenoma of the ovary: granulosa cell tumor with heterologous mucinous elements. Int J Gynecol Pathol 24:224, 2005

Messing MJ, Gershenson DM, Morris M, et al: Primary treatment failure in patients with malignant ovarian germ cell neoplasms. Int J Gynecol Cancer 2:295, 1992

Miller BE, Barron BA, Dockter ME, et al: Parameters of differentiation and proliferation in adult granulosa cell tumors of the ovary. Cancer Detect Prev 25:48, 2001

Miller BE, Barron BA, Wan JY, et al: Prognostic factors in adult granulosa cell tumor of the ovary. Cancer 79:1951, 1997

Mitchell MF, Gershenson DM, Soeters RP, et al: The long-term effects of radiation therapy on patients with ovarian dysgerminoma. Cancer 67:1084, 1991

Mom CH, Engelen MJ, Willemse PH, et al: Granulosa cell tumors of the ovary: the clinical value of serum inhibin A and B levels in a large single center cohort. Gynecol Oncol 105:365, 2007

Montz FJ, Horenstein J, Platt LD, et al: The diagnosis of immature teratoma by maternal serum alpha-fetoprotein screening. Obstet Gynecol 73:522, 1989

Morimura Y, Nishiyama H, Yanagida K, et al: Dysgerminoma with syncytiotrophoblastic giant cells arising from 46,XX pure gonadal dysgenesis. Obstet Gynecol 92:654, 1998

Munkarah A, Gershenson DM, Levenback C, et al: Salvage surgery for chemorefractory ovarian germ cell tumors. Gynecol Oncol 55:217, 1994

Murugaesu N, Schmid P, Dancey G, et al: Malignant ovarian germ cell tumors: identification of novel prognostic markers and long-term outcome after multimodality treatment. J Clin Oncol 24:4862, 2006

Nawa A, Obata N, Kikkawa F, et al: Prognostic factors of patients with yolk sac tumors of the ovary. Am J Obstet Gynecol 184:1182, 2001

Nogales F, Talerman A, Kubik-Huch R et al: Germ cell tumours. In Tavassoli F, Devilee P (eds): World Health Organization Classification of Tumours. Lyon, France, International Agency for Research on Cancer Press, 2003, p 163

O'Connor DM, Norris HJ: The influence of grade on the outcome of stage I ovarian immature (malignant) teratomas and the reproducibility of grading. Int J Gynecol Pathol 13:283, 1994

Okada I, Nakagawa S, Takemura Y, et al: Ovarian thecoma associated in the first trimester of pregnancy. J Obstet Gynaecol Res 30:368, 2004

Oliva E, Alvarez T, Young RH: Sertoli cell tumors of the ovary: a clinicopathologic and immunohistochemical study of 54 cases. Am J Surg Pathol 29:143, 2005

Oliva E, Andrada E, Pezzica E, et al: Ovarian carcinomas with choriocarcinomatous differentiation. Cancer 72:2441, 1993

Outwater EK, Marchetto B, Wagner BJ: Virilizing tumors of the ovary: imaging features. Ultrasound Obstet Gynecol 15:365, 2000

Paladini D, Testa A, Van Holsbeke C, et al: Imaging in gynecological disease (5): clinical and ultrasound characteristics in fibroma and fibrothecoma of the ovary. Ultrasound Obstet Gynecol 34:188, 2009

Palenzuela G, Martin E, Meunier A, et al: Comprehensive staging allows for excellent outcome in patients with localized malignant germ cell tumor of the ovary. Ann Surg 248:836, 2008

Pavlakis K, Messini I, Vrekoussis T, et al: Intraoperative assessment of epithelial and non-epithelial ovarian tumors: a 7-year review. Eur J Gynaecol Oncol 30:657, 2009

Pena-Alonso R, Nieto K, Alvarez R, et al: Distribution of Y-chromosome-bearing cells in gonadoblastoma and dysgenetic testis in 45,X/46,XY infants. Mod Pathol 18:439, 2005

Pins MR, Young RH, Daly WJ, et al: Primary squamous cell carcinoma of the ovary: report of 37 cases. Am J Surg Pathol 20:823, 1996

Piura B, Nemet D, Yanai-Inbar I, et al: Granulosa cell tumor of the ovary: a study of 18 cases. J Surg Oncol 55:71, 1994

Powell JL, Connor GP, Henderson GS: Management of recurrent juvenile granulosa cell tumor of the ovary. Gynecol Oncol 81:113, 2001

Pressley RH, Muntz HG, Falkenberry S, et al: Serum lactic dehydrogenase as a tumor marker in dysgerminoma. Gynecol Oncol 44:281, 1992

Quirk JT, Natarajan N: Ovarian cancer incidence in the United States, 1992–1999. Gynecol Oncol 97:519, 2005

Ramalingam P, Malpica A, Silva EG, et al: The use of cytokeratin 7 and EMA in differentiating ovarian yolk sac tumors from endometrioid and clear cell carcinomas. Am J Surg Pathol 28:1499, 2004

Rezk Y, Sheinfeld J, Chi DS: Prolonged survival following salvage surgery for chemorefractory ovarian immature teratoma: a case report and review of the literature. Gynecol Oncol 96:883, 2005

Schneider DT, Calaminus G, Harms D, et al: Ovarian sex cord–stromal tumors in children and adolescents. J Reprod Med 50:439, 2005

Schneider DT, Calaminus G, Wessalowski R, et al: Ovarian sex cord–stromal tumors in children and adolescents. J Clin Oncol 21:2357, 2003a

Schneider DT, Janig U, Calaminus G, et al: Ovarian sex cord–stromal tumors: a clinicopathological study of 72 cases from the Kiel Pediatric Tumor Registry. Virchows Arch 443:549, 2003b

Schrader KA, Gorbatcheva B, Senz J, et al: The specificity of the FLXL2 c.402G>G somatic mutation: a survey of solid tumors [Abstract]. PLoS One 4:e7988, 2009

Schwartz PE, Morris JM: Serum lactic dehydrogenase: a tumor marker for dysgerminoma. Obstet Gynecol 72:511, 1988

Sehouli J, Drescher FS, Mustea A, et al: Granulosa cell tumor of the ovary: 10 years follow-up data of 65 patients. Anticancer Res 24:1223, 2004

Shah SP, Kobel M, Senz J, et al: Mutation of FOXL2 in granulosa-cell tumors of the ovary. N Engl J Med 360:2719, 2009

Sharony R, Aviram R, Fishman A, et al: Granulosa cell tumors of the ovary: do they have any unique ultrasonographic and color Doppler flow features? Int J Gynecol Cancer 11:229, 2001

Shimizu Y, Komiyama S, Kobayashi T, et al: Successful management of endodermal sinus tumor of the ovary associated with pregnancy. Gynecol Oncol 88:447, 2003

Siddiqui M, Toub DB: Cellular fibroma of the ovary with Meigs' syndrome and elevated CA-125: a case report. J Reprod Med 40:817, 1995

Smith HO, Berwick M, Verschraegen CF, et al: Incidence and survival rates for female malignant germ cell tumors. Obstet Gynecol 107:1075, 2006

Stettner AR, Hartenbach EM, Schink JC, et al: Familial ovarian germ cell cancer: report and review. Am J Med Genet 84:43, 1999

Stevens TA, Brown J, Zander DS, et al: Adult granulosa cell tumors of the ovary in two first-degree relatives. Gynecol Oncol 98:502, 2005

Stier EA, Barakat RR, Curtin JP, et al: Laparotomy to complete staging of presumed early ovarian cancer. Obstet Gynecol 87:737, 1996

Suita S, Shono K, Tajiri T, et al: Malignant germ cell tumors: clinical characteristics, treatment, and outcome. A report from the study group for Pediatric Solid Malignant Tumors in the Kyushu Area, Japan. J Pediatr Surg 37:1703, 2002

Takemori M, Nishimura R, Yamasaki M, et al: Ovarian mixed germ cell tumor composed of polyembryoma and immature teratoma. Gynecol Oncol 69:260, 1998

Tangir J, Zelterman D, Ma W, et al: Reproductive function after conservative surgery and chemotherapy for malignant germ cell tumors of the ovary. Obstet Gynecol 101:251, 2003

Tao X, Sood AK, Deavers MT, et al: Anti-angiogenesis therapy with bevacizumab for patients with ovarian granulosa cell tumors. Gynecol Oncol 114:431, 2009

Tay SK, Tan LK: Experience of a 2-day BEP regimen in postsurgical adjuvant chemotherapy of ovarian germ cell tumors. Int J Gynecol Cancer 10:13, 2000

Teilum G: Classification of endodermal sinus tumour (mesoblastoma vitellinum) and so-called "embryonal carcinoma" of the ovary. Acta Pathol Microbiol Scand 64:407, 1965

Tewari K, Cappuccini F, DiSaia PJ, et al: Malignant germ cell tumors of the ovary. Obstet Gynecol 95:128, 2000

Ulbright TM: Germ cell tumors of the gonads: a selective review emphasizing problems in differential diagnosis, newly appreciated, and controversial issues. Mod Pathol 18 (Suppl 2):S61, 2005

Uygun K, Aydiner A, Saip P, et al: Clinical parameters and treatment results in recurrent granulosa cell tumor of the ovary. Gynecol Oncol 88:400, 2003

Vang R, Herrmann ME, Tavassoli FA: Comparative immunohistochemical analysis of granulosa and Sertoli components in ovarian sex cord–stromal tumors with mixed differentiation: potential implications for derivation of Sertoli differentiation in ovarian tumors. Int J Gynecol Pathol 23:151, 2004

Vicus D, Beiner ME, Klachook S, et al: Pure dysgerminoma of the ovary 35 years on: a single institutional experience. Gynecol Oncol 117:23, 2010

Williams S, Blessing JA, Liao SY, et al: Adjuvant therapy of ovarian germ cell tumors with cisplatin, etoposide, and bleomycin: a trial of the Gynecologic Oncology Group. J Clin Oncol 12:701, 1994a

Williams SD, Birch R, Einhorn LH, et al: Treatment of disseminated germ cell tumors with cisplatin, bleomycin, and either vinblastine or etoposide. N Engl J Med 316:1435, 1987

Williams SD, Blessing JA, DiSaia PJ, et al: Second-look laparotomy in ovarian germ cell tumors: the Gynecologic Oncology Group experience. Gynecol Oncol 52:287, 1994b

Williams SD, Blessing JA, Hatch KD, et al: Chemotherapy of advanced dysgerminoma: trials of the Gynecologic Oncology Group. J Clin Oncol 9:1950, 1991

Williams SD, Kauderer J, Burnett AF, et al: Adjuvant therapy of completely resected dysgerminoma with carboplatin and etoposide: a trial of the Gynecologic Oncology Group. Gynecol Oncol 95:496, 2004

Wolf JK, Mullen J, Eifel PJ, et al: Radiation treatment of advanced or recurrent granulosa cell tumor of the ovary. Gynecol Oncol 73:35, 1999

Young JL Jr, Cheng W, X, Roffers SD, et al: Ovarian cancer in children and young adults in the United States, 1992-1997. Cancer 97:2694, 2003

Young RH: Sex cord–stromal tumors of the ovary and testis: their similarities and differences with consideration of selected problems. Mod Pathol 18:S81, 2005

Young RH, Dudley AG, Scully RE: Granulosa cell, Sertoli–Leydig cell, and unclassified sex cord–stromal tumors associated with pregnancy: a clinicopathological analysis of thirty-six cases. Gynecol Oncol 18:181, 1984

Young RH, Scully RE: Ovarian Sertoli–Leydig cell tumors: a clinicopathological analysis of 207 cases. Am J Surg Pathol 9:543, 1985

Young RH, Welch WR, Dickersin GR, et al: Ovarian sex cord tumor with annular tubules: review of 74 cases including 27 with Peutz-Jeghers syndrome and four with adenoma malignum of the cervix. Cancer 50:1384, 1982

Yuan JQ, Lin XN, Xu JY, et al: Ovarian juvenile granulosa cell tumor associated with Maffucci's syndrome: case report. Chin Med J 117:1592, 2004

Zagame L, Pautier P, Duvillard P, et al: Growing teratoma syndrome after ovarian germ cell tumors. Obstet Gynecol 108:509, 2006

Zaloudek C, Norris HJ: Sertoli-Leydig tumors of the ovary: a clinicopathologic study of 64 intermediate and poorly differentiated neoplasms. Am J Surg Pathol 8:405, 1984

Zanagnolo V, Pasinetti B, Sartori E: Clinical review of 63 cases of sex cord stromal tumors. Eur J Gynaecol Oncol 25:431, 2004

Zanetta G, Bonazzi C, Cantu M, et al: Survival and reproductive function after treatment of malignant germ cell ovarian tumors. J Clin Oncol 19:1015, 2001

Zhang M, Cheung MK, Shin JY, et al: Prognostic factors responsible for survival in sex cord stromal tumors of the ovary—an analysis of 376 women. Gynecol Oncol 104:396, 2007

Zhao XY, Huang HF, Lian LJ, et al: Ovarian cancer in pregnancy: a clinicopathologic analysis of 22 cases and review of the literature. Int J Gynecol Cancer 16:8, 2006

CAPÍTULO 37

Doença Trofoblástica Gestacional

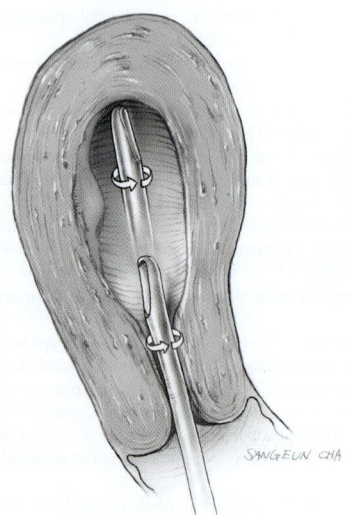

EPIDEMIOLOGIA E FATORES DE RISCO	898
MOLA HIDATIFORME (GRAVIDEZ MOLAR)	899
MOLA HIDATIFORME COMPLETA	899
MOLA HIDATIFORME PARCIAL	901
DIAGNÓSTICO	901
HISTOPATOLOGIA	902
TRATAMENTO	903
MONITORAMENTO PÓS-MOLAR	904
QUIMIOTERAPIA PROFILÁTICA	904
GRAVIDEZ ECTÓPICA MOLAR	905
FETO COEXISTENTE	905
NEOPLASIA TROFOBLÁSTICA GESTACIONAL	905
CLASSIFICAÇÃO HISTOLÓGICA	905
DIAGNÓSTICO	907
ESTADIAMENTO	908
TRATAMENTO	909
DESFECHO DE GRAVIDEZ SUBSEQUENTE	912
REFERÊNCIAS	912

A *doença trofoblástica gestacional* refere-se a uma variedade de tumores inter-relacionados, mas histologicamente distintos, com origem na placenta (Tabela 37-1). Tais doenças são caracterizadas por um marcador tumoral confiável, a gonadotrofina coriônica humana β (β-hCG), e apresentam tendências variadas com relação à invasão e disseminação local.

A *neoplasia trofoblástica gestacional* (NTG) refere-se ao subconjunto da doença trofoblástica gestacional que produz sequelas malignas. Esses tumores requerem estadiamento formal e comumente respondem de forma favorável à quimioterapia. Em geral, a NTG desenvolve-se após gravidez molar, mas pode ocorrer após qualquer tipo de gestação.

O prognóstico para a maioria dos casos de NTG é excelente, e as pacientes em geral ficam curadas mesmo na presença de metástases disseminadas. A perspectiva em relação à preservação da fertilidade e à evolução de gestações subsequentes é igualmente animadora (Garrett, 2008). Como consequência, embora a doença trofoblástica gestacional seja incomum, como a chance de cura é grande, os clínicos devem estar familiarizados com sua apresentação, diagnóstico e tratamento.

EPIDEMIOLOGIA E FATORES DE RISCO

Incidência

A incidência de doença trofoblástica gestacional tem se mantido razoavelmente constante em aproximadamente 1 a 2 em cada 1.000 partos na América do Norte e na Europa (Drake, 2006; Loukovaara, 2005; Savage, 2010; Smith, 2003). Uma frequência semelhante foi observada na África do Sul e na Turquia (Moodley, 2003; Ozalp, 2003). Embora historicamente índices mais altos de incidência tenham sido relatados em regiões da Ásia, talvez grande parte dessa diferença seja reflexo de discrepâncias na coleta de dados em estudos de base populacional e ensaios conduzidos em ambiente hospitalar. Por exemplo, em um estudo populacional na Coreia do Sul observou-se queda na incidência de 40 a cada 1.000 partos para 2 a cada 1.000 partos, o que coincidiu com o aprimoramento na terminologia e classificação da doença (Kim, 2004). De forma semelhante, estudos realizados em hospitais do Japão e de Cingapura mostraram redução na incidência (Chong, 1999; Matsui, 2003). A melhora nas condições socioeconômicas e alterações na dieta também podem ser parcialmente responsáveis. Alguns grupos étnicos, porém, parecem apresentar maior risco para doença trofoblástica gestacional. Hispânicos e nativos norte-americanos habitantes dos EUA apresentam incidência maior, assim como certos grupos populacionais no sudeste da Ásia (Drake, 2006; Smith, 2003; Tham, 2003).

Idade materna

Observou-se que as gestantes com idade nos extremos superior e inferior têm maior risco de doença trofoblástica gestacional (Altman, 2008; Loukovaara, 2005; Tham, 2003). Essa associa-

TABELA 37-1 Classificação modificada da Organização Mundial da Saúde para doença trofoblástica gestacional

Molas hidatiformes
Mola hidatiforme
 Total
 Parcial
Mola invasora
Tumores trofoblásticos
Coriocarcinoma
Tumor trofoblástico placentário
Tumor trofoblástico epitelioide

Modificada de Ie-Ming, 2011, com permissão.

ção é muito mais evidente para mola completa, ao passo que o risco de gravidez molar parcial varia relativamente pouco com a idade. Além disso, comparado com o risco daquelas com idade materna igual ou inferior a 15 anos, o grau de risco é muito maior para mulheres com 45 anos (1%) ou mais (17% aos 50 anos) (Savage, 2010; Sebire, 2002a). Uma explicação pode ser a de que os óvulos de mulheres com mais idade apresentam índices mais altos de fertilização anormal. De forma semelhante, a idade paterna avançada também foi associada a aumento do risco (La Vecchia, 1984; Parazzini, 1986).

História obstétrica

Além da idade, o histórico de gestações anteriores malsucedidas aumenta o risco de doença trofoblástica gestacional. Por exemplo, um abortamento espontâneo anterior pelo menos dobra o risco de gravidez molar (Parazzini, 1991). Mais importante, o antecedente pessoal de doença trofoblástica gestacional aumenta no mínimo 10 vezes o risco de gestação molar em gravidez subsequente. A frequência em concepção subsequente é de aproximadamente 1%, e na maioria ocorre o mesmo tipo de mola da gravidez anterior (Garrett, 2008; Sebire, 2003). Além disso, após dois episódios de gravidez molar, 23% das concepções posteriores resultarão em outra gestação molar (Berkowitz, 1998). Por essa razão, mulheres com histórico prévio de doença trofoblástica gestacional devem submeter-se a uma ultrassonografia no primeiro trimestre em gestações subsequentes. Entretanto, a gravidez molar familiar é extremamente rara (Fallahian, 2003).

Outros fatores

Em vários estudos de caso-controle, o uso de contraceptivos orais foi associado a risco crescente de doença trofoblástica gestacional. Especificamente, o uso prévio de contraceptivos orais combinados (COCs) praticamente dobrou o risco, e seu uso mais prolongado também pareceu diretamente relacionado com o risco (Palmer, 1999; Parazzini, 2002). Além disso, mulheres que usaram contraceptivos orais durante o ciclo no qual engravidaram tiveram risco maior, mas não em todos os trabalhos (Costa, 2006; Palmer, 1999). Muitas dessas associações, entretanto, não têm força estatística e poderiam ser explicadas por fatores de confusão, em vez de causalidade (Parazzini, 2002).

Algumas outras características epidemiológicas também parecem ser bastante diferentes entre molas completas e parciais. Por exemplo, deficiência de vitamina A e baixa ingestão nutricional de caroteno estão associadas apenas a maior risco de molas completas (Berkowitz, 1985, 1995; Parazzini, 1988). Molas parciais foram associadas a níveis educacionais mais altos, tabagismo, ciclos menstruais irregulares e história obstétricas em que somente lactentes do sexo masculino estão entre os nascidos vivos prévios (Berkowitz, 1995; Parazzini, 1986).

MOLA HIDATIFORME (GRAVIDEZ MOLAR)

Molas hidatiformes são gestações anormais caracterizadas histologicamente por aberrações placentárias. Classicamente, as vilosidades coriônicas nessas placentas apresentam diferentes graus de proliferação trofoblástica e edema do estroma viloso (Fig. 37-1). Com base no grau e na extensão das alterações teciduais, as molas hidatiformes são classificadas como *molas hidatiformes completas* ou *parciais* (Tabela 37-2). Estudos citogenéticos demonstraram que anormalidades cromossômicas desempenham um papel essencial no desenvolvimento de molas hidatiformes (Lage, 1992).

Mola hidatiforme completa

Cariotipagem e histologia

Classicamente, essas gestações molares diferem das molas parciais no que diz respeito a cariótipo, a aspecto histológico e à

TABELA 37-2 Características das molas hidatiformes completas e parciais

Característica	Mola completa	Mola parcial
Cariótipo	46,XX ou 46,XY	69,XXX ou 69,XXY
Patologia		
Feto/embrião	Ausente	Presente
Edema viloso	Difuso	Focal
Proliferação trofoblástica	Variável, pode ser acentuada	Focal e mínima
Imunomarcação do p57 Kip2	Negativa	Positiva
Apresentação clínica		
Diagnóstico típico	Gestação molar	Abortamento retido
Sequelas malignas pós-molares	15%	4-6%

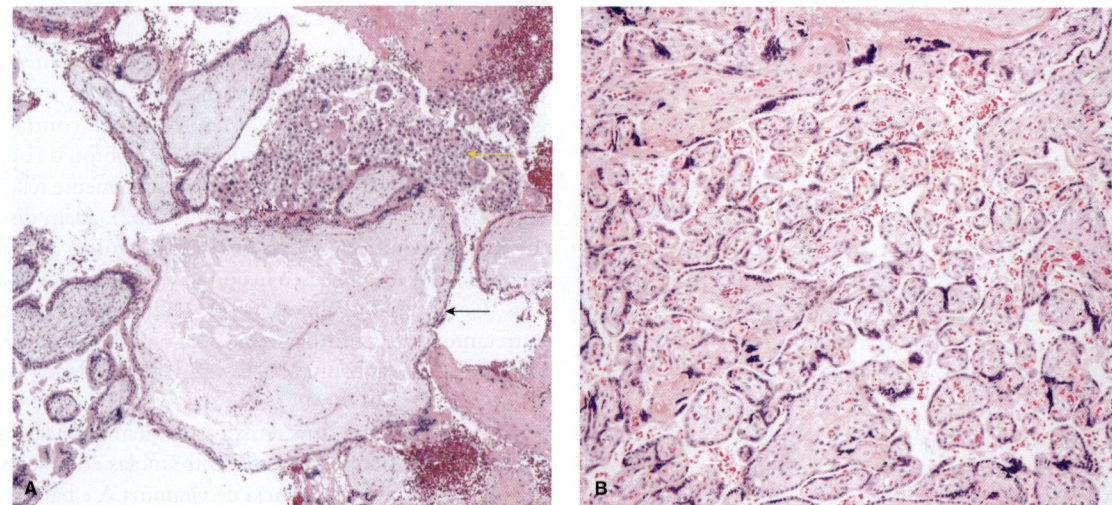

FIGURA 37-1 A. Mola hidatiforme completa. As molas completas são caracterizadas por edema difuso nas vilosidades placentárias, com aumento viloso e formação de cisternas em algumas vilosidades (*seta preta*). O grande edema viloso é que causa a morfologia semelhante a vesículas observadas macroscopicamente nas molas completas (ver Fig. 37-3), Nas molas completas a proliferação trofoblástica também é característica (*seta amarela*), e pode ser focal ou disseminada. (*Fotografia cedida pela Dra. Erika Fong.*) **B.** Placenta normal a termo com vilosidades menores e sem edema e sem proliferação trofoblástica. (*Fotografia cedida pea Dra. Kelley Carrick.*)

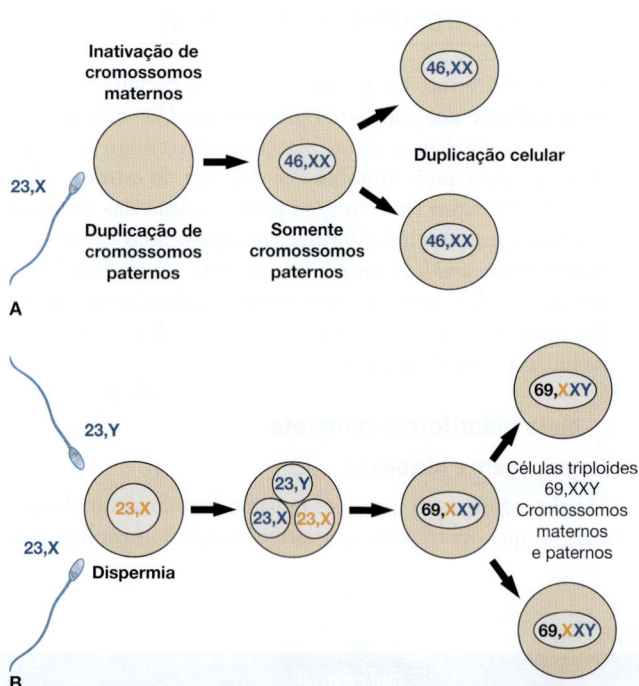

FIGURA 37-2 A. Uma mola completa 46,XX pode ser formada se um espermatozoide haploide 23,X penetrar um óvulo haploide 23,X cujos genes tenham se tornado "inativos". Os cromossomos paternos, então, duplicam-se para criar um complemento cromossômico 46,XX apenas de origem paterna. Alternativamente, esse mesmo tipo de óvulo inativado pode ser fertilizado independentemente por dois espermatozoides, contendo 23,X ou 23,Y, para criar um complemento cromossômico 46,XX ou 46,XY, novamente de origem exclusivamente paterna. **B.** Molas parciais podem ser formadas se dois espermatozoides, 23,X ou 23,Y, fertilizarem um óvulo haploide 23,X, cujos genes não tenham sido inativados. O óvulo fertilizado resultante será triploide. Alternativamente, um óvulo haploide semelhante pode ser fertilizado por um espermatozoide 46,XY diploide não reduzido.

apresentação clínica. As molas completas em geral apresentam cariótipo diploide completo, e 85 a 90% dos casos são 46,XX. Entretanto, os cromossomos nessas gestações são de origem inteiramente paterna. Em um processo denominado *androgênese*, o óvulo é fertilizado por um espermatozoide haploide, que, então, duplica seus próprios cromossomos por meiose (Fig. 37-2) (Fan, 2002; Kajii, 1977). A maioria dessas molas é 46,XX, mas a fertilização dispérmica de um único óvulo pode produzir um cariótipo 46,XY (Lawler, 1987). Embora o DNA nuclear seja inteiramente paterno, o DNA mitocondrial continua tendo origem materna (Azuma, 1991).

Microscopicamente, as molas completas apresentam vilosidades edematosas aumentadas e proliferação trofoblástica anormal que envolvem difusamente toda a placenta (ver Fig. 37-1). Macroscopicamente, essas mudanças transformam as vilosidades coriônicas em conglomerados de vesículas de dimensões variadas. Na verdade, o nome *mola hidatiforme* origina-se desse aspecto de "cacho de uva". Nessas gestações, não há produção de tecido fetal ou de âmnio. Consequentemente, essa massa de tecido placentário preenche totalmente a cavidade endometrial (Fig. 37-3).

Achados clínicos

A apresentação clínica de uma mola completa mudou consideravelmente nas últimas décadas. Mais da metade das pacientes diagnosticadas nas décadas de 1960 e 1970 apresentavam anemia e útero com tamanho maior que o previsto para a idade gestacional. Além disso, hiperêmese gravídica, pré-eclâmpsia e cistos teca-luteínicos ocorriam em cerca de um quarto das pacientes portadoras (Montz, 1988; Soto-Wright, 1995). Conforme descrito no Capítulo 9 (p. 266), cistos teca-luteínicos

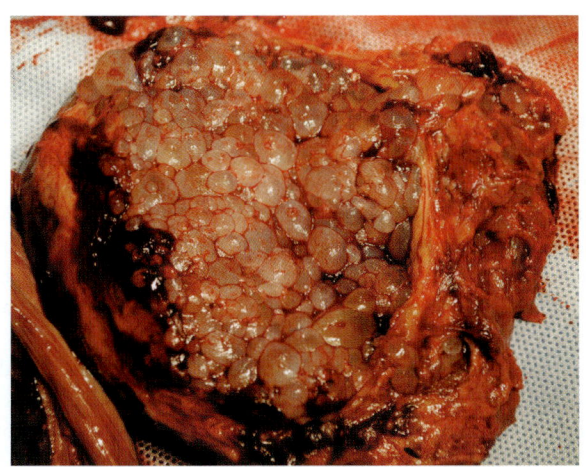

FIGURA 37-3 Fotografia de uma amostra de mola hidatiforme completa. Observe os grupos de vilosidades coriônicas repletas de líquido com aspecto de uva. *(Fotografia cedida pela Dra. Sasha Andrews.)*

inferior a 10%. Além disso, hiperêmese gravídica, pré-eclâmpsia e cistos teca-luteínicos sintomáticos raramente são observados (Lazarus, 1999; Mosher, 1998; Soto-Wright, 1995). Atualmente, essas sequelas ocorrem característica e principalmente em pacientes sem cuidados pré-natais precoces, que se apresentam com idade gestacional avançada e níveis séricos de β-hCG significativamente elevados.

Os níveis plasmáticos de tiroxina frequentemente estão elevados em mulheres com molas completas, mas o hipertireoidismo clínico é raro. Nessas circunstâncias, os níveis séricos de tiroxina livre estão elevados em consequência do efeito semelhante ao da tirotrofina da β-hCG (Capítulo 15, p. 401). (Hershman, 2004).

Mola hidatiforme parcial

Essas molas apresentam diferenças clínicas, genéticas e histológicas das molas hidatiformes completas. O grau e a extensão de proliferação trofoblástica e o edema viloso são menores em comparação aos das molas completas. Além disso, muitas molas parciais contêm tecido fetal e âmnio além de tecido placentário.

Por isso, pacientes com molas parciais normalmente se apresentam com sinais e sintomas de aborto retido ou incompleto. Muitas mulheres terão sangramento vaginal, mas como a proliferação trofoblástica é pequena e somente focal, não é comum que haja aumento excessivo do útero para a idade gestacional. De forma semelhante, pré-eclâmpsia, cistos teca-luteínicos, hipertireoidismo e outras características clínicas expressivas são raros (Stefos, 2002). Os níveis de β-hCG antes do esvaziamento uterino são mais baixos que os observados em casos de molas completas e em geral não excedem 100.000 mUI por mililitro. Por essa razão, as molas parciais geralmente não são confirmadas até que se tenha a análise histológica completa da amostra de curetagem.

As molas parciais apresentam um cariótipo triploide (69,XXX, 69,XXY ou, menos comumente, 69,XYY) formado por um conjunto haploide de cromossomos maternos e dois conjuntos haploides de cromossomos paternos (ver Fig. 37-2) (Lawler, 1991). Há relato de molas parciais não triploides, mas é provável que de fato não existam (Genest, 2002b). O feto coexistente com uma mola parcial é inviável e em geral apresenta várias malformações com crescimento anormal (Jauniaux, 1999).

Diagnóstico

Dosagem de β-hCG

Nas mulheres em idade reprodutiva com sangramento vaginal, o diagnóstico diferencial deve incluir causas ginecológicas de sangramento e complicações no primeiro trimestre de gravidez. Uma característica importante da gravidez molar é sua tendência a produzir β-hCG acima do esperado para a idade gestacional (Fig. 6-3, p. 176) (Sasaki, 2003). A β-hCG é produzida pelo trofoblasto e os níveis elevados refletem sua proliferação. Consequentemente, a dosagem inicial de β-hCG na urina ou soro e a ultrassonografia transvaginal são inestimáveis para direcionar a investigação. Em razão desses exames, atualmente, o diagnóstico de mola hidatiforme no primeiro trimestre é comum.

ocorrem quando há exposição prolongada ao hormônio luteinizante (LH) ou à β-hCG (Fig. 37-4). Esses cistos variam de tamanho, desde 3 até 20 cm, e a maioria regride com a queda nos títulos da β-hCG após a evacuação da mola. Se presente e, especialmente, se bilateral, o risco de NTG é maior.

No entanto, atualmente, as pacientes com molas completas raramente se apresentam com esses sinais e sintomas tradicionais (Ben-Arie, 2009; Mangili, 2008). Em consequência dos testes de β-hCG e da ultrassonografia, atualmente a idade gestacional média no momento do esvaziamento uterino aproxima-se de 12 semanas, em comparação com 16 a 17 semanas nas décadas de 1960 e 1970 (Drake, 2006; Soto-Wright, 1995). O sangramento vaginal continua a ser o sintoma mais comum e a dosagem de β-hCG comumente está acima do esperado. O tamanho do útero será maior que a idade gestacional em um quarto das mulheres, mas a incidência de anemia é

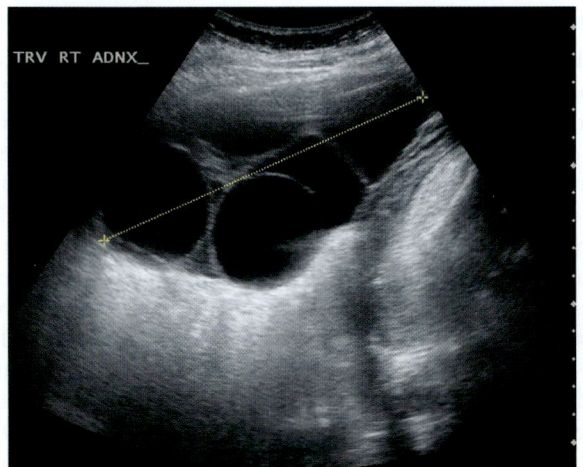

FIGURA 37-4 Ultrassonografia transvaginal de múltiplos cistos teca-luteínicos dentro de um dos ovários de uma paciente com gestação molar completa. A presença de múltiplos cistos simples é o achado característico. *(Imagem cedida pela Dra. Diane Twickler.)*

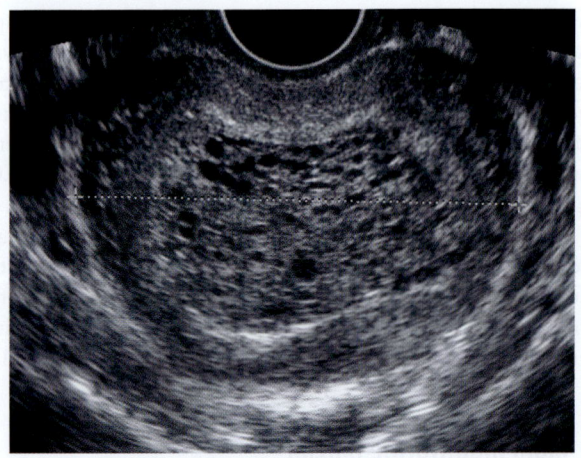

FIGURA 37-5 Corte transversal de ultrassonografia de útero com mola hidatiforme completa. O aspecto característico em "tempestade de neve" é determinado pelas múltiplas vesículas placentárias. A mola preenche completamente esta cavidade uterina, e os compassos de calibre estão posicionados nos limites externos do útero.

Ultrassonografia transvaginal

Embora a dosagem de β-hCG seja útil, o diagnóstico de gravidez molar é feito com maior frequência pela ultrassonografia em razão de intumescimento difuso e aumento no tamanho das vilosidades coriônicas identificáveis. A maioria das molas completas de primeiro trimestre apresenta aspecto ultrassonográfico típico: massa ecogênica complexa intrauterina contendo vários espaços císticos pequenos. Não há tecidos fetais ou saco amniótico (Fig. 37-5) (Benson, 2000). Por outro lado, as características ultrassonográficas de uma gravidez molar parcial incluem placenta hidrópica e espessa com feto presente (Zhou, 2005).

Não obstante a utilidade dessas ferramentas, há limitações diagnósticas. Por exemplo, Lazarus e colaboradores (1999) relataram que os níveis de β-hCG em gestações molares iniciais nem sempre estão elevados no primeiro trimestre. Esses mesmos autores observaram que a ultrassonografia poderia levar a diagnósticos falso-negativos se realizada muito precocemente na gravidez, antes de as vilosidades coriônicas terem alcançado seu padrão vesicular característico. Por exemplo, somente 20 a 30% das pacientes apresentaram evidência ultrassonográfica sugestiva de mola parcial (Johns, 2005; Lindholm, 1999; Sebire, 2001). Consequentemente, o diagnóstico pré-operatório nos períodos iniciais da gestação em geral é difícil e geralmente não é realizado até que seja feita a revisão histológica da amostra de abortamento.

Histopatologia

No início da gravidez, talvez haja dificuldade de distinguir histologicamente entre mola completa, mola parcial e aborto hidrópico. As transformações histopatológicas típicas das molas parcial e completa estão listadas na Tabela 37-2. Os abortos hidrópicos resultam de gestações malsucedidas formadas pela união tradicional de um óvulo haploide com um espermatozoide haploide. A placenta pode apresentar degeneração hidrópica que talvez seja confundida com as características vilosas da mola hidatiforme. Infelizmente, não há um critério único que permita distinguir esses três quadros. Mas, em geral, as molas completas apresentam geralmente duas características destacadas: (1) proliferação trofoblástica e (2) vilosidades hidrópicas. Entretanto, nas gestações com menos de 10 semanas, há diferenças marcantes nesses achados clássicos. Nessas gestações em período inicial, as vilosidades hidrópicas talvez não sejam evidentes e o estroma molar ainda pode ser vascular (Paradinas, 1997). Por essa razão, as molas completas em geral precisam ser caracterizadas por alterações morfológicas mais sutis. Infelizmente, isso pode resultar em sua classificação inadequada, como mola parcial ou aborto hidrópico (Fukunaga, 2005; Mosher, 1998).

As molas parciais são corretamente diagnosticadas quando são demonstrados três ou quatro critérios diagnósticos principais: (1) duas populações de vilosidades, (2) vilosidades dismórficas irregulares e aumentadas (com inclusões trofoblásticas), (3) vilosidades cavitadas e aumentadas ($\geq$ 3 a 4 mm) e (4) hiperplasia/atipia do sinciciotrofoblasto (Chew, 2000). Na maioria dos casos é possível obter boa reprodutibilidade diagnóstica utilizando essas distinções histológicas entre molas completas e parciais.

Determinação da ploidia

A determinação do tipo de gestação molar evidentemente pode ser aprimorada pela combinação da histopatologia com a determinação da ploidia, ou seja, o número de conjuntos completos de cromossomos. A *citometria de fluxo* é uma técnica para contar, examinar e classificar células mantidas suspensas em uma corrente de fluido. Com essa ferramenta, múltiplas características físicas ou químicas de células individuais podem ser analisadas simultaneamente à medida que passam por um aparato eletrônico de detecção óptica. Um segundo método de citometria, *citometria de imagem automatizada*, utiliza imagens ópticas de várias centenas de núcleos celulares para identificar mudanças morfológicas sutis dentro dos tecidos. As duas técnicas podem analisar a ploidia celular e são usadas para distinguir entre molas completas (diploides) e molas parciais (triploides) (Fig. 37-6). Porém, a citometria de imagem automatizada mostrou-se mais sensível que a citometria de fluxo para estabelecer essa distinção (Crisp, 2003).

Imunomarcação

Além da análise da ploidia, técnicas de imunomarcação histológica também podem esclarecer o diagnóstico. A p57kip2 é uma proteína nuclear cujo gene apresenta *imprinting* paterno e expressão materna. Isto significa que o produto do gene é produzido somente nos tecidos que contêm um alelo materno. Como contêm apenas genes paternos, as molas completas não apresentam a proteína p57kip2 (Merchant, 2005). Em contrapartida, essa proteína nuclear é fortemente expressa nas placentas normais, nos abortamentos espontâneos com mudanças hidrópicas e nas molas hidatiformes parciais (Castrillon, 2001). Dessa forma, a imunomarcação dessa proteína nuclear é um adjuvante prático e preciso para análise da ploidia na classificação patológica das molas hidatiformes (Castrillon, 2001; Genest, 2002a; Jun, 2003). A coloração da p57kip2 possui a vantagem adicional de diferenciar abortamentos hidrópicos de molas completas, uma distinção que não é possível com a análise da ploidia (Merchant, 2005). Por isso, o uso complementar da análise da ploidia e o *status* da p57kip2 atualmente auxiliam

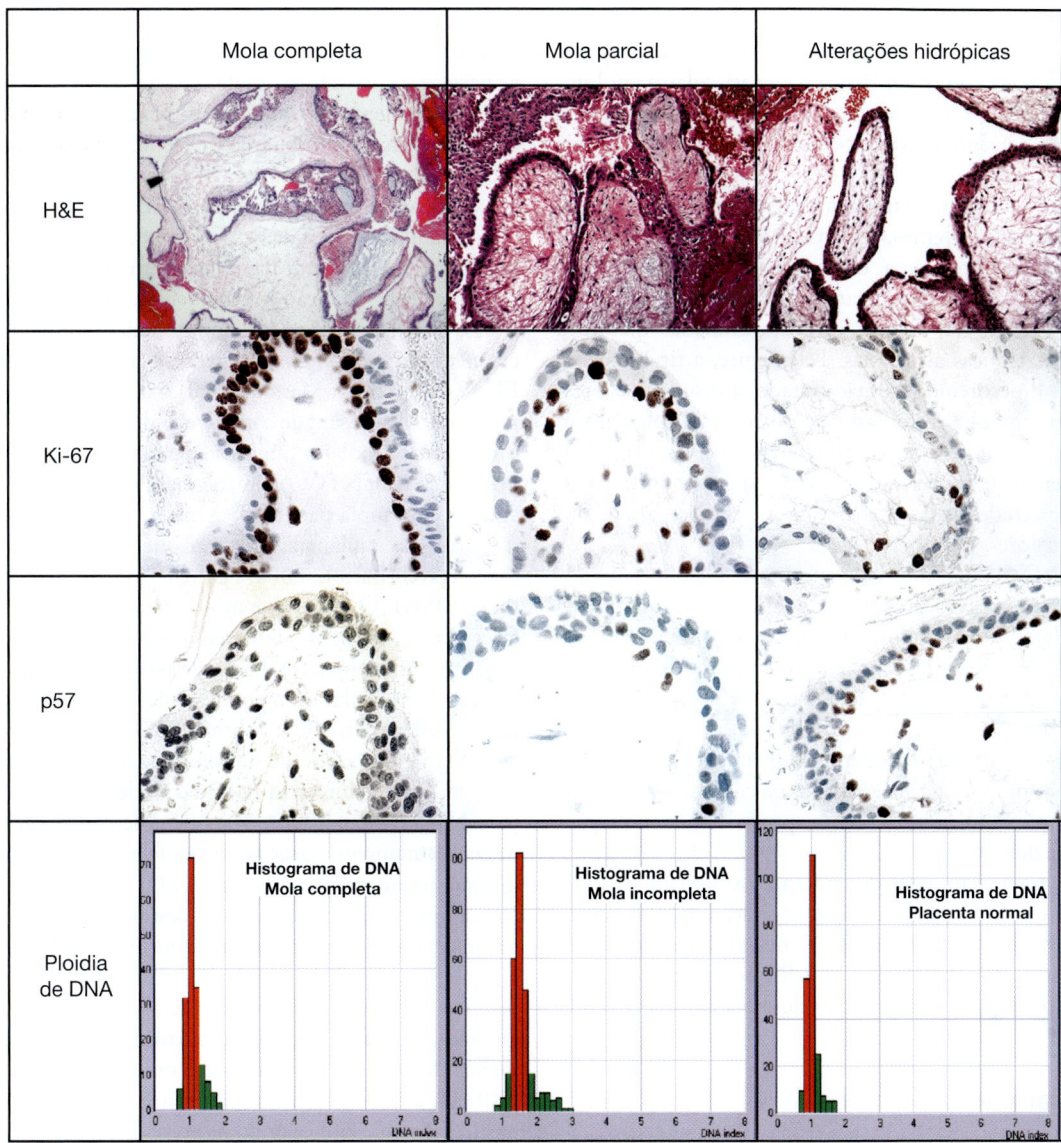

FIGURA 37-6 Diagrama composto mostrando as diferenças entre abortos hidrópicos normais e molas hidatiformes completas ou parciais. Os tecidos negativos para a coloração são azuis, e os positivos são marrons. A extensão (percentagem de coloração celular) corresponde às expressões baixa, média e alta. Observe o aumento progressivo na coloração do Ki-67 e a redução progressiva na p57KIP2 (p57) quando se comparam produtos normais de concepção hidrópicos com as molas parcial e completa. Primeiro, o Ki-67 é um marcador de proliferação e é expresso mais nitidamente nas molas completas. Por outro lado, a p57 é uma proteína nuclear, cujo gene apresenta *imprinting* paterno e expressão materna, significando que o produto do gene aparece somente em tecidos que contêm um alelo materno. Como contêm somente genes paternos, as molas completas não apresentam a proteína p57. Porém, essa proteína nuclear é fortemente expressa em abortamentos espontâneos com alterações hidrópicas. Por último, os gráficos de ploidia do DNA mostram um padrão diploide normal nos conteúdos hidrópicos e nas molas completas, e nas molas parciais, o pico do DNA é triploide (índice de DNA de 1,5). (*Imagem cedida pela Dra. Raheela Ashfaq.*)

a distinguir entre abortamento espontâneo hidrópico diploide (p57kip2-positivo), mola completa diploide (p57kip2-negativa) e mola parcial triploide (p57kip2-positiva) (ver Fig. 37-6) (Crisp, 2003).

Em resumo, a maioria das molas completas e parciais é prontamente identificável por exame histológico e há pouca dificuldade de diagnóstico. Aquelas com histologia limítrofe podem ser amostradas novamente na tentativa de confirmar os traços característicos apresentados na Tabela 37-2. Testes complementares com análise da ploidia ou coloração de p57kip2 são úteis para fins diagnósticos, educacionais e de garantia da qualidade, mas esses testes adicionais não devem ser o "padrão-ouro" obrigatório para a prática clínica de rotina, pois não são perfeitos nem universalmente disponíveis (Genest, 2001).

Tratamento

A curetagem a vácuo é o método preferencial de esvaziamento uterino, independentemente do tamanho do útero, nas pacientes que desejem preservar a fertilidade (Soper, 2004; Tidy, 2000). As nulíparas não devem ser tratadas com prostaglandinas sintéticas para apagamento do colo uterino, uma vez que esses fármacos podem induzir contrações uterinas e aumentar o risco de embolização trofoblástica para a vasculatura pulmonar (Seckl, 2010). Raramente, recomenda-se histerectomia a menos que a paciente deseje esterilização cirúrgica ou esteja próxima da menopausa (Elias, 2010). Cistos teca-luteínicos são um achado incomum e tendem a regredir após a evacuação da mola. Em casos extremos, podem ser aspirados, mas não há indicação para ooforectomia, exceto em casos de torção com infarto ovariano extenso (Mungan, 1996).

Antes da cirurgia, as pacientes são avaliadas quanto a complicações clínicas associadas. Felizmente, a tireotoxicose causada por hipertireoidismo não tratado, a insuficiência respiratória por embolia trofoblástica e outros distúrbios graves coexistentes são raros. Considerando a enorme vascularização dessas placentas, hemoderivados devem estar disponíveis e linhas de infusão adequadas estabelecidas antes do esvaziamento das molas maiores.

Para o esvaziamento, o colo uterino é dilatado para admitir uma cureta plástica de 10 a 12 mm. À medida que os tecidos molares são aspirados, administra-se ocitocina por via intravenosa. Em nossa instituição, 20 unidades de ocitocina sintética são diluídas em 1 L de cristaloide para infusão em velocidade que produza contração uterina. Em alguns casos, há indicação de ultrassonografia intraoperatória para reduzir o risco de perfuração uterina e auxiliar na confirmação da evacuação completa do útero. Por fim, procede-se à curetagem meticulosa e delicada

Após a curetagem, considerando a possibilidade de mola parcial com tecido fetal associado, deve-se administrar imunoglobulina anti-Rh às mulheres Rh D-negativas não sensibilizadas. Porém, a imunoglobulina anti-Rh pode ser suspensa se houver confirmação do diagnóstico de mola completa (Fung Kee, 2003).

Monitoramento pós-molar

Neoplasia trofoblástica gestacional após mola hidatiforme

A NTG desenvolve-se em 15% dos casos de mola completa após sua evacuação (Golfier, 2007; Wolfberg, 2004). Apesar da tendência de diagnosticar essas gestações anormais mais precocemente, a incidência não reduziu (Seckl, 2004). Das pacientes com mola completa que evoluem com NTG, três quartos apresentam doença molar localmente invasiva, e as 25% restantes evoluem com metástases.

Por outro lado, a NTG desenvolve-se em somente 2 a 4% das molas parciais após o esvaziamento (Feltmate, 2006; Lavie, 2005). A incidência menor (0,5 a 1,0%) de NTG após mola parcial relatada no Reino Unido talvez reflita critérios diagnósticos mais rígidos (Hancock, 2006; Seckl, 2000). A transformação maligna em coriocarcinoma metastático de fato ocorre após evacuação de mola parcial, mas felizmente é extremamente rara (0,1%) (Cheung, 2004; Seckl, 2000).

Práticas para monitoramento

Não há características patológicas ou clínicas na apresentação que predigam de forma acurada quais pacientes irão desenvolver NTG. Em razão da proliferação trofoblástica que caracteriza essas neoplasias, as dosagens séricas seriadas de β-hCG após o esvaziamento podem ser usadas para monitorar efetivamente as pacientes com relação ao desenvolvimento de NTG. Assim, o monitoramento pós-molar com dosagem sérica quantitativa de β-hCG deve ser o padrão de atenção. Os níveis devem ser monitorados após o esvaziamento uterino pelo menos a cada 1 a 2 semanas até que se tornem indetectáveis.

Quando os níveis de β-hCG forem indetectáveis, em geral recomenda-se dosagem mensal durante 6 meses para todas as pacientes com gestação molar (Sebire, 2007). Entretanto, há relatos de baixa adesão a esse monitoramento prolongado, especialmente entre mulheres indigentes e certos grupos étnicos nos EUA (Allen, 2003; Massad, 2000). Na maioria dos casos, uma única amostra de sangue com nível indetectável de β-hCG após esvaziamento molar é suficiente para excluir a possibilidade de progressão para NTG. Assim, algumas mulheres, especialmente aquelas com mola parcial, podem ser liberadas com segurança da rotina de vigilância, uma vez que o nível de β-hCG seja indetectável (Bartofi, 2004; Feltmate, 2003; Lavie, 2005; Wolfberg, 2004). O encurtamento do período de vigilância pode fazer algumas pacientes tentarem nova gravidez mais cedo. Entretanto, raramente, a NTG pode ter o retorno ao normal do nível de β-hCG, levando potencialmente a aumento da morbidade (Kerkmeijer, 2007; Sebire, 2007). Se a paciente engravidar durante o período de monitoramento, a produção normal de β-hCG pode interferir na detecção de progressão pós-molar para NTG (Allen, 2003). Mas, além de complicar o esquema de monitoramento, essas gestações felizmente costumam evoluir sem intercorrências (Tuncer, 1999). Para evitar dificuldades com a interpretação, as pacientes devem ser estimuladas a fazer contracepção efetiva até que atinjam título de β-hCG inferior a 5 mUI/mL ou abaixo do limite estabelecido pelo método específico. Os contraceptivos orais têm menor probabilidade de gravidez, em comparação com outros métodos contraceptivos menos efetivos, e não aumentam o risco de NTG (Costa, 2006; Gaffield, 2009). O acetato de medroxiprogesterona injetável é particularmente útil quando se prevê que a adesão ao método será insatisfatória (Massad, 2000). Por outro lado, dispositivos intrauterinos não devem ser inseridos até que o nível de β-hCG esteja indetectável, considerando-se o risco de perfuração do útero caso haja mola invasora.

Quimioterapia profilática

O propósito de administrar quimioterapia no período de esvaziamento molar é principalmente prevenir o desenvolvimento de NTG em pacientes de alto risco que provavelmente apresentarão baixa aderência ao esquema de monitoramento da β-hCG, ou para quem esse acompanhamento não esteja disponível. Entretanto, na prática clínica, a identificação correta dos casos de mola completa de alto risco é extremamente difícil, uma vez que não há uma combinação universalmente aceita de fator de risco capaz de predizer com precisão o desenvolvimento de NTG. As pacientes normalmente apresentam molas completas e múltiplos fatores de risco, como idade acima de 40 anos, história de gravidez molar ou título de β-hCG excessivamente alto antes do esvaziamento uterino. Independentemente de como se define mola completa de alto risco, poucas mulheres serão classificadas nesse grupo, e foram descritos casos fatais com o uso profilático de quimioterapia (Soper, 2004). Assim, a identificação de mulheres que potencialmente poderiam beneficiar-se com a quimioterapia profilática tem pouca importância clínica. Por esses motivos, nos EUA e na Europa, a quimioterapia profilática não é utilizada rotineiramente.

Entretanto, demonstrou-se que uma dose única de dactinomicina reduz a incidência de NTG pós-molar em algumas populações. Por exemplo, em um ensaio prospectivo e duplo-cego, Limpongsanurak e colaboradores (2001) distribuíram aleatoriamente 60 mulheres tailandesas portadoras de molas completas de alto risco para receberem dactinomicina profilática ou placebo no momento do esvaziamento uterino. O tratamento reduziu a incidência de NTG de 50 para 14%, mas a toxicidade foi significativa. Como resultado, a quimioterapia profilática é usada genericamente apenas naqueles países com poucos recursos para monitorar as pacientes de forma confiável após o tratamento com esvaziamento uterino (Uberti, 2009).

Gravidez ectópica molar

A incidência real de doença trofoblástica gestacional ectópica aproxima-se de 1,5 por 1 milhão de nascimentos (Gillespie, 2004). Em mais de 90% dos casos suspeitos investigados, a conclusão será sobrediagnóstico de proliferação trofoblástica extravilosa florida na tuba uterina (Burton, 2001; Sebire, 2005b). Outros locais de implantação ectópica são ainda menos comuns (Bailey, 2003). Como em qualquer gravidez ectópica, o manejo inicial geralmente envolve remoção cirúrgica do concepto e avaliação histopatológica.

Feto coexistente

A incidência estimada de gravidez gemelar formada por mola hidatiforme e feto coexistente é de 1 em cada 20.000 a 100.000 gestações. (Fig. 37-7). Sebire e colaboradores (2002b) descreveram o resultado de 77 gestações gemelares, cada qual composta de uma mola completa e um cogêmeo saudável. Desse grupo, 24 mulheres optaram por interrupção eletiva da gestação, e 53 prosseguiram com a gravidez. Vinte e três gestações evoluíram com abortamento espontâneo antes da 24ª semana, duas foram interrompidas em razão de pré-eclâmpsia grave e 28 gestações chegaram no mínimo a 24 semanas – resultando em 20 nascidos vivos. Os autores demonstraram que a concomitância de molas completas e cogêmeos saudáveis apresenta risco elevado de abortamento espontâneo, mas aproximadamente 40% resultam em nascidos vivos.

O risco de progressão para NTG foi de 16% em interrupções realizadas no primeiro trimestre de gestação e não foi significativamente maior (21%) nas mulheres que prosseguiram com a gestação. Como o risco de malignidade não se altera com o aumento da idade gestacional, pode-se permitir que a gravidez prossiga, contanto que complicações maternas graves sejam controladas e que o crescimento fetal esteja normal. Também se recomenda cariotipagem fetal para confirmar que o padrão cromossômico fetal é normal (Marcorelles, 2005; Matsui, 2000).

NEOPLASIA TROFOBLÁSTICA GESTACIONAL

Esse termo abrange principalmente entidades patológicas caracterizadas por invasão agressiva do endométrio e do miométrio por células trofoblásticas. As categorias histológicas incluem tumores comuns, como a mola invasora e o coriocarcinoma gestacional, bem como o tumor trofoblástico placentário e o tumor trofoblástico epitelioide. Embora esses tipos histológicos tenham sido caracterizados e descritos, na maioria dos casos de NTG, não há tecido disponível para um exame patológico. Por essa razão, a maioria dos casos de NTG é diagnosticada com base na elevação dos níveis de β-hCG e tratada clinicamente.

A NTG geralmente se desenvolve junto ou após alguma forma de gestação, mas ocasionalmente a gestação antecedente não pode ser confirmada com certeza. Muitos dos casos não molares relatados talvez representem de fato doença resultante de gestação molar inicial não identificada (Sebire, 2005a). A maioria dos casos ocorre após mola hidatiforme. Raramente, a NTG desenvolve-se após parto de nascido vivo, abortamento espontâneo ou interrupção da gestação.

Classificação histológica

Mola invasora

Trata-se de manifestação comum de NTG caracterizada por vilosidades coriônicas completas que acompanham o cresci-

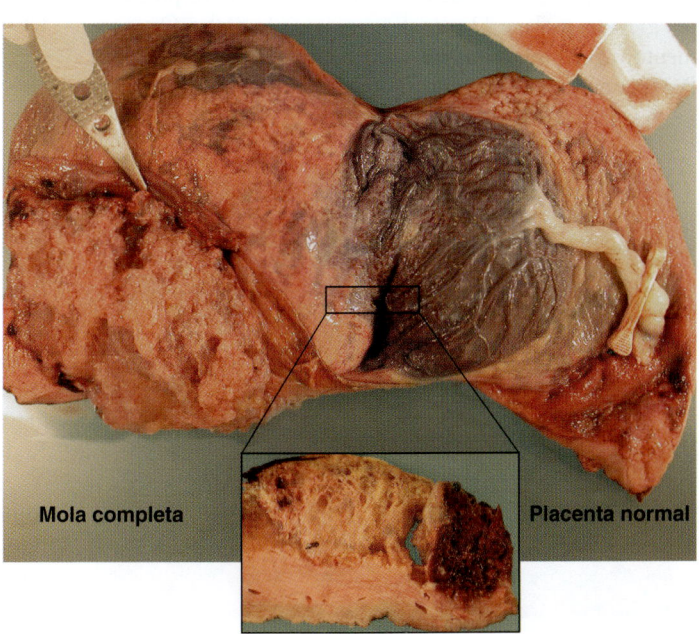

FIGURA 37-7 Fotografia de placentas de gestação gemelar com um gêmeo normal e uma mola completa. A mola completa (*à esquerda*) apresenta a estrutura vesicular característica. A placenta *à direita* grosso modo parece normal. Observa-se corte transversal na divisão entre as duas placentas (*inserção*). *(Fotografia cedida pelos Drs. April Bleich e Brian Levenson.)*

mento exagerado dos trofoblastos e a invasão trofoblástica. Esses tecidos penetram profundamente o miométrio, às vezes atingindo peritônio, paramétrio adjacente ou cúpula vaginal. Essas molas são localmente invasivas, mas em geral não têm tendência a produzir metástases disseminadas, características de coriocarcinoma. As molas invasoras originam-se quase exclusivamente de gestações molares completas ou parciais (Sebire, 2005a).

Coriocarcinoma gestacional

Esse tumor extremamente maligno é formado por lâminas de células citotrofoblásticas e sinciciotrofoblásticas anaplásicas com hemorragia profusa, necrose e invasão vascular (Fig. 37-8). Diferentemente da doença molar, as vilosidades coriônicas caracteristicamente estão ausentes. Os coriocarcinomas gestacionais inicialmente invadem o endométrio e o miométrio, mas tendem a produzir metástases precocemente por via hematogênica (Fig. 37-9).

Embora a maioria dos casos ocorra após o esvaziamento de gestação molar, esses tumores, com menor frequência, também podem surgir após gestação não molar. Alternativamente, tumores primários de células germinativas ovarianas celulares do tipo coriocarcinoma "não gestacional", embora raros, têm aspecto histológico idêntico e são diferenciados, em parte, pela ausência de qualquer evento gestacional anterior (Capítulo 36, p. 884) (Lee, 2009).

O coriocarcinoma gestacional ocorre em aproximadamente uma em cada 30.000 gestações não molares. Dois terços desses casos ocorrem após gestações a termo e um terço após abortamento espontâneo ou interrupção da gestação. Tidy e colaboradores (1995) revisaram dados de 100 pacientes com coriocarcinoma gestacional não molar e observaram que 62 deles surgiram após gestação de nativivo, 6 após nativivo precedido por gravidez molar e 32 após abortamento não molar. O sangramento vaginal foi o sintoma mais comum em todos os grupos. Por essa razão, sangramento anormal por mais de seis semanas

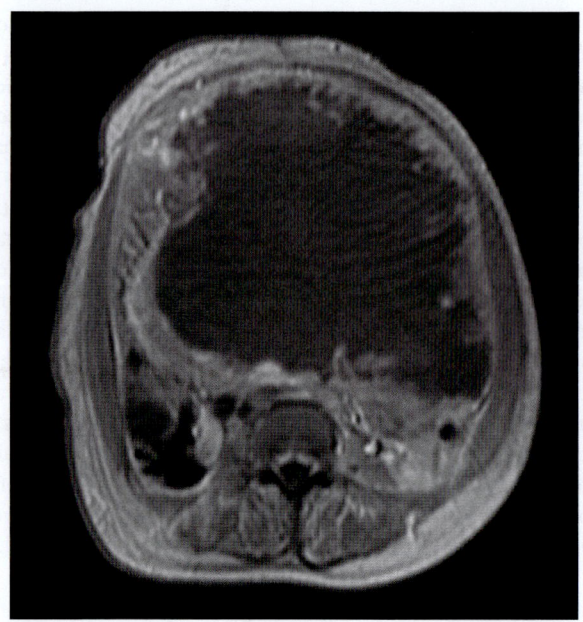

FIGURA 37-9 Tomografia computadorizada (TC) mostrando coriocarcinoma invadindo o útero.

após qualquer gravidez deve ser investigado com dosagem de β-hCG, a fim de excluir uma gravidez ou NTG (Soper, 2004).

Quando o coriocarcinoma é diagnosticado após gravidez de nativivo, geralmente, verifica-se que a gestação antecedente evoluiu normalmente a termo. Por exemplo, Rodabaugh e colaboradores (1998) observaram que em 89% dos casos a gravidez precedente produziu nativivo sem complicações. Todavia, a hidropsia foi uma complicação importante observada nos fetos remanescentes.

Ocasionalmente, identifica-se um coriocarcinoma imprevisto em uma placenta com aparência normal no momento do parto. Entretanto, o mais comum é o diagnóstico de coriocarcinoma ser feito meses depois em razão dos sinais e sintomas sutis da doença. A maioria das pacientes se apresenta com metrorragia e níveis elevados de β-hCG (Lok, 2006). Em parte porque é comum haver atraso no diagnóstico, os coriocarcinomas surgidos após gravidez a termo apresentam taxa de mortalidade consideravelmente mais alta que a NTG que ocorre após abortamento não molar (Tidy, 1995). Em dois estudos retrospectivos independentes, cada um deles descrevendo 44 casos de mulheres com diagnóstico de coriocarcinoma após gravidez a termo, a taxa de mortalidade foi 14% (Lok, 2006; Rodabaugh, 1998).

Mais de metade das pacientes com metástase cerebral ou tumores trofoblásticos placentários haviam tido gestação a termo precedente (Feltmate, 2001; Newlands, 2002). A frequência desses eventos de alto risco também ajuda a explicar o prognóstico mais desfavorável do coriocarcinoma que ocorre após gravidez a termo.

Tumor trofoblástico placentário

Esse tumor é formado predominantemente por trofoblastos intermediários no sítio placentário, sendo uma variante rara de

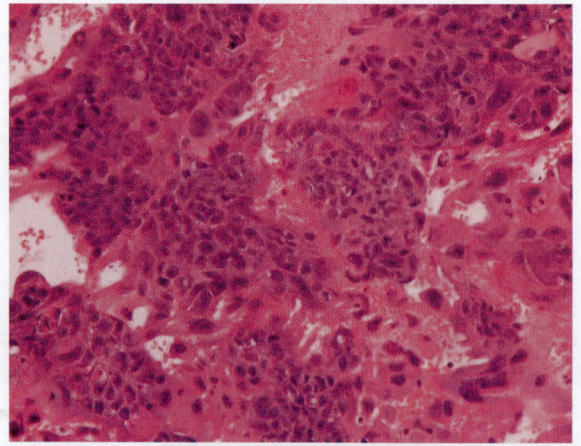

FIGURA 37-8 Microfotografia de coriocarcinoma. Entre os sinais histológicos característicos estão proliferação citotrofoblástica anormal inclusa recoberta por sinciciotrofoblastos. Esses tumores são muito vascularizados; observe sangue em abundância ao fundo. *(Fotografia cedida pela Dra. Raheela Ashfaq.)*

NTG com um comportamento patológico singular. Os tumores trofoblásticos placentários podem se seguir a qualquer tipo de gravidez, mas ocorrem mais comumente após gestação a termo (Papadopoulos, 2002). Normalmente, as pacientes apresentam sangramento irregular meses ou anos após a gestação antecedente, e o diagnóstico não é feito até que se coletem amostras de endométrio (Feltmate, 2001). Os tumores trofoblásticos placentários tendem a infiltrar-se somente no útero, disseminando-se tardiamente no seu curso e produzem níveis baixos de β-hCG. É interessante observar que a identificação de alta proporção de subunidades β livres (> 30% da hCG total) ajuda a fazer a distinção com outras formas de NTG, caso a biópsia de endométrio tenha resultado inconclusivo (Vole, 2008; Harvey, 2008). Quando esse tumor se alastra, o padrão assemelha-se àquele do coriocarcinoma gestacional, com metástases frequentes para pulmões, fígado ou vagina (Baergen, 2006).

A histerectomia é o principal método de tratamento para tumor trofoblástico placentário não metastático, tendo em vista sua relativa insensibilidade à quimioterapia, embora tenham sido relatados procedimentos preservadores da fertilidade em pacientes particularmente motivadas (Feltmate, 2001; Machtinger, 2005; Papadopoulos, 2002; Pfeffer, 2007).

O tumor trofoblástico placentário metastático tem prognóstico muito mais reservado do que o de sua contraparte pós-molar de NTG Consequentemente, indica-se quimioterapia combinada agressiva. Os esquemas compostos por etoposídeo, metotrexato e dactinomicina alternando com etoposídeo e cisplatina (EMA/EP) são considerados os mais efetivos (Newlands, 2000). Contudo, a radiação também pode ter papel importante em algumas situações. A sobrevida global em 10 anos é 70%, mas as pacientes com doença metastática ou aquelas com mais de 4 anos desde a última gravidez têm prognóstico muito mais reservado (Hassadia, 205; Schmid, 2009).

Tumor trofoblástico epitelioide

Esse tumor trofoblástico raro é diferente do coriocarcinoma gestacional e do tumor trofoblástico placentário. A gravidez anterior pode ser remota ou, em alguns casos, não é possível confirmar que tenha havido gestação anterior (Palmer, 2008). O tumor trofoblástico epitelioide desenvolve-se a partir da transformação neoplásica do trofoblasto intermediário de tipo coriônico. Microscopicamente, esse tumor é semelhante ao tumor trofoblástico placentário, mas as células são menores e apresentam menos pleomorfismo nuclear. Macroscopicamente, o tumor trofoblástico epitelioide cresce de forma nodular, e diferentemente do tumor trofoblástico placentário, não apresenta padrão infiltrativo (Shih, 1998). A histerectomia é novamente o principal método de tratamento, em razão da presumida quimiorresistência e considerando que o diagnóstico em geral é confirmado tardiamente por biópsia endometrial. Aproximadamente um terço das pacientes se apresentam com doença metastática, mas há poucos casos relatados, em número insuficiente para avaliar a eficácia da quimioterapia (Palmer, 2008).

Classificação clínica

Diagnóstico

Em sua maioria os casos de NTG são diagnosticados clinicamente usando o β-hCG como evidência de persistência de tecido trofoblástico (Tabela 37-3). Raramente há tecido disponível para diagnóstico patológico, a não ser que se esteja considerando a possibilidade de tumor não gestacional ou placentário. Consequentemente, a maioria dos centros nos Estados Unidos faz o diagnóstico de NTG com base em valores de β-hCG crescentes ou em platô persistente por no mínimo três semanas. Infelizmente, não há uniformidade na definição de platô persistente. Além disso, os critérios diagnósticos são menos rígidos nos Estados Unidos do que na Europa, em parte em razão da preocupação de que algumas pacientes não aderirem ao acompanhamento se forem usados critérios mais rígidos.

Quando os critérios sorológicos para NTG são preenchidos, uma nova gravidez intrauterina deve ser descartada por meio da correlação entre níveis de β-hCG e achados ultrassonográficos. Esta necessidade é especialmente verdadeira se houver um longo espaço de tempo no monitoramento dos níveis seriados de β-hCG ou em caso de não aderência à contracepção, ou ambos.

Avaliação diagnóstica

As pacientes com NTG são submetidas a uma avaliação rigorosa antes do tratamento para determinar a extensão da doença. A avaliação inicial pode ser limitada a exame pélvico, radiografia de tórax e ultrassonografia pélvica ou tomografia computadorizada (TC) de pelve e abdome (Garner, 2004; Ngan, 1998). Embora aproximadamente 40% das pacientes apresentem micrometástases não identificáveis à radiografia do tórax, a TC do tórax não é necessária, uma vez que essas lesões pequenas não afetam a evolução (Darby, 2009; Garner, 2004). Entretanto, a presença de lesões pulmonares identificadas à radiografia de tórax indica a necessidade de TC do tórax e ressonância magnética (RM) do cérebro. Felizmente, o envolvimento do sistema nervoso central é raro quando não há sinais e sintomas neurológicos (Price, 2010). A tomografia por emissão de pósitrons (PET) ocasionalmente pode ser útil na avaliação de coriocarcinoma oculto ou de recidiva de NTG previamente tratada, quando exames convencionais de imagem tenham resultados duvidosos ou não detectem doença metastática (Dhillon, 2006; Numnum, 2005).

TABELA 37-3 Critérios para o diagnóstico de neoplasia trofoblástica gestacional

1. O platô de β-hCG persiste por quatro dosagens ao longo de três semanas ou mais (dias 1, 7, 14 e 21)
2. Aumento de β-hCG em três dosagens semanais consecutivas ou com intervalo maior, ao longo de duas semanas ou mais (dias 1, 7 e 14)
3. A β-hCG se mantém elevada por seis meses ou mais
4. Diagnóstico histológico de coriocarcinoma

β-hCG = gonadotrofina coriônica humana beta; FIGO = Federação Internacional de Ginecologia e Obstetrícia.
Retirada do Comitê de Oncologia da FIGO, 2002, com permissão.

TABELA 37-4 Estadiamento para neoplasia trofoblástica gestacional

Estádio	Características
I	Doença restrita ao útero
II	NTG com extensão para fora do útero, mas limitada às estruturas genitais (anexos, vagina, ligamento largo)
III	NTG com extensão para os pulmões, com ou sem envolvimento conhecido do trato genital
IV	Metástase para todos os demais sítios

FIGO = Federação Internacional de Ginecologia e Obstetrícia; NTG = neoplasia trofoblástica gestacional.

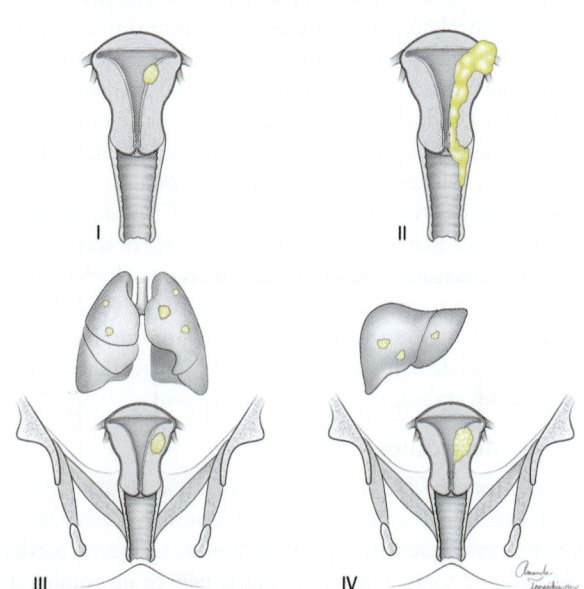

FIGURA 37-10 Estadiamento de neoplasia trofoblástica gestacional segundo a FIGO.

Estadiamento

O estadiamento da NTG é anatômico com base em um sistema adotado pela Federação Internacional de Ginecologia e Obstetrícia (FIGO) (Tabela 37-4 e Fig. 37-10). As pacientes com baixo risco de insucesso terapêutico são diferenciadas daquelas com alto risco utilizando-se o sistema prognóstico modificado da Organização Mundial da Saúde (OMS) (Tabela 37-5). Pacientes com escores da OMS entre 0 e 6 são consideradas como portadoras de doença de baixo risco, e aquelas com escore igual ou superior a 7 são alocadas no grupo de NTG de alto risco. Para maior precisão na descrição dessas pacientes, o numeral romano correspondente ao estádio da FIGO é separado por dois pontos (:) da soma de todos os escores de fatores de risco presentes – por exemplo, estádio II: 4 ou estádio IV:9 (FIGO, 2009; Petru, 2009).

Esse acréscimo de escore de risco ao estadiamento anatômico mostrou-se o melhor indicador do comportamento da doença (Ngan, 2004). Mulheres com escore de alto risco têm maior probabilidade de apresentar tumores resistentes à quimioterapia com agente único. Portanto, essas pacientes são tratadas inicialmente com quimioterapia combinada. Embora as pacientes com doença em estádio I raramente apresentem escore de alto risco, aquelas com doença em estádio IV invariavelmente apresentam um escore de alto risco. As pacientes diagnosticadas com NTG nos estádios I, II ou III da FIGO apresentam taxa de sobrevida próximo de 100% (Lurain, 2010).

TABELA 37-5 Sistema prognóstico modificado da OMS adaptado pela FIGO

Pontos	0	1	2	4
Idade (anos)	< 40	≥40	–	–
Gravidez anterior	Mola	Aborto	A termo	–
Meses de intervalo da gestação índice	< 4	4-6	7-12	>12
β-hCG sérica pré-tratamento (mUI/mL)	$< 10^3$	$10^3 - < 10^4$	$10^4 - < 10^5$	$\geq 10^5$
Maior tamanho do tumor (incluindo útero)	<3 cm	3-4 cm	≥5 cm	–
Local das metástases	–	Baço, rim	GI	Fígado, cérebro
Número de metástases	–	1-4	5-8	> 8
Quimioterápicos anteriores sem êxito	–	–	1	≥2

Risco baixo = escore da OMS de 0 a 6; risco alto = escore da OMS ≥ 7.
β-hCG = gonadotrofina coriônica humana beta; FIGO = Federação Internacional de Ginecologia e Obstetrícia; GI, gastrintestinal; OMS = Organização Mundial da Saúde.

Doença não metastática

As molas invasoras com origem em gestações molares completas formam a maioria dos casos de NTG não metastática. Aproximadamente 12% das molas completas desenvolvem doenças localmente invasivas após o esvaziamento, em comparação com apenas 2 a 4% das molas parciais. Tumores trofoblásticos placentários e tumores trofoblásticos epitelioides são outras causas, mais raras, de NTG não metastática. Os tumores trofoblásticos localmente invasivos podem perfurar o miométrio e levar a sangramento intraperitoneal (Mackenzie, 1993). Alternativamente, é possível haver hemorragia vaginal após erosão tumoral de vasos uterinos, ou o tumor necrótico pode envolver a parede uterina e servir de *nicho* para a infecção. Felizmente, apesar dessas possíveis manifestações, o prognóstico é excelente para todos os tipos de doenças não metastáticas.

Doença metastática

Os coriocarcinomas com origem em gestações molares completas englobam a maioria dos casos de NTG metastática. Entre 3 e 4% das molas completas desenvolvem coriocarcinoma metastático após o esvaziamento. A incidência após qualquer outro tipo de gestação molar ou não molar é extremamente rara. Os coriocarcinomas têm propensão para metástase à distância e devem ser suspeitos em qualquer mulher em idade reprodutiva com doença metastática de origem desconhecida (Tidy, 1995). Além disso, em razão dessa tendência, a quimioterapia é indicada sempre que o coriocarcinoma for diagnosticado histologicamente.

Embora muitas pacientes sejam em grande parte assintomáticas, a NTG metastática é altamente vascularizada e propensa à hemorragia grave, seja espontaneamente ou durante biópsia. A menorragia é um sintoma de apresentação comum. Os locais mais comumente afetados por metástase são pulmões (80%), vagina (30%), pelve (20%), fígado (10%) e cérebro (10%) (Fig. 37-11). Pacientes com metástase pulmonar em geral apresentam lesões assintomáticas identificadas em radiografia de tórax de rotina e raramente apresentam tosse, dispneia, hemoptise, dor pleurítica ou sinais de hipertensão pulmonar (Seckl, 1991). As pacientes com evolução precoce para insuficiência respiratória com necessidade de intubação, o desfecho em geral é desfavorável. O envolvimento hepático ou cerebral ocorre quase exclusivamente em pacientes com gravidez não molar prévia e diagnóstico tardio do tumor (Newlands, 2002). Essas mulheres podem apresentar hemorragias associadas. Quase todas as pacientes com metástases hepáticas ou cerebrais apresentam acometimento vaginal, pulmonar, ou ambos, concomitante. É necessária extrema cautela na excisão de qualquer sítio de doença metastática em razão do risco de hemorragia abundante. Portanto, essa prática é quase sempre evitada, exceto em circunstâncias especiais, como herniação potencialmente letal do tronco cerebral ou doença quimiorresistente.

Tratamento

Tratamento cirúrgico

Em sua maioria, as pacientes diagnosticadas com NTG pós-molar apresentam tumor persistente restrito à cavidade endometrial e são tratadas primariamente com agentes quimioterápicos.

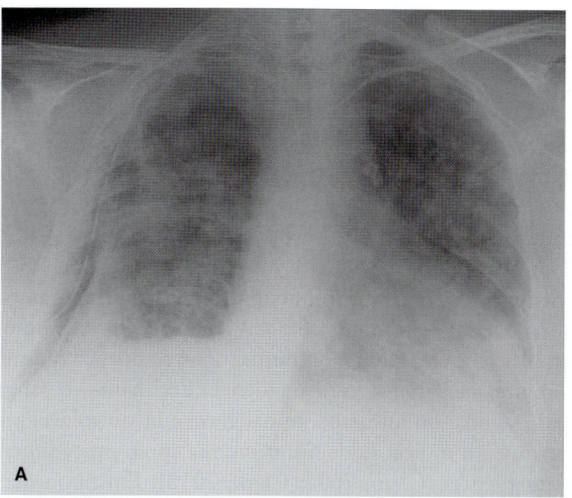
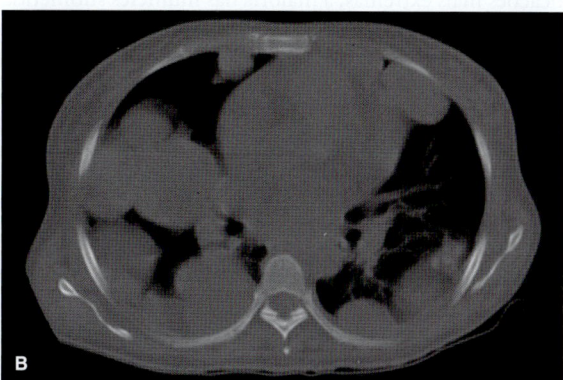
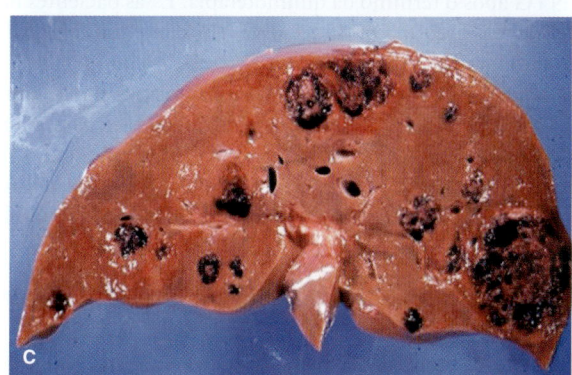

FIGURA 37-11 Locais comuns de metástase de NTG. **A.** Radiografia do tórax revelando lesões metastáticas disseminadas. *(Fotografia cedida pelo Dr. Michael G. Connor.)* **B.** Tomografia computadorizada (TC) de doença metastática para o pulmão. **C.** Peça de necropsia revelando múltiplas metástases hemorrágicas no fígado. *(Fotografia cedida pelo Dr. Michael G. Connor.)*.

picos. A repetição de D&C em geral é evitada para prevenir a morbidade e a mortalidade relacionadas com perfuração uterina, hemorragia, infecção, aderências uterinas e complicações da anestesia (Soper, 2004). Como consequência, nos Estados Unidos, em geral, não se realiza segundo esvaziamento, a menos que as pacientes apresentem sangramento uterino persistente e quantidades substanciais de tecido molar retido. A repetição da curetagem uterina é uma prática muito mais frequente no manejo de casos de NTG pós-molar na Europa. Com essa prática foi possível reduzir significativamente o número de pacientes que necessitam de tratamento complementar e o número de ciclos naquelas que requerem quimioterapia (Pezeshki, 2004; van Trommel, 2005). Um segundo esvaziamento seguido de monitoramento contínuo, entretanto, é uma opção menos atrativa que a quimioterapia com agente único para pacientes com baixa aderência (Allen, 2003; Massad, 2000).

A histerectomia pode desempenhar vários papéis no tratamento de NTG. Primeiro, pode ser aplicada primariamente no tratamento de tumores trofoblásticos placentários, tumores trofoblásticos epitelioides ou outros tipos de doença quimiorresistente. Felizmente com incidência declinante, o sangramento vaginal ou intra-abdominal grave e incontrolável pode determinar a indicação de histerectomia como procedimento de emergência (Chao, 2002; Clark, 2010). Em razão dessas indicações mais extremas, a maioria das mulheres submetidas à histerectomia apresenta escores de risco pré-tratamento elevados, resultado patológico incomum e maiores taxas de mortalidade (Pisal, 2002). Por fim, a histerectomia adjuvante reduz a dose total de quimioterapia necessária para obter remissão clínica nos casos com NTG de baixo risco. Pacientes com doença aparentemente restrita ao útero que não pretendam engravidar futuramente devem ser aconselhadas sobre essa opção (Suzuka, 2001). Entretanto, o risco de NTG persistente após histerectomia mantém-se em aproximadamente 3 a 5%, e essas pacientes devem ser monitoradas após o procedimento (Soper, 2004).

Em 10 a 20% dos casos é possível haver metástases residuais de pulmão persistindo em pacientes com remissão clínica de NTG após o término da quimioterapia. Essas pacientes não parecem ter risco maior de recidiva, em comparação àquelas com radiografias de tórax ou TCs normais. Assim, geralmente não há necessidade de toracotomia, a não ser que não se obtenha remissão (Powles, 2006). Em geral, a paciente para a qual se deve indicar toracotomia é aquela com NTG em estádio III, nível pré-operatório de β-hCG < 1.500 mUI/mL e nódulo pulmonar solitário resistente à quimioterapia (Cao, 2009; Fleming, 2008; Lurain, 2006).

Quimioterapia para neoplasia trofoblástica gestacional de baixo risco

Metotrexato. Aproximadamente 95% das pacientes com mola hidatiforme que desenvolvem NTG apresentam baixo risco de resistência à quimioterapia (escore 0-6) (Seckl, 2010). O tratamento mais usado é metotrexato como agente único, e foram relatadas taxas de resposta completa variando entre 67 e 81% para as duas variações mais comuns de esquema usando metotrexato (Tabela 37-6). As demais 19 a 33% evoluem com resistência ao metotrexato e têm o tratamento modificado para outros agentes, descritos subsequentemente. Para o metotrexato, o Gynecologic Oncology Group (GOG) conduziu um estudo de coorte prospectivo com doses escalonadas (protocolo 79) com administração semanal que definiu a dose máxima de 50 mg/m² com toxicidade mínima (Homesley, 1988, 1990). Esse esquema é mantido com administração de doses semanais até que os níveis de β-hCG se tornem indetectáveis, quando duas doses semanais adicionais são administradas. Alternativamente, pesquisadores do Charing Cross Hospital e Universidade de Sheffield utilizaram um esquema alternado de oito dias com administração de 1 mg/kg de metotrexato nos dias 1, 3, 5 e 7 e de 7,5 mg de ácido folínico por via oral nos dias 2, 4, 6 e 8. O tratamento é repetido a cada duas semanas (Khan, 2003; McNeish, 2002).

Conforme discutido de forma mais abrangente no Capítulo 27 (p. 698), o metotrexato é um antagonista do ácido fólico que inibe a síntese de DNA. O efeito colateral mais comum é estomatite leve, mas outros sintomas serosos, em especial pleurisia, ocorrem em até um quarto das pacientes tratadas com dose baixa de metotrexato. Pericardite, peritonite e pneumonite são incomuns (Sharma, 1999). Há toxicidade mais frequente com os esquemas mais intensivos de 8 dias em comparação com administrações semanais, apesar do uso rotineiro de "resgate" com ácido folínico, realizado para as células normais de mucosas e serosas (Capítulo 27, p. 699) (Gleeson, 1993).

Comparada com a administração intramuscular, a infusão intravenosa de metotrexato pareceu ser um pouco menos efetivas. Por exemplo, 100 mg/m² em bolo seguidos de 200 mg/m² administrados por 12 horas apresentaram taxa de resposta completa de 65% (Garrett, 2002). O resgate com ácido folínico não é necessário quando se faz uso desse regime, em razão dos níveis não tóxicos de metotrexato alcançados 24 horas após a infusão (Allen, 2003; Wong, 2000). Como esse regime em geral é bem-sucedido com dose única, é possível reduzir o número de consultas e talvez seja mais apropriado para pacientes com baixa adesão ao tratamento (Schorge, 2003). O metotrexato oral tem poucas indicações no tratamento de NTG (Farley, 2005).

Dactinomicina. Em razão de preocupações com a toxicidade, a dactinomicina é usada com menor frequência como tratamento primário de doença de alto risco, mas talvez tenha eficácia superior como agente único (Alazzam, 2009; Gilani, 2005; Yarandi, 2008). Em um ensaio prospectivo do GOG

TABELA 37-6 Regimes de metotrexato intramuscular para tratamento de NTG de baixo risco

Frequência	Dose	População estudada	Taxa de RC (%)	Primeiro autor
Semanal	30-50 mg/m²	NTG não metastática	74-81	Homesley, 1988, 1990
	50 mg/m²	NTG de baixo risco	70	Kang, 2010
Dias 1, 3, 5, 7	1 mg/kg	NTG de baixo risco	67-72	McNeish, 2002
		NTG de baixo risco	78	Chalouhi, 2009

RC = remissão clínica (calculada para tratamentos de primeira linha sem necessidade de quimioterapia alternativa); NTG = neoplasia trofoblástica gestacional.

(protocolo 174) com NTG de baixo risco, as pacientes foram randomizadas para receberem "pulso" bissemanal de 1,25 mg de dactinomicina ou metotrexato semanal, 30 mg/m^2. Entre 215 pacientes incluídas observou-se resposta completa em 69% daquelas tratadas com dactinomicina e em 53% das tratadas com metotrexato. Entretanto, os defensores do metotrexato especularam que a eficácia inesperadamente baixa do metotrexato observada nesse estudo talvez tenha sido causada por dosagem subterapêutica. Além disso, as pacientes no grupo tratado com dactinomicina tiveram probabilidade dobrada de evoluir com alopecia e foram as únicas a desenvolver toxicidade de grau 4 (Cap. 27, p. 700) (Osborne, 2008). Até o momento, nenhum ensaio comparou diretamente pulsoterapia com dactinomicina e o amplamente utilizado esquema de 8 dias de metotrexato. Como as taxas de sobrevivência são muito altas, a maioria dos médicos inicia o tratamento com metotrexato em razão de ser a terapia menos tóxica.

As pacientes que não respondem ao regime quimioterápico inicial com agente único são aquelas cujos níveis de β-hCG não caem de forma persistente. Essas mulheres devem ter seu escore recalculado usando o sistema prognóstico modificado da OMS. A maioria delas ainda será considerada de baixo risco com possibilidade de mudança para uma terapia de segunda linha com agente único. A NTG resistente ao metotrexato em geral responde à dactinomicina (Chen, 2004). O GOG recentemente demonstrou taxa de sucesso de 74% em um ensaio de fase II (protocolo 176) no qual foi usada pulsoterapia com dactinomicina como tratamento de resgate para 38 pacientes com NTG resistente ao metotrexato (Covens, 2006). O uso de etoposídeo nesse cenário é menos comum, mas também é efetivo (Mangili, 1996). Pacientes inicialmente tratadas com pulsoterapia à base de dactinomicina que evoluem com NTG resistente ainda podem ser tratadas com sucesso com o ciclo de cinco dias de dactinomicina (Kohorn, 2002). Alternativamente, a quimioterapia com agente único com metotrexato ou etoposídeo é efetiva nesses casos (Matsui, 2005).

Quimioterapia para NTG de alto risco. A maioria das pacientes com NTG de alto risco se apresenta, meses ou anos após a gravidez de qualquer tipo causadora, com numerosas metástases. Tais pacientes estão sob risco elevado de desenvolver resistência aos fármacos e têm pouca chance de cura com quimioterapia com agente único (Seckl, 2010). O esquema quimioterápico composto por etoposídeo, metotrexato e dactinomicina (actinomicina D) alternando com ciclofosfamida e vincristina (EMA/CO) é bem tolerado e altamente efetivo para os casos de NTG de alto risco. Deve ser considerado o tratamento preferencial na maioria das circunstâncias. Bower e colaboradores (1997), do Charing Cross Hospital, relataram taxa de remissão completa de 78% em 272 pacientes consecutivas. Outros pesquisadores observaram resultado semelhante, com taxa de resposta completa entre 71 e 78% com o esquema EMA/CO (Escobar, 2003; Lu, 2008). As taxas de resposta são comparáveis se as pacientes são tratadas primariamente ou após insucesso com monoterapia usando metotrexato ou dactinomicina.

As pacientes com doença de alto risco apresentam sobrevida global entre 86 e 92%, embora aproximadamente 25% se tornem refratárias ao tratamento com EMA/CO ou apresentem recidiva (Bower, 1997; Escobar, 2003; Lu, 2008; Lurain, 2010). O tratamento secundário geralmente envolve quimioterapia à base de platina possivelmente combinada com excisão cirúrgica em caso de doença resistente. Newlands e colaboradores (2000), do Charing Cross Hospital, relataram taxa de sobrevida de 88% entre 34 pacientes substituindo-se o componente ciclofosfamida e vincristina por etoposídeo e cisplatina (EMA/EP). Embora a EMA/EP seja uma opção efetiva em pacientes resistentes ao esquema EMA/CO, o paclitaxel com uso alternado de etoposídeo e platina (TE/TP) também demonstrou eficácia comparável, com toxicidade aparentemente menor (Kim, 2007, Mao, 2007; Osborne, 2004; Patel, 2010, Wang, 2008). Bleomicina, etoposídeo e cisplatina (BEP) é outro esquema potencialmente efetivo (Lurain, 2005; Patel, 2010).

Metástases cerebrais. As pacientes com metástase cerebral podem se apresentar com crises convulsivas, cefaleia, ou hemiparesia (Newlands, 2002). Às vezes, chegam muito debilitadas por não terem reconhecido a importância de seus sintomas, ou em razão de grande atraso no diagnóstico. Nesses casos muito especiais, a craniotomia de emergência pode ser indicada para estabilizar a paciente, sendo seguida por cuidados intensivos de suporte ao longo de toda a fase ativa de tratamento (Yang, 2005). Nos centros com maior experiência, praticamente todos os óbitos relacionados com NTG ocorrem em pacientes com doença no estádio IV com escore igual ou superior a 12 no sistema de risco da OMS (Lurain, 2010).

Felizmente, a taxa de cura para as pacientes com metástase cerebral é alta se não tiver havido deterioração neurológica nas primeiras duas semanas após o diagnóstico. A sequência de terapia multimodal é agressiva (Soper, 2004). Newlands e colaboradores (2002), do Charing Cross Hospital relataram taxa de sobrevida de 80% entre 39 pacientes tratadas com EMA/CO com dose escalonada de metotrexato e ácido folínico. Metotrexato intratecal também foi administrado até que os níveis de β-hCG não fossem mais detectáveis. A remoção cirúrgica do principal local de doença foi realizada em 16 pacientes. Dessas, 4 morreram em até oito dias. A presença de metástases no fígado e no cérebro mostrou-se uma combinação particularmente adversa ao prognóstico, com apenas uma de cinco pacientes tendo sobrevivido (Newlands, 2002). A radioterapia cerebral total talvez seja um adjuvante eficaz à quimioterapia combinada e cirurgia, mas é capaz de induzir deficiência intelectual permanente (Cagayan, 2006; Schechter, 1998).

Monitoramento pós-tratamento. O monitoramento de pacientes com NTG de baixo risco é feito com dosagens semanais de β-hCG até que o nível não seja mais detectável por três semanas consecutivas. A seguir, praticam-se dosagens mensais até que o nível permaneça indetectável por 12 meses. As pacientes com doença de alto risco são acompanhadas por 24 meses em razão do risco maior de recidiva tardia. As pacientes são estimuladas a usar método contraceptivo efetivo, conforme descrito, durante todo o período de monitoramento.

Consequências psicológicas

O diagnóstico de doença trofoblástica gestacional pode ter um efeito devastador sobre a vida da mulher. Ansiedade, raiva, fadiga e confusão são comuns. A despeito do prognóstico favorável, a paciente e seu parceiro mantêm-se preocupados com a gravidez por muito tempo (Wenzel, 1992, 1994). Disfunção sexual é outra complicação comum, mas pouco relatada (Cagayan, 2008). Essas e outras possíveis sequelas realçam a importância da abordagem multidisciplinar para o tratamento (Ferreira, 2009).

Desfecho de gravidez subsequente

Embora as pacientes possam esperar resultados reprodutivos normais após obter remissão de doença trofoblástica gestacional, há algumas evidências a sugerir que desfechos maternos adversos e abortamento espontâneo ocorram mais frequentemente entre aquelas que engravidem no prazo de 6 meses a partir do final da quimioterapia (Braga, 2009). As mulheres cuja gravidez tenha sido afetada por mola completa ou parcial confirmada histologicamente podem ser informadas de que o risco de recidiva de mola em gravidez subsequente é de aproximadamente 1% (Garrett, 2008). A maioria será do mesmo tipo de mola ocorrida na gravidez anterior (Sebire, 2003). A gravidez após quimioterapia combinada com EMA/CO para NTG também tem alta probabilidade de sucesso e um desfecho favorável (Lok, 2003). Embora a quimioterapia por NTG induza menopausa em média 3 anos mais cedo, não se acredita que a fertilidade seja muito afetada (Bower, 1998).

Tumores secundários

A quimioterapia combinada à base de etoposídeo foi associada a risco maior de leucemia, câncer de colo, melanoma e câncer de mama até 25 anos após o tratamento da NTG. Observou-se risco global adicional de até 50% (Rustin, 1996). Dessa forma, o etoposídeo é reservado para tratar pacientes que tendam a ser resistentes à quimioterapia com agente único e, em especial, para aquelas com doença metastática de alto risco.

β-hCG fantasma

Ocasionalmente, elevações leves e persistentes de β-hCG sérica são detectadas, levando os médicos a tratarem equivocadamente as pacientes com quimioterapia citotóxica, histerectomia, ou ambas, quando, na realidade, não há alteração real nos níveis de β-hCG ou doença trofoblástica (Cole, 1998; Rotmensch, 2000). Essa β-hCG "fantasma" resulta de anticorpos heterofílicos no soro que interferem no imunoensaio de β-hCG e produzem um resultado falso-positivo (Soper, 2004).

Há várias formas de esclarecer o diagnóstico. Primeiro, pode-se proceder a teste de gravidez na urina. Nos casos com β-hCG fantasma, os anticorpos heterofílicos não são filtrados ou excretados pelos rins. Assim, o teste urinário será negativo para β-hCG. É importante ressaltar que para excluir definitivamente doença trofoblástica com esse método, o β-hCG sérico indicador deve ser consideravelmente maior que o limiar de detecção do exame de urina. Segundo, diluições seriadas da amostra de soro devem resultar em diminuição proporcional na dosagem de β-hCG, se ela estiver realmente presente. Por outro lado, as medições de β-hCG fantasma não serão alteradas com as diluições sucessivas. Além disso, se houver suspeita de β-hCG fantasma, alguns laboratórios especializados podem bloquear os anticorpos heterofílicos. Finalmente, outro ensaio de β-hCG com método alternativo pode demonstrar de forma acurada a ausência de β-hCG verdadeira (Cole, 1998; Olsen, 2001; Rotmensch, 2000).

Doença trofoblástica gestacional quiescente

Pacientes com pequenas elevações persistentes (em geral na faixa de 50 mUI/mL ou menos) de β-hCG verdadeira podem apresentar doença pré-maligna inativa caso nenhum tumor seja detectado no exame físico ou nos exames de imagem (Khanlian, 2003). Nessa situação, a possibilidade de β-hCG fantasma também deve ser definitivamente descartada. As dosagens baixas de β-hCG podem persistir por meses ou anos antes de desaparecerem. A quimioterapia e a cirurgia em geral não têm qualquer efeito. O uso de contraceptivos hormonais pode ajudar a baixar os títulos a um nível indetectável, mas deve-se manter monitoramento estreito, uma vez que é possível que a paciente finalmente apresente NTG metastática (Khanlian, 2003; Kohorn, 2002; Palmieri, 2007).

REFERÊNCIAS

Alazzam M, Tidy J, Hancock BW, et al: First line chemotherapy in low risk gestational trophoblastic neoplasia. Cochrane Database Syst Rev 1:CD007102, 2009

Allen JE, King MR, Farrar DF, et al: Postmolar surveillance at a trophoblastic disease center that serves indigent women. Am J Obstet Gynecol 188:1151, 2003

Altman AD, Bentley B, Murray S, et al: Maternal age-related rates of gestational trophoblastic disease. Obstet Gynecol 112:244, 2008

Azuma C, Saji F, Tokugawa Y, et al: Application of gene amplification by polymerase chain reaction to genetic analysis of molar mitochondrial DNA: the detection of anuclear empty ovum as the cause of complete mole. Gynecol Oncol 40:29, 1991

Baergen RN, Rutgers JL, Young RH, et al: Placental site trophoblastic tumor: a study of 55 cases and review of the literature emphasizing factors of prognostic significance. Gynecol Oncol 100:511, 2006

Bailey JL, Hinton EA, Ashfaq R, et al: Primary abdominal gestational choriocarcinoma. Obstet Gynecol 102:988, 2003

Batorfi J, Vegh G, Szepesi J, et al: How long should patients be followed after molar pregnancy? Analysis of serum hCG follow-up data. Eur J Obstet Gynecol Reprod Biol 112:95, 2004

Ben-Arie A, Deutsch H, Volach V, et al: Reduction of postmolar gestational trophoblastic neoplasia by early diagnosis and treatment. J Reprod Med 54(3):151, 2009

Benson CB, Genest DR, Bernstein MR, et al: Sonographic appearance of first trimester complete hydatidiform moles. Ultrasound Obstet Gynecol 16:188, 2000

Berkowitz RS, Bernstein MR, Harlow BL, et al: Case-control study of risk factors for partial molar pregnancy. Am J Obstet Gynecol 173:788, 1995

Berkowitz RS, Cramer DW, Bernstein MR, et al: Risk factors for complete molar pregnancy from a case-control study. Am J Obstet Gynecol 152:1016, 1985

Berkowitz RS, Im SS, Bernstein MR, et al: Gestational trophoblastic disease: subsequent pregnancy outcome, including repeat molar pregnancy. J Reprod Med 43:81, 1998

Bower M, Newlands ES, Holden L, et al: EMA/CO for high-risk gestational trophoblastic tumors: results from a cohort of 272 patients. J Clin Oncol 15:2636, 1997

Bower M, Rustin GJ, Newlands ES, et al: Chemotherapy for gestational trophoblastic tumours hastens menopause by 3 years. Eur J Cancer 34:1204, 1998

Braga A, Maesta I, Michelin OC, et al: Maternal and perinatal outcomes of first pregnancy after chemotherapy for gestational trophoblastic neoplasia in Brazilian women. Gynecol Oncol 112:568, 2009

Burton JL, Lidbury EA, Gillespie AM, et al: Overdiagnosis of hydatidiform mole in early tubal ectopic pregnancy. Histopathology 38:409, 2001

Cagayan MS: Sexual dysfunction as a complication of treatment of gestational trophoblastic neoplasia. J Reprod Med 53:595, 2008

Cagayan MS, Lu-Lasala LR: Management of gestational trophoblastic neoplasia with metastasis to the central nervous system: a 12-year review at the Phillippe General Hospital. J Reprod Med 51:785, 2006

Cao Y, Xiang Y, Feng F, et al: Surgical resection in the management of pulmonary metastatic disease of gestational trophoblastic neoplasia. Int J Gynecol Cancer 19:798, 2009

Castrillon DH, Sun D, Weremowicz S, et al: Discrimination of complete hydatidiform mole from its mimics by immunohistochemistry of the paternally imprinted gene product p57KIP2. Am J Surg Pathol 25:1225, 2001

Chalouhi GE, Golfier F, Soignon P, et al: Methotrexate for 2000 FIGO low-risk gestational trophoblastic neoplasia patients: efficacy and toxicity. Am J Obstet Gynecol 200(6):643.e1-6, 2009

Chao A, Lin CT, Chang TC, et al: Choriocarcinoma with diffuse intra-abdominal abscess and disseminated intravascular coagulation: a case report. J Reprod Med 47:689, 2002

Chen LM, Lengyel ER, Bethan PC: Single-agent pulse dactinomycin has only modest activity for methotrexate-resistant gestational trophoblastic neoplasia. Gynecol Oncol 94:204, 2004

Cheung AN, Khoo US, Lai CY, et al: Metastatic trophoblastic disease after an initial diagnosis of partial hydatidiform mole: genotyping and chromosome in situ hybridization analysis. Cancer 100:1411, 2004

Chew SH, Perlman EJ, Williams R, et al: Morphology and DNA content analysis in the evaluation of first trimester placentas for partial hydatidiform mole (PHM). Hum Pathol 31:914, 2000

Chong CY, Koh CF: Hydatidiform mole in Kandang Kerbau Hospital: a 5-year review. Singapore Med J 40:265, 1999

Clark RM, Nevadunsky NS, Ghosh S, et al: The evolving role of hysterectomy in gestational trophoblastic neoplasia at the New England Trophoblastic Disease Center. J Reprod Med 5:194, 2010

Cole LA: Phantom hCG and phantom choriocarcinoma. Gynecol Oncol 71:325, 1998

Cole LA, Khanlian SA, Muller CY: Blood test for placental site trophoblastic tumor and nontrophoblastic malignancy for evaluating patients with low positive human chorionic gonadotropin results. J Reprod Med 53:457, 2008

Costa HL, Doyle P: Influence of oral contraceptives in the development of post-molar trophoblastic neoplasia—a systematic review. Gynecol Oncol 100:579, 2006

Covens A, Filiaci VL, Burger RA, et al: Phase II trial of pulse dactinomycin as salvage therapy for failed low-risk gestational trophoblastic neoplasia: a Gynecologic Oncology Group study. Cancer 107(6):1280, 2006

Crisp H, Burton JL, Stewart R, et al: Refining the diagnosis of hydatidiform mole: image ploidy analysis and p57KIP2 immunohistochemistry. Histopathology 43:363, 2003

Darby S, Jolley I, Pennington S: Does chest CT matter in the staging of GTN? Gynecol Oncol 112:155, 2009

Dhillon T, Palmieri C, Sebire NJ, et al: Value of whole body 18FDG-PET to identify the active site of gestational trophoblastic neoplasia. J Reprod Med 51:979, 2006

Drake RD, Rao GG, McIntire DD, et al: Gestational trophoblastic disease among Hispanic women: a 21-year hospital-based study. Gynecol Oncol 103(1):81, 2006

Elias KM, Goldstein DP, Berkowitz RS: Complete hydatidiform mole in women older than age 50. J Reprod Med 55:208, 2010

Escobar PF, Lurain JR, Singh DK, et al: Treatment of high-risk gestational trophoblastic neoplasia with etoposide, methotrexate, actinomycin D, cyclophosphamide, and vincristine chemotherapy. Gynecol Oncol 91:552, 2003

Fallahian M: Familial gestational trophoblastic disease. Placenta 24:797, 2003

Fan JB, Surti U, Taillon-Miller P, et al: Paternal origins of complete hydatidiform moles proven by whole genome single-nucleotide polymorphism haplotyping. Genomics 79:58, 2002

Farley JH, Heathcock RB, Branch W, et al: Treatment of metastatic gestational choriocarcinoma with oral methotrexate in a combat environment. Obstet Gynecol 105:1250, 2005

Feltmate CM, Batorfi J, Fulop V, et al: Human chorionic gonadotropin follow-up in patients with molar pregnancy: a time for reevaluation. Obstet Gynecol 101:732, 2003

Feltmate CM, Genest DR, Wise L, et al: Placental site trophoblastic tumor: a 17-year experience at the New England Trophoblastic Disease Center. Gynecol Oncol 82:415, 2001

Feltmate CM, Growdon WB, Wolfberg AJ, et al: Clinical characteristics of persistent gestational trophoblastic neoplasia after partial hydatidiform molar pregnancy. J Reprod Med 51:902, 2006

Ferreira EG, Maesta I, Michelin OC, et al: Assessment of quality of life and psychologic aspects in patients with gestational trophoblastic disease. J Reprod Med 54:239, 2009

FIGO Committee on Gynecologic Oncology: Current FIGO staging for cancer of the vagina, fallopian tube, ovary, and gestational trophoblastic neoplasia. Int J Gynaecol Obstet 105:3, 2009

FIGO Oncology Committee: FIGO staging for gestational trophoblastic neoplasia 2000. Int J Gynaecol Obstet 77:285, 2002

Fleming EL, Garrett L, Growdon WB, et al: The changing role of thoracotomy in gestational trophoblastic neoplasia at the New England Trophoblastic Disease Center. J Reprod Med 53:493, 2008

Fukunaga M, Katabuchi H, Nagasaka T, et al: Interobserver and intraobserver variability in the diagnosis of hydatidiform mole. Am J Surg Pathol 29:942, 2005

Fung Kee FK, Eason E, Crane J, et al: Prevention of Rh alloimmunization. J Obstet Gynaecol Can 25:765, 2003

Gaffield ME, Kapp N, Curtis KM: Combined oral contraceptive and intrauterine device use among women with gestational trophoblastic disease. Contraception 80:363, 2009

Garner EI, Garrett A, Goldstein DP, et al: Significance of chest computed tomography findings in the evaluation and treatment of persistent gestational trophoblastic neoplasia. J Reprod Med 49:411, 2004

Garrett LA, Garner EI, Feltmate CM, et al: Subsequent pregnancy outcomes in patients with molar pregnancy and persistent gestational trophoblastic neoplasia. J Reprod Med 53(7):481, 2008

Garrett AP, Garner EO, Goldstein DP, et al: Methotrexate infusion and folinic acid as primary therapy for nonmetastatic and low-risk metastatic gestational trophoblastic tumors: 15 years of experience. J Reprod Med 47:355, 2002

Genest DR: Partial hydatidiform mole: clinicopathological features, differential diagnosis, ploidy and molecular studies, and gold standards for diagnosis. Int J Gynecol Pathol 20:315, 2001

Genest DR, Dorfman DM, Castrillon DH: Ploidy and imprinting in hydatidiform moles: complementary use of flow cytometry and immunohistochemistry of the imprinted gene product p57KIP2 to assist molar classification. J Reprod Med 47:342, 2002a

Genest DR, Ruiz RE, Weremowicz S, et al: Do nontriploid partial hydatidiform moles exist? A histologic and flow cytometric reevaluation of nontriploid specimens. J Reprod Med 47:363, 2002b

Gilani MM, Yarandi F, Eftekhar Z, et al: Comparison of pulse methotrexate and pulse dactinomycin in the treatment of low-risk gestational trophoblastic neoplasia. Aust N Z J Obstet Gynaecol 45:161, 2005

Gillespie AM, Lidbury EA, Tidy JA, et al: The clinical presentation, treatment, and outcome of patients diagnosed with possible ectopic molar gestation. Int J Gynecol Cancer 14:366, 2004

Gleeson NC, Finan MA, Fiorica JV, et al: Nonmetastatic gestational trophoblastic disease: weekly methotrexate compared with 8-day methotrexate-folinic acid. Eur J Gynaecol Oncol 14:461, 1993

Golfier F, Raudrant D, Frappart L, et al: First epidemiological data from the French Trophoblastic Disease Reference Center. Am J Obstet Gynecol 196:172.e1-5, 2007

Hancock BW, Nazir K, Everard JE: Persistent gestational trophoblastic neoplasia after partial hydatidiform mole incidence and outcome. J Reprod Med 51:764, 2006

Harvey RA, Pursglove HD, Schmid P, et al: Human chorionic gonadotropin free beta-subunit measurement as a marker of placental site trophoblastic tumors. J Reprod Med 53:643, 2008

Hassadia A, Gillespie A, Tidy J, et al: Placental site trophoblastic tumour: clinical features and management. Gynecol Oncol 99:603, 2005

Hershman JM: Physiological and pathological aspects of the effect of human chorionic gonadotropin on the thyroid. Best Pract Res Clin Endocrinol Metab 18:249, 2004

Homesley HD, Blessing JA, Rettenmaier M, et al: Weekly intramuscular methotrexate for nonmetastatic gestational trophoblastic disease. Obstet Gynecol 72:413, 1988

Homesley HD, Blessing JA, Schlaerth J, et al: Rapid escalation of weekly intramuscular methotrexate for nonmetastatic gestational trophoblastic disease: a Gynecologic Oncology Group study. Gynecol Oncol 39:305, 1990

Jauniaux E: Partial moles: from postnatal to prenatal diagnosis. Placenta 20:379, 1999

Johns J, Greenwold N, Buckley S, et al: A prospective study of ultrasound screening for molar pregnancies in missed miscarriages. Ultrasound Obstet Gynecol 25:493, 2005

Jun SY, Ro JY, Kim KR: p57kip2 is useful in the classification and differential diagnosis of complete and partial hydatidiform moles. Histopathology 43:17, 2003

Kajii T, Ohama K: Androgenetic origin of hydatidiform mole. Nature 268:633, 1977

Kang WD, Choi HS, Kim SM: Weekly methotrexate ($50mg/m^2$) without dose escalation as a primary regimen for low-risk gestational trophoblastic neoplasia. Gynecol Oncol 117(3):477, 2010

Kerkmeijer LG, Wielsma S, Massuger LF, et al: Recurrent gestational trophoblastic disease after hCG normalization following hydatidiform mole in The Netherlands. Gynecol Oncol 106:142, 2007

Khan F, Everard J, Ahmed S, et al: Low-risk persistent gestational trophoblastic disease treated with low-dose methotrexate: efficacy, acute and long-term effects. Br J Cancer 89:2197, 2003

Khanlian SA, Smith HO, Cole LA: Persistent low levels of human chorionic gonadotropin: a premalignant gestational trophoblastic disease. Am J Obstet Gynecol 188:1254, 2003

Kim SJ, Lee C, Kwon SY, et al: Studying changes in the incidence, diagnosis and management of GTD: the South Korean model. J Reprod Med 49:643, 2004

Kim SJ, Na YJ, Jung SG, et al: Management of high-risk hydatidiform mole and persistent gestational trophoblastic neoplasia: the Korean experience. J Reprod Med 52:819, 2007

Kohorn EI: Persistent low-level "real" human chorionic gonadotropin: a clinical challenge and a therapeutic dilemma. Gynecol Oncol 85:315, 2002

La Vecchia C, Parazzini F, Decarli A, et al: Age of parents and risk of gestational trophoblastic disease. J Natl Cancer Inst 73:639, 1984

Lage JM, Mark SD, Roberts DJ, et al: A flow cytometric study of 137 fresh hydropic placentas: correlation between types of hydatidiform moles and nuclear DNA ploidy. Obstet Gynecol 79:403, 1992

Lavie I, Rao GG, Castrillon DH, et al: Duration of human chorionic gonadotropin surveillance for partial hydatidiform moles. Am J Obstet Gynecol 192:1362, 2005

Lawler SD, Fisher RA: Genetic studies in hydatidiform mole with clinical correlations. Placenta 8:77, 1987

Lawler SD, Fisher RA, Dent J: A prospective genetic study of complete and partial hydatidiform moles. Am J Obstet Gynecol 164:1270, 1991

Lazarus E, Hulka C, Siewert B, et al: Sonographic appearance of early complete molar pregnancies. J Ultrasound Med 18:589, 1999

Lee KH, Lee IH, Kim BG, et al: Clinicopathologic characteristics of malignant germ cell tumors in the ovaries of Korean women: a Korean Gynecologic Oncology Group Study. Int J Gynecol Cancer 19:84, 2009

le-Ming S, Mazur MT, Kurman RJ: Gestational trophoblastic disease and related tumor-like lesions. In Kurman RJ, Ellenson LH, Ronnett BM (eds): Blaustein's Pathology of the Female Genital Tract, 6th ed. New York, Springer, 2011, p 1076

Limpongsanurak S: Prophylactic actinomycin D for high-risk complete hydatidiform mole. J Reprod Med 46:110, 2001

Lindholm H, Flam F: The diagnosis of molar pregnancy by sonography and gross morphology. Acta Obstet Gynecol Scand 78:6, 1999

Lok CA, Ansink AC, Grootfaam D, et al: Treatment and prognosis of post term choriocarcinoma in The Netherlands. Gynecol Oncol 103:698, 2006

Lok CA, van der Houwen C, ten Kate-Booji MJ, et al: Pregnancy after EMA/CO for gestational trophoblastic disease: a report from The Netherlands. Br J Obstet Gynaecol 110:560, 2003

Loukovaara M, Pukkala E, Lehtovirta P, et al: Epidemiology of hydatidiform mole in Finland, 1975 to 2001. Eur J Gynaecol Oncol 26:207, 2005

Lu WG, Ye F, Shen YM, et al: EMA-CO chemotherapy for high-risk gestational trophoblastic neoplasia: a clinical analysis of 54 patients. Int J Gynecol Cancer 18:357, 2008

Lurain JR, Nejad B: Secondary chemotherapy for high-risk gestational trophoblastic neoplasia. Gynecol Oncol 97:618, 2005

Lurain JR, Singh DK, Schink JC: Management of metastatic high-risk gestational trophoblastic neoplasia: FIGO stage II-IV: risk factor score > or = 7. J Reprod Med 55:199, 2010

Lurain JR, Singh DK, Schink JC: Role of surgery in the management of high-risk gestational trophoblastic neoplasia. J Reprod Med 51:773, 2006

Machtinger R, Gotlieb WH, Korach J, et al: Placental site trophoblastic tumor: outcome of five cases including fertility-preserving management. Gynecol Oncol 96:56, 2005

Mackenzie F, Mathers A, Kennedy J: Invasive hydatidiform mole presenting as an acute primary haemoperitoneum. Br J Obstet Gynaecol 100:953, 1993

Mangili G, Garavaglia E, Cavoretto P, et al: Clinical presentation of hydatidiform mole in northern Italy: has it changed in the last 20 years? Am J Obstet Gynecol 2008 198(3):302.e1-4, 2008

Mangili G, Garavaglia E, Frigerio L, et al: Management of low-risk gestational trophoblastic tumors with etoposide (VP16) in patients resistant to methotrexate. Gynecol Oncol 61:218, 1996

Mao Y, Wan X, Lv W, et al: Relapsed or refractory gestational trophoblastic neoplasia treated with etoposide and cisplatin/etoposide, methotrexate, and actinomycin D (EP-EMA) regimen. Int J Gynaecol Obstet 98:44, 2007

Marcorelles P, Audrezet MP, Le Bris MJ, et al: Diagnosis and outcome of complete hydatidiform mole coexisting with a live twin fetus. Eur J Obstet Gynecol Reprod Biol 118:21, 2005

Massad LS, Abu-Rustum NR, Lee SS, et al: Poor compliance with postmolar surveillance and treatment protocols by indigent women. Obstet Gynecol 96:940, 2000

Matsui H, Iitsuka Y, Yamazawa K, et al: Changes in the incidence of molar pregnancies: a population-based study in Chiba Prefecture and Japan between 1974 and 2000. Hum Reprod 18:172, 2003

Matsui H, Sekiya S, Hando T, et al: Hydatidiform mole coexistent with a twin live fetus: a national collaborative study in Japan. Hum Reprod 15:608, 2000

Matsui H, Suzuka K, Yamazawa K, et al: Relapse rate of patients with low-risk gestational trophoblastic tumor initially treated with single-agent chemotherapy. Gynecol Oncol 96:616, 2005

McNeish IA, Strickland S, Holden L, et al: Low-risk persistent gestational trophoblastic disease: outcome after initial treatment with low-dose methotrexate and folinic acid from 1992 to 2000. J Clin Oncol 20:1838, 2002

Merchant SH, Amin MB, Viswanatha DS, et al: p57KIP2 immunohistochemistry in early molar pregnancies: emphasis on its complementary role in the differential diagnosis of hydropic abortuses. Hum Pathol 36:180, 2005

Montz FJ, Schlaerth JB, Morrow CP: The natural history of theca lutein cysts. Obstet Gynecol 72:247, 1988

Moodley M, Tunkyi K, Moodley J: Gestational trophoblastic syndrome: an audit of 112 patients. A South African experience. Int J Gynecol Cancer 13:234, 2003

Mosher R, Goldstein DP, Berkowitz R, et al: Complete hydatidiform mole: comparison of clinicopathologic features, current and past. J Reprod Med 43:21, 1998

Mungan T, Kuscu E, Dabakoglu T, et al: Hydatidiform mole: clinical analysis of 310 patients. Int J Gynaecol Obstet 52:233, 1996

Newlands ES, Holden L, Seckl MJ, et al: Management of brain metastases in patients with high-risk gestational trophoblastic tumors. J Reprod Med 47:465, 2002

Newlands ES, Mulholland PJ, Holden L, et al: Etoposide and cisplatin/etoposide, methotrexate, and actinomycin D (EMA) chemotherapy for patients with high-risk gestational trophoblastic tumors refractory to EMA/cyclophosphamide and vincristine chemotherapy and patients presenting with metastatic placental site trophoblastic tumors. J Clin Oncol 18:854, 2000

Ngan HY: The practicability of FIGO 2000 staging for gestational trophoblastic neoplasia. Int J Gynecol Cancer 14:202, 2004

Numnum TM, Leath CA III, Straughn JM Jr, et al: Occult choriocarcinoma discovered by positron emission tomography/computed tomography imaging following a successful pregnancy. Gynecol Oncol 97:713, 2005

Olsen TG, Hubert PR, Nycum LR: Falsely elevated human chorionic gonadotropin leading to unnecessary therapy. Obstet Gynecol 98:843, 2001

Osborne R, Covens A, Mirchandani D, et al: Successful salvage of relapsed high-risk gestational trophoblastic neoplasia patients using a novel paclitaxel-containing doublet. J Reprod Med 49:655, 2004

Osborne R, Filiaci V, Schink J, et al: A randomized phase III trial comparing weekly parenteral methotrexate and "pulsed" dactinomycin as primary management for low-risk gestational trophoblastic neoplasia: a gynecologic oncology group study. Gynecol Oncol 108:S2, 2008

Ozalp S, Metintas S, Arslantas D, et al: Frequency of hydatidiform mole in the rural part of Eskisehir: the first community-based epidemiological study in Turkey. Eur J Gynaecol Oncol 24:315, 2003

Palmer JR, Driscoll SG, Rosenberg L, et al: Oral contraceptive use and risk of gestational trophoblastic tumors. J Natl Cancer Inst 91:635, 1999

Palmer JE, Macdonald M, Wells M, et al: Epithelioid trophoblastic tumor: a review of the literature. J Reprod Med 53:465, 2008

Palmieri C, Dhillon T, Fisher RA, et al: Management and outcome of healthy women with a persistently elevated beta-hCG. Gynecol Oncol 106:35, 2007

Papadopoulos AJ, Foskett M, Seckl MJ, et al: Twenty-five years' clinical experience with placental site trophoblastic tumors. J Reprod Med 47:460, 2002

Paradinas FJ, Fisher RA, Browne P, et al: Diploid hydatidiform moles with fetal red blood cells in molar villi: 1. Pathology, incidence, and prognosis. J Pathol 181:183, 1997

Parazzini F, Cipriani S, Mangili G, et al: Oral contraceptives and risk of gestational trophoblastic disease. Contraception 65:425, 2002

Parazzini F, La Vecchia C, Mangili G, et al: Dietary factors and risk of trophoblastic disease. Am J Obstet Gynecol 158:93, 1988

Parazzini F, La Vecchia C, Pampallona S: Parental age and risk of complete and partial hydatidiform mole. Br J Obstet Gynaecol 93:582, 1986

Parazzini F, Mangili G, La Vecchia C, et al: Risk factors for gestational trophoblastic disease: a separate analysis of complete and partial hydatidiform moles. Obstet Gynecol 78:1039, 1991

Patel SM, Desai A: Management of drug resistant gestational trophoblastic neoplasia. J Reprod Med 55:296, 2010

Petru E, Luck JH, Stuart G, et al: Gynecologic Cancer Intergroup (GCIG) proposals for changes of the current FIGO staging system. Eur J Obstet Gynecol Reprod Biol 143:69, 2009

Pezeshki M, Hancock BW, Silcocks P, et al: The role of repeat uterine evacuation in the management of persistent gestational trophoblastic disease. Gynecol Oncol 95:423, 2004

Pfeffer PE, Sebire N, Lindsay I, et al: Fertility-sparing partial hysterectomy for placental-site trophoblastic tumour. Lancet Oncol 8:744, 2007

Pisal N, North C, Tidy J, et al: Role of hysterectomy in management of gestational trophoblastic disease. Gynecol Oncol 87:190, 2002

Powles T, Savage P, Short D, et al: Residual lung lesions after completion of chemotherapy for gestational trophoblastic neoplasia: should we operate? Br J Cancer 94:51, 2006

Price JM, Hancock BW, Tidy J, et al: Screening for central nervous system disease in metastatic gestational trophoblastic neoplasia. J Reprod Med 55:301, 2010

Rodabaugh KJ, Bernstein MR, Goldstein DP, et al: Natural history of postterm choriocarcinoma. J Reprod Med 43:75, 1998

Rotmensch S, Cole LA: False diagnosis and needless therapy of presumed malignant disease in women with false-positive human chorionic gonadotropin concentrations. Lancet 355:712, 2000

Rustin GJ, Newlands ES, Lutz JM, et al: Combination but not single-agent methotrexate chemotherapy for gestational trophoblastic tumors increases the incidence of second tumors. J Clin Oncol 14:2769, 1996

Sasaki S: Clinical presentation and management of molar pregnancy. Best Pract Res Clin Obstet Gynaecol 17:885, 2003

Savage P, Williams J, Wong SL, et al: The demographics of molar pregnancies in England and Wales from 2000-2009. J Reprod Med 5:341, 2010

Schechter NR, Mychalczak B, Jones W, et al: Prognosis of patients treated with whole-brain radiation therapy for metastatic gestational trophoblastic disease. Gynecol Oncol 68:183, 1998

Schmid P, Nagai Y, Agarwal R, et al: Prognostic markers and long-term outcome of placental-site trophoblastic tumors: a retrospective observational study. Lancet 374:48, 2009

Schorge JO, Lea JS, Farrar DF, et al: Management of low-risk gestational trophoblastic neoplasia in indigent women. J Reprod Med 48:780, 2003

Sebire NJ, Fisher RA, Foskett M, et al: Risk of recurrent hydatidiform mole and subsequent pregnancy outcome following complete or partial hydatidiform molar pregnancy. Br J Obstet Gynaecol 110:22, 2003

Sebire NJ, Foskett M, Fisher RA, et al: Persistent gestational trophoblastic disease is rarely, if ever, derived from nonmolar first-trimester miscarriage. Med Hypoth 64:689, 2005a

Sebire NJ, Foskett M, Fisher RA, et al: Risk of partial and complete hydatidiform molar pregnancy in relation to maternal age. Br J Obstet Gynaecol 109:99, 2002a

Sebire NJ, Foskett M, Paradinas FJ, et al: Outcome of twin pregnancies with complete hydatidiform mole and healthy cotwin. Lancet 359:2165, 2002b

Sebire NJ, Foskett M, Short D, et al: Shortened duration of human chorionic gonadotropin surveillance following complete or partial hydatidiform mole: evidence for revised protocol of a UK regional trophoblastic disease unit. BJOG 114:760, 2007

Sebire NJ, Lindsay I, Fisher RA, et al: Overdiagnosis of complete and partial hydatidiform mole in tubal ectopic pregnancies. Int J Gynecol Pathol 24:260, 2005b

Sebire NJ, Rees H, Paradinas F, et al: The diagnostic implications of routine ultrasound examination in histologically confirmed early molar pregnancies. Ultrasound Obstet Gynecol 18:662, 2001

Seckl MJ, Dhillon T, Dancey G, et al: Increased gestational age at evacuation of a complete hydatidiform mole: does it correlate with increased risk of requiring chemotherapy? J Reprod Med 49:527, 2004

Seckl MJ, Fisher RA, Salerno G, et al: Choriocarcinoma and partial hydatidiform moles. Lancet 356:36, 2000

Seckl MJ, Rustin GJS, Newlands ES, et al: Pulmonary embolism, pulmonary hypertension, and choriocarcinoma. Lancet 338:1313, 1991

Seckl MJ, Sebire NJ, Berkowitz RS: Gestational trophoblastic disease. Lancet 376:717, 2010

Sharma S, Jagdev S, Coleman RE, et al: Serosal complications of single-agent low-dose methotrexate used in gestational trophoblastic diseases: first reported case of methotrexate-induced peritonitis. Br J Cancer 81:1037, 1999

Shih IM, Kurman RJ: Epithelioid trophoblastic tumor: a neoplasm distinct from choriocarcinoma and placental site trophoblastic tumor simulating carcinoma. Am J Surg Pathol 22:1393, 1998

Smith HO, Hilgers RD, Bedrick EJ, et al: Ethnic differences at risk for gestational trophoblastic disease in New Mexico: a 25-year population-based study. Am J Obstet Gynecol 188:357, 2003

Soper JT, Mutch DG, Schink JC: Diagnosis and treatment of gestational trophoblastic disease. ACOG Practice Bulletin No. 53. Gynecol Oncol 93:575, 2004

Soto-Wright V, Bernstein M, Goldstein DP, et al: The changing clinical presentation of complete molar pregnancy. Obstet Gynecol 86:775, 1995

Stefos T, Plachouras N, Mari G, et al: A case of partial mole and atypical type I triploidy associated with severe HELLP syndrome at 18 weeks' gestation. Ultrasound Obstet Gynecol 20:403, 2002

Suzuka K, Matsui H, Iitsuka Y, et al: Adjuvant hysterectomy in low-risk gestational trophoblastic disease. Obstet Gynecol 97:431, 2001

Tham BW, Everard JE, Tidy JA, et al: Gestational trophoblastic disease in the Asian population of northern England and North Wales. Br J Obstet Gynaecol 110:555, 2003

Tidy JA, Gillespie AM, Bright N, et al: Gestational trophoblastic disease: a study of mode of evacuation and subsequent need for treatment with chemotherapy. Gynecol Oncol 78:309, 2000

Tidy JA, Rustin GJ, Newlands ES, et al: Presentation and management of choriocarcinoma after nonmolar pregnancy. Br J Obstet Gynaecol 102:715, 1995

Tuncer ZS, Bernstein MR, Goldstein DP, et al: Outcome of pregnancies occurring within 1 year of hydatidiform mole. Obstet Gynecol 94:588, 1999

Uberti EMH, Fajardo MDC, da Cunha AGV, et al: Prevention of postmolar gestational trophoblastic neoplasia using prophylactic single bolus dose of actinomycin D in high-risk hydatidiform mole: a simple, effective, secure and low-cost approach without adverse effects on compliance to general follow-up or subsequent treatment. Gynecol Oncol 114:299, 2009

van Trommel NE, Massuger LF, Verheijen RH, et al: The curative effect of a second curettage in persistent trophoblastic disease: a retrospective cohort survey. Gynecol Oncol 99:6, 2005

Wang J, Short D, Sebire NJ, et al: Salvage chemotherapy of relapsed or high-risk gestational trophoblastic neoplasia (GTN) with paclitaxel/cisplatin alternating with paclitaxel/etoposide (TP/TE). Ann Oncol 19:1578, 2008

Wenzel LB, Berkowitz RS, Robinson S, et al: Psychological, social and sexual effects of gestational trophoblastic disease on patients and their partners. J Reprod Med 39:163, 1994

Wenzel L, Berkowitz R, Robinson S, et al: The psychological, social, and sexual consequences of gestational trophoblastic disease. Gynecol Oncol 46:74, 1992

Wolfberg AJ, Feltmate C, Goldstein DP, et al: Low risk of relapse after achieving undetectable hCG levels in women with complete molar pregnancy. Obstet Gynecol 104:551, 2004

Wong LC, Ngan HY, Cheng DK, et al: Methotrexate infusion in low-risk gestational trophoblastic disease. Am J Obstet Gynecol 183:1579, 2000

Yang JJ, Xiang Y, Yang XY, et al: Emergency craniotomy in patients with intracranial metastatic gestational trophoblastic tumor. Int J Gynaecol Obstet 89:35, 2005

Yarandi F, Eftekhar Z, Shojaei H, et al: Pulse methotrexate versus pulse actinomycin D in the treatment of low-risk gestational trophoblastic neoplasia. Int J Gynaecol Obstet 103:33, 2008

Zhou Q, Lei XY, Xie Q, et al: Sonographic and Doppler imaging in the diagnosis and treatment of gestational trophoblastic disease: a 12-year experience. J Ultrasound Med 24:15, 2005

SEÇÃO 5
ASPECTOS DA CIRURGIA GINECOLÓGICA

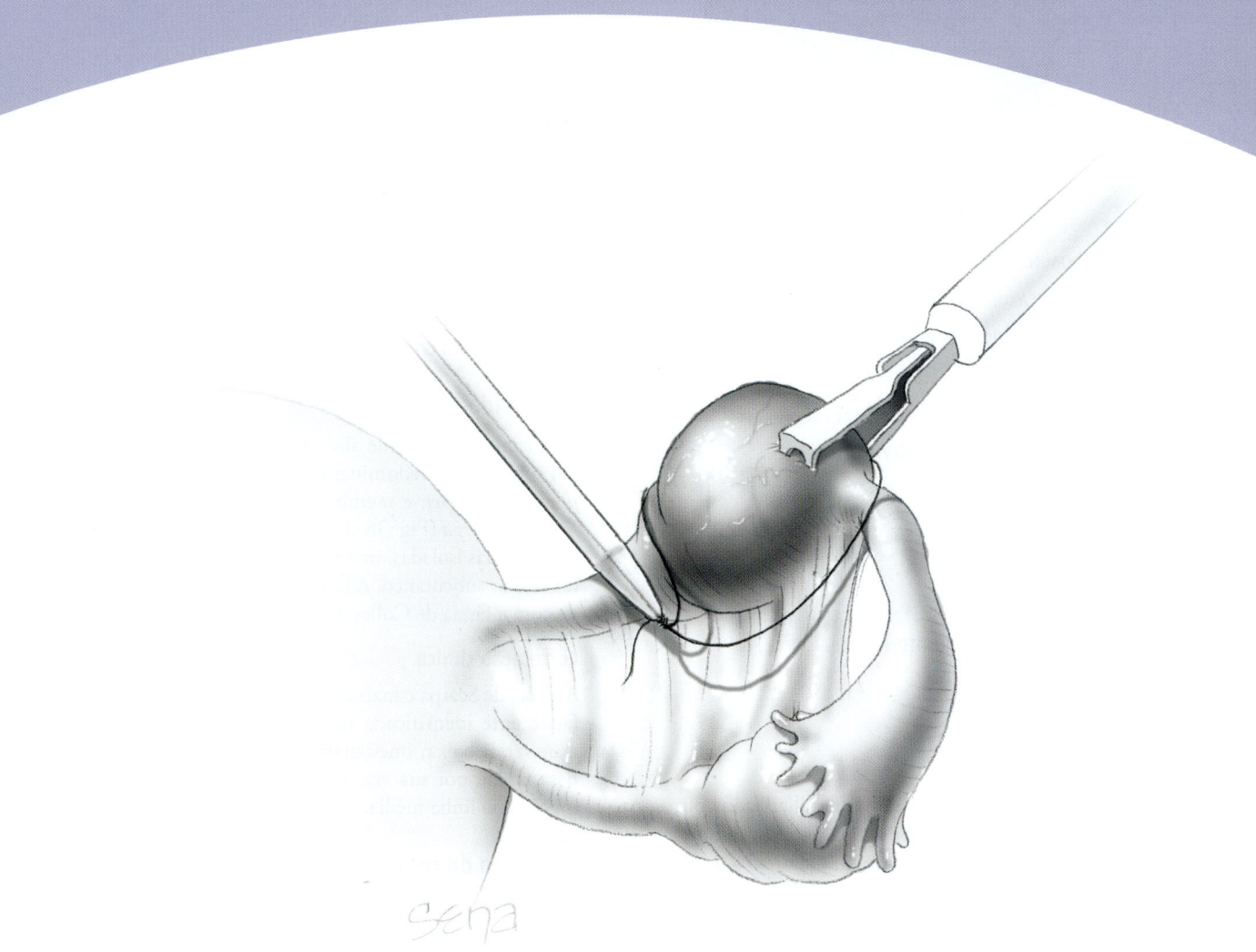

CAPÍTULO 38

Anatomia

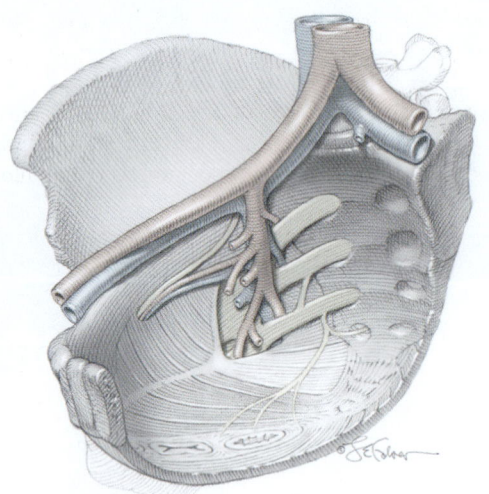

PAREDE ABDOMINAL ANTERIOR 918
ANATOMIA PÉLVICA.................................... 922
PELVE ÓSSEA E ARTICULAÇÕES PÉLVICAS 922
ABERTURAS DA PELVE................................. 922
LIGAMENTOS... 922
MÚSCULOS E FÁSCIA DA PAREDE PÉLVICA 923
SOALHO PÉLVICO..................................... 925
VASCULARIZAÇÃO PÉLVICA 927
INERVAÇÃO PÉLVICA.................................. 927
VÍSCERAS PÉLVICAS................................... 928
ESPAÇOS CIRÚRGICOS RETROPERITONEAIS................ 937
VULVA E PERÍNEO.................................... 940
REFERÊNCIAS.. 946

O cirurgião ginecológico deve estar familiarizado com a anatomia da pelve e da parede abdominal inferior feminina. Nos últimos 20 anos, o conhecimento automatizado da anatomia pélvica foi complementado por uma melhor compreensão da fisiologia neuromuscular que comanda a função pélvica. Neste capítulo é apresentada uma revisão ampla dessa relação.

PAREDE ABDOMINAL ANTERIOR

A parede abdominal anterior fornece o núcleo da sustentação do torso humano, confina as vísceras abdominais e contribui com ação muscular para funções como respiração e eliminação. Na ginecologia, é necessário ter conhecimento abrangente sobre a estrutura em camadas da parede abdominal anterior para a realização de cirurgias envolvendo a cavidade peritoneal sem que ocorram complicações neurovasculares.

Pele

O termo *linhas de Langer* descreve a orientação das fibras dérmicas no interior da pele. Na parede abdominal anterior, elas estão orientadas primariamente em direção transversal (Fig. 38-1). Como resultado, as incisões cutâneas verticais suportam mais tensão lateral e, em geral, evoluem com cicatrizes mais largas, em comparação com as transversais.

Camada subcutânea

Essa camada da parede abdominal anterior pode ser dividida em superficial, predominantemente adiposa, conhecida como *fáscia de Camper,* e membranosa profunda, conhecida como *fáscia de Scarpa* (Fig. 38-2). As fáscias de Camper e Scarpa não são camadas isoladas, mas representam um *continuum* no tecido celular subcutâneo. A fáscia de Scarpa mantém continuidade com a fáscia de Colles no períneo.

Correlação clínica

A fáscia de Scarpa é mais desenvolvida no baixo abdome e mais facilmente identificada nas porções laterais de uma incisão transversal baixa, imediatamente superficial à fáscia do reto. Essa fáscia, por sua vez, raramente é identificada durante as incisões na linha média.

Bainha do reto

As aponeuroses dos *músculos oblíquo externo, oblíquo interno* e *transverso abdominal* (músculos dos flancos) juntam-se e suas camadas formam a bainha do reto (ver Fig. 38-2). Na linha média, essas camadas aponeuróticas se fundem para formar a linha alba. No abdome inferior, a transição do componente muscular para o aponeurótico do músculo oblíquo externo ocorre ao longo de uma linha vertical através da espinha ilíaca anterossuperior. A transição de músculo para aponeurose nos músculos oblíquo interno e transverso abdominal ocorre mais medialmente. Por essa razão, durante incisões transversais baixas as fibras musculares do oblíquo interno com frequência são observadas abaixo da camada aponeurótica do músculo oblíquo externo.

A anatomia da bainha do reto acima e abaixo da *linha arqueada* é significativa para o cirurgião (ver Fig. 38-2). Essa linha horizontal define o local em que a bainha do reto passa em um plano inteiramente anterior aos músculos retos e geralmente situa-se no meio do trajeto entre a cicatriz umbilical e a sínfise púbica. Em posição cefálica à linha arqueada, a bai-

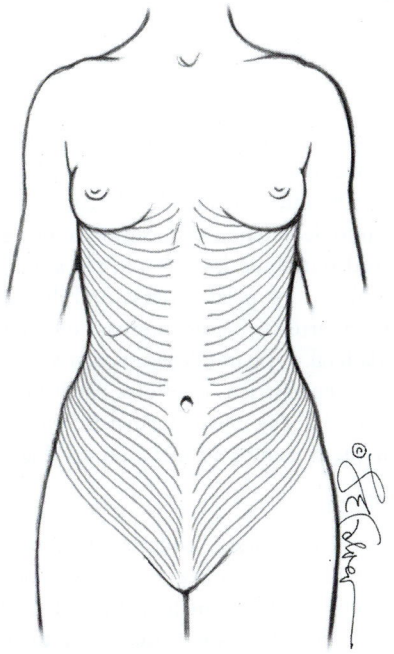

FIGURA 38-1 Linhas de tensão cutânea de Langer.

nha do reto situa-se em ambos os planos anterior e posterior aos músculos retos. Nesse nível, a bainha anterior do reto é formada pela aponeurose do músculo oblíquo externo e por um segmento da aponeurose do músculo oblíquo interno. A bainha posterior do reto é formada por parte da aponeurose do músculo oblíquo interno e pela aponeurose do músculo transverso do abdome. Em posição caudal à linha arqueada, todas as camadas aponeuróticas passam anteriormente ao músculo reto do abdome. Assim, no abdome inferior, a superfície posterior do músculo reto do abdome encontra-se em contato direto com a fáscia transversal.

Correlação clínica

No abdome inferior, as aponeuroses dos músculos oblíquo interno e transverso do abdome se fundem. Como consequência, apenas duas camadas de fáscias são identificadas nas incisões transversais baixas (Seções 41-2, p. 1.022). Em contraste, apenas uma camada fascial é encontrada nas incisões verticais da linha média (linha alba).

Assim como as fibras cutâneas, as fibras musculares do flanco são orientadas primariamente no sentido transversal. Dessa forma, as linhas de sutura das incisões verticais da fáscia sofrem maior tensão que aquelas das incisões transversais. Como resultado, as incisões verticais das fáscias têm maior tendência à deiscência e à formação de hérnia. Além das hérnias incisionais, as hérnias de parede ventral são mais comuns ao longo da linha alba. Outro tipo de hérnia de parede abdominal

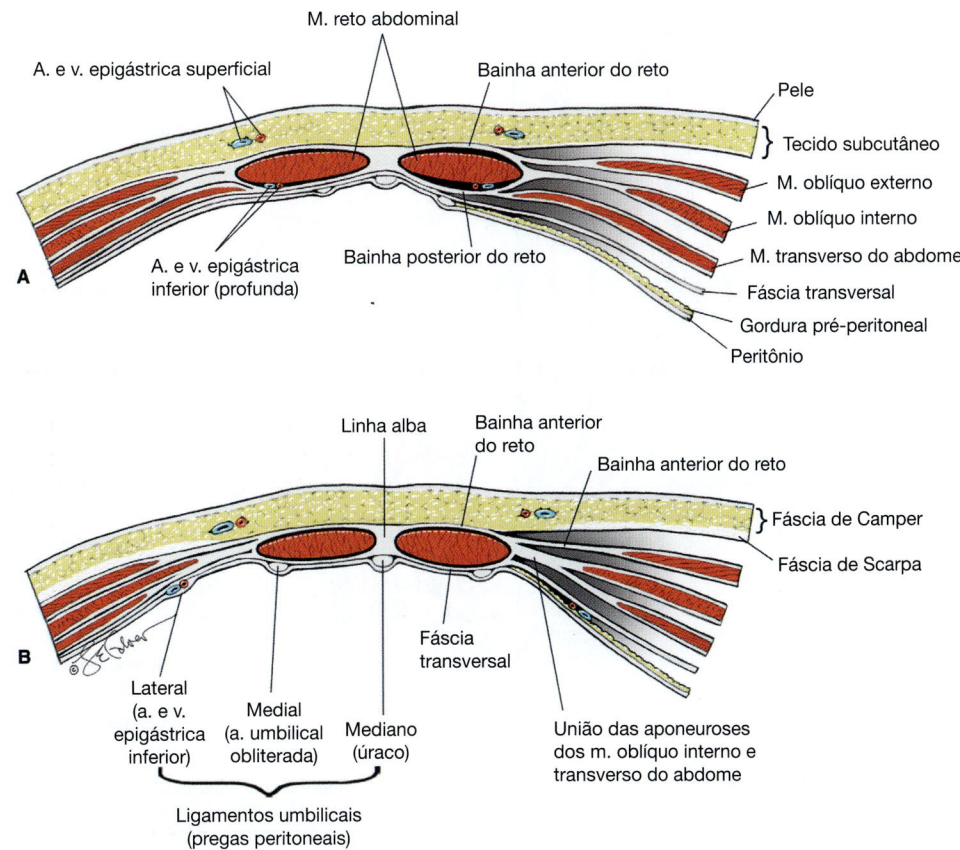

FIGURA 38-2 Cortes transversais da parede anterior do abdome, acima (A) e abaixo (B) da linha arqueada.

anterior, a hérnia de Spiegel, é rara e se forma nas bordas laterais do músculo reto do abdome, caracteristicamente na altura da linha arqueada (Fig. 11-9, p. 324).

Fáscia transversal

Essa fina camada de tecido fibroso situa-se entre a superfície interna do músculo transverso abdominal e a gordura pré-peritoneal. Assim, faz parte da camada fascial geral que reveste a cavidade abdominal (ver Fig. 38-2) (Memon, 1999). Inferiormente, a fáscia transversal se funde com o periósteo da sínfise púbica em um ponto lateral à inserção do músculo reto do abdome.

Correlação clínica

Essa fáscia é mais conhecida como a camada que é separada por incisão ou por divulsão da superfície anterior da bexiga durante a entrada na cavidade abdominal. Trata-se da camada de tecido penetrada por último para acesso extraperitoneal ao espaço retropúbico (p. 936).

Peritônio

O peritônio que reveste a superfície interna das paredes abdominais é denominado *peritônio parietal*. Na parede anterior do abdome, há cinco pregas de peritônio parietal que contêm estruturas distintas (ver Fig. 38-2). Todas as cinco convergem em direção à cicatriz umbilical e são conhecidas como *ligamentos umbilicais*.

O *ligamento umbilical medial* único é formado pelo úraco, um tubo obliterado que se estende do ápice vesical até a cicatriz umbilical. Durante a vida fetal, o úraco, um remanescente fibroso do alantoide, estende-se do intestino posterior do embrião até o cordão umbilical. Os *ligamentos umbilicais mediais* pareados são formados pelas artérias umbilicais obliteradas que conectam as artérias ilíacas internas ao cordão umbilical durante a vida fetal. Os pares de *ligamentos umbilicais laterais* contêm os vasos epigástricos inferiores patentes. O curso inicial desses vasos é imediatamente medial ao ligamento redondo no ponto em que este entra no anel inguinal (Fig. 38-3).

Correlação clínica

A transecção de úraco patente pode causar extravasamento de urina para a cavidade abdominal. Além disso, no diagnóstico diferencial de cisto de linha média em parede abdominal anterior devem ser incluídos cisto, fístula e divertículo de úraco.

Os ligamentos umbilicais são referências laparoscópicas inestimáveis (Fig. 42-1.17, p. 1.109). Primeiro, os vasos epi-

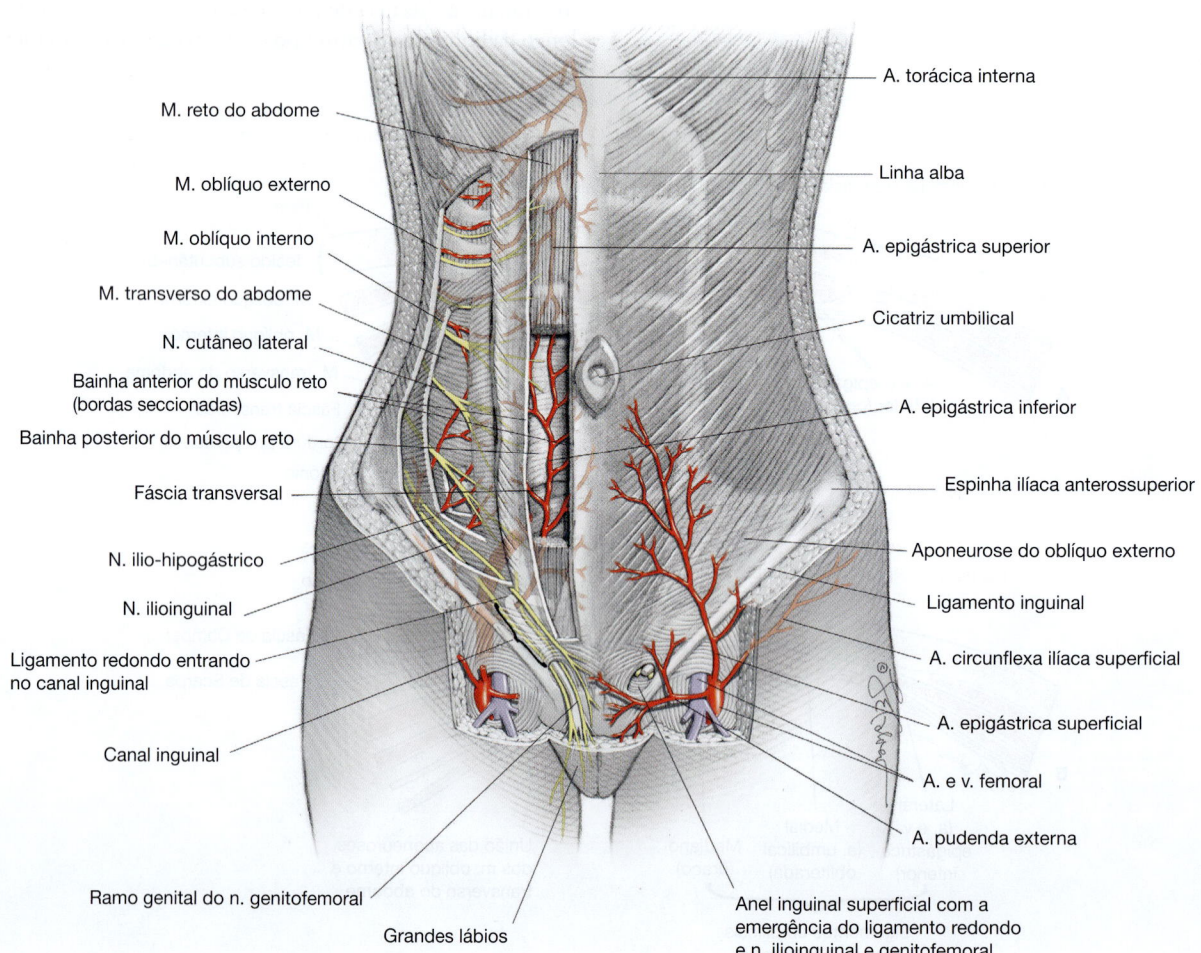

FIGURA 38-3 Anatomia da parede anterior do abdome.

gástricos inferiores podem ser lesionados durante a instalação de trocarte acessório (Hurd, 1994; Rahn, 2010). Assim, a visualização direta das pregas umbilicais laterais ajuda a prevenir a lesão desses vasos durante a instalação de acesso laparoscópico. Segundo, os ligamentos umbilicais mediais, se seguidos de perto, direcionam o cirurgião até a artéria ilíaca interna e as artérias uterinas. O ligamento umbilical medial também forma o limite medial do espaço paravesical, que é criado durante histerectomia radical para isolar o paramétrio (Fig. 44-3.2, p. 1.269).

Suprimento sanguíneo

A laceração dos vasos da parede abdominal pode aumentar a perda sanguínea e o risco de formação de hematoma pós-operatório. Consequentemente, a familiaridade com a origem e o trajeto dos vasos que suprem as estruturas da parede abdominal anterior é essencial.

Ramos femorais

As *artérias epigástrica superficial, circunflexa ilíaca superficial* e *pudenda externa* se originam na artéria femoral logo abaixo do ligamento inguinal, na região do triângulo femoral (ver Fig. 38-3). Esses vasos suprem a pele e as camadas subcutâneas da parede anterior do abdome e o monte do púbis. Os vasos epigástricos superficiais cursam diagonalmente em direção à cicatriz umbilical, de modo similar aos vasos epigástricos inferiores "profundos".

Correlação clínica. Durante incisões transversais baixas, os vasos epigástricos superficiais em geral podem ser identificados a meio caminho entre a pele e a fáscia do reto, a vários centímetros da linha média. Durante procedimentos laparoscópicos em pacientes magras, esses vasos podem ser identificados por transiluminação (Cap. 42, p. 1.116).

Os vasos pudendos externos formam ricas anastomoses com seus equivalentes contralaterais e com outros ramos superficiais. Essas anastomoses são responsáveis pelo extenso sangramento frequentemente encontrado nas incisões feitas na região do monte púbico, como nas cirurgias de *sling* retropúbico.

Ramos ilíacos externos

Os *vasos epigástricos inferiores "profundos"* e os *vasos circunflexos ilíacos profundos* são ramos dos vasos ilíacos externos (ver Fig. 38-3). Eles suprem os músculos e a fáscia da parede anterior do abdome. Os vasos epigástricos inferiores inicialmente cursam lateralmente e, a seguir, posteriormente ao músculo reto do abdome, o qual nutrem. A seguir, os vasos passam anteriormente à bainha posterior do reto e cursam entre a bainha e os músculos retos (ver Figs. 38-2 e 38-3). Próximo à cicatriz umbilical, os vasos epigástricos inferiores anastomosam com a artéria e a veia epigástrica superior, ramos dos vasos torácicos internos.

O triângulo de Hesselbach é a região da parede anterior do abdome limitada inferiormente pelo ligamento inguinal, medialmente pela borda lateral dos músculos retos e, lateralmente, pelos vasos epigástricos inferiores (Fig. 38-4).

Correlação clínica. As incisões abdominais transversais baixas que se estendem para além das bordas laterais dos músculos retos podem levar à laceração dos vasos epigástricos inferiores com hemorragia grave ou formação de hematoma na parede anterior do abdome. Esses vasos devem ser identificados e ligados quando se utiliza a incisão de Maylard (Se-

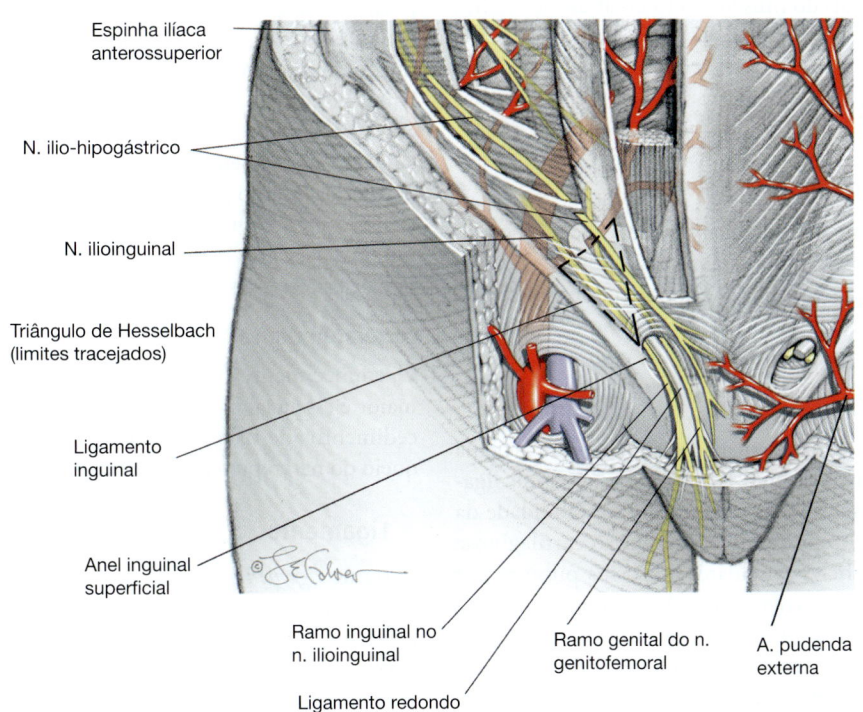

FIGURA 38-4 Anatomia inguinal e região superior da coxa.

ção 41-4, p. 1.025). A veia ilíaca circunflexa profunda serve como limite caudal na dissecção de linfonodos descrita na Seção 44-11 (p. 1.296).

As hérnias diretas projetam-se por meio da parede abdominal no triângulo de Hesselbach. Em contraste, as hérnias indiretas projetam-se através do anel inguinal profundo, situado lateralmente a esse triângulo (Fig. 11-10, p. 325).

Suprimento nervoso

A parede anterior do abdome é inervada por extensões abdominais dos nervos intercostais (T7–11), pelo nervo subcostal (T12) e pelos nervos ílio-hipogástrico e ilioinguinal (L1) (ver Fig. 38-3). O dermátomo T10 aproxima-se do nível da cicatriz umbilical.

O nervo ílio-hipogástrico fornece a sensibilidade da pele sobre a área suprapúbica. O nervo ilioinguinal supre a pele da parede abdominal inferior e a porção superior da coxa por meio de seu ramo inguinal (ver Fig. 38-4). Esses dois nervos penetram a parede anterior do abdome a 2 ou 3 cm no sentido medial da crista ilíaca anterossuperior e, então, cursam entre as camadas da bainha do reto (Whiteside, 2003).

Correlação clínica

Os nervos ilioinguinal e ílio-hipogástrico podem ser encarcerados durante o fechamento de incisões transversas baixas, especialmente se as incisões se estenderem além das bordas laterais do músculo reto. Eles também podem ser lesionados durante a instalação de trocarte abdominal baixo acessório para laparoscopia. O risco de lesão de nervo ilio-hipogástrico ou ilioinguinal pode ser minimizado com a instalação de trocarte em posição superior às espinhas ilíacas anterossuperiores e evitando estender as incisões na fáscia transversal além das bordas laterais do músculo reto do abdome (Rahn, 2010).

ANATOMIA PÉLVICA

Pelve óssea e articulações pélvicas

A pelve óssea é composta por *sacro*; *cóccix* e dois ossos do quadril, denominados *ossos inominados* (Fig. 38-5). Os ossos inominados são: *ílio*, *ísquio* e *púbis*, que se fundem junto ao *acetábulo*, uma estrutura em forma de xícara, que se articula com a cabeça do fêmur. O ílio se articula com o sacro posteriormente, na articulação sacroilíaca, e os ossos púbicos se articulam um com o outro anteriormente, junto à sínfise púbica. A sacroilíaca é uma articulação sinovial que articula as superfícies do sacro e do ílio. Essa articulação e seus ligamentos contribuem significativamente para a estabilidade da pelve óssea. A sínfise púbica é uma articulação cartilaginosa que conecta as superfícies articulares dos ossos púbicos por meio de um disco fibrocartilaginoso. As espinhas do ísquio são proeminências ósseas clinicamente importantes que se projetam no sentido posterior e medial a partir da superfície medial do ísquio, aproximadamente ao nível da quinta vértebra sacra (S5).

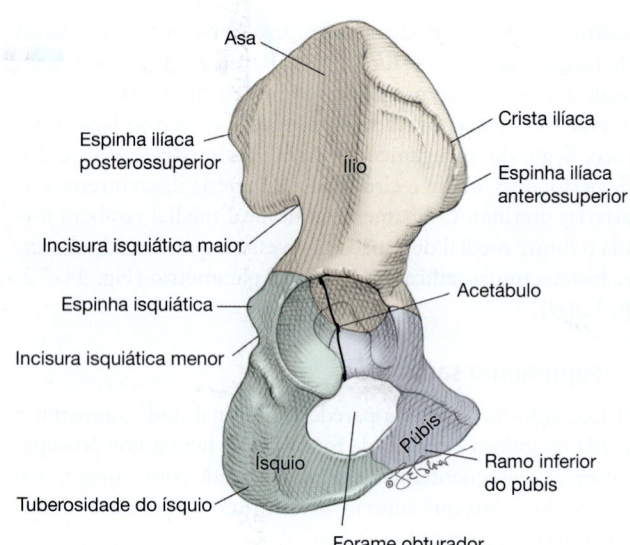

FIGURA 38-5 Pelve óssea direita.

Aberturas da pelve

As paredes posterior, lateral e inferior da pelve apresentam diversas aberturas através das quais passam muitas estruturas importantes. O grande *forame obturador* entre o ísquio e o púbis é quase todo preenchido pela membrana do obturador. Na porção superior dessa membrana, uma pequena abertura conhecida como *canal obturatório* permite a passagem do feixe neurovascular do obturador para dentro do compartimento medial (adutor) da coxa (Fig. 38-6).

As paredes posterolaterais da pelve não são cobertas por osso. Em vez disso, dois ligamentos acessórios importantes, o *sacroespinal* e o *sacrotuberoso*, dividem as incisuras isquiáticas maior e menor em *forame isquiático maior* e *forame isquiático menor*. O músculo piriforme, os vasos pudendos interno e glúteo inferior, o nervo isquiático e outros ramos do plexo nervoso sacral passam através do forame isquiático maior, próximo às cristas ilíacas.

Os vasos pudendos internos, o nervo pudendo e o tendão obturador interno passam através do forame isquiático menor. Posteriormente, quatro pares de forames pélvicos sacrais permitem a passagem das divisões anteriores dos primeiros quatro nervos sacrais e das artérias e veias sacrais laterais.

Correlação clínica

O conhecimento anatômico da área do forame isquiático maior é essencial para evitar lesão neurovascular durante procedimentos de fixação sacroespinal e quando se realiza bloqueio do nervo pudendo (Roshanravan, 2007).

Ligamentos

O termo *ligamento* é usado para descrever o tecido conectivo denso que conecta dois ossos. No entanto, os ligamentos da pelve são variáveis em composição e função. Eles variam de estruturas de tecido conectivo capazes de dar suporte à pelve óssea e aos órgãos pélvicos, a tecido muscular liso e areolar frouxo que não proporcionam sustentação significativa. Os *ligamentos*

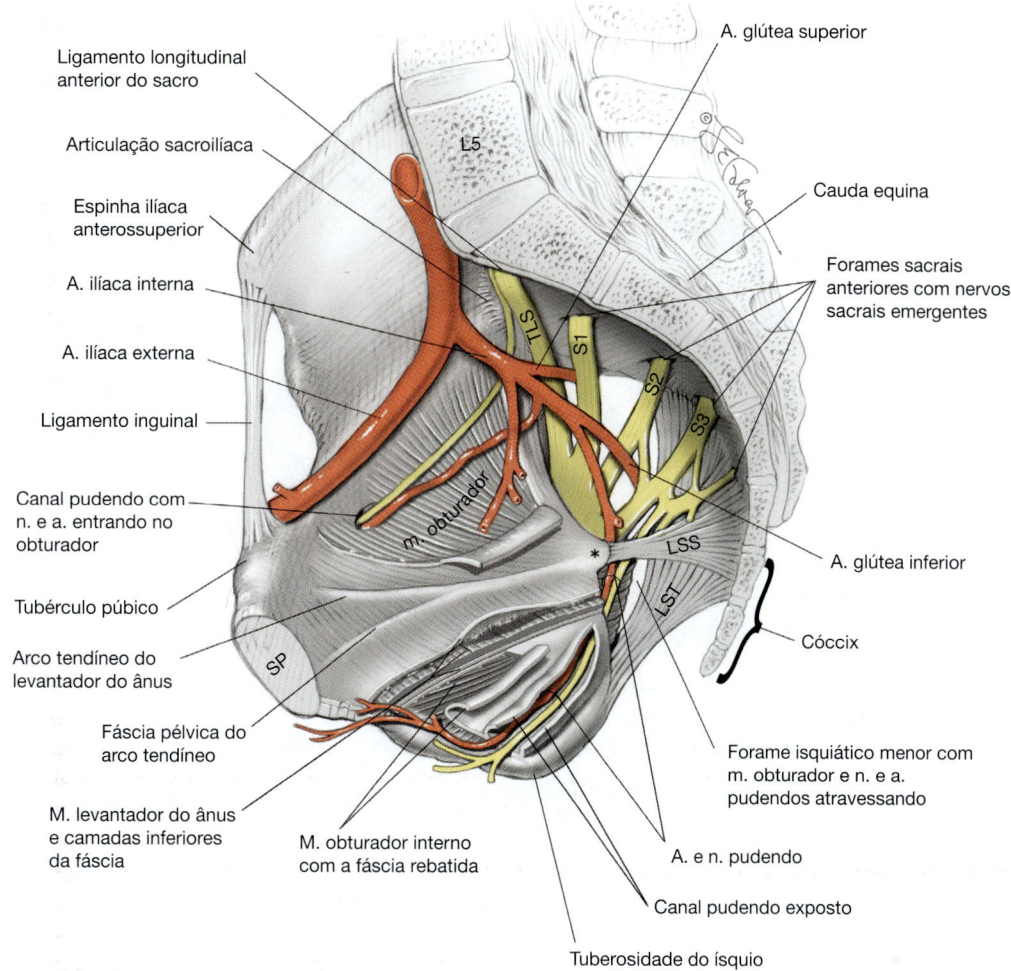

FIGURA 38-6 Ossos, ligamentos e aberturas na parede pélvica e estruturas associadas. Observe o músculo obturador interno estendendo-se abaixo do músculo levantador do ânus para, então, sair pelo forame isquiático menor e inserir-se no trocanter lateral do fêmur. A espinha isquiática está assinalada por um asterisco. L5 = quinta vértebra lombar; TLS = troco lombossacral; SP = sínfise púbica; S1–S3 = primeiro a terceiro nervos sacros; LSS = ligamento sacroespinal; LST = ligamento sacrotuberoso.

sacroespinal, sacrotuberoso e *longitudinal anterior do sacro* são formados por tecido conectivo denso que une estruturas ósseas e contribuem significativamente para a estabilidade da pelve óssea (ver Fig. 38-6).

Os ligamentos redondo e largo são formados, respectivamente, por músculo liso e tecido areolar frouxo. Apesar de conectarem o útero e os anexos às paredes pélvicas, eles não contribuem para suportar esses órgãos. Por outro lado, os ligamentos cardinal e uterossacral auxiliam na sustentação de órgãos pélvicos, e serão discutidos posteriormente (p. 930).

Correlação clínica

Os ligamentos sacroespinal e longitudinal anterior servem como locais de fixação de suturas em procedimentos de suspensão para corrigir prolapsos de órgãos pélvicos. O ligamento iliopectíneo, também denominado *ligamento de Cooper,* é um espessamento no periósteo do osso púbico, sendo usado frequentemente para ancorar suturas em procedimentos de suspensão de colo vesical por via retropúbica (Fig. 38-7).

Músculos e fáscia da parede pélvica
Músculos

As paredes posterior, lateral e inferior da pelve são parcialmente cobertas por músculos estriados e suas camadas envoltórias de fáscia (ver Fig. 38-7). O *músculo piriforme* origina-se das superfícies anterior e lateral do sacro e preenche parcialmente as paredes pélvicas posterolaterais. Ele deixa a pelve por meio do forame isquiático maior, fixa-se ao trocanter maior do fêmur e funciona como músculo para rotação externa ou lateral do quadril. O músculo obturador interno preenche parcialmente as paredes laterais da pelve. Esse músculo se origina nas superfícies pélvicas do ílio e do ísquio, e na membrana do obturador. Ele deixa a pelve através do forame isquiático menor, fixa-se no trocanter maior do fêmur e também atua permitindo a rotação externa do quadril.

O hiato urogenital é uma abertura em forma de U nos músculos do soalho pélvico pela qual passam uretra, vagina e reto (Fig. 38-8).

924 Aspectos da Cirurgia Ginecológica

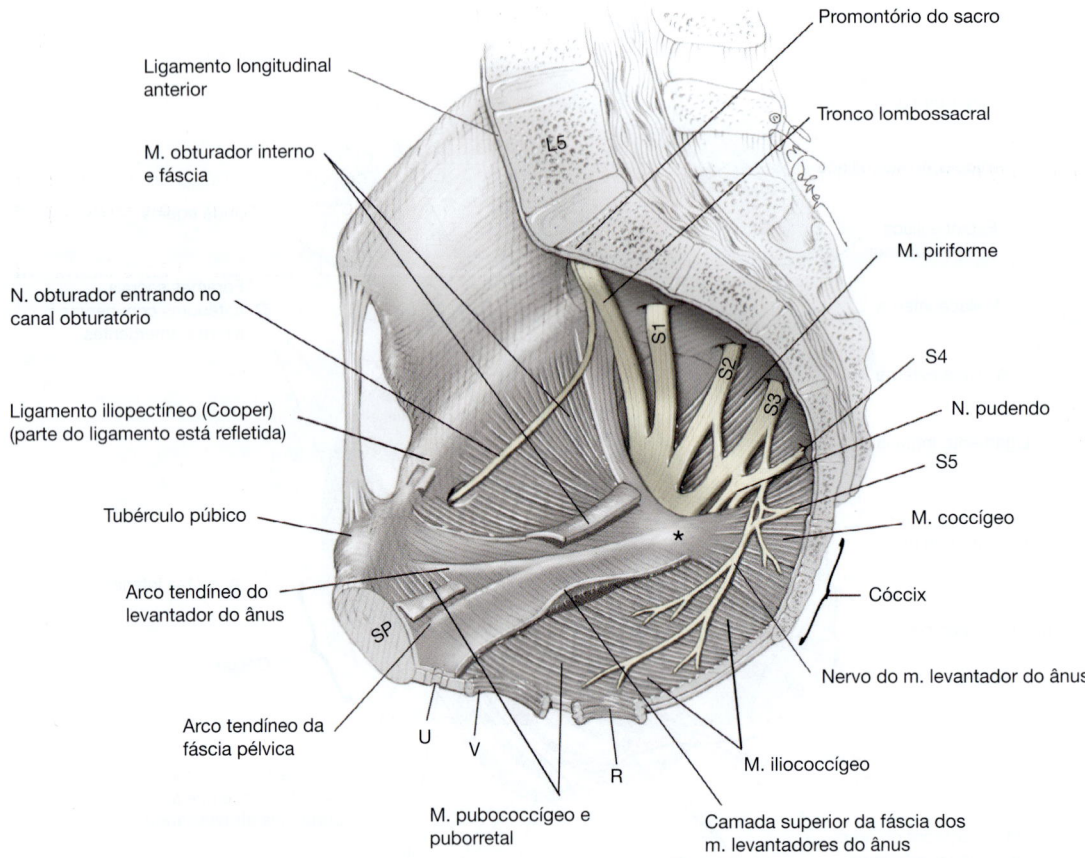

FIGURA 38-7 Músculos e fáscia das paredes da pelve e inervação do soalho pélvico. A espinha isquiática está assinalada por um asterisco. L5 = quinta vértebra lombar; SP = sínfise púbica; R = reto; S1-S5 = primeiro a quinto nervos sacros; U = uretra; V = vagina.

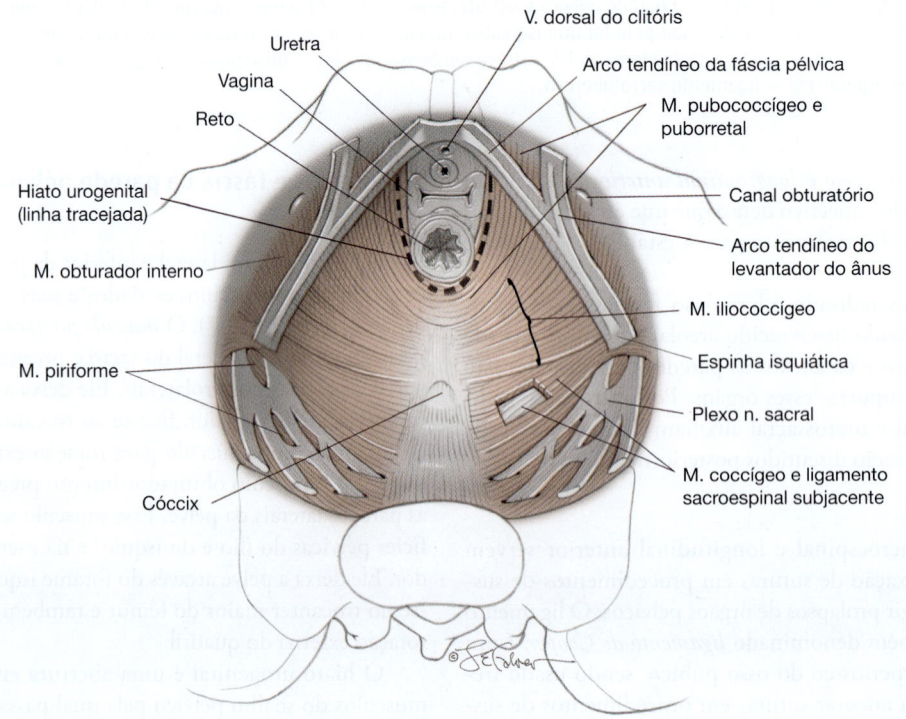

FIGURA 38-8 Visão superior do soalho pélvico e dos músculos da parede pélvica.

Correlação clínica. Lesão por estiramento do músculo piriforme pode causar dor persistente no quadril, que pode ser confundida com outra patologia pélvica ou do quadril. A perda de força com abertura do hiato urogenital causada por lesão neuromuscular dos músculos do soalho pélvico permite que haja prolapso urogenital conforme descrito subsequentemente.

Fáscia

A fáscia que reveste os músculos estriados é denominada *fáscia parietal*. Histologicamente, esse tecido é formado por arranjos regulares de colágeno. A fáscia parietal pélvica fornece sustentação muscular para o esqueleto pélvico e serve como pontos de fixação para a fáscia visceral, também denominada *fáscia endopélvica*. O *arco tendíneo do levantador do ânus* é uma condensação da fáscia parietal que cobre a superfície medial do músculo obturador interno (ver Figs. 38-7 e 38-8). Essa estrutura serve como ponto de origem para segmentos dos importantes músculos levantadores do ânus. Nas figuras também se vê o *arco tendíneo da fáscia pélvica*, uma condensação da fáscia parietal que recobre a face medial do obturador interno e dos músculos levantadores do ânus. Este arco representa o ponto lateral de fixação da parede vaginal anterior.

Soalho pélvico

Os músculos que se estendem sobre o soalho pélvico são coletivamente conhecidos como *diafragma pélvico* (Figs. 38-7, 38-8 e 38-9). Esse diafragma é formado pelos músculos levantadores do ânus e coccígeos, além de suas lâminas fasciais superior e inferior. A membrana e o corpo perineal, inferiormente ao diafragma, também contribuem com o soalho pélvico (p. 942).

Músculos levantadores do ânus

Esses são os músculos mais importantes do soalho pélvico e componentes essenciais do sistema de sustentação dos órgãos pélvicos (ver Figs. 38-7 a 38-9). Fisiologicamente, os músculos levantadores do ânus normais mantêm um estado constante de contração, que prové um soalho sólido capaz de suportar o peso do conteúdo abdominopélvico contra as pressões intra-abdominais.

A musculatura levantadora do ânus é uma unidade complexa formada por diversos componentes musculares com origens e inserções distintas e, consequentemente, funções diferentes. Os músculos *pubococcígeo*, *puborretal* e *iliococcígeo* são os três componentes desse grupo muscular reconhecidos pela *Terminologia Anatomica* (1998). O músculo pubococcígeo é adicionalmente dividido nos *músculos pubovaginal*, *puboperineal* e *puboanal*, de acordo com a fixação de suas fibras. Em razão da fixação significativa do músculo pubococcígeo às paredes de vísceras pélvicas, a denominação *músculo pubovisceral* é usada com frequência (Kerney, 2004; Lawson, 1974).

Músculo pubococcígeo. As extremidades anteriores do músculo pubococcígeo (pubovisceral) originam-se de ambos os lados da superfície interna do osso púbico. O termo *pubovaginal* refere-se às fibras mediais que se fixam às paredes laterais da vagina (ver Fig. 38-9). Apesar de não haver fixação direta dos músculos levantadores do ânus à uretra feminina, aquelas fibras do músculo que se fixam à vagina são responsáveis pela elevação da uretra durante a contração do músculo pélvico e, assim, podem contribuir para a continência urinária (DeLancey, 1990). O termo *puboperineal* refere-se às fibras que se fixam ao corpo perineal e tracionam essa estrutura em direção à sínfise púbica. O termo *puboanal* refere-se às fibras que se fixam ao ânus junto à fossa interesfincteriana, entre os esfíncteres anais interno e

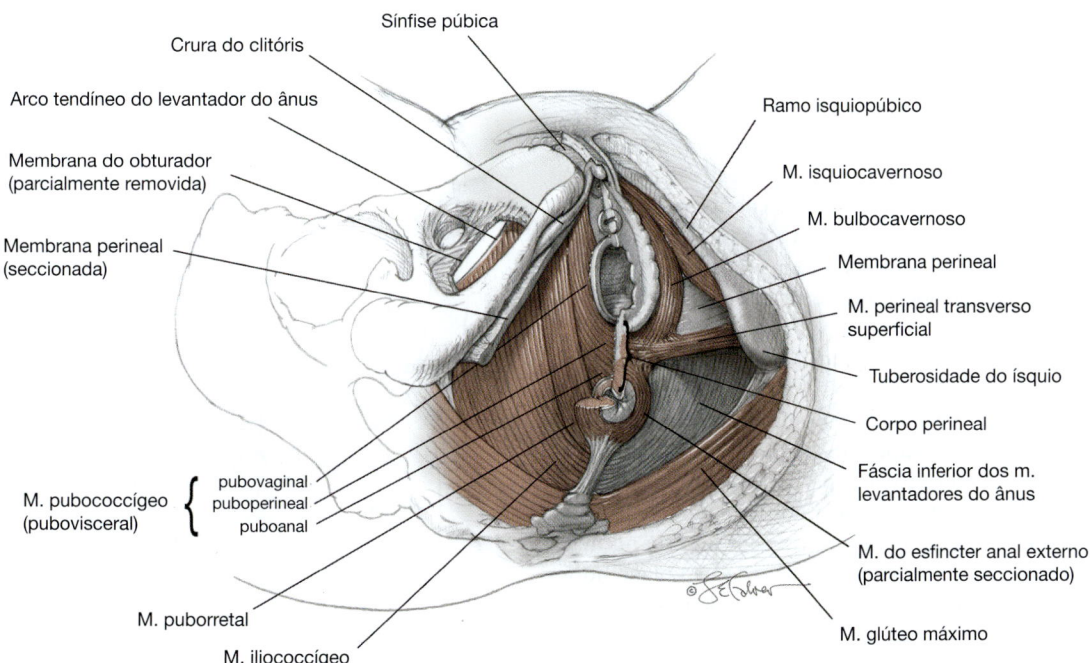

FIGURA 38-9 Visão inferior do soalho pélvico.

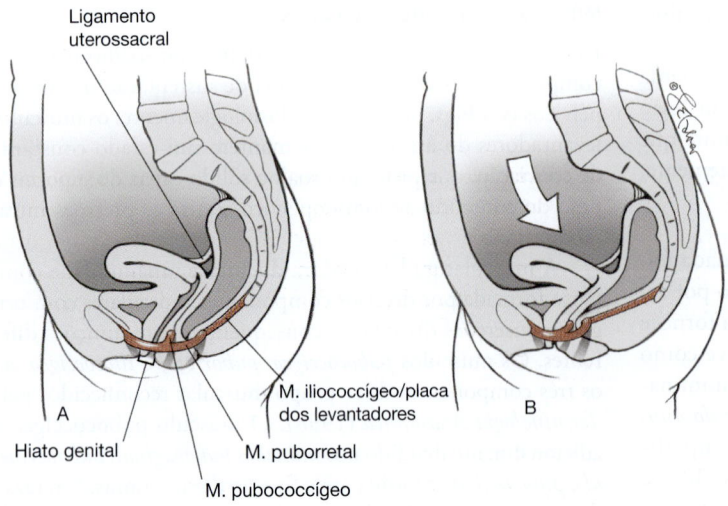

FIGURA 38-10 Interação entre órgãos pélvicos, músculos do soalho pélvico e tecido conectivo, em repouso (**A**) e com aumento da pressão intra-abdominal (**B**).

externo. Essas fibras levantam o ânus e, junto com as demais fibras pubococcígeas e puborretais, mantêm o hiato urogenital estreitado (ver Fig. 38-8).

Músculo puborretal. O segmento puborretal é formado pelas fibras mediais e inferiores do músculo levantador do ânus que se originam de ambos os lados do osso púbico e formam uma alça em forma de U atrás da junção anorretal (Figs. 38-8 a 38-10). A ação do puborretal traciona a junção anorretal em direção ao púbis, contribuindo para a formação do ângulo anorretal. Esse músculo é considerado parte do complexo do esfíncter anal e contribui para a manutenção da continência fecal (Cap. 25, p. 660).

Músculo iliococcígeo. Trata-se da porção mais posterior e delgada do grupo muscular levantador do ânus, e seu papel é principalmente de sustentação. Origina-se lateralmente do arco tendíneo do levantador do ânus e das espinhas isquiáticas (ver Figs. 38-7 a 38-10). As fibras musculares de um lado se encontram com as do lado oposto na linha média entre o ânus e o cóccix. Esta linha de encontro é denominada *rafe iliococcígea ou anococcígea*. Além do músculo iliococcígeo, algumas fibras do músculo pubococcígeo passam atrás do reto e se fixam ao cóccix. Essas fibras musculares cursam em plano cefálico ou profundo ao músculo iliococcígeo e talvez contribuam para a formação da rafe anococcígea.

Placa dos levantadores é o termo clínico usado para descrever a rafe anococcígea (ver Fig. 38-10). Essa porção dos músculos levantadores forma uma plataforma de apoio sobre a qual repousam reto, segmento superior da vagina e útero.

Um trabalho radiográfico importante realizado por Berglas e Rubin (1953) com miografia dos levantadores levou à crença duradoura de que, em mulheres com suporte normal, a placa dos levantadores situa-se quase paralela ao plano horizontal na posição de pé. Seu trabalho também demonstrou que a placa dos levantadores sofre maior deslocamento vertical durante esforços em mulheres com prolapso do que em mulheres com suporte normal.

Em contraste com a posição horizontal da placa dos levantadores previamente descrita, em um trabalho recente com imagem dinâmica por ressonância magnética (RM), observou-se que, nas mulheres com suporte normal e durante manobra de Valsalva, a placa dos levantadores apresenta angulação média de 44 graus em relação à linha horizontal de referência (Hsu, 2006). Em concordância com observações anteriores, os autores também demonstraram que, durante manobra de Valsalva, as mulheres com prolapso apresentaram angulação da placa dos levantadores estatisticamente maior em comparação com o grupo controle. Foi possível demonstrar correlação moderada entre aumento do ângulo e aumento do comprimento do hiato do levantador e do deslocamento do corpo perineal em mulheres com prolapso em comparação com o grupo controle.

Uma teoria sugere que a sustentação da placa dos levantadores evita a tensão ou o estiramento excessivo do tecido conectivo dos ligamentos pélvicos e da fáscia (Paramore, 1908). Assim, a lesão dos músculos levantadores pode levar à eventual queda ou inclinação vertical da placa dos levantadores e à abertura do hiato urogenital. Como consequência, o eixo vaginal torna-se mais vertical, e o colo uterino é orientado sobre o hiato aberto (Fig. 38-11). O efeito mecânico dessa alteração é o aumento da tensão sobre o tecido conectivo que sustenta as vísceras pélvicas. Demonstrou-se que o aumento do hiato urogenital está correlacionado com aumento da gravidade do prolapso (DeLancey, 1998).

Inervação do soalho pélvico

Os músculos do diafragma pélvico são primariamente inervados por eferentes somáticos diretos da segunda até a quinta raiz nervosa sacra (S2-5) (ver Fig. 38-7) (Barber, 2002; Roshanravan, 2007).

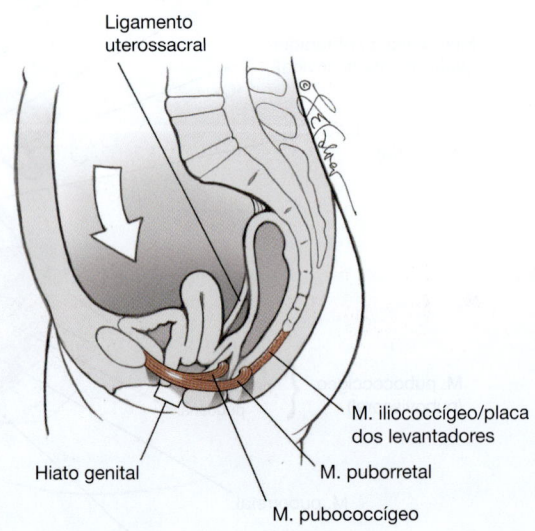

FIGURA 38-11 Interações entre músculos e tecido conectivo do soalho pélvico em quadro de prolapso de órgão pélvico.

Tradicionalmente, foi descrita uma inervação dual. A superfície pélvica ou superior dos músculos é inervada por eferentes diretas de S2-5, coletivamente conhecidas como nervo do músculo levantador do ânus. A superfície perineal ou inferior é inervada por ramos do nervo pudendo. Essa última relação foi recentemente questionada, com a sugestão de que o nervo pudendo talvez não contribua para a inervação do músculo levantador (Barber, 2002). Ramos do pudendo, no entanto, inervam partes do esfíncter uretral estriado e dos músculos do esfíncter anal externo (p. 944).

Uma inervação independente do músculo levantador do ânus e dos esfíncteres estriado da uretra e anal pode explicar por que algumas mulheres desenvolvem prolapso de órgãos pélvicos e outras incontinência fecal ou urinária (Heit, 1996).

Tecido conectivo pélvico

Tecido conectivo perivascular subperitoneal e tecido areolar frouxo são encontrados em toda a pelve. Esses tecidos conectam as vísceras pélvicas com as paredes pélvicas, sendo denominados "*fáscia*" *visceral* ou "*fáscia*" *endopélvica*. Lembre-se de que a fáscia visceral difere anatômica e histologicamente da fáscia parietal, que reveste a maioria dos músculos estriados (Tabela 38-1). A fáscia visceral está intimamente associada às paredes das vísceras e não pode ser dissecada da mesma maneira que a fáscia parietal; por exemplo, a fáscia do reto pode ser separada de seu músculo esquelético correspondente.

Condensações do tecido conectivo visceral com papéis especiais de sustentação receberam nomes distintos. Alguns exemplos são os ligamentos cardinal e uterossacral e as fáscias vesicovaginal e retovaginal, que serão descritos em detalhes em seções futuras.

Vascularização pélvica

Os órgãos pélvicos são nutridos por ramos viscerais da artéria ilíaca (hipogástrica) interna e por ramos diretos da aorta abdominal (Fig. 38-12). A artéria ilíaca interna geralmente divide-se nos ramos anterior e posterior ao passar pelo forame isquiático maior (ver Fig. 38-6). Cada ramo produz três ramos parietais que nutrem estruturas não viscerais. As *artérias iliolombar*, *sacral lateral* e *glútea superior* são os três ramos parietais da divisão posterior. As *artérias pudenda*, *obturatória* e *glútea inferior* são os ramos parietais que na maioria dos casos surgem a partir da divisão anterior. Os ramos remanescentes da divisão anterior fazem a vascularização das vísceras pélvicas (bexiga, útero, vagina e reto). São as *artérias uterina, vaginal e retal média*, além das *artérias vesicais superiores*. Essas últimas normalmente emergem do segmento patente das artérias umbilicais (Tabela 38-2).

Os dois ramos diretos mais importantes da aorta que contribuem para o suprimento sanguíneo dos órgãos pélvicos são as artérias retal superior e ovariana. A *artéria retal superior*, ramo terminal da artéria mesentérica inferior, faz anastomose com as artérias retais médias, contribuindo, assim, com o suprimento de sangue para o reto e a vagina. As *artérias ovarianas*, que nascem diretamente da aorta, imediatamente abaixo dos vasos renais, fazem anastomose com o ramo ascendente da artéria uterina. Essas anastomoses contribuem para o suprimento sanguíneo do útero e anexos.

Outras anastomoses importantes entre as artérias da aorta e da ilíaca interna incluem as que ocorrem entre as artérias sacrais média e lateral e entre as artérias lombar e iliolombar.

Inervação pélvica

A inervação das vísceras pélvicas (bexiga, uretra, vagina, útero, anexos e reto) é feita pelo sistema nervoso autônomo. Os dois componentes mais importantes desse sistema na pelve são os *plexos hipogástricos superior e inferior*. O plexo hipogástrico superior, também conhecido como *nervo pré-sacral*, é uma extensão do plexo aórtico que se encontra abaixo da bifurcação da aorta (Fig. 38-13). Esse plexo contém principalmente fibras simpáticas e fibras sensitivas aferentes do útero.

O plexo hipogástrico superior termina dividindo-se nos nervos hipogástricos. Esses nervos unem eferentes parassimpáticos com origem entre a segunda e a quarta raízes nervosas sacras (nervos esplâncnicos pélvicos, também denominados *nervi erigentis*) para formar o *plexo hipogástrico inferior*, também conhecido como *plexo pélvico*.

Fibras do plexo hipogástrico inferior acompanham os ramos da artéria ilíaca interna até as vísceras pélvicas. Consequentemente, dividem-se em três segmentos: os plexos vesical, uterovaginal (gânglio de Frankenhäuser) e retal. Extensões do plexo hipogástrico inferior alcançam o períneo ao longo da vagina e da uretra e inervam o clitóris e os bulbos vestibulares.

Correlação clínica

As fibras aferentes sensitivas contidas no plexo hipogástrico superior são o alvo na neurectomia pré-sacral, um procedimento cirúrgico realizado para tratamento de dismenorreia e dor pélvica central refratária a tratamento clínico (Cap. 11, p. 316).

TABELA 38-1 Diferenças entre as fáscias visceral e parietal dos músculos do soalho pélvico

Características	Tipos de fáscia	
	Visceral ou endopélvica	Parietal
Histológicas	Arranjo frouxo de colágeno, elastina e tecido adiposo	Colágeno com estrutura organizada
Funcionais	Permite expansão e contração das estruturas revestidas	Promove fixação dos músculos aos ossos
Papel na sustentação	Condensações proporcionam algum grau de sustentação aos órgãos revestidos; envolve estruturas neurovasculares	Reveste músculos para estabilidade e funcionalidade ao soalho pélvico
Força de tensão	Elástica	Rígida

Aspectos da Cirurgia Ginecológica

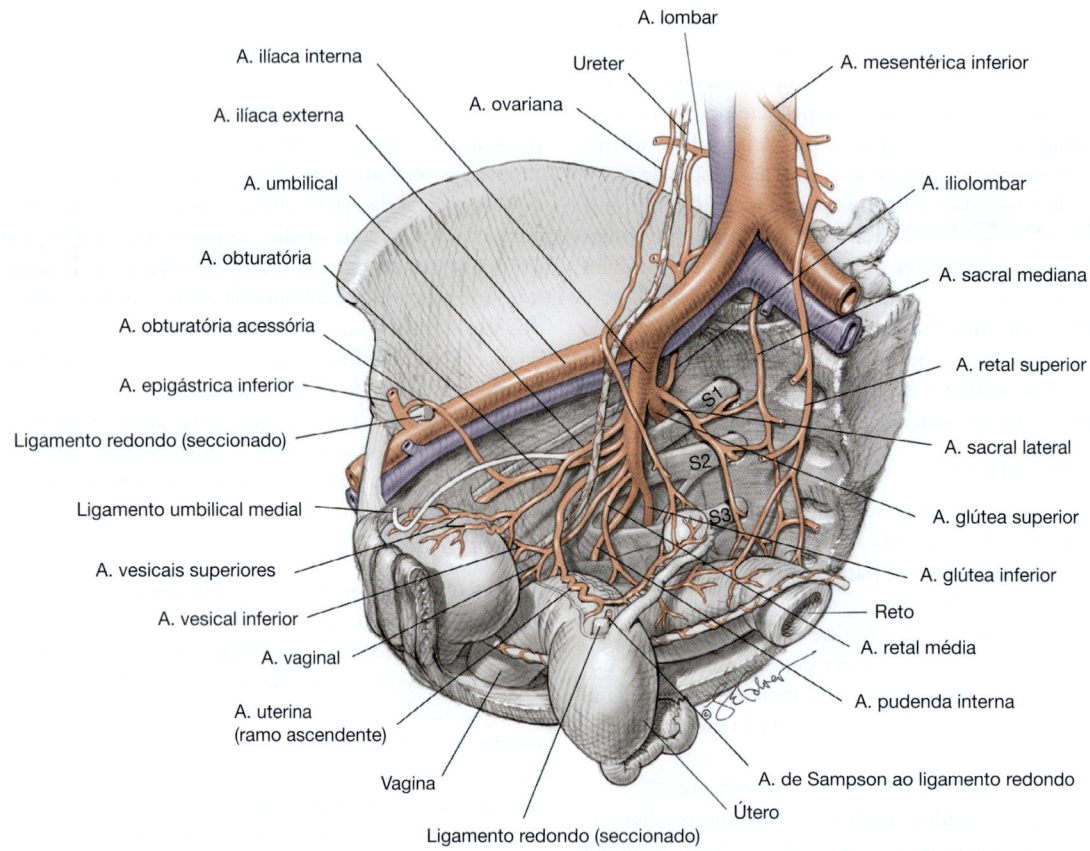

FIGURA 38-12 Artérias pélvicas. Nessa imagem, o útero e o reto foram rebatidos para a esquerda.

A lesão de ramos do plexo hipogástrico inferior durante citorredução de câncer, ou outras cirurgias ginecológicas de grande porte, pode levar a graus variáveis de disfunção miccional, sexual ou defecatória.

Vísceras pélvicas

Útero

O útero é um órgão fibromuscular oco, situado entre a bexiga e o reto. Ele é dividido estrutural e funcionalmente em duas

TABELA 38-2 Vascularização pélvica

Artéria ilíaca interna[a]				
Divisão anterior			**Divisão posterior**	
Ramos parietais	**Ramos viscerais**		**Ramos parietais**	**Ramos viscerais**
Obturatória	Vesical superior (do segmento patente da umbilical)		Iliolombar	Nenhuma
Pudenda interna	Uterina		Sacral lateral	
Glútea inferior	Vaginal		Glútea superior	
	Retal média			
	Vesical inferior (+/−)			
Ramos diretos da aorta				
Ramos parietais		**Ramos viscerais**		
Sacral mediana		Ovariana		
		Retal superior (ramo terminal da mesentérica inferior)		
Anastomoses entre aorta e artéria ilíaca interna				
Ovariana para uterina		Sacral mediana para sacral lateral		
Retal superior para retal média		Lombar para iliolombar		

[a]Observe que há grande variabilidade na origem e na distribuição dos ramos ilíacos.

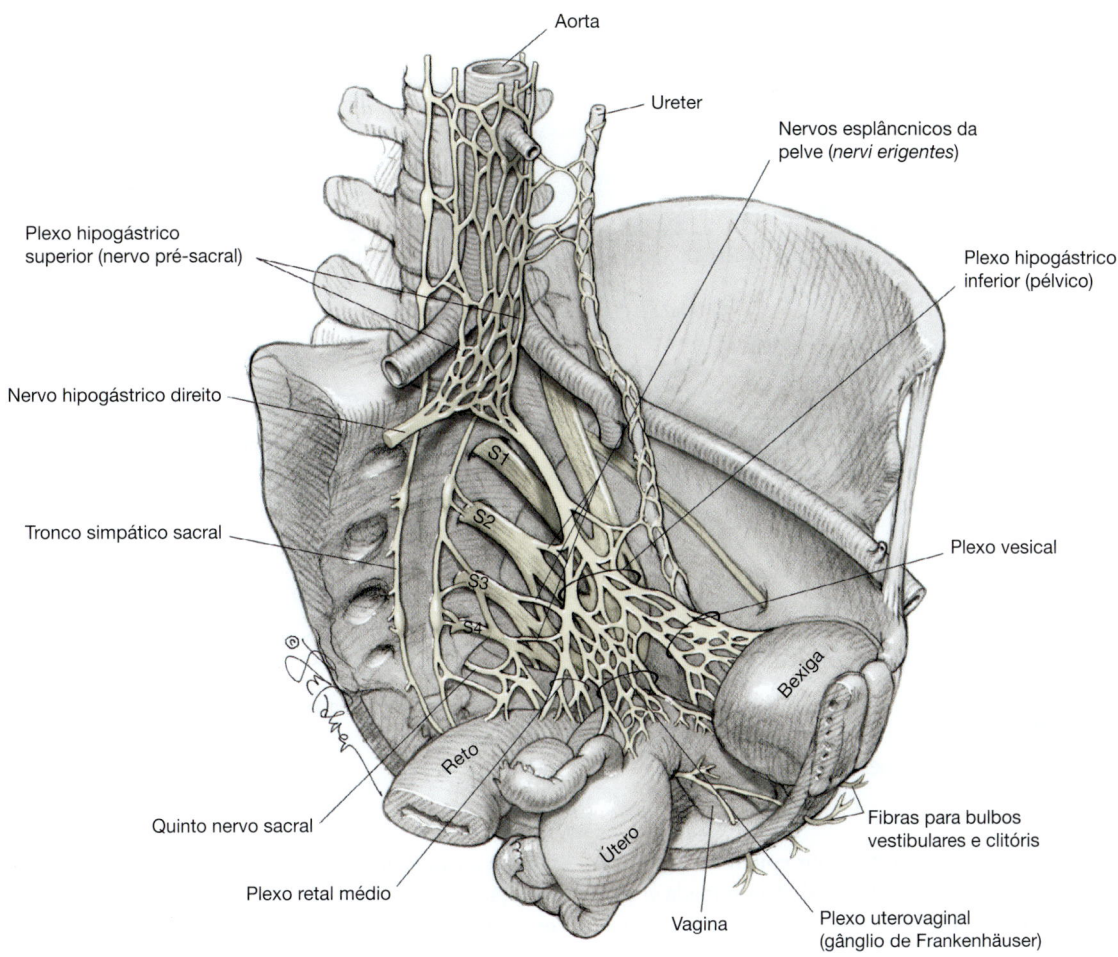

FIGURA 38-13 Nervos autônomos da pelve. Plexos hipogástricos superior e inferior. S1-S4 = primeira a quarta raízes nervosas sacrais

porções: um corpo muscular superior, o *corpo*, e um colo uterino fibroso mais baixo (Fig. 38-14). A transição entre o corpo e o colo uterino é conhecida como *istmo uterino*, que também assinala a transição entre o canal endocervical e a cavidade endometrial. A porção do corpo que se estende acima do nível de entrada das tubas uterinas para dentro da cavidade endometrial é conhecida como *fundo*.

O tamanho, o formato e as dimensões do útero variam de acordo com a paridade e a estimulação estrogênica. Antes da menarca e após a menopausa, o corpo e o colo uterino apresentam tamanho relativamente igual, mas durante a idade reprodutiva o corpo uterino é significativamente maior do que o colo uterino. Na mulher adulta, não grávida, o útero mede cerca de 7 cm de comprimento e 5 cm de largura na região do fundo.

Endométrio e serosa. O útero é formado por uma camada interna de mucosa denominada *endométrio*, que circunda a cavidade endometrial, e uma espessa camada muscular, denominada *miométrio*. O endométrio é formado por epitélio colunar e estroma especializado. A porção superficial do endométrio passa por alterações cíclicas com o ciclo menstrual (Fig. 15-19, p. 423).

As arteríolas espiraladas localizadas no endométrio passam por constrição ou espasmos hormonalmente mediados que causam desprendimento da porção superficial do endométrio a cada ciclo menstrual. A camada basal mais profunda do endométrio é preservada após o ciclo menstrual, sendo responsável pela regeneração de uma nova camada superficial (Fig. 8-3, p. 222).

A serosa peritoneal recobre a parede externa, com exceção de dois sítios. Primeiro, a porção anterior do colo uterino, que é coberta pela bexiga. Segundo, as porções laterais do corpo e do colo uterino que estão fixadas aos ligamentos largo e transversal do colo.

Colo uterino. O colo uterino encontra-se em posição caudal ao istmo uterino e tem comprimento de cerca de 2 cm. A parede do colo é formada principalmente por tecido fibroso e uma quantidade menor de músculo liso (10%). O músculo liso é encontrado na periferia da parede do colo uterino e serve como ponto de fixação para os ligamentos transversal do colo e uterossacral e para as paredes fibromusculares da vagina.

As ligações das paredes vaginais com a periferia do colo uterino o dividem em uma parte vaginal, conhecida como *porção vaginal (portio vaginalis)*, e uma parte supravaginal, conhecida como *porção supravaginal (portio supravaginalis)* (ver Fig. 38-14). A porção vaginal é coberta por epitélio escamoso não queratinizado.

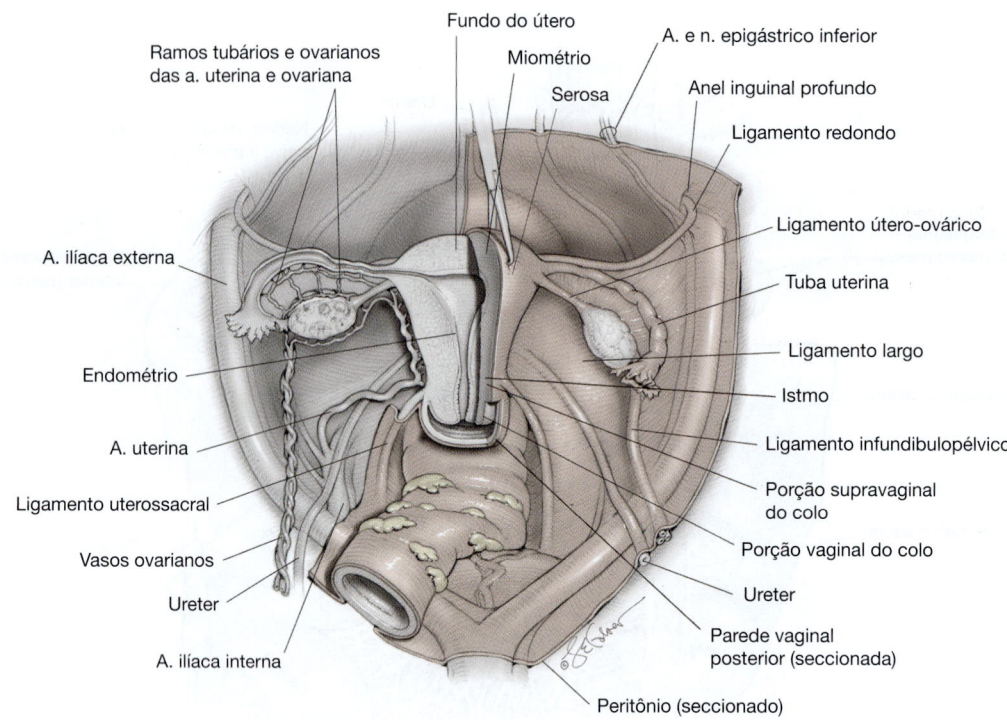

FIGURA 38-14 Útero, anexos e relações anatômicas.

O canal endocervical é revestido por epitélio colunar, secretor de muco. A borda inferior do canal, denominada *orifício externo do colo*, contém uma transição de epitélio escamoso na porção vaginal a epitélio colunar no canal do colo uterino. A localização exata dessa transição, denominada *junção escamo-colunar*, varia dependendo do *status* hormonal (Fig. 29-5, p. 733). Junto à borda superior do canal endocervical encontra-se o orifício interno do colo, onde o estreito canal do colo uterino torna-se contínuo com a cavidade endometrial, mais larga.

Sustentação uterina. A principal sustentação do útero e do colo uterino é feita pela interação entre os músculos levantadores do ânus e o tecido conectivo que fixa as paredes do colo uterino às paredes pélvicas. O tecido conectivo que se fixa na lateral do útero e ao colo uterino é chamado de *paramétrio* e continua ao longo da vagina com o nome *paracolpo*. O paramétrio é formado por estruturas clinicamente conhecidas como *ligamento transverso do colo (cardinal)* e *ligamento uterossacral* (Fig. 38-15).

Esses ligamentos são condensações de tecido conectivo visceral que parecem desempenhar papéis especiais de sustentação. Os *ligamentos transversos do colo,* também denominados ligamentos cardinais, ou *de Mackenrodt,* consistem, principalmente, em tecido conectivo perivascular (Range, 1964). Eles se fixam nas paredes pélvicas posterolaterais, próximo à origem da artéria ilíaca interna e ao redor dos vasos que suprem o útero e a vagina.

Os *ligamentos uterossacrais* inserem-se em uma ampla área da parede pélvica e do sacro posteriormente e formam os limites laterais do fundo de saco posterior de Douglas. Embora o nome desses ligamentos indique fixação ao sacro em plano posterior, em um estudo feito com exames de RM demonstrou-se que sua inserção na parede lateral da pelve, em 82% dos casos revisados, ocorria no ligamento sacroespinal/músculo coccígeo, no músculo piriforme em 11% e diretamente no sacro em apenas 7%. Esses ligamentos originam-se na superfície posterior inferior do colo uterino, mas também podem ter origem, em parte, no segmento posterior proximal da vagina (Umek, 2004). Eles são formados principalmente por músculo liso e contêm alguns dos nervos pélvicos autonômicos (Campbell, 1950).

Correlação clínica. O reto encontra-se em posição medial aos ligamentos uterossacrais. O ureter e os vasos das paredes laterais da pelve cursam lateralmente e mantêm-se muito próximos desses ligamentos. Assim, nas cirurgias reconstrutoras da pelve que utilizem os ligamentos uterossacrais como pontos de fixação para o ápice vaginal, essas estruturas circundantes estarão especialmente vulneráveis à lesão (Wieslander, 2007).

Ligamentos redondos. Os ligamentos redondos do útero são extensões de músculo liso do corpo uterino e representam o homólogo do gubernáculo testicular. Originam-se na região lateral do corpo uterino, imediatamente abaixo e anterior à origem das tubas uterinas. Estendem-se lateralmente à parede pélvica (ver Fig. 38-14). Penetram o espaço retroperitoneal e passam lateralmente aos vasos epigástricos inferiores antes de entrarem no canal inguinal através do anel inguinal interno. Após cursarem pelo canal inguinal, os ligamentos redondos saem através do anel inguinal externo para terminar no tecido subcutâneo dos grandes lábios (ver Fig. 38-4). Os ligamentos redondos não contribuem de forma significativa para a sustentação uterina. Recebem suprimento sanguíneo de um pequeno

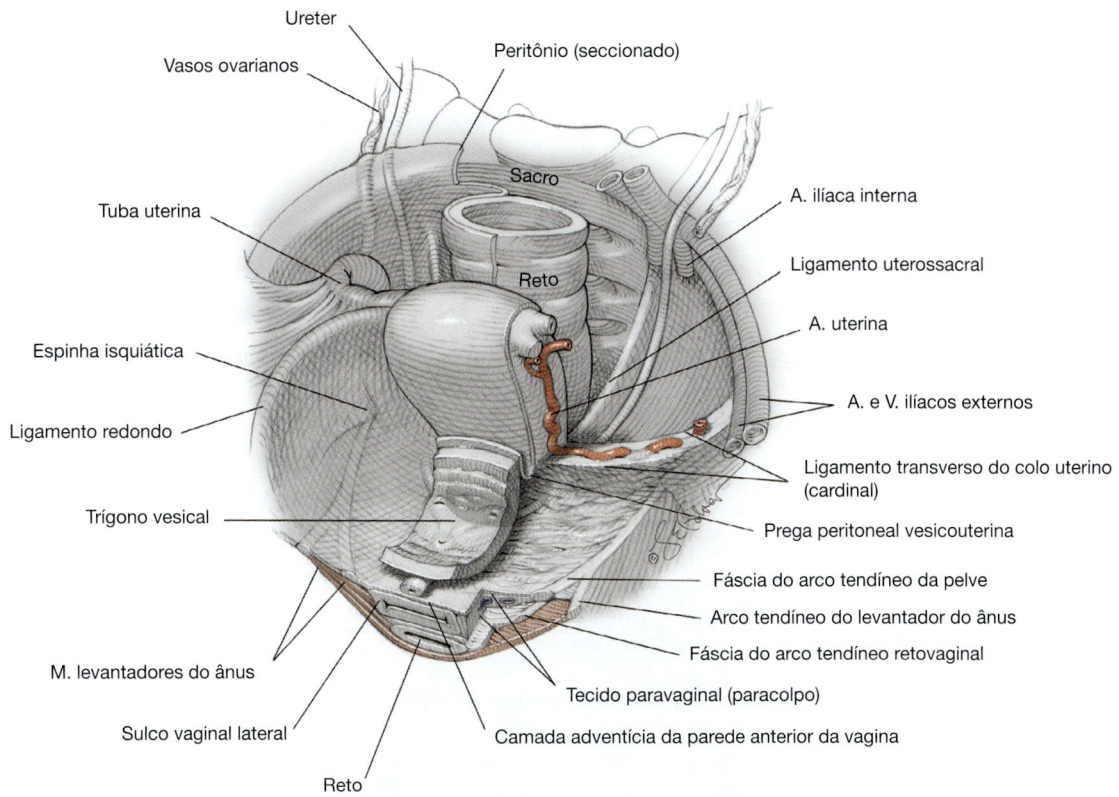

FIGURA 38-15 Vísceras pélvicas e tecido conectivo de suporte. Relações anatômicas da uretra, do trígono vesical e do ureter distal com a parede anterior da vagina, e com o colo do útero.

ramo da artéria uterina ou ovariana conhecido como *artéria de Sampson* (p. 927).

Correlação clínica. A localização do ligamento redondo anterior à tuba uterina pode ajudar o cirurgião nos casos de ligadura tubária através de uma incisão de minilaparotomia. Isto é especialmente verdadeiro quando aderências pélvicas estiverem limitando a mobilidade tubária e, assim, dificultando a identificação da fímbria prévia à ligadura tubária.

A secção do ligamento redondo normalmente é o primeiro passo na histerectomia abdominal ou laparoscópica. A secção abre os ligamentos redondos e permite acesso à parede lateral da pelve no espaço retroperitoneal. Esse acesso permite visualização direta do ureter e "esqueletização" da artéria uterina para maior segurança na sua ligação e secção.

Ligamentos largos. Os *ligamentos largos* são camadas duplas de peritônio que se estendem das paredes laterais do útero para as paredes pélvicas (ver Fig. 38-14). Na porção superior dessas duas camadas encontram-se as tubas uterinas e os ligamentos ovarianos e redondos. As tubas uterinas, os ovários e os ligamentos redondos têm mesentérios separados, denominados *mesossalpinge, mesovário* e *mesoteres*, respectivamente, que levam os nervos e os vasos para essas estruturas. Junto à borda lateral da tuba uterina e do ovário, o ligamento largo termina onde o ligamento infundibulopélvico, descrito na pág. 932, se funde com a parede pélvica. Os ligamentos transverso do colo e uterossacral situam-se dentro da porção inferior, ou "base", dos ligamentos largos.

Suprimento sanguíneo do útero. O suprimento sanguíneo do corpo uterino origina-se do ramo ascendente da artéria uterina e do ramo medial ou uterino da artéria ovariana (ver Figs. 38-14 e 38-15). A artéria uterina pode se originar diretamente da artéria ilíaca interna como um ramo independente, ou pode ter origem comum com a artéria pudenda interna ou com a artéria vaginal (ver Fig. 38-12).

A artéria uterina chega ao útero na área do istmo uterino. Nessa área, a artéria uterina passa sobre o ureter e emite um pequeno ramo para essa estrutura. Diversas veias uterinas cursam junto à artéria, podendo ser encontradas sobre ou sob o ureter. A artéria uterina divide-se, então, em um ramo ascendente maior e um ramo descendente menor, que cursam ao lado, respectivamente, do útero e do colo uterino. Esses vasos se conectam na borda lateral do útero, mas formam uma arcada arterial anastomótica que nutre as paredes uterinas (Fig. 8-4, p. 222).

O colo uterino é suprido pelo ramo descendente ou cervical da artéria uterina e pelos ramos ascendentes da artéria vaginal.

Correlação clínica. O útero recebe suprimento sanguíneo duplo dos vasos ovariano e uterino. Por essa razão, durante a miomectomia, alguns cirurgiões aplicam torniquetes no ligamento infundibulopélvico e no istmo uterino para reduzir o fluxo sanguíneo, respectivamente, das artérias ovariana e uterina.

Drenagem linfática uterina. A drenagem linfática do útero é principalmente para os linfonodos obturatórios e ilíacos internos e externos (Fig. 38-16). No entanto, alguns canais linfáti-

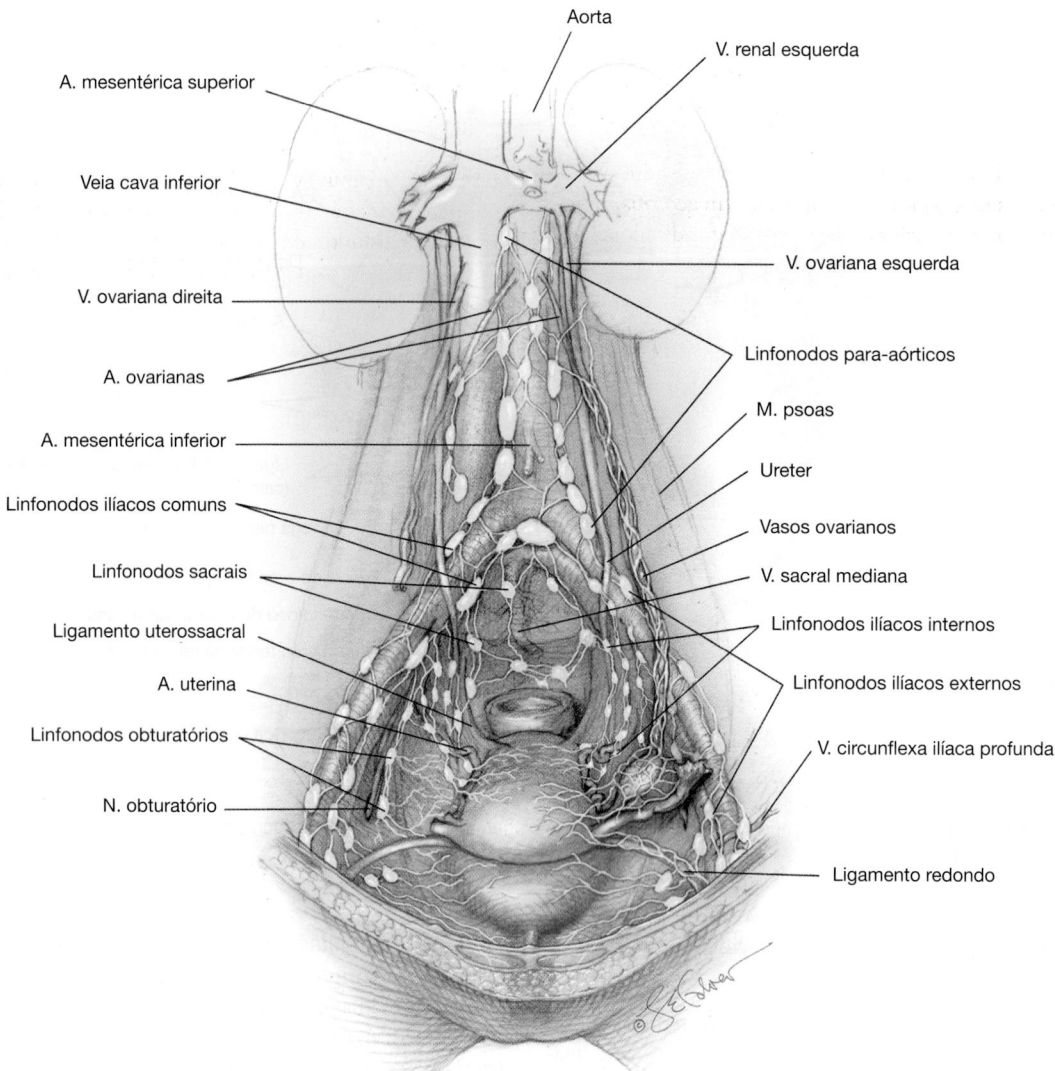

FIGURA 38-16 Linfonodos pélvicos e curso do ureter e dos vasos ovarianos.

cos do corpo uterino passam ao longo dos ligamentos redondos para os linfonodos inguinais superficiais (ver Fig. 38-4) e outros podem se estender ao longo dos ligamentos uterossacrais para os linfonodos sacrais laterais.

Inervação uterina. O útero é inervado por fibras do *plexo uterovaginal*, também conhecido como *gânglio de Frankenhäuser*. Essas fibras cursam acompanhando as artérias uterinas e são encontradas no tecido conectivo dos ligamentos transversos do colo (ver Fig. 38-13).

Ovários e tubas uterinas

Ovários. Os ovários e as tubas uterinas formam os *anexos uterinos*. O tamanho e a atividade hormonal dos ovários dependem da idade, do período do ciclo menstrual e da supressão hormonal exógena. Durante os anos férteis, os ovários medem 2,5 a 5 cm de comprimento, 1,5 a 3 cm de espessura e 0,7 a 1,5 cm de largura.

Os ovários são formados por um *córtex externo* e uma *medula interna*. O córtex ovariano é composto por um estroma especializado, entremeado de folículos, corpos lúteos e corpos albicantes (Fig. 15-20, p. 424). Uma camada única de células mesoteliais cobre esse córtex como um epitélio de superfície. A porção medular do ovário é formada, principalmente, por tecido fibromuscular e vasos sanguíneos. A porção medial dos ovários é conectada ao útero por meio do *ligamento útero-ovárico* (ver Fig. 38-14). Lateralmente, cada ovário está fixado à parede pélvica por meio do *ligamento infundibulopélvico*, também denominado *ligamento suspensor do ovário*, que contém os vasos e os nervos ovarianos.

Suprimento sanguíneo, drenagem linfática e inervação dos ovários. O suprimento sanguíneo dos ovários vem das *artérias ovarianas*, que se originam da superfície anterior da aorta abdominal, imediatamente abaixo da origem das artérias renais e dos ramos ovarianos das artérias uterinas (ver Fig. 38-16).

As *veias ovarianas* seguem o mesmo trajeto retroperitoneal das artérias. A veia ovariana direita drena para a veia cava inferior, e a veia ovariana esquerda drena para a veia renal esquerda.

A drenagem linfática dos ovários acompanha os vasos ovarianos até o segmento inferior da aorta abdominal, onde drenam para os linfonodos para-aórticos. A inervação dos ovários é feita por extensões do plexo renal que cursam acompanhando os vasos ovarianos no interior do ligamento infundibulopélvico.

Tubas uterinas. As tubas uterinas são estruturas tubulares que medem 7 a 12 cm de comprimento (ver Fig. 38-14). Cada tuba possui quatro segmentos identificáveis (Fig. 7-1, p. 199). A *porção intersticial* passa através do corpo do útero, na região conhecida como *corno uterino*. A *porção ístmica* começa adjacente ao corpo uterino e é constituída por um lúmen estreito e uma parede muscular espessa. A *porção ampular* é reconhecida como o lúmen da parte ístmica mais ampla da tuba. Além da maior amplitude do lúmen, esse segmento apresenta mucosa mais convoluta (Fig. 7-4, p. 202). A *porção fimbriada* é a continuação distal do segmento ampular. A terminação fimbriada apresenta projeções semelhantes a folhas de palmeira que proporcionam uma ampla área de superfície para a captação do ovo. A *fímbria ovariana* é a projeção que mantém contato com o ovário.

A artéria ovariana cursa ao longo do hilo do ovário e emite diversos ramos por meio da mesossalpinge para suprir as tubas uterinas (ver Fig. 38-14). O plexo venoso, a drenagem linfática e a inervação das tubas uterinas seguem curso similar ao de seus correspondentes ovarianos.

Vagina

A vagina é uma víscera oca, cujo formato é determinado pelas estruturas que a circundam e pelas fixações de suas paredes laterais com as paredes pélvicas, como descrito adiante. O segmento distal da vagina é contraído pela ação dos músculos levantadores do ânus (ver Fig. 38-10). Acima do soalho pélvico, o lúmen vaginal é muito mais amplo e distensível. Na posição de pé ou anatômica, o ápice da vagina é dirigido posteriormente em direção às cristas isquiáticas, e os dois terços superiores do tubo vaginal situam-se praticamente paralelos ao plano da placa dos levantadores.

Embora haja relatos demonstrando grande variabilidade no comprimento das paredes vaginais, o comprimento médio da parede vaginal anterior é de 7 cm e o da parede posterior é de 9 cm. Na maioria das mulheres o comprimento menor da parede vaginal anterior resulta em anteriorização do colo uterino. Os recessos dentro do lúmen vaginal à frente e atrás do colo uterino são conhecidos, respectivamente, como *fórnice anterior* e *fórnice posterior* (Fig. 38-17).

As paredes da vagina são formadas por três camadas: adjacente ao lúmen, encontra-se uma camada mucosa, formada por epitélio escamoso não queratinizado recobrindo a lâmina própria; uma camada muscular formada por músculo liso, colágeno e elastina; e uma camada adventícia, formada por colágeno e elastina (Fig. 24-16, p. 639) (Weber, 1995, 1997).

A vagina situa-se entre a bexiga e o reto e, junto com suas conexões com as paredes pélvicas, provê sustentação a essas estruturas (ver Figs. 38-15 e 38-17). A vagina é separada ante-

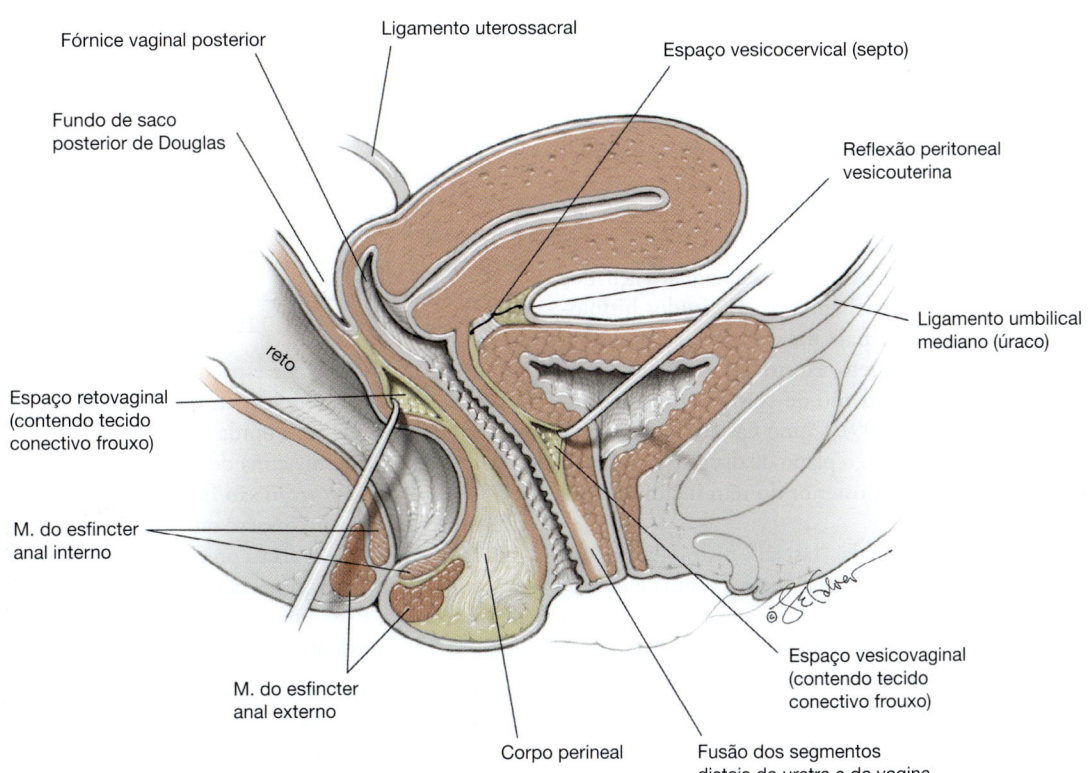

FIGURA 38-17 Planos de clivagem cirúrgica e camadas da parede vaginal.

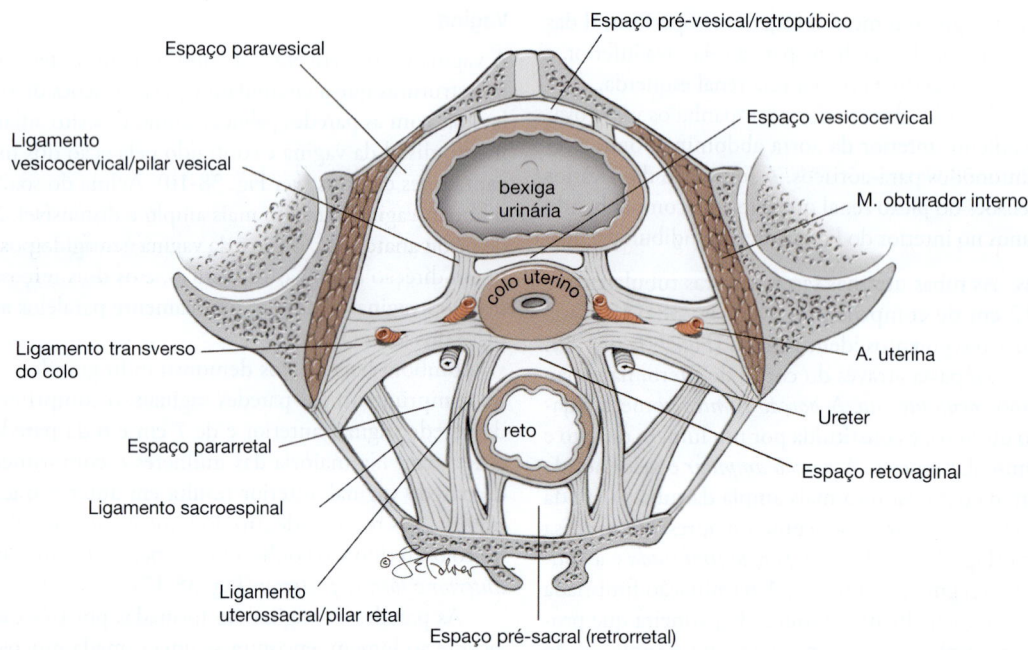

FIGURA 38-18 Tecido conectivo e espaços cirúrgicos da pelve.

riormente da bexiga e da uretra e, posteriormente, do reto pela adventícia vaginal. A continuação lateral da camada adventícia forma o tecido paravaginal, que fixa as paredes vaginais às paredes pélvicas. Esse tecido é formado por tecido areolar frouxo e adiposo e contém vasos sanguíneos, linfáticos e nervos. A parede fibromuscular anterior da vagina e suas ligações paravaginais formam a camada que sustenta a bexiga e a uretra, clinicamente conhecida como fáscia pubovesicocervical (ver Fig. 38-15).

As paredes vaginais posteriores fixam-se lateralmente à fáscia que cobre a superfície superior dos músculos levantadores do ânus. A parede posterior da vagina e suas ligações via tecido conectivo com a parede lateral sustentam o reto. Essa camada é clinicamente conhecida como fáscia retovaginal ou fáscia de Denonvilliers. No entanto, de forma semelhante aos achados microscópicos na parede vaginal anterior, os estudos histológicos não demonstraram que haja uma camada separando a parede posterior da vagina e o reto, exceto nos 3 a 4 cm distais. Aqui, o tecido fibromuscular denso do corpo perineal separa essas estruturas (DeLancey, 1999). Como nas dissecções cirúrgicas da parede vaginal anterior, o plano de dissecção cirúrgica para separar a parede vaginal posterior do reto inclui porções da muscular vaginal.

Como não há uma camada "fascial" histologicamente verdadeira entre a vagina e a bexiga e entre a vagina e o reto, alguns autores recomendam que sejam abandonados termos como "fáscias pubocervical/pubovesical" ou "fásica retovaginal". Esses autores propõem que tais termos sejam substituídos por termos descritivos mais precisos como *camada muscular vaginal* ou *camada fibromuscular vaginal das paredes vaginais anterior e posterior*.

Espaços "potenciais" vesicocervical e vesicovaginal. O *espaço vesicocervical* começa abaixo da prega ou reflexão peritoneal, que representa as ligações frouxas do peritônio na região do fundo de saco anterior (ver Figs. 38-17 e 38-18). O espaço vesicocervical continua para baixo como *espaço vesicovaginal*, que se estende até a junção dos terços proximal e médio da uretra. Abaixo desse ponto, a uretra e a vagina se fundem.

Correlação clínica. A prega vesicouterina peritoneal pode ser facilmente elevada e cortada para criar um retalho vesical durante histerectomia abdominal ou parto por cesariana. Nas histerectomias vaginais, a distância entre o peritônio do fundo de saco anterior e o fórnice vaginal anterior chega a vários centímetros e essa relação é importante. Consequentemente, é necessário penetrar da maneira correta, com instrumento cortante, no tecido conectivo frouxo que se situa dentro dos espaços vesicovaginal e vesicocervical para adentrar a cavidade peritoneal (ver Fig. 38-17) (Balgobin, 2011).

Espaço retovaginal. Esse espaço é adjacente à superfície posterior da vagina. Estende-se inferiormente a partir do fundo de saco de Douglas até a borda superior do corpo vaginal, que se estende por 2-3 cm acima do anel himenal (ver Figs. 38-17 e 38-18). Os *pilares retais* são fibras do complexo ligamentar transverso do colo-uterossacro que se estende para baixo a partir do colo uterino e se fixa à porção superior da parede vaginal posterior. Essas fibras conectam a vagina às paredes laterais do reto e ao sacro. Esses pilares também separam o espaço retovaginal da linha média do espaço pararretal.

Correlação clínica. O espaço retovaginal contém tecido areolar frouxo, e é facilmente aberto com dissecção digital durante cirurgia abdominal (ver Fig. 38-18). A perfuração das fibras do pilar retal permite acesso aos ligamentos sacroespinais usados em procedimentos de suspensão vaginal (Seção 43-21, p. 1.238).

O peritônio do fundo de saco posterior estende-se abaixo da parede vaginal posterior 2 a 3 cm inferior ao fórnice vaginal posterior (Kuhn, 1982). Consequentemente, durante histerectomia vaginal, em contraste com a entrada na cavidade peritoneal por via anterior, a entrada por via posterior é rapidamente realizada por meio de incisão da parede vaginal na área do fórnice posterior (ver Fig. 38-17).

Sustentação vaginal. A sustentação da vagina é feita principalmente pela interação entre os músculos levantadores do ânus e o tecido conectivo que fixa as paredes laterais da vagina às paredes pélvicas. O tecido é formado pelas extensões distais daquilo que é clinicamente conhecido como ligamentos transversos do colo e uterossacral. Apesar de o tecido conectivo visceral na pelve ser contínuo e interdependente, DeLancey (1992) descreveu três níveis de sustentação de tecido conectivo vaginal que ajudam a explicar diversas manifestações clínicas de disfunção da sustentação pélvica.

Sustentação vaginal superior. O paramétrio prossegue inferiormente na vagina como paracolpo (ver Fig. 38-15). Esse tecido fixa a vagina superior à parede pélvica, suspendendo-a sobre o soalho pélvico. Suas fixações também são conhecidas como *sustentação* de nível I ou *eixo suspensório* e proveem sustentação de tecido conectivo para o ápice vaginal após a histerectomia. Na posição em pé, as fibras de sustentação de nível I são orientadas verticalmente. Entre as manifestações clínicas dos defeitos de sustentação de nível I está o prolapso de parede vaginal pós-histerectomia.

Sustentação mediovaginal. As paredes laterais da porção média da vagina são fixadas às paredes pélvicas de cada lado pelo tecido conectivo visceral conhecido como fáscia endopélvica. As fixações laterais das paredes vaginais se unem com a fáscia do arco tendíneo pélvico e a região medial dos músculos levantadores do ânus e, ao fazer isso, criam os sulcos vaginais anterior e lateral posterior (ver Fig. 38-15). Esses sulcos correm ao longo das paredes laterais da vagina, dando a esta um formato em "H" quando observada em corte transversal. A *fáscia do arco tendíneo da pelve* é uma condensação da fáscia que cobre a região medial do obturador interno e dos músculos levantadores do ânus. Ela se estende desde a superfície interna dos ossos púbicos até as espinhas isquiáticas (ver Figs. 38-7 e 38-15).

A fixação da parede vaginal anterior aos músculos levantadores do ânus é responsável pela elevação da bexiga observada com tosse ou manobra de Valsalva (ver Fig. 38-10). Consequentemente, essas fixações podem ser importantes para a continência urinária durante estresse. As fixações mediovaginais são conhecidas como *sustentação de nível II* ou *eixo de fixação*. Entre as manifestações clínicas dos defeitos de sustentação de nível II estão o prolapso de parede vaginal anterior e posterior e a incontinência urinária de estresse.

Sustentação vaginal distal. O terço distal da vagina encontra-se fixado diretamente às estruturas circundantes (ver Fig. 38-9). Anteriormente, a vagina encontra-se unida à uretra. Lateralmente, fixa-se ao músculo pubovaginal e à membrana perineal e, posteriormente, ao corpo perineal. Essas fixações vaginais são conhecidas como *sustentação de nível III* ou *eixo de fusão*, e são consideradas as mais fortes entre os componentes de sustentação vaginal.

A falha desse nível de sustentação pode resultar em retoceles distais ou deiscência perineal. Se o corpo perineal estiver ausente, como pode ocorrer após traumatismo obstétrico, é possível haver incontinência anal.

Suprimento sanguíneo, drenagem linfática e inervação da vagina. O principal suprimento sanguíneo da vagina origina-se no ramo descendente ou cervical da artéria uterina e da artéria vaginal, ramo da artéria ilíaca interna (ver Fig. 38-12). Esses vasos formam um arco anastomótico ao longo das laterais da vagina ao nível dos sulcos vaginais, e anastomosam com os vasos contralaterais das paredes anterior e posterior da vagina. Adicionalmente, a artéria retal média com origem na artéria ilíaca interna contribui para suprir a parede vaginal posterior. As paredes distais da vagina também recebem contribuições da artéria pudenda interna (p. 944).

A drenagem linfática dos dois terços superiores da vagina é similar à do útero, como descrito na página 932. O segmento distal da vagina drena juntamente com os linfáticos vulvares para os linfonodos inguinais. Uma descrição mais detalhada dos linfáticos vulvares é apresentada na página 945.

A vagina é inervada por extensões inferiores do plexo uterovaginal, componente do plexo hipogástrico inferior ou plexo pélvico (ver Fig. 38-13).

Estruturas do trato urinário inferior

Bexiga. A bexiga é um órgão oco que permite o armazenamento e a eliminação da urina (Fig. 38-19). A bexiga repousa anteriormente contra a parede abdominal anterior. Posteriormente, contra a vagina e o colo uterino. Inferior e lateralmente, ela encontra-se em contato com a superfície interna dos ossos púbicos. Nessas áreas, a bexiga não tem cobertura peritoneal. A reflexão da bexiga sobre a parede abdominal tem formato triangular, e o vértice desse triângulo é contínuo com o ligamento umbilical mediano.

A parede vesical é formada por feixes grosseiros de músculo liso conhecidos em seu conjunto como *músculo detrussor*, que se estende para dentro da porção superior da uretra. Embora sejam descritas camadas distintas do detrussor, elas não são tão bem definidas como as de outras estruturas viscerais, como o intestino ou o ureter (Fig. 23-2, p. 610). A camada mais interna da parede vesical é plexiforme, e pode ser identificada a partir do padrão de trabéculas observado durante cistoscopia. A mucosa da bexiga consiste em epitélio transicional.

A bexiga pode ser dividida em *cúpula* e *base* aproximadamente ao nível dos óstios ureterais. A cúpula apresenta paredes finas e é distensível. A base possui parede mais espessa que apresenta menor distensão durante o enchimento (ver Fig. 38-15). A base da bexiga é formada por *trígono vesical* e *alças do detrussor*. Essas alças são duas faixas de fibras em forma de U encontradas no colo vesical, onde a uretra entra na parede vesical.

O suprimento sanguíneo para a bexiga tem origem na artéria vesical superior, ramo do segmento patente da artéria umbilical, e na artéria vesical inferior, que, quando presente, origina-se nas artérias pudenda interna ou vaginal (ver Fig. 38-12). A inervação da bexiga origina-se no plexo vesical, um componente do plexo hipogástrico inferior (ver Fig. 38-13).

Aspectos da Cirurgia Ginecológica

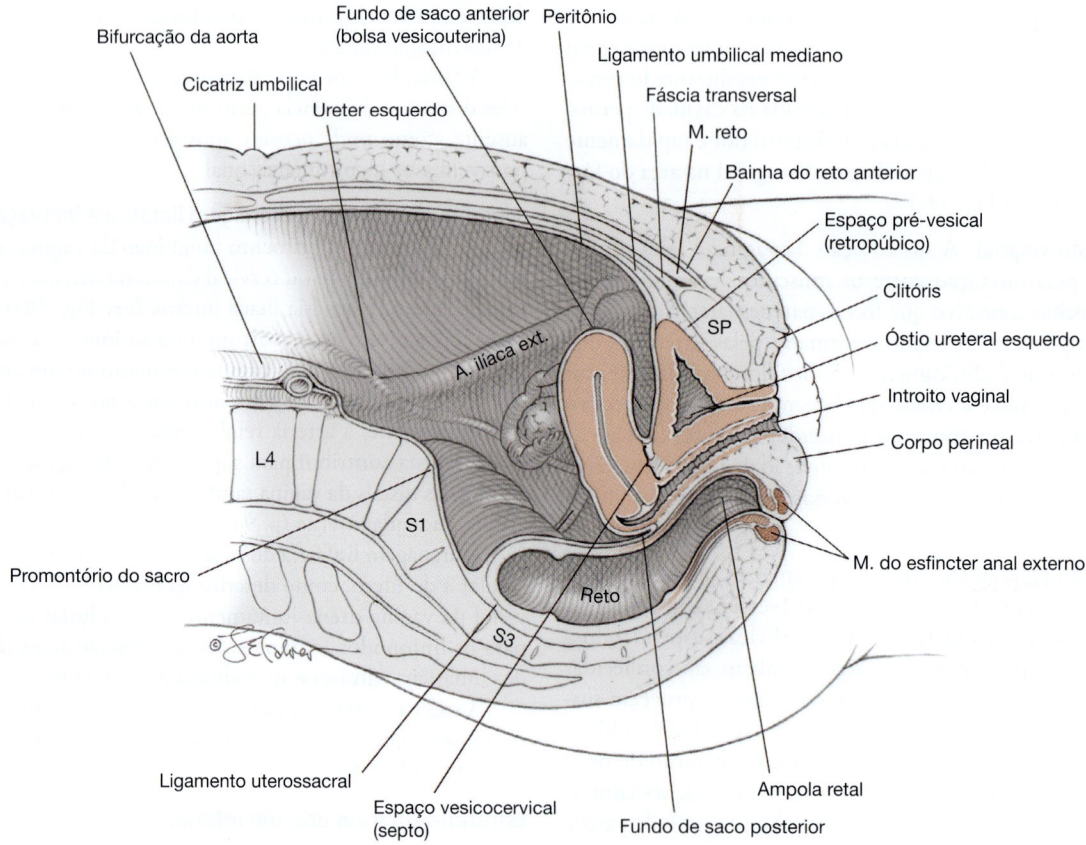

FIGURA 38-19 Corte mesossagital das estruturas pélvicas e relações anatômicas. SP = sínfise púbica.

Uretra. A uretra feminina é um órgão complexo com 3 a 4 cm de comprimento. O lúmen da uretra começa junto ao meato urinário interno dentro da bexiga e, então, cursa por meio da base vesical por menos de 1 cm. Essa região da bexiga onde o lúmen da uretra atravessa a base vesical é denominada *colo vesical*. Os dois terços distais da uretra fundem-se com a parede vaginal anterior.

As paredes da uretra têm início fora da parede vesical. São formadas por duas camadas de músculo liso, uma longitudinal interna e outra circular externa que, por sua vez, é circundada por uma camada circular de músculo esquelético conhecida como *esfíncter uretral ou rabdoesfíncter*. (Fig. 38-20). Aproximadamente na junção dos terços médio e inferior da uretra e imediatamente acima ou profundamente à membrana perineal, são encontrados dois cordões de músculos esqueléticos conhecidos como *esfíncter uretrovaginal* e *compressor uretral*. Esses músculos anteriormente eram conhecidos como os *músculos perineais transversos profundos* e, combinados com o esfíncter da uretra formam o *complexo do esfíncter estriado urogenital*. Juntos, esses três músculos formam uma unidade e apresentam inervação complexa e controversa. Suas fibras se associam para proporcionar tônus constante e atividade reflexa emergencial, principalmente na metade distal da uretra, para manter a continência.

Distais ao plano da membrana perineal, as paredes da uretra são formadas por tecido fibroso, servindo de bocal para dirigir o jato urinário. A uretra possui uma camada submucosa proeminente que é reves-

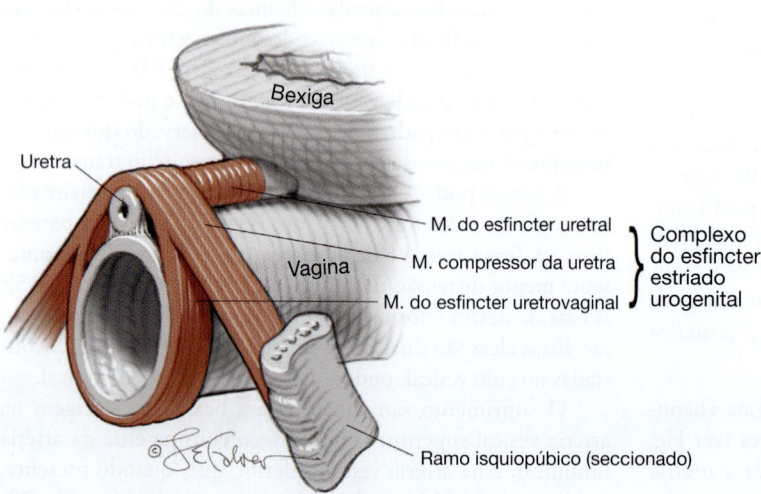

FIGURA 38-20 Uretra e músculos associados.

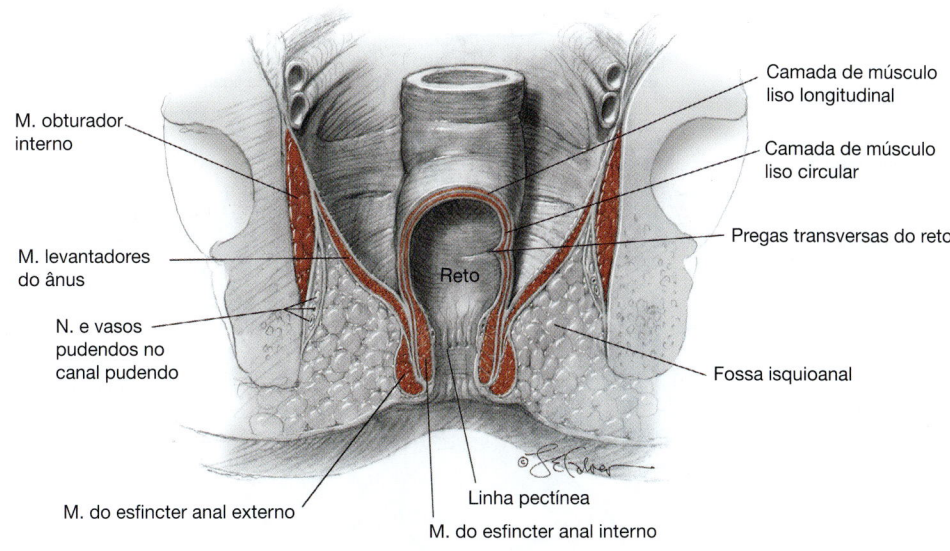

FIGURA 38-21 Fossa isquioanal e complexo do esfíncter anal.

tida por epitélio escamoso estratificado sensível a hormônios (Fig. 23-9, p. 614). Dentro da camada submucosa na superfície dorsal (vaginal) da uretra há um grupo de glândulas conhecidas como *glândulas parauretrais*, que se abrem no lúmem uretral por via de sua superfície dorsal (Fig. 26-4, p. 684). As aberturas das duas glândulas mais importantes, denominadas glândulas de Skene, são observadas na superfície interna do óstio uretral externo (p. 941).

A uretra recebe suprimento sanguíneo de ramos das artérias vesical interna/vaginal e da artéria pudenda interna. Embora ainda haja controvérsias, acredita-se que o nervo pudendo inerve o segmento mais distal do complexo esfincteriano urogenital estriado. Ramos somáticos eferentes do nervo pélvico, um componente do plexo hipogástrico inferior ou pélvico, inervam o esfíncter uretral de modo variável. No Capítulo 23 (p. 609) encontra-se uma discussão adicional sobre a inervação do trato urinário.

Correlação clínica. A infecção das glândulas parauretrais pode levar ao desenvolvimento de divertículos uretrais. Em razão das múltiplas aberturas dessas glândulas ao longo da extensão da uretra, é possível haver divertículos em vários sítios ao longo da uretra (Cap. 26, p. 683).

Ureteres. Uma descrição detalhada do ureter pélvico é apresentada na discussão sobre a parede pélvica lateral retroperitoneal na página 938.

Reto

O reto é a continuação do colo sigmoide a partir, aproximadamente, da altura da terceira vértebra sacral (ver Fig. 38-19). Desce aproximadamente por 12 cm a partir da superfície anterior do sacro e termina no canal anal, após passar pelo hiato do levantador. As porções anterior e lateral dos dois terços proximais do reto são cobertas por peritônio. Então, o peritônio é refletido sobre a parede vaginal posterior, formando o *fundo de saco posterior de Douglas*, também denominado *bolsa retouterina*. Em mulheres, o fundo de saco localiza-se a aproximadamente 5 a 6 cm do orifício anal, podendo ser palpado manualmente durante exame retal ou vaginal. Em sua origem, a parede retal é similar à do sigmoide, mas, próximo a sua terminação, dilata-se para formar a ampola retal, que começa abaixo do peritônio do fundo de saco posterior.

O reto contém diversas pregas, geralmente três, transversas, as *pregas transversais do reto*, também denominadas *válvulas de Houston* (Fig. 38-21). A maior e mais constante dessas pregas localiza-se anteriormente e à direita, a aproximadamente 8 cm do orifício anal. Essas pregas podem contribuir para a continência fecal ao manterem o material fecal acima do canal anal.

Correlação clínica. Em estado vazio, as pregas transversais do reto se sobrepõem, tornando por vezes difícil manipular o dedo examinador ou o tubo de endoscopia nesse nível.

Espaços cirúrgicos retroperitoneais
Parede lateral da pelve

O conhecimento dos diversos espaços retroperitoneais é importante para o cirurgião. Desses, o espaço retroperitoneal das paredes laterais da pelve contém os vasos ilíacos internos e linfáticos pélvicos, o ureter pélvico e o nervo obturatório.

Correlação clínica. A entrada no retroperitônio pelas paredes laterais da pelve pode ser usada para identificar o ureter (Fig. 38-22). Além disso, é uma etapa essencial para muitas das cirurgias realizadas em oncologia ginecológica e para ligadura da artéria ilíaca interna nos quadros de hemorragia.

Vasos. Os principais vasos da pelve estão apresentados nas Figuras 38-12, 38-14 e 38-22. Os vasos ilíacos internos e externos e suas respectivas cadeias de linfonodos encontram-se na parede pélvica do espaço retroperitoneal (ver Fig. 38-16).

Correlação clínica. Se houver hemorragia durante cirurgia pélvica, a artéria ilíaca interna pode ser ligada para reduzir

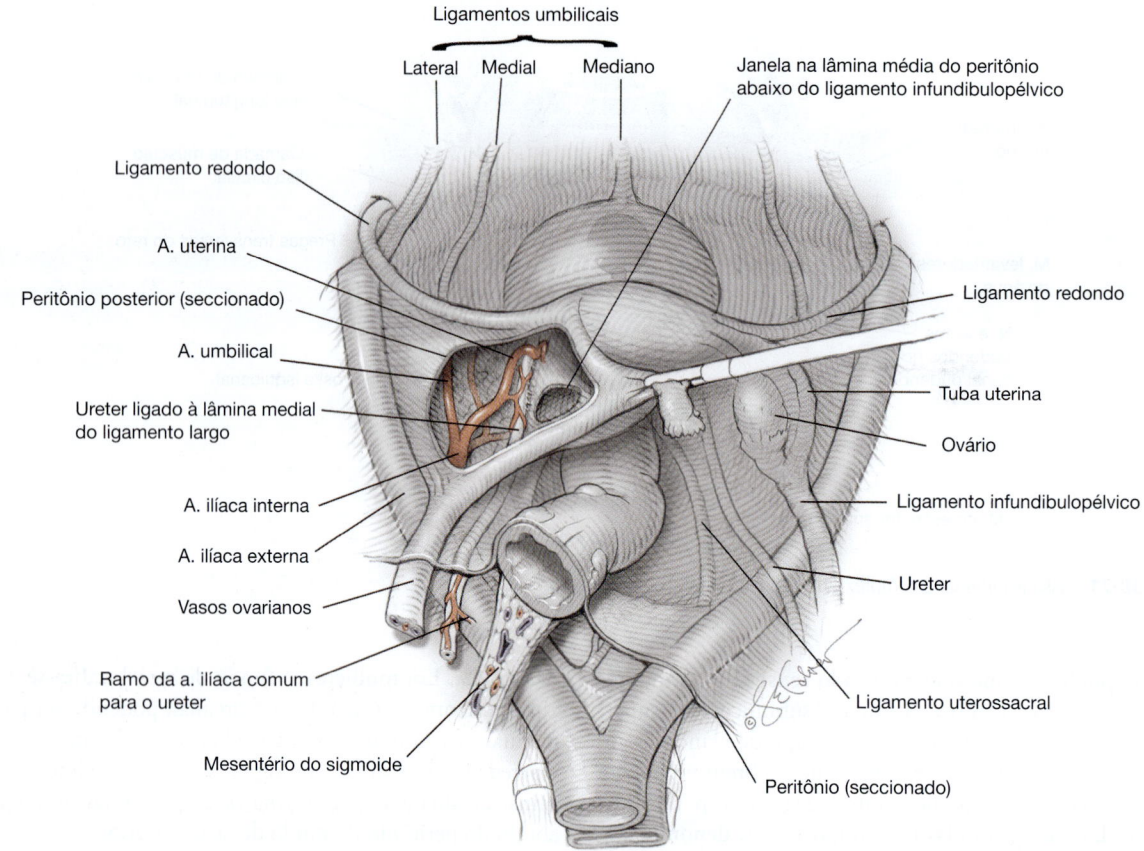

FIGURA 38-22 Visão cirúrgica da parede pélvica esquerda no espaço retroperitoneal revelando o ureter unido à lâmina medial do ligamento largo.

a pressão de pulso aos órgãos pélvicos. Quando este vaso é dissecado, o ureter deve ser identificado e evitado. A artéria ilíaca interna é ligada em posição distal à origem dos seus ramos posteriores. Com isso, evita-se desvascularização dos músculos glúteos. Esses ramos posteriores em geral emergem da parede posterolateral da artéria ilíaca interna em um ponto 3 a 4 cm distante de sua origem na artéria ilíaca comum (Bleich, 2007).

Ureter pélvico. O ureter entra na pelve cruzando a bifurcação da artéria ilíaca comum em artérias ilíacas interna e externa, imediatamente medial aos vasos ovarianos (ver Fig. 38-15). O ureter desce na pelve fixado ao folheto medial do peritônio pélvico da parede lateral. Ao longo de seu trajeto, o ureter cursa em posição medial aos ramos ilíacos internos, e anterolateral aos ligamentos uterossacrais (ver Figs. 38-14, 38-15 e 38-22). Ele, então, cruza o ligamento transversal do colo aproximadamente 1 a 2 cm lateral ao colo uterino. Próximo ao nível do istmo uterino, o ureter cursa abaixo da artéria uterina ("água debaixo da ponte"). Dirige-se no sentido anteromedial à base da bexiga (ver Fig. 38-15). Nessa via, o ureter corre próximo ao terço superior da parede vaginal anterior (Rahn, 2007). Finalmente, penetra a bexiga e transita obliquamente por cerca de 1,5 cm antes de se abrir no óstio ureteral.

O ureter pélvico recebe suprimento sanguíneo dos vasos pelos quais passa: ilíaca comum, ilíaca interna, uterina e vesical superior. Anastomoses vasculares na bainha de tecido conectivo que envolve o ureter formam uma rede vascular longitudinal.

Correlação clínica. Em razão da proximidade do ureter pélvico com muitas das estruturas encontradas durante as cirurgias ginecológicas, deve-se dar ênfase à necessidade de sua identificação intraoperatória precisa. A maioria dos casos de lesão de ureter ocorre durante cirurgia ginecológica para doenças benignas. Mais de 50% dessas lesões não são diagnosticadas durante a cirurgia (Ibeanu, 2009). Os locais mais comuns de lesão são: (1) a região da borda pélvica durante pinçamento do ligamento infundibulopélvico, (2) a região do istmo durante ligadura de artéria uterina, (3) a parede pélvica lateral durante sutura do ligamento uterossacral e (4) o ápice vaginal durante pinçamento ou sutura do manguito vaginal.

Espaço pré-sacral

Esse espaço retroperitoneal está localizado entre o retossigmoide e o peritônio da parede posterior do abdome e o sacro (Figs. 38-18 e 38-23). Inicia-se abaixo da bifurcação da aorta e estende-se inferiormente até o soalho pélvico. Lateralmente, esse espaço é limitado pelos vasos ilíacos internos e seus ramos. Contidos dentro dos tecidos areolares e conectivos frouxos desse espaço estão o plexo hipogástrico superior, os nervos hipogástricos e partes do plexo hipogástrico inferior (ver Figs. 38-14 e 38-23). Nesse espaço também é encontrada a cadeia de linfonodos sacrais (ver Fig. 38-16).

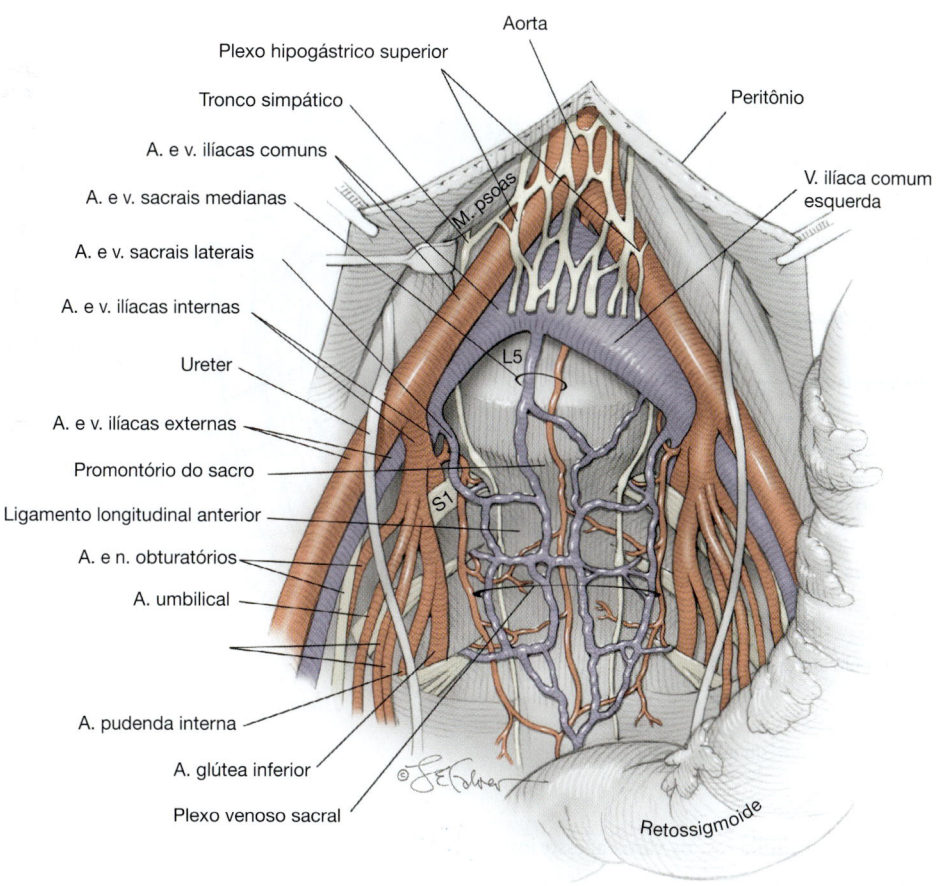

FIGURA 38-23 Espaço pré-sacral. L5 = quinta vértebra lombar; S1 = primeiro nervo sacro.

A anatomia vascular do espaço pré-sacral é complexa e inclui um plexo venoso extenso e intrincado, denominado *plexo venoso sacral*. Esse plexo é formado principalmente pelas anastomoses das veias sacrais mediana e lateral na superfície anterior do sacro. A *veia sacral mediana* comumente drena para a veia ilíaca comum esquerda, enquanto cada *veia sacral lateral* drena para sua respectiva veia ilíaca interna. Finalmente, esses vasos drenam para o sistema cava. O plexo venoso sacral também recebe contribuições das *veias lombares* da parede abdominal posterior e das *veias basivertebrais* que atravessam os forames sacrais pélvicos. A *artéria sacral mediana*, que cursa na proximidade da *veia sacral mediana*, origina-se do segmento posterior e distal da aorta abdominal.

Em um estudo sobre a anatomia vascular do espaço pré-sacral, a veia ilíaca comum esquerda foi o maior e mais próximo vaso identificado em posição cefálica e lateral ao promontório sacral médio. A distância média da veia ilíaca comum ao promontório sacral médio nesse estudo foi de 2,7 cm (variação de 0,9 a 5,2 cm) (Wieslander, 2006). A proximidade da veia ilíaca comum esquerda ao promontório do sacro torna essa veia especialmente vulnerável a lesões durante a dissecção nesse espaço.

Correlação clínica. O espaço pré-sacral na maioria das vezes é acessado para realizar sacrocolpopexia abdominal (Seção 43-17, p. 1225). Também pode ser acessado para neurectomia pré-sacral (Cap. 11, p. 316). É importante ressaltar que, durante esses procedimentos, pode ser difícil controlar o sangramento do plexo venoso sacral, uma vez que as veias podem sofrer retração para dentro dos forames sacrais.

Espaço pré-vesical

Esse espaço também é denominado espaço retropúbico ou *espaço de Retzius*. Pode ser acessado por meio de perfuração da fáscia transversal da parede abdominal anterior (ver Fig. 38-19). Esse espaço é limitado anterior e lateralmente pela pelve óssea e pelos músculos da parede pélvica e pela parede anterior do abdome, superiormente (Figs. 38-18, 38-19 e 38-24). A bexiga e a uretra proximal situam-se posteriores a esse espaço. Fixações do tecido conectivo paravaginal à fáscia pélvica do arco tendíneo formam o limite posterolateral do espaço e o separam dos espaços vesicovaginal e vesicocervical.

Nesse espaço encontram-se numerosos vasos e nervos. A *veia dorsal do clitóris* passa sob a borda inferior da sínfise púbica e drena para o *plexo venoso periuretral-perivesical*, também denominado *plexo de Santorini* (Pathi, 2009). O *feixe neurovascular obturatório* cursa ao longo das paredes pélvicas laterais e penetra no canal obturatório para alcançar o compartimento medial da coxa. Os ramos nervosos autonômicos que suprem a bexiga e a uretra cursam nas bordas laterais dessas estruturas.

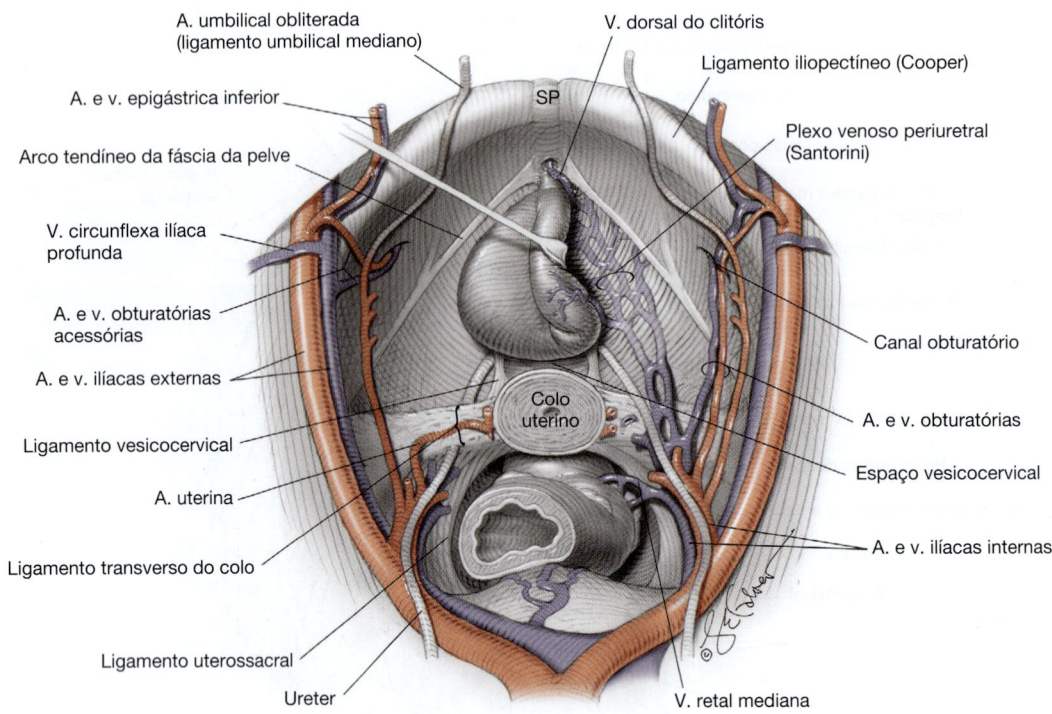

FIGURA 38-24 Espaço retropúbico. SP = sínfise púbica.

Adicionalmente, na maioria das mulheres, os vasos acessórios do obturador com origem nos ou drenando para os vasos epigástricos inferiores ou ilíacos externos cruzam os ramos púbicos superiores e se unem aos vasos obturadores na proximidade do canal obturatório.

Correlação clínica. A lesão do feixe neurovascular do obturador ou dos vasos acessórios do obturador na maioria dos casos está associada a dissecções de linfonodos pélvicos, procedimentos de correção de defeito paravaginal e fraturas pélvicas. Consequentemente, o conhecimento da localização aproximada dos vasos e do canal obturatório é essencial quando se disseca esse espaço. O canal obturatório é encontrado a cerca de 5 a 6 cm da linha média da sínfise púbica e 1 a 2 cm abaixo da margem superior do ligamento iliopectíneo (Drewes, 2005).

Sangramento a partir do plexo venoso periuretral-perivesical com frequência é encontrado quando se realizam suturas ou quando são passadas agulhas dentro deste espaço, respectivamente, durante procedimentos retropúbicos de suspensão do colo vesical e procedimentos retropúbicos mediouretrais. Esse gotejamento venoso em geral cessa quando se aplica pressão ou quando as suturas são apertadas.

VULVA E PERÍNEO

Vulva

A genitália externa feminina, coletivamente conhecida como *vulva*, situa-se sobre os ossos púbicos e estende-se posteriormente. As estruturas incluídas são o monte púbico, os grandes lábios, os pequenos lábios, o clitóris, o vestíbulo, os bulbos vestibulares, as glândulas vestibulares maiores (Bartholin), as glândulas vestibulares menores, as glândulas de Skene e parauretrais e os óstios uretral e vaginal (Fig. 38-25). O desenvolvimento embriológico e homólogos dessas estruturas podem ser encontrados na Tabela 18-1 (p. 484).

Monte púbico e grandes lábios

O *monte púbico,* também denominado *monte de Vênus,* é a elevação arredondada que se situa anterior à sínfise púbica. Os grandes lábios são duas pregas proeminentes que se estendem do monte púbico em direção ao corpo perineal posteriormente. A pele sobre o monte púbico e os grandes lábios contém pelos e uma camada subcutânea similar àquela da parede abdominal anterior. A camada subcutânea é formada por uma camada adiposa superficial similar à fáscia de Camper e uma camada membranosa mais profunda, a *fáscia de Colles* (ver Fig. 38-25). Também conhecida como *fáscia perineal superficial,* a fáscia de Colles é similar e contínua à fáscia de Scarpa da parede anterior do abdome.

O ligamento redondo e o *processo vaginal* obliterado, também denominado *canal de Nuck,* deixam o canal inguinal e se ligam ao tecido adiposo ou à pele dos grandes lábios.

Correlação clínica. A fáscia de Colles fixa-se de maneira firme ao ramo isquiopúbico lateralmente e à membrana perineal posteriormente. Essas fixações impedem a disseminação de líquido, sangue ou infecção do espaço perineal superficial para as coxas ou para o triângulo perineal posterior. Anteriormente, a fáscia de Colles não tem fixações com os ramos púbicos e, como consequência, é contínua com a parede anterior do abdome inferior (Fig. 38-25). Esta continuidade pode permitir a disseminação de líquido, sangue ou infecção entre esses compartimentos.

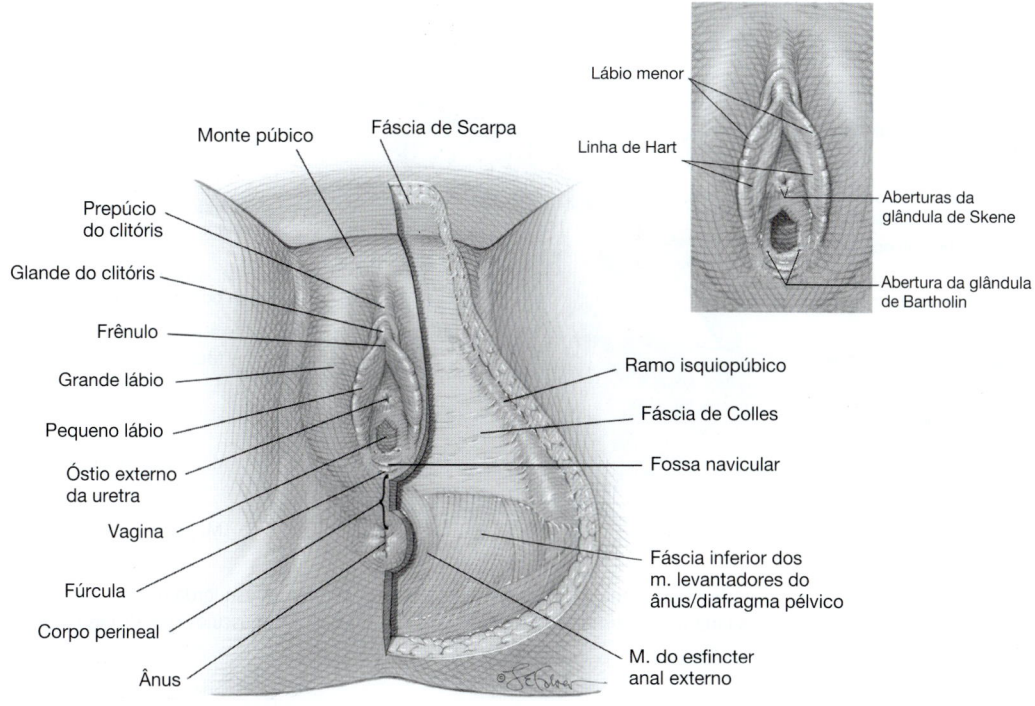

FIGURA 38-25 Estruturas vulvares e camada subcutânea do triângulo perineal anterior. Observe a continuidade das fáscias de Colles e de Scarpa. Destacado: limites do vestíbulo e óstios no vestíbulo.

Nos grandes lábios, o diagnóstico diferencial de uma massa deve incluir leiomioma com origem no ligamento redondo ou persistência de processo vaginal. A hérnia inguinal indireta também pode alcançar os grandes lábios atravessando o anel inguinal profundo e o canal inguinal. Diferentemente das hérnias inguinais diretas, que costumam resultar de defeitos adquiridos na fáscia da parede anterior do abdome, as hérnias inguinais indiretas geralmente são congênitas.

Pequenos lábios

Essas duas pregas cutâneas situam-se entre os grandes lábios (ver Fig. 38-25). Anteriormente, cada lábio menor bifurca-se para formar duas pregas que circundam a glande do clitóris. O prepúcio é a prega anterior que se encontra sobre a glande, e o frênulo é a prega que passa abaixo do clitóris. Posteriormente, os pequenos lábios terminam junto à fúrcula.

Diferentemente da pele que cobre os grandes lábios, a pele dos pequenos lábios não contém pelos. Seu tecido subcutâneo também não contém gordura, sendo formado principalmente de tecido conectivo frouxo. Esse último atributo permite mobilidade da pele durante o ato sexual, e é responsável pela facilidade de dissecção na vulvectomia.

Correlação clínica. Caracteristicamente, os pequenos lábios são simétricos, mas seu tamanho e forma variam muito entre as mulheres. Em algumas, essas estruturas em forma de asas são pendulares, podendo entrar na vagina durante o coito. Caso isso esteja associado a dispareunia, os lábios podem ter seu tamanho reduzido cirurgicamente (ver Seção 41-23, p. 1.072). Além disso, doenças dermatológicas crônicas, como líquen escleroso, podem levar a atrofia significativa ou a desaparecimento dos pequenos lábios (Cap. 4, p. 113).

Clitóris

O clitóris representa a estrutura erétil feminina homóloga ao pênis. É formado por glande, corpo e dois ramos. A glande contém muitas terminações nervosas, sendo recoberta por epitélio escamoso estratificado finamente queratinizado. O corpo mede cerca de 2 cm e está conectado ao púbis por meio de dois ramos (Fig. 38-26).

Vestíbulo vaginal

Essa é a área entre os pequenos lábios. É delimitada lateralmente pela linha de Hart e medialmente pelo anel himenal. A linha de Hart representa a demarcação entre a pele e a mucosa da superfície interna dos pequenos lábios. O vestíbulo estende-se do clitóris, anteriormente, até a fúrcula, posteriormente (ver Fig. 38-25, destaque). O vestíbulo contém os óstios da uretra e da vagina e as aberturas das glândulas vestibulares maiores, também conhecidas como glândulas de Bartholin, e glândulas de Skene, que são as duas maiores glândulas parauretrais. Também contém numerosas aberturas das glândulas vestibulares menores. Entre o óstio vaginal e a fúrcula encontra-se uma depressão rasa no vestíbulo, conhecida como fossa navicular.

Correlação clínica. A disestesia vulvar localizada – também denominada vestibulite vulvar – é caracterizada por dor à penetração da vagina, sensibilidade dolorosa localizada e eritema na mucosa vestibular.

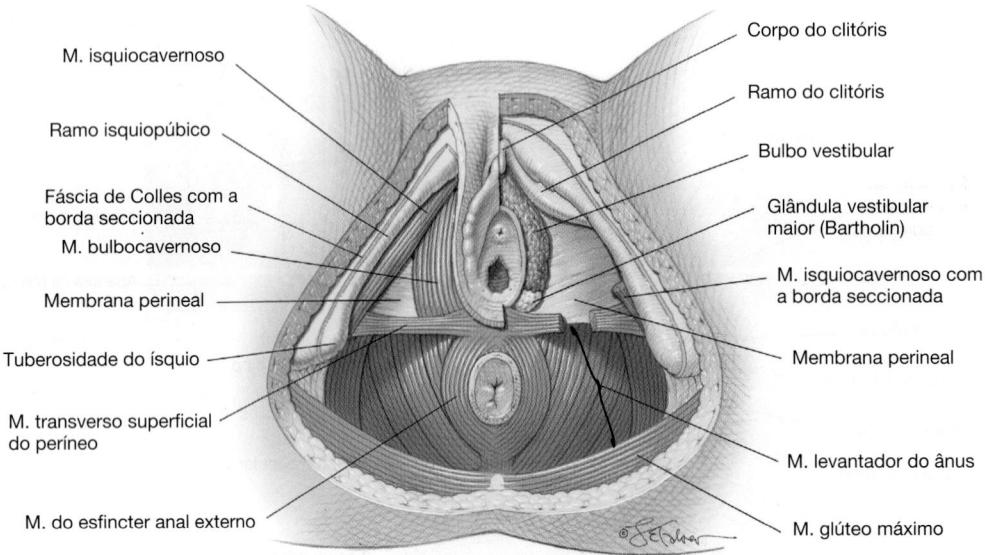

FIGURA 38-26 Triângulos anterior (espaço superficial ou triângulo anterior) e posterior do períneo. À esquerda da ilustração estão as estruturas observadas após a retirada da fáscia de Colles. À direita, as estruturas observadas após a remoção dos músculos superficiais do períneo.

A linha de Hart é clinicamente relevante para a escolha dos locais de incisão para drenagem ou marsupialização do ducto da glândula de Bartholin (Seções 41-18 e 41-19, p. 1.063). Visando a recriar uma anatomia próxima do normal do ducto glandular após esses procedimentos, devem ser evitadas incisões fora da linha de Hart (Kaufman, 1994).

Bulbos vestibulares

Esses bulbos são homólogos ao bulbo peniano masculino e ao corpo esponjoso. São duas massas eréteis altamente vascularizadas, alongadas e medindo 3 cm de comprimento que circundam o óstio vaginal (Fig. 38-26). Sua extremidade posterior mantém contato com as glândulas de Bartholin. Já as extremidades anteriores juntam-se uma com a outra e com o clitóris. Suas superfícies profundas estão em contato com a membrana perineal e as externas são parcialmente cobertas pelos músculos bulbocavernosos.

Correlações clínicas. A proximidade das glândulas de Bartholin com os bulbos vestibulares é responsável pelo sangramento significativo frequentemente encontrado com a excisão da glândula de Bartholin (Seção 41-20, p. 1.066).

Glândulas vestibulares maiores ou glândulas de Bartholin

Essas glândulas são homólogas às glândulas bulbouretrais masculinas ou glândulas de Cooper. Estão em contato e frequentemente sobrepostas pelas extremidades posteriores dos bulbos vestibulares (ver Fig. 38-26). Cada glândula está conectada ao vestíbulo por um ducto de cerca de 2 cm de comprimento. O ducto se abre na fossa entre os pequenos lábios e o hímen – o vestíbulo – aproximadamente nas posições de 5 e 7 horas.

As glândulas contêm células colunares que secretam muco claro ou esbranquiçado, com propriedades lubrificantes. Essas glândulas são estimuladas por excitação sexual. A contração do músculo bulbocavernoso, que cobre a superfície externa da glândula, estimula a secreção.

Correlação clínica. A obstrução dos ductos de Bartholin por material proteináceo ou por inflamação causada por infecção pode levar à formação de cistos de tamanhos variados. A infecção do cisto pode levar à formação de abscesso que normalmente deve ser drenado cirurgicamente. Cistos sintomáticos ou recorrentes podem requerer marsupialização ou excisão da glândula.

■ Períneo

O *períneo* é a área em formato de diamante situada entre as coxas (ver Fig. 38-25). É limitado profundamente pela fáscia inferior do diafragma pélvico e superficialmente pela pele entre as coxas. Os limites anterior, posterior e lateral do períneo são os mesmos do trato de saída do esqueleto pélvico: anteriormente, a sínfise púbica; anterolateralmente, o ramo isquiopúbico e a tuberosidade do ísquio; posteriormente, o cóccix; e posterolateralmente, os ligamentos sacrotuberosos. Uma linha arbitrária unindo as tuberosidades do ísquio divide o períneo em *triângulo* anterior ou *urogenital* e *triângulo* posterior ou anal.

Triângulo anterior (urogenital)

As estruturas que formam a vulva ou a genitália externa feminina situam-se no triângulo anterior do períneo. A base, ou borda posterior, desse triângulo é a *linha interisquiática*, que geralmente se situa sobre os *músculos transversos superficiais do períneo* (ver Fig. 38-26).

O triângulo anterior do períneo ainda pode ser dividido pela membrana perineal nos *espaços*, ou *bolsas*, *superficial* e *profundo*. A bolsa perineal superficial situa-se superficialmente à membrana perineal, e a bolsa profunda encontra-se acima ou profundamente à membrana.

Espaço superficial. Esse espaço do triângulo anterior é um compartimento fechado situado entre a fáscia de Colles e a

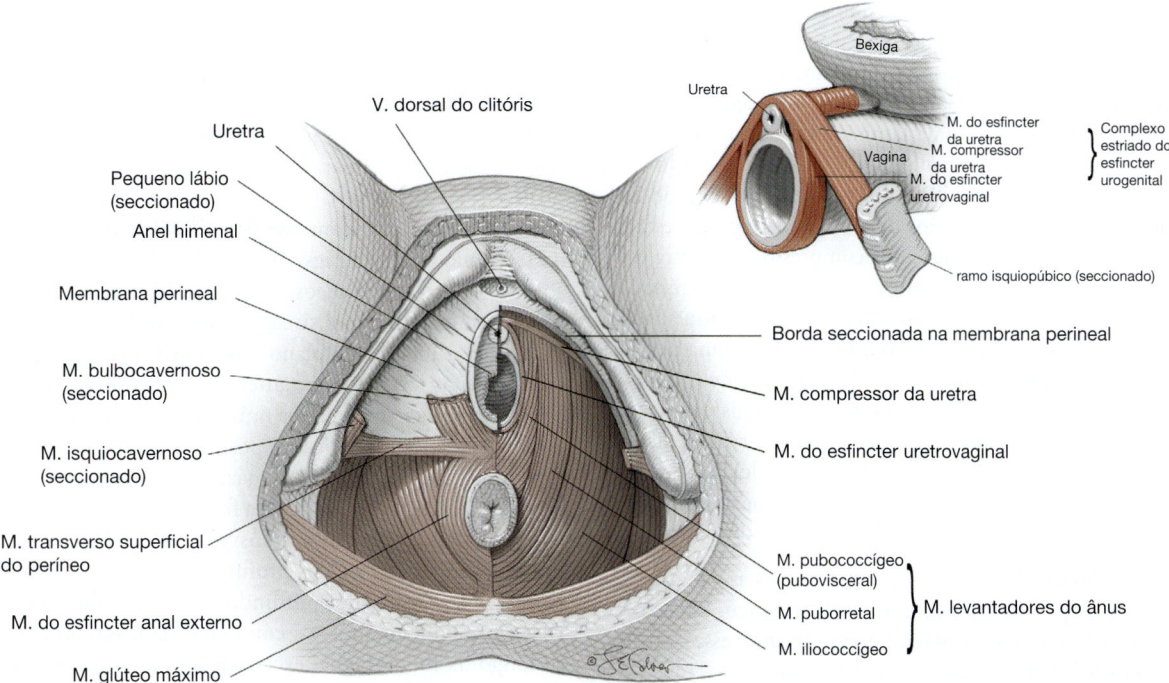

FIGURA 38-27 Espaço profundo do triângulo anterior do períneo. À direita estão as estruturas observadas após a retirada da membrana perineal. Em destaque: músculos estriados no esfíncter urogenital. Também estão representadas todas as estruturas fixadas ao corpo perineal: músculos bulbocavernoso, transverso superficial do períneo, do esfíncter anal externo e puboperineal, membrana perineal e esfíncter uretrovaginal.

membrana perineal. Contém os músculos isquiocavernoso, bulbocavernoso e transverso superficial do períneo; as glândulas de Bartholin; os bulbos vestibulares; o clitóris e os ramos dos vasos e do nervo pudendo. A uretra e a vagina atravessam esse espaço.

O *músculo isquiocavernoso* fixa-se posteriormente à região medial das tuberosidades isquiáticas e lateralmente aos ramos isquiopúbicos. Anteriormente, fixa-se ao ramo do clitóris. Esse músculo pode ajudar a manter a ereção clitoridiana por meio de compressão do ramo do clitóris, retardando assim a drenagem venosa.

O *músculo bulbocavernoso,* também denominado *músculo bulboesponjoso,* cobre a porção superficial dos bulbos vestibulares e as glândulas de Bartholin. Esses músculos fixam-se anteriormente ao corpo do clitóris e posteriormente ao corpo perineal. Os músculos atuam para contrair o lúmen vaginal, contribuindo para a liberação de secreções das glândulas de Bartholin. Também contribuem com a ereção clitoridiana por meio de compressão da veia dorsal profunda do clitóris. O músculo bulbocavernoso atua conjuntamente com o músculo isquiocavernoso, tracionando o clitóris para baixo.

Os *músculos transversos superficiais do períneo* são bandas estreitas que se fixam lateralmente à tuberosidade isquiática e medialmente ao corpo perineal. Eles podem estar reduzidos ou mesmo ausentes, mas, quando presentes, contribuem para a formação do corpo perineal.

Espaço perineal profundo. Esta bolsa situa-se em plano profundo ou superior à membrana perineal (ver Fig. 38-27). Diferentemente da bolsa superficial do períneo, que é um compartimento fechado, o espaço profundo é superficialmente contínuo com a cavidade pélvica. Contém os músculos compressor da uretra e esfincterianos uretrovaginais, partes da uretra e da vagina, ramos da artéria pudenda interna e nervo e veia dorsais do clitóris.

Membrana perineal (diafragma urogenital). Tradicionalmente, um diafragma urogenital triangular trilaminar é descrito como o principal componente do espaço perineal profundo. De acordo com esse conceito, o diafragma urogenital é formado pelos músculos transversos profundos do períneo e pelos músculos do esfíncter uretral entre a membrana perineal (fáscia inferior do diafragma urogenital) e a camada superior de fáscia (fáscia superior do diafragma urogenital). No entanto, o termo *diafragma* é usado para descrever um compartimento fechado. Como descrito anteriormente, o espaço perineal profundo é um compartimento aberto. Ele é limitado inferiormente pela membrana perineal e estende-se superiormente para dentro da pelve (Oelrich, 1980, 1983). Como resultado, ao descrever a anatomia perineal, os termos *diafragma urogenital* ou *fáscia inferior do diafragma urogenital* são designações incorretas e foram substituídos pelo termo anatomicamente correto *membrana perineal.*

A membrana perineal forma o limite profundo do espaço superficial do períneo (ver Fig. 38-27). A membrana perineal fixa-se lateralmente aos ramos isquiopúbicos, medialmente ao terço distal da uretra e da vagina e posteriormente ao corpo perineal. Anteriormente, fixa-se ao ligamento arqueado do púbis. Nessa região, a membrana perineal é particularmente densa, sendo conhecida como *ligamento pubouretral.*

Recentemente demonstrou-se que a membrana perineal é formada por dois segmentos histológicos e, provavelmente, funcionalmente distintos que passam por cima da abertura do triângulo anterior da pelve (Stein, 2008). O segmento dorsal ou posterior é formado poro uma lâmina de tecido fibroso denso que se liga lateralmente aos ramos isquiopúbicos e, medialmente, ao terço distal da vagina e ao corpo perineal (ver Fig. 38-27). O segmento ventral ou anterior da membrana perineal está intimamente associado aos músculos compressor da uretra e do esfíncter uretrovaginal, anteriormente denominados músculos transversos profundos do períneo feminino (ver destaque na Fig. 38-27). Além disso, o segmento ventral da membrana perineal é contínuo com a inserção da fáscia do arco tendíneo aos ossos púbicos (ver Fig. 38-20). Nesse mesmo estudo histológico demonstrou-se que a superfície profunda ou superior da membrana perineal mantém conexão direta com os músculos levantadores do ânus, e que a superfície superficial ou inferior da membrana encontra-se unida ao bulbo vestibular e ao ramo do clitóris.

Correlação clínica. A membrana perineal fixa-se às paredes laterais da vagina aproximadamente ao nível do hímen. Ela fornece sustentação para a vagina distal e a uretra, fixando essas estruturas ao esqueleto pélvico. Além disso, suas ligações aos músculos levantadores do ânus sugerem que a membrana perineal talvez tenha papel mais ativo do que se supunha no suporte.

Triângulo posterior (anal)

Esse triângulo contém a fossa isquioanal, o canal anal, o complexo esfincteriano anal e os ramos dos vasos pudendos internos e do nervo pudendo (ver Figs. 38-21, 38-27 e 38-28). Ele é limitado profundamente pela fáscia que cobre a superfície inferior dos músculos levantadores do ânus e lateralmente pela fáscia que cobre a superfície medial dos músculos obturatórios internos. Uma divisão da fáscia do obturador interno nesta área é conhecida como *canal pudendo* ou *canal de Alcock* (ver Fig. 38-6 e 38-21). Esse canal permite a passagem dos vasos pudendos internos e do nervo pudendo antes que se dividam nos ramos terminais para suprir estruturas da vulva e do períneo (ver Fig. 38-28).

A *fossa isquioanal* ou *isquiorretal* preenche a maior parte do triângulo anal (ver Figs. 38-21 e 38-28). Ela contém tecido adiposo e vasos sanguíneos ocasionais. O canal anal e o complexo esfincteriano anal situam-se dentro dessa fossa. A fossa isquioanal é limitada no plano superomedial pela fáscia inferior dos músculos levantadores; anterolateralmente, pela fáscia que cobre a superfície medial dos músculos obturatórios internos e as tuberosidades isquiáticas; e posterolateralmente, pela borda superior dos músculos glúteos máximos e pelo ligamento sacrotuberoso. Em plano superficial, a fossa isquioanal é limitada anteriormente pelos músculos transversos superficiais do períneo. Em nível superior ou mais profundo, não existe limite fascial entre a fossa e os tecidos profundos para a membrana perineal. Posteriormente ao ânus, os conteúdos da fossa são contínuos ao longo da linha média, exceto quanto às fixações das fibras do esfíncter anal externo no cóccix. A continuidade da fossa isquioanal através dos compartimentos perineais permite a disseminação de líquido, infecção e processos malignos de um lado para o outro do canal anal, e também para o compartimento perineal anterior em plano profundo à membrana perineal.

O complexo esfincteriano anal é formado por dois esfíncteres e pelo músculo puborretal. O esfíncter anal externo é formado por musculatura estriada que circunda o canal anal distal e é dividido em duas porções superficial e profunda. As fibras

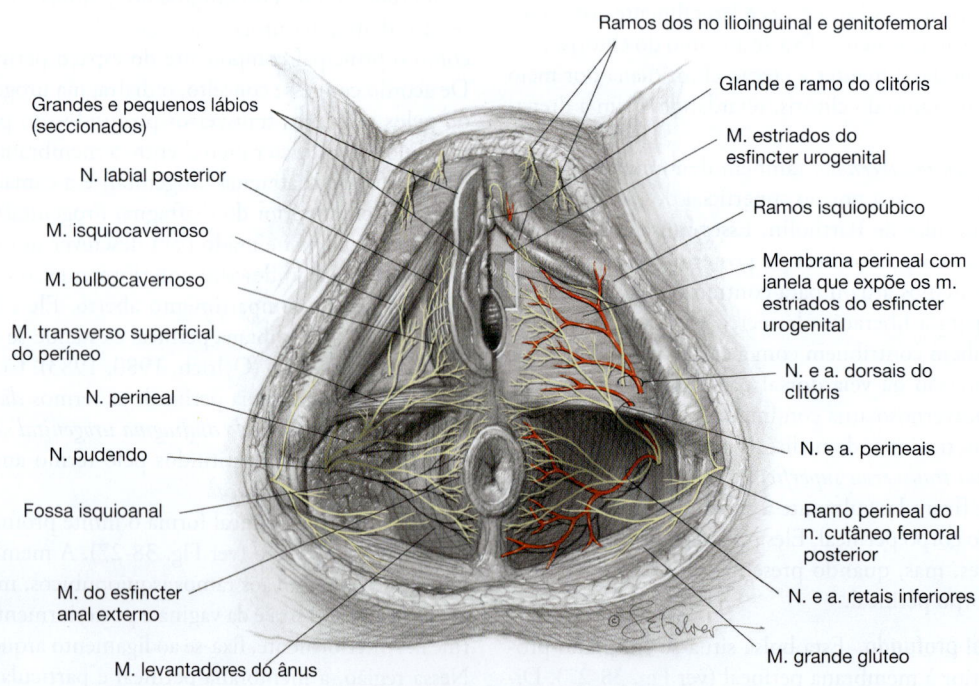

FIGURA 38-28 Nervo e vasos pudendos. Inervação do esfíncter estriado urogenital e músculos do esfíncter anal externo.

mais superficiais situam-se em posição caudal ao esfíncter interno e estão separadas do epitélio anal somente pela submucosa. As fibras profundas estão mescladas com as fibras mais inferiores do músculo puborretal. O esfíncter anal externo é inervado principalmente pelo ramo anal inferior do nervo pudendo. O esfíncter anal externo é responsável pela pressão de compressão do canal anal.

O esfíncter anal interno é formado pelo espessamento da camada muscular circular lisa da parede anal (ver Fig. 38-21). Encontra-se sob controle do sistema nervoso autônomo e é responsável por cerca de 80% da pressão de repouso do canal anal.

O músculo puborretal representa a porção medial da musculatura levantadora do ânus e se origina de ambos os lados da superfície interna do esqueleto púbico. Esse músculo passa por trás do reto e forma uma alça atrás da junção anorretal, contribuindo para a formação do ângulo anorretal e, possivelmente, para a continência fecal (ver Figs. 38-9, 38-10 e 38-27).

Corpo perineal

Trata-se de massa de tecido fibromuscular encontrada entre a porção distal da parede vaginal posterior e o ânus. É formada pela ligação de diversas estruturas. Inferior ou superficialmente, as estruturas que se fixam e contribuem para a formação do corpo perineal são os músculos bulbocavernoso, transverso superficial do períneo e do esfíncter anal externo (ver Fig. 38-26). As estruturas que se fixam em um plano superior ou mais profundo são a membrana perineal, os músculos levantadores do ânus e a fáscia sobrejacente, os músculos do esfíncter uretrovaginal e a parte distal da parede vaginal posterior (ver Fig. 38-27). As extensões anterior-para-posterior, assim como superior-para-inferior do corpo perineal, medem aproximadamente 2 a 4 cm (ver Fig. 38-17).

Correlação clínica. Durante episiotomia e outras correções de lacerações vaginais e nos procedimentos para reconstrução da pelve, deve-se dar atenção especial à reconstrução do corpo perineal. O suporte a partir do corpo perineal ajuda a previnir prolapso de órgão pélvico e outras disfunções do soalho pélvico.

Suprimento sanguíneo, drenagem linfática e inervação

A vulva e o períneo, assim como as estruturas neles contidas, apresentam padrão intrincado e numerosas variações anatômicas.

Vasos sanguíneos

A artéria pudenda externa é ramo da artéria femoral e nutre pele e tecido subcutâneo do monte púbico (ver Fig. 38-3). A artéria pudenda interna é um dos ramos terminais da artéria ilíaca interna (ver Fig. 38-6). Possui um longo curso a partir de sua origem, e a associação desse vaso com outras estruturas tem importância clínica. Essa artéria sai da pelve através do forame isquiático maior, passa atrás das espinhas isquiáticas e entra novamente no peritônio através do forame isquiático menor. A seguir, seu curso é variável, em geral de 2 a 3 cm, por meio do canal pudendo ou canal de Alcock, dividindo-se, então, em ramos terminais. Esses ramos são as artérias retal inferior, perineal e do clitóris (ver Fig. 38-28). Os ramos para o periósteo algumas vezes se originam da artéria pudenda antes que ela deixe a pelve. Esses vasos são denominados artérias pudendas acessórias. Outros vasos acessórios também podem se originar diretamente da divisão anterior ou posterior da artéria ilíaca interna.

As veias que drenam as estruturas da vulva e do períneo apresentam trajetos e nomes similares aos das artérias. O sangue venoso oriundo dos bulbos vestibulares e de outras estruturas, com exceção do tecido erétil do clitóris, drena para as veias

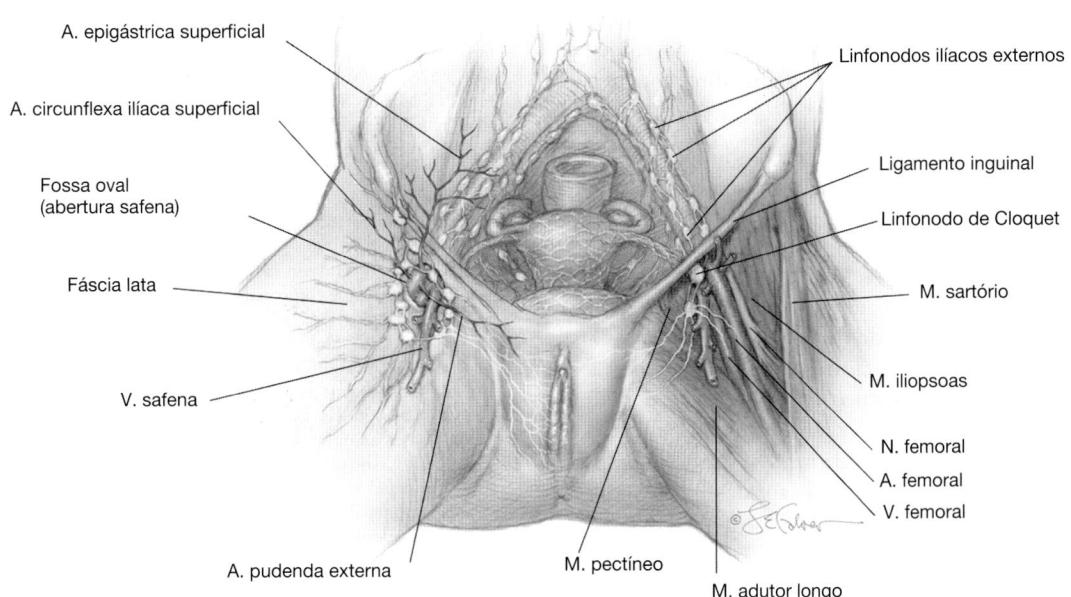

FIGURA 38-29 Linfonodos inguinais e conteúdo do triângulo femoral. Os linfonodos inguinais superficiais estão representados à esquerda e os profundos, à direita.

pudendas internas. O tecido erétil drena para a veia dorsal do clitóris (ver Fig. 38-27). Essa veia cursa para trás para dentro da pelve e termina no plexo venoso periuretral-perivesical (ver Fig. 38-24). O plexo venoso que drena o reto e o canal anal desemboca nas veias retais superior, média e inferior. A veia retal superior drena para a veia mesentérica inferior, tributária da veia porta. A veia retal média drena para a veia ilíaca interna. A veia retal inferior drena para a veia pudenda interna e, então, para a veia ilíaca interna.

Drenagem linfática

As estruturas da vulva e do períneo drenam para os linfonodos inguinais, que se localizam abaixo do ligamento inguinal nas regiões anterior e medial altas da coxa (Fig. 38-29). Há 10 a 20 linfonodos inguinais divididos nos grupos superficial e profundo. Os linfonodos inguinais superficiais são mais numerosos, e encontrados na camada membranosa do tecido subcutâneo da região anterior da coxa, imediatamente superficial à fáscia lata.

Os linfonodos inguinais profundos variam de 1 a 3 em número e estão localizados profundamente em relação à fáscia lata, no triângulo femoral. Esse triângulo é limitado superiormente pelo ligamento inguinal, lateralmente pela borda medial do *músculo sartório* e medialmente pela borda medial do *músculo adutor longo*. Os *músculos iliopsoas* e *pectíneo* formam seu soalho. Do plano lateral para o medial, as estruturas encontradas nesse triângulo são nervo, artéria e veia femorais e os linfáticos inguinais profundos. O canal femoral é o espaço situado sobre a face medial da veia femoral e que contém os linfonodos inguinais profundos. O anel femoral é a abertura abdominal do canal femoral. A *fossa oval,* ou *abertura safena,* é uma abertura oval na fáscia lata que permite a comunicação entre linfonodos inguinais superficiais e profundos. Entre os linfonodos profundos, o mais alto – o *linfonodo de Cloquet* – localiza-se na porção lateral do anel femoral. A partir dos linfonodos inguinais profundos, canais eferentes atravessam o canal femoral e o anel femoral até os linfonodos ilíacos externos. Os linfáticos da pele dos lábios genitais, do clitóris e do restante do períneo drenam para os linfonodos inguinais superficiais. A glande e os corpos cavernosos do clitóris podem drenar diretamente para os linfonodos inguinais profundos.

Correlação clínica. A coleta de amostras dos linfonodos inguinais superficiais e, algumas vezes, dos profundos faz parte da vulvectomia radical (Seção 44-29, p. 1.343). É essencial que o cirurgião tenha familiaridade com a anatomia circundante.

Inervação

Inervação somática. Ramos do nervo pudendo – nervos anal inferior, perineal e dorsal do clitóris – fornecem a inervação sensitiva e motora para o períneo (Fig. 38-28). O nervo pudendo é ramo do plexo sacral, sendo formado pelos ramos anteriores da segunda à quarta raiz nervosa sacral (Fig. 38-6). Seu curso e distribuição são similares aos da artéria pudenda interna.

Correlação clínica. O bloqueio do nervo pudendo pode ser realizado por via transvaginal ou por via transglútea, com infiltração de anestésico local em posição imediatamente medial e inferior à espinha isquiática. É importante ressaltar que a injeção inadvertida de anestésico local nos vasos pudendos internos pode levar a convulsão e outras complicações (Cap. 40, p. 981).

Há relatos de dor pós-cirúrgica na distribuição do nervo dorsal do clitóris após procedimentos de alça uretral média. Entretanto, estudos anatômicos demonstraram que esse nervo cursa em plano superficial ou caudal à membrana perineal e a instalação de trocarte ou de tela durante esses procedimentos deve se manter em plano profundo ou cefálico a esta membrana (Montoya, 2011; Rahn, 2006).

Inervação visceral. A ereção clitoridiana requer eferentes parassimpáticos viscerais derivados dos nervos do plexo pélvico ou dos *nervos eretores*. Eles originam-se dos segundo a quarto nervos sacrais medulares, alcançando o períneo ao longo da uretra e da vagina, e passando pelo do hiato urogenital (ver Fig. 38-13). As fibras simpáticas chegam ao períneo com o nervo pudendo.

REFERÊNCIAS

Balgobin S, Carrick KS, Montoya TI, et al: Surgical dimensions and histology of the vesicocervical space. 37th Annual SGS Scientific Meeting, San Antonio, TX, Poster presentation, April 2011

Barber MD, Bremer RE, Thor KB, et al: Innervation of the female levator ani muscles. Am J Obstet Gynecol 187:64, 2002

Berglas B, Rubin IC: The study of the supportive structures of the uterus by levator myography. Surg Gynecol Obstet 97:677, 1953

Bleich AT, Rahn DD, Wieslander CK, et al: Posterior division of the internal iliac artery: anatomic variations and clinical applications. Am J Obstet Gynecol 197(6):658.e1–5, 2007

Campbell RM: The anatomy and histology of the sacrouterine ligaments. Am J Obstet Gynecol 59:1, 1950

DeLancey JOL: Anatomic aspects of vaginal eversion after hysterectomy. Am J Obstet Gynecol 166:1717, 1992

DeLancey JOL: Structural anatomy of the posterior pelvic compartment as it relates to rectocele. Am J Obstet Gynecol 180:815, 1999

DeLancey JOL, Hurd WW: Size of the urogenital hiatus in the levator ani muscles in normal women and women with pelvic organ prolapse. Obstet Gynecol 91:364, 1998

DeLancey JOL, Starr RA: Histology of the connection between the vagina and levator ani muscles: implications for the urinary function. J Reprod Med 35:765, 1990

Drewes PG, Marinis SI, Schaffer JI, et al: Vascular anatomy over the superior pubic rami in female cadavers. Am J Obstet Gynecol 193(6):2165, 2005

Federative Committee on Anatomical Terminology: Terminologia Anatomica. New York, Thieme Stuttgart, 1998

Heit M, Benson T, Russell B, et al: Levator ani muscle in women with genitourinary prolapse: indirect assessment by muscle histopathology. Neurourol Urodyn 15:17, 1996

Hsu Y, Summers A, Hussain HK, et al: Levator plate angle in women with pelvic organ prolapse compared to women with normal support using dynamic MR imaging. Am J Obstet Gynecol 194:1427, 2006

Hurd WW, Bud RO, DeLancey JOL, et al: The location of abdominal wall blood vessels in relationship to abdominal landmarks apparent at laparoscopy. Am J Obstet Gynecol 171 (3):642, 1994

Ibeanu OA, Chesson RR, Echols KT, et al: Urinary tract injury during hysterectomy based on universal cystoscopy. Obstet Gynecol 113:6, 2009

Kaufman RH: Cystic tumors. In Kaufman RH, Faro S (eds): Benign Diseases of the Vulva and Vagina. St Louis, MO, Mosby, 1994, p 238

Kerney R, Sawhney R, DeLancey JOL: Levator ani muscle anatomy evaluated by origin-insertion pairs. Obstet Gynecol 104:168, 2004

Kuhn RJP, Hollyock VE: Observations of the anatomy of the rectovaginal pouch and rectovaginal septum. Obstet Gynecol 59:445, 1982

Lawson JO: Pelvic anatomy: I. Pelvic floor muscles. Ann R Coll Surg Engl 54:244, 1974

Memon MA, Quinn TH, Cahill DR: Transversalis fascia: historical aspects and its place in contemporary inguinal herniorrhaphy. J Laparoendosc Adv Surg Tech A 9:267, 1999

Montoya TI, Calver L, Carrick KS, et al: Anatomic relationships of the pudendal nerve branches: assessment of injury risk with common surgical procedures. Am J Obstet Gynecol Jul 20, 2011 [Epub ahead of print]

Oelrich T: The striated urogenital sphincter muscle in the female. Anat Rec 205:223, 1983

Oelrich TM: The urethral sphincter muscle in the male. Am J Anat 158:229, 1980

Paramore RH: The supports-in-chief of the female pelvic viscera. Br J Obstet Gynaecol 13:391, 1908

Pathi SD, Castellanos ME, Corton MM: Variability of the retropubic space anatomy in female cadavers. Am J Obstet Gynecol. 201(5):524.e1, 2009

Rahn DD, Bleich AT, Wai CY, et al: Anatomic relationships of the distal third of the pelvic ureter, trigone, and urethra in unembalmed female cadavers. Am J Obstet Gynecol 197:668.e1, 2007

Rahn DD, Marinis SI, Schaffer JI, et al: Anatomical path of the tension-free vaginal tape: reassessing current teachings. Am J Obstet Gynecology 195(6):1809, 2006

Rahn DD, Phelan JN, White AB, et al: Clinical correlates of anterior abdominal wall neurovascular anatomy in gynecologic surgery. Am J Obstet Gynecol 202:234.e1, 2010

Range RL, Woodburne RT: The gross and microscopic anatomy of the transverse cervical ligaments. Am J Obstet Gynecol 90:460, 1964

Roshanravan SM, Wieslander CK, Schaffer JI, et al: Neurovascular anatomy of the sacrospinous ligament region in female cadavers: implications in sacrospinous ligament fixation. Am J Obstet Gynecol 197(6):660.e1, 2007

Stein TA, DeLancey JO: Structure of the perineal membrane in females: gross and microscopic anatomy. Obstet Gynecol 111:686, 2008

Umek WH, Morgan DM, Ashton-Miller JA, et al: Quantitative analysis of uterosacral ligament origin and insertion points by magnetic resonance imaging. Obstet Gynecol 103(3):447, 2004

Weber AM, Walters MD: Anterior vaginal prolapse: review of anatomy and techniques of surgical repair. Obstet Gynecol 89:311, 1997

Weber AM, Walter MD: What is vaginal fascia? AUGS Q Rep 13, 1995

Whiteside JL, Barber MD, Walters MD, et al: Anatomy of ilioinguinal and iliohypogastric nerves in relation to trocar placement and low transverse incisions. Am J Obstet Gynecol 189:1574, 2003

Wieslander CK, Rahn DD, McIntire DD, et al: Vascular anatomy of the presacral space in unembalmed female cadavers. Am J Obstet Gynecol 195(6):1736, 2006

Wieslander CK, Roshanravan SM, Wai CY, et al: Uterosacral ligament suspension sutures: anatomic relationships in unembalmed female cadavers. Am J Obstet Gynecol 197:672.e1, 2007

CAPÍTULO 39

Considerações Perioperatórias

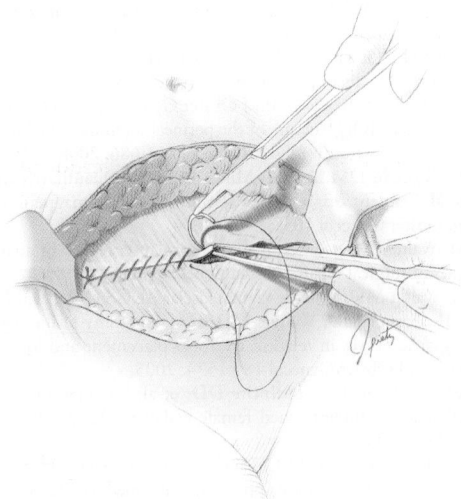

AVALIAÇÃO PRÉ-OPERATÓRIA DA PACIENTE 948
AVALIAÇÃO PULMONAR 948
AVALIAÇÃO CARDÍACA.. 951
AVALIAÇÃO HEPÁTICA.. 953
AVALIAÇÃO RENAL 954
AVALIAÇÃO HEMATOLÓGICA 954
AVALIAÇÃO ENDÓCRINA 955
DIRETRIZES PARA EXAMES DIAGNÓSTICOS..................... 957
CONSENTIMENTO INFORMADO 957
PROFILAXIA DA INFECÇÃO DO LOCAL CIRÚRGICO 958
PROFILAXIA DA ENDOCARDITE BACTERIANA SUBAGUDA 958
PREPARO DO TRATO GASTRINTESTINAL........................ 959
PREVENÇÃO DO TROMBOEMBOLISMO 960
NÁUSEA E VÔMITOS NO PÓS-OPERATÓRIO 962
RECOMENDAÇÕES PÓS-OPERATÓRIAS 962
CONTROLE DA DOR 963
TERAPIA DE REPOSIÇÃO HORMONAL 964
OLIGÚRIA.. 964
RETENÇÃO URINÁRIA PÓS-OPERATÓRIA 965
COMPLICAÇÕES PULMONARES 966
CONSIDERAÇÕES GASTRINTESTINAIS 968
NUTRIÇÃO 970
CHOQUE HIPOVOLÊMICO 971
AVALIAÇÃO DA FEBRE PÓS-OPERATÓRIA 971
DEISCÊNCIA DA FERIDA 972
REFERÊNCIAS 975

A cada ano, são realizados mais de 30 milhões de procedimentos cirúrgicos, durante os quais cerca de 1 milhão de pacientes apresentam alguma complicação pós-operatória (Mangano, 2004). Como cirurgiões, os ginecologistas assumem a responsabilidade de avaliação do estado clínico da paciente para identificar fatores de risco modificáveis e prevenir morbidade perioperatória. No entanto, os clínicos também devem estar preparados para diagnosticar e tratar tais complicações caso elas ocorram.

AVALIAÇÃO PRÉ-OPERATÓRIA DA PACIENTE

A avaliação pré-operatória adequada tem duas funções importantes: revelar morbidades que requeiram investigação adicional e otimização para prevenção de complicações perioperatórias (Johnson, 2008). Segundo, a avaliação também permite aproveitar ao máximo os recursos da sala de cirurgia (Correll, 2009; Roizen, 2000).

Consulta clínica

Em muitos casos, o ginecologista pode realizar a história clínica e o exame físico completo, evitando a necessidade de consulta a um clínico geral. Contudo, se for revelada uma doença mal controlada ou previamente não diagnosticada, a consulta a um médico internista pode ser benéfica. O propósito de uma consulta pré-operatória com o clínico geral não é conseguir uma "permissão médica" para o procedimento, mas sim obter uma avaliação do risco para o estado clínico atual da paciente. Para o parecer, a paciente deve ser encaminhada com um relato sumário do problema cirúrgico e perguntas objetivas formuladas ao consultor (Eagle, 2002; Fleisher, 2009; Goldman, 1983). Além disso, o médico consultado deve ter à disposição a história clínica completa e o relato do exame físico, além dos registros médicos com relato dos exames diagnósticos realizados. Assim, é possível evitar atrasos e custos desnecessários em razão de exames redundantes.

Avaliação pulmonar

Entre as morbidades pulmonares pós-operatórias mais comuns estão a atelectasia, a pneumonia e a agudização de doenças pulmonares crônicas. Estima-se que a incidência dessas complicações pós-cirúrgicas varie entre 20 e 70% (Bernstein, 2008; Brooks-Brunn, 1997; Qaseem, 2006).

Fatores de risco para complicações pulmonares

Fatores de risco relacionados ao procedimento. Os fatores de risco para complicações pulmonares são divididos em duas categorias principais – relacionados com o procedimento e com a paciente. Por exemplo, as incisões na parede abdominal superior, à medida que se aproximam do diafragma, podem afetar a função pulmonar por três mecanismos, como apresentado na Figura 39-1. Primeiro, a estimulação intraoperatória das vísceras leva à redução da atividade do nervo frênico, o que reduz o descenso do diafragma. Segundo, a secção de músculos da parede abdominal pode prejudicar a efetividade do esforço respiratório. E, finalmente, a dor pode limitar o uso voluntário dos músculos da respiração. Como resultado, a inadequação da função diafragmática pode produzir redução persistente da capacidade vital e da capacidade residual funcional. Esse quadro predispõe as pacientes à atelectasia (Warner, 2000). A duração da cirurgia é outro fator associado ao procedimento. Os procedimentos nos quais as pacientes recebem anestesia geral por mais de 3 horas estão associados a risco quase dobrado de complicação pulmonar pós-operatória. Por fim, a cirurgia de urgência permanece sendo um preditor independente de complicações pulmonares pós-operatórias. Embora esses fatores de risco relacionados ao procedimento em grande parte não sejam modificáveis, a análise de suas sequelas associadas leva uma maior vigilância pós-operatória.

Idade. Pacientes com mais de 60 anos apresentam maior risco para desenvolvimento de complicações pulmonares pós-operatórias. Após a estratificação das pacientes para comorbidades, aquelas com 60 a 69 anos apresentam risco duas vezes maior. Naquelas com mais de 70 anos, o risco é três vezes maior (Qaseen, 2006). O estado cognitivo basal deve ser documentado, e o nível de consciência monitorado no pós-operatório, uma vez que alterações podem ser um indicador precoce de comprometimento da função pulmonar após a cirurgia.

Tabagismo. A história de tabagismo de mais de 20 maços por ano implica alta incidência de complicações pulmonares pós-operatórias. Felizmente, esse risco pode ser reduzido com abstinência do tabagismo antes da cirurgia. Especificamente, na preparação para cirurgia eletiva, a abstinência de cigarros por no mínimo 4 a 8 semanas proporciona redução no risco (Warner, 1984). Os benefícios em curto prazo podem estar relacionados a redução dos níveis de nicotina e carboxiemoglobina, melhora da função mucociliar, redução da hipersensibilidade das vias aéreas superiores e melhora na cicatrização da ferida operatória (Moller, 2002; Nakagawa, 2001). Pacientes com história de cessação do tabagismo por 6 meses ou mais apresentam riscos de complicação similares àqueles de pacientes que nunca fumaram.

As pacientes frequentemente encaram a cirurgia como uma oportunidade para mudanças positivas (Shi, 2010). Nesse cenário, é possível ter sucesso na modificação de comportamentos apenas com medidas educacionais. Para outras, os agentes disponíveis para auxiliar na cessação do tabagismo podem ser encontrados na Tabela 1-23 (p. 28).

Doença pulmonar obstrutiva crônica (DPOC). Mediadores da inflamação podem ser responsáveis pelas complicações intra e extrapulmonares observadas em pacientes com DPOC (Agostini, 2010; Maddali, 2008). Embora com a simples otimização da DPOC talvez não seja possível reduzir a incidência de complicações pulmonares pós-operatórias, demonstrou-se que a espirometria incentivada com condicionamento dos músculos inspiratórios reduz a frequência de complicações (Agostini, 2010).

Apneia obstrutiva do sono (AOS). A obesidade é um fator de risco estabelecido para complicações peri e pós-operatórias. Particularmente, a apneia obstrutiva do sono não diagnosticada foi associada a hipoxemia, infarto do miocárdio, internação não antecipada em unidade de terapia intensiva e morte súbita (Adesanya, 2011; Liao, 2009). Alguns questionários clínicos foram validados para auxiliar no rastreamento ambulatorial de pacientes com AOS. Chung e colaboradores (2008) desenvolveram um questionário breve com respostas sim ou não, conhecido como Stop/Bang, capaz de predizer complicações pós-operatórias de forma confiável. Os mnemônicos Stop (*snoring, tiredness, observed apnea* e *elevated blood pressure*) (roncos, cansaço, apneia observada e aumento da pressão arterial) e Bang (BMI > 35, *age* > 50, *neck circunference* > 40 e *male gender*) (IMC > 35, idade > 50, circunferência cervical > 40 e sexo masculino) utilizam respostas sim/não para a predição de risco. Definem-se como de alto risco os pacientes que respondem sim para 3 ou mais questões.

Obesidade. Reduções na complacência da parede torácica e na capacidade residual funcional predispõem as pacientes com

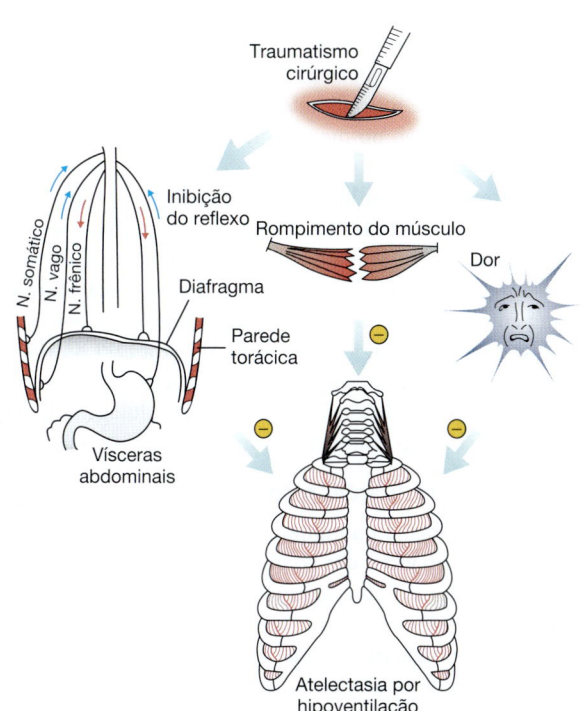

FIGURA 39-1 Fatores cirúrgicos que levam à disfunção dos músculos respiratórios. Esses fatores podem reduzir os volumes pulmonares e produzir hipoventilação e atelectasia. *(Segundo Warner, 2000, com permissão.)*

índice de massa corporal (IMC) ≥ 30 kg/m^2 à atelectasia intra e pós-operatória (Agostini, 2010; Zerah, 1993). Eichenberger e colaboradores (2002) observaram que alterações pulmonares nessas pacientes podem persistir por mais de 24 horas e requerem modalidades de expansão pulmonar pós-operatórias mais agressivas. Além disso, em pacientes obesas submetidas a laparoscopia, esses parâmetros pulmonares são mais comprometidos em razão do aumento na pressão intra-abdominal causada pelo pneumoperitônio, conforme descrito no Capítulo 42 (p. 1.095).

Asma. A asma bem controlada não é fator de risco para complicações pulmonares pós-operatórias. Warner e colaboradores (1996) relataram taxas de broncoespasmo inferiores a 2% em pacientes asmáticas.

Classificação da American Society of Anesthesiologists (ASA). Embora essa classificação tenha sido criada para auxiliar a prever a taxa de mortalidade perioperatória, ela mostrou-se capaz de avaliar os riscos de complicações cardiovasculares e pulmonares (Wolters, 1996). A Tabela 39-1 resume a classificação da ASA e as taxas associadas de complicações pulmonares pós-operatórias (Qaseem, 2006).

História e exame físico

Entre os elementos constantes na revisão pulmonar que podem servir como indicadores de doença subjacente estão: baixa tolerância a exercícios, tosse crônica e dispneia sem outra explicação (Smetana, 1999). Achados de exame físico, como redução do murmúrio vesicular, macicez à percussão, estertores, sibilos, roncos e prolongamento da fase expiratória podem implicar aumento de aproximadamente seis vezes nas complicações pulmonares (Lawrence, 1996; Straus, 2000).

Exames diagnósticos

Testes de função pulmonar e radiografia de tórax. Em geral, os testes de função pulmonar (TFPs) oferecem poucas informações para a avaliação pulmonar pré-operatória de pacientes a serem submetidas a procedimentos não torácicos. Além do diagnóstico de DPOC, os TFPs não são melhores do que a anamnese e exame físico completo (Johnson, 2008; Lawrence, 1996; Qaseem, 2006). No entanto, se a etiologia dos sintomas, como intolerância ao exercício ou dispneia, permanecer incerta após o exame clínico, os TFPs podem fornecer informações capazes de alterar a conduta perioperatória.

A radiografia de tórax não faz parte da rotina realizada para auxiliar na conduta perioperatória. Em comparação com a anamnese e o exame físico, a radiografia de tórax pré-operatória raramente fornece evidências para modificar o tratamento (Archer, 1993). Embora não esgotem a questão, as condições para as quais considera-se razoável solicitar exame radiográfico são doença cardiovascular ou pulmonar aguda ou crônica, câncer, classe ASA > 3, grandes tabagistas, imunossupressão, história recente de radioterapia torácica, imigração recente de regiões endêmicas para doença pulmonar e sintomas recentes sugestivos de doença cardiopulmonar.

Marcadores bioquímicos. O National Veterans Administration Surgical Quality Improvement Program relatou que níveis sorológicos de albumina inferiores a 3,5 mg/dL estão significativamente relacionados com aumento da morbidade e da mortalidade pulmonar perioperatória (Arozullah, 2000; Lee, 2009). Para cada redução de 1 mg/dL na concentração de albumina sérica, a chance de mortalidade aumenta em 137% e a de morbidade em 89% (Vincent, 2004). A associação entre albumina sérica e morbidade e mortalidade pode ser causada por comorbidades, sendo assim um marcador de malnutrição e doença (Goldwasser, 1997). Embora a dosagem da albumina sérica não seja recomendada como parte da rotina para procedimentos ginecológicos, essa informação talvez tenha valor preditivo em idosas ou nas pacientes com múltiplas comorbidades. Além disso, níveis de uréia sérica acima de 21 mg/dL também foram correlacionados com aumento nas taxas de morbidade e mortalidade relacionadas com problemas pulmonares, mas não no mesmo grau que os níveis séricos de albumina.

Recentemente, tem havido maior interesse na busca por marcadores para asma e DPOC. A proteína C-reativa é um reagente de fase aguda e seus níveis aumentam muito durante os processos inflamatórios. No futuro, a proteína C-reativa talvez permita aos médicos clínicos identificar indivíduos com risco baixo, intermediário ou alto de evolução para DPOC (Dahl, 2009). Até que esse marcador esteja plenamente validado com metodologia prospectiva, não se recomenda a dosagem da proteína C-reativa como exame de rastreamento pré-operatório.

Prevenção de complicações pulmonares

Técnicas de expansão pulmonar. As técnicas que visam a reduzir as quedas previstas dos volumes pulmonares no pós-operatório podem ser simples e incluem exercícios com respiração profunda, espirometria de incentivo e deambulação precoce. Em pacientes conscientes e cooperativas, a respiração profunda é efetiva para aumentar a complacência pulmonar e a distribuição gasosa (Chumillas, 1998; Ferris, 1960; Thomas, 1994). Nesses exercícios, solicita-se que a paciente, durante o período de vigília, faça cinco inspirações profundas sequenciais a cada

TABELA 39-1 Classificação da American Society of Anesthesiologists (ASA)

Classe da ASA	Definição de classe	Taxas de CPPs por classe (%)
I	Paciente sadio normal	1,2
II	Doença sistêmica leve	5,4
III	Doença sistêmica não incapacitante	11,4
IV	Doença sistêmica incapacitante que represente ameaça constante à vida	10,9
V	Paciente moribundo sem expectativa de sobreviver 24 horas com ou sem cirurgia	NA

NA = não aplicável; CPPs = complicações pulmonares pós-operatórias.
Modificada a partir de Qaseem, 2006, com permissão.

hora e prenda a respiração por 5 segundos. Um espirômetro de incentivo pode ser usado como auxiliar, proporcionando um *feedback* visual direto para seus esforços. Além da respiração profunda, a deambulação precoce pode melhorar a expansão pulmonar e conferir algum grau de proteção contra tromboembolismo venoso. Meyers e colaboradores (1975) demonstraram aumento na capacidade pulmonar funcional residual de até 20% simplesmente por manter postura ereta. Como alternativa, a fisioterapia respiratória formal pode incluir: (1) fisioterapia torácica na forma de percussão, tapotagem ou vibração; (2) respiração com pressão positiva intermitente (IPPB, de *intermittent positive-pressure breathing*); e (3) pressão positiva contínua nas vias aéreas (CPAP, de *continuous positive airway-pressure*).

Os métodos profiláticos, sejam eles simples ou mais formais, são todos efetivos para a prevenção de morbidade pulmonar pós-operatória, e nenhum método é superior ao outro. Thomas e colaboradores (1994) realizaram uma metanálise para comparar espirometria de incentivo (EI), IPPB e exercícios com respiração profunda (DBEs, de *deep-breathing exercises*). Na comparação com nenhuma terapia, EI e DBEs mostraram-se superiores na prevenção de complicações respiratórias pós-operatórias, tendo sido observadas reduções de mais de 50%. Além disso, não foram observadas diferenças significativas comparando-se EI com DBEs, EI com IPPB e DBEs com IPPB (Thomas, 1994). No entanto, fisioterapia respiratória, IPPB e CPAP têm custo mais elevado e demandam mais trabalho (Pasquina, 2006). Assim, esses métodos geralmente são reservados para pacientes incapazes de realizar terapias mais simples que dependam de esforços.

Descompressão nasogástrica. No pós-operatório, frequentemente são instaladas sondas nasogástricas (SNGs) para descompressão gástrica. No entanto, a intubação nasogástrica contorna as defesas naturais da mucosa do trato respiratório superior e inferior, expondo a paciente a riscos de sinusite e pneumonia nosocomial. O uso rotineiro de SNG após cirurgia está associado a aumento dos casos de pneumonia, atelectasia e aspiração em comparação ao uso seletivo (somente em casos de distensão abdominal sintomática ou náuseas e vômitos significativos no pós-operatório) (Cheatham, 1995). Assim, a escolha desse método de drenagem deve ser ponderada contra os riscos respiratórios.

Avaliação cardíaca

A coronariopatia é a principal causa de óbito na maioria dos países industrializados, contribuindo de forma significativa com as taxas de mortalidade perioperatória em pacientes submetidas a cirurgia cardíaca e não cardíaca.

Fatores de risco para complicações cardíacas

Doença valvar cardíaca. A ausculta cardíaca cuidadosa revela sinais suspeitos de lesões valvares. Dos defeitos mais comumente encontrados, a estenose aórtica é o fator de risco independente mais associado a complicações perioperatórias (Kertai, 2004). Para outras lesões, o grau de insuficiência cardíaca e as arritmias cardíacas associadas são os melhores indicadores de risco. Se a ausculta cardíaca for sugestiva de valvopatia, o ecocardiograma ajudará a definir a anomalia.

As diretrizes para profilaxia de endocardite durante procedimentos gastrintestinais ou geniturinários foram alteradas. A bacteremia transitória por enterococos produzida por esses procedimentos não foi correlacionada de forma irrefutável com a ocorrência de endocardite infecciosa. Assim, a antibioticoterapia profilática para prevenção de endocardite bacteriana após procedimentos nos tratos gastrintestinal ou geniturinário não é mais recomendada pela American Heart Association (Wilson, 2007).

Insuficiência cardíaca. Em pacientes com história de insuficiência cardíaca congestiva significativa, o cardiologista deve empregar estratégias que visem a maximizar a função hemodinâmica, tais como a revascularização coronariana pré-operatória ou farmacoterapia perioperatória (Fleisher, 2009). Além disso, o uso criterioso de diuréticos normalmente evita a ocorrência de hipovolemia intraoperatória e a hipotensão associada.

Arritmias. As arritmias em geral são sintomas de doença cardiopulmonar subjacente ou anormalidades eletrolíticas. Portanto, o tratamento pré-operatório deve ter como foco a correção do processo primário. No entanto, caso haja necessidade de marca-passo ou de desfibrilador-cardioversor implantável para o tratamento de arritmia antes da cirurgia, as indicações são as mesmas descritas para circunstâncias não cirúrgicas (Gregoratos, 2002).

Para aquelas já portadoras de marca-passo, a eletrocirurgia pode produzir interferência eletromagnética mesmo durante cirurgia não cardíaca e procedimentos endoscópicos. Embora menos frequentes com os dispositivos mais recentes, essa interferência pode levar a falha na estimulação do marca-passo ou mau funcionamento total do sistema (Cheng, 2008). Assim, as diretrizes atuais recomendam que todos os sistemas sejam avaliados por médico apropriadamente treinado antes e após qualquer procedimento invasivo (Fleisher, 2009). Ademais, conforme discutido no Cap. 40 (p. 1.001), o cirurgião deve realizar esforços para reduzir a chance de interferência eletromagnética utilizando, se possível, bisturi eletrocirúrgico bipolar, aplicando níveis de energia mais baixos possível, os aumentando ao máximo a distância entre o instrumento elétrico e o dispositivo cardíaco e utilizando aterramento adequado a fim de reduzir a corrente na direção do dispositivo.

Hipertensão arterial. Exceto em situações com pressão sistólica > 180 mmHg e diastólica > 110 mmHg, a hipertensão arterial não é preditiva de eventos cardíacos perioperatórios (Casadei, 2005; Goldman, 1979; Weksler, 2003). Se possível, para reduzir as complicações cardíacas pós-operatórias relacionadas com a hipertensão arterial, a pressão sanguínea deve ser reduzida vários meses antes do procedimento eletivo (Fleisher, 2002). No período pré-operatório as pacientes sendo tratadas com inibidor da enzima conversora de angiotensina ou com antagonista do receptor da angiotensina devem ter sua dose matinal suspensa para reduzir o risco de hipotensão imediatamente após indução anestésica (Comfere, 2005). Em todas as pacientes com hipertensão arterial recomenda-se evitar hipo ou hipertensão no intraoperatório por meio de monitoração

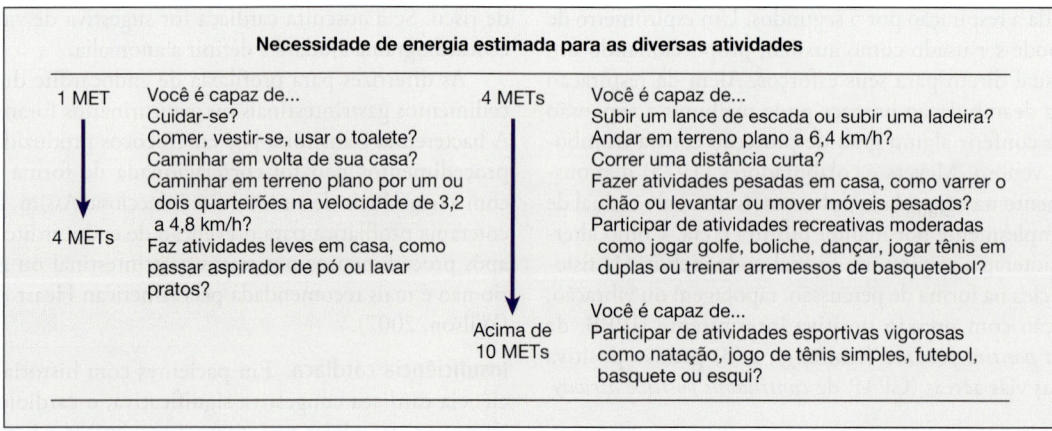

FIGURA 39-2 Perguntas usadas para avaliar a capacidade funcional. METs são usados na Figura 39-3. km/h = quilômetros por hora; MET = equivalente metabólico. *(Modificada de Hlatky, 1989, com permissão; adaptada a partir de Fleisher, 2009, com permissão.)*

cuidadosa. É importante observar que expansão volumétrica intravascular, dor e agitação podem agravar a hipertensão pós-operatória.

Exames e algoritmos diagnósticos

Diversos grupos desenvolveram diretrizes pré-operatórias para ajudar a prever o risco de complicações cardíacas perioperatórias. As três listas mais importantes usadas na prática clínica são: (1) aquelas desenvolvidas em conjunto pelo American College of Cardiology e pela American Heart Association (ACC/AHA); (2) as diretrizes publicadas pelo American College of Physicians (ACP); e (3) o Revised Cardiac Risk Index (RCRI) (American College of Physicians, 1997; Fleisher, 2009; Lee, 1999). Cada uma define indicadores clínicos maiores e menores para ajudar na tomada de decisões e faz recomendações específicas.

Diretrizes do American College of Cardiology e da American Heart Association. Publicadas inicialmente em 1996 com última atualização em 2009, as diretrizes do ACC/AHA representam uma extensa revisão da literatura realizada por um comitê de 12 membros das diversas áreas dos cuidados cardiovasculares (Fleisher, 2009). Essa estratégia em etapas está centrada na avaliação de três fatores principais – indicadores clínicos, capacidade funcional e risco específico da cirurgia – para determinar os pacientes candidatos a exames cardiológicos (Figs. 39-2 e 39-3). Em geral, para as cirurgias ginecológicas, os riscos de complicação cardíaca são maiores em procedimentos de urgência e cirurgias associadas a grandes alterações na distribuição do líquido intravascular. Por outro lado, os riscos mais baixos são encontrados nos procedimentos endoscópicos rápidos.

Índice de risco cardíaco revisado. O Revised Cardiac Risk Index (RCRI) é um meio fácil de avaliação dos preditores clínicos. Foi exaustivamente testado e oferece uma estimativa precisa do risco cardíaco (Lee, 1999). A principal diferença entre o RCRI e as diretrizes do ACC/AHA é a incorporação da capacidade de exercício na ferramenta ACC/AHA. Os criadores do RCRI sugerem que o risco cardíaco pode ser superestimado por limitações não cardíacas na capacidade de exercício de uma paciente, como dor musculoesquelética. Assim, esses investigadores deram maior ênfase aos marcadores de doença cardíaca e vascular.

Estratégias de prevenção

Uso perioperatório de β-bloqueadores. Lindenauer e colaboradores (2005) avaliaram retrospectivamente o impacto do uso perioperatório de β-bloqueadores e seus efeitos sobre as taxas de mortalidade hospitalar. Em pacientes com RCRI ≥ 2, as taxas de mortalidade foram significativamente reduzidas entre aquelas submetidas a procedimentos não cardíacos de grande porte, tratadas com β-bloqueadores no perioperatório. Recentemente, no ensaio Perioperative Ischemic Evaluation (POISE), observaram-se riscos menores de eventos cardíacos (tais como isquemia), mas risco global aumentado de AVE e de mortalidade por causas não cardíacas, quando foram usados β-bloqueadores no pré-operatório (POISE Study Group, 2008). Portanto, o uso de β-bloqueadores deve ser restrito àquelas pacientes que já os estejam usando ou àquelas identificadas no pré-operatório como candidatas a uso por toda a vida (Auerbach, 2008).

Revascularização coronariana. A possibilidade de cateterização cardíaca diagnóstica deve ser considerada em pacientes cardíacas de alto risco caso o exame não invasivo com esforço sugira doença avançada. Nesses casos, a revascularização por enxerto de *bypass* coronariano e a angioplastia coronariana percutânea oferecem benefícios comparáveis no perioperatório (Hassan, 2001).

Anemia e risco cardíaco. Demonstrou-se que a anemia é um fator de risco independente para insuficiência cardíaca congestiva (Kannel, 1987). No estudo de Silverberg e colaboradores (2001) observou-se que, com a correção da anemia, mesmo leve, obtiveram-se melhoras significativas na função cardíaca. A terapia com ferro não substitui o tratamento da doença cardíaca, mas dados extrapolados sugerem que a manutenção de um nível de hemoglobina acima de 10% é importante e reduz as taxas de morbidade e mortalidade perioperatórias nos pacientes com doença cardíaca.

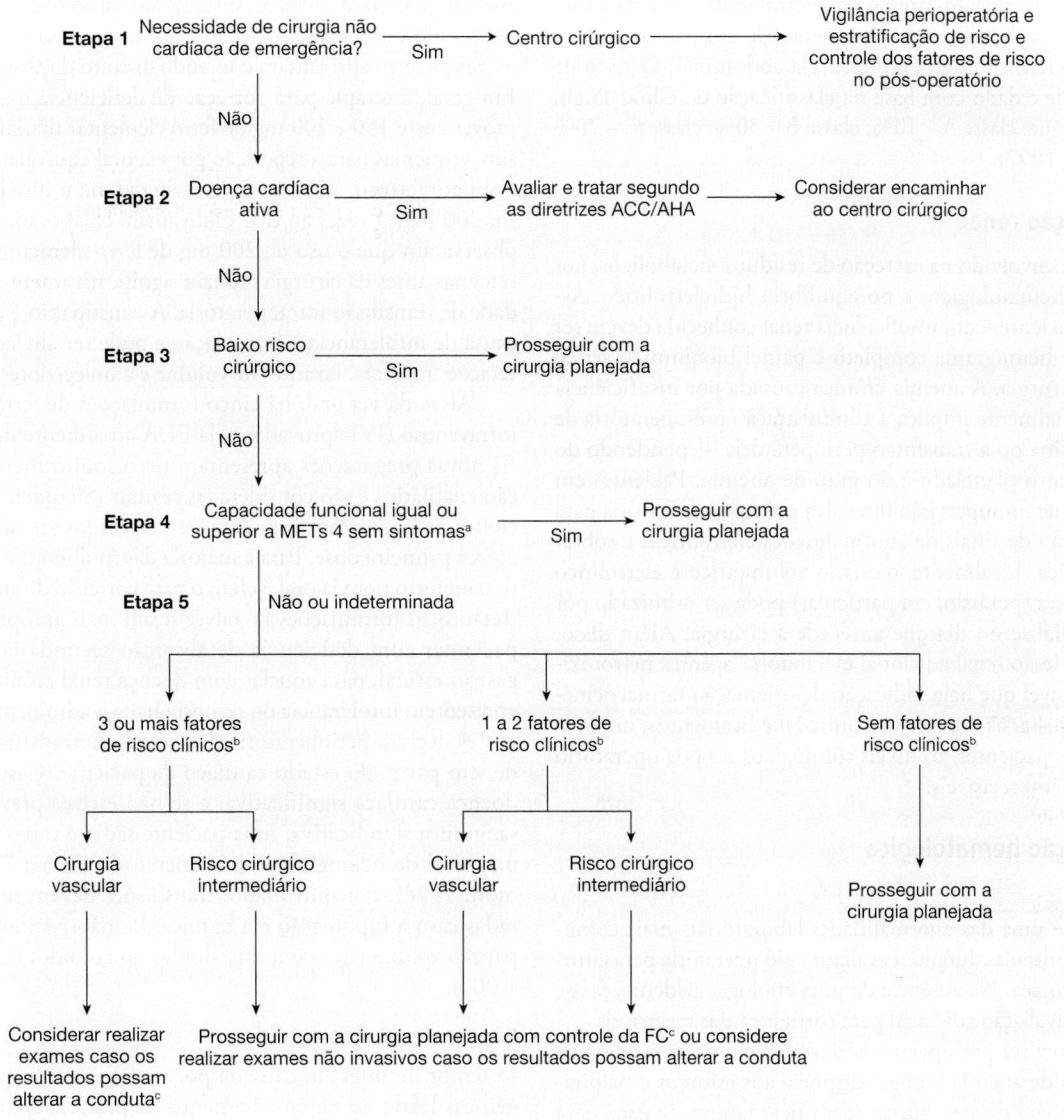

FIGURA 39-3 Algoritmo para avaliação cardíaca e cuidados para cirurgias não cardíaca. ACC/AHA = American College of Cardiology/American Heart Association; MET = equivalente metabólico. *(Segundo Fleisher, 2009, com permissão.)*
[a]Para avaliação do MET, ver Figura 39-2.
[b]Cardiopatia isquêmica, insuficiência cardíaca compensada/prévia, diabetes melito, insuficiência renal, doença vascular encefálica.
[c]Considere a possibilidade de usar betabloqueador perioperatório nos indivíduos com indicação (p. 952).

Avaliação hepática

O fígado tem papel central no metabolismo dos fármacos, na síntese de proteínas, glicose e fatores de coagulação e na excreção de compostos endógenos. Em pacientes sob suspeita de doença hepática, as perguntas devem incluir antecedentes familiares de icterícia ou anemia, história de viagens recentes, exposição ao álcool ou outras hepatotoxinas, e uso de medicamentos (Suman, 2006). Os sinais físicos sugestivos de doença hepática subjacente são icterícia, escleras ictéricas, aranhas vasculares, ascite, hepatomegalia, asterixe e caquexia.

Das doenças hepáticas, as hepatites agudas e crônicas são comumente encontradas. Com hepatite aguda, independentemente da causa, diversos pesquisadores documentaram altas taxas de mortalidade perioperatória associadas. Por essa razão, o tratamento primário envolve cuidados de suporte e postergação da intervenção cirúrgica até que o processo agudo tenha sido controlado (Patel, 1999). Naquelas pacientes com hepatite crônica, encontram-se graus variáveis de disfunção hepática. Nos casos com doença compensada o risco de complicações perioperatórias é baixo (Sirinek, 1987).

Se houver suspeita ou confirmação de doença hepática, deve-se proceder à avaliação da função hepática. Além das provas específicas, o tempo de protrombina (TP), o tempo de tromboplastina parcial (TTP), a albumina sérica e o painel bioquímico são adjuntos importantes.

O escore de Child-Pugh é uma ferramenta útil para a predição da taxa de sobrevida perioperatória em pacientes com cirrose a serem submetidos a cirurgia abdominal. O risco de mortalidade é dado com base na classificação de Child-Pugh, como se segue: classe A – 10%; classe B – 30%; classe C – 70% (Mansour, 1997).

Avaliação renal

O rim está envolvido na excreção de resíduos metabólicos, nos processos hematológicos e no equilíbrio hidreletrolítico. Assim, nas pacientes com insuficiência renal conhecida devem ser solicitados hemograma completo e painel bioquímico sérico antes da cirurgia. A anemia crônica causada por insuficiência renal normalmente implica a administração pré-operatória de eritropoietina ou a transfusão perioperatória, dependendo do procedimento planejado e do grau de anemia. Pacientes em diálise requerem supervisão intensiva pré e pós-operatória para identificação de sinais de anormalidades eletrolíticas e sobrecarga hídrica. Idealmente, o estado volumétrico e eletrolítico das pacientes (potássio, em particular) pode ser otimizado por meio de diálise no dia que antecede a cirurgia. Além disso, previne-se lesão renal adicional evitando-se agentes nefrotóxicos. É possível que haja indicação de orientação farmacocinética para ajustar as dosagens de outros medicamentos, uma vez que, nessas pacientes, os níveis sorológicos no pós-operatório podem ser imprevisíveis.

Avaliação hematológica

Anemia

A anemia é uma das anormalidades laboratoriais mais comumente encontradas durante a avaliação pré-operatória para cirurgia ginecológica. Na ausência de uma etiologia evidente, faz-se necessária avaliação adicional para corrigir causas reversíveis.

A entrevista pré-operatória deve ter como foco os sinais e sintomas de anemia (fadiga, dispneia aos esforços e palpitações). Também deve-se buscar identificar fatores de risco para doença cardiovascular subjacente, uma vez que a anemia não é bem tolerada nesses indivíduos. O exame físico deve incorporar exame pélvico e retal completo, assim como teste de guáiaco nas fezes*.

Para as mulheres com anemia leve, o hemograma talvez seja o único exame diagnóstico sugerido. Para aquelas com anemia profunda ou que não tenham respondido à suplementação de ferro, outros exames diagnósticos relevantes seriam hemograma completo, dosagem de ferro sérico, capacidade total de ligação de ferro (CTLF), dosagem de ferritina, contagem de reticulócitos e níveis de vitamina B_{12} e de folato. Os resultados desses exames laboratoriais determinarão o tratamento pré-operatório da anemia. Nas pacientes com anemia ferropriva clássica, a CTLF encontra-se elevada, enquanto a hemoglobina, o hematócrito, os índices globulares e as dosagens séricas de ferro e de ferritina estão baixos.

Há diversas opções farmacológicas para a suplementação pré-operatória de ferro. Para administração oral, o sulfato ferroso, o gluconato de ferro, o fumarato de ferro e o ferro polimaltosado estão disponíveis. É importante ressaltar que todos os sais de ferro apresentam conteúdo distinto de *ferro elementar*. Em geral, a terapia para correção de deficiência de ferro deve prover entre 150 e 200 mg de ferro elementar diariamente. Assim, esquemas para a reposição por via oral equivalentes seriam o sulfato ferroso, 325 mg, 3 vezes ao dia, ou o fumarato ferroso, 200 mg, 3 vezes ao dia. Okuyama e colaboradores (2005) observaram que o uso de 200 mg de ferro elementar for duas semanas antes da cirurgia reduziu significativamente a necessidade de transfusão intraoperatória. A constipação é a principal causa de intolerância à formulação e pode ser aliviada com alterações na dieta, laxantes de volume e amolecedores das fezes.

Além da via oral, há cinco formulações de ferro para uso intravenoso (IV) aprovadas pela FDA atualmente disponíveis. As novas preparações apresentam risco muito menor de reação anafilática e são consideradas seguras (Shander, 2010). Os efeitos na hemoglobina podem ser percebidos até uma semana após a primeira dose. Para a maioria das mulheres, o tratamento com ferro por via oral é efetivo para correção de anemia. Entretanto, as formulações IV talvez sejam mais apropriadas para pacientes com deficiência de absorção secundária a doença gastrintestinal, para aquelas com doença renal crônica, ou que apresentem intolerância ou resposta lenta à administração oral.

A decisão perioperatória de proceder à transfusão depende, em parte, do estado cardíaco da paciente. Caso não haja doença cardíaca significativa, e se não estiver prevista perda sanguínea significativa, uma paciente sadia é capaz de tolerar um nível de hemoglobina pós-operatório de 6 a 7 g/dL (Simon, 1998). Por outro lado, transfusões devem ser consideradas caso a hipotensão e a taquicardia não respondam à expansão volumétrica com cristaloides ou coloides (Cap. 40, p. 1.007).

Doação de sangue autóloga

O temor de infecção causada por transfusões de sangue alogênicas levou ao desenvolvimento de práticas transfusionais autólogas. Duas das opções mais populares incluem a doação pré-operatória autóloga e a transfusão autóloga de salvamento. Ambas serão discutidas em detalhes no Capítulo 40 (p. 1.002) (Vanderlinde, 2002).

Coagulopatias

As coagulopatias em geral são agrupadas em duas categorias: hereditárias e adquiridas. Nas formas adquiridas, uma anamnese meticulosa, incluindo a lista de todos os medicamentos e fitoterápicos utilizados, talvez esclareça possíveis causas. De qualquer forma, os distúrbios envolvendo plaquetas ou fatores de coagulação podem ser identificados por meio de história e exame físico cuidadoso. Antecedentes pessoais com relato de facilidade para formação de equimoses, sangramento em quantidade inesperada causado por traumatismos menores ou menorragia durante toda a vida devem alertar o médico para a possibilidade de coagulopatia. O rastreamento e o tratamento da doença de von Willebrand foram descritos no Capítulo 8 (p. 235) e as questões específicas para a reposição de outros fatores da coagulação serão descritos no Capítulo 40 (p. 1.010). Entretanto, nas pacientes com risco de sangramento, transfusões pe-

---

*N. de R.T.: No Brasil, teste de sangue oculto nas fezes.

TABELA 39-2 Recomendações para anticoagulação pré-operatória e pós-operatória em pacientes que fazem uso de anticoagulante oral[a]

Indicação	Antes da cirurgia	Após a cirurgia
Tromboembolismo venoso agudo		
Mês 1	Heparina IV[b]	Heparina IV[b]
Meses 2 e 3	Sem alteração[d]	Heparina IV
Tromboembolismo venoso recorrente[d]	Sem alteração[c]	Heparina SC
Embolismo arterial agudo		
Mês 1	Heparina IV	Heparina IV[e]
Valva cardíaca mecânica	Sem alteração[c]	Heparina SC
Fibrilação atrial não valvar	Sem alteração[c]	Heparina SC

[a] Heparina IV indica heparina intravenosa em doses terapêuticas, e heparina SC indica heparina não fracionada subcutânea ou heparina de baixo peso molecular em doses recomendadas para profilaxia contra tromboembolismo venoso em pacientes de alto risco.
[b] A instalação de filtro de veia cava deve ser considerada caso o tromboembolismo venoso agudo tenha ocorrido nas duas últimas semanas ou se houver risco elevado de sangramento durante tratamento com heparina IV.
[c] Em pacientes hospitalizados, pode-se administrar heparina SC, mas não há indicação de hospitalização somente para esse fim.
[d] O termo refere-se a pacientes que tiveram o último episódio de tromboembolismo venoso mais de três meses antes da avaliação, mas que requerem terapia anticoagulante em razão de alto risco de recorrência.
[e] Heparina IV deve ser usada após a cirurgia somente nos casos com baixo risco de sangramento.
Retirada de Kearon, 1997, com permissão.

rioperatórias de plaquetas normalmente são necessárias quando a contagem de plaquetas estiver abaixo de 50.000/μL em uma paciente com risco de sangramento.

Tratamento pré-operatório com anticoagulante oral

Pacientes com fibrilação atrial, valvas cardíacas mecânicas ou tromboembolismo venoso (TEV) recente têm risco aumentado para TEV. Como resultado, essas pacientes são tratadas cronicamente com varfarina por via oral. Nesse grupo, a necessidade de anticoagulação deve ser ponderada contra o risco de complicações hemorrágicas com a cirurgia. Por essas razões, Kearon e Hirsh (1997) sugeriram recomendações para o tratamento pré-operatório com anticoagulantes em pacientes que utilizem esses medicamentos cronicamente (Tabela 39-2).

Após a interrupção temporária do anticoagulante oral, a cirurgia pode ser realizada com segurança quando a relação internacional normalizada (INR) alcançar 1,5 (Douketis, 2008; Tinker, 1978; White, 1995). Se a INR estiver entre 2,0 e 3,0, serão necessários aproximadamente 5 a 6 dias para que a relação atinja 1,5. Se houver necessidade de reversão mais rápida da anticoagulação com varfarina (em 18 a 24 horas), podem-se administrar 2,5 a 5 mg de vitamina K por infusão venosa lenta. Se houver necessidade de reversão emergencial (em 12 horas), a infusão de vitamina K deve ser aumentada e acrescentada a administração de plasma fresco, com concentrado de complexo de protrombina ou com fator VIIa (Douketis, 2008).

Após a reinstituição pós-operatória da anticoagulação, serão necessários cerca de 3 dias para que sejam atingidos níveis terapêuticos (Harrison, 1997; White, 1995). É importante ressaltar que não se deve reiniciar a administração de heparina no pós-operatório antes de, no mínimo, 12 horas em caso de cirurgia de grande porte, e por maior período, caso haja evidência de sangramento. A Tabela 39-3 apresenta um exemplo de protocolo para anticoagulação perioperatória.

Nas pacientes que estejam sendo tratadas com anticoagulante após TEV, o momento escolhido para a realização da cirurgia é um fator capaz de reduzir o risco de TEV pós-operatório. Após TEV agudo, o risco de recorrência quando não se usa anticoagulação varia entre 40 e 50%. Contudo, o risco de doença recorrente cai significativamente após 3 meses de terapia com varfarina (Coon, 1973; Kearon, 1997; Levine, 1995). Especificamente, com o retardo na cirurgia e a manutenção do tratamento com varfarina por mais 2 a 3 meses, observa-se uma queda no risco de recorrência para 5 a 10% e evita-se a necessidade de uso de heparina no pré-operatório (Kearon, 1997; Levine, 1995). Assim, nas pacientes que tenham tido TEV recente, o adiamento da cirurgia, se viável, pode ser vantajoso e deve ser considerado.

Avaliação endócrina

O estresse fisiopatológico da cirurgia pode agravar condições endócrinas como disfunção da tireoide, diabetes melito e insuficiência suprarrenal.

Hipertireoidismo e hipotireoidismo

O hipertireoidismo e o hipotireoidismo apresentam transtornos anestésicos e metabólicos característicos de cada estado da doença. Não obstante, a meta de tratamento para ambas as condições é alcançar o estado eutireoideo antes da cirurgia.

O hipertireoidismo traz consigo o risco de tireotoxicose perioperatória. Além disso, o comprometimento das vias aéreas é um risco presente nas pacientes com bócio volumoso. Assim, no exame físico, deve ser dada atenção especial à possibilidade de haver desvio da traqueia. Além dos exames para avaliação da função tireoidiana, o eletrocardiograma (ECG) e a dosagem dos eletrólitos séricos ajudam na predição de sinais de estresse metabólico preexistente. As pacientes devem ser orien-

TABELA 39-3 Protocolo para anticoagulação perioperatória

7 dias antes da cirurgia	Suspender ácido acetilsalicílico ou outros antiplaquetários (clopidogrel; ticlodipina etc.)
5 a 6 dias antes da cirugia	Suspender varfarina
24 a 48 h após a suspensão de varfarina	Verificar INR
3 a 4 dias antes da cirurgia ou quando o INR estiver em nível subterapêutico	Iniciar enoxaparina ou HUF na dose apropriada
1 dia antes da cirurgia	Administrar a última dose pré-operatória de enoxaparina 12 a 24 h (1,5 mg/kg para 24h) antes da cirurgia (pacientes com cirurgia pela manhã deverão manter a dose da noite anterior), ou suspender HUF no mínimo 6 h antes da cirurgia. A INR deve ser verificada para determinar se há necessidade de administrar vitamina K.
No dia da cirurgia	A INR deve ser verificada, caso tenha estado acima da meta para a cirurgia no dia anterior. Iniciar varfarina no dia da cirurgia.
1 dia após a cirurgia	Iniciar enoxaparina ou HUF 12 a 24 h após a cirurgia, caso o risco de sangramento seja baixo.
5 a 6 dias após a cirurgia	Suspender enoxaparina ou HUF quando a INR > 2 por 2 dias.

INR = relação internacional normalizada; HUF = heparina ultrafracionada.
De Dunn, 2007.

tadas a manter suas medicações usuais nas dosagens prescritas até o dia da cirurgia.

O hipotireoidismo recentemente diagnosticado em geral não requer tratamento pré-operatório, exceto em casos de doença grave com sinais de depressão cardíaca, irregularidades eletrolíticas e hipoglicemia.

Diabetes melito

Entre as possíveis complicações a longo prazo do diabetes melito estão as disfunções vascular, neurológica, cardíaca e renal. Assim, uma avaliação pré-operatória cuidadosa sobre o risco dessas comorbidades em pacientes com diabetes melito é essencial. Além disso, taxas maiores de morbidade pós-operatória foram relacionadas a controle pré-operatório insatisfatório da glicemia. Especificamente, níveis de glicose > 200 mg/dL e níveis de hemoglobina A_{1C} > 7 foram associados a taxas significativamente maiores de infecção da ferida operatória (Dronge, 2006; Trick, 2000).

As pacientes diabéticas submetidas a procedimentos cirúrgicos de grande porte são beneficiadas com a realização de, no mínimo, três exames diagnósticos: dosagem de eletrólitos séricos, exame de urina e ECG, respectivamente, para avaliar distúrbios metabólicos e nefropatia não diagnosticada e para identificar isquemia cardíaca na forma de ondas Q anormais,.

Em geral, o estresse induzido por cirurgia e anestesia pode levar a elevações nos níveis de catecolaminas, insuficiência relativa de insulina e hiperglicemia (Devereaux, 2005). Apesar das respostas glicêmicas variarem com a cirurgia realizada, a hiperglicemia franca deve ser evitada para minimizar complicações pós-operatórias relacionadas com desidratação, anormalidades eletrolíticas, distúrbio na cicatrização da ferida e até mesmo cetoacidose em diabéticas tipo I (Jacober, 1999). No entanto, flutuações na ingestão oral e nas necessidades metabólicas tornam o controle glicêmico ideal trabalhoso. Além disso, faltam evidências claras sobre os níveis ideais de glicose. Por isso, a maioria dos profissionais da saúde tem como meta níveis de glicose abaixo de 200 g/dL (Tabela 39-4) (Finney, 2003; Garber, 2004; Hoogwerf, 2006). A Tabela 39-5 e a Figura 39-4 resumem as recomendações perioperatórias apresentadas por Jacober e colaboradores (1999) com base na gravidade da doença.

Insuficiência suprarrenal

No perioperatório, a hipotensão pode resultar da inadequação do eixo hipotálamo-hipófise-suprarrenal (HPA) devido à supressão secundária do uso crônico de esteroides. Apesar dessa compreensão fisiológica, existem controvérsias sobre a suplementação com esteroides durante o período perioperatório.

Usuárias de corticosteroides que são submetidas a procedimentos cirúrgicos ou aquelas que usam doses baixas de esteroides (< 5 mg de prednisona por dia durante não mais de duas semanas no último ano) em geral são classificadas como não portadoras de risco de supressão suprarrenal. Como consequência, um tratamento adicional com esteroides não é recomendado. No entanto, aquelas que tomam 5 a 20 mg de prednisona por dia por mais de 3 semanas apresentam risco de supressão do eixo HPA. Nessas pacientes, um teste de estimulação com hormônio adrenocorticotrófico (ACTH, de *adrenocorticotropic hormone*) pode verificar a supressão suprarrenal e identificar aquelas que podem se beneficiar de uma suplementação perioperatória de esteroides.

O valor da suplementação perioperatória permanece controverso (Bromberg, 1991; Marik, 2008). Por exemplo, pacientes que tenham tomado no mínimo 7,5 mg de prednisona ao dia por vários meses, e que tenham evoluído com insuficiência suprarrenal secundária documentada por exame de ACTH, foram randomizados para serem tratados com placebo e suplementação com alta dose de cortisol. A simples manutenção da dose diária regular de corticosteroide pela paciente no perioperatório não resultou em aumento dos casos de hipotensão ou outros sinais perioperatórios de insuficiência suprarrenal (Glowniak, 1997). Marik e Varon (2008) realiza-

TABELA 39-4 Exemplo de escala móvel de insulina regular pré-operatória[a]

Glicose sanguínea, mmol/L (mg/dL)[b]	Fórmula para acréscimo	Cálculo	Unidades de insulina de curta duração
0-11,0 (0-200)	0	0	0
11,1-14,0 (201-250)	1 × (TDI/30)	1 × (120/30)	4
14,1-17,0 (251-300)	2 × (TDI/30)	2 × (120/30)	4
17,1-20,0 (301-350)	3 × (TDI/30)	3 × (120/30)	12
20,1-23,0 (351-400)	4 × (TDI/30)	4 × (120/30)	16
23,1-26,0 (401-450)	5 × (TDI/30)	5 × (120/30)	20
> 26,0 (> 450)	Ligar para o médico	Ligar para o médico	Ligar para o médico

[a] No exemplo, utilizam-se 120 unidades como dose pré-operatória diária total de insulina (TDI, de *total daily insulin dose*).
[b] Por conveniência, as conversões de milimoles por litro em miligramas por decilitro foram aproximadas.
Retirada de Jacober, 1999, com permissão.

ram uma revisão sistemática da literatura médica sobre suplementação perioperatória com corticosteroides e concluíram não haver evidências para corroborar o uso de doses supraterapêuticas adicionais desde que as pacientes continuem a receber sua dose diária regular. Há indicação de monitoramento hemodinâmico para hipotensão refratária à reposição de volume que, quando encontrada, indica tratamento com dose elevada de corticosteroide. Para esses casos, um dos esquemas preconizados é hidrocortisona, 100 mg administrados por via IV a cada 8 horas, com dose titulada para baixo à medida que a paciente melhore.

DIRETRIZES PARA EXAMES DIAGNÓSTICOS

Na ausência de indicação clínica, a realização rotineira de exames pré-operatórios não aumenta a segurança ou a qualidade da atenção médica. Roizen (2000) observou que quase metade das anormalidades encontradas nos exames pré-operatórios de rotina é ignorada pelos médicos. Além disso, os exames complementares não demonstraram desempenho superior ao da história clínica acompanhada de exame físico (Rucker, 1983). Assim, não tendo havido alterações do estado clínico, exames complementares normais realizados 4 a 6 meses antes da cirurgia podem ser utilizados como "exames pré-operatórios". Em pacientes conduzidos dessa maneira, Macpherson e colaboradores (1990) observaram que menos de 2% tiveram alterações significativas ao longo do curso de 4 meses.

Nos Estados Unidos não há diretrizes codificadas para exames pré-operatórios. Para muitos pacientes solicitam-se hemograma, painel de eletrólitos, creatinina/ureia e glicemia antes de cirurgia. Nas mulheres em idade fértil com útero, deve-se excluir a possibilidade de gravidez com dosagem de hCG. Outros exames são solicitados caso a caso. Entretanto, no Reino Unido, o National Institute for Health and Clinical Excellence (NICE) publicou indicações específicas para exames pré-operatórios. A documentação completa encontra-se disponível em http://www.nice.org.uk/nicemedia/live/10920/29094/29094.pdf.

CONSENTIMENTO INFORMADO

A obtenção de consentimento informado deve ser encarada como um processo e não meramente como um documento a ser juntado ao prontuário médico (Kondziolka, 2006; Lavelle-Jones, 1993; Nandi, 2000). Esse diálogo entre médico e paciente tem como objetivo aumentar a consciência da mulher sobre seu diagnóstico e deve incluir as alternativas de tratamento medicamentoso e cirúrgico, as metas e as limitações do tratamento, e os riscos cirúrgicos. Quando não for possível obter o consentimento informado da própria paciente, deve-se identificar o substituto legal para representar seus interesses e

TABELA 39-5 Manejo pré-operatório de pacientes com diabetes melito com base no tipo da doença

Doença	Conduta pré-operatória	Conduta pós-operatória
DM tipo 2 tratado apenas com dieta	Desnecessário insulina regular subcutânea SOS para hiperglicemia matinal	Insulina regular subcutânea SOS
DM tipo 2 tratado com agentes hipoglicemiantes orais	Suspender todos os agentes no dia da cirurgia	Insulina subcutânea suplementar até o retorno da dieta ao normal, quando pode ser reinstituída a terapia pré-operatória
DM tipo 2 tratado com insulina	Ver Figura 39-4	Insulina em escala crescente (Tabela 39-4)

DM = diabetes melito; SOS = de acordo com a necessidade.
Adaptada de Jacober, 1999.

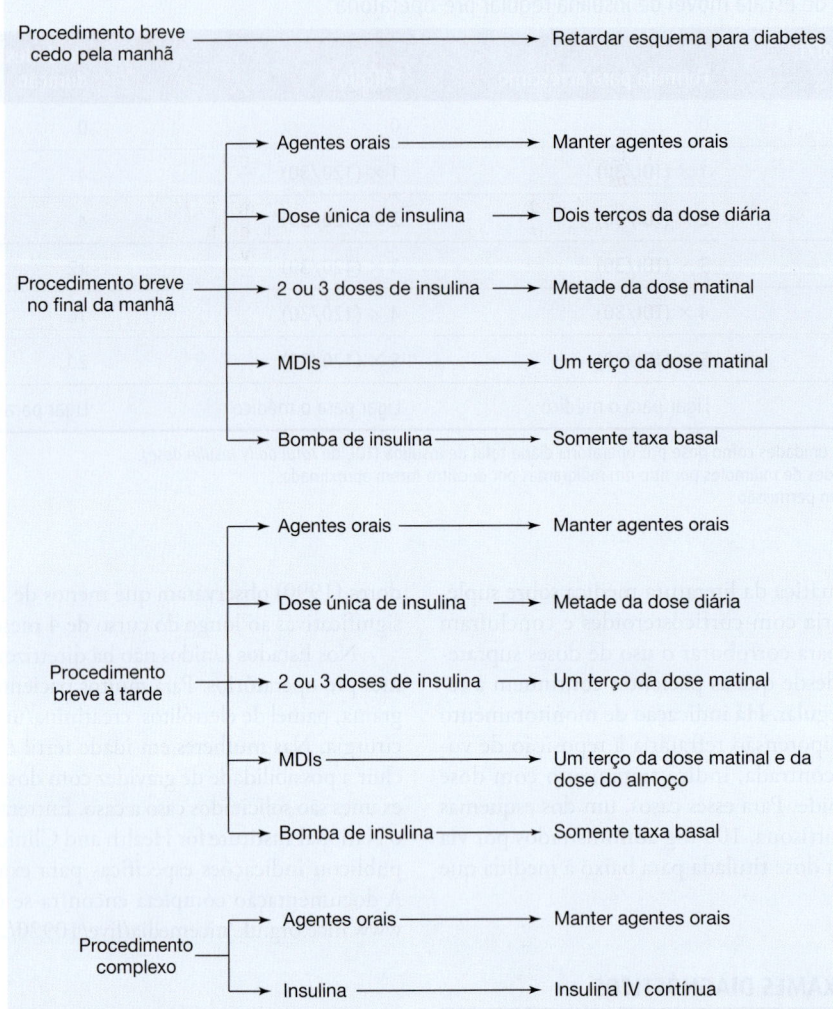

FIGURA 39-4 Recomendações para o manejo perioperatório de pacientes cirúrgicos com diabetes melito. IV = intravenoso; MDIs = múltiplas doses de insulina de ação curta. *(Retirada de Jacober, 1999, com permissão.)*

desejos. O documento escrito serve como registro histórico da compreensão e da concordância da paciente.

Apesar das recomendações do médico, a paciente informada pode recusar uma intervenção em particular. A autonomia da paciente para tomar decisões tem que ser respeitada, e o médico deve documentar a recusa informada no prontuário médico. A documentação apropriada deve incluir: (1) a recusa da paciente em relação ao procedimento recomendado, (2) a anotação de que a importância da intervenção foi explicada à paciente, (3) as razões da recusa da paciente e (4) uma declaração sobre as possíveis consequências à saúde conforme tenham sido descritas à paciente (American College of Obstetricians and Gynecologists, 2009b).

CONSIDERAÇÕES ESPECIAIS

Profilaxia da infecção do local cirúrgico

A antibioticoterapia profilática apropriada pode reduzir de forma significativa as infecções hospitalares após cirurgia ginecológica. As recomendações para a escolha estão resumidas na Tabela 39-6. As decisões acerca de escolha, oportunidade e duração da antibioticoterapia profilática são determinadas em função do procedimento pretendido e dos microrganismos presumivelmente encontrados. Normalmente, administra-se uma dose única de antibiótico no momento da indução anestésica. Doses adicionais devem ser consideradas nos casos com perda sanguínea além de 1.500 mL ou com duração superior a 3 horas. Para indivíduos obesos, sugere-se aumento da dose do antibiótico (American College of Obstetricians and Gynecologists, 2009a).

Profilaxia da endocardite bacteriana subaguda

Há evidências suficientes para associar bacteremia e endocardite pós-operatória (Durack, 1995; van der Meer, 1992). Em 2007, a American Heart Association revisou suas recomendações para prevenção de endocardite infecciosa (Wilson, 2007). Após revisão extensa da literatura pertinente, a organização não mais recomenda antibioticoterapia profilática para endocardite antes

TABELA 39-6 Esquemas para antibioticoterapia profilática por procedimento[a]

Procedimento	Antibiótico	Dose (única)
Histerectomia Procedimentos uroginecológicos, incluindo aqueles envolvendo telas	Cefazolina[b]	1 ou 2 g[c] IV
	Clindamicina[d] *mais* gentamicina *ou* quinolona[e] *ou* aztreonam	600 mg IV 1,5 mg/kg IV 400 mg IV 1 g IV
	Metronidazol[d] *mais* gentamicina *ou* quinolona[e]	500 mg, IV 1,5 mg/kg IV 400 mg IV
Laparoscopia: diagnóstica, operatória ou esterilização tubária	Nenhum	
Laparotomia	Nenhum	
Histeroscopia: diagnóstica, operatória, ablação endometrial, ou Essure	Nenhum	
Histerossalpingografia ou cromotubagem	Doxiciclina[f]	100 mg, VO, 2×/dia, por 5 dias
Inserção de DIU	Nenhum	
Biópsia endometrial	Nenhum	
Abortamento induzido/dilatação e evacuação	Doxiciclina	100 mg, VO, 1 h antes do procedimento e 200 mg VO, após o procedimento
	Metronidazol	500 mg, VO, 2×/dia por 5 dias
Exame urodinâmico	Nenhum	

[a] O momento conveniente para administrar a antibioticoterapia profilática é imediatamente antes da indução anestésica.
[b] Entre as alternativas aceitas estão cefotetana, cefoxitina, cefuroxima ou ampicilina-sulbactam.
[c] Recomenda-se dose de 2 g em mulheres com índice de massa corporal > 35 ou peso > 100 kg.
[d] Agentes antimicrobianos de escolha em mulheres com história de hipersensibilidade imediata à penicilina.
[e] Ciprofloxacino ou levofloxacino ou moxifloxacino.
[f] Se a paciente tiver história de doença inflamatória pélvica ou se for observada dilatação tubária durante o procedimento.
Não há indicação de profilaxia para exame sem dilatação tubária.
IV = intravenosa; DIU = dispositivo intrauterino.
Retirada de American College of Obstetricians and Gynecologists, 2009a, com permissão.

de procedimentos geniturinários ou gastrintestinais, inclusive em pacientes com fatores de risco para endocardite infecciosa.

Preparo do trato gastrintestinal

Prescrever o uso de preparação intestinal mecânica como meio de prevenir complicações pós-operatórias é um dogma cirúrgico (Bucher, 2004). Estudos conduzidos antes da administração rotineira de profilaxia antibiótica argumentavam que a limpeza intestinal antes de cirurgia colorretal melhoraria as condições de abordagem intestinal, preveniria a deiscência de anastomose com a passagem de fezes duras e reduziria as cargas fecais e bacterianas, diminuindo, assim, os índices de infecção (Barker, 1971; Nichols, 1971).

No entanto, múltiplos trabalhos recentes questionaram o uso rotineiro de preparações intestinais mecânicas (Duncan, 2009; Platell, 1998). Guenaga e colaboradores (2009) realizaram uma metanálise dos ensaios para determinar a efetividade do preparo mecânico dos intestinos sobre as taxas de morbidade e mortalidade nas cirurgias colorretais. Os autores não encontraram evidências que pudessem corroborar o benefício esperado com o preparo mecânico intestinal. Resultados similares foram encontrados após procedimentos ginecológicos e urológicos (Muzii, 2006; Shafii, 2002). Além disso, outro relatório contradisse a crença de que a preparação mecânica dos intestinos reduziria a contaminação microbiana da cavidade peritoneal e do tecido subcutâneo após cirurgia eletiva de colo (Fa-Si-Oen, 2005).

Embora seu uso rotineiro deva ser limitado, o preparo mecânico do intestino com frequência é indicado para muitos procedimentos laparoscópicos avançados e para procedimentos de reconstrução da pelve envolvendo a parede vaginal posterior e o esfíncter anal. Nesses casos, a evacuação das fezes retais proporciona mais espaço cirúrgico e anatomia sem distorção. Além disso, a evacuação pré-operatória adia a necessidade de evacuar e facilita a cicatrização inicial após esfincteroplastia. Outras situações em que a preparação intestinal mecânica pode estar indicada incluem aquelas nas quais todo o colo precisa ser palpado durante a cirurgia para avaliação de envolvimento tumoral. A Tabela 39-7 apresenta um resumo dos diversos agentes disponíveis comercialmente usados para o preparo intestinal (Valantas, 2004).

No preparo gastrintestinal, o dogma amplamente aceito de que as pacientes deveriam permanecer em dieta zero a partir da meia-noite anterior ao procedimento foi questionado. A European Society of Anaesthesiology revisou a literatura e atualizou suas diretrizes. Atualmente a recomendação é evitar alimentos sólidos nas 6 horas que antecedem a cirurgia eletiva, e estimular adultos e crianças a beber líquidos claros (água, sucos sem polpa) até 2 horas antes de procedimentos cirúrgicos eletivos, inclusive cesariana (Smith, 2011). A revisão sistemática também validou a segurança do consumo de bebidas ricas em carboidratos até 2 horas antes de cirurgia eletiva em todos os pacientes, inclusive os diabéticos. Demonstrou-se que o uso de carboidratos por via oral no pré-operatório desvia o metabolismo do estado de jejum para o estado alimentado, reduzindo assim a resistência pós-operatória à insulina e à hiperglicemia resultante. Entretanto, os protocolos nos Estados Unidos não foram modificados nesse sentido.

Prevenção do tromboembolismo

A profilaxia contra o tromboembolismo venoso (TEV) situa-se entre as 10 principais práticas de segurança para a paciente recomendadas pela Agency for Healthcare Research and Quality (AHRQ) e pelo National Quality Forum (Kaafarani, 2011). Somente nos Estados Unidos, a incidência anual de trombose venosa profunda (TVP) e tromboembolismo pulmonar foi estimada em torno de 600.000 ocorrências, com mais de 100.000 óbitos a cada ano (U.S. Department of Health and Human Services, 2008). As recomendações nacionais para profilaxia de TEV seguem uma abordagem com base no risco. Geerts e colaboradores (2008) fizeram um levantamento sintetizando os fatores de risco relevantes para TEV (Tabela 39-8).

Trombofilias

Dos fatores de risco para TEV, as trombofilias são deficiências, herdadas ou adquiridas, de proteínas inibidoras na cascata da coagulação. Tais deficiências podem levar a estado de hipercoagulabilidade e tromboembolismo venoso recorrente.

Nos Estados Unidos não há diretrizes que orientem a seleção de pacientes para investigação de trombofilia, embora o Reino Unido tenha publicado recomendações (Baglin, 2010). Em geral, não se indica a realização indiscriminada de testes para trombofilia hereditária em qualquer paciente que se apresente com o primeiro episódio de trombose venosa. As pacientes consideradas candidatas a esses testes são, entre outras, aquelas com episódio precoce (< 50 anos) de trombose venosa sem causa evidente, aquelas com história familiar positiva, aquelas com TEV recorrente ou aquelas com TEV apesar de anticoagulação adequada.

Deficiência de antitrombina. A trombina é produzida por clivagem enzimática da protrombina (Fig. 39-5). A trombina converte o fibrinogênio em uma forma ativa capaz de agregar fibrina para a formação do coágulo. A antitrombina, anteriormente denominada antitrombina III, é um dos inibidores

TABELA 39-7 Métodos de limpeza e preparação do colo

Dieta e laxantes	
Dieta	Líquidos claros por 3 dias ou dieta desenvolvida para deixar o mínimo de resíduos fecais colônicos por 1 a 3 dias
Laxantes	240 mL de extrato de Senna (X-Prep) ou 240 mL de citrato de magnésio
Outros laxantes	Bisacodil 20 mg por via oral e supositórios
Enemas	Fosfato de sódio ou água
Kits	Liqui Prep, LoSo Prep System, Nutra Prep
Métodos de lavagem intestinal	
Solução de lavagem de polietilenoglicol (PEG-ELS)	
Sulfato de sódio e polietilenoglicol (PEG) GoLYTELY, Colyte	
Solução de eletrólitos sem sulfato (SF-ELS) para lavagem	
PEG sem sulfato NuLYTELY	
Com volume reduzido associada a bisacodil ou citrato de magnésio Half Lytely	
Preparados de fosfato Fosfato de sódio oral Fleet's phosphosoda Comprimidos de fosfato Visicol	

Retirada de Valantas, 2004, com permissão.

TABELA 39-8 Fatores de risco para tromboembolismo venoso

Cirurgia
Traumatismo (grandes traumas ou lesão de membro inferior)
Imobilização, paresia de membros inferiores
Câncer (ativo ou oculto)
Terapia contra câncer (hormonal, quimioterapia, inibidores da angiogênese, radioterapia)
Compressão venosa (tumor, hematoma, anormalidade arterial)
Tromboembolismo venoso prévio
Idade crescente
Gravidez e puerpério
Contraceptivos orais contendo estrogênio ou terapia de reposição hormonal
Hiperestimulação ovariana controlada para fertilidade
Moduladores seletivos do receptor de estrogênio
Agentes estimuladores da eritropoiese
Quadro clínico agudo
Doença inflamatória intestinal
Síndrome nefrótica
Distúrbios mieloproliferativos
Hemoglobinúria paroxística noturna
Obesidade
Cateterismo venoso central
Trombofilia herdada ou adquirida

Adaptada a partir de Geerts, 2008, com permissão.

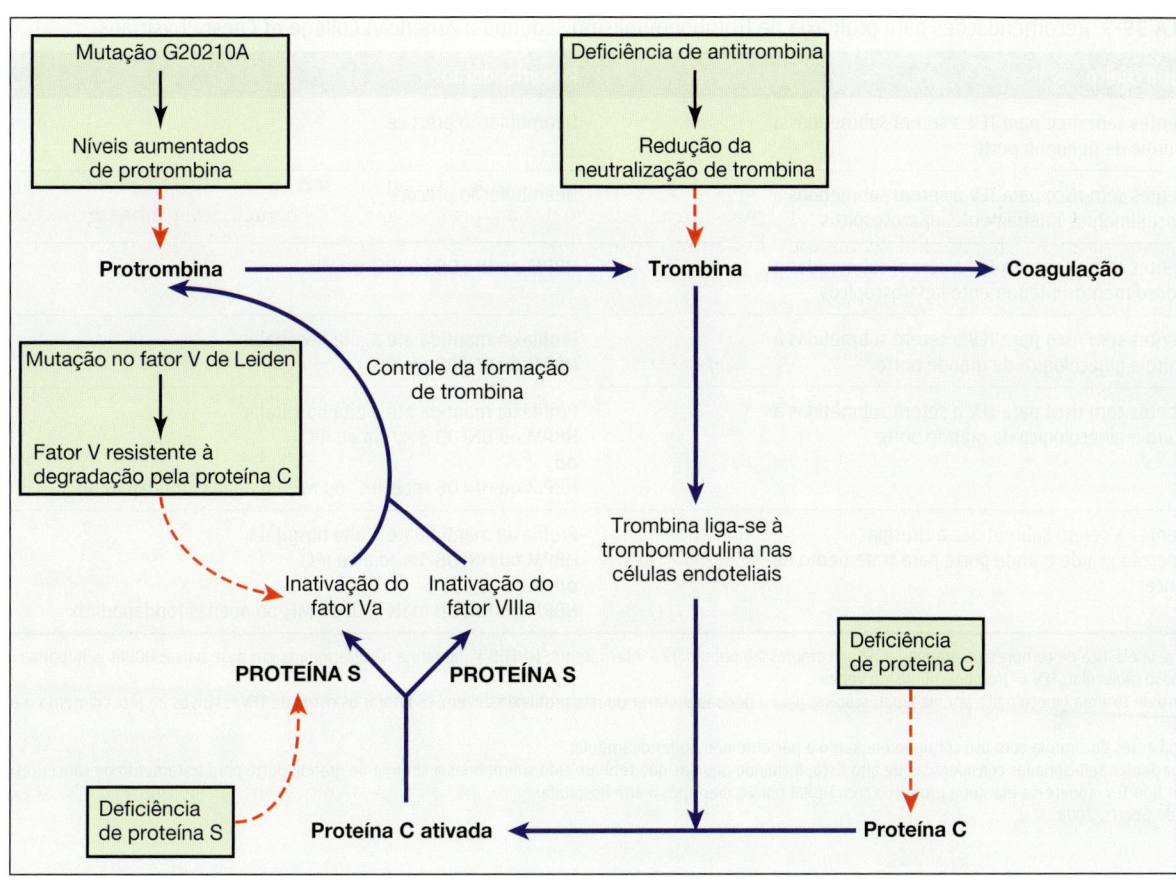

FIGURA 39-5 Pontos da cascata da coagulação afetados por alguma das trombofilias. *(Segundo Cunningham, 2010, com permissão.)*

mais importantes da trombina. A antitrombina atua como anticoagulante natural ligando-se aos fatores IXa, Xa, XIa e XIIa e inativando-os. Se a trombina não for inativada, aumenta a tendência à coagulação. Embora rara, essa deficiência é a mais trombogênica das coagulopatias hereditárias.

Deficiência de proteína C ou de proteína S. Quando a trombina encontra-se ligada à trombomodulina sobre o endotélio intacto dos pequenos vasos, suas atividades pró-coagulantes são neutralizadas. Nessa situação de ligação, a trombina também ativa a proteína C, um anticoagulante natural. A proteína C e seu cofator, proteína S, limitam a coagulação, em parte, inativando os fatores Va e VIIIa.

Resistência à proteína C ativada (mutação do fator V de Leiden). Esta é a mais prevalente das trombofilias conhecidas e é causada por uma única mutação no gene do fator V. Essa mutação confere ao FVa resistência contra a degradação pela proteína C ativada. O fator V anormal sem oposição mantém suas propriedades pró-coagulantes, predispondo a portadora à trombose.

Mutação no gene G20210A da protrombina. Trata-se de mutação *missense* no gene da protrombina. A mutação leva à acumulação excessiva de protrombina que pode ser convertida a trombina, criando um estado de hipercoagulabilidade.

Interrupção do uso de hormônios

O uso de hormônios é um fator de risco que pode ser modificado antes de cirurgias eletivas. Contraceptivos orais combinados (COCs) induzem alterações de hipercoagulação que são revertidas caso se interrompa seu uso pelo menos 6 semanas antes da cirurgia (Robinson, 1991; Vessey, 1986). Para equilibrar o risco de gravidez indesejada em mulheres que suspenderam o uso de COC, é recomendada uma alternativa adequada, com claras instruções de uso. Sobre a decisão de suspender o uso de COCs antes de cirurgia, o American College of Obstetricians and Gynecologists (2007) observa que, em cada caso, o risco de TEV deve ser ponderado contra risco de gravidez indesejada.

A terapia de reposição hormonal (TH) pós-menopáusica também parece aumentar a incidência pós-cirúrgica de TEV. Grady e colaboradores (2000) estimam aumento de cinco vezes no risco de evolução com episódio de trombose venosa durante os primeiros 90 dias após cirurgia de paciente internada. Assim, as mulheres devem ser orientadas apropriadamente sobre esse risco pós-operatório adicional, mas o valor real e a duração da interrupção da TH para anular esse aumento no risco não foram determinados.

Opções de profilaxia

Há diversas modalidades de profilaxia. Deambulação precoce, apesar de estimulada após cirurgia, não é considerada como

TABELA 39-9 Recomendações para profilaxia de tromboembolismo segundo o American College of Chest Physicians

Cenário clínico	Recomendação
Pacientes sem risco para TEV a serem submetidas a cirurgia de pequeno porte	Deambulação precoce
Pacientes sem risco para TEV a serem submetidas a procedimentos inteiramente laparoscópicos	Deambulação precoce
Pacientes com risco para TEV a serem submetidas a procedimentos inteiramente laparoscópicos	HBPM ou HNFDB ou IPC[b] ou ME
Pacientes sem risco para TEV a serem submetidas a cirurgia ginecológica de grande porte	Profilaxia mantida até a alta hospitalar HBPM ou HNFDB ou IPC[b]
Pacientes com risco para TEV a serem submetidas a cirurgia ginecológica de grande porte	Profilaxia mantida até a alta hospitalar[c] HBPM ou HNFDB 3×/dia ou IPC[b] **ou** HBPM ou HNFDB mais IPC[b] ou ME; ou apenas fondaparinux
Pacientes a serem submetidas a cirurgia ginecológica de grande porte para tratamento de câncer	Profilaxia mantida até a alta hospitalar[c] HBPM ou HNFDB 3×/dia ou IPC[b] **ou** HBPM ou HNFDB mais IPCb ou ME; ou apenas fondaparinux

ME = meia elástica de compressão graduada; IPC = compressão pneumática intermitente; HNFDB = heparina não fracionada em dose baixa; HBPM = heparina de baixo peso molecular; TEV = tromboembolismo venoso.
[a] Em caso de cirurgia ginecológica por via laparoscópica, para a decisão de fazer ou não profilaxia devem-se fatorar os riscos de TEV relativos ao procedimento e à paciente.
[b] Iniciada antes da cirurgia com uso contínuo enquanto a paciente não puder deambular.
[c] Para pacientes selecionadas consideradas de alto risco, incluindo aquelas que tenham sido submetidas a cirurgia de grande porte para tratamento de câncer ou que já tenham tido TEV, sugere-se manter a profilaxia com HBPM por 28 dias após a alta hospitalar.
Dados de Geerts, 2008.

estratégia primária para profilaxia de TVP (Michota, 2006). As meias elásticas (compressão graduada – meias T.E.D.*) evitam a estase de sangue nas panturrilhas. Se estiverem bem adaptadas e forem usadas corretamente, reduzem em 50% a taxa de TVP. Quando usadas em associação com outros métodos de profilaxia, obtêm-se benefícios adicionais (Amaragiri, 2000). A compressão pneumática intermitente (IPC, de *intermittent pneumatic compression*) atua principalmente melhorando o fluxo venoso. Parece efetiva em pacientes com risco moderado e alto, quando iniciada antes da indução anestésica e mantida até que as pacientes estejam totalmente capazes de deambular (Clarke-Pearson, 1993; Geerts, 2008). Métodos farmacológicos de profilaxia de TEV incluem heparina não fracionada em dose baixa, heparina de baixo peso molecular e novas classes de medicamentos, como os inibidores do fator Xa. A Tabela 39-9 sintetiza as estratégias de tratamento preconizadas com base no grau de risco.

Náusea e vômitos no pós-operatório

Essa é uma das queixas mais comuns após cirurgia, e sua incidência varia de 30 a 70% em pacientes de alto risco (Moller, 2002). Aquelas com risco de náusea e vômitos no pós-operatório (PONV, de *postoperative nausea and vomiting*) incluem as mulheres não fumantes, aquelas com história de cinetose ou náusea e vômito no pós-operatório, aquelas com cirurgias prolongadas e as que são submetidas a laparoscopia ou outras cirurgias ginecológicas (Apfelbaum, 2003).

Recomenda-se abordagem multimodal para a prevenção (Apfel, 2004). Atualmente, 4 a 8 mg de dexametasona antes da indução anestésica são seguidos, até o fim da cirurgia, por menos de 1 mg de droperidol e 4 mg de ondansetrona. Esse tratamento reduz significativamente os sintomas em 25%. No entanto, caso os sintomas ocorram nas 6 horas seguintes à cirurgia, deve-se considerar a administração de antiemético de uma classe farmacológica diferente daquela previamente administrada (Habib, 2004). Pacientes com náusea persistente podem ser beneficiadas pela combinação de agentes de classes diferentes (Tabela 39-10).

CONSIDERAÇÕES PÓS-OPERATÓRIAS

Planejamento pré-operatório abrangente, conhecimento sobre as complicações pós-operatórias comuns e cuidado com os detalhes irão assegurar a convalescença bem-sucedida da maioria das pacientes.

Recomendações pós-operatórias

As recomendações pós-operatórias são instruções sobre o suporte de todos os sistemas orgânicos enquanto a função normal é gradualmente restabelecida. Apesar de as recomendações serem individualizadas para cada uma, as metas são comuns a todas as pacientes cirúrgicas: reanimação, controle da dor e retomada das atividades diárias. A Tabela 39-11 oferece um

---

* N. de T. T.E.D. é a abreviação convencionada para *Tromboembolic Prophylaxis Consists of Graduated Supportive Stockings*.

TABELA 39-10 Medicamentos comumente usados para náusea e vômitos

Classe/medicação	Dosagem usual	Vias de administração	Efeitos adversos
Anticolinérgicos			
Escopolamina	Um adesivo a cada 3 dias	Transdérmica	Boca seca, sonolência, distúrbio da acomodação visual
Anti-histamínicos			
Difenidramina	25-50 mg a cada 4-6 h	IM, IV, VO	Sedação, boca seca, constipação, borramento da visão, retenção urinária
Hidroxizina	25-100 mg 6/6 h	IM, VO	
Meclizina	25-50 mg 6/6 h	VO	
Prometazina	12,5-25 mg a cada 4-6 h	IM, IV, VO, VR	
Benzamidas			
Metoclopramida	5-15 mg 6/6 h	IM, IV, VO	Sedação ou agitação, diarreia, efeitos extrapiramidais, hipotensão
Trimetobenzamida	250 mg a cada 6-8 h	IM, VO, VR	
Benzodiazepínicos			
Lorazepam[a]	0,5-2,5 mg a cada 8-12 h	IM, IV, VO	Sedação, amnésia, depressão respiratória, borramento da visão, alucinações
Corticosteroides			
Dexametasona[a]	4 mg 6/6 h	IM, IV, VO	Desconforto gastrintestinal, ansiedade, insônia, hiperglicemia
Fenotiazinas			
Proclorperazina	5-10 (25 VR) mg 6/6 h	IM, IV, VO, VR	Sedação, efeitos extrapiramidais, icterícia colestática, hiperprolactinemia
Antagonistas dos receptores 5-HT3 da serotonina			
Ondansetrona	8 mg 8/8 h	IV, VO	Cefaleia, febre, arritmias, ataxia, sonolência ou nervosismo, aumento das transaminases hepáticas
Granisetrona	2 mg por 24 h	IV, VO	
Dolasetrona	100 mg por 24 h	IV, VO	

[a]Não aprovado pela FDA para essa indicação.
HT = hidroxitriptamina; IM = intramuscular; IV = intravenoso; VO = via oral; VR = via retal.
Retirada de Kraft, 2010, com permissão.

modelo de recomendações pós-operatórias para pacientes em regime hospitalar e ambulatorial.

Controle da dor

O controle da dor no pós-operatório permanece subvalorizado, e muitas pacientes continuam a sentir dor intensa após a cirurgia. Um estudo de Apfelbaum e colaboradores (2003) revelou que mais de 85% dos entrevistados haviam sentido dor moderada a intensa após cirurgia. O controle inadequado da dor leva a insatisfação com a atenção médica, prolongamento do tempo de recuperação, maior uso de recursos da atenção à saúde e aumento dos custos com a atenção à saúde (Joshi, 2005; McIntosh, 2009).

Opções de tratamento com não opioides

As duas principais classes de fármacos não opioides são o paracetamol e os anti-inflamatórios não esteroides (AINEs). Quando administrados no pré-operatório, os AINEs reduzem a dor pós-operatória, assim como a quantidade necessária de opiáceos e a incidência de PONV em mais de 30% (Akarsu, 2004; Chan, 1996; Mixter, 1998). Em geral, esses fármacos são bem tolerados e têm baixo risco de efeitos colaterais graves. Entretanto, em doses altas o paracetamol pode ser tóxico para o fígado. Por esse motivo, a FDA (2011) atualmente limita a quantidade de paracetamol por comprimido ou cápsula a 325 mg. Além disso, recomenda que sejam evitadas dosagens acima de 4.000 mg por dia, especialmente quando usadas em terapia combinada com fármacos opioides e não opioides por via oral.

Opções de tratamento com opioides

Apesar dos efeitos colaterais comuns a todos os opiáceos – depressão respiratória, náusea e vômitos –, este tratamento é a primeira escolha para o controle da dor moderada a intensa. Os três opiáceos mais comumente prescritos após cirurgias ginecológicas são a morfina, o fentanil e a hidromorfona. A meperidina, embora comumente administrada em muitas unidades obstétricas, é evitada, em parte em razão dos efeitos colaterais neurológicos associados a seu metabólito ativo, a normeperidina. Esse metabólito é um irritante cerebral capaz de causar efeitos que variam de irritabilidade e agitação a convulsões.

Morfina. A morfina, o opioide mais comumente prescrito após cirurgia ginecológica, é um potente agonista dos receptores µ-opiáceos. A ação junto a este receptor é responsável por analgesia, euforia, depressão respiratória e redução na motilidade gastrintestinal, todas observadas com a morfina. O início de ação é rápido, e os efeitos máximos ocorrem em 20 minutos após a administração IV. A duração da ação normalmente é de 3 a 4 horas. Seu metabólito ativo, morfina-6-glicuronídeo, é excretado pelos rins, sendo bem tolerado em doses baixas por pacientes com doença hepática.

TABELA 39-11 Prescrições pós-operatórias típicas (paciente internado e paciente ambulatorial)

Prescrições pós-operatórias (paciente internado)	Prescrições pós-operatórias (paciente ambulatorial)

Admitido para: sala de recuperação/andar hospitalar designado/ nome do médico responsável
Diagnóstico: estado pós qual procedimento cirúrgico
Condição: estável
Sinais vitais: 1/1 h × 4, 2/2 h × 2, depois 4/4 h
Atividade = repouso na cama
Alergias: NKDA
Notifique o médico se: T > 38°C; PA > 160/110, < 90/60; P > 130; FR > 30, < 10; EU < 120 mL/4 h, alterações agudas
Dieta: NPO exceto pedaços de gelo
Líquidos IV: RL a 125/h
Especial:
  I/E estrita
  Virar, tossir, respiração profunda quando acordado
  EI para BS, 1/1h quando acordado
  Foley (gravidade)
  Tubo DCS para bombear
	Admitido para: sala de recuperação; transferência para UA quando liberado pela anestesia
	Diagnóstico: qual estado pós-procedimento cirúrgico
	Condição: estável
	SV de rotina
	Alergias: NKDA
	Repouso no leito até AA, depois atividade à vontade
	NPO até AA, então líquidos claros
	Líquidos IV: RL a 125 mL/h até haver tolerância por VO, então, suspender hidratação IV
	Notificar o médico se: T > 38°C; PA > 160/110, < 90/60; P > 130; FR > 30, < 10; alterações agudas
	D/C paciente para casa quando AA, liberado pela anestesia, aceitando VO, deambulando e capaz de urinar
	Acompanhamento na _____ clínica em _____ semanas
	Escreva quaisquer prescrições necessárias

Medicações: 1. Prescrições de ACP: misturar 30 mg de sulfato de morfina em 30 mL de SSN; administrar 4-6 mg, depois IV 6/6 min conforme demanda; administrar 20 mg em 4 h 2. Fenergan 25 mg, IV, 6/6 h prn N/V 3. ± Toradol 30 mg, IV, 6/6 h × 24 h (somente se Cr estiver OK) Lab: HH pela manhã (ou à tarde se necessário)	

AA= acordado e alerta; PA = pressão arterial; P = pulso; BS = beira do leito; Cr = creatinina; D/C = alta (*discharge*); UA = unidade ambulatorial; HH = hemoglobina e hematócrito; I/E = ingestão e excreção; IM = intramuscular; EI = espirometria de incentivo; IV = intravenoso; RL = Ringer lactato; NKDA = sem alergias conhecidas a fármacos; NPO = nada por via oral; SSN = solução salina normal; N/V = náuseas e vômitos; ACP = analgesia controlada pelo paciente; VO = via oral; FR = frequência respiratória; DCS = dispositivo de compressão sequencial; EU = excreção urinária; SV = sinais vitais; prn = *pro re nata* (quando necessário).

Após sua administração, é comum ocorrer prurido, apesar de sua gênese ser pouco compreendida. Alguns pesquisadores teorizam que os receptores centrais dos opiáceos seriam estimulados, enquanto outros especulam sobre a possibilidade de liberação de histamina, evidenciada por urticária, placas e rubor concomitantes (Bergasa, 1991). Nesses casos, recomenda-se a troca por outro medicamento contra dor. Para tratamento do prurido, a maior parte dos dados com base em evidência tem origem em estudos sobre analgesia regional. Observou-se sucesso com o uso de ondansetrona (zofran), 4 mg IV (George, 2009). Anti-histamínicos, como a difenidramina (Benadryl), 25 mg IV, são outra opção. A naloxona, um antagonista opioide, pode ser usada, mas talvez cause reversão da analgesia produzida pela morfina.

Fentanil. O fentanil é um opioide sintético potente, mais lipofílico que a morfina e com duração de ação e meia-vida mais curtas. O pico de analgesia ocorre poucos minutos após a administração IV e dura de 30 a 60 minutos. Muitos protocolos de sedação consciente usados durante procedimentos ginecológicos ambulatoriais combinam o fentanil com um sedativo como o midazolam.

Hidromorfona. A hidromorfona, outro análogo sintético da morfina, é menos lipofílica que o fentanil. Encontra-se disponível para administração por múltiplas vias, incluindo oral, intramuscular, intravenosa, retal e subcutânea. A hidromorfona atinge o pico de analgesia 15 minutos após a administração IV, e seu efeito dura de 3 a 4 horas. Apesar de comumente usada para analgesia epidural, a hidromorfona é uma alternativa adequada para analgesia controlada pelo paciente (ACP) em indivíduos com alergia à morfina. A Tabela 39-12 apresenta um resumo das diversas medicações para dor, além da equivalência das dosagens.

Terapia de reposição hormonal

Algumas mulheres evoluem com sintomas menopáusicos significativos após a retirada dos ovários. Os sintomas podem variar desde fogachos intensos até cefaleia ou variações súbitas no humor. Para essas pacientes, deve-se considerar a possibilidade de iniciar terapia de reposição de estrogênio, desde que não haja contraindicações.

COMPLICAÇÕES POR SISTEMAS

Oligúria

A oligúria pós-operatória é definida por produção inferior a 0,5 mL/kg/h de urina. Pode ter causa pré-renal, renal ou pós-renal, e com uma abordagem sistemática normalmente é possível fazer a diferenciação efetiva entre elas.

Oligúria pré-renal

Trata-se da resposta fisiológica à hipovolemia. Taquicardia e hipotensão posturais coexistentes refletem a depleção de volume e são comumente encontradas nesses casos. São diversas

TABELA 39-12 Quadro de equivalência entre opioides/dados de dosagem para opioides

	Dose equianalgésica aproximada de opioide			Dose inicial usual			
	Parenteral (mg)	Oral (mg)	Duração (h)	Adultos > 50 kg de peso corporal		Crianças e adultos < 50 kg	
Fármaco				Parenteral	Oral	Parenteral	Oral
Morfina IR	10	30	3-4	10 mg	30 mg	0,1 mg/kg	0,3 mg/kg
Morfina SR	–	30	8-12	–	30 mg	–	0,3 mg/kg
Meperidina	75	300	2-3	100 mg	NR	0,75 mg/kg	NR
Hidromorfona	1,5	7,5	3-4	1,5 mg	6 mg	0,015 mg/kg	0,06 mg/kg
Codeína	130	200	3-4	60 mg (IM/SC)	60 mg	NR	1 mg/kg
Oxicodona IR (Roxicet) (Percocet)[a]	–	30	3-4	NA	10 mg	NA	0,2 mg/kg
Oxicodona SR	–	30	8-12	NA	10 mg	NA	0,2 mg/kg
Hidrocodona (Lorcet)[a] (Norco)[a]	NA	30	6-8	NA	10 mg	NA	0,2 mg/kg
Metadona	10	20	3-4	10 mg	20 mg	0,1 mg/kg	0,2 mg/kg
Fentanil	0,1	–	1	0,1 mg	–	–	–

[a] Produto combinando narcótico/não narcótico.
IM = intramuscular; IR = liberação imediata (de *immediate release*); NA = não disponível (de *not available*); NR = não recomendado; SC = subcutâneo; SR = liberação lenta (de *sustained release*).

as causas de hipovolemia pós-operatória incluindo hemorragia aguda, vômitos, diarreia intensa e reposição volumétrica intraoperatória insuficiente. Em resposta à hipovolemia, o sistema renina-angiotensina é ativado, com liberação do hormônio antidiurético para imediata reabsorção de sódio e água pelos túbulos renais. A oligúria pré-renal é o resultado dessa sequência.

O tratamento tem como base a correção do estado de volume da paciente. Consequentemente, é essencial que se faça uma avaliação acurada do déficit hídrico. Para iniciar o cálculo deve-se somar a perda de sangue estimada e os dados obtidos nos registros mantidos pelo anestesiologista. As perdas insensíveis durante cirurgia abdominal a céu aberto se aproximam de 150 mL/h.

Oligúria intrarrenal

A lesão isquêmica pode levar a necrose dos túbulos renais e redução na filtração. Esse tipo de lesão é mais comum em quadros pré-renais, uma vez que os túbulos renais estão mais vulneráveis a agentes nefrotóxicos, tais como AINEs, aminoglicosídeos e meio de contraste. Em muitos casos, a diferenciação entre oligúria intrarrenal e pré-renal pode ser feita calculando-se a fração de excreção do sódio (FENa), segundo a seguinte fórmula:

(Na^+ urinário/Na^+ plasmático) / (creatinina na urina/creatina plasmática)

Uma razão < 1 sugere origem pré-renal, enquanto uma razão > 3 indica lesão intrarrenal. Outra diferença é a dosagem de sódio na urina. Na oligúria pré-renal esta dosagem é < 20 mEq/L, enquanto nos estados intrarrenais é > 80 mEq/L.

Oligúria pós-renal

A causa mais comum de oligúria pós-renal é a obstrução do cateter urinário. Mais graves, a ligadura ou a laceração do ureter ou da bexiga também podem ser causas. É importante ressaltar que é possível haver obstrução parcial ou unilateral com débito urinário adequado. Outros achados associados seriam hematúria, dor abdominal ou no flanco, íleo paralítico ou sinais de uremia.

Para o diagnóstico, a ultrassonografia é altamente sensível e específica para a confirmação de hidronefrose. Outras ferramentas diagnósticas adicionais para a identificação de obstrução ureteral são a tomografia computadorizada (TC) com contraste IV e a pielografia retrógrada. É importante observar que o contraste IV pode ser nefrotóxico e, portanto, a TC contrastada talvez não seja a melhor opção para as pacientes que já tenham níveis de creatinina aumentados. Conforme discutiremos no Cap. 40 (p. 1.011), a obstrução pode ser aliviada apenas com derivação ureteral, ou pode ser necessário reparo cirúrgico.

Retenção urinária pós-operatória

A impossibilidade de urinar mesmo com a bexiga cheia é um problema comum após cirurgia ginecológica, e sua incidência varia entre 7 e 80%, dependendo da definição usada e do procedimento cirúrgico (Stanton, 1979; Tammela, 1986). A hiperdistensão pode levar à dificuldade miccional prolongada e até mesmo à lesão permanente do detrussor (Mayo, 1973). Além do desconforto da paciente, a repetição de cateterização para tratamento da retenção aumenta o risco de infecção do trato urinário, podendo prolongar a hospitalização.

Keita e colaboradores (2005) realizaram uma avaliação prospectiva dos fatores de risco potencialmente preditivos de retenção urinária pós-operatória precoce. Três fatores principais estiveram independentemente associados a risco aumentado – idade acima de 50 anos, administração intraoperatória de líquido acima de 750 mL e volume urinário vesical acima de 270 mL medido na admissão à sala de recuperação. Entre os procedimentos ginecológicos, o risco é mais alto após laparotomia em comparação com laparoscopia (Bodker, 2003).

Apesar dos riscos identificáveis, todas as mulheres devem ser informadas sobre a necessidade de avaliação imediata quando ocorre dificuldade ou ausência completa de micção. Entre os marcadores clínicos estão dor, taquicardia, urgência miccional sem sucesso e aumento do tamanho da bexiga à palpação ou à percussão, e parecem ser equivalentes à ultrassonografia vesical à beira do leito para avaliação diagnóstica (Bodker, 2003).

Uma vez identificada a retenção, cateterização e drenagem vesical devem ser realizadas. Lau e Lam (2004) procuraram determinar a melhor estratégia de cateterização para o tratamento da retenção urinária pós-operatória. Comparada com a descompressão noturna por meio de um cateter de demora, a cateterização episódica intermitente mostrou-se igualmente efetiva. Além disso, as taxas de morbidade infecciosa não diferem significativamente comparadas as duas abordagens.

Testes de esvaziamento

A micção normal requer contratilidade vesical normal na ausência de resistência uretral significativa (Abrams, 1999). Os critérios objetivos que definem a "função normal" pós-operatória variam, podendo ser avaliados por meio de testes de esvaziamento ativos ou passivos.

Teste ativo de esvaziamento. Durante esse teste, a bexiga é ativamente preenchida com um determinado volume, e, após micção da paciente, calcula-se o volume residual de urina. Inicialmente, a bexiga é totalmente esvaziada por meio de cateterização, durante a qual pode ser útil para a paciente permanecer em pé para que as porções mais dependentes da bexiga sejam esvaziadas. Então, água estéril é infundida na bexiga pelo mesmo cateter e sob a ação da gravidade, até aproximadamente 300 mL ou até que se atinja a capacidade máxima subjetiva. Aguarda-se então por 30 minutos para que a paciente urine espontaneamente em um dispositivo coletor de urina. A diferença entre o volume infundido e o volume obtido é registrada como resíduo pós-miccional.

O único trabalho avaliando a eficácia desta estratégia foi publicado por Kleeman e colaboradores (2002). Eles avaliaram mulheres após cirurgia para incontinência e prolapso. Em seu estudo, um resíduo pós-miccional inferior a 50% apresentou taxa de recateterização de 8%. Se as pacientes conseguiam urinar espontaneamente mais de 70% do volume instilado, não havia deficiência.

Teste passivo de esvaziamento. Como alternativa para a instilação ativa de solução salina, o esvaziamento vesical e o resíduo pós-miccional podem ser avaliados com enchimento fisiológico passivo da bexiga. Inicialmente, o cateter de Foley é removido e a paciente é instada a beber um grande volume de líquido. A seguir, a paciente é orientada a urinar espontaneamente assim que sentir o primeiro desejo miccional ou após 4 horas, o que ocorrer primeiro. O volume de urina é medido em um dispositivo coletor. Finalmente, é realizada cateterização ou ultrassonografia vesical para medir o resíduo pós-miccional (Fig. 23-14, p. 620).

Uma forma fácil de lembrar quando se avaliam testes de esvaziamento ativo ou passivo é a *regra 75/75* – micção espontânea acima de 75 mL *e* volume urinado acima de 75% do volume total. Esses valores indicam teste de esvaziamento bem-sucedido o que evita a reinserção do cateter de Foley. Alternativamente, no serviço de uroginecologia do Parkland Memorial Hospital, considera-se como bem-sucedido o teste com resíduo pós-miccional inferior a 100 mL.

Complicações pulmonares

Definições muito genéricas impedem que se possa avaliar com precisão a incidência de complicações pulmonares pós-operatórias, mas há relatos com estimativas que variam de 9 a 69% (Calligaro, 1993; Hall, 1991). As complicações pulmonares comuns encontradas por ginecologistas são a atelectasia e a pneumonia. Há cinco fatores de risco significativos para complicações pulmonares após cirurgia abdominal, a saber, idade acima de 60 anos, IMC acima de 27, história de câncer, tabagismo nas últimas 8 semanas e incisão cirúrgica envolvendo o abdome superior (Brooks-Brunn, 1997).

Atelectasia

Características clínicas. Atelectasia é o fechamento ou colapso reversível de alvéolos observado em 90% das pacientes cirúrgicas (Lundquist, 1995). Sua ocorrência está associada a redução da complacência pulmonar, anormalidades nas trocas gasosas e aumento da resistência vascular pulmonar. Assim, os sinais característicos são redução do murmúrio vesicular ou macicez à percussão sobre os campos pulmonares afetados, e redução da oxigenação. Além disso, densidades lineares nos campos inferiores tipificam as características radiográficas pulmonares (Hall, 1991). Classicamente, a atelectasia está associada a febre baixa. No entanto, Engoren e colaboradores (1995) avaliaram 100 pacientes adultos consecutivos com atelectasia radiograficamente diagnosticada no pós-operatório e não encontraram associação entre atelectasia e febre pós-operatória. A oximetria de pulso > 92% indica oxigenação adequada, embora a medição de PaO_2 com gasometria arterial seja mais precisa para avaliar os pacientes com insuficiência respiratória e hipoxia. Apesar de sua ocorrência comum após cirurgias abdominais, a atelectasia em geral é temporária (até 2 dias), autolimitada e raramente retarda a recuperação ou a alta hospitalar do paciente (Platell, 1997). Casos graves de atelectasia podem ser prevenidos com tratamento para expansão pulmonar explicado anteriormente (p. 950).

É importante ressaltar que a atelectasia pode ser clinicamente confundida com embolia pulmonar ou, mais raramente, com pneumonia. Todos esses quadros podem se manifestar na forma de comprometimento respiratório e febre. Assim, fatores de risco para complicações tromboembólicas, comprometimento respiratório mais intenso, febre e taquicardia determinam investigação para embolia pulmonar e pneumonia.

Pneumonia adquirida no hospital

Essa é a segunda infecção nosocomial mais comum nos Estados Unidos e está associada a altas taxas de morbidade e mortalidade (Tablan, 2004). Sua incidência em pacientes cirúrgicos varia de 1 a 19%, dependendo do procedimento cirúrgico e do hospital avaliado (Kozlow, 2003). Com essas infecções, os patógenos bacterianos mais comumente responsáveis são os bacilos gram-negativos aeróbios, como *Pseudomonas aeruginosa, Escherichia coli, Klebsiella pneumoniae* e espécies de *Acinetobacter.*

Clinicamente, a pneumonia é diagnosticada caso a radiografia torácica revele infiltrado novo ou progressivo e se estiverem presentes duas de três características clínicas (leucocitose, > 38°C ou secreções purulentas). Recomenda-se o uso de esquema com antibioticoterapia de amplo espectro para tratamento de pneumonia hospitalar. Um esquema aprovado é o que associa um agente β-lactâmico de espectro ampliado, como piperacilina-tazobactam ou ticarcilina-clavulanato, com um aminoglicosídeo (Tabela 3-4, p. 68). Se houver suspeita de aspiração, deve-se considerar o uso de terapêutica específica contra anaeróbios, com metronidazol ou clindamicina. Um algoritmo defendido pela American Thoracic Society é apresentado na Figura 39-6. Como discutido anteriormente, a prevenção pode ser aperfeiçoada com o uso de tubos endotraqueais orais e orogástricos em vez de tubos nasais; elevação da cabeceira do leito em 30 a 45 graus, particularmente durante a alimentação, e remoção de secreções subglóticas nos pacientes incapazes de eliminá-las sozinhos (American Thoracic Society, 2005).

Diagnóstico e tratamento do tromboembolismo

Se houver suspeita de TEV, a investigação se inicia com o exame clínico e a estimativa do risco. Para TVP, Wells e colaboradores (1995) publicaram um dos algoritmos mais utilizados para predição clínica (Fig. 39-7 e Tabela 39-13). Quando indicado, o ecodoppler é extremamente sensível para detecção de TVP proximal com taxa de falso-negativo entre 0 e 6% (Fig. 2-27, p. 49) (Gottlieb, 1999). Para embolia pulmonar (EP), os sinais e sintomas mais comuns são: dispneia, dor torácica, síncope, tosse e hemoptise. Clinicamente, a paciente pode se apresentar taquipneica, taquicárdica e hipoxêmica. À ausculta é possível que haja estertores, atrito pleural ou acentuação do ruído de fechamento da valva pulmonar. O ECG revela desvio do eixo à direita e a radiografia do tórax, redução da trama vascular nas áreas afetadas do pulmão. Os médicos comumente solicitam TC helicoidal ou cintilografia de ventilação/perfusão

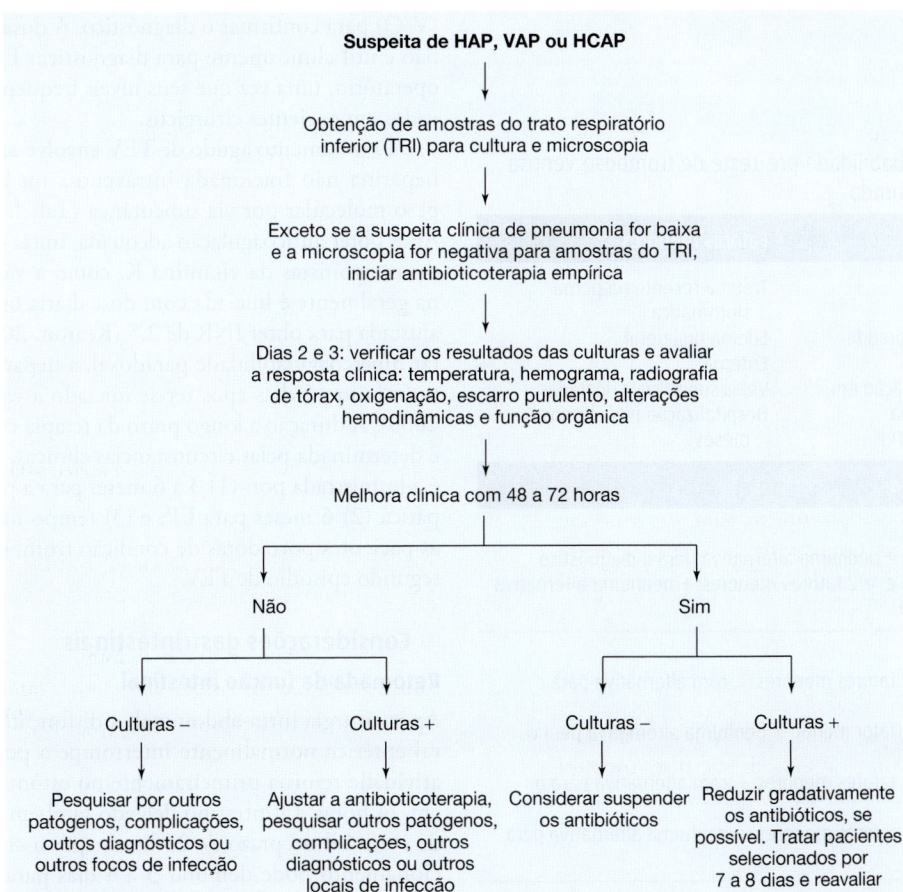

FIGURA 39-6 Algoritmo descrevendo as estratégias de manejo em casos de pneumonia adquirida no hospital. HAP = pneumonia adquirida no hospital (de *hospital-acquired pneumonia*); HCAP = pneumonia associada a cuidados médicos (de *health care-associated pneumonia*); VAP = pneumonia associada a ventilação (de *ventilator-associated pneumonia*). (Retirada de American Thoracic Society, 2005, com permissão.)

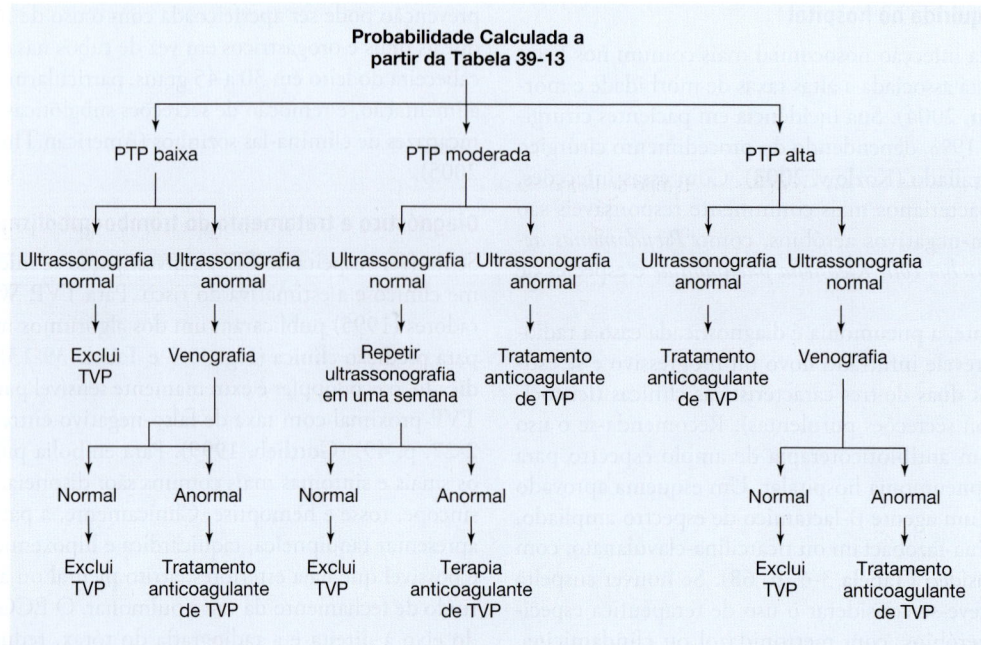

FIGURA 39-7 Algoritmo para avaliação de suspeita de trombose venosa profunda (TVP). PTP = probabilidade pré-teste (de *pretest probability*). (Retirada de Wells, 1995, com permissão.)

TABELA 39-13 Probabilidade pré-teste de trombose venosa profunda

Fatores maiores	Fatores menores
Câncer	Trauma recente na perna sintomática
Imobilização	Edema unilateral
Cirurgia recente de grande porte	Eritema
Sensibilidade à palpação em coxa ou panturrilha	Veias superficiais dilatadas
História familiar de TVP	Hospitalização nos últimos 6 meses

Probabilidade clínica

Alta
> 3 fatores maiores e nenhuma alternativa para o diagnóstico
> 2 fatores maiores e > 2 fatores menores + nenhuma alternativa para o diagnóstico

Baixa
1 fator maior + > 2 fatores menores + com alternativa para o diagnóstico
1 fator maior + > 1 fator menor + nenhuma alternativa para o diagnóstico
0 fator maior + > 3 fatores menores + com alternativa para o diagnóstico
0 fator maior + > 2 fatores menores + nenhuma alternativa para o diagnóstico

Moderada
Todas as demais combinações

Modificada de Wells, 1995, com permissão.

(V/Q) para confirmar o diagnóstico. A dosagem do D-dímero não é útil clinicamente para diagnosticar EP em cenário pós-operatório, uma vez que seus níveis frequentemente estão elevados em pacientes cirúrgicos.

O tratamento agudo de TEV envolve anticoagulação com heparina não fracionada intravenosa ou heparina de baixo peso molecular por via subcutânea (Tabelas 39-14 e 39-15). Após obter anticoagulação adequada, inicia-se a administração de antagonistas da vitamina K, como a varfarina. A varfarina geralmente é iniciada com dose diária oral de 2,5 a 10 mg ajustada para obter INR de 2,5 (Kearon, 2008). A fim de evitar hipercoagulabilidade paradoxal, a heparina é mantida por no mínimo 5 dias após ter-se iniciado a varfarina (Fekrazad, 2009). A duração a longo prazo da terapia com anticoagulante é determinada pelas circunstâncias clínicas, mas normalmente é administrada por: (1) 3 a 6 meses para a primeira TVP idiopática (2) 6 meses para EP; e (3) tempo indeterminado para as pacientes portadoras de condição trombofílica ou com um segundo episódio de TEV.

■ Considerações gastrintestinais
Retomada da função intestinal

Após cirurgia intra-abdominal, a disfunção da atividade neural entérica normalmente interrompe a peristalse normal. A atividade retorna primeiramente no estômago, sendo notada em 24 horas. O intestino delgado também apresenta atividade contrátil no prazo de 24 horas após a cirurgia, mas o funcionamento pode demorar 3 a 4 dias para voltar ao normal (Condon, 1986; Dauchel, 1976). A recuperação da motilidade colônica rítmica ocorre por último, cerca de 4 dias após cirurgia intra-abdominal (Huge, 2000). A eliminação de flatos,

TABELA 39-14 Protocolo do Hospital Parkland para infusão contínua de heparina em pacientes com tromboembolismo venoso

Dose inicial de heparina
___ unidades IV rapidamente (recomendam-se 80 unidades/kg com número total arredondado para a centena mais próxima, com máximo de 7.500 unidades), a seguir
___ unidades/h em infusão (recomendam-se 18 unidades/kg/h com número total arredondado para o 50 mais próximo).

Ajuste na velocidade de infusão – com base no tempo de tromboplastina parcial (TTP):

TTP (s)[a]	Intervenção[b]	Alteração na velocidade de infusão[c]
< 45	80 unidades/kg em bolo	↑ em 4 unidades/kg/h
45-54	40 unidades/kg em bolo	↑ em 2 unidades/kg/h
55-84	Nenhuma	Nenhuma
85-100	Nenhuma	↓ em 2 unidades/kg/h
>100	Suspender a infusão por 60 min	↓ em 3 unidades/kg/h

[a]Meta para TTP 55-84.
[b]Arredondado para a centena mais próxima.
[c]Arredondado para o 50 mais próximo.
De Cunningham, 2010, com permissão.

caracteristicamente, assinala o retorno da função normal, e a eliminação de fezes em geral ocorre em 1 a 2 dias.

Retomada da dieta

Observou-se maior efetividade com retomada imediata da alimentação no pós-operatório. A alimentação precoce beneficia a cicatrização da ferida, estimula a motilidade intestinal, reduz a estase intestinal, aumenta o fluxo sanguíneo esplâncnico e estimula os reflexos que provocam a secreção de hormônios gastrintestinais (Anderson, 2003; Braga, 2002; Correia, 2004; Lewis, 2001). A opção de reiniciar a alimentação precocemente com alimentos líquidos ou sólidos foi estudada prospectivamente (Jeffery, 1996). Em pacientes que receberam alimentos sólidos em sua primeira refeição pós-operatória, o número de calorias e proteínas consumidas no primeiro dia pós-operatório foi maior. Adicionalmente, não se observou diferença estatisticamente significativa no número de pacientes que necessitaram ter o regime alimentar alterado para NPO (non per os – nada por via oral) (7,5% no grupo de dieta regular e 8,1% no grupo de dieta de líquidos claros). A maior tolerância e a melhor palatabilidade dos alimentos sólidos os tornam uma opção razoável.

Íleo

Íleo adinâmico pós-operatório (IPO) é um distúrbio transitório da atividade gastrintestinal que leva a distensão abdominal, sons intestinais hipoativos, náusea e/ou vômitos relacionado com acúmulo de gás e líquido no trato gastrintestinal e acúmulo de líquidos e retardo da eliminação de flatos e/ou fezes (Livingston, 1990).

A gênese do IPO é multifatorial. Primeiramente, a manipulação intestinal durante a cirurgia leva à produção de fatores que contribuem para o IPO. São eles: (1) fatores neurogênicos relacionados com hiperatividade simpática; (2) fatores hormonais relacionados com a liberação do fator hipotalâmico liberador da corticotrofina, que desempenha papel-chave na resposta ao estresse; e (3) fatores inflamatórios (Tache, 2001). O uso perioperatório de opioides também tem papel significativo na etiologia do IPO. Assim, ao selecionarem esses agentes, os médicos devem ponderar o benefício da analgesia produzida pela ligação ao receptor opioide central contra a disfunção gastrintestinal que resulta dos efeitos de ligação do receptor periférico (Holzer, 2004).

Nenhum tratamento isolado esgota a conduta nos casos com IPO. A reposição hidroeletrolítica para restabelecer o estado euvolêmico é a base do tratamento tradicional. Por outro lado, a descompressão gástrica com instalação rotineira de tubo nasogástrico para promover o repouso intestinal foi questionada por múltiplos estudos prospectivos randomizados. Na metanálise que incluiu cerca de 4.200 pacientes, concluiu-se que a descompressão nasogástrica de rotina não é efetiva e é

TABELA 39-15 Características de algumas heparinas de baixo peso molecular

Nome	Dose	Pico terapêutico
Enoxaparina	1 mg/kg 12/12h 1,5 mg/kg/dia	0,6 a 1 UI/mL 1-1,5 UI/mL
Tinzaparina	175 UI/kg/dia	0,85-1 UI/mL
Dalteparina	100 UI/kg 12/12h 200 UI/kg/dia	0,4-1,1 UI/mL 1-2 UI/mL

inferior a seu uso seletivo em pacientes sintomáticos. Especificamente, os pacientes sem SNGs apresentaram retorno muito mais precoce à função intestinal normal, e redução dos riscos de infecção da ferida e de hérnia ventral (Nelson, 2005). Além disso, também foram reduzidos o desconforto relacionado ao tubo, a náusea e a permanência hospitalar. Por essas razões, o uso pós-operatório de SNG é recomendado apenas para alívio sintomático de distensão abdominal e vômitos recorrentes (Nunley, 2004).

Mascar chicletes como modalidade preventiva de IPO foi foco de diversos estudos. A maioria dos autores concluiu que mascar chicletes não tem valor terapêutico, uma vez que não houve diferenças significativas no período de hospitalização ou no tempo decorrido até a primeira eliminação de gases ou fezes (Matros, 2006).

Obstrução do intestino delgado

A obstrução do intestino delgado (SBO, de *small bowel obstruction*) pode ser parcial ou total, e resultar de aderências após cirurgia intra-abdominal, infecção ou processo maligno. Entre essas, as aderências cirúrgicas são a causa mais comum (Krebs, 1987; Monk, 1994). Estima-se que a SBO ocorra após 1 a 2% de todas as histerectomias totais abdominais e que cerca de 75% das obstruções sejam totais (Al Sunaidi, 2006). O intervalo médio entre um procedimento intra-abdominal primário e a SBO é de cerca de 5 anos (Al Took, 1999).

Embora o manejo inicial dos casos com obstrução de intestino delgado seja similar àquele descrito para IPO, o diagnóstico diferencial é importante para prevenir as graves sequelas de SBO. Durante a SBO, o lúmen intestinal sofre dilatação proximal à obstrução, enquanto ocorre descompressão distalmente. O crescimento bacteriano no intestino delgado proximal pode levar a fermentação bacteriana e aumento da dilatação. A parede do intestino delgado torna-se crescentemente edematosa e disfuncional (Wright, 1971). O aumento progressivo na pressão intestinal pode comprometer a perfusão do segmento intestinal, levando a isquemia ou a ruptura (Megibow, 1991).

Os sinais clínicos que podem ajudar a distinguir entre obstrução de intestino delgado e IPO incluem taquicardia, oligúria e febre. O exame físico pode revelar distensão, sons intestinais de alta frequência e ampola retal vazia ao exame digital. Finalmente, a leucocitose com predomínio de neutrófilos deve alertar sobre a possibilidade de isquemia intestinal concomitante.

Para o diagnóstico, a tomografia computadorizada é a principal ferramenta de imagem para identificar a SBO. Com a ajuda de contraste hidrossolúvel, pode-se identificar a causa e a gravidade da obstrução. A gastrografina, o contraste hidrossolúvel mais comumente usado, é uma mistura de amidotrizoato de sódio e amidotrizoato de meglumina que ajuda na resolução do edema intestinal em razão de sua pressão osmótica elevada. A gastrografina, teoricamente, também realça a contratilidade da musculatura lisa (Assalia, 1994). Embora o uso de gastrografina oral pareça reduzir a permanência hospitalar, ela não parece produzir benefícios terapêuticos nas aderências relacionadas com a obstrução de intestino delgado (Abbas, 2005).

O tratamento da obstrução de intestino delgado varia com o grau de obstrução. Para pacientes com obstrução parcial, a dieta é suspensa, inicia-se reposição hídrica e administração de antieméticos e instala-se SNG para os casos com náusea e vômitos significativos. O paciente deve ser mantido sob vigilância estrita, buscando por sinais de isquemia intestinal, incluindo febre, taquicardia, aumento da dor abdominal e aumento dos leucócitos. Na maioria dos casos, os sintomas de SBO parcial devem melhorar em 48 horas. Por outro lado, para a maioria dos pacientes com obstrução total, há indicação de cirurgia para aliviar a obstrução.

■ Nutrição

As primeiras metas da nutrição pós-operatória são melhorar a função imunológica, promover a cicatrização da ferida e minimizar os distúrbios metabólicos. Apesar do estresse adicional no período pós-operatório imediato, a subalimentação é aceita por um curto período (Seidner, 2006). A Tabela 39-16 apresenta um resumo das necessidades metabólicas básicas no período pós-operatório imediato. No entanto, a restrição proteica e calórica prolongada em paciente cirúrgico pode levar a distúrbio na cicatrização da ferida, redução da função cardíaca e pulmonar, crescimento bacteriano excessivo no trato GI e outras complicações que aumentam a permanência hospitalar e a morbidade do paciente (Elwyn, 1975; Kinney, 1986; Seidner, 2006). Se a ingesta calórica oral for adiada por 7 a 10 dias, justifica-se o suporte nutricional.

Nutrição enteral *versus* parenteral

Na ausência de contraindicações, a nutrição enteral é preferida à via parenteral, especialmente quando se comparam complicações infecciosas (Kudsk, 1992; Moore, 1992). Outras vantagens da nutrição enteral incluem menos distúrbios metabólicos e menor custo (Nehra, 2002).

TABELA 39-16 Necessidades nutricionais pós-operatórias

Necessidades nutricionais	Recomendações
Gasto energético basal (GEB) em mulheres	655 + 1,9 (altura [cm]) + 9,6 (peso [kg]) − 4,7 (idade [anos])
Calorias totais	100-120% GEB
Glicose	50-70% de ingesta calórica total Manter o nível de glicose < 200 mg/dL
Proteínas	1,5 g/kg/dia do peso atual (< 25) 2,0 g/kg/dia do peso ideal (> 25)

IMC = índice de massa corporal.
Compilada de Nehra, 2002.

Choque hipovolêmico

Diagnóstico de choque hipovolêmico

A disfunção circulatória causa redução da oxigenação tecidual e resulta em insuficiência de múltiplos órgãos se não for reconhecida a tempo e tratada imediatamente. Em ginecologia, a causa mais comum de choque é a hipovolemia relacionada com hemorragia, mas os choques cardiogênico, séptico e neurogênico também devem ser considerados durante a avaliação da paciente. A investigação inicia-se com a avaliação de nível de consciência, sinais vitais, débito urinário e hematócrito da paciente. Infelizmente, indicadores como pressão arterial e frequência cardíaca em repouso podem não ser alterados em razão de compensação inicial. Por exemplo, após perda sanguínea aguda acima de 25 a 30% do volume sanguíneo total, a hipotensão geralmente retarda outros marcadores de disfunção em múltiplos órgãos, incluindo oligúria e alteração do nível de consciência.

Além do alto índice de suspeição clínica para hipovolemia, marcadores sorológicos podem ajudar proporcionando evidências objetivas de redução da perfusão e da oxigenação. Os níveis de lactato no soro são mais sensíveis que a pressão sanguínea e o débito cardíaco para predizer hemorragia grave (Broder, 1964; Dunham, 1991). Além disso, os níveis de lactato no soro podem ser usados para confirmar a efetividade da reanimação. A análise dos gases sanguíneos também pode fornecer uma estimativa rápida do déficit de base no soro. A gravidade da hemorragia pode ser prevista com precisão usando a seguinte classificação do déficit de base: –2 a –5 (hemorragia leve), –6 a –14 (hemorragia moderada) e –15 ou menos (hemorragia grave). Se os pacientes continuarem a apresentar déficit de base apesar de reanimação agressiva, deve-se presumir hemorragia progressiva (Davis, 1988). É importante observar que o valor do hematócrito não prediz imediatamente a gravidade da perda sanguínea aguda de maneira tão precisa quanto a tendência de queda nos valores seriados (Cap. 40, p. 1.006).

Tratamento do choque hipovolêmico

O tratamento do choque hipovolêmico está centrado no controle da hemorragia progressiva e na restauração do volume intravascular. Uma regra mnemônica fácil usada para descrever o tratamento é ORDER, que representa *oxygenate, restore, drug therapy, evaluate and remedy* (oxigenar, repor, tratar com fármacos, avaliar e remediar). (American College of Obstetricians and Gynecologists, 1997). Inicialmente, procede-se à suplementação com oxigênio para evitar a dessaturação de tecidos (Wilson, 2003). Simultaneamente, inicia-se uma infusão rápida de soluções cristaloides isotônicas através de dois grandes acessos intravenosos para repor rapidamente o volume. Se a hipotensão se mostrar refratária, talvez haja necessidade de administração suplementar de coloides e transfusão de hemácias (Capítulo 40, p. 1.007). Na presença de hipovolemia, os vasopressores em geral não são recomendados, exceto com auxílio temporário em quadro instável enquanto se repõe líquido. Durante o tratamento, a pressão sanguínea, o débito urinário e o estado geral da paciente nos informam sobre a efetividade dos esforços de reanimação. Esses achados permitirão aumentar o tratamento para prevenir ou minimizar lesões nos órgãos-alvo. Finalmente, caso se suspeite de sangramento persistente, os benefícios da intervenção cirúrgica podem superar os riscos de manter o tratamento conservador. No intraoperatório, a abordagem visa a isolar e controlar o foco de hemorragia, conforme descrito no Capítulo 40, p. 1.003). Após a estabilização da paciente, é essencial manter supervisão atenta para identificar anormalidades eletrolíticas, distúrbios da coagulação e lesão orgânica isquêmica.

Avaliação da febre pós-operatória

A febre é um dos problemas mais comumente encontrados no pós-operatório. Embora possa refletir um processo infeccioso, a maioria dos casos é autolimitada (Garibaldi, 1985). No entanto, para aqueles pacientes com sintomas persistentes, uma abordagem de investigação sistemática pode ajudar a diferenciar entre etiologias inflamatórias e infecciosas.

Fisiopatologia da resposta febril

A febre é uma resposta a mediadores inflamatórios, denominados *pirógenos*, com origem endógena ou exógena. Os pirógenos circulantes levam à produção de prostaglandinas (principalmente PGE_2), que elevam o ponto de termorregulação. A cascata inflamatória produz diversas citocinas (IL-1, IL-6, TNF-α), encontradas na circulação após uma variedade de eventos – cirurgia, câncer, traumatismo e infecção (Wortel, 1993). Assim, o diagnóstico diferencial de febre pós-operatória deve incluir causas não infecciosas e infecciosas.

Etiologia

As febres pós-operatórias que surjam mais de 2 dias após a cirurgia têm maior probabilidade de serem infecciosas. As causas mais comuns podem ser agrupadas e recordadas utilizando-se a regra mnemônica dos *cinco Ws*, que representam *wind* (vento), *water* (água), *walking* (caminhar), *wound* (ferida) e *wonder drug* (remédio milagroso). Primeiro, deve-se considerar a possibilidade de pneumonia, e as mulheres com maior risco são aquelas que passaram por ventilação mecânica por período prolongado, as que tenham tido SNG instalada ou aquelas com DPOC preexistente. Além disso, a cateterização vesical faz essas mulheres apresentarem risco de infecção do trato urinário. Logicamente, a duração da cateterização mantém correlação direta com o risco dessa infecção. A doença tromboembólica venosa pode se apresentar com febre baixa, e pacientes com TEVs comumente se apresentam outros sintomas específicos da doença (p. 968) (Stein, 2000). A febre relacionada com infecção do sítio cirúrgico em geral surge 5 a 7 dias após a cirurgia. Essas infecções podem envolver as paredes pélvica ou abdominal, e seu tratamento será discutido posteriormente neste capítulo, assim como foi no Capítulo 3 (p. 99). Finalmente, medicações de uso comum no pós-operatório – como heparina, antibióticos β-lactâmicos e sulfonamidas – podem causar erupções, eosinofilia ou febre provocada pelo fármaco.

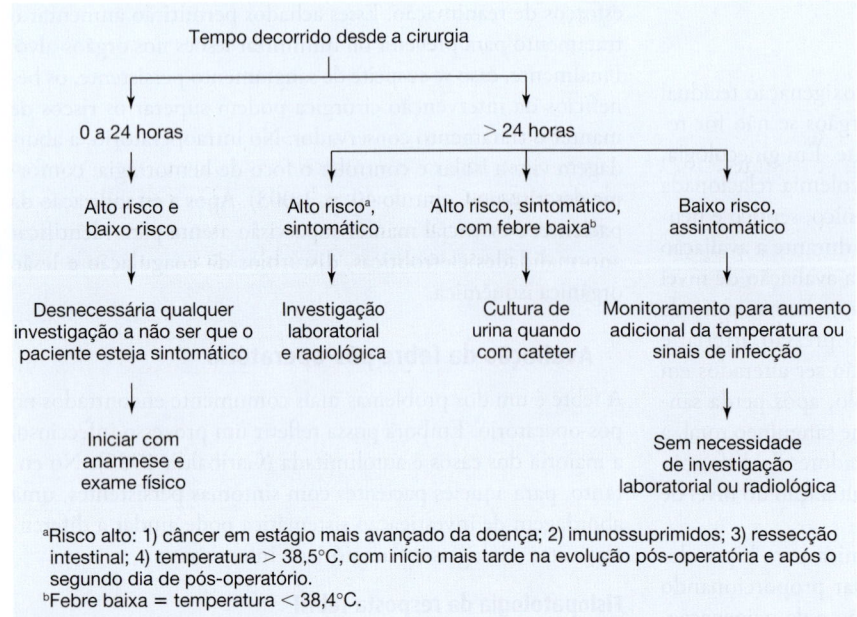

FIGURA 39-8 Algoritmo para avaliação de febre pós-operatória. *(Retirada de de la Torre, 2003, com permissão.)*

Avaliação clínica

Exames de rotina, incluindo hemograma, exame de urina, hemoculturas e radiografia de tórax, avaliados em múltiplos ensaios, considerados ineficientes e inefetivos (Badillo, 2002; de la Torre, 2003; Schey, 2005). Assim, a avaliação inicial de uma paciente com febre pós-operatória deve ser individualizada, e se inicia com anamnese e exame físico direcionados. O algoritmo diagnóstico simples apresentado na Figura 39-8 pode ser usado como estratégia de alto rendimento e custo-efetiva para o manejo de pacientes com febre pós-operatória.

■ Ferida operatória

Fase aguda da cicatrização da ferida

A cicatrização de ferida foi descrita como um processo em três fases – reação inflamatória, proliferação e remodelamento (Li, 2007). A hemostasia por coagulação inicia a primeira etapa na *fase inflamatória*. A infiltração de leucócitos com liberação de citocinas contribui para iniciar a *fase proliferativa* do reparo da ferida. Há duas atividades ocorrendo simultaneamente – crescimento e granulação de tecido para preencher a ferida e formação do epitélio para cobrir sua superfície. O estágio final, *remodelamento*, restaura a integridade estrutural e funcional do novo tecido.

Deiscência da ferida

Apesar dos avanços clínicos nas áreas de anestesia, antibioticoterapia pré-operatória, tecnologia de suturas e cuidados pós-operatórios, a incidência de distúrbios da ferida operatória permanece inalterada (Cliby, 2002). A deiscência prolonga a permanência hospitalar e requer cuidados especiais. Assim, o cirurgião deve ter conhecimentos sobre fatores de risco modificáveis e opções de tratamento para essas complicações.

Classificação e incidência. O grau de abertura da ferida é variável, podendo atingir camadas subcutâneas e cutâneas. Os casos superficiais podem ser causados apenas por hematoma ou seroma, mas é mais comum que sejam resultantes de infecção da ferida. A incidência publicada para descolamento superficial varia entre 3 e 15% (Owen, 1994; Taylor, 1998).

Nos casos mais graves, a separação pode incluir a fáscia da parede abdominal. As deiscências de fáscia ocorrem com menos frequência e são fatais em cerca de 25% dos casos (Carlson, 1997). Infecção ou pontos de sutura aplicados com tensão excessiva são as causas mais comuns de necrose de fáscia. Como as suturas encontram-se insuficientemente fixadas à fáscia (Bartlett, 1985), essas camadas facilmente se separam com aumento mínimo na pressão intra-abdominal.

Prevenção. Entre os fatores importantes para a evolução com deiscência da ferida estão o estado geral da paciente, a propriedade da técnica cirúrgica e o risco de infecção da ferida operatória.

Estado geral da paciente. Riou e colaboradores (1992) observaram que idade acima de 65 anos, doença pulmonar, malnutrição, obesidade, processos malignos e hipertensão arterial contribuem para aumentar o risco de evolução com abertura da ferida operatória.

Técnica cirúrgica apropriada. Na sala de cirurgia, o cirurgião tem múltiplas oportunidades para modificar os riscos associados à deiscência da ferida operatória. A técnica cirúrgica apropriada é aquela que garante boa hemostasia, manipula os tecidos com cuidado, remove tecidos desvitalizados, fecha espaços mortos, utiliza fio de sutura monofilamentar, instala dreno de sucção fechado quando indicado e mantém normotermia (Mangram, 1999). Por exemplo, Kurz e colaboradores (1996) demonstraram que a manutenção da normotermia em pacientes submetidas à cirurgia abdominal reduziu significativamente as taxas de infecção da ferida no pós-operatório de 19 para 6%.

O uso de eletrocautério em vez de bisturi convencional para a incisão de entrada na cavidade abdominal é comum e oferece rapidez, hemostasia, cicatrização comparável da ferida e redução da analgesia no pós-operatório (ver Capítulo 40, p. 999) (Chrysos, 2005). As propriedades de corte do bisturi eletrocirúrgico levam as células a explodir em razão da conversão da água celular em vapor. Esse método de dissipação do calor leva à lesão térmica mínima dos tecidos laterais. O modo de coagulação, por outro lado, produz hemostasia por formação de escara superficial e sua desidratação (a ligação entre células desnaturadas, desidratadas dos vasos endoteliais). Como consequência, a dissecção tecidual deve ser feita com modo de corte, enquanto a hemostasia é mais bem realizada com coagulação dirigida mínima. Além disso, a redução no número de cortes durante a incisão resulta em menor dano tecidual e crescimento bacteriano.

O fechamento do espaço morto usando sutura subcutânea na fáscia de Camper no momento do parto por cesariana reduz significativamente a deiscência superficial de feridas nos casos com camada subcutânea com espessura acima de 2 cm (Naumann, 1995; Ramsey, 2005). Entretanto, faltam estudos prospectivos bem desenhados nas populações ginecológicas. O fechamento da pele usando sutura subcuticular apresenta taxas de deiscência de ferida inferiores em comparação com o uso de grampos (Johnson, 2006).

Infecção. A infecção é uma causa comum de abertura da ferida operatória. Os fatores de risco para infecção são inúmeros e estão listados na Tabela 3-29 (p. 99). Desses, muitos podem ser minimizados no pré-operatório (Tabela 39-17).

Diagnóstico. As deiscências superficiais de feridas operatórias em geral ocorrem 3 a 5 dias após a cirurgia, com surgimento de eritema e drenagem de instalação recente. O atraso na evacuação do exsudato inflamatório do espaço morto subcutâneo pode levar ao enfraquecimento da fáscia e a maior risco de deiscência de fáscia.

A deiscência de fáscia em geral ocorre nos 10 primeiros dias de pós-operatório. A abertura superficial da camada subcutânea e o extravasamento intenso de líquido peritoneal ou de descarga purulenta são indicativos. Dado o alto risco de mortalidade associado à deiscência de fáscia com evisceração intestinal, é justificado o exame sob anestesia para avaliar a extensão do problema.

Tratamento da deiscência superficial da ferida. O foco do tratamento da ferida deve ser acelerar a cicatrização ao mesmo tempo em que se reduzem custos e complicações. Se for identificada celulite concomitante na ferida, deve-se usar antibioticoterapia sistêmica para tratar a infecção.

Troca de curativo úmido a seco. O foco inicial do tratamento da ferida é remover inteiramente hematomas e/ou seromas e tratar a infecção subjacente. Conforme discutido no Capítulo 3 (p. 99), a maioria das infecções de feridas operatórias abdominais em casos de cirurgia limpa é causada por *Staphylococcus aureus*. Por outro lado, aquelas que se seguem a procedimentos limpos-contaminados têm maior chance de ser polimicrobianas. Assim, a antibioticoterapia nesses casos deve cobrir mi-

TABELA 39-17 Intervenções selecionadas para prevenção de infecção do sítio cirúrgico

INTERVENÇÃO
Pré-operatórias
Manter o nível de hemoglobina A_{1c} < 7% antes da cirurgia
Interromper o tabagismo 30 dias antes da cirurgia (para medicamentos auxiliares, ver Tabela 1-23, p. 28)
Administrar suplementos nutricionais especializados ou nutrição enteral em casos de desnutrição grave, por 7 a 14 dias antes da cirurgia
Tratar adequadamente infecções pré-operatórias, como infecção do trato urinário ou cervicite
Identificar e tratar portadores de *S. aureus* pode ser uma intervenção útil
Perioperatórias
Raspar pelos apenas se forem interferir na operação; remover os pelos por corte ou depilação imediatamente antes da cirurgia; não realizar raspagem pré ou perioperatória no local da cirurgia
Lavar e escovar com soluções antissépticas ou antissépticos à base de álcool mãos e antebraços de toda a equipe cirúrgica
Preparar a pele ao redor do local da cirurgia com agente antisséptico apropriado, inclusive formulações à base de álcool, clorexidina[a] ou iodo
Administrar antibioticoterapia profilática nos procedimentos limpos potencialmente contaminados e nos contaminados e em alguns procedimentos limpos selecionados (ver Tabela 39-6, p. 959)
Administrar antibioticoterapia profilática 1 h antes da incisão (2 h para vancomicina e fluoroquinolonas)
Utilizar doses maiores de antibióticos nas pacientes com obesidade mórbida
Utilizar vancomicina como antibiótico profilático apenas quando houver risco significativo de infecção por SARM
Prover ventilação adequada, reduzir o tráfego na sala de cirurgia e limpar instrumentos e superfícies com desinfetantes aprovados
Evitar esterilização rápida (*flash*)
Intraoperatórias
Manusear os tecidos com cuidado, eliminar espaços mortos e respeitar os padrões de assepsia
Evitar o uso de dreno cirúrgico a não ser que seja absolutamente necessário
Deixar abertas as feridas contaminadas ou infectadas
Aplicar nova dose de antibióticos com meia-vida curta, caso a cirurgia se prolongue (para cefazolina se a operação tiver > 3 h) ou se houver grande perda de sangue
Manter normotermia intraoperatória
Pós-operatórias
Manter glicemia < 200 mg/dL nos 2 primeiros dias de pós-operatório
Monitorar a ferida para desenvolvimento de ISC

[a]Preferencial para laparotomia.
SARM = *Staphylococcus aureus* resistente à meticilina; ISC = infecção de sítio cirúrgico.
Modificada de Kirby, 2009, com permissão.

TABELA 39-18 Produtos para cuidados com feridas

Produto	Descrição
Creme antifúngico	Creme tópico usado para tratamento de infecções fúngicas superficiais da pele ao redor da ferida; contém 2% de nitrato de miconazol.
Alginato de cálcio	Alginato de cálcio é um sólido que troca íons cálcio por íons sódio quando em contato com qualquer substância contendo sódio, como o líquido da ferida. O alginato de sódio resultante é um gel não aderente, não oclusivo e semelhante ao leito da ferida. Indicado para feridas com débito de drenagem moderado a alto.
Debridamento enzimático	Solução tópica que degrada o tecido necrótico ao digerir diretamente os componentes necrosados ou dissolver o colágeno que prende o tecido necrótico ao leito da ferida subjacente.
Filme	Folhas finas e transparentes de poliuretano com um dos lados coberto por adesivo acrílico e hipoalergênico. O adesivo não irá se fixar a superfícies úmidas, e o filme é impermeável a líquidos e bactérias, mas semipermeável a oxigênio e vapor de água. Indicado em feridas superficiais com pouco ou nenhum exsudato.
Espuma	Folhas de poliuretano contendo células abertas capazes de reter líquidos e removê-los do leito da ferida. As espumas apresentam capacidade de absorção enquanto mantêm a ferida úmida. Indicadas em feridas moderada ou altamente drenantes.
Gaze	Algodão tecido ou não tecido ou misturas sintéticas.
Hidrogel	Formulado em lâminas ou géis. Com base em glicerina ou água para hidratar a ferida. Indicado em feridas secas ou minimamente drenantes.
Nitrato de prata	Usado para tratar tecido de granulação com crescimento excessivo. Aplicar no tecido hipergranulado.

Retirada de Sarsam, 2005, com permissão.

crorganismos gram-positivos, gram-negativos e anaeróbios. Os antibióticos encontrados na Tabela 3-31 (p. 103) formam esquemas adequados. É importante ressaltar que o número de infecções causadas por *S. aureus* resistente à meticilina (SARM) aumentou muito e deve-se considerar a necessidade de cobertura para esse patógeno.

A irrigação usada para curativos de feridas deve remover bactérias superficiais sem alterar os componentes normais da cicatrização. Iodopovidona, gaze iodofor, peróxido de hidrogênio diluído e solução de Daiken são citotóxicos para leucócitos e normalmente não são usados no tratamento de feridas (Bennett, 2001; O'Toole, 1996).

Idealmente, os curativos devem ser removidos todos os dias e substituídos por materiais apropriadamente hidratados. Em feridas muito necróticas, é aceitável deixar que a gaze seque para remover os tecidos que a ela aderiram a cada troca de curativo. Devem-se evitar trocas mais frequentes, uma vez que esse procedimento levaria a debridamento mais agressivo de tecidos vitais e retardo na cicatrização da ferida. A Tabela 39-18 lista os produtos usados no tratamento moderno de feridas.

Tratamento da ferida por meio de pressão negativa. Essa técnica é usada principalmente para tratar feridas crônicas resistentes a outras formas de cuidado e para reduzir o grau de fibrose de feridas agudas. Os cinco mecanismos por meio dos quais essa técnica ajuda na cicatrização são: retração da ferida, limpeza constante da ferida, estimulação da formação de tecido de granulação, redução do edema intersticial e remoção de exsudatos (Fabian, 2000; Morykwas, 1997; Sullivan, 2009).

Os dois curativos mais usados são os de espuma e os com gaze úmida não aderente. Após a aplicação inicial, o curativo deve ser trocado em 48 horas e, a seguir, 2 a 3 vezes por semana.

Após a cobertura com filme adesivo, aplica-se um tubo ao longo do curativo para a retirada do exsudato em excesso para um frasco fixado na outra extremidade (Fig. 39-9). A bomba a vácuo aplica pressão negativa contínua ou intermitente (–5 a –125 mmHg), dependendo das recomendações do dispositivo.

Fechamento primário retardado. Aproximadamente 4 dias após a abertura da ferida e a resolução da infecção subcutânea, pode-se aplicar uma sutura superficial vertical de colchoeiro com fio de absorção retardada para reaproximar as bordas da ferida (Wechter, 2005). Dependendo da profundidade da ferida e da tolerância da paciente, esse procedimento pode ser feito no centro cirúrgico ou à beira do leito com anestesia local complementada por analgesia IV. De modo geral, essa estratégia reduz o período de cicatrização e diminui de maneira significativa o número de consultas pós-operatórias.

Tratamento da deiscência fascial

O reconhecimento precoce da deiscência da parede abdominal é essencial para a redução das taxas de morbidade e mortalidade associadas ao problema. Diante dessa emergência cirúrgica, o ginecologista deve primeiramente determinar se

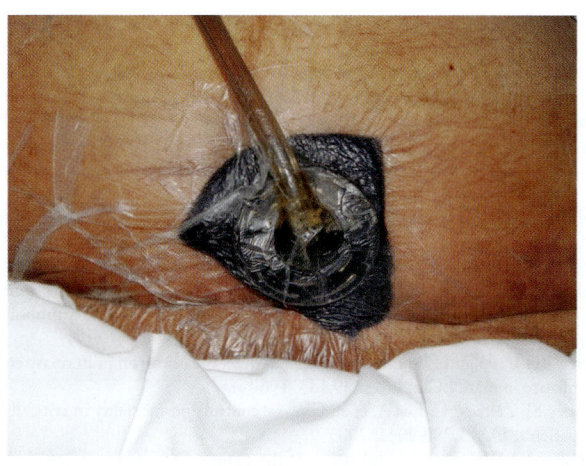

FIGURA 39-9 Fotografia mostrando curativo a vácuo. Uma esponja sintética porosa preenche a ferida. Aplica-se pressão negativa por meio de uma das extremidades do tubo instalado dentro da esponja com a outra extremidade conectada a um dispositivo gerador de sucção. Esponja e ferida ficam cobertas por curativo oclusivo adesivo que ajuda a manter selada a sucção.

a deiscência fascial está associada à evisceração do conteúdo abdominal. Caso seja observada saída do conteúdo, uma faixa abdominal com compressas estéreis molhadas em solução salina pode ser usada para reposicionar o conteúdo abdominal e controlar a situação. Antibióticos de amplo espectro em geral são recomendados para minimizar a peritonite resultante.

A meta final do tratamento é o fechamento. Para pacientes criticamente enfermas, com edema significativo, é razoável a manutenção temporária da integridade da parede abdominal anterior até que a paciente esteja estável o suficiente para tolerar o fechamento cirúrgico definitivo. O fechamento da fáscia sob anestesia geral é realizado após debridamento suficiente do tecido necrótico ou infectado. Recomenda-se fechamento em massa com pontos interrompidos aplicados com fio permanente nº 2. No entanto, se o fechamento primário estiver sob tensão significativa, é possível que haja necessidade de aplicar uma malha sintética. Se a ferida subcutânea for deixada aberta, trocas de curativos úmidos-secos podem ser realizadas até que se tome a decisão de realizar o fechamento primário adiado da ferida ou permitir o fechamento por segunda intenção (Cliby, 2002).

REFERÊNCIAS

Abbas S, Bissett IP, Parry BR: Oral water soluble contrast for the management of adhesive small bowel obstruction. Cochrane Database Syst Rev 1:CD004651, 2005

Abrams P: Bladder outlet obstruction index, bladder contractility index and bladder voiding efficiency: three simple indices to define bladder voiding function. Br J Urol Int 84:14, 1999

Adesanya AO, Lee W, Greilich NB, et al: Perioperative management of obstructive sleep apnea. Chest 138(6):1489, 2010

Agostini P, Cieslik, H, Rathinam S, et al: Postoperative pulmonary complications following thoracic surgery: are there any modifiable risk factors? Thorax 65(9):815, 2010

Akarsu T, Karaman S, Akercan F, et al: Preemptive meloxicam for postoperative pain relief after abdominal hysterectomy. Clin Exp Obstet Gynecol 31:133, 2004

Al Sunaidi M, Tulandi T: Adhesion-related bowel obstruction after hysterectomy for benign conditions. Obstet Gynecol 108:1162, 2006

Al Took S, Platt R, Tulandi T: Adhesion-related small-bowel obstruction after gynecologic operations. Am J Obstet Gynecol 180:313, 1999

Amaragiri SV, Lees TA: Elastic compression stockings for prevention of deep vein thrombosis. Cochrane Database Syst Rev 3:CD001484, 2000

American College of Obstetricians and Gynecologists: Antibiotic prophylaxis for gynecologic procedures. Practice Bulletin No. 104, May 2009a

American College of Obstetricians and Gynecologists: Hemorrhagic shock. Practice Bulletin No. 235, April 1997

American College of Obstetricians and Gynecologists: Informed consent. Committee Opinion No. 439, August 2009b

American College of Obstetricians and Gynecologists: Prevention of deep vein thrombosis and pulmonary embolism. Practice Bulletin No. 84, August 2007

American College of Physicians: Guidelines for assessing and managing the perioperative risk from coronary artery disease associated with major noncardiac surgery. Ann Intern Med 127(4):309, 1997

American Thoracic Society: Guidelines for the management of adults with hospital-acquired, ventilator-associated, and healthcare-associated pneumonia. Am J Respir Crit Care Med 171:388, 2005

Anderson AD, McNaught CE, MacFie J, et al: Randomized clinical trial of multimodal optimization and standard perioperative surgical care. Br J Surg 90:1497, 2003

Apfel CC, Korttila K, Abdalla M, et al: A factorial trial of six interventions for the prevention of postoperative nausea and vomiting. N Engl J Med 350:2441, 2004

Apfelbaum JL, Chen C, Mehta SS, et al: Postoperative pain experience: results from a national survey suggest postoperative pain continues to be undermanaged. Anesth Analg 97:534, 2003

Archer C, Levy AR, McGregor M: Value of routine preoperative chest x-rays: a meta-analysis. Can J Anaesth 40:1022, 1993

Arozullah AM, Daley J, Henderson WG, et al: Multifactorial risk index for predicting postoperative respiratory failure in men after major noncardiac surgery. The National Veterans Administration Surgical Quality Improvement Program. Ann Surg 232:242, 2000

Assalia A, Schein M, Kopelman D, et al: Therapeutic effect of oral Gastrografin in adhesive, partial small-bowel obstruction: a prospective, randomized trial. Surgery 115:433, 1994

Auerbach, AD: Changing the practice of perioperative cardioprotection: perioperative beta-blockers after POISE (Peri-Operative Ischemic Evaluation). Circ Cardiovasc Qual Outcomes 1(1):58, 2008

Badillo AT, Sarani B, Evans SR: Optimizing the use of blood cultures in the febrile postoperative patient. J Am Coll Surg 194:477, 2002

Baglin T, Gray E, Greaves M, et al: Clinical guidelines for testing for heritable thrombophilia. Br J Haematol 149(2):209, 2010

Barker K, Graham NG, Mason MC, et al: The relative significance of preoperative oral antibiotics, mechanical bowel preparation, and preoperative peritoneal contamination in the avoidance of sepsis after radical surgery for ulcerative colitis and Crohn's disease of the large bowel. Br J Surg 58:270, 1971

Bartlett LC: Pressure necrosis is the primary cause of wound dehiscence. Can J Surg 28:27, 1985

Bennett LL, Rosenblum RS, Perlov C, et al: An in vivo comparison of topical agents on wound repair. Plast Reconstr Surg 108:675, 2001

Bergasa NV, Jones EA: Management of the pruritus of cholestasis: potential role of opiate antagonists. Am J Gastroenterol 86:1404, 1991

Bernstein WK, Deshpande S: Preoperative evaluation for thoracic surgery. Semin Cardiothorac Vasc Anesth 12(2):109, 2008

Bodker B, Lose G: Postoperative urinary retention in gynecologic patients. Int Urogynecol J 14:94, 2003

Braga M, Gianotti L, Gentilini O, et al: Feeding the gut early after digestive surgery: results of a nine-year experience. Clin Nutr 21:59, 2002

Broder G, Weil MH: Excess lactate: an index of reversibility of shock in human patients. Science 143:1457, 1964

Bromberg JS, Alfrey EJ, Barker CF, et al: Adrenal suppression and steroid supplementation in renal transplant recipients. Transplantation 51:385, 1991

Brooks-Brunn JA: Predictors of postoperative pulmonary complications following abdominal surgery. Chest 111:564, 1997

Bucher P, Mermillod B, Gervaz P, et al: Mechanical bowel preparation for elective colorectal surgery: a meta-analysis. Arch Surg 139:1359, 2004

Calligaro KD, Azurin DJ, Dougherty MJ, et al: Pulmonary risk factors of elective abdominal aortic surgery. J Vasc Surg 18:914, 1993

Carlson MA: Acute wound failure. Surg Clin North Am 77:607, 1997

Casadei B, Abuzeid H: Is there a strong rationale for deferring elective surgery in patients with poorly controlled hypertension? J Hypertens 23:19, 2005

Chan A, Dore CJ, Ramachandra V: Analgesia for day surgery: evaluation of the effect of diclofenac given before or after surgery with or without bupivacaine infiltration. Anaesthesia 51:592, 1996

Cheatham ML, Chapman WC, Key SP, et al: A meta-analysis of selective versus routine nasogastric decompression after elective laparotomy. Ann Surg 221:469, 1995

Cheng A, Nazarian S, Spragg DD, et al: Effects of surgical and endoscopic electrocautery on modern-day permanent pacemaker and implantable cardioverter-defibrillator systems. Pacing Clin Electrophysiol 31(3):344, 2008

Chrysos E, Athanasakis E, Antonakakis S, et al: A prospective study comparing diathermy and scalpel incisions in tension-free inguinal hernioplasty. Am Surgeon 71:326, 2005

Chumillas S, Ponce JL, Delgado F, et al: Prevention of postoperative pulmonary complications through respiratory rehabilitation: a controlled clinical study. Arch Phys Med Rehabil 79:5, 1998

Chung F, Yegneswaran B, Liao P, et al: STOP questionnaire: a tool to screen patients for obstructive sleep apnea. Anesthesiology 108(5):812, 2008

Clarke-Pearson DL, Synan IS, Dodge R, et al: A randomized trial of low-dose heparin and intermittent pneumatic calf compression for the prevention of deep venous thrombosis after gynecologic oncology surgery. Am J Obstet Gynecol 168:1146, 1993

Cliby WA: Abdominal incision wound breakdown. Clinical Obstet Gynecol 45:507, 2002

Comfere T, Sprung J, Kumar M, et al: Angiotensin system inhibitors in a general surgical population. Anesth Analg 100(3):636, 2005

Condon RE, Frantzides CT, Cowles VE, et al: Resolution of postoperative ileus in humans. Ann Surg 203:574, 1986

Coon WW, Willis PW III: Recurrence of venous thromboembolism. Surgery 73:823, 1973

Correia MI, da Silva RG: The impact of early nutrition on metabolic response and postoperative ileus. Curr Opin Clin Nutr Metab Care 7:577, 2004

Correll DJ, Hepner DL, Chang C, et al: Preoperative electrocardiograms: patient factors predictive of abnormalities. Anesthesiology 110(6):1217, 2009

Cunningham FG, Leveno, KL, Bloom SL, et al (eds): Thromboembolic disorders. In Williams Obstetrics, 23rd ed, New York, McGraw-Hill, 2010, pp 1016, 1021

Dahl M: Genetic and biochemical markers of obstructive lung disease in the general population. Clin Respir J 3(2):121, 2009

Dauchel J, Schang JC, Kachelhoffer J, et al: Gastrointestinal myoelectrical activity during the postoperative period in man. Digestion 14:293, 1976

Davis JW, Shackford SR, Mackersie RC, et al: Base deficit as a guide to volume resuscitation. J Trauma Inj Infect Crit Care 28:1464, 1988

de la Torre SH, Mandel L, Goff BA: Evaluation of postoperative fever: usefulness and cost-effectiveness of routine workup. Am J Obstet Gynecol 188:1642, 2003

Devereaux PJ, Goldman L, Cook DJ, et al: Perioperative cardiac events in patients undergoing noncardiac surgery: a review of the magnitude of the problem, the pathophysiology of the events and methods to estimate and communicate risk. CMAJ 173 (6):627, 2005

Douketis JD, Berger PB, Dunn AS, et al: The perioperative management of antithrombotic therapy. Chest 133(6 Suppl):299S, 2008

Dronge AS, Perkal MF, Kancir S, et al: Long-term glycemic control and postoperative infectious complications. Arch Surg 141:375, 2006

Duncan JE, Quietmeyer CM: Bowel preparation: current status. Clin Colon Rectal Surg 22(1):14, 2009

Dunham CM, Siegel JH, Weireter L, et al: Oxygen debt and metabolic acidemia as quantitative predictors of mortality and the severity of the ischemic insult in hemorrhagic shock. Crit Care Med 19:231, 1991

Dunn AS, Spyropoulos AC, Turpie AGG: Bridging therapy in patients on long--term oral anticoagulants who require surgery: the Prospective Peri-operative Enoxaparin Cohort Trial (PROSPECT). J Thromb Haemost 5(11):2211, 2007

Durack DT: Prevention of infective endocarditis. N Engl J Med 332:38, 1995

Eagle KA, Berger PB, Calkins H, et al: ACC/AHA guideline update for perioperative cardiovascular evaluation for noncardiac surgery: executive summary. A report of the American College of Cardiology/American Heart Association Task Force on Practice Guidelines (Committee to Update the 1996 Guidelines on Perioperative Cardiovascular Evaluation for Noncardiac Surgery). Circulation 105:1257, 2002

Eichenberger A, Proietti S, Wicky S, et al: Morbid obesity and postoperative pulmonary atelectasis: an underestimated problem. Anesth Analg 95:1788, 2002

Elwyn DH, Bryan-Brown CW, Shoemaker WC: Nutritional aspects of body water dislocations in postoperative and depleted patients. Ann Surg 182:76, 1975

Engoren M: Lack of association between atelectasis and fever. Chest 107:81, 1995

Fa-Si-Oen P, Roumen R, Buitenweg J, et al: Mechanical bowel preparation or not? Outcome of a multicenter, randomized trial in elective open colon surgery. Dis Colon Rectum 48:1509, 2005

Fabian TS, Kaufman HJ, Lett ED, et al: The evaluation of subatmospheric pressure and hyperbaric oxygen in ischemic full-thickness wound healing. Am Surg 66:1136, 2000

Fekrazad HM, Lopes RD, Stashenko GJ, et al: Treatment of venous thromboembolism: guidelines translated for the clinician. J Thromb Thrombolysis 28(3):270, 2009

Ferris BG Jr, Pollard DS: Effect of deep and quiet breathing on pulmonary compliance in man. J Clin Invest 39:143, 1960

Finney SJ, Zekveld C, Elia A, et al: Glucose control and mortality in critically ill patients. JAMA 290:2041, 2003

Fleisher LA: Preoperative evaluation of the patient with hypertension. JAMA 287:2043, 2002

Fleisher LA, Beckman JA, Brown KA, et al: 2009 ACCF/AHA focused update on perioperative beta blockade incorporated into the ACC/AHA 2007 guidelines on perioperative cardiovascular evaluation and care for noncardiac surgery: a report of the American College of Cardiology Foundation/American Heart Association Task Force on Practice Guidelines. Circulation 120(21):e169, 2009

Garber AJ, Moghissi ES, Bransome ED Jr, et al: American College of Endocrinology position statement on inpatient diabetes and metabolic control. Endocr Pract 10:77, 2004

Garibaldi RA, Brodine S, Matsumiya S, et al: Evidence for the non-infectious etiology of early postoperative fever. Infect Contr 6:273, 1985

Geerts WH, Bergqvist D, Pineo GF, et al: Prevention of venous thromboembolism: American College of Chest Physicians Evidence-Based Clinical Practice Guidelines (8th ed). Chest 133(6 Suppl):381S, 2008

George RB, Allen TK, Habib AS: Serotonin receptor antagonists for the prevention and treatment of pruritus, nausea, and vomiting in women undergoing cesarean delivery with intrathecal morphine: a systematic review and meta-analysis. Anesth Analg 109(1):174, 2009

Glowniak JV, Loriaux DL: A double-blind study of perioperative steroid requirements in secondary adrenal insufficiency. Surgery 121:123, 1997

Goldman L, Caldera DL: Risks of general anesthesia and elective operation in the hypertensive patient. Anesthesiology 50:285, 1979

Goldman L, Lee T, Rudd P: Ten Commandments for effective consultations. Arch Intern Med 143:1753, 1983

Goldwasser P, Feldman J: Association of serum albumin and mortality risk. J Clin Epidemiol 50:693, 1997

Gottlieb RH, Widjaja J, Tian L, et al: Calf sonography for detecting deep venous thrombosis in symptomatic patients: experience and review of the literature. J Clin Ultrasound 27:415, 1999

Grady D, Wenger NK, Herrington D, et al: Postmenopausal hormone therapy increases risk for venous thromboembolic disease. The Heart and Estrogen/progestin Replacement Study. Ann Intern Med 132:689, 2000

Gregoratos G, Abrams J, Epstein AE, et al: ACC/AHA/NASPE 2002 guideline update for implantation of cardiac pacemakers and antiarrhythmia devices: summary article: a report of the American College of Cardiology/American Heart Association Task Force on Practice Guidelines (ACC/AHA/NASPE Committee to Update the 1998 Pacemaker Guidelines). Circulation 106:2145, 2002

Guenaga KF, Matos D, Castro AA, et al: Mechanical bowel preparation for elective colorectal surgery. Cochrane Database Syst Rev 2:CD001544, 2009

Habib AS, Gan TJ: Evidence-based management of postoperative nausea and vomiting: a review. Can J Anaesth 51:326, 2004

Hall JC, Tarala RA, Hall JL, et al: A multivariate analysis of the risk of pulmonary complications after laparotomy. Chest 99:923, 1991

Harrison L, Johnston M, Massicotte MP, et al: Comparison of 5-mg and 10-mg loading doses in initiation of warfarin therapy. Ann Intern Med 126:133, 1997

Hassan SA, Hlatky MA, Boothroyd DB, et al: Outcomes of noncardiac surgery after coronary bypass surgery or coronary angioplasty in the Bypass Angioplasty Revascularization Investigation (BARI). Am J Med 110:260, 2001

Hlatky MA, Boineau RE, Higginbotham MB, et al: A brief self-administered questionnaire to determine functional capacity (the Duke Activity Status Index). Am J Cardiol 64(10):651, 1989

Holzer P: Opioids and opioid receptors in the enteric nervous system: from a problem in opioid analgesia to a possible new prokinetic therapy in humans. Neurosci Lett 361:192, 2004

Hoogwerf BJ: Perioperative management of diabetes mellitus: how should we act on the limited evidence? Cleve Clin J Med 73(Suppl 1):S95, 2006

Huge A, Kreis ME, Zittel TT, et al: Postoperative colonic motility and tone in patients after colorectal surgery. Dis Colon Rectum 43:932, 2000

Jacober SJ, Sowers JR: An update on perioperative management of diabetes. Arch Intern Med 159:2405, 1999

Jeffery KM, Harkins B, Cresci GA, et al: The clear liquid diet is no longer a necessity in the routine postoperative management of surgical patients. Am Surg 62:167, 1996

Johnson A, Young D, Reilly J: Caesarean section surgical site infection surveillance. J Hosp Infect 64:30, 2006

Johnson BE, Porter J: Preoperative evaluation of the gynecologic patient: considerations for improved outcomes. Obstet Gynecol 111(5):1183, 2008

Joshi GP, Ogunnaike BO: Consequences of inadequate postoperative pain relief and chronic persistent postoperative pain. Anesthesiol Clin North Am 23:21, 2005

Kaafarani HMA, Borzecki AM, Itani KMF, et al: Validity of selected patient safety indicators: opportunities and concerns. J Am Coll Surg 212(6):924, 2011

Kannel WB: Epidemiology and prevention of cardiac failure: Framingham Study insights. Eur Heart J 8:23, 1987

Kearon C, Hirsh J: Management of anticoagulation before and after elective surgery. N Engl J Med 336:1506, 1997

Kearon C, Kahn SR, Agnelli G, et al: Antithrombotic therapy for venous thromboembolic disease: American College of Chest Physicians Evidence-Based Clinical Practice Guidelines (8th Edition). Chest 133(6 Suppl):454S, 2008

Keita H, Diouf E, Tubach F, et al: Predictive factors of early postoperative urinary retention in the postanesthesia care unit. Anesth Analg 101:592, 2005

Kertai MD, Bountioukos M, Boersma E, et al: Aortic stenosis: an underestimated risk factor for perioperative complications in patients undergoing noncardiac surgery. Am J Med 116:8, 2004

Kinney JM, Weissman C: Forms of malnutrition in stressed and unstressed patients. Clin Chest Med 7:19, 1986

Kirby JP, Mazuski JE: Prevention of surgical site infection. Surg Clin North Am 89(2):365, 2009

Kleeman S, Goldwasser S, Vassallo B, et al: Predicting postoperative voiding efficiency after operation for incontinence and prolapse. Am J Obstet Gynecol 187:49, 2002

Kondziolka DS, Pirris SM, Lunsford LD: Improving the informed consent process for surgery. Neurosurgery 58:1184, 2006

Kozlow JH, Berenholtz SM, Garrett E, et al: Epidemiology and impact of aspiration pneumonia in patients undergoing surgery in Maryland, 1999–2000. Crit Care Med 31:1930, 2003

Kraft R: Nausea and Vomiting. In Bope ET, Rakel RE, Kellerman R (eds): Conn's Current Therapy 2010, 1st ed, Philadelphia, Saunders Elsevier, 2010

Krebs HB, Goplerud DR: Mechanical intestinal obstruction in patients with gynecologic disease: a review of 368 patients. Am J Obstet Gynecol 157:577, 1987

Kudsk KA, Croce MA, Fabian TC, et al: Enteral versus parenteral feeding: effects on septic morbidity after blunt and penetrating abdominal trauma. Ann Surg 215:503, 1992

Kurz A, Sessler DI, Lenhardt R: Perioperative normothermia to reduce the incidence of surgical-wound infection and shorten hospitalization. Study of Wound Infection and Temperature Group. N Engl J Med 334:1209, 1996

Lau H, Lam B: Management of postoperative urinary retention: a randomized trial of in-out versus overnight catheterization. Aust N Z J Surg 74:658, 2004

Lavelle-Jones C, Byrne DJ, Rice P, et al: Factors affecting quality of informed consent. Br Med J 306:885, 1993

Lawrence VA, Dhanda R, Hilsenbeck SG, et al: Risk of pulmonary complications after elective abdominal surgery. Chest 110:744, 1996

Lee HP, Chang YY, Jean YH, et al: Importance of serum albumin level in the preoperative tests conducted in elderly patients with hip fracture. Injury 40(7):756, 2009

Lee TH, Marcantonio ER, Mangione CM, et al: Derivation and prospective validation of a simple index for prediction of cardiac risk of major noncardiac surgery. Circulation 100:1043, 1999

Levine MN, Hirsh J, Gent M, et al: Optimal duration of oral anticoagulant therapy: a randomized trial comparing four weeks with three months of warfarin in patients with proximal deep vein thrombosis. Thromb Haemost 74:606, 1995

Lewis SJ, Egger M, Sylvester PA, et al: Early enteral feeding versus "nil by mouth" after gastrointestinal surgery: systematic review and meta-analysis of controlled trials. Br Med J 323:773, 2001

Li J, Chen J, Kirsner R: Pathophysiology of acute wound healing. Clin Dermatol 25(1):9, 2007

Liao P, Yegneswaran B, Vairavanathan S, et al: Postoperative complications in patients with obstructive sleep apnea: a retrospective matched cohort study. Can J Anaesth 56(11):819, 2009

Lindenauer PK, Pekow P, Wang K, et al: Perioperative beta-blocker therapy and mortality after major noncardiac surgery. N Engl J Med 353:349, 2005

Livingston EH, Passaro EP, Jr: Postoperative ileus. Dig Dis Sci 35:121, 1990

Lundquist H, Hedenstierna G, Strandberg A, et al: CT assessment of dependent lung densities in man during general anaesthesia. Acta Radiol 36:626, 1995

Macpherson DS, Snow R, Lofgren RP: Preoperative screening: value of previous tests. Ann Intern Med 113:969, 1990

Maddali MM: Chronic obstructive lung disease: perioperative management. Middle East J Anesthesiol 19(6):1219, 2008

Mangano DT: Perioperative medicine: NHLBI working group deliberations and recommendations. J Cardiothorac Vasc Anesth 18:1, 2004

Mangram AJ, Horan TC, Pearson ML, et al: Guideline for prevention of surgical site infection, 1999. Centers for Disease Control and Prevention (CDC) Hospital Infection Control Practices Advisory Committee. Am J Infect Control 27(2):97, 1999

Mansour A, Watson W, Shayani V, et al: Abdominal operations in patients with cirrhosis: still a major surgical challenge. Surgery 122(4):730, 1997

Marik PE, Varon J: Requirement of perioperative stress doses of corticosteroids: a systematic review of the literature. Arch Surg 143(12):1222, 2008

Matros E, Rocha F, Zinner M, et al: Does gum chewing ameliorate postoperative ileus? Results of a prospective, randomized, placebo-controlled trial. J Am Coll Surg 202:773, 2006

Mayo ME, Lloyd-Davies RW, Shuttleworth KE, et al: The damaged human detrusor: functional and electron microscopic changes in disease. Br J Urol 45:116, 1973

McIntosh CA, Macario A: Managing quality in an anesthesia department. Curr Opin Anaesthesiol 22(2):223, 2009

Megibow AJ, Balthazar EJ, Cho KC, et al: Bowel obstruction: evaluation with CT. Radiology 180:313, 1991

Meyers JR, Lembeck L, O'Kane H, et al: Changes in functional residual capacity of the lung after operation. Arch Surg 110:576, 1975

Michota FA Jr: Preventing venous thromboembolism in surgical patients. Clev Clin J Med 73:S88, 2006

Mixter CG III, Meeker LD, Gavin TJ: Preemptive pain control in patients having laparoscopic hernia repair: a comparison of ketorolac and ibuprofen. Arch Surg 133:432, 1998

Moller AM, Villebro N, Pedersen T, et al: Effect of preoperative smoking intervention on postoperative complications: a randomised clinical trial. Lancet 359:114, 2002

Monk BJ, Berman ML, Montz FJ: Adhesions after extensive gynecologic surgery: clinical significance, etiology, and prevention. Am J Obstet Gynecol 170:1396, 1994

Moore FA, Feliciano DV, Andrassy RJ, et al: Early enteral feeding, compared with parenteral, reduces postoperative septic complications: the results of a meta-analysis. Ann Surg 216:172, 1992

Morykwas MJ, Argenta LC, Shelton-Brown EI, et al: Vacuum-assisted closure: a new method for wound control and treatment: animal studies and basic foundation. Ann Plastic Surg 38:553, 1997

Muzii L, Bellati F, Zullo MA, et al: Mechanical bowel preparation before gynecologic laparoscopy: a randomized, single-blind, controlled trial. Fertil Steril 85:689, 2006

Nakagawa M, Tanaka H, Tsukuma H, et al: Relationship between the duration of the preoperative smoke-free period and the incidence of postoperative pulmonary complications after pulmonary surgery. Chest 120:705, 2001

Nandi PL: Ethical aspects of clinical practice. Arch Surg 135:22, 2000

Naumann RW, Hauth JC, Owen J, et al: Subcutaneous tissue approximation in relation to wound disruption after cesarean delivery in obese women. Obstet Gynecol 85:412, 1995

Nehra V: Fluid electrolyte and nutritional problems in the postoperative period. Clinical Obstet Gynecol 45:537, 2002

Nelson R, Edwards S, Tse B: Prophylactic nasogastric decompression after abdominal surgery. Cochrane Database Syst Rev 1:CD004929, 2005

Nichols RL, Condon RE: Preoperative preparation of the colon. Surg Gynecol Obstet 132:323, 1971

Nunley JC, FitzHarris GP: Postoperative ileus. Curr Surg 61:341, 2004

Okuyama M, Ikeda K, Shibata T, et al: Preoperative iron supplementation and intraoperative transfusion during colorectal cancer surgery. Surg Today 35(1):36, 2005

O'Toole EA, Goel M, Woodley DT: Hydrogen peroxide inhibits human keratinocyte migration. Dermatol Surg 22:525, 1996

Owen J, Andrews WW: Wound complications after cesarean sections. Clin Obstet Gynecol 37:842, 1994

Pasquina P, Tramer MR, Granier JM, et al: Respiratory physiotherapy to prevent pulmonary complications after abdominal surgery: a systematic review. Chest 130:1887, 2006

Patel T: Surgery in the patient with liver disease. Mayo Clin Proc 74:593, 1999

Platell C, Hall J: What is the role of mechanical bowel preparation in patients undergoing colorectal surgery? Dis Colon Rectum 41:875, 1998

Platell C, Hall JC: Atelectasis after abdominal surgery. J Am Coll Surg 185:584, 1997

POISE Study Group: Effects of extended-release metoprolol succinate in patients undergoing non-cardiac surgery (POISE trial): a randomised controlled trial. Lancet 371(9627):1839, 2008

Qaseem A, Snow V, Fitterman N, et al: Risk assessment for and strategies to reduce perioperative pulmonary complications for patients undergoing noncardiothoracic surgery: a guideline from the American College of Physicians. Ann Intern Med 144:575, 2006

Ramsey PS, White AM: Subcutaneous tissue approximation, alone or in combination with drain, in obese women undergoing cesarean delivery. Obstet Gynecol 105:967, 2005

Riou JP, Cohen R, Johnson H Jr: Factors influencing wound dehiscence. Am J Surg 163:324, 1992

Robinson GE, Burren T, Mackie IJ, et al: Changes in haemostasis after stopping the combined contraceptive pill: implications for major surgery. Br Med J 302:269, 1991

Roizen MF: More preoperative assessment by physicians and less by laboratory tests. N Engl J Med 342:204, 2000

Rucker L, Frye EB, Staten MA: Usefulness of screening chest roentgenograms in preoperative patients. JAMA 250:3209, 1983

Sarsam SE, Elliott JP, Lam GK: Management of wound complications from cesarean delivery. Obstet Gynecol Surv 60:462, 2005

Schey D, Salom EM, Papadia A, et al: Extensive fever workup produces low yield in determining infectious etiology. Am J Obstet Gynecol 192:1729, 2005

Seidner DL: Nutritional issues in the surgical patient. Cleve Clin J Med 73:S77, 2006

Shafii M, Murphy DM, Donovan MG, et al: Is mechanical bowel preparation necessary in patients undergoing cystectomy and urinary diversion? Br J Urol Intl 89:879, 2002

Shander A, Spence RK, Auerbach M: Can intravenous iron therapy meet the unmet needs created by the new restrictions on erythropoietic stimulating agents? Transfusion 50(3):719, 2010

Shi Y, Warner DO: Surgery as a teachable moment for smoking cessation. Anesthesiology 112(1):102, 2010

Silverberg DS, Wexler D, Sheps D, et al: The effect of correction of mild anemia in severe, resistant congestive heart failure using subcutaneous erythropoietin and intravenous iron: a randomized, controlled study. J Am Coll Cardiol 37:1775, 2001

Simon TL, Alverson DC, AuBuchon J, et al: Practice parameter for the use of red blood cell transfusions: developed by the Red Blood Cell Administration Practice Guideline Development Task Force of the College of American Pathologists. Arch Pathol Lab Med 122:130, 1998

Sirinek KR, Burk RR, Brown M, et al: Improving survival in patients with cirrhosis undergoing major abdominal operations. Arch Surg 122:271, 1987

Smetana GW: Preoperative pulmonary evaluation. N Engl J Med 340:937, 1999

Smith I, Kranke P, Murat I, et al: Perioperative fasting in adults and children: guidelines from the European Society of Anaesthesiology. Eur J Anaesthesiol 28(8):556, 2011

Stanton SL, Cardozo LD, Kerr-Wilson R: Treatment of delayed onset of spontaneous voiding after surgery for incontinence. Urology 13:494, 1979

Stein PD, Afzal A, Henry JW, et al: Fever in acute pulmonary embolism. Chest 117:39, 2000

Straus SE, McAlister FA, Sackett DL, et al: The accuracy of patient history, wheezing, and laryngeal measurements in diagnosing obstructive airway disease. CARE-COAD1 Group. Clinical Assessment of the Reliability of the Examination—Chronic Obstructive Airways Disease. JAMA 283:1853, 2000

Sullivan N, Snyder DL, Tipton K, et al: Negative pressure wound therapy device. Technology assessment report. ECRI Institute. 2009. Available at: http://www.ahrq.gov/clinic/ta/negpresswtd/negpresswtd.pdf. Accessed December 30, 2010

Suman A, Carey WD: Assessing the risk of surgery in patients with liver disease. Cleve Clin J Med 73(4):398, 2006

Tablan OC, Anderson LJ, Besser R, et al: Guidelines for preventing health-care—associated pneumonia, 2003: Recommendations of CDC and the Healthcare Infection Control Practices Advisory Committee. MMWR 53:1, 2004

Tache Y, Martinez V, Million M, et al: Stress and the gastrointestinal tract: III. Stress-related alterations of gut motor function: role of brain corticotropin-releasing factor receptors. Am J Physiol Gastrointest Liver Physiol 280:G173, 2001

Tammela T, Kontturi M, Lukkarinen O: Postoperative urinary retention: I. Incidence and predisposing factors. Scand J Urol Nephrol 20:197, 1986

Taylor G, Herrick T, Mah M: Wound infections after hysterectomy: opportunities for practice improvement. Am J Infect Control 26:254, 1998

Thomas JA, McIntosh JM: Are incentive spirometry, intermittent positive pressure breathing, and deep breathing exercises effective in the prevention of postoperative pulmonary complications after upper abdominal surgery? A systematic overview and meta-analysis. Phys Ther 74:3, 1994

Tinker JH, Tarhan S: Discontinuing anticoagulant therapy in surgical patients with cardiac valve prostheses: observations in 180 operations. JAMA 239:738, 1978

Trick WE, Scheckler WE, Tokars JI, et al: Modifiable risk factors associated with deep sternal site infection after coronary artery bypass grafting. J Thorac Cardiovasc Surg 119:108, 2000

U.S. Department of Health and Human Services: Surgeon General's call to action to prevent deep vein thrombosis and pulmonary embolism. 2008. Available at: http://www.surgeongeneral.gov/topics/deepvein/. Accessed December 12, 2010

Valantas MR, Beck DE, Di Palma JA: Mechanical bowel preparation in the older surgical patient. Curr Surg 61:320, 2004

van der Meer JT, Thompson J, Valkenburg HA, et al: Epidemiology of bacterial endocarditis in The Netherlands: I. Patient characteristics. Arch Intern Med 152:1863, 1992

Vanderlinde ES, Heal JM, Blumberg N: Autologous transfusion. Br Med J 324:772, 2002

Vessey M, Mant D, Smith A, et al: Oral contraceptives and venous thromboembolism: findings in a large prospective study. Br Med J (Clin Res Ed) 292:526, 1986

Vincent JL, Navickis RG, Wilkes MM: Morbidity in hospitalized patients receiving human albumin: a meta-analysis of randomized, controlled trials. Crit Care Med 32(10):2029. 2004

Warner DO: Preventing postoperative pulmonary complications: the role of the anesthesiologist. Anesthesiology 92:1467, 2000

Warner DO, Warner MA, Barnes RD, et al: Perioperative respiratory complications in patients with asthma. Anesthesiology 85:460, 1996

Warner MA, Divertie MB, Tinker JH: Preoperative cessation of smoking and pulmonary complications in coronary artery bypass patients. Anesthesiology 60:380, 1984

Wechter ME, Pearlman MD, Hartmann KE: Reclosure of the disrupted laparotomy wound: a systematic review. Obstet Gynecol 106:376, 2005

Weksler N, Klein M, Szendro G, et al: The dilemma of immediate preoperative hypertension: to treat and operate or to postpone surgery? J Clin Anesth 15:179, 2003

Wells PS, Hirsh J, Anderson DR, et al: Accuracy of clinical assessment of deep-vein thrombosis. Lancet 345:1326, 1995

White RH, McKittrick T, Hutchinson R, et al: Temporary discontinuation of warfarin therapy: changes in the international normalized ratio. Ann Intern Med 122:40, 1995

Wilson M, Davis DP, Coimbra R: Diagnosis and monitoring of hemorrhagic shock during the initial resuscitation of multiple trauma patients: a review. J Emerg Med 24:413, 2003

Wilson W, Taubert KA, Gewitz M, et al: Prevention of infective endocarditis: guidelines from the American Heart Association: a guideline from the American Heart Association Rheumatic Fever, Endocarditis, and Kawasaki Disease Committee, Council on Cardiovascular Disease in the Young, and the Council on Clinical Cardiology, Council on Cardiovascular Surgery and Anesthesia, and the Quality of Care and Outcomes Research Interdisciplinary Working Group. Circulation 116(15):1736, 2007

Wolters U, Wolf T, Stutzer H, et al: ASA classification and perioperative variables as predictors of postoperative outcome. Br J Anaesth 77:217, 1996

Wortel CH, van Deventer SJ, Aarden LA, et al: Interleukin-6 mediates host defense responses induced by abdominal surgery. Surgery 114:564, 1993

Wright HK, O'Brien JJ, Tilson MD: Water absorption in experimental closed segment obstruction of the ileum in man. Am J Surg 121:96, 1971

Zerah F, Harf A, Perlemuter L, et al: Effects of obesity on respiratory resistance. Chest 103:1470, 1993

CAPÍTULO 40

Considerações Intraoperatórias

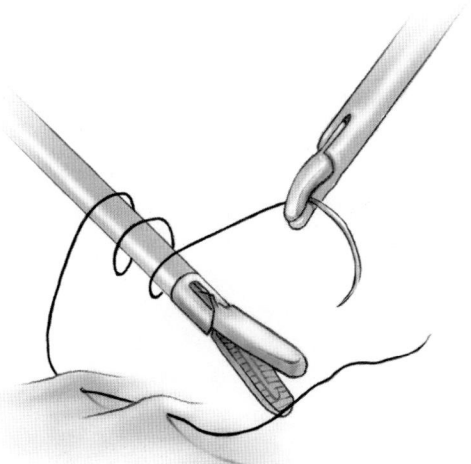

ESCOLHA DA ANESTESIA	979
SEGURANÇA CIRÚRGICA	981
ASSISTÊNCIA NA CIRURGIA	981
POSICIONAMENTO DA PACIENTE	982
INCISÕES CIRÚRGICAS	985
FECHAMENTO DA FERIDA	986
INSTRUMENTOS	988
AGULHAS, FIOS DE SUTURA E PONTOS	996
ELETROCIRURGIA	1.000
ENERGIA ULTRASSÔNICA	1.002
CONTROLE DE HEMORRAGIA	1.003
REANIMAÇÃO COM LÍQUIDOS E TRANSFUSÃO DE SANGUE	1.008
LESÃO CIRÚRGICA DE ÓRGÃOS ADJACENTES	1.011
REFERÊNCIAS	1.015

A cirurgia ginecológica é usada para tratar um amplo espectro de doenças. Consequentemente, a lista de procedimentos cirúrgicos usados em ginecologia é extensa, mas, em geral, as técnicas utilizadas tentam maximizar a cicatrização dos tecidos e a recuperação da paciente. Os resultados favoráveis dependem da seleção apropriada de pacientes e de procedimentos, assim como da antecipação de possíveis fatores complicadores e da tomada das medidas preventivas necessárias. Durante qualquer procedimento, podem ser encontradas complicações intraoperatórias, e os cirurgiões devem estar familiarizados com essas dificuldades e seu tratamento.

ESCOLHA DA ANESTESIA

As taxas de morbidade e mortalidade podem ser significativamente reduzidas com avaliação pré-operatória meticulosa e manejo adequado. Este processo é de responsabilidade do cirurgião, em harmonia com os consultores apropriados, tendo sido discutido em detalhes no Capítulo 39 (p. 948).

Há muitas opções anestésicas disponíveis para pacientes submetidas a procedimentos ginecológicos. Normalmente, a escolha recai sobre as anestesias geral, regional epidural ou com técnica espinal. Entretanto, o bloqueio paracervical usando agentes anestésicos locais pode ser aplicado isoladamente ou, mais comumente, associado à sedação consciente para dilatação e curetagem ou histeroscopia.

A administração dessas técnicas anestésicas deve ser feita por médicos especialistas capacitados a lidar com seus efeitos colaterais. Em geral, o bloqueio do colo uterino e a sedação intravenosa podem ser feitos por ginecologistas. As anestesias geral, epidural e espinal são administradas e conduzidas pela equipe de anestesia.

A escolha da anestesia para cirurgia ginecológica é complexa. Fatores clínicos como o procedimento planejado, a extensão da doença e as comorbidades da paciente pesam bastante no processo de decisão. Além disso, as preferências pessoais da paciente, do anestesista e do cirurgião influenciam a escolha. Finalmente, o hospital ou a clínica podem definir as opções com base em suas normas e disponibilidade de pessoal ou equipamento. Por exemplo, uma clínica ginecológica ambulatorial pode ter pessoal de apoio e equipamento suficientes para bloqueio paracervical ou sedação intravenosa consciente, mas não o equipamento sofisticado ou os especialistas necessários para anestesia regional ou geral.

Em todos os casos, o responsável pela anestesia e o cirurgião devem estar preparados para possíveis problemas. A dificuldade de intubação da paciente pode complicar a anestesia geral, e é possível que procedimentos anestésicos regionais levem a níveis de bloqueio mais altos que os previstos, com disfunção da musculatura respiratória. Os casos com bloqueio paracervical podem ser complicados por níveis insuficientes de anestesia, ou, por outro lado, por toxicidade anestésica. A sedação consciente também pode falhar ao não prover analgesia suficiente ou, alternativamente, provocar depressão respiratória. Assim, nenhum procedimento está livre de riscos potenciais, e planos de contingência para cada eventualidade devem estar disponíveis.

Bloqueio paracervical

Utilidade

O bloqueio paracervical é mais utilizado em casos de curetagens por abortamento de primeiro trimestre, mas também pode ser o método escolhido para ablação ou procedimentos excisionais no colo uterino, captação de oócito guiada por ultrassonografia e histeroscopia ambulatorial. Há trabalhos que demonstram melhora no controle pós-operatório da dor em mulheres tratadas com analgesia preventiva com bloqueio paracervical antes da anestesia geral para histerectomia vaginal (Long, 2009; O'Neal, 2003).

O bloqueio paracervical frequentemente é combinado com agentes anti-inflamatórios não esteroides (AINEs) ou com sedação consciente por via intravenosa, ou ambos. É possível obter sedação com manutenção da consciência usando diversos agentes, mas a combinação de midazolam e fentanil é usada com frequência (Lichtenberg, 2001).

Anatomia

O colo uterino, a vagina e o útero são ricamente supridos por nervos do plexo uterovaginal (ver Fig. 38-13, p. 929). Também conhecido como *plexo de Frankenhäuser*, ele situa-se dentro do tecido conectivo em posição lateral aos ligamentos uterossacrais. Por essa razão, injeções paracervicais são mais eficazes quando realizadas em um ponto imediatamente lateral à inserção dos ligamentos uterossacrais no útero (Rogers, 1998).

Técnica

A dosagem fracionada é injetada nas posições de 4 e 8 horas junto à base cervical (Figs. 40-1 e 40-2). Alternativamente, as injeções podem ser aplicadas nas localizações correspondentes às 3, 6, 9 e 12 horas. No entanto, o aumento no número de locais injetados não parece melhorar os efeitos analgésicos (Glantz, 2001). É importante ressaltar que as estruturas anatômicas na proximidade dos locais injetados representam riscos potenciais para o procedimento. Por exemplo, a injeção nos sítios de 3 e 9 horas implica risco de lesão de artérias uterinas ou de injeção intravascular nessas artérias. A injeção no fórnice anterolateral próxima às posições de 2 e 10 horas representa risco potencial aos ureteres.

Na maioria dos casos, podem ser administradas doses totais de 10 mL de bupivacaína a 0,25%, mepivacaína a 1% ou lidocaína a 1 ou 2% (Cicinelli, 1998; Hong, 2006; Lau, 1999). Entretanto, recomenda-se calcular a dose máxima segura para cada paciente antes da injeção (Dorian, 2005). A dose tóxica de lidocaína é de aproximadamente 4,5 mg/kg (Tabela 40-1). Assim, para uma mulher de 50 kg, a dose máxima seria de 225 mg. Consequentemente, se for usada solução de lidocaína a 1%, o volume total permitido calculado seria: 225 mg ÷ 10 mg/mL = 22,5 mL. Para todas as soluções de medicamentos, 1% = 10 mg/mL.

Presume-se que a anestesia resulte do bloqueio farmacológico da condução nervosa por um agente anestésico local (Chanrachakul, 2001). Cada agente tem um tempo de recuperação diferente, com base na solubilidade individual e na capacidade de ligação tecidual. Além disso, a adição de epinefrina a essas soluções leva à vasoconstrição local, que aumenta a qualidade da analgesia, prolonga a duração de sua ação e reduz sua

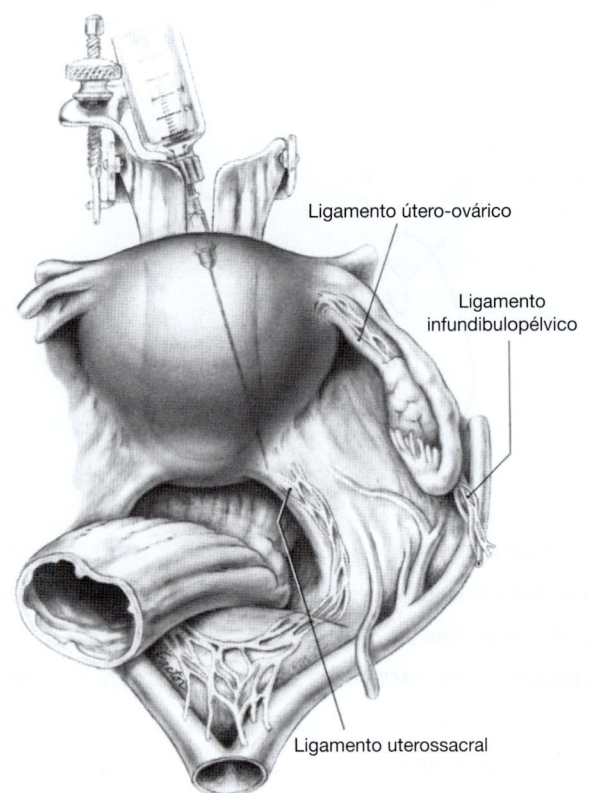

FIGURA 40-1 Visão abdominal de bloqueio paracervical. Os anestésicos locais são infiltrados próximo à inervação sensitiva do colo uterino, que se situa lateralmente ao ligamento uterossacral. *(Retirado de Penfield, 1986, com permissão.)*

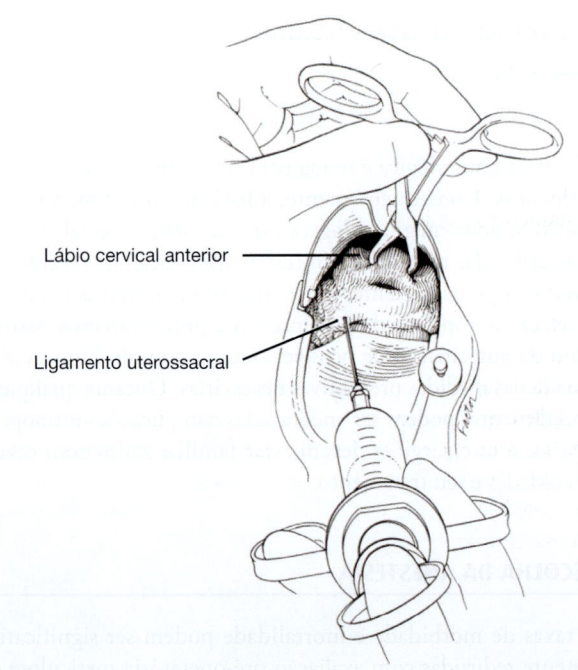

FIGURA 40-2 Abordagem vaginal para a injeção de anestésicos locais na base do colo uterino nas posições de 4 e 8 horas. *(Retirada de Penfield, 1986, com permissão.)*

TABELA 40-1 Características dos anestésicos locais

Fármaco	Concentrações disponíveis (%)	Máximo (mg/kg)	Dose máxima com combinação de epinefrina (mg/kg)	Duração (horas)
Duração moderada				
Lidocaína	0,5; 1; 2	4,5	7	0,5-1
Mepivacaína	1; 1,5; 2	4	7	0,75-1,5
Prilocaína	0,5; 1	7	8,5	0,5-1,5
Longa duração				
Bupivacaína	0,25; 0,5; 0,75	2,5	3	2-4
Etidocaína	0,5; 1	4	5,5	2-3

toxicidade. A volta da função neural é espontânea assim que o fármaco é metabolizado.

Alternativamente, a injeção em si pode ter um efeito anestésico imediato, causado pelo edema do tecido circundante e pelo mecanismo de pressão exercido sobre os nervos, interrompendo a transmissão neural. Em apoio a essa tese, foram observados escores de dor semelhantes em mulheres submetidas a abortamento eletivo quando o procedimento foi iniciado imediatamente após a injeção paracervical ou após vários minutos para que se atingisse o bloqueio farmacológico (Phair, 2002; Wiebe, 1995).

Toxicidade

Doses muito altas de anestésicos locais podem levar a bloqueio de condução significativo no sistema nervoso central (SNC) e no coração. Os sinais variam de torpor, zumbido no ouvido, formigamento perioral e distúrbios visuais até confusão, crise convulsiva, coma e arritmia ventricular. Em pacientes monitoradas, é importante manter vigilância para sintomas sutis de toxicidade do SNC, uma vez que a razão entre doses terapêuticas e tóxica com frequência é estreita com esses agentes.

Quando ocorrem efeitos tóxicos, os cardíacos são potencializados por acidose, hipercapnia e hipoxia. Por esse motivo, o tratamento da toxicidade normalmente inclui acesso intravenoso, oxigenação adequada e controle das convulsões. O tratamento anticonvulsivante efetivo indicado é a administração intravenosa de um benzodiazepínico, como o diazepam (Naguib, 1998). Para o tratamento, administram-se 2 mg/min de diazepam até que as crises cessem ou até que se atinja a dose total de 20 mg.

Instilação intrauterina

Embora não seja comumente utilizada, há relatos de que a injeção de anestésico local por meio de cateter no interior da cavidade uterina reduz os escores de dor em mulheres submetidas a histeroscopia ou biópsia endometrial em consultório (Cicinelli, 1997; Trolice, 2000). Supõe-se que o mecanismo seja o bloqueio anestésico de terminações nervosas dentro da mucosa endometrial. Foram realizados estudos usando doses de 5 mL de lidocaína a 2% ou mepivacaína a 2%.

SEGURANÇA CIRÚRGICA

A comunicação entre os membros da equipe é vital para o sucesso da operação e para evitar danos à paciente. A Joint Commission (2009) estabeleceu o Protocolo Universal para Prevenir Erro de Local, Erro de Procedimento e Erro de Indivíduo em Cirurgias (Universal Protocol for Preventing Wrong Site, Wrong Procedure and Wrong Person Surgery). Esse protocolo contém três componentes: (1) verificação de todos os documentos relevantes antes do procedimento; (2) marcação do local da cirurgia; e (3) implantação de um "intervalo", antes do início do procedimento. Durante o "intervalo" toda a equipe deve voltar sua atenção para verificar se paciente, local e procedimento estão corretamente identificados. Entre outras interações importantes estão a apresentação dos membros da equipe de atenção médica, a verificação da antibioticoterapia profilática, a duração prevista para o procedimento e a comunicação de complicações que possam ser antecipadas (p. ex., possibilidade de grande perda de sangue). Ademais, a requisição de instrumentos especiais deve ser feita antes da cirurgia para prevenir o comprometimento da paciente pela falta de algum instrumento no momento em que é necessário.

Quebras na comunicação são comuns entre as fases pré-, intra- e pós-operatórias e estão ligadas a eventos adversos e danos à paciente (Greenberg, 2007; Nagpal, 2010). Especificamente, identificou-se que o momento da transferência de uma paciente para uma equipe ou novo local é um período particularmente vulnerável a quebras na comunicação.

ASSISTÊNCIA NA CIRURGIA

É possível que um residente em ginecologia considere que o papel de assistente seja pouco importante e assuma uma postura mais passiva. Entretanto, o cirurgião experiente tem consciência da grande diferença que um bom assistente faz no transcorrer de uma cirurgia e nos resultados obtidos pela paciente.

O papel do assistente é antecipar as necessidades do cirurgião e ajudar no progresso da operação. Assim, o assistente deve estar familiarizado com as etapas do procedimento a ser realizado, com a anatomia relevante e com os detalhes da história e do exame físico da paciente.

As principais funções do assistente são manter a exposição com afastamento suficiente das bordas da incisão e o campo operatório livre de obstruções. O uso de compressas e de aspiração deve ser oportuno para não interferir no trabalho do cirurgião e a compressa deve ser usada para absorver mais do que para limpar. As superfícies com sangramento devem ser imediatamente pressionadas até que a situação seja avaliada de forma sistemática. As pinças devem ser liberadas lentamente para evitar deslizamento do tecido. É imperativo manter atenção fixa no procedimento. Assim, se música ou conversas se mostrarem distrativas, devem ser evitadas.

POSICIONAMENTO DA PACIENTE

Pacientes anestesiadas submetidas a procedimentos ginecológicos prolongados correm risco de neuropatia periférica de membros superiores ou inferiores. Essas neuropatias são raras, e as incidências citadas se aproximam de 2% dos casos ginecológicos (Cardosi, 2002). Os déficits neurológicos costumam ser leves e transitórios e se resolvem de maneira espontânea. Contudo, raramente, ocorrem incapacidades prolongadas ou permanentes.

Nas cirurgias ginecológicas, as lesões de membros inferiores podem envolver nervos do plexo lombossacral (Tabela 40-2). Na maioria dos casos, a neuropatia periférica segue-se a colocação inapropriada de afastadores autorretráteis, dissecção pélvica radical ou posicionamento inadequado da paciente, em especial na posição de litotomia. Os mecanismos da lesão incluem transecção nervosa cirúrgica, ruptura após estiramento progressivo ou isquemia do nervo. A isquemia pode resultar de comprometimento de vasos perineurais por compressão ou estiramento prolongado ou acentuado do nervo.

Embora qualquer paciente possa evoluir com neuropatia pós-operatória, taxas mais altas foram observadas em pacientes fumantes, naquelas que apresentam anormalidades anatômicas ou em pacientes magras, diabéticas ou alcoólatras. Uso de afastadores autorretráteis e procedimentos cirúrgicos prolongados são fatores adicionais de risco (Warner, 2000).

Os sintomas refletem a perda funcional do nervo afetado. O déficit motor costuma se manifestar como perda de força muscular, enquanto o déficit sensitivo é percebido como anestesia, parestesia ou dor na distribuição dos nervos sensitivos (Fig. 40-3). Consequentemente, um exame neurológico detalhado permite a identificação clínica da maior parte das neuropatias periféricas. Exames eletrodiagnósticos são indicados quando a função motora estiver reduzida, mas nos casos de perda de sensibilidade esses exames não são acurados o suficiente (Knockaert, 1996). Em geral, se a eletromiografia for solicitada, será mais esclarecedora 2 a 3 semanas após a lesão, para permitir que as alterações relacionadas com a denervação tenham se completado no interior dos músculos afetados (Winfree, 2005).

O tratamento irá variar dependendo de ter sido afetada a função motora ou sensitiva. Se houver déficit da função motora, justifica-se encaminhamento primeiro ao neurologista. O tratamento fisioterápico deve começar imediatamente para minimizar a contratura e a atrofia muscular. Alternativamente, para aquelas com perdas sensitivas leves, é razoável manter a paciente apenas sob observação até o retorno da função. Para aquelas com dor, o tratamento pode incluir injeções seriadas com analgésicos locais nos pontos de gatilho, analgésicos orais, *biofeedback* ou gabapentina.

■ Laparotomia

É possível haver lesão de nervo durante laparotomia, e o mais comum é que seja causada por colocação inadequada do afastador, incisão abdominal transversa ampla e dissecção extensa junto à parede pélvica lateral.

Lesão do nervo femoral

O nervo femoral perfura o músculo psoas precocemente em seu trajeto para a inervação motora dos músculos ilíaco, pectíneo, sartório e quadríceps, e sensitiva das regiões anteromedial da coxa e medial do segmento distal do membro inferior, por meio de seu ramo cutâneo, o nervo safeno. Antes de deixar a pelve, o nervo femoral passa medialmente abaixo do ligamento inguinal para penetrar no triângulo femoral, lateralmente à

TABELA 40-2 Plexos nervosos lombossacrais (L1-S4)

Nervo	Origem	Função motora	Função sensitiva
Ilioinguinal	L1	Nenhuma	Parede abdominal inferior, monte púbico, grandes lábios
Ilio-hipogástrico	L1	Nenhuma	Parede abdominal inferior, região glútea lateral superior
Genitofemoral	L1-2	Nenhuma	Grandes lábios, região superior anterior da coxa
Cutâneo femoral lateral	L2-3	Nenhuma	Região anterolateral da coxa
Femoral	L2-4	Flexão do quadril, adução; extensão do joelho	Região inferomedial e anterior da coxa, região medial da panturrilha
Obturador	L2-4	Adução da coxa, rotação lateral	Região superomedial da coxa
Pudendo	S2-4	Músculos do períneo; esfíncteres anal externo e uretral	Períneo
Isquiático			
Fibular comum	L4-S2	Flexão do joelho; dorsiflexão e eversão do pé; extensão do pododáctilo	Região lateral da panturrilha, dorso do pé
Tibial	L4-S3	Extensão alta; flexão do joelho; flexão plantar do pé; inversão	Superfície plantar do pé, pododáctilos

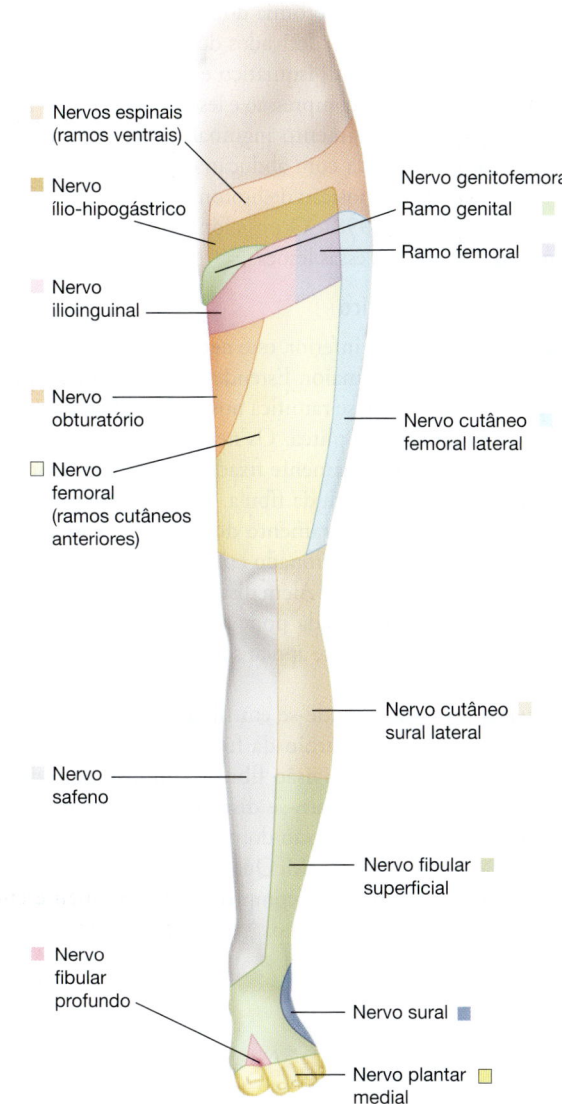

FIGURA 40-3 Nervos periféricos e distribuições correspondentes de inervação sensitiva.

1995). As lâminas do afastador devem ser avaliadas quando de seu posicionamento para confirmar que não estejam apoiados sobre o músculo psoas. Nas pacientes magras, podem ser posicionadas toalhas dobradas entre a borda do afastador e a pele para elevar as lâminas, afastando-as do músculo psoas. É importante ressaltar que uma pequena percentagem dos casos ocorre sem que seja utilizado afastador.

Lesão do nervo genitofemoral

O nervo genitofemoral penetra na borda medial do músculo psoas e cursa abaixo do peritônio em sua superfície muscular. Acima do ligamento inguinal, ele se divide nos ramos genital e femoral. O ramo femoral segue a artéria ilíaca externa, prossegue abaixo do ligamento inguinal e sai pela fáscia lata para inervação sensitiva ao triângulo femoral. O ramo genital penetra no canal inguinal para inervação sensitiva dos grandes lábios e do monte púbico. Assim como o nervo femoral, o genitofemoral pode sofrer lesão com compressão do músculo psoas, e os sintomas sensitivos acompanham a distribuição do nervo (ver Fig. 40-3) (Murovic, 2005). Além disso, esse nervo pode ser lesado durante a redução de uma grande massa pélvica aderida à parede lateral ou durante dissecção de linfonodos pélvicos (Irvin, 2004).

Lesão do nervo cutâneo femoral lateral

Esse nervo aparece junto à borda lateral do músculo psoas maior, imediatamente acima da crista ilíaca. Cursa obliquamente sobre a superfície anterior do músculo ilíaco e mergulha abaixo do ligamento inguinal lateralmente à medida que deixa a pelve. O nervo cutâneo femoral lateral pode ser comprimido no seu segmento que cruza a parede da pelve (Aszmann, 1997). Os sintomas sensitivos se estendem pela região anterolateral do quadril e da coxa. A neuropatia dolorosa envolvendo especificamente o nervo cutâneo femoral lateral é denominada *meralgia parestésica*.

artéria e à veia femoral. Esse nervo pode ser comprimido em qualquer ponto ao longo do seu trajeto, mas é particularmente suscetível no interior do corpo do músculo psoas e junto ao ligamento inguinal.

O posicionamento inadequado do afastador autorretrátil é a causa mais comum de lesão cirúrgica do nervo femoral, e as taxas de incidência após histerectomia abdominal chegam a 10% (Fig. 40-4) (Goldman, 1985; Kvist-Poulsen, 1982).

As mulheres com neuropatia femoral podem se apresentar com distúrbio da função motora manifesta por perda de força ou incapacidade de fletir o quadril ou estender o joelho. O reflexo patelar em geral está abolido. O distúrbio da função sensitiva é caracterizado por parestesia sobre as regiões anteromedial da coxa e medial da panturrilha.

Como prevenção, devem ser escolhidos afastadores com lâminas laterais, a serem posicionadas de modo a afastar somente o músculo reto abdominal e não o músculo psoas (Chen,

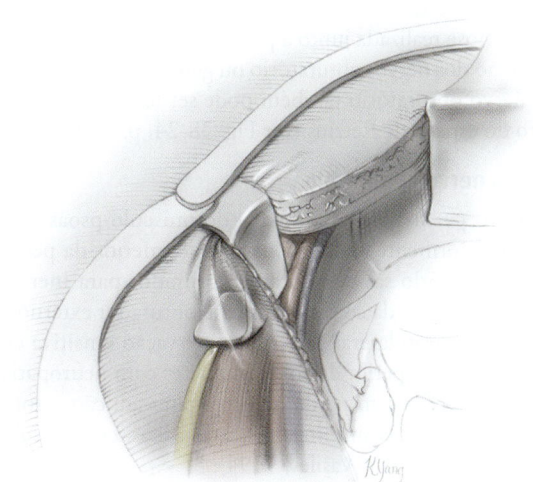

FIGURA 40-4 Se estiver mal posicionada, a lâmina lateral do retrator autorretrátil pode pressionar o músculo psoas maior e causar dano ao nervo femoral. Representado em amarelo, o nervo nesse nível cursa lateralmente ao músculo psoas maior.

Incisões transversais

É comum haver lesão de nervo em casos com acesso transversal ao abdome. A lesão costuma envolver os nervos ilioinguinal e ílio-hipogástrico ou, com menos frequência, os ramos do nervo genitofemoral. Os nervos ilioinguinal e ílio-hipogástrico emergem através do músculo oblíquo interno cerca de 2 ou 3 cm inferomedialmente à espinha ilíaca anterossuperior (Whiteside, 2003). O nervo ílio-hipogástrico envia um ramo lateral para inervar a pele glútea. Um ramo anterior estende-se horizontalmente em direção à linha média e corre profundamente ao músculo oblíquo externo. Próximo à linha média, esse nervo perfura o músculo oblíquo externo e torna-se cutâneo para inervar os tecidos superficiais e a pele sobre a sínfise púbica (ver Fig. 38-4, p. 921). O nervo ilioinguinal estende-se medialmente para entrar no canal inguinal e inerva o baixo abdome, os grandes lábios e a região superior da coxa.

Estes nervos são sensitivos e, felizmente, as anestesias ou parestesias cutâneas que se seguem à sua lesão se resolvem com o tempo. Assim, essas lesões com frequência são subnotificadas por pacientes e médicos. Para evitar o comprometimento desses nervos, os cirurgiões devem tentar evitar estender a incisão da fáscia além da borda lateral dos músculos retos (Rahn, 2010).

No entanto, em alguns casos, é possível haver dor, que pode ter início imediatamente após a cirurgia ou muitos anos depois. Em geral, a dor é aguda e episódica, irradiando-se para a região alta da coxa, lábios genitais ou região glútea lateral alta. Mais tarde, as sensações podem se tornar crônicas e em queimação (Ducic, 2006). O envolvimento dos nervos ílioinguinal/ilio-hipogástrico é confirmado ao se obter alívio da dor com infiltração de anestésico a 2 cm da espinha ilíaca anterossuperior em direção inferomedial, na profundidade do músculo oblíquo externo.

Dissecção da parede pélvica lateral

Com dissecção de linfonodos, excisão tumoral ou ressecção de endometriose realizada junto à parede pélvica lateral é possível haver lesão dos nervos obturatório ou genitofemoral. Além disso, o nervo obturatório também pode ser lesado em cirurgias dentro do espaço de Retzius (ver Fig. 38-24, p. 940).

Lesão do nervo obturatório

Este nervo perfura a borda medial do músculo psoas e se estende anteriormente ao longo da parede inferior da pelve. O nervo obturatório sai pelo forame obturador para inervar os músculos adutores da coxa e o músculo obturador externo, que realizam a rotação lateral da coxa. A inervação sensitiva cobre a região medial superior da coxa. Mulheres com neuropatia do obturador apresentam perda de força para adução e rotação externa da coxa. Os sintomas sensitivos se estendem sobre a região medial da coxa (Vasilev, 1994).

Litotomia dorsal

Esta posição cirúrgica é usada para cirurgias vaginais, laparoscópicas e histeroscópicas. A posição pode ser modificada e descrita como posição alta, padrão ou de litotomia baixa (Fig. 40-5). A posição de litotomia dorsal pode estar associada a lesão de diversos nervos derivados do plexo lombossacral, incluindo os nervos femoral, isquiático e fibular comum. Por exemplo, é possível haver compressão e lesão isquêmica do nervo femoral abaixo do ligamento inguinal rígido seguindo-se à flexão aguda prolongada com abdução e rotação externa da coxa com a paciente em posição de litotomia dorsal (Fig. 40-6) (Ducic, 2005; Hsieh, 1998). O posicionamento ideal, como demonstrado, minimiza essas lesões.

Nervo isquiático ou ciático

Derivado do plexo sacral inferior, este nervo deixa a pelve através do forame isquiático maior. Estende-se inferiormente pela região posterior da coxa e se ramifica nos nervos tibial e fibular comum acima da fossa poplítea. Os nervos isquiático e fibular comum estão anatomicamente fixados, respectivamente, à incisura isquiática e à cabeça da fíbula. Consequentemente, é possível haver lesão por estiramento do nervo isquiático se o quadril da paciente for posicionado em flexão aguda, rotação externa acentuada, ou ambas. Além disso, mesmo uma paciente adequadamente posicionada pode sofrer lesão se, durante cirurgia vaginal, o assistente se apoiar sobre a coxa, produzindo flexão extrema do quadril.

O nervo isquiático divide-se em tibial e fibular comum, e a lesão pode refletir distúrbio da função de todo o nervo isquiático ou somente da divisão fibular comum. Se todo o nervo estiver lesado, observam-se distúrbios de extensão do quadril, flexão do joelho e flexão do pé. Além disso, pode ser notada perda sensorial do pé (McQuarrie, 1972). Se somente a divisão fibular comum estiver comprometida, as perdas serão aquelas descritas na próxima seção.

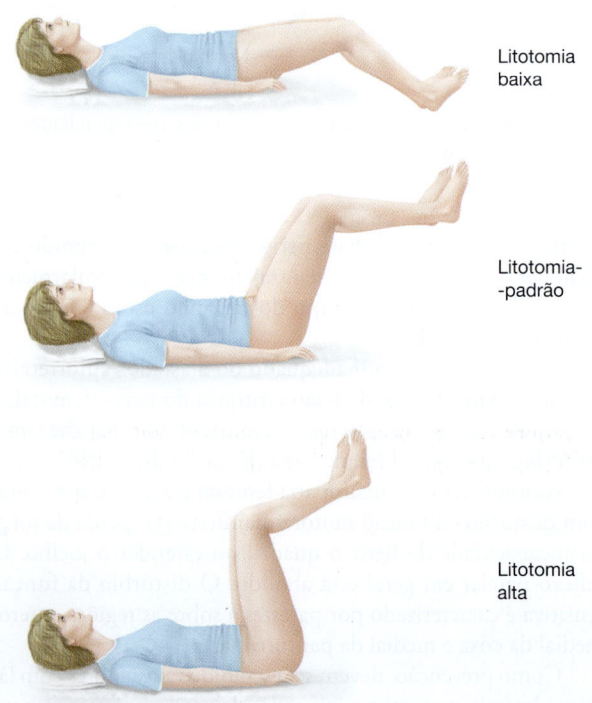

FIGURA 40-5 Posições de litotomia usadas em cirurgia ginecológica.

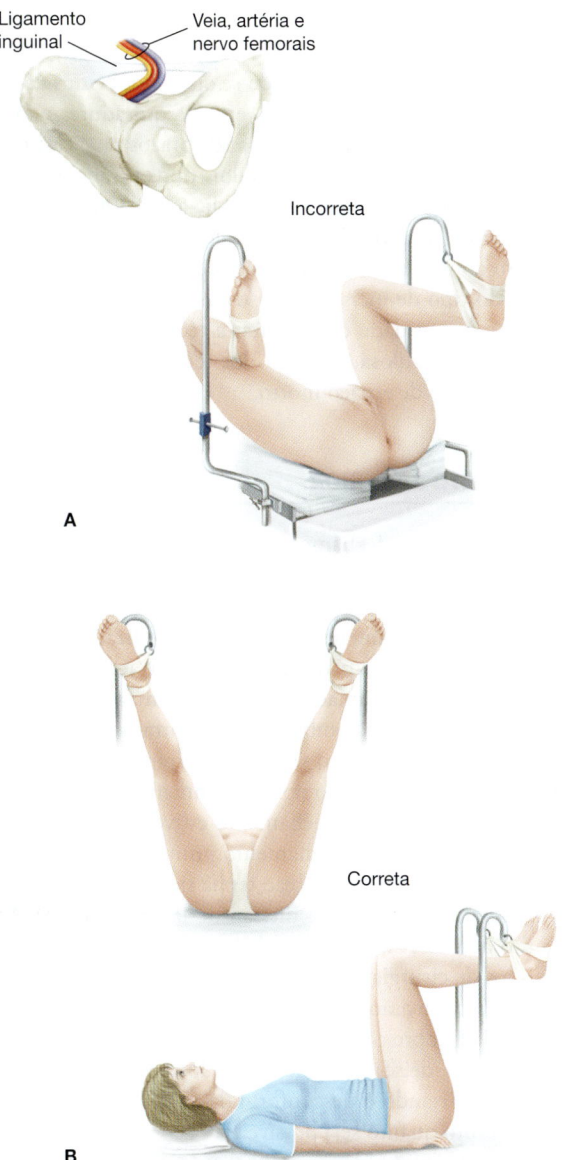

FIGURA 40-6 A. A hiperflexão do quadril pode levar à compressão do nervo femoral contra o ligamento inguinal. *(Redesenhada a partir de Anderton, 1988, com permissão.)* **B**. Posição ideal de litotomia dorsal com limitação de flexão, abdução e rotação interna do quadril. *(Redesenhada a partir de Irvin, 2004, com permissão.)*

Nervo fibular comum

Anteriormente conhecido como *nervo peroneal comum,* o nervo fibular comum é o ramo lateral do nervo isquiático. A partir de sua origem acima da fossa poplítea, esse nervo cruza a cabeça lateral da fíbula antes de descer ao longo da região lateral da panturrilha. Junto à cabeça lateral da fíbula, esse nervo está sob risco de compressão contra os apoios de perna. Consequentemente, indica-se posicionamento da paciente para evitar que haja pressão nesse ponto ou acolchoamento adicional com almofadas (Philosophe, 2003).

A lesão do nervo fibular comum pode ter consequências motoras e sensitivas. A incapacidade de fletir, de fazer a eversão do pé ou de estender os pododáctilos pode ser observada com o sinal do "pé caído" ao andar. A perda sensitiva envolve o dorso do pé e a região anterolateral da perna (Tikoo, 1994).

Plexo braquial

Este plexo tem origem nos ramos ventrais de C5 a T1. Atravessa o pescoço e a axila para inervar o segmento proximal do braço e o ombro. As lesões causadas por posicionamento resultam de hiperextensão do membro superior, por exemplo, quando o braço é posicionado formando ângulo superior a 90 graus com o tronco. Além disso, mesmo nas situações em que o braço é posicionado corretamente, é possível haver lesão por apoio inadvertido sobre o membro, provocando sua hiperextensão. Ademais, com o posicionamento da paciente em Trendelenburg excessiva é possível haver hiperextensão. A lesão pode resultar em perda sensitiva e motora (Warner, 1998).

Neuropatias periféricas ulnares também podem ocorrer por compressão externa do braço posicionado ao lado da paciente. O apoio dos cotovelos ajuda a evitar essa complicação, embora possam estar implicados outros fatores além da posição da paciente (Warner, 1998).

INCISÕES CIRÚRGICAS

Nas pacientes com indicação de laparotomia, a incisão abdominal ideal é aquela que permite acesso rápido, exposição adequada e deambulação precoce, além de promover cicatrização firme da ferida operatória, não comprometer a função pulmonar e obter o melhor resultado estético. Esses critérios formam a base para a escolha da melhor incisão para cada paciente. Em ginecologia, o acesso ao abdome costuma ser feito com uma incisão vertical na linha média ou com uma das três incisões transversais – Pfannenstiel, Cherney ou Maylard.

Incisão vertical na linha média

Esta incisão é usada com frequência quando é necessário acesso ao abdome superior com espaço operatório generoso. A incisão pode estender-se até e além da cicatriz umbilical e, portanto, é a opção quando o diagnóstico pré-operatório é incerto. Além disso, a anatomia simples da linha média permite acesso rápido ao abdome com baixas taxas de lesão neurovascular na parede abdominal anterior (Greenall, 1980; Lacy, 1994). Ademais, em razão da vascularização reduzida na linha média, Nygaard e Squatrito (1996) recomendaram esta incisão em pacientes portadoras de coagulopatias, naquelas que recusem transfusão ou que estejam sendo tratadas com anticoagulantes sistêmicos.

Sua maior desvantagem é a maior tensão na incisão quando os músculos abdominais são contraídos. Por essa razão, em comparação com as incisões transversais, as verticais na linha média estão associadas com taxas mais elevadas de deiscência fascial e formação de hérnia incisional e com piores resultados estéticos (Grantcharov, 2001; Kisielinski, 2004). Adicionalmente, as pacientes com incisões verticais repetidas com indicação ginecológica tendem a evoluir com mais aderências em comparação com aquelas tratadas com incisões transversais (Brill, 1995).

Incisões transversais

Estas incisões costumam ser usadas em cirurgia ginecológica benigna com diversas vantagens. Elas seguem as linhas de tensão cutânea de Langer e, consequentemente, produzem melhores resultados estéticos (Fig. 38-1, p. 919). Também estão associadas a taxas menores de formação de hérnia incisional (Luijendijk, 1997). Além disso, seu posicionamento no baixo abdome está associado a menos dor pós-operatória e melhor função pulmonar em comparação com a incisão vertical na linha média. Das incisões transversais, a de Pfannenstiel é a mais simples de realizar e, por essa razão, é a mais comumente escolhida.

Não obstante essas vantagens, as incisões transversais têm limitações. Essas incisões limitam o acesso ao abdome superior e oferecem menor campo operatório em comparação com a incisão na linha média. Isso é especialmente verdadeiro no caso da incisão de Pfannenstiel, o que pode ser explicado pelo estreitamento do campo cirúrgico causado pela manutenção dos músculos retos abdominais, que cercam a incisão (Seção 41-2, p. 1.022).

Consequentemente, as incisões de Cherney e Maylard foram desenvolvidas para superar essa restrição e, em algum grau, melhoram a exposição. A incisão de Cherney libera o músculo reto abdominal junto a sua inserção tendínea inferior (Seção 41-3, p. 1.024). Essa abordagem permite maior exposição dos órgãos pélvicos, assim como acesso ao espaço de Retzius. Como consequência, seu uso é considerado quando tal exposição é necessária. A incisão de Cherney também pode ser usada, preferencialmente à incisão de Maylard, se já se tiver iniciado o procedimento com incisão de Pfannenstiel e se verificar a necessidade de exposição adicional. Isso porque com a incisão de Maylard, os músculos retos abdominais devem ser mantidos cobertos por suas bainhas fasciais. Entretanto, se a incisão de Pfannenstiel já tiver sido iniciada, a fáscia já terá sido dissecada e afastada dos músculos retos abdominais subjacentes.

A incisão de Maylard secciona o músculo reto abdominal e proporciona maiores exposição cirúrgica e espaço para manobras (Seção 41-4, p. 1.025). No entanto, ela é tecnicamente mais difícil de realizar porque requer o isolamento e a ligadura das artérias epigástricas inferiores. A incisão raramente é usada em razão de preocupações quanto a dor operatória, redução da resistência da parede abdominal, prolongamento da cirurgia e aumento da morbidade febril. Estudos randomizados, no entanto, não confirmaram essas preocupações (Ayers, 1987; Giacalone, 2002). A incisão de Maylard deve ser evitada em pacientes cujos vasos epigástricos superiores tenham sido interrompidos, o que deixa os músculos retos do abdome com suprimento sanguíneo inadequado. Além disso, pacientes com doença vascular periférica talvez dependam das artérias epigástricas inferiores para suprimento sanguíneo colateral aos membros inferiores. A ligadura dessa artéria poderia causar claudicação intermitente (Salom, 2007).

Criação da incisão

A entrada no abdome inicia-se com a incisão da parede com bisturi, e cicatrizes devem ser extirpadas para melhorar a cicatrização da ferida e os resultados estéticos. Embora se possa usar bisturi eletrocirúrgico para fazer a incisão da pele, a cicatrização é mais rápida e o resultado estético é superior quando a incisão é feita com bisturi convencional (Hambley, 1988; Singer, 2002a).

Para as demais camadas, pode-se optar por bisturi cortante ou por bisturi eletrocirúrgico, e os pesquisadores não encontraram diferenças a curto ou longo prazos na cicatrização da ferida quando compararam os dois tipos (Franchi, 2001). No entanto, na revisão que realizou, Jenkins (2003) avaliou o sangramento cirúrgico e a dor pós-operatória e observou uma vantagem com o uso do bisturi eletrocirúrgico. Independentemente do tipo de incisão ou instrumento utilizado, deve-se enfatizar a necessidade de respeitar a técnica adequada, com hemostasia meticulosa, retirada dos tecidos desvitalizados e evitando criação de espaço morto.

FECHAMENTO DA FERIDA

Após laparotomia, o fechamento da incisão deve abordar o peritônio, a fáscia, a camada subcutânea e a pele. O fechamento da ferida pode ser amplamente classificado como primário ou secundário. No fechamento primário, são utilizados materiais para reaproximar as camadas de tecidos. No fechamento por segunda intenção, as camadas da ferida são mantidas abertas e cicatrizam por meio da combinação de contração, granulação e epitelização. O fechamento secundário raramente é usado em cirurgia ginecológica, sendo normalmente indicado quando os tecidos planejados para o fechamento estiverem com infecção significativa. A opção de fechamento primário tardio também é possível uma vez que a infecção tenha sido resolvida.

O fechamento ideal da incisão de laparotomia é objeto de muito debate. A maioria dos dados sobre a questão provém de estudos de cirurgia geral e de oncologia ginecológica sobre fechamento de incisão abdominal na linha média e de pesquisas obstétricas sobre cesariana. Idealmente, o fechamento deve evitar infecção, deiscência e hérnia ou formação de trajeto fistuloso, minimizando o desconforto da paciente e preservando a estética tanto quanto seja possível.

Peritônio

Os peritônios visceral e parietal não requerem sutura, uma vez que essa camada geralmente se regenera em poucos dias após a cirurgia (Lipscomb, 1996). Diversos estudos demonstraram que a conduta de não fechamento do peritônio, em comparação com o fechamento, reduz o tempo de cirurgia sem aumentar a formação de aderências, complicações da ferida ou infecção (Franchi, 1997; Gupta, 1998; Tulandi, 1988). Entretanto, poucos ensaios clínicos controlados randomizados avaliaram a formação de aderências a longo prazo.

Após cirurgia é comum a formação de aderências entre o peritônio e os órgãos adjacentes. A fibrose pode ser reduzida com manuseio delicado dos tecidos e por meio de hemostasia adequada e redução ao máximo de isquemia, infecção e reação de corpo estranho (American Society for Reproductive Medicine, 2008).

Fáscia

Em muitos casos, o primeiro tecido fechado é a fáscia. Muitos estudos corroboraram o uso de fechamento com pontos contínuos para incisões abdominais em comparação com fechamento interrompido da fáscia (Colombo, 1997; Orr, 1990; Shepherd, 1983). O fechamento contínuo é mais rápido e está associado a taxas comparáveis de deiscência, infecção da ferida e formação de hérnia. A tendência é favorável ao uso de material de sutura de reabsorção lenta em comparação com suturas não absorvíveis. Suturas de reabsorção lenta parecem dar suporte adequado à ferida, e ainda produzem menos dor e taxas mais baixas de formação de fístula (Carlson, 1995; Leaper, 1977; Wissing, 1987). Contudo, o uso de sutura com fio não absorvível deve ser considerado em situações nas quais se identifica uma hérnia, ou em que a incisão tenha seccionado uma tela previamente posicionada. Fios número 0 ou 1 são adequados para o fechamento da maioria das incisões de fáscia. Os pontos de sutura devem ser aplicados com intervalos de aproximadamente 1 cm e a cerca de 1,2 a 1,5 cm da borda fascial. A segurança adicional obtida além de 1,5 cm é mínima (Campbell, 1989). Os pontos devem justapor as bordas fasciais de forma a permitir o intumescimento dos tecidos no pós-operatório sem penetrar na fáscia ou causar necrose avascular.

Camada adiposa subcutânea

A estase de sangue e líquidos serve como acelerador do crescimento bacteriano. Por essa razão, para reduzir a incidência de hematoma e seroma, pesquisadores compararam o uso de sutura de fechamento da camada subcutânea com o uso de dreno. Nos casos com camadas com espessura inferior a 2 cm, a maioria dos estudos não encontrou vantagens para qualquer uma das práticas. Não obstante, infecção da ferida e espessura da camada adiposa são os maiores fatores de risco de deiscência da camada subcutânea (Soper, 1971; Vermillion, 2000). Para pacientes com camada subcutânea igual ou superior a 2 cm, demonstrou-se que o fechamento com sutura é efetivo (Gallup, 1996; Guvenal, 2002; Naumann, 1995). Não estão definidos técnica e tipo de sutura ideais para o fechamento dessa camada, mas todos os esforços devem ser envidados para fechar os espaços mortos com atenção para evitar sobrecarga da sutura e minimizar a reação inflamatória. Uma opção adequada é o uso fio categute 2-0, embora há quem indique o uso de fio sintético para evitar os efeitos inflamatórios produzidos pelos fios biológicos.

Pele

A pele pode ser fechada de forma eficaz com grampos, sutura intradérmica, fitas adesivas cirúrgicas ou adesivos teciduais. Assim, na maioria dos casos, essa camada é fechada de acordo com as preferências do cirurgião. Tecnicamente, é importante que a linha de incisão não fique sob tensão ao suturar a pele. Para tanto, talvez haja necessidade de fazer sutura subcutânea no tecido adiposo ou na derme profunda para retirar a tensão nos pontos da pele.

Sutura subcutânea ou intradérmica

A sutura subcutânea contínua é feita aplicando-se pontos horizontais através da derme em lados alternados da ferida usando fio absorvível (Fig. 40-7). Consideram-se adequados fios 3-0 ou 4-0, de material de absorção lenta, como poliglactina

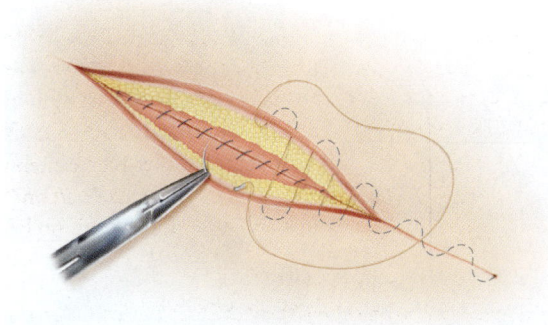

FIGURA 40-7 Na sutura intradérmica, os pontos são aplicados com a agulha em posição horizontal à derme. A sutura é realizada com penetração sequencial da agulha logo abaixo da derme em lados alternados. O local de saída no primeiro ponto marca o local correspondente de entrada da agulha do lado oposto da ferida operatória, ao longo de toda a sua extensão.

(Vicryl) ou poliglecaprone (Monocryl). As vantagens incluem baixo custo e aproximação efetiva da pele, sem necessidade de retirada dos pontos. No entanto, entre as técnicas de fechamento da pele, este é o método que demanda mais tempo e maior *expertise* técnica.

Grampos

Os dispositivos para grampeamento automático são usados comumente para fechamento de incisões cirúrgicas em razão da rapidez de aplicação e segurança no fechamento das feridas. Entretanto, eles não permitem um fechamento tão meticuloso quanto o das suturas, e as feridas que requeiram aproximação precisa dos tecidos não são candidatas ideais para fechamento com grampos (Singer, 1997). Os grampos podem ser desconfortáveis, sua retirada também pode ser desagradável e seu uso implica retorno da paciente para sua remoção.

Antes do grampeamento, as bordas de ferida devem ser evertidas, preferencialmente por um segundo operador. O assistente precede o cirurgião ao longo da ferida evertendo as bordas com o auxílio de uma pinça. Se as bordas da ferida sofrerem inversão ou se uma borda estiver sob a outra, a cicatriz resultante será insatisfatória, profunda e inestética. Adicionalmente, deve-se evitar aplicar pressão excessiva sobre a pele com o grampeador para que os grampos não fiquem posicionados muito profundamente com isquemia no interior da alça formada. Quando posicionados adequadamente, a barra transversal do grampo fica elevada poucos milímetros acima da superfície da pele (Lammers, 2004). Em geral, os grampos são removidos em 4 a 7 dias. Sua manutenção por maior período está associada a cicatriz com "impressão de marcas".

Adesivos cutâneos tópicos

Octil-2-cianoacrilato é um adesivo tecidual tópico aplicado na forma líquida que se polimeriza formando uma película firme e flexível capaz de unir o epitélio ligando as bordas da ferida (Fig. 40-8). Pode ser usado para fechamento de incisões cutâneas com tensão mínima, como laparoscopia por trocarte ou incisões transversais de laparotomia, ou como uma camada

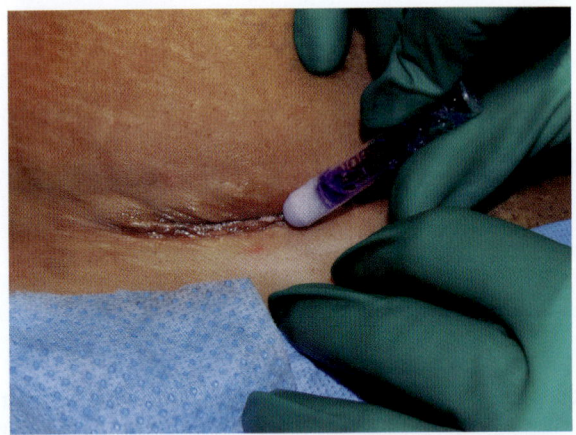

FIGURA 40-8 Aplicação de adesivo tópico cutâneo a uma incisão. O adesivo deve ser espalhado sobre as bordas cutâneas justapostas. A aplicação deve se estender lateralmente por cerca de 0,5 cm a partir da incisão. *(Fotografia cedida pela Dra. Christine Wan.)*

protetiva adjunta nas incisões maiores. Os adesivos teciduais levam a resultados estéticos similares aos das suturas tradicionais (Blondeel, 2004; Singer, 2002b).

Após a aproximação das camadas mais profundas da incisão, o adesivo é aplicado em três camadas finas sobre as bordas cutâneas justapostas. O adesivo deve ser estendido por pelo menos 0,5 cm de cada lado das bordas justapostas da ferida. Deve-se tomar cuidado para evitar a aplicação do líquido entre as bordas cutâneas, uma vez que o adesivo pode retardar a cicatrização (Quinn, 1997). Embora sejam necessários 30 segundos para secagem, a aplicação é rápida. Além disso, os adesivos criam uma cobertura própria e parecem produzir alguma proteção antibacteriana (Bhende, 2002). Evita-se a remoção dos pontos de sutura ou dos grampos, e o adesivo se degrada em 7 a 10 dias. Banho de chuveiro e lavagem cuidadosa do local são permitidos, mas natação não deve ser praticada. Produtos à base de petróleo aplicados na ferida podem reduzir a resistência de tensão do curativo, e não devem ser usados.

Fita adesiva cirúrgica

A indicação primária para o fechamento com fita adesiva é uma laceração superficial reta sob pouca tensão. Assim, a fita é apropriada para o fechamento dos locais de trocarte laparoscópico ou de incisões de laparotomia em que o fechamento da camada profunda tenha aproximado as bordas cutâneas.

O fechamento do tecido é rápido, com custo baixo e associado a alta satisfação das pacientes. As fitas adesivas são removidas pela paciente vários dias após a cirurgia. Também podem ser usadas após a retirada de grampos para garantir força adicional às cicatrizes que, ao final de uma semana, terão recuperado apenas cerca de 3% de sua força final.

Antes da aplicação, as bordas cutâneas devem estar totalmente secas para que haja aderência apropriada. As faixas de adesivos são aplicadas em paralelo, sem sobreposição, depois que toda a área de aplicação esteja coberta por um adesivo adjuvante como a tintura de benzoína (Katz, 1999). A fita adesiva não é apropriada para feridas úmidas ou com secreção, para superfícies côncavas, como a cicatriz umbilical, para áreas com tensão tecidual significativa e para áreas com flacidez tecidual acentuada. Além disso, em cerca de 3% dos casos a fita pode se soltar precocemente. É importante citar que é possível o desenvolvimento de bolhas cutâneas caso a fita esteja excessivamente esticada sobre a ferida (Lammers, 2004; Rodeheaver, 1983).

INSTRUMENTOS

Os instrumentos cirúrgicos foram projetados para ampliar a capacidade das mãos dos cirurgiões e, assim, são fabricados para afastar, cortar, pinçar e liberar o campo operatório. É importante que a iluminação da sala de cirurgia seja ajustada antes que a equipe se prepare e os cirurgiões se posicionem na mesa de forma que se obtenha o acesso mais ergonômico ao procedimento planejado. O manuseio tradicional dos instrumentos tem como objetivo maximizar a eficiência das ferramentas, embora haja variações para tarefas específicas. Os tipos de tecido encontrados em cirurgia ginecológica variam e, consequentemente, variam também o tamanho, a espessura e a resistência dos instrumentos utilizados.

Bisturi e lâminas

As lâminas cirúrgicas normalmente usadas em ginecologia estão representadas na Figura 40-9 e incluem as lâminas nº 10, 11, 15 e 20. A função segue a forma, e lâminas maiores são usadas para tecidos mais espessos ou para incisões maiores, enquanto uma lâmina nº 15 é usada para incisões mais delicadas. O ângulo agudo e a extremidade afilada da lâmina nº 11 a capacitam a cortar facilmente abscessos de paredes rígidas para fins de drenagem, como os do ducto da glândula de Bartholin.

Com a empunhadura correta do cabo do bisturi, o cirurgião é capaz de direcionar o movimento da lâmina. Os dedos podem ser posicionados de forma a forçar a lâmina, na empunhadura denominada em "arco de violino", que maximiza o uso da face cortante. Alternativamente, o bisturi pode ser manuseado como um lápis, na chamada "empunhadura tipo lápis" ou "de precisão" (Fig. 40-10).

Com as lâminas nº 10 e 20, o bisturi é mantido formando ângulo de 20 a 30 graus com a pele e tracionado firmemente sobre esta usando o braço com movimento mínimo de punho e dedos. Esse movimento ajuda a cortar com toda a extensão

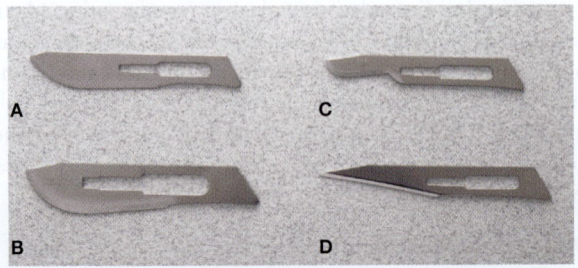

FIGURA 40-9 Fotografia das lâminas cirúrgicas comumente usadas em ginecologia. **A.** Nº 10. **B.** Nº 20. **C.** Nº 15 **D.** Nº 11. *(Fotografia cedida por Dave Gresham.)*

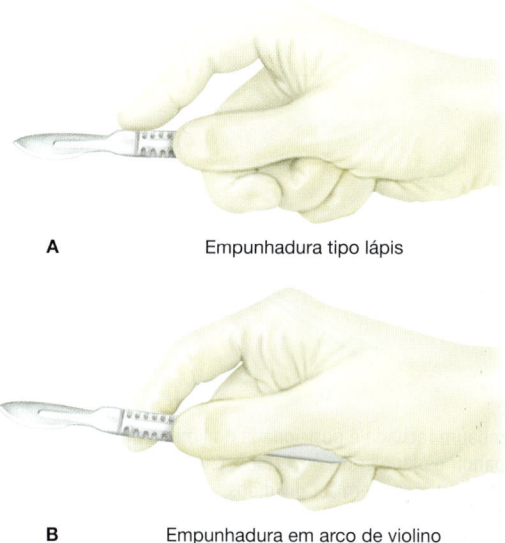

FIGURA 40-10 A. O cabo do bisturi é seguro como se fosse um lápis, e os movimentos são dirigidos pelo polegar e dedo indicador. **B.** O bisturi é mantido entre o polegar e o dedo médio. Ambos exercem pressão para baixo, e a extremidade da lâmina faz pressão contra os músculos tênares da mão. *(Retirada de Wind, 1987, com permissão.)*

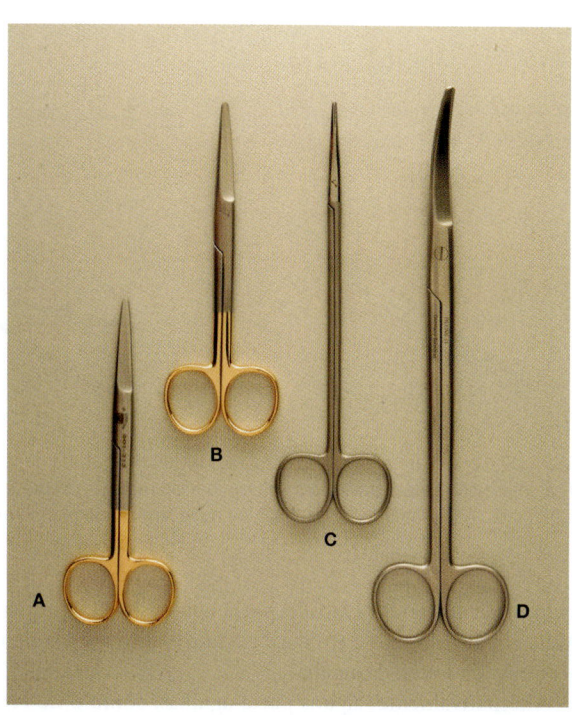

FIGURA 40-11 Tesouras. **A.** Mayo reta. **B.** Mayo curva. **C.** Metzenbaum. **D.** Jorgenson. *(Fotografia cedida por U.S. Surgitech, Inc.)*

da lâmina e evita que a ponta penetre demasiadamente. Em geral, o cirurgião corta em direção a si e do lado não dominante para o dominante. A incisão inicial deve penetrar a derme, mantendo-se a lâmina perpendicular à superfície para evitar a chanfradura da borda de pele. A tração firme e simétrica sobre o aspecto lateral da incisão mantém a incisão reta e ajuda a evitar trajetórias múltiplas e bordas cutâneas irregulares.

Por outro lado, as lâminas nº 15 e 11 normalmente são utilizadas com empunhadura tipo lápis para incisões delicadas e precisas. Com a lâmina nº 15, o bisturi deve ser mantido com ângulo de aproximadamente 45 graus com a superfície cutânea. A dissecção cortante é mais bem controlada usando os dedos, e a base da mão pode ser estabilizada sobre os tecidos adjacentes. A lâmina nº 11 é ideal para incisões pontuais e é empunhada mantendo ângulo de 90 graus com a superfície cutânea. O tensionamento da superfície da pele é importante para reduzir a força necessária à penetração. Quando a pele não é tensionada a penetração da lâmina nas estruturas subjacentes pode ser descontrolada.

Tesouras

As tesouras normalmente são usadas para divisão de tecidos e variações no formato e no tamanho das lâminas permitem seu uso em tecidos de texturas diversas (Fig. 40-11). Para seu posicionamento correto, o polegar e o quarto dedo devem ficar dentro das argolas do instrumento, e o indicador aplicado contra a travessa da tesoura para maior controle. A empunhadura em "tripé" permite aplicar cisalhamento, torque e pressão máximos e maior estabilidade e controle. Em geral, os cirurgiões praticam os cortes em movimento no sentido distal de si e do lado dominante para o não dominante.

As lâminas finas da tesoura de Metzenbaum são usadas para dissecção ou definição dos planos naturais dos tecidos, como para secção de aderências finas ou incisão do peritônio ou do epitélio vaginal. Durante a dissecção, a tração dos polos opostos do tecido a ser dissecado normalmente simplifica o processo, sendo necessário apenas um pequeno corte para penetrar no plano correto do tecido. As lâminas devem estar fechadas para serem inseridas entre os planos, acompanhando as curvas naturais dos tecidos sendo dissecados (Fig. 40-12). A seguir, as lâminas são abertas e, então, retiradas. Após girar punho e lâminas por 90 graus, o cirurgião reintroduz a lâmina inferior e os tecidos são seccionados. Ao dissecar em curva, a tesoura deve acompanhar a curva natural da estrutura. A dissecção prossegue no mesmo plano para evitar penetração na estrutura ou desvio na direção de tecidos que não se pretende atingir.

As tesouras mais robustas, como a Mayo curva, são usadas em tecidos mais espessos e densos. De forma semelhante, a tesoura de Jorgenson tem lâminas grossas e ponta curva formando ângulo de 90 graus. Essas tesouras são usadas para separar vagina e útero nas etapas finais da histerectomia. As tesouras para cortar fio de sutura apresentam lâminas chatas e devem ser reservadas para essa função. O uso de tesoura de tecido para cortar fios pode cegar suas lâminas e deve ser evitado.

Porta-agulhas

Estes instrumentos podem ser retos ou curvos, e costuma-se escolher um com a extremidade reta e romba para aproximação tecidual de rotina e ligadura de pedículo (Fig. 40-13). Idealmente, as agulhas perfuram os tecidos perpendicularmente.

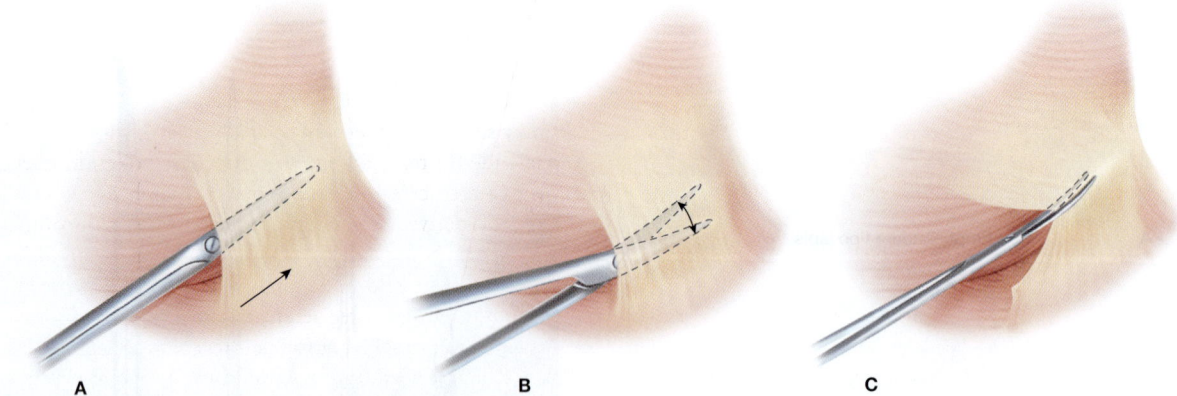

FIGURA 40-12 A. Para a formação de planos teciduais, a ponta da tesoura de Metzenbaum fechada é posicionada no limite entre os dois tecidos e aplica-se pressão anterógrada para avançar a tesoura. **B.** A tesoura é aberta para expandir o plano entre os tecidos. **C.** A tesoura é retirada e girada em 90 graus. A lâmina inferior é reinserida no recém criado plano entre os tecidos, que, então, podem ser divididos.

Assim, na maioria dos casos, o porta-agulhas deve prender a agulha em ângulo reto e em local situado a aproximadamente dois terços da ponta da agulha.

Alternativamente, alguns porta-agulhas, como o de Heaney, são curvos e ajudam a colocação da agulha em áreas confinadas ou anguladas. Quando se usa um porta-agulhas curvo, a agulha é presa de modo similar, e a curva interna do instrumento deve ficar na frente do buril da agulha (Fig. 40-14).

Tradicionalmente, o porta-agulha é seguro com o polegar e o quarto dedo nas argolas. A maior vantagem dessa empunhadura é a precisão obtida quando da manipulação das agulhas. A cremalheira para fechamento autorretrátil pode ser controlada facilmente, liberando e novamente segurando a agulha de forma mais precisa.

Alternativamente, há a empunhadura "palmar", com o porta-agulha mantido entre o polegar e os demais dedos, sendo que nenhum deles entra nas argolas do instrumento. Essa empunhadura permite movimento simples de rotação para direcionar agulhas curvas através de um arco. Sua maior vantagem é o tempo economizado durante sutura contínua, uma vez que a agulha pode ser liberada, novamente segura e redirecionada de forma eficiente sem reposicionar os dedos nas argolas do instrumento. A desvantagem é a possível perda de precisão ao liberar a agulha. Ao destravar o porta-agulha, a liberação deve ser suave e gradual. Com isso, evita-se uma liberação abrupta que poderia separar os cabos de forma descontrolada e súbita, com possibilidade de lesão de tecido.

Pinças teciduais

As funções das pinças são segurar o tecido para secção, afastar tecidos para exposição, estabilizar tecidos durante a sutura, retirar agulhas, segurar vasos para coagulação eletrocirúrgica, fazer ligadura para hemostasia e aplicar compressas. As pinças são empunhadas de forma a que uma das pernas funcione como extensão do polegar e a outra como extensão do dedo opositor. Outras empunhaduras são desajeitadas e limitam o arco de movimento do punho, levando à utilização subótima do instrumento.

As pinças denteadas pesadas, como a Potts-Smith de dente único, a Bonney e a Ferriss-Smith, são usadas quando a preensão firme é mais importante do que o manuseio delicado. Esses instrumentos são mais usados para segurar a fáscia para fechamento de ferida operatória abdominal (Fig. 40-15).

As pinças denteadas leves, como a Adson de dente único, concentram a força sobre uma pequena área e conferem maior

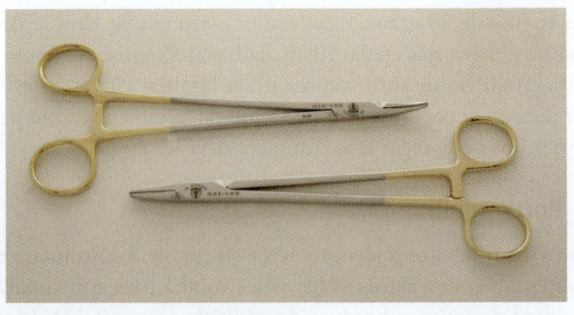

FIGURA 40-13 Porta-agulhas. Curvo (*acima*). Reto (*abaixo*). (*Fotografia cedida por U.S. Surgitech, Inc.*)

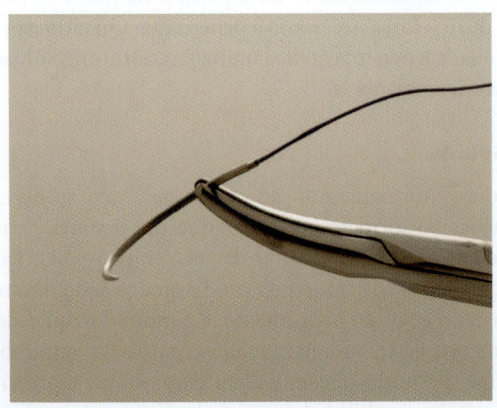

FIGURA 40-14 Forma correta de segurar a agulha usando um porta-agulhas curvo. A curvatura do porta-agulha deve estar de frente para o buril da agulha. (*Fotografia cedida por U.S. Surgitech, Inc.*)

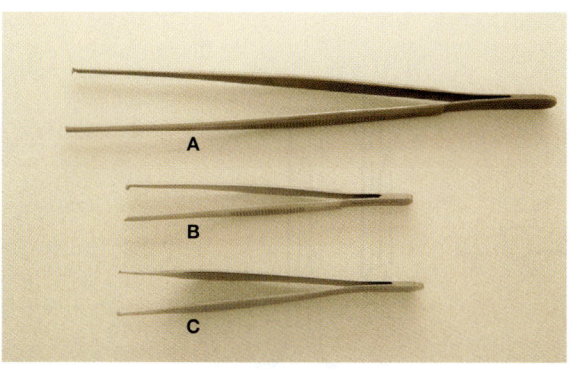

FIGURA 40-15 Pinças dente de rato. **A** e **B**. Longa e curta. **C**. Adson. (*Fotografia cedida por U.S. Surgitech, Inc.*)

poder de manuseio com menor destruição de tecido. São usadas para trabalhos mais delicados em tecidos moderadamente densos como a pele. As pinças atraumáticas fazem preensão por meio das ranhuras nas extremidades opostas (Fig. 40-16). Elas normalmente são usadas no manuseio de tecidos delicados e permitem algum poder de preensão com lesão tecidual mínima. A pinça DeBakey é outro tipo atraumático originalmente desenhado como pinça vascular, mas que ocasionalmente pode ser usado em tecidos delicados. Por outro lado, as pinças Russa e Singley com pontas mais largas e com serrilhado raso podem ser usadas quando se manipula uma região mais larga ou espessa.

■ Afastadores

A clara visualização é essencial durante a cirurgia, e os afastadores se ajustam aos ângulos do corpo e do órgão para permitir que os tecidos sejam tracionados para fora do campo cirúrgico. Em ginecologia, os afastadores podem ser agrupados em autorretráteis ou manuais e abdominais ou vaginais.

Afastadores usados em cirurgia abdominal

Afastadores autorretráteis. A cirurgia abdominal com frequência requer a participação ativa de um cirurgião assistente para uma incisão restrita. Assim, os afastadores que mantêm sozinhos os músculos da parede abdominal afastados, denominados *autorretráteis*, são comumente empregados durante laparotomia. Afastadores do tipo Kirschner e O'Connor-O'Sullivan contêm quatro lâminas largas, moderadamente curvas e que se afastam em quatro direções. As lâminas tracionam a bexiga no sentido caudal, os músculos da parede abdominal anterior em sentido lateral e o conjunto do conteúdo do abdome superior em sentido cefálico. O afastador Balfour tem capacidade de retração em três direções, podendo chegar a quatro com o acréscimo de um quarto membro (Fig. 40-17). Como alternativa, afastadores em formato de anel, como o de Bookwalter e o de Denis Browne, oferecem maior variabilidade no número e no posicionamento das lâminas retratoras. No entanto, em geral requerem mais tempo para montagem e posicionamento. Na maioria dos afastadores, é possível fixar lâminas rasas ou profundas à moldura de metal externa, de acordo com a profundidade da cavidade abdominal. Como discutido anteriormente, as lâminas devem ser rasas o suficiente para evitar a compressão dos nervos femoral e genitofemoral.

Afastadores manuais. Os afastadores manuais podem ser usados adicionalmente ou no lugar dos afastadores autorretráteis. Esses instrumentos permitem a retração somente em uma direção, mas podem ser posicionados e reposicionados rapidamente (Fig. 40-18). O afastador de Richardson possui uma lâmina robusta, rasa e de ângulo reto capaz de se fixar ao redor de uma incisão para promover o afastamento da parede abdominal. Como alternativa, os afastadores de Deaver possuem um formato levemente arqueado, adaptando-se facilmente à curva da parede do abdome anterior. Em comparação com os afastadores de Richardson, oferecem maior profundidade de lâmina e costumam ser usados para afastar o intestino, a bexiga ou o músculo da parede anterior do abdome. O afastador de Harrington, também denominado *sweetheart*, possui uma extremidade mais larga que também é capaz de efetivamente manter retraído o conjunto intestinal.

Em algumas circunstâncias, como durante a sutura do manguito vaginal, pode ser necessária uma lâmina fina e profunda, denominada *afastador maleável*, para retrair ou proteger os órgãos circundantes. Também denominada *afastador de costela*, essa ferramenta nada mais é que uma faixa longa e flexível de metal que pode ser dobrada para se adaptar aos diversos contornos corporais para retração efetiva. Estão disponíveis afastadores mais estreitos e mais largos, que também podem ser usados para cobrir e proteger o intestino subjacente de eventuais lesões produzidas por agulha de sutura durante o fechamento da parede abdominal.

Para incisões de laparoscopia ou minilaparotomia, os afastadores precedentes são muito grandes, sendo escolhidos aqueles com lâminas menores, como o Army-Navy ou o afastador-S. Os afastadores-S oferecem lâminas mais finas e profundas, enquanto as lâminas mais robustas do tipo Army-Navy permitem retração mais forte (Fig. 40-19). Além desses, os retratores autorretráteis metálico, de Weitlaner, ou de material sintético dos tipos Alexis ou Mobius, também podem ser usados nas incisões para minilaparotomia (Fig. 42-9.8, p. 1.143).

■ Afastadores usados em cirurgia vaginal

A cirurgia vaginal requer a separação das paredes vaginais, e diversos modelos autorretráteis foram desenvolvidos com esse

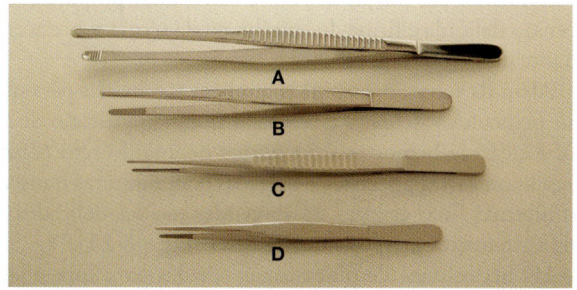

FIGURA 40-16 Pinças de preensão. **A**. Russa ("pata de ganso"). **B** e **D**. Longa e curta. **C**. DeBakey. (*Fotografia cedida por U.S. Surgitech, Inc.*)

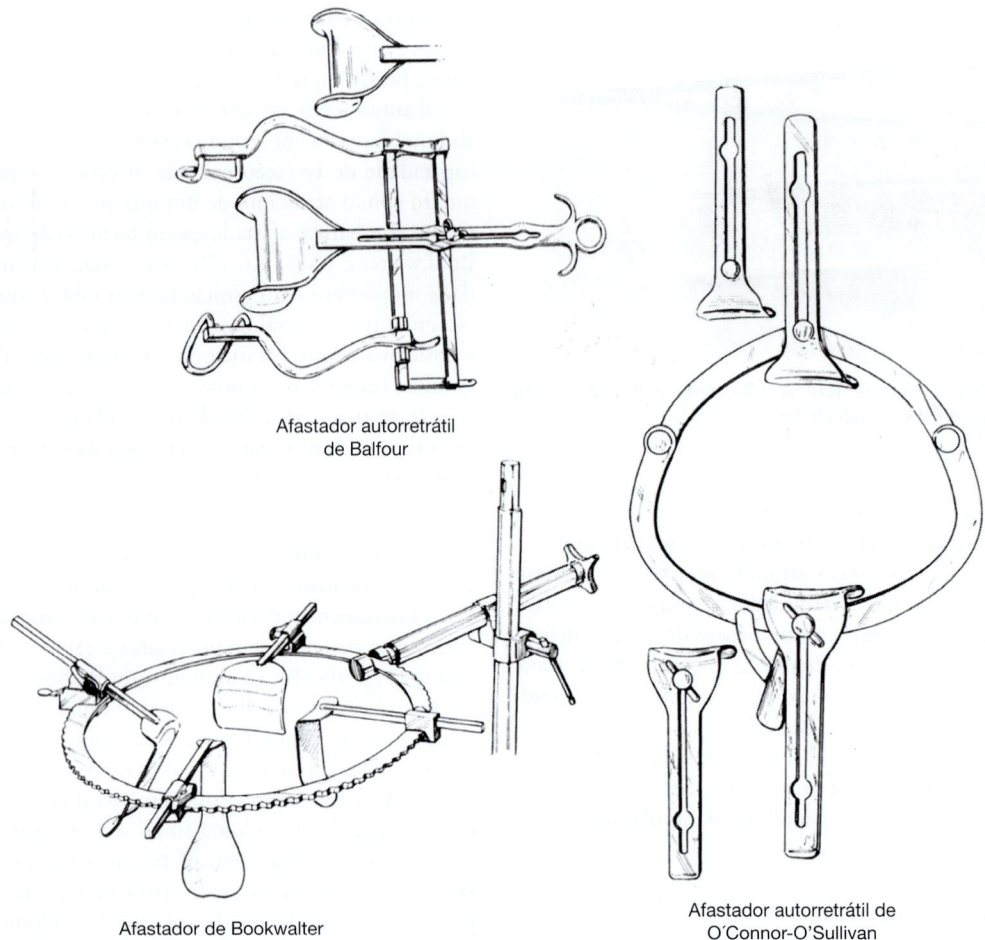

FIGURA 40-17 Afastadores abdominais autorretráteis. *(Retirada de Lipscomb, 1997, com permissão.)*

propósito. O afastador de Gelpi possui dois dentes estreitos que são posicionados distalmente contra as paredes vaginais laterais, sendo mais apropriado para procedimentos perineais (Fig. 40-20). O afastador de Rigby, com lâminas mais longas, separa de maneira eficaz as paredes vaginais laterais, enquanto o espéculo de Graves afasta as paredes anterior e posterior. A valva vaginal de Auvard é formado por uma única lâmina longa com um peso na extremidade, e utiliza a força da gravidade para empurrar a parede vaginal posterior para baixo (Fig. 40-21).

Contudo, o grau de retração oferecido pelos afastadores vaginais autorretráteis algumas vezes é insuficiente. Como consequência, afastadores manuais frequentemente são necessários para suplementar ou substituir esses instrumentos. Os afastadores manuais usados em cirurgia vaginal incluem o afastador de Heaney de ângulo reto, o afastador estreito de Deaver e o afastador de Breisky-Navratil (Fig. 40-22).

Durante procedimentos vaginais, com frequência é preciso manipular o colo uterino. A pinça de Lahey para tireoide proporciona firmeza ao segurar durante histerectomia vaginal, mas seus vários dentes afiados podem causar traumatismo significativo. Portanto, essa pinça não é indicada em pacientes quando houver expectativa de preservar o colo uterino. Nessas pacientes, quando da realização de curetagem ou laparoscopia, um gancho de dente único pode proporcionar uma pegada firme com menos dano ao colo uterino (Fig. 40-23).

Pinças teciduais

A tração é uma exigência fundamental na maior parte das cirurgias ginecológicas. Como resultado, foram criadas pinças com grande variedade de formato, tamanho e resistência, para manipular os diferentes tecidos encontrados. Por exemplo, os mordentes lisos e côncavos de uma pinça de Babcock são ideais para a elevação cuidadosa das tubas uterinas, enquanto os dentes serrilhados das pinças de Allis e Allis-Aidar proporcionam preensão delicada e firme do epitélio ou da serosa sobrejacente durante dissecção (Fig. 40-24).

Além da retração, as pinças também são usadas para obstruir pedículos vasculares e teciduais durante a excisão de órgão. Pinças de hemostasia ou pinças de ângulo reto Mixter apresentam garras pequenas e delgadas com ranhuras transversais internas finas capazes de apreender tecidos delicados de forma atraumática, especialmente vasos (Fig. 40-25).

Há necessidade de pinças mais pesadas para apreender e manipular tecidos mais rígidos, como a fáscia e, entre essas estão as pinças de Pean (também denominadas Kelly) e Kocher

Considerações Intraoperatórias 993

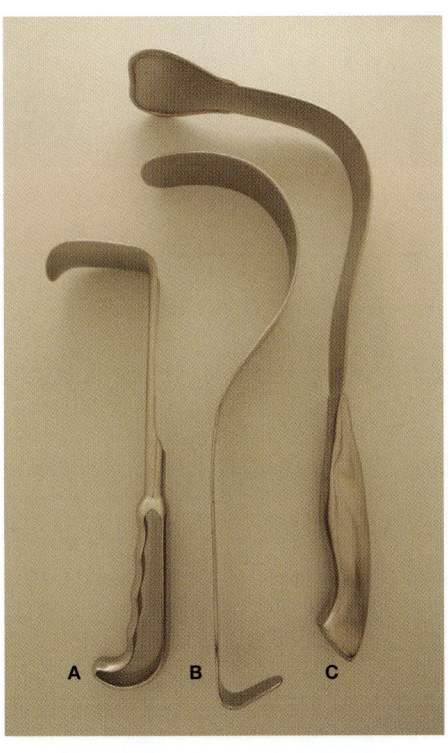

FIGURA 40-18 Afastadores manuais longos. **A**. Richardson. **B**. Deaver. **C**. Harrington. (*Fotografia cedida por U.S. Surgitech, Inc.*)

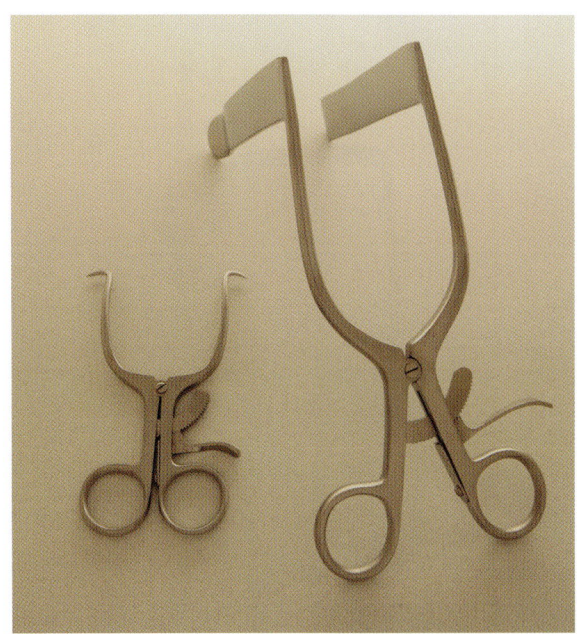

FIGURA 40-20 Afastadores vaginais autorretráteis. Afastador de Gelpi (*à esquerda*). Afastador de Rigby (*à direita*). (*Fotografia cedida por U.S. Surgitech, Inc.*)

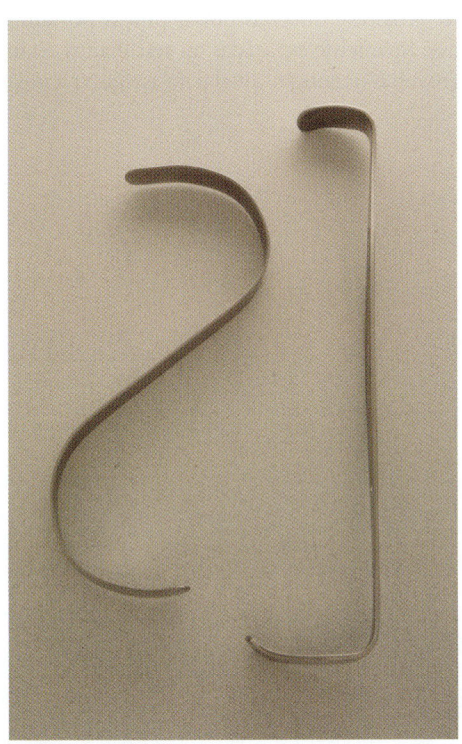

FIGURA 40-19 Afastadores manuais abdominais curtos. Afastador em S (*à esquerda*). Army-Navy (*á direita*). (*Fotografia cedida por U.S. Surgitech, Inc.*)

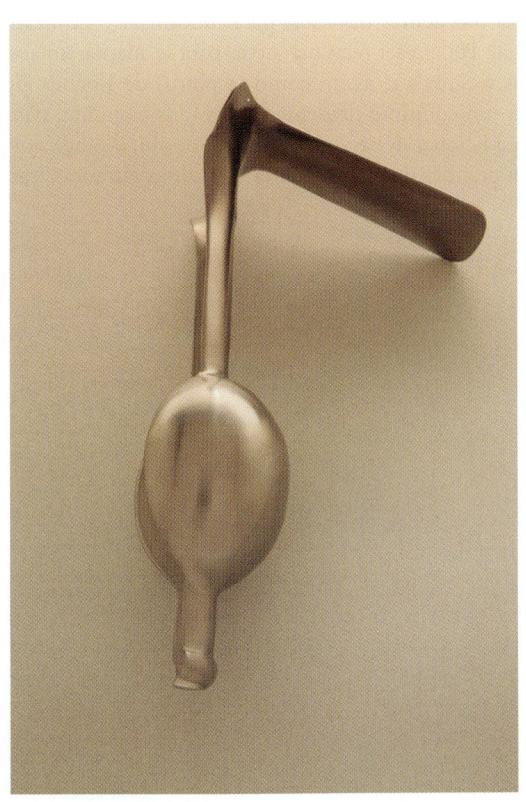

FIGURA 40-21 Valva vaginal pesante tipo Auvard. (*Fotografia cedida por U.S. Surgitech, Inc.*)

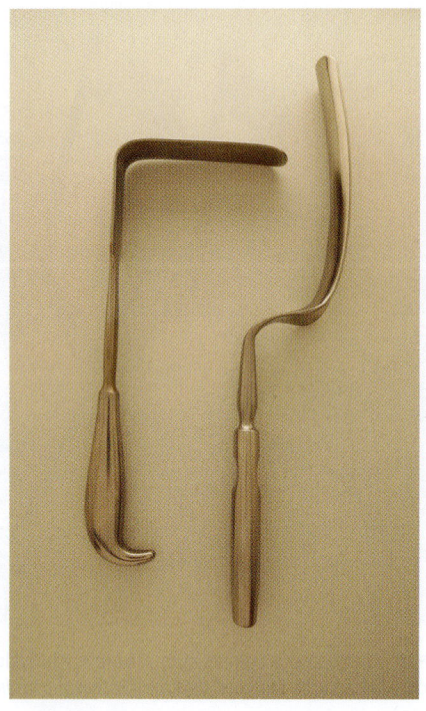

FIGURA 40-22 Afastador vaginal manual. Afastador de ângulo reto de Heaney (*à esquerda*). Afastador de Breisky-Navratil (*à direita*). (*Fotografia cedida por U.S. Surgitech, Inc.*)

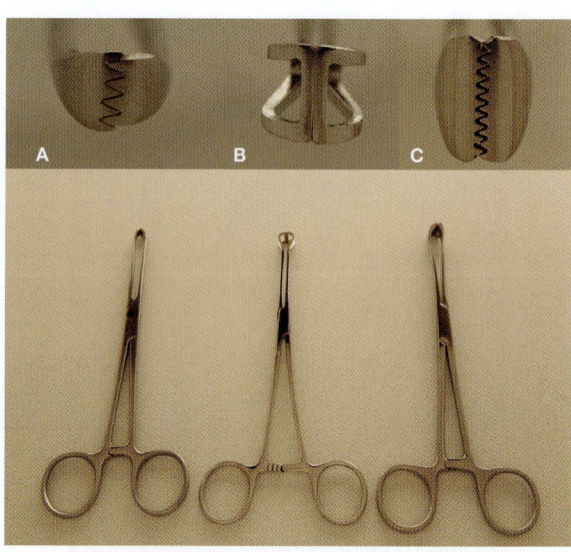

FIGURA 40-24 Pinças teciduais. **A**. Allis. **B**. Babcock. **C**. Allis-Adair. (*Fotografia cedida por U.S. Surgitech, Inc.*)

(também denominadas Oschner) (Fig. 40-26). Essas pinças possuem ranhuras transversais finamente espaçadas ao longo de seus mordentes internos, para minimizar o deslizamento tecidual. Podem ser retas ou curvas para se adaptarem aos contornos teciduais e, assim como as pinças de Kocher, podem conter um conjunto de dentes integrados na ponta, para preensão adicional de segurança. Outra opção, a pinça em anel, possui grandes dentes circulares com finas ranhuras transversais, que podem ser usadas para segurar grandes superfícies planas. Além disso, um chumaço de gaze dobrada pode ser colocado entre seus mordentes e usado para absorver sangue do campo operatório ou para retração cuidadosa de tecidos.

Os ligamentos que sustentam o útero e a vagina são fibrosos e vasculares. Assim, é necessária uma pinça resistente para evitar o deslizamento tecidual de seus mordentes durante histerectomia. Diversas pinças, incluindo as de Heaney, Ballantine, Rogers, Zeppelin e Masterson são efetivas (Fig. 40-27). Os mordentes grossos e duráveis dessas pinças portam ranhuras profundas e finamente espaçadas ou serrilhados arranjados de forma transversal ou longitudinal para assegurar a preensão dos

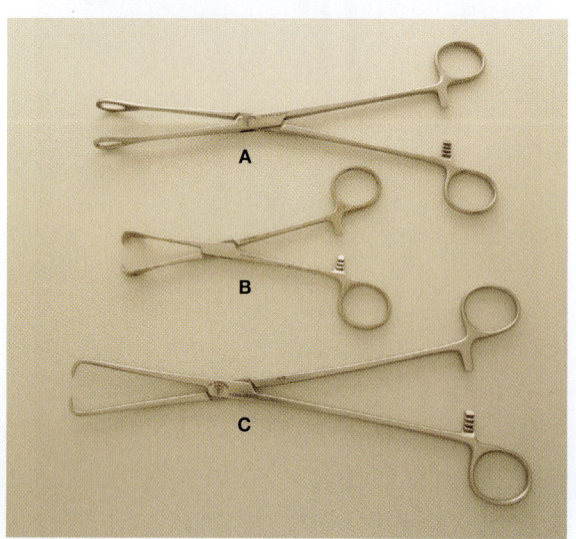

FIGURA 40-23 A. Pinças em anel. **B**. Pinça da Lahey para tireoide. **C**. Pinça de Pozzi. (*Fotografia cedida por U.S. Surgitech, Inc.*)

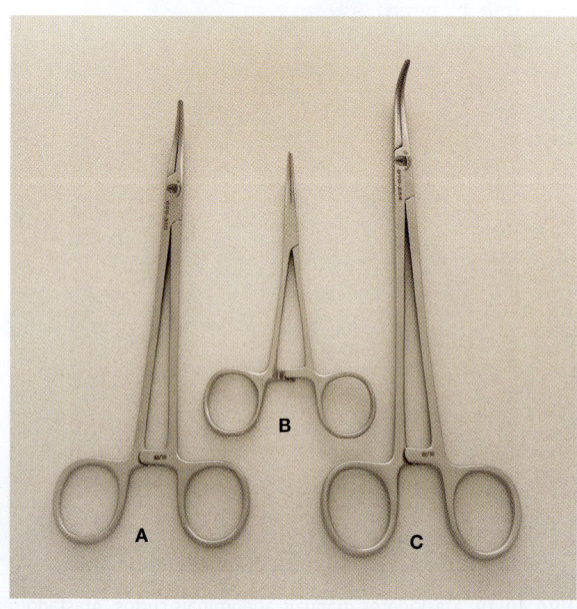

FIGURA 40-25 Clampes ou pinças vasculares. **A**. Tonsila. **B**. Hemostática. **C**. Mixter de ângulo reto. (*Fotografia cedida por U.S. Surgitech, Inc.*)

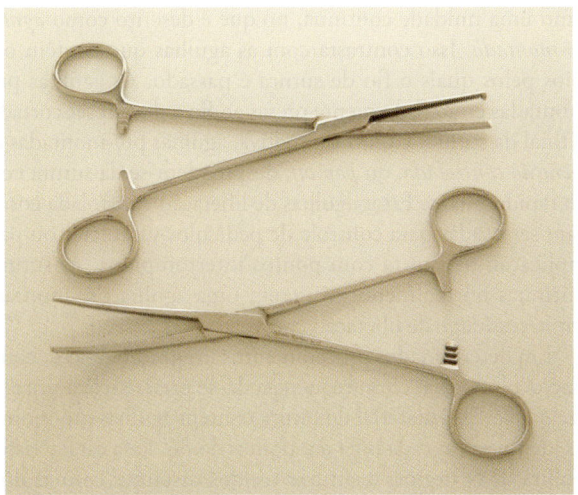

FIGURA 40-26 Pinça curva de Kocher (*no* alto). Pinça Pean (*embaixo*). (*Fotografia cedida por U.S. Surgitech, Inc.*)

tecidos. Além disso, algumas contêm um conjunto de dentes integrado à ponta, à base ou a ambas. Embora essas modificações melhorem a capacidade de preensão, também podem aumentar o traumatismo tecidual. Essas pinças são fabricadas com várias angulações na ponta (Fig. 40-28). As pinças com ângulo mais agudo normalmente são escolhidas quando o campo operatório é limitado

Ponta de aspiração

Durante cirurgia ginecológica, sangramento, líquidos peritoneais, pus, conteúdo de cisto ovariano e produtos de irrigação podem turvar o campo operatório. Assim, a escolha de uma ponta de aspiração deve considerar o tipo e a quantidade do líquido encontrado. Pontas de aspiração de Adson e Frazier têm calibre fino e são úteis em áreas pouco profundas ou confinadas e quando há pouco sangramento (Fig. 40-29).

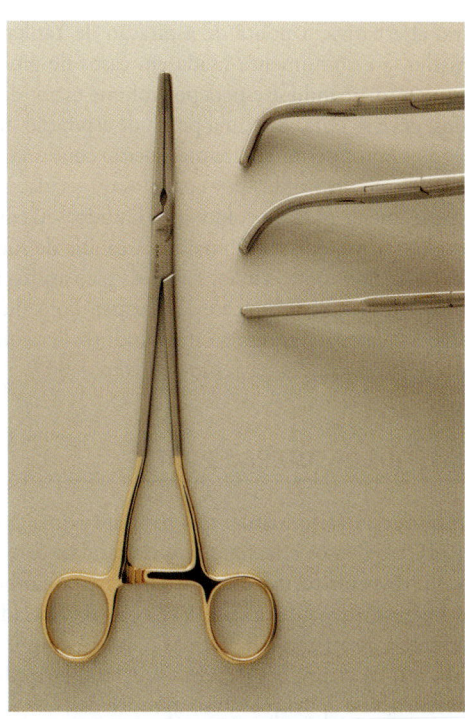

FIGURA 40-28 Pinças cirúrgicas fortes para tecido, como a de Heaney, estão disponíveis com pontas crescentemente curvas. As pontas com ângulo reto são úteis para pinçamento de tecidos profundos na pelve quando houver pouco espaço. (*Fotografia cedida por U.S. Surgitech, Inc.*)

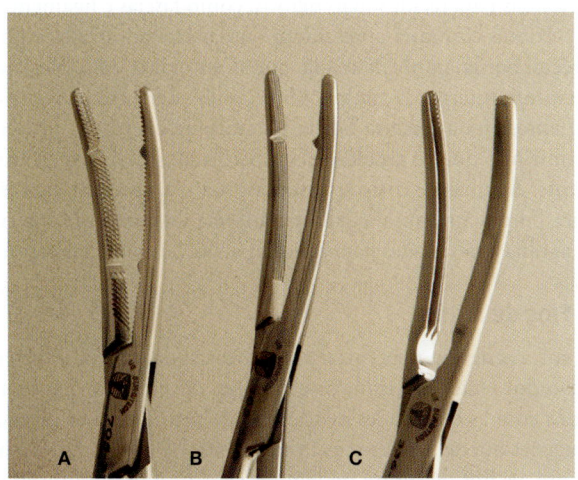

FIGURA 40-27 Pinças fortes de tecido. **A**. Heaney. **B**. Heaney-Ballantine. **C**. Zeppelin. (*Fotografia cedida por U.S. Surgitech, Inc.*)

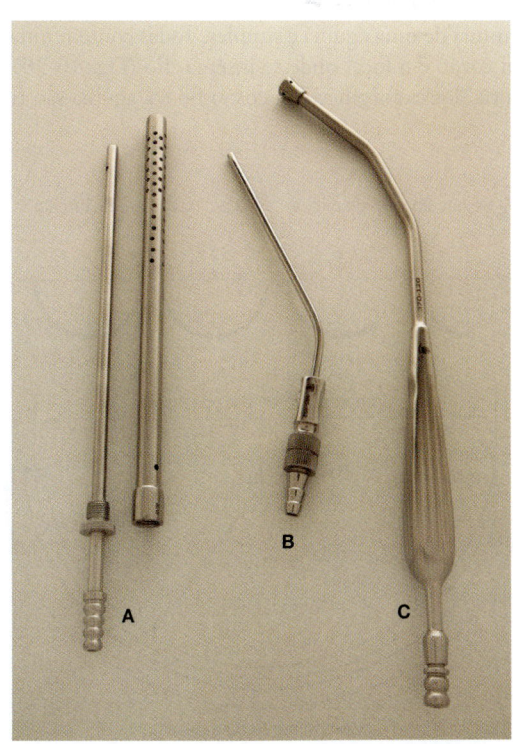

FIGURA 40-29 Pontas de aspiração. **A**. Poole. **B**. Frazier. **C**. Yankauer. (*Fotografia cedida por U.S. Surgitech, Inc.*)

Como alternativa, a ponta de aspiração de Yankauer tem calibre médio, e é comumente usada em casos de ginecologia geral. No entanto, quando se espera por volume maior de sangue ou líquidos, deve-se optar por uma ponta de aspiração de Poole. Seus múltiplos poros permitem manter sucção contínua, mesmo quando alguns são obstruídos por coágulos ou tecido. Além de remover rapidamente grandes volumes de líquido, seu envoltório em peneira também pode ser removido. A cânula de sucção interna com poros finos pode, então, ser usada para aspiração mais delicada. As cânulas de aspiração de Karman com diâmetros maiores são usadas para aspiração dos produtos da concepção concepto, e serão discutidas na Seção 41-16 (p. 1.059).

AGULHAS, FIOS DE SUTURA E PONTOS

Estas são ferramentas fundamentais para aproximação de tecidos, ligadura de vasos e fechamento de feridas. São confeccionadas em diversos formatos, resistências e tamanhos para suprir as necessidades cirúrgicas. A seleção apropriada pode afetar bastante a cicatrização de feridas e a recuperação das pacientes. Assim, os cirurgiões devem estar familiarizados com suas características e aplicações mais apropriadas.

Agulhas

A agulha cirúrgica ideal penetra no tecido com facilidade, produzindo lesão tecidual mínima e sem sofrer dobradura ou quebra. Os tecidos diferem em sua densidade e localização, por isso as agulhas são confeccionadas com diversos tamanhos, formatos e tipos de ponta.

Estrutura da agulha

A anatomia de uma agulha é simples. Todas contêm uma ponta, um corpo e o local onde se insere o fio (Fig. 40-30). Para a maioria dos casos ginecológicos, o fio e a agulha são fixados como uma unidade contínua, no que é descrito como *agulha pré-montada*. Isso contrasta com as agulhas que contêm orifícios pelos quais o fio de sutura é passado. As agulhas pré-montadas estão firmemente presas ao fio e devem ser cortadas ao final da sutura. Como alternativa, agulhas pré-montadas de *liberação controlada*, ou *pop-off*, desprendem-se da sutura com um rápido puxão. Essas agulhas de liberação controlada costumam ser usadas para controle de pedículos vasculares ou para a aplicação de sutura com pontos interrompidos. As suturas contínuas normalmente requerem uma agulha pré-montada sem necessidade de liberação controlada.

Em determinados procedimentos uroginecológicos, como a sacrocolpopexia, com frequência dá-se preferência a uma *sutura dupla*. Esse material de sutura contém agulhas pré-montadas idênticas em cada uma das pontas do fio. Essa característica habilita os cirurgiões a suturar tecidos distantes com as duas pontas do fio antes de sua aproximação.

Na Figura 40-30 são apresentadas descrições do tamanho e do formato da agulha. Dessas, o raio, a configuração do círculo e o calibre da agulha são os fatores que mais frequentemente influenciam na escolha. Por exemplo, uma agulha deve ser suficientemente grande para atravessar por completo o tecido e sair o bastante para permitir que o porta-agulha seja reposicionado em sua extremidade, a uma distância segura de sua ponta. A preensão repetida pela ponta da agulha leva a seu cegamento. Uma ponta cega implica, subsequentemente, em dificuldade de penetração e em mais traumatismo do tecido.

Para tecidos mais espessos, justifica-se o uso de uma agulha com maior raio e calibre. Para espaços restritos, é necessária uma agulha com raio menor e forma mais circular. Assim, na maioria dos procedimentos ginecológicos, utiliza-se uma configuração em três oitavos ou meio círculo. Para algumas cirurgias uroginecológicas, é preferida uma configuração em cinco oitavos de círculo.

Ponta da agulha

A ponta deve permitir que a agulha travesse o tecido com o menor grau de lesão tecidual. Aquelas com pontas cilíndricas são usadas para suturar tecidos finos, como o peritônio (Figs. 40-31 e 40-32). Alternativamente, agulhas de corte são preferidas para tecidos mais densos, como fáscias e ligamentos.

Pontas cortantes apresentam bordas laterais afiadas e uma terceira borda, também afiada, que se aproxima ou se afasta da curvatura interna da agulha. Uma agulha de corte convencional apresenta a terceira borda cortante na curvatura interna, permitindo que os tecidos sejam perfurados mais superficialmente. Agulhas de corte reverso, por sua vez, apresentam a terceira borda cortante dirigida para longe da curvatura interna da agulha e são usadas para tecidos particularmente resistentes.

Fios de sutura

As suturas devem maximizar a cicatrização da ferida e a sustentação dos tecidos. Assim, os cirurgiões devem estar familiarizados com as qualidades de cada fio de sutura para as diversas situações que se apresentem (Tabelas 40-3 e 40-4). Adicionalmente, os fios de sutura podem ser classificados em função de sua origem biológica ou sintética, filamentos que compõem sua estrutura e capacidade de degradação e reabsorção.

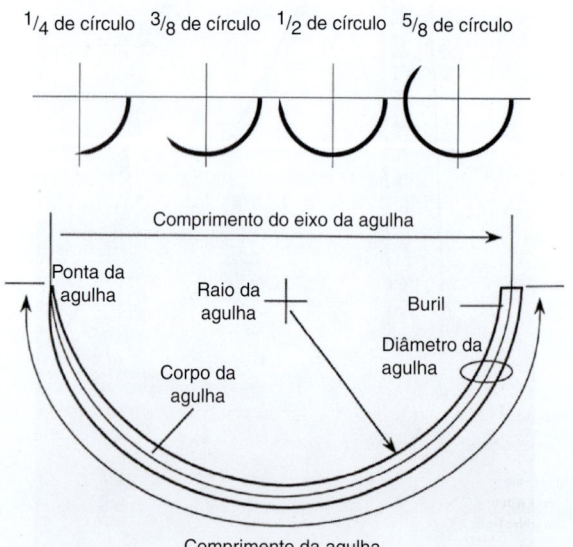

FIGURA 40-30 Diversas configurações de agulhas e características das agulhas cirúrgicas curvas. *(Modificada de Dunn, 2005, com permissão.)*

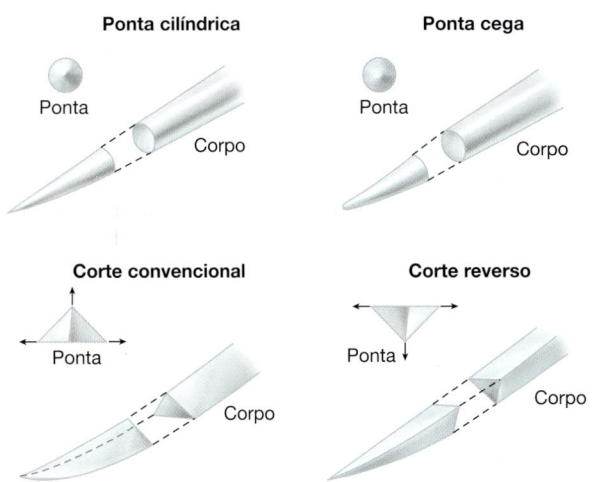

FIGURA 40-31 Configurações dos diversos tipos de pontas e corpos de agulha. *(Modificada de Dunn, 2005, com permissão.)*

TABELA 40-3 Características do material de sutura

I. Características físicas
Estrutura física
Capilaridade
Capacidade de absorção de líquidos
Diâmetro (calibre)
Força tênsil
Resistência do nó
Elasticidade
Plasticidade
Memória

II. Características de manuseio
Flexibilidade
Resistência tecidual
Execução do nó
Deslizamento do nó

III. Reações teciduais específicas
Inflamação e reação celular fibrótica
Absorção
Potencialização da infecção
Reação alérgica

Retirada de Bennett, 1988, com permissão.

Suturas biológicas ou sintéticas

Fios de sutura como categute, seda, linho e algodão têm origem biológica. Como um grupo, as suturas biológicas produzem a maior reação tecidual e apresentam o perfil mais baixo de resistência tênsil. Assim, a maior parte dos materiais de sutura atualmente utilizados em cirurgia ginecológica é sintética.

Sutura monofilamentar ou multifilamentar

O número de fios que formam um determinado fio de sutura o define como *monofilamentar* ou *multifilamentar*. O fio monofilamentar é estruturado com um único filamento, enquanto o multifilamentar contém diversos filamentos que são trançados ou torcidos. Suturas monofilamentares apresentam coeficiente de fricção mais baixo e, como consequência, atravessam com mais facilidade os tecidos resistentes. Portanto, produzem menos lesão tecidual e tendem a provocar menos reação tecidual. Além disso, não existem fissuras de trança e, consequentemente, as bactérias têm menor chance de adesão (Bucknall, 1983; Sharp, 1982). De qualquer modo, os fios monofilamentares em geral são menos flexíveis para a confecção do ponto e, quando manuseados por instrumentos, mais propensos a quebra.

Fios de sutura absorvíveis e não absorvíveis

A taxa de redução da força tênsil diferencia os tipos de fio de sutura. Os fios que perdem a maior parte de sua força tênsil 60 dias após a cirurgia são considerados *absorvíveis* (Bennett, 1988). Os fios absorvíveis são destruídos enzimaticamente ou hidrolisados, enquanto as suturas não absorvíveis resistem e, finalmente, são encapsuladas.

Idealmente, o material de sutura absorvível resiste durante todo o período de cicatrização da ferida, mas não mais do que isso. As características específicas do tecido geralmente definem se há necessidade de usar suturas que resistam por curto ou longo prazo para que a cicatrização da ferida seja adequada. Dessa forma, indica-se fio não absorvível quando há necessidade de aproximação ou sustentação por longo prazo. Assim, os materiais não absorvíveis têm papel importante em procedimentos de reconstrução do soalho pélvico, enquanto o fio absorvível é indicado rotineiramente em cirurgia ginecológica geral.

Reatividade

Todos os fios de sutura, quando aplicados no interior do tecido, provocam inflamação. Essa reação reflete a quantidade total de fios aplicada, assim como sua composição química (Edlich, 1973). Em geral, os fios monofilamentares produzem menor reação inflamatória, em comparação com os fios multifilamentares, assim como os derivados sintéticos em comparação com as fibras naturais (Lin, 2006; Sharp, 1982).

Capilaridade e absorção de líquido

A facilidade com que líquidos passam da ponta úmida para a ponta seca do fio define sua *capilaridade*. A *capacidade de ab-*

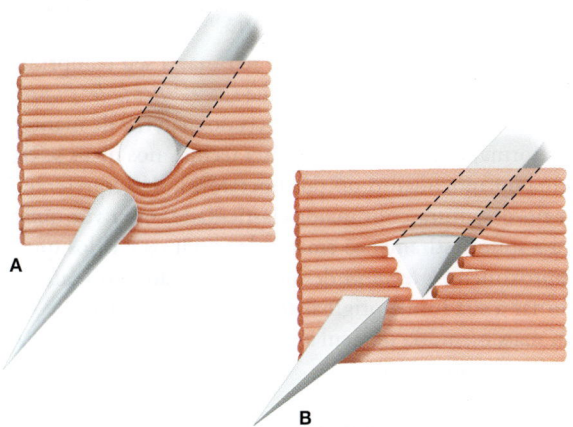

FIGURA 40-32 O corpo dessas agulhas foi cortado para mostrar os diferentes tipos de cortes produzidos no tecido pelos distintos tipos de agulha. Agulhas cilíndricas (**A**) atravessam o tecido produzindo menos trauma que as cortantes (**B**).

TABELA 40-4 Características específicas do material de sutura

Tipo	Estrutura	Força de tensão	Manuseio	Segurança do nó	Reatividade
Não Absorvível					
Seda	Trançada	Boa	Boa	Boa	Alta
Náilon	Monofilamentar	Alta	Razoável	Razoável	Baixa
Prolene	Monofilamentar	Boa	Ruim	Ruim	Baixa
Mersilene	Trançada sintética	Alta	Boa	Boa	Moderada
Ethibond	Trançada, revestida	Alta	Razoável	Razoável	Moderada
Fio inoxidável	Monofilamentar	Alta	Ruim	Boa	Baixa
Novafil	Monofilamentar	Alta	Razoável	Ruim	Baixa
Absorvível					
Categute (simples)	Torcida	Ruim	Razoável	Ruim	Baixa
Categute (cromado)	Torcida	Ruim	Razoável	Ruim	Alta
Dexon	Trançada	Boa	Boa	Boa	Baixa
Vicryl	Trançada	Boa	Boa	Razoável	Baixa
PDS II	Monofilamentar	Boa	Boa	Razoável	Baixa
Monocryl	Monofilamentar	Razoável	Boa	Boa	Baixa

sorção de líquido de um fio de sutura descreve a quantidade de líquido que ele absorve quando imerso. Presume-se que ambas as propriedades produzam impacto sobre o acesso de bactérias contaminantes. O aumento da capilaridade e da capacidade de absorção de líquido aumenta muito o número de bactérias absorvidas da mesma maneira (Blomstedt, 1977). Em geral, os fios multifilamentares, mesmo aqueles revestidos, apresentam capilaridade maior em comparação com os fios monofilamentares sintéticos (Geiger, 2005).

Calibre

A medida do fio de sutura é dada por seu diâmetro em centésimos de milímetro (Tabela 40-5). O diâmetro central é designado como 0 e, à medida que o diâmetro do fio de sutura aumenta, são acrescentados algarismos arábicos. Por exemplo, o categute n° 1 têm diâmetro maior que o categute 0.

À medida que o diâmetro do fio é reduzido a partir desse ponto central, adicionam-se zeros. Por convenção, um algarismo arábico seguido por um 0 também pode ser usado para indicar o número total de zeros. Por exemplo, uma sutura 3-0 também pode ser representada como 000. Além disso, um fio de sutura 3-0 tem diâmetro maior que um fio 4-0 (0000).

Idealmente, o calibre do fio de sutura deve ser suficientemente pequeno para limitar a lesão tecidual durante sua passagem, provocar reação tecidual mínima e manter boa força tênsil para sustentar e aproximar os tecidos envolvidos.

Força tênsil

Definida como o peso necessário para partir um fio de sutura dividido por sua área transversal, a *força tênsil* é uma característica importante para a escolha da sutura. Em condições ideais, a força de tensão do material escolhido deve se aproximar da força dos tecidos suturados.

Elasticidade, plasticidade, memória

A capacidade de um material de retornar a seu comprimento inicial após ter sido estirado define sua *elasticidade*. *Plasticidade*, no entanto, descreve a tendência do material de manter sua nova forma, uma vez estirado. Para tecidos nos quais se espera edema ou movimento no pós-operatório, dá-se preferência a um fio de sutura com maior elasticidade, uma vez que tenderá a sofrer estiramento em vez de cortar os tecidos que dele se aproximem. *Memória* define a capacidade do material de retornar a sua forma original após deformação. Fios de sutura com mais memória tendem a se soltar mais facilmente quando se aplica o ponto.

■ Pontos e nós de sutura

Dar pontos de sutura é uma habilidade essencial para os cirurgiões e o conhecimento das técnicas a serem aplicadas para os diversos pontos utilizados é um aspecto importante na cirurgia

TABELA 40-5 Designação dos fios de sutura

Designação segundo a U.S.P.*	Diâmetro de fio sintético absorvível (mm)
5	0,7
4	0,6
3	0,6
2	0,5
1	0,4
0	0,35
2-0	0,3
3-0	0,2
4-0	0,15
5-0	0,1
6-0	0,07
7-0	0,05
8-0	0,04
9-0	0,03
10-0	0,02

* N. de T. U.S.P. = Farmacopeia dos Estado Unidos.

ginecológica. O ponto é a parte mais fraca da sutura e a força necessária para romper um ponto atado é menor do que aquela para romper o mesmo fio de sutura (Batra, 1993). A soltura do ponto pode levar a complicações graves como sangramento, formação de hérnia e deiscência da ferida (Batra, 1993; Trimbos, 1984).

O ponto cirúrgico é formado por uma alça, que mantém a aposição do tecido, e um nó, composto por diversos entrelaçamentos ordenados das extremidades do fio. Para um ponto simples, uma extremidade do fio é amarrada uma vez à outra, e para o ponto duplo, duas vezes (Zimmer, 1991). O nó duplo forma a base do ponto cirúrgico. Para a descrição dos pontos, cada nó aplicado recebe uma designação numérica, sendo que o ponto simples é designado como número 1, e o duplo como número 2. Se os nós sucessivos forem idênticos, coloca-se um sinal de multiplicação entre os números. Se os nós forem espelhados, utiliza-se sinal de igual. Assim, o nó quadrado é descrito como 1 = 1 o nó cruzado, 1 x 1; e o nó quadrado de cirurgião, 2 = 1 (Fig. 40-33). Há nomenclaturas alternativas, mas a compreensão dos princípios básicos para a aplicação dos pontos cirúrgicos tem maior importância clínica do que essas definições descritivas (Dinsmore, 1995).

Pontos nivelados (*Flat*)

Os pontos cirúrgicos podem ter configuração nivelada ou desigual. Entre os de configuração nivelada estão os pontos quadrados, cruzados e de cirurgião. Para aplicar um ponto quadrado é necessário uma laçada para a direita e outra para a esquerda, e as extremidades do fio devem ser tracionadas com igual tensão em direções opostas no mesmo plano. Além disso, as extremidades do fio ou as mãos devem ser cruzadas a cada laçada para assegurar que o ponto se mantenha nivelado.

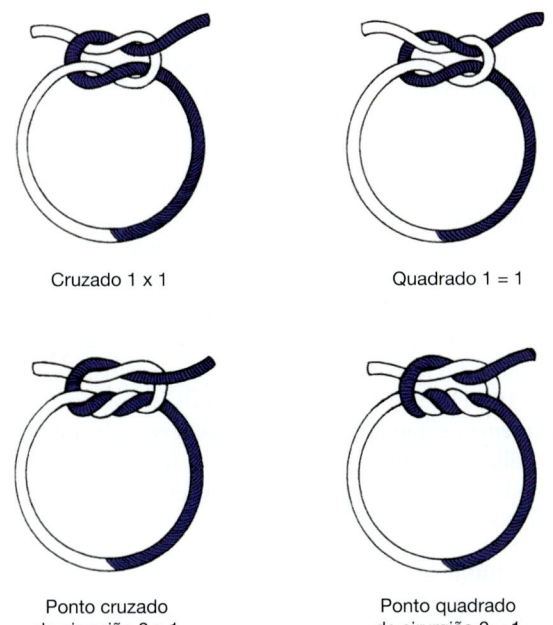

FIGURA 40-33 Pontos cirúrgicos. *(Retirada de Cunningham, 2002, com permissão.)*

Pontos deslocados (*Sliding*)

Esses pontos, também denominados *pontos deslizados (slip)*, são classificados como idênticos, não idênticos e paralelos. São usados quando se deseja aplicar tensão desigual às extremidades do fio, tal como ocorre com o ponto dado com uma só mão. Esses pontos são úteis em situações nas quais a aplicação de um ponto nivelado se torna difícil ou incômoda, como na pelve profunda ou na vagina (Ivy, 2004b). Em geral, tem-se demonstrado que os pontos deslocados têm maior taxa de insucesso do que os nivelados (Hurt, 2005; Schubert, 2002).

Os *pontos deslocados idênticos* são dados mantendo-se uma ponta do fio constantemente sob tensão e realizando manobras repetidas e idênticas de entrelaçamento com a outra mão. Infelizmente, esse tipo de ponto deslocado idêntico apresenta índice elevado de insucesso e não é recomendado para uso em geral (Schubert, 2002; Trimbos, 1984, 1986).

Os *pontos deslocados não idênticos* são dados quando o fio de sutura é mantido sob tensão constante e, com uma das mãos, alternam-se nós para a direita e para a esquerda ao redor do fio (Trimbos, 1986). Esse tipo de ponto é o mais prático e frequentemente utilizado nas cirurgias vaginais. Embora possam desatar, laçadas adicionais aumentam muito sua segurança (Ivy, 2004a; Trimbos, 1984; van Rijssel, 1990).

A variação alça-fio do ponto deslocado não idêntico é utilizada quando a alça final de uma sutura contínua é mantida sob tração e laçadas alternadas são dadas ao redor da alça com o que resta do fio de sutura. Há poucos dados de avaliação das propriedades desse tipo de ponto em cirurgia ginecológica, mas recentemente concluiu-se que teria um índice inaceitavelmente alto de insucesso quando realizado com fio monofilamentar (Hurt, 2005).

Finalmente, no *ponto deslocado paralelo* as pontas do fio de sutura sob tensão se alternam a cada laçada, o que faz os entrelaçamentos alternados serem deslocados para baixo da outra extremidade do fio a cada vez. Há trabalhos que afirmam que esse tipo de ponto é excepcionalmente forte e confiável (Ivy, 2004b; Trimbos, 1986).

Efetividade dos pontos cirúrgicos

A efetividade dos pontos cirúrgicos depende principalmente de dois parâmetros: segurança do laço inicial e segurança do nó. A *segurança do laço* descreve a capacidade de manter um laço de sutura seguro ao redor do tecido quando o primeiro ponto é dado (Lo, 2004). O laço inicial de sutura é dito frouxo quando não é capaz de manter unidas as bordas de tecido, independentemente de quão apertado seja o nó, e resulta em pontos inefetivos, coloquialmente denominados "pontos fracos" (Burkhart, 1998). Há três métodos para otimizar a segurança do laço: manter a tensão em ambas as extremidades do fio ao atar o ponto, utilizar inicialmente um ponto de cirurgião e utilizar pontos deslizados (Anderson, 1980). Quando inicialmente são aplicados pontos deslizados, eles podem ser convertidos em pontos quadrados ou reforçados por pontos quadrados uma vez que o pedículo ou o vaso esteja controlado. É importante ressaltar que a tensão para cima em ambas as extremidades de fio localizado em plano profundo de cavidade corporal deve ser limitada. O uso de força excessiva pode causar avulsão do pedículo ou soltar totalmente a sutura realizada (Nichols, 2000).

Para a *segurança do ponto*, a tensão aplicada no momento da feitura do ponto é o fator mais importante. Um ponto apertado sob grande tensão tem menor chance de se soltar do que um ponto de mesma configuração aplicado com menor tensão (Gunderson, 1987).

O número e o tipo de nós necessários para assegurar os diversos materiais de sutura variam. Qualidades como elasticidade, plasticidade e memória com frequência determinam essas recomendações. Em geral, os fios multifilamentares são mais fáceis de manejar e têm menos memória, enquanto os fios sintéticos do tipo monofilamentar ou as suturas multifilamentares com revestimento apresentam mais memória, podendo manter o nó por menos tempo. Para a maioria das suturas, 4 a 6 nós parecem suficientes, mas o número exato depende do tipo de fio usado e do ponto de sutura formado, se nivelado ou deslocado. Geralmente, até certo ponto, nós adicionais aumentam a segurança dos pontos, mas tal benefício deve ser ponderado contra o maior risco de infecção causado pelo aumento do volume do ponto (van Rijssel, 1990).

ELETROCIRURGIA

A eletrocirurgia é uma das ferramentas cirúrgicas mais comumente usadas e possibilita ao cirurgião coagular vasos e cortar tecidos rapidamente. A familiaridade com os princípios básicos dessa modalidade pode aumentar seu uso efetivo e minimizar a lesão de tecidos.

Semanticamente, *eletrocirurgia* difere de *eletrocautério*, apesar de os termos com frequência serem usados incorretamente de modo intercambiado. Com o eletrocautério, uma corrente elétrica passa por um objeto de metal, como uma alça de arame, com resistência interna. A passagem da corrente pela resistência aquece a alça, que então pode ser usada cirurgicamente. O fluxo da corrente é limitado ao metal que é aquecido, e a corrente não entra nos tecidos cirúrgicos.

A eletrocirurgia, por sua vez, direciona o fluxo da corrente para os próprios tecidos e produz aquecimento tecidual e destruição localizada. Como resultado, a corrente elétrica deve passar através dos tecidos para produzir o efeito desejado (Amaral, 2005). O circuito eletrocirúrgico contém quatro partes principais: gerador, eletrodo ativo, paciente e eletrodo de retorno.

Eletrocirurgia monopolar

Corrente elétrica é o fluxo de elétrons por um circuito (Fig. 40-34). *Voltagem* é a força que dirige o fluxo que passa pelo circuito. *Impedância* é a combinação de resistência, indutância e capacitância que a corrente alternada encontra ao longo do trajeto (Morris, 2006). Na eletrocirurgia monopolar, o eletrodo de retorno para uso clínico é a placa de aterramento. A corrente, portanto, flui: (1) do gerador, que é a fonte da voltagem, (2) passando pela ponta eletrocirúrgica para o paciente, a fonte da impedância, e, então (3) para a placa de aterramento, onde é dispersada. A corrente deixa a placa para retornar ao gerador, e o circuito se completa (Deatrick, 2010).

Em eletrocirurgia, a impedância tecidual converte a corrente elétrica em energia térmica o que faz as temperaturas te-

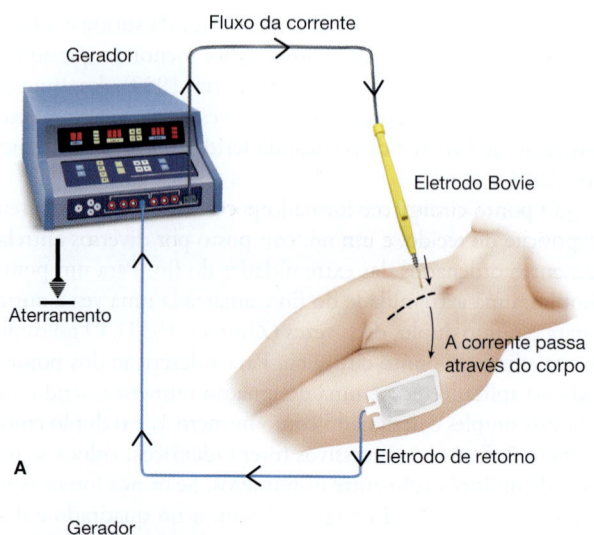
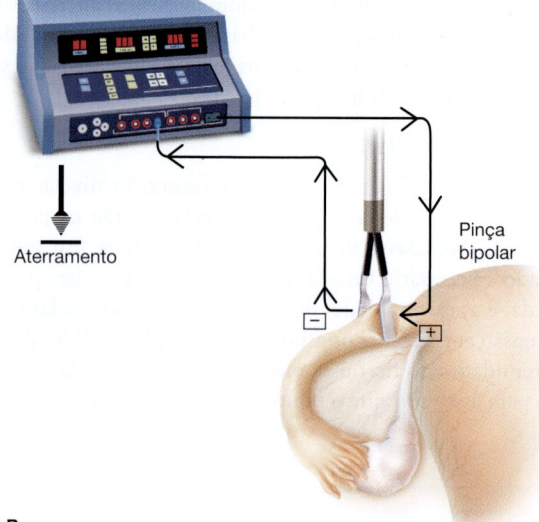

FIGURA 40-34 Circuitos em eletrocirurgia. **A**. Circuito eletrocirúrgico monopolar. **B**. Circuito eletrocirúrgico bipolar.

ciduais aumentarem. São esses aumentos térmicos que criam os efeitos da eletrocirurgia nos tecidos.

A corrente vinda de uma tomada de parede que supre um gerador eletrocirúrgico possui frequência de 60 Hz (nos Estados Unidos) ou 50 Hz (em outras partes do mundo). Esta frequência baixa pode resultar em estimulação neuromuscular extrema, como na eletrocussão. Contudo, nas frequências acima de 100 Hz, não há despolarização de membranas e, consequentemente, tampouco há respostas nervosas e musculares. Para utilização segura em eletrocirurgia, os geradores cirúrgicos modernos operam com frequências acima de 200 Hz (Valleylab, 2006).

Efeitos cirúrgicos

Efeitos teciduais diferentes são criados alterando-se a maneira pela qual a corrente é produzida e liberada. Primeiro, a alteração do padrão da onda de corrente pode afetar as temperaturas nos tecidos. Por exemplo, a forma de onda sinusal contínua de alta frequência produzida com corrente de corte cria temperaturas teciduais mais altas que as obtidas com corrente de coagulação (Fig. 40-35). Em segundo lugar, a extensão com que a corrente é disseminada sobre uma área, também denominada *densidade de corrente*, altera a taxa de geração de calor (Fig. 40-36). Assim, se a corrente é concentrada em uma pequena área, como um eletrodo de ponta de agulha, são geradas temperaturas teciduais mais altas do que seriam liberadas para uma área maior, como uma lâmina eletrocirúrgica. Além da densidade de corrente, a voltagem pode alterar os efeitos produzidos nos tecidos. À medida que a voltagem aumenta, o grau de lesão tecidual térmica aumenta de modo similar. E, finalmente, as qualidades e a impedância dos tecidos afetam a transferência de energia e a dissipação do calor. Por exemplo, a água tem baixa impedância elétrica e libera pouco calor, enquanto a pele, com sua maior impedância, gera temperaturas teciduais significativamente mais altas (Amaral, 2005).

Corrente de corte

Com o corte eletrocirúrgico, produz-se uma onda de corrente sinusal contínua. O fluxo de corrente de alta frequência geralmente é concentrado em uma agulha ou lâmina eletrocirúrgica e se encontra com a impedância tecidual. Formam-se faíscas entre o tecido e o eletrodo, com produção de calor intenso, evaporação da água celular e explosão das células na área imediata. Os tecidos são cortados de forma limpa e com produção

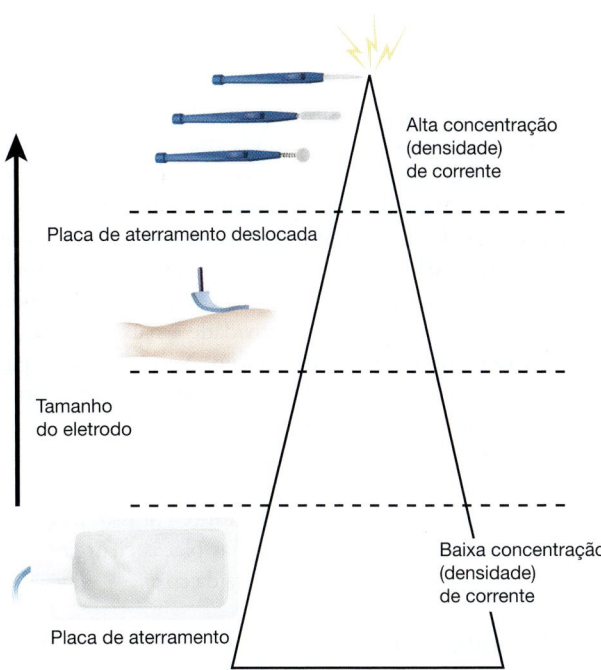

FIGURA 40-36 A concentração da corrente e seus efeitos. A energia térmica e o risco de lesão tecidual variam diretamente com o aumento da densidade da corrente e inversamente com a área dos eletrodos.

mínima de coágulos. Como resultado, poucos vasos são ocluídos e a necessidade de hemostasia é mínima.

Corrente de coagulação

Já com a corrente de coagulação não há produção de uma forma de onda constante. Menos calor é produzido em comparação com a corrente de corte. Porém, a temperatura nos tecidos aumenta suficientemente para desnaturar proteínas e destruir a arquitetura normal da célula. As células não são vaporizadas instantaneamente, e os restos celulares permanecem associados às bordas das feridas. Esse coágulo sela vasos sanguíneos menores e controla o sangramento local (Singh, 2006).

Corrente mista

Variações no percentual de tempo em que a corrente flui produzem efeitos eletrocirúrgicos com características de corte e de coagulação. Essas *correntes mistas* costumam ser usadas em cirurgia ginecológica. Na maioria dos casos, a escolha de percentuais específicos das correntes de corte e de coagulação é afetada pela preferência do cirurgião e pelos tecidos encontrados. O tecido vascular mais delicado é o mais adequado para uma combinação com tempo de corrente menos ativo, enquanto tecidos avasculares mais densos requerem maior percentagem de corrente ativa.

Aterramento da paciente

Como discutido anteriormente, a corrente se concentra na ponta do eletrodo e entra na paciente em um pequeno ponto. A corrente segue a via de menor resistência e sai do corpo por meio de uma placa de aterramento, projetada para ter grande área, alta condutividade e baixa resistência (ver Fig. 40-36). A

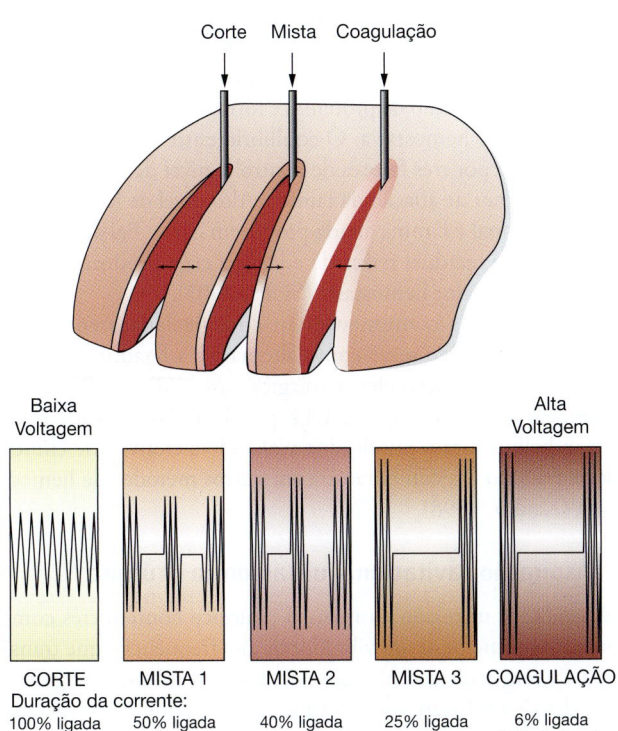

FIGURA 40-35 Os efeitos nos tecidos variam com as correntes de corte, mistas e de coagulação. Com a corrente de coagulação pura há lesão térmica mais lateral em comparação com a corrente de corte pura ou com a corrente mista. A duração da energia aplicada varia entre os tipos de corrente.

dissipação ao longo dessa grande área permite que a corrente deixe o corpo sem gerar temperaturas teciduais significativas no local de saída.

No entanto, podem ocorrer queimaduras na paciente se a corrente for novamente concentrada através de um eletrodo de retorno. Clinicamente, isso pode ocorrer se a placa de aterramento estiver parcialmente desalojada. Com isso, a área de superfície se reduz, e a concentração da corrente de saída e as temperaturas teciduais no local de saída aumentam. Adicionalmente, joias da paciente, estribos de metal para as pernas ou outras superfícies com alta condutividade e baixa resistência podem servir como eletrodo de retorno. Nesses casos, as pacientes podem ser queimadas pela corrente de saída concentrada nesses pequenos locais de contato.

Idealmente, as placas de aterramento ou cirúrgicas devem estar firmemente aderidas a uma superfície corporal relativamente plana, próxima ao campo operatório. Por isso, na maioria dos procedimentos ginecológicos, as placas cirúrgicas são colocadas ao longo da região lateral alta da coxa.

Eletrocirurgia bipolar

Esta forma de eletrocirurgia difere da monopolar porque a ponta do dispositivo bipolar contém o eletrodo ativo e o de retorno (ver Fig. 40-34B). Por isso, não há necessidade de placa de aterramento distante. A corrente de coagulação fica concentrada nos tecidos entre os eletrodos, e os tecidos precisam permanecer entre eles. Se o tecido escorregar, os eletrodos ativo e de retorno entram em contato e produzem um curto-circuito. A coagulação não irá ocorrer (Michelassi, 1997). A eletrocirurgia bipolar usa somente corrente de coagulação e não tem capacidade de corte. No entanto, é útil para coagulação de vasos, sendo também usada durante esterilização laparoscópica para coagular as tubas uterinas (Seção 42-3, p. 1.124).

Coagulação com feixe de argônio

Esta ferramenta é uma modificação da coagulação eletrocirúrgica convencional. Na coagulação com feixe de argônio (ABC, de *argon beam coagulation*), a energia de radiofrequência é transferida para os tecidos por meio de um jato de gás argônio inerte, para produzir coagulação eletrotérmica monopolar sem contato. Adicionalmente, o jato de gás elimina o sangue e os restos teciduais durante a coagulação. As vantagens da ABC incluem capacidade de coagular grandes áreas de superfície e vasos maiores (Beckley, 2004). Na cirurgia ginecológica, a ABC é usada mais comumente nos casos de estadiamento de ovário, nos quais pode ser necessária extirpação mais ampla.

Dispositivos elétricos coexistentes

Pacientes com marca-passo, cardioversor/desfibrilador implantável (ICDs, de *implantable cardioverter-defibrillators*) ou outros implantes elétricos requerem precauções especiais. Uma corrente eletrocirúrgica errante pode ser interpretada como sinal cardíaco pelo dispositivo implantado, e levar a alterações no marca-passo. Adicionalmente, é possível haver queimaduras elétricas do miocárdio em razão de condução da corrente através do eletrodo do marca-passo e não pela placa de aterramento (Pinski, 2002).

Consequentemente, para pacientes com esses dispositivos, as recomendações preventivas incluem consulta cardiológica pré e pós-operatória, monitoramento cardíaco contínuo e plano de contingência para arritmias. Para a cirurgia, deve-se dar preferência a instrumentos bipolares ou a bisturi harmônico. Se forem utilizados instrumentos monopolares, devem-se selecionar ajustes mínimos, e os eletrodos ativo e de retorno devem ser colocados próximos um do outro (El-Gamal, 2001).

ENERGIA ULTRASSÔNICA

Ondas sonoras são ondas mecânicas que transportam energia através de um meio. Aquelas acima da variação audível são descritas como *ultrassom* ou *ultrassônicas*. Em medicina, as ondas de ultrassom que são aplicadas em níveis baixos, como as usadas em ultrassonografia diagnóstica, são inofensivas. No entanto, se forem usadas potências maiores, a energia mecânica é transferida aos tecidos impactados. Essa energia tem intensidade suficiente para produzir corte, coagulação ou cavitação nos tecidos.

Bisturi ultrassônico

A ponta de um bisturi ultrassônico, também conhecido como *bisturi harmônico*, vibra em alta frequência. Assim, o dispositivo cirúrgico pode ser usado de forma efetiva para cortar ou coagular durante laparotomia ou laparoscopia (Gyr, 2001; Wang, 2000). A ponta vibrante transfere energia mecânica aos tecidos. A energia mecânica quebra as ligações de hidrogênio e gera calor dentro dos tecidos. Níveis mais altos de energia permitem a realização de cortes, enquanto níveis mais baixos causam desnaturação de proteínas e formam um coágulo viscoso que produz hemostasia. O equilíbrio entre corte e coagulação é obtido por três fatores de controle: nível de força, tensão tecidual e grau de afiação da lâmina. Alto nível de força, maior tensão tecidual e lâmina afiada produzem corte. Baixo nível de força, tensão tecidual reduzida e lâmina cega produzem corte mais lento e maior hemostasia (Sinha, 2003).

Usado mais comumente em cirurgia laparoscópica, o bisturi ultrassônico serve como alternativa a ligadura com fio de sutura, coagulação eletrocirúrgica, *laser* e dispositivos para grampear ou pinçar (Fig. 42-1.14, p. 1.105). No entanto, poucos trabalhos foram publicados avaliando a efetividade clínica desse método em comparação com outros métodos de hemostasia (Kauko, 1998).

Aspiração cavitacional ultrassônica cirúrgica

O aspirador ultrassônico manual cirúrgico contém três componentes principais: um vibrador de alta frequência, que transfere a energia ultrassônica aos tecidos; um tubo de irrigação, que dirige a solução salina refrigerante à ponta; e um sistema de sucção, que aspira o tecido para a ponta, para que entre em contato com o vibrador, e que também retira os fragmentos de tecido e a solução de irrigação. A energia do ultrassom pode ser usada para aumentar consideravelmente a temperatura nos tecidos e, com isso, romper a arquitetura tecidual por meio de um processo denominado *cavitação*. Para a cavitação, uma ponta ultrassônica de aspiração cavitacional cirúrgica (CUSA, de *cavitational ultrasonic surgical aspiration*) com oscilação rápida produz ondas mecânicas que criam bolsas de calor e vapor ao redor das células em tecidos com alto conteúdo de água, como o adiposo, o muscular e o carcinomatoso. O colapso dessas bolsas leva ao rompimento da arquitetura celular (Jallo, 2001). Os tecidos afetados são removidos subsequentemente por meio de aspiração por sucção. No entanto, os tecidos contendo menos água e alto teor de colágeno e fibras elásticas, como vasos sanguíneos, nervos, ureteres e serosa, são mais resistentes à lesão (van Dam, 1996).

Em ginecologia, a CUSA tem papel cirúrgico limitado. Pode ser usada efetivamente no tratamento de neoplasia intraepitelial vulvar, condiloma acuminado volumoso e em cirurgia citorredutora de câncer de ovário (Seção 41-28, p. 1.087) (Aletti, 2006; Deppe, 1988; Robinson, 2000; van Dam, 1996).

CONTROLE DE HEMORRAGIA

Idealmente, evita-se sangramento cirúrgico excessivo otimizando o preparo pré-operatório, assegurando que haja exposição cirúrgica adequada e utilizando técnica cirúrgica apropriada. No entanto, em caso de hemorragia, os cirurgiões devem estar familiarizados com sua abordagem apropriada.

Otimização do preparo pré-operatório

Embora a maioria dos procedimentos ginecológicos implique risco de hemorragia, alguns fatores estão associados a taxas mais altas de sangramento, e devem ser avaliados antes da cirurgia. Especificamente, obesidade, presença de massa pélvica volumosa, aderências como as causadas por endometriose ou por doença inflamatória pélvica, câncer ou radioterapia prévia e distúrbios da coagulação foram associados a maior risco de hemorragia. Para aquelas pacientes identificadas com risco, pode-se considerar a possibilidade de recuperação ("salvamento") e reinfusão intraoperatória de hemácias ou armazenamento de sangue autólogo pré-operatório.

Recuperação de hemácias

Máquinas de recuperação de hemácias coletam, filtram e centrifugam o sangue perdido durante a cirurgia e podem ser úteis em pacientes para as quais haja previsão de hemorragia intraoperatória. As hemácias são mais pesadas e são separadas do plasma e dos componentes sanguíneos mais leves durante a centrifugação, para serem, então, reinfundidas na paciente. Anticoagulantes como heparina ou citrato são adicionados para prevenir coagulação (Karger, 2005).

Com boa técnica, a eficiência do salvamento se aproxima de 60%. No entanto, níveis de vácuo, tamanho da ponta de sucção e eficácia da tentativa de recuperação podem afetar esse valor. Por exemplo, a turbulência destrói as hemácias. Assim, pontas de sucção com diâmetros maiores e menor força de sucção reduzem a hemólise (Waters, 2005). Adicionalmente, esponjas de laparotomia podem ser lavadas em solução salina estéril para maximizar a remoção das hemácias. A solução salina contendo hemácias é, então, aspirada para dentro do dispositivo de salvamento para processamento. Os sistemas de filtração nesses dispositivos têm limitações. Assim, a recuperação de hemácias não é um procedimento apropriado para pacientes contaminadas ou para aquelas em que possam estar presentes processos malignos, agentes hemostáticos tópicos ou líquido amniótico (Waters, 2004).

Doação autóloga pré-operatória

Para evitar reação transfusional ou infecção hematogênica, a paciente pode optar por doar seu próprio sangue para uso pessoal cerca de uma vez por semana, durante 3 a 5 semanas antes da cirurgia. Os níveis de hemoglobina da paciente devem ser superiores a 11,0 g/dL antes de cada doação. Além disso, as unidades não devem ser coletadas 72 horas antes da cirurgia. Isso permite que o volume intravascular seja reposto pela paciente e as unidades sejam processadas pelo Banco de Sangue (Goodnough, 2005). Como desvantagem, esse processo foi associado a anemia pré-operatória secundária à doação, transfusão excessiva, reação transfusional após erro de escrituração, sobrecarga de volume e contaminação bacteriana dos derivados do sangue durante o processamento (Henry, 2002; Kanter, 1996, 1999).

O aumento na segurança dos Bancos de Sangue foi acompanhado por redução na doação autóloga pré-operatória (Brecher, 2002). Além disso, na maioria dos casos ginecológicos, o risco de transfusão é baixo. Por essas razões, a doação autóloga normalmente é reservada para casos selecionados, nos quais o risco de transfusão é significativo, como histerectomia radical ou cirurgia para pacientes com coagulopatias. Adicionalmente, as pacientes com fenótipos sanguíneos raros, para as quais a obtenção de sangue compatível talvez seja difícil, podem se beneficiar com doação autóloga pré-operatória.

Método cirúrgico apropriado

Em muitos casos, a técnica cirúrgica adequada minimiza a lesão vascular e a hemorragia. Assim, antes da ligadura, os vasos devem ter o excesso de tecido conectivo removido com a ajuda de tesouras finas em um processo denominado *esqueletização*. Adicionalmente, as pinças teciduais escolhidas para segurar o pedículo vascular devem ser grandes o suficiente para conter todo pedículo em sua porção distal. Pedículos grandes que forcem o excesso de tecido para o fundo da pinça implicam risco maior de deslizamento do tecido e sangramento. Uma vez seguros, os fios de sutura aplicados em pedículos vasculares não devem ser usados para tração em razão do risco de avulsão da sutura ou do vaso.

Em algumas situações deve-se considerar a possibilidade de ligar o vaso intacto em dois locais ao longo de sua extensão antes de cortar o tecido. Essa técnica é apropriada quando o vaso estiver sob tensão ou quando o espaço para seu clampeamento for reduzido, como quando ureter ou intestino estão muito próximos do vaso. Cria-se uma janela abaixo do vaso por onde o fio é passado antes de ligadura dupla e seccionamento (Fig. 40-37).

Etapas para controle de hemorragia

Uma abordagem metódica à hemorragia intraoperatória é essencial para minimizar lesões à paciente. Se for claramen-

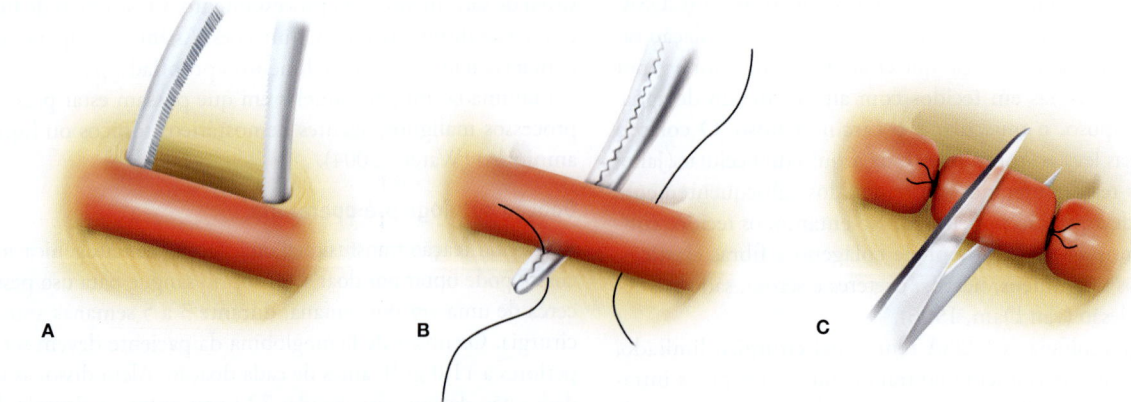

FIGURA 40-37 Etapas para o isolamento, ligadura e transecção de vaso. **A.** Para o isolamento do vaso a ponta da pinça deve ser aberta e fechada em paralelo ao vaso para dissecção do tecido frouxo que o circunda. **B.** A ponta da pinça é insinuada embaixo do vaso e seus mordentes são abertos. É possível, então, apreender o fio para ligadura que é tracionado passando por baixo do vaso. **C.** São aplicados dois pontos ao redor do vaso que é seccionado entre esses dois pontos com ligadura.

te identificado um vaso isolado, seu pinçamento com pinça hemostática, pinça vascular ou pinça delicada pode permitir ligadura, coagulação eletrocirúrgica ou aplicação de clipe vascular.

Por outro lado, o sangramento venoso na pelve, geralmente tem origem em um plexo venoso e raramente provém de um único vaso. Frequentemente, os plexos venosos pélvicos contêm veias de paredes finas. Assim, pinçamento, sutura, corte e coagulação eletrocirúrgica de forma indiscriminada podem causar laceração e sangramento adicional. No entanto, se outras estruturas vulneráveis tiverem sido isoladas e protegidas, será possível aplicar alguns pontos superficiais que incorporem a área de sangramento usando fio fino absorvível.

Se essas tentativas iniciais não forem bem-sucedidas e a paciente persistir com hemorragia significativa, o local do sangramento deve ser comprimido com a ponta do dedo ou com uma esponja. A equipe de anestesia deve ser informada sobre eventos que requeiram monitorização adicional. A equipe de enfermagem também deve ser informada, uma vez que talvez haja necessidade de recursos adicionais, como instrumentos, fios e clipes específicos. Os procedimentos de reanimação com solução cristaloide ou hemoderivados devem ser individualizados dependendo do grau de hemorragia e de outros fatores da paciente.

A exposição adequada do campo é necessária para controle do sangramento. O campo cirúrgico deve ser avaliado e aumentado conforme a necessidade, estendendo-se a incisão vertical em sentido cefálico, convertendo a incisão de Pfannenstiel em incisão de Cherney, adicionando afastadores ou convertendo uma abordagem vaginal ou laparoscópica em laparotomia. Talvez haja necessidade de um segundo sistema de sucção, e devem estar disponíveis clipes ou fios de sutura apropriados antes de aliviar a pressão. Com a dissecção adicional de planos avasculares ao redor do local do sangramento é possível facilitar o isolamento e a ligadura de algum vaso lacerado. Ademais, estruturas vulneráveis próximas, como bexiga, ureter ou outros vasos, devem ser identificadas e protegidas. Cumpridas essas etapas, o cirurgião pode remover a ferramenta usada para tamponamento a fim de avaliar a localização, o volume e o caráter do sangramento. A técnica mais apropriada de controle, entre as descritas nas seções que se seguem, pode então ser escolhida.

Ligadura vascular

Ligadura por sutura. Pontos cirúrgicos têm sido usados desde os primórdios da cirurgia para prevenir perda sanguínea durante dissecção e ressecção cirúrgica. As vantagens da ligadura por sutura incluem baixo custo e efetividade sobre uma ampla variedade de diâmetros vasculares. No entanto, a ligadura com pontos consome tempo, é difícil em espaços estreitos e, mais raramente, associada a deslizamento ou rompimento.

Vasos menores podem ser ligados por meio de sutura em laço livre posicionada ao redor do fundo e da ponta de uma pinça vascular e, então, presa por meio de nós (Fig. 40-38). Alternativamente, os cirurgiões preferem controlar pedículos vasculares maiores com duas suturas separadas. A primeira ligadura é uma laçada livre aplicada ao redor da ponta e do fundo de uma pinça vascular e depois apertada. A segunda ligadura é distal à primeira e, normalmente, o ponto incorpora parte do pedículo tecidual (ver Fig. 40-31B, C). Tal *transfixação* do pedículo reduz o risco de deslizamento para fora do nó. É importante observar que essa segunda ligadura é posicionada distalmente à primeira a fim de evitar a formação de hematoma, caso o vaso seja perfurado durante a transfixação.

Clipes. Clipes de titânio selam vasos por meio de compressão direta. São usados mais comumente durante cirurgia ginecológica oncológica e oferecem a vantagem da rapidez. Porém, os clipes têm custo elevado, requerem dissecção cirúrgica do vaso antes de sua aplicação e podem se soltar do vaso. Seu uso rotineiro em ginecologia é limitado por esses fatores e pela preferência do cirurgião.

Lacre eletrocirúrgico. Energias elétrica e ultrassônica também podem ser usadas para selar vasos. Corte por coagulação ultrassônica e pinças bipolares eletrocirúrgicas para selamento vascular transferem energia que desnatura colágeno vascular e elastina, selando vasos (Heniford, 2001). A propagação lateral dos danos produzidos por calor de ambas as modalidades é comparável, e varia em torno de 2,5 mm (Harold, 2003). Essas ferramentas são úteis para cirurgias laparoscópicas, nas quais a ligadura por pontos é demorada.

Hemostáticos tópicos

Esses produtos tópicos podem ser posicionados sobre locais nos quais outros métodos não sejam possíveis ou tenham sido inefetivos. Os hemostáticos tópicos são mais efetivos para controlar sangramentos de baixa pressão, como os originados em veias, capilares e pequenas artérias. Os materiais comercialmente disponíveis são classificados como hemostáticos mecânicos, ativos, granulados e selantes de fibrina (Tabela 40-6). Alguns hemostáticos líquidos liberam trombina tópica ou trombina e fibrinogênio e, com isso, induzem a formação de coágulo. Os hemostáticos mecânicos atuam por meio de uma combinação de efeitos. Eles produzem pressão direta contra as superfícies da ferida, sequestram plaquetas, promovem a agregação de plaquetas e servem como uma armação sobre a qual o coágulo pode se organizar.

Embora efetivos, esses agentes têm desvantagens. Não devem ser introduzidos por via intravascular ou usados juntamente com máquinas para recuperação de hemácias. Sua aplicação em forames ósseos deve ser evitada, uma vez que esses agentes podem sofrer dilatação, causando disfunção neurológica ou necrose por pressão. Além disso, não devem ser aplicados em bordas cutâneas, considerando que podem retardar sua reaproximação. Aqueles compostos de gelatina, colágeno ou celu-

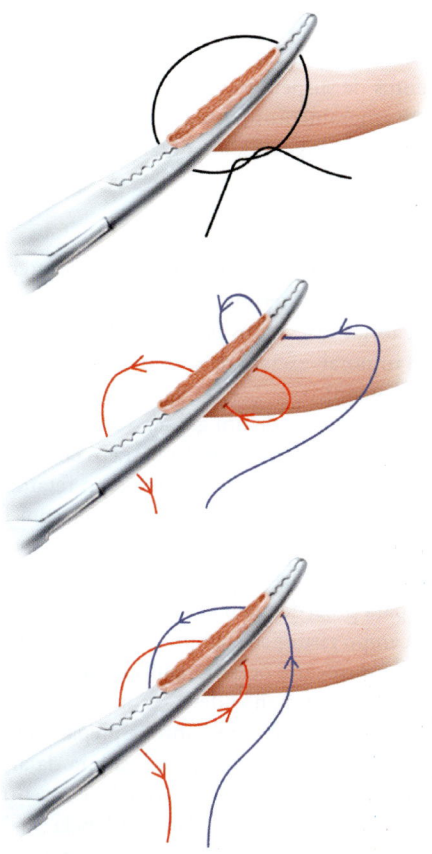

FIGURA 40-38 Diferentes técnicas para ligadura de pedículos. O segundo e o terceiro exemplos representam ligaduras de transfixação.

TABELA 40-6 Agentes hemostáticos tópicos

Tipo de agente	Nome comercial	Material
Hemostáticos mecânicos		
Metilcelulose oxidada regenerada	Surgicel	Lâminas de tecido sintético trançado
	Surgicel fibrilar	Lâminas em camadas destacáveis ou tufos tipo algodão
	Surgicel Nu-knit	Lâminas de tecido sintético trançado
	Surgicel SNoW	Lâmina sintética não trançada
Gelatina suína	Surgifoam	Pó ou esponja plana
	Gelfoam	Pó ou esponja plana
	Surgiflo	Pó
Colágeno bovino	Avitene	Pó, lâmina ou esponja achatada
	Instat	Pó
Esferas microporosas de polissacarídeos	Arista	Pó
	Vitasure	Pó
Hemostáticos ativos		
Trombina bovina	Thrombin-JMI	*Spray* líquido
Trombina bovina + gelatina	Thrombin-Gel	Esponja plana
Trombina bovina + metilcelulose	Thrombin-Pad	Lâmina plana
Trombina humana	Evithrom	Líquido
Trombina recombinante	Recothrom	Líquido
Hemostáticos granulosos		
Gelatina bovina + trombina humana	FloSeal Matrix	Líquido
Gelatina suína + Trombina humana	Surgiflo + Evithrom	Líquido
Selantes de fibrina		
Trombina, fibrinogênio e plasminogênio humanos	Tisseel	*Spray* ou aplicação por gotejamento
Trombina, fibrinogênio humanos	Evicel	*Spray* ou aplicação por gotejamento
Trombina bovina, colágeno bovino, plasma autólogo	Vitagel	*Spray* ou aplicação por gotejamento

lose podem servir como nicho de infecção e, por isso, seu uso não é apropriado em tecidos grosseiramente infectados (Baxter Healthcare, 2005; C. R. Bard, Inc., 2002; Pfizer, 2008). Há dados insuficiente para corroborar o uso de um agente em detrimento de outro. A escolha é ditada pela preferência do cirurgião e pela disponibilidade do agente na sala de cirurgia.

Locais específicos de sangramento

É possível haver sangramento em qualquer tipo de cirurgia ginecológica. No entanto, há complicações vasculares que, caracteristicamente, complicam determinados procedimentos, e os cirurgiões devem estar familiarizados com a forma adequada de controle.

Ligamento infundibulopélvico

Durante ou após a ligadura deste pedículo vascular, um vaso ovariano lacerado no interior do ligamento infundibulopélvico pode retrair-se para o retroperitônio e produzir um hematoma (Cap. 38, p. 932). Na maioria dos casos, o isolamento do vaso com sangramento é necessário para evitar a expansão do hematoma.

Inicialmente, o peritônio da parede pélvica lateral ao ureter e ao hematoma é aberto, e a incisão é estendida em direção cefálica até o polo superior do hematoma. A incisão no peritônio pode ser estendida até a linha de Toldt, em posição lateral aos colos ascendente ou descendente. O polo superior é identificado pela normalização (estreitamento) do vaso acima do hematoma. Os vasos ovarianos são identificados, e uma pinça fechada Mixter de ângulo reto é posicionada sob eles. Uma laçada livre é passada abaixo e usada para ligar esses vasos. Se for volumoso, o hematoma deve ser esvaziado para reduzir o risco de infecção (Tomacruz, 2001). Em casos raros nos quais a anatomia vascular ou ureteral não é evidente, a artéria ovariana pode requerer ligadura proximal a sua origem aórtica, abaixo das artérias renais (Masterson, 1995).

Plexo venoso pré-sacral

A sacrocolpopexia requer entrada no retroperitônio e no espaço pré-sacral (Fig. 38-23, p. 939). Durante a entrada, o plexo venoso pré-sacral pode ser lesado no momento da dissecção ou da sutura. Os vasos podem se retrair para dentro do tecido ósseo vertebral, resultando em sangramento problemático. Inicialmente, a lesão do plexo é abordada com pressão constante durante vários minutos. Quando a pressão é removida, talvez seja possível identificar algum vaso isolado a ser ligado com fio de sutura absorvível fino. Não se recomendam suturas extensas, uma vez que podem levar a laceração vascular e sangramento adicional. Métodos alternativos incluem o uso de cera de osso, um material em forma de bola, semelhante à cera de abelha, que deve ser pressionado e achatado contra o sacro para compressão dos vasos; inserção de uma taxa estéril que atravesse o vaso e atinja o osso vertebral para comprimir o vaso; e a aplicação de agentes hemostáticos tópicos, como Floseal Hemostatic Matrix. Nos raros casos refratários, pode ser necessário o tamponamento da paciente, como descrito adiante.

Espaço de Retzius

Durante procedimentos uroginecológicos, este espaço frequentemente tem que ser penetrado e contém estruturas vasculares importantes como o plexo venoso de Santorini, os vasos obturadores e o vaso obturador aberrante (Fig. 38-24, p. 940). Podem ocorrer complicações hemorrágicas, e cerca de 2% dos procedimentos de suspensão vaginal livre de tensão são complicados por sangramentos nesse espaço (Kolle, 2005; Kuuva, 2002). Na maioria dos casos, o sangramento é controlado com pressão ou sutura.

Vasos pélvicos principais

Entre os vasos de alto volume dentro da parede lateral da pelve estão os vasos ilíacos internos, externos e comuns; a veia cava inferior; e a aorta. Esses vasos podem ser lesados no transcurso de remoção tumoral, excisão de endometriose ou instalação de trocarte laparoscópico.

Tendo havido lesão de um grande vaso, inicialmente aplica-se pressão por vários minutos. Embora os cirurgiões ginecológicos possam tentar reparar essas lesões, o retardo excessivo na solicitação de auxílio da cirurgia vascular com frequência leva a perdas sanguíneas maiores (Oderich, 2004). Portanto, em muitos casos, aplica-se pressão, um cirurgião vascular é consultado para proceder ao reparo,.providenciam-se hemoderivados e o campo cirúrgico é ampliado. Se um grande vaso for puncionado por trocarte ou por agulha durante a entrada para laparoscopia, o instrumento deve ser mantido no local para que atue como um tampão enquanto se prepara o reparo.

Como será discutido adiante, a ligadura da artéria ilíaca interna não causa isquemia dos órgãos pélvicos centrais em razão de suprimento sanguíneo colateral (Tabela 38-2, p. 928). Entretanto, a lesão das artérias ilíaca externa ou comum requer reparo para manter o suprimento sanguíneo do membro inferior. De forma semelhante, a ligadura da veia ilíaca interna talvez não cause sequelas graves, mas a ligadura das veias ilíacas externa ou comum pode causar comprometimento dos membros inferiores. A consulta a um cirurgião vascular pode ser indicada dependendo do grau da laceração e da habilidade do cirurgião atuando. Manobras que possam estender a lesão devem ser evitadas até que se providencie assistência apropriada.

Se for tentado o reparo, é essencial que o cirurgião tenha familiaridade com a anatomia vascular da região. À esquerda, as artérias ilíacas comum e externa se mantêm lateralmente às suas respectivas veias. À direita, entretanto, a artéria ilíaca comum cursa medialmente à veia para então cursar lateralmente à medida que se aproxima do canal femoral.

Essas artérias podem ser reparadas aplicando-se pinças vasculares 2 a 3 cm nos sentidos proximal e distal à laceração para, a seguir, fechar a falha com sutura contínua usando fio sintético monofilamentar 5-0 (Gostout, 2002; Tomacruz, 2001). A pinça proximal deve ser removida primeiro para permitir que o ar e os debris saiam pela linha de sutura e, só então, a pinça distal poderá ser removida.

Vasos do paramétrio e paravaginais

Durante cirurgia obstétrica e ginecológica, é possível que haja laceração de vasos que suprem o útero e a vagina, em especial os plexos venosos. Talvez não seja fácil identificar e controlar o sangramento com aplicação de pressão direta, sutura ou clipe. Nessas situações extremas, a ligadura da artéria ilíaca interna, que é a principal fonte de suprimento sanguíneo para a pelve, pode reduzir o acúmulo de sangue e proporcionar uma melhor oportunidade para encontrar a origem do sangramento. Como alternativa, caso os recursos necessários estejam disponíveis, a embolização da artéria pélvica mostrou-se efetiva no controle de hemorragia pélvica. Apesar dessas técnicas, em raras situações com sangramento persistente, pode ser indicado tamponamento pélvico e interrupção da cirurgia.

Ligadura da artéria ilíaca interna (hipogástrica)

A artéria ilíaca interna, também conhecida como *artéria hipogástrica*, divide-se nos ramos anterior e posterior. Seu ramo anterior leva suprimento sanguíneo para as vísceras pélvicas centrais (Fig. 38-12, p. 927). A pelve feminina possui circulação colateral extensiva, e a artéria ilíaca interna compartilha anastomoses arteriais com ramos da aorta, artéria ilíaca externa e artéria femoral. Por essa razão, a ligadura do ramo anterior da artéria ilíaca interna pode ser realizada sem comprometer a viabilidade dos órgãos pélvicos. Diversos estudos descreveram fertilidade normal após ligadura. Em um trabalho com avaliação de fluxo com ecodoppler colorido demonstrou-se recanalização das artérias ligadas, em média, no prazo de 5 meses, (Demirci, 2005; Khelifi, 2000; Nizard, 2003). A oclusão da artéria ilíaca interna reduz em 48% o fluxo sanguíneo médio em ramos distais à ligadura, o que, em muitos casos, reduz a hemorragia suficientemente para permitir a identificação dos locais específicos de sangramento (Burchell, 1968).

Para realizar a ligadura, o ligamento redondo é dividido, e o peritônio da parede lateral da pelve, lateral ao ligamento infundibulopélvico, é seccionado no sentido cefálico. A identificação da artéria ilíaca interna é essencial porque a ligadura das artérias ilíacas comum ou externa traria consequências vasculares para o membro inferior.

Uma vez localizada a artéria ilíaca interna, posiciona-se uma pinça Mixter de ângulo reto sob o vaso em um ponto 2 a 3 cm distal à sua origem na artéria ilíaca comum. Se a artéria ilíaca for ligada nesse ponto, seu ramo posterior deve ser poupado (Bleich, 2007). Duas laçadas livres com fio absorvível 1 ou 0 são passadas sob o vaso e, então, fixadas (Fig. 40-39). A artéria é ligada, mas não transeccionada (Gilstrap, 2002). É preciso cuidado na passagem de instrumentos sob a artéria

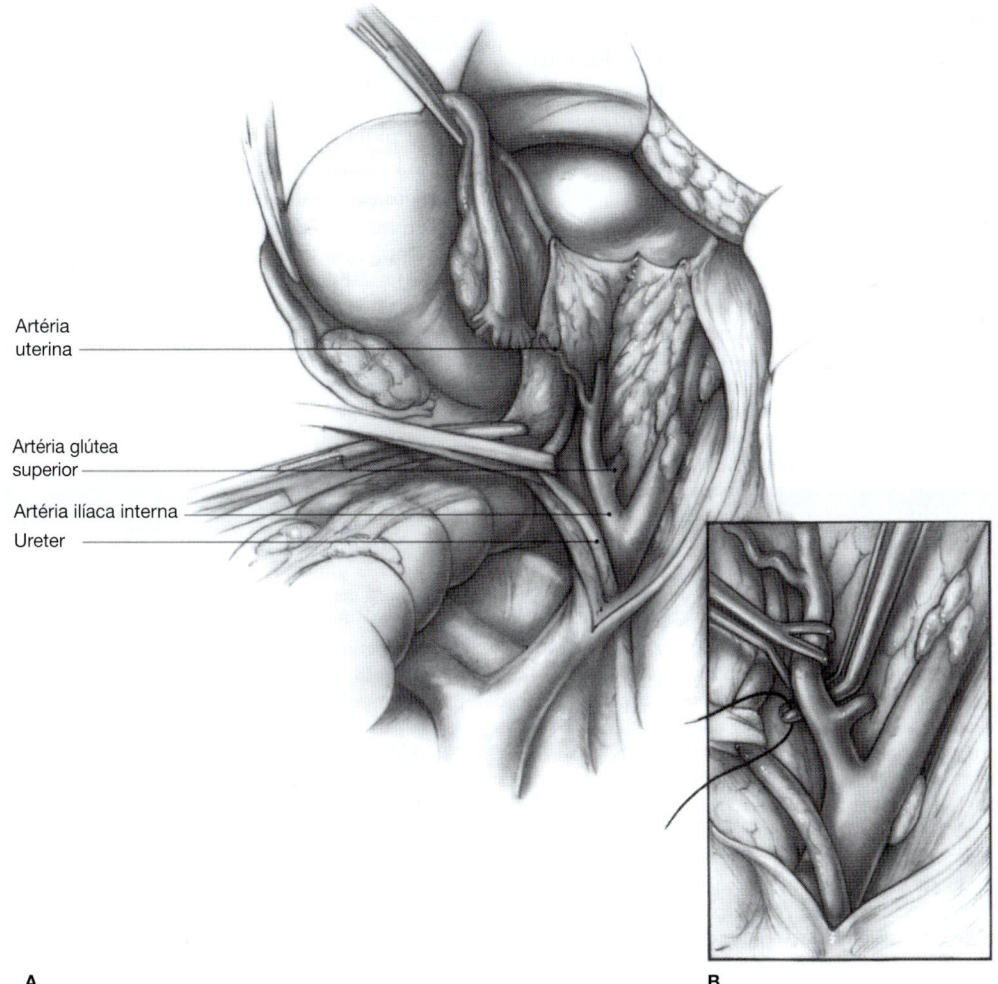

FIGURA 40-39 Ligadura da artéria ilíaca interna. **A**. Após abertura do espaço retroperitoneal, o ureter é identificado e retraído medialmente. **B**. A artéria ilíaca interna é identificada e cuidadosamente elevada com uma pinça de Babcock. Uma pinça Mixter de ângulo reto é posicionada abaixo da artéria para receber um laço livre para ligadura. *(Retirada de Cunningham, 2010b, com permissão.)*

porque a veia ilíaca interna, de paredes finas, seria facilmente lacerada. Por esse motivo, recomenda-se que as pinças sejam posicionadas com suas pontas voltadas em direção medial para evitar a perfuração da veia.

■ Embolização da artéria pélvica

Como descrito no Capítulo 9 (p. 256), a embolização similar àquela usada para tratamento de leiomiomas sintomáticos pode ser usada para obstruir a artéria ilíaca interna ou a artéria uterina. Essa técnica foi descrita para abordagem de hemorragia em casos ginecológicos e obstétricos.

■ Tamponamento pélvico

Em pacientes com sangramento grave persistente apesar das tentativas de controlá-lo, tamponamento pélvico com gaze e interrupção da cirurgia podem estar indicados. Rolos de gaze são comprimidos contra o local do sangramento para produzir pressão local constante. Em geral, 24 a 48 horas mais tarde, se a paciente estiver estável e o sangramento der sinais clínicos de ter cessado, o tamponamento pode ser removido. Alguns cirurgiões recomendam deixar uma das pontas da gaze fora da ferida. Após a administração de anestesia geral, o tampão de gaze deve ser tracionado lentamente por meio de uma pequena abertura mantida na incisão. Alternativamente, rolos inteiros de gaze podem ser usados para o tamponamento dentro do abdome, sendo removidos com uma segunda laparotomia (Newton, 1988).

REANIMAÇÃO COM LÍQUIDOS E TRANSFUSÃO DE SANGUE

Na hemorragia aguda, as prioridades incluem controle de perdas adicionais e reposição de volume intravascular suficiente para a perfusão e a oxigenação tecidual. Em áreas hipoperfundidas, a deficiência do metabolismo oxidativo com produção de lactato leva a piora da acidose metabólica sistêmica e a eventual lesão orgânica (Manning, 2004). Para evitar esses efeitos, a reanimação deve iniciar-se com avaliação do estado clínico da paciente, cálculo do volume sanguíneo total e estimativa da perda sanguínea.

■ Avaliação clínica

O volume sanguíneo total de um adulto aproxima-se de 70 mL/kg e, assim, o volume sanguíneo calculado para uma mulher de 50 kg é de 3.500 mL. Desse volume, 15% podem ser perdidos pela maioria das pacientes sem alterações na pressão arterial ou na frequência cardíaca. Uma perda de 15% pode ser calculada multiplicando-se o peso da paciente em quilogramas por 10. Assim, para uma mulher de 50 kg, uma perda de 15% aproxima-se de 500 mL.

Com perdas entre 15 e 30% (500 a 1.000 mL para uma mulher de 50 kg), observa-se taquicardia e redução da pressão de pulso (Tabela 40-7). A vasoconstrição periférica leva a extremidades pálidas e frias e retardo no enchimento capilar. Em pacientes não anestesiadas é possível ocorrer confusão leve e letargia. Na maioria das mulheres com níveis pré-operatórios normais de hemoglobina, esse volume de perda sanguínea requer reposição do volume líquido, mas geralmente não é necessário transfusão de hemácias. Perdas maiores, no entanto, levam a piora da perfusão, hipotensão e taquicardia. Nesses casos, há indicação de transfusão de sangue em combinação com reposição de líquidos (Murphy, 2001).

Durante a cirurgia, o sangue é coletado em dispositivos de sucção e esponjas de laparotomia. Apesar de os cálculos a partir dessas fontes fornecerem valores aproximados para os cirurgiões, a perda sanguínea estimada normalmente é subestimada, e a imprecisão aumenta à medida que a duração e a

TABELA 40-7 Achados clínicos associados a maior gravidade da hemorragia

Classificação da hemorragia	Classe I	Classe II	Classe III	Classe IV
Perda sanguínea Percentagem Volume (mL)	< 15 750	15-30 800-1.500	30-40 1.500-2.000	> 40 > 2.000
Pressão arterial Sistólica Diastólica	Inalterada Inalterada	Normal Aumentada	Reduzida Reduzida	Muito baixa Muito baixa, não registrável
Pulso (bpm)	Taquicardia leve	100-120	120 (filiforme)	> 120 (muito filiforme)
Enchimento capilar	Normal	Lento (> 2 s)	Lento (> 2 s)	Não detectável
Frequência respiratória	Normal	Normal	Taquipneia (> 20/min)	Taquipneia (> 20/min)
Taxa de fluxo urinário (mL/h)	> 30	20-30	10-20	0-10
Extremidades	Cor normal	Pálidas	Pálidas	Pálidas e frias
Compleição	Normal	Pálida	Pálida	Cinza
Estado mental	Alerta	Ansiosa ou agressiva	Ansiosa, agressiva ou letárgica	Letárgica, confusa ou inconsciente

Retirada de Baskett, 1990, com permissão.

extensão do procedimento aumentam (Bose, 2006; Santoso, 2001). Adicionalmente, pode-se solicitar medição do hematócrito para avaliar a hemorragia. No entanto, os valores do hematócrito são defasados em relação às perdas verdadeiras, podendo refletir somente o grau de hemorragia. Por exemplo, após perda sanguínea de 1.000 mL, os níveis do hematócrito geralmente são reduzidos apenas em 3 pontos por cento na primeira hora, mas em geral apresentam queda de 8 pontos por cento em 72 horas (Schwartz, 2006).

Reanimação com líquidos

Caso seja identificada hipovolemia, deve-se iniciar a reposição com soluções cristaloides. Havendo hipotensão e taquicardia, justifica-se reposição rápida, e, na maioria das pacientes, 1 ou 2 litros, de acordo com a indicação, podem ser infundidos em alguns minutos. Soro fisiológico e solução de Ringer lactato são os dois cristaloides mais usados. Para hemorragia moderada, ambos atuam muito bem como repositores de líquidos (Healey, 1998).

Embora os cristaloides tenham efeito imediato de expansão do volume intravascular, uma parte irá extravasar para o espaço extracelular. Assim, em situação de hemorragia, o volume de cristaloide deve ser administrado na proporção de 3:1 para a perda sanguínea (Moore, 2004). Clinicamente, critérios como débito urinário de 0,5 mL/kg/h ou de 30 mL ou mais por hora, frequência cardíaca inferior a 100 batimentos por minuto e pressão sistólica acima de 90 mmHg podem ser usados como indicadores gerais de melhora do volume. Se a infusão rápida de cristaloide não corrigir a hipotensão ou a taquicardia, justifica-se a transfusão de hemácias.

Além de soluções cristaloides, podem ser usados coloides para a expansão de volume. Essas soluções têm peso molecular superior ao dos cristaloides. Consequentemente, o percentual mantido no espaço intravascular é maior, com perda menor para o espaço extracelular. Apesar dessa vantagem, os estudos comparando as taxas de sobrevida com a administração de cristaloides e coloides não identificaram diferenças com o uso de cristaloides ou coloides, exceto maior custo associado aos coloides (Roberts, 2004).

Reposição de hemácias

Avaliação clínica

A decisão de administrar hemácias é complexa e deve ponderar os riscos da transfusão com as necessidades de oxigenação tecidual adequada. Essas necessidades irão variar dependendo da situação clínica. Na avaliação devem-se incluir: nível de hemoglobina, sinais vitais, idade do paciente, risco de perda sanguínea futura e doenças clínicas subjacentes, em especial cardiopatias. Assim, nenhum limiar específico na concentração de hemoglobina indica o momento de se administrar hemácias. As diretrizes de consenso sugerem que, nos pacientes sem cardiopatia significativa, raramente há indicação de transfusão com nível de hemoglobina acima de 10 g/dL (Hill, 2002). Se os níveis de hemoglobina caem para 6 g/dL, a transfusão quase sempre é necessária (Madjdpour, 2006). Níveis de hemoglobina entre 6 e 10 g/dL são mais problemáticos, e fatores relacionados ao paciente e risco de hemorragia persistente devem determinar o rumo do tratamento (American Society of Anesthesiologists, 1996). Em um ensaio randomizado com 838 pacientes em estado crítico, um grupo de pacientes euvolêmicos recebeu transfusão quando o nível de hemoglobina caiu abaixo de 7 g/dL. Esses indivíduos evoluíram melhor do que aqueles transfundidos mais cedo (hemoglobina abaixo de 10 g/dL), exceto os com cardiopatia significativa (Hébert, 1999).

Transfusão

Exame de compatibilidade. Nos casos em que possa ser necessário transfusão, o pedido de *tipagem e rastreamento* informa a equipe do banco de sangue sobre a eventual necessidade de hemoderivados, dando ensejo a dois exames para caracterizar as hemácias do paciente. A primeira avaliação, denominada *tipagem*, mistura controles padronizados comercialmente disponíveis com uma amostra de sangue do paciente para determinar seu tipo ABO e o fenótipo Rh. O segundo exame, o *rastreamento*, combina uma amostra do plasma do paciente com hemácias de controle que expressam antígenos clinicamente significativos de hemácias. Se o paciente tiver formado anticorpos contra qualquer um desses antígenos de superfície específicos de hemácias, observar-se-á aglutinação ou hemólise da amostra. Entretanto, se houver necessidade imediata de sangue e não for possível realizar a prova de rastreamento completa, deve-se utilizar o tipo ABO específico ou sangue do tipo O negativo.

Tipagem e rastreamento requerem aproximadamente 45 minutos para serem realizadas, sendo válidas por até 3 dias para pacientes que sejam transfundidas. Naquelas que não são transfundidas, a validade é consideravelmente maior e costuma ser determinada por cada banco de sangue.

Como alternativa, um pedido de *tipagem e prova cruzada* de hemoderivados alerta a equipe do banco de sangue para designar unidades sanguíneas específicas para o uso de um indivíduo. Essas unidades específicas são testadas contra o sangue da paciente buscando por reações antigênicas específicas.

Concentrado de hemácias. Anteriormente, utilizava-se transfusão de sangue total para fornecer hemácias, fatores de coagulação e proteínas plasmáticas. Essa prática foi amplamente substituída por terapia com componentes do sangue. O concentrado de hemácias é o produto usado primariamente para a maioria das situações clínicas, e suspensões de hemácias concentradas podem ser preparadas removendo-se a maior parte do plasma sobrenadante após centrifugação. Uma unidade de concentrado de hemácias contém a mesma massa de hemácias que 1 unidade de sangue total, com aproximadamente metade do volume e duas vezes o hematócrito (70 a 80%). Em adultos, uma unidade de concentrado de hemácias aumenta o hematócrito em cerca de 3 pontos por cento ou aumenta o nível de hemoglobina de um indivíduo de 70 kg em 1 g/dL (Tabela 40-8) (Gorgas, 2004).

Complicações

Reações transfusionais. Apesar dos diversos exames de compatibilidade, podem ocorrer reações adversas a hemoderivados, inclusive reação transfusional hemolítica imediata ou tardia, reação transfusional não hemolítica febril ou reação alérgica.

Reação transfusional hemolítica aguda. A hemólise aguda imunomediada em geral envolve destruição de hemácias

TABELA 40-8 Características dos componentes do sangue

Componente	Volume, (mL)	Conteúdo	Resposta clínica
CHAD	180-200	hemácias	Aumento de 1 g/dL na Hb e de 3% no Ht

Plaquetas
  Doadores randomizados
  Doador único
	
	50-70
	200-400
		
		$5,5 \times 10^{10}$
		$3,0 \times 10^{11}$
			Aumento na contagem de plaquetas
			$5\text{-}10 \times 10^9/L$
			$> 10 \times 10^9/L$ em 1 h e
			$> 7,5 \times 10^9/L$ em 24 h pós-transfusão

PFC	200-250	Fatores de coagulação, incluindo fibrinogênio, proteínas C e S, antitrombina	Aumenta os fatores de coagulação em 2%
Crioprecipitado	10-15	Fibrinogênio, fator VIII, vWF	Aumenta o nível de fibrinogênio em 0,1 g/L

PFC = plasma fresco congelado; Ht = hematócrito; Hb = hemoglobina; CHAD = concentrado de hemácias; vWF = fator de von Willebrand.

transfundidas por anticorpos da paciente e, comumente, resulta de incompatibilidade ABO. Os sintomas surgem em minutos, podendo incluir calafrios, febre, urticária, taquicardia, dispneia, náusea e vômitos, hipotensão e dor torácica e lombar. Adicionalmente, essas reações podem levar à necrose tubular aguda ou à coagulação intravascular disseminada, e o tratamento é direcionado para essas complicações graves.

Se houver suspeita de hemólise aguda, a transfusão deve ser interrompida imediatamente. Uma amostra do sangue da paciente deve ser encaminhada ao banco de sangue, juntamente com a unidade doadora remanescente, para avaliação. Em pacientes com hemólise significativa, os valores laboratoriais estarão alterados. Especificamente, os níveis de hemoglobina e de haptoglobina sérica estarão reduzidos; os níveis séricos de lactato-desidrogenase e de bilirrubina indireta estarão aumentados, e serão observadas hemoglobinemia e hemoglobinúria. Além disso, devem ser solicitados dosagem sérica de creatinina e eletrólitos e coagulograma.

Para prevenir toxicidade renal, a diurese é estimulada com cristaloides intravenosos e administração de furosemida ou manitol. A alcalinização da urina pode prevenir a precipitação de hemoglobina dentro dos túbulos renais e, portanto, há indicação para administração intravenosa de bicarbonato

Em contraste com a reação transfusional hemolítica aguda, reações transfusionais hemolíticas tardias podem ocorrer após dias ou semanas. As pacientes com frequência não apresentam sintomas agudos, mas níveis baixos de hemoglobina, febre, icterícia e hemoglobinemia podem estar presentes. A intervenção clínica não é necessária nesses casos.

Reações transfusionais não hemolíticas. A reação transfusional não hemolítica febril caracteriza-se por calafrios e aumento de temperatura acima de 1°C, sendo esta a reação transfusional mais comum. A transfusão de sangue normalmente é interrompida para excluir a possibilidade de reação hemolítica, e o tratamento é de suporte. Para pacientes com antecedente de reação febril, a pré-medicação com um antitérmico, como o paracetamol, antes da transfusão é uma medida preconizada.

É possível ocorrer urticária como fenômeno isolado durante a transfusão sem que esteja associada a sequelas graves. Geralmente é atribuída a reação alérgica mediada por anticorpos às proteínas plasmáticas do doador. Não é necessário interromper a transfusão e o tratamento com anti-histamínicos, como a difenidramina, 50 mg por via oral ou intramuscular, em geral é suficiente. Raramente uma reação anafilática complica a transfusão, e o manejo desses casos segue os preceitos do tratamento clássico da anafilaxia (Tabela 27-3, p. 697).

Infecção. As complicações infecciosas associadas à transfusão de concentrado de hemácias são raras e encontram-se listadas na Tabela 40-9. O risco de transmissão dos vírus da imunodeficiência humana e das hepatites B e C foi reduzido na última década e, atualmente, a contaminação bacteriana representa um risco bem maior. Além disso, as preocupações emergentes sobre infecção incluem transmissão do príon de Creutzfeldt-Jakob, do vírus da dengue, de espécies do protozoário Babesia e do vírus Chikungunya (Dodd, 2009; Stramer, 2009).

Lesão pulmonar aguda relacionada à transfusão. Essa complicação rara, porém grave, da terapia com componentes sanguíneos é clinicamente semelhante à síndrome do desconforto respiratório agudo. Os sintomas se desenvolvem no prazo de 6 horas após a transfusão e podem incluir desconforto respiratório extremo, catarro espumante, hipotensão, febre e taquicardia. Edema pulmonar não cardiogênico com infiltrados pulmonares bilaterais difusos na radiografia de tórax é característico (Toy, 2005). O tratamento de lesão pulmonar aguda relacionada à transfusão é de suporte e concentrado na oxigenação e no controle da distribuição de volume com o objetivo de evitar que haja sobrecarga (Benson, 2009; Swanson, 2006).

Plaquetas

Para pacientes com hemorragia moderada, a transfusão de hemácias normalmente é suficiente, mas para aquelas com hemorragia grave, talvez haja indicação de transfusão de plaquetas. O plasma do doador deve ser compatível com os eritrócitos do receptor, uma vez que, invariavelmente, alguns glóbulos vermelhos são transfundidos junto com as plaquetas. As plaquetas podem ser obtidas de um único indivíduo por meio de plaquetoferese, e, nesse caso, são denominadas *plaquetas de doador único*. Alternativamente, podem ser derivadas de unidades aleatórias de sangue total, sendo denominadas *plaquetas de doadores randomizados*.

TABELA 40-9 Riscos dos produtos de transfusão sanguínea

Tipo de risco/complicação	Incidência
Reações alérgicas	1:2.000
Lesão pulmonar aguda relacionada a transfusão	1:4.000
Transfusão com incompatibilidade ABO	
Erro transfusional	1:14.000-1:18.000
Reação hemolítica aguda	1:6.000-1:33.000
Reação hemolítica tardia	1:2.000-11.000
Infecções	
Virais	
Hepatite A	1:1 milhão
Hepatite B	1:6.000-1:320.000
Hepatite C	1:1,2 milhão-< 1:13 milhões
Citomegalovírus humano (CMV)	1:10-1:30
Vírus Epstein-Barr (EBV)	1:200
Vírus da imunodeficiência humana (HIV)	1:1,4 milhão-1:11 milhões
Vírus do Nilo Ocidental	1:3.000-1:5.000
Bacterianas	
Yersinia enterocolitica, Serratia marcescens, Pseudomonas aeruginosa, Enterobacter	1:200.000-1:4,8 milhões
Parasitas	
Malária	1:4 milhões
Príons	
Doença de Creutzfeldt-Jakob	Desconhecida
Imunomodulação/supressão	Desconhecida

Retirada de Strumper-Groves, 2006, com permissão.

De uma unidade de sangue total são obtidas menos plaquetas que a quantidade recuperada com plaquetoferese de doador. Especificamente, uma dose de plaquetas de doador único contém pelo menos 3×10^{11} plaquetas em 250 a 300 mL de plasma, e isso se aproxima da dose obtida com seis concentrados de plaquetas de doadores randomizados. Cada concentrado de plaquetas de doadores randomizados contém $5,5 \times 10^{10}$ plaquetas suspensas em cerca de 50 mL de plasma. Cada concentrado transfundido aumenta a contagem de plaquetas em 5 a $10 \times 10^9/L$ e a dose terapêutica usual é um concentrado de plaquetas por 10 kg de peso corporal. Cinco a seis concentrados compõem uma dose normal para adultos.

Pacientes cirúrgicos com sangramento em geral requerem transfusão de plaquetas caso sua contagem esteja inferior a $50 \times 10^9/L$ e raramente requerem tratamento caso esteja superior a $100 \times 10^9/L$. Com contagens entre 50 e $100 \times 10^9/L$, a decisão de indicar transfusão de plaquetas baseia-se no risco da paciente de sangramento adicional significativo (American Society of Anesthesiologists, 1996). Em pacientes requerendo transfusão de grande porte, pode-se prescrever um conjunto-padrão de 6 unidades de plaquetas para cada 7,5 unidades de hemácias transfundidas (Ketchum, 2006).

Plasma fresco congelado

Este componente é preparado a partir de sangue total ou plasmaferese, e é armazenado congelado. Cerca de 30 minutos são necessários para descongelar o plasma congelado. Uma unidade contém todos os fatores de coagulação, incluindo fibrinogênio, em 250 mL.

O plasma fresco congelado geralmente compõe a primeira linha de tratamento para hemostasia em casos de hemorragia maciça, uma vez que repõe múltiplos fatores de coagulação. Esse componente deve ser considerado para uma paciente com hemorragia e nível de fibrinogênio inferior a 100 mg/dL (normal 150 a 400 mg/dL) ou com tempos de protrombina e tromboplastina parcial anormais (Cunningham, 2005).

Crioprecipitado

Este componente é preparado a partir de plasma fresco congelado e contém fibrinogênio, fator VIII, fator de von Willebrand, fator XIII e fibronectina. O crioprecipitado foi desenvolvido e usado originalmente para tratamento de hemofilia A e doença de von Willebrand. No entanto, atualmente há disponíveis concentrados de fatores específicos para esses distúrbios e, com isso, as indicações clínicas para crioprecipitado tornaram-se limitadas.

O plasma fresco congelado fornece todos os fatores de coagulação e está indicado em casos com hemorragia grave em detrimento do crioprecipitado. No entanto, o crioprecipitado é uma excelente fonte de fibrinogênio e pode ser indicado caso os níveis de fibrinogênio se mantenham abaixo de 100 mg/dL apesar da administração de plasma fresco congelado, tal como na coagulação intravascular disseminada.

LESÃO CIRÚRGICA DE ÓRGÃOS ADJACENTES

Exposição cirúrgica adequada, conhecimento abrangente da anatomia, técnica meticulosa e experiência são fatores importantes na prevenção de lesão de órgãos circundantes durante cirurgia ginecológica. No entanto, essas complicações podem ocorrer especialmente nos casos em que a anatomia estiver alterada ou nos quais o campo operatório estiver obscurecido por aderências, sangue ou disseminação tumoral.

As lesões podem ser evitadas iniciando-se a diérese por regiões livres de distorção e restaurando-se a anatomia normal. As aderências mais densas devem ser seccionadas e não divulsionadas para evitar laceração de órgãos e vasos. Uma vez ocorrida lesão, a identificação com reparo na cirurgia inicial geralmente resulta em resultados melhores em comparação com reparo tardio. Os reparos devem ser feitos sem tensão, mantendo suporte vascular adequado à estrutura lesada.

■ Bexiga e ureter
Lesão de bexiga

A bexiga pode ser lacerada ou perfurada por suturas. Ocorre com maior frequência durante histerectomia e em procedimentos uroginecológicos. Especificamente, as lesões vesicais complicam 1 a 2% das histerectomias e estão mais associadas à abordagem vaginal (Carley, 2002; Harris, 1997). Entre os fatores de risco estão cirurgia anterior para reconstrução da pelve e cesariana prévia com cicatriz entre a bexiga e a região anterior do útero (Neumann, 2004; Rooney, 2005).

Na histerectomia vaginal, a bexiga corre mais risco durante a dissecção para entrada no fundo de saco anterior, durante a extração do útero, ou quando se aplica tensão excessiva no afastador. O principal local de lesão vesical durante histerectomia vaginal é a base posterior da bexiga (Mathevet, 2001). A bexiga também pode sofrer lesão durante a dissecção do epitélio vaginal ao realizar colporrafia ou nos procedimentos para suspensão do colo da bexiga.

Na laparotomia, é possível haver lesão da bexiga na entrada na cavidade abdominal durante a incisão do peritônio parietal anterior, ou durante a dissecção no interior do espaço de Retzius. Na histerectomia, é possível haver lesão durante: (1) dissecção da bexiga afastando-a do segmento inferior e do colo do útero e da vagina; (2) entrada na vagina; ou (3) sutura da cúpula vaginal. Essas lesões envolvem principalmente o ápice.

Nos procedimentos laparoscópicos a incidência de lesão de bexiga varia entre 0,02 e 8,3% (Francis, 2002). Elas ocorrem mais no ápice e podem ser causadas pelo trocarte ou por dissecção entre a bexiga e o colo uterino durante histerectomia laparoscópica.

A prevenção de lesão vesical inicia-se com a manutenção de dreno ao longo do procedimento (Popert, 2004). Normalmente instala-se o cateter de Foley nos procedimentos com expectativa de duração superior a 30 minutos; nos demais casos, a cateterização intermitente deve ser suficiente.

Diagnóstico. A lesão da bexiga costuma ser identificada durante o procedimento por um esguicho de líquido claro dentro do campo, ou pela visualização do bulbo do cateter de Foley. Outra forma de diagnóstico é a observação de hematúria no coletor do cateter. Se houver dúvida, pode-se instilar fórmula estéril para lactente na bexiga para verificar se há extravasamento. Para a instilação, uma seringa de 60 mL repleta de leite é fixada à extremidade distal do cateter de Foley. A injeção retrógrada do leite, desde a seringa, passando pelo cateter, até o interior do órgão, preencherá a bexiga. Não obstante, o extravasamento no campo operatório será suficiente para identificar rapidamente o problema e ajudar a localizar a laceração. Alternativamente, pode-se adicionar índigo carmim ou azul de metileno à água para instilação na bexiga e identificação de extravasamento, ainda que esses corantes tendam a corar também os tecidos circundantes de azul. Adicionalmente, pode-se indicar cistoscopia para mais bem definir a lesão vesical, excluir lesão ureteral concomitante, ou identificar pontos de sutura que tenham atravessado a parede da bexiga. Uma vez que se tenha comprovado a integridade dos ureteres por meio de cistostomia ou via cistoscopia, a atenção se concentra no reparo. Embora seja possível o surgimento de fístula vesicovaginal mesmo nos casos em que a lesão é identificada e reparada, sua incidência é menor do que nos casos em que a lesão permanece sem diagnóstico.

Reparo da bexiga. A extensão da lesão deve ser avaliada e as aderências removidas tanto quanto seja necessário para um reparo livre de tensão. A bexiga é fechada em duas ou três camadas com fio absorvível de absorção lenta 3-0 (Fig. 40-40). A primeira camada geralmente é fechada com sutura contínua. A segunda pode ser fechada com pontos contínuos ou com pontos separados e deve inverter a primeira camada. Na região do trígono vesical os ureteres normalmente são tratados com derivação (*stent*) e o reparo deve ser feito com pontos interrompidos a fim de evitar dobramento ureteral (Popert, 2004). A bexiga deve ser mantida com dreno contínuo e desobstruído normalmente por 7 a 10 dias.

Alternativamente, se a lesão envolver pontos de sutura que tenham atravessado a mucosa da bexiga, esses pontos devem ser cortados. A manutenção desses pontos de sutura pode causar sintomas de cistite, formação de cálculos, ou ambos.

Lesão uretral

A uretra feminina raramente é lesada durante cirurgia ginecológica. Entre os procedimentos que podem resultar em lesão estão reparo de divertículo uretral, procedimentos de suspensão com alça e, possivelmente, colporrafia anterior. O reparo é realizado com fio absorvível 3-0 ou 4-0 com pontos interrompidos, se possível, em duas camadas. No período pós-operatório deve-se instalar cateter de Foley (Francis, 2002).

■ Lesão ureteral

Trata-se de complicação grave, passível de ocorrer durante cirurgia ginecológica, com morbidade significativa e sequelas em longo prazo. Essas lesões são incomuns nas cirurgias ginecológicas benignas, e a incidência associada, considerando-se todas as abordagens para histerectomia, variam de 0,03 a 6,0% (Harkki-Siren, 1998; Ostrzenski, 2003; Visco, 2001). Em geral, a histerectomia por via vaginal tem a taxa mais baixa de lesão ureteral, enquanto a laparoscópica é que apresenta a taxa mais alta. Considerando os casos não submetidos rotineiramente à cistoscopia intraoperatória, as taxas identificadas de lesão ureteral por procedimento foram as seguintes: (1) histerectomia vaginal – 0,2/1.000; (2) histerectomia supracervical por via abdominal – 0,5/1.000; (3) histerectomia total por via abdominal – 0,9/1.000; e (4) histerectomia laparoscópica

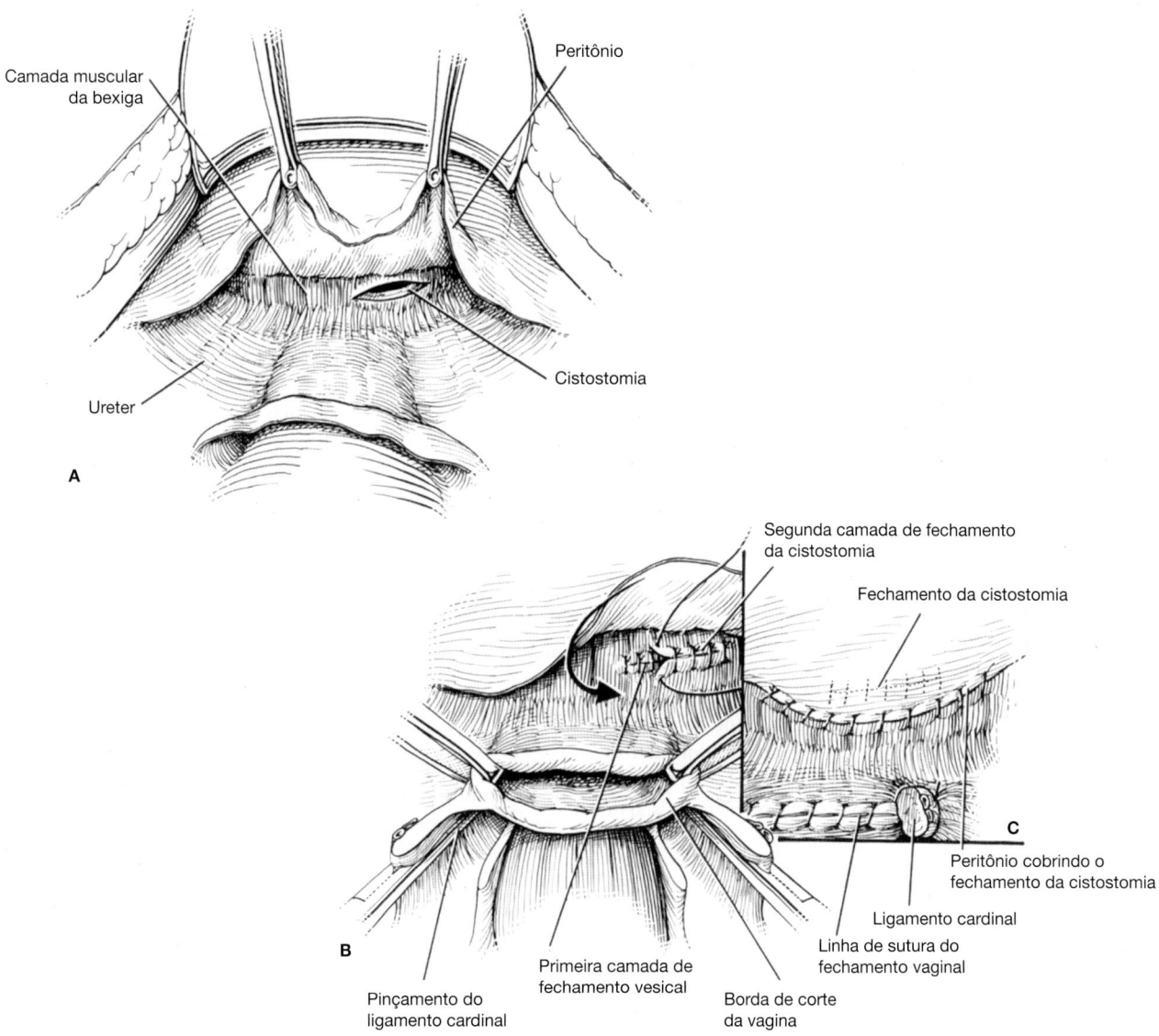

FIGURA 40-40 Reparo de cistostomia. **A**. Cistostomia ocorrendo durante histerectomia. **B**. A camada primária inverte a mucosa vesical com suturas contínuas ou interrompidas com fio absorvível ou de absorção lenta 3-0. **C**. Uma segunda e, possivelmente, uma terceira camada aproximam a camada muscular da bexiga para reforçar o fechamento da incisão. A aba de peritônio da bexiga é então sintetizada sobre o reparo da cistostomia. *(Retirada de Cunningham, 2010a, com permissão.)*

– 7/1.000. As taxas são significativamente maiores quando se procede rotineiramente à cistoscopia intraoperatória, uma vez que este procedimento identifica lesões que permaneceriam ocultas (Gilmour, 2006).

O ureter tem comprimento entre 25 e 30 cm. Cursa abaixo do peritônio e acima do músculo psoas até penetrar na pelve na altura da bifurcação de artéria e veia ilíacas comuns (Fig. 38-15, p. 931). O ureter então passa a cursar no folheto medial do ligamento largo, em posição anterior e medial à artéria ilíaca interna. Ele passa sob a artéria uterina aproximadamente 1,5 cm lateral ao colo uterino (água sob a ponte) e prossegue até o trígono vesical. Na pelve, recebe suprimento sanguíneo por sua face lateral. Consequentemente, quando necessário, o ureter deve ser mobilizado no sentido medial-lateral a fim de evitar que haja desvascularização.

O ureter pode ser lesado no rebordo pélvico (na altura do ligamento infundibulopélvico), na altura da artéria uterina, nos fórnices da vagina e nos ligamentos uterossacrais. É possível haver obstrução em razão de esmagamento por pinça, ligadura e secção de artérias uterinas ou do ligamento infundibulopélvico ou, ainda, por dobra do próprio ureter. Lesões tardias podem resultar em constrição ou extravasamento por agressão térmica ou desvascularização.

Diagnóstico

A identificação intraoperatória na cirurgia inicial está associada a maior sucesso no reparo e a menor morbidade para as pacientes (Neuman, 1991; Sakellariou, 2002). Aproximadamente 75% das lesões de trato urinário inferior não são suspeitas e, consequentemente, muitas são detectadas apenas no pós-operatório (Ibeanu, 2009). O diagnóstico tardio pode resultar em complicações extensas, como fístula, urinoma, infecção e, possivelmente, perda de rim. O dano renal pode se iniciar 24 horas após a obstrução e se tornar irreversível em 1 a 6 semanas (Walter, 2002). Entre os sinais e sintomas pós-operatórios estão dor no flanco, hematúria, anúria, perda de urina por via vaginal, incontinência urinária, íleo paralítico, febre e aumento da creatinina sérica (Brandes, 2004). É interessante observar que aumentos na creatinina acima de 0,2 mg/dL nas primeiras 24 a 48 horas de pós-operatório ajudam a identificar precocemente a presença de trauma ureteral unilateral (Walter, 2002). Esse aumento é transitório, uma vez que o outro rim inicia a compensação rapidamente.

Se houver suspeita pós-operatória de lesão, deve-se solicitar dosagem de creatinina e exame de urina. Se a creatinina sérica estiver aumentada, o cálculo da excreção fracionada de sódio (FENa) ou a dosagem do sódio urinário podem ajudar a esclarecer a origem da lesão renal como pré-renal, intrarrenal ou pós-renal, conforme descrito no Capítulo 39 (p. 965). Adicionalmente, qualquer perda de líquido por via vaginal ou obtida via drenagem de coleção intra-abdominal deve ser enviada ao laboratório para dosagem de creatinina. Níveis altos de creatinina confirmam a presença de urina.

Os exames de imagem podem ser úteis para confirmar o diagnóstico. A pielografia intravenosa é usada para localizar a lesão. A tomografia computadorizada (TC) pode demonstrar extravasamento de contraste, ascite, urinoma e hidronefrose (Brandes, 2004; Francis, 2002). Se forem obtidas imagens de TC com retardo, a ausência de contraste no segmento distal do ureter confirma obstrução total (Armenakas, 1999). A pielografia retrógrada é a modalidade mais precisa para determinar a localização e a extensão da lesão e ainda é possível instalar *stents* no momento da realização do exame.

Tratamento

O tratamento da lesão ureteral depende de sua localização e da forma como ocorreu. Além disso, o momento do diagnóstico, se intraoperatório ou pós-operatório, também influencia o tratamento. Se o ureter tiver sido apanhado por um laço de sutura e o problema for identificado precocemente, na maioria dos casos é suficiente soltar o ponto e aplicar um *stent*. As lesões no terço distal do ureter geralmente são tratadas com seu reimplante na bexiga (ureteroneocistostomia). Se a lesão tiver ocorrido em um ponto capaz de criar tensão indevida sobre o local de reimplante, procede-se à fixação da bexiga ao músculo psoas (*psoas hitch*). Com essa técnica, a bexiga é dissecada do lado da lesão e suturada ao tendão do músculo psoas menor. Com isso a bexiga é deslocada para cima, reduzindo a tensão do ponto de reimplante. Há alternativas a esta técnica como o retalho de parede anterior da bexiga (retalho de Boari) ou a uretero-ureterostomia. Com o retalho de Boari, mobiliza-se o lado ipsilateral à lesão, e um pedículo da parede vesical é moldado na forma de tubo a ser ligado ao ureter. Raramente opta-se por realizar uma transuretero-ureterostomia, que pode ser necessária em casos com lesão mais proximal ou em que a bexiga não possa ser mobilizada. Neste procedimento, o ureter lesado é tunelizado e conectado ao ureter sadio (Brandes, 2004).

Quando o diagnóstico é tardio, frequentemente opta-se por *stenting* retrógrado, embora nem sempre seja bem-sucedido. Normalmente, instala-se tubo percutâneo de nefrostomia com planejamento para reparo definitivo posterior (Armenakas, 1999). Ocasionalmente, instala-se *stent* anterógrado, o que evita a necessidade de reparo a céu aberto desde que não haja vazamento ou constrição.

Nem sempre é possível evitar lesão de ureter e os cirurgiões ginecológicos devem estar aptos a reduzir sua incidência e a reconhecê-la precocemente. Deve-se obter exposição adequada com identificação bem definida do ureter a fim de poder evitá-lo. O cirurgião deve voltar a identificar o ureter sempre que necessário ao longo do procedimento. Há quem defenda a aplicação de *stent* pré-operatório ou pielografia intravenosa para auxiliar na prevenção, mas essas condutas não se mostraram particularmente efetivas ou custo-eficientes (Francis, 2002). O uso amplo de cistoscopia também foi defendido como meio auxiliar para detecção precoce (Ferro, 2003; Vakili, 2005).

Cistoscopia universal

Tem-se discutido a adoção universal da cistoscopia como meio auxiliar de detecção precoce de lesão vesical ou ureteral. Até 90% das lesões ureterais insuspeitas e até 85% das lesões vesicais insuspeitas seriam identificadas com o uso de cistoscopia (Gilmour, 1999, 2006; Gustilo-Ashby, 2006). Ibeanu e colaboradores (2009) relataram taxa de detecção intraoperatória de lesão no trato urinário de aproximadamente 97% com o uso de cistoscopia universal. Dessas lesões, apenas 26% haviam sido observadas durante o procedimento e antes da cistoscopia.

Alternativamente, muitos ginecologistas optam por indicar a cistoscopia naqueles casos considerados de maior risco para lesão. Tais casos seriam aqueles em que há de fato suspeita de lesão ou aquelas com endometriose grave, aderências extensas ou leiomiomas no ligamento largo ou no colo uterino. A análise de custo indica que se a taxa de lesão ureteral for superior a 1,5% para histerectomia abdominal, e a 2% para histerectomia vaginal ou laparoscópica, a cistoscopia universal será custo-efetiva (Visco, 2001). Outras questões relevantes para esse debate são problemas com o credenciamento para a realização de cistoscopia por ginecologistas em algumas instituições e a definição do treinamento adequado para a realização de rastreamento com cistoscopia (Brubaker, 2009).

Lesão intestinal

Raramente uma lesão de intestino complica cirurgias ginecológicas, e as taxas em geral são inferiores a 1% (Harris, 1997; Hoffman, 1999; Makinen, 2001). Entretanto, essas complicações podem ser mais comuns naquelas pacientes com aderências por cirurgia prévia, infecção ou endometriose. O diagnóstico pode ser óbvio com derrame de fezes evidente. Entretanto, é possível haver lesão sutil. Assim, nos casos com lise extensiva de aderências intestinais, é prudente proceder ao exame do segmento intestinal envolvido na dissecção. Além disso, o diagnóstico pode ser retardado nos casos com lesão térmica em que necrose, deterioração e perfuração do tecido ocorrem tardiamente. O tratamento de enterotomia varia consideravelmente, e normalmente é determinado pelo tamanho da lesão, pela habilidade e experiência do cirurgião e pelo segmento intestinal afetado. Feridas pequenas de enterotomia no intestino delgado podem ser reparadas com fechamento em camadas usando fio absorvível fino. A falha deve ser fechada perpendicularmente ao eixo intestinal, e não em paralelo, para evitar estreitamento do lúmem intestinal (Atkinson, 2004). Durante o reparo, grampos de borracha são aplicados no lúmem intestinal de ambos os lados da ferida para impedir que o conteúdo extravase. No intestino grosso é maior o risco de infecção, mas pequenas enterotomias podem ser conduzidas de forma semelhante à descrita para o intestino delgado. As lesões no reto abaixo da reflexão peritoneal podem ser conduzidas com reparo primário sem sequelas significativas. Esse tipo de lesão é encontrado com procedimentos envolvendo a parede posterior da vagina, como colpotomia posterior durante histerectomia por via vaginal (Hoffman, 1999). Entretanto, para a maior parte dos ginecologistas generalistas, incisões maiores no intestino delgado grosso implicam consulta a um cirurgião geral.

REFERÊNCIAS

Aletti GD, Dowdy SC, Podratz KC, et al: Surgical treatment of diaphragm disease correlates with improved survival in optimally debulked advanced stage ovarian cancer. Gynecol Oncol 100 (2):283, 2006
Amaral J: Electrosurgery and ultrasound for cutting and coagulating tissue in minimally invasive surgery. In Soper N, Swanstrom L, Eubanks W (eds): Mastery of Endoscopic and Laparoscopic Surgery. Philadelphia, Lippincott Williams & Wilkins, 2005, p 67
American Society for Reproductive Medicine, Society of Reproductive Surgeons: Pathogenesis, consequences, and control of peritoneal adhesions in gynecologic surgery. Fertil Steril 90(5 Suppl):S144, 2008
American Society of Anesthesiologists: Practice guidelines for blood component therapy: a report by the American Society of Anesthesiologists Task Force on Blood Component Therapy. Anesthesiology 84(3):732, 1996
Anderson RM, Romfh RF: Technique in the Use of Surgical Tools. New York, Appleton-Century-Crofts, 1980
Anderton J, Keen R, Neave R: The lithotomy position. In Positioning the Surgical Patient. London, Butterworths, 1988, p 20
Armenakas NA: Current methods of diagnosis and management of ureteral injuries. World J Urol 17:8, 1999
Aszmann OC, Dellon ES, Dellon AL: Anatomical course of the lateral femoral cutaneous nerve and its susceptibility to compression and injury. Plast Reconst Surg 100(3):600, 1997
Atkinson S: Techniques from the gastrointestinal surgeons. In Maxwell DJ (ed): Surgical Techniques in Obstetrics and Gynaecology. Edinburgh, Churchill Livingstone, 2004, p 182
Ayers JW, Morley GW: Surgical incision for cesarean section. Obstet Gynecol 70(5):706, 1987
Baskett PJ: ABC of major trauma. Management of hypovolaemic shock. BMJ 300(6737):1453, 1990
Batra EK, Franz DA, Towler MA, et al: Influence of surgeon's tying technique on knot security. J Appl Biomater 4:241, 1993
Baxter Healthcare: Floseal matrix hemostatic sealant: instructions for use. 2005. Available at: http://www.baxter.com/products/biopharmaceuticals/downloads/FloSeal_PI.pdf. Accessed January 13, 2011
Beckley ML, Ghafourpour KL, Indresano AT: The use of argon beam coagulation to control hemorrhage: a case report and review of the technology. J Oral Maxillofacial Surg 62:615, 2004
Bennett RG: Selection of wound closure materials. J Am Acad Dermatol l18(4 Pt 1):619, 1988
Benson AB, Moss M, Silliman CC: Transfusion-related acute lung injury (TRALI): a clinical review with emphasis on the critically ill. Br J Haematol 147(4):431, 2009

Bhende S, Rothenburger S, Spangler DJ, et al: In vitro assessment of microbial barrier properties of Dermabond topical skin adhesive. Surg Infect 3(3):251, 2002
Bleich AT, Rahn DD, Wieslander CK, et al: Posterior division of the internal iliac artery: anatomic variations and clinical applications. Am J Obstet Gynecol 197(6):658.e1, 2007
Blomstedt B, Osterberg B, Bergstrand A: Suture material and bacterial transport. An experimental study. Acta Chirurg Scand 143(2):71, 1977
Blondeel PNV, Murphy JW, Debrosse D, et al: Closure of long surgical incisions with a new formulation of 2-octylcyanoacrylate tissue adhesive versus commercially available methods. Am J Surg 188(3):307, 2004
Bose P, Regan F, Paterson-Brown S: Improving the accuracy of estimated blood loss at obstetric haemorrhage using clinical reconstructions. BJOG 113(8):919, 2006
Brandes S, Coburn M, Armenakas N, et al: Consensus on genitourinary trauma: diagnosis and management of ureteric injury: an evidence-based analysis. BJUI 94:277, 2004
Brecher ME, Goodnough LT: The rise and fall of preoperative autologous blood donation. Transfusion 42(12):1618, 2002
Brill AI, Nezhat F, Nezhat C, et al: The incidence of adhesions after prior laparotomy: a laparoscopic appraisal. Obstet Gynecol 85:269, 1995
Brubaker L: Is routine cystoscopy an essential intraoperative test at hysterectomy? Obstet Gynecol 113:2, 2009
Bucknall TE: Factors influencing wound complications: a clinical and experimental study. Ann R Coll Surg Engl 65(2):71, 1983
Burchell RC: Physiology of internal iliac artery ligation. J Obstet Gynaecol Br Commonwealth 75 (6):642, 1968
Burkhart SS, Wirth MA, Simonick M, et al: Loop security as a determinant of tissue fixation security. Arthroscopy 14:773, 1998
Campbell JA, Temple WJ, Frank CB, et al: A biomechanical study of suture pullout in linea alba. Surgery 106:888, 1989
Cardosi RJ, Cox CS, Hoffman MS: Postoperative neuropathies after major pelvic surgery. Obstet Gynecol 100(2):240, 2002
Carley ME, McIntire D, Carley JM, et al: Incidence, risk factors and morbidity of unintended bladder or ureter injury during hysterectomy. Int Urogynecol J 13:18, 2002
Carlson MA, Condon RE: Polyglyconate (Maxon) versus nylon suture in midline abdominal incision closure: a prospective randomized trial. Am Surgeon 61(11):980, 1995
Chanrachakul B, Likittanasombut P, Prasertsawat P, et al: Lidocaine versus plain saline for pain relief in fractional curettage: a randomized controlled trial. Obstet Gynecol 98(4):592, 2001
Chen SS, Lin AT, Chen KK, et al: Femoral neuropathy after pelvic surgery. Urol 46 (4):575, 1995
Cicinelli E, Didonna T, Ambrosi G, et al: Topical anaesthesia for diagnostic hysteroscopy and endometrial biopsy in postmenopausal women: a randomised placebo-controlled double-blind study. Br J Obstet Gynaecol 104(3):316, 1997
Cicinelli E, Didonna T, Schonauer LM, et al: Paracervical anesthesia for hysteroscopy and endometrial biopsy in postmenopausal women: a randomized, double-blind, placebo-controlled study. J Reprod Med Obstet Gynecol 43(12):1014, 1998
Colombo M, Maggioni A, Parma G, et al: A randomized comparison of continuous versus interrupted mass closure of midline incisions in patients with gynecologic cancer. Obstet Gynecol 89(5 Pt 1):684, 1997
C.R. Bard, Inc: Avitene Microfibrillar Collagen Hemostat Package Insert Information, 2002. Available at: http://www.davol.com/products/ surgical--specialties/hemostasis/avitene-sheets/. Accessed September 19, 2011
Cunningham FG: Needles, sutures, and knots. In Gilstrap LC, Cunningham FG, Vandorsten JP (eds): Operative Obstetrics, 2nd ed. McGraw-Hill, New York, 2002, p 6
Cunningham FG, Leveno KJ, Bloom SL, et al: Cesarean delivery and peripartum hysterectomy. In Williams Obstetrics, 23rd ed. New York, McGraw-Hill, 2010a, p 560
Cunningham FG, Leveno KJ, Bloom SL, et al: Obstetrical hemorrhage. In Williams Obstetrics, 22nd ed. New York, McGraw-Hill, 2005, p 840
Cunningham FG, Leveno KJ, Bloom SL, et al: Obstetrical hemorrhage. In Williams Obstetrics, 23rd ed. New York, McGraw-Hill, 2010b, p 796
Deatrick KB, Doherty GM: Power sources in surgery. In Doherty GM (ed): Current Surgical Diagnosis and Treatment, 13th ed. New York, McGraw-Hill, 2010

Demirci F, Ozdemir I, Safak A, et al: Comparison of colour Doppler indices of pelvic arteries in women with bilateral hypogastric artery ligation and controls. J Obstet Gynaecol 25(3):273, 2005

Deppe G, Malviya VK, Malone JM Jr: Debulking surgery for ovarian cancer with the Cavitron Ultrasonic Surgical Aspirator (CUSA)—a preliminary report. Gynecol Oncol 31(1):223, 1988

Dinsmore RC: Understanding surgical knot security: a proposal to standardize the literature. J Am Coll Surg 180(6):689, 1995

Dodd R: Managing the microbiological safety of blood for transfusion: a US perspective. Future Microbiol 4(7):807, 2009

Dorian R: Anesthesia of the surgical patient. In Brunicardi F, Andersen D, Billiar T, et al (eds): Schwartz's Principles of Surgery. New York, McGraw-Hill, 2005, p 200

Ducic I, Dellon L, Larson EE: Treatment concepts for idiopathic and iatrogenic femoral nerve mononeuropathy. Ann Plast Surg 55(4):397, 2005

Ducic I, Moxley M, Al Attar A: Algorithm for treatment of postoperative incisional groin pain after cesarean delivery or hysterectomy. Obstet Gynecol 108(1):27, 2006

Dunn DL: Wound Closure Manual. Somerville, NJ, Ethicon, 2004, pp 49, 53

Dzieczkowski JS, Anderson KC: Transfusion biology and therapy. In Fauci AS, Braunwald E, Kasper DL, et al (eds): Harrison's Principles of Internal Medicine, 17th ed. New York, McGraw-Hill, 2008, p 709

Edlich RF, Panek PH, Rodeheaver GT, et al: Physical and chemical configuration of sutures in the development of surgical infection. Ann Surg 177(6):679, 1973

El-Gamal HM, Dufresne RG, Saddler K: Electrosurgery, pacemakers and ICDs: a survey of precautions and complications experienced by cutaneous surgeons. Dermatol Surg 27(4):385, 2001

Erber WN, Perry DJ: Plasma and plasma products in the treatment of massive haemorrhage. Best Pract Res Clin Haematol 19(1):97, 2006

Ferro A, Byck D, Gallup D: Intraoperative and postoperative morbidity associated with cystoscopy performed in patients undergoing gynecologic surgery. Am J Obstet Gynecol 189(2):354, 2003

Franchi M, Ghezzi F, Benedetti-Panici PL, et al: A multicentre collaborative study on the use of cold scalpel and electrocautery for midline abdominal incision. Am J Surg 181(2):128, 2001

Franchi M, Ghezzi F, Zanaboni F, et al: Nonclosure of peritoneum at radical abdominal hysterectomy and pelvic node dissection: a randomized study. Obstet Gynecol 90(4 Pt 1):622, 1997

Francis, SL, Magrina JF, Novicki D, et al: Intraoperative injuries of the urinary tract. J Gynecol Oncol 7:65, 2002

Gallup DC, Gallup DG, Nolan TE, et al: Use of a subcutaneous closed drainage system and antibiotics in obese gynecologic patients. Am J Obstet Gynecol 175:358, 1996

Geiger D, Debus ES, Ziegler UE, et al: Capillary activity of surgical sutures and suture-dependent bacterial transport: a qualitative study. Surg Infect 6(4):377, 2005

Giacalone PL, Daures JP, Vignal J, et al: Pfannenstiel versus Maylard incision for cesarean delivery: a randomized controlled trial. Obstet Gynecol 99(5 Pt 1):745, 2002

Gilmour DT, Das S, Flowerdew G: Rates of urinary tract injury from gynecologic surgery and the role of intraoperative cystoscopy. Obstet Gynecol 107(6):1366, 2006

Gilmour DT, Dwyer PL, Carey MP: Lower urinary tract injury during gynecologic surgery and its detection by intraoperative cystoscopy. Obstet Gynecol 94(5 Pt 2):883, 1999

Gilstrap LC, Cunningham FG, Vandorsten JP: Operative Obstetrics, 2nd ed. New York, McGraw-Hill, 2002, p 412

Glantz JC, Shomento S: Comparison of paracervical block techniques during first trimester pregnancy termination. Int J Obstet Gynaecol 72(2):171, 2001

Goldman JA, Feldberg D, Dicker D, et al: Femoral neuropathy subsequent to abdominal hysterectomy. A comparative study. Eur J Obstet Gynecol Reprod Biol 20(6):385, 1985

Goodnough LT: Autologous blood donation. Anesthesiol Clin North Am 23(2): 263, 2005

Gorgas D: Transfusion Therapy: Blood and blood products. In Roberts J, Hedges J, Chanmugam AS, et al (eds): Roberts Clinical Procedures in Emergency Medicine. Philadelphia, WB Saunders, 2004

Gostout BS, Cliby WA, Podratz KC: Prevention and management of acute intraoperative bleeding. Clin Obstet Gynecol 45(2):481, 2002

Grantcharov TP, Rosenberg J: Vertical compared with transverse incisions in abdominal surgery. Eur J Surg 167(4):260, 2001

Greenall MJ, Evans M, Pollock AV: Midline or transverse laparotomy? A random controlled clinical trial. Part I: influence on healing. Br J Surg 67(3):188, 1980

Greenberg CC, Regenbogen SE, Studdert DM, et al: Patterns of communication breakdowns resulting in injury to surgical patients. J Am Coll Surg 204:533, 2007

Gunderson PE: The half-hitch knot: a rational alternative to the square knot. Am J Surg 54:538, 1987

Gupta JK, Dinas K, Khan KS: To peritonealize or not to peritonealize? A randomized trial at abdominal hysterectomy. Am J Obstet Gynecol 178(4):796, 1998

Gustilo-Ashby AM, Jelovsek JE, Barber MD, et al: The incidence of ureteral obstruction and the value of intraoperative cystoscopy during vaginal surgery for pelvic organ prolapse. Am J Obstet Gynecol 194(5):1478, 2006

Guvenal T, Duran B, Kemirkoprulu N, et al: Prevention of superficial wound disruption in Pfannenstiel incisions by using a subcutaneous drain. Int J Gynecol Obstet 77:151, 2002

Gyr T, Ghezzi F, Arslanagic S, et al: Minimal invasive laparoscopic hysterectomy with ultrasonic scalpel. Am J Surg 181(6):516, 2001

Hambley R, Hebda PA, Abell E, et al: Wound healing of skin incisions produced by ultrasonically vibrating knife, scalpel, electrosurgery, and carbon dioxide laser. J Dermatol Surg Oncol 14(11):1213, 1988

Harkki-Siren P, Sjoberg J, Tiitinen A: Urinary tract injuries after hysterectomy. Obstet Gynecol 92(1):113, 1998

Harold KL, Pollinger H, Matthews BD, et al: Comparison of ultrasonic energy, bipolar thermal energy, and vascular clips for the hemostasis of small-, medium-, and large-sized arteries. Surg Endosc 17(8):1228, 2003

Harris WJ: Complications of hysterectomy. Clin Obstet Gynecol 40(4):928, 1997

Healey MA, Davis RE, Liu FC, et al: Lactated Ringer's is superior to normal saline in a model of massive hemorrhage and resuscitation. J Trauma Inj Inf Crit Care 45(5):894, 1998

Hébert PC, Wells G, Blajchman MA, et al: A multicenter, randomized, controlled clinical trial of transfusion requirements in critical care. Transfusion Requirements in Critical Care Investigators, Canadian Critical Care Trials Group. N Engl J Med 340(6):409, 1999

Heniford BT, Matthews BD, Sing RF, et al: Initial results with an electrothermal bipolar vessel sealer. Surg Endosc 15(8):799, 2001

Henry DA, Carless PA, Moxey AJ, et al: Pre-operative autologous donation for minimising perioperative allogeneic blood transfusion. Cochrane Database Syst Rev 2:CD003602, 2002

Hill SR, Carless PA, Henry DA, et al: Transfusion thresholds and other strategies for guiding allogeneic red blood cell transfusion. Cochrane Database Syst Rev 2:CD002042, 2002

Hoffman MS, Lynch C, Lockhart J, et al: Injury of the rectum during vaginal surgery. Am J Obstet Gynecol 181:274, 1999

Hong JY, Kim J: Use of paracervical analgesia for outpatient hysteroscopic surgery: a randomized, double-blind, placebo-controlled study. Amb Surg 12(4):181, 2006

Hsieh LF, Liaw ES, Cheng HY, et al: Bilateral femoral neuropathy after vaginal hysterectomy. Arch Phys Med Rehabil 79(8):1018, 1998

Hurt J, Unger JB, Ivy JJ, et al: Tying a loop-to-strand suture: is it safe? Am J Obstet Gynecol 192:1094, 2005

Ibeanu OA, Chesson RR, Echols KT, et al: Urinary tract injury during hysterectomy based on universal cystoscopy. Obstet Gynecol 113:6, 2009

Irvin W, Andersen W, Taylor P, et al: Minimizing the risk of neurologic injury in gynecologic surgery. Obstet Gynecol 103(2):374, 2004

Ivy JJ, Unger JB, Hurt J, et al: The effect of number of throws on knot security with non-identical sliding knots. Am J Obstet Gynecol 191:1618, 2004a

Ivy JJ, Unger JB, Mukherjee D: Knot integrity with nonidentical and parallel sliding knots. Am J Obstet Gynecol 190:83, 2004b

Jallo GI: CUSA EXcel ultrasonic aspiration system. Neurosurgery 48(3):695, 2001

Jenkins TR: It's time to challenge surgical dogma with evidence-based data. Am J Obstet Gynecol 189(2):423, 2003

Joint Commission: Universal protocol for preventing wrong site, wrong procedure, and wrong person surgery. Oakbrook Terrace (IL), Joint Commission, 2009. Available at: http://www.jointcommission.org/PatientSafety/UniversalProtocol. Accessed September 15, 2010

Kanter MH, van Maanen D, Anders KH, et al: A study of an educational intervention to decrease inappropriate preoperative autologous blood donation: its effectiveness and the effect on subsequent transfusion rates in elective hysterectomy. Transfusion 39(8):801, 1999

Kanter MH, van Maanen D, Anders KH, et al: Preoperative autologous blood donations before elective hysterectomy. JAMA 276(10):798, 1996

Karger R, Kretschmer V: Modern concepts of autologous haemotherapy. Transfus Apher Sci 32(2):185, 2005

Katz KH, Desciak EB, Maloney ME: The optimal application of surgical adhesive tape strips. Dermatol Surg 25(9):686, 1999

Kauko M: New techniques using the ultrasonic scalpel in laparoscopic hysterectomy. Cur Opin Obstet Gynecol 10(4):303, 1998

Ketchum L, Hess JR, Hiippala S: Indications for early fresh frozen plasma, cryoprecipitate, and platelet transfusion in trauma. J Trauma Inj Infect Crit Care 60(6 Suppl):S51, 2006

Khelifi A, Amamou K, Salem A, et al: [Therapeutic ligature of hypogastric arteries: color Doppler follow-up]. [French]. J Radiol 81(6):607, 2000

Kisielinski K, Conze J, Murken AH, et al: The Pfannenstiel or so called "bikini cut": still effective more than 100 years after first description. Hernia 8(3):177, 2004

Knockaert DC, Boonen AL, Bruyninckx FL, et al: Electromyographic findings in ilioinguinal-iliohypogastric nerve entrapment syndrome. Acta Clin Belg 51(3):156, 1996

Kolle D, Tamussino K, Hanzal E, et al: Bleeding complications with the tension-free vaginal tape operation. Am J Obstet Gynecol 193(6):2045, 2005

Kuuva N, Nilsson CG: A nationwide analysis of complications associated with the tension-free vaginal tape (TVT) procedure. Acta Obstet Gynecol Scand 81(1):72, 2002

Kvist-Poulsen H, Borel J: Iatrogenic femoral neuropathy subsequent to abdominal hysterectomy: incidence and prevention. Obstet Gynecol 60(4):516, 1982

Lacy PD, Burke PE, O'Regan M, et al: The comparison of type of incision for transperitoneal abdominal aortic surgery based on postoperative respiratory complications and morbidity. Eur J Vasc Surg 8(1):52, 1994

Lammers R, Trott A: Methods of wound closure. In Roberts J, Hedges J (eds): Clinical Procedures in Emergency Medicine. Philadelphia, WB Saunders, 2004, p 655

Lau WC, Lo WK, Tam WH, et al: Paracervical anaesthesia in outpatient hysteroscopy: a randomised double-blind placebo-controlled trial. Br J Obstet Gynaecol 106(4):356, 1999

Leaper DJ, Pollock AV, Evans M: Abdominal wound closure: a trial of nylon, polyglycolic acid and steel sutures. Br J Surg 64(8):603, 1977

Lichtenberg ES, Paul M, Jones H: First trimester surgical abortion practices: a survey of National Abortion Federation members. Contraception 64(6):345, 2001

Lin KY, Long WB: Scientific basis for the selection of surgical needles and sutures. 2006. Available at: http://www.woundclosures.com/article.cfm?id=6. Accessed November 15, 2006

Lipscomb GH, Ling FW: Wound healing, suture material, and surgical instrumentation. In Rock JA, Thompson JD (eds): Telinde's Operative Gynecology, 8th ed. Philadelphia, Lippincott Williams & Wilkins, 1997, p 278

Lipscomb GH, Ling FW, Stovall TG, et al: Peritoneal closure at vaginal hysterectomy: a reassessment. Obstet Gynecol 87(1):40, 1996

Lo IKY, Burkhart SS, Chan KC, et al: Arthroscopic knots: determining the optimal balance of loop security and knot security. Arthroscopy 20:489, 2004

Long JB, Elland RJ, Hentz JG, et al: Randomized trial of preemptive local analgesia in vaginal surgery. Int Urogynecol J Pelvic Floor Dysfunct 20(1):5, 2009

Luban NL: Transfusion safety: where are we today? Ann NY Acad Sci 1054:325, 2005

Luijendijk RW, Jeekel J, Storm RK, et al: The low transverse Pfannenstiel incision and the prevalence of incisional hernia and nerve entrapment. Ann Surg 225(4):365, 1997

Madjdpour C, Spahn DR, Weiskopf RB: Anemia and perioperative red blood cell transfusion: a matter of tolerance. Crit Care Med 34(5 Suppl):S102, 2006

Makinen J, Johansson J, Tomas C, et al: Morbidity of 10110 hysterectomies by type of approach. Hum Reprod 16(7):1473, 2001

Manning J: Fluid and blood resuscitation. In Tintinalli J, Gabor D, Stapczynski J, et al (eds): Tintinalli's Emergency Medicine. New York, McGraw-Hill, 2004

Masterson B: Intraoperative hemorrhage. In Nichols D, DeLancey J (eds): Clinical Problems, Injuries and Complications of Gynecologic and Obstetric Surgery. Baltimore, Williams & Wilkins, 1995, p 14

Mathevet P, Valencia P, Cousin C, et al: Operative injuries during vaginal hysterectomy. Eur J Obstet Gynecol Reprod Biol 97:71, 2001

McQuarrie HG, Harris JW, Ellsworth HS, et al: Sciatic neuropathy complicating vaginal hysterectomy. Am J Obstet Gynecol 113(2):223, 1972

Michelassi F, Hurst R: Electrocautery, argon beam coagulation, cryotherapy, and other hemostatic and tissue ablative instruments. In Nyhus L, Baker R, Fischer J (eds): Mastery of Surgery. Boston, Little, Brown, 1997, p 234

Moore FA, McKinley BA, Moore EE: The next generation in shock resuscitation. Lancet 363(9425):1988, 2004

Morris ML: Electrosurgery in the gastroenterology suite: principles, practice, and safety. Gastroenterol Nurs 29(2):126, 2006

Murovic JA, Kim DH, Tiel RL, et al: Surgical management of 10 genitofemoral neuralgias at the Louisiana State University Health Sciences Center. Neurosurg 56(2):298, 2005

Murphy MF, Wallington TB, Kelsey P, et al: Guidelines for the clinical use of red cell transfusions. Br J Haematol 113(1):24, 2001

Nagpal K, Vats A, Ahmed K, et al: A systematic quantitative assessment of risks associated with poor communication in surgical care. Arch Surg 145(6):582, 2010

Naguib M, Magboul MM, Samarkandi AH, et al: Adverse effects and drug interactions associated with local and regional anaesthesia. Drug Safety 18(4):221, 1998

Naumann RW, Hauth JC, Owen J, et al: Subcutaneous tissue approximation in relation to wound disruption after cesarean delivery in obese women. Obstet Gynecol 85:412, 1995

Neuman M, Eidelman A, Langer R, et al: Iatrogenic injuries to the ureter during gynecologic and obstetric operations. Surg Gynecol Obstet 173(4):268, 1991

Neumann G, Rasmussen KL, Lauszus FF: Perioperative bladder injury during hysterectomy for benign disorders. Acta Obstet Gynecol Scand 83(10):1001, 2004

Newton M: Intraoperative complications. In Newton M, Newton E (eds): Complications of Gynecologic and Obstetric Management. Philadelphia, WB Saunders, 1988, p 36

Nichols DH, Clarke-Pearson DL: Gynecologic, Obstetric, and Related Surgery, 2nd ed. Baltimore, Mosby, 2000, p 119

Nizard J, Barrinque L, Frydman R, et al: Fertility and pregnancy outcomes following hypogastric artery ligation for severe post-partum haemorrhage. Hum Reprod 18(4):844, 2003

Nygaard IE, Squatrito RC: Abdominal incisions from creation to closure. Obstet Gynecol Surv 51(7):429, 1996

Oderich GS, Panneton JM, Hofer J, et al: Iatrogenic operative injuries of abdominal and pelvic veins: a potentially lethal complication. J Vasc Surg 39(5):931, 2004

O'Neal MG, Beste T, Shackelford DP: Utility of preemptive local analgesia in vaginal hysterectomy. Am J Obstet Gynecol 189(6):1539, 2003

Orr JW Jr, Orr PF, Barrett JM, et al: Continuous or interrupted fascial closure: a prospective evaluation of No. 1 Maxon suture in 402 gynecologic procedures. Am J Obstet Gynecol 163(5 Pt 1):1485, 1990

Ostrzenski A, Radolinski B, Ostrzenska KM: A review of laparoscopic ureteral injury in pelvic surgery. Obstet Gynecol Surv 58(12):794, 2003

Penfield JA: Gynecologic surgery under local anesthesia. Baltimore, Urban and Schwarzenberg, 1986, p 48

Pfizer: Gelfoam Absorbable Gelatin Powder. Package Insert. 2008. Available at: www.pfizer.com/pfizer/download/uspi_gelfoam_powder.pdf. Accessed January 13, 2011

Phair N, Jensen JT, Nichols MD: Paracervical block and elective abortion: the effect on pain of waiting between injection and procedure. Am J Obstet Gynecol 186(6):1304, 2002

Philosophe R: Avoiding complications of laparoscopic surgery. Fertil Steril 80(Suppl 4):30, 2003

Pinski SL, Trohman RG: Interference in implanted cardiac devices, part II. Pacing Clin Electrophysiol 25(10):1496, 2002

Popert R: Techniques from the urologists. In Maxwell DJ (ed): Surgical Techniques in Obstetrics and Gynaecology. Edinburgh, Churchill Livingstone, 2004, pp 189, 195

Quinn J, Wells G, Sutcliffe T, et al: A randomized trial comparing octylcyanoacrylate tissue adhesive and sutures in the management of lacerations. JAMA 277(19):1527, 1997

Rahn DD, Phelan JN, Roshanravan SM, et al: Anterior abdominal wall nerve and vessel anatomy: clinical implications for gynecologic surgery. Am J Obstet Gynecol 202:234.e1, 2010

Roberts I, Alderson P, Bunn F, et al: Colloids versus crystalloids for fluid resuscitation in critically ill patients. Cochrane Database Syst Rev 4:CD000567, 2004

Robinson JB, Sun CC, Bodurka-Bevers D, et al: Cavitational ultrasonic surgical aspiration for the treatment of vaginal intraepithelial neoplasia. Gynecol Oncol 78(2):235, 2000

Rodeheaver GT, Halverson JM, Edlich RF: Mechanical performance of wound closure tapes. Ann Emerg Med 12(4):203, 1983

Rogers R Jr: Basic pelvic neuroanatomy. In Steege J, Metzger D, Levy B (eds): Chronic Pelvic Pain: an Integrated Approach. Philadelphia, WB Saunders, 1998, p 31

Rooney CM, Crawford AT, Vassallo BJ, et al: Is previous cesarean section a risk for incidental cystotomy at the time of hysterectomy? A case-controlled study. Am J Obstet Gynecol 193(6):2041, 2005

Sakellariou P, Protopapas AG, Voulgaris Z, et al: Management of ureteric injuries during gynecological operations: 10 years experience. Eur J Obstet Gynecol and Reprod Biol 101(2):179, 2002

Salom EM, Penalver M: Complications in gynecologic surgery. In Cohn SM, Barquist E, Byers PM, et al (eds): Complications in Surgery and Trauma. New York, Informa Healthcare USA, 2007, p 554

Santoso JT, Dinh TA, Omar S, et al: Surgical blood loss in abdominal hysterectomy. Gynecol Oncol 82(2):364, 2001

Schubert DC, Unger JB, Mukherjee D, et al: Mechanical performance of knots using braided and monofilament absorbable sutures. Am J Obstet Gynecol 187:1438, 2002

Schwartz D, Kaplan K, Schwartz S: Hemostasis, surgical bleeding, and transfusion. In Brunicardi F, Anersen D, Billiar T, et al (eds): Schwartz's Principles of Surgery. New York, McGraw-Hill, 2006

Sharp WV, Belden TA, King PH, et al: Suture resistance to infection. Surgery 91(1):61, 1982

Shepherd JH, Cavanagh D, Riggs D, et al: Abdominal wound closure using a nonabsorbable single-layer technique. Obstet Gynecol 61(2):248, 1983

Silliman CC, Ambruso DR, Boshkov LK: Transfusion-related acute lung injury. Blood 105(6):2266, 2005

Singer AJ, Hollander JE, Quinn JV: Evaluation and management of traumatic lacerations. N Engl J Med 337(16):1142, 1997

Singer AJ, Quinn JV, Clark RE, et al: Closure of lacerations and incisions with octylcyanoacrylate: a multicenter randomized controlled trial. Surgery 131(3):270, 2002a

Singer AJ, Quinn JV, Thode HC Jr, et al: Determinants of poor outcome after laceration and surgical incision repair. Plast Reconst Surg 110(2):429, 2002b

Singh S, Maxwell D: Tools of the trade. Best Pract Res Clin Obstet Gynaecol 20(1):41, 2006

Sinha UK, Gallagher LA: Effects of steel scalpel, ultrasonic scalpel, CO_2 laser, and monopolar and bipolar electrosurgery on wound healing in guinea pig oral mucosa. Laryngoscope 113(2):228, 2003

Soper DE, Bump RC, Hurt WG: Wound infection after abdominal hysterectomy: effect of the depth of subcutaneous tissue. Am J Obstet Gynecol 173(2):465, 1971

Stramer SL, Hollinger FB, Katz LM, et al: Emerging infectious disease agents and their potential threat to transfusion safety. Transfusion 49(Suppl 2):1S, 2009

Strumper-Groves D: Perioperative blood transfusion and outcome. Curr Opin Anaesthesiol 19(2):198, 2006

Swanson K, Dwyre DM, Krochmal J, et al: Transfusion-related acute lung injury (TRALI): current clinical and pathophysiologic considerations. Lung 184(3):177, 2006

Tikoo R, Jones W: Neurologic injury. In Orr J, Shingleton H (eds): Complications in Gynecologic Surgery: Prevention, Recognition, and Management. Philadelphia, JB Lippincott, 1994, p 221

Tomacruz RS, Bristow RE, Montz FJ: Management of pelvic hemorrhage. Surg Clin North Am 81(4):925, 2001

Toy P, Popovsky MA, Abraham E, et al: Transfusion-related acute lung injury: definition and review. Crit Care Med 33(4):721, 2005

Trimbos JB: Security of various knots commonly used in surgical practice. Obstet Gynecol 64:274, 1984

Trimbos JB, van Rijssel EJC, Klopper PJ: Performance of sliding knots in monofilament and multifilament suture material. Obstet Gynecol 68:425, 1986

Trolice MP, Fishburne C Jr, McGrady S: Anesthetic efficacy of intrauterine lidocaine for endometrial biopsy: a randomized double-masked trial. Obstet Gynecol 95(3):345, 2000

Tulandi T, Hum HS, Gelfand MM: Closure of laparotomy incisions with or without peritoneal suturing and second-look laparoscopy. Am J Obstet Gynecol 158(3 Pt 1):536, 1988

Vakili B, Chesson RR, Kyle BL, et al: The incidence of urinary tract injury during hysterectomy: a prospective analysis based on universal cystoscopy. Am J Obstet Gynecol 192(5):1599, 2005

Valleylab: Principles of electrosurgery. 2006. Available at: http://www.valleylab.com/education/poes/index.html. Accessed September 17, 2011

van Dam PA, Tjalma W, Weyler J, et al: Ultraradical debulking of epithelial ovarian cancer with the ultrasonic surgical aspirator: a prospective randomized trial. Am J Obstet Gynecol 174(3):943, 1996

van Rijssel EJC, Trimbos JB, Booster MH: Mechanical performance of square knots and sliding knots in surgery: a comparative study. Am J Obstet Gynecol 162:93, 1990

Vasilev SA: Obturator nerve injury: a review of management options. Gynecol Oncol 53(2):152, 1994

Vermillion ST, Lamoutte C, Soper DE, et al: Wound infection after cesarean: effect of subcutaneous tissue thickness. Obstet Gynecol 95(6 Pt 1):923, 2000

Visco AG, Taber KH, Weidner AC, et al: Cost-effectiveness of universal cystoscopy to identify ureteral injury at hysterectomy. Obstet Gynecol 97(5 Pt 1): 685, 2001

Walter AJ, Magtibay PM, Morse AN, et al: Perioperative changes in serum creatinine after gynecologic surgery. Am J Obstet Gynecol 186:1315, 2002

Wang CJ, Yen CF, Lee CL, et al: Comparison the efficacy of laparosonic coagulating shears and electrosurgery in laparoscopically assisted vaginal hysterectomy: preliminary results. Int Surg 85(1):88, 2000

Warner MA: Perioperative neuropathies. Mayo Clin Proc 73(6):567, 1998

Warner MA, Warner DO, Harper CM, et al: Lower extremity neuropathies associated with lithotomy positions. Anesthesiology 93(4):938, 2000

Waters JH: Indications and contraindications of cell salvage. Transfusion 44(12 Suppl):40S, 2004

Waters JH: Red blood cell recovery and reinfusion. Anesthesiol Clin North Am 23(2):283, 2005

Whiteside JL, Barber MD, Walters MD, et al: Anatomy of ilioinguinal and iliohypogastric nerves in relation to trocar placement and low transverse incisions. Am J Obstet Gynecol 189(6):1574, 2003

Wiebe ER, Rawling M: Pain control in abortion. Int J Gynecol Obstet 50(1):41, 1995

Wind GG, Rich NM: Principles of Surgical Technique: The Art of Surgery, 2nd ed. Urban and Schwarzenberg, Baltimore, 1987, p 65

Winfree CJ: Peripheral nerve injury evaluation and management. Curr Surg 62(5):469, 2005

Wissing J, van Vroonhoven TJ, Schattenkerk ME, et al: Fascia closure after midline laparotomy: results of a randomized trial. Br J Surg 74(8):738, 1987

Zimmer CA, Thacker JG, Powell DM, et al: Influence of knot configuration and tying technique on the mechanical performance of sutures. J Emerg Med 9:107, 1991

SEÇÃO 6
ATLAS DE CIRURGIA GINECOLÓGICA

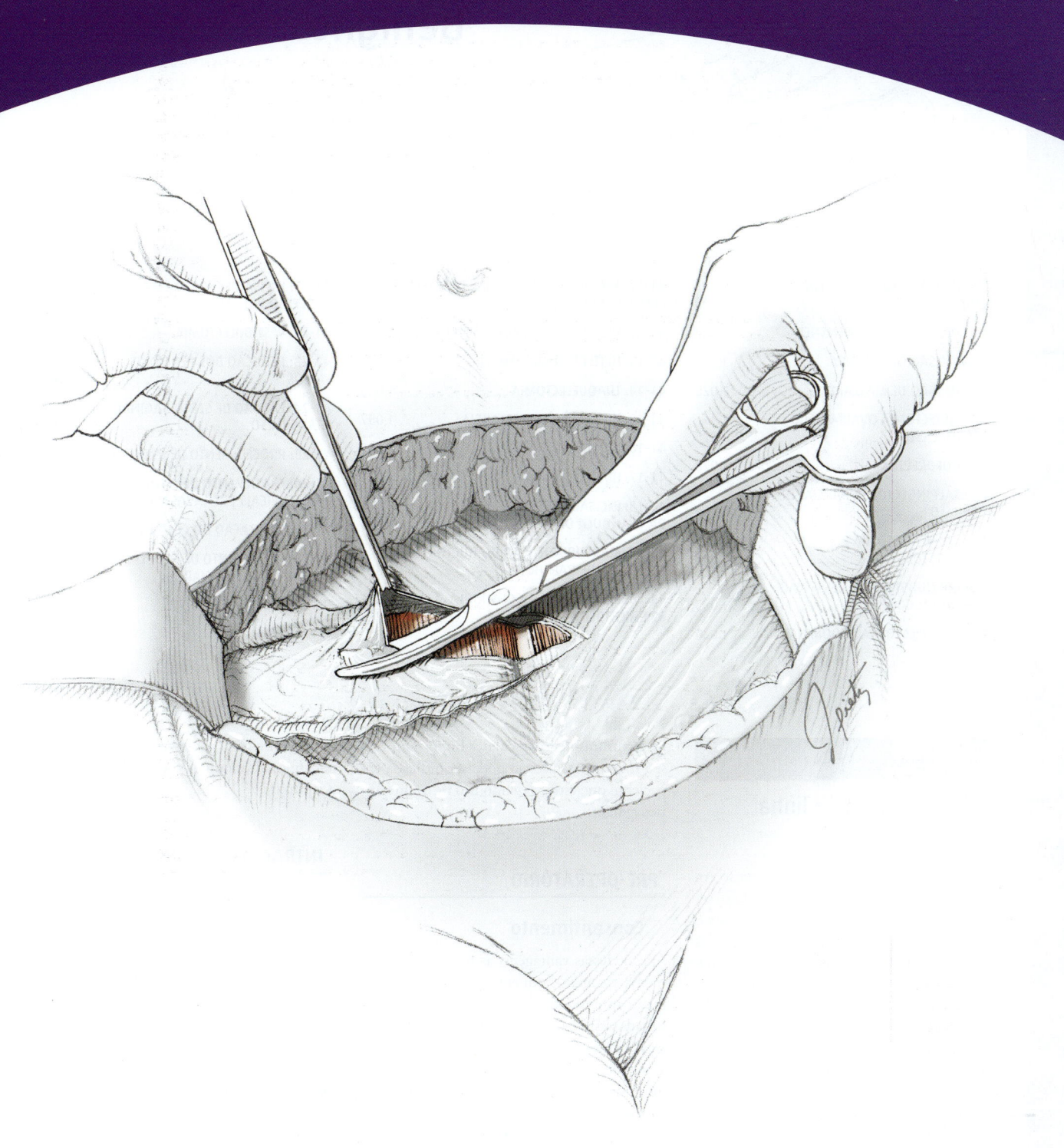

CAPÍTULO 41

Cirurgias para Quadros Ginecológicos Benignos

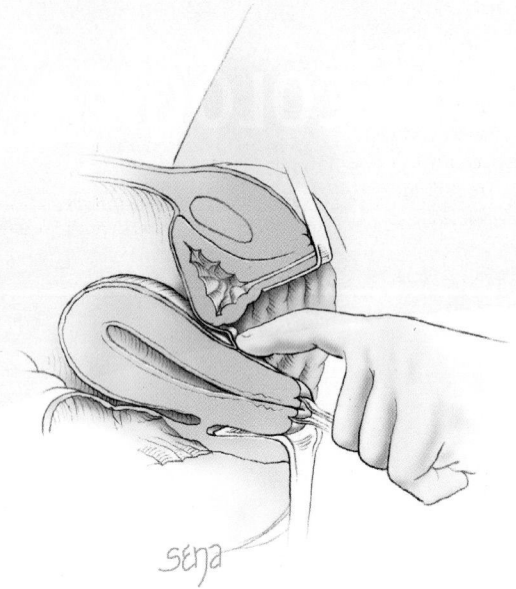

41-1: INCISÃO VERTICAL NA LINHA MÉDIA 1.020
41-2: INCISÃO DE PFANNENSTIEL 1.022
41-3: INCISÃO DE CHERNEY 1.024
41-4: INCISÃO DE MAYLARD 1.025
41-5: CISTECTOMIA OVARIANA OU OOFOROPLASTIA 1.026
41-6: OOFORECTOMIA 1.028
41-7: SALPINGECTOMIA PARCIAL DE INTERVALO 1.030
41-8: SALPINGECTOMIA E SALPINGOSTOMIA 1.033
41-9: CORNUOSTOMIA E RESSECÇÃO CORNUAL EM CUNHA 1.035
41-10: MIOMECTOMIA ABDOMINAL 1.039

41-11: MIOMECTOMIA VAGINAL EM CASO DE PROLAPSO DE LEIOMIOMA 1.043
41-12: HISTERECTOMIA ABDOMINAL 1.045
41-13: HISTERECTOMIA VAGINAL 1.051
41-14: TRAQUELECTOMIA 1.055
41-15: DILATAÇÃO E CURETAGEM 1.057
41-16: DILATAÇÃO E ASPIRAÇÃO 1.059
41-17: HIMENECTOMIA 1.062
41-18: INCISÃO E DRENAGEM DO DUCTO DA GLÂNDULA DE BARTHOLIN 1.063
41-19: MARSUPIALIZAÇÃO DO DUCTO DA GLÂNDULA DE BARTHOLIN 1.065
41-20: CISTECTOMIA DA GLÂNDULA DE BARTHOLIN 1.066

41-21: INCISÃO E DRENAGEM DE ABSCESSO VULVAR 1.068
41-22: VESTIBULECTOMIA 1.070
41-23: REDUÇÃO DOS PEQUENOS LÁBIOS 1.072
41-24: EXCISÃO DE SEPTO VAGINAL TRANSVERSO 1.073
41-25: PROCEDIMENTO DE McINDOE 1.075
41-26: TRATAMENTO DE LESÕES ECTOCERVICAIS PRÉ-INVASIVAS 1.078
41-27: CONIZAÇÃO DO COLO UTERINO 1.083
41-28: TRATAMENTO DE NEOPLASIA INTRAEPITELIAL VULVAR 1.086
REFERÊNCIAS 1.090

41-1

Incisão vertical na linha média

A entrada no abdome é o primeiro passo em muitas cirurgias ginecológicas. Podem ser usadas incisões verticais ou transversais para o acesso à cavidade abdominal, cada uma delas com vantagens específicas. As incisões verticais podem ser tanto na linha média como paramedianas. No entanto, a incisão na linha média é escolhida com maior frequência. Ela permite acesso rápido, perda mínima de sangue, melhor acesso ao abdome superior, espaço operatório generoso e flexibilidade para aumento fácil da incisão caso haja necessidade de maior espaço ou acesso. Como não há estruturas neurovasculares importantes no seu trajeto, essa incisão pode ser indicada em paciente que esteja fazendo uso de agente anticoagulante.

PRÉ-OPERATÓRIO

Consentimento

Apesar dessas vantagens, as incisões de linha média são mais frequentemente associadas a maior intensidade de dor pós-operatória, resultados estéticos menos satisfatórios e maior risco de hérnia incisional em comparação com as incisões transversas baixas. Há risco de lesão intestinal com qualquer cirurgia abdominal, em especial quando há aderências extensivas. Infecção da ferida operatória e tromboembolismo venoso são possíveis complicações das cirurgias abdominais e foram discutidos no Capítulo 39.

INTRAOPERATÓRIO

PASSO A PASSO

❶ **Anestesia e posicionamento da paciente.** Após a administração de anestesia regional ou geral adequada, a paciente é posicionada em decúbito dorsal. Se necessário, os pelos no curso da incisão planejada são cortados; instala-se um cateter de Foley; e a preparação do abdome é finalizada.

❷ **Pele e camada subcutânea.** Procede-se à incisão vertical com lâmina na linha média, iniciada 2 a 3 cm acima da sínfise púbica e prolongada em sentido cefálico até 2 cm da cicatriz umbilical. Em casos que exijam maior espaço operatório ou acesso extensivo ao abdome superior, a incisão pode ser arqueada à esquerda, ao redor da cicatriz umbilical, e prolongada em sentido cefálico conforme necessário. São feitas incisões nas camadas subcutâneas de Camper e Scarpa para atingir a fáscia.

❸ **Fáscia.** As fibras tendinosas das aponeuroses da parede abdominal anterior se fundem na linha média, formando a linha alba. Essa camada fascial é penetrada com a lâmina do bisturi próximo ao ponto médio da incisão para evitar possível lesão na bexiga. A incisão é prolongada nos sentidos cefálico e caudal de modo a igualar a extensão da incisão na pele. Durante a extensão da incisão na fáscia, a linha alba pode ser elevada com a ponta dos dedos ou com a extremidade de uma pinça de Pean para minimizar o dano aos tecidos inferiores (Fig. 41-1.1).

❹ **Peritônio.** O peritônio é identificado entre os ventres do músculo reto abdominal, segurado com duas pinças delicadas ou clampes hemostáticos, e seccionado com lâmina. Assim como descrito anteriormente, a incisão é prolongada em sentido cefálico e caudal (Fig. 41-1.2). Os dedos são posicionados abaixo do peritônio, elevando-o para evitar lesão nos intestinos. À medida que a incisão é prolongada em sentido caudal, o domo da bexiga pode ser identificado pelo aumento na vascularização e na espessura do peritônio.

Além disso, o úraco, o remanescente do alantoide, pode ser identificado como um cordão branco que se estende entre o domo da bexiga em direção à cicatriz umbilical na linha média.

Na entrada no abdome, qualquer cirurgia prévia pode obscurecer os planos entre fáscia, peritônio e vísceras. Nessa situação, há necessidade de entrada gradual em camadas para evitar lesão de órgão. Em uma das técnicas utiliza-se a tesoura de Metzenbaum. As pontas da tesoura são insinuadas entre as camadas para que sejam visualizadas antes de cada corte. Com isso, reduz-se o risco de cortar as paredes do intestino ou da bexiga.

❺ **Campo operatório.** Após o acesso à cavidade abdominal, normalmente instala-se um afastador autorretrátil para retrair os músculos da parede abdominal, o intestino e o omento. Compressas de laparotomia para absorção são posicionadas ao redor do volume intestinal, que é suavemente direcionado no sentido cefálico. Talvez haja necessidade de proceder à lise de aderências para liberar adequadamente os intestinos para retração. As lâminas superiores do afastador auxiliam a manter as alças tracionadas no sentido proximal e afastadas da pelve e do campo operatório. Com os órgãos pélvicos expostos, pode-se dar continuidade à cirurgia pélvica planejada.

❻ **Fechamento da incisão.** A aponeurose é fechada de uma extremidade a outra utilizando pontos corridos com sutura nº 0 de absorção lenta. Se a camada subcutânea tiver menos de 2 cm, normalmente não é necessário fechá-la. Para incisões mais profundas, utilizam-se pontos isolados com sutura 4-0 de absorção lenta. A pele é fechada com ponto subcutâneo com fio 4-0 de absorção lenta, grampos, ou outro método adequado (Cap. 40, p. 987).

PÓS-OPERATÓRIO

Para a maioria das cirurgias ginecológicas, a recuperação da incisão abdominal representa a maior parte da cicatrização pós-operatória. Incisões na linha média provocam dor significativa para deambular, tossir e respirar fundo. Assim, mulheres que se submetem à laparotomia apresentam maior risco de complicações trombóticas e pulmonares pós-operatórias, o que justifica a prevenção dessas complicações, descritas no Capítulo 39 (p. 948). Além disso, o retorno ao funcionamento normal do intestino com frequência é demorado, e devem-se monitorar sinais de íleo adinâmico.

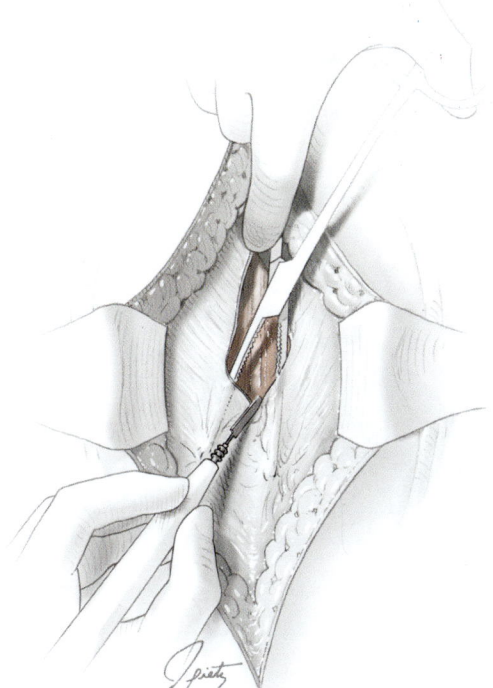

FIGURA 41-1.1 Incisão fascial.

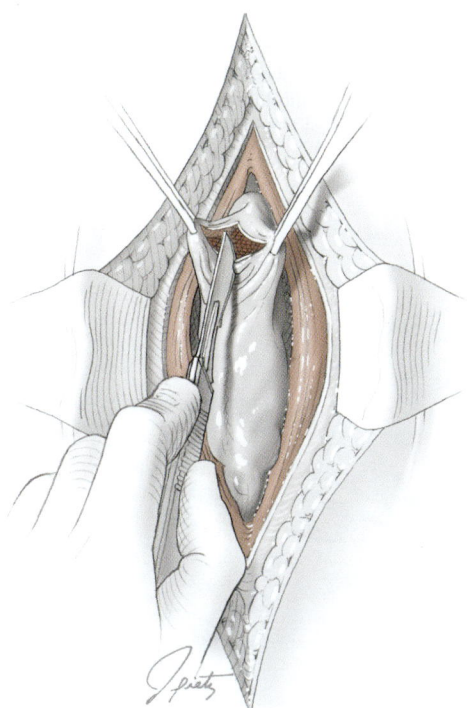

FIGURA 41-1.2 Incisão peritoneal.

41-2

Incisão de Pfannenstiel

As incisões de Pfannenstiel, Cherney e Maylard são incisões abdominais transversais utilizadas para procedimentos ginecológicos. Dentre elas, a de Pfannenstiel é a mais utilizada para laparotomia nos Estados Unidos. Conforme discutido no Capítulo 38 (p. 919), é possível obter resultados estéticos excelentes uma vez que a incisão transversal acompanha as linhas de Langer. Além disso, observam-se menores índices de dor pós-operatória, deiscência da incisão fascial e hérnia incisional.

No entanto, o uso da incisão de Pfannenstiel com frequência é desestimulado nos casos em que um grande espaço operatório seja essencial, ou naqueles em que o acesso ao abdome superior talvez seja necessário. Finalmente, em razão das camadas criadas pela incisão na aponeurose dos músculos oblíquo interno e externo, é possível haver acúmulo de líquido purulento entre ambas. Assim, na maioria dos casos envolvendo abscessos ou peritonite indica-se incisão na linha média.

PRÉ-OPERATÓRIO

Consentimento

Os riscos gerais associados a incisões transversais para laparotomia são semelhantes àqueles para incisões verticais (Seção 41-1, p. 1.020). No entanto, essas incisões também implicam risco de lesão dos nervos ílio-hipogástrico, ilioinguinal e genitofemoral (Capítulo 40, p. 982). Tais lesões geralmente comprometem com mais frequência a função sensorial, e normalmente são transitórias. As cirurgias abdominais podem ser complicadas por infecção da ferida operatória e por tromboembolismo, que foram discutidos no Capítulo 39.

INTRAOPERATÓRIO

PASSO A PASSO

1 Anestesia e posicionamento da paciente. Após a administração de anestesia regional ou geral adequada, a paciente é posicionada em decúbito dorsal. Se necessário, os pelos no curso da incisão planejada são cortados; instala-se um cateter de Foley; e a preparação do abdome é finalizada.

2 Pele e camada subcutânea. Procede-se à incisão transversal de 8 a 10 cm com lâmina de bisturi cerca de 2 a 3 cm acima da sínfise púbica, com margens laterais ligeiramente arqueadas para cima. A incisão é aprofundada com bisturi eletrocirúrgico até atingir a fáscia da bainha anterior do reto.

3 Fáscia. A bainha anterior do reto sofre então uma incisão transversal na linha média. Na altura da incisão, a bainha anterior do reto normalmente é formada por duas camadas visíveis: a aponeurose do músculo oblíquo externo e uma camada mista, contendo a aponeurose do oblíquo interno e do transverso do abdome (Fig. 38-2, p. 919). Portanto, para extensão lateral da incisão na bainha anterior do reto há necessidade de proceder à incisão transversal de cada camada individualmente (Fig. 41-2.1).

É necessário observar que a artéria e a veia epigástricas inferiores normalmente cursam por fora da borda lateral do músculo reto do abdome e abaixo das aponeuroses fundidas dos músculos oblíquo interno e transverso do abdome (Figs. 38-2 e 38-3, p. 919). Assim, em caso de extensão lateral da incisão é possível seccionar esses vasos. Se houver necessidade de extensão, esses vasos devem ser identificados e cauterizados ou ligados. Com isso previnem-se sangramento e retração dos vasos com hemorragia tardia. Além disso, o risco de lesão dos nervos ílio-hipogástrico e ilioinguinal aumenta à medida que a incisão é estendida lateralmente às bordas dos músculos retos do abdome (Rahn, 2010).

A margem superior da incisão fascial é presa com uma pinça de Kocher em um dos lados da linha média. A tração é direcionada no sentido cefálico com leve anteriorização.

Na área superior à incisão inicial, a aponeurose do reto sofre, então, divulsão ou dissecção com lâmina do músculo reto do abdome subjacente. A fáscia é facilmente separada dos ventres do músculo reto, mas pode estar densamente aderida ao longo da linha média. Vários nervos e vasos perfurantes menores atravessam o espaço entre a bainha anterior do reto e o músculo reto. Durante a separação, deve-se realizar a coagulação de tais vasos, evitando-se ao mesmo tempo a lesão dos nervos. Ao se completar essa dissecção, ter-se-á criado uma área semicircular com raio de 6 a 8 cm (Fig. 41-2.2). Procede-se a separação semelhante na área inferior à incisão inicial.

4 Músculo reto abdominal. Os ventres do músculo reto abdominal são, então, separados ao longo da linha média, seja por divulsão ou

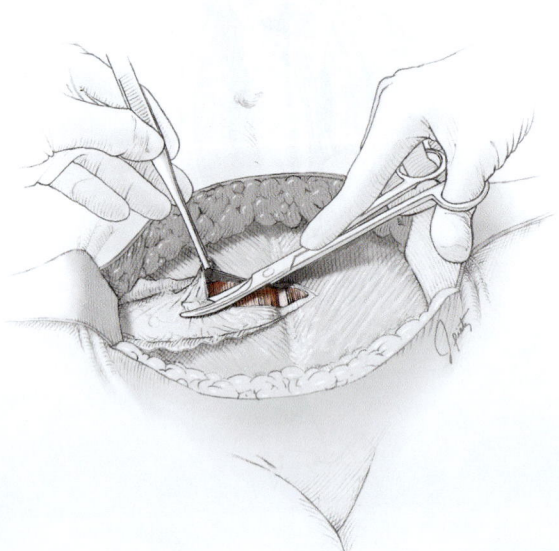

FIGURA 41-2.1 Incisão da camada fascial profunda.

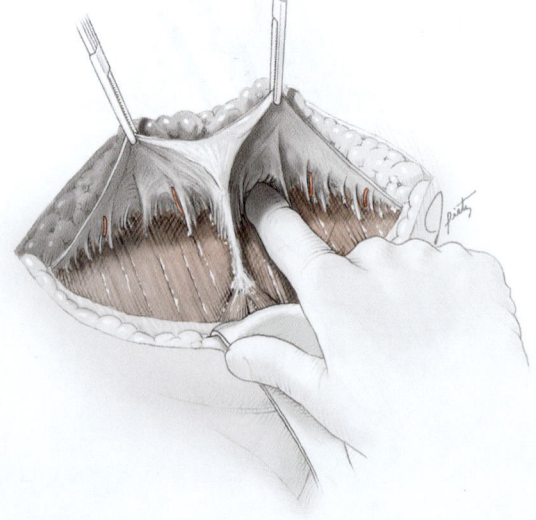

FIGURA 41-2.2 A bainha anterior do reto é divulsionada do músculo reto abdominal subjacente.

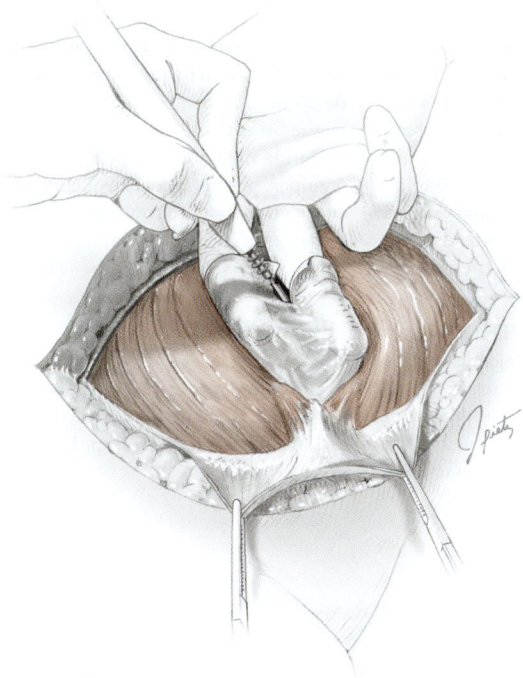

FIGURA 41-2.3 Incisão peritoneal.

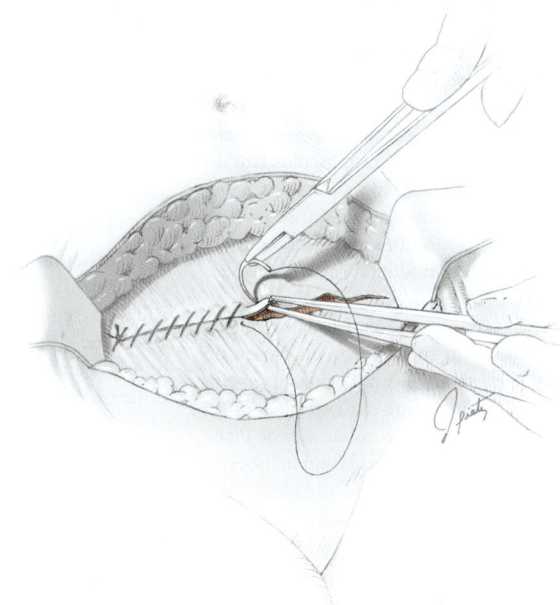

FIGURA 41-2.4 Fechamento da fáscia.

por cortes com lâmina. Os músculos piramidais, localizados superficialmente ao músculo reto, normalmente requerem secção com lâmina na linha média.

5 Peritônio. Durante a separação do músculo reto, o peritônio fino e transparente é identificado, seguro com duas pinças hemostáticas e submetido à incisão com lâmina. A incisão peritoneal é então estendida superior e inferiormente (Fig. 41-2.3). A elevação do peritônio durante sua incisão reduz a possibilidade de lesão do intestino abaixo. De forma semelhante ao que ocorre no acesso via incisão vertical, o ápice da bexiga deve ser identificado durante a secção do peritônio no sentido caudal, a fim de evitar cistostomia. Uma vez penetrada a cavidade abdominal, o cirurgião pode proceder à operação planejada.

6 Fechamento da incisão. Completada a parte intra-abdominal da cirurgia, dá-se início ao fechamento da incisão. Não há necessidade de fechamento do peritônio parietal e visceral (Cap. 40, p. 986). A camada fascial é fechada com ponto contínuo utilizando-se fio nº 0 de absorção lenta (Fig. 41-2.4). Naquelas pacientes com mais de 2 cm de espessura subcutânea, com o fechamento dessa camada é possível reduzir o índice de infecção e de deiscência da ferida. A pele pode ser fechada com grampos ou pontos subcutâneos com sutura 4-0 de absorção lenta, ou outra forma de fechamento da pele.

PÓS-OPERATÓRIO

O curso do pós-operatório para incisões transversais baixas é o mesmo descrito para incisões na linha média (Seção 41-1, p. 1.021).

41-3

Incisão de Cherney

A incisão de Cherney é uma incisão abdominal transversal semelhante à incisão de Pfannenstiel em seus passos iniciais. Entretanto, após a abertura da bainha anterior do reto do abdome, os tendões dos músculos reto do abdome e piramidais são seccionados 1 a 2 cm acima de sua inserção na sínfise púbica. Esses músculos são então rebatidos em direção cefálica, de modo a fornecer acesso ao peritônio.

Essa incisão proporciona maior campo operatório, assim como acesso ao espaço de Retzius, e, portanto, é considerada a primeira opção nos casos em que tais necessidades sejam previstas. Além disso, as incisões de Pfannenstiel podem ser convertidas em incisões de Cherney quando houver necessidade inesperada de maior espaço operatório.

PRÉ-OPERATÓRIO

A preparação e o consentimento antes de incisão de Cherney são semelhantes àqueles para a incisão de Pfannenstiel (Seção 41-2, p. 1.022).

INTRAOPERATÓRIO

PASSO A PASSO

❶ **Passos iniciais.** Os passos iniciais são os mesmos da incisão de Pfannenstiel (Seção 41-2, passos 1 a 3, p. 1.022). Assim, a pele sofre incisão transversal com início 2 a 3 cm acima da sínfise, a fáscia é dividida transversalmente e a bainha do reto é dissecada dos ventres do músculo reto do abdome. No entanto, após essas etapas iniciais, a técnica passa a ser diferente.

❷ **Fáscia.** A abertura da fáscia revela o músculo reto do abdome e os músculos piramidais, menores e de formato triangular, localizados mais caudal e superficialmente. Acima da sínfise púbica, os dedos são inseridos sob os tendões do músculo reto abdominal até o espaço de Retzius, também denominado espaço pré-vesical ou retropúbico. Essa dissecção romba se inicia lateralmente e se estende em direção à linha média. Os dedos insinuados exercem pressão no sentido dorsal e contra a bexiga. Como resultado, os tendões são afastados da bexiga subjacente para reduzir a chance de cistostomia acidental durante a transecção dos tendões. Os tendões de ambos os músculos são então seccionados 1 a 2 cm acima da sínfise púbica (Fig. 41-3.1). Os músculos são elevados em sentido cefálico. O peritônio é apreendido com duas pinças hemostáticas e sofre incisão com lâmina. Esta incisão é estendida lateralmente.

Uma vez acessada a cavidade abdominal, a cirurgia planejada pode prosseguir. No entanto, é preciso observar que o risco de lesão de nervo, particularmente do nervo femoral, aumenta quando são usados retratores autorretráteis no interior dessa incisão ampliada. Esta observação também é válida para a incisão de Maylard. Deve-se ter o cuidado de assegurar que as lâminas laterais estejam bem ajustadas sob as bordas da incisão.

❸ **Fechamento da incisão.** Durante o fechamento da incisão, as extremidades seccionadas dos tendões do músculo reto são fixadas à superfície posterior da fáscia inferior com fio nº 0 de absorção lenta (Fig. 41-3.2). Para evitar osteíte púbica e osteomielite, os tendões não devem ser fixados diretamente na sínfise púbica. A fáscia é, então, fechada com sutura corrida, utilizando-se fio nº 0 de absorção lenta. Naquelas pacientes com espessura acima de 2 cm, o fechamento da camada subcutânea reduz a taxa de infecção e de deiscência da ferida operatória. A pele é fechada com grampos, pontos subcutâneos com fio 4-0 de absorção lenta ou outra forma adequada de fechamento cutâneo.

PÓS-OPERATÓRIO

O curso do pós-operatório para incisões transversais baixas é o mesmo descrito para incisões na linha média (Seção 41-1, p. 1.020).

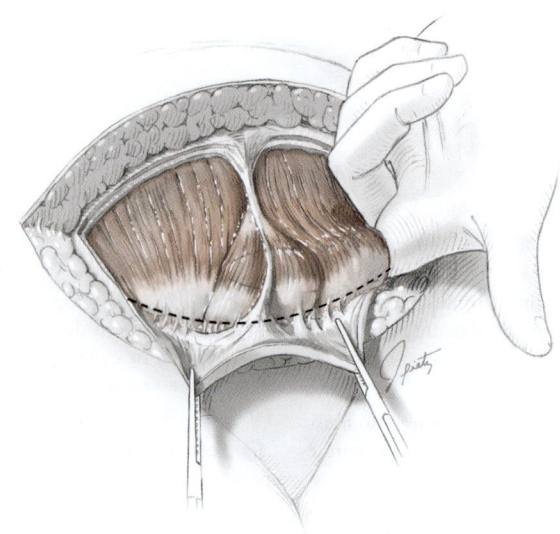

FIGURA 41-3.1 Secção do tendão.

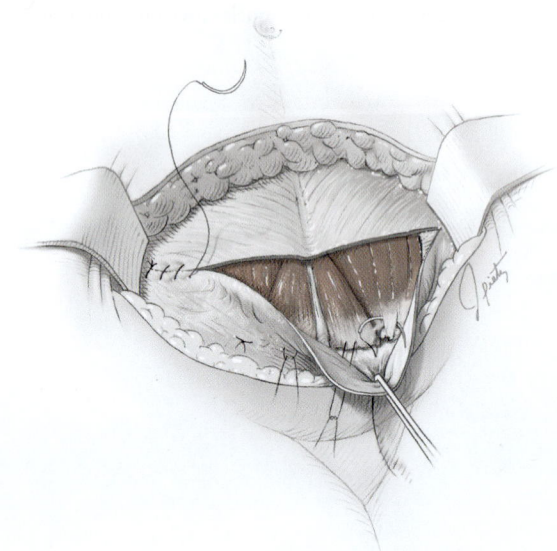

FIGURA 41-3.2 Fechamento da incisão.

41-4

Incisão de Maylard

A principal diferença entre a incisão de Maylard e as incisões de Pfannenstiel e Cherney é que os ventres do músculo reto abdominal são seccionados. A principal vantagem dessa incisão é o maior espaço operatório e, assim, costuma ser a melhor opção para casos em que seja necessário maior acesso à pelve. A incisão de Maylard é tecnicamente mais difícil, uma vez que requer isolamento e ligação das artérias epigástricas inferiores, e também tem sido menos usada em razão de produzir mais dor pós-operatória, prolongar a cirurgia e aumentar a morbidade febril. No entanto, estudos randomizados não corroboraram tais preocupações (Ayers, 1987; Giacalone, 2002). A incisão de Maylard deve ser evitada nas pacientes em que os vasos epigástricos superiores tenham sido ligados, uma vez que nesses casos os músculos retos do abdome apresentam suprimento inadequado de sangue. Além disso, pacientes com doença vascular periférica significativa talvez dependam das artérias epigástricas inferiores para suprimento colateral de sangue para seus membros inferiores. A ligadura dessa artéria pode causar claudicação intermitente (Salom, 2007).

PRÉ-OPERATÓRIO

A preparação e o consentimento antes de incisão de Maylard são semelhantes àqueles para a incisão de Pfannenstiel (Seção 41-2, p. 1.022).

INTRAOPERATÓRIO

PASSO A PASSO

❶ Passos iniciais. Os passos iniciais são os mesmos descritos para a incisão de Pfannenstiel (Seção 41-2, passos 1 a 3, p. 1.022). Assim, a pele deve sofrer incisão transversal com início 2 a 3 cm acima da sínfise e a fáscia é dividida em camadas. No entanto, após essas etapas iniciais, as técnicas divergem.

A veia e a artéria epigástricas inferiores estão localizadas em posição posterolateral aos ventres do músculo reto abdominal. Esses vasos devem ser identificados bilateralmente, ligados e seccionados. Esse passo evita laceração posterior e hemorragia quando o músculo reto for seccionado.

❷ Músculo reto abdominal. O músculo reto abdominal é divulsionado e separado da fáscia transversal e do peritônio subjacentes. Observe-se que, abaixo do nível da linha arqueada, não há bainha posterior do músculo reto (Fig. 38-2, p. 919). Os dedos do cirurgião deslizam por trás do ventre do músculo reto, que é, então, seccionado com bisturi eletrocirúrgico (Fig. 41-4.1). Diferentemente do que ocorre na incisão de Pfannenstiel, a bainha anterior do reto não deve ser dissecada do seu músculo subjacente. Ao contrário, são aplicadas suturas simples com pontos interrompidos, ou em colchoeiro, utilizando fio nº 0 de absorção lenta, posicionadas a 1 ou 2 cm da extremidade seccionada do músculo e da fáscia, para reforçar a fixação da bainha anterior ao músculo reto. Esse reforço é aplicado tanto na secção cefálica quanto na caudal do músculo, e servirá para melhorar a reaproximação do músculo durante o fechamento da incisão (Fig. 41-4.2).

❸ Peritônio. O peritônio é seguro com duas pinças hemostáticas e sofre incisão com lâmina, prolongada lateralmente (ver Fig. 41-4.2). Após o acesso à cavidade abdominal, pode-se proceder à cirurgia planejada. Como mencionado acerca da incisão de Cherney, é necessário posicionamento cuidadoso dos retratores autorretráteis usados com a incisão de Maylard para minorar o risco de lesão por compressão dos nervos femoral ou genitofemoral.

❹ Fechamento da incisão. No fechamento da incisão, a fáscia é fechada com pontos contínuos utilizando fio zero de absorção lenta. O fechamento adequado da fáscia reaproxima as fibras musculares seccionadas e, portanto, os ventres musculares separados não são suturados diretamente. Naquelas pacientes com espessura acima de 2 cm, o fechamento da camada subcutânea reduz a taxa de infecção e de deiscência da ferida operatória. A pele é fechada com grampos, pontos subcutâneos com fio 4-0 de absorção lenta ou outra forma adequada de fechamento cutâneo.

PÓS-OPERATÓRIO

O curso do pós-operatório para incisões transversais baixas é o mesmo descrito para incisões na linha média (Seção 41-1, p. 1.021).

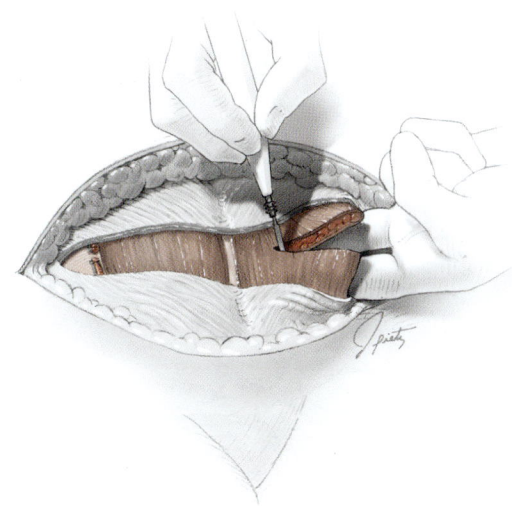

FIGURA 41-4.1 Transecção do músculo reto do abdome.

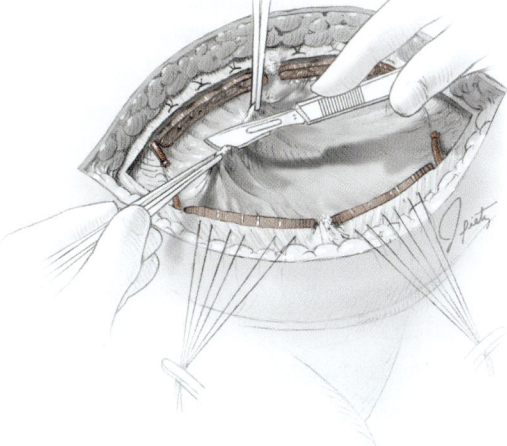

FIGURA 41-4.2 Sutura do músculo e da fáscia do reto do abdome e incisão do peritônio.

41-5

Cistectomia ovariana ou ooforoplastia

A retirada de cistos ovarianos é indicada em razão dos sintomas da paciente ou por suspeita de malignidade. A excisão apenas do cisto proporciona às pacientes sob suspeita de patologia benigna a oportunidade de preservar a função hormonal e a capacidade reprodutiva. Por tais razões, dentre as metas para a cistectomia ovariana estão o manuseio suave dos tecidos para reduzir a formação de aderências pós-operatórias e a reconstrução da anatomia ovariana normal a fim de auxiliar a transferência dos óvulos para a tuba uterina.

Em algumas pacientes, a cistectomia pode ser realizada por via laparoscópica em detrimento da laparotomia (Seção 42-6, p. 1.133). Há vários trabalhos confirmando a efetividade e a segurança da via laparoscópica para esse procedimento (Lin, 1995; Mais, 1995; Pittaway, 1991; Yuen, 1997). Embora a via laparoscópica frequentemente seja a preferida, há alguns cenários nos quais seu papel talvez seja limitado. Em geral, quando o cisto é volumoso, há aderências limitando o acesso e a mobilidade, ou quando o risco de malignidade é alto, normalmente indica-se laparotomia. Conforme sintetizado no Capítulo 9 (p. 262), suspeita-se de malignidade quando o cisto tem mais de 10 cm, há ascite concomitante, os marcadores tumorais estão elevados antes do procedimento e o conteúdo do cisto parece complexo ou suas bordas irregulares aos exames de imagem.

PRÉ-OPERATÓRIO

Consentimento

Além dos riscos cirúrgicos gerais da laparotomia, o principal risco da cistectomia é sangramento extenso ou lesão do ovário que implique sua remoção. Ademais, é possível que haja perda de grau variável de reserva ovariana com a cistectomia. Se houver suspeita de câncer de ovário antes da cirurgia, as pacientes devem ser informadas sobre a possibilidade de estadiamento cirúrgico, incluindo a necessidade de histerectomia, omentectomia ou retirada de ambos os ovários (Cap. 35, p. 868).

Muitas pacientes submetidas à cistectomia por patologia ovariana apresentam dor associada. Embora em muitos casos a cistectomia possa ser curativa, em outras ocasiões é possível que a dor persista a despeito do procedimento. Isso ocorre especialmente naquelas com endometriose concomitante. Assim, as pacientes devem ser informadas sobre a possibilidade de a cirurgia não resolver a dor crônica.

Preparação da paciente

Normalmente não há necessidade de antibioticoterapia pré-operatória. Se o estadiamento ovariano indicar a necessidade de histerectomia, pode-se administrar antibioticoterapia intraoperatória.

INTRAOPERATÓRIO

PASSO A PASSO

❶ Anestesia e posicionamento da paciente. Em razão da possível necessidade de estadiamento no abdome superior em caso de malignidade, normalmente indica-se anestesia geral para esse procedimento realizado em regime de internação. A paciente é colocada em posição supina, o abdome é preparado para cirurgia e instala-se cateter de Foley. Considerando-se a possível necessidade de histerectomia caso se encontre patologia maligna, a vagina também deve ser preparada para a cirurgia.

❷ Entrada no abdome. A maioria dos cistos de ovário pode ser removida via incisão de Pfannenstiel. Os cistos muito volumosos ou aqueles sobre os quais houver maior suspeita de malignidade podem requerer incisão vertical. As incisões verticais proporcionam acesso adequado ao abdome superior caso haja necessidade de estadiamento ovariano, além de proporcionarem maior espaço intra-abdominal durante a cirurgia.

Obtêm-se lavados celulares da pelve e do abdome superior a serem coletados e guardados caso se encontre lesão cancerosa. O abdome superior e a pelve são explorados e tumores ou áreas suspeitas devem ser amostrados e as amostras examinadas com técnica de congelamento intraoperatório.

Aplica-se retrator autorretrátil no interior da incisão e intestino e omento são afastados em bloco do campo operatório. O ovário é identificado e posicionam-se compressas de laparotomia para absorção no fundo de saco e sob o ovário. Esse procedimento ajuda a reduzir a contaminação caso o cisto sofra ruptura durante a excisão.

❸ Incisão do ovário. O ovário é mantido entre o polegar e os dedos opositores do cirurgião. A cápsula ovariana que se encontra acima da cúpula do cisto sofre, então, incisão com lâmina de bisturi ou com ponta de agulha eletrocirúrgica. Essa incisão idealmente deve ser realizada na superfície antimesentérica do ovário para reduzir a dissecção na base extensamente vascularizada do ovário. Deve-se ter cuidado ao estender a incisão para o estroma ovariano ao nível da parede do cisto, a fim de evitar penetrar ou romper o cisto (Fig. 41-5.1). Aplica-se pinça de Allis nas bordas da cápsula ovariana que sofrerem incisão.

❹ Dissecção do cisto. Procede-se à divulsão com a ponta dos dedos ou com o cabo do bisturi a fim de criar um plano de clivagem entre a parede do cisto e o restante do estroma ovariano (Fig. 41-5.2). Em alguns casos, as ade-

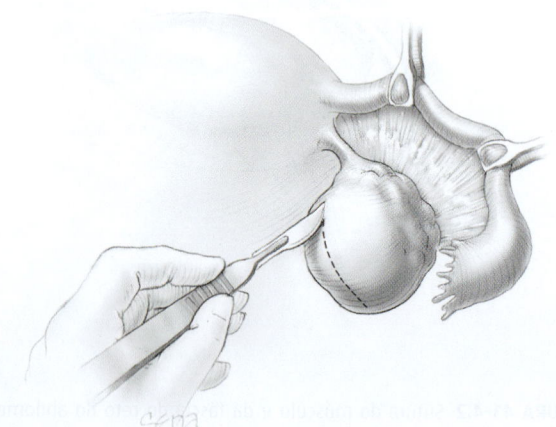

FIGURA 41-5.1 Incisão do ovário.

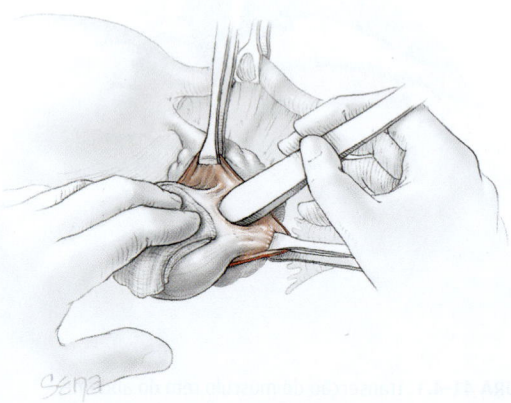

FIGURA 41-5.2 Dissecção do cisto.

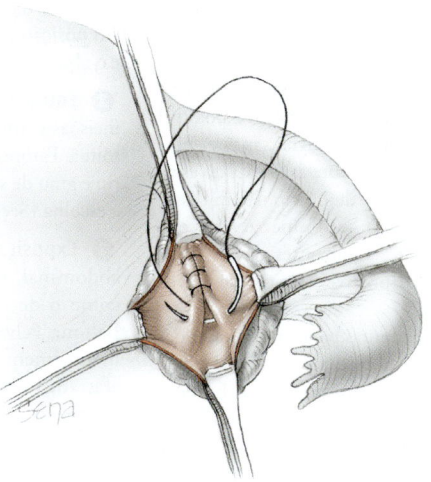

FIGURA 41-5.3 Fechamento do ovário.

rências podem obstruir o plano de clivagem, tornando necessária a dissecção por seccionamento com ponta de tesoura. Enquanto o assistente retrai suavemente a pinça de Allis na direção contrária à parede do ovário, o cirurgião posiciona seus dedos próximo do plano de clivagem e retrai o cisto no sentido oposto ao da pinça de Allis. Esse processo de tração e contratração cruzando o plano de clivagem auxilia na dissecção. Como a superfície da parede do cisto pode ser lisa e escorregadia, o cirurgião pode colocar uma gaze fina e desdobrada entre seus dedos e a parede do cisto para maior segurança na preensão.

❺ Excisão do cisto. Uma vez removido, o cisto deve ser enviado para exame patológico intraoperatório com técnica de congelamento. O leito ovariano é examinado e pontos de sangramento são coagulados. Nos casos em que cistos volumosos tenham estirado e afinado a superfície do ovário, o excesso de cápsula pode ser removido com lâmina de bisturi. Essa excisão é realizada para restaurar a anatomia normal do ovário. Mas como há folículos ovarianos contidos no interior da cápsula, ainda que muito afinada, esse tecido deve ser preservado tanto quanto possível.

❻ Fechamento do ovário. O leito ovariano é então fechado em camadas com fio 3-0 ou 4-0 de absorção lenta. Essas suturas reaproximam o tecido ovariano que anteriormente circundava o cisto de ambos os lados (Fig. 41-5.3). Nos casos em que a superfície ovariana tenha sofrido afinamento, a ponta da agulha não deve atravessar a cápsula. A sutura resultante exposta sobre a superfície ovariana pode aumentar a formação de aderência.

A incisão do ovário é fechada com pontos subcorticais interrompidos (de forma semelhante à sutura intradérmica) com fio 4-0 ou 5-0 de absorção lenta.

❼ Fechamento da incisão. As compressas são removidas do fundo de saco, e a pelve é irrigada abundantemente com solução isotônica como o Ringer Lactato. A irrigação tem um papel ainda mais importante caso haja ruptura do cisto. Por exemplo, o conteúdo de um teratoma maduro (cisto dermoide), quando negligenciado, pode levar à peritonite química. Dependendo da preferência do cirurgião e da anatomia da paciente, pode-se colocar uma barreira adesiva em torno do ovário. Retratores e materiais gestantes são removidos, e a incisão abdominal é fechada.

PÓS-OPERATÓRIO

Após o procedimento, os cuidados devem seguir aqueles descritos para laparotomia em geral (Seção 41-1, p. 1.021).

41-6
Ooforectomia

A retirada do ovário na maioria dos casos é feita via laparoscopia. Entretanto, normalmente indica-se laparotomia se o potencial de malignidade for alto, se o ovário for maior que 8 a 10 cm ou quando se estiver esperando aderências significativas. Em muitos desses casos, procede-se à salpingo-ooforectomia conforme apresentada na Seção 41-12 (p. 1.047). Entretanto, se houver interesse da paciente em gravidez futura, a tuba uterina deve ser preservada sempre que possível.

PRÉ-OPERATÓRIO

Avaliação da paciente

Normalmente a ooforectomia é realizada para retirada de patologia ovariana que tenha sido identificada por ultrassonografia transvaginal ou transabdominal. Nos casos em que a anatomia não esteja bem definida, a ressonância magnética pode adicionar informações. Conforme descrito nos Capítulos 35 e 36 (p. 861 e 879), dosagens sanguíneas dos marcadores tumorais podem ser solicitadas antes da cirurgia, caso haja suspeita de câncer.

Consentimento

De forma geral, complicações graves de ooforectomia são raras e semelhantes àquelas observadas em outras cirurgias intra-abdominais, incluindo lesão de órgão, hemorragia, infecção da ferida operatória e complicações da anestesia. Ademais, o risco de lesão da tuba uterina ou do ureter adjacentes é pequeno, mas deve ser discutido especificamente durante o processo de obtenção do consentimento informado.

Os cistos ovarianos são a indicação mais comum de ooforectomia. Como é possível encontrar um processo maligno, as pacientes devem ser informadas sobre as etapas do estadiamento para câncer de ovário. Além disso, se um cisto maligno se romper e seu conteúdo se espalhar, as pacientes devem estar alertadas sobre os possíveis efeitos negativos no prognóstico.

Finalmente, muitas pacientes submetidas à ooforectomia para tratamento de patologia ovariana apresentam dor associada. Embora na maioria dos casos a remoção do ovário seja curativa, é possível que a dor persista a despeito da ooforectomia.

Preparação da paciente

A não ser que seja identificado abscesso ovariano, a antibioticoterapia geralmente é desnecessária. O American College of Obstetricians and Gynecologists (2009a) não recomenda antibioticoterapia profilática para mulheres sendo submetidas a laparotomia exploratória. Se houver necessidade de histerectomia durante estadiamento ovariano, pode-se iniciar a administração de antibiótico durante o procedimento (Tabela 39-6, p. 959).

INTRAOPERATÓRIO

PASSO A PASSO

❶ **Anestesia e posicionamento da paciente.** A ooforectomia realizada via laparotomia normalmente requer anestesia geral para permitir estadiamento do abdome superior caso seja encontrada lesão cancerosa. Após a administração da anestesia, a paciente é colocada em posição supina, instala-se cateter de Foley e o abdome é preparado para a cirurgia.

❷ **Entrada no abdome.** Podem ser usadas incisões vertical ou transversa para a ooforectomia. Fatores clínicos como tamanho do ovário e grau de suspeição de malignidade afetam a escolha (Seção 41-1, p. 1.020).

❸ **Exposição.** Após o acesso à cavidade abdominal, instala-se retrator autorretrátil, como o de O'Connor-O'Sullivan ou o de Balfour. Pelve e abdome são inspecionados e manualmente explorados, e os intestinos são afastados em bloco do campo operatório. Os anexos afetados são pinçados e elevados da pelve. Se houver aderências extensas, as relações anatômicas normais devem ser restauradas.

❹ **Localização do ureter.** Em razão da proximidade entre ureter e ligamento infundibulopélvico, o ureter deve ser identificado antes da aplicação de pinças. Em muitos casos, o ureter será identificado abaixo do peritônio da parede posterior do abdome. Em outras pacientes, o peritônio terá que ser aberto diretamente para isolar o ureter.

❺ **Mesovário.** O anexo é elevado da pelve e inspecionado. Se houver suspeita de lesão maligna, devem ser obtidos lavados pélvicos a serem guardados até que se tenha concluído o exame patológico com técnica de congelamento de material retirado do ovário afetado. Duas pinças de Babcock seguram a tuba uterina em pontos equidistantes ao longo de sua extensão. As pinças são então estendidas e retraídas por um assistente. O ovário é elevado e posicionado sob tensão suave em direção oposta à da tuba (Fig. 41-6.1). Com essa manobra o mesovário é efetivamente aberto em leque.

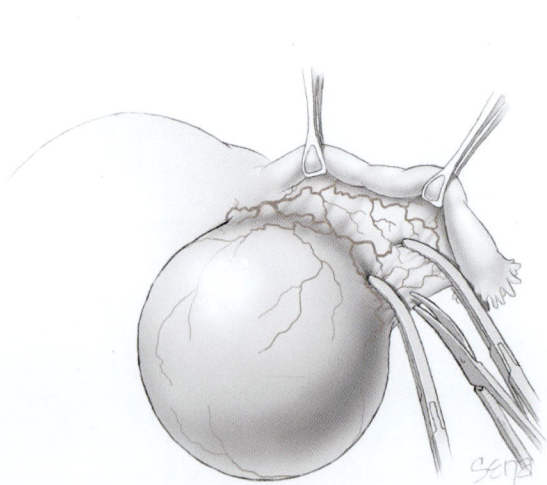

FIGURA 41-6.1 Pinçamento do mesovário.

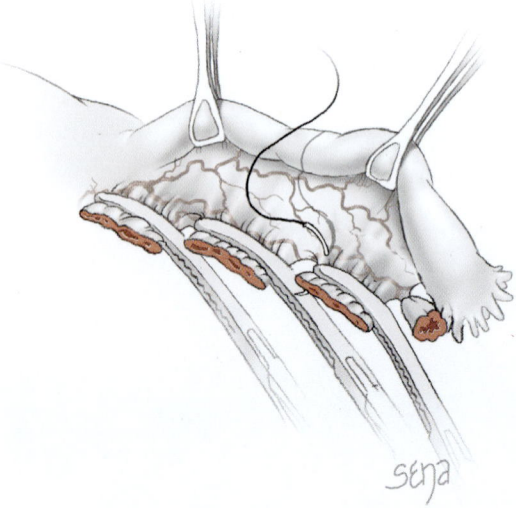

FIGURA 41-6.2 Excisão do ovário.

Pinças de Pean, ou outra adequada, são aplicadas em pares, uma próxima da parede ovariana e a outra cruzando o mesovário distal.

O tecido entre as pinças é seccionado com tesoura e ligado com fio de absorção lenta 2-0 antes de aplicar o próximo par de pinças. Alternativamente, sobretudo quando o cisto por volumoso, é possível aplicar uma sequência de pinças cruzando o mesovário em uma linha na direção do útero (Fig. 41-6.2). O pinçamento deve ser superficial a fim de evitar comprometer a tuba uterina. Uma vez que a pinça mais medial tenha sido posicionada cruzando o ligamento ovariano, pode-se utilizar uma tesoura Mayo para cortar entre as pinças e o ovário. O ovário liberado é retirado do campo cirúrgico e enviado para exame patológico. Todos os locais pinçados ao longo do mesovário são ligados. Se houver suspeita de câncer, solicita-se exame intraoperatório com técnica de congelamento.

6 Fechamento da ferida. O afastador e as compressas são retirados do abdome. A incisão abdominal é fechada conforme descrito na Seção 41-1 ou 41-2 (p. 1.021).

PÓS-OPERATÓRIO

A recuperação da paciente costuma ser satisfatória sem complicações e o acompanhamento é semelhante ao descrito para laparotomia (Seção 41-1, p. 1.021). Nas pacientes em idade fértil, quando apenas um dos ovários é removido, as funções hormonal e reprodutiva são preservadas. Contudo, se ambos forem removidos, haverá menopausa e deve-se considerar a possibilidade de prescrever reposição hormonal, como descrito no Capítulo 22 (p. 585).

41-7

Salpingectomia parcial de intervalo

A salpingectomia parcial de intervalo é semelhante à salpingectomia puerperal de segmento médio, diferindo principalmente quanto ao momento em que é realizada e ao método de acesso à cavidade abdominal. Para contrastar com a esterilização que ocorre após parto ou abortamento, o termo *intervalo* indica a realização do procedimento sem relação temporal com gravidez. Consequentemente, na maioria dos casos, a esterilização em intervalo é realizada em paciente com útero pequeno limitado à pelve. Assim, as tubas uterinas podem ser acessadas tanto por via laparoscópica quanto por incisão transversal baixa.

Em geral, com a salpingectomia parcial de intervalo, procede-se à excisão do segmento médio da tuba uterina e as extremidades cortadas são seladas por fibrose e reperitonealização. Dentre os métodos mais usados estão as técnicas de Parkland, Pomeroy e Pomeroy modificada (American College of Obstetricians and Gynecologists, 2003). Raramente utilizam-se as técnicas de Irving e Uchida. Esses últimos dois métodos estão associados a desvantagens significativas como necessidade de mais dissecção, cirurgia prolongada e maior chance de lesão de mesossalpinge.

Dentre os métodos de esterilização tubária, a salpingectomia parcial de intervalo raramente é o escolhido e apenas aproximadamente 4% das mulheres nos Estados Unidos optam por esse procedimento (Peterson, 1996). As técnicas laparoscópicas são mais empregadas principalmente em razão das vantagens pós-operatórias ligadas ao método (Seção 42-1, p. 1.095). Consequentemente, a salpingectomia parcial de intervalo costuma ser indicada para aqueles casos em que a laparoscopia não é aconselhável, como em pacientes com aderências extensas, naquelas em que uma patologia pélvica concomitante determina a necessidade de laparotomia, ou naquelas situações em que não há equipamento laparoscópico disponível ou cirurgião habilitado.

PRÉ-OPERATÓRIO

Avaliação da paciente

Assim como ocorre com qualquer procedimento de esterilização, deve-se excluir a possibilidade de gravidez por meio de dosagem urinária ou sérica de gonadotrofina coriônica humana beta (β-hCG). De forma semelhante, para limitar a possibilidade de concepto na fase lútea inicial do desenvolvimento, idealmente a esterilização deve ser realizada na fase folicular do ciclo menstrual, com utilização de método contraceptivo efetivo até a cirurgia.

Consentimento

A paciente pode ser tranquilizada sobre a efetividade da salpingectomia parcial como método de esterilização. As taxas de gravidez são inferiores a 2%. É possível haver insucesso em razão de recanalização da tuba ou de erros técnicos, como ligadura da estrutura errada.

A esterilização tubária é um procedimento cirúrgico seguro, e as taxas de complicação variam com valores abaixo de 2% (Pati, 2000). Dentre as possíveis complicações, as anestésicas, as lesões de órgãos e as infecções são as mais comuns. Além disso, embora seja rara a ocorrência de gravidez após esterilização, quando ocorre, o risco de gravidez ectópica é alto, aproximando-se de 30% (Peterson, 1996; Ryder, 1999). Entretanto, como a esterilização tubária é um método contraceptivo muito efetivo, o risco global de gravidez é baixo e, portanto, também é baixo o risco de gravidez ectópica.

Além dos riscos físicos, uma percentagem pequena das mulheres se arrepende após o procedimento (Cap. 5, p. 145). Nos trabalhos publicados, a taxa de arrependimento se aproxima de 15% (Hillis, 1999; Trussell, 2003). Por esse motivo, antes da cirurgia as mulheres devem ser orientadas sobre risco de arrependimento, irreversibilidade do procedimento e métodos contraceptivos de longo prazo alternativos efetivos.

INTRAOPERATÓRIO

PASSO A PASSO

1 **Anestesia e posicionamento da paciente.** A salpingectomia parcial de intervalo normalmente é realizada em regime ambulatorial, sob anestesia geral ou regional. Após a administração da anestesia, a paciente é colocada em posição supina ou em posição de litotomia dorsal baixa, o abdome é preparado para a cirurgia e a bexiga é drenada.

2 **Minilaparotomia.** Para a maioria dos casos é suficiente uma incisão transversa de minilaparotomia de 3 a 5 cm realizada na altura do fundo do útero, devendo ser seguidas as etapas descritas na Seção 41-2 (p. 1.022) para acesso à cavidade abdominal. Na maioria das pacientes os afastadores pequeno de Richardson ou tipo Army-Navy proporcionam visualização intra-abdominal adequada. Se a paciente estiver em posição de litotomia dorsal baixa, o uso de manipulador uterino ou de espéculo vaginal pode ajudar a visualizar as tubas uterinas.

3 **Identificação das tubas.** Uma razão comum de insucesso na esterilização é a ligadura de uma estrutura errada, normalmente o ligamento redondo. Portanto, faz-se necessária a identificação e o isolamento das tubas uterinas antes de sua ligadura, assim como o envio de ambos os segmentos tubários removidos para confirmação por exame patológico. Em alguns casos, especialmente naqueles com aderências associadas às tubas, essa etapa pode ser difícil.

Inicialmente, o fundo do útero é identificado. A inserção da tuba ocorre em posição posterior à do ligamento redondo, e essa orientação deve orientar inicialmente o cirurgião no processo de identificação da estrutura correta. Utiliza-se uma pinça Babcock para elevar o segmento proximal da tuba, enquanto uma segunda pinça faz a preensão mais distal. A primeira pinça é então novamente movida e posicionada distalmente à segunda. A segunda é retirada e posicionada distalmente à primeira. Dessa forma, o cirurgião "caminha" seguindo a extensão da tuba até alcançar a ampola e identificar as fímbrias.

4 **Método Parkland para ligadura tubária.** No ponto médio da tuba uterina, identifica-se um espaço avascular na mesossalpinge e aplica-se uma pinça de hemostasia diretamente abaixo da tuba. O ponto selecionado deve permitir a excisão de um segmento de 2 cm que não incorpore a parte da tuba que contém as fímbrias. A ligadura do segmento contendo

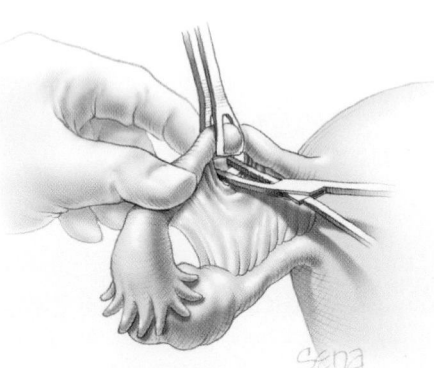

FIGURA 41-7.1 Método Parkland: abertura em mesossalpinge.

fímbrias aumenta o risco de recanalização tubária e a taxa de insucesso.

A pinça de hemostasia avança sem corte pela mesossalpinge enquanto se aplica pressão contrária com o dedo indicador. Uma vez que a pinça tenha atingido a região seccionada, ela é aberta suavemente para expandir a abertura (Fig. 41-7.1). Um fio 2-0 cromado é enlaçado na extremidade da pinça e tracionado pela abertura. Esse procedimento é repetido, trazendo outro fio pelo orifício. A porção distal do segmento médio da tuba é elevada e o fio distal é atado. Essa elevação permite obter um segmento maior da tuba, o que ajuda a manter distantes as extremidades cortadas. O segundo nó é aplicado ao redor do segmento proximal da tuba uterina.

5 Excisão da tuba. A ponta da tesoura de Metzenbaum é inserida na incisão feita na mesossalpinge e o segmento proximal da tuba é seccionado. Deve-se deixar um pedículo de 0,5 cm para assegurar que a tuba não escape da ligadura (Fig. 41-7.2). A tuba é submetida à dissecção por corte para sua separação e liberação da mesossalpinge na direção da ligadura distal. O segmento distal é seccionado, deixando também um pedículo de 0,5 cm para obter um segmento adequado de 2 cm. Os pedículos e a mesossalpinge são inspecionados para hemostasia. O procedimento é repetido do outro lado. Os segmentos tubários retirados são enviados para exame histológico.

6 Método Pomeroy. Nesta técnica, a tuba é pinçada e 2 cm do seu segmento medial são elevados formando uma alça que é ligada e atada com fio categute simples ou cromado 2-0. A porção distal da alça formada é cortada (Fig. 41-7.3). A absorção rápida do fio após a cirurgia faz com que as extremidades ligadas

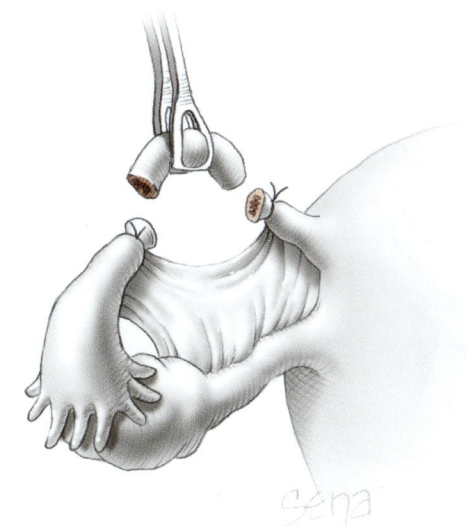

FIGURA 41-7.2 Métodos Parkland: excisão da tuba.

desapareçam, resultando em um intervalo de 2 a 3 cm.

7 Método Pomeroy modificado. Foram descritas várias modificações da técnica de Pomeroy. Em uma delas, cria-se uma janela avascular na mesossalpinge em um ponto medial ao longo da tuba. Através dessa janela aplica-se sutura similar àquela usada no método Pomeroy clássico. Primeiramente, o segmento proximal da tuba uterina é ligado (Fig. 41-7.4). As pontas longas desse fio são atadas ao redor de toda a alça criada na tuba, assim como no método Pomeroy clássico (ver a Fig. 41-7.3). A alça é então seccionada aproximadamente 0,5 cm além da ligadura.

8 Método Uchida. Inicialmente, separa-se a camada serosa da muscular com injeção subserosa de solução salina de epinefrina (1:100.000). Procede-se à incisão longitudinal da serosa dilatada sobre sua superfície oposta à mesossalpinge. O peritônio seroso é então pinçado e dissecado da camada muscular tubária subjacente. Após essa dissecção, um segmento médio de 5 cm da tuba uterina dissecada é ligado proximal e distalmente com fio categute simples ou cromado 2-0 e, então, seccionado. As bordas cruentas de serosa são reaproximadas, ocultando o corte proximal e exteriorizando o distal (Fig. 41-7.5) (Zurawin, 2011).

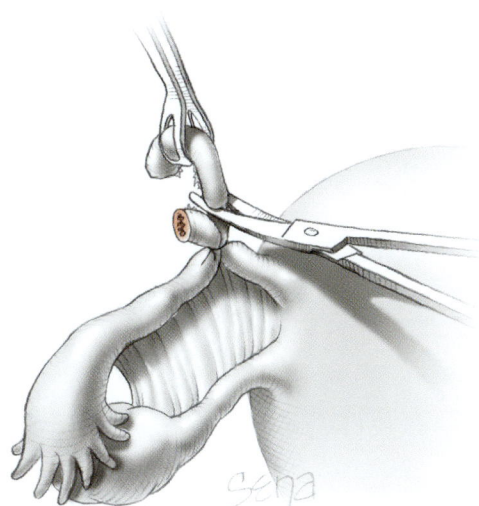

FIGURA 41-7.3 Método Pomeroy.

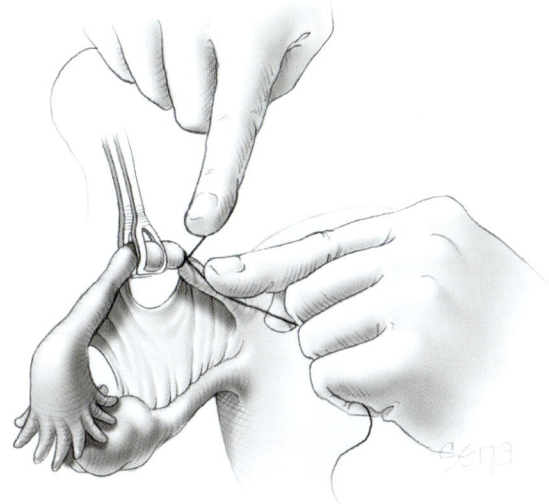

FIGURA 41-7.4 Método de Pomeroy modificado.

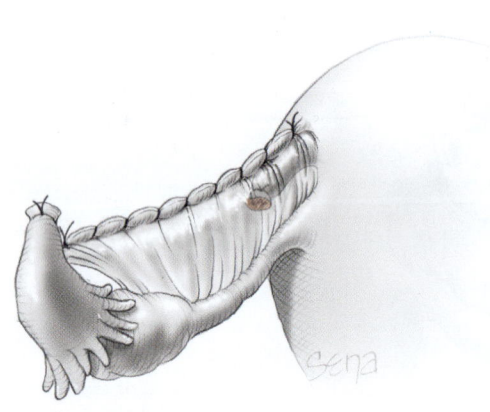

FIGURA 41-7.5 Método de Uchida.

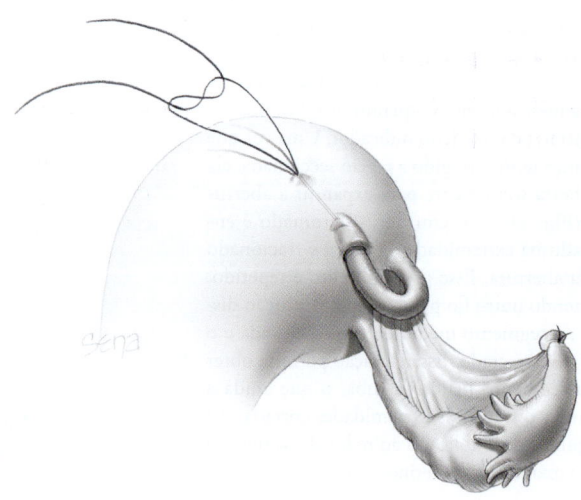

FIGURA 41-7.6 Método de Irving.

9 Método de Irving. Este método se inicia de forma semelhante ao de Parkland. Entretanto, após ter-se aplicado o nó cirúrgico no segmento proximal da tuba, o fio é mantido longo. O segmento distal é ligado e o segmento interveniente da tuba é excisado conforme descrito anteriormente. Próximo do corno uterino, uma incisão de 1 cm é feita na serosa uterina sobre a parede posterior (Fig. 41-7.6). A partir dessa incisão, utiliza-se uma pinça hemostática para formar um túnel até o miométrio, criando uma bolsa de 1 a 2 cm que jaz profundamente e paralelamente à serosa. As duas extremidades livres do fio usado na ligadura proximal são, então, inseridas em uma agulha curva. A agulha é passada pelo túnel no miométrio e retirada pela serosa uterina. A agulha é tracionada e a sutura puxa o coto tubário proximal para dentro da bolsa. As suturas são então atadas do lado de fora da serosa. A abertura do túnel é fechada ao redor da tuba com sutura interrompida aplicada com fio absorvível 2-0.

10 Fechamento da ferida. A ferida é fechada assim como em outras incisões transversais no abdome (Seção 41-2, p. 1.023).

PÓS-OPERATÓRIO

A recuperação após minilaparotomia geralmente é rápida e sem complicações, e as pacientes podem retomar sua dieta e atividades regulares de acordo com a tolerância individual. A esterilização tem efeito imediato e as relações sexuais podem ser retomadas segundo o critério da paciente. Além do arrependimento, o risco de sequelas físicas ou psicológicas é baixo.

41-8

Salpingectomia e salpingostomia

A *salpingectomia* envolve a retirada da tuba uterina com preservação do ovário, sendo usada principalmente no tratamento de gravidez ectópica. Contudo, o procedimento pode ser usado como método de esterilização ou empregado para retirada de hidrossalpinge para aumentar a chance de sucesso de fertilização *in vitro* (Cap. 9, p. 273). Alternativamente, o termo *salpingostomia* descreve uma incisão linear longitudinal na tuba uterina, normalmente usada para a retirada de gravidez ectópica.

A cirurgia laparoscópica oferece à paciente as vantagens de menor período de internação, recuperação mais rápida e menos dor pós-operatória (Murphy, 1992; Vermesh, 1989). Por essas razões, o tratamento laparoscópico da gravidez ectópica em geral é a primeira opção. Consequentemente, as abordagens por laparotomia para salpingectomia e salpingostomia atualmente são reservadas para pacientes com gravidez tubária rota que estejam hemodinamicamente instáveis ou para aquelas que tenham contraindicação para laparoscopia. Nesses casos o acesso à cavidade abdominal é feito por laparotomia para controle de sangramento.

PRÉ-OPERATÓRIO

Consentimento

A maioria das complicações relacionadas com salpingectomia e salpingostomia ocorre em cenário de gravidez ectópica, com destaque para o risco de sangramento. Entretanto, há risco de lesão do ovário ipsilateral independentemente de qual tenha sido a indicação. Em alguns casos, se for grave, essa lesão pode determinar ooforectomia concomitante. Além disso, se houver envolvimento do ovário com a patologia tubária é possível que haja indicação de sua remoção.

Persistência de tecido trofoblástico

Após qualquer tratamento cirúrgico de gravidez ectópica, é possível haver persistência de tecido trofoblástico. Os implantes remanescentes normalmente envolvem a tuba uterina, mas foram encontrados implantes trofoblásticos extratubários no omento e no peritônio abdominal e pélvico. Os implantes peritoneais caracteristicamente medem 0,3 a 2,0 cm e aparecem como nódulos vermelhos escuros (Doss, 1998).

O risco de persistência de tecido trofoblástico é menor nas pacientes tratadas com salpingectomia em comparação com salpingostomia. Além disso, como o morcelamento da tuba durante salpingectomia laparoscópica pode deixar atrás tecido trofoblástico, o risco é menor com a salpingectomia via laparotomia (Farquhar, 2005).

Preservação da fertilidade

A maioria dos estudos mostra taxas de fertilidade subsequente semelhantes quando se comparam salpingectomia e salpingostomia (Bangsgaard, 2003; Clausen, 1996; Mol, 1998; Tulandi, 1999). No Capítulo 7 (p. 211) encontra-se discussão mais detalhada sobre fertilidade e resultados em longo prazo desses procedimentos. Havendo tuba contralateral saudável, nem salpingostomia nem salpingectomia oferecem qualquer vantagem no que diz respeito à fertilidade futura. Entretanto, a salpingostomia deve ser considerada a primeira opção de tratamento de gravidez tubária quando houver doença na tuba contralateral e desejo de gravidez futura. Infelizmente, em alguns casos, a ruptura, a extensão do dano produzido na tuba ou a presença de sangramento impede a preservação da tuba comprometida, havendo necessidade de salpingectomia.

Preparo da paciente

Se realizada por gravidez ectópica, ambos os procedimentos podem estar associados a sangramento substancial. Deve-se solicitar hemograma e dosagem de β-hCG na linha de base. O sangue da paciente deve ser tipado e submetido à prova cruzada para no mínimo duas unidades de concentrado de hemácias e outros hemoderivados de acordo com a necessidade. Ambos os procedimentos estão associados a taxas baixas de infecção. Consequentemente, em geral não há necessidade de antibioticoterapia pré-operatória.

INTRAOPERATÓRIO

PASSO A PASSO

❶ **Anestesia e posicionamento da paciente.** Na maioria dos casos de gravidez ectópica tratados com laparotomia, a cirurgia é um procedimento a ser realizado em regime hospitalar com anestesia geral. A paciente é colocada em posição supina, instala-se cateter de Foley e o abdome é preparado para a cirurgia.

❷ **Acesso ao abdome.** A salpingectomia por laparotomia em geral é realizada com incisão de Pfannenstiel (Seção 41-2, p. 1.022).

❸ **Salpingectomia.** Uma vez obtido acesso aos órgãos pélvicos, os anexos são rebatidos. Aplica-se uma pinça de Babcock ao redor da tuba uterina para afastá-la do útero e do ovário. Assim, a mesossalpinge é estendida (Fig. 41-8.1).

Iniciando-se na extremidade distal fimbriada da tuba, aplica-se uma pinça Kelly através de um segmento da mesossalpinge com 2 cm de comprimento, próximo da tuba uterina. Outra pinça é posicionada de maneira semelhante, mas mais próxima do ovário. Essas pinças obstruem os vasos que atravessam a mesossalpinge. A mesossalpinge interposta é seccionada com tesoura.

❹ **Ligadura dos vasos.** Todos os pedículos vasculares devem ser ligados com fio absorvível 2-0 ou 3-0. Essa etapa é repetida sequencialmente com cada pinça incorporando aproximadamente 2 cm de mesossalpinge. O procedimento prossegue da extremidade ampular para a tuba na direção do útero.

A última pinça é posicionada atravessando a mesossalpinge proximal e a tuba uterina. Com uma tesoura, secciona-se a mesossalpinge, liberando a tuba do útero. Esse pedículo deve ser ligado e suturado de forma semelhante.

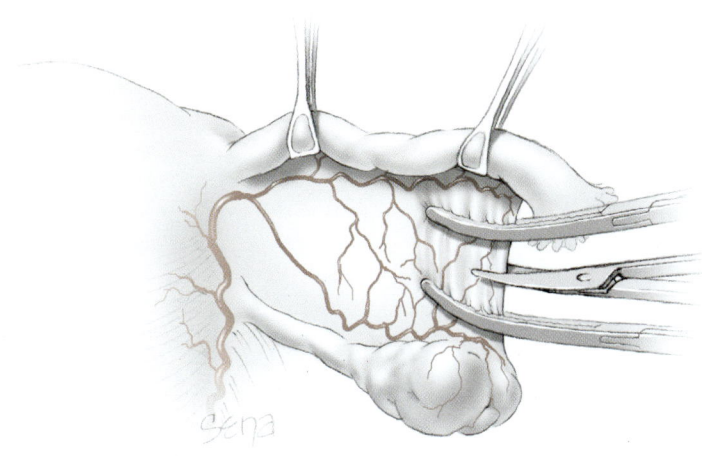

FIGURA 41-8.1 Salpingectomia.

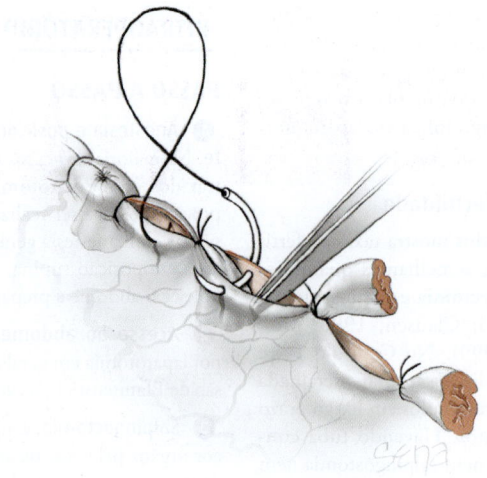

FIGURA 41-8.2 Fechamento do peritônio.

❺ Fechamento da ferida. Se o cirurgião desejar, os pedículos vasculares expostos podem ser cobertos por sutura contínua com aproximação do peritônio (Fig. 41-8.2). A pelve é irrigada e livrada de sangue e de restos de tecido. A incisão abdominal é fechada conforme descrito na Seção 41-2 (p. 1.023).

❻ Salpingostomia. As etapas cirúrgicas para salpingostomia são iguais àquelas descritas para salpingostomia por via laparoscópica e podem ser revistas na Seção 42-5 (p. 1.131). Para resumir, a tuba uterina afetada é elevada com pinças de Babcock. A tuba é então submetida a incisão cortante ao longo de sua extensão sobre sua borda antimesentérica no local da gravidez ectópica. A incisão, geralmente com 1 a 2 cm de comprimento, varia de acordo com o tamanho da gravidez. Os produtos da concepção são apreendidos e suavemente extraídos. Os pontos de sangramento são submetidos a hemostasia por coagulação eletrocirúrgica e a incisão da tuba é deixada para cicatrização por segunda intenção.

PÓS-OPERATÓRIO

Nos realizados para gravidez ectópica, a salpingectomia e a salpingostomia representam a interrupção da gestação. Por esse motivo, deve-se avaliar o Rh do sangue da paciente. A administração de 50 a 300 μg (1.500 UI) de imunoglobulina anti-Rh por via intramuscular nas pacientes Rh-negativas reduz drasticamente o risco de isoimunização em gestações futuras.

Em razão do risco aumentado de persistência de tecido trofoblástico nas pacientes tratadas com salpingostomia, há indicação de dosagem semanal seriada de β-hCG até que seus níveis sejam indetectáveis. Durante esse período, a paciente deve fazer uso de método contraceptivo para evitar confusão entre tecido trofoblástico persistente e nova gravidez.

A retomada de atividades e dieta segue o padrão definido para as laparotomias em geral, conforme discutido na Seção 41-1 (p. 1.021).

41-9

Cornuostomia e ressecção cornual em cunha

A gravidez intersticial (cornual) ocorre em segmento distensível da tuba circundado por miométrio (Fig. 41-9.1). Essa localização frequentemente permite que as gestações atinjam maior dimensão do que na gravidez ectópica em outras localizações. Além disso, a ruptura uterina na altura do corno, onde as artérias uterina e ovariana fazem anastomose, pode levar a hemorragia significativa. Felizmente, a ultrassonografia de alta resolução, a dosagem de β-hCG e o uso de critérios diagnósticos bem estabelecidos permitem o diagnóstico precoce de gestação cornual. Assim, a ruptura é prevenida em muitos casos, de forma semelhante ao que ocorre com a gravidez tubária muito mais comum.

Em alguns casos selecionados, essa forma incomum de gravidez ectópica pode ser conduzida clinicamente, mas na maioria das vezes a conduta é cirúrgica com diversas técnicas aplicáveis. A *incisão cornual* é análoga à salpingostomia linear para tratamento de gravidez tubária (Seção 42-5, p. 1.131), enquanto a *ressecção em cunha do corno uterino* remove a gravidez ectópica junto com o miométrio circundante. A ressecção em cunha, frequentemente realizada por laparotomia, se mantém como a base do tratamento. Entretanto, muitos casos de gravidez cornual atualmente são abordados por via laparoscópica e alguns autores consideram que esta seja a forma mais apropriada de tratamento (Moawad, 2010).

Dentre os fatores a serem considerados na escolha da via cirúrgica e do procedimento específico estão: idade gestacional, presença de ruptura, estabilidade hemodinâmica, desejo da paciente de gravidez futura e preferência e habilitação do cirurgião.

Nessa discussão, descreveremos a abordagem por laparotomia. Entretanto, os princípios e as etapas cirúrgicas aqui apresentados se aplicam, com pequenas modificações, ao manejo laparoscópico.

PRÉ-OPERATÓRIO

Avaliação da paciente

Em alguns casos, particularmente naqueles em que a paciente tenha sofrido ruptura de gravidez cornual e esteja hemodinamicamente instável, reposição hídrica e transfusão de sangue são iniciadas antes da cirurgia. Ademais, como existe risco de sangramento intraoperatório excessivo, a paciente deve ter seu tipo de sangue determinado e submetido a reação cruzada com no mínimo duas unidades de concentrado de hemácias e outros hemoderivados de acordo com a indicação. As pacientes devem ser informadas sobre a possível necessidade de hemoderivados, incluindo imunoglobulina anti-Rh_0 (D) para aquelas com sangue Rh negativo. Há indicação para solicitar hemograma e dosagem de β-hCG na linha de base.

Dentre os riscos adicionais estão retirada de tuba e/ou ovário ipsilaterais e histerectomia em caso de hemorragia incontrolável. Na eventualidade de a paciente não desejar mais ter filhos ou ter tido insucesso em procedimento de esterilização, ligadura tubária bilateral, salpingectomia bilateral ou, até mesmo, histerectomia podem ser opções aceitáveis no momento da cirurgia.

Preparo da paciente

Além de manter a estabilidade hemodinâmica da paciente e assegurar a disponibilidade de hemoderivados, não há necessidade de preparação específica. Em geral, não há indicação de antibioticoterapia profilática, a não ser que se esteja planejando histerectomia. Em caso de histerectomia, os antibióticos descritos na Tabela 39-6 (p. 959) são opções adequadas.

INTRAOPERATÓRIO

PASSO A PASSO

❶ **Anestesia e posicionamento da paciente.** A ressecção em cunha do corno uterino e a incisão cornual geralmente são realizadas sob anestesia geral, particularmente se houver suspeita de ruptura do corno uterino. A paciente é colocada em posição supina e um cateter de Foley é instalado, se já não tiver sido anteriormente. O abdome deve ser preparado e o campo operatório posicionado com cuidados de assepsia. Nos casos em que se antecipa a possibilidade de histerectomia, a região vaginal também deve ser preparada.

❷ **Acesso à cavidade abdominal.** Pode-se usar incisão tanto transversal quanto vertical dependendo do quadro clínico, conforme discutido na Seção 41-1 (p. 1.020).

❸ **Exposição.** Na ausência de ruptura do corno uterino e de sangramento ativo, o intestino é rebatido em bloco a fim de proporcionar exposição adequada da pelve. Instala-se um afastador autorretrátil. Se houver hemoperitônio significativo no momento da entrada no abdome, o cirurgião deve tentar aspirar ou remover com compressas o sangue que estiver obstruindo sua visão. Se isso não for viável, o cirurgião pode considerar levantar o útero para fora da pelve, onde poderá ser inspecionado na busca por ruptura ou sangramento. O útero pode ser comprimido entre o polegar do cirurgião, posicionado anteriormente, e os demais dedos, posteriormente, na tentativa de controlar o sangramento. Além disso, a compressão da aorta pode ajudar caso o sangramento seja muito intenso.

❹ **Inspeção da pelve.** A gravidez ectópica é localizada. Há necessidade de outras informações adicionais, incluindo presença ou não de ruptura, tamanho do concepto, volume de sangramento e aspecto dos anexos contralaterais (não afetados), antes de se decidir pelo procedimento a ser realizado.

❺ **Injeção de vasopressina.** Tanto para incisão cornual quanto para ressecção em cunha do corno uterino, a injeção de solução de vasopressina (20 unidades em 30 a 100 mL de soro fisiológico) no miométrio circundando a gravidez cornual pode auxiliar na hemostasia. A aspiração do êmbolo é essencial para evitar a injeção intravascular desse potente vasoconstritor. O anestesiologista deve ser informado sobre a infiltração de vasopressina,

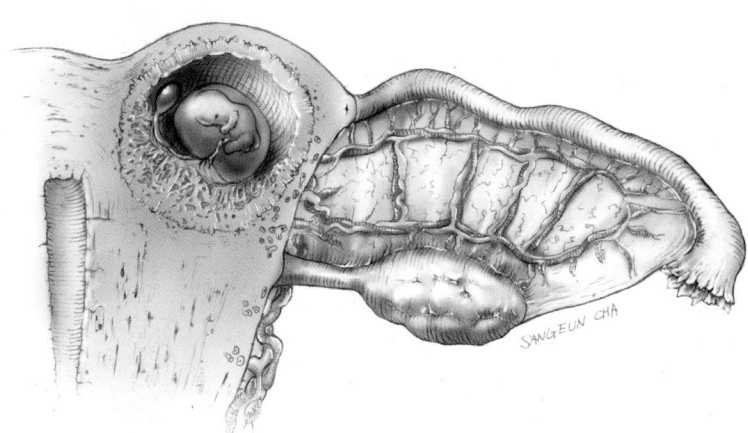

FIGURA 41-9.1 Gravidez intersticial ou cornual.

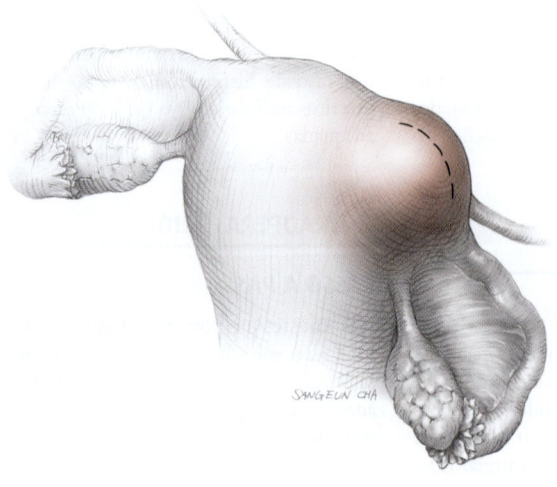

FIGURA 41-9.2 Linha de incisão cornual.

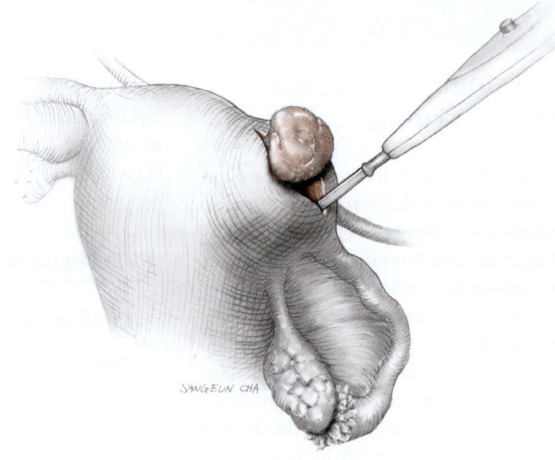

FIGURA 41-9.3 Incisão cornual com extrusão dos produtos da concepção.

uma vez que é possível haver aumento súbito da pressão arterial. É comum haver palidez no local da injeção.

❻ **Incisão cornual.** Procede-se à incisão linear passando por serosa e miométrio sobre o local da gestação cornual (Fig. 41-9.2). À medida que a incisão é aprofundada, é possível que parte dos produtos da concepção sejam expelidos através dela (Fig. 41-9.3). Os produtos da concepção podem ser removidos por dissecção romba ou cortante, por aspiração ou por hidrodissecção (Fig. 41-9.4). Apesar da vasopressina, é comum haver sangramento do miométrio que deve ser controlado com coagulação eletrocirúrgica ou pontos de sutura em forma de oito aplicados com fio absorvível ou de absorção lenta 2-0.

❼ **Fechamento da incisão cornual.** A incisão do miométrio geralmente é fechada com fio absorvível ou de absorção lenta com pontos interrompidos ou contínuos (Fig. 41-9.5). Deve-se optar por um fio suficientemente forte para evitar rompimento durante a aproximação muscular, geralmente 2-0 ou 0. O fechamento pode ser feito em uma camada de sutura ou em duas a três camadas para auxiliar na hemostasia e reaproximação do miométrio. Adicionalmente, alguns preferem fechar a subserosa, com sutura análoga à subdérmica contínua, como camada final. Teoricamente, este procedimento reduz a quantidade de sutura exposta e limita a formação de aderências.

❽ **Ressecção cornual em cunha: salpingectomia.** Com esta abordagem, a gravidez, o miométrio circundante e a tuba uterina ipsilateral são excisados em bloco. Inicialmente, procede-se à salpingectomia conforme descrito na Seção 41-8.1 (p. 1.033). Para sintetizar, a mesossalpinge é pinçada e ligada sequencialmente em toda a sua extensão (Fig. 41-9.6). Com isso, separam-se mesossalpinge e ovário ipsilateral (Fig. 41-9.7).

❾ **Ressecção cornual em cunha: incisão no miométrio.** Após infiltração de vasopressina, a serosa cornual circundando o saco gestacional sofre incisão com bisturi eletrocirúrgico (Fig. 41-9.8). A incisão é angulada para dentro como se para aprofundá-la. Com isso, cria-se o formato em cunha característico no miométrio (Fig. 41-9.9). A hemostasia é obtida com coagulação por bisturi eletrocirúrgico ou sutura.

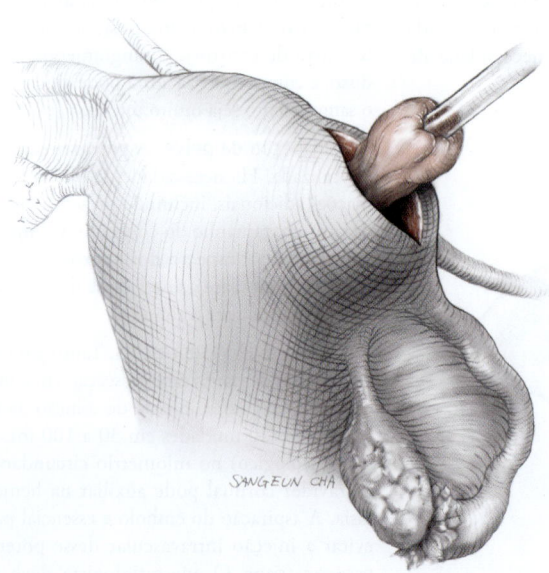

FIGURA 41-9.4 Aspiração dos produtos da concepção.

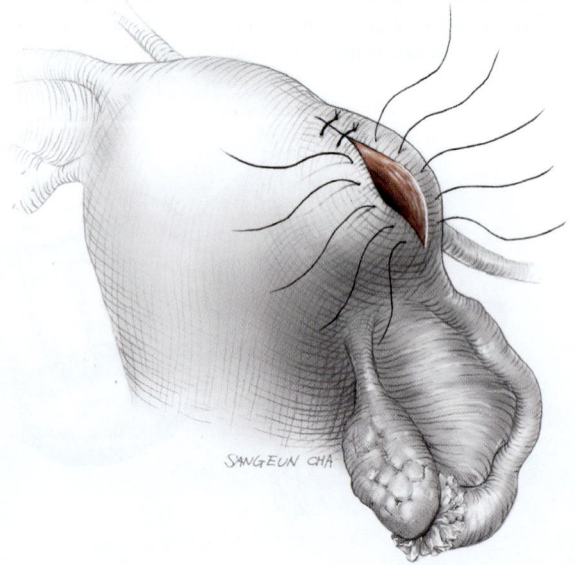

FIGURA 41-9.5 Fechamento da incisão do miométrio.

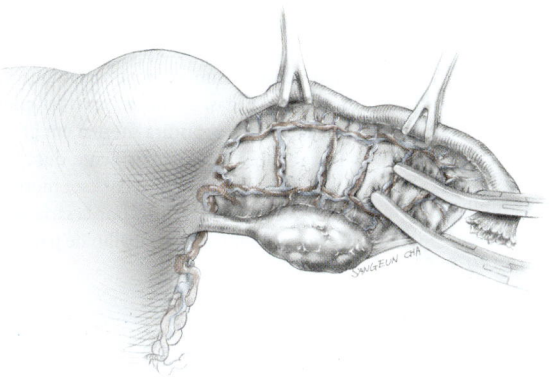

FIGURA 41-9.6 Mesossalpinge sequencialmente pinçada e ligada.

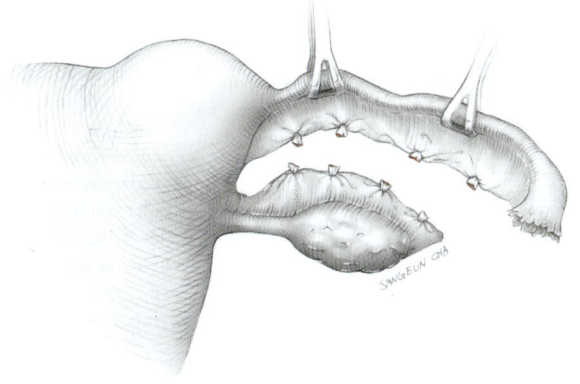

FIGURA 41-9.7 Salpingectomia finalizada.

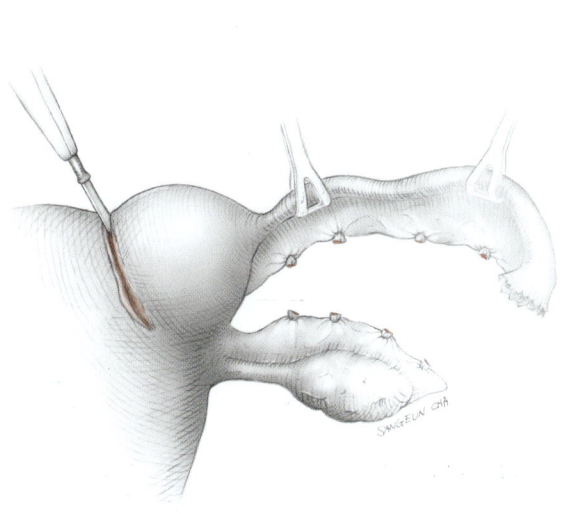

FIGURA 41-9.8 Incisão no miométrio.

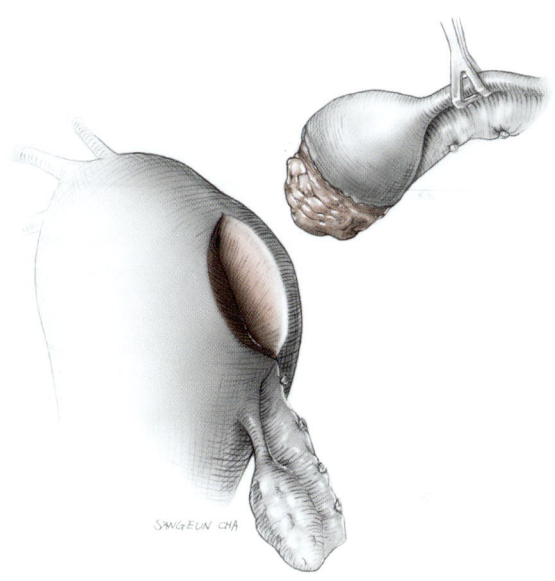

FIGURA 41-9.9 Excisão em bloco de gravidez cornual.

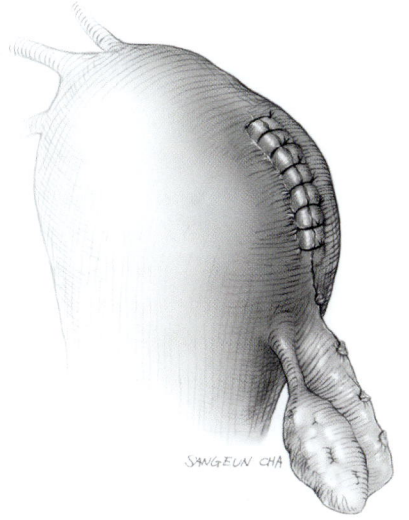

FIGURA 41-9.10 Fechamento da incisão.

10. **Ressecção cornual em cunha: fechamento da incisão.** A incisão do miométrio geralmente é fechada em duas a três camadas com fio absorvível ou de absorção lenta com pontos interrompidos ou contínuos. Assim como na incisão cornual, alguns autores recomendam fechamento final da subserosa. Entretanto, dependendo do grau de tensão na ferida criada pela contração do miométrio, esta sutura pode ultrapassar a serosa e talvez haja necessidade de uma linha de sutura simples com pontos interrompidos ou contínuos para aproximar a serosa (Fig. 41-9.10).

PÓS-OPERATÓRIO

Assim como na salpingostomia para tratamento de gravidez tubária, há maior risco de persistência de tecido trofoblástico após incisão cornual simples. Portanto, deve-se proceder a dosagens seriadas de β-hCG até que se obtenha resultado negativo. Para as mulheres Rh negativas, administram-se 50 a 300 μg (1.500 UI) de imunoglobulina anti-Rh (D) por via intramuscular nas 72 horas seguintes à interrupção da gravidez para reduzir o risco de isoimunização em gestações futuras. As pacientes devem ser orientadas sobre o risco aumentado de gravidez ectópica após gestação cornual. Finalmente, assim como ocorre com outras cirurgias uterinas, como cesariana ou miomectomia, a taxa de ruptura uterina em gestações subsequentes, e particularmente durante trabalho de parto, aumenta. Por esse motivo, em geral recomenda-se parto por cesariana a termo antes do início do trabalho de parto.

41-10

Miomectomia abdominal

A miomectomia envolve a retirada cirúrgica de leiomiomas do miométrio adjacente. Dentre as indicações estão: sangramento uterino anormal, dor pélvica, infertilidade e abortamentos espontâneos recorrentes. Para tais problemas, aproximadamente 500.000 miomectomias foram realizadas nos Estados Unidos entre 1979 e 2001. Embora os cirurgiões tenham realizado histerectomias com frequência quase 12 vezes maior no mesmo período, os índices de miomectomia quase dobraram (Burrows, 2005). Dentre as causas sugeridas para o aumento na taxa de preservação do órgão estão desejo de manter a fertilidade e preocupação acerca de disfunção sexual após histerectomia (Seção 41-12, p. 1.045).

A miomectomia frequentemente requer laparotomia. Contudo, a excisão laparoscópica pode ser realizada por aqueles com habilidade para realizar suturas e ligaduras por laparoscopia, e está descrita na Seção 42-9 (p. 1.140).

PRÉ-OPERATÓRIO

Avaliação da paciente

Em razão de seu impacto no planejamento pré e intraoperatório, informações como tamanho, número e localização do leiomioma devem ser avaliadas antes da cirurgia, por meio de ultrassonografia, ressonância magnética ou histeroscopia, conforme descrito no Capítulo 9 (p. 252). Por exemplo, tumores de submucosa são mais facilmente removidos via histeroscopia (Seção 42-16, p. 1.166), enquanto os tipos intramural e seroso normalmente requerem laparotomia ou laparoscopia. Os leiomiomas podem ser pequenos e ocultos no miométrio. Assim, informações precisas sobre número e localização dos leiomiomas contribuem para sua excisão completa. Finalmente, os procedimentos envolvendo múltiplos tumores volumosos ou localizados no ligamento largo, no óstio tubário ou comprometendo o colo uterino têm maior chance de conversão para histerectomia. As pacientes devem ser informadas sobre esse risco.

Consentimento

A miomectomia tem vários riscos associados, incluindo sangramento significativo e transfusão sanguínea. Além disso, hemorragia incontrolável ou lesão extensa de miométrio durante a retirada do tumor podem determinar a necessidade de histerectomia. Felizmente, as taxas de conversão à histerectomia durante miomectomia são baixas, variando entre 0 e 2% (Iverson, 1996; LaMorte, 1993; Sawin, 2000). Após a cirurgia, o risco de formação de aderências é significativo e os leiomiomas podem recidivar.

Preparo da paciente

Estado hematológico

O sangramento uterino anormal é uma indicação frequente de miomectomia. Consequentemente, muitas mulheres com indicação para essa cirurgia estão anêmicas. Além disso, é possível haver perda sanguínea significativa durante miomectomia (Iverson, 1996; LaMorte, 1993; Sawin, 2000).

Por essas razões, devem-se envidar esforços para resolver a anemia e o sangramento antes da cirurgia. Com esse objetivo, a terapia oral com ferro e agonistas do hormônio liberador de gonadotrofina (GnRH) pode ser benéfica (Cap. 9, p. 254). Benagiano e colaboradores (1996) administraram terapia oral com ferro isoladamente ou em associação com agonista do GnRH e observaram que a combinação se mostrou significativamente mais efetiva na correção pré-operatória da anemia do que o uso isolado de qualquer um dos fármacos.

Agonistas do GnRH. Além do controle pré-operatório do sangramento uterino anormal, esses agentes se mostraram capazes de reduzir significativamente o volume do útero após vários meses de uso (Benagiano, 1996; Friedman, 1991). Consequentemente, a redução no tamanho do útero permite que o procedimento cirúrgico seja menos invasivo. Por exemplo, a miomectomia pode ser realizada através de incisão menor de laparotomia ou por laparoscopia ou histeroscopia (Crosignani, 1997; Lethaby, 2005; Mencaglia, 1993; Stovall, 1994). Esses agentes também reduziram a vascularização de leiomiomas e o fluxo sanguíneo uterino (Matta, 1988; Reinsch, 1994). Um último benefício talvez seja a prevenção de aderências. Imai e colaboradores (2003) observaram taxas menores de formação de aderências em laparoscopia de revisão em mulheres submetidas a miomectomia que haviam sido tratadas com agonista de GnRH.

Contudo, o uso pré-operatório de agonista de GnRH também pode trazer desvantagens. Nos leiomiomas, os agonistas de GnRH podem incitar degeneração hialina ou hidrópica, com possibilidade de obstruir a interface de tecido conectivo entre o tumor e o miométrio. Esta obliteração dos planos de clivagem pode levar a enucleação trabalhosa e prolongada (Deligdish, 1997). Além disso, trabalhos publicados demonstraram taxas mais altas de recorrência de leiomioma em mulheres tratadas com agonista de GnRH antes de miomectomia (Fedele, 1990; Vercellini, 2003). Os leiomiomas tratados com esses agentes podem ter seu tamanho reduzido e passarem despercebidos durante a cirurgia.

Por essas razões, os agonistas de GnRH não são usados de forma rotineira em todas as pacientes a serem submetidas a miomectomia. Podem ser recomendados para uso pré-operatório em mulheres com útero muito aumentado, ou com anemia, ou, ainda, naqueles casos em que a redução do volume uterino possa permitir uma abordagem menos invasiva para a retirada do leiomioma (Broekmans, 1996; Lethaby, 2002).

Doação autóloga de sangue. O risco de transfusão sanguínea varia entre os trabalhos publicados, desde menos de 5% até algo próximo a 40% (Darwish, 2005; LaMorte, 1993; Sawin, 2000; Smith, 1990). Por essa razão, nos casos com útero aumentado, especialmente naqueles com múltiplos leiomiomas, pode-se considerar a possibilidade de doação autóloga de sangue. De forma semelhante, há defensores de técnicas de recuperação e reutilização de sangue (Yamada, 1997). Indicações, benefícios e limitações desses formas de transfusão foram discutidos com mais detalhes no Capítulo 40 (p. 1.002).

Embolização pré-operatória da artéria uterina. Em casos selecionados nos quais haja envolvimento de leiomiomas volumosos, a administração da quantidade de vasopressina suficiente para controlar o sangramento imporia risco de hipertensão arterial em níveis perigosos. Além disso, o torniquete talvez seja ineficaz para reduzir adequadamente o sangramento. Nesses casos, a embolização da artéria uterina (EAU) na manhã da cirurgia talvez seja uma ferramenta efetiva para reduzir a perda sanguínea. E, diferentemente do uso de agonista de GnRH, a EAU preserva os planos de clivagem (Chua, 2005; Ngeh, 2004; Ravina, 1995).

Várias desvantagens foram observadas com a EAU, incluindo infarto colateral de tecido adjacente e complicações em gestações futuras (Cap. 9, p. 256). Por tais motivos, a EAU pré-operatória deve ser usada apenas em pacientes com útero volumoso nas quais se espera perda excessiva de sangue e naquelas que não desejem gravidez futura.

Antibioticoterapia profilática

Poucos trabalhos estudaram os benefícios da antibioticoterapia pré-operatória. Iverson e colaboradores (1996), na análise que fizeram de 101 casos de miomectomia, observaram que, embora 54% deles tenham recebido profilaxia, a morbidade infecciosa não foi menor em comparação com os casos em que não se usou antibioticoterapia.

Nos casos de miomectomia cuja indicação cirúrgica seja infertilidade, considerando o potencial de aderência tubária associada a infecção pélvica, tem-se defendido o uso de antibioticoterapia profilática (Marquard, 2008). Para as pacientes com previsão de profilaxia, preconiza-se o uso de 1 g de cefalosporina de primeira ou segunda geração, por via intravenosa (Iverson, 1996; Periti, 1988; Sawin, 2000).

Preparo intestinal

Como é baixo o risco de lesão intestinal com esse procedimento, normalmente não há necessidade de preparo específico, a não ser que se antecipem aderências extensivas, o que aumenta o risco de perfuração intestinal. Por outro lado, como há risco de conversão para histerectomia, há indicação para preparo vaginal imediatamente antes da instalação do campo.

INTRAOPERATÓRIO

PASSO A PASSO

1 Anestesia e posicionamento da paciente. A miomectomia realizada via laparotomia normalmente é um procedimento realizado em regime de internação hospitalar sob anestesia geral ou regional. A paciente é colocada em posição supina, vagina e abdome são preparados e instala-se cateter de Foley.

2 Acesso à cavidade abdominal. A incisão de Pfannenstiel normalmente é adequada para úteros com tamanho equivalente a 14 semanas (Seção 41-2, p. 1.022). Úteros maiores geralmente requerem incisão vertical em linha média.

3 Identificação dos leiomiomas. Após a entrada no abdome, o cirurgião deve inspecionar a serosa para identificar os leiomiomas a serem removidos. Além disso, a palpação firme do miométrio antes e durante o procedimento cirúrgico ajuda a identificar leiomiomas intramurais ou subserosos ocultos.

4 Uso de torniquete uterino. Há muitos anos vêm-se utilizando torniquetes para obstruir temporariamente o fluxo sanguíneo pela artéria uterina. Como o útero recebe fluxo colateral pelas artérias ovarianas, algumas técnicas incluem a oclusão dos vasos uterino e ovarianos. Para esse procedimento, são criadas janelas nos folhetos do ligamento largo bilateralmente ao nível do orifício interno do colo uterino. Um dreno de Penrose ou cateter de Foley é passado pela abertura para envolver o istmo uterino. Uma vez posicionado, o dreno de Penrose é atado ou as extremidades do cateter de Foley são fixadas para comprimir os vasos uterinos. Foi descrita a combinação com oclusão dos ligamentos útero-ováricos ou infundibulopélvicos com braçadeira de borracha para compressão das artérias ovarianas (Sapmaz, 2003; Taylor, 2005). Entretanto, quando o útero é muito volumoso ou nas pacientes com leiomiomas no ligamento largo, o uso de torniquetes pode ser limitado. Além da oclusão temporária das artérias uterinas, foi descrita a ligação permanente dessas artérias que resultou em menor perda sanguínea durante miomectomia (Liu, 2004; Taylor, 2005).

5 Uso de vasopressina. A pitressina (8-arginina vasopressina) é uma solução aquosa estéril de vasopressina sintética. O fármaco é efetivo para redução da perda sanguínea durante miomectomia em razão de sua capacidade de causar espasmo vascular e contração da musculatura uterina. Comparada com placebo, a injeção de vasopressina sintética mostrou-se capaz de reduzir significativamente a perda sanguínea durante miomectomia (Frederick, 1994). Comparada com as técnicas de torniquete, a injeção de vasopressina também foi associada a perda sanguínea intraoperatória semelhante ou menor e com morbidade igualmente baixa (Fletcher, 1996; Ginsburg, 1993). Além disso, Darwish e colaboradores (2005) observaram taxas menores de hematoma miometrial entre as pacientes tratadas com vasopressina em comparação com aquelas em que foram usados torniquetes.

Cada frasco de vasopressina contém 20 unidades pressoras/mL, e as doses utilizadas para miomectomia variam em torno de 20 U diluídas em 30 a 100 mL de soro fisiológico (Bieber, 1998; Fletcher, 1996; Iverson, 1996). A vasopressina normalmente é injetada ao longo da área planejada para a incisão da serosa. A meia-vida plasmática desse agente é 10 a 20 minutos. Por esse motivo, a injeção de vasopressina idealmente deve ser suspensa 20 minutos antes do reparo do útero a fim de permitir a avaliação do sangramento pelas incisões no miométrio (Hutchins, 1996).

Os principais riscos associados à infiltração local de vasopressina resultam de sua inadvertida injeção intravascular e incluem aumento transitório na pressão arterial, bradicardia, bloqueio atrioventricular e edema pulmonar (Deschamps, 2005; Tulandi, 1996). Por essas razões, as pacientes com antecedente de angina, infarto do miocárdio, miocardiopatia, insuficiência cardíaca congestiva, hipertensão arterial mal controlada, enxaqueca, asma ou doença pulmonar obstrutiva crônica grave não são candidatas ao uso de vasopressina.

6 Incisão da serosa. Considerando os riscos de formação de aderências, os cirurgiões idealmente devem reduzir o número de incisões na serosa e tentar posicioná-las na parede anterior do útero. Tulandi e colaboradores (1993) observaram que as incisões feitas em parede posterior resultaram em taxa de formação de aderências de 94% contra taxa de 55% para as incisões em parede anterior.

Para a maioria das pacientes, a incisão vertical em linha média do útero permite a retirada do maior número de leiomiomas com número mínimo de incisões. A extensão deve ser suficiente para acomodar o diâmetro aproximado do maior tumor. A pro-

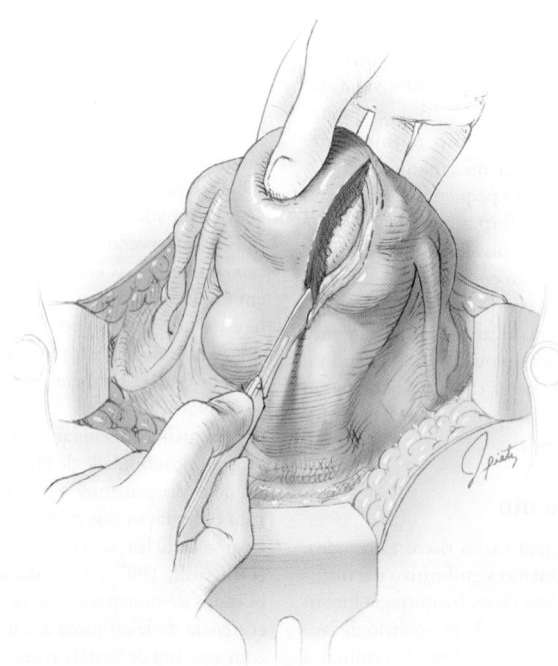

FIGURA 41-10.1 Incisão no útero.

fundidade da incisão deve permitir acesso a todos os leiomiomas (Fig. 41-10.1). Para alcançar os tumores laterais, o cirurgião deve fazer incisões laterais no miométrio a partir da incisão central inicial. Entretanto, algumas vezes, há necessidade de uma incisão separada da serosa para excisão de tumores aí localizados. Nesses casos, a incisão horizontal da serosa reduz o número de vasos seccionados.

❼ Enucleação do tumor. O primeiro leiomioma é seguro com pinça de Lahey ou dente de rato (Fig. 41-10.2). A aplicação de tração sobre o leiomioma ajuda na criação de um plano de clivagem entre o miométrio e o tumor. Pode-se rosquear o leiomioma com o mesmo objetivo. A dissecção cruenta e incruenta da pseudocápsula ao redor do leiomioma libera o tumor do miométrio adjacente.

❽ Sangramento. Durante miomectomia, eventuais hemorragias ocorrem principalmente durante a enucleação do tumor e estão diretamente relacionadas com o tamanho do útero no pré-operatório, o peso total dos leiomiomas removidos e a duração da cirurgia (Ginsburg, 1993). Aproximadamente duas a quatro artérias principais nutrem cada leiomioma e entram no tumor em locais imprevisíveis. Por esse motivo, os cirurgiões devem buscar esses vasos, ligá-los, se possível, antes da transecção e estarem preparados para apreendê-los imediatamente com pinça hemostática para ligadura ou fulguração caso sejam lacerados durante a excisão do tumor (Fig. 41-10.3).

❾ Incisão do miométrio. Talvez haja necessidade de incisões menores e internas no miométrio para a excisão de todos os leiomiomas. Se a cavidade endometrial for penetrada, deve ser fechada com sutura contínua usando fio de absorção lenta 4-0 ou 5-0, conforme mostra a agulha à esquerda na Figura 41-10.4.

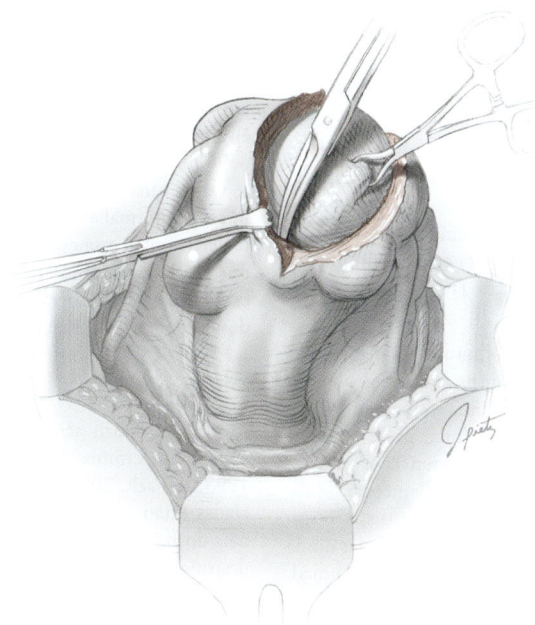

FIGURA 41-10.2 Enucleação do tumor.

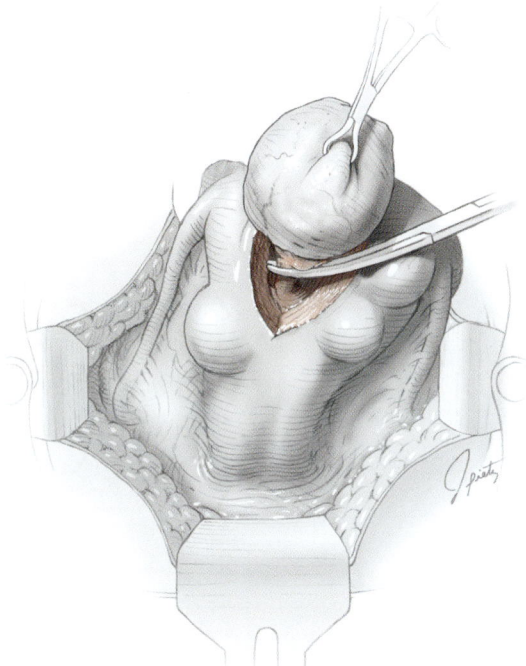

FIGURA 41-10.3 Ligadura de vaso.

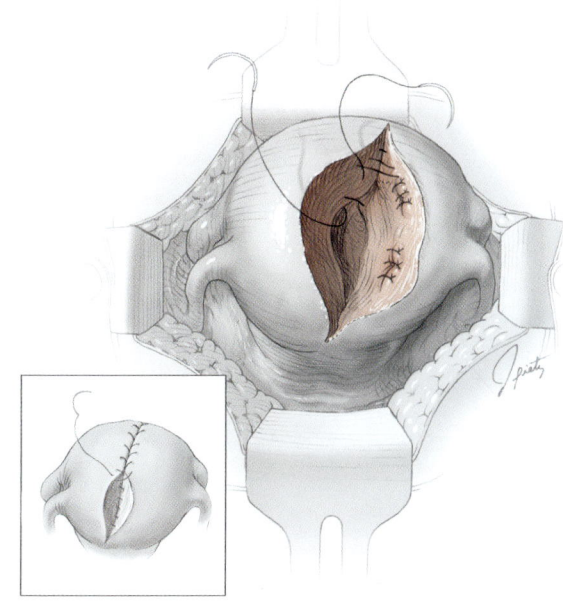

FIGURA 41-10.4 Fechamento de incisão uterina.

🔟 **Fechamento do miométrio.** Após a retirada de todos os tumores, a serosa redundante deve ser excisada. Conforme representado na parede esquerda do útero na Figura 41-10.4, as incisões internas menores no miométrio são fechadas primeiro com fio de absorção lenta. O miométrio é, então, fechado em várias camadas para melhor hemostasia e para prevenir a formação de hematoma. Opta-se por fio com força suficiente para evitar rompimento durante a aproximação da musculatura, normalmente 2-0 ou 0.

⑪ **Fechamento da serosa.** O fechamento da serosa com pontos contínuos ou com sutura subserosa contínua, semelhante à sutura intradérmica contínua, pode ajudar a reduzir a formação de aderência. Para isso, pode-se optar por fio monofilamentar de absorção lenta, 4-0 ou 5-0. Além disso, o uso de barreiras absorvíveis antiaderências ajuda a reduzir a incidência de aderências (Ahmad, 2008).

PÓS-OPERATÓRIO

Após miomectomia abdominal, os cuidados pós-operatórios seguem o padrão de qualquer cirurgia abdominal de grande porte (Cap. 39, p. 962). O período de internação normalmente varia entre 1 e 4 dias, e retorno da função intestinal normal e morbidade febril geralmente determinam essa evolução. A atividade pós-operatória pode ser individualizada, embora exercícios vigorosos geralmente fiquem limitados durante 4 a 6 semanas após laparotomia.

Febre

Morbidade febril acima de 38°C é comum após miomectomia (Iverson, 1995; LaMorte, 1993; Ryback, 2008). Dentre as causas associadas estão atelectasia, hematomas incisionais do miométrio e fatores liberados com a destruição do miométrio. Embora a febre seja comum após miomectomia, a infecção pélvica não é. Por exemplo, LaMorte e colaboradores (1993) observaram taxa de infecção pélvica de apenas 2% na análise que fizeram de 128 casos de miomectomia.

Gravidez subsequente

Não há diretrizes definidas sobre a melhor oportunidade para tentativa de gravidez após miomectomia. Darwish e colaboradores (2005) realizaram exames ultrassonográficos em 169 pacientes após miomectomia. A partir de indicadores do miométrio, os autores concluíram que a cicatrização da ferida operatória geralmente está finalizada em 3 meses. Não há ensaios clínicos abordando a questão da ruptura uterina e, portanto, da via indicada para o parto em gestações que ocorram após miomectomia (American College of Obstetricians and Gynecologists, 2008a). O manejo desses casos requer discernimento clínico criterioso e atenção individualizada.

41-11

Miomectomia vaginal em caso de prolapso de leiomioma

O prolapso de leiomioma submucoso pediculado é uma ocorrência incomum, mas certamente não rara. A miomectomia por via vaginal geralmente é um procedimento relativamente simples e frequentemente curativo. Em alguns casos, pode ser suficiente apenas girar o leiomioma sobre seu pedículo. O diâmetro do pedículo e o desconforto da paciente determinam se a remoção pode ser feita com segurança e conforto em regime ambulatorial ou no centro cirúrgico.

PRÉ-OPERATÓRIO

Avaliação da paciente

Em muitos casos, o diagnóstico do prolapso de leiomioma submucoso pediculado é evidente, assim como o tamanho do tumor. Entretanto, como muitas dessas pacientes se apresentam com sangramento uterino anormal, há indicação para investigar outras causas menos óbvias para esse sangramento. Em outros casos, o prolapso parcial do leiomioma pelo colo do útero impede a avaliação do seu tamanho, ou a massa pode ter etiologia incerta. Consequentemente, exames de imagem, particularmente ultrassonografia intravaginal, transabdominal, ou ambas, fornecem informações adicionais ao exame físico da pelve. Especificamente, obtêm-se informações sobre tamanho e formato do útero e grau de envolvimento com os leiomiomas ou outras patologias. Ademais, deve-se sempre considerar a biópsia de qualquer massa de etiologia incerta. Para esses casos, pode-se usar a pinça de Tischler (Fig. 29-15, p. 750). Se necessário, a solução de Monsel pode ser aplicada para controle de sangramento no sítio de biópsia de forma semelhante àquela usada na biópsia por colposcopia.

Consentimento

O risco de complicações para miomectomia por via vaginal é baixo. É possível haver ressecção da parede uterina com possibilidade de lesão concomitante de órgão intra-abdominal. Sangramento incontrolável e insucesso no procedimento são outros riscos potenciais. A possibilidade de histerectomia e suas consequências devem ser antecipadamente discutidas com a paciente. A recorrência de prolapso de leiomioma é incomum, mas pode ocorrer se houver ou ocorrerem outros leiomiomas submucosos.

Preparo da paciente

Em pacientes sem outras patologias, não há necessidade de grande preparação para o procedimento. Contudo, na eventualidade de anemia moderada a grave, devem ser iniciados procedimentos para melhora no estado hemodinâmico se a paciente estiver sintomática, instável e/ou sendo transportada para o centro cirúrgico. A anemia pode ser corrigida por transfusão sanguínea, terapia com ferro, ou ambas. O tratamento para reposição varia a cada paciente de acordo com o quadro clínico e foi discutido detalhadamente no Capítulo 40 (p. 1.006). Se houver febre e suspeita de infecção do leiomioma em prolapso ou do trato genital inferior, deve-se iniciar antibioticoterapia de amplo espectro antes da miomectomia por via vaginal. As opções adequadas são encontradas na Tabela 3-31 (p. 103).

INTRAOPERATÓRIO

PASSO A PASSO

1 Anestesia e posicionamento da paciente. A paciente é colocada em posição de litotomia dorsal. A miomectomia por via vaginal pode ser realizada sob anestesia geral ou regional, bloqueio intracervical ou paracervical, sedação consciente, ou sem anestesia nem analgesia. Em nossa instituição, para os casos realizados no centro cirúrgico, preferimos usar anestesia geral por diversas razões. Primeira, porque frequentemente realizamos histeroscopia após a miomectomia vaginal para melhor investigar a cavidade uterina e o estado do pedículo. Segunda, muitos leiomiomas são volumosos e requerem ao menos um grau moderado de manipulação e retração vaginal para sua remoção.

Procede-se a exame uma vez que a paciente esteja relaxada para avaliar o tamanho do leiomioma em prolapso; a localização, o comprimento e a espessura do pedículo; e a anatomia geral da pelve. A vagina é, então, preparada para a cirurgia e um cateter de Foley é instalado na bexiga.

2 Ligadura do leiomioma. Posiciona-se uma valva vaginal com peso do tipo Auvard para retração da parede posterior da vagina. Utilizam-se afastadores de Heaney de acordo com a necessidade, para retração das paredes vaginais laterais e anterior. O leiomioma em prolapso é seguro com pinça dente de rato. Aplica-se tração sobre o leiomioma para permitir acesso ao pedículo (Fig. 41-11.1). Deve-se evitar tração excessiva que poderia produzir inversão da parede uterina no ponto de inserção do pedículo expondo a parede uterina a rompimento quando da incisão do pedículo. Ademais, a tração indevida poderia produzir avulsão do tumor antes da ligadura do pedículo muscular, causando hemorragia.

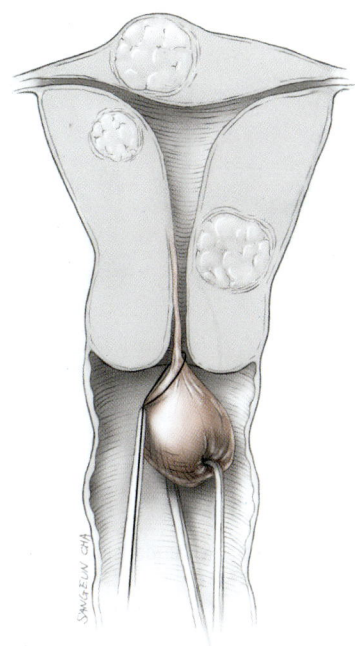

FIGURA 41-11.1 Exposição do leiomioma em prolapso e ligadura do pedículo.

O pedículo deve ser duplamente ligado com fio de absorção lenta. Alças previamente preparadas com uma ponta para seu aperto (como as usadas em laparoscopia) funcionam bem nesse cenário, uma vez que o fechamento manual do ponto pode ser tecnicamente difícil em função do tamanho

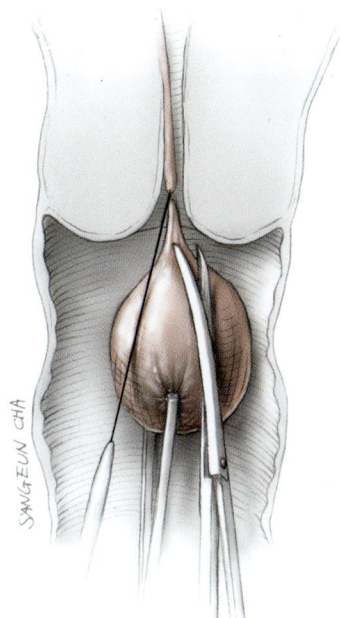

FIGURA 41-11.2 Alça de sutura apertada e transecção do pedículo do tumor.

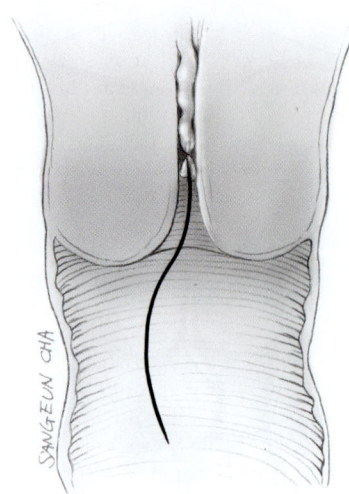

FIGURA 41-11.3 Excisão do leiomioma finalizada.

do leiomioma, comprimento excessivo (ou insuficiente) do pedículo e espaço insuficiente para trabalhar.

3 Remoção do leiomioma. O pedículo é seccionado em ponto apropriado distal à ligadura para evitar seu deslizamento (Fig. 41-11.2).

Com a transecção do pedículo, o leiomioma está livre para remoção e o pedículo sofre retração para o interior da cavidade uterina (Fig. 41-11.3). Alternativamente, o pedículo pode sofrer incisão eletrocirúrgica sem aplicação de ligaduras, ou o leiomioma pode ser girado ao redor do pedículo caso este não seja excessivamente grosso.

Como mencionado anteriormente, em nossa instituição, geralmente procede-se à histeroscopia após a retirada do leiomioma para avaliar hemostasia e a cavidade uterina. Entretanto, essa etapa pode não ser realizada.

PÓS-OPERATÓRIO

Após miomectomia por via vaginal de leiomioma pediculado, não há necessidade de qualquer cuidado específico além da vigilância pós-operatória rotineira. Aquelas pacientes que tenham o procedimento realizado em centro cirúrgico podem ser conduzidas como qualquer paciente cirúrgica em regime ambulatorial.

41-12

Histerectomia abdominal

A histerectomia é um dos procedimentos mais frequentemente realizados em ginecologia, com cerca de 600.000 pacientes submetidas a esse procedimento anualmente nos Estados Unidos (Whiteman, 2008). As indicações para histerectomia variam e incluem etiologias benignas e malignas. Dentre as benignas, os leiomiomas sintomáticos e o prolapso de órgão pélvico são as mais frequentes, embora sangramento anormal, endometriose, dor crônica e neoplasia pré-maligna sejam relativamente comuns.

PRÉ-OPERATÓRIO

Avaliação da paciente

Diversos exames podem ser necessários para que se chegue ao diagnóstico pré-operatório. Esses exames variam em função do quadro clínico e serão discutidos nos respectivos capítulos que tratam dessas etiologias. Contudo, antes da histerectomia, todas as pacientes devem ser submetidas a exame preventivo com esfregaço de Papanicolaou e achados anormais determinam investigação para câncer de colo uterino antes da cirurgia (Cap. 29, p. 744). De forma semelhante, as mulheres em risco de câncer de endométrio e cuja indicação para histerectomia seja sangramento anormal também devem ser submetidas a exames de rastreamento antes da cirurgia (Cap. 8, p. 223).

Abordagem à histerectomia

A histerectomia pode ser realizada com abordagem abdominal, vaginal, laparoscópica ou robótica, e a escolha é determinada por vários fatores. Por exemplo, características físicas do útero e da pelve, indicação cirúrgica, presença ou não de patologia de anexos, risco cirúrgico, custos, período de hospitalização e de recuperação, recursos hospitalares, *expertise* do cirurgião e qualidade de vida esperada após a cirurgia devem todos ser ponderados quando do planejamento da histerectomia. Cada uma dessas abordagens traz consigo vantagens e desvantagens.

Histerectomia abdominal

Nos Estados Unidos a maioria dos casos é abordada via incisão abdominal (Farquhar, 2002). Pode-se optar por incisão transversal ou vertical dependendo do quadro clínico (Seções 41-1 e 41-2, p. 1.020). Em geral, se o útero estiver aumentado, opta-se por incisão vertical para obter espaço cirúrgico suficiente.

A via abdominal proporciona melhores condições para manipulação dos órgãos pélvicos e, portanto, é a opção preferencial quando se antecipam órgãos pélvicos aumentados ou aderências extensivas. Além disso, a abordagem abdominal permite acesso aos ovários caso haja necessidade de ooforectomia, ao espaço de Retzius ou espaço pré-sacral caso se estejam planejando procedimentos uroginecológicos concomitantes, ou ao abdome superior para estadiamento de câncer. A histerectomia abdominal normalmente é menos demorada do que a laparoscópica e não implica instrumentação laparoscópica sofisticada ou *expertise* específica (Falcone, 1999).

Entretanto, a histerectomia abdominal está associada a maior período de recuperação e de permanência hospitalar, maior intensidade de dor incisional e maior risco de febre e de infecção da ferida operatória (Johns, 1995; Marana, 1999; Nieboer, 2009). Adicionalmente, em comparação com a abordagem vaginal, a histerectomia abdominal está associada a maior risco de transfusão e de lesão ureteral, mas a taxas menores de complicações hemorrágicas e de lesão vesical (Harris, 1996).

Histerectomia vaginal

Essa abordagem geralmente é a escolhida quando os órgãos pélvicos são pequenos, não se antecipam aderências extensivas nem se espera patologia anexial significativa, e há algum grau de prolapso de órgão pélvico. Quando este procedimento é comparado com histerectomia abdominal, as pacientes são beneficiadas por recuperação mais rápida e menores permanência hospitalar, custos e dor pós-operatória.

Histerectomia laparoscópica

Essa abordagem normalmente é a escolhida em situações em que as pacientes tenham órgãos pélvicos pequenos, não sejam esperadas aderências extensivas, houver pouca ptose uterina e os cirurgiões estejam habilitados nas técnicas laparoscópicas. Embora os períodos de recuperação e de permanência hospitalar e os escores de dor pós-operatória sejam semelhantes àqueles encontrados com a histerectomia vaginal, essa abordagem permite maior visualização e melhor acesso ao abdome e à pelve. Essas características podem ser vantajosas quando se planeja ooforectomia ou quando se encontram aderências ou sangramento. Entretanto, a laparoscopia normalmente implica cirurgia mais demorada e equipamentos de maior custo. Além disso, essa abordagem foi associada a maiores taxas de lesão ureteral (chegando a 14%) em comparação com as vias abdominal (0,4%) e vaginal (0,2%) (Harkki-Siren, 1997a,b). A histerectomia vaginal com assistência laparoscópica pode ser considerada nos casos em que um ou mais fatores sejam tratáveis por manipulação laparoscópica e, assim, uma vez corrigidos, haja possibilidade de completar a histerectomia por via vaginal.

Escolha da abordagem

Se todos os fatores forem iguais, a melhor opção é a via vaginal (American College of Obstetricians and Gynecologists, 2009b). Entretanto, nos casos em que houver aumento de órgãos pélvicos, risco de malignidade associada, aderências extensivas ou prolapso uterino insuficiente, as abordagens abdominal ou laparoscópica podem ser necessárias. Observe-se que a *expertise* cirúrgica deve ser fatorada na tomada de decisão, sendo um fator determinante para a seleção da abordagem.

Histerectomia total *versus* supracervical

Antes da histerectomia, a decisão de retirada concomitante do colo uterino deve ser discutida com a paciente. A histerectomia pode incluir a retirada de corpo e colo uterinos, a denominada *histerectomia total*, ou envolver apenas o corpo uterino, denominada *histerectomia supracervical* (Fig. 41-12.1). O termo

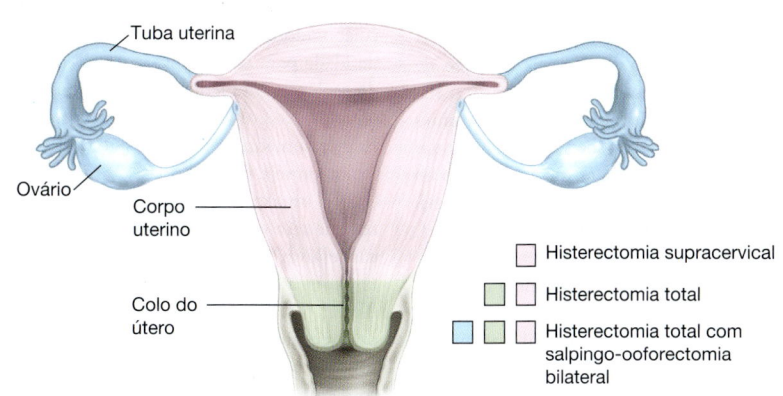

FIGURA 41-12.1 Classificação das histerectomias.

subtotal refere-se à modalidade supracervical, mas não é a terminologia mais indicada.

Na segunda metade do século XX, a maioria das histerectomias realizadas foi do tipo total. A técnica supracervical era reservada aos casos em que a excisão do colo implicava risco de sangramento, lesão de órgão circundante ou aumento do tempo de cirurgia. Entretanto, dados sugestivos de melhora dos sintomas urinários e de preservação da função sexual têm sido atribuídos à conservação do colo uterino, e desde os anos 1980 observa-se tendência à histerectomia supracervical (Kilkku, 1983, 1985). Os defensores sugerem que o colo uterino teria uma função estabilizadora importante para o apoio da pelve e que o plexo nervoso de Frankenhäuser pode ser rompido durante a histerectomia total, causando disfunção vesical, intestinal ou sexual. Além disso, os defensores argumentam que essa abordagem reduziria a possibilidade de lesão de órgãos vizinhos na pelve e o tempo de cirurgia, especialmente com a abordagem laparoscópica (Baggish, 2005).

Contudo, ensaios randomizados não provaram diferença nas funções urinária e sexual comparando-se histerectomias abdominais totais e supracervicais (Gimbel, 2005a; Kuppermann, 2005; Roussis, 2004; Thakar, 2002). Ademais, Learman e colaboradores (2003) não encontraram diferenças estatisticamente significativas entre as duas abordagens quanto a complicações cirúrgicas e resultados clínicos após 2 anos de acompanhamento. Além disso, é possível haver sangramento crônico após histerectomia supracervical. Dez a 20% das mulheres continuam a se queixar de sangramento vaginal, presumivelmente com origem em endométrio retido no istmo. A maioria desses casos termina em traquelectomia (Gimbel, 2005b; Okaro, 2001).Com procedimentos que incluam ablação ou esvaziamento do centro do canal endocervical é possível prevenir essa complicação (Jenkins, 2004; Schmidt, 2011).

Os críticos da histerectomia supracervical também observam a persistência do risco de câncer no coto conservado. Entretanto, o risco de câncer de colo uterino nessas pacientes é semelhante ao das mulheres não submetidas a histerectomia e o prognóstico é idêntico ao daquelas com útero mantido (Hannoun-Levi, 1997; Hellstrom, 2001; Silva, 2004).

Em resumo, a histerectomia supracervical por via abdominal para doenças benignas não oferece vantagens distintas em comparação com a histerectomia total por via abdominal (American College of Obstetricians and Gynecologists, 2007). O risco de sangramento persistente após a cirurgia talvez desencoraje algumas mulheres e médicos a seu uso.

Consentimento

Para a maioria das mulheres a histerectomia é um tratamento seguro e efetivo que normalmente leva à melhora na qualidade de vida pós-operatória e a bons resultados psicológicos (Hartmann, 2004; Thakar, 2004). Entretanto, é possível haver lesão de órgão pélvico durante a cirurgia, sendo mais citadas as lesões vasculares, vesicais e ureterais. Consequentemente, esses riscos, além das possibilidades de perda e transfusão sanguíneas, devem ser discutidos com a paciente antes da cirurgia.

Ooforectomia bilateral concomitante

A histerectomia frequentemente é realizada junto com outros procedimentos cirúrgicos. Entre os mais comuns estão a reconstrução pélvica e a salpingo-ooforectomia bilateral.

Os ovários são profilaticamente retirados em cerca de 40% dos casos de histerectomia realizada com indicação benigna nos Estados Unidos (Asante, 2010). Nas mulheres com menos de 40 anos, os ovários normalmente são preservados porque é maior a expectativa de anos de produção hormonal. Naquelas com mais de 50 anos, é comum a ooforectomia bilateral. Entretanto, para as pacientes na faixa etária intermediária entre 40 e 50 anos, a decisão de retirada profilática dos ovários é controversa.

Os proponentes da ooforectomia profilática argumentam que o procedimento elimina o risco de câncer de ovário e estima-se que previna 1.000 novos casos de câncer de ovário a cada ano (American College of Obstetricians and Gynecologists, 2008b). Além disso, as pacientes com ovários preservados podem necessitar de cirurgia futura em razão de doença ovariana benigna, sendo que esse risco varia entre 1 e 5% (Bukovsky, 1988; Zalel, 1997). Especificamente, mulheres com endometriose, doença inflamatória pélvica e dor pélvica crônica correm mais risco de reoperação. Finalmente, a duração da produção ovariana de estrogênio em quantidade significativa é reduzida em muitas pacientes após histerectomia. Por exemplo, Siddle e colaboradores (1987) observaram que a média de idade para falência ovariana em um grupo de pacientes submetidas a histerectomia foi de 45 anos. No grupo controle sem tratamento cirúrgico, a média de idade foi significativamente maior, ou seja, 49 anos.

É importante ressaltar que nas mulheres que têm os ovários preservados o risco de câncer ovariano é reduzido em 40 a 50% apenas com a histerectomia (Chiaffarino, 2005; Green, 1997). Outras desvantagens para a ooforectomia são efeitos de longo prazo do hipoestrogenismo, como risco de osteoporose e de doença arterial coronariana. Parker e colaboradores (2005) observaram aumento na taxa de sobrevida até 80 anos nas mulheres submetidas a histerectomia entre 50 e 54 anos de idade e que tiveram mantidos seus ovários (62%) em comparação com aquelas submetidas a ooforectomia sem terapia de reposição de estrogênio (TRE) (54%). Embora essas taxas praticamente se igualem naquelas que optaram por ooforectomia para então receberemTRE, foram assinalados problemas com a aderência à TRE. Castelo-Branco e colaboradores (1999) observaram que, após 5 anos de histerectomia e ooforectomia, apenas um terço das pacientes se mantinha com TRE. A maioria suspendeu a terapia com receio de câncer.

Além da perda de estrogênios, também há perda da produção de androgênios, e sua importância na fase tardia da vida não está inteiramente definida (Olive, 2005). O American College of Obstetricians and Gynecologists (2008b) recomenda a manutenção dos ovários nas mulheres pré-menopáusicas que não tenham risco genético aumentado para câncer ovariano.

Preparo da paciente

Em razão do risco de celulite vaginal e de infecção urinária após histerectomia, as pacientes normalmente recebem antibioticoterapia profilática com cefalosporina de primeira ou segunda geração. Essa e outras alternativas são encontradas na Tabela 39-6 (p. 959). O risco de lesão intestinal é baixo com histerectomia. Consequentemente, para a maioria das mulheres, é suficiente a aplicação de enema para evacuação do reto antes da cirurgia. Um preparo mais extenso pode estar indicado quando se antecipam aderências pélvicas extensivas. Além disso, há indicação de profilaxia para tromboembolismo venoso, conforme descrito na Tabela 39-9 (p. 962).

INTRAOPERATÓRIO

PASSO A PASSO

❶ Anestesia e posicionamento da paciente. A histerectomia abdominal geralmente é realizada sob anestesia geral ou regional. A paciente é colocada em posição supina, instala-se cateter de Foley e o abdome e a vagina são preparados para a cirurgia.

❷ Acesso à cavidade abdominal. Pode-se optar por incisão transversal ou vertical, e fatores clínicos determinam a escolha (Seção 41-1, p. 1.020).

❸ Exposição. Após acesso à cavidade abdominal são instalados afastadores autorretráteis como o de O'Connor-O'Sullivan ou de Balfour. Pelve e abdome são explorados visual e manualmente e os intestinos são rebatidos em bloco do campo cirúrgico. O útero é seguro e elevado da pelve. Se houver aderências

Cirurgias para Quadros Ginecológicos Benignos 1047

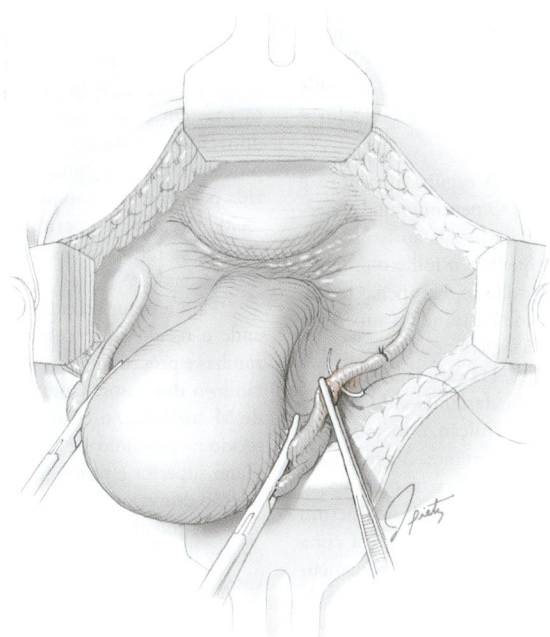

FIGURA 41-12.2 Transecção do ligamento redondo.

extensas, o cirurgião deve restaurar a anatomia normal para ajudar no procedimento. A histerectomia pode ser realizada por um único cirurgião, mas comumente há dois presentes, cada um operando em um dos lados do útero.

❹ **Transecção do ligamento redondo.** Pinças de Kelly curvas são posicionadas bilateralmente e transversalmente sobre a tuba uterina e o ligamento útero-ovárico em posição imediatamente lateral ao útero (Fig. 41-12.2). A histerectomia se inicia com a divisão na linha média de um dos ligamentos redondos. Com isso obtém-se acesso ao espaço retroperitoneal para identificação do ureter e também para acesso à artéria uterina e ao ligamento cardinal para transecção mais tarde no procedimento. Aplica-se sutura de transfixação usando fio de absorção lenta 0 a aproximadamente 1 cm no sentido proximal, e outra sutura em ponto 1 cm distal à divisão planejada. Esses pontos são mantidos por pinças hemostáticas e tracionados para cima e para fora a fim de criar tensão ao longo do segmento interposto do ligamento redondo. O ligamento redondo é seccionado e a linha de incisão deve ser dirigida inferiormente até que se chegue a 1 ou 2 cm do seu início.

❺ **Folhetos do ligamento largo.** Com essa ação, o ligamento largo é separado para criar os folhetos anterior e posterior. Entre eles, encontra-se tecido conectivo areolar. As bordas medial e lateral principais do folheto anterior são seguras com pinças atraumáticas. Aplica-se tensão sobre essas bordas para cima e para fora. O folheto anterior tensionado sofre, então, incisão com lâmina cortante, mantendo-se a linha de incisão curvada inferior e medialmente até a altura da prega vesicouterina (Fig. 41-12.3). Essas duas últimas etapas são repetidas do outro lado. Nesse momento, deve-se identificar os ureteres no espaço retroperitoneal. Idealmente, essa identificação deve ocorrer antes de se aplicar qualquer pinça tecidual. Uma vez que os ureteres tenham sido identificados, o folheto posterior do ligamento largo pode ser aberto em ambos os lados. Com os ureteres em segurança fora do caminho, o folheto posterior do ligamento largo sofre incisão cortante com extensão inferomedial na direção dos ligamentos uterossacrais. A Figura 41-12.4 mostra o aspecto do

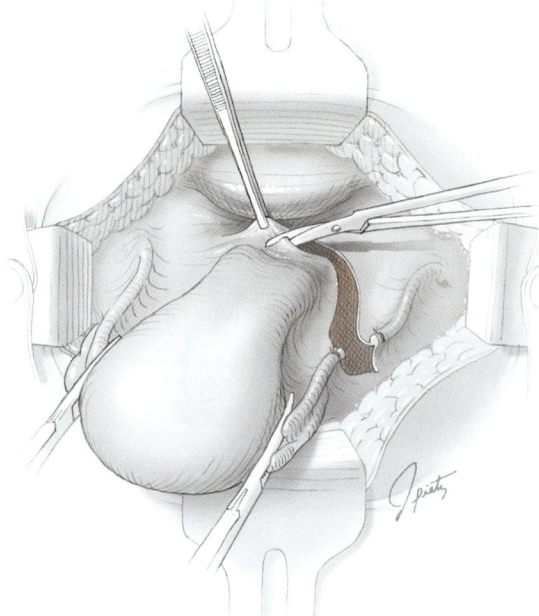

FIGURA 41-12.3 Abertura do folheto anterior do ligamento redondo.

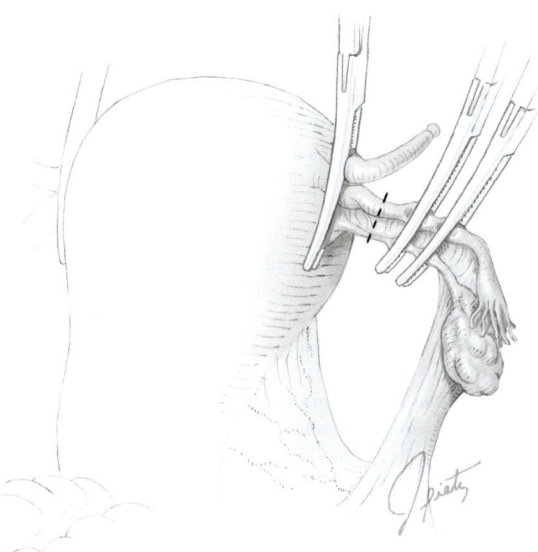

FIGURA 41-12.4 Conservação do ovário.

ligamento redondo e dos anexos cumpridas essas etapas.

❻ Conservação dos ovários. Já com os folhetos do ligamento redondo abertos, se houver intenção de preservar os anexos, o dedo indicador do cirurgião deve ser mantido flexionado sob a tuba uterina e o ligamento útero-ovárico. Uma pinça de Kelly já havia sido posicionada no início do procedimento atravessando perpendicularmente a tuba uterina e o ligamento útero-ovárico e estará localizada mediamente ao dedo do cirurgião. Duas pinças de Heaney, ou outra apropriada, são, então, posicionadas lateralmente ao dedo, sendo que ambas devem estar voltadas ao útero (ver Fig. 41-12.4).

O cirurgião retira seu dedo e o segmento interveniente de tuba uterina e ligamento útero-ovárico é seccionado entre a pinça Heaney medial e a pinça Kelly (linha pontilhada). Aplica-se laço de sutura livre com fio de absorção lenta 0 ao redor do pedículo mantido pela mais lateral das duas pinças Heaney. Quando o nó desse ponto estiver seguro, a pinça lateral é retirada. Uma sutura de transfixação é aplicada ao redor do pedículo mantido pela outra pinça Heaney (Fig. 40-38, p. 1.004). Essa sutura deve ser posicionada acima e distalmente ao primeiro laço livre. Quando o nó estiver firme no lugar, a segunda pinça Heaney é retirada. A pinça Kelly é mantida no lugar. Os anexos agora estão livres do útero.

❼ Ooforectomia. Se houver intenção de remover os anexos, a tuba uterina e o ovário devem ser seguros com uma pinça Babcock e afastados do ligamento infundibulopélvico (Fig. 41-12.5). O peritônio lateral a esse ligamento é seccionado, e a incisão é estendida cefálica e lateralmente. O peritônio medial ao ligamento IP foi anteriormente seccionado como parte do folheto posterior do ligamento largo.

Com o ligamento IP isolado e o ureter visualizado, pinças de Heaney curvas podem ser aplicadas ao redor do ligamento. Assim como para os ligamentos útero-ovárico, duas pinças são posicionadas lateralmente ao local planejado para a incisão e uma pinça é posicionada medialmente. Os arcos dessas pinças curvas devem ser direcionados para o local onde se planeja fazer a incisão.

Uma vez que as pinças estejam posicionadas, o ligamento IP é seccionado (linha pontilhada). A ligadura do IP é realizada conforme descrito na etapa 6. Ou seja, aplica-se laço de sutura livre com fio de absorção lenta 0 ao redor da mais proximal das duas pinças Heaney. Com o nó desse ponto firmemente no lugar, a pinça proximal é removida. Uma sutura de transfixação é aplicada ao redor do pedículo mantido pela pinça Heaney remanescente. Essa sutura é posicionada acima e distalmente ao primeiro ponto livre. Com o nó firme no local, a pinça Heaney remanescente é removida.

Os anexos estão livres da parede lateral da pelve, e sua maior mobilidade pode obstruir a cirurgia. Por esse motivo, os anexos podem ficar presos pela pinça Kelly, ainda localizada sobre o ligamento útero-ovárico, ou podem simplesmente ser seccionados e removidos.

❽ Retalho vesical. A seguir, a atenção é voltada para a bexiga. O peritônio que conecta o limite superior da bexiga ao istmo uterino é seccionado quando o folheto anterior do ligamento largo é aberto. Há apenas tecido conectivo areolar frouxo unindo a superfície posterior da bexiga à superfície anterior do istmo e do colo uterinos. Há várias técnicas para mobilização da bexiga afastando-a do istmo e do colo. Em nossa instituição, o método preferencial é a dissecção cortante. A prega vesicouterina é pinçada e elevada para criar tensão com o colo uterino subjacente. Ao mesmo tempo, aplica-se tração contrária para cima sobre o útero com as pinças Kelly, previamente instaladas no fundo uterino. Os feixes de tecido conectivo no espaço vesicouterino são cortados com tesoura Metzenbaum. A incisão desses feixes deve ser mantida próxima ao colo para evitar cistostomia. A dissecção cortante é particularmente útil em pacientes com cesariana prévia que podem ter tecido cicatricial ligando a superfície posterior da bexiga à superfície anterior do útero.

Alternativamente, para mobilizar a bexiga, pode-se envolver o útero com a mão e exercer pressão suave com o polegar sob a bexiga e contra o colo do útero. A pressão é dirigida para baixo na direção da vagina. Também se pode utilizar uma esponja com bastão para produzir essa pressão.

❾ Artérias uterinas. A seguir, identificam-se as artérias uterinas ao longo da face lateral do útero ao nível do istmo. Uma quantidade variável de peritônio e tecido areolar frouxo do ligamento largo se mantém posteriormente e circunda os vasos uterinos. A incisão desse tecido ao redor de um vaso é denominada *esqueletização*. Esse procedimento, em última análise, reduz o volume do tecido contido no pedículo vascular a ser pinçado. Sem essa redução, a pressão produzida pelo aperto do nó poderia se dissipar no tecido circundante, permitindo que a artéria uterina se retraia antes que seja adequadamente ligada.

Para a esqueletização, o cirurgião apreende o tecido em excesso com pinças finas rombas e procede à retração lateral suave afastando-o dos vasos. Com uma tesoura curva de Metzenbaum o cirurgião faz a incisão do tecido na proximidade do útero, iniciando no plano superior e prosseguindo para baixo na direção dos vasos.

Terminada a esqueletização, duas pinças curvas de Heaney são posicionadas sobre os vasos uterinos inferiormente ao local planejado para sua secção. Essas pinças devem ser presas com suas pontas perpendiculares ao eixo dos vasos uterinos (Fig. 41-12.6). Uma terceira pinça curva é posicionada acima da incisão planejada. Sua ponta atravessa os vasos com ângulo aproximado de 45 graus. A seguir, os vasos uterinos são cortados.

Aplica-se um ponto simples com fio de absorção lenta 0 abaixo da pinça localizada mais abaixo e a extremidade do fio é enrolada até a articulação da pinça. Quando o nó é apertado, a pinça do meio é aberta e imediatamente fechada. A pinça mais inferior das três é então retirada. Aplica-se um ponto simples acima do primeiro ponto e abaixo da pinça do meio. Quando o nó é apertado, a pinça é retirada. A pinça superior é deixada no local para prevenir sangramento do vaso em razão da rica circulação colateral.

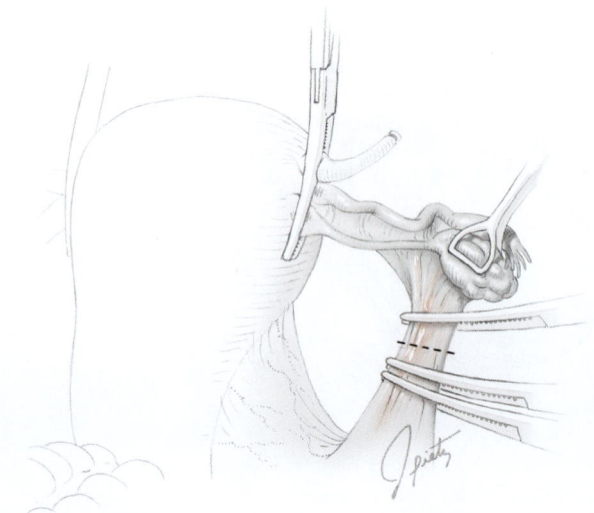

FIGURA 41-12.5 Ooforectomia.

Cirurgias para Quadros Ginecológicos Benignos

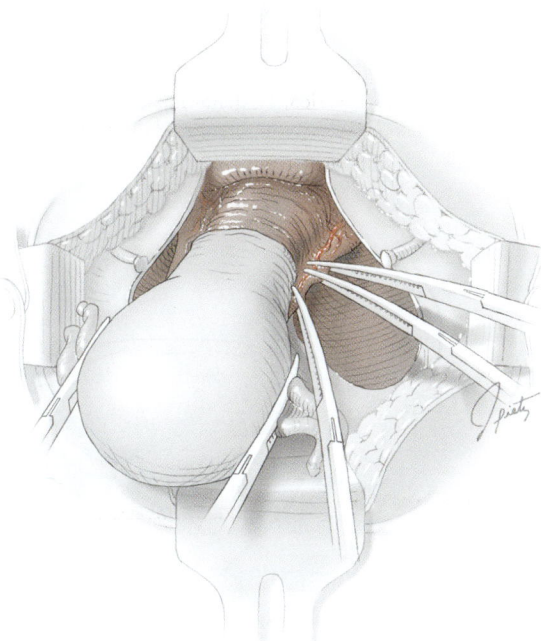

FIGURA 41-12.6 Ligadura da artéria uterina.

⑩ **Amputação do fundo.** Após a ligação bilateral das artérias uterinas, se o útero for grande e volumoso, o fundo deve ser cortado desde o istmo até o colo. Após a remoção do corpo, pinças Kocher podem ser aplicadas sobre as paredes anterior e posterior do istmo uterino para elevar o colo.

⑪ **Incisão do ligamento cardinal.** Esses ligamentos encontram-se lateralmente ao útero e inferiormente aos vasos uterinos. Utiliza-se uma pinça reta Heaney para clampear o ligamento cardinal (Fig. 41-12.7). No momento do clampeamento do ligamento, a pinça Heaney deve estar posicionada em paralelo á margem lateral do útero. À medida que a pinça é lentamente fechada, deve ser ligeiramente angulada de forma a se afastar do eixo vertical do útero. Utiliza-se um bisturi para seccionar a porção do ligamento cardinal segura pela pinça. Aplica-se uma sutura simples ou de transfixação com fio de absorção lenta 0 sob a pinça, o nó é apertado e a pinça é removida. Procede-se à transecção semelhante do ligamento cardinal do outro lado.

Em razão de sua extensão vertical e da vasculazação do ligamento cardinal, talvez haja necessidade de repetir várias vezes o passo 11. Dessa forma, o ligamento cardinal é ligado desde o plano superior ao inferior, por todo o aspecto lateral do colo uterino.

⑫ **Transecção do ligamento uterossacral.** Neste momento, os ligamentos que unem útero e sacro são as últimas estruturas de suporte ainda presas ao útero (Fig. 41-12.8). Esses ligamentos são mais facilmente percebidos e visualizados tracionando o útero para cima. Cada ligamento deve ser seguro com pinça Heaney reta na proximidade de sua fixação no útero. É importante ressaltar que, considerando a proximidade com o ureter, essas pinças devem ser fechadas o mais próximo possível do útero. O ligamento é seccionado medialmente à pinça, aplica-se sutura de transfixação e a pinça é removida.

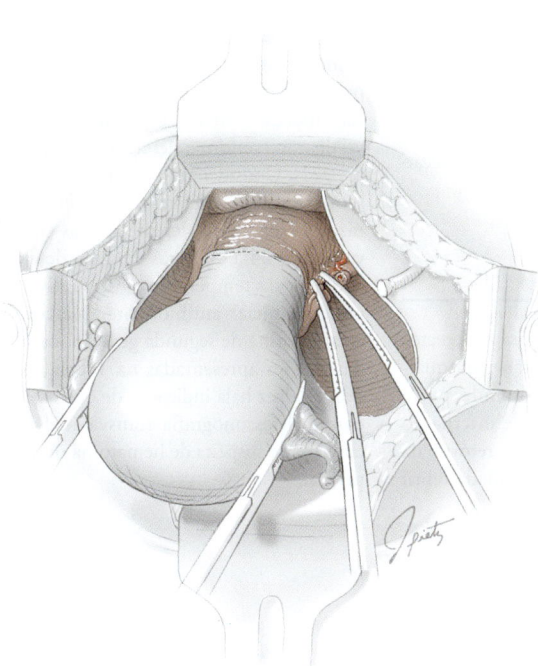

FIGURA 41-12.7 Transecção do ligamento cardinal.

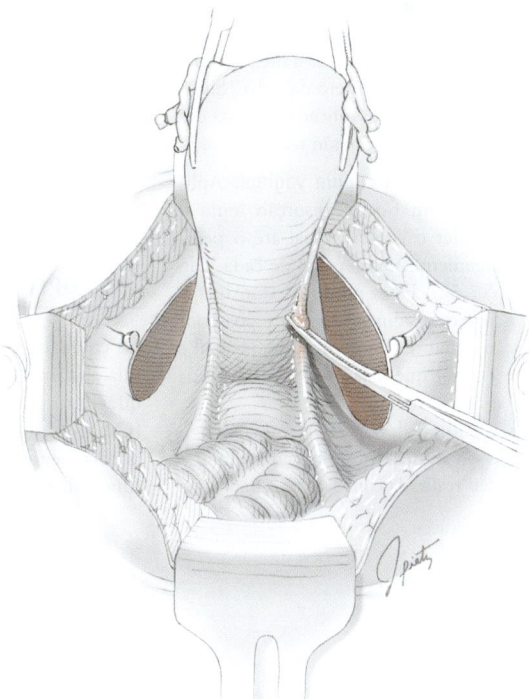

FIGURA 41-12.8 Transecção do ligamento uterossacral.

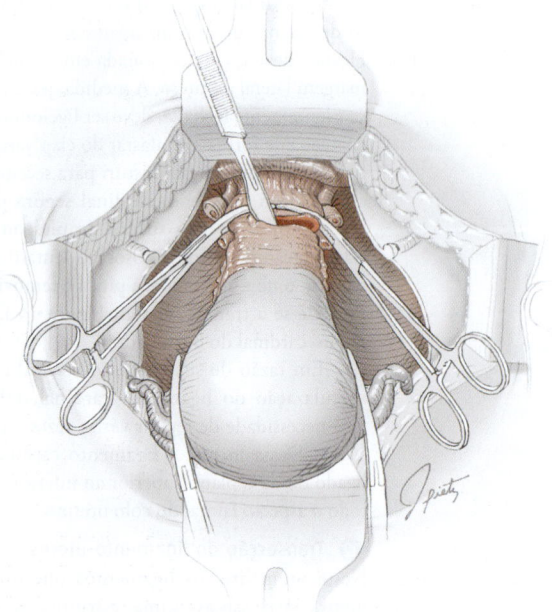

FIGURA 41-12.9 Excisão do útero.

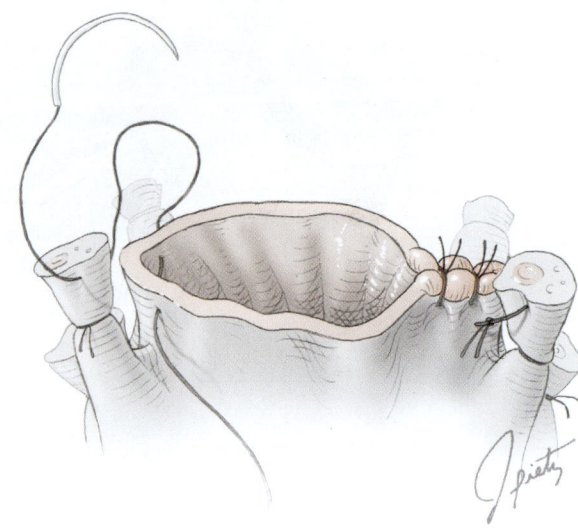

FIGURA 41-12.10 Fechamento da cúpula vaginal.

13 Abertura vaginal. O cirurgião palpa as paredes anterior e posterior da vagina para identificar o plano mais inferior do colo uterino. Nesse ponto, utilizam-se pinças Heaney para clampear e aproximar as paredes vaginais anterior e posterior no ponto imediatamente abaixo do colo (Fig. 41-12.9).

14 Remoção do útero. O tecido vaginal acima dessas pinças é então seccionado. Pode-se utilizar bisturi ou tesoura para a incisão. Esse procedimento liberta o útero da pelve. Suturas de transfixação são aplicadas abaixo das pinças Heaney que, então, são retiradas.

15 Fechamento da cúpula vaginal. Aplica-se sutura com fio de absorção lenta 0 para suspender o ápice vaginal até o pedículo do ligamento uterossacral de cada lado (Fig. 41-12.10). Esses pontos devem incorporar as paredes vaginais anterior e posterior na porção distal do ligamento uterossacral e ajudam a evitar que haja prolapso da cúpula vaginal após a cirurgia.

Essas suturas devem ser mantidas longitudinais e são seguras com pinças de hemostasia. A tração realizada com as pinças para cima e para o lado eleva a cúpula vaginal. As bordas anterior e posterior da incisão são então reaproximadas com vários pontos de sutura em forma de 8 ou com sutura de bloqueio contínua com fio de absorção lenta 0. O peritônio sobrejacente à margem vaginal posterior deve ser incluído nesse fechamento para reduzir o risco de sangramento pós-operatório da cúpula vaginal. A linha de sutura do pedículo deve ser inspecionada de ambos os lados buscando por pontos de sangramento. As suturas laterais usadas para elevação da cúpula são então cortadas.

16 Fechamento da ferida. A incisão abdominal é fechada conforme descrito na Seção 41-1 ou 41-2 (p. 1.021).

PÓS-OPERATÓRIO

Os cuidados pós-operatórios para histerectomia abdominal seguem o padrão para qualquer cirurgia abdominal de grande porte (Cap. 39, p. 962). O período de internação normalmente varia de 1 a 4 dias, e retorno da função intestinal normal e morbidade febril geralmente determinam essa evolução. A atividade pós-operatória é individualizada, embora relações sexuais devam ser proibidas até 4 a 6 semanas após a cirurgia para permitir que haja cicatrização da cúpula vaginal.

A morbidade febril é comum após histerectomia abdominal excedendo a observada com as abordagens vaginal e laparoscópica (Peipert, 2004). Frequentemente a febre não tem explicação, mas infecções pélvicas são comuns. Além disso, devem-se considerar as possibilidades de infecção da ferida operatória, infecção urinária e pneumonia com investigação conforme descrito no Capítulo 39 (p. 971). Considerando o alto índice de febre sem explicação, com resolução espontânea, é razoável manter a paciente apenas em observação por 24 a 48 horas em caso de elevação pequena da temperatura. Alternativamente, pode-se iniciar antibioticoterapia com uma cefalosporina de segunda geração, ou alguma das opções apresentadas na Tabela 3-31 (p. 103). Talvez haja indicação de outros exames, como ultrassonografia transvaginal ou TC, em caso de suspeita de hematoma ou abscesso pélvico.

41-13

Histerectomia vaginal

Em geral, a histerectomia por via vaginal oferece brevidade na recuperação, duração menor da cirurgia e menor período de hospitalização, assim como menor morbidade cirúrgica. Idealmente, é utilizada quando os órgãos pélvicos são pequenos, há algum grau de ptose uterina e não há necessidade de acesso ao abdome superior. Essa abordagem normalmente não é utilizada nas pacientes com pelve estreita ou com aderências significativas.

PRÉ-OPERATÓRIO

Os processos de avaliação, consentimento e preparo da paciente são semelhantes aos descritos para histerectomia abdominal (Seção 41-12, p. 1.045).

INTRAOPERATÓRIO

PASSO A PASSO

❶ **Anestesia e posicionamento da paciente.** Após administração de anestesia geral ou regional, a paciente é cuidadosamente colocada em posição de litotomia dorsal de forma a evitar lesão dos nervos isquiáticos, femorais ou fibulares comuns (Fig. 40-6, p. 985). A vagina é preparada, e a bexiga drenada. Alguns cirurgiões podem preferir esperar até o final para só então passar o cateter de Foley. Um afastador de ângulo reto, ou outro adequado, é instalado ao longo da parede vaginal anterior e uma valva vaginal de Auvard com peso é posicionada posteriormente.

❷ **Incisão da parede vaginal.** Utiliza-se uma pinça para tireoide de Lahey para segurar e juntar os lábios anterior e posterior do óstio uterino. Injetam-se 10 a 15 mL de solução salina contendo vasopressina (20 U em 30 a 100 mL de soro fisiológico) ou lidocaína e epinefrina (1:200.000), sob a mucosa, em toda a circunferência em um plano acima da junção cervicovaginal, mas abaixo da margem inferior da bexiga. A margem da bexiga é identificada como uma dobra no epitélio vaginal sobrejacente que pode ser acentuada com deslocamento para dentro e para fora do colo uterino (Sheth, 2005). Essa injeção reduz o sangramento durante a dissecção e ajuda a definir os planos teciduais. A parede vaginal acima do colo é circuncidada. A fim de evitar dissecção para o interior do colo, a incisão deve ser mantida em plano superficial à fáscia pubocervical.

❸ **Entrada no peritônio por via anterior.** A parede vaginal anterior é segura e elevada com uma pinça de Allis. Produz-se tensão tracionando a pinça tireoidiana de Lahey para fora. Essa tração revela bandas fibrosas conectando bexiga e colo uterino. Com gaze cirúrgica cobrindo o dedo indicador, um dos cirurgiões faz pressão contra o colo, para baixo e em direção cefálica, para divulsão dessas fibras e para mover a bexiga em direção cefálica. Esse movimento é mantido até que se alcance a prega vesicouterina. Alternativamente, e particularmente para os casos em que as bandas fibróticas entre colo e bexiga sejam densas, utiliza-se dissecção com corte para evitar cistostomia por divulsão com o dedo do cirurgião (Fig. 41-13.1).

A prega vesicouterina é reconhecida como uma linha branca transversal que cruza anteriormente ao colo. A palpação revela duas camadas finas lisas deslizando uma sobre a outra (Fig. 41-13.2). A prega vesicouterina é segura e elevada para tensionar essa camada peritoneal. O peritônio finalmente é seccionado (Fig. 41-13.3). O dedo indicador explora a abertura para confirmar a entrada no peritônio e palpar qualquer patologia imprevista. O afastador localizado anteriormente é reposicionado com sua lâmina distal entrando na cavidade peritoneal e elevando a bexiga.

❹ **Entrada posterior.** A pinça tireoidiana de Lahey e o colo uterino são elevados anteriormente para expor o fórnice posterior da vagina. Uma pinça de Allis é posicionada sobre a parede vaginal posterior e sobre a borda externa da incisão circunferencial previamente criada. A pinça de Allis é puxada para baixo para produzir tensão no peritônio posterior exposto. O fórnice posterior da vagina pode ser pinçado e cortado com tesoura de Mayo curva, e o fundo de saco de Douglas é penetrado (Fig. 41-13.4). O peritônio posterior é então afixado centralmente na incisão na parede vaginal posterior com sutura simples com fio de absorção lenta. Essa aproximação

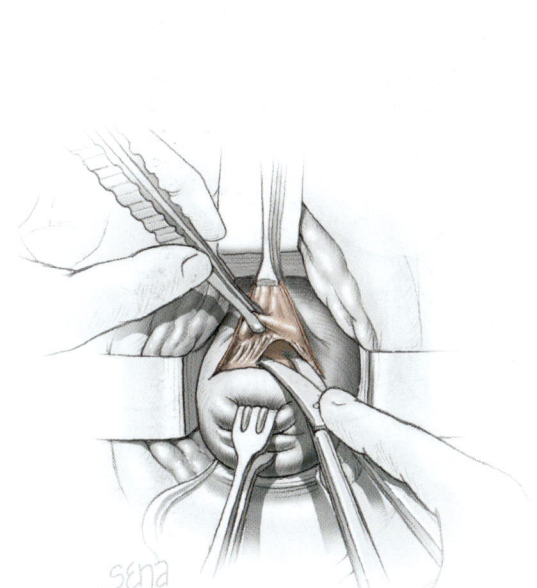

FIGURA 41-13.1 Dissecção por corte da mucosa vaginal.

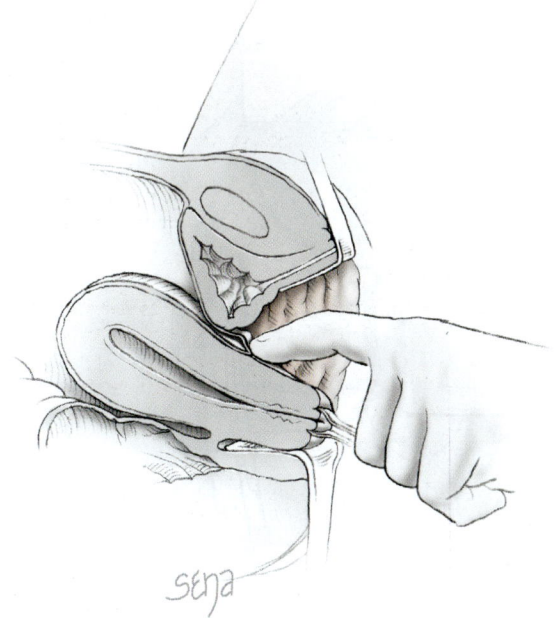

FIGURA 41-13.2 Identificação da prega vesicouterina.

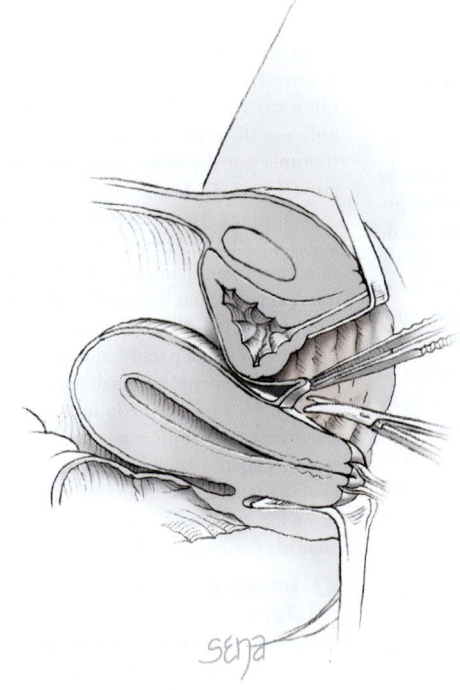

FIGURA 41-13.3 Incisão na prega vesicouterina.

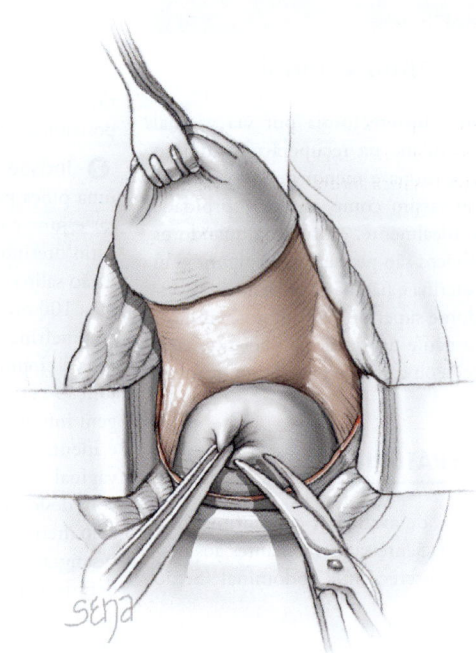

FIGURA 41-13.4 Entrada no fundo de saco de Douglas.

ajudará no fechamento do peritônio ao final do procedimento. O espéculo vaginal curto com peso é substituído por outro com lâmina mais longa, que alcance o fundo de saco.

5 Transecção dos ligamentos uterossacral e cardinal. A tração para fora da pinça tireoidiana de Lahey permite a visualização dos ligamentos que apoiam o útero. Essa tração também ajuda a prevenir lesão ureteral. O ligamento uterossacral é identificado, pinçado com pinça de Heaney curva, seccionado e ligado com fio de absorção lenta 0 com ponto de transfixação (Fig. 41-13.5). O ligamento uterossacral oposto é então ligado.

Após a ligadura dos ligamentos uterossacrais, os ligamentos cardinais são pinçados, cortados e suturados de maneira semelhante (Fig. 41-13.6).

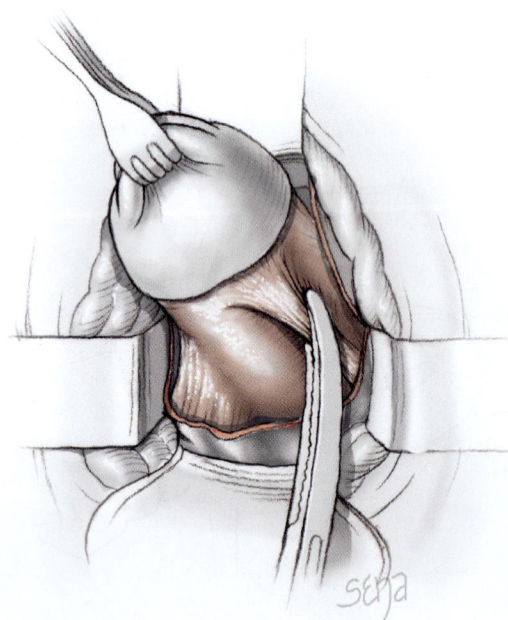

FIGURA 41-13.5 Transecção do ligamento uterossacral.

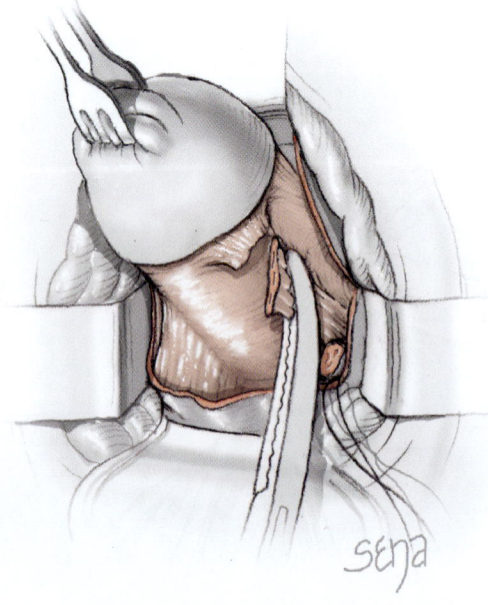

FIGURA 41-13.6 Transecção do ligamento cardinal.

Os ligamentos uterossacral e cardinal podem ser isolados, pinçados e ligados individualmente ou em combinação, dependendo do tamanho de cada um. Uma vez que os pontos nesses pedículos estejam fixados, as extremidades do fio não devem ser cortadas mas sim seguras por pinças de hemostasia. Elas serão usadas para suturar a cúpula vaginal mais tarde a fim de auxiliar no apoio vaginal a longo prazo.

6 Artérias uterinas. A artéria uterina é identificada em um dos lados e pinçada com pinça de Heaney curva. Aplica-se sutura simples com fio de absorção lenta 0 atrás da pinça que mantém a hemostasia quando a pinça for retirada. A artéria uterina do lado oposto é ligada de forma semelhante.

7 Ligamentos útero-ováricos e redondo. Se o útero for pequeno e o descenso adequado, duas pinças de Heaney curvas devem ser posicionadas em paralelo atravessando os ligamentos útero-ovárico e redondo e as tubas uterinas. Cada pedículo deve ser duplamente ligado, primeiro com sutura simples posicionada proximalmente e, a seguir, com ponto de transfixação posicionado distalmente.

Alternativamente, se o útero for maior, seu corpo pode ser retirado pela incisão de colpotomia anterior ou posterior para expor o ligamento útero-ovárico, o ligamento redondo e as tubas uterinas (Fig. 41-13.7). Para a exteriorização do fundo, pode-se utilizar os dedos ou uma pinça para tracionar suavemente o fundo pela vagina.

8 Morcelamento. Em alguns casos, o fundo do útero pode ser grande demais para ser retirado por via vaginal, sendo necessária a redução de volume do útero antes da ligadura dos ligamentos cornuais. Isso pode ser feito por enucleação dos leiomiomas maiores ou por esvaziamento central de colo a fundo usando tesoura ou bisturi. Uma vez reduzido o volume, utiliza-se uma pinça de Heaney posicionada ao redor do ligamento útero-ovárico, ligamento redondo e da tuba uterina, conforme descrito na etapa 7.

9 Ooforectomia. Se estiver sendo planejada a retirada dos ovários, os anexos são pinçados com pinça Babcock e suavemente tracionados na direção da incisão. O dedo indicador é posicionado ao redor do ligamento infundibulopélvico (IP) para isolá-lo das estruturas vizinhas. O ligamento IP é pinçado e ligado de forma semelhante à descrita para o pedículo útero-ovárico (Fig. 41-13.8). As extremidades dos fios dessa sutura final de transfixação são seguras por pinças hemostáticas.

10 Avaliação da hemostasia. Após a retirada do útero, os pedículos cirúrgicos devem ser inspecionados buscando por pontos de sangramento (Fig. 41-13.9). A coagulação

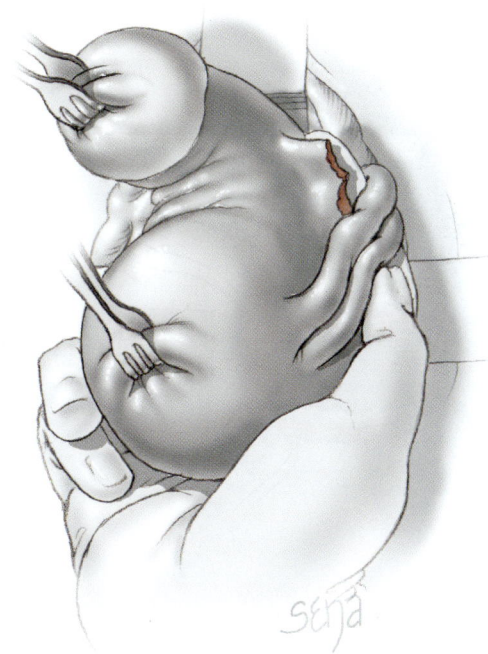

FIGURA 41-13.7 Transecção dos ligamentos redondo e útero-ovárico.

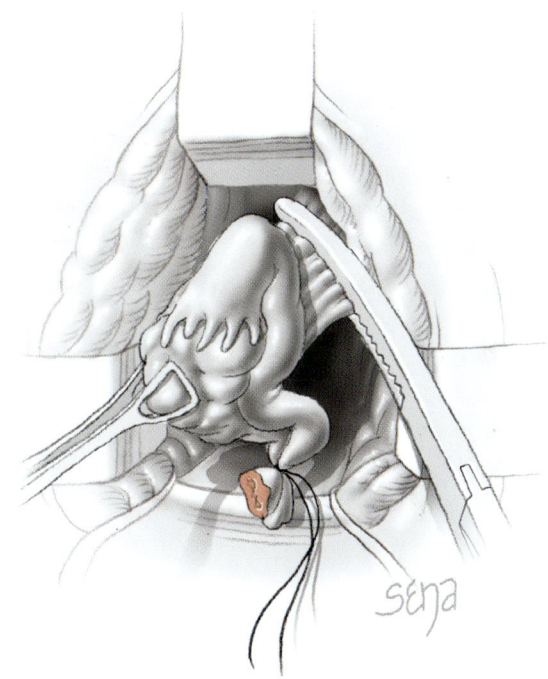

FIGURA 41-13.8 Ooforectomia.

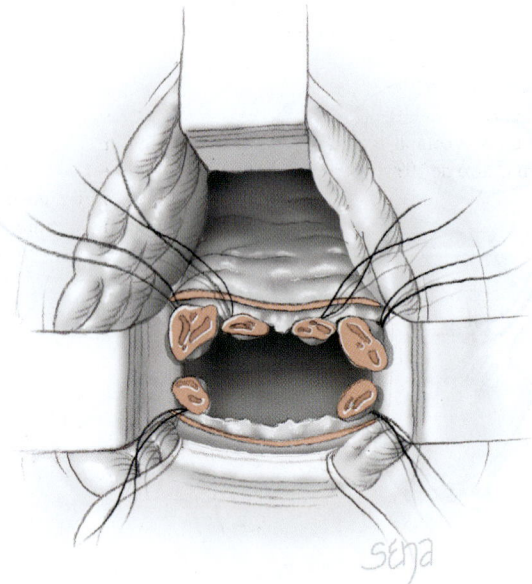

FIGURA 41-13.9 Inspeção dos pedículos cirúrgicos.

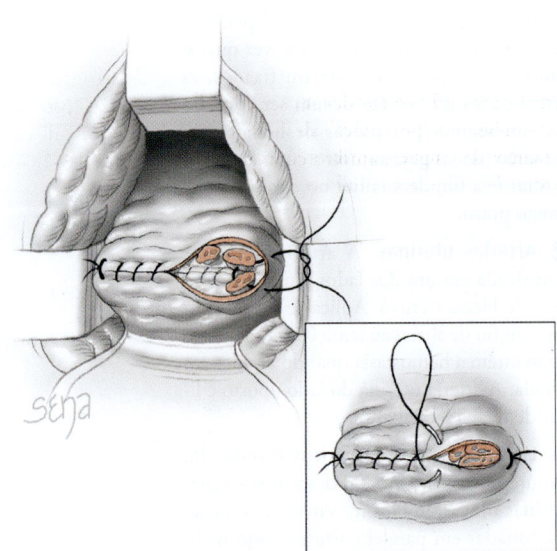

FIGURA 41-13.10 Fechamento da cúpula vaginal.

eletrocirúrgica ou suturas com ponto em forma de oito normalmente controlam eventuais pontos de sangramento. Se a hemostasia for adequada, os pontos de sutura do ligamento IP são cortados. Se estiver planejado um reparo de enterocele, este é o momento de sua realização.

⓫ Fechamento da cúpula vaginal. Conforme ilustrado no plano profundo da Figura 41-13.10, o peritônio é fechado com sutura de colchoeiro usando fio 2-0 de absorção lenta. Pode-se acrescentar uma sutura de suspensão na qual os ligamentos cardinal, uterossacral, ou ambos são suturados em ambas as paredes laterais da cúpula vaginal para melhorar a suspensão e o apoio do arco vaginal. Finalmente, a incisão na parede vaginal é fechada da esquerda para a direita com pontos interrompidos ou sutura contínua usando fio de absorção lenta n° 0.

PÓS-OPERATÓRIO

De forma geral, as pacientes submetidas à histerectomia por via vaginal, em comparação àquelas tratadas com abordagem abdominal, têm recuperação mais rápida da função intestinal, deambulação mais fácil e menos necessidade de analgesia. A avaliação e o tratamento das complicações pós-operatórias assemelham-se aos descritos para a via abdominal.

41-14

Traquelectomia

Entre os anos 1920 e 1950, a maioria das histerectomias era supracervical em razão da falta de bancos de sangue e antibioticoterapia adequados. Muitas dessas mulheres tratadas com histerectomia supracervical tiveram indicação posterior de remoção do colo uterino, denominada *traquelectomia*, em razão de queixas como prolapso, persistência de sangramento cíclico ou lesões pré-invasivas no colo uterino (Pasley, 1988).

O colo do útero pode ser removido por via vaginal ou abdominal, mas na maioria dos casos sem patologia pélvica concomitante dá-se preferência à histerectomia vaginal (Pratt, 1976). Com o ressurgimento da histerectomia supracervical, atualmente realizada por via laparoscópica, a frequência de traquelectomia por indicação benigna tende a aumentar.

PRÉ-OPERATÓRIO

Avaliação da paciente

Assim como para histerectomia, há necessidade de exame preventivo pré-operatório com esfregaço de Papanicolaou para excluir câncer de colo uterino.

Consentimento

Assim como na histerectomia, as pacientes têm maior risco de infecção do trato urinário e de lesão intestinal. De forma semelhante, dentre as possíveis complicações na cúpula vaginal estão hematoma, abscesso e celulite. Felizmente, as complicações são raras. Embora Pratt e Jefferies (1976) tenham observado complicações em 91 das 262 pacientes estudadas, as taxas de complicação em diversas séries ficaram abaixo de 10% (Riva, 1961; Welch, 1959).

Preparo da paciente

É comum que haja entrada na cavidade peritoneal durante traquelectomia. Consequentemente, assim como na histerectomia vaginal, há indicação de antibioticoterapia profilática, e as melhores opções estão descritas na Tabela 39-6 (p. 959).

INTRAOPERATÓRIO

PASSO A PASSO

1. **Anestesia e posicionamento da paciente.** Na maioria dos casos, a traquelectomia é realizada em regime de internação hospitalar sob anestesia geral ou regional. A paciente é colocada em posição de litotomia dorsal alta, a vagina é preparada para cirurgia e instala-se cateter de Foley.

2. **Incisão da parede vaginal.** Os passos iniciais da traquelectomia são iguais àqueles descritos para histerectomia vaginal (Seção 41-13, etapa 2, p. 1.051).

3. **Dissecção extraperitoneal.** Contudo, diferentemente da histerectomia vaginal, como o coto do colo uterino se encontra fora da cavidade peritoneal, não há necessidade de penetração nesta cavidade para realizar a traquelectomia. Consequentemente, uma vez completa a circuncisão da parede vaginal ao redor do colo uterino, a dissecção prossegue até a prega vesicouterina, mas sem que haja entrada na cavidade peritoneal.

Em muitos casos, a bexiga encontra-se mais fortemente aderida à face anterior do colo e os planos teciduais evidentes encontrados durante histerectomia vaginal estão ausentes. Além disso, se ao final da histerectomia original o peritônio tiver sido reaproximado para cobrir o coto do colo uterino, a bexiga talvez esteja drapeada sobre o ápice do coto e presa por tecido fibrótico. Por esse motivo, a separação de parede vaginal, bexiga e reto da superfície do colo uterino normalmente requer dissecção por corte (Fig. 41-14.1). Assim como ocorre com a histerectomia vaginal, a tração do colo uterino para fora, acompanhada de contrapressão da parede vaginal, ajuda na dissecção. Para evitar que haja cistostomia e proctotomia, as lâminas da tesoura e do bisturi e a pressão de dissecção devem ser direcionadas contra o colo do útero.

4. **Transecção dos ligamentos uterossacral e cardinal.** Uma vez liberados da parede vaginal, os ligamentos uterossacral e cardinal são pinçados e ligados assim como descrito para a histerectomia vaginal (Fig. 41-14.2). Os ramos cervicais da artéria uterina geralmente são pinçados e ligados junto com o ligamento cardinal. Dependendo do comprimento do colo uterino, procede-se à transecção e ligação sequenciais do ligamento cardinal até que se atinja o ápice do coto.

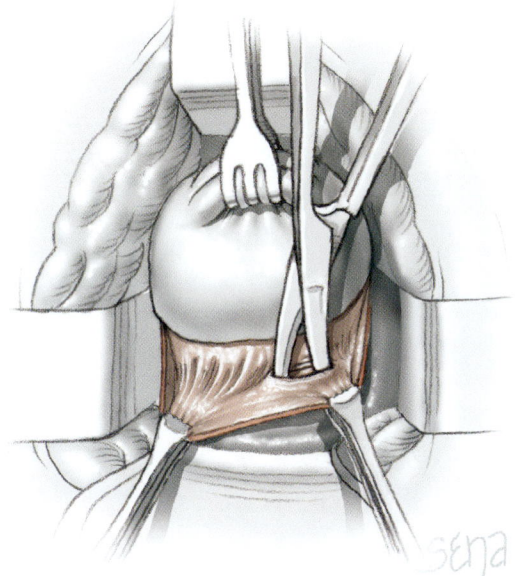

FIGURA 41-14.1 Dissecção extraperitoneal.

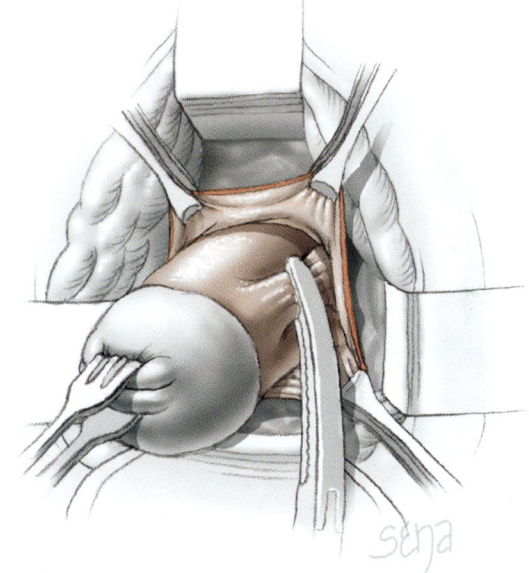

FIGURA 41-14.2 Transecção dos ligamentos cardinal e uterossacral.

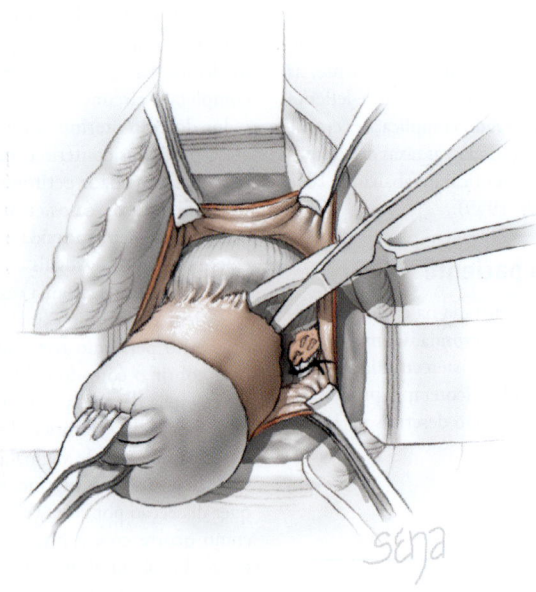

FIGURA 41-14.3 Excisão do coto.

⑤ **Excisão do coto.** Uma vez que o ápice seja alcançado, a dissecção por corte passando pelo cume do coto liberta-o da vagina (Fig. 41-14.3).

⑥ **Fechamento da incisão.** A incorporação dos ligamentos uterossacral e cardinal e a reaproximação das paredes vaginais acompanham as descritas para a histerectomia vaginal (p. 1.054).

PÓS-OPERATÓRIO

Assim como ocorre em casos de histerectomia, um número significativo de mulheres evolui com morbidade febril inexplicável após traquelectomia. Pasley (1988), em sua série de 55 casos, observou taxa de 9%. Assim como na histerectomia, as pacientes com febre persistente ou alta devem ser investigadas e, possivelmente, tratadas com antibióticos (Cap. 39, p. 971).

41-15

Dilatação e curetagem

Apesar de utilizada para a avaliação diagnóstica e para tratamento de sangramento uterino anormal nos últimos 150 anos, as indicações para dilatação e curetagem (D&C) foram reduzidas com o desenvolvimento de métodos menos invasivos (Capítulo 8, p. 225). Na avaliação de sangramento uterino anormal, a curetagem com lâmina pode ser usada isoladamente ou em associação com histeroscopia para mulheres com sangramento persistente apesar de resultados normais na ultrassonografia e na biópsia de endométrio. Além disso, quando há estenose de colo uterino impedindo a coleta de amostras em consultório, a dilatação mecânica do colo uterino pode ser necessária para ter acesso à cavidade uterina. No tratamento de menorragia aguda grave, a D&C pode ser usada para retirada do endométrio hipertrófico se o sangramento tiver que ser interrompido imediatamente ou for refratário ao tratamento clínico. Embora a aspiração a vácuo seja usada com maior frequência para remoção dos produtos da concepção no primeiro trimestre da gestação, a D&C também pode ser uma opção (Cap. 6, p. 189). Finalmente, em casos de suspeita de gestação ectópica, algumas vezes utiliza-se D&C para comprovar a ausência de tecido trofoblástico intrauterino (ver Capítulo 7, p. 208).

PRÉ-OPERATÓRIO

Consentimento

Para a maioria das pacientes, a D&C tem baixo índice de complicação, com taxas normalmente abaixo de 1% (Radman, 1963; Tabata, 2001). As complicações mais comuns são infecção e perfuração do útero.

Preparação da paciente

Como são muitas as indicações para D&C, os exames diagnósticos antes do procedimento podem variar. Não há necessidade de antibioticoterapia profilática quando a D&C é realizada por indicação ginecológica. Entretanto, quando realizada em ambiente obstétrico, é possível haver infecção da pelve, e, nesses casos, geralmente são prescritos antibióticos após o procedimento, sendo que a prescrição mais comum é doxiciclina, 100 mg duas vezes ao dia por 10 dias. (American College of Obstetricians and Gynecologists, 2009a). O risco de lesão intestinal é pequeno, e, portanto, o uso de enemas pré-operatórios não é obrigatório.

INTRAOPERATÓRIO

PASSO A PASSO

1 **Anestesia e posicionamento da paciente.** A D&C normalmente é realizada como procedimento ambulatorial, com anestesia geral ou regional ou com bloqueio nervoso local combinado com sedação intravenosa. A paciente é colocada em posição de litotomia dorsal, a vagina é preparada para cirurgia, e a bexiga é drenada.

Procede-se a exame bimanual para determinar o tamanho do útero, e faz-se uma inclinação antes da introdução dos instrumentos vaginais. A informação obtida com esse exame ajuda o cirurgião a evitar perfurar o útero. Com a inserção dos instrumentos acompanhando o maior eixo do útero, há menor chance de perfuração.

2 **Histerometria.** Pode-se obter exposição vaginal adequada com espéculo de Graves ou com afastadores ou valvas vaginais individuais. O lábio anterior do colo uterino é preso com uma pinça de Pozzi para estabilizar o útero durante o procedimento de dilatação e curetagem. Uma sonda uterina de Sims é segurada como um lápis, entre o polegar e os dois primeiros dedos (Fig. 41-15.1). A sonda é lentamente guiada através da abertura do colo uterino até a cavidade uterina, indo até o fundo uterino. É importante não forçar os instrumentos, uma vez que isso aumentaria o risco de perfuração.

Ao encontrar ligeira resistência no fundo uterino, mede-se a distância entre o fundo e a abertura externa do colo com as marcações na sonda. Conhecer a distância até onde os dilatadores e as curetas podem ser inseridos com segurança reduz o risco de perfuração uterina.

Às vezes, a estenose cervical pode dificultar o acesso ao canal endocervical. Nesses casos, instrumentos de menor calibre, como uma sonda de canal lacrimal, podem ser inseridos no orifício externo do colo para definir a via de acesso. Nessas situações, o ultrassom pode ser útil quando realizado simultaneamente à D&C com lâmina. A visualização dos instrumentos conforme estão sendo utilizados ajuda a garantir o posicionamento adequado (Christianson, 2008).

Além disso, o pré-tratamento com 100 mg de misoprostol, um análogo da prostaglandina E_1, talvez produza amolecimento adequado do colo para permitir a passagem dos instrumentos. As posologias mais utilizadas são 200 ou 400 μg por via vaginal ou 400 μg por via oral 12 a 24 horas antes do procedimento. Os principais efeitos colaterais são cólica, sangramento uterino ou náusea.

3 **Dilatação uterina.** Após a sondagem, são inseridos dilatadores de calibre progressivamente maior para abrir o canal endocervical e o orifício cervical interno, conforme descrito na Seção 41-16 (p. 1.060). Segura-se um dilatador de Hegar, Hank ou Pratt entre o polegar e os dois primeiros dedos, enquanto o quarto e o quinto dedos e a base da mão repousam sobre o períneo e a nádega. Cada dilatador é inserido em um movimento lento e gradual através do orifício cervical interno. A dilatação progressiva continua até que a cureta selecionada possa ser inserida (Fig. 41-15.2).

Durante a sondagem ou a dilatação, pode haver perfuração uterina, que deve ser suspeitada quando o instrumento atinge uma profundidade maior do que a avaliada anteriormente pela histerometria. Em razão do formato estreito e rombo desses instrumentos, o risco de lesão significativa do útero ou de órgãos abdominais é baixo. Nesses casos, na ausência de sangramento significativo, é razoável reavaliar a inclinação do útero e completar a D&C. Alternativamente, pode-se interromper a cirurgia e repeti-la posteriormente, permitindo a cicatrização do miométrio.

4 **Curetagem uterina.** Antes da curetagem, uma lâmina de curativo não aderente é aplicada na vagina, abaixo do colo uterino. A cureta uterina é, então, inserida até o fundo uterino, acompanhando o eixo longitudinal do corpo do útero. Ao atingir o fundo uterino, a superfície cortante da cureta é posta em contato com o endométrio adjacente (Fig. 41-15.3). Aplica-se pressão contra o endométrio à medida que a cureta é tracionada em direção ao orifício cervical interno.

Após atingir a abertura, a cureta é redirecionada ao fundo uterino e posicionada imediatamente lateral e adjacente ao cami-

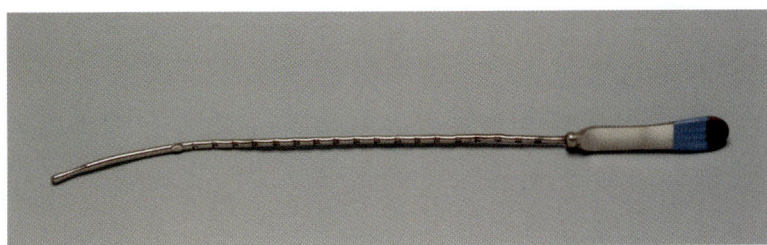

FIGURA 41-15.1 Sonda uterina Sims. (*Fotografia cedida por Steven Willard.*)

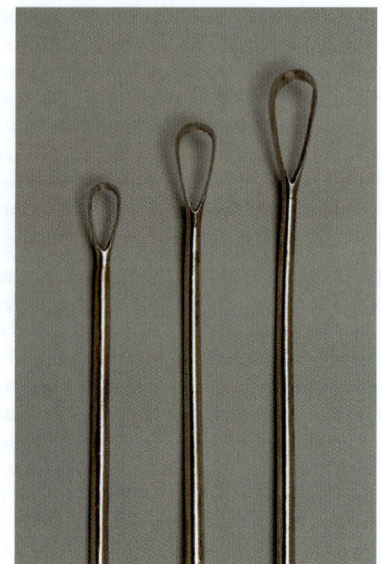

FIGURA 41-15.2 Cureta uterina.

nho feito pela sua primeira passagem. Após várias passagens, os tecidos coletados na região do istmo são removidos para o curativo Telfa. Desse modo, toda a cavidade uterina é sequencialmente e circunferencialmente curetada. Os tecidos coletados são enviados para exame patológico.

Assim como na dilatação, o útero pode ser perfurado durante a curetagem. No entanto, a cureta, por ser afiada, pode lacerar o intestino, vasos ou outros órgãos abdominais. Assim, sugere-se laparoscopia diagnóstica para avaliar a ocorrência de tais lesões.

⑤ Exploração uterina. Como pólipos uterinos grandes ou pequenos podem escapar à curetagem, justifica-se a exploração uterina com fórceps de Randall para cálculos renais nas mulheres que estiverem sendo investigadas em razão de sangramento anormal. O instrumento é introduzido fechado na cavidade endometrial. Ao atingir o fundo uterino, o fórceps é aberto contra as paredes uterinas, novamente fechado e retirado do endométrio. Assim, são exploradas as superfícies anterior, posterior, proximal e distal da cavidade. Quando um pólipo é capturado, sente-se uma tração contra o fórceps fechado conforme ele é retirado da parede do útero. Uma tração firme normalmente libera o pólipo. O tecido removido é enviado para exame patológico.

Alternativamente, a histeroscopia é um meio mais preciso que a D&C isoladamente para diagnóstico e remoção de lesões focais como os pólipos. De qualquer forma, as duas técnicas podem ser combinadas.

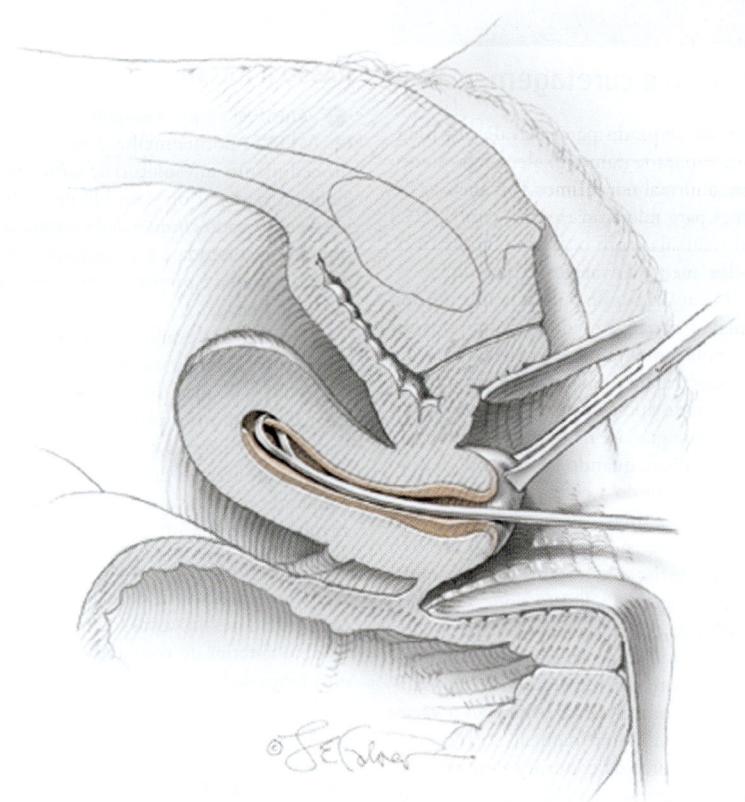

FIGURA 41-15.3 Curetagem uterina.

PÓS-OPERATÓRIO

A recuperação de D&C normalmente é rápida e sem complicações. Sangramento leve ou de escape é esperado, e as pacientes podem voltar às atividades normais assim que se sentirem aptas.

41-16

Dilatação e aspiração

A dilatação e aspiração é o método mais comumente utilizado para remover produtos de concepção no primeiro trimestre (Capítulo 6, p. 189). A aspiração a vácuo, a forma mais comum de curetagem por sucção, requer cânula rígida ligada a uma fonte de vácuo movida a eletricidade. Alternativamente, na aspiração manual a vácuo, utiliza-se uma cânula semelhante ligada a uma seringa manual como fonte de vácuo (MacIsaac, 2000; Masch, 2005).

PRÉ-OPERATÓRIO

Avaliação da paciente

Para a maioria das mulheres, o procedimento é precedido por ultrassonografia transvaginal. Esse exame de imagem auxilia na documentação da inviabilidade da gestação, sua localização e tamanho. Além da ultrassonografia, a tipagem do sangue é realizada para avaliar o fator Rh. A administração intramuscular de 50 ou 300 µg (1.500 UI) de imunoglobulina anti-Rh (D) nas 72 horas seguintes à interrupção de gestação no primeiro trimestre em mulheres Rh-negativas reduz drasticamente o risco de isoimunização em gestações futuras (Cap. 6, p. 176).

Consentimento

A dilatação com aspiração é um método seguro e efetivo para evacuação uterina (Tunçalp, 2010). As taxas de complicação a curto prazo são baixas, tendo sido publicados índices entre 1 e 5% (Hakim-Elahi, 1990; Zhou, 2002). As complicações incluem perfuração do útero, retenção de produtos, infecção e hemorragia, e os índices aumentam após o primeiro trimestre. Assim, a curetagem por instrumento ou por sucção deve ser realizada antes da 14ª ou 15ª semana de gestação.

A incidência de perfuração uterina associada a abortamento eletivo varia. Dentre os fatores determinantes estão habilidade do médico e posição e tamanho do útero. A taxa de perfuração aumenta quando o útero é retrovertido ou está aumentado de tamanho e quando o cirurgião tem pouca experiência. A perfuração acidental do útero é identificada quando os instrumentos passam sem resistência até a pelve. A conduta expectante pode ser suficiente se a perfuração for pequena, como a produzida por uma sonda ou por um dilatador pequeno. No entanto, pode-se provocar lesão intra-abdominal considerável quando instrumentos – em especial cânula de sucção e curetas cortantes – atravessam o defeito uterino até a cavidade peritoneal (Keegan, 1982). Como a perfuração não identificada da bexiga pode provocar peritonite grave e sepse, a laparoscopia ou a laparotomia para avaliar o conteúdo abdominal com frequência é a ação mais segura nesses casos (Kambiss, 2000).

Raramente, as mulheres podem evoluir com incompetência cervical ou sinéquias intrauterinas após D&C. As pacientes que estejam considerando a possibilidade de abortamento devem ter em mente o potencial de tais complicações – raras, porém graves.

Preparação da paciente

A aspiração uterina pode ser realizada em casos de abortamento incompleto ou inevitável e não requer dilatação do colo. No entanto, outras situações exigem dilatação manual do óstio cervical com dilatadores de metal, uma etapa cirúrgica intimamente associada à perfuração do útero e a desconforto da paciente. Assim, para evitar este procedimento, é possível instalar dilatadores higroscópicos no canal endocervical até a altura do óstio interno para obter a dilatação necessária.

Os dilatadores higroscópicos retiram água dos tecidos do colo uterino e sofrem expansão, dilatando gradualmente o colo. Um dos tipos de dilatador higroscópico tem origem em ramos da *Laminaria digitata* ou *Laminaria japonica*, uma alga marrom. Os ramos são cortados, descascados, moldados, secos, esterilizados e embalados de acordo com seu tamanho hidratado – pequeno (3 a 5 mm de diâmetro), médio (6 a 8 mm) e grande (8 a 10 mm) (Fig. 41-16.1). Supõe-se que a laminária, altamente higroscópica, atue retirando água dos complexos proteoglicanos do colo uterino. Os complexos sofrem dissociação, o que permite que o colo sofra amolecimento e dilatação.

Há outro dilatador higroscópico sintético à base de acrílico, o Dilapan-S. Em 1995, o Dilapan foi retirado do mercado norte-americano em razão de preocupações surgidas sobre a possibilidade de fragmentação. O equipamento foi reintroduzido após aprovação pela Food and Drug Administration de um novo projeto de dispositivo (Food and Drug Administration, 2009).

Para a instalação de dilatador, o colo uterino é limpo com solução de iodopovidona e pinçado no plano anterior. A seguir, com a ajuda de uma pinça uterina, insere-s e uma laminária de tamanho adequado no colo uterino, até que sua extremidade fique ao nível do óstio interno do canal do colo uterino (Fig. 41-16.2). Após 4 a 6 horas, a laminária estará hidratada para dilatar suficientemente o colo uterino e permitir a realização de curetagem mecânica com maior facilidade. A expansão da laminária com frequência é acompanhada por cólicas.

Além dos dilatadores higroscópicos, várias formulações contendo prostaglandinas foram investigadas como agentes capazes de "apagar" o colo do útero para subsequente dilatação. O misoprostol é usado com sucesso para induzir evacuação uterina em pacientes apropriadamente selecionadas. No entanto, os estudos que investigaram seu uso pré-operatório para facilitar ou evitar a necessidade de dilatação cervical não concluíram que o fármaco fosse consistentemente efetivo nessa situação clínica (Bunnasathiansri, 2004; Sharma, 2005).

Há indicação para profilaxia com antibióticos no momento de abortamento cirúrgico transcervical. Com base na revisão de 11 ensaios clínicos randomizados, Sawaya e colaboradores (1996) concluíram que o uso de antibióticos no pré-operatório reduziu em 40% o risco de infecção. Embora aparentemente não haja um esquema superior, a doxiciclina, 100 mg por via oral, duas vezes ao dia, durante 10 dias, é um esquema conveniente, efetivo e de baixo custo. Na Tabela 39-6 (p. 959) são encontrados esquemas alternativos.

INTRAOPERATÓRIO

Instrumentos

A dilatação com aspiração requer equipamento de sucção; tubo de sucção estéril, rígido, transparente e de grande calibre; e cânulas estéreis de sucção Karman (Fig. 41-16.3). Há cânulas de plástico de vários diâmetros. A escolha do tamanho mais adequado deve ponderar fatores concorrentes. Com cânulas pequenas corre-se o risco de deixar tecido indesejável no interior do útero, enquanto cânulas maiores podem provocar lesão do colo e produzem mais desconforto. Para a maioria

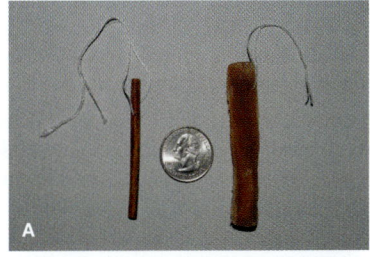

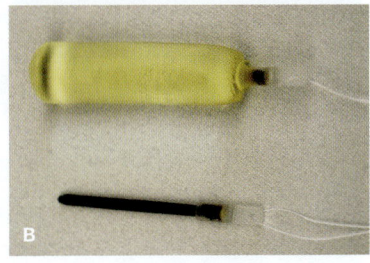

FIGURA 41-16.1 Dilatadores higroscópicos, seco e expandido. **A**. Laminária. **B**. Dilapan-S.

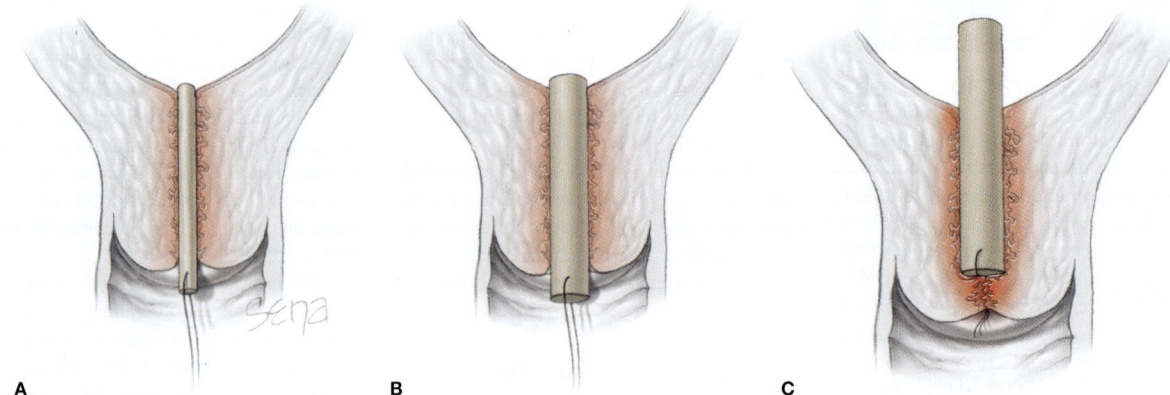

FIGURA 41-16.2 A. Aplicação correta da laminária. **B.** Laminária expandida. **C.** Laminária inserida muito profundamente, ultrapassando o orifício cervical interno óstio interno do colo uterino.

das evacuações uterinas realizadas no primeiro trimestre da gravidez, as cânulas de Karman de nº 8 a 12 são suficientes.

PASSO A PASSO

❶ Anestesia e posicionamento da paciente. Na ausência de doença sistêmica materna, os procedimentos abortivos não exigem internação. Quando o abortamento é realizado fora do hospital, deve-se ter à disposição equipamento para reanimação cardiorrespiratória e possibilidade de transferência imediata para um hospital. A anestesia ou analgesia utilizada varia, podendo incluir anestesia geral, bloqueio paracervical mais sedação intravenosa, ou apenas sedação intravenosa. Após a aplicação da anestesia ou da analgesia, a paciente é colocada em posição de litotomia dorsal, a bexiga é drenada, e a vulva e a vagina são preparadas para a cirurgia.

❷ Histerometria. Uma sonda uterina de Sims é passada através do óstio para o interior da cavidade uterina a fim de avaliar sua profundidade e inclinação antes da dilatação.

❸ Dilatação cervical. Um espéculo de Graves é instalado na vagina, para permitir acesso ao colo uterino. Em casos de abortamento incompleto ou inevitável, o óstio do colo uterino já estará dilatado. Alternativamente, dilatadores metálicos de Pratt, Hegar ou Hank (Fig. 41-16.4), com diâmetros crescentes, são posicionados através dos óstios externo e interno para dilatar lentamente o colo uterino. O útero é especialmente vulnerável à perfuração nessa etapa; por esse motivo, os dilatadores de metal devem ser segurados como um lápis. A base da mão e o quarto e o quinto dedos devem estar apoiados sobre o períneo e a nádega. Aplica-se pressão leve apenas com o polegar e os dois primeiros dedos para fazer o dilatador passar pelo canal do colo uterino (Fig. 41-16.5).

❹ Evacuação do útero. A cânula é inserida pelo canal do colo uterino aberto até a cavidade endometrial (Fig. 41-16.6). O equipamento de sucção é ligado. A cânula de sucção é movida em direção ao fundo uterino, trazida de volta à abertura do colo uterino, e girada por toda a circunferência para cobrir toda a superfície da cavidade uterina (Fig. 41-16.7). Todo o conteúdo uterino é assim aspirado (Fig. 41-16.8).

O tecido é coletado em um frasco localizado na extremidade distal do tubo, e enviado para exame patológico. Ocasionalmente, a cânula de Karman pode ser obstruída por excesso de tecido; nesse caso, o equipamento é desligado antes da remoção da cânula. Após a desobstrução da abertura, a cânula pode ser reinserida e a unidade de sucção religada para que seja completada a curetagem.

❺ Curetagem com lâmina. Quando não houver mais saída de tecido pelo tubo de aspiração, deve-se proceder a uma curetagem suave com lâmina para remover qualquer fragmento fetal ou de placenta remanescente, conforme descrição em mais detalhes na Seção 41-15 (p. 1.057) (Fig. 41-16.9).

PÓS-OPERATÓRIO

A recuperação do procedimento de dilatação e aspiração normalmente é rápida e sem complicações. As pacientes podem voltar às atividades quando se sentirem aptas, porém recomenda-se abstinência sexual na primeira semana após a cirurgia.

A ovulação pode voltar a ocorrer 2 semanas após o término de gestação inicial. Assim, se não há interesse de engravidar, a contracepção deve ser iniciada logo após o abortamento.

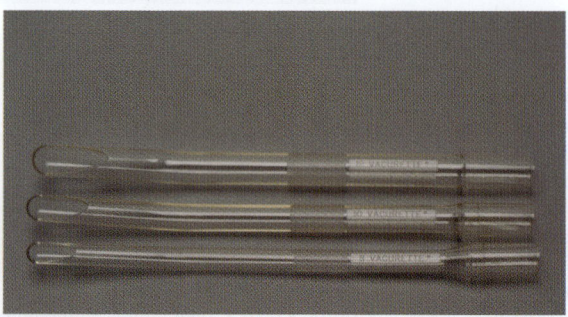

FIGURA 41-16.3 Cânulas de Karman (tamanhos 8 mm a 12 mm). Em destaque: a ponta da cânula.

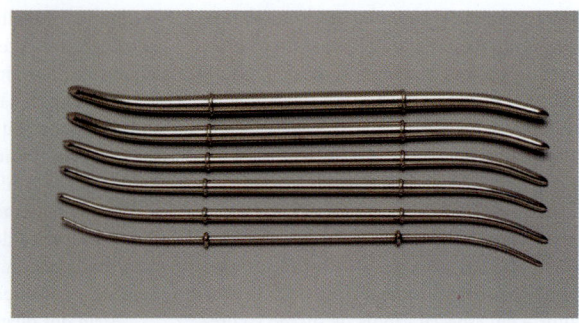

FIGURA 41-16.4 Dilatadores Hank com diâmetro progressivamente maior.

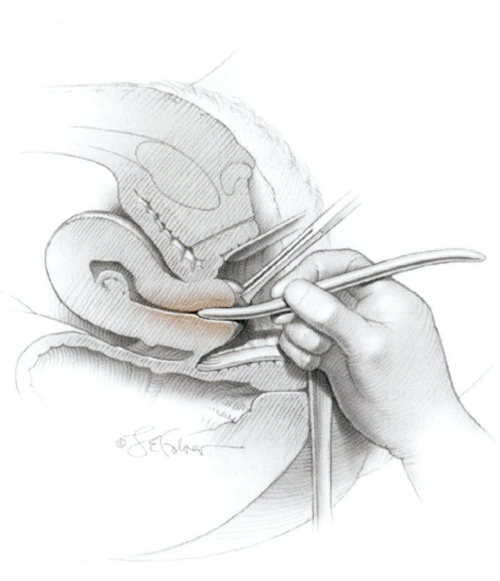

FIGURA 41-16.5 Dilatação uterina.

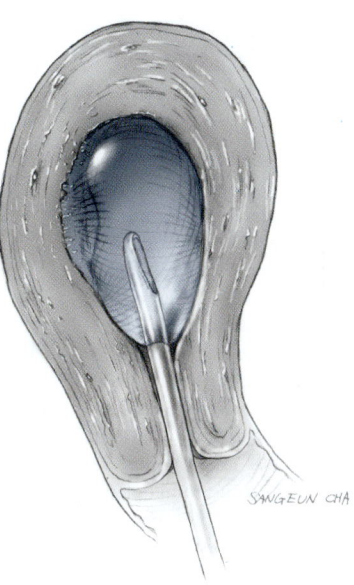

FIGURA 41-16.6 Cânula de sucção inserida na cavidade e saco amniótico.

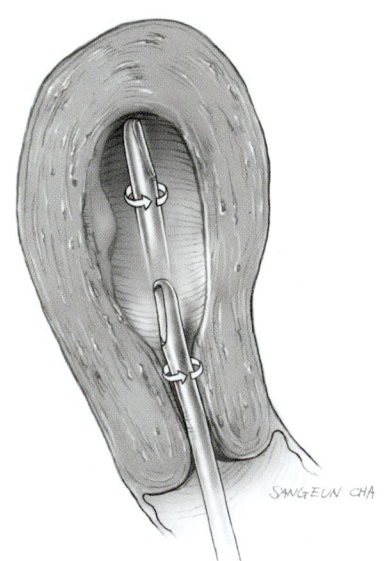

FIGURA 41-16.7 Movimentação da cânula de sucção durante a curetagem.

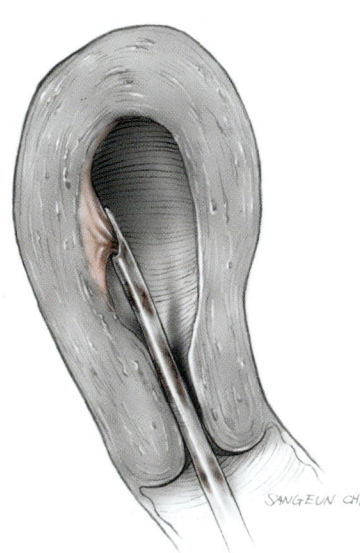

FIGURA 41-16.8 Retirada do conteúdo uterino.

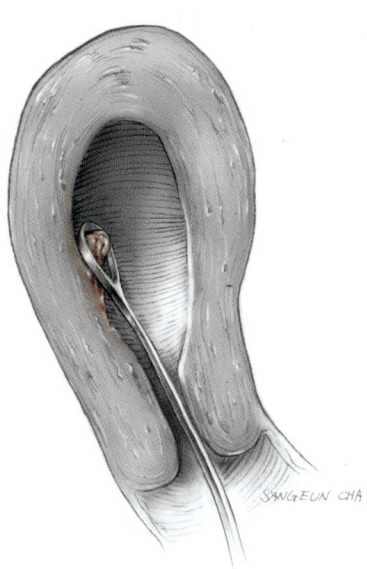

FIGURA 41-16.9 Curetagem com lâmina após aspiração a vácuo.

41-17

Himenectomia

O hímen imperfurado é resultado da não canalização do hímen no período perinatal. Muitos casos de hímen imperfurado são diagnosticados quando passam a ser sintomáticos, geralmente durante a adolescência. Assim, as indicações para himenectomia podem incluir queixas como amenorreia, dor, massa abdominal e disfunção urinária e fecal (Cap. 18, p. 492).

Casos de hímen imperfurado assintomáticos também podem ser descobertos precocemente na infância. Caso não haja mucocele associada, essas lesões podem ser apenas observadas. A himenectomia eletiva pode, então, ser realizada durante a puberdade, quando os tecidos já estão estrogenizados, mas antes da menarca, para evitar que haja hematometra ou hematocolpo. A estimulação com estrogênio pode ajudar no reparo cirúrgico e na cicatrização.

PRÉ-OPERATÓRIO

Consentimento

A himenectomia é um procedimento ginecológico simples, e a maioria das pacientes se recupera sem complicações em curto ou longo prazos. Raramente, as margens do hímen podem sofrer reepitelização, exigindo novo procedimento (Joki-Erkkilä, 2003; Liang, 2003).

Preparação da paciente

As opiniões são conflitantes quanto à necessidade de antibioticoterapia profilática, e as evidências disponíveis são insuficientes para sustentar qualquer posição (Adams-Hillard, 2010; Anania, 1994). Se utilizados, devem ser administrados antibióticos com cobertura polimicrobiana, por via intravenosa, imediatamente antes da cirurgia.

INTRAOPERATÓRIO

PASSO A PASSO

1 Anestesia e posicionamento da paciente. A himenectomia normalmente é realizada como procedimento cirúrgico com um dia de internação sob anestesia geral. A paciente é colocada na posição de litotomia dorsal, a bexiga é drenada, e o períneo recebe preparação estéril.

2 Incisão no hímen. Para prevenir a ocorrência de lesão na uretra, anteriormente, e no reto, posteriormente, o cirurgião deve evitar incisões inteiramente verticais ou horizontais. Ao invés, opta-se por incisão cruciforme anteroposterior (de 10 a 4 horas e de 2 a 8 horas) na membrana himenal (Fig. 41-17.1). Imediatamente, nota-se fluxo de sangue menstrual escuro, no caso de hematocolpo, ou líquido mucoide, no caso de mucocolpo.

Os folhetos himenais são, então, aparados do anel himenal com lâmina. Os folhetos não devem ser seccionados muito perto do epitélio vaginal. Assim, evita-se fibrose no anel himenal.

3 Irrigação. A vagina é irrigada repetidamente com solução salina estéril por meio de cateter ou seringa de bulbo.

4 Sutura. As margens seccionadas da base dos folhetos himenais são suturadas com pontos contínuos usando fio 3-0 ou 4-0 de absorção lenta, criando, assim, um anel de suturas (Fig. 41-17.2). Evita-se aplicar linha de sutura contínua de bloqueio para minimizar o estreitamento circunferencial do introito (Adams-Hillard, 2010).

Não se aconselha avaliação ou manipulação intraoperatória de segmento superior da vagina superior, colo do útero ou útero uma vez que a parede desses órgãos pode estar delgada em razão de hematocolpo ou hematometra, havendo maior risco de perfuração.

PÓS-OPERATÓRIO

Após a cirurgia, a paciente pode utilizar analgésicos por via oral ou anestésicos tópicos, como gel de lidocaína a 2%. Os cuidados da ferida devem incluir banho de assento duas vezes ao dia. A paciente é alertada de que líquidos retidos podem continuar a fluir do útero e da vagina por vários dias após o procedimento. A paciente deve ser revista após 1 a 2 semanas, quando o introito vaginal deve ser inspecionado quanto à permeabilidade e a cicatrização avaliada.

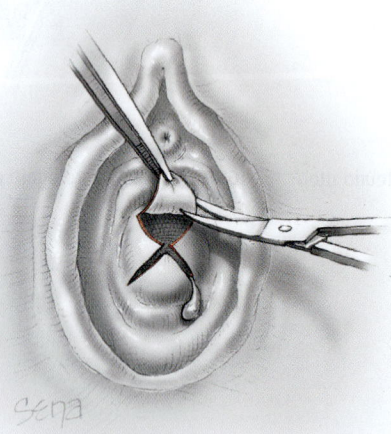

FIGURA 41-17.1 Apara dos folhetos himenais.

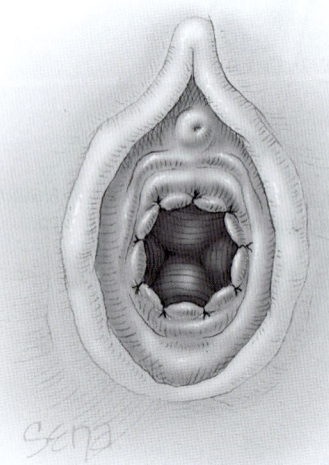

FIGURA 41-17.2 Sutura da base dos folhetos.

41-18

Incisão e drenagem do ducto da glândula de Bartholin

Cistos e abscessos do ducto da glândula de Bartholin são massas vulvares comuns encontradas rotineiramente na ginecologia clínica (Cap. 4, p. 123). Os cistos da glândula de Bartholin normalmente medem 1 a 4 cm de diâmetro e frequentemente são assintomáticos. Contudo, as pacientes com cistos maiores podem se apresentar com queixas como pressão vaginal ou dispareunia. Em contraste, as pacientes com abscessos no ducto da glândula normalmente se apresentam com queixa de inchaço rápido e unilateral da vulva com dor significativa. Classicamente, identifica-se massa flutuante à direita ou à esquerda do introito vaginal, em posição exterior ao anel himenal, e na face inferior da vulva.

Os cistos ou abscessos de Bartholin resultam de obstrução na abertura do ducto seguida por acúmulo de muco ou pus em seu interior. Os abscessos de Bartholin são infecções polimicrobianas, e a cultura do material purulento drenado normalmente revela *Bacteroides, Peptostreptococcus, Escherichia coli* e *Neisseria gonorrhoeae*. A *Chlamydia trachomatis* está envolvida com menor frequência (Bleker, 1990; Saul, 1988; Tanaka, 2005).

Com o procedimento de incisão e drenagem (I&D) isoladamente talvez se obtenha alívio imediato, mas algumas vezes apenas temporário. Frequentemente, a menos que se crie um novo óstio para o ducto, as bordas da incisão para drenagem irão colabar, e haverá novo acúmulo de muco ou pus. Assim, o procedimento de I&D deve ser seguido por outras etapas para a criação de um novo óstio.

A resolução permanente do cisto ou do abscesso é comum após marsupialização ou I&D com colocação de cateter de Word. Contudo, se houver nova obstrução, na maioria dos casos, a repetição de um desses procedimentos é preferível à remoção da glândula. A bartholinectomia, conforme discutido adiante, está relacionada com morbidade significativamente maior que os demais procedimentos menos invasivos.

PRÉ-OPERATÓRIO

Consentimento

Não é raro que haja nova obstrução do ducto da glândula de Bartholin nas primeiras semanas ou meses após I&D inicial. As pacientes devem estar cientes sobre a possibilidade de ter que repetir o procedimento caso o ducto sofra nova obstrução. A dispareunia pode ser uma sequela a longo prazo, e as pacientes devem ser informadas.

INTRAOPERATÓRIO

Instrumentos

Conforme observado, o objetivo da I&D da glândula de Bartholin é esvaziar a cavidade cística e criar um novo trato epitelizado para a drenagem da glândula. Para isso, utiliza-se um cateter de Word. Nomeado em homenagem ao Dr. Buford Word (1964), este cateter parece um pequeno cateter de Foley nº 10. Os cateteres de Word são feitos de um tubo de látex de uma polegada com um balão inflável em uma extremidade e um adaptador para seringa de solução salina na outra (Fig. 41-18.1). Quando instalado, o pus drena ao redor do tubo e não através do cateter.

PASSO A PASSO

❶ **Analgesia e posicionamento da paciente.** A maioria dos procedimentos é realizada sem internação em consultório ou na sala de emergência. Raramente, se o abscesso for volumoso ou quando não se consegue analgesia adequada para a paciente, a I&D talvez tenha que ser realizada no centro cirúrgico. A paciente é colocada em posição de litotomia dorsal, e o ferimento é limpo com solução de iodopovidona ou outro agente antisséptico adequado. Na maioria dos casos a analgesia local é suficiente, podendo ser obtida com a infiltração da pele no local da incisão com solução aquosa de lidocaína a 1%.

❷ **Drenagem.** Procede-se a uma incisão de 1 cm, utilizando bisturi com lâmina nº 11 para perfurar a pele e a parede do cisto ou abscesso subjacente (Fig. 41-18.2). A incisão deve ser feita ao longo da superfície interna do cisto ou do abscesso e posicionada do lado externo e paralela ao hímen, na posição de 5 ou 7 horas (dependendo do lado envolvido). Com essa posição pretende-se reproduzir a anatomia normal da abertura do ducto da glândula e evitar a criação de trato fistuloso para a superfície externa do grande lábio (Hill, 1998). Podem-se obter culturas para aeróbios e anaeróbios, bem como amostras para pesquisa de *Neisseria gonorrhoeae* e *Chlamydia trachomatis* com o pus expelido naturalmente. O muco drenado de um cisto de Bartholin não precisa ser enviado para cultura. Após a drenagem, alguns preferem explorar a cavidade com um cotonete ou um *swab* pequeno para abrir eventuais loculações de pus ou muco.

As pontas de uma pequena pinça hemostática são colocadas dentro da cavidade drenada, sendo abertas e fechadas para lisar aderências e abrir loculações de pus ou muco dentro da cavidade.

❸ **Colocação do cateter de Word.** A ponta de um cateter de Word não inflado é colocada no interior da cavidade vazia do cisto. Utiliza-se uma seringa para injetar 2 a 3 mL de solução salina pela entrada do ca-

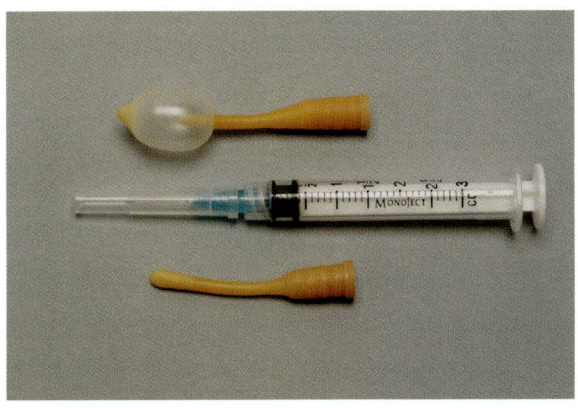

FIGURA 41-18.1 Cateter de Word. (*Fotografia cedida por Steven Willard.*)

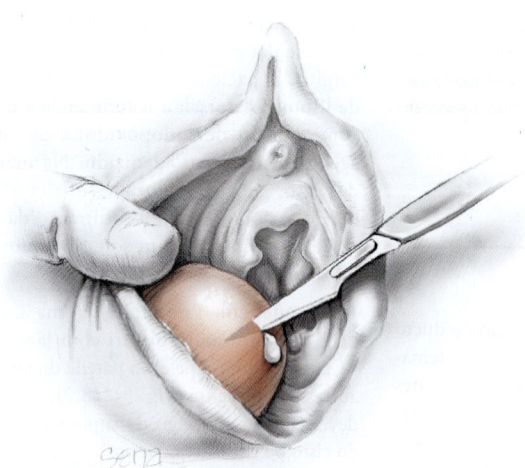

FIGURA 41-18.2 Incisão no cisto ou abscesso.

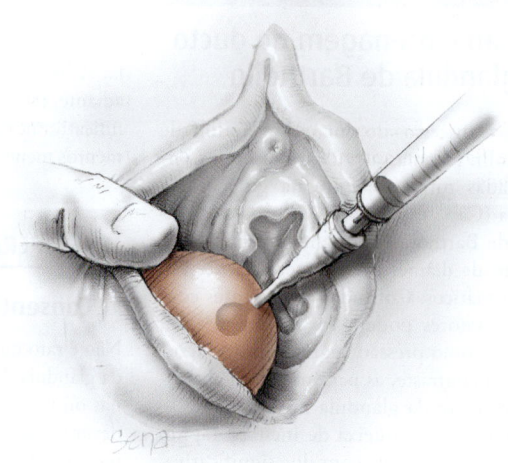

FIGURA 41-18.3 Cateter de Word posicionado.

teter para inflar o balão, até que atinja um diâmetro que impeça sua saída pela incisão (Fig. 41-18.3).

O conector da agulha do cateter de Word pode, então, ser introduzido na vagina para evitar que seja deslocado pela tração exercida pelos movimentos do períneo. Esse posicionamento do conector permite que haja drenagem ao mesmo tempo em que garante mais conforto à paciente.

PÓS-OPERATÓRIO

Os abscessos normalmente são circundados por celulite significativa e, em tais casos, justifica-se o uso de antibióticos. Dentre as opções preconizadas de esquemas por via oral estão trimetoprima-sulfametoxazol, doxiciclina ou cefalexina, durante 7 a 10 dias. A drenagem dos cistos do ducto da glândula de Bartholin não requer antibioticoterapia.

As pacientes devem ser orientadas a fazer banho de assento duas vezes ao dia. As relações sexuais devem ser evitadas para conforto da paciente e para evitar o deslocamento do cateter de Word. O ideal é que o cateter seja mantido por 4 a 6 semanas. No entanto, com frequência ele será deslocado antes. Não há necessidade de tentar reposicioná-lo, e as tentativas de reinserção normalmente são impossibilitadas pelo fechamento da cavidade.

41-19

Marsupialização do ducto da glândula de Bartholin

A simples I&D de cisto ou abscesso na glândula de Bartholin apresenta alto índice de recorrência. Conforme observado anteriormente, deve-se criar um novo óstio no ducto para evitar que as margens seccionadas criem aderência, permitindo novo acúmulo de muco ou pus. Por esse motivo, foi desenvolvida a técnica de marsupialização como meio para se criar um novo trato acessório para a drenagem da glândula (Jacobson, 1950; Matthews, 1966).

Com a introdução do cateter de Word, reduziu-se o uso da marsupialização. A instalação do cateter de Word após I&D apresenta muitas vantagens sobre a marsupialização, e os índices de recorrência são equivalentes (Blakely, 1966; Jacobson, 1960). A marsupialização exige maior grau de anestesia, maior incisão, aplicação de suturas e maior tempo para o procedimento. Caso o cateter de Word já tenha sido utilizado e, ainda assim, cistos ou abscessos continuem a ocorrer, a marsupialização passa a ser uma opção.

PRÉ-OPERATÓRIO

Consentimento

O processo de consentimento para marsupialização é o mesmo descrito para a I&D da glândula de Bartholin. Da mesma forma, a paciente deve estar ciente do risco de reobstrução do ducto após a marsupialização e da possível necessidade de novo procedimento em caso de recorrência da obstrução. A dispareunia pode ser uma sequela a longo prazo e as pacientes devem ser orientadas a esse respeito.

INTRAOPERATÓRIO

PASSO A PASSO

❶ **Analgesia e posicionamento da paciente.** A marsupialização é um procedimento realizado sem necessidade de internação normalmente em sala de cirurgia com bloqueio unilateral do nervo pudendo ou anestesia geral. No entanto, alguns autores descreveram a realização do procedimento em sala de emergência (Downs, 1989). A paciente é colocada em posição de litotomia dorsal, e a vagina e a vulva são preparadas para a cirurgia.

❷ **Incisão na pele.** Procede-se a uma incisão vertical de 2 a 3 cm, com bisturi com lâmina nº 10 ou 15. A incisão é feita no vestíbulo, próxima à margem medial do pequeno lábio, cerca de 1 cm lateral e paralelamente ao anel himenal (Fig. 41-19.1). Deve-se atentar para que a incisão seja feita na pele, sem perfurar a parede do cisto.

❸ **Incisão no cisto.** A parede do cisto é, então, perfurada com bisturi, e a incisão prolongada com tesoura. Pode-se enviar o material purulento para cultura conforme mencionado anteriormente para a I&D. Aplicam-se pinças de Allis nas margens superior, inferior, lateral e medial. Cada pinça deve segurar e conter a pele e as margens da parede do cisto. As pinças são, então, tracionadas para fora.

Após a drenagem, alguns preferem explorar a cavidade com cotonete cirúrgico para abrir possíveis loculações de pus ou muco.

❹ **Fechamento da incisão.** As margens da parede do cisto são suturadas à pele adjacente com pontos interrompidos utilizando fio 2-0 ou 3-0 de absorção lenta (Fig. 41-19.2).

PÓS-OPERATÓRIO

Compressas frias nas primeiras 24 horas após a cirurgia podem minimizar a dor, o edema e a formação de hematomas. Após esse período, são sugeridos banhos de assento mornos, uma ou duas vezes ao dia, para alívio da dor e higiene da incisão. As relações sexuais devem ser evitadas até que a incisão tenha cicatrizado.

As pacientes podem ser examinadas na primeira semana após a cirurgia para garantir que as margens do óstio não tenham aderido uma à outra (Novak, 1978). Após 2 a 3 semanas, a incisão sofre contração de modo a criar uma abertura para o ducto, normalmente com 5 mm ou menos. As taxas de recorrência após marsupialização normalmente são baixas. Jacobson (1960) observou apenas quatro recorrências em sua série de 152 casos.

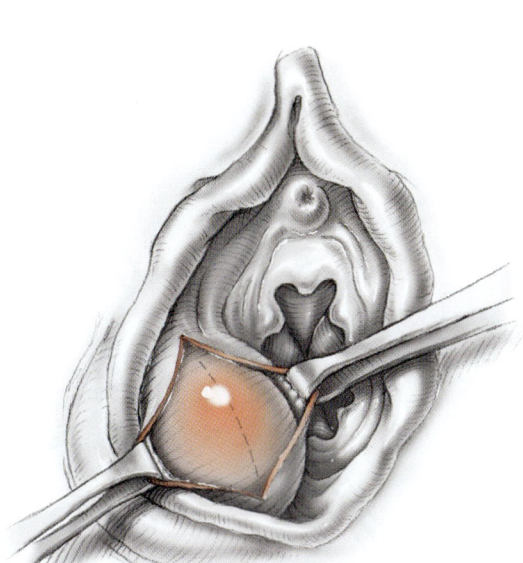

FIGURA 41-19.1 Incisão na pele.

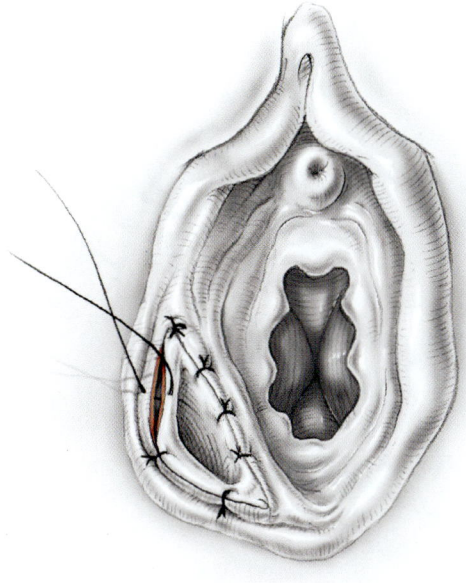

FIGURA 41-19.2 Parede do cisto suturada aberta.

41-20

Cistectomia da glândula de Bartholin

A maioria dos cistos na glândula de Bartholin pode ser tratada com incisão e drenagem (I&D) e instalação de cateter de Word ou com marsupialização. Contudo, as pacientes com cistos sintomáticos que apresentem recorrências após I&D ou marsupialização são candidatas para excisão. Além disso, cistos massivos, multiloculares ou com componentes sólidos são mais bem tratados com excisão. Os abscessos do ducto da glândula de Bartholin não se prestam à excisão, devendo ser submetidos a incisão e drenagem conforme descrito nas Seções 41-18 e 41-19 (p. 1.063).

Muitos sugeriam a excisão de todos os cistos da glândula de Bartholin em mulheres com mais de 40 anos para excluir câncer. No entanto, um estudo de Visco e Del Priore (1996) sugere que a morbidade relacionada com a remoção da glândula talvez não se justifique face a esse câncer raro (Cap. 4, p. 123). Em vez disso, os autores recomendam a I&D do cisto com biópsia de sua parede nessa faixa etária.

PRÉ-OPERATÓRIO

Consentimento

Em razão do plexo venoso rico do bulbo vestibular, é possível haver sangramento significativo durante bartholinectomia (Fig. 38-26, p. 942). Além disso, a excisão da glândula pode estar associada a outras morbidades, como celulite pós-operatória da ferida operatória, formação de hematomas, impossibilidade de remoção de toda a parede do cisto com risco de recorrência, e dor ou dispareunia, ou ambas, em razão da cicatrização pós-operatória.

Preparação da paciente

A excisão desses cistos deve ser feita apenas na ausência de abscesso ou celulite circunvizinha concomitante. Portanto, a administração de antibióticos normalmente não é necessária.

INTRAOPERATÓRIO

PASSO A PASSO

❶ **Analgesia e posicionamento da paciente.** A excisão das glândulas de Bartholin na maioria dos casos é realizada sem necessidade de internação, em sala de cirurgia e sob anestesia geral. A paciente é colocada em posição de litotomia dorsal, e procede-se à preparação da vagina e do períneo para a cirurgia.

❷ **Incisão na pele.** Uma gaze segurada com uma pinça é posicionada dentro da vagina por um assistente, que faz pressão para fora ao longo da face posterior do cisto. Esse procedimento empurra o cisto em toda a sua extensão para fora. Com os dedos o cirurgião lateraliza o pequeno lábio para expor a superfície medial do cisto.

O vestíbulo sofre incisão linear que se estende até aproximadamente o comprimento do cisto, próxima e paralelamente à margem medial do pequeno lábio. Deve-se cuidar para que a incisão fique restrita à pele, sem perfurar a parede do cisto. Aplicam-se pinças de Allis nas margens mediais da pele, que são tracionadas para fora em direção ao lábio contralateral.

❸ **Dissecção do cisto.** O principal suprimento vascular do cisto está localizado em seu aspecto posterossuperior. Por esse motivo, a dissecção deve ser iniciada no polo inferior do cisto, e direcionada para cima.

A parede inferomedial do cisto sofre divulsão e dissecção com lâmina, para ser separada dos tecidos circunvizinhos. Os planos de dissecção devem ser mantidos próximos à parede do cisto para evitar sangramento do plexo venoso do bulbo vestibular e lesão no reto (Fig. 41-20.1). O reto pode ser perfurado acidentalmente durante a dissecção, uma vez que o polo mais inferior do cisto da glândula de Bartholin pode se estender até sua adjacência. O toque retal algumas vezes pode ajudar a orientar o cirurgião quanto à relação espacial entre as duas estruturas. O sangramento do plexo venoso do bulbo vestibular pode ser problemático. A maioria dos casos pode ser conduzida com ligadura de cada vaso (se identificados), instalação de suturas de hemostasia, fechamento de espaço morto ou uma combinação dessas técnicas.

Pinças de Allis são, então, posicionadas ao longo das margens laterais da pele, tracionadas lateralmente, e a dissecção se inicia próximo da parede inferolateral do cisto.

❹ **Ligadura dos vasos.** Ao final da dissecção superior, o principal feixe vascular do cisto é identificado e clampeado com pinça hemostática. O feixe é seccionado e ligado com fio de absorção lenta ou cromado 2-0 ou 3-0 (Fig. 41-20.2).

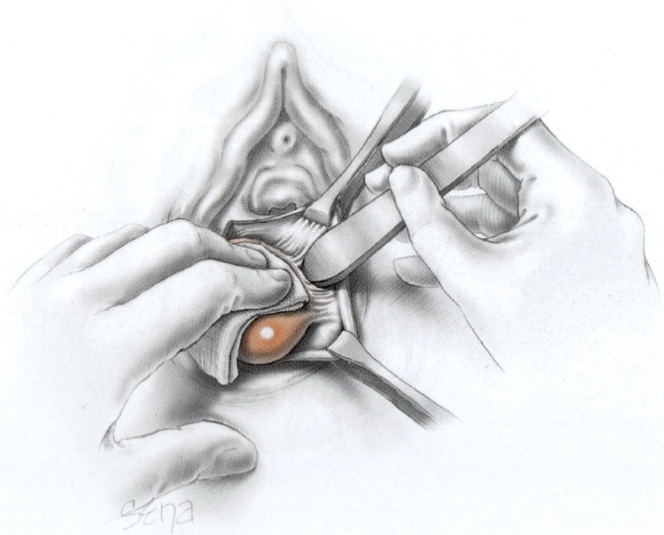

FIGURA 41-20.1 Dissecção de cisto.

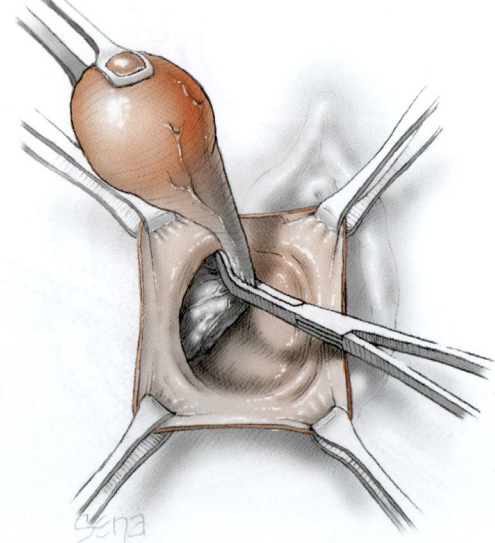

FIGURA 41-20.2 Pinçamento do vaso antes da ligadura.

❺ **Fechamento da incisão.** O restante do leito do cisto é fechado em camadas com sutura contínua ou pontos interrompidos com fio 3-0 de absorção lenta. Normalmente, são necessárias duas camadas para fechamento do espaço antes da aproximação da pele; porém, em caso de cistos maiores ou vasculares, podem ser necessárias mais camadas. A pele é aproximada com sutura intradérmica contínua com fio 4-0 de absorção lenta.

PÓS-OPERATÓRIO

Bolsas frias durante as primeiras 24 horas após a cirurgia podem minimizar a dor, o edema e a formação de hematomas. Após esse período, sugere-se banho de assento morno uma ou duas vezes ao dia, para alívio da dor e para higienização da incisão. As relações sexuais devem ser evitadas por algumas semanas a fim de permitir a cicatrização da ferida.

41-21

Incisão e drenagem de abscesso vulvar

As pacientes com abscesso vulvar normalmente se apresentam com dor, edema e eritema vulvar e massa flutuante que deve ser diferenciada do abscesso do ducto da glândula de Bartholin, mais frequente (Fig. 41-21.1). Há poucas informações na literatura acerca do melhor manejo dos casos de abscesso vulvar. Algumas vezes, o abscesso pode estar drenando espontaneamente e o tratamento se resume a antibioticoterapia para a celulite circundante. Em outros casos, pequenos abscessos com aproximadamente 1 cm ou menos podem ser tratados com compressas ou banhos quentes locais e antibióticos por via oral. Abscessos maiores normalmente requerem incisão e drenagem para resolução clínica da infecção.

PRÉ-OPERATÓRIO

Avaliação da paciente

Muitas pacientes com abscessos menores podem ser tratadas com incisão e drenagem em regime ambulatorial. Por outro lado, para obter analgesia adequada, abscessos maiores talvez tenham que ser drenados em centro cirúrgico. Ademais, algumas pacientes podem necessitar de internação para tratar comorbidades clínicas. Especificamente, Kilpatrick e colaboradores (2010) observaram que diabetes melito, imunossupressão, traumatismo vulvar, raspagem dos grandes lábios e gravidez seriam fatores de risco associados. Esses pesquisadores concluíram haver relação significativa entre coexistência de diabetes melito e hospitalização por mais de 7 dias, reoperação e evolução com fasceíte necrosante.

Consentimento

É possível que o procedimento inicial de incisão e drenagem seja incompleto, levando à persistência do problema, particularmente nos casos em que há loculação do abscesso. Também é possível haver reformação do abscesso após a drenagem. Embora incomum, a ocorrência prévia ou a evolução para fasceíte necrosante é uma possível complicação.

Preparo da paciente

No pré-operatório inicia-se administração intravenosa de antibióticos com cobertura para *Staphilococcus aureus* resistente à meticilina (SARM). Thurman (2008), Kilpatrick e colaboradores (2010) observaram que o SARM é um patógeno comumente presente nos abscessos vulvares (43 e 64%, respectivamente). Thurman e colaboradores (2008) relataram uso mais frequente de clindamicina ou vancomicina no tratamento de pacientes internadas em sua instituição e recomendaram o uso de trimetoprima-sulfametoxazol como primeira linha de tratamento caso se opte por prescrever antibiótico por via oral.

INTRAOPERATÓRIO

PASSO A PASSO

1 Anestesia e posicionamento da paciente. A paciente é colocada em posição de litotomia dorsal, e a região envolvida na vulva é tratada com solução de iodopovidona ou outro antisséptico preconizado. Se a drenagem for realizada com analgesia local, infiltra-se a pele sobrejacente ao abscesso com solução de lidocaína a 1%. Contudo, em alguns casos há indicação de anestesia regional ou geral, como aqueles complicados com abscesso volumoso ou sob suspeita de fasceíte necrosante.

2 Drenagem. A região do abscesso sofre incisão de 1 a 2 cm com lâmina de bisturi nº 11, sobre o local considerado mais provável como ponto de drenagem. A incisão deve penetrar na cavidade do abscesso, resultando em drenagem de pus. Obtém-se material para cultura de aeróbios e anaeróbios. A cavidade do abscesso é explorada com o dedo para divulsão de quaisquer loculações (Fig. 41-21.2). Em nossa instituição, damos preferência à exploração digital em detrimento do uso de instrumentos cirúrgicos pontiagudos, que poderiam perfurar estruturas vasculares subjacentes.

3 Finalização do procedimento. Dependendo da preferência do cirurgião, pode-se instalar dreno na cavidade do abscesso com saída por incisão independente. As bordas da incisão primária são reaproximadas com fio de absorção lenta (Fig. 41-21.3). Alternativamente, a ferida pode ser tamponada com gaze iodoformada, ou a incisão pode ser mantida

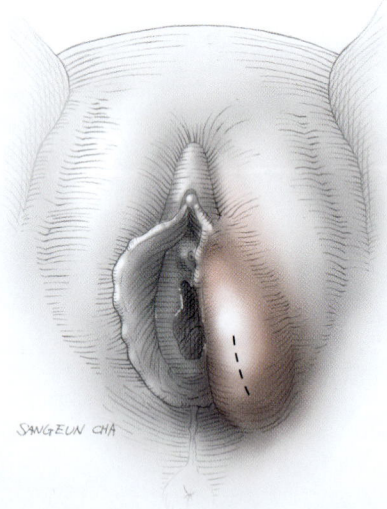

FIGURA 41-21.1 Incisão de abscesso vulvar.

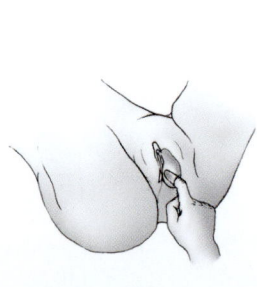

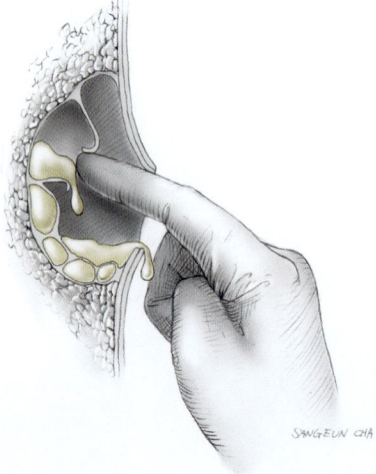

FIGURA 41-21.2 Exploração com o dedo e divulsão de loculações no abscesso.

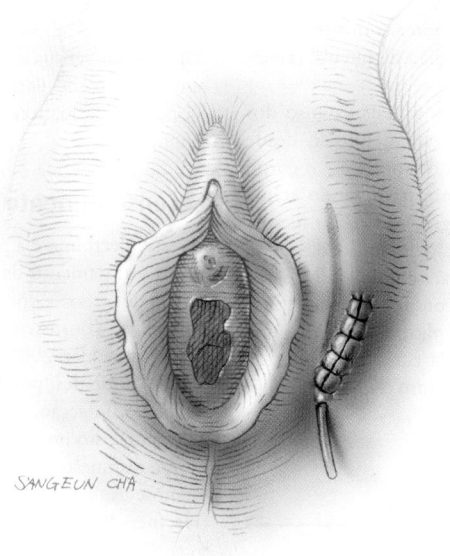

FIGURA 41-21.3 Instalação de dreno e fechamento da incisão.

aberta para permitir cicatrização espontânea. Em alguns casos indica-se marsupialização da cavidade do abscesso.

PÓS-OPERATÓRIO

Como frequentemente encontram-se comorbidades como diabetes melito ou imunossupressão nas mulheres com abscesso vulvar, é importante abordar o tratamento dessas doenças associadas. Deve-se enfatizar a importância da higiene perineal e a necessidade de evitar a raspagem dos pelos nos grandes lábios. Deve-se manter a cobertura com antibióticos por vários dias. Nas pacientes sem tampão de gaze, banho de assento uma a duas vezes ao dia pode auxiliar no alívio da dor e na higiene da ferida. Deve-se marcar uma consulta de acompanhamento para assegurar a resolução da infecção.

41-22

Vestibulectomia

Anatomicamente, o vestíbulo se estende ao longo da parte interna dos pequenos lábios, desde o clitóris até a fúrcula. Os demais limites são o anel himenal e a linha de Hart, situada ao longo da região interna dos pequenos lábios e que demarca o limite entre pele e mucosa. Em algumas mulheres, a inflamação da região pode levar à vulvodinia e à dispareunia.

A maioria dos casos de vulvodinia é conduzida de forma conservadora; porém, para casos refratários, são empregadas três cirurgias: vestibuloplastia, vestibulectomia e perineoplastia (Cap. 4, p. 126) (Edwards, 2003). A vestibuloplastia envolve a denervação do vestíbulo por meio de incisão, destruição e posterior fechamento da mucosa, porém sem excisão do epitélio doloroso. Em geral, a técnica foi considerada ineficaz (Bornstein, 1995).

Alternativamente, a vestibulectomia incorpora a excisão do tecido vestibular (Fig. 41-22.1). As incisões se estendem da região periuretral até o limite superior do períneo, incluindo a fúrcula. As incisões são realizadas lateralmente ao longo da linha de Hart e, medialmente, incluem a excisão do hímen. Em suma, a mucosa, o hímen e as glândulas vestibulares menores são removidos e os ductos da glândula de Bartholin são seccionados. Após a excisão, a mucosa vaginal é mobilizada e tracionada distalmente para cobrir a falha. Em determinados casos, uma vestibulectomia modificada é suficiente, estendendo-se parcialmente até a região interna dos pequenos lábios, bem antes da região periuretral (Haefner, 2000; Lavy, 2005).

A perineoplastia é o mais extenso dos três procedimentos, estendendo-se desde imediatamente abaixo da uretra até o corpo perineal e normalmente terminando acima do orifício anal (ver Fig. 41-22.1). Da mesma maneira, após a ressecção do tecido, o epitélio vaginal é tracionado para cobrir a falha. Apesar de utilizada mais comumente para tratar vulvodinia, a perineoplastia também pode tratar fissura na fúrcula e sua dor associada causada por líquen escleroso (Kennedy, 2005; Rouzier, 2002).

PRÉ-OPERATÓRIO

Avaliação da paciente

O fator mais importante para o sucesso da cirurgia para tratamento de dor vulvar é a identificação das candidatas adequadas para o procedimento (Cap. 4, p. 124). Por exemplo, ocorre vaginismo em aproximadamente metade das pacientes com vulvodinia e, quando presente, o quadro está associado a baixo índice de alívio da dor após a cirurgia (Goldstein, 2005).

Antes da administração da anestesia, a paciente deve passar por teste com cotonete de algodão para delimitar a área da dor, a ser definida com marcador permanente antes da cirurgia (Haefner, 2005). É importante que todas as áreas sensíveis sejam removidas, mesmo aquelas adjacentes à uretra. Caso contrário, focos sensíveis que deveriam ter sido removidos como parte da operação primária podem permanecer no local (Bornstein, 1999).

Consentimento

A vestibulectomia e a perineoplastia são efetivas no tratamento da vulvodinia, e em 80 a 90% dos casos a dor melhora ou se resolve totalmente (Bornstein, 1999; McCormack, 1999; Schneider, 2001). As complicações são pouco frequentes, porém podem incluir sangramento, infecção, deiscência da ferida, formação de cisto no ducto da glândula de Bartholin, disfunção do esfincter anal, vaginismo, estenose vaginal e insucesso no alívio da dor (Haefner, 2000).

INTRAOPERATÓRIO

PASSO A PASSO

❶ **Anestesia e posicionamento da paciente.** A marcação cirúrgica das áreas sensíveis a serem removidas é feita antes da administração da anestesia. Na maioria dos casos, a vestibulectomia é realizada com anestesia local ou geral. A paciente é colocada em posição de litotomia dorsal, e a região vulvovaginal é preparada.

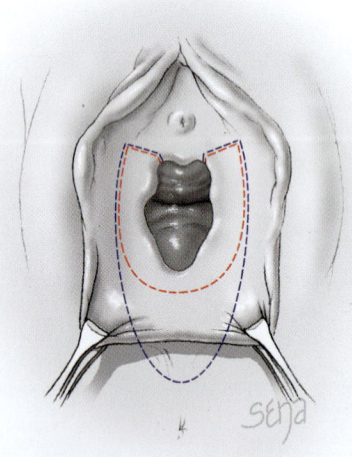

FIGURA 41-22.1 Incisões para vestibulectomia (*linha vermelha*) e perineoplastia (*linha azul*).

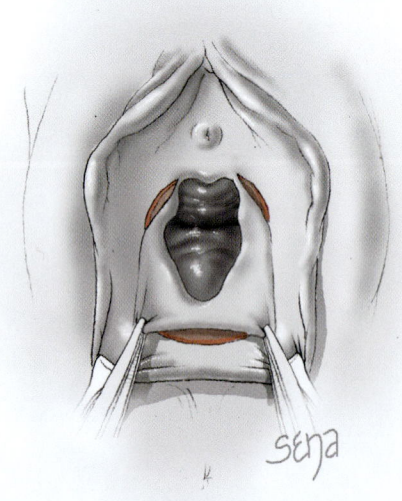

FIGURA 41-22.2 Avanço da mucosa vaginal.

2 Excisão cirúrgica. A incisão primária, na borda lateral, é feita com profundidade de 2 a 4 mm acompanhando a linha de Hart. Estende-se inferiormente até o limite superior da fúrcula. A incisão medial é posicionada imediatamente proximal ao anel himenal. A quantidade de tecido removido no plano anteroposterior deve variar em função do mapeamento da sensibilidade, mas, tradicionalmente, inicia-se na região periuretral e se estende desde a abertura dos ductos de Skene até a fúrcula. Assim, deve-se ter cuidado para evitar lesão na uretra.

3 Avanço da mucosa vaginal. Após a excisão do tecido, a margem da incisão da mucosa vaginal é dissecada por 1 a 2 cm no sentido cefálico para então ser tracionada distalmente a fim de cobrir a falha (Fig. 41-22.2). Para evitar hematomas e deiscência da ferida, deve-se obter hemostasia antes da sutura final.

4 Fechamento da incisão. Uma camada de fechamento profunda utilizando fio 3-0 de absorção lenta aproxima a parede vaginal em seu novo sítio, cobrindo a falha vestibular. A incisão superficial entre a pele e o epitélio vaginal é fechada com pontos interrompidos utilizando fio 4-0 de absorção lenta.

PÓS-OPERATÓRIO

São usadas compressas frias para aliviar o desconforto imediato, e os banhos de assento são iniciados após as primeiras 24 horas. A recuperação normalmente é rápida e sem complicações, e a cicatrização leva de 4 a 8 semanas. As pacientes em geral consultam o cirurgião durante esse período, sendo orientadas a retomar gradualmente as relações sexuais 6 a 8 semanas após a cirurgia (Bergeron, 2001).

41-23
Redução dos pequenos lábios

Quando estendidos, os pequenos lábios se distendem até 5 cm ou menos da base até a margem lateral. Em algumas mulheres, os lábios podem se estender mais, causando insatisfação estética, desconforto com roupas justas, dor para realizar atividades físicas e dispareunia insercional. Assim, algumas pacientes decidem reduzir os pequenos lábios por meio de procedimento cirúrgico.

Os objetivos da cirurgia incluem redução do tamanho dos lábios e manutenção da anatomia vulvar normal. Os primeiros procedimentos de redução envolviam excisão anteroposterior ao longo da base dos lábios e reaproximação das margens cirúrgicas. As desvantagens dessa abordagem incluem contraste marcante de coloração na linha da sutura, onde a superfície externa dos pequenos lábios, mais escura, destoa da superfície interna, mais clara. Além disso, com frequência a margem dos pequenos lábios é substituída por uma linha de sutura rígida. Para reduzir esses efeitos, técnicas alternativas incorporaram incisões em cunha, em Z ou em W (Alter, 1998; Giraldo, 2004; Maas, 2000).

PRÉ-OPERATÓRIO

Consentimento

A cirurgia redutora dos pequenos lábios é um meio seguro e efetivo para remoção de excesso de tecido labial. Assim como para qualquer procedimento estético, as mulheres que buscam essa correção devem ter expectativas realistas quanto a tamanho, formato e coloração finais. Complicações da incisão, como hematoma, celulite ou deiscência, são raras, porém devem ser discutidas durante a consulta. Da mesma forma, a dispareunia pós-cirúrgica é rara, porém deve ser mencionada no processo de consentimento.

Preparação da paciente

Não há necessidade de antibioticoterapia profilática nem de qualquer preparo pré-operatório específico.

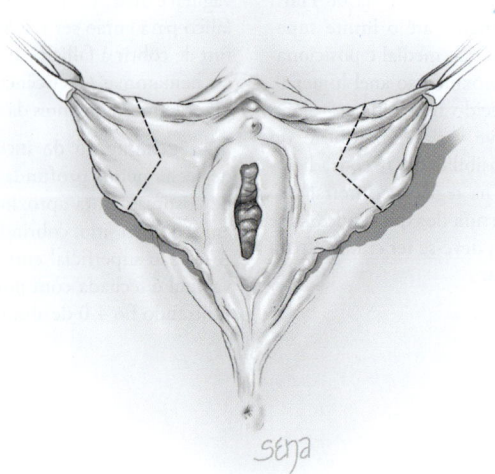

FIGURA 41-23.1 Linhas da incisão.

INTRAOPERATÓRIO

PASSO A PASSO

❶ Anestesia e posicionamento da paciente. A redução dos pequenos lábios pode ser realizada sem necessidade de internação, com anestesia geral ou local. Após a anestesia, a paciente é colocada em posição de litotomia dorsal, e a vulva é preparada para a cirurgia.

❷ Marcação dos lábios. Deve-se evitar a remoção excessiva de tecidos, uma vez que a redução agressiva pode levar a estreitamento anteroposterior e desconforto nas relações sexuais. Por esse motivo, o cirurgião deve, durante a marcação, inserir vários dedos na vagina para distender seu calibre. Os pequenos lábios são, então, delicadamente estendidos lateralmente.

A expansão lateral desejada para os lábios varia de mulher para mulher, mas a maioria dos cirurgiões empenha-se para obter uma abertura de 1 a 2 cm. A assimetria entre os lábios é comum, e a marcação cirúrgica ajuda a equilibrar essa diferença. Com um marcador cirúrgico, o cirurgião cria um traço em forma de V nas superfícies ventral e dorsal dos pequenos lábios, demarcando o tecido para remoção (Fig. 41-23.1).

❸ Infiltração da incisão. Os pequenos lábios possuem rico suprimento sanguíneo. Para reduzir o sangramento, a incisão pode ser infiltrada com solução de lidocaína a 1% e epinefrina 1:200.000.

❹ Excisão em cunha. O tecido demarcado é submetido à excisão com lâmina. Deve-se obter hemostasia com coagulação eletrocirúrgica, uma etapa importante para evitar a formação de hematoma.

❺ Fechamento da incisão. As camadas subcutâneas dos lábios são reaproximadas, com início proximal no ângulo da incisão em V. Aplicam-se pontos interrompidos com fio 4-0 de absorção lenta em direção à base para fechar o restante da incisão. A pele é reaproximada com fio 5-0 de absorção lenta, com sutura subcutânea contínua ou com pontos interrompidos.

PÓS-OPERATÓRIO

Utilizam-se compressas frias para alívio imediato do desconforto, dando início aos banhos de assento após as primeiras 24 horas. Deve-se dar ênfase à higiene do períneo nas primeiras semanas após a cirurgia. As atividades físicas e as relações sexuais podem ser retomadas após a cicatrização da incisão.

41-24
Excisão de septo vaginal transverso

A regressão incompleta do platô vaginal durante o desenvolvimento embriológico pode resultar na formação de septo transverso em vários níveis da vagina (Fig. 18-12, p. 494). Alguns septos apresentam pequenas perfurações que permitem a saída prolongada do sangue menstrual, enquanto outros não apresentam qualquer abertura. Esta última situação pode levar a acúmulo de sangue menstrual e distensão do trato reprodutivo superior. Alguns septos podem ser tratados de forma conservadora apenas com observação, enquanto os casos associados a dor, infertilidade ou hematometra exigem excisão.

PRÉ-OPERATÓRIO

Seleção das pacientes

Semelhante à técnica de McIndoe, esse procedimento é mais bem realizado em adolescentes maduras ou em adultas jovens do que em crianças. Em primeiro lugar, a produção de estrogênio após a puberdade pode melhorar a cicatrização. Além disso, a excisão de septo transverso exige algum grau de dilatação vaginal pós-operatória para evitar constrições, e a adesão ao regime pós-operatório pode ser limitada em pacientes muito jovens. Infelizmente, nem todos os casos podem ser postergados. As limitações incluem dor crônica ou evolução com hematocolpo ou hematometra, acompanhada por maior risco de endometriose. Há uma discussão mais completa sobre a conduta conservadora e as indicações cirúrgicas no Capítulo 18 (p. 493).

Consentimento

O risco de remoção de septo transverso é semelhante àquele associado ao procedimento de McIndoe. Contudo, o enxerto de pele e seus riscos relacionados geralmente são evitados, exceto nos casos em que o septo vaginal é longo. A estenose vaginal após excisão é um risco significativo. Em sua pequena série de pacientes, Joki-Erkkilä e Heinonen (2003) observaram que duas ou três adolescentes necessitaram de nova excisão de tecido cicatricial após a remoção inicial do septo.

INTRAOPERATÓRIO

PASSO A PASSO

❶ **Anestesia e posicionamento da paciente.** Após a administração da anestesia geral, aplicam-se 2 g de cefalosporina de segunda geração por via intravenosa. A paciente é colocada em posição de litotomia dorsal, e é feita a preparação cirúrgica da vagina e do períneo. Um cateter de Foley serve como guia para evitar lesão na uretra durante a remoção do septo.

❷ **Incisão.** São aplicados afastadores para revelar a parte superior da vagina. Em casos de septos em níveis mais altos, a aspiração com agulha para diagnóstico de suspeita de hematocolpo pode determinar a direção da dissecção (Fig. 41-24.1). O septo vaginal é então submetido a incisão transversal para evitar laceração de uretra, bexiga ou reto (Fig. 41-24.2).

❸ **Dissecção.** Dependendo da espessura do septo, podem ser necessárias tanto dissecção romba quanto com lâmina para seccionar o septo. Talvez haja necessidade de sondagem romba do tecido do septo para identificar a vagina superior e direcionar a dissecção. Da mesma forma, a inserção do cateter de Foley ou de dedo no reto pode auxiliar a orientação.

❹ **Excisão.** Seccionado o septo, identifica-se o colo do útero. O septo é amplamente excisado até sua base, para reduzir a possibilidade de estreitamento pós-operatório (ver Fig. 41-24.2, linha pontilhada).

❺ **Fechamento da incisão.** A mucosa vaginal é escavada, e sua margem cefálica é suturada à margem caudal oposta. Um anel de

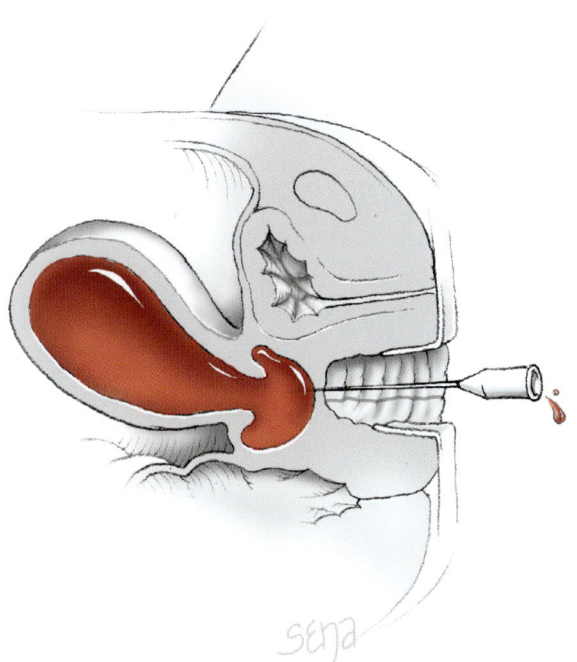

FIGURA 41-24.1 Aspiração diagnóstica com agulha para orientar a dissecção.

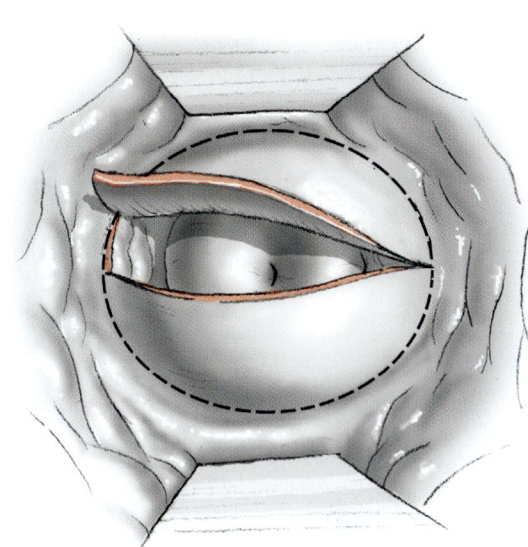

FIGURA 41-24.2 Incisão no septo.

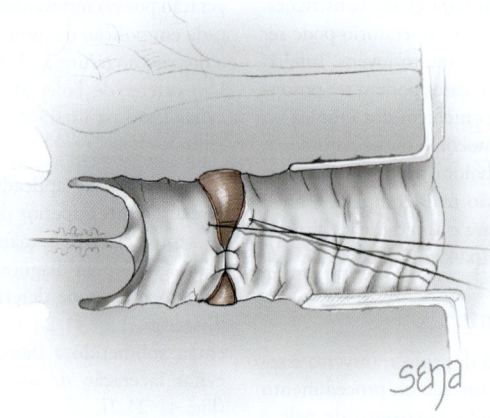

FIGURA 41-24.3 Reaproximação da mucosa vaginal.

pontos interrompidos é aplicado com fio 2-0 de absorção lenta (Fig. 41-24.3). Um *stent* cilíndrico macio é colocado na vagina.

Se o septo vaginal for longo e a reaproximação da mucosa não for possível, pode-se utilizar um enxerto de pele aplicado de maneira semelhante ao procedimento de McIndoe.

PÓS-OPERATÓRIO

O cateter de Foley pode ser removido no primeiro dia de pós-operatório. Os outros cuidados pós-operatórios são os mesmos utilizados no procedimento de McIndoe.

41-25
Procedimento de McIndoe

A criação de uma vagina funcional é o objetivo do tratamento para mulheres portadoras de agenesia congênita vaginal. Embora tenham sido usadas diversas abordagens cirúrgicas e não cirúrgicas, o procedimento de McIndoe é o mais frequentemente empregado nos Estados Unidos (Cap. 18, p. 497). Com essa técnica, é formado um canal entre a uretra e a bexiga urinária, anteriormente, e o reto, posteriormente (McIndoe, 1938). Um enxerto de pele obtido das nádegas, da coxa ou da região inguinal é utilizado para envolver um molde macio e inserido na neovagina, criada para permitir a epitelização. Alternativamente, outros materiais podem ser usados para cobrir a neovagina, incluindo membrana amniótica, retalhos cutâneos e miocutâneos, mucosa bucal e barreira de aderência absorvível (Ashworth, 1986; Lin, 2003; McCraw, 1976; Motoyama, 2003).

PRÉ-OPERATÓRIO

Seleção da paciente

A estenose vaginal é uma complicação significativa após procedimento de McIndoe (Alessandrescu, 1996). Assim, a adesão ao regime pós-operatório de dilatação vaginal é obrigatória. Por esse motivo, pode-se adiar a cirurgia até que a paciente tenha atingido um grau de maturidade suficiente para a adesão (American College of Obstetricians and Gynecologists, 2002).

Consentimento

Antes da cirurgia, a paciente deve ser informada sobre o índice de sucesso geral do procedimento. Em uma série de 225 pacientes da Mayo Clinic, o procedimento de McIndoe criou uma vagina funcional suficiente para a manutenção de relações sexuais "satisfatórias" em 85% das pacientes. Nessa revisão, o índice de complicações cumulativo foi de 10%, e incluiu estenose vaginal, prolapso de órgão pélvico, colapso do enxerto, sangramento pós-coito e fístulas envolvendo o reto ou a bexiga (Klingele, 2003). Além disso, as complicações no sítio de coleta do enxerto envolveram formação de queloide, infecção e disestesia pós-operatória.

Preparação da paciente

Recomenda-se a administração de dose intravenosa única pré-operatória de uma cefalosporina de segunda geração, como 2 g de cefoxitina. A preparação intestinal é feita na noite anterior à cirurgia.

INTRAOPERATÓRIO

Instrumentos
Dermátomo elétrico

Os enxertos de pele utilizados para cobrir a neovagina são coletados de áreas doadoras com o auxílio de um dermátomo elétrico, capaz de retirar enxertos de diferentes tamanhos e profundidades. São usados tanto enxertos de espessura total quanto parcial para o procedimento de McIndoe, e o dermátomo elétrico é ajustado para seccionar a profundidade desejada.

Molde vaginal

Após a coleta do enxerto e a formação da neovagina, é necessário um *stent* para posicionar o enxerto na parede vaginal e mantê-lo no lugar. São usados tanto moldes rígidos quanto maleáveis. Os materiais para moldes rígidos incluem madeira de pau de balsa, vidro Pirex, plástico e silicone sintético (McIndoe, 1938; Ozek, 1999; Seccia, 2002; Yu, 2004). Infelizmente, os *stents* rígidos ou semirrígidos levaram a colapso do enxerto, fibrose, contratura e fístulas de pressão na bexiga e no reto.

Com o uso de *stents* maleáveis reduziu-se o número de complicações. São exemplos os *stents* infláveis de borracha ou preservativos preenchidos com espuma de borracha ou outro material macio e compressível (Adamson, 2004; Barutcu, 1998; Concannon, 1993). O enxerto vaginal produz exsudatos abundantes, e drenagem insuficiente pode provocar maceração do tecido enxertado, gangrena e descolamento do enxerto. Assim, instala-se um sistema de dreno por sucção no *stent* maleável para auxiliar a drenagem da neovagina (Yu, 2004).

PASSO A PASSO

❶ Anestesia e posicionamento da paciente. Administra-se anestesia geral, e a paciente é inicialmente colocada em pronação para a coleta do enxerto de pele da região das nádegas. Como alternativa, pode-se coletar pele de coxa, quadril ou região inguinal. É desejável que o local escolhido para a coleta do retalho tenha crescimento mínimo de pelos e seja discreto em termos estéticos. Pode-se solicitar a ajuda de um cirurgião plástico para esse procedimento.

❷ Enxerto de pele. Primeiramente, o cirurgião traça a incisão na pele do sítio doador, aumentando-a em 3 a 5%, prevendo o encolhimento da pele imediatamente após a remoção. O cirurgião utiliza o dermátomo elétrico para remover uma tira de pele única, normalmente com 0,45 mm de espessura, 8 a 9 cm de largura, e 18 a 20 cm de comprimento (Fig. 41-25.1). Alternativamente, duas tiras menores, com 5 × 10 cm, podem ser retiradas de cada nádega.

Após a excisão, o enxerto é colocado em uma bacia com solução salina estéril. Os sítios de coleta são tratados com *spray* de agente hemostático e cobertos com curativo oclusivo transparente (Tegaderm).

❸ Incisão no períneo. A paciente é, então, transferida para a posição de litotomia dorsal; procede-se à assepsia do períneo e à instalação do cateter de Foley.

A borda inferior de cada um dos pequenos lábios é segurada com pinça de Allis e estendida lateralmente. Uma terceira pinça de Allis é presa à pele da área vestibular abaixo da uretra, e tracionada superiormente. Tipicamente, observa-se um pequeno abaulamento no vestíbulo, abaixo da uretra, sobre o qual é feita uma incisão de 2 a 3 cm com lâmina. São, então, usadas pinças de Allis nas margens superior e inferior da incisão para tração.

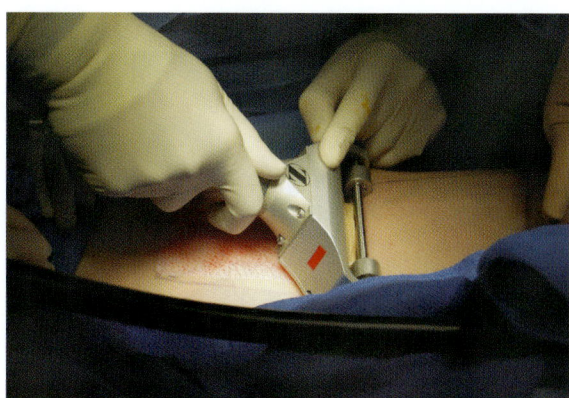

FIGURA 41-25.1 Coleta do enxerto de pele.

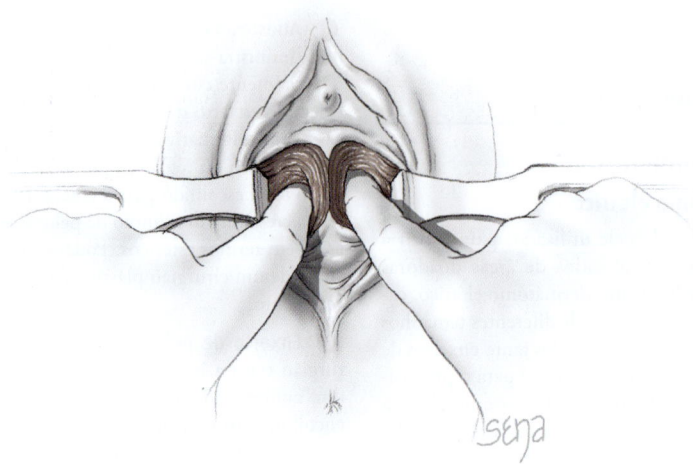

FIGURA 41-25.2 Dissecção da neovagina.

❹ Dissecção da neovagina. Na criação da nova vagina, o objetivo é criar um canal ligado anteriormente pela fáscia pubovesical que sustenta a uretra e a bexiga, posteriormente pela fáscia retovaginal e o reto e, lateralmente, pelos músculos puborretais.

Inicialmente, são criados dois canais de cada lado da rafe medial, uma coleção medial de tecido conectivo denso que se estende entre a uretra e a bexiga superiormente e o reto, inferiormente (Fig. 41-25.2). Esses canais são inicialmente formados utilizando-se um movimento de alargamento com tesouras sem pontas. A seguir, são inseridos dedos nos canais em formação. Deve-se fazer pressão em sentido cefálico para aprofundar o canal. Para alargar os canais devem-se mover os dedos para fora, aplicando-se pressão lateral. Deve-se evitar pressão posterior, para não invadir o reto. Ambos os canais são criados para atingir uma profundidade de 10 a 12 cm. Deve-se evitar entrar no fundo de saco de Douglas.

Durante a dissecção, vários pontos são importantes. Primeiro, com a dissecção caudal inicial, o cirurgião pode encontrar mais resistência do que em tecidos em posição mais cefálica. Em segundo lugar, talvez seja difícil se manter no plano de dissecção correto. Consequentemente, o cirurgião deve realizar toque retal para identificar sua localização e evitar perfuração. Da mesma forma, o cateter de Foley pode servir de instrumento de orientação anteriormente.

Para expandir o espaço, podem ser aplicados retratores ao longo das paredes laterais dos canais sendo formados. Além disso, a incisão nas fibras mediais dos músculos puborretais pode aumentar a largura do canal. Os músculos são seccionados ao longo do aspecto lateral de cada canal e a meio caminho do comprimento anteroposterior dos canais.

Na parte cefálica, o canal é estendido até 2 cm do fundo de saco de Douglas. Esse procedimento deixa uma camada de tecido conectivo fixa ao peritônio. O enxerto de pele se fixará melhor a esse tecido conectivo do que à superfície lisa do peritônio. Quando esta técnica é empregada, os índices de formação subsequente de enterocele também são reduzidos.

❺ Incisão na rafe medial. Uma vez finalizada a formação dos dois canais, procede-se à secção da rafe medial. O canal único final mede cerca de 10 a 12 cm de comprimento e 3 dedos de largura.

❻ Hemostasia. Como o acúmulo de sangue pode separar o enxerto de pele do leito do canal, há necessidade de obter hemostasia antes da inserção do molde.

❼ Preparação do molde. O molde vaginal pode agora ser coberto com a pele coletada. O enxerto é retirado da solução salina, e uma extremidade do retalho é posicionada sobre a base do molde, com a superfície queratinizada da pele voltada para baixo. Os eixos longitudinais do enxerto e do molde são colocados em paralelo. O enxerto é então drapeado acima e sobre a extremidade do molde (Fig. 41-25.3). As margens laterais do enxerto cutâneo são aproximadas em ambos os lados usando pontos interrompidos com categute 3-0.

❽ Customização do molde. A customização do molde para o tamanho do novo canal vaginal é essencial. Se a largura do molde for excessiva, o resultado pode ser necrose por pressão ou drenagem inadequada, o que, conforme observado anteriormente, pode levar à maceração tecidual. Além disso, no momento de sua retirada pós-operatória, um molde que seja grande demais e preso fir-

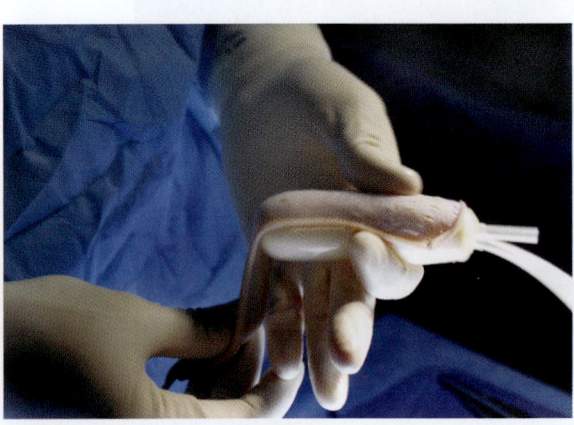

FIGURA 41-25.3 Criação do molde.

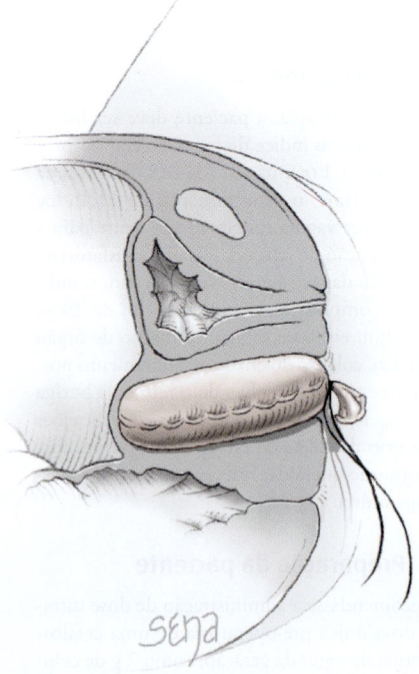

FIGURA 41-25.4 Enxerto de pele e molde posicionados.

memente à neovagina pode soltar o enxerto. Uma vez que esteja apropriadamente mensurado e preparado, o molde pode ser inserido (Fig. 41-25.4).

⑨ **Suturas do períneo.** As margens do enxerto de pele na extremidade distal do molde são então reaproximadas à abertura distal da neovagina utilizando-se pontos interrompidos com fio de absorção lenta 4-0 ou 5-0.

Os pequenos lábios, se forem suficientemente longos, podem ser suturados ao longo da linha média com fio de seda 2-0 para ajudar a manter o molde no lugar nos primeiros sete dias de pós-operatório. Aplica-se um curativo elástico compressivo sobre o períneo.

PÓS-OPERATÓRIO

O *stent* flexível e o cateter de Foley são mantidos no local por sete dias após a cirurgia. Para minimizar o deslocamento do molde e a possível contaminação do sítio cirúrgico, adota-se uma dieta com baixo teor de resíduos e 2 mg de loperamida por via oral duas vezes ao dia para reduzir a defecação.

No momento da remoção do molde, aplica-se anestesia geral, e a paciente é colocada em posição de litotomia dorsal. Retiram-se os pontos dos pequenos lábios e, depois, o molde. Para minimizar o risco de avulsão do enxerto, utiliza-se irrigação para reduzir a aderência entre o enxerto e o molde.

Há várias descrições de procedimentos de dilatação pós-operatória. Normalmente, o molde inserido na cirurgia é muito grande para uso permanente. Assim, pode-se utilizar um dilatador menor, substituído gradualmente por um maior conforme a vagina se distende. Nas primeiras seis semanas após a cirurgia, o dilatador é utilizado de forma contínua, exceto durante a evacuação. Nas seis semanas seguintes, é utilizado apenas à noite. Após esses três meses iniciais, orienta-se a paciente a utilizar o dilatador à noite, ou a manter relações sexuais duas vezes por semana.

41-26

Tratamento de lesões ectocervicais pré-invasivas

CRIOTERAPIA CERVICAL

A crioterapia é um método ablativo utilizado para eliminar lesões intraepiteliais cervicais. Nesse método utiliza-se gás comprimido para produzir temperaturas extremamente frias, que necrosam o epitélio cervical. Teoricamente, à medida que o gás comprimido se expande, retira calor das estruturas vizinhas. Nesse caso, o calor é retirado do epitélio do colo uterino.

Uma interface feita de prata ou cobre, denominada *sonda crioterápica*, permite contato e condução do frio extremo para a superfície do colo do útero. Quando se usa óxido nitroso, a temperatura da sonda pode chegar a –65°C. A –20°C ocorre morte celular (Ferris, 1994; Gage, 1979).

À medida que o epitélio cervical se resfria, forma-se uma *bola de gelo* abaixo do centro da sonda crioterápica. Essa bola cresce circunferencialmente para além das margens da sonda. A porção da bola de gelo na qual a temperatura cai abaixo de –20°C é denominada *zona letal*. Essa zona se estende do centro da sonda até um ponto 2 mm para dentro do limite da bola de gelo. Além desse ponto de 2 mm, as temperaturas teciduais são maiores, e a necrose pode ser incompleta.

A bola de gelo aumenta em profundidade e largura durante o tratamento. Embora essa dimensão não possa ser visualizada, estima-se que a profundidade da bola de gelo seja equivalente ao seu crescimento lateral a partir do limite da criossonda. Para tratar o envolvimento da cripta glandular endocervical observado na maioria das lesões, é suficiente obter alcance de 5 mm de profundidade (Anderson, 1980; Boonstra, 1990a). Por esse motivo, quando a crioterapia é realizada, permite-se que a bola de gelo aumente até atingir uma marca 7 mm distal à margem da sonda. Com isso, garante-se uma profundidade de congelamento de 7 mm – ou seja, uma zona letal de 5 mm e uma zona de 2 mm de morte celular indeterminada (Ferris, 1994).

Muitos cirurgiões utilizam um método de duplo congelamento para a crioterapia, no qual o tempo, e não a dimensão da bola de gelo, define o processo. O gás refrigerante é aplicado por 3 minutos, para criar a bola de gelo. A seguir, deixa-se a bola descongelar por 5 minutos, após os quais procede-se a mais um congelamento de 3 minutos (Creasman, 1984). Estudos demonstram que se deve evitar um único período de congelamento em razão do alto índice de recorrência de displasia no primeiro ano após o tratamento com esse método (Creasman, 1984; Schantz, 1984).

As indicações específicas e os índices de sucesso a longo prazo da crioterapia são discutidos no Capítulo 29 (p. 752). Em geral, a crioterapia é adequada para neoplasia intraepitelial do colo uterino (NIC) do tipo escamosa que não se estenda além de 5 mm para o interior do canal endocervical, não ultrapasse dois quadrantes da ectocérvice e não esteja associada a exame colposcópico insatisfatório ou citologia glandular anormal. Além disso, a criocirurgia em geral não é indicada para tratamento de NIC 3 em razão das taxas elevadas de persistência da doença após o tratamento e da impossibilidade de amostra histológica para excluir câncer invasivo (Martin-Hirsh, 2010). Finalmente, a criocirurgia e as outras técnicas ablativas não estão indicadas para mulheres com NIC e infecção pelo vírus da imunodeficiência humana (HIV) considerando-se o alto índice de insucesso (Spitzer, 1999).

PRÉ-OPERATÓRIO

Avaliação da paciente

Nos Estados Unidos, as pacientes são avaliadas por colposcopia e submetidas a exame histológico de amostra de biópsia do colo uterino antes da crioterapia. A abordagem "ver e tratar" é outra opção. Nesta abordagem inicia-se tratamento imediato sem realizar biópsia durante a colposcopia para citologia cervical anormal (Dainty, 2005; Numnum, 2005). No entanto, esse tipo de abordagem, particularmente em ambientes com escassez de recursos, é mais bem-sucedido quando associado a procedimentos excisionais, e não de ablação.

Consentimento

Embora as complicações da crioterapia sejam raras, as pacientes devem ser alertadas sobre as mudanças pós-operatórias esperadas e sobre os riscos da cirurgia. É possível haver corrimento vaginal líquido e sangramento de escape durante várias semanas após o tratamento. Felizmente, hemorragia grave é rara (Denny, 2005). Cólicas abdominais são comuns, porém normalmente desaparecem nas primeiras 24 horas. Raramente, algumas pacientes apresentam reação vasovagal durante o tratamento e, nesses casos, o tratamento é de suporte.

A criocirurgia pode produzir efeitos de curto e longo prazos. Há risco de estenose cervical, doença inflamatória pélvica (DIP) e fracasso do tratamento. As taxas de risco para estenose e DIP são muito baixas. Foram publicados índices de insucesso no tratamento de NICs I e II de 6 a 10% (Benedet, 1981, 1987; Jacob, 2005; Ostergard, 1980). Além disso, Jobson e Homesley (1984) relataram retração da junção escamocolunar após crioterapia. Em seu estudo, a vigilância pós-operatória revelou que essa retração resultou em índice de 47% de exames colposcópicos inadequados, que, com frequência, determinaram subsequentemente a necessidade de avaliação mais invasiva. Infertilidade e complicações na gravidez não foram associadas a essa modalidade de tratamento (Weed, 1978).

Preparação da paciente

O ideal é que a crioterapia seja realizada após o fim da menstruação. Com isso, reduz-se a chance de gravidez em fase inicial e permite-se a cicatrização do colo uterino antes da menstruação seguinte. Se o procedimento for realizado antes da menstruação, o edema pós-operatório pode bloquear o fluxo menstrual e intensificar as cólicas. Antes da criocirurgia, deve-se realizar um exame bimanual normal. Se houver chance de gestação, deve-se solicitar dosagem de β-hCG antes do procedimento.

INTRAOPERATÓRIO

Instrumentos

A crioterapia normalmente exige um tanque de gás com uma pistola de aplicação, tubulações e conexões, medidor de pressão e criossonda esterilizável. O óxido nítrico é o gás refrigerante mais utilizado, apesar de o dióxido de carbono também ser empregado. Um tanque de 20 libras é suficiente para aplicar a pressão de 20 libras necessária para resfriar os tecidos adequadamente. Tanques menores podem não ser suficientes para gerar pressão sustentada, impedindo a formação de uma bola de gelo de tamanho adequado. O gás passa pelos tubos e conectores até a pistola, e daí para a ponta da sonda. Ranhuras circunferenciais na base da sonda permitem que seja firmemente rosqueada na extremidade da pistola.

A escolha da sonda adequada é individualizada, porém o equipamento deve cobrir a zona de transformação e a lesão. Por esse motivo, há sondas de diferentes formatos e tamanhos (Fig. 41-26.1). Por exemplo, utilizam-se sondas retas para lesões localizadas na entrada do colo do útero. Esse formato tem a vantagem de menor tendência a forçar a junção escamocolunar em direção ao canal endocervical, reduzindo o risco de exames colposcópicos insatisfatórios após o tratamento (Stienstra, 1999). Contudo, o uso de sondas planas menores (19 mm) foi desaconselhado após estudos que indicaram zona letal insuficiente e destruição tecidual inadequada

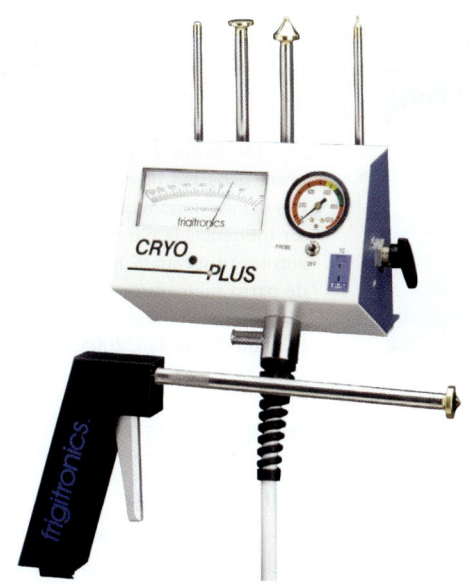

FIGURA 41-26.1 Equipamento de crioterapia e variedade de criossondas. *(Reproduzida, com permissão, de CooperSurgical, Inc., Trumbull, CT.)*

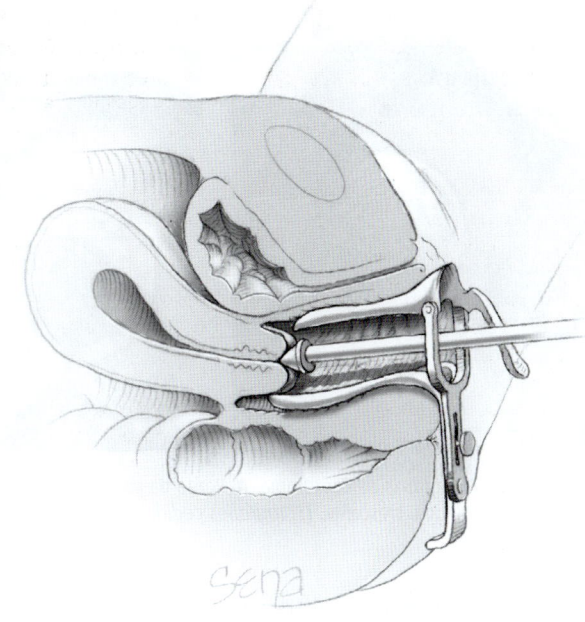

FIGURA 41-26.2 Instalação da sonda.

(Boonstra, 1990b; Ferris, 1994). As sondas em forma de cone, ou aquelas com formato semelhante ao de um mamilo, permitem a extensão da bola de gelo até o canal endocervical. Para minimizar a estenose cervical, a ponteira não deve ter mais de 5 mm.

Antes do tratamento, a válvula do tanque de gás é aberta, e o medidor de pressão deve indicar 20 libras. A pistola é comprimida para garantir que a sonda esteja se resfriando adequadamente, e que não haja escape de excesso de gás na junção da pistola com a sonda. Espera-se um pequeno chiado, porém um som muito alto de escape de gás indica que o anel de borracha de vedação entre as a pistola e a criossonda deve ser substituído.

PASSO A PASSO

❶ Analgesia e posicionamento da paciente. A crioterapia pode ser realizada em consultório, e não exige analgesia significativa. No entanto, para ajudar a atenuar as cólicas uterinas associadas, costuma-se administrar anti-inflamatórios não esteroides (AINEs), como naproxeno sódico, 550 mg por via oral, 30 a 60 minutos antes do procedimento. Embora não sejam usados rotineiramente, o bloqueio anestésico paracervical e a infiltração subepitelial no colo uterino com lidocaína a 1% foram associados a redução no índice de dor (Harper, 1997, 1998).

A paciente é colocada em posição de litotomia dorsal, e instala-se espéculo vaginal. Não é necessário preparo vaginal prévio. Uma sonda de tamanho adequado é encaixada na extremidade da pistola. A superfície da sonda é coberta com gel lubrificante à base de água para garantir contato uniforme com os tecidos.

❷ Instalação da sonda. A sonda é, então, posicionada firmemente sobre o colo do útero (Figs. 41-26.2 e 41-26.3A). Quando o gatilho da pistola é disparado, normalmente é possível ouvir um chiado e observa-se o início da formação de gelo sobre a sonda.

A criossonda não deve entrar em contato com as paredes vaginais. Caso isso ocorra, a aplicação é interrompida para que a sonda se aqueça. A sonda é então suavemente afastada da parede vaginal, após o que o procedimento pode ser reiniciado.

❸ Formação da bola de gelo. Mantém-se o gatilho apertado até que a bola de gelo se estenda a 7 mm da margem externa da criossonda (Fig. 41-26.3). O congelamento normalmente leva 3 minutos. Durante o processo de resfriamento, é possível haver formação de gelo que bloqueie a tubulação. Por esse motivo, muitos fabricantes recomendam apertar o botão de "descongelar" por menos de 1 segundo a cada 20 segundos durante o congelamento.

❹ Primeiro descongelamento. Nesse momento, solta-se o gatilho. A sonda se aquece rapidamente e pode ser removida do colo do útero. A remoção da sonda antes do descongelamento total pode provocar desconforto e sangramento. Deixa-se, então, que o colo do útero descongele por 5 minutos.

❺ Segundo ciclo. Subsequentemente, repete-se o ciclo de congelamento por mais 3 minutos. Ao término do segundo ciclo, a criossonda e o espéculo são retirados. Como é possível haver reação vasovagal, as pacientes devem ser auxiliadas na mudança lenta para posição sentada.

PÓS-OPERATÓRIO

O corrimento líquido abundante observado após o tratamento normalmente exige o uso de absorventes higiênicos, mas não se recomenda o uso de tampão. Embora alguns defendam debridamento da escara necrótica para reduzir o corrimento, Harper e colaboradores (2000) não observaram qualquer efeito sobre sua quantidade ou duração. O sangramento de escape (*spotting*) é esperado, podendo persistir por algumas semanas. Nos primeiros dias após crioterapia, as pacientes podem se queixar de dor ou cólica abdominal baixa leve e difusa, normalmente aliviadas com o uso de AINEs. Raramente, observam-se cólica e dor intensas resultantes da obstrução do canal endocervical por tecido necrótico, a chamada *síndrome do tampão necrótico*. A remoção dos tecidos que provocaram a obstrução normalmente resolve os sintomas.

Como uma grande área do colo do útero fica desnuda após a crioterapia, há maior proba-

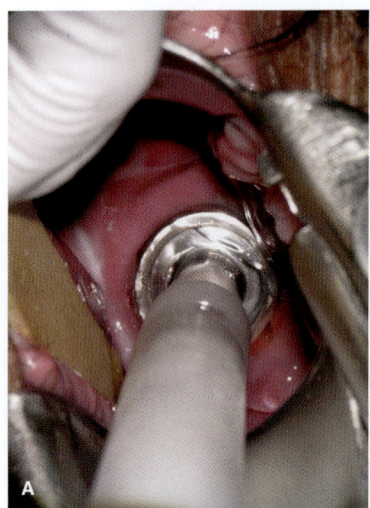
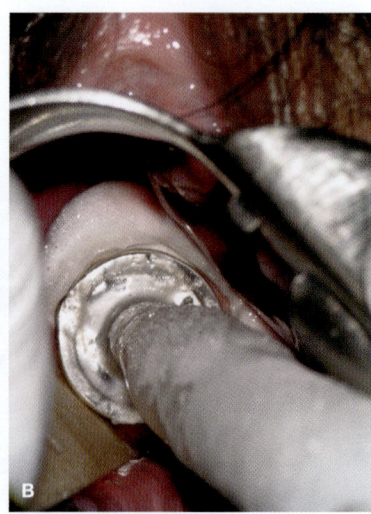

FIGURA 41-26.3 Fotografias de crioterapia. **A**. Ponta da sonda em contato com o colo do útero. **B**. Criação da bola de gelo crescente. *(Fotografias cedidas pela Dra. Claudia Werner.)*

bilidade de infecção. Assim, as pacientes devem se abster de relações sexuais durante as quatro primeiras semanas após a cirurgia. Se a abstinência não for possível, devem-se usar preservativos. Dependendo dos sintomas, a paciente pode retornar ao trabalho e retomar as atividades físicas logo após o tratamento.

PROCEDIMENTO DE EXCISÃO ELETROCIRÚRGICA COM ALÇA (LEEP)

O *procedimento de excisão eletrocirúrgica com alça* (LEEP, de *loop electrosurgical excision procedure*), também conhecido como *procedimento de excisão da zona de transformação com grande alça* (LLETZ, de *large loop excision of the transformation zone*), utiliza corrente elétrica para gerar ondas de energia através de um eletrodo de metal que corta ou coagula os tecidos cervicais. Esses eletrodos de metal fino, em formato semicircular, permitem a remoção de lesões cervicais no ambiente do consultório, com desconforto mínimo para a paciente, baixo custo e poucas complicações. Além disso, o LEEP permite o encaminhamento de amostra de tecido para exames adicionais. Nos Estados Unidos, o tratamento eletrocirúrgico da neoplasia intraepitelial do colo uterino é popular, sendo normalmente preferido à crioterapia ou à ablação a *laser*.

Embora seja frequentemente realizado em regime ambulatorial, há diversos fatores a determinar que o procedimento seja realizado em centro cirúrgico. Primeiro, paredes laterais da vagina excessivamente relaxadas podem requerer retração significativa para visualização adequada. Segundo, uma lesão ou uma zona de transformação próximas da periferia do colo uterino implicam risco de lesão vaginal ou vesical durante o procedimento eletrocirúrgico. Finalmente, pacientes ansiosas que se mostrem incapazes de se manter imóveis para o procedimento ambulatorial podem necessitar de sedação mais profunda.

PRÉ-OPERATÓRIO

Avaliação da paciente

Assim como ocorre para a crioterapia e para a ablação a *laser*, as mulheres, nos Estados Unidos, passam por revisão colposcópica e histológica antes do LEEP. A preparação pré-operatória é a mesma utilizada para a crioterapia (p. 1.078).

Consentimento

O procedimento está associado a baixa morbidade, e o índice de complicações gerais é de cerca de 10% (Dunn, 2004). Complicações maiores são raras (0,5%), podendo incluir lesão na bexiga ou no intestino e hemorragia (Dunn, 2003; Kurata, 2003). Complicações de curto prazo, como dor abdominal, sangramento vaginal, corrimento e espasmo da bexiga, podem receber tratamento sintomático.

As complicações de longo prazo incluem tratamento incompleto das lesões do colo uterino e estenose do colo uterino. A persistência de doença normalmente é observada nos exames iniciais de acompanhamento por esfregaço de Papanicolaou ou teste para HPV após o LEEP. No entanto, o índice de fracasso do tratamento é baixo (cerca de 5%) e mantém correlação positiva com o tamanho da lesão inicial (Alvarez, 1994; Gunasekera, 1990; Mitchell, 1998). Estima-se que a estenose do colo uterino seja uma complicação observada em menos de 6% dos casos. Os fatores de risco incluem presença de lesão endocervical e remoção de grande volume tecidual (Baldauf, 1996; Suh-Burgmann, 2000).

Os efeitos do LEEP sobre os desfechos obstétricos são desconhecidos. Vários estudos demonstraram que a gravidez não parece ser influenciada por LEEP, enquanto outros autores observaram maior risco de trabalho de parto prematuro e ruptura prematura de membranas (Crane, 2003; Ferenczy, 1995; Kyrgiou, 2006; Tan, 2004; Werner, 2010).

INTRAOPERATÓRIO

Instrumentos

A remoção de tecidos por LEEP requer uma unidade eletrocirúrgica, eletrodos em alça, espéculo isolante e sistema exaustor de fumaça. As unidades eletrocirúrgicas utilizadas geram corrente elétrica de alta frequência (350 a 1.200 kHz) e baixa voltagem (200 a 500 V). Em razão do risco de queimadura do paciente produzida por corrente contínua, deve-se posicionar placas de aterramento nos tecidos condutores que estejam próximos do sítio operatório (Cap. 40, p. 999).

Da mesma forma, deve-se utilizar um espéculo isolante para reduzir o risco de condução da corrente direta para a paciente. O espéculo isolante deve ter uma tubulação para exaustão de fumaça, para auxiliar na sua remoção do campo cirúrgico e melhorar a visualização.

A cortina de fumaça cirúrgica inclui monóxido de carbono, hidrocarbonetos poliaromáticos e traços de diversos gases tóxicos (National Institute for Occupational Safety and Health, 1999). Embora não tenha havido registro de casos de transmissão de doenças infecciosas por meio da fumaça cirúrgica, é possível que haja potencial de geração de fragmentos virais infecciosos. Por esses motivos, recomenda-se um sistema local de exaustão de fumaça.

A corrente direta é direcionada ao tecido através de um eletrodo de fio de aço inoxidável ou tungstênio de 0,2 mm. Esses eletrodos estão disponíveis em diversos tamanhos para adequar o tratamento às diferentes lesões (Fig. 41-26.4). Os eletrodos são descartáveis e inutilizados após cada procedimento.

PASSO A PASSO

1 Anestesia e posicionamento da paciente. A paciente é colocada na posição de litotomia dorsal, e a placa de aterramento é posicionada na região superior da coxa ou na nádega. O espéculo isolante é inserido na va-

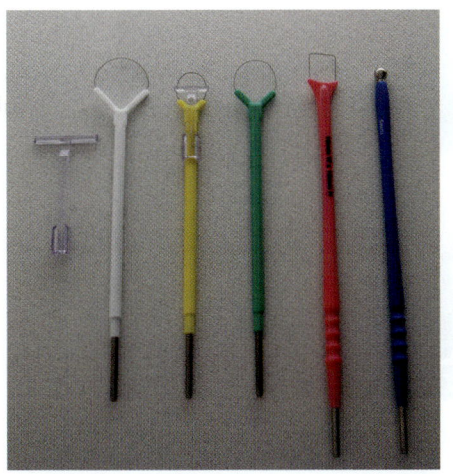

FIGURA 41-26.4 Variedade de eletrodos para procedimento de excisão eletrocirúrgica com alça (LEEP).

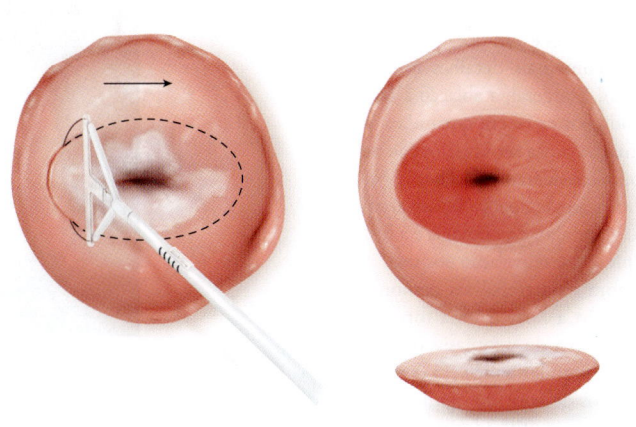

FIGURA 41-26.5 Procedimento de excisão eletrocirúrgica com alça em movimento único.

gina, e a tubulação para a exaustão da fumaça é acoplada. A aplicação de solução de Lugol delineia as margens da lesão antes do início do procedimento (Cap. 29, p. 748).

Para anestesia ambulatorial, pode-se utilizar solução vasoconstritora contendo lidocaína a 1% e vasopressina (10 unidades de vasopressina em 30 mL de lidocaína) ou lidocaína a 1% e epinefrina (1:100.000). Utiliza-se uma agulha calibre 25 a 27 para infiltração, após aspiração negativa, de 5 a 10 mL da solução escolhida a 1 ou 2 cm de profundidade ao redor da área a ser removida. Geralmente observa-se palidez do colo do útero.

❷ **Excisão em movimento único.** O ideal é que a lesão seja removida em um único movimento, devendo-se escolher, para isso, o eletrodo de tamanho adequado. Se a colposcopia for satisfatória, o diâmetro do eletrodo deve incorporar todo o diâmetro da lesão com profundidade de 5 a 8 mm. O equipamento eletrocirúrgico é ajustado para o modo de incisão, e normalmente se utilizam 30 a 50 W, dependendo do tamanho da alça. Alças maiores requerem maior potência.

Para a excisão da lesão, o eletrodo é posicionado entre 3 e 5 mm do perímetro lateral da lesão (Fig. 41-26.5). A corrente pela alça é ativada antes do contato com o tecido, durante o qual podem ser vistas fagulhas elétricas na ponta do eletrodo. A alça é introduzida no colo do útero, formando um ângulo reto com sua superfície. A alça é então posicionada em paralelo à superfície para ser levada até um ponto 3 a 5 mm distante da margem oposta da lesão. O eletrodo é, então, novamente posicionado em ângulo reto com a superfície e tracionado lentamente. A corrente é interrompida assim que o eletrodo tenha sido removido. Após excisão, a amostra de tecido é colocada em formalina e enviada para exame patológico.

❸ **Remoção em vários movimentos.** Com menos frequência, as lesões mais volumosas podem necessitar de vários movimentos, utilizando uma combinação de eletrodos de diferentes tamanhos (Fig. 41-26.6).

❹ **Controle dos locais de sangramento.** Apesar do uso de vasoconstritores, é comum haver sangramento após LEEP. Os locais de sangramento podem ser controlados utilizando-se eletrodo esférico de 3 a 5 mm, com o equipamento ligado no modo de coagulação. Alternativamente, pode-se aplicar solução de Monsel com pressão direta sobre os sítios de sangramento.

PÓS-OPERATÓRIO

Após a excisão, as pacientes normalmente apresentam sangramento de escape e cólicas leves. A cicatrização pós-operatória e os cuidados gerais com a paciente são semelhantes aos descritos para a crioterapia (p. 1.079).

ABLAÇÃO CERVICAL COM *LASER* DE DIÓXIDO DE CARBONO

O *laser* de dióxido de carbono (CO_2) produz um feixe de luz infravermelha com comprimento de onda de 10,6 μm. Em seu ponto de

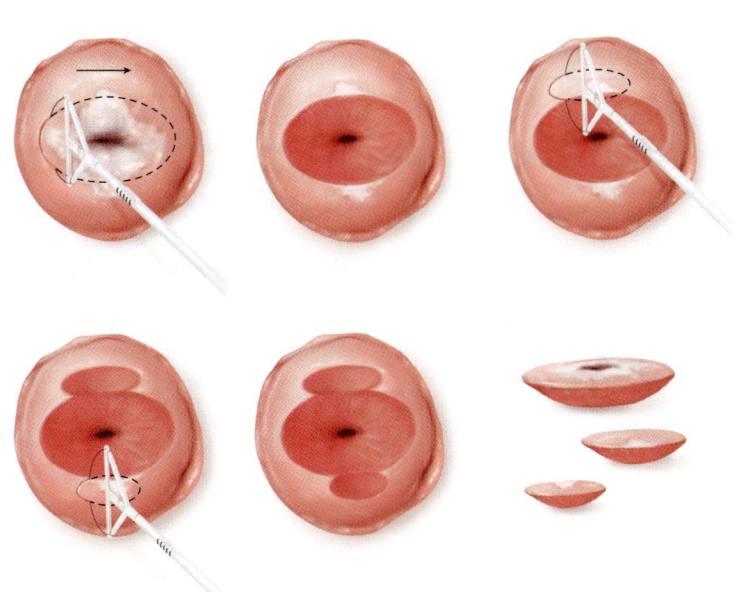

FIGURA 41-26.6 Excisão com vários movimentos.

foco, a energia do *laser* produz calor suficiente para ferver a água intracelular e vaporizar os tecidos.

As indicações e o índice de sucesso foram discutidos com mais detalhes no Capítulo 29 (p. 752). Em geral, a ablação a *laser* pode ser utilizada nos casos em que toda a zona de transformação possa ser visualizada com uma colposcopia considerada satisfatória. Não deve haver evidências de doença invasiva, microinvasiva ou glandular, e a citologia e a histologia devem apresentar correlação positiva.

Embora haja trabalhos demonstrando que a ablação a *laser* é uma forma efetiva para tratamento de neoplasia intraepitelial do colo, sua popularidade vem decaindo. Os equipamentos de *laser* são significativamente mais caros que os utilizados para crioterapia e LEEP. Além disso, com a ablação as lesões são destruídas e, diferentemente do que ocorre com o LEEP, perde-se a oportunidade de realizar avaliação patológica adicional das margens cirúrgicas. Por fim, normalmente são necessários treinamento e certificação para o uso seguro e efetivo do equipamento de *laser*.

PRÉ-OPERATÓRIO

Consentimento

Assim como ocorre com qualquer tratamento de displasia do colo uterino, a paciente deve ser alertada quanto aos riscos de persistência da doença e de recorrência após o procedimento. Os riscos e as complicações cirúrgicas são baixos, comparáveis aos observados com LEEP (Alvarez, 1994; Nuovo, 2000).

INTRAOPERATÓRIO

Instrumentos

Os *lasers* de dióxido de carbono adequados para a ablação cervical são portáteis. Os efeitos sobre os tecidos variam dependendo do intervalo de aplicação das rajadas (*bursts*) de energia. Assim, podem ser aplicadas ondas contínuas (para corte) ou pulsadas (para coagulação). O direcionamento do *laser* é feito por meio do acoplamento de dispositivo deslizante para colposcopia.

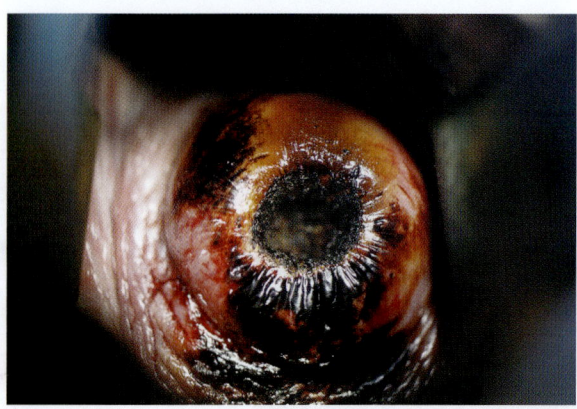

FIGURA 41-26.7 Leito cervical após ablação a *laser*. *(Fotografia cedida pelo Dr. Eddie McCord.)*

Como a luz do *laser* é reflexiva, a paciente e todos os participantes precisam usar proteção para os olhos, e deve-se colocar um aviso na porta da sala alertando sobre o procedimento a *laser* em andamento. Pelo mesmo motivo, é necessário um espéculo de superfície fosca. Assim como ocorre no LEEP, há geração de fumaça nociva, sendo necessário um sistema de exaustão de fumaça.

PASSO A PASSO

❶ Anestesia e posicionamento da paciente. A ablação a *laser* é um procedimento que não exige internação e é realizado em sala de cirurgia ou em consultório, dependendo da localização do equipamento de *laser* e das características da paciente. Na maioria dos casos, é suficiente anestesia local combinada a vasoconstritor, e a forma de administração é a mesma utilizada no LEEP (p. 1.080). A paciente é colocada na posição de litotomia dorsal. O espéculo fosco é instalado, ao qual se acopla a tubulação para exaustão de fumaça. A energia do *laser*, se mal direcionada, pode queimar tecidos circunvizinhos e incendiar campos de papel. Assim, o lado externo da vulva é coberto por toalhas molhadas para absorver a energia mal direcionada. Para delinear a área da remoção, aplica-se solução de Lugol ao colo uterino.

❷ Ajuste do *laser*. O *laser* colposcópico é montado em posição, com foco apontado à ectocérvice. Ajusta-se o *laser* para atingir densidade de potência de 600 a 1.200 W/cm^2, em modo de ondas contínuas. O cálculo da densidade de potência será descrito na Seção 41-28 (p. 1.089).

❸ Ablação. Inicialmente, o *laser* é aplicado em quatro pontos a 12, 3, 6 e 9 horas no perímetro do colo uterino, para circundar toda a lesão. Esses pontos servem de referência, para serem ligados com padrão em arco de modo a formar um círculo. Após ser circundada, a lesão sofre ablação com profundidade de 5 a 7 mm (Fig. 41-26.7).

❹ Eversão endocervical. Para ajudar a evitar a retração pós-operatória da junção escamocolunar para o interior do canal endocervical, o tecido imediatamente ao redor da endocérvice é removido com menor profundidade. Isso permite que haja eversão aparente do revestimento endocervical e manutenção da junção escamocolunar sobre a ectocérvice.

❺ Hemostasia. Durante vaporização com *laser* de CO_2 é comum haver sangramento. Um feixe de *laser* não focado com ajuste de potência mais baixa em modo de onda superpulsada coagula os vasos e auxilia na hemostasia. O sangramento presente ao final da cirurgia, também pode ser controlado com aplicação de solução de Monsel.

PÓS-OPERATÓRIO

As cólicas são comuns após a cirurgia, e um leve sangramento pode persistir por uma semana. As orientações pós-operatórias são semelhantes às descritas para crioterapia.

41-27

Conização do colo uterino

A conização do colo uterino remove lesões ectocervicais e um segmento do canal endocervical por meio de biópsia do tecido em forma de cone (Fig. 41-27.1). Trata-se de um meio seguro e efetivo para tratamento de NIC, carcinoma *in situ* (CIS) e adenocarcinoma *in situ* (AIS). Além disso, a conização cervical é o tratamento padrão para mulheres com colposcopia insatisfatória e biópsia sugestiva de NIC de alto grau, e para aquelas com curetagem endocervical positiva ou com citologia e histologia discordantes. A excisão pode ser feita com bisturi (denominada *conização com lâmina fria*). Alternativamente, pode-se realizar conização a *laser* ou LEEP. As taxas de sucesso para tratamento de NIC com qualquer dessas modalidades excisionais se mostraram equivalentes. No entanto, a conização com LEEP ganhou popularidade em razão da facilidade de uso e boa relação custo-efetividade. As indicações e as diferenças entre os métodos foram discutidas no Capítulo 29 (p. 753).

PRÉ-OPERATÓRIO

Avaliação da paciente

Antes da conização, as pacientes já terão passado por exame colposcópico e por avaliação histológica da biópsia. O teste para β-hCG está indicado antes da conização em caso de suspeita de gravidez. Caso haja confirmação de gravidez e não haja suspeita de invasão à colposcopia, é razoável postergar o tratamento até o parto. A conização durante a gestação apresenta alta morbidade, em razão do aumento da vascularização e de sangramento.

Consentimento

O risco associado à conização é semelhante àquele associado à exerese de lesões ectocervicais por LEEP. No entanto, a excisão com lâmina fria está associada a maior risco de sangramento em comparação à conização a *laser* ou ao LEEP. Além disso, as conizações a *laser* e com lâmina fria implicam maior risco de estenose do colo uterino em comparação ao LEEP (Bauldauf, 1996; Houlard, 2002). Idade crescente e maior profundidade da remoção endocervical são riscos significativos para evolução com estenose. Penna e colaboradores (2005) observaram menor risco de estenose nas mulheres pós-menopáusicas fazendo uso de terapia de reposição de estrogênio em comparação àquelas na pós-menopausa sem reposição hormonal.

A conização do colo do útero para tratamento de NIC foi associada a desfechos adversos em gestações posteriores, incluindo parto prematuro, bebês com baixo peso ao nascer, incompetência istmocervical e estenose do colo uterino (Crane, 2003; Kristensen, 1993a,b; Raio, 1997; Samson, 2005). Embora não haja diferenças maiores no desfecho obstétrico comparando-se as três técnicas, demonstrou-se correlação positiva entre tamanho do cone retirado e taxas de parto prematuro e de ruptura prematura de membranas (Mathevet, 2003; Sadler, 2004). A conização com lâmina fria em geral remove mais estroma cervical do que os outros métodos de excisão.

CONIZAÇÃO COM LÂMINA FRIA

PASSO A PASSO

1 Anestesia e posicionamento da paciente. Para a maioria das mulheres, a conização com lâmina fria é um procedimento cirúrgico de um dia, realizado sob anestesia geral ou local. Após a anestesia, a paciente é colocada na posição de litotomia dorsal; a vagina é preparada para a cirurgia, a bexiga é esvaziada, e as paredes da vagina são afastadas para permitir a visão do colo do útero. As áreas a serem excisadas podem ser mais facilmente identificadas com aplicação da solução de Lugol e com exame colposcópico pré-operatório.

2 Injeção de vasoconstritores. O sangramento durante a conização com lâmina fria pode ser intenso e obscurecer o campo operatório. Assim, devem ser tomadas medidas preventivas antes e durante o procedimento. Primeiramente, são administrados vasoconstritores ao redor do colo do útero, conforme descrito para o LEEP (Seção 41-26, etapa 1 p. 1.080). Além disso, os ramos descendentes das artérias uterinas podem ser ligados com suturas em forma de oito utilizando material não permanente posicionado ao longo da face lateral do colo do útero, nas posições de 3 e 9 horas. Após os nós serem dados, as suturas não são cortadas, sendo mantidas com pinças hemostáticas.

3 Conização. Coloca-se uma sonda ou um dilatador uterino de pequeno calibre no canal endocervical para orientar o cirurgião quanto à profundidade e à direção do canal. Utilizando uma lâmina nº 11, o cirurgião inicia a incisão na base do colo do útero. Com o início neste local reduz-se o fluxo sanguíneo e o obscurecimento do campo operatório. Alternativamente, pode-se utilizar uma lâmina de Beaver, um instrumento de formato triangular com inclinação de 45 graus (Fig. 41-27.2). Com uma incisão circunscrita cria-se uma margem de 2 a 3 mm ao redor de toda a lesão (Fig. 41-27.3). O ângulo de 45° da lâmina é direcionado para o centro e em sentido cefálico, de modo a remover uma amostra cônica. Podem-se utilizar pinças denteadas ou ganchos para retrair a ectocérvice durante a criação do cone. Utiliza-se bisturi ou tesoura de Mayo para cortar o ápice do cone e liberar a amostra. Aplica-se sutura na amostra que corresponda à posição de 12 horas *in situ*. A posição dessa sutura ajuda a orientar o patologista e deve ser anotada no formulário de requisição para a patologia.

4 Curetagem endocervical. Após a remoção do cone, procede-se à curetagem endocervical para avaliar se há doença residual distal

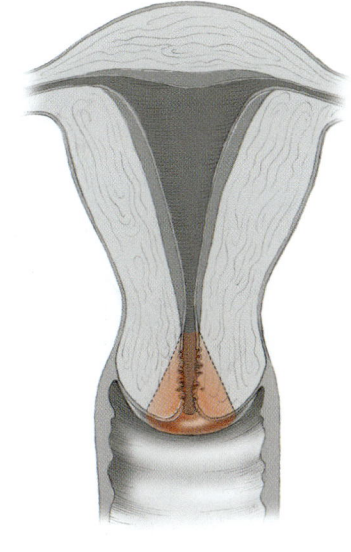

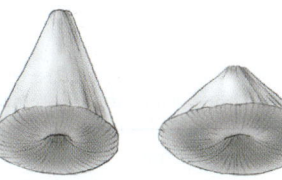

FIGURA 41-27.1 Biópsias teciduais em forma de cone.

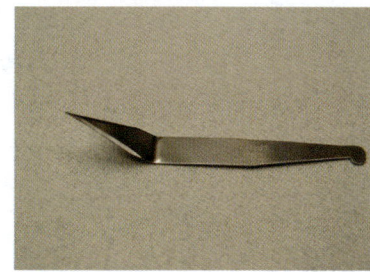

FIGURA 41-27.2 Lâmina de *Beaver*.

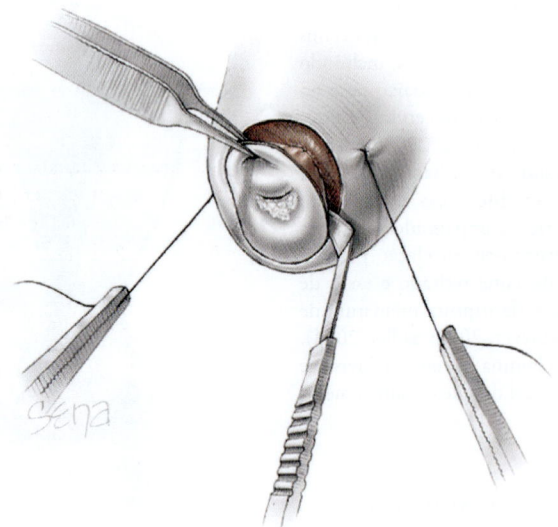

FIGURA 41-27.3 Incisão para conização.

ao ápice do cone removido (Husseinzadeh, 1989; Kobak, 1995). Essa amostra é enviada em separado para exame.

5 Hemostasia. Com a excisão da amostra é comum haver sangramento, que pode ser controlado com sutura individual de vasos isolados, coagulação eletrocirúrgica ou suturas de Sturmdorf. Além disso, pode-se aplicar tela hemostática absorvível (Surgicel) no leito do cone.

Com a técnica de Sturmdorf, aplica-se uma linha de sutura de bloqueio com pontos contínuos que fecha o leito do cone, pregueando a margem ectocervical seccionada, em toda a sua circunferência, na direção da endocérvice. Essa técnica é menos indicada considerando as taxas maiores de dismenorreia, inadequabilidade do exame de Papanicolaou para vigilância pós-operatória e preocupação de que o retalho possa encobrir doença residual (Kristensen, 1990; Trimbos, 1983).

CONIZAÇÃO COM PROCEDIMENTOS DE EXCISÃO ELETROCIRÚRGICA COM ALÇA (LEEP)

PASSO A PASSO

O passo a passo para esse LEEP mais extenso é o mesmo descrito para a remoção de lesões ectocervicais (p. 1.080). No entanto, para remover um segmento do canal endocervical, a passagem de corte deve ser mais profunda, atravessando o estroma do colo uterino. É possível realizar o procedimento com uma única passagem, utilizando-se um eletrodo de alça maior. Alternativamente, na tentativa de reduzir o volume de tecido excisado, pode-se utilizar uma técnica em camadas (também chamada de *top hat technique*). Com esse método, faz-se uma passagem inicial para remover as lesões ectocervicais, conforme descrito anteriormente (Fig. 41-26.5, p. 1.081). Para remover o canal endocervical, um eletrodo menor é passado mais profundamente, atingindo o estroma do colo uterino (Fig. 41-27.4). Como resultado, o tecido é removido em dois pedaços, e ambos são enviados para análise. Assim como na conização

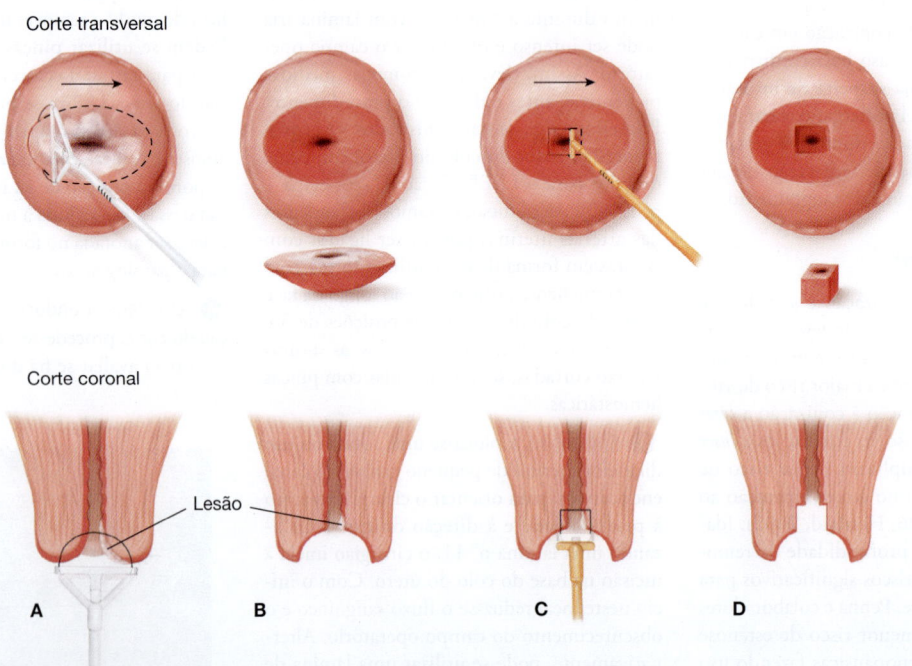

FIGURA 41-27.4 Procedimento de excisão eletrocirúrgica com alça (LEEP) tipo *top hat* para conização cervical, nos cortes transversal (*linha superior*) e coronal (*linha inferior*). **A**. Excisão do segmento ectocervical da lesão. **B**. Aspecto do colo uterino após a excisão ectocervical. **C**. Excisão do segmento endocervical da lesão. **D**. Aspecto do colo uterino após o procedimento.

com lâmina fria, a amostra é marcada com sutura para indicar a posição de 12 horas *in situ*.

CONIZAÇÃO A *LASER*

A excisão a *laser* da amostra em cone para biópsia utiliza técnicas semelhantes às descritas para a ablação a *laser* (Seção 41-26, p. 1.081). No entanto, ao invés da ablação do tecido envolvido, a energia do *laser* é direcionada para seccionar e remover a amostra em forma de cone. Utiliza-se maior densidade de potência para criar o efeito de corte, por exemplo, 25 W com foco de 1 mm (DP = 2.500 W/cm^2). Uma amostra em forma de cone é, então, excisada. Durante a exerese da amostra, podem ser necessários ganchos não reflexivos para tracionar e afastar a margem ectocervical do feixe de *laser* e para criar tensão tecidual ao longo do plano da incisão.

PÓS-OPERATÓRIO

A recuperação em todos os métodos de remoção é rápida, e é semelhante à descrita para outras cirurgias do colo do útero (p. 1.079). As pacientes necessitam de acompanhamento para a identificação de persistência ou recorrência da doença, o que foi descrito em detalhes no Capítulo 29 (p. 754).

41-28

Tratamento de neoplasia intraepitelial vulvar

EXCISÃO LOCAL AMPLA

No caso de neoplasia intraepitelial vulvar (NIV) de alto grau, os objetivos do tratamento são a prevenção de câncer vulvar invasivo e, quando possível, a preservação da anatomia e da função vulvar normais. Nos casos de NIV mais disseminada, a vulvectomia simples talvez seja o tratamento adequado, e será descrita na Seção 44-26 (p. 1.335). Contudo, métodos menos extensivos, tais como excisão local ampla, modalidades ablativas e tratamentos farmacológicos, também foram investigados como alternativas (Cap. 29, p. 760) (Hillemanns, 2006).

Dentre esses tratamentos, a excisão local ampla das lesões é preferida por muitos. Com ela, é possível remover a lesão pré-invasiva, obter uma amostra de tecido para excluir a possibilidade de doença invasiva e para avaliar as margens cirúrgicas e, comparada à vulvectomia simples, produzir menos morbidade. Nos casos em que a excisão envolve clitóris, uretra ou ânus, a combinação entre excisão cirúrgica e ablação a *laser* pode ser útil. Nessa técnica combinada utiliza-sevaporização com *laser* de CO_2 nos locais onde a excisão poderia levar a disfunção ou a resultado estético insatisfatório (Cardosi, 2001).

PRÉ-OPERATÓRIO

■ Avaliação da paciente

Antes da excisão, deve-se proceder a uma avaliação completa do trato reprodutivo inferior em busca de evidências de doença invasiva, conforme descrito no Capítulo 29 (p. 747). É importante ressaltar que biópsias da vulva devem ser obtidas durante essa avaliação para exclusão de doença invasiva que, quando presente, determina excisão mais extensa (Cap. 31, p. 799).

■ Consentimento

A excisão local ampla de NIV de alto grau é um tratamento bem-sucedido, e a evolução para câncer vulvar invasivo é baixa (3 a 5%) (Jones, 2005; Rodolakis, 2003). No entanto, a recorrência de NIV é comum e, mesmo nos casos com margens teciduais negativas, a reincidência varia de 15 a 40% (Kuppers, 1997; Modesitt, 1998).

Nas pacientes imunocompetentes, os riscos cirúrgicos e pós-operatórios são baixos, normalmente envolvendo infecção ou deiscência da ferida, vulvodinia crônica, dispareunia e cicatrização ou aparência anormal da vulva. Qualquer cirurgia vulvar exige longo aconselhamento pré-operatório em relação às expectativas sobre resultado anatômico e função sexual.

INTRAOPERATÓRIO

PASSO A PASSO

❶ **Anestesia e posicionamento da paciente.** A escolha da anestesia varia dependendo da localização e do tamanho da lesão. Lesões menores e labiais ou perineais podem ser removidas facilmente com analgesia local em consultório; lesões maiores, ou envolvendo a uretra e o clitóris, podem exigir anestesia geral ou regional. A paciente é colocada na posição de litotomia dorsal, procede-se à tricotomia da região pubiana no local da cirurgia e a vulva é preparada para a cirurgia.

❷ **Identificação da lesão.** A área a ser submetida à excisão deve ser claramente demarcada. Para tanto, o exame colposcópico realizado após aplicação de solução de ácido acético a 3 ou 5% sobre a vulva ajudará na identificação das margens da lesão. A maioria dos autores recomenda uma margem de 5 mm ao redor da lesão (Joura, 2002). No passado, utilizava-se azul de toluidina para corar a cromatina nuclear e aumentar a nitidez das lesões vulvares. No entanto, tecidos normais também podem absorver o corante, distorcendo as margens reais da lesão. Assim, o uso do corante não é mais recomendado.

❸ **Incisão.** Usa-se lâmina de bisturi nº 15 para a incisão da lesão (Fig. 41-28.1). Dá-se preferência à incisão elíptica que auxilia na reaproximação da ferida. A maioria das lesões de NIV não ultrapassa 2 mm de profundidade nas áreas sem pelos, como os pequenos lábios. No entanto, para as áreas da vulva cobertas por pelos, a NIV pode se estender até os folículos pilares mais profundos. Em geral, isso representa profundidade superior a 2 mm, mas inferior a 4 mm. Assim, a profundidade da incisão depende do local da lesão (Preti, 2005). Uma vez realizada a incisão, pinças de Adson ou ganchos teciduais podem ser usados para elevar e tracionar a linha de incisão. Inicia-se a dissecção abaixo da lesão na periferia da incisão, indo no sentido do centro e, a seguir, para a margem oposta.

A recorrência da doença está associada à presença ou à ausência de margens cirúrgicas livres da doença. Assim, deve-se avaliar as margens cirúrgicas por técnica de congelamentodurante a cirurgia (Friedrich, 1983).

❹ **Descolamento das margens.** A reaproximação sem tensão das bordas de ferida reduz o risco de deiscência pós-operatória. Por esse motivo, o cirurgião talvez tenha que escavar as margens da ferida com uma tesoura fina para mobilizar a pele e o tecido subcutâneo imediatamente subjacente.

❺ **Fechamento da incisão.** As margens da pele são reaproximadas com pontos interrompidos, utilizando fio 3-0 ou 4-0 de absorção lenta.

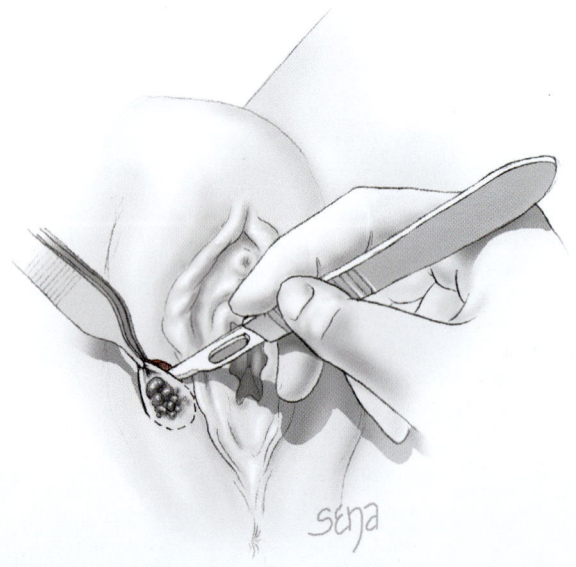

FIGURA 41-28.1 Incisão vulvar.

PÓS-OPERATÓRIO

Em casos sem complicações, a recuperação do procedimento de excisão local ampla normalmente é rápida, e as pacientes podem voltar às atividades normais quando desejarem. Banhos de assento e analgésicos por via oral costumam ser recomendados para a primeira semana após a cirurgia. As relações sexuais estão proibidas até que as incisões tenham cicatrizado totalmente, e esse período varia dependendo do tamanho e da localização da incisão. Não é raro haver deiscência da ferida superficial, e os pontos de afastamento deverão cicatrizar por segunda intenção.

O risco de recorrência de NIV é significativo. Consequentemente, é essencial a vigilância após o procedimento, com exame colposcópico vulvar a cada 6 meses no primeiro ano e anualmente daí em diante

ASPIRAÇÃO CAVITACIONAL ULTRASSÔNICA CIRÚRGICA (CUSA)

As indicações e o mecanismo de ação da aspiração cavitacional ultrassônica cirúrgica foram discutidos no Capítulo 40 (p. 1.002). Em resumo, são produzidas cavitações no tecido, com fragmentação e ruptura seguida por aspiração e coleção do material. Assim, o tecido, embora fragmentado, pode ser enviado para exame histológico ou citológico. O tratamento de NIV de alto grau com CUSA geralmente produz resultados estéticos excelentes e complicações como fibrose ou dispareunia são raras. Entretanto, a taxa de recorrência é alta, assim como nas outras modalidades de tratamento. Em geral, esse tratamento é reservado para as regiões da vulva não cobertas por pelos. Miller (2002) observou maiores taxas de recorrência de NIV quando a CUSA foi usada nessas áreas em comparação às regiões com pelos. Embora o procedimento permita a avaliação dos tecidos, o rompimento talvez impeça o exame adequado de todas as partes da amostra e suas relações. O custo é maior que o da terapia excisional e é semelhante ao da terapia a *laser*. Dependendo do tamanho da lesão, a CUSA pode demandar mais tempo em comparação à excisão ou à ablação a *laser*. Contudo, em comparação à terapia a *laser*, a CUSA não produz fumaça, potencialmente carreadora de material carcinogênico, além de evitar os riscos associados à energia *laser*, como queimaduras, lesão ocular e combustão.

Além do tratamento de NIV, a terapia cavitacional produz bons resultados em casos de condiloma acuminado, particularmente os volumosos ou multifocais refratários ao tratamento tópico (Fig. 41-28.2). Essas informações sobre terapia cavitacional para condiloma acuminado foram incluídas nesta seção em razão da similaridade com o tratamento de NIV. Além disso, a causa subjacente ao condiloma e à NIV frequentemente é semelhante, ou seja, o papilomavírus humano (HPV).

PRÉ-OPERATÓRIO

Avaliação da paciente

Aplicam-se os mesmos princípios descritos para o tratamento excisional de NIV. Especificamente, há indicação de avaliação completa do trato genital inferior para excluir processo invasivo. Embora o condiloma acuminado frequentemente seja diagnosticado e tratado com base no quadro clínico, a avaliação completa do trato genital inferior também deve ser realizada antes do procedimento.

Consentimento

Os riscos da terapia cavitacional em casos de NIV ou de condiloma são poucos e semelhantes aos observados para excisão local ampla. A cicatrização pós-operatória é por segunda intenção e pode levar várias semanas.

INTRAOPERATÓRIO

Instrumentos

A unidade para CUSA é formada por um console, um instrumento manual e um pedal por meio do qual o sistema é ativado (Fig. 41-28.3). O console permite controlar amplitude e intensidade, irrigação e aspiração. A amplitude determina a quantidade

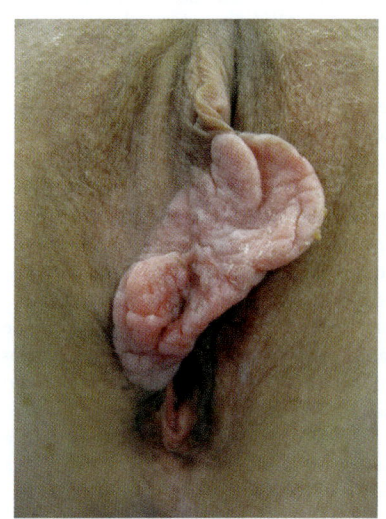

FIGURA 41-28.2 Condiloma volumoso envolvendo o pequeno lábio direito.

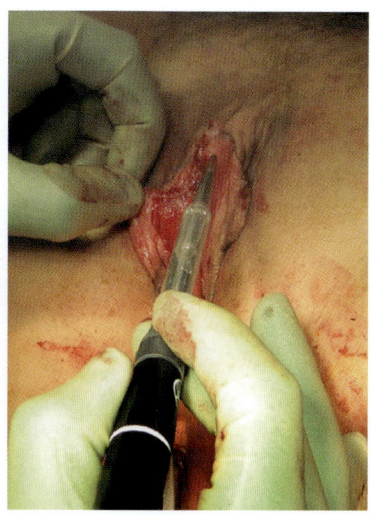

FIGURA 41-28.3 Aparelho manual da unidade para CUSA.

relativa de fragmentação tecidual. A regulagem 1 produz fragmentação celular até uma profundidade de 30 μm, ao passo que a regulagem 10 produz fragmentação celular até uma profundidade de 300 μm. A fragmentação de um tecido específico depende do conteúdo de água nesse mesmo tecido. Portanto, há necessidade de menos energia para tecidos com alto conteúdo de água, tais como pele e condilomas. A irrigação é usada para controle do calor gerado pela ponta de titânio em vibração, e para suspensão do tecido fragmentado. A ponta apresenta um diâmetro oco de 2 mm que retira tecido em um raio de 1 a 2 mm. O tecido vaporizado e fragmentado é aspirado pela ponta oca e coletado em um recipiente apropriado. A regulagem do console pode variar dependendo das necessidades do operador.

PASSO A PASSO

1 Anestesia e posicionamento da paciente. A terapia cavitacional é realizada no centro cirúrgico sob anestesia regional ou geral. A paciente é colocada em posição de litotomia dorsal. A vulva e a região perianal, se estiver envolvida na doença, devem ser preparadas para a cirurgia.

2 Identificação da lesão. As mesmas técnicas colposcópicas de identificação usadas antes do procedimento de excisão local ampla se aplicam para a CUSA (p. 1.086). Na Figura 41-28.4, duas áreas de NIV são evidentes mesmo antes da aplicação de ácido acético a 3 ou 5%. A maior delas está localizada na porção média do pequeno lábio direito, e a menor está em posição mais anterior na direção do clitóris.

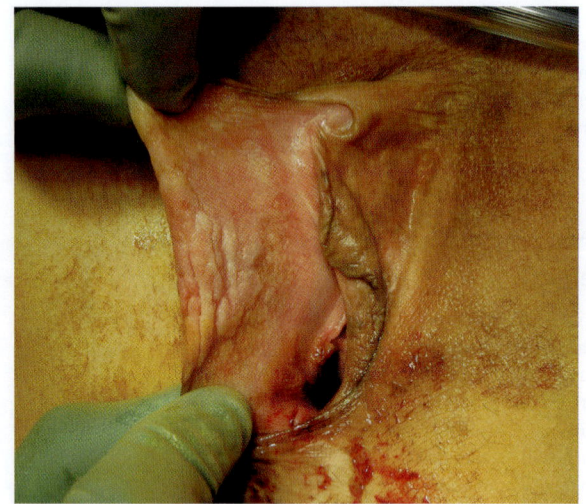

FIGURA 41-28.4 NIV envolvendo o pequeno lábio direito.

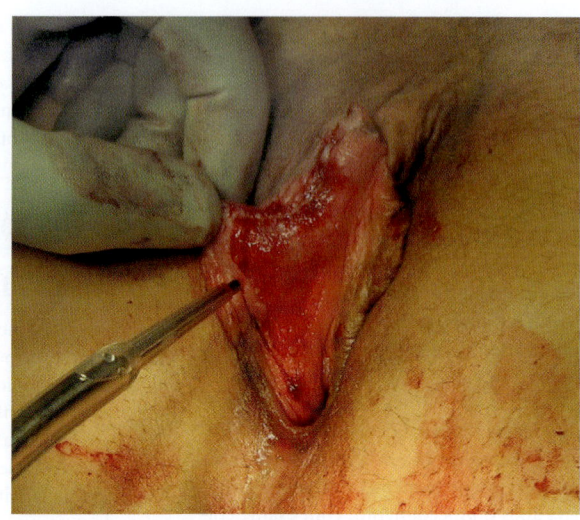

FIGURA 41-28.5 Tratamento de NIV finalizado.

❸ Regulagem do console. Para tratamento de NIV e de condiloma acuminado, a regulagem 5 ou 6 produz fragmentação celular de tecido a uma profundidade de 150 μm a 180 μm e deve permitir remoção suficiente de tecido sem produzir lesão térmica significativa.

Contudo, em alguns trabalhos foram usadas amplitudes 6 a 8 para tratamento de NIV (Miller, 2002). As taxas de irrigação e aspiração variam dependendo da necessidade do operador. Por exemplo, se houver necessidade de fulguração do tecido, a redução na frequência de irrigação permitirá produção adicional de calor na ponta manual. A formação de aerossol pode ser minimizada com equilíbrio adequado entre irrigação e aspiração.

❹ Ablação. Assim como ocorre na excisão local ampla, a área tratada deve se estender no mínimo 5 mm além da(s) lesão(ões) identificada(s). A ponta do aparelho manual é movida sobre a vulva para a frente e para trás. Há necessidade apenas de contato com a pele da vulva; não é preciso exercer pressão. A repetição dos movimentos da ponta sobre a região envolvida determina a profundidade da remoção. Contudo, a profundidade de destruição frequentemente é difícil de avaliar. Feixes de colágeno e fibras elásticas se tornam visíveis na derme reticular (Reid, 1985). A destruição de tecidos além desse ponto aumenta a probabilidade de fibrose. Para tratamento de NIV, a profundidade de tratamento pode variar entre 1,5 e 2,5 mm (Miller, 2002; Rader, 1991). Para condiloma acuminado, a profundidade de tratamento não precisa ultrapassar a membrana basal (Ferenczy, 1983). Quando há sangramento, o volume é pequeno e controlável com pressão. A Figura 41-28.5 mostra o resultado final na mesma paciente retratada na Figura 41-28.4.

PÓS-OPERATÓRIO

Pode-se aplicar creme de sulfadiazina a 1% sobre a vulva imediatamente após a terapia ablativa e manter uma ou duas aplicações ao dia durante um curto período. Analgésicos e banho de assento ajudam a controlar a dor pós-terapia. As pacientes devem ser revistas 2 a 4 semanas após o procedimento.

VAPORIZAÇÃO DE NIV COM *LASER* DE DIÓXIDO DE CARBONO

Teoricamente, o *laser* de CO_2 é o meio ideal para tratar NIV. Quando usado com colposcopia, o *laser* é capaz de erradicar a doença de forma precisa ao mesmo tempo em que preserva a estrutura e a função normais dos tecidos. O sangramento associado é pequeno, a cicatrização geralmente é excelente e a fibrose é mínima. As taxas de complicação significativa em geral são baixas. A vaporização com *laser* de CO_2 também pode ser considerada como tratamento complementar para procedimentos excisionais. Um exemplo seria o caso de doença multifocal envolvendo regiões tanto com quanto sem cobertura de pelos, como o clitóris, no qual o tratamento excisional não é ideal.

Assim como ocorre com outras técnicas destrutivas, a possibilidade de doença invasiva deve ser excluída antes de se proceder à vaporização. Como a NIV frequentemente é multifocal, considera-se obrigatória a biópsia de qualquer área que pareça anormal durante exame minucioso da vulva e do trato genital inferior. Após a vaporização com *laser* de CO_2 não haverá amostras de tecido disponíveis para exame.

Reid e colaboradores (1985) recomendaram que apenas cirurgiões com experiência no uso de *laser* de CO_2 devam empreender vaporização de NIV com esse método. De fato, a margem de segurança entre a profundidade terapêutica necessária à erradicação da doença e aquela capaz de produzir retardo na cicatrização, fibrose e resultados estéticos insatisfatórios é literalmente fina.

PRÉ-OPERATÓRIO

■ **Consentimento**

Assim como para outros métodos de tratamento de NIV, é possível haver recorrência ou persistência da NIV após vaporização com *laser* de CO_2. Fatores como duração do acompanhamento da paciente, número de sessões de tratamento, região específica tratada e área total de doença tratada influenciam essas taxas. As pacientes devem ser informadas sobre a necessidade de vigilância pós-operatória.

Dor, infecção, febre, despigmentação cutânea, alopecia, fibrose e dispareunia podem ocorrer em consequência do tratamento. A cicatrização em geral está completa em 4 a 6 semanas, mas pode ser retardada se o tratamento se estender significativamente para a derme (Wright, 1987). A vaporização a *laser* também implica risco de inalação de vapores e de HPV em aerossol (Cardosi, 2001).

INTRAOPERATÓRIO

Instrumentos

Na Seção 41-26 (p. 1.081) encontra-se uma descrição geral sobre o *laser* de CO_2. As recomendações acerca de seu uso para ablação de NIC também se aplicam ao tratamento de NIV.

PASSO A PASSO

1 Anestesia e posicionamento da paciente. A ablação de NIV a *laser* quase sempre é realizada em regime ambulatorial, seja no consultório ou na sala cirúrgica, dependendo da disponibilidade do *laser*. O procedimento pode ser realizado com anestesia geral, regional ou local. Ferenczy e colaboradores (1994) utilizaram doença com mais de 6 cm^2 como critério para anestesia geral. A paciente é colocada em posição de litotomia dorsal. Para reduzir o risco de lesão por direcionamento equivocado da energia *laser* para tecidos além daqueles sendo tratados, devem ser aplicadas toalhas molhadas ao redor do campo operatório. Não se devem usar campos de papel em razão do risco de combustão. Aplica-se uma esponja úmida no interior do reto para prevenir a ignição de flatos.

2 Ajustes do *laser*. O *laser* é acoplado a um colposcópio e o conjunto é levado para focalização na vulva. Uma densidade de potência (DP) de 600 a 1.200 W/cm^2, administrada em modo contínuo, é suficiente para o tratamento, embora Reid e colaboradores (1985) tenham alertado que DP > 600 W/cm^2 pode ser difícil de controlar na vulva. A DP média = $100 \times W/D^2$, onde D = diâmetro de foco em mm a 10 W com pulso de 0,1 s. A potência de 10 W com diâmetro de foco de 1 mm produzirá DP de 1.000 W/cm^2.

3 Exame da área a ser tratada. Após a aplicação de ácido acético a 3 ou 5% sobre a vulva, a área a ser tratada é examinada sob visão colposcópica e a área de vaporização é delimitada. A marcação pode ser realizada com o feixe do *laser* e deve incorporar uma margem de tecido normal entre 5 mm e 1 cm (Helmerhorst, 1990; Hoffman, 1992).

4 Ablação. A localização da NIV determinará a profundidade de penetração do feixe *laser* necessária. Como as bainhas das raízes foliculares podem levar NIV a uma profundidade de 2,5 mm, as regiões da vulva com pelos necessitarão de penetração do *laser* até a derme reticular (Mene, 1985). Wright e Davies (1987) recomendaram profundidade de 3 mm nas regiões cobertas por pelos e consideraram que essa profundidade corresponderia à destruição até o terceiro plano cirúrgico descrita por Reid e colaboradores (1985). Além disso, Cardosi e colaboradores (2001) não recomendaram tratamento com *laser* nos casos de NIV envolvendo áreas cobertas de pelos em razão da probabilidade de destruição tecidual excessivamente profunda com possibilidade de fibrose e desfiguração. A esse respeito, um ponto importante a ser lembrado é que a zona de necrose térmica se estende além da profundidade da cratera produzida pelo feixe *laser*. As áreas sem cobertura capilar não contêm estruturas anexiais e, portanto, se o *laser* for usado, não há necessidade de aprofundar o tratamento. Um milímetro ou menos de penetração do *laser* é suficiente para o tratamento de NIV nessas áreas, ou seja, sem necessidade de ir além da membrana basal.

5 Reexame. Os debris carbonizados são removidos e aplica-se solução de ácido acético a 3 ou 5% à vulva, que é novamente examinada via colposcopia para confirmar se há áreas remanescentes com doença.

PÓS-OPERATÓRIO

Deve-se ter cuidado para evitar a formação de aderências (coaptação dos lábios genitais) nas regiões tratadas. Recomenda-se manter os lábios separados e evitar o uso de roupas apertadas no mínimo por alguns dias. Banhos de assento com água e sal duas a três vezes ao dia permitem a limpeza da região e produzem alívio temporário do desconforto vulvar pós-operatório. Outras medidas que podem ajudar são aplicação de creme de sulfadiazina de prata a 1% duas a três vezes ao dia, analgésicos por via oral, anestésicos tópicos e uso de secador de cabelo com fluxo de ar frio para refrescar a vulva. A paciente deve se abster de relações sexuais até que a cicatrização esteja completa.

A primeira consulta pós-operatória pode ser agendada para 4 a 6 semanas após o procedimento de vaporização a *laser*. Um esquema razoável para vigilância de NIV recorrente ou persistente é um exame a cada 6 meses durante 1 ano, e 1 exame por ano daí em diante. Esse esquema é idêntico ao proposto para os casos tratados com excisão local ampla ou com CUSA. Entretanto, é possível que haja indicação de consultas mais frequentes, particularmente no primeiro ano de tratamento, dependendo das características de cada paciente.

REFERÊNCIAS

Adams-Hillard PJ: Imperforate hymen. 2010. Available at: http://emedicine.medscape.com/article/269050-overview. Accessed March 13, 2011

Adamson CD, Naik BJ, Lynch DJ: Th e vacuum expandable condom mold: a simple vaginal stent for McIndoe-style vaginoplasty. Plast Reconstr Surg 113:664, 2004

Ahmad G, Duffy JM, Farquhar C, et al: Barrier agents for adhesion prevention after gynaecological surgery. Cochrane Database Syst Rev 2:CD000475, 2008

Alessandrescu D, Peltecu GC, Buhimschi CS, et al: Neocolpopoiesis with split-thickness skin graft as a surgical treatment of vaginal agenesis: retrospective review of 201 cases. Am J Obstet Gynecol 175:131, 1996

Alter GJ: A new technique for aesthetic labia minora reduction. Ann Plast Surg 40:287, 1998

Alvarez RD, Helm CW, Edwards RP, et al: Prospective randomized trial of LLETZ versus laser ablation in patients with cervical intraepithelial neoplasia. Gynecol Oncol 52:175, 1994

American College of Obstetricians and Gynecologists: Alternatives to hysterectomy in the management of leiomyomas. Practice Bulletin No. 96, August 2008a

American College of Obstetricians and Gynecologists: Antibiotic prophylaxis for gynecologic procedures. Practice Bulletin No. 104, May 2009a

American College of Obstetricians and Gynecologists: Benefits and risks of sterilization. Practice Bulletin No. 46, September 2003

American College of Obstetricians and Gynecologists: Choosing the route of hysterectomy for benign disease. Practice Bulletin No. 96, November 2009b

American College of Obstetricians and Gynecologists: Elective and risk-reducing salpingo-oophorectomy. Practice Bulletin No. 89, January 2008b

American College of Obstetricians and Gynecologists: Nonsurgical diagnosis and management of vaginal agenesis. Committee Opinion No. 274, July 2002

American College of Obstetricians and Gynecologists: Supracervical hysterectomy. Committee Opinion No. 388, November 2007

Anania C, Malinak L: Developmental anomalies of the vulva and vagina. In Kaufman RH, Faro S (eds): Benign Diseases of the Vulva and Vagina. St. Louis, MO, Mosby, 1994, p 28

Anderson MC, Hartley RB: Cervical crypt involvement by intraepithelial neoplasia. Obstet Gynecol 55:546, 1980

Asante A, Whiteman MK, Kulkarni A, et al: Elective oophorectomy in the United States: trends and in-hospital complications, 19982006. Obstet Gynecol 116(5):1088, 2010

Ashworth MF, Morton KE, Dewhurst J, et al: Vaginoplasty using amnion. Obstet Gynecol 67:443, 1986

Ayers JW, Morley GW: Surgical incision for cesarean section. Obstet Gynecol 70(5):706, 1987

Baggish MS: Total and subtotal abdominal hysterectomy. Best Pract Res Clin Obstet Gynaecol 19:333, 2005

Baldauf JJ, Dreyfus M, Ritter J, et al: Risk of cervical stenosis after large loop excision or laser conization. Obstet Gynecol 88:933, 1996

Bangsgaard N, Lund CO, Ottesen B, et al: Improved fertility following conservative surgical treatment of ectopic pregnancy. Br J Obstet Gynaecol 110:765, 2003

Barutcu A, Akguner M: McIndoe vaginoplasty with the inflatable vaginal stent. Ann Plast Surg 41:568, 1998

Benagiano G, Kivinen ST, Fadini R, et al: Zoladex (goserelin acetate) and the anemic patient: results of a multicenter fibroid study. Fertil Steril 66:223, 1996

Benedet JL, Miller DM, Nickerson KG, et al: The results of cryosurgical treatment of cervical intraepithelial neoplasia at one, five, and ten years. Am J Obstet Gynecol 157:268, 1987

Benedet JL, Nickerson KG, Anderson GH: Cryotherapy in the treatment of cervical intraepithelial neoplasia. Obstet Gynecol 58:725, 1981

Bergeron S, Binik YM, Khalife S, et al: A randomized comparison of group cognitive-behavioral therapy, surface electromyographic biofeedback, and vestibulectomy in the treatment of dyspareunia resulting from vulvar vestibulitis. Pain 91:297, 2001

Bieber E: Myomectomy by laparotomy. In Bieber E, Maclin V (eds): Myomectomy. Malden, MA, Blackwell Science, 1998, p. 96

Blakely DH, Dewhurst CJ, Tipton RH: Th e long term results after marsupialization of Bartholin cysts and abscesses. J Obstet Gynaecol British Commonw 73:1008, 1966

Bleker OP, Smalbraak DJ, Schutte MF: Bartholin's abscess: the role of *Chlamydia trachomatis*. Genitourin Med 66:24, 1990

Boonstra H, Aalders JG, Koudstaal J, et al: Minimum extension and appropriate topographic position of tissue destruction for treatment of cervical intraepithelial neoplasia. Obstet Gynecol 75:227, 1990a

Boonstra H, Koudstaal J, Oosterhuis JW, et al: Analysis of cryolesions in the uterine cervix: application techniques, extension, and failures. Obstet Gynecol 75:232, 1990b

Bornstein J, Zarfati D, Goldik Z, et al: Perineoplasty compared with vestibuloplasty for severe vulvar vestibulitis. Br J Obstet Gynaecol 102:652, 1995

Bornstein J, Zarfati D, Goldik Z, et al: Vulvar vestibulitis: physical or psychosexual problem? Obstet Gynecol 93:876, 1999

Broekmans FJ: GnRH agonists and uterine leiomyomas. Hum Reprod 11:3, 1996

Bukovsky I, Liftshitz Y, Langer R, et al: Ovarian residual syndrome. Surg Gynecol Obstet 167:132, 1988

Bunnasathiansri S, Herabutya Y, Prasertsawat P: Vaginal misoprostol for cervical priming before dilatation and curettage in postmenopausal women: a randomized, controlled trial. J Obstet Gynaecol Res 30:221, 2004

Burrows LJ, Meyn LA, Weber AM: Rates of hysterectomy for uterine myomas and myomectomy in the United States, 1979–2001. J Pelvic Med Surg 2:84, 2005

Cardosi RJ, Bomalaski JJ, Hoffman MS: Diagnosis and management of vulvar and vaginal intraepithelial neoplasia. Obstet Gynecol Clin North Am 28:685, 2001

Castelo-Branco C, Figueras F, Sanjuan A, et al: Long-term compliance with estrogen replacement therapy in surgical postmenopausal women: benefits to bone and analysis of factors associated with discontinuation. Menopause 6:307, 1999

Chiaffarino F, Parazzini F, Decarli A, et al: Hysterectomy with or without unilateral oophorectomy and risk of ovarian cancer. Gynecol Oncol 97:318, 2005

Christianson MS, Barker MA, Lindheim SR: Overcoming the challenging cervix: techniques to access the uterine cavity. J Low Genit Tract Dis 12(1):24, 2008

Chua GC, Wilsher M, Young MPA, et al: Comparison of particle penetration with nonspherical polyvinyl alcohol versus trisacryl gelatin microspheres in women undergoing premyomectomy uterine artery embolization. Clin Radiol 60:116, 2005

Clausen I: Conservative versus radical surgery for tubal pregnancy: a review. Acta Obstet Gynecol Scand 75:8, 1996

Concannon MJ, Croll GH, Puckett CL: An intraoperative stent for McIndoe vaginal construction. Plast Reconstr Surg 91:367, 1993

Crane JM: Pregnancy outcome after loop electrosurgical excision procedure: a systematic review. Obstet Gynecol 102:1058, 2003

Creasman WT, Hinshaw WM, Clarke-Pearson DL: Cryosurgery in the management of cervical intraepithelial neoplasia. Obstet Gynecol 63:145, 1984

Crosignani PG, Vercellini P, Mosconi P, et al: Levonorgestrel-releasing intrauterine device versus hysteroscopic endometrial resection in the treatment of dysfunctional uterine bleeding. Obstet Gynecol 90:257, 1997

Dainty LA, Elkas JC, Rose GS, et al: Controversial topics in abnormal cervical cytology: "see and treat." Clin Obstet Gynecol 48:193, 2005

Darwish AM, Nasr AM, El Nashar DA: Evaluation of postmyomectomy uterine scar. J Clin Ultrasound 33:181, 2005

Deligdisch L, Hirschmann S, Altchek A: Pathologic changes in gonadotropin-releasing hormone agonist analogue treated uterine leiomyomata. Fertil Steril 67:837, 1997

Denny L, Kuhn L, De Souza M, et al: Screen-andtreat approaches for cervical cancer prevention in low-resource settings: a randomized, controlled trial. JAMA 294:2173, 2005

Deschamps A, Krishnamurthy S: Absence of pulse and blood pressure following vasopressin injection for myomectomy. Can J Anesth 52:552, 2005

Doss BJ, Jacques SM, Qureshi F, et al: Extratubal secondary trophoblastic implants: clinicopathologic correlation and review of the literature. Hum Pathol 29:184, 1998

Downs MC, Randall HW Jr: Th e ambulatory surgical management of Bartholin duct cysts. J Emerg Med 7:623, 1989

Dunn TS, Killoran K, Wolf D: Complications of outpatient LLETZ procedures. J Reprod Med 49:76, 2004

Dunn TS, Woods J, Burch J: Bowel injury occurring during an outpatient LLETZ procedure: a case report. J Reprod Med 48:49, 2003

Edwards L: New concepts in vulvodynia. Am J Obstet Gynecol 189:S24, 2003

Falcone T, Paraiso MF, Mascha E: Prospective, randomized clinical trial of laparoscopically assisted vaginal hysterectomy versus total abdominal hysterectomy. Am J Obstet Gynecol 180:955, 1999

Farquhar CM, Steiner CA: Hysterectomy rates in the United States, 1990–1997. Obstet Gynecol 99:229, 2002

Farquhar CM: Ectopic pregnancy. Lancet 366:583, 2005

Fedele L, Vercellini P, Bianchi S, et al: Treatment with GnRH agonists before myomectomy and the risk of short-term myoma recurrence. Br J Obstet Gynaecol 97:393, 1990

Ferenczy A: Using the laser to treat condyloma acuminata and intradermal neoplasia. Can Med Assoc J 128:135, 1983

Ferenczy A, Choukroun D, Falcone T, et al: The effect of cervical loop electrosurgical excision on subsequent pregnancy outcome: North American experience. Am J Obstet Gynecol 172:1246, 1995

Ferenczy A, Wright JR, Richart RM: Comparison of CO2 laser surgery and loop electrosurgical excision/fulguration for the treatment of vulvar intraepithelial neoplasia (VIN). Int J Gynecol Cancer 4:22, 1994

Ferris DG: Lethal tissue temperature during cervical cryotherapy with a small flat cryoprobe. J Fam Pract 38:153, 1994

Fletcher H, Frederick J, Hardie M, et al: A randomized comparison of vasopressin and tourniquet as hemostatic agents during myomectomy. Obstet Gynecol 87:1014, 1996

Food and Drug Administration: October 2002 PMA approvals. 2009. Available at: http://www.fda.gov/ MedicalDevices/ProductsandMedicalProcedures/ DeviceApprovalsandClearances/ PMAApprovals/ ucm113094.htm. Accessed March 2, 2011

Frederick J, Fletcher H, Simeon D, et al: Intramyometrial vasopressin as a haemostatic agent during myomectomy. Br J Obstet Gynaecol 101:435, 1994

Friedman AJ, Hoffman DI, Comite F, et al: Treatment of leiomyomata uteri with leuprolide acetate depot: a double-blind, placebo-controlled, multicenter study. The Leuprolide Study Group. Obstet Gynecol 77:720, 1991

Friedrich EJ: Surgical procedures. In Vulvar Disease. Philadelphia, Saunders, 1983, p 61

Gage AA: What temperature is lethal for cells? J Dermatol Surg Oncol 5:459, 1979

Giacalone PL, Daures JP, Vignal J, et al: Pfannenstiel versus Maylard incision for cesarean delivery: a randomized controlled trial. Obstet Gynecol 99(5 Pt 1):745, 2002

Gimbel H, Zobbe V, Andersen BJ, et al: Lower urinary tract symptoms after total and subtotal hysterectomy: results of a randomized, controlled trial. Int Urogynecol J 16:257, 2005a

Gimbel H, Zobbe V, Andersen BM, et al: Total versus subtotal hysterectomy: an observational study with one-year follow-up. Aust N Z J Obstet Gynaecol 45:64, 2005b

Ginsburg ES, Benson CB, Garfield JM, et al: The effect of operative technique and uterine size on blood loss during myomectomy: a prospective, randomized study. Fertil Steril 60:956, 1993

Giraldo F, Gonzalez C, de Haro F: Central wedge nymphectomy with a 90-degree Z-plasty for aesthetic reduction of the labia minora. Plast Reconstr Surg 113:1820, 2004

Goldstein AT, Marinoff SC, Haefner HK: Vulvodynia: strategies for treatment. Clin Obstet Gynecol 48:769, 2005

Green A, Purdie D, Bain C, et al: Tubal sterilisation, hysterectomy and decreased risk of ovarian cancer: survey of Women's Health Study Group. Int J Ca 71:948, 1997

Gunasekera PC, Phipps JH, Lewis BV: Large loop excision of the transformation zone (LLETZ) compared to carbon dioxide laser in the treatment of CIN: a superior mode of treatment. Br J Obstet Gynaecol 97:995, 1990

Haefner HK: Critique of new gynecologic surgical procedures: surgery for vulvar vestibulitis. Clin Obstet Gynecol 43:689, 2000

Haefner HK, Collins ME, Davis GD, et al: The vulvodynia guideline. J Low Gen Tract Dis 9:40, 2005

Hakim-Elahi E, Tovell HM, Burnhill MS: Complications of first-trimester abortion: a report of 170,000 cases. Obstet Gynecol 76:129, 1990

Hannoun-Levi JM, Peiffert D, Hoffstetter S, et al: Carcinoma of the cervical stump: retrospective analysis of 77 cases. Radiother Oncol 43:147, 1997

Harkki-Siren P, Kurki T: A nationwide analysis of laparoscopic complications. Obstet Gynecol 89:108, 1997a

Harkki-Siren P, Sjoberg J, Makinen J, et al: Finnish national register of laparoscopic hysterectomies: a review and complications of 1165 operations. Am J Obstet Gynecol 176:118, 1997b

Harper DM: Paracervical block diminishes cramping associated with cryosurgery. J Fam Pract 44:71, 1997

Harper DM, Cobb JL: Cervical mucosal block effectively reduces the pain and cramping from cryosurgery. J Fam Pract 47:285, 1998

Harper DM, Mayeaux EJ, Daaleman TP, et al: The natural history of cervical cryosurgical healing: the minimal effect of debridement of the cervical eschar. J Fam Pract 49:694, 2000

Harris WJ, Daniell JF: Early complications of laparoscopic hysterectomy. Obstet Gynecol Surv 51:559, 1996

Hartmann KE, Ma C, Lamvu GM, et al: Quality of life and sexual function after hysterectomy in women with preoperative pain and depression. Obstet Gynecol 104:701, 2004

Hellstrom AC, Sigurjonson T, Pettersson F: Carcinoma of the cervical stump: the radiumhemmet series 1959–1987. Treatment and prognosis. Acta Obstet Gynaecol Scand 80:152, 2001

Helmerhorst TJM, van der Vaart CH, Dijkhuizen GH, et al: CO2-laser therapy in patients with vulvar intraepithelial neoplasia. Eur J Obstet Gynecol Repro Biol 34(1-2):149, 1990

Hill DA, Lense JJ: Office management of Bartholin gland cysts and abscesses. Am Fam Physician 57:1611, 1998

Hillemanns P, Wang X, Staehle S, et al: Evaluation of different treatment modalities for vulvar intraepithelial neoplasia (VIN): CO2 laser vaporization, photodynamic therapy, excision and vulvectomy. Gynecol Oncol 100:271, 2006

Hillis SD, Marchbanks PA, Tylor LR, et al: Poststerilization regret: findings from the United States Collaborative Review of Sterilization. Obstet Gynecol 93:889, 1999

Hoffman MS, Pinelli DM, Finan M, et al: Laser vaporization for vulvar intraepithelial neoplasia. J Reprod Med 37(2):135, 1992

Houlard S, Perrotin F, Fourquet F, et al: Risk factors for cervical stenosis after laser cone biopsy. Eur J Obstet Gynaecol Reprod Biol 104:144, 2002

Husseinzadeh N, Shbaro I, Wesseler T: Predictive value of cone margins and post-cone endocervical curettage with residual disease in subsequent hysterectomy. Gynecol Oncol 33:198, 1989

Hutchins FL Jr: A randomized comparison of vasopressin and tourniquet as hemostatic agents during myomectomy. Obstet Gynecol 88:639, 1996

Imai A, Sugiyama M, Furui T, et al: Gonadotrophin-releasing hormones agonist therapy increases peritoneal fibrinolytic activity and prevents adhesion formation after myomectomy. J Obstet Gynaecol 23:660, 2003

Iverson RE Jr, Chelmow D, Strohbehn K, et al: Relative morbidity of abdominal hysterectomy and myomectomy for management of uterine leiomyomas. Obstet Gynecol 88:415, 1996

Jacob M, Broekhuizen FF, Castro W, et al: Experience using cryotherapy for treatment of cervical precancerous lesions in lowresource settings. Int J Gynaecol Obstet 89:S13, 2005

Jacobson P: Marsupialization of vulvovaginal (Bartholin) cysts. Am J Obstet Gynecol 79:73, 1960

Jacobson P: Vulvovaginal cyst (treatment by marsupialization). West J Surg 58:704, 1950

Jenkins TR: Laparoscopic supracervical hysterectomy. Am J Obstet Gynecol 191:1875, 2004

Jobson VW, Homesley HD: Comparison of cryo--surgery and carbon dioxide laser ablation for treatment of cervical intraepithelial neoplasia. Colposc Gynecol Laser Surg 11:73, 1984

Johns DA, Carrera B, Jones J, et al: The medi-cal and economic impact of laparoscopically assisted vaginal hysterectomy in a large, metropolitan, not-for-profit hospital. Am J Obstet Gynecol 172:1709, 1995

Joki-Erkkilä MM, Heinonen PK: Presenting and long-term clinical implications and fecundity in females with obstructing vaginal malformations. J Pediatr Adolesc Gynecol 16:307, 2003

Jones RW, Rowan DM, Stewart AW: Vulvar intraepithelial neoplasia: aspects of the natural history and outcome in 405 women. Obstet Gynecol 106:1319, 2005

Joura EA: Epidemiology, diagnosis and treatment of vulvar intraepithelial neoplasia. Curr Opin Obstet Gynecol 14:39, 2002

Kambiss SM, Hibbert ML, Macedonia C, et al: Uterine perforation resulting in bowel infarction: sharp traumatic bowel and mesenteric injury at the time of pregnancy termination. Milit Med 165:81, 2000

Keegan GT, Forkowitz MJ: A case report: ureterouterine fistula as a complication of elective abortion. J Urol 123:137, 1982

Kennedy CM, Dewdney S, Galask RP: Vulvar granuloma fissuratum: a description of fissuring of the posterior fourchette and the repair. Obstet Gynecol 105:1018, 2005

Kilkku P: Supravaginal uterine amputation versus hysterectomy with reference to subjective bladder symptoms and incontinence. Acta Obstet Gynaecol Scand 64:375, 1985

Kilkku P, Gronroos M, Hirvonen T, et al: Supravaginal uterine amputation versus hysterectomy: effects on libido and orgasm. Acta Obstet Gynaecol Scand 62:147, 1983

Kilpatrick CC, Alagkiozidis I, Orejuela FJ, et al: factors complicating surgical management of the vulvar abscess. J Reprod Med 55:139, 2010

Klingele CJ, Gebhart JB, Croak AJ, et al: McIndoe procedure for vaginal agenesis: long-term outcome and effect on quality of life. Am J Obstet Gynecol 189:1569, 2003

Kobak WH, Roman LD, Felix JC, et al: The role of endocervical curettage at cervical conization for high-grade dysplasia. Obstet Gynecol 85:197, 1995

Kristensen GB, Jensen LK, Holund B: A randomized trial comparing two methods of cold knife conization with laser conization. Obstet Gynecol 76:1009, 1990

Kristensen J, Langhoff-Roos J, Kristensen FB: Increased risk of preterm birth in women with cervical conization. Obstet Gynecol 81:1005, 1993a

Kristensen J, Langhoff-Roos J, Wittrup M, et al: Cervical conization and preterm delivery/low birth weight: a systematic review of the literature. Acta Obstet Gynaecol Scand 72:640, 1993b

Kuppermann M, Summitt RL Jr, Varner RE, et al: Sexual functioning after total compared with supracervical hysterectomy: a randomized trial. Obstet Gynecol 105:1309, 2005

Kuppers V, Stiller M, Somville T, et al: Risk factors for recurrent VIN: role of multifocality and grade of disease. J Reprod Med 42:140, 1997

Kurata H, Aoki Y, Tanaka K: Delayed, massive bleeding as an unusual complication of laser conization: a case report. J Reprod Med 48:659, 2003

Kyrgiou M, Koliopoulos G, Martin-Hirsch P, et al: Obstetric outcomes after conservative treatment for intraepithelial or early invasive cervical lesions: systematic review and metaanalysis. Lancet 367:489, 2006

LaMorte AI, Lalwani S, Diamond MP: Morbidity associated with abdominal myomectomy. Obstet Gynecol 82:897, 1993

Lavy Y, Lev-Sagie A, Hamani Y, et al: Modified vulvar vestibulectomy: simple and effective surgery for the treatment of vulvar vestibulitis. Eur J Obstet Gynaecol Reprod Biol 120:91, 2005

Learman LA, Summitt RL Jr, Varner RE, et al: A randomized comparison of total or supracervical hysterectomy: surgical complications and clinical outcomes. Obstet Gynecol 102(3):453, 2003

Lethaby A, Vollenhoven B: Fibroids (uterine myomatosis, leiomyomas). Am Fam Physician 71:1753, 2005

Lethaby A, Vollenhoven B, Sowter M: Efficacy of pre-operative gonadotrophin hormone–releasing analogues for women with uterine fibroids undergoing hysterectomy or myomectomy: a systematic review. Br J Obstet Gynaecol 109:1097, 2002

Liang CC, Chang SD, Soong YK: Long-term follow-up of women who underwent surgical correction for imperforate hymen. Arch Gynecol Obstet 269:5, 2003

Lin P, Falcone T, Tulandi T: Excision of ovarian dermoid cyst by laparoscopy and by laparotomy. Am J Obstet Gynecol 173:769, 1995

Lin WC, Chang CY, Shen YY, et al: Use of autologous buccal mucosa for vaginoplasty: a study of eight cases. Hum Reprod 18:604, 2003

Liu WM, Tzeng CR, Yi-Jen C, et al: Combining the uterine depletion procedure and myomectomy may be useful for treating symptomatic fibroids. Fertil Steril 82:205, 2004

Maas SM, Hage JJ: Functional and aesthetic labia minora reduction. Plast Reconstr Surg 105:1453, 2000

MacIsaac L, Darney P: Early surgical abortion: an alternative to and backup for medical abortion. Am J Obstet Gynecol 183:S76, 2000

Mais V, Ajossa S, Piras B, et al: Treatment of nonendometriotic benign adnexal cysts: a randomized comparison of laparoscopy and laparotomy. Obstet Gynecol 86:770, 1995

Marana R, Busacca M, Zupi E, et al: Laparoscopically assisted vaginal hysterectomy versus total abdominal hysterectomy: a prospective, randomized, multicenter study. Am J Obstet Gynecol 180:270, 1999

Marquard KL, Chelmow D: Gynecologic myomectomy. 2008. Available at: http://emedicine.medscape.com/article/267677-overview. Accessed March 13, 2011

Martin-Hirsch PL, Paraskevaidis E, Kitchener H: Surgery for cervical intraepithelial neoplasia. Cochrane Database Syst Rev 6:CD001318, 2010

Masch RJ, Roman AS: Uterine evacuation in the office. Contemp Obstet Gynecol 51:66, 2005

Mathevet P, Chemali E, Roy M, et al: Long-term outcome of a randomized study comparing three techniques of conization: cold knife, laser, and LEEP. Eur J Obstet Gynaecol Reprod Biol 106:214, 2003

Matta WH, Stabile I, Shaw RW, et al: Doppler assessment of uterine blood flow changes in patients with fibroids receiving the gonadotropin-releasing hormone agonist Buserelin. Fertil Steril 49:1083, 1988

Matthews D: Marsupialization in the treatment of Bartholin cyst and abscesses. J Obstet Gynaec Br Commonw 73:1010, 1966

McCormack WM, Spence MR: Evaluation of the surgical treatment of vulvar vestibulitis. Eur J Obstet Gynaecol Reprod Biol 86:135, 1999

McCraw JB, Massey FM, Shanklin KD, et al: Vaginal reconstruction with gracilis myocutaneous flaps. Plast Reconstr Surg 58:176, 1976

McIndoe AH, Banister JB: An operation for the cure of congenital absence of the vagina. J Obstet Gynaecol Br Empire 45:490, 1938

Mencaglia L, Tantini C: GnRH agonist analogs and hysteroscopic resection of myomas. Int J Gynaecol Obstet 43:285, 1993

Mene A, Buckley CH: Involvement of the vulvar skin appendages by intraepithelial neoplasia. Br J Obstet Gynecol 92:634, 1985

Miller BE: Vulvar intraepithelial neoplasia treated with cavitational ultrasonic surgical aspiration. Gynecol Oncol 85:114, 2002

Mitchell MF, Tortolero-Luna G, Cook E, et al: A randomized clinical trial of cryotherapy, laser vaporization, and loop electrosurgical excision for treatment of squamous intraepithelial lesions of the cervix. Obstet Gynecol 92:737, 1998

Moawad NS, Mahajan ST, Moniz MH, et al: Current diagnosis and treatment of interstitial pregnancy. Am J Obstet Gynecol 202:15, 2010

Modesitt SC, Waters AB, Walton L, et al: Vulvar intraepithelial neoplasia III: occult cancer and the impact of margin status on recurrence. Obstet Gynecol 92:962, 1998

Mol BW, Matthijsse HC, Tinga DJ, et al: Fertility after conservative and radical surgery for tubal pregnancy. Hum Reprod 13:1804, 1998

Motoyama S, Laoag-Fernandez JB, Mochizuki S, et al: Vaginoplasty with Interceed absorbable adhesion barrier for complete squamous epithelialization in vaginal agenesis. Am J Obstet Gynecol 188:1260, 2003

Murphy AA, Nager CW, Wujek JJ, et al: Operative laparoscopy versus laparotomy for the management of ectopic pregnancy: a prospective trial. Fertil Steril 57:1180, 1992

National Institute for Occupational Safety and Health: Control of smoke from laser/electric surgical procedures. Appl Occup Environ Hyg 14:71, 1999

Ngeh N, Belli AM, Morgan R, et al: Premyomectomy uterine artery embolisation minimises operative blood loss. Br J Obstet Gynaecol 111:1139, 2004

Nieboer TE, Johnson N, Lethaby A, et al: Surgical approach to hysterectomy for benign gynaecological disease. Cochrane Database Syst Rev 3:CD003677, 2009

Novak F: Marsupialization of Bartholin cysts and abscesses. In Novak F (ed): Surgical Gynecologic Techniques. New York, Wiley, 1978, p 191

Numnum TM, Kirby TO, Leath CA, III, et al: A prospective evaluation of "see and treat" in women with HSIL Pap smear results: is this an appropriate strategy? J Low Gen Tract Dis 9:2, 2005

Nuovo J, Melnikow J, Willan AR, et al: Treatment outcomes for squamous intraepithelial lesions. Int J Gynaecol Obstet 68:25, 2000

Okaro EO, Jones KD, Sutton C: Long term outcome following laparoscopic supracervical hysterectomy. Br J Obstet Gynaecol 108:1017, 2001

Olive DL: Dogma, skepsis, and the analytic method: the role of prophylactic oophorectomy at the time of hysterectomy. Obstet Gynecol 106:214, 2005

Omole F, Simmons BJ, Hacker Y: Management of Bartholin's duct cyst and gland abscess. Am Fam Physician 68:135, 2003

Ostergard DR: Cryosurgical treatment of cervical intraepithelial neoplasia. Obstet Gynecol 56:231, 1980

Ozek C, Gurler T, Alper M, et al: Modified McIndoe procedure for vaginal agenesis. Ann Plast Surg 43:393, 1999

Parker WH, Broder MS, Liu Z, et al: Ovarian conservation at the time of hysterectomy for benign disease. Obstet Gynecol 106:219, 2005

Pasley WW: Trachelectomy: a review of fifty-five cases. Am J Obstet Gynecol 159:728, 1988

Pati S, Cullins V: Female sterilization: evidence. Obstet Gynecol Clin North Am 27:859, 2000

Peipert JF, Weitzen S, Cruickshank C, et al: Risk factors for febrile morbidity after hysterectomy. Obstet Gynecol 103:86, 2004

Penna C, Fambrini M, Fallani MG, et al: Laser CO2 conization in postmenopausal age: risk of cervical stenosis and unsatisfactory follow-up. Gynecol Oncol 96:771, 2005

Periti P, Mazzei T, Orlandini F, et al: Comparison of the antimicrobial prophylactic efficacy of cefotaxime and cephazolin in obstetric and gynaecological surgery: a randomised multi-centre study. Drugs 35:133, 1988

Peterson HB, Xia Z, Hughes JM, et al: The risk of pregnancy after tubal sterilization: findings from the U.S. Collaborative Review of Sterilization. Am J Obstet Gynecol 174:1161, 1996

Pittaway DE, Takacs P, Bauguess P: Laparoscopic adnexectomy: a comparison with laparotomy. Am J Obstet Gynecol 171:385, 1991

Pratt JH, Jefferies JA: The retained cervical stump: a 25-year experience. Obstet Gynecol 48:711, 1976

Preti M, Van Seters M, Sideri M, et al: Squamous vulvar intraepithelial neoplasia. Clin Obstet Gynecol 48:845, 2005

Rader JS, Leake JF, Dillon MB, et al: Ultrasonic surgical aspiration in the treatment of vulvar disease. Obstet Gynecol 77:573, 1991

Radman HM, Korman W: Uterine perforation during dilatation and curettage. Obstet Gynecol 21:210, 1963

Rahn DD, Phelan JN, Roshanravan SM, et al: Anterior abdominal wall nerve and vessel anatomy: clinical implications for gynecologic surgery. Am J Obstet Gynecol 202(3):234.e1, 2010

Raio L, Ghezzi F, Di Naro E, et al: Duration of pregnancy after carbon dioxide laser conization of the cervix: influence of cone height. Obstet Gynecol 90:978, 1997

Ravina JH, Bouret JM, Fried D, et al: Value of preoperative embolization of uterine fibroma: report of a multicenter series of 31 cases. Fertil Contracep Sex 23:45, 1995

Reid R, Elfont EA, Zirkin RM, et al: Superficial laser vulvectomy. II. The anatomic and biophysical principles permitting accurate control over the depth of dermal destruction with carbon dioxide laser. Am J Obstet Gynecol 152(3):261, 1985

Reinsch RC, Murphy AA, Morales AJ, et al: The effects of RU 486 and leuprolide acetate on uterine artery blood flow in the fibroid uterus: a prospective, randomized study. Am J Obstet Gynecol 170:1623, 1994

Riva HL, Hefner JD, Marchetti AA, et al: Prophylactic trachelectomy of cervical stump: two hundred and twelve cases. South Med J 54:1082, 1961

Rodolakis A, Diakomanolis E, Vlachos G, et al: Vulvar intraepithelial neoplasia (VIN): diagnostic and therapeutic challenges. Eur J Gynaecol Oncol 24:317, 2003

Roussis NP, Waltrous L, Kerr A, et al: Sexual response in the patient after hysterectomy: total abdominal versus supracervical versus vaginal procedure. Am J Obstet Gynecol 190:1427, 2004

Rouzier R, Haddad B, Deyrolle C, et al: Perineoplasty for the treatment of introital stenosis related to vulvar lichen sclerosus. Am J Obstet Gynecol 186:49, 2002

Rybak EA, Polotsky AJ, Woreta T, et al: Explained compared with unexplained fever in postoperative myomectomy and hysterectomy patients. Obstet Gynecol 111(5):1137, 2008

Ryder RM, Vaughan MC: Laparoscopic tubal sterilization: methods, effectiveness, and sequelae. Obstet Gynecol Clin North Am 26:83, 1999

Sadler L, Saftlas A, Wang W, et al: Treatment for cervical intraepithelial neoplasia and risk of preterm delivery. JAMA 291:2100, 2004

Salom EM, Penalver M: Complications in gynecologic surgery. In Cohn SM, Barquist E, Byers PM, et al (eds): Complications in Surgery and Trauma. New York, Informa Healthcare USA, 2007, p 554

Samson SLA, Bentley JR, Fahey TJ, et al: The effect of loop electrosurgical excision procedure on future pregnancy outcome. Obstet Gynecol 105:325, 2005

Sapmaz E, Celik H, Altungul A: Bilateral ascending uterine artery ligation vs tourniquet use for hemostasis in cesarean myomectomy: a comparison. J Reprod Med 48:950, 2003

Saul HM, Grossman MB: The role of *Chlamydia trachomatis* in Bartholin's gland abscess. Am J Obstet Gynecol 158:76, 1988

Sawaya GF, Grady D, Kerlikowske K, et al: Antibiotics at the time of induced abortion: the case for universal prophylaxis based on a metaanalysis. Obstet Gynecol 87:884, 1996

Sawin SW, Pilevsky ND, Berlin JA, et al: Comparability of perioperative morbidity between abdominal myomectomy and hysterectomy for women with uterine leiomyomas. Am J Obstet Gynecol 183:1448, 2000

Schantz A, Thormann L: Cryosurgery for dysplasia of the uterine ectocervix: a randomized study of the efficacy of the single- and doublefreeze techniques. Acta Obstet Gynaecol Scand 63:417, 1984

Schmidt T, Eren Y, Breidenbach M, et al: Modifications of laparoscopic supracervical hysterectomy technique significantly reduce postoperative spotting. J Minim Invasive Gynecol 18(1):81, 2011

Schneider D, Yaron M, Bukovsky I, et al: Outcome of surgical treatment for superficial dyspareunia from vulvar vestibulitis. J Reprod Med Obstet Gynecol 46:227, 2001

Seccia A, Salgarello M, Sturla M, et al: Neovaginal reconstruction with the modified McIndoe technique: a review of 32 cases. Ann Plast Surg 49:379, 2002

Sharma S, Refaey H, Stafford M, et al: Oral versus vaginal misoprostol administered one hour before surgical termination of pregnancy: a randomised, controlled trial. Br J Obstet Gynaecol 112:456, 2005

Sheth SS: Vaginal hysterectomy. Best Pract Res Clin Obstet Gynaecol 19:307, 2005

Siddle N, Sarrel P, Whitehead M: The effect of hysterectomy on the age at ovarian failure: identification of a subgroup of women with premature loss of ovarian function and literature review. Fertil Steril 47:94, 1987

Silva CS, Cardoso CO, Menegaz RA, et al: Cervical stump cancer: a study of 14 cases. Arch Gynecol Obstet 270:126, 2004

Smith DC, Uhlir JK: Myomectomy as a reproductive procedure. Am J Obstet Gynecol 162:1476, 1990

Spitzer M: Lower genital tract intraepithelial neoplasia in HIV-infected women: guidelines for evaluation and management. Obstet Gynecol Surv 54(2):131, 1999

Stienstra KA, Brewer BE, Franklin LA: A comparison of flat and shallow conical tips for cervical cryotherapy. J Am Board Fam Pract 12:360, 1999

Stovall TG, Summit RL Jr, Washburn SA, et al: Gonadotropin-releasing hormone agonist use before hysterectomy. Am J Obstet Gynecol 170:1744, 1994

Suh-Burgmann EJ, Whall-Strojwas D, Chang Y, et al: Risk factors for cervical stenosis after loop electrocautery excision procedure. Obstet Gynecol 96:657, 2000

Tabata T, Yamawaki T, Ida M, et al: Clinical value of dilatation and curettage for abnormal uterine bleeding. Arch Gynecol Obstet 264:174, 2001

Tan L, Pepra E, Haloob RK: The outcome of pregnancy after large loop excision of the transformation zone of the cervix. J Obstet Gynecol 24:25, 2004

Tanaka K, Mikamo H, Ninomiya M, et al: Microbiology of Bartholin's gland abscess in Japan. J Clin Microbiol 43:4258, 2005

Taylor A, Sharma M, Tsirkas P, et al: Reducing blood loss at open myomectomy using triple tourniquets: a randomised, controlled trial. Br J Obstet Gynaecol 112:340, 2005

Thakar R, Ayers S, Clarkson P, et al: Outcomes after total versus subtotal abdominal hysterectomy. N Engl J Med 347:1318, 2002

Thakar R, Ayers S, Georgakapolou A, et al: Hysterectomy improves quality of life and decreases psychiatric symptoms: a prospective and randomised comparison of total versus subtotal hysterectomy. Br J Obstet Gynaecol 111:1115, 2004

Thurman AR, Satterfield TM, Soper DE: Methicillin-resistant *Staphylococcus aureus* as a common cause of vulvar abscesses. Obstet Gynecol 112:538, 2008

Trimbos JB, Heintz AP, van Hall EV: Reliability of cytological follow-up after conization of the cervix: a comparison of three surgical techniques. Br J Obstet Gynaecol 90:1141, 1983

Trussell J, Guilbert E, Hedley A: Sterilization failure, sterilization reversal, and pregnancy after sterilization reversal in Quebec. Obstet Gynecol 101:677, 2003

Tulandi T, Beique F, Kimia M: Pulmonary edema: a complication of local injection of vasopressin at laparoscopy. Fertil Steril 66:478, 1996

Tulandi T, Murray C, Guralnick M: Adhesion formation and reproductive outcome after myomectomy and second-look laparoscopy. Obstet Gynecol 82:213, 1993

Tulandi T, Saleh A: Surgical management of ectopic pregnancy. Clin Obstet Gynecol Ectop Pregn 42:31, 1999

Tunçalp O, Gülmezoglu AM, Souza JP: Surgical procedures for evacuating incomplete miscarriage. Cochrane Database Syst Rev 9:CD001993, 2010

Vercellini P, Trespidi L, Zaina B, et al: Gonadotropin-releasing hormone agonist treatment before abdominal myomectomy: a controlled trial. Fertil Steril 79:1390, 2003

Vermesh M, Silva PD, Rosen GF, et al: Management of unruptured ectopic gestation by linear salpingostomy: a prospective, randomized clinical trial of laparoscopy versus laparotomy. Obstet Gynecol 73:400, 1989

Visco AG, Del Priore G: Postmenopausal Bartholin gland enlargement: a hospital-based cancer risk assessment. Obstet Gynecol 87:286, 1996

Weed JC Jr, Curry SL, Duncan ID, et al: Fertility after cryosurgery of the cervix. Obstet Gynecol 52:245, 1978

Welch JS, Couseollor VS, Malkasian GD Jr: The vaginal removal of the cervical stump. Surg Clin North Am 39:1073, 1959

Werner CL, Lo JY, Heffernan T, et al: Loop electrosurgical excision procedure and risk of preterm birth. Obstet Gynecol 115(3):605, 2010

Whiteman MK, Hillis SD, Jamieson DJ, et al: Inpatient hysterectomy surveillance in the United States, 2000-2004. Am J Obstet Gynecol 198(1):34.e1, 2008

Word B: New instrument for office treatment of cysts and abscesses of Bartholin's gland. JAMA 190:777, 1964

Wright VC, Davies E: Laser surgery for vulvar intraepithelial neoplasia: principles and results. Am J Obstet Gynecol 156(2):374, 1987

Yamada T, Yamashita Y, Terai Y, et al: Intraoperative blood salvage in abdominal uterine myomectomy. Int J Gynaecol Obstet 56:141, 1997

Yu KJ, Lin YS, Chao KC, et al: A detachable porous vaginal mold facilitates reconstruction of a modified McIndoe neovagina. Fertil Steril 81:435, 2004

Yuen PM, Yu KM, Yip SK, et al: A randomized, prospective study of laparoscopy and laparotomy in the management of benign ovarian masses. Am J Obstet Gynecol 177:109, 1997

Zalel Y, Lurie S, Beyth Y, et al: Is it necessary to perform a prophylactic oophorectomy during hysterectomy? Eur J Obstet Gynecol Reprod Biol 73:67, 1997

Zhou W, Nielsen GL, Moller M, et al: Short-term complications after surgically induced abortions: a register-based study of 56,117 abortions. Acta Obstet Gynaecol Scand 81:331, 2002

Zurawin RK, Sklar AJ: Tubal sterilization. 2011. Available at: http://emedicine.medscape.com/article/266799-overview. Accessed March 13, 2011

CAPÍTULO 42

Cirurgia Minimamente Invasiva

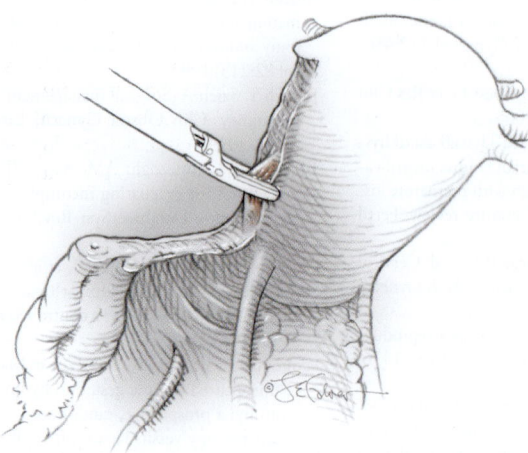

42-1: FUNDAMENTOS DA LAPAROSCOPIA ... 1094

42-2: LAPAROSCOPIA DIAGNÓSTICA ... 1121

42-3: ESTERILIZAÇÃO LAPAROSCÓPICA ... 1123

42-4: SALPINGECTOMIA LAPAROSCÓPICA ... 1129

42-5: SALPINGOSTOMIA LAPAROSCÓPICA ... 1131

42-6: CISTECTOMIA OVARIANA OU OOFOROPLASTIA POR VIA LAPAROSCÓPICA ... 1133

42-7: SALPINGO-OOFORECTOMIA POR VIA LAPAROSCÓPICA ... 1137

42-8: PERFURAÇÃO OVARIANA OU *DRILLING* ... 1139

42-9: MIOMECTOMIA LAPAROSCÓPICA ... 1140

42-10: HISTERECTOMIA LAPAROSCÓPICA ... 1145

42-11: HISTERECTOMIA SUPRACERVICAL LAPAROSCÓPICA ... 1149

42-12: HISTERECTOMIA TOTAL POR VIA LAPAROSCÓPICA ... 1152

42-13: FUNDAMENTOS DA HISTEROSCOPIA ... 1157

42-14: HISTEROSCOPIA DIAGNÓSTICA ... 1162

42-15: POLIPECTOMIA HISTEROSCÓPICA ... 1164

42-16: MIOMECTOMIA HISTEROSCÓPICA ... 1166

42-17: PROCEDIMENTOS PARA ABLAÇÃO DO ENDOMÉTRIO ... 1169

42-18: ESTERILIZAÇÃO TRANSCERVICAL ... 1172

42-19: SEPTOPLASTIA HISTEROSCÓPICA ... 1174

42-20: CANULAÇÃO PROXIMAL DA TUBA UTERINA POR VIA HISTEROSCÓPICA ... 1176

42-21: LISE DE ADERÊNCIAS INTRAUTERINAS ... 1178

REFERÊNCIAS ... 1180

A cirurgia minimamente invasiva (CMI) normalmente é realizada através de uma pequena incisão, ou sem qualquer incisão, com visualização proporcionada por endoscópio. Ambas, laparoscopia e histeroscopia, estão incluídas nessa categoria. Na laparoscopia, pequenas incisões abdominais permitem acesso à introdução de endoscópio e instrumentos cirúrgicos na cavidade abdominal. Para aumentar o espaço operatório, o cirurgião produz pneumoperitônio através de uma das incisões. Assim, a laparoscopia é uma opção minimamente invasiva para mulheres a serem submetidas a cirurgia ginecológica intra-abdominal. Inicialmente utilizada em procedimentos diagnósticos e de esterilização, a laparoscopia, com as evoluções na tecnologia, nos instrumentos disponíveis e na técnica cirúrgica, atualmente permite que quase todos os procedimentos ginecológicos intra-abdominais de grande porte sejam realizados com abordagem minimamente invasiva. Com os avanços na tecnologia robótica, as opções continuam em expansão, permitindo aos cirurgiões realizar procedimentos de maior complexidade.

Na histeroscopia, utilizam-se endoscópio e distensão uterina com meio adequado para proporcionar visualização interna da cavidade endometrial. Essa ferramenta permite diagnosticar e tratar cirurgicamente a patologia intrauterina. Nas duas últimas décadas, o papel da histeroscopia expandiu-se rapidamente com o desenvolvimento de instrumentos mais eficazes e de endoscópios menores. As indicações para histeroscopia variam, incluindo investigação e tratamento de infertilidade, abortamento recorrente, sangramento uterino anormal, amenorreia e corpo estranho. Adicionalmente, para as pacientes que procurem por esterilização, os dispositivos para oclusão tubária servem como método contraceptivo eficaz.

42-1

Fundamentos da laparoscopia

CONSIDERAÇÕES PRÉ-OPERATÓRIAS

Decisão entre laparoscopia e laparotomia

Teoricamente, a cirurgia laparoscópica difere da laparotomia apenas no que se refere ao modo de acesso ao campo operatório. Contudo, características inerentes ao método podem torná-lo mais difícil de realizar. Dentre essas estão movimento contrário ao intuitivo, palpação indireta dos tecidos, número finito de entradas, restrição ao movimento dos instrumentos e substituição da visão normal em três dimensões por imagens bidimensionais em vídeo. As vantagens comparativas em pacientes apropriadamente selecionadas são recuperação mais rápida, resultado estético mais satisfatório, redução da dor pós-operatória, redução na formação de aderências e resultados cirúrgicos no mínimo equivalentes (Ellström, 1998; Falcone, 1999; Lundorff, 1991; Mais, 1996; Nieboer, 2009). A decisão de indicar procedimento por via laparoscópica é tomada com base em diversos parâmetros. Os principais são fatores relacionados com a paciente, disponibilidade de instrumental apropriado e habilitação do cirurgião.

Fatores relacionados com paciente

A laparoscopia usando pneumoperitônio é contraindicada em poucas situações, que incluem glaucoma agudo, hipertensão intracraniana e *shunts* peritoneais. Assim, a laparoscopia é apropriada para muitas pacientes, embora com indicação de modificações para determinadas situações clínicas. Algumas dessas situações serão discutidas a seguir.

Cirurgias prévias

Nas laparoscopias, a presença de aderências aumenta o risco de lesão visceral abdominal. As aderências também estão associadas a aumento na taxa de conversão para laparotomia uma vez que alguns cirurgiões finalizam mais rapidamente procedimentos de adesiólise demorados e cansativos usando técnicas de dissecção com cirurgia a céu aberto. Assim, no exame físico pré-operatório, o cirurgião deve observar a localização de cicatriz cirúrgica prévia e avaliar o risco de aderências intra-abdominais (Tabela 42-1.1). De forma semelhante, antecedentes de endometriose, doença inflamatória pélvica ou radioterapia predispõem a aderências. A predição deste risco e do risco associado de distorção anatômica ajuda a prevenir a ocorrência de lesão vascular e visceral. Além disso, durante a instalação do trocarte devem ser identificadas e evitadas hérnias de parede abdominal ou reparo de hérnia com tela.

Se forem encontrados achados anormais durante essa avaliação pré-operatória, deve-se planejar um acesso alternativo (p. 1.114). O risco de lesão visceral ou vascular e a possibilidade de converter a laparoscopia em procedimento a céu aberto devem ser discutidos com a paciente no pré-operatório.

Aspectos fisiológicos da laparoscopia

Comparada com a laparotomia tradicional a céu aberto, a laparoscopia produz diversas alterações cardiovasculares e pulmonares. Tais alterações resultam principalmente de: (1) absorção via peritônio para a circulação do dióxido de carbono usado para insuflação, (2) aumento da pressão intra-abdominal produzido pelo pneumoperitônio e (3) posição de Trendelenburg reversa. Essas alterações fisiológicas normalmente são bem toleradas por pacientes em bom estado de saúde, mas a tolerância pode ser menor naquelas com comprometimento cardiovascular ou pulmonar. Assim, para aumentar a segurança da paciente e para seleção apropriada das pacientes para laparoscopia, os cirurgiões devem estar familiarizados com essas alterações fisiológicas.

Alterações cardiovasculares. Para a laparoscopia, produz-se um pneumoperitônio, na maioria dos casos, com dióxido de carbono (CO_2). A absorção desse gás pelo peritônio pode levar a acúmulo sistêmico de CO_2 e hipercapnia. A hipercapnia, por sua vez, produz estimulação simpática que aumenta a resistência vascular pulmonar e sistêmica e a pressão arterial. Se a hipercapnia não for eliminada por ventilação compensatória, a paciente evolui com acidose. Consequentemente, é possível haver depressão direta da contratilidade do miocárdio e redução do débito cardíaco (Ho, 1995; Reynolds, 2003; Sharma, 1996). A hipercapnia também pode causar taquicardia e arritmia. Embora a frequência cardíaca normalmente aumente durante laparoscopia, mais raramente ocorre bradicardia causada por estimulação vagal. Essa estimulação pode ser produzida por manipulação de órgão pélvico, estiramento do colo do útero durante a instalação do manipulador uterino, ou estiramento peritoneal quando da formação do pneumoperitônio.

A insuflação de qualquer gás produz aumento da pressão intra-abdominal. Esse aumento da pressão reduz o fluxo na veia cava, produzindo estase sanguínea nos membros inferiores, além de aumento na resistência venosa. Como resultado, reduzem-se o retorno venoso ao coração e o débito cardíaco. Além da redução no débito cardíaco, o aumento da pressão intra-abdominal também pode reduzir diretamente o fluxo sanguíneo esplâncnico.

Alterações pulmonares. As características da laparoscopia também podem prejudicar a função pulmonar durante o procedimento. Primeiro, o diafragma é deslocado para cima pelo aumento da pressão intra-abdominal causado pelo pneumoperitônio. Esse fator pode ser acentuado pelo deslocamento cefálico dos órgãos contra o diafragma em razão da posição de Trendelemburg. Ademais, a pressão de insuflação enrijece o diafragma e a parede torácica. Juntas, essas alterações determinam a necessidade de maior pressão nas vias aéreas para que se obtenha ventilação mecânica adequada.

À medida que o diafragma se desloca para cima, reduzem-se o volume pulmonar e a capacidade residual funcional, o que, por sua vez, reduz o volume de reserva para oxigenação. Além disso, esse declínio no volume pulmonar favorece a tendência a colapso pulmonar e a evolução com atelectasia. Com isso, é possível haver descompasso na relação ven-

TABELA 42-1.1 Frequência de aderências umbilicais encontradas à laparoscopia em mulheres classificadas de acordo com a cirurgia abdominal prévia

	Pacientes avaliadas	História cirúrgica			
		Nenhuma cirurgia prévia	Laparoscopia prévia	ITB anterior	IVM anterior
Agarwala (2005)	918 com cirurgia prévia	—	16%	22%	62%
Audebert (2000)	814 submetidas a laparoscopia	0,68%	1,6%	19,8%	51,7%
Brill (1995)	360 com laparotomia anterior	—	—	27%	55% com VLM abaixo da cicatriz umbilical 67% com VLM acima da cicatriz umbilical
Sepilian (2007)	151 apenas com laparoscopias anteriores	—	21%	—	—

ITB = incisão transversal baixa; IVM = incisão vertical de linha média.

tilação/perfusão. Todos esses fatores podem levar a insuficiência de oxigenação.

Alterações renais. Com frequência, o débito urinário é reduzido durante laparoscopia. A causa pode ser redução do débito cardíaco, redução do fluxo sanguíneo esplâncnico, compressão direta do parênquima renal, ou liberação de renina, aldosterona ou hormônio antidiurético (ADH). Em conjunto, esses fatores levam a redução do fluxo sanguíneo renal, da taxa de filtração glomerular e do débito urinário. É importante ressaltar que a função renal volta ao normal assim que há descompressão do pneumoperitônio (Demyttenaere, 2007).

Condições de saúde

Diversos quadros clínicos coexistentes são particularmente preocupantes quando da laparoscopia. Dentre eles estão doença cardíaca e pulmonar, obstrução intestinal, hemoperitônio com instabilidade hemodinâmica e gravidez. Como afirmamos anteriormente, naquelas pacientes com doença cardíaca ou pulmonar grave, o aumento da pressão intra-abdominal e a posição de Trendelenburg com inclinação extrema talvez não sejam tolerados uma vez que reduzem o retorno venoso e a reserva pulmonar. Na laparoscopia, essas técnicas frequentemente são necessárias para visualização adequada e manipulação dos instrumentos. Além disso, o CO_2 é usado para distender o abdome. Como observamos, esse gás é absorvido pelo peritônio e entra na circulação, podendo haver hipercapnia. Consequentemente, naquelas pacientes com limitações pulmonares ou cardiovasculares, a redução na pressão intra-abdominal e a redução no grau de inclinação da posição de Trendelenburg são medidas vantajosas.

Em indivíduos com hemoperitônio clinicamente estáveis, a laparoscopia não está contraindicada. Assim, pacientes com gestações ectópicas rotas ou ruptura de cistos ovarianos podem ser tratadas com essa abordagem. Embora a instabilidade da paciente fosse anteriormente considerada uma contraindicação para cirurgia laparoscópica, muitos cirurgiões habilidosos consideram que conseguem acesso laparoscópico rápido e seguro ao abdome.

A obstrução intestinal concomitante e a distensão abdominal associada aumentam os riscos de lesão intestinal no acesso à cavidade abdominal. Nessas situações, o acesso via incisão abdominal é a melhor opção (p. 1.113). Ademais, é importante a descompressão gástrica.

Obesidade

No passado a obesidade era considerada uma contraindicação relativa à laparoscopia ginecológica. A obesidade dificulta a ventilação adequada, obstaculiza a entrada na cavidade abdominal e estorva a manipulação dos instrumentos laparoscópicos. O omento com mais tecido gorduroso frequentemente obstrui o campo operatório (Gomel, 1995). A instalação de um portal de entrada auxiliar extra para manipulação adequada do omento e do intestino, afastando-os do campo operatório, pode ser útil. Além disso, é essencial que haja coordenação com a equipe de anestesia para encontrar um grau de inclinação adequado para o sucesso das manipulações cirúrgicas e para a ventilação da paciente.

Assim, com um cirurgião habilitado, as pacientes obesas de fato podem ser beneficiadas com a abordagem minimamente invasiva. Especificamente, as pesquisas sugerem que pacientes obesas saudáveis tratadas com laparoscopia sentem menos dor e evoluem com recuperação mais rápida e menos complicações pós-operatórias, tais como infecções da ferida operatória e íleo paralítico, do que aquelas submetidas a laparotomia (Eltabbakh, 1999, 2000; Scribner, 2002). Alguns parâmetros operatórios podem ser negativamente afetados em obesas submetidas a laparoscopia em comparação a pacientes com peso normal. Em alguns estudos observaram-se maiores taxa de conversão para laparotomia, duração do procedimento e período de hospitalização (Chopin, 2009; Heinberg, 2004; Hsu, 2004; Thomas, 2006). Contudo, esses dados não foram observados por todos os pesquisadores (Camanni, 2010b; O'Hanlan, 2003).

Gravidez

O tratamento de problemas não urgentes identificados durante a gestação frequentemente pode ser postergado para abordagem após o parto. Entretanto, a laparoscopia pode ser realizada em qualquer trimestre de gravidez. Assim, os profissionais de saúde devem estar familiarizados com as alterações fisiológicas determinadas pela gravidez e devem compreender de que forma tais alterações podem ser agravadas durante laparoscopia (O'Rourke, 2006; Reynolds, 2003).

Para aumentar a segurança materna e fetal durante laparoscopia, podem ser instituídas diversas medidas de precaução. No perioperatório de gestantes no segundo e terceiro trimestres, o deslocamento do útero para a esquerda com o apoio de uma cunha minimiza a redução do retorno venoso causada pelo útero aumentado comprimindo as veias pélvicas e a veia cava inferior. As taxas de tromboembolismo venoso também aumentam durante a gravidez em razão do estado de hipercoagulabilidade gestacional e o uso de meias de compressão progressiva reduz esse risco. Para as gestações mais avançadas devem-se monitorar as contrações e os batimentos fetais antes e após o procedimento.

Durante a cirurgia, deve-se evitar a instalação de manipulador uterino intracervical, reduzir a pressão de insuflação para 10 a 15 mmHg, mantendo os níveis de CO_2 expirado entre 32 e 34 mmHg, deslocar o trocarte para uma posição mais cefálica a fim de evitar puncionar o útero gravídico e reduzir a manipulação do útero (Society of American Gastrointestinal and Endoscopic Surgeons, 2008). É preciso observar que o uso rotineiro de tocolíticos profiláticos perioperatórios não é recomendado nesses casos.

Patologia subjacente

Em casos de massas anexiais, miomectomia e histerectomia supracervical, o planejamento cirúrgico deve incluir a avaliação da forma mais apropriada de coleta de amostra. Como discutiremos oportunamente, as opções incluem bolsas endoscópicas, morcelamento, colpotomia ou minilaparotomias. Para orientar essa escolha, devem ser considerados o tamanho da amostra e os riscos de malignidade e de disseminação abdominal do tumor. É importante ressaltar que, em caso de massa sabidamente ou altamente suspeita de malignidade, a abordagem laparoscópica deve ser evitada caso haja risco de comprometimento da evolução da paciente em razão de ruptura ou morcelamento da amostra ou por ressecção e estadiamento incompletos.

Instalações

Além dos fatores relacionados com a paciente, o cirurgião também deve considerar os fatores ambientais. A disponibilidade e adequabilidade de cuidados anestésicos, equipe de apoio e instrumentos cirúrgicos influenciam na escolha do procedimento. A laparoscopia cirúrgica avançada é resultado do esforço coordenado de uma equipe que requer múltiplas atividades simultâneas a serem supervisionadas e dirigidas pelo cirurgião. A avaliação conjunta dos fatores relacionados com a paciente e com o ambiente leva à adoção da melhor estratégia e a melhores resultados cirúrgicos.

Preparo da paciente

Profilaxia de infecção

Ensaios clínicos randomizados demonstraram que a antibioticoterapia profilática reduz significativamente o risco de morbidade infecciosa pós-operatória em casos de histerectomia abdominal ou vaginal. Na histerectomia laparoscópica, a vagina também é aberta para a retirada do útero. Portanto, recomenda-se antibioticoterapia pré-operatória e a escolha do esquema pode ser orientada pelas diretrizes do American College of Obstetricians and Gynecologists (2009a) encontradas na Tabela 39-6 (p. 959). Os antibióticos geralmente são administrados quando da indução anestésica. Para outros tipos de procedimentos laparoscópicos, os dados disponíveis não corroboram a profilaxia com antibióticos em casos de cirurgia não contaminada, ou seja, aqueles nos quais não há acesso à vagina, ao intestino ou trato urinário ao (Cap. 3, p. 99) (American College of Obstetricians and Gynecologists, 2009a; Kocak, 2005).

Preparação intestinal pré-operatória

De forma geral, os benefícios da preparação mecânica intestinal rotineira são motivo de debate e, portanto, esse tipo de preparo deve ser individualizado (Cap. 39, p. 958). Se for esta a opção, a preparação intestinal antes de laparoscopia produz evacuação eficaz do retossigmoide, permitindo melhores manipulação do colo e visualização da anatomia da pelve. Além disso, se o risco de lesão intestinal ou de derramamento de fezes for maior em razão de aderências ou endometriose pélvicas, a preparação do intestino limita a contaminação fecal do sítio cirúrgico.

Prevenção de tromboembolismo venoso (TEV)

Os mesmos princípios usados para profilaxia de trombose em outras cirurgias abdominais se aplicam aos casos de laparoscopia (American College of Obstetricians and Gynecologists, 2007c). Especificamente para a laparoscopia, a pressão do pneumoperitônio pode reduzir o retorno venoso dos membros inferiores (Caprini, 1994; Ido, 1995). Assim, para aquelas pacientes para as quais se esteja planejando profilaxia para TEV, as medidas preventivas devem ser administradas precocemente e antes da indução anestésica. Na Tabela 39-9 (p. 962) é possível encontrar uma lista completa de medidas para profilaxia de TEV e diretrizes para sua utilização.

Escolha da anestesia

A laparoscopia pode ser feita com anestesia regional ou geral. Na maioria dos casos a escolha recai sobre a anestesia geral com intubação endotraqueal, por vários motivos importantes. Dentre esses estão: (1) conforto da paciente, (2) controle da ventilação para correção da hipercapnia; (3) relaxamento muscular; (4) proteção das vias aéreas contra refluxo causado por aumento da pressão intra-abdominal; e (5) instalação de tubo orogástrico. Alguns trabalhos sugeriram que a infiltração de anestesia local nos portais de entrada antes da incisão poderia reduzir a dor pós-operatória.

Consentimento

A laparoscopia geralmente está associada a poucas complicações. Dentre as complicações maiores, a mais comum é a lesão de órgão causada por punção ou por instrumentos eletrocirúrgicos, e será descrita adiante. Quando ocorre essa complicação, ou quando o procedimento é obstaculizado por sangramento ou por aderências, talvez haja necessidade de conversão para laparotomia. De forma geral, o risco associado à conversão é baixo e, evidentemente, as taxas declinam à medida que aumenta a experiência do cirurgião.

As complicações menores da laparoscopia ocorrem com maior frequência. Dentre essas estão: infecção ou hematoma da ferida operatória, enfisema subcutâneo por infiltração de CO_2, edema de vulva e irritação peritoneal pós-operatória causada por retenção de CO_2 dentro da cavidade abdominal. Especificamente, parte do CO_2 insuflado dentro do abdome é convertido a ácido carbônico que pode causar irritação peritoneal.

Lesões perfurantes

Como são usadas agulhas Veress e trocartes durante o acesso laparoscópico, vasos e órgãos abdominais podem ser perfurados. Os fatores de risco foram identificados e incluem aderências intra-abdominais, esvaziamento gástrico insuficiente, plenitude vesical, pneumoperitônio insuficiente, relaxamento muscular deficiente, compleição magra e angulação ou pressão inapropriadas na inserção do trocarte. Como discutiremos adiante, vários autores defendem o uso de acesso a céu aberto como meio de reduzir as taxas de lesão por perfuração (Catarci, 2001; Hasson, 2000; Long, 2008).

Lesão intestinal

O local mais comum de lesão durante laparoscopia é o intestino. Há relatos de taxas de ocorrência entre 0,6 e 1,6 por 1.000 casos (Chapron, 1999; Harkki-Siren, 1997a). As mulheres com laparotomia prévia apresentam maior incidência de aderências intestinais e maior risco dessa complicação.

Infelizmente, a lesão intestinal sofrida durante laparoscopia frequentemente passa despercebida no momento da cirurgia. Por exemplo, em um ensaio observacional conduzido por Chandler e colaboradores (2001), quase 50% das lesões havidas nos intestinos grosso ou delgado se mantiveram ocultas por 24 horas ou mais. Normalmente, essas pacientes apresentam febre, dor abdominal, náusea e vômitos nas 48 horas seguintes à cirurgia. (Li, 1997).

Nos casos de laparoscopia, a descompressão do estômago com tubo orogástrico antes da utilização da agulha Veress ou da instalação inicial do trocarte é uma medida que ajuda a reduzir o risco de perfuração do estômago. Além disso, naquelas com risco de aderência abdominal, há diversas medidas preventivas que podem ser usadas para evitar lesão intestinal. São elas: (1) utilização da técnica de laparoscopia aberta; (2) introdução de microlaparoscópio por via umbilical para exploração de aderências; (3) ultrassonografia periumbilical para excluir aderência de intestino na parede anterior do abdome; e (4) instalação do trocarte no hipocôndrio esquerdo em vez da cicatriz umbilical.

Lesão vascular

Lesões vasculares maiores associadas a laparoscopia são raras e geralmente ocorrem durante a inserção do primeiro trocarte. Foram publicados índices de lesão entre 0,09 e 5 por 1.000 casos e, caracteristicamente, foram lesadas aorta terminal, veia cava inferior e vasos ilíacos (Bergqvist, 1987; Catarci, 2001; Nordestgaard, 1995). Raramente ocorre embolia gasosa em razão da insuflação de gás após perfuração de vaso.

Embora não seja uma ocorrência frequente, um número significativo de óbitos ocorre como consequência de lesão de grande vaso (Baadsgaard, 1989; Munro, 2002). Dentre as medidas para prevenção estão uso da técnica de laparoscopia aberta* e maior consciência do ângulo de entrada e da força aplicada ao trocarte. Independentemente dessas medidas, se um grande vaso for perfurado, a agulha de Veress ou o trocarte não devem ser retirados porque podem atuar como tampão vascular. Na maioria dos casos, laparotomia, pressão manual direta sobre o vaso atingido, reanimação hemodinâmica e solicitação de cirurgião vascular são as medidas que se seguem.

Por outro lado, se a artéria epigástrica inferior é perfurada, diversas técnicas simples podem ser usadas para controlar a hemorragia. Em muitos casos, a coagulação eletrocirúrgica do local de sangramento pode ser suficiente. Se essa medida for bem-sucedida, pode-se inserir um cateter de Foley 14F passando pela cânula do trocarte causador da lesão, ou pelo defeito criado por ele. O balão de Foley é, então, inflado e tracionado para cima a fim de produzir pressão contra a superfície interna da parede anterior do abdome. Na superfície cutânea, uma pinça de Kelly é posicionada perpendicularmente ao cateter de Foley e paralelamente à pele a fim de manter o balão firme no lugar. O balão e o cateter podem ser removidos 12 horas mais tarde. Alternativamente, Chatzipapas e Magos (1997) descreveram um processo por meio do qual passa-se um fio através da pele, da parede abdominal e do peritônio para fazer um arco sob o vaso perfurado para permitir sua ligadura direta (Fig. 42-1.1)

Lesão de nervo

Em alguns procedimentos, as pacientes podem ficar longos períodos em posição de litotomia dorsal com os braços em abdução. Como consequência, é possível haver lesão dos nervos fibular comum, femoral, cutâneo femoral lateral, obturatório, isquiático e ulnar, bem como do plexo braquial (Barnett, 2007). As lesões específicas e as medidas preventivas foram descritas no Capítulo 40 (p. 982). A atenção com a posição da paciente e a duração da cirurgia podem prevenir muitas dessas complicações.

---

* N. de T. No original, *open entry technique*. Essa técnica é usada em oposição à punção às cegas com agulha de Veress.

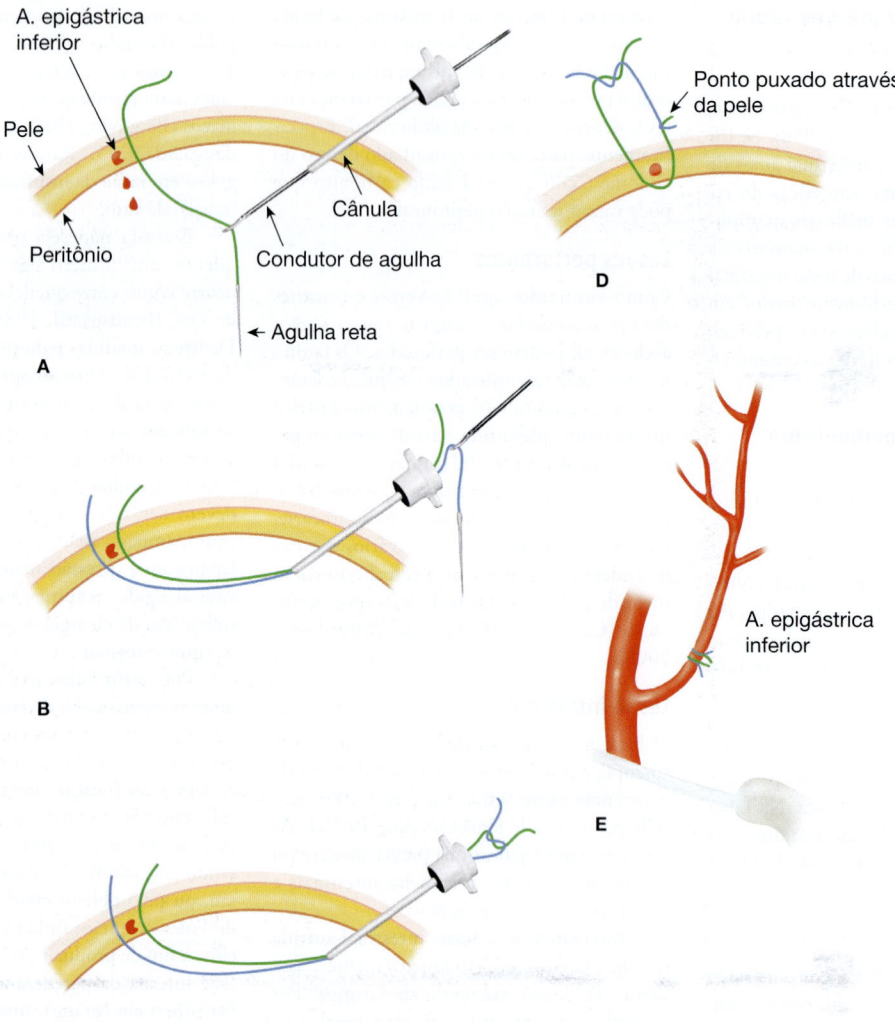

FIGURA 42-1.1 A. O fio fixado a uma agulha Keith reta é passado através da parede abdominal em posição lateral e caudal ao vaso atingido. Essa etapa é realizada sob visualização laparoscópica direta para evitar lesão de órgão. Utiliza-se um condutor laparoscópico de agulha ou uma pinça atraumática para apreender o fio. Agulha e condutor são tracionados para cima e para fora por cânula contralateral. **B.** Um procedimento semelhante é repetido em posição medial e caudal ao vaso atingido, conforme representado aqui pelo fio azul. **C.** Os fios são cortados e suas extremidades amarradas fora da cavidade abdominal. O ponto é puxado através da cânula. Com isso cria-se um laço de sutura caudal ao ponto de sangramento do vaso. **D.** Ambos os fios de sutura são amarrados novamente do lado de fora do abdome sobre curativo oclusivo com pressão aplicada na porção caudal do vaso epigástrico inferior. **E.** Todo o processo é repetido em posição cefálica ao sangramento. Assim, são aplicadas suturas proximal e distal ao sítio de laceração do vaso.

Lesão do trato urinário

A perfuração da bexiga é incomum durante laparoscopia. A descompressão da bexiga antes e durante a cirurgia e a instalação cuidadosa dos trocartes secundários sob visualização direta evitam muitos casos de lesão. Contudo, com o aumento na frequência de histerectomias laparoscópicas, aumentaram as taxas de lesão de bexiga e de ureter. Tais lesões ocorrem nas mesmas etapas cirúrgicas em que se observa lesão do trato urinário na histerectomia abdominal.

Lesão térmica

Dentre as complicações eletrocirúrgicas estão queimaduras acidentais por contato direto com o instrumento ou por efeito da corrente elétrica. Felizmente, o risco dessa complicação é baixo. Dentre os procedimentos para evitar essas lesões estão manter a ponta do instrumento dentro do campo de visão quando se estiver aplicando corrente elétrica, manutenção rigorosa do instrumento para identificar defeitos no sistema de isolamento, emprego, quando possível, de coagulação bipolar ou de energia harmônica para hemostasia, e uso de corrente de baixa voltagem (corte) sempre que possível para reduzir a voltagem aplicada (Wu, 2000).

Hérnia incisional

As hérnias incisionais foram descritas como possíveis consequências a longo prazo da laparoscopia. A incidência se aproxima de 1%, mas é possível que aumente no futuro com o uso crescente de trocartes maiores para laparoscopia cirúrgica e de técnicas umbilicais com entrada única (*single-post*). Aproximadamente 25% das hérnias são umbilicais e as restantes ocorrem nos sítios dos trocartes secundários (Lajer, 1997).

O principal fator de risco para essa complicação é o uso de trocartes maiores com 10 mm ou mais de diâmetro. Consequentemente, para reduzir a frequência dessas hérnias recomenda-se o uso de trocartes menores sempre que possível, além do uso de sutura de fechamento da fáscia nos locais onde se tenha utilizado trocarte maior. Além disso, demonstrou-se redução na incidência de hérnia com o uso de trocartes com ponta cônica em detrimento dos trocartes de ponta piramidal (Leibl, 1999). Finalmente, deve-se ter atenção e assegurar que o tecido peritoneal não seja incluído nas camadas superficiais da ferida operatória quando da retirada das cânulas (Boughey, 2003; Montz, 1994).

Metástase em sítio de trocarte

As taxas de metástase no sítio do trocarte são baixas e complicam a evolução clínica de aproximadamente 1% das pacientes com câncer ginecológico. Essas metástases são mais frequentes em casos de câncer ovariano em comparação com outras malignidades, e nos casos mais avançados observam-se taxas maiores (Abu-Rustum, 2004; Childers, 1994; Zivanovic, 2008). Embora a maioria dos casos de metástase em sítio de trocarte esteja associada a doença em estágio avançado, há relato de metástase após cirurgia para tumores com baixo potencial de malignidade. Consequentemente, os procedimentos realizados para laparoscopia foram, eles próprios, investigados como fatores de risco para a disseminação de tumor aos sítios de instalação de trocartes (Ramirez, 2004). Atualmente, não há consenso com base em evidências sobre a abordagem para prevenção dessa complicação.

CONSIDERAÇÕES INTRAOPERATÓRIAS

Organização da sala de cirurgia

A organização da sala de cirurgia e dos campos operatórios é um aspecto importante para o sucesso do procedimento laparoscópico. Na laparoscopia os movimentos do cirurgião são mais limitados em comparação com a laparotomia, em razão de restrições na angulação dos instrumentos e de portais de entrada fixos (Berguer, 2001). Assim, a organização da sala de cirurgia é essencial, com atenção especial ao posicionamento do equipamento *antes* do início do procedimento. Além disso, no pré-operatório, todos os instrumentos devem ser verificados e testados para confirmar seu funcionamento adequado.

Embora o posicionamento do equipamento possa variar de acordo com a preferência do cirurgião, sugere-se a seguinte organização para otimizar a eficiência e a segurança da cirurgia. A mesa de cirurgia deve estar no centro da sala com a iluminação diretamente acima do campo operatório. Antes da cirurgia, a mesa deve ser verificada para assegurar os movimentos para cima e para baixo e a inclinação para posição de Trendelenburg. As pacientes obesas talvez necessitem de mesa cirúrgica bariátrica.

Os monitores de vídeo devem estar fixados no teto com braços articulados, ou podem estar fixados em estantes portáteis. Para procedimentos simples, um monitor talvez seja suficiente, embora recomendemos no mínimo dois monitores para melhor visão do cirurgião e de seu assistente. Nas operações na pelve, o monitor deve estar posicionado diretamente à frente do cirurgião. Cirurgião, eixo do braço do instrumento e monitor de vídeo devem estar alinhados. Assim, na maioria das cirurgias ginecológicas o monitor de vídeo deve estar próximo da região superior da coxa da paciente (Fig. 42-1.2). Para melhorar a ergonomia, os monitores devem estar 10 a 20 graus acima do nível dos olhos a fim de evitar esforço do pescoço (van Det, 2009). Os cirurgiões também devem manter distância e altura apropriadas, de forma que seus braços estejam em ligeira abdução, seus ombros em rotação interna e seus cotovelos estendidos entre 90 e 120 graus. Esse posicionamento minimiza a fadiga do cirurgião. O instrumentador e a bandeja de Mayo em geral ficam posicionados ao lado do cirurgião principal, próximos das pernas da paciente. Assim, os instrumentos podem ser facilmente entregues a ambos os cirurgiões. A bandeja de Mayo deve ser organizada com os instrumentos mais utilizados.

Um compartimento exclusivo ou "torre" abriga a fonte de luz, o insuflador de gás e o equipamento para captura de imagens. A torre é posicionada do lado oposto ao do cirurgião principal, de forma que este tenha visão desobstruída dos painéis de informação dos equipamentos. O tubo para insuflação e os cabos de câmera e de luz devem deixar o campo operatório na mesma direção e devem estar conectados à torre de equipamento. O equipamento eletrocirúrgico e os pedais devem estar organizados de modo que todos os cabos estejam alinhados na mesma direção até alcançarem o carrinho independente que abriga essas unidades eletrocirúrgicas. Os pedais devem estar orientados apropriadamente para que o cirurgião principal os possa alcançar confortavelmente sem ter que ajustar o tronco ou tirar os olhos do monitor.

Posicionamento da paciente

A atenção ao posicionamento da paciente é outro componente essencial para uma laparoscopia segura. Após indução anestésica, a paciente é colocada em posição de litotomia dorsal baixa com as pernas em apoios acolchoados (ver Fig. 42-1.2). A auxiliar no posicionamento adequado, os apoios devem estar fixados à mesa na altura do quadril da paciente. Para prevenir lesão do nervo femoral, os quadris devem estar posicionados sem flexão, abdução ou rotação externa agudas.

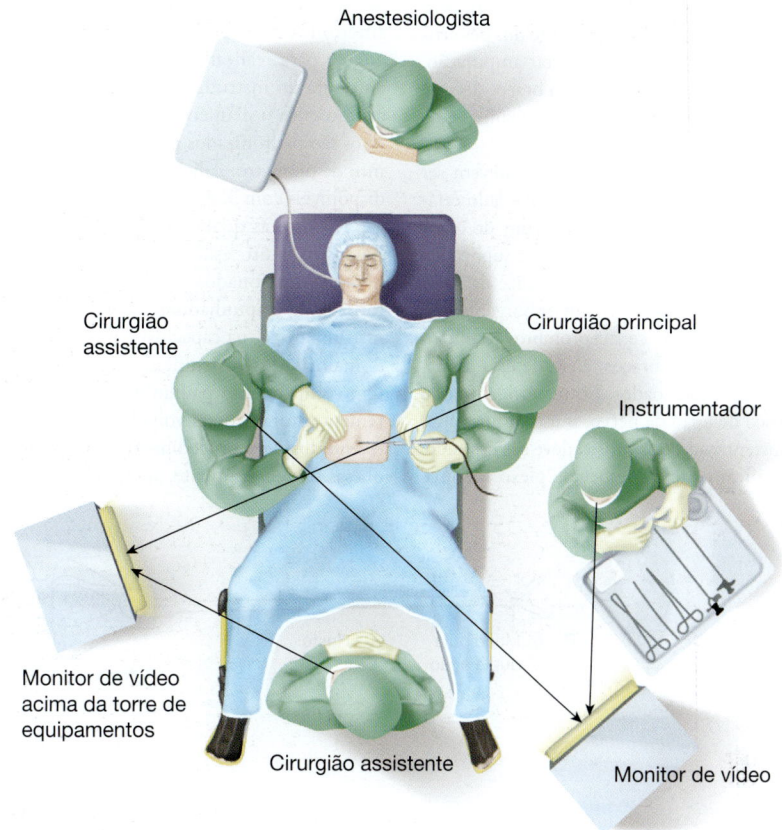

FIGURA 42-1.2 Organização da sala de cirurgia para laparoscopia.

Os joelhos não devem ser flexionados mais de 90 graus a fim de evitar estiramento excessivo do nervo femoral e devem estar apoiados com acolchoamento apropriado para evitar compressão do nervo fibular comum (Fig. 40-6, p. 985). Para evitar que haja deslizamento quando em posição de Trendelenburg extrema e para reduzir a pressão sobre a região lombar baixa, a paciente pode ser colocada diretamente sobre material antiderrapante, como colchão caixa de ovo ou em gel, com a pele em contato direto com o acolchoado (Klauschie, 2010; Lamvu, 2004). Se houver necessidade de manipulação uterina, as nádegas devem ser posicionadas ultrapassando ligeiramente o limite da mesa.

Os braços da paciente devem ser mantidos ao lado do tronco em posição de sentido. Com isso melhora-se o acesso à paciente e previne-se hiperextensão do membro superior, que poderia causar lesão do plexo braquial. Os braços podem ser fixados com o lençol preso sob o acolchoado. Assim, limita-se a possibilidade de o braço se soltar durante a cirurgia e previne-se lesão por pressão indevida sobre o plexo braquial. Mesmo em pacientes obesas, o uso de material antiderrapante e de fixação dos braços é útil para evitar que haja deslizamento durante o longo período em posição de Trendelenburg (Klauschie, 2010). Os braços devem estar protegidos para evitar compressão dos nervos ulnar e mediano. As pontas dos dedos devem estar voltadas para as coxas, bem acolchoadas e posicionadas longe dos pés articulados da mesa, a fim de evitar amputação. Durante o posicionamento do braço, deve-se ter cuidado para não deslocar o oxímetro de dedo ou o acesso intravenoso.

Os suportes para os ombros devem ser acolchoados e posicionados sobre o lado cefálico da mesa de cirurgia e ao redor do acrômio da paciente. O objetivo é dar suporte ao ombro é evitar que a cabeça deslize da mesa quando em posição de Trendelenburg. Se houver necessidade de cercar o ombro, recomendamos dobrar os braços, além de usar apoiadores bem acolchoados. Entretanto, em razão do risco de lesão de nervo, o uso de aparelhos de sustentação dos ombros deve ser limitado. Especificamente, as lesões de plexo braquial complicam 0,16% dos procedimentos laparoscópicos ginecológicos. Quando são usados aparelhos de sustentação dos ombros, a compressão do acrômio pode aplicar pressão capaz de estirar o plexo. Além disso, a compressão lateral do aparelho pode pressionar o úmero contra o plexo. Ambos os fatores predispõem à lesão do plexo braquial (Romanowski, 1993).

Instrumentos laparoscópicos

O sucesso do procedimento laparoscópico depende muito do uso de instrumentos cirúrgicos apropriados. A maioria dos cirurgiões conhece os instrumentos a partir das cirurgias tradicionais e tem preferência por determinados tipos de pinças e instrumentos de corte e dissecção. Muitos foram adaptados e subsequentemente aprimorados para uso em cirurgia laparoscópica. Além disso, novos modelos foram projetados para auxiliar na retração e dissecção de tecidos, o que aumentou o número de procedimentos que podem ser realizados por via laparoscópica.

Os componentes do instrumento de laparoscopia são empunhadura, haste, mandíbula e ponta (Fig. 42-1.3). A ponta define a função do instrumento. A mandíbula pode ter ação dupla ou única. Com a mandíbula de ação única, uma ponta é fixa e acompanha o eixo da haste proporcionando maior estabilidade durante a ação realizada. A mandíbula de ação dupla possui pontas que se movem sincronicamente, proporcionando maior ângulo para realizar sua função. O diâmetro da ponta do instrumento geralmente está de acordo com o diâmetro da haste, e os tamanhos são padronizados para cânulas de 5 a 10 mm de diâmetro. Adicionalmente, há pontas disponíveis com 3, 8 e 15 mm de diâmetro.

Dentre as qualidades mais importantes do instrumento estão conforto e facilidade no uso, relacionados principalmente com o formato da empunhadura, o comprimento do instrumento e sua capacidade de fechamento. A maioria dos instrumentos laparoscópicos tem comprimento padrão de 33 cm. Recentemente, foram desenvolvidos instrumentos estendidos para procedimentos em pacientes obesas. Especificamente, agulhas Veress e trocarteslongos e instrumentos com haste mais longa proporcionam melhor manipulação através do panículo adiposo espesso. Embora permita melhor acesso, esses instrumentos mais longos frequentemente são mais difíceis de manipular em razão da alteração nos ângulos de operação.

A presença de catraca da cremalheira na empunhadura permite que o cirurgião ou o assistente mantenham o tecido preso sem ter que estar pressionando constantemente, o que reduz a fadiga da mão. Finalmente, hoje se dá valor à capacidade de rotação da ponta do instrumento em 360 graus. Esta versatilidade permite acessar outros espaços anatômicos e reduz a necessidade de posicionamentos desconfortáveis do punho ou do braço do cirurgião.

Descartável ou reutilizável

Muitos instrumentos laparoscópicos estão disponíveis nas formas descartável e reutilizável, cada uma com vantagens específicas. A principal vantagem dos instrumentos reutilizáveis é a redução nos custos. A análise de custos demonstrou que os instrumentos descartáveis representam aumento considerável nos custos em comparação com os reutilizáveis (Campbell, 2003; Morrison, 2004). A principal vantagem dos instrumentos descartáveis é o afiamento consistente de agulhas de Veress, trocartes e tesouras e a evitação de perda de partes dos instrumentos. Por exemplo, Corson e colaboradores (1989) demonstraram que os trocartes reutilizáveis, embora sejam afiados regularmente, requerem o dobro da força para o acesso em comparação com os trocartes descartáveis. Tesouras cegas podem prolongar o tempo de cirurgia e prejudicar a técnica cirúrgica. Como consequência, essas vantagens e desvantagens devem ser ponderadas ao se optar por instrumentos reutilizáveis ou descartáveis.

Manipuladores

Durante a cirurgia laparoscópica, os órgãos abdominais e pélvicos podem ser elevados, retraídos ou mantidos sob tensão (Fig. 42-1.4). A maioria dos instrumentos atuais incorporou em seus projetos considerações sobre segurança com o objetivo de reduzir a incidência de

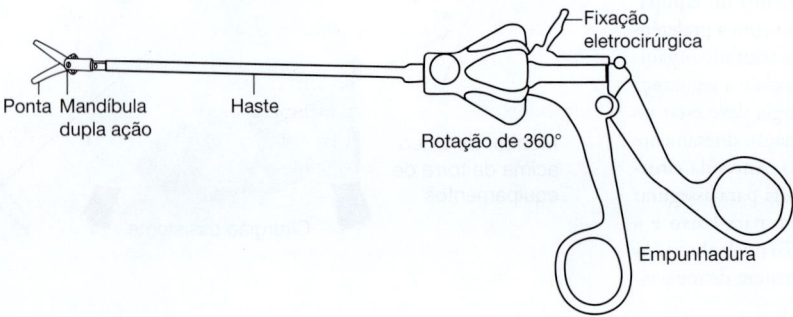

FIGURA 42-1.3 Partes do instrumento laparoscópico.

traumatismos de órgãos e permitir manipulação eficaz.

Manipuladores atraumáticos. A *pinça romba* possui uma ponta modificada para reduzir o risco de perfuração nos tecidos retraídos. É utilizada para exploração e retração e é a ferramenta mais utilizada na laparoscopia diagnóstica. Em sua maioria, as pinças rombas são feitas de aço inoxidável e conduzem corrente elétrica. Entretanto, há disponíveis pinças descartáveis produzidas com materiais não condutíveis

As pinças são divididas em duas categorias principais: atraumáticas e denteadas ou serrilhadas. As pinças atraumáticas são usadas para exploração da cavidade e para tração suave e manuseio de tecidos delicados. As pinças com diâmetro de 5 mm são muito usadas, embora haja pinças de 3 e 10 mm disponíveis. A maioria dessas pinças tem mandíbula de dupla ação e a empunhadura geralmente não possui tranca, sua ponta curvada e afunilada permite a separação dos tecidos e a definição dos planos e geralmente é a utilizada para dissecção romba. A pinça Maryland é um exemplo de pinça com ponta romba e curva usada para dissecção e preensão. Compara-se com as pinças *peão*, *munion* ou hemostáticas, utilizadas em cirurgia aberta. Além disso, pode ser usada como porta-agulha caso não haja um disponível. Embora tecnicamente seja considerada atraumática, essa pinça pode esmagar tecidos delicados como a tuba uterina ou o intestino.

A pinça jacaré é de tipo romba, com ponta longa e larga, capaz de manusear tecidos delicados com risco mínimo de esmagadura. É útil para manipulação de intestino, grandes vasos e órgãos reprodutivos, ou para exploração de compartimentos vasculares facilmente danificados. Entretanto, sua capacidade de afastar tecidos sob tensão é limitada em razão de sua característica atraumática.

A pinça de Babcock é outra com ponta atraumática capaz de manusear tecidos delicados com esmagamento mínimo. O uso desse instrumento na laparoscopia é semelhante à sua utilização nas técnicas de cirurgia aberta. Contudo, assim como com a pinça jacaré, sua capacidade de afastar ou apreender sob tensão é deficiente porque os tecidos tendem a deslizar.

Idealmente, todas essas pinças devem estar disponíveis na bandeja de instrumentos da maioria dos procedimentos cirúrgicos laparoscópicos. A Figura 42-1.4 apresenta outras pontas com características semelhantes. Como se vê, algumas pontas apresentam aberturas e são descritas como *fenestradas*. São úteis para levantar ou retrair tecidos ou para passagem de fio de sutura para ligadura de vaso.

Pinças traumáticas. As pinças com pontas serrilhadas ou denteadas são utilizadas em procedimentos que envolvam ressecção e aproximação de tecidos (Fig. 42-1.5). Em geral, esses tecidos são posicionados sob tensão e há necessidade de empunhadura firme. Além disso, dá-se preferência a empunhadura com cremalheira e tranca para manter seguros os tecidos apreendidos. A maioria desses instrumentos possui mandíbula de dupla ação. Entretanto, nas situações em que haja necessidade de maior força de preensão, o uso de uma ponta com mandíbula de ação única e cremalheira com tranca na empunhadura pode ser benéfico.

As *pinças denteadas* possuem dentes em sua ponta. São ideais para manipulação de tecido, mas funcionam mal para segurar fios ou agulhas de sutura. Um exemplo é a pinça laparoscópica. Há pinças com dente único ou com dente duplo e ambas são capazes de efetivamente segurar e retrair tecidos densos e pesados. A pinça de dente único geralmente tem mandíbula de dupla ação, enquanto a de dente duplo está disponível com mandíbula de ação dupla ou única. Ambas costumam ter tranca na empunhadura. Essas pinças são muito traumáticas e, assim, geralmente são usadas apenas naqueles tecidos a serem removidos ou reparados. Uma indicação comum é apreender e retirar tecido durante morcelamento.

A pinça laparoscópica tipo *cobra* é um instrumento denteado com mandíbula de dupla ação. Possui um dente curto de cada lado e é excelente para retração de tecidos em razão de sua grande força de preensão. É considerada uma pinça traumática e não deve ser usada em tecidos delicados como os de intestino ou tuba uterina.

Alguns instrumentos denteados são projetados com dentes menos traumáticos e selecionados quando se deseja menos esmagamento de tecido. Por exemplo, as pinças para biópsia ovariana proporcionam retração adequada com esmagamento mínimo de tecidos. Um cenário apropriado ao seu uso inclui ressecção de cisto ovariano e preensão de tecido para ressecção. Entretanto, possui menos força de preensão do que a pinça cobra.

As *pinças serrilhadas* são consideradas traumáticas, mas causam menos danos do que as denteadas. Proporcionam preensão segura com dano tecidual mínimo e geralmente são usadas para reparo ou reaproximação de tecidos. Em razão de sua variedade, o cirurgião deve estar familiarizado com suas diferentes capacidades de preensão e efeitos produzidos nos tecidos para escolher aquela que melhor se adapte ao procedimento planejado. As pinças serrilhadas podem ser fenestradas ou não, com ou sem cremalheira para tranca na empunhadura, e podem ter mandíbula de ação simples ou dupla.

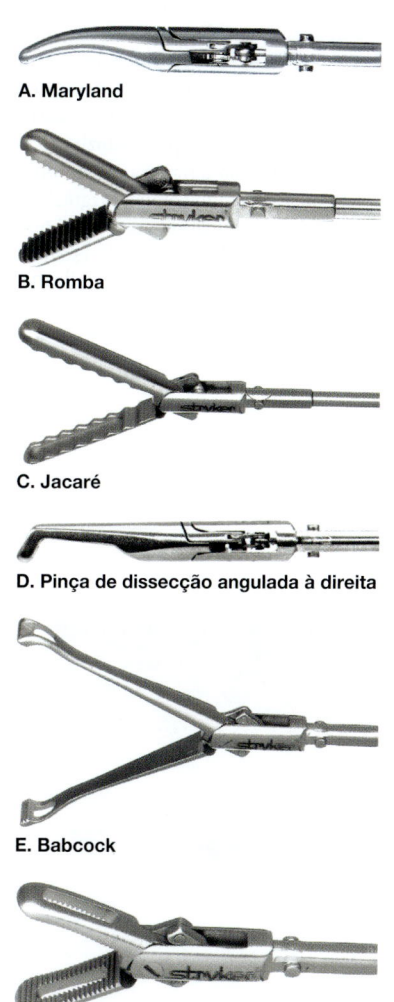

FIGURA 42-1.4 Pinças laparoscópicas atraumáticas. *(Reproduzida com permissão de Stryker Endoscopy.)*

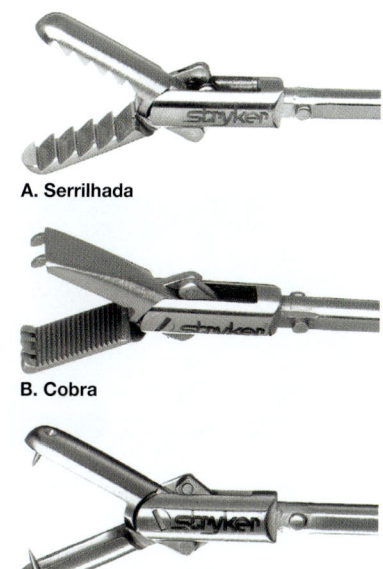

FIGURA 42-1.5 Pinças laparoscópicas traumáticas. *(Reproduzida com permissão de Stryker Endoscopy.)*

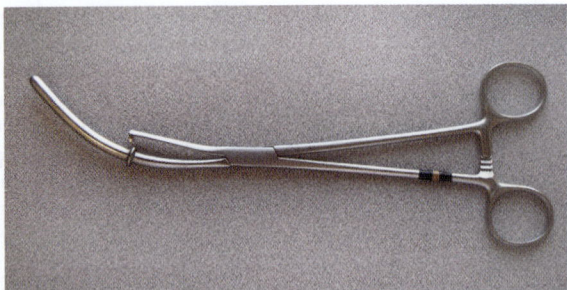

FIGURA 42-1.6 Manipulador uterino Hulka.

Frequentemente utiliza-se uma *pinça com ponta em saca-rolha* para retirada de massas mais sólidas como os leiomiomas. Essa pinça proporciona preensão e força superiores, mas seu uso é limitado pelo trauma produzido no tecido a ser seguro. Ademais, o cirurgião deve se preocupar com a localização da ponta da pinça ao avançar tecido adentro. Considerando a pressão para baixo necessária para inserir a ponta em saca-rolha, os tecidos adjacentes podem ser inadvertidamente perfurados. Apesar desse risco, essa ferramenta pode ser inestimável para a manipulação de leiomiomas ou úteros sólidos e volumosos.

Manipuladores uterinos. Estes dispositivos foram originalmente projetados para manipulação do útero, produzindo tensão, expansão do espaço operatório ou melhora do acesso a regiões específicas da pelve. Os manipuladores uterinos Hulka e Sargis são instrumentos reutilizáveis, fabricados em aço inoxidável, que contém os seguintes componentes: uma ponta cega rígida para inserção no canal endocervical, uma ponta denteada que é fixada ao lábio do colo uterino para estabilização, e a empunhadura para posicionamento vaginal (Fig. 42-1.6). Para essas manipulações o colo uterino deve estar pérvio para permitir a entrada na cavidade uterina.

Os manipuladores uterinos se tornaram mais versáteis e passaram a oferecer funções adicionais. O manipulador de Cohen tem uma ponta cônica de borracha dura com cânula patente para injeção de corante no interior do útero, como ocorre na cromotubagem (Fig. 42-1.7). Para sua instalação, posiciona-se uma pinça dente de rato sobre o lábio anterior do colo uterino. A ponta cônica do manipulador encaixa-se firmemente contra o colo uterino e, assim, minimiza o egresso retrógrado do corante pelo óstio do colo. A extremidade distal do manipulador de Cohen articula-se com a barra transversal que se estende entre as argolas da pinça. Embora seja utilizado com frequência, seu arco de movimento é obstaculizado pela haste reta. Assim, a capacidade de flexionar o útero anteriormente ou posteriormente pode ser limitada. O manipulador de Rubin é semelhante, com as mesmas desvantagens. Os manipuladores uterinos de Hayden e de Valtchev proporcionam maior flexão do útero. Eles apresentam opções de ponta e pinças intrauterinas rombas cônicas ou alongadas, que se fixam a uma estrutura articulada na extremidade proximal da haste vaginal. Essa estrutura articulada permite maiores anteflexão e retroflexão. Todos os manipuladores descritos são fixados ao lábio do colo uterino para estabilização. Assim, o risco de trauma do colo uterino, embora mínimo, é uma desvantagem.

Manipuladores uterinos descartáveis, como o HUMI (Harris-Kronner Uterine Manipulator Injector) ou o ZUMI (Zinnati Uterine Manipulator Injector) também têm uma cânula para introdução de corante a ser usado para avaliar a patência do útero e das tubas (Fig. 42-1.8). Antes de passar a cânula pelo óstio do colo uterino até a cavidade endometrial, o cirurgião deve proceder à histerometria para determinar a profundidade de inserção segura. Ao invés da fixação no colo, tão logo o manipulador esteja posicionado no interior da cavidade, um balão intracavitário na extremidade uterina é insuflado como se fosse um cateter de Foley. Com isso impede-se que o dispositivo seja deslocado. Em razão do comprimento e da firmeza do material utilizado, esses dispositivos são vantajosos nos úteros de tamanho aumentado.

Surgiram novos desenhos de manipuladores para acomodar a histerectomia laparoscópica (Fig. 42-1.9). Eles permitem manipulação uterina adequada, mas também contém um recipiente intravaginal que serve como guia durante colpotomia com histerectomia. Além disso, esses recipientes estão pareados com um balão oclusivo para reduzir a perda de pneumoperitônio durante a colpotomia.

Algumas vezes um cotonete vaginal pode servir como manipulador prático e simples para elevação e identificação de estruturas pélvicas. Essa opção pode ser usada por cirurgiões experientes que desejem evitar o manipulador ou em casos em que não haja fundo uterino.

Tesouras

As tesouras são instrumentos importantes na maioria dos procedimentos laparoscópicos, e suas pontas variam dependendo do tipo de dissecção ou ressecção necessário

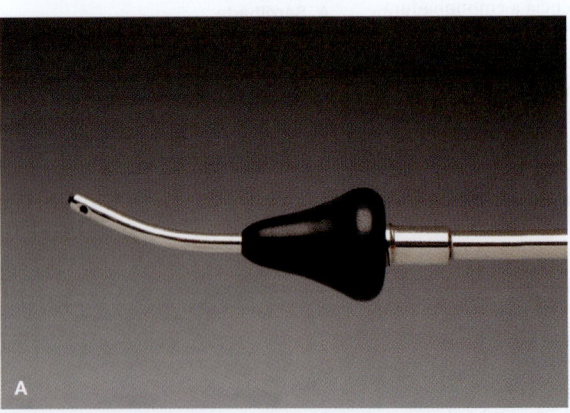
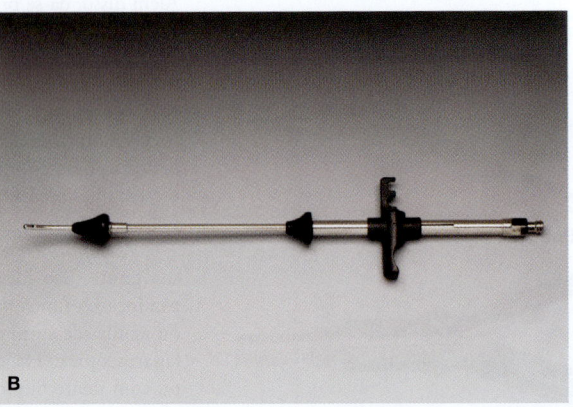

FIGURA 42-1.7 Cânula de Cohen. Este instrumento é usado em conjunto com uma pinça independente. A pinça é posicionada horizontalmente sobre o lábio anterior do colo uterino. **A.** A ponta estreita cefálica da cânula adapta-se ao canal endocervical. A cabeça cônica fixa-se ao óstio externo do colo uterino e limita sua entrada na cavidade endometrial. **B.** O segmento caudal contém uma barra transversal na qual é possível adaptar a empunhadura da pinça cervical. Se necessário, na extremidade caudal, o encaixe permite a fixação de tubos para cromotubagem.

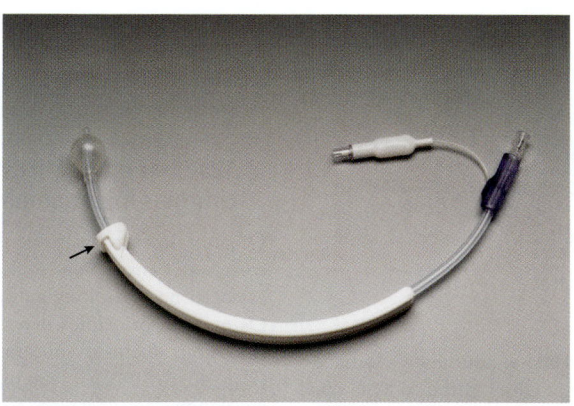

FIGURA 42-1.8 Manipulador uterino tipo balão. A ponta do balão vazio é inserida na cavidade endometrial. O balão é inflado para manter o manipulador rígido no local. As hastes plásticas curvas brancas agregam rigidez ao manipulador. Sua cabeça (*seta*) fixa-se ao óstio externo do colo e limita sua inserção na cavidade endometrial. Na extremidade oposta, a ponta branca permite a insuflação do balão, enquanto a ponta azul permite a ligação de tubo para cromotubagem, caso necessária.

Cirurgia Minimamente Invasiva

Removedores de tecidos

Morceladores. Estas ferramentas cortam tecidos excisados em pedaços menores para então removê-los através de uma cânula. Os morceladores disponíveis usam lâminas finas cortantes ou energia cinética pulsátil. Os morceladores com lâmina são formados por um compartimento oco amplo que contém lâminas cortantes para cortar os tecidos em fatias finas (p. 1.151). Um desses aparelhos, o Storz Rotocut, não é descartável, mas contém lâminas de aço inoxidável descartáveis eficientes para cortar músculo liso renitente ou massas de tecido conectivo. Embora maior e mais pesado do que outros, está entre os mais rápidos e eficazes. Outro instrumento mecânico com lâmina, o Gynecare Morcellex, é mais lento porém mais ergonômico e descartável. Esses morceladores mecânicos têm vantagens e desvantagens e deve-se estar familiarizado com eles para que se possa optar pelo instrumento mais adequado à patologia a ser removida.

Há um terceiro tipo, o morcelador bipolar PKS PlasmaSORD, que não possui lâminas e utiliza energia cinética, uma forma de energia bipolar pulsátil. Funciona bem para morcelamento em casos de histerectomia e miomectomia. Contudo, produz grande volume de fumaça, o que reduz a visibilidade e prolonga o procedimento. Por este motivo, os casos com peças muito grandes a serem removidas podem ter tempo de cirurgia muito prolongado com o uso desse instrumento em comparação com os morceladores com lâmina. Entretanto, não há estudos randomizados para corroborar a superioridade de um tipo de aparelho sobre o outro.

(Fig. 42-1.10). As tesouras preferidas para dissecção têm ponta curva e cega que se afunila, semelhante à tesoura de Metzenbaum. Esse formato permite ao cirurgião utilizar técnicas padronizadas para divulsão e ressecção de tecidos com traumatismo mínimo aos tecidos vizinhos (Fig. 40-12, p. 989). Essas lâminas curvas podem ser lisas ou ligeiramente serrilhadas. A borda serrilhada tende a prender o tecido, evitando que escape antes do corte. A lâmina lisa é melhor para dissecção estrita, como na adesiólise.

As tesouras retas também vêm com lâminas lisas ou serrilhadas. São mais usadas para corte e menos para dissecção. Muitas tesouras retas são projetadas com mandíbula de ação única, e alguns cirurgiões consideram que assim obtém-se maior controle. Entretanto, muitas vezes a escolha dos instrumentos é feita com base nas preferências do cirurgião. Há tesouras com pontas arredondadas e cegas e lâminas arqueadas formando ganchos. Quando aproximadas, as lâminas se fecham ao redor do tecido, inicialmente sem cortá-lo, o que ocorre entre a ponta e a dobradiça. Assim, a transecção é controlada, o que é útil quando se deseja secção parcial de tecidos. Além disso, seu desenho permite ao cirurgião conformar o posicionamento ideal antes de proceder ao corte. Esse tipo de tesoura é usado comumente para corte de sutura.

Dispositivos de aspiração e irrigação

O sucesso da laparoscopia depende de boa visualização do campo operatório. Assim, um sistema eficaz e eficiente de aspiração e irrigação é parte integrante dos procedimentos que requerem a retirada de líquidos ou de fumaça (Fig. 42-1.11). Os sistemas antigos eram extremamente lentos e prolongavam as cirurgias, ou, nos casos com sangramento ativo, eram incapazes de limpar adequadamente o campo a fim de permitir a finalização do procedimento. Os sistemas modernos motorizados proporcionam irrigação e aspiração rápidas e os motores geralmente têm duas velocidades que podem ser ajustadas manualmente. As pontas de aspiração estão disponíveis com diâmetros de 3, 5 e 10 mm, o que adequa a capacidade do instrumento às necessidades da situação clínica. Os sistemas de última geração também permitem o acoplamento de outros instrumentos à ponteira de aspiração para a realização concomitante de técnicas eletrocirúrgicas. Entre outros, é possível acoplar espátulas, agulhas, ganchos e pontas rombas alimentados por energia monopolar.

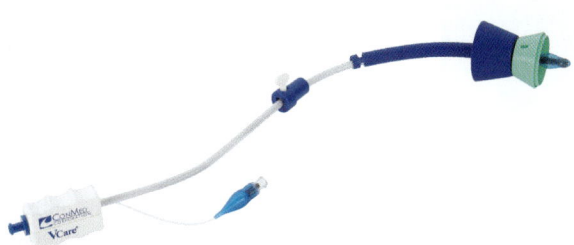

FIGURA 42-1.9 Manipulador uterino VCare. *(Reproduzida com permissão de ConMed Corp.)*

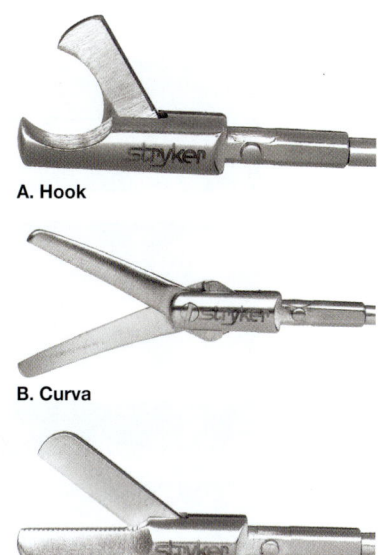

A. Hook

B. Curva

C. Reta

FIGURA 42-1.10 Tesouras laparoscópicas. *(Reproduzida com permissão de Stryker Endoscopy.)*

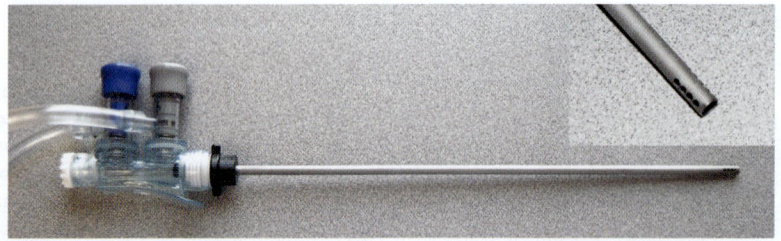

FIGURA 42-1.11 Aspirador/irrigador. Em destaque: Ponta de irrigação.

Bolsas para recuperação de tecido. As bolsas endoscópicas para recuperação de tecidos estão atualmente disponíveis na maioria dos fabricantes de instrumentos com diversos tamanhos e resistências do vinil. Algumas são soltas, projetadas para introdução manual na cavidade abdominal por meio de cânulas e são ideais para massas volumosas e densas. Outros tipos são fabricados como bolsas fixadas a braços mecânicos de suporte posicionados ao final da haste do laparoscópio a fim de criar uma unidade independente. Como mostra a Figura 42-1.12, o braço mecânico abre a bolsa. Uma vez que a massa tenha sido recolhida, braço e bolsa são retraídos e removidos através da cânula. A cânula é, então, retirada, trazendo consigo a bolsa até a incisão de onde são extraídas (p. 1.135). Se a peça não colapsar nem puder ser drenada, a incisão talvez tenha que ser ampliada.

Afastadores autorretráteis

Projetados para complementar a cirurgia minimamente invasiva, os afastadores autorretráteis não metálicos e descartáveis são formados por dois anéis plásticos de igual tamanho conectados a uma bainha plástica cilíndrica. Um dos anéis dobra-se assumindo a forma de canoa para que possa ser introduzido na cavidade abdominal através da incisão. Uma vez dentro do abdome, o anel volta a sua forma circular. O segundo anel é mantido do lado de fora. Entre esses anéis, a bainha plástica cobre a espessura da parede abdominal. Para manter o afastador no lugar, o cirurgião revira o anel externo diversas vezes até que a bainha plástica esteja apertada contra a pele e as camadas subcutâneas. Com isso, produz-se retração de 360 graus. Esses afastadores maximizam o tamanho da incisão em razão de seu formato circular e em função da eliminação das lâminas espessas dos afastadores metálicos da abertura da ferida operatória. Dentre as marcas disponíveis estão Alexis e Mobius, com diversos tamanhos desde extrapequeno até extragrande. Além disso, esses afastadores protegem a ferida, tendo sido observadas taxas menores de infecção subsequente da ferida operatória em alguns trabalhos (Horiuchi, 2007; Reid, 2010).

Nas cirurgias minimamente invasivas, esses dispositivos têm diversas funções. Primeiro, proporcionam afastamento das minilaparotomias auxiliando na remoção de peças volumosas. Além disso, alguns procedimentos, como a miomectomia laparoscópica, também podem ser realizados através dessas incisões (Seção 42-9, p. 1.140).

Sistemas energéticos nas cirurgias minimamente invasivas

O conhecimento dos princípios para o uso correto dos instrumentos eletrocirúrgicos é essencial na prática segura de laparoscopia. Os mesmos princípios descritos para a eletrocirurgia aberta se aplicam à laparoscopia (Cap. 40, p. 999). Entretanto, devem ser feitas algumas considerações específicas para o ambiente fechado da cirurgia minimamente invasiva. Por exemplo, o cirurgião nem sempre mantém toda a extensão do instrumento em seu campo de visão, com risco de queimadura eletrocirúrgica não intencional. Felizmente, a evolução nos instrumentos permitiu aos cirurgiões mitigar muitas das limitações físicas inerentes à cirurgia minimamente invasiva. Assim, pode-se usar a eletrocirurgia para cortar por meio de suas propriedades dessecantes, e para obter hemostasia por meio de coagulação.

Eletrocirurgia monopolar

Os instrumentos monopolares podem ser úteis para seccionar, dissecar, vaporizar e dessecar tecidos. Essa energia pode ser aplicada por meio de tesouras ou ponta de agulhas. Outras pontas, como ilustra a Figura 42-1.13, podem ser usadas para dissecção ou hemostasia. As tesouras monopolares coagulam tecidos entre suas mandíbulas antes da incisão. Esse procedimento normalmente é usado para tecidos delicados e pequenos vasos. A energia monopolar aplicada por ponta de agulha é usada para funções tão variadas quanto perfuração ovariana ou criação de planos peritoneais durante hidrodissecção.

As lesões térmicas não intencionais representam o principal risco com o uso desse tipo de energia. Com instrumentos monopolares, falhas de isolamento, acoplamento direto ou acoplamento capacitivo podem todos resultar em queimadura eletrocirúrgica não intencional e potencialmente grave. Primeiro, as falhas de isolamento são causadas por brechas no isolamento do instrumento. Essas brechas proporcionam uma via alternativa para o fluxo de corrente. Quando o instrumento monopolar é ativado, a corrente elétrica pode cursar do eletrodo, passando pela brecha de isolamento e produzindo descarga sobre qualquer tecido que esteja em contato. Essa corrente pode causar lesão térmica em estruturas viscerais e vasculares vizinhas sem que o cirurgião perceba. Por essas razões, antes de utilizar o instrumento eletrocirúrgico, deve-se proceder a uma inspeção sistemática para afastar a possibilidade de falhas no isolamento ou de conexões soltas

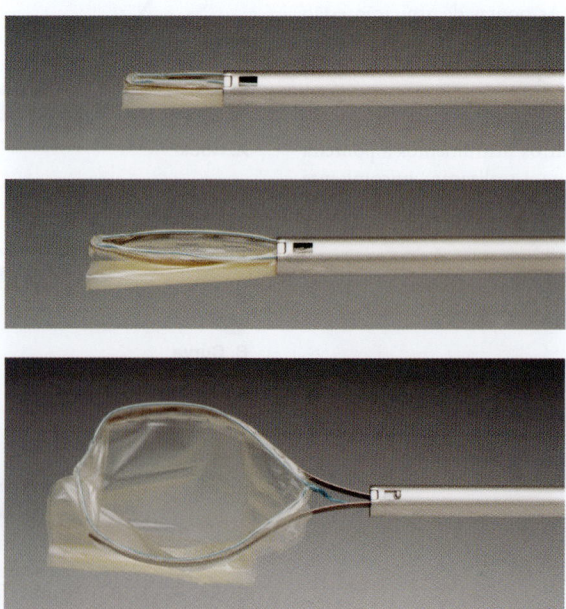

FIGURA 42-1.12 Bolsa endoscópica.

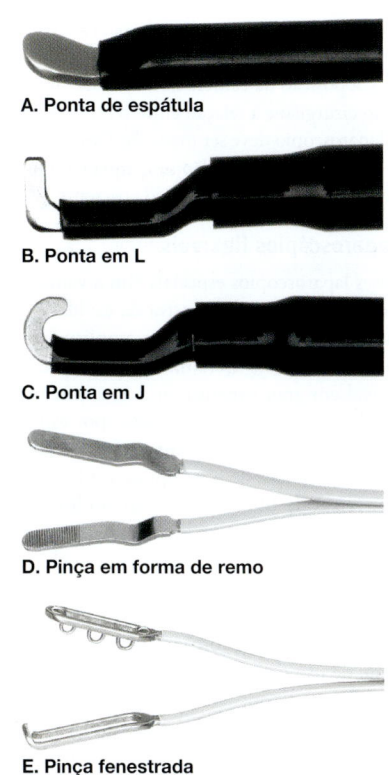

FIGURA 42-1.13 Ferramentas eletrocirúrgicas monopolares (**A-C**) e bipolares (**D, E**). *(Reproduzida com permissão de Stryker Endoscopy.)*

ou aberrantes, e deve-se assegurar que haja uma placa de aterramento corretamente posicionada no paciente.

Outro possível efeito monopolar é o acoplamento direto, que ocorre quando um eletrodo ativado faz contato com outro objeto metálico – intencionalmente ou não. Essa técnica é usada com frequência em cirurgias abertas para hemostasia de pequenos vasos, como quando a ponta do bisturi elétrico toca uma pinça hemostática ao redor de um pequeno vaso. Entretanto, na laparoscopia, é possível haver acoplamento direto não intencional quando um instrumento ou objeto metálico (como uma cânula metálica) faz contato com um instrumento monopolar ativado, criando, assim, um fluxo de corrente alternativo e indesejado para as vísceras vizinhas.

Outra ameaça ao se usar instrumentos eletrocirúrgicos monopolares é o acoplamento capacitativo. Define-se capacitor como dois condutores separados por um meio não condutor. Durante laparoscopia pode-se criar inadvertidamente um "capacitor" quando um eletrodo ativo condutor (p. ex., uma tesoura monopolar) é cercado por meio não condutor (isolamento ao redor da tesoura) e posicionado junto a outro meio condutor (uma cânula metálica). Esse capacitor produz um campo eletrostático entre dois condutores. Quando a corrente é ativada por um dos condutores, há indução de corrente no segundo condutor. Ocorre acoplamento capacitativo quando esse sistema descarrega corrente em outro material condutivo vizinho. No caso de cânula totalmente metálica, a corrente pode se dissipar pela parede abdominal. Com as cânulas híbridas, nas quais a cânula metálica é abrigada por uma bainha ou colar de plástico, o capacitor criado não tem para onde descarregar a corrente. Nesses casos, é possível que haja saída de corrente errante aos tecidos adjacentes que estejam em contato com a parte metálica da cânula, produzindo lesões vasculares ou viscerais nas estruturas próximas. O risco pode ser reduzido evitando-se o uso de cânulas híbridas e optando por instrumentos bipolares. Além disso, a adição de escudos de proteção integrada sobre o eletrodo de alguns instrumentos monopolares, com monitoramento de correntes errantes, pode prevenir essa complicação.

Energia bipolar

Na laparoscopia a energia bipolar é usada principalmente para dessecamento de tecidos e hemostasia. Há vários tipos de pinças bipolares disponíveis para vários usos (ver Fig. 42-1.13). A pinça em forma de remo (*paddle*) de 3 mm é usada para coagulação tubária durante procedimentos de esterilização. As pinças de ponta chata servem para dessecar vasos e pedículos teciduais maiores. As micropinças bipolares de ponta fina ajudam na hemostasia em regiões próximas de estruturas vulneráveis, tais como ureteres, intestinos e tubas uterinas. Não há preocupação com queimadura quando se usam instrumentos bipolares, considerando que as correntes utilizadas normalmente são menores. Além disso, a corrente, em grande parte, fica confinada entre dois eletrodos muito próximos.

Dispositivos bipolares avançados. Atualmente, há vários dispositivos eletrocirúrgicos para selamento de vasos disponíveis comercialmente. Esses dispositivos foram desenvolvidos para produzir compressão mecânica uniforme ao mesmo tempo em que permitem monitoramento e ajuste da energia fornecida aos tecidos. A energia é usada para desnaturação de colágeno e elastina na parede dos vasos, para obter selamento e hemostasia. Na avaliação desses dispositivos, são considerações importantes a distribuição do calor, a capacidade de produzir o efeito desejado no tecido, a consistência dos resultados, o tempo necessário para obter o resultado, a produção de fumaça e o diâmetro máximo do vaso capaz de ser selado com segurança (Lamberton, 2008; Newcomb, 2009).

Os dispositivos bipolares avançados atualmente em uso, como Ligasure, Plasmakinetic (PK), Gyrus e Enseal, são ferramentas multifuncionais que podem ser usadas para dessecamento e dissecção de tecidos. Todos esses dispositivos empregam baixa voltagem para fornecer energia ao tecido com baixa impedância de retorno à unidade eletrocirúrgica para regulação local dos efeitos térmicos sobre os tecidos. Essas adaptações permitem que haja menos lesão colateral por disseminação térmica, maior qualidade de selamento de tecido, menor produção de fumaça e menor aderência de tecidos. Enquanto o Ligasure fornece ondas de radiofrequência bipolares contínuas, o PK fornece energia em ondas pulsadas. O sistema Enseal possui mecanismo de controle de temperatura por *feedback* em sua ponta, o que modula "localmente" a energia fornecida.

Energia ultrassônica

O bisturi harmônico, também denominado bisturi ultrassônico, utiliza energia ultrassônica convertida em energia mecânica na lâmina ativa. Vista na Figura 42-1.14 como a lâmina mais baixa, a lâmina ativada vibra fornecendo força de fricção de alta frequência gerada por ultrassom, enquanto o braço inativo superior mantém os tecidos em aposição contra a lâmina ativa. Alternativamente, a lâmina ativa pode ser usada isoladamente. Podem-se obter efeitos tanto de dessecamento quanto de separação de tecidos, e o equilíbrio entre esses efeitos pode ser conseguido controlando-se diversos fatores: nível de potência, tensão tecidual, gume da lâmina e tempo de aplicação. Nível maior de potência, maior tensão tecidual e lâmina afiada levam ao efeito de corte. Potência menor, menor tensão tecidual e lâmina cega produzem corte mais lento e maior hemostasia. Dentre as limitações do bisturi harmônico estão baixa capacidade para coagular vasos com mais de 5 mm e habilidade do cirurgião para equilibrar os fatores listados (Bubenik, 2005; Lamberton, 2008).

Energia *laser*

O *laser* foi um dos tipos de energia mais usados em laparoscopia e serviu para popularizar a laparoscopia cirúrgica entre os anos

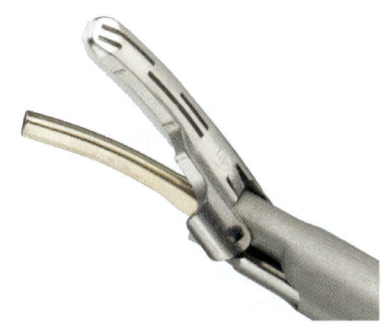

FIGURA 42-1.14 Bisturi harmônico laparoscópico. *(Reproduzida com permissão de Ethicon.)*

1980 e 1990. Os principais tipos usados em cirurgia laparoscópica ginecológica são os *lasers* de CO_2, argônio, KTP (potássio titanil fosfato) e Nd:YAG (neodímio:ítrio-alumínio-granada). Esses *lasers* em geral são usados através de um canal de operação localizado no laparoscópio ou via acesso suprapúbico. Os *lasers* podem cortar, coagular e vaporizar tecidos e são usados comumente para lise de aderências, cirurgia tubária e fulguração ou ressecção de endometriose. Nas mãos de cirurgiões habilidosos, as vantagens do *laser* na laparoscopia incluem precisão e controle com efeitos mínimos sobre os tecidos vizinhos. Assim, pode ser utilizado próximo ou acima de estruturas sensíveis, tais como intestino, bexiga, ureter e vasos. As desvantagens da modalidade são sua curva de aprendizagem, custo, ausência de portabilidade e produção de fumaça.

Aspectos ópticos da laparoscopia

Estrutura do laparoscópio

Para o sucesso na cirurgia minimamente invasiva é necessária excelente acuidade visual proporcionada por fontes luminosas de alta intensidade e laparoscópios com lentes de focalização. Os sistemas atuais de lentes em bastão contêm uma sequência de lentes com o mesmo diâmetro do cilindro do laparoscópio. Na periferia de cada lente há pequenas ranhuras que permitem a passagem de fibras carreadoras de luz até a extremidade do endoscópio. Isso permite boa iluminação da imagem com distorção mínima. Singularmente, o espaço entre as lentes é preenchido por pequenos bastões de vidro fortemente comprimidos. Esses bastões encaixam-se com exatidão, o que os torna autoalinhados, sem necessidade de qualquer outro suporte estrutural. Com curvatura e cobertura apropriadas das extremidades dos bastões e escolha ideal dos tipos de lentes, a qualidade da imagem é soberba – mesmo com cilindros laparoscópicos de apenas 1 mm de diâmetro.

Além do cilindro principal, o laparoscópio contém uma peça onde é possível acoplar uma câmera. O cilindro também contém um adaptador do lado externo onde é possível fixar o cabo da fonte luminosa.

Os laparoscópios têm diâmetro variando entre 0,8 e 15 mm. Em geral, diâmetros maiores proporcionam melhor qualidade óptica, mas requerem incisões maiores. Essa ponderação determina a escolha do laparoscópio para um dado procedimento.

Além dos endoscópios tradicionais com haste reta, há laparoscópios operatórios disponíveis com diferentes formatos. Os endoscópios operatórios possuem uma ocular que sai do canal reto operatório com ângulo de 45 a 90 graus. Isso permite o uso do canal operatório para a instalação de instrumentos que, então, passam a ser visualizados pelo endoscópio. Os instrumentos utilizados geralmente são mais longos do que aqueles instalados nos portais acessórios, com aproximadamente 45 cm, o que é considerado uma lente bariátrica. Os *lasers* frequentemente também são posicionados através do portal operatório, o que permite a aplicação da energia com precisão. Embora sejam úteis nas cirurgias realizadas por acesso único, a falta de triangulação ou de articulação limita o uso desses laparoscópios operatórios.

Ângulos de visão

Assim como os histeroscópios e os cistoscópios, os laparoscópios variam no seu ângulo de visão. Os laparoscópios mais comuns são os com 0, 30 e 45 graus, e cada um deles proporciona uma visão diferente da cavidade peritoneal. O endoscópio de 0 grau oferece visão anterógrada e é o mais usado por ginecologistas (Fig. 42-13.1, p. 1.158). Esse laparoscópio é usado na maioria dos procedimentos diagnósticos e em cirurgias simples para biópsias, adesiólise e excisão de pequenas massas ou órgãos como ovário ou apêndice.

Por outro lado, os endoscópios com lente angulada proporcionam maior campo de visão. Por exemplo, em casos de dissecção difícil com múltiplos instrumentos em ação, o laparoscópio angulado oferece uma visão panorâmica à distância. Assim, o campo operatório é ampliado, sendo possível visualizar todos os instrumentos sendo usados.

Os endoscópios com lente angulada também permitem visão lateral. Isso é útil nos casos com patologias complicadas, como aderências densas que estejam obstruindo a visão anterógrada tradicional. Por exemplo, se um laparoscópio com lente angulada é posicionado na parede lateral da pelve, o cirurgião passa a ter um grande campo de visão lateral. A visão angular também é importante para visualização das laterais dos órgãos. No caso de útero miomatoso volumoso, pode ser difícil identificar a artéria uterina e o ligamento cardinal. O laparoscópio com visão angulada permite ao cirurgião "deslizar" sobre a borda lateral do útero até alcançar essas estruturas. A vantagem dessa abordagem também é vista nos espaços laterais ou posteriores estreitos na região profunda da pelve e em espaços anteriores como o de Retzius.

Evidentemente, o laparoscópio com 0 grau é mais fácil de manejar. Entretanto, as vantagens nos procedimentos mais complicados compensam o tempo necessário para operar utilizando visão oblíqua. É importante ressaltar que, ao se movimentar com um laparoscópio angulado, quando o campo de visão está dirigido para baixo, o cabo de luz fixado ao endoscópio estará posicionado para cima. Por outro lado, se a visão estiver para cima, o cabo de luz estará posicionado para baixo. Independentemente da orientação do laparoscópio, a posição da câmera não deve ser alterada pelo cirurgião e a relação entre o cabo de luz e o laparoscópio deve ser mantida. Dessa forma, a orientação do cirurgião se manterá alinhada com a posição e a anatomia da paciente.

Laparoscópios flexíveis

Esses laparoscópios especiais têm a vantagem de uma visão mais extensiva da cavidade peritoneal em razão da maior amplitude dos ângulos de visão. Geralmente, a ponta é dobrável em grau superior ao dos endoscópios rígidos e, portanto, pode passar por espaços menores ou contornar cantos. Os laparoscópios tradicionais de fibra óptica são formados por feixes de fibras que cursam ao longo de todo o endoscópio. Alternativamente, os novos endoscópios flexíveis contêm um chip de câmera na extremidade que transmite imagens na forma de sinais elétricos. Essa técnica proporciona menor distorção e abriu a possibilidade de uso de tecnologia com duas câmeras (*dual-camera*), que envolve a instalação de câmera na extremidade do laparoscópio. No lugar do *chip*, uma segunda câmera é posicionada, o que resulta em melhor qualidade óptica. Alguns modelos mais recentes permitem visão tridimensional e são usados para abordagem por acesso único, no qual tradicionalmente há menor capacidade de manobra (p. 1.115). É importante ressaltar que os cirurgiões devem escolher o laparoscópio que melhor se adapte às suas necessidades para cada procedimento ou patologia específica.

Iluminação

A luz é transmitida para o laparoscópio a partir de uma fonte luminosa por meio de um cabo de luz. Originalmente, a luz endoscópica era fornecida por lâmpadas incandescentes, que produziam pouca iluminação e transmitiam muito calor. Atualmente, utiliza-se uma fonte de luz fria que fornece um feixe mais intenso. O termo *luz fria* refere-s e à dissipação de calor ao longo da extensão do cabo. As fontes de luz fria utilizam halogênio, xenônio ou halide nas lâmpadas. Apesar da dissipação de calor, a fonte luminosa ainda produz uma ponta quente na extremidade do laparoscópio. Assim, deve-se evitar a exposição prolongada de campo cirúrgico, pele do paciente ou órgãos internos a essa ponta aquecida. Esse tipo de exposição tem provocado lesões térmicas.

A fonte luminosa é conectada ao endoscópio por cabos de luz. Há dois tipos de cabo disponíveis: de fibras ópticas e de conteúdo líquido. O cabo de fibras ópticas contém múltiplas fibras coaxiais de quartzo que transmitem luz com relativamente pequena condução de calor. Contudo, esses cabos padecem com o rompimento das fibras e frequentemente têm que ser reparados. Por outro lado, os cabos de conteúdo líquido transmitem mais luz e conduzem mais calor do que os cabos de fibra. São mais rígidos e, portanto, menos maleáveis para manobras. Essa característica, associada à maior dificuldade de esterilização, torna esse tipo de cabo menos indicado.

Em sua maioria, os laparoscópios, uma vez acoplados a uma câmera e a uma fonte de luz, devem ser ajustados para o "branco real". Com isso assegura-se que as cores no campo de visão sejam acuradas. O procedimento recebe o nome de *balanço de branco* e deve ser realizado inicialmente.

CIRURGIA ROBÓTICA

A abordagem moderna à cirurgia minimamente invasiva envolve o uso de assistência robótica, e a maioria dos procedimentos ginecológicos é realizada com essa técnica. Semelhante à laparoscopia, a cirurgia robótica utiliza acessos abdominais para introduzir instrumentos e produzir pneumoperitônio a fim de expandir o campo operatório. Entretanto, uma diferença importante são as pontas articuladas e miniaturizadas do instrumento que permitem a realização de procedimentos complexos em exíguos espaços operatórios. Além disso, a visão tridimensional, ausente na laparoscopia tradicional, permite maior profundidade de campo para dissecção de tecidos em regiões delicadas, com maior acurácia e menos complicações. Tudo isso se obtém com tecnologia de vídeo avançada em laparoscópio de 8 mm, que proporciona imagens amplificadas e com alta definição.

Entre as desvantagens do sistema está a perda do *feedback* tátil, forçando o cirurgião a utilizar indicações visuais. Trata-se de habilidade a ser adquirida com curva de aprendizagem significativa. Entretanto, os cirurgiões com experiência em técnicas avançadas de laparoscopia se adaptam mais rapidamente. Outras desvantagens são necessidade de mais tempo para os ajustes iniciais a cada caso, custo de treinamento do profissional e despesas com o robô e os instrumentos.

Robô

Atualmente, o único robô disponível comercialmente é o sistema DaVinci. Como mostra a Figura 42-1.15, um ou dois consoles para o cirurgião são usados para controlar os movimentos do braço robótico. Um carrinho

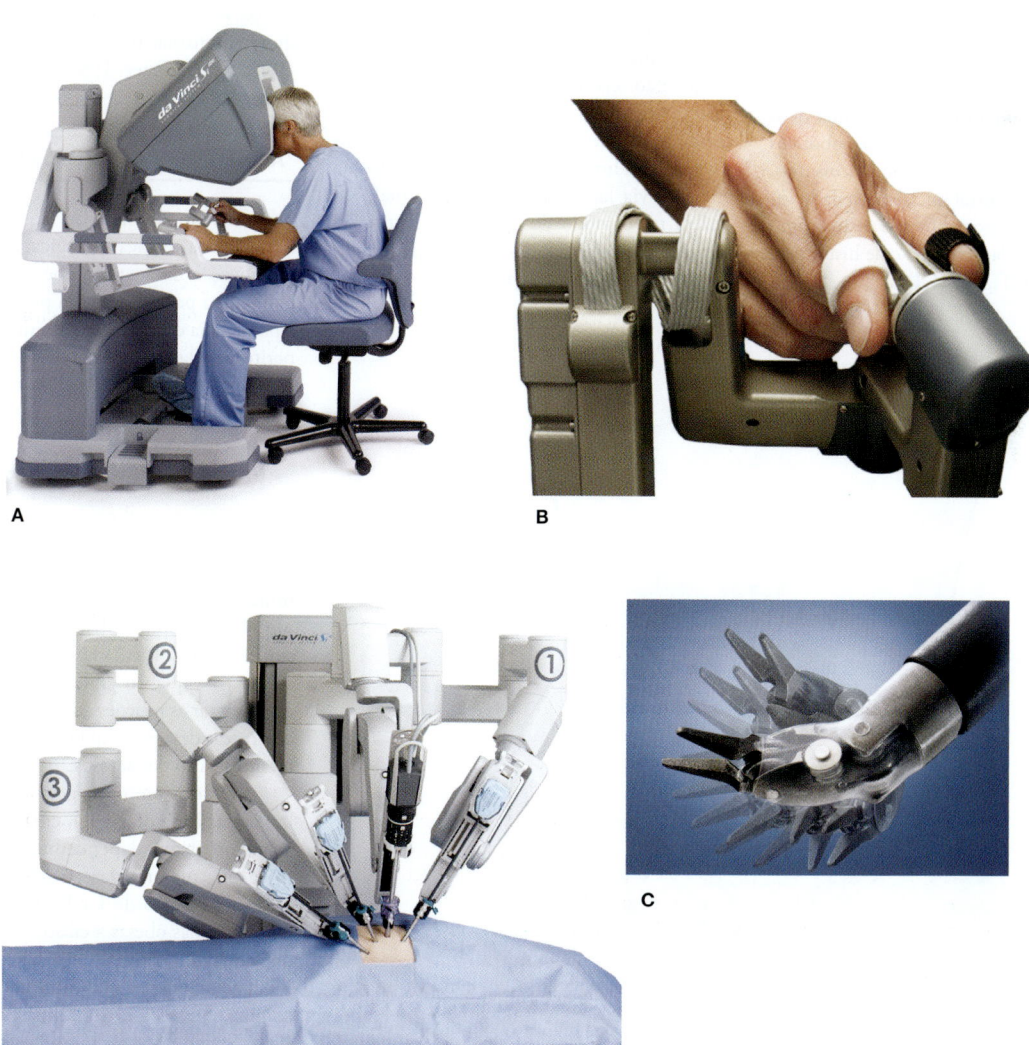

FIGURA 42-1.15 Sistema cirúrgico DaVinci. **A**. Console do cirurgião. **B**. Os movimentos do dedo do cirurgião são traduzidos em movimentos da ponta robótica. **C**. Instrumentos articulados proporcionam amplo arco de movimentos. **D**. Robô em operação. *(Reproduzida com permissão de Intuitive Surgical, Inc. © 2011.)*

independente é colocado à beira da mesa de cirurgia e serve como base para os quatro braços robóticos.

Desses braços, um controla o laparoscópio, enquanto os outros sustentam os instrumentos robóticos. Os procedimentos são realizados usando dois ou três dos braços com instrumentos, de acordo com as necessidades do procedimento e as preferências do cirurgião. O segundo console geralmente é usado para treinamento. Se houver necessidade de mais acessos, o cirurgião assistente trabalhará à beira do leito por meio de um ou dois acessos laparoscópicos tradicionais, geralmente posicionados nos quadrantes superiores direito e esquerdo. Normalmente, são usados trocartes de 5 a 15 mm nos portais acessórios, dependendo dos instrumentos necessários a um dado procedimento. As pontas dos instrumentos se parecem com as daqueles usados em cirurgia aberta e em laparoscopia, incluindo pinças, porta-agulhas e instrumentos cortantes.

Os portais para cirurgia robótica são singulares na medida em que devem ser posicionados com uma distância mínima de 8 cm. Com isso evita-se que os braços robóticos colidam entre si e com as entradas acessórias. A altura em que o portal inicial é instalado varia em função do procedimento assim como da complexidade da patologia e de história de cirurgia anterior (Fig. 42-1.16).

Os trocartes são inseridos para obter acesso à cavidade abdominal de forma semelhante ao que ocorre com a laparoscopia, descrita na página 1.110. É importante ressaltar que um anel negro ao redor da cânula assinala a profundidade de inserção do trocarte. É essencial manter essa profundidade para dar aos braços robóticos um ponto de apoio correto para seu funcionamento ideal e para minorar possíveis traumas no tecido do sítio de acesso.

■ Seleção da paciente para cirurgia robótica

Para que se opte pela abordagem robótica, é preciso considerar as características da paciente e do procedimento a ser realizado. As pacientes escolhidas para essa técnica devem ser capazes de suportar as alterações fisiológicas relacionadas com a laparoscopia convencional e discutidas anteriormente. Assim como ocorre com a laparoscopia, um IMC alto é um fator limitante para a abordagem robótica, ainda que não seja uma contraindicação. Nesses casos, o cirurgião deve contar com o esforço conjunto do anestesiologista. Os procedimentos que atualmente são realizados de forma eficiente via laparoscopia convencional não devem ter o modo de operação substituído por cirurgia robótica. Esta modalidade deve ser uma alternativa à laparotomia, podendo oferecer à paciente uma recuperação mais rápida com menor morbidade pós-operatória.

LAPAROSCOPIA SEM GÁS

Esta variação da laparoscopia tradicional foi desenvolvida em resposta às desvantagens fisiológicas do pneumoperitônio com insuflação de dióxido de carbono descritas na página 1.095. Como reação a esses possíveis problemas, foi descrita a laparoscopia sem gás. Dentre as vantagens adicionais estão visualização mantida após colpotomia ou com aspiração contínua. Não obstante as vantagens que oferece, seu uso tem sido limitado por problemas como espaço operatório em "forma de tenda", e necessidade de incisões adicionais e de mais tempo para a montagem do dispositivo usado para elevação da parede abdominal. Contudo, ainda tem utilidade em pacientes de alto risco com doenças cardiorrespiratórias (Cravello, 1999; Goldberg, 1997; Negrin Perez, 1999).

ANATOMIA LAPAROSCÓPICA

O conhecimento preciso de anatomia é a base da boa técnica cirúrgica. Entretanto, a visualização da anatomia pélvica durante laparoscopia pode diferir um pouco daquela da laparotomia em razão dos efeitos do pneumoperitônio, da posição de Trendelenburg e da tradução da realidade tridimensional para a imagem bidimensional no monitor.

■ Parede anterior do abdome

Para evitar complicações neurovasculares, algumas estruturas-chave devem ser consideradas ao se planejar o acesso à cavidade abdominal. As principais referências são a cicatriz umbilical, a espinha ilíaca anterossuperior e a sínfise púbica. Particularmente nas pacientes obesas, nas quais o grande panículo adiposo pode alterar as relações anatômicas, as referências ósseas devem ser usadas para o posicionamento seguro dos acessos.

A cicatriz umbilical geralmente está localizada na altura de L3-L4, embora possa estar acima ou abaixo dependendo da compleição física. Na maioria das pacientes, a aorta se bifurca na união de L4-L5 (Nezhat, 1998). Contudo, nas obesas a cicatriz umbilical tende a estar em posição caudal à bifurcação. Nas pacientes com peso normal, a veia ilíaca comum esquerda cruza a linha média aproximadamente 3 a 6 cm abaixo do plano da cicatriz umbilical. Essas estruturas devem ser consideradas quando da instalação do primeiro trocarte na cicatriz umbilical, considerando que cursam a aproximadamente 6 cm de profundidade da base da cicatriz umbilical em

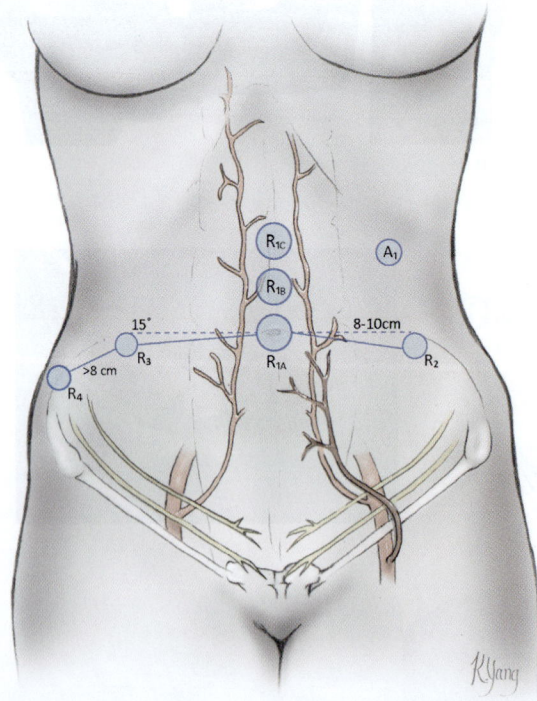

FIGURA 42-1.16 Localizações habituais dos portais para cirurgia robótica. O acesso R_1 pertence ao laparoscópio. Sua localização pode ser movida em sentido cefálico dependendo do tamanho da patologia pélvica, conforme ilustrado pelos pontos R_{1A}–R_{1C}. Os demais acessos estão assinalados como R_2, R_3, e R_4. A_1 representa o local de acesso para o cirurgião assistente.

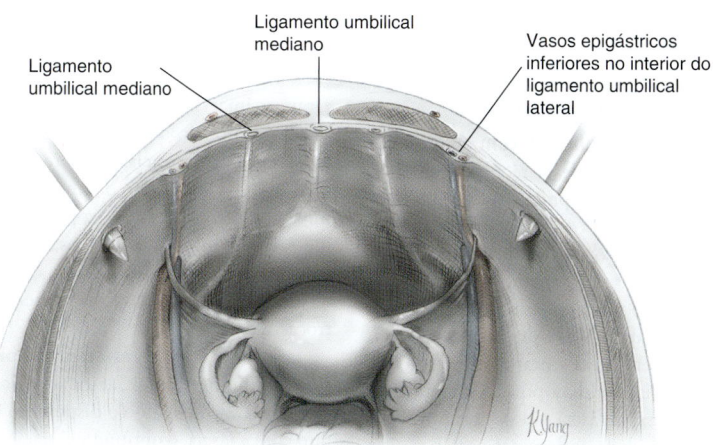

FIGURA 42-1.17 Ligamentos umbilicais e relação com a instalação do trocarte.

res e dos vasos na parede lateral da pelve é essencial. Frequentemente, a mobilidade e a amplificação proporcionadas pelo laparoscópio facilitam a visualização direta dessas estruturas. Além disso, o curso do ureter na pelve, a partir do rebordo pélvico, passando pela parede lateral da pelve e pelo colo uterino, deve ser avaliado rotineiramente em todos os procedimentos laparoscópicos a fim de assegurar que a peristalse e o calibre estão normais. Preconiza-se a identificação inicial e reiterada do curso dos ureteres quando da realização de cirurgia de anexos, histerectomia e, especialmente, nos casos com aderências causadas por endometriose ou por infecção (Fig. 38-22, p. 938).

ACESSO ABDOMINAL

Desde o advento da laparoscopia, o método ideal de entrada na cavidade abdominal tem sido debatido. A escolha do local de acesso e do método de entrada é influenciada por diversos fatores, incluindo compleição física, cirurgia prévia, risco de aderências, procedimento planejado, habilidade do cirurgião e localização, tamanho e tipo de patologia a ser tratada. As complicações cirúrgicas mais comuns e significativas durante laparoscopia ocorrem no momento do acesso à cavidade abdominal. Especificamente, quase metade das complicações laparoscópicas ocorre durante o acesso e quase 25% dessas complicações são detectadas apenas no pós-operatório (Bhoyrul, 2001; Chandler, 2001; Chapron, 1999; Jansen, 2004). Assim, a escolha do portal de entrada deve ser feita com cuidado, considerando todas as variáveis citadas. Todos os métodos discutidos a seguir podem ser vantajosos em diferentes situações, mas todos

indivíduos de tamanho normal em posição supina (Hurd, 1992).

Os portais acessórios são posicionados com visualização direta do primeiro trocarte e de estruturas importantes como bexiga, intestinos e vasos epigástricos superficiais e inferiores (profundos). Desses, a artéria epigástrica inferior cursa ao longo do terço lateral da superfície posterior do músculo reto do abdome. Ela é facilmente identificada com visão intraperitoneal, cursando lateralmente aos ligamentos umbilicais medianos (Fig. 38-2, p. 919). A artéria epigástrica superficial, ramo da artéria femoral, cursa no tecido subcutâneo lateralmente ao músculo reto do abdome, com trajeto semelhante ao dos vasos epigástricos inferiores. A artéria epigástrica superficial pode ser identificada por transiluminação da parede anterior do abdome com o laparoscópio. Embora não seja visualizada, a inervação da parede anterior do abdome também deve ser considerada para evitar lesão com a inserção do trocarte. Os nervos ilioinguinal e ílio-hipogástrico podem ser lesados durante a instalação de acesso auxiliar (Fig. 38-3, p. 920). As etapas para evitar a lesão desses nervos e vasos serão descritas adiante.

Referências superficiais para estruturas retroperitoneais

Os cinco principais ligamentos da parede anterior do abdome encontram-se abaixo de pregas peritoneais e podem ser facilmente visualizados por via laparoscópica. Essas referências intraperitoneais superficiais cursam no sentido cefalocaudal e podem ser usadas para identificar estruturas anatômicas importantes do espaço retroperitoneal (Fig. 42-1.17). Na linha média, o ligamento umbilical mediano cursa da cúpula vesical até a cicatriz umbilical e é o úraco obliterado.

Lateralmente a ele encontramos as pregas umbilicais medianas, que cobrem as artérias umbilicais obliteradas. A identificação do ligamento umbilical mediano é essencial nos quadros de pelve congelada, podendo nos levar a identificar a artéria ilíaca interna. Nesses casos, esse ligamento é acompanhado por baixo do ligamento redondo, através do ligamento largo, passando pela artéria vesical superior para, finalmente, chegar à artéria ilíaca interna.

Lateralmente às pregas umbilicais medianas e ao ligamento redondo estão as pregas umbilicais laterais (Fig. 42-1.18). Essas pregas são formadas pelo peritônio sobrejacente aos vasos epigástricos inferiores antes de sua entrada na bainha do reto. A visualização intraperitoneal direta dos ligamentos umbilicais laterais evita a lesão desses vasos durante a inserção dos trocatens.

Anatomia pélvica

Durante cirurgia laparoscópica o conhecimento da localização anatômica dos urete-

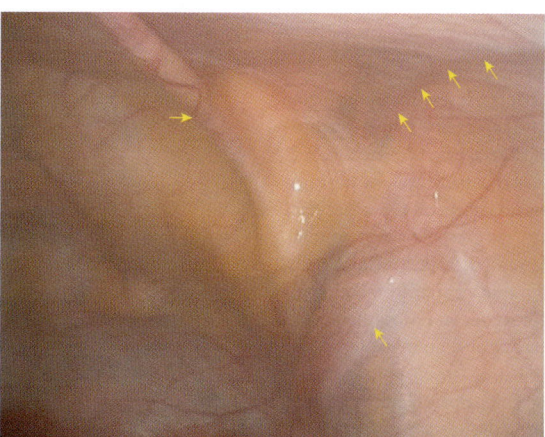

FIGURA 42-1.18 Fotografia do abdome inferior direito durante laparoscopia revelando o ligamento redondo (*seta inferior isolada*). Os vasos epigástricos inferiores e o peritônio que os recobre formam o ligamento umbilical lateral, cujo curso é indicado por quatro setas na região superior esquerda. O ligamento umbilical mediano (*seta horizontal isolada na parte superior*) é composto pela artéria umbilical obliterada e pelo peritônio sobrejacente.

foram associados a complicações potenciais. Não está definido qual método de entrada é o mais seguro.

Acesso umbilical

A cicatriz umbilical é o local mais usado para acesso à cavidade abdominal, embora haja outras possibilidades, como o quadrante superior direito ou abaixo do apêndice xifoide e, mais raramente, pelas vias transuterina e transvaginal. A região umbilical é o ponto preferencial para instalação do primeiro trocarte, considerando que as camadas subcutânea e pré-peritoneal são mais delgadas na cicatriz umbilical. Assim, a abordagem transumbilical representa a menor distância até a cavidade abdominal, mesmo em pacientes obesas. Desde o ponto de vista estético, também há vantagens na utilização da cicatriz umbilical.

O acesso laparoscópico pode ser feito por técnica aberta ou fechada. A técnica fechada, utiliza-se agulha Veress 14 ou trocarte laparoscópico para perfurar a fáscia e o peritônio, obtendo acesso à cavidade abdominal. A entrada fechada proporciona maior rapidez com baixo risco de lesão (Bonjer, 1997; Catarci, 2001).

Com a entrada aberta, a fáscia é pinçada com Allis e submetida a incisão. O peritônio é então seguro e aberto. Alguns autores defendem o método de acesso com incisão como meio de reduzir as taxas de lesão por punção. Contudo, as metanálises realizadas não lograram demonstrar superioridade a qualquer das técnicas descritas a seguir (Ahmad, 2008b; Vilos, 2007).

Técnica fechada

Preparo da paciente. No momento da entrada para laparoscopia, os cirurgiões devem avaliar adequadamente a compleição das pacientes e sua relação física com a posição supina. A fim de reduzir a pressão necessária para a introdução da agulha de Veress e dos trocartes, o cirurgião deve ajustar a altura da mesa e, se necessário, utilizar um degrau. A bifurcação da aorta encontra-se abaixo do umbigo. Para aumentar a distância entre o instrumento de punção e esses vasos e evitar lesão vascular, deve-se evitar colocar a paciente em posição de Trendelenburg precocemente, e a paciente nesse momento deve estar na horizontal. Além disso, para reduzir a possibilidade de punção visceral durante a entrada no abdome, o cirurgião deve proceder ao esvaziamento da bexiga e confirmar com o anestesiologista a instalação do tubo orogástrico para esvaziamento do estômago. A palpação dessas regiões confirma que a descompressão é adequada. O promontório do sacro e a aorta também devem ser palpados, e deve-se escolher uma agulha de Veress com comprimento suficiente para alcançar a cavidade peritoneal. Finalmente, uma vez que todo o equipamento tenha sido verificado e corretamente montado, o cirurgião deve confirmar com o anestesiologista se a paciente está totalmente paralisada para evitar qualquer movimento involuntário durante a entrada no abdome.

Insuflação transumbilical com agulha de Veress. O objetivo desta técnica fechada é inicialmente produzir pneumoperitônio com uma agulha calibre 14. O pneumoperitônio serve para elevar o peritônio e aumentar a distância entre vísceras, estruturas retroperitoneais e trocarte no momento de sua entrada na parede do abdome. Assim, reduz-se o risco de lesão perfurante durante a inserção do trocarte. Inicialmente, a ponta da agulha de Veress atravessa a fáscia e o peritônio, penetrando na cavidade abdominal para permitir sua insuflação com CO_2. Uma vez produzido o pneumoperitônio, a fáscia e o peritônio são novamente puncionados com um trocarte.

No método fechado, procede-se a uma incisão na pele com tamanho apropriado ao trocarte, geralmente na região umbilical. A incisão pode ser horizontal ou vertical, é posicionada centralmente dentro do umbigo e pode ser feita com lâmina nº 11 ou 15. Ganchos de pele ou pinça de Allis ajudam na eversão do umbigo.

Muitos cirurgiões recomendam a elevação da parede abdominal, manualmente ou com a ajuda de instrumentos, quando da instalação da agulha de Veress ou do trocarte (Fig. 42-1.19). Em um trabalho no qual utilizaram-se imagens por tomografia computadorizada, demonstrou-se que é possível ganhar até 8 cm entre a incisão e o retroperitônio com a elevação da parede abdominal (Shamiyeh, 2009). A elevação da parede do abdome também proporciona tensão controlada contra a pressão produzida para a introdução da agulha de Veress e, subsequentemente, do trocarte.

A agulha de Veress tem calibre 14 e possui um obturador acionado por mola (Fig. 42-1.20). Quando o dispositivo faz contato com a fáscia, o obturador é tracionado e a agulha penetra na fáscia e no peritônio. Assim que a ponta penetra na cavidade abdominal, o obturador é recolhido para evitar que a agulha puncione alguma víscera abdominal.

A agulha de Veress deve ser testada quanto à patência com inserção de solução salina pela agulha para, a seguir, observar a saída do líquido. Também se deve verificar se o mecanismo de acionamento automático está funcionando apropriadamente. A paciente e a mesa de cirurgia devem estar horizontais e a parede anterior do abdome, elevada. A agulha de Veress é inserida com ângulo de 45 a 90

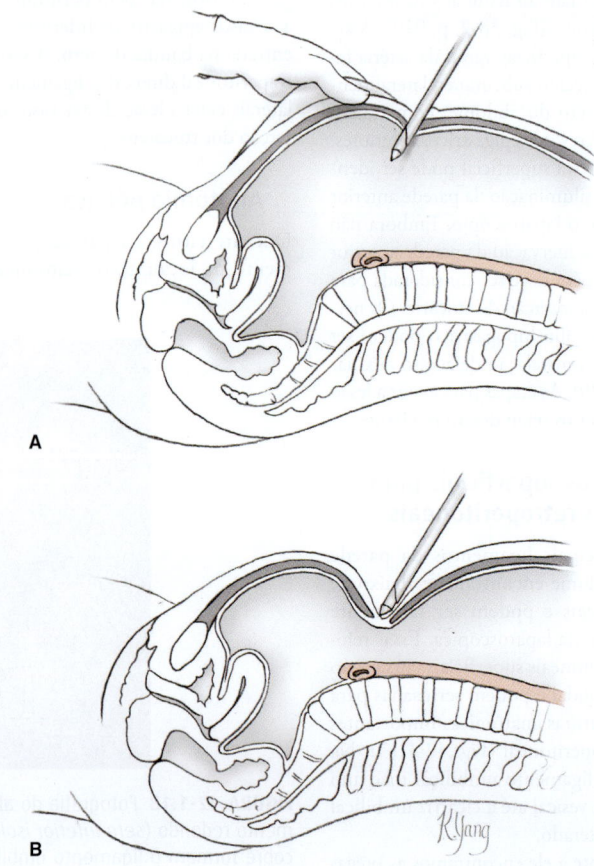

FIGURA 42-1.19 Inserção do primeiro trocarte. **A**. Com elevação da parede anterior do abdome. **B**. Sem elevação da parede anterior do abdome.

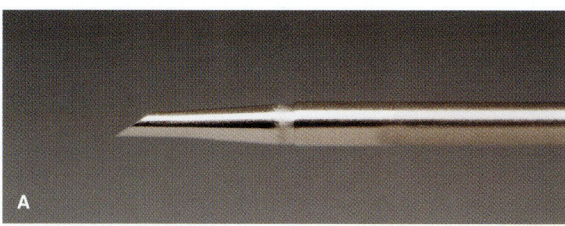 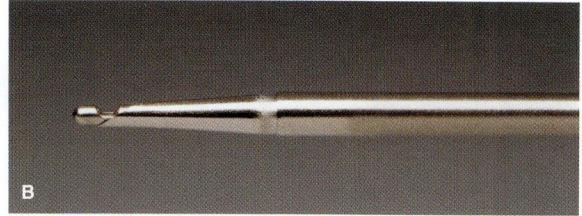

FIGURA 42-1.20 A agulha de Veress possui uma face externa cortante **(A)**, que abriga um estilete interno de ponta cega acionado por mola **(B)**.

graus dependendo na compleição e da espessura da parece abdominal. Nas pacientes com IMC normal, a angulação da agulha em 45 graus permite a entrada na cavidade abdominal e reduz o risco de lesão de grande vaso (Fig. 42-1.21). Com a agulha de Veress angulada na direção do oco da pelve na linha média, o cirurgião deverá ter a sensação de dois "estalos" conforme a ponta da agulha perfure a fáscia e o peritônio. Como mostra a figura, nas pacientes com sobrepeso e obesos, é necessário usar ângulos menores de inserção para o sucesso na entrada no abdome.

Confirmação da localização intraperitoneal. Os insucessos com este método geralmente têm origem no posicionamento da agulha de Veress no espaço pré-peritoneal (Fig. 42-1.22). O fluxo de gás pela agulha produz insuflação extraperitoneal. Essa dissecção gasosa do peritônio, afastando-o da parede anterior do abdome, impede que o trocarte puncione o peritônio. Ao invés, o trocarte estira e pressiona mais o peritônio internamente. Felizmente, esse problema com frequência pode ser resolvido com uma segunda tentativa com a agulha de Veress acima da cicatriz umbilical (Fig. 42-1.23).

A inserção pré-peritoneal da agulha de Veress é uma complicação frequente do acesso ao abdome e pode levar ao abandono do procedimento laparoscópico. Assim, a confirmação do posicionamento correto da agulha na cavidade peritoneal é essencial. Para a confirmação, acopla-se uma seringa de 10 mL contendo 5 mL de soro fisiológico à conexão da agulha inserida. Procede-se à aspiração da seringa devendo-se observar bolhas de ar na seringa. Se forem aspirados sangue ou conteúdo intestinal, aumenta a preocupação de ter havido lesão vascular ou intestinal. Nesses casos, a agulha deve ser mantida no lugar para auxiliar na busca do sítio de perfuração e atuar como tampão vascular.

Normalmente, após a aspiração, o soro fisiológico deve ser injetado com facilidade e sem resistência. O cirurgião não deve ser capaz de reaspirar a solução salina, que se dispersa na cavidade abdominal. De forma semelhante, pode-se usar o teste das gotas suspensas. Nesse teste, algumas gotas de soro fisiológico são colocadas na extremidade externa da agulha de Veress. Se a ponta da agulha estiver corretamente inserida, as gotas devem desaparecer em função da pressão negativa da cavidade abdominal. Se houver suspeita de entrada incorreta, a agulha deve ser retirada e sua patência verificada. Nesse estágio deve-se evitar mover a agulha de Veress de um lado para o outro. Esse movimento poderia provocar rasgos no omento ou lesão no intestino.

Uma vez que se tenha confirmado o posicionamento correto por esses métodos, o tubo para insuflação de CO_2 pode ser fixado acoplado à agulha. Seleciona-se baixo fluxo de CO_2 e os registros iniciais de pressão intra-abdominal devem ser $<$ 8 mmHg enquanto a parede do abdome é elevada manualmente. Se a pressão estiver elevada, a agulha deve ser removida imediatamente. A pressão inicial é o indicador mais sensível da correta inserção intraperitoneal da agulha de Veress (Vilos, 2007). Com a agulha corretamente posicionada, pode-se aumentar a pressão de insuflação do gás. Simultaneamente, os parâmetros do insuflador eletrônico devem ser monitorados de perto para assegurar aumento constante na pressão e fluxo contínuo. Se a pressão intraperitoneal aumentar rapidamente antes de se terem insuflado 1,5 a 2 L de gás, há possibilidade de estar havendo insuflação pré-peritoneal.

Durante a insuflação, o abdome deve ser observado quanto à distensão uniforme e macicez à percussão sobre o fígado. O volume total requerido para insuflação apropriada do abdome varia dependendo da compleição da paciente. Assim, deve-se utilizar a pressão intraperitoneal, e não o volume total de gás, para determinar se a insuflação está adequada. Durante a insuflação normal, não se deve permitir que a pressão exceda a 20 mmHg. Acima desse valor poderia haver comprometimento hemodinâmico e pulmonar. Quando se atingem 20 mmHg de pressão intraperitoneal, a agulha de Veress pode ser retirada e o pneumoperitônio formado deve ser suficiente para permitir a inserção do primeiro trocarte. Entretanto, uma vez que o primeiro trocarte tenha sido inserido, a pressão de insuflação deve ser reduzida

Normal	Sobrepeso	Obesa
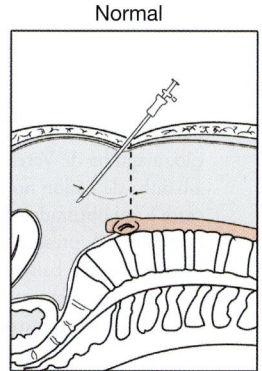	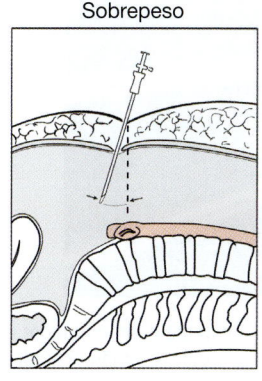	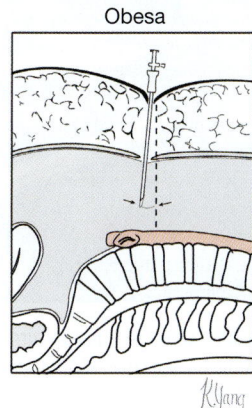

FIGURA 42-1.21 O ângulo apropriado para a entrada da agulha de Veress na cavidade abdominal sem lesão da aorta varia com a proporção de gordura corporal.

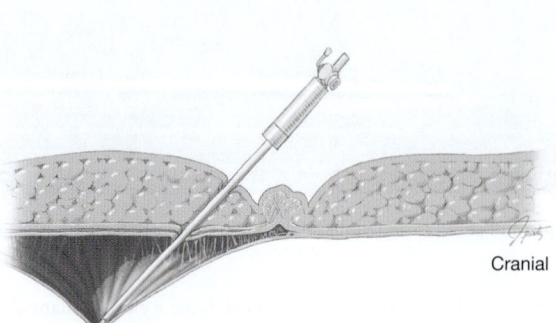

FIGURA 42-1.22 Imagem em corte sagital mostrando uma agulha de Veress estirando a camada peritoneal.

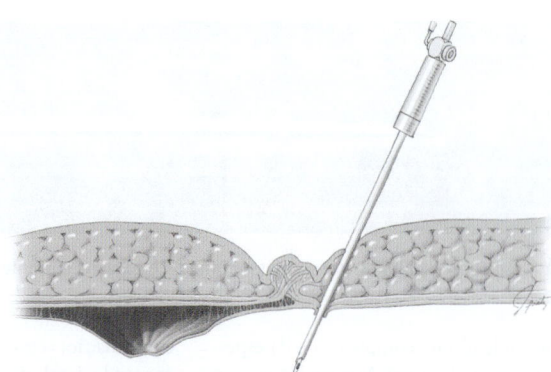

FIGURA 42-1.23 Agulha de Veress reposicionada acima da cicatriz umbilical.

para < 15 mmHg ou para a menor pressão capaz de permitir visualização adequada e realização do procedimento com segurança.

Embora os dados obtidos nos múltiplos trabalhos publicados sejam conflitantes, propôs-se que o uso de CO_2 umidificado para insuflação teria várias vantagens. Dentre essas estariam redução da dor pós-operatória, melhor visualização em virtude de menos embaçamento da lente e, nos estudos realizados em modelos animais, menor formação de novas aderências (Farley, 2004; Ott, 1998; Peng, 2009; Sammour, 2008).

Trocartes. Uma vez que se tenha obtido insuflação adequada, pode-se proceder à instalação do primeiro trocarte. Os trocartes são usados para obter acesso à cavidade abdominal. Em sua primeira geração, os trocartes são formados por uma cânula delgada, longa e oca que abriga um obturador. Seu diâmetro varia de 5 a 12 mm e sua ponta pode ser piramidal, cônica ou cega (Fig. 42-1.24).

Os trocartes de ponta cônica são lisos, exceto pela ponta pontiaguda, e, portanto, não possuem bordas cortantes. Eles mais rompem do que cortam a fáscia e, assim, são preferidos por alguns por reduzirem o risco de formação de hérnia pós-operatória e de lesão vascular (Hurd, 1995; Leibl, 1999).

Contudo, requerem mais força de penetração para serem inseridos. Por outro lado, os trocartes piramidais possuem bordas e ponta cortantes e, consequentemente, cortam a fáscia à medida que são inseridos no abdome.

Nos anos 1980, foram lançados os trocartes retráteis. Com conceito semelhante ao usado na agulha de Veress, uma capa plástica, oca e retrátil cobre a ponta do trocarte antes e após a perfuração da parede abdominal. Desse modo, a borda cortante é exposta apenas durante sua passagem pela fáscia. Apesar das vantagens teóricas desses trocartes com cobertura para proteção dos órgãos contra perfuração, os trabalhos publicados não lograram demonstrar resultados superiores com seu uso (Fuller, 2003).

Inserção do primeiro trocarte. Assim como na inserção da agulha de Veress, a entrada do primeiro trocarte é um procedimento feito às cegas e, consequentemente, está associado a complicações significativas. Também é realizada com a paciente em posição supina plana. A agulha de Veress é removida e o trocarte é posicionado na incisão umbilical. A cabeça do trocarte é coberta pela palma do cirurgião e a haste da cânula é segura para maior controle e para evitar que o trocarte seja inserido muito profundamente. O ângulo de inserção do trocarte deve ser igual ao da agulha de Veress. A parede anterior do abdome é elevada. Com controle e pressão mínima, o trocarte punciona a fáscia e o peritônio subjacente e penetra na cavidade abdominal. Após a inserção, o obturador é retirado e a cânula pode ser avançada um pouco para assegurar que esteja adequadamente posicionada na cavidade peritoneal. Nesse momento, o laparoscópio pode ser inserido através da cânula umbilical para confirmação visual de que a entrada foi segura e atraumática.

Sistema VersaStep. Também é possível usar o sistema VersaStep, semelhante ao método empregado com a agulha de Veress. O VersaStep consiste em uma bainha elástica de náilon sobre uma agulha de Veress descartável (Fig. 42-1.25). A primeira etapa de inserção é idêntica à inserção da agulha de Veress com insuflação peritoneal. Completada a insuflação, a agulha de Veress é removida, deixando a bainha de náilon no local. Insere-se um trocarte e seu obturador de ponta cega na bainha de náilon. A pressão contínua e gradual do trocarte estira a bainha de náilon que acomoda o trocarte durante seu avanço. O obturador cônico é então removido, deixando apenas a bainha de náilon e a cânula como acesso operatório. O benefício desse sistema é o uso de um trocarte cego, o que possivelmente reduz a possibilidade de lesão traumática por lâmina

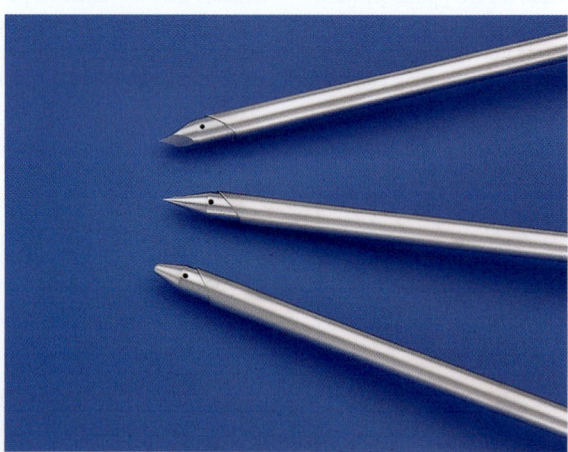

FIGURA 42-1.24 Os trocartes são formados por uma cânula externa e um obturador interno. O trocarte é usado para obter acesso à cavidade abdominal. O obturador é, então, retirado e a cânula serve como conduto através do qual é possível introduzir instrumentos. Os obturadores podem ter ponta piramidal (*no alto*), cônica (*no meio*) ou cega (*embaixo*). (*Reproduzida com permissão de Karl Storz America, Inc.*)

Cirurgia Minimamente Invasiva **1113**

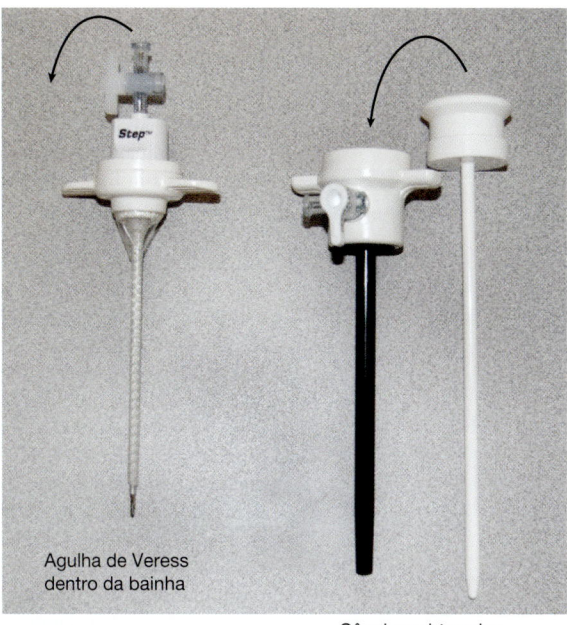

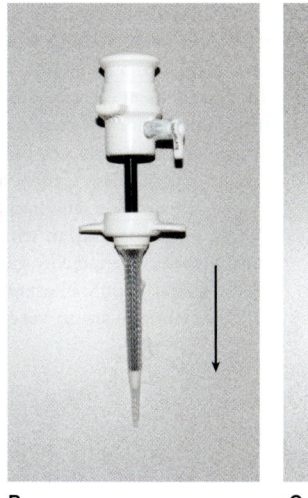

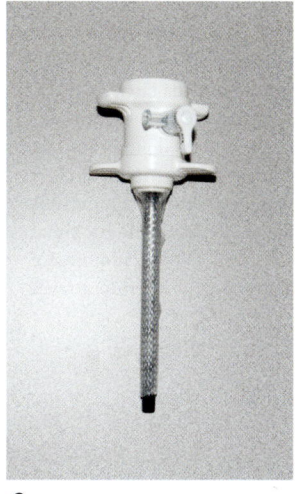

FIGURA 42-1.25 Sistema VersaStep. **A.** Uma agulha de Veress contida em uma bainha de náilon é instalada, como seria a agulha de Veress tradicional. Uma vez inserida no espaço intra-abdominal, a agulha de Veress é removida e a bainha de náilon é mantida na incisão abdominal. A seguir, o obturador branco é instalado dentro da cânula preta. **B.** Esse trocarte montado é inserido no interior da cavidade abdominal através da cânula de náilon. **C.** Finalmente, o obturador é removido. A cânula preta, totalmente coberta pela bainha de náilon, obteve acesso à cavidade abdominal.

cortante. Além disso, a dilatação cônica talvez produza um defeito menor na fáscia.

Acesso óptico para instalação de trocarte. Para reduzir o risco de lesão intestinal no momento da inserção do primeiro trocarte, foram desenvolvidos trocartes ópticos no início dos anos 1990. Essencialmente, esses dispositivos combinam laparoscópio e trocarte em um único instrumento. É importante ressaltar que o laparoscópio deve ser focalizado uma vez que esteja alojado no trocarte e antes de sua inserção. Durante o uso, o trocarte óptico transmite imagens das camadas da parede abdominal ao monitor de vídeo. Essas camadas são perfuradas sob visualização direta com o avanço da ponta do trocarte. Caso se opte por entrada transumbilical, as camadas sequencialmente visualizadas seriam: gordura subcutânea, bainha do reto (fáscia), gordura pré-peritoneal e peritônio (Fig. 38-2, p. 919).

Apesar das vantagens teóricas desse tipo de trocarte, foram relatadas lesões de órgãos importantes com o uso de trocarte óptico. Ademais, não foram realizados estudos de grande porte para confirmar se há superioridade clínica em comparação com outras técnicas de acesso fechadas (Sharp, 2002).

Inserção direta do trocarte. Em razão de insucessos associados à insuflação pré-peritoneal, estudou-se o método de inserção direta do trocarte (Copeland, 1983; Dingfelder, 1978). O procedimento envolve a elevação da parede abdominal com perfuração direta da parede anterior do abdome com o trocarte sem insuflação prévia. Diversos estudos comparativos entre as técnicas com agulha de Veress e inserção direta de trocarte demonstraram taxas mais baixas de insucesso com o método direto (Byron, 1993; Clayman, 2005; Gunenc, 2005). Além disso, esses investigadores observaram taxas de complicações menores iguais ou menores com o método de entrada direta.

Inserção com incisão umbilical

Considerando os riscos associados de lesão por punção com as técnicas fechadas de entrada, Hasson (1971, 1974) descreveu uma técnica de entrada com incisão. Essa técnica requer o uso de um trocarte composto por obturador de ponta cega coberto por cânula externa. Muitos cirurgiões a recomendam a pacientes com cirurgia abdominal prévia, para aquelas com insucesso usando técnica fechada, para aquelas com massa cística volumosa e para pacientes pediátricas ou em início de gravidez (Madeb, 2004).

Em uma revisão retrospectiva de mais de 5.000 procedimentos de acesso com incisão, Hasson e colaboradores (2000) observaram que houve complicações de risco baixo e médio em 0,5% dos casos. Além disso, nos estudos que compararam as técnicas aberta e fechada, o método aberto apresentou taxas menores de insucesso na entrada e de lesão de órgãos (Bonjer, 1997; Merlin, 2003). Contudo, essa técnica não é infalível e foram descritas lesões de órgãos, principalmente de intestino (Magrina, 2002). Esse método geralmente é mais demorado que o acesso fechado e, em alguns casos, é difícil manter o pneumoperitônio em razão do escape de gás ao redor da cânula.

Etapas cirúrgicas para laparoscopia aberta. Procede-se à incisão transversal de 1 a 2 cm no limite inferior da cicatriz umbilical ao mesmo tempo em que se aplica tensão com pinça dente de rato às bordas laterais. As bordas cutâneas são tracionadas para expor a linha alba, e a fáscia é separada das aderências e do tecido adiposo.

A fáscia é levantada e rebatida para cima com duas pinças de Allis (Fig. 42-1.26). A fáscia é seccionada com incisão de 0,5 a 1 cm usando bisturi ou tesoura. As pinças de Allis

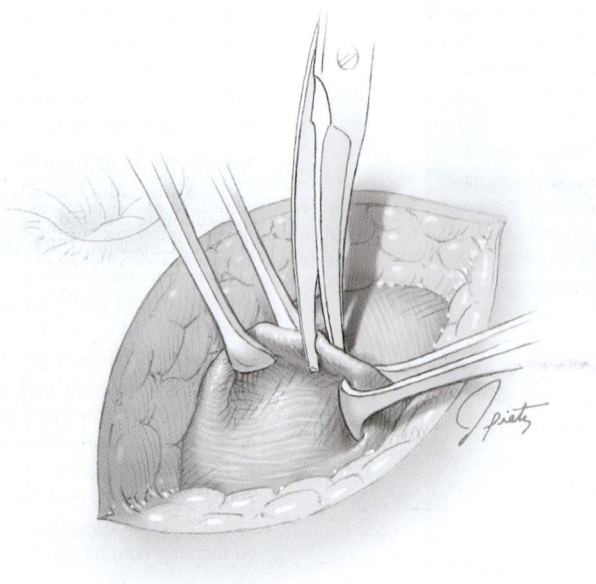

FIGURA 42-1.26 Incisão infraumbilical da fáscia para laparoscopia aberta.

são reposicionadas, uma em cada borda livre da fáscia.

Utiliza-se um dedo ou pinça hemostática para divulsão do peritônio e a extremidade de um afastador em S é instalada no abdome. A parte abdominal do afastador é usada para levantar a parede abdominal e proteger os órgãos subjacentes enquanto se aplica um ponto com fio 0 de absorção lenta em paralelo a um dos lados da abertura na fáscia (Fig. 42-1.27).

Essa sutura não é apertada. Essa etapa de sutura é repetida na outra borda da fáscia.

A extremidade distal e cega no trocarte é inserida na incisão. Os fios de marcação da fáscia são tracionados firmemente para cima e passados nos suportes de fio encontrados de ambos os lados da extremidade proximal da cânula (Fig. 42-1.28). O obturador cego é removido e o laparoscópio é inserido através da cânula.

Sítios de acesso alternativos

Parede anterior do abdome

Em algumas situações a cicatriz umbilical pode ser inviável para o acesso inicial à cavidade abdominal e os cirurgiões devem estar habilitados a utilizar acessos alternativos. Especificamente, se a anatomia periumbilical estiver alterada ou se o acesso umbilical parecer difícil em razão de possíveis aderências, reparo prévio de hérnia ventral, massa abdominal volumosa, gravidez em estágio avançado ou extremos de IMC, outros sítios de entrada devem ser considerados. Deve-se suspeitar de aderências nas mulheres com cirurgia abdominal prévia, infecção, endometriose ou câncer (ver Tabela 42-1.1). De forma semelhante, a instalação de tela cirúrgica durante herniorrafia umbilical também foi associada a aderências e, além disso, o acesso neste sítio também pode romper o reparo da hérnia. O acesso por sítio não umbilical também pode ser usado para evitar trauma ou ruptura inadvertidos de massa intra-abdominal volumosa ou de útero gravídico.

Várias localizações não umbilicais na parede anterior do abdome foram descritas. A mais comum é o quadrante superior esquerdo, mas também é possível usar a abordagem subxifoide. Ambos os acessos têm a vantagem de proporcionar portais de trabalho nesses locais junto com acesso seguro.

O acesso pelo quadrante superior esquerdo é fácil de realizar, tem baixo risco de complicações e geralmente é livre de aderências (Agarwala, 2005; Howard, 1997; Palmer, 1974). Embora o acesso via quadrante supe-

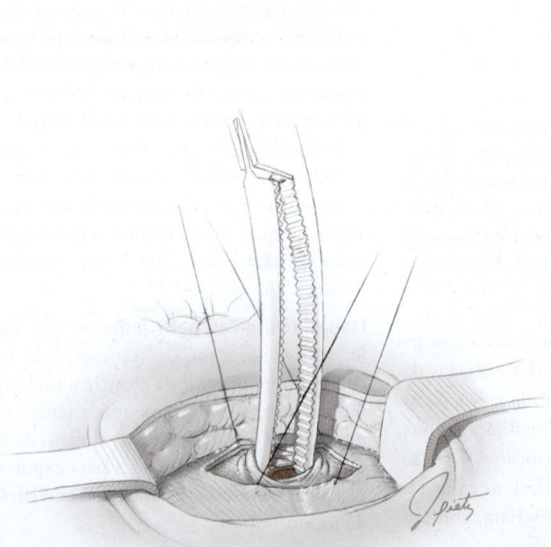

FIGURA 42-1.27 Entrada no peritônio durante laparoscopia aberta.

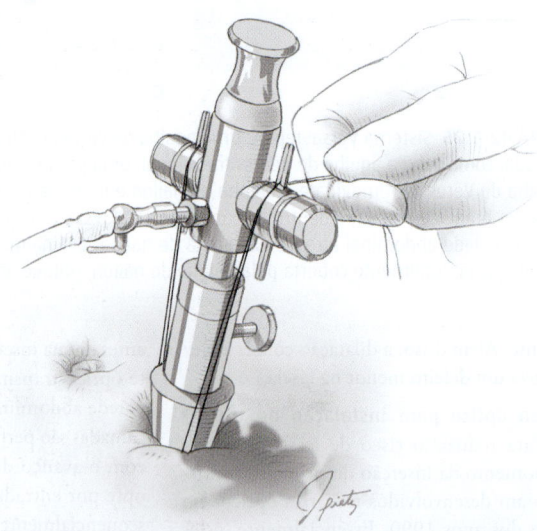

FIGURA 42-1.28 Instalação do primeiro trocarte com a técnica de laparoscopia aberta.

rior esquerdo possa ser obtido no ponto de Palmer ou no nono espaço intercostal, a facilidade de acesso pelo ponto de Palmer fez dele um sítio favorável para entrada. O ponto de Palmer está localizado 3 cm abaixo do rebordo costal esquerdo na linha clavicular média. Os órgãos próximos a esse ponto são: estômago, lobo esquerdo do fígado, baço e estruturas retroperitoneais, que podem estar num raio de 1,5 cm (Giannios, 2009; Tulikangas, 2000).

Ao proceder a acesso laparoscópico pelo ponto de Palmer, deve-se assegurar que o estômago esteja vazio usando aspiração por tubo orogástrico ou nasogástrico. A palpação da região confirma o esvaziamento adequado, assim como revela esplenomegalia incidental. Procede-se a uma incisão na pele no ponto de Palmer adequada à inserção do trocarte. Após levantamento da parede abdominal anterior, a agulha de Veress é inserida pela incisão feita na pele com ângulo ligeiramente inferior a 90 graus e direcionada no sentido caudal para evitar lesão do fígado. A pressão intra-abdominal inicial < 10 mmHg indica posicionamento intraperitoneal correto. Uma vez que se tenha obtido insuflação adequada, a agulha de Veress pode ser removida e o trocarte inserido. Alternativamente, é possível inserir o trocarte diretamente pelo ponto de Palmer. Nós preferimos o uso de trocarte óptico com visualização das camadas da parede anterior do abdome à medida que é penetrada (Vellinga, 2009). Utilizando um trocarte óptico, a parede anterior do abdome é elevada, e o trocarte com laparoscópio é instalado na incisão cutânea. O trocarte é direcionado para o promontório do sacro com ângulo aproximado de 90 graus. Durante a inserção, as camadas a serem observadas sequencialmente são: gordura subcutânea, camada externa da fáscia, camada muscular, camada interna da fáscia, peritônio e, finalmente, órgãos abdominais. Esse método permite a entrada controlada utilizando parâmetros visuais e táteis.

Cirurgia endoscópica transluminal por orifício natural (NOTES)

Nesse método utilizam-se orifícios naturais, tais como vagina, estômago, bexiga e reto, para obter acesso ao peritônio. Além disso, foi descrita uma abordagem transuterina. Embora raramente usado na prática clínica, o acesso laparoscópico pelo fórnice vaginal posterior tem sido mais usado. Dentre as vantagens propostas para esse método estão melhor acesso aos órgãos, resultado estético satisfatório em função da eliminação da cicatriz externa, menor período de hospitalização e possivelmente menos dor e menos complicações pós-operatórias.

Em cirurgia ginecológica, grandes massas não acessíveis ao morcelamento ou à remoção pelo portal abdominal podem ser retiradas por via transvaginal, seja por colpotomia posterior ou no momento da histerectomia. Adicionalmente, a via transvaginal para apendicectomia foi relatada como método conveniente para realizar apendicectomia incidental durante histerectomia. Nezhat e colaboradores (2009) descreveram a realização de apendicectomia com grampeador endoscópico introduzido por via transvaginal para amputação e retirada após histerectomia total laparoscópica ou histerectomia vaginal assistida por laparoscopia. Essa também tem sido a via preferencial para apendicectomia e colecistectomia nos ensaios iniciais para procedimentos NOTES em pacientes não ginecológicas (Palanivelu, 2008; Ramos, 2008; Zornig, 2008).

Laparoscopia com acesso por portal único

A cirurgia por portal único, também conhecida como cirurgia laparoscópica com incisão única (SILS), cirurgia laparoendoscópica por sítio único (LESS) e acesso por portal único (SPA), é uma abordagem laparoscópica na qual uma única incisão de 2 a 3 cm é usada para a instalação de múltiplos instrumentos na cavidade peritoneal para a cirurgia (Fig. 42-1.29). As vantagens apregoadas para esse método são melhor resultado estético, considerando o acesso em local único, geralmente oculto na cicatriz umbilical, e, possivelmente, retorno mais rápido às atividades normais com menos complicações associadas ao portal de acesso. A cirurgia com incisão única

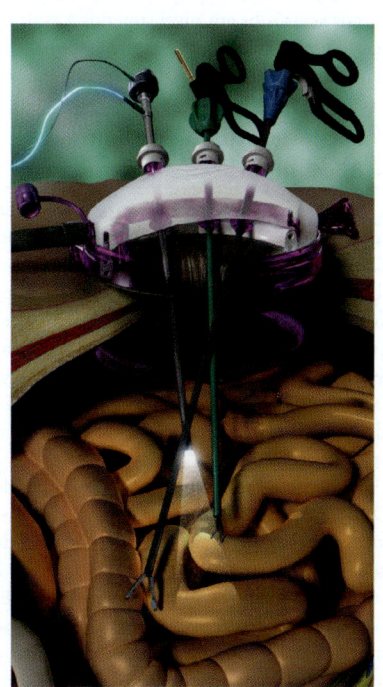

FIGURA 42-1.29 Sistema de acesso avançado GelPOINT *(Reproduzida com permissão de Applied Medical Resources Corporation. ©2011. Todos os direitos reservados.)*

é tecnicamente mais difícil do que a laparoscopia convencional em função do número de instrumentos passando por um único portal, perda da triangulação de instrumentos e visualização reduzida (Uppal, 2011). Entretanto, a técnica foi popularizada com o lançamento de instrumentos articulados e endoscópios com pontas flexíveis, o que auxiliou na resolução de problemas relacionados com o uso de um único portal. Também está em desenvolvimento a técnica de incisão única para cirurgia robótica.

Instalação de portal auxiliar

Durante laparoscopia, uma vez obtido acesso abdominal primário, são necessários portais operatórios adicionais para inserção de instrumentos. Número, localização e tamanho dessas cânulas variam dependendo das ferramentas necessárias para o procedimento laparoscópico. Para a instalação de portais adicionais, a paciente é colocada em posição de Trendelenburg para deslocar o intestino da pelve e prover visão sem obstáculos da pelve. Os trocartes auxiliares sempre devem ser posicionados sob visualização laparoscópica direta para reduzir o risco de puncionamento de vasos ou vísceras abdominais. A câmera geralmente é dirigida pelo primeiro assistente ou, em alguns casos, pelo segundo assistente para liberar as mãos dos cirurgiões para as verdadeiras tarefas cirúrgicas.

Escolha do local

A escolha de sítio auxiliar apropriado é uma etapa chave no planejamento operatório. A posição correta permite a criação de forças opostas, em processo denominado triangulação, essencial para retração eficaz de tecidos, dissecção e ressecção. Portais mal posicionados podem determinar ângulos entre os instrumentos que levem a movimentos ineficazes, fadiga do cirurgião e aumento nas complicações iatrogênicas. Como sítio auxiliar, o ponto suprapúbico de linha média é o mais usado. Antes da inserção do trocarte, a bexiga é esvaziada e o trocarte é posicionado após a identificação da bexiga e do úraco.

Para laparoscopia ginecológica, também é comum a instalação de dois portais em quadrante inferior, posicionados lateralmente aos vasos epigástricos inferiores. A altura na qual esses portais são posicionados deve ser individualizada com base na anatomia e na patologia da paciente. Geralmente, quanto mais alta é posicionado o portal, mais fácil é manipular grandes massas, tais como cistos volumosos ou útero miomatoso.

Posicionamento do acesso

Na parede anterior do abdome, as artérias epigástricas inferiores e superficiais cursam paralelamente ao músculo reto do abdome (Fig. 42-1.30). Especificamente para evitar

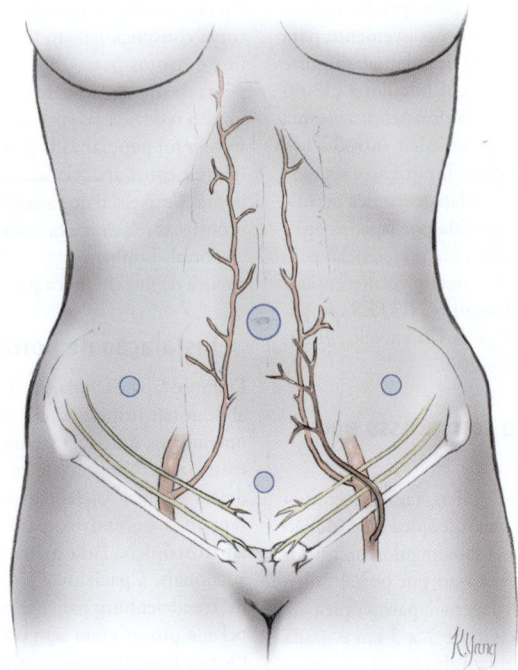

FIGURA 42-1.30 Sítios de acesso abdominal. O sítio primário de entrada frequentemente é posicionado na cicatriz umbilical. Os círculos menores em azul assinalam outros pontos frequentemente usados para instalação de trocarte. Como ilustrado, esses pontos estão localizados lateral e inferiormente à artéria epigástrica inferior, que tem origem na artéria ilíaca externa, e lateralmente à artéria epigástrica superficial, ramo da artéria femoral.

perfuração dos vasos epigástricos superficiais, pode-se utilizar a transiluminação da parede do abdome. Durante esse processo, o laparoscópio, dentro da cavidade abdominal, é posicionado diretamente contra a superfície peritoneal da parede anterior. Essa luz é vista externamente como brilho circular vermelho, e as artérias epigástricas superficiais são vistas como vasos escuros cruzando a região.

Infelizmente, as artérias epigástricas inferiores cursam profundamente ao músculo reto do abdome e não são bem visualizadas por transiluminação. Essas artérias, entretanto, na maioria dos casos, podem ser vistas por visualização laparoscópica direta (Hurd, 2003). Também é possível usar referências anatômicas para reduzir o risco de perfuração de vasos. Por exemplo, Epstein e colaboradores (2004) observaram que é possível evitar o tronco principal da artéria epigástrica inferior se os trocartes forem inseridos no terço lateral da distância entre a linha média e a espinha ilíaca anterossuperior. Rahn e colaboradores (2010) observaram que os vasos epigástricos inferiores estavam a 3,7 cm da linha média ao nível da EIAP e sempre em posição lateral ao músculo reto do abdome em um plano 2 cm acima da sínfise púbica.

Idealmente, a localização do acesso também minimiza o risco de lesão dos nervos ílio-hipogástrico e ilioinguinal. A maioria das lesões desses nervos e dos vasos epigástricos inferiores pode ser evitada posicionando os portais acessórios em nível superior à espinha ilíaca anterossuperior e > 6 cm da linha média do abdome (Rohn, 2010).

Fechamento da entrada abdominal

A pressão intra-abdominal produzida pelo pneumoperitônio tem excelente efeito hemostático. Assim, ao final do procedimento, os possíveis sítios de sangramento são avaliados sob pressão reduzida. Parte do pneumoperitônio é deixada escapar, e a pressão intra-abdominal é reajustada para 7 ou 8 mmHg. Os vasos que necessitem de selamento serão identificados e tratados antes de terminar o procedimento.

Com o final da cirurgia, a insuflação de CO_2 é suspensa, e a tubulação de gás é desconectada do trocarte. As portas de gás de todos os trocarte são abertas para desinflar a cavidade abdominal. Para prevenir a irritação diafragmática por retenção de CO_2, aplica-se pressão manual sobre o abdome para ajudar a expelir o gás remanescente. Durante esse processo, os trocartes são removidos sob visualização laparoscópica. Com isso, é possível avaliar se há sangramento de vasos que tenham sido tamponados pela cânula ou pneumoperitônio. Esses sítios, assim como outros possíveis locais de sangramento, devem ser inspecionados quando o pneumoperitônio é reduzido. Adicionalmente, a visualização evita herniação de intestino ou omento através da cânula e para a parede anterior do abdome. Uma vez que os trocartes secundários tenham sido retirados, o laparoscópio e o trocarte primário são removidos.

Muitos cirurgiões recomendam a reaproximação de defeitos fasciais nos sítios de acesso para prevenir a formação de hérnia de parede anterior do abdome. Embora o fechamento do defeito fascial não evite o risco de formação de hérnia, em geral, a maioria dos cirurgiões fecha os acessos auxiliares que tenham mais de 10 mm. O uso de trocartes não cortantes reduz esse risco (Liu, 2000). A fáscia pode ser fechada por visualização direta com o auxílio dos afastadores em S. A fáscia é segura com pinças de Allis e então reaproximada com pontos interrompidos com fio de absorção lenta nº 0. Além disso, há disponíveis diversos dispositivos laparoscópicos (sistema Carter-Thomason e EndoClose). Com esses dispositivos os defeitos fasciais são reaproximados sob visualização direta via laparoscópio.

As incisões cutâneas são fechadas com sutura subcuticular usando fio de absorção lenta 4-0. Alternativamente, a pele pode ser fechada com adesivo de cianoacrilato (Dermabond) ou com fita cirúrgica (Steri-Strip Elastic) e tintura de benzoína (Cap. 40, p. 987).

Fechamento da incisão de via de acesso

Durante a remoção do trocarte de Hasson, os fios de sutura originalmente aplicados na fáscia são retirados da cânula. Os fios são trazidos para a linha média da incisão e atados com pontos simples para fechamento do defeito fascial. A pele é reaproximada de maneira semelhante à descrita para o acesso laparoscópico fechado.

APROXIMAÇÃO DOS TECIDOS

Em muitas cirurgias ginecológicas, é necessária a reaproximação de tecidos.

Embora os princípios básicos sejam os mesmos da laparotomia, as técnicas para fechamento de tecidos foram modificadas para adaptação às restrições de espaço da cirurgia laparoscópica.

Sutura

Após a excisão de tecidos, frequentemente há necessidade de reaproximação com sutura. É possível aplicar pontos com técnica intracorporal ou extracorporal. Para sutura laparos-

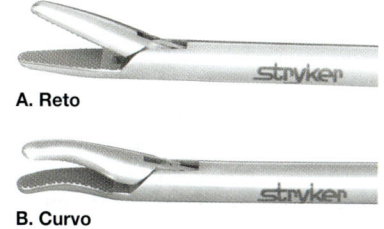

FIGURA 42-1.31 Porta-agulhas laparoscópicos. *(Reproduzida com permissão de Stryker Endoscopy.)*

A. Reto
B. Curvo

cópica, há uma curva de aprendizagem que demanda investimento de tempo, não apenas no centro cirúrgico, mas também em treinamentos e simuladores para melhorar a técnica, reduzir o tempo de cirurgia e melhorar os resultados para a paciente. Muitas novas tecnologias fazem essas etapas cirúrgicas ficarem menos desafiadoras. Assim, os cirurgiões devem estar familiarizados e habilitados nessas técnicas e no uso desses dispositivos para finalizar o procedimento planejado com segurança. Normalmente, a seleção é feita com base em procedimento planejado, preferência do cirurgião e objetivos da reaproximação.

Porta-agulhas

Há muitos tipos de porta-agulhas, e a escolha depende do cirurgião com base na ergonomia e do tipo de procedimento a ser realizado. Os porta-agulhas disponíveis podem ser curvos ou retos e com superfície interna lisa ou finamente serrilhada (Fig. 42-1.31). A ponta dos porta-agulhas é afunilada para reduzir o trauma tecidual. Também possuem uma mandíbula de ação única para que haja estabilidade na preensão da agulha, evitando rotação ou deslizamento indesejáveis. Para auxiliar no procedimento de segurar, soltar e novamente segurar a agulha durante a sutura, alguns porta-agulhas são desenhados para direcionar a agulha para a posição correta. Denominados *autocorretivos*, esses porta-agulhas não são adequados para suturas em espaços anatômicos difíceis de alcançar. Nessas situações, talvez haja necessidade de segurar a agulha em posição oblíqua para aplicação correta da sutura. Outras características dos porta-agulhas incluem cabo coaxial (rotativo) combinado a mecanismo de tranca. Esse mecanismo é interessante por manter a agulha no lugar e reduzir a força manual necessária durante a sutura.

Para a sutura, o porta-agulha deve ser segurado pela mão dominante, enquanto a não dominante maneja uma pinça de tecido. Alternativamente, alguns cirurgiões preferem utilizar um segundo porta-agulha que os auxilia segurando o tecido, retomando a agulha ou o fio da mão dominante e produzindo tração contrária quando necessário.

Fios

Os fios são classificados como: (1) absorvíveis, de absorção lenta e permanentes, (2) monofilamentares ou trançados e (3) naturais ou sintéticos. Assim como na cirurgia ginecológica tradicional, a escolha do tipo de fio na laparoscopia depende principalmente das características dos tecidos a serem reaproximados e dos objetivos funcionais da sutura, conforme discutido no Capítulo 40 (p. 996). É importante ressaltar que, comparados com os da cirurgia tradicional, os pontos dados na cirurgia laparoscópica produzem mais fricção e maior desgaste, e o tempo entre os pontos é maior. Assim, força tênsil e memória passam a ser características do fio de sutura mais valorizadas. Por exemplo, os fios sintéticos de absorção lenta apresentam maior força tênsil, menor reatividade tecidual, confiabilidade do nó e facilidade no manuseio tanto intracorporal quanto extracorporal. Quanto ao tipo de filamento, embora os fios monofilamentares passem mais suavemente pelos tecidos, os trançados são atados com mais facilidade e tendem a sofrer menos quebras. Finalmente, o fio absorvível mais comum é o categute. Entretanto, em comparação com os fios de absorção lenta, esse material oferece menos força tênsil e menor segurança do nó. Consequentemente, o categute é menos utilizado nas cirurgias laparoscópicas. Se for usado, em geral dá-se preferência a concluir o nó dentro do corpo considerando o desgaste considerável desse tipo de fio quando o ponto é finalizado fora do corpo.

Para muitos procedimentos ginecológicos laparoscópicos, dá-se preferência a fios estreitos entre 2-0 e 3-0. Esse diâmetro proporciona força tênsil adequada para prevenção de rompimento, e é suficientemente fino para reduzir a fibrose por reação contra corpo estranho e comportar menos bactérias em comparação com fios mais grossos. Entretanto, para alguns procedimentos, como fechamento de cúpula vaginal, há necessidade da maior força tênsil proporcionada por fios 0.

Os recentemente projetados fios farpados proporcionam a capacidade singular de manter pressão tênsil sobre uma linha de sutura contínua. Com esses fios sintéticos, diversas farpas estão distribuídas uniformemente por sua superfície externa. Essas farpas achatam-se ao atravessar os tecidos a serem aproximados, mas abrem-se uma vez que estejam do outro lado. Essas farpas assim abertas evitam que o fio escorregue para trás dos tecidos aproximados. Consequentemente, os tecidos se mantêm unidos com tensão uniformemente distribuída (Greenberg, 2008). Em função do seu desenho, esses fios tornam desnecessária a amarração de pontos.

Dentre os fios farpados disponíveis estão o Quill e o V-Loc. Para laparoscopia, esses fios podem ser vantajosos para reaproximação do miométrio durante miomectomia ou para fechamento da cúpula vaginal durante histerectomia total. Ao final da linha de sutura, o fio deve ser cortado rente. O uso de fio farpado no peritônio ainda está sendo avaliado em razão do risco teórico de lesão intestinal causada pelas farpas terminais. Há necessidade de estudos complementares para recomendações definitivas (Fig. 42-1.32) (Murtha, 2006).

Agulhas

Para a realização das suturas, as agulhas devem atravessar os acessos e, portanto, o tipo de agulha deve ser escolhido em função do tamanho das cânulas disponíveis. A agulha tipo esqui atravessa cânulas estreitas (Fig. 42-1.33). Entretanto, seu arco amplo e achatado impede que seja usada em espaços estreitos, que

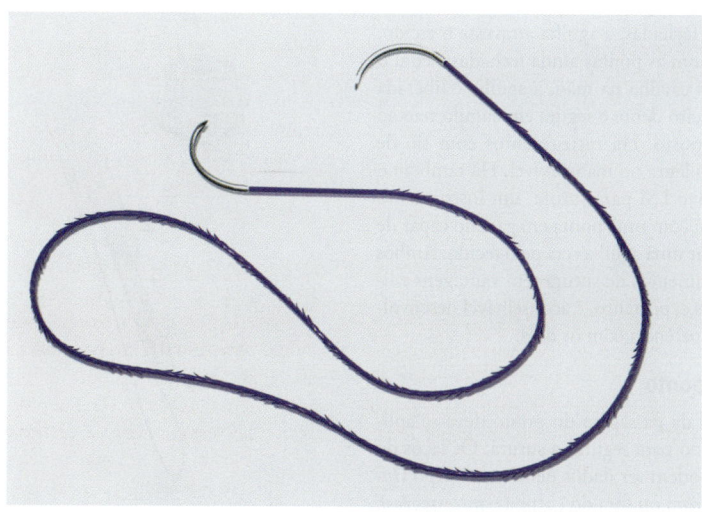

FIGURA 42-1.32 Fio farpado. *(Reproduzida com permissão de Angiotech Pharmaceuticals, Inc. © 2010.)*

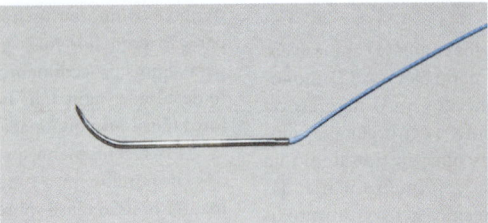

FIGURA 42-1.33 Agulha esqui.

requerem agulhas com raio menor. As agulhas Keith retas também passam com facilidade por cânulas de qualquer tamanho. A instalação de trocartes de acesso de maior diâmetro com localização ideal permite o uso de agulhas de formatos e tamanhos convencionais.

Técnica

Para a sutura, o fio, e não a agulha, é segurado a aproximadamente 1 cm da fusão com a agulha e passado através de uma cânula de tamanho apropriado. O comprimento do fio depende da sutura proposta, da técnica para amarrar o ponto e da extensão do tecido a ser reaproximado. Em geral, são necessários 6 a 8 cm para pontos intracorporais, e 24 a 36 cm para pontos extracorpóreos. Para suturas contínuas há necessidade de maior comprimento, e para pontos complicados em comparação com pontos interrompidos. Uma vez que se tenha completado a aproximação dos tecidos, a agulha é extraída e o fio amarrado com técnica intracorporal ou extracorporal para, finalmente, ser cortado.

Os instrumentos modernos evoluíram para incluir dispositivos descartáveis que tornaram desnecessário o porta-agulha para realizar a reaproximação dos tecidos. O EndoStitch é um instrumento com 10 mm de diâmetro e mandíbula de dupla ação. Uma agulha curta e reta é fixada a um dente em ângulo reto. Quando as pontas do instrumento estão fechadas, a agulha atravessa o tecido. Então, com as pontas ainda fechadas e com o fecho da cavilha na mão, a agulha é liberada do primeiro dente e segura em ângulo reto ao dente oposto. Há instrumentos com fio de absorção lenta ou inabsorvível. Há também o dispositivo LSI para sutura, um instrumento de 5 mm com uma ponta em gancho capaz de atravessar uma agulha reta pelo tecido. Ambos os instrumentos de sutura têm vantagens e limitações e, portanto, é aconselhável desenvolver competência com os dois.

Nó do ponto

Ao final da passagem do ponto deve-se aplicar um nó para segurar a sutura. Os laços do ponto podem ser dados dentro do corpo (*intracorpóreos*) ou fora do corpo (*extracorpóreos*). Comparativamente, o nó intracorpóreo tem maior curva de aprendizagem, considerando que o cirurgião deve usar instrumentos laparoscópicos e não seus dedos (Fig. 42-1.34). Para a maioria dos cirurgiões é mais simples amarrar os pontos fora do corpo porque é possível usar os dedos. Cada laço finalizado é direcionado através da cânula laparoscópica e ajustado por empurrador de nó para finalização (Fig. 42-1.35). Dos tipos de fio, dá-se preferência aos trançados mais fortes quando se utiliza o empurrador de nó, considerando que o desgaste do fio é um efeito colateral dessa técnica. Outra desvantagem das técnicas extracorpóreas é que frequentemente produzem mais tensão tecidual, podendo causar laceração ao aproximar tecidos delicados.

Como alternativa à aplicação manual dos pontos, é possível usar clipes descartáveis ao final da linha de sutura para fixação dos pontos. Especificamente, o hemoclipe é um clipe de titânio em forma de V com braços que podem ser comprimidos durante sua aplicação. Esses clipes foram originalmente projetados para compressão de vasos para hemostasia e estão disponíveis em diversos tamanhos. Ao final da linha de sutura contínua, é possível

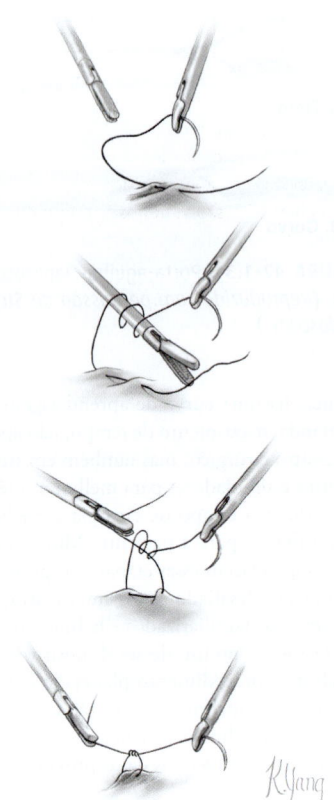

FIGURA 42-1.34 Aplicação do nó com técnica intracorpórea.

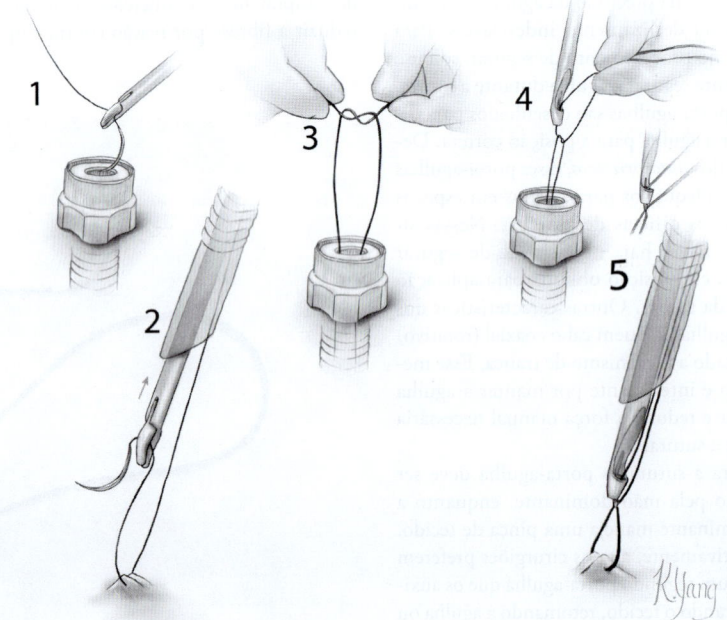

FIGURA 42-1.35 Nó com técnica extracorpórea.

aplicar hemoclipes no final do fio para evitar o desatamento do ponto. Se usados com esse objetivo, aconselha-se o uso de dois clipes. Recentemente foi disponibilizado o Lapra-Ty, um clipe de fechamento produzido com material de absorção lenta semelhante ao fio de Vicryl. Suas absorvibilidade e capacidade de fechamento são vantajosas, enquanto a necessidade de portal de acesso de 11 a 12 mm pode ser desvantajosa em algumas situações. Além disso, esse tipo de finalização está aprovado para fixar fios com diâmetro superior a 4-0. Outra opção é o instrumento Ti-KNOT de 5 mm. Com esse dispositivo descartável, um clipe especial de titânio pode ser aplicado ao redor de fio simples ou duplo. Com qualquer dessas alternativas para nó de pontos, o custo é justificado pelo tempo poupado no centro cirúrgico.

Grampeamento

Em cirurgia ginecológica, os vasos normalmente são ligados antes de serem cortados. A ligadura pode ser feita com os instrumentos eletrocirúrgicos já descritos, com dispositivos de grampeamento, ou com fio de sutura. Os grampeadores lineares são usados principalmente para anastomose, como na cirurgia intestinal, e não é frequente seu emprego em procedimentos ginecológicos. Em cirurgia ginecológica laparoscópica, são usados principalmente para ligadura de pedículos vasculares, como no ligamento infundibulopélvico. Quando disparado, o grampeador libera três fileiras duplas escalonadas de grampos e divide o tecido contido entre elas.

Há grampeadores com comprimento entre 35 e 45 cm que contém uma parte final denominada "bigorna", que abriga os cartuchos de grampos. Os *cartuchos vasculares* aplicam grampos com 1 mm de altura quando fechados. Os *cartuchos teciduais* aplicam grampos com 1,5 mm quando fechados e são adequados para pedículos mais espessos. Com o grampeamento obtém-se hemostasia e controle suave dos tecidos, causando menos necrose e levando a melhor cicatrização.

Nos modelos mais recentes foram adicionadas as capacidades de articulação e rotação da mandíbula. Esses atributos permitem grampeamento angulado e, consequentemente, facilitam o acesso através dos portais operatórios. Embora tradicionalmente usados em laparotomia ou laparoscopia, há novos modelos que podem ser utilizados em procedimentos vaginais, como histerectomia por via vaginal. A maioria dos grampos é feita de titânio. Entretanto, os novos grampeadores angulados para cúpula vaginal utilizam material de absorção lenta, como Poliglactina 910, em seus grampos. A principal limitação do grampeador é o custo do dispositivo e dos cartuchos, maior em comparação com os fios de sutura. Entretanto, se o tempo de cirurgia for reduzido, esse aumento de custo pode ser desprezível.

Alças de sutura

Alças de sutura pré-formadas, como a Endoloop, também podem ser usadas para ligar pedículos teciduais (Fig. 42-1.36). Esse instrumento contém uma extensão de fio de sutura abrigado em uma haste rígida com 5 mm de diâmetro com uma alça de ponto pré-formada na extremidade. A alça é direcionada ao redor do pedículo pela haste longa e rígida e, então, é apertada como qualquer laço corrediço (p. 1.130). A ponta da haste funciona como o dedo indicador durante a aplicação do ponto, ajudando a aplicar pressão adicional para fixar o ponto no local. Há alças com fio absorvível, de absorção lenta ou inabsorvível. Outros tipos de pontos com laço pré-formado são Roeder, Meltzer e Tayside. Esses não são tão populares quanto o ponto simples.

TÉCNICAS PARA DISSECÇÃO LAPAROSCÓPICA

Dissecção cortante

Durante laparoscopia, é comum encontrar aderências pélvicas com necessidade de lise para reestabelecer a anatomia normal e completar a cirurgia planejada. Algumas situações requerem o uso de dissecção cortante, especialmente se as aderências não forem tratáveis com divulsão de tecidos. Para a secção de aderências, as bandas de tecido devem ser estiradas suavemente usando pinça atraumática ou pinça romba. Tesouras curvas com ponta de dissecção ou alguma modalidade de energia (monopolar, bipolar ou harmônica) são usadas com frequência.

Se forem encontradas aderências mais densas, elas devem ser seccionadas em camadas para prevenir lesões em órgãos adjacentes aderidos. O uso de tração e contratração ajuda a definir o plano tecidual. À medida que o cirurgião vai separando os tecidos com tensão, o plano de clivagem vai sendo identificado e, com a ponta da tesoura, é possível produzir uma pequena incisão. As pontas são então introduzidas entre as camadas de tecido, criando uma abertura por afastamento das lâminas (Fig. 40-12, p. 989). A incisão inicial traz consigo o risco de lesão da víscera ou vasos subjacentes e, portanto, deve ser tão curta e superficial quanto possível. O uso de fontes de energia nessas situações em geral é desaconselhável em razão do tipo de lesão que pode ocorrer. A lesão térmica pode ter um efeito mais amplo que não é imediatamente identificado. Por outro lado, um corte com lâmina é mais fácil de identificar e reparar durante a cirurgia. A tesoura pode ser curva ou reta, dependendo do contorno dos órgãos pélvicos. Uma vez que se tenha criado o plano, são utilizadas manobras mais amplas e profundas para finalizar a dissecção do tecido.

Hidrodissecção

Além da dissecção cortante, a hidrodissecção é outra técnica frequentemente usada em cirurgia minimamente invasiva. Nessa técnica, injeta-se soro fisiológico, ou outro líquido apropriado, sob pressão para separar os planos teciduais. Por exemplo, é possível elevar e seccionar a endometriose peritoneal das estruturas retroperitoneais com muita facilidade e pouco trauma. A hidrodissecção também pode ser usada para ressecção de cistos de ovário, remoção de gravidez ectópica na tuba uterina ou separação de planos teciduais que possam estar ocultos ou muito próximos de vasos ou do intestino. Conforme mostrado na Figura 42-1.37, com uma pinça atraumática levanta-se o tecido para inserir a ponta de uma agulha com o bisel longe da estrutura a ser protegida. A seguir, injeta-se o líquido para criar um efeito de balão. Dependendo da localização, são instilados 5 a 30 mL de líquido. Para essa técnica, um sistema de aspiração/irrigação é útil. Com este instrumento, uma vez que o peritônio tenha sido cortado, a ponta de aspiração é insinuada pela abertura. O líquido é suavemente impelido para separar os planos teciduais (p. 1.132 e 1.134). Frequentemente, a hidrodissecção permite ao cirurgião identificar planos naturais que passariam despercebidos.

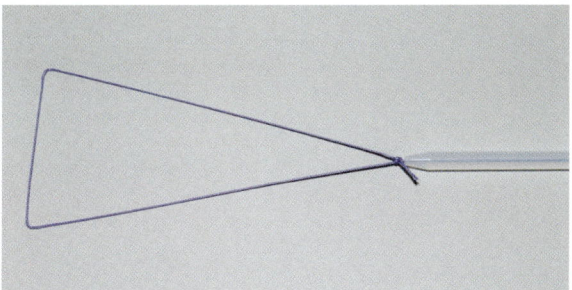

FIGURA 42-1.36 Laço de sutura laparoscópica.

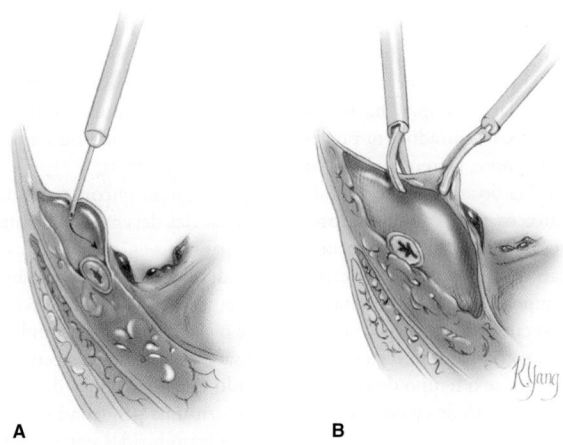

FIGURA 42-1.37 Hidrodissecção. A inserção da agulha e a instilação de líquido (**A**) são seguidas por separação do implante endometriótico peritoneal do ureter (**B**).

HEMOSTASIA

À medida que são criados os planos teciduais, o sangramento é inevitável. As necessidades para selamento dos vasos variam em função do seu diâmetro. Para os vasos menores, a coagulação pontual é viável e os instrumentos monopolares são satisfatórios, assemelhando-se ao uso de corrente elétrica de alta frequência na cirurgia a céu aberto. Para vasos maiores, dá-se preferência às tecnologias bipolar ou harmônica. Dentre essas, as pinças harmônicas coagulam ou desnaturam vasos nos tecidos, sendo capazes de selar vasos com até 5 mm de diâmetro. As tecnologias bipolares avançadas obtêm selamento vascular por dessecamento e são capazes de atuar efetivamente em vasos com diâmetro entre 5 e 7 mm. Ao optar por uma modalidade, deve-se considerar a transmissão térmica relacionada com o dispositivo. Finalmente, as micropinças bipolares e a ponta de agulha monopolar são úteis para uso em tecidos delicados como as tubas uterinas. A transmissão térmica é mínima e o tamanho reduzido das pontas é ideal para os vasos pequenos mas friáveis.

Agentes hemostáticos líquidos tópicos ganharam espaço e foram adaptados para uso em laparoscopia (Tabela 40-6, p. 1.005). Ao usar um adaptador laparoscópico, uma parte da matriz pode permanecer na cânula do aplicador. Assim, para evitar o desperdício do selante, o cirurgião deve lavar a cânula após a aplicação inicial da matriz. Geralmente, no *kit* de muitos seladores há um êmbolo incluído. Alternativamente, uma seringa cheia de ar pode ser usada para expelir a matriz da cânula para o tecido sendo tratado. Outra opção para hemostasia é o uso de tecido de celulose oxidada regenerada (Surgicel).

42-2

Laparoscopia diagnóstica

A laparoscopia diagnóstica é uma opção minimamente invasiva por meio da qual é possível avaliar de maneira eficaz a cavidade peritoneal e os órgãos pélvicos. O procedimento é usado com frequência para investigação de dor pélvica ou infertilidade, para diagnosticar endometriose ou para determinar a extensão das aderências ou, até mesmo, as características de uma massa pélvica. É importante ressaltar que a cavidade peritoneal deve sempre ser sistematicamente examinada em todas as laparoscopias, sejam elas diagnósticas ou cirúrgicas.

PRÉ-OPERATÓRIO

Consentimento

Durante o processo de consentimento para laparoscopia diagnóstica, o cirurgião deve rever os objetivos do procedimento com a paciente, incluindo diagnóstico e tratamento de patologias eventualmente identificadas. Aqui deve-se incluir permissão para realizar os procedimentos necessários para abordagem da patologia suspeitada. Assim, normalmente são incluídos consentimentos para lise de aderências, biópsia peritoneal e excisão de endometriose. É importante frisar que a paciente deve estar ciente de que a laparoscopia diagnóstica pode não revelar qualquer patologia evidente.

São poucas as complicações associadas à laparoscopia. Destas, as lesões de órgãos causadas por perfuração ou por equipamentos eletrocirúrgicos são as complicações maiores mais comuns, e foram sintetizadas na Seção 42-1 (p. 1.097). As pacientes também são informadas sobre a possível necessidade de finalizar a investigação diagnóstica via laparotomia. Dentre as razões para conversão durante laparoscopia diagnóstica estão fracasso na tentativa de obter acesso à cavidade abdominal, lesão de órgão durante a entrada ou aderências extensivas. Em geral, o risco de conversão para laparotomia é baixo e próximo de 5%.

Preparo da paciente

De forma geral, a laparoscopia está associada a baixos índices de infecção pós-operatória e de tromboembolismo venoso (TEV) em comparação com a laparotomia. Para a laparoscopia diagnóstica, normalmente não há necessidade de antibioticoterapia e a profilaxia para TEV é feita nas pacientes com fatores de risco (Tabela 39-8, p. 960). Além disso, na maioria dos casos, a preparação dos intestinos é desnecessária. Entretanto, quando se antecipa a necessidade de adesiólise extensiva com aumento do risco de lesão intestinal, pode-se indicar preparo do intestino (Tabela 39-7, p. 960).

INTRAOPERATÓRIO

Instrumentos

Diversos instrumentos podem se mostrar especialmente úteis para laparoscopia diagnóstica, e a maioria deles encontra-se na bandeja padrão para laparoscopia. Desses, a pinça romba e a pinça atraumática são úteis na manipulação dos órgãos abdominais para sua inspeção completa. Um manipulador uterino que permita cromotubagem também deve ser considerado quando se estiver procedendo à laparoscopia diagnóstica para infertilidade. Se for planejada, o corante de índigo carmim é preferível ao azul de metileno, uma vez que este último, ainda que raramente, pode induzir metemoglobinemia aguda, particularmente em pacientes com deficiência de glicose-6--fosfato-desidrogenase. Um frasco de 5 mL de índigo carmim é misturado com 50 a 100 mL de soro fisiológico para injeção através da cânula no colo uterino.

PASSO A PASSO

❶ Anestesia e posicionamento da paciente. Em sua maioria, as cirurgias laparoscópicas são realizadas em centro cirúrgico e com anestesia geral. Alguns pesquisadores, entretanto, descreveram a realização de microlaparoscopia em consultório usando microlaparoscópios de 2 a 3 mm com indicações diversas como reavaliação após tratamento de câncer, esterilização e investigação de dor pélvica ou infertilidade (Franchi, 2000; Kovacs, 1998; Mazdisnian, 2002; Palter, 1999).

Na maioria dos casos, após a indução anestésica, a paciente é colocada em posição de litotomia dorsal a fim de permitir a manipulação do útero. Os braços da paciente devem ser mantidos presos ao lado do tronco. O posicionamento correto da paciente é essencial para evitar lesão de nervo e foi discutido na Seção 42-1 (p. 1.100). Procede-se exame bimanual para determinar a inclinação do útero. Essa inclinação irá determinar o posicionamento do manipulador uterino, se for usado. Vagina e abdome são preparados para cirurgia e a bexiga é drenada. Quando se antecipa que o procedimento será mais duradouro, deve-se considerar a possibilidade de instalar um cateter de Foley, uma vez que a distensão da bexiga pode obstruir a visão operatória e aumentar o risco de lesão vesical. O estômago também deve ser descomprimido. Em muitas situações utiliza-se manipulador uterino para obter anteflexão ou retroflexão do útero durante a investigação da pelve.

❷ Posicionamento do manipulador uterino. O cirurgião deve estar vestido com avental, gorro, máscara e dois pares de luvas para instalação do manipulador uterino. Um espéculo de Graves ou espéculo vaginal é usado para revelar o colo uterino. Para estabilizar o colo uterino, posiciona-se uma pinça dente de rato sobre o lábio anterior do colo uterino. Insere-se o manipulador uterino de Cohen, ou outro adequado, no óstio externo do colo uterino (Seção 42-1, p. 1.102). Alternativamente, o balão na extremidade do manipulador na cavidade endometrial pode ser introduzido e insuflado. O par externo de luvas é retirado, e o cirurgião move-se para um dos lados da paciente.

❸ Instalação do primeiro trocarte. O acesso à cavidade abdominal pode ser obtido por qualquer uma das quatro técnicas básicas descritas na Seção 42-1 (p. 1.110). Essas técnicas são inserção de agulha de Veress, inserção direta de trocarte, inserção de acesso óptico e métodos de laparoscopia aberta. Para laparoscopia diagnóstica, nenhuma é superior às demais. A cicatriz umbilical geralmente é o local escolhido para a entrada de avaliação diagnóstica. Entretanto, se a história da paciente sugerir aderências periumbilicais, o acesso pelo ponto de Palmer talvez seja mais indicado. Um portal umbilical de 5 mm a 10 mm comportará um laparoscópio adequado para exame diagnóstico. Em geral, inicia-se com uma incisão de 5 mm e laparoscópio de 5 mm para visualização adequada da cavidade pélvica. Se houver necessidade de melhores lentes de visualização, é fácil trocar por outra de 10 mm. Uma vez confirmada que a entrada no abdome foi feita com segurança, o abdome é insuflado até que se obtenha pressão intra-abdominal de 15 mmHg.

❹ Escolha de sítio de acesso adicional. Para laparoscopia diagnóstica há necessidade de trocartes adicionais. Se a manipulação tecidual for mínima, um acesso suprapúbico talvez seja suficiente. Entretanto, caso haja necessidade de lise de aderências ou de maior manipulação de tecidos, é desejável instalar portais bilaterais nos quadrantes inferiores. Esses portais são instalados sob visualização direta, conforme descrito na Seção 42-1 (p. 1.115).

❺ Avaliação do abdome superior. Todos os procedimentos laparoscópicos iniciam-se com uma investigação completa e sistemática de toda a cavidade peritoneal, incluindo a pelve e o abdome superior. Tendo sido confirmado que a entrada foi feita com segurança, a região imediatamente abaixo do trocarte deve ser avaliada para a presença de sangramento ou outros sinais de trauma de entrada. Antes de colocar a paciente em posição de Trendelenburg, o abdome superior é avaliado. Especificamente, a superfície do fígado, a vesícula biliar, o ligamento falciforme, o estômago, o omento e os hemidiafragmas direito e esquerdo são inspecionados. Os colos ascendente, transverso e descendente também são examinados. Durante a inspeção da porção ascendente do colo, identifica-se o apêndice. Após o posicionamento da paciente em Trendelenburg, os intestinos e o omento são direcionados para o abdome superior, o que permite a exposição das estruturas retroperitoneais. Agora livre dos intestinos, a região imediatamente abaixo do local da entrada inicial é novamente examinada. Eventuais traumatismos anteriormente despercebidos nessa área e causados pela entrada inicial no abdome poderão ser identificados nesse momento.

6 Exame da pelve. Após a avaliação do abdome superior, a atenção é voltada para a pelve. Primeiro, o útero é retrofletido com a ajuda de um manipulador uterino, para melhor visualizar o fundo de saco anterior. O manipulador inclina o útero para cima e para a direita a fim de permitir a inspeção da parede lateral esquerda. A seguir, o útero é antefletido para acesso ao fundo de saco posterior. Finalmente, o útero é inclinado para a esquerda para revisão da parede lateral direita. As superfícies peritoneais são, portanto, sequencial e metodicamente inspecionadas. Durante o procedimento, buscam-se implantes endometrióticos, falhas ou janelas peritoneais, implantes malignos, aderências ou fibrose.

A seguir, ambos os ureteres são visualizados cursando desde o rebordo pélvico, descendo pela parede lateral da pelve até o colo uterino. Avaliam-se peristalse e calibre. Também devem ser verificados tamanho, forma e textura do útero. Para examinar as tubas uterinas o cirurgião pode posicionar uma pinça romba no fundo de saco e deslizá-la para frente e lateralmente. Ao fazer isso, tuba e ovário são afastados do fundo de saco posterior ou fossa ovariana para inspeção.

7 Procedimentos laparoscópicos indicados. Após avaliação visual da patologia encontrada, os procedimentos indicados são realizados. Se forem encontradas aderências, elas serão seccionadas conforme descrito na Seção 42-1 (p. 1.119).

8 Esvaziamento do abdome e retirada dos acessos. Ao final da laparoscopia, suspende-se a insuflação de CO_2 e a tubulação de gás é desconectada do trocarte primário. As portas de gás em todos os trocarte são abertas para retirada do gás da cavidade abdominal. Para prevenir irritação diafragmática por retenção de CO_2, aplica-se pressão manual sobre o abdome para auxiliar a expelir o gás remanescente. Durante esse processo, os trocartes secundários são removidos sob visualização laparoscópica. Assim, é possível avaliar se há sangramento por perfuração de vasos que possa ter estado tamponado por esses trocartes. Adicionalmente, evita-se que haja herniação de intestino ou de omento por esses trocartes para a parede anterior do abdome. O pneumoperitônio também pode funcionar como tampão intraoperatório. Consequentemente, os possíveis pontos de sangramento devem ser reinspecionados após o esvaziamento do pneumoperitônio. Uma vez que todos os trocartes secundários tenham sido retirados, o trocarte primário é removido, mantendo-se o laparoscópio no abdome. O laparoscópio é então lentamente retirado para visualização do abdome e do sítio de entrada a fim de buscar por evidências de sangramento e evitar que vísceras sejam tracionadas pelo sítio de acesso.

9 Fechamento da incisão. Dependendo do seu tamanho, as incisões podem requerer pontos profundos na fáscia. Para evitar a formação de hérnia incisional, indica-se fechamento da fáscia sempre que se tenham usado trocartes com 10 mm ou mais (Lajer, 1997). O uso de trocarte não cortante reduz o risco (Liu, 2000). Se tiver sido realizada laparoscopia aberta, as suturas originalmente aplicadas na fáscia são retiradas do trocarte. Cada um desses fios é então trazido para a linha média da incisão, onde se aplicam nós simples para fechamento da abertura na fáscia.

As incisões na pele são fechadas com sutura subcuticular usando fio de absorção lenta 4-0. Alternativamente, a pele pode ser fechada com adesivo de cianoacrilato (Dermabond) ou fita cirúrgica (SteriStrips) (Cap. 40, p. 987).

PÓS-OPERATÓRIO

Dependendo do procedimento realizado, as pacientes podem receber alta no dia da cirurgia. Na maioria dos casos, as atividades físicas e a dieta podem ser liberadas de acordo com a tolerância da paciente.

42-3

Esterilização laparoscópica

Aproximadamente 700.000 procedimentos de esterilização tubária são realizados todos os anos nos Estados Unidos. Cerca de metade é realizada após parto ou gravidez interrompida, mas os demais são realizados independentemente de gravidez e são denominados *esterilização de intervalo* (Westhoff, 2000). Em sua maioria, esses procedimentos de intervalo são realizados por via laparoscópica, utilizando grampos ou clipes mecânicos, bandas de Silastic ou ligadura com sutura (Pati, 2000).

PRÉ-OPERATÓRIO

Avaliação da paciente

Gestação em curso

Há diversas medidas preventivas para evitar que se proceda à esterilização de mulheres em fase inicial de gestação não identificada. Uso de métodos contraceptivos bem antes da cirurgia, marcação do procedimento para a fase folicular do ciclo menstrual e dosagem pré-operatória de β-hCG no soro são métodos eficazes para prevenir e detectar gestações iniciais (American College of Obstetricians and Gynecologists, 2003).

Esfregaço preventivo

As pacientes que necessitem de tratamento de anormalidades epiteliais avançadas do colo uterino e desejem esterilização podem optar por histerectomia em detrimento de laqueadura das tubas como forma de atender ambas as necessidades. Consequentemente, as pacientes devem ser submetidas a exame de rastreamento.

Consentimento

Durante o processo de consentimento informado, as pacientes devem ser orientadas sobre métodos reversíveis de contracepção; sobre outros métodos permanentes, como vasectomia; e sobre a possibilidade de arrependimento futuro (American College of Obstetricians and Gynecologists, 2007d). A esterilização tubária é eficaz e deve ser considerada um método permanente pela paciente. O procedimento é seguro e são poucas as complicações associadas. Em geral, os riscos da esterilização laparoscópica são semelhantes aos da laparoscopia, discutidos na Seção 42-1 (p. 1.097).

Os clipes e as bandas usados para esterilização geralmente caem uma vez que tenha havido necrose e fibrose das extremidades das tubas (Fig. 42-3.1). Os clipes ectópicos, na maioria das vezes, são achados incidentais sem efeitos indesejáveis para a paciente, mas raramente podem desencadear reação local contra corpo estranho. Há na literatura médica relatos de casos raros de migração desses clipes para locais como bexiga, cavidade uterina e parede anterior do abdome (Gooden, 1993; Kesby, 1997; Tan, 2004).

Além dos riscos cirúrgicos, as taxas de insucesso na contracepção e de gestação relacionadas com cada procedimento devem ser discutidas com a paciente (Cap. 5, p. 145). Em geral, essas taxas são baixas e a esterilização tubária é um método eficaz de contracepção. Por esse motivo, as pacientes a serem submetidas devem ser positivas quanto ao seu desejo de esterilização permanente.

Entretanto, se houver gravidez, é maior o risco de gestação ectópica. A coagulação bipolar é o método com maior risco dessa complicação em comparação com clipes e bandas elásticas (Peterson, 1996). Consequentemente, a ocorrência de amenorreia após procedimento de esterilização determina a dosagem sérica de β-hCG para identificação de gravidez ectópica.

Preparo da paciente

Para os procedimentos de esterilização, antibioticoterapia e preparo intestinal normalmente não são indicados. Indicações de medidas profiláticas para as pacientes com maior risco de tromboembolismo venoso podem ser encontradas na Tabela 39-8 (p. 960).

INTRAOPERATÓRIO

PASSO A PASSO

1 Anestesia e posicionamento da paciente. Os procedimentos de esterilização tubária por via laparoscópica costumam ser realizados com anestesia geral, embora alguns pesquisadores tenham descrito o uso de microlaparoscopia com anestesia local ou regional (Siegle, 2005; Tiras, 2001).

Nas pacientes que receberam anestesia geral, os pesquisadores também avaliaram o uso adjunto de diversas técnicas de analgesia local. Especificamente para os procedimentos de esterilização, pode-se gotejar 5 mL de solução de bupivacaína a 0,25 ou 0,5% sobre a superfície serosa das tubas antes de sua oclusão (Brennan, 2004; Wrigley, 2000). A maioria dos trabalhos comparando os resultados com e sem essa analgesia tópica demonstrou melhora nos escores de dor no período pós-operatório imediato (30 minutos a 1 hora), mas nenhuma diferença global nos escores de dor mais tardios ou no consumo total de medicamentos para dor.

Alternativamente, há relatos de uso de solução de bupivacaína, por via transcervical, através de manipulador uterino com balão, para o lúmen das tubas uterinas. Entretanto, na maioria das avaliações esse método não se mostrou eficaz para redução da dor pós-operatória (Ng, 2002; Schytte, 2003).

A paciente é colocada em posição de litotomia dorsal com os braços ao lado do tronco, conforme descrito na Seção 42-1 (p. 1.100). Procede-se a exame bimanual para determinar o tamanho e a inclinação do útero. O tamanho do útero afeta a instalação do trocarte e a inclinação determina o posicionamento do manipulador uterino, quando indicado. Vagina e abdome são preparados para a cirurgia e a bexiga é drenada. Os procedimentos de esterilização são breves e raramente há necessidade de instalar cateter de Foley. Em muitas situações, posiciona-se um manipulador uterino ou uma gaze montada para produzir antefle-

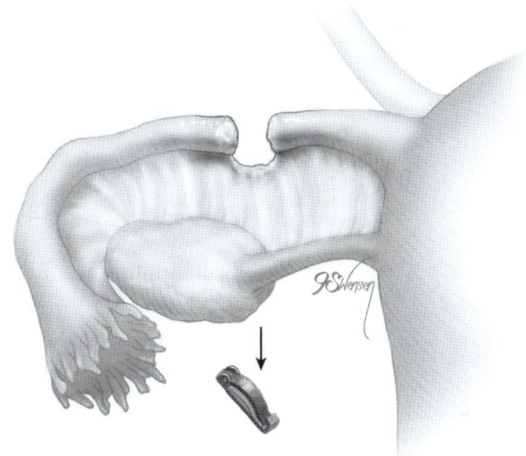

FIGURA 42-3.1 O clipe de Filshie pode cair após fibrose da extremidade da tuba uterina.

xão ou retroflexão uterina durante a avaliação da pelve (Seção 42-1, p. 1.102).

❷ Acesso abdominal e portais acessórios. Para todos os procedimentos de esterilização descritos, as etapas iniciais para acesso à cavidade abdominal são realizadas conforme descritas na Seção 42-1 (p. 1.110). Na maioria das situações, há necessidade de um portal acessório na linha média da região suprapúbica com o objetivo de alcançar ambas as tubas uterinas. Para um útero de tamanho normal, esse portal é posicionado 2 a 3 cm acima da sínfise pubiana. Entretanto, para úteros maiores, essa posição deve ser movida em sentido cefálico de acordo com a necessidade para acesso a ambas as tubas. Uma vez que os acessos estejam instalados, procede-se à inspeção do abdome e da pelve antes da intervenção planejada.

❸ Clipe de Filshie. O clipe de titânio de Filshie é aplicado com a ajuda de um aplicador padronizado que abriga o clipe no interior de sua mandíbula de ação única. Quando a mandíbula é fechada, o clipe é fechado ao redor da tuba uterina.

❹ Manipulação da tuba uterina. Inicialmente, passa-se uma pinça romba ou uma pinça atraumática através do portal auxiliar. Para ajudar no posicionamento do clipe, o cirurgião estira a tuba uterina horizontal e lateralmente. Ao mesmo tempo, pode-se utilizar o manipulador uterino para inclinar o útero lateralmente na direção oposta. A pinça romba é então removida para que seja inserido o aplicador do clipe.

❺ Inserção do aplicador. Para sua aplicação, o clipe de Filshie é mantido no interior do aplicador e inserido no abdome através da cânula auxiliar. O cirurgião deve fechar pela metade a mandíbula superior do aplicador para inseri-lo e ao clipe através da cânula. O cabo do aplicador não deve ser segurado com muita força, uma vez que isso poderia fechar e trancar prematuramente o clipe (Penfield, 2000).

Uma vez que o clipe de Filshie surja da cânula, o aplicador é lentamente aberto. A mandíbula do aplicador tem a propriedade de se abrir mais rapidamente que o clipe. Com isso, é possível que o clipe caia do aplicador para o interior do abdome. Clipes eventualmente perdidos idealmente devem ser recuperados, mas se um clipe aberto se perder entre as alças intestinais, normalmente não há necessidade de laparotomia para sua recuperação.

❻ Posicionamento do clipe de Filshie. Com o clipe totalmente aberto, clipe e aplicador são posicionados com uma mandíbula acima e outra abaixo da tuba uterina, em um local situado no segmento do istmo tubário e 2 a 3 cm distante do corno uterino (Fig. 42-3.2). Toda a largura da tuba deve estar contida na base do clipe. A extremidade distal da mandíbula inferior deve ser visível através da mesossalpinge.

❼ Aplicação do clipe de Filshie. Uma vez que se tenha comprovado que o clipe está corretamente posicionado, o cirurgião lentamente aperta o controle manual do aplicador até o fim. Com essa ação, a porção superior do clipe é lentamente comprimida e cerrada sobre a extremidade inferior (Fig. 42-3.3). Assim, a tuba é achatada dentro do clipe (Fig. 42-3.4). Com a abertura lenta do aplicador, o clipe é automaticamente liberado uma vez que esteja preso na tuba. Essas etapas são repetidas na outra tuba. Se houver qualquer dúvida quanto ao posicionamento correto do clipe, um segundo dispositivo deve ser aplicado na mesma tuba.

Raramente ocorre de a tuba ser seccionada pelo clipe. Em geral, essa complicação está associada a tubas maiores que tenham sido grampeadas muito rapidamente. Para finalizar a esterilização, deve-se aplicar um clipe em cada extremidade da tuba seccionada.

❽ Coagulação eletrocirúrgica bipolar. Inicialmente, a tuba uterina é identificada e pinçada na região do istmo no mínimo 2 a 3 cm lateralmente ao corno uterino (Fig. 42-3.5). O posicionamento aqui é importante, uma vez que a pressão de fluxo menstrual retrógrado contra um coto coagulado que tenha sido posicionado muito próximo do corno uterino aumenta o risco de recanalização e formação de fístula. A manutenção de um segmento de 2 a 3 cm proporciona espaço suficiente para a absorção de líquidos in-

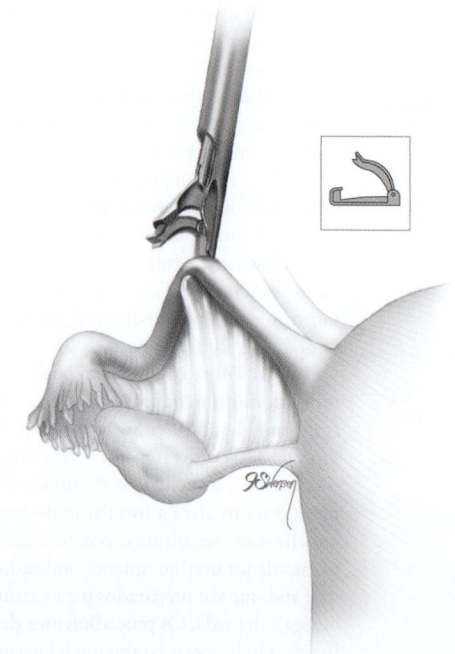

FIGURA 42-3.2 Clipe de Filshie aberto dentro do aplicador.

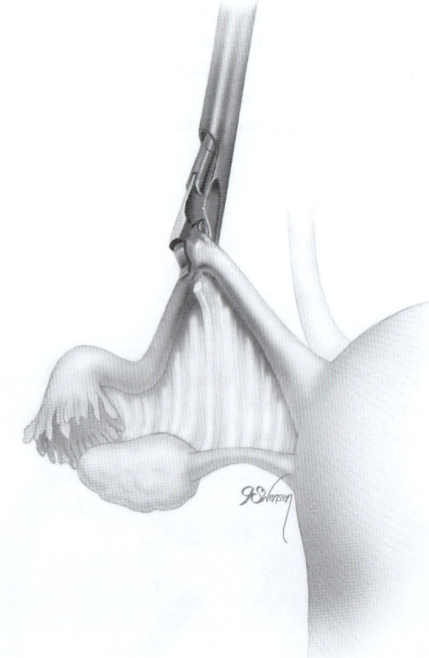

FIGURA 42-3.3 Aplicação do clipe ao redor da tuba uterina.

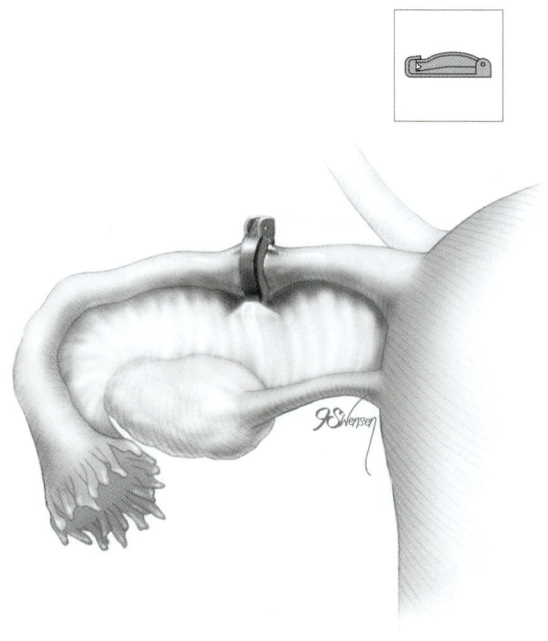

FIGURA 42-3.4 Clipe fechado ao redor da tuba.

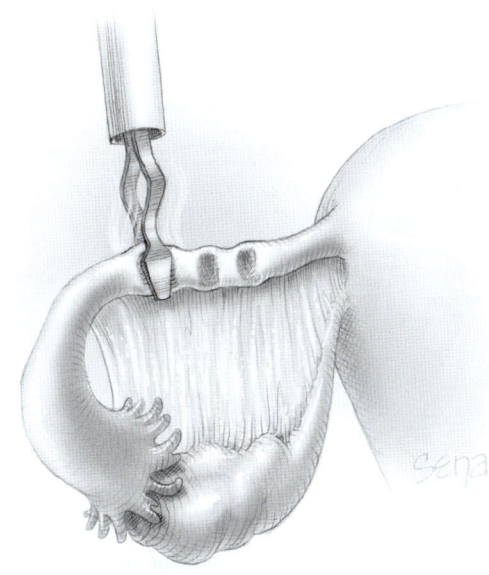

FIGURA 42-3.5 Coagulação eletrocirúrgica bipolar.

trauterinos sem que haja aumento da pressão contra o coto.

⑨ Eletrocoagulação. As chapas de coagulação da pinça bipolar devem abarcar a tuba. A hiperextensão do alcance pode levar à coagulação parcial da mesossalpinge e à coagulação incompleta de toda a largura da tuba. Antes de se aplicar a corrente, a tuba deve ser ligeiramente elevada e afastada das estruturas adjacentes para evitar lesão térmica. Conforme a corrente é aplicada, a tuba aumenta de tamanho e com frequência surgem bolhas de líquido no tecido. A corrente é mantida até que a tuba esteja totalmente dessecada. Quando não se atinge esse desfecho a maior a taxa de insucesso na contracepção (Soderstrom, 1989). Como a inspeção visual da tuba normalmente é inadequada para verificar o dessecamento total, na maioria dos geradores bipolares foi incorporado um amperímetro. É a água que conduz corrente pelos tecidos. Assim, os tecidos totalmente dessecados são incapazes de conduzir corrente. Por esse motivo, mantém-se o fluxo de corrente durante o processo de coagulação até que não haja mais registro no amperímetro de corrente elétrica através da tuba. A tuba é então liberada.

Um segundo local lateral, mas contíguo, com o primeiro segmento coagulado, é pinçado e submetido à coagulação. São coagulados sequencialmente dois ou três locais contíguos. Assim, são ocluídos 3 cm ao longo da extensão da tuba (ver Fig. 42-3.5). A coagulação por menor extensão pode permitir a recanalização e levar a insucesso na contracepção (Peterson, 1999). Essas etapas são repetidas na outra tuba uterina.

Ocasionalmente, após a coagulação, a tuba pode ficar presa às chapas. Para liberar a tuba, o cirurgião lentamente abre as chapas e gentilmente gira a pinça para a direita e para a esquerda. Além disso, procede-se à irrigação suave da região dessecada para ajudar a liberar a tuba aderida.

⑩ Anel de Falópio (Banda de Silastic). O anel de Falópio de Silastic é aplicado com a ajuda de um aplicador metálico padronizado. Para resumir o processo, a pinça do aplicador puxa um segmento da tuba para dentro de sua bainha interna e a bainha externa força a banda de Silastic por sobre a bainha interna envolvendo a alça da tuba uterina.

⑪ Carregamento do anel. Antes de sua inserção no abdome, o anel de Falópio é inserido ao redor da ponta distal da bainha interna do seu aplicador utilizando guia e carregador específicos (Fig. 42-3.6).

⑫ Posicionamento do anel. Uma vez que tenha sido inserido pelo portal auxiliar, as tenazes do aplicador são abertas e posicionadas ao redor de toda a tuba uterina, a aproximadamente 3 cm do corno uterino. Elas seguram a mesossalpinge diretamente na sua ligação com a tuba. Assim, evita-se a entrada de

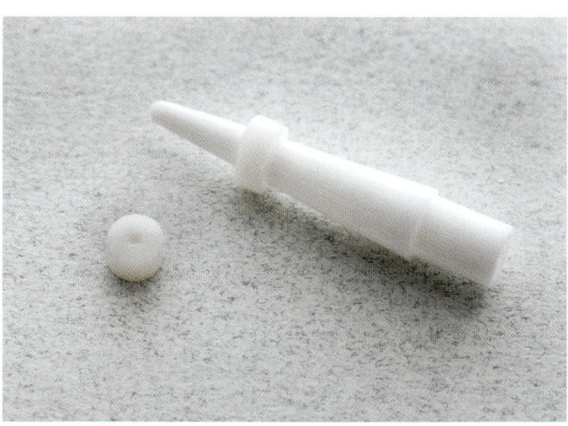

FIGURA 42-3.6 Anel de Falópio (*à esquerda*) e o anel inserido ao redor do seu carregador (*à direita*).

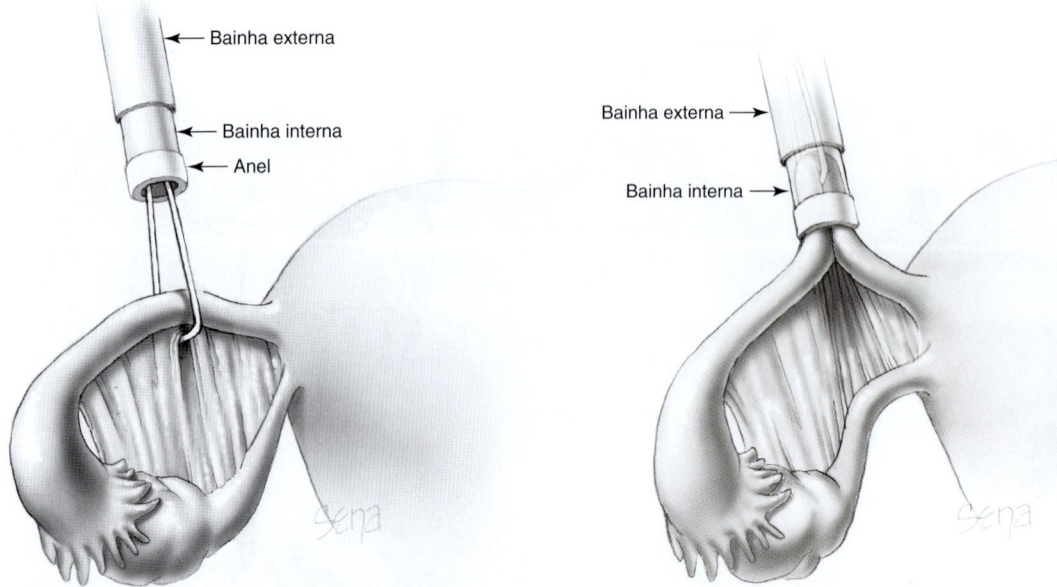

FIGURA 42-3.7 Posicionamento do aplicador do anel de Falópio.

FIGURA 42-3.8 Tuba inserida na bainha interna.

mesossalpinge em excesso na bainha interna (Fig. 42-3.7).

13 Aplicação do anel. O disparo do aplicador retrai as tenazes, que tracionam uma alça de aproximadamente 1,5 cm para o interior da bainha interna. O comprimento total do segmento tubário contido no interior da bainha interna é de 3 cm (Fig. 42-3.8).

A bainha externa é, então, avançada na direção da base da alça. A bainha extena empurrra a banda de Silastic sobre a base da alça (Fig. 42-3.9). Após a aplicação da banda, a base da alça deve ficar pálida por isquemia (Fig. 42-3.10). Essas etapas são repetidas na outra tuba.

14 Situações específicas. A transecção da tuba é incomum e, nesses casos, é possível aplicar um anel de Falópio a cada um dos segmentos seccionados. Os vasos na mesossalpinge ocasionalmente podem se romper e sangrar quando as tenazes e o tubo são retirados da bainha interna. Na maioria dos casos, a banda de Silastic, uma vez aplicada à base da alça, controlará o sangramento. Assim, raramente é necessário usar coagulação eletrocirúrgica para hemostasia.

15 Aplicação do clipe de Hulka. O clipe plástico de Hulka também é conhecido como clipe de mola, em razão da mola metálica externa que o prende no local. Os equipamentos necessários são o clipe propriamente dito e um aplicador metálico padronizado que o segura o clipe durante a aplicação.

16 Manipulação da tuba uterina. Inicialmente, uma pinça romba ou uma pinça atrau-

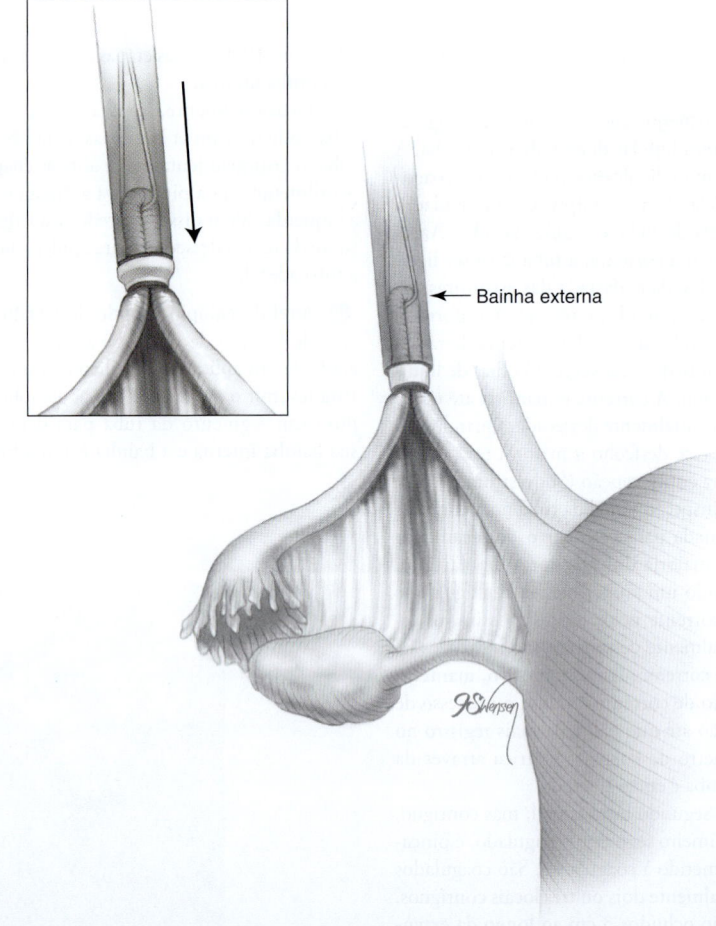

FIGURA 42-3.9 A bainha externa (*destacada*) deslizou sobre a bainha interna forçando o anel de Falópio a sair da bainha externa para a tuba uterina.

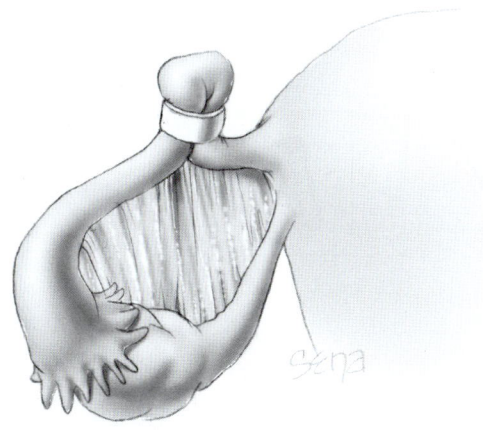

FIGURA 42-3.10 Anel de Falópio colocado.

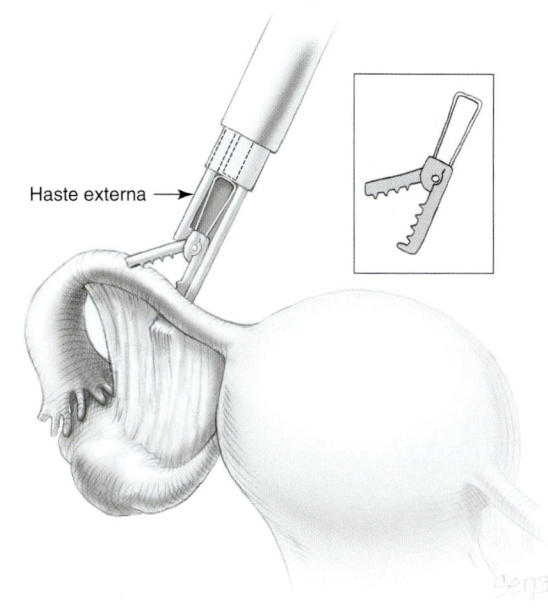

FIGURA 42-3.11 Aplicação de clipe de Hulka.

mática é inserida pelo portal acessório. A tuba uterina é hiperestirada horizontal e lateralmente para auxiliar na aplicação do clipe. Ao mesmo tempo, pode utilizar um manipulador uterino para inclinar o útero lateralmente e na direção oposta.

🔟 **Carregamento do clipe.** Antes de inserir o aplicador pelo trocarte auxiliar, o gatilho do aplicador é gentilmente pressionado pelo polegar do cirurgião. Essa ação faz avançar a haste externa do aplicador para baixo e sobre a parte superior do clipe. Assim, as mandíbulas do aplicador são fechadas até que estejam a 1 mm uma da outra. Esta é a posição destravada que, ainda assim, permite que clipe e aplicador sejam inseridos pela cânula acessória.

🔟 **Aplicação do clipe.** Uma vez dentro do abdome, o gatilho do aplicador é puxado para trás, a haste externa se retrai e a mandíbula superior do clipe é reaberta. Mantido dentro das mandíbulas do aplicador, o clipe assim aberto é posicionado transversal ao istmo estreito da tuba uterina, 2 a 3 cm distante do corno uterino, e perpendicular ao eixo longitudinal da tuba (Fig. 42-3.11). As mandíbulas são posicionadas ao redor da tuba de forma a direcioná-la para o interior do cruzamento das mandíbulas do clipe. Com isso facilita-se a oclusão total da tuba, uma vez que ela passa a estar achatada de um lado ao outro da base do clipe em fechamento. Além disso, o posicionamento da ponta distal do aplicador com o clipe deve ser feito de modo a que o clipe incorpore uma pequena porção da mesossalpinge adjacente.

🔟 **Fechamento do clipe.** Uma vez que as mandíbulas do aplicador estejam apropriadamente posicionadas, o gatilho é lentamente acionado pelo polegar para empurrar para frente a haste externa do aplicador e fechar o clipe ao redor da tuba (Fig. 42-3.12). O clipe aplicado deve ser inspecionado para confirmar que tenha incluído totalmente o segmento da tuba.

Se a instalação estiver correta, o gatilho deve ser totalmente pressionado. Assim, a haste central do aplicador é forçada para frente de encontro à cabeça de biela da mola metálica do clipe (Fig. 42-3.13). A mola é empurrada para fora e ao redor da estrutura plástica do clipe para comprimir e cerrar suas mandíbulas superior e inferior. Aplica-se um clipe em cada tuba. Se houver algum problema na aplicação, pode-se usar um segundo clipe lateralmente ao primeiro.

🔟 **Método de Pomeroy com alça endoscópica.** Esse método pode ser usado para esterilização, mas é mais utilizado para excisão de gestação ectópica tubária. Na Seção 42-4 (p.

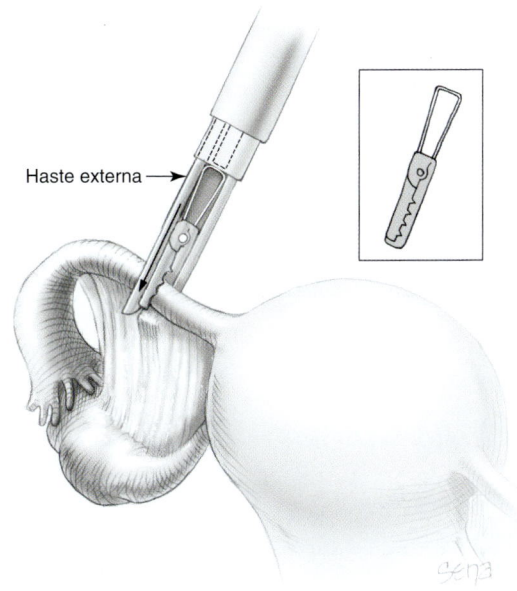

FIGURA 42-3.12 Fechamento do clipe de Hulka.

1.130) o método é descrito e ilustrado com figuras.

PRÉ-OPERATÓRIO

As orientações pós-operatórias são semelhantes àquelas descritas para laparoscopia diagnóstica. A esterilização é imediata e as relações sexuais podem ser retomadas a critério da paciente.

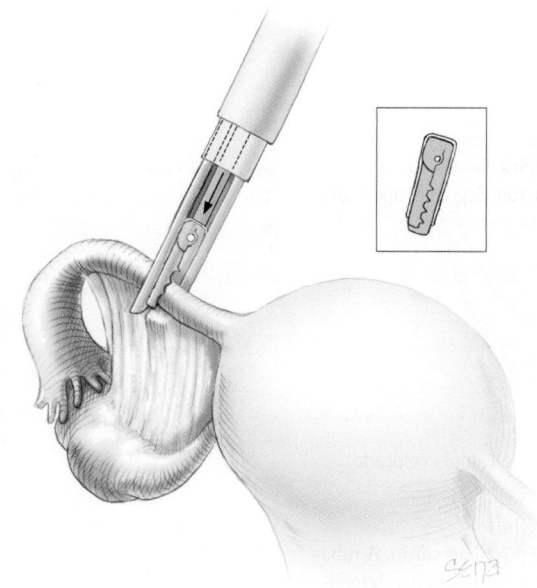

FIGURA 42-3.13 Mola do clipe de Hulka trancada.

42-4

Salpingectomia laparoscópica

Na maioria dos casos, a condução laparoscópica da gravidez ectópica é a abordagem cirúrgica preferencial. Tal abordagem proporciona tratamento eficaz e seguro da tuba uterina afetada ao mesmo tempo em que oferece à paciente as vantagens na recuperação inerentes à laparoscopia. Em alguns casos, dá-se preferência à salpingostomia laparoscópica para tratar a tuba afetada e preservar a fertilidade (Seção 42-5, p. 1.131). Entretanto, se não houver interesse em fertilidade, ou se a lesão tubária ou o sangramento não permitirem salvamento da tuba, o procedimento indicado é a salpingectomia laparoscópica.

Além disso, a salpingectomia também pode ser usada para remoção de hidrossalpinge em mulheres a serem submetidas à fertilização *in vitro* (FIV). Há trabalhos que demonstraram aumento nas taxas de fertilidade se essas tubas forem retiradas (Cap. 9, p. 273). Mais raramente, pode-se utilizar a salpingectomia total como método de esterilização. Essa indicação é especialmente atraente nos casos em que a técnica de esterilização primária tenha fracassado.

PRÉ-OPERATÓRIO

Consentimento

Os riscos gerais da cirurgia laparoscópica foram discutidos na Seção 42-1 (p. 1.097). Com a salpingectomia é possível haver lesão do ovário ipsilateral. Assim, a possibilidade de ooforectomia e seus efeitos sobre a fertilidade e a função hormonal devem ser discutidos. Além disso, antes da cirurgia, o desejo da paciente de engravidar no futuro deve ser investigado. Se não houver interesse em fertilidade futura ou se tiver havido fracasso em tentativa anterior de esterilização, a laqueadura tubária contralateral ou a salpingectomia bilateral podem ser opções razoáveis no momento da cirurgia.

Após o tratamento cirúrgico de gravidez ectópica, é possível que haja persistência de tecido trofoblástico. O risco de doença trofoblástica persistente é menor com salpingectomia do que com salpingostomia e será discutido em mais detalhes na Seção 42-5 (p. 1.131).

Preparo da paciente

Rotineiramente solicitam-se hemograma completo, dosagem de β-hCG e tipo sanguíneo com fator Rh. Se a salpingectomia for realizada em paciente com gravidez ectópica, é possível que haja sangramento substancial. Assim, a paciente deve ter seu tipo sanguíneo determinado com prova cruzada para concentrados de hemácias e outros hemoderivados conforme a indicação. A salpingectomia está associada a baixas taxas de infecção. Consequentemente, em geral não se administra antibioticoterapia pré-operatória. Para aquelas que estejam sendo submetidas a salpingectomia laparoscópica para gravidez ectópica, normalmente indica-se profilaxia para tromboembolismo venoso (TEV) em razão do estado de hipercoagulabilidade associado à gravidez (Tabelas 39-8 e 39-9, p. 960). Para profilaxia de TEV nas pacientes com sangramento ativo, dá-se preferência aos dispositivos pneumáticos de compressão intermitente.

INTRAOPERATÓRIO

Instrumentos

A maioria dos instrumentos necessários é encontrada na bandeja padrão para laparoscopia. Contudo, há necessidade de sistema de aspiração/irrigação durante a salpingectomia para remoção do sangue originado da gravidez ectópica rota. Dependendo do tamanho da gravidez ou da presença de hidrossalpinge, talvez haja necessidade de bolsa endoscópica para coleta do material.

Na salpingectomia, a tuba uterina e a mesossalpinge devem ser ligadas e submetidas a excisão, o que pode ser feito com instrumentos bipolares, bisturi harmônico ou fio em alça laparoscópica (Endoloop). Esses instrumentos talvez não estejam previamente disponíveis em todas as salas de cirurgia e aqueles que se pretenda usar devem ser requisitados antes do procedimento.

PASSO A PASSO

1 **Anestesia e posicionamento da paciente.** A paciente é preparada e posicionada para cirurgia laparoscópica (Seção 42-1, p. 1.100).

2 **Acesso abdominal.** O acesso à cavidade abdominal é obtido com técnicas laparoscópicas e normalmente dois ou três trocartes acessórios são adicionados (Seção 42-1, p. 1.110). Dependendo do estágio da gravidez, é possível que seja necessário portal com 10 mm ou mais para permitir a retirada da peça ao final da cirurgia. Uma vez instalados os acessos, deve-se proceder à inspeção completa do abdome e da pelve antes do procedimento planejado.

3 **Incisão da mesossalpinge.** A tuba afetada é levantada e segura com pinça atraumática. Posicionam-se eletrodos bipolares tipo Kleppinger cruzando o segmento proximal da tuba uterina. Uma corrente cortante de 25 W deve ser suficiente (Fig. 42-4.1). Quando for identificada amperagem zero, pode-se utilizar uma tesoura para seccionar a tuba dessecada.

A pinça Kleppinger é então avançada até o segmento mais proximal da mesossalpinge. Novamente, aplica-se corrente e o

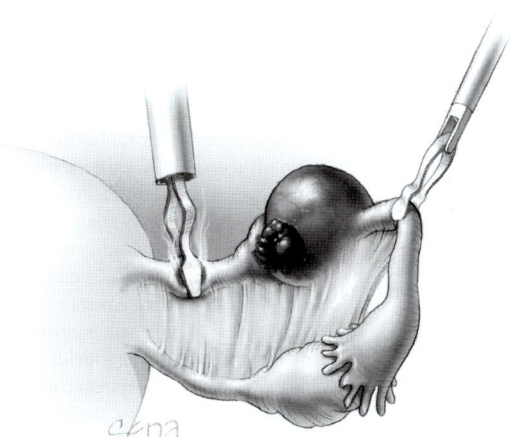

FIGURA 42-4.1 Dessecamento da tuba uterina.

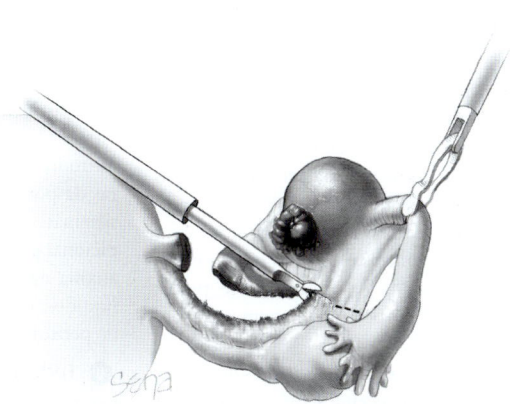

FIGURA 42-4.2 Incisão da mesossalpinge.

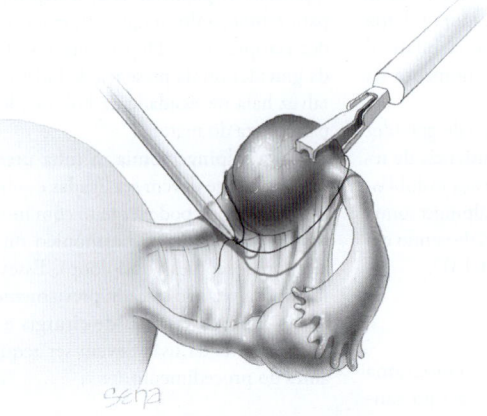

FIGURA 42-4.3 Ligadura em alça por via endoscópica.

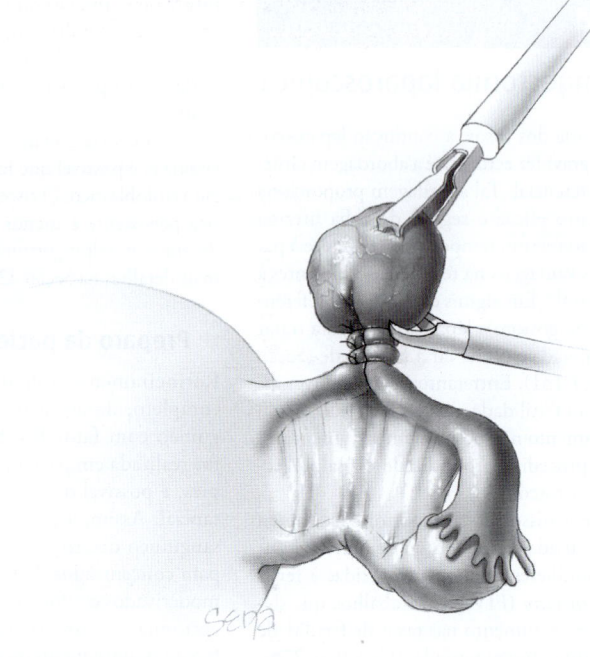

FIGURA 42-4.4 Excisão do segmento tubário.

tecido dessecado é seccionado. Esse processo sequencialmente avança da mesossalpinge proximal para a distal sob a ampola tubária (Fig. 42-4.2).

Alternativamente, é possível ligar a tesoura monopolar à corrente. Nessa técnica, os vasos no interior da mesossalpinge são submetidos a coagulação eletrocirúrgica antes de serem cortados. Quando a mesossalpinge distal é seccionada, a tuba é liberada.

Outros tipos de energia também podem ser usados com successo. As tecnologias bipolares avançadas (Ligasure, EnSeal), energia *laser* e bisturi harmônico são opção cabíveis. A *expertise* do cirurgião com uma modalidade em particular determina a escolha. Uma ou mais dessas opções pode ser escolhida com base na patologia pélvica ou na existência de aderências. A principal preocupação com qualquer dessas ferramentas é a transmissão de calor aos tecidos vizinhos.

4 Ligadura por alça endoscópica. Alternativamente, pode-se interromper o suprimento vascular da tuba uterina no interior da mesossalpinge. A Figura 42-4.3 ilustra uma alça de sutura aplicada por via endoscópica envolvendo o segmento de tuba uterina que contém uma gravidez ectópica. Estão disponíveis alças com fio absorvível ou fio de absorção lenta e ambas são adequadas para esse procedimento. São aplicadas duas a três alças de sutura em sequência e a tuba distal a essas ligaduras é seccionada com tesoura (Fig. 42-4.4). Em sua maioria, as gestações ectópicas são pequenas e maleáveis. Consequentemente, podem ser apreendidas com segurança por pinças e trazidas para um dos trocartes acessórios. A seguir, trocarte, pinças e tecido ectópico podem ser removidos em conjunto.

As gestações ectópicas maiores devem ser colocadas em bolsas endoscópicas para evitar fragmentação durante sua retirada via portal de acesso laparoscópico (Fig. 42-1.12, p. 1.104). Alternativamente, os sacos gestacionais mais desenvolvidos podem ser morcelados com tesoura ou morcelador laparoscópico e seus fragmentos retirados. Esse método não é o ideal, tendo em vista a possibilidade teórica de aumento do risco de persistência de tecido trofoblástico.

5 Irrigação. Para a remoção de todo o tecido trofoblástico, pelve e abdome devem ser irrigados e aspirados para retirada completa de sangue e debris teciduais. Especialmente quando tiver havido necessidade de morcelamento. Ao utilizar o sistema de aspiração/irrigação, o cirurgião deve posicionar todos os orifícios de sucção no interior do líquido acumulado a ser aspirado. Assim, evita-se a retirada inadvertida do gás de insuflação, o que levaria ao colapso do campo operatório. Além disso, a sonda pode danificar vísceras, especialmente estruturas delicadas como fímbrias tubares e epiplon intestinal. Para evitar esse dano, a aspiração deve ser feita quando houver uma distância segura das estruturas vulneráveis e com a assistência de outro instrumento para afastar essas estruturas da ponta de sucção. A passagem lenta e sistemática da posição de Trendelenburg tradicional para Trendelenburg reversa também auxilia na retirada de tecidos desgarrados e líquidos, que devem ser aspirados da cavidade peritoneal.

6 Fechamento da ferida. As etapas cirúrgicas seguintes seguem as descritas para laparoscopia (Seção 42-1, p. 1116).

PÓS-OPERATÓRIO

Assim como ocorre na maioria das cirurgias laparoscópicas, as pacientes podem retornar à dieta e às atividades físicas de acordo com sua vontade, normalmente em alguns dias.

Após gravidez ectópica

Se a salpingectomia tiver sido realizada para gravidez ectópica, as pacientes Rh negativas devem receber 50 a 300 µg (1.500 UI) de imunoglobulina anti-Rh_0 (D) por via intramuscular no prazo de 72 horas (Cap. 6, p. 176). Para identificar as pacientes com persistência de tecido trofoblástico, deve-se manter monitoramento dos níves séricos de β-hCG até que estejam indetectáveis (Seifer, 1997). Spandorfer e colaboradores (1997) compararam os níveis séricos de β-hCG no primeiro dia de pós-operatório com aqueles dosados antes da cirurgia. Os autores observaram percentagem significativamente menor de persistência de tecido trofoblástico nos casos em que o nível de β-hCG caiu mais de 50% e nenhum caso quando o nível declinou mais de 77%. Até que os níveis sejam indetectáveis, a paciente deve usar método contraceptivo eficaz a fim de evitar confusão entre persistência de tecido trofoblástico e nova gravidez.

A ovulação pode voltar a ocorrer até duas semanas após o final de gravidez inicial. Portanto, os casais que desejarem contracepção devem iniciá-la logo após a cirurgia. Finalmente, as paciente devem ser orientadas sobre o risco aumentado de novas gestações ectópicas.

42-5

Salpingostomia laparoscópica

No tratamento cirúrgico da gravidez ectópica, dentre os objetivos estão suporte hemodinâmico, retirada de todo o tecido trofoblástico, reparo ou excisão da tuba atingida e preservação da fertilidade, quando desejada. Para as pacientes com gravidez ectópica, a salpingostomia linear laringoscópica oferece as vantagens cirúrgicas da laparoscopia, além da oportunidade de manter a fertilidade com preservação da tuba atingida (Cap. 7, p. 211). Consequentemente, essa abordagem é considerada como primeira linha de tratamento cirúrgico para mulheres com istmo íntegro ou gestação ectópica na ampola que manifestem desejo de engravidar. O sucesso é afetado principalmente pelo volume de sangramento, capacidade de controlá-lo e grau de lesão tubária.

PRÉ-OPERATÓRIO

Consentimento

Os riscos relacionados com salpingostomia são semelhantes àqueles descritos para salpingectomia laparoscópica (Seção 42-4, p. 1.097). É importante ressaltar que com a salpingostomia a paciente deve ser informada sobre a possibilidade de salpingectomia caso a tuba tenha dano irreparável ou com sangramento incontrolável. Além disso, as taxas de doença trofoblástica persistente são maiores com a salpingostomia em comparação com a retirada de todo o segmento afetado da tuba.

Sangramento

Em razão da grande vascularização do tecido placentário, a ruptura dos seus vasos durante a retirada da gravidez ectópica pode levar a hemorragia intensa. A capacidade de contração da camada muscular tubária é mínima e, assim, o sangramento que ocorre durante a salpingostomia deve ser controlado externamente, por exemplo, com coagulação eletrocirúrgica. Há diversos dispositivos apropriados a esse fim e o microdispositivo bipolar é eficaz para obter hemostasia com transmissão mínima de calor. Algumas vezes, o sangramento pode ser extensivo e persistente, tornando inevitável a salpingectomia parcial ou total.

Para melhora da hemostasia foram investigados agentes vasoconstritores como a vasopressina. Soluções contendo 20 U de vasopressina em 30 a 100 mL de soro fisiológico são adequadas. A mesossalpinge é infiltrada com aproximadamente 10 mL da solução. Em razão dos possíveis efeitos vasoconstritores sistêmicos da vasopressina, deve-se evitar injeção intravascular. Outra abordagem possível é a injeção da solução no segmento da tuba a ser incisado. A escolha depende da preferência do cirurgião. Outras complicações e contraindicações da vasopressina serão discutidas na seção 42-9 (p. 1.141). Dentre os benefícios da vasopressina estão menor frequência no uso de eletrocirurgia, redução do tempo cirúrgico e menores taxas de conversão para laparotomia.

Na tentativa de evitar as complicações cardiovasculares da vasopressina, Fedele e colaboradores (1998) diluíram 20 U de ocitocina em 20 mL de solução salina e injetaram na mesossalpinge. O uso da ocitocina tem como objetivo a contração da musculatura lisa da tuba produzindo vasoconstrição dos vasos da mesossalpinge. Esses pesquisadores observaram maior facilidade para enucleação do saco gestacional, menor volume de sangramento e uso menos frequente de eletrocirurgia.

Persistência de tecido trofoblástico

No tratamento de gravidez ectópica, é possível haver persistência de tecido trofoblástico em 3 a 20% dos casos (Cap. 7, p. 212). Os implantes remanescentes normalmente envolvem a tuba uterina, mas foram encontrados implantes trofoblásticos extratubários no omento e em superfícies peritoneais abdominais e pélvicas. Os implantes peritoneais geralmente medem entre 0,3 e 2,0 cm e se apresentam como nódulos vermelhos-escuros (Doss, 1998). A hemorragia pós-operatória é a complicação mais grave (Giuliani, 1998).

O risco de persistência de tecido trofoblástico é mais alto após salpingostomia laparoscópica, especialmente nos casos em que são retirados sacos gestacionais iniciais pequenos. Nesses casos, o plano de clivagem entre o trofoblasto invasivo e o sítio de implantação na tuba não está bem definido. Com isso, a dissecção é mais difícil, com possibilidade de insucesso na retirada de todos os produtos da concepção. Dentre as recomendações para prevenção dessa complicação estão irrigação e aspiração total do abdome, limitação da inclinação na posição de Trendelenburg para reduzir o fluxo de sangue e de tecidos ao abdome superior, e uso de bolsas endoscópicas para recolher os sacos gestacionais maiores (Ben-Arie, 2001).

INTRAOPERATÓRIO

Instrumentos

Os instrumentos específicos necessários à salpingostomia são os mesmos descritos para salpingectomia e devem estar disponíveis caso haja necessidade deste procedimento (Seção 42-4, p. 1.129).

PASSO A PASSO

1 Anestesia e posicionamento da paciente. A paciente é preparada e posicionada para cirurgia laparoscópica, conforme descrito na Seção 42-1 (p. 1.100).

2 Acesso ao abdome. O acesso ao abdome é obtido com técnicas laparoscópicas e normalmente são utilizados dois ou três portais acessórios. Dependendo do tamanho do saco gestacional ectópico, é possível que haja necessidade de portal acessório com 10 mm ou mais para permitir a retirada da peça cirúrgica. Uma vez que os trocartes tenham sido instalados, procede-se à inspeção sistemática do abdome e da pelve antes de prosseguir com o procedimento planejado.

3 Salpingostomia. A tuba uterina é elevada e sustentada com pinça atraumática. Por meio de agulha calibre 22 inserida através de um portal acessório, ou por meio de punção específica da parede abdominal, injeta-se solução de vasopressina na mesossalpinge abaixo da gravidez tubária. Antes da injeção deve-se aspirar o êmbolo para confirmar que a agulha não puncionou um vaso sanguíneo. Para infiltração da camada serosa sobrejacente ao tecido ectópico, deve-se utilizar uma agulha de calibre inferior a 25.

Utiliza-se uma ponta de agulha monopolar ajustada para voltagem de corte a fim de proceder a uma incisão longitudinal de 1 a 2 cm (Fig. 42-5.1). A incisão deve ser feita em posição oposta à mesossalpinge e sobre o segmento da tuba que cobre o saco gestacional submetido à distensão máxima. Podem ser usados tesouras laparoscópicas, *laser* de CO_2, eletrodo de agulha bipolar e bisturi harmônico.

4 Remoção do saco gestacional. Utilizam-se pinças atraumáticas para segurar uma das bordas da incisão, enquanto se insinua a ponta de uma sonda de aspiração/irrigação no plano entre a parede tubária e o saco gestacional (Fig. 42-5.2). A hidrodissecção é realizada em um dos lados da tuba e, a seguir, no outro lado. Utiliza-se a combinação de hidrodissecção sob alta pressão e divulsão suave com a ponta da sonda de aspiração para retirar da tuba todos os produtos da concepção. Alternativamente, para a extração do saco gestacional ou dos seus fragmentos, talvez seja necessário o auxílio de uma pinça para tecidos delicados.

5 Hemostasia. Os pontos de sangramento podem ser controlados com coagulação eletrocirúrgica monopolar ou bipolar (Fig. 42-5.3). A incisão na tuba é deixada aberta para que cicatrize por segunda intenção. Tulandi e Guralnick (1991) não encontraram diferenças na fertilidade e na formação de aderências comparando as salpingotomias com e sem sutura tubária. Até o momento, produtos de

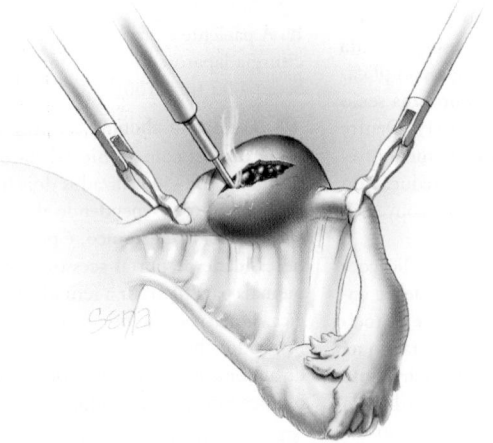

FIGURA 42-5.1 Salpingostomia.

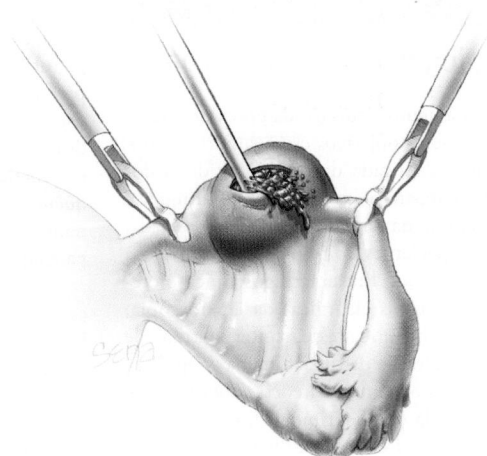

FIGURA 42-5.2 Hidrodissecção.

fibrina para hemostasia foram estudados em trabalhos de pequeno porte e merecem investigações complementares sobre a prevenção de aderências e os efeitos em futuras gestações (Mosesson, 1992).

6 Extração da peça cirúrgica. Em sua maioria, os sacos gestacionais ectópicos são pequenos e maleáveis. Consequentemente, podem ser segurados com firmeza por pinças e trazidos até um dos trocartes acessórios. Trocarte, pinça e tecido ectópico podem, então, ser removidos em conjunto. Sacos gestacionais maiores devem ser colocados em bolsa endoscópica para evitar fragmentação enquanto são retirados através do trocarte laparoscópico.

7 Irrigação. Para prevenção de persistência pós-operatória de tecido trofoblástico, pelve e abdome devem ser irrigados e aspirados para retirada total de sangue e debris teciduais.

8 Prevenção de aderências. Há medidas adjuntas que podem ser usadas para prevenção de aderências pós-operatórias. Contudo, não há evidências substanciais a comprovar que seu uso aumente a fertilidade, reduza a dor ou previna obstrução intestinal (American Society for Reproductive Medicine, 2008).

9 Fechamento da ferida. As etapas subsequentes para a finalização da cirurgia são as mesmas descritas para a laparoscopia (Seção 42-1, p. 1.116).

PÓS-OPERATÓRIO

Assim como na maioria das cirurgias laparoscópicas, as pacientes podem retomar a dieta e as atividades prévias ao procedimento de acordo com sua vontade, normalmente em alguns dias. Como descrito em mais detalhes na Seção 42-4 (p. 1.130), os tópicos pós-operatórios específicos aos casos de gravidez ectópica são administração de imunoglobulina anti-Rh às pacientes Rh-negativas, vigilância para doença trofoblástica persistente, provisão de contracepção e orientação sobre risco de nova gravidez ectópica.

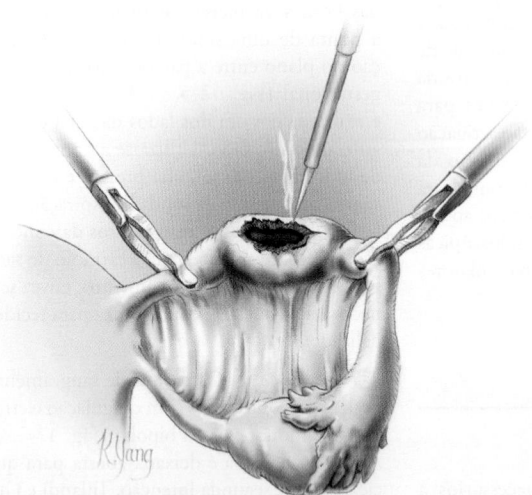

FIGURA 42-5.3 Coagulação das bordas da incisão.

42-6

Cistectomia ovariana ou ooforoplastia por via laparoscópica

Vários trabalhos atestaram a eficácia e a segurança da cistectomia por via laparoscópica no tratamento de cistos ovarianos. Além disso, em razão dos benefícios na fase de recuperação, a técnica laparoscópica é defendida por muitos como abordagem preferencial em mulheres com cistos ovarianos e baixo risco de câncer (Cap. 9, p. 263).

PRÉ-OPERATÓRIO

Avaliação da paciente

Ultrassonografia

Trata-se da principal ferramenta utilizada para diagnosticar patologias ovarianas e as características ultrassonográficas de um cisto ajudam a determinar o potencial de malignidade de uma dada lesão antes da cirurgia. Embora não seja comum, naquelas pacientes cujo resultados da análise ultrassonográfica de cistos ovarianos não tenha sido conclusiva, o imageamento por ressonância magnética talvez seja mais esclarecedor.

Marcadores tumorais

Normalmente dosa-se o CA-125 (*cancer antigen 125*) no pré-operatório de pacientes pós-menopáusicas ou em qualquer mulher cujo tumor apresente outros fatores de risco para câncer epitelial ovariano (Cap. 2, p. 41). Além disso, se houver suspeita, pode-se dosar alfafetoproteína sérica (AFP), lactato desidrogenase (LDH), inibina e β-hCG para excluir tumores ovarianos de células germinativas ou estromais do cordão sexual (Cap. 36, p. 881 e 888).

Consentimento

Antes da cirurgia, as pacientes devem ser informadas sobre as complicações específicas associadas à laparoscopia propriamente dita (Seção 42-1, p. 1.097). No que se refere especificamente à cistectomia ovariana, o risco de ooforectomia determinado por sangramento ou por lesão extrema do ovário deve ser discutido. Em muitos casos, os cistos são investigados e retirados em razão de haver preocupação quanto a possível malignidade. Consequentemente, as pacientes devem estar familiarizadas com as etapas necessárias ao estadiamento de câncer ovariano, para o caso de ser encontrada patologia maligna.

Preparo da paciente

As taxas de infecção da pelve e da ferida operatória após cistectomia ovariana e laparoscopia são baixas e, normalmente, não há indicação de antibioticoterapia profilática. A preparação intestinal geralmente não é necessária, mas pode ser considerada quando se antecipa que haja aderências extensivas. A profilaxia para tromboembolismo venoso (TEV) normalmente não é recomendada em casos de cistectomia laparoscópica. Entretanto, as pacientes com maior risco de malignidade e de TEV, ou com maior chance de conversão para laparotomia, talvez possam ser beneficiadas com medidas profiláticas (Tabela 39-9, p. 962).

INTRAOPERATÓRIO

Instrumentos

A maioria dos instrumentos necessários para a cistectomia ovariana é encontrada nas bandejas padronizadas para laparoscopia. Contudo, comumente faz-se necessário um sistema se aspiração/irrigação para remover o conteúdo dos cistos caso ocorra ruptura. Também é comum o uso de bolsa endoscópica. Uma vez contido por essa bolsa, o cisto pode ser descomprimido com agulha de aspiração. Se houver necessidade de ooforectomia, o ligamento infundibulopélvico deve ser ligado. Isso poderá ser feito com instrumentos bipolares, bisturi harmônico, alça de sutura laparoscópica ou grampeador. Tais instrumentos nem sempre estarão disponíveis e aqueles considerados necessários devem ser requisitados antes da cirurgia.

PASSO A PASSO

① Anestesia e posicionamento da paciente. A paciente é preparada e posicionada para cirurgia laparoscópica (Seção 42-1, p. 1.100). Procede-se a exame bimanual para determinar o tamanho e a posição do ovário e a inclinação do útero. A informação sobre o ovário determinará o posicionamento dos portais acessórios, e a inclinação uterina determinará a posição do manipulador uterino, caso haja necessidade de usar. O manipulador uterino pode auxiliar com a manipulação do útero e anexos. Antecipando-se à possível histerectomia como parte de estadiamento de câncer ovariano, a vagina e o abdome devem ser preparados para a cirurgia e um cateter de Foley deve ser instalado. A paciente recebe campo cirúrgico para permitir acesso estéril à vagina e ao abdome.

② Acesso abdominal. Os trocartes primário e secundário são instalados conforme descrito na Seção 42-1 (p. 1.110). Para inserção das bolsas endoscópicas, talvez haja necessidade de trocarte acessório com 10 mm ou mais para permitir a retirada da peça cirúrgica ao final do procedimento. Normalmente são necessários dois a três trocartes acessórios.

Após a entrada no abdome, deve-se proceder ao diagnóstico laparoscópico com inspeção completa da pelve e do abdome superior buscando por sinais de malignidade, como ascite e implantes peritoneais (Seção 42-2, p. 1.121). Lavados celulares obtidos nessas regiões podem ser mantidos até que se proceda à análise com técnica de congelamento da amostra para excluir malignidade. De forma semelhante, eventuais implantes peritoneais identificados devem ser submetidos a biópsia e enviados para exame intraoperatório. Se os resultados do exame patológico indicarem câncer, a cistectomia é suspensa com indicação para consulta intraoperatória a oncologista ginecologista.

③ Incisão ovariana. Antes da cistectomia ovariana, as aderências devem ser seccionadas para restaurar as relações anatômicas normais. Posiciona-se uma pinça romba sob o ligamento útero-ovárico e a superfície posterior do ovário para sua elevação. Uma pinça atrau-

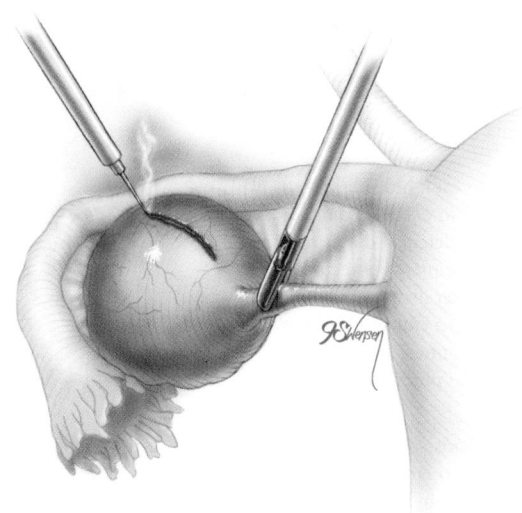

FIGURA 42-6.1 Incisão no ovário.

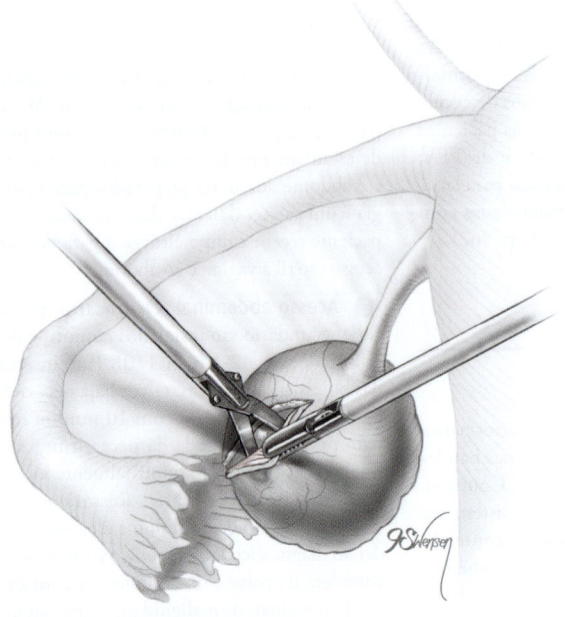

FIGURA 42-6.2 Início da dissecção.

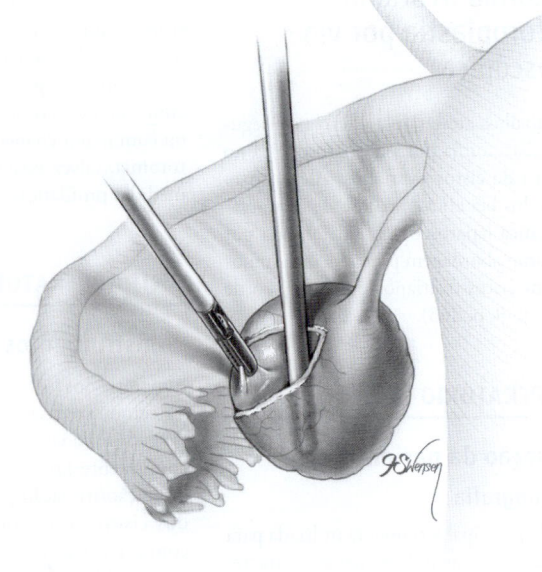

FIGURA 42-6.3 Hidrodissecção.

mática estabiliza o ovário e a pinça romba é retirada (Fig. 42-6.1). Um eletrodo de agulha monopolar é ajustado com voltagem de corte e usado para incisão da cápsula ovariana sobrejacente ao cisto. Outros possíveis dispositivos para incisão são a tesoura monopolar ou o bisturi harmônico. A incisão idealmente é feita na superfície antimesentérica do ovário para evitar dissecção, passando pela extensa vascularização na base do ovário. A incisão é estendida ao estroma ovariano até o nível da parede do cisto, mas sem rompê-lo.

❹ **Dissecção do cisto.** Cria-se um espaço entre o ovário e a parede do cisto utilizando pinça romba ou tesoura de dissecção (Fig. 42-6.2). Com pinça atraumática segura-se uma borda da incisão para insinuar uma pinça romba ou a ponta da sonda de irrigação/aspiração no plano de dissecção entre a cápsula ovariana e a parede do cisto (Fig. 42-6.3).

Procede-se à divulsão ou à hidrodissecção em um dos lados do cisto e, em seguida, no outro. Dependendo da aderência do cisto aos tecidos ovarianos circundantes, a cistectomia algumas vezes irá requerer dissecção com lâmina usando tesoura. Após a enucleação do cisto, os pontos de sangramento são coagulados, ou os vasos isolados são pinçados e coagulados (Fig. 42-6.4).

❺ **Remoção do cisto.** Após sua separação do ovário, o cisto é colocado em uma bolsa endoscópica (Fig. 42-6.5). Com sua abertura fechada, a bolsa é trazida até a parede anterior do abdome (Fig. 42-6.6). Dependendo do seu tamanho, bolsa e cisto poderão ser removidos intactos por uma das incisões acessórias. Neste caso, a cânula laparoscópica deve ser removida primeiro, seguida pelo cisto contido na bolsa.

Alternativamente, em caso de cistos maiores, a cânula é removida e a parte superior da bolsa fechada e franzida é puxada pela incisão do trocarte e espalhada sobre a superfície da pele. As bordas abertas da bolsa são tracionadas para cima a fim de levantar e pressionar o cisto contra a incisão. A seguir, uma ponta de agulha é usada para perfurar o cisto no interior da bolsa. Utiliza-se uma

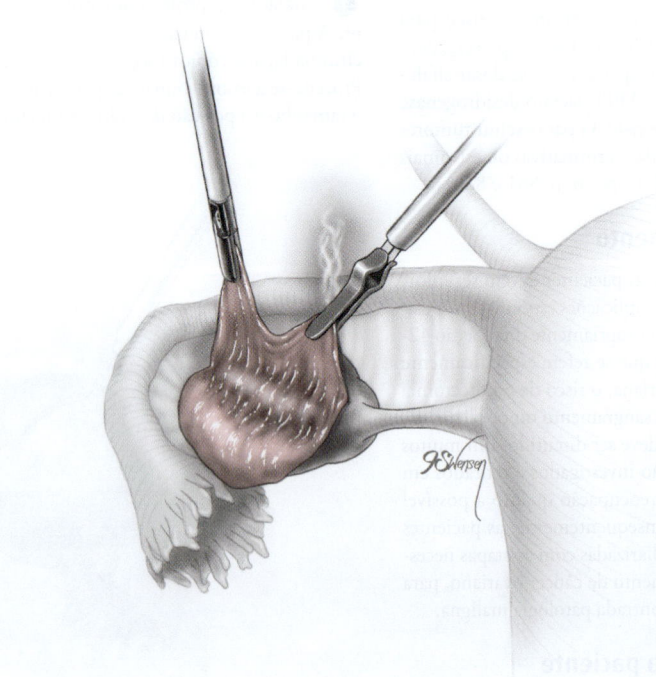

FIGURA 42-6.4 Após a enucleação do cisto, as bordas da cápsula ovariana são coaguladas.

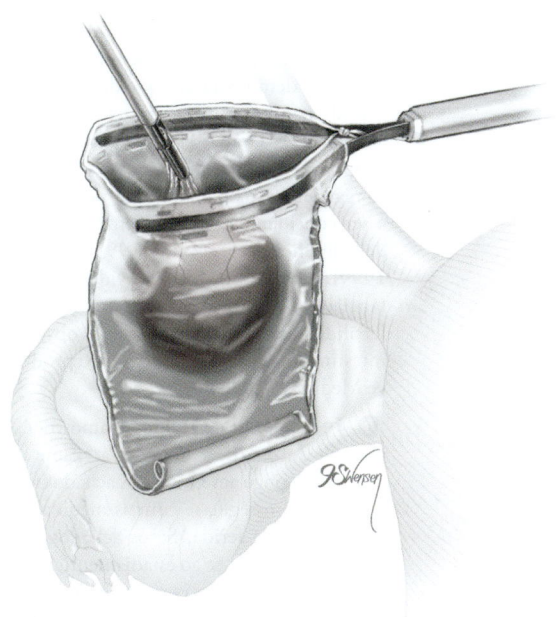

FIGURA 42-6.5 O cisto é colocado na bolsa endoscópica.

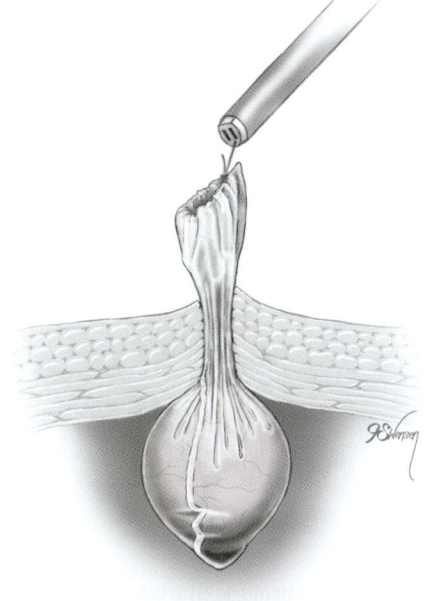

FIGURA 42-6.6 A bolsa endoscópica é fechada e trazida até a parede anterior do abdome.

seringa acoplada para aspirar o conteúdo. Alternativamente, o cisto pode ser rompido com uma pinça denteada de Kocher através da incisão cutânea e dentro da bolsa endoscópica (Fig. 42-6.7). Desse modo, o líquido cístico é mantido dentro da bolsa. A bolsa endoscópica e a parede do cisto descomprimido são removidas em bloco pela incisão (Fig. 42-6.8). Durante a remoção, deve-se tomar cuidado para não perfurar ou rasgar a bolsa endoscópica, e todos os esforços devem ser envidados para evitar que haja derramamento do conteúdo do cisto no interior do abdome ou no portal de acesso.

❻ **Ruptura do cisto.** Não raro, ocorre ruptura do cisto durante o processo de dissecção para separação do ovário. A parede do cisto é

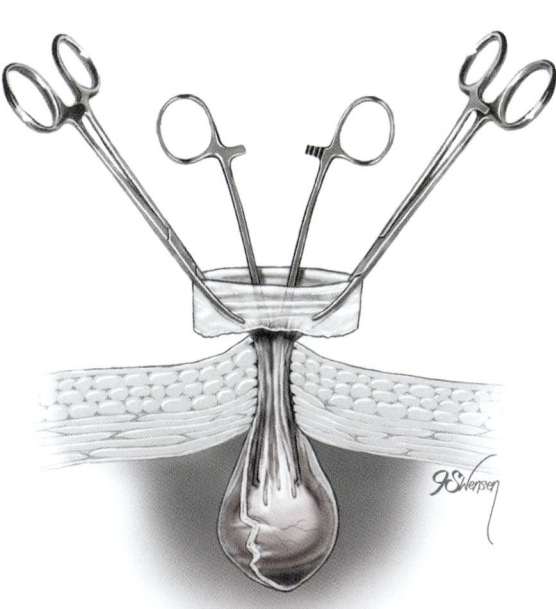

FIGURA 42-6.7 Cisto sendo rompido por pinça de Kocher dentro da bolsa endoscópica.

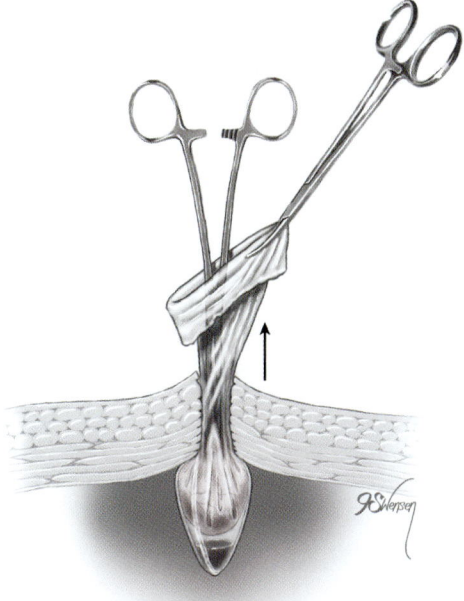

FIGURA 42-6.8 A bolsa e o cisto colapsado são retirados em conjunto.

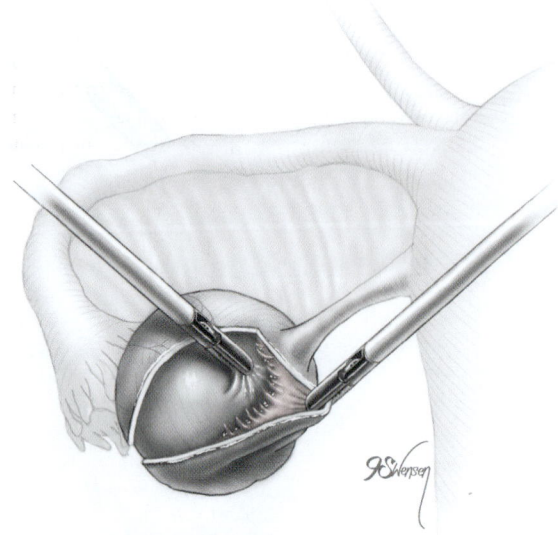

FIGURA 42-6.9 Descascamento do cisto colapsado da cápsula ovariana.

então removida usando a técnica de "descascamento" (*stripping*) (Fig. 42-6.9). Nessa técnica, a cápsula do cisto a segura próxima do plano de dissecção usando pinça atraumática. Usando tração e contratração é possível separar a fina película de tecido conectivo entre as duas camadas e avançar no plano de dissecção. Como resultado, as pinças descascam a parede do cisto afastando-a do estroma ovariano subjacente (Mahdavi, 2004). Para prevenir danos ao ovário saudável subjacente, o plano de clivagem entre cisto e estroma deve estar claramente definido por tração em ambos os lados a fim de evitar que haja laceração. A infiltração de vasopressina diluída nesse espaço também pode ajudar a definir o plano de dissecção e reduzir o sangramento. Muzii e colaboradores (2002) demonstraram em estudos histológicos que, com o uso dessa técnica em lesões não endometrióticas, é possível preservar o ovário sem retirar tecido normal e folículos ovarianos.

❼ **Fechamento do ovário.** Em geral, a cápsula ovariana não é suturada após a retirada do cisto, em razão do risco de formação de aderências, dificuldades técnicas e demora na sutura laparoscópica. Diversos trabalhos demonstraram que deixar aberta a cápsula não leva a aumento na formação de aderências (Marana, 1991; Wiskind, 1990). A aplicação de barreiras, tais como celulose regenerada oxidada, é uma possibilidade a ser considerada para prevenir a formação de aderências (Franklin, 1995; Wiseman 1999). Entretanto, não há evidências substanciais a comprovar que seu uso aumente a fertilidade, reduza a dor ou evite obstrução intestinal (American Society for Reproductive Medicine, 2008).

❽ **Fechamento da ferida.** A amostra é, na maioria dos casos, submetida a exame com técnica de congelamento. Se os achados forem benignos, prossegue-se com as medidas para fechamento da ferida. Se os achados forem malignos, procede-se ao estadiamento cirúrgico. É importante observar que se uma massa volumosa tiver sido removida, com provável estiramento do portal de acesso durante a remoção, deve-se considerar o fechamento da fáscia para prevenção de hérnias no sítio de entrada. As etapas finais do procedimento laparoscópico são encontradas na Seção 42-1 (p. 1.116).

PÓS-OPERATÓRIO

Após cistectomia ovariana laparoscópica, as instruções são as mesmas descritas para laparoscopia diagnóstica (Seção 42-2, p. 1122).

42-7

Salpingo-ooforectomia por via laparoscópica

A laparoscopia pode ser usada para remoção segura de anexos e, em muitos casos, proporciona recuperação mais rápida e com menos dor pós-operatória quando comparada com a laparotomia. Como discutido no Capítulo 9 (p. 261), as indicações para anexectomia variam, mas dentre elas estão torção, ruptura de cisto ovariano, suspeita de câncer de ovário e resíduos ovarianos sintomáticos. Além disso, com frequência considera-se a possibilidade de ooforectomia em mulheres com câncer ou risco de câncer de mama, ovário e colo (Cap. 35, p. 857).

Quando possível, a laparoscopia é a abordagem preferencial e pode ser realizada com segurança em gestantes, preferencialmente até o início do segundo trimestre. Contudo, há situações clínicas nas quais a laparotomia está mais indicada. Dentre essas estão alto grau de suspeição de câncer, pacientes em que se antecipam aderências extensivas na pelve e massa ovariana volumosa.

PRÉ-OPERATÓRIO

Avaliação da paciente

A salpingo-ooforectomia normalmente é realizada para remoção de patologias ovarianas, e a ultrassonografia é a principal ferramenta para o diagnóstico. Nos casos em que não seja possível definir bem a anatomia, a ressonância magnética pode acrescentar informações. Conforme discutido nos Capítulos 35 e 36, os marcadores tumorais podem ser dosados antes da cirurgia, caso haja suspeita de malignidade.

Consentimento

Antes da cirurgia, as pacientes devem ser informadas sobre as complicações específicas associadas à laparoscopia (Seção 42-1, p. 1.097). Especificamente nos casos de salpingo-ooforectomia, o risco de lesão ureteral deve ser discutido com a paciente. Além disso, em alguns casos, é possível que seja necessário anexectomia bilateral não planejada e as pacientes devem estar cientes de suas implicações hormonais. Finalmente, em muitos casos os anexos são retirados em razão de suspeita de malignidade e as pacientes devem estar informadas sobre as etapas envolvidas no estadiamento cirúrgico do câncer ovariano.

Preparo da paciente

A menos que se identifiquem abscessos ovarianos, a profilaxia com antibióticos é administrada de acordo com a preferência do cirurgião. Contudo, de maneira geral, a salpingo-ooforectomia por via laparoscópica não requer antibioticoterapia profilática (American College of Obstetricians and Gynecologists, 2009a). A preparação intestinal geralmente não é necessária, mas pode ser considerada quando se suspeita de aderências extensivas. Normalmente não se recomenda profilaxia para tromboembolismo venoso nos casos de cistectomia laparoscópica. Contudo, as pacientes com maior risco de malignidade, fatores de risco para TEV ou probabilidade alta de conversão para laparotomia podem ser beneficiadas com tais medidas (Tabela 39-9, p. 962).

INTRAOPERATÓRIO

Instrumentos

A maioria dos instrumentos necessários à cistectomia ovariana é encontrada na bandeja padrão para laparoscopia. Contudo, comumente faz-se necessário um sistema se aspiração/irrigação para remover o conteúdo dos cistos caso ocorra ruptura. Também é comum o uso de bolsa endoscópica. Durante a ooforectomia o ligamento infundibulopélvico deve ser ligado. Isso poderá ser feito com instrumentos bipolares, bisturi harmônico, alça de sutura laparoscópica ou grampeador. Tais instrumentos nem sempre estarão disponíveis e aqueles considerados necessários devem ser requisitados antes da cirurgia.

PASSO A PASSO

1 Anestesia e posicionamento da paciente. A paciente é preparada e posicionada para cirurgia laparoscópica, conforme descrito na Seção 42-1 (p. 1.100). Procede-se a exame bimanual para determinar o tamanho do ovário e a posição e inclinação do útero. As informações relacionadas ao ovário afetarão o posicionamento dos portais acessórios, e a inclinação do útero determinará o posicionamento do manipulador uterino, caso necessário. Em razão da possibilidade de histerectomia como parte do estadiamento de câncer de ovário, a vagina e o abdome devem estar preparados para cirurgia. Instala-se cateter de Foley. Um manipulador uterino também pode ser instalado para auxiliar na manipulação do útero e anexos.

2 Acesso abdominal. Os trocartes primário e secundário são instalados conforme descrito na Seção 42-1 (p. 1.110). Normalmente são necessários dois ou três portais acessórios. Para a inserção da bolsa endoscópica, talvez haja necessidade de portal acessório com 10 mm ou mais a fim de permitir a remoção da peça cirúrgica ao final do procedimento.

3 Inspeção e lavados pélvicos. Obtido o acesso ao abdome, deve-se proceder à laparoscopia diagnóstica, com inspeção de pelve e abdome superior em busca de sinais de malignidade, como ascite e implantes peritoneais (Seção 42-2, p. 1.121). Devem ser obtidos e mantidos lavados dessas regiões até que o exame de cortes da amostra com técnica de congelamento tenha excluído malignidade. De forma semelhante, os implantes peritoneais suspeitos devem ser coletados e enviados para exame intraoperatório. Se os exames intraoperatórios revelarem malignidade, deve-se consultar um oncologista ginecologista durante o procedimento a fim de realizar o estadiamento cirúrgico completo do câncer.

4 Identificação do ureter. Antes da anexectomia, eventuais aderências devem ser seccionadas para restaurar as devidas relações anatômicas. O ureter está localizado próximo ao ligamento infundibulopélvico (IP) e seu curso deve ser identificado. Se não houver certeza quanto a sua localização, o peritônio deve ser incisado para que haja identificação retroperitoneal do ureter.

5 Coagulação do ligamento infundibulopélvico. A ligadura dos vasos ovarianos no interior do ligamento IP pode ser feita com ligadura endoscópica em alça, equipamentos de coagulação eletrocirúrgica, bisturi harmônico ou grampeador, dependendo da preferência do cirurgião (Fig. 42-7.1). Uma vez que esses vasos tenham sido ocluídos, o IP é seccionado distalmente.

6 Abertura do ligamento largo. Após a transecção do IP, a tuba uterina e o ovário são gentilmente elevados com pinça atraumática. A seguir estende-se a incisão do folheto posterior do ligamento largo na direção do útero (Fig. 42-7.2).

7 Coagulação do ligamento útero-ovárico. O ligamento útero-ovárico, o segmento proximal da tuba uterina e o ligamento redondo são identificados em posição posterior ao ligamento redondo. Da mesma forma que o IP, esses ligamentos podem ser grampeados, coagulados ou ligados (Fig. 42-7.3). Distalmente a essa oclusão, o ligamento útero-ovárico e a tuba são seccionados e os anexos liberados.

8 Remoção dos anexos. Há diversos tipos de bolsa endoscópica para retirada de tecidos (Fig. 42-1.12, p. 1.104). A peça cirúrgica é colocada na bolsa, que é fechada e trazida até a parede anterior do abdome. Dependendo do seu tamanho, os anexos e a bolsa endoscópica podem ser removidos conjuntamente através de um dos portais acessórios. Neste caso, o trocarte laparoscópico deve ser removido primeiro, seguido pela peça contida na bolsa.

Alternativamente, em caso de cistos maiores, a cânula é removida e a parte superior da bolsa fechada e franzida é puxada pela incisão do trocarte e espalhada sobre a superfície da pele. As bordas abertas da bolsa são tracionadas para cima a fim de levantar e pressionar o cisto contra a incisão. A seguir, uma ponta de agulha é passada pela incisão para

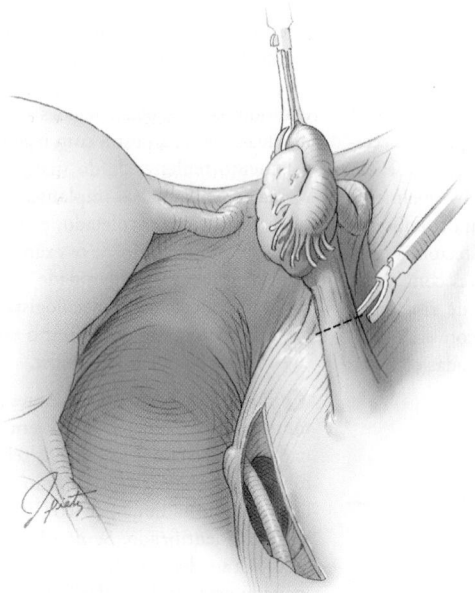

FIGURA 42-7.1 Coagulação do ligamento infundibulopélvico.

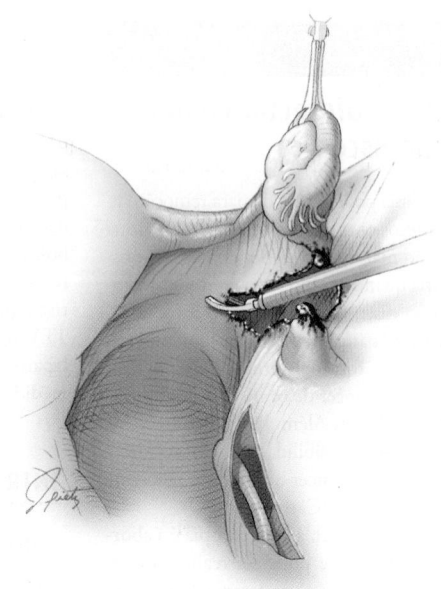

FIGURA 42-7.2 Secção do ligamento largo.

dentro da bolsa. O ovário é puncionado e a drenagem é finalizada com a ajuda da seringa acoplada. Alternativamente, o cisto pode ser rompido com uma pinça denteada de Kocher através da incisão cutânea e dentro da bolsa endoscópica. Desse modo, o líquido cístico é mantido dentro da bolsa. A bolsa endoscópica e a parede do cisto descomprimido são então removidas em bloco pela incisão. Durante a remoção, deve-se tomar cuidado para não perfurar ou rasgar a bolsa endoscópica, e todos os esforços devem ser envidados para evitar que haja derramamento do conteúdo do cisto no interior do abdome ou no portal de acesso. Adicionalmente, para evitar que haja derramamento, ou quando houver massa sólida volumosa, os anexos poderão ser removidos através de minilaparotomia ou de colpotomia.

9 Colpotomia. Para entrar no fundo de saco posterior, a atenção é voltada para a vagina, e são aplicados afastadores manuais para expor o colo uterino e o fórnice posterior da vagina. O manipulador uterino é elevado anteriormente e posiciona-se uma pinça de Allis na parede posterior da vagina, 2 a 3 cm distante da junção cervicovaginal posterior. A pinça de Allis é puxada para baixo para produzir tensão na parede vaginal posterior. A cúpula vaginal posterior é seccionada com tesoura curva de Mayo e penetra-se no fundo de saco de Douglas. O efeito do pneumoperitônio é imediatamente perdido. Caso o instrumento laparoscópico ainda esteja segurando a amostra, ele pode ser passado através da colpotomia e retirado por via vaginal. Após a remoção dos anexos, a incisão vaginal é fechada com pontos interrompidos ou sutura contínua usando fio de absorção lenta 0. Se a colpotomia for usada para retirada de amostra, administra-se uma dose única de antibiótico como profilaxia. Os agentes indicados estão listados na Tabela 39-6 (p. 959).

10 Fechamento da ferida operatória. Se houver suspeita de câncer, a amostra deve ser submetida imediatamente a exame com técnica de congelamento. Se os achados forem benignos, inicia-se o procedimento para fechamento da ferida operatória (Seção 42-1, p. 1.116). Se os achados forem malignos, procede-se ao estadiamento cirúrgico. Nos casos em que se tenha removido massa volumosa com probabilidade de estiramento do portal de acesso, deve-se considerar a possibilidade de sutura da fáscia para prevenção de hérnia.

PÓS-OPERATÓRIO

As vantagens da laparoscopia incluem retorno rápido à dieta e às atividades normais e baixo índice de complicações pós-operatórias. Se ambos os anexos tiverem sido removidos, deve-se considerar iniciar reposição hormonal nas candidatas adequadas (Cap. 22, p. 585).

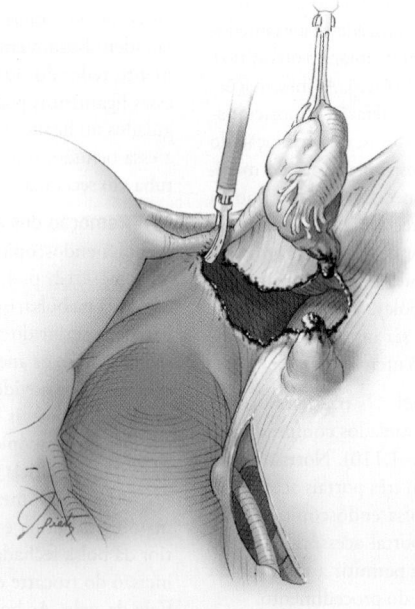

FIGURA 42-7.3 Coagulação e transecção de tuba uterina e ligamento útero-ovárico para liberação da peça cirúrgica.

42-8

Perfuração ovariana ou *drilling*

Trata-se de técnica de puncionamento da cápsula ovariana com feixe *laser* ou agulha eletrocirúrgica via abordagem laparoscópica. Assim como ocorre com a ressecção em cunha do ovário, a finalidade desse procedimento é reduzir a quantidade de tecido produtor de androgênio em mulheres com síndrome do ovário policístico (SOP). Entretanto, para ressecção em cunha há necessidade de uma longa incisão na cápsula. Consequentemente, a infertilidade secundária a aderências é uma complicação frequente (Buttram, 1975, Toaff, 1976). Para reduzir esse risco e evitar a necessidade de laparotomia, no início dos anos 1980 foi desenvolvida essa técnica usando perfurações ovarianas por via laparoscópica.

Comparada com o tratamento clínico, a técnica de perfurações ovarianas apresentou taxas menores de síndrome de hiperestimulação ovariana (SHEO) e de gestação multifetal (Farquhar, 2007). Dentre as desvantagens estão riscos ligados à laparoscopia, risco de formação de aderências e problemas relacionados com os efeitos a longo prazo sobre a função ovariana (Donesky, 1995; Farquhar, 2007). Por esses motivos a técnica de perfurações ovarianas é vista como terapia de segunda linha. Pode ser útil em pacientes que não ovulem com o uso de citrato de clomifeno, que tenham risco aumentado de SHEO, ou que desejem reduzir o risco de gestação multifetal. Uma discussão complementar sobre as vantagens, desvantagens e indicações desse procedimento pode ser encontrada no Capítulo 20 (p. 539).

PRÉ-OPERATÓRIO

Consentimento

Parece haver poucas complicações surgidas imediatamente após a perfuração ovariana. Hemorragia, infecção e lesão térmica de intestino são raras. De forma semelhante, houve relato de atrofia ovariana após o procedimento, mas como ocorrência rara (Dabirashrafi, 1989).

Contudo, é comum haver formação de aderências após esse procedimento. Nas laparoscopias de revisão, essas aderências, em sua maioria, foram classificadas como mínimas, ou leves (Gürgan, 1991). Além disso, os pesquisadores descreveram impacto mínimo ou inexistente dessas aderências sobre a fertilidade (Gürgan, 1992; Naether, 1993). No entanto, o risco de infertilidade secundária às aderências deve ser discutido com a paciente antes da cirurgia.

INTRAOPERATÓRIO

Instrumentos

A técnica de perfurações ovarianas foi descrita usando eletrocirurgia monopolar ou bipolar, ou *lasers* de CO_2, argônio, ou Nd:YAG, sempre com o objetivo de produzir dano focal ao estroma e ao cortex do ovário. Atualmente, não há trabalhos que confirmem a superioridade de uma modalidade sobre as demais (Strowitzki, 2005).

Número de punções ovarianas

As punções na cápsula ovariana normalmente têm 2 a 4 mm de largura e 4 a 10 mm de profundidade. Embora tenham sido descritas entre 4 e 40 perfurações por ovário, há poucos trabalhos que tenham investigado o número ideal de punções (Farquhar, 2004). Por exemplo, Malkawi e Qublan (2005) demonstraram que, com cinco perfurações por ovário, as taxas de gravidez e as taxas menores de SHEO pós-procedimento e de gestação multifetal foram semelhantes àquelas obtidas com 10 perfurações.

PASSO A PASSO

❶ **Anestesia e posicionamento da paciente.** O posicionamento da paciente e a técnica anestésica são semelhantes aos de outros procedimentos laparoscópicos (Seção 42-1, p. 1.100).

❷ **Acesso ao abdome.** Para esse procedimento laparoscópico são usadas três incisões. Além da incisão umbilical, são realizadas duas incisões bilaterais no abdome inferior (Seção 42-1, p. 1.110). Tais incisões servem como portas de entrada para a ponta eletrocirúrgica e para as pinças laparoscópicas.

❸ **Perfurações ovarianas.** O ovário é elevado com uma pinça romba. Utiliza-se corrente eletrocirúrgica em modo cortante com 30 a 60 W. Uma ponta de agulha monopolar é usada para puncionar o ovário em sentido perpendicular à sua cápsula e para perfurar os cistos foliculares característicos da SOP. Aplicam-se quatro a cinco perfurações posicionadas simetricamente sobre a superfície antimesentérica do ovário (Fig. 42-8.1). Evita-se aplicar perfurações sobre as superfícies laterais dos ovários para reduzir as aderências à parede lateral pélvica e sobre o hilo ovariano para reduzir o risco de sangramento. A agulha é inserida por 4 a 10 mm de profundidade. A corrente elétrica é aplicada por 3 a 4 segundos. A superfície do ovário pode ser irrigada com solução salina ou de Ringer lactato para resfriamento da superfície capsular (Strowitzki, 2005).

❹ **Barreira para aderências.** Em razão do risco de formação de aderências, alguns pesquisadores utilizaram produtos como barreira após aplicar a técnica de perfurações nos ovários. Entretanto, Greenblatt e Casper (1993) não comprovaram efeito de prevenção de aderências com esse procedimento utilizando a barreira contra aderências Interceed. Não há trabalhos publicados que tenham abordado a eficácia de outros produtos para prevenção de aderências.

PÓS-OPERATÓRIO

No pós-operatório as pacientes recebem instruções semelhantes àquelas dadas após laparoscopia diagnóstica (Seção 42-2, p. 1.122).

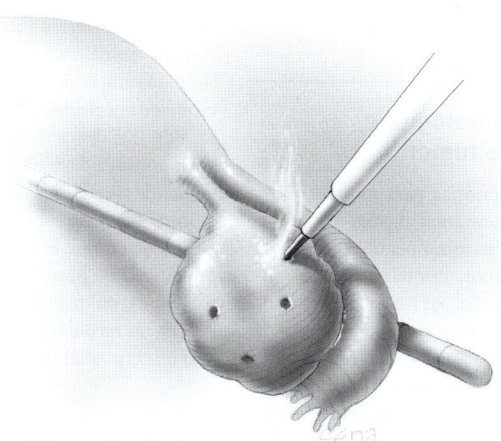

FIGURA 42-8.1 Perfurações ovarianas.

42-9

Miomectomia laparoscópica

A miomectomia envolve a remoção de leiomiomas do miométrio circundante e, dentre as indicações aceitas, estão casos selecionados com sangramento uterino anormal, dor pélvica, infertilidade e abortamentos espontâneos recorrentes. Historicamente, a retirada de tumores serosos e intramurais implicava laparotomia. Entretanto, a excisão laparoscópica pode ser realizada por cirurgiões com treinamento avançado em laparoscopia cirúrgica e sutura laparoscópica. A miomectomia robótica também teve grande crescimento. Para muitos, a tecnologia robótica facilita a dissecção e a enucleação dos leiomiomas, assim como a sutura em multicamadas necessária ao fechamento da histerotomia (Visco, 2008).

Em geral, as miomectomias de leiomiomas subserosos e intramurais são mais apropriadas para a abordagem laparoscópica. Os leiomiomas submucosos são mais bem tratados via ressecção histeroscópica, conforme discutido na Seção 42-16 (p. 1.166). A escolha entre miomectomia abdominal e miomectomia laparoscópica é feita com base em diversos fatores, que incluem número, tamanho e localização dos tumores. A experiência cirúrgica e o maior ou menor conforto do cirurgião com procedimentos como dissecção, morcelamento e sutura por via laparoscópica também devem ser considerados. À medida que aumenta a experiência do cirurgião com procedimentos laparoscópicos, aumenta a percentagem de miomectomias realizadas com abordagem minimamente invasiva.

PRÉ-OPERATÓRIO

Avaliação da paciente

Em razão de sua importância no planejamento pré-operatório e intraoperatório, fatores como tamanho, número e localização dos leiomiomas devem ser avaliados antes da cirurgia por meio de ultrassonografia, ressonância magnética (RM) ou histeroscopia, conforme descrito no Cap. 9 (p. 252). Especificamente, os leiomiomas podem ser pequenos e estar ocultos no interior do miométrio. Assim, a informação precisa sobre o número e a localização dos tumores garante excisão completa. Além disso, com as abordagens laparoscópica ou robótica, a capacidade de palpar e identificar tumores menores profundos é comprometida. Nesses casos, o exame de ressonância magnética pré-operatório ajuda na localização dos leiomiomas e no planejamento cirúrgico. Finalmente, tumores volumosos múltiplos ou tumores localizados no ligamento largo, próximos dos cornos ou envolvendo o colo uterino, aumentam o risco de conversão para histerectomia, e as pacientes devem ser informadas a esse respeito. A *expertise* cirúrgica e o conforto do cirurgião com esses procedimentos são variáveis e os fatores mais importantes a determinar a abordagem à miomectomia. Entretanto, há trabalhos que sugeriram aumento do risco de complicações nas seguintes situações: mais de três leiomiomas, tumor > 5 cm e localização intraligamentar (Sizzi, 2007).

Consentimento

A miomectomia implica diversos riscos, incluindo sangramento significativo e necessidade de transfusão. Além disso, hemorragia incontrolável ou lesão extensa do miométrio durante a retirada do tumor podem levar à histerectomia. As pacientes devem ser informadas acerca do risco de conversão para procedimento a céu aberto, que varia entre 2 e 8% (American College of Obstetricians and Gynecologists, 2008).

Após o procedimento, o risco de formação de aderências é significativo e os leiomiomas podem sofrer recorrência. Em algumas séries, o risco de recorrência após miomectomia laparoscópica parece ser maior do que aquele relacionado com miomectomia convencional (Dubuisson, 2000; Fauconnier, 2000). Como explicação, na miomectomia laparoscópica os leiomiomas pequenos e intramurais profundos podem passar despercebidos em razão da menor sensibilidade tátil do cirurgião.

O uso de energia eletrocirúrgica no útero e os desafios do fechamento em multicamadas da histerostomia por via laparoscópica aumentam as preocupações acerca de ruptura uterina em gestação subsequente (Hurst, 2005; Parker, 2010; Sizzi, 2007). As pacientes sendo submetidas a miomectomia que planejem gravidez devem ser orientadas acerca de possível indicação de cesariana em função da extensão da cicatriz no miométrio causada pela miomectomia.

PREPARO DA PACIENTE

Estado hematológico e tamanho do tumor

Nas etapas preparatórias para miomectomia devem-se abordar eventual anemia da paciente, perda de sangue intraoperatória esperada e tamanho do tumor. Primeiro, muitas mulheres com indicação para essa cirurgia encontram-se anêmicas em razão da menorragia associada. A correção antes da cirurgia pode incluir terapia oral com ferro, administração de agonista do hormônio liberador de gonadotrofina (GnRH), ou ambos. Antecipando-se à perda sanguínea, deve-se solicitar hemograma, tipo sanguíneo e prova cruzada para concentrado de hemácias. Doação de sangue homólogo ou dispositivos para recuperação de células podem ser considerados quando se espera grande perda de sangue. Além disso, pode-se proceder à embolização da artéria uterina na manhã da cirurgia, quando o útero for volumoso para reduzir o sangramento. Entretanto, esse procedimento é usado mais frequentemente para laparotomia nos casos com útero muito volumoso.

Os agonistas do GnRH podem ser considerados para reduzir o tamanho do leiomioma, a perda sanguínea intraoperatória e a taxa de formação de aderências. Entretanto, a perda dos planos da pseudocápsula e o aumento no risco de recorrência em razão da não percepção de leiomiomas menores são os problemas associados. Uma discussão mais completa com base em evidências dessas mesmas opções pré-operatórias pode ser encontrada na Seção 41-10 (p. 1.039).

Antibioticoterapia profilática

Há poucos trabalhos que tenham abordado os benefícios da antibioticoterapia profilática. Iverson e colaboradores (1996), na análise que fizeram de 101 casos de miomectomia a céu aberto, observaram que, embora 54% das pacientes tenham recebido profilaxia, a morbidade infecciosa não foi menor em comparação com aquelas que não receberam antibioticoterapia.

Nos casos em que a miomectomia é indicada para tratamento de infertilidade, em razão da possibilidade de aderências tubárias em consequência de infecção pélvica, é comum o uso de antibioticoterapia profilática. Para antibioticoterapia profilática, o esquema com 1 g de uma cefalosporina de primeira ou segunda geração é considerado adequado (Iverson, 1996; Periti, 1988; Sawin, 2000).

Outros preparos

O risco de lesão intestinal é baixo com esse procedimento e normalmente não se indica preparo intestinal a não ser que se antecipem aderências extensivas. Como há risco de conversão para histerectomia, deve-se proceder ao preparo vaginal imediatamente antes da instalação do campo cirúrgico. Nas pacientes sendo submetidas a cirurgia ginecológica laparoscópica, a decisão de realizar profilaxia contra tromboembolismo deve ser tomada em função de fatores de risco da paciente e relacionados com o procedimento a ser realizado (Geerts, 2008). Assim, quando se estiver antecipando cirurgia prolongada ou possibilidade de conversão a laparotomia, ou quando houver riscos anteriores de TEV, as medidas profiláticas descritas na Tabela 39-9 (p. 962) devem ser adotadas.

INTRAOPERATÓRIO

Instrumentos

Muitos dos instrumentos necessários à miomectomia laparoscópica são encontrados na bandeja padrão para laparoscopia. Contudo, talvez haja necessidade de agulha de injeção laparoscópica para infiltração de vasopressina, e de sistema de irrigação e aspiração para remoção de sangue após a enucleação do tumor. Pinças especiais para leiomioma ajudam a produzir tensão e contratensão para enucleação. Após a enucleação e para a retirada dos leiomiomas excisados, os morceladores elétricos são comumente usados para recortar os tumores (Seção 42-1, p. 1.103). Tais instrumentos talvez não estejam imediatamente disponíveis em todos os centros cirúrgicos e devem ser solicitados antes da cirurgia.

PASSO A PASSO

1 Anestesia e posicionamento da paciente. Assim como para a maioria dos procedimentos laparoscópicos, a paciente deve ser colocada em posição de litotomia dorsal após administração de anestesia geral. Assim, se necessário, é possível manipular o útero e acessar o fórnice posterior para colpotomia. Procede-se a exame bimanual para determinar o tamanho do útero e auxiliar no posicionamento do portal de acesso. Em razão do risco de histerectomia e considerando a possibilidade de uso de colpotomia para a retirada do tumor, a vagina e o abdome devem ser preparados para a cirurgia. Insere-se um cateter de Foley. Também se pode instalar um manipulador uterino, inclusive um que permita cromotubagem ao final do procedimento (Seção 42-1, p. 1.102). Se estiver planejada, um frasco de 5 mL de índigo carmim é misturado com 50 a 100 mL de soro fisiológico estéril para infiltração pela cânula no colo uterino.

2 Inserção de trocarte e laparoscópio. Os trocartes primário e acessórios são posicionados conforme descrito na Seção 42-1 (p. 1.110). O posicionamento do portal é personalizado para auxiliar na manipulação do útero, na excisão do leiomioma e no reparo da histerotomia. Dependendo da altura do útero, o portal primário deve ser posicionado acima da cicatriz umbilical. Em geral, uma distância de 3 a 4 cm acima na altura do fundo do útero é suficiente para permitir uma visão global do órgão. Normalmente são necessários, no mínimo, três portais acessórios, conforme ilustrado na Figura 42-1.30 (p. 1.116). Uma das cânulas deve ter no mínimo 12 mm para acomodar o morcelador elétrico, caso seja empregado.

Após o acesso seguro ao abdome, procede-se à laparoscopia diagnóstica, e a superfície serosa do útero deve ser inspecionada a fim de identificar leiomiomas a serem removidos (Seção 42-2, p. 1.121). Correlacionando com as imagens pré-operatórias, o cirurgião seleciona a incisão uterina ideal para minimizar a desorganização do miométrio e maximizar o número de tumores abordados com uma incisão.

3 Uso de vasopressina. A pitressina (8-arginina vasopressina) é uma solução aquosa esté-

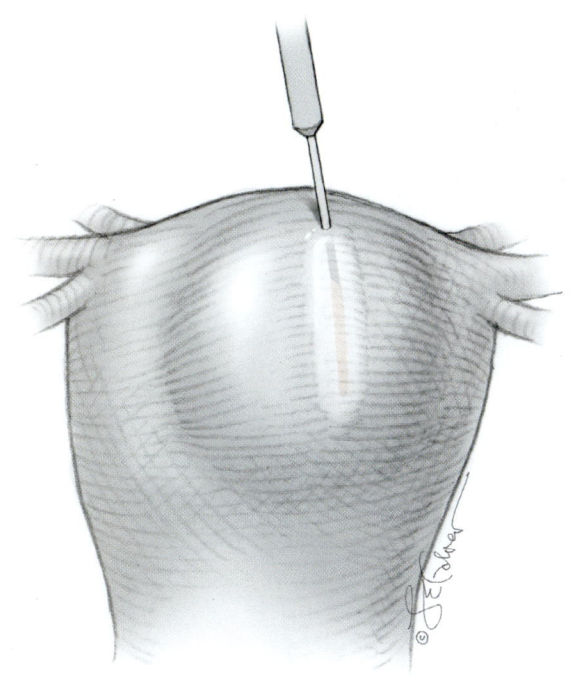

FIGURA 42-9.1 Infiltração de vasopressina abaixo da serosa.

ril de vasopressina sintética. A solução é eficaz para reduzir o sangramento uterino durante miomectomia em razão de sua capacidade de produzir espasmo vascular e contração da musculatura uterina. Comparada com placebo, a injeção de vasopressina mostrou-se capaz de reduzir significativamente a perda de sangue durante miomectomia (Frederick, 1994).

Cada frasco de pitressina é padronizado para conter 20 unidades pressoras/mL, e as doses usadas para miomectomia variam de 30 a 100 mL de soro fisiológico com 20 U diluídas (Bieber, 1998; Fletcher, 1996; Iverson, 1996). A vasopressina normalmente é injetada ao longo da linha de incisão planejada na serosa, entre o miométrio e a cápsula do leiomioma (Fig. 42-9.1). Uma agulha laparoscópica, inserida através de um dos portais acessórios, ou uma agulha espinal calibre 22, aplicada diretamente através da parede abdominal, servem para a injeção. É essencial aspirar o êmbolo da seringa antes da infiltração para evitar injeção intravascular desse vasoconstritor potente. O anestesiologista deve ser informado sobre a injeção de vasopressina, uma vez que é possível haver aumento súbito da pressão arterial. É comum haver palidez no local da injeção. A meia-vida plasmática desse agente é de 10 a 20 minutos. Por esse motivo, a injeção de vasopressina deve ser suspensa 20 minutos antes do reparo uterino para permitir a avaliação de pontos de sangramento a partir das incisões no miométrio (Hutchins, 1996).

Os principais riscos associados ao uso de vasopressina estão relacionados com a infiltração intramuscular inadvertida e incluem aumento transitório da pressão sanguínea, bradicardia, bloqueio atrioventricular e edema pulmonar (Hobo, 2009; Tulandi, 1996). Por esses motivos, as pacientes com história clínica de angina, infarto do miocárdio, miocardiopatia, insuficiência cardíaca congestiva, hipertensão não controlada, enxaqueca, asma ou doença pulmonar obstrutiva crônica grave não são candidatas ao uso de vasopressina.

4 Incisão na serosa. Em razão do risco de formação de aderências, os cirurgiões devem reduzir o número de incisões e tentar posicioná-las sobre a parede anterior do útero. Tulandi e colaboradores (1993) observaram que as incisões na parede posterior resultam em taxa de formação de aderências de 94% contra 55% para as incisões em parede anterior.

Após a instilação de vasopressina, a histerotomia pode ser realizada com bisturi harmônico, eletrodo monopolar ou *laser*. Na maioria dos casos, uma incisão vertical na linha média anterior permite a remoção do maior número de leiomiomas com o mínimo de incisões. A extensão deve ser suficiente para acomodar o diâmetro aproximado do maior tumor. A profundidade da incisão deve permitir acesso a todos os leiomiomas (Fig. 42-9.2).

5 Enucleação do tumor. Uma vez realizada a histerotomia, o miométrio geralmente se retrai e o primeiro leiomioma pode ser segurado com uma pinça dente de rato laparoscópica. Alternativamente, pode-se usar um parafuso de tração para produzir tensão entre o miométrio e a massa (Fig. 42-9.3). Utilizando uma pinça romba ou a ponta do aspirador/irrigador, pode-se pro-

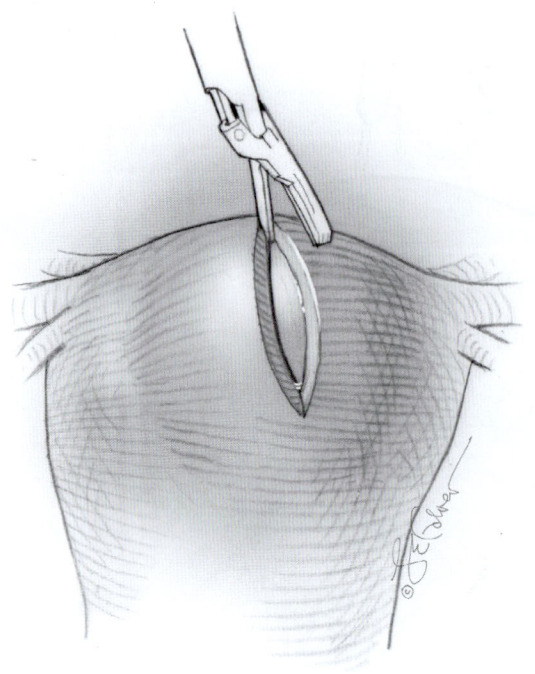

FIGURA 42-9.2 Incisão da serosa sobrejacente ao leiomioma.

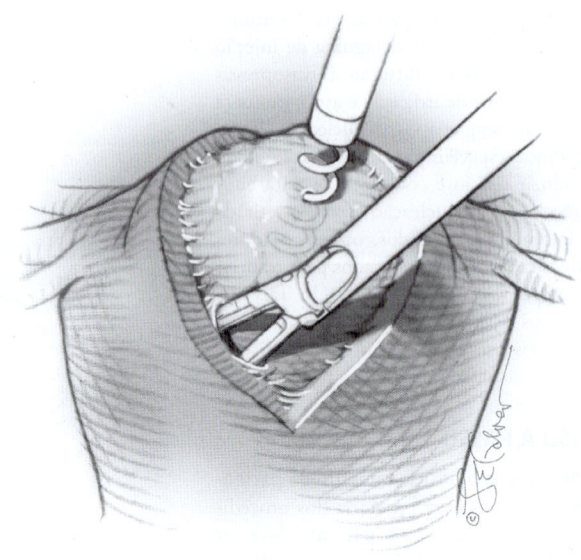

FIGURA 42-9.3 Enucleação do tumor.

ceder à divulsão da pseudocápsula ao redor do leiomioma para libertar o tumor do miométrio adjacente. As áreas que requeiram dissecção do miométrio por lâmina podem ser liberadas com qualquer instrumento eletrocirúrgico que tenha sido usado para a incisão do útero.

❻ **Sangramento.** Ocorre hemorragia durante miomectomia principalmente na fase de enucleação do tumor, e há correlação direta com tamanho do útero antes da cirurgia, peso total dos leiomiomas removidos e duração da cirurgia. Aproximadamente duas a quatro artérias principais nutrem cada leiomioma e penetram no tumor em locais imprevisíveis. Por essa razão, os cirurgiões devem estar atentos a esses vasos; quando possível, coagulá-los antes de proceder à transecção; e estar preparados para a fulguração dos vasos remanescentes que estejam sangrando (Fig. 42-9.4). Para evitar danos ao miométrio, o cirurgião deve aplicar energia eletrocirúrgica apenas quando necessário.

❼ **Fechamento do miométrio.** Após a remoção de todos os tumores, a serosa redundante pode ser excisada. As técnicas de sutura laparoscópica descritas na Seção 42-1 (p. 1.116) são usadas para reaproximar as bordas da incisão. Os mesmos princípios gerais para fechamento do miométrio durante miomectomia abdominal são empregados na miomectomia laparoscópica. Isso é verdade para o emprego de porta-agulha laparoscópico, dispositivo de sutura ou robô cirúrgico. Em um dos métodos, para sutura miometrial profunda, utiliza-se porta-agulha com fio de absorção lenta 0 montado sobre agulha CT-2 para sutura contínua. As incisões internas menores no miométrio devem ser fechadas primeiro. A incisão primária é, então, suturada em camadas para melhor hemostasia e para prevenir a formação de hematoma (Fig. 42-9.5). Opta-se por um fio com força suficiente para evitar rompimento durante a aproximação muscular, normalmente nº 0 ou 2-0. Alternativamente, o uso de fio farpado (Quill ou V-Loc) pode ajudar no fechamento dos defeitos miometriais durante miomectomia laparoscópica (p. 1.117). Esse tipo de fio dispensa o uso de nós e proporciona aposição consistente nas bordas da ferida (Einarsson, 2010; Greenberg, 2008).

❽ **Fechamento da serosa.** O fechamento da incisão na serosa usando sutura contínua tipo "costura de bola de beisebol" com fio monofilamentar de absorção lenta 4-0 ou 5-0 ajuda a reduzir a formação de aderências (Fig. 42-9.6). Além disso, demonstrou-se que o uso de barreiras absorvíveis reduz a incidência de aderências após miomectomia e que tais barreiras podem ser introduzidas via portais laparoscópicos (Ahmad, 2008a). Entretanto, não há evidências substanciais a comprovar que o uso de barreiras contra aderências aumente a fertilidade, reduza a dor ou previna obstrução intestinal (American Society for Reproductive Medicine, 2008).

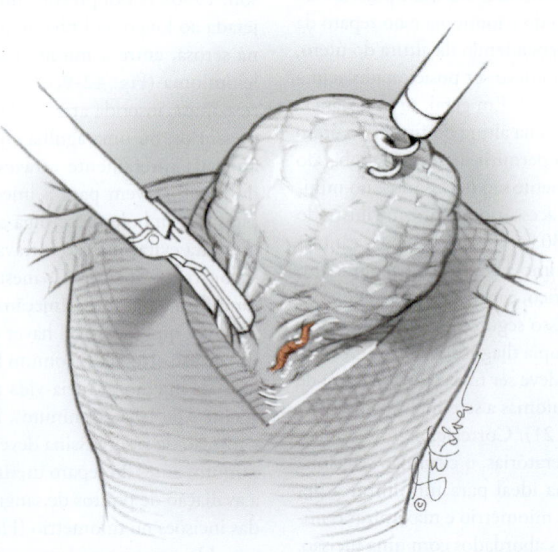

FIGURA 42-9.4 Coagulação das ligações vasculares entre leiomioma e miométrio.

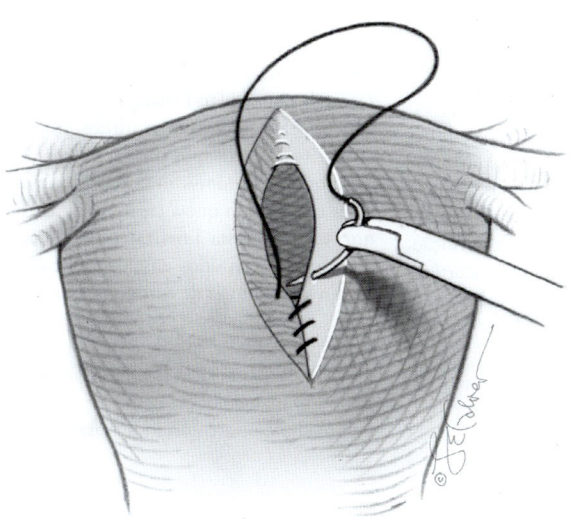
FIGURA 42-9.5 Fechamento do miométrio.

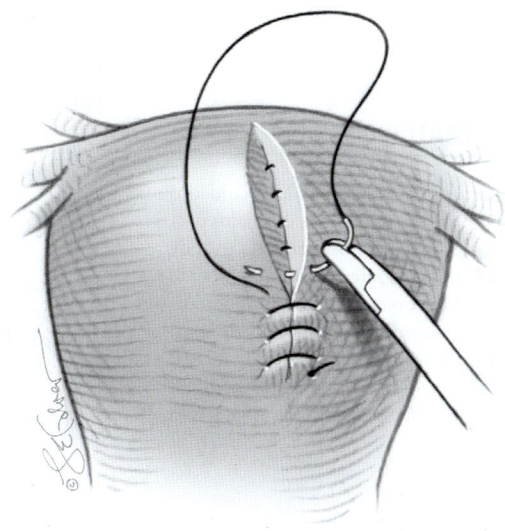
FIGURA 42-9.6 Fechamento da serosa.

⑨ **Remoção do leiomioma.** A tarefa de remover o tumor da cavidade abdominal pode ser tão difícil quanto a sutura do miométrio e da serosa. Os morceladores elétricos permitem a retirada eficiente dos leiomiomas com fatiamento circunferencial do tumor em pequenas tiras que podem ser removidas do abdome pelos portais laparoscópicos. Para evitar lesões, a lâmina do morcelador motorizado deve sempre estar visível no campo operatório e longe de estruturas vitais. O morcelador deve ser mantido imóvel e o tecido a ser fatiado é que é trazido até a lâmina (p. 1.151). O tumor deve ser fatiado na periferia (*peeling*) e não no miolo (*coring*) para redução de volume e remoção. Não é raro que haja fragmentação do tecido durante esse processo. Foram relatados casos de implantes iatrogênicos na cavidade abdominal com tecido de leiomioma, endometriose, hiperplasia endometrial e sarcoma estromal (Della Badia, 2010; Kho, 2009; Kill, 2011; Nezhat, 2010; Sepilian, 2003). Portanto, a retirada de todos os fragmentos de tecido é prioritária.

Alternativamente, conforme descrito na Seção 42-7, etapa 9 (p. 1.138), os leiomiomas podem ser retirados via colpotomia. Trata-se de opção interessante para os tumores múltiplos, volumosos e calcificados cujo morcelamento talvez seja difícil e demorado por via laparoscópica (Ou, 2002).

⑩ **Miomectomia assistida por laparoscopia (LAM).** Outra técnica minimamente invasiva e que pode permitir a realização de miomectomia com segurança e eficiência é a LAM. O procedimento é iniciado como descrito anteriormente, com avaliação da cavidade abdominal, inspeção do útero e incisão de serosa e miométrio realizadas por via laparoscópica. Para auxiliar nas etapas mais difíceis da miomectomia, a LAM oferece uma abordagem híbrida. Especificamente, a enucleação e morcelamento do tumor e o fechamento do útero são realizados através de minilaparotomia com 2 a 4 cm posicionada na região suprapúbica. Com isso, perdem-se o pneumoperitônio e a visualização via laparoscópio. Por outro lado, o uso de um sistema de afastadores, como Alexis ou Mobius, proporciona acesso visual ao campo operatório (p. 1.104). O útero e o leiomioma são trazidos até a superfície da parede abdominal anterior e através da incisão de laparotomia. Os tumores são, então, enucleados e morcelados através dessa incisão (Fig. 42-9.7). Essa incisão a céu aberto permite a utilização das técnicas convencionais de sutura e auxilia no fechamento de grandes defeitos que requeriram sutura em multicamadas (Fig. 42-9.8). Dentre as vantagens estão menor duração da cirurgia, simplicidade técnica, aumento da sensibilidade tátil para detectar leiomiomas intramurais e maior facilidade para retirada de tumores muito volumosos (Prapas, 2009; Wen, 2010). As desvantagens estão associadas

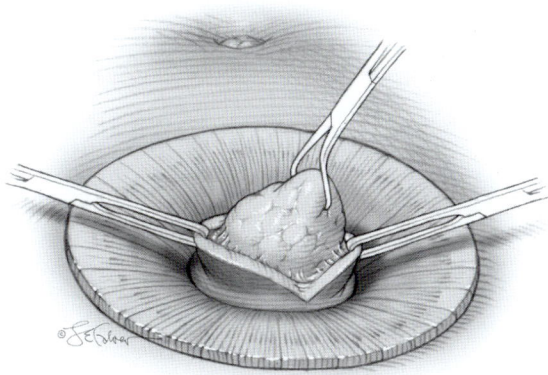
FIGURA 42-9.7 Enucleação do tumor durante miomectomia assistida por laparoscopia.

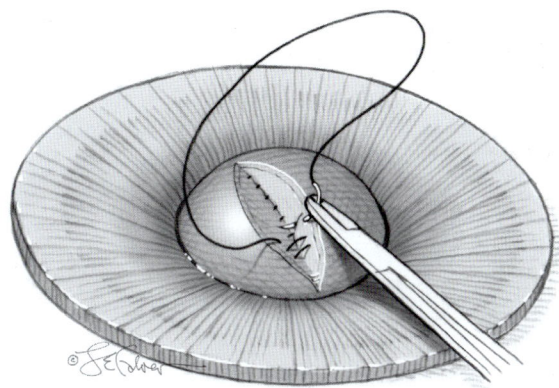
FIGURA 42-9.8 Fechamento do miométrio durante miomectomia assistida por laparoscopia.

principalmente com o tamanho maior da incisão abdominal

PÓS-OPERATÓRIO

Após miomectomia abdominal, os cuidados pós-operatórios são os mesmos indicados para qualquer cirurgia laparoscópica de grande porte. O período de internação normalmente varia de 0 a 1 dia e o retorno da função intestinal normal e a ocorrência de morbidade febril determinam essa evolução (Barakat, 2011). A atividade pós-operatória em geral pode ser individualizada, embora exercícios vigorosos devam ser postergados até 4 semanas após a cirurgia.

Febre

Morbidade febril acima de 38°C é comum após miomectomia (Iverson, 1996; LaMorte, 1993; Rybak, 2008). Dentre as causas propostas estão atelectasia, hematomas incisionais no miométrio e fatores liberados com a destruição do miométrio. Embora seja comum a ocorrência de febre após miomectomia, a infecção pélvica não é. Por exemplo, LaMorte e colaboradores (1993) observaram taxa de infecção pélvica de apenas 2% na análise que fizeram de 128 casos de miomectomia a céu aberto.

Gestações subsequentes

Não há diretrizes estabelecidas acerca do período necessário após miomectomia para tentativa de engravidar. Darwish e colaboradores (2005) realizaram exames ultrassonográficos em 169 pacientes após miomectomia aberta. Seguindo indicadores miometriais, esses autores concluíram que a cicatrização da ferida normalmente está finalizada após 3 meses. Não foram realizados ensaios clínicos abordando a ocorrência de ruptura uterina e, portanto, a via do parto de gestantes que tenham sido submetidas a miomectomia (American College of Obstetricians and Gynecologists, 2008). O manejo desses casos requer discernimento clínico e atenção individualizada.

42-10
Histerectomia laparoscópica

Com a evolução dos instrumentos e das técnicas cirúrgicas, atualmente há uma tendência a realizar histerectomia via cirurgia minimamente invasiva. Foram desenvolvidas diversas técnicas laparoscópicas que variam em função do grau de dissecção laparoscópica contra o grau de cirurgia vaginal necessário para a retirada do útero (Garry, 1994). São elas:

- Laparoscopia diagnóstica antes de histerectomia por via vaginal (HV)
- Histerectomia vaginal assistida por laparoscopia, ou seja, lise de aderências e/ou excisão de endometriose antes de HV
- Histerectomia vaginal assistida por laparoscopia (LAVH): dissecção laparoscópica até, mas sem incluir, a transecção da artéria uterina antes de HV
- Histerectomia laparoscópica (HL): dissecção laparoscópica, incluindo transecção da artéria uterina, mas com finalização da histerectomia por via vaginal
- Histerectomia laparoscópica total (TLH): excisão do útero totalmente por via laparoscópica

A abordagem laparoscópica oferece vantagens em comparação com a histerectomia total tradicional por via abdominal (TAH). Essas vantagens incluem redução significativa na necessidade de analgesia, menor período de permanência hospitalar, recuperação mais rápida, maior satisfação das pacientes e taxas menores de infecção da ferida operatória e de formação de hematoma (Kluivers, 2007; Schindlbeck, 2008). As desvantagens são maior duração do procedimento e curva de aprendizagem. A TLH oferece menos vantagens sobre a HV. Assim, na maioria dos casos, a TLH deve ser considerada uma alternativa à TAH (Johnson, 2009; Marana, 1999).

As pacientes consideradas inadequadas para abordagem vaginal incluem aquelas com descenso uterino insuficiente ou com aderências pélvicas, útero volumoso inadequado para morcelamento, patologia de anexos, arco vaginal restrito em razão de fibrose ou de radioterapia, ou pelve contraída. Para as pacientes com esses achados em geral indica-se TAH ou TLH (Schindlbeck, 2008).

PRÉ-OPERATÓRIO

Avaliação da paciente

Como descrito anteriormente, história clínica completa e exame minucioso da pelve revelam fatores que ajudam a determinar a via cirúrgica ideal para cada paciente. O tamanho e a mobilidade do útero são importantes. Não há definição de um tamanho que impeça HL. Contudo, um útero volumoso com pouca mobilidade torna difícil a visualização de estruturas vitais, a manipulação do próprio útero durante a cirurgia e sua remoção por via vaginal. Uma vez que se tenha considerado a paciente adequada para abordagem laparoscópica, as mesmas avaliações pré-operatórias descritas para histerectomia abdominal se aplicam (Seção 41-12, p. 1.045).

Consentimento

Assim como na abordagem a céu aberto, os riscos relacionados ao procedimento incluem perda intensa de sangue com necessidade de transfusão, anexectomia não planejada e lesão a outros órgãos pélvicos, particularmente bexiga, ureter e intestino. Os ureteres estão sob maior risco durante HL em comparação com outras abordagens à histerectomia (Harkki-Siren, 1997b, 1998). Kuno e colaboradores (1998) avaliaram o uso de cateterização ureteral para prevenir essa lesão, mas não observaram efeito benéfico. Dentre as complicações relacionadas especificamente com laparoscopia estão lesão de vasos importantes, de bexiga ou de intestino durante a instalação dos trocartes (p. 1.097).

O risco de conversão a procedimento a céu aberto também deve ser discutido. Em geral, a conversão para laparotomia é necessária quando a exposição dos órgãos ou a possibilidade de manipulá-los é insuficiente, ou quando há sangramento que não possa ser controlado por via laparoscópica.

Preparo da paciente

Colhe-se amostra de sangue para tipo sanguíneo e reação cruzada em razão de possível transfusão. Quando indicado, o preparo do intestino antes de laparoscopia ajuda com a manipulação do colo e visualização da anatomia pélvica com a evacuação do retossigmoide. Alternativamente, enemas antes da cirurgia podem ser igualmente eficazes para esse objetivo. Administra-se antibioticoterapia profilática nas quatro horas anteriores à incisão da pele. As melhores opções de antibióticos foram listadas na Tabela 39-6 (p. 960). Nas cirurgias laparoscópicas ginecológicas, na decisão de utilizar ou não profilaxia para tromboembolismo venoso (TEV), deve-se considerar os riscos relativos da paciente e do procedimento (Geerts, 2008). Assim, quando se antecipa cirurgia prolongada ou conversão para laparotomia, ou quando há fatores de risco preexistentes para TEV, há indicação para a profilaxia descrita na Tabela 39-9 (p. 962).

INTRAOPERATÓRIO

Instrumentos

Diversos instrumentos foram desenvolvidos para auxiliar o cirurgião laparoscópico, realizando funções similares àquelas realizadas pelos instrumentos usados em laparotomia. A oclusão de vasos é um componente importante de qualquer histerectomia. Para tanto, diversos instrumentos têm sido usados. Instrumentos monopolares ou bipolares, bisturi harmônico, grampeadores cirúrgicos, fios tradicionais e dispositivos para sutura. Muitos instrumentos são multifuncionais e podem ser usados tanto para dissecção quanto para hemostasia. O bisturi harmônico frequentemente é utilizado por sua capacidade de cortar produzindo volume mínimo de fumaça e poucos danos térmicos aos tecidos vizinhos, embora só deva ser usado para selar vasos até 5 mm. Diversos dispositivos bipolares modernos são usados para selamento de vasos. Com os diversos instrumentos disponíveis, vasos medindo até 5 mm (Ligasure, Gyrus Plasma Kinetic) e até 7 mm (EnSeal) podem ser coagulados com propagação mínima de calor (Lamberton, 2008; Landman, 2003; Smaldone, 2008).

PASSO A PASSO

1 Anestesia e posicionamento da paciente. Na maioria dos casos, esses procedimentos são realizados em regime de internação hospitalar sob anestesia geral. A paciente é colocada em posição de litotomia dorsal, e procede-se a exame bimanual para determinar o tamanho e a forma do útero como informações relevantes para o posicionamento do portal de acesso. O abdome e a vagina são preparados para cirurgia. Para evitar que haja perfuração do estômago por trocarte durante a instalação do primeiro trocarte, deve-se manter tubo orogástrico ou nasogástrico para descomprimir o estômago. Para evitar lesão semelhante da bexiga, instala-se um cateter de Foley. Podem ser usados manipuladores uterinos para auxiliar na visualização. Esses manipuladores devem ser considerados nos casos em que se antecipam distorções na anatomia ou nas pacientes com útero volumoso.

2 Etapas iniciais. As primeiras etapas são semelhantes às descritas para outros procedimentos laparoscópicos (Seção 42-1, p. 1.110). O número de portais de acesso e seu calibre podem variar, mas, em geral, para HL, são necessários um portal de 5 a 12 mm posicionado na cicatriz umbilical e dois ou três portais acessórios localizados na parede do abdome inferior. Especificamente, dois portais posicionados além das bordas laterais do músculo reto do abdome, e o terceiro em posição central e cefálica ao fundo do útero. Quando houver suspeita de aderências umbilicais, considera-se a possibilidade de usar o quadrante superior esquerdo, ou ponto de Palmer. Nos casos com útero volumoso, se o fundo estiver próximo ou acima da cicatriz umbilical, o portal de acesso deve ser localizado aproximadamente 3 a 4 cm acima do fundo uterino para visualização ideal.

3 Avaliação da pelve. Com os acessos e o laparoscópio instalados e a paciente em posição de Trendelenburg, o uso de uma pinça romba pode ajudar na manipulação dos órgãos. Pelve e abdome são inspecionados conforme descrito na Seção 42-2 (p. 1.122). Nesse momento, deve-se decidir entre prosseguir com HL ou converter o procedimento para laparotomia. Se necessário, as aderências devem ser excisadas para restaurar a anatomia normal. O intestino é deslocado da pelve para o abdome a fim de expandir o espaço operatório e permitir a visualização dos órgãos pélvicos.

4 Identificação dos ureteres. Os líquidos usados para irrigação e o CO_2 para insuflação com o tempo podem produzir edema do peritônio e dificultar a visualização das estruturas abaixo dele. Por esse motivo, os ureteres devem ser identificados precocemente. Em muitos casos, os ureteres podem ser visualizados sem dificuldade abaixo do peritônio. Contudo, algumas vezes há necessidade de abrir o peritônio para sua identificação. Nessas situações, o peritônio medial ao ligamento infundibulopélvico (IP) é pinçado e elevado com pinça atraumática e submetido a incisão com tesoura. Também podem ser empregadas as técnicas de hidrodissecção (Seção 42-1, p. 1.119). A abertura do peritônio é estendida nos sentidos caudal e cefálico ao longo da extensão do ureter. Através dessa janela no peritônio, o ureter é identificado, devendo-se observar sua peristalse (Fig. 42-10.1) (Parker, 2004).

5 Transecção do ligamento redondo. O ligamento redondo proximal é pinçado e seccionado.

6 Conservação do ovário. Se estiver sendo planejada a conservação do ovário, os segmentos proximais da tuba uterina e do ligamento útero-ovárico também devem ser dessecados e seccionados (Figs. 42-10.1 e 42-10.2). Assim, tuba e ovário são liberados do útero e podem ser posicionados na fossa ovariana.

7 Ooforectomia. Se houver indicação de retirada dos ovários, o ligamento infundibulopélvico (IP) é pinçado e tracionado para cima e para longe das estruturas retroperitoneais. Identifica-se o ureter e seu curso. O ligamento IP é isolado e dissecado no curso ureteral. O pedículo é coagulado, dessecado ou grampeado antes de ser seccionado (Fig. 42-10.3).

8 Incisão do ligamento largo. Após a transecção do ligamento redondo, seus folhetos se abrem e é encontrado tecido conectivo frouxo e transparente entre eles. O folheto anterior é incisado com lâmina. Essa incisão é dirigida em sentido caudal e central até a linha média acima da prega vesicouterina (Fig. 42-10.4). O folheto posterior deve sofrer incisão no sentido caudal até a altura do ligamento uterossacral. O tecido conectivo areolar frouxo separando os folhetos anterior e posterior também deve ser dissecado. Finalmente, a abertura do ligamento largo permite acesso à anatomia lateral do útero, o que é importante para a subsequente ligadura da artéria uterina.

9 Formação do retalho vesical. Após a incisão do ligamento largo bilateralmente, a prega vesicouterina é pinçada com pinça atraumática, afastada da bexiga subjacente e incisada (Fig. 42-10.5). Com isso, expõe-se o tecido conectivo no espaço vesicouterino, entre a bexiga e o útero subjacente. As aderências mais frouxas podem ser divulsionadas com pressão suave contra o colo uterino e no sentido caudal para mover a bexiga nesta direção (Fig. 42-10.6). Se houver tecido mais denso no espaço vesicouterino, haverá necessidade de secção com instrumento cortante. Assim, o tecido é elevado, e a tesoura é mantida próxima da superfície do colo para reduzir o risco de cistostomia inadvertida. À medida que o tecido é dissecado, o espaço vesicouterino é aberto. Talvez seja necessário usar técnica eletrocirúrgica para coagular pequenos vasos que estejam sangrando. A tração sobre o útero no sentido cefálico com a ajuda do manipulador pode ajudar na dissecção. O desenvolvimento desse espaço permite que a bexiga seja movida no sentido caudal e afastada dos segmentos inferior do útero e superior da vagina. Essa mobilização da bexiga é necessária para a colpotomia final e retirada do útero. Dentre os diversos tipos de histerectomia, as abordagens minimamente invasivas são as que têm maior risco de lesão vesical, sendo que tal lesão ocorre com maior frequência na

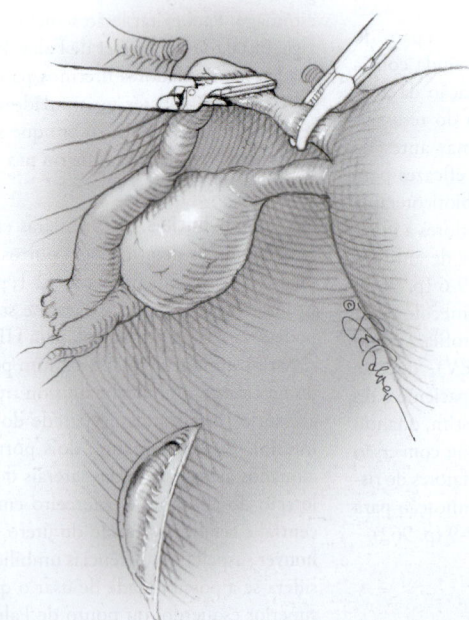

FIGURA 42-10.1 Primeiro, o ureter é identificado. Com conservação do ovário, o ligamento redondo é seccionado e a tuba uterina é pinçada para transecção.

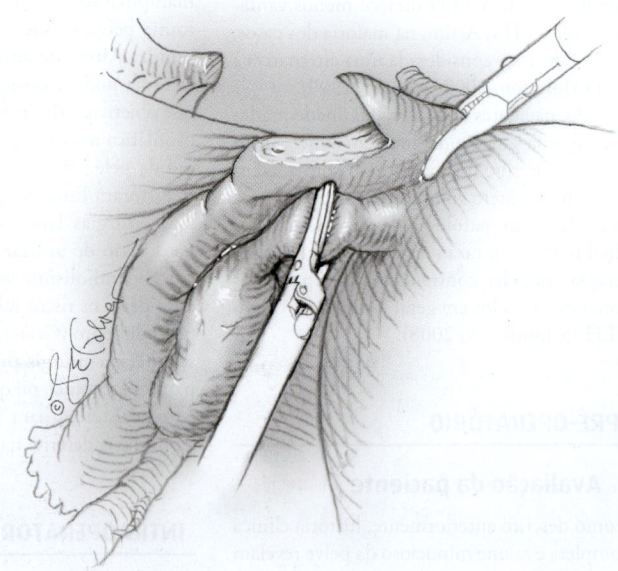

FIGURA 42-10.2 Transecção do ligamento útero-ovárico.

cúpula, durante essa fase de dissecção com ou sem corte (Harkki, 2001). O risco aumenta se houver cicatriz de cesariana ou em pacientes com endometriose.

⑩ Transecção das artérias uterinas. Após a identificação das artérias uterinas, o tecido conectivo areolar que as circunda é pinçado, tensionado e incisado. Essa esqueletização dos vasos melhora a oclusão de artéria e veia uterinas. As artérias são coaguladas e seccionadas (Fig. 42-10.7). Alternativamente, os cirurgiões podem preferir finalizar a parte laparoscópica antes da transecção das artérias uterinas para realizar a ligadura via abordagem vaginal (LAVH).

⑪ Histerectomia vaginal. Com a HL, após a transecção das artérias uterinas, a abordagem cirúrgica é convertida para a da histerec-

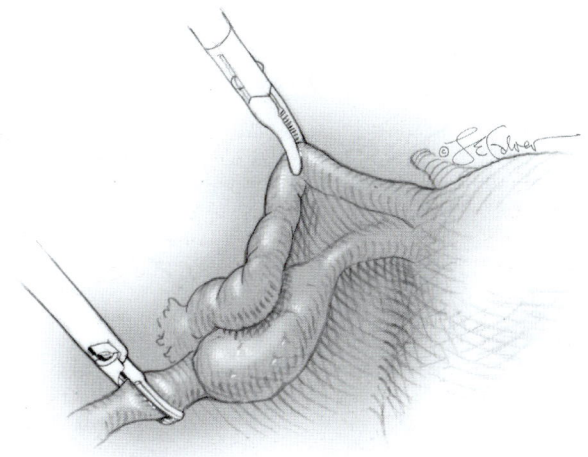

FIGURA 42-10.3 Transecção do ligamento infundibulopélvico.

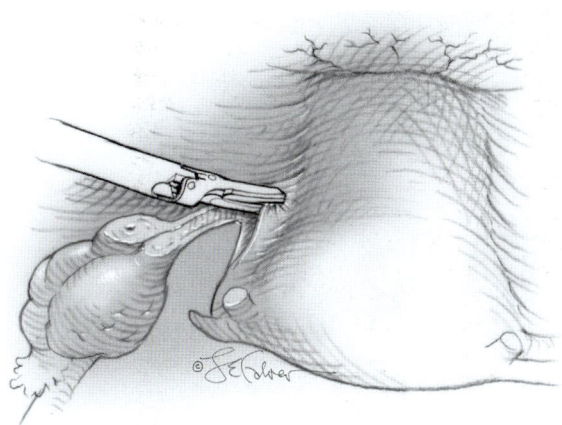

FIGURA 42-10.4 Folheto anterior do ligamento largo sofre incisão no sentido caudal.

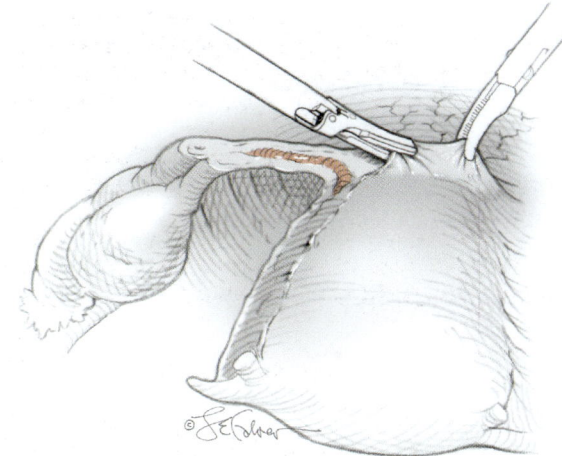

FIGURA 42-10.5 Incisão da prega vesicouterina.

tomia vaginal e finalizada conforme descrito na Seção 41-13 (p. 1.051). Nessa transição, a paciente é reposicionada, passando de litotomia dorsal baixa para padrão ou alta.

⑫ Inspeção do abdome. Após a finalização da histerectomia por via vaginal, a atenção é voltada à inspeção laparoscópica da pelve buscando por sinais de sangramento. Antes de retornar ao abdome, os cirurgiões devem substituir suas luvas cirúrgicas. Procede-se à irrigação abundante da cavidade abdominopélvica e à confirmação da hemostasia. Durante essa inspeção, a pressão intra-abdominal é reduzida para melhor identificar pontos de sangramento. O procedimento laparoscópico é finalizado conforme descrito na Seção 42-1 (p. 1.116).

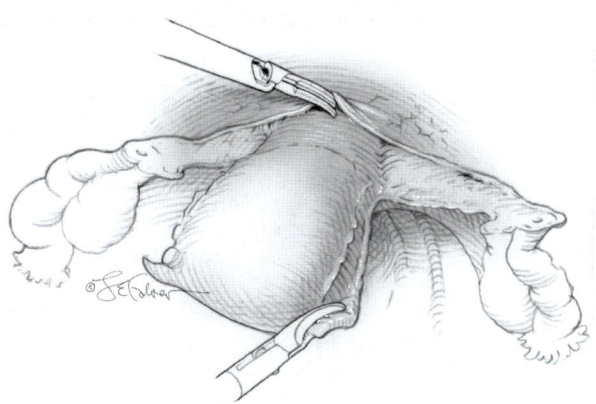

FIGURA 42-10.6 A bexiga é movida no sentido caudal.

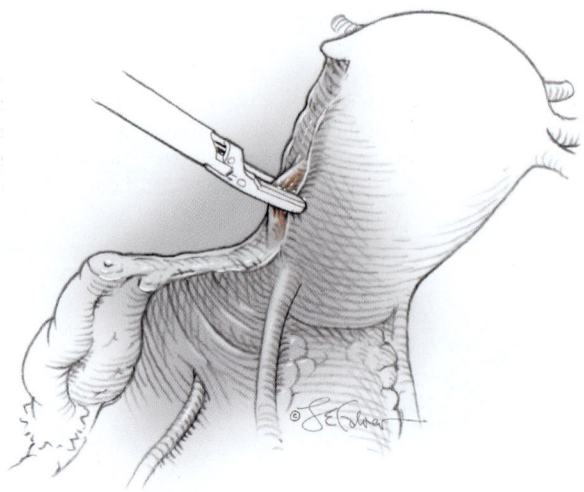

FIGURA 42-10.7 Coagulação da artéria uterina.

PÓS-OPERATÓRIO

A recuperação após HL é semelhante à descrita para histerectomia por via vaginal. Em geral, em comparação com as pacientes submetidas à histerectomia abdominal, observam-se retorno rápido da função intestinal, deambulação mais fácil e menor necessidade de analgesia. Pode-se iniciar dieta com líquidos claros no dia da cirurgia com liberação de acordo com a tolerância. As complicações pós-operatórias são as mesmas da histerectomia abdominal, com exceção das taxas de infecção da cicatriz cirúrgica superficial, que são menores.

42-11

Histerectomia supracervical laparoscópica

A histerectomia supracervical laparoscópica (HSL) difere da histerectomia laparoscópica total (TLH) na medida em que o corpo do útero é amputado, mas o colo é preservado. Uma vez liberado, o corpo uterino é retirado via colpotomia posterior ou, mais comumente, é submetido a morcelamento e retirado pelos portais laparoscópicos. A vantagem é a manutenção dos ligamentos uterossacral e cardinal, que são importantes para o apoio das estruturas pélvicas. A HSL também é uma excelente alternativa para os casos complicados por fibrose extensiva. Especificamente, as aderências entre a bexiga e o segmento inferior do útero no espaço vesicouterino, ou aquelas no fundo de saco, podem dificultar a retirada do colo uterino. As taxas de lesão no ureter e na bexiga são reduzidas quando se evita essa dissecção difícil.

Antes de optar pela histerectomia supracervical, algumas contraindicações para preservação do colo uterino devem ser excluídas. São exemplos: presença de células glandulares anormais ou de displasia de alto grau no esfregaço de Papanicolaou a sugerir neoplasia endocervical; hiperplasia de endométrio com atipia ou câncer de endométrio; ou paciente com histórico sugestivo de não aderência a exames preventivos de rotina.

PRÉ-OPERATÓRIO

Avaliação da paciente

Conforme descrito anteriormente, a anamnese e o exame completo da pelve revelam fatores que ajudam a determinar a via ideal para a cirurgia (Seção 42-1, p. 1.095). Tamanho e mobilidade do útero são importantes. Não há concordância acerca de um tamanho-limite do útero acima do qual a HSL deva ser contraindicada. Entretanto, um útero volumoso com mobilidade mínima será difícil de manipular adequadamente, reduzindo a exposição cirúrgica e exigindo muito tempo para o morcelamento. Uma vez que se tenha considerado a paciente adequada para abordagem laparoscópica, aplica-se o mesmo tipo de avaliação pré-operatória descrito para a histerectomia por via abdominal (Seção 41-12, p. 1.045).

Consentimento

Assim como para a abordagem a céu aberto, os riscos associados ao procedimento incluem perda sanguínea e necessidade de transfusão, anexectomia não planejada e lesão de outros órgãos pélvicos, particularmente bexiga, ureter e intestino. Dentre as complicações especificamente relacionadas com a laparoscopia estão lesão de grandes vasos, bexiga e intestino durante a instalação do trocarte (p. 1.097).

Com a histerectomia supracervical é possível que haja retenção de endométrio no segmento inferior do útero. Consequentemente, há risco de sangramento cíclico a longo prazo. As taxas citadas nos primeiros trabalhos publicados chegaram a 24%, mas têm sido mais baixas em estudos mais recentes, variando entre 5 e 10% (Okaro, 2001; Sarmini, 2005; Schmidt, 2011; van der Stege, 1999). As técnicas com maior ressecção de tecido do segmento inferior do útero e proximal da endocérvice parecem reduzir o risco de sangramento a longo prazo (Schmidt, 2011; Wenger, 2006).

Em alguns casos, haverá necessidade de excisão secundária do coto cervical. Denominada traquelectomia, esta excisão será indicada se houver sangramento refratário a longo prazo ou desenvolvimento de neoplasia significativa do colo uterino após o procedimento. Outra indicação de traquelectomia é infecção residual persistente, embora com relatos sem incidência consistente. A taxa global de traquelectomia parece acompanhar as taxas de sangramento citadas e apresenta tendência de queda.

O risco de conversão para cirurgia a céu aberto também deve ser discutido com a paciente. Em geral, a conversão para laparotomia é necessária quando a exposição e a possibilidade de manipulação do órgão são limitadas ou quando ocorre sangramento que seja incontrolável com as ferramentas e técnicas laparoscópicas.

Preparo da paciente

Deve-se determinar o tipo sanguíneo com prova cruzada para o caso de haver necessidade de transfusão. O preparo do intestino antes de laparoscopia ajuda na manipulação do colo e na visualização da anatomia da pelve em razão da evacuação do retossigmoide. Alternativamente, pode-se aplicar enema antes do procedimento. Administra-se antibioticoterapia profilática no prazo de uma hora antes da incisão, e a Tabela 39-6 (p. 959) contém uma lista de antibióticos apropriados. Nas cirurgias laparoscópicas ginecológicas a decisão de proceder à profilaxia para tromboembolismo venoso (TEV) deve levar em conta os riscos relativos da paciente e do procedimento a ser realizado (Geerts, 2008). Assim, se houver previsão de duração prolongada ou de conversão a laparotomia, ou, ainda, se houver riscos preexistentes de TEV, há indicação de profilaxia conforme descrito na Tabela 39-9 (p. 962).

INTRAOPERATÓRIO

Instrumentos

Para amputação do colo uterino, tesouras sem corte, bisturi harmônico, agulha monopolar ou tesoura podem ser usados para excisão do corpo. A obstrução de vasos é um componente importante de qualquer histerectomia. Para tanto, diversos instrumentos têm sido usados, incluindo bisturis elétricos monopolares ou bipolares, bisturi harmônico, grampeadores, sutura tradicional e aparelhos de sutura. Uma vez que o corpo uterino tenha sido liberado, ele deve ser retirado do abdome. Anteriormente utilizava-se colpotomia. Contudo, com o desenvolvimento de dispositivos elétricos para morcelamento, a retirada da peça cirúrgica por via vaginal passou a ser menos necessária (Seção 42-1, p. 1.103). Muitos desses instrumentos não estão imediatamente disponíveis em todos os centros cirúrgicos e devem ser solicitados antes do procedimento.

PASSO A PASSO

❶ **Etapas iniciais.** As etapas iniciais da HSL são as mesmas descritas para HL, incluindo a coagulação dos vasos uterinos, conforme descrito na Seção 42-10, etapas 1 a 10 (p. 1.145).

❷ **Amputação uterina.** O corpo é amputado do colo em um ponto imediatamente abaixo do óstio interno do colo uterino e acima dos ligamentos uterossacrais (Fig. 42-11.1). Para reduzir a possibilidade de endométrio residual, a incisão deve ser cônica e estendida até o colo (Figs. 42-11.2 a 42-11.4). Após a amputação, podem-se realizar procedimentos adjuntos de raspagem do centro ou de ablação do canal endocervical para reduzir o risco de sangramento pós-operatório a longo prazo (Fig. 42-11.5).

❸ **Morcelamento.** Para morcelamento o tecido deve ser segurado firmemente com pinça denteada. Considerando a possibilidade de lesão de órgão vizinho, os morceladores não devem ser deslocados aos tecidos pinçados, mas estes tecidos é que devem ser levados ao morcelador (Fig. 42-11.6) (Milad, 2003). É importante ressaltar que a ponta do morcelador deve sempre estar no campo de visão laparoscópico. Para redução da massa utiliza-se técnica de fatiamento da periferia (*peeling*) em detrimento de retirada do miolo (*coring*). Nesse processo, a pinça que segura o corpo é tracionada até o cilindro e bem adiante da lâmina do morcelador. Com isso evita-se contato de metal com metal que cegaria a lâmina. Nos casos com morcelamento prolongado, como nos leiomiomas volumosos, a lâmina pode ficar cega. Nessa situação o gerador permite a reversão na rotação da lâmina. Com isso, geralmente observa-se melhora na atividade de corte e aumento na vida útil da lâmina para que se possa finalizar o procedimento.

A alimentação do morcelador com tecido ajuda a evitar fragmentação excessiva do tecido. Após o morcelamento, qualquer fragmento uterino remanescente deve ser removido. Para tanto, a irrigação abundante da cavidade abdominal desloca e faz flutuar

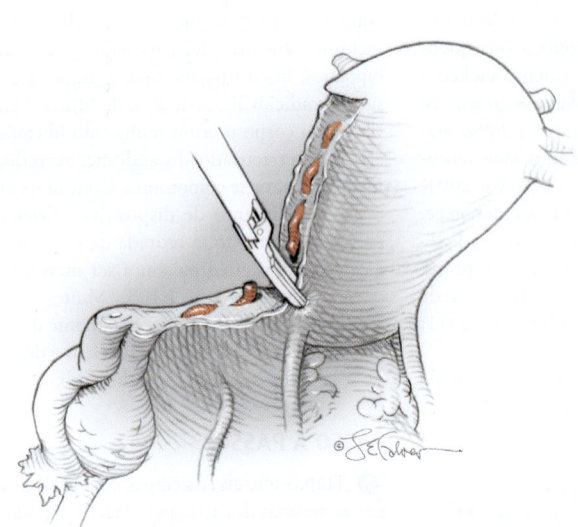

FIGURA 42-11.1 Incisão iniciada acima dos ligamentos uterossacrais.

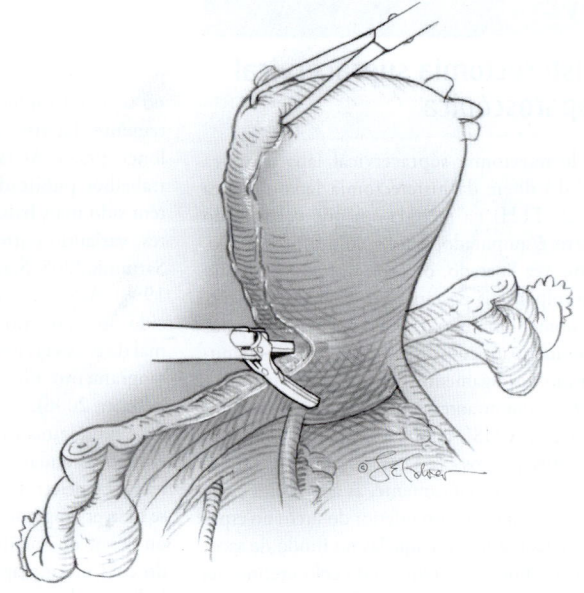

FIGURA 42-11.2 Incisão estendida posteriormente.

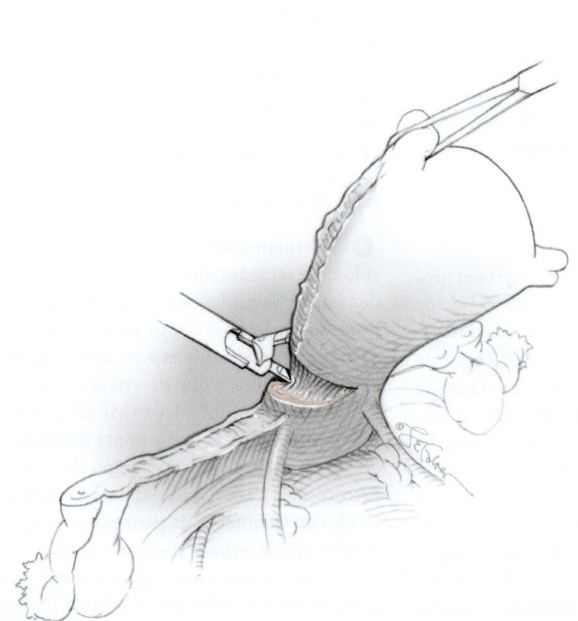

FIGURA 42-11.3 Incisão em forma de cone com extensão no sentido anterior.

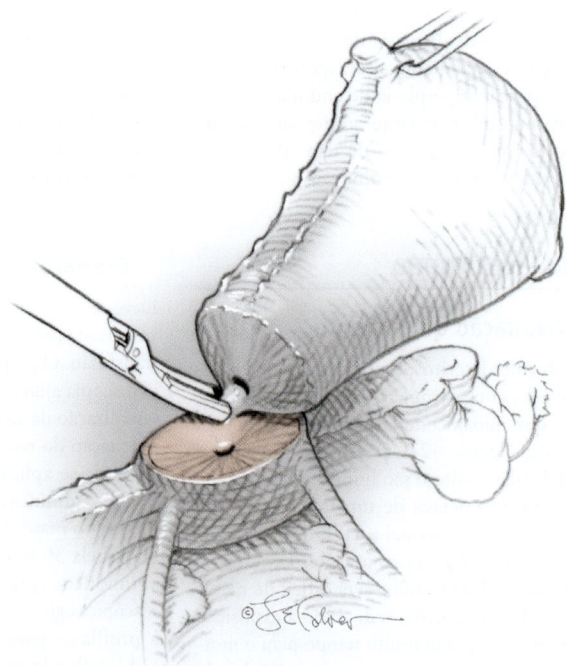

FIGURA 42-11.4 Excisão completa.

Cirurgia Minimamente Invasiva **1151**

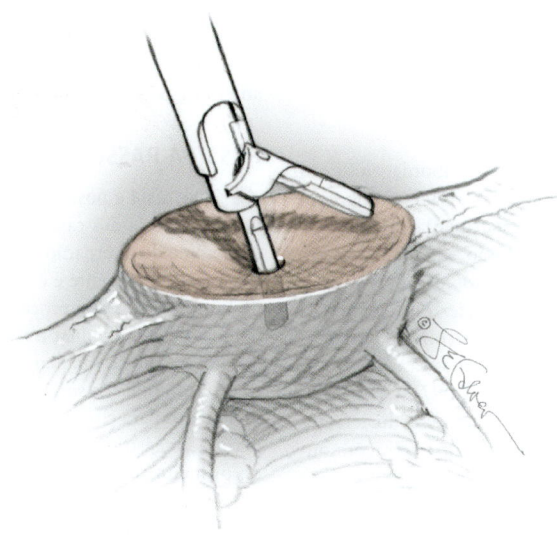

FIGURA 42-11.5 Canal endocervical coagulado.

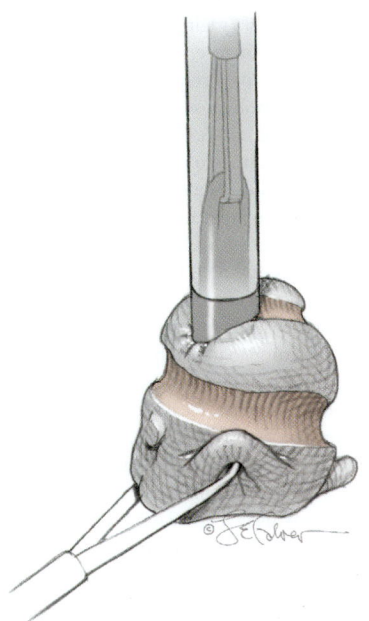

FIGURA 42-11.6 Morcelamento do corpo do útero.

esses fragmentos, facilitando sua remoção. Há relatos de casos descrevendo implantação peritoneal de fragmentos, leiomiomatose e, até mesmo, evolução com endometriose e sarcoma de estroma endometrial após morcelamento (Kho, 2009; Nezhat, 2010; Sinha, 2007; Takeda, 2007).

4 Hemostasia. Os pontos de sangramento são coagulados e o cirurgião pode optar por reaproximar o peritônio da face anterior da bexiga ao do fundo de saco posterior, para cobrir o coto do colo uterino, usando fio de absorção lenta 2-0. Como alternativa, é possível usar barreiras absorvíveis antiaderências (Interceed, Seprafilm) no local da cirurgia.

5 Etapas finais da laparoscopia. A finalização é a mesma descrita para os demais procedimentos laparoscópicos (Seção 42-1, p. 1.116).

PÓS-OPERATÓRIO

Dentre as vantagens da laparoscopia estão retorno rápido à dieta e às atividades normais. Com a histerectomia supracervical não há cúpula vaginal a requerer cicatrização estendida. Entretanto, recomenda-se que as relações sexuais sejam evitadas por 2 semanas para permitir cicatrização interna adequada.

42-12

Histerectomia total por via laparoscópica

A histerectomia laparoscópica total (TLH) é semelhante a LAVH, HSL e HL, com exceção do fato de o procedimento ser totalmente realizado por abordagem laparoscópica. O procedimento pode ser extrafascial (histerectomia radical, tipo II ou III) ou intrafascial (histerectomia simples, tipo I). Após a liberação, a peça cirúrgica é removida por via vaginal ou usando morcelamento, se for volumosa demais para retirada vaginal.

Se todos os fatores forem iguais, a histerectomia vaginal deve ser considerada em todas as pacientes com indicação de histerectomia. As candidatas ideais para TLH são aquelas consideradas inadequadas para histerectomia vaginal (HV) (American College of Obstetricians and Gynecologists, 2009b). Especificamente, o sucesso da histerectomia vaginal pode ser comprometido nas pacientes com acesso vaginal difícil, pouca mobilidade vaginal, ângulos pélvicos agudos, aderências pélvicas extensas e anexos e útero significativamente aumentados. A TLH tem a vantagem adicional de visualização excelente para a realização de plicatura dos ligamentos uterossacrais ou culdoplastia de McCall para prevenção de prolapso.

A TLH é considerada uma alternativa menos invasiva para a histerectomia total por via abdominal (TAH). Comparada com a TAH, a TLH tem como benefícios recuperação mais rápida, período menor de hospitalização, menos complicações da ferida operatória ou da parede abdominal e menor perda de sangue (Johnson, 2009; Walsh, 2009). Tais benefícios dependem de uma curva de aprendizagem e podem não ser rapidamente evidentes (Schindlbeck, 2008). Além disso, maior duração do procedimento e taxas maiores de lesão do trato urinário são fatores negativos.

PRÉ-OPERATÓRIO

Avaliação da paciente

Conforme descrito anteriormente, a anamnese e o exame completo da pelve revelam fatores que ajudam a determinar a via ideal para a cirurgia (Seção 42-1, p. 1.095). Tamanho e mobilidade do útero são importantes. Não há concordância acerca de tamanho limite do útero acima do qual a TLH deva ser contraindicada. Entretanto, um útero volumoso com mobilidade mínima será difícil de manipular adequadamente, reduzindo a exposição cirúrgica e exigindo muito tempo para o morcelamento. Uma vez que se tenha considerado a paciente adequada para abordagem laparoscópica, aplica-se o mesmo tipo de avaliação pré-operatória descrita para a histerectomia por via abdominal (Seção 41-12, p. 1.045).

Consentimento

Assim como ocorre com a abordagem a céu aberto, dentre os riscos relacionados com esse procedimento estão perda sanguínea e necessidade de transfusão, anexectomia não planejada e lesão a outros órgãos pélvicos, especialmente bexiga, ureter e intestino. As complicações relacionadas com a laparoscopias incluem lesão de grandes vasos, bexiga e intestino (Seção 42-1, p. 1.097). Os ureteres também correm risco durante as histerectomias laparoscópicas em comparação com outras abordagens (Harkki-Siren, 1998). Kuno e colaboradores (1998) avaliaram o uso de cateterização ureteral para prevenção dessas lesões, mas não encontraram qualquer benefício.

O risco de conversão para procedimento aberto também deve ser discutido. Em geral, a conversão para laparotomia é necessária se a exposição e a possibilidade de manipulação dos órgãos forem limitadas ou se houver sangramento que não possa ser controlado com as técnicas e instrumentos laparoscópicos.

Preparo da paciente

Colhe-se amostra de sangue para tipo sanguíneo e reação cruzada em razão de possível transfusão. Quando indicado, o preparo do intestino antes de laparoscopia ajuda com a manipulação do colo e visualização da anatomia pélvica com a evacuação do retossigmoide. Alternativamente, enemas antes da cirurgia podem ser igualmente eficazes para esse objetivo. Administra-se antibioticoterapia profilática na hora anterior à inicisão da pele e os antibióticos apropriados estão listados na Tabela 39-6 (p. 959). Nas cirurgias laparoscópicas ginecológicas, na decisão de utilizar ou não profilaxia para tromboembolismo venoso (TEV), deve-se considerar os riscos relativos da paciente e do procedimento (Geerts, 2008). Assim, quando se antecipa cirurgia prolongada ou conversão para laparotomia, ou quando estiverem presentes fatores de risco preexistentes para TEV, há indicação para a profilaxia descrita na Tabela 39-9 (p. 962).

PRÉ-OPERATÓRIO

Instrumentos

Os mesmos instrumentos usados para HL e LSH são utilizados neste procedimento (p. 1.145). Além disso, o manipulador uterino que contém um dispositivo de ventosa para definição da junção cervicovaginal é útil para colpotomia e também para a extração final do tecido. Se o instrumento não estiver disponível, uma alternativa de baixo custo é o afastador de ângulo reto para definir os fórnices anterior e posterior para colpotomia.

PASSO A PASSO

1 Anestesia e posicionamento da paciente. Na maioria dos casos, a TLH é realizada em regime de internação hospitalar sob anestesia geral. A paciente é colocada em posição de litotomia dorsal e procede-se a exame bimanual para determinar o tamanho e a forma do útero a fim de auxiliar no posicionamento do portal de acesso. Abdome e vagina são preparados para cirurgia. Para evitar que haja perfuração gástrica no momento da colocação do primeiro trocarte, instala-se tubo orogástrico ou nasogástrico para descompressão do estômago. A fim de prevenir lesão semelhante na bexiga, instala-se cateter de Foley.

2 Manipulador uterino. O manipulador uterino com copo cervical acoplado (VCare ou copo KOH com manipulador RUMI) é instalado por via vaginal para auxiliar na manipulação do útero e na definição da junção cervicovaginal para colpotomia. Para permitir a instalação, avaliam-se o diâmetro e a espessura do colo uterino. A partir dessa informação, escolhe-se o tamanho do copo de colpotomia do manipulador (pequeno, médio ou grande). Para permitir a inserção do manipulador, o óstio do colo uterino é dilatado até que comporte dilatador cervical nº 8. O útero também é sondado para determinar a profundidade da cavidade para posicionamento correto do manipulador. O cirurgião testa o balão na extremidade do manipulador quanto à patência para enchê-lo com ar via portal localizado do lado oposto. Novamente desinflado, o balão é passado pelo óstio do colo uterino até o fundo do útero, onde é novamente inflado para manter o manipulador no lugar (Fig. 42-12.1A). Dois pontos de sutura de fixação são aplicados com fio 0 nas posições de 6 e 12 horas ou de 3 e 9 horas, dependendo da preferência do cirurgião. Para fixar com segurança o copo de colpotomia e o colo uterino, os pontos devem penetrar pela ectocérvice e sair imediatamente laterais à endocérvice. As extremidades dos fios de sutura são então passadas por aberturas existentes na base do copo (Fig. 42-12.1B). A seguir, os fios são amarrados com firmeza ao colo sobre a face externa do copo (Fig. 42-12.1C). Uma vez em posição, o rebordo proximal do copo de colpotomia define a junção cervicovaginal. Com o VCare, o copo vaginal azul é inserido para se juntar ao copo de colpotomia e é preso no local por meio de botão próprio na extremidade distal do manipulador (Fig. 42-12.1D). Este segundo copo ajuda a manter o pneumoperitônio durante a colpotomia. Quando é usado o copo KOH, deve-se posicionar um balão de oclusão atrás do copo de colpotomia.

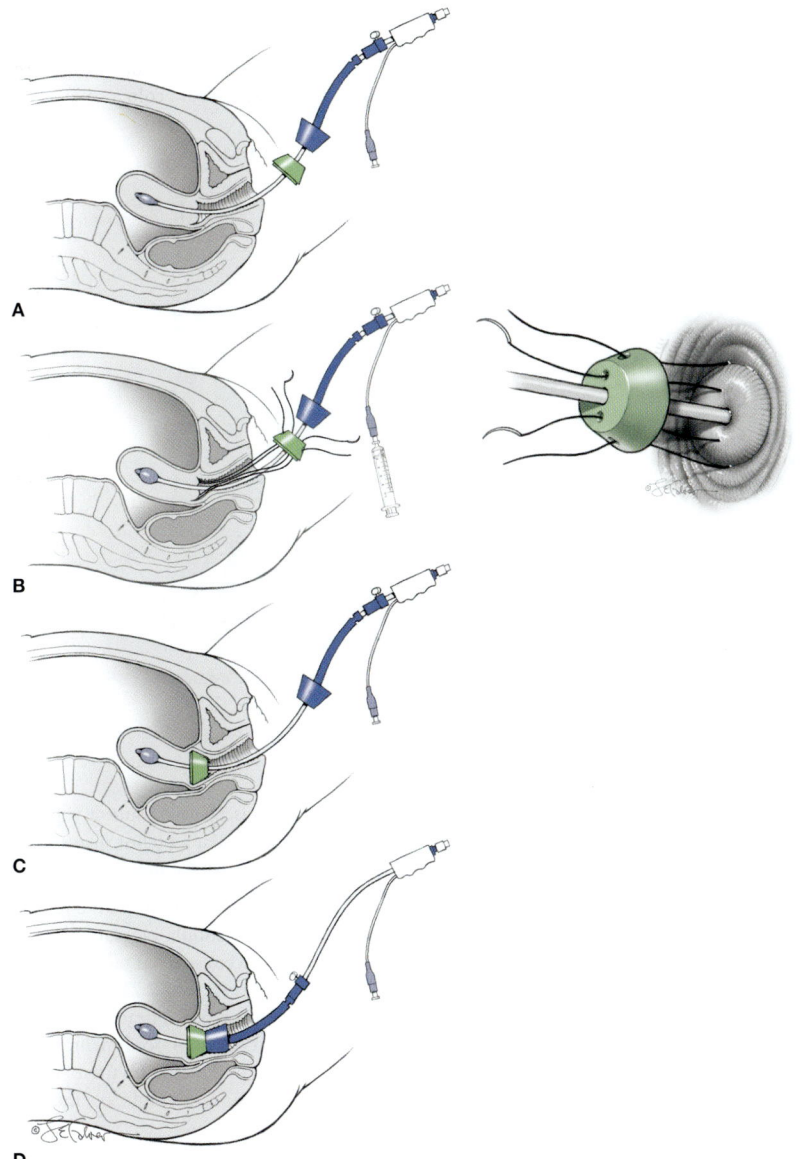

FIGURA 42-12.1 Posicionamento do manipulador uterino. **A.** Ponta do manipulador inserida na cavidade uterina. **B.** O balão é inflado (*à esquerda*). O copo de colpotomia é suturado ao colo uterino (*à direita*). **C.** O copo de colpotomia já suturado no lugar. **D.** O copo de oclusão de gás é inserido e trancado no local.

❸ **Etapas iniciais da laparoscopia.** As etapas iniciais para HL são as mesmas de outros procedimentos laparoscópicos (Seção 42-1, p. 1.110). O número de trocartes e seu calibre podem variar, mas, em geral, a TLH requer portal para óptica de 5 a 12 mm, normalmente localizado na cicatriz umbilical, e dois ou três portais acessórios posicionados através da parede do abdome inferior. Especificamente, dois trocartes são posicionados além das bordas laterais do músculo reto do abdome, enquanto um terceiro pode ser instalado em posição central ou cefálica ao fundo do útero (Fig. 42-1.30, p. 1.116). Considera-se a possibilidade de instalar acesso no quadrante superior esquerdo, ou ponto de Palmer, nos casos com suspeita de aderências periumbilicais.

❹ **Avaliação da pelve.** Com as cânulas e o laparoscópio inseridos e a paciente em posição de Trendelenburg, utiliza-se uma pinça romba para deslocar intestinos e órgãos. Pelve e abdome são inspecionados conforme descrito na Seção 42-2 (p. 1.121). Nesse momento, deve-se decidir entre continuar com a TLH ou converter o procedimento para laparotomia. Se necessário, as aderências devem ser lisadas para restaurar a anatomia normal.

❺ **Identificação dos ureteres.** As etapas iniciais da TLH são as mesmas descritas para HL na Seção 42-10, etapas 1 a 10 (p. 1.146). Os líquidos para irrigação e o CO_2 usado para insuflação com o tempo podem produzir edema do peritônio e prejudicar a visualização das estruturas abaixo. Por esse motivo, os ureteres devem ser identificados precocemente. Em muitos casos, os ureteres podem ser visualizados sem dificuldade abaixo do peritônio pélvico. Entretanto, algumas vezes é necessário abrir o peritônio para a identificação. Nessas situações, o peritônio medial ao ligamento infundibulopélvico (IP) é segurado com pinça atraumática e incisado com tesoura. Utiliza-se uma sonda de irrigação para forçar água abaixo do peritônio e elevá-lo para facilitar a incisão. A abertura do peritônio é, então, estendida por curta distância nos sentidos caudal e cefálico acompanhando a extensão do ureter. Através dessa janela no peritônio, o ureter é identificado (Fig. 42-10.1) (Parker, 2004).

❻ **Transecção do ligamento redondo.** O segmento proximal do ligamento redondo é pinçado e seccionado.

❼ **Conservação dos ovários.** Se estiver sendo planejada a preservação dos ovários, o segmento proximal da tuba uterina e o ligamento útero-ovárico são dessecados e seccionados (Figs. 42-10.1 e 42-10.2). Com isso, tuba e ovário são liberados do útero e podem ser posicionados na fossa ovariana.

❽ **Ooforectomia.** Se houver indicação de retirada dos ovários, o ligamento infundibulopélvico (IP) é pinçado e tracionado para cima e para fora das estruturas retroperitoneais. O curso do ureter é identificado. O ligamento IP é isolado e dissecado do curso ureteral. O pedículo é coagulado, dessecado ou grampeado para então ser seccionado (Fig. 42-10.3).

❾ **Incisão do ligamento largo.** Após a transecção do ligamento redondo, os folhetos do ligamento largo se abrem e vê-se tecido conectivo frouxo e fino entre eles. O folheto anterior é cortado com lâmina. Esta incisão é direcionada nos sentidos caudal e central até a linha média acima da prega vesicouterina (Fig. 42-10.4). O folheto posterior requer incisão caudal aos ligamentos uterossacrais. O tecido areolar frouxo separando os folhetos anterior e posterior também é dissecado. Com a abertura do ligamento largo obtém-se acesso à anatomia lateral do útero, o que é importante para as subsequentes ligadura da artéria uterina, transecção do ligamento cardinal e identificação do ureter.

❿ **Formação do retalho vesical.** Após a incisão do ligamento largo bilateralmente, a prega vesicouterina é pinçada com pinça atraumática, afastada da bexiga subjacente e incisada (Fig. 42-10.5). Com isso, expõe-se o tecido conectivo no espaço vesicouterino, entre a bexiga e o útero subjacente. As aderências mais frouxas podem ser divulsionadas com pressão suave contra o colo uterino e no sentido caudal para mover a bexiga nesta direção (Fig. 42-10.6). Se houver tecido

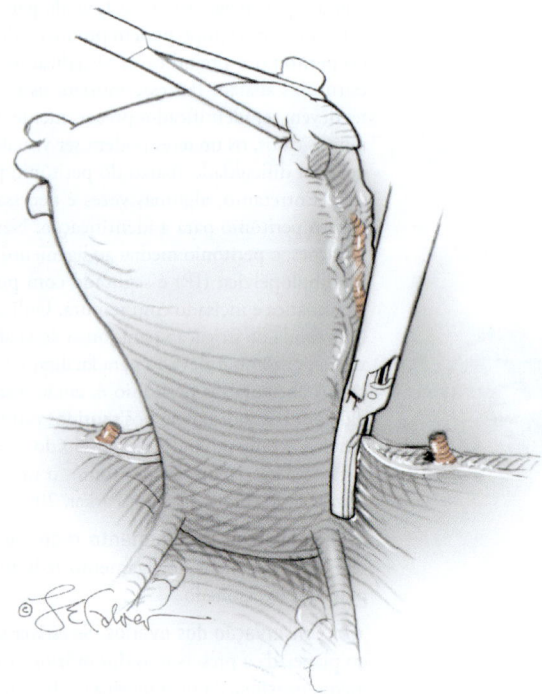

FIGURA 42-12.2 Incisão do ligamento cardinal.

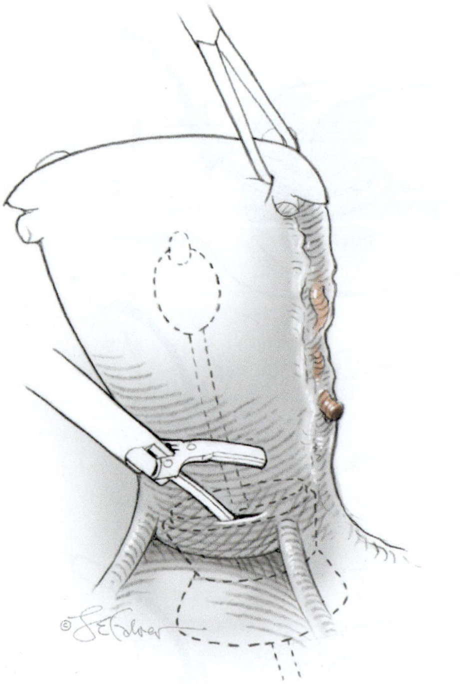

FIGURA 42-12.3 Colpotomia posterior.

mais denso no espaço vesicouterino, haverá necessidade de secção com instrumento cortante. Assim, o tecido é elevado, e a tesoura é mantida próxima da superfície do colo para reduzir o risco de cistostomia inadvertida. À medida que o tecido é dissecado, o espaço vesicouterino é aberto. Talvez seja necessário usar técnica eletrocirúrgica para coagular pequenos vasos que estejam sangrando. A tração sobre o útero no sentido cefálico com a ajuda do manipulador pode ajudar na dissecção. O desenvolvimento desse espaço permite que a bexiga seja movida no sentido caudal e afastada dos segmentos inferior do útero e superior da vagina. Essa mobilização da bexiga é necessária para a colpotomia final e retirada do útero. Dentre os diversos tipos de histerectomia, as abordagens minimamente invasivas são as que têm maior risco de lesão vesical, sendo que tal lesão ocorre com maior frequência na cúpula, durante essa fase de dissecção com ou sem corte (Harkki, 2001). O risco aumenta se houver cicatriz de cesariana ou em pacientes com endometriose.

⓫ **Transecção da artéria uterina.** Após a identificação das artérias, o tecido conectivo areolar que as circunda é pinçado, tensionado e incisado. Essa esqueletização dos vasos otimiza a obstrução de artéria e veia uterinas. As artérias são então coaguladas e seccionadas (Fig. 42-10.7).

⓬ **Transecção do ligamento cardinal.** Procede-se à transecção do ligamento cardinal bilateralmente até o nível das conexões uterossacrais (Fig. 42-12.2).

⓭ **Colpotomia.** A incisão da junção cervicovaginal pode ser realizada com bisturi harmônico, tesoura monopolar, gancho monopolar ou ponta de agulha dinâmica. Antes da incisão, o manipulador uterino é pressionado em direção cefálica para permitir que o copo de colpotomia desloque lateralmente os ureteres e exponha o local ideal para a colpotomia. Além disso, a dissecção dentro do espaço vesicouterino deve ser suficiente para mobilizar a bexiga no sentido caudal longe do local planejado para a colpotomia.

Com essas etapas preparatórias cumpridas, inicia-se a colpotomia posicionando o instrumento de corte na junção cervicovaginal posterior, definida pelo copo do manipulador localizado no colo uterino. Se não estiver sendo usado o copo dianteiro de colpotomia, pode-se utilizar um instrumento simples, como o afastador de ângulo reto, posicionado no fórnice posterior da vagina para auxiliar na definição da junção cervicovaginal. A parede vaginal posterior é a primeira a ser aberta (Fig. 42-12.3). Estendendo esta incisão, o ligamento uterossacral é seccionado a seguir. O ligamento uterossacral do lado oposto é dividido próximo do colo uterino (Fig. 42-12.4). Finalmente, é realizada a incisão da parede anterior (Fig. 42-12.5). Para reduzir a possibilidade de haver torção e orientação viciosa da peça cirúrgica, os pontos da cúpula vaginal lateral são seccionados por último (Fig. 42-12.6). Utilizando essa técnica, geralmente consegue-se manter a hemostasia. Para prevenir lesão térmica aos tecidos vaginais e subsequente deiscência da sutura vaginal, os cirurgiões devem usar a menor quantidade de energia suficiente para a incisão dos tecidos.

⓮ **Remoção do útero.** O útero é removido intacto através da cúpula vaginal utilizando o manipulador, exceto se o seu tamanho for um fator limitante (Fig. 42-12.7). Nas pacientes com útero volumoso, a retirada usando morcelador foi descrita no procedimento de LSH (Seção 42-11, p. 1.149). O útero também pode ser enucleado, dividido ou morcelado por via vaginal.

⓯ **Reparo da cúpula vaginal.** A cúpula vaginal é fechada por via laparoscópica usando sutura contínua com fio absorvível, com pontos interrompidos em forma de 8, ou com dispositivo de sutura. O material preferencial é o fio de absorção lenta. Para apoio em longo prazo da cúpula vaginal, o ligamento uterossacral deve ser incorporado no fechamento (Fig. 42-12.8). Quando estiver sendo utilizada sutura tradicional, deve-se manter tensão suficiente para o fechamento do espaço. Ao usar fio farpado, o procedimento deve ser modificado de acordo com as recomendações do fabricante para reduzir tensão dos pontos entre as bordas aproximadas da cúpula vaginal. Além disso, quando se usa fio farpado, recomenda-se dar no mínimo dois pontos em direção oposta ao final da sutura para manter a tensão no tecido. Por exemplo, se o fechamento for realizado da direita para a esquerda, quando o cirurgião atingir a extremidade esquerda deverá aplicar dois pontos adicionais da esquerda para a direita antes de cortar o fio

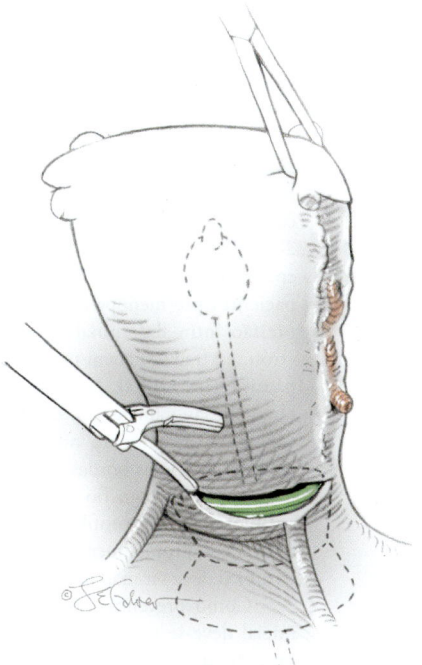

FIGURA 42-12.4 Secção do ligamento uterossacral direito e colpotomia estendida para a esquerda.

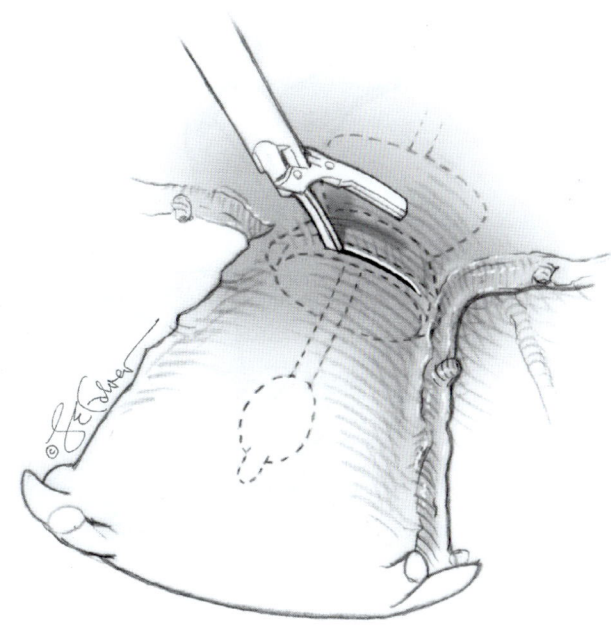

FIGURA 42-12.5 Colpotomia anterior.

de sutura. É aconselhável cortar o fio rente ao tecido para reduzir o risco de lesão intestinal produzida pelo fio farpado. É necessária a confirmação de fechamento de toda a espessura para prevenção de deiscência. Alternativamente, para aqueles com menor proficiência em sutura laparoscópica, a cúpula pode ser fechada por via vaginal após a retirada do útero.

Após o fechamento da cúpula confirma-se a hemostasia. A pressão intra-abdominal é reduzida durante a inspeção para identificar possíveis pontos de sangramento.

16 Etapas finais da laparoscopia. A finalização desta operação segue o mesmo padrão dos demais procedimentos laparoscópicos (Seção 42-1, p. 1.116).

■ Pós-operatório

As vantagens da abordagem laparoscópica incluem retorno rápido à dieta e às atividades normais. Em geral, na noite da cirurgia, o cateter de Foley é retirado, a dieta é liberada e a paciente é orientada a deambular precocemente. A via de administração da analgesia é rapidamente modificada de parenteral a oral. Devem ser adotadas as precauções usuais para

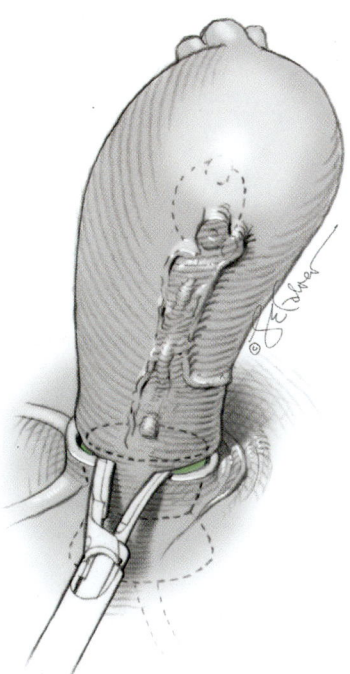

FIGURA 42-12.6 União das incisões anterior e posterior na colpotomia.

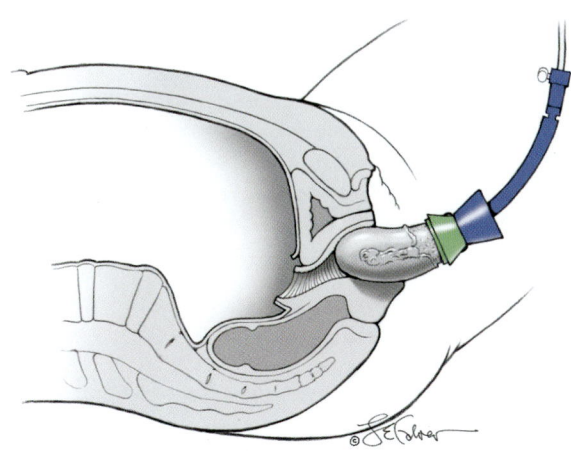

FIGURA 42-12.7 Retirada do útero e do manipulador.

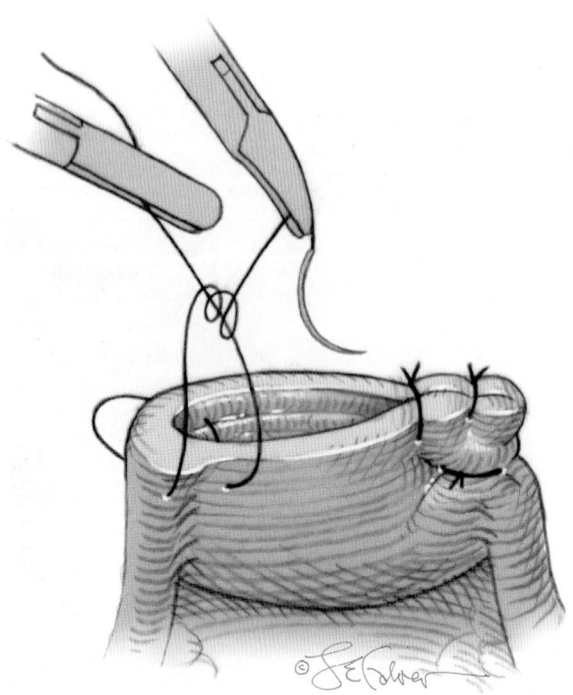

FIGURA 42-12.8 Fechamento da cúpula vaginal.

histerectomia abdominal no que se refere a evitar o estresse sobre a cavidade abdominal causado por carregar peso. A proibição da atividade sexual é a mesma aplicada nos casos de histerectomia abdominal, ou seja, 6 semanas.

A deiscência da cúpula vaginal é uma complicação pós-operatória grave que é mais frequente após histerectomia laparoscópica em comparação com HV ou TAH (Agdi, 2009; Walsh, 2007). Na maioria dos casos, o episódio desencadeante é atividade sexual em pacientes pré-menopáusicas, e aumento da pressão intra-abdominal associado a vagina atrófica e fragilizada em pacientes pós-menopáusicas (Lee, 2009). As pacientes se apresentam com sangramento ou evisceração por via vaginal. O tratamento normalmente inclui debridamento das bordas da incisão vaginal, reaproximação com fio de absorção lenta e antibioticoterapia profilática. Entretanto, se houver comprometimento intestinal, o reparo cirúrgico deve ser mais extenso.

Como prevenção, na técnica cirúrgica inicial deve-se tentar minimizar a lesão térmica durante a colpotomia e reduzir o uso de dessecação indevida da cúpula vaginal. Também é necessário assegurar a aproximação de todos os planos teciduais, particularmente o fechamento completo da parede vaginal em toda a sua espessura. A reaproximação deve incluir uma quantidade adequada de tecido viável livre de efeitos térmicos. Ademais, o fechamento em duas camadas é vantajoso em comparação com a sutura em forma de 8 em camada única (Jeung, 2010).

42-13

Fundamentos da histeroscopia

A histeroscopia permite a visão endoscópica da cavidade endometrial e do óstio tubário tanto para fins diagnósticos quanto para tratamento de patologia intrauterina. Ao longo das últimas duas décadas, aumentou rapidamente a importância da histeroscopia na ginecologia moderna com o desenvolvimento de instrumentos histeroscópicos mais eficazes e de endoscópios menores.

As indicações para histeroscopia variam e incluem investigação e, em alguns casos, tratamento de infertilidade, abortamentos espontâneos recorrentes, sangramento uterino anormal, amenorreia e corpo estranho retido. Com as técnicas de histeroscópia, o sangramento anormal pode ser tratado com ablação de endométrio, polipectomia ou miomectomia submucosa. A infertilidade pode ser minimizada com a lise de aderências ou de septos intrauterinos. Adicionalmente, é possível desbloquear ou dilatar tubas obstruídas. Alternativamente, nas pacientes que estejam buscando esterilização, os dispositivos de obstrução das tubas servem como método contraceptivo eficaz e seguro.

CONSIDERAÇÕES PRÉ--OPERATÓRIAS

Avaliação da paciente

Como são várias as indicações de histeroscopia, a avaliação da paciente a cada problema específico é discutida nos respectivos capítulos. Entretanto, gravidez é uma contraindicação absoluta para histeroscopia e deve ser excluída com dosagem sérica de β-hCG antes do procedimento. Além disso, eventuais cervicites ou infecções pélvicas devem ser tratadas antes da histeroscopia, havendo indicação para rastreamento de *Neisseria gonorrhoea* e *Chlamydia trachomatis* em pacientes com fatores de risco (Tabela 1-2, p. 11). Para aquelas com sangramento anormal e risco significativo de câncer de endométrio, recomenda-se biópsia endometrial com sonda de Pipelle antes do procedimento, considerando que há relatos de semeadura da cavidade peritoneal com células cancerígenas após histeroscopia (Cap. 8, p. 225).

Se estiver sendo planejada histeroscopia diagnóstica para localizar e remover corpo estranho, recomenda-se exame de imagem pré--operatório, geralmente com ultrassonografia transvaginal. Por exemplo, em alguns casos, um dispositivo intrauterino (DIU) ou um osso fetal retido terá perfurado a parede uterina e estará localizado predominantemente do lado de fora do útero, sendo mais fácil a sua remoção por via laparoscópica.

Consentimento

O risco de complicações relacionadas com histeroscopia é baixo, variando entre 1 e 3% (Hulka, 1993; Jansen, 2000; Propst, 2000). As complicações são semelhantes àquelas associadas ao procedimento de dilatação e curetagem, incluindo laceração do colo e endometrite pós-operatória. Além disso, como há necessidade de gás ou líquido para distender a cavidade endometrial, há risco de embolia gasosa e de absorção excessiva de líquido para o meio intravascular, complicações a serem discutidas adiante. Em geral, o risco de complicações aumenta com a duração e a complexidade do procedimento planejado.

Na eventualidade de perfuração uterina durante histeroscopia, há indicação de laparoscopia diagnóstica para avaliação dos órgãos pélvicos vizinhos. Assim, as pacientes também devem firmar consentimento informado para a eventual necessidade de laparoscopia.

Preparo da paciente

São raras as complicações infecciosas e tromboembólicas venosas (TEV) após cirurgia histeroscópica. Consequentemente, antibióticos ou profilaxia para TEV não costumam ser necessários (American College of Obstetricians and Gynecologists, 2007c, 2009a).

Espessura do endométrio

Nas pacientes pré-menopáusicas, a histeroscopia idealmente deve ser realizada na fase proliferativa inicial do ciclo menstrual, quando o endométrio está relativamente mais fino. Assim, permite-se que pequenas massas sejam identificadas e facilmente removidas. Alternativamente, têm-se administrado fármacos que induzem atrofia do endométrio, como progestogênios, contraceptivos orais combinados, danazol e agonistas do hormônio liberador de gonadotrofina (GnRH), antes da cirurgia planejada. Embora esses agentes efetivamente afinem o endométrio, muitos apresentam desvantagens como custo, efeitos adversos e retardo do procedimento aguardando a atrofia (Cap. 9, p. 254).

Dilatação do colo uterino

Para a histeroscopia normalmente é necessária a dilatação do colo para inserção de histeroscópio ou ressectoscópio de 8 a 10 mm. Para reduzir a possibilidade de sangramento, capaz de obscurecer o campo operatório, e para minimizar o risco de perfuração uterina, podem-se aplicar dilatadores à base de laminaria na véspera do procedimento, conforme descrito na Seção 41-16 (p. 1.059). Alternativamente, o misoprostol, um análogo sintético da prostaglandina E_1, pode ser administrado por via oral na noite anterior e, se indicado, na manhã seguinte ao procedimento, para auxiliar no amolecimento do colo. A posologia normalmente utilizada é 200 ou 400 μg por via vaginal ou 400 μg por via oral em dose única 12 a 24 horas antes do procedimento. Os efeitos colaterais mais comuns são cólicas, sangramento uterino ou náusea. Assim, a necessidade de amolecimento do colo deve ser ponderada contra esses efeitos colaterais, especialmente o sangramento, capaz de limitar a visualização endoscópica.

Se for encontrada estenose do colo durante o procedimento, demonstrou-se que com o uso de vasopressina diluída intracervical é possível reduzir a força necessária para dilatar o colo uterino (Phillips, 1997). Como o início da ação é rápido, a vasopressina intracervical é especialmente útil nos casos em que não se tenha identificado a estenose antes do procedimento. Além disso, instrumentos de menor calibre, como sonda de canal lacrimal, podem ser introduzidos no óstio externo do colo uterino para definir o curso do canal. Nessas situações, a ultrassonografia pode auxiliar quando realizada simultaneamente à dilatação para assegurar que o posicionamento esteja correto (Christianson, 2008).

INTRAOPERATÓRIO

Instrumentos

Para a histeroscopia são necessários histeroscópio, fonte de luz, meio para distensão uterina e, em muitos casos, sistema de câmera e vídeo.

Histeroscópio rígido

Em sua maioria, os histeroscópios são formados por um endoscópio de 3 a 4 mm de diâmetro circundado por uma bainha externa. Foram desenvolvidos histeroscópios de menor diâmetro, embora seu uso seja limitado por seu campo visual reduzido e iluminação de menor intensidade. Os histeroscópios podem ser amplamente classificados como diagnósticos ou cirúrgicos. Os histeroscópios diagnósticos têm diâmetro menor, que proporciona visualização adequada da cavidade endometrial com dilatação mínima do colo uterino. Os histeroscópios cirúrgicos, com sua bainha adicional, têm maior diâmetro e implicam dilatação do colo uterino na maioria dos casos. Assim, os casos que requeiram histeroscópio são mais bem conduzidos com anestesia regional ou geral em ambiente de centro cirúrgico para maior conforto e segurança da paciente.

Lentes histeroscópicas. Cada endoscópio proporciona ângulos de visão específicos. Embora haja disponíveis ângulos variando de 0 a 70 graus (0, 12, 25, 30 e 70 graus), os histeroscópios de 0 ou 12 graus proporcionam maior facilidade de orientação dentro da cavidade uterina para a maioria dos procedimentos (Fig. 42-13.1). Os ângulos de 12, 25,

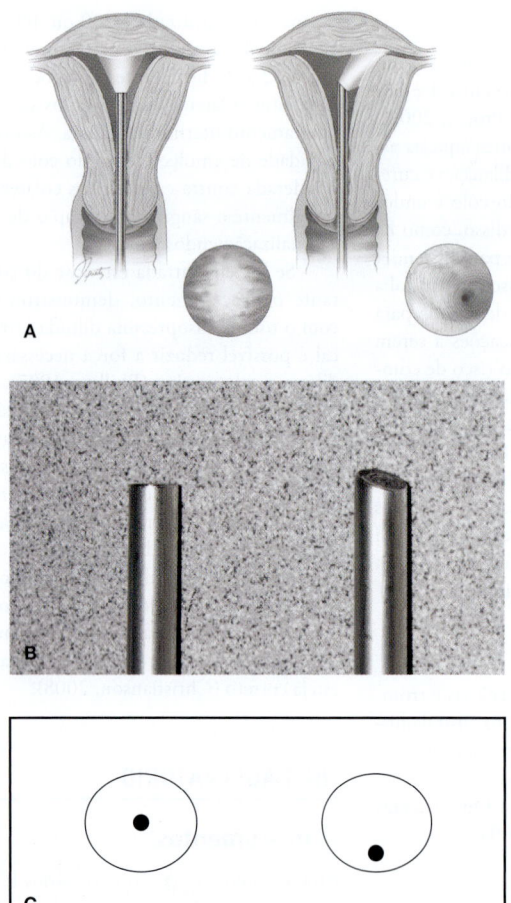

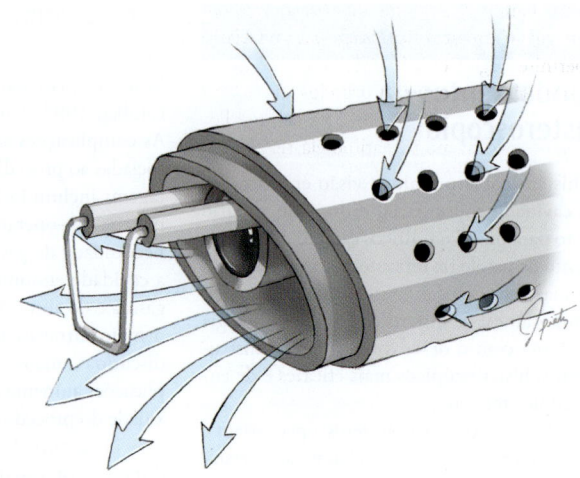

FIGURA 42-13.2 Infusão do meio de distensão através do ressectoscópio.

FIGURA 42-13.1 A. Diferenças entre os historoscópios de 0 (*à esquerda*) e 30 graus (*à direita*). *Em destaque:* visão intracavitária. **B.** O endoscópio de 30 graus tem a ponta angulada. **C.** Visões do canal endocervical (*pontos negros*) durante a inserção de cada histeroscópio.

30 e 70 graus permitem maior visão lateral, frequentemente necessária em procedimentos mais complexos. Há também dispositivos que permitem ângulo de visão de 90 a 110 graus, mas seu uso é mais raro.

Fonte de luz. Em geral, o sistema de iluminação usado na histeroscopia é do mesmo tipo utilizado na laparoscopia. Entretanto, a intensidade necessária normalmente é menor do que na maioria dos procedimentos laparoscópicos. Na montagem do histeroscópio no início do procedimento, a fonte luminosa é fixada diretamente no endoscópio.

Bainha externa. A bainha externa envolve o endoscópio e direciona líquido e, em alguns casos, instrumentos, até a cavidade endometrial. Para o transporte de líquido, as bainhas são construídas para permitir o fluxo unidirecional ou bidirecional do meio usado para distensão. As bainhas que permitem fluxo contínuo, ou seja, circulação bidirecional de influxo e efluxo, são mais úteis nos casos em que se espera maior sangramento ou déficit de volume (Fig. 42-13.2). Essa circulação ajuda a retirar o sangue do campo operatório para melhor visualização, além de auxiliar no cálculo do déficit de volume. O tipo de tubo acoplado à bainha do histeroscópio é determinado pelo sistema de controle de líquidos. Com o histeroscópio diagnóstico, é possível o uso de tubo intravenoso simples que permite apenas influxo.

A bainha operatória ainda permite o uso de instrumentos semirrígidos, rígidos e flexíveis. O conjunto básico suficiente para a maioria dos casos inclui pinça de biópsia, pinça de preensão e tesoura. Dessas, as pinças de biópsia são usadas para amostragem de tecido. São cortantes e têm forma de copo. As pinças de preensão permitem a retirada de tecido ou de corpo estranho e podem ser denteadas. Finalmente, as tesouras são usadas para lise de aderências, ressecção de massa ou excisão de septo intrauterino. Geralmente com diâmetro 5F (1,67 mm) e 30 a 40 cm de comprimento, esses instrumentos são muito menores do que os usados com ressectoscópio. Nenhum requer meio de distensão ou fonte de energia. Eletrodos flexíveis usados para vaporizar tecidos também podem ser passados por essa bainha.

Histeroscópio de Bettochi

Este é um dos histeroscópios cirúrgicos de menor diâmetro. Esse instrumento de 4 mm apresenta um canal operatório 5F com capacidade diagnóstica e operatória. Adicionalmente, seu formato oblongo, e não redondo, adapta-se melhor à configuração do canal do colo uterino (Bradley, 2009). Pinça de biópsia, tesouras eletrocirúrgicas monopolares e bipolares, ponta de agulha bipolar ou dispositivos para esterilização transcervical podem ser passados com facilidade por seu canal de trabalho. A bainha diagnóstica de fluxo contínuo tem diâmetro menor e ainda assim permite fluxo suficiente para que não haja prejuízo da qualidade óptica.

Histeroscópio flexível

Há histeroscópios flexíveis com pontas capazes de inclinação entre 120 e 160 graus. Embora a qualidade óptica seja inferior à dos histeroscópios rígidos, esses aparelhos oferecem ao cirurgião maior facilidade de manobra no interior da cavidade endometrial de formato irregular, e podem ser úteis quando houver necessidade de acesso às tubas ou para lise de aderências. Adicionalmente, demonstrou-se que com o uso de histeroscópios flexíveis reduz-se a dor intraoperatória (Unfried, 2001), fator a ser considerado nos procedimentos realizados em consultório.

Ressectoscópio

Se estiver planejada ressecção de tecidos intrauterinos, com frequência utiliza-se ressectoscópio (ver Fig. 42-13.2). Esse instrumento é formado por uma bainha interna e outra externa. A interna abriga um endoscópio de 3 a 4 mm e um canal para influxo de líquidos. A bainha externa de 8 a 10 mm contém uma alça eletrocirúrgica usada para ressecção e permite o egresso de líquido do útero através de uma série de pequenos orifícios localizados próximo à extremidade distal da bainha. Por meio de mecanismo de gatilho elástico, a alça de ressecção pode ser estendida e retraída para raspagem de tecidos.

Os instrumentos maiores, alimentados por energia para ressecção de patologias intrauterinas, são inseridos através da cânula central. São eles: alças tipo barra laminadora (*roller bar*) ou esfera laminadora (*roller ball*), eletrodos vaporizadores (monopolar, bipolar, *laser*), bisturi eletrocirúrgico e morceladores motorizados.

Morcelador histeroscópico

Para a ressecção de pólipos ou de leiomiomas submucosos, pode-se utilizar o morcelador histeroscópico. O morcelador para uso em histeroscopia apresenta pontas diferentes dependendo do tipo de tecido. Para ressecção de pólipos, utiliza-se uma ponta tipo ancinho para raspagem. Para ressecção de tecidos mais firmes, como fibroide ou septo, deve-se selecionar uma ponta de tipo cortante. Ambas as pontas contêm uma lâmina rotatória motorizada capaz de fragmentar o tecido. A ponta tem como extensão uma cânula oca por onde os fragmentos de tecido são eliminados por meio de aspiração até um recipiente coletor. O morcelador encaixa no canal de trabalho da cânula histeroscópica operatória de 9 mm.

Meio para distensão

Como as paredes anterior e posterior do útero estão em aposição, há necessidade de um meio de distensão para expandir a cavidade endometrial a fim de permitir a visualização. Dentre os meios usados estão CO_2, solução salina, e líquidos de baixa viscosidade, como sorbitol, manitol e glicina. Cada grupo tem vantagens e propriedades distintas. Para expandir a cavidade, a pressão intrauterina desses meios deve atingir entre 45 e 80 mmHg (Tulandi, 1999). Raramente haverá necessidade de pressão acima de 100 mmHg. Além disso, como para a maioria das mulheres a pressão arterial média se aproxima de 100 mmHg, pressões acima desse valor podem resultar em aumento da entrada do meio na circulação com sobrecarga de volume (Fig. 42-13.3).

Dióxido de carbono

Esse meio de distensão é comumente usado e tende a achatar o endométrio, proporcionando excelente visibilidade. Há necessidade de fluxo contínuo para repor qualquer perda pelas tubas uterinas e, normalmente, taxas de fluxo entre 40 e 50 mL/min são adequadas. Taxas acima de 100 mL/min estão associadas a aumento do risco de embolia gasosa e, portanto, não devem ser usadas. Devem ser utilizados aparelhos especializados de histe-

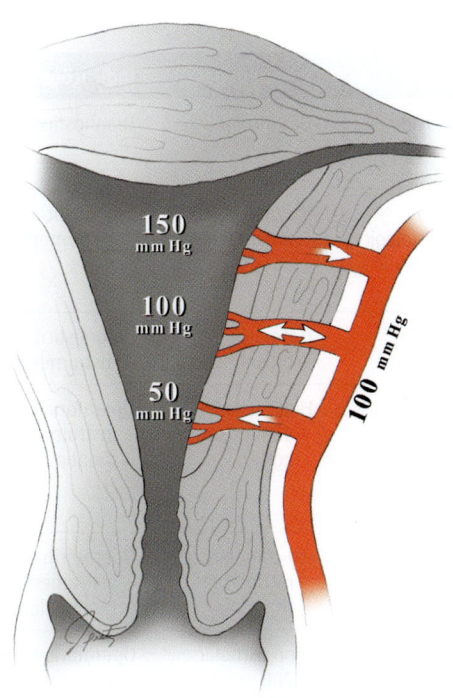

FIGURA 42-13.3 O fluxo do meio de distensão varia dependendo da pressão intrauterina.

roscopia com capacidade para limitar a taxa máxima de fluxo. É importante ressaltar que os aparelhos de insuflação laparoscópica não devem ser usados para histeroscopia uma vez que permitem taxas de fluxo acima de 1.000 mL/min.

Dentre as desvantagens do CO_2 está sua tendência a formar bolhas de gás capazes de obstruir a visão quando misturado com sangue ou muco. Consequentemente, antes de inserir o histeroscópio, deve-se remover cuidadosamente todo o sangue e muco do óstio do colo uterino com cotonetes cirúrgicos secos (Sutton, 2006). Também se evita usar CO_2 com fontes de energia térmica uma vez que a produção de fumaça impede a visualização adequada. Em razão de tais limitações, o CO_2 é mais usado nos casos em que se antecipa sangramento mínimo, como nas histeroscopias diagnósticas ou excisões banais (Bieber, 2003). A complicação mais grave associada ao uso de CO_2 é a embolia gasosa venosa, que será discutida na página 1.161.

Meio líquido

Durante os procedimentos histeroscópicos, é comum haver sangramento e, nesses casos, normalmente se opta por meio líquido para distensão em razão da qualidade óptica que proporciona e da capacidade de se misturar ao sangue.

Entretanto, o principal risco da distensão usando meio líquido é a absorção com sobrecarga de volume na circulação. A sobrecarga de volume pode ocorrer com qualquer meio líquido e é causada por diversos mecanismos.

Por exemplo, absorção pelo endométrio, entrada na circulação por canais venosos abertos durante a cirurgia e extravasamento pelas tubas uterinas com absorção pelo peritônio. Consequentemente, o risco é maior nas situações em que o procedimento é prolongado, em que é usada maior pressão de distensão ou em que é retirada maior área de tecido.

Os meios líquidos de distensão podem ser divididos de acordo com sua viscosidade e conteúdo eletrolítico. Na histeroscopia moderna, em geral, são utilizados líquidos de baixa viscosidade. O meio deve ser escolhido com base na compatibilidade com os instrumentos eletrocirúrgicos.

Líquidos eletrolíticos de baixa viscosidade. O soro fisiológico e a solução de Ringer lactato são líquidos isotônicos. Encontram-se imediatamente disponíveis no centro cirúrgico e são usados com frequência na histeroscopia diagnóstica. Entretanto, essas soluções não podem ser usadas com instrumentos eletrocirúrgicos monopolares. Especificamente, essas soluções conduzem corrente elétrica; assim, dissipam energia e inutilizam os instrumentos.

As soluções isotônicas contendo eletrólitos apresentam baixo risco de hiponatremia em comparação com os líquidos hipo-osmolares, descritos na seção seguinte. Ainda assim, a absorção rápida pode levar a edema pulmonar. Em geral, quando se utiliza meio isotônico em paciente saudável, o cirurgião deve considerar terminar o procedimento quando o déficit hídrico se aproximar de 2 L.

TABELA 42-13.1 Meios para histeroscopia

Classe	Meio	Propriedades	Indicações	Riscos	Medidas de segurança
Gás	Dióxido de carbono	Gás incolor	Diagnóstico	Embolia gasosa	Evitar Trendelenburg Manter fluxo < 100 mL/min Pressão intrauterina < 100 mmHg
Líquido eletrolítico	Soro fisiológico a 0,9%	Isotônico, 380 mOsm/kgH$_2$O	Diagnóstico cirúrgico com instrumentos bipolares	Sobrecarga de volume	Com déficit de 750 mL, programar finalização do procedimento Com déficit de 2,5 L, suspender o procedimento
	Ringer lactato	Isotônico, 273 mOsm/kgH$_2$O	Diagnóstico cirúrgico com instrumentos bipolares	Sobrecarga de volume	Os mesmos descritos acima
Soluções pobres em eletrólitos	Sorbitol 3%	Hipo-osmolar, 178 mOsm/kgH$_2$O	Operatório com instrumentos monopolares	Sobrecarga de volume Hiponatremia Hipo-osmolalidade Hiperglicemia	Com déficit de 750 mL, programar finalização do procedimento Com déficit de 1,5 L, suspender o procedimento
	Manitol 5%	Iso-osmolar, 280 mOsm/kgH$_2$O	Operatório com instrumentos monopolares	Sobrecarga de volume Hiponatremia	Os mesmos descritos acima
	Glicina 1,5%	Hipo-osmolar, 200 mOsm/kgH$_2$O	Operatório com instrumentos monopolares	Sobrecarga de volume Hiponatremia Hipo-osmolalidade Hiperamonemia	Os mesmos descritos acima

Compilada de Cooper, 2000; Loffer, 2000.

Soluções de baixa viscosidade pobres em eletrólitos. Dos outros meios disponíveis, glicina a 1,5%, sorbitol a 3% e manitol a 5% são todos soluções pobres em eletrólitos e com baixa viscosidade. Como não são condutores, esses meios são usados para eletrocirurgia com instrumentos monopolares. Infelizmente, essas soluções podem provocar sobrecarga de volume com hiponatremia e hipo-osmolalidade e potencial para edema cerebral e morte (American College of Obstetricians and Gynecologists, 2007b).

O sorbitol é um açúcar de 6 carbonos metabolizado após a absorção. Consequentemente, deixa água livre no espaço intravascular. Os níveis séricos de sódio variam entre 135 e 145 mEq/L, e abaixo desses valores é possível haver convulsão seguida por parada respiratória. Além disso, hipopotassemia e hipocalcemia podem ocorrer concomitantemente.

O manitol a 5%, também um açúcar de 6 carbonos, é uma solução iso-osmolar que, portanto, possui propriedades diuréticas e não leva a alterações na osmolalidade (Loffer, 2000).

Nos casos em que se calcula haver grande volume de déficit hídrico, é obrigatória a dosagem dos eletrólitos séricos. Se o nível de sódio sérico cair abaixo de 125 mEq/L, o pós-operatório deve ser acompanhado em ambiente de terapia intensa. O tratamento deve ser feito com furosemida, 20 a 40 mg por via intravenosa, e correção da hiponatremia com cloreto de sódio a 3%, na dosagem de 1 a 1,5 mEq/L/h. O objetivo do tratamento deve ser alcançar nível de sódio de 135 mEq/L em 24 horas. Deve-se evitar sobrecorreção para prevenir efeitos cerebrais adicionais (Baggish, 2005).

A fim de auxiliar no cálculo do volume hídrico, a maioria dos histeroscópios possui sistemas de fluxo contínuo que permitem o cálculo do déficit hídrico. O cálculo do déficit deve ser feito a cada 15 minutos durante o procedimento. Se o procedimento em questão tiver potencial para produzir déficit elevado, há indicação para instalar cateter de Foley com monitoramento do débito urinário. Além disso, é prudente manter contato permanente com a equipe de anestesia sobre o déficit hídrico. A American Association of Gynecologic Laparoscopists recomenda que se o déficit hídrico alcançar 750 mL, o cirurgião deve traçar um plano para finalizar o procedimento. Se o déficit chegar a 1.500 mL de solução não eletrolítica, ou a 2.500 mL de solução salina normal, o procedimento deve ser finalizado imediatamente, os eletrólitos devem ser dosados e um diurético deve ser administrado de acordo com a indicação (Loffer, 2000). Ao final de cada procedimento histeroscópico, deve-se determinar o déficit final e este valor deve ser registrado no relato da cirurgia.

Eletrocirurgia histeroscópica

Muitas das técnicas histeroscópicas utilizadas para ressecção ou dessecação de tecidos têm como base o uso de corrente monopolar. Como a corrente é dissipada e, portanto, se torna ineficaz em soluções com eletrólitos, essas técnicas normalmente requerem o uso de solução sem eletrólitos, tais como sorbitol, manitol e glicina. Entretanto, como discutido anteriormente, esses meios foram associados a hiponatremia quando há sobrecarga de volume.

Alternativamente, os sistemas eletrocirúrgicos bipolares (Versapoint Bipolar Electrosurgery System) permitem o uso dos instrumentos histeroscópicos tradicionais em solução salina. O sistema Versapoint possui componentes que incluem eletrodo em alça para ressecção, eletrodos para vaporização e pontas esféricas, rotatórias ou com sistema de mola que podem ser empregadas para vaporização, dessecação e corte.

Complicações cirúrgicas

Perfuração uterina

Além da sobrecarga de volume, os procedimentos histeroscópicos podem ser complicados por perfuração uterina ou sangramento. O útero pode ser perfurado durante sondagem, dilatação do colo ou no procedimento histeroscópico propriamente dito (Cooper, 2000). As perfurações no fundo do útero produzidas por sonda, dilatador ou histeroscópio podem ser conduzidas de forma conservadora, uma vez que normalmente o miométrio irá se contrair ao redor desses defeitos. Por outro lado, a perfuração lateral pode causar laceração do ligamento largo e lesão de vasos maiores da pelve; a perfuração posterior pode causar lesão de reto e aquelas causadas por instrumentos eletrocirúrgicos podem produzir laceração ou queimadura de órgãos. Nesses casos, há indicação de laparoscopia diagnóstica. De forma semelhante, as perfurações na região anterior determinam a necessidade de cistoscopia para avaliar se houve lesão vesical.

Embolia gasosa

Se houver abertura de vasos durante a dilatação do colo uterino ou rompimento de endométrio, o gás sob pressão pode ser introduzido na vasculatura. Isso pode ocorrer com gás ou com líquidos. As partes não dissolvidas podem atingir os pulmões. O CO_2 é muitas vezes mais solúvel no plasma do que no ar ambiente e normalmente dissolve-se suficientemente no trânsito a partir da pelve (Corson, 1988). Consequentemente, é raro haver embolia pulmonar. Em uma revisão de casos realizada por Brandner e colaboradores (1999), houve embolia grave em apenas 0,03% dos quase 4.000 casos de histeroscopia diagnóstica utilizando CO_2.

A embolia pode levar rapidamente a colapso cardiovascular. Os sinais e sintomas são dor torácica, dessaturação, hipotensão e sopro cardíaco em "roda de moinho". Para tratamento dessa emergência, a paciente é colocada em decúbito lateral esquerdo com a cabeça inclinada para baixo. Essa posição ajuda a movimentar o ar do trato de saída à direita para o ápice do ventrículo direito (American College of Obstetricians and Gynecologists, 2007b).

Os cirurgiões podem reduzir o risco de embolia gasosa evitando colocar a paciente em posição de Trendelenburg durante a histeroscopia, assegurando que tenham sido retiradas todas as bolhas de gás do tubo antes da introdução do histeroscópio no útero, e mantendo a pressão intrauterina < 100 mmHg. Outras medidas preventivas são reduzir a força necessária para dilatar o colo, evitar ressecções profundas no miométrio e limitar o número de retiradas e reinserções do histeroscópio na cavidade uterina.

Hemorragia

É possível haver hemorrgaia durante ou após procedimentos de ressecção. Embora seja possível usar instrumentos eletrocirúrgicos via histeroscópio para coagular vasos menores, tais instrumentos são menos eficazes para os maiores.

Se o cirurgião se depara com sangramento intenso que seja refratário à coagulação eletrocirúrgica, é possível que haja necessidade de interromper o procedimento. Pode-se instalar um cateter balão de Foley na cavidade endometrial a ser inflado paulatinamente com 5 a 10 mL de soro fisiológico até que se observe resistência moderada à tensão aplicada no cateter. Um saco coletor pode ser usado para documentar a perda sanguínea e a cessação do sangramento, quando o cateter poderá ser retirado.

42-14

Histeroscopia diagnóstica

A histeroscopia permite visão endoscópica da cavidade endometrial e dos óstios tubários. Há várias indicações, inclusive investigação de sangramento uterino anormal, infertilidade ou massa cavitária identificada por ultrassonografia.

PRÉ-OPERATÓRIO

Consentimento

São poucos os riscos associados à histeroscopia diagnóstica, e foram descritos na Seção 42-13 (p. 1.157).

Preparo da paciente

É rara a ocorrência de complicações infecciosas ou tromboembólicas venosas (TEV) após cirurgia histeroscópica. Consequentemente, não costuma haver necessidade de antibioticoterapia ou de medidas profiláticas para TEV (American College of Obstetricians and Gynecologists, 2007c, 2009a).

INTRAOPERATÓRIO

PASSO A PASSO

❶ **Anestesia e posicionamento da paciente.** A histeroscopia diagnóstica pode ser realizada em regime ambulatorial sob anestesia local com ou sem sedação intravenosa. Alternativamente, pode-se utilizar o regime de internação/ambulatorial com anestesia geral.

A paciente é colocada em posição de litotomia dorsal, a vagina é preparada para cirurgia e a bexiga é drenada. Como a histeroscopia diagnóstica é um procedimento rápido com pouca ou nenhuma perda sanguínea, geralmente opta-se por CO_2 ou soro fisiológico como meio para distensão do útero. A fim de prevenir embolia gasosa, deve-se evitar a posição de Trendelenburg

❷ **Montagem do histeroscópio.** Para a montagem, o histeroscópio é colocado no interior de sua bainha externa e fixado no local. A fonte luminosa é acoplada ao endoscópio. Por convenção, durante a inserção do histeroscópio, a fonte de luz é mantida apontando para o chão. A conexão do tubo para passagem do meio de distensão é acoplada a um portal que deve estar 180 graus distante da conexão da fonte luminosa

❸ **Introdução do histeroscópio.** Para a maioria dos procedimentos histeroscópicos diagnósticos, não há necessidade de dilatação do colo para a passagem do histeroscópio de 4 a 5 mm. Muitos autores não recomendam histerometria, uma vez que as informações acerca da profundidade e da inclinação do útero podem ser obtidas por visualização direta durante a inserção do histeroscópio. Além disso, a sonda pode romper o endométrio, o que poderia alterar a anatomia deste antes da inspeção e causar sangramento com prejuízo da visualização.

Para fins diagnósticos, um histeroscópio equipado com lente de visão oblíqua a 0, 12 ou 30 graus é adequado. Posiciona-se uma pinça de dente único sobre o lábio anterior do colo, inicia-se o fluxo do meio de distensão e o histeroscópio é introduzido no canal endocervical. A pressão exercida pelo meio abre o canal endocervical e permite a entrada do histeroscópio. Se estiver sendo usada uma lente angulada, o cirurgião deve ter em mente que uma vista panorâmica com um buraco escuro diretamente no meio do campo de visão significa posicionamento incorreto. A imagem deve mostrar o canal do colo uterino no campo inferior do monitor se o cabo de luz estiver apontado para baixo, o que significa que o histeroscópio está de fato no centro do canal do colo uterino (Fig. 42-13.1, p. 1.158).

❹ **Avaliação histeroscópica.** À medida que o histeroscópio é inserido, o canal endocervical é examinado na busca por anormalidades. Ao entrar na cavidade, o histeroscópio é mantido na porção distal para permitir uma avaliação panorâmica. O histeroscópio é movido sistematicamente até o fundo e, então, para a esquerda e para a direita a fim de permitir a inspeção dos óstios tubários (Fig. 42-14.1). Se estiver sendo usada uma lente angulada, o histeroscópio pode permanecer logo abaixo do óstio interno do canal do colo uterino com o cabo de luz sendo movido para produzir um arco de 180 graus a fim de obter uma avaliação global da cavidade endometrial. Alguns cirurgiões defendem manter o histeroscópio na cavidade nesse estágio, retirar o meio usado para distensão, e avaliar a cavidade no estágio de descompressão. O objetivo seria identificar lesões que possam ter estado ocultas ou achatadas pelo aumento da pressão produzido pelo meio de distensão.

❺ **Procedimentos específicos.** Após a inspeção de toda a cavidade, as lesões eventualmente encontradas deverão ser submetidas a biópsia sob visualização direta usando pinças histeroscópicas. Se houver indicação de remoção de DIU, na maioria dos casos o dispositivo é apreendido por pinça histeroscópica e extraído junto com o histeroscópio (Fig. 42-14.2). Entretanto, dispositivos incorporados ou fragmentados podem requerer remoção em pedaços. Nesses casos, o maior segmento do DIU é segurado com firmeza aplicando-se tração na pinça em direção à vagina. Nos casos em que o DIU esteja profundamente incorporado, a laparoscopia pode ajudar a identificar perfuração uterina e determinar se o dispositivo pode ser removido por via histeroscópica ou há necessidade de laparoscopia.

❻ **Finalização do procedimento.** Ao final do procedimento, interrompe-se o fluxo do meio de distensão e removem-se histeroscópio e pinça. Uma etapa crítica nesse momento, e ao longo de todo o procedimento, é observar o volume de líquido de distensão utilizado e o total recuperado. Esses valores são usados para calcular o déficit líquido final, que deve ser incluído no relato cirúrgico.

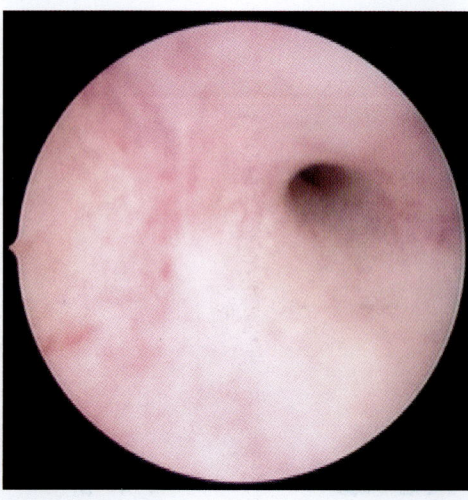

FIGURA 42-14.1 Fotografia histeroscópica de óstio tubário normal. *(Fotografia cedida pelo Dr. Kevin Doody.)*

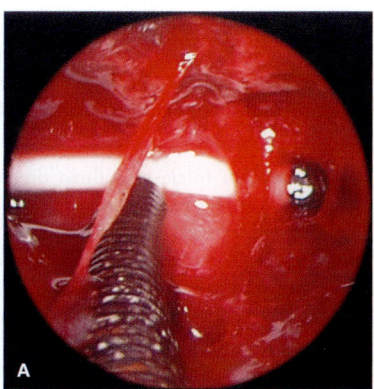 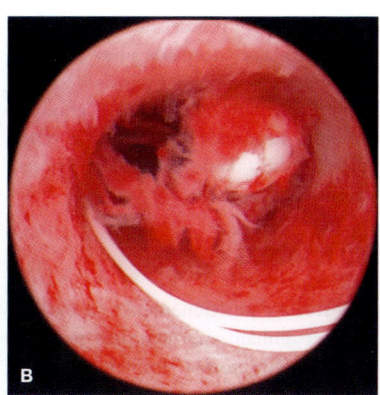

FIGURA 42-14.2 Fotografia histeroscópica de dispositivo intrauterino (DIU) de cobre retido antes de sua retirada por endoscopia. **A**. É possível identificar as molas de cobre ao redor do corpo do DIU e a barra transversal branca do DIU. **B**. Nesta imagem é possível visualizar dois cordões brancos do DIU e sua extremidade distal branca em forma de bola. *(Fotografias cedidas pela Dra. Karen Bradshaw.)*

PÓS-OPERATÓRIO

A recuperação da paciente costuma ser rápida e sem complicações, semelhante à observada no procedimento de dilatação e curetagem. A dieta e as atividades físicas podem ser retomadas de acordo com o desejo da paciente. Não é raro que haja sangramento leve ou de escape, que deve cessar em alguns dias.

42-15

Polipectomia histeroscópica

Dentre as indicações de retirada de pólipos endometriais estão sangramento uterino anormal, infertilidade e risco de transformação maligna (Cap. 8, p. 230). A excisão desses tumores por via histeroscópica pode ser realizada com incisão na base do pólipo com tesoura ou alça de ressecção histeroscópicas, avulsão do pólipo com pinça laparoscópica, ou morcelamento. Desses dispositivos, o ressectoscópio e o morcelador são os mais versáteis, capazes de abordar lesões pequenas ou grandes.

PRÉ-OPERATÓRIO

Avaliação da paciente

Muitas pacientes sendo submetidas a polipectomia já terão realizado ultrassonografia transvaginal, com ou sem infusão salina, como exame pré-operatório. Informações acerca de tamanho, número e localização dos pólipos devem ser revisadas antes da cirurgia. Em alguns casos há indicação de exame de ressonância magnética para distinguir corretamente entre pólipo e leiomioma submucoso. As imagens por RM auxiliam na predição de sucesso desse procedimento caso seja necessário miomectomia (Seção 42-16, p. 1.166).

Consentimento

As taxas de complicação para esse procedimento são baixas e iguais às da histeroscopia em geral (Seção 42-13, p. 1.157).

Preparo da paciente

Assim como ocorre com a maioria dos procedimentos histeroscópicos, a polipectomia deve ser realizada durante a fase folicular do ciclo menstrual, quando o revestimeno endometrial está mais delgado e os pólipos podem ser identificados com mais facilidade. A biópsia de endométrio pré-operatória é opcional, mas geralmente é considerada parte da investigação dos casos de sangramento uterino anormal nas pacietnes com risco de câncer de endométrio (Cap. 8, p. 225). Normalmente não há indicação de antibioticoterapia pré-operatória ou de profilaxia para TEV (American College of Obstetricians and Gynecologists, 2007c, 2009a).

INTRAOPERATÓRIO

Instrumentos

Como descrito na Seção 42-13 (p. 1.158), um ressectoscópio com eletrodo em alça de 90 graus é ideal para excisão de pólipos. Alternativamente, com um morcelador intrauterino com uma cânula oca acoplada a um mecanismo de aspiração também é possível excisar rapidamente tumores pequenos e grandes. Para pólipos menores, pode-se utilizar pinça de pólipo introduzida pelo canal 5F no portal operatório.

PASSO A PASSO

1 Anestesia e posicionamento da paciente. Embora tenham sido descritos procedimentos de polipectomia simples realizados sob analgesia local em consultório, a maioria dos casos é realizada em regime de cirurgia ambulatorial sob anestesia geral ou regional. A complexidade do controle hídrico, particularmente com o uso de solução hipotônica, conforme descrito na Seção 42-13 (p. 1.159), implica grau de risco que é mais bem conduzido em ambiente de sala operatória. Após a administração da anestesia, a paciente é colocada em posição de litotomia dorsal, a vagina é preparada para cirurgia e um cateter de Foley é instalado.

2 Escolha do meio para distensão. O morcelamento por via histeroscópica pode ser realizado com soro fisiológico. Se for usado ressectoscópio monopolar, há necessidade de uso de solução não eletrolítica. Em razão do risco de hiponatremia com sorbitol e glicina, dá-se preferência ao uso de manitol a 5%. Alternativamente, a opção por sistema de ressecção bipolar (Versapoint) permite a realização do procedimento com meio isotônico. Assim como em qualquer procedimento histeroscópico, o déficit de volume deve ser calculado e registrado regularmente durante a cirurgia.

3 Dilatação do colo uterino. O diâmetro de 8 a 10 mm do ressectoscópio ou do morcelador requer dilatação do colo por até 9 mm com dilatador Pratt ou outro semelhante (Seção 41-16, p. 1.060).

4 Ressecção. Inicia-se o fluxo do meio para distensão, e o ressectoscópio é inserido no canal endocervical sob visualização histeroscópica. Ao entrar na cavidade, procede-se a uma inspeção panorâmica para identificar a localização e o número de pólipos. A alça do ressectoscópio é então estendida para envolver o pólipo. Aplica-se corrente elétrica à medida que a alça é retraída em direção ao colo a fim de seccionar a base do pólipo. O pólipo livre é seguro e retirado pelo óstio do colo uterino.

Quando o pólipo for volumoso, podem ser necessárias várias passagens com o eletrodo em alça para sua excisão total. Os cortes são iniciados no alto do pólipo e prosseguem até alcançar a base. Para manter a visualização do pólipo e reduzir o risco associado a diversas introduções e retiradas dos instrumentos da cavidade, o útero não deve ser esvaziado a cada passagem. Os segmentos seccionados são deixados a flutuar no interior da cavidade enquanto se realiza a ressecção. Quando todo o pólipo tiver sido excisado, os fragmentos são coletados em um filtro Telfa à medida que deixam a cavidade junto com o meio de distensão. Para pólipos volumosos, o número de fragmentos flutuantes será maior. Assim, a cavidade talvez tenha que ser esvaziada antes do término da ressecção para permitir visualização livre durante a ressecção.

5 Morcelamento. Assim como na ressecção com alça, inicia-se o fluxo do meio de distensão e a unidade de morcelamento é inserida.

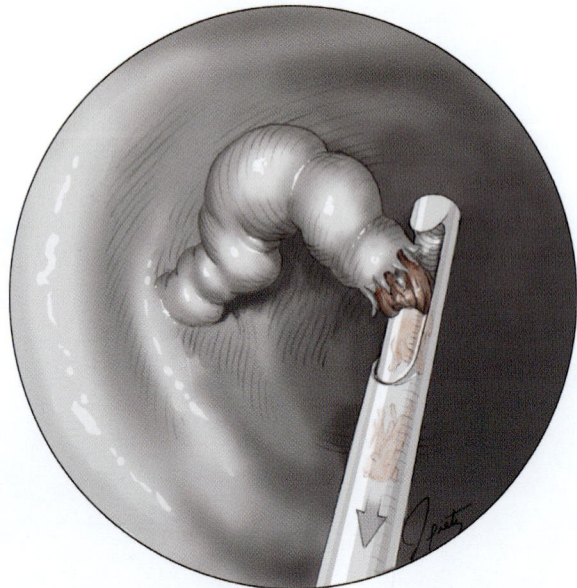

FIGURA 42-15.1 Polipectomia histeroscópica.

Durante o morcelamento, é importante trabalhar a partir da extremidade superior do pólipo para a base (Fig. 42-15.1). Além disso, o tumor deve ser mantido entre a abertura do morcelador e a lente da câmera.

O morcelador também tem capacidade de sucção. Essa propriedade pode ser usada independente de sua ação de corte para retirada de sangue, debris teciduais e coágulos durante a ressecção de tumores volumosos. Maior acuidade visual e remoção contínua dos tecidos seccionados são duas das vantagens dessa abordagem.

6 Controle de sangramento. Os pontos de sangramento podem ser controlados com a mesma alça de ressecção agora com corrente de coagulação. Alternativamente, em caso de sangramento intenso, um cateter balão de Foley pode ser usado, conforme descrito na Seção 42-13 (p. 1.161).

7 Remoção dos instrumentos. O ressectoscópio ou o morcelador é retirado e a peça cirúrgica enviada para exame patológico. Ao final do procedimento, interrompe-se o fluxo do meio de distensão e retiram-se histeroscópio e pinça. Uma etapa crítica nesse momento, assim como ao longo de todo o procedimento, é observar o volume de solução de distensão utilizado e recuperado, a fim de calcular o déficit de volume. Esse valor deve ser registrado no relato cirúrgico.

PÓS-OPERATÓRIO

A recuperação de polipectomia é rápida, em geral sem complicações e semelhante à dos demais procedimentos histeroscópicos (Seção 42-14, p. 1.163).

42-16

Miomectomia histeroscópica

Em pacientes sintomáticas com leiomiomas submucosos, a ressecção histeroscópica desses tumores produz alívio dos sintomas na maioria dos casos. As indicações incluem sangramento uterino anormal, dismenorreia ou infertilidade quando houver suspeita de contribuição dos leiomiomas. Os tumores selecionados para ressecção devem ser submucosos ou intramurais com componente submucoso importante. Durante a cirurgia, os leiomiomas submucosos pedunculados podem ser excisados de forma semelhante à descrita para os pólipos na Seção 42-15 (p. 1.164). Entretanto, os tumores com componente intramural exigem o uso de ressectoscópio, morcelador ou *laser*.

PRÉ-OPERATÓRIO

Avaliação da paciente

A miomectomia histeroscópica é uma opção segura e eficaz para a maioria das pacientes. As contraindicações à cirurgia incluem gravidez, potencial de câncer do endométrio, infecção atual do trato reprodutivo e quadros clínicos sensíveis à sobrecarga de volume.

Características específicas do quadro, como leiomioma volumoso, em grande número e com alto grau de penetração intramural, aumentam a dificuldade técnica e as taxas de complicação e de insucesso do procedimento (Di Spiezio Sardo, 2008). Assim, antes da ressecção, a paciente deve ser submetida a ultrassonografia transvaginal, ultrassonografia com infusão salina (USIS) ou histeroscopia para avaliação das características do leiomioma. Alternativamente, o exame de ressonância magnética (RM) também é capaz de documentar de forma acurada a anatomia uterina, mas seu custo e indisponibilidade limitam seu uso rotineiro.

Na avaliação com USIS ou com histeroscopia, os leiomiomas são classificados de acordo com os critérios desenvolvidos por Wamsteker e colaboradores (1993) e adotados pela European Society of Gynaecological Endoscopy (ESGE):

Tipo 0: integralmente submucoso

Tipo I: compontente submucosa acima de 50%

Tipo II: algum grau de envolvimento submucoso, mas acima de 50% de componente miometrial

Esses critérios ajudam a predizer quais leiomiomas são candidatos adequados à ressecção histeroscópica com base nas características do tumor. Lasmar e colaboradores (2005, 2011) propuseram outra classificação. Semelhante ao sistema da ESGE, sua classificação avalia o grau de penetração do tumor no miométrio. Mas, além disso, os tumores mais volumosos, com base mais ampla e localizados na parte superior da cavidade recebem maior pontuação. Para os tumores com maior pontuação, as técnicas não histeroscópicas seriam mais seguras e com maior índice de sucesso.

Tumores maiores ou predominantemente intramurais têm índice menor de sucesso clínico, maior risco cirúrgico e com maior frequência necessitam de mais de uma sessão cirúrgica para finalizar a ressecção. Por essas razões, muitos cirurgiões optam por usar essa técnica apenas nos tumores dos tipos 0 e I e naqueles que tenham menos de 3 cm (Vercellini, 1999; Wamsteker, 1993). Em trabalhos mais recentes relatou-se a ressecção de leiomiomas maiores, embora muitos tenham necessitado de procedimento em dois tempos e recuperação mais longa (Camanni, 2010a).

Consentimento

As taxas de complicação desse procedimento são iguais às das histeroscopias em geral. Foram relatadas taxas entre 2 e 3% (Seção 42-13, p. 1.157). A miomectomia histeroscópica está associada a maior risco de perfuração uterina. Essa complicação pode se seguir à dilatação do colo, mas, com maior frequência, ocorre durante ressecção agressiva no miométrio. Em razão desse risco, as pacientes devem consentir com a possibilidade de laparoscopia para investigar e tratar esse problema, caso ocorra.

Adicionalmente, as pacientes que estejam planejando engravidar devem ser informadas sobre a possibilidade de formação de sinéquias intrauterinas após a ressecção e de ruptura uterina, rara, em gestações subsequentes (Batra, 2004; Howe, 1993).

Na miomectomia histeroscópica, o meio de distensão é absorvido pela vasculatura aberta no miométrio e, além disso, pelo peritônio, uma vez que a solução reflua pelas tubas uterinas. Assim, na ressecção de tumores tipos I ou II, ou de leiomiomas volumosos, é possível que haja necessidade de interromper o procedimento em razão de déficits de volume crescentes. As pacientes devem ser informadas sobre a possível necessidade de uma segunda cirurgia para finalizar a ressecção. Felizmente, em razão dos novos instrumentos para morcelamento histeroscópico, a duração da cirurgia e, consequentemente, o déficit de volume foram reduzidos, mesmo nos casos com tumores maiores. Ademais, embora a miomectomia seja um tratamento eficaz, 15 a 20% das pacientes eventualmente necessitarão de reoperação oportunamente, seja histerectomia ou nova ressecção histeroscópica, em razão de persistência ou recorrência de sintomas (Derman, 1991; Hart, 1999).

Preparo da paciente

Conforme discutido no Capítulo 9 (p. 254), os agonistas do GnRH podem ser usados antes da cirurgia para reduzir os leiomiomas e permitir a ressecção de tumores volumosos ou, ainda, para que as pacientes recuperem sua massa de glóbulos vermelhos antes da cirurgia. Entretanto, dentre as desvantagens de seu uso estão: fogachos pré-operatórios, dificuldade para dilatar o colo, aumento do risco de lacerações e perfurações e redução do volume intracavitário, o que limita a mobilidade dos instrumentos. Assim, as vantagens e desvantagens desses fármacos determinam que seu uso seja individualizado.

Para facilitar a dilatação do colo e a inserção do ressectoscópio, podem ser aplicados dilatadores à base de laminaria na noite anterior ao procedimento (Seção 41-16, p. 1.059). Alternativamente, em alguns estudos, mas não em todos, o misoprostol mostrou-se capaz de auxiliar na dilatação, e as pacientes pós-menopáusicas parecem ter menos benefício com esse pré-tratamento (Ngai, 1997, 2001; Oppegaard, 2008; Preutthipan, 2000). As posologias mais usadas são 200 ou 400 μg por via vaginal ou 400 μg por via oral em dose única 12 a 24 horas antes da cirurgia. Os efeitos colaterais mais comuns incluem cólicas, sangramento uterino ou náusea. Outra alternativa para preparo do colo antes da dilatação é o uso de vasopressina diluída (0,05 unidades/mL), com injeção intracervical de 20 mL em dose fracionada nas posições de 4 e 8 horas. Esse método tem a vantagem de ação rápida no momento da cirurgia caso não se tenha antecipado a necessidade de preparação (Phillips, 1997).

Embora o risco de infecção pós-operatória seja baixo, considerando os efeitos devastadores sobre a fertilidade, a maioria dos autores recomenda antibioticoterapia profilática antes de ressecção histeroscópica extensiva, como é o caso da miomectomia. Os agentes adequados são encontrados na Tabela 39-6 (p. 959).

Ablação concomitante

Nas mulheres com menorragia e que não tenham intenção de engravidar, a ablação endometrial pode ser realizada concomitantemente (Seção 42-17, p. 1.169) (Loffer, 2005). Entretanto, como a ressecção dos leiomiomas por si só resolve o sangramento anormal na maioria dos casos, não procedemos rotineiramente à ablação do endométrio a não ser que a paciente deseje hipomenorreia.

INTRAOPERATÓRIO

Instrumentos

A miomectomia histeroscópica pode ser realizada com ressectoscópio ou com morcelador. Ambos os procedimentos serão descritos.

ção do ressectoscópio (Fig. 42-16.1). Para assegurar corte limpo e excisão total, a corrente não é interrompida até que toda a alça esteja retraída. A tira de músculo liso removida flutua no interior da cavidade endometrial.

Esse processo de raspagem é repetido sequencialmente na direção da base do leiomioma até que o tumor tenha sido removido. Embora as tiras possam ser retiradas da cavidade após cada passagem, esse processo resultaria em perdas repetidas da distensão uterina. A remoção com reintrodução repetidas do ressectoscópio aumenta os riscos de perfuração, embolia gasosa e absorção intravascular de líquido. Assim, na maioria dos casos, o cirurgião leva as tiras removidas ao fundo do útero para manter a visibilidade do campo operatório. Entretanto, se a visibilidade estiver prejudicada, talvez haja necessidade de pausar a ressecção para remoção dessas tiras.

❻ **Morcelamento.** Os morceladores atualmente disponíveis são o Hologic's Myosure e o Smith & Nephew's Truclear. Em geral, lâminas cortantes móveis estão contidas em um tubo rígido oco. Por meio de uma fonte produtora de vácuo conectada ao tubo oco, o tecido é aspirado para dentro da janela existente na ponta do dispositivo e seccionado pela lâmina em movimento (Fig. 42-16.2). A sucção também remove fragmentos de tecido

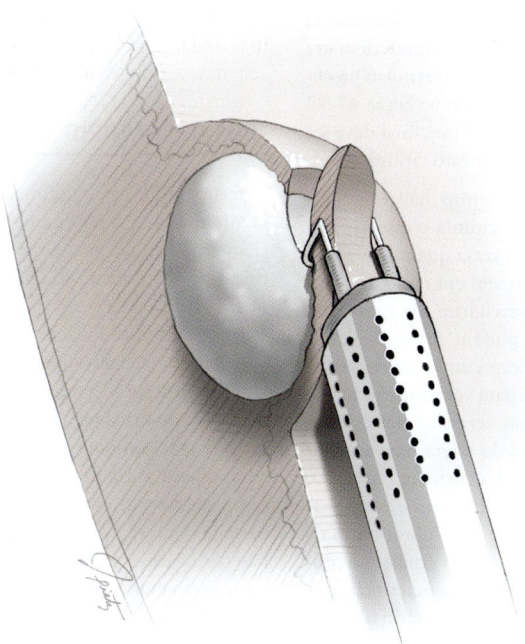

FIGURA 42-16.1 Ressecção histeroscópica.

PASSO A PASSO

❶ **Anestesia e posicionamento da paciente.** Na maioria dos casos a miomectomia histeroscópica é um procedimento cirúrgico ambulatorial realizado sob anestesia geral. A paciente é colocada em posição de litotomia dorsal, a vagina é preparada para cirurgia e um cateter de Foley é instalado.

❷ **Seleção do meio de distensão.** A escolha do meio de distensão é determinada pelo instrumento a ser usado para ressecção. A ressecção com morcelador, eletrodo bipolar em alça ou *laser* pode ser realizada em solução salina. Alternativamente, nos casos em que se optar por usar alça monopolar, a solução deve ser livre de eletrólitos (Seção 42-13, p. 1.159).

❸ **Dilatação do colo uterino.** Utilizando dilatador de Pratt, ou outro compatível, o cirurgião dilata o colo uterino conforme descrito na Seção 41-16 (p. 1.060).

❹ **Inserção dos instrumentos.** Inicia-se o fluxo do meio de distensão e insere-se o ressectoscópio ou o morcelador no canal endocervical sob visualização direta. Ao entrar no canal endocervical, procede-se a uma inspeção panorâmica para identificar e avaliar os leiomiomas.

❺ **Ressecção.** A unidade eletrocirúrgica é ajustada para modo de ondas contínuas (corte). A alça do ressectoscópio é introduzida até que esteja atrás do leiomioma e aplica-se corrente elétrica antes que esteja em contato com o tecido. Para reduzir a lesão térmica e a possibilidade de perfuração, a corrente deve ser aplicada apenas enquanto a alça é retraída e não enquanto é estendida. No momento do contato, o eletrodo em alça é retraído na dire-

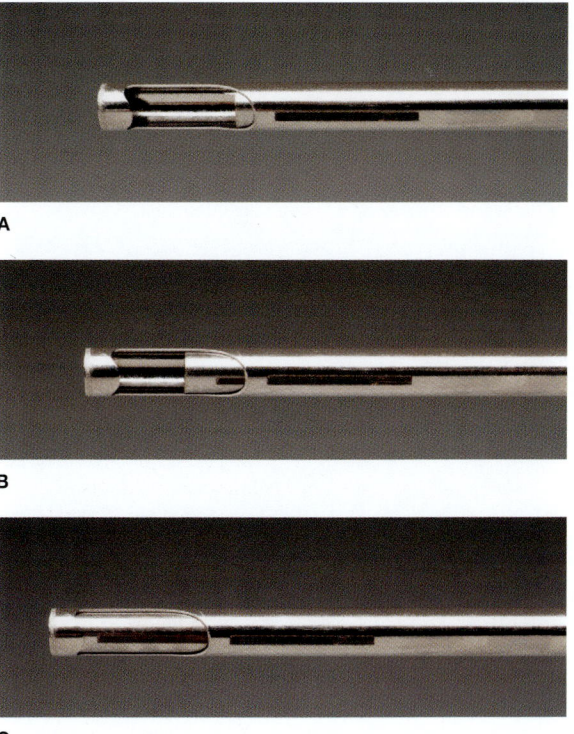

FIGURA 42-16.2 Morcelador histeroscópico. **A.** Lâmina do morcelador retraída. Com a aspiração o tecido é puxado para dentro da abertura no dispositivo. **B.** Lâmina parcialmente avançada. A lâmina sofre rotação rápida e é avançada e retraída. **C.** A lâmina é totalmente avançada e secciona o tecido contido no interior da abertura.

por meio do cilindro do dispositivo e permite coletar material para exame patológico.

Em estudos retrospectivos comparativos, o morcelamento histeroscópico mostrou-se mais rápido que o produzido com ressectoscópio e pareceu ser mais fácil de realizar. Foi associado a menos complicações relacionadas com sobrecarga de volume e apresentou curva menor de aprendizagem em comparação com a ressectoscopia convencional (Emanuel, 2005).

❼ **Leiomiomas intramurais.** Na remoção de leiomiomas com componente intramural, o risco de perfuração uterina é maior se a ressecção se estender abaixo do nível do miométrio normal. Portanto, quando a ressecção atinge esse nível, o cirurgião deve pausar e aguardar que o miométrio circundante se contraia ao redor do tumor agora menor. Com isso, porções mais profundas do leiomioma surgem na cavidade uterina. A redução da pressão intrauterina com redução da pressão de influxo do líquido também pode ajudar no livramento do leiomioma.

❽ **Déficit de volume.** Em razão do risco de hipervolemia duranta miomectomia histeroscópica, o déficit de volume deve ser cuidadosamente monitorado durante o procedimento, conforme discutido na Seção 42-13 (p. 1.159). O déficit de volume final deve ser calculado e registrado no relato cirúrgico.

❾ **Hemostasia.** É comum haver sangramento durante miomectomia e esse sangramento com frequência cessa quando as fibras do miométrio se contraem em razão da redução no volume intracavitário. Os vasos com sangramento ativo podem ser coagulados com a alça de ressecção com a unidade eletrocirúrgica regulada para corrente modulada (coagulação). Algumas vezes, há necessidade de eletrodo em forma de esfera para aumentar a superfície na qual a corrente é passada. A ablação global do endométrio é um tratamento viável em caso de mútliplos pontos de sangramento. Raramente não é possível controlar a hemorragia com meios eletrocirúrgicos. Nesses casos, pode ser necessário o uso de pressão mecânica aplicada sobre os vasos com sangramento por meio de cateter balão de Foley inflado com 5 a 10 mL de solução salina (p. 1.161).

PÓS-OPERATÓRIO

A recuperação após miomectomia normalmente é rápida e sem complicações. As pacientes podem retomar a dieta e as atividades físicas de acordo com sua tolerância. Sangramentos leves ou de escape podem ocorrer após a cirurgia durante 1 a 2 semanas.

Para as pacientes que pretendam engravidar, a concepção pode ser tentada a partir do ciclo menstrual seguinte à ressecção, a não ser que o leiomioma tivesse base ampla ou componente intramural significativo. Nesses casos, sugere-se métodos anticoncepcionais de barreira durante 3 ciclos. Para as mulheres que não consigam engravidar ou que continuem a ter sangramento anormal após a ressecção, recomendam-se histerossalpingografia ou histeroscopia para avaliar a presença de sinéquias.

42-17
Procedimentos para ablação do endométrio

Com o termo ablação endometrial descreve-se um grupo de procedimentos histeroscópicos nos quais destrói-se ou remove-se o endométrio produzindo eumenorreia. Para muitas pacientes, a ablação funciona como tratamento eficaz e minimamente invasivo de sangramento uterino anormal. As técnicas de ablação são classificadas como de primeira ou segunda geração, dependendo de sua introdução ao longo do tempo e da necessidade de habilidades histeroscópicas. As ferramentas de primeira geração requerem habilidades histeroscópicas avançadas e estão associadas a complicações com o meio de distensão, como sobrecarga de volume. Dentre essas técnicas estão vaporização do endométrio com *laser* de neodímio:ítrio-alumínio-granada (Nd:YAG), dessecação eletrocirúrgica com eletrodo com ponta esférica (*rollerball*) e ressecção endometrial com ressectoscópio. Parece que os três métodos de primeira geração produzem resultados semelhantes em termos de sangramento e satisfação da paciente. Entretanto, os métodos de ressecção foram associados a mais complicações cirúrgicas e, portanto, os métodos de dessecação são mais indicados nas pacientes sem lesões intracavitárias (Lethaby, 2002; Overton, 1997).

Para reduzir o risco e o tempo de treinamento especializado necessário ao uso dessas ferramentas ablativas originais, foram introduzidos os métodos de segunda geração ao longo dos últimos 10 anos. Essas ferramentas utilizam-se de várias modalidades para realizar a ablação do endométrio, mas sem necessidade de direcionamento histeroscópico direto. As modalidades são energia térmica, criocirurgia, eletrocirurgia e energia de micro-ondas.

PRÉ-OPERATÓRIO

Avaliação da paciente

Antes da ablação, deve-se proceder a uma avaliação completa do sangramento uterino. Consequentemente, devem ser excluídas as possibilidades de gravidez, hiperplasia endometrial ou câncer de endométrio. Para a investigação do sangramento, pode-se usar ultrassonografia transvaginal (USTV), ultrassonografia com infusão salina (USIS) e histeroscopia, isoladamente ou em combinação (Cap. 8, p. 223). Entretanto, como muitas das técnicas de ablação de segunda geração requerem cavidade endometrial normal, e como eventuais patologias endometriais podem ser tratadas concomitantemente por diversos desses métodos ablativos, a USIS ou a histeroscopia são os métodos preferenciais para avaliação pré-operatória. Além disso, várias técnicas de segunda geração não são adequadas para grandes cavidades endometriais. Assim, a profundidade do útero também deve ser avaliada antes do procedimento por meio de sondagem ou ultrassonografia uterina.

O adelgaçamento do miométrio por cirurgia uterina prévia aumenta o risco de lesão às vísceras vizinhas durante a ablação. Assim, as pacientes com cirurgia uterina transmural prévia devem ser avaliadas quanto ao tipo e à localização da cicatriz uterina. Uma história de cesariana clássica ou de miomectomia abdominal ou laparoscópica pode ser considerada uma contraindicação relativa para ablação. Alguns especialistas defendem a avaliação ultrassonográfica da espessura do endométrio para definir se a paciente pode ser candidata à ablação, embora não se tenha especificado um limite para essa espessura (American College of Obstetrics and Gynecologists, 2007a).

Consentimento

As pacientes que optem por ablação devem estar informadas das taxas de sucesso em comparação com outras opções de tratamento para sangramento anormal, conforme discutido no Capítulo 8 (p. 237). Em geral, as taxas de redução do fluxo menstrual variam entre 70 e 80% e as de amenorreia entre 15 e 35%. A eumenorreia, e não a amenorreia, é considerada a meta de tratamento. Portanto, se o objetivo for garantir amenorreia, não há indicação para ablação. Além disso, a ablação endometrial é um meio eficaz de destruição do endométrio e está contraindicada em pacientes que tenham intenção de engravidar.

O tecido endometrial possui uma impressionante capacidade de regeneração. Assim, as mulheres pré-menopáusicas devem ser orientadas antes da cirurgia acerca da necessidade de contracepção pós-operatória. Se ocorrer gravidez, possíveis complicações após ablação incluem abortamento, prematuridade, placentação anormal e morbidade perinatal. Consequentemente, muitos profissionais da saúde recomendam ligadura tubária concomitante à ablação do endométrio (American College of Obstetricians and Gynecologists, 2007a).

As complicações associadas à ablação são as mesmas da histeroscopia operatória, embora o risco de sobrecarga de volume em geral seja evitado com o uso das técnicas de segunda geração (Seção 42-13, p. 1.157).

Preparo da paciente

Durante as cirurgias histeroscópicas, bactérias vaginais podem ter acesso ao trato reprodutivo superior e à cavidade peritoneal. Entretanto, é raro haver infecção após ablação e em geral não há indicação de antibioticoterapia profilática. Como a espessura do endométrio varia de poucos milímetros na fase proliferativa inicial até mais de 10 mm na fase secretora, todas as técnicas de primeira geração e algumas de segunda geração devem ser realizadas na fase proliferativa inicial. Do contrário, fármacos que induzem atrofia endometrial, como agonistas do hormônio liberador de gonadotrofina (GnRH), contraceptivos orais combinados, ou progestogênios, podem ser usados por 1 ou 2 meses antes da cirurgia. Alternativamente, pode-se realizar curetagem imediatamente antes do procedimento.

INTRAOPERATÓRIO

PASSO A PASSO

❶ Anestesia e posicionamento da paciente. A ablação do endométrio normalmente é um procedimento realizado sob anestesia geral em regime ambulatorial. Há trabalhos a indicar que as técnicas de segunda geração podem ser realizadas em regime ambulatorial com sedação intravenosa, bloqueio anestésico local, ou ambos (Sambrook, 2010; Varma, 2010). A paciente é colocada em posição de litotomia dorsal e o períneo e a vagina são preparados para cirurgia.

❷ Seleção do meio usado para distensão. Nos procedimentos de primeira geração, há necessidade de meio de distensão que deve ser escolhido com base na energia a ser usada, conforme descrito na Seção 42-13 (p. 1.159). Em geral, pode-se usar soro fisiológico para os casos tratados com *laser* e corrente elétrica bipolar, enquanto os instrumentos monopolares requerem soluções não eletrolíticas.

❸ *Laser* de neodímio: ítrio-alumínio-granada (Nd:YAG). Introduzido nos anos 1980, o *laser* de Nd:YAG foi a primeira modalidade ablativa utilizada. Sob visão histeroscópica direta e distensão uterina com soro fisiológico, uma sonda de *laser* Nd:YAG toca o endométrio e é passada por toda a superfície endometrial. Assim, criam-se sulcos de tecido fotocoagulado com 5 a 6 mm de profundidade (Garry, 1995; Goldrath, 1981).

❹ Ressecção transcervical do endométrio. Na tentativa de reduzir os custos do procedimento relacionados com o equipamento *laser*, desenvolveu-se a técnica de ressecção transcervical do endométrio (TCRE) (DeCherney, 1983, 1987). Além do custo menor, a TCRE é mais rápida que a ablação a *laser*, em razão do maior diâmetro da alça de ressecção, o que reduz o risco de absorção excessiva do meio de distensão.

Nesse método, utiliza-se um ressectoscópio com corrente elétrica monopolar ou bipolar para excisar tiras de endométrio. A técnica de ressecção é semelhante à descrita para miomectomia histeroscópica na Seção 42-16 (p. 1.167). As tiras de tecido são enviadas para exame patológico. Nos casos com patologia intrauterina concomitante, como pólipos endometriais ou leiomiomas submucosos, é possível usar a TCRE para excisão dessas lesões além do endométrio. Contudo, a TCRE foi associada a taxas maiores de perfuração, especialmente na região dos cornos, onde o miométrio é mais delgado. Por esse motivo, muitos cirurgiões optam por usar eletrodos com ponta esférica em combinação com TCRE, sendo que a ponta esférica é usada na região dos cornos (Oehler, 2003).

❺ Eletrodos com ponta esférica (*Rollerball*). Pode-se utilizar eletrodo com ponta esférica ou em barra com 2 a 4 mm a ser passado pelo endométrio como meio eficaz de vaporização (Vancaillie, 1989). As vantagens desse tipo de ablação em comparação com TCRE são menor duração do procedimento, menor absorção de líquido e menor taxa de perfuração. Infelizmente, o método não é eficaz para tratamento de lesões intracavitárias e não é possível obter amostras para exame patológico.

❻ Balão térmico para ablação. O primeiro sistema de balão térmico para ablação foi usado no início dos anos 1990. Atualmente, há diversos sistemas disponíveis em todo o mundo (Fig. 42-17.1). Desses, apenas o sistema ThermaChoice III Uterine Balloon Therapy System está aprovado para uso nos Estados Unidos. Fora dos Estados Unidos, há outros disponíveis, como Cavaterm PlusSystem e Thermablate Endometrial Ablation System.

O ThermaChoice III Uterine Balloon Therapy System é um dispositivo controlado por programa de computador, projetado para ablação do endométrio utilizando energia térmica. Após dilatar o colo uterino até 5,5 mm, o Thermachoice é inserido na cavidade uterina. Uma vez dentro da cavidade, instila-se solução de dextrose e água a 5% em um balão de silicone descartável e transparente localizado na extremidade e aquecido para coagular o endométrio. Durante o tratamento, o líquido no interior do balão circula a fim de manter a temperatura em 87°C durante 8 minutos. O balão pode ser introduzido na cavidade uterina sem assistência histeroscópica e, quando inflado, adapta-se ao seu contorno.

Os dispositivos utilizando balão com líquido aquecido não requerem treinamento histeroscópico e as taxas de complicações são baixas (Gurtcheff, 2003; Vilos, 2004). As desvantagens incluem a necessidade de cavidade uterina anatomicamente normal e de adelgaçamento farmacológico antes da ablação térmica. Contudo, há alguns trabalhos que demonstraram uso bem-sucedido em pacientes com pequenos leiomiomas submucosos (Soysal, 2001). Alternativamente, pode-se realizar adelgaçamento mecânico com procedimento de dilatação e curetagem antes da ablação.

❼ Ablação térmica histeroscópica. Diversos procedimentos de segunda geração requerem normalidade da cavidade uterina. Contudo, o sistema HydroTherm Ablator (HTA) (Boston Scientific) permite o tratamento do endométrio concomitante ao de pólipos ou de leiomiomas submucosos, ou de útero com anatomia anormal. Outra vantagem desse sistema é ser realizado sob visão histeroscópica direta, permitindo ao cirurgião observar o endométrio sendo destruído. Contudo, o risco de queimadura externa pela água quente circulante parece ser maior com esse método em comparação com outros de segunda geração (Della Badia, 2007).

Essa ferramenta foi projetada para ablação do revestimento endometrial do útero por aquecimento de soro fisiológico livre a uma temperatura de 90°C fazendo-o circular pelo útero durante 10 minutos (Fig. 42-17.2). Evita-se derramamento pelas tubas uterinas, uma vez que a pressão hidrostática durante o procedimento é mantida abaixo de 55 mmHg, bem abaixo da pressão necessária para abrir as tubas para a cavidade peritoneal. De forma semelhante, o selamento de água criado entre o histeroscópio e o óstio interno do colo uterino impede que haja extravasamento de líquido para a vagina. Por esse motivo, deve-se ter o cuidado de não dilatar o colo além de 8 mm. Além disso, não é recomendado o uso pré-operatório de laminaria.

Inicialmente, insere-se um histeroscópio na bainha descartável de 7,8 mm do HTA*. Esse conjunto é introduzido na cavidade endometrial a fim de permitir a visualização enquanto se procede à instilação de soro fisiológico na temperatura ambiente na cavidade uterina. O líquido é, então, gradualmente aquecido e mantido em circulação para tratar o endométrio. Ao final dessa fase de tratamento, substitui-se o soro aquecido por solução salina resfriada e o instrumeno é removido (Glasser, 2003).

---

* N. de T. HTA pode ser a sigla de *hysteroscopic thermal ablation* – ablação térmica histeroscópica – ou do aparelho que a realiza – Hydrothermal Ablator.

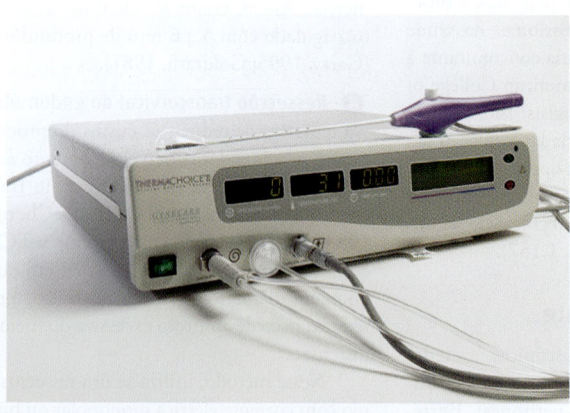

FIGURA 42-17.1 ThermaChoice III Uterine Balloon Therapy System. (© Ethicon, Inc. Reproduzida com permissão.)

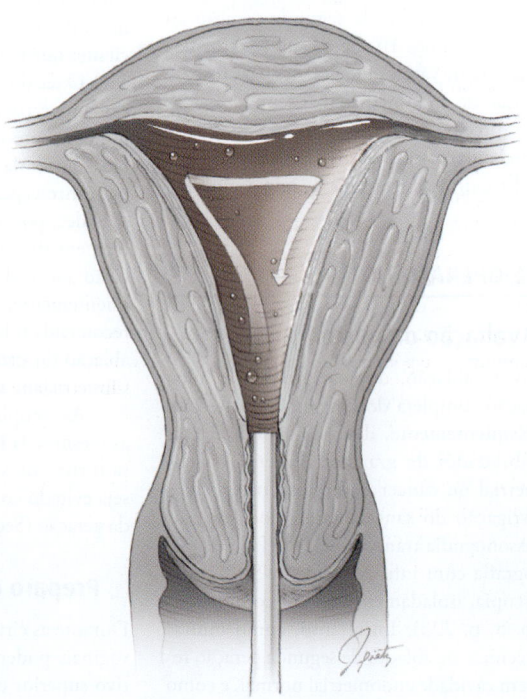

FIGURA 42-17.2 Ablação térmica histeroscópica.

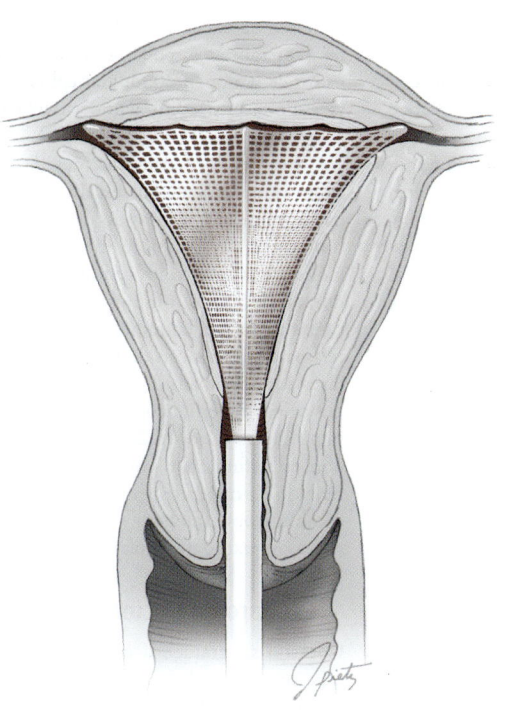 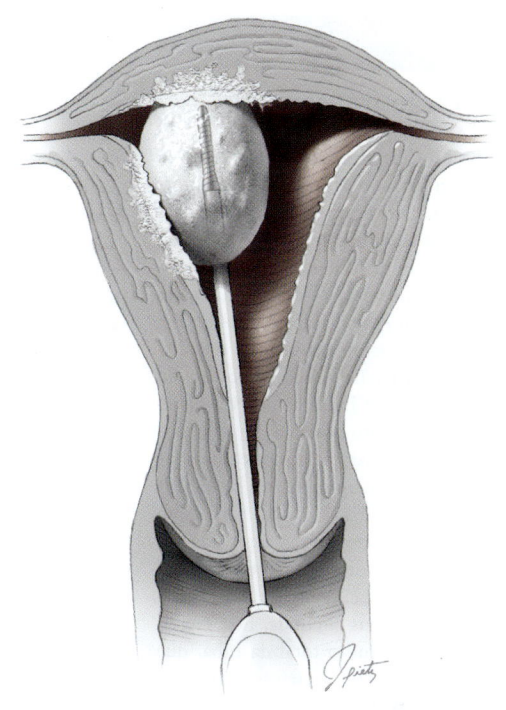

FIGURA 42-17.3 Eletrocoagulação controlada por impedância.

FIGURA 42-17.4 Crioablação.

⑧ **Eletrocoagulação controlada por impedância.** O sistema NovaSure para ablação endometrial foi aprovado para comercialização nos Estados Unidos em 2001. O sistema consiste em um gerador eletrocirúrgico bipolar de alta frequência (radiofrequência) descartável, metálico e fabricado em forma de leque e trama de tela. A tela em leque é projetada para se adaptar ao contorno da cavidade endometrial. Durante o tratamento, um sistema acoplado produz aspiração para succionar o endométrio e o miométrio contra o eletrodo em forma de tela para maior contato e para retirar o vapor gerado (Fig. 42-17.3). O tratamento por 2 minutos resulta em dessecação do endométrio. Uma vantagem desse sistema é não necessitar de preparo pré-operatório do endométrio. Embora os trabalhos utilizados para aprovação pela FDA tenham avaliado o sistema em cavidades uterinas normais, o sistema tem sido usado com sucesso em pacientes com pequenos leiomiomas submucosos e pólipos (Sabbah, 2006).

⑨ **Crioablação.** Além da lesão térmica, a ablação endometrial pode ser obtida com frio extremo. O sistema Her Option para crioablação foi aprovado para uso nos Estados Unidos em 2001. Semelhante à física da crioterapia do colo uterino, os gases comprimidos sob pressão com essa unidade podem gerar temperaturas de –100° a –120°C na ponta da criossonda para produção de bola de gelo. À medida que a bola de gelo avança pelo tecido, produz crionecrose, atingindo temperaturas inferiores a –20°C (Seção 41-26, p. 1.078).

O sistema de crioablação Her Option contém uma sonda metálica, que é coberta por criossonda descartável de 5,5 mm. Após dilatação do colo uterino, a crioponta de 1,4 polegadas da criossonda é posicionada contra um dos lados da cavidade endometrial e avançada a um dos cornos uterinos (Fig. 42-17.4). Há necessidade de ultrassonografia transabdominal concomitante para assegurar que a localização da crioponta esteja precisa e para vigilância do diâmetro crescente da bola de gelo, que é identificada como região hipoecoica crescente. A primeira sessão de congelamento é finalizada após 4 minutos ou menos, quando a bola de gelo alcance 5 mm da serosa uterina. A crioponta é deixada a aquecer, removida do corno e redirecionada para o corno contralateral. Uma segunda sessão de congelamento é realizada por 6 minutos ou menos, assim como na sessão inicial.

⑩ **Ablação por micro-ondas.** A técnica de ablação endometrial por micro-ondas (MEA) utiliza energia de micro-ondas para destruição de endométrio. Durante o procedimento, uma sonda de micro-ondas é inserida até que a ponta alcance o fundo do útero. Uma vez inserida, a ponta da sonda é mantida em 75 a 80°C e movida lentamente de um lado ao outro. A energia de micro-ondas é aplicada com penetração máxima de 6 mm sobre toda a superfície da cavidade uterina. A velocidade é uma vantagem, com todo o tratamento sendo realizado em 2 a 3 minutos (Cooper, 1999). Em razão de complicações com queimaduras intestinais em pacientes sem evidências de perfuração uterina, para obter a aprovação da FDA, os fabricantes do sistema MEA recomendam avaliação pré-operatória da espessura do miométrio para comprovar o mínimo de 10 mm em todo o útero (Glasser, 2009; Iliodromiti, 2011). O MEA foi aprovado pela FDA em 2003. Entretanto, a Microsulis suspendeu a comercialização dos dispositivo em todo o mundo em 2011 (McIntyre, 2011).

PÓS-OPERATÓRIO

As vantagens da ablação endometrial incluem recuperação rápida e baixa incidência de complicações. As pacientes podem retomar a dieta e as atividades de acordo com sua tolerância. As pacientes podem esperar sangramento leve ou de escape durante os primeiros dias de pós-operatório em função de descolamento do tecido necrótico. Ocorre descarga serossanguinolenta por uma semana, substituída por descarga líquida e copiosa por mais 1 a 2 semanas.

42-18

Esterilização transcervical

A esterilização histeroscópica é um método minimamente invasivo para esterilização cirúrgica por via transcervical. Atualmente, apenas duas formas de esterilização transcervical estão aprovadas pela FDA (2009a,b). São os sistemas *Essure Permanent Birth Control* e *Adiana Permanent Contraception* (Cap. 5, p. 147).

No sistema Essure emprega-se um dispositivo em forma de mola, denominado *microimplante*, que é inserido por via histeroscópica no segmento proximal de ambas as tubas uterinas. Uma vez instalados e liberados de seu cateter, os microimplantes se expandem fixando-se na tuba (Fig. 42-18.1). Com o tempo, fibras sintéticas no interior dos microimplantes desencadeiam uma reação inflamatória crônica e crescimento de tecido para dentro do tubo que os circunda. Esse crescimento produz obstrução total da tuba, que deve ser comprovada por histerossalpingografia (HSG) 3 meses após a cirurgia.

O sistema Adiana foi lançado em 2009 e emprega um processo em duas etapas. Introduz-se um cateter no óstio tubário por via histeroscópica para tratamento com energia de radiofrequência bipolar por 1 minuto. Assim, produz-se uma lesão superficial no lúmen do segmento proximal da tuba. A seguir, instala-se uma matriz não absorvível de silicone de 3,5 mm no interior da tuba a fim de produzir obstrução semelhante à que ocorre com o Essure (Fig. 42-18.2). A exemplo do sistema Essure, a paciente deve fazer uso de uma forma segura de contracepção até que obstrução tubária seja confirmada por HSG em 3 meses.

Assim como em qualquer método contraceptivo permanente, as candidatas devem estar seguras de sua decisão de esterilização. As contraindicações são gravidez ou interrupção de gestação nas últimas 6 semanas, infecção pélvica recente, obstrução tubária diagnosticada e alergia a meio de contraste radiográfico. Recentemente a FDA suspendeu a obrigatoriedade de rotulagem no Essure alertando contra seu uso em pessoas alérgicas ao níquel. Embora tenha sido mantida a observação de que "pacientes alérgicas ao níquel podem ter reações alérgicas a esse dispositivo, especialmente aquelas com antecedentes de alergia a metais", o risco de reação alérgica à liga de nitinol é extremamente baixo (Yu, 2011; Zurawin, 2011).

PRÉ-OPERATÓRIO

Avaliação da paciente

Deve-se afastar a possibilidade de gravidez com dosagem de β-hCG no soro ou na urina.

Consentimento

A esterilização histeroscópica é um método seguro e eficaz de contracepção para muitas mulheres. As taxas de eficácia são comparáveis às atualmente obtidas com esterilização laparoscópica, embora haja poucos dados em longo prazo (Magos, 2004). O sistema Essure parece ter eficácia contraceptiva igual ou superior comparado com outros métodos de esterilização (Levy, 2007). Após 1 ano, o sistema Adiana oferece eficácia contraceptiva ligeiramente superior à de outros métodos, com exceção da esterilização com clipe de mola (Vancaillie, 2008). Entretanto, em uma análise dos dados disponíveis sugeriu-se taxa mais alta de gravidez com acompanhamento por 5 anos (Basinski, 2010).

Em algumas pacientes não é possível obstruir ambas as tubas ou posicionar o implante em razão de estenose ou espasmo do óstio tubário ou, ainda, impossibilidade de visualizar os óstios (Cooper, 2003; Gariepy, 2011). As taxas de sucesso na instalação variam entre 88 e 95% (Kerin, 2003; Ubeda, 2004).

Em geral, as complicações da esterilização transcervical são semelhantes àquelas da histeroscopia. Contudo, a frequência de sobrecarga de volume é menor porque na maioria dos casos o procedimento tem curta duração (15 a 30 minutos) e a abertura dos canais vasculares endometriais é mínima. Há relatos de perfuração de útero e de tuba. As taxas se aproximam de 1 a 2% e, na maioria dos casos, as perfurações são clinicamente insignificantes (Cooper, 2003; Kerin, 2003). Se houver perfuração, o implante Essure deve ser retirado da cavidade peritoneal para prevenir complicações. Também é possível haver erosão ou migração do implante.

Preparo da paciente

Como o sangramento menstrual e a maior espessura do endométrio podem prejudicar a identificação dos óstios tubários, o procedimento normalmente é realizado durante a fase inicial proliferativa do ciclo menstrual. Assim, também é reduzida a chance de gravidez não diagnosticada em fase lútea. Há indicação de analgesia pré-operatória a ser realizada com um anti-inflamatório não esteroide administrado 30 a 60 minutos antes do procedimento. Não há indicação de antibioticoterapia profilática para essa operação.

INTRAOPERATÓRIO

Instrumentos

Ambos os sistemas Essure e Adiana são descartáveis e distribuídos em embalagem individual. O Essure é composto por cabo, cateter de transporte, cateter de liberação, fio de transporte e microimplantes. Cada microimplante é fixado à extremidade de um fio de transporte que se encontra abrigado em um cateter de li-

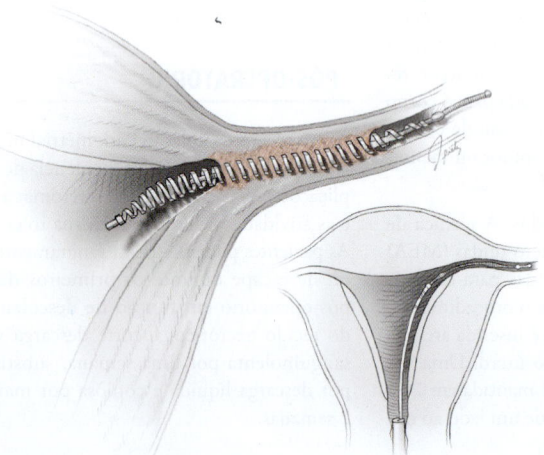

FIGURA 42-18.1 Instalação de microimplante Essure e absorção por crescimento de tecido.

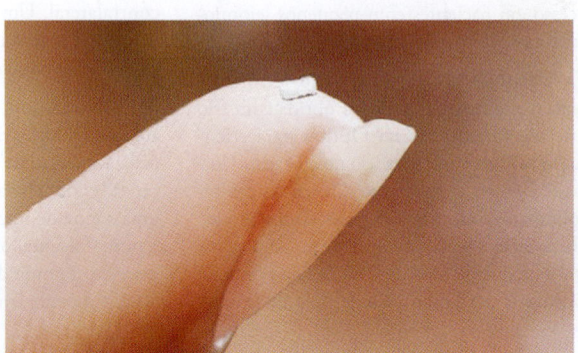

FIGURA 42-18.2 Matriz do Adiana®. *(Cortesia de Hologic, Inc. e afiliadas.)*

beração. O sistema Adiana é formado por um cateter de liberação com estrutura bipolar e matriz implantável em sua ponta, uma bainha introdutória fendida com obturador e um gerador de radiofrequência (RF).

PASSO A PASSO

❶ Anestesia e posicionamento da paciente. A esterilização transcervical pode ser realizada em regime ambulatorial sob analgesia local com ou sem sedação intravenosa. Alternativamente, pode-se optar por internação ambulatorial com anestesia geral. A paciente é colocada em posição de litotomia dorsal e a vagina é preparada para cirurgia.

❷ Seleção do meio de distensão. Com o sistema Essure não há necessidade de eletrocirurgia e, portanto, geralmente utiliza-se soro fisiológico a 0,9% para redução de custo e para evitar risco de hiponatremia associado ao uso de solução não eletrolítica. Com o sistema Adiana, recomenda-se o uso de meio de distensão não iônico, como glicina a 1,5% ou sorbitol a 3%. Assim como com qualquer procedimento histeroscópico, o cálculo preciso do déficit de volume do líquido usado durante o procedimento é essencial (Seção 42-13, p. 1.159). O déficit final deve ser registrado no relato operatório.

❸ Inserção do histeroscópio. Com o uso de afastadores ou espéculos vaginais obtém-se acesso ao colo uterino, e uma pinça é usada para tracionar o colo uterino e inserir o histeroscópio. Dependendo do diâmetro do histeroscópio operatório, será ou não necessária a dilatação do colo uterino, conforme descrito na Seção 41-16 (p. 1.060). Dá-se preferência a histeroscópio de 12 a 30 graus a fim de conseguir visualizar os cornos, havendo necessidade de canal operatório 5F.

❹ Identificação dos óstios. Para a realização do procedimento, ambos os óstios tubários devem ser visualizados.

❺ Transporte do microimplante Essure. O cateter mais externo do sistema, o *cateter de transporte*, é inserido no canal operatório do histeroscópio, e sua ponta é colocada no interior do óstio tubário. Assim, transporta-se o implante totalmente enrolado e contraído até o óstio. O cateter de transporte é retraído e enrolado no cabo do dispositivo Essure. Assim, a cânula interna, que é o *cateter de liberação*, passa a ser vista. À medida que o cateter de liberação é retraído, o microimplante vai se desenrolando. Idealmente, se estiver corretamente posicionado, 4 a 8 molas são introduzidas na cavidade endometrial (Fig. 42-18.3). Na etapa final, um fio-guia que se encontra fixado à extremidade distal do microimplante é solto e retraído. Essas etapas são repetidas no outro óstio.

❻ Implante da matriz Adiana. Com esse sistema, o cateter de transporte é inserido na bainha introdutória e levado ao local adequado através do canal operatório do histeroscópio. Uma vez que tenha sido introduzida pelo canal operatório, a bainha introdutória é retirada. O cabo do cateter é usado para guiar a ponta do cateter de transporte até o óstio tubário. A ponta do cateter é introduzida até que se identifique uma marca que assinala a junção entre útero e tuba. O gerador de RF automaticamente percebe a posição do cateter na tuba uterina. Quando todos os quatro vetores detectores de posição da ponta do cateter estiverem em contato com a tuba, a energia de RF é administrada por 60 segundos. Nesse momento, pressiona-se o botão liberador da matriz no cateter. Assim, a matriz é posicionada no lúmen da tuba. Como etapa final, o cateter é removido do histeroscópio. Essas etapas são repetidas no outro óstio.

PÓS-OPERATÓRIO

As pacientes normalmente retomam a dieta e as atividades normais nas primeiras 24 horas. É comum haver cólicas nos primeiros dias, e é possível que haja sangramento leve ou de escape na primeira semana após a cirurgia.

Para comprovar a obstrução total das tubas, realiza-se HSG 3 meses após a inserção (Fig. 42-18.4). Até então deve-se usar um método alternativo de contracepção. Nas pacientes com posicionamento correto, raramente a obstrução da tuba não estará completa em 3 meses, e, nesses casos, uma segunda HSG talvez seja necessária em 6 meses para comprovar a esterilização. Observe-se que enquanto os microimplantes Essure sejam radiopacos, o implante de silicone Adiana não é visível. Isso levou a interpretações equivocadas das HSGs e consequentes concepções nos principais ensaios avaliando o sistema Adiana (Basinski, 2010). Os microimplantes podem ser expelidos. Assim, com o Essure, se não for identificado qualquer dispositivo na HSG ou se 18 ou mais de suas molas forem vistas na cavidade uterina, o microimplante deverá ser substituído ou indicado outro método contraceptivo (Magos, 2004).

Os microimplantes Essure conduzem eletricidade. Portanto, recomenda-se visualização direta por via histeroscópica dos implantes ou dos cornos uterinos antes de qualquer procedimento eletrocirúrgico subsequente na proximidade. Diferentemente do Essure, após a instalação da matriz de silicone Adiana, nada permanece na cavidade endometrial. Esse fato pode ser importante em mulheres que optem por procedimento posterior como ablação endometrial ou fertilização *in vitro* (Di Spiezio Sardo, 2010).

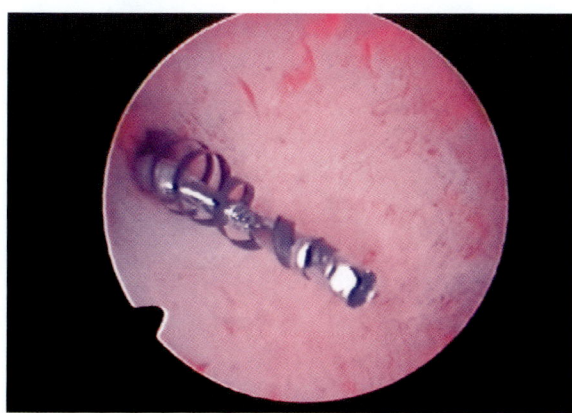

FIGURA 42-18.3 Fotografia histeroscópica dos microimplantes de mola Essure no interior do óstio tubário. (© 2011 Conceptus, Inc. Reproduzida com permissão.)

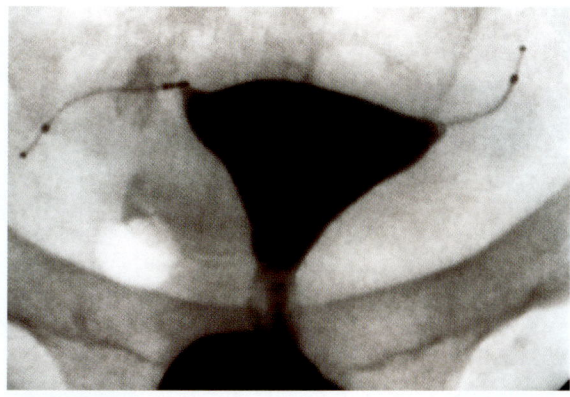

FIGURA 42-18.4 Histerossalpingografia revelando posicionamento correto de Microimplante. (© 2011 Conceptus, Inc. Reproduzida com permissão.)

42-19

Septoplastia histeroscópica

O septo uterino resulta de regressão parcial da porção medial dos ductos müllerianos durante sua fusão (Fig. 42-19.1) (Cap. 18, p. 500). Esses septos estão associados a vícios de apresentação e maiores taxas de abortamento espontâneo de primeiro e segundo trimestres. Abortamentos espontâneos recorrentes são a principal indicação para septoplastia.

Antes da popularização da histeroscopia operatória, a septoplastia era realizada por via abdominal com histerotomia. Felizmente, a septoplastia histeroscópica é um procedimento minimamente invasivo com menor morbidade para a paciente e seu útero. O termo *septoplastia* refere-se à secção central do septo no sentido caudal-cefálico, geralmente utilizando tesoura histeroscópica. O sangramento é mínimo em razão da relativa avascularização do tecido fibroelástico do septo, que sofre retração após a incisão. A *ressecção do septo* é realizada para septos maiores e mais largos com base maior. Nesses casos, dá-se preferência ao ressectoscópio ou ao morcelador.

PRÉ-OPERATÓRIO

Avaliação da paciente

A avaliação diagnóstica do útero septado segue as diretrizes definidas no Capítulo 18 e normalmente inclui HSG, ultrassonografia com infusão salina (USIS) e ultrassonografia transvaginal. Em razão da associação frequente entre anomalias renais e müllerianas, também há indicação de pielografia intravenosa. Finalmente, embora o útero septado esteja associado a infertilidade e abortamento espontâneo, a investigação de outras causas para esses quadros deve ser realizada antes da excisão de septo. As contraindicações para septoplastia são gravidez e infecção pélvica em atividade, possibilidades que devem ser afastadas.

Consentimento

A septoplastia histeroscópica é um tratamento eficaz e seguro para abortamentos espontâneos recorrentes, com taxa de nascidos vivos próxima de 85% (Fayez, 1987). Em geral, as complicações são as mesmas da histeroscopia operatória, embora o risco de perfuração uterina pareça ser maior. Por esse motivo, recomenda-se laparoscopia concomitante à septoplastia para informar o cirurgião acerca da proximidade da serosa uterina. À medida que o histeroscópio se aproxima da serosa fúndica, a transiluminação de sua fonte luminosa indica a possibilidade de perfuração uterina. Consequentemente, a paciente deve consentir na realização de laparoscopia diagnóstica concomitante, conforme descrito na Seção 42-1 (p. 1.097).

Preparo da paciente

As complicações infecciosas e tromboembólicas venosas (TEV) após cirurgia histeroscópica são raras. Consequentemente, não costuma haver indicação para antibioticoterapia profilática ou profilaxia para TEV (American College of Obstetricians and Gynecologists, 2007c, 2009a). Pode-se utilizar laminaria ou misoprostol antes do procedimento para facilitar na dilatação do colo uterino (Seção 42-13, p. 1.157).

INTRAOPERATÓRIO

Instrumentos

A incisão ou a ressecção do septo podem ser realizadas com tesoura histeroscópica, alça ressectoscópica, *laser* de neodímio:ítrio-alumínio-granada (Nd:YAG) ou morceladores mecânicos. A escolha é feita em função das preferências e capacitação do cirurgião.

PASSO A PASSO

1 Anestesia e posicionamento da paciente. A septoplastia histeroscópica normalmente é um procedimento realizado em regime de cirurgia ambulatorial sob anestesia geral. A paciente é colocada em posição de litotomia dorsal. Como há indicação de laparoscopia concomitante, o abdome e a vagina são preparados para cirurgia. Há indicação para instalação de cateter de Foley.

2 Seleção de meio de distensão. A escolha do meio de distensão é determinada pelo instrumeno de incisão a ser usado. Comumente opta-se por incisão com tesoura, *laser* de Nd:YAG ou instrumento bipolar, o que permite o uso de qualquer meio líquido. Já a tecnologia monopolar implica a escolha de meio hipotônico não condutor de eletricidade (Seção 42-13, p. 1.159).

3 Laparoscopia concomitante. Em razão do risco elevado de perfuração uterina, há indicação de laparoscopia adjuvante. A instalação do laparoscópio segue as etapas descritas na Seção 42-1 (p. 1.110).

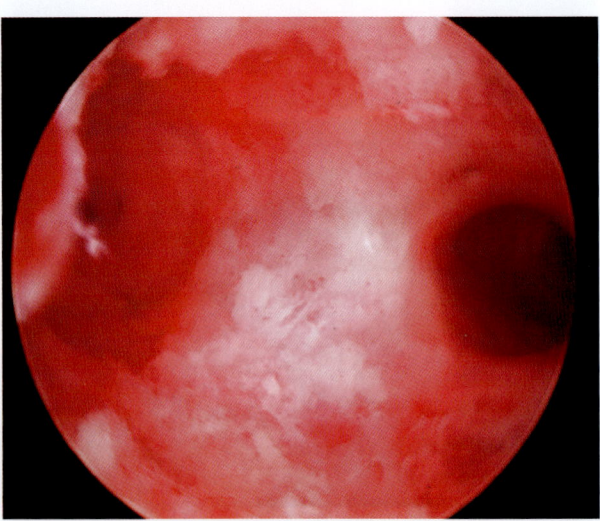

FIGURA 42-19.1 Fotografia histeroscópica de septo uterino.

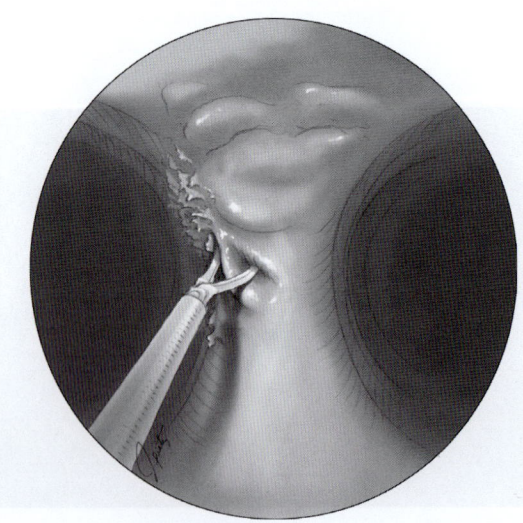

FIGURA 42-19.2 Incisão de septo.

4 Dilatação do colo uterino. Uma pinça é posicionada sobre o lábio anterior do colo. Utilizando dilatador de Pratt, ou outro adequado, o cirurgião procede à dilatação do colo uterino na forma padrão descrita na Seção 41-16 (p. 1.060).

5 Inserção dos instrumentos. Inicia-se o fluxo do meio de distensão e o histeroscópio operatório é inserido no canal endocervical sob visualização direta. Ao penetrar na cavidade endometrial, procede-se à inspeção panorâmica para identificação do septo.

6 Incisão do septo. Quando se utilizam tesouras o cirurgião deve tentar manter a linha de incisão na linha média anteroposterior. A transecção inicia-se caudalmente, no ápice do septo, e prossegue em sentido cefálico na direção da linha média horizontal (Fig. 42-19.2). Durante a incisão do septo, é comum que haja desvio da linha média vertical. Normalmente a incisão é desviada posteriormente no útero antevertido e anteriormente no retrovertido. Assim, periodicamente o cirurgião deve fazer uma pausa para se localizar.

Na septoplastia é suficiente fazer a incisão sem necessidade de ressecção total. Os cotos dos septos sofrem retração para o interior do miométrio. Na maioria dos casos, o septo é relativamente avascular e seu corte na linha média produz pouco sangramento. Dentre os sinais de que a transecção está completa estão aumento da vascularização do tecido, transiluminação da serosa pelo histeroscópio no fundo uterino e atingimento de um nível alinhado com o óstio tubário.

7 Ressecção do septo. Em alguns casos o septo é largo, extenso e difícil de excisar. Assim, para o resultado desejado, o cirurgião necessita excisar ou remover totalmente o septo. Em geral, podem ser usadas tesouras, mas, em alguns casos, eletrodos vaporizadores, eletrodos em alça ou morceladores são mais úteis. Os instrumentos são escolhidos de acordo com a capacitação e a preferência do cirurgião.

8 Finalização do procedimento. Após a incisão, o histeroscópio e a pinça são removidos. O déficit de líquido final deve ser calculado e registrado no relato operatório. A finalização do laparoscópio segue as etapas descritas na Seção 42-1 (p. 1.116).

PÓS-OPERATÓRIO

A recuperação de septoplastia é rápida e normalmente sem complicações. É possível haver sangramento leve ou de escape por 1 semana ou mais. As pacientes podem retornar à dieta e às atividades normais de acordo com a tolerância. Após a ressecção, sintomas como dismenorreia são muito reduzidos.

Para estimular a proliferação do endométrio e prevenir que voltem a se formar aderências, a administração de estrogênio por via oral mostrou-se eficaz. Embora diversos esquemas possam ser usados, prescrevemos 2 mg de estradiol por via oral durante 30 dias.

Tentativas de engravidar devem ser postergadas por 2 a 3 meses. Se a ressecção do septo parecer incompleta por ocasião da cirurgia, ou se houver novo abortamento espontâneo ou amenorreia, deve-se realizar HSG pós-operatória ou histeroscopia de revisão. É possível que haja necessidade de retirada de todo o septo ou de adesiólise (Seção 42-21, p. 1.178). Em caso de gravidez subsequente, se não tiver havido incisão do miométrio, o parto cesariano só deve ser realizado por indicação obstétrica.

42-20

Canulação proximal da tuba uterina por via histeroscópica

A obstrução proximal da tuba pode resultar de doença inflamatória pélvica (DIP), debris intratubário, malformações congênitas, espasmo da tuba, endometriose, pólipos tubários ou salpingite ístmica nodosa (SIN). Em geral, é diagnosticada durante investigação de infertilidade quando se busca documentar a patência das tubas. As opções terapêuticas têm como meta a gestação bem-sucedida. Portanto, as abordagens à obstrução desse segmento da tuba incluem canulação, anastomose cirúrgica entre tuba e corno uterino e FIV (Kodaman, 2004). Na canulação são feitas tentativas de lavagem dos debris dentro da tuba e realizada prova de cromotubagem.

A canulação proximal da tuba uterina pode ser usada para tratar até 85% das obstruções proximais tubárias, mas é possível haver recorrência da obstrução após o procedimento. A canulação pode ser realizada como procedimento ambulatorial de intervenção radiológica usando fluoroscopia (Papaioannou, 2003). Alternativamente, a instalação da cânula pode ser realizada com direcionamento histeroscópico (Confino, 2003). Se for escolhida a abordagem histeroscópica, normalmente utiliza-se laparoscopia concomitante. Isso permite avaliar e tratar patologias tubárias proximais e distais, além de permitir visualizar eventual perfuração tubária pelo fio-guia usado na canulação.

PRÉ-OPERATÓRIO

■ Avaliação da paciente

A obstrução proximal tubária normalmente é identificada durante HSG para investigação de infertilidade. Para evitar ruptura de gestação em fase inicial, há indicação de dosagem de β-hCG antes de canulação tubária histeroscópica. Embora o procedimento possa ser realizado em qualquer fase do ciclo menstrual, a fase proliferativa inicial tem a vantagem de endométrio mais delgado, o que facilita a identificação dos óstios tubários e evita a ruptura de gestação inicial em fase lútea.

■ Consentimento

Além das complicações associadas à histeroscopia e à laparoscopia, as pacientes a serem submetidas à canulação tubária proximal devem ser informadas sobre o pequeno risco de perfuração tubária. Felizmente, como o fio-guia mede apenas 0,5 mm de diâmetro, raramente ocorre lesão tubária significativa, que pode ser avaliada por exame laparoscópico concomitante da tuba perfurada.

Na maioria dos casos, as pacientes com patologia tubária proximal e distal são mais bem conduzidas com FIV. Conforme discutido no Capítulo 9 (p. 273), a hidrossalpinge, quando presente, reduz a taxa de sucesso da FIV e deve ser removida. Assim, a possibilidade de salpingectomia deve ser considerada e consentida em casos com indicação de canulação tubária se estiver sendo planejada laparoscopia concomitante.

■ Preparo da paciente

O risco de infecção pélvica é baixo. Contudo, como as aderências que eventualmente se seguiriam a essas infecções podem ter efeitos prejudiciais à saúde das tubas uterinas, as pacientes devem ser tratadas com cefalosporina de primeira ou segunda geração antes da cirurgia. Ademais, podem ser usados laminaria ou misoprostol antes da cirurgia para auxiliar na inserção do histeroscópio (Seção 42-13, p. 1.157).

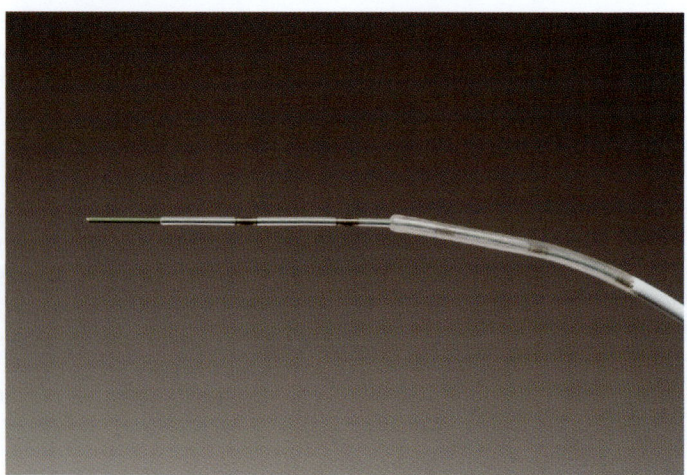

FIGURA 42-20.1 Fotografia de cateter para canulação tubária histeroscópica.

INTRAOPERATÓRIO

■ Instrumentos

As tubas uterinas podem ser canuladas com o sistema de cateter apresentado na Figura 42-20.1. Esse sistema contém cânula externa, cânula interna e fio-guia interno. A curvatura pré-ajustada da cânula externa ajuda no posicionamento da cânula interna e do fio-guia no óstio tubário. Uma vez que a cânula interna tenha sido inserida no segmento proximal da tuba, o fio-guia é removido. A cânula interna, agora livre do fio-guia, pode ser usada para lavagem de debris da tuba uterina, além de permitir prova de cromotubagem, visualizada por via laparoscópica (Fig. 19-10, p. 520).

PASSO A PASSO

1 **Anestesia e posicionamento da paciente.** A canulação tubária por via histeroscópica normalmente é realizada como procedimento ambulatorial sob anestesia geral. A paciente é colocada em posição de litotomia dorsal, ab-

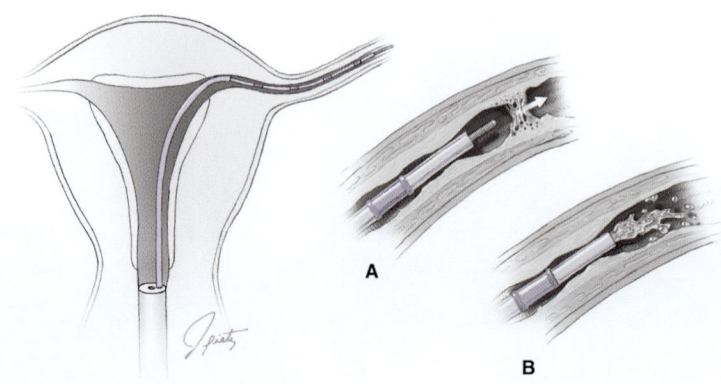

FIGURA 42-20.2 Canulação tubária.

dome e vagina são preparados para cirurgia e um cateter de Foley é instalado.

❷ **Seleção do meio de distensão.** Como não há necessidade de instrumentos eletrocirúrgicos, dá-se preferência ao soro fisiológico como meio de distensão (Seção 42-13, p. 1.159).

❸ **Laparoscopia.** O laparoscópio é inserido conforme descrito na Seção 42-1 (p. 1.110).

❹ **Dilatação do colo.** Como o histeroscópio operatório necessário à canulação tubária tem diâmetro menor, em geral não há indicação de dilatação do colo uterino. Se necessária, deve ser realizada conforme descrito na Seção 41-16 (p. 1.060).

❺ **Inserção do histeroscópio.** Inicia-se o fluxo de soro fisiológico e insere-se o histeroscópio de 0 a 30 graus. Procede-se à inspeção panorâmica de toda a cavidade e identificam-se os óstios tubários.

❻ **Canulação tubária.** O sistema de cateter é inserido através do portal operatório do histeroscópio. Sob direcionamento visual direto, o cateter externo é inserido e posicionado em um dos óstios tubários. O cateter interno é então inserido por aproximadamente 2 cm no segmento proximal da tuba (Fig. 42-20.2). O fio-guia é removido.

❼ **Lavagem tubária.** O cateter interno é lavado com corante hidrossolúvel. Dá-se preferência ao índigo carmim em detrimento do azul de metileno, uma vez que este último é capaz, ainda que raramente, de induzir metemoglobinemia aguda, particularmente em pacientes com deficiência de glicose-6-fosfato desidrogenase. Dissolvem-se 5 mL de índigo carmim em 50 a 100 mL de soro fisiológico para injeção. O laparoscópio deve estar posicionado de forma a permitir inspeção do segmento distal da tuba a fim de observar a presença ou ausência de extravasamento.

❽ **Procedimentos concomitantes.** Se forem observadas aderências na região distal da tuba, pode-se proceder à lise laparoscópica concomitante dessas aderências.

❾ **Finalização do procedimento.** Após a canulação, histeroscópio e pinça de colo uterino são removidos. A laparoscopia é finalizada conforme descrito na Seção 42-1 (p. 1.116).

PÓS-OPERATÓRIO

A recuperação de canulação tubária histeroscópica geralmente é rápida e sem complicações. As pacientes retomam dieta, atividades normais e tentativas de concepção assim que desejarem.

42-21
Lise de aderências intrauterinas

As aderências intrauterinas, também chamadas de *sinéquias*, podem surgir após curetagem uterina (Fig. 42-21.1). Com menor frequência, podem resultar de irradiação pélvica, endometrite tuberculosa ou ablação endometrial. A presença dessas aderências, também denominada *síndrome de Asherman*, pode levar a hipomenorreia, amenorreia, infertilidade ou abortamentos espontâneos (Cap. 16, p. 444).

Os objetivos do tratamento incluem recriação cirúrgica da anatomia uterina normal e prevenção da formação de novas aderências. A cirurgia envolve transecção, e não remoção, histeroscópica das aderências. Assim, as aderências finas geralmente podem ser lisadas utilizando apenas pressão sem corte com a bainha do histeroscópio. No entanto, as aderências densas geralmente implicam secção histeroscópica com tesoura ou *laser*.

Os índices de gestação e de nascimento são os marcadores de sucesso do procedimento, e variam de acordo com a espessura das aderências e o grau de obliteração da cavidade. Por esse motivo, há diversos sistemas de classificação de aderências que são úteis para auxiliar na predição de sucesso da adesiólise caso a caso (Al-Inany, 2001).

PRÉ-OPERATÓRIO

Avaliação da paciente

Embora ambas histeroscopia e ultrassonografia com infusão salina (USIS) sejam capazes de identificar com precisão aderências, a HSG inicialmente é o procedimento preferencial, uma vez que permite a avaliação concomitante da permeabilidade tubária. No entanto, identificadas as aderências, recomenda-se histeroscopia diagnóstica para avaliar a espessura e a densidade dessas bandas (Fayez, 1987). Além disso, recomenda-se avaliação completa da fertilidade antes da cirurgia, incluindo análise do sêmen e avaliação de ovulação, para auxiliar na predição das chances de concepção após o procedimento.

Consentimento

Em geral, a adesiólise histeroscópica é uma ferramenta eficaz para corrigir distúrbios menstruais e aumentar a fertilidade em pacientes com aderências uterinas (Valle, 2003). Embora o índice acumulado de nascimentos em mulheres sem outros fatores prejudiciais à fertilidade varie entre 60 e 70%, os casos mais graves estão associados a índices mais baixos (Pabuccu, 1997; Zikopoulos, 2004). Além disso, as gestações após o procedimento podem ser complicadas por acretismo placentário ou parto prematuro (Dmowski, 1969; Pabuccu, 2008).

As complicações são semelhantes às observadas com histeroscopia. No entanto, o risco de perfuração uterina pode ser maior. Por esse motivo, as pacientes devem consentir com laparoscopia diagnóstica.

Preparo da paciente

Complicações infecciosas e tromboembólicas venosas (TEV) são raras após ciurgia histeroscópica. Consequentemente, não costuma haver necessidade de antibioticoterapia profilática ou de profilaxia para TEV (American College of Obstetricians and Gynecologists, 2007c, 2009a). Adicionalmente, pode-se usar laminaria ou misoprostol antes da cirurgia para facilitar a dilatação do colo uterino (Seção 42-13, p. 1.157).

INTRAOPERATÓRIO

PASSO A PASSO

1 Anestesia e posicionamento da paciente. A lise histeroscópica de aderências normalmente é realizada como procedimento em regime de cirurgia ambulatorial sob anestesia geral. A paciente é colocada em posição de litotomia dorsal, abdome e vagina são preparados para cirurgia, e instala-se cateter de Foley. Se estiver sendo planejada laparoscopia concomitante, o abdome também deve ser preparado para cirurgia.

2 Seleção do meio de distensão. A escolha do meio de distensão é determinada pela ferramenta utilizada. Incisões com tesoura, *laser* de Nd:YAG ou instrumentos bipolares podem ser feitas em qualquer meio líquido. Entretanto, aderências espessas com frequência requerem ressecção em vez de divisão, devendo ser seccionadas próximas do miométrio. Assim, a probabilidade de grandes áreas expostas com maior absorção de volume é grande. Consequentemente, muitos cirurgiões preferem usar soro fisiológico a 0,9%, evitando hiponatremia em caso de sobrecarga de volume (Seção 42-1, p. 1.159).

3 Laparoscopia concomitante. Considerando o maior risco de perfuração uterina nas pacientes com obstrução mais intensa da cavidade, a laparoscopia adjuvante pode auxiliar o cirurgião a determinar a proximidade dos instrumentos à serosa uterina. A decisão de usar o laparoscópio deve ser tomada caso a caso, e sua instalação segue as etapas descritas na Seção 42-1 (p. 1.110).

4 Dilatação do colo uterino. Utilizando dilatador de Pratt, ou outro adequado, o cirurgião procede à dilatação do colo uterino na forma padronizada (Seção 41-16, p. 1.060).

5 Inserção dos instrumentos. Inicia-se o fluxo do meio de distensão e insere-se o histeroscópio operatório no canal endocervical sob visualização direta. Ao entrar na cavidade endometrial, procede-se à inspeção panorâmica para identificar as aderências.

6 Abordagem para a lise. Em geral, uma abordagem sistemática para adesiólise inicia-se com a divulsão ou a secção das aderências mais centrais, movendo-se gradualmente até alcançar as mais laterais. O tamanho e a qualidade das aderências podem variar. As aderências endometriais finas geralmente podem ser rompidas apenas com pressão suave sem corte da bainha do histeroscópio. As aderências miofibrosas e fibrosas são mais densas e necessitam de ressecção total.

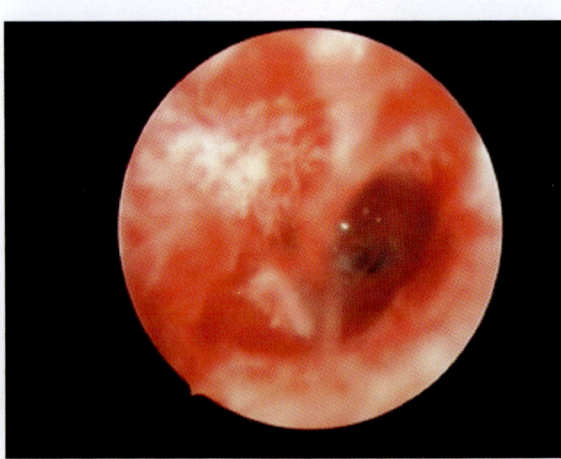

FIGURA 42-21.1 Fotografia histeroscópica de sinéquias intrauterinas. (*Fotografia cedida pelo Dr. Kevin Doody.*)

A adesiólise prossegue até que a cavidade endometrial tenha sido restaurada e os óstios tubários estejam visíveis. É importante ressaltar que é possível haver necessidade de interromper o procedimento antes disso, se for alcançado um valor elevado de déficit de volume líquido.

7 Cromotubagem. Ao fim da adesiólise, procede-se à cromotubagem para confirmar a permeabilidade tubária. A cromotubagem pode ser realizada com injeção de corante na cavidade uterina por meio de manipulador uterino simultaneamente à laparoscopia. Alternativamente, pode-se realizar canulação tubária como descrito na Seção 42-20 (p. 1.176) para determinar se há permeabilidade das tubas.

8 Distensão mecânica do útero. Tem-se usado distensão mecânica da cavidade endometrial para evitar formação de aderências nas áreas tratadas após a cirurgia. Pode-se escolher entre DIU de cobre instalado por três meses, ou cateter com balão de Foley pediátrico 8F, usado por 10 dias. Comparando os dois métodos, Orhue e colaboradores (2003) observaram menos aderências e maior índice de gestação nas pacientes tratadas com o balão. Caso o balão de Foley seja inserido, recomenda-se profilaxia antibiótica com 100 mg de doxiciclina por via oral 2 vezes ao dia, ou outro antibiótico adequado.

PÓS-OPERATÓRIO

A recuperação de ressecção histeroscópica é rápida e normalmente sem complicações. As pacientes podem retomar a dieta e as atividades normais de acordo com a tolerância.

Para estimular a proliferação do endométrio e prevenir a formação de aderências, a administração oral de estrogênio se mostrou eficaz. Embora vários esquemas possam ser usados, prescrevemos 2 mg de estradiol, por via oral, durante 30 dias. Também se pode usar estrogênio equino conjugado (Premarim) 1,25. Após a inserção de DIU, prescrevemos suplementação oral de estrogênios por 6 a 8 semanas.

É possível haver formação de novas aderências após a adesiólise. Nos estágios iniciais, essas aderências são finas e, portanto, mais passíveis de ressecção bem-sucedida. Por esse motivo, normalmente realiza-se outra histeroscopia ou HSG três meses após a ressecção inicial. Se forem identificadas novas aderências, planeja-se uma nova lise cirúrgica. Para permitir a cicatrização adequada do útero, as tentativas de gestação devem ser postergadas em 2 a 3 meses.

REFERÊNCIAS

Abu-Rustum NR, Rhee EH, Chi DS, et al: Subcutaneous tumor implantation after laparoscopic procedures in women with malignant disease. Obstet Gynecol 103(3):480, 2004

Agarwala N, Liu CY: Safe entry techniques during laparoscopy: left upper quadrant entry using the ninth intercostal space—a review of 918 procedures. J Minim Invasive Gynecol 12(1):55, 2005

Agdi M, Al-Ghafri W, Antolin R, et al: Vaginal vault dehiscence after hysterectomy. J Minim Invasive Gynecol 16(3):313, 2009

Ahmad G, Duffy JM, Farquhar C, et al: Barrier agents for adhesion prevention after gynaecological surgery. Cochrane Database Syst Rev 2:CD000475, 2008a

Ahmad G, Duffy JM, Phillips K, et al: Laparoscopic entry techniques. Cochrane Database Syst Rev 2:CD006583, 2008b

Al-Inany H: Intrauterine adhesions: an update. Acta Obstet Gynaecol Scand 80:986, 2001

American College of Obstetricians and Gynecologists: Alternatives to hysterectomy in the management of leiomyomas. Practice Bulletin No. 96, August 2008

American College of Obstetricians and Gynecologists: Antibiotic prophylaxis for gynecologic procedures. Practice Bulletin No. 104, May 2009a

American College of Obstetricians and Gynecologists: Benefits and risks of sterilization. Practice Bulletin No. 46, September 2003

American College of Obstetricians and Gynecologists: Choosing the route of hysterectomy for benign disease. Practice Bulletin No. 96, November 2009b

American College of Obstetricians and Gynecologists: Endometrial ablation. Practice Bulletin No. 81, May 2007a

American College of Obstetricians and Gynecologists: Hysteroscopy. Technology Assessment No. 4, August 2005. Reaffirmed 2007b

American College of Obstetricians and Gynecologists: Prevention of deep vein thrombosis and pulmonary embolism. Practice Bulletin No. 84, August 2007c

American College of Obstetricians and Gynecologists: Sterilization of women, including those with mental disabilities. Committee Opinion No. 371, July 2007d

American Society for Reproductive Medicine, Society of Reproductive Surgeons: Pathogenesis, consequences, and control of peritoneal adhesions in gynecologic surgery. Fertil Steril 90(5 Suppl):S144, 2008

Audebert AJ, Gomel V: Role of microlaparoscopy in the diagnosis of peritoneal and visceral adhesions and in the prevention of bowel injury associated with blind trocar insertion. Fertil Steril 73(3):631, 2000

Baadsgaard SE, Bille S, Egeblad K: Major vascular injury during gynecological laparoscopy: report of a case and review of published cases. Acta Obstet Gynaecol Scand 68:283, 1989

Baggish MS: Total and subtotal abdominal hysterectomy. Best Pract Res Clin Obstet Gynaecol 19:333, 2005

Barakat EE, Bedaiwy MA, Zimberg S, et al: Robotic-assisted, laparoscopic, and abdominal myomectomy: a comparison of surgical outcomes. Obstet Gynecol 117(2 Pt 1):256, 2011

Barnett JC, Hurd WW, Rogers RM Jr, et al: Laparoscopic positioning and nerve injuries. J Minim Invasive Gynecol 14(5):664, 2007

Basinski CM: A review of clinical data for currently approved hysteroscopic sterilization procedures. Rev Obstet Gynecol 3(3):101, 2010

Batra N, Khunda A, O'Donovan PJ: Hysteroscopic myomectomy. Obstet Gynecol Clin North Am 31:669, 2004

Ben-Arie A, Goldchmit R, Dgani R, et al: Trophoblastic peritoneal implants after laparoscopic treatment of ectopic pregnancy. Eur J Obstet Gynecol Reprod Biol 96(1):113, 2001

Bergqvist D, Bergqvist A: Vascular injuries during gynecologic surgery. Acta Obstet Gynaecol Scand 66:19, 1987

Berguer R, Forkey DL, Smith WD: The effect of laparoscopic instrument working angle on surgeons' upper extremity workload. Surg Endosc 15(9):1027, 2001

Bhoyrul S, Vierra MA, Nezhat CR, et al: Trocar injuries in laparoscopic surgery. J Am Coll Surg 192(6):677, 2001

Bieber E: Myomectomy by laparotomy. In Bieber E, Maclin V (eds): Myomectomy. Malden, MA, Blackwell Science, 1998, p 96

Bieber EJ: Distension media. In Bieber EJ, Loffer FD (eds): Hysteroscopy, Resectoscopy, and Endometrial Ablation. Boca Raton, FL, Parthenon, 2003, p 55

Bonjer HJ, Hazebroek EJ, Kazemier G, et al: Open versus closed establishment of pneumoperitoneum in laparoscopic surgery. Br J Surg 84:599, 1997

Boughey JC, Nottingham JM, Walls AC: Richter's hernia in the laparoscopic era: four case reports and review of the literature. Surg Laparosc Endosc Percutan Tech 13:55, 2003

Bradley LD, Falcone T: Hysteroscopy: Office Evaluation and Management of the Uterine Cavity, 1st ed. Philadelphia, Mosby Elsevier, 2009, p 4

Brandner P, Neis KJ, Ehmer C: The etiology, frequency, and prevention of gas embolism during CO_2 hysteroscopy. J Am Assoc Gynecol Laparosc 6:421, 1999

Brennan MC, Ogburn T, Hernandez CJ, et al: Effect of topical bupivacaine on postoperative pain after laparoscopic tubal sterilization with Filshie clips. Am J Obstet Gynecol 190:1411, 2004

Brill A, Nezhat F, Nezhat C, et al: The incidence of adhesions after prior laparotomy (a laparoscopic appraisal). Obstet Gynecol 85:269, 1995

Bubenik LJ, Hosgood G, Vasanjee SC: Bursting tension of medium and large canine arteries sealed with ultrasonic energy or suture ligation. Vet Surg (3):289, 2005

Buttram VC Jr, Vaquero C: Post-ovarian wedge resection adhesive disease. Fertil Steril 26:874, 1975

Byron JW, Markenson G, Miyazawa K: A randomized comparison of Veress needle and direct trocar insertion for laparoscopy. Surg Gynecol Obstet 177:259, 1993

Camanni M, Bonino L, Delpiano EM, et al: Hysteroscopic management of large symptomatic submucous uterine myomas. J Minim Invasive Gynecol 17(1):59, 2010a

Camanni M, Bonino L, Delpiano EM, et al: Laparoscopy and body mass index: feasibility and outcome in obese patients treated for gynecologic diseases. J Minim Invasive Gynecol 17(5):576, 2010b

Campbell ES, Xiao H, Smith MK: Types of hysterectomy: comparison of characteristics, hospital costs, utilization and outcomes. J Reprod Med 48:943, 2003

Caprini JA, Arcelus JI: Prevention of postoperative venous thromboembolism following laparoscopic cholecystectomy. Surg Endosc 8(7):741, 1994

Catarci M, Carlini M, Gentileschi P, et al: Major and minor injuries during the creation of pneumoperitoneum: a multicenter study on 12,919 cases. Surg Endosc 15:566, 2001

Chandler JG, Corson SL, Way LW: Three spectra of laparoscopic entry access injuries. J Am Coll Surg 192(4):478, 2001

Chapron C, Pierre F, Harchaoui Y, et al: Gastrointestinal injuries during gynaecological laparoscopy. Hum Reprod 14(2):333, 1999

Chatzipapas IK, Magos AL: A simple technique of securing inferior epigastric vessels and repairing the rectus sheath at laparoscopic surgery. Obstet Gynecol 90:304, 1997

Childers JM, Aqua KA, Surwit EA, et al: Abdominal-wall tumor implantation after laparoscopy for malignant conditions. Obstet Gynecol 84:765, 1994

Chopin N, Malaret JM, Lafay-Pillet MC, et al: Total laparoscopic hysterectomy for benign uterine pathologies: obesity does not increase the risk of complications. Hum Reprod (12):3057, 2009

Christianson MS, Barker MA, Lindheim SR: Overcoming the challenging cervix: techniques to access the uterine cavity. J Low Genit Tract Dis 12(1):24, 2008

Clayman RV: The safety and efficacy of direct trocar insertion with elevation of the rectus sheath instead of the skin for pneumoperitoneum. J Urol 174:1847, 2005

Confino E: Tubal catheterization and falloposcopy. In Bieber EJ, Loffer FD (eds): Hysteroscopy, Resectoscopy, and Endometrial Ablation. Boca Raton, FL, Parthenon, 2003, p 113

Cooper JM, Brady RM: Intraoperative and early postoperative complications of operative hysteroscopy. Obstet Gynecol Clin North Am 27:347, 2000

Cooper JM, Carignan CS, Cher D, et al: Microinsert nonincisional hysteroscopic sterilization. Obstet Gynecol 102:59, 2003

Cooper KG, Bain C, Parkin DE: Comparison of microwave endometrial ablation and transcervical resection of the endometrium for treatment of heavy menstrual loss: a randomised trial. Lancet 354:1859, 1999

Copeland C, Wing R, Hulka JF: Direct trocar insertion at laparoscopy: an evaluation. Obstet Gynecol 62:655, 1983

Corson SL, Batzer FR, Gocial B, et al: Measurement of the force necessary for laparoscopic trocar entry. J Reprod Med 34:282, 1989

Corson SL, Hoffman JJ, Jackowski J, et al: Cardiopulmonary effects of direct venous CO_2 insufflation in ewes: a model for CO_2 hysteroscopy. J Reprod Med 33:440, 1988

Cravello L, D'Ercole C, Roger V, et al: Laparoscopic surgery in gynecology: randomized, prospective study comparing pneumoperitoneum and abdominal wall suspension. Eur J Obstet Gynaecol Reprod Biol 83:9, 1999

Dabirashrafi H: Complications of laparoscopic ovarian cauterization. Fertil Steril 52:878, 1989

Darwish AM, Nasr AM, El Nashar DA: Evaluation of postmyomectomy uterine scar. J Clin Ultrasound 33:181, 2005

DeCherney A, Polan ML: Hysteroscopic management of intrauterine lesions and intractable uterine bleeding. Obstet Gynecol 61:392, 1983

DeCherney AH, Diamond MP, Lavy G, et al: Endometrial ablation for intractable uterine bleeding: hysteroscopic resection. Obstet Gynecol 70:668, 1987

Della Badia C, Karini H: Endometrial stromal sarcoma diagnosed after uterine morcellation in laparoscopic supracervical hysterectomy. J Minim Invasive Gynecol 17(6):791, 2010

Della Badia C, Nyirjesy P, Atogho A: Endometrial ablation devices: review of a manufacturer and user facility device experience database. J Minim Invasive Gynecol 14:436, 2007

Demyttenaere S, Feldman LS, Fried GM: Eff ect of pneumoperitoneum on renal perfusion and function: a systematic review. Surg Endosc 21(2):152, 2007

Derman SG, Rehnstrom J, Neuwirth RS: Th e long-term effectiveness of hysteroscopic treatment of menorrhagia and leiomyomas. Obstet Gynecol 77:591, 1991

Dingfelder JR: Direct laparoscope trocar insertion without prior pneumoperitoneum. J Reprod Med 21:45, 1978

Di Spiezio Sardo A, Bettocchi S, Spinelli M, et al: Review of new offi ce-based hysteroscopic procedures 2003–2009. J Minim Invasive Gynecol 17(4):436, 2010

Dmowski WP, Greenblatt RB: Asherman's syndrome and risk of placenta accreta. Obstet Gynecol 34:288, 1969

Donesky BW, Adashi EY: Surgically induced ovulation in the polycystic ovary syndrome: wedge resection revisited in the age of laparoscopy. Fertil Steril 63:439, 1995

Doss BJ, Jacques SM, Qureshi F, et al: Extratubal secondary trophoblastic implants: clinicopathologic correlation and review of the literature. Hum Pathol 29:184, 1998

Dubuisson JB, Fauconnier A, Babaki-Fard K, et al: Laparoscopic myomectomy: a current view. Hum Reprod Update 6:588, 2000

Einarsson JI, Vellinga TT, Twijnstra AR, et al: Bidirectional barbed suture: an evaluation of safety and clinical outcomes. JSLS 14(3):381, 2010

Ellström M, Ferraz-Nunes J, Hahlin M, et al: A randomized trial with a cost-consequence analysis after laparoscopic and abdominal hysterectomy. Obstet Gynecol 91(1):30, 1998

Eltabbakh GH, Piver MS, Hempling RE, et al: Laparoscopic surgery in obese women. Obstet Gynecol 94(5 Pt 1):704, 1999

Eltabbakh GH, Shamonki MI, Moody JM, et al: Hysterectomy for obese women with endometrial cancer: laparoscopy or laparotomy? Gynecol Oncol 78(3 Pt 1):329, 2000

Emanuel MH, Wamsteker K: The Intra Uterine Morcellator: a new hysteroscopic operating technique to remove intrauterine polyps and myomas. J Minim Invas Gynecol 12:62, 2005

Epstein J, Arora A, Ellis H: Surface anatomy of the inferior epigastric artery in relation to laparoscopic injury. Clin Anat 17:400, 2004

Falcone T, Paraiso MF, Mascha E: Prospective, randomized clinical trial of laparoscopically assisted vaginal hysterectomy versus total abdominal hysterectomy. Am J Obstet Gynecol 180(4):955, 1999

Farley DR, Greenlee SM, Larson DR, et al: Double-blind, prospective, randomized study of warmed, humidified carbon dioxide insufflation vs standard carbon dioxide for patients undergoing laparoscopic cholecystectomy. Arch Surg 139(7):739, 2004

Farquhar C, Lilford RJ, Marjoribanks J, et al: Laparoscopic "drilling" by diathermy or laser for ovulation induction in anovulatory polycystic ovary syndrome. Cochrane Database Syst Rev 3:CD001122, 2007

Farquhar CM: The role of ovarian surgery in polycystic ovary syndrome. Best Pract Res Clin Obstet Gynaecol 18:789, 2004

Fauconnier A, Chapron C, Babaki-Fard, K, et al: Recurrence of leiomyomata after myomectomy. Hum Reprod Update 6:595, 2000

Fayez JA, Mutie G, Schneider PJ: Th e diagnostic value of hysterosalpingography and hysteroscopy in infertility investigation. Am J Obstet Gynecol 156:558, 1987

Fedele L, Bianchi S, Tozzi L, et al: Intramesosalpingeal injection of oxytocin in conserva-tive laparoscopic treatment for tubal pregnancy: preliminary results. Hum Reprod 13:3042, 1998

Fletcher H, Frederick J, Hardie M, et al: A randomized comparison of vasopressin and tourniquet as hemostatic agents during myomectomy. Obstet Gynecol 87:1014, 1996

Food and Drug Administration: Adiana Permanent Contraception System—P070022. 2009a. Available at: http://www.accessdata.fda.gov/scripts/cdrh/cfdocs/cfTopic/pma/pma.cfm?num=P070022. Accessed March 17, 2011

Food and Drug Administration: Essure™ System—P020014. 2009b. Available at: http://www.fda.gov/medicaldevices/productsandmedicalprocedures/deviceapprovalsandclearances/recently-approveddevices/ucm083087.htm. Accessed March 17, 2011

Franchi M, Ghezzi F, Beretta P, et al: Microlaparoscopy: a new approach to the reassessment of ovarian cancer patients. Acta Obstet Gynaecol Scand 79:427, 2000

Franklin RR: Reduction of ovarian adhesions by the use of Interceed. Ovarian Adhesion Study Group. Obstet Gynecol 86(3):335, 1995

Frederick J, Fletcher H, Simeon D, et al: Intramyometrial vasopressin as a haemostatic agent during myomectomy. Br J Obstet Gynaecol 101:435, 1994

Fuller J, Scott W, Ashar B, et al: Laparoscopic trocar injuries: a report from a U.S. Food and Drug Administration (FDA) Center for Devices and Radiological Health (CDRH) Systematic Technology Assessment of Medical Products (STAMP) Committee. Finalized: November 7, 2003

Gariepy AM, Creinin MD, Schwarz EB, et al: Reliability of laparoscopic compared with hysteroscopic sterilization at 1 year: a decision analysis. Obstet Gynecol 118(2 Pt 1):273, 2011

Garry R, Reich H, Liu CY: Laparoscopic hysterectomy: definitions and indications. Gynaecol Endosc 3:1, 1994

Garry R, Shelley-Jones D, Mooney P, et al: Six hundred endometrial laser ablations. Obstet Gynecol 85:24, 1995

Geerts WH, Bergqvist D, Pineo GF, et al: Prevention of venous thromboembolism: American College of Chest Physicians Evidence-Based Clinical Practice Guidelines (8th ed). Chest 133(6 Suppl):381S, 2008

Giannios NM, Gulani V, Rohlck K, et al: Left upper quadrant laparoscopic placement: effects of insertion angle and body mass index on distance to posterior peritoneum by magnetic resonance imaging. Am J Obstet Gynecol 201(5):522.e1, 2009

Ginsburg ES, Benson CB, Garfield JM, et al: Th e effect of operative technique and uterine size on blood loss during myomectomy: a prospective, randomized study. Fertil Steril 60:956, 1993

Giuliani A, Panzitt T, Schoell W, et al: Severe bleeding from peritoneal implants of trophoblastic tissue after laparoscopic salpingostomy for ectopic pregnancy. Fertil Steril 70:369, 1998

Glasser MH: Practical tips for offi ce hysteroscopy and second-generation "global" endometrial ablation. J Minim Invasive Gynecol 16(4):384, 2009

Glasser MH, Zimmerman JD: Th e HydroTh erm-Ablator system for management of menorrhagia in women with submucous myomas: 12- to 20-month follow-up. J Am Assoc Gynecol Laparosc 10:521, 2003

Goldberg JM, Maurer WG: A randomized comparison of gasless laparoscopy and CO2 pneumoperitoneum. Obstet Gynecol 90:416, 1997

Goldrath MH, Fuller TA, Segal S: Laser photovaporization of endometrium for the treatment of menorrhagia. Am J Obstet Gynecol 140:14, 1981

Gomel V, Taylor PJ: Indications and contraindications of diagnostic laparoscopy. In Diagnostic and Operative Gynecologic Laparoscopy, 1st ed. St. Louis, Mosby-Year Book, 1995, p 68

Gooden MD, Hulka JF, Christman GM: Spontaneous vaginal expulsion of Hulka clips. Obstet Gynecol 81:884, 1993

Greenberg JA, Einarsson JI: The use of bidirectional barbed suture in laparoscopic myomectomy and total laparoscopic hysterectomy. J Minim Invasive Gynecol 15(5):621, 2008

Greenblatt EM, Casper RF: Adhesion formation after laparoscopic ovarian cautery for polycystic ovarian syndrome: lack of correlation with pregnancy rate. Fertil Steril 60:766, 1993

Gunenc MZ, Yesildaglar N, Bingol B, et al: Th e safety and efficacy of direct trocar insertion with elevation of the rectus sheath instead of the skin for pneumoperitoneum. Surg Laparosc Endosc Percutan Tech 15:80, 2005

Gürgan T, Kisnisci H, Yarali H, et al: Evaluation of adhesion formation after laparoscopic treatment of polycystic ovarian disease. Fertil Steril 56(6):1176, 1991

Gürgan T, Urman B, Aksu T, et al: Th e eff ect of short-interval laparoscopic lysis of adhesions on pregnancy rates following Nd:YAG laser photocoagulation of polycystic ovaries. Obstet Gynecol 80(1):45, 1992

Gurtcheff SE, Sharp HT: Complications associated with global endometrial ablation: the utility of the MAUDE database. Obstet Gynecol 102:1278, 2003

Harkki P, Kurki T, Sjoberg J, et al: Safety aspects of laparoscopic hysterectomy. Acta Obstet Gynecol Scand 80:383, 2001

Harkki-Siren P, Kurki T: A nationwide analysis of laparoscopic complications. Obstet Gynecol 89:108, 1997a

Harkki-Siren P, Sjoberg J, Makinen J, et al: Finnish national register of laparoscopic hysterectomies: a review and complications of 1165 operations. Am J Obstet Gynecol 176:118, 1997b

Harkki-Siren P, Sjoberg J, Tiitinen A: Urinary tract injuries after hysterectomy. Obstet Gynecol 92:113, 1998

Hart R, Molnar BG, Magos A: Long-term followup of hysteroscopic myomectomy assessed by survival analysis. Br J Obstet Gynaecol 106:700, 1999

Hasson HM: A modified instrument and method for laparoscopy. Am J Obstet Gynecol 110:886, 1971

Hasson HM: Open laparoscopy: a report of 150 cases. J Reprod Med 12:234, 1974

Hasson HM, Rotman C, Rana N, et al: Open laparoscopy: 29-year experience. Obstet Gynecol 96:763, 2000

Heinberg EM, Crawford BL 3rd, Weitzen SH, et al: Total laparoscopic hysterectomy in obese versus nonobese patients. Obstet Gynecol 103(4):674, 2004

Ho HS, Saunders CJ, Gunther RA, et al: Eff ector of hemodynamics during laparoscopy: CO2 absorption or intra-abdominal pressure? J Surg Res 59(4):497, 1995

Hobo R, Netsu S, Koyasu Y, et al: Bradycardia and cardiac arrest caused by intramyometrial injection of vasopressin during a laparoscopically assisted myomectomy. Obstet Gynecol 113(2 Pt 2):484, 2009

Horiuchi T, Tanishima H, Tamagawa K, et al: Randomized, controlled investigation of the anti-infective properties of the Alexis retractor/ protector of incision sites. J Trauma 62(1)212, 2007

Howard FM, El-Minawi AM, DeLoach VE: Direct laparoscopic cannula insertion at the left upper quadrant. J Am Assoc Gynecol Laparosc 4(5):595, 1997

Howe RS: Third-trimester uterine rupture following hysteroscopic uterine perforation. Obstet Gynecol 81:827, 1993

Hsu S, Mitwally MF, Aly A, et al: Laparoscopic management of tubal ectopic pregnancy in obese women. Fertil Steril 81(1):198, 2004

Hulka JF, Peterson HB, Phillips JM, et al: Operative hysteroscopy: American Association of Gynecologic Laparoscopists 1991 membership survey. J Reprod Med 38:572, 1993

Hurd WW, Amesse LS, Gruber JS, et al: Visualization of the epigastric vessels and bladder before laparoscopic trocar placement. Fertil Steril 80:209, 2003

Hurd WW, Bude RO, DeLancey JO, et al: Th e relationship of the umbilicus to the aortic bifurcation: implications for laparoscopic technique. Obstet Gynecol 80(1):48, 1992

Hurd WW, Wang L, Schemmel MT: A comparison of the relative risk of vessel injury with conical versus pyramidal laparoscopic trocars in a rabbit model. Am J Obstet Gynecol 173:1731, 1995

Hurst BS, Matthews ML, Marshburn PB: Laparoscopic myomectomy for symptomatic uterine myomas. Fertil Steril 83:1, 2005

Hutchins FL Jr: A randomized comparison of vasopressin and tourniquet as hemostatic agents during myomectomy. Obstet Gynecol 88:639, 1996

Ido K, Suzuki T, Kimura K, et al: Lower-extremity venous stasis during laparoscopic cholecystectomy as assessed using color Doppler ultrasound. Surg Endosc 9(3):310, 1995

Iliodromiti S, Murage A: Multiple bowel perforations requiring extensive bowel resection and hysterectomy after microwave endometrial ablation. J Minim Invasive Gynecol 18(1):118, 2011

Iverson RE Jr, Chelmow D, Strohbehn K, et al: Relative morbidity of abdominal hysterectomy and myomectomy for management of uterine leiomyomas. Obstet Gynecol 88:415, 1996

Jansen FW, Kolkman W, Bakkum EA, et al: Complications of laparoscopy: an inquiry about closed- versus open-entry technique. Am J Obstet Gynecol 190(3):634, 2004

Jansen FW, Vredevoogd CB, van Ulzen K, et al: Complications of hysteroscopy: a prospective multicenter study. Obstet Gynecol 96:266, 2000

Jeung IC, Baek JM, Park EK, et al: A prospective comparison of vaginal stump suturing techniques during total laparoscopic hysterectomy. Arch Gynecol Obstet 282(6):631, 2010

Johnson N, Barlow D, Lethaby A, et al: Surgical approach to hysterectomy for benign gynaecological disease. Cochrane Database Syst Rev 3:CD003677, 2009

Kerin JF, Cooper JM, Price T, et al: Hysteroscopic sterilization using a micro-insert device: results of a multicentre phase II study. Hum Reprod 18:1223, 2003

Kesby GJ, Korda AR: Migration of a Filshie clip into the urinary bladder seven years after laparoscopic sterilisation. Br J Obstet Gynaecol 104:379, 1997

Kho KA, Nezhat C: Parasitic myomas. Obstet Gynecol 114(3):611, 2009

Kill LM, Kapetanakis V, McCullough AE, et al: Progression of pelvic implants to complex atypical endometrial hyperplasia after uterine morcellation. Obstet Gynecol 117(2 Pt 2):447, 2011

Klauschie J, Wechter ME, Jacob K, et al: Use of antiskid material and patient-positioning to prevent patient shifting during robotic-assisted gynecologic procedures. J Minim Invasive Gynecol 17(4):504, 2010

Kluivers KB, Hendriks JC, Mol BW, et al: Quality of life and surgical outcome after total laparoscopic hysterectomy versus total abdominal hysterectomy for benign disease: a randomized, controlled trial. J Minim Invasive Gynecol 14(2):145, 2007

Kocak I, Ustun C, Emre B, et al: Antibiotics prophylaxis in laparoscopy. Ceska Gynekol 70(4):269, 2005

Kodaman PH, Arici A, Seli E: Evidence-based diagnosis and management of tubal factor infertility. Curr Opin Obstet Gynecol 16:221, 2004

Kovacs GT, Baker G, Dillon M, et al: Th e microlaproscope should be used routinely for diagnostic laparoscopy. Fertil Steril 70:698, 1998

Kuno K, Menzin A, Kauder HH, et al: Prophylactic ureteral catheterization in gynecologic surgery. Urology 52:1004, 1998

Lajer H, Widecrantz S, Heisterberg L: Hernias in trocar ports following abdominal laparoscopy: a review. Acta Obstet Gynaecol Scand 76:389, 1997

Lamberton GR, Hsi RS, Jin DH, et al: Prospective comparison of four laparoscopic vessel ligation devices. J Endourol 22(10):2307, 2008

LaMorte AI, Lalwani S, Diamond MP: Morbidity associated with abdominal myomectomy. Obstet Gynecol 82:897, 1993

Lamvu G, Zolnoun D, Boggess J, et al: Obesity: physiologic changes and challenges during laparoscopy. Am J Obstet Gynecol 191(2):669, 2004

Landman J, Kerbl K, Rehman J, et al: Evaluation of a vessel sealing system, bipolar electrosurgery, harmonic scalpel, titanium clips, endoscopic gastrointestinal anastomosis vascular staples and sutures for arterial and venous ligation in a porcine model. J Urol 169(2):697, 2003

Lasmar RB, Barrozo PR, Dias R, et al: Submucous myomas: a new presurgical classifi cation to evaluate the viability of hysteroscopic surgi-cal treatment—preliminary report. J Minim Invasive Gynecol 12(4):308, 2005

Lasmar RB, Xinmei Z, Indman PD, et al: Feasibility of a new system of classifi cation of submucous myomas: a multicenter study. Fertil Steril 95(6):2073, 2011

Lee CK, Hansen SL: Management of acute wounds. Surg Clin North Am 89(3):659, 2009

Leibl BJ, Schmedt CG, Schwarz J, et al: Laparoscopic surgery complications associated with trocar tip design: review of literature and own results. J Laparoendosc Adv Surg Tech 9:135, 1999

Lethaby A, Hickey M: Endometrial destruction techniques for heavy menstrual bleeding: a Cochrane review. Hum Reprod 17:2795, 2002

Levy B, Levie MD, Childers ME: A summary of reported pregnancies after hysteroscopic sterilization. J Minim Invasive Gynecol 14(3):271, 2007

Li TC, Saravelos H, Richmond M, et al: Complications of laparoscopic pelvic surgery: recognition, management and prevention. Hum Reprod Update 3:505, 1997

Liu CD, McFadden DW: Laparoscopic port sites do not require fascial closure when nonbladed trocars are used. Am Surg 66(9):853, 2000

Loffer FD: Improving results of hysteroscopic submucosal myomectomy for menorrhagia by concomitant endometrial ablation. J Minim Invasive Gynecol 12(3):254, 2005

Loffer FD, Bradley LD, Brill AI, et al: Hysteroscopic fluid monitoring guidelines: the Ad Hoc Committee on Hysteroscopic Training Guidelines of the American Association of Gynecologic Laparoscopists. J Am Assoc Gynecol Laparosc 7:167, 2000

Long JB, Giles DL, Cornella JL, et al: Open laparoscopic access technique: review of 2010 patients. JSLS 12(4):372, 2008

Lundorff P, Hahlin M, Källfelt B, et al: Adhesion formation after laparoscopic surgery in tubal pregnancy: a randomized trial versus laparotomy. Fertil Steril 55:911, 1991

Madeb R, Koniaris LG, Patel HR, et al: Complications of laparoscopic urologic surgery. J Laparoendosc Adv Surgical Tech [A] 14:287, 2004

Magos A, Chapman L: Hysteroscopic tubal sterilization. Obstet Gynecol Clin North Am 31:705, 2004

Magrina JF: Complications of laparoscopic surgery. Clin Obstet Gynecol 45:469, 2002

Mahdavi A, Berker B, Nezhat C, et al: Laparoscopic management of ovarian remnant. Obstet Gynecol Clin North Am 31:593, 2004

Mais V, Ajossa S, Guerriero S, et al: Laparoscopic versus abdominal myomectomy: a prospective, randomized trial to evaluate benefits in early outcome. Am J Obstet Gynecol 174(2):654, 1996

Malkawi HY, Qublan HS: Laparoscopic ovarian drilling in the treatment of polycystic ovary syndrome: how many punctures per ovary are needed to improve the reproductive outcome? J Obstet Gynaecol Res 31:115, 2005

Marana R, Busacca M, Zupi E, et al: Laparoscopically assisted vaginal hysterectomy versus total abdominal hysterectomy: a prospective, randomized, multicenter study. Am J Obstet Gynecol 180:270, 1999

Marana R, Luciano AA, Muzii L, et al: Reproductive outcome after ovarian surgery: suturing versus nonsuturing of the ovarian cortex. J Gynecol Surg 7:155, 1991

Mazdisnian F, Palmieri A, Hakakha B, et al: Office microlaparoscopy for female sterilization under local anesthesia: a cost and clinical analysis. J Reprod Med 47:97, 2002

McIntyre S: Specialists in microwave endometrial ablation. 2011. Available at: http://www. microsulis.com/index.php?c=Home. Accessed March 17, 2011

Merlin TL, Hiller JE, Maddern GJ, et al: Systematic review of the safety and effectiveness of methods used to establish pneumoperitoneum in laparoscopic surgery. Br J Surg 90:668, 2003

Milad MP, Sokol E: Laparoscopic morcellatorrelated injuries. J Am Assoc Gynecol Laparosc 10:383, 2003

Montz FJ, Holschneider CH, Munro MG: Incisional hernia following laparoscopy: a survey of the

American Association of Gynecologic Laparoscopists. Obstet Gynecol 84:881, 1994

Morrison JE Jr, Jacobs VR: Replacement of expensive, disposable instruments with oldfashioned surgical techniques for improved cost- effectiveness in laparoscopic hysterectomy. J Soc Laparoendosc Surg 8:201, 2004

Mosesson MW: The roles of fibrinogen and fibrin in hemostasis and thrombosis. Semin Hematol 29(3):177, 1992

Munro MG: Laparoscopic access: complications, technologies, and techniques. Curr Opin Obstet Gynecol 14:365, 2002

Murtha AP, Kaplan AL, Paglia MJ: Evaluation of a novel technique for wound closure using a barbed suture. Plast Reconstr Surg 117(6):1769, 2006

Muzii L, Bianchi A, Croce C, et al: Laparoscopic excision of ovarian cysts: is the stripping technique a tissue-sparing procedure? Fertil Steril 77:609, 2002

Naether OG, Fischer R, Weise HC, et al: Laparoscopic electrocoagulation of the ovarian surface in infertile patients with polycystic ovarian disease. Fertil Steril 60:88, 1993

Negrin Perez MC, De La Torre FP, Ramirez A: Ureteral complications after gasless laparoscopic hysterectomy. Surg Laparosc Endosc Percutan Technol 9:300, 1999

Newcomb WL, Hope WW, Schmeltzer TM, et al: Comparison of blood vessel sealing among new electrosurgical and ultrasonic devices. Surg Endosc 23(1):90, 2009

Nezhat C, Datta MS, Defazio A, et al: Natural orifice-assisted laparoscopic appendectomy. JSLS 13(1):14, 2009

Nezhat C, Kho K: Iatrogenic myomas: new class of myomas? J Minim Invasive Gynecol 17(5):544, 2010

Nezhat F, Brill AI, Nezhat CH, et al: Laparoscopic appraisal of the anatomic relationship of the umbilicus to the aortic bifurcation. J Am Assoc Gynecol Laparosc 5:135, 1998

Ng A, Habib A, Swami A, et al: Randomized, controlled trial investigating the effect of transcervical papaverine and bupivacaine on postoperative analgesia following laparoscopic sterilization. Eur J Anaesth 19:803, 2002

Ngai SW, Chan YM, Ho PC: The use of misoprostol prior to hysteroscopy in postmenopausal women. Hum Reprod 16:1486, 2001

Ngai SW, Chan YM, Liu KL, et al: Oral misoprostol for cervical priming in non-pregnant women. Hum Reprod 12(11):2373, 1997

Nieboer TE, Johnson N, Lethaby A, et al: Surgical approach to hysterectomy for benign gynaecological disease. Cochrane Database Syst Rev 3:CD003677, 2009

Nordestgaard AG, Bodily KC, Osborne RW Jr, et al: Major vascular injuries during laparoscopic procedures. Am J Surg 169:543, 1995

Oehler MK, Rees MC: Menorrhagia: an update. Acta Obstet Gynaecol Scand 82:405, 2003

O'Hanlan KA, Lopez L, Dibble SL, et al: Total laparoscopic hysterectomy: body mass index and outcomes. Obstet Gynecol 102(6):1384, 2003

Okaro EO, Jones KD, Sutton C: Long term outcome following laparoscopic supracervical hysterectomy. Br J Obstet Gynaecol 108:1017, 2001

Oppegaard KS, Nesheim BI, Istre O, et al: Comparison of self-administered vaginal misoprostol versus placebo for cervical ripening prior to operative hysteroscopy using a sequential trial design. BJOG 115(5):663, 2008

Orhue AA, Aziken ME, Igbefoh JO: A comparison of two adjunctive treatments for intrauterine adhesions following lysis. Int J Gynaecol Obstet 82:49, 2003

O'Rourke N, Kodali BS: Laparoscopic surgery during pregnancy. Curr Opin Anaesthesiol 19(3):254, 2006

Ott DE, Reich H, Love B, et al: Reduction of laparoscopic-induced hypothermia, postoperative pain and recovery room length of stay by pre-conditioning gas with the Insuflow device: a prospective randomized controlled multi-center study. JSLS 2(4):321, 1998

Ou CS, Harper A, Liu YH, et al: Laparoscopic myomectomy technique. Use of colpotomy and the harmonic scalpel. J Reprod Med 47(10):849, 2002

Overton C, Hargreaves J, Maresh M: A national survey of the complications of endometrial destruction for menstrual disorders: the MISTLETOE study (Minimally Invasive Surgical Techniques—Laser, Endothermal or Endoresection). Br J Obstet Gynaecol 104:1351, 1997

Pabuccu R, Atay V, Orhon E, et al: Hysteroscopic treatment of intrauterine adhesions is safe and effective in the restoration of normal menstruation and fertility. Fertil Steril 68:1141, 1997

Pabuccu R, Onalan G, Kaya C, et al: Efficiency and pregnancy outcome of serial intrauterine device-guided hysteroscopic adhesiolysis of intrauterine synechiae. Fertil Steril 90(5):1973, 2008

Palanivelu C, Rajan PS, Rangarajan M, et al: Transvaginal endoscopic appendectomy in humans: a unique approach to NOTES— world's first report. Surg Endosc 22(5):1343, 2008

Palmer R: Safety in laparoscopy. J Reprod Med 13(1):1, 1974

Palter SF: Microlaparoscopy under local anesthesia and conscious pain mapping for the diagnosis and management of pelvic pain. Curr Opin Obstet Gynecol 11:387, 1999

Papaioannou S, Afnan M, Girling AJ, et al: Diagnostic and therapeutic value of selective salpingography and tubal catheterization in an unselected infertile population. Fertil Steril 79:613, 2003

Parker WH: Total laparoscopic hysterectomy and laparoscopic supracervical hysterectomy. Obstet Gynecol Clin North Am 31:523, 2004

Parker WH, Einarsson J, Istre O, et al: Risk factors for uterine rupture after laparoscopic myomectomy. J Minim Invasive Gynecol 17(5):551, 2010

Pati S, Cullins V: Female sterilization: evidence. Obstet Gynecol Clin North Am 27:859, 2000

Penfield AJ: The Filshie clip for female sterilization: a review of world experience. Am J Obstet Gynecol 182:485, 2000

Peng Y, Zheng M, Ye Q, et al: Heated and humidified CO_2 prevents hypothermia, peritoneal injury, and intra-abdominal adhesions during prolonged laparoscopic insufflations. J Surg Res 151(1):40, 2009

Periti P, Mazzei T, Orlandini F, et al: Comparison of the antimicrobial prophylactic efficacy of cefotaxime and cephazolin in obstetric and gynaecological surgery: a randomised multi-centre study. Drugs 35:133, 1988

Peterson HB, Xia Z, Hughes JM, et al: The risk of pregnancy after tubal sterilization: findings from the U.S. Collaborative Review of Sterilization. Am J Obstet Gynecol 174:1161, 1996

Peterson HB, Xia Z, Wilcox LS, et al: Pregnancy after tubal sterilization with bipolar electrocoagulation. U.S. Collaborative Review of Sterilization Working Group. Obstet Gynecol 94:163, 1999

Phillips DR, Nathanson HG, Milim SJ, et al: The effect of dilute vasopressin solution on the force needed for cervical dilatation: a randomized controlled trial. Obstet Gynecol 89(4):507, 1997

Prapas Y, Kalogiannidis I, Prapas N: Laparoscopy vs laparoscopically assisted myomectomy in the management of uterine myomas: a prospective study. Am J Obstet Gynecol 200(2):144.e1, 2009

Preutthipan S, Herabutya Y: Vaginal misoprostol for cervical priming before operative hysteroscopy: a randomized, controlled trial. Obstet Gynecol 96:890, 2000

Propst AM, Liberman RF, Harlow BL, et al: Complications of hysteroscopic surgery: predicting patients at risk. Obstet Gynecol 96:517, 2000

Rahn DD, Phelan JN, Roshanravan SM, et al: Anterior abdominal wall nerve and vessel anatomy: clinical implications for gynecologic surgery. Am J Obstet Gynecol 202(3):234.e1, 2010

Ramirez PT, Frumovitz M, Wolf JK, et al: Laparoscopic port-site metastases in patients with gynecological malignancies. Int J Gynecol Ca 14:1070, 2004

Ramos AC, Murakami A, Galvão Neto M, et al: NOTES transvaginal video-assisted cholecystectomy: first series. Endoscopy 40(7):572, 2008

Reid K, Pockney P, Draganic B, et al: Barrier wound protection decreases surgical site infection in open elective colorectal surgery: a randomized clinical trial. Dis Colon Rectum 53(10):1374, 2010

Reynolds JD, Booth JV, de la Fuente S, et al: A review of laparoscopy for non-obstetric related surgery during pregnancy. Curr Surg 60(2):164, 2003

Romanowski L, Reich H, McGlynn F, et al: Brachial plexus neuropathies after advanced laparoscopic surgery. Fertil Steril 60:729, 1993

Rybak EA, Polotsky AJ, Woreta T, et al: Explained compared with unexplained fever in postoperative myomectomy and hysterectomy patients. Obstet Gynecol 111(5):1137, 2008

Sabbah R, Desaulniers G: Use of the NovaSure Impedance Controlled Endometrial Ablation System in patients with intracavitary disease: 12-month follow-up results of a prospective, single-arm clinical study. J Minim Invasive Gynecol 13:467, 2006

Sambrook AM, Jack SA, Cooper KG: Outpatient microwave endometrial ablation: 5-year followup of a randomised controlled trial without endometrial preparation versus standard day surgery with endometrial preparation. BJOG 117(4):493, 2010

Sammour T, Kahokehr A, Hill AG: Meta-analysis of the effect of warm humidified insufflation on pain after laparoscopy. Br J Surg 95(8):950, 2008

Sarmini OR, Lefholz K, Froeschke HP: A comparison of laparoscopic supracervical hysterectomy and total abdominal hysterectomy outcomes. J Minim Invasive Gynecol 12(2):121, 2005

Sawin SW, Pilevsky ND, Berlin JA, et al: Comparability of perioperative morbidity between abdominal myomectomy and hysterectomy for women with uterine leiomyomas. Am J Obstet Gynecol 183:1448, 2000

Schindlbeck C, Klauser K, Dian D, et al: Comparison of total laparoscopic, vaginal and abdominal hysterectomy. Arch Gynecol Obstet 277(4):331, 2008

Schmidt T, Eren Y, Breidenbach M: Modifications of laparoscopic supracervical hysterectomy technique significantly reduce postoperative spotting. J Minim Invasive Gynecol 18, 81, 2011

Schytte T, Soerensen JA, Hauge B, et al: Preoperative transcervical analgesia for laparoscopic sterilization with Filshie clips: a doubleblind, randomized trial. Acta Obstet Gynaecol Scand 82:57, 2003

Scribner DR Jr, Walker JL, Johnson GA, et al: Laparoscopic pelvic and paraaortic lymph node dissection in the obese. Gynecol Oncol 84(3):426, 2002

Seifer DB: Persistent ectopic pregnancy: an argument for heightened vigilance and patient compliance. Fertil Steril 68:402, 1997

Sepilian V, Della Badia C: Iatrogenic endometriosis caused by uterine morcellation during a supracervical hysterectomy. Obstet Gynecol 102(5 Pt 2):1125, 2003

Sepilian V, Ku L, Wong H, et al: Prevalence of infraumbilical adhesions in women with previous laparoscopy. JSLS 11(1):41, 2007

Shamiyeh A, Glaser K, Kratochwill H, et al: Lifting of the umbilicus for the installation of pneumoperitoneum with the Veress needle increases the distance to the retroperitoneal and intraperitoneal structures. Surg Endosc 23(2):313, 2009

Sharma KC, Brandstetter RD, Brensilver JM, et al: Cardiopulmonary physiology and pathophysiology as a consequence of laparoscopic surgery. Chest 110(3):810, 1996

Sharp HT, Dodson MK, Draper ML, et al: Complications associated with optical-access laparoscopic trocars. Obstet Gynecol 99:553, 2002

Siegle JC, Bishop LJ, Rayburn WF: Randomized comparison between two microlaparoscopic techniques for partial salpingectomy. JSLS 9(1):30, 2005

Sinha R, Sundaram M, Mahajan C, et al: Multiple leiomyomas after laparoscopic hysterectomy: report of two cases. J Minim Invasive Gynecol 14(1):123, 2007

Sizzi O, Rossetti A, Malzoni M, et al: Italian multicenter study on complications of laparoscopic myomectomy. J Minim Invasive Gynecol (4):453, 2007

Smaldone MC, Gibbons EP, Jackman SV: Laparoscopic nephrectomy using the EnSeal Tissue Sealing and Hemostasis System: successful therapeutic application of nanotechnology. JSLS 12(2):213, 2008

Society of American Gastrointestinal and Endoscopic Surgeons, Yumi H: Guidelines for diagnosis, treatment, and use of laparoscopy for surgical problems during pregnancy. Surg Endosc 22(4):849, 2008

Soderstrom RM, Levy BS, Engel T: Reducing bipolar sterilization failures. Obstet Gynecol 74:60, 1989

Soysal ME, Soysal SK, Vicdan K: Th ermal balloon ablation in myoma-induced menorrhagia under local anesthesia. Gynecol Obstet Invest 51:128, 2001

Spandorfer SD, Sawin SW, Benjamin I, et al: Postoperative day 1 serum human chorionic gonadotropin level as a predictor of persistent ectopic pregnancy after conservative surgical management. Fertil Steril 68:430, 1997

Strowitzki T, von Wolff M: Laparoscopic ovarian drilling (LOD) in patients with polycystic ovary syndrome (PCOS): an alternative approach to medical treatment? Gynecol Surg 2:71, 2005

Sutton C: Hysteroscopic surgery. Best Pract Res Clin Obstet Gynaecol 20:105, 2006

Takeda A, Mori M, Sakai K, et al: Parasitic peritoneal leiomyomatosis diagnosed 6 years after laparoscopic myomectomy with electric tissue morcellation: report of a case and review of the literature. J Minim Invasive Gynecol 14(6):770, 2007

Tan BL, Chong HC, Tay EH: Migrating Filshie clip. Aust N Z J Obstet Gynaecol 44:583, 2004

Thomas D, Ikeda M, Deepika K, et al: Laparoscopic management of benign adnexal mass in obese women. J Minim Invasive Gynecol 13:311, 2006

Tiras MB, Gokce O, Noyan V, et al: Comparison of microlaparoscopy and conventional laparoscopy for tubal sterilization under local anesthesia with mild sedation. J Am Assoc Gynecol Laparosc 8:385, 2001

Toaff R, Toaff ME, Peyser MR: Infertility following wedge resection of the ovaries. Am J Obstet Gynecol 124:92, 1976

Tulandi T, Beique F, Kimia M: Pulmonary edema: a complication of local injection of vasopressin at laparoscopy. Fertil Steril 66:478, 1996

Tulandi T, Guralnick M: Treatment of tubal ectopic pregnancy by salpingotomy with or without tubal suturing and salpingectomy. Fertil Steril 55:53, 1991

Tulandi T, Murray C, Guralnick M: Adhesion formation and reproductive outcome after myomectomy and second-look laparoscopy. Obstet Gynecol 82:213, 1993

Tulandi T, Saleh A: Surgical management of ectopic pregnancy. Clin Obstet Gynecol Ectop Pregn 42:31, 1999

Tulikangas PK, Nicklas A, Falcone T, et al: Anatomy of the left upper quadrant for cannula insertion. J Am Assoc Gynecol Laparosc 7(2):211, 2000

Ubeda A, Labastida R, Dexeus S: Essure: A new device for hysteroscopic tubal sterilization in an outpatient setting. Fertil Steril 82:196, 2004

Unfried G, Wieser F, Albrecht A, et al: Flexible versus rigid endoscopes for outpatient hysteroscopy: a prospective randomized clinical trial. Hum Reprod 16:168, 2001

Uppal S, Frumovitz M, Escobar P, et al: Laparoendoscopic single-site surgery in gynecology: review of literature and available technology. J Minim Invasive Gynecol 18(1):12, 2011

Valle RF: Intrauterine adhesion. In Bieber EJ, Loffer FD (eds): Hysteroscopy, Resectoscopy, and Endometrial Ablation. Boca Raton, FL, Parthenon, 2003, p 93

Vancaillie TG: Electrocoagulation of the endometrium with the ball-end resectoscope. Obstet Gynecol 74:425, 1989

Vancaillie, TG, Anderson, TL, Johns, DA: A 12-month prospective evaluation of transcervical sterilization using implantable polymer matrices. Obstet Gynecol 112:1270, 2008

van der Stege JG, van Beek JJ: Problems related to the cervical stump at follow-up in laparoscopic supracervical hysterectomy. JSLS 3(1):5, 1999

van Det MJ, Meijerink WJ, Hoff C, et al: Optimal ergonomics for laparoscopic surgery in minimally invasive surgery suites: a review and guidelines. Surg Endosc 23(6):1279, 2009

Varma R, Soneja H, Samuel N, et al: Outpatient Thermachoice endometrial balloon ablation: long-term, prognostic and quality-of-life measures. Gynecol Obstet Invest 70(3):145, 2010

Vellinga TT, De Alwis S, Suzuki Y, et al: Laparoscopic entry: the modified Alwis method and more. Rev Obstet Gynecol 2(3):193, 2009

Vercellini P, Zaina B, Yaylayan L, et al: Hysteroscopic myomectomy: long-term eff ects on menstrual pattern and fertility. Obstet Gynecol 94:341, 1999

Vilos GA: Hysteroscopic and nonhysteroscopic endometrial ablation. Obstet Gynecol Clin North Am 31:687, 2004

Vilos GA, Ternamian A, Dempster J, et al: Laparoscopic entry: a review of techniques, technologies, and complications. J Obstet Gynaecol Can 29(5):433, 2007

Visco AG, Advincula AP: Robotic gynecologic surgery. Obstet Gynecol 112(6):1369, 2008

Walsh CA, Sherwin JR, Slack M: Vaginal evisceration following total laparoscopic hysterectomy: case report and review of the literature. Aust N Z J Obstet Gynaecol 47(6):516, 2007

Walsh CA, Walsh SR, Tang TY, et al: Total abdominal hysterectomy versus total laparoscopic hysterectomy for benign disease: a metaanalysis. Eur J Obstet Gynecol Reprod Biol 144(1):3, 2009

Wamsteker K, Emanuel MH, de Kruif JH: Transcervical hysteroscopic resection of submucous fibroids for abnormal uterine bleeding: results regarding the degree of intramural extension. Obstet Gynecol 82:736, 1993

Wen KC, Chen YJ, Sung PL, et al: Comparing uterine fibroids treated by myomectomy through traditional laparotomy and 2 modifi ed approaches: ultraminilaparotomy and laparoscopically assisted ultraminilaparotomy. Am J Obstet Gynecol 202(2):144.e1, 2010

Wenger JM, Spinosa JP, Roche B, et al: An efficient and safe procedure for laparoscopic supracervical hysterectomy. J Gynecol Surg 21(4):155, 2006

Westhoff C, Davis A: Tubal sterilization: focus on the U.S. experience. Fertil Steril 73:913, 2000

Wiseman DM, Trout JR, Franklin RR, et al: Metaanalysis of the safety and effi cacy of an adhesion barrier (Interceed TC7) in laparotomy. J Reprod Med 44(4):325, 1999

Wiskind AK, Toledo AA, Dudley AG, et al: Adhesion formation after ovarian wound repair in New Zealand White rabbits: a comparison of ovarian microsurgical closure with ovarian nonclosure. Am J Obstet Gynecol 163:1674, 1990

Wrigley LC, Howard FM, Gabel D: Transcervical or intraperitoneal analgesia for laparoscopic tubal sterilization: a randomized, controlled trial. Obstet Gynecol 96:895, 2000

Wu MP, Ou CS, Chen SL, et al: Complications and recommended practices for electrosurgery in laparoscopy. Am J Surg 179:67, 2000

Yu E: Important Essure permanent birth control system labeling change FDA approval of the removal of the nickel contraindication for Essure. 7-22-11. email communication, August 5, 2011

Zikopoulos KA, Kolibianakis EM, Platteau P, et al: Live delivery rates in subfertile women with Asherman's syndrome after hysteroscopic adhesiolysis using the resectoscope or the VersaPoint system. Reprod Biomed Online 8:720, 2004

Zivanovic O, Sonoda Y, Diaz JP, et al: Th e rate of port-site metastases after 2251 laparoscopic procedures in women with underlying malignant disease. Gynecol Oncol 111(3):431, 2008

Zornig C, Mofid H, Emmermann A, et al: Scarless cholecystectomy with combined transvaginal and transumbilical approach in a series of 20 patients. Surg Endosc 22(6):1427, 2008

Zurawin RK, Zurawin JL: Adverse events due to suspected nickel hypersensitivity in patients with essure micro-inserts. J Minim Invasive Gynecol 18(4):475, 2011

CAPÍTULO 43

Cirurgias para Distúrbios do Soalho Pélvico

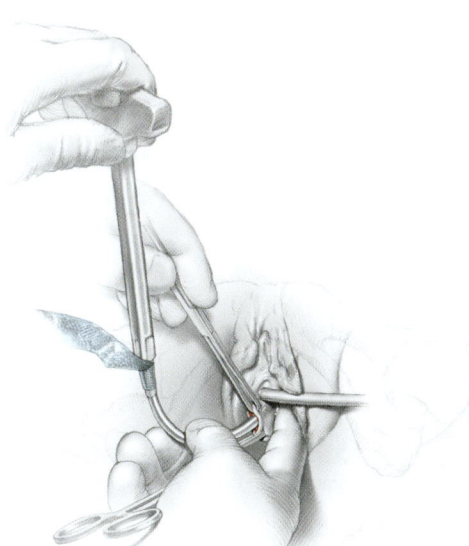

- 43-1. CISTOSCOPIA E URETROSCOPIA DIAGNÓSTICA E OPERATÓRIA 1185
- 43-2. COLPOSSUSPENSÃO DE BURCH 1189
- 43-3. FITA VAGINAL LIVRE DE TENSÃO 1191
- 43-4. *SLING* TRANSOBTURATÓRIO 1194
- 43-5. *SLING* PUBOVAGINAL 1196
- 43-6. INJEÇÕES PERIURETRAIS 1198
- 43-7. URETRÓLISE 1200
- 43-8. LIBERAÇÃO DE *SLING* DE URETRA MÉDIA 1202
- 43-9. REPARO DE DIVERTÍCULO URETRAL ... 1203
- 43-10. FÍSTULA VESICOVAGINAL: TÉCNICA DE LATZKO 1206
- 43-11. RETALHO DE MARTIUS 1210
- 43-12. NEUROMODULAÇÃO SACRAL 1212
- 43-13. COLPORRAFIA ANTERIOR 1214
- 43-14. REPARO ABDOMINAL DE DEFEITO PARAVAGINAL 1217
- 43-15. COLPORRAFIA POSTERIOR 1219
- 43-16. PERINEORRAFIA 1223
- 43-17. SACROCOLPOPEXIA ABDOMINAL 1225
- 43-18. SACROCOLPOPEXIA MINIMAMENTE INVASIVA 1230
- 43-19. SUSPENSÃO DE LIGAMENTO UTEROSSACRAL POR VIA ABDOMINAL 1234
- 43-20. SUSPENSÃO DE LIGAMENTO UTEROSSACRAL POR VIA VAGINAL 1236
- 43-21. FIXAÇÃO DE LIGAMENTO SACROESPINAL 1238
- 43-22. CULDOPLASTIA DE McCALL 1242
- 43-23. PROCEDIMENTOS ABDOMINAIS DE CULDOPLASTIA 1244
- 43-24. COLPOCLEISE PARCIAL DE LeFORT ... 1246
- 43-25. COLPOCLEISE TOTAL 1250
- 43-26. ESFINCTEROPLASTIA ANAL 1252
- 43-27. REPARO DE FÍSTULA RETOVAGINAL .. 1255
- REFERÊNCIAS 1257

43-1

Cistoscopia e uretroscopia diagnóstica e operatória

Nas cirurgias ginecológicas, o trato urinário inferior pode sofrer lesões. Portanto, há indicação de cistoscopia diagnóstica após os procedimentos em que bexiga e ureteres tenham sido colocados em risco. Além disso, a cistoscopia operatória permite instalar *stents* ureterais, coletar material de lesões para exame e remover corpo estranho. A instalação de *stent* ureteral é indicada para avaliar a patência de ureter após cirurgia ginecológica ou para definir o trajeto do ureter nos casos com anatomia pélvica anormal.

Há cistoscópios rígidos e flexíveis, embora em ginecologia normalmente se utilize o rígido. O cistoscópio é composto por uma bainha externa, uma ponte e um endoscópio. A bainha contém uma entrada para infusão de líquido e uma segunda abertura para a saída do líquido. Para a cistoscopia de consultório, uma bainha de calibre 17F proporciona maior conforto, enquanto para casos operatórios dá-se preferência a diâmetros 21F ou superiores para infusão rápida de líquidos. A extremidade da bainha é aguda e, nos casos em que o meato uretral seja estreito, pode-se utilizar um obturador no interior da bainha que permite sua introdução suave para, então, ser retirado para inserção do endoscópio. A ponte é conectada à porção proximal da bainha e faz a ligação entre endoscópio e bainha.

Há diversos ângulos de visão disponíveis incluindo 0, 30 e 70 graus de visão óptica. (Fig. 43-1.1). Os endoscópios de 0 grau são usados para uretroscopia. Para cistoscopia, indica-se o endoscópio de 70 graus, que proporciona uma visão mais abrangente das paredes laterais, anterior e posterior, do trígono e dos óstios ureterais. Para obter uma visão comparável com endoscópio de 30 graus, há necessidade de manipulação adicional. Contudo, o endoscópio de 30 graus tem vantagens e garante ao cirurgião maior flexibilidade, já que pode ser usado para uretroscopia ou cistoscopia em um dado caso. Para os casos de cistoscopia operatória, nos quais há necessidade de passagem de instrumentos pela bainha, é necessário usar endoscópio de 30 graus, uma vez que com os de 0 e 70 graus os instrumentos ficam fora do campo de visão.

PRÉ-OPERATÓRIO

Avaliação da paciente

A incidência de bacteriúria é significativa após cistoscopia. Assim, antes de proceder à cistoscopia ambulatorial, deve-se afastar a possibilidade de infecção urinária.

Consentimento

Raramente há complicações quando a cistoscopia é realizada de forma apropriada. Entre as possíveis complicações, a infecção é a mais comum.

Preparo da paciente

Embora a base de evidências seja insuficiente, a antibioticoterapia profilática por via oral é comum no pós-operatório com cobertura para os patógenos mais comuns no trato urinário.

INTRAOPERATÓRIO

PASSO A PASSO

1 Anestesia e posicionamento da paciente. A cistoscopia pode ser realizada em qualquer posição de litotomia com os pés apoiados em estribos. Para a cistoscopia em consultório, instila-se gel de lidocaína a 2% na uretra 5 a 10 minutos antes da inserção do cistoscópio. Nos procedimentos operatórios são instilados mais 50 mL de solução de lidocaína a 4% na bexiga. Períneo e meato uretral devem ser preparados para cirurgia.

2 Meio para distensão. A bexiga deve estar adequadamente distendida para que sejam visualizadas todas as superfícies e, para fins diagnósticos, pode-se utilizar soro fisiológico ou água esterilizada. Para assegurar fluxo adequado do meio líquido, a bolsa de infusão deve estar elevada bem acima do nível da sínfise pubiana. O volume necessário varia, mas considera-se suficiente quando as paredes da bexiga deixam de estar colapsadas para dentro. Deve-se evitar hiperdistensão da bexiga, uma vez que poderia resultar em retenção urinária temporária. Se a bexiga for distendida além de sua capacidade, o excesso de volume tenderá a extravasar pelo meato uretral ao redor do cistoscópio em vez de resultar em ruptura vesical, que é rara.

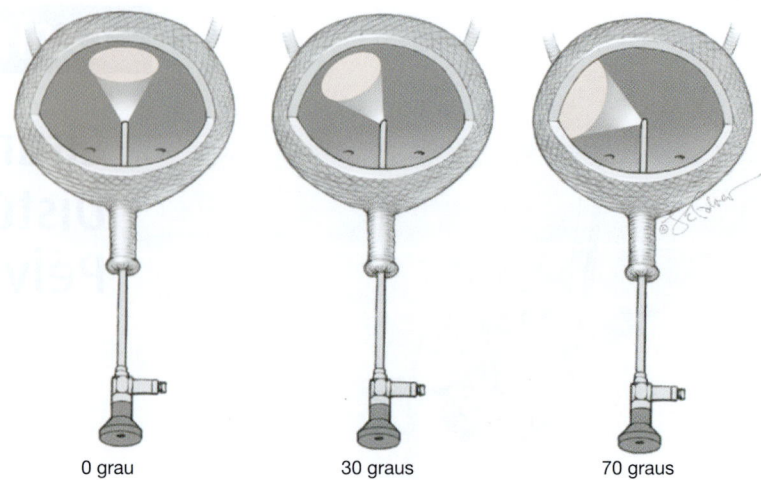

FIGURA 43-1.1 Campos de visão dos cistoscópios.

3 Índigo carmim. Se houver indicação de cistoscopia intraoperatória para comprovar a patência dos ureteres, administra-se ½ a 1 ampola de índigo carmim antes do procedimento.

4 Cistoscopia. A parede anterior da uretra é sensível, e a borda cortante em bisel da bainha, se apontada para frente, pode produzir desconforto. Assim, o cistoscópio deve ser introduzido no meato uretral com o bisel direcionado posteriormente. Imediatamente após sua inserção no meato, inicia-se o influxo do meio líquido. O cistoscópio é introduzido até a bexiga sob visualização direta. Durante o procedimento o cistoscópio é firmado com uma das mãos segurando a bainha próximo do meato uretral (Fig. 43-1.2).

5 Inspeção da bexiga. Ao penetrar na bexiga, o cistoscópio é lentamente tracionado até que se identifique o colo vesical. O instrumento é, então, avançado e girado em 180 graus. Para manter a orientação durante a rotação, a câmera é mantida imóvel enquanto o cabo de luz e o cistoscópio são girados em conjunto (Fig. 43-1.3). Observa-se uma bolha de ar na cúpula, o que garante a orientação espacial para o restante do exame cistoscópico. O cistoscópio é então retirado até o colo vesical e angulado para baixo a fim de que se tenha visão do trígono e de ambos os óstios ureterais. Se a patência dos ureteres for o motivo do exame, deve-se observar fluxo de índigo carmim saindo de ambos os óstios. A peristalse no óstio ureteral, isolado, é insuficiente para documentar a patência. Além disso, a presença de fluxo débil pode indicar obstrução parcial. As paredes da bexiga devem ser inspecionadas com rotação do cistoscópio até que toda a superfície tenha sido avaliada. Durante a inspeção, a elevação da parede anterior da vagina com o dedo ajuda caso haja prolapso de órgão pélvico.

6 Cistoscopia operatória. Os instrumentos operatórios (pinça de biópsia ou de preensão ou tesouras) são introduzidos pela entrada operatória, até que sejam vistos na extremidade do cistoscópio. Antes da inserção dos instrumentos, posiciona-se um adaptador

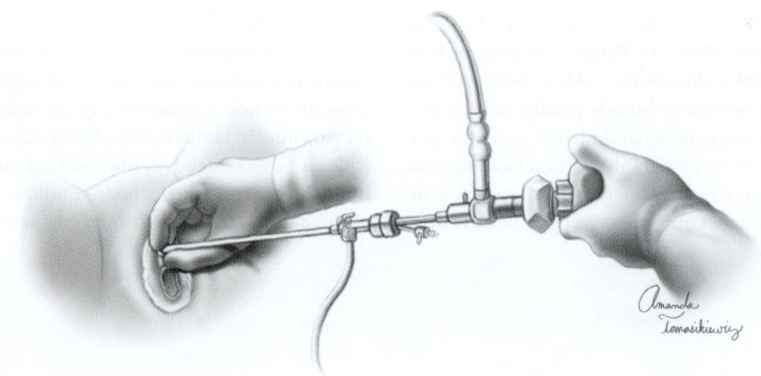

FIGURA 43-1.2 Cistoscópio sendo estabilizado durante o procedimento.

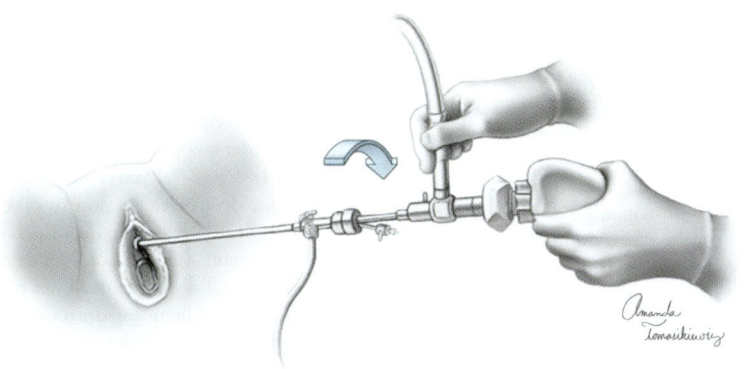

FIGURA 43-1.3 Durante a cistoscopia a orientação é mantida segurando-se a câmera com firmeza enquanto o cabo de luz e o cistoscópio são girados em conjunto.

de borracha sobre a entrada operatório para selamento de líquido. Uma vez visualizados, instrumentos e cistoscópio são movidos em conjunto, como uma unidade, até a área de interesse.

❼ **Cateter (*stent*) ureteral.** Durante a cirurgia, podem ser aplicados *stents* em vários pontos de junção. Esses *stents* podem ser posicionados no início do procedimento e deixados no local durante toda a cirurgia para definir a anatomia nos casos em que o ureter esteja em risco cirúrgico. Alternativamente, podem ser instalados durante a operação para comprovar a patência dos ureteres e excluir a possibilidade de lesão. Finalmente, os *stents* ureterais podem ser posicionados e deixados no local até a conclusão da cirurgia, caso haja suspeita ou confirmação de lesão ureteral. A permanência pós-operatória dos *stents* é variável e depende de indicações clínicas.

Há *stents* ureterais em vários tamanhos, e normalmente são usados aqueles com diâmetro variando de 5 a 7F. O comprimento varia de 12 a 30 cm e os de 24 cm são apropriados para a maioria das pacientes adultas. Em geral, os *stents* abertos ou tipo ponta apito (*whistle-tip*) são usados para definir a anatomia nos casos em que os ureteres estejam sob risco cirúrgico, ou para afastar a possibilidade de obstrução. Os *stents* tipo cauda de porco (*pigtail*) duplos ou simples são usados em situações nas quais haja necessidade de drenagem ureteral prolongada.

❽ **Para excluir obstrução ureteral.** Um *stent* aberto ou tipo ponta apito é inserido pelo canal operatório de um cistoscópio de 30 graus até o campo de visão. Com a introdução conjunta do *stent* e do cistoscópio na direção do óstio é possível introduzir o *stent* no meato ureteral. Após sua introdução, o *stent* é manualmente avançado. Alternativamente, pode-se utilizar uma ponte de Albarrán. Trata-se de bainha especializada que permite deflexão e direcionamento do *stent* até o óstio.

Uma vez que esteja posicionado no orifício, o *stent* é avançado até além do nível suspeito de obstrução. Se avançar com facilidade, afasta-se a possibilidade de obstrução. Na maioria das cirurgias ginecológicas, esse ponto não se encontra além do rebordo pélvico. Ao passar um *stent*, deve-se evitar pressão excessiva para prevenir perfuração ureteral.

❾ **Para definição da anatomia.** Com esse objetivo, o *stent* é inserido até que encontre resistência, o que indica que se chegou na pelve renal. O *stent* é fixado com segurança ao cateter transuretral com drenagem para a bolsa de Foley. Ao final da cirurgia, o *stent* é retirado.

❿ **Cateter (*stent*) ureteral.** Nos casos em que houver necessidade de *stent* ureteral pós-operatório, utiliza-se *stent* cauda de porco duplo (*double-pigtail*). A mola proximal desse *stent* evita lesão da pelve renal e a mola distal fixa sua posição na bexiga.

Para a instalação, inicialmente insere-se um fio-guia pelo óstio ureteral até a pelve renal. O *stent* cauda de porco (*pigtail*) é então montado sobre o fio-guia e inserido por meio de um dispositivo propulsor até que sua extremidade distal esteja no interior da bexiga. O fio-guia é removido, permitindo que as extremidades em forma de mola se encaixem, respectivamente, na pelve renal e na bexiga.

⓫ **Biópsia.** Lesões na mucosa podem ser submetidas a biópsia com risco e desconforto mínimos à paciente. O instrumento de biópsia é introduzido na entrada operatória do cistoscópio e levado até o campo operatório. Com o instrumento diretamente no campo de visão, o cistoscópio é movido até a lesão. Procede-se à biópsia e cistoscópio e instrumento são retirados em conjunto pela uretra. Dessa forma, a amostra não é puxada pela bainha e não há risco de que se perca. O sangramento em geral é discreto e tende a se resolver sozinho. Em caso de sangramento maior, pode-se proceder à eletrocoagulação desde que se esteja usando solução não condutora de eletricidade como meio de distensão. Como descrito na Seção 42-13 (p. 1.159), soluções eletrolíticas, como o soro fisiológico, não podem ser usadas com instrumentos eletrocirúrgicos monopolares. Essas soluções são condutoras de corrente e, assim, dissipam a energia, tornando inúteis os instrumentos.

⓬ **Remoção de corpo estranho.** Corpos estranhos, como cálculos, podem ser removidos com a mesma técnica descrita para biópsia. O instrumento é usado para pinçar o corpo estranho e removê-lo junto com o cistoscópio.

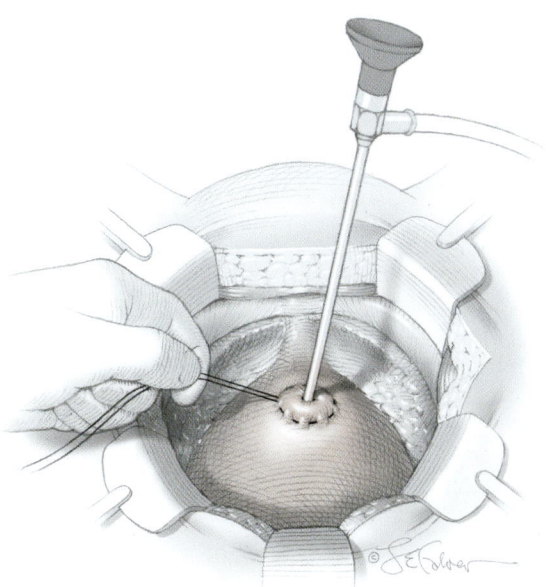

FIGURA 43-1.4 Telescopia suprapúbica.

13 Telescopia suprapúbica. A telescopia suprapúbica é uma técnica usada para visualizar a bexiga por meio de abordagem abdominal. Consideramos essa técnica valiosa quando os ureteres devem ser avaliados durante uma cesariana difícil ou durante laparotomia na qual a paciente não tenha sido posicionada de forma a facilitar o acesso à uretra via cistoscópio. A bexiga é distendida por meio de cateter de Foley transuretral até que suas paredes estejam tensionadas. Aplica-se sutura em colchoeiro com fio absorvível 2-0 à cúpula vesical, com pontos profundos incorporando a camada muscular da bexiga (Fig. 43-1.4). As duas extremidades do fio de sutura são elevadas, mas mantidas soltas. Aplica-se uma pequena incisão no centro da sutura e introduz-se um cistoscópio na bexiga. Para a telescopia suprapúbica, o mais efetivo é o cistoscópio de 30 graus. As duas pontas do fio de sutura são então tracionadas e mantidas firmes para evitar a saída do líquido de distensão. Para permitir a visualização do trígono e dos óstios ureterais, o bulbo de Foley é desinflado mas deixado no local. Se necessário, utiliza-se índigo carmim para documentar efluxo ureteral. Se os óstios ureterais ainda não estiverem visíveis, a incisão na bexiga é estendida para permitir visualização direta. Ao final da telescopia, o cistoscópio é removido e a sutura em colchoeiro é amarrada fechando a cistostomia.

PÓS-OPERATÓRIO

A cistoscopia em consultório não requer cuidados pós-operatórios específicos, exceto antibioticoterapia profilática. Na cistoscopia operatória é possível haver hematúria, que geralmente desaparece em poucos dias, e que só é considerada relevante quando acompanhada de anemia sintomática. Nos casos com cateter ureteral a longo prazo, as possíveis complicações incluem espasmo ureteral que normalmente se apresenta na forma de dor lombar.

43-2

Colpossuspensão de Burch

Os procedimentos anti-incontinência com abordagem abdominal têm como meta a correção de incontinência urinária de esforço (IUE) estabilizando a parede anterior da vagina e a junção uretrovesical em posição retropúbica. Especificamente, no procedimento de Burch, também conhecido como *uretropexia retropúbica*, utiliza-se a força do ligamento iliopectíneo (ligamento de Cooper) para estabilizar a parede anterior da vagina e fixá-la à estrutura musculoesquelética da pelve (Fig. 38-24, p. 940).

A colpossuspensão de Burch geralmente é realizada por meio das incisões de Pfannenstiel ou de Cherney. Recentemente, contudo, alguns autores introduziram abordagens laparoscópicas que utilizam fios ou fitas para fixar os tecidos paravaginais ao ligamento de Cooper (Ankardal, 2004; Zullo, 2004). Entretanto, comparadas à colpossuspensão a céu aberto de Burch, as abordagens laparoscópicas parecem ser menos efetivas (el Toukhy, 2001; Moehrer, 2002).

PRÉ-OPERATÓRIO

Avaliação da paciente

Antes da cirurgia, as pacientes devem ser submetidas a avaliação uroginecológica completa. Recomendam-se testes urodinâmicos para diferenciação entre as incontinências urinárias de esforço e de urgência, assim como para avaliar a capacidade vesical e os padrões de micção (Cap. 23, p. 621).

Muitas mulheres com IUE podem apresentar prolapso de órgão pélvico associado. Por esse motivo, é comum haver indicação de outras cirurgias reconstrutivas acompanhando a colpossuspensão de Burch. Nas pacientes com indicação de histerectomia, este procedimento não parece melhorar ou piorar as taxas de sucesso da colpossuspensão de Burch (Bai, 2004; Meltomaa, 2001).

Consentimento

Para a maioria das mulheres com incontinência urinária de esforço, a colpossuspensão de Burch é um meio de tratamento seguro e efetivo a longo prazo. As taxas de sucesso variam em função de como o "sucesso" é definido, mas em geral acredita-se que essa operação promova cura sintomática em aproximadamente 85% dos casos. Os riscos cirúrgicos são comparáveis aos de outras cirurgias realizadas para tratamento de IUE (Green, 2005; Lapitan, 2003). As complicações intraoperatórias são raras e podem incluir lesão ureteral, perfuração da bexiga e hemorragia (Galloway, 1987; Ladwig, 2004).

Contudo, as complicações pós-cirúrgicas não são incomuns e incluem infecção urinária ou da ferida operatória, disfunção miccional, urgência urinária *de novo*, prolapso de órgão pélvico e formação primária de enterocele (Alcalay, 1995; Demirci, 2000, 2001; Norton, 2006). Sugeriu-se que a sobrecorreção do ângulo uretrovesical seria uma causa dessas complicações urinárias e de prolapso a longo prazo

Preparo da paciente

O American College of Obstetricians and Gynecologists (2009) recomenda antibioticoterapia profilática antes de cirurgia uroginecológica e as opções apropriadas são as mesmas para histerectomia, listadas na Tabela 39-6 (p. 959). Bhatia (1989) demonstrou morbidade febril significativamente menor em mulheres tratadas com 1 g de cefazolina por via intravenosa, antes, durante e 8 horas após colpossuspensão, em comparação com pacientes que não receberam profilaxia. Recomenda-se profilaxia para tromboembolismo em todas as pacientes sendo submetidas a cirurgia ginecológica de grande porte. Consideram-se apropriadas as profilaxias mecânica e com heparina, conforme esquematizadas na Tabela 39-9 (p. 962).

INTRAOPERATÓRIO

PASSO A PASSO

❶ Anestesia e posicionamento da paciente. A paciente é colocada em posição supina com os membros inferiores apoiados em estribos de Allen em posição de litotomia baixa (Fig. 40-6, p. 985). O abdome e a vagina são preparados para cirurgia e um cateter de Foley é instalado.

❷ Incisão abdominal. Procede-se baixa incisão de Pfannenstiel ou à de Cherney (Seção 41-2, p. 1.022). A cirurgia no espaço de Retzius é mais fácil de ser realizada se a incisão for posicionada baixa no abdome, aproximadamente 1 cm acima da borda superior da sínfise pubiana. Se estiver sendo planejada histerectomia, culdoplastia ou outro procedimento intraperitoneal, o peritônio deve ser penetrado e a cirurgia concomitante completada antes de se iniciar a colpossuspensão.

❸ Entrada no espaço de Retzius. Próximo do fechamento do peritônio, o plano avascular entre o osso púbico e o tecido areolar frouxo, ou seja, o espaço de Retzius, deve estar exposto. Para entrar nesse espaço retropúbico, os dedos de uma das mãos realizam divulsão delicada acompanhando a superfície cefálica do osso púbico. Alternativamente, pode-se proceder à dissecção delicada com esponja para abrir o espaço (Fig. 43-2.1). O tecido

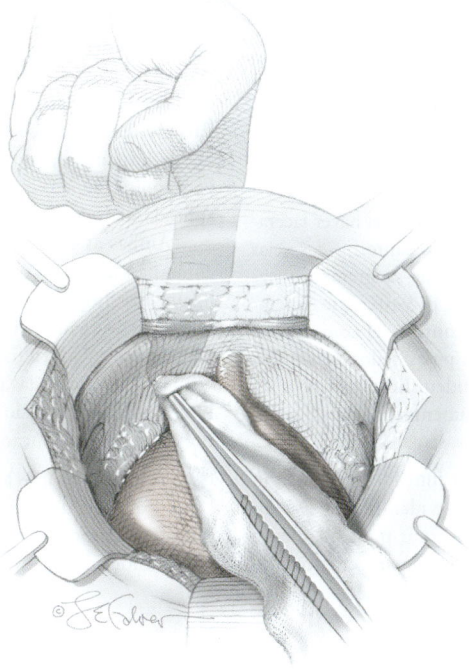

FIGURA 43-2.1 Entrada no espaço de Retzius.

areolar frouxo encontrado atrás da sínfise irá se separar facilmente do osso. Entretanto, se for penetrado o plano errado, é possível que haja sangramento. A exposição direta da parte posterior do osso púbico assegura que o espaço correto foi penetrado. A bexiga e a uretra são gentilmente tracionadas para baixo e para fora do osso púbico, e o espaço de Retzius está aberto.

Nas pacientes com cirurgia prévia, talvez haja necessidade de dissecção com lâmina. A dissecção se inicia com tesoura de Metzenbaum de pontas curvas diretamente sobre o osso púbico e avançando no sentido dorsal até a exposição do espaço. Clipes e fios de sutura podem ser usados para controle de sangramento.

Durante a dissecção do espaço de Retzius, o canal do obturador deve ser identificado para evitar lesão neurovascular de vasos e nervos obturatórios. O ligamento iliopectíneo (ligamento de Cooper) é identificado à medida que o espaço é aberto.

❹ **Exposição da parede anterior da vagina.** Após a criação desse espaço, o cirurgião deve introduzir os dedos indicador e médio de sua mão não dominante na vagina. Com um dedo de cada lado, as polpas digitais destacam a uretra e empurram a vagina no sentido ventral. Com essa manobra, boa parte do tecido gorduroso é afastada da parede anterior da vagina.

Se necessário, o cirurgião pode usar uma esponja de Kitner ou uma haste coberta por gaze para afastar o tecido conectivo de ambos os lados da uretra. A pressão para cima exercida pelos dedos no interior da vagina e a pressão para baixo e para os lados produzida pela divulsão removem o tecido adiposo e revelam a parede anterior da vagina de cor branca brilhante. É importante ressaltar que, para proteção da musculatura uretral delicada, a dissecção deve ser mantida em plano lateral à uretra.

Com a dissecção é possível haver laceração de vasos no plexo de Santorini das veias paravaginais com risco de sangramento significativo (Fig. 38-24, p. 940). Esse sangramento é facilmente controlável com pressão para cima produzida pelos dedos localizados na vagina. Os vasos identificados podem ser coagulados por instrumentos elétricos, ligados por fio ou por clipes vasculares.

❺ **Identificação da junção uretrovesical.** A junção uretrovesical é identificada a seguir como meio auxiliar para o posicionamento correto da sutura. O local pode ser encontra-

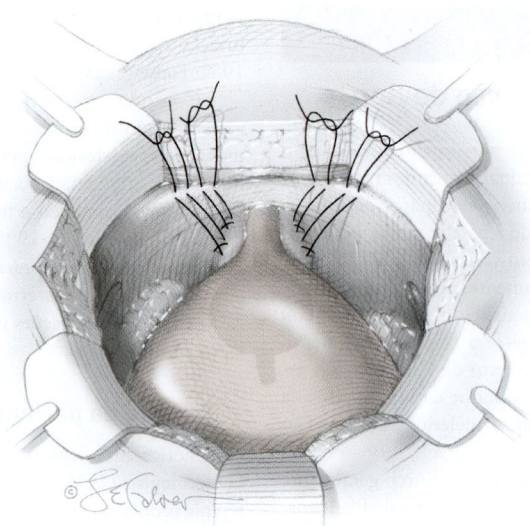

FIGURA 43-2.2 Localização da sutura.

do utilizando-se a mão do cirurgião na vagina para localizar o cateter balão de Foley no colo vesical. Isso deve ser feito sem tracionar o cateter. Tal tensão poderia trazer a bexiga para o campo operatório, aumentando o risco de sua incorporação na sutura.

❻ **Localização da sutura.** Aplica-se sutura com pontos duplos com fio não absorvível 2-0 lateralmente de ambos os lados da uretra. O dedo do cirurgião na vagina faz pressão para cima a fim de expor área apropriada, e a ponta da agulha é apontada na direção desse dedo. Pode-se usar um dedal para evitar que o dedo seja perfurado. A primeira sutura é aplicada em posição 2 cm lateral à junção uretrovesical e uma segunda sutura é posicionada 2 cm lateralmente ao terço proximal da uretra. Para essa sutura, deve-se aplicar ponto em forma de 8 incorporando uma cunha de tecido para apoio (Fig. 43-2.2). Suturas idênticas são aplicadas do outro lado da uretra.

Ambas as extremidades de cada fio são então passadas pelo ponto mais próximo do ligamento iliopectíneo do mesmo lado. Os fios são tensionados e os nós apertados acima do ligamento. Com a fixação dos nós, invariavelmente são formadas pontes de fio que devem estabilizar mas não elevar a parede anterior da vagina e a junção uretrovesical.

❼ **Cistoscopia.** Após a sutura, administra-se ½ ou 1 ampola de índigo carmim por via intravenosa e procede-se à cistoscopia. Assim, é possível identificar e retirar qualquer sutura que tenha atravessado a mucosa vesical. Além disso, permite ao cirurgião inspecionar os óstios ureterais e comprovar a presença de fluxo como forma de excluir a possibilidade de lesão ureteral.

❽ **Cateterização.** Ao final da colpossuspensão, o cateter de Foley é mantido para drenagem da bexiga. Alternativamente, pode-se instalar cateter suprapúbico. Os pesquisadores que compararam os dois procedimentos não encontraram diferenças nas taxas de sucesso para tratamento de incontinência, da duração da hospitalização ou nas taxas de infecção. No entanto, a cateterização uretral foi associada a menor permanência do cateter, mas a maior desconforto para a paciente (Dunn, 2005; Theofrastous, 2002).

❾ **Fechamento da incisão.** A fáscia abdominal é, então, fechada com sutura contínua, aplicada com fio de absorção lenta 0. A pele é fechada com sutura subcuticular contínua usando fio de absorção lenta 4-0, ou outro método apropriado para fechamento de pele (Cap. 40, p. 987).

PÓS-OPERATÓRIO

Em geral, a recuperação é semelhante àquela associada à laparotomia, e varia em função de cirurgias concomitantes e tamanho da incisão. Como descrito no Capítulo 39 (p. 966) procede-se a um teste de micção antes da alta.

43-3

Fita vaginal livre de tensão (TVT)

O procedimento denominado fita vaginal livre de tensão (TVT, de *tension-free vaginal tape*) é o mais comumente realizado em todo o mundo para tratamento de incontinência urinária de esforço. O procedimento foi amplamente estudado e as taxas de cura até 10 anos se aproximam de 80% (Holmgren, 2005; Nilsson, 2008; Song, 2009). O procedimento de TVT também se tornou protótipo para diversas outras cirurgias anti-incontinência, incluindo TOT (fita transobturadora) e TVT-O entre outras. Todas são baseadas no conceito segundo o qual o apoio da região média da uretra é essencial para que haja continência.

Indica-se a instalação de fita vaginal livre de tensão em casos de incontinência urinária de esforço (IUE) secundária a hipermobilidade uretral ou a deficiência intrínseca do esfincter (Cap. 23, p. 615). O procedimento é usado para casos primários, assim como para aqueles em que se tenha realizado outro procedimento anti-incontinência.

Na TVT, um material permanente é utilizado como alça de suporte (*sling*) aplicado sob o segmento médio da uretra, passando atrás do osso púbico, pelo espaço de Retzius e exteriorizado por meio da parede anterior do abdome. Uma vez posicionado, o material é incorporado pelos tecidos e, dessa forma, mantido no lugar. Para sua instalação, a agulha de TVT é posicionada às cegas no espaço de Retzius, podendo haver sangramento significativo. Para evitar o sangramento nesse espaço, foi desenvolvida uma variação da TVT, a TOT (Seção 43-4, p. 1.194). Entretanto, a TVT continua a ser a operação primária para incontinência urinária de esforço.

O dispositivo para TVT é formado por uma fita de polipropileno de uso permanente coberta por uma bainha plástica que será removida quando a fita estiver no lugar. Supõe-se que a bainha plástica previna a contaminação bacteriana da fita em sua passagem pela vagina e que a proteja de dano durante a instalação.

A fita é fixada a duas agulhas metálicas descartáveis conectadas a um introdutor metálico reutilizável. Utiliza-se um cateter guia metálico para afastar a uretra da agulha durante o procedimento.

PRÉ-OPERATÓRIO

Avaliação da paciente

Antes de realizar o procedimento de TVT, deve-se firmar o diagnóstico de IUE. A paciente deve apresentar sintomas de perda de urina com tosse, espirro, atividade, exercícios ou aumento da pressão intra-abdominal. Deve-se proceder aos testes urodinâmicos para comprovar perda involuntária de urina com aumento da pressão intra-abdominal, mas sem que haja contrações do detrusor (Cap. 23, p. 621). Em algumas pacientes, os sintomas não se correlacionam com os achados objetivos e, nesses casos, não há indicação para o procedimento cirúrgico. Nessas pacientes, é possível que não haja incontinência de esforço e a cirurgia poderia não melhorar ou agravar os sintomas. Uma exceção seria o caso de paciente com prolapso de órgão pélvico com obstrução da uretra. Nesses casos, o prolapso deve ser reduzido durante o teste urodinâmico na tentativa de documentar incontinência de estresse latente ou potencial.

Consentimento

O processo de consentimento para TVT deve incluir uma discussão franca sobre os resultados. Na melhor hipótese, a taxa de cura em 5 anos é de 85%, com outros 10% de melhora significativa. Entretanto, algumas pacientes evoluirão com incontinência urinária de urgência pós-operatória, e outras desenvolverão disfunção miccional incômoda. Além disso, com o tempo e o envelhecimento, a incontinência pode recidivar em função de fatores não relacionados com apoio da uretra.

As complicações em curto prazo do procedimento são esvaziamento incompleto da bexiga com necessidade de drenagem com cateter de Foley ou autocateterização intermitente por alguns dias. Uma pequena percentagem de pacientes evolui com retenção urinária por longo prazo com indicação de reoperação para excisão ou remoção da fita (Seção 43-8, p. 1.202). Em pacientes que requeiram excisão ou remoção de uma parte da fita, as taxas de continência caem. O procedimento de TVT está associado a uma curva de aprendizagem, e as taxas de retenção urinária caem à medida que aumenta a experiência do cirurgião. Após o procedimento, é possível haver erosão da fita na vagina como complicação precoce ou tardia. Essa complicação é tratada com excisão simples do segmento da fita que tenha erodido.

As complicações intraoperatórias incluem hemorragia, perfuração da bexiga e lesão intestinal. Vasos principais são atingidos em menos de 1% dos casos.

Preparo da paciente

O American College of Obstetricians and Gynecologists (2009) recomenda antibioticoterapia profilática antes de procedimentos uroginecológicos, e as opções adequadas são as mesmas descritas para histerectomia e listadas na Tabela 39-6 (p. 959). Também recomenda-se profilaxia para tromboembolismo a todas as pacientes sendo submetidas a cirurgia ginecológica de grande porte. Considera-se apropriada a profilaxia mecânica ou com heparina, conforme indicado na Tabela 39-9 (p. 962). A indicação de preparação do intestino depende da preferência do cirurgião e de eventuais cirurgias concomitantes planejadas.

INTRAOPERATÓRIO

PASSO A PASSO

❶ **Anestesia e posicionamento da paciente.** O procedimento foi inicialmente descrito como cirurgia ambulatorial realizado sob anestesia local. Contudo, também pode ser realizado com anestesia regional ou geral. O motivo da indicação de anestesia local é a possibilidade de realizar teste de esforço com tosse após a instalação da fita a fim de determinar o grau de tensão ideal. Se for realizada sem outros procedimentos concomitantes, a TVT na maioria dos casos pode ser realizada em regime ambulatorial. O procedimento é realizado em posição de litotomia alta (Fig. 40-6, p. 985). A vagina é preparada para cirurgia e instala-se cateter de Foley 18F para assistir na deflexão da uretra durante a passagem da agulha.

❷ **Incisões abdominais.** São realizadas duas incisões cutâneas de 0,5 a 1 cm acima da sínfise pubiana e 1 cm lateralmente à linha média. Embora muitos cirurgiões façam a incisão da pele em posição mais lateral, consideramos que com incisões mais próximas da linha média reduz-se o risco de lesão de vasos importantes sem que haja risco de perfuração da bexiga.

❸ **Incisões vaginais.** Procede-se à incisão com instrumento cortante do epitélio vaginal com início a 1 cm do meato uretral no sentido proximal, estendendo-se por 2 cm no sentido cefálico. Aplicam-se pinças de Allis nas bordas da incisão vaginal para tração. Utiliza-se uma tesoura de Metzenbaum e criam-se túneis submucosos bilateralmente abaixo do epitélio vaginal de ambos os lados da uretra. Esses túneis são estendidos por vários centímetros na direção dos ramos do púbis para permitir a instalação da agulha de TVT.

❹ **Instalação do cateter-guia.** Um guia rígido é colocado através do cateter de Foley. Durante a passagem das agulhas de TVT, um assistente utiliza esse cateter para orientar a deflexão da uretra para o lado oposto a fim de evitar lesão uretral.

❺ **Aplicação da fita.** A agulha e a fita de TVT são fixadas ao introdutor. A agulha é passada por um dos túneis submucosos de

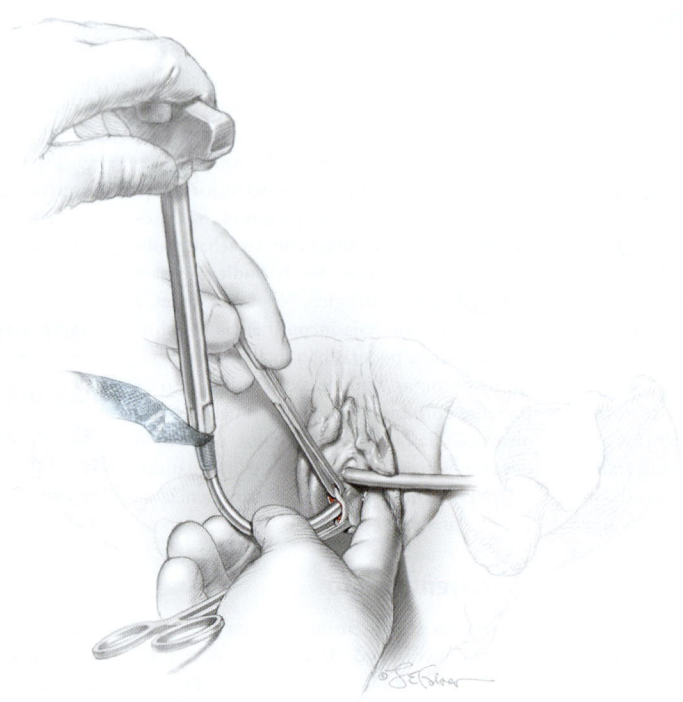

FIGURA 43-3.1 Posicionamento da agulha no túnel na submucosa.

modo que sua ponta toque a superfície frontal do ramo púbico do mesmo lado (Fig. 43-3.1). A mão do cirurgião posicionada na vagina direciona com cuidado a agulha para trás do ramo e, em seguida, para cima na direção da incisão abdominal ipsilateral. A agulha sempre deve estar imediatamente atrás do osso púbico. Com a outra mão, aplica-se pressão ao cabo do introdutor, mas a mão na vagina mantém controle sobre a direção da agulha. O cabo do introdutor deve sempre ser mantido paralelo ao chão a fim de evitar desvio lateral para os vasos (Fig. 43-3.2). Depois que a agulha é passada ao redor do ramo do púbis e para trás da sínfise, sua ponta deve ser dirigida para a parede abdominal. A bexiga pode ser perfurada se for aplicada pressão excessiva e se a agulha for apontada em direção cefálica em vez de ser direcionada para a parede do abdome (Fig. 43-3.3). Pequenas alterações na posição da mão que aplica pressão sobre o cabo do introdutor podem levar a perfuração da bexiga.

❻ **Cistoscopia.** Depois que agulha perfura a parede do abdome, os cateteres de Foley e guia são retirados e procede-se à cistoscopia com cistoscópio de 70 graus. A bexiga é distendida com 200 a 300 mL de líquido. Realiza-se inspeção buscando por perfurações. Em geral, qualquer perfuração será evidente e a agulha de TVT será vista entrando e saindo da bexiga. Nesses casos, a agulha deve ser removida e corretamente posicionada.

Após a cistoscopia, o introdutor é desconectado da agulha, que é trazida através da parede abdominal. A agulha é cortada da fita que é mantida segura com uma pinça hemostática. A seguir, a outra agulha de TVT é fixada ao introdutor e posicionada do outro lado da uretra, como na etapa 5. A cistoscopia é repetida. A segunda agulha é então cortada da fita.

❼ **Ajuste da tensão da fita.** Uma pinça de hemostasia é posicionada e aberta entre a uretra e a fita para atuar como espaçador entre elas (Fig. 43-3.4). Com esse espaço, evita-se elevação excessiva da uretra e reduz-se o risco de retenção urinária pós-operatória.

❽ **Remoção da bainha.** Um cirurgião assistente remove a cobertura plástica da fita, enquanto o cirurgião, com a ajuda da pinça hemostática, a mantém na distância desejada até a uretra. A cobertura plástica deve ser removida com tensão mínima para evitar estiramento da fita. A fita é aparada na altura das incisões abdominais (Fig. 43-3.5).

❾ **Fechamento da ferida.** A incisão vaginal é fechada com sutura contínua com fio

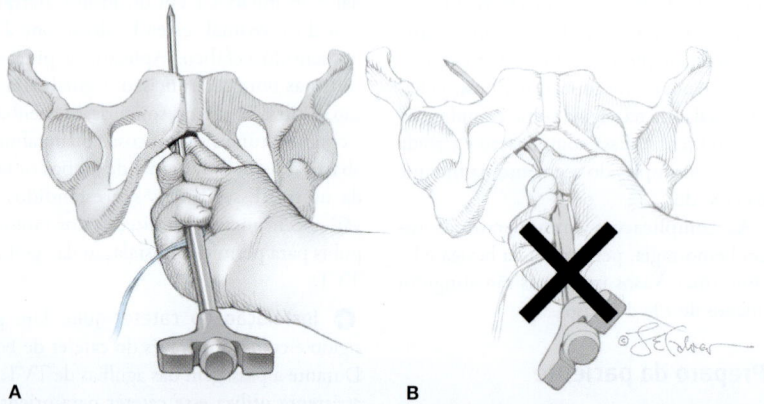

FIGURA 43-3.2 Posições correta e incorreta do introdutor. **A.** Introdutor posicionado corretamente. A ponta é direcionada na linha média para uma posição atrás do osso púbico. O cabo encontra-se paralelo ao chão. **B.** Introdutor em posição incorreta. A ponta está direcionada lateralmente.

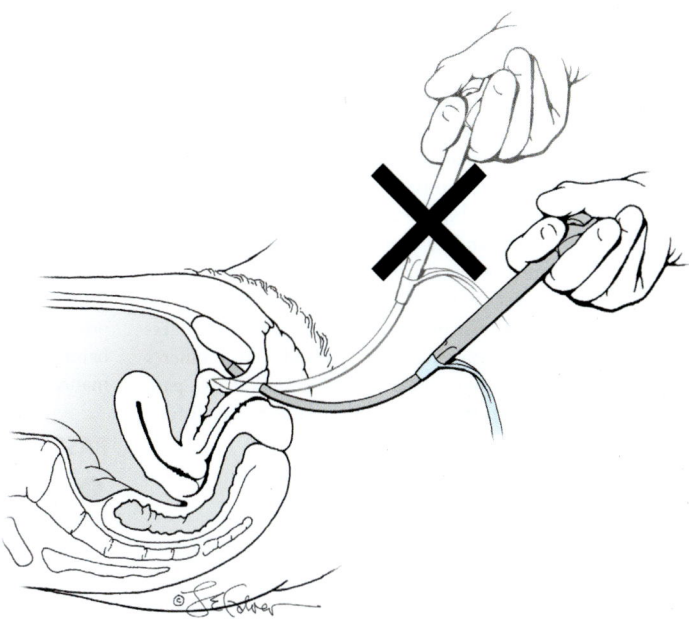

FIGURA 43-3.3 Posicionamento correto (*introdutor escuro*) e incorreto (*introdutor claro*) da mão e do introdutor.

de absorção lenta 2-0. As incisões na pele do abdome podem ser fechadas com Dermabond ou com sutura simples com pontos interrompidos usando fio de absorção lenta 4-0.

PÓS-OPERATÓRIO

Antes da alta da unidade ambulatorial, procede-se a um teste de micção ativa (Cap. 39, p. 966). Se a paciente não passar no teste, o cateter de Foley deve ser mantido. Um segundo teste de micção deve ser repetido em alguns dias ou a critério do cirurgião. Alternativamente, a paciente pode ser ensinada a fazer autocateterização. A conduta deve ser mantida até que se obtenha resíduo pós--miccional inferior a 100 mL.

Dieta e atividades normais podem ser retomadas nos primeiros dias de pós-operatório. Contudo, as relações sexuais devem ser postergadas até que a incisão vaginal tenha cicatrizado. O período até a liberação de exercícios e atividades físicas extremas é controverso. A recomendação tradicional é proibir essas atividades por no mínimo 2 meses, embora não haja dados que a corroborem. Contudo, a lógica sugere que esse período seja razoável para permitir cicatrização adequada.

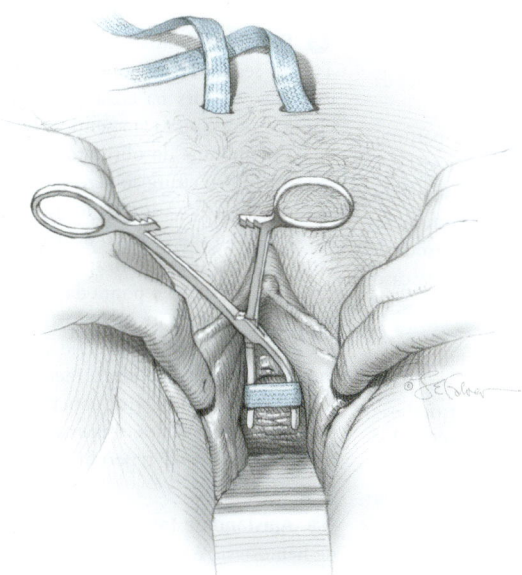

FIGURA 43-3.4 Ajustando a tensão da fita.

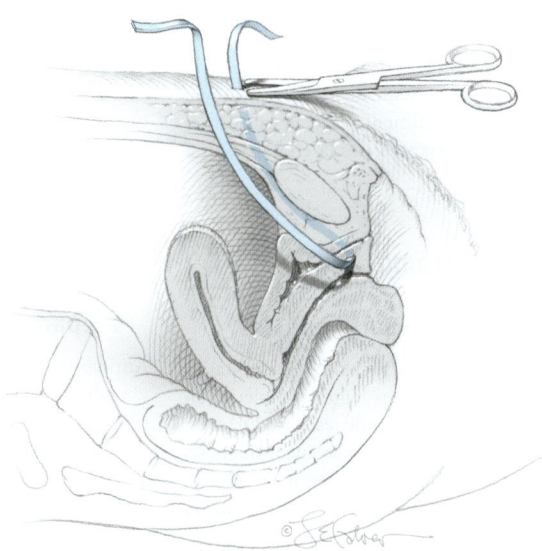

FIGURA 43-3.5 Retirando a bainha e aparando a fita.

43-4

Sling transobturatório

O procedimento de suspensão (*sling*) com fita transobturatória (TOT) é uma variação dos procedimentos de suspensão na porção média da uretra, iniciados com a fita vaginal livre de tensão (TVT) (Seção 43-3, p. 1191). O procedimento está se tornando mais popular, embora ainda não haja dados sobre o sucesso a longo prazo. Há várias diferenças importantes em comparação com a TVT, e houve ainda várias modificações na TOT original.

Em geral, a TOT é indicada para tratamento de incontinência urinária de esforço por hipermobilidade uretral (Cap. 23, p. 615). Não está claro se a TOT terá valor em pacientes cuja IUE seja secundária a deficiência intrínseca do esfíncter.

Nos procedimentos para TOT, um material permanente para suspensão (*sling*) é instalado bilateralmente pela fáscia do obturador e estendido sob a região média da uretra. O ponto de entrada é sobre o tendão proximal do músculo adutor longo. Em razão dessa abordagem, o espaço de Retzius é evitado. O sangramento no espaço de Retzius é uma das principais complicações de TVT, e evitá-lo é uma das características positivas da TOT. Ademais, nas pacientes que tenham sido submetidas a procedimentos anti-incontinência e tenham fibrose no espaço de Retzius, evita-se a possibilidade de perfuração da bexiga por não haver dissecção nesse espaço.

Várias companhias produzem os *kits* necessários com fita e agulhas para TOT, e cada uma agregou modificações específicas. Os dois principais tipos de TOT são definidos em função de o posicionamento inicial da agulha ser no interior da vagina e dirigido para fora, a denominada *abordagem de dentro para fora*, ou fora da vagina e direcionado para o interior, a chamada *abordagem de fora para dentro*. Atualmente, a técnica de fora para dentro é mais realizada e será descrita a seguir.

PRÉ-OPERATÓRIO

Avaliação da paciente

Antes da cirurgia as pacientes devem passar por avaliação uroginecológica completa. Recomenda-se a realização de teste urodinâmico a fim de diferenciar entre as incontinências urinárias de esforço e de urgência. Muitas pacientes apresentam incontinência mista, e aquelas em que predominem os sintomas relacionados com esforço serão consideradas candidatas apropriadas.

É importante observar que há necessidade de cautela nas pacientes que necessitem realizar manobra de Valsalva para urinar. Essas pacientes conseguem urinar fazendo pressão sobre o abdome e não contraindo o detrussor e relaxando a uretra. A maioria dos procedimentos para incontinência previne a perda de urina com medidas que fecham a uretra durante tosse ou manobra de Valsalva. Assim, essas cirurgias, quando realizadas em mulheres que dependam de manobra de Valsalva para urinar, frequentemente resultam em disfunção miccional.

Consentimento

Assim como ocorre com outras cirurgias para incontinência, os principais riscos relacionados com esse procedimento são evolução com incontinência urinária de urgência, disfunção miccional, retenção urinária e insucesso na correção da incontinência de esforço. Dor inguinal parece ser outro possível problema pós-operatório. É possível haver complicações a longo prazo associadas à fita de suporte, incluindo erosão.

As pacientes devem estar informadas sobre as taxas de sucesso publicadas na literatura, assim como as do cirurgião responsável, a fim de que tenham expectativas realistas dos resultados. Além disso, a definição de "sucesso" varia entre as pacientes. Por exemplo, em paciente com incontinência importante, com 20 episódios de perda urinária por dia, a redução para um episódio em dias alternados seria considerada um sucesso. Por outro lado, em uma paciente com episódios raros talvez seja mais difícil obter um resultado que seja considerado satisfatório. Portanto, as expectativas da paciente devem ser debatidas antes da cirurgia.

Durante a cirurgia, há risco de perfuração de bexiga, embora se acredite que seja significativamente menor do que o relacionado com a TVT. Também há risco de perfuração uretral, e problemas na instalação do trocarte podem levar a hemorragia significativa caso sejam lacerados vasos pélvicos importantes.

Preparo da paciente

Antibioticoterapia e profilaxia para trombose são administrados conforme descrito nas Tabelas 39-6 e 39-9 (p. 959). A preparação do intestino é feita de acordo com a preferência do cirurgião e quando estiverem sendo planejadas cirurgias concomitantes.

INTRAOPERATÓRIO

Instrumentos

O *kit* para TOT é composto por duas agulhas especiais e uma fita de material sintético. A agulha para TOT é projetada para trilhar o caminho que vai do ponto de entrada, passando pelos ramos púbicos até o epitélio da uretra média. Uma bainha plástica envolve a fita e permite que seja levada suavemente até a posição adequada. Entretanto, uma vez que a bainha plástica seja removida, a fita deve permanecer fixa em posição.

PASSO A PASSO

1 Anestesia e posicionamento da paciente. Se for realizado sem qualquer outra cirurgia, o procedimento de TOT na maioria das vezes é feito em regime ambulatorial. É realizado na posição de litotomia alta com anestesia geral, regional ou local. A vagina é preparada para cirurgia e instala-se cateter de Foley para ajudar na localização da uretra.

2 Incisões vaginais. Procede-se a uma incisão de linha média no epitélio vaginal com início a 1 cm no sentido proximal do meato uretral e estendendo-se por 2 a 3 cm em direção cefálica. Aplicam-se pinças de Allis nas bordas da ferida para tração. Utilizam-se tesouras de Metzenbaum e divulsão digital para criar túneis na submucosa sob o epitélio vaginal em ambos os lados da uretra. Esses túneis estendem-se acima e atrás dos ramos iliopúbicos.

3 Incisões na coxa. Procede-se a uma incisão de entrada de 0,5 a 1 cm bilateralmente na pele do sulco genitocrural, 4 a 6 cm lateralmente ao clitóris, no ponto onde é palpada a inserção do músculo adutor longo.

4 Posicionamento da fita. A agulha de TOT é segura e sua ponta posicionada em uma das incisões na coxa (Fig. 43-4.1). A ponta é pressionada no sentido cefálico até que a membrana do obturatório seja perfurada, quando o cirurgião percebe um "estalo". O cirurgião coloca um dedo no túnel vaginal ipsilateral direcionado acima e atrás dos ramos iliopúbicos. Utilizando sua curva, o cirurgião direciona a ponta da agulha para o seu dedo e a passa até a vagina (Fig. 43-4.2). A fita é então fixada à extremidade da agulha que é tracionada de volta à incisão na coxa, fazendo com que a fita coberta assuma a posição devida. A fita é separada da agulha. O procedimento é repetido do outro lado (Fig. 43-4.3).

5 Ajustando a tensão da fita. Uma pinça de hemostasia é posicionada e aberta entre a

Cirurgias para Distúrbios do Soalho Pélvico **1195**

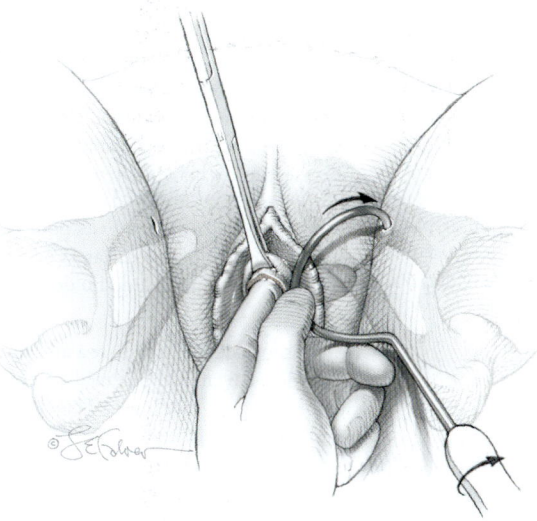

FIGURA 43-4.1 Introdução da agulha.

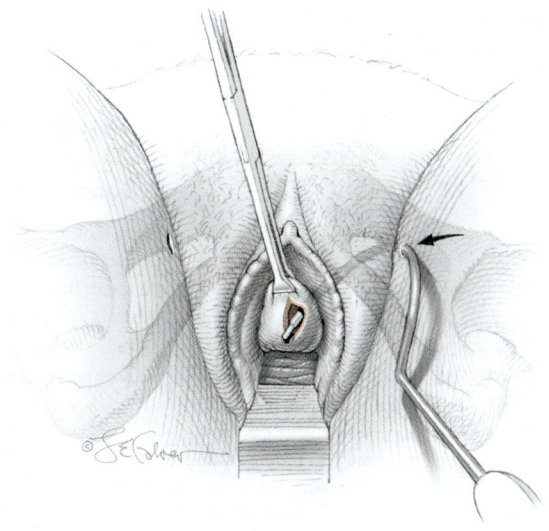

FIGURA 43-4.2 Passagem da agulha.

uretra e a fita para atuar como espaçador entre elas (Fig. 43-4.4). Com esse espaço, evita-se elevação excessiva da uretra e reduz-se o risco de retenção urinária pós-operatória.

6 Remoção da bainha. O cirurgião assistente remove a cobertura plástica da fita através da incisão na coxa. Ao mesmo tempo, o cirurgião mantém a fita na distância desejada da uretra com a pinça de hemostasia. A cobertura plástica deve ser removida com tensão mínima a fim de evitar estiramento da fita. A fita é aparada na altura das incisões na coxa.

7 Fechamento da ferida. A incisão vaginal é fechada com sutura contínua usando fio de absorção lenta 2-0. As incisões na coxa podem ser fechadas com sutura subcuticular simples com pontos interrompidos usando fio de absorção lenta 4-0 ou com outro método adequado para fechamento de pele (Cap. 40, p. 987).

8 Cistoscopia. Diz-se que o procedimento prescinde de cistoscopia. Contudo, como é possível ocorrer lesão de bexiga e de uretra, recomendamos a realização de cistoscopia pós-procedimento.

PÓS-OPERATÓRIO

Antes da alta da unidade ambulatorial, procede-se ao teste de micção ativa (Cap. 39, p. 966). Se a paciente não passar no teste, o cateter de Foley deve ser mantido. Outro teste de micção deve ser realizado em alguns dias ou a critério do cirurgião. Alternativamente, a paciente pode ser ensinada a realizar autocateterização. A conduta deve ser mantida até que o resíduo pós-miccional caia abaixo de 100 mL.

A dieta e as atividades normais podem ser retomadas nos primeiros dias de pós-operatório. As relações sexuais, contudo, devem ser postergadas até que a incisão vaginal tenha cicatrizado. O período para retomada de exercícios e atividades físicas extremas é controverso. A recomendação tradicional tem sido postergar esse tipo de atividade no mínimo por 2 meses, embora não haja dados que corroborem essa orientação. Contudo, a lógica indica que esse período é razoável para permitir uma cicatrização adequada.

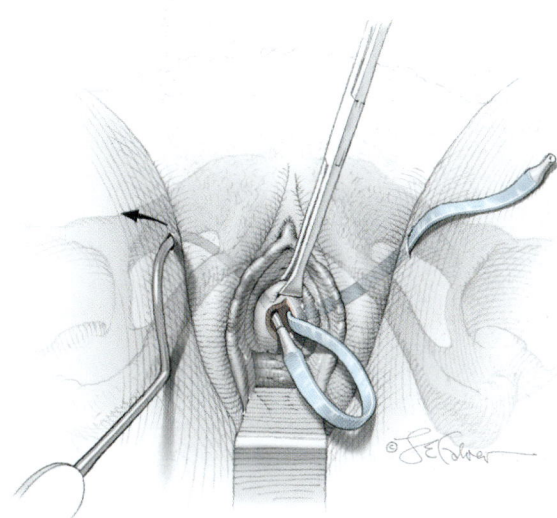

FIGURA 43-4.3 Posicionamento da fita.

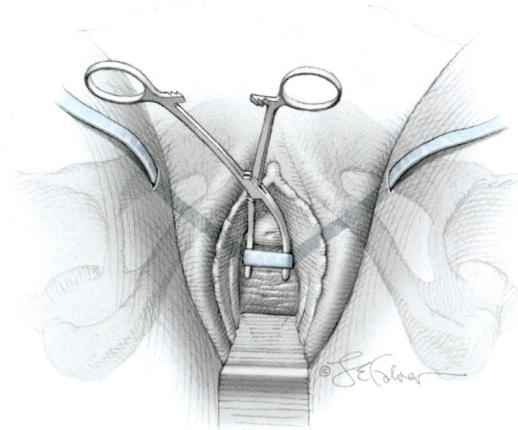

FIGURA 43-4.4 Ajuste da tensão da fita.

43-5

Sling pubovaginal

A instalação de alça (*sling*) pubovaginal é um procedimento padrão para tratamento de incontinência urinária de esforço (IUE). Tradicionalmente tem sido usada para IUE causada por deficiência intrínseca do esfíncter. Esse quadro é especificamente caracterizado por uretra imóvel, redução da pressão máxima de fechamento uretral ou redução do ponto de pressão para vazamento de urina com manobra de Valsalva (Cap. 23, p. 616). Além disso, o *sling* pubovaginal também pode ser indicado para pacientes que não tenham tido sucesso com outra operação para tratamento de incontinência urinária. Em geral não é empregado como primeira operação anti-incontinência.

No passado diversos materiais foram utilizados como *sling*, mas atualmente a fáscia autóloga é a preferida. Em geral, a fáscia autóloga é obtida na bainha do músculo reto, embora também seja possível a coleta na fáscia lata da coxa. Nessa cirurgia, posiciona-se uma tira da fáscia no colo vesical passando pelo espaço de Retzius e terminando fixada acima do músculo reto do abdome.

PRÉ-OPERATÓRIO

■ Avaliação da paciente

Assim como ocorre com outros procedimentos anti-incontinência, há necessidade de avaliação uroginecológica, incluindo testes urodinâmicos para confirmação de IUE e deficiência intrínseca do esfíncter. Além disso, a IUE com frequência acompanha prolapso de órgão pélvico. Assim, deve-se avaliar a necessidade de reparo concomitante de prolapso associado antes da cirurgia (Cap. 24, p. 641).

■ Consentimento

Além dos riscos cirúrgicos em geral, as pacientes devem ser informadas sobre os riscos de recorrência da incontinência e de retenção urinária após a cirurgia.

■ Preparo da paciente

Antibioticoterapia e profilaxia para trombose são administradas conforme descrito nas Tabelas 39-6 e 39-9 (p. 959). A preparação intestinal depende das preferências do cirurgião e de haver indicação de cirurgia concomitante.

INTRAOPERATÓRIO

PASSO A PASSO

❶ **Anestesia e posicionamento da paciente.** O procedimento de *sling* pubovaginal pode ser realizado sob anestesia geral ou regional em regime de internação. A paciente é colocada em posição de litotomia alta com os membros inferiores apoiados em estribos. O abdome e a vagina são preparados para cirurgia e instala-se cateter de Foley.

❷ **Coleta do retalho.** Procede-se à incisão transversal na pele, 2 a 4 cm acima da sínfise púbica, que deve ser suficientemente ampla para permitir a retirada de uma tira de fáscia que meça, no mínimo, 2 × 6 cm. A incisão é aprofundada passando pelo tecido subcutâneo até atingir a fáscia.

Delineia-se a região da fáscia a ser retirada para que seja então incisada com instrumento cortante e removida. Após a coleta, retira-se a gordura e o tecido adventício. Aplica-se ponto helicoidal usando fio de polipropileno 0 no núcleo da fáscia em ambas as extremidades da tira. Esses pontos não são amarrados. A incisão da fáscia é fechada com sutura contínua usando fio de absorção lenta 0.

❸ **Incisão vaginal.** Procede-se a uma incisão vertical de 5 a 6 cm na linha média da parede anterior da vagina, localizada a 2 cm do meato uretral no sentido proximal. Utiliza-se dissecção cortante e romba para separar o epitélio vaginal da camada fibromuscular subjacente. O espaço de Retzius é penetrado bilateralmente com lâmina ou de modo rombo, penetrando a membrana perineal (Fig. 38-27, p. 943) (Fig. 43-5.1). O dedo do cirurgião palpa o púbis no espaço de Retzius (Fig. 43-5.2). É possível que haja sangramento que deve ser controlado com compressão ou sutura.

❹ **Posicionamento da fáscia.** Utiliza-se uma pinça longa ou um porta-agulha para perfurar a bainha do músculo reto em posição caudal à incisão para coleta do retalho. O instrumento é colocado de encontro à parte posterior do púbis e empurrado em direção à vagina. Ao mesmo tempo, o cirurgião direciona o instrumento até seu dedo dentro do espaço de Retzius (Fig. 43-5.3).

O fio de sutura em uma das extremidades da tira de fáscia é seguro com a pinça e puxado através da incisão abdominal em um dos lados da uretra. O mesmo é feito do outro lado da uretra com a outra extremi-

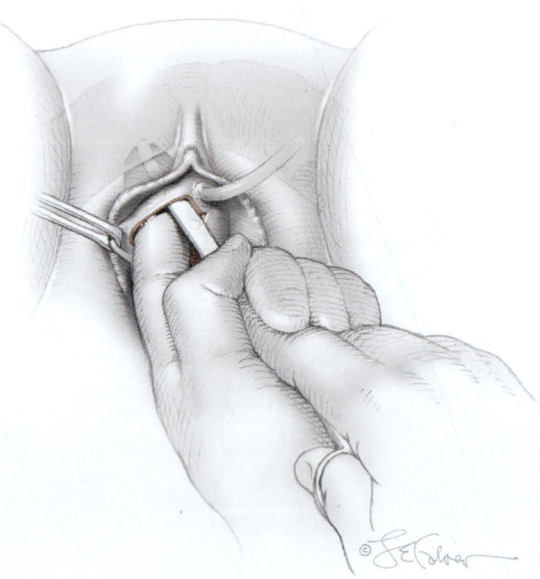

FIGURA 43-5.1 Entrada no espaço de Retzius.

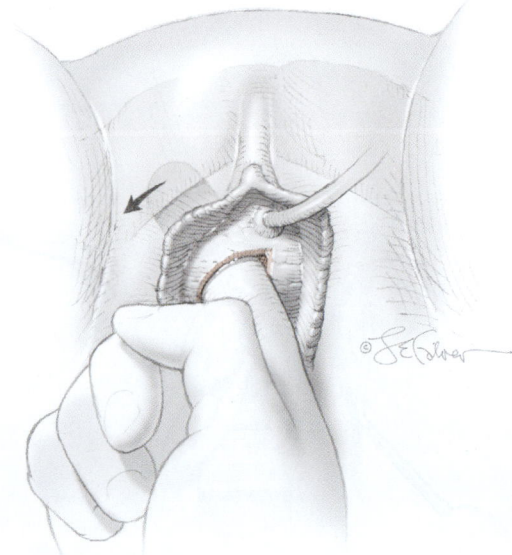

FIGURA 43-5.2 Palpação do púbis.

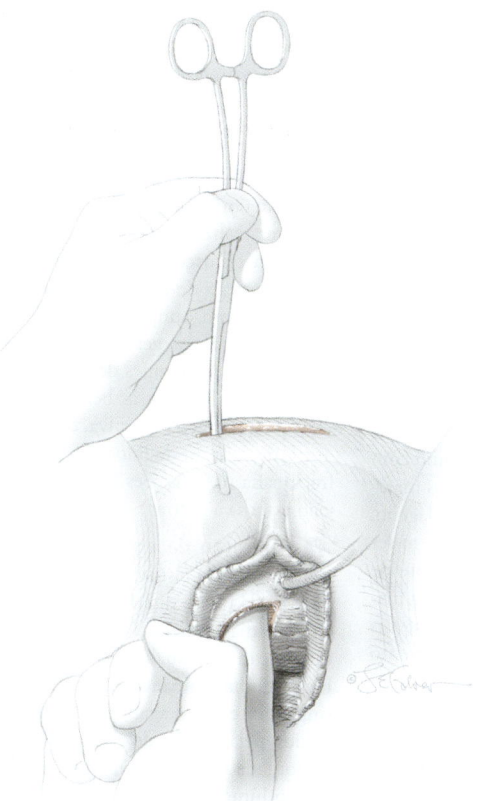

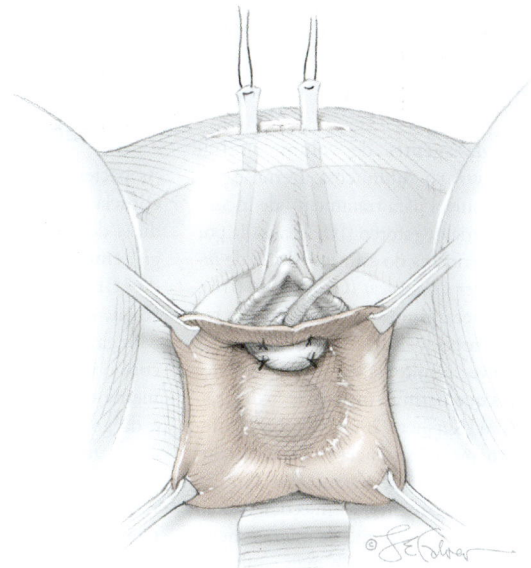

FIGURA 43-5.4 Alça fascial suturada na posição.

FIGURA 43-5.3 Posicionamento da tira de fáscia.

dade da alça. Como resultado, a alça fascial fica posicionada abaixo do colo da bexiga (Fig. 43-5.4). Aplicam-se 3 a 4 pontos de sutura com fio de absorção lenta 2-0 para fixar a alça sob o colo vesical a fim de evitar que se movimente.

5 Ajustando a tensão da alça. As suturas aplicadas nas extremidades da alça são ajustadas acima da bainha do reto. Ao amarrar os pontos, deve-se deixar um espaço de 2 a 3 dedos entre o ponto e a fáscia para evitar obstrução da bexiga e retenção urinária. Após a fixação dos pontos, não deve haver angulação para cima da uretra ou do colo vesical.

6 Cistoscopia. Há indicação de cistoscopia para excluir perfuração da bexiga ou obstrução de ureter.

7 Incisão vaginal. A incisão vaginal é fechada com sutura contínua usando fio de absorção lenta 2-0. O cateter de Foley é mantido no lugar. No passado, era prática corrente a instalação de tubo suprapúbico. Contudo, com a tendência a manter a alça com baixa tensão, o risco de retenção urinária prolongada foi reduzido e atualmente quase não há necessidade de drenagem suprapúbica.

8 Incisão abdominal. A incisão abdominal é fechada conforme descrito na Seção 41-2 (p. 1.023).

PÓS-OPERATÓRIO

Em geral, a recuperação é semelhante à da laparotomia e depende muito do tamanho da incisão. Antes da alta hospitalar, deve-se proceder ao teste de micção descrito no Capítulo 39 (p. 966).

43-6
Injeções periuretrais

A injeção de agentes de volume uretral (*bulking agents*) na submucosa uretral é um método disponível para tratamento de incontinência urinária de esforço (IUE) causada por deficiência intrínseca do esfincter (ISD, de *intrinsic sphincter deficiency*) (Cap. 23, p. 616). Embora os mecanismos não tenham sido totalmente esclarecidos, a efetividade do procedimento talvez resulte da expansão das paredes uretrais que permite melhor aproximação ou *coaptação* (Kershen, 2002). Consequentemente, aumenta a resistência ao fluxo intraluminal e a continência é restaurada (Winters, 1995). Alternativamente, as injeções podem ser efetivas por alongamento da uretra funcional. Com isso, há distribuição mais equilibrada da pressão abdominal ao longo da uretra proximal para resistir à abertura durante esforços (Monga, 1997).

Os agentes produtores de volume uretral são tradicionalmente recomendados para tratamento de IUE causada apenas por ISD. Entretanto, há algumas evidências a sugerir que o procedimento possa ser usado para os casos que resultem de ISD combinada com hipermobilidade uretral (Bent, 2001; Herschorn, 1997; Steele, 2000).

A injeção uretral é um método minimamente invasivo, assistido por cistoscopia, para tratamento de IUE. Pode ser realizado em ambiente de consultório, sob anestesia local, e está associada a baixo risco de complicações. Por esses motivos, o método é escolhido com frequência para mulheres que desejem evitar cirurgia ou que não sejam candidatas adequadas por outras questões de saúde. As injeções podem ser peri ou transuretrais. A abordagem transuretral é mais usada e permite uma aplicação mais precisa do agente de volume (Faerber, 1998; Schulz, 2004). Os agentes atualmente disponíveis aprovados para uso nos Estados Unidos são tecido adiposo autólogo e alguns agentes sintéticos. Até recentemente, havia um produto de colágeno bovino disponível nos Estados Unidos, sendo um agente comumente empregado.

PRÉ-OPERATÓRIO

Avaliação da paciente

Há indicação para realizar testes urodinâmicos complexos com avaliação de estrutura e função uretrais. A pressão máxima de fechamento uretral, ou ponto de pressão para vazamento, deve ser especificamente avaliada (Cap. 23, p. 623). Adicionalmente, a mobilidade da uretra deve ser investigada com *Q-tip test* ou outro semelhante (Fig. 23-13, p. 619).

Consentimento

As pacientes devem ser informadas sobre a eficácia do procedimento. Em geral, os índices de sucesso são inferiores aos da cirurgia, embora as taxas de cura ou de melhora de IUE em 1 ano variem entre 60 e 80% (Bent, 2001; Corcos, 2005; Lightner, 2002; Monga, 1995). A taxa de continência decai com o tempo, como seria previsto intuitivamente em razão da degradação do colágeno e da gordura. Entretanto, Chrouser (2004) encontrou taxas semelhantes de declínio com o tempo, mesmo quando foram usados materiais sintéticos em comparação com colágeno. Consequentemente, essas injeções podem ser vistas como uma forma não permanente de tratamento de IUE, sendo que se observa manutenção da continência em apenas 25% das pacientes após 5 anos de acompanhamento (Gorton, 1999).

Uma das principais vantagens da injeção uretral é o baixo risco de complicações. Os efeitos colaterais geralmente são transitórios e incluem vaginite, cistite aguda e sintomas miccionais. Destes, o mais comum é retenção urinária por alguns dias após o procedimento. Entretanto, o risco de retenção a longo prazo não é significativo. Uma complicação mais grave é a urgência *de novo* persistente, que pode ocorrer em até 10% das pacientes tratadas com injeção (Corcos, 1999, 2005).

Preparo da paciente

É comum haver infecção urinária após injeção uretral. Portanto, deve-se administrar antibiótico adequado por via oral após o procedimento. Normalmente não há necessidade de profilaxia para trombose para esse procedimento ambulatorial.

INTRAOPERATÓRIO

Escolha do agente de volume

Nos Estados Unidos há vários agentes disponíveis para injeção uretral: gordura autóloga, microesferas sintéticas com cobertura de carbono (Durasphere), partículas de hidroxiapatita de cálcio (Coaptite), copolímero de etileno de vinila (Tegress) e polidimetilsiloxano (Macroplastique). Desses, a gordura autóloga proporciona sucesso limitado no tratamento de IUE em razão de sua rápida degradação e reabsorção. Consequentemente, não é o material mais empregado para esse uso (Haab, 1997; Lee, 2001). Há agentes sintéticos disponíveis e efetivos, mas faltam estudos comparativos a longo prazo.

PASSO A PASSO

1 **Anestesia e posicionamento da paciente.** Na maioria das pacientes a injeção uretral pode ser realizada em consultório com aparelhagem cistoscópica. A paciente é colocada em posição de litotomia dorsal, a vulva é preparada com campo cirúrgico e a bexiga é drenada. Instila-se gel de lidocaína a 2% na uretra 10 minutos antes do procedimento. Se necessário, pode-se usar benzocaína tópica a 20% para analgesia da vulva, e pode-se injetar 4 mL de solução de lidocaína a 1% em dose fracionada nas posições de 3 e 9 horas da região externa à uretra.

2 **Aplicação da agulha por abordagem transuretral.** O cistoscópio é posicionado no interior da uretra distal, de forma a que as regiões média e proximal da uretra e o colo vesical possam ser visualizados simultaneamente. Uma agulha espinal calibre 22 acoplada à seringa contendo o agente de volume é introduzida pela bainha do cistoscópio. A agulha é apontada formando um ângulo de 45 graus com o lúmen da uretra e inserida na parede uretral, na posição de 9 horas, ao nível do seu segmento médio. Após sua ponta ter penetrado na parede uretral, quando não for mais possível visualizar o bisel, a agulha é avançada em paralelo ao lúmen uretral por 1 a 2 cm. Assim, a agulha será posicionada na altura da uretra proximal.

3 **Injeção.** O agente de volume é injetado sob pressão constante e o revestimento submucoso começa a aumentar de tamanho (Fig. 43-6.1). A agulha é tracionada lentamente para preenchimento dos segmentos proximal e médio da uretra. O agente é administrado até que se obtenha coaptação da mucosa (Fig. 43-6.2). Em geral, uma ou duas seringas (2,5 a 5 mL) do agente são usadas por procedimento. Essas etapas são repetidas na posição de 3 horas.

Idealmente, deve-se reduzir ao máximo o número de perfurações de agulha feitas na parede uretral a fim de evitar vazamento do agente de volume por esses orifícios. Assim, se houver necessidade de uma segunda seringa do agente para coaptação, a agulha originalmente posicionada deve ser mantida no lugar e a segunda seringa com o agente é acoplada

4 **Remoção do cistoscópio.** Uma vez obtida a coaptação da mucosa, ao retirar o cistoscópio, deve-se ter cuidado para não avançá-lo sobre o local da injeção. Com isso evita-se a compressão do agente depositado com perda de coaptação.

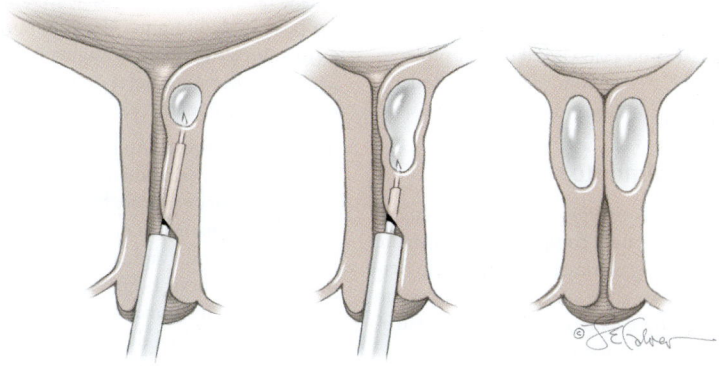

FIGURA 43-6.1 Injeção do agente de volume.

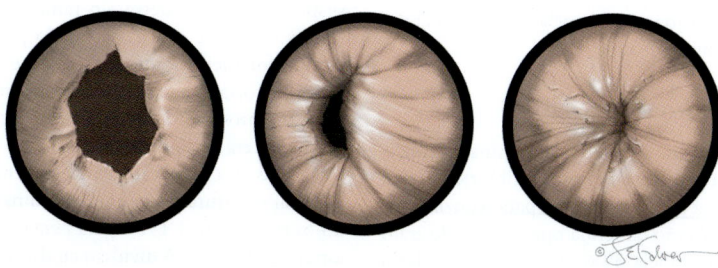

FIGURA 43-6.2 Visualização da coaptação crescente da uretra à medida que o agente de volume vai sendo injetado de acordo com a ilustração da Fig. 43-6.1.

PÓS-OPERATÓRIO

As pacientes recebem alta após a primeira micção pós-injeção com recomendação de antibioticoterapia profilática por via oral. As pacientes devem se abster de relação sexual por 10 dias, mas podem retomar as demais atividades.

Se houver retenção urinária, inicia-se autocateterização intermitente que deve ser mantida até que a retenção se resolva. Se a paciente não for capaz de realizar autocateterização, instala-se cateter de Foley temporário. Contudo, a instalação do cateter pode comprimir o colágeno depositado e reduzir a coaptação uretral.

Em nossa rotina, avaliamos o sucesso do tratamento duas semanas após a injeção. Se a paciente não atinge o grau de continência desejado, pode-se planejar injeções adicionais para aumentar a coaptação.

43-7

Uretrólise

Trata-se do afrouxamento ou da liberação de um reparo uretral prévio feito com suspensão. É indicada para pacientes com sintomas de obstrução uretral, incluindo retenção urinária e disfunção miccional após procedimento de suspensão. Pode ser realizada por via vaginal ou abdominal. A abordagem vaginal é mais usada e com ela é possível mobilizar a uretra e o colo vesical. Entretanto, a abordagem abdominal proporciona melhor oportunidade de mobilizar a bexiga da sínfise pubiana, e também pode ser usada nos casos em que a cirurgia inicial tenha sido realizada via laparotomia.

Discute-se a necessidade de procedimento anti-incontinência concomitante para compensar a perda de apoio uretral com a uretrólise. Entretanto, em muitos casos, a fibrose residual impede que haja incontinência de esforço e consideramos prudente evitar um novo procedimento potencialmente obstrutivo. Consequentemente, essa decisão deve ser tomada caso a caso.

PRÉ-OPERATÓRIO

■ Avaliação da paciente

Em pacientes com obstrução do colo vesical, há uma relação temporal entre a cirurgia inicial e os sintomas. Há indicação de avaliação objetiva com testes urodinâmicos para determinar a causa da disfunção miccional e para diferenciar entre bexiga hipotônica e obstrução. A obstrução pode ser causada por obstrução intrínseca do colo vesical ou por prolapso de órgão pélvico. Assim, deve-se proceder a exame completo buscando por prolapso.

■ Consentimento

Além dos riscos cirúrgicos comuns, o sangramento pode ser uma complicação importante em razão da vascularização do espaço de Retzius. Ademais, a dissecção da fibrose densa ao redor da uretra e da bexiga coloca essas estruturas em risco de laceração.

Em razão da possibilidade de formação de novo tecido cicatricial, a uretrólise pode ser malsucedida no alívio dos sintomas. Por outro lado, é possível haver incontinência pós-operatória causada pela retirada do apoio anti-incontinência.

■ Preparo da paciente

A necessidade de preparo intestinal é individualizada. Administra-se antibioticoterapia profilática antes da cirurgia para reduzir o risco de infecção da ferida operatória e do trato urinário (Tabela 39-6, p. 959). A profilaxia para trombose é administrada conforme descrito na Tabela 39-9 (p. 962).

INTRAOPERATÓRIO

PASSO A PASSO – ABORDAGEM VAGINAL

❶ **Anestesia e posicionamento da paciente.** A uretrólise pode ser realizada com anestesia geral ou regional. A paciente é colocada em posição de litotomia alta com apoio para os membros inferiores. A vagina é preparada para cirurgia e um cateter de Foley contendo balão de 30 mL é inserido na bexiga.

❷ **Incisão vaginal.** Aplica-se tração sobre o cateter de Foley para identificar o colo vesical e avaliar o grau de fibrose. Procede-se à incisão vertical na linha média ou em forma de U na parede anterior da vagina na altura da uretra proximal e da bexiga (Fig. 43-7.1). Utiliza-se dissecção com instrumento cortante para separar o epitélio vaginal dos tecidos subjacentes, que é estendida bilateralmente na direção da borda inferior de cada ramo do púbis.

A dissecção libera a uretra seccionando o tecido cicatricial ou o material usando para suspensão entre a uretra e o ramo do púbis (Fig. 43-7.2). Se o material usado para suspensão for identificado, ele pode, se necessário, ser cortado ou retirado. É comum haver sangramento que deve ser controlado com pressão direta ou ligadura do vaso.

Após essa dissecção lateral, a membrana perineal é perfurada, como descrito na Seção 43-5, etapa 3 (p. 1.196), para penetração no espaço de Retzius. A divulsão cuidadosa dentro desse espaço e na região posterior da sínfise púbica auxilia a mobilizar a uretra proximal.

❸ **Fechamento da incisão.** Após a mobilização adequada da uretra, a incisão vaginal é reaproximada com sutura contínua usando fio de absorção lenta 2-0.

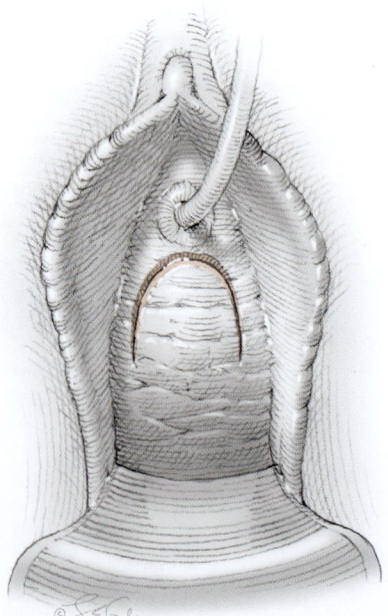

FIGURA 43-7.1 Incisão vaginal.

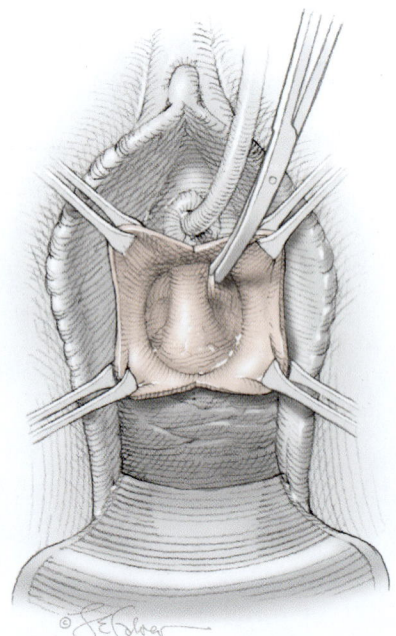

FIGURA 43-7.2 Dissecção uretral.

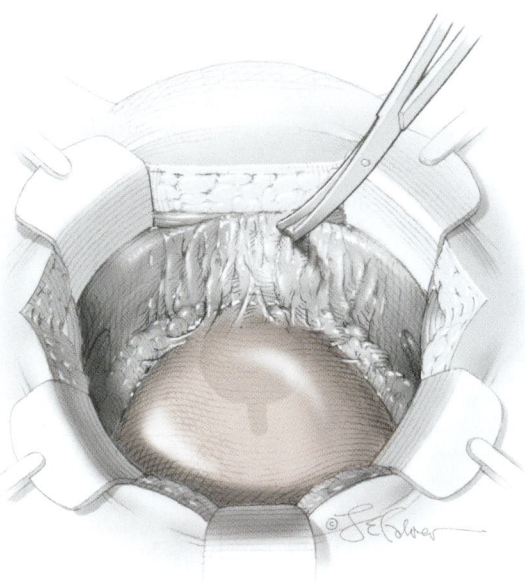

FIGURA 43-7.3 Dissecção no espaço de Retzius.

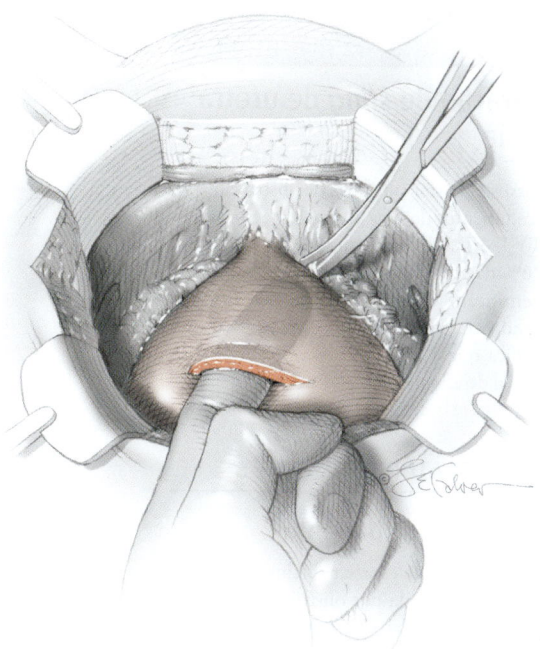

FIGURA 43-7.4 Cistostomia intencional para auxiliar na dissecção de bexiga e uretra.

PASSO A PASSO – ABORDAGEM ABDOMINAL

❶ Anestesia e posicionamento da paciente. Assim como na abordagem vaginal, a uretrólise pode ser realizada com anestesia geral ou regional. Na abordagem abdominal, dá-se preferência à posição de litotomia padrão e aos estribos de Allen. Esse posicionamento permite acesso vaginal para a mão do cirurgião durante a dissecção. O abdome e a vagina são preparados para cirurgia e um cateter de Foley com balão de 30 mL é inserido na bexiga.

❷ Incisão abdominal. Normalmente dá-se preferência à incisão transversal baixa para esse procedimento a fim de permitir acesso fácil ao espaço de Retzius. Em geral, opta-se pela incisão de Pfannenstiel ou pela de Cherney (Seções 41-2 e 41-3, p. 1.022).

❸ Entrada no espaço de Retzius. O plano correto de dissecção para entrada no espaço de Retzius é aquele imediatamente atrás do púbis. O tecido areolar frouxo é suavemente dissecado com os dedos ou com esponja, para baixo, no sentido mediolateral, com início imediatamente atrás do púbis. Se estivermos no plano correto, esse espaço virtual abre-se com facilidade. Entretanto, as pacientes que necessitam de uretrólise caracteristicamente foram submetidas a cirurgia com entrada nesse espaço. Consequentemente, o tecido pode estar densamente aderido, podendo ser necessário dissecção com instrumento cortante acompanhando a superfície posterior da sínfise para permitir a entrada nesse espaço (Fig. 43-7.3).

❹ Dissecção da bexiga e uretrólise. Normalmente a bexiga deve estar firmemente aderida à face posterior da sínfise. Deve-se realizar a dissecção com a curva da tesoura voltada para e direcionada contra a sínfise a fim de reduzir o risco de laceração da bexiga. Entretanto, algumas vezes pode ser necessário cistostomia intencional para que o dedo possa ser colocado no interior da bexiga a fim de auxiliar na dissecção (Fig. 43-7.4).

A dissecção cortante prossegue inferior e lateralmente até a superfície interna da sínfise para liberar a bexiga e o segmento proximal da uretra. É comum haver sangramento durante a dissecção, a ser controlado com suturas ou clipes vasculares.

❺ Fechamento do abdome. O abdome é fechado na forma convencional (Seção 41-2, p. 1.023).

PÓS-OPERATÓRIO

Deve-se realizar teste de micção ativa após a retirada do cateter. Se for encontrado grande volume residual, haverá necessidade de autocateterização intermitente ou substituição do cateter. Se tiver sido realizada cistostomia, a permanência do cateter irá variar em função do tamanho e da localização da cistostomia. Por exemplo, cistostomias pequenas localizadas na cúpula vesical normalmente requerem drenagem por até 7 dias. Nas cistostomias maiores na base da bexiga pode ser necessária drenagem por várias semanas. Não há necessidade de supressão com antibióticos para esse tipo de uso de cateter.

Dieta e atividades normais podem ser retomadas nos primeiros dias de pós-operatório. Contudo, as relações sexuais devem ser postergadas até que a incisão vaginal esteja bem cicatrizada.

43-8

Liberação de *sling* de uretra média

É possível ocorrer sintomas de obstrução após procedimentos de *sling* uretral, especificamente TVT e TOT. Essa complicação ocorre em 4 a 6% das pacientes após TVT e geralmente é identificada dias a semanas após a cirurgia. Quando diagnosticada, indica-se liberação cirúrgica que é feita com o corte simples do material do *sling*.

PRÉ-OPERATÓRIO

■ Avaliação da paciente

A incapacidade de esvaziar totalmente a bexiga pode ser causada por obstrução uretral ou por hipotonia vesical. O surgimento recente de retenção urinária após procedimento de suspensão de uretra média (TVT ou TOT) geralmente é explicado por tensão excessiva na fita. Entretanto, é possível que haja outros fatores envolvidos, como hipotonia vesical preexistente ou *de novo*. Assim, antes de se proceder à uretrólise de TVT, há indicação de testes urodinâmicos para comprovar que os sintomas são causados por obstrução e não por hipotonia vesical. Além disso, nos casos com obstrução a fita de suspensão pode ter sofrido erosão para a bexiga ou para a uretra e a cistoscopia permite afastar a possibilidade dessa complicação.

■ Consentimento

No processo de consentimento para procedimento de liberação de *sling* de uretra média, a paciente deve ser informada sobre os riscos de recorrência da incontinência, fracasso da tentativa de alívio da retenção e lesão intraoperatória de bexiga ou de uretra.

■ Preparo da paciente

Trata-se de procedimento cirúrgico de pequeno porte sem necessidade de preparo específico da paciente.

INTRAOPERATÓRIO

PASSO A PASSO

❶ **Anestesia e posicionamento da paciente.** Essa cirurgia pode ser realizada com anestesia local, regional ou geral como procedimento em regime ambulatorial. A paciente é colocada em posição de litotomia alta com apoio dos membros inferiores em estribos de Allen ou *candy cane*. A vagina é preparada para cirurgia e insere-se cateter vesical de Foley.

❷ **Incisão vaginal e identificação da fita.** Procede-se à incisão suburetral na linha média acompanhando a incisão prévia. Utiliza-se dissecção cuidadosa para expor o material de suspensão e para definir as bordas da uretra.

Frequentemente, em razão da tensão aumentada, a fita encontra-se estirada e com metade da espessura esperada. Além disso, normalmente há bastante crescimento de tecido incorporando a fita de suspensão, o que pode dificultar a identificação e a mobilização. Ocasionalmente, uma fita pode ter migrado para o segmento proximal da uretra. Nesses casos é possível que haja necessidade de extensão da incisão vaginal em direção cefálica.

❸ **Incisão da fita de suspensão.** Após a mobilização do material, abre-se uma pinça de hemostasia entre a fita e a uretra. O material da faixa é cortado com tesoura de Metzenbaum. Geralmente, a incisão leva à retração imediata das extremidades da fita (Fig. 43-8.1, destaque superior). Se não houver retração, deve-se proceder à excisão de 1 cm do material (ver Fig. 43-8.1, destaque inferior).

❹ **Fechamento da incisão.** Após irrigação abundante, o epitélio vaginal é fechado com sutura contínua usando fio de absorção lenta 2-0.

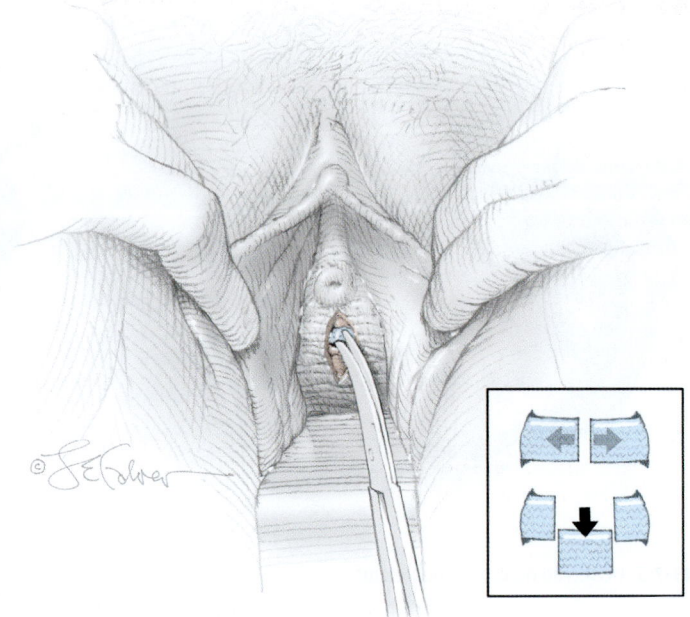

FIGURA 43-8.1 Transecção da fita por meio de incisão vaginal. Em destaque, no alto: incisão com retração da fita. Em destaque embaixo: excisão da fita.

PÓS-OPERATÓRIO

Antes da alta, procede-se ao teste de micção ativa. Se o cateter de Foley for mantido, um segundo teste deve ser repetido em alguns dias ou a critério do cirurgião. Se a paciente estiver fazendo autocateterização, a conduta deve ser mantida até que o resíduo pós-miccional caia abaixo de 100 mL. A dieta e as atividades normais podem ser retomadas nos primeiros dias de pós-operatório. As relações sexuais, no entanto, devem ser postergadas até que a incisão vaginal esteja cicatrizada.

43-9

Reparo de divertículo uretral

A abordagem para reparo de divertículo uretral varia e depende da localização, tamanho e configuração do saco diverticular. Naqueles próximos do colo vesical, frequentemente opta-se por ablação parcial a fim de evitar lesão do colo e do mecanismo de continência. Para os divertículos na uretra média, normalmente indica-se diverticulectomia simples. Para aqueles localizados no meato uretral, o procedimento de Spence é o mais indicado. Com essa técnica, o divertículo distal e o meato uretral são abertos conjuntamente para formar um único grande meato. Finalmente, para as pacientes com divertículo complexo que circunda a uretra, é possível que seja necessária uma combinação de técnicas.

PRÉ-OPERATÓRIO

Avaliação da paciente

Informações precisas acerca da anatomia do divertículo são essenciais para o planejamento cirúrgico e para o aconselhamento da paciente. O exame de ressonância magnética (RM) é o estudo radiográfico que proporciona a melhor definição da configuração do divertículo (Fig. 26-6, p. 685). Adicionalmente, a cistoscopia pode ser usada para localizar as aberturas para o saco diverticular ao longo da uretra (Fig. 26-7, p. 687).

Consentimento

No reparo de divertículo, a lesão do mecanismo de continência uretral pode levar a incontinência pós-operatória. Alternativamente, é possível haver constrição ou estenose da uretra ou retenção urinária, dependendo da extensão e da localização da cirurgia. Ademais, podem ocorrer fístula uretrovaginal e lesão vesical. Se for usado o procedimento de Spence, o meato uretral tem sua anatomia modificada, resultando em micção com padrão de pulverização.

Preparo da paciente

Antibioticoterapia e profilaxia para trombose são administradas conforme descrito nas Tabelas 39-6 e 39-9 (p. 959).

Em nossa instituição, recomendamos preparo do intestino antes de reparo de divertículo a fim de descomprimir o retossigmoide, embora essa conduta não seja obrigatória.

INTRAOPERATÓRIO

PASSO A PASSO – DIVERTICULECTOMIA

❶ **Anestesia e posicionamento da paciente.** A excisão de divertículo normalmente é praticada em regime de internação com anestesia geral ou regional. A paciente é colocada em posição de litotomia alta com estribos *candy-cane* para exposição cirúrgica máxima. A vagina é preparada para cirurgia e instala-se cateter de Foley com balão de 10 mL na bexiga para auxiliar na identificação do colo vesical.

❷ **Cistouretroscopia.** Esse procedimento é realizado no início da cirurgia para localizar a abertura do divertículo e excluir outras alterações.

❸ **Incisão vaginal.** Procede-se à incisão de linha média na parede vaginal anterior sobre o divertículo, e o epitélio vaginal é dissecado com instrumento cortante e afastado da camada fibromuscular da parede vaginal (Fig. 43-9.1). Libera-se bastante epitélio para exposição adequada e para permitir a aproximação dos tecidos sem tensão ao final do procedimento.

❹ **Exposição do divertículo.** Procede-se à incisão longitudinal ultrapassando a camada fibromuscular para alcançar o saco diverticular. Utiliza-se dissecção cortante para mobilizar totalmente e expor o saco diverticular e seu colo (Fig. 43-9.2). Durante a dissecção, o saco poderá ser inadvertida ou intencionalmente penetrado. Se isso ocorrer, as paredes do divertículo devem ser apreendidas com pinça de Allis para prosseguir com a dissecção. É essencial que haja cautela e identificação da uretra para evitar lesão.

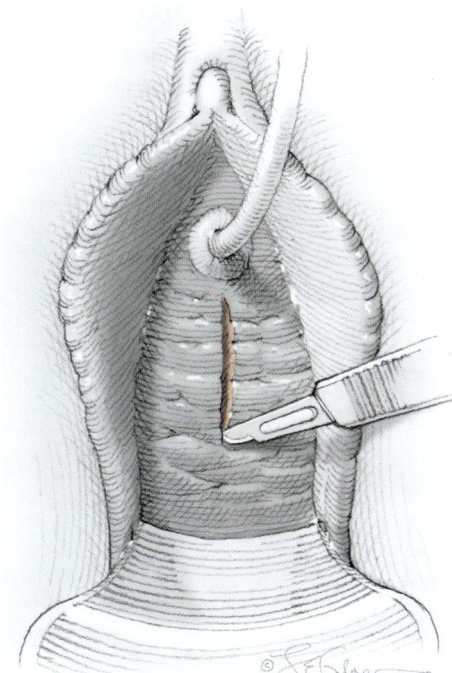

FIGURA 43-9.1 Incisão vaginal.

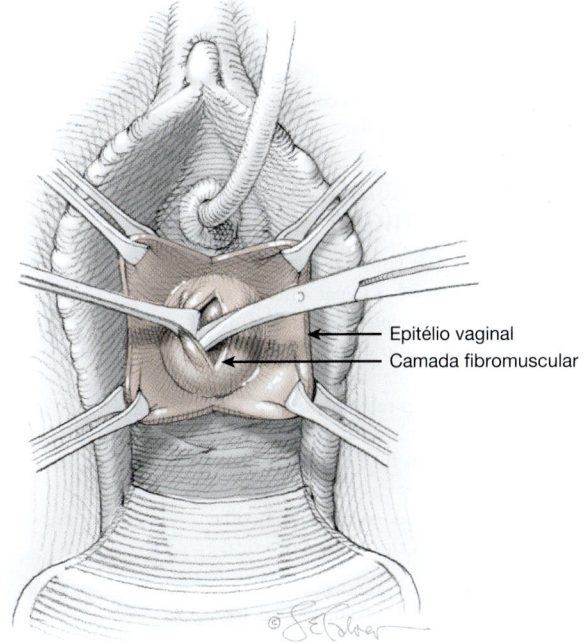

Epitélio vaginal
Camada fibromuscular

FIGURA 43-9.2 Dissecção do saco diverticular.

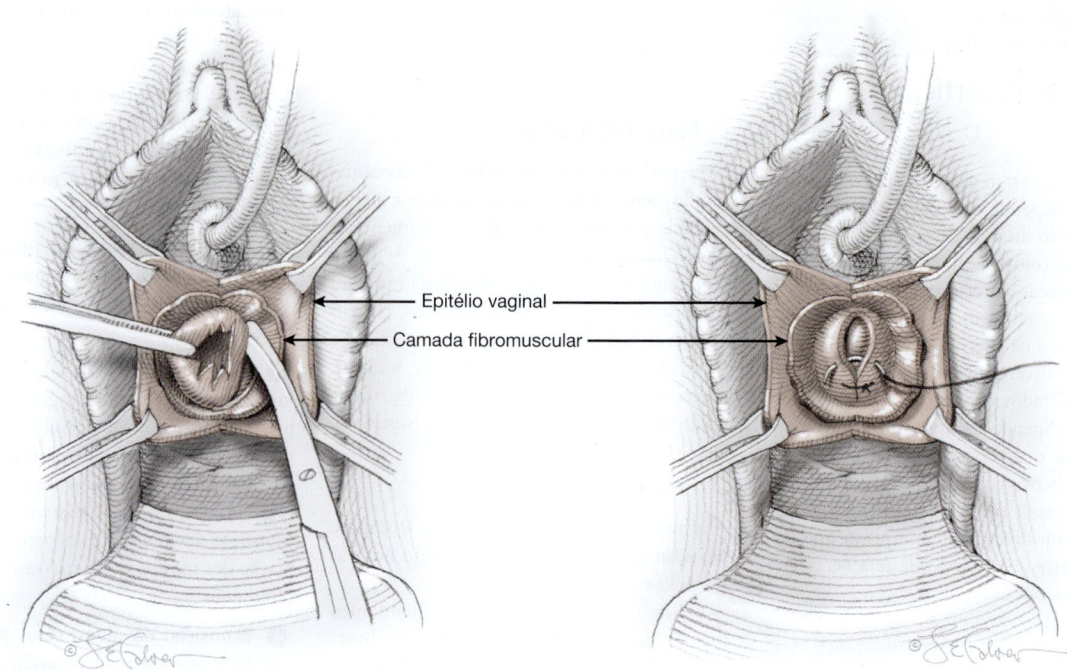

FIGURA 43-9.3 Excisão do divertículo.

FIGURA 43-9.4 Fechamento do defeito uretral.

5 **Excisão do divertículo.** O divertículo é excisado da uretra na altura do colo (Fig. 43-9.3).

6 **Fechamento da uretra.** O defeito uretral é fechado com sutura interrompida com fio de absorção lenta 4-0 sobre o cateter de Foley (Fig. 43-9.4). As camadas fibromusculares são então reaproximadas sem tensão em duas ou mais camadas com sutura sobrepostas em "jaqueta" com fio de absorção lenta 2-0 (Fig. 43-9.5). O epitélio vaginal redundante é aparado e fechado com sutura contínua usando fio de absorção lenta 2-0.

PASSO A PASSO – ABLAÇÃO PARCIAL DE DIVERTÍCULO

1 **Incisão vaginal.** Uma incisão de linha média é feita na parede vaginal anterior sobre o divertículo, e o epitélio vaginal é dissecado com instrumento de corte e afastado da camada fibromuscular da parede vaginal. Libera-se bastante epitélio para exposição adequada e para permitir a aproximação dos tecidos sem tensão ao final do procedimento. O cateter de Foley e o balão podem ser posicionados sob tensão suave para auxiliar na identificação da bexiga e do colo vesical e evitar lesão.

2 **Exposição do divertículo.** Procede-se à incisão longitudinal passando pela camada fibromuscular até o saco diverticular, com dissecção cortante para mobilizá-lo e expô-lo totalmente. O divertículo é aberto e sua comunicação com a uretra é identificada. Para evitar lesão da uretra proximal e do colo vesical, o saco diverticular, mas não o colo do divertículo, deve ser cortado. Deve-se remover a maior quantidade possível de saco diverticular.

3 **Fechamento do saco.** A base do saco é suturada de lado a lado com fio de absorção lenta 2-0 para cobrir o defeito uretral. Uma segunda e, possivelmente, uma terceira camada de sutura usando a musculatura vaginal são incorporadas com uma sutura semelhante. O epitélio vaginal que cobria o divertículo e agora se encontra em excesso é excisado. O epitélio vaginal é fechado com sutura contínua usando fio de absorção lenta 2-0.

PASSO A PASSO – MARSUPIALIZAÇÃO DE SPENCE

1 **Incisão do meato.** Inserem-se as pontas da tesoura de Metzenbaum no meato uretral

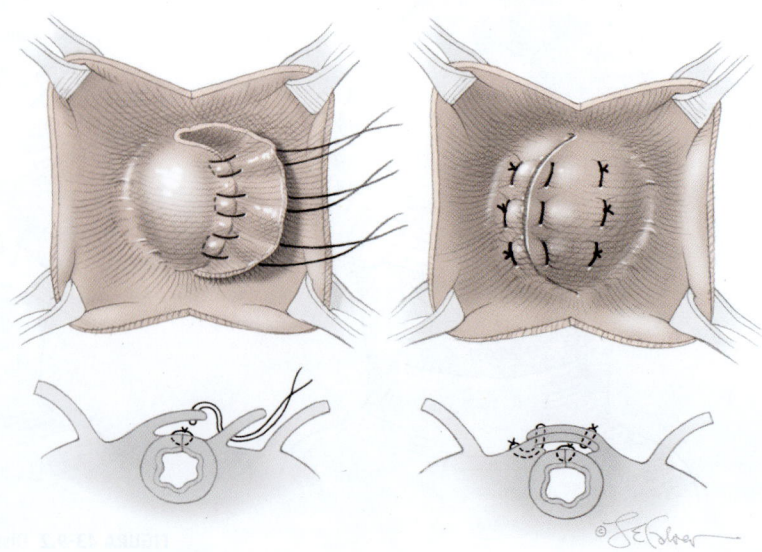

FIGURA 43-9.5 Reaproximação da camada fibromuscular.

e na vagina. Realiza-se incisão incorporando simultaneamente a parede uretral posterior, toda a espessura do divertículo e a parede anterior distal da vagina.

❷ **Marsupialização.** Utiliza-se sutura contínua com fio de absorção lenta 4-0 circunferencialmente ao redor do meato alargado para aproximar as bordas da incisão nos epitélios vaginal e uretral.

PÓS-OPERATÓRIO

Os cuidados com o cateter representam um aspecto importante da atenção pós-operatória. Embora não haja diretrizes consensuais, a maioria dos especialistas recomenda manutenção do cateter por 5 a 7 dias. Cirurgias mais complexas podem requerer maior permanência. Não há indicação de supressão com antibióticos para esse tipo de uso de cateter. A dieta e as atividades normais podem ser retomadas nos primeiros dias de pós-operatório. As relações sexuais, entretanto, devem ser postergadas até que a incisão vaginal esteja cicatrizada.

43-10

Fístula vesicovaginal: técnica de Latzko

As fístulas vesicovaginais podem ser reparadas por via vaginal ou abdominal (Cap. 26, p. 682). A abordagem vaginal é utilizada na maioria das fístulas observadas nos Estados Unidos, que são fístulas apicais pós-histerectomia. Essa abordagem é a escolhida em razão de taxas de sucesso semelhantes, menor morbidade e recuperação mais rápida. O procedimento vaginal mais comumente realizado é a técnica de Latzko, uma colpocleise parcial que oblitera a vagina superior por 2 a 3 cm ao redor da fístula.

A abordagem abdominal pode ser necessária nos casos em que a fístula não possa ser acessada por via vaginal, ou em que tenha havido tentativa de reparo por via vaginal mal-sucedida. Na abordagem abdominal, omento ou peritônio são mobilizados e interpostos como retalhos entre a bexiga e a vagina para prevenir recorrência.

Um princípio do reparo de fístulas dita que o procedimento deve ser realizado em tecidos não infectados e não inflamados. Um segundo princípio determina que os tecidos devem ser aproximados sem excesso de tensão. Se essas diretrizes forem seguidas, as taxas de sucesso normalmente são boas, variando entre 67 e 100%. Nos Estados Unidos, a maioria das fístulas ocorre em sequência a histerectomia por causas benignas. Tais fístulas estão associadas a altos índices de cura.

Entretanto, as fístulas associadas a câncer ginecológico e radioterapia talvez impliquem procedimentos cirúrgicos adjuntos como retalhos vasculares. Tais retalhos fornecem suprimento sanguíneo a esses defeitos que ocorrem em tecidos com pouca vascularização ou fibróticos. Mesmo com essas medidas, as taxas de sucesso são baixas.

PRÉ-OPERATÓRIO

Avaliação da paciente

Antes do reparo, a fístula deve ser bem caracterizada, e aquelas complexas com múltiplos tratos ou do tipo ureterovaginal devem ser identificadas. Entre os exames indicados estão pielografia intravenosa (IVP) e cistoscopia (Fig. 26-1, p. 681). As fístulas ureterovaginais geralmente estão associadas a anormalidades no trato superior como hidroureter e hidronefrose. Portanto, uma IVP normal tranquiliza o cirurgião, indicando ausência de envolvimento ureteral. Além disso, esse exame permite ao cirurgião identificar a proximidade entre ureteres e fístula para o planejamento da cirurgia. Em geral, as fístulas vesicovaginais pós-histerectomia ocorrem na cúpula vaginal e bem distante dos ureteres, que entram na bexiga na altura do terço médio da vagina.

A opção pela via vaginal depende da capacidade de obter exposição adequada da fístula. Assim, durante o exame físico, o cirurgião deve avaliar se a fístula pode ser trazida até o campo operatório e se a pelve da paciente fornece espaço adequado para a cirurgia por via vaginal. Algum grau de prolapso da cúpula vaginal ajuda na abordagem vaginal para reparo de fístula.

Adicionalmente, deve-se excluir infecção ou inflamação do tecido. Se forem identificadas, o reparo deve ser adiado até sua resolução. Se uma fístula for identificada alguns dias após histerectomia, o reparo pode ser imediato, antes que haja reação inflamatória intensa. Entretanto, se o reparo cirúrgico não for realizado poucos dias após a cirurgia inicial, recomenda-se que seja postergado por 4 a 6 semanas para reduzir a inflamação nos tecidos.

Consentimento

A taxa de recorrência após reparo de fístula é significativa e as pacientes devem ser informadas de que a cirurgia inicial pode não ser curativa. Com o procedimento de Latzko, a vagina é moderadamente encurtada na maioria dos casos. Portanto, o risco de dispareunia pós-operatória deve ser incluído no processo de consentimento.

Preparo da paciente

O intestino é preparado na noite anterior à cirurgia. Assim, obtém-se descompressão do retossigmoide e reduz-se a possibilidade de contaminação fecal do campo operatório. Imediatamente antes da cirurgia, administra-se antibioticoterapia profilática intravenosa para reduzir o risco de infecção da ferida operatória (Tabela 39-6, p. 959). A profilaxia para trombose é administrada conforme descrito na Tabela 39-9 (p. 960).

INTRAOPERATÓRIO

PASSO A PASSO – REPARO VAGINAL DE LATZKO

❶ Anestesia e posicionamento da paciente. Na maioria dos casos, o reparo é realizado com anestesia geral ou regional e a necessidade de hospitalização pós-operatória deve ser avaliada caso a caso. A paciente é colocada em posição de litotomia dorsal e a vagina é preparada para cirurgia. Se os ureteres estiverem próximos da fístula, cateteres uretrais (*stents*) devem ser instalados (Seção 43-1, p. 1.187). Há necessidade de cistoscopia durante o procedimento para comprovar a permeabilidade dos ureteres e avaliar a integridade da bexiga.

❷ Definição do trajeto fistuloso. Deve-se identificar o trajeto fistuloso. Se o trato for suficientemente largo para admitir um cateter pediátrico, o tubo deve ser inserido pela abertura da fístula, e o balão inflado dentro da bexiga. Se não for possível definir o trajeto desta maneira, devem ser usadas sondas lacrimais ou outros dilatadores adequados para definir o trajeto e a direção da fístula. Subsequentemente, devem ser feitas tentativas de dilatar o trato e passar um cateter pediátrico.

❸ Exposição. A fístula deve ser trazida ao campo operatório. Se for possível a cateterização da fístula, a aplicação de tensão sobre o tubo produzirá esse efeito. Alternativamente, é possível aplicar quatro pontos na parede vaginal ao redor da fístula a serem usados para tracioná-la para o campo operatório (Fig. 43-10.1). Alguns autores defendem episiotomia mediolateral para exposição, mas esta não é nossa rotina.

❹ Incisão vaginal. Uma incisão vaginal circunferencial é feita aproximadamente 1 a 2 cm ao redor do trato fistuloso (Fig. 43-10.2). A mucosa vaginal ao redor do trato é mobilizada com instrumento cortante e excisada com tesoura de Metzenbaum.

❺ Excisão do trato fistuloso. O trato fistuloso pode ou não ser excisado. Se a opção for pela excisão, o cirurgião deve estar ciente de que o resultado será um defeito maior a ser reparado. Entretanto, nos casos com enduração do trato, há indicação de excisão.

❻ Fechamento da fístula. Se o trato fistuloso for excisado, a mucosa da bexiga deve ser reaproximada com fio de absorção lenta 3-0. Independentemente de ter ou não havido excisão do trato, subsequentemente, as camadas fibromusculares anterior e posterior devem ser aproximadas sobre o local da fístula. São usados pontos interrompidos com fio de absorção lenta 3-0 (Fig. 43-10.3). Após ter-se aplicado a primeira linha de sutura na camada fibromuscular, uma segunda e, possivelmente, uma terceira linhas de sutura devem ser criadas acima da primeira (Fig. 43-10.4). Após o fechamento, a bexiga deve ser preenchida com 100 mL de líquido para comprovar reparo impermeável. Se não se confirmar a impermeabilidade, devem ser aplicadas suturas de reforço.

Após o fechamento das camadas fibromusculares, a parede vaginal é suturada e o epitélio é fechado com pontos contínuos usando fio de absorção lenta 3-0.

❼ Cistoscopia. A cistoscopia é realizada para comprovar a patência ureteral e para inspecionar o local da incisão.

Cirurgias para Distúrbios do Soalho Pélvico **1207**

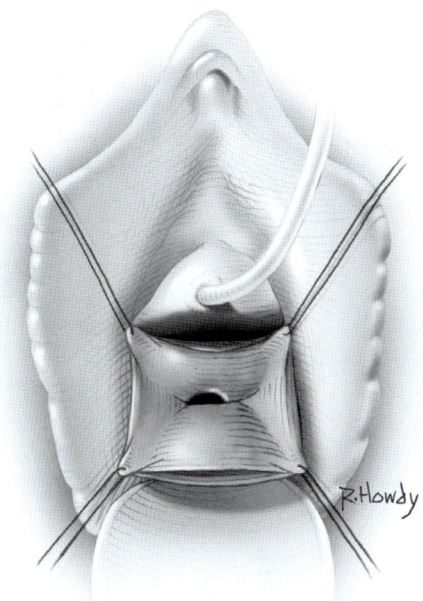

FIGURA 43-10.1 Sutura de fixação na parede vaginal para melhorar o acesso à fístula.

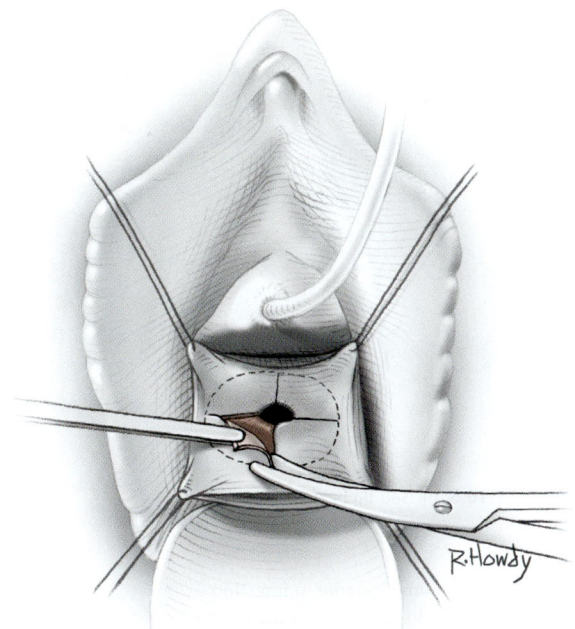

FIGURA 43-10.2 Incisão no epitélio vaginal.

PASSO A PASSO – REPARO ABDOMINAL

❶ Anestesia e posicionamento da paciente. Na maioria dos casos o reparo abdominal é realizado sob anestesia geral. A paciente é colocada em posição de litotomia baixa com o uso de estribos de Allen. Com as coxas da paciente em paralelo com o chão e as pernas separadas, o acesso à vagina é maximizado. Abdome e vagina são preparados para cirurgia.

❷ Incisão abdominal e entrada na bexiga. Pode-se utilizar incisão de Pfannenstiel ou abdominal de linha média. Se houver expectativa de mobilização do omento, a incisão de linha média proporciona acesso mais fácil. Também pode-se optar por incisão de Maylard ou de Cherney (Seções 41-3 e 41-4, p. 1.024). Após a penetração no peritônio e

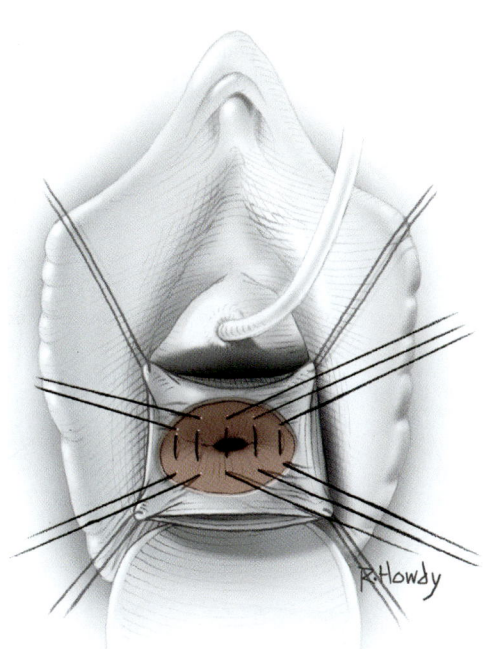

FIGURA 43-10.3 Fechamento da primeira camada sobre a fístula.

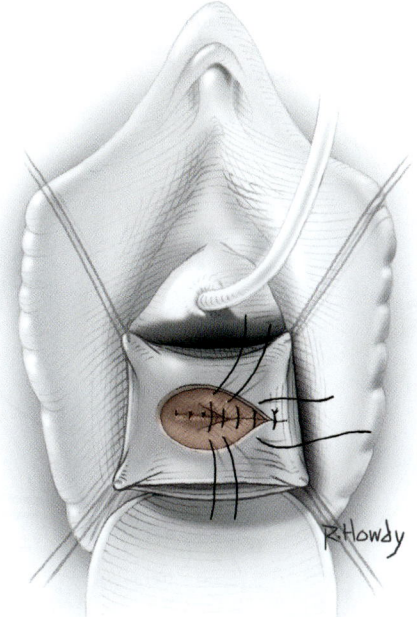

FIGURA 43-10.4 Fechamento da segunda camada fibromuscular sobre a fístula e reaproximação do epitélio vaginal.

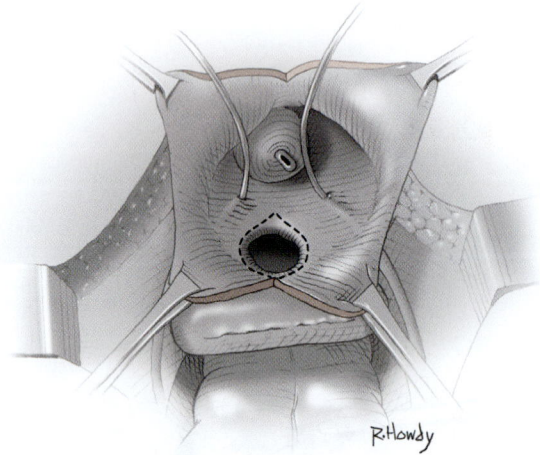

FIGURA 43-10.5 Incisão da bexiga.

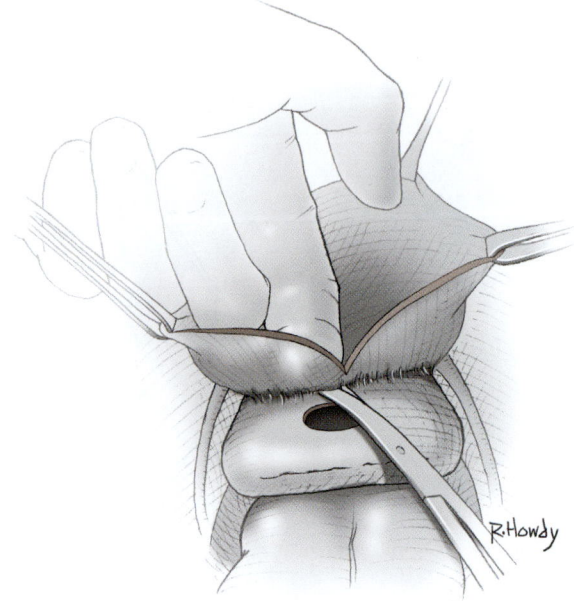

FIGURA 43-10.6 Separação de bexiga e vagina.

exploração do abdome superior, o intestino é afastado em bloco do campo operatório e instala-se um afastador autorretrátil. O espaço de Retzius é aberto utilizando a técnica descrita na Seção 43-2, etapa 3 (p. 1.189), e procede-se a uma incisão, vertical extraperitoneal na cúpula vesical. Para auxiliar no posicionamento correto da incisão, o cirurgião traciona o balão de Foley para a cúpula, ou enche-se a bexiga com líquido.

❸ **Definição e excisão do trato fistuloso.** A fístula e os óstios ureterais são visualizados no interior da bexiga. Se o trato fistuloso estiver próximo dos óstios, devem ser instalados *stents*. A incisão é, então, estendida até as regiões superior e posterior da bexiga para alcançar a fístula (Fig. 43-10.5). Uma sonda ou cateter lacrimal pode ser posicionado dentro do trato fistuloso para definir seu curso. O trato fistuloso é então excisado.

❹ **Separação da bexiga e da vagina.** Utiliza-se dissecção cortante para a exérese entre vagina e bexiga na região da fístula (Fig. 43-10.6). A fibrose pode ser extensiva e deve-se usar dissecção cortante e não divulsão. Para auxiliar na dissecção, pode-se introduzir um espaçador EEA (anastomose término-terminal na vagina para manipulação (Fig. 43-17.5, p. 1.228). A vagina deve estar amplamente separada da bexiga para permitir a aplicação de omento entre ambas.

❺ **Fechamento vaginal.** A vagina é fechada em duas camadas com fio de absorção lenta 2-0 (Fig. 43-10.7). Pode-se usar o espaçador EEA ou manipulação digital da vagina para auxiliar no fechamento.

❻ **Fechamento da bexiga.** A bexiga é fechada em duas camadas com sutura contínua usando fio absorvível 3-0 (Fig. 43-10.8). A segunda camada deve ser imbricada de forma a que a primeira linha de sutura fique coberta e a tensão liberada (Fig. 43-10.9).

❼ **Interposição de omento ou peritônio.** Como descrito na Seção 44-16 (p. 1.313), o omento pode ser mobilizado para criação de um retalho em J. O omento é então suturado

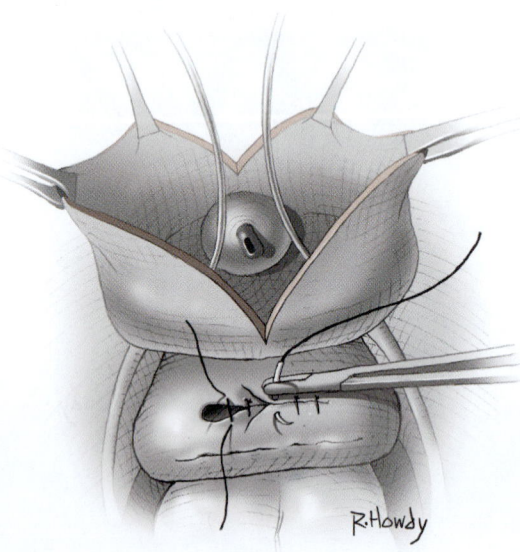

FIGURA 43-10.7 Fechamento vaginal.

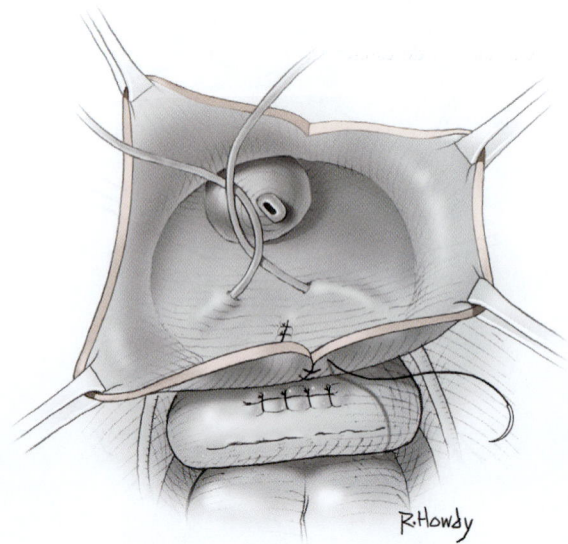

FIGURA 43-10.8 Primeira linha de sutura da bexiga.

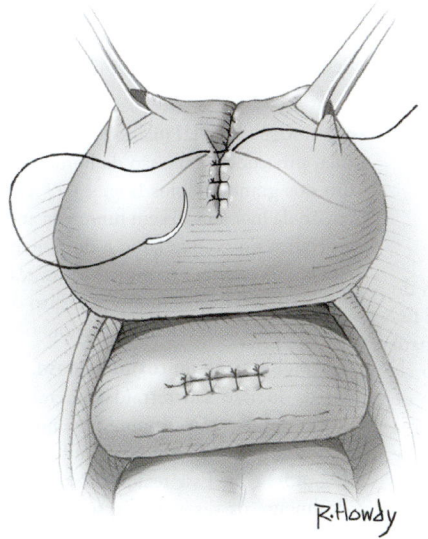

FIGURA 43-10.9 Segunda linha de sutura da bexiga.

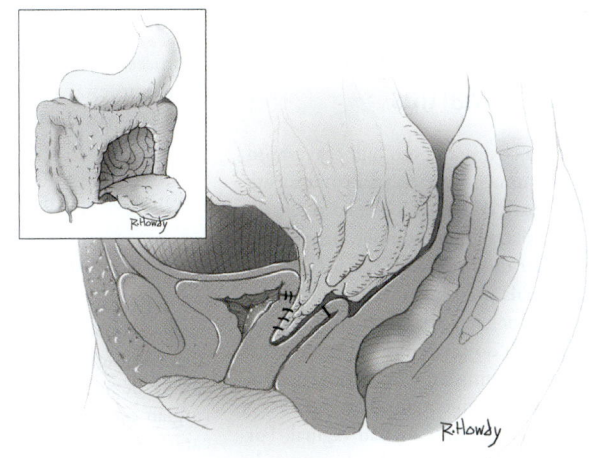

FIGURA 43-10.10 Interposição de omento.

à parede anterior da vagina para cobrir a linha de incisão (Fig. 43-10.10). Esse procedimento proporciona uma camada de tecido entre vagina e bexiga, aumenta o fluxo vascular para a região e talvez melhore a cicatrização. Alternativamente, caso o omento não possa ser mobilizado, é possível interpor peritônio entre bexiga e vagina (Fig. 43-10.11).

8 Cistoscopia. A cistoscopia é realizada para comprovar a patência ureteral e para inspecionar o local da incisão.

9 Fechamento da incisão. A incisão abdominal é fechada conforme descrito nas Seções 41-1 a 41-4 (p. 1.020).

PÓS-OPERATÓRIO

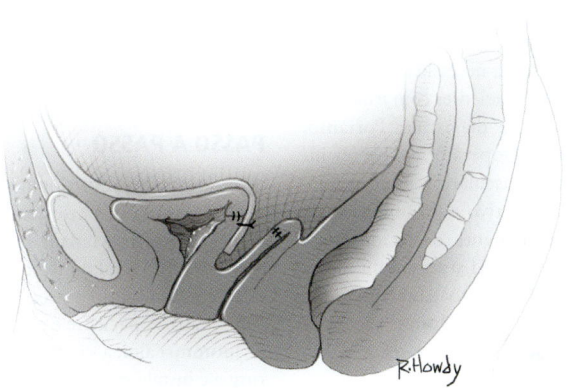

FIGURA 43-10.11 Interposição de peritônio.

A bexiga deve ser drenada no pós-operatório para prevenir hiperdistensão e ruptura da sutura. A instalação de cateter transuretral ou suprapúbico assegura drenagem adequada no período pós-operatório imediato. Em nossa instituição, mantemos a cateterização no mínimo por 3 semanas. Não há necessidade de supressão com antibiótico para esse uso de cateter.

43-11

Retalho de Martius

O retalho do coxim adiposo bulbocavernoso de Martius é um enxerto vascular comumente usado no reparo de fístulas complexas retovaginais ou vesicovaginais complicadas por tecido avascular ou fibrótico. Especificamente, tecidos vaginais previamente irradiados com frequência requerem esse tipo de enxerto.

Para o uso do retalho, o coxim adiposo sobrejacente ao músculo bulbocavernoso é mobilizado e subsequentemente levado até a fístula por meio de uma incisão vaginal. Por meio desse enxerto, as camadas de reparo da fístula recebem suporte vascular adicional com aumento da taxa de sucesso na cicatrização da ferida.

PRÉ-OPERATÓRIO

Avaliação da paciente

Na maioria dos casos, a necessidade de enxerto é antecipada para pacientes com irradiação prévia ou recorrência de fístula. Portanto, no planejamento pré-operatório deve ser incluída avaliação de vascularização do tecido, força do tecido conectivo e possibilidade de mobilizar adequadamente os tecidos para produzir fechamento da fístula em múltiplas camadas. Para realizar o procedimento, a paciente deve ter camada gordurosa adequada nos grandes lábios, o que deve ser avaliado antes da cirurgia.

Consentimento

O processo de consentimento para esse procedimento está contido no de reparo primário da fístula. Adicionalmente, as mulheres devem ser informadas sobre as possibilidades de dormência, dor, parestesia ou hematoma vulvares pós-operatórios.

Preparo da paciente

Há indicação de preparo intestinal antes do uso do retalho de Martius para reparo de fístulas retovaginais. Os protocolos de preparo variam de acordo com as preferências do cirurgião e podem incluir a administração de catárticos por via oral, laxantes ou enema (Tabela 39-7, p. 960). Em razão do risco de cicatrização difícil nessas fístulas complicadas, há indicação de antibioticoterapia profilática com uma cefalosporina de primeira ou segunda geração, ou outro entre os listados na Tabela 39-6 (p. 959). A profilaxia para trombose é realizada conforme descrito na Tabela 39-9 (p. 962).

INTRAOPERATÓRIO

PASSO A PASSO

❶ **Anestesia e posicionamento da paciente.** Na maioria dos casos, o reparo da fístula com enxerto de Martius pode ser realizado com anestesia geral ou regional, e a necessidade de hospitalização pós-operatória é decidida caso a caso. A paciente é colocada em posição de litotomia alta, a vagina é preparada para cirurgia e instala-se cateter de Foley.

❷ **Reparo da fístula.** As fístulas retovaginais ou vesicovaginais são reparadas conforme descrito nas Seções 43-10 e 43-27 (p. 1.206 e 1.255).

❸ **Incisão labial.** Finalizado o reparo da fístula, procede-se à incisão da borda lateral de um dos grandes lábios (Fig. 43-11.1). A extensão da incisão varia em função da anatomia específica do grande lábio e do tamanho do retalho necessário. Em muitos casos, realiza-se incisão de 6 a 8 cm com início abaixo da altura do clitóris com extensão inferior.

❹ **Mobilização do coxim adiposo.** As bordas da incisão são retraídas lateralmente e utiliza-se dissecção cortante para mobilizar o coxim adiposo do músculo bulbocavernoso (Fig. 43-11.2). Esse tecido é vascularizado e idealmente os vasos devem ser ligados antes da transecção. Uma base ampla é mantida inferiormente e o coxim adiposo é descolado superiormente.

❺ **Posicionamento do enxerto.** Após a mobilização, cria-se um túnel por meio de divulsão com pinça hemostática entre a incisão vulvar, passando por baixo do epitélio vaginal, até o local da fístula. O túnel deve ser suficientemente largo para evitar compressão vascular e necrose do enxerto. Aplica-se sutura na ponta do retalho que é usada para sua passagem pelo túnel para o interior da vagina (Fig. 43-11.3).

❻ **Fixação do enxerto.** O enxerto é fixado à camada muscular vaginal sobrejacente ao reparo da fístula com vários pontos interrompidos usando fio de absorção lenta 3-0 (Fig. 43-11.4).

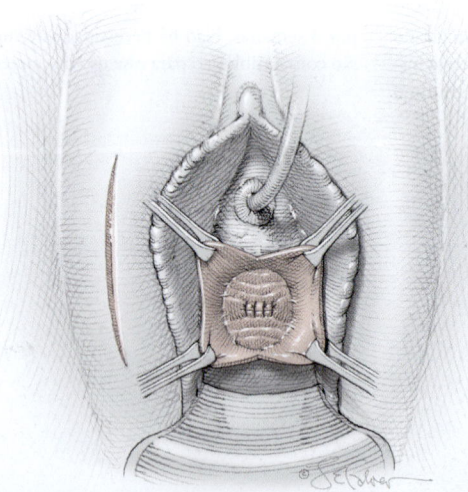

FIGURA 43-11.1 Incisão labial.

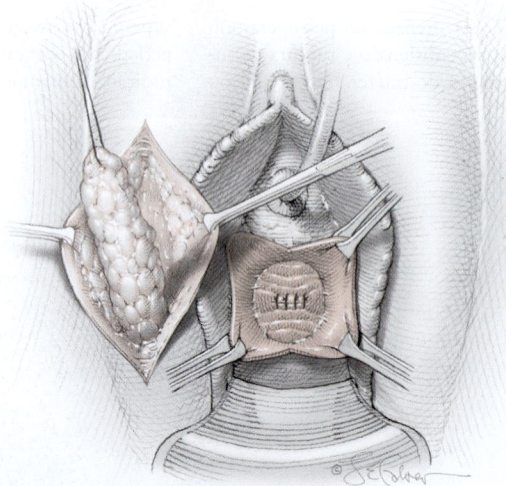

FIGURA 43-11.2 Mobilização do coxim adiposo.

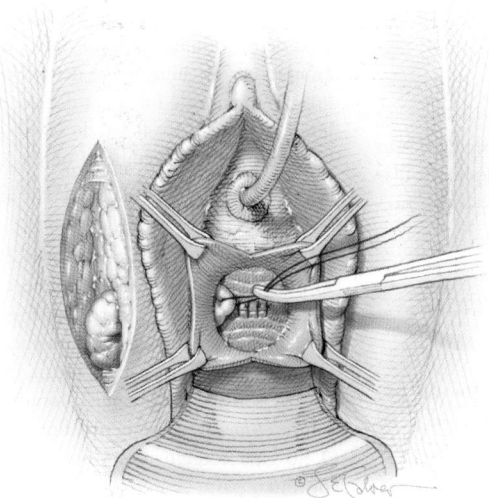

FIGURA 43-11.3 Posicionamento do enxerto.

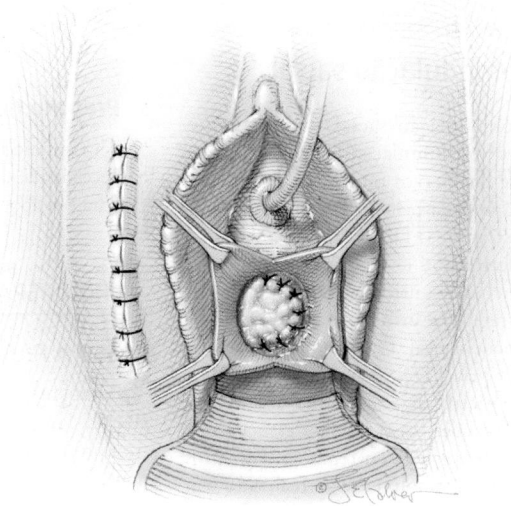

FIGURA- 43-11.4 Fixação do enxerto.

❼ Fechamento da incisão. A incisão vulvar é fechada ao longo de toda a sua extensão com pontos interrompidos usando fio de absorção lenta 3-0. A mucosa vaginal sobre a fístula é fechada com sutura contínua usando fio de absorção lenta 3-0.

PÓS-OPERATÓRIO

Os cuidados após a cirurgia são determinados predominantemente pelo reparo da fístula. Entretanto, normalmente acrescentam-se banhos de assento duas vezes ao dia para aliviar a dor e facilitar a cicatrização da incisão vulvar.

43-12

Neuromodulação sacral

A neuromodulação sacral é uma técnica que envolve estimulação elétrica do plexo pélvico e dos nervos pudendos. Essa técnica está aprovada pela U.S. Food and Drug Administration (FDA) para tratamento de casos selecionados de síndrome de urgência-frequência, incontinência urinária de urgência, retenção urinária não obstrutiva e incontinência fecal. Embora não tenha sido aprovada pela FDA para dor pélvica e cistite intersticial, algumas vezes é usada com essas indicações, caso estejam associadas a urgência, frequência ou retenção. Esse procedimento normalmente é realizado em pacientes que não tenham melhorado suficientemente com outros tratamentos conservadores. O mecanismo de ação não foi esclarecido, mas acredita-se que haja modulação de vias reflexas.

A neuromodulação sacral geralmente é realizada em duas etapas. Na primeira, um eletrodo é posicionado no sacro e conectado a um gerador de estímulo externo. Segue-se um período de testes com estimulação por aproximadamente duas semanas. Se os sintomas forem reduzidos em 50% nas semanas que se seguirem, instala-se um gerador de pulso implantável permanente (IPG, de *implantable pulse generator*) na camada adiposa da região superior da nádega, no segundo tempo cirúrgico.

PRÉ-OPERATÓRIO

Avaliação da paciente

Antes da cirurgia, a paciente deve ser submetida a uma avaliação completa, incluindo teste urodinâmico, diário miccional, cistoscopia e outros exames específicos.

Consentimento

Após a primeira etapa, considera-se referência de sucesso a melhora de 50% nos sintomas. Aproximadamente 75% das pacientes atingem esse nível de melhora e passam a ser candidatas à instalação de IPG permanente. As complicações mais comuns desse primeiro estágio são ausência de resposta clínica ou infecção. Para as pacientes submetidas ao segundo estágio, aproximadamente 80% atingem a referência de melhora com melhora acima de 50%.

As complicações mais comuns do segundo estágio são dor no local de implante do IPG, infecção e ausência de resposta clínica. Após neuromodulação sacral, passam a ser contraindicados exame de ressonância magnética e revista com detector de metais nos postos de controle de segurança em aeroportos.

Preparo da paciente

Não há indicação de preparo específico. Não há necessidade de antibioticoterapia, profilaxia para trombose ou preparo intestinal.

INTRAOPERATÓRIO

PASSO A PASSO

❶ **Anestesia e posicionamento da paciente.** Há necessidade de anestesia geral para proteção das vias aéreas, mas o bloqueio neuromuscular está contraindicado uma vez que impediria a avaliação da estimulação neuromuscular. A paciente é colocada em posição pronada sobre estrutura de Wilson ou com um travesseiro sob o abdome e os joelhos. As nádegas são separadas para permitir a visualização do ânus e do períneo. O sacro e a região perianal são preparados para cirurgia. Normalmente não há necessidade de cateter de Foley considerando a brevidade da cirurgia.

❷ **Identificação dos forames de S3.** Trata-se do local de instalação do eletrodo localizado aproximadamente 9 cm acima do cóccix e 1 ou 2 cm lateralmente à linha média. Os forames são delineados com um marcador cirúrgico. Posiciona-se uma agulha própria horizontalmente no provável nível de S3 e procede-se a exame fluoroscópico confirmatório.

❸ **Inserção da agulha.** A agulha é inserida acima do forame e apontada em direção caudal com ângulo de 60 graus para a abertura (Fig. 43-12.1). Se possível, a agulha deve ser posicionada de acordo com a mão dominante da paciente. A estimulação das raízes nervosas de S3 produz contração dos músculos levantadores do ânus, que é detectada como um movimento de fole para dentro e dorsiflexão do hálux. Os reflexos do soalho pélvico são pesquisados e, quando se obtêm reflexos apropriados de S3 (fole e hálux), inicia-se a instalação do eletrodo.

❹ **Posicionamento do eletrodo.** Passa-se fio-guia sobre a agulha do forame com assistência fluoroscópica. A agulha é retirada e faz-se uma incisão com bisturi no ponto onde o fio-guia penetra na pele. A seguir, instala-se trocarte sobre o fio-guia até o forame, novamente com direcionamento fluoroscópico. O fio-guia é removido. Com fluoroscopia contínua, passa-se um eletrodo com dentes pelo trocarte até uma posição apropriada no forame de S3. Todos os quatro eletrodos do condutor são testados para os reflexos de S3 e, após ter-se confirmado o posicionamento correto, o trocarte é retirado. Os dentes do eletrodo fixam-no no local quando o trocarte é removido. Assim, os eletrodos não podem mais ser reposicionados.

❺ **Incisão para o gerador de pulso e passagem do eletrodo.** Uma incisão de 4 a 6 cm é feita sobre a região lateral da nádega. Utiliza-se dissecção e divulsão para criar um bolso profundo capaz de abrigar o dispositivo temporário gerador de pulso e, então, o IPG permanente. O bolso deve ser suficientemente profundo no tecido subcutâneo para não aparecer na pele, mas não deve ser assentado diretamente acima do músculo.

Após a criação do bolso, utiliza-se um dispositivo com tunelização lateral desde a in-

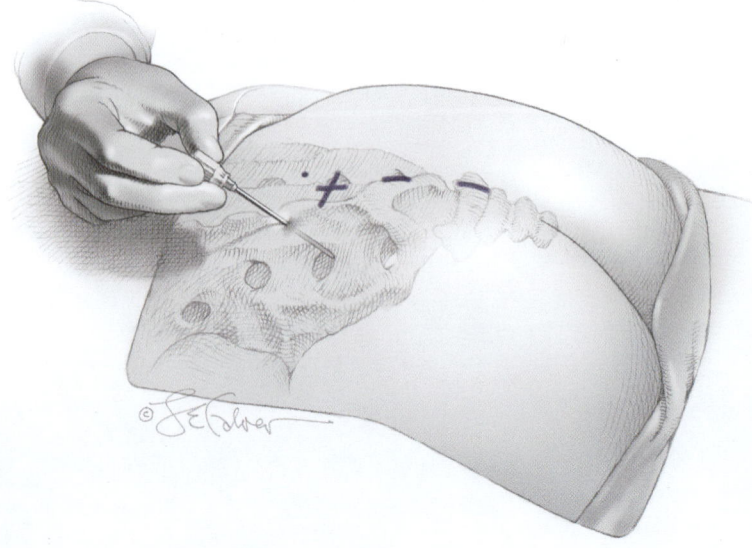

FIGURA 43-12.1 Inserção da agulha no forame.

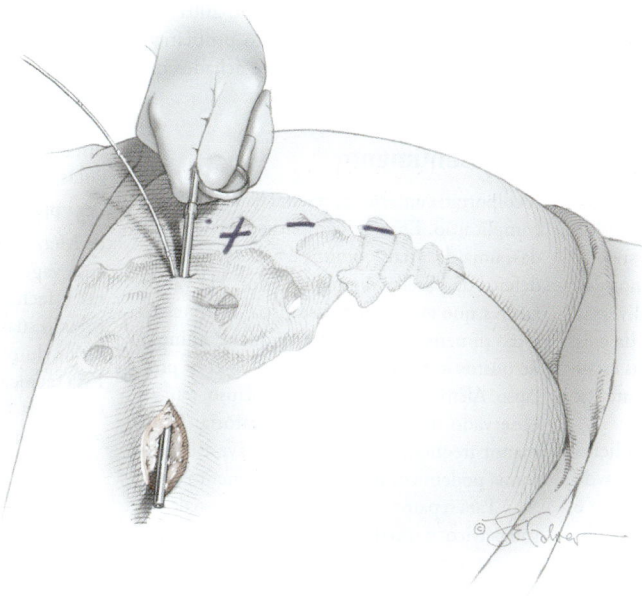

FIGURA 43-12.2 Incisão para o gerador de pulso e passagem do eletrodo.

cisão da linha média até o bolso para alimentar o eletrodo (Fig. 43-12.2).

6 Instalação do dispositivo provisório (primeira etapa). No bolso criado, o eletrodo fica conectado a um fio com extensão externa. Uma outra incisão é feita em posição lateral ao bolso com um túnel entre o fio de extensão que sai do bolso e sai por essa segunda incisão. O tecido subcutâneo é fechado com sutura contínua usando fio de absorção lenta 2-0. A pele é fechada com sutura subcuticular usando fio de absorção lenta 4-0 e Dermabond. O fio de extensão é conectado ao gerador de pulso externo temporário, que é usado por 1 a 4 semanas para avaliar a eficácia da neuromodulação.

7 Instalação do gerador de pulso implantável (segunda etapa). Se a paciente tiver alívio significativo dos sintomas, o IPG permanente é instalado 1 a 4 semanas após a cirurgia inicial. O procedimento é realizado com a paciente em posição pronada e geralmente com anestesia geral para controle das vias aéreas. A incisão na nádega é aberta até o local de conexão entre o eletrodo e o fio de extensão até o exterior, e o bolso previamente criado é reaberto. Retira-se o fio de extensão externa e o IPG permanente é conectado ao eletrodo (Fig. 43-12.3). A incisão é fechada conforme descrito na etapa 6.

PÓS-OPERATÓRIO

Dor ou eritema no local da incisão sugerem celulite, abscesso ou seroma. Esses sintomas devem ser avaliados assim que possível e antibioticoterapia instituída se necessário. Dor excessiva também deve ser investigada imediatamente, uma vez que pode significar funcionamento inadequado do eletrodo. A paciente pode desligar o aparelho caso necessário.

Os sintomas devem ser continuamente avaliados após o procedimento e o IPG é reprogramado se necessário. A reprogramação do aparelho ou a mudança dos eletrodos com frequência produzem melhora dos sintomas.

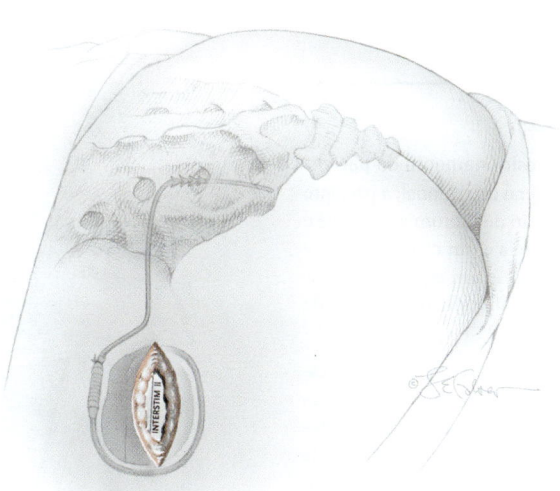

FIGURA 43-12.3 Instalação do gerador de pulso implantável.

43-13

Colporrafia anterior

A colporrafia anterior é uma das cirurgias ginecológicas mais frequentes. Embora ainda seja utilizada como primeira escolha para reparo de prolapso de parede vaginal anterior (cistocele), há ensaios randomizados a sugerir que são obtidas curas em 50% ou menos das pacientes (Weber, 2001). Portanto, diversas técnicas têm sido usadas para melhora da colporrafia anterior tradicional. Entre essas estão reparo paravaginal e reforço com tela sintética ou biológica.

Durante a colporrafia anterior tradicional (plicatura em linha média), a fáscia de apoio enfraquecida entre a vagina e a bexiga é reaproximada e reforçada com suturas de plicatura. Com essa fortificação ao longo de toda a extensão da vagina tenta-se elevar a bexiga e a uretra para uma posição mais anterior e anatomicamente normal, o reparo vaginal paravaginal tenta proporcionar suporte lateral para a parede vaginal anterior, enquanto a instalação de tela pode ser usada para adicionar força tecidual e suporte lateral e medial.

Nas séries observacionais, as taxas de sucesso com o uso de tela variam entre 93 e 100% após 2 anos (Julian, 1996; Mage, 1999; Migliari, 1999). Contudo, nos ensaios randomizados, a comparação entre reparo com tela e colporrafia tradicional revelou aumento modesto de 15 a 23% nas taxas de melhora (Altman, 2011; Sand, 2001; Weber, 2001). Além disso, os riscos associados de erosão e infecção da tela devem ser ponderados na decisão de usar a técnica (Cervigni, 2001). Fáscias obtidas em cadáveres também foram usadas. Entretanto, Gandhi e colaboradores (2005) não observaram aumento nas taxas de sucesso usando esse material.

Nas pacientes com cistocele, outros pontos de apoio da pelve talvez necessitem de reparo. Consequentemente, a colporrafia anterior frequentemente é realizada em combinação com cirurgias para correção de enterocele, retocele e prolapso de cúpula vagina.

PRÉ-OPERATÓRIO

Avaliação da paciente

As pacientes com prolapso de parede vaginal anterior comumente se apresentam com incontinência urinária de esforço (IUE) (Borstad, 1989). Mesmo aquelas continentes podem ter IUE revelada após a correção do prolapso vaginal. Assim, recomenda-se avaliação urodinâmica antes do procedimento. Nessa avaliação, o prolapso deve ser reduzido para a posição esperada no pós-operatório, a fim de reproduzir a dinâmica do soalho pélvico após a cirurgia (Chaikin, 2000; Yamada, 2001). A decisão de realizar procedimento profilático anti-incontinência é ditada pelos achados individuais nos testes urodinâmicos.

Consentimento

A colporrafia anterior apresenta baixas taxas de complicação. Entre as complicações encontradas, uma das mais comuns é a recorrência do defeito de parede vaginal anterior. Há vários fatores que aumentam esse risco. Entre esses estão dimensão do defeito original e número de outros compartimentos pélvicos com prolapso. Além de recorrência do prolapso, tem-se observado dispareunia pós-operatória. Com menor frequência, hemorragia grave e cistotomia podem complicar o procedimento.

Para reparo transvaginal de prolapso de órgão pélvico, o uso de tela sintética é controverso e, recentemente, a FDA (2011) publicou um comunicado de segurança. Foram listados os riscos conhecidos, incluindo erosão, infecção, dor crônica, dispareunia, perfuração de órgão e problemas urinários. Além disso, observou-se que no processo de consentimento a paciente deve ser informada sobre esses riscos, sobre a possível necessidade de cirurgia adicional em razão de complicações relacionadas com a tela e sobre a irreversibilidade potencial de tais complicações em um pequeno número de casos.

Preparo da paciente

Para descompressão do reto e aumento do espaço operatório no interior da vagina, normalmente indica-se preparo intestinal a ser administrado na noite anterior à cirurgia. Os antibióticos adequados à profilaxia estão descritos na Tabela 39-6 (p. 959). A profilaxia para trombose é feita conforme descrito na Tabela 39-9 (p. 962).

INTRAOPERATÓRIO

PASSO A PASSO

❶ **Anestesia e posicionamento da paciente.** Após anestesia geral ou regional, a paciente é colocada em posição de litotomia, a vagina é preparada para cirurgia e um cateter de Foley é instalado. Posiciona-se um espéculo de Auvard com peso para afastamento da parede vaginal posterior.

❷ **Cirurgia concomitante.** Se forem necessárias outras cirurgias reconstrutivas, elas podem preceder ou suceder a colporrafia anterior. A colporrafia anterior pode ser realizada com útero *in situ* ou, alternativamente, após histerectomia.

❸ **Incisão vaginal.** Aplica-se uma pinça de Allis em posição 1 a 2 cm distal à cúpula vaginal de ambos os lados da parede vaginal anterior (Fig. 43-13.1). Essas pinças são gentilmente tracionadas lateralmente a fim de criar tensão, e a parede vaginal entre elas sofre incisão transversal. Após a incisão, uma terceira pinça é posicionada na linha média, 3 a 4 cm distal a essa incisão. Todas as três pinças são seguras, produzindo uma suave pressão para fora.

❹ **Plano de dissecção.** As pontas da tesoura de Metzenbaum são insinuadas abaixo da mucosa vaginal. As lâminas da tesoura são abertas e fechadas, enquanto o cirurgião exerce pressão suave para frente em paralelo e no interior do plano subjacente à mucosa vaginal. Essa técnica permite a separação entre mucosa e camada fibromuscular. A dissecção prossegue no sentido caudal até alcançar a pinça de Allis na linha média. A parede vaginal separada sofre incisão longitudinal.

Pinças de Allis adicionais são posicionadas, uma em cada borda livre de mucosa. A pinça de Allis central mais distal é movida 3 a 4 cm no sentido distal. As etapas de dissecção da parede vaginal são repetidas. Esse processo continua até que a parede tenha sido dividida e dissecada até 2 a 3 cm do meato uretral (Fig. 43-13.2). Esse local final corresponde ao ponto médio da extensão da uretra.

A seguir, as ligações laterais entre a parede vaginal e a camada fibromuscular subjacente são separadas (Fig. 43-13.3). Com um dedo atrás de uma das paredes vaginais incisadas, a tesoura é mantida paralela à parede, e a camada epitelial vaginal é separada da camada fibromuscular. Utiliza-se a combinação de dissecção cortante e divulsão, e quando se penetra no plano apropriado as camadas se separam facilmente. Essa dissecção é estendida lateralmente e quase alcança o ramo do púbis.

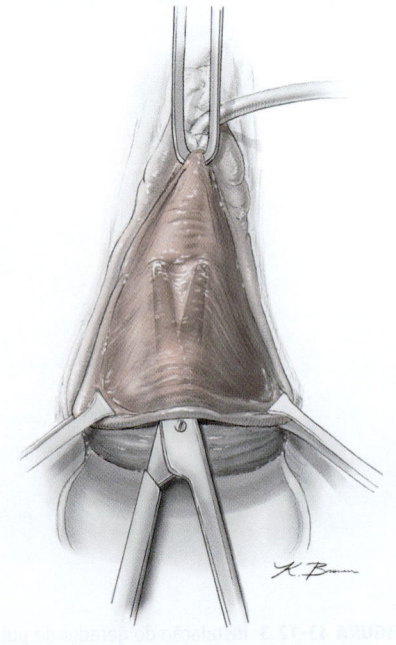

FIGURA 43-13.1 Dissecção do plano tecidual.

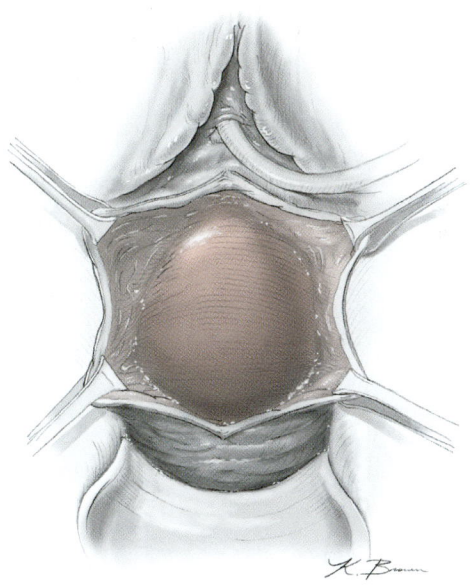

FIGURA 43-13.2 Incisão vaginal.

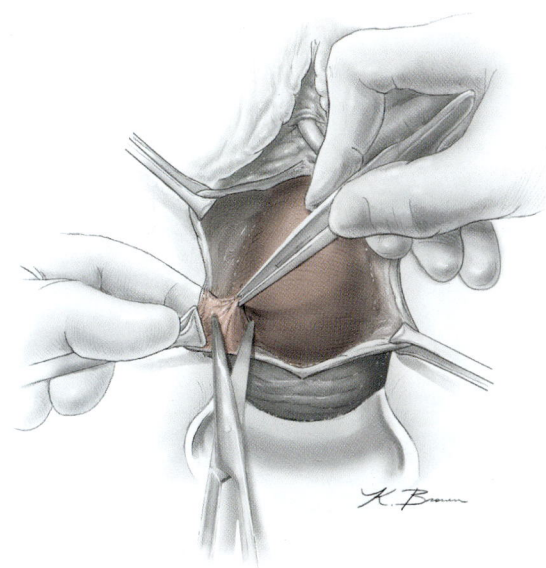

FIGURA 43-13.3 Separação de mucosa e camada fibromuscular.

5 Colporrafia anterior tradicional (Plicatura de linha média). Inicia-se, então, a plicatura da camada fibromuscular. Aplicam-se pontos isolados de sutura com fio 2-0 permanente ou de absorção lenta montado em agulha tipo SH na linha média ao longo da extensão da parede vaginal (Fig. 43-13.4). A plicatura da fáscia cria uma camada dupla de apoio para a bexiga e a uretra. Deve-se evitar tensão extrema para prevenir que os pontos cortem a fáscia ou estreitem demasiadamente a vagina. A sutura é amarrada e a bexiga é gentilmente empurrada para cima e para fora da linha de incisão. Se necessário, uma segunda camada de sutura de plicatura é aplicada, com início lateralmente à primeira (ver Fig. 43-13.4).

6 Reparo paravaginal. Se houver indicação de reparo paravaginal, deve-se prosseguir com a dissecção lateral acompanhando o ramo isquiopúbico desde a sínfise pubiana até a espinha do ísquio. Utiliza-se divulsão para entrar no espaço de Retzius. Se houver defeito paravaginal, o espaço é facilmente penetrado. O arco tendíneo da fáscia pélvica é identificado como uma linha branca correndo da espinha isquiática para a sínfise. A visualização é facilitada com o uso de afastadores Breisky-Navratil e luminosos.

Uma sequência de 4 a 6 pontos com fio 0 não absorvível é aplicada no arco tendíneo ou fáscia do obturatório com fixação à borda lateral da camada fibromuscular da vagina (Fig. 43-13.5). O procedimento é repetido do outro lado. Se necessário, pode-se realizar plicatura de linha média após terem sido

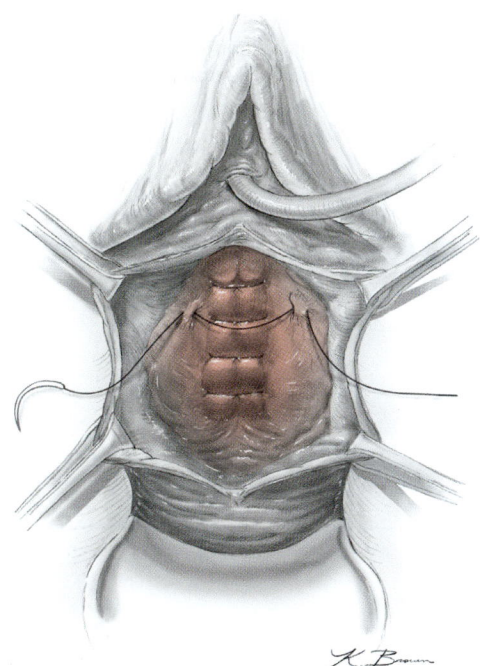

FIGURA 43-13.4 Plicatura de linha média.

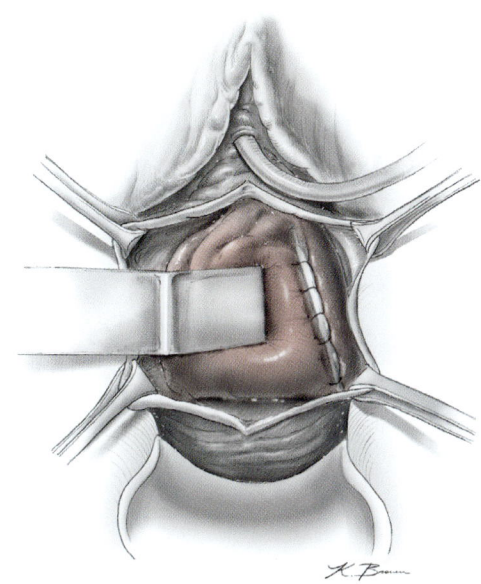

FIGURA 43-13.5 Reparo de defeito paravaginal.

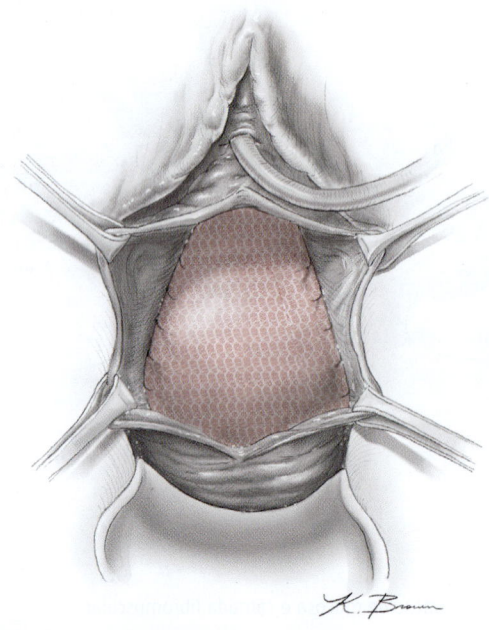

FIGURA 43-13.6 Posicionamento final da tela.

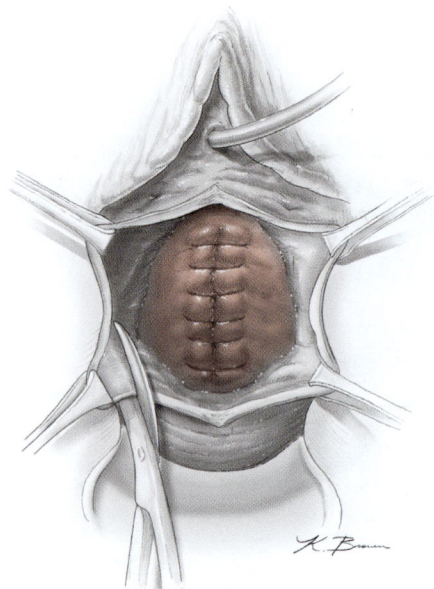

FIGURA 43-13.7 Segunda camada de plicatura com secção da mucosa em excesso.

aplicados os pontos paravaginais. Contudo, a parede vaginal não deve ser colocada sob tensão.

7 Acréscimo de tela. Para o procedimento de acréscimo de tela, a dissecção prossegue de forma semelhante à descrita para o reparo paravaginal. A tela é cortada em formato trapezoidal e fixada à fáscia do arco tendíneo da pelve com 4 pontos aplicados com fio permanente 2-0 de cada lado (Fig. 43-13.6). A tela pode ser usada apenas para reforçar o reparo do defeito de parede anterior ou após plicatura de linha média, conforme descrito anteriormente na etapa 3.

8 Fechamento da incisão. Dependendo do tamanho da cistocele original, é possível que haja tecido redundante na parede vaginal que deverá ser aparado (Fig. 43-13.7). A secção liberal desse tecido pode colocar a parede vaginal sob tensão excessiva, afetando a cicatrização e estreitando a vagina. Portanto, deve-se ter o cuidado na excisão do tecido. A mucosa vaginal é reaproximada com sutura contínua usando fio de absorção lenta 2-0.

9 Cistoscopia. Kwon e colaboradores (2002) realizaram cistoscopia em 346 pacientes após colporrafia anterior e encontraram lesões inesperadas em 2% dos casos. Essas lesões implicaram retirada e reposicionamento da sutura. Consequentemente, há indicação de cistoscopia para comprovar a integridade de óstios ureterais, bexiga e lúmen uretral.

PÓS-OPERATÓRIO

Na maioria dos casos, a recuperação após colporrafia anterior é rápida e está associada a poucas complicações. Entretanto, retenção urinária e infecção urinária são comuns. Antecipando-se à retenção, muitos autores recomendam drenagem vesical até que o resíduo urinário esteja abaixo de 200 mL.

Assim como em outras cirurgias vaginais, a dieta e as atividades podem ser retomadas de acordo com a tolerância. No entanto, as pacientes devem se abster de relações sexuais até que a cicatrização esteja completa, normalmente 6 a 8 semanas após o reparo.

43-14

Reparo abdominal de defeito paravaginal

O reparo de defeito paravaginal (PVDR, de *paravaginal defect repair*) é um procedimento corretivo de prolapso usado para tratar defeitos na parede vaginal anterior. O procedimento envolve a fixação da parede lateral da vagina à fáscia do arco tendíneo da pelve (Fig. 38-15, p. 931). Nos últimos 20 anos o PVDR foi se popularizando à medida que os defeitos laterais da parede vaginal anterior e sua relação com a fisiopatologia do prolapso foram sendo mais bem compreendidos. O reparo de defeito paravaginal frequentemente é realizado em conjunto com o procedimento anti-incontinência de Burch. Com essa combinação, o reparo do defeito paravaginal proporciona apoio aos segmentos médio e superior da vagina, enquanto o procedimento de Burch garante apoio medial e distal. O PVDR é uma operação que visa primariamente ao prolapso, e não há comprovação de que seja efetivo no tratamento da incontinência urinária de esforço (IUE). Esse procedimento pode ser realizado isoladamente ou em combinação com outros para tratamento de prolapso.

O reparo de defeito paravaginal também pode ser realizado por via laparoscópica por cirurgiões habilitados. Se as suturas puderem ser aplicadas da forma semelhante à da abordagem abdominal, esperam-se resultados equivalentes.

PRÉ-OPERATÓRIO

Avaliação da paciente

Há necessidade de comprovação pelo exame físico de defeito na parede lateral da vagina antes da cirurgia, conforme descrito no Capítulo 24 (p. 646). Se for identificado prolapso significativo, deve-se avaliar se há IUE ou potencial. Nas pacientes com defeito paravaginal isolado, há risco de desenvolvimento de outros problemas no apoio pélvico, tais como prolapso vaginal apical ou posterior. Assim, deve-se tentar identificar esses possíveis problemas antes da cirurgia. Em alguns casos, há indicação de reparo profilático para esses defeitos.

Consentimento

O reparo de defeito paravaginal proporciona apoio efetivo às paredes laterais da vagina, mas, assim como com outros procedimentos para tratamento de prolapso, as taxas de sucesso diminuem com o tempo. O procedimento envolve cirurgia no espaço de Retzius, com potencial para sangramento intenso. Particularmente, aquelas que tenham sido submetidas a cirurgia prévia nesse espaço apresentam maior risco de hemorragia significativa. Embora não seja comum, o posicionamento impreciso da sutura pode resultar em lesão de bexiga e/ou ureter. Outras possíveis complicações incluem incontinência ou retenção urinária.

Preparo da paciente

Assim como na maioria das cirurgias uroginecológicas, utiliza-se antibioticoterapia profilática para prevenção de infecção da ferida operatória (Tabela 39-6, p. 959). Recomendamos preparo intestinal antes de PVDR para descomprimir os intestinos, embora essa conduta não seja obrigatória (Tabela 39-7, p. 960). Entretanto, se o procedimento for realizado em combinação com cirurgias mais complexas de reconstrução da pelve, há indicação para esvaziamento intestinal total. A profilaxia para trombose é feita conforme descrito na Tabela 39-9 (p. 962).

INTRAOPERATÓRIO

PASSO A PASSO

❶ **Anestesia e posicionamento da paciente.** Essa cirurgia normalmente é realizada em regime de internação com anestesia geral ou regional. Após a administração da anestesia, a paciente deve ser posicionada com apoio dos membros inferiores em estribos de Allen. A exposição adequada da vagina é vital porque o cirurgião deve usar sua mão para elevar o espaço paravaginal a fim de auxiliar na dissecção. Abdome e vagina são preparados para cirurgia e insere-se cateter de Foley com balão de 10 mL.

❷ **Incisão abdominal.** A incisão transversal baixa posicionada 1 cm acima da sínfise pubiana é a que garante a melhor exposição do espaço de Retzius (Seção 41-2, p. 1.022). Não há necessidade de entrar na cavidade peritoneal. Entretanto, a entrada facilita a instalação de afastador autorretrátil.

❸ **Entrada no espaço de Retzius.** Após a incisão da fáscia, os músculos retos do abdome são separados na linha média e são utilizados afastadores para mantê-los em aposição. A dissecção cuidadosa desse espaço reduz o risco de hemorragia e auxilia na criação de planos teciduais precisos para posicionamento da sutura. O plano de dissecção correto para abertura do espaço de Retzius é aquele imediatamente atrás do púbis. O tecido areolar frouxo é gentilmente dissecado no sentido mediolateral com os dedos ou com esponja, iniciando-se imediatamente atrás do púbis (Fig. 43-14.1). Se a entrada ocorrer no plano correto, esse espaço virtual avascular abre-se com facilidade e sem hemorragia significativa. Se houver sangramento, é provável que se tenha entrado no plano errado.

Após a abertura da porção medial do espaço de Retzius, o canal obturador deve ser palpado bilateralmente para que se possam evitar os vasos e o nervo que cursam nessa região. A espinha isquiática é palpada 4 a 5 cm abaixo do canal obturador. O restante do espaço paravaginal é aberto com dissecção suave com os dedos ou com a inserção de esponjas de gaze com 4 × 4 polegadas nos espaços paravaginais laterais. O processo é facilitado pela mão do cirurgião na vagina empurrando para cima esse espaço.

Observam-se grandes vasos sanguíneos paravaginais ao longo da parede lateral da vagina. O sangramento por esses vasos é facilmente controlado com pressão exercida para cima pela mão na vagina enquanto se aplicam suturas hemostáticas.

❹ **Identificação do arco tendíneo da fáscia da pelve.** O arco tendíneo da fáscia da pelve corre entre a sínfise pubiana e a espinha

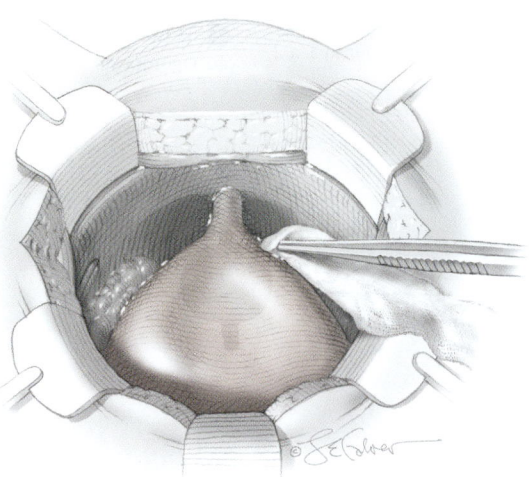

FIGURA 43-14.1 Dissecção do espaço de Retzius.

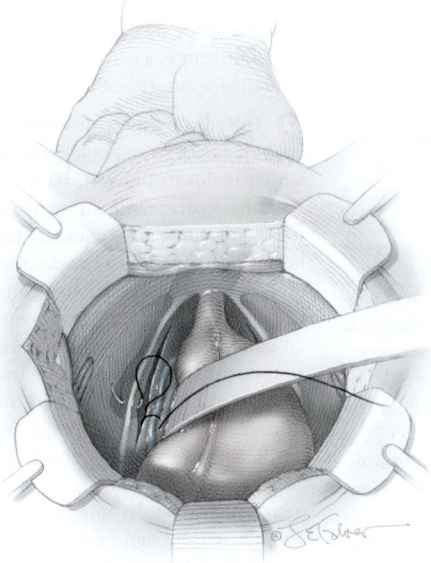
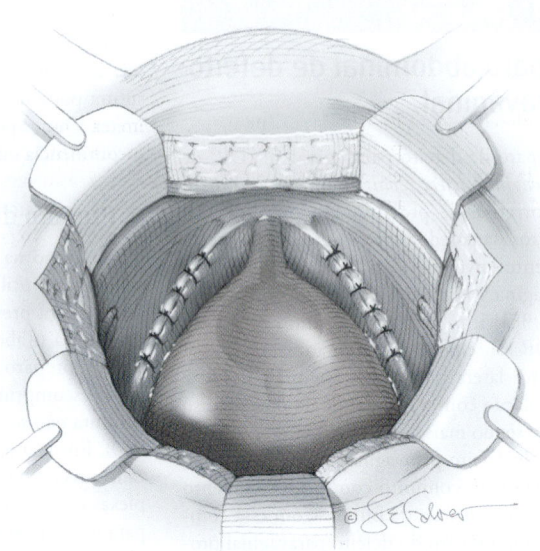

FIGURA 43-14.2 Aplicação das suturas paravaginais.

FIGURA 43-14.3 Suturas aplicadas.

isquiática (Fig. 38-24, p. 940). É observado nesse local, ao longo da parede lateral, como um tecido conectivo condensado branco. Nas pacientes com defeitos, ele pode estar lacerado no meio ou totalmente avulso da parede lateral.

5 Aplicação das suturas paravaginais. Com uma mão na vagina pressionando para cima o espaço paravaginal, utiliza-se afastador maleável de tamanho médio para rebater a bexiga medialmente e protegê-la de aplicação inadvertida da sutura.

A sutura mais cefálica é a primeira a ser aplicada (Fig. 43-14.2). Um dedo protegido por dedal no interior da vagina pressiona para cima, contra a parede lateral da vagina, e aplica-se uma sutura em forma de 8 com fio permanente 2-0 ao redor dos vasos paravaginais, com cuidado para evitar a entrada no lúmen vaginal. Se houver sangramento, a sutura é apertada para constrição dos vasos envolvidos. A seguir, aplica-se sutura através do arco tendíneo da fáscia da pelve em um ponto 1 a 2 cm caudal à espinha isquiática. Os pontos não devem ser atados até que toda a sutura paravaginal tenha sido aplicada. Durante o posicionamento da sutura, o canal do obturador e o feixe neurovascular devem ser visualizados e evitados. Três a cinco pontos paravaginais adicionais são então aplicados com intervalos de 1 cm até a altura do colo vesical. Após a aplicação de todas as suturas os pontos são apertados e o procedimento é repetido do outro lado da vagina (Fig. 43-14.3).

6 Cistoscopia. Administra-se ½ a 1 ampola de índigo carmim por via intravenosa e realiza-se cistoscopia. Deve-se identificar efluxo de ambos os óstios ureterais. Além disso, a superfície da bexiga deve ser inspecionada buscando por suturas. Uma sutura mal posicionada pode ser identificada como uma cavidade na parede vesical. Se forem encontradas suturas penetrando na bexiga, elas devem ser removidas e adequadamente posicionadas.

7 Fechamento da incisão. Após irrigação vigorosa do espaço de Retzius, o abdome é fechado na forma padrão (Seção 41-2, p. 1.023). Se o peritônio tiver sido aberto, recomenda-se seu fechamento para prevenir pequenas aderências intestinais no espaço de Retzius.

8 Procedimentos concomitantes. Em pacientes com incontinência urinária de esforço, pode-se realizar procedimento de Burch após a aplicação das suturas paravaginais. Nesse caso, a cistoscopia deve ser postergada até a finalização do procedimento de Burch.

PÓS-OPERATÓRIO

Em geral, a recuperação acompanha aquela associada à laparotomia e varia dependendo das cirurgias concomitantes e do tamanho da incisão. Antes da alta hospitalar, a paciente é submetida a teste de micção conforme descrito no Capítulo 39 (p. 966).

43-15
Colporrafia posterior

A colporrafia posterior tradicionalmente é usada para reparo de prolapso da parede posterior da vagina (retocele). Especificamente, as técnicas de colporrafia posterior tentam reforçar a camada fibromuscular entre a vagina e o reto para prevenção de prolapso do reto para o lúmen vaginal.

Em muitas situações, o ápice da parede vaginal posterior deve ser suspenso para que haja sucesso no reparo. Assim, se não houver tratamento do descenso apical, é possível que haja prolapso recorrente. Adicionalmente, a perineorrafia frequentemente é realizada em conjunto com a colporrafia posterior.

Foram desenvolvidas variações na colporrafia posterior para aumentar as taxas de sucesso. Os métodos atuais incluem plicatura medial, reparo direto do defeito e aplicação de materiais de reforço. Contudo, as evidências não indicam que uma delas seja mais efetiva.

PRÉ-OPERATÓRIO

■ Avaliação da paciente

Uma discussão detalhada dos sintomas deve ser realizada a cada avaliação das pacientes antes de colporrafia. Frequentemente, as pacientes associam seus sintomas intestinais à presença de uma protuberância na parede posterior, mas é possível que os dois não estejam relacionados. Especificamente, se a constipação for a principal queixa, deve-se proceder a um ensaio de tratamento não cirúrgico (Tabela 11-8, p. 323). Os sintomas com maior probabilidade de cura com esse procedimento são a necessidade de descompressão digital do reto e a sensação de protuberância vaginal.

O prolapso de parede posterior acompanha outros defeitos de suporte, e as pacientes devem ser submetidas a exame completo de prolapso de órgão pélvico conforme descrito no Capítulo 24 (p. 644). Se houver prolapso de cúpula vaginal ou de parede vaginal anterior concomitante, tal prolapso deve ser reparado.

■ Consentimento

Além dos riscos cirúrgicos, esse procedimento pode não ser capaz de corrigir os sintomas e a anatomia. Portanto, paciente e cirurgião devem identificar as metas do tratamento e discutir as expectativas. Nos poucos ensaios randomizados realizados, as técnicas atuais produzem reparo anatômico abaixo do ideal, e as taxas de sucesso se aproximam de 70%. Outro risco pós-operatório é a dispareunia. É raro que haja lesão do reto.

Para reparo de prolapso de órgão pélvico por via transvaginal, o uso de tela sintética é controverso e, recentemente, a FDA (2011) publicou uma comunicação de segurança. Nessa comunicação foram listados os riscos, incluindo erosão, infecção, dor crônica, dispareunia, perfuração de órgão e problemas urinários. Além disso, observou-se que tais riscos devem ser discutidos com as pacientes durante o processo de consentimento, assim como a possível necessidade de outra cirurgia em razão de complicações associadas ao uso da tela e a possibilidade de que tais complicações sejam irreversíveis em um número pequeno de pacientes.

■ Preparo da paciente

Há indicação de preparo intestinal para prevenção de contaminação fecal durante a cirurgia (Tabela 39-7, p. 960). Adicionalmente, a paciente pode ser beneficiada com a postergação da evacuação pós-operatória, o que pode ser obtido com dieta com líquidos claros e baixo conteúdo de resíduos. Antibioticoterapia e profilaxia para trombose são administradas como descrito nas Tabelas 39-6 e 39-9 (p. 959).

INTRAOPERATÓRIO

PASSO A PASSO

1 Anestesia e posicionamento da paciente. A colporrafia posterior normalmente é realizada em regime de internação com anestesia geral ou regional. A paciente é colocada em posição de litotomia alta com o estribo escolhido a critério do cirurgião, e a vagina é preparada para cirurgia. Não há necessidade de cateter de Foley a não ser que se esteja planejando outra cirurgia concomitante.

2 Incisão vaginal e dissecção. Os cantos do introito vaginal são seguros com pinça de Allis. Uma terceira pinça de Allis é posicionada na linha média vaginal no ápice proximal da protuberância vaginal. No períneo, faz-se uma incisão horizontal que é estendida entre as pinças de Allis e o introito.

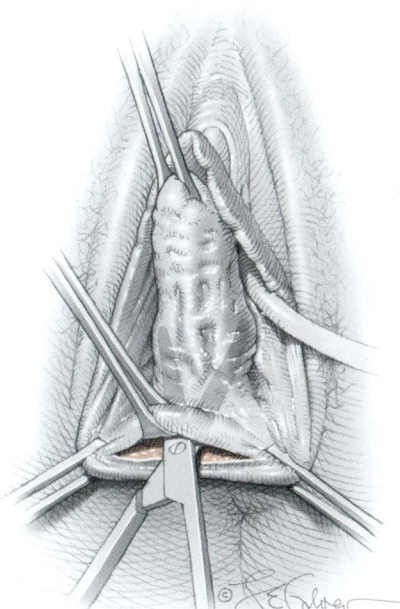

FIGURA 43-15.1 Incisão vaginal e dissecção.

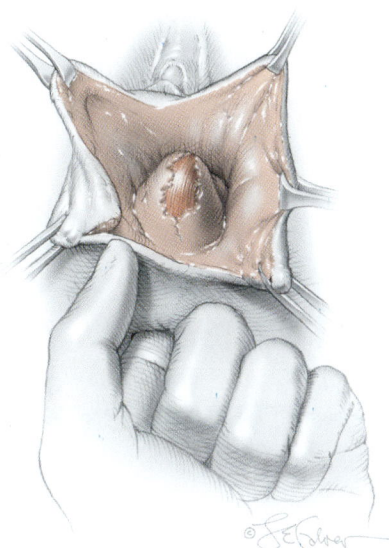

FIGURA 43-15.2 Exame retal.

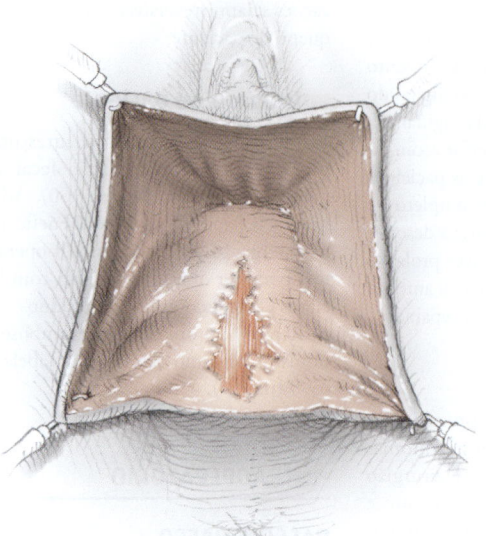

FIGURA 43-15.3 Defeito na linha média.

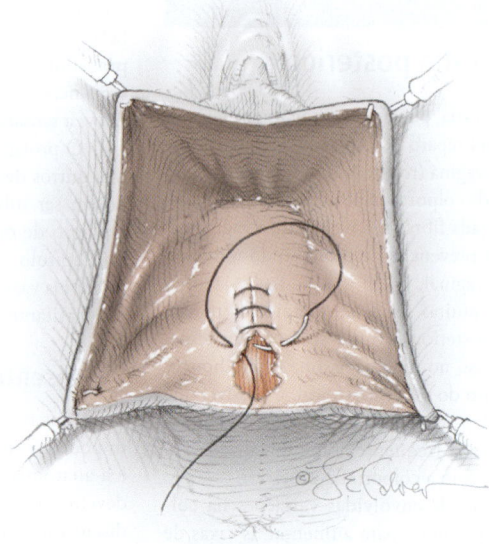

FIGURA 43-15.4 Plicatura na linha média.

A seguir, utiliza-se tesoura de Metzenbaum para desenvolver a incisão com dissecção da mucosa vaginal (Fig. 43-15.1). Em razão da fusão da camada fibromuscular com o corpo perineal, assim como de possível cicatriz de episiotomia anterior, os planos teciduais não costumam estar bem definidos. Assim, na região imediatamente adjacente ao corpo perineal há necessidade de dissecção cortante. Entretanto, uma vez que se tenha atingido a mucosa perineal, normalmente encontram-se planos bem definidos e passa a ser possível combinar divulsão com dissecção cortante.

Durante a dissecção deve-se ter cuidado para se manter no plano tecidual correto. A ponta da tesoura deve estar posicionada em paralelo à mucosa vaginal. O aprofundamento da dissecção pode levar à perfuração do reto, enquanto a superficialização pode produzir defeitos na mucosa vaginal. A dissecção deve se estender em direção cefálica até o nível da pinça de Allis proximal previamente posicionada no ápice.

A seguir, utilizando a tesoura de Metzenbaum, realiza-se uma incisão na linha média desde a incisão perineal até o ápice. As bordas da incisão de linha média são seguras com pinças de Allis. Normalmente, há necessidade de divulsão e dissecção cortante bilateralmente para separação complementar da camada fibromuscular do epitélio vaginal lateral.

❸ **Exame retal.** O exame retal é realizado para identificar a camada fibromuscular assim como a parede do reto e os músculos levantadores do ânus (Fig. 43-15.2).

❹ **Plicatura de linha média.** Utiliza-se uma sequência de pontos interrompidos com fio 2-0 de absorção lenta ou permanente para a plicatura da musculatura vaginal na linha média, e a linha de sutura se estende desde o ápice até o períneo (Figs. 43-15.3 and 43-15.4). Uma segunda linha de sutura com pontos interrompidos faz a plicatura da musculatura

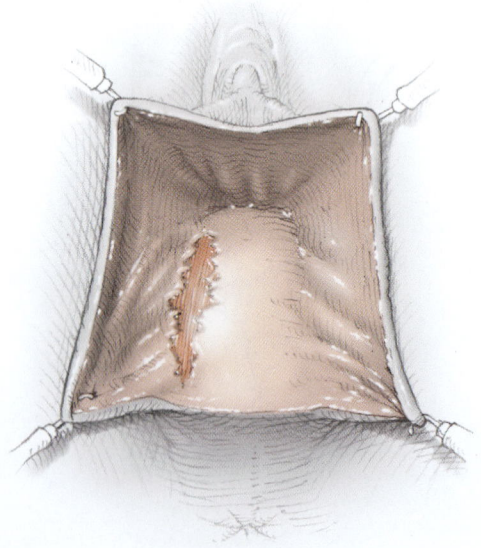

FIGURA 43-15.5 Defeito lateral.

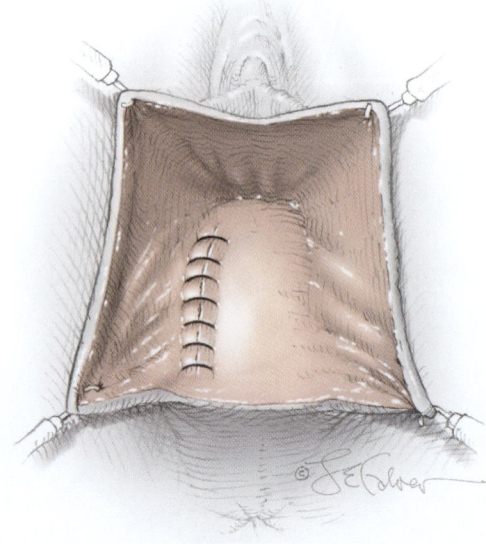

FIGURA 43-15.6 Reparo da falha.

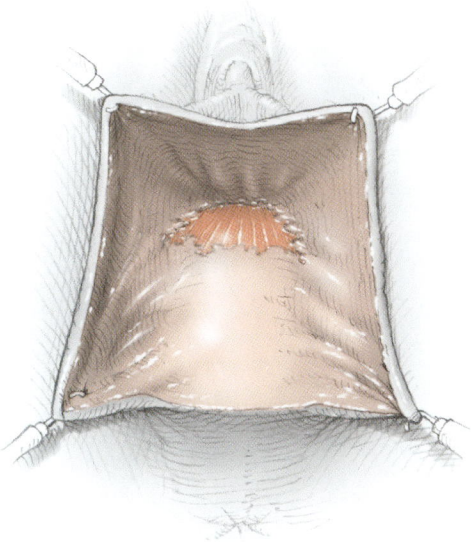

FIGURA 43-15.7 Defeito proximal.

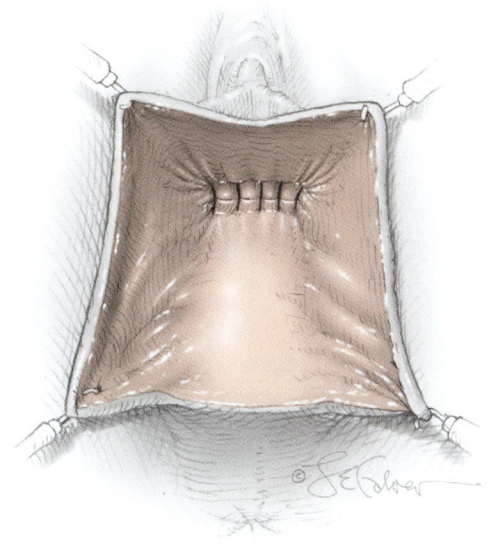

FIGURA 43-15.8 Reparo da falha.

que se encontra lateralmente aos tecidos aproximados com a primeira camada. Esses pontos são fixados na linha média sobre a primeira camada.

Deve-se ter o cuidado de evitar aplicar pontos muito lateralmente, o que levaria à formação de pontes de tecido na parede vaginal posterior e poderia resultar em dispareunia. Além disso, as suturas não devem ser posicionadas no músculo levantador do ânus, o que também poderia produzir dispareunia e dor crônica. Após a aplicação de todas as suturas, deve-se proceder a exame do reto para excluir a possibilidade de algum ponto ter atravessado a parede do reto.

O reforço do aspecto apical da parede vaginal posterior frequentemente é benéfico. Se os ligamentos uterossacrais forem identificados nos cantos laterais do ápice, utilizam-se pontos interrompidos para conectá-los à camada fibromuscular do segmento superior da parede posterior.

❺ **Reparo da falha.** Em alguns casos, identifica-se um defeito isolado na camada fibromuscular posterior após o início da dissecção. Os defeitos podem ser laterais, em linha média, apicais ou perineais (Figs. 43-15.5 a 43-15.10). Nessa situação, a plicatura de linha média talvez não seja suficiente e deve-se proceder a reparo direto do defeito com pontos interrompidos com fio 2-0 permanente ou de absorção lenta para fechamento do defeito. Geralmente esse fechamento é feito em camada única.

❻ **Correção com tela.** Nas situações em que não se identifica tecido fibromuscular de qualidade, pode-se usar material biológico ou sintético para a correção (Fig. 43-15.11). A dissecção inicial do epitélio é mantida lateralmente até o ápice. O material a ser usado é cortado no tamanho adequado para que fique esticado. A seguir, é suturado ao ápice vaginal assim como às bordas distal e laterais da camada fibromuscular com pontos interrompidos usando fio 2-0 de absorção lenta

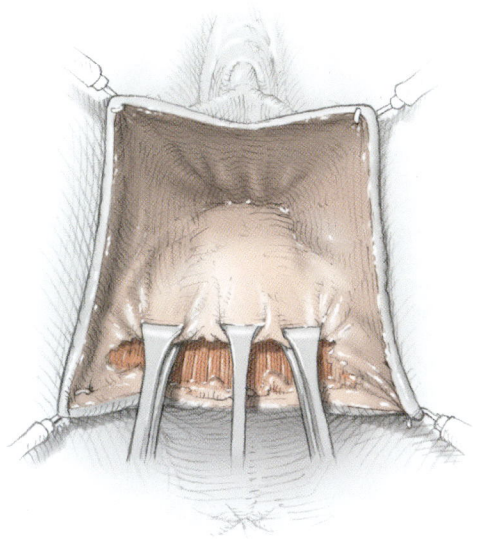

FIGURA 43-15.9 Defeito distal.

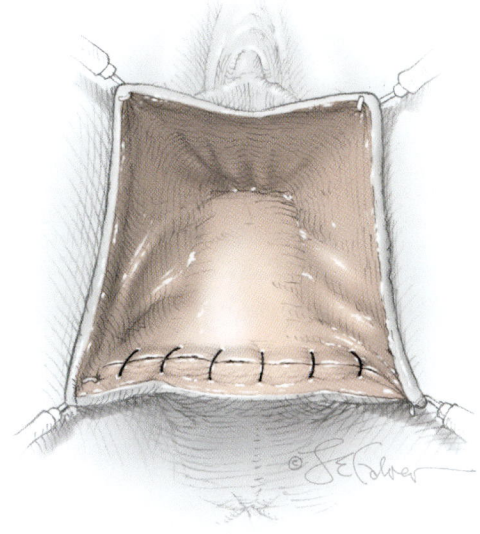

FIGURA 43-15.10 Reparo da falha.

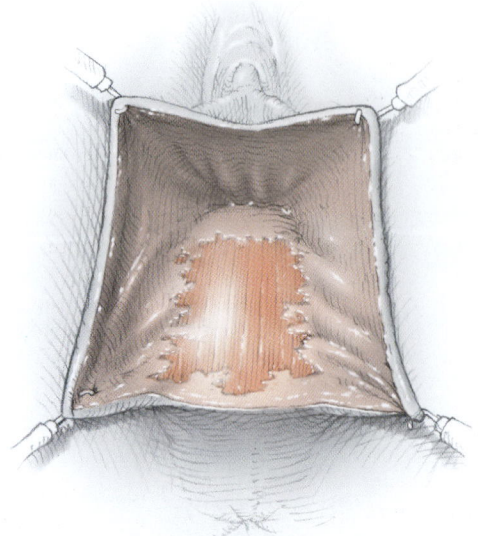 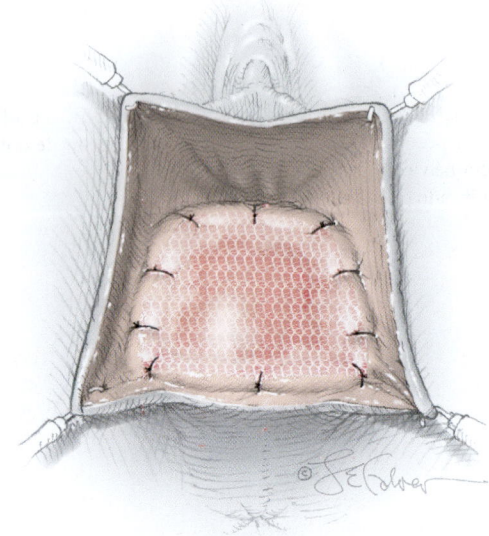

FIGURA 43-15.11 Grande defeito em parede posterior.

FIGURA 43-15.12 Correção usando tela.

(Fig. 43-15.12). Se for usada uma tela permanente, ela deve ser mantida no mínimo a 2 cm do corpo perineal. O risco de erosão da tela aumenta quando ela é posicionada perto do corpo perineal. Finalmente, se a necessidade do uso de tela for prevista, a dissecção inicial deve ser feita em plano tecidual mais profundo a fim de aumentar a distância entre a tela e o lúmen vaginal. Com isso, reduz-se a chance de haver erosão da tela para a vagina.

7 Fechamento da incisão. Após a plicatura, é frequente que haja redundância de tecido na parede vaginal que deve ser aparado. Contudo, a secção liberal pode causar estreitamento da vagina e colocar a incisão da parede vaginal sob tensão excessiva e dificultar a cicatrização.

A mucosa vaginal é reaproximada com sutura contínua usando fio de absorção lenta 2-0. Deve-se ter atenção para não distanciar muito os pontos. Se os pontos estiverem muito distantes um do outro, pode-se criar um enrugamento em forma de sanfona do epitélio vaginal com subsequente encurtamento da vagina quando a sutura for finalmente amarrada.

8 Perineorrafia. A perineorrafia com frequência é realizada em conjunto com o reparo posterior (Seção 43-16, p. 1.223). Se for realizada, normalmente ocorre após o fechamento da incisão vaginal.

PÓS-OPERATÓRIO

As pacientes são orientadas a fazer banho de assento duas vezes por dia, e a usar amolecedores de fezes e dieta rica em fibras. A constipação intestinal deve ser evitada. As relações sexuais devem ser postergadas até nova avaliação 1 mês após a cirurgia.

43-16

Perineorrafia

O corpo perineal serve como núcleo de suporte do aspecto distal da vagina, do reto e do soalho pélvico. Portanto, um corpo perineal danificado ou debilitado pode contribuir para que haja prolapso distal. O reforço dessa estrutura, ou seja, a *perineorrafia*, é realizado com frequência em conjunto com outros procedimentos de reconstrução, como o reparo posterior. Como resultado da perineorrafia, o corpo perineal encurtado é alongado e o hiato genital é concomitantemente encurtado para restabelecer o suporte distal.

O grau de alongamento do corpo perineal é estabelecido em função dos objetivos cirúrgicos. Na perineorrafia alta, as incisões são posicionadas de forma a criar um corpo perineal mais longo e a estreitar o hiato genital. Esse procedimento é vantajoso como adjunto à colpocleise (Seções 43-24 e 43-25, p. 1.246). Com a perineorrafia baixa, o grau de alongamento do corpo perineal é reduzido a fim de criar um hiato genital suficientemente amplo para uma penetração confortável durante o ato sexual.

PRÉ-OPERATÓRIO

■ Avaliação da paciente

O comprimento do hiato genital é medido em centímetros em repouso e durante manobra de Valsalva, desde o meato uretral na posição de 12 horas até o anel himenal na posição de 6 horas. O corpo perineal é medido desde o anel himenal na posição de 6 horas até o ânus. Não há dados de normalidade para essas medidas. Assim, a decisão de proceder à perineorrafia deve considerar o conjunto de sintomas, os achados clínicos e a anatomia da paciente.

A perineorrafia algumas vezes é indicada em razão de flacidez do introito com o objetivo de estreitar o hiato genital. Contudo, deve-se ter cuidado para não reduzir o calibre a ponto de causar dispareunia. Além disso, em pós-menopáusicas sexualmente ativas cujos parceiros tenham redução do tônus erétil, a penetração vaginal pode ser dificultada se o introito estiver muito reduzido.

■ Consentimento

A paciente com indicação de perineorrafia deve ser alertada sobre os riscos de dispareunia pós-operatória, recorrência do prolapso ou complicações na ferida, como abscesso de pontos.

■ Preparo da paciente

Considerando a proximidade entre o local da cirurgia e o ânus e considerando a possibilidade de lesão intestinal, há indicação de preparo intestinal e de administração de antibioticoterapia profilática antes da cirurgia para reduzir o risco de contaminação fecal e infecção da ferida operatória (Tabelas 39-6 and 39-7, p. 959). A profilaxia para trombose é feita conforme descrito na Tabela 39-9 (p. 962).

INTRAOPERATÓRIO

PASSO A PASSO

❶ **Anestesia e posicionamento da paciente.** A perineorrafia normalmente é realizada com anestesia geral ou regional e a escolha é determinada pelas cirurgias concomitantes que estejam sendo planejadas. A paciente é colocada em posição de litotomia dorsal. Inicialmente realiza-se exame vaginal e retal sob anestesia para avaliar o tamanho do corpo perineal e possíveis defeitos na parede posterior da vagina que também requeiram reparo. A vagina é preparada para cirurgia e um cateter de Foley é instalado.

❷ **Cirurgia concomitante.** Se houver indicação de cirurgias concomitantes, a perineorrafia, na maioria dos casos, é o procedimento final.

❸ **Incisão.** Para determinar qual será o resultado final após o reparo, aplicam-se pinças de Allis nas bordas do introito nas posições de 3 e 9 horas. As pinças são juntadas na linha média. Com essa técnica, o cirurgião pode avaliar antecipadamente qual será o tamanho final do introito e do corpo perineal ao final do procedimento. Como é possível haver fibrose e retração, é melhor deixar o hiato genital maior do que menor. Embora cada caso deva ser avaliado individualmente, em geral, o introito deve admitir três dedos ao final da cirurgia. Faz-se uma incisão em forma de diamante com a ponta cefálica estendendo-se por 2 a 3 cm na vagina e a caudal até um ponto aproximadamente 2 cm acima do ânus.

❹ **Remoção de pele e mucosa.** Para tração, posiciona-se uma pinça de Allis na ponta inferior extrema do diamante. Utiliza-se a tesoura de Metzenbaum para separação da pele perineal e da mucosa vaginal dos tecidos subjacentes no interior do diamante. Durante a dissecção, as pontas da tesoura são mantidas paralelas aos tecidos perineais e vaginais, respectivamente.

A dissecção deve ser realizada sobre o corpo perineal. Essa região contém um tecido de condensação normal e é possível que haja fibrose adicional. Consequentemente, nem sempre será possível criar planos cirúrgicos adequados. Assim, talvez haja necessidade de exames retais frequentes durante a dissecção para evitar perfuração do reto.

❺ **Posicionamento da sutura.** Utiliza-se fio de absorção lenta 0 montado sobre agulha CT-1 para sutura localizada 1 cm abaixo do anel himenal a fim de aproximar os músculos perineais. Na sutura desses músculos, a agulha deve penetrar longe da borda e ser direcionada primeiro de dentro para fora e, depois, de fora para dentro (Fig. 43-16.1). Com essa técnica de sutura os nós são efetivamente enterrados por sob os músculos plicados. Contudo, ini-

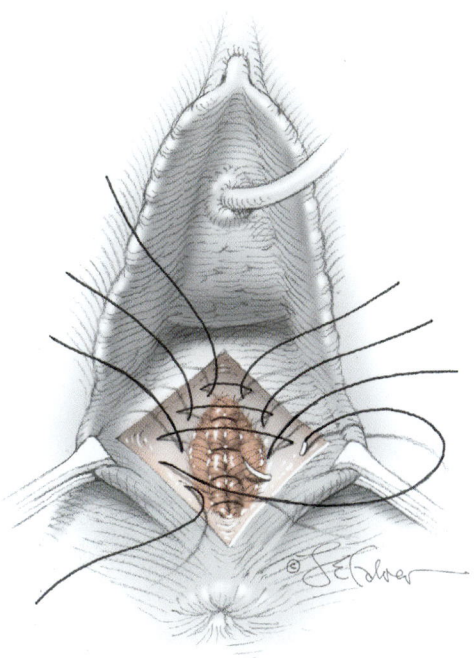

FIGURA 43-16.1 Posicionamento da sutura.

cialmente o primeiro ponto é seguro e não amarrado.

Aplica-se tração para baixo e uma segunda sutura é aplicada aproximadamente 1 cm em direção cefálica. Assim como com a primeira sutura, os pontos não são atados. Uma terceira sutura pode ser aplicada mais 1 cm em direção cefálica. De forma semelhante, um ou dois pontos são posicionados com 1 cm de distância e em direção caudal à sutura primária. Os pontos são então progressivamente amarrados, iniciando-se com a mais baixa. Em alguns casos, uma segunda camada de sutura contínua é aplicada nos músculos perineais superficiais para apoio complementar.

6 Fechamento da vagina e do períneo. Com início no ápice da vagina, a mucosa vaginal é fechada com sutura contínua usando fio de absorção lenta 2-0 (Fig. 43-16.2). Ao aplicar sutura contínua na vagina, o cirurgião deve estar ciente da necessidade de posicionar os pontos próximos um do outro. Se os pontos forem posicionados distantes durante o fechamento da mucosa, é possível que haja encurtamento da vagina.

A sutura contínua reaproxima o anel himenal para então entrar na região do períneo. O mesmo fio é usado com sutura de colchoeiro para reaproximar o tecido subcutâneo até o final da incisão, próximo do ânus. Para fechamento da pele, utilizam-se pontos interrompidos com fio de absorção lenta 3-0.

PÓS-OPERATÓRIO

As pacientes são orientadas a usar banho de assento duas vezes ao dia, amolecedores de fezes e dieta rica em fibras. A constipação intestinal deve ser evitada. As relações sexuais devem ser postergadas até nova avaliação 1 mês após a cirurgia. Temos observado que a perineorrafia com reparo de parede posterior está associada a retenção urinária de curto prazo. Acredita-se que resulte de espasmo dos músculos levantadores do ânus. Consequentemente, recomenda-se teste de micção pós-operatório, com avaliação de resíduo pós-miccional.

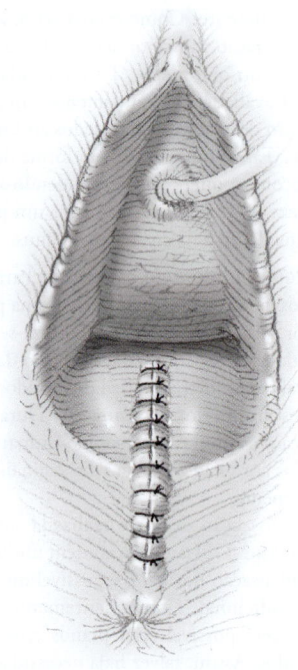

FIGURA 43-16.2 Fechamento da ferida.

43-17
Sacrocolpopexia abdominal

Desde a sua introdução no início dos anos 1960, a sacrocolpopexia tornou-se um procedimento transabdominal amplamente aceito para suspender a abóboda vaginal até sacro usando enxertos naturais ou sintéticos (Lane, 1962). Esse procedimento é realizado primariamente para suspender a cúpula vaginal que tenha sofrido prolapso. Entre as indicações secundárias estão reparo de descenso de segmento apical da parede vaginal anterior (cistocele) e descenso de segmento apical da parede vaginal posterior (enterocele e retocele). Uma modificação do procedimento, a sacrocolpoperineopexia, é usada para reparo de descenso perineal (Weidner, 1997).

A sacrocolpopexia é uma das diversas operações primárias escolhidas para suspensão da cúpula vaginal em razão de sua durabilidade e capacidade de manter a anatomia normal da vagina. As taxas de sucesso a longo prazo variam em torno de 90%. Pode ser usada como procedimento primário ou, alternativamente, como cirurgia secundária em pacientes com recorrência após outros procedimentos para reparo de prolapso. Ademais, é ideal nas pacientes que se acredita terem maior risco de recorrência. São exemplos as pacientes com pressão intra-abdominal cronicamente elevada, como aquelas com doença pulmonar obstrutiva crônica ou com constipação crônica; doença do tecido conjuntivo; história de hérnia recorrente; ou obesidade. Nessas pacientes o uso de tela permite acréscimo ao tecido da própria paciente.

Embora a cúpula vaginal também possa ser suspensa com procedimentos com abordagem vaginal, como fixação de ligamento sacroespinal e suspensão de ligamento uterossacral, a sacrocolpopexia oferece vantagens distintas. A sacrocolpopexia mantém o comprimento ou alonga a vagina, em contraste com as abordagens vaginais que tendem a encurtá-la. Em segundo lugar, o uso de tela permanente com múltiplos pontos de fixação à vagina está associado a risco muito reduzido de insucesso. Finalmente, diferenciando-se das abordagens vaginais, a cúpula vaginal normalmente se mantém móvel, reduzindo o risco de dispareunia.

A sacrocolpopexia proporciona apoio duradouro fixando a cúpula vaginal e as paredes anterior e posterior da vagina ao ligamento longitudinal anterior da coluna vertebral ao nível do sacro. Embora possam ser usados enxertos autólogos, cadavéricos ou sintéticos, as telas permanentes (sintéticas) apresentam as maiores taxas de sucesso e devem ser usadas a não ser que sejam contraindicadas (Culligan, 2005).

A sacrocolpopexia minimamente invasiva pode ser realizada laparoscopicamente ou roboticamente por cirurgiões habilitados para esse tipo de procedimento (Seção 43-18, p. 1.230). Se a cirurgia minimamente invasiva for realizada da mesma forma que a operação a céu aberto, os resultados devem ser semelhantes.

PRÉ-OPERATÓRIO

Avaliação da paciente

Antes da sacrocolpopexia, as pacientes com sintomas de incontinência urinária devem ser submetidas a testes urodinâmicos simples ou complexos para determinar se há necessidade de procedimento anti-incontinência (Cap. 23, p. 621). De forma semelhante, as pacientes com incontinência também devem ser testadas com redução do prolapso para avaliar se o reparo irá revelar incontinência oculta. O prolapso da cúpula vaginal frequentemente ocorre em conjunto com prolapso de outros locais ao longo da extensão da vagina. Por esse motivo, deve-se proceder a uma avaliação pré-operatória meticulosa para identificação de prolapso concomitante das paredes anterior ou posterior identificado conforme descrito no Capítulo 24 (p. 644). Se necessário, a sacrocolpopexia pode ser realizada junto com reparo de defeito paravaginal, de parede posterior, ou outros procedimentos para tratamento de prolapso. Além disso, uma modificação do procedimento, denominada sacrocolpoperineopexia, pode ser realizada para corrigir descenso perineal. Beer e Kuhn (2005) observaram que aproximadamente 70% dos procedimentos de sacrocolpopexia por via abdominal foram realizados junto com outras operações de reconstrução da pelve. Com a técnica que descrevemos, uma eventual enterocele seria reparada pela colpopexia e, sendo assim, os reparos de Halban ou de Moschcowitz tornam-se desnecessários. Nesses reparos, o fundo de saco de Douglas é fechado, mas não há comprovação de que reduzam o índice de recorrência de prolapso, e talvez piorem a função de evacuação.

Em pacientes com incontinência urinária de esforço (real ou potencial), há indicação para operação anti-incontinência concomitante. No ensaio CARE (*Colpopexy After Reduction Efforts*) concluiu-se que as pacientes sem sintomas de incontinência urinária submetidas à sacrocolpopexia para tratamento de prolapso de parede vaginal anterior até 1 cm do hímen tenham evoluído com incontinência em 24% dos casos. Somente 6% dos que foram submetidos a Burch concomitantemente desenvolveram incontinência (Brubaker, 2006).

Consentimento

Assim como ocorre com qualquer reparo de prolapso, o risco mais importante a longo prazo é a recorrência. O cirurgião deve estar ciente das taxas de recorrência citadas na literatura entre 10 e 15%, assim como do índice de recorrência nos seus registros pessoais. Embora a recorrência de prolapso da cúpula seja rara, é comum haver prolapso de parede anterior ou posterior. A erosão da tela é outra complicação que ocorre em 2 a 5% dos casos e que pode surgir imediatamente após a cirurgia ou anos mais tarde. A erosão da tela geralmente é encontrada na cúpula e é mais comum quando a sacrocolpopexia é realizada concomitantemente a histerectomia.

Preparo da paciente

Em razão do risco de lesão intestinal durante a dissecção do sigmoide e do reto, recomenda-se lavagem intestinal na noite anterior à cirurgia (Tabela 39-7, p. 960). Antibioticoterapia e profilaxia para trombose são administradas conforme descrito nas Tabelas 39-6 e 39-9 (p. 959).

Tem-se recomendado o uso de creme vaginal de estrogênio nas 6 a 8 semanas que antecedem a cirurgia. Acredita-se que o tratamento com estrogênio aumente a vascularização promovendo a cicatrização e fortalecendo os tecidos. Embora essa seja uma prática corrente e pareça ter fundamento lógico, não há dados que sugiram que o tratamento pré-operatório com estrogênio seja benéfico.

INTRAOPERATÓRIO

Instrumentos e materiais

O segmento superior e a cúpula vaginal devem ser elevados e distendidos por um *stent* vaginal a fim de permitir dissecção adequada e definição das camadas fibromusculares da parede vaginal, além de auxiliar na instalação da tela. O *stent* vaginal pode ser um grande espaçador EEA (anastomose término-terminal) presente na maioria dos centros cirúrgicos, ou um bastonete cilíndrico de acrílico (Lucite rod). O material de ligação ideal para esse procedimento seria permanente, não antigênico, facilmente cortável ou adaptável e rapidamente disponível. Embora tenham sido usados materiais autólogos e cadavéricos, eles não são tão efetivos quanto a tela sintética e seu uso é desencorajado. A tela ideal deve ter poros grandes, para permitir o crescimento de tecido do hospedeiro, ser produzida com material monofilamentar, para reduzir a aderência de bactérias, e também ser facilmente manipulada.

PASSO A PASSO

❶ **Anestesia e posicionamento da paciente.** Após a anestesia geral, a paciente é colocada em posição supina apoiada em estribos de Allen. O posicionamento correto, sem pressão sobre a panturrilha ou coxa e com a coxa paralela ao chão, reduz o risco de lesão de nervo. Além disso, esse posicionamento permite acesso excelente à vagina e posicionamento apropriado do afastador autorretrátil abdominal. As nádegas são posicionadas na borda da mesa ou em um ponto ligeiramente distal a fim de permitir manipulação do *stent* vaginal. A vagina e o abdome são preparados para cirurgia e insere-se um cateter de Foley.

❷ Incisão. Pode-se usar incisão abdominal vertical ou transversal, conforme descrito nas Seções 41-1 e 41-2 (p. 1.020). A escolha da incisão é determinada pela compleição física da paciente e em função de outros procedimentos concomitantes planejados. A incisão de Pfannenstiel geralmente proporciona acesso adequado ao sacro e à região profunda da pelve.

Antes da incisão da pele, o promontório do sacro deve ser palpado pela parede abdominal até a cicatriz umbilical. A incisão é então posicionada em um nível que permita acesso à cúpula vaginal e ao promontório. Se estiver sendo planejada colpossuspensão de Burch, reparo de defeito paravaginal, ou outra cirurgia no espaço de Retzius, dá-se preferência à incisão de Pfannenstiel posicionada próximo à sínfise pubiana.

❸ Afastamento do intestino. Utiliza-se um afastador autorretrátil, preferencialmente de Balfour ou de Bookwalter, para rebater o intestino em bloco e afastá-lo da pelve com esponjas de laparotomia (Cap. 40, p. 991). Com o rebatimento dos intestinos tenta-se afastar o sigmoide mais à esquerda, permitindo acesso ao sacro.

❹ Identificação das estruturas anatômicas. A bifurcação da aorta e os vasos ilíacos são identificados, e os vasos mediais sacrais são palpados em posição ventral ao promontório na linha média. Além disso, com a identificação do curso dos ureteres reduz-se o risco de lesão a essas estruturas. Especificamente, durante a sutura no sacro é maior o risco de lesão do ureter direito.

❺ Incisão peritoneal. O peritônio na linha média sobrejacente ao promontório do sacro é elevado com pinças e submetido a incisão com instrumento de corte. A incisão é estendida em direção caudal até o fundo de saco de Douglas. Com isso, cria-se um túnel peritoneal que abrigará a tela. O fechamento dessa incisão ao final da cirurgia permite que a tela fique abaixo do peritônio, o que reduz o risco de aderências entre o intestino e a tela.

❻ Escolha do local de sutura no sacro. Para fixação proximal da tela, as suturas podem ser aplicadas no ligamento longitudinal anterior em vértebras sacrais mais altas ou mais baixas. A escolha dos corpos vertebrais de S3 ou S4 como local de sutura aumenta o risco de lesão no plexo venoso pré-sacral, enquanto a opção por S1 ou pelo promontório do sacro implica risco de laceração nos vasos sacrais mediais ou na veia ilíaca comum esquerda (Wieslander, 2006). Contudo, ao nível de S1 os vasos sacrais mediais são rapidamente identificados e facilmente isolados e evitados. Ademais, ao nível de S1 o ligamento longitudinal anterior é mais espesso e forte. A aplicação de pontos de sutura nesse segmento mais espesso do ligamento reduz o risco de avulsão da sutura. Muitos cirurgiões atualmente optam por aplicar as suturas em S1 ou ao nível do promontório do sacro (Nygaard, 2004). Alguns poucos casos de discite relacionados com sutura no promontório do sacro foram relatados. Se as suturas forem aplicadas nesse local, deve-se ter atenção para aplicá-las somente no ligamento longitudinal anterior e evitar assim que atinja porções mais profundas do disco vertebral.

❼ Complicações hemorrágicas. É possível haver hemorragia significativa durante a dissecção e a aplicação de sutura no ligamento longitudinal anterior. É essencial que o cirurgião tenha domínio completo da anatomia da pelve para prevenir e controlar essa hemorragia. Os vasos mais comumente lacerados durante sacrocolpopexia são o pleno venoso pré-sacral e os vasos sacrais médios (Fig. 38-23, p. 939).

Se houver hemorragia, várias etapas são críticas para o seu controle. Primeiro, deve-se aplicar pressão imediatamente e mantê-la por vários minutos. Essa manobra é particularmente útil em caso de sangramento venoso. Suturas e clipes podem ser úteis, mas as lesões em vasos menores frequentemente se agravam com sutura. Adicionalmente, quando os vasos sofrem retração para dentro do osso, seus isolamento e ligadura são dificultados. O uso de grampeador esterilizado diretamente sobre os vasos lacerados de encontro ao sacro pode ser eficaz na compressão desses vasos. Infelizmente, esses grampeadores não são rotineiramente encontrados em muitos centros cirúrgicos.

Alternativamente, diversos agentes hemostáticos têm sido usados localmente para controle de hemorragia refratária a essas medidas iniciais (Tabela 40-6, p. 1.005). Embora não haja estudos que tenham comparado esses agentes em procedimentos uroginecológicos, estudos em modelos animais e vasculares demonstraram que o FloSeal Matrix é muito eficaz (Kheirabadi, 2002; Oz, 2000; Weaver, 2002). Além disso, sua natureza granular permite adaptação em feridas irregulares, o que é uma vantagem distintiva no controle das hemorragias características da sacrocolpopexia.

❽ Aplicação das suturas no sacro. Utiliza-se uma esponja cirúrgica Kitner para divulsão suave e remoção de gordura e tecido areolar do sacro. Abaixo desses tecidos, identifica-se o ligamento longitudinal anterior como uma estrutura branca e brilhante sobrejacente ao osso na linha média. Como afirmamos anteriormente, as suturas podem ser aplicadas entre S1 e S4. São aplicados três pontos com fio 2-0 de material permanente, duplamente armados, montados sobre agulhas SH (Fig. 43-17.1). A agulha penetra no tecido horizontal ou verticalmente ao ligamento longitudinal anterior. O posicionamento da sutura é determinado pela anatomia específica de cada paciente e pela facilidade de aplicação. Não há evidências a sugerir que o posicionamento horizontal seja superior ao vertical ou vice-versa. Em algumas situações, pode-se evitar lesão de vasos

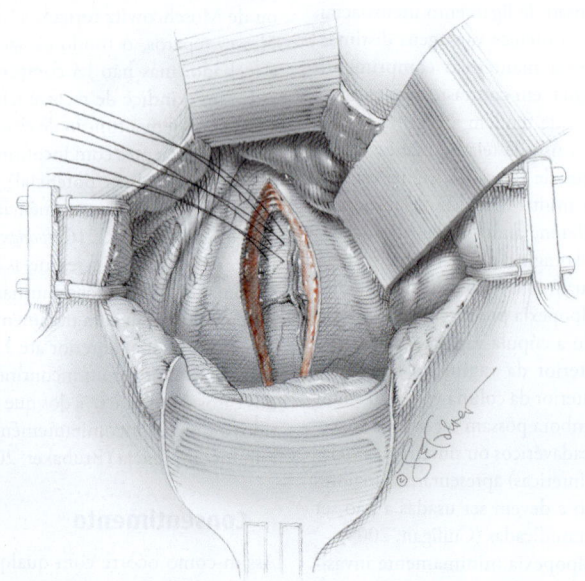

FIGURA 43-17.1 Aplicação das suturas no sacro.

Cirurgias para Distúrbios do Soalho Pélvico 1227

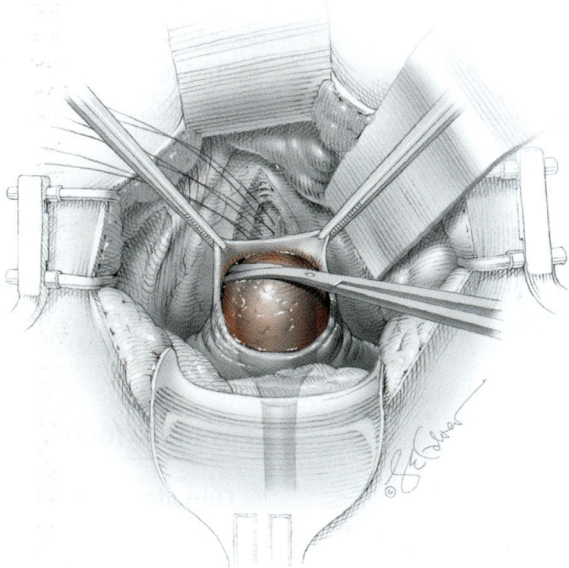

FIGURA 43-17.2 Dissecção da parede anterior da vagina.

sacrais mediais com o posicionamento horizontal das suturas ao redor dos vasos. Idealmente, os pontos devem ser posicionados com distância de 0,5 cm. Esses pontos, com as respectivas agulhas fixadas, são, então, mantidos com pinça de hemostasia até mais tarde no procedimento.

❾ Dissecção da parede anterior da vagina. Utiliza-se um *stent* vaginal para elevar a cúpula vaginal, e o peritônio que a recobre é submetido a incisão transversal. Utiliza-se dissecção cortante e divulsão para separar peritônio e bexiga da parede anterior da vagina (Fig. 43-17.2). Essa dissecção anterior se estende por aproximadamente 5 a 6 cm em direção caudal para criar uma superfície extensa para fixação da tela. A dissecção deve prosseguir até o plano acima da camada fibromuscular da parede vaginal. A entrada no plano apropriado acima da camada fibromuscular reduz o risco de penetração incidental na vagina. A abertura acidental da parede vaginal aumenta o risco de erosão da tela secundária à exposição bacteriana. Se a parede vaginal for aberta, deve ser irrigada abundantemente e, a seguir, fechada com sutura com fio 2,0 ou 3,0 de absorção lenta em duas camadas imbricadas.

❿ Dissecção da parede posterior da vagina. A cúpula vaginal é segura com pinças de Allis, libera-se a pressão sobre o espaçador EEA, e o peritônio que cobre a parede posterior da vagina é aberto. O espaço retovaginal é identificado e penetrado. Com divulsão, abre-se mais esse espaço até o nível de reflexão retal. Se estiver sendo planejada sacrocolpoperineopexia, a dissecção é mantida além da reflexão retal até o nível do corpo perineal.

⓫ Aplicação da tela em posição posterior. Duas peças retangulares da tela são cortadas com a mesma largura da superfície da parede vaginal anterior ou posterior dissecada. Essas peças são deixadas esticadas para permitir sua fixação ao sacro mais tarde no procedimento. Para a fixação da tela, recomenda-se fio não absorvível 2-0. O espaçador de EEA vaginal é novamente empurrado para cima e são usados seis pontos de sutura nas bordas da tela para fixá-la à camada fibromuscular da parede vaginal posterior (Fig. 43-17.3). Preferimos duas fileiras, cada uma com três pontos, com a fileira inferior posicionada na borda distal da tela. Deve-se ter atenção para não aplicar sutura na cúpula vaginal, uma vez que esta é a região menos vascularizada e, portanto, suscetível a erosão da sutura e da tela. Deve-se evitar que os pontos penetrem no epitélio vaginal. Entretanto, se a camada fibromuscular for delgada, talvez isso seja inevitável e o epitélio será, então, incorporado. Essas suturas vaginais geralmente serão epitelizadas no pós-operatório.

⓬ Aplicação da tela em posição anterior. Com o *stent* vaginal servindo de apoio, a tela é suturada à parede anterior da vagina exatamente como descrito para a parede posterior (Fig. 43-17.4). Em geral, o comprimento da

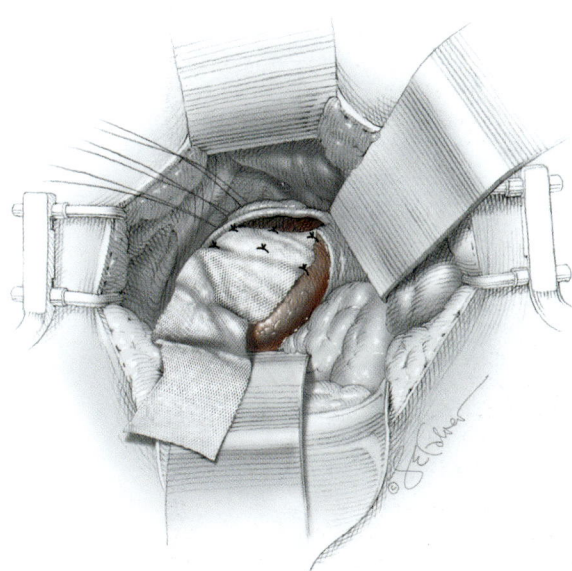

FIGURA 43-17.3 Tela posterior fixada e drapeada para frente. As suturas inicialmente aplicadas no sacro são vistas ao fundo.

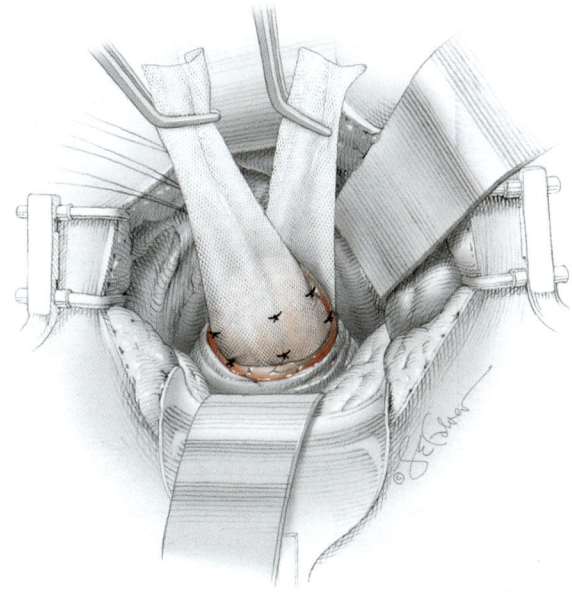

FIGURA 43-17.4 Telas anterior e posterior posicionadas.

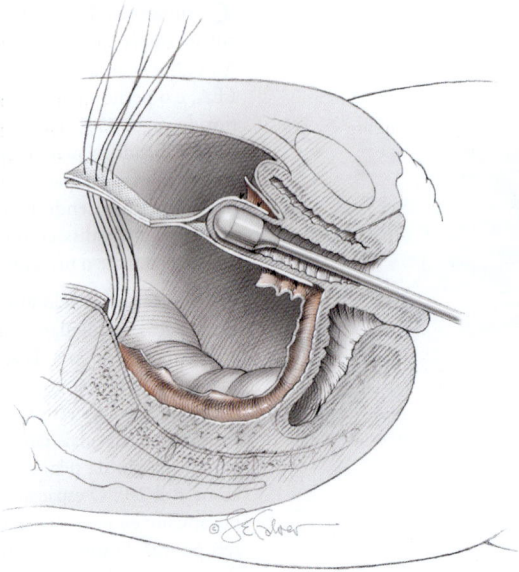

FIGURA 43-17.5 Fixação da tela ao sacro.

tela usada na parede anterior deve ser menor que o da parede posterior.

13 Passagem da tela pelo túnel peritoneal. Depois que as telas anterior e posterior estão fixadas, ambas são passadas pelo túnel peritoneal até as suturas no sacro.

14 Fechamento do peritônio vaginal. O peritônio é fechado sobre a cúpula vaginal com sutura contínua usando fio de absorção lenta 2-0.

15 Ajuste da tela e fixação ao sacro. O *stent* vaginal é removido e procede-se a exame de toque da vagina. O comprimento da tela necessário para apoio adequado é estimado mantendo-se a tela no sacro com a mão abdominal ao mesmo tempo em que se palpa a melhora do prolapso por via vaginal. A suspensão apical deve reduzir o prolapso da cúpula assim como dos segmentos apicais das paredes anterior e posterior da vagina. Se possível, a tela não deve ser aplicada sob tensão e é cortada no tamanho apropriado. As seis agulhas dos três pontos duplamente armados das suturas no sacro são aplicadas a partir da extremidade proximal da tela (Fig. 43-17.5). Os três pares de sutura são então finalizados para fixar a tela ao ligamento longitudinal anterior (Fig. 43-17.6).

16 Fechamento do peritônio. O peritônio é fechado sobre a tela ao nível do promontório do sacro, e a tela fica recoberta no retroperitônio (Fig. 43-17.7).

17 Cistoscopia. Há indicação de cistoscopia para assegurar a integridade dos ureteres (Seção 43-1, p. 1.185).

18 Fechamento do abdome. O abdome é fechado com a técnica convencional (Seção 41-1 ou 41-2, p. 1.021).

PÓS-OPERATÓRIO

Cuidados à paciente

A atenção pós-operatória à paciente internada é semelhante à de outras cirurgias abdominais. A manutenção do cateter de Foley depende de ter sido realizado outro procedimento anti-incontinência. Se não tiver sido realizado outro procedimento, o cateter normalmente pode ser retirado no primeiro dia de pós-operatório. Deve-se prescrever um amolecedor de fezes assim que a dieta regular for tolerada e é necessário evitar constipação após a alta hospitalar.

Nas consultas de rotina no pós-operatório, deve-se avaliar recorrência de prolapso ou erosão das suturas da tela. Também se deve questionar sobre sintomas de disfunção do soalho pélvico em todas as consultas do pós-operatório. O sucesso anatômico nem sempre corresponde a sucesso funcional, e vice-versa. Portanto, é importante avaliar continuamente os resultados da cirurgia com base tanto em

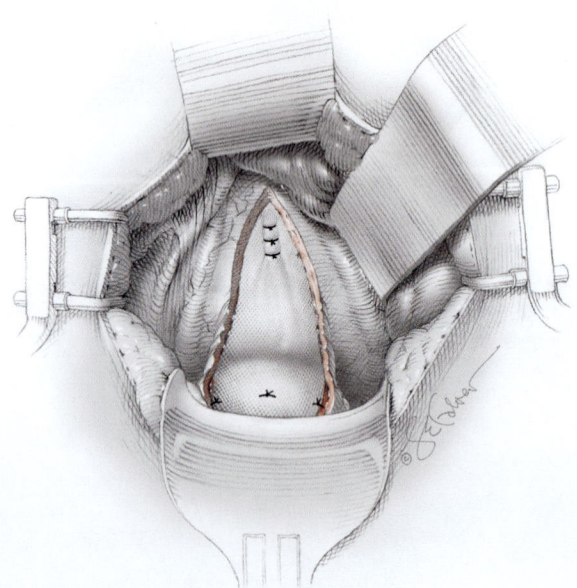

FIGURA 43-17.6 Posição final da tela.

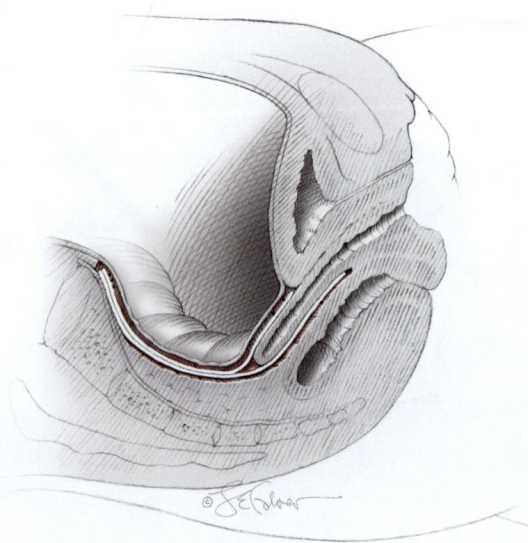

FIGURA 43-17.7 Fechamento do peritônio.

dados anatômicos quanto em sintomas como incontinência urinária, disfunção fecal, dor pélvica e disfunção sexual.

Complicações

Após sacrocolpopexia, o material enxertado ou as suturas usadas para sua fixação podem erodir pelas camadas muscular e mucosa da vagina. Essa complicação é frequentemente citada, mas felizmente não é comum, ocorrendo em 2 a 5% dos casos (Beer, 2005; Nygaard, 2004). Em média, os sintomas surgem 14 meses após a cirurgia e os sinais clássicos são sangramento e leucorreia vaginais (Kohli, 1998). O diagnóstico é fácil, uma vez que a tela ou os fios de sutura podem ser visualizados diretamente com o exame feito com espéculo.

A *erosão da tela* pela mucosa vaginal pode ser tratada inicialmente com uma sequência de 6 semanas de creme vaginal de estrogênio. Para aquelas em que o epitélio não recobrir a tela, pode-se proceder à remoção cirúrgica por via vaginal. A tela identificada é apreendida, colocada sob tensão e removida tanto quanto possível. As margens de mucosa nas bordas do local de erosão são dissecadas da tela, escavadas e reaproximadas. O insucesso na cicatrização dessas feridas deve ser interpretado como sinal de infecção do enxerto, cujo material deve ser totalmente removido por via vaginal ou abdominal (Mattox, 2004). A *erosão da sutura* pode ser conduzida com remoção feita no consultório. É importante observar que episódios recorrentes de tecido de granulação sem erosão identificável provavelmente significam erosão de tela ou de sutura invisível. Felizmente, a retirada das suturas ou da tela erodidas não compromete o reparo do prolapso, uma vez que, na maioria dos casos, a fibrose pós-operatória mantém suspensa a cúpula vaginal.

43-18

Sacrocolpopexia minimamente invasiva

A sacrocolpopexia pode ser realizada com técnica minimamente invasiva usando cirurgia laparoscópica ou robótica. As etapas básicas do procedimento são as mesmas, diferindo principalmente no método de entrada no abdome. Embora não tenha sido tão estudada quanto a sacrocolpopexia abdominal, presume-se que a forma minimamente invasiva tenha resultados semelhantes. Em geral, os trabalhos demonstraram que os procedimentos minimamente invasivos estão associados a período menor de hospitalização, mas a duração maior da cirurgia e custos maiores (Judd, 2010).

PRÉ-OPERATÓRIO

Avaliação da paciente

As candidatas à sacrocolpopexia minimamente invasiva devem ser submetidas às mesmas avaliações para prolapso e incontinência urinária indicadas para o procedimento por via abdominal (Seção 43-17, p. 1.225). Como discutido no Capítulo 42 (p. 1.095), os fatores que influenciam a decisão acerca da abordagem incluem estado geral de saúde, compleição física, presença de aderências intra-abdominais e habilitação do cirurgião.

Consentimento

As considerações a serem feitas no processo de consentimento são as mesmas descritas para a sacrocolpopexia abdominal. Adicionalmente, as pacientes devem ser informadas sobre a possibilidade de laparotomia caso a cirurgia não possa ser finalizada por via laparoscópica. As complicações mais comuns da laparoscopia também devem ser debatidas (Seção 42-1, p. 1.097). Entre essas estão perfuração de órgãos e vasos durante a entrada na cavidade abdominal e queimadura de órgão produzida pelos instrumentos eletrocirúrgicos.

Preparo da paciente

Em razão do risco de lesão intestinal durante a dissecção de sigmoide e reto, recomenda-se lavagem intestinal na noite anterior à cirurgia. Além disso, alguns cirurgiões acreditam que a preparação completa descomprime o intestino, reduz o risco de lesão com os instrumentos laparoscópicos e facilita seu afastamento da pelve (Tabela 39-7, p. 960). A antibioticoterapia e a profilaxia para trombose são administradas conforme descrito nas Tabelas 39-6 e 39-9 (p. 959).

Tem-se recomendado a rotina de uso de creme de estrogênio nas 6 a 8 semanas anteriores à cirurgia. Acredita-se que o tratamento com estrogênio aumente a vascularização promovendo a cicatrização e fortalecendo os tecidos. Embora essa seja uma prática corrente e pareça ter fundamento lógico, não há dados que sugiram que o tratamento pré-operatório com estrogênio seja benéfico.

INTRAOPERATÓRIO

Instrumentos e materiais

O segmento superior da vagina e a cúpula vaginal devem ser elevados e distendidos por um *stent* vaginal. Isso permite dissecção adequada e definição da camada fibromuscular da parede vaginal, além de auxiliar na instalação da tela. O *stent* vaginal pode ser um grande espaçador do tipo EEA, existente na maioria dos centros cirúrgicos, ou um cilindro de acrílico. O material ideal para esse procedimento deveria ser permanente, não antigênico, facilmente cortável ou adaptável e rapidamente disponível. Embora tenham sido usados materiais autólogos e cadavéricos, não são tão efetivos quanto às telas sintéticas, e seu uso não é recomendado. A tela ideal é a que possui poros grandes que permitam crescimento de tecido, fabricada com monofilamento para reduzir a aderência de bactérias e ser facilmente manipulável.

PASSO A PASSO

1 Anestesia e posicionamento da paciente. Após a anestesia geral, a paciente é colocada em posição supina de litotomia baixa, com os membros inferiores apoiados em estribos de Allen. Com o posicionamento correto, reduz-se o risco de lesão de nervo. Além disso, esse posicionamento permite acesso excelente à vagina e rotação completa dos instrumentos laparoscópicos. As nádegas são posicionadas na borda da mesa ou em posição ligeiramente distal para permitir manipulação total do *stent* vaginal. Vagina e abdome são preparados para a cirurgia e instala-se cateter de Foley.

2 Incisão e instalação do trocarte. Aplica-se uma incisão de 10 mm na base da cicatriz umbilical e insere-se um trocarte de 10 mm para acesso à cavidade abdominal conforme descrito na Seção 42-1 (p. 1.110). Após a entrada segura no abdome, procede-se à laparoscopia diagnóstica (Seção 42-2, p. 1.121). A seguir, portas acessórias, em geral três, são instaladas sob visualização direta. Normalmente instalamos um portal de 5 mm no abdome superior e dois de 10 mm à direita e à esquerda do abdome inferior (Fig. 43-18.1).

3 Identificação das estruturas anatômicas. A mesa cirúrgica é movida para posição de Trendelenburg e o intestino é gentilmente afastado da pelve e acima do rebordo pélvico. A bifurcação da aorta e os vasos ilíacos são identificados e o promontório do sacro é visualizado e palpado na linha média. Ademais, a identificação do trajeto de ambos os ureteres ajuda a reduzir a possibilidade de lesão. Especificamente, o risco de lesão durante a aplicação da sutura no sacro é maior no ureter direito.

4 Incisão peritoneal. O peritônio na linha média sobrejacente ao promontório do sacro é elevado com pinça e seccionado com instrumento cortante (Fig. 43-18.2). A incisão é estendida em direção caudal até o fundo de saco de Douglas (Fig. 43-18.3). Com isso, cria-se um túnel peritoneal que irá abrigar a tela. O fechamento dessa incisão ao final da cirurgia permite que a tela fique embaixo do peritônio, com menor risco de formação de aderências entre intestinos e tela.

5 Dissecção da parede anterior da vagina. Utiliza-se um *stent* vaginal para elevar a cúpula vaginal e o peritônio que a recobre é submetido a incisão transversal. Utilizam-se dissecção cortante e divulsão para separar peritônio e bexiga da parede anterior da vagina (Fig. 43-18.4). Essa dissecção anterior é estendida por aproximadamente 5 a 6 cm em direção caudal para aumentar a superfície de fixação da tela. A dissecção deve prosseguir em um plano acima da camada fibromuscular da parede vaginal. A entrada no plano apropriado acima da camada fibromuscular reduz o risco de perfuração incidental da vagina. A abertura acidental da parede vaginal aumenta o risco de erosão da tela secundária a exposição a bactérias. Se a parede vaginal for aberta, deve-se proceder a irrigação abundante seguida por fechamento em duas camadas com fio de absorção lenta 2-0 ou 3-0.

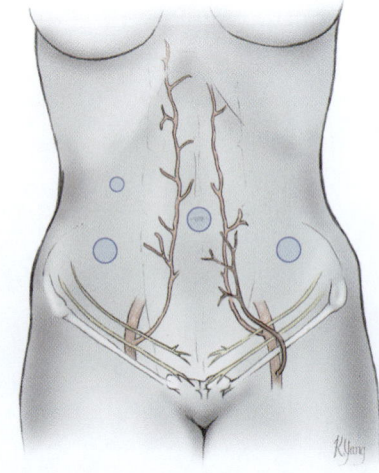

FIGURA 43-18.1 Instalação do portal de acesso.

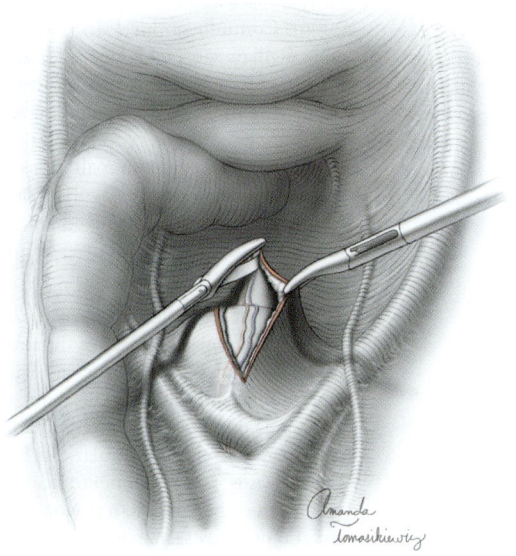

FIGURA 43-18.2 Incisão do peritônio sobre o sacro.

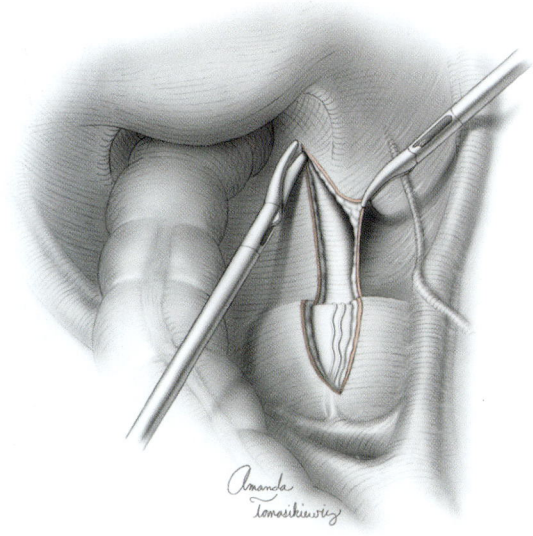

FIGURA 43-18.3 Incisão do peritônio estendida em direção caudal.

❻ **Dissecção da parede posterior da vagina.** A cúpula vaginal é dirigida à parede anterior do abdome e o peritônio que cobre a parede posterior da vagina é aberto (Fig. 43-18.5). Com dissecção, o espaço retovaginal é identificado e acessado. Com divulsão, esse espaço é complementarmente aberto até a altura da reflexão retal. Se estiver sendo planejada sacrocolpoperineopexia, a dissecção é mantida além da reflexão retal até o nível do corpo perineal.

❼ **Aplicação da tela em posição posterior.** Duas peças retangulares da tela são cortadas com a mesma largura da superfície da parede vaginal anterior ou posterior dissecada. Essas peças são deixadas esticadas para permitir sua fixação ao sacro mais tarde no procedimento. Alternativamente, pode-se usar uma tela pré-moldada em forma de Y. A tela é inserida na cavidade peritoneal através da cânula de 10 mm localizada do lado direito do abdome inferior e levada ao local com pinças passadas pelo portal acessório. Para a fixação da tela, recomenda-se fio não absorvível 2-0. O espaçador de EEA vaginal é novamente empurrado para cima e são usados 6 pontos de sutura nas bordas da tela para fixá-la à camada fibromuscular da parede vaginal posterior (Fig. 43-18.6). Preferimos duas fileiras, cada uma com três pontos, com a fileira inferior posicionada na borda distal da tela. Deve-se ter atenção para não aplicar sutura na cúpula vaginal, uma vez que esta é a região menos

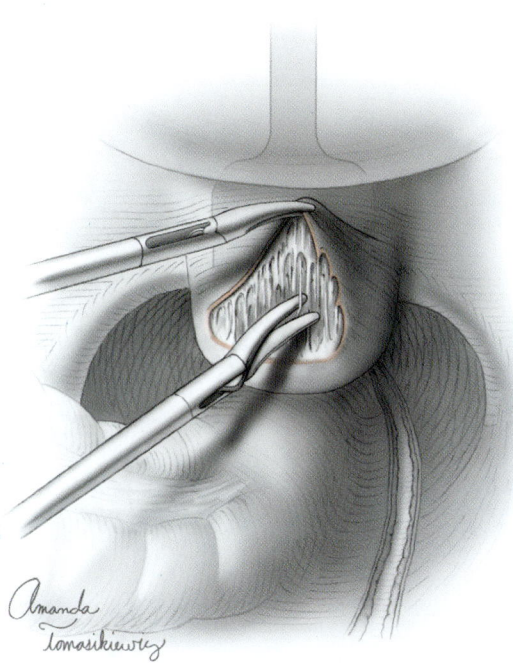

FIGURA 43-18.4 Dissecção da parede anterior da vagina.

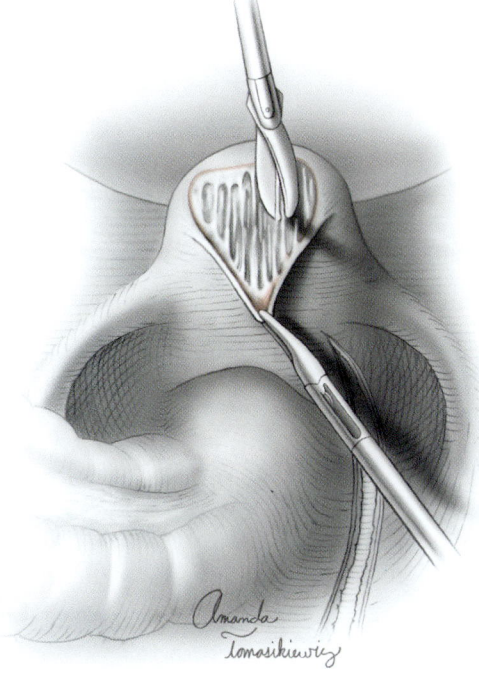

FIGURA 43-18.5 Dissecção da parede posterior da vagina.

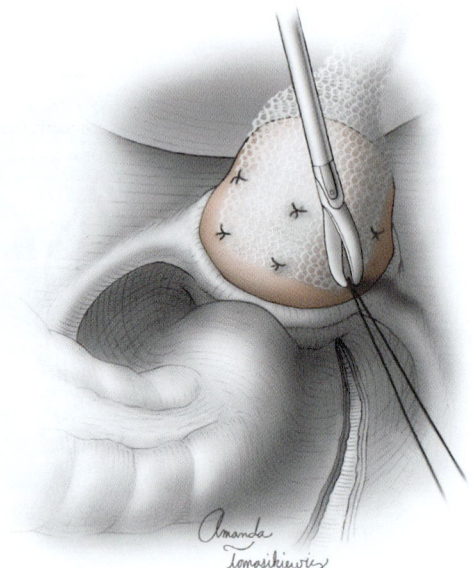

FIGURA 43-18.6 Aplicação da tela em posição posterior.

vascularizada e, portanto, suscetível a erosão da sutura e da tela. Deve-se evitar que os pontos penetrem no epitélio vaginal. Entretanto, se a camada fibromuscular for delgada, talvez isso seja inevitável e o epitélio será, então, incorporado. Essas suturas vaginais geralmente serão epitelizadas no pós-operatório. Os pontos são amarrados por via laparoscópica conforme ilustrado nas Figuras 42-1.34 e 42-1.35 (p. 1.118).

8 Aplicação da tela em posição anterior. Com o *stent* vaginal servindo de apoio, a tela é suturada à parede anterior da vagina exatamente como descrito para a parede posterior (Figs. 43-18.7 e 43-18.8). Em geral, o comprimento da tela usada na parede anterior deve ser menor que o da parede posterior.

9 Escolha do local de sutura no sacro. Para fixação proximal da tela, as suturas podem ser aplicadas no ligamento longitudinal anterior em vértebras sacrais mais altas ou mais baixas. A escolha dos corpos vertebrais de S3 ou S4 como local de sutura aumenta o risco de lesão no plexo venoso pré-sacral, enquanto a opção por S1 ou pelo promontório do sacro implica risco de laceração nos vasos sacrais mediais ou na veia ilíaca comum esquerda (Wieslander, 2006). Contudo, ao nível de S1 os vasos sacrais mediais são rapidamente identificados e facilmente isolados e evitados. Ademais, ao nível de S1 o ligamento longitudinal anterior é mais espesso e forte. A aplicação de pontos de sutura nesse segmento mais espesso do ligamento reduz o risco de avulsão da sutura. Muitos cirurgiões atualmente optam por aplicar as suturas em S1 ou ao nível do promontório do sacro (Nygaard, 2004).

10 Complicações hemorrágicas. É possível haver hemorragia significativa durante a dissecção e a aplicação de sutura no ligamento longitudinal anterior. É essencial que o cirurgião tenha domínio completo da anatomia da pelve para prevenir e controlar essa hemorragia. Os vasos mais comumente lacerados durante sacrocolpopexia são o pleno venoso pré-sacral e os vasos sacrais médios (Fig. 38-23, p. 939).

Se houver hemorragia, várias etapas são críticas para o seu controle. Primeiro, deve-se aplicar pressão imediatamente e mantê-la por vários minutos. Essa manobra é particularmente útil em caso de sangramento venoso. Suturas e clipes podem ser úteis, mas as lesões em vasos menores frequentemente se agravam com sutura. Adicionalmente, quando os vasos sofrem retração para dentro do osso, seus isolamento e ligadura são dificultados.

Alternativamente, diversos agentes hemostáticos têm sido usados localmente para controle de hemorragia refratária a essas medidas iniciais (Tabela 40-6, p. 1.005). Embora não haja estudos que tenham comparado esses agentes em procedimentos uroginecológicos, estudos em modelos animais e vasculares de-

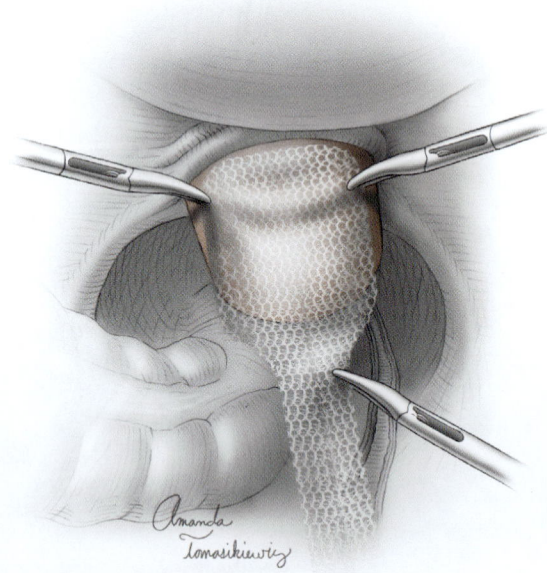

FIGURA 43-18.7 Aplicação da tela em posição anterior.

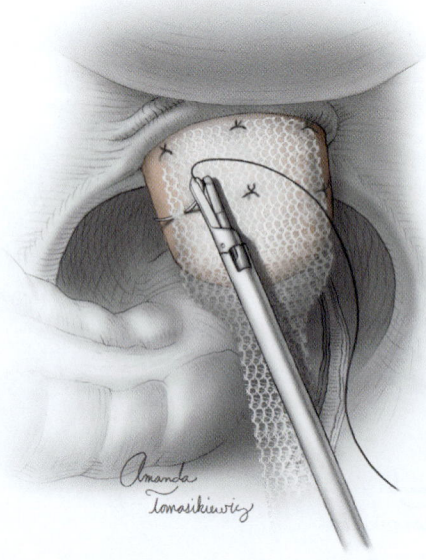

FIGURA 43-18.8 Tela suturada em posição anterior.

monstraram que o FloSeal Matrix é muito eficaz (Kheirabadi, 2002; Oz, 2000; Weaver, 2002). Além disso, sua natureza granular permite adaptação em feridas irregulares, o que é uma vantagem distinta no controle das hemorragias características da sacrocolpopexia.

11 Aplicação das suturas no sacro. Utiliza-se dissecção suave com pinças e instrumentos sem corte para remoção de gordura e tecido areolar do sacro. Abaixo desses tecidos, identifica-se o ligamento longitudinal anterior como uma estrutura branca e brilhante sobrejacente ao osso na linha média. Como afirmamos anteriormente, as suturas podem ser aplicadas entre S1 e S4. São aplicados três pontos com fio 2-0 de material permanente, duplamente armados, montados sobre agulhas SH. A agulha penetra no tecido horizontal ou verticalmente ao ligamento longitudinal anterior. O posicionamento da sutura é determinado pela anatomia específica de cada paciente e pela facilidade de aplicação. Não há evidências a sugerir que o posicionamento horizontal seja superior ao vertical ou vice-versa. Em algumas situações, pode-se evitar lesão de vasos sacrais mediais com o posicionamento horizontal das suturas ao redor dos vasos. Idealmente, os pontos devem ser posicionados com distância de 0,5 cm.

12 Ajuste da tela e fixação ao sacro. O *stent* vaginal é removido e procede-se ao exame de toque vaginal. O comprimento da tela necessário para apoio adequado é estimado mantendo-se a tela no sacro com a mão abdominal ao mesmo tempo em que se palpa a melhora do prolapso por via vaginal. A suspensão apical deve reduzir o prolapso da cúpula assim como dos segmentos apicais das paredes anterior e posterior da vagina. Se possível, a tela não deve ser aplicada sob tensão e é cortada no tamanho apropriado. As seis agulhas dos três pontos duplamente armados das suturas no sacro são aplicadas a partir da extremidade proximal da tela. Os três pares de sutura são então finalizados com técnica de aplicação de pontos por via laparoscópica (Fig. 43-18.9).

13 Fechamento do peritônio vaginal. O peritônio é fechado sobre a cúpula vaginal com sutura contínua usando fio de absorção lenta 2-0 (Fig. 43-18.10).

14 Fechamento do peritônio. O peritônio é fechado sobre a tela até o nível do promontório do sacro mantendo-a totalmente contida no espaço retroperitoneal (Fig. 43-18.10).

15 Cistoscopia. Há indicação de cistoscopia para assegurar a integridade dos ureteres (Seção 43-1, p. 1.185).

16 Fechamento da ferida. As etapas subsequentes até o final da cirurgia acompanham as descritas para laparoscopia (Seção 42-1, p. 1.116).

PÓS-OPERATÓRIO

Cuidados à paciente

As pacientes geralmente recebem alta do hospital no primeiro dia de pós-operatório. A atenção à paciente internada é semelhante à de outras cirurgias laparoscópicas. A condução do cateter de Foley depende de ter sido realizado procedimento anti-incontinência concomitantemente. Caso não tenha havido, o cateter normalmente pode ser retirado no primeiro dia de pós-operatório. Deve-se prescrever um amolecedor de fezes assim que a dieta regular for tolerada, e é necessário evitar constipação após a alta hospitalar.

Nas consultas de rotina no pós-operatório, deve-se avaliar recorrência de prolapso ou erosão da sutura ou da tela. Também se deve questionar sobre sintomas de disfunção do soalho pélvico em todas as consultas do pós-operatório. O sucesso anatômico nem sempre corresponde a sucesso funcional, e vice-versa. Portanto, é importante avaliar continuamente os resultados da cirurgia com base tanto em dados anatômicos quanto em sintomas como incontinência urinária, disfunção fecal, dor pélvica e disfunção sexual.

Complicações

Após sacrocolpopexia, o material enxertado ou as suturas usadas para sua fixação podem erodir pelas camadas muscular e mucosa da vagina. Essa complicação é frequentemente citada, mas felizmente não é comum, ocorrendo em 2 a 5% dos casos (Beer, 2005; Nygaard, 2004). Em média, os sintomas surgem 14 meses após a cirurgia e os sinais clássicos são sangramento e leucorreia vaginais (Kohli, 1998). O diagnóstico é fácil, uma vez que a tela ou os fios de sutura podem ser visualizados diretamente com o exame feito com espéculo. Como discutido em detalhes na Seção 43-17 (p. 1.229), entre as opções de tratamento temos uso intravaginal de creme de estrogênio ou excisão total ou parcial do material enxertado.

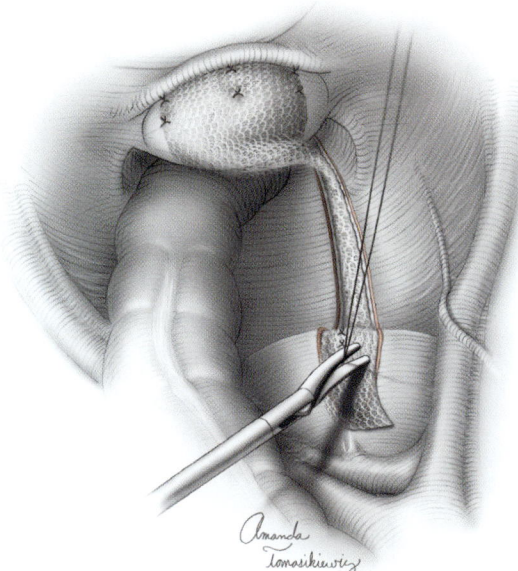

FIGURA 43-18.9 Fixação da tela ao sacro.

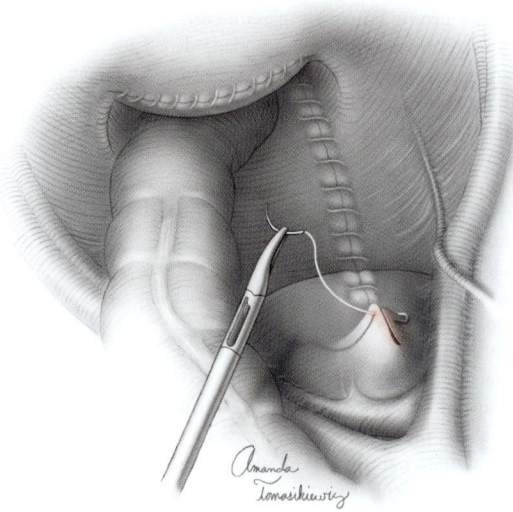

FIGURA 43-18.10 Fechamento do peritônio.

43-19

Suspensão de ligamento uterossacral por via abdominal

O procedimento de suspensão da cúpula vaginal pode ser realizado de forma eficaz com diversas cirurgias pelas vias vaginal e abdominal, com taxas de sucesso que se aproximam de 90%. A escolha da abordagem é feita com base na avaliação abrangente dos sintomas e da anatomia da paciente, e deve levar em conta a experiência do cirurgião. Para as pacientes a serem submetidas à cirurgia por via abdominal, há duas opções – suspensão de ligamento uterossacral por via abdominal (USLS, de *uterosacral ligament suspension*) e sacrocolpopexia abdominal (SCA) (Seção 43-17, p. 1.225). A suspensão de ligamento uterossacral pode ser realizada em pacientes com ligamentos uterossacrais bem definidos. Além disso, a USLS com frequência é a abordagem escolhida nas pacientes sendo submetidas a histerectomia, considerando que a SCA implica risco aumentado de erosão da tela quando realizada concomitantemente com histerectomia.

Durante a USLS abdominal, os ligamentos uterossacrais são suturados às paredes vaginais anterior e posterior na cúpula vaginal. Em razão dessa suspensão, as enteroceles são efetivamente resolvidas. Assim, não há necessidade de culdoplastia auxiliar de Halban ou Moschcowitz.

PRÉ-OPERATÓRIO

Avaliação da paciente

Antes de USLS, as pacientes com sintomas de incontinência urinária devem ser submetidas a testes urodinâmicos simples ou complexos a fim de determinar a necessidade de procedimento anti-incontinência (Cap. 23, p. 621). As pacientes sem incontinência devem ser testadas com redução do seu prolapso para avaliar se o reparo revelará incontinência oculta.

Frequentemente o prolapso de cúpula vaginal coexiste com prolapso de outros locais ao longo da extensão vaginal. Por esse motivo, a avaliação pré-operatória deve ser meticulosa, com exame para identificar prolapso concomitante da parede anterior ou posterior da vagina, conforme descrito no Capítulo 24 (p. 644). Se necessário, a USLS abdominal pode ser realizada com reparo de defeito paravaginal ou outros procedimentos para tratamento de prolapso. Nas pacientes com incontinência urinária de esforço real ou potencial, há indicação para procedimento anti-incontinência concomitante.

Consentimento

O processo de consentimento para USLS deve incluir as informações sobre os riscos gerais associados a cirurgia abdominal e os específicos relacionados com o procedimento. Assim como ocorre com qualquer reparo de prolapso, o principal risco a longo prazo é a recorrência. Assim, os cirurgiões devem estar cientes das taxas de recorrência entre 10 e 15% citadas na literatura, bem como daquelas de sua prática pessoal. Embora a recorrência de prolapso de cúpula vaginal não seja frequente, é comum haver prolapso de parede vaginal anterior ou posterior.

Também é possível haver evolução com incontinência urinária após USLS, quando não se realiza procedimento anti-incontinência. Portanto, é essencial que se discuta a função vesical após o procedimento. A suspensão do ligamento uterossacral tem o potencial de encurtar e fixar o segmento superior da vagina. Assim, a dispareunia é um risco pós-operatório que deve ser debatido. Adicionalmente, há relatos de lesão do plexo sacral com subsequente neuropatia.

Preparo da paciente

Para a USLS insere-se espaçador de anastomose término-terminal (EEA) para manipulação de retossigmoide. Por esse motivo, e considerando o risco de lesão intestinal, recomenda-se preparo do intestino (Tabela 39-7, p. 960). Além disso, recomenda-se antibioticoterapia e profilaxia para trombose conforme descrito nas Tabelas 39-6 e 39-9 (p. 959).

INTRAOPERATÓRIO

PASSO A PASSO

❶ **Anestesia e posicionamento da paciente.** Trata-se de procedimento realizado em regime de internação, com anestesia geral ou regional. Os membros inferiores ficam apoiados em estribos de Allen e a paciente é colocada em posição de litotomia baixa com as coxas paralelas ao chão (Fig. 40-6, p. 985). A vagina e o abdome são preparados para cirurgia e instala-se cateter de Foley.

❷ **Incisão.** A cirurgia pode ser realizada com incisão vertical ou com incisão de Pfannenstiel. Após a abertura do abdome, aplica-se afastador autorretrátil e o intestino é rebatido em bloco do campo operatório. Na maioria dos casos, a USLS é realizada ao final de histerectomia abdominal.

❸ **Identificação dos ureteres.** Os ureteres devem ser identificados em razão do risco de lesão durante a sutura aos ligamentos uterossacrais.

❹ **Identificação dos ligamentos uterossacrais.** Antes de iniciar a histerectomia, o cirurgião deve identificar os ligamentos uterossacrais aplicando tração para cima do lado oposto do fundo do útero. Com essa técnica, os ligamentos uterossacrais são colocados sob tensão e podem ser identificados. Como seu nome indica, esses ligamentos originam-se na superfície inferior e posterior do útero e estendem-se ao sacro. Eles também cursam medial e posteriormente às espinhas isquiáticas.

Três pontos duplamente armados são posicionados em cada ligamento uterossacral, com 1 cm de distância, usando fio permanente 2-0 e segurado (Fig. 43-19.1). Essa é

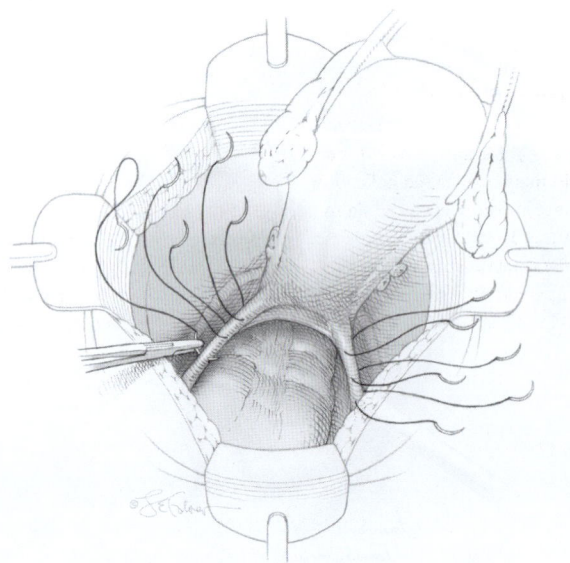

FIGURA 43-19.1 Aplicação de sutura no ligamento uterossacral.

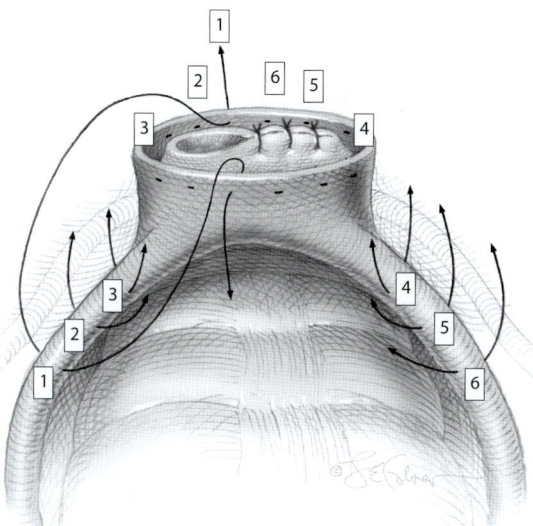
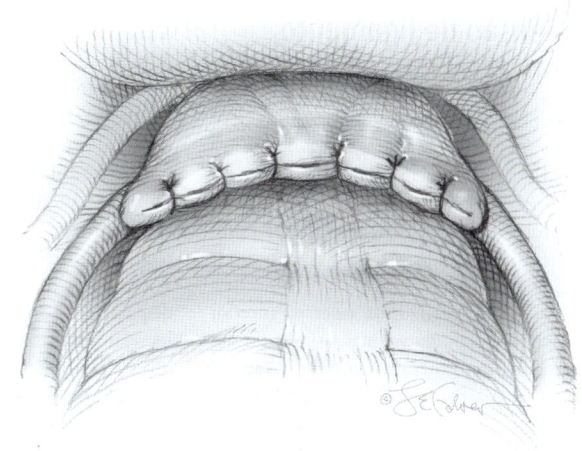

FIGURA 43-19.2 Posicionamento das suturas na cúpula vaginal.

FIGURA 43-19.3 Todos os pontos de sutura fixados.

a etapa de maior risco para os ureteres. Entretanto, deve-se enfatizar que, se os pontos forem posicionados medial e posteriormente às espinhas isquiáticas, os ureteres não serão ameaçados. Por esse motivo, deve-se usar um espaçador de EEA por via retal para identificar a parede do reto. Assim, as suturas podem ser aplicadas em posição suficientemente lateral para evitar a parede do reto.

❺ **Histerectomia.** Nos casos com indicação de histerectomia, nesse momento, o procedimento terá sido realizado, mas a incisão vaginal ainda estará aberta. Aplica-se sutura em bolsa de tabaco com fio de absorção lenta 2-0, a 1,5 cm da borda da incisão no epitélio vaginal, para fechamento da cúpula vaginal. Essa etapa previne muitos casos de erosão das suturas permanentes da USLS para o epitélio vaginal.

❻ **Aplicação da sutura.** São aplicados seis pontos de sutura, equidistantes ao longo da extensão horizontal da incisão vaginal, atravessando a camada fibromuscular acima da sutura em bolsa de tabaco previamente aplicada (Fig. 43-19.2). De ambos os lados os pontos em posição mais cefálica são aplicados passando pelo ponto médio horizontal da incisão vaginal (suturas 1 e 2). Um dos braços de cada sutura passa pela camada fibromuscular posterior da parede vaginal, enquanto o outro braço é passado pela parede anterior. As suturas mediais (suturas 3 e 4) são aplicadas a seguir e de forma semelhante. Finalmente, as suturas angulares (suturas 5 e 6) são aplicadas nos ângulos da incisão atravessando a camada fibromuscular das paredes vaginais anterior e posterior.

Nesse momento, os pontos são amarrados iniciando-se com os mais mediais (suturas 1 e 2) e terminando com os mais laterais (suturas 5 e 6). Essa ordem previne a ocorrência da acavalgamento das suturas laterais. Deve-se ter atenção para fixar com firmeza os pontos e confirmar que a parede vaginal está diretamente aproximada aos ligamentos uterossacrais (Fig. 43-19.3).

❼ **Cistoscopia.** Procede-se à cistoscopia após administração intravenosa de índigo carmim para comprovação da patência ureteral. Após a cistoscopia, pode-se realizar exame vaginal para avaliar a necessidade de reparo adicional de prolapso de parede vaginal anterior e posterior.

❽ **Fechamento da incisão.** O abdome é fechado com a técnica convencional (Seção 41-1 ou 41-2, p. 1.021).

❾ **Procedimentos concomitantes.** Se necessário, antes do fechamento da incisão, podem ser realizados procedimentos para reparo de defeito paravaginal (Seção 43-14, p. 1.217) ou anti-incontinência por via abdominal. Se houver indicação de reparo de parede posterior ou de cirurgia anti-incontinência por via vaginal, tais procedimentos deverão ser realizados após o fechamento da incisão.

PÓS-OPERATÓRIO

Após USLS, os cuidados pós-operatórios são os mesmos indicados para qualquer cirurgia abdominal de grande porte. O período de internação normalmente varia entre 2 e 4 dias, e o retorno da função intestinal e a ocorrência de morbidade febril são determinantes. O retorno às atividades deve ser individualizado, embora a relação sexual geralmente esteja proibida até que seja avaliada a cicatrização vaginal com 4 a 6 semanas de pós-operatório. A manutenção do cateter varia e depende de terem ou não sido realizados procedimentos anti-incontinência.

A erosão da sutura com tecido de granulação é uma complicação que pode ocorrer em curto ou longo prazo. Como discutido na Seção 43-17 (p. 1.229), as pacientes se apresentam assintomáticas com sutura permanente ou tecido de granulação visíveis na cúpula vaginal. Em geral, essas suturas podem ser retiradas no consultório. Contudo, se as suturas forem assintomáticas e houver dificuldade na sua remoção, não há problema em deixar que permaneçam.

43-20

Suspensão de ligamento uterossacral por via vaginal

A suspensão de ligamento uterossacral (USLS, de *uterosacral ligament suspension*) por via vaginal é uma abordagem muito usada para suspensão da cúpula vaginal em mulheres com prolapso sintomático. Além disso, o procedimento é eficaz para reparo de enterocele apical.

Na USLC vaginal, os aspectos anterior e posterior da cúpula vaginal são fixados aos ligamentos uterossacrais. Como resultado, é restabelecida a continuidade das paredes vaginais anterior e posterior e a cúpula é novamente suspensa.

O prolapso apical comumente ocorre concomitantemente ao prolapso dos compartimentos anterior e posterior. Consequentemente, a USLS vaginal costuma ser realizada em conjunto com outras cirurgias para correção desses defeitos, tais como histerectomia vaginal, colporrafia anterior e posterior, procedimentos anti-incontinência e perineorrafia.

PRÉ-OPERATÓRIO

Avaliação da paciente

Antes do procedimento, as pacientes com sintomas de incontinência urinária devem ser submetidas a testes urodinâmicos simples ou complexos a fim de determinar a necessidade de procedimento anti-incontinência (Cap. 23, p. 621). As pacientes sem incontinência devem ser testadas com redução do seu prolapso para avaliar se a suspensão da cúpula revelará incontinência oculta. Nas pacientes com incontinência urinária de esforço real ou potencial, deve-se realizar concomitantemente operação anti-incontinência.

Frequentemente o prolapso de cúpula vaginal coexiste com prolapso de outros locais ao longo da extensão vaginal. Por esse motivo, a avaliação pré-operatória deve ser meticulosa, com exame para identificar prolapso concomitante da parede anterior ou posterior da vagina, conforme descrito no Capítulo 24 (p. 644). Se identificado, o prolapso de paredes anterior ou posterior da vagina pode ser reparado concomitantemente à USLS.

Consentimento

O processo de consentimento para USLS deve incluir as informações sobre os riscos gerais associados às grandes cirurgias vaginais e os específicos relacionados com o procedimento. Assim como ocorre com qualquer reparo de prolapso, o principal risco a longo prazo é a recorrência. Embora a recorrência de prolapso de cúpula vaginal não seja frequente, é comum haver prolapso de parede vaginal anterior ou posterior.

Também é possível haver evolução com incontinência urinária após USLS, quando não se realiza procedimento anti-incontinência. Portanto, é essencial que se discuta a função vesical após a cirurgia antes do procedimento. Ademais, a suspensão do ligamento uterossacral tem o potencial de encurtar e fixar o segmento superior da vagina. Assim, as pacientes devem estar cientes do risco de dispareunia pós-operatória. Adicionalmente, há relatos de lesão do plexo sacral com subsequente neuropatia.

Os ureteres correm risco durante a aplicação das suturas para suspensão do ligamento uterossacral. Na literatura, os riscos variam e, em algumas séries, foram relatadas lesões ureterais em até 25% dos casos. Essa complicação parece estar relacionada com a experiência do cirurgião. O conhecimento da anatomia e o posicionamento correto das suturas reduzem o risco.

Para a suspensão apical recomenda-se o uso de fios inabsorvíveis. Consequentemente, é frequente a evolução com erosão das suturas e tecido de granulação. Portanto, todos os esforços devem ser utilizados para evitar que as suturas atravessem o epitélio vaginal.

Preparo da paciente

Recomendam-se preparo do intestino e evacuação do reto, a serem administrados na noite anterior à cirurgia (Tabela 39-7, p. 960). Antibioticoterapia e profilaxia para trombose são administradas conforme descrito nas Tabelas 39-6 e 39-9 (p. 959).

INTRAOPERATÓRIO

PASSO A PASSO

❶ **Anestesia e posicionamento da paciente.** A USLS vaginal normalmente é realizada com anestesia geral ou regional. A paciente é colocada em posição de litotomia dorsal com os membros inferiores apoiados em estribos. Procede-se a exame sob anestesia para avaliar o grau de prolapso e confirmar a necessidade das cirurgias planejadas. A vagina e o abdome são preparados para cirurgia e instala-se cateter de Foley.

❷ **Incisão.** A incisão inicial pode ser feita de várias maneiras. No contexto de histerectomia vaginal, a incisão vaginal já terá sido feita, restando apenas a identificação dos ligamentos uterossacrais. Entretanto, se esse procedimento estiver sendo realizado em paciente já submetida a histerectomia, a incisão da vagina pode ser feita de duas maneiras. Uma incisão de linha média deve ser feita na parede vaginal posterior com início no períneo e dissecção prosseguindo em direção cefálica até a cúpula vaginal. Com essa técnica, o epitélio vaginal é dissecado e afastado da parede vaginal. O saco da enterocele é identificado e penetrado.

Alternativamente, pode-se aplicar uma incisão elíptica diretamente sobre a enterocele na cúpula vaginal. O epitélio vaginal é excisado nessa região e o saco da enterocele é identificado e aberto.

❸ **Afastamento dos intestinos.** Uma etapa chave para esse procedimento é o afastamento em bloco dos intestinos de forma a que as suturas uterossacrais possam ser aplicadas sem que haja lesão de intestino. Aplicam-se diversas esponjas de laparotomia umedecidas no fundo de saco de Douglas e no oco do sacro a fim de elevar os intestinos e afastá-los do campo operatório. Adicionalmente, são aplicados dois afastadores de Breisky-Navratil. O primeiro rebate o reto para o lado oposto e o segundo é usado para rebater o restante do intestino. Algumas vezes, há necessidade de um terceiro afastador para liberar o campo.

❹ **Identificação dos ligamentos uterossacrais.** Inicialmente, palpam-se as espinhas isquiáticas. Os ligamentos uterossacrais são encontrados medial e posteriormente às espinhas e lateralmente ao reto. Além disso, podem-se usar pinças de Allis posicionadas sobre a parede vaginal posterior na altura da cúpula. Quando as pinças são tracionadas, os ligamentos uterossacrais são tensionados, o que facilita sua identificação em razão de sua textura característica.

❺ **Aplicação das suturas no ligamento uterossacral.** Iniciando ao nível das espinhas isquiáticas e prosseguindo em direção cefálica, o cirurgião aplica dois ou três pontos de sutura duplamente armada com fio inabsorvível 2-0 com distância de aproximadamente 1 cm um do outro em cada ligamento uterossacral (Figs. 43-20.1 e 43-20.2). Seguindo o curso normal desses ligamentos, as suturas mais caudais serão as mais mediais. Para evitar lesão ureteral, é essencial que as suturas sejam posicionadas medial e posteriormente às espinhas isquiáticas. Além disso, evitam-se lesões dos ureteres direcionando-se as agulhas medialmente durante a sutura. Embora com isso as suturas sejam posicionadas próximas da borda lateral do reto, evita-se lesão intestinal com retração do afastador de Breisky-Navratil.

Em alguns casos, os ligamentos uterossacrais são finos e difíceis de identificar. Nesses casos, a sutura pode ser feita aplicando-se os pontos na área em que se espera que os ligamentos estejam.

Ocasionalmente formam-se hematomas após laceração inadvertida de veias retais laterais. Se isso ocorrer, a aplicação de pressão normalmente controla o sangramento.

Cirurgias para Distúrbios do Soalho Pélvico

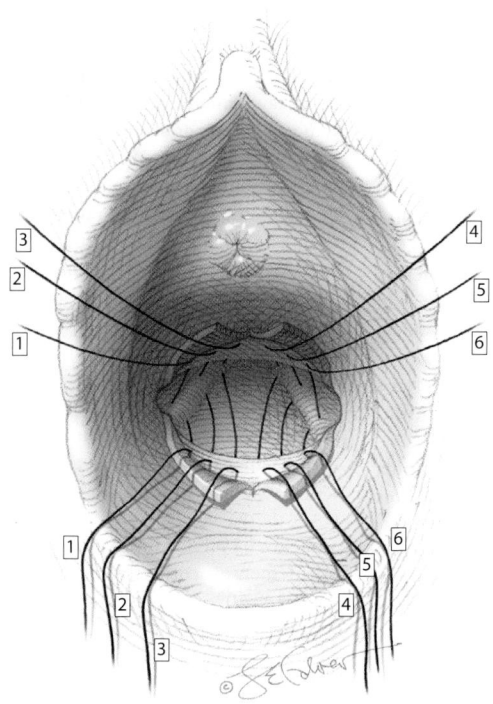

FIGURA 43-20.1 Visão vaginal das suturas aplicadas nos ligamentos uterossacrais.

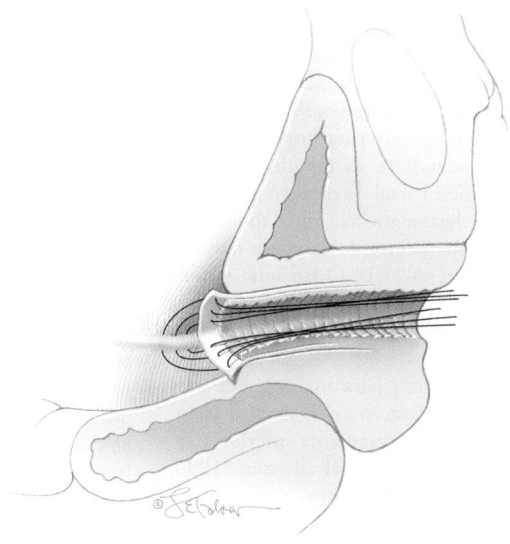

FIGURA 43-20.2 Visão lateral das suturas aplicadas no ligamento uterossacral esquerdo.

❻ Cistoscopia. Após a aplicação dos seis pontos, administra-se índigo carmim por via intravenosa. Realiza-se cistoscopia para excluir lesão ureteral antes de prosseguir com as demais etapas da cirurgia.

❼ Aplicação das suturas na parede vaginal. Com o uso de sutura duplamente armada, os pontos mais distais de cada lado (suturas 1 e 6) são dados na porção mais lateral das camadas fibromusculares anterior e posterior no ângulo dos ápices vaginais. As suturas (2 e 5) imediatamente cefálicas a essas caudais são posicionadas mais medialmente. Finalmente, as suturas mais cefálicas (3 e 4) são posicionadas na linha média das camadas fibromusculares anterior e posterior. É comum que os fios de sutura se embaralhem. Por isso, devem ser etiquetados, numerados e fixados ao campo cirúrgico.

O material de enchimento da vagina é removido e as suturas são amarradas, começando com as mais cefálicas (suturas 3 e 4). À medida que os pontos são fixados, as paredes vaginais devem ser trazidas para que fiquem em contato direto com os ligamentos uterossacrais para evitar "estrangulamento", que poderia causar obstrução intestinal.

❽ Fechamento da incisão vaginal. As bordas da incisão vaginal são reaproximadas com sutura contínua usando fio de absorção lenta 2-0.

PÓS-OPERATÓRIO

Após USLS, os cuidados pós-operatórios são os mesmos descritos para qualquer cirurgia vaginal. O retorno às atividades em geral deve ser individualizado, embora as relações sexuais devam ser proibidas até que se avalie a cicatrização vaginal 4 a 6 semanas após a cirurgia. A manutenção do cateter depende de ter ou não sido realizado concomitantemente procedimento anti-incontinência.

43-21

Fixação de ligamento sacroespinal

O prolapso da cúpula vaginal pode ser corrigido por meio de diversos procedimentos. Em uma abordagem vaginal, denominada *fixação do ligamento sacroespinal*, utiliza-se a força desse ligamento para suspensão da cúpula. Estendendo-se da espinha isquiática até a superfície lateral do côncavo interno do sacro, esse ligamento tem uma aponeurose fibrosa que jaz dentro do corpo do músculo coccígeo (Fig. 43-21.1). O tamanho e a força tênsil desse ligamento permitem que sirva como excelente ponto de suporte para cirurgia de suspensão.

Embora eficaz para a correção de prolapso apical, a fixação ao ligamento sacroespinal é comparativamente inferior à sacrocolpopexia abdominal (Benson, 1996; Maher, 2004). Entretanto, a fixação ao ligamento sacroespinal evita a cirurgia abdominal e está associada a menor duração da cirurgia e a recuperação mais rápida da paciente. Por esses motivos, com frequência é considerada a melhor opção em pacientes com outros problemas de saúde significativos. Ademais, a abordagem vaginal permite a realização de outros procedimentos para suporte de defeitos. As taxas de sucesso são comparáveis com as de outras abordagens vaginais para suspensão de cúpula vaginal (Maher, 2001).

PRÉ-OPERATÓRIO

Avaliação da paciente

Antes da fixação ao ligamento sacroespinal, as pacientes com sintomas de incontinência urinária devem realizar testes urodinâmicos para determinar a necessidade de procedimento adjunto anti-incontinência (Cap. 23, p. 621). As pacientes que não tenham incontinência também devem ser testadas com redução do prolapso para avaliar se a suspensão da cúpula irá revelar incontinência oculta. Para as pacientes com incontinência urinária de esforço real ou potencial, indica-se operação anti-incontinência concomitante.

Frequentemente o prolapso da cúpula vaginal ocorre junto com prolapso de outros pontos ao longo da extensão da vagina. Consequentemente, deve-se proceder a exame pré-operatório cuidadoso conforme descrito no Capítulo 24 (p. 644). Se identificado prolapso de parede vaginal anterior ou posterior, o reparo pode ser feito junto com a fixação do ligamento sacroespinal.

Consentimento

Na maioria dos casos, a fixação do ligamento sacroespinal é um meio eficaz para prevenção de recorrência de prolapso apical, com taxas de sucesso variando entre 70 e próximo de 100% (Cruikshank, 2003; Lantzsch, 2001; Maher, 2004). O procedimento é seguro com taxas baixas de complicações graves. É raro haver hemorragia significativa a requerer transfusão, geralmente causada por lesão dos vasos pudendos, glúteos inferiores ou retais inferiores. As taxas de lesão neural de longo prazo também são baixas e tais lesões envolvem geralmente os nervos pudendo ou glúteo inferior (Sagsoz, 2002). Raramente ocorrem infecções potencialmente letais como fasceíte necrosante e abscesso da fossa isquiorretal (Hibner, 2005; Silva-Filho, 2005).

Assim como ocorre com outras cirurgias reconstrutivas, é possível o surgimento de novos defeitos de suporte após a fixação sacroespinal, com taxas que variam entre 15 e 40% para qualquer problema de suporte (Paraiso, 1996; Shull, 1992). No procedimento de fixação, o eixo longitudinal da vagina é redirecionado posteriormente. À medida que esse eixo é rebaixado, o compartimento anterior da pelve é alargado e fica vulnerável a aumento na pressão intra-abdominal. Consequentemente, ocorre cistocele pós-operatória em 10 a 40% dos casos (Lantzsch, 2001; Paraiso, 1996). Como resultado, observa-se elevação na taxa de incontinência urinária de esforço.

Há preocupação com o encurtamento funcional da vagina por esse procedimento, e o comprimento pós-operatório se aproxima de 8 cm (Given, 1993). Apesar do maior encurtamento da vagina em comparação com a abordagem abdominal para suspensão, é raro que haja dispareunia *de novo*. De fato, para muitas mulheres, o reposicionamento da vagina para um local mais anatômico leva a maior satisfação com a relação sexual após a cirurgia (Maher, 2004).

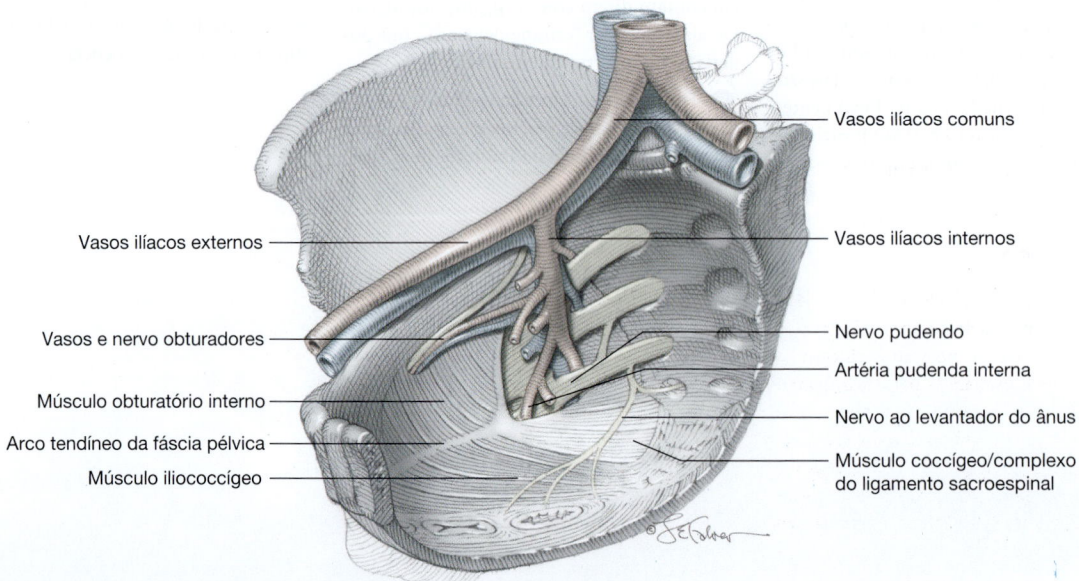

FIGURA 43-21.1 Complexo do ligamento sacroespinal e anatomia pélvica circundante.

Preparo da paciente

A lesão do reto não é incomum durante o procedimento de fixação ao ligamento sacroespinal. Por esse motivo, indica-se preparo intestinal na noite anterior à cirurgia (Tabela 39-7, p. 960). Assim como ocorre na maioria das cirurgias vaginais, considerando o risco imposto pela flora vaginal normal de celulite e abscesso pós-operatórios, há indicação de antibioticoterapia profilática. Os agentes mais usados são aqueles apresentados na Tabela 39-6 (p. 959). Além disso, indica-se profilaxia para trombose conforme descrito na Tabela 39-9 (p. 962).

INTRAOPERATÓRIO

Instrumentos cirúrgicos

As suturas no ligamento sacroespinal podem ser feitas com diversos instrumentos, inclusive agulha de ligadura de Deschamps, gancho Miya, agulha Capio e EndoStitch. Usando a agulha Deschamps, o cirurgião passa o fio de sutura pela ponta em forma de agulha do instrumento. Os arcos e as curvas no instrumento facilitam a aplicação da sutura no ligamento. Contudo, entre as desvantagens do instrumento está a espessura relativa da ponta da agulha, que agrega dificuldade na perfuração do ligamento. Como alternativa, Miyazaki (1987) descreveu 74 casos nos quais foi usado o gancho Miya. Esse instrumento auxilia na sutura do ligamento. Contudo, é menor o controle sobre a agulha e o fio, uma vez que o dispositivo apresenta partes móveis. Esses dois instrumentos têm a vantagem de reduzir os custos, uma vez que são reutilizáveis. Se houver exposição adequada, um porta-agulha longo é outro dispositivo reutilizável que pode ser usado com facilidade. Alternativamente, alguns dispositivos descartáveis se tornaram populares, particularmente o de Capio. Esse instrumento é mais fácil de manipular do que o gancho Miya, mantendo-se controle sobre a agulha em todas as situações.

PASSO A PASSO

1 Anestesia e posicionamento da paciente. Após a administração da anestesia geral, a paciente é colocada em posição de litotomia dorsal, a vagina é preparada para cirurgia e o cateter de Foley é instalado. Inicialmente, o prolapso da cúpula vaginal é reduzido para que a vagina fique em posição anatômica. Os reparos de enterocele ou de cistocele, se planejados, devem ser feitos antes da fixação ao ligamento sacroespinal.

2 Fixação unilateral ou bilateral. O cirurgião pode optar por aplicar a sutura da cúpula vaginal a um ou a ambos os ligamentos sacroespinais. Na maioria dos casos, a fixação unilateral é suficiente. Dá-se preferência ao ligamento direito porque, em sua maioria, os cirurgiões são destros. Além disso, a fixação do lado direito evita as dificuldades anatômicas impostas pelo reto. Como alternativa, tem-se defendido a fixação bilateral como método para manter a cúpula vaginal na linha média e de maior durabilidade em razão do suporte adicional proporcionado por dois ligamentos (Cespedes, 2000). Contudo, eventuais benefícios objetivos comparando-se a fixação bilateral com a unilateral não foram comprovados em ensaios clínicos. Além disso, foram observadas taxas maiores de prolapso pós-operatório de compartimento anterior nos casos em que se utilizou a fixação bilateral (Pohl, 1997).

3 Acesso ao ligamento sacroespinal. O ligamento sacroespinal é acessado pelo espaço pararretal. A entrada nesse espaço permite alcançar o ligamento com dissecção mínima.

4 Entrada no espaço pararretal. Para a abordagem por via pararretal, o cirurgião procede à incisão da parede posterior da vagina e a separa do reto subjacente, conforme descrito na Seção 43-15 (p. 1.219). Revela-se a fáscia perirretal e os pilares do reto são visualizados de ambos os lados do reto. O pilar direito é penetrado ao posicionar e abrir uma pinça de hemostasia na altura da espinha isquiática (Fig. 43-21.2). Essa dissecção romba permite a entrada no espaço pararretal (Fig. 38-18, p. 934).

5 Posicionamento dos afastadores. Posicionam-se afastadores de Breisky-Navratil dentro do espaço pararretal. O primeiro, posicionado anteriormente, eleva o conteúdo da pelve afastando-o do campo cirúrgico. O segundo é posicionado à esquerda da paciente para retração do reto. O último é mantido inferior e paralelamente ao ligamento sacroespinal.

6 Dissecção do ligamento. Após a entrada no espaço pararretal direito, a espinha isquiática é localizada com os dedos e o curso do ligamento sacroespinal é traçado medialmente. A divulsão realizada com a ponta dos dedos retira o tecido adventício solto sobrejacente ao terço medial do ligamento.

Durante a dissecção no interior do espaço pararretal ou durante a retração do reto, é possível haver laceração de vasos da região, principalmente de ramos dos vasos retais inferiores. A hemorragia nessa área com frequência é mais bem controlada com tamponamento sob pressão feito com compressa.

7 Aplicação da ligadura. Após a dissecção, o ligamento pode ser seguro com pinça de Babcock em um ponto aproximadamente 2,5 cm medial à espinha isquiática. Com isso, o ligamento passa de sua forma plana original a uma estrutura mais espessa e arredondada, o que, frequentemente, permite a retirada do terceiro afastador para maior visualização e mobilidade do porta-agulha.

O porta-agulha é montado com fio inabsorvível 0. Embora tenha sido observada erosão das suturas pela cúpula vaginal após a cirurgia, o uso de fio inabsorvível aumenta a durabilidade do reparo (Chapin, 1997). Além disso, preconizou-se o uso de fio monofilamentar para reduzir o risco de infecção (Hibner, 2005). O fio é passado pelo orifício da agulha até seu ponto médio. Consequentemente, os dois segmentos do fio de cada lado da agulha devem ter o mesmo comprimento.

Os vasos e nervos pudendos e glúteos inferiores cursam atrás do ligamento sacroespinal e podem ser lesionados durante sua fixa-

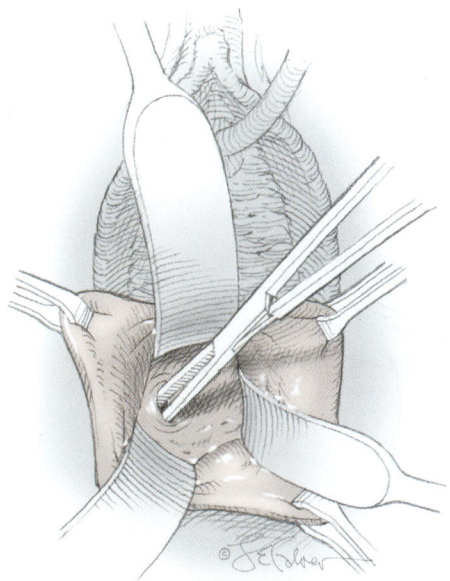

FIGURA 43-21.2 Entrada no espaço pararretal.

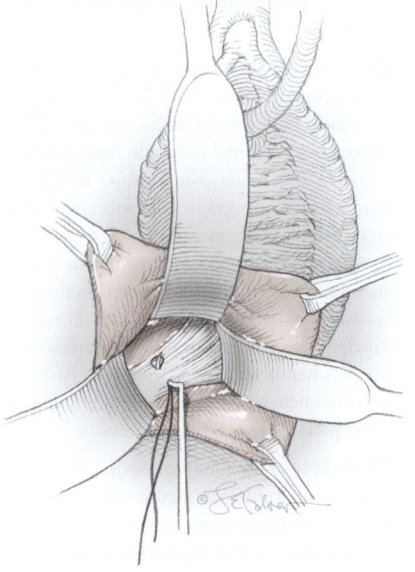

FIGURA 43-21.3 Aplicação da ligadura.

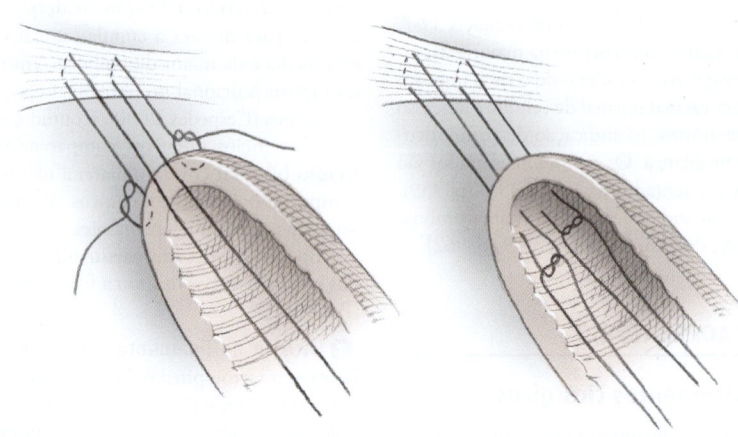

FIGURA 43-21.4 Pontos em roldana (*à esquerda*) ou pontos simples (*à direita*) aplicados na cúpula vaginal.

ção. Por esse motivo, os pontos de sutura devem ser posicionados 2,5 a 3 cm medialmente à espinha isquiática e não devem atravessar toda a espessura do ligamento (Sagsoz, 2002; Verdeja, 1995).

Se um vaso for lacerado e não for possível seu isolamento e ligadura imediatos, a área com hemorragia deve ser tamponada com compressas de laparotomia e mantida sob pressão por vários minutos. As compressas são gradualmente removidas e o sítio de laceração pode ser identificado e ligado com clipe vascular ou com sutura.

O porta-agulha é seguro pela mão direita do cirurgião e a ponta da agulha é posicionada na borda inferior do ligamento (Fig. 43-21.3). A agulha então perfura o ligamento no sentido horário.

8 Sutura da cúpula vaginal. A alça da sutura é puxada com um gancho de nervo e tracionada para o interior da vagina. O laço é cortado, deixando duas pontas de fio de igual tamanho no interior do ligamento. Isso permite a aplicação de dois pontos com apenas uma passagem do porta-agulha e reduz os danos aos tecidos adjacentes. Os dois pontos são usados para criar dois pontos em roldana (um para cada fio) na cúpula vaginal (Fig. 43-21.4, à esquerda). Como mostrado à direita da figura, podem ser usados pontos simples para fixar a cúpula vaginal ao ligamento sacroespinal.

Na modificação de Michigan desse procedimento, são realizadas duas passagens de fio pelo ligamento. Com isso, são possíveis quatro pontos com duas passagens pelo ligamento (Fig. 43-21.5). Utilizam-se suturas para fixar as paredes anterior e posterior da vagina ao ligamento sacroespinal. (Fig. 43-21.6).

9 Fechamento da parede posterior da vagina e do espaço pararretal. A parede posterior da vagina é reaproximada com sutura contínua usando fio de absorção lenta 2-0.

10 Suspensão da cúpula. Os pontos em roldana são apertados, trazendo a cúpula vaginal diretamente até o ligamento. O restante da

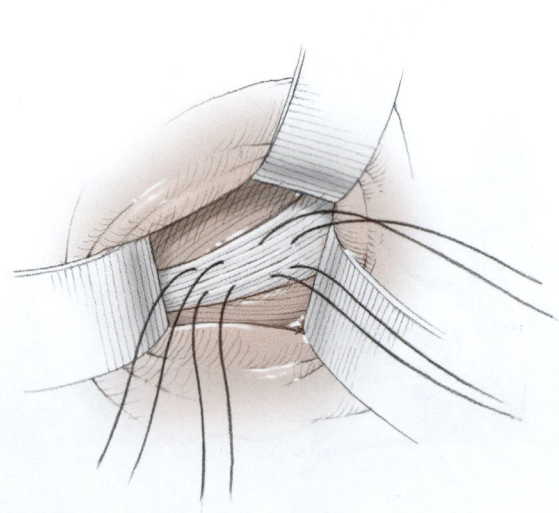

FIGURA 43-21.5 Modificação de Michigan.

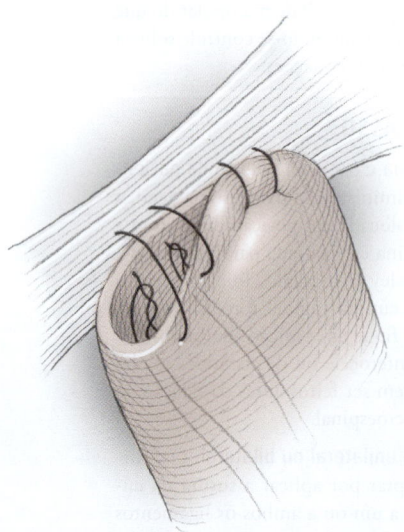

FIGURA 43-21.6 Cúpula vaginal aproximada ao ligamento.

parede vaginal é fechado com sutura contínua usando fio de absorção lenta 2-0.

PÓS-OPERATÓRIO

As pacientes podem deambular no primeiro dia de pós-operatório e a dieta pode ser liberada de acordo com a tolerância. É possível haver dor leve na nádega, que normalmente se resolve em dias ou meses. Essa neuralgia é comum após a cirurgia. Lantzsch e colaboradores (2001) observaram taxa de 8% em sua série de casos. Os anti-inflamatórios não esteroides podem ser úteis nesses quadros.

Ocasionalmente, uma paciente se queixa de dor intensa com sintomas neurológicos sensitivos, motores ou ambos. Se houver sintomas motores, é grande a chance de ter havido encarceramento de ramos do nervo isquiático. Essas pacientes devem ser submetidas a exploração do espaço pararretal para retirada das suturas que estejam produzindo o encarceramento.

O retorno das atividades deve ser individualizado, embora as relações sexuais fiquem proibidas até que se tenha avaliado a cúpula vaginal 4 a 6 semanas após a cirurgia. A manutenção do cateter vesical depende de ter sido realizado procedimento anti-incontinência concomitantemente.

43-22
Culdoplastia de McCall

A culdoplastia de McCall é realizada durante histerectomia vaginal para fechar o fundo de saco, reforçar o apoio à cúpula vaginal posterior e, possivelmente, prevenir a formação de enterocele. Com a culdoplastia de McCall, aplicam-se sequências horizontais de pontos de sutura. Cada sequência inicia-se em um dos ligamentos uterossacrais, incorpora a serosa colônica com pontos intervenientes e termina no ligamento uterossacral contralateral. As sequências iniciais vão do plano caudal para o cefálico. Com esse processo pretende-se essencialmente fechar a parede vaginal posterior contra a serosa do colo e o ligamento uterossacral. Com isso, ganha-se suporte apical para a cúpula vaginal e fecha-se um local por onde seria possível haver herniação de intestino para a vagina, ou seja, evita-se enterocele.

A principal diferença entre a culdoplastia de McCall e os métodos de Halban e Moschcowitz está na abordagem vaginal. Não há dados que confirmem superioridade de qualquer um desses métodos. Assim, a escolha do procedimento deve ser feita com base na abordagem planejada para a histerectomia e em outras cirurgias a serem realizadas concomitantemente.

Sugere-se que a culdoplastia previne enterocele e prolapso de cúpula vaginal. Contudo, se já houver prolapso de cúpula ou enterocele significativos, deve-se dar preferência à fixação do ligamento sacroespinal ou à suspensão da cúpula vaginal via ligamento uterossacral.

PRÉ-OPERATÓRIO

■ Avaliação da paciente

A culdoplastia de McCall geralmente é realizada seguindo-se à histerectomia vaginal em pacientes com enterocele ou, preventivamente, nas pacientes sem enterocele. Como o grau de prolapso dos órgãos determina o planejamento das cirurgias reconstrutivas, deve-se proceder a uma avaliação completa do prolapso, conforme descrito no Capítulo 24 (p. 644).

■ Consentimento

Assim como ocorre com qualquer cirurgia de reconstrução pélvica para correção de prolapso, os riscos de enterocele e de recorrência devem ser discutidos. Os riscos de lesão ureteral e intestinal, embora baixos, devem ser incluídos no processo de consentimento.

■ Preparo da paciente

É possível haver celulite da cúpula vaginal e infecção urinária após a histerectomia, e as pacientes normalmente recebem antibioticoterapia profilática com uma cefalosporina de primeira geração. As opções adequadas são encontradas na Tabela 39-6 (p. 959). Adicionalmente, há indicação para profilaxia contra trombose, conforme descrito na Tabela 39-9 (p. 962). Embora o risco de lesão intestinal seja baixo, recomenda-se preparo intestinal para evacuação do reto e para reduzir a contaminação caso ocorra proctotomia (Tabela 39-7, p. 960).

INTRAOPERATÓRIO

PASSO A PASSO

❶ Anestesia e posicionamento da paciente. A culdoplastia de McCall normalmente é realizada com anestesia geral, embora as técnicas epidural e espinal também sejam apropriadas. A paciente é colocada em posição de litotomia alta com os membros inferiores apoiados em estribos. A vagina é preparada para cirurgia e instala-se cateter de Foley. A histerectomia vaginal é realizada conforme descrito na Seção 41-13 (p. 1.051), mas a incisão vaginal é deixada aberta para que se proceda à culdoplastia.

❷ Tamponamento. Após a histerectomia vaginal, um tampão umedecido é aplicado ao fundo de saco posterior para evitar que haja descenso de intestino ou de omento para o campo operatório.

❸ Identificação de ligamentos uterossacrais, reto e ureteres. Os ligamentos uterossacrais, previamente identificados durante a histerectomia vaginal, são colocados sob tração lateral para definir seu curso até o sacro. O ureter sempre cursa lateralmente ao ligamento uterossacral e, embora nem sempre seja visualizado, deve-se evitar aplicar suturas medialmente ao ligamento para que não seja lesionado. Adicionalmente, com o exame do reto definem-se suas bordas laterais a fim de evitar perfuração intestinal com a agulha de sutura.

❹ Aplicação da sutura. A primeira linha de sutura é aplicada em posição caudal. A tração dessas suturas mais caudais ajuda a identificar os ligamentos. Cada linha de sutura subsequente deve ser aplicada em posição progressivamente mais cefálica. A primeira sutura, feita com fio inabsorvível 2-0, é passada por um dos ligamentos uterossacrais. A agulha é aplicada na direção da linha média para evitar lesão de ureter. Os pontos subsequentes são posicionados com intervalos de 1 cm, passando pela serosa do retossigmoide até alcançar e penetrar no ligamento uterossacral contralateral. Essa sutura é mantida sem nó. As linhas de sutura mais cefálicas são aplicadas com técnica semelhante, com espaçamento de 1 cm entre elas. Assim, o número de linhas de sutura varia dependendo do tamanho e da profundidade do fundo de saco.

Finalizadas as suturas internas, uma linha de sutura externa é aplicada com fio de absorção lenta 2-0 incorporando a parede vaginal posterior. Como mostra a Figura 43-22.1, essa sutura é inicialmente aplicada atravessando toda a espessura da parede vaginal poste-

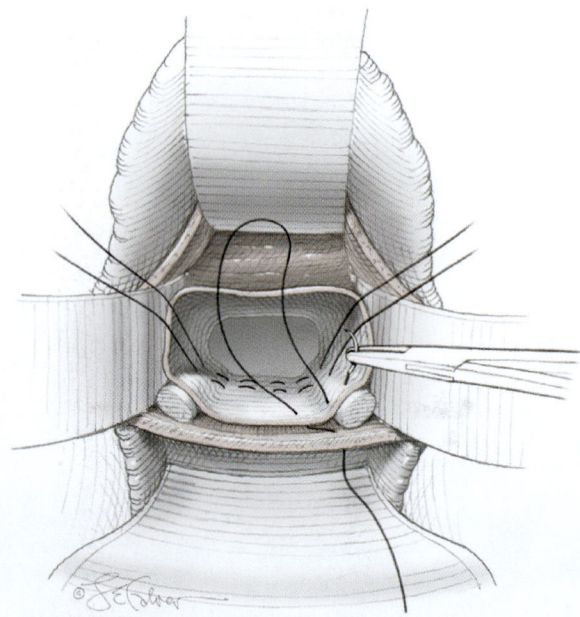

FIGURA 43-22.1 Aplicação da sutura ao ligamento uterossacral.

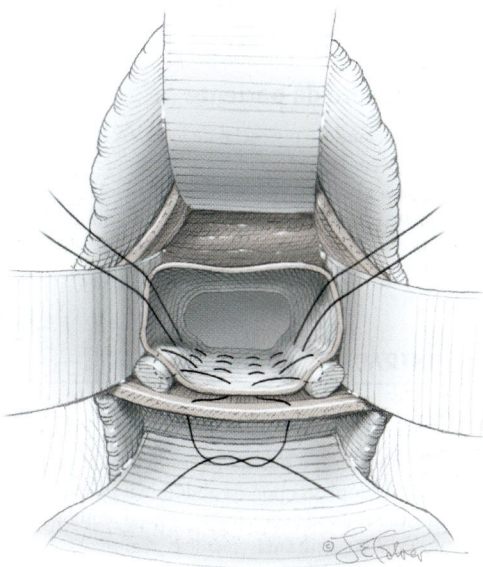

FIGURA 43-22.2 Os fios entram novamente na vagina antes de serem atados.

rior e alcançando o ligamento uterossacral. A agulha é passada sequencialmente pela serosa do retossigmoide até alcançar o ligamento uterossacral do lado oposto. Finalmente, a sutura entra pelo ligamento uterossacral oposto e sai atravessando toda a espessura da parede vaginal para reentrar na vagina (Fig. 43-22.2).

5 Amarrando a sutura. As suturas são amarradas sequencialmente, com início nas mais proximais e prosseguindo em direção caudal.

6 Cistoscopia. Em razão da proximidade entre suturas e ureteres, deve-se realizar cistoscopia para comprovar a patência ureteral.

7 Fechamento da cúpula vaginal. Ao final da culdoplastia de McCall, as demais etapas da histerectomia vaginal seguem o descrito na Seção 41-13 (p. 1.054).

PÓS-OPERATÓRIO

Ao final da histerectomia vaginal e da culdoplastia de McCall, os cuidados pós-operatórios são os mesmos observados para a maioria das cirurgias vaginais. O período de hospitalização normalmente varia entre 1 e 3 dias e o retorno das funções intestinal e vesical geralmente determina essa conduta. As atividades pós-operatórias podem ser individualizadas. As relações sexuais ficam proibidas por 4 a 6 semanas quando é realizado o primeiro exame pós-operatório para inspeção da cicatrização da incisão vaginal.

43-23

Procedimentos abdominais de culdoplastia

As técnicas de culdoplastia são usadas para obliterar o fundo de saco de Douglas e prevenir herniação de intestino delgado pela parede vaginal. Assim, esses procedimentos tradicionalmente eram considerados apropriados para reparo e prevenção de enterocele. Contudo, as evidências obtidas nos ensaios realizados não revelaram esses benefícios e os conceitos atuais acerca do reparo de defeitos especificamente relacionados com apoio dos órgãos pélvicos reduziram o uso da culdoplastia. De qualquer forma, o procedimento ainda é realizado e tem seu valor quando realizado em conjunto com outros procedimentos para tratamento de prolapso.

Dentro deste grupo estão as cirurgias de Moschcowitz e de Halban. Em geral, utilizam-se suturas permanentes para fechar o fundo de saco, e os procedimentos variam em função da orientação no posicionamento da sutura. Ambos os procedimentos podem ser escolhidos e a decisão é tomada com base na experiência do cirurgião e nas patologias vaginais ou abdominais concomitantes. Não há trabalhos que tenham comparado essas técnicas.

PRÉ-OPERATÓRIO

Avaliação da paciente

Os procedimentos de culdoplastia normalmente são realizados junto com outras cirurgias para prolapso. Assim, deve-se proceder à investigação completa buscando por prolapso de órgãos pélvicos, conforme descrito no Capítulo 24 (p. 644). Todos os locais de prolapso devem ser considerados ao se planejar a correção cirúrgica. Dependendo do tipo de prolapso presente, podem-se indicar testes urodinâmicos para excluir incontinência urinária de esforço potencial a ser revelada uma vez que o prolapso tenha sido resolvido.

Consentimento

Assim como com qualquer cirurgia reconstrutiva pélvica realizada para correção de prolapso, o risco de recorrência da enterocele após culdoplastia por via abdominal deve ser discutido. Além disso, os riscos de lesão ureteral e intestinal devem ser incluídos no processo de consentimento. Na culdoplastia de Halban e de Moschcowitz procede-se à plicatura do retossigmoide sobre a parede posterior da vagina. Consequentemente, foram relatadas disfunções fecais e dificuldades técnicas com a realização de colonoscopia após essas culdoplastias.

Preparo da paciente

Considerando o potencial de lesão, os intestinos devem ser preparados na noite anterior à cirurgia (Tabela 39-7, p. 960). Antibioticoterapia e profilaxia para trombose são administradas conforme descrito nas Tabelas 39-6 e 39-9 (p. 959).

INTRAOPERATÓRIO

PASSO A PASSO

❶ **Anestesia e posicionamento da paciente.** A culdoplastia por via abdominal normalmente é realizada com anestesia geral, embora possam ser utilizadas técnicas regionais. A paciente é colocada em posição de litotomia com os membros inferiores apoiados em estribos de Allen e com as coxas paralelas ao chão. Essa posição permite acesso à vagina e exposição normal para laparotomia. Instala-se cateter de Foley e o abdome e a vagina são preparados para cirurgia.

❷ **Incisão cirúrgica.** Podem ser usadas as incisões transversal ou vertical. A escolha da incisão depende das cirurgias concomitantes planejadas (Seção 41-1 ou 41-2, p. 1.020). Um afastador autorretrátil, como o de O'Connor-O'Sullivan ou o de Balfour, é aplicado e realizam-se as cirurgias concomitantes, como a histerectomia.

❸ **Considerações específicas.** Finalizados os procedimentos iniciais, o fundo de saco é exposto para avaliar o posicionamento das suturas. Adicionalmente, insere-se um espaçador de anastomose término-terminal (EEA) na vagina ou no reto para identificar as bordas e permitir o posicionamento correto das suturas. Antes da culdoplastia, ambos os ureteres devem ser novamente identificados.

No passado, esses procedimentos concentravam-se na sutura das superfícies peritoneais e serosas. Entretanto, a abordagem mais efetiva é a que incorpora nos pontos de sutura a camada muscular de vagina e de sigmoide, ao mesmo tempo em que evita penetrar no lúmen do intestino e da vagina. Durante a aplicação das suturas no retossigmoide, devem ser feitas tentativas para evitar perfurar as veias adjacentes do retossigmoide, o que poderia causar hematoma. Se houver sangramento, na maioria dos casos obtém-se controle efetivo com compressão direta dos vasos.

❹ **Culdoplastia de Halban.** Várias linhas de sutura com fio inabsorvível 2-0 são aplicadas longitudinalmente através das camadas serosa e muscular do sigmoide (Fig. 43-23.1). As linhas de sutura são posicionadas com 1 a 2 cm de distância, com atenção para evitar perfuração até o lúmen. As mesmas suturas são então avançadas profundamente até o peritônio do fundo de saco e para cima na direção da cúpula vaginal da parede posterior. Deve-se tentar obliterar o fundo de saco tanto quanto possível, mas, para evitar lesão ureteral, as su-

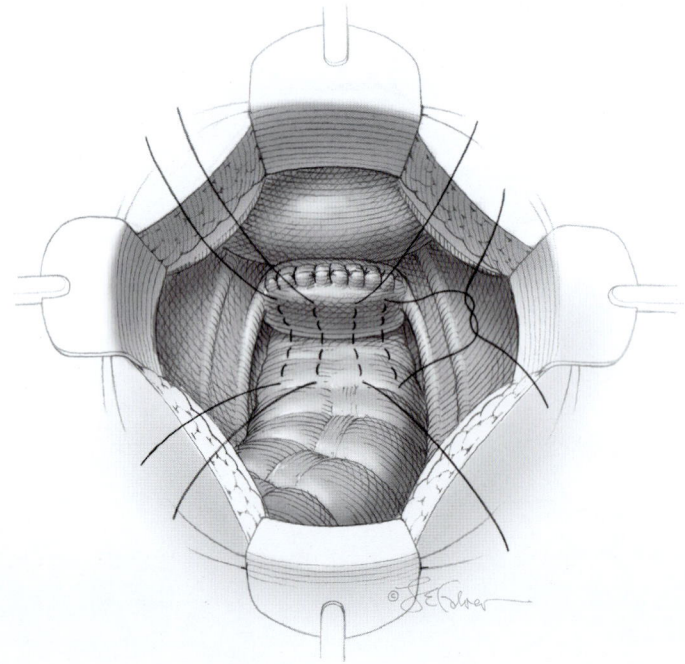

FIGURA 43-23.1 Culdoplastia de Halban.

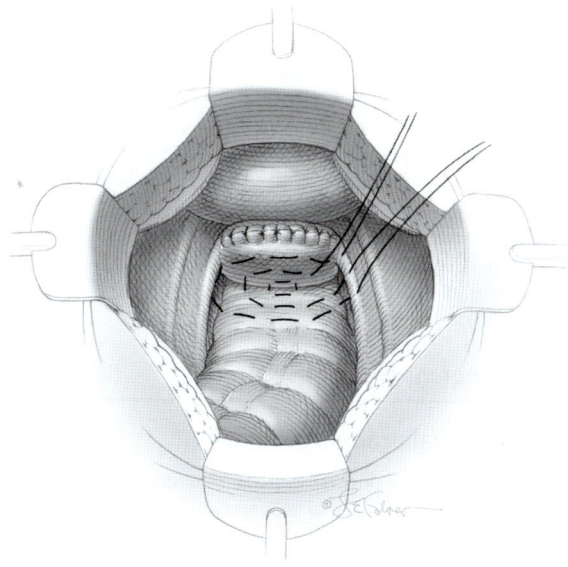

FIGURA 43-23.2 Culdoplastia de Moschcowitz.

turas não devem ser aplicadas lateralmente aos ligamentos uterossacrais.

5 Culdoplastia de Moschcowitz. Aplicam-se suturas concêntricas com fio inabsorvível 2-0 no fundo de saco, com início na base e prosseguindo para cima até o nível da cúpula vaginal (Fig. 43-23.2). Nesse processo, as suturas são posicionadas na parede posterior da vagina e passam pelo ligamento uterossacral direito, pela muscular do sigmoide e, finalmente, pelo ligamento uterossacral esquerdo. O número de anéis concêntricos necessários depende da profundidade do fundo de saco e geralmente 3 a 4 anéis são suficientes. Os anéis são posicionados com intervalos de 1 a 2 cm. Com esse procedimento, deve-se evitar que haja dobra de ureter no momento de amarrar a sutura

6 Cistoscopia. Há indicação para cistoscopia após a finalização das suturas considerando-se o risco de lesão ureteral relacionado com a culdoplastia.

7 Fechamento da incisão. A incisão abdominal é fechada conforme descrito na Seção 41-1 ou na 41-2 (p. 1.021).

PÓS-OPERATÓRIO

Os cuidados pós-operatórios para culdoplastia são os mesmos descritos para qualquer cirurgia abdominal de grande porte. O período de internação normalmente varia entre 2 e 4 dias e o retorno da função intestinal geralmente determina a conduta. Há indicação para prescrever amolecedores de fezes, uma vez que é possível haver disfunção fecal em razão da alteração no ângulo retossigmoide. A prescrição deve ser mantida de acordo com a necessidade, a fim de manter uma função intestinal normal.

43-24

Colpocleise parcial de LeFort

Há duas abordagens básicas para reparo de prolapso de cúpula vaginal: obliterativa e reconstrutiva. Embora as abordagens reconstrutivas recriem uma vagina funcional, os procedimentos obliterativos apresentam índice de sucesso próximo de 100% para cura de prolapso.

A colpocleise parcial de LeFort é um procedimento de obliteração da vagina no qual se aproximam as paredes anterior e posterior da vagina. Essa cirurgia é efetiva no reposicionamento da cúpula vaginal que tenha sofrido prolapso na cavidade abdominal de mulheres com ou sem útero (Fig. 43-24.1). O procedimento é indicado em pacientes com prolapso significativo de útero, vagina e paredes anterior e posterior da vagina com extensão além do hímen.

Diferentemente da colpocleise total, com a colpocleise parcial de LeFort a mucosa vaginal não é totalmente excisada. Em vez disso, dissecam-se seções retangulares da mucosa vaginal das paredes anterior e posterior e as camadas fibromusculares desnudas são suturadas para fechar o arco vaginal. Os tratos laterais remanescentes do epitélio vaginal criam túneis de drenagem de ambos os lados da vagina fechada.

Essa operação é rápida e realizada com anestesia geral, regional ou local. A perda de sangue é mínima e as taxas de sucesso, altas. O procedimento é indicado apenas para idosas que não tenham nem pretendam ter vida sexual ativa. Em razão da alta incidência de incontinência urinária de esforço (IUE) após colpocleise parcial de LeFort, há indicação para realizar procedimento anti-incontinência concomitantemente. Ademais, recomenda-se perineorrafia alta para reduzir o risco de recorrência do prolapso (Seção 43-16, p. 1.223).

PRÉ-OPERATÓRIO

Avaliação da paciente

Como não é possível acesso ao colo uterino e à cavidade endometrial após esse procedimento, deve-se excluir a possibilidade de lesões pré-invasivas. Especificamente, antes da cirurgia deve-se ter exame preventivo citopatológico negativo e recomenda-se exame do endométrio com biópsia ou ultrassonografia.

Antes da cirurgia deve-se documentar prolapso dos compartimentos anterior, posterior e apical (Cap. 24, p. 644). Adicionalmente, há indicação de testes urodinâmicos pré-operatórios para avaliar se há IUE potencial (Cap. 23, p. 621). Mesmo sem IUE documentada, deve-se considerar a possibilidade de procedimento adjunto anti-incontinência para prevenção de incontinência pós-operatória. Ademais, nas pacientes sendo submetidas à colpocleise parcial de LeFort que apresentem prolapso volumoso e global, há indicação de pielografia intravenosa ou cistoscopia para avaliar se há obstrução ureteral antes da cirurgia. O conhecimento sobre obstrução prévia ajudará a interpretar os achados à cistoscopia ao final do procedimento.

Consentimento

As pacientes que estiverem avaliando consentir com esse procedimento devem estar cientes de que não será possível manter relação sexual vaginal. Assim, a decisão deve envolver o parceiro da paciente. Aquelas que demonstrarem dúvida ou hesitação devem ser excluídas.

Os riscos relacionados com o procedimento são incontinência urinária, retenção urinária, obstrução ureteral e recorrência do prolapso. Além disso, na improvável situação de desenvolvimento de câncer de colo uterino ou de endométrio após colpocleise parcial de LeFort, o diagnóstico pode ser retardado.

Preparo da paciente

O intestino deve ser preparado para a cirurgia na noite anterior para esvaziamento e descompressão do reto (Tabela 39-7, p. 960). Assim, minimiza-se a contaminação fecal do campo operatório. Antibioticoterapia profilática é realizada rotineiramente para reduzir as taxas de infecção da ferida operatória (Tabela 39-6, p. 959). Adicionalmente, procede-se à profilaxia para trombose conforme descrito na Tabela 39-9 (p. 962).

INTRAOPERATÓRIO

PASSO A PASSO

1 Anestesia e posicionamento da paciente. Em geral, dá-se preferência a anestesia geral ou regional, embora a colpocleise parcial de LeFort possa ser realizada com anestesia local. A paciente é colocada em posição de litotomia alta, a vagina é preparada para cirurgia e instala-se cateter de Foley. Conquanto a colpocleise parcial de LeFort possa ser realizada em pacientes com ou sem útero, as etapas seguintes descrevem o procedimento em mulheres sem histerectomia prévia.

2 Marcações na vagina. As áreas retangulares na mucosa das paredes anterior e posterior da vagina são marcadas com marcador cirúrgico ou com bisturi eletrocirúrgico. O tamanho das seções retangulares a serem removidas é determinado pelo comprimento da parede vaginal. A incisão transversal distal deve ser localizada 1 a 2 cm acima do orifício do colo uterino. A incisão transversal proximal deve ser feita 2 a 3 cm abaixo do meato uretral. A largura da incisão será determinada pelo tamanho do útero, do colo e das paredes vaginais e deve ser quase tão ampla quanto a

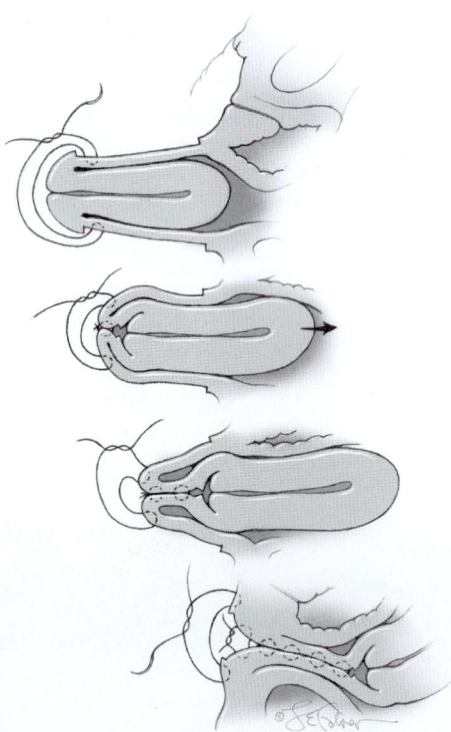

FIGURA 43-24.1 Correção do prolapso após a aplicação sequencial de pontos de sutura.

Cirurgias para Distúrbios do Soalho Pélvico 1247

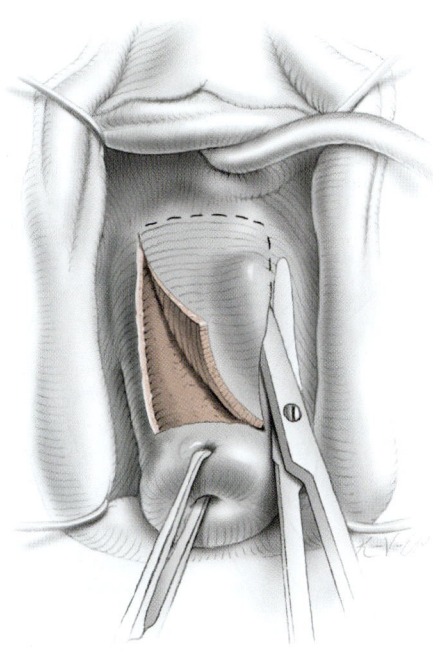

FIGURA 43-24.2 Incisão na parede vaginal anterior.

informado sobre a injeção de vasopressina, uma vez que é possível haver aumento súbito da pressão arterial. É normal que a região infiltrada empalideça.

Considerando seus efeitos vasoconstritores, as pacientes com determinadas comorbidades não devem ser consideradas candidatas ao uso de vasopressina. Entre essas estão aquelas com história de angina, infarto do miocárdio, miocardiopatia, insuficiência cardíaca congestiva, hipertensão arterial não controlada, enxaqueca, asma ou doença pulmonar obstrutiva crônica grave.

❹ **Incisão vaginal.** As áreas previamente marcadas sofrem incisão até a camada fibromuscular.

❺ **Dissecção vaginal.** Utilizando-se a combinação de dissecção cortante e divulsão, eleva-se a mucosa afastando-a da camada fibromuscular (Figs. 43-24.2 e 43-24.3). A dissecção no plano correto previne a entrada inadvertida na bexiga ou no intestino. A técnica de dissecção envolve a presença de um dedo atrás da parede vaginal e o uso de tesoura de Metzenbaum para dissecção em paralelo à parede vaginal. Após a entrada no plano correto, a divulsão com uma esponja cirúrgica permite a evolução rápida por esse espaço avascular.

protuberância em prolapso. Com isso é possível aplicar múltiplas suturas durante o fechamento.

❸ **Infiltração vaginal.** As áreas retangulares a serem removidas da parede vaginal são totalmente infiltradas com 50 mL de solução hemostática diluída (20 unidades de vasopressina sintética em 60 mL de soro fisiológico).

Sem essa infiltração, é possível que haja sangramento significativo em razão da ruptura de múltiplos vasos pequenos durante a dissecção. Essa infiltração deve se estender além dos limites previstos da incisão. É obrigatório aspirar o êmbolo antes da injeção para evitar que esse potente vasoconstritor ganhe o espaço intravascular. O anestesiologista deve ser

❻ **Aplicação das suturas.** Após a remoção dos retângulos, aplica-se uma linha de sutura com pontos interrompidos usando fio inabsorvível 2-0, a partir da borda transversal distal anterior para a posterior (Fig. 43-24.4). Assim, fecha-se a camada fibromuscular sobre o colo uterino.

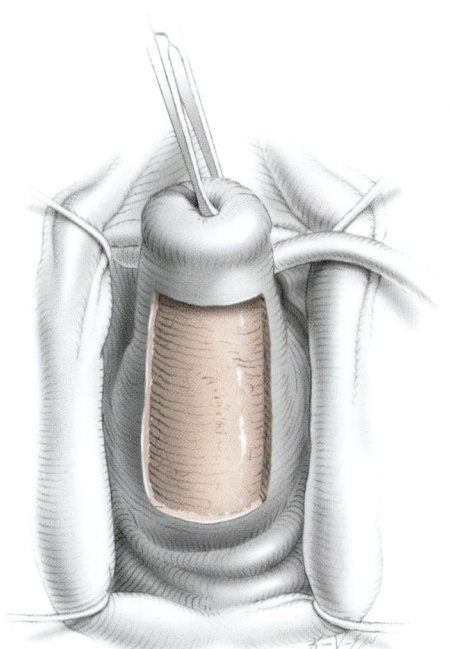

FIGURA 43-24.3 Incisão na parede vaginal posterior.

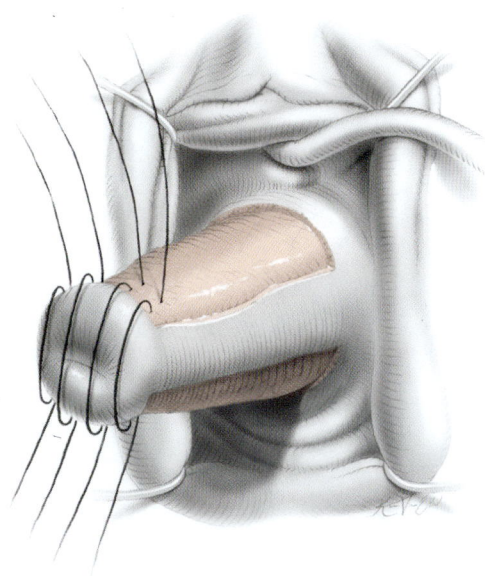

FIGURA 43-24.4 Início da aplicação das suturas.

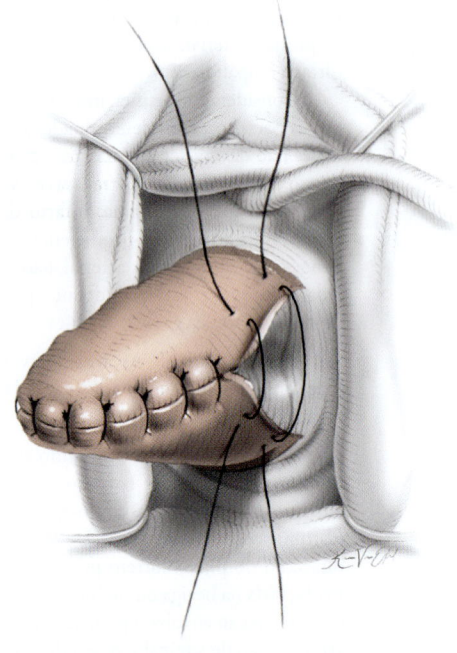

FIGURA 43-24.5 Aproximação dos aspectos laterais das camadas fibromusculares anterior e posterior.

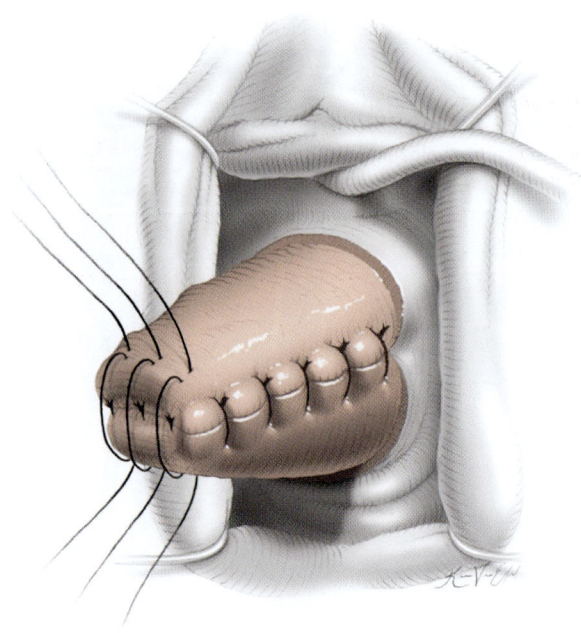

FIGURA 43-24.6 Segunda linha de sutura.

A seguir, criam-se canais de drenagem vaginal ao longo das laterais direita e esquerda da incisão. Esses canais permitirão a drenagem de secreções fisiológicas endometriais e cervicais para a vagina. Em um dos lados aplicam-se suturas para aproximar as bordas superior e inferior dos retângulos. Essa linha lateral de sutura deve ser iniciada distalmente e prosseguir em direção proximal até a incisão transversal proximal original (Fig. 43-24.5). Outro canal é criado de forma semelhante do lado oposto.

Para elevar e reposicionar o útero na cavidade pélvica, o cirurgião aplica linhas de sutura progressivamente mais caudais usando pontos interrompidos para aproximar as camadas fibromusculares anterior e posterior ao longo de toda a incisão (Fig. 43-24.6). Aplicam-se fileiras sucessivas de suturas transversais até que se alcance a incisão transversal proximal (Fig. 43-24.7).

Essas fileiras criam um septo tecidual que eleva e dá suporte ao útero (ver Fig. 43-24.1).

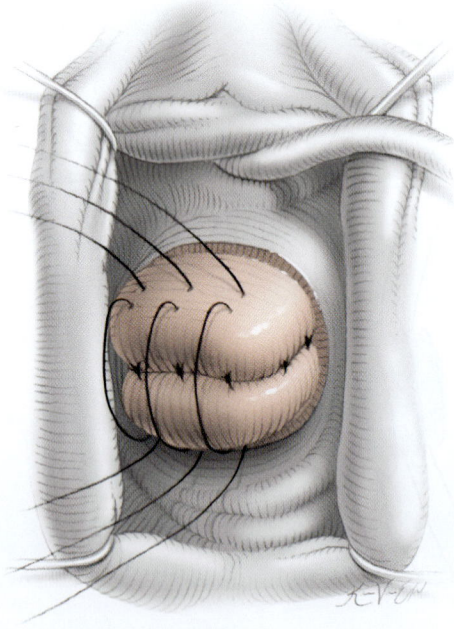

FIGURA 43-24.7 Sequência subsequente de suturas.

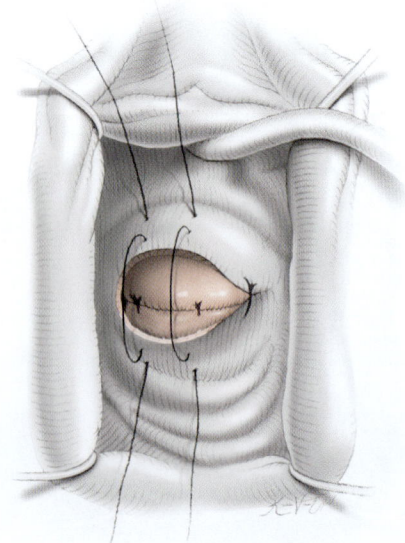

FIGURA 43-24.8 Fechamento da mucosa vaginal.

7 Cirurgia anti-incontinência. Nesse momento, pode-se proceder à cirurgia anti-incontinência.

8 Fechamento da mucosa vaginal. A mucosa vaginal é fechada com sutura contínua usando fio de absorção lenta 2-0, com perfurações amplas da agulha de sutura no epitélio vaginal (Fig. 43-24.8).

9 Perineorrafia. Após o fechamento da mucosa vaginal, procede-se à perineorrafia conforme descrito na Seção 43-16 (p. 1.223).

10 Cistoscopia. Deve-se realizar cistoscopia ao final do procedimento para excluir lesão do trato urinário e para documentar patência dos ureteres (Seção 43-1, p. 1.185).

PÓS-OPERATÓRIO

A função vesical pós-operatória dependerá de ter sido realizada cirurgia anti-incontinência. Normalmente, a recuperação após colpocleise parcial de LeFort é rápida e sem complicações. Não se espera que haja secreção pós-operatória, exceto sangramento leve de escape. Assim como para qualquer procedimento para tratamento de prolapso, deve-se evitar constipação intestinal e recomenda-se o uso de amolecedor das fezes. A retomada das atividades normais deve ser estimulada, exceto para carregamento de peso, a ser evitado por vários meses.

43-25

Colpocleise total

A colpocleise total, também denominada colpectomia, é um procedimento de obliteração usado em pacientes já submetidas à histerectomia que se apresentem com prolapso global e não tenham intenção de manter relações sexuais no futuro. Se a paciente ainda tiver útero, procede-se à histerectomia total por via vaginal com fechamento do peritônio antes da colpocleise.

Diferentemente da colpocleise parcial de LeFort, na colpocleise total toda a parede vaginal é excisada. Na colpocleise total removem-se as camadas epitelial e da lâmina própria até a camada fibromuscular. Na operação, as camadas fibromusculares anterior e posterior são aproximadas para fechamento efetivo do tubo vaginal e seu reposicionamento na cavidade abdominal.

Com a operação a vagina é fechada, impedindo relacionamento sexual. Assim, esta cirurgia geralmente é realizada em idosas. Também pode ser considerada nas pacientes com alto risco cirúrgico, uma vez que é realizada rapidamente com anestesia local ou regional e com perda de sangue mínima. A colpocleise total deve ser realizada em conjunto com perineorrafia alta para reduzir o risco de recorrência. Deve-se considerar a realização profilática de um procedimento para incontinência, mesmo nas pacientes que não tenham sintomas de incontinência, uma vez que o risco de incontinência urinária de esforço pós-operatória é alto.

PRÉ-OPERATÓRIO

Avaliação da paciente

Esse procedimento é indicado em pacientes que tenham eversão total das paredes vaginais apical, anterior e posterior. As pacientes com grau intenso de prolapso com frequência não se apresentam com incontinência urinária de esforço (IUE) porque a uretra está encurvada pelo órgão em prolapso. Contudo, com a redução do prolapso, muitas pacientes evoluem com IUE pós-operatória. Assim, tradicionalmente realiza-se teste urodinâmico antes do procedimento e recomenda-se cirurgia anti-incontinência para aquelas que apresentarem resultados compatíveis com IUE latente.

Com frequência, as mulheres com prolapso global apresentam algum grau de obstrução ureteral. Consequentemente, há indicação para realização pré-operatória de pielografia intravenosa ou de cistoscopia a fim de documentar a patência ureteral. Caso não se confirme a patência, deve-se considerar a possibilidade de instalação de *stent* antes da cirurgia (Seção 43-1, p. 1.187).

Consentimento

As pacientes não devem ter qualquer intenção ou desejo de relações sexuais futuras. Se houver parceiro envolvido, ele deve ser incluído no processo de decisão e consentimento. As pacientes que manifestarem hesitação ou dúvida devem ser excluídas. A incontinência urinária de esforço é um risco bem estabelecido dessa cirurgia. Se as pacientes recusarem cirurgia anti-incontinência, devem estar cientes do risco significativo de evoluírem com incontinência urinária.

Assim como na cirurgia para prolapso, o processo de consentimento deve incluir informações sobre o risco de recorrência, embora esse risco seja baixo com a colpocleise total. Adicionalmente, há descrição de lesão ureteral com esse procedimento, o que deve constar na documentação de consentimento.

Preparo da paciente

Há indicação de preparo intestinal na noite anterior ao procedimento para esvaziamento e descompressão do reto (Tabela 39-7, p. 960). Assim, minimiza-se a contaminação fecal do campo operatório. A antibioticoterapia profilática é administrada rotineiramente para reduzir as taxas de infecção da ferida operatória (Tabela 39-6, p. 959). Adicionalmente, utiliza-se profilaxia para trombose, conforme descrito na Tabela 39-9 (p. 962).

INTRAOPERATÓRIO

PASSO A PASSO

❶ **Anestesia e posicionamento da paciente.** Dá-se preferência a anestesia geral ou regional, embora a colpocleise total possa ser realizada com anestesia local. Após administração da anestesia, a paciente é colocada em posição de litotomia alta, a vagina é preparada para cirurgia e um cateter de Foley é instalado.

❷ **Infiltração vaginal.** Com o tubo vaginal reposicionado, aplicam-se pinças de Allis nas posições de 3 e 9 horas dentro do anel himenal que são tracionadas até a linha média sem tensão. Essa manobra permite ao cirurgião avaliar a quantidade de parede vaginal a ser removida. Com o tubo vaginal prolapsado, a parede vaginal é totalmente infiltrada com 50 mL de solução hemostática diluída (20 unidades de vasopressina sintética em 60 mL de soro fisiológico). Sem infiltração, é possível que haja grande perda de sangue por ruptura de múltiplos pequenos vasos durante a dissec-

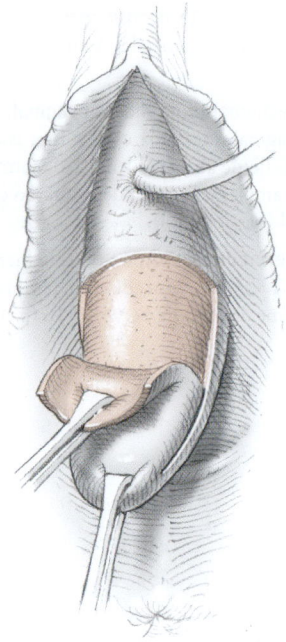

FIGURA 43-25.1 Incisão da parede anterior da vagina.

ção. O uso cauteloso de vasopressina foi descrito na Seção 43-24 (p. 1.247).

❸ **Incisão vaginal.** Aplica-se incisão circunferencial 1 cm dentro do anel himenal ao redor da base do tubo vaginal prolapsado. A incisão deve-se iniciar aproximadamente 3 cm abaixo do meato uretral para permitir procedimento anti-incontinência concomitante.

❹ **Dissecção vaginal.** Utiliza-se a combinação de dissecção cortante e divulsão para elevar o epitélio vaginal e a lâmina própria da camada fibromuscular (Figs. 43-25.1 e 43-25.2). A dissecção no plano correto previne a entrada inadvertida na bexiga ou no intestino. A técnica de dissecção envolve a presença de um dedo atrás da parede vaginal e o uso de tesoura de Metzenbaum para dissecção em paralelo à parede vaginal. Após a entrada no plano correto, a dissecção com esponja romba permite a evolução rápida por esse espaço avascular. Há regiões em que a dissecção pode ser difícil. Por exemplo, ao alcançar a cúpula vaginal prolapsada e os remanescentes dos ligamentos uterossacrais pode haver cicatrizes extensas que exijam dissecção com lâmina. Todo o epitélio vaginal é retirado do tubo vaginal prolapsado.

❺ **Aplicação da sutura.** Para a plicatura das paredes vaginais anterior e posterior e o reposicionamento do tubo vaginal na cavidade abdominal, o cirurgião aplica uma série de suturas em bolsa de tabaco ao redor do tubo

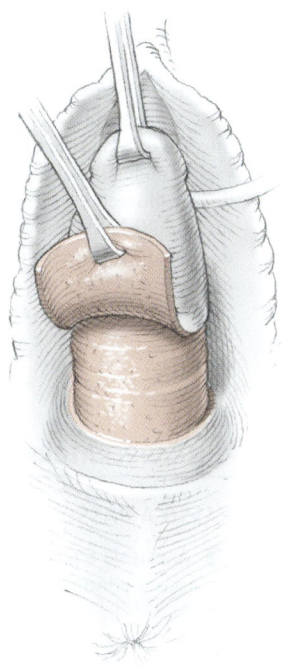

FIGURA 43-25.2 Incisão na parede posterior da vagina.

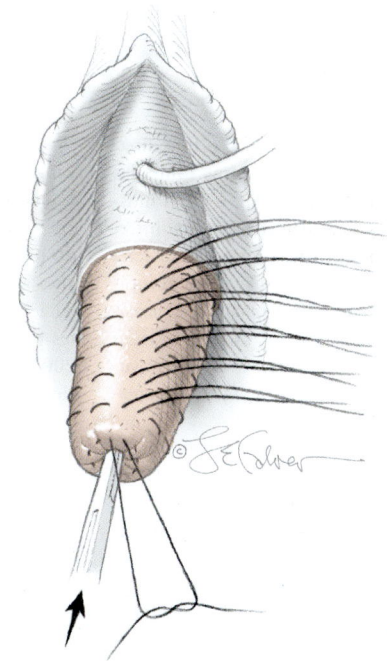

FIGURA 43-25.3 Sutura circunferencial.

vaginal, no interior da camada fibromuscular, usando fio inabsorvível 2-0 (Fig. 43-25.3).

O primeiro ponto é inserido na posição de 12 horas na extremidade distal do tubo prolapsado. As perfurações da agulha são aplicadas circunferencialmente ao redor do tubo vaginal, e o nó é atado na posição de 12 horas. Uma pinça de hemostasia é aplicada 1 cm acima do nó e as pontas do fio são cortadas. A sutura circunferencial seguinte é posicionada 1 cm proximal à primeira sutura. Antes de fixar o nó dessa segunda sutura, o cirurgião pressiona a pinça de hemostasia no ápice do tubo vaginal. Assim, engaveta-se o tubo no sentido cefálico e na direção da cavidade abdominal (Fig. 43-25.4A). O nó é fixado sobre a pinça de hemostasia, reduzindo eficazmente esse segmento de tubo vaginal prolapsado. A pinça é removida e posicionada sobre uma segunda sutura acima do nó e o processo é repetido. Dependendo do tamanho do prolapso, são necessários 6 a 8 anéis de sutura para inverter totalmente o tubo vaginal prolapsado (Fig. 43-25.4B).

6 Cirurgia anti-incontinência. Nesse momento, pode-se realizar o procedimento anti-incontinência.

7 Fechamento da mucosa vaginal. A mucosa vaginal é fechada com sutura contínua usando fio de absorção lenta 2-0, com perfurações amplas da agulha no epitélio vaginal. A incisão finalizada deve ficar 2 a 3 cm acima do anel himenal.

8 Perineorrafia. Nesse momento, procede-se à perineorrafia, conforme descrito na Seção 43-16 (p. 1223).

9 Cistoscopia. Há indicação de cistoscopia ao final do procedimento para comprovar a patência dos ureteres (Seção 43-1, p. 1.185).

PÓS-OPERATÓRIO

A função vesical pós-operatória dependerá de ter sido realizada cirurgia anti-incontinência.

Em geral, a recuperação da colpocleise é rápida e sem complicações. Não se espera que haja secreção pós-operatória, exceto por leve sangramento de escape. Assim como em qualquer procedimento para tratamento de prolapso, deve-se evitar constipação intestinal e recomenda-se a prescrição de amolecedor de fezes. A retomada das atividades normais é estimulada, exceto carregamento de peso, que deve ser evitado por vários meses.

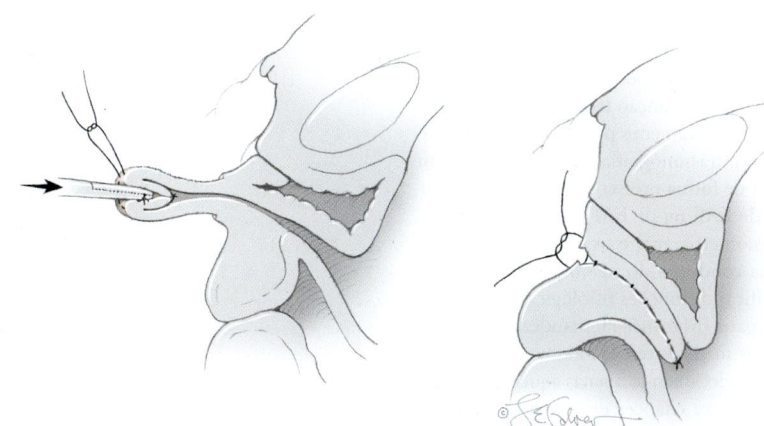

FIGURA 43-25.4 Pressão cefálica engavetando o tubo vaginal à medida que as suturas sequenciais vão sendo atadas (*à esquerda*). Tubo vaginal totalmente invertido (*à direita*).

43-26

Esfincteroplastia anal

Com a esfincteroplastia anal são reaproximadas fibras musculares esqueléticas rompidas do esfincter anal externo (EAE) e fibras musculares lisas rompidas do esfincter anal interno (EAI). Essa reaproximação pode ser feita unindo-se as extremidades das fibras rompidas, a denominada *esfincteroplastia término-terminal*. Alternativamente, as extremidades podem ser sobrepostas, para então serem suturadas, a chamada *esfincteroplastia de sobreposição*.

Ambas as técnicas podem ser usadas para reparo de lacerações de terceiro ou quarto graus havidas durante o parto, ou podem ser usadas em cenário não obstétrico para tratamento de incontinência anal. Embora a incontinência secundária a rompimento do esfincter seja uma indicação clara, a correção cirúrgica também pode ser benéfica para pacientes com incontinência por outras causas, incluindo neuropatia do pudendo. No Capítulo 25 (p. 659) encontra-se uma discussão completa sobre incontinência anal.

PRÉ-OPERATÓRIO

Avaliação da paciente

Como algumas etiologias de incontinência anal são mais adequadas ao tratamento cirúrgico do que outras, deve-se realizar uma investigação meticulosa para definir as causas subjacentes. A investigação de patologia estrutural do trato gastrintestinal (GI) normalmente envolve a realização de colonoscopia e/ou de enema baritado. Adicionalmente, podem ser realizados estudos radiográficos para avaliação do trânsito intestinal para diagnosticar trânsito lento, que pode estar relacionado com sintomas de disfunção fecal.

Especificamente para o segmento anorretal, a ultrassonografia endoanal é capaz de definir de forma precisa o rompimento estrutural de EAE ou de EAI (Fig. 25-7, p. 667). A manometria anal e os exames para avaliação da condução do nervo pudendo podem identificar disfunções fisiológicas, como uma neuropatia (Martinez Hernandez, 2003).

Os médicos tentam aumentar a taxa de sucesso selecionando apenas aquelas pacientes com maiores chances de serem beneficiadas pelo procedimento. As pesquisas realizadas avaliaram faixa etária, leituras pré-operatórias de manometria anal e função motora do nervo pudendo como possíveis preditores de sucesso. Entretanto, os resultados foram conflitantes e nenhum desses preditores mostrou-se um indicador consistente de sucesso (Bravo Gutierrez, 2004; Buie, 2001; Gearhart, 2005; Gilliland, 1998).

Consentimento

Embora um número significativo de pacientes melhore da incontinência imediatamente após a esfincteroplastia anal, a durabilidade do reparo é insuficiente. Por exemplo, 3 a 5 anos após o reparo, apenas cerca de 10% das pacientes mantêm-se totalmente continentes para fezes sólidas e líquidas (Halverson, 2002; Malouf, 2000). As causas para a deterioração da função a longo prazo não foram esclarecidas, mas os efeitos produzidos por envelhecimento, cicatrização pós-operatória e a possibilidade de neuropatia progressiva do pudendo foram sugeridos (Madoff, 2004). Além disso, acredita-se que o reparo da musculatura esquelética não seja bem-sucedido, uma vez que o tônus muscular de repouso mantém as linhas de sutura sob tensão constante. Assim, as pacientes devem ser informadas de que, embora a maioria melhore após o procedimento, a continência obtida raramente é perfeita e que há tendência à perda progressiva da continência ao longo do tempo.

Além da persistência da incontinência, a esfincteroplastia está associada a outros riscos cirúrgicos. As complicações graves mais comuns são deiscência da sutura e formação de fístula. Por exemplo, Ha e colaboradores (2001) observaram complicações da ferida em 12% e formação de fístula em 4%.

Preparo da paciente

Em razão do risco elevado de complicações da ferida operatória, há indicação de antibioticoterapia profilática para reduzir o risco de infecção da ferida por contaminação pela flora vaginal ou retal. Nós utilizamos a combinação de ciprofloxacina e metronidazol para cobertura ampliada. Adicionalmente, há indicação de preparo do intestino a ser administrado na noite anterior à cirurgia (Tabela 39-7, p. 960). Também há indicação de profilaxia para trombose conforme descrito na Tabela 39-9 (p. 962).

INTRAOPERATÓRIO

PASSO A PASSO

1 Anestesia e posicionamento da paciente. Após a administração de anestesia geral ou regional, a paciente é colocada em posição de litotomia dorsal, a vagina e o períneo são preparados para cirurgia, o campo cirúrgico é aplicado e um cateter de Foley é instalado na bexiga.

2 Incisão e dissecção. Aplica-se uma incisão curvilínea arqueada para baixo, entre a fúrcula e o ânus, a ser conectada a uma incisão vaginal em linha média (Fig. 43-26.1). As bordas da incisão são tensionadas com pinças de Allis. Utiliza-se tesoura de Metzenbaum para dissecção das extremidades rompidas do EAE dos tecidos circundantes e na fibrose interveniente. Em razão da fibrose extensiva

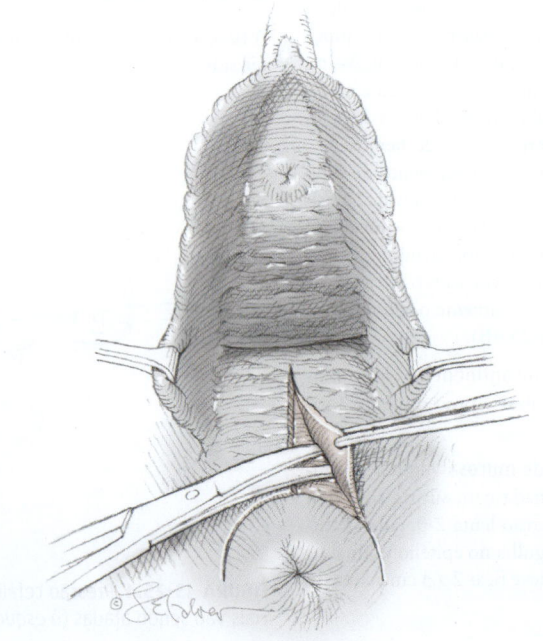

FIGURA 43-26.1 Dissecção vaginal.

Cirurgias para Distúrbios do Soalho Pélvico

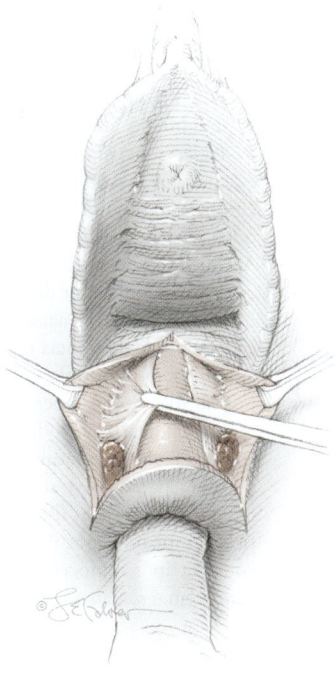

FIGURA 43-26.2 Identificação do esfincter anal interno.

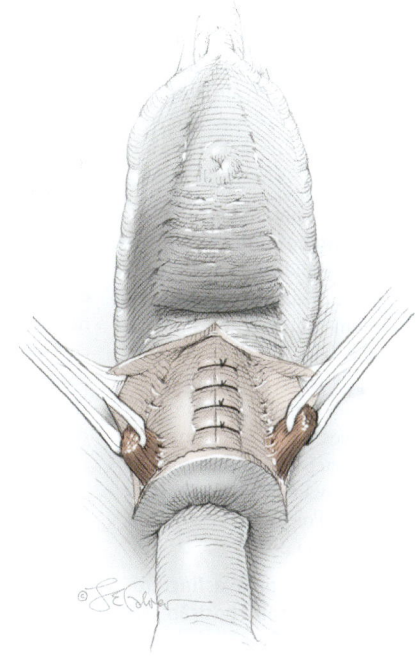

FIGURA 43-26.3 Após a reaproximação do esfincter anal interno, o esfincter anal externo é identificado e pinçado.

frequentemente encontrada ao redor desses músculos, talvez seja difícil isolar as fibras musculares. Um estimulador de nervos ou um bisturi eletrocirúrgico com ponta de agulha podem auxiliar na definição dessas fibras. O tecido fibrótico na linha média pode ser seccionado, mas não deve ser excisado, uma vez que será usado na esfincteroplastia para reforço no fechamento do músculo.

O esfincter anal interno contribui significativamente para o tônus em repouso do canal anal, e seu fechamento deve ser incluído no reparo. Pinçado como na Figura 43-26.2, o EAI é identificado como uma lâmina de tecido lisa e branca em plano profundo ao esfincter externo e superficial à parede do reto.

❸ **Aplicação de sutura dentro do esfincter anal interno.** Utilizam-se pontos interrompidos com fio de absorção lenta 3-0 para aproximar as bordas do esfincter anal interno na linha média (Fig. 43-26.3). Os pontos são aplicados com distância aproximada de 0,5 cm, e uma segunda linha de sutura pode ser aplicada após a finalização da primeira. O posicionamento da sutura e a exposição do EAI são auxiliados por um dedo no reto.

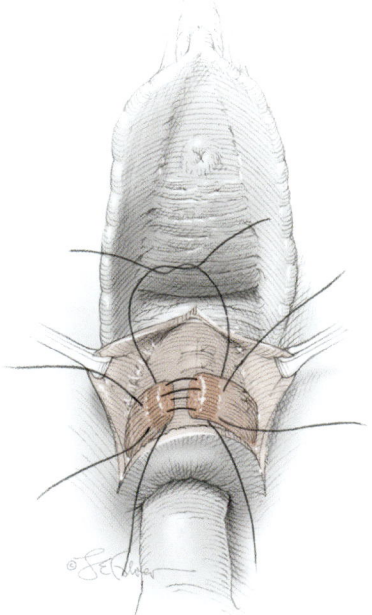

FIGURA 43-26.4 Esfincteroplastia término-terminal.

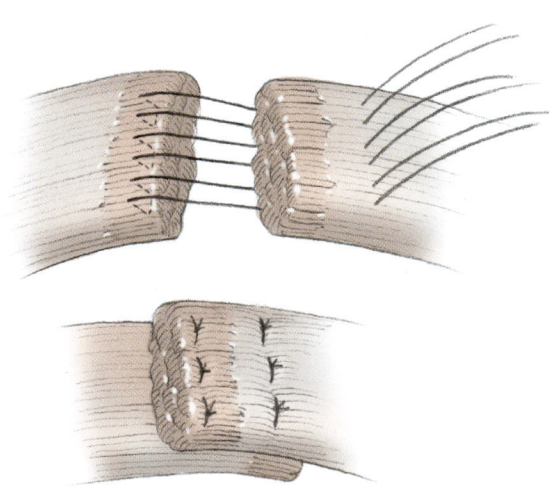

FIGURA 43-26.5 Esfincteroplastia de sobreposição.

❹ **Plicatura do músculo levantador do ânus.** Para suporte adicional, o músculo levantador do ânus pode ser plicado com pontos interrompidos usando fio de absorção lenta 2-0. Esse procedimento é realizado após fechamento do EAI, mas antes do fechamento do EAE.

❺ **Aplicação de sutura para esfincteroplastia anal externa término-terminal.** As extremidades do EAE rompido são identificadas e trazidas até a linha média, e aplica-se uma linha de sutura com pontos interrompidos para reaproximação (Fig. 43-26.4). Embora muitos cirurgiões prefiram a durabilidade dos fios inabsorvíveis para a maioria dos procedimentos reconstrutivos pélvicos, o uso desse tipo de fio para esfincteroplastia foi associado a taxas elevadas de erosão e de deiscência da sutura (Luck, 2005). Por esse motivo, utiliza-se fio de absorção lenta 2-0.

❻ **Aplicação de sutura para esfincteroplastia anal externa de sobreposição.** Na esfincteroplastia de sobreposição, mobiliza-se no mínimo 1 cm de cada lado do EAE. As extremidades são apreendidas com pinças de Allis e trazidas à linha média, onde são sobrepostas uma à outra. As extremidades sobrepostas são então suturadas com pontos interrompidos usando fio de absorção lenta 2-0 aplicados em duas linhas, cada uma com dois ou três pontos (Fig. 43-26.5).

❼ **Fechamento da incisão.** Talvez haja necessidade de excisão do excesso de pele perineal antes do fechamento da incisão. A mucosa vaginal e a pele do períneo são, então, fechadas com sutura contínua usando fio de absorção lenta 2-0.

PÓS-OPERATÓRIO

A dor no pós-operatório é variável, e algumas pacientes podem receber alta no primeiro dia, enquanto outras necessitam de internação mais longa. O cateter de Foley é retirado no primeiro ou no segundo dia. Deve-se proceder a teste de micção ativa, e algumas pacientes apresentam dificuldade de urinar em razão de dor, inflamação e espasmo do músculo levantador do ânus. Para reduzir o trauma na região reparada, procuramos postergar a evacuação por alguns dias. As pacientes ficam em dieta zero no primeiro dia e, a seguir, recebem apenas líquidos leves por 3 a 4 dias. Ao iniciar a dieta com sólidos, deve-se prescrever um amolecedor de fezes, a ser mantido no mínimo por 6 semanas. Em razão do risco elevado de deiscência e infecção da ferida, administram-se ciprofloxacino e metronidazol por 10 dias no pós-operatório. Os cuidados locais incluem banhos de assento duas vezes ao dia e higiene perineal com água após micção e evacuação. Deve-se estimular a deambulação, mas exercícios físicos e relações sexuais ficam impedidos por 8 semanas. A primeira consulta após o procedimento normalmente ocorre em 4 semanas.

43-27
Reparo de fístula retovaginal

Em geral, as fístulas retovaginais encontradas na prática ginecológica incluem aquelas que complicam as lacerações obstétricas de quarto grau. Mais raramente, as fístulas podem resultar de cirurgia ginecológica ou de radioterapia.

Se a fístula for diagnosticada no momento ou logo após a lesão, pode-se proceder a reparo imediato. Entretanto, as fístulas não devem ser reparadas em cenário de inflamação, enduração ou infecção. Ademais, as fístulas associadas com radioterapia e as que sejam recorrentes frequentemente requerem interposição de enxerto vascularizado, como o bulbocavernoso de Martius, em razão de vascularização insuficiente na região (Seção 43-11, p. 1210).

As abordagens para reparo de fístula incluem perineoproctotomia ou as técnicas transvaginal, transperineal ou transretal. A abordagem preferencial dos ginecologistas é a transvaginal, descrita a seguir. Não se recomenda a perineoproctotomia a não ser que a fístula envolva o esfincter anal. Essa técnica envolve a ruptura do esfincter para obter acesso à fístula e, como resultado, há aumento do risco de incontinência anal pós-operatória.

PRÉ-OPERATÓRIO

Avaliação da paciente

Faz-se necessária avaliação completa para definir a extensão da fístula. Se houver dúvida quanto à complexidade e ao número de fístulas, talvez sejam necessários os exames discutidos no Capítulo 25 (p. 674). Algumas vezes, é difícil perceber fístulas diminutas com necessidade de exame sob anestesia usando sonda de canal lacrimal.

Consentimento

Além dos riscos cirúrgicos gerais, há também riscos específicos relacionados com o reparo de fístula retovaginal, incluindo recorrência, dispareunia e estreitamento ou encurtamento da vagina. Algumas pacientes podem evoluir com incontinência fecal se o esfincter anal for comprometido durante a cirurgia, como com a perineoproctotomia.

Preparo da paciente

Há necessidade de preparo intestinal rigoroso para retirar totalmente as fezes da ampola retal. Consequentemente, recomenda-se dieta líquida leve e aproximadamente 3,5 litros (1 galão) de solução de polietileno glicol e solução eletrolítica (Galytely) no dia anterior à cirurgia. Se ainda houver fezes no reto no início da cirurgia, há necessidade de lavagem com iodopovidona com dreno de Malecot. Administra-se antibioticoterapia profilática concomitantemente à cirurgia, embora não haja indicação de doses adicionais nos dias que antecedem a cirurgia. Utilizamos a combinação de ciprofloxacino e metronidazol para cobertura bacteriana ampla. Adicionalmente, indicamos profilaxia para trombose, conforme descrito na Tabela 39-9 (p. 962).

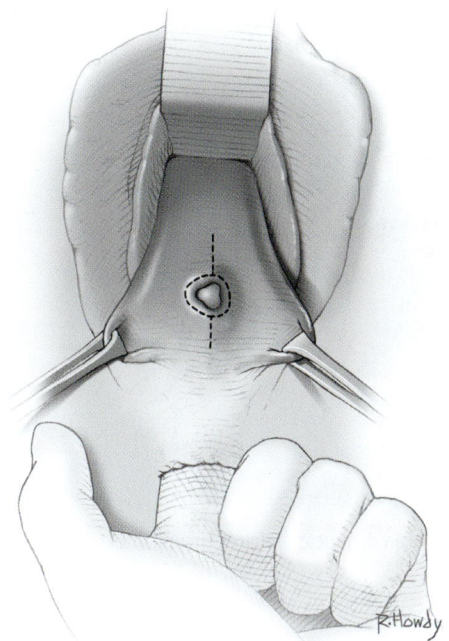

FIGURA 43-27.1 Incisão vaginal.

INTRAOPERATÓRIO

PASSO A PASSO

❶ **Anestesia e posicionamento da paciente.** O reparo de fístula retovaginal normalmente é realizado em regime de internação, com anestesia geral ou regional. A paciente é colocada em posição de litotomia alta com os membros inferiores apoiados em estribo escolhido a critério do cirurgião. A vagina é preparada para cirurgia e o cateter de Foley é instalado na bexiga.

❷ **Identificação da fístula.** A fístula é identificada e seu curso traçado com a ajuda de sonda ou de dilatador. As fístulas menores podem ser dilatadas para melhor identificação do seu trajeto.

❸ **Incisão vaginal.** Realiza-se incisão circular no epitélio vaginal circundando a fístula (Fig. 43-27.1). A incisão deve ser suficientemente ampla para permitir a excisão do trato e a mobilização adequada dos tecidos circundantes para fechamento da falha sem que haja tensão excessiva nos tecidos (Fig. 43-27.2). Todo o trajeto fistuloso é então excisado (Fig. 43-27.3).

❹ **Fechamento da parede retal.** Aplica-se sutura em bolsa de tabaco com fio de absorção lenta 3-0 ao redor do defeito a poucos milímetros da borda da mucosa. Essa sutura é amarrada e inverte as bordas da falha para o interior do lúmen intestinal. Uma ou duas suturas adicionais em bolsa de tabaco podem ser aplicadas na camada muscular da parede retal para reforçar o fechamento. Alternativamente, o defeito pode ser fechado com uma sequência de pontos interrompidos aplicados no interior da camada muscular da parede do reto (Fig. 43-27.4).

❺ **Fechamento da camada fibromuscular.** A camada fibromuscular entre a vagina e o reto é, então, reaproximada com pontos interrompidos usando fio de absorção lenta 2-0 (Fig. 43-27.5). Se possível, o fechamento é feito em duas camadas para reduzir a tensão na incisão e reforçar o reparo.

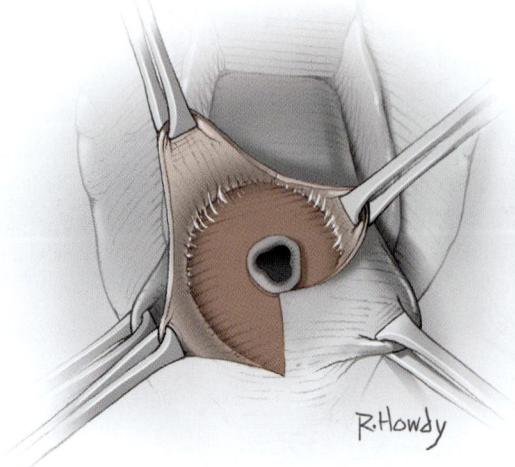

FIGURA 43-27.2 Mobilização da mucosa vaginal circundante.

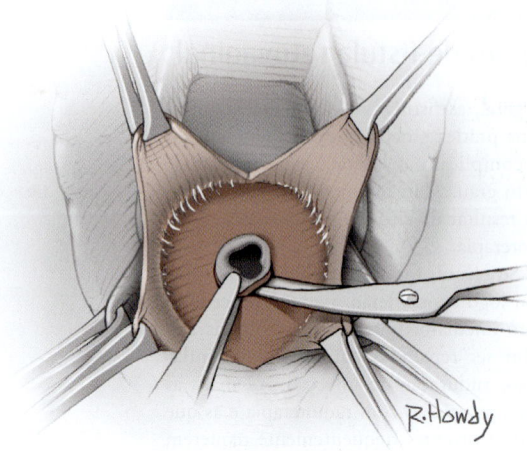

FIGURA 43-27.3 Excisão do trajeto fistuloso.

6 Enxerto de coxim adiposo bulbocavernoso de Martius. Nos casos em que houver tecido avascular ou fibrótico extensivo, pode-se aplicar enxerto de Martius entre a camada fibromuscular e o epitélio vaginal.

7 Fechamento da parede vaginal. A mucosa vaginal em excesso é aparada e procede-se ao fechamento com sutura contínua com fio absorvível ou de absorção lenta 3-0.

PÓS-OPERATÓRIO

As atividades normais podem ser retomadas nos primeiros dias de pós-operatório. Contudo, as relações sexuais devem ser evitadas no mínimo durante 1 mês, ou até que a incisão vaginal tenha cicatrizado.

Para reduzir o trauma na região reparada, procuramos postergar a evacuação por alguns dias. As pacientes ficam em dieta zero no primeiro dia e, a seguir, recebem apenas líquidos leves por 3 a 4 dias. Ao iniciar a dieta com sólidos, deve-se prescrever um amolecedor de fezes a ser mantido no mínimo por 6 semanas. Deve-se tentar evitar constipação. Os cuidados locais incluem banhos de assento duas vezes ao dia e higiene perineal com água após micção e evacuação.

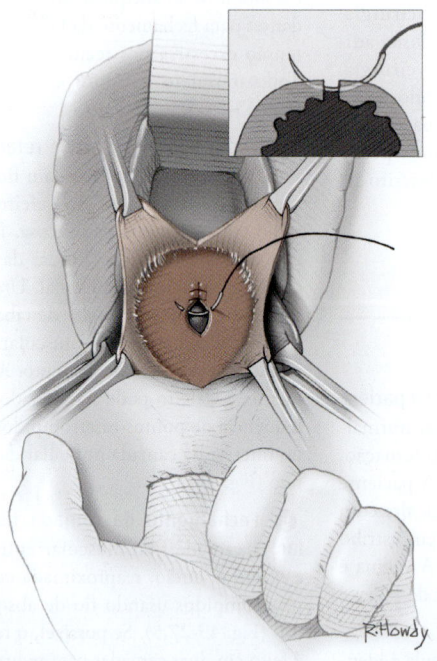

FIGURA 43-27.4 Fechamento da parede do reto.

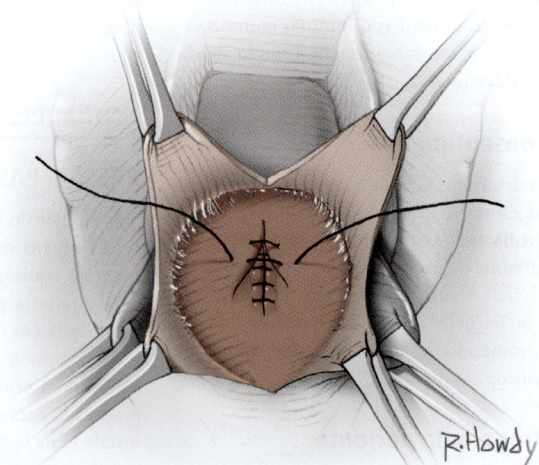

FIGURA 43-27.5 Fechamento da camada fibromuscular.

REFERÊNCIAS

Alcalay M, Monga A, Stanton SL: Burch colposuspension: a 10-20 year follow up. Br J Obstet Gynaecol 102:740, 1995

Altman D, Väyrynen T, Engh ME, et al: Anterior colporrhaphy versus transvaginal mesh for pelvic-organ prolapse. N Engl J Med 364(19):1826, 2011

American College of Obstetricians and Gynecologists: Antibiotic prophylaxis for gynecologic procedures. Practice Bulletin No. 104, May 2009

Ankardal M, Ekerydh A, Crafoord K, et al: A randomised trial comparing open Burch colposuspension using sutures with laparoscopic colposuspension using mesh and staples in women with stress urinary incontinence. Br J Obstet Gynaecol 111:974, 2004

Bai SW, Kim BJ, Kim SK, et al: Comparison of outcomes between Burch colposuspension with and without concomitant abdominal hysterectomy. Yonsei Med J 45:665, 2004

Beer M, Kuhn A: Surgical techniques for vault prolapse: a review of the literature. Eur J Obstet Gynecol Reprod Biol 119:144, 2005

Benson JT, Lucente V, McClellan E: Vaginal versus abdominal reconstructive surgery for the treatment of pelvic support defects: a prospective, randomized study with long-term outcome evaluation. Am J Obstet Gynecol 175:1418, 1996

Bent AE, Foote J, Siegel S, et al: Collagen implant for treating stress urinary incontinence in women with urethral hypermobility. J Urol 166:1354, 2001

Bhatia NN, Karram MM, Bergman A: Role of antibiotic prophylaxis in retropubic surgery for stress urinary incontinence. Obstet Gynecol 74:637, 1989

Borstad E, Rud T: The risk of developing urinary stress-incontinence after vaginal repair in continent women: a clinical and urodynamic follow-up study. Acta Obstet Gynaecol Scand 68:545, 1989

Bravo Gutierrez A, Madoff RD, Lowry AC, et al: Long-term results of anterior sphincteroplasty. Dis Colon Rectum 47:727, 2004

Brubaker L, Cundiff GW, Fine P, et al: Abdominal sacrocolpopexy with Burch colposuspension to reduce urinary stress incontinence. N Engl J Med 354:1557, 2006

Buie WD, Lowry AC, Rothenberger DA, et al: Clinical rather than laboratory assessment predicts continence after anterior sphincteroplasty. Dis Colon Rectum 44:1255, 2001

Cervigni M, Natale F: The use of synthetics in the treatment of pelvic organ prolapse. Curr Opin Urol 11:429, 2001

Cespedes RD: Anterior approach bilateral sacrospinous ligament fixation for vaginal vault prolapse. Urology 56:70, 2000

Chaikin DC, Groutz A, Blaivas JG: Predicting the need for anti-incontinence surgery in continent women undergoing repair of severe urogenital prolapse. J Urol 163:531, 2000

Chapin DS: Teaching sacrospinous colpopexy. Am J Obstet Gynecol 177:1330, 1997

Chrouser KL, Fick F, Goel A, et al: Carbon coated zirconium beads in β-glucan gel and bovine glutaraldehyde cross-linked collagen injections for intrinsic sphincter deficiency: continence and satisfaction after extended follow-up. J Urol 171:1152, 2004

Corcos J, Collet JP, Shapiro S, et al: Multicenter randomized clinical trial comparing surgery and collagen injections for treatment of female stress urinary incontinence. Urology 65:898, 2005

Corcos J, Fournier C: Periurethral collagen injection for the treatment of female stress urinary incontinence: 4-year follow-up results. Urology 54:815, 1999

Cruikshank SH, Muniz M: Outcomes study: a comparison of cure rates in 695 patients undergoing sacrospinous ligament fixation alone and with other site-specific procedures—a 16-year study. Am J Obstet Gynecol 188:1509, 2003

Culligan PJ, Blackwell L, Goldsmith LJ, et al: A randomized controlled trial comparing fascia lata and synthetic mesh for sacral colpopexy. Obstet Gynecol 106:29, 2005

Demirci F, Petri E: Perioperative complications of Burch colposuspension. Int Urogynecol J 11:170, 2000

Demirci F, Yucel O, Eren S, et al: Long-term results of Burch colposuspension. Gynecol Obstet Invest 51:243, 2001

Dunn TS, Figge J, Wolf D: A comparison of outcomes of transurethral versus suprapubic catheterization after Burch cystourethropexy. Int Urogynecol J 16:60, 2005

el Toukhy TA, Davies AE: The efficacy of laparoscopic mesh colposuspension: results of a prospective, controlled study. Br J Urol Int 88:361, 2001

Faerber GJ, Belville WD, Ohl DA, et al: Comparison of transurethral versus periurethral collagen injection in women with intrinsic sphincter deficiency. Tech Urol 4:124, 1998

Galloway NT, Davies N, Stephenson TP: The complications of colposuspension. Br J Urol 60:122, 1987

Gandhi S, Goldberg RP, Kwon C, et al: A prospective, randomized trial using solvent dehydrated fascia lata for the prevention of recurrent anterior vaginal wall prolapse. Am J Obstet Gynecol 192:1649, 2005

Gearhart S, Hull T, Floruta C, et al: Anal manometric parameters: predictors of outcome following anal sphincter repair? J Gastrointest Surg 9:115, 2005

Gilliland R, Altomare DF, Moreira H Jr, et al: Pudendal neuropathy is predictive of failure following anterior overlapping sphincteroplasty. Dis Colon Rectum 41:1516, 1998

Given FT Jr, Muhlendorf IK, Browning GM: Vaginal length and sexual function after colpopexy for complete uterovaginal eversion. Am J Obstet Gynecol 169:284, 1993

Gorton E, Stanton S, Monga A, et al: Periurethral collagen injection: a long-term follow-up study. Br J Urol Int 84:966, 1999

Green J, Herschorn S: The contemporary role of Burch colposuspension. Curr Opin Urol 15:250, 2005

Ha HT, Fleshman JW, Smith M, et al: Manometric squeeze pressure difference parallels functional outcome after overlapping sphincter reconstruction. Dis Colon Rectum 44:655, 2001

Haab F, Zimmern PE, Leach GE: Urinary stress incontinence due to intrinsic sphincteric deficiency: experience with fat and collagen periurethral injections. J Urol 157:1283, 1997

Halverson AL, Hull TL: Long-term outcome of overlapping anal sphincter repair. Dis Colon Rectum 45:345, 2002

Herschorn S, Radomski SB: Collagen injections for genuine stress urinary incontinence: patient selection and durability. Int Urogynecol J 8:18, 1997

Hibner M, Cornella JL, Magrina JF, et al: Ischiorectal abscess after sacrospinous ligament suspension. Am J Obstet Gynecol 193:1740, 2005

Holmgren C, Nilsson S, Lanner L, et al: Longterm results with tension-free vaginal tape on mixed and stress urinary incontinence. Obstet Gynecol 106(1):38, 2005

Judd JP, Siddiqui NY, Barnett JC, et al: Costminimization analysis of robotic-assisted, laparoscopic, and abdominal sacrocolpopexy. J Minim Invasive Gynecol 17(4):493, 2010

Julian TM: The efficacy of Marlex mesh in the repair of severe, recurrent vaginal prolapse of the anterior midvaginal wall. Am J Obstet Gynecol 175:1472, 1996

Kershen RT, Dmochowski RR, Appell RA: Beyond collagen: injectable therapies for the treatment of female stress urinary incontinence in the new millennium. Urol Clin North Am 29:559, 2002

Kheirabadi BS, Field-Ridley A, Pearson R, et al: Comparative study of the efficacy of the common topical hemostatic agents with fibrin sealant in a rabbit aortic anastomosis model. J Surg Res 106:99, 2002

Kohli N, Walsh PM, Roat TW, et al: Mesh erosion after abdominal sacrocolpopexy. Obstet Gynecol 92:999, 1998

Kwon CH, Goldberg RP, Koduri S, et al: The use of intraoperative cystoscopy in major vaginal and urogynecologic surgeries. Am J Obstet Gynecol 187:1466, 2002

Ladwig D, Miljkovic-Petkovic L, Hewson AD: Simplified colposuspension: a 15-year followup. Aus N Z J Obstet Gynaecol 44:39, 2004

Lane FE: Repair of posthysterectomy vaginal-vault prolapse. Obstet Gynecol 20:72, 1962

Lantzsch T, Goepel C, Wolters M, et al: Sacrospinous ligament fixation for vaginal vault prolapse. Arch Gynecol Obstet 265:21, 2001

Lapitan MC, Cody DJ, Grant AM: Open retropubic colposuspension for urinary incontinence in women. Cochrane Database Syst Rev 1:CD002912, 2003

Lee PE, Kung RC, Drutz HP: Periurethral autologous fat injection as treatment for female stress urinary incontinence: a randomized, double-blind controlled trial. J Urol 165:153, 2001

Lightner DJ, Itano NB, Sweat SD, et al: Injectable agents: present and future. Curr Urol Rep 3:408, 2002

Luck AM, Galvin SL, Theofrastous JP: Suture erosion and wound dehiscence with permanent versus absorbable suture in reconstructive posterior vaginal surgery. Am J Obstet Gynecol 192:1626, 2005

Madoff RD, Parker SC, Varma MG, et al: Faecal incontinence in adults. Lancet 364(9434):621, 2004

Mage P: [Interposition of a synthetic mesh by vaginal approach in the cure of genital prolapse]. [French]. J Gynecol Obstet Biol Reprod 28:825, 1999

Maher CF, Murray CJ, Carey MP, et al: Iliococcygeus or sacrospinous fixation for vaginal vault prolapse. Obstet Gynecol 98:40, 2001

Maher CF, Qatawneh AM, Dwyer PL, et al: Abdominal sacral colpopexy or vaginal sacrospinous colpopexy for vaginal vault prolapse: a prospective, randomized study. Am J Obstet Gynecol 190:20, 2004

Malouf AJ, Norton CS, Engel AF, et al: Long-term results of overlapping anterior anal-sphincter repair for obstetric trauma. Lancet 355:260, 2000

Martinez Hernandez MP, Villanueva SE, Jaime ZM, et al: Endoanal sonography in assessment of fecal incontinence following obstetric trauma. Ultrasound Obstet Gynecol 22:616, 2003

Mattox TF, Stanford EJ, Varner E: Infected abdominal sacrocolpopexies: diagnosis and treatment. Int Urogynecol J 15:319, 2004

Meltomaa SS, Haarala MA, Taalikka MO, et al: Outcome of Burch retropubic urethropexy and the effect of concomitant abdominal hysterectomy: a prospective long-term follow-up study. Int Urogynecol J 12:3, 2001

Migliari R, Usai E: Treatment results using a mixed fiber mesh in patients with grade IV cystocele. J Urol 161:1255, 1999

Miyazaki FS: Miya hook ligature carrier for sacrospinous ligament suspension. Obstet Gynecol 70:286, 1987

Moehrer B, Ellis G, Carey M, et al: Laparoscopic colposuspension for urinary incontinence in women. Cochrane Database Syst Rev 1:CD002239, 2002

Monga AK, Robinson D, Stanton SL: Periurethral collagen injections for genuine stress incontinence: a 2-year follow-up. Br J Urol 76:156, 1995

Monga AK, Stanton SL: Urodynamics: prediction, outcome and analysis of mechanism for cure of stress incontinence by periurethral collagen. Br J Obstet Gynaecol 104:158, 1997

Nilsson CG, Palva K, Rezapour M, et al: Eleven years prospective follow-up of the tension-free vaginal tape procedure for treatment of stress urinary incontinence. Int Urogynecol J Pelvic Floor Dysfunct 19(8):1043, 2008

Norton P, Brubaker L: Urinary incontinence in women. Lancet 367:57, 2006

Nygaard IE, McCreery R, Brubaker L, et al: Abdominal sacrocolpopexy: a comprehensive review. Obstet Gynecol 104:805, 2004

Oz MC, Cosgrove DM III, Badduke BR, et al: Controlled clinical trial of a novel hemostatic agent in cardiac surgery. The Fusion Matrix Study Group. Ann Thorac Surg 69:1376, 2000

Paraiso MF, Ballard LA, Walters MD, et al: Pelvic support defects and visceral and sexual function in women treated with sacrospinous ligament suspension and pelvic reconstruction. Am J Obstet Gynecol 175:1423, 1996

Pohl JF, Frattarelli JL: Bilateral transvaginal sacrospinous colpopexy: preliminary experience. Am J Obstet Gynecol 177:1356, 1997

Sagsoz N, Ersoy M, Kamaci M, et al: Anatomical landmarks regarding sacrospinous colpopexy operations performed for vaginal vault prolapse. Eur J Obstet Gynaecol Reprod Biol 101:74, 2002

Sand PK, Koduri S, Lobel RW, et al: Prospective randomized trial of polyglactin 910 mesh to prevent recurrence of cystoceles and rectoceles. Am J Obstet Gynecol 184:1357, 2001

Schulz JA, Stanton SL, Baessler K, et al: Bulking agents for stress urinary incontinence: short-term results and complications in a randomized comparison of periurethral and transurethral injections. Int Urogynecol J Pelvic Floor Dys 15:261, 2004

Shull BL, Capen CV, Riggs MW, et al: Preoperative and postoperative analysis of site-specifi c pelvic support defects in 81 women treated with sacrospinous ligament suspension and pelvic reconstruction. Am J Obstet Gynecol 166:1764, 1992

Silva-Filho AL, Santos-Filho AS, Figueiredo-Netto O, et al: Uncommon complications of sacrospinous fixation for treatment of vaginal vault prolapse. Arch Gynecol Obstet 271:358, 2005

Song PH, Kim YD, Kim HT, et al: Th e 7-year outcome of the tension-free vaginal tape procedure for treating female stress urinary incontinence. BJU Int 104(8):1113, 2009

Steele AC, Kohli N, Karram MM: Periurethral collagen injection for stress incontinence with and without urethral hypermobility. Obstet Gynecol 95:327, 2000

Theofrastous, Cobb DL, Van Dyke AH, et al: A randomized trial of suprapubic versus transurethral bladder drainage after open Burch urethropexy. J Pelvic Surg 872, 2002

U.S. Food and Drug Administration: FDA safety communication: UPDATE on serious complications associated with transvaginal placement of surgical mesh for pelvic organ prolapse. Available at: http://www.fda.gov/ MedicalDevices/ Safety/AlertsandNotices/ ucm262435.htm. Accessed October 14, 2011

Verdeja AM, Elkins TE, Odoi A, et al: Transvaginal sacrospinous colpopexy: anatomic landmarks to be aware of to minimize complications. Am J Obstet Gynecol 173:1468, 1995

Weaver FA, Hood DB, Zatina M, et al: Gelatin-thrombin-based hemostatic sealant for intraoperative bleeding in vascular surgery. Ann Vasc Surg 16:286, 2002

Weber AM, Walters MD, Piedmonte MR, et al: Anterior colporrhaphy: a randomized trial of three surgical techniques. Am J Obstet Gynecol 185:1299, 2001

Weidner AC, Cundiff GW, Harris RL, et al: Sacral osteomyelitis: an unusual complication of abdominal sacral colpopexy. Obstet Gynecol 90:689, 1997

Wieslander CK, Rahn DD, McIntire DD, et al: Vascular anatomy of the presacral space in unembalmed female cadavers. Am J Obstet Gynecol 195:1736, 2006

Winters JC, Appell R: Periurethral injection of collagen in the treatment of intrinsic sphincteric defi ciency in the female patient. Urol Clin North Am 22:673, 1995

Yamada T, Ichiyanagi N, Kamata S, et al: Need for sling surgery in patients with large cystoceles and masked stress urinary incontinence. Int J Urol 8:599, 2001

Zullo F, Palomba S, Russo T, et al: Laparoscopic colposuspension using sutures or Prolene meshes: a 3-year follow-up. Eur J Obstet Gynaecol Reprod Biol 117:201, 2004

CAPÍTULO 44

Cirurgias para Quadros Malignos em Ginecologia

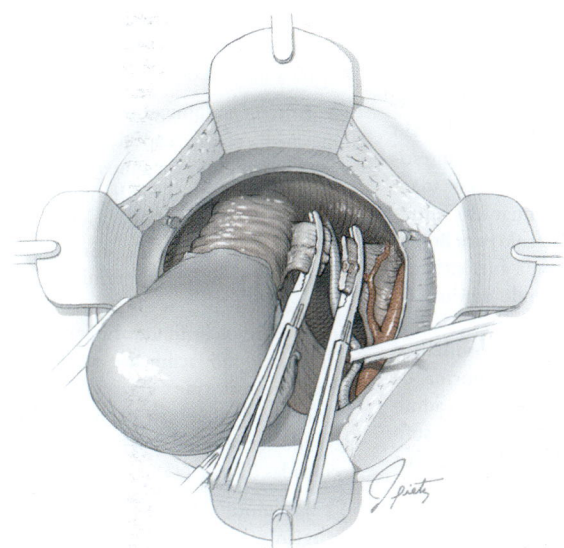

44-1 HISTERECTOMIA ABDOMINAL RADICAL (TIPO III) 1.259
44-2 HISTERECTOMIA ABDOMINAL RADICAL MODIFICADA (TIPO II) 1.265
44-3 HISTERECTOMIA RADICAL LAPAROSCÓPICA 1.267
44-4 HISTERECTOMIA RADICAL ROBÓTICA .. 1.272
44-5 EXENERAÇÃO PÉLVICA TOTAL 1.276
44-6 EXENERAÇÃO PÉLVICA ANTERIOR ... 1.282
44-7 EXENERAÇÃO PÉLVICA POSTERIOR ... 1.283
44-8 DERIVAÇÃO URINÁRIA EXTERNA INCONTINENTE 1.284
44-9 DERIVAÇÃO URINÁRIA EXTERNA CONTINENTE 1.288
44-10 RECONSTRUÇÃO VAGINAL 1.292

44-11 LINFADENECTOMIA PÉLVICA 1.296
44-12 LINFADENECTOMIA PARA-AÓRTICA .. 1.299
44-13 ESTADIAMENTO CIRÚRGICO LAPAROSCÓPICO PARA MALIGNIDADES GINECOLÓGICAS 1.302
44-14 ESTADIAMENTO CIRÚRGICO ROBÓTICO PARA MALIGNIDADES GINECOLÓGICAS 1.306
44-15 RESSECÇÃO PÉLVICA EM BLOCO OU EXENERAÇÃO PÉLVICA 1.309
44-16 OMENTECTOMIA 1.313
44-17 ESPLENECTOMIA 1.315
44-18 CIRURGIA DIAFRAGMÁTICA 1.317
44-19 COLOSTOMIA 1.319
44-20 RESSECÇÃO DO INTESTINO GROSSO .. 1.322

44-21 ILEOSTOMIA 1.324
44-22 RESSECÇÃO DO INTESTINO DELGADO 1.325
44-23 RESSECÇÃO ANTERIOR BAIXA 1.327
44-24 BYPASS INTESTINAL 1.331
44-25 APENDICECTOMIA 1.333
44-26 VULVECTOMIA CUTÂNEA 1.335
44-27 VULVECTOMIA PARCIAL RADICAL ... 1.337
44-28 VULVECTOMIA COMPLETA RADICAL .. 1.340
44-29 LINFADENECTOMIA INGUINOFEMORAL 1343
44-30 ENXERTOS E RETALHOS RECONSTRUTORES 1.346
REFERÊNCIAS 1.348

44-1

Histerectomia abdominal radical (tipo III)

A histerectomia radical difere da histerectomia simples porque os tecidos moles circunvizinhos são removidos para conseguir margens negativas para o tumor. Essa cirurgia envolve grande remoção radical dos tecidos parametriais e paravaginais, além da remoção dos gânglios linfáticos pélvicos circunjacentes.

Os cinco "tipos" de histerectomia extensa são discutidos no Capítulo 30 (p. 783). Entre eles, a histerectomia do tipo III (radical) é indicada principalmente para os estádios IB1 a IIA de câncer de colo uterino, ou para pequenas reincidências centrais após a radioterapia, ou para câncer endometrial em estádio II quando o tumor se estendeu até o colo uterino (Greer, 2011 a,b). A histerectomia radical do tipo III está sendo cada vez mais realizada por uma abordagem menos invasiva (Seções 44–3 e 44–4, p. 1267). Com essas abordagens os princípios da operação abdominal ainda se aplicam.

A histerectomia radical é uma operação dinâmica que sempre exige decisões intraoperatórias consideráveis. Cada passo exige uma abordagem cirúrgica objetiva e consistente. De muitas formas, a histerectomia abdominal radical definiu inicialmente o campo da oncologia ginecológica. A familiaridade com seus conceitos continua a ser criticamente importante no desenvolvimento da perícia na cirurgia pélvica complexa.

PRÉ-OPERATÓRIO

Avaliação da paciente

A histerectomia radical não é indicada para mulheres com cânceres em estadiamento avançado. Dessa forma, o estadiamento clínico preciso é crítico antes da indicação dessa cirurgia. O exame pélvico sob anestesia com cistoscopia e retossigmoidoscopia não é obrigatório para as menores lesões cancerígenas cervicais, mas o estadiamento clínico descrito no Capítulo 30 (p. 777) deve ser realizado antes de se proceder à cirurgia. Para a maior parte dos pacientes com tumores de colo do útero facilmente visíveis, uma tomografia computadorizada (TC) abdominopélvica, uma imagem por ressonância magnética (RM) ou uma tomografia por emissão de pósitrons (PET) é indicada para identificar metástases clínicas evidentes ou a extensão de um tumor local não detectada (Greer, 2011a). Infelizmente há limitações em relação ao que pode ser confiavelmente detectado no pré-operatório (Chou, 2006).

Consentimento

A histerectomia abdominal radical pode resultar em morbidade significativa e em complicações potencialmente imprevisíveis de curto e longo prazo. Essas complicações podem se desenvolver com mais frequência em mulheres obesas, com infecções pélvicas prévias e que já se submeteram à cirurgia abdominal, o que pode dificultar a realização segura da histerectomia radical (Cohn, 2000). Além disso, realmente há diferenças quanto ao índice de morbidade entre cirurgiões, e tal diferença pode ser considerável (Covens, 1993).

Entre as possíveis complicações intraoperatórias, a mais comum é a hemorragia aguda. A perda de sangue varia entre 500 e 1.000 mL, e o índice de transfusão é variável, porém alto (Estape, 2009; Naik, 2010). As complicações pós-operatórias subagudas podem incluir fístula ureterovaginal ou vesicovaginal (1 a 2%), formação sintomática de linfocistos (3 a 5%) e disfunção pós-operatória vesical ou intestinal significativa (20%) (Franchi, 2007; Hazewinkel, 2010; Likic, 2008). Além disso, os efeitos a longo prazo sobre a função sexual, a perda da fertilidade e outras funções corporais devem ser imparcialmente revistos (Jensen, 2004; Serati, 2009).

O tom do processo de consentimento deve refletir a extensão da cirurgia necessária para idealmente curar ou pelo menos iniciar o tratamento da malignidade. Além disso, a paciente deve ser alertada de que o procedimento pode ser interrompido caso haja metástase ou extensão pélvica do tumor (Leath, 2004).

Preparação da paciente

Deve-se fazer a tipagem de uma amostra de sangue e seu cruzamento para possível transfusão. Equipamentos de compressão pneumática ou heparina subcutânea, ou ambos, são especialmente importantes devido à duração prolongada que se antecipa para a operação, e ao processo mais longo de recuperação pós-cirúrgica (Tabela 39-9, p. 962) (Martino, 2006).

A preparação intestinal com uma solução eletrolítica de polietilenoglicol (GoLytely) não é mais comumente empregada. Lesões intestinais acidentais são raras, a menos que se identifiquem circunstâncias extenuantes. Entretanto, pode ser útil esvaziar o colo para limitar vazamento fecal se for esperada aderência em razão de infecção anterior, endometriose ou radioterapia.

Duas doses de antibiótico profilático perioperatório com uma cefalosporina de terceira geração, como a cefoxitina, são administradas em intervalos regulares. Isso é suficiente para prevenir a maioria das infecções pós-operatórias no sítio cirúrgico. A perda de sangue em grande volume é em grande parte responsável pela eliminação rápida dos antibióticos do sítio operatório durante a histerectomia radical em comparação à histerectomia extrafascial e precisa da dose adicional (Bouma, 1993; Sevin, 1991).

Cirurgia concomitante

O câncer do colo uterino em estádio inicial frequentemente se dissemina através do sistema linfático. Consequentemente, a remoção auxiliar dos nódulos é necessária para tratar esse potencial. A linfadenectomia pélvica é normalmente finalizada logo antes ou imediatamente após a histerectomia radical, e a linfadenectomia para-aórtica também pode ser indicada em alguns casos (Seções 44-11 e 44-12, p. 1296) (Angioli, 1999).

A disseminação para os órgãos anexos é muito menos comum do que através do sistema linfático. Portanto, sua remoção dependerá da idade da mulher e do potencial para metástase (Shimada, 2006). Em candidatas à preservação ovariana, a transposição dos ovários para fora da pelve pode ser considerada em mulheres jovens se é prevista radiação pós-operatória. No entanto, em ovários transpostos, os cistos perianexiais sintomáticos são comuns, podendo não resultar em manutenção da função ovariana (Buekers, 2001).

INTRAOPERATÓRIO

PASSO A PASSO

1 Anestesia e posicionamento da paciente. A anestesia geral é obrigatória, porém a colocação da epidural pode auxiliar no controle efetivo da dor pós-operatória e diminuir a duração do íleo pós-operatório (Leon-Casasola, 1996). O exame bimanual deve ser realizado na sala de cirurgia antes da assepsia. Isso reorienta o cirurgião em relação à anatomia da paciente. O posicionamento supino é adequado para a maioria dos casos.

2 Entrada abdominal. A incisão vertical na linha média oferece exposição excelente, porém em geral prolonga a internação e aumenta a dor pós-operatória. Alternativamente, as incisões de Cherney ou de Maylard oferecem as vantagens no pós-operatório observadas nas incisões transversais, permitindo o acesso à pelve lateral (Seções 41-3 e 41-4, p. 1024). No entanto, os linfonodos para-aórticos superiores não são facilmente acessíveis através dessas incisões transversais. As incisões de Pfannenstiel oferecem exposição limitada, devendo ser reservadas apenas a pacientes selecionadas (Orr, 1995).

3 Exploração. Após a entrada abdominal, o cirurgião primeiro explora completamente o abdome em busca de doença metastática evidente. Linfonodos ou outras lesões suspeitas devem ser removidos e submetidos à biópsia. A confirmação de doença metastática ou extensão do tumor para a pelve deve levar o cirurgião a decidir se prossegue ou não com a cirurgia com base nos achados intraoperatórios gerais e situação clínica (Leath, 2004).

4 Entrada no espaço retroperitoneal. O útero é posto sob tração com pinças curvas de Kelly nos cornos uterinos. O ligamento redondo é suturado com fio 0 de absorção lenta, o mais lateralmente possível, e o nó é mantido sob tensão para auxiliar na entrada no espaço retroperitoneal. A secção do ligamento redondo mais lateralmente ao longo do seu comprimento auxilia a posterior excisão do paramétrio para fora da parede pélvica. O ligamento redondo é dividido e o ligamento largo abaixo se separa nos folhetos finos (anterior e posterior), entremeados por tecido conectivo areolar frouxo.

O folheto anterior do ligamento largo é posto sob tração e dissecado com lâmina até a prega vesicouterina. A folha posterior do ligamento largo é então posta sob tração e dissecada com lâmina ao longo da parede lateral pélvica paralelamente ao ligamento infundibulopélvico (IP).

5 Isolamento do ureter. O tecido conectivo areolar frouxo do espaço retroperitoneal sofre dissecção romba na área lateral ao IP até que a artéria ilíaca externa seja palpada imediatamente medial ao músculo psoas maior. Os dedos indicador e médio são então posicionados um de cada lado da artéria, e o tecido conectivo areolar recebe dissecção romba com um movimento de "caminhar" em direção à cabeça da paciente.

A porção medial do folheto peritoneal posterior do ligamento largo é elevada e posta

Cirurgias para Quadros Malignos em Ginecologia **1261**

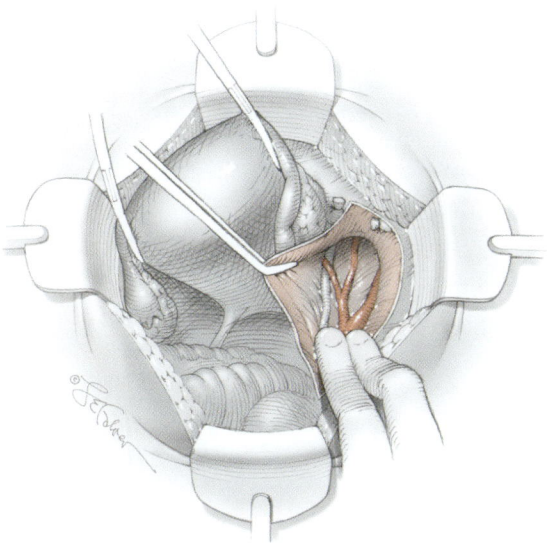

FIGURA 44-1.1 Identificação do ureter.

sob tração para permitir a identificação direta da bifurcação da artéria ilíaca comum e da origem das artérias ilíacas interna e externa (Fig. 44-1.1). Utiliza-se dissecção romba com um dedo ou uma ponteira de sucção em movimento de varredura de cima para baixo ao longo do folheto peritoneal medial para identificar e mobilizar suficientemente a superfície lateral do ureter, nesse sítio. Aqui o ureter cruza acima da bifurcação ilíaca comum.

Utiliza-se uma pinça de Babcock para segurar o ureter e uma pinça em ângulo reto de Mixter para "atravessar" um espaço avascular por baixo, onde o ureter ainda está ligado medialmente ao peritônio. Um dreno de Penrose de um quarto de polegada é, então, inserido nesse espaço para isolar o ureter e auxiliar a identificar sua localização durante todo o restante da cirurgia.

6 Criação de espaços. O paramétrio que será removido com os espécimes da histerectomia se encontra entre os espaços paravesicais e pararretais (Fig. 38-18, p. 934). Portanto, a criação desses espaços é necessária para isolar o paramétrio por transecção. Cria-se o espaço pararretal colocando-se gentilmente o dedo indicador entre a artéria ilíaca interna e o ureter e realizando um movimento suave em espiral em um ângulo de 45º para baixo em direção à linha média e voltado para o cóccix (Fig. 44-1.2).

Segue-se, então, a formação do espaço paravesical, segurando-se o nó lateral do ligamento redondo e seguindo de modo rombo a artéria ilíaca externa até o osso pélvico. Os dedos indicador, médio e anelar da mão direita são então movidos em varredura horizontal em direção à linha média.

7 Ligadura da artéria uterina. A reflexão da dobra peritoneal lateral do ligamento largo anterior imediatamente distal ao ligamento redondo deve revelar a artéria vesical superior. Esse vaso é dissecado de maneira romba para definir melhor sua localização, sendo então segurado com uma pinça de Babcock e posto sob tração. Uma pinça em ângulo reto "perfura" de modo a criar um espaço grande o suficiente para acomodar um pequeno afastador de Deaver (Fig. 44-1.3). Essa manobra coloca a artéria vesical superior sob tração, evita sua ligação acidental e auxilia na localização da artéria uterina.

A mão esquerda do cirurgião é inserida na pelve, com o dedo médio posicionado no espaço paravesical, o dedo indicador no espaço pararretal, e o útero com as pinças de Kelly presas a ele é segurado na palma da mão. O útero é segurado com tração medial firme, de modo a expor a parede pélvica lateral. Para visualizar a artéria uterina, o cirurgião disseca com precisão as ligações parametriais e o tecido conectivo areolar interposto começando na artéria ilíaca interna e prosseguindo em sentido caudal até a artéria vesical superior.

Os tecidos imediatamente proximais e distais à artéria uterina são dissecados de maneira romba, e uma pinça de Mixter é colocada abaixo dessa artéria para segurar uma sutura de seda 2-0. O nó na artéria uterina é feito o mais próximo possível de sua origem a partir da artéria ilíaca interna. O processo é repetido para colocar uma sutura de seda isolada medialmente distante o suficiente para permitir a transecção do vaso (veja a Fig. 44-1.3). Os nós de seda ajudam a identificar as porções proximal e distal da artéria uterina durante o restante da operação. Um pequeno grampo vascular (Hemoclip) também pode ser posicionado lateralmente ao nó de seda proximal na artéria uterina para maior segurança na hemostasia. A artéria uterina é então cortada. A veia uterina por baixo também pode então ser isolada, grampeada e cortada.

8 União dos espaços paravesical e pararretal. Os tecidos parametriais foram comprimidos juntos pela criação dos espaços paravesical e pararretal. A ressecção parametrial para unir os espaços pode ser feita das seguintes formas: (1) pinçamento, secção e sutura (Fig. 44-1.4); (2) grampeamento com

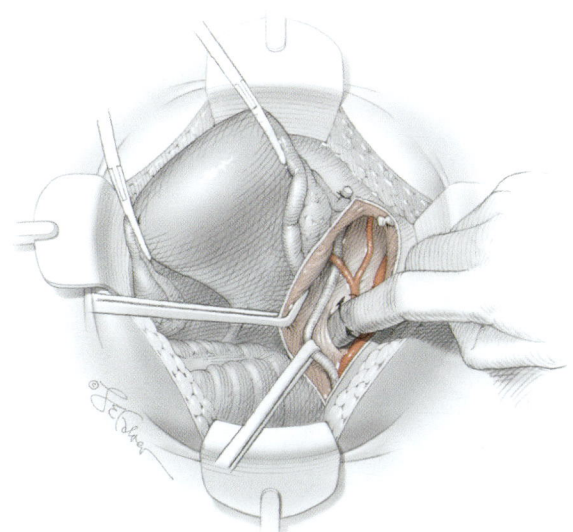

FIGURA 44-1.2 Criação do espaço pararretal.

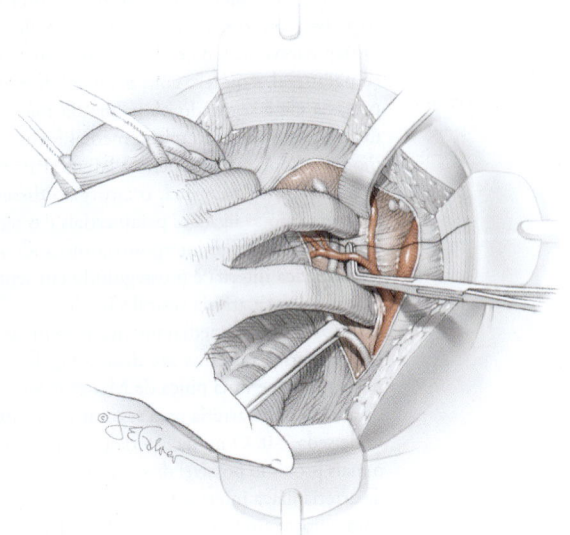

FIGURA 44-1.3 Ligação da artéria uterina.

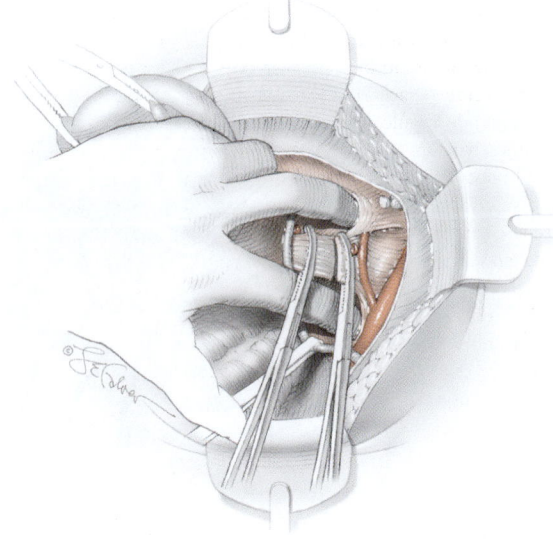

FIGURA 44-1.4 União dos espaços por ressecção parametrial.

grampeador para anastomose gastrintestinal (grampeador GIA); e (3) dissecção com bisturi eletrocirúrgico até a parede lateral da pelve utilizando uma pinça de Mixter para elevar e isolar tecidos parametriais, ou (4) uso de um coagulador bipolar eletrotérmico (LigaSure). A dissecção é continuada até que o parâmétrio sobre o ureter esteja móvel.

9 Mobilização do ureter. Na mesma área da pelve, as pontas de uma pinça de Mixter são posicionadas perpendicularmente e imediatamente acima do ureter para descolá-lo do folheto medial do peritônio. A abertura das pontas paralelas ao ureter cria um plano que permite sua dissecção romba do peritônio. O ureter é posto sob leve tração segurando-se o dreno de Penrose colocado anteriormente com a mão esquerda. O dedo indicador direito suavemente varre o ureter para baixo e lateralmente até que possa ser palpado um "túnel" ventromedialmente através do tecido paracervical onde o ureter penetra (Fig. 44-1.5). Com frequência é necessária mais dissecção parametrial para garantir que a artéria uterina e os tecidos moles circunvizinhos tenham sido suspensos medialmente sobre o ureter.

10 Dissecção da bexiga. A dissecção eletrocirúrgica é realizada para liberar a bexiga distalmente do colo do útero e da vagina superior. Pode ser necessária repetir esse procedimento várias vezes à medida que o túnel é progressivamente descoberto e o ureter se torna mais diretamente visível. Em determinado momento será necessário dissecar a bexiga de modo que ela se encontre vários centímetros distalmente ao colo uterino e sobre a vagina superior.

11 Abrindo o túnel ureteral. O útero é posicionado em tração lateral, e o ureter proximal é segurado em tração para endireitá-lo tracionando-se levemente o dreno de Penrose. A abertura do túnel deve ser palpada. Concomitantemente, uma pinça de Mixter em ângulo reto deve ser inserida com as pontas voltadas para cima enquanto se confirma a visualização direta do ureter por baixo. As pontas são direcionadas medialmente ao colo uterino e "furam" o tecido paracervical. Coloca-se uma segunda pinça através da abertura. O ureter pode ser dissecado de maneira romba e empurrado posteriormente em direção ao soalho

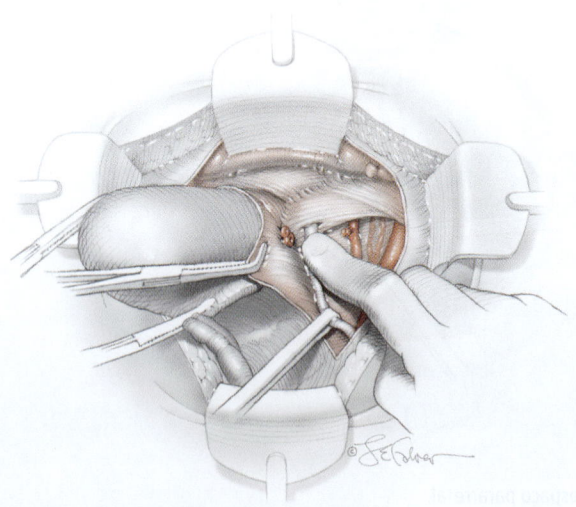

FIGURA 44-1.5 Mobilização do ureter.

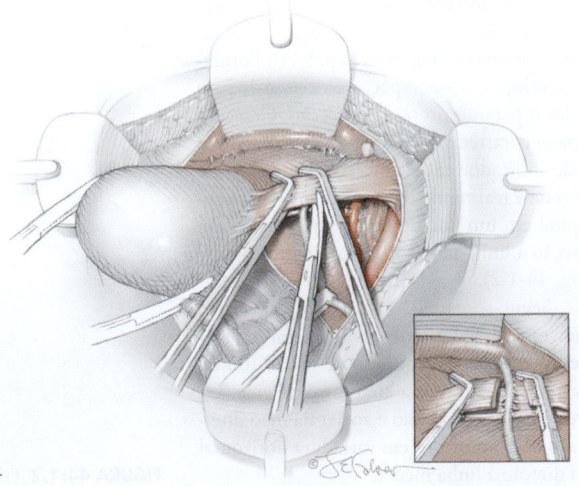

FIGURA 44-1.6 Abertura do túnel ureteral.

do túnel, devendo estar visível abaixo antes de se cortar o tecido paracervical que o recobre (Fig. 44-1.6). A hemostasia é feita em fio 3-0 de absorção lenta, usado para prender os pedículos do tecido paracervical que são seguros por pinças de ângulo reto, mas é comum um significativo sangramento durante essas etapas. O mesmo procedimento pode ser repetido diversas vezes para descobrir totalmente o túnel e expor o ureter. A dissecção deve proceder em sentido proximal para distal com visualização direta do ureter durante todo o tempo para evitar lesão. Cada vez mais o uso de novas tecnologias, tais como o bisturi harmônico, pode diminuir o tempo de operação e a perda de sangue. Após descobrir o ureter, ele deve ser tracionado para cima, e os anexos transparentes entre o ureter e o leito do túnel são divididos com lâmina.

⓬ **Ressecção uterossacral.** A dissecção posterior radical com frequência é melhor realizada perto do final da cirurgia, pois os tecidos expostos do peritônio normalmente se movem até o manguito vaginal ser fechado. O óstio externo do colo do útero é palpado, e a lâmina eletrocirúrgica é utilizada para fazer uma inserção superficial ou "marcar" o peritônio entre os ligamentos uterossacrais.

Desenvolve-se um plano comprimindo levemente um dedo em direção à parede vaginal sem perfurar o espaço vaginal com a ponta do dedo. Esse plano retovaginal deve ser desenvolvido com pressão suave em direção ao sacro, devendo ser alargado lateralmente até que três dedos possam ser confortavelmente inseridos. Essa manobra libera o retossigmoide dos ligamentos uterossacrais e evita lesão acidental no intestino. Os anexos peritoneais restantes são dissecados à lâmina para expor totalmente o espaço retovaginal. Os ligamentos uterossacrais expostos podem ser visualizados, palpados e grampeados ao sacro próximo do nível do reto, sendo então cortados e ligados com sutura de fio 0 de absorção lenta (Fig. 44-1.7). Pode ser necessário repetir esse procedimento para completar a transecção do ligamento uterossacral e dos tecidos de apoio adjacentes.

⓭ **Ressecção vaginal.** Nesse ponto da operação, o tecido coletado na amostra da histerectomia radical deve estar preso apenas pelo paracolpo e pela vagina. A bexiga e os ureteres são então dissecados de maneira romba e com lâmina até que pelo menos 3 cm da vagina superior estejam incluídos na amostra ressecada. São colocadas pinças curvas no paracolpo. O ureter deve ser lateral e diretamente visível. O tecido é então seccionado e ligado com sutura 0 de absorção lenta. A vagina superior pode então ser: (1) grampeada, seccionada e ligada com sutura; (2) grampeada, ou (3) seccionada com lâmina eletrocirúrgica e ligada com sutura (Fig. 44-1.8). A amostra deve ser cuidadosamente examinada para garantir um segmento vaginal superior adequado e margens totalmente negativas.

⓮ **Colocação do cateter suprapúbico**[*]. A colocação do cateter suprapúbico pode auxiliar nos ensaios de esvaziamento vesical pós-operatórios em pacientes cuidadosamente selecionadas e motivadas (Pikaart, 2007). A

_____
[*] N. de R.T. No Brasil, essa prática não é realizada.

ponta de um segundo cateter de Foley é direcionada através de uma incisão em ponta na parede abdominal anterior lateral. O cateter de Foley já dentro da bexiga é segurado com firmeza e anteriormente em posição extraperitoneal distal. É feita uma incisão transversa de 5 mm através da mucosa da bexiga com bisturi elétrico ajustado em modo de corte misto. O balão de Foley deve estar visível para confirmar a entrada da bexiga. Após serem cortadas, as margens mucosas da bexiga são seguradas com duas pinças de Allis. A ponta de um segundo cateter de Foley é inserido na bexiga e o balão é inflado. Uma sutura em bolsa de tabaco, justa, porém não apertada, é feita ao redor da falha da bexiga e amarrada. Utiliza-se sutura de absorção lenta para "encobrir" a tubulação visível do cateter de Foley em um túnel revestido por peritônio até sua saída na parede abdominal anterior lateral. O cateter de Foley deve ser fixado na pele com sutura permanente que não oclua a luz. O cateter uretral original de Foley pode ser descontinuado no pós-operatório quando for vista urina saindo pelo cateter suprapúbico.

Alternativamente, um único cateter de Foley pode ser colocado. A drenagem continua até que o volume residual pós-esvaziamento vesical esteja abaixo de 100 mL.

⓯ **Transposição ovariana.** Para as mulheres em que a preservação da função ovariana é desejada, há a opção de transposição dos anexos para fora do campo de radiação pélvica previsto. Uma porção distal dos anexos é presa com uma pinça de Babcock. Empregando tração, a dissecção é realizada para mobilizar o ligamento IP de modo que os anexos possam ser elevados

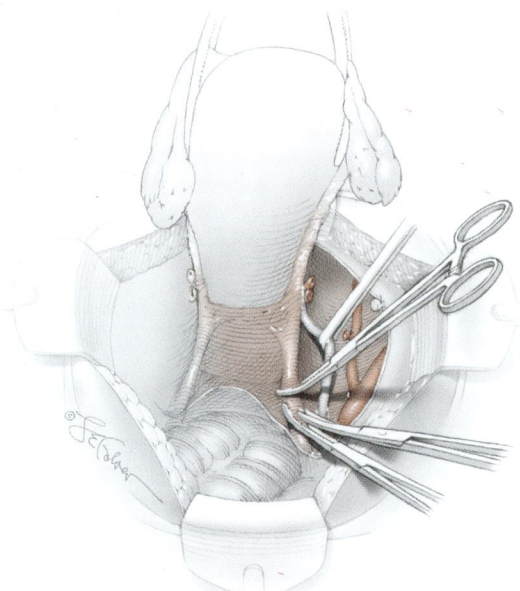

FIGURA 44-1.7 Ressecção uterossacral.

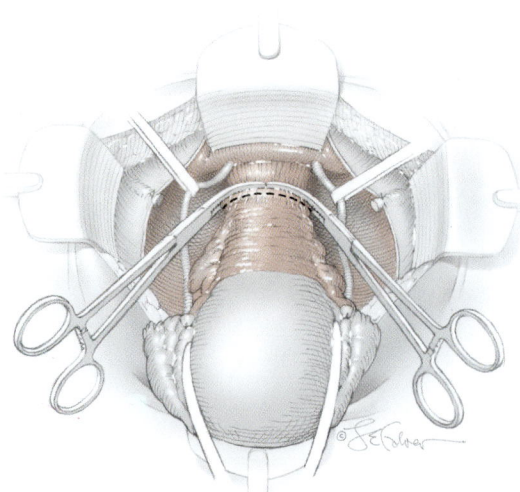

FIGURA 44-1.8 Ressecção vaginal.

até o abdome superior. Um grampo vascular é posicionado no ovário, no coto residual do ligamento útero-ovárico, permitindo a visualização pós-operatória da localização do ovário por meio de radiografia ou TC. Além disso, coloca-se uma sutura de seda zero no sítio do coto, amarrando-o. A agulha é mantida no local.

Um afastador abdominal manual é então usado para expor a área do peritônio lateral posterior o mais alto possível no abdome. A agulha da sutura de seda é então passada através do peritônio, e os anexos são elevados por esse "ponto em polia"; a sutura é, então, amarrada.

A falha pélvica lateral é fechada com um ponto contínuo e fio 0 de absorção lenta para evitar herniação interna. Os ovários devem ser inspecionados antes do fechamento abdominal para excluir comprometimento vascular pela transposição.

16 Últimos passos. O sangramento ativo deve ser imediatamente controlado quando a amostra da histerectomia radical tiver sido removida. Uma compressa de laparotomia seca pode então ser segurada firmemente dentro da pelve por vários minutos para tamponar as superfícies seccionadas. Com o sangramento controlado, o cirurgião deve avaliar o aporte vascular para o ureter e para outras estruturas da parede lateral. Para as estruturas que estiverem particularmente desvascularizadas, um retalho do omento pode fornecer aporte sanguíneo adicional (Seção 44-16, p.; 1314) (Fujiwara, 2003; Patsner, 1997). A drenagem pélvica de rotina por sucção e o fechamento do peritônio não são necessários (Charoenkwan, 2010; Franchi, 2007).

PÓS-OPERATÓRIO

O cuidado pós-operatório imediato após a histerectomia radical em geral é o mesmo da laparotomia. A deambulação precoce após a histerectomia radical é especialmente importante para evitar complicações tromboembólicas (Stentella, 1997). A alimentação precoce, incluindo o início rápido de dieta de líquidos transparentes, pode também abreviar a internação (Kraus, 2000). Tenesmo, constipação e incontinência são sintomas imediatos comuns que devem melhorar significativamente após meses ou anos (Butler-Manuel, 1999; Sood, 2002).

O tônus da bexiga retorna lentamente, e uma causa importante parece ser a denervação simpática e parassimpática parcial durante a dissecção radical (Chen, 2002). Assim, a drenagem pelo cateter de Foley é em geral mantida até que a paciente esteja liberando gases, uma vez que a melhora na função intestinal normalmente acompanha a melhora na hipotonia da bexiga. A remoção do cateter ou o fechamento do tubo suprapúbico deve ser seguido por um ensaio de esvaziamento vesical bem-sucedido (Cap. 39, p. 966). Pode-se tentar um ensaio de esvaziamento vesical antes da alta hospitalar ou na primeira consulta pós-operatória. As pacientes com esvaziamento adequado devem ser instruídas a comprimir suavemente a área suprapúbica durante vários dias para ajudar a esvaziar a bexiga completamente e evitar retenção. O esvaziamento vesical bem-sucedido pode levar semanas para ocorrer.

A histerectomia radical com preservação nervosa é um novo método que apresenta melhora na função vesical pós-operatória (Raspagliesi, 2006). No entanto, muitas pacientes apresentam alterações urodinâmicas preexistentes que são simplesmente exacerbadas pela histerectomia radical (Lin, 1998, 2004). Nos 3% das mulheres que desenvolvem hipotonia ou atonia vesical de longo prazo, a autocateterização intermitente é preferível à cateterização urinária contínua (Chamberlain, 1991; Naik, 2005).

As sobreviventes de câncer de colo uterino tratadas com a histerectomia radical têm função sexual muito melhor do que as que recebem a terapia por radiação. Apesar disso, mais da metade das pacientes da cirurgia, após esse procedimento, relata piora na sua vida sexual (Butler-Manuel, 1999). Pode haver graves problemas relativos ao orgasmo e à dor durante as relações devido à redução do comprimento da vagina, e dispareunia grave pode se desenvolver, porém esses problemas com frequência se resolvem dentro de 6 a 12 meses. No entanto, uma persistente falta de interesse sexual e de lubrificação podem ser mudanças de longo prazo ou permanentes (Jensen, 2004). As alterações na resposta do fluxo sanguíneo vaginal durante a excitação sexual podem ser responsáveis por grande parte da constelação de sintomas registrados (Maas, 2004). Eventualmente, as pacientes tratadas apenas com a cirurgia podem esperar uma qualidade de vida e função sexual geral semelhantes às das pacientes sem história de câncer (Frumovitz, 2005).

44-2

Histerectomia abdominal radical modificada (Tipo II)

Há quatro diferenças de procedimento que distinguem uma histerectomia radical modificada (tipo II) de uma histerectomia do tipo III (Seção 44–1, p. 1259). Primeiramente, a artéria uterina é seccionada no cruzamento com o ureter (em vez de o ser na sua origem na artéria ilíaca interna). Em segundo lugar, apenas a metade medial do ligamento cardinal é seccionada (em vez da divisão na parede lateral). Além disso, o ligamento uterossacral é dividido a meio caminho entre o útero e o sacro (em vez de no sacro) próximo do nível do reto. Por fim, remove-se uma margem vaginal menor da vagina superior. Essas modificações servem para reduzir o tempo da cirurgia e a morbidade associada, ainda assim permitindo a ressecção total de tumores menores do colo uterino (Cai, 2009; Landoni, 2001).

As indicações claras para a histerectomia radical modificada são poucas e controversas (Rose, 2001). Os casos de câncer de colo uterino em estádio IA2 são o diagnóstico mais comum (Orlandi, 1995). A histerectomia do tipo II também é realizada para: (1) doença pré-invasiva ou microinvasiva em casos em que não se pode excluir a existência de uma lesão maior; (2) doença em estádio IB1 com lesões < 2 cm; e (3) reincidências pequenas e centrais após irradiação (Cai, 2009; Coleman, 1994; Eisenkop, 2005). Além disso, pode-se realizar uma variação dessa cirurgia se for necessária uma dissecção mais radical devido à doença benigna conhecida. Os marcos anatômicos que distinguem uma histerectomia do tipo II são relativamente vagos e, portanto, permitem que o cirurgião determine o procedimento de acordo com a situação específica de uma paciente (Fedele, 2005). De modo semelhante ao procedimento radical de tipo III, a histerectomia radical modificada é cada vez mais realizada usando uma abordagem minimamente invasiva.

PRÉ-OPERATÓRIO

A preparação para a cirurgia deve ser feita com o mesmo cuidado e critério essencial para o sucesso da histerectomia abdominal radical do tipo III.

INTRAOPERATÓRIO

PASSO A PASSO

1 **Anestesia e posicionamento da paciente.** A histerectomia radical modificada é realizada com anestesia geral e com a paciente em decúbito dorsal. O exame bimanual deve sempre ser realizado na sala de cirurgia antes da limpeza para reorientar o cirurgião em relação à anatomia da paciente. O abdome é preparado para a cirurgia, e coloca-se o cateter de Foley.

2 **Entrada abdominal.** A histerectomia radical modificada pode ser realizada com segurança através de uma incisão vertical na linha média ou uma incisão transversal (ver Seções 41-1 a 41-4, p. 867) (Fagotti, 2004).

3 **Dissecção retroperitoneal.** Os passos iniciais para a histerectomia radical modificada (tipo II) são os mesmos realizados no procedimento tipo III. O retroperitônio é aberto para identificar as estruturas, o ureter é mobilizado, e os espaços paravesical e pararretal são desenvolvidos para excluir a possibilidade de extensão de tumor parametrial antes de proceder com uma operação menos radical (ver Seção 43-1, p. 1048) (Scambia, 2001).

4 **Ligação da artéria uterina.** Nesse ponto, a histerectomia do tipo II começa a se distinguir do procedimento tipo III. A artéria vesical superior não precisa ser identificada, e nem toda a extensão da artéria ilíaca interna precisa ser dissecada e liberada dos tecidos adventícios. A abertura do túnel ureteral deve ser palpada, e os vasos uterinos são cortados nesse ponto (Fig. 44-2.1). A ligadura da artéria uterina em seu cruzamento com o ureter permite a preservação do suprimento sanguíneo ureteral distal.

5 **Ressecção do ligamento cardinal.** A bexiga é mobilizada distalmente do colo do útero em direção à vagina superior. O tecido parametrial da parede lateral não requer mobilização para cima do ureter (como na histerectomia do tipo III). Os anexos posteriores do ureter permanecem intactos, e apenas a metade medial dos ligamentos cardinais é ressecada por pinçamento, corte e sutura sucessivos do tecido paracervical medial ao ureter. Em contrapartida com o que ocorre na histerectomia radical do tipo III, o ureter não é dissecado para fora do leito do túnel, porém é rolado lateralmente de modo a expor o ligamento cardinal medial (Fig. 44-2.2).

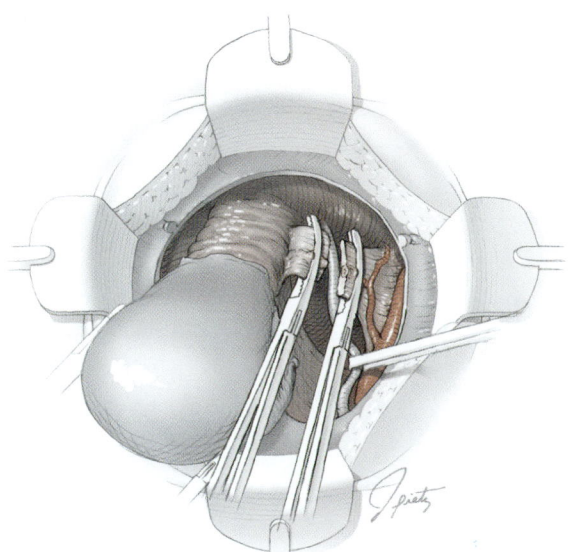

FIGURA 44-2.1 Ligadura da artéria uterina.

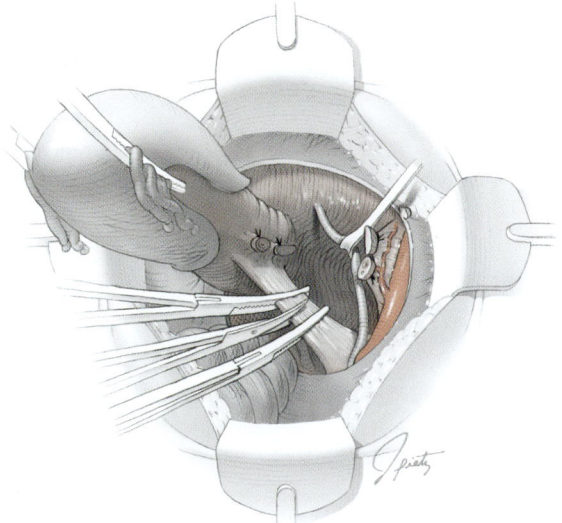

FIGURA 44-2.2 Ressecção do ligamento cardinal.

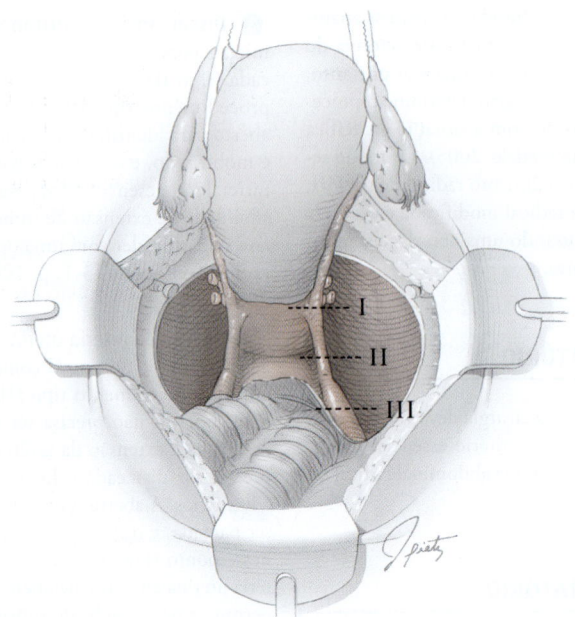

FIGURA 44-2.3 Ressecção uterossacral.

6 Ressecção uterossacral. A dissecção posterior também é modificada. Os ligamentos uterossacrais são grampeados apenas a meio caminho para o sacro (e não "no" sacro próximo do nível do reto), sendo seccionados (Fig. 44-2.3). O útero e o paramétrio adjacente podem então ser bastante elevados para fora da pelve, e quaisquer tecidos adicionais também são pinçados, cortados e ligados.

7 Ressecção vaginal. Nesse ponto da cirurgia, a amostra da histerectomia radical deve estar presa apenas pelo paracolpo e pela vagina. A bexiga e os ureteres são então dissecados de maneira romba e com lâmina até que pelo menos 2 cm da vagina superior estejam incluídos na amostra ressecada (em vez de 3 a 4 cm). São colocadas pinças curvas no paracolpo lateral e o mesmo é seccionado e ligado com sutura. A vagina superior pode então ser fechada com ponto contínuo e fio 0 de absorção lenta. A amostra deve ser cuidadosamente avaliada para garantir um segmento vaginal superior adequado e margens cirúrgicas totalmente negativas.

PÓS-OPERATÓRIO

Em geral, o cuidado pós-operatório é o mesmo da histerectomia radical, porém a incidência de complicações é menor (Cai, 2009). A denervação simpática e parassimpática deve ser muito menos extensa com uma histerectomia radical modificada; assim, é muito menos provável que ocorra disfunção da bexiga com esse procedimento do que com a histerectomia radical do tipo III, e o esvaziamento vesical bem-sucedido se inicia muito antes (Landoni, 2001; Yang, 1999). A drenagem com o cateter de Foley pode ser interrompida no segundo dia pós-operatório, sendo acompanhada de uma tentativa de esvaziamento vesical (Cap. 39, p. 966). Além disso, disfunções intestinais e sexuais devem também ser menos pronunciadas.

44-3
Histerectomia radical laparoscópica

A primeira histerectomia radical laparoscópica foi descrita em 1992 por Nezhat e colaboradores. Desde então, múltiplas séries registraram resultados cirúrgicos favoráveis (Abu-Rustum, 2003; Ramirez, 2006; Spirtos, 1996, 2002; Yan, 2011). Além disso, séries de casos indicam vantagens distintas para a histerectomia radical laparoscópica em comparação a um procedimento aberto. Entre elas, se incluem a menor perda de sangue intraoperatória e menores períodos de estadia hospitalar. No entanto, os tempos operatórios são em geral maiores (Frumovitz, 2007a; Malzoni, 2009).

Seja ela realizada por um procedimento laparoscópico ou aberto, as indicações para a histerectomia radical com linfadenectomia pélvica são as mesmas. Assim, são candidatas adequadas pacientes com câncer do colo uterino em estádio IB1 a IIA, com pequenas reincidências centrais após radioterapia ou com câncer endometrial em estádio clínico II quando o tumor se estendeu ao colo uterino. Do mesmo modo, mulheres que são candidatas à histerectomia radical modificada (tipo II) podem também se beneficiar de uma abordagem minimamente invasiva.

A seleção de candidatas apropriadas é crítica para uma laparoscopia bem-sucedida. Fatores potencialmente negativos incluem um índice de massa corporal (IMC) alto, história prévia de cirurgias, doença extensa ou avançada e doença cardiopulmonar coexistente. Destas, a obesidade pode dificultar a ventilação adequada e pode limitar a movimentação de instrumentos. Entretanto, a laparoscopia pode ser uma opção de sucesso para vários pacientes obesos e oferece taxas mais baixas de infecção pós-operatória, que é frequentemente uma complicação importante após a laparotomia nessas pacientes (Eltabbakh, 2000; Obermair, 2005).

Além disso, cirurgias abdominais extensas prévias com subsequentes adesões densas que limitam a exposição e a visualização podem exigir a conversão para uma laparotomia. Em tais casos, a adesiólise inadequada pode limitar o acesso aos espaços necessários à histerectomia radical e a adesiólise extensa pode aumentar significativamente os tempos operatórios.

Os tamanhos uterino e tumoral também podem afetar a abordagem cirúrgica. Especificamente, um útero grande e volumoso pode ser difícil de ser manipulado, pode bloquear a visualização, e pode ser grande demais para remoção vaginal. É importante destacar que o morcelamento deve ser evitado ao lidar com qualquer malignidade ginecológica. Ao mesmo tempo, a extensão da doença e a disseminação do câncer para outros órgãos devem ser determinadas antes de prosseguir com a laparoscopia.

Finalmente, como descrito no Capítulo 42 (p. 1095), a laparoscopia cria alterações cardiopulmonares fisiológicas únicas que derivam principalmente da hipercapnia e de alterações de complacência pulmonar. Assim, mulheres com doença pulmonar ou cardíaca significativa podem não tolerar um procedimento laparoscópico.

Em resumo, esses fatores podem demonstrar que a laparoscopia é uma escolha ruim para alguns pacientes. Entretanto, naquelas que são candidatas adequadas, os benefícios incluem uma estadia hospitalar mais curta, um tempo de recuperação menor, menos dor pós-operatória e taxas mais baixas de infecção no local da cirurgia.

Na Seção 44-1 (p.1259), foram destacadas as etapas de uma histerectomia radical aberta (tipo III), e os princípios cirúrgicos da histerectomia radical laparoscópica são os mesmos. Embora as etapas sejam muito semelhantes a uma histerectomia laparoscópica simples (tipo I), a dissecção é mais extensa e inclui a abertura dos espaços paravesical e pararretal, o destelhamento e a completa dissecção do ureter e a transecção lateral da artéria uterina para permitir a remoção de todo tecido parametrial que se estende à parede pélvica (Ramirez, 2006).

PRÉ-OPERATÓRIO

Avaliação da paciente

Como descrito anteriormente, um cuidadoso exame pélvico e a história revelam fatores que ajudam a determinar a melhor opção cirúrgica para uma paciente. O tamanho uterino e a mobilidade são importantes. Não há tamanho acordado que impeça a histerectomia laparoscópica total (TLH). Entretanto, um útero largo e volumoso (largura maior que 8 cm) com mobilidade mínima pode ser muito difícil de ser removido vaginalmente. Uma vez que uma paciente tenha sido considerada indicada para um procedimento laparoscópico, a mesma avaliação pré-operatória de um procedimento aberto se aplica (Seção 44–1, p. 1260).

Consentimento

Do mesmo modo que em um procedimento aberto, os riscos possíveis dessa abordagem incluem aumento da perda de sangue, necessidade de transfusão e disfunção da bexiga e do intestino. A fístula vesicovaginal ou ureterovaginal é uma complicação conhecida da histerectomia radical e as taxas pós-operatórias parecem ser comparáveis entre os procedimentos aberto e laparoscópico (Likic, 2008; Pikaart, 2007; Uccella, 2007; Xu, 2007; Yan, 2009). A taxa de complicação com a laparoscopia não é maior comparada àquela de procedimentos abertos. Chi e colaboradores (2004) revisaram mais de 1.400 procedimentos laparoscópicos realizados por um serviço de oncologia ginecológica durante um período de 10 anos e registraram uma taxa de complicação total de 9%. Fatores de risco que contribuíram para todas as complicações incluíram idade avançada, cirurgia abdominal prévia e radiação prévia.

Complicações relacionadas especificamente à laparoscopia são discutidas no Capítulo 42 (p. 1097) e incluem lesão de entrada nos principais vasos, bexiga, ureteres e intestino. Além disso, o risco de conversão a um procedimento aberto deve ser discutido. Em geral, a conversão à laparotomia pode ser necessária se a exposição e manipulação de órgãos for limitada.

A metástase no sítio de realização da laparoscopia ou recorrência é outra complicação potencial descrita com procedimentos minimamente invasivos. Causas potenciais incluem a propagação intraperitoneal de células tumorais pelo pneumoperitônio ou contaminação da incisão durante a retira do espécime (Wang, 1999). A incidência total varia na literatura, mas é baixa. Além disso, casos de recorrência no interior das incisões da laparoscopia também foram registrados. Portanto, o risco de recorrência incisional cirúrgica não é exclusivo da laparoscopia ou de procedimentos robóticos.

Preparação da paciente

Uma amostra de sangue deve ser tipada e cruzada para transfusão potencial. São particularmente importantes equipamentos de compressão pneumática ou heparina subcutânea ou ambos para prevenir um evento trombótico venoso em razão da previsão de uma operação longa e da estase venosa criada pelo aumento das pressões intra-abdominais oriundas do peritônio e do posicionamento. A profilaxia antibiótica segue aquela para uma histerectomia simples, e opções apropriadas de antibióticos são listadas na Tabela 39-6 (p. 959). Os benefícios da preparação intestinal mecânica de rotina podem ser discutidos e, desse modo, planos para a preparação intestinal são tipicamente individualizados (Cap. 39, p. 958). Se for considerada, a preparação intestinal antes da laparoscopia pode efetivamente evacuar o retossigmoide para permitir uma melhor manipulação do colo e visualização da anatomia pélvica.

Cirurgia concomitante

A lifadenectomia pélvica é tipicamente completada um pouco antes ou imediatamente após a histerectomia radical, e a linfadenectomia para-aórtica pode também ser indicada em algumas circunstâncias. Um procedimento laparoscópico para a linfadenectomia nessas áreas é descrito na Seção 44-13 (p. 1302).

A propagação para os anexos é muito menos comum do que através do sistema linfático. Portanto, a remoção dos anexos deve depender da idade da paciente e do potencial para metástases (Shimada, 2006). Se a preservação dos ovários for escolhida, então, com base no cenário clínico, os anexos podem ser transpostos laparoscopicamente.

INTRAOPERATÓRIO

Instrumentos

Uma laparoscopia de sucesso se inicia com o posicionamento adequado dos monitores de vídeo. Em seguida, o carro ou torre contendo a fonte de luz laparoscópica e o dispositivo de insuflação devem ser posicionados para permitir a fácil visualização dos monitores desses instrumentos e para evitar a obstrução das telas de vídeo.

Instrumentos laparoscópicos importantes incluem trocartes de 5 e 12 mm, um instrumento eletrocirúrgico monopolar, um dispositivo de coagulação ou de selação de vasos, uma sonda vaginal, dispositivos de sutura laparoscópica e uma ferramenta de irrigação e sucção. Há vários dispositivos eletrocirúrgicos e baseados em ultrassom adequados para a selação de vasos. Eles incluem o coagulador por raio de argônio (ABC), o bisturi harmônico e o dispositivo coagulador bipolar eletrotérmico (LigaSure, Enseal) (Frumovitz, 2007b).

PASSO A PASSO

❶ **Anestesia e posicionamento da paciente.** A paciente é inicialmente colocada na posição supina para indução da anestesia. Dispositivos de compressão das extremidades inferiores são colocados na paciente para a profilaxia da trombose venosa. A anestesia endotraqueal geral é administrada. A fim de evitar a punção do estômago por um trocarte durante a entrada abdominal primária, um tubo orogástrico ou nasogástrico deve ser colocado para descomprimir o estômago. Para evitar dano semelhante à bexiga, um cateter de Foley deve ser colocado.

As pernas são então posicionadas em posição de litotomia baixa nos estribos de Allen para permitir o acesso adequado ao períneo. A paciente é posicionada na mesa de modo que um manipulador uterino transvaginal possa ser movido em todas as direções, se necessário. Como descrito no Capítulo 42 (p. 1100), o posicionamento apropriado das pernas nos estribos e dos braços ao lado é fundamental para reduzir o risco de lesão nervosa devido ao potencial de um tempo operatório extenso.

O exame bimanual é realizado na sala operatória antes da assepsia para reorientar o cirurgião a respeito da anatomia individual da paciente. O abdome, o períneo e a vagina são então cirurgicamente preparados e um cateter de Foley é inserido.

Uma manipulação uterina eficiente é crítica quando se realiza a histerectomia radical laparoscópica devido à delicada dissecção exigida. Além disso, deve-se tomar cuidado ao colocar um dispositivo que irá ajudar a facilitar uma margem vaginal adequada. Um método muito eficiente é o de primeiro dilatar o colo uterino e prender a ponta de 10 mm ao manipulador RUMI (CooperSurgical). O maior anel de KOH é colocado na posição, seguido da colocação do anel de KOH médio no topo e no interior do anel maior. Os dois anéis são então unidos e inseridos no útero. Com essa técnica consegue-se uma manipulação uterina adequada e a capacidade de obter uma margem vaginal larga. Alternativamente, um dispositivo VCare pode ser usado como descrito na Seção 42-12, passo 2 (p. 1152). Entretanto, em casos de câncer do colo uterino, se uma lesão cervical volumosa estiver presente, tudo que pode ser inserido pode ser apenas uma sonda vaginal romba no fórnice vaginal.

Para procedimentos pélvicos, o cirurgião primário deve se postar de pé do lado esquerdo da paciente, o primeiro assistente do lado direito e o segundo assistente entre as pernas da paciente. Idealmente, cada cirurgião deveria dispor de uma tela de vídeo diretamente à sua frente (Fig. 42-1, p. 1099).

Pontos de referência que ajudem a guiar a colocação do portal laparoscópico devem ser avaliados. Como descrito no Capítulo 42 (p. 1108), uma compreensão da relação entre esses pontos e os grandes vasos sanguíneos ajuda a evitar lesões de punção vascular durante a entrada abdominal inicial.

❷ **Colocação do portal laparoscópico.** A cavidade abdominal pode ser acessada por vários métodos, que incluem a técnica aberta, a inserção direta do trocarte ou a inserção transumbilical de uma agulha de Veress (Cap. 42, p. 1110). Um sítio umbilical ou supraumbilical é preferido para a entrada primária. Para casos de oncologia ginecológica, a técnica aberta é frequentemente usada, uma vez que resulta em menores complicações vasculares e intestinais.

Uma incisão cutânea de 1 a 2 cm é feita acima do umbigo. Alternativamente, essa incisão pode ser feita dentro dele. Se a incisão for supraumbilical, retratores em forma de S podem ser usados para dissecar rombamente através do tecido subcutâneo até a fáscia. A fáscia é segurada por pinças de Allis, levantada e acessada de modo preciso por meio de lâmina ou tesouras. A fim de manter o intestino afastado da área de corte ativo, o cirurgião deve continuar a elevar a parede abdominal enquanto faz as incisões. Uma vez que se tenha entrado na fáscia, o peritônio é seguro com hemostatos e cortado precisamente. As bordas fasciais são marcadas com suturas de fio 0 de absorção lenta. Um trocarte de 10 ou 12 mm com um prego rombo é então colocado na cavidade abdominal e mantido no local por meio das suturas de ancoragem fascial.

A insuflação do abdome pode começar através desse portal umbilical conectando-se o tubo de dióxido de carbono (CO_2) ao trocarte. O alto fluxo é adequado para a insuflação, e a pressão intra-abdominal deve ser mantida em 15 mmHg. O laparoscópio de 10 mm é então colocado através do trocarte. O abdome e a pelve são cuidadosamente avaliados para acessar a extensão da doença e aderências. Nesse ponto, a confirmação da doença metastática ou a extensão do tumor pélvico deve levar o cirurgião a decidir entre continuar ou abortar a operação, com base nos achados intraoperatórios gerais e na situação clínica. Além disso, é feita a decisão de prosseguir laparoscopicamente ou converter para uma laparotomia.

Os outros portais são colocados sob visualização laparoscópica direta. Para procedimentos ginecológicos laparoscópicos complexos, quatro locais de portais são preferidos. O trocarte inicial é colocado no umbigo ou acima dele e esse portal deve frequentemente conter o laparoscópio. Dois portais laterais de 5 mm e um suprapúbico de 12 mm são usados para introduzir os instrumentos cirúrgicos (Fig. 44-3.1). Portais adicionais podem ser colocados segundo a preferência do cirurgião.

❸ **Entrando no retroperitônio e abrindo os espaços.** A entrada no peritônio é a etapa inicial para abrir os espaços paravesicais e pararretais bilateralmente. Abrir e desenvolver esses

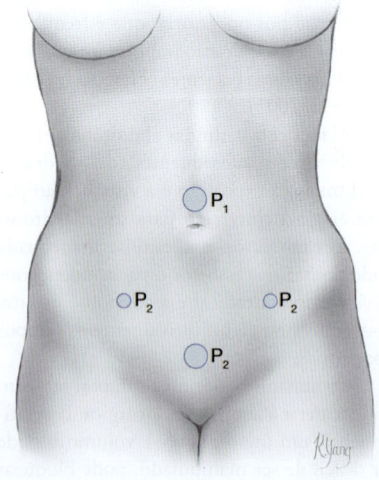

FIGURA 44-3.1 Um exemplo de localização dos portais para a histerectomia radical laparoscópica.

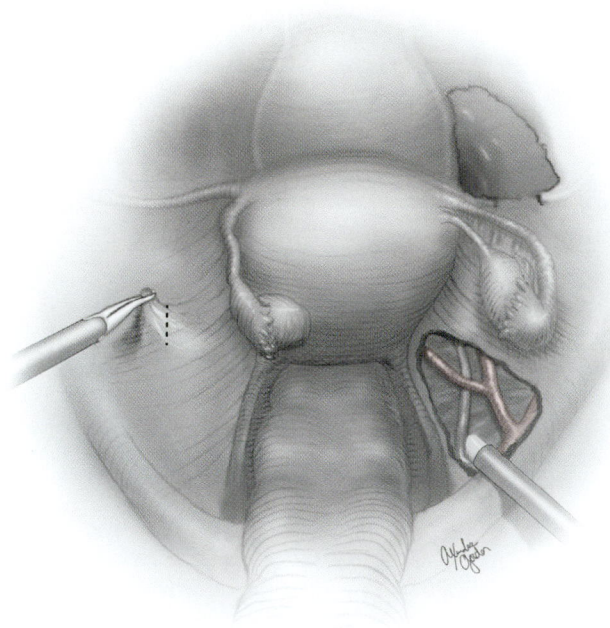

FIGURA 44-3.2 Incisão peritoneal para a entrada retroperitoneal (*esquerda*) e espaços paravesical e pararretal abertos (*direita*).

espaços permite que o tecido parametrial seja isolado e, portanto, mais facilmente ressecado (Fig. 38–18, p. 934).

Em primeiro lugar, o útero é mobilizado para um lado pelo movimento do manipulador uterino e/ou por uma pinça romba intraperitoneal segurando um dos cornos. Como mostrado à esquerda na Figura 44–3.2, o peritônio pélvico acima do músculo psoas maior é levantado e cortado para abrir o retroperitônio. Paralelo ao ligamento infundibulopélvico (IP), a incisão peritoneal é então estendida tanto superiormente, na direção da borda pélvica, quanto inferiormente, até o ligamento redondo. Como mostrado na parte direita inferior pela ferramenta ABC, isto expõe os vasos ilíacos e proporciona acesso ao ureter.

O ligamento redondo é dividido próximo da parede pélvica. Esse ligamento pode ser seccionado com ABC, bisturi harmônico, tesouras monopolares, dispositivo de coagulação bipolar ou grampos e tesouras. Quando o ABC é empregado, ele é colocado em potência de 70W com fluxo de gás em 2 a 4 L/min e deve ser inserido através de portal de 12 mm. Embora o ABC sirva como coagulador, devido à sua ponta romba, ele também pode ser empregado para a dissecção romba delicada e retração.

O peritônio lateral ao ligamento umbilical medial é também cortado por lâmina e estendido inferiormente paralelo ao ligamento umbilical medial. Isso permite a entrada no espaço paravesical. O espaço é aberto (ver Fig. 44–3.2, superior direito) através de dissecção romba usando dois instrumentos (dispositivo de coagulação e uma pinça romba). Essa dissecção mobiliza a bexiga e adicionalmente expõe os vasos ilíacos externos. A dissecção adequada desse espaço avascular também expõe o ramo público. Os limites do espaço paravesical incluem: medialmente, a bexiga e o ligamento umbilical obliterado; lateralmente, os vasos ilíacos externos; anteriormente, a sínfise púbica; e posteriormente, o ligamento cardinal.

Em seguida, o espaço pararretal é aberto dissecando rombamente abaixo do ligamento IP e entrando no plano avascular entre o ureter e os vasos ilíacos internos. Os limites do espaço pararretal são os seguintes: medialmente, o reto e o ureter; lateralmente, a artéria ilíaca interna; anteriormente, o ligamento cardinal e posteriormente, o sacro. Uma vez que os espaços paravesical e pararretal estejam abertos, o paramétrio é agora isolado entre esses dois espaços e pode ser avaliado quanto à doença.

❹ **Isolamento do ureter.** Os ureteres estão localizados bilateralmente no aspecto medial do ligamento largo. Durante um procedimento radical, os ureteres são destelhados em estágios até o ponto da sua inserção na bexiga. Isso permite ao tecido parametrial ser elevado para fora do ureter, o que é necessário para a excisão parametrial ampla, característica da histerectomia radical. Os ureteres são isolados dividindo-se o tecido que os encarcera pela dissecção romba e preferivelmente por coagulação bipolar. A mobilização da bexiga, a próxima etapa descrita, também ajuda a mover os ureteres lateralmente e para longe do paramétrio.

❺ **Mobilização da bexiga.** A fim de expor a vagina à transecção, a bexiga é dissecada e movida para baixo para fora da vagina anterior. Inicialmente a borda da bexiga é criada segurando e elevando a dobra vesicouterina com uma pinça romba. Esse peritônio é cortado, permitindo a entrada no espaço vesicouterino. Dissecção adicional é realizada nesse plano entre a bexiga posterior e o útero/vagina anterior usando tanto dissecção por lâmina quanto romba. À medida que a bexiga é empurrada inferiormente, a vagina anterior é exposta. É fundamental mobilizar adequadamente a bexiga, porque até 3 cm de margem vaginal podem ser ressecados com a amostra, dependendo do tipo de histerectomia radical sendo realizada.

❻ **Anexectomia ou preservação ovariana.** O ligamento infundibulopélvico (IP) ou o ligamento útero-ovárico será seccionado, dependendo se os anexos serão removidos ou mantidos. Para isso, uma janela é feita no ligamento largo posterior abaixo do ligamento IP. O ureter deve ser claramente identificado a fim de evitar seu dano. A janela pode ser feita rombamente ou por meio de uma ferramenta eletrocirúrgica e a janela é, então, aumentada. Nesse ponto, o ligamento IP ou o ligamento útero-ovárico é transseccionado com um coagulador bipolar eletrotérmico, bisturi harmônico ou grampeador endoscópico.

Os ovários podem ser transpostos laparoscopicamente se a preservação ovariana for escolhida. Para isso, o ligamento IP é adicionalmente dissecado estendendo a incisão peritoneal tanto nos lados medial quanto lateral do ligamento IP. Isso mobiliza os anexos, cujo coto do ligamento útero-ovárico é então suturado ao peritônio lateral no abdome superior. É importante que, após a transposição, a tuba de Falópio e os ovários sejam inspecionados para confirmar o suprimento sanguíneo adequado. Um grampo pode ser colocado no novo sítio do ovário, de modo que possa ser percebido em futuros estudos de imagem.

❼ **Ligação da artéria uterina e dissecção parametrial.** Após o desenvolvimento dos espaços paravesical e pararretal, os vasos sanguíneos pélvicos são expostos. Movendo-se para baixo ao longo da artéria ilíaca comum até sua bifurcação, um cirurgião identificará a artéria ilíaca interna e sua relação espacial com o ureter. A artéria uterina se ramifica medialmente a partir da artéria ilíaca interna e cruza o ureter. Por meio de dissecção romba, a artéria uterina é isolada e ligada o mais próximo possível de

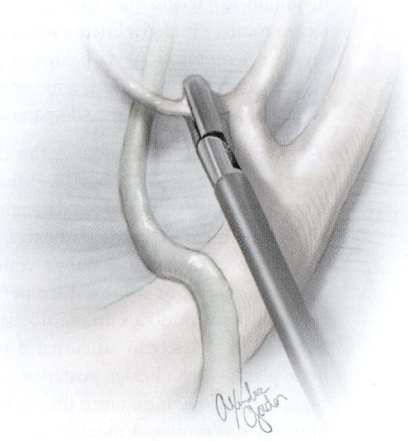

FIGURA 44-3.3 Coagulação e transecção da artéria uterina.

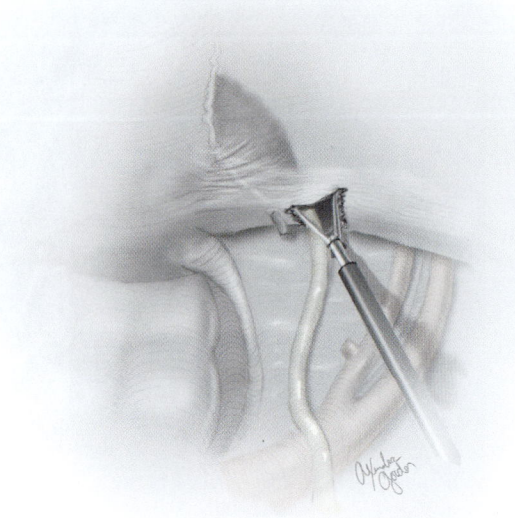

FIGURA 44-3.4 Abertura parametrial para descobrimento do ureter.

sua origem a partir da artéria ilíaca interna, usando um coagulador bipolar eletrotérmico (Fig. 44-3.3). Alternativamente, grampos vasculares endoscópicos podem também ser colocados ao longo da artéria uterina, que é então cortada entre os grampos. Uma vez que a artéria uterina tenha sido ligada, dissecção adicional e completo destelhamento do ureter podem ser realizados. Tipicamente, o ureter é mantido em tração enquanto uma pinça é usada para abrir o túnel (Fig. 44-3.4). O tecido é mantido anteriormente longe do ureter subjacente e dividido em pequenos incrementos. A artéria uterina e o tecido parametrial são puxados medialmente à medida que são dissecados para fora da parede lateral que se reflete sobre o ureter. Eventualmente, a inserção ureteral da bexiga é identificada. Os pilares da bexiga são isolados e transseccionados com um coagulador bipolar eletrotérmico para completar a ressecção do tecido parametrial.

❽ **Transecção uterossacral.** Depois que o ureter foi dissecado e movido lateralmente e em seguida à criação adicional do espaço pararretal, os ligamentos uterossacrais podem ser isolados. Primeiro o útero é retraído anteriormente, e o peritônio entre os ligamentos uterossacrais isolados sofre uma incisão com um coagulador bipolar eletrotérmico no nível do óstio externo. O espaço retovaginal é desenvolvido com um dissecador rombo para isolar adicionalmente os ligamentos uterossacrais e mobilizar o reto para baixo. O ureter deve ser retraído lateralmente antes da transecção do ligamento uterossacral. Os ligamentos uterossacrais, que estão agora isolados, podem então ser ligados perto do sacro próximo do nível do reto com um coagulador bipolar eletrotérmico (Fig. 44-3.5). Um grampo endoscópico ou um bisturi harmônico também pode ser usado na transecção desses ligamentos.

❾ **Ressecção vaginal.** Com a mobilização completa da bexiga e do reto, a vagina anterior e posterior deve ser facilmente identificada. A amostra de histerectomia radical é agora mantida no lugar apenas pelo paracolpo e pela vagina. A vagina superior sofre uma incisão distalmente na parede vaginal para permitir a ressecção de uma porção da vagina proximal (Fig. 44-3.6). O objetivo da ressecção da histerectomia radical é o de remover aproximadamente 3 cm da vagina superior. Uma colpotomia anterior é realizada, e a exci-

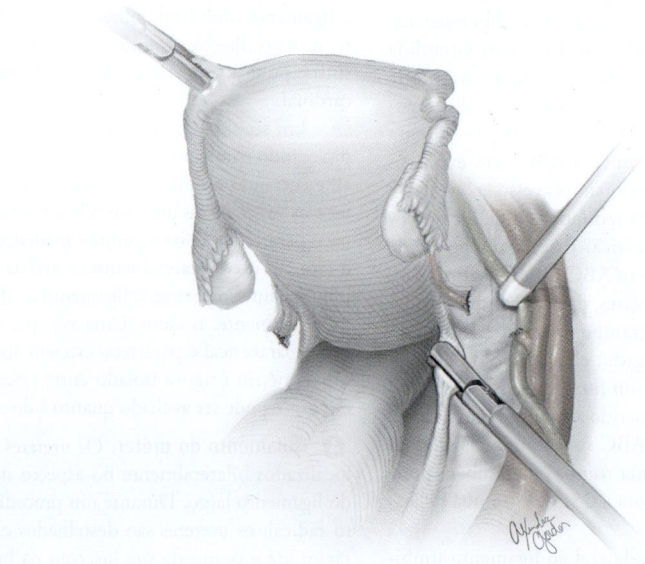

FIGURA 44-3.5 Coagulação e transsecção do ligamento uterossacral.

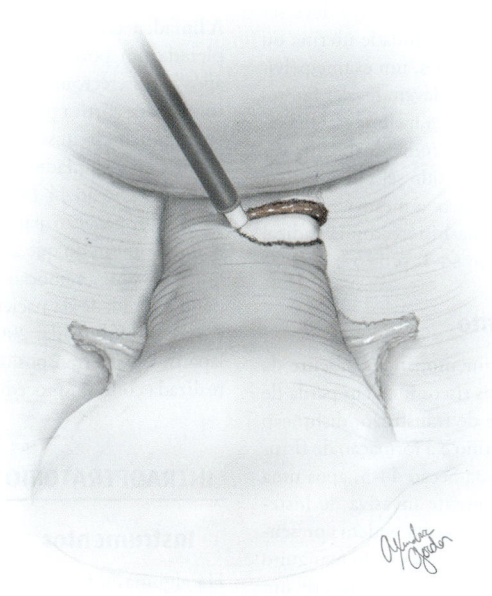

FIGURA 44-3.6 Colpotomia anterior.

são é estendida circunferencialmente em torno do colo uterino ao seu aspecto posterior. Uma etapa alternativa é a de fazer a incisão no fundo de saco posterior antes da colpotomia anterior para ajudar a desenvolver o septo retovaginal. É útil ter um delineador vaginal na vagina para ajudar a dirigir a colpotomia. Como descrito anteriormente, um manipulador uterino com um copo cervical, tal como o Manipulador Uterino VCare ou o Colpotomizador KOH, pode ser usado se o tumor cervical for pequeno (Fig. 42–12.1, p. 1152). O útero, o colo uterino, a margem vaginal e o tecido parametrial ficam livres. Esse espécime é pego com um instrumento e removido intacto através da vagina. O espécime final é identificado como "espécime de histerectomia radical" e inclui o colo uterino, a margem vaginal e o tecido parametrial.

⑩ Fechamento do manguito vaginal. O fechamento laparoscópico do manguito vaginal pode ser realizado por vários métodos. Eles são descritos e detalhados na Seção 42–12 (p. 1154). Outra opção a ser considerada é o fechamento do manguito a partir de uma abordagem vaginal, como é feito durante a histerectomia vaginal simples (Seção 41-13, p. 1054). Após o fechamento do manguito, a lifadenectomia se inicia e é descrita na Seção 44-13 (p. 1302).

⑪ Remoção dos portais e fechamento fascial. Uma vez que os procedimentos tenham sido completados, é feita uma inspeção para homeostase. Os portais são então removidos sob visualização direta. Todos os defeitos fasciais maiores que 10 mm devem ser fechados com sutura de gauge 0 de absorção lenta para evitar o desenvolvimento de hérnia no local. Vários métodos de fechamento cutâneo estão disponíveis e incluem sutura subcuticular, adesivo cutâneo (Dermabond) ou fitas cirúrgicas adesivas (Steristrips) com tintura de benzoína.

PÓS-OPERATÓRIO

O cuidado pós-operatório imediato após a histerectomia radical laparoscópica em geral reflete aquele de outros procedimentos minimamente invasivos. A dieta pode ser antecipada mais rapidamente do que em procedimentos abertos, e a maioria das pacientes irá tolerar uma dieta comum já no dia 1 do pós-operatório. As pacientes são frequentemente liberadas para casa no dia 1 ou 2 do pós-operatório, desde que sua dor esteja sob controle. Os mesmos princípios para manter um cateter de Foley se aplicam a procedimentos radicais abertos. Assim, várias pacientes serão mandadas para casa com o cateter de Foley e retornarão à clínica para um ensaio de esvaziamento.

Após a histerectomia radical, as pacientes podem apresentar um risco maior de deiscência do manguito vaginal. Em uma série de 417 pacientes, a taxa foi de 1,7%, sendo a mesma semelhante se a cirurgia foi completada laparoscopicamente ou roboticamente (Nick, 2011). Essa taxa foi maior do que aquela em um procedimento aberto e dano térmico operatório durante a colpotomia ou na técnica de fechamento vaginal são causas sugeridas para essa taxa elevada (Kho, 2009).

44-4
Histerectomia radical robótica

Procedimentos minimamente invasivos de cirurgia radical oferecem vantagens de recuperação específicas. Entretanto, a histerectomia radical laparoscópica, descrita na Seção 44-3 (p. 1267), é associada a longos períodos operatórios e à curva de aprendizado muito íngreme, uma vez que é necessária uma dissecção meticulosa. Em contrapartida, a histerectomia radical robótica é geralmente associada a uma aquisição mais rápida de perícia comparada à laparoscopia.

Além disso, comparada a um procedimento aberto de histerectomia radical, uma abordagem robótica oferece estadias hospitalares mais curtas e números iguais ou maiores de linfonodos amostrados durante a linfadenectomia (Estape, 2009; Ko, 2008; Lowe, 2009). Além disso, um estudo recente mostrou valores iguais de progressão livre e de taxas de sobrevivência geral após 3 anos de histerectomia radical robótica em comparação com a histerectomia radical aberta (Cantrell, 2010). Entretanto, são necessários dados sobre respostas oncológicas de mais longo prazo. Desse modo, esse procedimento se tornou uma opção para vários cirurgiões de oncologia ginecológica e o uso de cirurgia robótica se tornou comum, particularmente para o tratamento cirúrgico dos cânceres endometrial e do colo uterino.

As indicações para um procedimento robótico de histerectomia radical refletem aquelas dos procedimentos laparoscópicos e laparotômicos. A histerectomia tipo III (radical) é principalmente indicada para os estádios IB1 a IIA de câncer de colo uterino, ou pequenas recorrências centrais após radioterapia ou para câncer endometrial em estádio clínico II quando o tumor se estendeu ao colo uterino. Do mesmo modo, para aquelas mulheres que são candidatas à histerectomia radical modificada (tipo II), a cirurgia também pode ser realizada por um procedimento robótico.

PRÉ-OPERATÓRIO

Avaliação de pacientes

Os mesmos princípios se aplicam quando se seleciona um paciente para cirurgia robótica ou para laparoscopia. Como discutido na Seção 44-3 (p. 1267), pacientes com doença cardiopulmonar significativa, aquelas com suspeita de aderência extensa, ou as que apresentam um útero grande e volumoso podem não ser boas candidatas para uma abordagem minimamente invasiva. Especificamente, um útero volumoso largo (largura maior que 8 cm), com mobilidade mínima, pode ser de difícil remoção através da vagina. É importante destacar que o morcelamento deve ser evitado ao lidar com malignidade uterina ou dos anexos. Por essas razões, um exame pélvico detalhado e a história devem revelar fatores que ajudem a determinar a melhor escolha cirúrgica para um paciente individual. Uma vez que uma paciente tenha sido selecionada para o procedimento robótico, a mesma avaliação pré-operatória de uma histerectomia radical aberta se aplica (Seção 44-1, p. 1267).

Consentimento

Inerente ao procedimento, independente da abordagem, possíveis riscos incluem perda de sangue, necessidade de transfusão, disfunção da bexiga e do intestino e a formação de fístulas. Como descrito na Seção 44-3, após uma abordagem minimamente invasiva de histerectomia radical, as pacientes podem apresentar um risco maior de deiscência do manguito vaginal. Essa taxa é mais alta do que a de um procedimento aberto, causas apontadas para esses valores elevados são dano térmico operatório durante a colpotomia ou na técnica de fechamento vaginal (Kho, 2009; Nick, 2011).

As complicações relacionadas à cirurgia robótica são discutidas no Capítulo 42 (p. 1097) e incluem a lesão na entrada aos vasos sanguíneos principais, bexiga, ureteres e intestino. Além disso, o risco de conversão a um procedimento aberto deve ser discutido. A conversão à laparoscopia pode ser necessária se a exposição e a manipulação de órgãos forem limitadas. Por fim, a metástase no local do portal é uma complicação incomum, mas possível, como descrito na Seção 42-1 (p. 1099).

Preparação da paciente

Uma amostra de sangue deve ser tipada e cruzada para transfusão potencial. São particularmente importantes equipamentos de compressão pneumática ou heparina subcutânea ou ambos para prevenir um evento trombótico venoso em razão da previsão de uma operação longa e da estase venosa criada pelo aumento das pressões intra-abdominais do pneumoperitônio (Cap. 39, p. 962). Em razão da menor perda de sangue associada à histerectomia radical robótica, uma única dose de profilaxia antibiótica é usada e segue aquela da histerectomia simples. As opções de antibióticos apropriados são listadas na Tabela 39-6 (p. 959). Os benefícios da preparação intestinal mecânica de rotina podem ser discutidos e, desse modo, planejamentos de preparação intestinal são tipicamente individualizados (Cap. 39, p. 958). Se escolhida, a preparação intestinal anterior à cirurgia pode efetivamente evacuar o retossigmoide para permitir uma melhor manipulação do colo e visualização da anatomia pélvica.

Cirurgia concomitante

A linfadenectomia pélvica é tipicamente completada um pouco antes ou imediatamente após a histerectomia radical, e a linfadenectomia para-aórtica pode também ser indicada em algumas circunstâncias. Uma abordagem robótica para linfadenectomia nessas áreas é descrita na Seção 44-14 (p. 1306).

A propagação para os anexos é muito menos comum do que através do sistema linfático. Assim, a remoção dos anexos deve depender da idade da paciente e potencial para metástases (Shimada, 2006). Assim como na laparoscopia, a transposição ovariana pode ser realizada com um procedimento robótico.

INTRAOPERATÓRIO

Instrumentos

Há algumas diferenças fundamentais entre a cirurgia assistida por robô e a laparoscopia. Atualmente, o único sistema robótico disponível comercialmente é o Da Vinci Surgical System. As especificidades desse sistema e os fundamentos da cirurgia robótica são descritos em detalhe no Capítulo 42 (p. 1107).

Instrumentos robóticos importantes para a histerectomia radical incluem as tesouras monopolares EndoWrist e a pinça Maryland bipolar EndoWrist. A pinça de dissecção PK é uma fonte alternativa de cautério bipolar para o robô. Há diferentes pinças e retratores adicionais que podem ser usados no quarto braço robótico, como indicado para o procedimento. O assistente cirúrgico usa instrumentos laparoscópicos tradicionais pelo portal assistente de 12 mm. Um irrigador de sucção é instalado no início do procedimento e pode ser usado pelo assistente se necessário.

PASSO A PASSO

1 **Anestesia e posicionamento da paciente.** A paciente é inicialmente colocada em posição supina para indução da anestesia geral. Antes da indução dispositivos de compressão das extremidades inferiores são colocados na paciente para a profilaxia da trombose venosa. A fim de evitar a punção do estômago por um trocarte durante a entrada abdominal primária, um tubo orogástrico ou nasogástrico deve ser colocado para descomprimir o estômago. Para evitar um dano semelhante à bexiga, um cateter de Foley é colocado.

As pernas são então posicionadas em litotomia baixa nos estribos de Allen para permitir o acesso adequado ao períneo. A paciente é posicionada na mesa de modo que um manipulador uterino transvaginal possa ser movido em todas as direções, se necessário. Como descrito na Seção 42-1 (p. 1100), o posicionamento apropriado das pernas nos estribos é fundamental para reduzir o risco de lesão nervosa. Os braços da paciente são então dispostos junto ao corpo para que o cirurgião tenha uma área maior para se mover e operar. Ao juntar os braços da paciente, o cirurgião deve ter o cuidado de não desalojar as linhas de acesso intravenoso e os monitores de saturação de oxigênio do dedo.

A paciente deve estar segura na mesa uma vez que a posição de Trendelenburg será usada. Os braços do robô não se movem independentemente e permanecem bloqueados na posição. Assim, o deslizamento da paciente pode levar a rompimentos musculares pelos trocartes e a sangramento indesejável. Além disso, o deslizamento leva à mobilidade limitada do manipulador uterino e à remoção dificultada de espécimes vaginais. Desse modo, após o seu posicionamento em litotomia dorsal e antes de a paciente ser preparada e drapejada, a paciente deve ser colocada na posição de Trendelenburg a fim de garantir o posicionamento seguro na mesa. Uma almofada na cama ou acolchoamento com adesivos de segurança podem ajudar a manter a paciente em uma posição adequada.

O exame bimanual é realizado na sala de cirurgia antes da assepsia para reorientar o cirurgião a respeito da anatomia individual da paciente. O abdome, o períneo e a vagina são cirurgicamente preparados e um cateter de Foley é introduzido.

Um manipulador uterino, o mesmo usado para a laparoscopia, pode ser colocado para o procedimento robótico para auxiliar o movimento uterino (Seção 44-3, passo 1, p. 1168). Se uma grande massa cervical estiver presente, uma pinça romba pode ser alternativamente usada na vagina.

❷ **Exploração abdominal.** O abdome e a pelve são examinados cuidadosamente para avaliar a extensão da doença e de aderências. Nesse momento, a confirmação de doença metastática ou extensão do tumor para a pelve deve levar o cirurgião a decidir se prossegue ou não com a cirurgia, com base nos achados intraoperatórios gerais e na situação clínica. Além disso, é tomada a decisão de prosseguir roboticamente ou converter à laparotomia.

❸ **Colocação do portal.** A colocação dos portais abdominais é diferente daquela usada na laparoscopia. Na cirurgia robótica, o portal inicial, que é o portal do laparoscópio, é colocado acima do umbigo. O sítio desejado é aproximadamente 20 a 25 cm acima da sínfise púbica na linha média ou ligeiramente fora dela, dependendo do procedimento adotado. Ele é colocado com a técnica da entrada abdominal aberta descrita na Seção 44-3, passo 2 (p. 1268). Uma vez que o portal supraumbilical esteja no lugar, outros portais podem ser colocados com visualização laparoscópica direta. Os dois portais robóticos principais de 8 mm são colocados 8 a 10 cm lateralmente em

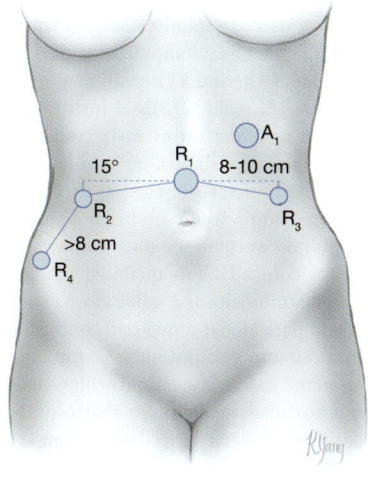

FIGURA 44-4.1 Localização dos portais para a histerectomia radical robótica.

relação ao portal mediano do laparoscópio e deslocados 15 graus para baixo (Fig. 44-4.1). É importante que todos os portais robóticos tenham um mínimo de 8 cm entre eles para permitir uma amplitude de movimento adequada para os braços robóticos, evitando colisões entre eles. Se o sistema robótico tem um quarto braço, ele é em geral colocado no quadrante inferior aproximadamente 2 cm acima da espinha ilíaca anterossuperior e pelo menos a 8 cm dos outros portais. Ele pode ser colocado no quadrante inferior direito ou esquerdo dependendo de onde o assistente na lateral da cama estiver. Um quinto sítio, o portal assistente, é colocado no abdome superior e do lado oposto do quarto braço. Esse portal irá alojar os instrumentos que são manipulados pelo cirurgião assistente em vez do robô. Frequentemente um portal de 12 mm é usado como portal assistente e é colocado entre o portal do laparoscópio e um dos braços robóticos principais. Todos esses trocartes são colocados sob visualização laparoscópica direta antes que os braços robóticos estejam encaixados. Os trocartes são inseridos no nível da linha preta, grossa, na cânula. Essa linha é o fulcro da cânula do trocarte e permite uma amplitude de movimento ótima do braço do robô.

Assim que os portais estejam colocados, a paciente é então colocada na posição de Trendelenburg para ajudar a deslocar o intestino para fora da pelve. O robô então é colocado em posição entre as pernas da paciente e os braços robóticos encaixados nos trocartes.

❹ **Posicionamento dos instrumentos.** O cirurgião realiza a assepsia ao lado da cama para posicionar os trocartes e encaixar os braços robóticos em seus portais. Um laparoscópio de 0 grau pode ser usado enquanto opera na pelve, embora um laparoscópio com um sistema de lentes de 30 graus também esteja disponível. É importante destacar que a fonte de luz da câmera robótica é mais quente do que o laparoscópio usado na laparoscopia tradicional. Portanto, órgãos adjacentes como o intestino não devem tocar a ponta desse laparoscópio.

Várias combinações de instrumentos do braço robótico podem ser usadas. Recomenda-se a colocação de tesouras monopolares no braço direito e uma pinça Maryland bipolar no braço esquerdo. Outra opção bipolar adequada para o robô é o fórceps de dissecção por radiofrequência PK. Uma pinça romba pode ser colocada no quarto braço para auxiliar a retração. No final da operação, esses instrumentos serão trocados por guias de agulha para o fechamento do manguito vaginal. Uma vez que o robô esteja encaixado e os instrumentos colocados, o cirurgião deixa o campo operatório estéril e se move ao console do robô para iniciar o procedimento.

❺ **Entrando no retroperitônio e abrindo os espaços.** As etapas da histerectomia radical robótica são as mesmas daquelas dos procedimentos aberto e laparoscópico. O procedimento começa com a abertura dos espaços paravesical e pararretal para permitir o isolamento e acesso do tecido parametrial. Inicialmente, o útero é manipulado para um lado. Isso pode ser feito com o auxílio de uma pinça no quarto braço robótico. O peritônio pélvico contralateral acima do músculo psoas maior é seguro e sofre incisão com tesouras monopolares em modo misto. Esse peritônio é aberto tanto superiormente na direção da borda pélvica quanto inferiormente na direção do ligamento redondo. Isso expõe os vasos ilíacos externos e fornece acesso ao ureter. O ligamento redondo pode ser dividido nesse momento usando uma combinação de pinças bipolares para coagular o ligamento e de tesouras monopolares para fazerem sua transecção.

O peritônio é ainda aberto lateralmente ao ligamento umbilical medial para abrir o espaço vesical. Movendo o laparoscópio para dentro e usando os instrumentos dos braços direito e esquerdo, o cirurgião abre rombamente o espaço paravesical abaixo dos músculos levantadores. Em seguida, o espaço pararretal é aberto dissecando rombamente o espaço avascular entre o ureter e os vasos ilíacos internos para baixo na direção do sacro. O paramétrio é agora isolado entre esses dois espaços avasculares abertos.

❻ **Isolamento ureteral.** O ureter, que se localiza no aspecto medial do ligamento largo, pode ser dissecado usando um fórceps bipolar. O tecido que encerra o ureter é dissecado para permitir que o ureter se mova medialmente e para longe dos vasos ilíacos. O ureter é destelhado até o ponto da sua inserção na bexiga. Isso também permite que o tecido parametrial seja dissecado para fora dos ureteres e para longe da parede lateral pélvica, sendo removido com o espécime final. Essa dissecção torna-se mais fácil pela articulação de 360 graus dos instrumentos robóticos.

❼ Mobilização da bexiga. A bexiga é mobilizada inferiormente para expor a parede da vagina anterior à ressecção. Primeiro a dobra vesicouterina é segurada e sofre incisão, a borda da bexiga é então estendida lateralmente com tesouras monopolares e o espaço vesicouterino é adentrado. A bexiga é então mobilizada por dissecção caudal no interior desse espaço. Assim como na laparoscopia, a dissecção é realizada usando uma combinação de dissecção por lâmina e romba para empurrar a bexiga inferiormente para fora da vagina anterior.

❽ Anexectomia ou preservação ovariana. O ligamento infundibulopélvico (IP) ou o ligamento útero-ovárico será transsectado, dependendo se os anexos serão removidos ou permanecerão. Uma janela é feita no ligamento largo posterior abaixo do ligamento IP com tesouras monopolares. O ureter deve ser claramente identificado para evitar sua lesão. Nesse momento, o ligamento IP ou o ligamento útero-ovárico é transsectado com a coagulação bipolar e cortado com tesouras monopolares.

❾ Ligação da artéria uterina e dissecção parametrial. Após a abertura dos espaços paravesical e pararretal e dissecção do ureter, a artéria uterina é isolada próxima de sua origem a partir da artéria ilíaca interna. A artéria uterina é então coagulada com o instrumento bipolar próxima de sua origem e é seccionada com as tesouras monopolares. O tecido parametrial pode ser ainda dissecado para fora do ureter e mobilizado medialmente. A dissecção dos pilares da bexiga é feita com eletrocirurgia bipolar e, finalmente, a dissecção do tecido parametrial é completada.

❿ Seccionamento uterossacral. Os ligamentos uterossacrais são em seguida isolados. Com o útero retraído anteriormente, a incisão do ligamento largo posterior continua na direção do ligamento uterossacral com o auxílio de tesouras monopolares. Essa incisão é feita na parte baixa dos ligamentos uterossacrais para permitir que uma margem vaginal adequada seja obtida. O peritônio retovaginal sofre uma incisão com uma tesoura monopolar colocada em modo misto. O espaço retovaginal é então desenvolvido com dissecção romba. Os ligamentos uterossacrais isolados são coagulados próximo ao sacro no nível do reto com o fórceps de Maryland bipolar. Os ligamentos são cortados com tesouras monopolares.

⓫ Ressecção vaginal. Finalmente a colpotomia pode ser feita na vagina superior com tesouras monopolares em modo misto. Diferentes tipos de manipuladores uterinos podem ser usados para histerectomia laparoscópica. O sistema Colpotomizador KOH e o Manipulador Uterino VCare são duas opções (Seção 42–12, p. 1152). Esses instrumentos delineiam a vagina e tornam a colpotomia mais fácil de ser realizada. Se uma lesão cervical grande estiver presente, o útero pode ser manipulado pelo quarto braço e pelo instrumento do assistente, e uma sonda vaginal pode ser colocada. Em qualquer caso, um balão pneumo-oclusor é colocado na vagina e inflado para ajudar a manter o pneumoperitônio durante a colpotomia. Se um colpotomizador é usado, a incisão da colpotomia é feita aproximadamente 3 cm abaixo do anel e continuada circunferencialmente com as tesouras monopolares.

O espécime inteiro é então removido através da vagina ou com tração no manipulador uterino ou por extração com fórceps do anel. Após a remoção do espécime, o balão pneumo-oclusor é colocado na vagina. Isso permite insuflação suficiente para o fechamento do manguito vaginal. O espécime final é identificado como "espécime de histerectomia radical" e inclui tecido do colo uterino, útero, vagina proximal e tecido parametrial (Fig. 44-4.2).

⓬ Fechamento do manguito vaginal. Os instrumentos robóticos são mudados pelo assistente da cirurgia para realizar o fechamento do manguito vaginal. Um guia de agulha Mega e um segundo guia de agulha são colocados nos braços direito e esquerdo. Eles são usados para reaproximação das paredes vaginais com sutura intracorpórea e nós de amarra. Um fio de sutura 0 de absorção lenta é passado através do portal assistente de 12 mm e entregue a uma das guias de agulha. O manguito pode ser fechado em ponto corrido travado ou fechado com oito pontos separados. Para iniciar o fechamento, a agulha é guiada através da parede vaginal anterior e então através da parede posterior. A articulação dos instrumentos robóticos torna a sutura e os nós mais fáceis do que na laparoscopia tradicional. Entretanto, a resposta tátil é ausente na cirurgia robótica e, portanto, deve-se tomar cuidado de evitar que cada nó fique frouxo, ao mesmo tempo em que se evita arrebentar a sutura.

Uma vez que o manguito vaginal é fechado, a agulha é removida através de portal assistente de 12 mm. Em geral, a altura adjacente à agulha em vez da agulha em si é que é segura pela guia da agulha no portal assistente. Isso permite a remoção segura da agulha sem perdê-la no interior da cavidade peritoneal. Nesse ponto as guias das agulhas são removidas dos braços robôs. Os instrumentos originais são substituídos nos braços pelo assistente para a realização da linfadenectomia e outros procedimentos adicionais.

⓭ Remoção do portal e fechamento fascial. Quando os procedimentos são completados, os instrumentos são removidos dos braços robóticos e os braços são desencaixados dos trocartes. Quando todos os braços estão desencaixados, o robô pode ser afastado da paciente. O laparoscópio é operado manualmente nesse momento e os trocartes são removidos sob visualização laparoscópica direta. Todos dos defeitos fasciais maiores que 10 mm devem ser fechados com fio de sutura 0 de absorção lenta para evitar o desenvolvimento de hérnia nesses locais (Seção 42-1, p. 1116). Vários métodos de fechamento cutâneo estão disponíveis e incluem sutura subcuticular, adesivo cutâneo (Dermabond) ou fitas cirúrgicas adesivas (Steristrips) com tintura de benzoína.

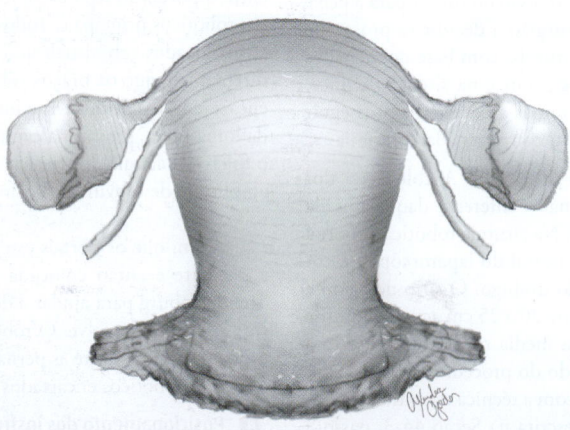

FIGURA 44-4.2 Visão anterior de um espécime de histerectomia radical incluindo o útero, colo uterino, porção da vagina e paramétrio.

PÓS-OPERATÓRIO

O cuidado pós-operatório imediato após a histerectomia radical robótica em geral acompanha aquele para a histerectomia radical laparoscópica. A dieta da paciente pode ser antecipada para uma dieta comum no dia do procedimento ou no dia 1 do pós-operatório. Frequentemente a dor é controlada com medicamentos orais, e narcóticos intravenosos não são necessários. As pacientes são frequentemente liberadas para casa no dia 1 ou 2 do pós-operatório desde que estejam tolerando uma dieta regular e sua dor esteja sob controle. As pacientes são em geral liberadas com um cateter de Foley e são vistas na clínica 5 a 7 dias após a cirurgia para um ensaio de esvaziamento vesical.

44-5

Exenteração pélvica total

A remoção da bexiga, do reto, do útero (se presente) e dos tecidos circunvizinhos é o procedimento mais complexo na oncologia ginecológica. A exenteração pélvica total é mais comumente indicada para o câncer de colo uterino persistente ou recorrente após a terapia com radiação. Indicações menos comuns incluem adenocarcinoma endometrial, sarcoma uterino ou câncer vulvar; carcinoma localmente avançado do colo uterino, da vagina, ou do endométrio quando a radiação for contraindicada, como em casos em que já houve radioterapia prévia ou com fístulas malignas; e melanoma da vagina e da uretra (Berek, 2005; Goldberg, 2006; Maggioni, 2009).

A exenteração pélvica total costuma ser indicada para situações curativas, quando cirurgias menos radicais, quimioterapia ou radiação já foram utilizadas. Em alguns casos, a radioterapia intraoperatória pode ser útil como um complemento ao procedimento devido a uma margem de ressecção obviamente positiva ou clinicamente suspeita (Greer, 2011a, Sharma, 2005). Exenterações paliativas podem ser benéficas em casos raros quando a paciente apresenta sintomas graves e incessantes (Guimarães, 2011). Como a exenteração normalmente se segue à terapia com radiação, o útero e o colo uterino em geral perderam sua arquitetura e seus limites teciduais distintos e, assim, os passos da histerectomia tradicional e a identificação de marcos anatômicos em geral não são possíveis. Procedimentos exenterativos minimamente invasivos foram registrados e podem ser indicados raramente em pacientes altamente selecionados (Martinez, 2011; Puntambekar, 2006).

As exenterações pélvicas totais são subclassificadas com base na extensão da ressecção dos músculos do soalho pélvico e da vulva (Tabela 44-5.1) (Magrina, 1997). A exenteração supraelevadora (tipo I) pode ser indicada quando uma lesão é relativamente pequena e não envolve a metade inferior da vagina. A maioria das exenterações pélvicas totais será infraelevadora (tipo II). Esse tipo de procedimento é escolhido se houver contratura vaginal, histerectomia prévia ou incapacidade de atingir margens adequadas. Raramente, a extensão do tumor justifica uma exenteração infraelevadora com vulvectomia (tipo III).

PRÉ-OPERATÓRIO

Avaliação da paciente

Inicialmente, deve-se fazer a confirmação por biópsia de doença invasiva reincidente. Com a confirmação, o desafio mais importante do pré-operatório é a busca por doença metastática, que impediria o plano da cirurgia. A radiografia torácica é obrigatória. A tomografia abdominopélvica (TC) também é rotineiramente indicada, porém uma tomografia por emissão de pósitrons (PET) pode ser especialmente útil (Chung, 2006; Hussain, 2007). O hidroureter e a hidronefrose não são contraindicações absolutas, a menos que sejam devidos à doença evidente na parede abdominal lateral.

As pacientes com frequência inicialmente rejeitam o conceito da operação, mesmo quando cientes de que essa é sua única chance de cura. O aconselhamento é essencial. Podem ser necessárias várias consultas para superar a negação; apesar das consultas, nem todas as pacientes prosseguem com o tratamento.

Problemas médicos preexistentes, obesidade mórbida e desnutrição aumentam a morbidade potencial da exenteração pélvica total. Assim, o cirurgião deve levar todos os fatores em consideração e explorar todas as alternativas possíveis antes de proceder com a cirurgia.

Consentimento

O processo do consentimento é o momento ideal para finalizar os planos para o tipo e localização da via urinária, o plano para a colostomia ou anastomose retal e a necessidade de reconstrução vaginal ou de outros procedimentos ancilares. A paciente deve também ser aconselhada de que pode ser necessário interromper o procedimento dependendo dos achados intraoperatórios.

Para as pacientes submetidas à exenteração, a mortalidade perioperatória atinge 5% (Marnitz, 2006; Sharma, 2005). No entanto, a taxa de mortalidade por câncer progressivo seria de 100% sem o procedimento. As pacientes devem ser preparadas para a internação em unidade de terapia intensiva (UTI) após a cirurgia. Morbidade febril, colapso da incisão, obstrução intestinal e ocorrências tromboembólicas venosas são complicações a curto prazo comuns. Além disso, podem ocorrer fístulas intestinais, vazamentos ou constrições da anastomose. A maioria das mulheres passará por morbidade significativa e complicações imprevisíveis (Berek, 2005; Goldberg, 2006; Maggioni, 2009; Marnitz, 2006). Uma nova cirurgia pode ser necessária.

Os efeitos a longo prazo sobre a função sexual e sobre outras funções corporais devem ser francamente revistos. Pacientes com duas osteotomias têm menor qualidade de vida e pior imagem corporal. No entanto, nas pacientes que mantêm a capacidade vaginal, a qualidade de vida e a função sexual relatada são preservadas. Assim, o aconselhamento em relação à reconstrução vaginal deve ser parte do diálogo pré-operatório (Seção 44-10, p. 1292). Uma abordagem detalhada do processo de consentimento pode ajudar a resolver muitos desses dilemas e atingir o equilíbrio ideal para cada paciente (Hawighorst, 2004; Roos, 2004). Em geral, a qualidade de vida pós-operatória é mais afetada pelas preocupações em relação à progressão do tumor (Hawighorst-Knapstein, 1997). Assim, as pacientes devem estar cientes de que mais da metade delas desenvolverá doença reincidente apesar da cirurgia de exenteração (Berek, 2005; Goldberg, 2006; Sharma, 2005).

Preparação da paciente

As pacientes necessitam de aconselhamento pré-operatório meticuloso, ocasionalmente precisando dar entrada no dia anterior à cirurgia. O sítio dos estomas é marcado, o formulário de consentimento é revisado, e as perguntas finais são respondidas.

Para minimizar a contaminação fecal durante a remoção do intestino, a preparação intestinal agressiva, como aquela com polietilenoglicol com solução eletrolítica (GoLytely), é obrigatória. O íleo é comum após a exenteração, e as demandas nutricionais aumentam. Assim, a nutrição parenteral total é frequentemente iniciada o mais cedo possível. Além disso, a profilaxia antibiótica de rotina se mostrou capaz de reduzir complicações por infecção (Goldberg, 1998). Equipamentos de compressão pneumática ou heparina subcutânea são especialmente importantes devido à

TABELA 44-5.1 Diferenças entre as exenterações pélvicas do tipo I (supraelevadora), do tipo II (infraelevadora), e do tipo III (com vulvectomia)

Estrutura pélvica	Grau de ressecção		
	Tipo I	Tipo II	Tipo III
Vísceras	Acima do levantador	Abaixo do levantador	Abaixo do levantador
Músculos levantadores do ânus	Nenhum	Limitado	Completo
Diafragma urogenital	Nenhum	Limitado	Completo
Tecidos vulvoperineais	Nenhum	Nenhum	Completo

Segundo Magrina, 1997, com permissão.

duração prolongada que se espera para a cirurgia, e devido ao longo processo de recuperação pós-cirúrgico. As pacientes devem passar por tipagem sanguínea e cruzamento para possível uso de concentrado de hemácias. A consulta com equipe de atendimento em cuidados essenciais pode ser indicada, devendo-se solicitar um leito na UTI.

INTRAOPERATÓRIO

Instrumentos

Para a preparação para ressecções complicadas, o cirurgião deve ter acesso a todos os tipos e tamanhos de grampeadores intestinais. Esses incluem grampos para anastomose término-terminal (EEA, de *endito-endanastomosis*), anastomose gastrintestinal (GIA, de *gastrintestinal anastomosis*) e anastomose transversal (TA, de *transverse anastomosis*). Além disso, um coagulador bipolar eletrotérmico (LigaSure) pode acelerar a ligação do pedículo vascular enquanto diminui a perda de sangue (Slomovitz, 2006).

PASSO A PASSO

❶ Anestesia e posicionamento da paciente. A anestesia geral, com ou sem colocação de epidural para o manejo da dor pós-operatória, é obrigatória. Normalmente realiza-se monitoramento invasivo como precaução extra. O exame bimanual é realizado para reorientar o cirurgião quanto à anatomia individual da paciente. O abdome, a vagina e o períneo são preparados para a cirurgia, e insere-se o cateter de Foley. As pernas devem ser colocadas em posição de litotomia baixa, nos estribos de Allen, para permitir acesso perineal adequado.

❷ Entrada abdominal. O tipo de entrada abdominal pode ser definido pela intenção de se transpor o reto abdominal; senão, a incisão vertical na linha média é a ideal. Uma opção empregada com menos frequência é fazer o acesso inicial por laparoscopia. Essa abordagem minimamente invasiva pode evitar uma laparotomia em até metade das candidatas a pacientes (Kohler, 2002; Plante, 1998).

❸ Exploração. O motivo mais comum para interrupção das exenterações é a presença de doença metastática peritoneal (Miller, 2003). Assim, após o posicionamento de um afastador abdominal autorretrátil, o cirurgião deve cuidadosamente explorar em busca de disseminação da doença que pode não ter sido suspeitada no pré-operatório. Normalmente, deve-se também lisar várias aderências para inspecionar e palpar o conteúdo abdominal. Lesões suspeitas devem ser removidas ou enviadas para biópsia.

❹ Dissecção de gânglios linfáticos. Um número significativo de exenterações será interrompido durante o procedimento devido à identificação de metástases nos gânglios linfáticos (Miller, 1993). Por esse motivo, a amostragem de gânglios pélvicos e para-aórticos é realizada para excluir doença metastática antes de se prosseguir com a cirurgia (Seções 44-11 e 44-12, p. 1296). Além disso, a dissecção retroperitoneal dá ao cirurgião uma noção do grau de fibrose da parede lateral pélvica, o que pode tornar os vasos sanguíneos, ureteres e outras estruturas importantes praticamente indistinguíveis do tecido mole circundante.

❺ Exploração da parede pélvica lateral. Conforme descrito na Seção 44-1 (passos 4 a 6, p. 1269), o retroperitônio é acessado, e a bifurcação das artérias ilíacas interna e externa é dissecada rombamente e liberada do tecido conectivo areolar de cobertura. O ureter é colocado em um dreno de Penrose para identificação. Os espaços paravesical e pararretal são dissecados.

A extensão parametrial do tumor parametrial é a terceira maior causa de interrupção da exenteração (Miller, 1993). Assim, a parede pélvica lateral, que deve estar clinicamente livre de doença, deve ser verificada inserindo-se um dedo no espaço paravesical e outro dedo no espaço pararretal, e palpando-se o tecido intermediário até o plano do levantador. Deve haver uma margem totalmente negativa na parede pélvica lateral para se prosseguir. Os tecidos podem ser biopsiados para confirmar essa impressão. Frequentemente é difícil saber com absoluta certeza se as margens estão limpas, em razão da extensão variável da fibrose retroperitoneal encontrada.

❻ Mobilização da bexiga. A lâmina da bexiga é removida do afastador autorretrátil de modo a permitir a entrada no espaço de Retzius e refletir rombamente a bexiga a partir da parte de trás da sínfise púbica. A tração da bexiga e da uretra para baixo expõe as finas aderências que podem ser eletrocirurgicamente seccionadas (Fig. 44-5.1). Falsos ligamentos da bexiga posicionados lateralmente são divididos entre as pinças ou seccionados com um coagulador bipolar eletrotérmico. Isso une os espaços retropúbico e paravesical (Fig. 38-18, p. 934). A bexiga deve estar solta na pelve devido à perda de seus anexos pélvicos de apoio, estando totalmente livre na parte anterior. No entanto, a uretra ainda está presa à bexiga.

❼ Mobilização do reto. Após a mobilização da bexiga, os ureteres são segurados separadamente, e o peritônio que os encobre na margem pélvica é dividido em direção medial até o mesentério sigmoide. Inserindo-se um dedo no espaço pararretal e movendo-o medialmente, deve ser possível desenvolver um plano avascular entre o retossigmoide e o sacro (espaço retrorretal).

Os cirurgiões devem estar certos de que não há invasão de tumor sacral e de que serão capazes de elevar o retossigmoide para fora da pelve de modo a conseguir uma margem posterior livre de tumor. Essa é a última decisão a ser tomada antes da divisão do intestino e do início dos passos irreversíveis da operação.

Tendo-se avaliado toda a circunferência do tumor, prossegue-se com a exenteração

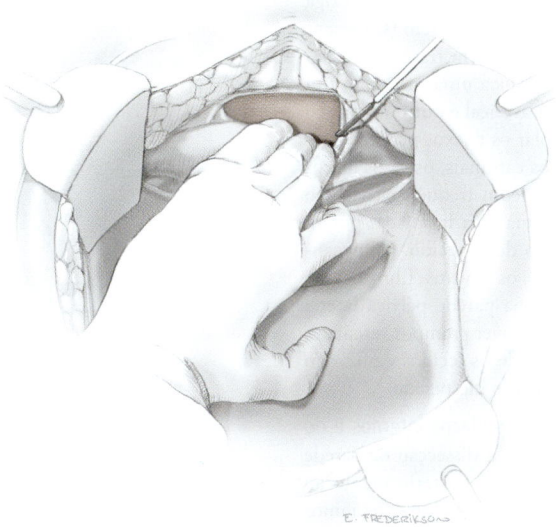

FIGURA 44-5.1 Mobilização da bexiga.

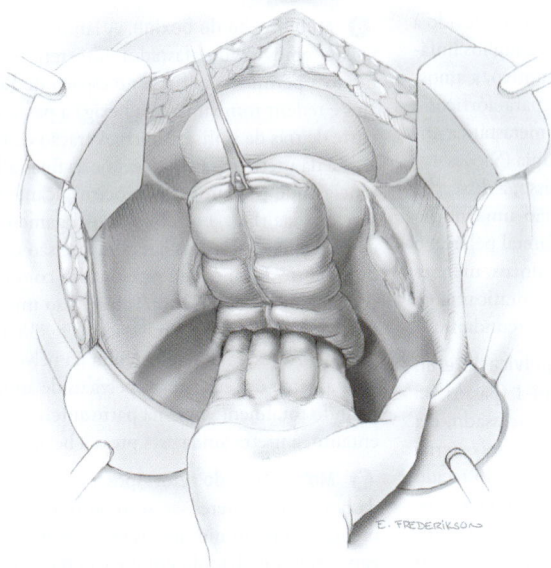

FIGURA 44-5.2 Mobilização do reto.

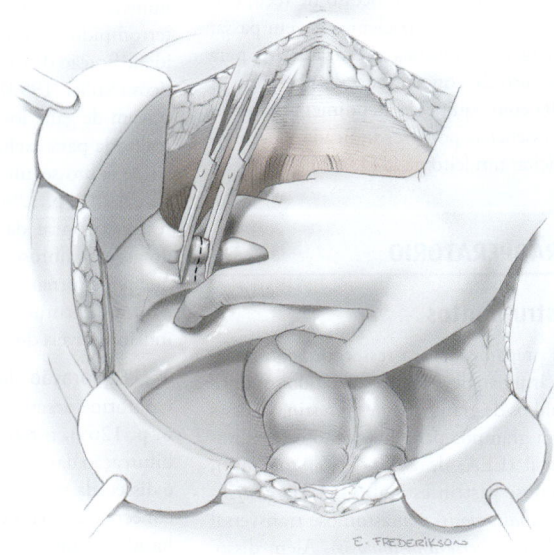

FIGURA 44-5.3 Divisão dos ligamentos cardinais.

pela divisão do retossigmoide com grampeador de GIA e pela divisão dos tecidos mesentéricos intermediários (Seção 44-23, passos 5 e 6, p. 1327). O sigmoide proximal é então empurrado para dentro do abdome superior. O retossigmoide distal é então segurado ventralmente e em sentido cefálico enquanto insere-se uma mão posteriormente para dissecar de maneira romba o tecido adventício entre o reto e o sacro na linha média (Fig. 44-5.2). A manobra é continuada distalmente até o cóccix para desenvolver o espaço retrorretal e isolar os pilares retais localizados lateralmente.

⑧ **Divisão do ligamento cardinal.** A bexiga mobilizada, o reto distal e o útero (se presente) são segurados juntos em tração contralateral enquanto se coloca uma mão com um dedo no espaço paravesical e outro no espaço pararretal para isolar os anexos pélvicos laterais. Os ligamentos cardinais, os vasos ilíacos internos e o ureter com frequência não são distinguíveis em uma área irradiada, porém se localizam dentro desse tecido. Começando anteriormente, os anexos fibrosos são divididos em série na parede pélvica lateral (Fig. 44-5.3). Deve haver grampos vasculares disponíveis no caso de os tecidos deslizarem ou ocorrer sangramento inesperado.

⑨ **Divisão dos vasos ilíacos internos e do ureter.** À medida que a dissecção da parede pélvica lateral continua posteriormente ao longo dos músculos levantadores, os ramos anteriores da artéria ilíaca interna, os canais venosos e o ureter distal são localizados e ligados individualmente para otimizar a hemostasia (Fig. 44-5.4). No entanto, os vasos sanguíneos e os ureteres com frequência se localizam abaixo de tecido fibroso e podem ser relativamente indistinguíveis. Assim, as pinças ou o coagulador bipolar eletrotérmico devem ser posicionados ao redor de pedículos menores para minimizar a possibilidade de perda de sangue inesperada. No mínimo, o ureter deve ser localizado, isolado e dividido o mais distalmente possível para fornecer espaço extra para atingir o canal. Posteriormente, qualquer dano à extremidade distal pode ser reparado a fim de assegurar um tecido saudável para a criação do canal urinário. Um grande grampo vascular é colocado em sua extremidade proximal para distender o lúmen e auxiliar na anastomose posterior conforme planejado. A dissecção é então repetida do outro lado, e qualquer resíduo de anexos laterais ao longo dos músculos levantadores do ânus é dividido à medida que o soalho pélvico se curva em direção ao períneo.

⑩ **Divisão dos pilares do reto.** A amostra da exenteração está agora presa basicamente pelos pilares retais e pelos anexos mesentéricos dis-

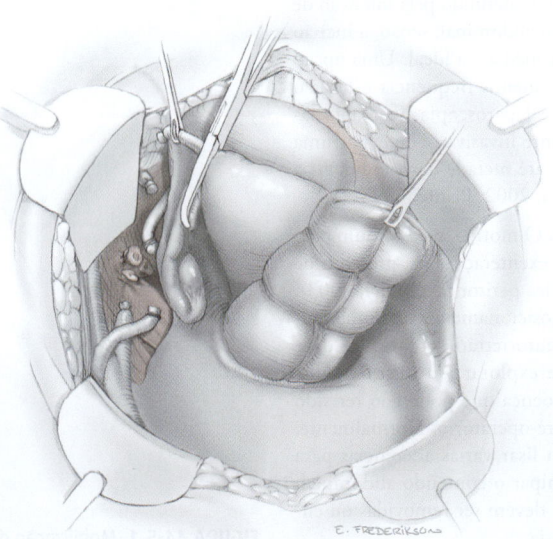

FIGURA 44-5.4 Divisão dos vasos hipogástricos e ureter.

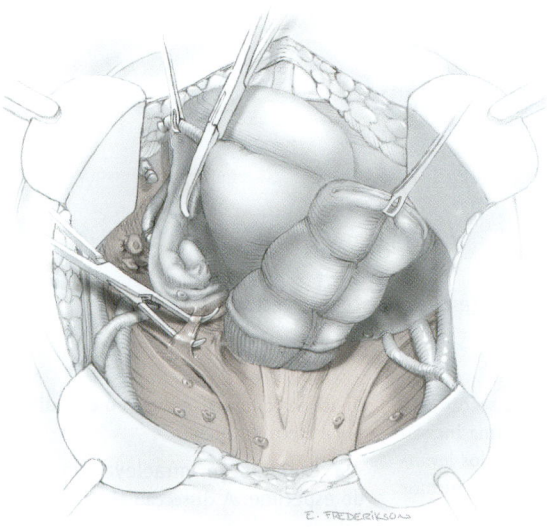

FIGURA 44-5.5 Divisão dos pilares retais.

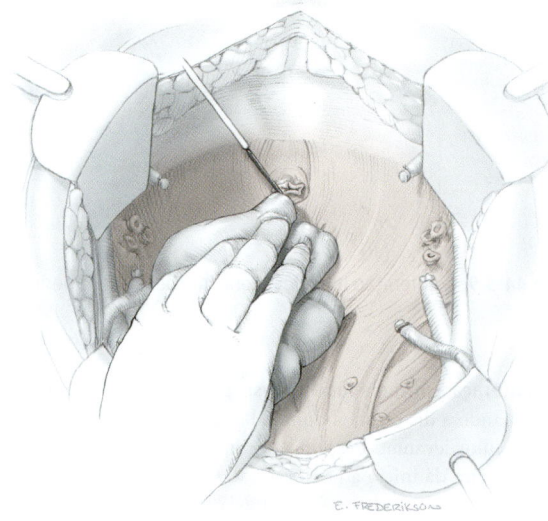

FIGURA 44-5.6 Exenteração supraelevadora: secção da uretra.

tais, posteriormente. Eles podem ser esqueletizados com uma pinça em ângulo reto e divididos ao longo do soalho pélvico (Fig. 44-5.5). Essa manobra é continuada distalmente para expor todo o soalho pélvico posterior. A amostra da exenteração é então circunferencialmente inspecionada, e disseca-se mais para liberá-la por completo de todos os anexos até os músculos levantadores do ânus.

⓫ **Exenteração supraelevadora: últimos passos.** A remoção da amostra acima dos músculos levantadores do ânus começa com a tração posterior sobre a bexiga. O cateter de Foley deve ser palpável dentro da uretra, e todos os tecidos circunvizinhos já devem estar dissecados. Utiliza-se um bisturi eletrocirúrgico para seccionar a uretra distal (Fig. 44-5.6). A abertura distal não requer fechamento, podendo funcionar como um dreno de orifício natural no pós-operatório. A vagina é então seccionada e fechada com sutura de fio 0 de absorção lenta em ponto contínuo. O grampeador para anastomose transversa (TA) ou cortador curvo (Contour) é posicionado cruzando o reto, sendo então disparado (Fig.44-5.7). Esse passo completa a separação da amostra, que inclui a bexiga, o útero, o reto e os tecidos circunvizinhos. O soalho pélvico é então cuidadosamente inspecionado para identificar pontos de sangramento (Fig. 44-5.8). Uma compressa de laparotomia é colocada firmemente dentro da pelve para tamponar qualquer superfície escorregadia enquanto se inspeciona a amostra retirada para confirmar margens totalmente negativas.

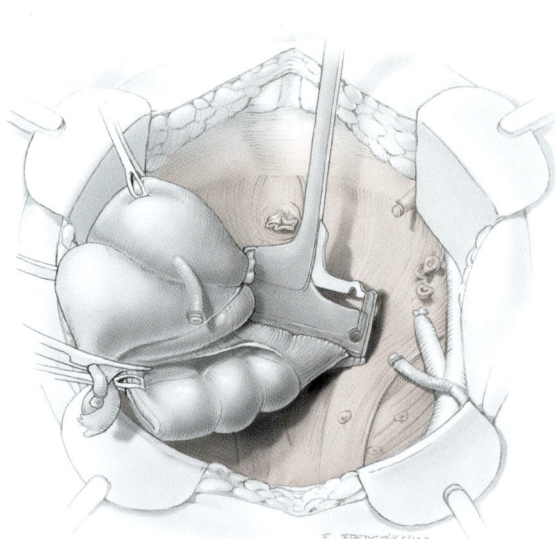

FIGURA 44-5.7 Exenteração supraelevadora: secção do reto.

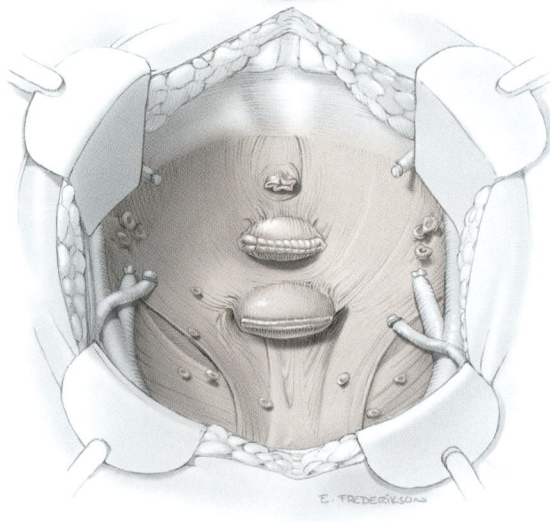

FIGURA 44-5.8 Exenteração supraelevadora: aparência do soalho pélvico.

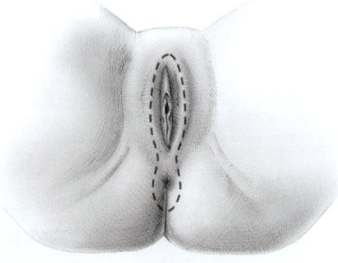
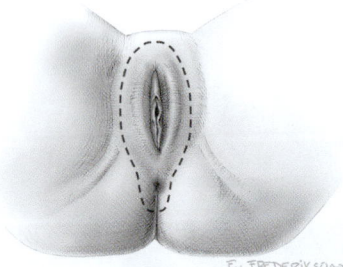

FIGURA 44-5.9 Exenteração infraelevadora: incisões da fase perineal sem vulvectomia (*esquerda*) e com vulvectomia (*direita*).

⑫ Exenteração infraelevadora: fase perineal. Quando a dissecção abdominal atinge os músculos levantadores, uma segunda equipe cirúrgica dá início à fase perineal. O uso de duas equipes normalmente abrevia o tempo de cirurgia e reduz o sangramento. A ressecção perineal planejada é delineada de modo a incluir todo o tumor. Conforme mostrado na Figura 44-5.9, a ressecção pode exigir exenteração infraelevadora com ou sem vulvectomia.

O ideal é que a incisão perineal comece concomitantemente com a divisão dos músculos levantadores pela equipe abdominal. No períneo, uma incisão cutânea é feita em primeiro lugar, seguida do uso de um bisturi eletrocirúrgico para dissecar os tecidos subcutâneos que circundam a uretra, a abertura vaginal e o ânus.

⑬ Exenteração infraelevadora: ressecção parcial dos músculos elevadores. Dentro do abdome, a primeira equipe cirúrgica coloca o espécime sob tração. Utiliza-se secção eletrocirúrgica com *laser* para fazer uma incisão circunferencial ao redor dos músculos levantadores do ânus, lateral à extensão do tumor (Fig. 44-5.10). A dissecção procede em direção ao períneo.

⑭ Exenteração infraelevadora: conexão dos espaços perineal e abdominal. Após a incisão perineal ter atingido o plano fascial, há quatro espaços: o suprapúbico, os vaginais direito e esquerdo, e o retrorretal. É interessante que o cirurgião abdominal coloque a mão profundamente na pelve e oriente a dissecção eletrocirúrgica pela equipe perineal (Fig. 44-5.11). Devem ser identificados cinco pedículos que separam esses espaços avasculares: dois pedículos pubouretrais, dois pedículos dos pilares retais e o pedículo anococcígeo posterior na linha média. É realizada uma dissecção eletrocirúrgica direcionada pelo dedo do cirurgião abdominal para abrir os espaços de intervenção. De baixo, os cinco pedículos intermediários vasculares são divididos e ligados usando o coagulador bipolar eletrotérmico.

⑮ Exenteração infraelevadora: remoção do espécime. A dissecção circunferencial resultará no descolamento total do espécime, que pode ser removido por via vaginal ou abdominal (Fig. 44-5.12). Consegue-se então a hemostasia com uma série de suturas, grampos vasculares ou pinças e ligaduras. Finalmente, o soalho pélvico e os sítios pediculares são cuidadosamente inspecionados (Fig. 44-5.13).

⑯ Exenteração infraelevadora: fechamento simples. A forma mais direta e simples de fechar o períneo é pelo fechamento em camadas dos tecidos profundos com sutura de fio 0 de absorção lenta realizado pela segunda equipe (Fig. 44-5.14). A pele perineal é fechada com o mesmo tipo de sutura de absorção lenta em ponto contínuo.

⑰ Últimos passos. Uma compressa de laparotomia seca pode então ser segurada fir-

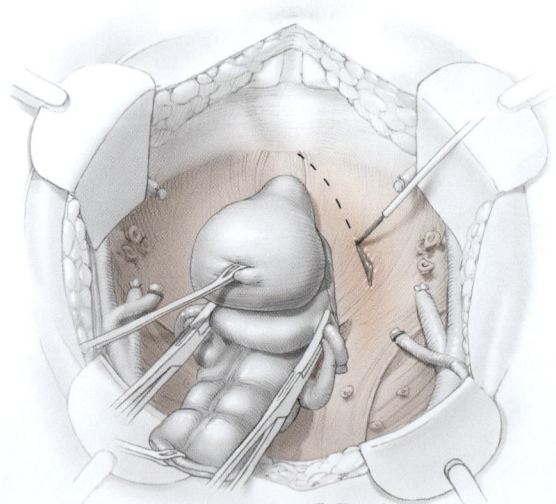

FIGURA 44-5.10 Exenteração infraelevadora: ressecção parcial dos músculos levantadores.

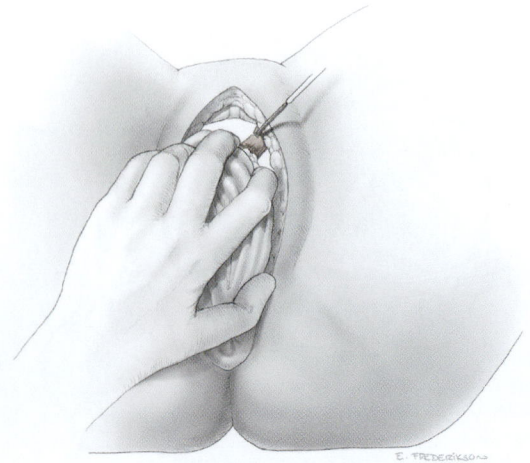

FIGURA 44-5.11 Exenteração infraelevadora: conectando os espaços perineal e abdominal.

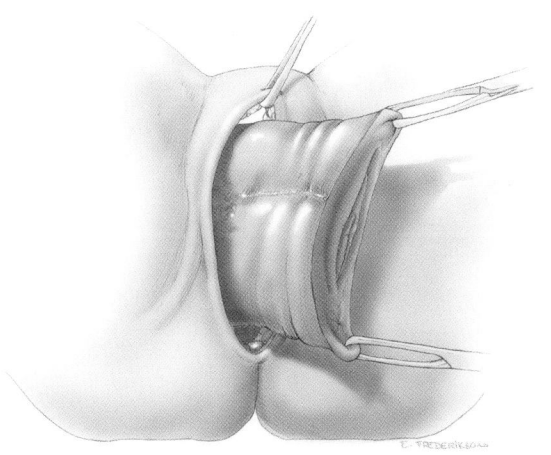

FIGURA 44-5.12 Exenteração infraelevadora: remoção da peça.

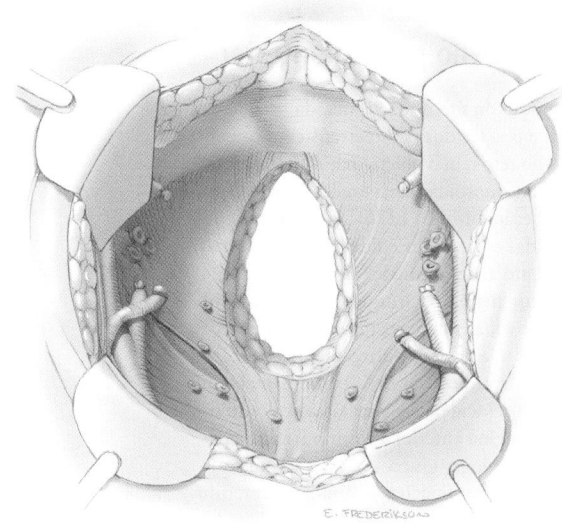

FIGURA 44-5.13 Exenteração infraelevadora: soalho pélvico.

memente dentro da pelve para tamponar o porejamento da superfície enquanto a anastomose do canal urinário, da colostomia e do intestino, outros procedimentos cirúrgicos, reconstrução vaginal ou radioterapia intraoperatória são realizados. Um retalho de omento pode fornecer aporte sanguíneo adicional para o soalho pélvico desnudo e irradiado (Seção 44-16, p. 1314). O tipo de drenagem pós-operatória por sucção pode ser orientado por esses procedimentos auxiliares, porém deve ser cuidadosamente empregado (Goldberg, 2006).

PÓS-OPERATÓRIO

A morbidade da exenteração pélvica total depende de vários fatores. Estes incluem a saúde pré-operatória da paciente, ocorrências intraoperatórias, extensão do procedimento, procedimentos auxiliares e vigilância pós-operatória. Os hospitais que tratam um número relativamente alto dessas pacientes relatam mortalidade intra-hospitalar mais baixa (Maggioni, 2009). Entretanto, ao contrário de algumas décadas atrás, poucas instituições realizam essa operação regularmente.

As preocupações imediatas que põem em risco a vida da paciente são sangramento intenso, síndrome do desconforto respiratório agudo, embolismo pulmonar e infarto do miocárdio (Fotopoulou, 2010). Devem ser feitos todos os esforços para estimular a deambulação precoce assim que a paciente estiver estável. Um íleo prolongado ou pequena obstrução intestinal normalmente responde ao manejo, porém pode exigir alimentação parenteral total por semanas. As fístulas e os vazamentos intestinais são mais comuns quando se usa tela para cobrir o soalho pélvico ou quando se realiza anastomose retal baixa. Os enxertos de pedículos do omento e os retalhos miocutâneos do reto abdominal ou grácil podem prevenir tais complicações (Seção 44-10, p. 1293. Abscessos pélvicos e septicemia são complicações subagudas adicionais que ocorrem com frequência (Berek, 2005; Goldberg, 2006; Maggioni, 2009; Manitz, 2006; Sharma, 2005).

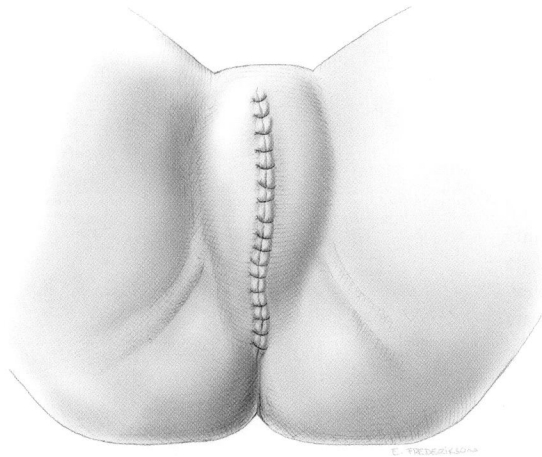

FIGURA 44-5.14 Exenteração infraelevadora: fechamento perineal primário.

44-6

Exenteração pélvica anterior

A remoção do útero, da vagina, da bexiga, da uretra e dos tecidos parametriais com preservação do reto tem o objetivo de ser uma cirurgia menos mórbida que a exenteração pélvica total (Seção 44-5, p. 1276). As pacientes são escolhidas com muito cuidado para esse procedimento mais limitado, de modo a ainda conseguir margens cirúrgicas negativas. Por esse motivo, as mulheres que já passaram por histerectomia não são normalmente boas candidatas. As indicações mais comuns incluem pequenas reincidências restritas ao colo uterino ou à vagina anterior após irradiação pélvica. Na oncologia ginecológica, até a metade de todas as exenterações realizadas é anterior (Berek, 2005; Maggioni, 2009).

PRÉ-OPERATÓRIO

A avaliação pré-operatória é semelhante à descrita para a exenteração pélvica total. Apesar da preservação do reto ser planejada, as pacientes devem ser alertadas durante o consentimento de que circunstâncias clínicas imprevisíveis podem levar a uma ressecção intestinal e colostomia ou anastomose retal baixa. Assim, a preparação intestinal completa ainda é obrigatória.

INTRAOPERATÓRIO

PASSO A PASSO

❶ **Passos iniciais.** A exenteração anterior é tecnicamente semelhante à exenteração pélvica total, descrita anteriormente. A paciente é posicionada com estribos de Allen, a incisão adequada é feita, o abdome é explorado, os gânglios linfáticos são removidos, e os espaços são desenvolvidos para excluir doença metastática ou não ressecável. O procedimento começa a se diferenciar após a bexiga ter sido mobilizada. O cirurgião então toma a decisão final de deixar o reto intacto e proceder com a exenteração pélvica anterior.

❷ **Desenvolvimento do espaço retovaginal.** Em vez da mobilização do reto e da divisão do sigmoide, o espaço retovaginal é desenvolvido de maneira muito semelhante à realizada em uma histerectomia radical do tipo III. O ligamento uterossacral e toda a extensão dos pilares retais são seccionados para liberar o espécime (ver Fig. 44-1.7, p. 1263).

❸ **Anexos pélvicos laterais.** A bexiga e o útero mobilizados são segurados medialmente para auxiliar no isolamento dos ligamentos cardinais, dos vasos ilíacos internos e do ureter. Essas estruturas são sucessivamente divididas com um coagulador bipolar eletrotérmico (LigaSure) ou pinçadas, seccionadas e ligadas individualmente.

❹ **Remoção da peça.** Após a completa mobilização do espécime da exenteração pélvica anterior, a uretra e a vagina são seccionadas (Fig. 44-6.1). A uretra é deixada aberta e o manguito vaginal é fechado com sutura de fio 0 de absorção lenta em ponto corrido (Fig. 44-6.2).

❺ **Últimos passos.** Normalmente, a lesão é pequena e se localiza acima dos levantadores; assim, a fase perineal não é necessária. Por essa razão, a colocação de um retalho miocutâneo para reconstrução vaginal pode ser mais problemática nessas pacientes devido ao pouco espaço na pelve.

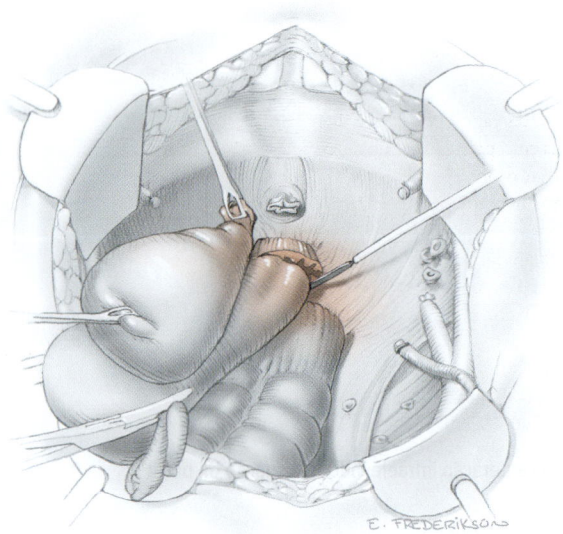

FIGURA 44-6.1 Remoção do espécime.

PÓS-OPERATÓRIO

A morbidade para a exenteração pélvica anterior é comparável à observada para aquela da exenteração pélvica total (Sharma, 2005). O ideal é que a operação seja mais breve em duração, e a restauração da função intestinal, mais rápida. Algumas pacientes apresentarão tenesmo ou sintomas retais a longo prazo provavelmente decorrentes da interrupção do sistema nervoso autônomo nos tecidos circunvizinhos.

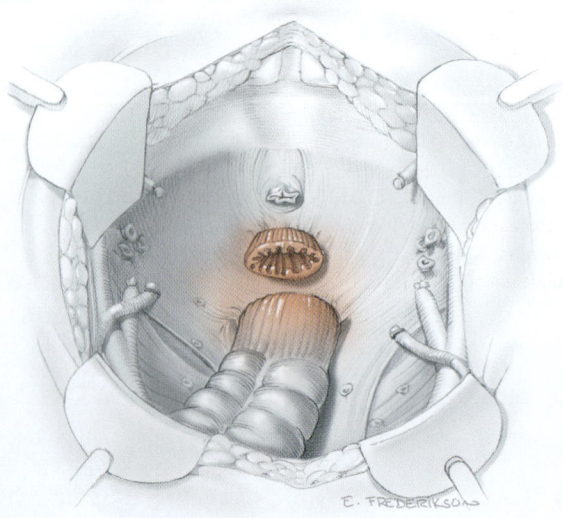

FIGURA 44-6.2 Aparência do soalho pélvico antes do fechamento da cúpula vaginal.

44-7

Exenteração pélvica posterior

A remoção do útero, da vagina, do reto e dos tecidos parametriais com preservação dos ureteres e da bexiga tem o objetivo de ser uma cirurgia menos mórbida que a exenteração pélvica total (Seção 44-5, p. 1276). As pacientes precisam ser cuidadosamente selecionadas para esse procedimento mais limitado, de modo a ainda conseguir margens cirúrgicas negativas. Por esse motivo, as mulheres que já passaram por histerectomia não são normalmente boas candidatas. As indicações mais comuns incluem pequenas reincidências pós-irradiação principalmente envolvendo a parede vaginal posterior ou coexistindo com uma fístula retovaginal. Na ginecologia oncológica, menos de 10% das exenterações são posteriores (Berek, 2005; Maggioni, 2009).

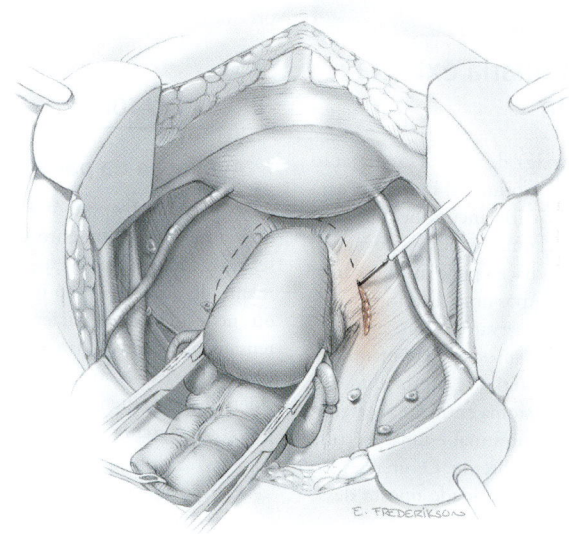

FIGURA 44-7.1 Incisão nos músculos levantadores.

PRÉ-OPERATÓRIO

A avaliação pré-operatória é em grande parte idêntica à descrita para a exenteração pélvica total. O julgamento do cirurgião e sua experiência são essenciais na decisão de proceder com uma cirurgia mais restrita. Embora se tenha como objetivo a preservação da bexiga, as pacientes devem ser alertadas durante o processo de consentimento de que circunstâncias clínicas imprevisíveis podem levar a uma ressecção dos ureteres e da bexiga com formação de uma derivação urinária.

INTRAOPERATÓRIO

PASSO A PASSO

1 Passos iniciais. A exenteração do soalho pélvico é tecnicamente semelhante a uma histerectomia radical do tipo III, porém com o acréscimo de uma vaginectomia mais extensa e com ressecção do retossigmoide (Seção 44-1, p. 1259). A operação começa como uma exenteração pélvica total. A paciente é posicionada com estribos de Allen, a incisão adequada é feita, o abdome é explorado, os gânglios linfáticos são removidos, e os espaços são explorados para excluir doença metastática ou não ressecável. O cirurgião então toma a decisão final de de deixar a bexiga e proceder com a exenteração posterior.

2 Dissecção ureteral. Assim como na histerectomia radical III, o retroperitônio é acessado, os ureteres são mobilizados, as artérias uterinas são ligadas em sua origem na artéria ilíaca interna, e o tecido parametrial é dividido na parede pélvica lateral. A bexiga é então dissecada distalmente para auxiliar na remoção da cobertura dos ureteres pelos túneis paracervicais. Os anexos laterais foram divididos em todo o caminho até os músculos levantadores do ânus (Fig. 44–7.1). No entanto, normalmente esses passos são muito mais cansativos em campo previamente irradiado devido à fibrose e a cicatrizes teciduais.

3 Mobilização do reto. O sigmoide é dividido com os anexos mesentéricos e peritoneais, conforme descrito para a exenteração pélvica total (Seção 44-5, passo 7, p. 1277). O espaço retrorretal é dissecado de maneira romba para mobilizar o reto e permitir a transecção dos pilares retais.

4 Remoção do espécime. A dissecção é feita circunferencialmente até os músculos levantadores do ânus, ou através deles, para englobar o tumor (Fig. 43-5.2). A vagina distal é seccionada e suturada com fio 0 em sutura de absorção lenta e ponto corrido. Toda a peça pode então ser posta sob tração para auxiliar na colocação do grampeador para anastomose transversa (TA) ou cortador curvo (Contour) e na secção do reto. O reto é seccionado abaixo do tumor para deixar margens absolutamente negativas, e a amostra é removida.

5 Últimos passos. Normalmente, a lesão é pequena e se localiza acima dos levantadores e assim a fase perineal não é necessária. Como resultado, a colocação de um retalho miocutâneo para reconstrução vaginal pode ser mais problemática nessas pacientes devido ao pouco espaço na pelve.

PÓS-OPERATÓRIO

A morbidade para a exenteração pélvica posterior é comparável à observada para a exenteração pélvica total (Seção 44-5, p. 1281) (Sharma, 2005). O ideal é que a operação seja mais breve, e as complicações urinárias muito menos frequentes. No entanto, a exenteração posterior em pacientes já irradiadas com frequência resulta em contração na bexiga e incontinência urinária intratável.

44-8

Derivação urinária externa incontinente

A remoção da bexiga durante a exenteração total ou anterior é a principal indicação para uma derivação urinária incontinente. Com menos frequência, uma fístula vesicovaginal irreparável pós-irradiação pode justificar uma derivação urinária. Após uma cistectomia, utiliza-se como novo reservatório um segmento ressecado isolado do intestino que mantenha suas conexões mesentéricas e suprimento vascular. É aberto um estoma entre uma extremidade do segmento intestinal e uma abertura na parede abdominal anterior. Os ureteres são reimplantados na extremidade oposta desse segmento intestinal isolado.

Há várias técnicas para criar essas derivações, sendo categorizadas como *derivação incontinente* ou *derivação continente*. A derivação incontinente é a mais simples de ser criada, porém, a paciente deve usar continuamente uma bolsa de ostomia após a cirurgia. Essas derivações são com frequência preferíveis para pacientes com comprometimento médico, idosas e qualquer outra paciente com menor expectativa de vida. Alternativamente, pode-se também criar um reservatório continente esvaziado através de autocateterização intermitente.

Das derivações incontinentes, a *bolsa ileal* é a derivação urinária mais comum em termos históricos na ginecologia oncológica (Goldberg, 2006). No entanto, esse segmento intestinal e os ureteres distais invariavelmente se localizam dentro de um campo irradiado. A construção de bolsas com intestino danificado por radiação pode levar a um maior índice de estenose ou vazamento nos sítios de anastomose ureteral (Pycha, 2008). Mais recentemente, a *bolsa do colo transverso* se mostrou uma alternativa bem-sucedida para pacientes irradiadas anteriormente (Segreti, 1996b; Soper, 1989). As *bolsas sigmoides em* geral são menos desejáveis devido à lesão preexistente por radiação e à proximidade a um sítio de colostomia. A *bolsa do jejuno* é outra opção raramente usada que tipicamente se localiza fora do campo de radiação. Os princípios básicos da construção de uma derivação urinária incontinente são os mesmos, independentemente do segmento intestinal utilizado. Primeiro, um pedaço do intestino com aparência saudável, com bom suprimento sanguíneo, deve ser selecionado. Segundo, grandes anastomoses e *stents* ureterointestinais são essenciais para minimizar o risco de estenose das anastomoses. Em terceiro lugar, a mobilidade suficiente dos ureteres e do segmento intestinal é importante para prevenir tensões que possam levar a vazamentos na anastomose. Por fim, a criação de um túnel reto através da parede abdominal previne obstruções.

PRÉ-OPERATÓRIO

Avaliação da paciente

A avaliação pré-operatória normalmente é ditada pelo procedimento de exenteração a ser realizado. A decisão específica é o planejamento de uma derivação urinária continente ou incontinente. As pacientes devem ser extensamente informadas quanto às diferenças. O tipo de derivação escolhida deve ser considerado permanente, apesar de conversões posteriores serem possíveis (Benezra, 2004).

Consentimento

As pacientes devem ser informadas de que os achados intraoperatórios podem ditar uma revisão do plano cirúrgico inicial. No pós-operatório, as infecções urinárias com ou sem pielonefrite são comuns com qualquer tipo de bolsa. Os vazamentos na anastomose são menos comuns com colocação de rotina dos *stents* ureterais, porém podem contribuir para um íleo prolongado, necessidade de drenagem guiada por tomografia computadorizada ou, potencialmente, reexploração cirúrgica com revisão (Beddoe, 1987). Os episódios de obstrução do intestino delgado são possíveis e frequentemente se desenvolvem no local em que o segmento intestinal foi coletado e as terminações do intestino restante foram reanastomosadas. A longo prazo, os estreitamentos e a estenose uretral podem causar comprometimento renal. A necessidade de uma nova cirurgia para complicações que não respondam ao manejo conservador é pouco frequente (Houvenaeghel, 2004).

Preparação da paciente

A preparação intestinal é obviamente essencial, porém costuma ser ditada pela cirurgia de exenteração precedente (Seção 44-5, p. 1276). O ideal é que haja um terapeuta para enterostomia disponível para marcar o sítio do estoma para a derivação, tipicamente do lado direito da paciente, isto é, livre de obstruções nas posições decúbito dorsal, sentada e em pé.

INTRAOPERATÓRIO

PASSO A PASSO

❶ **Passos iniciais.** A derivação urinária incontinente é construída como o último grande procedimento intra-abdominal durante a cirurgia de exenteração para evitar tração desnecessária em suas anastomoses. Antes de se iniciar a derivação, deve-se atingir a hemostasia. Anestesia, o posicionamento da paciente e as incisões na pele são normalmente ditados pela cirurgia precedente.

❷ **Exploração.** O segmento intestinal deve ser cuidadosamente inspecionado no sítio planejado para a derivação, devendo ter aparência saudável, não estreitada, e estar dentro do alcance dos ureteres distais. A decisão final é tomada nesse momento, devendo-se decidir qual é o melhor tipo de derivação indicada para a circunstância. Se o íleo distal tiver a aparência típica de couro, pálida e manchada devido à lesão por radiação, a derivação deve ser preparada para o colo transverso. Não perceber a importância dessa decisão pode levar a uma variedade de complicações intra e pós-operatórias que poderiam ser prevenidas.

❸ **Derivação ileal: preparação do segmento intestinal.** A junção ileocecal é localizada, e o íleo é elevado para identificar o segmento intestinal com maior mobilidade para alcançar o lado direito da parede abdominal anterior onde o estoma ficará localizado. O ideal é que o ponto proximal da derivação se encontre 25 a 30 cm da valva ileocecal. No ponto selecionado, o mesentério é marcado de cada lado com um bisturi eletrocirúrgico para ajudar na inserção de uma pinça hemostática diretamente abaixo da serosa do íleo. Insere-se um dreno de Penrose para marcar esse sítio proximal ao longo do íleo que eventualmente se tornará a parte distal da derivação e formará o estoma na parede abdominal.

O comprimento da derivação depende da profundidade do tecido subcutâneo e da mobilidade do íleo, porém deve medir cerca de 15 cm. A terminação posterior irá abrigar as anastomoses ureterais e é selecionada medindo-se o íleo distal ao dreno de Penrose e, novamente, marca-se o mesentério. O grampeador para GIA é então inserido para seccionar o segmento distal do intestino (Fig. 44-8.1). O ponto ideal para divisão deve estar a pelo menos 12 cm de distância da valva ileocecal. A derivação é medida novamente antes de seccionar o íleo proximal para levar em conta a possível contração do segmento intermediário e mais uma vez garantir um comprimento suficiente.

O mesentério para a bolsa é cuidadosamente dividido de cada lado. Esse tecido divisório é angulado para dentro e na direção da base do mesentério na sua inserção à parede abdominal posterior. Isso fornece a mobilidade adequada. A vascularização pode ser comprometida caso muito mesentério seja dividido, e uma divisão insuficiente resultará em tensão na bolsa. É necessário um equilíbrio perfeito. Quando conveniente, a continuidade intestinal, menos o segmento seccionado, é restabelecida antes da derivação com uma anastomose funcional de terminação à terminação usando grampeadores GIA e TA (Fig. 44-22.2, p. 1326).

❹ **Derivação ileal: preparação dos ureteres.** O revestimento principal é excisado desde

Cirurgias para Quadros Malignos em Ginecologia

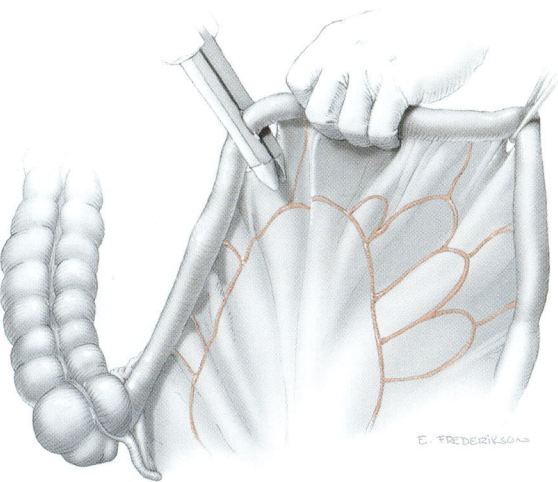

FIGURA 44-8.1 Derivação ileal: preparação do segmento intestinal.

o estoma final da derivação, que é então irrigado. Os ureteres devem agora estar cheios devido aos clipes vasculares colocados anteriormente durante a exenteração. A extremidade distal dos ureteres deve ter uma sutura de fixação para tração e nunca ser diretamente segurada com pinças ou grosseiramente manuseada, para prevenir a necrose focal, que pode impedir uma anastomose bem-sucedida. A extremidade dos ureteres deve ser liberada das ligações retroperitoneais de modo que possam alcançar facilmente além do ponto de anastomose planejado para dentro do lúmen. O ureter esquerdo é colocado abaixo da artéria mesentérica inferior (IMA) para impedir a angulação aguda. O ureter finalmente sai de baixo da base do mesentério sigmoide para atingir a derivação.

⑤ Derivação ileal: anastomoses ureterais.
Utilizam-se pinças de Adson para segurar a pequena parte da serosa do íleo que o ureter esquerdo atingirá – o ideal é que sejam cerca de 2 cm da extremidade proximal da alça no lado anterior da superfície antimesentérica. Nesse local, uma tesoura de Metzenbaum incisa uma pequena área da parede do intestino em toda sua espessura (Fig. 44-8.2). A mucosa do íleo pode ser facilmente visualizada.

A ponta distal do ureter esquerdo é seccionada em um ângulo de 45° imediatamente atrás do clipe vascular colocado durante a exenteração. Se as terminações distais dos ureteres apresentarem fibrose, eles são aparados até atingir tecidos aparentemente saudáveis. A urina será drenada para o abdome enquanto coloca-se uma sutura com fio 4-0 de absorção lenta da parte externa para dentro até a extremidade distal do ureter. A agulha é mantida nesse ponto de tração, uma vez que será a sutura final da anastomose. Utiliza-se uma tesoura de pontas finas para ampliar o lúmen do ureter em aproximadamente 1 cm (Fig. 44-8.3). Essa manobra ajuda a reduzir a possibilidade de estenose futura.

A primeira sutura é feita no ápice da abertura com uma pegada em toda a espessura da parede do ureter e da mucosa intestinal (Fig. 44-8.4). Duas ou três suturas adjacentes mucosa-com-mucosa são feitas. Coloca-se então um cateter 7F através da extremidade estomal da derivação, avançando-o através da anastomose até a pelve renal esquerda. O cateter é mantido contra a parede da secção média do canal com uma mão e segurado com uma sutura crômica realizada com categute 3-0 ou 4-0 através de toda a parede do intestino ao redor do cateter para mantê-lo no lugar. Essa anastomose ureteral esquerda é encerrada com suturas circunferenciais adicionais para atingir um fechamento à prova d'água.

O sítio anastomótico para o ureter direito é selecionado pelo menos 2 a 3 cm distalmente em relação àquele do ureter esquerdo ao longo do comprimento da derivação. Todo o procedimento é então repetido do lado direito. Utiliza-se solução salina com azul de metileno para encher a derivação e checar a sua integridade à prova d'água. Quaisquer vazamentos na anastomose devem ser reforçados com sutura adicional e retestados. Se o vazamento persistir ou se houver preocupação quanto à aposição de mucosa com mucosa, então toda a anastomose deve ser refeita.

Em seguida, essa extremidade proximal ou terminal da derivação é fixada ao promontório sacral, músculo iliopsoas ou peritônio posterior, com duas ou três suturas de absorção lenta através da camada seromuscular da derivação. Estabilizar a derivação dessa ma-

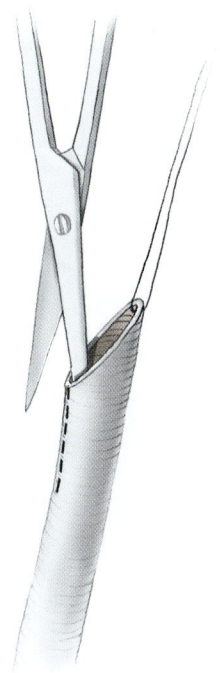

FIGURA 44-8.3 Derivação ileal: ampliando o lúmen do ureter.

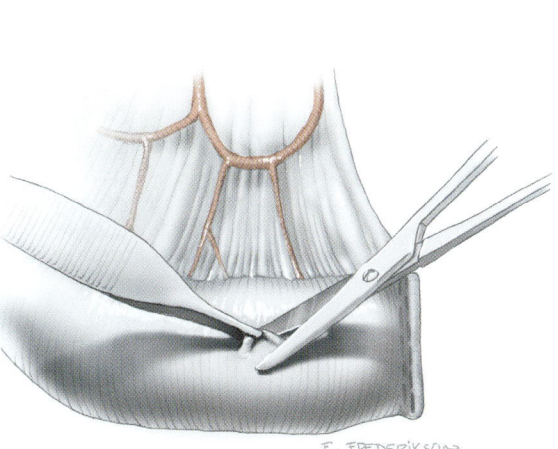

FIGURA 44-8.2 Derivação ileal: incisão ileal.

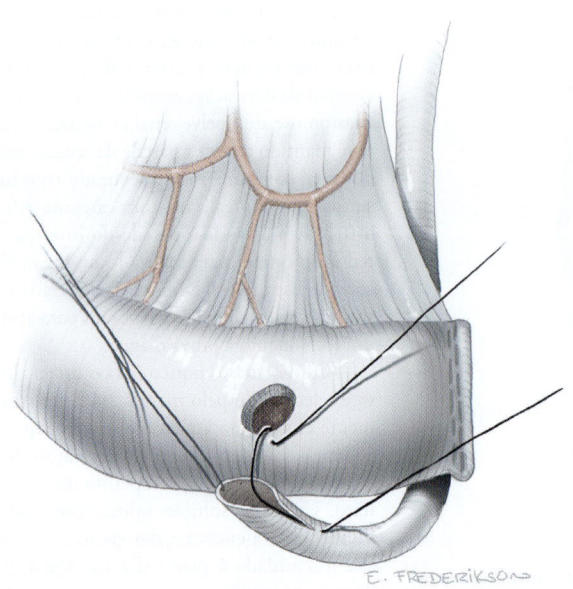

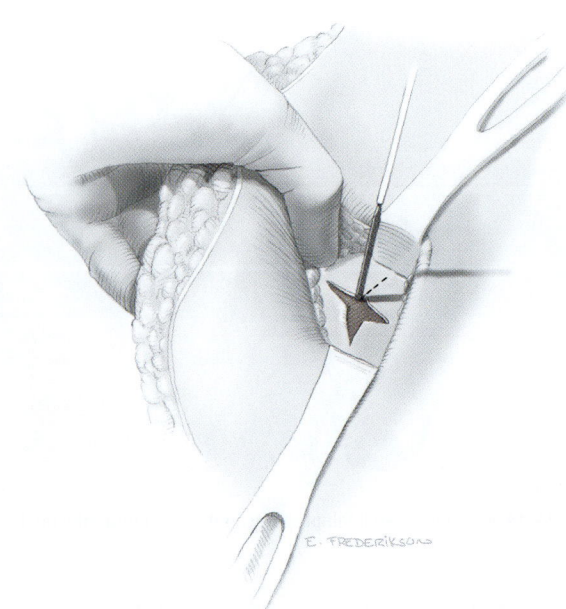

FIGURA 44-8.4 Derivação ileal: suturando o ureter e o segmento ileal.

FIGURA 44-8.5 Derivação ileal: criação do estoma.

neira irá impedir a tensão indevida nas anastomoses ureterais quando a paciente estiver de pé e a gravidade permitir que os intestinos deslizem para a pelve.

6 Derivação ileal: criação do estoma. A pele do sítio proposto para o estoma é elevada com uma pinça de Kocher. Utiliza-se um bisturi eletrocirúrgico em modo de corte para remover um pequeno círculo da pele. A gordura subcutânea é separada com dissecção romba até que a fáscia esteja visível. É feita uma incisão em cruz com bisturi eletrocirúrgico (Fig. 44-8.5). O músculo reto abdominal é separado longitudinalmente, e cria-se outra incisão em forma de cruz no peritônio. A abertura é expandida com movimentos rombos até que acomode dois dedos com facilidade.

O estoma e os cateteres são cuidadosamente inseridos através da incisão até que pelo menos 2 cm do íleo se projetem através da pele (Fig. 44-8.6). Pode ser necessário aparar o mesentério ou dissecar mais a abertura da parede abdominal de modo a acomodar a derivação. A margem da mucosa do intestino é evertida. O estoma é finalizado com pontos 3-0 de absorção lenta tipo *rosebud*, que incluem a mucosa do íleo, a serosa intestinal

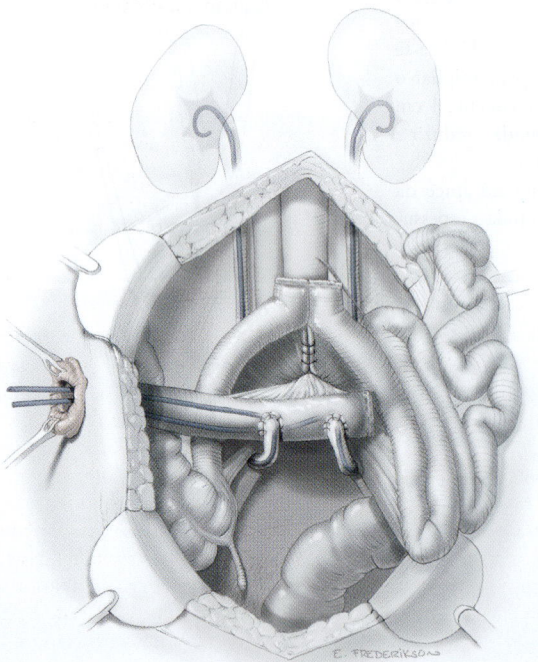

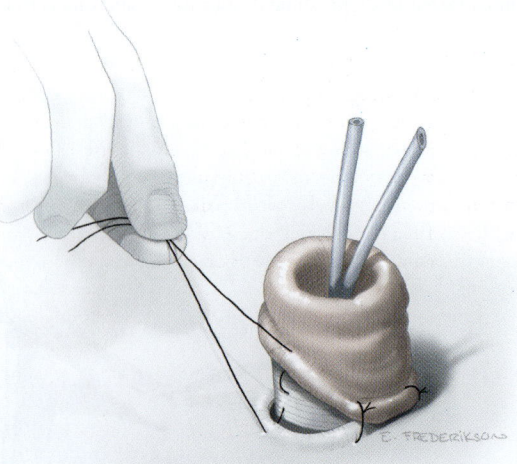

FIGURA 44-8.6 Derivação ileal: o estoma com *stents* é cuidadosamente puxado através da incisão.

FIGURA 44-8.7 Derivação ileal: suturando o estoma.

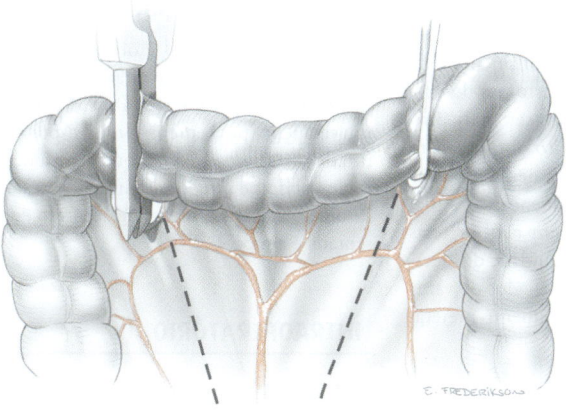

FIGURA 44-8.8 Derivação do colo transverso: preparação do segmento intestinal.

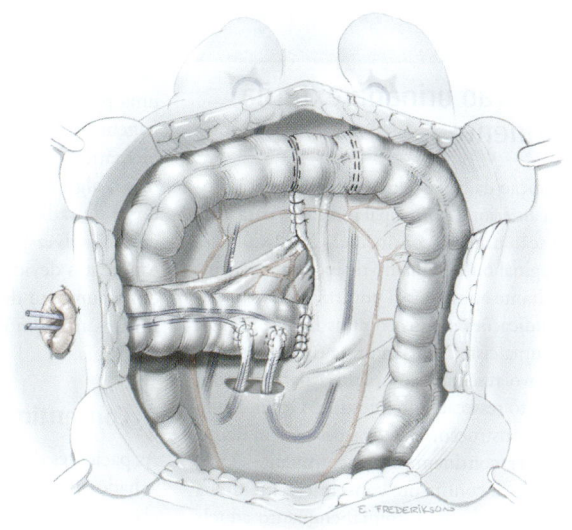

FIGURA 44-8.9 Derivação do colo transverso: aparência final.

intermediária e a derme (Fig. 44-8.7). São feitas suturas circunferenciais. Ambos os cateteres são aparados para caberem no saco do estoma. Para permitir a identificação correta no pós-operatório, o cateter ureteral direito é cortado em um ângulo reto. Suturas de fios de seda individuais colocadas através de cada cateter podem ser fixadas na pele para impedir o deslocamento do cateter nos primeiros dias do pós-operatório.

❼ Derivação do colo transverso. Para esse tipo de derivação, os ângulos hepático e esplênico do colo transverso em geral precisam ser mobilizadas. Além disso, o omento é destacado. Os pontos de divisão são marcados com drenos de Penrose e seccionados (Fig. 44-8.8). O mesocolo transverso é então dividido, como mostrado pelas linhas pontilhadas, para fornecer mobilidade suficiente enquanto preserva a artéria cólica média. Quando realizada no ambiente usual de uma exenteração com colostomia do quadrante inferior esquerdo, o segmento intestinal deve medir aproximadamente 20 cm para atingir o quadrante inferior direito. Frequentemente, isso demanda a incorporação da flexura hepática na derivação e uma orientação antiperistáltica. Assim, o segmento intestinal proximal (mais próximo do ceco) será o final da derivação que é eventualmente trazida através da parede abdominal posterior.

Os ureteres são mobilizados suficientemente no espaço retroperitoneal e ambos são trazidos através de uma ampla abertura peritoneal para atingir a derivação. O ureter esquerdo precisará ser trazido através da aorta *proximal* para o IMA (ao contrário da derivação ileal). As anastomoses ileais são então completadas, de modo ideal na *Taenia coli*, sobre os cateteres. A fim de impedir o deslizamento pós-operatório e tensão nas anastomoses, a terminação da extremidade é presa é presa ao sacro, músculo iliopsoas ou peritônio posterior com sutura de absorção lenta interrompida. A continuidade intestinal é restabelecida anterior à derivação por uma anastomose funcional término-terminal criada utilizando grampeadores para EEA e TA. O estoma pode ser feito no sítio pré-selecionado, mas pode ser reposicionado praticamente em qualquer lugar que a derivação alcance com facilidade. A extremidade estomal da derivação é trazida através da parede abdominal anterior e segurada (Fig. 44-89).

❽ Últimos passos. As falhas no mesentério requerem fechamento para evitar hérnias internas, porém não apertado demais a ponto de comprometer o suprimento sanguíneo. Pode-se colocar um dreno de sucção se houver preocupação quanto à integridade das anastomoses. Se o estoma estiver escurecido, o túnel da parede abdominal pode estar apertado demais, o mesentério pode estar torcido ou sob muita tensão, ou o suprimento sanguíneo pode não ser suficiente. A última situação é a pior, em geral exigindo que a extremidade distal do intestino seja aparada ou ocasionalmente que toda a derivação seja refeita. Qualquer uma das duas é preferível a fim de evitar retração problemática, estreitamento ou necrose.

PÓS-OPERATÓRIO

O estoma deve ser regularmente avaliado para conferir sua viabilidade durante o período de recuperação pós-operatório imediato. Ambos os cateteres devem estar funcionando. Um cateter seco que não responda à irrigação deve levar a um estudo por imagem para excluir obstruções. Fístulas urinárias e obstrução são pouco comuns, porém podem colocar a vida da paciente em risco se não forem tratadas com drenagem percutânea ou uma nova cirurgia. Disfunção intestinal prolongada pode indicar vazamento de urina na anastomose ou obstrução do intestino delgado.

As pacientes com frequência são internadas novamente poucas semanas após a cirurgia devido a obstrução parcial do intestino delgado, infecção urinária, separação da incisão ou outras complicações relativamente menores devidas à exenteração. Esses problemas costumam se resolver com cuidado de apoio focado na situação. As complicações de longo prazo incluem estenose ureteral e perda dos rins. A função renal pode se deteriorar devido à infecção crônica e refluxo. Quando pacientes não podem ser tratadas de outras forma, elas podem precisar de tubos de nefrostomia percutânea de longa duração, stents internos, uma nova operação e revisão do estoma.

É previsível que a morbidade geral após a criação de uma derivação incontinente seja muito maior em pacientes submetidas a irradiação prévia (Houvenaeghel, 2004). A qualidade dos tecidos e sua mobilidade são especialmente importantes nessas pacientes.

44-9

Derivação urinária externa continente

A remoção da bexiga durante a exenteração total ou anterior é a principal indicação para uma derivação urinária continente. Uma fístula vesicovaginal ou um quadro de incontinência incapacitante após terapia por irradiação são outras indicações menos comuns (Lentz, 1995). Após uma cistectomia, a urina é derivada para um novo reservatório criado a partir de um segmento ressecado do intestino. Dependendo de sua construção, as derivações podem deixar a mulher continente ou incontinente. Uma derivação incontinente constantemente drena para uma bolsa de ostomia, enquanto aquela de uma derivação continente não permite escape da urina – a paciente esvazia o reservatório através de autocateterização intermitente.

No entanto, os condutos continentes podem não ser adequados para todas as pacientes. A cirurgia é mais complexa do que a derivação incontinente, podendo levar a mais complicações pós-operatórias (Karsenty, 2005). Esse procedimento também exige uma paciente altamente motivada capaz de autocateterização de longo prazo. A candidata ideal para uma derivação continente é jovem e saudável, sem colostomia.

Há vários métodos de derivação continente. Na ginecologia oncológica, o reservatório continente ileocolônico (chamado de *Miami pouch*, ou reservatório de Miami) se tornou a escolha mais comum (Salom, 2004). Esse reservatório é tecnicamente simples de se fazer e utiliza tecidos que têm como característica a localização em áreas não irradiadas (Penalver, 1998).

O reservatório inclui um segmento distal do íleo, o colo ascendente e uma porção do colo transverso. Os passos básicos incluem abrir o segmento do colo ao longo do segmento da tênia e dobrá-lo para dentro de si mesmo. As paredes do colo ascendente e transverso são então costuradas juntas para conseguir um reservatório com baixa pressão intraluminal. O segmento do íleo é estreitado, e são feitas suturas em bolsa de tabaco ao nível da valva ileocecal para a continência. O segmento ileocecal é então exteriorizado como um estoma para permitir a cateterização (Penalver, 1989).

PRÉ-OPERATÓRIO

Avaliação da paciente

A avaliação pré-operatória costuma ser ditada pelo procedimento de exenteração prévio. A decisão específica é o planejamento de uma derivação urinária continente ou incontinente. As pacientes devem ser extensamente informadas quanto às diferenças. A presença de colostomia permanente desfaz a aparente vantagem de uma derivação continente e de uma parede abdominal sem estomas de drenagem. A cateterização pode ser mais problemática em mulheres muito obesas. Além disso, algumas pacientes submetidas a altas doses de radiação ou com doença intestinal crônica talvez podem também não ser boas candidatas devido à baixa qualidade dos tecidos e aumento dos riscos associados de vazamentos anastomóticos, estreitamento ureteral ou fístula.

Consentimento

As pacientes devem ser informadas de que os achados intraoperatórios, como má aparência do intestino ou aderências densas, podem ditar uma revisão do plano cirúrgico inicial. Além disso, as complicações são comuns e devem ser revisadas. Mesmo em centros de experiência, metade das pacientes apresentará uma ou mais complicações relativas ao reservatório: estreitamento ureteral com obstrução, vazamento na anastomose, fístula, dificuldade para cateterização, pielonefrite ou sepse. Um terço das pacientes desenvolverá complicação tardia após mais de seis semanas. Dez por cento das pacientes por fim precisarão de uma nova cirurgia para revisar o reservatório (Penalver, 1998). Como resultado, muitas pacientes não iriam optar pela conduta da continência urinária novamente.

Preparação da paciente

A preparação intestinal é obviamente essencial, porém costuma ser ditada pela cirurgia de exenteração precedente. O ideal é que haja um terapeuta para enterostomia disponível, a fim de marcar o sítio do estoma para a derivação no abdome inferior direito que esteja livre de obstruções nas posições de decúbito dorsal, sentada e em pé.

INTRAOPERATÓRIO

PASSO A PASSO

A derivação urinária continente é construída como o último grande procedimento intra-abdominal durante a cirurgia de exenteração para evitar tração desnecessária nas anastomoses. Antes de se iniciar a derivação, deve-se atingir a hemostasia. A anestesia, o posicionamento da paciente e as incisões na pele costumam ser ditados pela cirurgia precedente.

❶ **Exploração.** O segmento intestinal é cuidadosamente inspecionado no sítio planejado para a derivação, devendo ter aparência saudável e sem lesões graves devidas à radiação. A decisão final quanto a dar ou não prosseguimento ao reservatório é tomada nesse momento.

❷ **Preparação do segmento intestinal.** O colo direito é liberado do ceco ao longo da linha alba de Toldt, ao redor do ângulo he-

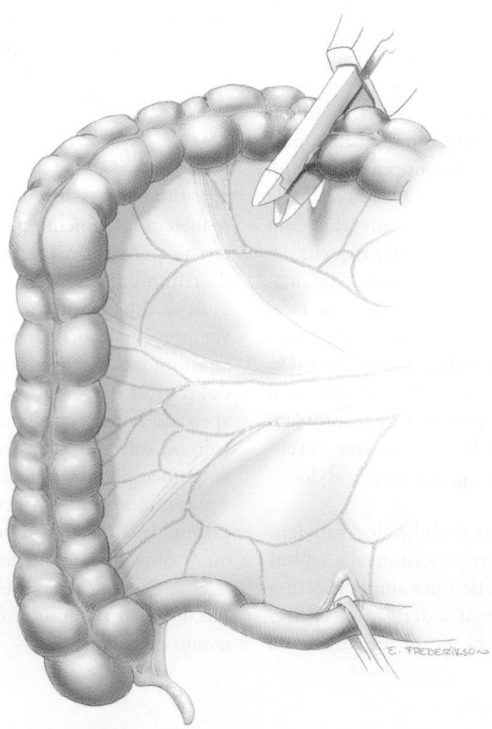

FIGURA 44-9.1 Preparação do segmento intestinal.

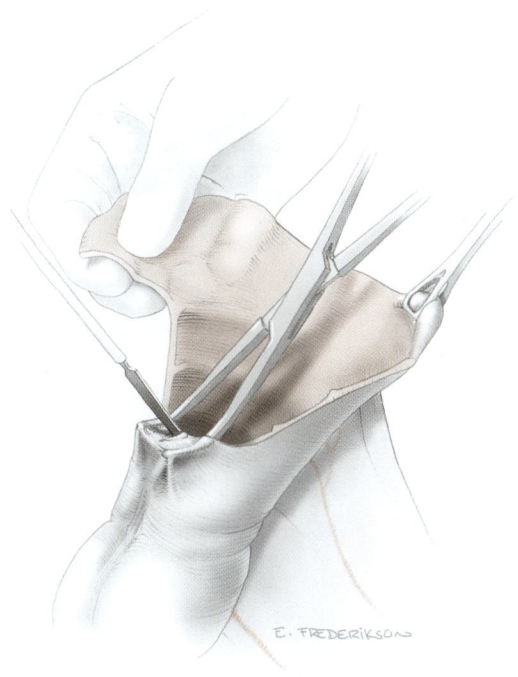

FIGURA 44-9.2 Destubularizando o intestino.

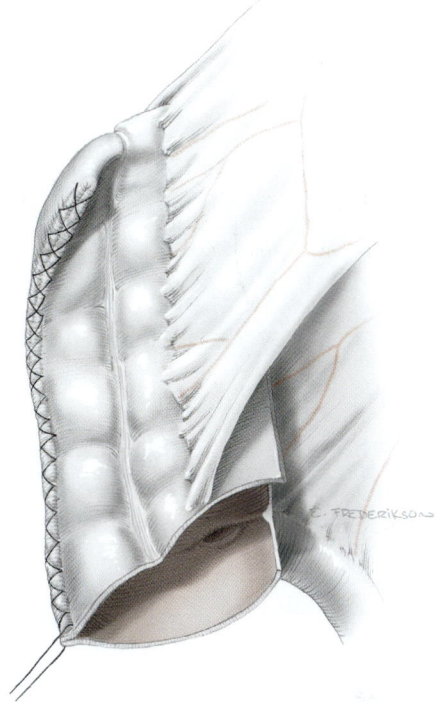

FIGURA 44-9.3 Criando o reservatório.

pático até o colo transverso proximal. A derivação precisará de 25 a 30 cm de colo e de pelo menos 10 cm do íleo. Com essas medidas em mente, o cirurgião seleciona os sítios para divisão do intestino.

O mesentério é incisado com um bisturi, e insere-se um dreno de Penrose ao redor das seções a serem divididas. Dentro do mesentério, a vasculatura de base é revisada para garantir suprimento sanguíneo suficiente para a derivação. Utiliza-se um grampeador para anastomose gastrintestinal (GIA) para dividir o intestino em ambos os sítios marcados com drenos de Penrose (ver Fig. 44–9.1).

Os mesentérios recebem incisão através das áreas avasculares até o peritônio posterior. Nesse ponto, a continuidade intestinal é reconstituída por uma enterocolostomia ileotransversa grampeada funcional término-terminal utilizando grampeadores para GIA e anastomose transversa (TA). A falha no mesentério é fechada com sutura de absorção lenta em ponto contínuo.

❸ **Destubularização do intestino.** As fileiras de grampos da derivação em ambas as extremidades do segmento intestinal são removidas com tesoura de Metzenbaum, e o intestino é irrigado dentro de uma bacia. Desse segmento, toda a porção do colo é aberta com bisturi eletrocirúrgico ao longo da tênia da margem antimesentérica para "destubularizar" o intestino e remover o apêndice (Fig. 44-9.2). Distalmente, isso é estendido para a remoção do apêndice.

❹ **Criação do reservatório.** O segmento do colo é dobrado ao meio, e quatro suturas permanentes de absorção lenta são feitas nos cantos para começar a criação do reservatório. A margem lateral é fechada em duas camadas com sutura 2-0 e 3-0 de absorção lenta em ponto contínuo (Fig. 44-9.3).

❺ **Estreitamento do íleo.** Insere-se um cateter 14F vermelho de borracha através do segmento terminal do íleo para dentro do reservatório. São feitas duas suturas em bolsa de tabaco com fio 0 e sutura de absorção lenta a 1 cm de distância uma da outra na junção ileocecal. O íleo é elevado com pinças de Babcock, e utiliza-se um grampeador para GIA para estreitar o íleo terminal em sua margem antimesentérica sobre o cateter (Fig. 44-9.4). É feita uma abertura na parede abdominal anterior no quadrante inferior direito de modo que o segmento ileal da derivação possa ser puxado para que se aproxime de sua posição final (Fig. 44-8.5, p. 1286).

❻ **Anastomose ureteral.** Ambos os ureteres são mobilizados de suas conexões retroperitoneais e trazidos à sua posição sob o mesocolo ascendente usando uma sutura de fixação 4-0 de absorção lenta na ponta para evitar lesão

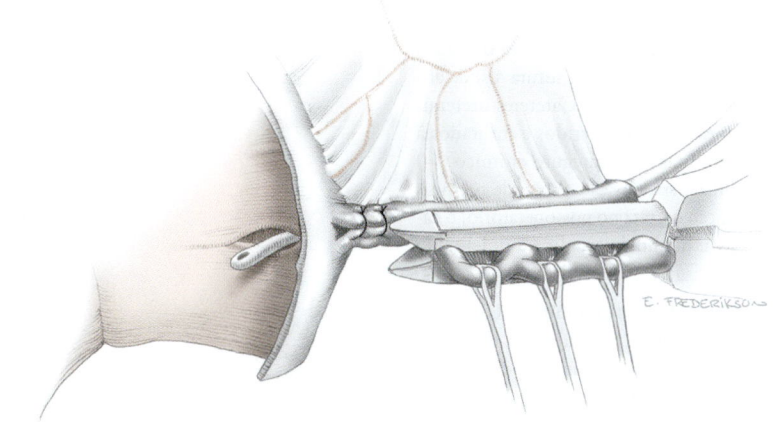

FIGURA 44-9.4 Estreitamento do íleo.

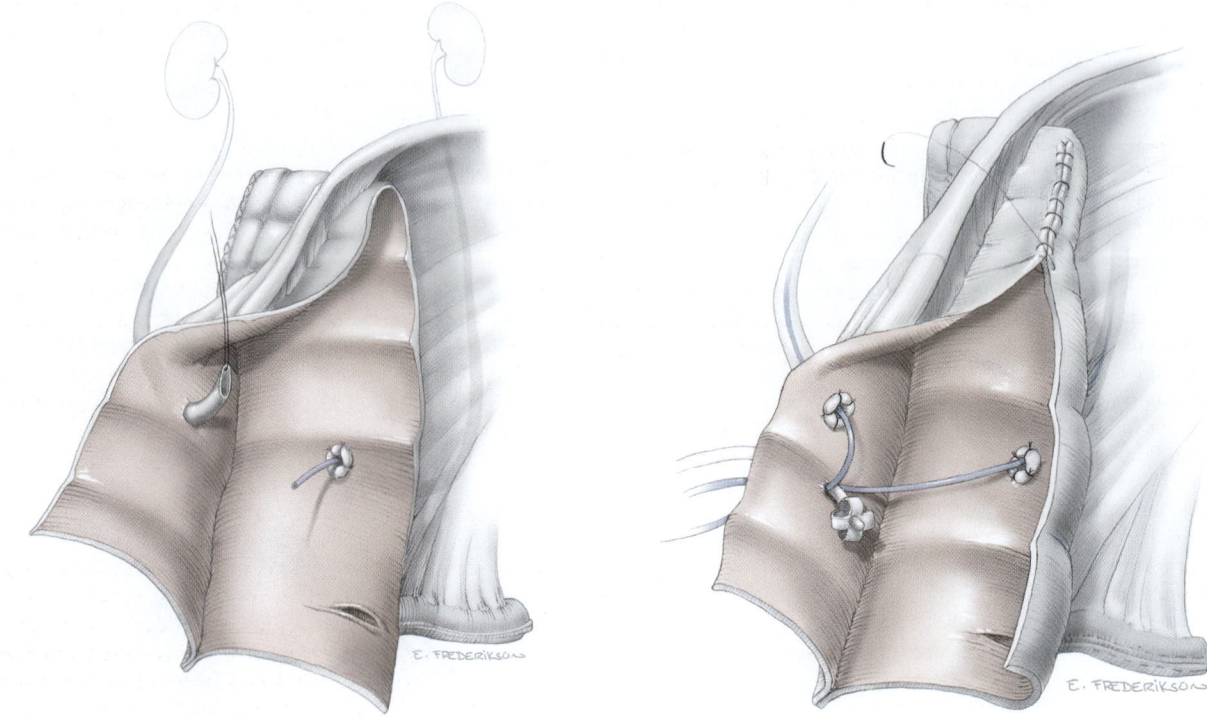

FIGURA 44-9.5 Anastomoses ureterais.

FIGURA 44-9.6 Fechamento do reservatório.

por esmagamento e necrose subsequente. Como na derivação do colo, o ureter esquerdo nunca deve ser trazido sobre a aorta e *acima* da origem da artéria mesentérica interna (IMA). Os sítios anastomóticos ureterais no interior do reservatório são selecionados com base no comprimento do ureter e em sua capacidade de seguir um caminho reto até o reservatório.

Um ureter é normalmente trazido através de um dos lados da linha de sutura do reservatório. Os ureteres são aparados e espatulados (Fig. 44-8.3, p. 1285). Ao criar as aberturas para os ureteres, a mucosa intestinal recebe incisão longe da linha de sutura a ponta de uma pinça hemostática é inserida através da parede intestinal para trazer 2 cm de cada ureter para dentro do reservatório, puxando a sutura de tração (Fig. 44-8.4, p. 1286).

Cada ureter é fixado à mucosa do intestino com pontos isolados de sutura 4-0 de absorção lenta (Fig. 44-9.5). Cateteres ureterais em J simples (7F) são inseridos e suturados à parede intestinal com categute crômico 3-0 para estabilizar sua posição. A fim de permitir a identificação correta no pós-operatório, o cateter ureteral direito é cortado em um ângulo agudo.

⑦ **Fechamento do reservatório.** Um grande cateter de Malecot é trazido para dentro da bolsa através de uma incisão feita distante da valva ileocecal. Os cateteres ureterais são trazidos para fora através do reservatório próximo ao Malecot (Fig. 44-9.6). Uma sutura 3–0 em bolsa de tabaco e à prova d'água, é feita com categute simples, em que os cateteres saem do reservatório. Sutura absorvível é usada para essa bolsa de tabaco uma vez que o cateter de Malecot será removido em 2 a 3 semanas após a operação.

As margens laterais restantes do reservatório são fechadas próximas com duas camadas de sutura 2-0 e 3-0 de absorção lenta, em ponto contínuo. A continência pode ser testada inserindo um cateter de borracha

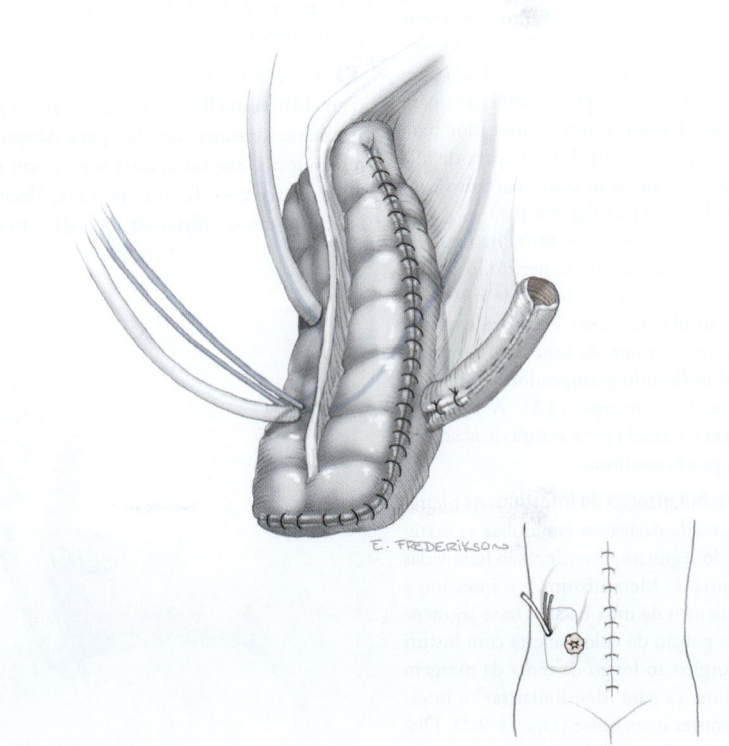

FIGURA 44-9.7 Etapas finais.

vermelho através do íleo plicado, enchendo o reservatório com 250 a 300 mL de solução salina, removendo-se o cateter de borracha e gentilmente apertando o reservatório. Podem ser feitas suturas adicionais em bolsa de tabaco na valva ileocecal em caso de incontinência. O reservatório concluído (Fig. 44-9.7) está agora pronto para ser trazido para a parede abdominal.

8 Últimos passos. Os dois cateteres e o dreno de Malecot são trazidos através de uma incisão separada longe do sítio do estoma. O dreno de Malecot é fixado individualmente à pele com suturas de náilon. A formação do estoma reflete aquela da derivação incontinente (Seção 44-8, passo 6, p. 1286). Primeiro a parede abdominal é incisada para o estoma. O segmento ileal é puxado através da parede abdominal, podendo necessitar de retoque para ajustar o fluxo. O reservatório é estabilizado suturando-o à superfície inferior da parede abdominal e o estoma é criado fazendo-se pontos isolados com sutura 3-0 de absorção lenta entre a derme e a mucosa do íleo. Em uma derivação continente deve-se inserir e retirar um cateter de borracha vermelho para garantir que o reservatório possa ser facilmente acessado. Um dreno de Jackson-Pratt (JP) é então colocado próximo ao reservatório e trazido para fora através de uma incisão em ponta, longe do estoma.

PÓS-OPERATÓRIO

O reservatório de Miami inicialmente requer mais cuidado do que uma derivação urinária incontinente. Haverá produção de muco pelo segmento intestinal do colo. Assim, o cateter de Malecot deve ser irrigado em intervalos de poucas horas para permitir a drenagem da urina. Em contrapartida, os cateteres ureterais só são irrigados se um dos cateteres se obstruir. Entre 2 e 3 semanas após a cirurgia, devem ser realizados uma pielografia intravenosa (PIV) e um controle da bolsa. Se esses testes estiverem normais, os cateteres ureterais, o cateter de Malecot e o dreno de sucção de JP podem todos ser removidos. A cavidade na derivação que alojava esses tubos irá cicatrizar secundariamente.

A paciente pode aprender a autocateterização utilizando um cateter de borracha vermelho de tamanho 18 a 22F e uma técnica antisséptica. O tempo entre as cateterizações pode ser progressivamente aumentado com o passar das semanas para atingir seis horas durante o dia e nenhuma à noite. Além disso, a técnica do reservatório exige irrigação periódica para remoção do muco. São realizados PIV, controle da bolsa e os níveis de creatinina sérica e eletrólitos são obtidos a cada três meses no pós-operatório e depois a cada seis meses para avaliar o reservatório, a função renal e os tratos urinários superiores.

Mais de metade das pacientes apresentará complicação na derivação no pós-operatório. Felizmente, a maioria pode ser de maneira eficiente manejada de maneira conservadora sem a necessidade de uma nova cirurgia (Ramirez, 2002). As complicações urinárias mais comuns são estreitamento e obstrução ureteral, cateterização difícil e pielonefrite (Angioli, 1998; Goldberg, 2006). O índice de complicações gastrintestinais atribuídas ao reservatório de Miami é de menos de 10% e inclui fístulas (Mirhashemi, 2004).

44-10
Reconstrução vaginal

As pacientes submetidas à cirurgia de exenteração são candidatas típicas para a criação de uma nova vagina. Outras indicações menos comuns incluem ausência congênita da vagina, estenose pós-irradiação e vaginectomia total. Há inúmeras formas de se realizar o procedimento, e o tipo de reconstrução costuma ser determinado tanto pela experiência do cirurgião quanto pela situação clínica da paciente.

A reconstrução vaginal no momento da exenteração é uma escolha muito pessoal. Nem todas as mulheres desejam uma nova vagina, e outras ficarão insatisfeitas com o resultado funcional (Gleeson, 1994b). Além disso, a reconstrução pode prolongar significativamente uma cirurgia já demorada, podendo levar à morbidade pós-operatória adicional (Mirhashemi, 2002). No entanto, os proponentes da técnica sugerem que preencher a grande falha pélvica e trazer uma nova fonte de suprimento sanguíneo pode na verdade prevenir fístulas ou formação de abscessos pós-operatórios (Goldberg, 2006; Jurado, 2000).

Para criar uma neovagina funcional é realizado um dos seguintes procedimentos: (1) a pele circundante e o tecido subcutâneo são mobilizados e posicionados na falha (retalho de pele), (2) pele de outra parte do corpo é retirada e transferida para substituir a mucosa vaginal (enxerto de pele em meia espessura), ou (3) a pele e o tecido subjacente fora do campo irradiado são mobilizados em uma secção presa ao músculo com seu suprimento de sangue dominante (retalho miocutâneo). Entre as três escolhas para reconstrução vaginal, os retalhos cutâneos, como os *retalhos romboides*, o *retalho fasciocutâneo da parte pudenda da coxa* e *retalhos de avanço* ou *rotacionais*, são tecnicamente fáceis de serem realizados (Burke, 1994; Gleeson, 1994a; Lee, 2006). *Enxertos de pele em meia espessura* (STSG) fornecem a capacidade de cobrir grandes superfícies se o fechamento primário não for possível. No entanto isso exige que a maior parte do tecido subcutâneo original tenha sido retido no sítio neovaginal, e meses de uso de *stents* com um molde vaginal são necessários para impedir o estreitamento (Kusiak, 1996). O *retalho miocutâneo do reto abdominal* (RAM) e o *retalho miocutâneo do grácil* são tecnicamente mais complexos e demoram mais, porém apresentam os melhores resultados funcionais (Lacey, 1988; Smith, 1998). É importante destacar que os retalhos RAM podem ser inapropriados naquelas com uma incisão de Maylard prévia ou qualquer outro procedimento que resultou na ligação da artéria epigástrica inferior, que é o suprimento sanguíneo principal desse tipo de retalho.

Independentemente da técnica de reconstrução, a função sexual com frequência é bastante afetada nas mulheres após exenteração pélvica (Hockel, 2008; Ratliff, 1996). Outras técnicas são usadas com menos frequência, não sendo abordadas nesta seção.

PRÉ-OPERATÓRIO

Avaliação da paciente

O cirurgião deve ter uma discussão franca com a paciente quanto aos riscos e benefícios da reconstrução vaginal. Algumas mulheres podem ter expectativas pouco realistas cuja abordagem é importante no pré-operatório. Outras podem não desejar correr o risco de maior morbidade. A paciente deve também estar ciente de que complicações intraoperatórias podem exigir uma mudança de planos e a desistência da reconstrução.

Consentimento

As pacientes motivadas a se submeterem à criação de uma nova vagina devem ser cuidadosamente aconselhadas. São esperadas preocupações da paciente com o pós-operatório, como desconforto de serem vistas nuas pelo parceiro, ressecamento vaginal e corrimentos (Ratliff, 1996). A morbidade potencial da neovagina depende do tipo de reconstrução. Necrose do retalho, prolapso, deiscência ou outras complicações podem exigir uma nova cirurgia e/ou levar a resultados finais insatisfatórios.

Preparação da paciente

A cirurgia de exenteração precedente normalmente exige a preparação pré-operatória. Modificações podem ser necessárias dependendo do tipo de reconstrução neovaginal. Por exemplo, talvez seja preciso preparar cirurgicamente as pernas até além dos joelhos (para um retalho grácil), ou identificar um sítio de doação adequado (para STSG).

INTRAOPERATÓRIO

PASSO A PASSO

1 **Retalho fasciocutâneo da parte pudenda da coxa.** A partir de uma abordagem perineal, as incisões planejadas são marcadas ao longo da pele nas áreas livres de pelos imediatamente laterais aos grandes lábios. Os retalhos devem ter cerca de 15 × 6 cm. A margem mais inferior da pele deve estar ao nível da parte mais baixa da falha perineal. Inicia-se a incisão na pele na margem superior do retalho, dissecando de modo a incluir os tecidos subcutâneos e a fáscia lata (Fig. 44-10.1). A artéria labial posterior, um ramo da artéria pudenda interna, fornece o suprimento sanguíneo (Fig. 38-28, p. 944).

As margens do retalho são aproximadas com ponto subcutâneo contínuo e sutura 4-0 de absorção lenta e a neovagina é inserida na falha perineal. Os sítios de incisão são fechados com pontos isolados e sutura 3-0 de absorção lenta colocados drenos bilaterais de Jackson-Pratt (JP) abaixo dessas linhas de sutura. A falha do períneo precisa de remodelamento das dobras teciduais e sutura para um resultado final funcional (Fig. 44-10.2).

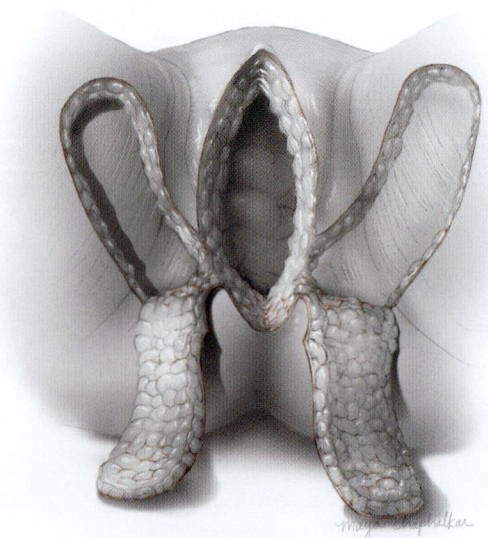

FIGURA 44-10.1 Construção dos retalhos perineais.

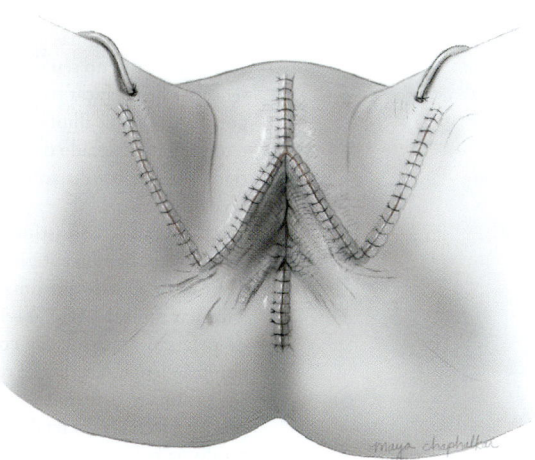

FIGURA 44-10.2 Fechamento dos retalhos perineais.

O ápice da neovagina pode então ser abdominalmente suturado no espaço oco do sacro e coberto com um retalho em J do omento para fornecer neovascularização adicional.

② **Enxerto de pele em meia espessura com retalho em J do omento.** A modificação do retalho do omento, normalmente usada para fechar a entrada pélvica após a exenteração, pode criar um cilindro, fornecendo as paredes anterior, posterior e laterais para uma nova vagina. Em pacientes magras com um omento atenuado, um omento fino e pouco vascularizado talvez não seja a melhor opção para a criação da neovagina, porque pode não haver tecido suficiente para formar um cilindro e cobrir o molde.

A partir de uma abordagem abdominal, o omento é destacado do estômago, com um equipamento *ligate-divide-staple* (LDS) ou um coagulador bipolar eletrotérmico (LigaSure). A ressecção é em geral da direita para a esquerda, até que atinja confortavelmente a pelve (Seção 44-16, p. 1313). Apenas três quartos do omento são divididos, de modo a preservar a artéria gastrepiploica esquerda. O omento distal é enrolado até formar um cilindro, sendo suturado com pontos isolados em sutura de 3-0 de absorção lenta (Fig. 44-10.3).

A terminação proximal pode ser fechada abdominalmente com suturas isoladas ou com um grampeador de anastomose transversa (TA) sem dividi-la inteiramente. Do lado perineal o cilindro de omento é então suturado ao introito vaginal.

Em seguida o STSG é coletado do sítio doador e suturado sobre o molde da vagina com sutura 4-0 de absorção lenta semelhante ao procedimento de McIndoe descrito na Seção 41-25 (p. 1075). O molde é colocado no espaço neovaginal e suturado no local no introito (Fig. 44-10.4).

③ **Retalho miocutâneo de grácil.** A partir de uma abordagem perineal, é feita uma linha de referência na parte medial da coxa, do tubérculo púbico até o platô medial da tíbia acompanhando a linha que segue o músculo adutor longo. Posteriormente a essa linha, uma ilhota de pele, seu tecido subcutâneo e o músculo grácil servirão como retalho. A incisão elíptica planejada é marcada, sendo feita uma incisão em toda a espessura da pele através da linha de referência, continuada através da gordura subcutânea e da fáscia lata. O ventre do músculo grácil é isolado em sua margem distal e dividido. O restante da incisão é completado ao redor da margem da ilhota de pele. O músculo grácil é totalmente mobili-

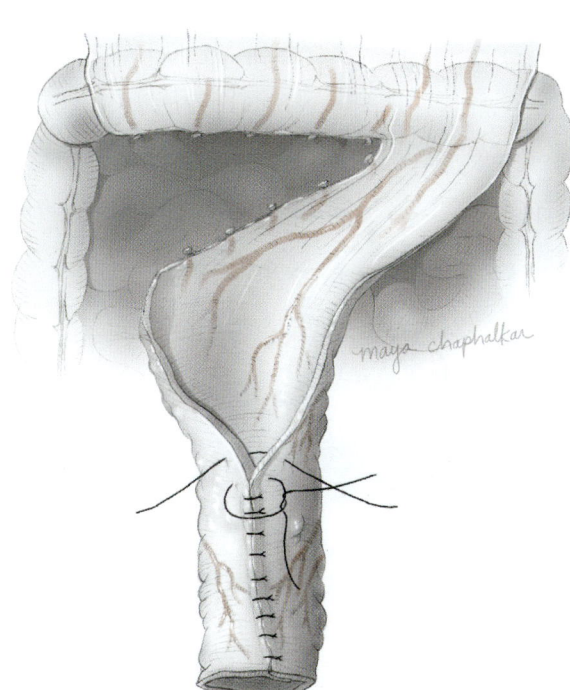

FIGURA 44-10.3 Construção do retalho do omento em J.

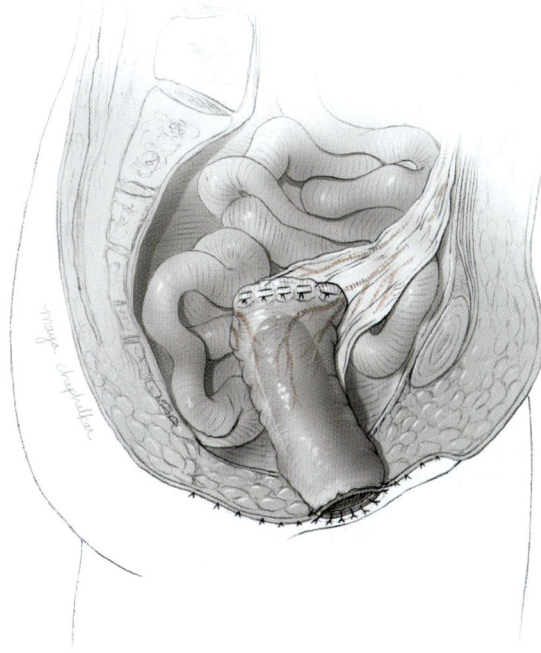

FIGURA 44-10.4 Inserção do enxerto de pele em meia espessura (STSG).

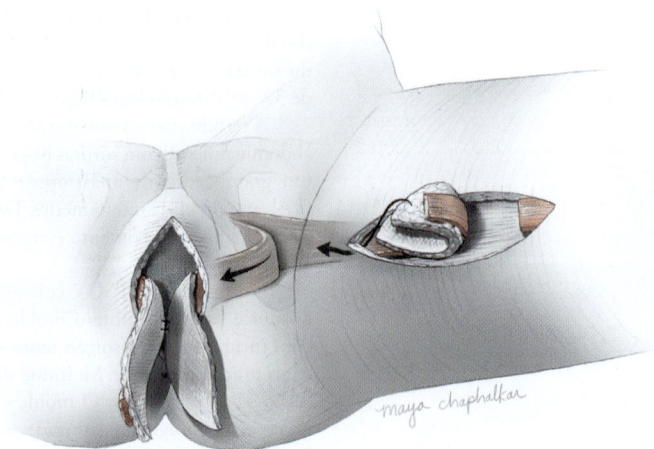

FIGURA 44-10.5 Retalho miocutâneo grácil.

zado com dissecção romba e com bisturi, de distal para proximal. Isso preserva o pedículo vascular dominante – um ramo da artéria femoral circunflexa medial à medida que ele entra no ventre anterior profundo do músculo 6 a 8 cm a partir do tubérculo púbico.

Através do campo operatório na coxa, um túnel subfascial é aberto com movimentos rombos medialmente à abertura da falha do períneo. O retalho do músculo grácil esquerdo é rodado em sentido horário contra a coxa, isto é, rodado primeiro posteriormente e depois medialmente. O retalho é colocado através dos túneis, ficando suspenso livremente entre as pernas da paciente. O retalho direito é rodado em sentido anti-horário, sendo posicionado de maneira semelhante (Fig. 44-10.5).

Começando na extremidade distal, a neovagina tubular com o grácil é construída suturando-se as margens das ilhotas de pele direita e esquerda com pontos isolados e sutura 4-0 de absorção lenta. A abertura proximal deve acomodar dois ou três dedos. A neovagina é rodada em sentido cefálico para dentro da pelve e posteriormente ancorada no platô levantador abdominalmente com suturas de pontos isolados 0 de absorção lenta, para impedir o prolapso vaginal. Os resíduos de pele são aparados, e a pele proximal é suturada no introito com pontos isolados e sutura 3-0 de absorção lenta.

❹ **Retalho do músculo reto abdominal.** Pode-se coletar uma ilhota de pele de qualquer local na parede abdominal, contanto que a base da sua forma seja na cicatriz umbilical. Normalmente, marca-se uma ilhota de pele de 10 × 15 cm. Na borda superior da ilhota, que em última análise irá formar a abertura vaginal, a pele, o tecido subcutâneo e a bainha do reto anterior são seccionados. O ventre do músculo reto abdominal é liberado com dissecção romba da bainha posterior. O ventre é dividido proximalmente, e os vasos anastomóticos conectados ao sistema epigástrico superior são ligados.

As demais margens da ilhota de pele recebem incisão através da bainha do reto anterior até a linha arqueada. A gordura subcutânea é mobilizada ao longo das margens lateral e medial do ventre do músculo reto. O reto é então dissecado de maneira romba da bainha posterior até atingir a linha arqueada. Em seguida, o peritônio posterior é seccionado inferiormente, ao longo de todo o comprimento da incisão na linha média, bem abaixo do retalho. O retalho RAM é agora inteiramente destacado, mas precisa ser mobilizado adicionalmente no seu pedículo vascular para ser capaz de balançar para dentro da pelve. Na porção distal da ilhota cutânea, o músculo reto é então dissecado de maneira romba inferiormente, da bainha anterior até sua inserção no osso púbico.

O retalho, consistindo em pele, tecido subcutâneo, bainha anterior e ventre do reto, é enrolado ao redor de uma seringa de modo a formar um tubo (Fig. 44-10.6). As margens de pele são aproximadas com sutura 4-0 de absorção lenta. A seringa é removida, e o tubo é posicionado dentro da pelve. A extremidade pélvica é fechada. O retalho RAM deve ser inserido na pelve sem tensão para evitar a oclusão do seu suprimento vascular predominante da artéria epigástrica inferior.

A extremidade aberta da neovagina é trazida para fora sob a sínfise púbica até o períneo onde é presa à falha vulvar utilizando pontos verticais acolchoados com fio de sutura 0 de absorção lenta. Pode-se também preparar um retalho em J do omento para fornecer suprimento sanguíneo adicional.

PÓS-OPERATÓRIO

Para muitas mulheres, a presença de uma vagina melhora significativamente a qualidade de vida da mulher e reduz os problemas se-

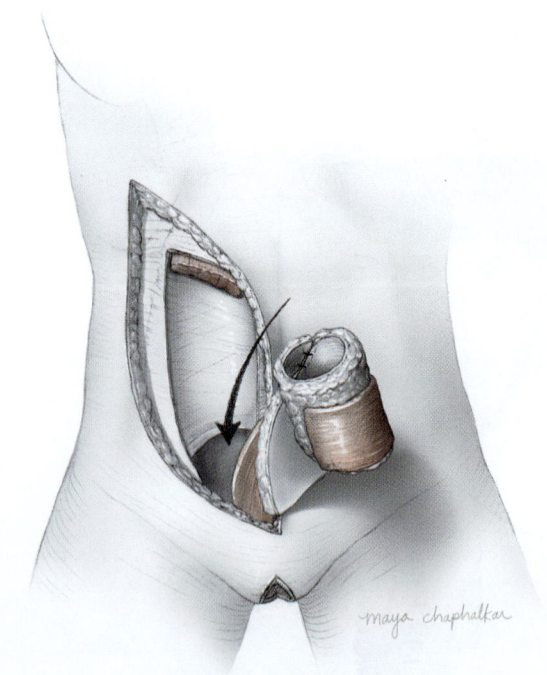

FIGURA 44-10.6 Retalho miocutâneo do reto abdominal.

xuais após a exenteração (Hawighorst-Knapstein, 1997). A reconstrução pode ser benéfica para a autoimagem da paciente, e saber que as relações sexuais serão possíveis pode ser reconfortante, mesmo que a paciente decida não ser mais sexualmente ativa após a cirurgia. A morbidade do procedimento depende muito do tipo de neovagina.

Os retalhos da parte pudenda da coxa são confiáveis e fáceis de serem colhidos, porém são talvez os com maior chance de não serem funcionais. As sequelas de longo prazo podem incluir dor vulvar, corrimento vaginal crônico, crescimento de pelos e protrusão dos retalhos. Esses sintomas podem desencorajar a paciente e seu parceiro de manter relações sexuais (Gleeson, 1994a).

As neovaginas STSG podem infeccionar no sítio doador ou receptor. A necrose devida a um comprometimento vascular ou desenvolvimento de um seroma são outras complicações comuns. No pós-operatório pacientes devem inicialmente ser imobilizadas para auxiliar na recuperação e a colocação de stents com um molde vaginal é necessária por meses a fim de impedir a estenose vaginal ou contratura (Fowler, 2009).

Os retalhos GMC podem ser difíceis de passar para dentro da pelve durante o procedimento, e há o risco de perda tecidual parcial ou total devido à necrose decorrente do suprimento sanguíneo inerentemente fraco (Cain, 1989). A perda do retalho é significativamente mais comum se a anastomose do retossigmoide é realizada concomitantemente durante a exenteração (Soper, 1995). O prolapso de longo prazo é outro problema relativamente comum. As cicatrizes residuais nas pernas são uma queixa frequente (porém relativamente menor) no pós-operatório.

Os retalhos com o músculo reto abdominal talvez sejam a melhor escolha para reconstrução vaginal no momento da exenteração pélvica (Jurado, 2009). O ideal é que preencham o espaço morto da pelve, reduzam o risco de fístulas e permitam atividade sexual satisfatória (Goldberg, 2006). No entanto, o sítio doador pode ser de fechamento primário difícil ou levar a uma hérnia ou deiscência pós-operatória. O tempo de cirurgia também aumenta, ao contrário de um retalho grácil, em que uma equipe abdominal pode prosseguir com a exenteração enquanto a equipe perineal está começando a reconstrução, pois não é possível utilizar duas equipes cirúrgicas quando se faz um retalho RAM. Necrose do retalho, fístulas e estreitamento ou estenose vaginal são outras complicações frequentes (Soper, 2005).

44-11

Linfadenectomia pélvica

A remoção de linfonodos pélvicos é um dos destaques das cirurgias de estadiamento, normalmente sendo indicada para pacientes com câncer de útero, ovário ou colo uterino. A linfadenectomia pélvica implica na remoção total de todos os tecidos ganglionares dentro de uma área delimitada por marcos anatômicos bem definidos: porção média da artéria ilíaca (proximal), a veia ilíaca circunflexa profunda (distal), a porção média do músculo psoas maior (lateral), o ureter (medial) e o nervo obturador (posterior). (Whitney, 2010). A principal indicação da linfadenectomia pélvica é o seu papel como parte da cirurgia de estadiamento do câncer. Entretanto, naqueles envolvidos com nódulos evidentes, esse procedimento pode servir de maneira ideal para realizar o *debulk* da carga tumoral.

Há outras definições usadas com frequência em associação com a linfadenectomia. A *amostragem* de gânglios linfáticos pélvicos é um processo mais restrito dentro dos mesmos limites anatômicos, particularmente utilizado para remover qualquer gânglio aumentado ou suspeito (Whitney, 2010). A amostragem é limitada a regiões pélvicas facilmente acessíveis e não lida com todos os grupos de nódulos (Cibula, 2010). A *dissecção* de gânglios linfáticos é um termo vago, que pode englobar desde a amostragem até a linfadenectomia.

O objetivo da linfadenectomia é o de remover todo o tecido linfático gorduroso das áreas previstas que carregam uma alta incidência de metástase nodal (Cibula, 2010). De modo ideal, o procedimento deve gerar numerosos nódulos pélvicos dos múltiplos sítios no interior dos limites descritos anteriormente (Huang, 2010). Entretanto, a remoção de mais gânglios linfáticos aumenta o risco de complicações pós-operatórias (Franchi, 2001). A remoção de pelo menos quatro gânglios linfáticos de cada lado (direito e esquerdo) é a exigência mínima necessária para validar que uma linfadenectomia adequada tenha sido realizada (Whitney, 2010). Em geral, a extensão da linfadenectomia pélvica depende das circunstâncias clínicas, variando de acordo com o médico. Além disso, a completude da linfadenectomia é também dependente das habilidades diagnósticas do patologista que a analisa.

Como observado, a remoção de gânglios linfáticos aumentados pode ser necessária para se conseguir o *debulking* ideal do câncer de ovário. Além disso, o *debulking* de gânglios pélvicos muito afetados também pode conferir algum benefício para a sobrevida em determinadas pacientes vítimas de câncer endometrial e de colo do útero (Havrilesky, 2005; Kupets, 2002). No entanto, há controvérsias se a remoção sistemática de gânglios pélvicos confere um benefício real para a sobrevida ou apenas permite um estadiamento mais preciso em pacientes antes consideradas em estádios mais precoces (Panici, 2005).

A linfadenectomia pélvica pode ser realizada durante a laparoscopia ou por meio de uma abordagem minimamente invasiva (Seções 44-13 e 44-14, p. 1302). A linfadenectomia pélvica extraperitoneal não é comumente realizada (Larciprete, 2006). Além disso, a identificação pré-operatória de gânglios linfáticos pélvicos suspeitos através do mapeamento linfático e da identificação de gânglios sentinela não é universalmente disponível.

PRÉ-OPERATÓRIO

Avaliação da paciente

Dependendo da situação, os estudos por imagem, como a RM, TC ou PET podem sugerir a presença de linfadenopatia pélvica e ajudam a orientar o cirurgião para as áreas mais suspeitas. Entretanto, a capacidade de detectar metástases nodais menos óbvias no pré-operatório é limitada.

Consentimento

A linfadenectomia pélvica deve ser um procedimento simples, com poucas complicações; no entanto, hemorragia aguda, linfocistos pós-operatórios, linfoedema e lesão no nervo obturatório são possíveis. Obesidade, terapia de radiação prévia, infecções pélvicas anteriores, cirurgia abdominal anterior e outros fatores causadores de fibrose retroperitoneal podem acrescentar dificuldades à dissecção. Esses procedimentos destroem planos teciduais, podendo levar a maior risco de complicações.

Preparação da paciente

A preparação intestinal de rotina e a profilaxia antibiótica não são necessárias para a linfadenectomia, porém podem ser necessárias para outras cirurgias concomitantes. A tromboprofilaxia é administrada como delineado na Tabela 39–9 (p. 962).

INTRAOPERATÓRIO

PASSO A PASSO

1 **Anestesia e posicionamento da paciente.** A linfadenectomia pode ser realizada com anestesia geral ou regional com a paciente em decúbito dorsal. Coloca-se um cateter de Foley, e o abdome é preparado para a cirurgia. A vagina também é preparada cirurgicamente uma histerectomia concomitante é planejada.

2 **Entrada abdominal.** As incisões adequadas para o procedimento são verticais na linha média ou abdominais transversais, que permitem visualização adequada. Afastadores de autorretenção devem ser ajustados de modo a promover a exposição completa da artéria ilíaca externa.

3 **Exploração abdominal.** Os gânglios linfáticos pélvicos devem ser com frequência palpados durante a exploração abdominal inicial. Gânglios totalmente positivos e inesperados podem indicar que o plano cirúrgico proposto deve ser abandonado (por exemplo, uma histerectomia radical para câncer de colo do útero) ou revisto (Whitney, 2000).

4 **Exploração retroperitoneal.** O espaço retroperitoneal normalmente já foi adentrado através do ligamento redondo durante procedimentos cirúrgicos prévios. No entanto, para melhorar a visibilidade, os cirurgiões podem estender mais a dissecção das aberturas das folhas anterior e posterior do ligamento largo.

A palpação da pulsação da artéria ilíaca externa imediatamente medial ao músculo psoas maior deve ser o ponto de partida. Sua identificação permite que os cirurgiões localizem a anatomia relevante. A dissecção romba é então realizada para visualizar a bifurcação da artéria ilíaca comum nas artérias ilíaca externa e interna. O ureter é isolado, conforme anteriormente descrito (Seção 44-1, passo 5, p. 1260). As estruturas restantes da parede abdominal lateral são cobertas por tecido linfoide gorduroso e ainda não estão visíveis. Para remover um espécime em bloco, a dissecção começará ao longo da artéria ilíaca externa, prossegue distalmente para atingir o anel inguinal, reflete medialmente sobre a veia ilíaca externa para o espaço do obturador e termina na artéria ilíaca interna. Separadamente, nódulos ao longo da artéria ilíaca comum podem ser incluídos.

5 **Dissecção lateral.** Coloca-se um dedo indicador lateralmente à bifurcação ilíaca comum para dissecção romba paralela à artéria ilíaca externa caudalmente ao longo do músculo psoas maior (Fig. 44-11.1). A ausência de ramos arteriais e venosos ao longo dos vasos ilíacos externos permite dissecção romba agressiva, a menos que haja fibrose significativa. Essa manobra separa a gordura peritoneal lateral do tecido linfoide gorduroso que encobre os vasos.

Os tecidos ganglionares são então refletidos medialmente de modo a revelar totalmente a artéria ilíaca externa. Normalmente é necessário utilizar pinça para tração e corte eletrocirúrgico para elevar os tecidos adventícios acima da artéria e manter o plano correto de dissecção. A veia ilíaca circunflexa profunda se origina da veia ilíaca externa distal e serve como limite caudal para esse grupo de gânglios. A veia ilíaca circunflexa deve estar

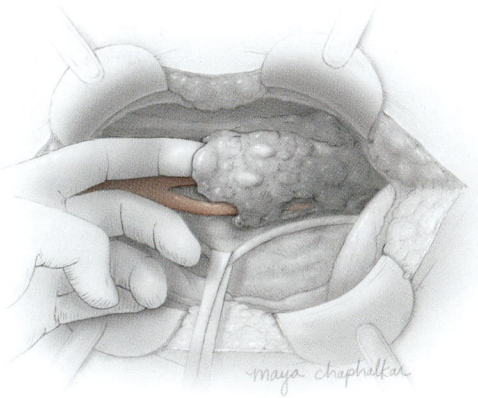

FIGURA 44-11.1 Mobilização de tecido ganglionar lateral.

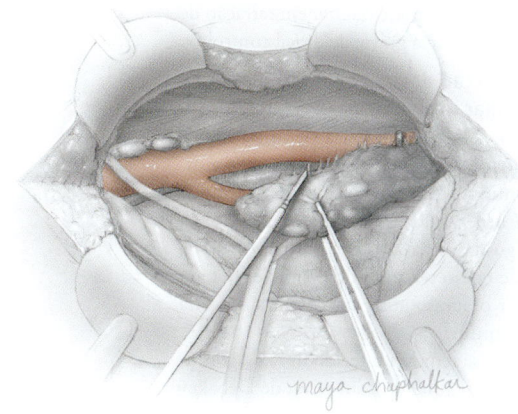

FIGURA 44-11.2 Dissecção medial sobre a veia.

visível, cruzando lateralmente a artéria ilíaca distal antes de prosseguir. O nervo genitofemoral que é visível paralelo à artéria e correndo por cima do músculo psoas maior, deve ser mantido intacto sempre que possível.

O sangramento é um problema comum na linfadenectomia pélvica e pode ser exacerbado pela fibrose retroperitoneal. O sangramento venoso ou a avulsão de pequenos ramos de vasos podem ser rapidamente controlados com grampos vasculares. As alterações vasculares são regularmente encontradas, podendo levar à hemorragia acidental se não forem adequadamente identificadas com antecedência.

6 Remoção dos linfonodos distais. Pode ser necessário temporariamente remover uma valva do afastador de autorretenção distal para ressecar todos os gânglios pélvicos em direção ao canal inguinal. O ligamento redondo distal é elevado com uma mão; o polegar da outra mão deve avançar diretamente abaixo do ligamento redondo e seguir até o anel inguinal. A aposição da ponta do polegar com o dedo médio e os dedos laterais permite palpação, compressão distal e remoção de tecido ganglionar no anel inguinal sem corte, grampeamento ou perda de sangue significativa. A valva do afastador pode então ser reposicionada.

7 Dissecção sobre a veia ilíaca externa. O ureter pode ser segurado medialmente com um dreno de Penrose para permitir a visualização da parede pélvica lateral. Utilizam-se pinças para colocar o feixe tecidual ganglionar que recobre o vaso ilíaco externo sob tração medial. É feita alternância entre dissecção eletrocirúrgica e romba para refletir o tecido ganglionar medialmente até que a veia ilíaca externa seja visualizada (Fig. 44-11.2). A dissecção é continuada em sentido de proximal para distal acima dos vasos ilíacos internos. O tecido ganglionar pode ser seccionado com bisturi eletrocirúrgico ao longo da parede infe-

romedial da veia ilíaca externa. A extremidade distal do feixe está normalmente presa à parede lateral. O tecido ganglionar pode ser removido colocando-se um grampo vascular e separando as conexões. Observa-se tecido linfoide gorduroso extra dentro dos limites anatômicos. Esses gânglios podem estar mais aderidos aos vasos, podendo ser separadamente removidos e adicionados ao material coletado.

8 Gânglios da fossa do obturador. O dedo indicador é inserido cuidadosamente entre o psoas maior e a artéria ilíaca externa e dá-se prosseguimento à dissecção romba inferiormente até a fossa do obturador. Pode ser necessário seccionar e ligar ramos venosos ou arteriais laterais. Por trás dos vasos ilíacos externos, podem ser identificados tecidos ganglionares, sendo adicionados ao material coletado.

Utiliza-se então um afastador venoso para elevar a veia ilíaca externa e expor a fossa do obturador (Fig. 44-11.3). Podem-se utilizar pontas de pinça para mobilizar tecidos ganglionares inferiormente, a partir da parte de baixo da veia. Ramos venosos acessórios podem ser identificados e seccionados. O afastador venoso é então removido, e insere-se uma mão com o polegar diretamente abaixo da veia. A ponta do polegar é avançada lateralmente, e o feixe nodal é cavado sobre a ponta dos dedos. Esse grupo ganglionar pode ser removido com pressão suave ao longo da parede pélvica lateral.

O nervo obturador será palpável, e a dissecção deve deliberadamente permanecer superior. Aderências fibróticas firmes podem ser dissecadas por meio de eletrocirurgia com visualização direta. O afastador venoso é então reinserido, e o nervo obturador deve estar prontamente visível. Podem ser visualizadas outras áreas de tecido linfoide gorduroso. Continua-se a dissecção romba até que a porção inteira da fossa obturatória por trás do nervo esteja vazia. Os tecidos ganglionares abaixo do obturador normalmente não são removidos uma vez que a artéria e a veia obtu-

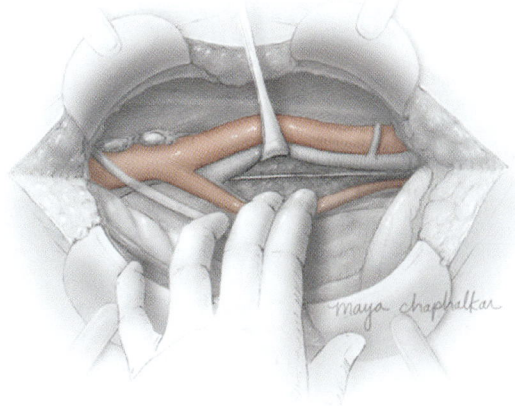

FIGURA 44-11.3 Dissecção da fossa do obturador.

ratória atravessam a área. A laceração de qualquer desses vasos pode resultar em retração de vasos e hemorragia grave, de difícil controle.

⑨ **Dissecção dos gânglios linfáticos distais da ilíaca comum.** A valva superior do afastador é reajustada para permitir maior visibilidade da metade distal da artéria ilíaca comum. Pode ser necessário mobilizar o colo utilizando dissecção eletrocirúrgica ao longo da linha alba de Toldt. O intestino pode então ser retraído o suficiente para permitir o acesso aos gânglios linfáticos da ilíaca comum.

Pode-se remover o tecido linfoide gorduroso lateral segurando com pinça de Debakey e utilizando dissecção eletrocirúrgica de modo a determinar um plano. A dissecção romba pode então ser realizada em direção proximal para aumentar a separação entre o tecido ganglionar e a artéria. Podem ser utilizados eletrocoagulação ou grampos para destacar os gânglios (Fig. 44-11.4). Deve-se ter cautela do lado direito devido à presença da veia ilíaca externa, da veia ilíaca comum e da veia cava inferior.

⑩ **Últimos passos.** Podem ser utilizadas compressas de gaze, abertas e colocadas firmemente dentro da fossa do obturador e medialmente à veia ilíaca externa para tamponar qualquer superfície escorregadia enquanto são realizados os procedimentos adicionais. Não há benefício no fechamento do espaço retroperitoneal ou no uso de rotina da drenagem pélvica por sucção (Charoenkwan, 2010).

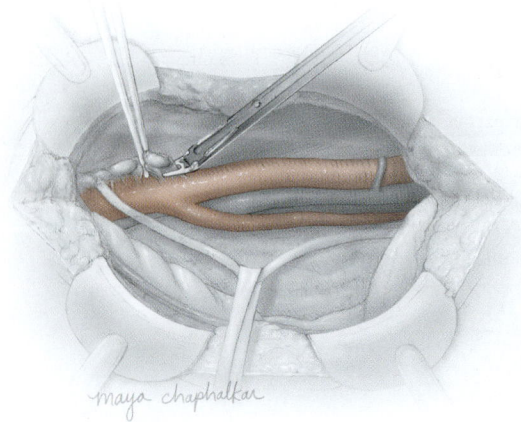

FIGURA 44-11.4 Dissecção da ilíaca comum distal.

PÓS-OPERATÓRIO

As técnicas cirúrgicas de dissecção romba diminuem o risco de lesão nervosa inesperada, porém podem aumentar a chance de formação pós-operatória de linfocistos. Também conhecidos como *linfocele*, esses cistos são normalmente conjuntos transitórios e assintomáticos de linfa. Linfocistos sintomáticos ou grandes costumam responder à aspiração percutânea com ou sem colocação de cateter de drenagem. Raramente é necessária esclerose e a laparotomia com marsupialização deve ser considerada como última opção (Karcaaltincaba, 2005; Liu, 2005).

Danos neurológicos envolvendo os nervos ilioinguinais, iliohipogástricos, genitofemurais ou femorais podem resultar de trauma cirúrgico direto, lesão por estiramento, aprisionamento do nervo por sutura ou pela colocação do retrator (Cardosi, 2002). No entanto, a transecção do nervo obturador deve ser imediatamente notada durante a cirurgia, devendo-se realizar reparo epineural (Vasilev, 1994). Déficits motores são mais bem manejados por meio de terapia física e tipicamente se resolvem com o passar do tempo. Mudanças sensoriais, como dor, podem exigir manejo farmacológico de longo prazo ou intervenção cirúrgica (Carsosi, 2002).

44-12

Linfadenectomia para-aórtica

A linfadenectomia para-aórtica implica na remoção completa de todos os tecidos ganglionares dentro de uma área delimitada por marcos anatômicos bem definidos: a artéria mesentérica inferior (proximal), a artéria ilíaca média comum (distal), o ureter (lateral) e a aorta (medial). A realização do procedimento varia de acordo com o médico, porém uma dissecção adequada requer que os tecidos linfáticos tenham pelo menos amostras patológicas de ambos os lados (Whitney, 2010).

A remoção dos gânglios linfáticos para-aórticos é rotineiramente indicada para realizar o estadiamento cirúrgico de mulheres com câncer de útero e de ovário, devido aos padrões imprevisíveis de disseminação linfática desses cânceres (Burke, 1996; Negishi, 2004). Além disso, a remoção de gânglios para-aórticos aumentados pode ser necessária para o *debulking* ideal de câncer de ovário, podendo também conferir um benefício para a sobrevida em determinadas pacientes com câncer endometrial e de colo uterino (Cosin, 1998; Havrilesky, 2005).

A linfadenectomia para-aórtica pode ser feita durante a laparotomia ou usando uma técnica minimamente invasiva (Seções 44-13 e 44-14, p. 1302). Independentemente, a dissecção proximal é em geral apenas estendida à artéria mesentérica inferior (IMA), a menos que haja indicações para uma linfadenectomia "alta" até a veia renal (Whitney, 2010).

PRÉ-OPERATÓRIO

Avaliação da paciente

Como descrito na Seção 44–11 (p. 1296), os estudos por imagem podem ajudar a orientar o cirurgião para as áreas mais suspeitas, porém não são inteiramente confiáveis na identificação de metástases dos gânglios linfáticos.

Consentimento

A linfadenectomia para-aórtica não é rotineiramente realizada em todo o mundo devido à elevada dificuldade técnica do procedimento e ao potencial de complicações (Fujita, 2005). Entre elas, a hemorragia aguda e o íleo pós-operatório são as mais comuns. Outras complicações são raras. No entanto, em pacientes obesas, a visibilidade da área de dissecção diminui, aumentando a complexidade da realização desse procedimento delicado. O tempo de cirurgia também aumenta consideravelmente nessas mulheres.

Preparação da paciente

Normalmente não são necessárias a preparação intestinal e a profilaxia antibiótica. No entanto, outras cirurgias concomitantes podem requerer seu uso. A tromboprofilaxia é fornecida como delineado na Tabela 39–9 (p. 962).

INTRAOPERATÓRIO

PASSO A PASSO

1 Anestesia e posicionamento da paciente. A linfadenectomia pode ser realizada com anestesia geral ou regional com a paciente em decúbito dorsal. Coloca-se o cateter de Foley, e prepara-se o abdome para a cirurgia. A vagina também é preparada cirurgicamente se uma histerectomia concomitante é planejada.

2 Entrada abdominal. Uma incisão na linha média que se estenda ao redor da cicatriz umbilical permite exposição ideal. A linfadenectomia para-aórtica pode também ser realizada por meio de uma incisão de Cherney ou de Maylard (ver Seções 41-3 e 41-4, p. 1024) (Helmkamp, 1990). Em contrapartida, uma incisão de Pfannenstiel permite exposição limitada, podendo não dar acesso suficiente ao abdome se houver sangramento (Horowitz, 2003).

3 Exploração abdominal. Os gânglios linfáticos para-aórticos devem ser rotineiramente palpados durante a exploração abdominal inicial. Coloca-se uma mão abaixo do mesentério do intestino delgado para palpar a aorta. Os dedos indicador e médio são então usados para seguir a aorta e palpar em busca de linfadenopatia. Gânglios para-aórticos suspeitos ou totalmente positivos em geral devem ser removidos como um dos primeiros passos da cirurgia abdominal. Gânglios positivos inesperados podem indicar que o plano cirúrgico proposto deve ser abandonado ou revisto (Whitney, 2000). Para a maioria dos casos em que nenhuma adenopatia está presente, a dissecção normalmente deve ser realizada por último, devido à possibilidade de disparar hemorragia grave que poderia limitar cirurgias posteriores.

4 Visualização. A exposição e o posicionamento adequado do afastador talvez sejam a parte mais importante do procedimento. Assim, coloca-se um afastador para permitir o acesso à aorta. O colo sigmoide deve ser gentilmente tracionado em direção inferior esquerda, enquanto o intestino delgado e o colo transverso são afastados com compressas de laparotomia para dentro do abdome superior. O posicionamento da paciente em Trendelenburg modificado também é útil para tirar o intestino do campo operatório. Pode ser necessário realizar mais dissecção ao longo do trajeto para-aórtico para mobilizar e mover de maneira suficiente o ceco do plano de dissecção. Tendo o intestino sido mobilizado da área, o peritônio sobre a aorta e sobre a artéria ilíaca comum direita deve estar visível. Ambos os vasos devem ser palpados antes de se prosseguir com a cirurgia.

5 Abertura do espaço retroperitoneal. Conforme descrito na Seção 44-1 (passo 5, p.

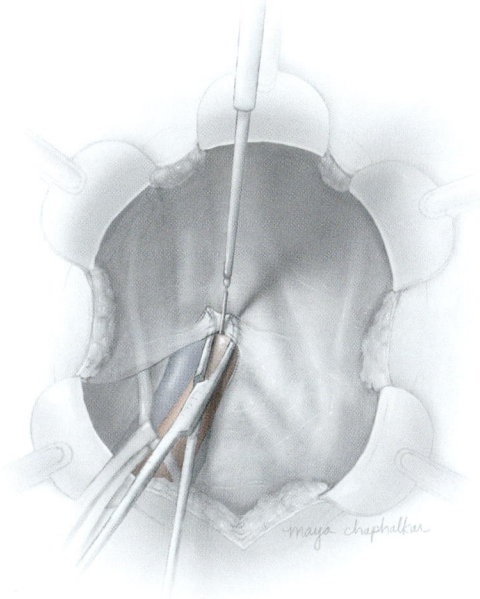

FIGURA 44-12.1 Abertura dos espaços retroperitoneais.

1260), o ureter é isolado e segurado lateralmente com um dreno de Penrose. Uma pinça em ângulo reto é usada para orientar a dissecção eletrocirúrgica do peritônio posterior em direção medial e cefálica sobre a artéria ilíaca comum e a aorta (Fig. 44-12.1). Permanecer diretamente sobre essas artérias é uma posição segura, uma vez que nenhuma estrutura vital atravessa esses vasos medialmente ao ureter. O cirurgião para em intervalos regulares a fim de palpar o trajeto da artéria antes de prosseguir com a dissecção em sentido cefálico até a dobra duodenal inferior. Faz-se dissecção romba para mobilizar o duodeno, e a valva cefálica do afastador é reposicionada para retrair essa parte do intestino.

❻ **Exposição da aorta e da veia cava inferior.** O cirurgião retorna à área próxima ao ureter direito, onde a dissecção peritoneal posterior começou. Utiliza-se corte eletrocirúrgico para a incisão na bainha areolar no topo da artéria ilíaca comum direita, e continua-se a dissecção proximalmente além da bifurcação aórtica até pelo menos a AMI. Pequenos vasos perfurantes podem ser encontrados e coagulados.

❼ **Remoção de gânglios para-aórticos direitos.** A linfadenectomia começa lateral à porção medial da artéria ilíaca comum direita. O ureter é segurado medialmente por tração no dreno de Penrose enquanto o feixe de gânglios é elevado com pinça, e realiza-se dissecção romba para melhor visualizar suas aderências fibrinosas à artéria distal.

Coloca-se uma pinça em ângulo reto sob essas fibras, e utiliza-se corte eletrocirúrgico para dividi-las e liberar a ponta distal do feixe. A dissecção romba mostrará a veia ilíaca comum direita passando abaixo da artéria. A bainha adventícia ao redor da veia ilíaca comum recebe uma incisão e é estendida para cima por corte eletrocirúrgico, seguindo-se a direção arterial ao nível da AMI para liberar o feixe medialmente. A borda lateral é determinada segurando-se de novo o ureter lateralmente e dissecando de maneira romba ao longo do músculo iliopsoas na direção cefálica para separar a parte lateral da veia cava inferior (VCI) da gordura retroperitoneal. Pode ser necessário reposicionar a valva abdominal superior direita do afastador para melhorar a visibilidade.

Nesse ponto, o feixe ganglionar para-aórtico direito já foi bastante descolado medial, distal e lateralmente. Os gânglios linfáticos são segurados distalmente com pinça de Debakey e elevados à medida que se realiza dissecção romba cuidadosa em direção proximal. Veias delicadamente perfuradas ao longo da VCI justificam uma dissecção meticulosa para reduzir sangramento. A veia acompanhante com frequência é encontrada próxima ao nível da bifurcação aórtica, devendo ser ocluída com um grampo vascular para hemostasia (Fig. 44-12.2). Ao atingir o nível do AMI, o feixe ganglionar pode ser removido colocando-se grandes clipes vasculares atravessando sua extremidade proximal e, depois, seccionando-o.

❽ **Reparo do sangramento venoso.** O cirurgião deve se preparar para pequenas lacerações na parede da VCI ou das veias ilíacas comuns devido à avulsão acidental de tributários venosos perfurantes. A hemorragia pode ser intensa e imediata. Inicialmente, aplica-se pressão com uma compressa ou com o dedo. Depois, avalia-se a exposição. O sangue é sugado da cavidade abdominal, os afastadores são reposicionados, e as incisões são estendidas, se necessário. Por fim, obtêm-se os instrumentos vasculares adequados. Veias laceradas podem em geral ser reparadas simplesmente com clipes vasculares (Fig. 44-12.3).

❾ **Remoção dos gânglios para-aórticos esquerdos.** A valva abdominal superior esquerda do afastador é reposicionada sob a margem peritoneal posterior para acessar o lado esquerdo da aorta. Realiza-se dissecção eletrocirúrgica para a incisão na bainha adventícia da aorta distalmente à porção medial da artéria ilíaca comum esquerda. A dissecção romba lateral ao nível da bifurcação deve mostrar o ureter esquerdo e determinar esse limite lateral. A dissecção romba posterior é realizada diretamente adjacente ao lado esquerdo da aorta para desenvolver o plano medial entre o feixe ganglionar e a aorta. A dissecção é continuada até os corpos vertebrais, sendo então estendida distalmente até a porção média da artéria ilíaca comum esquerda.

O feixe ganglionar é mantido sob tração para auxiliar na colocação de grampos vasculares e é distalmente seccionado, a menos que já tenha sido liberado por dissecção proximal durante uma linfadenectomia pélvica prévia. Os tecidos ganglionares são tracionados e progressivamente levantados proximalmente. Dissecções romba e eletrocirúrgica são realizadas alternadamente para seccionar qualquer aderência posterior remanescente (Fig. 44-12.4). A dissecção é continuada em sentido cefálico até a AMI, onde o feixe ganglionar é clipado e seccionado.

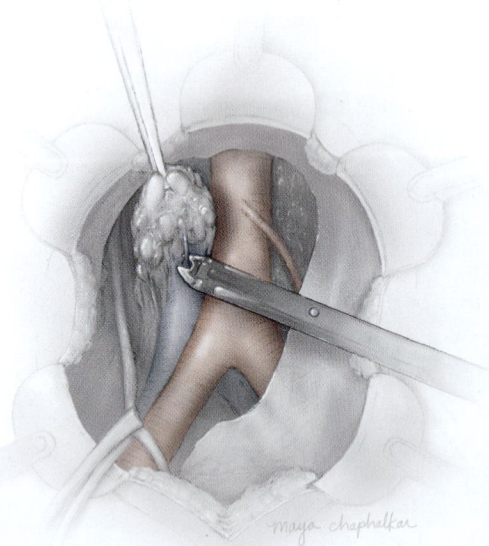

FIGURA 44-12.2 Remoção dos gânglios para-aórticos.

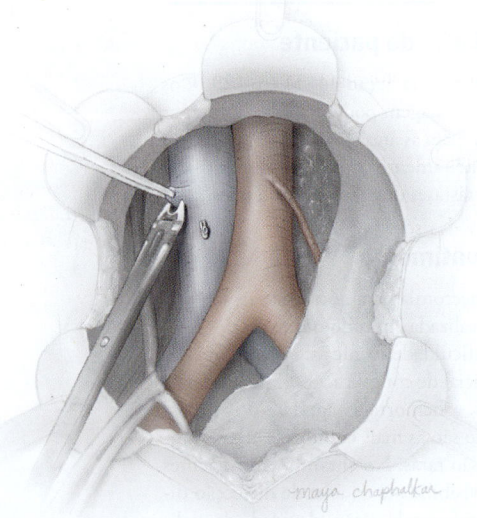

FIGURA 44-12.3 Reparo do sangramento venoso.

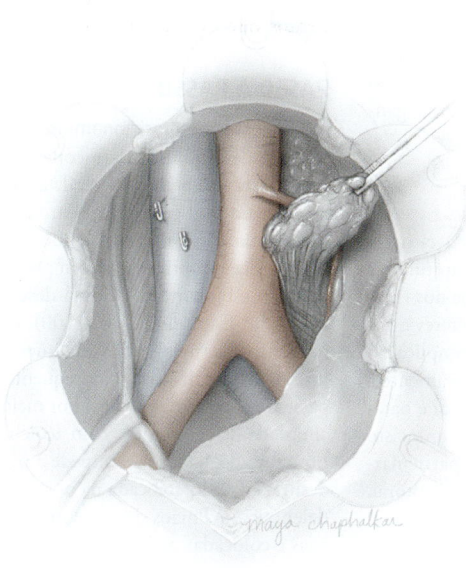

FIGURA 44-12.4 Remoção dos gânglios para-aórticos esquerdos.

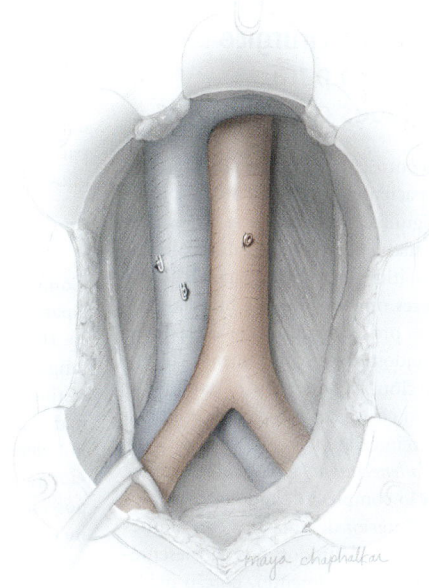

FIGURA 44-12.5 Linfadenectomia para-aórtica alta.

⑩ Remoção dos gânglios interilíacos. Há a opção de retirar vários gânglios ilíacos através da remoção do tecido gorduroso interilíaco entre as veias comuns. O peritônio posterior na bifurcação da aorta é preso, e realiza-se dissecção eletrocirúrgica ao longo da parte interna de ambas as artérias ilíacas comuns. A veia ilíaca comum esquerda que cruza a região é visível imediatamente abaixo. Uma vez que o peritônio é refletido, o tecido gorduroso abaixo é seguro e colocado sob tração. A dissecção romba é realizada ao longo da superfície da veia ilíaca comum, porque normalmente há poucos vasos perfurantes pequenos. A dissecção eletrocirúrgica pode ser realizada da direita para a esquerda para liberar uma área em forma de triângulo de tecido linfoide gorduroso depois de ter sido mobilizada entre as artérias ilíacas comuns.

⑪ Linfadenectomia para-aórtica alta. Um cirurgião pode escolher uma dissecção estendida para atingir as veias renais. Mais frequentemente, isso é feito durante o estadiamento de câncer de ovário em casos de câncer endometrial de alto risco (Mariani, 2008; Morice, 2003). Os limites anatômicos começam distalmente na AMI e atingem proximalmente a entrada da veia ovariana direita e a veia renal esquerda (Whitney, 2010).

A incisão peritoneal na linha média é feita mais na direção cefálica, e a alça duodenal é rombamente dissecada da aorta e da VCI. O reposicionamento da valva do afastador para retrair essa alça auxilia na exposição. O feixe ganglionar para-aórtico do lado direito é segurado com pinça de Debakey, e a dissecção é continuada na direção cefálica até que a veia ovariana possa ser clipada, seccionada e incorporada no interior do espécime. Quando o nível da veia renal esquerda é atingido, o feixe é clipado e seccionado.

A dissecção do lado esquerdo começa com a identificação, a ligadura e a secção da AMI entre os pontos. A circulação mesentérica tem um rede colateral extensa que permite a ligação da AMI sem isquemia intestinal subsequente. A divisão da AMI permite o acesso ao tecido ganglionar superior. O limite proximal é determinado por dissecção romba para visualizar a veia renal esquerda. A remoção dos gânglios para-aórticos esquerdos inclui a elevação do feixe ganglionar distal, dissecção romba para isolar e coagular os anexos linfáticos por eletrocirurgia e a progressão em direção à veia renal esquerda. Aqui, o feixe é grampeado e seccionado (Fig. 44-12.5).

⑫ Linfadenectomia retroaórtica. Essa dissecção mais extensa é opcional e começa após o término da linfadenectomia para-aórtica do lado esquerdo. As artérias lombares do lado esquerdo podem ser visualizadas se ramificando diretamente a partir da aorta. Esses vasos podem ser ligados e cortados para permitir o rolamento manual da aorta da esquerda para a direita e para permitir o acesso à cadeia ganglionar retroaórtica. Esse procedimento costuma ser realizado quando os exames por imagem mostram gânglios suspeitos na região.

⑬ Últimos passos. Compressas de gaze podem ser abertas e colocadas gentilmente nas áreas de dissecção ganglionar para tamponar qualquer superfície porejante. Não há benefício no fechamento do espaço retroperitoneal ou no uso de rotina de drenagem por sucção (Morice, 2001).

PÓS-OPERATÓRIO

O curso pós-operatório da linfadenectomia para-aórtica em geral é o mesmo da laparotomia. No entanto, a incidência de íleo pós-operatório aumenta devido ao maior tempo de cirurgia, à extensão da incisão e à maior perda de sangue. A maioria dos episódios é leve, porém pode-se esperar maior período de internação (Fujita, 2005).

44-13
Estadiamento cirúrgico laparoscópico para malignidades ginecológicas

O estadiamento laparoscópico pode ser realizado em pacientes selecionadas com presumidas malignidades ginecológicas em estágio inicial. O estadiamento inclui a dissecção dos gânglios linfáticos pélvicos e para-aórticos e algumas vezes omentectomia e biópsia peritoneal. Esses procedimentos também podem ser completados laparoscopicamente em pacientes selecionadas que não passaram por estadiamento cirúrgico completo na época da sua operação inicial.

A *linfadenectomia para-aórtica* implica uma remoção completa de todo o tecido dos gânglios do interior de uma área com limites anatômicos bem definidos: artéria mesentérica inferior (proximalmente), porção média da artéria ilíaca comum (distalmente), ureter (lateralmente) e aorta (medialmente). Dentro desses limites, os gânglios linfáticos para-aórticos são removidos da direita e da esquerda. Indicações específicas para a linfadenectomia para-aórtica incluem o estadiamento cirúrgico de mulheres com câncer uterino e ovariano. Além disso, a remoção de gânglios para-aórticos aumentados pode ser necessária para obter um *debulking* ótimo do câncer ovariano e pode também conferir um aumento da sobrevivência ao ajudar a radioterapia direcionada em pacientes selecionadas com câncer endometrial e do colo do útero.

A *linfadenectomia pélvica* implica a remoção completa de todo tecido ganglionar do interior de uma área limitada por marcos anatômicos bem definidos: porção média da artéria ilíaca comum (proximalmente), veia ilíaca circunflexa profunda (distalmente), porção média do músculo psoas maior (lateralmente), ureter (medialmente) e nervo obturador (posteriormente). No interior desses limites, os gânglios linfáticos pélvicos são removidos próximos do ilíaco externo, ilíaco interno e vasos obturadores. A principal indicação da linfadenectomia pélvica é o seu papel no estadiamento da cirurgia de estadiamento do câncer. Entretanto, naquelas com gânglios muito desenvolvidos, esse procedimento pode servir para realizar um eficiente *debulking* da carga tumoral.

PRÉ-OPERATÓRIO

■ **Avaliação da paciente**

Um exame pélvico detalhado e história revelam fatores que ajudam a determinar a melhor rota cirúrgica para uma determinada paciente. Quando se considera uma rota minimamente invasiva, pacientes com suspeita de adesões extensas ou aquelas com doença cardiopulmonar significativa podem ser candidatas ruins. Independente da abordagem, estudos pré-operatórios de imagem anteriores à linfadenectomia podem ajudar a guiar o cirurgião para áreas suspeitas de envolvimento de gânglios linfáticos.

■ **Consentimento**

Complicações gerais relacionadas à cirurgia laparoscópica são discutidas no Capítulo 42 (p. 1097) e incluem lesão de entrada nos vasos sanguíneos principais, bexiga, ureteres e intestino. A hemorragia aguda é a complicação mais comumente associada especificamente à linfadenectomia laparoscópica pélvica e para-aórtica. Além disso, lesão ureteral, linfocisto pós-operatório e lesões nervosas, particularmente ao nervo obturador e genitofemoral, podem também ocorrer. Preventivamente, dissecção cuidadosa e identificação da anatomia retroperitoneal são obrigatórias antes de prosseguir com qualquer ressecção. Para ambos os procedimentos de linfadenectomia, obesidade, radioterapia prévia, infecções pélvicas anteriores e cirurgia abdominal anterior podem dificultar a dissecção e levar a uma amostragem incompleta ou limitada de gânglios linfáticos.

O risco de conversão a um procedimento aberto deve também sempre ser discutido. A conversão à laparotomia pode ser necessária se a exposição e manipulação de órgãos forem limitadas ou se hemorragia aguda não puder ser controlada laparoscopicamente. Finalmente, metástase no sítio do portal é uma complicação rara, mas possível, como descrito na Seção 42–1 (p. 1099).

■ **Preparação da paciente**

Preparação intestinal de rotina e profilaxia antibiótica não são, em geral, necessárias. Entretanto, outras cirurgias concomitantes podem determinar seu uso. A tromboprofilaxia é administrada como delineado na Tabela 39–9 (p. 962).

INTRAOPERATÓRIO

■ **Instrumentos**

Para o estadiamento cirúrgico laparoscópico, algum tipo de dispositivo elétrico é necessário, como o coagulador por raio de argônio (ABC), bisturi harmônico, ou tesouras monopolares. Adicionalmente, pinças rombas são necessárias e pinças de Maryland são úteis para dissecção mais precisa. Os gânglios linfáticos podem ser removidos de várias formas, incluindo o uso de uma bolsa de amostragem endoscópica ou por pinças laparoscópicas com colher. Uma vez que o sangramento pode ocorrer, um irrigador de sucção deve estar pronto para o uso e clipes vasculares laparoscópicos devem estar disponíveis.

PASSO A PASSO

1 Anestesia e posicionamento da paciente. A lifadenectomia laparoscópica é realizada sob anestesia geral. Em geral, a posição de litotomia dorsal é escolhida em razão de histerectomia concomitante, embora a posição supina seja apropriada para um procedimento de novo estadiamento. Como descrito totalmente no Capítulo 42 (p. 1100), o posicionamento é crucial para qualquer processo minimamente invasivo. Consequentemente, a paciente é segurada na cama por meio de uma almofada de gel ou pufe com acolchoamento protetor adequado. Isso impede a paciente de deslizar quando colocada na posição de Trendelenburg. As mãos da paciente são acolchoadas e colocadas na lateral do corpo, a fim de permitir uma grande amplitude de movimento ao cirurgião durante o procedimento.

A fim de evitar a punção estomacal por um trocarte durante a entrada abdominal primária, um tubo orogástrico ou nasogástrico deve ser colocado para descomprimir o estômago. Para evitar lesão semelhante à bexiga, é colocado um cateter de Foley. O abdome é então cirurgicamente preparado. A vagina também é cirurgicamente preparada se uma histerectomia concomitante for planejada.

2 Colocação do portal. Como descrito na Seção 44–3, passo 2 (p. 1268), o trocarte primário de 10 a 12 mm é colocado aproximadamente 1 a 2 cm acima do umbigo usando um método aberto de entrada abdominal. O laparoscópio de zero graus e 10 mm fornece uma melhor visualização comparado a um de 5 mm de diâmetro e deve ser utilizado. Os portais acessórios incluem dois trocartes de 5 mm nos quadrantes inferiores direito e esquerdo, e um trocarte de 12 mm é colocado na linha média acima da sínfise púbica.

Os gânglios linfáticos devem ser examinados durante a exploração abdominal inicial. Gânglios positivos inesperados podem alterar um plano operatório proposto e podem exigir a conversão para um procedimento aberto.

3 Linfadenectomia para-aórtica: posicionamento. A linfadenectomia para-aórtica transperitoneal é em geral realizada primeiro, uma vez que é a parte mais desafiadora do procedimento. A exposição e o posicionamento adequado são essenciais para a dissecção eficiente. Uma técnica é a de mover os monitores de vídeo na direção dos ombros da paciente. Cada monitor deve ser colocado em uma posição confortável para a visualização do cirurgião. O primeiro cirurgião fica em pé ao lado direito da paciente na altura dos seus quadris e está de frente para a cabeça da paciente. O laparoscópio é colocado no portal suprapúbico e é direcionado para o abdome superior para visualização da aorta e da veia cava inferior (VCI).

④ Linfadenectomia para-aórtica: abertura do espaço retroperitoneal. Com a paciente na posição de Trendelenburg, o intestino delgado é gentilmente elevado para os quadrantes superiores direito e esquerdo. O primeiro ponto de referência a ser identificado é a bifurcação da aorta e a artéria ilíaca comum direita. O peritônio acima da artéria ilíaca comum direita é segurado, levantado e excisado com o ABC, que foi colocado no portal supraumbilical de 12 mm, com outro tipo de dispositivo elétrico ou com tesouras. Essa incisão peritoneal é estendida para cima sobre o aspecto lateral da aorta e continua até o nível do duodeno. Após a entrada no espaço retroperitoneal, o peritônio é mantido anteriormente e na direção da cabeça pelo cirurgião assistente, usando uma pinça através do trocarte do quadrante inferior direito. O cirurgião realiza dissecção romba e por lâmina para mobilizar o duodeno na direção da cabeça e expor a aorta até atingir a artéria mesentérica inferior (AMI), quando ela sai na esquerda. A dobra peritoneal é segurada novamente pelo assistente acima da artéria ilíaca comum direita, e o cirurgião disseca lateralmente até que o ureter direito seja localizado. O cirurgião libera o peritônio para levantar o ureter anterior e lateral com tração romba delicada. O cirurgião continua a dissecção lateralmente ao longo da artéria ilíaca comum, sob o ureter, até a identificação do músculo psoas maior. Um plano é desenvolvido rombamente entre a porção lateral da VCI e o músculo psoas maior, sendo estendido na direção da cabeça a um nível paralelo à AMI. A partir da identificação dos limites anatômicos, a remoção do feixe de gânglios pode ser realizada.

⑤ Linfadenectomia para-aórtica: remoção de gânglios sobre a veia cava inferior. O cirurgião começa a dissecção na porção extrema direita da artéria ilíaca comum, onde ela encontra o músculo psoas maior. A pinça é usada para abrir rombamente pequenos espaços para criar pedículos fibrosos que podem ser lisados ou coagulados e divididos. Isso continua até que a ponta do feixe de gânglios possa ser elevada e trazida na direção da cabeça. A dissecção continua medialmente até cruzar a VCI e chegar à aorta inferior. Os gânglios linfáticos que recobrem a VCI são segurados com uma pinça romba e delicadamente elevados (Fig. 44–13.1). Esse tecido ganglionar é então separado da veia subjacente com dissecção romba em direção proximal, criando pequenos pedículos que frequentemente contêm pequenos vasos. Os vasos multiplamente perfurados são sequencialmente isolados, clipados ou coagulados, e então divididos. Em geral esta é a

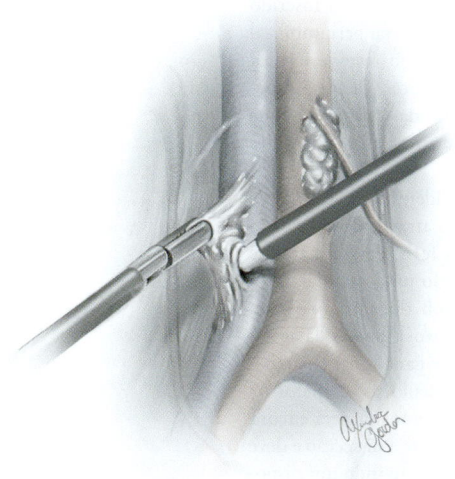

FIGURA 44-13.1 Dissecção dos gânglios linfáticos para-aórticos direitos.

parte mais difícil da dissecção, uma vez que, se esses vasos forem inadvertidamente rompidos, pode ocorrer um sangramento expressivo. Preventivamente, clipes hemostáticos laparoscópicos ou coagulação podem ser usados nos pedículos vasculares maiores. Além disso, uma pequena compressa pode ser colocada profilaticamente no abdome através do trocarte periumbilical no caso de um tamponamento rápido ser necessário para controlar o sangramento. A dissecção prossegue proximalmente ao longo da VCI para atingir o nível da AMI. Os gânglios linfáticos são removidos intactos usando uma bolsa endoscópica ou colher através do portal supraumbilical de 12 mm.

⑥ Linfadenectomia para-aórtica: remoção dos gânglios para-aórticos esquerdos. Em seguida é realizada a dissecção dos gânglios para-aórticos esquerdos e o cirurgião e o assistente trocam de lugar. O mesentério do sigmoide é retraído anteriormente e lateralmente pelo assistente ao segurar e retrair a borda peritoneal esquerda através do trocarte do quadrante inferior esquerdo. Alternativamente, pode ser colocado laparoscopicamente um fio 0 de absorção lenta para juntar uma porção da epiploica sigmoide à parede abdominal lateral esquerda. A AMI é de novo identificada ao deixar a aorta. O músculo psoas maior esquerdo é identificado com dissecção romba abaixo da AMI e lateral à aorta. O ureter esquerdo, que é mais profundo e lateral à aorta, também é exposto. Uma vez identificado, ele pode ser retraído anteriormente e lateralmente pelo assistente após liberar o peritônio. Um plano é rombamente desenvolvido por meio de dissecção delicada medial em relação ao ureter, do AMI para a artéria ilíaca comum esquerda. Os gânglios linfáticos adjacentes à aorta são separados por pinçamento com pinças laparoscópicas e dissecados lateralmente. Pedículos fibrosos e vasos perfurantes são isolados, coagulados e divididos. Com os limites anatômicos identificados, a ponta inferior do feixe de gânglios é dissecada e dividida na porção média da artéria ilíaca comum esquerda após checar novamente a localização do ureter. A pinça é usada para elevar o feixe à medida que a dissecção prossegue proximalmente até atingir a AMI. O feixe é então separado e removido.

⑦ Linfadenectomia para-aórtica alta. Em alguns casos, um cirurgião pode escolher uma dissecção laparoscópica estendida (Seção 44–12, passo 11, p. 1301). Os limites anatômicos de uma linfadenectomia para-aórtica alta começam distalmente na AMI e atingem proximalmente o nível da entrada das veias do ovário direito e esquerdo (Whitney, 2010). Tipicamente, esse procedimento transperitonial é possível apenas em pacientes selecionadas com anatomia favorável, como um corpo magro, uma vez que a exposição é, de outro modo, frequentemente problemática. Outras manobras úteis incluem ter um segundo assistente cirúrgico e colocar trocartes adicionais de 5 mm na direita e na esquerda do quadrante médio.

O peritônio que reveste a aorta no nível da AMI é pinçado e elevado anteriormente para deslocar o intestino delgado para o abdome superior enquanto proporciona exposição à aorta. Se uma pinça não for suficiente, ambos os portais do lado direito são usados pelo assistente, enquanto um segundo assistente segura o laparoscópio. O cirurgião realiza a dissecção retroperitoneal proximalmente ao longo da aorta para mobilizar adicionalmente o duodeno. Frequentemente um retrator laparoscópico em leque precisará ser inserido pelo assistente através do portal periumbilical e ser posicionado no espaço retroperitoneal para proporcionar a exposição da aorta superior. Uma dissecção delicada continua até que a veia renal esquerda seja visualizada quando cruza a aorta.

O ureter direito é identificado e de novo elevado pelo assistente através do portal do lado direito. Então o feixe ganglionar que recobre a VCI é pinçado uma vez mais pelo cirurgião e mantido sob tração lateral para dissecar e dividir os anexos fibrosos da aorta. A porção lateral do feixe ganglionar é rombamente separada do músculo psoas maior na direção proximal. A veia gonadal será encontrada pelo cirurgião durante a dissecção e deve ser individualmente ligada usando um dispositivo coagulador bipolar. O limite proximal do feixe ganglionar é então separado no nível da veia renal e removido como descrito anteriormente.

A dissecção do lado esquerdo começa com o cirurgião e o assistente trocando de lugar. Em seguida são colocados os clipes laparoscópicos na AMI e feita a divisão usando um dispositivo de coagulação bipolar. O ureter esquerdo é de novo identificado e mantido lateralmente pelo assistente através do portal do lado esquerdo. Usando ambos os trocartes do lado direito, o cirurgião realiza uma dissecção romba com coagulação intermitente e divisão dos pedículos fibrosos ou vasculares para separar o feixe ganglionar em uma direção proximal. A veia gonadal pode ser visualizada em algum ponto, e a dissecção continua paralela à ela até atingir a veia renal esquerda, onde o feixe é dividido e removido.

❽ Linfadenectomia pélvica: posicionamento. Uma vez que a dissecção para-aórtica seja completada, a linfadenectomia pélvica pode ser realizada. Os cirurgiões agora se viram, voltando-se para a pelve, e os monitores de vídeo são movidos para se aproximar do nível das coxas da paciente. O laparoscópio é recolocado no portal supraumbilical. O cirurgião primário agora opera do lado esquerdo usando os portais lateral e suprapúbico, enquanto o assistente fica do lado direito e segura o laparoscópio e o instrumento no portal inferior direito.

❾ Linfadenectomia pélvica: entrada retroperitoneal. Preferivelmente os espaços retroperitoneais terão sido abertos se a histerectomia foi realizada primeiro. Do contrário, o ligamento redondo é seccionado e o peritônio posterior é pinçado, elevado e dissecado paralelamente ao ligamento infundibulopélvico. Então, é aplicada uma tração anterior delicada ao ligamento redondo seccionado para abrir o ligamento largo. Tração medial no ligamento umbilical medial obliterado permite a exposição do espaço paravesical e posteriormente o

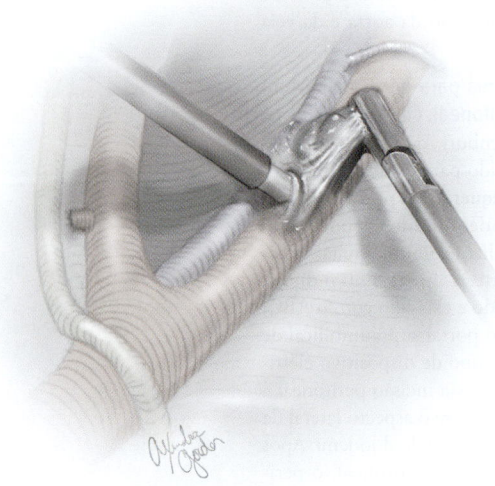

FIGURA 44-13.2 Dissecção dos gânglios linfáticos pélvicos sobre os vasos ilíacos externos.

espaço obturador e os gânglios linfáticos. O objetivo anterior à remoção do gânglio linfático pélvico é o de abrir e desenvolver completamente os espaços pararretal e paravesical, o que é descrito na Seção 44-3, passo 3 (p. 1268). No retroperitônio, estruturas importantes que devem ser identificadas incluem o ureter, o músculo psoas, os nervos genitofemural e obturador e os vasos ilíacos externos e internos (Fig. 38-16, p. 932).

❿ Linfadenectomia pélvica: remoção de gânglios sobre os vasos ilíacos externos. A remoção de tecido linfático começa sobre a artéria ilíaca comum e se estende adjacente à artéria ilíaca externa, criando um plano entre o tecido linfoide localizado medialmente e a gordura pré-peritoneal lateral acima do músculo psoas maior. O grupo de gânglios linfáticos é pinçado com o instrumento rombo e elevado. Um dissecador rombo pode ajudar a criar pedículos, que podem então ser coagulados. Eletrocirurgia pode ser empregada para obter hemostase à medida que o pacote de gânglios linfáticos é dissecado rombamente (Fig. 44-13.2). Especificamente, o ABC pode ser usado tanto para coagulação quanto dissecção. A hemostasia pode ser alcançada com uma quantidade mínima de energia térmica dissipada usando pequenos toques. Então o instrumento pode ser usado como uma pinça romba para continuar a dissecção até atingir o vaso ilíaco circunflexo profundo quando ele cruza a artéria ilíaca externa (ver Fig. 44-13.2). Alternativamente, o bisturi harmônico pode ter a mesma função. O nervo genitofemural correndo no topo do músculo psoas maior é identificado e protegido durante essa dissecção.

À medida que a dissecção progride medialmente sobre a artéria, a veia ilíaca externa é visualizada. Ao contrário da cirurgia aberta, o pneumoperitônio e a posição de Trendelenburg usados durante a laparoscopia resultam no colapso da veia. Como resultado, a veia é mais difícil de ser percebida e pode facilmente ser lesionada. O feixe ganglionar é refletido medialmente, com a tração aplicada à medida que a dissecção romba é realizada com divisão dos pedículos fibrosos. Os pontos de referência e extensão da dissecção são os mesmos daqueles usados para a técnica aberta.

⓫ Linfadenectomia pélvica: remoção do grupo ganglionar obturador. Em seguida são ressecados os gânglios linfáticos obturadores e os gânglios linfáticos ilíacos internos (ou hipogástricos) que estão localizados perto da origem da artéria uterina. A fossa do obturador pode ser exposta com o cirurgião assistente mantendo a tração medial na artéria vesical superior. A dissecção do espaço obturador pode começar medial à artéria ilíaca externa e ao músculo psoas maior. Em seguida, os vasos ilíacos externos se retraem lateralmente e o espaço obturador pode ser acessado.

O nervo obturador é identificado por dissecção romba e deve ser encontrado antes de dividir quaisquer pedículos teciduais. Os vasos obturadores correm abaixo desse nervo. A dissecção delicada romba irá expor o músculo obturador interno. O nervo é lateralmente movido de modo rombo à medida que os gânglios são pinçados e elevados. Os gânglios linfáticos entre a veia ilíaca externa e o nervo obturador são removidos usando a mesma técnica cautelosa de dissecção de tecidos descrita anteriormente. Isto é, os gânglios são

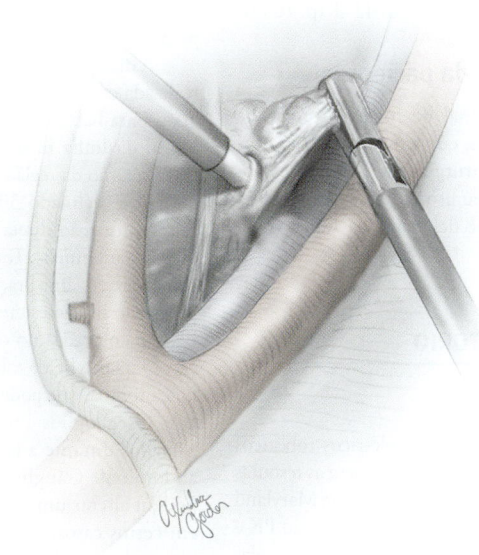

FIGURA 44-13.3 Remoção do gânglio linfático do obturador.

delicadamente pinçados com um instrumento rombo e o ABC ou bisturi harmônico é usado para dissecção e coagulação para liberar o feixe ganglionar (Fig. 44–13.3).

Os gânglios linfáticos localizados na bifurcação dos vasos ilíacos interno e externo são chamados de gânglios ilíacos internos ou gânglios linfáticos hipogástricos. Em geral, esses são os mais difíceis de remover na etapa final. A anatomia, incluindo a localização ureteral, deve ser confirmada antes que movimentos mediais delicados e rombos e dissecção eletrocirúrgica permitam que todo o feixe ganglionar linfático pélvico seja separado em bloco de modo seguro. Os gânglios são então removidos através de bolsa endoscópica ou pinças laparoscópicas com colher. O mesmo procedimento é realizado na parte contralateral.

⓬ **Conclusão do estadiamento laparoscópico e omentectomia.** O procedimento de estadiamento para o câncer ovariano inclui a obtenção de múltiplas biópsias peritoneais do fundo de saco do útero, das paredes laterais pélvicas, das goteiras pélvicas e do diafragma bilateralmente. Isso pode ser feito com uma pinça romba e tesouras laparoscópicas, com ou sem coagulação eletrocirúrgica. O estadiamento cirúrgico para o câncer ovariano e para certos subtipos histológicos de câncer endometrial (carcinoma seroso papilífero e carcinoma de células claras) também inclui a remoção do omento.

A omentectomia laparoscópica é realizada identificando e elevando o omento para fora do colo transverso. Janelas avasculares são criadas no interior do omento proximal. Os anexos vasculares intervenientes são então ligados com um dos seguintes instrumentos: coagulador bipolar eletrotérmico (LigaSure), bisturi harmônico ou grampeador endoscópico. Uma vez completamente dissecado, o omento é colocado em uma bolsa endoscópica e removido através do portal transabdominal de 12 mm. Entretanto, o omento geralmente é grande demais e, portanto, é trazido através da vagina se uma histerectomia laparoscópica for realizada. Todos os espécimes devem ser minimamente manipulados e devem ser removidos através de uma bolsa endoscópica ou de um instrumento fechado, como as pinças laparoscópicas com colher, para ajudar a diminuir o risco de implantação de tumor no local do portal.

⓭ **Citoscopia.** Tanto os ureteres quanto a bexiga podem ser lesionados durante esses procedimentos. Para diminuir a taxa de lesão oculta, os ureteres são identificados e marcados de cima da borda pélvica à bexiga. Se há suspeita de lesão, a citoscopia ao final do procedimento pode ajudar a reconhecer a lesão. Durante a citoscopia, jatos de corante azul saindo dos meatos ureterais confirmam a obstrução dos ureteres. As opções para reparo da lesão ureteral diagnosticada são discutidas no Capítulo 40 (p. 1013). O reparo ureteral pode exigir laparotomia dependendo da habilidade laparoscópica do cirurgião.

Pequenas lesões da bexiga podem ser tratadas com drenagem contínua com um cateter de Foley, enquanto falhas grandes exigem reparo. Lesões no domo da bexiga ou acima do trígono podem ser fechadas principalmente por meio de laparoscopia em camadas com sutura de absorção lenta.

⓮ **Remoção do portal e fechamento fascial.** Uma vez que os procedimentos laparoscópicos tenham sido completados, é feita uma inspeção em busca de sangramento. Hemostáticos tópicos podem ser usados e são listados na Tabela 40–6 (p. 1005). Se a hemostasia é alcançada, os trocartes são removidos e os portais fechados. Falhas fasciais maiores que 10 mm são suturadas para diminuir o risco de hérnias naqueles locais. Pontos isolados de sutura 0 de absorção lenta são usados para reaproximar essa fáscia. Alternativamente, um dispositivo de fechamento no local do trocarte pode ser usado. Independentemente da técnica, a palpação da falha deve ser feita para confirmar seu fechamento adequado. Incisões cutâneas são fechadas como descrito no Capítulo 40 (p. 987).

PÓS-OPERATÓRIO

O curso pós-operatório após a linfadenectomia de estadiamento laparoscópico em geral ocorre após outra cirurgia laparoscópica principal. Em geral, as pacientes são capazes de rapidamente tolerar líquidos claros, seguidos por uma dieta regular e descarga no dia 1 do pós-operatório. As pacientes caminham cedo, com sua dor sendo controlada por meio de medicação analgésica oral.

Complicações pós-operatórias podem incluir formação de linfocistos, lesões neurológicas ou hérnia no local do trocarte. Uma complicação potencial a longo prazo da linfadenectomia pélvica é o linfoedema. A incidência exata é desconhecida, mas o risco aumenta se um número maior de gânglios linfáticos for removido ou se radiação pélvica for administrada após a cirurgia. Os tratamentos, que podem ou não ser bem-sucedidos, frequentemente incluem meias de compressão, envolvimento das extremidades inferiores e massoterapia para manipular os canais linfáticos. Embora não associada geralmente a um resultado adverso, essa complicação pode significativamente diminuir a qualidade de vida de uma paciente no pós-operatório.

44-14

Estadiamento cirúrgico robótico para malignidades ginecológicas

A articulação dos instrumentos robóticos semelhantes a um punho permite a dissecção meticulosa e precisa. Consequentemente, a cirurgia robótica para a dissecção de gânglios linfáticos se tornou popular. O robô tem sido usado para realizar histerectomias radicais e simples com dissecção de gânglios linfáticos pélvicos e para-aórticos. Como descrito na Seção 44-13 (p. 1302), os mesmos princípios da cirurgia laparoscópica para a seleção e preparação de pacientes se aplicam à cirurgia robótica. Os passos do procedimento são também os mesmos em termos de pontos de referência e campos de dissecção.

PRÉ-OPERATÓRIO

Avaliação da paciente

Avaliação pélvica cuidadosa e história revelam fatores que ajudam a determinar a melhor rota cirúrgica para uma paciente. Ao levar em conta uma rota minimamente invasiva, as pacientes com suspeita de aderências extensas ou aquelas com doença cardiopulmonar significativa podem ser candidatas ruins. Independentemente da abordagem, os estudos de imagem pré-operatórios anteriores à linfadenectomia podem ajudar a guiar o cirurgião para áreas suspeitas de envolvimento de gânglios linfáticos.

Consentimento

As complicações mais comumente associadas à linfadenectomia para-aórtica são a hemorragia aguda e possível íleo pós-operatório. Na linfadenectomia pélvica, são possíveis hemorragia, linfocisto pós-operatório e lesão do nervo obturador. A lesão ureteral é também uma complicação potencial durante a dissecção tanto dos gânglios linfáticos pélvicos quanto dos para-aórticos. Portanto, os ureteres devem ser sempre reconhecidos e retraídos para fora do campo de dissecção. Para ambos os procedimentos de linfadenectomia, a obesidade, a radioterapia prévia, infecções pélvicas anteriores e cirurgia abdominal anterior podem dificultar a dissecção e levar a uma amostragem de gânglios linfáticos incompleta ou limitada. Complicações gerais relacionadas à cirurgia laparoscópica são discutidas no Capítulo 42 (p. 1097) e incluem lesão de entrada aos principais vasos sanguíneos, bexiga, ureteres e intestino. Além disso, o risco de conversão em um procedimento aberto deve ser discutido. A conversão à laparotomia pode ser necessária se a exposição e a manipulação de órgãos forem limitadas. Finalmente, a metástase do portal de entrada é uma complicação rara, mas possível, como descrito na Seção 42-1 (p. 1099).

Preparação da paciente

Preparação intestinal de rotina e profilaxia antibiótica não são, em geral, necessárias. Entretanto, outras cirurgias concomitantes podem determinar seu uso. A tromboprofilaxia é administrada como delineado na Tabela 39-9 (p. 962).

INTRAOPERATÓRIO

Instrumentos

Importantes instrumentos elétricos robóticos para a histerectomia radical incluem as tesouras monopolares EndoWrist e a pinça de Maryland bipolar EndoWrist. A pinça de dissecção PK é uma fonte alternativa de eletrocirurgia bipolar ao robô. Pinças rombas adicionais e retratores são disponíveis, podendo ser usados no quarto braço robótico dependendo do procedimento planejado. O assistente cirúrgico pode operar com instrumentos laparoscópicos tradicionais através de um portal assistente de 12 mm adicionado. Os instrumentos usados pelo assistente incluem pinças laparoscópicas rombas, pinças com colher e irrigador de sucção.

ETAPAS CIRÚRGICAS

❶ **Anestesia e posicionamento da paciente.** A linfadenectomia robótica é realizada sob anestesia geral com a paciente em posição de litotomia dorsal inferior. Como descrito na Seção 44-4, passo 1 (p. 1272), o posicionamento da paciente deve evitar seu deslizamento quando colocada na posição de Trendelenburg. Os braços da paciente são colocados lateralmente com acolchoamento para impedir lesões.

A fim de evitar a punção estomacal por um trocarte durante a entrada abdominal primária, um tubo orogástrico ou nasogástrico deve ser colocado para descomprimir o estômago. Para evitar lesão semelhante na bexiga, um cateter de Foley é colocado. O abdome é então preparado cirurgicamente. A vagina também é cirurgicamente preparada se é planejada uma histerectomia concomitante.

❷ **Colocação do portal.** A colocação do portal é descrita em detalhes na Seção 44-4 (p. 1273). A cirurgia de estadiamento robótico tipicamente usa cinco portais de entrada. Um supraumbilical, dois laterais e um trocarte acima da espinha ilíaca anterior esquerda serão encaixados nos braços robóticos. O quinto local, o portal do cirurgião assistente, frequentemente é colocado no quadrante superior direito. É importante destacar que os portais robóticos não devem estar mais próximos do que 8 cm para evitar colisões dos braços robóticos. Além disso, o portal do laparoscópio deve ser colocado proximal o suficiente acima do umbigo para permitir a visualização da aorta inferior.

A dissecção para-aórtica é mais facilmente realizada com o laparoscópio inclinado em 30 graus para baixo colocado no portal supraumbilical da linha média. Aqui, o laparoscópio está próximo da região para-aórtica e o sistema de lentes inclinado 30 graus para baixo permite a inspeção direta dos gânglios linfáticos e vasos sanguíneos. Tesouras monopolares são colocadas em um braço robótico e pinças de Maryland bipolares ou uma pinça de dissecção PK são colocadas no outro braço para dissecção. O quarto braço robótico pode segurar uma pinça romba, que pode assistir na retração.

Os gânglios linfáticos devem ser examinados durante a fase inicial de exploração abdominal. Gânglios positivos inesperados podem alterar um plano operatório proposto em certos casos, particularmente no caso de câncer do colo do útero. Além disso, é tomada a decisão de prosseguir roboticamente ou converter para laparotomia.

❸ **Linfadenectomia para-aórtica robótica: abrindo o espaço retroperitoneal.** Com a paciente na posição de Trendelenburg, o intestino delgado é levantado para os quadrantes superiores direito e esquerdo. A abordagem direcional com a cirurgia robótica é única para a dissecção dos gânglios para-aórticos porque o laparoscópio permanece no portal supraumbilical. Como resultado, o cirurgião olha diretamente para baixo na aorta e na veia cava inferior, o que difere da dissecção para-aórtica laparoscópica, em que o laparoscópio é colocado no portal suprapúbico.

Como em todas as dissecções de gânglios linfáticos para-aórticos, o primeiro passo, seja realizado por procedimento aberto ou minimamente invasivo, é o de abrir o peritônio acima da artéria ilíaca comum direita. Essa artéria e sua origem a partir da aorta são identificadas. O peritônio acima da artéria ilíaca comum direita é pinçado, levantado e seccionado com as tesouras monopolares. Essa incisão é então estendida para cima sobre a aorta até que o duodeno seja exposto e mobilizado. A artéria mesentérica inferior (AMI) deve ser visível quando ela sai para a esquerda, que é o limite na direção da cabeça da linfadenectomia planejada. Uma compressa pode ser profilaticamente inserida através do portal assistente para tamponar a superfície que exsuda ou manter a pressão em quaisquer locais de sangramento vivo que possam ser encontrados.

❹ **Linfadenectomia para-aórtica: remoção dos gânglios para-aórticos direitos.** A dissecção peritoneal continua lateralmente ao longo da artéria ilíaca comum direita. Uma vez que o ureter direito tenha sido identificado, uma pinça romba no quarto braço robótico pode delicadamente retrair o peritônio, o que irá lateralizar o ureter (Fig. 44-14.1). O cirurgião

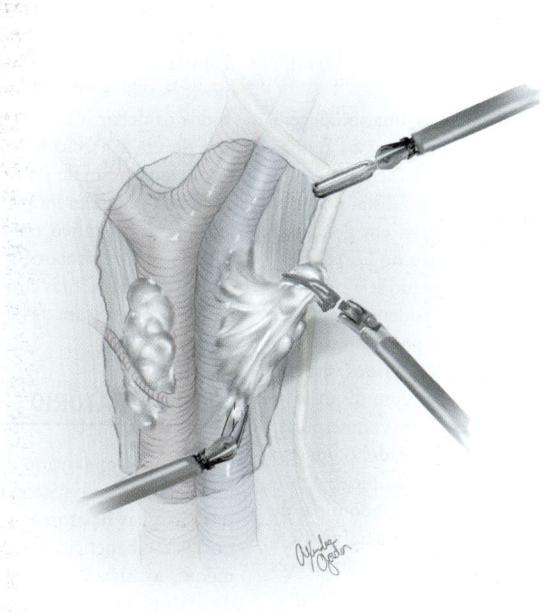

FIGURA 44-14.1 Dissecção robótica do gânglio linfático para-aórtico direito.

assistente segura a porção anterior do peritônio para auxiliar a exposição e impedir que alças do intestino delgado obstruam a visão. O músculo psoas maior é identificado lateralmente e um plano é desenvolvido no limite lateral da veia cava inferior (VCI). A ponta distal do feixe ganglionar é isolada na convergência da artéria ilíaca comum e músculo psoas maior usando dissecção romba e eletrocirúrgica. Nesse ponto, os gânglios linfáticos para-aórticos direitos são pinçados e elevados para iniciar a dissecção. As tesouras monopolares podem criar pedículos e coagulá-los para mobilizar adicionalmente os gânglios passo a passo, começando na aorta e trabalhando lateralmente sobre a VCI (ver Fig. 44-14.1). Uma vez dissecado completamente para o limite proximal da AMI, o feixe de gânglios pode ser colocado ou em uma bolsa endoscópica ou em pinças com colher e removido através do portal assistente.

❺ **Linfadenectomia para-aórtica: remoção dos gânglios para-aórticos esquerdos.** A dissecção do gânglio linfático para-aórtico esquerdo é em geral mais desafiadora tecnicamente. O quarto braço é usado para pinçar o lado esquerdo do peritônio aberto acima da bifurcação aórtica e elevá-lo lateralmente para retrair o colo esquerdo. A AMI e a aorta distal são visualizadas e a exposição é auxiliada pelo cirurgião assistente usando sucção, um retrator em leque ou uma pinça romba. O ureter, que é mais profundo e lateral à aorta e localizado adjacente ao músculo psoas maior, é identificado por dissecção romba e retraído lateralmente com uma pinça romba segurada pelo assistente. Um plano é desenvolvido rombamente entre o músculo psoas maior e o feixe ganglionar medial. Os gânglios linfáticos localizados lateralmente à aorta e abaixo da AMI são pinçados e elevados. As tesouras monopolares podem criar pedículos e coagulá-los para mobilizar o feixe ganglionar medialmente a partir da aorta. A coagulação bipolar é usada para vasos sanguíneos pequenos perfurados. É importante que os vasos lombares sejam evitados, se possível. A ponta distal do feixe ganglionar é isolada da porção média da artéria ilíaca comum esquerda, seccionada e mobilizada na direção da cabeça para o AMI. De novo, uma vez completamente ressecados, os gânglios linfáticos podem ser colocados ou em uma bolsa endoscópica ou em uma pinça com colher e são então removidos pelo portal do assistente.

Em geral, a linfadenectomia para-aórtica robótica para no nível da AMI. A dissecção para-aórtica superior ao nível da veia renal é tecnicamente difícil e raramente realizada devido à visualização ruim, limitações em cobrir a distância com os braços robóticos e incapacidade de virar o paciente sem desencaixar e colocar os portais adicionais.

❻ **Linfadenectomia pélvica robótica.** Depois que a dissecção dos gânglios para-aórticos é concluída, o laparoscópio pode ser mudado para um laparoscópio reto de 0 grau para prosseguir com a dissecção dos gânglios linfáticos pélvicos. O ângulo zero pode fornecer uma visão anatômica normal mais ampla da pelve. As referências anatômicas para essa dissecção são as seguintes: porção média do músculo psoas maior e nervo genitofemural (lateralmente), o ureter (medialmente), a veia ilíaca circunflexa profunda (distalmente) e a porção média da artéria ilíaca comum (proximalmente). Os mesmos passos se aplicam para a ressecção dos gânglios linfáticos pélvicos, como descrito usando a abordagem laparoscópica (Seção 44–13, passos 9 a 11, p. 1304). Entretanto, com movimento de 360 graus, os instrumentos robóticos ajudam na ressecção enquanto evitam nervos e vasos, evitando assim lesão e sangramento. Ao mesmo tempo, as imagens tridimensionais fornecem uma delimitação clara de pequenos vasos e nervos que podem então ser poupados durante a dissecção.

Em geral, a dissecção começa distalmente sobre a artéria ilíaca externa e se move na direção da cabeça. Alternativamente, alguns cirurgiões começam na bifurcação da artéria ilíaca comum e prosseguem em sentido caudal, como mostrado na Figura 44–14.2. Em qualquer dos casos, os gânglios são separados dos vasos ilíacos externos. Como descrito anteriormente na Seção 44–13, passo 11 (p.

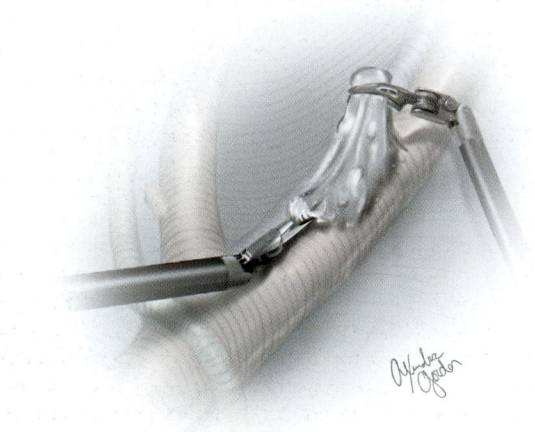

FIGURA 44-14.2 Dissecção robótica pélvica do gânglio linfático sobre os vasos ilíacos externos.

1304), a dissecção então continua profundamente para a veia ilíaca externa a fim de remover os gânglios obturadores e hipogástricos (ilíacos internos). Durante essa dissecção, os vasos ilíacos externos podem ser retraídos medialmente ou lateralmente dependendo da paciente individual, de modo que os gânglios linfáticos por trás desses vasos, no espaço obturador, podem ser ressecados. Enquanto realiza a dissecção dos gânglios linfáticos pélvicos, o cirurgião isola o nervo obturador e o mantém em vista para evitar lesões. O nervo obturador será completamente exposto ao final da ressecção dos gânglios linfáticos. O ureter segue medialmente à dissecção no espaço obturador e também deve ser mantido em vista enquanto é retraído medialmente para evitar lesões. Devido à ausência de sensação tátil usando o robô, muito cuidado é necessário quando se retrai estruturas retroperitoneais para promover sua exposição. Uma vez completamente ressecados, os gânglios são colocados ou em uma bolsa endoscópica ou em pinças com colher e então são removidos através do portal assistente.

7 Realização do estadiamento e omentectomia robóticos. O procedimento de estadiamento para o câncer ovariano inclui a obtenção de múltiplas biópsias peritoniais do fundo de saco do útero, paredes laterais pélvicas, goteiras pélvicas e do diafragma bilateralmente. Isto pode ser realizado com uma pinça romba, tesouras e coagulação eletrocirúrgica. O estadiamento cirúrgico do câncer ovariano e para certos subtipos histológicos do câncer endometrial (carcinoma seroso papilífero e carcinoma de célula clara) também inclui a remoção do omento.

A omentectomia usando uma abordagem robótica emprega os mesmos passos fundamentais que a laparoscopia (Seção 44-13, passo 12, p. 1305). O omento distal pode ser segurado com pinças rombas, em geral por instrumentos no quarto braço no portal assistente. Isso permite que o omento seja colocado em todo o campo de visão, podendo então ser separado do colo transverso por meio da criação de janelas avasculares. Os anexos vasculares intervenientes são ligados com dispositivo de coagulação bipolar e cortados com tesouras. Uma vez completamente dissecado, o omento é colocado em uma bolsa endoscópica e removido através de um portal transabdominal de 12 mm. Entretanto, o omento geralmente é grande demais, sendo portanto trazido através da vagina se uma histerectomia laparoscópica for realizada. Todos os espécimes devem ser minimamente manipulados e devem ser removidos em uma bolsa endoscópica ou em um instrumento fechado, como uma pinça com colher, a fim de diminuir o risco de implantação de tumor no local do portal.

8 Remoção do portal e fechamento fascial. Uma vez que os procedimentos estejam concluídos, os instrumentos são removidos dos braços robóticos e os mesmos são desencaixados dos trocartes. Quando todos os braços forem removidos, o robô pode ser removido para longe da paciente pela equipe de enfermagem cirúrgica. O laparoscópio é manual nesse momento e os trocartes são removidos sob visualização laparoscópica direta. Todos os defeitos fasciais maiores do que 10 mm devem ser fechados com sutura 0 de absorção lenta a fim de evitar o desenvolvimento de hérnia naqueles locais. Vários métodos de fechamento cutâneo estão disponíveis e incluem a sutura subcuticular, adesivo cutâneo (Dermabond) ou fitas cirúrgicas adesivas (Steristrips) com tintura de benzoína.

PÓS-OPERATÓRIO

O curso pós-operatório após a linfadenectomia para-aórtica em geral segue aquele de outras cirurgias laparoscópicas principais. Mais uma vez, o benefício de uma cirurgia minimamente invasiva é a dor pós-operatória branda. Assim, em geral, apenas a medicação oral analgésica é necessária e a paciente é capaz de caminhar sem dificuldade. As pacientes são capazes de tolerar líquidos claros rapidamente e podem avançar para uma dieta regular em geral no dia 1 do pós-operatório. Com os objetivos pós-operatórios cumpridos, a maioria das pacientes pode receber alta no dia 2 do pós-operatório.

Algumas das complicações após a linfadenectomia pélvica podem incluir linfoedema, formação de linfocisto e lesões neurológicas, como descrito na Seção 44-11 (p. 1298).

44-15

Ressecção pélvica em bloco ou exenteração pélvica

O câncer de ovário com envolvimento contíguo de órgãos reprodutivos, peritônio pélvico, fundo de saco de Douglas e colo sigmoide é a principal indicação para ressecção pélvica em bloco. Também conhecida como *ooforectomia radical*, essa técnica eficaz auxilia em um esforço citorredutor máximo. Como resultado da remoção de todo o tumor peritoneal microscópico e infiltrativo na pelve, pode-se esperar uma melhora na sobrevida de pacientes com câncer ovariano epitelial avançado (Aletti, 2006b). Além disso, os índices de reincidência pélvica são muito baixos e refletem a completude da erradicação tumoral pélvica (Hertel, 2001). Muitos dos princípios da ressecção pélvica em bloco são os mesmos de outros procedimentos na oncologia ginecológica.

PRÉ-OPERATÓRIO

Avaliação da paciente

A avaliação pélvica pode revelar uma massa relativamente imóvel, e as imagens de tomografia computadorizada abdominopélvica (TC) normalmente mostram uma massa pélvica e ascitese. Com o diagnóstico presumido de câncer ovariano avançado, as pacientes são preparadas no pré-operatório para cirurgia citorredutora antecipada. No entanto, a necessidade de ressecção em bloco costuma ser determinada pelos achados intraoperatórios, e não pelos exames pré-operatórios.

Consentimento

Em geral, as mulheres com câncer de ovário avançado submetidas a cirurgia citorredutora apresentam risco significativo de complicações, devendo ser aconselhadas adequadamente. Complicações pós-operatórias menores, como celulite na incisão, deiscência superficial da lesão, infecção do trato urinário ou íleo adinâmico são comuns. Complicações pós-operatórias maiores para a ressecção em bloco que devem ser discutidas incluem vazamentos na anastomose e fístulas (Bristow, 2003; Park, 2006).

Preparação da paciente

A anastomose primária sem colostomia é típica para a maioria das pacientes. Assim, a preparação intestinal é comum para qualquer tipo de cirurgia citorredutora para câncer de ovário, porém em especial se a ressecção pélvica em bloco for uma possibilidade. Podem ser necessárias uma ou mais ressecções intestinais para conseguir o *debulking* ideal, e com frequência a determinação pré-operatória da localização exata da infiltração do tumor não é inteiramente precisa. A combinação de equipamentos de compressão pneumática e heparina subcutânea é particularmente importante devido ao tempo de cirurgia previsivelmente maior, características hipercoaguláveis da malignidade ovariana e possibilidade de recuperação pós-operatória estendida. Além disso, as pacientes devem rotineiramente passar por tipagem sanguínea e cruzamento para concentrados de células do sangue uma vez que transfusões são frequentemente indicadas (Bristow, 2003).

INTRAOPERATÓRIO

Instrumentos

A ressecção pélvica em bloco requer acesso a grampeadores intestinais de vários tamanhos, incluindo para anastomose gastrintestinal (GIA), anastomose transversa (TA) e anastomose término-terminal (EEA). Além disso, pode-se utilizar um *equipamento ligate-and-divide* (LDS) ou coagulador bipolar eletrotérmico (LigaSure) para separar pedículos de tecido vascular.

PASSO A PASSO

1 Anestesia e posicionamento da paciente. O exame bimanual sob anestesia geral é especialmente importante para confirmar a necessidade de posicionamento da perna em estribos de Allen. O acesso ao períneo é fundamental em qualquer momento que o equipamento para EEA precisar ser posicionado no reto. A paciente é posicionada adequadamente para evitar a lesão de nervos enquanto no estribo (Cap. 40, p. 984). A preparação estéril do abdome, do períneo e da vagina é realizada, e coloca-se o cateter de Foley.

2 Entrada abdominal. Normalmente escolhe-se uma incisão vertical para a cirurgia de *debulking* de câncer de ovário, uma vez que a extensão da doença não pode ser determinada antecipadamente com precisão e pode se estender para cima até o diafragma. No início, a incisão vai até o umbigo. Após exploração e determinação da ressecabilidade do tumor, ela pode ser estendida, se necessário.

3 Exploração. O abdome é completamente explorado para determinar se toda a parte principal da doença pode ser removida com segurança. Por exemplo, um tumor não ressecável no abdome superior torna a perspectiva de uma cirurgia pélvica radical menos atraente.

Com frequência, durante a exploração, é difícil distinguir o útero, os anexos e o tumor adjacente. Como demonstrado na Figura 44-15.1, ambos os ovários podem estar muito aumentados e fixados densamente no fundo de saco posterior, com envolvimento contíguo do útero, do retossigmoide e das paredes laterais. Além disso, implantes superficiais frequentemente cobrem as trompas de Falópio, a prega vesicouterina e grande parte do peritônio pélvico circunvizinho. A ressecção pélvica em bloco permite a remoção de toda essa parte principal da doença.

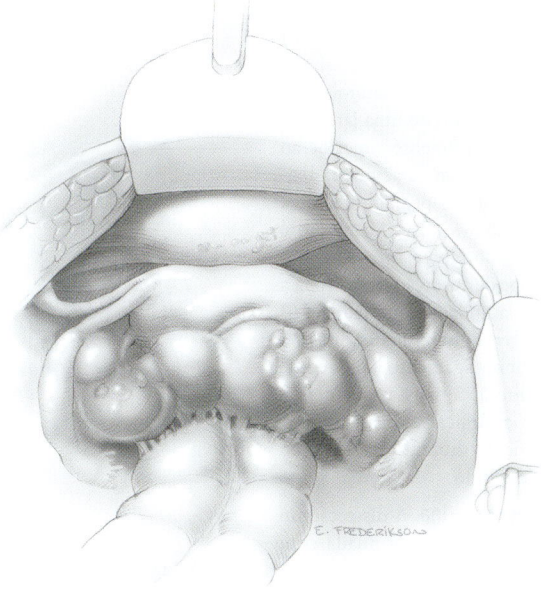

FIGURA 44-15.1 Câncer extenso de ovário.

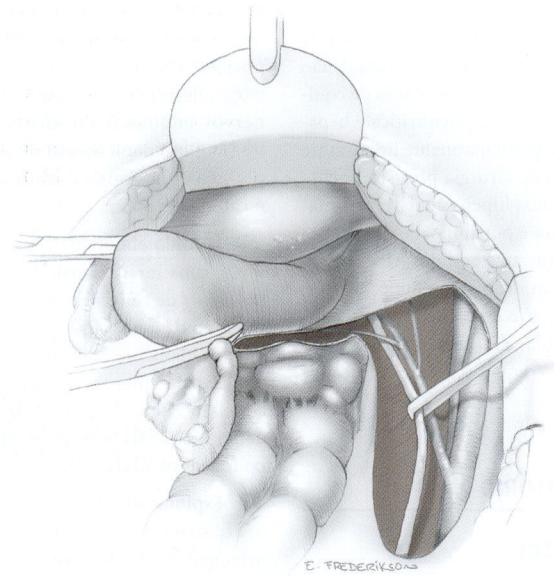

FIGURA 44-15.2 Dissecção pélvica lateral.

④ **Dissecção pélvica lateral.** O peritônio lateral é segurado com pinças de Allis, e utiliza-se um bisturi eletrocirúrgico para adentrar o espaço retroperitoneal se os ligamentos redondos não puderem ser localizados adequadamente (Fig. 43-11.2). O tecido conectivo areolar frouxo desse espaço é dissecado de maneira romba e o peritônio de cobertura recebe incisão com bisturi para criar uma abertura pela qual a artéria ilíaca externa possa ser palpada. A artéria é acompanhada de maneira romba até a bifurcação com a artéria ilíaca interna. A folha peritoneal medial do ligamento largo é elevada para identificar o ureter, ao redor do qual se enrola um dreno de Penrose de um quarto de polegada (Fig. 44-15.2).

O ligamento infundibulopélvico (IP) em geral não será totalmente distinguível, em razão da induração e distorção anatômica em decorrência do tumor. Abre-se uma janela de maneira romba imediatamente superior ao ureter à medida que ele cruza acima da bainha pélvica para isolar um pedículo tecidual que incluirá o ligamento IP. O ligamento é isolado, grampeado, cortado e amarrado com sutura de zero gauge de absorção lenta. Toda a sequência é repetida no lado contralateral. O ureter pode então ser mobilizado distalmente, e o folheto anterior do ligamento largo recebe uma incisão em direção à prega vesicouterina com lâmina eletrocirúrgica. O ligamento redondo será identificado durante essa dissecção e separadamente dividido.

⑤ **Dissecção vesicouterina.** A dissecção do ligamento largo anterior é continuada com uma pinça em ângulo reto orientando com bisturi eletrocirúrgico (Fig. 44-15.3). O peritônio normalmente está edemaciado e espesso. A remoção em bloco de implantes tumorais dentro da prega vesicouterina exigirá uma remoção ampla do peritônio sobre o domo da bexiga; assim, a extremidade proximal da prega vesicouterina pode ser segurada sob tração, e o bisturi eletrocirúrgico pode ser usada para dissecção em direção caudal até o colo do útero enquanto engloba o tumor. Normalmente não se adentra a mucosa da bexiga, porém ela pode ser reparada caso ocorra cistotomia acidental (Cap. 40, p. 1011). Após incorporar o tumor vesicouterino peritonial ao espécime, a bexiga pode então ser avançada distalmente do modo usual, como na histerectomia simples. Os ureteres são segurados lateralmente enquanto os vasos uterinos são liberados do tecido conectivo circunvizinho (esqueletizados), pinçados, seccionados e ligados.

⑥ **Secção do sigmoide.** Os ureteres são segurados lateralmente enquanto uma pinça de ângulo reto orienta a dissecção com bisturi eletrocirúrgico do peritônio posterior até o mesentério sigmoide. O segmento sigmoide que se localiza proximal ao tumor é selecionado, e o mesentério de base recebe uma incisão superficial de cada lado com bisturi eletrocirúrgico. Um grampeador para GIA é inserido para separar o intestino. O restante do mesentério é marcado superficialmente com bisturi eletrocirúrgico e dividido com LDS (para pedículos pequenos) ou coagulador bipolar eletrotérmico. Pedículos maiores, como os que incluem os vasos mesentéricos inferiores, precisarão ser seccionados, cortados e ligados separadamente. Como durante a exenteração pélvica total, o espaço retrorretal avascular entre o reto e o sacro pode então ser dissecado de maneira romba para mobilizar totalmente o retossigmoide até o colo do útero (Fig. 44-15.4).

⑦ **Histerectomia retrógrada.** A bexiga é avançada distalmente por cima da vagina superior com dissecção eletrocirúrgica com bisturi. A parede vaginal distal anterior é segurada com uma pinça de Kocher. A parede

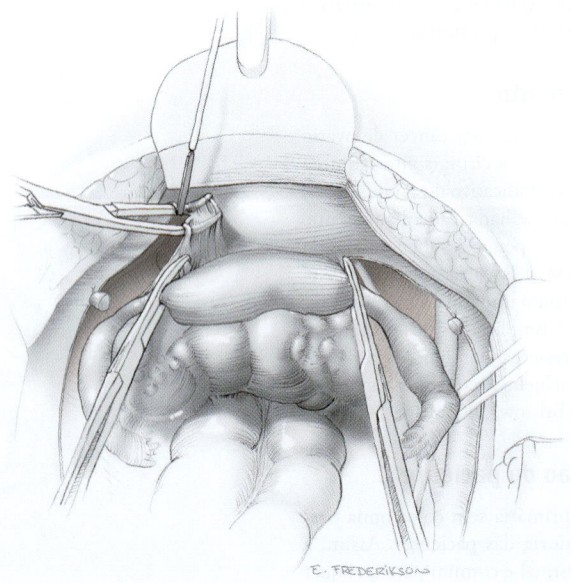

FIGURA 44-15.3 Dissecção vesicouterina.

Cirurgias para Quadros Malignos em Ginecologia

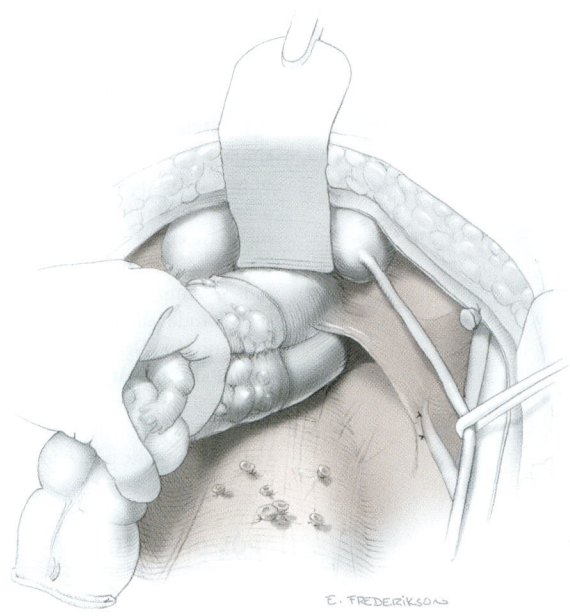

FIGURA 44-15.4 Retossigmoide dividido e mobilizado.

na superior para fazer tração caudal e ajudar ainda mais na dissecção. Uma mão retrorretal deve avaliar se o tumor se estende até o septo retovaginal além do colo uterino. Com grandes massas, pode ser necessária uma dissecção distal para dentro do septo vaginal até atingir um ponto distal à margem do tumor. Alternativamente, tumores menores podem permitir uma dissecção proximal no septo retovaginal, o que permite comprimento retal adicional distalmente ao tumor e a criação de uma reanastomose do colo mais alta. Por fim, o restante dos ligamentos uterossacrais e cardinais é pinçado de modo análogo a uma histerectomia radical (Seção 44–1, p. 1259), porém de maneira retrógrada, enquanto se confirma o posicionamento ureteral lateral (Fig. 44-15.5).

❽ **Secção retal distal.** A mucosa do segmento retal distal ao tumor é dissecada circunferencialmente e liberada das adesões do mesentério e de pilares retais por tração constante no material em bloco removido (Fig. 44-15.6). Um grampeador para TA ou um grampeador linear cortante (Contour) é inserido na pelve e disparado para fazer a transecção do reto. O espécime, que contém o útero, anexos, retossigmoide e o peritônio circunvizinho, é então levantado para fora da pelve. A abertura vaginal é fechada com pontos contínuos e sutura de absorção lenta de

vaginal anterior recebe então uma incisão às 12 horas com bisturi eletrocirúrgico, e a incisão é estendida lateralmente para a direita e a esquerda. O colo uterino é preso com uma pinça de Kocher e retraído de modo a expor a parede vaginal posterior. Utiliza-se um bisturi eletrocirúrgico para fazer uma incisão transversal nessa parede e para entrar no espaço retovaginal. Uma pinça de Allis é usada para segurar o lado do espécime em bloco da vagi-

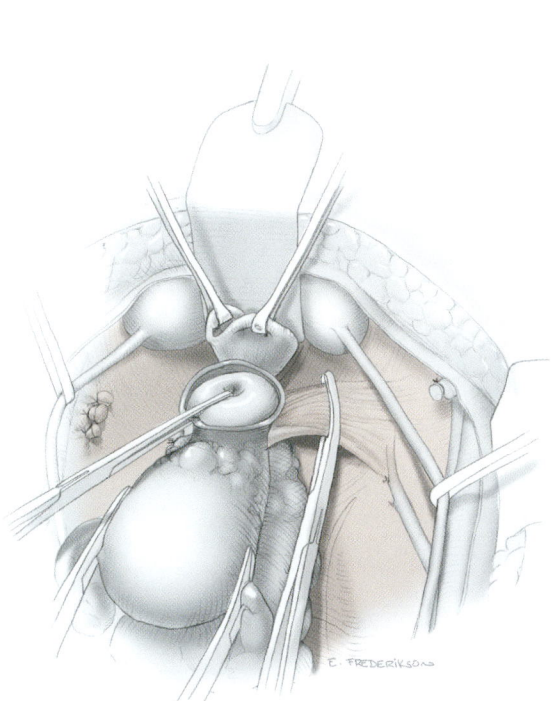

FIGURA 44-15.5 Histerectomia retrógrada.

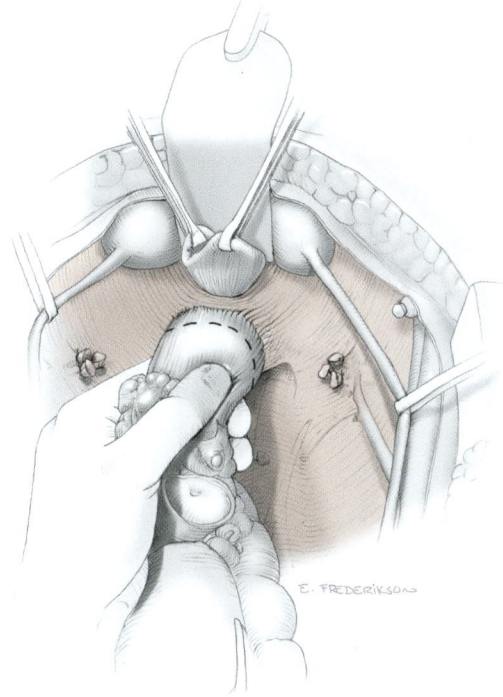

FIGURA 44-15.6 Ressecção do retossigmoide.

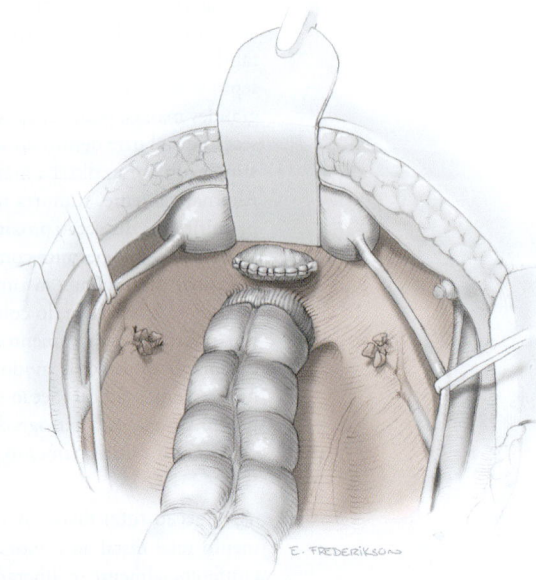

FIGURA 44-15.7 Aparência final.

gauge 0. A aparência final (Figura 44–15.7) é mostrada com a anastomose retossigmoide concluída, que é descrita na Seção 44–23 (p. 1327).

9 Últimos passos. O cirurgião então continuará com os procedimentos adicionais, se necessário, para completar a cirurgia para *debulking* de câncer de ovário. A colostomia ou anastomose retossigmoide pode exigir a mobilização da flexura esplênica, sendo realizada próximo ao término da cirurgia. Podem ser colocados drenos pós-operatórios a critério do cirurgião. Ocasionalmente, a bexiga também pode precisar de testes para excluir lesão acidental durante a dissecção vesicouterina. Todos os sítios de pedículos devem ser verificados novamente para hemostasia.

PÓS-OPERATÓRIO

A ressecção pélvica em bloco de câncer de ovário primário e reincidente permite um alto índice de *debulking* completo com índices de morbidade e de mortalidade aceitáveis (Park, 2006). Infecção do trato urinário, pneumonia, trombose venosa profunda, celulite da incisão e íleo adinâmico pós-operatório são relativamente comuns após cirurgia abdominal maior. A necessidade de uma nova cirurgia devido a rompimento da anastomose ou hemorragia pós-operatória específica para a ressecção em bloco é pouco comum (Bristow, 2003; Clayton, 2002).

44-16

Omentectomia

O omento normalmente é removido por dois motivos: *debulking* tumoral ou estadiamento de câncer. As pacientes que apresentam câncer ovariano avançado quase invariavelmente têm metástase no omento. A extensão das metástases omentais costuma ser difícil de avaliar em exames de imagem, e pode envolver a parede abdominal, o hilo esplênico e o colo transverso (Fig. 35-16, p. 868). Assim, o cirurgião deve estar preparado para incluir todo o tumor com uma ressecção adequada.

A omentectomia também é rotineiramente indicada para o estadiamento de câncer de ovário ou carcinoma seroso papilífero de útero em pacientes sem doença metastática evidente (Boruta, 2009; Greer, 2011b; Whitney, 2010). A omentectomia infracólica (abaixo do colo transverso) é suficiente para a maioria das circunstâncias clínicas. Entretanto, a omentectomia supracólica pode ser indicada para metástases maiores.

PRÉ-OPERATÓRIO

Avaliação da paciente

Estudos de imagem podem sugerir a presença de metástases omentais, porém sua extensão é difícil de ser confirmada até a exploração na sala de cirurgia.

Consentimento

Apesar de poder haver sangramento após ligação inadequada de vasos, as complicações decorrentes da omentectomia são raras. No entanto, obesidade e aderência intra-abdominal podem aumentar esse risco. A obesidade cria um omento muito mais espesso, que apresenta pedículos vasculares mais volumosos, que podem escorregar de clipes ou ligaduras. Além disso, cirurgias abdominais prévias – particularmente o *bypass* gástrico – podem provocar aderências e dificultar a ressecção. Além desses riscos, as mulheres com metástases omentais devem ser informadas da possível necessidade de ressecção intestinal, esplenectomia ou outros procedimentos de *debulking* para remover todo o tumor.

Preparação da paciente

O preparo do colo deve ser realojado em caso de metástases omentais devido à possibilidade de ressecção intestinal. O risco de infecção após a omentectomia é baixo. No entanto, essa cirurgia costuma ser realizada com outros procedimentos ginecológicos que justifiquem profilaxia antibiótica. A tromboprofilaxia é administrada como delineado na Tabela 39–9 (p. 962).

INTRAOPERATÓRIO

PASSO A PASSO

1 Anestesia e posicionamento da paciente. A omentectomia normalmente é realizada com internação sob anestesia geral. A paciente é posicionada em decúbito dorsal, realiza-se a sondagem vesical, e o abdome é preparado para a cirurgia. A vagina também é preparada cirurgicamente se uma histerectomia concomitante é planejada.

2 Via de acesso. A omentectomia infracólica pode ser realizada por meio de qualquer tipo de incisão. No entanto, devido ao grau incerto da doença que acompanha esses casos, a incisão vertical na linha média é a escolhida com mais frequência. Se apenas uma parte do omento precisa ser removida para estadiamento a incisão não precisa necessariamente ser estendida acima do umbigo, uma vez que o omento é frequentemente acessível. Em todas as outras situações, a incisão deve ser estendida para cima a fim de fornecer exposição suficiente.

3 Exploração. A palpação do omento com frequência é o primeiro passo na exploração do abdome. Esse órgão se localiza logo abaixo do peritônio na linha média, devendo estar imediatamente visível. A omentectomia em geral é o primeiro procedimento realizado em mulheres com metástase omental e câncer de ovário presumido. O omento normalmente pode ser rapidamente removido e enviado para exame de congelação enquanto o cirurgião coloca um afastador e procede com o restante da operação planejada.

4 Visualização. O cirurgião gentilmente segura o omento infracólico e o traciona para fora do abdome através da incisão. As margens de qualquer metástase omental podem ser vistas diretamente ou palpadas. O grau da ressecção pode então ser determinado e a incisão na parede abdominal estendida, se necessário.

5 Entrada na bursa omental. O folheto posterior do omento é preso ao colo transverso principalmente por aderências finas e transparentes com alguns pequenos vasos tributários. As aderências mais grossas podem ser cortadas por eletrocirurgia e os vasos divididos por um grampeador *ligate-divide* (LDS) ou um coagulador bipolar eletrotérmico (LigaSure) para adentrar a bursa omental (Fig. 44-16.1). A dissecção em geral começa o mais à direita possível e prossegue o mais à

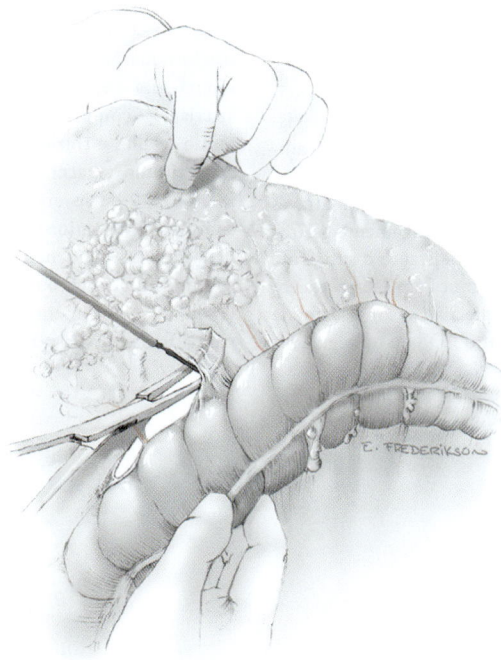

FIGURA 44-16.1 Dissecção posterior para entrar no saco menor.

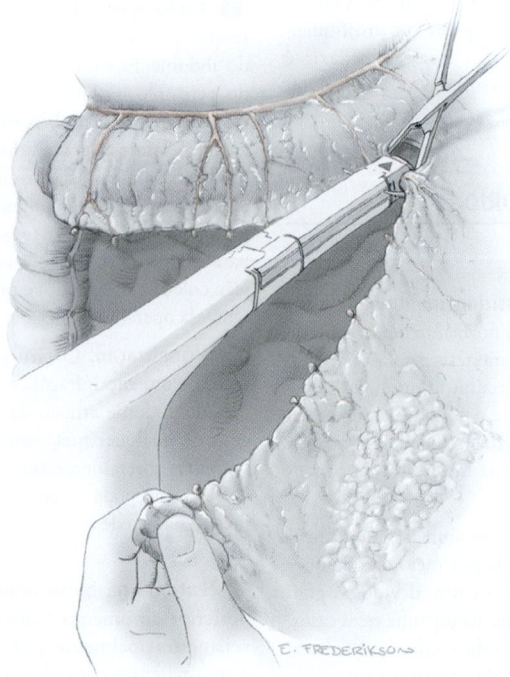

FIGURA 44-16.2 Ligadura anterior do ligamento gastrocólico.

esquerda possível. Uma pinça em ângulo reto é aberta abaixo do omento para orientar a direção do bisturi eletrocirúrgico.

A entrada na bursa omental mobiliza o colo e fornece acesso ao ligamento gastrocólico proximal livre de tumor. O omento é então passado por cima e segurado em tração distal.

6 Secção do ligamento gastrocólico. Mais uma vez, a dissecção começa na extrema direita. Numerosos vasos verticais podem ser vistos, porém outros são cobertos por tecido adiposo, sendo de difícil visualização. Utiliza-se uma pinça em ângulo reto para passar através de uma porção avascular do ligamento gastrocólico, próxima, porém distante o suficiente em relação ao colo. A pinça é então aberta em direção vertical (paralela ao vaso) e segurada no local para orientar o LDS ou o coagulador bipolar eletrotérmico na divisão rápida e segura do tecido (Fig. 44-16.2).

Esse procedimento é continuado através de todo o ligamento gastrocólico e o espécime de omento é entregue. Entretanto, se um retalho em J estiver sendo feito em vez de uma ressecção completa do omento, então apenas três quartos do omento são divididos da direita para a esquerda, a fim de preservar a artéria gastrepiploica esquerda. A ponta distal do retalho é trazida para a pelve e unida ao peritônio adjacente por meio de sutura 2-0 ou 3-0 de absorção lenta para fornecer suprimento sanguíneo adicional sempre que desejado. Independentemente da remoção do omento infracólico ou da construção de um retalho em J, o omento precisará ser rodado para a frente e para trás de maneira intermitente para garantir que a dissecção permaneça longe do colo.

7 Omentectomia total. Em casos em que a metástase omental tenha se estendido em sentido proximal, a omentectomia supracólica (total) é indicada. Esse procedimento exige uma incisão vertical na linha média para permitir melhor exposição do abdome superior. A ressecção simplesmente pode envolver a transecção do omento em um nível mais alto no ligamento gastrocólico. Pode ser necessário ampliar os limites anatômicos até a flexura hepática, o estômago e a flexura esplênica para englobar todo o tumor.

Mais uma vez, a dissecção prossegue da direita para a esquerda. A mobilização do colo ascendente ao redor da flexura hepática pode ser necessária. A artéria gastrepiploica direita é ligada e a dissecção é continuada para a esquerda, dividindo os vasos gástricos curtos até alcançar a porção mais lateral do tumor. A mobilização do colo descendente e o abaixamento da flexura esplênica podem ser necessários se o tumor se estender muito lateralmente. O omento é então separado do colo transverso retirando apenas o ligamento gastrocólico.

8 Fechamento da incisão. O omento restante deve ser reexaminado ao fim da cirurgia antes do fechamento do abdome. Ocasionalmente, será necessário abordar pequenos vasos em sangramento ou hematomas em ligaduras. A incisão abdominal é então fechada conforme descrito na Secção 41-1 (p. 1021).

PÓS-OPERATÓRIO

A colocação de sonda nasogástrica só é necessária em caso de omentectomia total. A descompressão do estômago por 48 horas protege os vasos gástricos ligados de deslocamento pós-operatório devido à dilatação gástrica. O restante do curso da cirurgia é o mesmo da laparotomia ou de outras cirurgias concomitantes realizadas.

44-17

Esplenectomia

Na oncologia ginecológica, a remoção do baço às vezes é necessária para conseguir citorredução cirúrgica ideal de câncer de ovário metastático (Magtibay, 2006). É mais comum encontrar um tumor que se estenda diretamente do omento para o hilo esplênico durante uma cirurgia de *debulking* primária. A esplenectomia e outras técnicas extensas de ressecção abdominal superior tem demonstrado aumentar a sobrevida com morbidade aceitável (Chi, 2010; Eisenhauer, 2006). Entretanto, o número de pacientes que passarão pela remoção do baço durante a cirurgia inicial varia de 1 a 14% (Eisenkop, 2006; Goff, 2006). A esplenectomia também é indicada a determinadas pacientes com reincidência isolada no parênquima para auxiliar na citorredução secundária ideal de câncer de ovário (Manci, 2006). Em alguns casos, uma abordagem laparoscópica ou laparoscópica manual assistida pode ser possível (Chi, 2006). Por fim, o trauma esplênico intraoperatório é a indicação menos comum, com frequência ocorrendo de maneira inesperada (Magtibay, 2006).

PRÉ-OPERATÓRIO

Avaliação da paciente

O diagnóstico pré-operatório do envolvimento do baço costuma ser difícil de prever com certeza antes da citorredução primária. Nesses casos, normalmente observa-se uma metástase omental na TC, porém sua proximidade ao baço é difícil de ser verificada. O envolvimento do baço é mais comumente distinguível no momento da citorredução secundária. O ideal é que as pacientes vítimas de reincidência apresentem doença isolada e tenham passado por um período de sobrevida livre de doença de no mínimo 12 meses antes de serem consideradas candidatas à esplenectomia.

Consentimento

As pacientes nas quais houver suspeita de câncer de ovário avançado devem dar consentimento para possível esplenectomia, apesar de a decisão de realizar o procedimento ser tomada apenas durante a cirurgia. A remoção do baço resulta em maior tempo de cirurgia, maior perda de sangue e internação mais prolongada, porém pode determinar se o tumor passou por *debulking* ideal ou não (Eisenkop, 2006). As possíveis complicações sérias incluem hemorragia, infecção e pancreatite.

INTRAOPERATÓRIO

PASSO A PASSO

1 **Anestesia e posicionamento da paciente.** A esplenectomia é realizada sob anestesia geral com a paciente em decúbito dorsal. Assim como para outras cirurgias intra-abdominais maiores, o abdome é preparado e insere-se o cateter de Foley.

2 **Entrada e exploração abdominal.** Durante a laparotomia, a esplenectomia normalmente requer uma incisão vertical para exposição adequada. Após a entrada, o cirurgião deve avaliar cuidadosamente todo o abdome e a pelve para confirmar a possibilidade de dissecar toda a parte principal da doença. O ideal é que a esplenectomia seja realizada apenas se assim for possível conseguir *debulking* ótimo do tumor. O baço é segurado para avaliar sua mobilidade, o grau de envolvimento tumoral e a possível dificuldade para remoção.

3 **Entrada na bursa abdominal.** O ligamento gastrocólico é aberto para a esquerda da linha média seccionando os pedículos vasculares como descrito na Seção 44–16 (p.1313). A dissecção é continuada em duas direções: (1) ao longo do colo transverso com mobilização de toda flexura esplênica para atingir o ligamento esplenocólico e (2) acima da grande curvatura do estômago em direção ao ligamento gastresplênico (Fig. 44–17.1). A porção intermediária do omento costuma estar envolvida no tumor.

4 **Mobilização do baço.** O baço é segurado, elevado e tracionado medialmente de modo a expor o ligamento esplenofrênico. O cirurgião utiliza alternadamente bisturi eletrocirúrgico e dissecção com o dedo para mobilizar ainda mais o baço. Realiza-se então dissecção romba e com bisturi circunferencialmente para liberar o baço dos ligamentos gastresplênico e esplenocólico. A fim de evitar a lesão pancreática, é importante rever continuamente a anatomia.

5 **Ligadura dos vasos esplênicos.** O baço é elevado para dentro da incisão, e o peritônio sobre o hilo esplênico recebe uma incisão cuidadosa. Para auxiliar essa abordagem, o dedo indicador esquerdo é posicionado contra o baço. A ponta do pâncreas, que fica próxima ao hilo do baço (com frequência a 1 cm de distância) é deslocada medialmente com o polegar esquerdo.

A dissecção romba paralela ao trajeto esperado da artéria e da veia esplênica auxilia na identificação desses vasos. A artéria, a veia e os vasos tributários devem ser individualmente

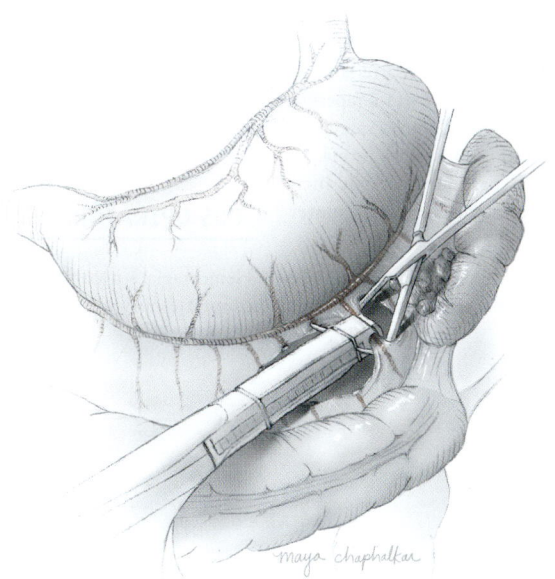

FIGURA 44-17.1 Mobilização do baço.

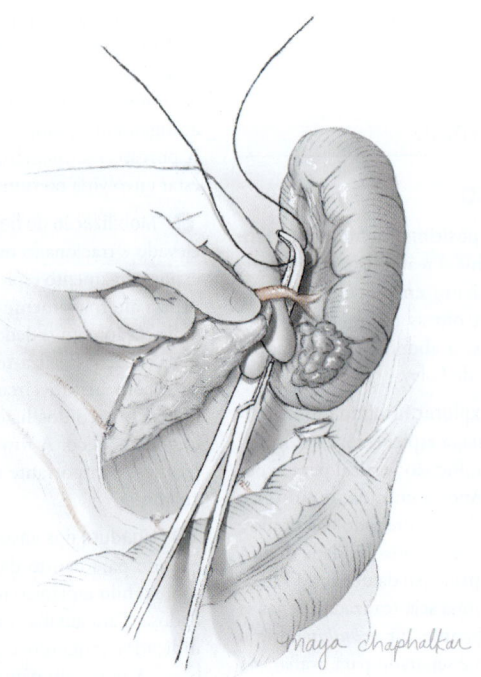

FIGURA 44-17.2 Ligadura de vaso.

ligados. A artéria é primeiro isolada para evitar enchimento do baço (Fig. 44–17.2). Coloca-se um pinça de ângulo reto abaixo da artéria, e traciona-se uma sutura 2-0 de seda, amarrando-a. É feito um segundo nó de seda mais distalmente, diretamente no hilo. A extremidade distal da artéria é amarrada ou ocluída com grampo vascular. A artéria é então seccionada, e o procedimento é repetido para a veia esplênica. Os tributários vasculares devem ser seccionados da mesma forma. O restante dos anexos peritoneais recebe incisão com bisturi eletrocirúrgico para remover o baço.

6 Últimos passos. O pâncreas distal deve ser cuidadosamente inspecionado para excluir lesões. Os vasos esplênicos também devem ser reexaminados antes do fechamento abdominal. Suspeita de trauma pancreático ou sangramento deve levar à colocação de um dreno de sucção no leito do baço – caso não haja trauma ou sangramento, a drenagem não é normalmente necessária. Coloca-se um tubo nasogástrico para descomprimir o estômago e evitar o deslocamento dos grampos nos vasos gástricos.

PÓS-OPERATÓRIO

Hemorragia é a complicação imediata mais comum e normalmente se origina dos vasos gástricos ou esplênicos curtos. O sangramento de qualquer um desses locais pode ser abundante e potencialmente trágico. Assim, as 12 a 24 horas iniciais após a cirurgia exigem vigilância particular (Magtibay, 2006).

A complicação pós-operatória mais comum é a atelectasia do lobo pulmonar inferior esquerdo. Esse problema normalmente se resolve com deambulação, fisioterapia respiratória e com o tempo. O desenvolvimento de um abscesso intra-abdominal pós-operatório em geral é resultado de lesão acidental no estômago, flexura esplênica ou pâncreas distal.

A manipulação ou laceração pancreática excessiva pode levar à pancreatite ou vazamento. Quando uma pancreatomia distal é necessária devido à aderência do tumor ou lesão, aproximadamente um quarto dos pacientes irá desenvolver vazamento no pâncreas. Segundo um conjunto de critérios, esse vazamento é definido por uma coleção de fluido do quadrante superior esquerdo visto em imagens após o dia 3 do pós-operatório, e esse fluido contém um nível de amilase três vezes maior do que o da amilase sérica. Este fluido pode ser coletado através de um dreno e enviado para a análise clínica se essa complicação é suspeita. O vazamento pancreático em geral ocorre no início do período pós-operatório e pode ser manejado conservadoramente com drenagem percutânea (Kehoe, 2009).

As pacientes submetidas à esplenectomia apresentarão risco aumentado de sepse para o resto da vida. Desta forma, as vacinas pneumocócica e meningocócica são recomendadas, e a aplicação da vacina do *Haemophilus influenzae* tipo b deve ser considerada no pós-operatório (Centers for Disease Control and Prevention, 2010). É importante que essas vacinas sejam dadas juntas, mas não devem ser administradas antes de 14 dias após a esplenectomia. Além disso, as pacientes devem ser instruídas a procurar cuidado médico imediato em caso de febre que possa rapidamente progredir para doença grave.

44-18
Cirurgia diafragmática

As pacientes com câncer de ovário avançado com frequência apresentarão implantes tumorais ou placas confluentes envolvendo o diafragma. O hemidiafragma direito é afetado com mais frequência. Os implantes normalmente são superficiais; porém, doença invasiva pode se estender através do peritônio para o músculo abaixo. Assim, os oncologistas ginecológicos devem estar preparados para realizar ablação diafragmática, descolamento (peritonectomia) ou ressecção em toda a espessura. Esses procedimentos cirúrgicos aumentam o índice de *debulking* ideal do tumor e estão correlacionados à melhora na sobrevida (Aletti, 2006a; Tsolakidis, 2010).

PRÉ-OPERATÓRIO

Avaliação da paciente

Os exames de imagem podem sugerir nódulos diafragmáticos, porém sua extensão é difícil de ser confirmada até a exploração na sala de cirurgia.

Consentimento

As pacientes com câncer de ovário presumido devem ser informadas sobre a possível necessidade de cirurgia abdominal superior extensiva para se conseguir a citorredução ideal. As complicações pulmonares após técnicas cirúrgicas diafragmáticas mais frequentemente incluem atelectasia e/ou derrame pleural. Entretanto, empiema, abscesso subfrênico, e pneumotórax são também possíveis (Chereau, 2011; Cliby, 2004).

INTRAOPERATÓRIO

Instrumentos

Em geral é aconselhável ter um sistema cirúrgico ultrassônico cavitacional de aspiração (CUSA, de *cavitacional ultrasonic surgical aspiration*) e/ou coagulador por raio de argônio (ABC, de *argon bean coagulator*) para os procedimentos de *debulking* de câncer de ovário, uma vez que um ou ambos podem ser úteis para erradicar doença diafragmática. Essas ferramentas são discutidas em mais detalhes no Capítulo 40 (p. 1001).

PASSO A PASSO

❶ **Anestesia e posicionamento da paciente.** Assim como outras cirurgias abdominais maiores, a cirurgia diafragmática requer anestesia geral. A paciente é colocada em decúbito dorsal, o abdome é preparado para acomodar a incisão no esterno, e coloca-se o cateter de Foley. A vagina é também cirurgicamente preparada se uma histerectomia concomitante é planejada.

❷ **Entrada abdominal.** A cirurgia diafragmática requer uma incisão vertical na linha média estendida até o esterno, passando do lado direito do processo xifoide para exposição máxima. Após a entrada abdominal, o cirurgião deve cuidadosamente avaliar todo o abdome e a pelve para confirmar a possibilidade de ressecção de toda a parte principal da doença. O ideal é que a cirurgia diafragmática somente seja realizada se for assim possível conseguir um *debulking* ótimo do tumor.

❸ **Ablação diafragmática.** Alguns pequenos implantes tumorais espaçados na superfície do hemidiafragma esquerdo normalmente podem ser facilmente removidos com CUSA ou ABC. Essa técnica simples pode ser a única necessária.

❹ **Descolamento diafragmático.** Placas confluentes de tumor ou implantes extensos indicam a necessidade de ressecção do peritônio. Para isso, o lado direito do gradil costal anterior é retraído para cima. O fígado é manualmente retraído para baixo e em direção medial para auxiliar na divisão do ligamento falciforme com bisturi eletrocirúrgico, LDS e/ou coagulador bipolar eletrotérmico (LigaSure). Essa manobra mobiliza significativamente o fígado e permite que ele seja segurado medialmente para longe do diafragma.

Utilizam-se pinças de Allis para segurar o peritônio acima da placa tumoral e colocá-la sob tensão. A incisão peritoneal é feita transversalmente acima do tumor com bisturi eletrocirúrgico, e desenvolve-se um plano com dissecção romba para separar o peritônio das fibras musculares do diafragma, localizadas abaixo. A margem peritoneal livre é tensionada com pinças de Allis para manter a tração. A incisão é então estendida medial e lateralmente para incluir os implantes (Fig. 44–18.1). O tecido a ser removido pode ser grande o suficiente para ser segurado com a mão esquerda, de modo a ajudar a descolar o peritônio do diafragma. A dissecção eletrocirúrgica prossegue em sentido dorsal até que todos os implantes estejam dentro do peritônio coletado. Nesse ponto, ele pode ser removido.

❺ **Ressecção diafragmática.** Ocasionalmente, o tumor passa através do peritônio, não sendo possível desenvolver um plano para descolar o diafragma. Nesses casos, é necessária uma ressecção diafragmática em toda a espessura. Coloca-se um afastador, e o fígado é mobilizado. É feita uma incisão peritoneal transversa acima da placa tumoral e, nesse ponto, determina-se o descolamento inadequado.

O respirador é temporariamente desligado para evitar lesão no parênquima pulmonar, e usa-se uma lâmina eletrocirúrgica para cortar através do músculo diafragmático até a cavidade pleural acima do tumor. A ventilação pode então ser reiniciada, enquanto colocam-se pinças de Allis para tracionar o tecido a ser removido para dentro da cavidade peritoneal. Tanto a superfície pleural quanto a peritoneal devem estar visíveis para auxiliar a ressecção total da doença. Realiza-se então o fechamento primário em bloco da falha diafragmática com ponto contínuo usando sutura PDS 0, ou com pontos isolados com linha de seda.

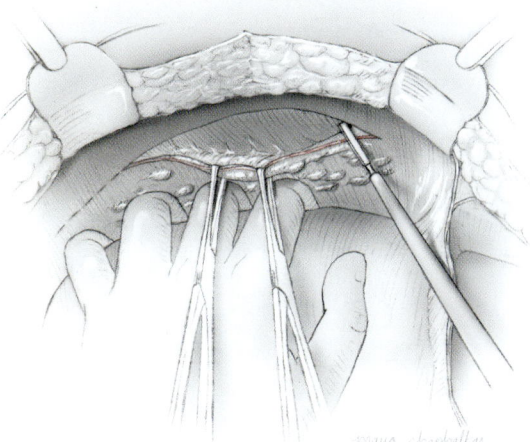

FIGURA 44-18.1 Descolamento do diafragma.

Para evacuar o pneumotórax, coloca-se um cateter de borracha vermelho através da falha dentro do espaço pleural antes de fechar o último nó. O ventilador é desligado ao fim da inspiração para inflar ao máximo os pulmões enquanto o cateter é posto em sucção. O cateter é removido ao mesmo tempo em que se amarra o nó, e a ventilação mecânica é reiniciada (Bashir, 2010). Enxertos não são normalmente necessários, mesmo para falhas grandes (Silver, 2004).

6 Últimos passos. A paciente deve ser colocada em posição de Trendelenburg ao fim do descolamento ou da ressecção para confirmar a integridade do fechamento diafragmático. O abdome superior é preenchido com soro fisiológico e observado em busca de vazamentos de ar à medida que a paciente é ventilada. A presença de bolhas de ar indica a necessidade de reintrodução do cateter de borracha vermelho por meio da incisão, de nova sutura da falha e de um novo teste após o fechamento. Drenos de tórax não são normalmente necessários.

PÓS-OPERATÓRIO

A atelectasia é comum em qualquer cirurgia diafragmática, e técnicas de rotina de expansão respiratória pós-operatória são apropriadas (Cap. 39, p. 950). O descolamento do diafragma é associado a um aumento da incidência de derrame pleural, especialmente quando o espaço pleural é acessado. Felizmente, a maioria irá se autorresolver, e apenas alguns precisarão de toracentese pós-operatória (Dowdy, 2008). Pacientes submetidas à ressecção diafragmática em toda a espessura devem ser cuidadosamente monitoradas com radiografias do tórax em busca de evidências de pneumo ou hemotórax. Aquelas poucas que não se resolverem com medidas de suporte podem precisar de drenagem por tubos torácicos para ajudar na reexpansão pulmonar.

44-19

Colostomia

A colostomia é uma anastomose cirúrgica entre aberturas feitas no colo e na parede abdominal anterior para desviar o conteúdo intestinal para dentro de uma bolsa de coleta externa. A colostomia serve a vários propósitos, podendo ser usada: (1) para proteger reparo do intestino distal de rompimento e ou contaminação por fezes, (2) para descomprimir um colo obstruído e (3) para evacuar fezes se o colo distal ou o reto for removido. Na oncologia ginecológica, há inúmeras indicações específicas para realização da colostomia. Algumas das razões mais comuns incluem fístula retovaginal, proctossigmoidite grave por radiação, perfuração intestinal e ressecção retossigmoide em que a reanastomose não foi possível.

A colostomia pode ser temporária ou permanente, e sua duração é determinada pelas circunstâncias clínicas. Câncer de colo de útero reincidente em estádio final com obstrução pode justificar uma colostomia permanente. Em contrapartida, é necessário apenas um desvio temporário para permitir a cura de uma lesão intestinal intraoperatória ocorrida durante cirurgia ginecológica benigna.

Além disso, a localização do estoma e a decisão de realizar uma colostomia terminal ou com alça também são baseadas na clínica. Uma colostomia com alça é feita criando-se uma abertura em uma alça do colo e trazendo as extremidades através do estoma. O estoma de uma colostomia terminal contém apenas a extremidade proximal do colo seccionado. A extremidade distal é ligada e mantida dentro do abdome.

Apesar das circunstâncias, o mesmo princípio cirúrgico é aplicado durante a colostomia: mobilização adequada do intestino, suprimento sanguíneo suficiente e um túnel livre de tensão através da parede abdominal sem constrição intestinal. A atenção nesses princípios aparentemente simples garante o melhor desfecho possível. Em algumas circunstâncias, uma colostomia laparoscópica pode ser possível (Jandial, 2008).

PRÉ-OPERATÓRIO

Avaliação da paciente

O ideal é que o sítio da colostomia, tipicamente do lado esquerdo da paciente, seja marcado antes da cirurgia por um terapeuta enterostomal para garantir que o estoma pós-operatório esteja localizado em uma área de fácil acesso quando a paciente estiver sentada ou em pé.

Consentimento

As preocupações quanto às alterações na qualidade de vida são comuns nesse procedimento. Consequentemente, o cirurgião deve descrever cuidadosamente o propósito médico da colostomia e sua duração esperada temporária ou permanente. A maior parte do medo em relação a "usar uma bolsa" pode ser amenizada com aconselhamento pré-operatório compassivo e orientação. Muitas vezes, os resultados no pós-operatório são na verdade superiores aos sintomas e à qualidade de vida atuais da paciente.

As complicações perioperatórias podem incluir vazamento fecal para dentro do abdome ou retração do estoma. As complicações a longo prazo envolvem hérnia paraestomal, estreitamento e possível necessidade de cirurgia de revisão.

Preparação da paciente

Para minimizar a contaminação fecal durante a incisão intestinal, deve-se realizar preparação intestinal agressiva, como a utilização de polietilenoglicol com solução eletrolítica (GoLytely) no dia anterior à cirurgia, a menos que haja alguma contraindicação, como obstrução ou perfuração intestinal. Administra-se um antibiótico de amplo espectro próximo à cirurgia devido à possibilidade de contaminação pelas fezes do sítio operatório. A tromboprofilaxia é administrada como delineado na Tabela 39–9 (p. 962).

INTRAOPERATÓRIO

ETAPAS CIRÚRGICAS

❶ Anestesia e posicionamento da paciente. A colostomia é realizada sob anestesia geral com a paciente em decúbito dorsal. Antes da cirurgia, o abdome é preparado e insere-se o cateter de Foley. A vagina também é preparada cirurgicamente se uma histerectomia concomitante é planejada.

❷ Entrada e exploração abdominal. Embora a cirurgia concomitante possa determinar a abordagem, uma incisão vertical na linha média é geralmente preferida devido à sua exposição superior, quando a colostomia é uma possibilidade. O segmento intestinal é selecionado o mais distalmente possível. A dissecção e a adesiólise são realizadas conforme necessário para mobilizar o intestino e obter um comprimento suficiente antes de criar a abertura do estoma na parede abdominal. O colo é elevado para garantir que ele atingirá o local do estoma selecionado sem tensão. Se o intestino não alcançar o local selecionado sem tensão, apesar de mobilização máxima, então o sítio do estoma proposto é movido de modo a acomodar o comprimento intestinal disponível.

❸ Colostomia terminal. Esse tipo de desvio com frequência é usado para fístulas retovaginais e proctossigmoidite grave após irradiação. O ideal é que seja utilizado um local mais distal do colo, uma vez que o conteúdo do intestino se torna progressivamente mais sólido e menos volumoso à medida que passa pelo ceco em direção ao reto. Como resultado, a bolsa de ostomia não precisa ser trocada tão frequentemente e o risco de desidratação ou anormalidades de eletrólitos é reduzido. Se for realizada uma colostomia sigmoide terminal, o intestino distal pode simplesmente ser fechado com grampos e deixado na pelve (cirurgia de Hartmann). Em contrapartida, uma colostomia mais proximal exigirá que o intestino distal também seja trazido para a parede abdominal, no mesmo local ou como uma segunda ostomia que serve como uma "fístula de muco" para evitar uma obstrução de alça fechada e subsequente perfuração colônica.

O sítio do estoma para uma colostomia sigmoide é selecionado com base em uma linha imaginária da cicatriz umbilical até a coluna vertebral ilíaca anterior superior do lado esquerdo. O sítio deve ser lateral à linha média o suficiente para permitir a aplicação da ostomia. Utiliza-se uma pinça de Kocher para elevar a pele, e uma lâmina eletrocirúrgica ajustada no modo de corte é usada para remover um círculo de pele de 3 cm. A fáscia é exposta por dissecção romba. Em pacientes obesas, pode ser necessário remover um cone de gordura subcutânea para evitar constrição do intestino. É feita uma incisão em cruz na bainha anterior do reto. As fibras do reto anterior são rombamente separadas, e corta-se outra incisão em cruz na bainha posterior. A abertura é rombamente expandida, de modo a acomodar dois ou três dedos.

Após a secção do colo, como descrito na Seção 44–23, passo 5 (p. 1327), o intestino proximal deve ser mobilizado por meio da incisão do peritônio em direção à flexura esplênica ao longo da linha alba de Toldt, que é a reflexão do peritônio parietal abdominal posterior sobre o mesentério do colo descendente. Coloca-se então uma pinça de Babcock através da abertura da pele para segurar a extremidade grampeada do intestino e elevá-la através da abertura abdominal (Fig. 44-19.1). O intestino deve ser rosado, e seu mesentério não deve estar retorcido. A incisão abdominal primária é então fechada.

O estoma é "maturado" primeiramente inclinando-se a mesa para a esquerda para minimizar o vazamento intestinal e a contaminação fecal do sítio de incisão e então removendo a fileira de grampos. São feitos pontos isolados em circunferência com sutura 3-0 e 4-0 de absorção lenta através da mucosa intestinal da derme (Fig. 44-19.2). Pode-se então prender o equipamento da bolsa da ostomia.

❹ Colostomia em alça. A indicação usual para esse tipo de procedimento inclui proteção

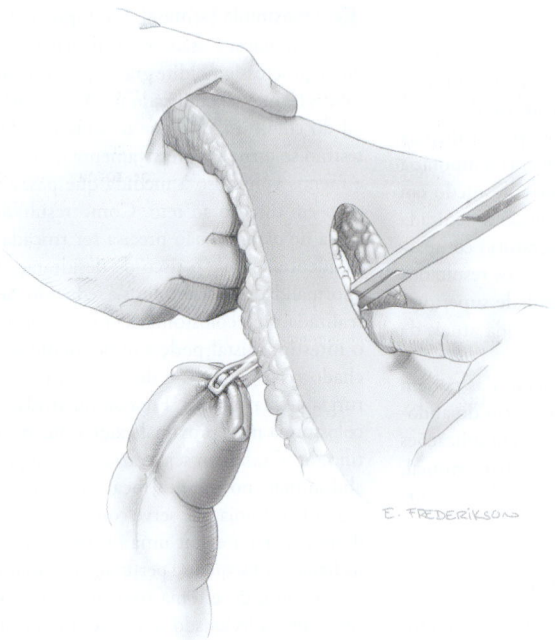

FIGURA 44-19.1 Colostomia sigmoide terminal: intestino tracionado por meio da incisão na parede abdominal.

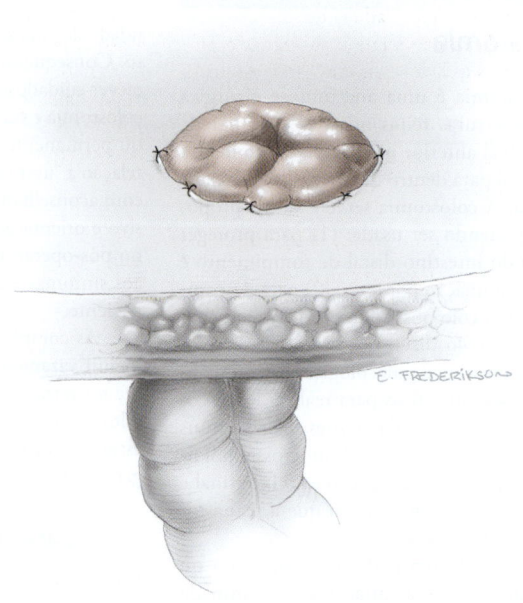

FIGURA 44-19.2 Colostomia sigmoide terminal: mucosa intestinal suturada à pele.

de uma anastomose distal, alívio de obstrução do colo, e tratamento de perfuração do colo. Assim, a colostomia em alça pode ser realizada em qualquer sítio ao longo do colo, onde for indicada. A colostomia em alça em geral é feita em caráter temporário ou como procedimento paliativo. É mais fácil de remover, com frequência mais simples de ser realizada e não requer necessariamente a determinação de alças distal ou proximal. No entanto, eventualmente haverá passagem de material fecal através do segmento distal e, como resultado, esse tipo de colostomia não é uma solução permanente para fístula ou proctossigmoidite.

⑤ **Colostomia transversa em alça.** A colostomia transversa em alça é realizada no quadrante superior esquerdo fazendo-se uma incisão transversal de 5 cm sobre o músculo reto abdominal a meio caminho entre a margem costal e a cicatriz umbilical. As fáscias anterior e posterior, o músculo reto abdominal e o peritônio são abertos longitudinalmente por dissecção romba e com lâmina. O omento é separado do colo transverso abaixo, e coloca-se um dreno de Penrose de um quarto de polegada através do mesocolo para tração. A alça intestinal é então puxada através da incisão (Fig. 43-15.3). Passa-se uma *Hollister bridge* ou um equipamento semelhante por meio da mesenteriotomia no lugar do dreno de Penrose, e a incisão é fechada ao redor da alça do intestino sem comprimí-la. O intestino é então "maturado" abrindo-se o bordo antimesenté-

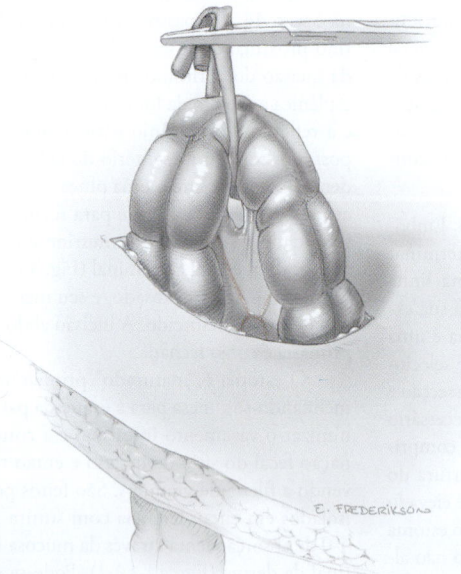

FIGURA 44-19.3 Colostomia transversa em alça: elevação do segmento intestinal.

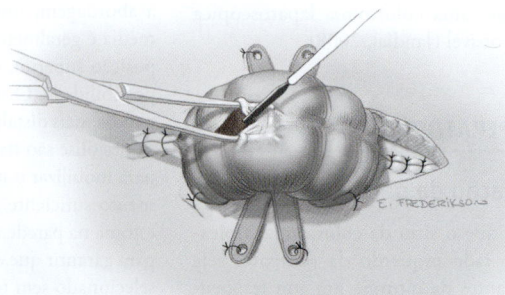

FIGURA 44-19.4 Colostomia transversa em alça: abertura do intestino.

rico ao longo da tênia intestinal com lâmina eletrocirúrgica e deixando uma margem de 1 cm em cada extremidade (Fig. 43-15.4). As margens da colostomia são suturadas à pele com pontos isolados e sutura 3-0 de absorção lenta.

5 Últimos passos. O estoma deve ser cuidadosamente inspecionado, sendo ideal que ele esteja rosado e posicionado de maneira confortável. Cor escurecida pode indicar isquemia, que pode levar a necrose e retração. A tensão sobre o intestino pode ser aliviada com mobilização adicional. A constrição da colostomia em alça dentro da abertura na parede abdominal pode ser aliviada aumentando-se a incisão fascial ou removendo gordura subcutânea adicional. Na colostomia terminal, eventualmente pode ser necessário seccionar a ponta mais distalmente para se atingir um segmento intestinal viável. Todos esses passos são trabalhosos, porém muito mais fáceis de serem realizados durante a cirurgia do que no pós-operatório, após o surgimento de complicações.

PÓS-OPERATÓRIO

A morbidade para as colostomias em alça e terminal é equivalente (Segreti, 1996a). As complicações podem ser imediatas, ou não serem evidentes durante vários meses. As complicações comuns à criação de uma colostomia podem incluir infecção da incisão, necrose, obstrução intestinal, hematoma, retração, fístula, vazamento fecal, sepse, estreitamento e herniação paraestomal (Hoffman, 1992). Muitas dessas complicações são manejadas com medidas de apoio e medidas locais. Sintomas graves são pouco frequentes, porém podem requerer cirurgia de revisão. A cirurgia inicial realizada com atenção evita a maioria dessas comorbidades.

44-20
Ressecção do intestino grosso

A colectomia parcial é mais frequentemente realizada como parte de cirurgia citorredutora para câncer de ovário, embora outras indicações incluam lesão por radioterapia e fístulas no colo. Os princípios cirúrgicos são semelhantes independentemente de qual segmento do intestino será removido – do colo ascendente, transverso ou descendente. A ressecção retossigmoide (anterior baixa) é um pouco mais complexa, sendo revisada na Seção 44-23 (p. 1327).

O ideal é que, durante a colectomia, o cirurgião consiga uma meticulosa hemostasia, remova a menor porção possível do colo, evite vazamento de fezes e confirme a continuidade do intestino ao excluir possíveis sítios de obstrução intestinal proximal ou distal. Além disso, o intestino deve ser mobilizado o suficiente para criar uma anastomose livre de tensão tecidual que seja à prova d'água, de grande calibre e com um aporte sanguíneo adequado.

Uma familiaridade geral com o aporte sanguíneo do colo é importante para a colectomia parcial. Os colos ascendente e transverso são supridos pela artéria mesentérica superior através dos ramos do colo médio e direito e ileocólico. Os colos descendente e sigmoide são supridos pelos ramos cólico esquerdo e sigmoide da artéria mesentérica inferior. Como resultado, esses vasos formam uma rede vascular anastomótica efetiva que permite a ressecção do intestino grosso em praticamente qualquer segmento do colo.

PRÉ-OPERATÓRIO

Avaliação da paciente

A necessidade de colectomia parcial durante cirurgia citorredutora para câncer de ovário costuma ser determinada durante o procedimento com base nas circunstâncias clínicas. Por exemplo, apesar das imagens da tomografia computadorizada (TC) pré-operatória poderem sugerir tumores em vários locais próximos ao colo, essas lesões normalmente são superficiais e podem ser removidas sem colectomia. Em geral, a necessidade de colectomia é mais óbvia no pré-operatório para pacientes com fístulas ou lesões por radiação. Porém, o grau da ressecção normalmente não é claro até que a cirurgia esteja sendo realizada.

Consentimento

As pacientes devem ser plenamente informadas sobre o potencial para colostomia, vazamento na anastomose e formação de abscessos. Deve-se também antecipar íleo pós-operatório.

Preparação da paciente

Para minimizar a contaminação fecal durante a incisão intestinal, a maioria dos cirurgiões ainda recomenda uma preparação intestinal agressiva. Uma escolha, a utilização de polietilenoglicol com solução eletrolítica (GoLytely) é ministrada no dia anterior à cirurgia, a menos que haja alguma contraindicação, como obstrução ou perfuração intestinal. No entanto, não há evidência de que pacientes se beneficiem dessa prática, e a preparação intestinal pode não diminuir o risco de complicações pós-operatórias (Guenaga, 2009; Zhu, 2010). Em caso de obstrução intestinal, então a limpeza apenas do colo distal com enemas é uma segunda opção. A paciente também deve receber marcações para a colostomia, caso essa seja uma possibilidade. Além disso, se for esperada uma ressecção complicada ou um período de recuperação prolongado, deve-se considerar a administração pós-operatória de nutrição parenteral total (NPT). A profilaxia antibiótica pode ser iniciada antes da incisão abdominal. Também a tromboprofilaxia é administrada como delineado na Tabela 39–9 (p. 962).

INTRAOPERATÓRIO

Instrumentos

Para a preparação para ressecções complicadas, o cirurgião deve ter acesso a todos os tipos e tamanhos de grampeadores intestinais. Estes incluem grampos para anastomose término-terminal (EEA), anastomose gastrintestinal (GIA) e anastomose transversal (TA). Além disso, pode-se usar um LDS ou um coagulador bipolar eletrotérmico (LigaSure) para auxiliar a ligação de vasos.

PASSO A PASSO

❶ Anestesia e posicionamento da paciente. O exame retovaginal sob anestesia é mandatório antes de se posicionar qualquer paciente para cirurgia abdominal para câncer ginecológico. Uma massa palpável com compressão do reto ou do septo retovaginal indica a necessidade de litotomia dorsal com as pernas confortavelmente apoiadas em estribos de Allen para preparar para possível ressecção anterior baixa e anastomose. Para outros casos, o posicionamento supino é adequado. A preparação estéril do abdome, do períneo e da vagina é feita, e coloca-se o cateter de Foley.

❷ Entrada abdominal. Uma incisão vertical na linha média é preferível caso se antecipe uma colectomia parcial, uma vez que essa incisão fornece acesso a todo o abdome. Dissecção, adesiólise ou outros achados inesperados podem tornar inadequada a exposição a partir de uma incisão transversal.

❸ Exploração. O cirurgião deve primeiro explorar todo o abdome para lisar aderências, "percorrer" o intestino e avaliar sua aparência do duodeno ao reto, excluir outros possíveis sítios de obstrução proximalmente ou distalmente e determinar a extensão da ressecção intestinal. O suprimento sanguíneo na flexura esplênica, na flexura hepática e na valva ileocecal pode ser tênue. Assim, os limites da ressecção devem ficar além dessas áreas, se possível. Na Figura 44–20.1, por exemplo, devido ao fluxo sanguíneo sabidamente limitado na flexura hepática, a linha proximal de transecção inclui vários centímetros do colo transverso. Da mesma forma, a linha distal de dissecção inclui 8 a 10 cm do íleo terminal, pois a artéria ileocecal é sacrificada.

É feita uma janela no mesocolo proximal e distal à lesão. Puxa-se um dreno de Penrose

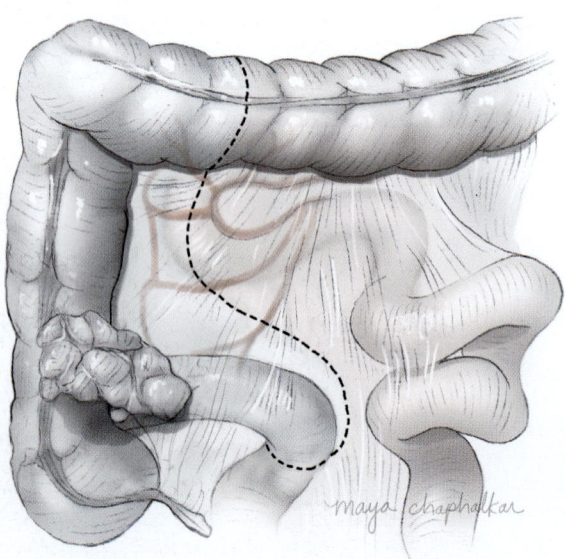

FIGURA 44-20.1 A área de ressecção é mostrada englobando o tumor.

de um quarto de polegada através da abertura de cada local para criar tração.

❹ Mobilização do colo. O intestino é o próximo a ser mobilizado por meio de uma incisão no peritônio ao longo da linha alba de Toldt e/ou ao longo das flexuras hepática/esplênica, dependendo do sítio da ressecção. O espaço retroperitoneal direito ou esquerdo é adentrado em um sítio além do dreno de Penrose distal. A abertura da entrada é criada com bisturi elétrico imediatamente lateral ao colo. Esse espaço é expandido de maneira romba, e a dissecção eletrocirúrgica é orientada em sentido cefálico além do dreno de Penrose proximal enquanto ele oferece tração contrária ao colo. O segmento intestinal pode ser mobilizado de maneira romba medialmente, conforme necessário. A omentectomia pode ser necessária para ressecções que envolvam o colo transverso.

❺ Ressecção. Insere-se um grampeador para GIA para substituir o dreno de Penrose, posicionando-o ao redor de todo o diâmetro do colo; sendo o mesmo acionado. Esse grampeador coloca duas fileiras de grampos e secciona o intestino interposto. É feita então uma segunda transecção/grampeamento do outro lado do dreno de Penrose. O segmento intestinal pode então ser descolado do mesentério com um equipamento LDS, coagulador bipolar eletrotérmico, grampos individuais ou ligação com sutura 0 de absorção lenta. Durante esse processo, deve-se preservar o máximo possível do mesentério para fornecer suprimento sanguíneo adequado para a anastomose. A amostra é então removida.

❻ Anastomose látero-lateral. As extremidades proximal e distal do intestino são mantidas paralelas uma contra a outra para estimar sua posição após a anastomose. Normalmente é necessário mobilizar mais o intestino por meio de incisões nas aderências e no peritônio por bisturi elétrico e dissecção romba. Os dois segmentos devem confortavelmente aproximar as bordas antimesentéricas sem tensão. Para ressecções maiores, o mesentério de cada segmento pode também precisar ser dissecado para atingir mobilidade suficiente. As extremidades grampeadas proximal e distal são esqueletizadas de tecido adiposo de modo a criar uma anastomose com o máximo de contato entre as mucosas. Para isso, a linha de grampos proximal é elevada com duas pinças de Allis em suas margens laterais. Pinças de Debakey são colocadas segurando os tecidos adiposos circunvizinhos e os colocam sob tração, enquanto um bisturi elétrico é usado para dissecar esses tecidos para fora da mucosa intestinal. A dissecção é então realizada de modo semelhante no segmento distal.

A ponta antimesentérica de cada linha de grampos é removida com tesoura, e o intestino é segurado verticalmente por pinças de Allis para evitar derramamento de fezes. Uma ou duas suturas permanentes seromusculares de seda podem ser colocadas distalmente em cada terminação intestinal para ajudar a alinhar a posição correta e impedir deslizamento. Uma haste para GIA é então inserido o mais profundamente possível no lúmen de cada um dos segmentos intestinais (Fig. 44–20.2). Os segmentos intestinais são posicionados uniformemente; o equipamento é então acionado ao longo das superfícies antimesentéricas e removido. O grampeador faz duas fileiras de grampos de titânio e simultaneamente secciona o tecido entre as fileiras.

O interior do intestino deve ser avaliado em busca de sangramentos, que podem ser coagulados com eletrocirurgia. A outra abertura pode então ser grampeada com o grampeador para TA, e o tecido intestinal remanescente acima da linha da TA é seccionado. A falha mesentérica é reaproximada com pontos isolados ou corridos e sutura 0 de absorção lenta para evitar uma hérnia interna.

❼ Últimos passos. O abdome é irrigado com solução salina morna abundante ao fim de qualquer ressecção intestinal, em especial se tiver havido derramamento de fezes durante o procedimento. Drenos não são necessários na rotina, podendo dificultar a cicatrização.

PÓS-OPERATÓRIO

A morbidade após grande ressecção intestinal aumenta significativamente devido a vários fatores, porém em especial devido a obstrução, malignidade, obesidade, dano por radiação e sepse preexistentes. Além disso, pacientes que passaram por ressecções intestinais múltiplas têm uma maior perda de sangue e uma permanência hospitalar maior (Salani, 2007). Os vazamentos na anastomose são a complicação mais específica e costumam se apresentar como abscesso ou fístula ou como peritonite dentro de dias ou semanas após a cirurgia. Alguns vazamentos localizados podem ser manejados com NPT, drenagem orientada por TC, administração de antibióticos e repouso intestinal por algumas semanas. No entanto, cirurgia urgente é indicada para perfuração intraperitoneal não localizada e sua peritonite resultante. Esse procedimento irá normalmente exigir colostomia temporária (Kingham, 2009).

Os abscessos pélvicos também podem resultar de derramamento de fezes durante a cirurgia ou superinfecção de hematomas. Normalmente, esses casos se resolvem com drenagem orientada por TC e antibióticos. Hemorragia gastrintestinal é rara nos procedimentos com grampeamento. Além disso, estreitamento sintomático de anastomose é raro e com frequência se apresenta como obstrução do colo. Alguns estreitamentos podem ser manejados com *stents* endoscópicos, porém com frequência exigem uma nova cirurgia. Obstruções no intestino delgado ou grosso também podem resultar de aderências pós-operatórias ou progressão tumoral. Por fim, pode haver o desenvolvimento de íleo prolongado, de resolução lenta. A maioria dessas complicações depende principalmente da nutrição de base da paciente e das circunstâncias clínicas que levaram à cirurgia primária.

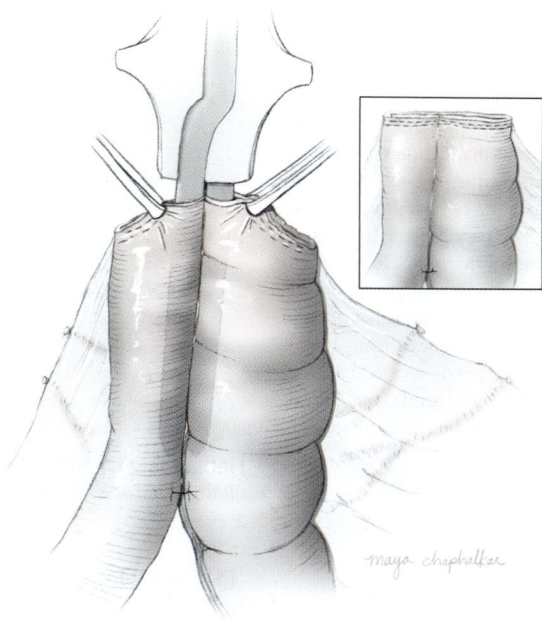

FIGURA 44-20.2 Grampeador para GIA conectando uma anastomose término-terminal do íleo e do colo transverso. **Figura menor:** Fileira grampos para TA fecha a extremidade distal da anastomose.

44-21

Ileostomia

Relativamente poucas pacientes precisarão de ileostomia para o manejo de malignidade ginecológica. Para as que precisarem, a ileostomia em alça costuma ser um procedimento temporário realizado para proteger uma anastomose distal (Nunoo-Mensah, 2004). Além disso, a paliação de uma obstrução no intestino grosso ou o desvio de uma fístula do colo podem ser outras indicações (Tsai, 2006). Eventualmente, o câncer de ovário envolverá todo o colo, exigindo colectomia com ileostomia terminal permanente e realização de uma cirurgia de Hartmann (Song, 2009).

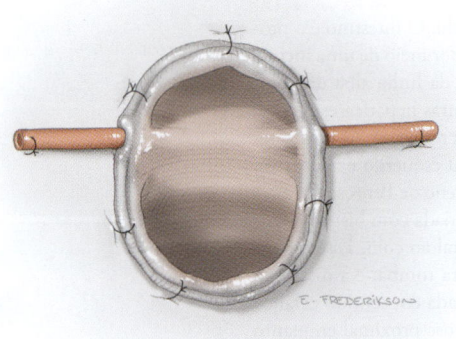

FIGURA 44-21.1 Alça ileal tracionada através da parede abdominal e aberta com um bisturi eletrocirúrgico.

PRÉ-OPERATÓRIO

Avaliação da paciente

O posicionamento do estoma é especialmente importante para a ileostomia, uma vez que o efluente será mais corrosivo do que o da colostomia. O ideal é que o sítio seja marcado por um terapeuta enterostomal antes da cirurgia.

Consentimento

Em geral, muitas das complicações desse procedimento são as mesmas da colostomia: retração, estreitamento, obstrução e hérnia. As pacientes devem ser informadas de que as ileostomias temporárias em alça podem mais tarde ser retiradas sem laparotomia.

Preparação da paciente

A preparação intestinal é preferida sempre que houver a possibilidade de ressecção intestinal mais extensa. No entanto, a ileostomia pode ser realizada com segurança em praticamente todas as circunstâncias sem limpeza.

INTRAOPERATÓRIO

PASSO A PASSO

❶ **Anestesia e posicionamento da paciente.** A ileostomia é realizada com anestesia geral. As pacientes normalmente ficam em decúbito dorsal, porém a posição de litotomia dorsal ou outra posição com acesso à parede abdominal também é aceitável. A preparação estéril do abdome é concluída e um cateter de Foley é colocado. A vagina também é preparada cirurgicamente se uma histerectomia concomitante é planejada.

❷ **Entrada abdominal.** Uma incisão vertical na linha média é preferível para a maioria das situações nas quais se considera a ileostomia.

❸ **Exploração.** Após a entrada abdominal, o cirurgião deve primeiro explorar todo o abdome para lisar aderências, "correr" o intestino para identificar sítios de obstrução e determinar a necessidade da ileostomia. Escolhe-se uma alça intestinal que atinja vários centímetros acima da pele. Além disso, para reduzir o volume de afluentes, a alça escolhida deve ser o mais distal possível. Eventualmente, a imobilidade do intestino delgado devido a carcinomatose ou lesão por radiação reduzirá de maneira significativa a mobilidade e exigirá um desvio mais proximal.

❹ **Ileostomia em alça.** Coloca-se um dreno de Penrose de um quarto de polegada por meio de uma mesenteriotomia no ápice da alça escolhida. A alça pode então ser aproximada do estoma, criado para acomodar dois dedos, conforme descrito para a derivação do íleo (Seção 44–8, passo 6, p. 1286). A alça é puxada através da abertura da parede abdominal, de modo que vários centímetros saiam pela pele. O dreno de Penrose é removido e substituído pela extremidade cortada de um cateter de borracha vermelho ou outro equipamento que possa ser costurado à pele de modo a elevar a alça. A alça deve estar livre de tensão tecidual e permeável. Sua extremidade proximal é colocada em posição mais baixa para reduzir o fluxo fecal para dentro do intestino distal. A parede abdominal é então fechada ao redor do estoma.

A ileostomia é "maturada" com uma incisão longitudinal na alça do intestino e a eversão de suas margens com pinças de Allis. Pontos isolados em circunferência com sutura de absorção lenta 3-0 e 4-0 são feitos ao redor da derme e da mucosa do intestino (Fig. 44–21.1). Pode-se então colocar a bolsa da ostomia.

❺ **Ileostomia terminal.** Se for realizada uma colectomia total ou se o intestino estiver apertado demais ou a paciente muito obesa para que uma alça alcance a parede abdominal, o íleo distal pode precisar ser dividido em vez de trazido para fora como uma alça. O segmento é selecionado, uma mesenterotiomia é feita, e o grampeador GIA é acionado. Um sítio de estoma apropriado é identificado e, com poucas modificações, a ileostomia terminal é maturada da mesma maneira que a colostomia (Seção 44–19, p. 1319). Em geral a abertura da parede abdominal será menor em diâmetro. A menos que haja uma obstrução do colo distal precisando da criação de uma fístula mucosa, o segmento intestinal distal pode ser deixado na cavidade peritoneal ou logo abaixo da fáscia. Deve ser feita uma tentativa de everter o único estoma girando a parede intestinal sobre si mesma com as pinças de Allis. Em cada quadrante do estoma, pontos de sutura 3–0 de absorção lenta são colocados através da derme, da camada seromuscular do intestino no nível cutâneo, e um ponto de espessura completa é colocado na borda do corte do intestino evertido.

PÓS-OPERATÓRIO

O estoma deve ser cuidadosamente examinado no pós-operatório para avaliar sua aparência e função. A polia de apoio pode ser removida em 1 a 2 semanas, porém talvez antes se o estoma ficar escurecido ou se as alças aparentarem estreitamento ou estiverem obstruídas.

A ileostomia pode estar associada a complicações pós-operatórias significativas. Alto fluxo de efluentes pode resultar em anormalidades eletrolíticas de difícil correção. Além disso, cerca de 10% das pacientes logo precisarão de uma nova cirurgia devido à obstrução no intestino delgado ou a abscesso intra-abdominal (Hallbook, 2002). Especificamente, se a ileostomia em alça for indicada para proteger uma anastomose baixa, está associada com mais frequência a obstrução intestinal e íleo do que a colostomia em alça (Law, 2002). As complicações de longo prazo, como hérnia peristomal e retração, também são possíveis.

44-22
Ressecção do intestino delgado

Há várias indicações para ressecção do intestino delgado na oncologia ginecológica, incluindo obstrução, envolvimento devido a câncer, perfuração, lesão intraoperatória e lesão por radiação. Diferentemente do intestino grosso, onde é necessária maior atenção para garantir suprimento sanguíneo adequado para o sítio da anastomose, o intestino delgado tem uma cascata consistente de vasos que surgem da artéria mesentérica superior. No entanto, situações especiais como lesão por radiação, dilatação obstrutiva e edema podem comprometer drasticamente essa vasculatura. Nessas situações, a dissecção meticulosa é essencial para evitar remoção acidental de serosa intestinal, enterotomia e lesão intestinal que dificultem a cicatrização da anastomose. Em geral, os princípios cirúrgicos desse procedimento são muito semelhantes àqueles para a ressecção do intestino grosso (Seção 44–20, p. 1322).

PRÉ-OPERATÓRIO

Avaliação da paciente

A obstrução do intestino delgado (SBO, de *small bowel obstruction*) que não se resolve com descompressão por sucção nasogástrica e repouso intestinal pode ser resultante de aderências pós-operatórias ou progressão tumoral. As pacientes com malignidades ginecológicas reincidentes, em especial aquelas com câncer de ovário, devem ser avaliadas com um estudo contrastado do intestino no pré-operatório. Com esses passos, podem-se identificar vários locais de obstrução, os quais indicariam uma mulher com doença em estádio terminal que poderia ser mais bem atendida com a colocação de um dreno percutâneo paliativo por gastrotomia. As pacientes com SBO após radiação pélvica quase invariavelmente apresentam estenose no íleo terminal.

Consentimento

Dependendo das circunstâncias, as pacientes devem ser aconselhadas a respeito do processo de tomada de decisões intraoperatórias para se realizar anastomose, *bypass* ou ileostomia. Vazamento, obstrução e/ou formação de fístulas são possíveis complicações. Desfechos menos comuns incluem a síndrome do intestino encurtado e deficiência de vitamina B_{12}.

Preparação da paciente

A preparação intestinal agressiva é frequentemente contraindicada, particularmente em pacientes com obstrução. A profilaxia antibiótica deve ser iniciada. Também a tromboprofilaxia é administrada como delineado na Tabela 39–9 (p. 962). Caso haja fístula complexa ou previsão de ressecção extensa para lesão por radiação, então a NPT pós-operatória pode ser aconselhável.

INTRAOPERATÓRIO

Instrumentos

O cirurgião deve ter acesso a todos os tipos e tamanhos de grampeadores intestinais, que incluem grampos para anastomose término-terminal (EEA), anastomose gastrintestinal (GIA) e anastomose transversal (TA), a fim de estar preparado para dissecções complicadas.

PASSO A PASSO

1 **Anestesia e posicionamento da paciente.** A ressecção do intestino delgado é realizada com anestesia geral. As pacientes normalmente ficam em decúbito dorsal, porém a posição de litotomia dorsal ou outra posição com acesso à parede abdominal anterior também é aceitável. A preparação estéril do abdome é completada e um cateter de Foley é colocado. A vagina também é preparada cirurgicamente se uma histerectomia concomitante é planejada.

2 **Entrada abdominal.** Uma incisão vertical na linha média é preferível para a maioria das situações nas quais se considera a ressecção do intestino delgado.

3 **Exploração.** O cirurgião explora todo o abdome para identificar a obstrução. Raramente, uma adesão pode ser identificada e lisada para rapidamente aliviar uma obstrução, evitando, assim, a ressecção do intestino delgado. Com mais frequência, descobre-se uma área que justifique remoção. É importante frisar que o restante do intestino deve ser examinado para excluir outros sítios de obstrução.

O peritônio e as aderências ligadas à parte envolvida do intestino delgado são dissecados para mobilizar o intestino. O intestino delgado pode ser lesionado facilmente por manuseio grosseiro e dissecção romba extensa – particularmente se o intestino for edematoso, densamente aderido ou previamente irradiado. O trauma deve ser limitado a um mínimo para reduzir o vazamento dos conteúdos intestinais por uma enterotomia descuidada. O ideal é que a serosa de aparência saudável para anastomose seja identificada tanto em sítios proximais quanto distais à lesão, enquanto se preserva o máximo do intestino.

4 **Divisão do intestino delgado.** O intestino envolvido é tracionado através da incisão abdominal. Puxa-se um dreno de Penrose de um quarto de polegada através de uma mesenteriotomia nos sítios proximal e distal a serem aproximados. Insere-se um grampeador para GIA para substituir o dreno de Penrose e o grampeador é acionado (Fig. 44–22.1). O procedimento é repetido do outro lado do intestino. As fileiras de grampos minimizam a contaminação do abdome com o conteúdo intestinal.

Marca-se então uma cunha do mesentério, criando-se um "V" com bisturi elétrico. O mesentério é dividido com um equipamento LDS, coagulador bipolar eletrotérmico (LigaSure) e/ou grampos e ligaduras com sutura 0 de absorção lenta. A hemostasia é mais

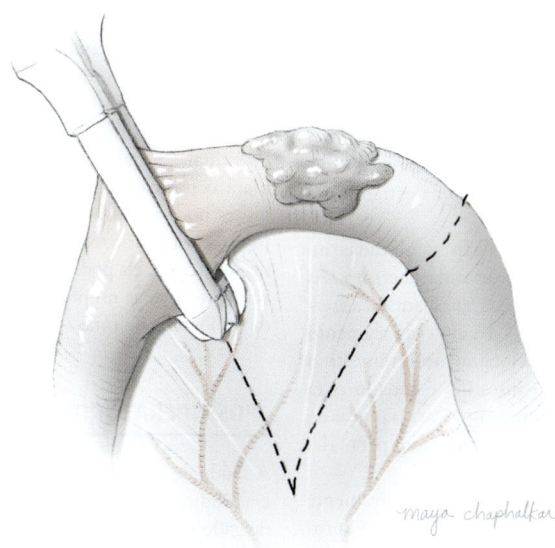

FIGURA 44-22.1 Identificação dos sítios proximal e distal.

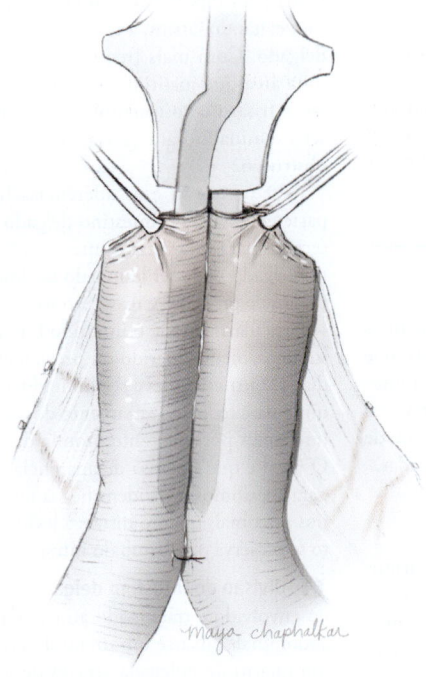

FIGURA 44-22.2 Anastomose látero-lateral.

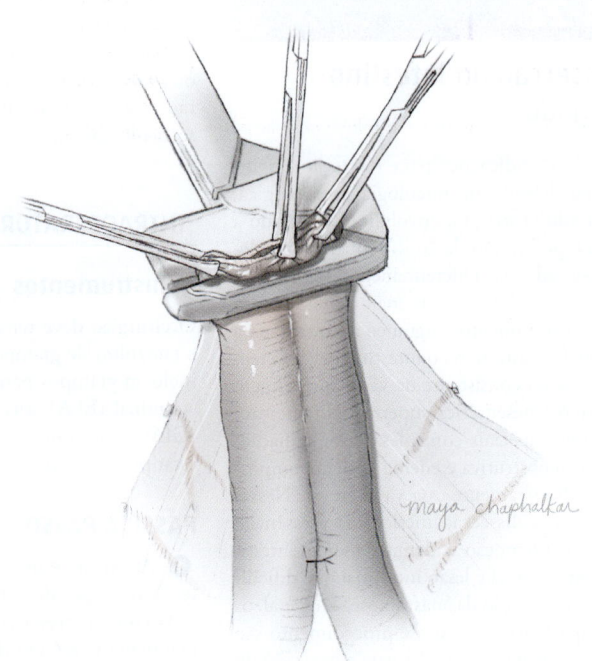

FIGURA 44-22.3 Fechamento da enterotomia.

difícil em tecido edemaciado ou inflamado e, portanto, devem-se dividir sequencialmente pedículos de mesentério menores. A amostra intestinal é então removida.

⑤ Realização da anastomose látero-lateral. Os segmentos proximal e distal do intestino são elevados com pinças de Allis e pareados ao longo de suas margens antimesentéricas. Coloca-se uma ou duas suturas permanentes de seda ao longo da margem antimesentérica de cada segmento além do ponto alcançado pelo garfo do grampeador para GIA. O ângulo antimesentérico de cada segmento é removido na linha do grampo tão profundamente quanto necessário para adentrar o lúmen e com amplitude suficiente para permitir a passagem do garfo do grampeador para GIA. Um intestino extremamente distendido devido a uma obstrução pode ser descomprimido, inserindo-se a ponta de sucção na extremidade proximal do intestino.

As pinças de Allis são recolocadas no intestino na margem de cada abertura. As pinças e suturas de seda auxiliam na inserção de um garfo para GIA em cada segmento para ajudar no posicionamento do intestino (Fig. 44–22.2). O intestino é rodado para unir as margens antimesentéricas, as pinças de Allis são removidas, e o grampeador para GIA é fechado e acionado.

O restante da enterotomia é novamente segurado com três pinças de Allis para aproximar o fechamento. O grampeador para TA é colocado ao redor do intestino abaixo das pinças de Allis e é fechado (Fig. 44–22.3). As pinças de Allis elevam a enterotomia e ajudam no posicionamento correto do grampeador. O grampeador é acionado, o excesso de tecido é aparado com lâmina, e o grampeador é aberto e removido. A falha no mesentério pode ser fechada a seguir, com ponto contínuo 0 e sutura de absorção lenta para evitar herniação interna, isto é, herniação do intestino ou omento através de falha mesentérica.

⑥ Últimos passos. O abdome é irrigado com solução salina morna abundante ao fim de qualquer ressecção intestinal, em especial se tiver havido derramamento de fezes durante o procedimento. Drenos não são necessários na rotina, podendo dificultar a cicatrização. Em geral, é prudente colocar uma sonda nasogástrica para descomprimir o estômago no pós-operatório até a retomada das funções intestinais. A palpação do estômago confirmará o posicionamento correto ou o anestesista pode ser levado a colocar ou retirar o tubo, se necessário. Se a localização correta for negligenciada, ela pode ser confirmada confiavelmente apenas no pós-operatório por meio de radiografia de tórax.

PÓS-OPERATÓRIO

A saúde de base da paciente, seu diagnóstico e as indicações para a ressecção do intestino delgado determinam grande parte da comorbidade pós-operatória. Complicações menores comuns incluem infecção da incisão e íleo adinâmico. Formação de fístulas, vazamento na anastomose e obstrução são problemas mais sérios que podem exigir uma nova cirurgia. Duas complicações específicas só ocorrem em cirurgia extensa de intestino delgado.

Em primeiro lugar, a síndrome do intestino curto pode se desenvolver. Mais da metade do intestino delgado pode ser removida sem debilitar a absorção de nutrientes contanto que o restante do intestino seja funcional. Assim, é mais provável que essa síndrome ocorra devido à radiação extensa do que à ressecção. Os sintomas incluem diarreia, má absorção, deficiências nutricionais e desequilíbrio eletrolítico. Como resultado, a TPN pode ser necessária para algumas pacientes (King, 1993).

Uma segunda complicação, a deficiência de vitamina B_{12}, resulta da absorção inadequada e da depleção das fontes disponíveis. A vitamina B_{12} e os sais biliares são absorvidos apenas nos 100 cm distais do íleo. A má absorção nesse segmento pode ser resultante de radioterapia ou ressecção intestinal extensa (Bandy, 1984). Em caso de suspeita de deficiência de vitamina B_{12}, são solicitados um hemograma completo (HC), um esfregaço de sangue periférico e os níveis séricos de cobalamina (B_{12}) como parte de uma avaliação laboratorial inicial. Os níveis séricos mínimos aceitáveis de vitamina B_{12} em adultos variam entre 170 e 250 ng/L, sendo os níveis de deficiência menores que 75 ng/L. Uma opção de reposição é a de injeções de 1 mg semanais intramusculares por 8 semanas, seguidas de injeções mensais de longo prazo (Centers for Disease Control and Prevention, 2009).

44-23

Ressecção anterior baixa

A ressecção retossigmoide, também conhecida como *ressecção anterior baixa*, é usada principalmente na oncologia ginecológica para se obter citorredução máxima em câncer de ovário primário ou reincidente (Mourton, 2005). Esse procedimento se distingue dos demais tipos de ressecção do intestino grosso por exigir a mobilização e transecção do reto distalmente, abaixo da reflexão peritoneal. Após a ressecção do segmento retossigmoide afetado, as extremidades intestinais proximal e distal são em geral anastomosadas.

A ressecção anterior baixa é a cirurgia intestinal mais comum para *debulking* primário (Hoffman, 2005). A ressecção pélvica em bloco, por exemplo, combina ressecção anterior baixa com histerectomia, salpingo-ooforectomia bilateral e remoção do peritônio circunvizinho (Seção 44–15, p. 1309) (Aletti, 2006b). Além disso, as exenterações pélvicas total e posterior incorporam muitos dos mesmos princípios da dissecção de tecidos para remover câncer de colo do útero reincidente central com grandes margens de tecidos moles negativos). Outras indicações menos comuns para ressecção anterior baixa são proctossigmoidite por radiação e endometriose intestinal (Urbach, 1998). Ocasionalmente, serão realizadas ressecções de intestino delgado ou grosso, juntamente com a ressecção anterior baixa (Salani, 2007).

PRÉ-OPERATÓRIO

Avaliação da paciente

Os sintomas intestinais podem ou não estar presentes em mulheres com envolvimento retossigmoide devido a câncer de ovário. No entanto, o cirurgião deve suspeitar fortemente se a paciente descrever sangramento retal ou constipação progressiva, e um exame retovaginal pode ajudar a prever a necessidade de ressecção anterior baixa. Além disso, uma tomografia computadorizada (TC) pode sugerir a invasão do retossigmoide pelo tumor. Contudo, a previsão é difícil antes da cirurgia. Muitos casos de câncer de ovário podem ser facilmente elevados durante a cirurgia e afastados do intestino, ou tumores superficiais podem ser removidos sem ressecção.

Consentimento

As pacientes devem ser preparadas para a possibilidade de ressecção anterior baixa sempre que houver discussão sobre cirurgia citorredutora ovariana. O benefício para a sobrevida de se atingir o mínimo de doença residual justifica o risco do procedimento. No entanto, a ressecção anterior baixa aumenta significativamente a duração da cirurgia, e hemorragias podem contribuir para a necessidade de transfusão de sangue (Tebes, 2006).

Em geral, índices progressivamente mais altos de complicações e piora de longo prazo na função intestinal acompanham as anastomoses mais distais que se aproximam do limite anal. No entanto, a cirurgia é projetada para englobar o tumor. Assim, uma colostomia sigmoide terminal com cirurgia de Hartmann é outra opção, apesar de menos atraente, para ressecções muito baixas.

Em geral, colostomia em alça ou ileostomia de proteção não são necessárias, porém as pacientes devem ser aconselhadas quanto à essa possibilidade (ver Seções 43-15 e 43-17, p. 1090). Vazamentos na anastomose se desenvolvem em menos de 5% dos procedimentos (Mourton, 2005).

Preparação da paciente

Para minimizar a contaminação fecal durante a ressecção, a preparação do colo, como a realizada com uma solução de eletrolítica de polietileno glicol (GoLytely), é geralmente recomendada antes da cirurgia. Profilaxia antibiótica pode ser iniciada na sala de cirurgia e opções adequadas são encontradas na Tabela 39–6 (p. 959). A tromboprofilaxia é também administrada como delineado na Tabela 39–9 (p. 962).

INTRAOPERATÓRIO

Instrumentos

Todos os tipos e tamanhos de grampeadores intestinais, que incluem grampos para anastomose término-terminal (EEA), anastomose gastrintestinal (GIA) e anastomose transversal (TA), devem estar disponíveis. Além disso, pode-se usar um LDS ou um coagulador bipolar eletrotérmico (LigaSure) para a ligação dos vasos.

PASSO A PASSO

1 Anestesia e posicionamento da paciente. A ressecção anterior baixa exige anestesia geral. O exame retovaginal sob anestesia é obrigatório antes de se posicionar qualquer paciente para a cirurgia abdominal para câncer ginecológico. Uma massa palpável com compressão do reto ou do septo retovaginal indica a necessidade de litotomia dorsal com as pernas apoiadas de modo seguro em estribos de Allen. Isso permite o acesso ao reto em casos que exigem a inserção do grampeador para EEA para anastomose. A posição de decúbito dorsal pode ser uma alternativa adequada se não houver massa palpável no exame retovaginal. Nesses casos, se a massa for localizada mais proximalmente, a anastomose retal baixa pode ser realizada por completo dentro da pelve. Após o posicionamento, a preparação estéril do abdome é completada, e um cateter de Foley é completado. A vagina também é cirurgicamente preparada se uma histerectomia concomitante é planejada.

2 Entrada abdominal. Uma incisão vertical na linha média fornece amplo espaço cirúrgico e acesso ao abdome superior. Essa incisão é preferível caso se antecipe a realização de uma anastomose retal baixa, pois pode ser necessário mobilizar o colo descendente ao redor e além da flexura esplênica. Incisões transversas com frequência não conseguem fornecer o espaço suficiente.

3 Exploração. Primeiramente, o cirurgião deve explorar todo o abdome para determinar se a doença pode ser ressecada. Se não puder, o benefício do procedimento deve ser reavaliado. Eventualmente, uma obstrução intestinal iminente, infecção ou outra circunstância clínica podem determinar a dissecção apesar do tumor residual. A pelve e o retossigmoide devem ser palpados para planejar mentalmente a ressecção e determinar se a indicação é uma ressecção pélvica em bloco ou um procedimento de exenteração.

4 Visualização. O intestino é afastado para o abdome superior, e posicionam-se as valvas do afastador para permitir o acesso à pelve profunda e a todo o colo retossigmoide. Os ureteres são identificados na borda da pelve e tracionados lateralmente com drenos de Penrose para expor o peritônio e o mesentério, que podem em seguida ser dissecados com segurança.

5 Secção do sigmoide proximal. O colo sigmoide é segurado sob tração proximalmente ao tumor e na área aproximada onde será seccionado. O ureter é fixado, e coloca-se uma pinça de ângulo reto para orientar a dissecção superficial com bisturi elétrico do peritônio e do mesentério até a serosa do intestino. Uma dissecção semelhante é repetida do outro lado. Pode-se então realizar dissecção romba para definir toda a circunferência do sigmoide. A epiploica e os tecidos adiposos adjacentes são presos com pinça de DeBakey e dissecados da área proposta para a transecção com bisturi elétrico. O grampeador para GIA é colocado no sigmoide, acionado e retirado (Fig. 44–23.1).

6 Secção do mesentério. Ocasionalmente, o tumor é pequeno e localizado superficialmente, sendo necessária apenas de uma ressecção em cunha do mesentério subjacente para removê-lo do segmento intestinal. Mais frequentemente, todo o mesentério precisa ser cortado para permitir acesso ao plano avascular entre o retossigmoide e o sacro (espaço retorretal). Uma dissecção romba suave é realizada inferiormente ao sigmoide seccionado para melhor definir o tecido adiposo de base e os pequenos vasos. Coloca-se uma pinça de ângulo reto através de secções do mesentério, e um equipamento LDS ou coagulador bipolar

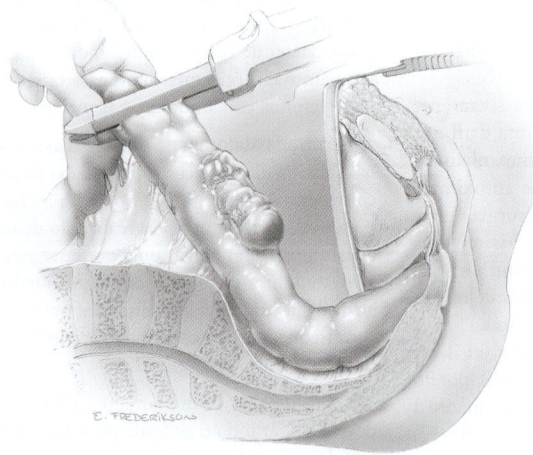

FIGURA 44-23.1 Secção da extremidade proximal.

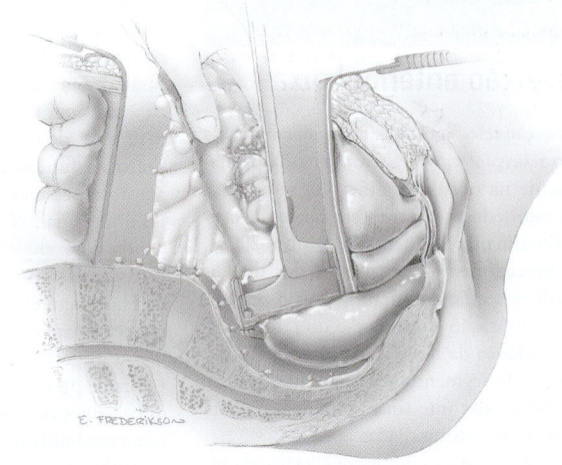

FIGURA 44-23.2 Secção da extremidade distal.

eletrotérmico divide esse tecido. A dissecção é continuada anteroposteriormente por cerca de dois terços do mesentério (Fig. 44–23.2). Normalmente, um ou dois pedículos terão um vaso sanguíneo que escorregará e terá que ser preso com uma pinça e ligação com sutura de absorção lenta nº 0.

Realiza-se dissecção romba na linha média da pelve para identificar os grandes vasos retais superiores, que são ramos da artéria mesentérica inferior (AMI). A artéria e a veia são grandes e devem ser grampeadas isoladamente duas vezes, cortadas e ligadas com fio de nº 0 de absorção lenta. A dissecção é continuada até o outro lado da pelve, até não haver mais tecidos visíveis entre os ureteres. A bifurcação da artéria ilíaca comum e o sacro devem estar totalmente visíveis.

7 Secção do reto. O sigmoide proximal e o mesentério anexo são afastados para o abdome superior para melhorar a exposição pélvica. O retossigmoide é segurado superiormente, e realiza-se dissecção romba posteriormente no espaço retrorretal para mobilizar o intestino distal além do tumor e para definir a localização da ressecção planejada. O trajeto dos ureteres é traçado ao longo da parede lateral pélvica. Realiza-se dissecção romba lateral para mobilizar mais o retossigmoide. Os anexos mesentéricos laterais são isolados e divididos com LDS, coagulador bipolar eletrotérmico ou presos entre pinças de Pean, cortados e ligados. Pode ser necessário reposicionar as valvas do afastador à medida que a dissecção progride em sentido distal.

A serosa anterior do intestino é em geral visível em todo seu trajeto além da reflexão do peritônio e para dentro dos músculos levantadores. As margens lateral e posterior do intestino são cercadas por tecido adiposo, mesentério e pilares retais. O reto distal além do tumor é segurado e rodado para auxiliar na exposição desses anexos. Os anexos são divididos usando alternadamente dissecção com bisturi elétrico e divisão do pedículo vascular e/ou pinçamento do ângulo direito e transecção. A divisão continua circunferencialmente até a serosa retal estar totalmente visível.

O grampeador curvo de corte (Contour) é frequentemente uma boa escolha para o espaço limitado da pelve profunda. O retossigmoide é segurado sob tensão enquanto o grampeador é gentilmente inserido na pelve ao redor do segmento retal (ver Fig. 44–23.2). Os ureteres e qualquer tecido lateral são afastados para segurança, o grampeador é acionado e o espécime da ressecção anterior baixa é removido. A pelve é irrigada, e deixa-se uma compressa de laparotomia no local para tamponar qualquer superfície porejante.

8 Mobilização. Agora é tomada a decisão final de fazer uma anastomose em vez de uma colostomia sigmoide terminal. Os afastadores abdominais superiores são removidos, e o colo sigmoide proximal é mobilizado por meio de incisões no peritônio ao longo da linha alba de Toldt em direção à flexura esplênica. Normalmente utiliza-se uma combinação de dissecção romba e com bisturi. O colo sigmoide proximal é posicionado de maneira intermitente profundamente na pelve para

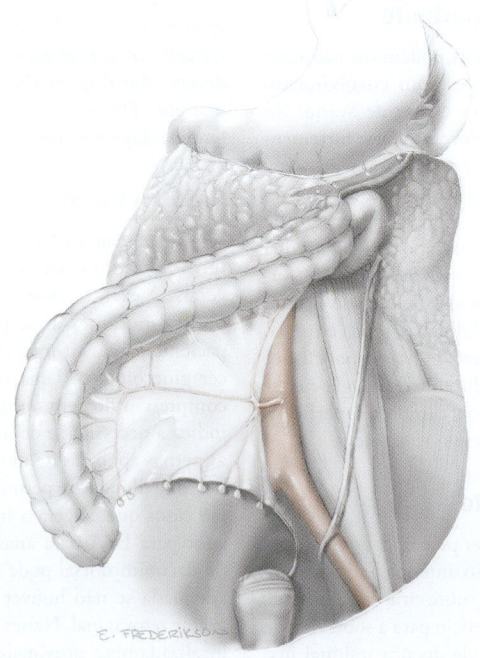

FIGURA 44-23.3 Mobilização do colo descendente.

avaliar o grau de dissecção necessário para se conseguir uma anastomose sem tensão tecidual. O ideal é que o colo sigmoide esteja confortavelmente posicionado sobre o reto distal. Para conseguir esse posicionamento, às vezes a mobilização pode incluir toda a dobra esplênica (44–23.3). Ocasionalmente, pode ser necessário mobilizar também a flexura hepática. Mobilização suficiente é essencial para garantir uma anastomose sem tensão tecidual.

9 Preparação dos sítios para anastomose. As extremidades proximal e distal grampeadas do intestino devem agora ser limpas de qualquer tecido gorduroso ou epiploico para permitir contato suficiente entre as mucosas durante a anastomose. A fileira de grampos do sigmoide proximal é segurada com duas pinças de Allis nas margens laterais e elevada. Utilizam-se pinças de Adson para tracionar delicadamente qualquer tecido adiposo circunvizinho e um bisturi elétrico para dissecar esse tecido da mucosa do intestino. Esse processo pode ser particularmente difícil em pacientes com diverticulose importante. Pode ser necessária uma dissecção semelhante no segmento distal do reto.

10 Colocação do *Anvil*. Deve-se usar o maior grampeador para EEA circular que se encaixar nos segmentos intestinais, normalmente de 31 ou 34 mm. Isso permite uma anastomose cômoda que reduzirá as chances de estenose retal sintomática. O colo sigmoide proximal é novamente segurado com pinças de Allis, e usa-se tesoura para remover toda a fileira de grampos. As pinças de Allis são recolocadas para segurar a mucosa/serosa e manter o sigmoide proximal aberto. Podem ser utilizados instrumentos de medição, se necessários, para decidir qual o melhor grampeador para EEA. O equipamento de EEA contém um *anvil* que será colocado no intestino proximal e um grampeador que será colocado no intestino distal. A articulação do *anvil* e da cabeça do grampeador permite o acionamento de um anel de grampo nesse ponto de articulação para formar a anastomose.

Primeiro o *anvil* é destacado do grampeador, lubrificado e inserido cuidadosamente com rotação no sigmoide proximal, com sua superfície côncava voltada proximalmente, para longe do sítio planejado para a anastomose (Fig. 44–23.4, imagem menor). O cirurgião adiciona pontos contínuos que perfuram a serosa, a musculatura e a mucosa intestinais para criar uma sutura em bolsa de tabaco ao redor do *anvil*. Os pontos com fio de sutura 2-0 Prolene são feitos 5 a 7 mm da margem mucosa. A sutura em bolsa começa e termina do lado de fora da serosa intestinal ao redor da ponta do *anvil*, sendo então amarrada firmemente. As pinças de Allis são removidas. Uma alternativa mais rápida é a de usar um dispositivo grampeador de sutura em bolsa de tabaco. Pode-se realizar irrigação em caso de derramamento de conteúdo intestinal.

11 Posicionamento do grampeador. O coto retal distal é reavaliado para garantir que todo o tecido adiposo circunvizinho tenha sido liberado. A equipe cirúrgica revisa os detalhes do uso do instrumento para EEA. Uma aplicação fantasma é útil, e em seguida a bainha do grampeador é estendida e sua ponta é conectada. A bainha e a ponta são então retraídas para dentro do instrumento, que é lubrificado e inserido cuidadosamente no ânus até que o contorno circular seja visível e observe-se que esteja pressionando levemente a fileira de grampos retais. Uma rosca localizada no gatilho do dispositivo é lentamente rodada, o que estende a bainha e sua ponta. Esse processo é orientado pelo cirurgião abdominal, de modo que a ponta é trazida para fora imediatamente posterior à linha média do grampo. Com uma mão no abdome, a tração abdominal suave contrária mantida contra o intestino pode ser útil à medida que a ponta perfura toda a espessura do intestino. A bainha se torna subsequentemente visível e a ponta é removida.

12 Grampeamento. O cirurgião abdominal abaixa o sigmoide proximal até o reto distal e conecta a ponta oca do *anvil* à bainha de metal do instrumento para EEA. Deve-se ouvir um "clique" para confirmar a articulação. A ponta do instrumento deve ser segurada perfeitamente imóvel enquanto a rosca lateral é novamente rodada para trazer a bainha de volta para dentro dele até que o indicador no cabo do instrumento esteja na posição correta (Fig. 44–23.4). Isso leva o *anvil* à aposição com a cabeça do grampeador. A trava de segurança é liberada, e o instrumento é acionado apertando e soltando completamente o gatilho (não apertar totalmente o gatilho pode levar a grampeamento parcial). A rosca lateral é então trazida de volta à posição especificada para liberar a fileira de grampos. A EEA com o *anvil* conectado é então rodada lentamente e removida do reto. A anastomose deve ser visualizada pelo cirurgião durante todo o processo. A retração distal da anastomose ou a impossibilidade de remover a EEA sugere que o grampeador não foi acionado totalmente. Essa situação pode ser resolvida tracionando-se a EEA lentamente através do ânus e cortando-se dentro da fileira de grampos de modo a liberar a anastomose. O *anvil* é removido da EEA e inspecionado para garantir a presença de dois anéis circulares perfeitamente intactos de tecido retal.

13 Insuflação retal. Irriga-se a pelve com solução salina morna. A integridade da anastomose pode agora ser conferida inserindo-se cuidadosamente um proctoscópio ou um cateter de borracha vermelho no ânus, porém distal à anastomose. O ar é então insuflado no intestino. O cirurgião deve

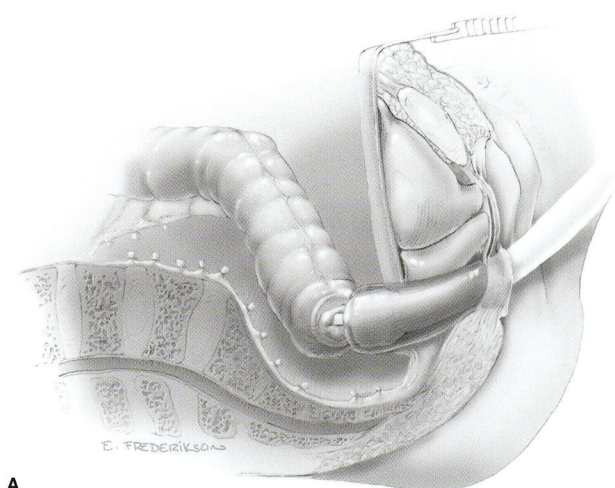
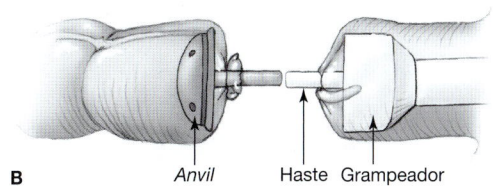

FIGURA 44-23.4 Realização da anastomose término-terminal. Detalhe: dispositivo do grampeador EEA.

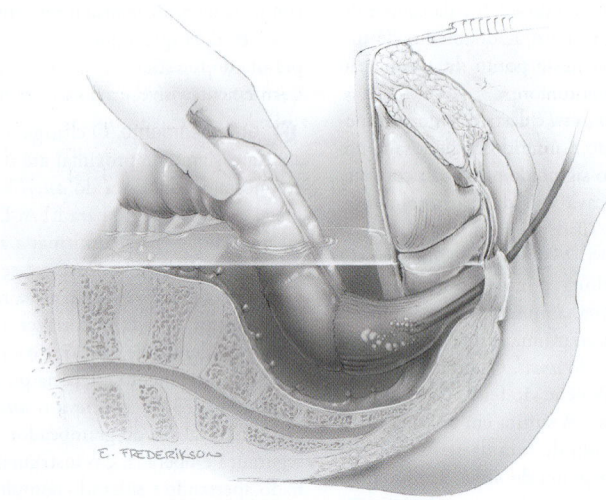

FIGURA 44-23.5 Teste da anastomose.

palpar suavemente o sigmoide para se certificar de que o ar está entrando no sigmoide proximalmente ao sítio da anastomose. Não deve haver qualquer bolha de ar quando a ligação for à prova d'água (Fig. 44–23.5). O surgimento de bolhas sugere vazamento, porém deve ser avaliado novamente para ver se realmente existe. Eventualmente, o ar está sendo incorretamente bombeado para dentro da vagina em vez do reto, devido a posicionamento inadequado do cateter de borracha vermelha. Se houver qualquer suspeita real de vazamento, o reto distal deve ser novamente seccionado e a anastomose deve ser refeita. Em situações selecionadas, pode-se tentar o reforço de sutura interrompida para fechar o vazamento de ar, mas este procedimento é mais arriscado. Pode-se também considerar uma colostomia de desvio se o problema não puder ser manejado de outra forma.

14 **Últimos passos.** Todos os sítios de pedículos devem ser verificados novamente para a hemostasia, e a pelve deve ser irrigada. A sucção nasogástrica não é necessária na rotina; além disso, a drenagem por sucção profilática da pelve não melhora o desfecho ou influencia a gravidade das complicações (Merad, 1999).

PÓS-OPERATÓRIO

As complicações pós-operatórias mais comuns são semelhantes às de outras cirurgias abdominais maiores, incluindo febre, íleo adinâmico autolimitado, deiscência e anemia que exija transfusão sanguínea. Ocorrências graves, como obstrução intestinal e fístula, são raras (Gillette-Cloven, 2001). A longo prazo, algumas pacientes apresentarão resultado funcional ruim, incluindo incontinência fecal ou constipação crônica (Rasmussen, 2003).

A anastomose retal baixa apresenta índice de vazamento muito maior do que anastomoses intraperitoneais de intestino grosso. Vazamento de fezes leva à febre, leucocitose, dor abdominal inferior e íleo adinâmico. Qualquer conjunto suspeito desses sinais e sintomas deve levar à realização imediata de uma tomografia computadorizada (TC) abdominopélvica com contraste oral. Quando um vazamento está presente, ele pode ter a aparência de um abscesso pélvico, ou, às vezes, extravasamento do contraste pode ser demonstrado na amostra de fluido. Eventualmente, essa complicação pode ser manejada com sucesso com drenagem percutânea do abscesso, repouso intestinal e antibióticos de amplo espectro. De outra forma, pode ser necessária uma ileostomia de desvio em alça temporária ou uma colostomia de desvio (Mourton, 2005). Os fatores de risco para vazamento pós-operatório incluem irradiação pélvica prévia, diabetes melito, baixa albumina sérica pré-operatória, duração longa da cirurgia e anastomose baixa (≤ 6 cm do bordo anal) (Matthiessen, 2004; Mirhashemi, 2000; Richardson, 2006).

44-24

Bypass intestinal

Este procedimento de anastomose intestinal liga uma parte do íleo ao colo ascendente ou transverso e, assim, "pula" a parte enferma do intestino. Após a anastomose, o segmento do intestino delgado fechado e isolado permanece no local.

Há relativamente poucas indicações para o *bypass* intestinal na oncologia ginecológica, e o procedimento é responsável por apenas cerca de 5% de todas as cirurgias de intestino para esses casos de câncer (Barnhill, 1991; Winter, 2003). Em todos os casos, a remoção do intestino doente e uma anastomose término-terminal são preferíveis. No entanto, algumas pacientes apresentarão tumores não removíveis, aderências densas, lesão extensa por radiação ou outros fatores proibitivos. Nesses casos, uma decisão errônea de prosseguir com uma dissecção agressiva pode resultar em várias enterotomias, hemorragia ou outras tragédias intraoperatórias com graves sequelas pós-operatórias. Em vez disso, um *bypass* intestinal pode, muitas vezes, ser realizado rapidamente com morbidade mínima. Muitas vezes, seleciona-se um *bypass* por ser a manobra paliativa mais fácil em uma paciente em estado terminal. O principal objetivo é restabelecer uma comunicação intestinal adequada e permitir que a paciente se alimente por via oral novamente.

PRÉ-OPERATÓRIO

Avaliação da paciente

O trato intestinal deve ser cuidadosamente avaliado por um estudo contrastado do intestino e/ou tomografia computadorizada (TC). Invariavelmente, as lesões pélvicas por radiação estão localizadas no íleo terminal, porém pode haver fístulas complexas ou múltiplos sítios de obstrução. Na maioria dos casos para os quais se considera um *bypass*, o cirurgião deve antecipar restrições para a exploração adequada do abdome durante a cirurgia. A análise cuidadosa dos achados pré-operatórios ajudará a garantir que o *bypass* inclua toda a lesão e não deixe para trás alguma obstrução distal.

Consentimento

As pacientes normalmente têm uma péssima qualidade de vida no momento em que se considera a realização do *bypass*, e o objetivo da cirurgia é principalmente a melhora dos sintomas. O procedimento de aconselhamento deve enfatizar que o julgamento intraoperatório decidirá por ressecção de intestino delgado, ileostomia, ressecção de intestino grosso, colostomia ou *bypass*. Muitos dos riscos são semelhantes aos observados em outros procedimentos cirúrgicos intestinais, incluindo vazamento na anastomose, obstrução, formação de abscessos e fístulas. A síndrome da alça cega, discutida mais adiante, é uma complicação a longo prazo característica do *bypass* intestinal.

Preparação da paciente

Preparação intestinal agressiva com agentes orais é em geral contraindicada, devido à obstrução intestinal ou outras circunstâncias adversas. Antibióticos de amplo espectro são administrados no perioperatório devido à possibilidade de contaminação por fezes. Também a tromboprofilaxia é administrada como delineado na Tabela 39–9 (p. 962). Caso se antecipe uma recuperação demorada, deve-se considerar a nutrição parenteral total pós-operatória.

INTRAOPERATÓRIO

Instrumentos

Para a realização de ressecções complicadas, grampos para anastomose término-terminal (EEA), anastomose gastrintestinal (GIA) e anastomose transversal (TA) devem estar disponíveis.

PASSO A PASSO

1 **Anestesia e posicionamento da paciente.** O *bypass* é realizado sob anestesia geral com a paciente em posição de decúbito dorsal. Antes da cirurgia, o abdome é preparado, e insere-se o cateter de Foley.

2 **Entrada e exploração abdominal.** O *bypass* intestinal normalmente requer uma incisão na linha média para exposição adequada. O cirurgião deve primeiro explorar todo o abdome para identificar lesões obstrutivas. Além disso, o restante do intestino deve ser avaliado para excluir outros sítios de obstrução. Selecionam-se uma parte proximal e uma distal de aparência saudável com o intuito de preservar ao máximo o intestino. Normalmente, o *bypass* envolve a ligação de uma parte do íleo ao colo ascendente ou transverso.

3 **Alinhamento do intestino.** Os dois segmentos intestinais selecionados para a anastomose são alinhados lado a lado, sem serem torcidos ou tencionados. Pode ser necessário mobilizar a flexura hepática ou esplênica do colo transverso de suas aderências peritoneais para se conseguir uma ligadura sem tensão tecidual. Os limites antimesentéricos dos segmentos intestinais são mantidos em sua posição por suturas permanentes de seda 2-0 que são colocadas aproximadamente a cerca de 6 cm de distância, ao longo do comprimento dos segmentos intestinais alinhados. Duas pinças de Adson são utilizadas para segurar a serosa do intestino delgado lateral e transversalmente, sob tração. Utiliza-se então um bisturi elétrico para adentrar no lúmen intestinal em sua superfície antimesentérica (Fig. 44-24.1). A mesma manobra é realizada na tênia do colo para entrar nele.

4 **Realização da anastomose látero-lateral.** Um garfo do grampeador para GIA é inserido no lúmen de cada segmento intestinal. O intestino é ajustado, se necessário, para posicionar as superfícies antimesentéricas entre as hastes do grampeador, que é então fechado e acionado (Fig. 44-24.2). Com o grampeamento, as aberturas intestinais iniciais que foram cortadas para inserir as hastes do grampeador se fundem em uma falha aberta. Essa abertura pode então ser fechada com um

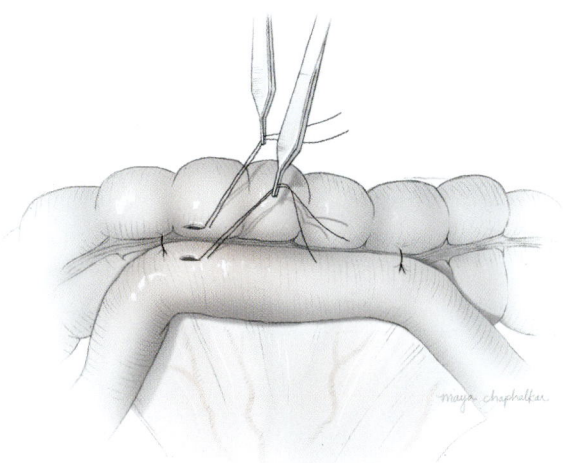

FIGURA 44-24.1 Alinhamento do intestino.

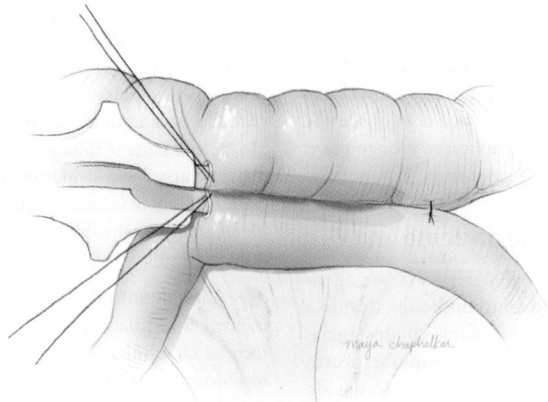

FIGURA 44-24.2 Realização da anastomose látero-lateral.

grampeador para TA, e o excesso de tecido intestinal pode ser aparado.

5 **Últimos passos.** Ocasionalmente, pequenos sítios de sangramento podem ser coagulados com bisturi elétrico na fileira de grampos. A anastomose deve também ser palpada para garantir um lúmen adequado. O intestino deve ser reavaliado para garantir que a linha de sutura seja impermeável e que não haja tensão tecidual na anastomose.

PÓS-OPERATÓRIO

A recuperação após uma cirurgia de *bypass* intestinal deve ser rápida quando comparada a uma grande ressecção com anastomose. Em geral, o íleo pós-operatório se resolve dentro de vários dias, e as pacientes podem retomar a alimentação por via oral. A situação clínica de base que levou à necessidade do *bypass* determina a maior parte do curso clínico.

Complicações relativamente menores, como morbidade febril e infecção ou deiscência da ferida operatória são comuns. Fístulas, obstruções, vazamento na anastomose, abscessos, peritonite e perfuração são de manejo mais difícil, com frequência levando a um curso pós-operatório mais demorado ou à morte.

A síndrome da alça cega é um quadro de má absorção de vitamina B_{12}, esteatorreia e crescimento bacteriano exagerado no intestino delgado. O cenário usual é um procedimento de *bypass* que deixa um segmento intestinal não funcional e extremamente irritado. A estase do conteúdo intestinal leva a dilatação e inflamação da mucosa. Os sintomas se assemelham aos de uma obstrução parcial do intestino delgado, e incluem náusea, vômito, diarreia, inchaço, distensão abdominal e dor. A perfuração intestinal é possível.

Antibióticos irão com frequência aliviar o quadro, porém a recolonização e a recorrência da síndrome da alça cega são comuns (Swan, 1974). A única terapia definitiva para episódios recorrentes é a exploração com ressecção do segmento. Para evitar essa síndrome, o cirurgião pode, durante a cirurgia, dividir o intestino proximal e distal à lesão e realizar uma anastomose látero-lateral. A alça fechada pode ser aliviada pela criação de uma fístula mucosa na parede abdominal.

44-25
Apendicectomia

A remoção do apêndice pode ser indicada durante cirurgia ginecológica por várias razões. No entanto, a necessidade em geral não é identificada até que a cirurgia esteja em andamento, uma vez que sinais e sintomas de condições ginecológicas benignas podem se assemelhar aos de uma apendicite (Bowling, 2006; Fayez, 1995; Stefanidis, 1999).

Além disso, malignidades podem envolver o apêndice. O câncer de ovário com frequência cria metástases no apêndice, justificando assim frequentemente sua remoção (Ayhan, 2005). Tumores primários no apêndice são raros, porém com frequência criam metástases nos ovários. Assim, a intervenção cirúrgica inicial é frequentemente realizada por um oncologista ginecológico (Dietrich, 2007). O pseudomixoma peritoneal é o tipo clássico de tumor mucinoso de origem no apêndice que se dissemina para os ovários e pode se implantar no restante do abdome (Prayson, 1994).

Apendicectomia eletiva coincidente é definida como a remoção do apêndice durante outro procedimento cirúrgico não relacionado ao quadro observável no apêndice. Os possíveis benefícios incluem evitar uma apendicectomia de emergência no futuro e excluir uma apendicite em pacientes com dor abdominal crônica ou endometriose. Outros grupos que podem se beneficiar incluem mulheres nas quais se antecipe radioterapia ou quimioterapia abdominal, mulheres que serão submetidas à cirurgia pélvica ou abdominal extensa nas quais se antecipem aderências extensas no pós-operatório, e pacientes com alterações de desenvolvimento para as quais o diagnóstico de apendicite pode ser difícil devido à diminuição na capacidade de perceber ou comunicar os sintomas (American College of Obstetricians and Gynecologists, 2009).

PRÉ-OPERATÓRIO

Não são necessários exames ou preparações pré-operatórias específicas antes da apendicectomia. Em geral, o processo de consentimento para cirurgia ginecológica deve incluir uma discussão sobre "outros possíveis procedimentos indicados", como a apendicectomia quando houver incerteza em relação aos achados intraoperatórios e à possibilidade de realização da apendicectomia.

A maioria dos estudos sugere que haja no máximo um pequeno aumento no risco de complicações não fatais associadas à apendicectomia coincidental eletiva (American College of Obstetricians and Gynecologists, 2009; Salom, 2003). A formação de hematomas no mesoapêndice pode causar íleo adinâmico ou obstrução parcial do intestino delgado. A perfuração do coto é rara, normalmente ocorrendo após colocação incerta de sutura.

INTRAOPERATÓRIO

PASSO A PASSO

1 Anestesia e posicionamento da paciente. A apendicectomia é realizada com anestesia geral e em posição supina. A internação pós-operatória é individualizada e dependente das cirurgias concomitantes e dos sintomas clínicos associados.

2 Entrada abdominal. A apendicectomia pode ser realizada por meio de praticamente qualquer incisão. Costuma-se escolher uma abordagem laparoscópica ou uma incisão oblíqua de McBurney no quadrante inferior direito do abdome. No entanto, em casos ginecológicos, a necessidade de procedimentos concomitantes normalmente determina a escolha da incisão.

3 Localização do apêndice. O apêndice é localizado segurando-se firmemente o ceco e elevando-o lentamente em direção à incisão. A inserção do íleo terminal deve estar visível, e o apêndice normalmente é visualizado nesse ponto. Raramente, o apêndice é retrocecal ou difícil de ser identificado. Nesse caso, a convergência de três tênias do colo pode ser acompanhada para localizar a base do apêndice.

4 Secção do mesoapêndice. A ponta do apêndice é elevada com uma pinça de Babcock, e o ceco é segurado lateralmente para uma leve tração do mesoapêndice. A artéria do apêndice é difícil de ser identificada com clareza, devido à abundância de tecidos adiposos ao redor. Assim, pinças hemostáticas curvas são usadas para pinçar sucessivamente o mesoapêndice e seus vasos para atingir a base do apêndice (44–25.1).

A primeira pinça hemostática é colocada horizontalmente – voltada diretamente para a base do apêndice. A segunda pinça é colocada em um ângulo de 30°, de modo que as pontas se encontrem, porém que haja espaço para que uma tesoura de Metzenbaum corte entre as duas pinças. O pedículo do mesoapêndice é ligado com sutura 3-0 de absorção lenta. Esse passo é normalmente repetido uma ou duas vezes para atingir confortavelmente a base do apêndice. Uma alternativa é usar um coagulador bipolar eletrotérmico (LigaSure) para dividir o mesoapêndice.

5 Ligadura do apêndice. Nesse ponto, o apêndice foi completamente isolado do mesoapêndice e ainda está segurado verticalmente por uma pinça de Babcock. Coloca-se uma primeira pinça hemostática na base do apêndice e uma segunda diretamente acima dela (Fig. 44–25.2). Uma terceira pinça é fechada a alguns milímetros dos tecidos intermediários para permitir a passagem da lâmina da tesoura. A lâmina então corta entre a segunda e a terceira pinça, e o apêndice é removido. A lâmina "contaminada" e o apêndice são então removidos do campo cirúrgico.

Coloca-se uma sutura 2-0 de seda abaixo da primeira pinça hemostática com a remoção daquela pinça. É feita outra sutura abaixo da segunda pinça hemostática para segurança adicional do coto do apêndice. Pode-se também realizar leve coagulação eletrocirúrgica na superfície do coto.

6 Últimos passos. Não há necessidade de inverter o coto ou de colocar uma sutura em bolsa ao seu redor. O ceco pode ser retornado ao abdome, e pode ser realizado o restante das cirurgias concomitantes.

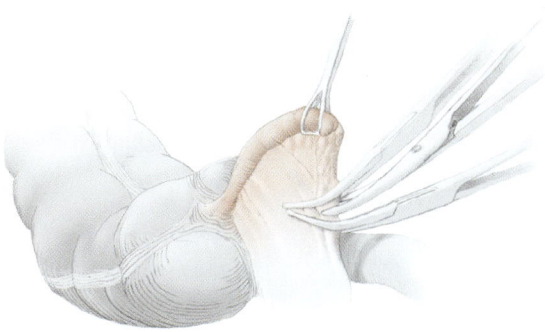

FIGURA 44-25.1 Pinçamento do mesoapêndice.

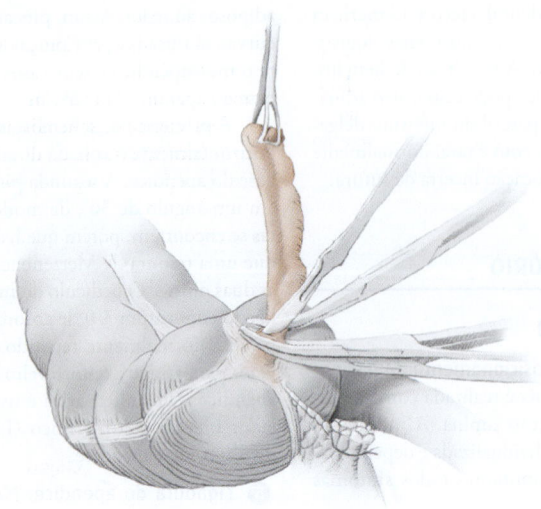

FIGURA 44-25.2 Ligadura do apêndice.

PÓS-OPERATÓRIO

O cuidado das pacientes no pós-operatório é determinado pelas outras cirurgias realizadas. Não é necessário postergar a alimentação por via oral, nem administrar antibióticos adicionais para a apendicectomia.

44-26

Vulvectomia cutânea

O termo *vulvectomia cutânea* implica uma ressecção superficial ampla que abrange os dois lados da vulva, isto é, uma vulvectomia simples completa. Um procedimento unilateral, menos extenso, é melhor denominado como *excisão local ampla* ou *vulvectomia simples parcial* (Seção 41–28, p. 1086). A indicação usual para a vulvectomia cutânea é uma mulher com neoplasia confluente intraepitelial vulvar bilateral (NIV) 2 a 3 que não é uma candidata à ablação direta com *laser* de dióxido de carbono (CO_2) ou Aspirador Cirúrgico Ultrassônico Cavitron (CUSA). Felizmente, pacientes com tal NIV são raras. Outras indicações incomuns são pacientes com doença de Paget sem adenocarcinoma subjacente e distrofias vulvares refratárias à terapia-padrão (Ayhan, 1998; Curtin, 1990; Rettenmaier, 1985).

O procedimento cirúrgico é simples e remove toda a lesão com margens negativas. Ele se diferencia de uma vulvectomia completa radical pelo fato de a vulvectomia cutânea remover apenas a superfície cutânea e preservar a gordura subcutânea e tecidos profundos. Apesar disso, o resultado desfigurante ainda pode ser devastador psicologicamente. Além disso, a falha é em geral grande e não pode ser fechada essencialmente sem um enxerto de pele em meia espessura (STSG) ou outro tipo de retalho (Seção 44–30, p. 1346).

PRÉ-OPERATÓRIO

Avaliação da paciente

Colposcopia com biópsia diagnóstica direcionada é necessária para excluir a possibilidade de uma lesão escamosa com invasão, a qual exigiria um procedimento mais radical. A familiaridade com uma série de possíveis STSGs e retalhos é crucial no planejamento da operação no caso de o fechamento primário não ser possível.

Consentimento

As pacientes devem ser informadas de que outras opções de tratamento mais limitadas foram esgotadas ou são inapropriadas. A cirurgia pode resultar em alterações sexuais significativas, que podem ser permanentes. Consequentemente, os cirurgiões devem enfatizar que todos os esforços serão feitos para restaurar uma vulva funcional de aparência normal. Felizmente, a maioria das complicações físicas serão menores, como celulite ou deiscência parcial da incisão.

Preparação da paciente

A preparação intestinal completa é indicada apenas se a pele perianal for removida. Nesses casos, a preparação intestinal minimizará o escape fecal e também permitirá a recuperação da incisão inicial antes da primeira evacuação. De outro modo, os enemas são suficientes. Antibióticos profiláticos são tipicamente administrados. Também a tromboprofilaxia é administrada, como delineado na Tabela 39–9 (p. 962). Os enxertos são tipicamente retirados da coxa superior e a escolha do local da doação para o STSG é descrita na Seção 44–30.

INTRAOPERATÓRIO

PASSO A PASSO

1 **Anestesia e posicionamento da paciente.** Anestesia regional ou geral é geralmente necessária. A paciente é colocada em posição de litotomia dorsal e ajustes são feitos para permitir o acesso à toda a lesão. Os pelos vulvares devem ser aparados e a vulva preparada cirurgicamente. A colposcopia intraoperatória pode ser necessária para delinear melhor as margens da lesão NIV.

2 **Incisão cutânea.** As linhas de incisão interna e externa são traçadas para abranger a doença com margens de pelo menos alguns milímetros (Fig. 44-26.1). Como uma síntese, uma vez que as marcas finais tenham sido colocadas, a pele é dissecada de um lado da vulva. A pele da vulva do lado oposto é então dissecada e a pele de preenchimento que recobre o corpo perineal é removida por último. Ao fazê-lo, o clitóris pode ser poupado em muitos casos, fazendo-se uma incisão em forma de ferradura (como mostrado).

Para começar, se o clitóris será preservado, a incisão externa é iniciada em um dos lados da vulva na margem anterolateral do clitóris e continua inferiormente ao longo do comprimento dos lábios maiores, pelo menos a meio caminho do corpo perineal. A incisão interna naquele mesmo lado da vulva é então também feita através de toda a espessura da pele até o mesmo ponto inferior no meio do caminho. A incisão da pele em etapas reduz a perda de sangue.

3 **Iniciando a dissecção.** A borda do espécime pode então ser refletida com uma pinça de Allis para gerar tração à medida que o plano avascular abaixo da pele é dissecado do tecido gorduroso subcutâneo (Fig. 44-26.2). Quando a borda da pele anterior é grande o suficiente, uma mão é colocada por baixo para refletir o espécime mais firmemente e guiar a dissecção inferiormente. A incisão cutânea interna e externa é então estendida naquele mesmo lado para baixo na direção do corpo perineal. A coagulação eletrocirúrgica é usada para obter hemostasia antes de repetir o processo no outro lado.

4 **Remoção do espécime.** As incisões cutâneas externas esquerda e direita são unidas na linha média superficial ao corpo perineal. O tecido vulvar posterior é segurado com uma pinça de Allis para fornecer a tração necessária para dissecção superior na direção da incisão interna. Essa parte da vulvectomia cutânea é tipicamente realizada por último, porque um

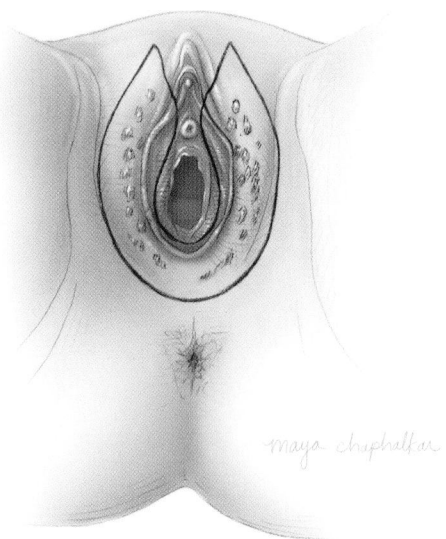

FIGURA 44-26.1 Marcando as incisões.

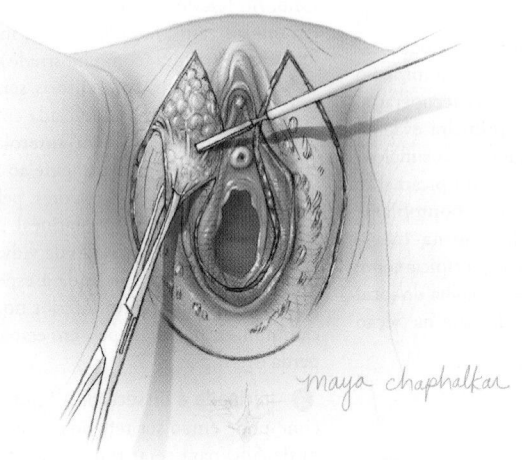

FIGURA 44-26.2 Realizando a dissecção.

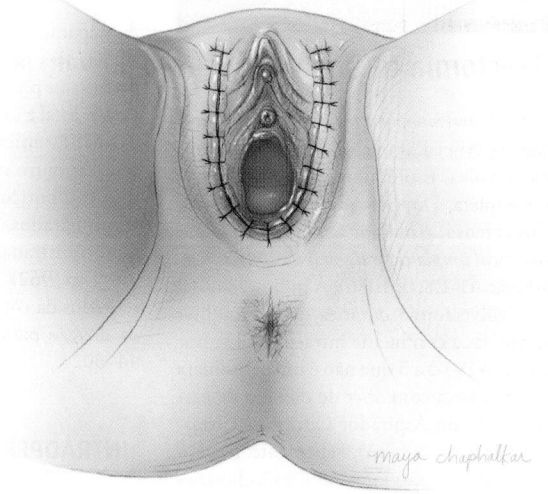

FIGURA 44-26.3 Fechamento primário.

plano de tecido avascular superficial ao tecido subcutâneo está ausente e o sangramento pode ser vivo. O espécime pode ser removido após a retirada a partir da incisão posterior interna.

A vulvectomia cutânea deve ser avaliada com cuidado, a fim de determinar grosseiramente as margens. A congelação transoperatória das margens pode ser necessária em caso de NIV, a fim de determinar se mais tecido precisa ser removido. Entretanto, as margens da doença de Paget da vulva não podem ser confiavelmente julgadas macroscopicamente ou através de congelação (Fishman, 1995). Um ponto deve ser colocado no espécime para orientar o patologista.

❺ **Fechamento da falha.** Uma compressa de laparotomia seca é mantida contra a falha vulvar e lentamente rolada para baixo para interromper o sangramento da superfície e ajudar a meticulosa coagulação eletrocirúrgica dos vasos. O sítio operatório é irrigado e acessado.

Se a largura da falha é suficientemente estreita para permitir o fechamento primário, o tecido circundante é mobilizado. O descolamento lateral pode ser particularmente útil para criar um fechamento livre de tensões. São colocadas circunferencialmente suturas acolchoadas verticais com fio 0 a 2–0 de absorção lenta, com os nós posicionados lateralmente (Fig. 44–26.3). Entretanto, se um enxerto de pele em meia espessura for necessário, o enxerto é agora coletado e disposto como descrito na Seção 44–30, p. 1346.

❻ **Etapas finais.** Um *laser* de CO_2 pode ser usado para vaporizar lesões multifocais fora do campo operatório. Isso é descrito na Seção 41–28 (p. 1088).

PÓS-OPERATÓRIO

Se for realizado um fechamento primário, o cuidado pós-operatório é essencialmente o mesmo descrito para pacientes que se submetem à vulvectomia parcial radical (Seção 44–27). Vigilância de longo prazo é obrigatória independentemente do *status* da margem para identificar doença pré-invasiva recorrente ou novos sítios. O cateter de Foley pode ser removido sem levar em conta o vazamento de urina, a menos que um enxerto seja colocado ou que a paciente esteja imobilizada.

44-27

Vulvectomia parcial radical

No câncer vulvar, para reduzir a alta morbidade associada à vulvectomia radical completa sem sacrificar a cura, pode-se usar um procedimento menos extenso que a vulvectomia radical completa. Pacientes com lesões invasivas bem localizadas, unifocais e em estádio I são candidatas ideais (Stehman, 1992). A *vulvectomia parcial radical* é uma cirurgia com definição de certo modo ambígua que geralmente se refere à remoção completa da porção da vulva que contém o tumor – qualquer que seja sua localização – com margens de 1 a 3 cm de pele e remoção até a *membrana perineal* (Fig. 38–26, p. 942) (Whitney, 2010). A *hemivulvectomia radical* se refere a uma ressecção maior, que pode ser anterior, posterior, direita ou esquerda. A vulvectomia é em geral realizada concomitantemente com a linfadenectomia inguinal para adicionar informação prognóstica. Entretanto, naqueles com doença microinvasiva passando por excisão local ampla ou vulvectomia cutânea, a linfadenectomia não é necessária.

A principal preocupação ao se realizar uma cirurgia menos extensa para câncer vulvar é o maior risco de recorrência local devido à doença multifocal. No entanto, as sobrevidas após vulvectomia parcial ou radical completa são comparáveis se forem obtidas margens negativas (Chan, 2007; Landrum, 2007; Scheistroen, 2002; Tantipalakorn, 2009). Após uma ressecção cirúrgica menos agressiva, 10% das pacientes desenvolverão reincidência na vulva ipsilateral, que pode ser tratada com uma nova cirurgia (Desimone, 2007).

PRÉ-OPERATÓRIO

Avaliação da paciente

A confirmação de câncer invasivo por biópsia é uma necessidade clara. Uma lesão escamosa isolada com menos de 1 mm de invasão, isto é, microinvasão, pode ser adequadamente manejada apenas com remoção local ampla (Seção 41–28, p. 1086). Lesões microinvasivas múltiplas podem demandar vulvectomia cutânea (Seção 44–26, p. 1335). Em geral, as pacientes submetidas à vulvectomia parcial radical não precisam de enxertos reconstrutores ou retalhos para cobrir a falha aberta pela cirurgia.

Consentimento

A morbidade após a cirurgia vulvar radical é comum. Com frequência, há deiscência da incisão ou celulite. As alterações a longo prazo incluem deslocamento do fluxo de urina, dispareunia, dor vulvar e disfunção sexual. Os cirurgiões devem ser sensíveis a essas possíveis sequelas e aconselhar as pacientes adequadamente, enfatizando a intenção curativa e o escopo limitado da operação.

Preparação da paciente

A preparação intestinal pode ser indicada para ressecções localizadas posteriormente. Nesses casos, a preparação intestinal minimizará o escape fecal e também permitirá a recuperação da incisão inicial antes da primeira evacuação. Antibióticos profiláticos, como a dose única de cefazolina, são tipicamente administrados antes da incisão inicial. A tromboprofilaxia é administrada como delineado na Tabela 39–9 (p. 962).

INTRAOPERATÓRIO

PASSO A PASSO

1 Anestesia e posicionamento da paciente. A vulvectomia parcial radical é realizada com anestesia local combinada com sedação em pacientes com comprometimento médico (Manahan, 1997). No entanto, anestesia geral ou regional é normalmente necessária.

A linfadenectomia inguinal (Seção 44-29, p. 1343) costuma ser realizada antes da ressecção vulvar. As pacientes podem então ser reposicionadas para permitir exposição total da vulva, que é preparada para a cirurgia.

2 Vulvectomia parcial radical: variações. A área de tecido a ser retirada ao se remover radicalmente um câncer pequeno depende do tamanho e da localização do tumor (Fig. 44-27.1). A linha pontilhada indica a incisão planejada na pele para: um tumor de 1 cm no grande lábio com margens de 2 cm (imagem à esquerda); um tumor periclitoriano de 2,5 cm precisando de hemivulvectomia anterior (meio); e um tumor de 2,5 cm posterior na linha média da comissura labial que exige hemivulvectomia posterior (direita).

3 Hemivulvectomia direita: incisão lateral. A remoção planejada é marcada na vulva com marcador cirúrgico de modo a criar margens de 2 cm (Fig. 44-27.2). O formato de cunha da incisão anterior e posteriormente ajudará a criar um fechamento sem tensão tecidual. A incisão na pele lateral é feita com bisturi (lâmina nº 15), atingindo a pele e a gordura subcutânea.

Utilizam-se fórceps para tracionar as margens da incisão e auxiliar a dissecção eletrocirúrgica para baixo e para os lados até atingir a membrana perineal (Fig. 44–27.3).

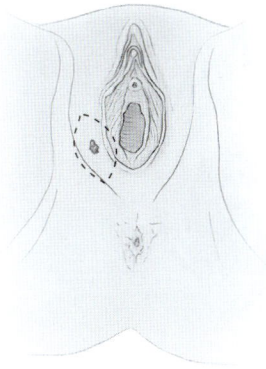 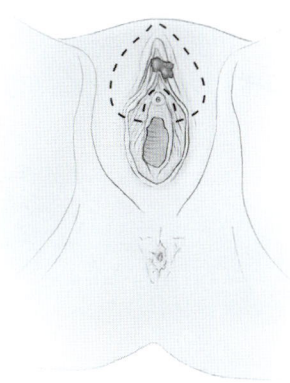 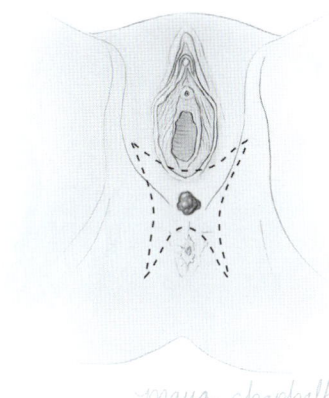

FIGURA 44-27.1 Vulvectomia radical parcial: variações.

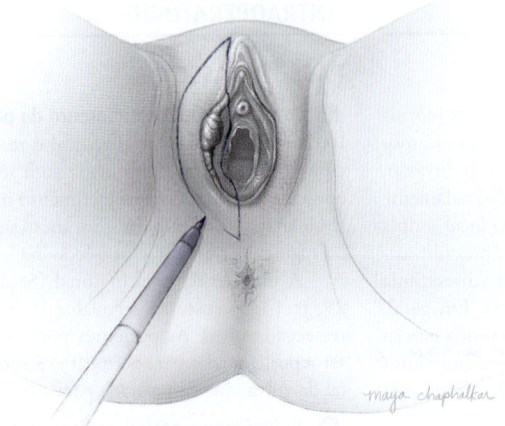

FIGURA 44-27.2 Hemivulvectomia direita: delineamento da incisão cutânea.

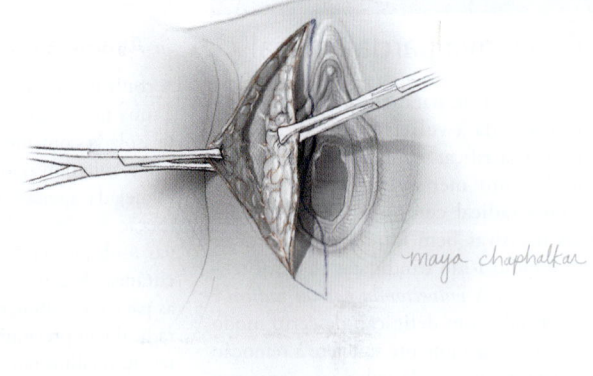

FIGURA 44-27.3 Hemivulvectomia direita: dissecção lateral até a fáscia lata.

Pode-se usar então o dedo indicador para desenvolver o plano entre a gordura do grande lábio e o tecido subcutâneo da lateral da coxa.

❹ **Hemivulvectomia direita: fim da ressecção.** O plano lateral desenvolvido é mobilizado medialmente por dissecção romba e eletrocirúrgica ao longo da membrana perineal. A margem de pele da amostra a ser coletada é então colocada sob tração lateral, e a incisão medial (na mucosa vaginal) é feita do sentido anterior para o posterior. A gordura labial é seccionada anteriormente, e toda a amostra a ser coletada na hemivulvectomia radical direita é tracionada para baixo para ajudar na dissecção final ao longo da incisão na mucosa na direção anterior para posterior (Fig. 44–27.4). A amostra é marcada em 12 horas e examinada para garantir margens adequadas.

❺ **Hemivulvectomia direita: fechamento da falha.** Uma compressa de gaze pode ser segurada firmemente na cavidade e rolada para baixo para orientar o bisturi elétrico de modo a conseguir a hemostasia. A falha pode então ser irrigada e avaliada para determinar a necessidade de um fechamento sem tensão tecidual enquanto se minimiza a distorção anatômica (Fig. 44-27.5). Vários pedículos são visíveis, particularmente na margem vaginal, onde vasos são presos e amarrados. Em geral, o descolamento lateral de tecido subcutâneo fornece mobilidade suficiente para permitir um fechamento primário. São utilizados pontos isolados com sutura 0 de absorção lenta para criar uma reaproximação em camadas dos tecidos mais profundos. Pontos separados acolchoados com nós laterais, frequentemente alternando suturas 0 e 2, são usados para fechar a pele (Fig. 44-27.6).

❻ **Hemivulvectomia anterior.** Essa variação exige a remoção do clitóris e a ressecção parcial dos grandes lábios, dos pequenos lábios e do monte púbico. A porção mais anterior da incisão é criada primeiramente no monte púbico e levada até a aponeurose sobre a sínfise púbica. A amostra é refletida posteriormente para orientar a dissecção. Na linha média, os vasos clitoridianos são separadamente pinçados, seccionados e ligados com sutura 0. A incisão posterior é feita acima do meato uretral, e atenção especial à localização do cateter

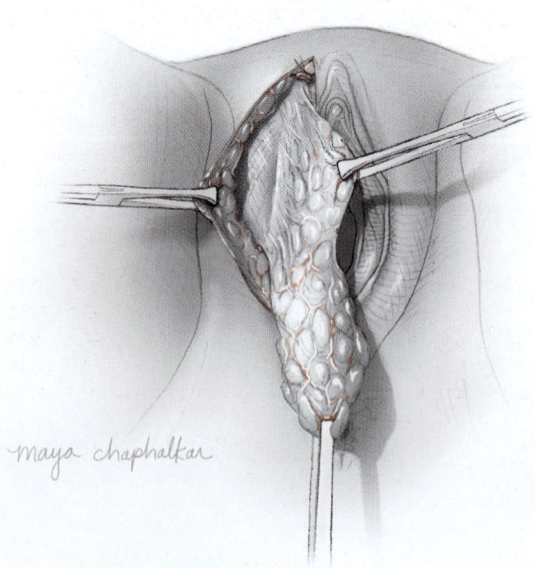

FIGURA 44-27.4 Hemivulvectomia direita: remoção do espécime.

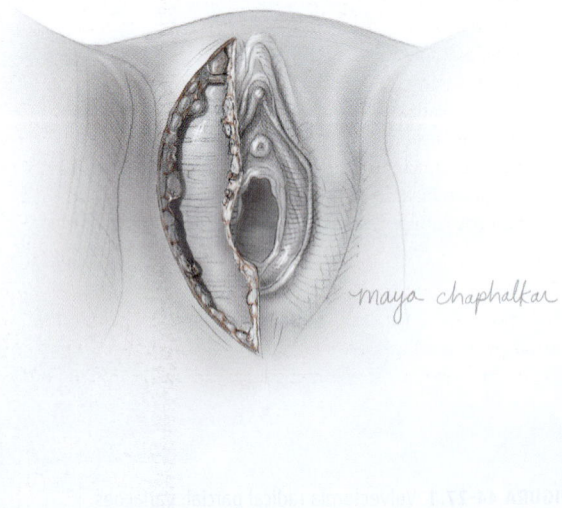

FIGURA 44-27.5 Hemivulvectomia direita: avaliação da incisão cirúrgica.

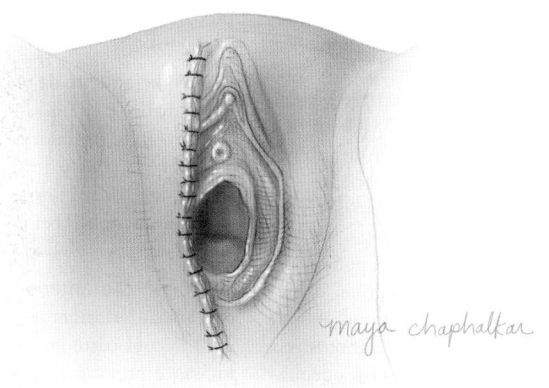

FIGURA 44-27.6 Hemivulvectomia direita: fechamento da incisão cirúrgica.

de Foley deve evitar lesão uretral. São usadas camadas de suturas isoladas nº 0 de absorção lenta para fechar a falha. Normalmente, a área ao redor do meato da uretra é deixada para que granule secundariamente.

❼ **Hemivulvectomia posterior.** Essa variação envolve a remoção de uma porção dos grandes lábios, das glândulas de Bartholin e do corpo perineal superior. Normalmente é necessário comprometer a margem profunda nessa ressecção devido à proximidade com o esfincter anal e o reto. A pele recebe primeiramente uma incisão posterior, e coloca-se um dedo no reto para orientar a dissecção proximal. A peça é gradualmente retraída para cima, sendo afastada do esfincter. A dissecção procede lateralmente até que a margem anterior no introito possa receber uma incisão para completar a ressecção. Será necessário reforçar o corpo perineal com pontos isolados nº 0 em material de absorção lenta para permitir a reaproximação das margens de pele para um fechamento sem tensão tecidual. O exame retal deve ser realizado ao fim da cirurgia para confirmar a ausência de pontos palpáveis ou estenose. Incontinência flatulenta ou fecal pode se desenvolver no pós-operatório, apesar dos esforços para preservação do esfincter.

❽ **Ressecção uretral parcial (opcional).** Se uma lesão anterior invade o meato uretral, pode ser necessária uma uretrectomia distal para se atingir uma margem negativa. De outra forma, a vulvectomia parcial radical deve estar quase inteiramente concluída. A uretra pode ser transeccionada em qualquer local distal ao arco púbico. O comprimento da ressecção é medido em relação ao cateter de Foley. O meato é segurado com uma pinça de Allis, e a peça é tracionada. A uretra posterior recebe incisão com bisturi, e a mucosa de base é costurada à parede adjacente com fio 4-0 de absorção lenta na posição de 6 horas. A incisão uretral é estendida lateralmente com pontos adicionais em 3 e 9 horas e o cateter de Foley é desinflado e removido da bexiga. A transecção é completada sendo feito um ponto final em 12 horas. O cateter de Foley é então substituído. Alternativamente, o cirurgião pode abrir mão totalmente da colocação de pontos e permitir que o meato se recupere por segunda intensão. Embora a plicatura uretral possa ser indicada em alguns casos, a ressecção de 1 a 1,5 cm da uretra distal não resulta em um aumento significativo da incontinência urinária (de Mooij, 2007).

❾ **Últimos passos.** Os drenos de sucção normalmente não são necessários, porém devem ao menos ser considerados em alguns casos. Indica-se irrigação abundante várias vezes durante o fechamento da incisão para minimizar infecção no pós-operatório. Não é feito curativo formal no fim da cirurgia. No entanto, pode-se colocar uma gaze fofa no períneo, segurada com uma roupa íntima para tamponar qualquer sangramento subcutâneo e permitir um sítio operatório limpo e seco no período pós-operatório imediato.

PÓS-OPERATÓRIO

O cuidado meticuloso da incisão na vulva é essencial para evitar morbidade. A vulva deve ser mantida seca por meio do uso de um secador ou ventilador. Dentro de alguns dias, banhos de assento breves ou irrigação no leito seguidos de secagem com secador ajudam a manter a incisão limpa. As pacientes devem ser instruídas a não usar roupas íntimas apertadas ao receberem alta do hospital. Além disso, as instruções para alta também devem enfatizar o uso de camisolas soltas para auxiliar a cicatrização e os esforços para evitar a tensão tecidual na incisão. Uma dieta com poucos resíduos e laxantes irá impedir o esforço e o potencial rompimento das incisões perineais.

Em geral, o cateter de Foley é removido no primeiro dia do pós-operatório, a menos que uma uretrectomia tenha sido realizada ou que dissecção periuretral extensa tenha sido necessária. Nessas circunstâncias, o cateter é removido em alguns dias, depois que o inchaço dos tecidos tenha diminuído e a retenção urinária obstrutiva não seja mais uma preocupação. A remoção inicial impede a infecção urinária ascendente. Quando a paciente é deliberadamente imobilizada para auxiliar na recuperação de um enxerto ou retalho reconstrutor, o tempo de remoção do cateter é individualizado. Além disso, a urina que entra em contato com a incisão vulvar durante o esvaziamento normal não apresenta grande preocupação clínica.

A deiscência da incisão é a complicação pós-operatória mais comum, com frequência envolvendo apenas uma porção da incisão (Burke, 1995). A incisão deve ser debridada e os pontos removidos, se necessário, enquanto continuam os esforços para manter o local seco e limpo. Tecidos de granulação terminarão por permitir a cicatrização por segunda intenção, porém o tempo de recuperação aumentará significativamente. Embora a terapia de pressão negativa na incisão (fechamento à vácuo da incisão) possa ser prática em casos raros, a localização da maior parte das falhas impede a colocação efetiva do dispositivo.

A disfunção sexual pode estar relacionada à sensação de desfiguramento. Cicatrizes também podem levar a desconforto ou a alterações de sensibilidade que afetam a satisfação sexual da mulher. A atenção a essas preocupações permite o desenvolvimento de um diálogo que pode levar a possíveis opções de manejo (Janda, 2004).

44-28

Vulvectomia completa radical

Se o câncer for tão extenso a ponto de não ser possível preservar qualquer porção significativa da vulva, a vulvectomia completa radical é indicada no lugar do procedimento mais restrito – a vulvectomia parcial radical (Seção 44–27, p. 1337). A cirurgia costuma ser realizada concomitantemente com uma linfadenectomia inguinal bilateral (Seção 44–29, p. 1343). Na técnica de vulvectomia completa radical, permanecem pontes de pele intacta entre essas três incisões (incisão da vulvectomia e duas incisões da linfadenectomia) para auxiliar na cicatrização. Tradicionalmente, a incisão em bloco, chamada coloquialmente de *borboleta*, era usada para remover essas pontes de pele e os canais linfáticos de base que possivelmente continham êmbolos tumorais "em trânsito" (Fig. 31-7A, p. 800) (Gleeson, 1994c). No entanto, tais recorrências são raras, e a técnica em bloco foi em grande parte abandonada (Rose, 1999). Assim, o procedimento de três incisões é preferível, pois o índice de sobrevida é equivalente e há uma redução drástica em morbidades maiores (Helm, 1992).

A remoção de uma lesão vulvar extensa com uma margem adequada e com ressecção para baixo até a membrana perineal costuma criar uma grande ferida cirúrgica. Em alguns casos, as margens da incisão podem ser fechadas em primeira intenção sem tensão tecidual, descolando e mobilizando tecidos adjacentes. Em outros casos, indica-se um enxerto de pele em meia espessura, transposição de pele lateral, retalho romboide ou outro procedimento reconstrutor para reduzir a chance de deiscência da incisão.

PRÉ-OPERATÓRIO

■ Avaliação da paciente

A confirmação por biópsia de câncer invasivo deve ser feita antes da cirurgia. Dependendo da localização do tumor, a modificação para poupar o clitóris da vulvectomia completa radical também é uma opção (Chan, 2004). Com frequência as pacientes são idosas, obesas ou apresentam problemas médicos significativos que devem ser considerados.

■ Consentimento

Morbidades maiores são comuns logo após a vulvectomia completa radical, e com frequência há deiscência parcial da incisão ou celulite. A deiscência completa da incisão é mais problemática, podendo ser necessárias semanas de cuidado hospitalar intensivo para promover a cicatrização em segunda intenção. A alta precoce pode levar a cuidado domiciliar inadequado da incisão, e a necrose tecidual resultante com frequência requer nova internação e debridamento cirúrgico. Portanto, é criticamente importante atenção meticulosa ao local da incisão enquanto a paciente está hospitalizada bem como a realização de visitas frequentes ao consultório.

As alterações a longo prazo podem incluir deslocamento do jato de urina, dispareunia, vulvodínia e disfunção sexual. Assim, os cirurgiões devem estar cientes das possíveis sequelas e aconselhar as pacientes adequadamente. Enfatiza-se a intenção de curar e a necessidade de margens livres de tumor para diminuir o risco de reincidência.

■ Preparação da paciente

A preparação intestinal pode ser indicada para lesões localizadas posteriormente. Além disso, a avaliação dos sítios doadores potenciais de enxertos é concluída. Antibióticos profiláticos, como a dose única de cefazolina, são tipicamente administrados antes da incisão inicial. A tromboprofilaxia é administrada como delineado na Tabela 39–9 (p. 962).

INTRAOPERATÓRIO

PASSO A PASSO

❶ **Anestesia e posicionamento da paciente.** É necessária uma anestesia geral ou regional, e a linfadenectomia inguinal é o primeiro procedimento a ser realizado. A paciente é então colocada em posição de litotomia dorsal. A exposição e a preparação do campo cirúrgico devem ser planejadas de modo a acomodar a ressecção e a reconstrução. Sítios potenciais de doação de enxertos são também preparados como descrito na Seção 44–30 (p. 1346).

❷ **Planejamento da oncisão na pele.** As incisões medial e lateral são planejadas de modo a incluir todo o tumor com uma margem de 1 a 2 cm. O clitóris é incluído, se necessário. Fazer a incisão em forma de cunha anterior e posteriormente também pode permitir um fechamento sem tensão tecidual (Fig. 44–28.1).

❸ **Dissecção anterior.** A incisão na pele começa anteriormente com bisturi (lâmina N° 15) com corte na gordura subcutânea. A incisão é prolongada para baixo em aproximadamente três quartos de seu comprimento. O restante da incisão cutânea posterior é completado mais tarde, para diminuir o sangramento. Grande parte da dissecção anterior é descrita na seção anterior sobre vulvectomia parcial radical (Seção 44-27, passo 6, p. 1338). Entretanto, o uso do bisturi harmônico nessa ressecção mais extensa pode diminuir o tempo operatório e a perda de sangue em comparação com uma lâmina eletrocirúrgica convencional (Pellegrino, 2008). Brevemente, a incisão é feita até a aponeurose púbica. O espécime é rebatido para baixo sob tração para orientar a dissecção. A base vascular do clitóris é grampeada na linha média, seccionada e ligada com sutura 0 de absorção lenta (Fig. 44-28.2). A dissecção eletrocirúrgica ou por bisturi harmônico procede então dorsalmente afastando-se do osso púbico até que a linha de incisão medial seja feita acima do meato da uretra para evitar lesão uretral, a menos que seja necessária uma uretrectomia distal (Seção 44-27, passo 8, p. 1339).

❹ **Dissecção lateral.** Realiza-se dissecção romba com o dedo para estabelecer um plano lateral à gordura labial e em uma determinada profundidade para atingir a membrana perineal. A peça da vulvectomia é posta sob tração

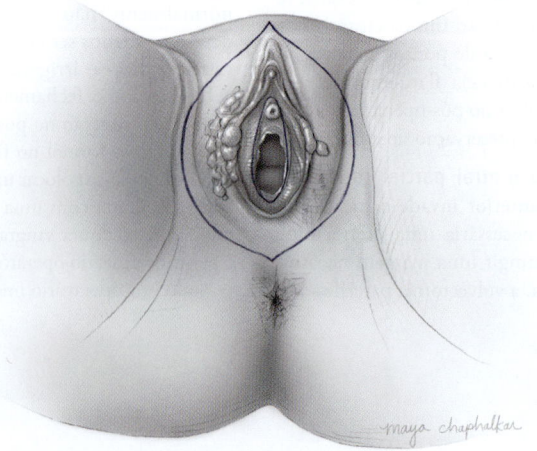

FIGURA 44-28.1 Incisões.

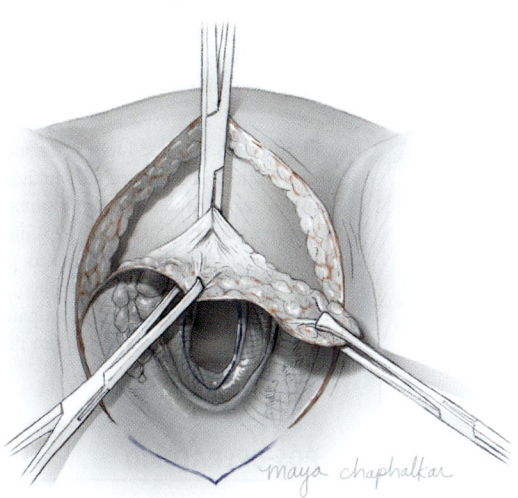

FIGURA 44-28.2 Dissecção anterior.

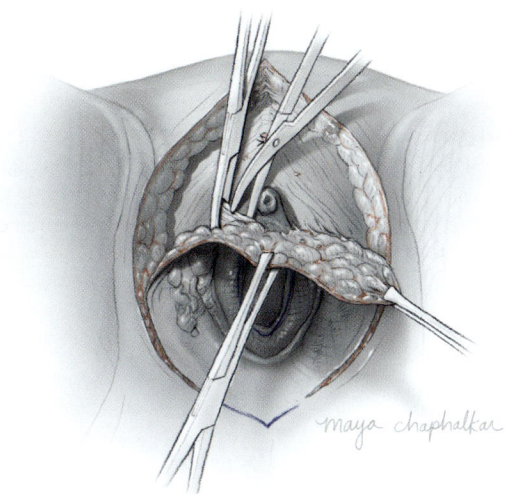

FIGURA 44-28.3 Dissecção medial.

para orientar a dissecção medialmente para atingir as paredes da vagina. O tecido vascular vestibular ao longo dos lados da vagina precisará ser dividido com o bisturi harmônico ou grampeado, cortado e ligado com uma sutura 0 de absorção lenta para reduzir o sangramento (44–28.3).

5 Dissecção posterior. A incisão na pele externa é finalizada inferiormente com um bisturi à medida que a vulvectomia prossegue posteriormente na direção do corpo perineal. Coloca-se então um dedo no reto para evitar lesão acidental, e a amostra é agora segurada em tração para cima. A dissecção eletrocirúrgica ao longo do plano da fáscia profunda estende as incisões externas na direção da linha média. A dissecção continua anteriormente afastando-se do ânus até que a incisão medial possa ser feita. Isso completa a remoção de toda a amostra da vulvectomia completa radical (Fig. 44–28.4).

6 Avaliação do tecido removido. É feito um ponto em 12 horas no tecido coletado para orientar o patologista e isso é anotado na requisição patológica. A retração da pele fará a amostra parecer mais estreita e menor do que a falha. No entanto, ela deve ser cuidadosamente inspecionada para avaliar suas margens. Podem ser enviadas separadamente margens adicionais laterais ou mediais, se necessário. Também pode ser solicitado congelamento para avaliar uma margem duvidosa.

7 Fechamento da falha. A incisão é irrigada abundantemente, e consegue-se a hemostasia com uma combinação de coagulação eletrocirúrgica, pinçamento e sutura. A falha é então avaliada para determinar o melhor método de fechamento (Fig. 44–28.5). Descolar tecidos da base ajuda a realizar um

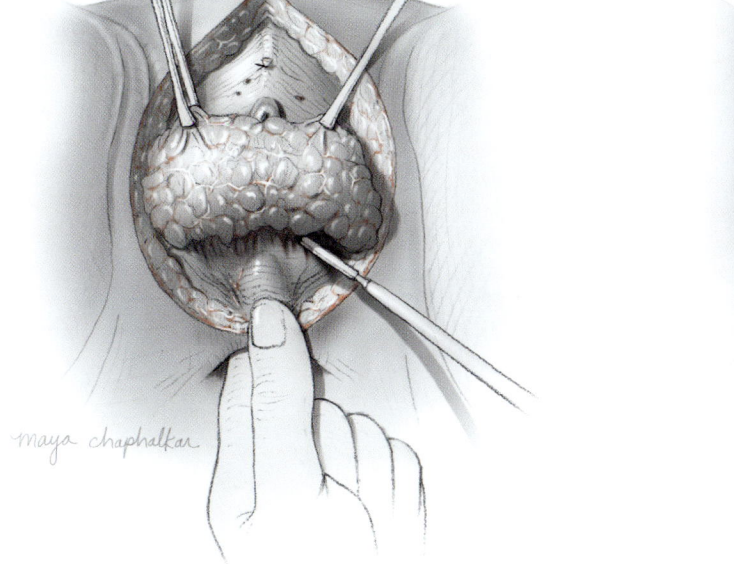

FIGURA 44-28.4 Dissecção posterior.

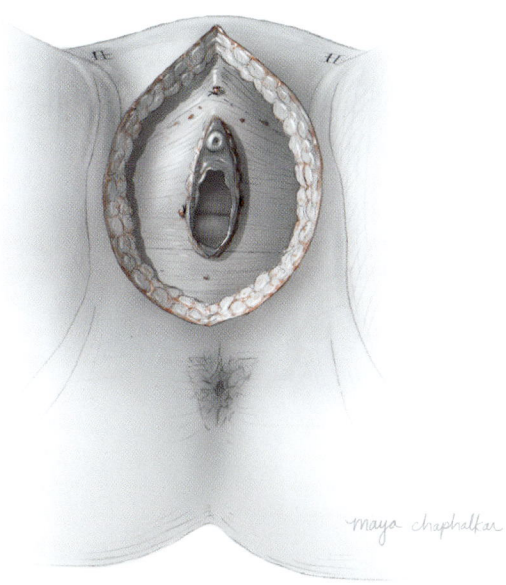

FIGURA 44-28.5 Falha cirúrgica.

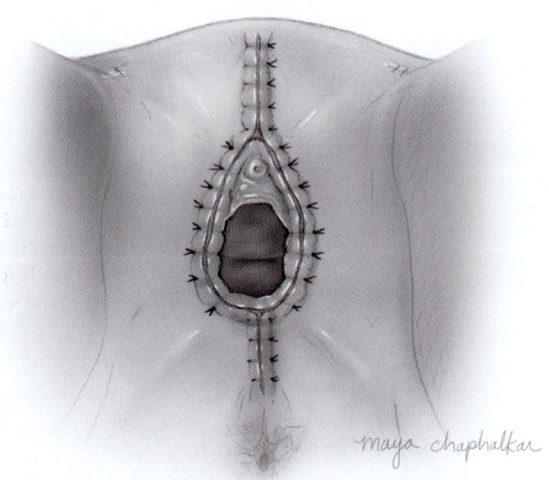

FIGURA 44-28.6 Fechamento simples.

fechamento sem tensão. Os tecidos mais profundos são primeiramente reaproximados com pontos isolados em sutura 0 de absorção lenta. A pele da vulva é então fechada com pontos acolchoados verticais com fio 0 ou alternativamente 2–0, de absorção lenta (**Fig. 43-23.6**). Não são feitos pontos entre a pele e a uretra se isso deslocar a uretra ou criar tensão sobre ela. Em vez disso, deve-se permitir que essa área cicatrize em segunda intenção por granulação. Se um enxerto de pele em meia espessura ou retalho for necessário para fechar a incisão, o enxerto é coletado agora, como descrito na Seção 44–30 (p. 1346).

⑧ **Últimos passos.** Drenos de sucção não evitam infecção ou ruptura da incisão, porém podem ser considerados em alguns casos se houver uma falha grande (Hopkins, 1993). Se for realizado um fechamento primário, pode-se colocar gaze fofa no períneo, segurada no lugar com uma roupa íntima para manter o sítio operatório limpo e seco no pós-operatório imediato.

PÓS-OPERATÓRIO

Se for realizado um fechamento em primeira intenção, o cuidado pós-operatório é basicamente o mesmo descrito para as pacientes submetidas à vulvectomia parcial radical (Seção 44-27, p. 1339). Caso haja uma falha cirúrgica grande, a probabilidade de morbidade aumenta de modo proporcional. O manejo de enxertos e retalhos reconstrutores é revisado na Seção 44-30 (p. 1347).

44-29
Linfadenectomia inguinofemoral

A principal indicação para a remoção de linfonodos inguinais é o estadiamento de câncer vulvar. As metástases inguinais são o fator prognóstico mais significativo no câncer vulvar escamoso, e sua detecção precisará de terapia adicional (Cap. 31, p. 801) (Homesley, 1991). No entanto, a utilidade dessa dissecção é mais controversa no manejo de melanoma maligno, em que a presença de gânglios positivos em geral só tem valor para o prognóstico. Ocasionalmente, a suspeita de metástases inguinais levará a sua remoção imediata em pacientes com câncer de ovário ou útero.

O grau adequado de uma linfadenectomia para câncer vulvar é controverso e varia muito. A terminologia também é inconsistente. Com base em uma pesquisa com oncologistas ginecológicos, o procedimento mais comum é a linfadenectomia inguinal superficial (acima da fáscia cribriforme) com (40%) ou sem (34%) remoção adicional de alguns gânglios mais profundos mediais à veia femoral. Poucos médicos (22%) em geral ressecam todos os nodos profundos abaixo da fáscia cribriforme (Levenback, 1996).

Em geral, a drenagem linfática da vulva raramente passa além dos linfonodos superficiais. Portanto, uma dissecção superficial desses gânglios, com ou sem remoção seletiva dos gânglios profundos dentro da fossa oval é em geral aconselhável (DeSimone, 2007; Kirby, 2005). A abertura dessa fáscia para remover os gânglios profundos é evitada devido aos riscos inaceitáveis de morbidade maior, como a erosão pós-operatória no interior dos vasos femorais esqueletizados pela destruição do retalho de pele superficial (Bell, 2000). Além disso, a linfadenectomia ipsilateral é suficiente para pacientes com lesões unilaterais distantes da linha média (Gonzalez Bosquet, 2007).

Descrito no Capítulo 31 (p. 800), o mapeamento de gânglio linfático sentinela é uma modalidade promissora que demonstrou grande potencial na redução da radicalidade da detecção de metástases inguinais (Van der Zee, 2008). A implementação dessa estratégia minimamente invasiva está emergindo como o padrão futuro de cuidado para o estadiamento do câncer vulvar. Atualmente, ela permanece sob investigação, em grande parte como uma opção experimental.

PRÉ-OPERATÓRIO

Avaliação da paciente

A palpação clínica não é um meio preciso para avaliar os gânglios inguinais (Homesley, 1993). A ressonância magnética (RM) e a tomografia por emissão de pósitrons (PET) também são relativamente insensíveis (Bipat, 2006; Cohn, 2002; Gaarenstroom, 2003). Metástases inguinais fixas, grandes e clinicamente nítidas que parecem não ser ressecáveis devem ser tratadas no pré-operatório com radiação antes de se tentar a remoção.

Consentimento

As pacientes devem compreender a necessidade de dissecção uni ou bilateral da região inguinal e sua relação com o tratamento do câncer. Devem estar preparadas para uma possível recuperação de várias semanas na qual as complicações do pós-operatório são comuns, podendo incluir celulite, deiscência da incisão, linfedema crônico e formação de linfocisto. Esses eventos podem ocorrer em alguns dias, vários meses ou até mesmo anos depois. Em contrapartida, as complicações intraoperatórias são menos comuns, e raramente se observa hemorragia dos vasos femorais.

Preparação da paciente

Quando os dois lados são dissecados, a abordagem com duas equipes é ideal para reduzir o tempo cirúrgico. Antibióticos profiláticos podem ser administrados, mas não mostraram prevenir complicações (Gould, 2001). A tromboprofilaxia é administrada como delineado na Tabela 39-9 (p. 962).

INTRAOPERATÓRIO

PASSO A PASSO

❶ **Anestesia e posicionamento da paciente.** Pode-se utilizar anestesia geral ou regional. A linfadenectomia inguinal é realizada antes da vulvectomia parcial ou completa radical (Seções 44-27 e 44-28, p. 1337). As pernas são colocadas em estribos de Allen em posição de litotomia baixa, abduzidas em aproximadamente 30° e fletidas minimamente no quadril para aplainar a região inguinal. A rotação da coxa em alguns graus para fora abrirá o triângulo femoral.

❷ **Incisão da pele.** É feita uma incisão na virilha 2 cm abaixo e paralelamente ao ligamento inguinal começando 3 cm distal e medial à coluna vertebral ilíaca anterior superior – voltada para o tendão do adutor longo (Fig. 44–29.1). A incisão tem 8 a 10 cm de comprimento, sendo feita através de toda a pele e 3 a 4 mm para dentro do tecido adiposo.

❸ **Desenvolvimento do retalho superior.** Fórceps de Adson elevam e fazem tração na superfície dérmica da borda da pele superior enquanto se abre uma pinça hemostática por baixo, para começar a dissecção para baixo através da gordura subcutânea e a fáscia de Scarpa – buscando uma posição na linha média da incisão e 3 cm acima do ligamento inguinal. A dissecção procede para baixo até que a aponeurose branca e brilhante do músculo oblíquo externo seja identificada. Os fórceps de Adson são então reposicionados com ganchos cutâneos para permitir melhor tração.

Rola-se um semicírculo de tecido adiposo inferior e lateralmente ao longo da aponeurose com dissecção eletrocirúrgica e dissecção romba intermitente. Durante a dissecção, os vasos circunflexos ilíacos são divididos com um bisturi harmônico ou grampeados e ligados (Fig. 38-29, p. 945). Além disso, os vasos epigástricos superficiais e os pudendos externos são divididos à medida que são encontrados. A dissecção procede até a margem inferior do ligamento inguinal estar exposta (Fig. 44-29.2).

❹ **Desenvolvimento do retalho inferior.** O retalho de pele inferior é agora elevado de modo semelhante ao retalho superior. A dissecção procede através da gordura subcutânea até a fáscia profunda da coxa – voltada a aproximadamente 6 cm do ligamento inguinal em

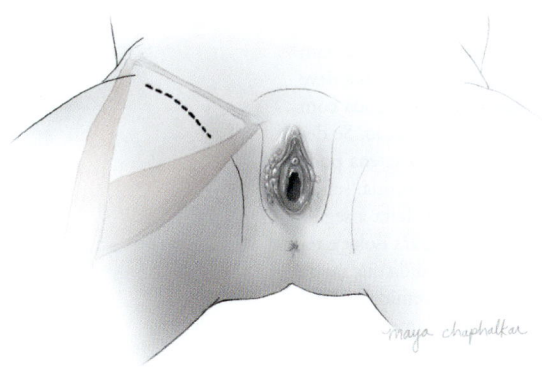

FIGURA 44-29.1 Incisões.

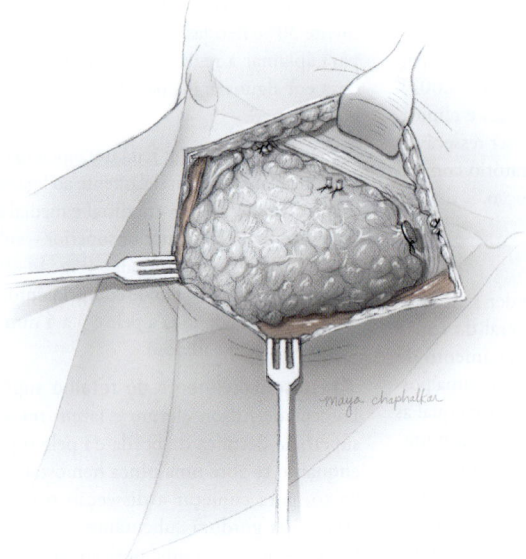

FIGURA 44-29.2 Dissecção do retalho superior.

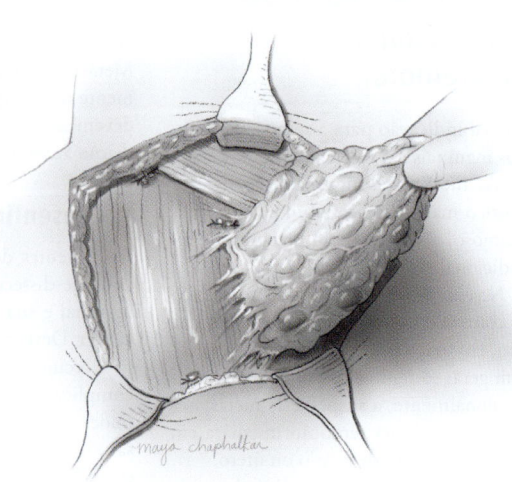

FIGURA 44-29.3 Dissecção do retalho inferior e remoção de gânglios superficiais.

direção ao ápice do triângulo femoral. Como mostrado na Figura 44-29.1, o triângulo femoral é limitado superiormente pelo ligamento inguinal, lateralmente pelo músculo sartório e medialmente pelo músculo adutor longo. A dissecção romba ao longo da porção interna dos músculos sartório e adutor longo ajuda no desenvolvimento dos limites do retalho inferior. A dissecção progressivamente se torna mais profunda para dentro do tecido subcutâneo da coxa, porém permanece superficial à fáscia lata. O tecido saindo no ápice do triângulo femoral é dividido. Continua-se a dissecção circunferencialmente em direção à fossa oval (Fig. 38-29, p. 945). Os tecidos com gânglios são postos sob tração para auxiliar em sua dissecção. Os tributários venosos são ligados à medida que são encontrados.

❺ **Remoção dos gânglios superficiais.** Os gânglios superficiais se localizam dentro do tecido adiposo em vários locais ao longo das veias safena, pudenda externa superficial, ilíaca circunflexa superficial e veias epigástricas superficiais. A veia safena é encontrada durante a dissecção do lado medial do coxim adiposo. A extremidade distal dessa veia deve ser seccionada individualmente e ligada com sutura permanente para identificação. Se desejado, o seccionamento da veia safena pode ser evitado e a veia pode ser mantida, sendo dissecada do coxim adiposo. É feita a seguir uma dissecção circunferencial para isolar e remover o feixe de gânglios à medida que sai da fossa oval (Fig. 44-29.3). A extremidade distal da veia safena deve ser separadamente ligada, a menos que o vaso tenha sido preservado e possa ser dissecado para fora do feixe de gânglios. Os anexos restantes são dissecados da fossa cribriforme ou grampeados, sendo cortados para remover a amostra.

❻ **Remoção dos gânglios profundos.** A veia femoral deve estar visível dentro da fossa oval. Os nódulos inguinais profundos estão localizados imediatamente mediais e paralelos a esse vaso. Dentre eles, o gânglio de Cloquet é o mais superior. O restante do tecido ganglionar femoral profundo é removido retirando-se qualquer tecido adiposo ao longo das superfícies anterior e medial da veia femoral acima do limite inferior da fossa oval. A bainha femoral e a fáscia cribriforme devem permanecer intactas, se possível.

Se um gânglio profundo positivo não puder ser alcançado de outra forma, a fáscia cribriforme pode ser aberta fazendo-se uma incisão longitudinal distalmente ao longo da bainha femoral que a encobre (Fig. 44-29.4). Sete ou oito gânglios inguinais profundos são identificados, normalmente localizados de modo mais ordenado que os superficiais. Então, disseca-se o tecido adiposo linfoide das superfícies anterior e medial da veia femoral. Após a remoção dos gânglios, as margens da bainha femoral podem ser reaproximadas com sutura 3-0 de absorção lenta e/ou ser cobertas com o músculo sartório.

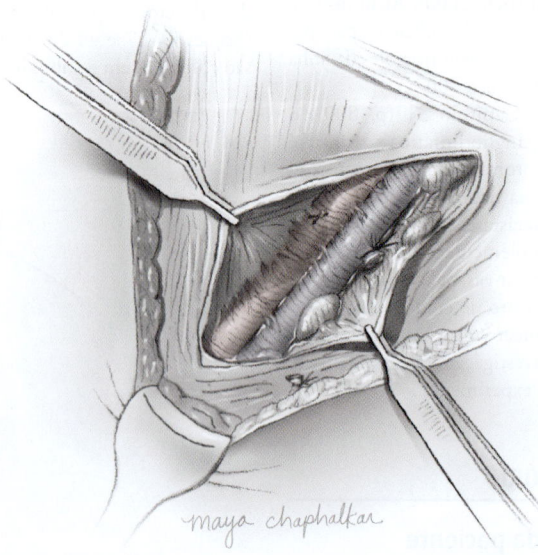

FIGURA 44-29.4 Abertura da fáscia cribiforme para remoção dos gânglios profundos.

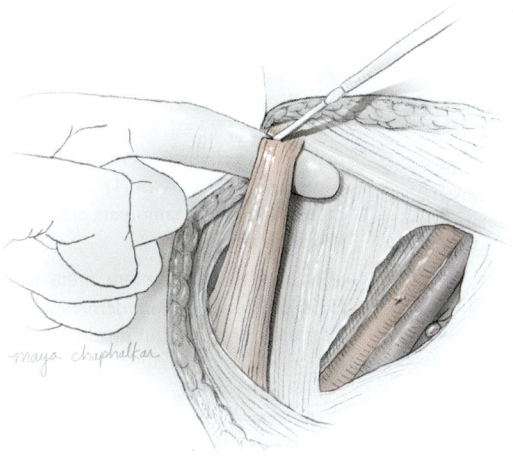

FIGURA 44-29.5 Transposição do músculo sartório.

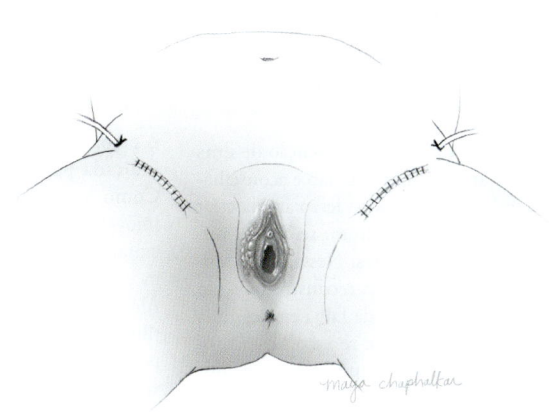

FIGURA 44-29.6 Fechamento da incisão.

7 **Transposição do músculo sartório (opcional).** A fáscia lata recebe uma incisão para permitir a dissecção romba do músculo sartório (Fig. 44-29.5). O músculo sartório proximal é então seccionado em sua inserção na espinha ilíaca anterossuperior. Enrola-se um dedo ao redor da parte superior do músculo para auxiliar a dissecção com bisturi elétrico, separando-a da coluna vertebral. A transecção deve ser a mais alta possível, cuidando para evitar o nervo cutâneo femoral lateral. O músculo é então mobilizado para cobrir os vasos femorais e suturado ao ligamento inguinal com fio 2–0 de absorção lenta.

8 **Fechamento da incisão.** A ferida cirúrgica deve ser cuidadosamente examinada; deve-se conseguir a hemostasia e irrigar a ferida. A região inguinal é fechada com camadas de fio de absorção lenta, e traz-se um dreno de Blake ou Jackson-Pratt superolateralmente, amarrando-o com sutura permanente (44-29.6). São colocados grampos para reaproximar as margens da pele.

PÓS-OPERATÓRIO

A drenagem por sucção permite que a incisão cicatrize e que o espaço de base seja obliterado. Os tubos devem ser drenados manualmente ou "apertados" regularmente com o polegar e o indicador em direção ao equipamento de sucção para evitar entupimento. Os drenos devem ser removidos quando a saída diminuir para 20 a 25 mL/ dia. Normalmente, isso leva cerca de duas semanas (Gould, 2001). A remoção precoce pode resultar em linfocisto sintomático que exige a reinserção do dreno ou uma aspiração ambulatorial com agulha.

A incisão inguinal deve ser mantida descoberta e examinada regularmente. As complicações nas pacientes são muito comuns, particularmente a celulite e deiscência da incisão. A radiação pós-operatória e a remoção de gânglios grandes e fixos aumentam o risco dessas complicações. A abertura da fáscia profunda também pode expor desnecessariamente os vasos femorais à erosão ou hemorragia repentina. Uma transposição protetora do músculo sartório pode ser indicada especialmente nesses casos para evitar morbidade (Judson, 2004; Paley, 1997).

O linfedema crônico é outra complicação frequente da linfadenectomia inguinal. Na maioria dos relatos, a preservação da veia safena foi capaz de reduzir sua incidência (Dardarian, 2006; Gaarenstroom, 2003). Apesar disso, esse quadro costuma ser muito mais complicado com o acréscimo de irradiação na região inguinal. O manejo de suporte é feito para minimizar o edema e evitar progressão sintomática. Elevação dos pés, meias de compressão e eventualmente terapia com diuréticos podem ser úteis.

44-30
Enxertos e retalhos reconstrutores

O fechamento em primeira intenção de uma incisão vulvar normalmente não é aconselhável se o fechamento de uma lesão ampla criar tensão excessiva na incisão ou se houver outros fatores inconvenientes. Nesses casos, enxertos de pele ou retalhos reconstrutores são preferíveis à cicatrização da falha em segunda intenção. Em geral, deve-se escolher o procedimento mais simples que atinja o melhor resultado funcional.

A decisão de se realizar um enxerto de pele em meia espessura (STSG), uma transposição de pele lateral ou um retalho romboide de pele depende das circunstâncias clínicas e da experiência do cirurgião. Ocasionalmente são utilizadas variações dessas técnicas na oncologia ginecológica (Burke, 1994; Dainty, 2005; Saito, 2009). As candidatas típicas para um enxerto de pele ou retalho são submetidas a uma excisão local ampla, vulvectomia cutânea ou vulvectomia radical parcial ou total. Retalhos miocutâneos, mais comumente utilizando o reto abdominal e o grácil, são usados principalmente em pacientes submetidas à radiação, com falhas muito grandes ou com necessidade de reconstrução vaginal (Seção 44-10, p. 1292). No entanto, a descrição completa dos inúmeros tipos de retalhos locais está além do escopo desta seção.

PRÉ-OPERATÓRIO

Avaliação da paciente

Felizmente, existem diversos procedimentos cirúrgicos disponíveis – cada um com suas vantagens e desvantagens (Weikel, 2005). O tamanho da lesão e a falha pós-cirúrgica esperada em grande parte decidem as opções de reconstrução. Em alguns casos complicados, pode-se indicar uma consulta com cirurgião plástico.

Consentimento

A imagem corporal de muitas mulheres será significativamente alterada após uma cirurgia vulvar extensa, e a disfunção sexual pode ser problemática (Green, 2000). Ao discutir esses efeitos, as respostas das pacientes são muito variáveis. Algumas expressam preocupação mínima, enquanto outras ficam arrasadas pela ideia do resultado desfigurante. Assim, o aconselhamento é individualizado, abordando especificamente as preocupações da paciente.

Além disso, deiscência da incisão, infecção e cicatrização por segunda intenção são complicações comuns. As pacientes também devem ser informadas de que recorrências da sua doença de base podem ocorrer em um enxerto ou retalho (DiSaia, 1995).

Preparação da paciente

A preparação intestinal completa costuma ser indicada para a maioria das reconstruções. Como a paciente pode ficar relativamente imóvel no pós-operatório e a necessidade de evitar contaminação da incisão é absoluta, os enemas não são normalmente suficientes. Além disso, costumam ser administrados antibióticos profiláticos. A deambulação precoce pode ser negativa para a cicatrização do enxerto ou retalho. Assim, para evitar trombose das veias profundas, o uso de dispositivos de compressão pneumática ou de heparina subcutânea é especialmente necessário (Tabela 39-9, p. 962).

Para as pacientes submetidas a STSG, o quadril, as nádegas e a parte interna da coxa devem ser cuidadosamente examinados. O sítio doador escolhido deve conter pele saudável, ficar encoberto pela roupa da paciente após a cirurgia e estar acessível na sala de cirurgia. Normalmente, coleta-se o enxerto na parte superior da coxa.

INTRAOPERATÓRIO

PASSO A PASSO

❶ **Anestesia e posicionamento da paciente.** É necessária anestesia geral ou regional. A paciente deve ser colocada em litotomia dorsal com acesso completo à vulva, à parte superior das coxas e ao monte púbico. A preparação estéril da parte inferior do abdome, do períneo, das coxas e da vagina é realizada, e coloca-se um cateter de Foley. Raramente selecionam-se as nádegas ou o quadril como sítio doador para o STSG – essa escolha exigirá um reposicionamento da paciente.

❷ **Avaliação da falha cirúrgica.** Após se completar a ressecção vulvar e se conseguir a hemostasia, a incisão é examinada para confirmar que o fechamento em primeira intenção é impossível (Fig. 44–30.1). Escolhe-se o melhor enxerto ou retalho para adequadamente cobrir uma falha.

❸ **Enxerto de pele em meia espessura (STSG).** É necessário um dermátomo para coletar o enxerto do sítio doador ao se realizar um STSG. Em um ajuste de 18/1000 ths a 22/1000 ths, coleta-se o epitélio normal do sítio doador (Fig. 41-25.1, p. 1075). Coloca-se o STSG em uma bacia, umedecendo-o com solução salina. O sítio doador é borrifado com trombina (Tabela 40-6, p. 1005). Ele é coberto com curativo de filme plástico (Tegaderm) e envolto firmemente com gaze.

O sítio receptor é irrigado com solução antibiótica, e a hemostasia deve ser absoluta. O enxerto é então segurado sobre a falha e cortado de modo que se encaixe com alguma sobreposição. É necessário extremo cuidado para alisar rugas no enxerto e evitar tensão. As margens são então suturadas à pele com pontos isolados de fio 3-0 de náilon (Fig. 44–30.2). Colocam-se bolas de algodão ou gaze úmida sobre o enxerto, que é coberto com quadrados abertos e fofos de gaze para fornecer pressão leve. Para criar um curativo estável, normalmente são feitos alguns pontos por meio do curativo de cobertura e lateralmente ao sítio do enxerto. Alternativamente, adesivos de fibrina e/ou dispositivos de fechamento à vácuo podem aumentar ainda mais a aderência e a viabilidade do enxerto (Dainty, 2005).

❹ **Transposição de pele lateral.** Em alguns casos, a pele lateral à falha cirúrgica é exten-

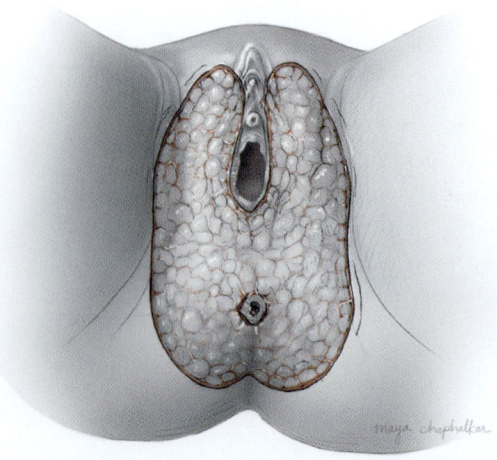

FIGURA 44-30.1 Grande falha cirúrgica vulvar.

Cirurgias para Quadros Malignos em Ginecologia

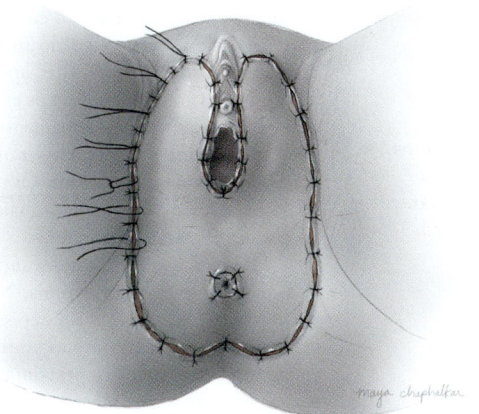

FIGURA 44-30.2 Enxerto de pele em meia espessura.

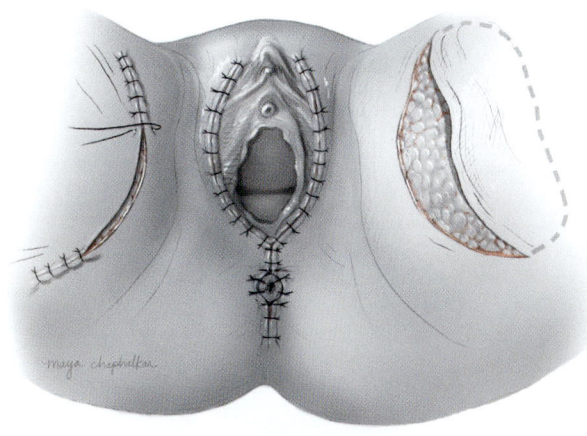

FIGURA 44-30.3 Transposição da pele lateral.

samente descolada, mas ainda não pode ser capaz de cobrir uma grande falha e atingir a margem medial da pele. Para realizar uma transposição da pele lateral, o cirurgião faz incisões curvilíneas relaxantes na pele na parte superior da coxa, bilateralmente. Cada uma das incisões relaxantes é descolada lateralmente para a linha pontilhada como mostrado na Figura 44-30.3. A mobilidade resultante da ponte de pele vulvar interveniente deve permitir um fechamento primário sem tensão usando suturas acolchoadas verticais isoladas. Por fim, as incisões relaxantes laterais são fechadas com suturas isoladas de fio 0 de absorção lenta.

5 Retalhos romboides. Um romboide é um paralelogramo de quatro lados com ângulos desiguais nos seus vértices. Ao se criar um retalho romboide a partir de tecidos adjacentes, utiliza-se um marcador para desenhar todos os lados do mesmo comprimento do eixo menor da falha (Fig. 44-30.4, A-C). Isso minimiza a tensão sobre a incisão e evita necrose. A diagonal A-C é continuada em linha reta até a pele vulvar adjacente lateral à falha e marcada, de modo que o comprimento de AC = CE. Os outros sítios romboides são traçados em paralelo.

São feitas incisões através da pele, penetrando a gordura subcutânea. Desenvolve-se um retalho para incluir tecido adiposo de base, mobilizado medialmente de modo a cobrir a falha cirúrgica (Fig. 44-30.5). Ao reposicionar o retalho (como mostrado na seta), a linha CE é girada medialmente para sobrepor à linha AB e presa por meio de suturas de fixação nos vértices CA e EB. As margens do retalho são reaproximadas com pontos acolchoados verticais e sutura de fio 0 de absorção lenta (Fig. 44-30.6). Geralmente, o excesso de tecido dobrando nos ângulos precisa ser muito aparado para permitir um contorno razoavelmente suave, sendo necessário para ajudar no fechamento das falhas restantes acima e abaixo do retalho. Finalmente, coloca-se um dreno de sucção no sítio doador para impedir seromas causados por dissecção extensa de tecidos que, de outro modo, poderiam resultar na deiscência da incisão.

PÓS-OPERATÓRIO

As pacientes devem ser mantidas relativamente imóveis nos primeiros 5 a 7 dias do pós-operatório para evitar tensão na reconstrução. A drenagem por cateter de Foley também continua durante esses dias iniciais do pós-operatório. Uma dieta com poucos resíduos, comprimidos de hidrocloreto de difenoxilato (Lomotil) ou hidrocloreto de loperami-

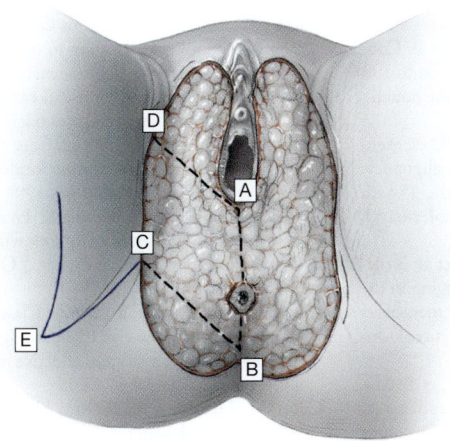

FIGURA 44-30.4 Retalho romboide: incisões.

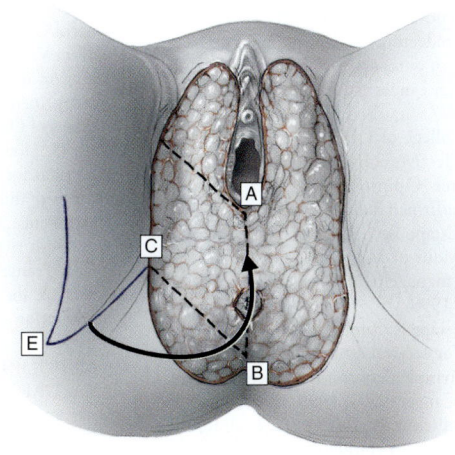

FIGURA 44-30.5 Retalho romboide: posicionamento do retalho.

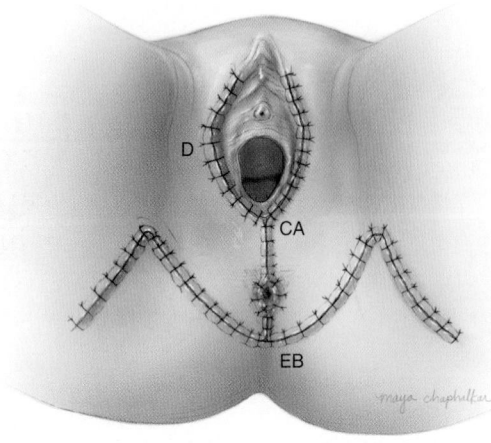

FIGURA 44-30.6 Retalho romboide: fechamento.

quência para identificar sinais de hematoma ou infecção. Para os STSGs, o curativo transparente pode ser removido do sítio doador após aproximadamente sete dias, aplicando-se uma pomada antibiótica. Para os enxertos de pele, a mudança de posicionamento ou a liberação de alguns pontos pode ser útil caso se observe isquemia nas margens. Os drenos de sucção são removidos quando a saída for de menos de 30 mL a cada 24 horas.

As pacientes vivenciam disfunção sexual considerável após a vulvectomia. No entanto, a extensão da cirurgia e a necessidade de reconstrução são menos importantes do que uma depressão preexistente ou disfunção sexual hipoativa. Assim, o aconselhamento psicológico e o tratamento para depressão no pós-operatório podem ser particularmente úteis (Green, 2000; Weijmar Schultz, 1990).

da (Immodium) auxiliam na cicatrização, ao retardar a defecação e evitar o esforço (Tabela 25-6, p. 669). A profilaxia tromboembolítica deve ser mantida até a paciente estar deambulando.

Durante os primeiros dias do pós-operatório, a incisão deve ser verificada com frequência para identificar sinais de hematoma

REFERÊNCIAS

Abu-Rustum NR, Gemignani M, Moore K, et al: Total laparoscopic radical hysterectomy with pelvic lymphadenectomy using the argon-beam coagulator:

pilot data and comparison to laparotomy. Gynecol Oncol 91:402, 2003 Abu-Rustum NR, Rhee EH, Chi DS, et al: Subcutaneous tumor implantation after laparoscopic procedures in women with malignant disease. Obstet Gynecol 103:480, 2004

Aletti GD, Dowdy SC, Podratz KC, et al: Surgical treatment of diaphragm disease correlates with improved survival in optimally debulked advanced stage ovarian cancer. Gynecol Oncol 100:283, 2006a

Aletti GD, Podratz KC, Jones MB, et al: Role of rectosigmoidectomy and stripping of pelvic peritoneum in outcomes of patients with advanced ovarian cancer. J Am Coll Surg 203:521, 2006b

American College of Obstetricians and Gynecologists: Elective coincidental appendectomy. Committee Opinion No. 323., November 2005, Reaffirmed 2009

Angioli R, Estape R, Cantuaria G, et al: Urinary complications of Miami pouch: trend of conservative management. Am J Obstet Gynecol 179:343, 1998

Angioli R, Estape R, Salom E, et al: Radical hysterectomy for cervical cancer: hysterectomy before pelvic lymphadenectomy or vice versa? Int J Gynecol Cancer 9:307, 1999

Ayhan A, Gultekin M, Taskiran C, et al: Routine appendectomy in epithelial ovarian carcinoma: is it necessary? Obstet Gynecol 105:719, 2005

Ayhan A, Tuncer ZS, Dogan L, et al: Skinning vulvectomy for the treatment of vulvar intraepithelial neoplasia 2–3: A study of 21 cases. Eur J Gynaecol Oncol 19:508, 1998

Bandy LC, Clarke-Pearson DL, Creasman WT: Vitamin-B12 deficiency following therapy in gynecologic oncology. Gynecol Oncol 17:370, 1984

Barnhill D, Doering D, Remmenga S, et al: Intestinal surgery performed on gynecologic cancer patients. Gynecol Oncol 40:38, 1991

Bashir S, Gerardi MA, Giuntoli RL 2nd, et al: Surgical technique of diaphragm full-thickness resection and trans-diaphragmatic decompression of pneumothorax during cytoreductive surgery for ovarian cancer. Gynecol Oncol 119:255, 2010

Bell JG, Lea JS, Reid GC: Complete groin lymphadenectomy with preservation of the fascia lata in the treatment of vulvar carcinoma. Gynecol Oncol 77:314, 2000

Benezra V, Lambrou NC, Salom EM, et al: Conversion of an incontinent urinary conduit to a continent urinary reservoir (Miami pouch). Gynecol Oncol 94:814, 2004

Berek JS, Howe C, Lagasse LD, et al: Pelvic exenteration for recurrent gynecologic malignancy: survival and morbidity analysis of the 45-year experience at UCLA. Gynecol Oncol 99:153, 2005

Bipat S, Fransen GA, Spijkerboer AM, et al: Is there a role for magnetic resonance imaging in the evaluation of inguinal lymph node metastases in patients with vulva carcinoma? Gynecol Oncol 103(3):1001, 2006

Boruta DM 2nd, Gehrig PA, Fader AN, et al: Management of women with uterine papillary serous cancer: a Society of Gynecologic Oncology (SGO) review. Gynecol Oncol 115:142, 2009

Bouma J, Dankert J: Infection after radical abdominal hysterectomy and pelvic lymphadenectomy: prevention of infection with a two-dose peri-operative antibiotic prophylaxis. Int J Gynaecol Cancer 3:94, 1993

Bowling CB, Lipscomb GH: Torsion of the appendix mimicking ovarian torsion. Obstet Gynecol 107:466, 2006

Bristow RE, del Carmen MG, Kaufman HS, et al: Radical oophorectomy with primary stapled colorectal anastomosis for resection of locally advanced epithelial ovarian cancer. J Am Coll Surg 197:565, 2003

Buekers TE, Anderson B, Sorosky JI, et al: Ovarian function after surgical treatment for cervical cancer. Gynecol Oncol 80:85, 2001

Burke TW, Levenback C, Coleman RL, et al: Surgical therapy of T1 and T2 vulvar carcinoma: further experience with radical wide excision and selective inguinal lymphadenectomy. Gynecol Oncol 57:215, 1995

Burke TW, Levenback C, Tornos C, et al: Intraabdominal lymphatic mapping to direct selective pelvic and paraaortic lymphadenectomy in women with high-risk endometrial cancer: results of a pilot study. Gynecol Oncol 62:169, 1996

Burke TW, Morris M, Levenback C, et al: Closure of complex vulvar defects using local rhomboid flaps. Obstet Gynecol 84:1043, 1994

Butler-Manuel SA, Summerville K, Ford A, et al: Self-assessment of morbidity following radical hysterectomy for cervical cancer. J Obstet Gynaecol 19:180, 1999

Cai HB, Chen HZ, Zhou YF, et al: Class II radical hysterectomy in low-risk IB squamous cell carcinoma of cervix: a safe and effective option. Int J Gynecol Cancer 19:46, 2009

Cain JM, Diamond A, Tamimi HK, et al: The morbidity and benefits of concurrent gracilis myocutaneous graft with pelvic exenteration. Obstet Gynecol 74:185, 1989

Cantrell LA, Mendivil A, Gehrig PA, et al: Survival outcomes for women undergoing type III robotic radical hysterectomy for cervical cancer: a 3-year experience. Gynecol Oncol 260, 2010

Cardosi RJ, Cox CS, Hoffman MS: Postoperative neuropathies after major pelvic surgery. Obstet Gynecol 100:240, 2002

Centers for Disease Control and Prevention: Recommended adult immunization schedule—United States, 2010. MMWR 59(1):1, 2010

Centers for Disease Control and Prevention: Vitamin B12 deficiency. 2009. Available at: http://www.cdc.gov/ncbddd/b12/index.html. Accessed February 2, 2011

Chamberlain DH, Hopkins MP, Roberts JA, et al: The effects of early removal of indwelling urinary catheter after radical hysterectomy. Gynecol Oncol 43:98, 1991

Chan JK, Sugiyama V, Pham H, et al: Margin distance and other clinicopathologic prognostic factors in vulvar carcinoma: a multivariate analysis. Gynecol Oncol 104:636, 2007

Chan JK, Sugiyama V, Tajalli TR, et al: Conservative clitoral preservation surgery in the treatment of vulvar squamous cell carcinoma. Gynecol Oncol 95:152, 2004

Charoenkwan K, Kietpeerakool C: Retroperitoneal drainage *versus* no drainage after pelvic lymphadenectomy for the prevention of lymphocyst formation in patients with gynaecological malignancies. Cochrane Database Syst Rev 1:CD007387, 2010

Chen GD, Lin LY, Wang PH, et al: Urinary tract dysfunction after radical hysterectomy for cervical cancer. Gynecol Oncol 85:292, 2002

LDChereau E, Rouzier R, Gouy S, et al: Morbidity of diaphragmatic surgery for advanced ovarian cancer: retrospective study of 148 cases. Eur J Surg Oncol 37(2):175, 2011

Chi DS, Abu-Rustum NR, Sonoda Y, et al: Laparoscopic and hand-assisted laparoscopic splenectomy for recurrent and persistent ovarian cancer. Gynecol Oncol 77:362, 2000101:224, 2006

Chi DS, Abu-Rustum NR, Sonoda Y, et al: Ten-year experience with laparoscopy on a gynecologic oncology service: analysis of risk factors for complications and conversion to laparotomy. Am J Obstet Gynecol 191:1138, 2004

Chi DS, Zivanovic O, Levinson KL, et al: The incidence of major complications after the performance of extensive upper abdominal surgical procedures during primary cytoreduction of advanced ovarian, tubal, and peritoneal carcinomas. Gynecol Oncol 119:38, 2010

Chou HH, Chang TC, Yen TC, et al: Low value of [18F]-fluoro-2-deoxy-d-glucose positron emission tomography in primary staging of early-stage cervical cancer before radical hysterectomy. J Clin Oncol 24:123, 2006

Chung HH, Kim SK, Kim TH, et al: Clinical impact of FDG-PET imaging in post-therapy surveillance of uterine cervical cancer: from diagnosis to prognosis. Gynecol Oncol 103 (1): 165, 2006

Cibula D, Abu-Rustum NR: Pelvic lymphadenectomy in cervical cancer— surgical anatomy and proposal for a new classification system. Gynecol Oncol 116:33, 2010

Clayton RD, Obermair A, Hammond IG, et al: The Western Australian experience of the use of en bloc resection of ovarian cancer with concomitant rectosigmoid colectomy. Gynecol Oncol 84:53, 2002

Cliby W, Dowdy S, Feitoza SS, et al: Diaphragm resection for ovarian cancer: technique and short-term complications. Gynecol Oncol 94:655, 2004

Cohn DE, Dehdashti F, Gibb RK, et al: Prospective evaluation of positron emission tomography for the detection of groin node metastases from vulvar cancer. Gynecol Oncol 85:179, 2002

Cohn DE, Swisher EM, Herzog TJ, et al: Radical hysterectomy for cervical cancer in obese women. Obstet Gynecol 96:727, 2000

Coleman RL, Keeney ED, Freedman RS, et al: Radical hysterectomy for recurrent carcinoma of the uterine cervix after radiotherapy. Gynecol Oncol 55:29, 1994

Cosin JA, Fowler JM, Chen MD, et al: Pretreatment surgical staging of patients with cervical carcinoma: the case for lymph node debulking. Cancer 82:2241, 1998

Covens A, Rosen B, Gibbons A, et al: Differences in the morbidity of radical hysterectomy between gynecological oncologists. Gynecol Oncol 51:39, 1993

Curtin JP, Rubin SC, Jones WB, et al: Paget's disease of the vulva. Gynecol Oncol 39:374, 1990

Dainty LA, Bosco JJ, McBroom JW, et al: Novel techniques to improve splitthickness skin graft viability during vulvo-vaginal reconstruction. Gynecol Oncol 97:949, 2005

Dardarian TS, Gray HJ, Morgan MA, et al: Saphenous vein sparing during inguinal lymphadenectomy to reduce morbidity in patients with vulvar carcinoma. Gynecol Oncol 101:140, 2006

de Mooij Y, Burger MP, Schilthuis MS, et al: Partial urethral resection in the surgical treatment of vulvar cancer does not have a significant impact on urinary incontinence. A confirmation of an authority-based opinion. Int J Gynecol Cancer 17:294, 2007

Desimone CP, Van Ness JS, Cooper AL, et al: The treatment of lateral T1 and T2 squamous cell carcinomas of the vulva confined to the labium majus or minus. Gynecol Oncol 104(2):390, 2007

Dietrich CS 3rd, Desimone CP, Modesitt SC, et al: Primary appendiceal cancer: gynecologic manifestations and treatment options. Gynecol Oncol 104:602, 2007

DiSaia PJ, Dorion GE, Cappuccini F, et al: A report of two cases of recurrent Paget's disease of the vulva in a split-thickness graft and its possible pathogenesis-labeled "retrodissemination." Gynecol Oncol 57:109, 1995

Dowdy SC, Loewen RT, Aletti G, et al: Assessment of outcomes and morbidity following diaphragmatic peritonectomy for women with ovarian carcinoma. Gynecol Oncol 109:303, 2008

Eisenhauer EL, Abu-Rustum NR, Sonoda Y, et al: The addition of extensive upper abdominal surgery to achieve optimal cytoreduction improves survival in patients with stages III-IV epithelial ovarian cancer. Gynecol Oncol 103(3):1083, 2006Eisenkop SM, Spirtos NM, Lin WC: Splenectomy in the context of primary cytoreductive operations for advanced epithelial ovarian cancer. Gynecol Oncol 100:344, 2006

Eisenkop SM, Spirtos NM, Lin WM, et al: Laparoscopic modified radical hysterectomy: a strategy for a clinical dilemma. Gynecol Oncol 96:484, 2005

Eltabbakh GH, Shamonki MI, Moody JM, et al: Hysterectomy for obese women with endometrial cancer.: laparoscopy or laparotomy? Gynecol Oncol 78:329, 2000

Estape R, Lambrou N, Diaz R, et al: A case matched analysis of robotic radical hysterectomy with lymphadenectomy compared with laparoscopy and laparotomy. Gynecol Oncol 113:357, 2009

Fagotti A, Fanfani F, Ercoli A, et al: Minilaparotomy for type II and III radical hysterectomy: technique, feasibility, and complications. Int J Gynaecol Cancer 14:852, 2004

Fayez JA, Toy NJ, Flanagan TM: The appendix as the cause of chronic lower abdominal pain. Am J Obstet Gynecol 172:122, 1995

Fedele L, Bianchi S, Zanconato G, et al: Tailoring radicality in demolitive surgery for deeply infiltrating endometriosis. Am J Obstet Gynecol 193:114, 2005

Fishman DA, Chambers SK, Schwartz PE, et al: Extramammary Paget's disease of the vulva. Gynecol Oncol 56:266, 1995

Fotopoulou C, Neumann U, Kraetschell R, et al: Long-term clinical outcome of pelvic exenteration in patients with advanced gynecological malignancies. J Surg Oncol 101:507, 2010

Fowler JM: Incorporating pelvic/vaginal reconstruction into radical pelvic surgery. Gynecol Oncol 115:154, 2009

Franchi M, Ghezzi F, Riva C, et al: Postoperative complications after pelvic lymphadenectomy for the surgical staging of endometrial cancer. J Surg Oncol 78:232, 2001

Franchi M, Trimbos JB, Zanaboni F, et al: Randomised trial of drains *versus* no drains following radical hysterectomy and pelvic lymph node dissection: a European Organisation for Research and Treatment of Cancer- Gynaecological Cancer Group (EORTC-GCG) study of 234 patients. Eur J Cancer 43:1265, 2007

Frumovitz M, dos Reis R, Sun CC, et al: Comparison of total laparoscopic and abdominal radical hysterectomy for patients with early-stage cervical cancer. Obstet Gynecol 90:622, 1997110(1):96, 2007a

Frumovitz M, Ramirez PT Total laparoscopic radical hysterectomy: surgical technique and instrumentation. Gynecol Oncol 104: S13, 2007b

Frumovitz M, Sun CC, Schover LR, et al: Quality of life and sexual functioning in cervical cancer survivors. J Clin Oncol 23:7428, 2005

Fujita K, Nagano T, Suzuki A, et al: Incidence of postoperative ileus after paraaortic lymph node dissection in patients with malignant gynecologic tumors. Int J Clin Oncol 10:187, 2005

Fujiwara K, Kigawa J, Hasegawa K, et al: Effect of simple omentoplasty and omentopexy in the prevention of complications after pelvic lymphadenectomy. Int J Gynaecol Cancer 13:61, 2003

Gaarenstroom KN, Kenter GG, Trimbos JB, et al: Postoperative complications after vulvectomy and inguinofemoral lymphadenectomy using separate groin incisions. Int J Gynaecol Cancer 13:522, 2003

Gillette-Cloven N, Burger RA, Monk BJ, et al: Bowel resection at the time of primary cytoreduction for epithelial ovarian cancer. J Am Coll Surg 193:626, 2001

Gleeson NC, Baile W, Roberts WS, et al: Pudendal thigh fasciocutaneous flaps for vaginal reconstruction in gynecologic oncology. Gynecol Oncol 54:269, 1994a

Gleeson N, Baile W, Roberts WS, et al: Surgical and psychosexual outcome following vaginal reconstruction with pelvic exenteration. Eur J Gynaecol Oncol 15:89, 1994b

Gleeson NC, Hoffman MS, Cavanagh D: Isolated skin bridge metastasis following modified radical vulvectomy and bilateral inguinofemoral lymphadenectomy. Int J Gynaecol Cancer 4:356, 1994c

Goff BA, Matthews BJ, Wynn M, et al: Ovarian cancer: patterns of surgical care across the United States. Gynecol Oncol 103(2):383, 2006

Goldberg GL, Sukumvanich P, Einstein MH, et al: Total pelvic exenteration: the Albert Einstein College of Medicine/Montefiore Medical Center Experience (1987–2003). Gynecol Oncol 101:261, 2006

Goldberg JM, Piver MS, Hempling RE, et al: Improvements in pelvic exenteration: factors responsible for reducing morbidity and mortality. Ann Surg Oncol 5:399, 1998

Gonzalez Bosquet TW, Magrina JF, Magtibay PM, et al: Patterns of inguinal groin metastases in squamous cell carcinoma of the vulva. Gynecol Oncol 105(3):742, 2007

Gould N, Kamelle S, Tillmanns T, et al: Predictors of complications after inguinal lymphadenectomy. Gynecol Oncol 82:329, 2001

Green MS, Naumann RW, Elliot M, et al: Sexual dysfunction following vulvectomy. Gynecol Oncol 77:73, 2000

Greer BE, Koh WJ, Abu-Rustum N, et al: Cervical cancer, version 1.2011. 2011a. National Comprehensive Cancer Network Clinical Practice Guidelines in Oncology. Available at: http//www.nccn.org/professionals/physiciangls/PDF/uterine.pdf. Accessed January 19, 2011

Greer BE, Koh WJ, Abu-Rustum N, et al: Uterine neoplasms, version 1.2011. 2011b. National Comprehensive Cancer Network Clinical Practice Guidelines in Oncology. Available at: http//www.nccn.org/professionals/physiciangls/PDF/uterine.pdf. Accessed January 19, 2011

Guenaga KK, Matos D, Wille-Jorgensen P: Mechanical bowel preparation for elective colorectal surgery. Cochrane Database Syst Rev 1:CD001544, 2009 Guimarães GC, Baiocchi G, Ferreira FO, et al: Palliative pelvic exenteration for patients with gynecological malignancies. Arch Gynecol Obstet 283(5):1107, 2011

Hallbook O, Matthiessen P, Leinskold T, et al: Safety of the temporary loop ileostomy. Colorectal Dis 4:361, 2002

Havrilesky LJ, Cragun JM, Calingaert B, et al: Resection of lymph node metastases influences survival in stage IIIC endometrial cancer. Gynecol Oncol 99:689, 2005

Hawighorst S, Schoenefuss G, Fusshoeller C, et al: The physician-patient relationship before cancer treatment: A prospective longitudinal study. Gynecol Oncol 94:93, 2004

Hawighorst-Knapstein S, Schönefussrs G, Hoffmann SO, et al: Pelvic exenteration: effects of surgery on quality of life and body image – a prospective longitudinal study. Gynecol Oncol 66:495, 1997

Hazewinkel MH, Sprangers MA, van der Velden J, et al: Long-term cervical cancer survivors suffer from pelvic floor symptoms: a cross-sectional matched cohort study. Gynecol Oncol 117:281, 2010

Helm CW, Hatch K, Austin JM, et al: A matched comparison of single and triple incision techniques for the surgical treatment of carcinoma of the vulva. Gynecol Oncol 46:150, 1992

Helmkamp BF, Krebs HB: The Maylard incision in gynecologic surgery. Am J Obstet Gynecol 163:1554, 1990

Hertel H, Diebolder H, Herrmann J, et al: Is the decision for colorectal resection justified by histopathologic findings: A prospective study of 100 patients with advanced ovarian cancer. Gynecol Oncol 83:481, 2001

Hockel M, Dornhofer N: Vulvovaginal reconstruction for neoplastic disease. Lancet Oncol 9:559, 2008

Hoffman MS, Barton DP, Gates J, et al: Complications of colostomy performed on gynecologic cancer patients. Gynecol Oncol 44:231, 1992

Hoffman MS, Griffin D, Tebes S, et al: Sites of bowel resected to achieve optimal ovarian cancer cytoreduction: implications regarding surgical management. Am J Obstet Gynecol 193:582, 2005

Homesley HD, Bundy BN, Sedlis A, et al: Assessment of current International Federation of Gynecology and Obstetrics staging of vulvar carcinoma relative to prognostic factors for survival (a Gynecologic Oncology Group study). Am J Obstet Gynecol 164:997, 1991

Homesley HD, Bundy BN, Sedlis A, et al: Prognostic factors for groin node metastasis in squamous cell carcinoma of the vulva (a Gynecologic Oncology Group study). Gynecol Oncol 49:279, 1993

Hopkins MP, Reid GC, Morley GW: Radical vulvectomy: The decision for the incision. Cancer 72:799, 1993

Horowitz NS, Powell MA, Drescher CW, et al: Adequate staging for uterine cancer can be performed through Pfannenstiel incisions. Gynecol Oncol 88:404, 2003

Houvenaeghel G, Moutardier V, Karsenty G, et al: Major complications of urinary diversion after pelvic exenteration for gynecologic malignancies: A 23-year mono-institutional experience in 124 patients. Gynecol Oncol 92:680, 2004

Huang M, Chadha M, Musa F, et al: Lymph nodes: is total number or station number a better predictor of lymph node metastasis in endometrial cancer? Gynecol Oncol 119:295, 2010

Husain A, Akhurst T, Larson S, et al: A prospective study of the accuracy of ^{18}fluorodeoxyglucose positron emission tomography (18FDG PET) in identifying sites of metastasis prior to pelvic exenteration. Gynecol Oncol 106:177, 2007

Janda M, Obermair A, Cella D, et al: Vulvar cancer patients' quality of life: a qualitative assessment. Int J Gynecol Cancer 14:875, 2004

Jandial DD, Soliman PT, Slomovitz BM, et al: Laparoscopic colostomy in gynecologic cancer. J Minim Invasive Gynecol 15:723, 2008

Jensen PT, Groenvold M, Klee MC, et al: Early-stage cervical carcinoma, radical hysterectomy, and sexual function: a longitudinal study. Cancer 100:97, 2004

Judson PL, Jonson AL, Paley PJ, et al: A prospective, randomized study analyzing sartorius transposition following inguinal-femoral lymphadenectomy. Gynecol Oncol 95:226, 2004

Jurado M, Bazan A, Alcazar JL, et al: Primary vaginal reconstruction at the time of pelvic exenteration for gynecologic cancer: morbidity revisited. Ann Surg Oncol 16:121, 2009

Jurado M, Bazan A, Elejabeitia J, et al: Primary vaginal and pelvic floor reconstruction at the time of pelvic exenteration: A study of morbidity. Gynecol Oncol 77:293, 2000

Karcaaltincaba M, Akhan O: Radiologic imaging and percutaneous treatment of pelvic lymphocele. Eur J Radiol 55:340, 2005

Karsenty G, Moutardier V, Lelong B, et al: Long-term follow-up of continent urinary diversion after pelvic exenteration for gynecologic malignancies. Gynecol Oncol 97:524, 2005

Kehoe SM, Eisenhauer EL, Abu-Rustum NR, et al: Incidence and management of pancreatic leaks after splenectomy with distal pancreatectomy performed during primary cytoreductive surgery for advanced ovarian, peritoneal and fallopian tube cancer. Gynecol Oncol 112:496, 2009

King LA, Carson LF, Konstantinides N, et al: Outcome assessment of home parenteral nutrition in patients with gynecologic malignancies: What have we learned in a decade of experience? Gynecol Oncol 51:377, 1993

Kingham TP, Pachter HL: Colonic anastomotic leak: risk factors, diagnosis, and treatment. J Am Coll Surg 208:269, 2009

Kirby TO, Rocconi RP, Numnum TM, et al: outcomes of stage I/II vulvar cancer patients after negative superficial inguinal lymphadenectomy. Gynecol Oncol 98:309, 2005

Kho RM, Akl MN, Cornella JL, et al: Incidence and characteristics of patients with vaginal cuff desiscence after robotic procedures. Obstet Gynecol 114(2 Pt 1):231, 2009

Ko EM, Muto MG, Berkowitz RS, et al: Robotic *versus* open radical hysterectomy: a comparative study at a single institution. Gynecol Oncol 111(3):425, 2008

Kohler C, Tozzi R, Possover M, et al: Explorative laparoscopy prior to exenterative surgery. Gynecol Oncol 86:311, 2002

Kraus K, Fanning J: Prospective trial of early feeding and bowel stimulation after radical hysterectomy. Am J Obstet Gynecol 182:996, 2000

Kupets R, Thomas GM, Covens A: Is there a role for pelvic lymph node debulking in advanced cervical cancer? Gynecol Oncol 87:163, 2002

Kusiak JF, Rosenblum NG: Neovaginal reconstruction after exenteration using an omental flap and split-thickness skin graft. Plast Reconstr Surg 97:775, 1996

Lacey CG, Stern JL, Feigenbaum S, et al: Vaginal reconstruction after exenteration with use of gracilis myocutaneous flaps: the University of California, San Francisco, experience. Am J Obstet Gynecol 158:1278, 1988

Landoni F, Maneo A, Cormio G, et al: Class II *versus* class III radical hysterectomy in stage IBIIA cervical cancer: a prospective, randomized study. Gynecol Oncol 80:3, 2001

Landrum LM, Lanneau GS, Skaggs VJ, et al: Gynecologic Oncology Group risk groups for vulvar carcinoma: improvement in survival in the modern era. Gynecol Oncol 106:521, 2007

Larciprete G, Casalino B, Segatore MF, et al: Pelvic lymphadenectomy for cervical cancer: extraperitoneal *versus* laparoscopic approach. Eur J Obstet Gynaecol Reprod Biol 126:259, 2006

Law WL, Chu KW, Choi HK: Randomized clinical trial comparing loop ileostomy and loop transverse colostomy for faecal diversion following total mesorectal excision. Br J Surg 89:704, 2002

Leath CA III, Straughn JM Jr, Estes JM, et al: The impact of aborted radical hysterectomy in patients with cervical carcinoma. Gynecol Oncol 95:204, 2004

Lee PK, Choi MS, Ahn ST, et al: Gluteal fold V-Y advancement flap for vulvar and vaginal reconstruction: a new flap. Plast Reconstr Surg 118:401, 2006

Lentz SS, Homesley HD: Radiation-induced vesicosacral fistula: treatment with continent urinary diversion. Gynecol Oncol 58:278, 1995

Lentz SS, Shelton BJ, Toy NJ: Effects of perioperative blood transfusion on prognosis in early-stage cervical cancer. Ann Surg Oncol 5:216, 1998

Leon-Casasola OA, Karabella D, Lema MJ: Bowel function recovery after radical hysterectomies: thoracic epidural bupivacaine-morphine *versus* intravenous patient-controlled analgesia with morphine: A pilot study. J Clin Anesth 8:87, 1996

Levenback C, Morris M, Burke TW, et al: Groin dissection practices among gynecologic oncologists treating early vulvar cancer. Gynecol Oncol 62:73, 1996

Likic IS, Kadija S, Ladjevic NG, et al: Analysis of urologic complications after radical hysterectomy. Am J Obstet 199:644.e1, 2008

Lin HH, Sheu BC, Lo MC, et al: Abnormal urodynamic findings after radical hysterectomy or pelvic irradiation for cervical cancer. Int J Gynaecol Obstet 63:169, 1998

Lin LY, Wu JH, Yang CW, et al: Impact of radical hysterectomy for cervical cancer on urodynamic findings. Int Urogynaecol J Pelvic Floor Dysfunct 15:418, 2004

Liu FS, Hung MJ, Hwang SF, et al: Management of pelvic lymphocysts by ultrasound-guided aspiration and minocycline sclerotherapy. Gynecol Obstet Invest 59:130, 2005

Lowe MP, Chamberlain DH, Kamelle SA, et al: A multi-institutional experience with robotic-assisted radical hysterectomy for early stage cervical cancer. Gynecol Oncol 113(2):191, 2009

Maas CP, ter Kuile MM, Laan E, et al: Objective assessment of sexual arousal in women with a history of hysterectomy. Br J Obstet Gynaecol 111:456, 2004

Maggioni A, Roviglione G, Landoni F, et al: Pelvic exenteration: ten-year experience at the European Institute of Oncology in Milan. Gynecol Oncol 114:64, 2009

Magrina JF, Stanhope CR, Weaver AL: Pelvic exenterations: supralevator, infralevator, and with vulvectomy. Gynecol Oncol 64:130, 1997

Magtibay PM, Adams PB, Silverman MB, et al: Splenectomy as part of cytoreductive surgery in ovarian cancer. Gynecol Oncol 102:369, 2006

Malzoni M, Tinelli R, Cosentino F, et al: Total laparoscopic radical hysterectomy *versus* abdominal radical hysterectomy with lymphadenectomy in patients with early cervical cancer: our experience. Ann Surg Oncol 16(5):1316, 2009

Manahan KJ, Hudec J, Fanning J: Modified radical vulvectomy without lymphadenectomy under local anesthesia in medically compromised patients. Gynecol Oncol 67:166, 1997

Manci N, Bellati F, Muzii L, et al: Splenectomy during secondary cytoreduction for ovarian cancer disease recurrence: surgical and survival data. Ann Surg Oncol 13:1717, 2006

Mariani A, Dowdy SC, Cliby WA, et al: Prospective assessment of lymphatic dissemination in endometrial cancer: a paradigm shift in surgical staging. Gynecol Oncol 109:11, 2008

Marnitz S, Kohler C, Muller M, et al: Indications for primary and secondary exenterations in patients with cervical cancer. Gynecol Oncol 103:1023, 2006 Martinez A, Filleron T, Vitse L, et al: Laparoscopic pelvic exenteration for gynaecological malignancy: is there any advantage? Gynecol Oncol 120(3):374, 2011

Martino MA, Borges E, Williamson E, et al: Pulmonary embolism after major abdominal surgery in gynecologic oncology. Obstet Gynecol 107:666, 2006

Matthiessen P, Hallbook O, Andersson M, et al: Risk factors for anastomotic leakage after anterior resection of the rectum. Colorectal Dis 6:462, 2004

Merad F, Hay JM, Fingerhut A, et al: Is prophylactic pelvic drainage useful after elective rectal or anal anastomosis? A multicenter controlled randomized trial. French Association for Surgical Research. Surgery 125:529, 1999

Miller B, Morris M, Rutledge F, et al: Aborted exenterative procedures in recurrent cervical cancer. Gynecol Oncol 50:94, 1993

Mirhashemi R, Averette HE, Estape R, et al: Low colorectal anastomosis after radical pelvic surgery: a risk factor analysis. Am J Obstet Gynecol 183:1375, 2000

Mirhashemi R, Averette HE, Lambrou N, et al: Vaginal reconstruction at the time of pelvic exenteration: a surgical and psychosexual analysis of techniques. Gynecol Oncol 87:39, 2002

Mirhashemi R, Lamrbou N, Hus N, et al: The gastrintestinal complications of the Miami pouch: a review of 77 cases. Gynecol Oncol 92:220, 2004

Morice P, Joulie F, Camatte S, et al: Lymph node involvement in epithelial ovarian cancer: analysis of 276 pelvic and paraaortic lymphadenectomies and surgical implications. J Am Coll Surg 197:198, 2003

Morice P, Lassau N, Pautier P, et al: Retroperitoneal drainage after complete para-aortic lymphadenectomy for gynecologic cancer: A randomized trial. Obstet Gynecol 97:243, 2001

Mourton SM, Temple LK, Abu-Rustum NR, et al: Morbidity of rectosigmoid resection and primary anastomosis in patients undergoing primary cytoreductive surgery for advanced epithelial ovarian cancer. Gynecol Oncol 99:608, 2005

Naik R, Jackson KS, Lopes A, et al: Laparoscopic assisted radical vaginal hysterectomy *versus* radical abdominal hysterectomy—a randomized phase II trial: perioperative outcomes and surgicopathological measurements. BJOG 117:746, 2010

Naik R, Maughan K, Nordin A, et al: A prospective, randomised, controlled trial of intermittent self-catheterisation vs supra-pubic catheterisation for post-operative bladder care following radical hysterectomy. Gynecol Oncol 99:437, 2005

Negishi H, Takeda M, Fujimoto T, et al: Lymphatic mapping and sentinel node identification as related to the primary sites of lymph node metastasis in early stage ovarian cancer. Gynecol Oncol 94:161, 2004

Nezhat CR, Burrell MO, Nezhat FR: Laparoscopic radical hysterectomy with paraaortic and pelvic node dissection. Am J Obstet Gynecol 166(3):864,1992 Nick AM, Lange J, Frumovitz M, et al: Rate of vaginal cuff separation following laparoscopic or robotic hysterectomy. Gynecol Oncol 120(1):47, 2011

Nunoo-Mensah JW, Chatterjee A, Khanwalkar D, et al: Loop ileostomy: modification of technique. Surgeon 2:287, 2004

Obermair A, Manolitsas TP, Leung Y, et al: Total laparoscopic hysterectomy *versus* total abdominal hysterectomy for obese women with endometrial cancer. Int J Gynecol Cancer 15:319, 2005

Orlandi C, Costa S, Terzano P, et al: Presurgical assessment and therapy of microinvasive carcinoma of the cervix. Gynecol Oncol 59:255, 1995

Orr JW Jr, Orr PJ, Bolen DD, et al: Radical hysterectomy: Does the type of incision matter? Am J Obstet Gynecol 173:399, 1995

Paley PJ, Johnson PR, Adcock LL, et al: The effect of sartorius transposition on wound morbidity following inguinal-femoral lymphadenectomy. Gynecol Oncol 64:237, 1997

Panici PB, Maggioni A, Hacker N, et al: Systematic aortic and pelvic lymphadenectomy *versus* resection of bulky nodes only in optimally debulked advanced ovarian cancer: A randomized clinical trial. J Natl Cancer Inst 97:560, 2005

Park JY, Seo SS, Kang S, et al: The benefits of low anterior en bloc resection as part of cytoreductive surgery for advanced primary and recurrent epithelial ovarian cancer patients outweigh morbidity concerns. Gynecol Oncol 103(3):977, 2006

Patsner B, Hackett TE: Use of the omental J-flap for prevention of postoperative complications following radical abdominal hysterectomy: report of 140 cases and literature review. Gynecol Oncol 65:405, 1997

Pellegrino A, Fruscio R, Maneo A, et al: Harmonic scalpel *versus* conventional
electrosurgery in the treatment of vulvar cancer. Int J Gynaecol Obstet 103:185, 2008

Penalver MA, Angioli R, Mirhashemi R, et al: Management of early and late complications of ileocolonic continent urinary reservoir (Miami pouch). Gynecol Oncol 69:185, 1998

Penalver MA, Bejany DE, Averette HE, et al: Continent urinary diversion in gynecologic oncology. Gynecol Oncol 34:274, 1989

Pikaart DP, Holloway RW, Ahmad S, et al: Clinical-pathologic and morbidity analyses of types 2 and 3 abdominal radical hysterectomy for cervical cancer. Gynecol Oncol 107:205, 2007

Plante M, Roy M: Operative laparoscopy prior to a pelvic exenteration in patients with recurrent cervical cancer. Gynecol Oncol 69:94, 1998

Prayson RA, Hart WR, Petras RE: Pseudomyxoma peritonei: A clinicopathologic study of 19 cases with emphasis on site of origin and nature of associated ovarian tumors. Am J Surg Pathol 18:591, 1994

Puntambekar S, Kudchadkar RJ, Gurjar AM, et al: Laparoscopic pelvic exenteration for advanced pelvic cancers: A review of 16 cases. Gynecol Oncol 102(3):513, 2006

Pycha A, Comploj E, Martini T, et al: Comparison of complications in three incontinent urinary diversions. Eur Urol 54:825, 2008

Ramirez PT, Modesitt SC, Morris M, et al: Functional outcomes and complications of continent urinary diversions in patients with gynecologic malignancies. Gynecol Oncol 85:285, 2002

Rasmussen OO, Petersen IK, Christiansen J: Anorectal function following low anterior resection. Colorectal Dis 5:258, 2003

Ramirez PT, Slomovitz BM, Soliman PT, et al: Total laparoscopic radical hysterectomy and lymphadenectomy: the M.D. Anderson Cancer Center experience. Gynecol Oncol 102:252, 2006

Raspagliesi F, Ditto A, Fontanelli R, et al: Type II *versus* type III nerve-sparing radical hysterectomy: comparison of lower urinary tract dysfunctions. Gynecol Oncol 102(2):256, 2006

Ratliff CR, Gershenson DM, Morris M, et al: Sexual adjustment of patients undergoing gracilis myocutaneous flap vaginal reconstruction in conjunction with pelvic exenteration. Cancer 78:2229, 1996

Rettenmaier MA, Braly PS, Roberts WS, et al: Treatment of cutaneous vulvar lesions with skinning vulvectomy. J Reprod Med 30:478, 1985

Richardson DL, Mariani A, Cliby WA: Risk factors for anastomotic leak after recto-sigmoid resection for ovarian cancer. Gynecol Oncol 103(2):667, 2006

Roos EJ, de Graeff A, van Eijkeren MA, et al: Quality of life after pelvic exenteration. Gynecol Oncol 93:610, 2004

Rose PG: Skin bridge recurrences in vulvar cancer: Frequency and management. Int J Gynaecol Cancer 9:508, 1999

Rose PG: Type II radical hysterectomy: Evaluating its role in cervical cancer. Gynecol Oncol 80:1, 2001

Saito A, Sawaizumi M, Matsumoto S, et al: Stepladder V-Y advancement medial thigh flap for the reconstruction of vulvoperineal region. J Plast Reconstr Aesthet Surg 62:e196, 2009

Salani R, Zahurak ML, Santillan A, et al: Survival impact of multiple bowel resections in patients undergoing primary cytoreductive surgery for advanced ovarian cancer: a case-control study. Gynecol Oncol 107:495, 2007

Salom EM, Mendez LE, Schey D, et al: Continent ileocolonic urinary reservoir (Miami pouch): the University of Miami experience over 15 years. Am J Obstet Gynecol 190:994, 2004

Salom EM, Schey D, Penalver M, et al: The safety of incidental appendectomy at the time of abdominal hysterectomy. Am J Obstet Gynecol 189:1563, 2003

Scambia G, Ferrandina G, Distefano M, et al: Is there a place for a less extensive radical surgery in locally advanced cervical cancer patients? Gynecol Oncol 83:319, 2001

Scheistroen M, Nesland JM, Trope C: Have patients with early squamous carcinoma of the vulva been overtreated in the past? The Norwegian experience 1977–1991. Eur J Gynaecol Oncol 23:93, 2002

Segreti EM, Levenback C, Morris M, et al: A comparison of end and loop colostomy for fecal diversion in gynecologic patients with colonic fistulas. Gynecol Oncol 60:49, 1996a

Segreti EM, Morris M, Levenback C, et al: Transverse colo urinary diversion in gynecologic oncology. Gynecol Oncol 63:66, 1996b

Serati M, Salvatore S, Uccella S, et al: Sexual function after radical hysterectomy for early-stage cervical cancer: is there a difference between laparoscopy and laparotomy? J Sex Med 6:2516, 2009

Sevin BU, Ramos R, Gerhardt RT, et al: Comparative efficacy of short-term *versus* long-term cefoxitin prophylaxis against postoperative infection after radical hysterectomy: a prospective study. Obstet Gynecol 77:729, 1991

Sharma S, Odunsi K, Driscoll D, et al: Pelvic exenterations for gynecological malignancies: twenty-year experience at Roswell Park Cancer Institute. Int J Gynaecol Cancer 15:475, 2005

Shimada M, Kigawa J, Nishimura R, et al: Ovarian metastasis in carcinoma of the uterine cervix. Gynecol Oncol 101(6):234, 2006

Silver DF: Full-thickness diaphragmatic resection with simple and secure closure to accomplish complete cytoreductive surgery for patients with ovarian cancer. Gynecol Oncol 95:384, 2004

Slomovitz BM, Ramirez PT, Frumovitz M, et al: Electrothermal bipolar coagulation for pelvic exenterations. Gynecol Oncol 102:534, 2006

Smith HO, Genesen MC, Runowicz CD, et al: The rectus abdominis myocutaneous flap: modifications, complications, and sexual function. Cancer 83:510, 1998

Song YJ, Lim MC, Kang S, et al: Total colectomy as part of primary cytoreductive surgery in advanced Mullerian cancer. Gynecol Oncol 114:183, 2009

Sood AK, Nygaard I, Shahin MS, et al: Anorectal dysfunction after surgical treatment for cervical cancer. J Am Coll Surg 195:513, 2002

Soper JT, Berchuck A, Creasman WT, et al: Pelvic exenteration: factors associated with major surgical morbidity. Gynecol Oncol 35:93, 1989

Soper JT, Havrilesky LJ, Secord AA, et al: Rectus abdominis myocutaneous flaps for neovaginal reconstruction after radical pelvic surgery. Int J Gynaecol Cancer 15:542, 2005

Soper JT, Rodriguez G, Berchuck A, et al: Long and short gracilis myocutaneous flaps for vulvovaginal reconstruction after radical pelvic surgery: comparison of flap-specific complications. Gynecol Oncol 56:271, 1995

Spirtos NM, Eisenkop SM, Schlaerth JB, et al: Laparoscopic radical hysterectomy (type III) with aortic and pelvic lymphadenectomy: surgical morbidity and intermediate-term follow up. Am J Obstet Gynecol 187:340, 2002

Spirtos NM, Schlaerth JB, Kimball RE, et al: Laparoscopic radical hysterectomy (type III) with aortic and pelvic lymphadenectomy. Am J Obstet 174:1763, 1996

Stefanidis K, Kontostolis S, Pappa L, et al: Endometriosis of the appendix with symptoms of acute appendicitis in pregnancy. Obstet Gynecol 93:850, 1999

Stehman FB, Bundy BN, Dvoretsky PM, et al: Early stage I carcinoma of the vulva treated with ipsilateral superficial inguinal lymphadenectomy and modified radical hemivulvectomy: a prospective study of the Gynecologic Oncology Group. Obstet Gynecol 79:490, 1992

Stentella P, Frega A, Cipriano L, et al: Prevention of thromboembolic complications in women undergoing gynecologic surgery. Clin Exp Obstet Gynecol 24:58, 1997

Swan RW: Stagnant loop syndrome resulting from small-bowel irradiation injury and intestinal by-pass. Gynecol Oncol 2:441, 1974

Tantipalakorn C, Robertson G, Marsden DE, et al: Outcome and patterns of recurrence for International Federation of Gynecology and Obstetrics (FIGO) stages I and II squamous cell vulvar cancer. Obstet Gynecol 113:895, 2009

Tebes SJ, Cardosi R, Hoffman MS: Colorectal resection in patients with ovarian and primary peritoneal carcinoma. Am J Obstet Gynecol 195:585, 2006

Tsai MS, Liang JT: Surgery is justified in patients with bowel obstruction due to radiation therapy. J Gastrointest Surg 10:575, 2006

Tsolakidis D, Amant F, Van Gorp T, et al: Diaphragmatic surgery during primary debulking in 89 patients with stage IIIB-IV epithelial ovarian cancer. Gynecol Oncol 116:489, 2010

Uccella S, Laterza R, Ciravolo G, et al: A comparison of urinary complications following total laparoscopic radical hysterectomy and laparoscopic pelvic lymphadenectomy to open abdominal surgery. Gynecol Oncol 107(1 Suppl 1):S147, 2007

Urbach DR, Reedijk M, Richard CS, et al: Bowel resection for intestinal endometriosis. Dis Colo Rectum 41:1158, 1998

Van der Zee AG, Oonk MH, De Hullu JA, et al: Sentinel node dissection is safe in the treatment of early-stage vulvar cancer. J Clin Oncol 26:884, 2008

Vasilev SA: Obturator nerve injury: A review of management options. Gynecol Oncol 53:152, 1994

Wang P, Yuan C, Lin G, et al: Risk factors contributing to early occurrence of port-site metastases of laparoscopic surgery for malignancy. Gynecol Oncol 72:38, 1999

Weijmar Schultz WC, van de Wiel HB, Bouma J, et al: Psychosexual functioning after the treatment of cancer of the vulva: a longitudinal study. Cancer 66:402, 1990

Weikel W, Hofmann M, Steiner E, et al: Reconstructive surgery following resection of primary vulvar cancers. Gynecol Oncol 99:92, 2005

Whitney CW: GOG Surgical Procedures Manual. Gynecologic Oncology Group, 2010. Available at: https://gogmember.gog.org/manuals/pdf/surgman.pdf. Accessed January 23, 2011

Whitney CW, Stehman FB: The abandoned radical hysterectomy: A Gynecologic Oncology Group study. Gynecol Oncol 79:350, 2000

Winter WE, McBroom JW, Carlson JW et al: The utility of gastrojejunostomy in secondary cytoreduction and palliation of proximal intestinal obstruction in recurrent ovarian cancer. Gynecol Oncol 91:261, 2003

Xu H, Chen Y, Li Y, Zhang Q, et al: Complications of laparoscopic radical hysterectomy and lymphadenectomy for invasive cervical cancer: experience based on 317 procedures. Surg Endosc 21(6):960, 2007

Yan X, Li G, Shang H, et al: Complications of laparoscopic radical hysterectomy and pelvic malignancy. Brlymphadenectomy—experience of 117 patients. Int J Gynecol Cancer 19(5):963, 2009

Yan X, Li G, Shang H, et al: twelve-year experience with laparoscopic radical hysterectomy and pelvic lymphadenectomy in cervical cancer. Gynecol Oncol 120(3):362, 2011

Yang YC, Chang CL: Modified radical hysterectomy for early Ib cervical cancer. Gynecol Oncol 74:241, 1999

Zhu QD, Zhang QY, Zeng QQ, et al: Efficacy of mechanical bowel preparation with polyethylene glycol in prevention of postoperative complications in elective colorectal surgery: a meta-analysis. Int J Colorectal Dis 25:267, 2010

ÍNDICE

Nota: Os números das páginas seguidos por f e t indicam figura e tabela, respectivamente.

A

Abas, reconstrutivas, 1346-1348, 1346f-1348f
Abdome
    distensão funcional, 322-323t
    dor no (*Veja* Dor abdominal)
    exame do, na dor aguda, 307
    palpação do,
        na dor aguda, 307
        na dor pélvica crônica, 313-314
    rígido, 307
    sensibilidade à percussão no, 307
Ablação endometrial por micro-ondas (MEA), 1171
Ablação laparoscópica do nervo uterino (LUNA)
    para dismenorreia, 319-320
    para dor relacionada à endometriose, 297-298
    para tratamento de dor crônica, 316
Abordagem perioperatória da, 954-955
Abordagem transvaginal, para o reparo da fístula geniturinária, 682
    técnica clássica na, 682
    técnica de Latzko na, 682
Aborto
    aborto recorrente, 170, 178-187
    aneuploide, 171-172
    antibióticos profiláticos para, 959t
    após reinício da ovulação, 192-193
    cirúrgico, técnicas para, 189-190
        aspiração à vácuo manual, 190-191
        aspiração menstrual, 190-191
        dilatadores higroscópicos, 189-191
        histerectomia, 190-191
        mifepristona, 190-191
        prostaglandinas, 190-191
    definições de, 170
    eletivo, 187-189
        consequências do, 191-193
        e taxa de mortalidade materna, 191-193
        impacto em gestações futuras, 192-193
        pré-aconselhamento, 188-189
    espontâneo, 170-179
        abordagem do, 178-179, 178-179t
        ameaçado, 175-177, 175-176f, 175-176t, 176-177f
        aneuploide, 171-172

        anomalias cromossômicas e, 171, 171f, 171t
        classificação clínica do, 175-179
        completo, 177-178
        euploide, 172
        fatores fetais e, 171
        fatores maternos e, 172-176
        fatores paternos e, 175-176
        incidência do, 171
        incompleto, 176-178
        inevitável, 176-177
        retido, 177-178, 177-178f
        séptico, 177-179
    farmacológico, e risco de gravidez ectópica, 201
    hidrópico, 902
    induzido, 187-193
        classificação do, 187-189
        definição de, 187-188
        eletivo, 187-189
        incidência de, 187-188
        legalidade do, 188-189
        técnicas para, 188-192
        terapêutico, 187-188
    médico, 190-192, 191-192t
    técnicas para, 188-189
    treinamento residencial em,
    tubário, 207-208
Aborto espontâneo
    em SOP, 467-468
    recorrente, 178-187
        anormalidades cromossômicas dos pais e, 180-182
        avaliação de casais com, 186-187, 187-188t
        causas de, 179-181
        fatores aloimunes e, 184-185
        fatores anatômicos e, 180-183
        fatores autoimunes e, 182-185
        fatores endócrinos, 185-187
        fatores imunológicos e, 182-185
        primário, 179-180
        secundário, 179-180
        síndrome do anticorpo antifosfolipídeo e, 182-185, 183-184t, 184-185f
        tratamento do, 186-187, 187-188t
Abscesso
    ducto da glândula de Bartholin, 105-107, 105-106f, 122-124
    mama, 340-342
    ovariano, 102-103
    pélvico, 102-104

    tubo-ovariano, 43-44, 43-44t, 95-97, 96-97f, 274
        apresentação clínica do, 274
        e DIP, 96-97
        rutura, 274
        sinais de, 96-97
        tratamento do, 274
        ultrassonografia do, 274
    vulvar, 105-106, 1068
        incisão e drenagem, 1068-1069, 1068f, 1069f
        tratamento cirúrgico do, 1068-1069, 1069f
Absorção de anticorpo treponêmico fluorescente (FTA-ABS), 77-78
Absorciometria de dupla emissão de raio X (DEXA), 13, 50-52, 565-566, 567f
Abuso de substâncias, 29-30, 357
    critérios diagnósticos para, 363-364t
Abuso sexual, 371-372. *Veja também* Abuso sexual da criança
    e dispareunia primária, 319-320
    e dor pélvica crônica, 311
Abuso sexual da criança, 371-374
    e infecções, 388-389
    indicadores para avaliação na, 371-372
    profilaxia para DST na, 372-374
    seguida de transmissão pelo HIV, 373-374
    sinais diagnósticos de contato sexual, 372-373t
    testes recomendados na, 372-373
    tratamento da, 372-374
Acantose nigricans
    na síndrome do ovário policístico, 465-467, 466-467f
    tratamento para, 477
Ação neoesfíncter, 670-671
Accutane. *Veja* Isotretinoína
Acesso por portal único (SPA), 1115
Acetábulo, 922
Acetato de ciproterona,
    para hirsutismo, 475-476
Acetato de leuprolida, 406-408, 538
    para endometriose, 295-296
    para leiomiomas, 254-255
    para sangramento uterino disfuncional, 238-239
Acetato de medroxiprogesterona (AMP), 409-410, 411t
    cíclica
        para hiperplasia endometrial não atípica, 822-823

no desenvolvimento da mama tuberosa, 392
para endometriose, 292-293
para irregularidades menstruais, 474-475
para sangramento uterino disfuncional, 238-239
para sintomas vasomotores da menopausa, 587t
Acetato de medroxiprogesterona de depósito, 16, 158-160
e ganho de peso, 159-160
e padrão de sangramento irregular, 158-159
e retorno atrasado da fertilidade, 158-159
e riscos de câncer, 158-160
mulheres na transição da menopausa e, 559
para endometriose, 293-294
perda de densidade óssea por, 158-159
Acetato de megestrol, 409-410, 705-706
para hiperplasia endometrial não atípica, 822-823
Acetato de noretindrona, para endometriose, 294
Acetato ulipristal, 164
Acetazolamida, e incontinência urinária, 619t
Acetobranco, 748-749, 749-750f
lesões por HPV, 755-756, 755-756f
na neoplasia anal intraepitelial, 762-763f, 781-782
Aciclovir
para infecção pelo vírus herpes simples, 76-77, 76-77t
Ácido 5-aminolevulínico (5-ALA), 760-761
Ácido acético, na colposcopia, 748-749, 749-750f
Ácido acetilsalicílico
eficácia, contraceptivos hormonais e, 154t
mais heparina, para a síndrome do anticorpo antifosfolipídeo, 184-185f
para prevenção de doença cardiovascular, 570-571
Ácido bicloroacético
para verrugas genitais externas, 87, 88t
Ácido de dietilenetriamina penta-acético (Gd-DTPA), para imagem por MR, 53-54
Ácido fólico, 531
Ácido mefenâmico
para dismenorreia associada à endometriose, 293t
para menorragia, 237-238t
Ácido nicotínico, para diminuir os níveis de lipídeos, 23-24t
Ácido tranexâmico
para menorragia, 237-238t
para sangramento uterino disfuncional, 239-240
Ácido tricloroacético, para verrugas genitais externas, 87, 88t
Ácido valproico, e galactorreia, 340-341t
Ácido zoledrônico, para as metástases ósseas, 350-351
Acidocina, 64
Ácidos graxos ômega-3, 23-24t
Acne vulgar, 464-465f
na síndrome ovariana policística, 464-466
patogênese da, 464-466

prevalência da, 464-465
tratamento da, 476-477, 476-477t
Acomodação, retal, 661-662
Aconselhamento pré-natal, tópicos para, 12t-13t
Acrocórdons, 121-122
vulvar, 121-122, 121-122f
Activella, para sintomas vasomotores da menopausa, 587t
Activina, 401-402
Actonel. *Veja* Risedronato.
Actos. *Veja* Pioglitazona.
Acupuntura
para depressão na gestação, 367-368
para dismenorreia, 319-320
para sintomas vasomotores, 589-590
Adalimumabe, para psoríase, 116-117
Adapalene,
para acne, 476-477, 477t
Adenocarcinoma
da cérvice, 774-775, 775-776t
da vagina, 813-814
paraovariano, 273
Adenocarcinoma com desvio mínimo, 774-775
Adenocarcinoma de células claras,
na vagina, 813-814
no ovário, 865
Adenocarcinoma endometrioide, 774-775, 863, 863-864f
Adenocarcinoma *in situ* (AIS), 730
da cérvice, 751-752
Adenocarcinomas mesonéfricos, 774-775
Adenocarcinomas mucinosos, 774-775, 863-865, 865f
Adenocarcinomas viloglandulares, 774-775
Adenofibroma, tubário, 274
Adenoma maligno, 774-775
Adenomas hipofisários
amenorreia causada por, 450-451
características clínicas dos, 419t
classificação dos, 418-419, 419t, 420f
e gravidez, 420
efeitos reprodutivos dos, 420
mono-hormonal, 418-419
multi-hormonal, 418-419
tratamento dos, 420-423
Adenomiose, 259-262, 281
anatomia da, 259-261, 260-261f
diagnóstico da, 260-262
CA-125, 260-261
ultrassonografia, 260-262, 261-262f
difusa, 259-260
fatores de risco para, 260-261
fisiopatologia da, 259-261
focal, 259-262
patogênese da, 260-261
RM para, 55-57, 56-57f
sintomas da, 260-261
tratamento intervencionista da, 261-262
tratamento médico da, 261-262
ultrassonografia para, 39-40, 39-40f
Adenose, 502-503
Adenose vaginal, 128-129, 813-814

Aderência(s)
intrauterina, 443-444, 443-444f, 542-543
labial, em paciente pediátrico, 385-387, 385-386f
pélvica
e dor pélvica crônica, 311, 316-318
e fertilidade, 542-544
Adesão labial, 385-387, 385-386f
Adesivo de Ortho Evra, 152-153
Adesões intrauterinas, lise das, 1178-1179, 1178f
Adesões pélvicas, 542-544
Adiana, sistema permanente de contracepção de 147, 1172, 1172f. *Veja* também esterilização.
Adiposidade, distribuição da, transição da menopausa e, 570-571
Adiposidade central
e doença cardíaca coronariana, 570-571
Adolescente(s)
acne na, 464-466
alteração fibrocística da mama na, 392
atividade sexual, 396
cálculo do IMC para, 13
cistos mamários na, 392
cistos ovarianos na, 388-390
condições medicamente emancipadas, 397
contraceptivo por, 396-397
crescimento assimétrico das mamas na, 390-391
e sexo oral, 396
estirão do crescimento, 383-384
fibroadenoma na, 392
hipertrofia mamária na, 390-391
massas mamárias na, 392-394
percepções de atividade sexual, 396
peso anormal para, definições de, 18t
primeira visita de saúde reprodutiva, 2
puberdade retardada na, 395, 395t
sangramento uterino anormal na, 220
sexualidade, 395-397
sexualmente ativos, percentagem, por idade, 396t
SOP na, diagnóstico de, 473
tubérculo mamário na, 390-392, 392f
Adrenarca prematura, 395
Adriamicina. *Veja* Doxorrubicina.
Aeróbios, na flora vaginal, 64, 65-66t
Aflibercept. *Veja* Armadilha de VEGF.
Agência de Pesquisa e Qualidade em Saúde (AHRQ), 960
Agenesia cervical, 495-497, 497-498f
Agenesia mülleriana, 495-498
amenorreia causada por, 441, 443
frequência da, 440-441t
tratamento da, 497-498
Agentes anabólicos, 593-594
Agentes antiespasmódicos para (IBS), 323-324
Agentes de antigiogênese, 705-707
Agentes do *bulking* uretral, injeção de, 625-626, 626-627t
Agentes do SNC
para cessação do tabagismo, 28t, 29
Agentes espermicidas, 161-163

Agentes espessantes (uretral), 1198-1199
Agentes sensibilizantes à insulina
   para SOP, 534
Aglutinação de partículas de *Treponema pallidum* (TP-PA), 77-78
Aglutinação labial, 385-387, 385-386f
   amenorreia causada por, 441, 443f
Agonista do receptor de melatonina, para insônia, 29t
Agonista(s) do hormônio liberador de gonadotrofina
   para dismenorreia, 319-320
   para hirsutismo, 475-476
   para menorragia, 237-238t
   para sangramento uterino disfuncional, 238-239
   pré-operatório, para miomectomia, 1039
Agonistas alfa-adrenérgicos, e incontinência urinária, 619t
Agonistas da dopamina,
   para hiperprolactinemia, 532
Agonistas da nicotina, para cessação do tabagismo, 28t
Agonistas de GnRH
   e terapia *add-back*
      para endometriose, 295-297, 296-297f
   para adenomiose, 261-262
   para endometriose, 295-296
   para leiomiomas, 254-255
Agonistas do receptor de benzodiazepínico(s), para insônia, 29t
Agulha de sutura curva, 1117-1118, 1118f
Agulha de Veress, 1110-1111, 1111f
AINEs. *Veja* Anti-inflamatórios não esteroides (AINEs)
Albumina, sérica, avaliação pré-operatória, 950
Alcaloides da vinca, para câncer, 702f, 703-704, 703t
Alças de sutura, 1119, 1119f
Álcool
   e desordens de substâncias, 357
   e incontinência urinária, 619t
   e infertilidade, 529-530
   e osteoporose, 568t
   e risco para aborto, 174-175
   efeito na fertilidade, 508t
Aldactone. *Veja* Espirinolactona.
Aldara. *Veja* Imiquimod creme.
Aldomet. *Veja* Metildopa.
Alefacept, para psoríase, 116-117.
Alendronato, para osteoporose, 592-593t, 594-595
Alesse, 150t, 163-164t
Alfa-fetoproteína (AFP), sérico, 814-815
   no câncer ovariano, 262-263
Alginato de cálcio, para cuidado de feridas, 974t
Algoritmo para risco de câncer de ovário (ROCA), 855-856
Alodínia, 311
Aloenxertos, 655
Alopécia
   na síndrome ovariana policística, 465-466
   por agentes quimioterápicos, 708-709

Alora, para sintomas vasomotores da menopausa, 587t
Alosetron, para IBS, 323-324
Alprazolam, 363-366t
   e galactorreia, 340-341t
   eficácia, contraceptivos hormonais e, 154t
Altavera, 150t
Alteração da pele em casca de laranja (Peau d'orange), 2-3
Alterações de humor, 356-357
   diagnóstico de, 357
   no período perinatal, 367-368
   prevalência para, 357
Altretamina, 704-705
Alvo mamário de rapamicina (mTOR), 706-707
Amamentação, métodos contraceptivos na, uso de, 134-135, 136t
Amarração do nó, 1118-1119, 1118f
   extracorpórea, 1118, 1118f
   intracorpórea, 1118, 1118f
Amastia, 392
Ambulação, precoce, 950-952
Amenorreia, 440-457
   anamnese na, 452-453
   avaliação da, 452-457, 453-454f, 454-455t
   avaliação radiológica na, 454-455t, 454-456
   categorias da, baseado nos níveis de estrogênios e gonadotrofinas, 442t
   causas anatômicas da, 440-441, 443f
      adquirida, 441, 443-444
      hereditária, 441, 443
   como estado normal, 440
   critérios diagnósticos para, 440
   doença renal e, 234-235
   educação do paciente na, 457
   esquema de classificação para, 440-441, 442t
   eugonadotrópica, 451-453
   exame físico na, 452-454
   hipotalâmica, 447-451
   história familiar na, 452-453
   história social na, 452-453
   induzida pelo estresse, 447-450, 449-450f
   induzida pelo exercício, 447-449, 449-450f
   na síndrome ovariana policística, 462-463
   necessidades do ciclo menstrual normal e, 440-441
   no hipertireoidismo, 234-235
   no hipotireoidismo, 234-235
   prevalência da, 440
   primária, 440
      etiologia da, 440-441t
   provocado por desordens endócrinas, 443-453
   secundária, 440
      etiologia da, 440-441t
   testes laboratoriais na, 453-456, 454-455t
   tratamento da, 456-457
American College of Obstetricians and Gynecologists (ACOG), 2, 6-7
   diretrizes para o rastreamento para o câncer cervical pelo, 742-744

   diretrizes para o rastreamento para o câncer de mama pelo, 14t
American Diabetes Association
   no rastreamento para o diabetes, 20
American Institute of Ultrasound in Medicine
   diretrizes para o exame ultrassonográfico da pelve feminina pelo, 34
American Psychiatric Association, 356
Amifostina, 708-709, 726-727
Aminofilina, eficácia, contraceptivos hormonais e, 154t
Aminoglicosídeos, 69-73
   aplicações clínicas dos, 69-70
   atividade bacteriana dos, 69-70
   dose única diária dos, 70-73, 71-73f
   doses múltiplas dos, 69-72
   estrutura dos, 69-70
   reações adversas dos, 69-70
Amitriptilina, 363-366t
   e incontinência urinária, 619t
   para cistite intersticial, 321-322
   para incontinência fecal, 668-669, 668-669t
   para síndromes de dor crônica, 315, 315t
Amostra, 661
Amoxicilina, 68t
   para vulvovaginites em crianças, 388-389
Amoxicilina e clavulanato, 68t
   para infecções pós-operatórias, 102-103t
   para mastite puerperal, 339-340
   para vulvovaginites em crianças, 388-389
Amoxil. *Veja* Amoxicilina
AMP. *Veja* Acetato de medroxiprogesterona de (AMP)
Ampicilina, 68t
   para infecções pós-operatórias, 102-103t
Ampicilina-sulbactam, 68t
   para doença inflamatória pélvica, 98-99t
   para infecções pós-operatórias, 102-103t
AN. *Veja* Anorexia nervosa
Anaeróbios
   em vaginose bacteriana, 65-66
   na flora vaginal, 64, 65-66t
Analgésicos
   eficácia, contraceptivos hormonais e, 154t
   para dor pélvica crônica, 314-315
Analgésicos narcóticos
   e incontinência urinária, 619t
Análise cromossômica,
   em amenorreia, 456-457
Análise do sêmen
   para avaliação da infertilidade masculina, 522-523
   valores de referência para, 522-523t
Análogos de nucleosídeos, e radioterapia, combinada, 724-725
Anastrozol
   para câncer de mama, 350-351
   para endometriose, 296-297
   para indução da ovulação, 535
Anatomia pélvica, 635f
   durante o desenvolvimento pediátrico, 383-384
Ancef. *Veja* Cefazolina

Andrestenediona,
  níveis elevados de, na síndrome ovariana policística, 462-463
  sérico, valores de referência para, 409t
Andrógenios
  circulantes, em mulheres, origem dos, 403-404, 403-404f
  exposição fetal para
    anormal, e genitália ambígua, 487-489
    excessivo, e genitália ambígua, 487-489
    insuficiente, e genitália ambígua, 488-489
  na síndrome ovariana policística, 461-463
  papel no desenvolvimento do fenótipo masculino, 462-463
  para dismenorreia, 319-320
  para endometriose, 294-296
  para leiomiomas, 254
  para sangramento uterino disfuncional, 238-240
Anel de Falópio, para oclusão tubária, 143, 145
Anel de fogo, 43-44, 205, 205f, 266-267
Anel tubário, para oclusão tubária, 143, 145
Anel vaginal, (Estring), 596-597
Anemia
  abordagem perioperatória da, 954-955
  e risco cardíaco, 952-953
  pré-operatória, 954-955
Anestésicos e galactorreia, 340-341t
Anexos
  avaliação dos, na dor pélvica crônica, 313-314
Anfetaminas, e galactorreia, 340-341t
Anfirregulina, 431-432
Angeliq, para sintomas vasomotores da menopausa, 587t
Angiogênese, 705-706
Angiomiolipoma, tubário, 274
Anise, e galactorreia, 340-341t
Anomalia(s) müllerianas, 495-503
  agenesia cervical, 497-498
  agenesia mülleriana, 495-498
  anomalias relacionadas ao dietilestilbestrol, 495-497t, 502-503
  atresia vaginal, 495-497, 497-498f
  classificação da, 495-497t
  hipoplasia/ agenesia mülleriana segmentada, 495-498, 495-497t
  imagem por ressonância magnética da, 56-57
  incidência de, 495-496
  útero arqueado, 495-497t, 501-502, 501-502f
  útero bicornuado, 495-497t, 499-501, 500-501f
  útero didelfo, 495-497t, 499-500, 499-500f
  útero septado, 495-497t, 500-502, 501-502f
  útero unicornuado, 495-497t, 497-500
Anorexia nervosa (AN), 357-358, 531. *Veja também* distúrbios alimentares
  amenorreia causada por, 447-449
  critérios diagnósticos para, 363-364t
  diagnóstico da, 358, 360-362
  e taxa de aborto espontâneo, 173-174

Anormalidades cromossômicas
  parental, e aborto espontâneo recorrente, 180-182, 180-181f
Anormalidades da célula glandular, 746-747, 746-747t
Anormalidades do trato genital,
  e perda de gravidez, 174--176
Anormalidades endócrinas,
  perda de gravidez precoce a partir de, 173-174
Anormalidades endometriais,
  ultrassonografia para, 39-42
Anormalidades menstruais
  na transição da menopausa, 558-559
Anovulação
  e sangramento uterino disfuncional, 236-237
  na síndrome ovariana policística, 462-463
  na transição da menopausa, 558-559
  no hipotireoidismo, 234-235
  tratamento da, 474-475
Ansiedade
  durante a transição da menopausa, 368-369
  na velhice, 368-369
  terapia com drogas para, 363-366t
Ansiolíticos, e galactorreia, 340-341t
Antagonistas da progesterona, para endometriose, 294
Antagonistas da serotonina 5-HT3, para náuseas e vômitos, 963t
Antagonistas de GnRH
  para endometriose, 296-297
  para leiomiomas, 255
Antagonistas de receptor androgênico, para hirsutismo, 475-476
Antagonistas do receptor muscarínico seletivo para incontinência urinária, 629-630
Antenatal Psychosocial Health Assessment (ALPHA), 373-374
Antiandrógenios, para hirsutismo, 475-476
Antibióticos, 67, 69-75
  e eficácia dos contraceptivos hormonais, 155t
  para acne, 476-477
  para mastite puerperal, 339-340
  profiláticos
    antes da histerectomia laparoscópica, 1095-1097
    com miomectomia, 1039
    perioperatório, 956-959, 959t
Antibióticos antitumores, 700-702, 701t
Antibióticos tópicos, para acne, 476-477
Anticoagulantes
  eficácia, contraceptivos hormonais e, 154t
  orais
    abordagem pós-operatória dos, 954-955, 955-956
    abordagem pré-operatória dos, 954-955, 955-956t, 955-957
Anticolinérgicos
  e incontinência urinária, 619t
  efeitos colaterais dos, 629-630t
  para incontinência urinária, 628-630, 628-629t
  para náuseas e vômitos, 963t

Anticonvulsivantes
  eficácia, contraceptivos hormonais e, 155t
Anticorpos antiespermatozoides, 523-525, 524-525f
Antidepressivos, 599-600
  e galactorreia, 340-341t
  eficácia, contraceptivos hormonais e, 154t
Antidepressivos tetracíclicos
  efeitos colaterais de, 363-366t
  indicações para, 363-366t
Antidepressivos tricíclicos (ATCs)
  e galactorreia, 340-341t
  e incontinência urinária, 619t
  efeitos colaterais de, 363-366t
  indicações para, 363-366t
  para SII, 323-324, 323-324t
  para síndromes de dor crônica, 315t
  para vulvodínia, 127-128
Antifúngicos, e eficácia, contraceptivos hormonais, 155t
Antígeno 125 do câncer (CA-125)
  e câncer epitelial ovariano, 860-861
  e câncer ovariano, 855-856
  e sarcoma uterino, 841
  em gravidez ectópica, 206-207
  no diagnóstico de endometriose, 289
  para adenomiose, 260-261
  para avaliação de cistos ovarianos, 262-263
Antígeno 19-9 do câncer (CA-19-9)
  no câncer de ovário, 262-263
  no diagnóstico de endometriose, 289
  nos tumores mucinosos e, 860-861
Antígeno carcinoembrionário (CEA)
  em câncer de ovário, 262-263
  tumores mucinosos e, 860-861
Anti-hipertensivos, e galactorreia, 340-341t
Anti-histamínicos
  e incontinência urinária, 619t
  para cistite intersticial, 321-322
  para náuseas e vômitos, 963t
Anti-inflamatórios não esteroides (AINEs)
  na dismenorreia, 318-319
  para adenomiose, 261-262
  para dor pélvica crônica, 314-315
  para dor pós-operatória, 963
  para dor relacionada à endometriose, 292
  para leiomiomas, 254
  para menorragia, 237-238t
  para sangramento uterino disfuncional, 237-238
Anti-inflamatórios, eficácia, contraceptivos hormonais e, 154t
Antiprogestinas para leiomiomas, 255-256
Antipsicóticos
  e galactorreia, 340-341t
  e incontinência urinária, 619t
Antirreabsortivos, 593-594
Antirretrovirais
  e eficácia de contraceptivos hormonais, 155t
  eficácia, contraceptivos hormonais e, 154t
Antivert. *Veja* Meclizina
Anzemet. *Veja* Dolasetrona
AOS. *Veja* Apneia obstrutiva do sono (AOS)

Apendicectomia
	coincidental eletiva, 1333
	procedimento para, 1333-1334, 1333f, 1334f
Ápice vaginal
	fixação do ligamento sacroespinhoso para, 652-653, 1238-1241, 1238f-1240f
	prolapso da sacrocolpopexia abdominal para, 652-653, 1225-1229, 1226f-1228f
	suspensão da cúpula vaginal ao ligamento uterossacral para, 652-653
	suspensão do ligamento uterossacro abdominal para, 1234-1235, 1234f, 1235f
Aplasia mülleriana. *Veja* Agenesia mülleriana
Apneia obstrutiva do sono (AOS)
	e complicações pulmonares, 948-949
	na síndrome ovariana policística, 466-467
Apoplexia hipofisária, 420, 450-451
Apoptose, 716-718
Apri, 150t
Aranelle, 151t
Aranesp. *Veja* Darbepoetina alfa
Arco tendinoso da fáscia pelviana, 638-639, 924f, 925
Arginina, e galactorreia, 340-341t
Arimidex. *Veja* Anastrozol
Armadilha de VEGF, 705-706f, 706-707
Aromasina. *Veja* Exemestano
Aromatase, 334
Artéria ilíaca circunflexa superficial, 920f, 920-921
Artéria ilíaca interna, 927-928, 927-928f, 937-938
Artéria retal superior, 927-928
Artéria uterina, 931, 931f
Artérias ovarianas, 927-928
Articulação sacroilíaca, 922
Asma, e risco de complicações pulmonares, 950
Asoprisnil
	para endometriose, 294
	para leiomiomas, 256
Aspermia, 543-545
	tratamento da, 543-545
Aspiração cirúrgica ultrassônica cavitacional (CUSA), 760-761, 1087-1088
Aspiração de cisto
	para cisto ovariano, 263-265
Astenospermia, 523-524, 545-546
Astroglida, 597-598
Atarax. *Veja* Hidroxizina; Cloridrato de hidroxizina
ATCs. *Veja* Antidepressivos tricíclicos (ATCs)
Atelectasia, pós-operatório, 965-967
Atenolol, e galactorreia, 340-341t
Ativador do plasminogênio tecidual (TPA), 432-434
Ativador do receptor da via do ligante do fator nuclear kappa-B (RANK), 564-565, 565-566t
Ativan. *Veja* Lorazepan
Atividades da vida diária (ADL), 25, 27
Atorvastatina, para diminuir níveis de lipídeos, 23-24t

Atraso constitucional, 395
Atresia folicular, 425
Atresia vaginal, 495-497, 497-498f
Atribuição de gênero, para o recém-nato, 491
Atrofia urogenital, na transição para a menopausa, 573-574
Aumentina. *Veja* Amoxicila e clavulanato
Ausência congênita bilateral de vaso deferente, 525-526
Ausência congênita de vaso deferente, 543-546
Autoanticorpos antitireoide, e risco de aborto espontâneo, 173-174
Autoexame da mama (AEM), 2-4, 348-349
Avaliação cardíaca
	pré-operatório, 951-953
	testes diagnósticos e algoritmo, 951-953
		diretrizes do ACC/AHA, 952-953
		índice de risco cardíaco revisado, 952-953
Avaliação hepática pré-operatória, 952-954
Avaliação pré-operatória da paciente, 948-959
	avaliação cardíaca na, 951-953
	avaliação endócrina na, 955-959
	avaliação hematológica na, 954-957
	avaliação hepática na, 952-954
	avaliação pulmonar na, 948-952
	avaliação renal na, 953-954
	consulta médica na, 948-949
	funções da, 948
	testes diagnósticos na, diretrizes para, 956-959
Avaliação psiquiátrica de mulheres, 356, 357-358t
Avaliação pulmonar
	anamnese na, 950
	exame físico na, 950
	pré-operatório, 948-950
	testes diagnósticos na, 950
Avaliação renal, pré-operatória, 953-954
Avaliação ultrassonográfica focada para trauma (FAST)
	para avaliação de líquido intraperitoneal livre, 44-45
Avandia. *Veja* Rosiglitazona
Avastin. *Veja* Bevacizumabe
Avelox. *Veja* Morifloxacina
Aviane, 150t
Azitromicina, 70-72t
	para cancroide, 79-80t
	para granuloma inguinal, 79-80t
	para infecção gonocócica, 85-86t
	para infecção por *Chlamydia*, 85-86, 87t
Azoospermia, 522-523, 525-526, 543-545
	não-obstrutiva, 545-546
	obstrutiva, 525-526, 543-545
	tratamento para, 543-546
Aztreonam, 71-73

B

Bactéria
	em cistos dos ductos da glândula de Bartholin, 122-124

em infecções do trato urinário, 90, 90t
	na flora vaginal normal, 64, 65-66t
Bacteriocinas, 64
Bacteriúria assintomática, 92-93
Bactrim DS. *Veja* trimetoprim-sulfametoxazol DS
Bainhas dos retos, parede abdominal anterior, 918-920, 919f
	para sintomas vasomotores, 590-591
	trevo vermelho e galactorreia, 340-341t
Balanço de branco, 1197
Balziva, 150t
Banda gástrica, 16
Banhos Sitz, 386-387
Bastão de esponja vaginal, 1103
	prolapso da cúpula vaginal, procedimentos obliterativos para reparo do, 1246. *Veja* Colpocleise parcial de Lefort
Bazedoxifeno, para osteoporose, 593-594
BD SurePath, 741-742
Bebidas ricas em carboidratos, antes da cirurgia, 960
Bellergal para sintomas vasomotores, 589-590
Benadril. *Veja* difenidramina
Bentil. *Veja* Diciclomina
Benzamidas, para náuseas e vômitos, 963t
Benzodiazepinas
	efeitos colaterais, 363-366t
	eficácia, contraceptivos hormonais e, 154t
	indicações para, 363-366t
	para insônia, 29t
	para náuseas e vômitos, 963t
Beta-celulina, 431-432
Betametasona, para candidíase vulvovaginal, 84t
Bevacizumab, 705-707, 705-706f, 724-725
	para câncer de mama, 350-351
Bexiga, 609
	anatomia da, 609, 610f, 934-936
	defeitos da, 491
	embriologia da, 481-482, 482-483f
	enchimento, 609-611
	esvaziamento, 611-612
	exostrofia, 491
	inervação da, 609-611, 611f, 612f
	suprimento de sangue para, 934-935
	suprimento nervoso para, 934-935
Bexiga urinária, 481-482
Beyaz, 150t
Bicilina. *Veja* Penicilina benzatina G
Biologia da radiação, 715-719
	ações diretas e indiretas da radiação, 715-717, 716-717f
	cinco Rs da, 717-719
	curva de sobrevivência celular, 718-719, 718-719f
	molécula de DNA, quebra da, 715-716
	morte celular, 716-718
	relação alfa/beta na, 718-719
	reparo celular, 717-718
		reparo do dano potencialmente letal, 717-718
		reparo do dano subletal, 717-718

taxa de aumento do oxigênio, 716-717, 716-717f
Biópsia
    cervical
        colposcópica, 750-752, 751-752f
        ectocervical, 750-751, 750-751f
        endocervical, 751-752
    embrião, 549-551f
    endometrial
        fora da fase, 513
        na avaliação de infertilidade, 513
        para sangramento uterino anormal, avaliação, 558-559
    endométrio
        na DIP aguda não suspeita, 95-96
    trofectoderma, 549-551f
    vulva, 111-113, 111-112f
Biópsia de agulha, 336-337
Biópsia do linfonodo sentinela
    e câncer vulvar, 800-802, 801-802f
Biópsia do trofectoderma, 549-551f
Biópsia endometrial
    para avaliação do sangramento uterino anormal, 558-559
Biópsia endometrial cega, 40-41
Biópsia endometrial por ultrassonografia com infusão salina (UIS), 40-41, 41-42f
Biópsia ovariana com fórceps, 1101
Biópsia testicular, 525-526
Bisfosfonatos
    para metástases ósseas, 350-351
    para osteoporose, 592-593t, 593-595, 593-594f
Bisturi ultrassônico, 1105-1106, 1105f
Black cohosh, 590-591
Blenoxane. *Veja* bleomicina
Bleomicina, 701t
    administração de, 701
    e injúria de extravasamento, 695-697t
    mecanismo de ação de, 700-701
    toxicidade de, 701
Bleomicina, etoposida, e cisplatina
    para tumores do saco vitelino, 814-815
Bloqueadores alfa-adrenérgicos, e incontinência urinária, 619t
Bloqueadores do canal de cálcio
    e incontinência urinária, 619t
Bloqueadores do receptor H2 de histamina, e galactorreia, 340-341t
BN. *Veja* Bulimia nervosa (BN)
Bolsa retouterina, 937
Boniva. *Veja* Ibandronato
Bravelle, para indução da ovulação, 534t
Brevicon, 150t
Bromocriptina, 416, 421
    para hiperprolactinemia, 456-457, 532
    para mastalgia, 341-342
Broncodilatadores, eficácia, contraceptivos hormonais e, 154t
Bubões, 79
Bulbos vestibulares, 942, 942f
Bulimia nervosa (BN), 357-358, 531. *Veja também* Distúrbios alimentares
    amenorreia causada por, 447-449

critérios diagnósticos para, 362-363t
diagnóstico de, 360-362
e taxa de aborto espontâneo, 173-174
Bumetanida, e incontinência urinária, 619t
Bupropiona
    para cessação do tabagismo, 28t, 29, 529-530
    para síndromes de dor crônica, 315t
Bupropiona SR, 363-366t
Bupropiona XL, 363-366t
BuSpar. *Veja* Buspirona
Buspirona, 363-366t
    e galactorreia, 340-341t
Butoconazol
    para candidíase, 84t
    para candidíase vulvovaginal, 84t

C

Cabergolina, 416, 421
    para hiperprolactinemia, 456-457
Cafeína
    e incontinência urinária, 619t
    e infertilidade, 529-530
    e risco para aborto, 174-175
    efeitos na fertilidade, 508t
    eficácia, contraceptivos hormonais e, 154t
Calan. *Veja* Verapamil
Cálcio
    excreção, aumentada, e osteoporose, 568t
    na síndrome pré-menstrual, 364-367
Calcipotrieno, 116-117
Calcitonina, 594-596
Calcitonina do salmão, para osteoporose, 592-593t
Cálculo IMC, 13
Calendário menstrual, 220, 220-221f
Calymmatobacterium (*Klebsiella*) *granulomatis*, granuloma inguinal por, 79-80
Camada fibromuscular, parede vaginal, 638-639
Camila, 151t
Canal de Alcock, 944-945, 944-945f
Canal de Nuck, 940
Canal femural, 946
Canal ileal, 1284-1286, 1285f, 1286f
Canal obturador, 922
Canal pudendo, 944-945, 944-945f
Canal uterovaginal, 483-484
Câncer
    crescimento, biologia do, 692-695
    desenvolvimento de drogas, 709-710
    rastreamento para, 6-7, 10-13
        câncer de colo, 10-13
        câncer de colo uterino, 6-7
        câncer de mama, 10-11
        câncer de ovário, 6-7, 10-11
        câncer de pele, 11-13
        câncer endometrial, 6-7
Câncer cervical microinvasivo, 781-782, 781-782f. *Veja* Câncer cervical
Câncer colorretal
    diretrizes para triagem, 15t
    rastreamento para, 10-13

Câncer de colo não poliposo hereditário (HNPCC), 6-7, 818
    e câncer ovariano, 854
Câncer de colo uterino, 769-790, 771-772f
    adenocarcinoma de estádio inicial, tratamento do, 786-788
    alterações genéticas no, 771-772t
    avançado
        exenteração pélvica para, 787-788
        na gravidez, 789-790
        quimiorradiação para, 787-788
        radioterapia para, 787-788
        sintomas do, 769
        tratamento do, 787-788
    biópsia cervical para, 776-778
    colposcopia para, 776-778
    contraceptivos orais e, 157-158
    diagnóstico de, 775-778
    dissecção de linfonodos na, 780-781
    doença secundária, 788-789
        exenteração pélvica para, 788-789
        quimioterapia para, 788-789, 788-789t
        radioterapia para, 788-789
    e cuidados paliativos, 789-790
    e linfonodos pélvicos positivos, 785-786
    estadiamento do, clínico, 769, 776-778, 778-779t, 779-780f
    estádios FIGO de, 776-778, 778-780t
        estádio IA, 778-780t, 781-782, 782-783t
        estádio IA1, 778-780t, 781-782
        estádio IA2, 778-780t, 781-782
        estádio IB, 778-780t, 781-782, 784-786
        estádio IB1, 778-780t
        estádio IB2, 778-780t, 784f
        estádio II, 778-780t, 784
        estádio IIA, 778-780t, 784-786
        estádio IIB, 778-780t
        estádio III, 778-780t
        estádio IIIA, 778-780t
        estádio IIIB, 778-780t
        estádio IV, 778-780t
        estádio IVA, 778-780t
        estádio IVB, 778-780t
    exame físico, 776-777
    fisiopatologia do, 771-774
        disseminação do tumor, 771-774
        tumorigênese, 771-772
    histerectomia para, 781-784, 783t
        adjuvante, e radioterapia, 786
        radical, 782-784, 784f
        radical modificada, 782-783
        simples, 782-783
    histerectomia radical para, 784-786
    imagem para avaliação, 776-781
        imagem por ressonância magnética, 776-779
        tomografia computadorizada, 778-779
        tomografia por emissão de pósitrons, 778-781
    imagem por ressonância magnética, 57-58
    incidência de, 769-770, 770t
    na gravidez, 789-790

papel do HPV no desenvolvimento de, 771-772, 771-772f
prognóstico para, 780-781, 780-781f, 780-781t
rastreamento para, 6-7
risco de recorrência
  alto, 785-786
  intermediário, 785-786
risco para, 770-772
sintomas de, 775-777
tabagismo, 770
  atividade sexual, 771-772
    comportamento reprodutivo, 771-772
    infecção por papilomavírus humano, 770
    preditores socioeconômicos baixos, 770
taxas de sobrevida para, 780-781t
terapia de reposição hormonal para, 788-789
teste por esfregaço de Pap, 776-777, 776-777f
testes para avaliação de, 776-778t
tipos histológicos de, 773-776, 774-775t
  adenocarcinomas, 774-776, 775-776f
  carcinoma de células escamosas, 773-775, 774-775f
  carcinomas cervicais mistos, 775-776
  outros tumores malignos, 775-776
  tumores neuroendócrinos da cérvice, 775-776
tratamento do, 781-790, 782-783t
  e complicações, 785-786
Câncer de mama
  características primárias do tumor no, 348-350
  ciclos ovulatórios e, 345-346
  cirurgia para, 350-351
  contraceptivos orais e, 157-158
  densidade mamográfica das mamas e, 346, 346f
  estadiamento, 348-350, 348-350t
  exame clínico das mamas e, 348-349
  fatores de risco para, 345-347
    e modelo de Gail, 346
    modelo de Tyrer-Cuzick no, 346
  gravidez e, 346
  história familiar do, 346
  incidência de, 348-349, 348-349f
  inflamatório, 351-352, 351-352f
  invasivo, 348-352
    carcinoma ductal infiltrante, 348-350
    carcinoma lobular, 348-350
  mortalidade relacionada ao, 348-349, 348-349f
  prevenção do, 351-352
  quimioterapia para, 350-351
  rastreamento para, 10-11, 14t, 347-349
  síndrome do câncer ovário-mama hereditário, 347
    tratamento para, 347
  síndromes genéticas com risco de, 347t
  sítios metastáticos de, 348-350
  terapia hormonal para, 350-351
  terapias-alvo para, 350-351

tratamento, 348-351
vigilância dos pacientes de, 350-351
Câncer endometrial, 817-834
  acompanhamento, 831-832
  amostra endometrial para, 824-825
  cirurgia profilática para, 823-824
  distribuição do, pelo estadiamento FIGO, 831-832t
  e manejo de preservação da fertilidade, 833-834
  e papel do generalista, 824-826
  epidemiologia do, 817
  estadiamento,
    cirúrgico, 829-831, 839f, 830-831t
    laparoscopia para, 830-832
    laparotomia para, 829-831
  estudos de imagem para, 824-825, 824-825f
  fatores de risco para, 817-819, 818t
    ambiental, 818
    combinação de contraceptivo oral, 818-819
    condições médicas coexistentes, 818
    fatores reprodutivos e menstruação, 818
    história familiar, 818
    idade avançada, 818
    obesidade, 817
    tamoxifeno, 818
    terapia estrogênica, sem oposição, 817-818
  fatores prognósticos para, 833-834
  grau histológico, 825-826, 825-826t
  incidência, 817
  na síndrome do ovário policístico, 467-468
  na transição da menopausa, 558-559
  padrões de disseminação do, 827-831
    disseminação hematogênica, 829-831
    invasão do canal linfático, 829-831, 829-831t
    invasão do estroma endometrial, 827-831
    metástase no local de entrada, 829-831
    transporte transtubário retrógrado, 829-831
  patogênese do, 822-824, 823-824t
  patologia do, 825-826
  prevenção do, 823-824
  radioterapia para, 831-833
    adjuvante, 832-833
    primária, 831-832
  rastreamento do, 823-824
  rastreamento para, 6-7
  recidiva, 833-834
  sinais e sintomas de, 823-824
  taxas de sobrevida, por estadiamento cirúrgico, 833-834, 833-834t
  terapia hormonal para, 832-833
    adjuvante, 832-833
    primário, 832-833
    terapia de reposição de estrogênio, 832-833
  teste de Papanicolaou para, 823-825
  testes de laboratório para, 824-825
  tipo histológico, 825-828
    adenocarcinoma endometrióide, 825-827, 826-827f

carcinoma de células claras, 826-828, 829-831f
carcinoma de células escamosas, 827-828
carcinoma de células transicionais, 827-828
carcinoma misto, 827-828
carcinoma mucinoso, 827-828, 829-831f
carcinoma não diferenciado, 827-828
carcinoma seroso, 826-827, 827-828f
tratamento do, 829-834
Câncer metastático,
  e osteoporose, 568t
Câncer ovariano, 853
  avançado, manejo do, 869-874
    cirurgia citorredutiva, 869-872
    quimioterapia adjuvante, 871-873
    quimioterapia intraperitonial, 871-873
    quimioterapia intravenosa, 871-872
    quimioterapia neoadjuvante e cirurgia citorredutiva no intervalo, 871-872
  biomarcadores para, 855-857
  célula germinativa, 879-888
    achados físicos no, 880
    acompanhamento, 886-887
    anamnese no, 880
    cirurgia citorredutiva para, 885-886
    cirurgia para, 885-887
    classificação da OMS do, 880-881t
    conduta de preservação da fertilidade no, 885-886
    diagnóstico de, 880-881
      papel do generalista no, 880-881
    diagnóstico diferencial do, 880
    e cânceres ovarianos epiteliais, 879
    epidemiologia do, 879-880
    estadiamento cirúrgico, após excisão primária, 886-887
    histogênese do, 881-882
    imagem do, 880-881
    marcadores tumorais para, 880-881t
    misto, 884-885
    na gravidez, 886-888
    origem do, 879, 880f
    papel do generalista no, 880-881
    patologia do, 880-886
    prognóstico para, 886-887
    quimioterapia para, 886-887
    radioterapia para, 886-887
    recorrência, 886-887
    sinais e sintomas do, 880
    testes laboratoriais para, 880
    tomografia computadorizada da, 880, 880-881f
    tratamento do, 885-887
    ultrassonografia do, 880
    vias de diferenciação do, 881-882f
  cirurgia profilática para, 856-857
  diagnóstico de, 860-862
    papel do generalista no, 862
  epidemiologia do, 853
  estadiamento para, 868, 868f, 869t
  estádio final, paliativo para, 874-875

estádio inicial, conduta no, 868-870
  acompanhamento, 869-870
  conduta de preservação de fertilidade, 869-870
  estadiamento cirúrgico, 868-869
  quimioterapia adjuvante, 869-870
exame físico para, 860-861
exame pélvico do, 856-857
fatores de risco para, 853-854, 854t
  história familiar, 853, 854
  idade, aumento com, 854
  menarca precoce, 854
  menopausa tardia, 854
  nuliparidade, 854
  raça branca, 854
fatores prognósticos para, 873-874, 873-874t
hereditariedade, 854-856, 855t, 855-856f
  genes *BRCA1* e *BRCA2*, 754-855, 855-856f
  teste genético, 855-856
  triagem genética para, 854
imagem para, 860-862
imagem por ressonância magnética do, 57-58
pacientes em remissão, conduta nos, 872-874
  acompanhamento, 872-873
  cirurgia de revisão, 872-873
  quimioterapia de manutenção, 872-874
  radioterapia, 873-874
padrões de metástase, 867-868
  disseminação linfática, 867
  do omento, 867, 868f
  metástase hematogênica, 868
  por esfoliação, 867
  por extensão direta, 868
paracentese para, 860-862
patogênese do, 859-861
proteômica para, 856-857
radiografia para, 860-861
rastreamento para, 6-7, 10-11, 855-856
  em mulheres de alto-risco, 855-856
  na população em geral, 855-856
recorrente, conduta no, 873-875
  cirurgia citorredutiva secundária, 873-874
  quimioterapia de resgate, 873-875
refratário à platina, 873-874
resistente à platina, 873-874
sensível à platina, 855-857
sinais e sintomas do, 860-861
sistema de classificação histológica para, 863
testes laboratoriais para, 860-861
tipo histológico, 863-869
  adenocarcinomas de células clara, 865, 865f
  carcinoma de células escamosas, 865
  carcinoma de células pequenas, 866
  carcinoma indiferenciado, 866
  carcinoma misto, 866
  carcinoma peritonial primário, 866, 866t
  carcinomas da tuba de Falópio, 866, 867t
  tumores de células transicionais, 865

tumores endometrioides, 863, 863-864f
tumores mucinosos, 863-865
tumores secundários, 867, 867f
tumores serosos, 863, 863-864f
tomografia computadorizada para, 860-861, 863f
tumores de potencial maligno baixo, 856-859
ultrassonografia para, 860-861, 862f
uso de contraceptivo oral e, 856-857
Câncer prostático, pulmonar, colorretal e ovariano (PLCO), 855-856
Câncer vaginal, 808-815
  adenocarcinoma, 813-814
  adenocarcinoma de célula clara, 813-814
  carcinoma da célula escamosa, 808-809f
    fatores de risco para, 808-809
    na gravidez, 812-814
    prognóstico de, 810-811
  carcinoma verrucoso, 813-814
  carcinossarcoma, 815
  diagnóstico do, 808-811, 810-811t
  e anatomia relacionada, 808
    epitélio vaginal, 808
    suprimento vascular e linfático, 808
  estadiamento FIGO do, 810-811, 810-811f
  leiomiossarcoma, 814-815
  melanoma, 815
  rabdomiossarcoma embrionário, 813-815, 814-815f
  recorrência de., 812-813
  TC do, 810-811, 810-811f
  tratamento de, 810-813
    e vigilância, 812-813
    estádio I, 810-811
    estádio II, 810-811
    estádio III e IVA, 810-811
    estádio IVB, 810-811
    quimiorradiação para, 812-813
    quimioterapia para, 812-813
    radioterapia para, 812-813
  tumor do saco vitelino, 814-815
Câncer vulvar
  avaliação das lesões de, 796
  avaliação do paciente no, 796, 796f
  diagnóstico de, 793, 796-798
  e anatomia relacionada, 793-795
    sistema linfático vulvar, 794
    suprimento de sangue para a vulva, 794-795
    vulva, 793-794
  estadiamento FIGO, 797-798, 797-798t, 798f
  estádio I, 797-798t, 798f
  estádio IA, 797-798t, 798f, 799-800
  estádio IB, 797-798t, 798f, 800
  estádio II, 797-798t, 798f, 800
  estádio III, 797-798t, 798f, 801-803
  estádio IIIA, 797-798t, 798f
  estádio IIIB, 797-798t, 798f
  estádio IIIC, 797-798t, 798f
  estádio IV, 797-798t, 798f
  estádio IVA, 797-798t, 798f, 802-803

estádio IVB, 797-798t, 798f, 802-803
estágio inicial, 800
fatores de risco para, 794-796
  imunossupressão, 794-795
  líquen escleroso, 794-795
  neoplasia intraepitelial vulvar, 794-796
  papilomavírus humano, 794-795
  vírus herpes simples, 794-795
fatores prognósticos para, 797-799
  invasão do espaço vascular linfático, 798-799
  margens cirúrgicas, 798
  metástase dos gânglios linfáticos, 797-798, 799f
  profundidade de invasão, 797-798t
  tamanho do tumor, 798t
incidência de, 793
invasivo, 793-806
na gravidez, 802-804
procedimentos cirúrgicos para 799, 800f
  excisão local ampla, 799
  vulvectomia completa radical, 799
  vulvectomia cutânea, 799
  vulvectomia parcial radical, 799
prognóstico do, 797-798
recorrências
  distantes, 802-803
  vulvares, 802-803
sintomas do, 796
subtipos histológicos de, 794t, 794-795
tratamento do, 793, 799-803
vigilância, 802-803
Cânceres microinvasivos, 799-800
Cancroide, 79-80
  diagnóstico de, 79-80
  pacientes infectados pelo HIV (Aids) e, 79-80
  por *Haemophilus ducrey*, 79
  sintomas do, 79
  tratamento do, 79-80, 79-80t
Cancros, na sífilis, 76-77, 77-78f
Candida albicans, 82
  candidíase por, 82-83, 84t
  em preparação de hidróxido de potássio, 83f
  não albicans, 83
Candidíase
  vulvite pré-puberal causada por, 387-388
  vulvovaginal, 82-83, 82f, 84t
    classificação da, 82, 83t
    complicada, 82
    diagnóstico de, 82
    fatores de risco para, 82
    não complicada, 82
    tratamento da, 82-83, 84t
Cannabis
  e galactorreia, 340-341t
Canulação da tuba de falópio proximal, histeroscópica, 1176-1177, 1176f
Capacitação, 521
Captopril
  e incontinência urinária, 619t
Carbamazepina
  e eficácia de contraceptivos hormonais, 155t

para síndromes de dor crônica, 315t
para vulvodinia, 127-128
Carbapenemos
  aplicações clínicas dos, 71-73
  estrutura dos, 71-73, 71-73t
  para infecções pós-operatórias, 102-103t
  reações adversas dos, 71-73
Carbogeno, 723-724
Carboplatina, 703-705
  administração de, 703-704
  e lesão de extravasamento, 695-697t
  mecanismo de ação do, 703-704
  toxicidade, 703-705
Carcinoma da célula escamosa
  do colo do útero, 771-775, 774-775f. *Veja também* Câncer de colo uterino
  do endométrio, 827-828
  ovariano, 865
Carcinoma da célula transicional, ovariano, 865
Carcinoma da tuba de Falópio, 866, 866f, 867t
Carcinoma de célula pequena
  ovariano, 866
    tipo hipercalcêmico, 866
    tipo pulmonar, 866
Carcinoma de células basais, da vulva, 804-805
Carcinoma de células claras
  do endométrio, 826-828, 829-831f
Carcinoma de células de Glassy, 775-776
Carcinoma ductal *in situ* (CDIS), 342-345
  causa-específico e sobrevida global para, 345t
  incidência de, 343-344
  mamografia de triagem para, 343-344
  tipos morfológicos de, 343-344, 343-344f
  tratamento do, 345
Carcinoma embrionário, 884-885
Carcinoma endometrial
  imagem por ressonância magnética, 57-58
Carcinoma lobular *in situ* (CLIS), 342-343
Carcinoma seroso, 774-775, 863, 863-864f
Carcinoma seroso papilar uterino (CSPU), 826-827
  manejo do, 832-834
Carcinomas adenoescamosos, 775-776
Carcinomas peritoniais primários, 866, 866t
Carcinomas verrucosos, 813-814
Carcinossarcoma, na vagina, 815
46, cariótipo XX, e hermafroditismo verdadeiro, 490
47, cariótipo XXY, 490-491
Cariótipo(s), anormal, amenorreia causada por, frequência de, 440-441t
Cartela de combinação de miconazol
  para candidíase, 84t
Casca de Psyllium, para IBS, 323-324t
Catapres. *Veja* Clonidina
Catárticos, para lavagem do colo, 960t
Cateter de Word, 1063, 1063f
CDC. *Veja* Centers for Disease Control and Prevention (CDC)

CDIS. *Veja* Carcinoma ductal in situ (CDIS)
Ceclor. *Veja* Cefaclor
Cefaclor, 71t
Cefadroxil, 71t
Cefalexina, 71t
  Para mastite puerperal, 339-340
Cefalosporinas, 67, 69
  aplicações clínicas das, 68-70
  classificação das, 67, 69
  estrutura das, 67-69, 68-69f
  para infecções pós-operatórias, 102-103t
  reações adversas das, 68-69
Cefazolina, 71t
  profilático, perioperatório, 959t
Cefdinir, 71t
Cefditoren, 71t
Cefepime, 71t
Cefixime, 71t
Cefizox. *Veja* Ceftizoxima
Cefoperazona, 71t
Cefotaxime, 71t
  para infecções pós-operatórias, 102-103t
Cefotetan, 71t
  para doença inflamatória pélvica, 98-99t
  para infecções pós-operatórias, 102-103t
Cefoxitina, 71t
  para doença inflamatória pélvica, 97-99t
  para infecções pós-operatórias, 102-103t
Cefpodoxime, 71t
Ceftazidime, 71t
Ceftin. *Veja* Cefuroxime; Cefuroxime axetil
Ceftizoxime, 71t
Ceftriaxona, 71t
  para cancroide, 79-80t
  para doença inflamatória pélvica, 97-98t
  para infecção gonocócica, 85-86t
Cefuroxime, 71t
Cefuroxime axetil, 71t
Cefzil. *Veja* Ceprozil
Cela vazia,
  amenorreia causada por, frequência da, 440-441t
Celecoxibe
  e incontinência urinária, 619t
Celexa. *Veja* Citalopram
Células da granulosa, 483-484
Células de Leydig, 482-483, 521
Células de Sertoli, 482-483, 484-485t, 521
Células do hilo, 425
Células escamosas atípicas
  de significado indeterminado (ASC-US), 745-746, 745-747t
  não excluir HSIL de alto grau (ASC-H), 745-746, 745-747t
Células escamosas atípicas de significado indeterminado - estudo de triagem de lesão intraepitelial de baixo grau (LIEBG), 739-740, 745-746
Células estromais, 425
Células germinativas, primordiais, 481-483
Células hobnail, 865, 865f
Células intersticiais, 521
Células intersticiais do oviduto de Cajal, 201

Células tecais, 425
Celulite, 339-340
Celulite do manguito vaginal, 99-100f, 100-102
Celulite pélvica, 99-100f, 100-103
Centers for Disease Control and Prevention (CDC), 2, 66-67, 69, 133, 143, 145, 177-178, 198, 223, 225, 372-373, 397, 538, 560-561, 736-737, 763-764
Ceprozil, 71t
Ceratoacantoma, 121-123
Ceratose seborreica, vulvar, 121-122
Cervarix, 6-7, 397, 737-739
Cervicite
  e sangramento uterino anormal, 223, 225
  supurativa, 84-87
Césio-137, 713-714t
Cetoprofeno,
  para dismenorreia associada à endometriose, 293t
Cetrorelix,
  para leiomiomas, 255
Cetuximabe, 724-725
  e radioterapia, 724-725
Chantix. *Veja* Vareniclina
CHK2, 347t
Chlamydia trachomatis, 85-87
  e divertículo uretral, 684
  em cistos dos ductos da glândula de Bartholin, 122-124
  fatores de risco para, 11-13t
  infecção,
    diagnóstico de, 85-86
    epidemiologia da, 85-86
    sintomas de, 85-86
    tratamento da, 85-87, 87t
  rastreamento para, 85-86
  na criança abusada sexualmente, 388-389
  triagem para, 11-13t
Choque hipovolêmico, 970-972
  diagnóstico de, 970-972
  tratamento do, 970-972
CI. *Veja* Cistite intersticial (CI)
Ciclo celular, 692, 693f
Ciclo de resposta sexual, 374-376, 374-375f
  excitação, 376
  impulso/desejo, 376
  liberação, 376
  resolução, 376
Ciclo menstrual, 423-424, 424t
  e alterações na flora vaginal, 65-66
  fases do
    fase folicular, 430-431
    fase lútea, 431-433
    ovulação e onda de hormônio luteinizante, 430-432
  normal, necessidades para, 440-441
  peptídeos gonadais e, 428-430
    fator de crescimento semelhante à insulina, 428-430
    sistema activina-inibina-folistatina, 428
Ciclofosfamida, 698-700t
  administração de, 700-701

e lesão de extravasamento, 695-697t
mecanismo de ação do, 698-701
para quimioterapia do câncer de mama, 350-351
toxicidade do, 700-701
Ciclopentiazida
eficácia, contraceptivos orais e, 154t
Ciclosporina
eficácia, contraceptivos orais e, 154t
hipertricose causada por, 463-464t
Cimetidina,
e galactorreia, 340-341t
Cinética celular, quimioterapia e, 694-695
Cintigrafia óssea, 348-350
Cipro. *Veja* Ciprofloxacina
Cipro XR. *Veja* Ciprofloxacina de liberação estendida
Ciprofloxacina, 74-75t
e eficácia de contraceptivos hormonais, 155t
para cancroide, 79-80t
para granuloma inguinal, 79-80t
Ciprofloxacina de liberação estendida, 74-75t
Circunferência da cintura, 13-14
medida da, 14
Cirurgia
antibióticos profiláticos para, 956-959, 959t
consentimento informado para, 956-959
diafragmática, 1317-1318, 1317f
para a dismenorreia, 319-320
para a dor pélvica crônica, 316
para líquen escleroso, 115-116
para malignidades ginecológicas, 1259-1348
para o câncer de mama, 350-351
para o septo vaginal longitudinal, 494-496
para o septo vaginal transverso, 493-494
para o útero bicornuado, 500-501, 500-501f
para o útero septado, 501-502
para vulvodínia, 127-128
pedidos pós-operatórios de, 962, 963-964t
Cirurgia bariátrica, 16, 172
Cirurgia citorredutiva
para câncer de ovário,
abordagem cirúrgica para, 869-872
e doença residual, 869-870
intervalo, 871-872
na doença avançada, 869-872
primério, 869-870
secundário, 873-874
Cirurgia de incisão única, 1115, 1115f
Cirurgia diafragmática, 1317-1318, 1317f
Cirurgia endoscópica transluminal por orifício natural (NOTES), 1115
Cirurgia laparoendoscópica por sítio único (LESS), 1115
Cirurgia laparoscópica com incisão única (SILS). *Veja* Cirurgia de incisão única
Cirurgia minimamente invasiva, 1094. *Veja também* Histeroscopia; Laparoscopia;
Cirurgia pélvica, e fístulas vesicovaginais, 678-679
Cirurgia robótica, 1107-1108
localização do portal para, 1108, 1108f

seleção de pacientes para, 1108
sistema cirúrgico DaVinci, 1107-1108, 1107f
Cisapride,
e galactorreia, 340-341t
Cisplatina, 704-705
administração de, 704-705
e lesão por extravasamento, 695-697t
mecanismo de ação da, 704-705
para câncer de colo uterino, 788-789, 788-789t
toxicidade da, 704-705
Cistectomia
para cisto ovariano, 263-265
para cisto paraovariano, 272
Cistectomia ovariana
laparoscópica, 1133-1136, 1133f-1136f
objetivos da, 1026
procedimento para, 1026-1027, 1026f, 1027f
dissecção de cisto, 1026, 1026f
fechamento ovariano, 1027, 1027f
incisão ovariana, 1026, 1026f
Cistite. *Veja* Cistite intersticial (CI)
bacteriana aguda, não complicada, 90t, 91-92
exclusões para, 91-92, 91-92t
tratamento da, 91-92
complicada, 91-93
patogênese da, 90
recorrente, 91-92
cultura de urina na, 91-92
diagnóstico de, 91-92
exame microscópico na, 91-92
teste da esterase leucocitária na, 91-93
teste do nitrito na, 92-93
tratamento do, 92-93, 93t
tratamento da, 93t
Cistite intersticial (CI), 320-322
achados cistocópicos na, 320-321, 320-321f
apresentação clínica da, 320-321
diagnóstico de, 320-321
epidemiologia da, 320-321
fisiopatologia da, 320-321
frequência urinária na, 617
prevalência da, 320-321
tratamento da, 321-322
Cisto nabotiano, 128-130
Cisto paramesonéfrico, 272
Cisto(s)
ducto da glândula de Bartholin, 122-124, 122-124f
himeneal, 423
mama, 336-337, 337-338f
nabotiano, 128-130, 129-130f
paraovariano, 272, 272f
paratubário, 272, 272f, 503
vaginal, 495-496
Cisto(s) do ducto de Gartner, 128-129, 495-496
Cisto(s) ovarianos, 262-266
angiogênese e, 262-263
conduta no, 263-265
de deslocamento, 640, 640f

diagnóstico de, 262-265
excisão cirúrgica no, 263-265, 1026-1027, 1026f, 1027f
aspiração do cisto, 263-265
cistectomia *versus* ooforectomia, 263-265
laparoscopia, 263-265
laparotomia, 263-265
minilaparotomia, 263-265
fetal, 388-390
funcional, 265-267
diagnóstico de, 265-267
fatores de risco para, 265-266
tratamento do, 265-267
imagem, 263-265, 264t
incidência da, 262-263
na adolescente, 388-390
neonatal, 389-390
neoplásicos benignos, 266-269
paravaginal, 640, 640f
patogênese do, 262-263
pré-puberal, 389-390
referência para oncologista ginecológico para, 263-266, 265-266t
secretando hormônio, em crianças, 389-390
sintomas do, 262-263
Cistoadenofibroma,
tubário, 274
Cistoadenofibroma ovariano, 863, 863-864f
Cistoadenoma fibroma seroso, 266-267
Cistoadenoma seroso, 266-267, 268f
Cistoadenomas mucinosos, 41-42, 266-267, 268f
Cistocele, 635, 635f
colporrafia anterior para, 1214-1216, 1214f-1216f
sacolpopexia abdominal para, 1225-1229, 1226f-1228f
Cistometria
multicanal, 621
simples, 621
Cistometrografia, 621-623, 622f
Cistos de inclusão cortical (CICs), 860-861
Cistos de inclusão epidérmica. *Veja* Cistos epidermoides
Cistos dermoides, 41-42, 267, 879, 885-886, 885-886f. *Veja* Câncer ovariano
Cistos do corpo lúteo, 265-266. *Veja* Cistos ovarianos
características sonográficas do, 265-267, 266-267f
e gravidez ectópica, diferenciação de, 205
Cistos epidermoides, 122-125, 124-125f
Cistos foliculares, 265-266. *Veja* Cisto(s) ovariano(s)
Cistos himeneais, 493
Cistos paratubários, 503
Cistos remanescentes, na vagina, 495-496
Cistos tecaluteínicos, 44-45, 266-267
Cistoscopia,
diagnóstica e operatória, técnicas pra, 1185-1188, 1186f, 1187f
na cistite intersticial, 320-321

Cistouretrocele, 635
Cistouretrografia miccional (CUEM), 49-51, 680-681, 680-681f
    para o divertículo uretral, avaliação, 687
Cistouretroscopia, 679-680, 680-681f
    para divertículo uretral, 686, 687f
Citalopram, 363-366t
    e galactorreia, 340-341t
Citocinas,
    como marcador de receptividade uterina, 514
Citologia, 731
Citologia cervical, 740-744. *Veja* Teste de esfregaço de Papanicolaou (PAP)
    base líquida, 741-742
        vs. convencional, 741-743
    convencional, 741-742
    dispositivos de coleta, 740-742, 741-742f
    resultados, relatório dos
        adequação do espécime em, 745-746, 745-746t
        anormalidades nas células epiteliais em, 745-747, 745-746t
        sistema Bethesda 2001 para, 745-747, 745-746t
    teste conjunto para HPV, 743-744
    teste Pap para rastreamento, 740-742
Citometria de fluxo, 902
Citometria por imagem automatizada, 902
Citrato de clomifeno (CC), 457, 515
    administração de, 533, 533f
    estrutura química do, 409-410f
    para indução da ovulação, 533-534
Citrato de sildenafila, 543-545
Claforan. *Veja* Cefotaxima
Classificação da American Society for Reproductive Medicine (ASRM)
    de endometriose, 284-285, 284-285f
Classificação da American Society of Anesthesiologist (ASA), 950, 950t
Cleocin. *Veja* Clindamicina
Climara, para sintomas vasomotores da menopausa, 587t
Clindamicina, 72t, 71-73
    para abscesso vulvar, 105-106
    para acne, 476-477
    para doença inflamatória pélvica, 98-99t
    para infecções por SARM complicadas, 104-105
    para infecções por SARM não complicadas, 104-105
    para infecções pós-operatórias, 102-103t
    para mastite na gravidez, 339-340
    para vaginose bacteriana, 67, 69t
    profilática, perioperatória, 959t
Clindamicina creme
    para vaginose bacteriana, 67, 69t
Clipe de Hulka-Clemens, para fechamento tubário, 143, 145
Clipe Filshie, para fechamento da tuba, 143, 145
Clitóris, 485-486, 941, 942f
    defeitos do, 491
    duplicação, 491

Clitoris bífido, 491
    com exostrofia vesical, 491
Clitoromegalia, 491
Cloaca, 481-482, 482-483f
Clomid. *Veja* Citrato de clomifeno (CC)
Clonazepam, 363-366t
Clonidina
    para cessação do tabagismo, 28t
    para sintomas vasomotores, 588-589, 588-589t
Cloreto de tróspio para incontinência urinária, 628-629t, 629-630
Cloridrato de difenoxilato
    para incontinência fecal 668-669, 668-669t
Cloridrato de eflornitina, para hirsutismo, 475-476
Cloridrato de fenazopiridina, 679-681
Cloridrato de hidroxizina
    para prurido vulvar, em paciente pediátrico, 386-387
cloridrato de imipramina
    para incontinência urinária, 628-629t
Cloridrato de loperamida
    para incontinência fecal, 668-669, 668-669t
Clorpromazina,
    e galactorreia, 340-341t
    e incontinência urinária, 619t
Clotrimazol
    mais betametasona,
        para candidíase, 84t
    para candidíase, 84t
    para candidíase vulvovaginal, 84t
"Clue cells" e vaginose bacteriana, 66-67, 66-67f
Coagulopatias
    abordagem perioperatória dos, 954-955
    e sangramento anormal, 234-237
        deficiência de fatores da cascata de coagulação, 236-237
        doença de von Willebrand, 235-237, 235-236t
        terapia de anticoagulação, 236-237
        trombocitopenia, 235-236
        rastreamento laboratorial para, 235-236
Coaptação uretral, 611
Cobalto 60, 713-714t
"COC taper", 238-239
Coccidínia, 313-314, 326-327
Cóccix, 922
COCs. *Veja* Contraceptivos orais combinados (COCs)
Codeína, 964-965
    para dor pélvica crônica, 314-315
Coitarche, 396
Colágeno bovino, para volume uretral, 1198
Colesevelam,
    para diminuir os níveis de lipídeos, 23-24t
    revisão Colaborativa de Esterilização (CREST), 143, 145
Colesterol
    estrutura do, 401-402f
    sérico, 21, 23t

Colonografia por tomografia computadorizada (CTC)
    para detecção de câncer colorretal, 15t
Colonoscopia
    para avaliação da incontinência anal, 668-669
    para detecção do câncer colorretal, 15t
Colostomia, 1319-1321, 1320f
    alça, 1319-1320
    alça transversal, 1320-1321
    terminal, 1319, 1320f
Colovesical, 936
Colpectomia, 1250-1251, 1250f, 1251f
Colpocleise completa, 1250-1251, 1250f, 1251f
Colpocleise parcial de LeFort, 1246-1249, 1246f-1248f
Colporrafia anterior, 1214
    aparo da parede vaginal, 1216f
    dissecção plana do tecido, 1214f
    incisão vaginal, 1215f
    localização final da malha, 1216f
    plicatura da linha média, 1215f
    procedimento para, 1214-1216, 1214f-1216f
    reparo do defeito paravaginal, 1215f
    separação das camadas fibromuscular e mucosa, 1215f
Colporrafia posterior, 1219
    procedimento para, 1219-1222, 1219f-1222f
Colposcopia, 747-749, 748-749f
    classificação de lesões por, 748-750, 749-750t
        margens e cores da lesão, 749-750, 750-751f
        padrões vasculares da lesão, 749-750, 750-751f
    colposcópio para, 747-748, 748-749f
    e biópsia cervical, 750-752, 750-752f
    objetivo, 747-748
    preparação para, 747-749
    soluções utilizadas para, 748-749, 749-750f
Colposcópio, 747-748, 748-749f
Colpossuspensão de Burch, 1189-1190, 1189f
Commit, 28t
ComPath, para sintomas vasomotores da menopausa, 587t
Compazine. *Veja* Proclorperazina
Complexo de esfíncter anal, 660-661, 660f, 944-945
    esfíncter anal externo (EAS), 660f, 661
    esfíncter anal interno (IAS), 660-661
    músculo puborretal, 661
Complexo do esfíncter urogenital estriado, 936, 936f
Complexo tubo-ovariano, 43-44, 96-97, 274
Complexos estrogênicos tecido-seletivos (TSEC), 593-594
Complicações cardíacas
    fatores de risco para, 951-952
        anemia, 952-953

arritmias, 951-952
doença cardíaca valvular, 951-952
hipertensão, 951-952
insuficiência cardíaca, 951-952
prevenção da, 952-953
nível de hemoglobina, manutenção de, 952-953
revascularização coronariana, 952-953
uso de betabloqueador perioperatório, 952-953
Complicações pulmonares
fatores de risco para, 948-950
cirúrgica (relacionada ao procedimento), 948-949
relacionada à paciente, 948-950
pós-operatórias, 965-969
atelectasia, 965-967
fatores de risco para, 965-966
pneumonia, 966-968
prevenção da 950-952
Compostos de platina, e radioterapia, combinados, 724-725
Concepção, tempo necessário para, 506-507f
Condicionamento da musculatura do soalho pélvico (PFMT), 624-625
Condiloma acuminado, 87, 87f
Condiloma lato, 77-78, 77-78f
Condroma,
tubário, 274
Conização a frio, 754-755, 754-755t, 1083-1084, 1083f, 1084f
Conização cervical, 1083-1085
conização a frio, 1083-1084, 1083f, 1084f
conização a *laser*, 1084-1085
conização LEEP, 1084, 1084f
Conização com *laser*, 1084-1085
Consentimento informado, para cirurgia, 956-959
Conservação da mama, na síndrome do câncer de ovário-mama hereditária, 347
Constipação
funcional, 322-323t (*Veja* Síndrome do intestino irritável (SII))
Contagem de espermatozoides, 522-523
Contagem de folículo antral, 515
Contagem total de neutrófilos (CTN), 707-708
em pacientes em quimioterapia, 709-710
Continência urinária
fisiologia da, 609
teoria de transmissão da pressão, 615-616, 615f
teorias da, 612, 615-616
Contracepção, 6-7
critério de elegibilidade médica para, 133-135, 135t
e gravidez não planejada, 132
e risco de gravidez ectópica, 201
emergência, 161-164
métodos para,
camada superior, 132, 135-148
eficácia dos, 133f
quarta camada, 133, 161-163

segunda camada, 132, 148-160
taxa de gravidez não intencional, 134t
taxas de mortalidade para, 133t
terceira camada, 132-133, 159-162
para adolescentes, 135
para mulheres em amamentação, 134-135, 136t
para mulheres na perimenopausa, 135
para mulheres na transição da menopausa, 558-561
Contracepção de emergência, 161-164, 370-371
baseado em hormônio, 163-164
combinações de estrogênio-progestogênio, 163-164
DIU contendo cobre, 164
falha do, 164
método de apenas progesterona, 163-164
métodos para, 163-164t
Contracepção Essure, 48-49f
Contracepção intrauterina, 136-137, 136-137f
Contracepção por hormônio esteroide, e dismenorreia, 318-320
Contraceptivo adesivo (*patch*), 16
Contraceptivos de progesterona apenas, 157-160
pílulas de progesterona apenas (mini-pílulas), 157-159
progesteronas injetáveis, 158-160
Contraceptivos hormonais combinados (CHCs), 148-158
anel transvaginal, 152-154
ciclo estendido, 153-154
contraindicações para, 149, 149t
e distúrbios clínicos, interações entre, 154-158
câncer cervical, 157-158
câncer de mama, 157-158
convulsões, 156
diabetes melito, 154-155
displasia cervical, 157-158
doença hepática, 157-158
doenças cardiovasculares, 155
doenças cerebrovasculares, 155
doenças neoplásicas, 156-158
infecções por HIV, 157-158
lúpus eritematoso sistêmico, 156
neoplasia hepática, 157-158
tromboembolismo venoso, 155-156
e galactorreia, 340-341t
e risco de morte, 153-154
e sangramento uterino anormal, 233
farmacologia da, 148-149
interações de drogas com, 153-154, 154t, 155t
intramuscular, 153-154
mecanismos de ação da, 148
mulheres obesas e, 154
pílulas contraceptivas orais combinadas, 149-153
administração, 152-153
benefícios para saúde com, 152-153t

de início rápido, 152-153
doses perdidas, 152-153
fórmulas, 150t, 151t
início aos domingos, 152-153
pílulas bifásicas, 149
pílulas monofásicas, 149, 150t-151t
pílulas trifásicas, 149
sistema transdérmico, 152-153
Contraceptivos orais combinados (COCs), 149-153. *Veja também* Contraceptivos hormonais combinados (CHCs)
descontinuação pré-cirúrgica, 961
e câncer cervical, 739-740, 771-772
e câncer endometrial, 818-819
e dismenorreia, 318-319
para adenomiose, 261-262
para dor relacionada à endometriose, 292
para hirsutismo, 475-476
para irregularidades menstruais, 474-475
para leiomiomas, 254
para menorragia, 237-238t
para sangramento uterino disfuncional, 238-239
por adolescentes, 396
Contraceptivos reversíveis de ação prolongada (LARC), 136-137
Convergência viscerossomática, 304-305, 304-305f
Copolímero de etileno vinil álcool,
para volume uretral, 1198
Corante azul de isossulfano, 801-802, 801-802f
Cordão sexual com túbulos anulares, 892-893
Coriocarcinoma,
gestacional, 905-907, 906-907f
ovariano, 884-885
paraovariano, 273
Cornuostomia, 1035-1038, 1035f, 1037f
com extrusão dos produtos da concepção, 1035-1038, 1036f
fechamento da incisão miometrial, 1036, 1036f
linha de incisão para, 1035, 1036f
Corpo, 929, 930f
Corpo albicans, 431-432
Corpo lúteo, 440-441
Corpo perineal, 945-946
Corpos de Schiller-Duval, 883, 883f
Corpos estranhos
na vagina, 128-129
Corpúsculo de Call-Exner, 889-890, 890-891f
Corticosteroide(s)
eficácia, contraceptivos orais e, 154t
para HSRC de início adulto, 457
para líquen escleroso, 114-115, 115t
no paciente pediátrico, 386-387
para náuseas e vômitos, 963t
para vulvovaginites em crianças, 388-389
terapia com, abordagem perioperatória do, 955-959
Cosmegen. *Veja* Dactinomicina

Coto ureteral, 481-482
Craniofaringeomas,
   amenorreia causada por, 450-451
Creatinoquinase, sérica
   na gravidez ectópica, 206-207
Cremes antifúngicos, para cuidado de feridas, 974t
Crescimento Gompertziano, tumores, 692-693, 693f
CRH. *Veja* Hormônio liberador de corticotropina (CRH)
Criança(s)
   cistos ovarianos na, 388-390
   exame ginecológico da, 383-386
      posições para, 385f
   massas mamárias na, 392-394
   sangramento uterino anormal na, 220
   sangramento vaginal na, 393-394, 393-394t
   trauma genital na, 388-389, 389-390f
Crioablação, 1171, 1171f
Criopreservação do embrião, 548-549
Criopreservação do oócito, 548-549
Criossonda, 1078, 1079f
Crioterapia
   cervical, 1078-1080, 1079f, 1080f
   dimensão no *iceball*, 1078
   método do duplo congelante para, 1078
   para verrugas genitais externas, 88t
Crista genital, 481, 481-482f
Crista ilíaca anterossuperior, 312
Crista nefrogênica, 481, 481-482f
   divisão do, 611f
   e função do trato urinário inferior, 609
Crista urogenital, 481, 481-482f
Cristais de Reinke, 892-893
Critério de Roma III, de distúrbios gastrintestinais funcionais, 671-672, 671-672t
Critério de Rotterdam, para definição de SOP, 460, 460-461t
Critérios de Terminologia Comum para Eventos Adversos, 707-708
Crotamiton, creme-loção (Eurax)
   para escabiose, 88-89
Cryselle, 150t
C-Telopeptídeo de ligação cruzada com colágeno tipo I, como marcador de reabsorção óssea, 577-578, 577-578t
CTN. *Veja* Contagem total de neutrófilos
Cubicin. *Veja* Daptomicina
Cúbito valgo, 488-489
CUEM. *Veja* Cistouretrografia miccional (CUEM)
Culdocentese,
   em gravidez ectópica, 205-207, 206-207f
Culdoplastia, 1244
   procedimentos de Halban, McCall e Moschowitz para, 1244-1245
Cultura de tecidos, para o diagnóstico da infecção por herpes simples, 75-76
Cultura de urina, para avaliação da incontinência urinária, 619-620
Culturas cervicais,
   no sangramento uterino anormal, 223, 225
Curetagem endocervical, 751-752
Cyclafen 1/35, 151t
Cyclessa, 150t
Cymbalta. *Veja* Duloxetina
Cytotec. *Veja* Misoprostol
Cytoxan. *Veja* Ciclofosfamida

D

D&C. *Veja* Dilatação e curetagem (D&C)
Dactinomicina,
   e lesão de extravasamento, 695-697t
   mecanismo de ação do, 700-701
   para NTG de baixo risco, 910-911
   para NTG pós-molar, 904-905
   toxicidade do, 700-701
Dalteparina, 968-969t
Danazol
   e galactorreia, 340-341t
   exposição materna ao, e genitália ambígua, 487-488
   hirsutismo causado por, 463-464t
   na síndrome pré-menstrual, 364-367
   para adenomiose, 261-262
   para endometriose, 294
   para leiomiomas, 254
   para mastalgia, 341-342
   para menorragia, 237-238t
   para sangramento uterino disfuncional, 238-239
Danocrine. *Veja* Danazol
Daptomicina,
   para infecções por SARM complicadas, 104-105
Darbepoetina alfa, 708-709
Darefenacina,
   para incontinência urinária, 628-629t, 629-630
DCV. *Veja* Doença cardiovascular (DCV)
DDT (diclorodifeniltricloroetano)
   e risco de aborto espontâneo, 174-175
Decadron. *Veja* Dexametasona
"Dedos de Zinco", 405-406
Defecação,
   fisiopatologia da, 660-662
Defecação dissinérgica, 671-672
Defecografia, 666-668
Defeito da fase lútea, 434-435, 513
   diagnóstico do, 185-186
   e aborto recorrente, 185-187
   tratamento do, 185-187
Defeito esfincteriano intrínseco (DEI), 616, 621, 1198
   incontinência urinária de estresse da, 1198
   tratamento cirúrgico da, 625-626
Defeitos do tubo neural, 6-7
Deficiência de antitrombina, 960-961
Deficiência de proteína C, 961
Deficiência de proteína S, 961
Deficiência de vitamina D, 595-596
Deiscência da ferida, 972
   classificação da, 972
   diagnóstico da, 973
   fáscial, tratamento da, 974-975
   incidência de, 972
   infecção e, 973, 973t
   prevenção de, 972-973
   superficial, tratamento de, 973-974
      alterações do curativo de úmido para seco, 973-974
      fechamento primário retardado, 974
      terapia de feridas por pressão negativa, 974
Demência, 25, 27
   definição de, 599-601
   no paciente geriátrico, 25, 27
   prevenção da, em mulheres no pós-menopausa, 599-601
   sinais precoces de, 599-601
Demência senil do tipo Alzheimer (SDAT), 599-601
Demerol. *Veja* Meperidine
Demulen 1/35, 150t
Demulen 1/50, 150t
Denosumabe,
   para osteoporose, 591-593, 592-593t, 594-595
Densidade mineral óssea (DMO), 566
   avaliação da, 566, 567f
   critério para interpretação da, 566t
   e risco de fratura, 568-570
   Escores T, 566, 566t
   influência genética no, 568-570
   normal, 566t
Densitometria óssea, 50-52
Depakene. *Veja* Ácido valproico
Dependência de substâncias
   critérios diagnósticos para, 363-364t
Depilação, 475-476
Depo-Provera. *Veja* Acetato de medroxiprogesterona de depósito (AMP)
Depo-subQprovera, 103-104, (Pfizer), 158-159
Depressão, 25, 27
   durante a transição da menopausa, 572-573
   e dor pélvica crônica, 311
   em idosos, 368-370
   em mulheres, 357
   na gravidez, 364-368
      diagnóstico de, 364-367
      prevalência de, 364-367
      riscos para, 364-367
      tratamento da, 364-368
   no pós-parto, 367-368
      depressão pós-parto, 367-368
      psicose pós-parto, 367-368
   terapia medicamentosa para, 363-366t
   tratamento da, 599-600
Derivação (bypass) gástrica em Roux-en-Y, 16
Derivação (*bypass*) intestinal, 1331-1332, 1331f, 1332f
Derivação do colo transverso, 1284, 1287, 1287f

Derivação jejunal, 1284
Derivação(ões) urinária(s)
 continente, 1284, 1288-1291, 1288f-1290f
 incontinente, 1284-1287, 1285f-1287f
Derivações sigmoides, 1284
Derivados do ácido fíbrico,
 para diminuir os níveis de lipídeos, 23-24t
Dermatite alérgica, vulvite pré-puberal por, 386-387
Dermatite de contato, vulvite pré-puberal por, 386-387
Dermatite de contato vulvar, 115-116, 115-116f
 alérgica, 115-116
 irritante, 115-116
 tratamentos para, 115-116t
Dermatológico
 exame,
  em pacientes na menopausa, 575-576
 toxicidade, de quimioterapia, 707-708
Derrame, 23-24, 24-25t
DES. *Veja* Dietilestilbestrol (DES)
Desbridamento enzimático, para tratamento de feridas, 974t
Descarga fisiológica, no recém-nascido, 387-388
Descarga vaginal, 80-81
 fisiológica, no recém nascido, 387-388
Descompressão nasogástrica, 951-952
Desejo sexual, 376
 hipoativo, 378t
Desenvolvimento biopsicossocial, 356, 357t
Desidroepiandrosterona (DHEA), 403-404, 403-404f
 sérico, valores de referência para, 409t
Desipramina, 363-366t
 para síndromes de dor crônica, 315t
Deslocamento lúteo-placentário, 435-436
Desnutrição
 e amenorreia, 531, 532t
 e infertilidade, 531
Desogen, 150t
Desogestrel, 409-410
Desoxipiridinolina, urinária, como marcador de reabsorção óssea, 577-578, 577-578t
Dessensibilização, 406-407
Desvenlafaxina
 para sintomas vasomotores, 588-589t
Desyrel. *Veja* Trazodona
 para incontinência urinária, 628-629t
Detrussor/dissinergia do esfíncter, 612
DEXA. *Veja* Absorciometria de dupla emissão de raio X (DEXA)
Dexametasona
 para náuseas e vômitos, 963t
DHEA. *Veja* Desidroepiandrosterona (DHEA)
DHT. *Veja* Di-hidrotestosterona (DHT)
Diabetes insulino-dependente
 e risco de aborto, 173-174
Diabetes melito, 20-21
 abordagem perioperatória do, 955-957, 957-958f, 957-958t

complicações de longo-prazo, 955-957
consequências do, 20
contraceptivos orais e, 154-155
critérios diagnósticos para, 20-21t
diagnóstico do, 472t
e aborto espontâneo recorrente, 186-187
fatores de risco para, 20t
imagem por ressonância magnética, 776-779
testes diagnósticos, antes de procedimentos cirúrgicos, 955-957
tipo 2,
 na síndrome ovariana policística, 466-467
tratamento do, 20-21
triagem para, 20-21
Diafragma pélvico, 924f, 925, 925f. *Veja também* Soalho pélvico
Diagnóstico genético pré-implantação (DGP), 180-182, 548-551
Diapositivo de Pipelle, biopsia endometrial com, 225-227, 225-226f
Diarreia
 funcional, 322-323t (*Veja também* Síndrome do intestino irritável (SII))
Diazepam, 363-366t
 eficácia, contraceptivos hormonais e, 154t
Diazóxido
 hipertricose causada por, 463-464t
Diciclomina
 para IBS, 323-324
 e incontinência urinária, 619t
Dicloxacilina, 68t
 para mastite puerperal, 339-340
Dicumarol
 eficácia, contraceptivos hormonais e, 154t
Dienogest, 411t
 para endometriose, 294
Dieta
 com baixa gordura, para dismenorreia, 319-320
 e câncer cervical, 739-740
 e incontinência urinária, 624-625
 infertilidade e, 531
 livre de glúten, na doença celíaca, 321-322
 mudanças na, para dismenorreia, 319-320
 na síndrome do intestino irritável, 322-323
 na síndrome ovariana policística, 473
 osteoporose e, 596-597
 reinício pós-operatório da, 968-969
 restrição, na cistite intersticial, 321-322
Dietilestilbestrol (DES), 502-503
 adenose vaginal e, 813-814
 anormalidades do sistema reprodutivo, 128-129, 502-503, 502-503f
 em homens, 502-503
 em mulheres, 502-503
 e infertilidade, 516-517
Difenidramina
 e incontinência urinária, 619t
 para náuseas e vômitos, 963t
 para o manejo da dor, 963-964
Difenoxilato
 para IBS, 323-324

Di-hidroergotamina (DHE 45),
 e galactorreia, 340-341t
Di-hidrotestosterona (DHT), 485-486
 na diferenciação sexual masculina, 483-484
 sérico, valores de referência para, 409t
Dilantina. *Veja* Fenitoína
Dilapan-S, 1059
Dilatação e curetagem (D&C)
 com lâmina, 1057-1058
  cureta uterina, 1058f
  curetagem uterina, 1058f
  Sims uterina sound, 1057, 1057f
 para amostra endometrial, 225-226
 para sangramento uterino disfuncional, 239-240
 sucção, 1059-1061
  cânulas de Karmen, 1060f
  colocação de laminárias, 1060
  curetagem com lâmina seguida de curetagem de sucção, 1061f
  dilatação uterina, 1061f
  dilatadores de Hank, 1060f
  dilatadores higroscópicos, 1059f
  inserção da cânula de sucção, 1061f
  movimento da cânula de sucção, 1061f
  remoção de conteúdos uterinos, 1061f
Dilatadores higroscópicos, 189-191
Dilaudid. *Veja* Hidromorfona
Dimenidrinato
 e incontinência urinária, 619t
Dimetil sulfóxido (DMSO)
 para cistite intersticial, 321-322
Dióxido de carbono
 como meio de distensão, 1159, 1160f
 insuflação do, durante a laparoscopia, 1094-1095
DIP. *Veja* Doença inflamatória pélvica (DIP)
Diretrizes do American College of Cardiology and the American Heart Association (ACC/AHA), 951-953, 952-954f
Disfunção do sono, na transição para a menopausa, 560-563, 563-564t, 571-573
Disfunção menstrual,
 na síndrome ovariana policística, 462-463
Disfunção plaquetária, e sangramento anormal, 235-236
Disfunção sexual, 377-378t
 avaliação da, 377-378
 em paciente com menopausa, 573-575
 fatores de risco para, 377
 incidência de, 377
 tratamento da, 378
Disgenesia gonadal
 causa de, 488-489
 e genitália ambígua, 488-490
 e insuficiência ovariana prematura, 443-446
 pura, 490
 tratamento hormonal para, 490
Disgerminomas, 881-883, 881-883f
 envolvimento bilateral no, 881-882
 estádio no diagnostico, e sobrevivência, 883t

marcadores tumorais para, 880-881t
prognóstico para, 883
recorrente, 881-882
tratamento do, 881-882
Dislipidemia, 21, 23, 23-24t
na síndrome ovariana policística, 466-467
Dismenorreia, 318-320
associada à endometriose, 285-286
diagnóstico de, 318-319
em leiomiomas, 250-251
fisiopatologia da, 318-319
na adenomiose, 260-261
primária, 318-319
fatores de risco para, 318-319
secundária, 318-319
tratamento da, 318-320
Disopiramida
e incontinência urinária, 619t
Dispareunia, 319-321, 378t
associada à endometriose, 285-287
causas de, 319-320
generalizada, 319-320
insercional, 319-320
na adenomiose, 260-261
na paciente em menopausa, 573-575
prevalência de, 319-320
primária, 319-320
profunda, 319-320
secundária, 319-320
situacional, 319-320
tratamento da, 320-321, 596-598
Displasia cervical,
e contraceptivos orais, 157-158
Displasia septo-ótica, 450-451
Dispositivo EndoClose, 1116
Dispositivo intrauterino (DIU), 135-141, 136-137f
alterações menstruais com, 138-139
candidatas nulíparas e, 138-139
colocação pós-aborto de, 138-139
colocação pós-parto de, 138-139
contendo cobre, 136-138, 164
contendo levonorgestrel, 136-137
contraindicações para, 137-138t
cordas marcadoras não palpáveis ou não visualizadas, 138-141
diagnóstico de, 138-140
manejo da, 139-141
e gravidez, 139-141, 139-140t
e sangramento uterino anormal, 232-233
contendo cobre, 232-233
SIU-LNG, 233
expulsão, 138-139
gravidez ectópica e, 140-141
infecções com, 137-139
inserção, procedimentos para, 140-141
manejo da dor relacionada à inserção, 140-141
para mulheres HIV-positivas, 138-139
perfuração uterina com, 138-139
ultrassonografia 3-D para posicionamento do, 47-48, 48-49f

Dispositivo intrauterino de cobre T 380, 136-137, 136-137f
contraindicações para uso do, 137-138, 137-138t
inserção, técnica para, 140-141, 142f
mecanismo de ação do, 136-137
Dispositivos bipolares, usados em laparoscopia, 1105
Dispositivos de fechamento de feridas assistidos por vácuo (Wound VAC), 103-104
Dispositivos intrauterinos contendo cobre, 164
Distúrbio orgástico feminino, 378t
Distúrbio respiratório do sono (DRS), 572-573
Distúrbios anorretais funcionais, 671-673, 671-672t
Distúrbios convulsivos, e contraceptivos orais, 156
Distúrbios do desenvolvimento sexual, 487-491
distúrbios do desenvolvimento genético/gonadal, 488-491
digenesia gonadal, 488-490
hermafroditismo verdadeiro, 490
regressão testicular embrionária, 490-491
pseudo-hermafroditismo feminino, 487-489
pseudo-hermafroditismo masculino, 488-489
Distúrbios do desenvolvimento sexual, investigação das, algoritmo para, 492f
Distúrbios funcionais gastrintestinais (DFGIs), 321-324, 322-323t
Distúrbios intestinais funcionais, 321-324. *Veja* Distúrbios funcionais gastrintestinais (DFGIs)
Distúrbios pré-menstruais, 362-367
diagnóstico de, 363-366
fisiopatologia da, 362-363
esteroides sexuais, 362-363
interação com o sistema nervoso central, 362-363
serotonina, 362-363
sistema renina-angiotensina-aldosterona, 362-363
sinais e sintomas da
terapia medicamentosa para, 363-367, 363-366t
tratamento da, 363-367
Distúrbios somatoformes, 369-370
Disúria, 320-321
associada à endometriose, 287
avaliação da, 320-321
causas de, 320-321
crônica, 320-321
Ditropan
para incontinência urinária, 628-629t
DIU. *Veja* Dispositivo intrauterino (DIU)
Diverticulectomia
para avaliação de divertículo uretral, 688-689
Divertículo cervical, 261-262

Divertículo uretral, 122-124, 683-689
cistouretrografia miccional, 687
cistouretroscopia para, 686, 687f
classificação do, 685-686, 685f
descrição de, 683
diagnóstico de, 686-688
etiologia/patofisiologia do, 683-685
câncer, 685
divertículo adquirido, 683-685
divertículo congênito, 683
infecção, 684
pedras, 685
trauma uretral, 684
exame físico no, 686
imagem de ressonância magnética para, 684, 684f
incidência de, 683
sinais e sintomas de, 686
tratamento de, 688-689
ultrassonografia para, 687-688, 688f
uterografia de pressão positiva para, 687
Divertículos uterinos, 261-262
Divigel, para sintomas vasomotores da menopausa, 587t
Doação de óvulo, 546-548
Dobras de interposição, 682-683
Dobras miocutâneas do gracilis, 1292, 1294f, 1295
Docetaxel, 702-703, 703t
e lesão de extravasamento, 695-697t
Doença cardiovascular (DCV), 20-21, 22t, 570-571
contraceptivos orais e, 155
epidemiologia da, 20-21
fatores de risco para, 570-571
incidência de, 570-571
na síndrome ovariana policística, 467-468
prevenção da, 22t, 570-571
risco para, cálculo de, 20-21
terapia com aspirina para, 570-571
transição da menopausa e risco de, 570-572
Doença celíaca, 321-322
amenorreia por, 451-452
e perda precoce da gravidez, 172
Doença cerebrovascular,
e contraceptivos orais, 155
Doença da tireoide, 24-25
amenorreia causada por, frequência de, 440-441t, 451-452
e sangramento uterino anormal, 234-235
perda de gravidez inicial por, 173-174
Doença de Cushing,
amenorreia causada por, frequência de, 440-441t
Doença de Hand-Schüller-Christian
amenorreia causada por, 450-451
Doença de Ollier, 887-888
Doença de Paget do mamilo, 345
da vulva, 805-806, 805-806f
Doença de Paget vulvar, 805-806, 805-806f
Doença diverticular do colo, 321-322
Doença do coração valvar, e risco de complicações cardíacas, 951-952

Doença gastrintestinal, 321-324
Doença hepática
  amenorreia hipogonadotrópica por, 450-451
  conduta perioperatória da, 952-954
  contraceptivos orais e, 156
  E sangramento uterino anormal, 234-235
Doença hipofisária, amenorreia causada por, 440-441t, 450-451
Doença inflamatória pélvica (DIP), 42-44, 43-44f, 92-99
  abscesso tuboovariano e, 95-97
  aguda, 94-96
    achados ultrassonográficos na, 42-44, 43-44f, 95-96
    biópsia endometrial na, 95-96
    critério diagnóstico para, 94-96
    laparoscopia para, 95-96
    sinais e sintomas da, 95-96
    testes laboratoriais na, 95-96
  crônica, 96-97
    achados ultrassonográficos na, 43-44
  diagnóstico de, 94-97
  fatores de risco para, 94t
  hospitalização para, indicações para, 97-98t
  infecção tuboovariana na, achados ultrassonográficos na, 43-44
  microbiologia da, 94
  patogênese da, 94
  sequelas, 94
  silenciosa, 94
  tratamento da, 96-98, 98-99t
    oral, 97-98, 97-98t
    parenteral, 97-98, 98-99t
  ultrassonografia na, 42-44, 43-44f
Doença periodontal e risco de abortamento, 172
Doença peritonial e infertilidade, 542-544
Doença proliferativa da mama benigna, 242-243
  e risco de câncer de mama, 346
Doença pulmonar
  e incontinência urinária, 609
Doença pulmonar obstrutiva crônica (DPOC)
  e complicações pulmonares no pós-operatório, 948-949
  e prolapso de órgão pélvico, 635
Doença renal e sangramento uterino anormal, 234-235
Doença renal em estágio final, amenorreia hipogonadotrópica por, 450-451
Doença sexualmente transmissível (DST). *Veja também Chlamydia trachomatis*; Gonorreia; Tricomoníase
  prevenção de, após ataque sexual, 370-372, 371-372t
  rastreamento para, 6-7, 11-13t
Doença trofoblástica gestacional, 898-912
  classificação da OMS de, 898, 898-899t
  consequências psicológicas da, 911-912
  e determinação de β-hCG fantasma, 912
  ectópica, 905-906

evolução de gravidez subsequente à, 911-912
fatores de risco da, 898-899
  história obstétrica, 898-899
  idade materna, 898-899
  outras, 898-899
  uso de pílula contraceptiva oral, 898-899
incidência da, 898-899
marcadores tumorais para, 898
mola hidatiforme, 898-906
neoplasia trofoblástica gestational, 898, 905-912
quiescente, 912
ultrassonografia na, 44-45
Doenças crônicas,
  amenorreia hipogonadotrópica por, 450-452
Doenças do tecido conectivo
  e prolapso de órgão pélvico, 633-634
Doenças neoplásicas
  contraceptivos orais e, 156-158
Dolasetron
  para náuseas e vômitos, 963t
Dolofina. *Veja* Metadona
Domperidona
  e galactorreia, 340-341t
Dong quai, 590-591
Dopamina, 415-416
Dor, 304
  abdominal
    aguda, 305-309, 305-306t
  aguda, 305-309
    anamnese na, 305-307
    exame físico para, 307
    imagem na, 308-309
    laparoscopia na, 308-309
    radiografia na, 308-309
    RM na, 308-309
    TC na, 308-309
    testes laboratoriais na, 308-309
    ultrassonografia na, 308-309
  crônica, 309-311
  fisiopatologia da, 304-306
  inflamatória, 304-306
  na torção de anexo, 270
  neuropática, 305-306
  pélvica. (*Veja* Dor pélvica)
  somática, 304, 304-305f
  visceral, 304-305
Dor à mobilização cervical (DMC), em DIP, 95-96
Dor abdominal
  após a administração de metotrexato, 209-211
  baixa, condições causadoras, 203t
  funcional, 322-323t
  na doença celíaca, 321-322
  na doença inflamatória pélvica, 95-96
  na endometriose da parede abdominal, 287
  subaguda, no tumor maligno ovariano de células germinativas, 880
Dor anorretal funcional, 671-672
Dor da cintura pélvica, 326-327

Dor da separação, 209-211
Dor pélvica
  aguda, 305-309, 305-306t
  cistite intersticial e, 320-321
  crônica, 309-319
    adesões e, 311, 316-318
    analgésicos e, 314-315
    anamnese na, 309-311, 309-311t
    anticonvulsivantes para, 316
    antidepressivos para, 315-316, 315t
    avaliação da postura sentada na, 313-314
    avaliação supina na, 312-314
    cirurgia para, 316
    cistoscopia na, 313-314
    combinação medicamentosa para, 316
    definição de, 309-311
    depressão na, 311
    dispareunia e, 319-320
    e história cirúrgica, 311
    e história obstétrica, 309-311
    e história psicossocial, 311
    e postura e marcha, 311-312, 311t, 312f
    endometriose e, 309-311, 314-315
    endoscopia na, 313-315
    etiologia da, 309-311
    etiologias neurológicas da, 326-328
    exame da posição da litotomia para, 313-314
    exame físico para, 311-314
    hérnias e, 312
    imagem na, 313-315
    laparoscopia na, 313-314
    na doença gastrintestinal, 321-324
    origem musculoesquelética da, 311t, 323-327
    questões relevantes para, 309-311t
    síndrome de congestão pélvica na, 317-319
    síndrome de retenção ovariana, 317-318
    síndrome do ovário remanescente e, 317-318
    supressão hormonal para, 314-315
    teste de mobilidade na, 312-314, 312f
    tomografia computadorizada na, 248, 313-314
    tratamento da, 314-316
    ultrassonografia na, 313-314
  em leiomiomas, 250-251
  no sangramento uterino anormal, 222-223
Doryx. *Veja* Doxiciclina
Dosimetria, 715-716
Dostinex. *Veja* Cabergoline
Dovonex. *Veja* Calcipotrieno
Doxazocin
  e incontinência urinária, 619t
Doxiciclina, 36-37, 72t, 1059
  e eficácia de contraceptivos hormonais, 155t
  para abscesso vulvar, 105-106
  para acne, 476-477
  para anormalidades do muco cervical, 542-544
  para doença inflamatória pélvica, 97-99t

para granuloma inguinal, 79-80t
para infecção gonocócica, 85-86t
para infecção por *Chlamydia*, 87t
para infecções por SARM não complicadas, 104-105
para linfogranuloma venéreo, 80-81
perioperatório, 959t
profilático,
Doxil. *Veja* Doxorrubicina lipossomal
Doxorrubicina, 701t
administração de, 701
e lesão de extravasamento, 695-697t
mecanismo de ação do, 701
para leiomiossarcoma, 849-850
para quimioterapia do câncer de mama, 350-351
toxicidade do, 701
Doxorrubicina lipossomal, 701t
administração de, 702
e lesão de extravasamento, 695-697t
mecanismo de ação da, 701
toxicidade da, 702
Drogas antiparkinsonianas, e incontinência urinária, 619t
Drogas antituberculosas, e eficácia de contraceptivos hormonais, 155t
Drogas ilícitas,
efeito na fertilidade, 508t
Drospirenona, 148, 409-410, 411t
Ducto(s) de Wolff, 481, 481-483f, 483-485
vestígios
sólidos paraovarianos, 272-273
Ducto(s) mesonéfricos, 481
Ducto(s) metanéfricos, 481-482
Ducto(s) mülleriano, 481-482, 481-483f, 483-485, 485-486f
remanescentes de, 502-503
Ducto(s) paramesonéfrico, 481-482, 481-483f
Ductografia mamária, para secreção mamilar patológica, 338-339, 340-341f
Dulcolax. *Veja* Supositórios de bisacodil
Duloxetine, 363-366t
Para incontinência urinária de estresse, 625-626
Duresphere, para volume uretral, 1198
Duricef. *Veja* Cefadroxil
Dynapen. *Veja* Dicloxacilina

E

E2 (PGE2), papel na endometriose, 281-282, 282-283f
EAU. *Veja* Embolização da artéria uterina (EAU)
E-Caderina, sítios de implantação de gravidez ectópica tubário, 201
ECM. *Veja* Exame clínico da mama (ECM)
Ectrópio, 128-129
Eczema atópico, 116-117
EEC. *Veja* Estrogênios equinos conjugados (EEC)
Efeito Compton, 714-715, 714-715f
Efeito fotoelétrico, 714-715, 714-715f

Efetividade biológica relativa (EBR), 715-716, 715-716f
Effexor. *Veja* Venlafaxine
Eixo hipotálamo-hipófise, 413-418
anormalidades no, 417-423
Eixo hipotálamo-hipófise-ovário
e desenvolvimento do sistema reprodutivo, 382-384, 383-384f
na transição da menopausa, 555-556
regulação do, para função reprodutiva, 400-401, 401-402f
Eixo hipotálamo-hipófise-suprarrenal, e hipotensão perioperatória, 955-957
Elavil. *Veja* Amitriptilina
Elestrina, para sintomas vasomotores da menopausa, 587t
Eletrocoagulação, para interrupção tubário, 143, 145
Eletrocoagulação controlada por impedância, 1170-1171, 1171f
Eletrodermátomo, 1075
Eletroejaculação, 543-545
Eletroestimulação nervosa elétrica transcutânea (TENS), para dismenorreia, 319-320
Eletromiografia (EMG)
para avaliação de IA, 666-668
Elidel. *Veja* Pimecrolimus
Elimite. *Veja* Permetrin creme
Ella, 163-164t. *Veja também* Acetato de ulipristal
Elmiron. *Veja* Polissulfato sódico de pentosan
Embalagem de combinação de clotrimazol para candidíase, 84t
Embolia
arterial, aguda, anticoagulação para, 955-956t
Embolização da artéria uterina (EAU), 37-39, 51-52, 256, 256f, 257f
para adenomiose, 261-262
para leiomiomas, 256-257, 257t
para o sangramento uterino disfuncional, 239-240
pré-operatório, para miomectomia, 1039
Embriologia, do sistema reprodutivo, 481-487
Emenda Hyde, 188-189
Enablex. *Veja* Darifenacin
Enalapril
e incontinência urinária, 619t
Encefalinase, 432-434
Endarterite, 678-679
Endocardite, profilaxia perioperatória, 956-959
Endocrinologia da gravidez, 434-436
Endocrinologia reprodutiva, 400. *Veja também* Hormônio(s)
Endocrinopatia
com adenomas da hipófise, 420
conduta perioperatória da, 955-959
Endoloop, 1119, 1119f
Endométrio, 432-435, 929
ablação, 1169
avaliação do sangramento uterino, antes da, 1169

balão térmico, 1170, 1170f
cirurgia à *laser* para,
crioablação, 1171, 1171f
eletrocoagulação controlada por impedância, 1170-1171, 1171f
laser Nd:YAG para, 1169
micro-ondas, 1171
para adenomiose, 261-262
para leiomiomas, 258-260
para sangramento uterino disfuncional, 239-241, 240-241f
procedimentos para, 1169-1171, 1170f, 1171f
ressecção transcervical do endométrio, 1169-1170
rollerball, 1170
térmica histeroscópica, 1170, 1170f
alterações na, gravidez ectópica, 206-207
alterações no ciclo menstrual, 221-222
biópsia
fora da fase, 513
na avaliação de infertilidade, 513
na gravidez ectópica, 206-207
no sangramento anormal, 223, 225-227, 225-226f
no sangramento uterino anormal, 223, 225-227, 225-226f
camada basal, 221-222, 432-433
camada funcional, 221-222, 432-433
contratilidade miometrial, regulação da, 432-434
defeito na fase lútea, 434-435
degradação tecidual, regulação da, 432-434
espessura do,
estrato basal do, 37-38
estrato funcional do, 37-38
expressão de receptores estrogênicos, regulação da, 432-434
fase menstrual, 37-39, 37-39f
fase secretória da, 37-38f, 432-434
fatores de crescimento na, 432-434, 434-435t
função da, regulação da, 432-435
hemorragia, regulação da, 432-434
histologia, no ciclo menstrual, 432-434
janela de implantação e, 434-435
moléculas de adesão celular na, 432-435
na imagem por ressonância magnética, 54-55, 54-55f
na transição da menopausa, 558-559, 559f
no ciclo menstrual, 432-433
ressecção
para sangramento uterino disfuncional, 239-241
ultrassonografia da, achados normais da, 37-39, 37-39f
vasoconstrição, regulação da, 432-434
Endometriomas,
ovarianos, 285-286, 285-286f
ressecção dos, 297-298
Endometriose, 281-299
achados sonográficos na, 290-290f
adesiólise para, 296-298

alterações endometriais na, 283-284
análise patológica na, 291, 292f
classificação da, 284-285, 284-285f
conduta expectante da, 291-292
defeitos anatômicos e, 283-284
definição da, 281
dependência hormonal da, 281-282
diagnóstico de, 289-290
diagnóstico diferencial da, 289t
diagnóstico laboratorial da, 289
dismenorreia e, 285-286
disseminação linfática da, 281-282
disseminação vascular da, 281-282
do trato gastrintestinal, 287-288
dor à defecação e, 287
dor na, 281, 285-287
   tratamento cirúrgico da, 296-299
   tratamento médico da, 292-297
dor não cíclica na, 287
e dispareunia, 285-287
e disúria, 287
e dor pélvica, 281, 285-287
e dor pélvica crônica, 309-311
e endometriomas ovarianos, 285-286, 285-286f
e infertilidade, 281, 287-288, 298-299
efeitos na infertilidade, 542-543
   tratamentos da, 542-544, 542-543t
estadiamentro da, 284-285
etiologia da, 281-282
exame bimanual no, 289
exame especular na, 289
exame físico, 289
fatores de risco para, 283-284
fisiopatologia da, 281-284
foliculogênese na, 287-288
genes candidatos no, 283-284
imagem na, 290-291
incidência de, 281
inspeção visual na, 289
laparoscopia no diagnóstico de, 291
lesões da, 291, 291f
   remoção cirúrgica da, 296-298
marcadores séricos da, 289-290
mas mulheres em idade reprodutiva, 281
menstruação retrógrada e, 281-282
metaplasia celômica e, 281-282
na cicatriz de incisão de Pfannenstiel, 287f
núcleos familiares da, 283-284
obstrução intestinal na, 287-289
parede abdominal, 287, 287f
patogênese da, 282-284
prevalência de, 281
RM da, 290-291, 291f
sintomas da, 284-289
sistema imune e, 282-284
sítios anatômicos de, 281, 284-286, 284-285f
TC da, 290, 290f
teoria da indução de, 281-282
tratamento da, 291-299
   algoritmo para, 293f
trato urinário, 287-289

Endometrite
   crônica e sangramento uterino anormal, 233-235
Endorfinas, 412-413
Endoscópios de visão angular, 1106
Endotelina, 430-431
Enema baritado com duplo contraste (EBDC)
   para detecção do câncer colorretal, 15t
Enema baritados para avaliação da incontinência urinária, 668-669
Enemas
   para avaliação da incontinência anal, 664-665
   para lavagem do colo, 960t
Engel, George, 356
Enjuvia, para sintomas vasomotores da menopausa, 587t
Enoxaparina, 968-969t
Enpresse, 151t
ENS. *Veja* Estimulação do nervo sacral (ENS)
Ensaio CARE, 1225
Ensaio de marcação de terminações dUTP mediada por *desoxinucleotidil transferase terminal* (TUNEL), 524-525
Ensaio de penetração espermática, 524-525
Ensaio fluorescente com manose, 524-525
Ensaio FREEDOM, 594-595
Ensaio hemizona, 524-525
Ensaio imunoenzimático (ELISA), para *Chlamydia trachomatis*, 85-86
Ensaio(s) miccional(is), pós-operatório, 965-966
   ativo, 965-966
   passivo, 965-966
Enseal, 1105
Ensometrite tuberculosa, síndrome de Asherman por, 443-444
Enterobius vermicularis, 387-388
Enterocele, 635, 635f
   definição de, 652-653
   reparo da, 652-653
   sacrocolpopexia abdominal para, 1225-1229, 1226f-1228f
Enxertos, reconstrutivos, 1346-1348, 1346f-1348f
Enxertos autólogos, 655
Enxertos de pele em meia espessura (STSG), 1292, 1293, 1293f, 1295, 1346, 1347f
Enzima 5α-redutase, 404-405
Enzima esteroidogênica, 402-403, 402-403t
Enzima para piolhos, 90
Epilação, 475-477
Epilação com linha, 475-476
Epiregulina, 431-432
Episiotomia eletiva, 633-634
Episódio depressivo maior, 356
   critérios diagnósticos para, 359t
Epoetina alfa, 708-709
Epogen. *Veja* Epoetina alfa
Epoophoron, 502-503
Eprex. *Veja* epoetina alfa
Erbitux. *Veja* Cetuximab
Erikson, Erik, 356

Eritrodisestesia palmoplantar (EPP), 702
Eritromicina
   para acne, 476-477
   para mastite puerperal, 339-340
Eritromicina base
   para cancroide, 79-80t
   para granuloma venéreo, 80-81
   para infecção por *Chlamydia*, 87t
Eritromicina etil succinato, para infecção por *Chlamydia*, 87t
Erosão, definição de, 74-75
Errin, 151t
Ertapenem
   para infecções no pós-operatório, 102-103t
Escabiose
   diagnóstico de, 88-89
   etiologia da, 88
   tratamento da, 88-89
Escala de depressão geriátrica, 368-369
Escala de Edinburgh para a depressão pós-parto (EPDS), 364-368
Escala de fezes de Bristol, 663-664, 664-665f
Escalas de dor, 309-311, 309-311f
Escitalopram, 363-366t
Escopolamina
   e incontinência urinária, 619t
   para náuseas e vômitos, 963t
Escore de Child-Pugh, 953-954
Escroto, 485-486
Escutcheon, 463-464
Esfincter uretral, 936, 936f
Esfincter urogenital, 609-610, 613
Esfincteres anais, artificiais, 670-671, 670-671f
Esfincteroplastia, 1252-1254, 1252f, 1253f
   ponta a ponta, 1252, 1253f
   sobreposição, 1252, 1253f
Esfincteroplastia anal, 669-670, 1252-1254, 1252f, 1253f
Esfoliante(s)
   definição de, 695-697t
   e lesão de extravasamento, 695-697t
Espaço de Retzius. *Veja* Espaço prevesical
Espaço pré-sacral, 938-939, 939f
Espaço pré-vesical, 939-940, 940f
Espaço retovaginal, 933-935
Espaço retropúbico. *Veja* Espaço pré-vesical
Espaço vesicocervical, 933-934, 933-934f
Espaço vesicovaginal, 933-934, 933-934f
Espasmo do levantador do ânus. *Veja* Síndrome do levantador do ânus
Espéculo de Graves, 5-6f
Espéculo de Pederson, 5-6f
Espéculo de Pederson pediátrico, 5-6f
Espéculos vaginais, 5-6f
Espermatogênese, 510f, 511, 521-523
Espermicidas, 161-163
Espermiogênese, 510f
Espinha ilíaca posterossuperior (EIPS), 311
Espirometria de incentivo, 950
Esplenectomia, 1315-1316, 1315f, 1316f
Esponja contraceptiva, 161-163, 161-163f
Esponja vaginal Today, 161-163, 161-163f
Espuma, para tratamento de feridas, 974t

Estadiamento de cirurgia robótica, para malignidade ginecológicas, 1306-1308, 1307f
Estadiamento laparoscópico, para malignidades ginecológicas, 1302-1305, 1303f-1305f
Estadiamento laparoscópico assistido por robótica, do câncer endometrial, 831-832
Estado funcional, 25, 27
  avaliação, 25, 27
Estágios de Tanner, 383-384, 384f
Estatinas, 23-24t
Estazolam
  para insônia, 29t
Estenose cervical, 129-130
  amenorreia causada por, 441, 443
Esterilização, 143, 145-148. *Veja também* Esterilização tubária
  em mulheres, 143, 145-147
    indicações para, 143, 145
    pacientes que se arrependem da, 143, 145
  histerectomia para, 145-147
  homem, 147-148
  laparoscópica, 1123-1128
    anel de falópio e anel esticado em torno do aplicador, 1125f
    anel de falópio no lugar, 1127f
    aplicação de clipe em torno da trompa de falópio, 1124, 1124f
    aplicação do clipe de Hulka, 1127, 1127f
    avaliação da gravidez antes da, 1123
    clipe fechado em torno da trompa, 1125f
    coagulação eletrocirúrgica bipolar, 1124-1125, 1125f
    colocação do aplicador do anel de falópio, 1126f
    colocação do clipe de Filshie, 1124, 1124f
    fechamento do clipe de Hulka, 1127, 1127f
    fixação do grampo de Hulka, 1128f
    rastreamento para exame de Papanicolaou antes da, 1123
    riscos da, 1123
    trompa levada para a bainha interna, 1126f
  reversibilidade da, 540-542
  transcervical, 145-147, 1172-1173, 1172f, 1173f
Esterilização intervalo, 1123. *Veja* Laparoscopia
Esterilização transcervical, 1172-1173, 1172f, 1173f
Esterilização tubária, 143, 145
  aconselhamento para, 143, 145
  e cistos ovarianos funcionais, 145-147
  e irregularidades menstruais, 145-147
  e risco de gravidez ectópica, 145-147, 201
  métodos para interrupção tubária, 143, 145
  não puerperal (de intervalo), 143, 145
  procedimento cirúrgico para, 143, 145
  puerperal, 143, 145
  reversa, 145-147
  sequelas psicológicas da, 145-147
  taxa de insucesso, 143, 145-147, 145-147f

Esteroide(s) suprarrenal(is), na transição para a menopausa, 556-557
  espectros de referência para, 409t
  gonadal, 440
  gonadal, liberação de, na gestação, 382
  placentar, 435-436
Esteroides anabólicos, hirsutismo causado por, 463-464t
Esteroides gonadais, 440
Esteroides placentários, 435-436
Esteroidogênese, 402-403, 402-403f
  e distúrbios clínicos
    hiperplasia adrenal congênita, 404-405
  ovariana, 425
    na infância, 427
    na puberdade, 427-428, 427f
    pós-menopausa, 428
    teoria das duas células da, 425, 427f
Estimulação do nervo sacral (ENS)
  para constipação intratável, 672-673
  para incontinência fecal, 671-672
Estimulação elétrica, para incontinência urinária, 624-625
Estirão de crescimento, adolescente, 383-384
Estrace, 597-598t
  para sintomas vasomotores da menopausa, 587t
Estradiol (Estrace) creme, para adesão labial, 385-386
Estradiol, 403-404
  agonista estrogênico/efeitos antagonistas do, 411t
  estrutura química do, 409-410f
  níveis na infância, 383-384
  sérico
    como indicador de reserva ovariana, 514
  sérico, valores de referência para, 409t
17β-Estradiol, para sintomas vasomotores da menopausa, 587t
Estradiol acetato, para sintomas vasomotores da menopausa, 587t
Estradiol-17β, 412t
Estrasorb, para sintomas vasomotores da menopausa, 587t
Estreptomicina, hipertricose causada por, 463-464t
Estresse
  amenorreia causada por, 447-450
    frequência de, 440-441t
  manejo do, e fertilidade, 531-532
Estriol, 412t
Estrofia, bexiga, 491
Estrogel, para sintomas vasomotores da menopausa, 587t
Estrogênio(s), 409-410
  circulantes, em mulheres, origem dos, 403-404, 403-404f
  e incontinência urinária, 625-626
  efeitos no remodelamento ósseo, 564-566
  natural, 409
  níveis
    na transição da menopausa, 575-576
  papel na fisiopatologia de PMS, 362-363

  papel no desenvolvimento de endometriose, 281-282
  papel no desenvolvimento de ondas de calor, 560-563, 562t
  papel no desenvolvimento do revestimento endometrial, 440-441
  para sangramento uterino disfuncional, 238-239
  receptores para, 405-406, 406-408f
  síntese do, a partir de androgênios, 404-405
  sintético, 409
Estrogênios equinos conjugados (EECs), 412t
  creme, para adesão labial, 385-386
  no desenvolvimento de mama tuberosa, 392
  para sangramento uterino disfuncional, 238-239
Estrona
  sérica, valores de referência para, 409t
Estrôncio-89, 713-714t
Estrostep, 151t
Estudo do Coração de Framingham, 581-582
Estudos urodinâmicos (UDS), 621
Estupro. *Veja* Violência sexual
Eszopiclone, 363-366t
  para insônia, 29t
Etamsilato
  para sangramento uterino disfuncional, 239-240
Etanercept
  para psoríase, 116-117
Ethyol. *Veja* Amifostina
Etinil estradiol, 409-410, 412t
  para anormalidades do muco cervical, 542-544
Etonogestrel, 141, 143, 411t
Etoposide (VP-16), 703t, 703-704, 911-912
  administração de, 703-704
  e lesão de extravasamento, 695-697t
  mecanismo de ação do, 703-704
  toxicidade do, 703-704
Etosuximide
  e eficácia de contraceptivos hormonais e, 155t
Eunuchoid habitus, 445
Evacuação da urina, fisiologia da, 615f
Evamist, para sintomas vasomotores da menopausa, 587t
Everolimus (RAD001), 706-707
Eversão, 128-129
Evista. *Veja* Raloxifeno
Exame bimanual, 5-7, 5-7f
Exame clínico das mamas (ECM), 2-4
Exame da mama, na avaliação de infertilidade, 511
Exame de urina, para avaliação da incontinência urinária, 619-620
Exame do espéculo, 5-6, 5-6f
Exame físico
  em pacientes na menopausa, 575-576
Exame citológico
  no sangramento uterino anormal, 223, 225

Exame pélvico, 4-7
  bimanual, 5-7, 5-7f
  espéculo, 4-6, 5-6f
  na avaliação de infertilidade, 511
  na dor aguda, 307
  na dor pélvica crônica, 313-314
  retovaginal, 5-7, 5-7f
Exame retal, na dor pélvica crônica, 313-314
Exame retovaginal, 5-7, 5-7f
Exames de citologia em base líquida, 741-743
Excesso de androgênio e Society PCOS (AE-PCOS), 460-461
  na SOP, 460-461t
Excisão do duto subaureolar, para a descarga do mamilo patológico, 339-340
Excisão local ampla, 1335
Excitação sexual, 376
  transtornos da, 378t
Excreção fracionada de sódio (FENa), 964-965
Exemestane,
  para câncer de mama, 350-351
Exenteração pélvica
  anterior, 1282, 1282f
  posterior, 1283, 1283f
  total, 1276-1281, 1277f-1281f
    morbidade da, 1281
    tipo I (supraelevador), 1276, 1276t, 1279f
    tipo II (infraelevador), 1276, 1276t,1280f, 1281f
    tipo III (com vulvectomia), 1276, 1276t
Exercício(s), 23-25
  amenorreia causada por, 447-449
  benefícios do, 23-24
  e fertilidade, 531
  fortalecimento do soalho pélvico, para incontinência urinária, 624-625
  na síndrome ovariana policística, 473-475
  osteoporose e, 596-597
  para dismenorreia, 319-320
  recomendações para, 23-25
  respiração profunda, 950
Exercícios de Kegel, 624-625
Exercícios de respiração profunda, 950
Exposição química,
  e risco de aborto espontâneo, 174-175
Exposições ocupacionais, e riscos de abortamento, 174-175
Extração de espermatozoides dos testículos (TESE), 545-546
Ezetimibe, 23-24t
  e sinvastatina, 23-24t

F

Factive. *Veja* Gemifloxacina
Fadiga, prevenção da, 563-564t
Falo, 485-486
Famciclovir
  para infecção por herpes vírus simples, 76-77, 76-77t
Família do fator de transformação do crescimento β (TGF-β)
  no endométrio, 434-435t
Famotidine,
  e galactorreia, 340-341t
Famvir. *Veja* Famciclovir
Fareston. *Veja* Toremifene
Fármacos antiepiléticos, para síndromes de dor crônica, 315t
Fasceíte necrosante, 104-106
Fáscia de Camper, 918, 919f
Fáscia de Colles, 940, 941f
Fáscia endopélvica, 925
Fáscia parietal, pélvica, 925
Fáscia scarpa, 918, 919f
Fáscia transversal, parede abdominal anterior, 919f, 920
Fáscia visceral, 927-928, 27t
Fator de crescimento derivado de plaqueta (PDGF)
  no endométrio, 434-435t
Fator de crescimento endotelial vascular (VEGF), 429-430, 705-706f
  endometriose e, 282-283
  função do, 434-435t
  na gravidez ectópica, 206-207
  papel na angiogênese, 262-263, 705-706
  papel na SHO, 535
Fator de crescimento endotelial vascular A (VEGF-A), 706-707
  abortos recorrentes e, 179-180
Fator de crescimento epidérmico (EGF), no endométrio, 434-435t
Fator de estimulação de colônia de macrófago (MCSF)
  no endométrio, 434-435t
Fator de inibição da leucemia
  como marcador de receptividade uterina, 514
  no endométrio, 434-435t
Fator de necrose tumoral β (TNF-β)
  no endométrio, 434-435t
Fator estimulador de colônia 1
  como marcador de receptividade uterina, 514
Fator inibidor da prolactina (PIF), 416
Fatores de crescimento, no endométrio, 432-434, 434-435t
Fatores de crescimento semelhantes à insulina, no endométrio, 434-435t
Febre
  após miomectomia, 1042, 1144
  no pós-operatório, 970-972
    algoritmo para avaliação da, 972f
    avaliação clínica da, 970-972
Fechamento fascial, 1023, 1023f
Fecundabilidade, 506
  consumo de álcool e, 508
  consumo de cafeína e, 508
  drogas ilícitas e, 508
  tabagismo, impacto do, 508
Felodipine
  e incontinência urinária, 619t
Femara. *Veja* Letrozole
Femcon Fe, 150t
Femhrt, para sintomas vasomotores da menopausa, 587t
Feminine Forever, 581-582
Femring, para sintomas vasomotores da menopausa, 587t
Femtrace, para sintomas vasomotores da menopausa, 587t
Fenazopiridina, para cistite, 92-93
Fenergan. *Veja* Prometazina
Fenilpropanolamina
Fenitoína
  e eficácia de contraceptivo hormonal, 155t
  hipertricose causada por, 463-464t
  para síndromes de dor pélvica crônica, 315t
Fennel,
  e galactorreia, 340-341t
Fenobarbital, e eficácia de contraceptivo hormonal, 155t
Fenofibrato
  para diminuir os níveis de lipídeos, 23-24t
Fenotiazinas
  e galactorreia, 340-341t
  hirsutismo causado por, 463-464t
  para náuseas e vômitos, 963t
Fentanil
  para dor no pós-operatório, 963-964, 964-965t
  para dor pélvica crônica, 314-315
Feocromocitoma, paraovariano, 273
Ferida
  cicratização, 972
  classificação de, 98-99
  contaminada, 98-99
  cuidado, produtos para, 974t
  limpa, 98-99
  limpa contaminada, 98-99
  pós-operatório, 972-975
  suja, 98-99
Feromonas, 415
Ferramentas de avaliação de risco de fraturas (FRAX), 568, 591-593
Fertilidade
Fertilização *in vitro* (FIV), 46-47, 173-174, 180-182, 201, 287-288, 529, 542-543t, 546-548, 546-548f, 551-552, 1176
  e gravidez cervical, 213-214
  e risco de gravidez ectópica, 201
  hidrossalpinge e, 273-274
Fertinex,
  para indução da ovulação, 534t
Fibrilação atrial
Fibroadenomas, 336-338
Fibromas, 891-892
  vulvar, 122-123
Fibronectina, fetal, na gravidez ectópica, 206-207
Fígado, avaliação pré-operatória, 952-953
Filgrastim, 708-710
Filme, para tratamento de feridas, 974t
Fímbria, ovárica, 932-933

Finasteride,
  para hirsutismo, 475-476
Física da radiação, 712-716
  curva de profundidade da radiação, 715-716
  equipamento de radiação
    acelerador linear (linac), 713-714
    máquina de cobalto, 713-714
    radiação de partícula, 712-714
    radiação eletromagnética, 712-713, 712-713f
    e transferência de energia, 714-715, 714-715f
    radionuclídeos, 713-714, 713-714t
    transferência de energia linear, 714-716
    unidade de radiação, 715-716
Fisioterapia respiratória, 951-952
Fisioterapia torácica, 951-952
Fístula geniturinária, 677-683
  adquirida, 677-680
  apresentação clínica da, 679-680
  classificação da, 677-678, 677-678t
  congênita, 677-678
  definição de, 677
  diagnóstico de, 679-681, 680-681f
  etiologia da, 677-680
    cirurgia pélvica, 678-679
    corpos estranhos, 679-680
    infecções, 679-680
    malignidade, 678-680
    outros, 679-680
    radioterapia, 678-679
    trauma, 679-680
    trauma obstétrico, 677-679
  fisiopatologia da, 677
  incidência de, 677
  terapia conservadora para, 680-682
  tratamento cirúrgico da, 682-683
    abordagem transabdominal na, 682-683
    abordagem transvaginal na, 682
    princípios gerais para, 682
    taxas de cura para, 682
    tempo de reparo, 682
Fístulas anovaginais, 672-673
Fístulas retovaginais, 672-675, 672-673f
  altas, 672-673
  baixas, 672-673
  classificação das, 672-673
  definição das, 672-673
  diagnóstico das, 672-674
  exame da história nas, 672-673
  exame físico nas, 672-674
  fatores de risco para, 674t
  médias, 672-673
  reparo das, 1255-1256, 1255f, 1256f
  teste diagnóstico para, 674
  tratamento das, 674-675
Fístulas uretrovaginais, 683
Fístulas vesicovaginais, 677
  classificação das, 677-678, 677-679t
  reparo das, 1206-1209, 1207f-1209f
    procedimento abdominal para, 1206
    procedimento vaginal para, 1206 (Veja Procedimento de Latzko)

Fita vaginal sem tensão (TVT), 626-627t, 627-628, 1191
  procedimento para, 1191-1193, 1192f, 1193f
Fitoestrogênios, para sintomas vasomotores, 589-591
Fitoprogesteronas, para sintomas vasomotores, 590-591
FIV. Veja Fertilização in vitro (FIV)
Fixação ao ligamento sacroespinhoso (FLSE), 652-653, 1238-1241, 1238f-1240f
Flagyl. Veja Metronidazol
Flaxseed,
  para sintomas vasomotores da menopausa, 589-590
Flexeril. Veja Ciclobenzaprina
Flora vaginal
  alterações na, 65-66
  normal, 64, 65-66t
Floxin. Veja Ofloxacina
Fluconazol, 83
Flumadine. Veja Rimantadina
Fluoroquinolonas, 73-75, 74-75t
  Aplicações clínicas das, 73-75
  Reações adversas das, 73-75
  Utilização das, 73-75
5-Fluorouracil, 697-699t
  mecanismo de ação do, 698-700
  toxicidade do, 698-700
Fluoxetina, 363-366t
  e galactorreia, 340-341t
  para sintomas vasomotores, 588-589t
Flurazepam,
  para insônia, 29t
Flurbiprofen, para menorragia, 237-238t
Flutamida,
  para hirsutismo, 475-476
Fluvastatina,
  para diminuir os níveis de lipídeos, 23-24t
Fluvoxamina, 363-366t
Fluxometria de pressão, 623
Folículo(s)
  antral, 429-430
  desenvolvimento do, 429-431
    gonadotrofinas e, 429-430
  janela de seleção para, 429-430
  maturação, microambiente dominante em estrogênio para, 430-431
  primário, 429-430
  secundário, 429-430
  terciário, 429-430
Folistatina, 401-402
Follistim,
  para indução da ovulação, 534t
Forame ciático de Lesser, 922
Forame maior do ciático, 922
Forame obturador, 922
Formulário curto de miniavaliação nutricional (MNA®-SF), 25, 27
Forteo. Veja Teriparatida
Fosamax. Veja Alendronato
Fosfatase alcalina, específica do osso, como marcador da formação óssea, 577-578, 577-578t
Fósforo-32, 713-714t

Fossa isquioanal, 944-945, 944-945f
Fossa navicular, 941
Fototermólise seletiva, 475-476
Fração de crescimento, tumor, 693
Fragmentação do DNA, e infertilidade masculina, 524-525
Fragmin. Veja Dalteparin
Framboesa e galactorreia, 340-341t
Fratura(s)
  e quedas, 568-570
  fragilidade, e risco de fraturas osteoporóticas, 568-570
  idade como fator de risco de, 568-570
  osteoporótica
    fatores de risco para, 568-570
    incidência de, 565-566
    morbidade e mortalidade com, 565-566
FSH. Veja Hormônio folículo-estimulante
FSLE. Veja Fixação ao ligamento sacroespinhoso (FSLE)
Fumarato de fesoterodina
  para incontinência urinária, 628-630, 628-629t
Função espermática, ensaios de, 524-525
Função intestinal, reinício pós-operatório da, 968-969
Fundo, 929
Fundo de saco de Douglas, 937
Furosemida
  e incontinência urinária, 619t
Fusão labial amenorreia causada por, 441, 443f

G

Gabapentina, 708-709
  para síndromes de dor crônica, 315t
  para sintomas vasomotores da menopausa, 588-589, 588-589t
  para vulvodínia, 127-128
Galactografia. Veja Ductografia mamária
Galactorreia, 338-339
  causas de, 339-340t
  medicamentos e ervas associados com, 340-341t
Galactosemia, 446
  e insuficiência ovariana prematura, 446
Galanina, 413
Ganho de peso, transição para a menopausa e, 571-572
Ganirelix,
  para leiomiomas, 255
Gardasil, 6-7, 397, 737-739
Gase, para tratamento de feridas, 974t
Gastrografina, 969-970
Gastrointestinal Quality of life Index, 663-664
Gel Slippery Stuff, 597-598
Gel Trimo-San, 651
Geleia K-Y, 597-598
Gelnique,
  para incontinência urinária, 628-629t
Gemifloxacina, 74-75t
Gemzar. Veja Gencitabina

Gencitabina, 693-698t
  e lesão de extravasamento, 695-697t
  mecanismo de ação da, 698-700
  toxicidade da, 698-700
Gene *CYP11a*, e síndrome ovariana policística, 460-461
Gene do câncer, 346
Gene *EMX2*
  papel na endometriose, 283-284
Gene *p53*, mutação no, 860-861
Gene(s) *BRCA1/BRCA2*
  e cânceres ovarianos, 854-855
  risco de câncer com, 347, 347t
Generesse Fe, 150t
Genes
  papel na morfogênese do sistema reprodutivo, 486-487
  para desenvolvimento gonadal, 482-483
Genes Hox, 486-487
Genes impressos, 549-551
Genfibrozil
  para diminuir os níveis de lipídeos, 23-24t
Genitália
  exame
    desenvolvimento da, 484-486, 486-488f
    embriologia da, 484-486, 486-487f
    na amenorreia, 452-453
    masculina, 509f
    pré-puberal, exame da, 385, 385f
Genitália ambígua, 487-491
  classificação de, 487-488t
  e atribuição do gênero, 491
Genitografia, 492f
Genitoplastia feminizante, 488-489
Gentamicina, 69-70, 72t
  para doença inflamatória pélvica, 98-99t
  para infecções no pós-operatório, 102-103t
  para infecções pélvicas, 69-70
  para pielonefrite, 69-70
  profilática, perioperatória, 959t
Germinoma
  amenorreia causada por, 449-450
Gestação multifetal, 538-539
  complicações da, 538
  conduta na, 538-539
  prevenção da, 539
  tendências na frequência de, 539f
Gestrinona
  para endometriose, 294-296
  para leiomiomas, 254
  para sangramento uterino disfuncional, 238-240
Ginandroblastomas, 892-893
Ginecologia pediátrica, 382-397
  problemas na, 385-397
Giro plasmacinético (PK), 1105
Glândula hipófise
  adeno-hipófise, 450-451
    anormalidades adquiridas, amenorreia causada por, 450-451
    anormalidades hereditárias, amenorreia causada por, 450-451
    distúrbios, amenorreia causada por, 450-451
    hormônios, 413-414
  neuro-hipófise, 416-418
Glândula suprarrenal
  produção hormonal, na transição da menopausa, 556-557
Glândula(s) de Bartholin, 941, 942
  ductos
    abscesso, 105-107, 105-106f, 122-124, 1063
    carcinoma, 122-124, 805-806
    cistectomia, 1066-1067, 1066f
    cistos, 122-124, 122-124f, 1063
    incisão e drenagem, 1063-1064, 1063f, 1064f
    marsupialização, 1065, 1065f
  embriologia da, 481-482
Glândula(s) de Skene, 122-124, 941
  abscesso, 122-124
  cistos, 122-124
  embriologia da, 481-482
Glândula(s) uretral(is), embriologia da(s), 481-482
Glândulas parauretrais, 684, 684f
Glicemia de jejum, alterada, 20-21, 20-21t
Glicerofosfato de cálcio, 624-625
Glicogênio, na mucosa vaginal, 65-66
Glioma(s),
  amenorreia causada por, 450-451
Glitazonas, 474-475
Globulina de ligação ao hormônio sexual (SHBG), 404-405, 522-523
  e diabetes melito gestacional, 462-463
  na síndrome ovariana policística, 462-463
  na transição da menopausa, 557-559
Glomerulações, 320-321
Gluconato de cálcio, intravenoso
  para toxicidade de aminoglicosídeos, 624-625
Glúten, intolerância à, 321-322
GnRH. *Veja* Hormônio liberador de gonadotrofina (GnRH)
Gônada(s)
  desenvolvimento da, regulação da, 482-484
  diferenciação da, 481-484
Gônadas estriadas, 445, 445f, 446, 488-489
  vulvovaginite pré-puberal causada por *Streptococcus pneumoniae*, 388-389
Gonadotrofina coriônica humana (hCG, β-hCG), 203, 400-401, 482-483
  como marcador tumoral, 435-436
  determinação do nível de, 435-436
  em cistos ovarianos, 262-263
  na gravidez, 435-436
  na gravidez ectópica, 203, 206-208
  suporte do corpo lúteo na gravidez pelo, 440-441
  testagem, com sangramento uterino anormal, 222-223
Gonadotrofina(s)
  e desenvolvimento folicular, 429-430
  e função lútea, 431-432
  na síndrome ovariana policística, 460-461, 461-462f
  na transição da menopausa, 575-576
  níveis neonatais, 382-384
  papel no ovário, 440
  para indução da ovulação, 534-535, 534t
  protocolo de redução, 535, 536f
  secreção do, no útero, 382
Gonal-f,
  para indução da ovulação, 534t
Gonorreia. *Veja também Neisseria gonorrhoeae*
  diagnóstico de, 84-86
  fatores de risco para, 84-85
  sinais e sintomas de, 84-85
  tratamento da, 85-86, 85-86t
Gonzales v. Carhart, 188-189
Goserelina
  para endometriose, 295-296
  para leiomiomas, 254-255
Graciloplastia dinâmica, 670-671, 670-671f
Grampeadores, uso de, 1119
Granisetrona, 707-708
  para náuseas e vômitos, 963t
Granuloma eosinofílico,
  Amenorreia causada por, 450-451
Granuloma inguinal, 79-80
  agente etiológico, 79-80
  diagnóstico de, 79-80
  sintomas de, 79-80
  tratamento do, 79-80, 79-80t
Gravidez
  após miomectomia, 1042, 1144
  cervical, 213-215, 214-215f
  cicatriz cesariana, 214-215, 215-216f
  complicações da, na síndrome ovariana policística, 469
  descarga mamilar espontânea durante, 338-339
  e incontinência urinária, 608
  e risco de câncer de mama, 346
  e sexualidade, 376-377
  endocrinologia da, 434-436
  heterotópica, 201, 214-215
  intersticial, 212-214, 213-214f, 1035, 1035f
  laparoscopia na, 1095-1096
  mastite puerperal na, 339-340
  não planejada, 132
  ovariana, 212-213
  prevenção da, após violência sexual, 370-371, 371-372t
  transtornos durante, 364-369
Gravidez de localização desconhecida (PUL), 204
Gravidez ectópica, 198-216
  achados clínicos na, 202
  achados sonográficos na, 43-44, 44-45f, 204-205, 204f, 205f
  aguda, 200
  amostra endometrial na, 206-207
  avaliação da,
    algoritmo para, 206-207, 208f
    laparoscopia na, 206-207, 207-208f

bilateral, prevalência de, 198
conduta cirúrgica com,
    laparoscopia, 211-212
    laparotomia com laparoscopia, 211-212
    salpingectomia, 211-212
    salpingostomia, 211-212
conduta expectante da, 212-213
conduta na, 207-213
    cirúrgica, 211-212
    médica, 207-212
    médica *versus* cirúrgica, 211-213
crônica, 200
culdocentese na, 205-207, 206-207f
dano tubário na, 200
definição de, 198
determinação do β-hCG sérico na, 203, 206-208
diagnóstico de, 203-207
diagnóstico diferencial de, 202-203, 203t
e cisto de corpo lúteo, diferenciação do, 205
epidemiologia da, 198-199
esterilização tubária e, risco de, 145-147
fatores de risco para, 200-201, 200t
fisiopatologia da, 201
gravidez de cicatriz cesareana, 214-215, 215-216f
gravidez heterotópica, 214-215
hemograma na, 204
histopatologia da, 201, 202f
inflamação e, 201
injeção direta na
    glicose hiperosmolar, 209-211
    metotrexato, 209-211
intersticial, 212-214, 213-214f
locais e frequência da, 198-199f
metotrexato, tratamento com, 200
níveis de progesterona sérica, 203
novos marcadores séricos da, 206-207
ovariana, 212-213
persistente, 212-213
prevenção da, 214-215
rutura tubária na, 198-200
salpingostomia laparoscópica para, 1131-1132, 1132f
sinais vitais na, 202
sintomas da, 201-202
taxa de casos fatais e incidência de,
    por ano, 198-199f
    por raça e idade, 200f
taxa de mortalidade para, 198-200
terapia com imunoglobulina anti-D com, 212-213
terapia medicamentosa com metotrexato, 207-211, 209-210t
    candidatas para, 207-208
    contraindicações absolutas para, 207-208
    dose única, 209-210t, 209-211
    e programas de acompanhamento, 209-212
    efeitos colaterais do, 209-210
    indicadores de sucesso com, 207-208
    mais mifepristone, 209-211
    oral, 209-211
    tubário, 198, 198-199f
Gravidez molar. *Veja* Molas hidatiformes
Gravidez molar ectópica, 905-906
Gravidez ovariana, 212-213
Gray (Gy), 715-716
Griseofulvina,
    e eficácia de contraceptivo hormonal, 155t
Grupo Oncológico de Ginecologia (GOG), 709-710, 723-725, 774-775, 801-802, 812-813
Guaifenesina,
    para anormalidades do muco cervical, 542-544
Guias de agulhas, 1117
Gynecare Morcellex, 1104

H

Habitrol, 28t
Haemophillus influenzae, vulvovaginite pré-puberal causada por, 388-389
Haloperidol
    e incontinência urinária, 619t
hCG. *Veja* Gonadotrofina coriônica humana (hCG, β-hCG)
Heart and Estrogen/Progestin Replacement Study (HERS), 583-584
Heather, 151t
Hemangioma,
    tubário, 274
Hematocolpos, 259-260
Hematoma pélvico, infectado, 102-104, 103-104f
Hematométrio, 259-260
    diagnóstico de, 259-260, 259-260f
    patôgenese do, 259-260
    tratamento do, 259-260
Hematossalpinge, 259-260
Hemoclipes, 1119
Hemograma,
    na gravidez ectópica, 204
Hemoperitônio, avaliação do, 205-207
Heparina
    de baixo peso molecular, 968-969t
    para cistite intersticial, 321-322
Hepatite, conduta perioperatória, 952-953
Her-2/neu, para células do câncer de mama, 348-350
Hermafroditismo verdadeiro, 490
Hérnia ciática, 312
Hérnia do obturador, 312
Hérnia incisional,
    laparoscopia e, 1099
Hérnia spiegeliana, 920
Hérnia(s)
    espigeliana, 323-324
    femoral, 325-326f
    incisional, 323-324
    inguinal direta, 323-324, 325-326f
    inguinal indireta, 323-324, 325-326f
    na parede abdominal anterior, 323-325, 324-325f
    umbilical, 323-324
Hérnias da parede ventral, 920
Herpes, genital. *Veja* Vírus herpes simples (HSV), infecção
Herpes genital. *Veja* Infecção por herpes vírus simples (HSV)
Hexametilmelamina, 704-705
Hiato urogenital, 923, 924f
Hibridização genômica comparativa (CGH), 548-549
Hibridização *in situ* fluorescente (FISH), 548-549
Hidátide de Morgagni, 272, 272f
Hidradenite supurativa, 117-119, 118-119f
Hidro/mucocolpos, 492
Hidroclorotiazida (HCTZ)
    e incontinência urinária, 619t
Hidrocodona, 964-965t
    para dor pélvica crônica, 314-315
Hidrocortisona, 956-959
    hipertricose causada por, 463-464t
Hidrogel, para tratamento de feridas, 974t
Hidromorfona
    para dor no pós-operatório, 963-964, 964-965t
    para dor pélvica crônica, 314-315
Hidrossalpinge, 273-274
    conduta na, 273-274
    e fertilização *in vitro*, 273-274
    ultrassonografia para, 273, 273f
Hidróxido de magnésio, para IBS, 323-324t
17 β-hidroxiesteroide desidrogenase tipo 1, 281-282
17 β-hidroxiesteroide desidrogenase tipo 2, 281-282
Hidroxiprolina, urinária, como marcador de reabsorção óssea, 577-578, 577-578t
Hidroxizina, 363-366t
    para náuseas e vômitos, 963t
Hímen, 484-485, 485-486f, 492
    anormalidades do, 492, 493f
    cribriforme, 492, 493f
    defeitos do, 492-493
    imperfurado, 484-485, 492, 493f, 494f, 1062
        amenorreia causada por, 440-441t, 441, 443
    microperfurado, 492, 493f
    septado, 492, 493f
    tipos de, 493f
Himenectomia, 1062, 1062f
Hioscinamina
    para IBS, 323-324
Hiperalgesia, 311
Hiperandrogenismo. *Veja também* Síndrome de ovários policísticos (SOP)
    amenorreia causada por, frequência de, 411t
    na síndrome ovariana policística, 462-466
Hipercapnia, 1094-1095

Hipercolesterolemia, 21, 23
  diagnóstico de, 21, 23, 23t
  tratamento da, 21, 23, 23-24t
  triagem para, 21, 23
Hipercortisolismo e osteoporose, 568t
Hiperparatireoidismo, e osteoporose, 568t
Hiperplasia ductal atípica (HDA), 342-343
Hiperplasia endometrial, 819, 819f
  atípica, 819, 829-831f, 822-823
  características clinicas do, 821, 821f
  classificação do, 819, 820f
  definição de, 819
  não atípico, 822-823
  tratamento do, 821-823
Hiperplasia lobular atípica (HLA), 342-343
Hiperplasia suprarrenal congênita (HSRC), 404-405, 471
  amenorreia causada por, frequência de, 440-441t
  em neonatos, 404-405
Hiperprolactinemia
  amenorreia causada por, 451-452
  diagnóstico de, 417-419
    imagem radiológica, 418-419
    níveis de prolactina séricos, 417-419
  e amenorreia, 418-419
  e disfunção ovariana, 532
  etiologia da, 417-418
Hipersensibilidade
  reações, conduta na, 697-698t
Hipertecose ovariana, 460-461
Hipertensão
  causas de, 19t
  classificação e tratamento da, 19t
  crônica, 16, 19-20
    epidemiologia da, 16
    riscos da, 16
  diagnóstico de, 19-20
  e risco de complicações cardíacas, 951-952
  exame físico na, 19
  pré-hipertensão e, 19, 19t, 20t
  testes laboratoriais para, 19-20
  tratamento da, 20, 20t
Hipertensão crônica
  e perda precoce da gravidez, 172
Hipertensão pulmonar persistente do recém-nato (HPPN), 364-368
Hipertireoidismo
  conduta perioperatória no, 955-957
  e osteoporose, 568t
  e sangramento anormal, 234-235
Hipertricose
  definição de, 463-464
  induzida por droga, 463-464t
Hipertrigliciridemia, 21, 23, 23t
Hipertrofia gravídica, 261-262
Hipertrofia miometrial, 261-262
Hipoestrogenismo, doença renal e, 234-235
Hipogonadismo
  eugonadotrófico, amenorreia causada por, 451-453
    hipergonadotrófico, amenorreia causada por, 443-448

hipogonadotrófico, amenorreia causada por, 447-452
Hipogonadismo hipergonadotrófico, 443-448. *Veja também* Insuficiência ovariana prematura (IOP)
Hipogonadismo hipogonadotrófico, 447-452
Hipogonadismo hipogonadotrófico idiopático (HHI), 447-448
Hipomenorreia, 219
  no hipertireoidismo, 234-235
Hipospermia, 543-545
Hipotireoidismo
  amenorreia causada por, 451-452, 452-453f
  conduta perioperatória do, 955-957
  e aborto recorrente, 186-187
  e disfunção ovariana, 532
  e sangramento anormal, 234-235
Hipovolemia, no período pós-operatório, 964-965
Hirsutismo
  definição de, 463-464
  etnicidade e, 464-465
  fisiopatologia do, 463-464
  induzido por drogas, 463-464t
  na síndrome ovariana policística, 462-464
  ocorrência familiar, 464-465
  sistema de pontuação de Ferriman-Gallwey para, 463-465, 465-466f
  tratamento do, 474-477
Histerectomia
  abdominal, 1045-1050
    antibióticos profiláticos para, 959t
    conservação ovariana, 1047f
    excisão uterina, 1050f
    fechamento da cúpula vaginal, 1050f
    folha anterior do ligamento largo, abertura do, 1047f
    ligação da artéria uterina, 1049f
    ooforectomia, 1048f
    transecção do ligamento redondo, 1047f
    transecção do ligamento uterossacral, 1049f
    transsecção do ligamento cardinal, 1049f
  abdominal radical modificada (tipo II)
    procedimento para, 1265-1266, 1265f, 1266f
  abordagem para, 1045
    seleção do, 1045
  classificação do, 1045, 1045f
  e alteração na flora vaginal, 65-66
  e câncer ovariano, 854
  e incontinência urinária, 609
  e ooforectomia bilateral concorrente, 1046
  indicações pra, 1045
  laparoscópica, 1045, 1145-1148, 1146f-1148f
  laparoscópica total, 1152-1156, 1153f-1156f
  na dismenorreia, 319-320
  no reparo do prolapso, 652-653
  papel no tratamento de NTG, 909-910
  para aborto, 190-191

para adenomiose, 261-262
para câncer cervical, 781-784, 783t
para hiperplasia endometrial atípica, 822-823
para leiomiomas, 258-259
para neoplasia intraepitelial cervical, 754-755
para sangramento uterino disfuncional, 240-241
para tratamento da dor crônica, 316
procedimento para abdominal radical (tipo III), 1259-1264, 1261f, 1263f
radical laparoscópica, 1267-1271, 1268f-1271f
radical robótica, 1272-1275, 1273f, 1274f
subtotal, 1045
supracervical, 1045
  laparoscópica, 1149-1151, 1150f, 1151f
taxa anual, nos EUA, 1045
total, 1045
  vs. histerectomia supracervical, 1045-1046
vaginal, 1045, 1051-1054
  antibióticos profiláticos para, 959t
  dissecção com lâmina da mucosa vaginal, 1051f
  fechamento da cúpula vaginal, 1054f
  identificação da dobra vesicouterina, 1051f
  incisão da dobra vesicouterina, 1052f
  inspeção de pedículos cirúrgicos, 1054f
  ooforectomia, 1053f
  penetrando o fundo de saco de Douglas, 1052f
  transecção do ligamento cardinal, 1052f
  transecção do ligamento uterossacral, 1052f
  útero-ovariano e transecção do ligamento redondo, 1053f
Histerectomia abdominal, 1045-1050
Histerectomia com salpingo-ooforectomia bilateral
  para endometriose, 297-299
Histerectomia laparoscópica total, 1152-1156, 1153f-1156f
Histerectomia radical laparoscópica, 1267-1271, 1268f-1271f
Histerectomia radical robótica, 1272-1275, 1273f, 1274f
Histerectomia supracervical laparoscópica (LSH), 1149-1151, 1150f, 1151f
Histerectomia vaginal, 1045, 1051-1054
Histeroscopia, 1094, 1157
  de útero septado, 501-502
  diagnóstico, 1162-1163, 1162f, 1163f
  dilatação cervical para, 1157
  e complicações cirúrgicas, 1161
    embolia gasosa, 1161
    hemorragia, 1161
    perfuração uterina, 1161
  gravidez e, 1157
  indicações para, 1157

instrumentos para, 1157-1159, 1158f
    histeroscópio de Bettochi, 1158
    histeroscópio flexível, 1158-1159
    histeroscópio rígido, 1157-1158, 1158f
meio de distensão para, 1159-1160, 1160t
na avaliação da anatomia pélvica, 520
no sangramento uterino anormal, 228-229, 228-229f
para adesões intrauterinas, 443-444, 542-543
para avaliação do sangramento uterino anormal, 558-559
para endométrio fino, 1157
para leiomiomas, 258-259
procedimento de adesiólise, 1178-1179, 1178f
procedimento de canulação da tuba de falópio proximal, 1176-1177, 1176f
procedimento de miomectomia, 1166-1168, 1167f
procedimento de polipectomia, 1164-1165, 1164f
procedimento de septoplastia, 1174-1175, 1174f
risco das complicações, 1157
sistema de eletrocirurgia para, 1160-1161
Histerossalpingografia (HSG), 50-51, 200
    antibióticos profiláticos para, 959t
    contraindicações para, 50-51
    para anomalias de desenvolvimento uterino, 518, 519f
    para avaliação da anatomia pélvica, 516-518, 517f
    para confirmação do fechamento tubário, 147
    para leiomioma, 518, 518f
    para obstrução tubário, 517-518
    para patologia uterina, 518, 518f
    para pólipos endometriais, 518, 518f
Histograma dose-volume, 720
História familiar,
    de incontinência urinária, 608-609
História menstrual, na avaliação de infertilidade, 512
HIV. *Veja* Vírus da imunodeficiência humana (HIV)
Homúnculo, 267
Hormônio antimulleriano (AMH)
    como indicador de reserva ovariana, 515
    função do, 482-483
Hormônio da paratireoide recombinante para osteoporose, 595-596
Hormônio do crescimento, hormônio da liberação (GHRH), 416
Hormônio estimulante da tireoide (TSH), 400-401, 416
    na amenorreia, 454-456
Hormônio folículo-estimulante (FSH), 400-401
    na síndrome ovariana policística, 460-461, 461-462f
    na transição da menopausa, 556
    níveis na infância, 383-384
    níveis neonatais, 382, 383-384f

secreção de,
    no útero, 382
    sérico
        como indicador de reserva ovariana, 514
        na transição da menopausa, 575-576
Hormônio liberador de corticotropina (CRH), 413, 416
Hormônio liberador de gonadotrofina (GnRH), 414-415, 414f, 440
    deficiência, amenorreia causada por, frequência da, 440-441t
    gerador de pulso, 382
    liberação pulsátil, 415, 415f
    na síndrome ovariana policística, 460-461, 461-462f
    neurônios, migração dos, 414-415
    peptídeos opioides e, 415
    secreção de
        no útero, 382
Hormônio liberador de tireotrofina (TRH), 413-414, 416
Hormônio luteinizante (LH), 400-401
    na transição da menopausa, 556
    níveis anormais de, amenorreia causada por, 440-441
    níveis aumentados de
        na síndrome dos ovários policísticos, 460-461, 461-462f
    níveis na infância, 383-384
    níveis neonatais, 382, 383-384f
    onda
        na predição da ovulação, 513
    papel nas menstruações normais, 440-441
    secreção de, no útero, 382
Hormônio(s), 400
    ação autócrina, 400, 400-401f
    ação do, 400-405
    ação endócrina, 400, 400-401f
    ação parácrina, 400, 400-401f
    adeno-hipófise, 413-414
    comunicação, tipos de, 400, 400-401f
    esteroides, 400-401
        ação não genômicas dos, 406-407
        classificação do, 401-403
        estrutura do, 401-402f, 402-403
        imunoensaios para, 408, 409t
        metabolismo, 403-404
        na reprodução, 401-405
        nomes científicos dos, 402-403
        potência, 411-412
        receptores, 405-407
        síntese na glândula suprarrenal, 403-404
        transporte na circulação, 403-405
    ovariano, 440
    para o ciclo menstrual normal, 440-441
    peptídeos, 400-401
        imunoensaios para, 409
        na reprodução, 400-402
        receptores para, 400-401
HPV. *Veja* Papilomavírus humano (HPV)
HSG. *Veja* Histerossalpingografia (HSG)
HSRC. *Veja* Hiperplasia suprarrenal congênita (HSRC)

HSV. *Veja* Vírus herpes simples (HSV)
Humagon
    para indução da ovulação, 534t
Humor, transição da menopausa e, 572-573
Hycamtin. *Veja* Topotecana
Hyperreactio lutealis, 266-267

I

IA. *Veja* Incontinência anal.
Ibandronato, para osteoporose, 592-593t, 594-595
Ibuprofeno
    na síndrome pré-menstrual, 364-367
    para dismenorreia associada à endometriose, 293t
    para menorragia, 237-238t
Idade
    e câncer de colo uterino, 738-740
    e câncer endometrial, 818
    e disfunção ovulatória, 514-515
    e fertilidade masculina, 522-523
    e incontinência urinária, 606-608, 606-607f
    e infertilidade, 514-515, 514t
    e prolapso de órgão pélvico, 633-634
    e risco de complicações pulmonares, 948-949
    e risco de fratura, 568-570
Idade óssea, radiográfica, 390-391
Identidade do gênero, 395-396
Idoso, sexualidade e, 377
Ifex. *Veja* Ifosfamida
Ifosfamida, 698-700t
    administração de, 700-701
    e lesão de extravasamento, 695-697t
    e paclitaxel
        para carcinossarcoma uterino avançado, 850-851
    efeitos colaterais do, 700-701
    mecanismo de ação do, 700-701
    para carcinossarcoma, 850-851
IGF. Proteína ligadora 1 (IGFBP1), no endométrio, 434-435t
Íleo, 922, 922f
Íleo, pós-operatório, 968-970
Ileostomia, 1324, 1324f
Imagem, 33-59. *Veja também*
    Tomografia computadorizada (TC);
    Histerossalpingografia (HSG); Pielografia intravenosa (IVP); Ressonância magnética (RM); Tomografia por emissão de pósitrons (PET); Radiografia; Ultrassonografia
    radiografia para, 48-52
    RM para, 52-59
    tomografia computadorizada para, 51-53
    ultrassonografia para, 33-49
Imagem de monitoramento ultrassonográfico do, 265-266, 265-266f
Imagem dinâmica, 57-59
Imagem harmônica, na ultrassonografia, 34
Imagem por Doppler,
    de leiomiomas, 253
Imagem por Power Doppler, 35

1378 Índice

Imagem por ressonância magnética endoanal, 666-668
IMC. *Veja* Índice de massa corporal (IMC)
Imipenem-cilastatina, para infecções pós-operatórias, 102-103t
Imipramina,
  e incontinência urinária, 619t
  eficácia, contraceptivos hormonais e, 154t
  para síndromes de dor crônica, 315t
Imiquimode creme
  para verrugas genitais externas, 87, 88t
Imitrex. *Veja* Sumatriptan
Imodium. *Veja* Loperamida; Cloridrato de loperamida
Imunoensaios, 408
Imunossupressão
  e câncer vulvar, 794-795
Incisão de Cherney, 1022, 1024, 1024f
Incisão de Maylard, 1022, 1025, 1025f
Incisão de Pfannenstiel, 1022-1023, 1022f, 1023f
Incisão e drenagem
  abscesso vulvar, 1068-1069, 1068f, 1069f
  ducto da glândula de Bartholin, 1063-1064, 1063f, 1064f
Incisão fascial, 1021, 1021f, 1022, 1022f, 1024, 1024f
Incisão peritonial, 1021, 1021f, 1023, 1023f
Incisão vertical da linha média, 1020-1021, 1021f
Incisão(ões) abdominal(ais) transversa(s), 1022-1025, 1022-1025f
Incontinência anal (IA), 659-672
  definição de, 659
  diagnóstico de, 662-669
    exame físico, 663-665, 664-666f
    história e exame físico, 663-664
    testes diagnósticos, 664-669
  epidemiologia da, 659-660
  fatores de risco para, 662
  fisiopatologia da, 660-662
    acomodação retal e complacência, 661-662
    complexo de esfincter anal, 660-661, 660f
    sensação anorretal, 661
  tratamento cirúrgico da, 669-672
    desvio, 670-671, 670-671f
    esfincteres anais artificiais, 670-671, 670-671f
    esfincteroplastia anal, 669-670
    reparo do soalho pélvico pós-anal, 669-671
    transposição do músculo gracillis, 670-671
  tratamento da, 668-672
  tratamento não cirúrgico da, 668-670
    abordagem clínica, 668-669, 668-669t
Incontinência fecal (IF), 659. *Veja Também* Incontinência anal (IA)
  conduta médica da, 668-669t
  fatores de risco para, 662, 662t
  prevalência da, 659-660

procedimentos invasivos mínimos para, 670-672
  estimulação do nervo pudendo, 671-672
  estimulação do nervo tibial posterior, 671-672
  neuromodulação sacral, 671-672
  procedimento Secca, 670-671
teste funcional para pacientes com, 667t
Incontinência fecal funcional, 671-672
Incontinência urinária, 606-630
  definição de, 606
  diagnóstico de, 616-623
    avaliação de suporte pélvico na, 618
    avaliação neurológica em, 618
    conjunto de sintomas na, 616-617, 617t
    esvaziamento diário na, 617
    exame bimanual e retovaginal em, 619
    exame físico na, 618-619
    história médica pregressa em, 618, 619t
    questionário de paciente para, 616-617, 616t
    sintomas urinários na, 617-618
    testes para, 619-623
  epidemiologia da, 606-607
  estímulo, 606
  estresse, 606
    tratamento da, 624-630
  fatores de risco para, 606-609, 608t
    fumo e doença pulmonar crônica, 609
    histerectomia, 609
    história familiar, 608-609
    idade, 606-608, 606-607f
    menopausa, 608
    nascimento e gravidez, 608
    obesidade, 608
    raça, 608
  fisiopatologia da, 609-616
  funcional, 606
  mista, 606
  prevalência da, por faixa etária, 606-607f
  tratamento conservador para, 624-626
    dieta, 624-625
    estimulação elétrica, 624-625
    esvaziamento programado, 624-626
    exercícios de fortalecimento do soalho pélvico, 624-625
    substituição de estrogênios, 625-626
    terapia de biorretroalimentação (*biofeedback*), 624-625
    treinamento dos músculos do soalho pélvico, 624-625
Incontinência urinária aos esforços (IUE), 606. *Veja também* Incontinência urinária
Incontinência urinária aos esforços urodinâmica (IUEU), 606
  cistometrografia para, 621-623, 622f
Índice colposcópico de Reid, 748-749, 749-750t
Índice de choque, gravidez ectópica rompida e, 202
Índice de gravidade da incontinência fecal (FISI), 663-664, 663t

Índice de massa corporal (IMC), 13, 17t
  cálculo do, 13
Índice de maturação, 575-577, 576-577f
Índice de risco cardíaco revisado (RCRI), 952-953
Índice de vascularização, 40-41
Indigo carmim, 1186
Indução da ovulação, 532-535
  agentes sensibilizadores de insulina para, 534
  citrato de clomifeno para, 533-534, 533f
  gonadotrofinas para, 534-535, 534t
  inibidores da aromatase para, 535
Infantilismo sexual, 446
Infecção de anexo, pós-histerectomia, 99-100f, 102-103
Infecção do sítio cirúrgico, intervenções para a prevenção de, 973t
Infecção por *Clostridium sordelli*
  e aborto medicinal, 176-177
Infecção(s) fúngica,
  vaginal, 82-83
Infecções do trato urinário (ITUs), 90-93. *Veja também* Cistite
Infecções por *Actinimyces israelli*, 106-107
  penicilinas para, 67, 69
Infecções(s)
  aborto por, 172
  abscesso do ducto da glândula de Bartholin, 105-107, 105-106f
  abscesso ovariano, 102-103
  abscesso vulvar, 105-106
  Actinomyces, 106-107
  anexal, 99-100f, 102-103
  celulite da cúpula vaginal, 99-100f, 100-102
  celulite pélvica, 99-100f, 100-103
  do trato reprodutivo feminino superior, 92-93 (*Veja também* Doença inflamatória pélvica (DIP)
  e aborto recorrente, 186-187
  e disúria, 320-321
  e vulvite pré-puberal, 387-388
  fasceíte necrosante, 104-106
  gonocócica. (*Veja* Gonorreia; *Neisseria gonorrhoeae*)
  incisão abdominal, 103-105
  mama, 339-342
  pós-operatório, 98-106
    achados físicos, 100-102
    classificação de ferida e, 98-99
    cultura para, 100-102
    diagnóstico de, 99-102
    fatores de risco para, 98-99, 98-99t
    significado clínico de, 98-99
  prevenção de, 6-7
  síndrome do choque tóxico, 104-105, 104-105t
  sítio cirúrgico
    classificação do, 99-100, 99-100f
    critério para definição de, 100-101t
    diagnóstico de, 99-102
    e dor, 100-101

incisional, 99-100
órgão/espaço, 99-100
prevenção do, 956-959, 959t
trato urinário, 90-93, 93t
vulvite pré-puberal causada por, 387-388
vulvovaginite pré-puberal causada por, 388-389
Infertilidade, 506, 529
associada à endometriose, 287-288
avaliação para, no casal, 506-527, 526-527f
causas anatômicas, correção das, 540-544
definição de, 506
doença renal e, 234-235
e doença celíaca, 321-322
etiologia da, 506-507, 506-507t
em homens, 521-526
em mulheres, 512-521
fator tubário, 515-517
tratamento do, 540-542
inexplicada, 545-546
leiomiomas e, 250-252
na síndrome ovariana policística, 467-468
paciente feminino
anamnese, 506-508
exame da, 511
história cirúrgica, 506-507
história de drogas/medicamentos, 506-508
história ginecológica, 506-507
história médica, 506-507
história social, 508
origem étnica, 508
paciente masculino
anamnese, 508-511
avaliação hormonal do, 525-526
exame do, 511-512
teste genético do, 525-526
prevalência da, 506
primária, 506
secundária, 506
teste para, 512t
tratamento da, 506, 529-552
mudanças no estilo de vida na, 506, 529-532
ultrassonografia na, 44-47
Infertilidade masculina, 543-545
correção da, 543-546
Infiltração da mucosa anal, 659
Inflammant(s)
definição de, 695-697t
e lesão de extravasamento, 695-697t
Infliximab,
para psoríase, 116-117
Inibidor da maturação do oócito (OMI), 425
Inibidor da protease leucocitária, 64
Inibidores da absorção do colesterol,
para diminuir os níveis de lipídeos, 23-24t
Inibidores da aromatase
para câncer de mama, 350-351
para endometriose, 296-297
para indução da ovulação, 535, 537f
Inibidores da COX-2,
e incontinência urinária, 619t

Inibidores da enzima de conversão da angiotensina
e incontinência urinária, 619t
Inibidores da HMG-CoA redutase,
para diminuir os níveis de lipídeos, 23-24t
Inibidores da poli (ADP) ribose polimerase (PARP), 706-707
Inibidores de 5α-redutase
para o hirsutismo, 475-477
Inibidores de topoisomerase, para câncer, 703-704
Inibidores seletivos da recaptação de serotonina (ISRSs)
e galactorreia, 340-341t
efeitos colaterais dos, 363-366t
indicações para 363-366t
para SII, 323-324t
para síndromes de dor pélvica crônica, 315t
uso na gravidez, riscos do, 364-368
Inibina, 401-402
papel da, 440
Inibina A,
níveis, séricos, na gravidez ectópica, 206-207
Inibina B,
como indicador de reserva ovariana, 514
Injeção intracitoplasmática de espermatozoides (ICSI), 543-545, 543-545f, 546-548
Injeções de *debulking* uretral, 1198-1199, 1199f
Injeções de contraceptivo medroxiprogesterona (Depo-Provera)
e galactorreia, 340-341t
Injesta oral, antes da cirurgia, 960
Injetor de Manipulação Uterina de Harris-Kronner (HUMI), 1102, 1103f
Innohep. *Veja* Tinzaparina
Inseminação intrauterina (IIU), 545-548
infertilidade masculina e, 543-546
para anormalidades da mucosa cervical, 542-544, 542-544f
para infertilidade inexplicada, 545-548
Inserção de FemSoft, 625-626
Inserção uretral, para o estresse da incontinência urinária, 625-626
Insônia, 29-30
medicamentos para, 29t
na transição da menopausa, 563-564t
tratamento da, 29-30
Instrumento de biópsia cervical de Tischler,
para amostragem vulvar, 111-113
Instrumento Ti-KNOT de 5mm, 1119
Insuficiência cardíaca, e risco de complicações cardíacas, 951-952
Insuficiência gonadal
amenorreia causada por, frequência da, 440-441t
Insuficiência ovariana
causas iatrogênicas de, 446
na transição da menopausa, 556
prematura (*Veja* Insuficiência ovariana prematura)
tratamentos clínicos e, 446-448

Insuficiência ovariana prematura (IOP)
avaliação da, 456-457
defeitos cromossômicos e mosaicismo cromossômico, 445-446
síndrome de Turner, 445, 445f
definição de, 443-444
distúrbios autoimunes e, 446
incidência de, 443-444
mutações genéticas e, 446
tratamentos clínicos e, 446-448
Insulina
terapia, manejo perioperatório, 955-957t, 957-958f
Integridade uretral
fatores afetando, 616
restauração da, 616
Integrinas
Como marcador de receptividade uterina, 514
e receptividade uterina, 434-435
Intergroup Rhabdomyosarcoma Study (IRS), 813-814
Interleucina-1, como marcador de receptividade uterina, 514
International Breast Cancer Study (IBIS), 854
International Ovarian Tumor Analysis (IOTA), 42-43
International Pelvic Pain Society, 309-311
International Society for the Study of Vulvar Disease (ISSVD), 757-758
International Society for the Study of Vulvovaginal Disease (ISSVD), 113
InterStim, 629-630
Interstitial Cystitis Association, 321-322
Intertrigo, 115-117
Intestinos delgados, obstrução de, 969-970
Intracrinologia, 281-282
Introitoplastia, 386-387
Introvale, 150t
Invanz. *Veja* Ertapenem
Iodo-125, 713-714t
IOP. *Veja* Insuficiência ovariana prematura (IOP)
Irídio-192, 713-714t
Irritante(s)
definição de, 695-697t
e lesão de extravasamento, 695-697t
Isoflavonas. *Veja* Fitoestrogênios
Isoniazida, e galactorreia, 340-341t
Isotretinoína para acne, 476-477
Ísquio, 922, 922f
Isradipina, e incontinência urinária, 619t
Istmo uterino, 929
ITUs. *Veja* Infecções do trato urinário (ITUs)
IUEU. *Veja* Incontinência urinária aos esforços urodinâmica (IUEU)

J

Jadelle, 141, 143
Janela acústica, 34
Janela de implantação, 434-435, 435-436f
Jenest, 151t

Jolessa, 151t
Jolivette, 151t
Junção escamocolunar (JEC), 128-129, 930
Junel 1,5/30, 150t
Junel 1/20, 150t

K

Kariva, 150t
Keflex. *Veja* Cefalexina
Kefzol. *Veja* Cefazolina
Kelnor, 150t
Kisspeptina-1, 450-451
Kits, para lavagem do colo, 960t
Kits indicadores de ovulação, 513
"KOH-prep", 80-81
Kronos Early Estrogen Study (KEEPS), 584-585
Kwell. *Veja* Lindano creme
Kytril. *Veja* Granisetron

L

Lábio maior,
    embriologia do, 485-486
Lábio menor, 941, 941f
    cirurgia de redução, 1072, 1072f
    embriologia do, 485-486
Lactação,
Lactacin, 64
Lactato desidrogenase (LDH)
    no câncer ovariano, 262-263
Lamictal. *Veja* Lamotrigine
Laminaria digitata/Laminaria japonica, 1059
Lamotrigine,
    eficácia, contraceptivos hormonais e, 154t
    para síndromes de dor crônica, 315t
Lâmpada de Wood, 370-371
Laparoscopia, 1094
    acesso de portal único, 1115
    alterações cardiovasculares na, 1094-1096
    alterações pulmonares na, 1095-1096
    alterações renais na, 1095-1096
    arrumação da sala de cirurgia para, 1099-1100, 1099f
    assistência robótica, use de, 1107-1108
    coexistência de distúrbios médicos e, 1095-1096
    colocação de portal auxiliar na, 1115-1116
        colocação de portal, 1115-1116
        seleção do local, 1115
    complicações da, 1097-1099
    consentimento para, 1097
    decisão para, 1094-1096
        alterações psicológicas e, 1094-1096
        fatores ambientais na, 1095-1096
        fatores da paciente na, 1094-1095
    diagnóstico, 1121-1122
    e anatomia relacionada
        anatomia pélvica, 1109
        marcas intraperitoneais superficiais, 1109, 1109f
        parede abdominal anterior, 1108-1109
    e hemostasia, 1120
    e reaproximação de tecidos, 1116-1119
        grampeamento, 1119
        laços de sutura, 1119, 1119f
        sutura, 1116-1119
    em torção de anexos, 271
    entrada umbilical, 1110
        aberta, 1113-1114, 1114f
        fechada, 1110-1113, 1110f-1113f
    esterilização tubária por, 1123-1128
    fechamento da abertura da incisão de entrada na, 1116
    fechamento da entrada abdominal na, 1116
    hérnia incisional após, 1099
    instrumentos para, 1100-1104
        afastadores de autorretenção, 1104
        descartável *vs.* reutilizável, 1100-1101
        dispositivos de sucção e irrigação, 1103, 1104f
        graspers não traumáticos, 1101, 1101f
        graspers traumáticos, 1101-1102, 1101f
        manipuladores, 1101-1103
        manipulatores uterinos, 1102-1103
        morceladores, 1103-1104
        recuperadores de tecido, 1103-1104
        tesouras, 1103, 1103f
    lentes relacionadas para, 1106-1107
        ângulo de visão, 1106
        iluminação, 1106-1107
        laparoscópios flexíveis, 1106
        montagem do laparoscópio, 1106
    lesão do nervo na, 1097-1098
    lesão do trato urinário na, 1098
    lesão intestinal na, 1097
    lesão térmica na, 1098
    lesão vascular na, 1097, 1098f
    lesões de punção na, 1097
    massas malígnas de anexos e, 1095-1096
    metástases no sítio do trocar após, 1099
    método para abertura da entrada, 1097
    na avaliação da anatomia pélvica, 520, 520f
    na dor pélvica crônica, 313-314
    na gravidez, 1095-1096
    na gravidez ectópica, 211-212
    obesidade e, 1095-1096
    para cistos ovarianos, 263-265
    para endometriomas, 297-298
    para esterilização feminina, 143, 145
    para gravidez ectópica, 206-207, 207-208f
    para histerectomia, 1145-1148, 1146f-1148f
    para miomectomia, 1140-1144
    para reparo de fístula geniturinária, 682
    posicionamento da paciente para, 1100
    preparação da paciente para, 1095-1097
        preparação intestinal, 1097
        profilaxia para infecção, 1095-1097
        profilaxia para VTE, 1097
    procedimento de salpingectomia, 1129-1130, 1129f, 1130f
    procedimento de salpingo-ooforectomia, 1137-1138, 1138f
    procedimento de salpingostomia, 1131-1132, 1132f
    procedimento para cistectomia ovariana, 1133-1136, 1133f-1136f
    seleção da anestesia para, 1097
    sem gás, 1108
    sistemas de energia na, 1104-1106
        eletrocirurgia monopolar, 1104-1105, 1105f
        energia a *laser*, 1106
        energia bipolar, 1105
        energia ultrassônica, 1105-1106, 1105f
    sítios de acesso abdominal na, 1109-1116, 1116f
        entrada umbilical, 1110-1114
        orifício natural transluminal de cirurgia endoscópica, 1115
        parede abdominal anterior não umbilical, 1114-1115
    sutura, laparoscópica, 1116-1119
        agulhas, 1117-1118, 1118f
        amarração do nó, 1118-1119
        guias de agulhas, 1117, 1117f
        suturas, 1117, 1117f
        técnicas de, 1118
    técnicas de dissecção na, 1119, 1120f
        dissecção com lâmina, 1119
        hidrodissecção, 1119, 1120f
Laparoscópios flexíveis, 1106
Laparotomia
    na torção de anexos, 271
    para cistos ovarianos, 263-265
    para endometriomas, 297-298
Lapra-Ty, 1119
Laser de dióxido de carbono
    conização, 754-755
    para ablação cervical, 1081-1082, 1082f
Laser de neodímio:ítrio-alumínio-granada (Nd-Yag), 1169
Lasers, para cirurgia laparoscópica, 1106
Lasofoxifeno, 597-598
Latência motora terminal do nervo pudendo (PNTML), 666-669, 666-668f
Lavagem intestinal, pré-operatória, 960t
Lavagem sob pressão guiada por ultrassonografia (PLUG),
Lea's shield, 161-162
Leena, 151t
LEEP. *Veja* Procedimento de excisão eletrocirúrgica com alça (LEEP)
Leiomiomas, 247-260
    classificação da, 250
    conduta cirúrgica dos, 258-260
        ablação endometrial, 258-260
        abordagens de investigação, 259-260
        histerectomia, 258-259
        histeroscopia, 258-259
        miomectomia, 258-259
        miomectomia laparoscópica, 258-259
        miomectomia *versus* histerectomia, 258-259
    conduta nos, 253-260

degeneração citogenética na, 247
diagnóstico de, 252-253
e aborto recorrente, 180-182
e infertilidade, 516-517, 541-542
e sangramento uterino anormal, 229-230
embolização da artéria uterina para, 256-257, 256f, 257f, 257t
estrogênio, efeito em, 247-250
fatores de risco para, 249-250
imagem dos, 253, 253f
imagem por ressonância magnética, 54-56, 55-56f, 253
incidência dos, 247
intramural, 250
metástase benigna, 250
miomectomia histeroscópica para, 1166-1168, 1167f
MRgFUS para, 258-259
observação e acompanhamento dos, 253-254
paraovarianos, 272
parasitário, 250
patologia dos, 247, 248f
pedunculados, 250
progesterona, efeito no, 249-250
sintomas dos, 250-252
    desconforto pélvico e dismenorreia, 250-251
    dor pélvica aguda, 250-251
    infertilidade e perda gravidez, 250-252
    sangramento, 250, 250-252f
    síndrome da eritrocitose miomatosa, 252
    síndrome de pseudo-Meigs, 252
submucosos, 250
subserosos, 250
suprimento arterial para, 247, 248f
terapia medicamentosa para, 254-256
tubário, 274
ultrassonografia dos, 253, 253f
ultrassonografia para, 37-40, 39-40f
vulvar, 122-123
Leiomiomas uterinos, e aborto recorrente, 180-182
Leiomiomatose intravenosa, 250
Leiomiossarcoma, 814-815
Leite da bruxa ou leite neonatal, 389-390
Leptina, 413, 449-450
Lesão de extravasamento, 695-697, 695-697t
Lesão de pernas abertas, 13
Lesão do trato urinário, laparoscopia e, 1098
Lesão intestinal, laparoscopia e, 1097
Lesão intraepitelial escamosa de alto grau (LIE-AG), 745-746t, 746-747, 746-747t
Lesão nervosa, laparoscopia e, 1097-1098
Lesão por punção, laparoscopia e, 1097
Lesão térmica, laparoscopia e, 1098
Lesão vascular, laparoscopia e, 1097
Lesões escamosas intraepiteliais de baixo grau (LIEBG), 730-731, 745-747, 745-747t
Lessina, 150t
Letrozol
  para câncer de mama, 350-351
  para indução da ovulação, 535

Leucocitospermia, verdadeira, 523-524
Levantador do arco tendinoso do anus, 924f, 925
Levaquin. *Veja* Levofloxacina
Levlen, 150t, 163-164t
Levlite, 150t, 163-164t
Levofloxacina, 74-75t
  para infecção por *Chlamydia*, 87t
  para infecções no pós-operatório, 102-103t
Levonest, 151t
Levonorgestrel, 409-410, 411t
Levora, 150t, 163-164t
Levotiroxina, para hipotireoidismo, 456-457
Levsin. *Veja* Hiosciamina
LGV. *Veja* Linfogranuloma venéreo (LGV)
LH. *Veja* Hormônio luteinizante (LH)
Liberação prolongada de zolpidem, para insônia, 29t
Libido, 376, 597-600
LIE de alto grau (LIE-AG), 731
Ligação tubária, e câncer ovariano, 854
Ligamento cardinal, 930
Ligamento de Cooper, 923, 924f
Ligamento ileopectíneo. *Veja* Ligamento de Cooper
Ligamento infundibulopélvico, 931-933
Ligamento longitudinal anterior, do sacro, 923
Ligamento pubouretral, 943-944
Ligamento sacroespinhoso, 922, 923
Ligamento sacrotuberoso, 922
Ligamento suspensório, do ovário, 932-933
Ligamento útero-ovárico, 931-932
Ligamentos, da pelve, 922-923, 923f
Ligamentos cervicais transversos, 930
Ligamentos de Mackenrodt, 930
Ligamentos largos, 483-484, 485-486f, 931
Ligamentos redondos, do útero, 930-931, 930f
Ligamentos umbilicais, 920-921, 920f
Ligamentos uterossacrais, 638-639, 930
Ligante L-selectina, como marcador de receptividade uterina, 514
Ligasure, 1105
Linacs, para tratamento do câncer, 712-713f, 713-714
Lindane creme, para escabiose, 88-89
  Lindane shampoo, para tratamento do piolho púbico, 90
Linezolid, para infecções por SARM complicadas, 104-105
Linfadenectomia
  inguinofemural, 1343-1345, 1343f-1345f
  para-aórtica, 1299-1301, 1300f, 1301f, 1302
  pélvica, 1296-1298, 1297f, 1298f
Linfadenectomia inguinofemoral, 794, 800, 801-802t, 1343-1345, 1343f-1345f
Linfadenectomia para-aórtica, 1299-1301, 1300f, 1301f, 1302
Linfadenectomia pélvica, 1302
  indicação para, 1296
  objetivo, 1296

  procedimento para, 1296-1298, 1297f, 1298f
Linfogranuloma venéreo (LGV), 79-81
  agente etiológico, 79-80
  diagnóstico de, 80-81
  sinal do sulco no, 80-81, 80-81f
  sintomas do, 80-81
  tratamento do, 80-81
Linfoma paraovariano, 273
Linfonodos
  avaliação dos, 2-3
  inguinal, exame dos, 4
Linha arqueada, 919, 919f
Linha direta de contracepção de emergência, 161-163
Linha Hart, 794-795, 941
Linhas de Langer, 918, 919f
Lipoma, 122-123
  tubário, 274
  vulvar, 122-123
Lipoproteína de alta densidade (HDL), 21, 23t
Lipoproteína de baixa densidade (LDL), 21, 23t
Lipoproteína de muito baixa densidade (VLDL), 21, 23
Líquen escleroso, 113
  e câncer vulvar, 794-795
  incidência do, 113
  vulvar, 113-116
    achados físicos no, 114
    cirurgia para, 115-116
    corticosteroides para, 114-115, 115t
    diagnóstico do, 114, 114f
    e risco de malignidade, 114
    educação da paciente sobre, 114, 114t
    fatores de risco para, 113
    fisiopatologia do, 113-114
    incidência do, 113
    sinais e sintomas do, 114
    terapia fotodinâmica para, 115-116
    tratamento do, 114-116
Líquen plano, 116-118
  diagnóstico de, 116-117
  diagnóstico diferencial do, 117-118t
  etiologia do, 116-117
  incidência do, 116-117
  vaginal, tratamento do, 117-118
  vulvar, tratamento do, 116-118
Líquen simples crônico, 113
Lisinopril,
  e incontinência urinária, 619t
Lo Loestrin Fe, 150t
Lo/Ovral, 150t, 163-164t
Loestrin 1,5/30, 150t
Loestrin 1/20, 150t
Loestrin 24 Fe, 150t
Lomotil. *Veja* Difenoxilato; Cloridrato de diphenoxilato
Loperamida, para IBS, 323-324, 323-324t
Lorazepam
Lorcet. *Veja* Hidrocodona
Losartan, ane incontinência urinária, 619t

LoSeasonique, 151t
Lotronex. *Veja* Alosetron
Lovastatin,
 para diminuir os níveis de lipídeos, 23-24t
Lovenox. *Veja* Enoxaparina
Low-Ogestrel, 150t, 163-164t
LSH. *Veja* Histerectomia supracervical laparoscópica (LSH)
Lubrificantes vaginais, 597-598
LUNA. *Veja* Ablação laparoscópica do nervo uterino (LUNA)
Lunelle, 153-154
Lupron. *Veja* Acetato de leuprolide
Lúpus eritematoso sistêmico, contraceptivos orais e, 156
Luteólise, 431-433
Luteomas estromais, 892-893
Lutera, 150t
Lybrel, 151t
Lyrica. *Veja* Pregabalina

M

Má absorção, amenorreia hipogonadotrófica causada por
Macroplastique, para volume uretral, 1198
Magnésio
 para dismenorreia, 319-320
 para sintomas pré-menstruais relacionados à ansiedade, 364-367
Malformação arteriovenosa (MAV), 232
 e sangramento uterino anormal, 232
Malignidade(s).
 amenorreia hipogonadotrópica por, 450-451
 ginecológica, cirurgias para, 1259-1348
Malignidades ginecológicas
 cirurgias para, 1259-1348
 estadiamento cirúrgico robótico para, 1306-1308, 1307f
 estadiamento laparóscopico para, 1302-1305, 1303f, 1305f
 imagem por FDG-PET, 52-53
 imagem por TC para, 52-53
Mama(s)
 abscessos, 340-342
  periférico, 340-341
  subareolar, 340-341
 alterações, na transição da menopausa, 571-572
 alterações fibrocísticas na, 341-343
 anatomia da, 333-334, 334f, 335f
  drenagem linfática da, 333, 335f
  sistema ductal da, 333, 334f, 335f
 assimetria, em paciente pediátrico, 390-391
 biópsia da, 336-337
 broto neonatal, 389-390
 carcinoma ductal *in situ*, 343-345
 carcinoma lobular *in situ*, 342-343
 cistos, 336-337, 337-338f
  complexo, 336-337
  complicada, 336-337
  em adolescentes, 392
  simples, 336-337
 desenvolvimento da, 383-384, 389-390
  ausência da, 392
 doença, 333-352
  proliferativa benigna, 341-343
 doenças da, 333-352
 dor na (*Veja* Mastalgia)
 exame da, 2-4, 2-3f, 4f
  na paciente da menopausa, 575-576
  na paciente pré-puberal, 389-390
 fibroadenomas, 336-338
 fisiologia, 334
 hiperplasia ductal, 342-343
  atípica, 342-343
 hiperplasia lobular, 342-343
  atípica, 342-343
 hipertrofia, em paciente pediátrico, 390-391
 infecções, 339-342
  não puerperal, 339-342
  puerperal, 339-340
 inspeção da, 2-3, 2-3f
 linfonodos, avaliação dos, 2-3, 2-3f
 massas na população pediátrica, 392-394
 maturação precoce da, 390-391
 palpação da, 2-4, 4f
 politelia, 390-391
 progressão histológica do tecido normal para câncer na, 342-343f
 tuberosa, 390-392, 392f
 tumores filoides, 337-338
Mamilo(s)
 descarga do, 337-340 (*Veja também* Galactorreia)
  algoritmo diagnóstico para avaliação de, 338-339f
  ductografia para, 340-341f
  em paciente pediátrico, 392
  imagem para, 338-339
  patológica, 338-339
 doença de Paget do, 345
Mamografia
 para massas mamárias, 336
 rastreamento, 347-349
Manejo da dor, pós-operatória, 963-964, 964-965t
 terapia não opioide, 963
 terapia opioide, 963-964, 964-965t
Manerix. *Veja* Moclobemida
Mania, 357, 359t
Manipulador da cânula de Cohen, 1102, 1102f
Manipulador uterino de Hulka, 1102, 1102f
Manipulador uterino de Sargis, 1102
Manipulador uterino VCare, 1103, 1103f
Manipuladores uterinos, 1102-1103, 1102f
Manobra de valsalva, 312
Manometria anorretal, 664-665, 665-666f
Manual Diagnóstico e Estatístico de Transtornos Mentais, quarta edição, texto revisado (DSM-IV-TR), 356
Mapas de dermátomos, 304-305f
Mapeamento consciente da dor, 313-315
Mapeamento do linfonodo sentinela, 1343
Mapeamento por Doppler colorido, 35
Maprotilina, 363-366t
Máquinas de cobalto, para terapia de feixe externo, 713-714
Marcadores tumorais, para malignidades ovarianas, 262-263
Marcha, avaliação da, 312
Marcha antálgica, 312
Marshmallow,
 e galactorreia, 340-341t
Marsupialização
 ducto da glândula de Bartholin, 1065, 1065f
Massa óssea
 determinação da, DMO para, 566
 na transição da menopausa, 565-566
 pico, 564-565
Massa paraovariana, 272-273
Massa(s) pélvica(s), 246-274
 aumento uterino, 247-262
 avaliação da, 246
 em adolescentes, 246-247
 em meninas pré-púberes, 246
 fatores demográficos e, 246-247
 massas ovarianas, 261-270
 massas paraovarianas, 272-273
 mulheres em idade reprodutiva, 247
 mulheres na pós-menopausa, 247
 patologia da tuba de falópio, 273-274
 torsão de massas de anexos, 270-272
Massa(s) de anexo
 imagem por ressonância magnética da, 57-58
 na gravidez ectópica, 205
 torção, 270-272
  abordagem da, 271-272
  anatomia dos, 270, 270f
  diagnóstico de, 271, 271f
  distorção de anexos, 272
  fisiopatologia da, 270
  imagem da, 271, 271f
  incidência de, 270
  na gravidez, 272
  sinal de whirpool, 271f
  sintomas da, 270-271
Massa(s) nas mamas
 avaliação da, 334-338
 biópsia de, 336-337
 cistos, 336-337
 classificação BI-RADS, 336, 336t
 exame físico da, 334-336, 336f
 fibroadenomas, 336-338
 imagem da, 336
 localização da, gravação, 336f
 mamografia da, 336
 palpável, aparência ultrassonográfica da, 337-338f
 tamanho da, gravação, 335-336
 teste triplo para, 336-337, 336-337t

tumor filoide, 336-338
  ultrassonografia da, 336
Massa(s) ovariana(s), 261-270, 262-263f
  cística, 262-266
    conduta na, 263-265
    diagnóstico de, 262-265
    imagem, 263-265
    petogênese da, 262-263
    sintomas de, 262-263
  cistos funcionas, 265-267
  cistos ovarianos neoplásicos benignos, 266-269
    referência para oncologista ginecológico para, 265-266
  sólida, 269
  ultrassonografia para, 41-43, 42-43f
Mastalgia, 341-342, 341-342f
  cíclica, 341-342
  não cíclica, 341-342
Mastectomia profilática bilateral,
  para câncer de mama, 351-352
  para carcinoma lobular *in situ*, 342-343
Mastite, 392-394
  focal, 339-340
  puerperal, 339-340
Material anecoico, 33
Material ecogênico, definição de, 33
Maternidade gestacional em sub-rogação, 546-548
Maturação *in vitro*, 548-549
Maus-tratos de idosos, 373-375
Maxipime. *Veja* Cefepime
Mebendazol, para prurido noturno pré-puberal, 387-388
Meclizine para náuseas e vômitos, 963t
Meclofenamato, para menorragia, 237-238t
Medicação para dormir, para sintomas vasomotores, 589-590
Medicina complementar e alternativa, para dismenorreia, 319-320
Medicina herbária, para dismenorreia, 319-320
Mefenitoína, e eficácia de contraceptivos hormonais, 155t
Mefoxin. *Veja* Cefoxitina
Megace. *Veja* Acetato de megestrol
Meio de contraste
  para imagem por ressonância magnética, 53-54
Meio de distensão líquido, 1159-1160, 1160f
Meio diamond, 83
Melanomas vulvares, 803-805, 803-804f
  microestadiamento de, 803-804, 804-805t
  subtipos histológicos de, 803-804
  tratamento do, 803-805
Melbourne Women's Midlife Health Project, 557
Membrana perineal, 943-945
Memória
  alterações, na transição da menopausa, 572-573
  alterações relacionadas à idade na, 572-573
Menarca prematura, 395

Menometrorragia, 219
Menopausa
  alterações na libido, 597-600
  cuidados de saúde preventivos para, 599-601
  definição de, 581
  depressão na, tratamento da, 599-600
  doença dental e perda de dentes na, prevenção de, 599-601
  doença uroginecológica na, prevenção de, 601
  e incontinência urinária, 608
  envelhecimento da pele na, tratamento da, 599-600
  morbidade na, causas principais de, 599-601t
  mortalidade na, causas principais de, 599-600t
  osteoporose, tratamento da, 590-597
  prevenção da demência na, 599-601
  prevenção de doença cardiovascular na, 599-601
  questões relacionadas ao sexo, tratamento de, 596-598
  sintomas de, 585-586
  sintomas vasomotores na, tratamento dos, 585-591
  tratamento hormonal para, 581-586
Menopur, para indução da ovulação, 534t
Menorragia, 219, 222-223
  e doença de von Willebrand, 235-237
  em mulheres em idade reprodutiva, 220-221
  na adenomiose, 260-261
  no hipertireoidismo, 234-235
  no hipotireoidismo, 234-235
  por leiomiomas, 250, 250-251f
Menostar, para sintomas vasomotores da menopausa, 587t
Menstruação, início da, 221-222
Meperidina, 963-964, 964-965t
  eficácia, contraceptivos hormonais e, 154t
Meridia. *Veja* Sibutramina
Meropenem,
Merrem. *Veja* Meropenem
Mesilato de benstropina, e incontinência urinária, 619t
Mesonéfrons, 482-483f
Mesotelioma, 274
Metabolismo da vitamina D, 566f
Metadona, 964-965t
  infecções por *Staphylococcus aureus* resistente à meticilina (SARM)
    clindamicina para, 71-73
    vancomicina para, 71-73
    mastite na gravidez por, 339-340
    para dor pélvica crônica, 314-315
Metaloproteinases da matriz (MMPs), no endométrio, 432-434
Metanéfrons, 481-482, 482-483f
Metástase de câncer no sítio do trocarte, laparoscopia e, 1099

Metformina, 186-187, 457, 467-468
  com citrato de clomifene, 474-475
  efeitos colaterais adversos da, 474-475
  para indução da ovulação, 534
  para síndrome ovariana policística, 474-475
Metilcelulose
  para incontinência fecal, 668-669t
  para SII, 323-324t
Metildopa
  e galactorreia, 340-341t
  hirsutismo causado por, 463-464t
  para sintomas vasomotores, 589-590
Metoclopramida
  e galactorreia, 340-341t
  hirsutismo causado por, 463-464t
  para náuseas e vômitos, 963t
Método de Yuzpe, 163-164
Métodos baseados na percepção, 161-162
Métodos de barreira, 159-162
Métodos de lavagem intestinal, 960t
Metoprolol,
  eficácia, contraceptivos hormonais e, 154t
Metotrexato (MTX), 910-911
  e lesão por extravasamento, 695-697t
  injeção direta na gravidez ectópica, 209-211
  mecanismo de ação do, 697-699, 697-699f
  para aborto médico inicial, 190-192, 191-192t
  para câncer ginecológico, 697-700, 697-699f, 697-699t
  para gravidez ectópica, 207-211, 209-210t
    dosagem e administração do, 209-219
    dose única, 209-210t, 209-211
    multidose, 209-210t, 209-211
    oral, 209-211
    versus terapia cirúrgica, 211-213
  para neoplasia trofoblástica gestacional, 697-699
  para NTG de baixo risco, 910-911
  toxicidade do, 697-700, 697-699t
  vias de administração, 697-699, 697-699t
Metronidazol, 73-75
  para doença inflamatória pélvica, 97-98t
  para infecção por tricomonas, 73-75
  para infecções pós-operatórias, 102-103t
  para tricomoníase, 84-85, 84-85t
  para vaginose bacteriana, 67, 69t, 73-75
  profilático, perioperatório, 959t
  reações adversas do, 73-75
Metronidazol gel,
  para vaginose bacteriana, 67, 69t
Metronizadol, 70-72t
Metroplasia abdominal, para útero septado, 501-502
Metroplastia de Strassman, para o reparo de útero bicorno, 500-501, 500-501f
Metrorragia, 219, 222-223
Miami pouch, 1288
Miconazol,
  para candidíase, 84t
  para candidíase vulvovaginal, 84t
Microbicidas, 161-163

1384 Índice

Microductectomia, para descarga mamilar patológica, 339-340
Microesferas sintéticas revestidas de carbono, para volume uretral, 1198
Microfunda/minifunda, 628-629
Microgestin 1,5/30, 150t
Microgestin 1/20, 150t
Micronor, 151t
Microsulis, 1171
Mifeprex. *Veja* Mifepristona
Mifepristona, 164, 256
    para aborto médico inicial, 190-192, 191-192t
    para endometriose, 294
    para leiomiomas, 256
Minilaparotomia
    para cistos ovarianos, 263-265
    para esterilização feminina, 143, 145
Minipílulas, 157-159
    contraindicações para, 158-159
    desvantagens das, 158-159
    mecanismo de ação das, 157-159
Minociclina
    para acne, 476-477
    para infecções por SARM não complicadas, 104-105
Minoxidil,
    hipertricose causada por, 463-464t
Miomectomia, 1140
    abdominal, 1039-1042
    histeroscópica, 1166-1168, 1167f
    indicações para, 1039, 1140
    laparoscópica, 1140-1144
        para leiomiomas, 258-259, 1039
    procedimento para, 1039-1042, 1040f, 1041f
        enucleação de tumor, 1041f
        fechamento da incisão uterina, 1041f
        incisão uterina, 1040f
        ligação de vasos, 1041f
    robótica, 1140
    vaginal, 1043-1044, 1043f, 1044f
Miométrio, na imagem por ressonância magnética, 54-55, 54-55f
Mircette, 150t
Mirena. *Veja* Sistema intrauterino de liberação de levonorgestrel (SIU-LNG)
Mirtazapina,
    para sintomas vasomotores, 588-589t
Misoprostol, 36-37, 558-559, 1059
    para aborto médico inicial, 190-192, 191-192t
    para amolecimento cervical, 1157
Mittelschmerz, 512
Mneumônico DIAPPERS, 618
Mneumônico ORDER, 970-972
Moclobemida, e galactorreia, 340-341t
Modalidades de expansão pulmonar, 950-952
Modelo biopsicossocial, 356
Modelo de Gail, para cálculo do risco de câncer de mama, 346
Modelo de Tyrer-Cuzick, para o cálculo do risco de câncer de mama, 346

Modicon, 150t
Modified Manchester Health Questionaire, 663-664
Moduladores seletivos do receptor de progestogênio (MSRPs), 164, 411
    para endometriose, 294
    para leiomiomas, 255-256
Moduladores seletivos do receptor do androgênio (MSRA), 411
Moduladores seletivos do receptor do estrogênio (MSREs), 409-411
    para atrofia vaginal, 597-598
    para leiomiomas, 255
    para osteoporose, 591-594
Molas hidatiformes, 898-906, 898-899t
    acompanhamento pós-molar, 904-905
    completa, 899-901, 899-900f
        apresentação clínica, 900-901
        cariótipo, 899-900
        histologia, 899-900, 900-901f
    diagnóstico de, 900-903
        determinação de ploidia, 902
        determinação do β-hCG, 902
        histopatologia, 902
        imunocoloração, 902-903
        ultrassonografia transvaginal, 902, 902f
    e coexistência de feto, 905-906, 905-906f
    parcial, 900-901
    quimioterapia profilática, 904-906
    tratamento da, 903-905
    ultrassonografia para diagnóstico de, 44-45
Molde vaginal, 1075
Moléculas de adesão celular
Moluscum contagiosum, 87-88, 88-89f
Monitores de vídeo, colocação dos, durante a laparoscopia, 1099
Monobactam, 71-73
Mononessa, 150t
Monossomia X, (45,X), 171
Monte pubiano, 940-941
Morbidade febril, 99-100
Morcelador, para uso histeroscópico, 1159
Morcelador Bipolar PKS PlasmaSORD, 1104
Morfina
    eficácia, contraceptivos hormonais e, 154t
    para dor pélvica crônica, 314-315
    para dor pós-operatória, 963-964, 964-965t
Morfologia espermática, 523-524
    anormal, 523-524, 523-524t
Morte mitótica retardada, 717-718
Mosaicismo cromossômico, 445
Motilidade espermática, 523-524
Moxifloxacina, 74-75t
MSREs. *Veja* Moduladores seletivos do receptor de estrogênio (MSREs)
MSRPs. *Veja* Moduladores seletivos dos receptores de progestogênio (MSRPs)
MTX. *Veja* Metotrexato (MTX)
Muco cervical
    e infertilidade, 520-521, 521f
    tratamento das anormalidades do, 542-544, 542-544f

Mulher madura, 581-601. *Veja também* Transição da menopausa;
Multiple Ouctones of Raloxifene Evaluation (MORE), 592-594
Músculo detrussor, 609, 934-935
Músculo piriforme, 923
    lesão por estiramento do, 925
Músculo puborretal, 944-946
Músculo(s) levantadores do ânus, 637
    e prolapso de órgão pélvico, 637-639
    mudanças para, 638-639
Músculos da parede pélvica,
Mutação ataxia telangiectasia, 347t
Mutação do fator V de Leiden, 961
Mutações fundadoras de judeus, 855
Mutações oncogências K-*ras*, no câncer ovariano epitelial, 859
Mutilação genital feminina, 677-678

N

NAATs. *Veja* Testes de amplificação de ácido nucleico (NAATs)
Nafarelina
    para endometriose, 295-296
    para leiomiomas, 255
Nafcil. *Veja* Nafcilina sódica
Nafcilina sódica, 68t
Naloxona, 963-964
Naproxeno
    na síndrome pré-menstrual, 364-367
    para dismenorreia associada à endometriose, 293t
    para menorragia, 185-186t, 237-238t
Naproxeno sódico
    para dismenorreia associada à endometriose, 293t
Nascimento e incontinência urinária, 608
Natazia, 151t
National Cancer Institute (NCI), 707-708
    portal (*site*) de cessação de tabagismo, 29
National Colesterol Education Program Adult Treatment Panel-III (ATP-III), 21, 23
National Domestic Safety Hotline, 25, 27
National Domestic Violence Hotline, 374-375
National Health and Nutrition Survey (NHANES III), 596-597
National Institute for Health and Clinical Excellence (NICE), 956-959
National Institute Health (NIH), 583-584
    na definição de SOP, 460, 460-461t
National Osteoporosis Foundation (NOF), 565-566, 590-593
National Osteoporosis Risk Assessment (NORA), 591-593
National Quality Forum, 960
National Veterans Administration Surgical Quality Improvement Program, 950
National Vulvodynia Association, 126-127
Náuseas e vômitos
    com contraceptivo de estrogênio-progestogênio de emergência, 163-164
    medicamentos para, 963t

na torção de anexos, 307
pós-operatório, 962
Náuseas e vômitos no pós-operatório (PONV), 962
  prevenção do, 962, 963t
Navelbine. *Veja* Vinorelbina
Necon 0,5/35, 150t
Necon 1/35, 150t
Necon 1/50, 150t
Necon 10/11, 151t
Necon 7/7/7, 151t
Nefazodona, 363-366t
Nefrotoxicidade
  de aminoglicosídeos, 69-70
  de vancomicina, 73-75
Neisseria gonorrhoeae, 84-86. *Veja também* Gonorreia
  e tricomoníase, coinfecção, 83
  em cistos no ducto da glândula de Bartholin, 122-124
  fatores de risco para, 11-13t
  na criança abusada sexualmente, 388-389
  rastreamento para, 11-13t
  resistente à quinolona, 85-86
Nelova 0,5/35, 150t
Nelova 1/35, 150t
Nelova 1/50M, 150t
Nelova 10/11, 151t
Neoplasia hepática
  e contraceptivos orais, 157-158
Neoplasia intraepitelial, 730
Neoplasia intraepitelial anal (NIA), 760-763
  abordagem da, 762-763
  anoscopia para, 761-763
  citologia anal para, 761-762
  diagnóstico da, 761-763
  fatores de risco para, 761-762
  fisiopatologia da, 761-762, 761-762f
  incidência da, 760-762
  recomendações para rastreamento para, 761-762
  tratamento para, 762-763
Neoplasia intraepitelial cervical (NIC), 738-755
  abordagem do, 751-753
  diagnóstico diferencial e avaliação do, 740-752
  fatores de risco para, 738-739, 739-740t
    comportamental, 739-740
    deficiências dietéticas, 739-740
    hormônios exógenos, 739-740
    idade, 738-740
    imunossupressão, 739-740
    médica, 739-740
    paridade, 739-740
    rastreamento inadequado, 740-741
    tabagismo, 739-740
  histerectomia para, 754-755
  história natural do, 738-739, 738-739t
  incidência de, 738-739
  modalidades de tratamento ablativo para, 752-754
    ablação a *laser* de dióxido de carbono, 753-754

  criocirurgia, 752-754, 753-754t
  modalidades de tratamento excisional, 753-755
    conização a frio, 754-755, 754-755t
    conização a *laser* de dióxido de carbono, 754-755
    procedimento de excisão com alça eletrocirúrgica, 753-754, 753-754t
  tratamento do, 752-755
    ablativo, 752-754
    excisional, 753-755
  vigilância pós-tratamento, 754-755
Neoplasia intraepitelial ductal (NID), 342-343
Neoplasia intraepitelial lobular (NIL), 342-343
Neoplasia intraepitelial vaginal (NIVa), 754-757
  de alto grau, 756-757
  de baixo grau, 755-756
  diagnóstico da, 755-756
    vaginoscopia, 755-756, 755-756f
  fatores de risco, 754-756
  fisiopatologia da, 754-755
  incidência de, 754-755
  prognóstico para, 756-757
  tratamento da, 755-757
    ablação médica, 756-757
    ablação por *laser* de dióxido de carbono, 756-757
    excisão, 756-757
    radioterapia, 756-757
Neoplasia intraepitelial vulvar (NIV), 756-761
  classificação da, 757-759, 758-759t
  diagnóstico da, 758-759
  e câncer vulvar, 794-796
  fisiopatologia da, 757-759
  incidência da, 756-758
  manejo da, 759-761
    ablação, 760-761
    excisão, 760-761
    terapia fotodinâmica, 760-761
    terapia tópica, 760-761
  prevenção da, 760-761
  prognóstico para, 760-761
  sintomas da, 758-759t
  tipo comum, 757-759
  tipo diferenciado, 757-759
  tipo não classificado, 757-759
  tratamento da, 1086-1089
    aspiração cirúrgica ultrassônica cavitacional, 1087-1088, 1087f
    excisão local ampla, 1086-1087
    vaporização a *laser* de dióxido de carbono, 1088-1089
  vulvscopia para, 758-760, 759-760f
Neoplasia trofoblástica gestacional (NTG), 905-912. *Veja também* Doença trofoblástica gestacional
  acompanhamento pós-tratamento, 911-912
  avaliação diagnóstica da, 907-909
  cirurgia para, 909-911
  classificação histológica da, 905-909
    coriocarcinomas gestacionais, 905-907, 906-907f

  molas invasivas, 905-906
  diagnóstico de, 907-909, 907-909t
  estadiamento do, 907-909, 908-909f, 908-909t
  metástases cerebrais, 911-912
  metástatico, 908-910, 909-910f
  não metástatico, 907-909
  pós-molar, 904-905
  quimioterapia de alto risco para, 911-912
  quimioterapia de baixo risco para, 910-911
  tratamento do, 909-912
  tumor trofoblástico epitelioide, 907-909
  tumor trofoblástico no sítio da placenta, 906-909
Neossalpingostomia, para tratamento do fechamento distal, 541-542, 541-542f
Nervi erigentes, 946
Nervo ileo-hipogástrico, 920-921f, 922
Nervo ileoinguinal, 920-921f, 922
Nervo pré-sacral, 927-928, 929f
Nervos intercostais, encarceramento dos, 326-328, 327-328f
Nervos periféricos, compressão dos, 327-328
NETA. *Veja* Acetato de Noretindrona
Nettle, e galactorreia, 340-341t
Neulasta. *Veja* Pegfilgrastim
Neupogen. *Veja* Filgrastim
Neuralgia pudenda, 327-328
Neurectomia pré-sacral (PSN)
  para dismenorreia, 319-320
  para dor relacionada à endometriose, 297-298
  para tratamento da dor crônica, 316
Neuroendocrinologia, reprodutiva, 412-413
Neurólise, para tratamento da dor crônica, 316
Neuromodulação, sacral, 629-630
  bloqueio neuromuscular de aminoglicosídeos, 69-70
Neuromodulação do nervo sacral, 1212-1213, 1212f, 1213f
  incisão do gerador de pulso e passagem de condução, 1213f
  inserção de agulha no forame, 1212f
  localização do gerador de pulso implantável, 1213f
Neurontin. *Veja* Gabapentina
Neuropeptídeo Y (NPY), 413
Neuropeptídeos, na reprodução, 412-413
  ativador da adenilato-ciclase hipofisária peptídeo, 413
  galanina, 413
  kisspeptina, 413
  neuropeptídeo Y, 413
  opiáceos endógenos, 412-413
Neurotoxicidade da quimioterapia, 707-709
Neurotransmissores, 400
  classificação dos, 412
  papel no desenvolvimento das ondas de calor, 560-563
Nevi Vulvares, 120-122
New England Journal of Medicine, 581-582
NIA. *Veja* Neoplasia intraepitelial anal.
NIC. *Veja* Neoplasia intraepitelial cervical
Nicardipina, e incontinência urinária, 619t

Nicoderm CQ, 28t
Nicorette, 28t
Nicotina, reposição, agentes para, 28t, 29
Nicotinamida, 723-724
Nicotrol, 28t
Nifedipina, e incontinência urinária, 619t
Nistatina,
    para candidíase, 84t
    para candidíase vulvovaginal, 84t
Nitrato de econazol
    para candidíase, 84t
    para candidíase vulvovaginal, 84t
Nitrato de prata, para tratamento de feridas, 974t
NIV. *Veja* Neoplasia intraepitelial vulvar (NIV)
NIVa. *Veja* Neoplasia intraepitelial vaginal (NIVa)
Nódulo de Cloquet, 946
Nolvadex. *Veja* Tamoxifeno
Nomograma, para cálculo da área de superfície corporal (BSA), 695-696, 695-696f
Nor-BE, 151t
Norco. *Veja* Hidrocodona
Nordette, 150t, 163-164t
Norepinefrina, e ondas de calor, 560-563
Norethin 1/35, 150t
Noretindrona, 409-410
    exposição materna à, e genitália ambígua, 487-488
    para menorragia, 237-238t
    para sangramento uterino disfuncional, 238-239
Norfloxacina, 74-75t
Norgest, 158-159
Norgestimato, 409-410, 411t
Norgestrel, 409-410
Norinyl 1+35, 150t
Norinyl 1+50, 150t
Normeperidina, 963-964
Noroxin. *Veja* Norfloxacina
Norpramin. *Veja* Desipramina
Nor-QD, 151t
19-nortestosterona, 148
North American Menopause Society (NAMS), 590-593
Nortrel 0,5/35, 150t
Nortrel 1/35, 150t
Nortrel 7/7/7, 151t
Nortriptilina, 363-366t
    e incontinência urinária, 619t
    para cessação do tabagismo, 28t
    para síndromes de dor crônica, 315, 315t
N-telopeptídeo de ligação cruzada com colágeno tipo I, como marcador de reabsorção óssea, 577-578, 577-578t
NTG. *Veja* Neoplasia trofoblástica gestational (NTG)
Núcleo somático Onuf, 609, 613f
Nuliparidade, e risco de câncer ovariano, 854
Nutrição, pós-operatória, 969-972, 969-970t
    enteral *vs.* parenteral, 970-972
NuvaRing, 152-154, 153-154f

O

Obesidade, 13-16
    diagnóstico de, 13-14
    e câncer endometrial, 817
    e incontinência urinária, 608
    e infertilidade, 529-531
    e laparoscopia, 1095-1096
    e prolapso de órgão pélvico, 635
    e recomendações do tratamento, 18t
    e risco de abortamento, 173-174
    e risco de complicações pulmonares, 950
    efeito na fertilidade, 508t
    fatores de risco de comorbidades com, 18t
    na síndrome dos ovários policísticos, 466-467, 466-467f
    preparação do paciente para mudança em, estágios do, 18t
    risco da, 14
    tratamento da, 14, 16
        cirurgia bariátrica, 16
        medicamentos, 16
        mudanças de estilo de vida, 14
Obstrução da via de saída,
    amenorreia causada por, 441, 443
Obstrução do intestino delgado (SBO), 969-970
    tratamento da, 969-970
Obstrução tubária proximal, 540-541, 1176
    canulação tubária para, 1176 (*Veja também* Canulação da tuba de falópio proximal, histeroscópica)
    tratamento da, 540-542, 541-542f
Ocitocina, 417-418
Oclusão tubária
    métodos mecânicos de, 145-147
    métodos químicos de, 147
Octreotida, e galactorreia, 340-341t
Odanacatib, 593-594
Ofloxacina, 74-75t
    e eficácia de contraceptivos hormonais, 155t
    para infecção por *Chlamydia*, 87t
Ogestrel, 150t, 163-164t
Olaparib (AZD2281), 706-707
Óleo de peixe, para dismenorreia, 319-320
Oligomenorreia, 219
    na síndrome ovariana policística, 462-463
Oligo-ovulação, tratamento da, 474-475
Oligospermia, 522-523, 545-546
    tratamento para, 545-546
Olígúria
    intrarrenal, 964-966
    pós-operatória, 964-966
    pós-renal, 965-966
    pré-renal, 964-965
Omentectomia, 1313-1314, 1313f, 1314f
    infracólica, 1313
    supracólica, 1313, 1314
Omnicef. *Veja* Cefdinir
Omnipen. *Veja* Ampicilina
Oncovin. *Veja* Vincristina
Ondansetron, 707-708
    para manejo da dor, 963-964
    para náuseas e vômitos, 963t

Ondas de calor,
    e interrupção do sono, 560-563, 563-564t
    na transição da menopausa, 560-564
Oócito(s)
    fetal, 483-484
    meiose, 425, 426f, 483-484
    número de
        na puberdade, 383-384
        no nascimento, 382
    perda com o envelhecimento, 425
Ooforectomia, 1028-1029, 1028f
    bilateral profiláctica
        para câncer de mama, 351-352
    excisão do ovário na, 1028-1029, 1028f
    fixação do meso-ovário na, 1028, 1028f
    na síndrome do ovário policístico, 477
    para cistos ovarianos, 263-265
Ooforopexia, na torção de anexo, 272
Opiáceos
    e galactorreia, 340-341t
    e incontinência urinária, 619t
Opiáceos endógenos, 412-413
Opioides,
    para dor pélvica crônica, 314-315
Ordens pós-operatórias, 962, 963-964t
Orfenadrina, e incontinência urinária, 619t
Orgasmo, 376
    transtornos do, 378t
Orlistat, para obesidade, 16
Ortho Tri-Cyclen, 151t
Ortho Tri-Cyclen Lo, 150t
Ortho-Cept, 150t
Ortho-Cyclen, 150t
OrthoEvra. *Veja* Adesivo contraceptivo
Ortho-Novum 1/35, 150t
Ortho-Novum 1/50, 150t
Ortho-Novum 10/11, 151t
Ortho-Novum 7/7/7, 151t
Ospemifene, 597-598
Osso
    cortical, 563-564, 563-564f
    formação, marcadores urinários e séricos do, 576-578, 577-578t
    metabolismo, na transição da menopausa, 563-566
    reabsorção, marcadores urinários e séricos do, 576-578, 577-578t
    remodelamento, 563-564, 564-565f, 576-577
        efeitos dos estrogênios nos, 564-566
        fisiologia do, 563-565
    trabecular, 563-564, 563-564f
Ossos inominados, 922, 922f
Osteoblastos, 563-564
Osteocalcina, sérica, como marcador da formação óssea, 577-578, 577-578t
Osteoclastos, 563-565
Osteomalácia,
    e osteoporose, 568t
Osteonecrose da mandíbula (ONJ), 594-595
Osteopenia, 565-566
    incidência de, 565-566

Osteopontina, como marcador de receptividade uterina, 514
Osteoporose, 11-13, 565-566
　causas secundárias de, 568t
　diagnóstico da, 566-568
　em mulheres na pós-menopausa, diretrizes de prevenção para, 16t
　fatores de risco, 568
　fatores genéticos e, 568-570
　fisiopatologia da, 565-566, 566f
　grave, 566
　incidência de, 565-566
　pontuação T (T-score), 566, 566t
　pontuação Z (Z-score), 568
　prevenção da, 568
　primária, 565-566
　raça e risco de, 568-570
　rastreamento para, 570-571
　secundária, 565-566
　sequelas, 565-566
　terapia com glicocorticoide e, 568-570
　terapia farmacológica para, 591-596
　terapia não farmacológica para, 595-597
　tratamento da, 590-597
　　indicações para, 590-593
　tratamentos para, 565-566
Osteoprotegerina (OPG), 564-565, 565-566t
Ototoxicidade de aminoglicosídeos, 69-70
OvaCheck, 856-857
Ovário(s), 36-37
　acessório, 503
　anatomia do, 931-933
　anomalias do, 503
　ausência, 503
　disfunção, correção da, 532-541
　drenagem linfática do, 932-933
　embriologia do, 424-425, 483-484, 484-485f
　funções do, 424
　imagem por ressonância magnética no, 54-55
　inervação, 932-933
　morfologia do, 424, 424f
　multicístico, 473
　na infância, 383-384
　na transição da menopausa, 556, 557f
　no paciente pediátrico
　perfuração laparoscópica do, para síndrome do ovário policístico, 539-541
　supranumerário, 503
　suprimento sanguíneo para, 931-932f, 932-933
　tumores
　　amenorreia causada por, 451-452
　　frequência de, 440-441t
Ovcon 50, 150t
Ovcon-35, 150t
Ovo cego, 171
Ovral, 150t, 163-164t
Ovrette, 151t
Ovulação, 430-431
　anormalidades/disfunção, na avaliação de infertilidade, 512-514

Oxacilina sódica, 68t
Oxcarbazepina e eficácia de contraceptivos hormonais, 155t
Oxibutinina para incontinência urinária, 628-630, 628-629t
Oxicodona, para dor pélvica crônica, 314-315
Oxicodona IR, 964-965t
Oxicodona SR, 964-965t
OxyContin. *Veja* Oxicodona SR
Oxytrol, para incontinência urinária, 628-629t, 629-630

P

p14ARF, 347t
p16INK4A, 347t, 747-748
Pacientes infectados pelo HIV (Aids), cancroide nos, 79-80
Paclitaxel, 702
　e lesão por extravasamento, 695-697t
Palpação da vagina, 313-314
Palpação retovaginal, na dor pélvica crônica, 313-314
Pamelor. *Veja* Nortriptilina
Papilomavírus humano (HPV), 87
　alto risco, 734
　congênito, 735
　desfechos do, 735, 735f
　diagnóstico de, 736-738
　e câncer cervical, 769, 770
　fatores de risco para, 736-737
　genital, 734, 735
　história natural do, 736-737
　imunologia do, 737-738
　infecção e intervenções comportamentais, 737-738
　latente, 735
　neoplástico, 736-737
　prevalência do, 736-737
　prevenção do, 737-739
　produtivo, 735-737
　tratamento do, 737-738
　vacinas para, 737-739
　ciclo de vida, 734, 734f
　descrição do, 734
　e câncer vulvar, 794-795
　e carcinoma de células escamosas da vagina, 808-809
　modos de, 734-735
　na criança abusada sexualmente, 388-389
　no câncer cervical, 732-734
　papel no câncer, 732-734
　tipos, 734
　transmissão do, 734
　vacinas para, 6-7, 10-11t
Paracentese para câncer ovariano, 860-862
Paracetamol
　eficácia, contraceptivos hormonais e, 154t
　para dor pélvica crônica, 314-315
　para dor pós-operatória, 963
ParaGard. *Veja* Dispositivo intrauterino com cobre-T 380A
Paramétrio, 930, 931f

Paraplatina. *Veja* Carboplatina
Parede abdominal
　anterior
　　anatomia da, 918-922, 920f
　　bainha do reto abdominal, 918, 920, 919f
　　camada subcutânea, 918, 919f
　　compressão nervosa na, 326-328, 327-328f
　　fáscia transversal, 919f, 920
　　inervação, 922
　　papel da, 918
　　pele, 918, 919f
　　peritônio parietal, 920-921, 920f
　　suprimento sanguíneo para, 920-922
　hérnia, 323-325, 324-325f
　músculos, na síndrome dolorosa miofascial, 325-327
Parlodel. *Veja* Bromocriptina
Paroxetina, 363-366t, 364-367
　e galactorreia, 340-341t
　para sintomas vasomotores, 588-589t
Partículas de hidroxiapatita de cálcio, para volume uretral, 1198
Parto a fórceps eletivo, 633-634
Parto cesáreo e distúrbios do soalho pélvico, 633-634
　gravidez, 214-215, 215-216f
Paxil. *Veja* Paroxetina
Pediculicidas, 88-90
Pediculose, 88-90
　diagnóstico de, 88-89
　etiologia da, 88-89
　sintomas de, 88-89
　tratamento da, 88-90
Pegfilgrastim, 708-710
Pele
　envelhecimento, tratamento do, 599-600
　câncer, rastreamento para, 11-13
　transição para a menopausa e, 571-572
Pelos pubianos, desenvolvimento dos, 383-384, 384f
Pelve
　anatomia da, 922-940
　avaliação da, 516-520, 517t
　espaços cirúrgicos retroperitoniais, 937-940
　exame da
　　na paciente em menopausa, 575-576
　inervação, 927-928, 929f
　músculos na, 326-327
　órgãos, 927-937
　paredes da
　　aberturas na, 922, 923f
　　espaço retroperitonial da, 937-938, 938f
　　músculos e fáscia, 923-925, 924f
　　pelve óssea e articulações pélvicas, 922-923
　　soalho pélvico, 925-928
　　suprimento sanguíneo para, 927-928, 927-928f, 927-928t
　　tecido conectivo da, 638-639, 927-928
　　e espaços cirúrgicos da, 933-934f
Pelvic Floor Distress Inventory (PFDI), 640-641, 642t

Pelvic Floor Impact Questionaire (PFIQ), 640-641, 642t
Pelvic Organ Support Study (POSST), 633-634
Penicilamina, hipertricose causada por, 463-464t
Penicilina benzatina, para sífilis, 79t
Penicilina benzatina G, 68t
Penicilina G, 68t
Penicilina V (Pen VK), 68t
Penicilina(s), 67, 69
  alergia à, 52-53, 53-54t, 67, 69
    dessensibilização para, 67, 69
  aplicações clínicas da, 67, 69
  classificação da, 68-69t
  e eficácia de contraceptivo hormonal,155t
  efeitos adversos e efeitos colaterais do, 67, 69, 69-70t
  mais ácido clavulânico, 67, 69, 68t
  mais inibidor de β-lactamase, 67, 69
  mais sulbactam, 67, 69
  para infecções por *Actinomyces israelii*, 67, 69
  strutura da, 67, 69, 69f
Pepcid. *Veja* Famotidina
Peptídeo ativador da adenilato-ciclase hipofisária (PACAP), 413
Peptídeos de liberação hipotalâmica, 414
Perda de gravidez
  com útero unicornuado, 498-499
  na síndrome ovariana policística, 467-468
Perda de peso
  em idosos, 24-25, 27
  na síndrome do ovário policístico, 473
Perda perinatal, 367-369
Perfil da pressão uretral, 623
Perfil de expressão gênica, 348-350
Perfuração ovariana laparoscópica, 539-541
  procedimento para, 1139, 1139f
Pergonal, para indução da ovulação, 534t
Períneo, 941f, 942-946
  anatomia do, 942-946
  corpo perineal, 945-946
  defeitos do, 491
  inervação, 946
  inspeção do, 4
  linfáticos do, 945-946
  músculos, na síndrome da dor miofascial
  suprimento sanguíneo para, 945-946
  triângulo anal, 944-946
  triângulo urogenital, 942-945
Perineoplastia, 1070, 1070f
Perineorrafia, 653-654, 1223-1224, 1223f, 1224f
Peritônio parietal, 920-921, 920f
Permethrin creme, para escabiose, 88-89
Peróxido de benzoil, para acne, 476-477
Peso abdominal, definições de, 18t
Pessários
  apoio, 648, 649f
  avaliação do paciente e colocação, 648-649, 650f, 650-651t
  complicações com o uso de, 649, 651-652f

incontinência, 625-626
indicações para o uso de, 648
no prolapso de órgão pélvico, 648-649, 650-651t
ocupando espaço, 648
tipos de, 648, 648f
úlceras, 649
Pessários em anel, 648, 649
Pessários Gellhorn, 648, 650f
Pessários vaginais, 128-129
PET. *Veja* Tomografia por emissão de pósitrons (PET)
Petrolato, (Vaseline)
  para pediculose, 90
pH vaginal, por tiras de papel de tornassol, 80-82
Phthirus pubis, 90f
Pielografia intravenosa (PIV), 49-50, 680-681, 1250, 1291
  complicações da, 49-50
  para fístulas ureterovaginais, 1206
  pré-operatória, indicações para, 49-50
  técnica para, 49-50
Pielonefrite aguda não complicada, 92-93
Pilares retais, 933-934
Pimecrolimo, para líquen escleroso, 115-116
Pinça cobra, 1101, 1101f
Pinça de Babcock, 1101, 1101f
Pinça de Maryland, 1101, 1101f
Pinça jacaré, 1101, 1101f
Pinças dentadas, 1101
Pinças dentadas, 1101f, 1102
Pinopods, 434-435
Pioglitazona, 474-475
  e incontinência urinária, 619t
Piolho, 88-89, 90f. *Veja também* Pediculose
Piperacilina, 68-69t
  para infecções pós-operatórias, 102-103t
Pipracil. *Veja* Piperacilina
Piridinolina, urinária, como marcador da reabsorção óssea, 577-578, 577-578t
Piridoxina, na síndrome pré-menstrual, 364-367
Pirógenos, 970-972
Piscadela anal, 663-664
Pitressin (vasopressina arginina-8), 1040
PIV. *Veja* Pielografia intravenosa (PIV)
Placa do levantador, 926-927, 926-927f
Plano B, 163-164t
Plano B One-Step, 163-164t
Plexo de Santorini, 939
Plexo hipogástrico inferior. *Veja* Plexo pélvico
Plexo hipogástrico superior. *Veja* Nervo pré-sacral
Plexo nervoso sacral, 939
Plexo pélvico, 612f, 927-928
Ploidia, determinação da, 902
Pneumonia adquirida no hospital, 966-968, 966-967f
Pneumoperitôneo, criação do, durante laparoscopia, 1094-1095
Podofilina, para verrugas genitais externas, 87, 88t

Podofilox, para verrugas genitais externas, 87, 88t
Policarbofila de cálcio
  Para IBS, 323-324t
Poliembrioma, 884-885
Polietileno glicol 3350, for IBS, 323-324t
Polifármacos, para dor pélvica crônica, 316
Polipectomia, histeroscópica, 1164-1165, 1164f
Polipectomia histeroscópica, para pacientes inférteis com pólipos endometriais, 542-543
Pólipos endocervicais, 129-130
  e sangramento uterino anormal, 230-232, 230-231f
Pólipos endometriais, 40-41f, 229-230, 229-230f
  e infertilidade, 229-231, 516-517, 541-543
  e sangramento uterino anormal, 229-231
  fatores de risco para, 229-230
  ferramentas diagnósticas para, 230-231
Polissulfato sódico de pentosano
  na cistite intersticial, 321-322
Politelia, 390-391
Pomada de cinecatequina
  para verrugas genitais externas, 87, 88t
Ponto(s) de disparo, 324-325
  inativação do, 326-327
  na síndrome da dor miofascial, 324-327
  palpação do, 325-326, 325-326f
Pontuação de Nugent, para BV, 66-67
Pontuação de risco para DCC de Framingham
  para 10 anos, 21
PONV. *Veja* Náuseas e vômitos no pós-operatório (PONV)
POP. *Veja* Prolapso de órgão pélvico (POP)
Portia, 150t
Pós-menopausa, 554
Postmenopausal Estrogen/Progestin Interventions (PEPI), 571-572, 581-582
Postmenopausal Evaluation and Risk-Reduction with Lasoxifene (PEARL), 597-598
Postpartum Support Internacional, 367-368
Postura típica de dor pélvica (PTDP), 311, 312f
PPA. *Veja* Fenilpropanolamina
Pravastatina, para diminuir os níveis de lipídeos, 23-24t
Prazosin, e incontinência urinária, 619t
Pregabalina, para síndromes de dor crônica, 315t
Pregas romboides, 1292, 1347, 1347f
Pregas rotacionais, 1292
Pregas transversias dos retos, 937, 937f
Pré-hipertensão, 19, 19t, 20t. *Veja também* Hipertensão
Prelief. *Veja* Glicerofosfato de cálcio
Premarin, 597-598. *Veja também* Estrogênios equinos conjugados (EEC)
  para menorragia, 237-238t
  para sangramento uterino anormal, 238-239
  para sintomas vasomotores da menopausa, 587t

Premphase,
    e galactorreia, 340-341t
    para sintomas vasomotores da menopausa, 587t
Prempro, para sintomas vasomotores da menopausa, 587t
Preparação intestinal
    pré-laparoscopia, 1097
    pré-operatória, 956-960, 960t
Preparações de ferro, intravenosas (IV), 954-955
Preservativos, 159-160
    feminino, 159-160
    masculino, 159-160
    não alérgico, 159-160
    para indivíduos sensíveis ao látex, 159-160
    para prevenção da transmissão por HPV, 737-738
Pressão abdominal, aumentada, e risco de prolapso de órgão pélvico, 635
Pressão de aperto, 661
Pressão positiva contínua de via aérea (CPAP), 951-952
Prevent Recurrence of Osteoporotic Fractures (PROOF), 595-596
Previfem, 150t
Primaxin. *Veja* Imipenem-cilastatina
Primidona, e eficácia de contraceptivo hormonal, 155t
Principen. *Veja* Ampicilina
Pristiq. *Veja* Desvenlafaxina
PRL. *Veja* Prolactina
Procedimento de excisão da alça eletrocirúrgica (LEEP), 746-747, 1080-1081, 1081f
    complicações do, 1080
    conização, 1084
        técnica top hat, 1084f
        passe múltiplo, 1081, 1081f
        passe único, 1081, 1081f
Procedimento de Latzko, para reparo de fístula vesicovaginal, 1206
Procedimento de Spence, 689
Procedimento de suspensão por agulha, para IUE, 626-627, 626-627t
Procedimento de Vecchietti, para criação de vagina, 497-498
Prochieve 4%, para sintomas vasomotores da menopausa, 587t
Procidência uterina, 635
Proclorperazina
    e galactorreia, 340-341t
    para náuseas e vômitos, 963t
Procrit. *Veja* Epoetina alfa
Proctalgia fugaz, 671-672
Proctografia da evacuação, 666-668
Produção de pares, 714-715, 714-715f
Produtos à base de soja, para sintomas vasomotores, 589-590
Progesterona(s), 409-410
    ação da, na gravidez, 440-441
    e desenvolvimento de cistos ovarianos, 265-266
    estrutura química da, 409-410f

hirsutismo causado por, 463-464t
implantes, 141, 143, 145f
injetável, 158-160
oral
    para sangramento uterino disfuncional, 237-239
    para adenomiose, 261-262
    para dismenorreia, 319-320
    para dor relacionada à endometriose, 292-294
    para leiomiomas, 254
sérica
    em testes de ovulação, 513
    na gravidez ectópica, 203
sérica, valores de referência para, 409t
Progestogênios, 409-410
    afinidades de ligação de receptores para, 411t
    naturais, 409-410
    sintéticos, 409-410
Progestogênios cíclicos,
    e galactorreia, 340-341t
    e incontinência urinária, 619t
    para irregularidades menstruais, 474-475
Programa BRCA-PRO, 854
Programa de Prevenção do Diabetes, 473-475
Programa de treinamento para residência de Kenneth J. Ryan, 188-189
Programa de Tyrer-Cuzick, 854
Prolactina, 532
    aumentada, amenorreia causada por, frequência de, 440-441t, 450-451
    níveis elevados de, 532
Prolactinomas, 417-418
Prolapso de órgão pélvico (POP), 633-656
    abordagem para tratamento do, 647-648
    avaliação da paciente com, 640-647
    avaliação para, na incontinência urinária, 618
    classificação, 636-637
    descrição visual para, 635, 635f
    e dispareunia, 319-320
    epidemiologia do, 633
    exame físico no, 644-647
    exame perineal no, 644-645, 644f
    exame vaginal no, 645-647, 645f-647f
    fatores de risco para, 633-635, 633-634t
        com relação obstétrica, 633-634
        desordens do tecido conjuntivo, 633-634
        idade, 633-634
        nascimento por parto vaginal, 633-634
        parto cesariano eletivo, 633-634
        pressão intrabdominal elevada, 635
        raça, 635
    fisiopatologia do, 637-640
        níveis de suporte vaginal no, 640
        papel do músculo elevador do ânus no, 637-639
        papel do tecido conjuntivo no, 638-639
        parede vaginal no, 638-639
    Pelvic Organ Prolapse Quantification (POP-Q), 636, 636f, 637f
    RM do, 57-58

    sinais e sintomas do, 633
    sintomas associados com, 640-644, 640-641t
        disfunção sexual, 643
        dor lombar e pélvica, 643-644
        sintomas da protuberância, 643
        sintomas gastrintestinais, 643
        sintomas urinários, 643
    sistema de Baden-Walker Halfway para avaliação do, 636, 638t
    teoria do defeito do, 638-640
    tratamento cirúrgico para, 648-650, 650-651t
        exercício dos músculos do soalho pélvico, 649-650
        pessários, uso de, 648-649, 650-651t
    tratamento cirúrgico para, 650-656
        abordagem laparoscópica e robótica para, 651-652
        compartimento anterior, 651-652
        compartimento posterior, 652-654
        cume vaginal, 651-653
        e incontinência cirúrgica, 655-656
        histerectomia para, 652-653
        períneo, 653-654
        plano para, 651-652
        procedimento obliterativos, 650-651
        procedimentos reconstrutivos, 650-652
        sucesso dos, 656
        uso de tela e materiais no, 653-655, 655t
Prolapso do leiomioma submucoso pedunculado, 1043
    miomectomia vaginal para, 1043-1044, 1043f, 1044f
Prolapso uterino, 635
Prolia. *Veja* Denosumabe
Prometazina para náuseas e vômitos, 963t
Prometrium. *Veja também* Progesterona micronizada
    para sintomas vasomotores da menopausa, 587t
Pronto, 90
Pró-opiomelanocortina, 413
Propeptídeo carboxiterminal do procolágeno tipo I, como marcador de formação óssea, 577-578, 577-578t
Propionato de clobetasol
    para líquen escleroso, no paciente pediátrico, 386-387
Propoxifeno, para dor pélvica crônica, 314-315
Propulsid. *Veja* Cisapride
Prostaglandina
Prostaglandinas, 431-432
Prostaphlin. *Veja* Oxacilina sódica
Proteína 14 placentária, (PP14), sérica, na endometriose, 290
Proteína ligadora de androgênio, 522-523
Proteína p57KIP2, iminocoloração da, 902-903, 903f
Proteína quimiotática de monócitos-1 (MCP-1)
    endometriose e, 282-283
Protopic. *Veja* Tacrolimus

Protrombina, mutação G20210A, 961
Protuberância de Rokitansky no teratoma cístico maduro, 269
Provera. *Veja* Acetato de medroxiprogesterona (AMP)
Prozac. *Veja* Fluoxetina
Prurido
 noturno, 387-388
 patógenos causadores, 88-90
 vulvar, no paciente pediátrico, 386-387
Pseudo-hermafroditismo
 feminino, 487-489
 masculino, 488-489
Pseudociese, 449-450
Pseudomixoma peritonial, 865, 1333
Psicoterapia para depressão na gravidez, 367-368
PSOF. *Veja* Teste de sangue oculto nas fezes (PSOF)
Psoralens, hipertricose causada por, 463-464t
Psoríase, 116-117, 116-117f
Psyllium para incontinência fecal, 668-669t
PTEN, gene, papel na endometriose, 283-284
Pubarca, 383-384, 395
Puberdade
 alterações fisiológicas com, 383-384
 estádio de Tanner da, 383-384, 384f
 normal, variações da, 394-395
 retardada, 395, 395t
  amenorreia causada por, frequência da, 440-441t
Puberdade precoce, 393-394
 avaliação da, 394t
 central, 393-394
 definição de, 393-394
 etiologias da, 394t
 heterossexual, 394
 periférica, 393-394
Púbis, 922, 922f
Punção aspirativa com agulha fina (PAAF), 336-337
Punção vesical, laparoscopia e, 1098
Punção-biópsia de pele de Keyes, para biópsia vulvar, 111-112
PVDR. *Veja* Reparo do defeito paravaginal (PVDR)
Pyridium. *Veja* Fenazopiridina; Cloridrato de fenazopiridina

Q

Quadro ilustrado para avaliação de sangramento (PBAC), 220, 220-221f
Quasense, 151t
Quazepam, para insônia, 29t
Quedas, 596-597
 fatores de risco para, 596-597
 precauções para, 596-597
 prevenção da, 596-597
Questionário de dor de McGill e procedimento de McIndoe, 1075-1077, 1075f, 1076f
 colheita do enxerto de pele, 1075f
 criação de moldes, 1076f
 dissecção neovaginal, 1076f
 e estenose vaginal, 1075
 enxerto de pele e molde customizados, 1076f
Questionário de qualidade de vida na incontinência fecal (FI-QOL), 663-664, 663-664t
Questionário de Saúde Pessoal-2 (PHQ-2), 25, 27
Questionário para vulnerabilidade de Idosos-13 (VES-13), 26t, 25, 27
Questionário STOP-Bang, 948-949
Quick Inventory of Depressive Symptomatology-Self Report (QIDS-SR), 357, 358, 360t-361t
Quimioterapia
 adjuvante, 694-695
 administração intravenosa, e extravasamento, 695-697, 695-697t
 agentes do ciclo celular específicos, 694-695
 agentes do ciclo celular não específicos, 694-695, 703-705
 alopécia por, 708-709
 biologia do crescimento do câncer e, 692-695
 consolidação/manutenção, 694-695
 e radioterapia, 723-724
 em tratamento múltiplo, 694-695
 ensaios de sensibilidade e resistência, 709-710
 fármacos para, 697-706
  agentes alquilantes, 698-701, 698-700t
  agentes antiogênese, 704-706
  agentes hormonais, 704-706
  alcaloides da vinca, 703-704
  antibióticos antitumor, 700-702, 701t
  antimetabólicos, 697-700, 697-699t
  inibidores da topoisomerase, 703-704
  plantas alcaloides, 702-704, 703t
  taxanes, 702-703
  terapias-alvo e biológicas, 705-707
 indução, 694-695
 neoadjuvante, 694-695
 objetivos do tratamento com, 694-696
 para câncer de mama,
  adjuvante, 350-351
  neoadjuvante, 350-351
 para câncer de ovário,
  adjuvante, 869-870
  intraperitoneal, 871-873, 872-873t
  intravenoso, 871-872
  manutenção, 872-874
  na doença recorrente, 873-874
  neoadjuvante, com procedimento no intervalo, 871-872
  resgate, 873-875
 para câncer endometrial, 831-832
 para câncer vaginal, 812-813
 para TECSs ovarianos, 893-895
 parto, quadros clínicos para, 694-695, 694-695t
 princípios farmacológicos dos, 695-699
  dosagem de drogas, 695-697, 695-696f
  excreção, 695-697
  intensidade das drogas, 695-697
  interações medicamentosas, 695-697
  reações alérgicas, 697-698
  resistência a drogas, 697-698
  vias de administração, 695-697
 resgate/paliativo, 694-695
 resposta a, avaliação da, 697-699, 697-698t
 resposta completa ao, 697-698, 697-698t
 resposta parcial a, 697-698t
 risco de aborto espontâneo do, 173-174
 terapia combinada, 694-695
 toxicidade dos, 706-709
  dermatológico, 707-708
  gastrintestinal, 707-708
  medula óssea, 707-708
  neurotoxicidade, 707-709
 utilização de fatores de crescimento com, 708-710
Quinolonas. *Veja também* Fluoroquinolonas
 profilática, perioperatória, 959t
Quinupristina/dalfopristina
 para infecções por SARM complicadas, 104-105

R

R&C, 90
Rabdomiossarcoma embrionário da vagina, 813-815, 814-815f
Raça
 e incontinência urinária, 608
 e prolapso de órgão pélvico, 635
Radiação eletromagnética, 712-713, 712-713f, 714-715, 714-715f
Radiografia, 48-50
 para câncer ovariano, 860-861
Radiografias de tórax
 pré-operatória, 950
Radionuclídeos, 713-714, 713-714t
Radioterapia, 712-727
 agentes biorredutíveis com, 723-724
 avaliação do paciente para, 718-719
 biologia de radiação e, 715-719
 braquiterapia, 712, 721-723
  abordagem pós-carga manual, 722-723
  abordagem pós-carga remota, 722-723
  equipamento para, 721-723
  intersticial, 721
  intracavitário, 721
  permanente, 721
  taxa de alta-dose, 722-723
  taxa de baixa-dose, 722-723
  temporária, 721
 carcinogênese causada por, 727, 727t
 controle do tumor por, probabilidade de, 722-724, 722-723t
  duração do tratamento na, 722-724
  radiosensibilidade intrínseca em, 722-723, 722-723t
  tumor da hipóxia e, 723-724

corpo estereotático, 721
e cirurgia, combinada, 724-726
e eritropoietina humana recombinante, 723-724
e fístulas geniturinárias, 678-679
e quimioterapia, combinada, 723-725
e transfusão sanguínea, 723-724
efeitos da
    na bexiga, 726-727
    na função ovariana, 726-727
    na pele, 725-726
    na vagina, 725-727
    no epitélio e parênquima, 725-726
    no intestino delgado, 726-727
    no retossigmoide, 726-727
    nos resultados de gravidez, 726-727
    nos rins, 726-727
entrega de, 712
fracionada, 720
    fração alterada, 720
    fracionamento padrão, 718-720
guiada por imagem, 721
intraoperatória, 725-726
modulada pela intensidade, 720, 721f
oxigênio hiperbárico e, 723-724
papel da, 712-713t
para neoplasia intraepitelial vaginal, 756-757
para tumores de células germinativas ovarianas, 886-887
pós-operatória, 725-726
pré-operatória, 724-726
radiação física e, 712-716
resposta tecidual a, 725-727
terapia da barra externa, 712, 720-721
Radioterapia, risco de abortamento espontâneo, 173-174
Radioterapia conformacional tridimensional (3D-CRT), 720
Rafe, labial, 385-386
Rafe anococcígea, 926-927
Raloxifeno
    efeitos dos agonistas/antagonistas estrogênicos, 411t
    estrutura química da, 409-410f
    para câncer de mama, 351-352
    para carcinoma lobular in situ, 342-343
    para leiomiomas, 255
    para osteoporose, 592-594, 592-593t
Ramelteon, 363-366t
    para insônia, 29t
Raniclor. *Veja* Cefaclor
Ranitidina, e galactorreia, 340-341t
RANTES, endometriose e, 282-283
Rastreamento geriátrico, 24-25, 27
    para comprometimento cognitivo, 25, 27, 27f
    para desnutrição, 24-25, 27
    para estado funcional, 26t, 25, 27
Rastreamento para câncer de colo uterino. *Veja também* Teste do esfregaço de Papanicolaou (Pap)
    diretrizes ACOG no, 742-744
        descontinuação do rastreamento, 743-744

histerectomia e, 743-744
    início do rastreamento, 742-743
    intervalo do rastreamento, 742-744
eficácia do, 740-741
em adolescentes, 746-748
inadequado, 740-741
perspectivas em, 743-746
teste de HPV para, 743-744
Razão de aborto, 187-188
Reação acrossômica, 524-525
Reação de Jarisch-Herxheimer, 79
Reação quantitativa em cadeia da polimerase em tempo real (qPCR), 548-549
Receptividade uterina, 434-435
Receptor 54 acoplado à proteína G (GPR54), 450-451
Receptor androgênico, 405-406
Receptor canabinoide (CB1), e disfunção da tuba falopiana, 201
Receptor de hormônio liberador de gonadotrofina (GnRH-R), 405-406
Receptor de LH/CG, 405-406
Receptor de progesterona, 405-406
Receptor hormonal, 400-401
    expressão e dessensibilização, 406-408
Receptores acoplados à proteína G, 405-406
Receptores de gonadotrofinas, 405-406
Receptores de tirosinoquinases (RTKs), 705-706f, 706-707
Receptores hormonais nucleares, 405-406
Receptores muscarínicos, bexiga, 611-612
Reclipsen, 150t
Rede ovariana, 483-484
Redução de gravidez multifetal (MFPR), 538
Reflexo anocutâneo, 618
Reflexo bulbocavernoso, 618, 644
Reflexo da piscadela anal, 663-664
Reflexo de Ferguson, 417-418
Reflexo inibidor anorretal (RIAR), 661
Reforço acústico, 34, 34f
Região do fator de azoospermia (AZF), 525-526
Região do Y determinadora do sexo *(SRY)*, 482-483
Reglan. *Veja* Metoclopramida
Regressão testicular embrionária, 490-491
Relatório do Stages of Reproductive Aging Workshop (STRAW) sobre a nomenclatura de envelhecimento reprodutivo feminino, 554-555, 555f
Relaxantes de músculos esqueléticos e incontinência urinária, 619t
Remeron. *Veja* Mirtazapina
Remoção de pelo
    para hirsutismo, 475-477
Reparo do defeito paravaginal (PVDR)
    abdominal, 1217-1218, 1217f, 1218f
    para SUI, 626-627t
Replens, para ressecamento vaginal, 597-598
Reproductive Risks for Incontinence Study at Kaiser (RRISK), 633-634
Repronex, para indução da ovulação, 534t

Reserpina,
    e galactorreia, 340-341t
    hirsutismo causado por, 463-464t
Reserva ovariana
    avaliação da, 514-515
    diminuída, correção da, 540-541
Resgate com leucovorin, 209-210, 698-700
Resíduo pós-miccional
    para avaliação de incontinência urinária, 619-620, 619-620f
    pós-operatório, 619-621
Resina de colestiramina,
    para SSI, 323-324t
Resistência à insulina
    definição de, 460-461
    na síndrome ovariana policística, 460-462, 465-467, 465-466f
Respiração com pressão positiva intermitente (IPPB), 951-952
Ressecação do intestino delgado, 1325-1326, 1325f, 1326f
Ressecção anterior baixa. *Veja* Ressecção de retossigmoide
Ressecção do intestino grosso, 1322-1323, 1322f, 1323f
Ressecção do septo, 1174
Ressecção em cunha cornual, 1035-1038, 1035f, 1037f
Ressecção pélvica, em bloco, 1309-1312, 1309f-1312f
Ressonância magnética (RM), 52-59
    achados normais na, 54-55, 54-55f
    agentes de contraste para, 53-54
    contraindicações para, 53-55
    da malignidade, 57-58
    de adenomiose, 55-57, 56-57f
    de anomalias do ducto mülleriano, 56-57
    de leiomiomas, 54-56, 55-56f, 253
    de massas de anexos, 57-58
    de sarcoma uterino, 841
    de torção de anexo, 271
    de útero didelfo e, 56-57, 56-57f
    de útero septado, 56-57, 56-57f
    do câncer cervical, 57-58, 776-779
    do hematômetro, 259-260f
    do septo vaginal transverso, 493, 494f
    do útero unicornuado e, 56-57
    em ginecologia, 54-59
    em uroginecologia, 57-59
    endoanal, 666-668
    física da, 52-54
    imagem dinâmica
        aplicações clínicas da, 57-59
    imagens ponderadas em T1, 52-53
    imagens ponderadas em T2, 52-54
    indicações para, 54-55
    na dor pélvica crônica, 313-314
    para acompanhamento no câncer, 54-55
    para anormalidades congênitas, 56-57, 56-57f
    para avaliação de divertículo uretral, 688
    para carcinoma endometrial, 57-58
    para cisto ovariano, 263-265

para lesões endometriais, 57-58
para neoplasia ovariana, 57-58
rastreamento, 348-349
reconstrução com 3-D, 57-59
segurança, 53-55
técnica para, 53-54
tempo de atraso no eco na, 52-53
tempo de repetição na, 52-53
tempos de relaxamento na, 52-53
vantagens da, 54-55
Retalho de gordura do bulbocavernoso de Martius, 1210-1211,1210f, 1211f
Retalho miocutâneo do reto abdominal (RAM), 1292, 1294, 1294f, 1295
Retalhos fasciocutâneos do pudendo da coxa, 1292
Retenção urinária, 630
pós-operatória, 965-966
Retinoides tópicos
para acne, 476-477, 477f
Reto, 937
acomodação, 661-662
complacência, 662
embriologia do, 481-482, 482-483f
Retocele, 635, 635f
reparo do, 652-653
sacrocolpopexia abdominal para, 1225-1229, 1226f-1228f
Retossigmoide, ressecção, 1327-1330, 1328f-1330f
Rid, 90
Rifampicina, e eficácia de contraceptivo hormonal, 155t
Rim(s)
avaliação pré-operatória, 953-954
embriologia do, 481-482
Rimantadina, e galactorreia, 340-341t
Risedronato, para osteoporose, 592-593t, 594-595
RM. *Veja* Imagem por ressonância magnética (RM)
Rocephin. *Vefa* Ceftriaxone
Roe v. Wade, 188-189
Rompimento tubário
e hemorragia intra-abdominal, 207-208
na gravidez ectópica, 198-200
Rosiglitazona, 474-475
e incontinência urinária, 619t
para endometriose, 296-297
Rosuvastatina, para diminuir os níveis de lipídeos, 23-24t
Rotocut Storz, 1103-1104
Roxicet. *Veja* Oxicodona IR

S

Saco pseudogestacional, 204, 205f
Saco vitelino, tumores, 883-885
estádio na diagnose, e sobrevivência, 883t
marcadores tumorais para, 880-881t
na vagina, 814-815
quimioterapia para, 883

Sacos endoscópicos, para recuperação tecidual, 1104, 1104f
Sacro, 922
Sacrocolpoperineopexia, 653-654
Sacrocolpopexia
abdominal, 1225-1229, 1226f-1228f
técnica minimamente invasiva, 1230-1233, 1230f-1232f
Sacrocolpopexia abdominal, 652-653, 1225-1229, 1226f-1228f
SAF. *Veja* Síndrome do anticorpo antifosfolipídeo (SAF)
Safyral, 150t
Salina, uso da, em colposcopia, 748-749
Salpingectomia, 1033
laparoscópica, 1129-1130, 1129f, 1130f
dissecção da tuba de Falópio, 1129f
gravidez ectópica seguinte, 1130
incisão no mesossalpinge, 1129f
ligação endoscópica de alça, 1130f
porção laqueada da tuba ligada, 1130f
na gravidez ectópica, 211-212
parcial no intervalo
indicações para, 1030
método Irving, 1032, 1032f
método Parkland, 1030-1031, 1030f, 1031f
método Pomeroy, 1031, 1031f
método Pomeroy modificado, 1031, 1031f
método Uchida, 1031, 1032f
procedimento para, 1030-1032, 1030f-1032f
procedimento para, 1033-1034, 1033f
Salpingectomia parcial intervalo, 1030-1032, 1030f-1032f
Salpingite, aguda, 92-93. *Veja também* Doença inflamatória pélvica (DIP)
Salpingite ístmica nodosa, 515
Salpingografia seletiva, 50-51
Salpingo-ooforectomia bilateral, profilática, para câncer de ovário, 856-857
Salpingostomia, 1033, 1034
na gravidez ectópica, 211-212
Sanctura, para incontinência urinária, 628-629t
Sanctura XR, para incontinência urinária, 628-629t
Sandimmune. *Veja* Ciclosporina
Sandostatin. *Veja* Octreotide
Sangramento de escape, 219
Sangramento em leiomiomas, 250, 250-252f
Sangramento menstrual, 219
Sangramento pós-coito, 222-223
Sangramento uterino anormal, 219-241
anormalidades estruturais e, 229-232
defeitos mullerianos, 232
leiomiomas, 229-230
malformação arteriovenosa, 232
pólipos endocervicais, 230-232, 230-231f
após a menopausa, 220-222
associado à gravidez, 229-230
avaliação do, 219-220

causas sistêmicas do, 234-237
contracepção com progestogênio apenas e, 233
contracepção hormonal combinada e, 233
definições de, 219-220
diagnóstico de, 222-230
biópsia endometrial, 223, 225-227, 225-226f
determinação do β-hCG, 222-223
distúrbios da coagulação, rastreamento para, 222-223, 225
esfregaço úmido e culturas cervicais, 223, 225
exame citológico, 223, 225
exame físico, 222-223, 225t
histeroscopia, 228-229, 228-229f
testes hematológicos, 222-223
ultrassonografia, 226-229
diagnóstico diferencial do, 220t
em adolescentes, 220
em mulheres em idade reprodutiva, 220-221
fisiopatologia do, 221-222
fontes externas do, 232-233
incidência do, 220-222
infecção e, 233-235
miomectomia, 1039
controle pré-operatório do, 1039
na infância, 220
na transição da menopausa, 558-559
avaliação do, 558-559
perimenopausa, 220-221
relacionado ao DIU, 232-233
sintomas do, 221-223
dor pélvica, 222-223
menorragia, 222-223
metrorragia, 222-223
sangramento pós-coito, 222-223
terapia de reposição hormonal e, 233
uso de tamoxifeno, 233
Sangramento uterino disfuncional (SUD), 236-241
anovulatório, 236-237
fisiopatologia do, 236-238
ovulatório, 236-237
Sangramento vaginal, em meninas pré-púberes, 393-394, 393-394t
Sangue, doação autóloga, 954-955, 1039
Santura. *Veja* Cloridrato de tróspio
Saracatinibe, 593-594
Sarafem. *Veja* Fluoxetina
Sarcoidose, amenorreia causada por, 450-451
Sarcoma botrioide, 813-815, 814-815f
Sarcoma uterino, 839-851
adenossarcoma, 845-846, 846f
amostragem endometrial para, 840
avançado/recorrente, tratamento do, 849-851
carcinossarcomas, 845, 845f, 846f, 848-849, 850-851
diagnóstico do, 840-841
e papel do generalista, 841
epidemiologia do, 839

estadiamento para, 847, 847t, 848-849f
estádio inicial, tratamento do, 848-850
  cirurgia, 848-850
  e manejo da manutenção da fertilidade, 849-850
  estádio inicial, tratamento do, 848-850
  quimioterapia auxiliar, 849-850
  radiação auxiliar, 849-850
  vigilância, 849-850
estudos de imagem do, 841
fatores de risco para, 839
leiomiossarcomas, 842-843, 842f, 843t, 848-851
misto, 841
nódulo estromal endometrial, 843
padrões de dispersão do, 846-847
patogênese do, 839-840
patologia do, 841-846
prognóstico para, 850-851
puro, 841
sarcoma estromal endometrial, 843, 844f
sarcoma indiferenciado de alto grau, 843, 844f, 845
sinais e sintomas do, 840, 840f
  tumor do músculo liso de potencial maligno incerto, 843
sobrevida global do, 850-851
teste de laboratório para, 841
tumores estromais endometriais, 843, 848-851
Sarcomas
  da vulva, 804-805, 804-805f
  paraovarianos, 273
Sarcoptes scabiei, escabiose por, 88
Seasonalef, 151t
Seasonique, 151t
Seio urogenital, 481-482, 482-483f
Semente de feno-grego,
  e galactorreia, 340-341t
Sensibilização central, 305-306
Sensibilização periférica, 305-306
Septo urorretal, 481-482, 482-483f
Septo uterino, 1174, 1174f
Septo vaginal transverso, 493-494, 494f
Septoplastia, 1174
Septra DS. *Veja* Trimetoprima-Sulfametoxazol DS
Sequestrantes de ácido biliar
  para diminuir os níveis de lipídeos, 23-24t
Serotonina
  e fisiopatologia de SPM, 362-363
  e ondas de calor, 560-563
  papel na SII, 322-323
Serpasil. *Veja* Reserpina
Sertralina, 363-366t
  e galactorreia, 340-341t
Sexo, determinação do, 481-483
Sexo da criação, 395-396
Sexualidade, 374-377
  gravidez e, 376-377
  na idade avançada, 377
  na transação da menopausa, 377

SHBG. *Veja* Globulina de ligação ao hormônio sexual (SHBG)
Síndrome de Sheehan, amenorreia causada por, frequência de, 440-441t, 450-451
Shigella spp, vulvovaginite pré-puberal causada por, 388-389
SHO. *Veja* Síndrome de hiperestimulação ovariana (SHO)
SIA. *Veja* Síndrome de insensibilidade ao androgênio.
Sibutramina, 16
Sífilis, 76-79
  complicações do SNC por, 77-78
  diagnóstico de, 77-79
  fisiopatologia da, 76-77
  latente, 77-78
    inicial, 77-78
    tardia, 77-78
  por *Treponema pallidum*, 76-77, 76-77f
  primária, 76-77, 77-78f
  secundária, 76-78, 77-78f
  serofast, 77-78
  terciária, 77-78
  tratamento da, 79, 79t
Sigmoidoscópios flexíveis
  para detecção do câncer colorretal, 15t
SII. *Veja* Síndrome do intestino irritável (SII)
Sinal "dovetail" encaixar "cauda de andorinha", 663-664, 664-665f
Sinal de Carnett, 312
Sinal de Cogwheel, 42-43
Sinal de colar de contas, 43-44f, 273
Sinal de Groove, 80-81, 80-81f
Sinal decidual duplo, 43-44, 44-45f
Sinalização neuroendócrina, 400
Síndrome da bexiga dolorosa, 320-321
Síndrome da dor pélvica periparto, 326-327
Síndrome da eritrocitose miomatosa, 252
Síndrome da transfusão feto-fetal (STFF), 538
Síndrome de Asherman, 45-46f, 542-543, 1178
  amenorreia causada por, 443-444, 443-444f
  e aborto espontâneo recorrente, 180-182
  e infertilidade, 516-517
Síndrome de congestão pélvica, 312
Síndrome de Cowden, 347t
Síndrome de crescimento de teratoma, 885-886
Síndrome de Cushing, 471-472
Síndrome de dor miofascial, 324-327
  diagnóstico de, 325-326
  fatores de risco para, 324-325
  fisiopatologia da, 324-325
  incidência de, 324-325
  músculos envolvidos na, 325-327
  prevalência da, 324-325
  tratamento da, 326-327
Síndrome de Ehlers-Danlos
  e prolapso de órgão pélvico, 633-634
Síndrome de Fitz-Hugh-Curtis, 95-96
Síndrome de hiperestimulação ovariana (SHO), 535, 537-538, 1139
  classificação e estadiamento da, 538t

diagnóstico de, 535, 538f
fisiopatologia da, 535
prevenção da, 537-538
tratamento da, 535, 537
Síndrome de insensibilidade ao androgênio (SIA), 405-407, 441, 443, 443t, 488-489
  amenorreia causada por, frequência de, 440-441t
  incidência de, 488-489
Síndrome de Kallmann, 447-449, 447-448f
Síndrome de Klinefelter, 525-526
  e infertilidade masculina, 525-526
Síndrome de Li-Fraumeni, 347t
Síndrome de Lynch, 818. *Veja também* Câncer de colo não poliposo hereditário (HNPCC)
Síndrome de Marfan,
  e prolapso de órgão pélvico, 633-634
Síndrome de Mayer-Rokitansky-Kuster-Hauser. *Veja* Agenesia mülleriana
Síndrome de McCune-Albright, 394
Síndrome de Meigs, 252, 891-892
Síndrome de Peutz-Jeghers (SPJ), 347t, 887-888, 892-893
Síndrome de pseudo-Meigs, 252
Síndrome de Swyer, 446
Síndrome de Turner, 171, 445, 445t, 488-489, 490f
Síndrome do anticorpo antifosfolípideo (SAF), 174-175
  e aborto espontâneo recorrente, 182-185, 183-184t, 184-185f
Síndrome do câncer de ovário-mama hereditária
  tratamento para, 346-347, 347t
Síndrome do choque tóxico, 104-105, 104-105t
Síndrome do folículo não rompido luteinizado (LUFS), 431-432
Síndrome do homem vermelho, 71-75, 73-75t
Síndrome do intestino irritável (SII), 321-324
  constipativa, 321-324
  definição de, 321-322
  diagnóstico de, 322-323
  diarreica, 321-324
  dieta para, 322-323
  fezes mistas, 321-322
  fisiopatologia da, 321-323
  prevalência da, 321-322
  terapia medicamentosa para, 322-324, 323-324t
  terapia psicológica para, 323-324
  tratamento da, 322-324
Síndrome do levantador do ânus, 326-327, 671-672
Síndrome do nevo displásico, 347t
Síndrome do ovário policístico (SOP), 460
  achados ultrassonográficos na, 472-473, 473f
  amenorreia causada por, 451-452
    frequência da, 440-441t
  consequências da, 462-463t
  definições da, 460-461, 460-461t
  desregulação do gene *CYP11a* na, 460-461

diagnóstico da, 469-473
    níveis de 17-hidroxiprogesterona na, 471
    níveis de cortisol, 471-472
    níveis de prolactina na, 469-470
    níveis de SDHEA na, 471
    níveis de testosterona na, 470-471
    nível do hormônio estimulante da tireoide na, 469
e aborto recorrente, 186-187
etiologia da, 460-461
excesso de androgênios na, 460
fisiopatologia da, 460-463
    anovulação na, 462-463
    gonadotrofinas na, 460-461, 461-462f
    níveis baixos de SHBG na, 462-463
    níveis de androgênios na, elevados, 461-463
    resistência à insulina na, 460-462
genética da, 460-461
hipertecose ovariana, 460-461
incidência da, 460
obesidade e, 529-530
perda de peso na, 473
sinais e sintomas da, 462-469
    acantose nigricans, 465-467, 466-467f
    acne, 464-465f, 464-466
    alopécia, 465-466
    amenorreia, 462-463
    apneia do sono obstrutiva, 466-467
    câncer endometrial, 467-468
    diabetes melito tipo 2, 466-467
    disfunção menstrual, 462-463
    dislipidemia, 466-467
    doença cardiovascular, 467-468
    gravidez e complicações neonatais, 469
    hiperandrogenismo, 462-466
    hirsutismo, 462-464
    infertilidade, 467-468
    obesidade, 466-467, 466-467f
    oligomenorreia, 462-463
    perda de gravidez, 467-468
    problemas psicossociais, 469
    resistência à insulina, 465-467, 465-466f
    síndrome metabólica, 466-468, 467-468f
    tolerância à glicose diminuída, 466-467
síndrome de HAIRAN, 460-461
tratamento para, 473-477
    dietético, 473
    exercício na, 473-475
    por observação, 473
Síndrome do ovário remanescente, 270
    e dor pélvica crônica, 317-318
Síndrome do ovário resistente, 446
Síndrome do *plug* necrótico, 1079
Síndrome do trauma de estupro, 371-372
Síndrome do X frágil, 446
Síndrome galactorreia-amenorreia, 450-451
Síndrome hiperandrogênica da *acantose nigricans* resistente à insulina, 460-461
Síndrome metabólica, 21, 23
    critério diagnóstico para, 22t
    diagnóstico de, 21, 23

na síndrome do ovário policístico, 466-468, 467-468f
    prevalência da, 21, 23
    tratamento da, 21, 23
Síndrome MURCS, 495-497
Síndrome piriforme, 328
Síndrome pós-embolização, 256
Síndrome pré-menstrual (SPM), 362-367
Síndromes de encarceramento de nervo, parede abdominal anterior, 326-328, 327-328f
Sinéquia intrauterina, 45-46
Sinéquias, 516-517, 542-543, 1178, 1178f
Sínfise pubiana, 922
Sino-Implante II, 141, 143
Sintomas vasomotores, 585-586
    agentes do sistema nervoso central para, 588-590
        alfa-metildopa, 589-590
        bellergal, 589-590
        clonidina, 588-589
        gabapentina (neurontina), 588-589
        inibidor seletivo da recaptação de serotonina, 588-589, 588-589t
        inibidor seletivo da recaptação de serotonina e norepinefrina, 588-589, 588-589t
        medicação para dormir, 589-590
    fisiopatologia dos, 560-563
    mudanças ambientais e de estilo de vida para, 590-591
    na transição para a menopausa, 560-564, 585-586
        e disfunção do sono/fadiga, 560-563
        fatores de risco para, 560-564
    terapia hormonal para, 585-589
        estrogênio, 585-586, 588, 587t
        progestogênio, 586, 588
        TH bioidêntico, 586, 588-589
    terapia MAC para, 589-591
        acupuntura, 589-590
        cohosh preto, 590-591
        dong quai, 590-591
        fitoestrogênios, 589-591
        fitoprogestinas, 590-591
        linhaça, 589-590
        perda de gordura e exercício aeróbico, 589-590
        produtos de soja, 589-590
        trevo vermelho, 590-591
        vitamina E, 590-591
    tratamento dos, 585-591
Sinvastatina, 23-24t
    para baixar o nível de lipídeos, 23-24t
    para endometriose, 296-297
Siringoma, 122-123
    vulvar, 122-123, 122-123f
Sistema "ABCD", para lesões da pele, 11-13
Sistema Cavaterm Plus, 1170
Sistema de ablação endometrial NovaSure, 1170-1171
Sistema de acesso avançado ao GelPOINT, 1115, 1115f

Sistema de Baden-Walker Modificado para avaliação do prolapso de órgão pélvico, 636, 638t
Sistema de Carter-Thomason, 1116
Sistema de crioablação Her Option, 1171
Sistema de eletrocirurgia bipolar Versapoint, 1161
Sistema de pontuação de Ferriman-Gallwey, para hirsutismo, 463-465, 465-466f
Sistema genital, embriologia do, 481-487
Sistema HidroTermoAblador (HTA), 1170
Sistema Implanon (Organon), 141, 143, 145f
Sistema imune
    papel na patogênese da endometriose, 282-284
Sistema intrauterino de liberação de Levonorgestrel (SIU-LNG), 136-137, 396
    contraindicações para o uso de, 136-137, 137-138t
    e desenvolvimento de cistos ovarianos funcionais, 265-266
    e dismenorreia, 319-320
    e gravidez ectópica, 201
    inserção, técnica para, 141, 143, 144f
    mecanismo de ação do, 136-137
    para adenomiose, 261-262
    para endometriose, 294
    para menorragia, 237-238t
    para sangramento uterino disfuncional, 238-239
Sistema nervoso, 609
Sistema Norplant, (Wyeth), 141, 143
Sistema Permanente de Controle de Natalidade Essure, 147, 147f, 1172, 1172f. *Veja também* Esterilização
Sistema urinário, embriologia do, 481-487
Sistema VersaStep, 1112-1113, 1113f
Sistemas de ablação por balão térmico, 1170
Sistema de banco de dados e de relatórios das imagens das mamas (BI-RADS), 336, 336t
SIU-LNG. *Veja* Sistema intrauterino de liberação de levonorgestrel (SIU-LNG)
Sling pubovaginal, 1196-1197, 1196f, 1197f
    para IUE, 626-627t, 627-628
Sling transobturatório (TOT), 626-629 1194, 1195
Soalho pélvico
    anatomia, 924-927f, 925-928
        ultrassonografia para, 37-39
    exame muscular, 314-315f
    exercícios de força muscular
        para incontinência anal, 669-670
        para prevenção do prolapso e tratamento, 649-650
    imagem por ressonância magnética do, 57-59
    inervação, 924f, 926-927
    músculos no, 924f, 925, 925f
        elevador anal, 924f, 925-927, 925f
        fáscia visceral e parietal do, 927-928t
        iliococcígeos, 924-927f, 926-927
        pubococcígeos, 924f, 925, 925f
        puborretais, 924-927f, 926-927

Solia, 150t
Solifenacina, para incontinência urinária, 628-629t, 629-630
Solução de lugol, na colposcopia, 748-749, 749-750f
Solução de Monsel (subsulfato férrico), 232
Sombra acústica, 34, 34f
Sonda Corkscrew, 1102
Sono-histerografia. *Veja também* Ultrassonografia com infusão salina (UIS)
 no sangramento anormal, 227-229, 227-228f
Sonosalpingografia. *Veja* Ultrassonografia de contraste histerosalpingo (HyCoSy)
Sonovaginografia, 35
SOP. *Veja* Síndrome do ovário policístico (SOP)
Sorafenibe, 724-725
Sorbitol (70%) para SII, 323-324t
Spectracef. *Veja* Cefditoren
Sperm Chromatin Structure Assay (SCSA), 524-525
Spinnbarkeit, 520
SPJ. *Veja* Síndrome de Peutz-Jeghers (SPJ)
Sprintec, 150t
Sronyx, 150t
Staphylococcus aureus, vulvovaginite pré-puberal causada por, 388-389
 síndrome do choque tóxico por, 104-105t
Struma ovarii, 267
STSG. *Veja* Enxertos de pele em meia espessura (STSG)
Subseptado, 45-46f
Substância inibidora mülleriana, 482-483
SUD. *Veja* Sangramento uterino disfuncional (SUD)
Sulfato de desidroepiandrosterona (SDHEA)
 na transição da menopausa, 556-557
 níveis, medida do, 454-456
 valores de referência para, 409t
Sulfonato de estrona
 sérica, valores de referência para, 409t
Sumatriptano, e galactorreia, 340-341t
Sunitinibe, 705-706f, 706-707
Suores noturnos, na transição da menopausa, 560-563
Superatividade do detrussor, 606
 cistometrografia para, 621-623, 622f
Superfamília de receptores esteroides
 classificação de, 405-406
 estrutura modular da, 405-406, 406-407f
Suplementação com ácidos graxos ômega-3, para depressão na gravidez, 367-368
Suplementação da vitamina D
 osteoporose e, 595-597
Suplementação de cálcio,
 osteoporose e, 595-596
Supositórios de bisacodil, 668-669
Suprax. *Veja* Cefixima
Supressão hormonal, para dor pélvica crônica, 314-315
Suspensão do ligamento uterossacral
 abdominal, procedimento para, 1234-1235, 1234f, 1235f
 vaginal, procedimento para, 1236-1237, 1237f
Sutent. *Veja* Sunitinibe
Sutura barbada, 1117, 1117f
Suturas, 1116-1119
Synarel. *Veja* Nafarelina
Synercid. *Veja* Quinupristina/dalfopristina

T

Tabagismo, 25, 27, 29
 abandono do, fármacos para, 28t
 e câncer do colo uterino, 739-740, 770
 e câncer endometrial, 819
 e incontinência urinária, 609
 e infertilidade, 529-530
 e prolapso do órgão pélvico, 635
 e risco de aborto espontâneo, 173-175
 e risco de complicações pulmonares, 948-949
 e risco de gravidez ectópica, 201
 efeito na fertilidade, 508t
 farmacoterapia para, 28t, 29
Tacrolimo, para líquen escleroso, 115-116
Tagamet. *Veja* Cimetidina
Tamoxifeno, 704-706
 adenomiose e, 260-261
 e câncer endometrial, 818
 e desenvolvimento de cistos ovarianos funcionais, 265-266
 e sangramento uterino anormal, 233
 efeitos de agonistas/antagonistas de estrogênio, 411t
 estrutura química do, 409-410f
 mecanismo de ação do, 704-706
 para carcinoma lobular in situ, 342-343
 para indução da ovulação, 533
 para mastalgia, 341-342
 para o câncer de mama, 350-352
 para o carcinoma ductal *in situ*, 345
 toxicidade do, 705-706
Taxa de aborto, 187-188
Taxa de aumento do oxigênio (OER), 716-717, 716-717f
Taxanos
 e radioterapia, combinados, 724-725
 para a quimioterapia do câncer de mama, 350-351
 para o câncer, 702-703, 702f, 703t
Taxol. *Veja* Paclitaxel
Taxotere. *Veja* Docetaxel
Tazaroteno, para acne, 476-477, 477f
Tazicef. *Veja* Ceftazidima
TC. *Veja* Tomografia computadorizada (TC)
TC espiral, 51-52
 e continência urinária, 619t
 espironolactona para hirsutismo, 475-476
TDSH. *Veja* Transtorno do desejo sexual hipoativo (TDSH)
Tecido mamário, ectópico, 122-123, 122-123f
Tecnologia do Doppler, 35
Tecnologias de reprodução assistida (TRA), 546-548. *Veja também* Transferência de embrião; Fertilização *in vitro* (FIV)
 complicações da, 459-552, 550-552t
 criopreservação do embrião, 548-549
 criopreservação do oócito, 548-549
 diagnóstico genético pré-implantação, 548-551, 549-551f
 doação de óvulos, 546-548
 injeção de espermatozoides intracitoplasmática, 546-548
 maternidade gestacional em sub-rogação, 546-548
 maturação *in vitro*, 548-549
 na fertilização *in vitro*, 546-548, 547-548f
 na infertilidade masculina, 543-546, 543-545f
 outras técnicas associadas, 546-548
 transferência intrafalopiana de gametas, 548-549
 transferência intrafalopiana de zigoto, 548-549
Tecomas, 890-891
TECs. *Veja* Tumores de estroma do cordão sexual (TECs)
Tegaserode, para IBS, 322-323
Tegress, para *bulking* uretral, 1198
Tegretol. *Veja* Carbamazepina
Tegrin LF, 90
Tela, cirúrgica
 indicações para, 653-655
 material, 655
 na cirurgia pélvica reconstrutiva, 653-655
 sintética, 655
 tipos de, 655f, 655t
Telarca prematura, 394
Telarquia, 383-384, 389-391
 prematura, 390-391, 390-391f
Telavancina, para infecções por SARM complicadas, 104-105
Teloscopia suprapúbica, 1187, 1188f
Temazepam
 eficácia, contracéptivos hormonais e, 154t
 para insônia, 29t
Temovate, para líquen escleroso, 114, 115t
Temperatura basal do corpo, 512-513, 513f
Tempo de eco com retardo, na imagem por ressonância magnética, 52-53
Tempo de geração celular, 692
Tempo de protrombina (TP), 953-954
Tempo de tromboplastina parcial (TTP), 953-954
Tempos de duplicação, tumores, 693
Temsirolimus (CCI-779), 706-707
Tenormin. *Veja* Atenolol
Teofilina, eficácia, contraceptivos hormonais e, 154t
Teoria aloimune, de abortos recorrentes, 184-185
Teoria autoimune, de aborto espontâneo recorrente, 182-185
Terapia *add-back*, 255

Terapia antirretroviral altamente ativa (HAART), 763-764
Terapia com ferro
para sangramento uterino disfuncional, 239-240
Terapia com heparina, manejo perioperatório da, 954-955, 955-956t
Terapia com *laser*, para remoção de pelos, 475-477
Terapia com ultrassom focado, 34-35
Terapia de *biofeedback*, 624-625
para incontinência anal, 668-670
Terapia de calor, para dismenorreia, 319-320
Terapia de reposição androgênica, para TDSH, 597-600
Terapia de reposição com estrogênio,
para hipogonadismo, 456-457
pós-operatória, 964-965
Terapia de reposição com nicotina, 529-530
Terapia de reposição hormonal (TH)
e sangramento uterino anormal, 233
pós-menopausa
e pós-cirurgia de TEV, 961
Terapia física para dismenorreia, 319-320
Terapia fotodinâmica (PDT)
para neoplasia vulvar intraepitelial, 760-761
Terapia hormonal para leiomiomas, 254
Terapia supressiva, para infecção pelo vírus do herpes simples, 76-77, 76-77t
Teratoma cístico benigno, 267
Teratoma cístico maduro, 267
bilateral, 267, 269
cariótipo, 267
complicações do, 268
diagnóstico do, 269
origem do, 267-268
patologia do, 267
ruptura, 268
torção, 268
transformação maligna, 267
tratamento do, 269
ultrassonografia do, 269, 269f
Teratoma imaturo, 267, 884-886, 884-885f
Teratoma monodérmico, 267
Teratoma ovariano, 266-267
imaturo, 267
maduro, 267
monodérmico, 267
Teratoma(s), 266-269
cístico maduro, 267-269, 268f, 269f (*Veja também* Teratoma cístico maduro)
fetiforme, 267
imaturo, 267
monodermal, 267
sólido maduro, 267
tecidos no, 267
Teratomas fetiformes, 267
Teratospermia, 523-524, 523-524t
Teratozina, e incontinência urinária, 619t
Teratozoospermia, 545-546
Terconazol
para candidíase, 84t

Teriparatida, para osteoporose, 592-593t, 595-596
Termorregulação, na transição para a menopausa, 560-564, 562f
Teste de reagina plasmática rápida (RPR)
para sífilis, 77-78
Teste da fita adesiva, 387-388
Teste de captura híbrida 2, 734
Teste de desafio com citrato de clomifeno, 515
Teste de DNA nas fezes (sDNA), 11-13
para detecção de câncer colorretal, 15t
Teste de DNA para HPV de Alto Risco Digene HC2, 736-737
Teste de edema hiposmótico, 523-524
Teste de estimulação com GnRH, 408
Teste de estímulo com ACTH, 471
Teste de estímulo do cortisol, 454-456
Teste de guáiaco nas fezes, na dor pélvica, 307
Teste de Papanicolaou (esfregaço de Pap), 396, 730, 740-741
base líquida, 741-743
coleção de lâminas convencionais, 741-742
na avaliação de infertilidade, 511
para avaliação do câncer cervical, 776-777, 776-777f
para câncer de endométrio, 823-825
realização do, 740-742
kits de coleta, 740-742, 741-742f
localização da junção escamocolunar, 740-741
preparação da paciente, 740-741
resultados, relatórios dos, 745-747, 745-746t
sensibilidade do, 740-741
trichomonas no, 83-84
Teste de prolactina, na amenorreia, 454-456
Teste de retirada de progesterona, 454-455
Teste de sangue oculto nas fezes (PSOF), 10-11
Teste de Sims-Huhner, 520-521, 521f
Teste de supressão com dexametasona, 408, 472
Teste de tamponamento, 679-680
Teste de tolerância à glicose de 2 horas (TTG 2h), 472
Teste de Trendelenburg, 312
Teste de Whiff, 66-67
Teste do desenho do relógio, 25, 27
Teste do DNA espermático, 180-182
Teste do hormônio folículo-estimulante
na amenorreia, 454-456
Teste do Veneral Disease Research Laboratory (VDRL)
para sífilis, 77-78
Teste dos três esfregaços. *Veja* Teste do tampão.
Teste em reação em cadeia da polimerase (PCR)
para o diagnóstico de infecção por herpes simples, 75-76
Teste HPV HR Cervista, 736-737
Teste ileopsoas, 313-314
Teste imunoquímico fecal (TIF), 10-13
para detecção do câncer colorretal, 15t

Teste Mini-Cog, 25, 27, 27f
Teste no sangue OvaSure, 856-857
Teste OVA1, 265-266
para câncer ovariano, 860-861
Teste pós-coito, 520-521, 521f
Teste PSOF
para detecção do câncer colorretal, 15t
Teste Q-tip, 619, 619-620f
Teste rápido para *Trichomonas*, 83
Teste triplo, concordante, 336-337
Testes de amplificação do ácido nucleico (NAATs)
para *Chlamydia trachomatis*, 85-86
para identificação de gonococo, 84-85
para trichomonas, 83
Testes de estimulação, 408
Testes de função hepática, 953-954
Testes de função pulmonar, pré-operatória, 950
Testes de LH na urina, 513
Testes de supressão, 408
Testes pré-operatórios, diretrizes para, 956-959
Testículos, 509f
embriologia dos, 482-484, 484-485f
funções dos, 521
Testosterona
estrutura química da, 409-410f
genitália ambígua, 487-488
hirsutismo causado por, 463-464t
livre, medição da, 404-405
níveis, medição dos, 454-456
níveis elevados de, na síndrome do ovário policístico, 462-463
papel no desenvolvimento do fenótipo masculino, 482-484
sérica, faixas de referência para, 409t
Tetraciclinas, 73-75
e a eficácia dos contraceptivos hormonais, 155t
espectro de ação das, 73-75
reações adversas das, 74-75
2,3,7,8-tetraclorodibenzo-*p*-dioxina (TCDD)
papel na endometriose, 283-284
TEV. *Veja* Tromboembolismo venoso (TEV)
Thermablate Endometrial Ablation System, 1170
ThermaChoice III Uterine Balloon Therapy System, 1170, 1171f
ThinPrep, 741-742
Thorazine. *Veja* Clorpromazina.
Tiazolidinedionas, 474-475
e incontinência urinária, 619t
Tibolona, para leiomiomas, 255
Ticarcilina, 68t
Ticarcilina-clavulanato, 68t
para infecções pós-operatórias, 102-103t
TIF. *Veja* Teste imunoquímico fecal (TIF)
Tigan. *Veja* Trimetobenzamida
Tigeciclina, para infecções MRSA complicadas, 104-105
Tilia Fe, 151t
Timentina. *Veja* Ticarcilina-clavulanato
Tindamax. *Veja* Tinidazol

Tinidazol, 73-75
    para tricomoníase, 84-85, 84-85t
    para vaginose bacteriana, 67, 69t
Tinzaparina, 968-969t
Tioconazol
    para candidíase, 84t
    para candidíase vulvovaginal, 84t
Tioridazina, e incontinência urinária, 619t
TMMM. *Veja* Tumor mülleriano maligno misto (TMMM)
TMP-SMZ. *Veja* Trimetoprima-sulfametoxazol (TMP-SMZ)
Tofranil. *Veja também* Imipramina
    para incontinência urinária, 628-629t
Toki-shakuyaku-san, para dismenorreia, 319-320
Tolerância à glicose diminuída, diagnóstico de, 472t
Tolerância à glicose, alterada, 20-21, 20-21t
    na síndrome ovariana policística, 466-467
Tolterodina para incontinência urinária, 628-630, 628-629t
Tomografia computadorizada (TC), 51-53
    anatomia pélvica normal na, 51-52, 51-52f
    após cirurgia ginecológica, 52-53
    cistografia, 52-53
    de câncer endometrial, 824-825
    de sarcoma uterino, 841
    de tumores de células germinativas de ovário, 880, 880-881f
    e torção de anexos, 271
    na dor pélvica aguda, 308-309
    na dor pélvica crônica, 313-314
    para câncer cervical, 778-779
    para câncer de ovário, 860-861
    para malignidades ginecológicas, 52-53
    para obstrução do intestino delgado, 969-970
Tomografia computadorizada quantitativa (TCQ), 50-52
Tomografia por emissão de pósitrons (PET), 52-53, 53-54f
    para avaliação de sarcoma uterino, 841
    para câncer cervical, 778-781
Tomossíntese, mama, 348-349
Topiramato, e eficácia contraceptiva hormonal, 155t
Topotecano, 703t, 703-704
    administração de, 703-704
    e lesão de extravasamento, 695-697t
    mecanismo de ação do, 703-704
    toxicidade do, 703-704
Torção anexial, 270-272
Torção ovariana, 42-43
Toremifeno, para mastalgia, 341-342
Toviaz, para incontinência urinária, 628-629t
Toxicidade da medula óssea, da quimioterapia, 707-708
Toxicidade gastrintestinal, da quimioterapia, 707-708
Toxicidade pulmonar, da bleomicina, 701
Toxina botulínica A, para incontinência urinária, 630

Tramadol hidrocloreto, 314-315
Tranquilizantes, eficácia, contraceptivos hormonais e, 154t
Transderm Scop. *Veja* Escopolamina
Transferência de embrião, 213-214, 547-548f
Transferência de energia linear, 714-716
Transferência intratubária de gametas (TIG), 548-549
Transferência tubária de embrião (TTE), 548-549
Transformação maligna de teratomas císticos maduros, 885-886, 885-886f
Transição da menopausa, 554-578
    alterações cardiovasculares na, 570-572
    alterações dentárias na, 571-572
    alterações dermatológicas na, 571-572
    alterações dos esteroides adrenais, 556-557
    alterações endometriais na, 558-559, 559f
    alterações mamárias na, 571-572
    alterações no eixo hipotálamo-hipófise-ovário na, 555-556
    alterações nos níveis de SHBG na, 557
    alterações ósseas na, 563-571
    alterações ovarianas na, 556, 556f
    alterações psicológicas na, 572-574
    alterações relacionadas à coagulação na, 571-572
    alterações termorregulatórias centrais, 560-564
    avaliação do paciente na, 574-575
    definição de, 554-555
    diagnóstico da, 574-576
    disfunção sexual na, 573-575
    dispareunia na, 573-575
    distúrbios menstruais na, 558-559
    e alterações do SNC na, 571-573
    e alterações do trato reprodutivo baixo, 573-574
    e disfunção do sono, 571-573
    e fertilidade potencial, 558-561
    e função cognitiva, 572-573
    e libido, 573-574
    e problemas urogenitais, 574-575
    exame físico na, 575-576
    fase inicial, 555
    fase tardia, 555
    fatores que afetam, 555
    ganho de peso e distribuição de gordura na, 571-572
    níveis de lipídeos na, alteração nos, 571-572
    sexualidade durante, 377
    sintomas associados com, 556t
        diagnóstico diferencial de, 574-575
    sintomas de humor durante
        avaliação da, 368-369
        riscos para, 368-369
        tratamento da, 368-369
    sintomas vasomotores na, 560-564
    testes laboratoriais na, 575-578
Translocação equilibrada, parental, e risco de aborto espontâneo recorrente, 180-181, 180-181f
Transmissão direta, 34, 34f

Transposição do músculo grácil, 670-671
Transtorno da excitação sexual feminina, 378t
Transtorno disfórico pré-menstrual (TDPM), 362-363
Transtorno do desejo sexual hipoativo (TDSH), 378t, 597-598
Transtornos alimentares, 357-358, 360-363
    amenorreia causada por, 447-450, 449-450f
        frequência de, 440-441t
    classificação dos, 357-358
    comorbidades dos, 360-362
    diagnóstico de, 358, 360-362
    e perda precoce da gravidez, 172
    fisiopatologia dos, 357-358, 360
    prognóstico dos, 360-362
    tratamentos dos, 360-363
Transtornos alimentares não especificados, 357-358
Transtornos bipolares, 357
Transtornos de ansiedade, 357, 360-362t
    terapias com drogas para, 363-366t
Transtornos de ansiedade generalizada, critérios diagnósticos para, 360-362t
Transtornos de aversão sexual, 378t
Transtornos mentais na terceira idade, 368-369
Transtornos psiquiátricos, 356-357
    durante a gravidez, 364-369
    durante a transição da menopausa, 368-369
    na idade avançada, 368-370
    na transição da menopausa, 572-573
Traquelectomia, 1055-1056
    dissecção extraperitonial, 1055, 1055f
    excisão do toco, 1056, 1056f
    transsecção dos ligamentos uterossacro e cardinal, 1055-1056, 1055f
Trastuzumabe, para o câncer de mama, 348-351
Tratamento de reposição hormonal (TH)
    contraindicações para, 585-586, 588t
    e controvérsias, 581-585
    indicações de uso corrente, 585-586
    perspectivas históricas na, 581-585
    riscos e benefícios da, 584-586
    terapia cíclica, 585-586
    terapia contínua, 585-586
Trato genital inferior, lesões pré-invasivas do, 730-764
Trato reprodutivo inferior, lesões benignas do, 110-130
Trato urogenital, embriologia do, 481-487
Trauma genital, na criança, 388-389, 389-390f
Trazodona, 363-366t
    para sintomas vasomotores, 588-589t
Trelstar. *Veja* Triptorelina
Treponema pallidum
    fatores de risco para, 11-13t
    rastreamento para, 11-13t
    sífilis por, 76-77, 76-77f
Tretinoína, para acne, 476-477, 477f
Tri Lo Sprintec, 150t
Triângulo anterior. *Veja* Triângulo urogenital
Triângulo de Hasselbach, 920-921, 920-921f

Triângulo urogenital, 794, 942-945
   espaço perineal profundo, 943-944, 943-944f
   espaço superficial, 942-944
   membrana perineal, 943-945
Triazolam, para insônia, 29t
Trichomonas vaginalis
   em crianças abusadas sexualmente, 388-389
   tricomoníase por, 83-85, 84-85f
Tricomoníase
   coinfecções na, 83
   diagnóstico de, 83-84
   epidemiologia da, 83
   tratamento da, 84-85, 84-85t
Triexifenidil, e incontinência urinária, 619t
Triglicerídeos, séricos, 21, 23t
Tri-Legest, 151t
Tri-Levlen, 151t, 163-164
Trimetobenzamida para náuseas e vômitos, 963t
Trimetoprima-sulfametoxazol (TMP-SMZ)
   para abscesso vulvar, 105-106
   para infecções por SARM não complicadas, 104-105
   para mastite na gravidez, 339-340
   para vulvovaginite em crianças, 388-389
Trimetoprima-sulfametoxazol DS (Bactrim DS, Septra DS), 72t
Trimox. *Veja* Amoxicilina
Trinessa, 151t
Tri-Norinyl, 151t
Triphasil, 151t, 163-164t
Triploidia, 172
Tri-Previfem, 151t
Triptorelina
   para endometriose, 295-296
   para leiomiomas, 255
Tri-Sprintec, 151t
Trissomia autossômica, 171, 171t
Trivora, 151t, 163-164t
Trocartes, 1112, 1112f
Troglitazona, e incontinência urinária, 619t
Trolenadomicina, eficácia, contraceptivos hormonais e, 154t
Tromboembolismo
   agudo venoso, anticoagulação para, 954-955, 955-956f
   prevenção do, 954-957, 955-956f
   recorrente, anticoagulação para, 954-957, 955-956f
Tromboembolismo venoso (TEV)
   agudo, anticoagulação para, 954-955, 955-956t
   contraceptivos orais e, 155-156
   diagnóstico de, 967-968
   fatores de risco para, em pacientes cirúrgicos, 960t
     descontinuação hormonal, 961
     trombofilias, 960-961, 961f
   prevenção de, 954-957, 955-956f
   prevenção perioperatória de, 960-962, 962t
   recorrente, anticoagulação para, 954-957, 955-956f
   tratamento do, 961-962, 962t, 967-969, 968-969t

Trombofilias, e risco de aborto, 174-175
Trombose venosa profunda (TVP)
   diagnóstico de, 967-968
   fatores de risco para, 960t
   incidência de, 960
   prevenção no perioperatório da, 960
   probabilidade pré-teste para, 967-968t
   tratamento da, 967-969, 968-969t
Tromboses das veias da panturrilha ultrassonografia por compressão e, 48-49
TSH. *Veja* Hormônio estimulante da tireoide (TSH)
Tuba(s) de Falópio, 202f, 482-483f, 484-485
   anatomia da, 502-503
   canulação, 540-541
   e gravidez ectópica, 201, 202f
   e infertilidade, 515-517
   infecção por *Chlamydia* e, 201
   neoplasias benignas da, 274
   oclusão, 540-541
     distal, 540-542
     médio tubária, 540-541
     proximal, 540-542
   patologia da, 273-274
   reanastomose, 540-541, 541-542f
   reconstrução, 540-541
Tubérculo de Müller, 483-485, 485-486f
Tubérculo genital, 485-486, 486-487f
Tuberculose, amenorreia causada por, 450-451
Túbulo(s) seminífero 509f, 521
   embriologia do, 482-483
Tumor de anexo feminino de provável origem Wolffiana, 273
Tumor de Krukenberg, 867, 867f
Tumor limítrofe seroso, 858f
Tumor maligno de Brenner, 865
Tumor mucinoso benigno, 266-267, 268f
Tumor mucinoso limítrofe, 858f
Tumor mülleriano misto maligno (TMMM), 839, 863-864
Tumor(es)
   amenorreia causada por, 449-451
   sólido(s), paraovariano(s), 272-273
Tumor(es) da hipófise, amenorreia causada por, 440-441t, 450-451
Tumor(es) sólido(s), paraovariano, 272-273
Tumor(s) de célula germinativa
   na infância, 389-390
   ovariano, 879-888
Tumor(s) do seio endodérmico, 814-815
   amenorreia causada por, 449-450
Tumores das células de Leydig, 892-893
Tumores das células de Sertoli, 891-892
Tumores das células de Sertoli-Leydig, 891-893
Tumores das células esteroides, 892-893
Tumores das células esteroides sem outra especificação, 892-893
Tumores de baixo potencial maligno, 856-859
   características clínicas dos, 858
   patologia dos, 856-858, 858f
   prognóstico para, 859, 859f
   tratamento dos, 858-859

Tumores de Brenner, 269, 269f
Tumores de células da granulosa, 889-891, 889-890f
   adulto, 889-890, 890-891t
   juvenil, 890-891
Tumores de estromas do cordão sexual (TECs)
   ovariano, 887-895
     achados físicos no, 887-888
     acompanhamento, 893-894
     apresentação clínica do, 887-888
     cirurgia para, 892-893
     classificação da OMS do, 889-890t
     classificação do, 888-889, 889-890t
     classificação histológica, 888-889
     diagnóstico de, 887-889
       papel do generalista no, 888-889
     epidemiologia do, 887-888
     estadiamento do, 893-894f
     estádio e sobrevivência do, 890-891t
     história natural do, 888-889
     imagem do, 888-889
     marcadores tumorais para, 888-889t
     mutação do gene *FOXL2* e, 887-888
     na gravidez, 894-895
     não classificado, 892-893
     origem do, 880f, 887-888
     padrões de crescimento e metástase, 888-889
     patologia do, 888-893
     procedimentos diagnósticos para, 888-889
     prognóstico para, 887-888
     quimioterapia para, 893-895
     radioterapia para, 894-895
     recorrente, 894-895
     testes laboratoriais para, 887-889
     tomografia computadorizada para, 888-889
     tratamento do, 892-895
     tratamento pós-operatório do, 893-894f
Tumores estromais esclerosantes, 891-892
Tumores limítrofes. *Veja* tumores com potencial maligno baixo
Tumores neurais, tubários, 274
Tumores neuroendócrinos, do colo uterino, 775-776
Tumores ovarianos, 266-269
   classificação histológica da OMS de, 267t
   teratoma cístico maduro, 267-269
   teratoma ovariano, 266-267
   tumores mucinosos benignos, 266-267
   tumores serosos benignos, 266-267
Tumores serosos benignos, 266-267, 268f
TVP. *Veja* Trombose venosa profunda (TVP)
TVT-Secur, 628-629
Tygacil. *Veja* Tigeciclina

U

U.S. Preventive Services Task Force (USPSTF), 2, 6-7, 742-743
   orientações de rastreamento do câncer de mama pela, 14t

UIS. *Veja* Ultrassonografia com infusão salina (UIS)
Ulceração, definição de, 74-75
Úlceras, genitais, infecção, 74-81
Úlceras aftosas, 118-119
Úlceras de Hunner, 320-321, 320-321f
Úlceras de prolapsos, 649
Ulipristal (CDB-2914), 256
Ultrassonografia, 33-49
   achados normais na, 36-39
      endométrio 37-39, 37-38f
      órgãos do trato reprodutivo, 36-38, 36-38f
      soalho pélvico, 37-39
   aplicações clínicas da, 37-47
   compressão, 48-49
   contraste histerossalpingo, 46-47
   da torsão adnexa, 271, 271f
   das massas ovarianas, 41-43, 42-43f
   de anormalidades endometriais, 39-42
   de hematometra, 259-260f
   de teratoma cístico maduro, 269, 269f
   detecção de líquido livre por, 43-45
   do abscesso tubo-ovariano, 274
   dos tumores das células germinativas ovarianas, 880
   em doença trofoblástica gestacional, 44-45
   física da, 33-34
   imagem harmônica em, 34
   infusão salina, 35-37, 35-37f
      na avaliação da anatomia pélvica, 518-519
   na avaliação da ovulação, 514
   na doença inflamatória pélvica, 42-44, 43-44f
   na dor pélvica crônica, 313-314
   na gravidez ectópica, 43-44, 44-45f, 204-205, 204f, 205f
   na infertilidade, 44-47
   na síndrome do ovário policístico, 472-473, 473f
   no líquido intra-abdominal, 43-45
   no sangramento uterino anormal, 226-229
   para a avaliação do sangramento uterino anormal, 558-559
   para adenomiose, 39-40, 39-40f
   para avaliação do divertículo uretral, 687-688, 688f
   para cistos ovarianos funcionais, 265-267, 265-267f
   para endometriose, 46-47
   para hidrossalpinge, 273, 273f
   para leiomiomas, 37-40, 39-40f, 253, 253f
   para massa de mama, 336
      em uma mulher jovem, 392
   para monitoramento da foliculogênese, 46-47
   para o câncer ovariano, 860-861, 862f
   para o cisto ovariano, 263-265
   para útero didelfo, 45-46, 45-46f
   quantitativa, 51-52
   rastreamento, 348-349
   sinal de contas em um colar, 43-44f
   sinal decidual duplo, 43-44, 44-45f
   técnicas de exame, 34-37
   tecnologia Doppler, 35
   terapia de ultrassonografia focalizada, 34-35
   transabdominal, 34
   transretal, 34
   transvaginal, 34
      do ovário na pré-menopausa, 34f
      do teratoma ovariano, 34f
      na avaliação da anatomia pélvica, 518, 519f
      para a gravidez molar, 902, 902f
   tridimensional, 46-49
Ultrassonografia 3-D com angiografia de *power* Doppler (3D-PDA), 47-48
Ultrassonografia com contraste, 35
Ultrassonografia com Doppler colorido transvaginal no sangramento uterino anormal, 228-229, 228-229f
   da torção anexial, 271
   para o cisto ovariano, 263-265
Ultrassonografia com infusão salina (UIS), 35-37, 35-37f, 558-559
   cateter para, 35, 36-37f
   complicações da, 36-37
   contraindicações para, 36-37
   da cavidade endometrial normal, 35, 35f
   leiomioma, submucoso 253f
   na avaliação da anatomia pélvica, 518-519
   na mulher na pré-menopausa, 36-37
   no sangramento uterino anormal, 227-229, 227-228f
   para anormalidades endometriais, 40-42, 40-41f
   para defeitos da cavidade uterina, 45-46, 45-46f
   para perda do local do DIU, 41-42
   soluções de distensão para, 35
   terapia com tamoxifeno e, 41-42
Ultrassonografia endoanal (USEA), 665-667, 667f
Ultrassonografia focada guiada por imagem de ressonância magnética (MRgFUS)
   para leiomiomas, 258-259
Ultrassonografia histerossalpingo-contraste (HyCoSy), 46-47
Ultrassonografia pélvica transabdominal para tumores ovarianos em criança pré-púbere, 389-390
Ultrassonografia perineal, para soalho pélvico, 37-39
Ultrassonografia por compressão, para detecção de TVP, 48-49, 49-50f
Ultrassonografia quantitativa (USQ), 51-52
Ultrassonografia transabdominal (UTA), 34
   para cisto ovariano, 263-265
Ultrassonografia transanal, 665-667, 667f
Ultrassonografia transrretal, 34
   para a morfologia do esfíncter anal após o nascimento, 37-39
Ultrassonografia transvaginal (UTV), 34, 37-39
   da adenomiose, 39-40, 39-40f
   de leiomiomas, 37-40, 39-40f
   no sangramento uterino anormal, 226-228, 226-227f
   para anormalidades endometriais, 39-41
   para gravidez molar, 902, 902f
   para o cisto ovariano, 263-265
   para o cisto paraovariano, 272
Ultrassonografia tridimensional, 46-49
   do útero septado, 45-46, 45-46f
   do útero unicornuado, 45-46, 46-47f
   para a anatomia do soalho pélvico, 37-39
   para as anomalias müllerianas congênitas, 47-49
   para confirmação da esterilização transcervical, 47-48, 48-49f
   para o posicionamento do DIU, 47-48, 48-49f
Ultravato, para o líquen escleroso, 114, 115t
Umedecedores vaginais, 726-727
Unasyn. *Veja* Ampicilina-sulbactam
Unipen. *Veja* Nafcilina sódica
United States Medical Eligibility Criteria (US MEC), para uso de contraceptivos, 133-134
UPP. *Veja* Uretrografia por pressão positiva (UPP)
Úraco, 920
Ureia, avaliação pré-operatória, 950
Ureter pélvico, 938
Ureter(es), embriologia dos, 481-482, 482-483f
Uretra
   anatomia da, 614f, 936-937, 936f
   embriologia da, 481-482, 482-483f
   fálica, 491
   inervação, 937
   reparo de divertículo, 1203-1205, 1203f, 1204f
   suprimento de sangue para, 937
Uretra "cano de chumbo", 616
Uretra peniana, exame da, 511
Uretrografia com pressão positiva (UPP), 49-51
   para avaliação de divertículo uretral, 687, 687f
Uretrólise, 1200-1201, 1200f, 1201f
Uretropexia retropúbica, 1189-1190
   para IUE, 626-628, 626-627t
Uretroscopia diagnóstica e operatória, técnicas para, 1185-1188, 1186f, 1187f
Urina, armazenamento da, 614f
Urocinase, 432-434
Uroepitélio, 609
Urofluxometria, 621
Uroginecologia, ressonância magnética na, 57-59
Urografia excretora. *Veja* Pielografia intravenosa (IVP)
Uso de diafragma, com espermicida, 159-162, 160-162f
Uso de tabaco, e câncer cervical, 739-740
Ustequinumabe, para psoríase, 116-117
UTA. *Veja* Ultrassonografia transabdominal (UTA)

Útero, 482-483f
  anatomia do, 927-929, 930f
  anomalias e infertilidade, 516-517
  arqueado, 46-47, 47-48f, 501-502, 501-502f
  avaliação do, na dor pélvica crônica, 313-314
  bicornuado, 499-501, 500-501f
    diagnóstico do, 499-501
    e infertilidade, 516-517
    histerossalpingografia do, 499-500
    RM para, 499-501
    ultrassonografia para, 499-500
  didélfico, 499-500, 499-500f
  drenagem linfática do, 931-932, 931-932f
  fisiopatologia do, 499-500
  inervação, 931-932
  ligamentos largos do, 931
  ligamentos redondos do, 930-931, 930f
  medição do, 36-37
  na infância, 383-384, 384f
  neonatal, 383-384, 384f
  resultados reprodutivos com, 499-500
  RM do, 54-55, 54-55f
  septado, 500-502, 501-502f
    diagnóstico do, 501-502
    e infertilidade, 516-517
    fisiopatologia do, 500-501
    resultados reprodutivos com, 500-502
    taxa de aborto espontâneo para, 500-502
    tratamento do, 501-502
  suprimento de sangue do, 221-222, 221-222f, 931, 931f
  tratamento do, 500-501, 500-501f
  ultrassonografia para avaliação do, 37-42
  unicornuado, 497-500, 498-499f
    desenvolvimento rudimentar do corno uterino, 498-499
    diagnóstico do, 498-499
    e infertilidade, 516-517
    e perda de gravidez, 498-499
    manejo do, 498-500

V

Vacina conjugada meningocócica (MCV4), 9t
Vacina contra a varicela, 9t
Vacina de polissacarídeo de pneumococo (VPP), 8t
Vacina dT (Tétano, difteria), 9t
Vacina dTpa (Tétano, difteria, *pertussis*), 9t
Vacina inativada contra influenza (TIV), 8t
Vacina MMR (Sarampo, caxumba, rubéola), 10-11t
Vacina para hepatite A, 8t
Vacina para hepatite B, 8t
Vacina para influenza, 8t
Vacina para influenza de vírus atenuado (VVA), 8t
Vacina polissacarídea meningocócica (MPSV4), 9t
Vacina zóster, 9t
Vacinação, 6-7, 8-11t

Vacinação para HPV, 397
Vacinas
  câncer, 706-707
  para prevenção da infecção por HPV, 737-738
Vagifem, 596-597
Vagina
  adenose na, 813-814
  anatomia da, 932-935, 932-933f
  cistos, 495-496
  drenagem linfática da, 934-935
  embriologia da, 481-482, 482-483f, 484-485, 485-486f
  exame da, em paciente na menopausa, 575-576
  funcional, criação da, 497-498, 1075 (*Veja também* procedimento de McIndoe)
  inervação, 934-935
  lesões da, 128-129
  na RM, 54-55
  paredes do, 638-639, 638-639f, 933-934
    anormalidades no, e POP, 638-639
    defeitos transversos, 646, 646f
  pH da, 65-66
    na vaginose bacteriana, 66-67
  reconstrução, 1292-1295
  septada, amenorreia causada por, frequência da, 440-441t
  septo longitudinal, 494-496
    variedade obstrutiva da, 494, 495-496f
  septo transverso, 493-494, 494f
    amenorreia causada por, 441, 443
    diagnóstico da, 493
    em neonatos e crianças lactentes, 493
    espessura do, 493
    excisão, 1073-1074, 1073f, 1074f
    incidência de, 493
    não obstrutivo, 493
    obstrutivo, 493
    patogênese do, 493
    procedimento de Garcia para, 494
    sítios de, 493
    tratamento do, 493-494
  suporte da, 934-935
    suporte nível I, 640, 934-935
    suporte nível II, 640, 934-935
    suporte nível III, 640, 934-935
  suprimento de sangue para, 934-935
Vaginismo, 319-320, 378t
Vaginite
  definição de, 80-81
  infeccioso, 80-85
    avaliação no, 80-82
    infecção fúngica, 82-83
    tricomoníase, 83-85, 84-85f, 84-85t
Vaginite inflamatória descamativa, 128-129
Vaginoplastia de McIndoe, 497-498
Vaginoscopia, 755-756, 755-756f
  pré-púbere, 385-386, 385-386f
Vaginose bacteriana, 65-66
  clindamicina na, 71-73
  desfecho adverso com, 66-67, 69
  diagnóstico de, 66-67, 69

fatores de risco para, 66-67, 66-67t
  metronidazol para, 73-75
  tratamento da, 67, 69, 69t
Valaciclovir, para infecção por vírus da herpes simplex, 76-77, 76-77t
Valor de Incontinência de St. Marks (Vaizey), 663-664, 663t
Valtrex. *Veja* Valaciclovir
Válvulas de Houston, 937, 937f
Vancocina. *Veja* Vancomicina
Vancomicina, 72t, 71-75
  efeitos adversos da, 71-75, 73-75t
  para infecções por SARM complicadas, 104-105
  uso de, 71-73
Vaniqa. *Veja* Hidrocloreto de eflornitina
Vantina. *Veja* Cefpodoxime
Vaporização a *laser* de dióxido de carbono, 1088-1089
Vareniclina, para abandono do fumo, 28t, 29, 529-530
Varfarina
  eficácia, contraceptivos hormonais e, 154t
  terapia com, manejo peri-operatório do, 954-957, 955-956t
Varicocele, 545-546
  tratamento para, 545-546
Vasectomia, esterilização por, 147-148
Vasos epigástricos superficiais, 920f, 920-921
Vasos ilíacos externos, 920f, 920-921
Vasos pudendos externos, 920-921
VEGF. *Veja* Fator de crescimento endotelial vascular (VEGF)
Veia ilíaca circunflexa profunda, 920-922
Velban. *Veja* Vimblastina
Velivet, 150t
Venlafaxina
  para dor crônica, síndromes, 315t
  para sintomas vasomotores, 588-589t
Venlafaxina XRc, 363-366t
Verapamil, e galactorreia, 340-341t
Verbal Descriptor Scale (VDS), 309-311f
Veregen. *Veja* pomada de Sinecatequina
Vermox. *Veja* Mebendazol
Verrugas genitais, externas, 87
  diagnóstico das, 87
  tratamento das, 87
Vertebral Efficacy with Risedronate Therapy (VERT), 594-595
Vesicante(s)
  definição de, 695-697t
  e lesão de extravasamento, 695-697t
Vesicare. *Veja também* Solifenacina
  para incontinência urinária, 628-629t
Vestibulectomia, 1070-1071
  avanço da mucosa vaginal, 1070f, 1071
  incisões para, 1070f
Vestibulite vulvar, 941
Vestíbulo vaginal, 941
Viagra. *Veja* Citrato de Sildenafil
Vibativ. *Veja* Telavancina
Vimblastina, 703-704, 703t
  e lesão de extravasamento, 695-697t

Vincristina, 703, 703t
Vincristina, adriamicina e ciclofosfamida (VAC)
  para tumores do saco vitelino, 814-815
Vinorebina, 703t, 703-704
  e lesão de extravasamento, 695-697t
Violência. *Veja também* Violência do parceiro íntimo (VPI)
  contra mulheres, 373-374
  definição de, 373-374
Violência doméstica, 25, 27
Violência por parceiro íntimo (VPI), 373-375
  abuso de drogas e, 373-374
  conduta na, 374-375
  diagnóstico de, 374-375
  durante a gravidez, 373-374
  estatística, 373-374
  fatores de risco para, 373-374
  relato de, 374-375
Violência sexual, 369-372
  achados físicos na, 369-370
  cuidados de acompanhamento após, 371-372
  definição de, 369-370
  documentação da coleta de provas após, 370-371
  exame físico e colheita de evidências após, 369-371, 370-371t
  prevenção da gravidez após, 370-371, 371-372t
  prevenção de doença sexualmente transmissível após, 370-372, 371-372t
  resposta psicológica à, 371-372
  sequela psicológica, 369-370
  tratamento após, 370-372
Violeta genciana,
  para candidíase, 84t
Virilização, aspectos clínicos da, 471t
Vírus da hepatite B
  fatores de risco para, 11-13t
  rastreamento para, 11-13t
Vírus da imunodeficiência humana (HIV)
  após assédio sexual, 370-371
  infecção
    com citologia anormal, 763-764
    conduta na, 762-764
    e câncer cervical, 739-740
    fisiopatologia do, 762-763
    HAART, impacto do, 763-764
    tratamento do, 763-764
  profilaxia contra pós-exposição (PEP), 370-372, 371-372t
Vírus herpes simples, 2, 770
  e câncer vulvar, 794-795
  fatores de risco para, 11-13t
    diagnóstico diferencial da, epidemiologia da, 75-76
    infecção, diagnóstico de, 75-76
    recorrência, terapia episódica para, 76-77, 76-77t
    sinais e sintomas da, 75-76, 75-76f
    terapia supressora para, 76-77, 76-77t
    tratamento da, 75-77, 76-77t

na criança abusada sexualmente, 388-389
    tipo 1, 74-76
    tipo 2, 74-76
Vírus HIV
  fatores de risco para, 11-13t
  rastreamento para, 11-13t
Visita de saúde, primeira, 2
Vistaril. *Veja* Hidroxizina
Visual Analog Scale (VAS), 309-311f
Vitamina B$_1$, para dismenorreia, 319-320
Vitamina E, para dismenorreia, 319-320
Vitiligo vulvar, 121-122, 121-122f
Vivelle-dot, para os sintomas vasomotores da menopausa, 587t
Viviant. *Veja* Bazedoxifeno
Volume do sêmen, 522-523
Volume ovariano, cálculo do, 36-37
VPI. *Veja* Violência por parceiro íntimo (VPI)
Vulva
  acantose nigricans na, 120
  anatomia da, 793-794, 940-942, 941f
  biópsia, 111-113, 111-112f
  câncer metastático para, 805-806, 806f
  carcinoma da célula basal da, 804-805
  dermatite de contato, 115-116, 115-116f, 115-116t
  dermatoses, 113-119
    classificação da, 113, 113t
    inflamatória, 115-119
  doença de Behçet, 120
  doença de Crohn na, 120, 120f
  exame na paciente em menopausa, 575-576
  externa, 793-794
  inervação, 946
  interna, 794
  irritantes e alergênicos, 111
  lesão traumática à, 110
    hematoma, 127-128
    laceração, 127-128
    lesão sexual, 127-129
    tumores císticos, 122-125
    tumores sólidos, 121-123
  lesões congênitas da, 127-128
  lesões infecciosas da, 127-128
  líquen escleroso, 113-116
  líquen plano, 116-118
  líquen simples crônico, 113
  melanoma da, 803-805, 803-804f (*Veja também* Melanomas vulvares)
  pele da, 110
  pigmentação, distúrbios da, 120-122
    nevus, 120-122
    vitiligo, 121-122, 121-122f
  reclamações das pacientes em relação ao procedimento para, 110
    anamnese, 110
    exame físico na, 111, 111-112f
  sarcoma da, 804-805, 804-805f
  sistema linfático da, 794, 945-946
  suprimento de sangue para, 794-795, 945-946
Vulvectomia
  cutânea, 1335-1336, 1335f, 1336f

  parcial radical, 1337-1339, 1337f-1339f
  parcial simples, 1335
  radical completa, 1340-1342, 1340f-1342f
Vulvite
  pré-puberal, 386-388
    infecção e, 387-388
    pelo líquen escleroso, 386-388, 387-388f
    por dermatite alérgica ou por contato, 386-387, 386-387f
Vulvodínia, 124-128, 1070
  algoritmo para diagnóstico da, 125f
  anamnese, 125-127
  definição da, 124-125
  diagnóstico da, 125-127, 126-127t
  etiologia da, 124-125
  exame físico na, 126-127
  incidência de, 124-125
  ISSVD na, 124-125, 124-125t
  teste laboratorial na, 126-127
  tratamento da, 126-128
    biofeedback e terapia física, 126-127
    cuidado vulvar, 126-127
    educação de pacientes, 126-127
    injeções intralesionais, 127-128
    medicamentos orais, 127-128
    medicamentos tópicos, 126-128
    terapia cirúrgica, 127-128
    terapia comportamental, 126-127
Vulvoscopia, 796
Vulvovaginite, pré-puberal, 387-389
  causas da, 388-389t
  infecciosa, 388-389
  não específica, 387-389

W

Well Woman Care, 2-30
  anamnese, 2-7
  cuidado preventivo na, 6-30
  exame das mamas na, 2-4, 2-4f
  exame físico na, 2-7
  exame pélvico na, 4-7
  saúde mental na, 25, 27-30
Wellbutrin. *Veja* Bupropiona
Willebrand, para volume uretral, 1198
Women's Health Initiative (WHI), 570-571, 583-584

X

X frágil, ataxia associada/síndrome de tremor (FXTAS), 446
Xampus A-200, 90
Xanax, *Veja* Alprazolam
Xarope de lactulose, para IBS, 323-324t
Xenical. *Veja* Orlistate
Xenotransplantes, 655
46, XX/45, X, 488-489

Y

Yasmin, 150t
Yaz, 150t

Yersinia spp, vulvovaginite pré-puberal causada por, 388-389

Z

Zaleplon, 363-366t
 para insônia, 29t
Zantac. *Veja* Ranitidina
Zelnorm. *Veja* Tegaserode
Zenchent, 150t
Zinacef. *Veja* Cefuroxima; Cefuroxima axetil
Zinnati Uterine Manipulator Injector (ZUMI), 1102, 1103f
Zithromax. *Veja* Azitromicina
Zocor. *Veja* Sinvastatina
Zofran. *Veja* Ondansetrona
Zoladex. *Veja* Goserelina
Zoloft. *Veja* Sertralina
Zolpidem, 363-366t
 para insônia, 29t
Zometa. *Veja* Ácido Zoledrônico
Zona de referência, 325-326
Zosyn, *Veja* Piperacilina-tazobactam
Zovia 1, 50-51, 150t
Zovirax. *Veja* Acyclovir
Zyban. *Veja* Bupropiona
Zyclara. *Veja* Creme imiquimod
Zyvox. *Veja* Linezolida